亚当斯 & 维克多
神经病学原理

ADAMS AND VICTOR'S
PRINCIPLES OF NEUROLOGY

第 11 版

原　著　Allan H. Ropper　Martin A. Samuels
Joshua P. Klein　Sashank Prasad
主　译　王维治

人民卫生出版社
·北　京·

Allan H. Ropper, Martin A. Samuels, Joshua P. Klein, Sashank Prasad
ADAMS AND VICTOR'S PRINCIPLES OF NEUROLOGY, ELEVENTH EDITION
978-0-07-184261-7

图书在版编目（CIP）数据

亚当斯 & 维克多神经病学原理 / （美）艾伦・H. 罗珀（Allan H. Ropper）等原著；王维治主译．-- 北京：人民卫生出版社，2025. 1. -- ISBN 978-7-117-36665-6

Ⅰ. R741

中国国家版本馆 CIP 数据核字第 2024PU1128 号

人卫智网	**www.ipmph.com**	**医学教育、学术、考试、健康，购书智慧智能综合服务平台**
人卫官网	**www.pmph.com**	**人卫官方资讯发布平台**

图字：01-2019-6957 号

亚当斯 & 维克多神经病学原理
Yadangsi & Weikeduo Shenjingbingxue Yuanli

主　　译：王维治
出版发行：人民卫生出版社（中继线 010-59780011）
地　　址：北京市朝阳区潘家园南里 19 号
邮　　编：100021
E - mail：pmph @ pmph.com
购书热线：010-59787592　010-59787584　010-65264830
印　　刷：人卫印务（北京）有限公司
经　　销：新华书店
开　　本：889 × 1194　1/16　**印张**：103
字　　数：3191 千字
版　　次：2025 年 1 月第 1 版
印　　次：2025 年 2 月第 1 次印刷
标准书号：ISBN 978-7-117-36665-6
定　　价：758.00 元

打击盗版举报电话：010-59787491　E-mail：WQ @ pmph.com
质量问题联系电话：010-59787234　E-mail：zhiliang @ pmph.com
数字融合服务电话：4001118166　E-mail：zengzhi @ pmph.com

译者名单

（按姓氏汉语拼音排序）

陈　莉　哈尔滨医科大学附属第二医院
陈海波　北京医院
陈红媛　哈尔滨医科大学附属第二医院
陈晓春　福建医科大学附属协和医院
丁素菊　海军军医大学第一附属医院（长海医院）
付　锦　哈尔滨医科大学附属第二医院
耿　媛　河北医科大学第一医院
管阳太　上海交通大学医学院附属仁济医院
管宇宙　中国医学科学院北京协和医院
郭　冕　哈尔滨医科大学附属第二医院
侯世芳　北京医院
黄　山　哈尔滨医科大学附属第二医院
焦　虹　哈尔滨医科大学附属第二医院
柯先金　江苏大学附属医院（江滨医院）
黎佳思　海军军医大学第一附属医院（长海医院）
李树强　北京大学第三医院
刘彩燕　中国医学科学院北京协和医院
刘春风　苏州大学附属第二医院
刘国荣　包头市中心医院
卢晓宇　浙江大学医学院附属第二医院
罗本燕　浙江大学医学院附属第一医院
潘晓东　福建医科大学附属协和医院
潘晓华　包头市中心医院
孙　威　哈尔滨医科大学附属第二医院
孙永安　北京大学第一医院
所　芮　哈尔滨医科大学附属第二医院
汤　颖　哈尔滨医科大学附属第一医院
屠丽回　北京大学第六医院
汪　凯　安徽医科大学附属第一医院
王化冰　首都医科大学附属北京天坛医院
王丽华　哈尔滨医科大学附属第二医院
王铭维　河北医科大学第一医院
王维治　哈尔滨医科大学附属第二医院
王小姗　南京医科大学附属脑科医院
王朝霞　北京大学第一医院
肖兴军　哈尔滨医科大学附属第二医院
杨　丽　天津医科大学总医院
杨春晓　哈尔滨医科大学附属第二医院
要雅君　首都医科大学附属北京天坛医院
于　欣　北京大学第六医院
袁　云　北京大学第一医院
袁艺琳　北京大学第六医院
张　莹　深圳大学附属华南医院
张荟雪　哈尔滨医科大学附属第二医院
张丽梅　哈尔滨医科大学附属第二医院
张星虎　首都医科大学附属北京天坛医院
赵　钢　西北大学医学院
郑姣琳　哈尔滨医科大学附属第二医院
朱延梅　哈尔滨医科大学附属第二医院
朱雨岚　哈尔滨医科大学附属第二医院

译 者 序

20世纪80年代我在瑞典卡罗琳斯卡做访问学者时，第一次看到 Adams R 等主编的《神经病学原理》(*Principles of Neurology*)；1997年我从瑞典归国前夕，买得一本刚问世的第6版，平时或浏览或细读，精彩篇章层出不穷，很耐人寻味与思索。本书第1版在1977年出版后就很受欢迎，成为神经科医生参考书的首选。国外的神经病学专著颇多，更有大型神经病学丛书可多达上百册之巨，内容浩繁而翔实，但并非临床医生所用，而为专家研究所著也，缺乏普遍实用性。本书内容全面、重点突出、篇幅适宜，我一直把它奉为国外神经病学专著之经典。本书每4年定期再版，第11版在2019年出版，其出版周期之短实属难能可贵，使之与神经病学发展同步，知识得以及时更新。

本书受到神经科医生欢迎可能有两方面原因。一是其秉持神经病学一贯的临床实践原则，全面阐释神经疾病的临床表现、相关的基础理论进展和最新治疗。二是本书作者皆为卓越的神经病学家，这似乎同样重要，特别是，雷蒙德·亚当斯(Raymond Adams，1911—2008)的学识和声誉助其赢得了本书的成功。Adams是20世纪世界神经病学的领军人物(图1左)，他早年做过大量神经病理学研究，提出梗死、炎症、脱髓鞘、变性、肿瘤和创伤等病变的鉴别，纠正了以前的混乱。1951—1978年，他任麻省总医院神经病学主任，他的职业生涯是在神经病理学基础上，致力于清晰和有辨识力的神经疾病临床分析。他的研究涉及神经病学各个领域，与拜伦·瓦克斯曼(Byron Waksman)合作建立了实验性自身免疫性脑脊髓炎(EAE)和实验性自身免疫性神经炎(EAN)的动物模型，用于多发性硬化(MS)和Guillain-Barré综合征的实验研究——正是当时的研究热点，他还提出MS轴突损伤的观点。在20世纪六七十年代，Adams将波士顿发展成为全球主要的临床神经病学中心，从而闻名于世，他的勤奋和广博学识为神经病学发展做出了杰出贡献。

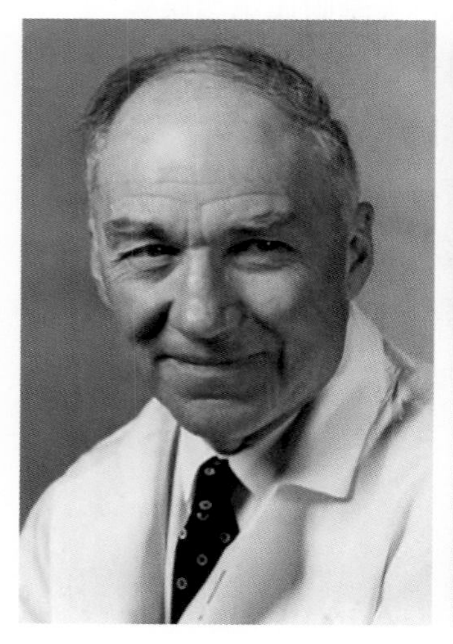
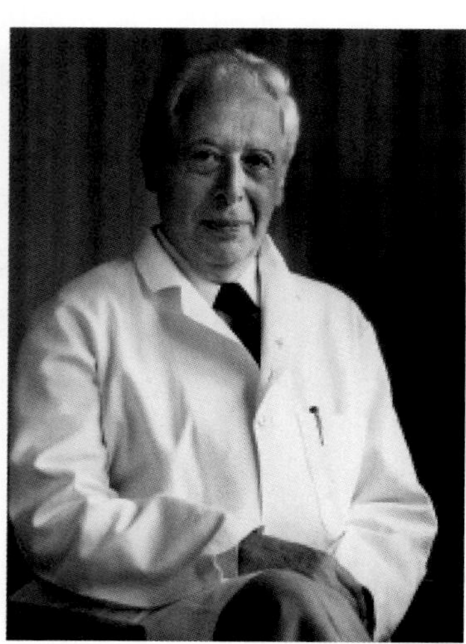
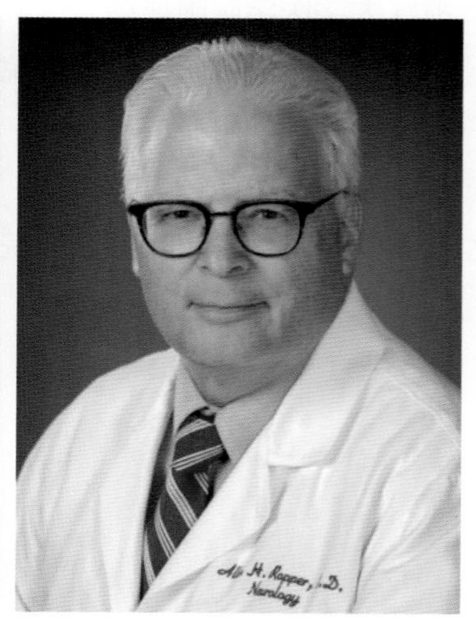

图1　左为雷蒙德·亚当斯(Raymond Adams)，
中为莫里斯·维克多(Maurice Victor)，右为艾伦·罗普尔(Allan Ropper)

莫里斯·维克多(Maurice Victor,1920—2001),是20世纪最卓越的临床神经科医生和教育家之一(图1中)。Victor的父母分别来自白俄罗斯和立陶宛,他是移民家庭的长子,1943年他从温尼伯大学医学院毕业就加入加拿大皇家陆军医疗队,在欧洲战区服役。后来在波士顿市立医院,与Adams R建立了终生的友谊和合作,1951年他追随Adams来到麻省总医院,他们合作发表了100多篇论文。1962年,Victor来到凯斯西储大学担任克利夫兰大都会综合医院神经学主任。他建立了严格的床边教学和临床病理分析的优秀培训项目,他的临床检查充满了警句和趣闻轶事,他的热情和幽默感让所有的医生都为之着迷。自1977年开始,他将自己的兴趣转向与Adams共同编撰《神经病学原理》一书。在那个时代,由多位作者编写的教科书往往风格变化强烈,章节深度不一,冗余与遗漏并存。本书虽然是篇章浩繁的鸿篇巨制,但从初版伊始,作者就由三位主编承担,延续至今第11版变为四位作者,因而始终保持严谨的衔接和连贯的风格,耐读耐看。Victor为本书的前7版付出了巨大的努力,自2001年第7版开始,本书更名为《亚当斯 & 维克多神经病学原理》(*Adams and Victor's Principles of Neurology*),足见其作用之举足轻重。

艾伦·罗普尔(Allan Ropper)是哈佛医学院的神经病学教授,《新英格兰医学杂志》的副主编,他因在神经重症监护领域的贡献颇受赞誉。他是Adams和Victor的学生,是这本畅销书《神经病学原理》最初的第三作者。在Adams和Victor之后,Ropper担任《亚当斯 & 维克多神经病学原理》第8~11版领衔主编,是主编这本医学著作最具能力和顺理成章的继承人。Ropper主编的这4个版本,既保留了传统神经病学的根基,如详尽的临床描述、定位分析和治疗进展,又引进了神经影像学、分子遗传学、免疫学和卒中介入治疗等,令人耳目一新。

显然,本书的三位主编Adams、Victor和Ropper的职业生涯都与哈佛医学院麻省总医院有着长期和深厚的渊源。麻省总医院是美国最优秀的医学中心之一,《新英格兰医学杂志》每周一期的高水平的临床病理讨论,皆由麻省总医院独家提供,其实力足可窥一斑。本书以每4年的周期再版,每一版都要增加新的知识内容,如视神经脊髓炎谱系疾病、自身免疫性脑炎的显著进展在这一版中都有深入的描述,但是这些知识还在不断地更新。

本书因其实用性、权威性和时效性而堪称佳作,尔来20余载,让我获益匪浅。每逢再版,我必购之,而不计其昂贵也。我自思忖,有朝一日若能将这本书介绍给国内神经内科、神经外科和精神科同道们该有多好。这是我心中一直挥之不去的情结,如今得到国内诸多医院的教授同仁们协力,把第11版的译著奉献给广大读者,让国内的同仁们分享本书先进的理念、临床思维和经验,了解新的进展和治疗对策,偿吾所愿,实为一大快事矣。

此外,我们从2005年开始,相继翻译了国外的神经病学方面的经典教科书著作,包括《临床神经病学》(*Clinical Neurology*)第5、第8和第10版,《临床神经病学定位》(*Localization in Clinical Neurology*)第5、第6和第7版,2021年又翻译出版了《临床神经解剖学》(*Clinical Neuroanatomy*)第29版,这次我们完成了《亚当斯 & 维克多神经病学原理》第11版,这就齐备了神经内、外科医生从基础到临床所需要的所有经典译著。所有这些著作均由人民卫生出版社出版,在本书即将付梓之际,我们诚挚地感谢人民卫生出版社的大力支持。本书读者对象主要是神经内科、神经外科和精神科的各级临床医生,以及本科生和研究生等。尽管我们的译者都竭尽全力,认真笔耕,主译逐字逐句地审阅和推敲,但仍难免有不妥和错误之处,期望读者们给予批评指正。

王维治

2024年6月20日

附录：主译在翻译本书之际，曾通过人民卫生出版社和美国麦格劳-希尔（McGraw-Hill）教育出版公司向本书第 8~11 版的第一主编 Allan H. Ropper 教授致意。2022 年 1 月 20 日收到 Ropper 教授的回复，引述如下：

“我们很感谢有机会与中国同事们分享我们的教材，并希望他们在日常的实践和各层次的神经病学教学中发现它的有用之处。《神经病学原理》的作者感谢王维治教授，他是一位经验丰富的临床医生和译者，感谢他把这本书带给了更多的读者。考虑到我们多年来交流过的中国神经学家的数量，以及中国日益增多的临床试验研究的数量，这一翻译是一个及时的贡献。”

Allan H. Ropper，医学博士
布莱根妇女医院神经病学执行副主席
哈佛医学院神经病学教授
2022 年 1 月 20 日

We are grateful for the opportunity to share our textbook with Chinese colleagues and hope that they find it useful in daily practice and in teaching neurology at all levels. The authors of Principles of Neurology thank Dr. Wei-zhi Wang, an experienced clinician and translator, for his work in bringing the book to a wider audience. Considering the number of Chinese neurologists we have communicated with over the years and the increasing amount of clinical trial research being done in China, this translation is a timely contribution.

Allan H. Ropper, MD
Executive Vice-Chair of Neurology, Brigham and Women's Hospital,
and Professor of Neurology, Harvard Medical School.
January 20, 2022

前　言

我们很高兴为您带来《亚当斯 & 维克多神经病学原理》第 11 版。为了提供一本教科书的持续价值和相关背景，达到如此的广度和深度，回顾患者的故事可能是必须要做的；事件发生在本书的前一版与这一版之间。神经病学家一直对病史特别感兴趣，因为它可以作为一种方法，在临床接触中能够记录下细微的点滴和广泛的原则。本书的原作者雷蒙德·D. 亚当斯（Raymond D. Adams）和莫里斯·维克多（Maurice Victor）坚持认为，神经病学实践的基础必然不同于神经科学，因为神经病学是一门医学学科，必须始终与患者保持联系。故事是这样的：

一名 19 岁的大二学生开始表现出偏执的性格，她确信室友正在偷听她的电话谈话，并计划修改她的论文。她变得孤僻，大部分时间都锁在自己的房间里。经过很大的努力，老师说服她去学生健康服务中心看病。人们认为她开始出现精神分裂症的迹象，她被送进了一家精神病院，在那里她开始服用抗精神病药物治疗。在医院期间，她有过一次全身性抽搐发作，这促使她转诊到我们医院。她的脑脊液分析显示，CSF 有 10 个淋巴细胞 /mL，并发现她有抗 -NMDA 受体抗体，于是就给她做了盆腔超声检查，左侧卵巢被认为有良性囊肿。她由于神经综合征而做了卵巢囊肿切除，镜下显示是卵巢畸胎瘤。后来她的神经精神症状消失了，已经毕业并获得了一个高级学位。

这类疾病，自身免疫性脑炎，简明地出现在本书的前一版第 10 版中，而在第 9 版中完全没有，但它已经成为现代神经病学的一个主要领域，现已扩展到涉及许多其他抗原的抗体，这些抗体要么是新出现的，要么与一系列的肿瘤有关。如果患者的故事与这个相似，但是没有一两个必要的成分，该怎么办呢？人们想知道有多少其他患者也有奇怪的自身免疫性疾病，这将在《神经病学原理》的未来版本中被揭示。

疾病的临床特征，诸如脑淀粉样血管病、后部可逆性脑病综合征、视神经脊髓炎谱系疾病，以及如适应性细胞疗法的治疗毒性等都被扩展了。目前正在应用于脑血管疾病、多发性硬化、肌营养不良、淀粉样变性和先天性酶缺陷的新疗法，都是科学上的成功案例，只有细心的临床医生才能应用这些成果。在这一版中，几乎没有一类疾病没有开始与分子生物学和遗传学发生联系。

在实验室检查之外，临床试验已在继续建立适用于大量神经系统疾病患者的信息背景。然而，临床医生非常清楚，一项试验的结果对个别患者的意义不那么确定，这本书的目的就是告诉我们巧妙地利用这些信息。个别的患者会得到帮助还是受到伤害？因为医学处理面对疾病的现状和复杂性，所以临床医生会最好地接近正确的过程。科学的明智应用、来自试验的证据，以及神经疾病病史和检查的优良传统，本质上是神经病学的艺术，是这一版神经病学原理的主要目的。

就像我们的传统一样，本书是用一种对话的方式写的，当我们基于经验时，我们就不会回避陈述自己的个人偏好。我们还发现，读者看重的是少数个别作者的表达与方法的一致性，而不是一份散乱的主题和作者的罗列。我们感谢 Edward Stim、Mehrnaz Fallah 和 Tim Lachman 等医生在校对本文方面给予了宝贵的帮助。

在这一版，我们将介绍作为合著者之一的萨尚克·普拉萨德（Sashank Prasad）博士，他是一位经验丰富的普通神经科医生，接受过神经眼科方面的特殊培训，也是我们神经病学培训项目的负责人。我们希望阅读本书时，能有一种类似于参加我们的查房、诊所或晨间报告的感觉，从而给读者提供一个深入了解实践需求的窗口，而不是规范性的。我们希望这一版让医生使用这些材料作为一个基础，继续专业成长与享有乐趣。欢迎来到我们的世界。

艾伦·H. 罗普尔（Allan H. Ropper），医学博士
马丁·A. 塞缪尔斯（Martin A. Samuels），医学博士
约书亚·P. 克莱因（Joshua P. Klein），医学博士，哲学博士
萨尚克·普拉萨德（Sashank Prasad），医学博士
（王维治 译）

目 录

第一部分

神经病学的临床方法

1

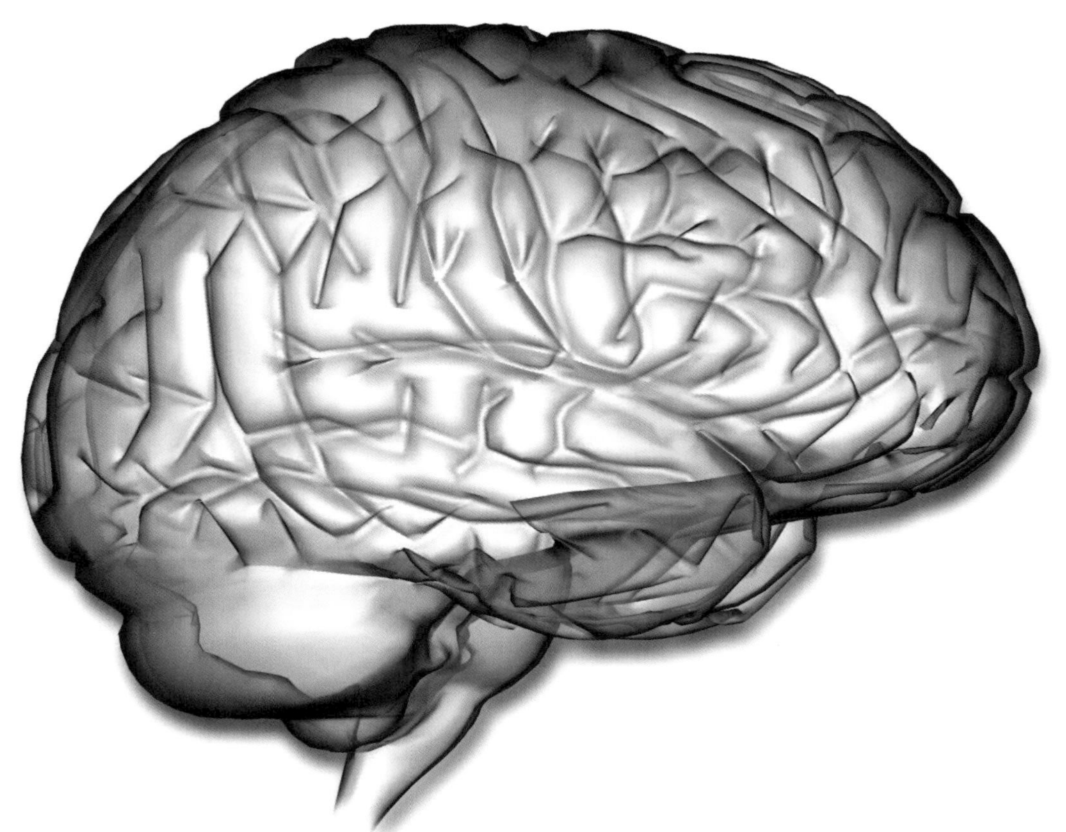

第1章

接诊神经疾病患者

引言

神经病学是神经系统疾病的实践和研究的科学。它是最复杂和最严格的医学专业之一，但它可能是最有价值的，因为它包含所有方面的人类行为、认知、记忆、运动、疼痛、感觉体验，以及在神经控制下的身体的自我稳定功能等。神经病学最具挑战性的方面之一是疾病扰乱大脑功能的方式，但这个领域也包括对神经、肌肉、脊髓和大脑半球疾病的研究。

神经科医生通过运用广泛的综合和分析能力来解释神经系统症状和发现，起到特殊的作用。神经病学的独特之处在于，它允许对体征和症状进行详细的解释，这是神经系统的固定结构的结果，为诊断提供了其他领域无法提供的确定性。这种定位(*localization*)的方法几乎是神经病学独有的。

现代神经病学令人兴奋之处是，成像技术与神经科学进步的结合，后者包括神经遗传学、神经化学、神经流行病学和神经病理学等，目前这为洞察疾病的基本性质提供了深刻的见解。神经病学与内科学、精神病学、神经病理学、发育医学和儿科学、重症监护、神经康复和神经外科等领域的密切联系，拓展了临床神经病学的范围。正如已出现的其他医学分支，随着对疾病和治疗选择的认识加深已使得神经病学出现了许多分支学科(表1-1)。

当然，神经系统症状并不表现为直接涉及神经系统的一部分，因此神经科医生必须通晓神经系统功能和疾病的所有方面。作者认为，医学知识的成功应用是通过秉持临床方法的原则来实现的，这种原则在神经病学中比在其他医学领域得到了更大程度的保留。即使经验丰富的神经科医生，面对一个复杂的临床问题时也会使用这种基本方法。

表1-1　神经病学亚专科

亚专科	章
卒中和脑血管疾病	33
神经重症监护	29,33,34
认知、行为神经学和神经精神病学	19~22
癫痫	15
肿瘤神经学	30
神经眼科学	12~13
神经肌肉	43~46
运动障碍	4,6,38
头痛	9
多发性硬化和神经免疫学	35
自主神经病学	25
神经影像学	2
医院神经病学	15,19,20,30~35
介入神经病学	33
耳和前庭神经学	14
儿童和发育神经病学	36~37
神经系统感染	31~32
睡眠	18
疼痛	7~10
神经内分泌学	26

临床方法

在大多数情况下，临床方法包括一系列有序的步骤：

1. 症状和体征通过病史和体格检查得到尽可能可靠的保证。

2. 被认为与患者的问题有关的症状和体征要

被解释为生理学和解剖学的术语，即一个确定的功能紊乱和所涉及的解剖结构。

3. 这些分析允许医生对疾病过程进行定位，即指出受累的神经系统的部分。这是一种解剖学的（*anatomic*）或定位诊断（*topographic diagnosis*），它通常允许识别症状和体征的特征性聚集，构成一个综合征。

4. 从解剖诊断和其他特定的医学数据，特别是疾病的起病方式和进展速度，非神经器官系统的受累，相关的过去史和家族病史，以及影像学和实验室的发现，可以推断出病因诊断（*etiologic diagnosis*）和发病机制（*pathogenesis*）。

5. 最后，医生应评估残疾的程度，并确定它是暂时的还是永久性的［功能性诊断（*functional diagnosis*）］；这对管理患者的疾病和判断功能恢复的可能性［预后（*prognosis*）］是很重要的。

神经系统疾病的可能病因是根据患者的个人的和人口统计特征来判断的，包括他们的年龄、性别、种族、民族和地理环境。了解由这些因素（基本比率）确定的人群中疾病的发病率和患病率，是诊断过程的一个有价值的组成部分。这些随时间变化，例如，在流行期间，甚至在一个国家的社区或地区内也可能不同。

近几十年来，这些步骤中的一些已经被允许精确定位病变的成像方法所取代，而且这些方法常常被用来描述疾病的类型。为了定位病变而精心准备的部分检查在每个患者身上已不再必要。然而，对病史和检查的认识不足以及由此产生的对影像学的过度依赖导致了诊断错误和其他有害后果。临床方法通常比成像更有效，也更经济。图像也充满了虚假或无关的发现，这引发了不必要的进一步测试和对部分患者不必要的担心。

采取所有这些步骤都是为有效治疗服务的，这是神经病学一个日益增长的方面。正如后面几章反复强调的那样，在诊断过程中，发现可治疗的疾病总是很重要的。即使在没有特定的治疗方法时，正确的诊断本身也可以起到治疗的作用，因为对神经疾病的病因的不确定性可能比疾病本身更加困扰患者。

当然，临床问题的解决方案不需要总是以这种方式规划。临床方法在收集和解释信息的顺序和方式上提供了几种选择。事实上，在某些情况下，完全没有必要遵循正式的方案。例如，在综合征诊断方面，帕金森病的临床表现通常极具特征性，以至于疾病的性质立刻就清楚了。在其他情况下，没有必要进行超出解剖学诊断阶段的临床分析，而解剖学诊断本身实际上可能表明疾病的原因。例如，当眩晕、小脑性共济失调、一侧的霍纳综合征、声带麻痹和面部痛觉缺失以急性发病出现时，它的病因是椎动脉闭塞，因为所有受影响的结构均位于该动脉供血区的延髓背外侧。因此，解剖学诊断决定和限制了病因的可能性。有些体征本身对某种特定的疾病几乎是特异性的。尽管如此，人们还是谨慎地将任何单个的体征称为特异病征的（pathognomonic），因为经常会发现例外。

确定临床综合征的病因（病因学诊断）需要完全不同顺序的知识。这里必须熟悉临床细节，包括起病速度、病程、实验室和影像学特征，以及多种疾病的自然史。当面对一组无法进行简单或序贯分析的临床特征时，可以考虑所有医学分支中疾病的广泛分类，如表 1-2 所示。

表 1-2　神经系统疾病的主要分类

神经系统疾病的主要分类
遗传性 - 先天性
创伤性
退行性
血管性
中毒性
代谢性
遗传性
获得性
肿瘤性
炎症 - 免疫性
心因性
医源性

不管一个人在解决某一特定的临床问题时所运用的智力过程如何，诊断的基本步骤总是包括准确引出症状和体征，以及对神经系统功能紊乱的正确解释。最常见的情况是，当对诊断存在不确定性或分歧时，随后发现症状或体征在一开始就被错误地解释了。为了使基本的临床结果确定无疑，反复检查可能是必要的。因此有句格言：在一个神经疾病疑难病例，第二次检查是最有帮助的诊断测试。

将临床分析的重点放在主要症状和体征上，避免被次要体征和不确定的临床资料所干扰是有好处的。当然，如前所述，如果主要体征被错误地解释了，如果震颤被当作共济失调，或疲劳被当作无力，那么临床方法从一开始就偏离了正轨。

诊断专家利用病史和检查结果，逐次对可能的诊断做出更准确的估计，从而确认或排除特定的疾病。连续估计法的效果很好，这也许不足为奇；神经科学的证据表明，这就是神经系统用来处理信息的机制。随着认知心理学的经验被应用到医学诊断中，一些启发式方法［认知捷径（cognitive shortcuts）］被认为是诊断过程中必要的，也是粗心的临床医生的陷阱（Tversky and Kahneman）。了解这些启发式方法为纳入纠正策略提供了机会。我们与同事们和受训者开放地讨论这些启发式方法及其陷阱，以便使它们成为临床推理的一部分。像 Redelmeier 这样的研究者已经确认了以下几种认知错误是在诊断中常见的：

1. 框架效应（framing effect）反映了在提出问题时，特定初始数据的权重过大。

2. 锚定启发法（anchoring heuristic）的最初的印象随后不能被调整以吸纳新的数据。

3. 可用性启发法（availability heuristic），即最近的病例的经验对当前的病例诊断有不适当的影响。

4. 代表性启发法（representative heuristic）是指缺乏研究的人群中疾病发病率的认识，重申贝叶斯定理（Bayes theorem）（是指根据不确定的信息做出的概率估计或推理——译者注）。

5. 盲目服从（blind obedience），是指对权威或实验室测试结果的不适当的服从。

与我们的同事 Vickery 一起，我们回顾了这些启发法在神经系统诊断中的工作原理。这些捷径中的任何一条都会导致诊断的早期结束。通常这是过早地锁定病史或检查中某些项目的结果，封闭了对其他诊断的考虑。第一个诊断的制定应被视为只是一个可验证的假设，当获得了新的信息项目时可以进行修改。

当一种疾病的典型形式中缺乏几个主要特征时，应始终考虑另一种诊断。然而，一般来说，常见疾病的罕见表现要比罕见疾病的典型表现更容易出现（贝叶斯定理的另一种解释）。如果该疾病处于过渡阶段，时间将会使之出现全貌和确定诊断。

正如奇莫威茨（Chimowitz）所指出的，学生往往不能识别他们还没有见过的疾病而犯错误，而有经验的临床医生可能不能识别出一种常见疾病的罕见类型。毫无疑问，一些临床医生比其他人更善于解决困难的临床问题。他们的才能并不像人们有时认为的那样是凭直觉获得的，而是由于他们密切关注了自己与许多疾病打交道的经历的细节，并将它们分类以供今后参考。这个不同寻常的病例被存储在记忆中，当遇到另一个类似的病例时可以重新回忆起来。要想在认知、音乐、体育等各个领域都有出色的表现，就必须长时间地把注意力集中在学习主题和个人经验上。

神经系统疾病的患病率和发病率

为了向医生提供关于神经系统疾病相对发病率的最广泛的视角，评估它在世界上的大致的影响，世界卫生组织和世界银行委托进行的全球疾病负担研究于 2010 年发表在《柳叶刀》上并予更新，总结于图 1-1 中。主要分析的是残疾调整生命年（disability-adjusted life years，DALYs），它代表因过早死亡而丧失的寿命与残疾而活着的寿命之和。神经系统疾病占全球总 DALY 的 8.6%（包括脑膜炎和脑炎等感染，以及非传染性疾病如卒中、癫痫、痴呆和头痛等，但不包括创伤性脑损伤）。总之，出血性卒中、缺血性卒中和脑膜炎加起来约占由神经系统疾病造成的全球总负担的三分之二。相对而言，诸如帕金森病和多发性硬化等疾病对全球总负担的贡献较小。当然，这些统计数据在世界的发展中地区与发达地区之间有显著的差别。此外，日常实践中遇到的许多神经疾病在这些调查中并没有被考虑在内，而这些疾病在世界各地的发病率是通过各种方法确定的，必须被视为近似值。

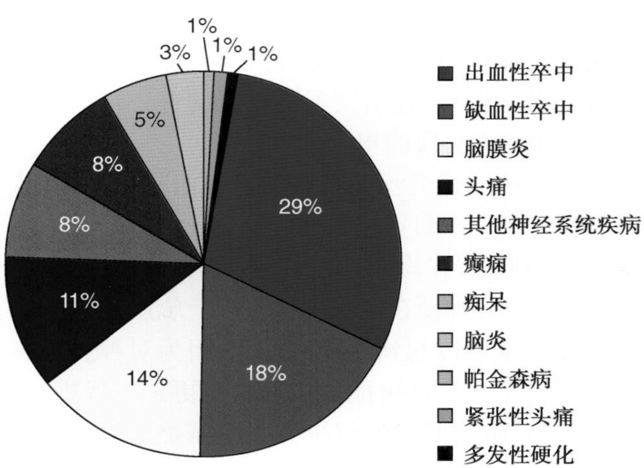

图 1-1　神经疾病对全球神经系统疾病负担的占比。世界卫生组织（WHO）的分析包括可传染性和非传染性疾病，但不包括创伤性脑损伤或脊柱疾病（修改自 Chin and Vora）

Donaghy 及其同事提供了一份更详细的清单，列出了在英国执业医师门诊中可能看到的各种神经疾病的发病率。他们指出卒中是最常见的情况。更有针对性的调查，例如 Hirtz 及其同事进行的一项调查，也给出了相似的患病率，偏头痛、癫痫和多发性硬化是一般人群中最常见的神经系统疾病（每年分别为 121、7.1 和 0.9 例 /1 000 人）；卒中、创伤性脑损伤和脊髓损伤发生率分别为每年每 10 万人中 183、101、4.5 例；而老年人中 Alzheimer 病、帕金森病和肌萎缩侧索硬化（ALS）分别为每年每 10 万人中 167、9.5 和 1.6 例。诸如此类的数据有助于社会资源的分配，而且它们可能有助于引导医生做出正确的诊断，因为它们强调人们经常提到的格言"常见疾病是常见的"（common conditions occur commonly），因此应该优先被考虑为更有可能的诊断（表 1-3）。

表 1-3　美国主要神经系统疾病的患病率

	受累人数
变性性疾病	
肌萎缩侧索硬化	5×10^4
亨廷顿病	5×10^4
帕金森病	5×10^6
阿尔茨海默病	5×10^6
黄斑变性	5×10^7
自身免疫性神经疾病	
多发性硬化	4×10^5
卒中，所有类型	5×10^6
中枢神经系统外伤	
头部	2×10^6
脊髓	2.5×10^5
代谢性	
糖尿病肾病	2×10^6
头痛	3×10^7
癫痫	3×10^6
背痛	5×10^7
周围神经病	
全部	2.5×10^7
遗传性	1×10^4
糖尿病性神经病	2×10^6
精神迟滞	
严重	1×10^6
中度	1×10^7
精神分裂症	3×10^6
躁狂抑郁症	3×10^6

病史采集

在神经病学中，医生高度依赖患者的合作来获得可靠的病史，特别是那些没有明显疾病迹象的症状的描述。如果症状在感觉范围内，只有患者才能说出他所看到、听到或感觉到的东西。临床见面的第一步是获取患者的信任与配合，让患者认识到病史和检查程序的重要性。当然，不管病史看起来多么可靠，由一位了解情况和客观的供史者来核实患者的叙述，这总是可取的。当患者无法合作时，例如昏迷或意识模糊的个体或是幼儿，应设法从其他来源获得必要的信息。

关于采集神经疾病病史，有以下几点需要进一步说明：

1. 必须特别注意，避免向患者暗示自己所寻求的症状。不应鼓励患者用他可能已经听到的诊断来描述他的症状；相反，应该促使他给出一个简单的描述，例如，要求他选择一个最能描述他的痛苦的词，并用一个特定的术语来准确地报告他所指的是什么，如头晕（dizziness）、不平衡（imbalance）或眩晕（vertigo）。否则，患者会倾向于强调病史的某些方面来支持表面上看似合理的诊断。现在，通过各种渠道（如互联网）向患者提供的大量医疗信息扩大了这一问题。对于给出非常详尽而杂乱的叙述的患者，可以通过引出要点的指导性问题来保持对他的病情的关注。人们应该避免向患者建议术语，特别是那些过早地确认医生的先入之见的术语［"引导证人"（leading the witness）］。

2. 疾病发生的环境、发病和演变的方式及其病程都是非常重要的。人们必须努力准确地了解每个症状是如何开始和进展的。通常，疾病过程的性质可以仅从这些数据中确定，例如卒中的典型的突发起病。如果这些信息不能由患者或其家属提供，可能有必要根据患者在不同时间能够做什么来判断病程，例如，他能走多远，他什么时候不再能爬楼梯或进行日常工作等；或者根据连续检查之间的临床结果的变化判断。

3. 一般来说，人们在估计患者的心理能力时往往会粗心大意。有时，人们会试图从认知受损或者精神混乱到不知道自己为什么会在医生的诊室或医院里的患者那里获取病史。年轻的医生和学生有一种将患者的认知表现"正常化"的自然倾向，经常与一个满怀希望的家庭合作，误以为不存在真正的问题。这种同情的想法对患者没有帮助，而且可能会延误对一种可能可治疗的疾病的诊断。一个常见的错误是轻易忽略病史上的不一致，以及关于日期和症状的不准确，后来才发现这些记忆上的缺陷是疾病的基本特征。

4. 要求患者给出自己对症状可能含义的解释，有时会暴露出担忧、抑郁、焦虑、疑心，或者甚至是妄想思维。这也可以让患者清楚地表达对某些疾病的恐惧，如脑肿瘤、痴呆、运动神经元疾病或多发性硬化。把这些恐惧暴露出来，医生就可以坦率地消除这些顾虑。

神经系统检查

神经系统检查从在候诊室的观察开始，然后在患者进入检查室和获得病史的过程中继续进行。患者讲述病情的方式可能会表现出思维混乱或不连贯，记忆力或判断力受损，或理解或表达想法有困难。如果病史或提供病史的方式表明问题存在于以下的方面，就要对注意力、记忆力、认知能力和语言进行更广泛的检查。否则，询问日期和地点，重复和回忆单词，以及简单的计算等是足够的筛选程序。然后从检查脑神经开始，到测试上肢和下肢的运动、反射和感觉功能。接下来是对步态和站姿（站立姿势）的评估，在其他检查之前或之后进行。

神经学检查的彻底性和重点必须由患者所表现出的临床问题类型决定。在一名寻求治疗单纯的尺神经压迫性麻痹的患者，花费半个小时或更多的时间来测试大脑、小脑、脑神经，以及感觉运动功能是毫无意义和不经济的。相反，如果主要问题与手的功能有关，那么就要对手的运动、感觉和高级功能进行详细的检查。还必须根据患者的情况调整检查方法。显然，很多部分的检查不能在昏迷患者身上进行；此外，婴儿和幼儿，以及精神疾病患者必须以特殊的方式进行检查。同样，在需要紧急解决的紧急情况下，必须把检查压缩到必要的最低限度，以便采取明智的初步措施。

当检测到异常结果时，无论是认知、运动还是感觉的，都有必要对问题进行更详细的分析。关于这些敏感的检查的细节在本书的适当章节中讨论，并简述如下。

神经学检查最好以一种相对统一的方式进行和记录，以避免遗漏并便于对记录的后续分析。不同医生的检查顺序的有些变化是可以理解的，但是随着时间的推移，每个检查者都建立了一个一致的模式。如果某些部分是有意不执行的，这些遗漏应予说明，以便那些在以后阅读说明的人不会怀疑是否以前没有检测到异常。

对神经系统疾病患者特别有用的部分应包括一般体格检查在内。例如，对卒中患者进行心率和血压检查，以及颈动脉和心脏听诊可能是必要的。同样地，皮肤和眼睛可以揭示许多与神经疾病的先天性、代谢性和感染性病因有关的情况。一般外表的某些方面，如肥胖或恶病质，可能为某些系统性疾病的可能性提供指导。

神经系统症状患者的详细检查

已经设计了大量的神经功能测试，这里不打算全部回顾。许多测试的价值是值得怀疑的，或者只是简单测试的重复，在一个患者身上进行所有的测试都是徒劳的。所有临床测试的危险在于，它们都被视为一种特定疾病的指标，而不是揭示神经系统功能紊乱的方法。以下的方法相对简单，并且提供了最有用的信息。

有许多关于神经系统检查的指南（见本章最后的参考文献）。对于这些方法的完整描述，读者可以参考关于这个主题的专著，包括 Biller 及其同事的（DeMyer's），Spillane 的（Bickerstaff's），Campbell 的（DeJong's *The Neurological Examination*），以及 Mayo 诊所的工作人员的专著，每本专著都从不同的角度研究这个主题。

高级皮质功能测试

广义地说，精神状态检查有两个主要组成部分，虽然这种分离有些人为性：精神方面，包括情感、情绪和正常的思维过程和内容；认知方面，包括意识水平、知觉、语言、记忆、视空间，以及其他的执行能力。如果患者的病史或行为提供了疑似某些缺陷的理由，则对这些功能进行详细测试。

针对的问题首先是确定患者对时间和地点的定向力和对患者目前的医疗问题的洞察力。注意力、反应速度、对简单问题给出相关答案的能力，以及持续和连贯的脑力劳动的能力，都有助于进行直接观察。患者对自己近期病情的叙述、住院日期，以及对最近事件的日常回忆是极好的记忆测试；患者对疾病的叙述以及对单词（词汇）和语法的选择提供了有关语言能力和思维连贯性的信息。有许多有用的关于注意、专注、记忆和认知的床边测试，例如，正向和反向顺序重复一系列数字，从数字 100 中连续减 3 或减 7，以及间隔 3 分钟后回忆三项信息或一个小故事。更详细的检查程序见第 19~21 章。

如果有任何言语或语言障碍的迹象，应注意患者自发口语的性质。此外，阅读、书写和拼写的准确性，执行口语命令，重复检查者所说的单词和短语，命名物体和物体的某些部分，都应进行评估。

执行指令性任务［实践（praxis）］的能力与皮质功能的几个方面的评估有关。例如，常用的测试是执行命令和模仿的手势，如钉钉子、吹蜡烛、掷骰子和复制连续的手的位置。视空间能力测试可以通过让患者把一条线一分为二，画一个钟面的数字和指针，或者画一个人家里的平面图或一个国家的地图，以及复制数字来进行。识别［直觉（gnosis）］是通过命名物体或图片并描述它们的用途来测试的。

脑神经测试

脑神经的功能是作为大多数检查的组成部分进行检测的，部分原因是其功能缺陷很容易识别，而且某些异常允许对病变进行精确定位。如果怀疑颅前窝有病变，应检查嗅觉，并确定是否能辨别气味。视野可以通过让患者指示检查者的手指何时移动或在视力边缘计数手指［对向法测试（confrontation testing）］来勾画，理想的方法是每只眼睛分别测试。如果怀疑有异常，视野检查法（perimetry）提供了一种更灵敏的方法来确认和定位缺损。接下来应该观察瞳孔大小和对光反应，直接的、间接的以及在会聚过程中的，眼睑的位置，以及眼球运动的范围等。这些测试的细节和它们的解释在第 11~13 章中讨论。

面部感觉用一根大头针和一缕棉花来测试。此外，可确认角膜反射（直接和间接）的存在与否。必须小心避免视觉刺激引起的眨眼。

患者在休息、说话和微笑时，应注意观察他们的面部动作，因为在这些情况下，轻微的无力可能比指令动作时更加明显。直接测试面部肌力可以通过要求患者用力闭眼、噘嘴和抬举眉毛来完成。

如果听力有问题，应使用耳镜检查听道和鼓膜。将高频（512Hz）音叉置于耳边，与置于乳突时进行对比，可以发现听力损失，并将中耳（传导性）与神经性耳聋区分开来。另一项对骨导或气导损害进行的测试，是在前额中央放置一个高频音叉，让患者报告声音的任何不对称。如果怀疑前庭耳蜗神经或耳蜗或迷路的疾病，就需要进行听力图和其他特殊的听觉和前庭功能检查（见第 14 章）。

如果怀疑有延髓或迷走神经疾病，特别是有声音嘶哑时，可使用特殊仪器检查声带。如果存在不对称反应，咽自主提升和诱发的反射是有意义的；双侧咽反射消失极少有显著意义。舌的检查，包括伸舌和静息的，都是有帮助的；可见萎缩和肌束震颤，并且可以发现无力。伸舌的轻微偏斜作为一个单独的发现通常可以忽略不计，但是明显的偏斜代表在该侧舌下神经和肌肉的作用的问题。应该注意单词的发音。下颌反射（咬肌腱反射）应进行评估，以确定吞咽困难、构音障碍或发音困难的来源。在成年人中，对口部和唇的触觉反射的异常反应（例如吮吸、噘嘴、觅食）反映了发育性反射的重新出现，通常表明额叶疾病。对重复敲击眉毛（眉间）时不能抑制眨眼的反应可能提示锥体外系或额叶疾病。

口语和发音的异常、构音障碍，可能提示唇、舌、喉和咽部的无力或其他障碍。某些模式也符合小脑、部分脑干和大脑的疾病。痉挛性、共济失调性、锥体外系和神经肌肉疾病的异常言语模式主要在第 22 章中阐述。

运动功能测试

在评估运动功能时，最能提供信息的方面是对速度、力量、肌容量、张力和协调性的观察。手臂对抗重力保持旋后是一项有用的检查；无力的手臂首先疲劳，很快就开始下垂，或者，在皮质脊髓束损伤的情况下，恢复更自然的旋前位置［旋前肌漂移（pronator drift）］。一侧轻微无力的另一个体征是，当患者被要求围绕另一侧转动拳头或示指时，该侧前臂围绕另一侧的轨道不对称。腿的力量可以通过患者俯卧和弯曲膝部来测试，并观察无力的腿向下漂移。在仰卧位休息时，上运动神经元病变导致的无力会引起髋关节的外旋。在测试腿的力量时，应该记住大多数成年人的髋屈肌和股四头肌要比测试者的手臂更有力。

暴露四肢并检查是否有萎缩和肌束震颤是有用的。通过观察肢体的静止和运动，可以发现运动和姿势的异常以及震颤（见第 4~5 章）。这是通过观察患者保持手臂并将其从手心向下移至手心向上来完成的；完成简单的动作，如交替触摸自己的鼻子和检查者的手指；做需要突然加速和减速以及变换方向的快速交替动作，例如用一只手轻拍另一只手，同时前臂交替旋前和旋后；拇指快速触摸每个指尖；完成简单的任务，如扣衣扣、打开安全别针或操作常用工具等。评估腿部肌肉力量时患者躺在床上可能是不可靠的；即使患者在没有帮助的情况下不能从椅子上或从跪着的姿势站起来，也似乎可能很少或根本没有无力。唯一需要在床上进行的协调性测试是足跟沿胫骨下移，用足趾交替地接触检查者的手指和用足跟触碰对侧的膝部，以及用足跟节律性地敲打胫骨等。

观察肢体，以确定在自然活动过程中，是否有运动过多或减少、运动速度或偏移、震颤，以及是否有正常的姿势调整。肌肉在被动运动时的阻力（张力）提供了有关痉挛和锥体外系肌强直的信息。

反射测试

肱二头肌、肱三头肌、旋后肌 - 肱桡肌、膝反射和跟腱反射的测试是反射活动的充分抽样。反应低下或者几乎不能引出的反射可以通过主动收缩其他肌肉而引出，如将握着的双手相互拉紧［延德劳希克手法（Jendrassik maneuver）］。

足底反射，特别是通过从足跟到足趾轻划足底外侧引出的巴宾斯基征，是大多数检查的重要部分。如第 3 章所述，该体征是皮质脊髓系统损伤的可靠标志。巴宾斯基征的主要特征是大趾背屈和其他足趾扇形展开。足底反射的解释有些困难，因为除了巴宾斯基征外，还可以诱发其他反应。这些包括足部和下肢的快速回缩反应，这并不意味着疾病；以及一种病理性较慢的脊髓屈曲反射（膝和髋部屈曲，足趾和足部背屈，“三屈征”），具有与巴宾斯基征相似的意义。躲避和回缩反应干扰了巴宾斯基征的解释，有时可以通过利用替代刺激（例如挤压小腿或跟腱、轻弹第四趾、向下刮胫骨、直腿抬高等）或让患者划自己的脚底来克服。

腹壁反射、提睾反射和其他肌肉的浅表皮肤反射的消失是检测皮质脊髓病变的有用的辅助检查，特别是在一侧病变时。

感觉功能测试

因为这部分检查只能通过患者的主观反应来实现，所以需要相当大的合作。同时，它也受到过度解读和暗示的影响。通常感觉检查是留在检查的最后进行，如果检查结果可靠，就不应延长。每项测试都应简要说明，与一个细致的、内省的患者过多的讨论会鼓励他报告毫无意义的微小的刺激强度变化。

没有必要检查皮肤表面的所有区域。用大头针快速检查面部、颈部、手臂、躯干和下肢只需要几秒钟。通常是寻找身体两侧的差异（最好询问身体两侧的刺激感觉是否相同，而不是询问其感觉是否不同），某一水平以下的感觉丧失，或者相对或绝对痛觉缺失（痛觉敏感性缺失）区或感觉缺失（触觉敏感性缺失）区。然后可以更仔细地检查感觉缺损区域，并绘制分布图。建议将刺激从感觉减退的区域移动至正常的区域，因为这样可以增强对差异的感知。发现一个高度敏感的区域（感觉过敏）也会引起对表面感觉障碍的注意。

感知振动的能力可以通过比较患者和检查者在骨性突起处所失去知觉的阈值来测试。我们建议在患者报告音叉的嗡鸣声停止后，记录检查者感觉到的脚踝、足趾或手指处振动的秒数。关节位置和对手指运动的感知可以通过将身体部分保持偏向两侧，并在邻近的关节处作小的偏移来测试。

从一次检查到另一次检查的感觉变化反映了检查技术的不同以及患者反应的不一致。感觉测试详见第 7 章和第 8 章。

步态和姿势测试

通过观察患者从椅子上起来、站立和走路来完成检查。姿势或步态的异常可能是最突出的或唯一的神经学异常，如在某些小脑或额叶综合征；姿势障碍和走路时高度自动的适应性动作可能为早期的疾病如帕金森病提供诊断线索。让患者在一条直线上串联行走可能会导致失去平衡，而用足底侧面行走可能会引起手部和躯干的肌张力障碍姿势。单脚跳跃或单脚站立也可能暴露出缺乏平衡或无力。双脚并拢、眼睛紧闭会使身体失去平衡，是由感觉丧失所致（Romberg 试验），这通常可归因于神经和脊髓后索的大直径感觉纤维障碍。步态障碍在第 6 章中讨论。

筛查性神经系统检查

患者在没有神经症状的情况下，简捷是可取的，但进行的任何测试都应该仔细做并记录。准确记录阴性数据可能对将来需要检查的疾病有用。如表 1-4 所示，在采集病史的过程中，患者的定向力、洞察力、判断力和语言功能的完整性都很容易得到评估。在脑神经方面，应测试瞳孔的大小及其对光反应，眼球运动，视力和听力，以及面部、上腭和舌的运动。观察裸露伸出的手臂是否萎缩、无力（旋前肌漂移）、震颤或异常运动；检查伸出和伸展的手指力量；询问感觉障碍；引出肱二头肌、肱桡肌和肱三头肌反射通常来说就足够了。检查腿，同时足、足趾、膝部和臀部主动地屈曲和伸展；引出膝腱、跟腱和足底反射；在手指和脚趾测试振动觉和位置觉；通过让患者交替触摸自己的鼻子和检查者的手指，让他的足跟在另一条腿的胫骨前上下移动来评估协调性，以及观察行走，完成神经学检查的基本部分。

表 1-4 普通内科或外科患者的简要神经系统检查

1. 采集病史时评估定向力、对疾病洞察力、语言
2. 瞳孔大小，对光反应，视力和听力
3. 眼球、面、舌运动
4. 伸出手臂检查萎缩、旋前或下坠、震颤、握力、腕背屈等
5. 肱二头肌、旋后肌、肱三头肌反射
6. 在主动屈和伸髋、膝和足部时观察下肢
7. 膝腱、跟腱和足底反射
8. 手指和足趾振动觉
9. 协调性的指鼻和跟 - 膝 - 胫试验
10. 步态

整个过程仅仅增加了几分钟的查体时间，但是这些简单测试的常规表现为患者不知晓的疾病存在提供了线索。例如，发现跟腱反射消失、足部和腿的振动觉减退，即使患者没有述说症状，也会提醒医生糖尿病性或营养性神经病的可能性。

昏迷的患者

虽然受到明显的局限性，但仔细检查昏迷不醒的或昏迷患者可获得有关神经系统功能的大量信息。值得注意的是，除了认知功能外，几乎所有的神经系统部分，包括脑神经，都可以在昏迷患者中进行评估。证明局灶性大脑的或脑干疾病的体征或脑膜刺激征对于昏睡和昏迷疾病的鉴别诊断是有用的。神经学检查对昏迷患者的适应性在第 16 章中描述。

焦虑、抑郁、精神病或癔症的患者

在对精神病患者的检查中，人们被迫对他们的陈述和报告或症状提出不同寻常的批评。许多人，甚至那些没有精神疾病的人，都有很强的暗示性，并可能表现出感觉和运动功能的变化。例如，抑郁症患者可能感觉到记忆受损或无力，而实际上既没有健忘症，也没有肌力减弱，或者反社会者或癔病患者可能假装瘫痪。通常情况恰恰相反，精神病患者可能会对他们的症状做出准确的观察，只是因为他们的精神状态而被忽视。最好记住，即使最严重的精神疾病的患者，也会受到他们这个年龄的人所特有的所有神经系统疾病的影响。

通过患者表达想法和对口头或书面要求做出反应的方式，只要观察和倾听患者，就有可能确定是否存在幻觉或妄想、记忆缺陷或其他可识别的脑部疾病症状。有时，被诊断为精神病的缄默和抵触的患者被证明患有一些广泛性脑部疾病。

婴幼儿

读者可以参考 Volpe 和梅奥诊所工作人员所描述的特殊检查方法，这些方法在参考资料中列出，并在第 27 章中做了描述。这些测试中许多涉及儿童神经系统的发育方面，尽管由于患儿的年龄，有些体征可能难以获得，但它们仍然是儿童神经系统状态的最佳反映。

一般医学检查

一般医学检查经常发现潜在的系统性疾病的证据，这些疾病可继发性影响神经系统。事实上，许多最严重的神经问题都属于这类。两个常见的例子就足以说明，腺病（adenopathy）或肺浸润暗示肿瘤或结节病作为多数脑神经麻痹的原因，以及不明原因卒中患者出现低热、贫血、心脏杂音和脾大，提示诊断为细菌性心内膜炎伴脑动脉栓塞性闭塞。对卒中患者的检查包括血压测定、颈动脉杂音听诊、心脏杂音，以及脉搏触诊以确定心律。

神经解剖学、神经生理学、分子遗传学、神经影像学和神经病理学与临床方法的结合

一旦拥有获得可靠临床数据的技术，确定疾病的病因及其治疗需要神经病学的基础科学知识。由于这个原因，后面的每一章涉及运动系统、感觉、特殊感觉、意识、记忆和语言，回顾了解剖学和生理学事实，这对于理解相关的临床疾病是必要的。

希望掌握神经病学的医生应该熟悉皮质脊髓束的解剖结构，运动单位（前角细胞、神经和肌肉），基底神经节和小脑运动联系，主要的感觉通路，脑神经，下丘脑和垂体，脑干和丘脑的网状结构，边缘系统，大脑皮质及其主要连接区，视觉、听觉和自主神

经系统，以及脑脊液通路等。神经生理学的应用知识应该包括对神经兴奋性和神经冲动传播、神经肌肉传递和肌肉收缩过程的理解，脊髓反射活动，中枢神经传递，神经元兴奋、抑制和释放过程，以及皮质的激活和癫痫发作的产生等。在过去的几十年中，神经疾病的遗传学和分子生物学变得越来越重要。从业人员应熟悉孟德尔遗传学和线粒体遗传学术语，以及引起神经系统疾病遗传编码中的主要变异。

医生必须熟悉在实践中遇到的众多临床疾病的影像学特征，以及每种技术的风险和缺陷，包括 CT、磁共振成像（MRI）、X 线片，包括那些使用造影剂者，以及在第 2 章中讨论的超声。

我们相信，神经科医生由于神经病理学变化的知识而得到了极大的帮助，这些变化是由常见的梗死、出血、脱髓鞘、物理创伤、炎症、肿瘤和感染等过程产生的。对这些疾病过程的大体和微观表现的经验显著增强了解释它的临床效应的能力。将疾病在神经和肌肉、脑和脊髓、脑膜和血管中的异常可视化的能力，使人强烈地感觉到，在特定的过程中，哪些临床特征是可以期待的，哪些特征是站不住脚的，或者与特定的诊断是不一致的。当然，接触神经病理学的另一个好处是，临床医生能够明智地评估病理变化和活检获得的材料报告。在许多情况下，通过各种成像技术，神经病理学有一个平行的表现。这使得临床医师可以从影像学的表现推断病理学，反之亦然。

从前面对临床方法的描述可以明显看出，实验室辅助手段的使用，包括在神经系统疾病诊断中的成像技术，最好是先做严格的临床检查。与所有的医学一样，实验室检查只能在临床信息的基础上进行明智的规划。逆转这一过程不仅浪费医疗资源，而且容易发现不相关的信息，在某些情况下还会使患者面临不必要的风险。

然而，在预防神经疾病方面，人们采用另外两种方法，即利用遗传信息和实验室筛查检查。生化筛查试验适用于整个人群，允许识别个体的神经系统疾病，主要是婴儿和儿童，因为他们尚未出现最早的症状；对于某些疾病，可以在神经系统受到损害之前就进行治疗。同样，在成年人中，筛查动脉粥样硬化及其潜在的代谢性病因对某些人群是有益的，可以作为一种预防卒中的方法。遗传信息使神经科医生能够诊断某些疾病，并确定患者和家属患上某些疾病的风险。

神经学诊断可使用的实验室方法将在下一章，临床电生理学中讨论。在讨论可适用的疾病时，提出了预测疾病的遗传和实验室筛查方法的相关原则。

神经病学中的治疗学

越来越多的神经系统疾病有专门的治疗方法。由于神经科学的进步，他们的数量正在稳步增长。在最彻底的变化之中，现在许多神经系统感染性疾病正在逐渐被解决，对卒中、多发性硬化、帕金森病、偏头痛、神经病、脑肿瘤，以及癫痫等已有了新的药物治疗，正如 Ropper 在回顾神经病学 200 年里所总结的那样。这些治疗方法和特定药物的剂量、给药时间和给药方式将在以后的章节中与个别疾病的描述相关时讨论，并在参考文献中引用的《塞缪尔神经疾病治疗手册》（*Samuels's Manual of Neurologic Therapeutics*）中详细说明。神经科医生也应该熟悉外科手术的正确应用，它是改善或治愈疾病必不可少的一部分，例如它对脑肿瘤、脊柱退行性和肿瘤疾病、脑动脉瘤、颅外动脉狭窄，以及一些先天性脑和脊髓疾病等。此外，在许多疾病中，神经功能可以通过适当的康复措施或合理使用治疗药物在不同程度上得到恢复。

随机对照试验在治疗决策中发挥着越来越重要的作用。对基于大规模临床研究的统计分析的一种特殊疗法的有效性主张必须谨慎对待。研究构思是否合理，是否反映在明确的假设和结果标准中，患者是否遵守随机化原则和纳入研究，统计方法是否合适，以及对照组真的具有可比性吗？根据我们的经验，必须谨慎地接受最初的结果，谨慎地等待进一步的研究证实所宣称的益处。

当然，有许多情况没有证据或证据不适用于困难的个体治疗决策。这在一定程度上是正确的，因为在大的群体中，尽管在统计上有显著的影响，但当它应用于个别的患者时，可能没有什么效果。不言而喻，从试验中获得的数据必须用于患者的整体身心状况和年龄背景。此外，目前对于许多神经系统疾病来说，没有足够的证据可以作为治疗的基础。在这里，医生根据部分或不充分的数据做出判断。即使决定有目的地等待，然后再介入，也是值得称道的。

即使没有有效的治疗方法，神经病学诊断也不仅仅是智力上的消遣。任何疾病过程的科学研究的第一步都是在活着的患者身上进行鉴定。

在这一导论章的结尾，对神经系统疾病的特别负担作一个评论是适当的。这不仅是因为诸如脑和脊髓损伤、卒中、癫痫、发育延迟、精神疾病和痴呆等疾病普遍存在，而且这些疾病具有高度致残性，通常是慢性的，从根本上改变了受影响个体的生活。此外，通过诸如分子生物学、基因疗法，以及脑 - 机接口等新技术治愈或改善的前景已经引起了广泛的兴趣，为此，本书的适当章节将包含当前科学见解的各个方面。

（孙 威　译　王维治　校）

参考文献

Biller J, Greuner G, Brazis P: *DeMyer's: Technique of the Neurologic Examination: A Programmed Text*, 6th ed. New York, McGraw-Hill, 2011.

Campbell WW: *DeJong's The Neurological Examination*, 7th ed. Philadelphia, Lippincott Williams & Wilkins, 2012.

Chimowitz MI, Logigian EL, Caplan LP: The accuracy of bedside neurological diagnoses. *Ann Neurol* 28:78, 1990.

Chin JH, Vora N: The global burden of neurologic diseases. *Neurology* 83:349, 2014.

Donaghy M, Compston A, Rossor M, Warlow C: Clinical diagnosis. In: *Brain's Diseases of the Nervous System*, 11th ed. Oxford, Oxford University Press, 2001, pp 11-60.

Global Burden of Disease Study 2010. *Lancet* 380:2053, 2012.

Hirtz D, Thurman DJ, Gwinn-Hardy K, et al: How common are the "common" neurologic disorders? *Neurology* 68:326, 2007.

Holmes G: *Introduction to Clinical Neurology*, 3rd ed. Revised by Bryan Matthews. Baltimore, Williams & Wilkins, 1968.

Mayo Clinic Examinations in Neurology, 7th ed. St. Louis, Mosby-Year Book, 1998.

Redelmeier DA: Improving patient care. The cognitive psychology of missed diagnoses. *Ann Intern Med* 142:115, 2005.

Ropper AH: Two centuries of neurology and psychiatry in the Journal. *New Engl J Med* 367:58, 2012.

Samuels MA, Ropper AH: *Samuels's Manual of Neurologic Therapeutics*, 8th ed. Philadelphia, Lippincott Williams & Wilkins, 2010.

Spillane JA: *Bickerstaff's Neurological Examination in Clinical Practice*, 6th ed. Oxford, Blackwell Scientific, 1996.

Tversky A, Kahneman D: Judgment under uncertainty; heuristics and biases. *Science* 185:1124, 1974.

Vickery B, Samuels MA, Ropper AH: How neurologists think: A cognitive psychology perspective on missed diagnoses. *Ann Neurol* 67:425, 2010.

Volpe JJ: *Neurology of the Newborn*, 5th ed. Philadelphia, Saunders, 2008.

第2章

神经疾病的诊断性检测

神经病学的诊断通常只是基于仔细的病史和查体确定的。在这种情况下，辅助检查是不必要的，或只是证实临床印象。也有可能，诊断已被减少到几种可能性，但必须通过检查才能得到正确的诊断。神经科医生的目标是通过巧妙地结合临床资料与实验室程序来得到诊断。通常临床医生在患者就诊时已经掌握了一些实验室信息。这可能会引导或偏离正确的行动方案。

就在几十年前，神经科医生唯一可用的实验室检查是CSF样本的检查，颅骨和脊柱的放射线检查，脊髓造影术，气脑造影术和电生理测试等。医院的设备现已扩展到包括多种神经成像模式、生物化学和免疫检查，以及遗传分析等。其中一些新方法给人的印象是如此的准确，以至于人们很想用它们来代替详细的病史和体格检查。此外，在实践中，实验室检查通常会发现一些对当前问题无关紧要的异常。因此，医生应该始终只根据临床表现的背景来判断实验室数据的相关性和意义。因此，神经科医生必须熟悉所有与神经系统疾病相关的实验室程序、它们的可靠性和风险。

以下是对应用于多种神经系统疾病的实验室检查的描述。与某一特定疾病类别有关的某些程序，例如，检查耳聋的听力描记法；眩晕病例的眼震电图（electronystagmography，ENG）；以及在神经肌肉疾病时的神经和肌肉活检，在这些疾病的专门章节中介绍。

脑脊液检查

通过对脑脊液（cerebrospinal fluid，CSF）的检查获得的信息对于某些神经系统疾病的诊断是至关重要的，特别是感染性和炎症性疾病、蛛网膜下腔出血，以及颅内压改变的病程等。CSF中发现的模式或“公式”通常表示特定类别的疾病；这些在表2-1中做了总结。CSF通常是通过腰椎穿刺获取的，穿刺技术和适应证如下所述。

表2-1 特征性CSF模式

疾病	细胞数	蛋白	糖	其他特征
细菌感染	WBC>50/mm^3，通常明显升高	100~250mg%	20~50mg%；通常低于血糖一半水平	革兰氏染色显示微生物；压力升高
病毒、真菌、螺旋体感染	WBC 10~100/mm^3	50~200mg%	正常或轻度降低	需要特殊培养技术；压力正常或轻度升高
结核感染	WBC>25/mm^3	100~1 000mg%	<50，通常明显降低	可能需要特殊培养技术和PCR以检测微生物
蛛网膜下腔出血	RBC>500/mm^3，WBC轻度升高	60~150mg%	正常；后期轻度降低	需与创伤性腰椎穿刺鉴别，通过离心标本有黄变；压力明显升高
脑出血、外伤	RBC 50~200/mm^3，如出血破入脑室则更高	50~150mg%	正常	压力可能升高
缺血性卒中	正常或极少数WBC	正常	正常	除脑肿胀外压力正常
多发性硬化	正常或极少数WBC	正常或轻度升高	正常	IgG指数升高和寡克隆带
脑膜癌	WBC 10~100/mm^3	通常升高	正常或降低	CSF内肿瘤细胞；特定蛋白标志物升高（如β_2-微球蛋白）

注：IgG，免疫球蛋白G；PCR，聚合酶链反应；RBC，红细胞；WBC，白细胞。

腰椎穿刺

进行腰椎穿刺（lumbar puncture，LP）是为了测量压力，并获得 CSF 样本进行细胞、细胞学、化学、细菌学和其他检查。在特殊情况下，它还用于通过注入麻醉剂、抗生素、抗肿瘤药物来辅助治疗，或用于引流以降低 CSF 压力。另一诊断用途是注射不透射线物质，如脊髓造影术，或放射性物质，如在放射性核素脑池造影中。

建议确定患者的凝血功能是否足以保证腰椎穿刺的安全。一般来说，对没有凝血病的病史或明显体征的患者和没有服用抗凝药物治疗的患者进行腰椎穿刺是安全的。国际标准化比值（international normalized ratio，INR）小于或等于 1.4 和血小板计数大于 50 000/mm^3 通常是可以接受的，常规剂量应用阿司匹林也可以接受。由于酒精中毒或尿毒症等疾病而导致血小板功能受损的个体可能会出现出血并发症。对于接受持续性静脉注射肝素的患者，最好在停止输注一段时间后进行 LP，如果可能的话，确定部分凝血活酶时间已在安全范围内。然而，在某些情况下，这些规定并不实际。

如果 CSF 压力非常高（主要表现为头痛和视盘水肿），腰椎穿刺有一定风险，因为它增加了致命的小脑或小脑幕切迹疝的可能性。当颅内肿块使脑组织变形和移位时，风险是相当大的，特别是在靠近小脑幕或枕骨大孔的不对称肿块。在蛛网膜下腔出血、所有的脑室间交通性脑积水和假性脑瘤患者中风险要低得多。事实上，在这些情况下，重复的腰椎穿刺可以作为一种治疗手段。在化脓性脑膜炎患者中，也存在脑疝的小风险，但是需要一个明确诊断和尽早进行合理治疗的机构比这更重要。除了这最后一个例外，当怀疑有颅内压升高时，通常在腰椎穿刺前应先进行计算机断层扫描（computed tomography，CT）或磁共振成像（magnetic resonance imaging，MRI）检查。

如果影像学检查发现有脑疝风险的占位病变，但是仍然认为必须通过 CSF 检查获得信息，那么腰椎穿刺可以进行，但要有一定的预防措施。如果压力被证明是非常高的，应获得最小量必要的 CSF 样本，足以诊断可疑的疾病，给予甘露醇或其他高渗剂，最好观察压力计上的压力下降。地塞米松或等量的皮质类固醇也可以给予初始剂量 10mg 静脉滴注，然后每 6 小时滴注 4~6mg，以持续降低颅内压。当颅内压升高是由血管源性脑水肿（如肿瘤相关性水肿）引起时，皮质类固醇特别有用。

脑池（枕骨大孔）穿刺和颈椎外侧蛛网膜下腔穿刺很少进行，但在专家的手中是安全的。腰椎穿刺是首选，除非明显的脊髓梗阻需要脑池液样本或病变上方的脊髓造影时例外。在危重症护理实践中，CSF 通常是从脑室外引流获得的，并需要注意保持一个封闭的引流系统和消毒技术。

腰椎穿刺术和并发症

经验告诉我们，细致的技巧和患者正确的体位的重要性。腰椎穿刺应在局部无菌条件下进行。患者被置于侧卧位，髋部和膝部屈曲，头部尽可能靠近膝盖，对于右利手医生最好是在左侧。患者的髋部应该是垂直的，背部靠近床的边缘。最容易进行穿刺的是 L_3~L_4 间隙，在许多个体中，这对应于髂嵴的轴面，或在上面或下面的间隙穿刺。在婴幼儿中，脊髓可延伸至 L_3~L_4 间隙水平，应使用较低的水平。

利多卡因通常在皮内和皮下注射，以减少局部不适。通过在手掌之间滚动药瓶来加热麻醉药，似乎可以减少皮肤浸润而产生的烧灼感。腰椎穿刺针的斜面应该朝向于硬脊膜纤维的纵向平面（见下文有关无创性针）。当针头接近硬脊膜时，通常可以感受到可触知的“弹性”，然后是一种微妙的“砰”的一声。此时，应缓慢地将套管针从针中拔出，以避免将神经根丝吸入管腔引起根痛。针插入过程中的坐骨神经痛表明，它太偏向侧方了。如果 CSF 流速减慢，可以慢慢抬高床头。罕见地，有人会用一个小口径的注射器轻轻抽吸，以克服富含蛋白质的和黏稠的 CSF 的阻力。经过 2 或 3 次试验未能进入腰椎蛛网膜下腔，通常可以通过坐姿对患者进行穿刺，然后帮助他侧卧测量压力和放出 CSF。“干性穿刺”更常见是由于针头放置不当造成的，而不是由于马尾的压迫性病变或粘连性蛛网膜炎造成的蛛网膜下腔闭塞。对于可触摸到脊柱标志但无法识别的肥胖患者，或在任何患者多次尝试失败后，可以使用 X 线透视来定位针头。

腰椎穿刺极少出现严重的并发症。最常见的是头痛，估计见于三分之一的患者，但严重的头痛则较少。有偏头痛病史可能会增加长时间或严重的腰椎穿刺后头痛的发生率。当患者想要采取直立姿势时，头痛变得明显，可能是由于穿刺部位液体渗漏造成 CSF 压力降低和牵引大脑和硬脑膜血管的结果。术后立即长时间平卧并不能显示可预防头痛，但尽管通常会如此做。Strupp 及其同事们发现，使用无创性针头使头痛的发生率几乎减半。奇怪的是，诊断性腰椎穿刺后头痛的频率是脊髓麻醉后的2倍。剧烈的头痛可伴有呕吐和轻度颈强。单侧或双侧第6对脑神经麻痹在腰椎穿刺后极少发生，甚至有时没有头痛，也有听力丧失、面部麻木或面瘫的罕见病例报告。第29章将进一步讨论低颅压综合征、“血贴片”（blood patch）治疗和其他腰椎穿刺并发症。

如前所述，腰穿后血液进入脊膜或硬膜外腔可能出现在凝血异常的患者。出血并发症的治疗是通过逆转凝血障碍，在罕见的情况下，手术清除血块。化脓性脑膜炎和椎间隙的感染极少并发于腰椎穿刺。

脑脊液的检查程序

一旦进入蛛网膜下腔，观察CSF压力和随呼吸的波动，并留取CSF样本。注意CSF的总体外观，然后单独各管CSF用于检查其各种项目。标准测定方法包括细胞数和类型、蛋白质和葡萄糖含量、显微镜检查和细菌培养。此外，还可以检查以下方面：①肿瘤细胞（细胞学和流式细胞术）；②寡克隆带的存在或丙种球蛋白含量；③血清学（免疫学）测试；④某些肿瘤所产生的物质（例如β_2微球蛋白）；⑤与某些感染有关的标记物，例如真菌、隐球菌和其他抗原及墨汁染色，分枝杆菌，疱疹病毒、巨细胞病毒和其他微生物的DNA（通过聚合酶链反应），某些感染的标记物（例如14-3-3蛋白）和病毒分离等。

压力

当患者处于侧卧位时，CSF压力通过蛛网膜下腔内的穿刺针连接压力计测量。在正常成年人中，初压在100~180mmH_2O或8~14mmHg之间。儿童的压力为30~60mmH_2O范围。患者在放松、下肢伸直时压力超过200mmH_2O，通常反映颅内压增高。对于成年人来说，压力在50mmH_2O或以下表明颅内压降低，通常是由于CSF渗漏或全身脱水引起的（见Avery et al）。当用腰椎硬膜囊中的针进行测量时，患者处于坐位，压力计中的液体上升到枕大池的水平（压力大约是在卧位时的2倍）。它不能达到脑室的水平，因为脑室是在一个微负压的封闭系统中，而压力计中的液体受到大气压的影响。通常情况下，当针头正确地放置于蛛网膜下腔时，压力计中的液体会随着脉搏和呼吸有几毫米的波动，随着咳嗽、紧张和颈静脉或腹部受压迅速上升。明显的低压也可能是针孔没有完全在蛛网膜下腔内造成的；这一点可以通过从这些动作没有预期的压力波动得到证明。

脊髓蛛网膜下腔梗阻的存在，过去是通过压迫颈静脉证实的，即奎肯试验（Queckenstedt test），在对静脉施加压力后检测CSF压力的快速上升。这个操作有加重椎管梗阻或颅内压升高的风险，是具有史实的。

外观和颜色

正常情况下，CSF是无色透明的。轻微的颜色变化最好通过在白色背景下比较CSF和水的试管（在日光下而不是荧光灯下）或者从上面往下看来检测。红细胞的存在呈现出一种模糊的或毛玻璃状的外观；每立方毫米（mm^3）至少需要200个红细胞才能检测到这种变化。存在1 000~6 000/mm^3的红细胞，根据血液量的不同，会呈现一种朦胧的粉红色到红色；离心CSF或允许它静置会导致红细胞的沉淀。CSF中数百个或更多的白细胞［CSF细胞数增多（pleocytosis）］可能导致轻微不透明的浑浊。

创伤性穿刺（traumatic tap），将来自硬膜外静脉丛的血液引入到CSF中，如果被错误地理解为先前存在的蛛网膜下腔出血，就可能严重地混淆诊断。为了区分这两种类型的“血性穿刺”（bloody taps），可以连续收集2个或3个CSF样本。在创伤性穿刺，下一个试管中红细胞数量通常减少。此外，创伤性穿刺时，CSF压力通常是正常的，而且如果大量的血液与CSF混合，它将凝结成块或形成纤维蛋白网。这些变化在以前的出血时是看不到的，因为血液已被CSF大量稀释，并被CSF中的酶去纤维化。在蛛网膜下腔出血时，红细胞在数小时内开始溶血，使上清液呈现粉红色［血色症（erythrochromia）］；如果CSF取样超过出血后一天，CSF会变成黄褐色［黄变症（xanthochromia）］。创伤性穿刺的CSF迅速离心会得到无色的上清液；只有在大量的静脉血（RBC>100 000/mm^3）时，上清液由于被血清胆红素和脂质色素污染而呈微弱的黄变。

假设红细胞压积和白细胞计数正常，来自创伤性穿刺的CSF中每1 000个红细胞中应该含有大约1或2个白细胞，但实际上这个比例是不同的。蛛网膜下腔出血时，白细胞的比例随着红细胞溶血而增高，有时达到每立方毫米（mm^3）数百个的水平；但是这种反应的变幻莫测使得我们无法依靠它来区分创伤性出血和先前存在的出血。红细胞皱缩也是如此，这两种类型的出血都会发生。为什么红细胞在 CSF 中发生快速溶血尚不清楚。这当然不是因为渗透压的差异，因为血浆和脑脊液的渗透压基本上是相同的。Fishman 认为 CSF 蛋白含量低会在一定程度上破坏红细胞膜的平衡。

正如 Barrows 及其同事所描述的那样，蛛网膜下腔出血后使 CSF 变色的色素是氧合血红蛋白（oxyhemoglobin）、胆红素（bilirubin）和高铁血红蛋白（methemoglobin）。在纯色时，这些色素分别为红色（稀释后呈橙色到橙黄色）、淡黄色和棕色。氧合血红蛋白在出血数小时内出现，大约 36 小时达到最大值，7~9 天后逐渐减少。胆红素在 2~3 天后开始出现，并随着氧合血红蛋白的减少而增加。高铁血红蛋白出现在血液被局限或被包裹并从 CSF 中分离出来时。分光光度技术可用于区分各种血红蛋白分解产物，从而确定出血的大致时间。

并非所有的 CSF 黄变症（xanthochromia）都是由红细胞溶血引起的。重度黄疸时，直接和间接胆红素扩散进入 CSF。CSF 中胆红素的含量为血清的十分之一到百分之一。任何原因引起的 CSF 蛋白升高都会导致轻微的不透明和黄变。只有在蛋白水平大于 150mg/100mL 时，肉眼才能看到颜色。高胡萝卜素血症（hypercarotenemia）和血红蛋白血症（hemoglobinemia）（通过血红蛋白分解产物，特别是氧合血红蛋白）也会使 CSF 呈现黄色，就像在颅部或脊柱的硬膜下或硬膜外腔的血块一样。肌红蛋白不出现在 CSF，因为这种色素的肾阈值较低，可以从血液中迅速清除。

细胞构成

在生命的第一个月，CSF 中含有的单个核细胞（mononuclear cells，MNC）数量多于成年人。过了这个时期，CSF 通常接近无细胞，即每立方毫米少于 5 个淋巴细胞或其他 MNC。CSF 中白细胞的升高总是意味着一个反应过程，无论是针对感染性病原体、血液、化学物质、免疫炎症、肿瘤或血管炎等。白细胞可以在普通的计数室中计数，但是它们的识别需要对 CSF 进行离心，最好使用瑞氏（Wright）染色沉淀物。细胞学实验室对恶性细胞的鉴定通常采用细胞离心或其他半自动化液相法，然后进行细胞固定和染色（Bigner and Den Hartog-Jage）。人们可以识别并区分计数中性粒细胞和嗜酸性粒细胞（后者在某些寄生虫感染、神经梅毒和胆固醇栓子中表现很明显），淋巴细胞，浆细胞，单个核细胞、巨噬细胞，以及肿瘤细胞等（见 Bigner 和另见 DenHartog-Jaeger）。在常规染色方法中可以看到细菌和真菌。印度墨汁染色有助于区分淋巴细胞和隐球菌（*cryptococcus organisms*）。在适当染色的样本中会发现抗酸杆菌（acid-fast bacilli）。Ali 和 Cibas 的专著是极好的关于 CSF 细胞学的参考文献。流式细胞术可以区分多克隆和单克隆增殖，从而有助于检测白血病和淋巴瘤，免疫染色技术有助于识别转移性实体肿瘤。这些和其他检查 CSF 细胞的方法将在适当的章节中讨论。

蛋白质

与血液中高蛋白含量（5 500~8 000mg/dL）不同，成年人腰椎穿刺 CSF 的蛋白含量为 45~50mg/dL 或更少。基底池穿刺 CSF 蛋白含量为 10~25mg/dL，脑室 CSF 蛋白质含量为 5~15mg/dL。基于 Fishman 及其同事的研究，这个梯度可能反映了这样一个事实，即 CSF 蛋白在腰神经根处的渗漏程度比在较高水平的神经轴处的渗漏程度大。另一种解释源于 CSF 的产生方式，CSF 是侧脑室和第四脑室脉络丛产生的血液超滤液，类似于肾小球产生的尿液。CSF 中蛋白的含量与液体与血 -CSF 屏障接触的时间长短成正比。因此，在脑室内形成后不久，蛋白含量就很低。在基底池越靠近尾部，蛋白含量越高，而腰椎蛛网膜下腔的蛋白含量最高。在儿童，在每一水平的蛋白浓度都略低一些（腰椎蛛网膜下腔<20mg/dL）。虽然 CSF 蛋白在 75mg/dL 范围内适度升高的原因通常仍不清楚，但高于正常水平表明在室管膜或脑膜内或附近，无论在脑部、脊髓或神经根有一个病理过程。

正如人们所预料的那样，脑室或蛛网膜下腔出血不仅会导致红细胞外溢，而且会导致血清蛋白外溢。如果血清蛋白浓度正常，CSF 蛋白应增加约 1mg/1 000 个红细胞。这同样适用于创伤性穿刺，使静脉血渗透到穿刺部位的 CSF 中。然而，在蛛网膜下腔出血的情况下，由于溶血的红细胞对软脑膜的刺激作用，CSF 蛋白的增加可能是这个比例的许多倍。

细菌性脑膜炎患者 CSF 蛋白质含量可达 500mg/dL 以上。病毒感染引起的反应程度较轻，主要是淋巴细胞反应，蛋白轻度升高，通常为 50~100mg/dL，但有时可达 200mg/dL；在病毒性脑膜炎和脑炎的一些病例中，蛋白含量正常。脑肿瘤通过打开血 -CSF 屏障，可以提高总蛋白量。在 Guillain-Barré 综合征和慢性炎症性脱髓鞘性多发性神经病的特殊病例中，发现蛋白值高达 500mg/dL。腰椎 CSF 的数值为 1 000mg/dL 或更高，通常表明

CSF 流动受阻，通常是在椎管内；由于纤维蛋白原的存在，这种液体呈深黄色并容易凝结，这种现象被称为 Froin 综合征（Froin syndrome）。由于椎间盘破裂或肿瘤引起的部分 CSF 梗阻可使蛋白升高到 100~200mg/dL。CSF 蛋白低有时见于虚性 / 假性脑膜炎（meningismus）（一种儿童发热性疾病，有脑膜刺激征，但 CSF 正常）、甲状腺功能亢进，或引起 CSF 压力降低的情况（例如，在最近一次腰椎穿刺后，如第 29 章所示）。

通过电泳和免疫化学方法对 CSF 蛋白进行定量划分表明，大多数血清蛋白的分子量小于 150~200kDa。经电泳鉴定的蛋白组分包括前白蛋白和白蛋白，以及 α_1、α_2、β_1、β_2 和 γ 球蛋白，后者主要由免疫球蛋白（正常 CSF 中的主要免疫球蛋白是 IgG）组成。CSF 中的丙种球蛋白大约是血清中的 70%。表 2-2 给出了不同组分的数量值。免疫电泳方法也证实存在糖蛋白、铜蓝蛋白、血红素结合蛋白、β- 淀粉样蛋白和 tau 蛋白等。大分子，如纤维蛋白原、IgM 和脂蛋白大多被排除在 CSF 之外，除非在疾病状态时产生。

CSF 与血浆蛋白组分之间还有其他显著的差别。CSF 中总是含有前白蛋白（prealbumin）成分，而血浆中则没有。虽然这一组分来自血浆，但由于未知的原因，它集中在 CSF 中，在脑室中的水平高于腰椎部 CSF，可能由于脉络膜细胞的集中所致。此外，tau 蛋白（也被鉴定为 β_2- 转铁蛋白）只在 CSF 中被检测到，而在其他体液中检测不到；它在脑室中的浓度比在脊髓液中的要高。Tau 蛋白的浓度，特别是 tau 蛋白与 β- 淀粉样蛋白的比值，已经被发现用于阿尔茨海默病的诊断，如第 38 章所讨论的。目前，已知这些蛋白质中只有少数与神经系统的特定疾病有关。其中最重要的是 IgG，在多发性硬化、神经梅毒、亚急性硬化性全脑炎和其他慢性病毒性脑膜脑炎中，IgG 可能超过 CSF 总蛋白的 12%。血清 IgG 没有相应增加，这意味着这种免疫球蛋白起源于（或者可能优先转运到）神经系统。然而，血清丙种球蛋白升高，见于肝硬化、结节病、黏液水肿和多发性骨髓瘤，将伴随 CSF 球蛋白升高。因此，对于 CSF 丙种球蛋白升高的患者，也有必要确定血清蛋白的电泳图谱。CSF 免疫球蛋白模式的某些定性变化，特别是一些离散的（寡克隆）电泳“条带”的显示，每个条带代表一种特定的免疫球蛋白，以及 IgG 与总蛋白的比值，在多发性硬化中具有特殊的诊断重要性，如第 36 章所讨论的。

表 2-2 正常 CSF 和血清成分的平均值

	CSF	血清
渗透压	295mOsm/L	295mOsm/L
钠	138.0mmol/L	138.0mmol/L
钾	2.8mmol/L	4.1mmol/L
钙	1.05mmol/L	2.4mmol/L
镁	1.15mmol/L	0.85mmol/L
氯	119mmol/L	101.0mmol/L
碳酸氢盐	23.0mmol/L	23.0mmol/L
二氧化碳压力	48mmHg	38mmHg（动脉）
pH	7.31~7.33	7.41（动脉）
非蛋白氮	19.0mg/dL	27.0mg/dL
氨	30.0g/dL	70.0g/dL
尿酸	0.24mg/dL	5.5mg/dL
尿素氮	4.7mmol/L	5.4mmol/L
肌酐	1.1mg/dL	1.8mg/dL
磷	1.6mg/dL	4.0mg/dL
总脂质	1.5mg/dL	750.0mg/dL
总胆固醇	0.4mg/dL	180.0mg/dL
总胆固醇酯	0.3mg/dL	126.0mg/dL
糖	60mg/dL	90.0mg/dL
乳酸	1.6mmol/L	1.0mmol/L
总蛋白	15~50mg/dL	6.5~8.4g/dL
前白蛋白	1%~7%	微量
白蛋白	49%~73%	56%
α_1 球蛋白	3%~7%	4%
α_2 球蛋白	6%~13%	10%
β 球蛋白（β_1 加 Tau 蛋白）	9%~19%	12%
γ 球蛋白	3%~12%	14%

来源：来自 Fishman，经允许复制。

CSF 白蛋白组分在许多中枢神经系统（CNS）疾病和脑神经 - 脊神经根疾病中增高，这些疾病增加了血 -CSF 屏障的通透性，但无特定的临床相关性。某些来源于脑部的酶，特别是脑源性肌酸激酶（CK-BB），以及烯醇化酶和新蝶呤，在卒中、全脑缺血缺氧或创伤后的 CSF 中都有发现，并在实验工作中作为脑损伤的标记物。其他特殊标志物，如 14-3-3 蛋白升高在朊蛋白病中有一定诊断意义，β_2- 微球蛋白在脑膜淋巴瘤病，神经元特异性烯醇化酶（neuron-specific enolase）在创伤性和其他严重脑损伤，以及甲胎蛋白在脑部胚胎性肿瘤等特殊情况下可能是有用的。

葡萄糖

正常情况下，CSF 葡萄糖浓度在 45~80mg/dL 之间，约为血液中葡萄糖浓度的三分之二（血清浓度的 0.6~0.7）。CSF 较高的葡萄糖水平与血糖成这个比例；但明显的高血糖时，CSF 与血糖的比值降低（0.5~0.6）。在血糖极低时，比值变高，接近 0.85。一般来说，CSF 葡萄糖值低于 35mg/dL 是不正常的。静脉注射葡萄糖后，需 2~4 小时与 CSF 达到平衡；血糖降低后也会出现类似的延迟。由于这些原因，理想的情况下，应在空腹状态下同时采集 CSF 和血液样本进行糖测定，或者在穿刺前数小时采集血清（这通常是不可行的）。CSF 葡萄糖的低值［CSF 糖过低（hypoglycorrhachia）］通常表明细菌性、结核性或真菌性脑膜炎，虽然类似的降低见于一些脑膜广泛肿瘤浸润的患者，偶尔见于结节病、蛛网膜下腔出血（通常在第一周）和化学诱导的炎症等。

长期以来，人们认为在脑膜炎中细菌通过其活跃的代谢降低了 CSF 葡萄糖，但事实上，在有效治疗脑膜炎后 1~2 周，葡萄糖仍低于正常水平，这提示另一种机制正在发挥作用。至少从理论上讲，由于膜转运系统的损伤，可能涉及葡萄糖进入 CSF 受到抑制。一般来说，脑膜和大脑的病毒感染不会降低 CSF 葡萄糖，尽管有报道少数腮腺炎脑膜脑炎患者的 CSF 葡萄糖低，而单纯疱疹和带状疱疹感染患者很少有报告。在化脓性脑膜炎中，CSF 乳酸盐几乎不变地升高，可能表明部分葡萄糖正在经历多形核白细胞和脑膜细胞及邻近脑组织细胞的无氧糖酵解。

血清学和病毒学检测

如果疑似隐球菌感染，CSF 隐球菌表面抗原检测已成为一种广泛可用的快速方法。有时，在存在高滴度的类风湿因子或抗密螺旋体抗体时会出现假阳性反应，但除此之外，该检测比以前使用的印度墨汁法更可靠。血液的非梅毒螺旋体抗体试验，如性病研究实验室（Venereal Disease Research Laboratories，VDRL）玻片絮状凝集试验和快速血浆反应素凝集试验（rapid plasma reagin agglutination test，RPR）也可以在 CSF 上进行。如果阳性，这些测试通常可诊断神经梅毒，但在胶原病、疟疾和雅司病（yaws），或血清阳性血液污染 CSF 可出现假阳性反应。依赖于使用密螺旋体抗原的试验，包括梅毒螺旋体固定试验（treponema pallidum immobilization test）和荧光梅毒螺旋体抗体试验（fluorescent treponemal antibody test），更具有特异性，有助于确定 RPR 和 VDRL 假阳性反应。CSF 检查在神经梅毒诊断和治疗中的价值在第 31 章讨论，但 CSF 中的梅毒螺旋体抗体检测已不再是常规。莱姆螺旋体（Lyme spirochete）的血清学试验在疑似中枢神经系统这一病因感染时是有用的。

病毒血清学检测的效用受到获得结果所需要的时间的限制，但它们在回顾性确定脑膜炎或脑炎的来源方面是有用的。在 CSF 中利用聚合酶链反应（PCR）扩增病毒 DNA 片段更快速地检测，目前已广泛用于诊断，特别是疱疹病毒、巨细胞病毒和 JC 病毒。这些检测在感染的第一周最有用，此时病毒正在复制，其基因组物质最普遍；此后，血清学技术对病毒感染更加敏感。通过 PCR 扩增 DNA 对于快速检测 CSF 中的结核分枝杆菌方面特别有用，传统的 CSF 培养最多需要数周时间。检测 14-3-3 蛋白的试验反映了 CSF 中朊蛋白因子的存在，这可能有助于诊断海绵状脑病，但结果一直不稳定（第 32 章）。对副肿瘤性脑炎和非副肿瘤性脑炎进行抗 Hu 和抗 NMDA 及其他抗体的检测具有实际意义（第 30 章）。

溶质和其他组分变化

CSF 的平均渗透压（295mOsm/L）与血浆渗透压相同。当静脉注射高渗溶液如甘露醇或尿素增加血浆渗透压时，CSF 渗透压的升高有长达数小时的延迟。正是在这一时期，血液的高渗透压使大脑最大限度地脱水，并减少 CSF 的体积。表 2-2 列出了 CSF 和血清钠、钾、钙和镁的水平。神经系统疾病不会以任何特征性的方式改变这些成分的 CSF 浓度。在细菌性脑膜炎中出现的 CSF 氯离子浓度低并不是特异性的，而是低氯血症和在某种程度上 CSF 蛋白明显升高的反映。CSF 中的酸碱平衡与代谢性酸中毒和碱中毒有关，但是 pH 值并不是常规检测的。正常情况下，CSF 的 pH 值约为 7.33，略低于动脉血的 7.41。CSF 中 PCO_2 在 45~49mmHg 范围内，高于动脉血的 PCO_2（约为 40mmHg）。两种液体的碳酸氢盐含量基本相同，为 23mEq/L。CSF 的 pH 值是被精确调节的，即使面临严重的全身性酸中毒和碱中毒，它也趋向于保持相对不变。腰椎 CSF 中的酸碱变化不一定反映大脑中存在类似的变化，CSF 数据也不能和直接测量动脉血气一样作为反映全身变化的准确指标。

CSF中的氨含量是动脉血的三分之一到二分之一；它在肝性脑病、遗传性高氨血症和瑞夷综合征（Reye syndrome）中含量增加，其浓度大致与脑病的严重程度相符。CSF中的尿酸含量约为血清中的5%，并随血清水平的变化而变化（在痛风、尿毒症和脑膜炎中尿酸高，在Wilson病中尿酸低）。CSF中尿素浓度略低于血清尿素浓度，在尿毒症中，CSF尿素浓度与血液中浓度同步升高。静脉注射尿素会立即升高血液水平，而CSF的水平则稍慢升高，对中枢神经组织和CSF产生渗透性脱水作用。所有24种氨基酸都已从CSF中分离出来。CSF中氨基酸的浓度约为血浆中的三分之一。谷氨酰胺（glutamine）升高在所有的门脉系统性脑病中都可以发现，包括肝性昏迷和Reye综合征。苯丙氨酸、组氨酸、缬氨酸、亮氨酸、异亮氨酸、酪氨酸和同型半胱氨酸在相应的氨基酸尿症中的浓度增加。

在疾病条件下，已知血清中发现的许多酶在CSF中升高，通常与CSF蛋白的升高有关。没有任何一种酶的变化被证明是神经系统疾病的特异性指标，可能的例外是乳酸脱氢酶，特别是来源于粒细胞的同工酶4和5，在细菌性脑膜炎中升高，但在无菌性脑膜炎或病毒性脑膜炎中不升高。乳酸脱氢酶在脑膜肿瘤浸润的病例中也升高，尤其是淋巴瘤，如癌胚抗原一样；然而，癌胚抗原在细菌性、病毒性或真菌性脑膜炎中并不升高。至于脂质，CSF中的量很小，检测困难。

在CSF中可以检测儿茶酚胺的代谢产物。多巴胺的主要代谢产物高香草酸（homovanillic acid，HVA），和5-羟色胺的主要代谢产物5-羟吲哚乙酸（5-hydroxyindoleacetic acid，5-HIAA），通常存在于CSF中；两者在脑室的CSF中都是腰椎CSF的5或6倍。在特发性和药物性帕金森病患者中，这两种代谢产物的水平都降低。

成像技术

一个世纪前，哈维·库欣（Harvey Cushing）引入了颅骨的X线片，作为对神经疾病患者研究的一部分。颅骨X线片显示骨折、颅骨外形改变、骨质侵蚀和骨肥大、鼻旁窦和乳突感染以及颅底孔的改变。松果体等钙化结构是中线结构的由来已久的标志，可以测量颅内内容物的移位。脊柱X线片能够显示由于退行性过程以及肿瘤、发育不良和感染性疾病引起的破坏性病变。它还可以检测骨折脱位、脊椎滑脱和脊柱不稳定，利用在屈伸动作中获得的图像。然而，成像技术的改进极大地增加了有价值的信息量。毫无疑问，随着CT和MRI的发展，神经放射学取得了最重要的进展。

计算机断层扫描

在计算机断层扫描（computed tomography）这个程序中，X射线在依次地通过头皮、颅骨、CSF、大脑灰质和白质以及血管时会逐渐衰减。测定出射辐射相对于入射辐射的强度，将数据进行整合，并通过计算机重建二维图像。这一方法学上的重大成就归功于Hounsfield等人，使得颅骨的X线片成像技术得以进步，进而实现了颅骨及其内容物在任何平面上的重建图像。不同密度的骨、CSF、血液，以及灰质和白质在产生的图像中可以非常清晰地区分。可以看到和测量出血、梗死、挫伤、水肿、脓肿、肿瘤的大小，还可以确定脑室和中线结构的形状和位置。它所受的辐射仅略高于普通的头颅X线片。在需要限制的地方，例如在儿童身上，可以操纵机器以减少辐射暴露。

如图2-1所示，在大脑横向（轴向）切面中，可以看到皮质和皮质下白质、尾状核、豆状核，以及内囊和丘脑。所有主要的脑沟和裂的位置和宽度都可以测量出来，视神经和内直肌、外直肌在眶后部分清晰可见。脑干、小脑和脊髓在适当水平的扫描中很容易看到。这些扫描也可用于成像围绕周围神经和神经丛的身体部位，从而显示涉及这些神经的肿瘤、炎性病变和血肿。静脉注射不透射线的物质（对比剂）可以与CT一起用于显示因肿瘤、脱髓鞘和感染而破坏的血脑屏障区域。

在头部成像方面，CT比MRI有许多优势，最重要的是当体内可能存在金属时的安全性，较短的检查时间，以及从出血那一刻起血液的清晰性。其他吸引人的方面是它更广泛的可用性，更低的成本，机器的孔径更大以减少患者幽闭恐惧症，以及钙、脂肪和骨骼（特别是颅底和椎骨）的等效或优越的可视化（见图2-1D）。如果在成像过程中需要持续监测和使用生命支持设备，CT比MRI更容易实现。CT技术的进步极大地提高了扫描过程的速度，也使得脑血管的可视化成为可能，而且非常清晰（CT血管造影；见下文）。

CT还可以比常规X线更详细地显示脊柱的骨结构。腰椎间盘和颈椎间盘突出，侵入脊髓或神经根的颈椎病棒（cervical spondylotic bars）和骨刺，以及脊髓肿瘤等都清晰可见。MRI可以更清晰地显示椎管及其内容物，脊椎和椎间盘亦是如此，如前所述。

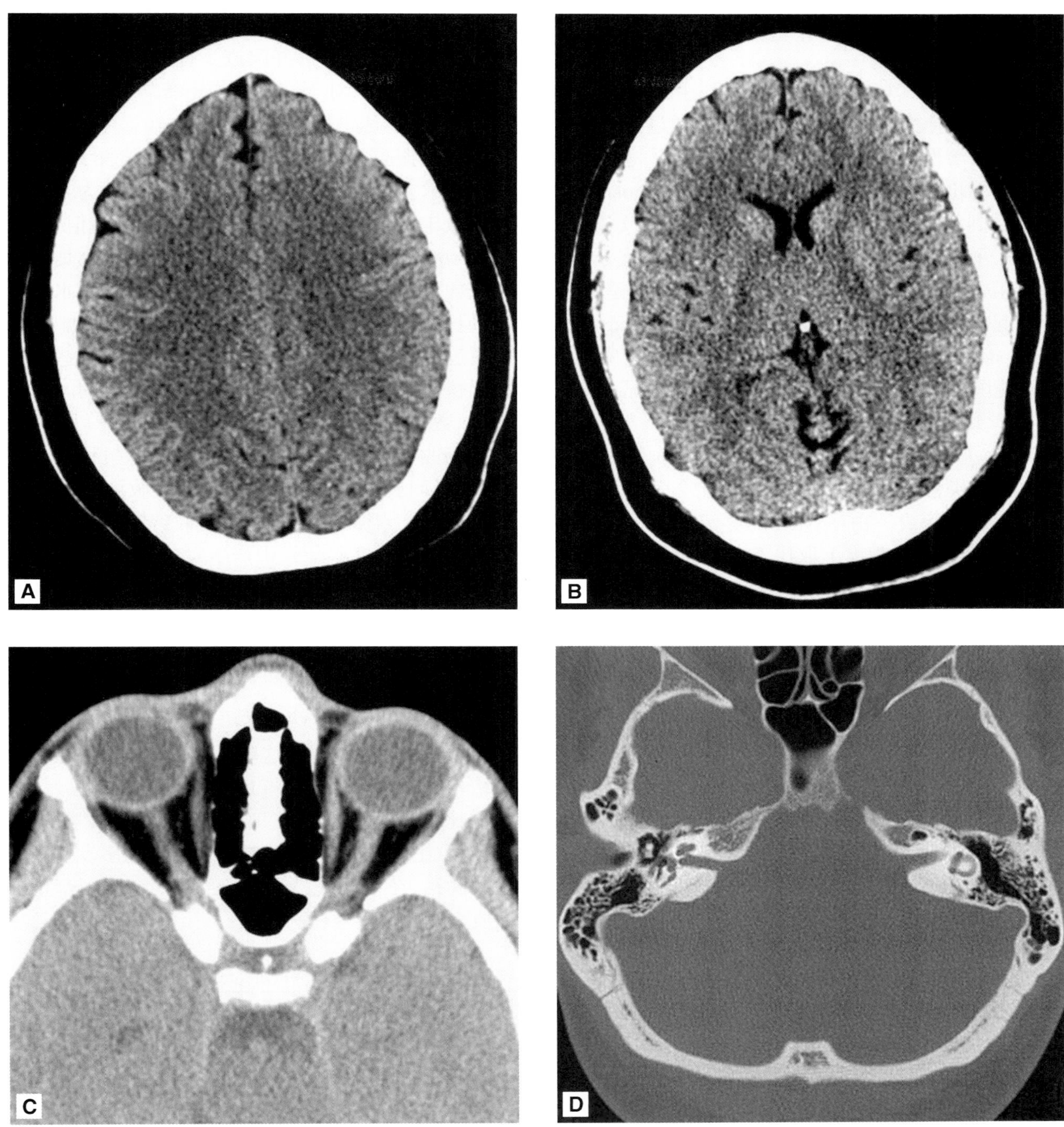

图 2-1　正常 CT 的脑轴位、眶部和颅底像。A. 通过放射冠水平的大脑半球图像。颅骨的致密骨呈白色，含脂肪的皮下组织呈黑色。灰质由于脂质含量较低，比白质密度高。B. 豆状核水平的图像。尾状核和豆状核比邻近的内囊密度高。侧脑室额角 CSF 以及轻度钙化的松果体周围 CSF 呈黑色。C. 通过眶中部的图像。巩膜呈致密带环绕在眼球周围。视神经被黑色眼眶脂肪包围。内直肌和外直肌沿着眶壁呈梭形。鼻咽和鼻旁窦内的空气呈现黑色。D. 颅底图像，经过数字化调整以显示骨骼（“骨窗”），显示基底枕骨和颞骨、斜坡、后鼻咽的骨性结构、含气乳突小房、内耳道和内耳结构，以及枕骨缝等

对比脊髓造影术

脊髓造影术(myelography)是利用鞘内造影剂显示脊髓和脊神经根的轮廓。它可以通过腰椎穿刺针注射水溶性不透放射线的造影剂,然后将患者置于特伦德伦伯头低足高位(Trendelenberg position),可以看到整个脊髓蛛网膜下腔(图 2-2A-C)。这个过程几乎和腰椎穿刺一样是无害的,但对于完全脊髓梗阻的病例除外,在梗阻附近的高浓度造影剂会引起疼痛和局部肌阵挛。碘苯酯(iophendylate,Pantopaque)是过去使用的一种脂溶性染料,现在仍得到美国 FDA 的批准,但现在只在特殊情况下使用(可以看到椎管病变的上层,完全阻碍了水溶性染料的流动)。如果蛛网膜下腔有碘苯酯残留,特别是存在血液或炎性渗出物的情况下,可能会引起脊髓和脑部的蛛网膜炎。由于 MRI 能够清楚地显示鞘内结构,已经在很大程度上取代了对比脊髓造影术,如下文所述。

CT 检查的风险

CT 的主要风险是辐射暴露,过度暴露会导致从相对良性脱发到白质软化和瘤变的临床后果。感兴趣的读者可以参考 FDA 关于该主题的指南。鉴于某些患者需要反复进行 CT 检查,跟踪总辐射照射量可能是可取的,将来可能会有更大的用处。除非母亲的健康有迫在眉睫的危险(如创伤后),否则妊娠期通常不进行 CT 检查。辐射对胎儿的潜在危害取决于胎龄和总吸收剂量。值得注意的是,孕妇头颅 CT 对胎儿的辐射剂量低于母亲的骨盆 CT。

注射造影剂的风险包括过敏反应和肾病,这些反应通常是短暂性的和可逆的,但对潜在的肾功能不全的患者可能较严重。如果计算的肾小球滤过率(glomerular filtration rate,GFR)小于 30ml/(min·1.73m^2),通常不给予注射造影剂;如果 GFR 为 30~60ml/(min·1.73m^2),在给予造影剂之前应先水化和停用潜在的肾毒性药物,特别是非甾体抗炎药、含顺铂的化疗和氨基糖苷类抗生素等。反复输注造影剂应谨慎进行。

磁共振成像

许多工程师、数学家和物理学家为磁共振成像技术做出了贡献,劳特布尔(Lauterbur)和曼斯菲尔德(Mansfield)也因其研发的贡献获得了诺贝尔生理学或医学奖。MRI 可以提供任何平面的图像,并且它在使用非电离能量和提供更高分辨率的视图方面比 CT 更具有优势,并改进了神经系统不同结构之间的对比度。对于许多神经系统病变的可视化,MRI 是首选的程序。

磁共振可以从几种同位素中被检测到,但目前的技术主要使用来自氢原子的信号,因为氢是组织中最丰富的元素,它能产生最强的磁场信号,正如 Horowitz 所讨论的那样。该图像本质上是组织中氢含量的图谱,因此在很大程度上反映了水的浓度,但也受氢原子的物理和化学环境的影响。MRI 是通过将患者置于一个强大的磁场中,使某些内源性同位素在磁场的纵向方向对齐而完成的。应用短暂(数毫秒)的射频(radiofrequency,RF)脉冲加入磁场改变了原子的轴线排列。当射频脉冲停止时,原子回到原来的排列状态,被吸收的射频能量随后被同位素激发,产生可被接收线圈检测到的电信号。为了从这些信号中产生对比性的组织图像,必须多次重复射频脉冲(脉冲序列),应用每次脉冲之后测量信号。扫描仪将信号以数据矩阵的形式存储,这些数据经过计算机分析后可以重建二维图像。

T1 和 T2 加权这两个术语是指质子弛豫(proton relaxation)的时间常数,这些可以被改变以凸显出组织结构的某些特征。在 T1 加权像中,CSF 呈黑色,灰质比白质信号低。在 T2 加权像中,CSF 显得明亮,灰质比白质信号高。白质内病变,如多发性硬化的脱髓鞘,在 T2 加权像上更容易看到,相当于正常白质表现为高信号(表 2-3)。

表 2-3 不同组织的 CT 和 MRI 成像特征

组织	CT 灰阶	MRI T1 信号	MRI T2 信号
脑	灰	灰	灰
气体	黑	黑	黑
CSF	黑	黑	白
脂肪	黑	白	略白
钙	白	黑	黑
骨	很白	黑	黑
淤血	白	白	黑
炎症	对比增强	灰,钆增强	白
水肿	暗灰	灰	白
肿瘤	灰或白,且对比增强	灰或白,且钆增强	白

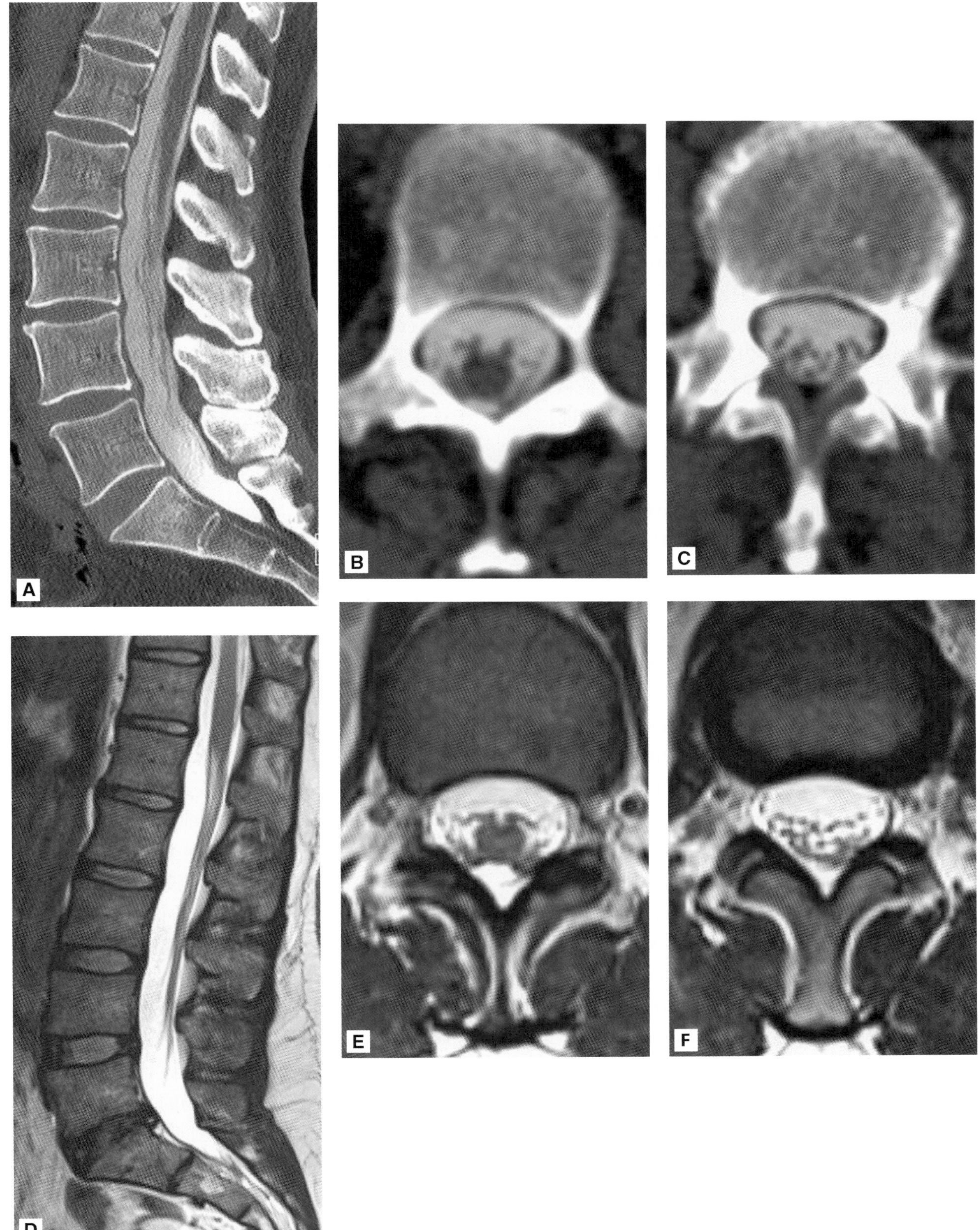

图 2-2　腰骶椎的 CT 脊髓造影和 MRI。鞘内注射不透射线的造影剂后获得的腰骶椎矢状位（A）和轴位（B-C）CT 图像。椎体被椎间盘分开，后方可见棘突。硬膜囊内的造影剂呈白色。脊髓圆锥终止于 L2 椎体水平（A-B），马尾神经根在硬膜囊后部清晰可见（A-C）。腰骶椎矢状位（D）和轴位（E-F）T2 加权 MRI 显示，高信号 CSF 围绕在脊髓圆锥周围，它终止于 L1 椎体水平（A-B）。马尾神经根可见于后部硬膜囊（A-C）。在 C 和 F 可见穿过椎管外侧隐窝内的神经根

在 T1 和 T2 加权图像上，白质与灰质之间的对比度都很高，可以识别许多离散的结构（图 2-3）。特别是颅底附近和颅后窝内的病变，在 MRI 上比 CT 更清晰，未受到邻近骨骼结构信号的干扰。红细胞的分解产物，氧合血红蛋白、脱氧血红蛋白、高铁血红蛋白和含铁血黄素可以被识别出来，使人们能够大致估计出血的时间并跟踪它的消退，正如在第 33 章和 34 章中所讨论的。梯度回波（gradient-echo，GRE），或磁敏感加权成像（susceptibility weighted imaging，SWI），对血液及其分解产物特别敏感，呈现为低信号。

如前所述，脊柱 MRI 提供了椎体、椎间盘、脊髓和马尾的清晰图像（图 2-2D-F）。可以很好地描绘诸如脊髓空洞症、椎间盘突出、肿瘤、硬膜外或硬膜下出血、脱髓鞘的区域以及脓肿等异常（见 Modic）。

对 T1 和 T2 加权像可以施加额外的射频脉冲，以选择性地抑制液体或脂肪的信号。液体衰减反转恢复（fluid-attenuated inversion recovery，FLAIR）序列是一个 T2 加权序列，在该序列中，不包含在组织中的液体亮信号被抑制。这个序列对于显示 CSF 腔室附近的病变特别有用。可应用于 T1 或 T2 序列的脂肪抑制，可用于改善视神经炎症的显示，显示椎体内的病理性炎症，并显示颈动脉夹层的假腔内的血栓。

弥散加权成像（diffusion-weighted imaging，DWI）是一种测量组织内水分子自由扩散的技术。水分子沿特定方向的优先运动，例如，与白质纤维束平行，称为各向异性（anisotropy）（即非同一方向的运动）。许多异常过程也会产生各向异性。在急性缺血性卒中，钠钾 -ATP 酶泵的失效导致细胞肿胀和细胞间隙变小，从而限制了水的自由运动，而在 DWI 上产生高信号。这一成像技术显示缺血性卒中的异常早于标准 MRI 的 T1 或 T2 加权像，或者 CT。充满脓液的脓肿和细胞过多的肿瘤也可以显示 DWI 高信号，反映了病灶内水的自由扩散受限。

急性梗死的真正的弥散受限，在 DWI 序列上表现为高信号（*hyperintense*），在相关的被称为表观弥散系数（apparent diffusion coefficient，ADC）序列上为低信号（*hypointense*）。如果 DWI 的高信号在 ADC 上也是高信号，那么弥散被称为弥散促进而不是受限。当组织内水的自由运动变得越来越各向同性时就会出现这种现象，例如血管源性水肿。因此，DWI 高信号的意义必须结合同一区域的 ADC 信号进行判定。

钆（gadolinium）是一种顺磁性物质，应用钆在 MRI-T1 序列中加速质子弛豫过程，可以使病灶显示更清晰，并突出许多类型的脑、脊髓或神经根的血脑屏障已被破坏的病变周围区域。

MRI 的局限性和安全性

进行 MRI 检查需要保持静止的合作程度限制了它在幼儿和认知受损者中的使用。这些患者可能需要某种形式的镇静，大多数医院都有安全实行有意识的镇静目的的服务。检查一例需要呼吸机的患者也很困难，但可以使用手动通气或非铁磁性呼吸机来检查。

应用 MRI 的主要危险是血管上的金属夹、牙科装置和其他铁磁性物体、眼眶内的小金属片的扭力、移位或加热，后者常常被机器操作人员所忽视。基于这个原因，明智的做法是，在适当的患者中，获得其眼眶的 X 线片以便于发现这些区域的金属。如果必须做 MRI 检查，眼科医生可以将角膜金属碎片移除。心脏起搏器、除颤器或植入大脑或脊髓的刺激器的存在是应用 MRI 的绝对禁忌证，因为磁场会在设备和从设备中出来的导线中产生不需要的电流。然而，许多新的植入式医疗设备已经被开发出来，它们不受磁场的影响，也不会扭曲磁场。大多数较新的、弱铁磁性人工心脏瓣膜、关节假体、一些耳蜗植入物、血管内通道端口、动脉瘤夹、心室分流器和可调节瓣膜并不代表对磁共振成像的不利风险，尽管分流瓣膜在 MRI 后可能需要重新设置。在 www. mrisafety. com 上可以找到经过铁磁敏感性和 MRI 安全性测试的设备的详细清单。在这些情况下，除非对设备中所包含的材料类型有直接的了解，否则 MRI 会带来一些风险。应该注意的是，被认为对于 1.0T 或 1.5T 扫描仪安全的设备或材料，可能与更高的磁场强度的扫描仪不兼容。

由于接触过 MRI 的动物的胎儿会患上白内障，所以在对妊娠患者进行 MRI 检查时一直有些不决，特别是在妊娠的前 3 个月。然而，目前的数据表明，如果该检查有医学上的意义，可以进行成像检查。在一项对 1 000 名经常进入磁场的怀孕的 MRI 技术人员的研究中（在两次操作之间磁场仍然存在），没有发现对胎儿有不良影响（Kanal et al）。

钆应用的另一个风险是肾源性系统性纤维化，一种严重的皮肤硬化性疾病。大多数病例是已存在肾衰竭的患者，因此常在使用钆之前检测尿素氮和肌酐。这个问题最初没有得到重视，部分原因是它是很罕见的（频率尚未被很好地确定），而且肾脏和皮肤硬化的出现要延迟数天到数月。

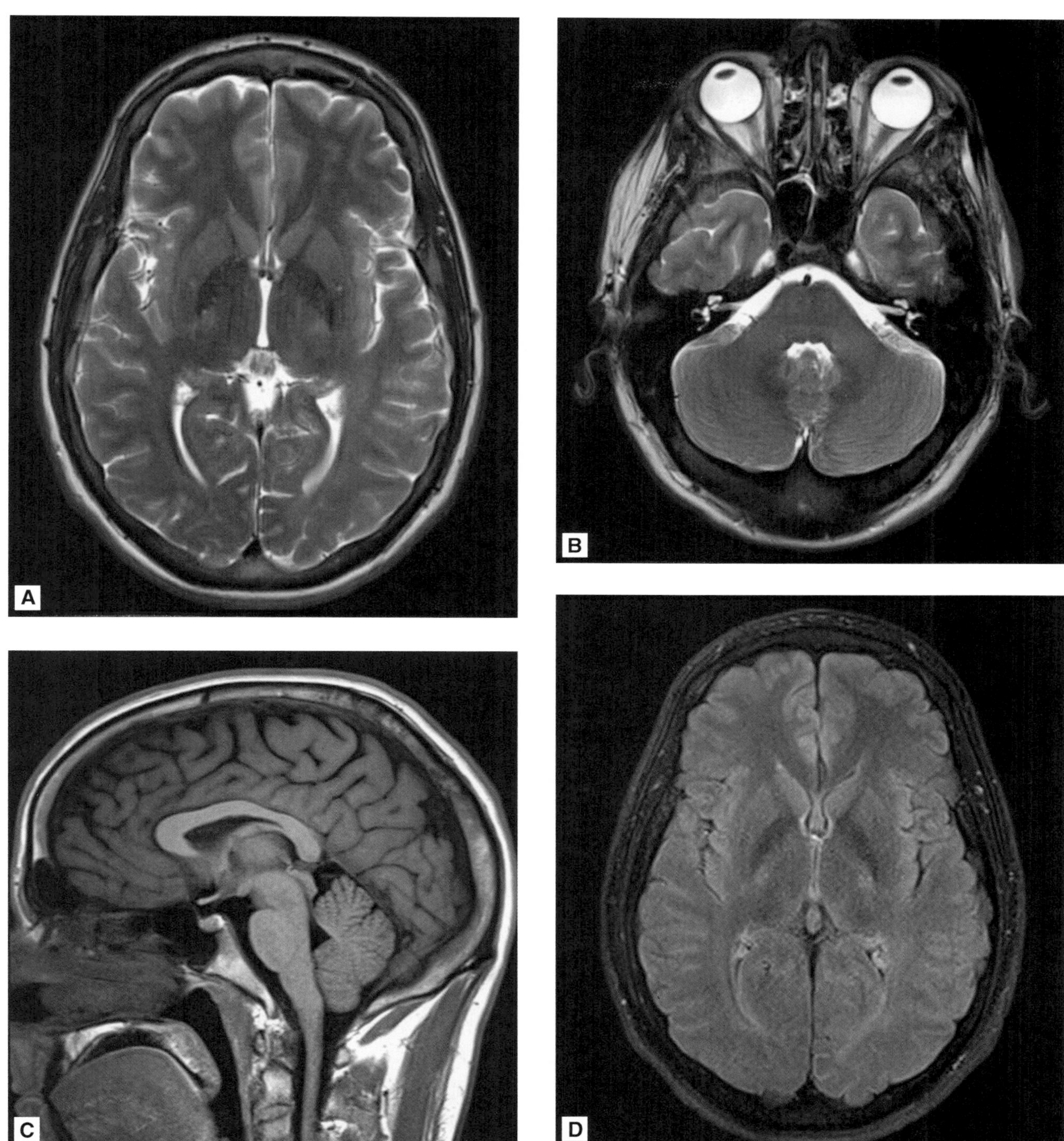

图 2-3　正常脑部 MRI。A. 豆状核水平的轴位 T2 加权 MRI。灰质比白质更明亮。脑室和皮质脑沟内的 CSF 很明亮。尾状核、壳核和丘脑看起来比内囊更明亮。B. 脑桥水平的轴位 T2 加权 MRI。皮下脂肪和颅骨骨髓看起来相对明亮。第四脑室和桥前池内 CSF，耳蜗和半规管内的内淋巴和眼玻璃体液很明亮。基底动脉内无信号，即“流空”（flow void）。C. 脑部中线矢状位 T1 加权 MRI。注意白质比灰质更亮，胼胝体轮廓清晰。脑桥、延髓和颈 - 延髓交界处界限清晰，脑垂体可见正常的后部垂体亮点。大脑导水管位于腹侧中脑与顶盖之间。斜坡和上颈椎也很明显。D. 与 A 同水平的脑部轴位 T2 加权液体衰减反转恢复（fluid-attenuated inversion recovery，FLAIR）MRI。注意，CSF 的高信号液体信号现在被抑制，较亮的灰质和较暗的白质之间的区别更加明显

许多类型的MRI图像伪影是已知的，其中大多数与磁场的电子特性或成像过程中所涉及的力学的技术方面有关（详见Morelli et al）。其中最常见和最成问题的是胸部脊髓的CSF流动伪影，给人以硬脊膜内肿块的印象；大脑底部的结构由于铁磁性牙科器具造成的外观扭曲，以及由于血管搏动和患者移动引起的贯穿整个图像的线条。

越来越多地使用MRI和现有机器的灵敏度已经产生了意想不到的效果，揭示了大量不重要的发现，造成不必要的担忧，经常引发神经科会诊。此外，许多病变与目前的临床问题无关。大量意外的脑部病灶都是由于不加选择地使用成像技术而暴露出来的。例如，在“鹿特丹研究”中，对无症状成年人进行的一项大规模调查与以前的几项研究一致，其中大约2%的人患有脑动脉瘤，1%的人患有脑膜瘤，而前庭神经鞘瘤和垂体瘤的数量虽较小但并非无关紧要；脑膜瘤，而不是动脉瘤，随年龄增长而增加。1%患有Ⅰ型Chiari畸形，同样数量的患者患有蛛网膜囊肿。此外，45岁以上的成年人中有7%患有隐匿性卒中，大部分是腔隙性卒中。由于这项调查是在没有注入钆的情况下进行的，因此可以预期更小的无症状病变可能会被发现（Vernooij et al）。

磁共振和CT血管造影术

磁共振和CT血管造影术是用于显示颅内和颈部动脉的非侵入性技术。它们可以可靠地检测颅内血管病变和颅外的动脉狭窄，并正在取代传统的血管造影术。它们接近基于导管的血管造影术的放射影像分辨率，但不会产生选择性动脉插管的风险（图2-4）。CT（图2-4D）和MRI也可以显示大脑的静脉。

CT血管造影术（CT angiography，CTA）需要注射造影剂。相比之下，磁共振血管造影术（MR angiography，MRA）可以使用“时间飞跃法”（time-of-flight）技术，无须造影剂。这些数据可以重建成反映与血流相关的增强效果的图像。从时间飞跃法MRA获得的信号代表通过血管管腔的流量，而不是通过造影剂不透射线而获得的结构。使用这些和其他方法检查颈动脉疾病在下文和第35章关于脑血管疾病进一步讨论。

导管血管造影术

导管血管造影术（catheter angiography）对于动脉瘤、血管畸形、动脉和静脉的狭窄或闭塞、动脉夹层，以及血管炎的诊断和治疗是一种有价值的方法。在很大程度上，CT和MRI血管造影术已经取代了导管血管造影术的诊断作用，但后者对于许多疾病仍然是必要的，特别是小血管畸形。也可以通过导管引入溶栓剂和机械装置来治疗脑血管疾病。

将穿刺针置入股动脉或肱动脉内，然后将套管穿过穿刺针，沿着主动脉和动脉分支可以被看到。通过这种方式，注入造影剂来观察主动脉弓，颈动脉和椎动脉系统的起源，以及这些系统通过颈部延伸到颅腔和脊髓内及其周围的血管结构。这使得管腔直径小于1mm的脑和脊髓血管得以显示。随着技术的改进，通过小导管注入的相对有限剂量的造影剂，就有可能产生主要的颈动脉和颅内动脉的图像。

血管造影术并非完全没有风险。该手术的总体发病率约为2.5%，主要表现为先前存在的血管病变的恶化或动脉穿刺部位的并发症。偶尔，出现脑或系统性缺血性病变，其原因可能是导管使颗粒状动脉粥样硬化物质脱落，在导管尖端或附近的血栓形成、血管痉挛，或者更常见的原因是因导管所致的动脉夹层。颈部脊髓病（cervical myelopathy）是椎动脉注射造影剂引起的一种罕见但严重的并发症，注射后立即出现后颈部疼痛预示了这一问题。在接下来的几个小时内，不明原因的血管过程引起的进行性脊髓缺血持续发生。由于这些原因，除非认为有必要获得明确的诊断，或在手术前需要确定血管位置，否则不应进行此造影术。

特殊成像技术

灌注成像

灌注成像（perfusion imaging）方式是一种基于对比的技术，可以通过CT和MRI进行。随着对比剂流经血管结构和脑实质，可以快速而连续地获得图像。生成时间-强度曲线，从中可以导出脑血流量（cerebral blood flow）、脑血容量（cerebral blood volume）和通过时间（transit time）的测量。灌注成像提供了一种检测缺血组织区域和监测某些脑肿瘤高血容量的手段。

磁共振波谱

利用磁共振波谱（magnetic resonance spectroscopy，MRS）技术可以测定多种细胞代谢物的组织浓度。在这些物质中，N-乙酰天冬氨酸（N-acetylaspartate，NAA）是神经元完整性的标志，在破坏性病变和神经元密度降低的情况下（如水肿或胶质瘤，增加了神经元之间的距离),NAA 都会降低。胆碱(choline,Cho)是膜转换率的标志,在一些快速分裂的肿瘤中升高。因此,与正常的白质相比,胶质瘤的波谱图特征性地表现为 NAA 减少和 Cho 增加。可以测量一些其他代谢物,如肌醇、肌酸和乳酸,这些代谢物偶尔会有临床效用。

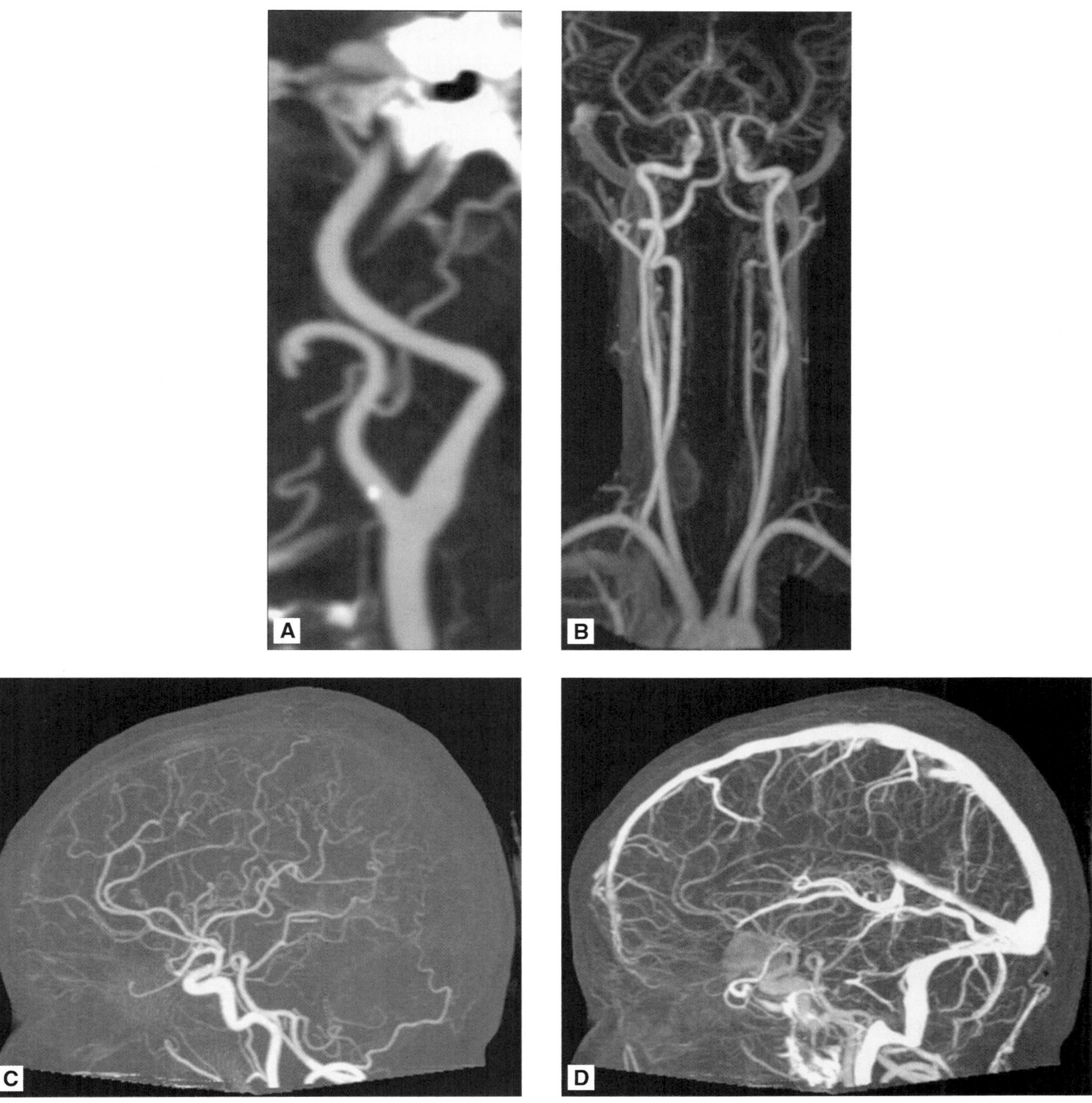

图 2-4　颅内和颈部血管造影术。A. 颈部斜位 CT 血管造影显示颈动脉分叉和颈内、颈外动脉的颈段。注意颈内动脉起始段的颈动脉球部轻度扩张。颈外动脉起始处附近可见钙化的动脉粥样硬化小病灶。注意,颈外动脉在颈部有多个分支。B. 颈部冠状位血管造影,显示主动脉弓、颈动脉和椎动脉的起源和颈段行程,以及椎基底动脉交界处。隐约可见乙状窦和颈内静脉。C-D. 头部矢状位动态 CT 血管造影。骨和软组织结构以及脑实质已被数字技术减去。C 图像在动脉期获得,颈动脉、基底动脉末端和大脑前动脉增强。静脉相成像(D)显示上下矢状窦、直窦、Galen 静脉、大脑内静脉、罗森塔尔(Rosenthal)基底静脉、横窦和乙状窦增强

弥散纤维束成像(diffusion tractography)

一种基于DWI的技术,称为弥散张量成像(diffusion tensor imaging,DTI),它将各向异性的数量与其方向的测量集成到脑轴突束的模型中。这种模式可以检测由于外伤、血管损伤或肿瘤引起的白质束的损伤或移位。在外科手术计划中,有时也使用纤维束成像来定位关键的白质束,以避免手术中将其横断。

功能成像

在过去的几十年里,一些功能成像技术已经被引入研究大脑皮质区域在心理和身体活动或经历中的激活。基于MRI的功能成像技术,即功能磁共振成像(functional MRI,fMRI)显示了脑局部血氧合的变化,这是局部神经元代谢活动的替代指征。这些变化被量化为血氧水平依赖(blood oxygen level-dependent,BOLD)信号,并在10~15秒内随着神经元活动的变化而演变(图2-5)。除了在认知神经科学的研究应用之外,该项技术也具有临床应用价值,包括对肿瘤和癫痫手术的术前计划。

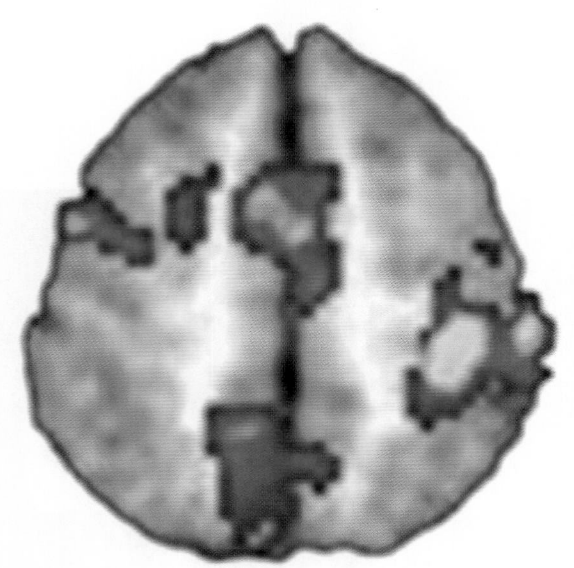

图2-5 血氧水平依赖(BOLD)功能MRI。图片显示一名受试者用他的右手指执行重复运动功能(敲击按钮)。叠加在灰度结构MRI图像上的是与任务相关的彩色的BOLD信号改变的区域。最明显的信号(黄色)在左侧大脑皮质,对应于中央前回和中央后回的右手区域。其他信号较弱的部位(红色、橙色)包括位于前部近中线的辅助运动区。(图片由Michael D. Fox博士提供。来自:Fox MD,Snyder AZ,Zacks JM,Raichle ME:Coherent spontaneous activity accounts for trial-to-trial variability in human evoked brain responses. *Nat Neurosci* 9:23,2006. 经许可复制)

正电子发射计算机断层扫描(positron emission tomography,PET)产生的图像,反映了系统给药的放射性化合物的区域浓度。正电子发射同位素(主要是^{11}C、^{18}F和^{15}O)在回旋加速器或直线加速器中产生,被注射到患者体内,并与体内的生物活性化合物结合。这些示踪剂在大脑不同部位的浓度是由一系列辐射探测器确定的,断层图像是由类似于在CT和MRI所使用的技术构建的。

通过PET还可以测量局部脑血流量模式、氧摄取和葡萄糖利用,而这一程序已被证明在脑肿瘤检测和分级,区分肿瘤组织与放射性坏死,定位癫痫病灶,以及鉴别退行性疾病的类型有重要价值。该技术已被用于β淀粉样蛋白特殊标记的配体,生成这种蛋白在阿尔茨海默病中沉积的图像。这种方法在退行性疾病及其对治疗反应的研究中可能变得越来越重要。这项技术能够量化神经递质及其受体,对帕金森病和其他退行性疾病的研究也具有重要意义。然而,这项技术花费昂贵,而且并不总是增加诊断的确定性。图2-6显示了脑部的一个代表性的PET。

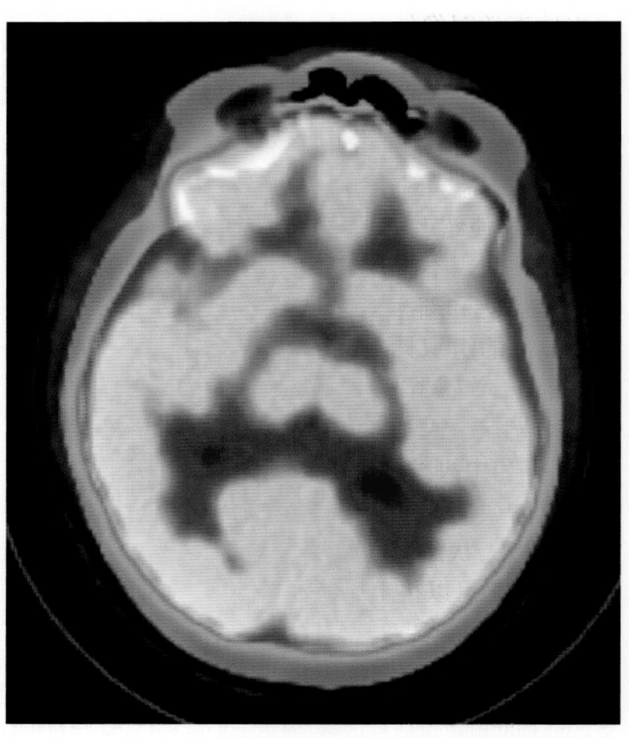

图2-6 正常脑部轴位^{18}FDG-PET。PET数据是彩色的并覆盖在CT图像上。代谢活动程度较高的脑区,如皮质和深部灰质核团显得明亮,而代谢活动较低的脑区,诸如白质呈现紫色

单光子发射计算机断层扫描(single-photon emission computed tomography,SPECT)是一种类似的技术,使用不需要回旋加速器来生产的同位素。放射性配体(通常含碘)被纳入生物活性化合物中,当它们衰变时释放出单个光子。这一程序允许在脑缺血和皮质退行性疾病或组织代谢增加(如癫痫发作和活跃生长的肿瘤)的情况下研究局部脑血流量。一旦注射,同位素迅速定位在脑部,区域吸收与血流量成正比,然后稳定 1 小时或更长时间。例如,当患者正在接受视频和脑电图监测时,就可以在癫痫发作时注射同位素,并在随后不久对患者进行扫描。SPECT 提供的有限的解剖分辨率限制了它的临床应用,但它比其他功能成像技术更容易获得。使用 I^{123} 标记多巴胺的 PET 和 SPECT 技术已经被引入,并提供了纹状体多巴胺成像的可能性和协助帕金森病的诊断(见第 38 章)。

超声检查

超声技术可用于颈动脉、椎动脉和颞动脉的超声检查,以研究脑血管疾病。它们最大的用途是检测和估计颈内动脉起始部的狭窄程度。除了提供血管结构的声学图像外,由流动的红细胞引起的多普勒频移还能显示其在血管中每个部位的速度。这两种技术的结合被称为“颈动脉双功能超声检查”(carotid duplex),它们可以精确定位最大狭窄的位置,反映为最高流速和湍流。对多普勒频移的显示比例尺进行了彩色编码,使超声图像和流程图更易于查看和解释。

这种利用不同声音频率和强度的超声技术,也已成为胎儿和新生儿大脑临床研究的一种主要方法。不同的组织具有特定的声阻抗,并将回波反馈给传感器,传感器将其显示为不同高度的波或不同强度的光点。通过这种方法,可以获得新生儿脉络丛、脑室和中央核团的图像。通常通过将传感器置于开放的囟门或儿童的薄颅骨上,可以获得多个冠状面和旁矢状面图像。脑内和硬膜下出血、肿块和先天性缺陷可以很容易观察到。

类似的仪器也被用于成年人 Willis 环的基底血管的超声检查,即经颅多普勒(transcranial Doppler)。经颅多普勒使用一个 2MHz 的脉冲信号,这种信号能够穿过颅骨,然后接收来自基底血管腔血流的频移信号。这使得可以检测血管狭窄和蛛网膜下腔出血引起的血管痉挛导致血流速度显著增加。

超声波有几个优点,值得推崇的是它是无创、无害的(因此可以反复使用,但在将其应用于全脑时需谨慎行事),以及因仪器的便携性,所以使用方便,而且便宜。这项技术较具体的应用见第 37 章,关于神经系统的发育性疾病,以及第 33 章,关于卒中的讨论。如第 33 章所述,超声心动图的相关技术在卒中的评估中也起着核心作用。

脑电图

多年来,脑电图(electroencephalogram,EEG)检查一直是研究各种脑部疾病的标准实验室程序,现已被 CT 和 MRI 取代,用于定位结构性病变。EEG 仍然是评估癫痫患者和疑似罹患癫痫患者,以及脑死亡的基本部分,也是《美国脑电图学会指南》(American Electroencephalgraphic Society Guidelines)中描述的睡眠研究,即多导睡眠图(polysomnography)的重要部分。它也被用于评估许多系统性代谢性疾病所致的脑病,在手术室中监测麻醉患者的脑活动。对于一些疾病,如克 - 雅病(朊病毒病),这是一个有用的确认性实验室检测。这里详细地描述了这项技术,因为它在神经病学中广泛应用,它又不能被适当地分配到任何其他单独的一章。

脑电图仪记录大脑皮质产生的自发性电活动。这种活动反映了流经大脑细胞外间隙的电流,这些电流是皮质神经元无数兴奋性和抑制性突触电位的总和效应的结果。皮质神经元的这种自发活动受到皮质下结构,尤其是丘脑和高位脑干网状结构的高度影响和同步化。来自这些深层结构的传出冲动可能负责使大脑皮质神经元产生特有的节律性脑电波模式,比如 α 节律和睡眠纺锤波(见下文)。

电极通常为直径为 0.5cm 的银或银 - 氯化银圆盘,通过导电介质放置在头皮上。脑电图仪有 8~32 个或更多的放大单位,可同时从头皮的多个区域进行记录。放大的脑波节律被视为频率范围为 0.5~30Hz(周 / 秒)的大脑活动波形,标准显示的速度为 3cm/s。过去,放大的信号由一排笔记录在纸上,但现在一种数字格式的节律可以在电脑屏幕上显示,并以电子方式存储。

最常用的电极对配置或导联是“国际 10-20”系统,该系统在颅骨的两侧各使用 10 个电极,并强调大脑的连续区域,以便于对记录进行视觉检查(图 2-7A)。

由此产生的 EEG,本质上是一个电压 - 时间图,由许多同时出现的平行波线或“通道”组成(图 2-7B)。每个通道表示两个电极之间的电位差(一个公共电极或接地电极可被作为一个记录位置，但通道仍然表示双极记录)。根据惯例，正相的电压电位使信号向下偏转，负相的电压电位使信号向上偏转。这些通道被设置成标准导联形式，通常可以比较大脑皮质的一个区域与其他区域的活动，特别是比较与另一侧相应区域的活动。

检查时患者通常闭上眼睛，同时放松。因此，常规脑电图代表的是在特定情况下记录的脑电活动，通常是在清醒或睡眠状态下，在人生命中极微小的一段时间里，从大脑凸面的几个部位记录下来的。

除了静息记录外，通常还要采取一些激活程序。首先，患者被要求每分钟深呼吸 20 次，共 3 分钟。过度通气，通过一个尚待确定的机制，可能激活特征性的癫痫发作模式或其他异常。其次，在距离患者眼睛 15 英寸(1 英寸 = 2.54cm)的地方放置一个强频闪灯，以每秒 1~20 次的频率在患者睁开或闭上眼睛时闪烁。在一个健康的受试者中，枕叶 EEG 导联显示与每次闪光相对应的脑电波[光驱动(photic driving)](图 2-7C)。

当患者昏昏欲睡时，以及患者自然入睡或服用镇静药入睡后，进行 EEG 的记录。嗜睡状态，以及转换到深度睡眠阶段和从深度睡眠阶段返回可以揭示异常。

如第 18 章所述，许多与睡眠有关的异常在长程连续 EEG 监测(数小时到数天)时更加明显。EEG 活动可以与录像记录的癫痫发作活动同步，以确定癫痫发作的性质。由小型数字设备记录的或遥测技术记录的自由移动患者的 EEG 在疑似癫痫发作的病例中可能同样有用。第 15 章详细讨论了这些技术。第 18 章包含了使用 EEG 分析睡眠障碍的信息(多导睡眠图)。

如果想要 EEG 检查更有效，某些准备工作是必要的。患者不应使用镇静剂(除了上面提到的)，也不应该长时间不进食，因为镇静药物和相对低血糖都可能改变正常的 EEG 模式，如果计划进行睡眠脑电图检查，应避免摄入咖啡因。在处理疑似癫痫并已经接受治疗的患者时，大多数医生倾向于患者继续接受抗癫痫药物治疗的同时记录 EEG。在住院监测期间，这些药物通常会停用一两天，以增加记录痫性放电的可能性，但这需要仔细的临床监测。

EEG 的解释涉及几个特征性的正常、异常模式和背景节律(与患者的年龄相一致)的识别，检测非对称性和周期性变化，重要的是，将伪迹与真性异常区分开来(见 Goldenshohn ES and Hughes JR)。

脑电图正常模式

成年人的正常记录显示，枕区和后顶区轻度不对称的正弦 α 波(*alpha waves*)，每秒 8~12 次，波幅为 50mV。这些波的波幅会自发地增加或减少，并随着睁眼或精神活动而完全减弱或抑制(见图 2-7B)。相比之下，α 节律的频率对每个患者来说几乎是不变的，尽管随着年龄的增长而减慢。快于 12Hz、低波幅(10~20mV)的波称为 β 波(*beta waves*)，通常在额区被对称地记录下来。如果使用了苯二氮䓬类药物或其他镇静药物，通常可以观察到快波频率的增加。当正常受试者入睡时，α 节律对称地减慢，出现由顶部尖波和睡眠纺锤波组成的特征波形(见图 18-1)。少量的 θ 活动(4~7Hz)通常可能出现在颞区，在 60 岁以上的人群中更多一些。在正常清醒的成年人中不存在 δ 活动(1~3Hz)。

光驱动反应的存在表明，一些视觉通路被保留了下来。光刺激引起的枕叶反应的扩散，伴随异常的尖波或阵发性波的产生，提供了皮质异常兴奋性的证据(图 2-7D)。在这种类型的 EEG 测试中可以产生癫痫发作模式，伴有大量面部、颈部和四肢明显的肌阵挛性抽搐[光肌阵挛反应(photomyoclonic response)]，伴有比光刺激持续时间更长的电癫痫活动[光阵发性反应(photoparoxysmal response)]或伴有惊厥[光惊厥反应(photoconvulsive response)]。这种效应经常发生在酒精和其他镇静药物戒断期间。

儿童和青少年对上述的所有激活程序都比成年人更敏感(见 Blume 和同事)。在过度换气的中后期，儿童通常会产生 3~4Hz 的 δ 波。这种 EEG 活动，被称为“分解”(breakdown)或建立(buildup)，在过度换气停止后不久即消失。婴儿主节律的频率一般在 3Hz 左右，且非常不规则。随着成熟，这些枕区节律的频率和规律性逐渐增加，α 节律在 6 岁时出现，而成人频率在 10~12 岁时出现(见第 27 章，EEG 所表现的脑部成熟中进一步讨论)。对婴儿和儿童记录的解释需要相当多的经验，因为在每个年龄段的正常模式 EEG 范围广泛(见 Hahn and Tharp，Scher and Painter，以及 Ebersole et al)。然而，在任何年龄段的儿童中，非常不对称的记录或癫痫发作模式显然是不正常的。从第 7 个月开始，胎儿的正常模式已经建立起来了。这些模式中的某些变化，如 Stockard-Pope 等和 deWeerd 所描述的，表明了一种发育障碍或疾病。

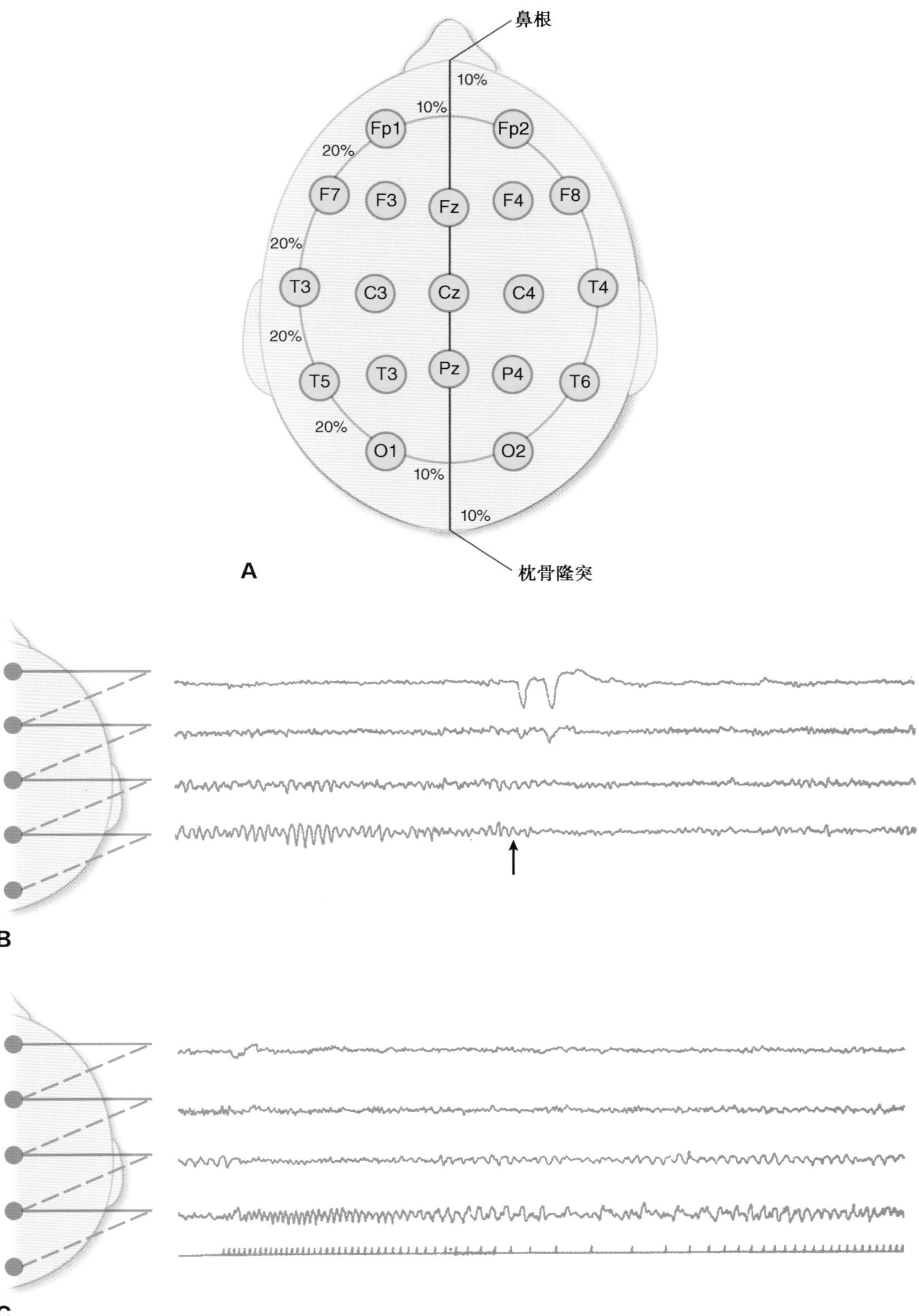

图 2-7　A.“10-20”是一个测量系统，旨在可靠地重现不同患者的电极位置，不论头部大小。电极置于头部一半周长的 10% 或 20% 的间隔处。(由 Dr. Jay S. Pathmanathan 提供)。B. 每个通道代表两个电极之间电压随时间变化的放大记录。正常的 α（8~12 次 /s）活动存在于后头部（底部通道）。顶部通道包含一个大的眨眼伪迹。注意，随着睁开眼睛（箭头），α 节律明显减少。C. 光驱动。在对正常受试者进行闪光刺激时，在每次闪光（底部通道的信号）后可见后部的视觉诱发反应（待续）

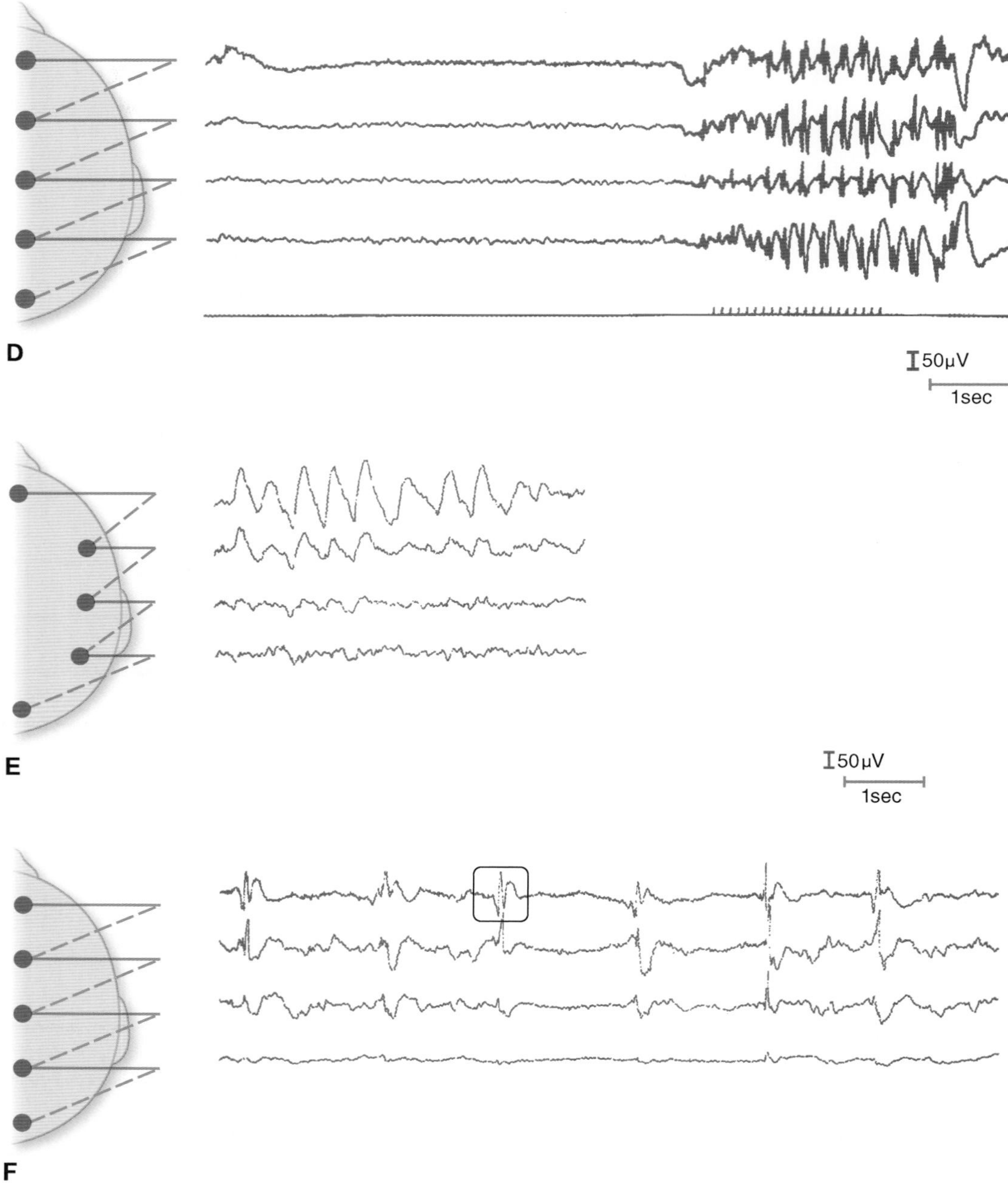

图 2-7(续) D. 频闪刺激以每秒 14 次的速率(底部通道)使这例癫痫患者产生了光阵发反应,表现为刺激末期的异常棘慢波活动。E. 右额区可见大的、慢的、不规则的 δ 波(通道 1 和 2)。在这一病例,右大脑半球发现了胶质母细胞瘤,但 EEG 与卒中、脓肿或挫伤引起的 EEG 基本上没有区别。F. EEG 显示右额区局灶性棘慢波放电(通道 1 至 3)。框内为单个棘慢波瞬变(待续)

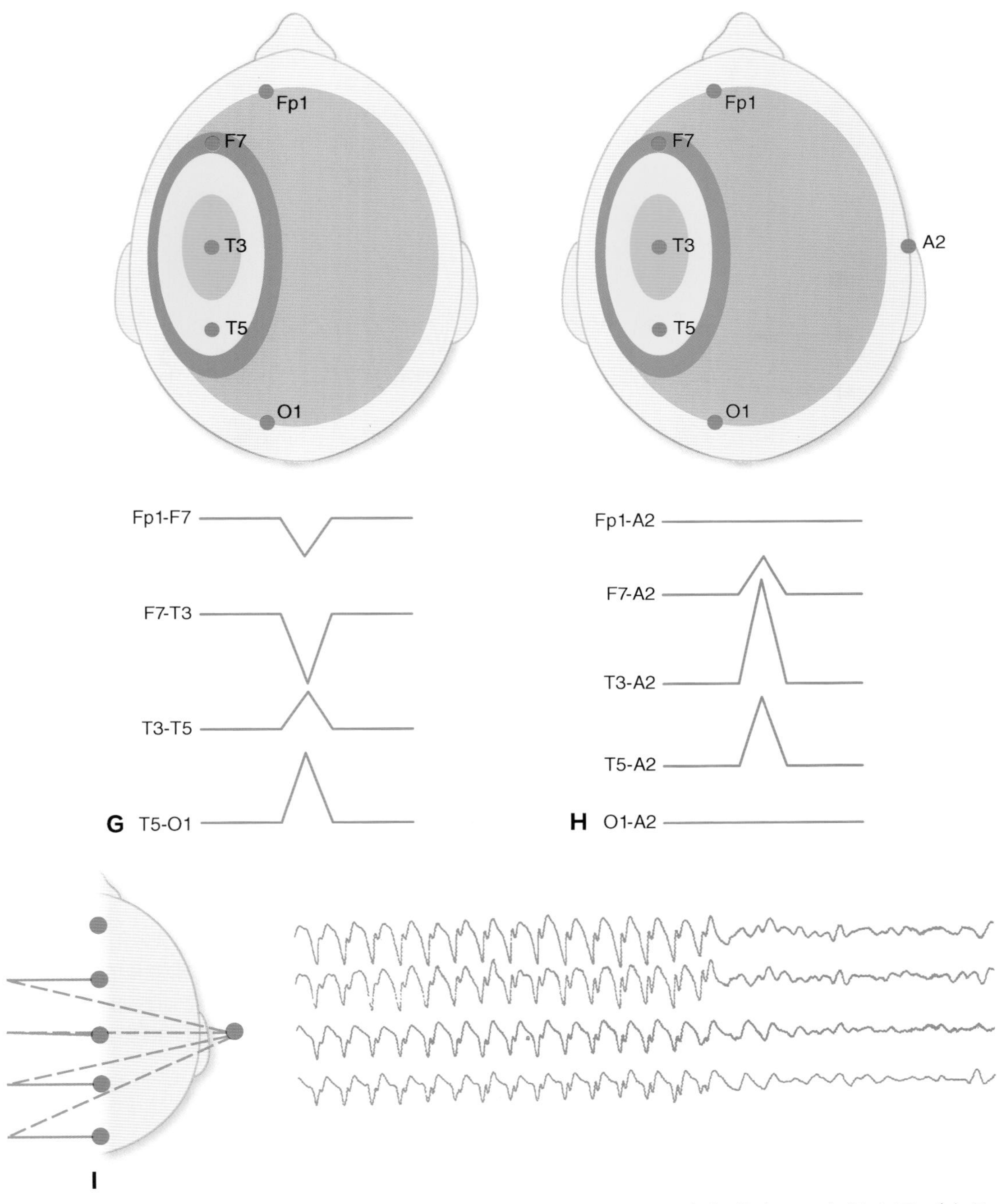

图 2-7(续)　G. F7-T3 和 T3-T5 电极对之间的相位反转，这意味着棘波产生部位在 T3 电极之下。(由 Dr. Jay S. Pathmanathan 提供)。H. 使用右耳(A2)作为参考电极的导联拼图中棘波的定位。T3 处的瞬时波幅大于其他位置，这意味着棘波的起源最接近 T3 电极。(由 Dr. Jay S. Pathmanathan 提供)。I. 失神发作，表现为全面性 3 次 /s 的棘慢波放电。异常活动突然停止，出现正常的背景活动(待续)

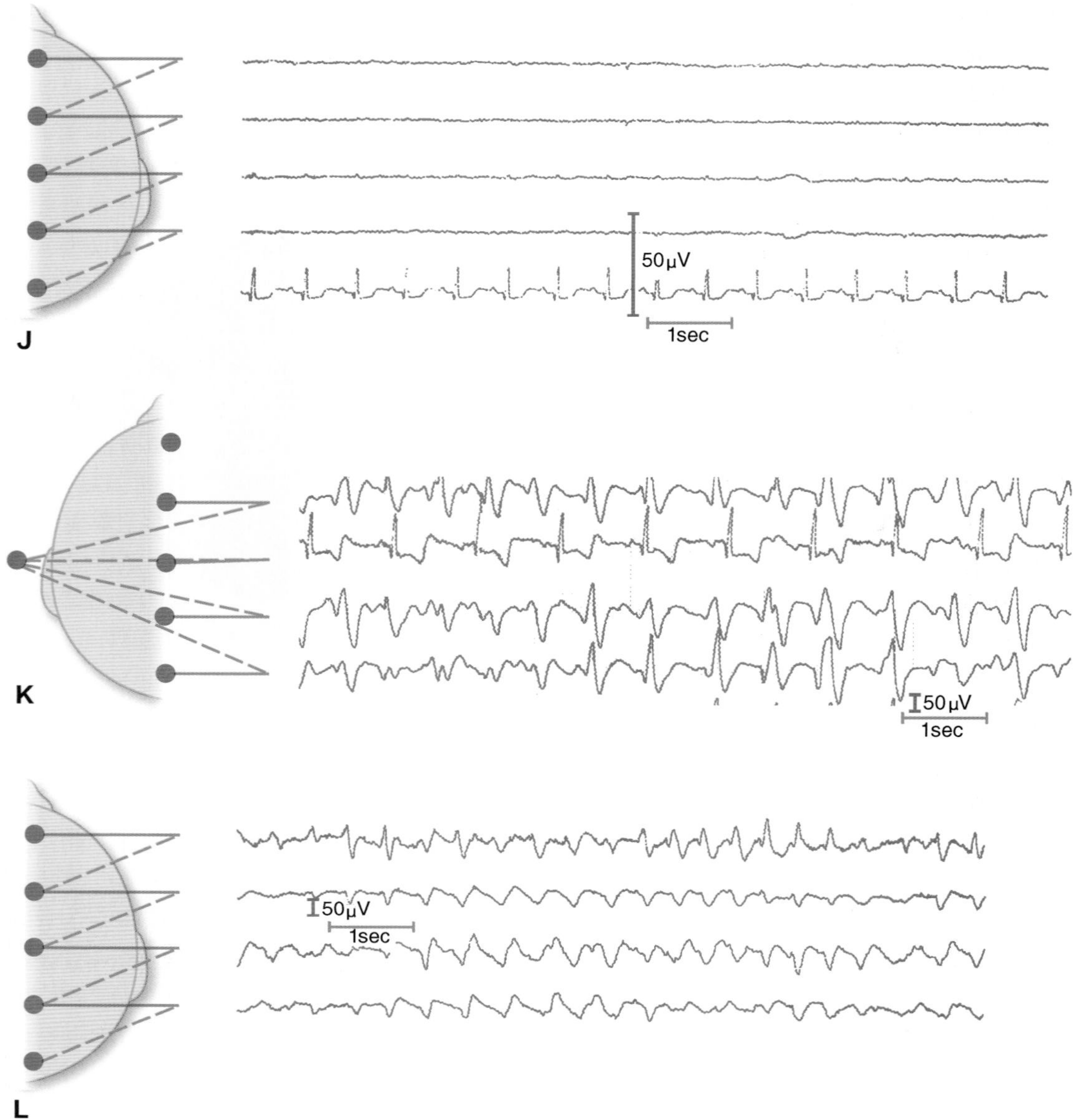

图 2-7(续)　J. 心搏骤停后的深度昏迷,表现为脑电静息。使用最高放大率,可以看到心电图(ECG)和其他伪迹,因此记录并不是真正的“平坦”或等电位的。然而,没有可见的大脑节律。注意心电图(下通道)。K. 非常混乱的背景活动被重复的“伪周期性”放电所中断,这些放电由来自所有导线大约 1 次 /s 的大的尖波组成。这种模式是克 - 雅病的特征。L. 晚期肝昏迷。慢波(大约 2 次 /s)已经取代了所有导线的正常活动。这一记录显示了在这种疾病中常见的三相波

异常记录的类型

在大面积的脑梗死、外伤性坏死、肿瘤或大量的血块覆盖的局部区域可见脑波显著减少或消失。这些发现使得对异常的大体定位成为可能,但是病变的性质并没有被揭示。前面提到的两种异常波,频率比正常低,波幅比正常高。低于 4Hz、波幅为 50~350mV 的波叫作 δ 波(*delta waves*)(图 2-7E);那些频率为 4~7Hz 的波叫作 θ 波(*theta waves*)。快(β)活动一般额区明显,通常反映了镇静药物的影响,或者,如果是局灶性的,提示一个直接的颅骨缺损,称为“缺口节律”(骨通常过滤了皮质大量的快活动)。

棘波(spikes)是一过性的高电压波形,在记录速度上有一个尖峰和持续时间为 20~70ms;尖波是持续时间为 70~200ms 的类似的一过性波形(图 2-7F)。发作间期出现的棘波或尖波被称为癫痫样放电。有时,可以从 EEG 记录一个急剧瞬变的极性

反转或尖峰来推断定位。两个导联之间的“位相倒置”(phase reversal)意味着电活动起源于共用电极的附近位置(图 2-7G,H)。

正常背景 EEG 活动被一连串的快波或慢波的阵发性中断提示为癫痫发作。当这种阵发性放电是由棘波和尖波组成时,就意味着更确定的癫痫发作。与失神发作相关的放电具有更刻板的 3 周 /s 的棘慢复合波的模式,其特征是在 EEG 的所有导联中同时突然出现,并在发作结束时几乎同样突然消失(图 2-7I)。

EEG 活动缺失,或“脑电静息”(electrocerebral silence)是脑死亡的一个组成部分,但可以通过药物深度镇静或深度低温来模拟(图 2-7J)。随着放大器增益的增加,各种类型的伪迹应该是显而易见的;如果不是这样,就存在导线没有正确连接到机器或其他技术故障的风险。在没有神经系统抑制剂或极度低温的情况下,头部所有部位的等电位($<2\mu V$,除外伪迹)记录几乎总是严重脑缺氧、缺血、大量脑出血或创伤和颅内压升高的结果。这样的患者,没有脑电活动、脑干反射、自主呼吸或任何种类的肌肉活动,就被称为脑死亡,如第 16 章所述。

导致异常脑电图的神经疾病

癫痫

癫痫发作(见第 15 章)几乎可以定义为与 EEG 的某些异常有关,只要它是在发作时被记录了下来。罕见的例外是起源于深部颞叶、内侧或眶额叶病灶的癫痫发作状态,从这里的放电不能以足够的幅度到达头皮,在 EEG 正常的背景活动的情况下被观察到。在大多数情况下,惊厥期间完全正常的 EEG 表明是“假性发作”,即一种心因性非癫痫性发作(psychogenic nonepileptic seizure),或“非癫痫性行为事件”(nonepileptic behavioral event)。

图 2-7F 和 I 所示的一些不同类型的癫痫发作模式与第 16 章中的特定的临床综合征有关。失神、肌阵挛和大发作 EEG 模式与临床发作类型密切相关,而且在临床症状明显的癫痫发作之间(间期)EEG 可能以较温和的形式出现。癫痫发作表现为整个大脑的广泛性放电或局限于某一区域。

在两次癫痫发作之间,一次单独的 EEG 记录在多达 30% 的失神癫痫患者和 50% 的全面强直 - 阵挛(大发作)癫痫患者中显示出正常的模式(这一百分比在重复记录时较低)。抗癫痫药物治疗可能掩盖发作间期 EEG 异常,但其出现的程度尚不清楚。30%~40% 的癫痫患者的记录,虽然在癫痫发作间期有异常,但都是非特异性的;因此,只能通过正确地解读与 EEG 异常相关的临床资料,才能做出癫痫的诊断。

局灶性脑病变(脑肿瘤、脓肿、硬膜下血肿、卒中和脑炎)

在高比例的患者中,颅内占位病变与局灶性或局限性慢波活动(通常为 δ 活动,如图 2-7E 所示)有关,或偶尔与癫痫发作活动有关。EEG 对单纯疱疹病毒性脑炎的诊断具有相当重要的价值,其特征是在颞区出现周期性 1~3 次 /s 间隔的高电压尖波和尖慢复合波。其他脑炎也常常伴随着尖波或棘波活动,特别是在癫痫发作的情况下。EEG 对于诊断朊病毒疾病特别有帮助,如下所述。图 2-7K 显示了克 - 雅病中见到的几乎周期性尖波的特征模式。

EEG 现在很少用于脑卒中的鉴别诊断,除了用来区分短暂性缺血发作与癫痫发作。在过去的一个实用价值是能够鉴别大脑中动脉分布区的急性缺血性病变与大脑或脑干深部的腔隙性梗死,前者导致大面积的慢波,后者表面脑电图通常是正常的,尽管临床的异常突出。在 3~6 个月后,在大约 50% 的大脑中动脉分布区脑梗死患者中,局灶性 EEG 慢波变为正常。或许在这些患者中,有半数在卒中后的一到两周内 EEG 都是正常的。持续性异常通常与进一步恢复的预后不良有关。间脑或中脑的大病灶产生双侧同步的慢波,而脑桥和延髓(即中脑以下)的病灶通常伴随着正常或接近正常的 EEG 模式,尽管存在灾难性的临床改变。

动物短暂的脑震荡事件产生类似于脑梗死描述的局灶性慢波 EEG。当局灶性慢波异常消退时,有时会出现尖波或棘波,这些癫痫样改变可能发生在创伤后癫痫之前;连续的 EEG 在这方面可能有价值。在晕厥期间 EEG 会变慢,波幅会降低,甚至到了“平坦”的程度。恢复时的许多模式在第 17 章中进一步描述。

导致昏迷和意识受损状态的疾病

在几乎所有存在意识水平的受损的情况下,EEG 都是不正常的。例如,心搏骤停引起的急性缺氧性损伤的严重程度与 EEG 变慢的程度之间有着相当密切的对应关系。最轻微的形式与广泛的 θ 活动,中间形式为普遍的 δ 波和正常背景活动消失有关,而最严重的形式伴有“爆发抑制”(burst suppression),在这种情况下,短暂的等电位周期后跟随高电压的尖波和不规则的 δ 活动。后一种模式通常进展到脑死亡时的脑电静默，这是前面讨论过的情况。

α 昏迷（*alpha coma*）一词是指一种独特的 EEG 模式，表现为在 8~12Hz 范围内明显的 α 活动广泛分布于大脑半球，而不是其正常的后方部位。仔细分析发现，这种背景活动与正常的单节律 α 活动不同，其频率略有变化。这通常是全脑缺氧后的一种过渡模式；较少见的情况，α 昏迷发生在大的急性脑桥病变。严重的甲状腺功能减退时，脑波形态正常，但波幅和频率通常降低。

在警觉性改变状态下，一般来说，意识降低程度越深，EEG 节律就越不正常，越慢。在深度昏睡或昏迷的状态下，慢（δ）波是双侧的和高波幅的，并倾向在额叶区更明显（图 2-7L）。这样的患者可以在不同的情况下，如急性脑膜炎或脑炎，严重改变血气、葡萄糖、电解质和水平衡紊乱的疾病，尿毒症，糖尿病性昏迷，以及上文所述的伴随脑部大病灶的意识障碍等。在肝昏迷中，EEG 异常的程度大致相当于意识模糊、昏睡或昏迷的程度。肝昏迷的特点是阵发性双侧同步的大的尖锐的“三相波”（图 2-7L），虽然这种波形也不太规律地见于与肾衰竭或肺衰竭有关的脑病和急性脑积水中（间歇性双相额叶脑波变慢是脑积水较典型特点）。

EEG 也可以帮助诊断由持续性癫痫发作（非惊厥性癫痫持续状态）导致的昏迷，或者在没有相关病史且出现未被观察到的抽搐时。它也可能指向其他意想不到的昏迷原因，如肝性脑病、巴比妥类或其他镇静催眠药物中毒、弥漫性缺氧缺血影响，紧张症或癔症等（在这些情况下 EEG 是正常的）。

弥漫性退行性疾病

阿尔茨海默病（Alzheimer disease）和其他引起大脑皮质功能严重损害的退行性疾病，伴有相对轻微的弥散性慢波异常，在 θ 波（4~7Hz）的范围内；许多记录在疾病早期和中期是正常的。此外，较快进展的疾病，诸如亚急性硬化性全脑炎（subacute sclerosing panencephalitis，SSPE）、克 - 雅病（Creutzfeldt-Jakob disease）和程度较轻的脑脂质沉积病（cerebral lipidoses），通常具有非常特征性和几乎特异病征的 EEG 变化，包括周期性爆发的高波幅尖波，通常是双侧同步和对称的（图 2-7K）。从负面意义上说，一个极度冷漠的患者的正常 EEG 有利于诊断癔症、紧张症或精神分裂症。

其他大脑疾病

许多脑部疾病很少或几乎不会引起 EEG 的变化。多发性硬化和其他脱髓鞘疾病就是例子，尽管多达 50% 的晚期患者会有非特异性类型的异常记录（轻度局灶性或弥漫性慢波）。震颤性谵妄和韦尼克 - 科尔萨科夫病（Wernicke-Korsakoff disease），尽管其临床表现具有戏剧性，但 EEG 几乎或没有变化。有趣的是，精神疾病（双相情感障碍或精神分裂症），致幻药物中毒如麦角酰二乙胺（lysergic acid diethylamide，LSD），以及大多数精神发育迟滞病例，要么没有改变正常记录，要么只有轻微的非特异性异常，除非存在癫痫发作。

轻微脑电图异常的临床意义

上面讨论的总的脑电图异常本身就是明显的异常，任何对患者临床状态的表述都应该试图解释这些异常。较低程度的异常在确定无疑的异常与完全正常之间形成了一个连续体，因此，相应的意义较小。例如睡眠期 14 次 /s 和 6 次 /s 的正相棘波或小尖波，5 次 /s 或 6 次 /s 的散在慢波，轻微的电压不对称，以及过度通气后持续数分钟的“分解”（breakdown），这些现象被解释为正常变异或边缘异常。虽然完全正常的人的临界性偏差没有临床意义，但与特定的临床体征和症状相关的最小脑电图发现就变得重要。在某些怀疑有脑损害的患者中，正常或“阴性”脑电图的意义在上文已经讨论过了。

作为一般的临床原则，脑电图的结果，就像肌电图和心电图的结果一样，只有与正在考虑的疾病和记录时患者的临床状态有关时才有意义。

诱发电位

刺激感觉器官或外周神经在相应的皮质接受区和许多皮质下中继站引起电反应。然而，人们不能在核的中继站附近放置记录电极，也不能在更大的 EEG 背景活动中探测到只有几微伏的微小电位。Dawson 于 1954 年提出使用计算机化平均法为克服这些问题提供了一种手段。最初，重点放在晚波的研究上（刺激后超过 100ms），因为它们波幅大，容易记录。然而，在主要感觉系统的每个核的中继站接收到的更小的短潜伏期波形的记录，有更多的临床应用。这些波形被计算机最大化，使其潜伏期和电压易于测量。诱发电位的一个显著特征是对麻醉、镇静药物和意识降低状态（如缺氧缺血性脑病）的耐受性。这使得它们在 EEG 的价值受限的情况下能够用于监测大脑通路的完整性。

诱发电位（视觉、听觉和体感）的解释是基于刺激后波形潜伏期的延长、波间潜伏期的延长和时相上的不对称。已经建立了潜伏期的正常值，但建议每个实验室进行确认这些标准。通常以任何测量的平均潜伏期 2.5 或 3 个标准差作为异常的定义（表 2-4）。对临床工作来说，波幅所提供的信息较少。

表 2-4　刺激的主要感觉诱发电位潜伏期（ms）[a]

诱发电位类型	均值	上限（均值 +3SD）
PSVER（70 分钟刺激量）		
P100 绝对潜伏期	104	118
两眼间差异	2	8
BEAR（60dBSL，10 次 / 秒单音刺激）		
波间潜伏期		
Ⅰ-Ⅲ	2.1	2.6
Ⅲ-Ⅴ	1.9	2.4
Ⅰ-Ⅴ	4.0	4.7
多数潜伏期的两侧间差异	0.1	0.4
SEP 正中神经（腕部刺激）		
绝对潜伏期		
Erb's 点	9.7	12.0
P/N13（颈延髓）	13.5	16.3
N19/P21（皮质）	19.0	22.1
波间潜伏期		
Erb's-P/N13	3.8	5.2
P/N13-N19	5.5	6.8
两侧间差异		
P/N13-N19	0.3	1.1
SEP 胫神经（踝部刺激；Fz-Cz 记录；身高 165cm；绝对潜伏期短于膝部刺激）		
绝对潜伏期		
腰点（马尾）	20	25
N/P37（皮质）	36	42.5
波间潜伏期		
腰 -N/P37	16.4	21.6
两侧间差异		
腰 -N/P37	0.7	1.9

BEAR：脑干听觉诱发反应；PSVER：模式翻转视觉诱发反应；SSEP：体感诱发反应。

[a] 正常值需在每个实验室进行验证；在大多数情况下，它们对肢体刺激的技术、刺激方式和患者的身高都很敏感。

视觉诱发电位

多年来，人们已经知道，视网膜上闪烁的光刺激会在枕叶上诱发一个可辨别的波形。在 EEG 中，这种对快速刺激的反应被称为枕部驱动反应（occipital driving response）（图 2-7C）。人们还意识到，视觉诱发反应是由所观察的棋盘格的突然变化产生的。这些反应由快速翻转的黑白方块产生，比闪光反应更容易检测和测量，而且不同个体之间的波形更一致。模式翻转刺激，先用于一只眼睛，然后用于另一只眼睛，即使没有视力下降、视野异常、视盘改变或瞳孔反射改变的残余体征，也可以证明罹患视神经疾病患者的视觉通路传导延迟。此外，存在正常的视觉诱发反应表明，失明不是由于前视觉通路及其至枕叶皮质的投射的损伤造成的，例如，在癔症性失明时。图 2-8 说明了正常的模式翻转视觉诱发反应（pattern shift visual evoked response，PSVER）和两种类型的延迟反应。PSVER 波幅和持续时间的降低通常伴随潜伏期延长，但难以量化。通过向半侧视野提供模式翻转刺激，有可能将病变分离到一个视束或视辐射，或一侧枕叶，但与通常的单眼测试相比，其精确度要低得多。

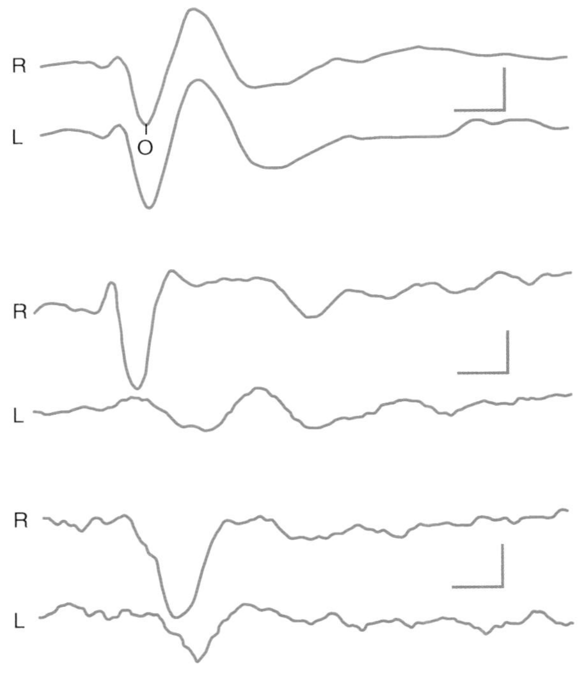

图 2-8　模式翻转视觉诱发反应（PSVERs）。潜伏期测量到第一个主要正相峰（称为 P100，因为它自刺激的潜伏期约为 100ms），并标记为“o”。上两条线为右眼和左眼，是正常的。中间的线：右眼 PSVER 正常，但左眼反应潜伏期延长，持续时间延长。下面的线：双眼 PSVER 显示异常的潜伏期延长，左侧稍大于右侧。校正：50ms，2.5mV

根据惯例，正相波为向下偏转、潜伏期接近 100 毫秒（ms），因此术语 P100 也被用来指代波形；如果刺激的绝对潜伏期超过 118ms，或者两眼之间的潜伏期差异大于 9ms，意味着一侧视神经受累（见表 2-4）。通过分别刺激每只眼睛显示出的双侧潜伏期延长，可能是由双侧视神经、视交叉或视交叉后的视觉通路病变所致。

综上所述，PSVER 在证实视神经是否存在活动或残留病变方面特别有价值。以前患有视神经炎的患者几乎总是会有较长的潜伏期。此外，在没有视神经受累病史或临床证据的多发性硬化患者中，约有三分之一发现 PSVER 延长。这一发现具有重要意义，因为在临床表现为中枢神经系统其他部位脱髓鞘病变的患者中发现异常的 PSVER，通常可以作为多发性硬化的证据，如第 37 章所讨论的。

视神经的压迫性病变与主要的脱髓鞘病变有相同的效果。许多其他的视神经疾病，包括中毒性和营养性弱视、缺血性视神经病和 Leber 型遗传性视神经病，都显示有 PSVER 异常。青光眼和其他眼部疾病，如果严重到足以影响视神经，也可能导致潜伏期延长。视力受损对潜伏期影响不大，但与 PSVER 的波幅有很好的相关性（在一些计算机化的视力测试中利用了这一特性）。

脑干听觉诱发电位

听觉刺激的效果可以与视觉刺激一样，通过脑干听觉诱发反应（brainstem auditory evoked responses，BAERs）或脑干听觉诱发电位（brainstem auditory evoked potentials，BAEPs）程序来检查。在 1 000~2 000 次的短声（click）之间，首先传到一侧耳，然后传到另一侧耳，通过头皮电极被记录下来，并通过计算机相互叠加，从而达到最大化。在每次刺激后 10ms 内，头皮上会出现一系列的 7 个波。根据对猫产生损伤的深度记录和研究，以及对疾病中脑干的病理学研究，已经确定，前 5 个波中的每一个都是由特定的脑干结构产生的，如图 2-9 所示。特别是第Ⅵ波和第Ⅶ波的产生者是不确定的。第Ⅰ波的存在及其绝对潜伏期检测听神经的完整性。

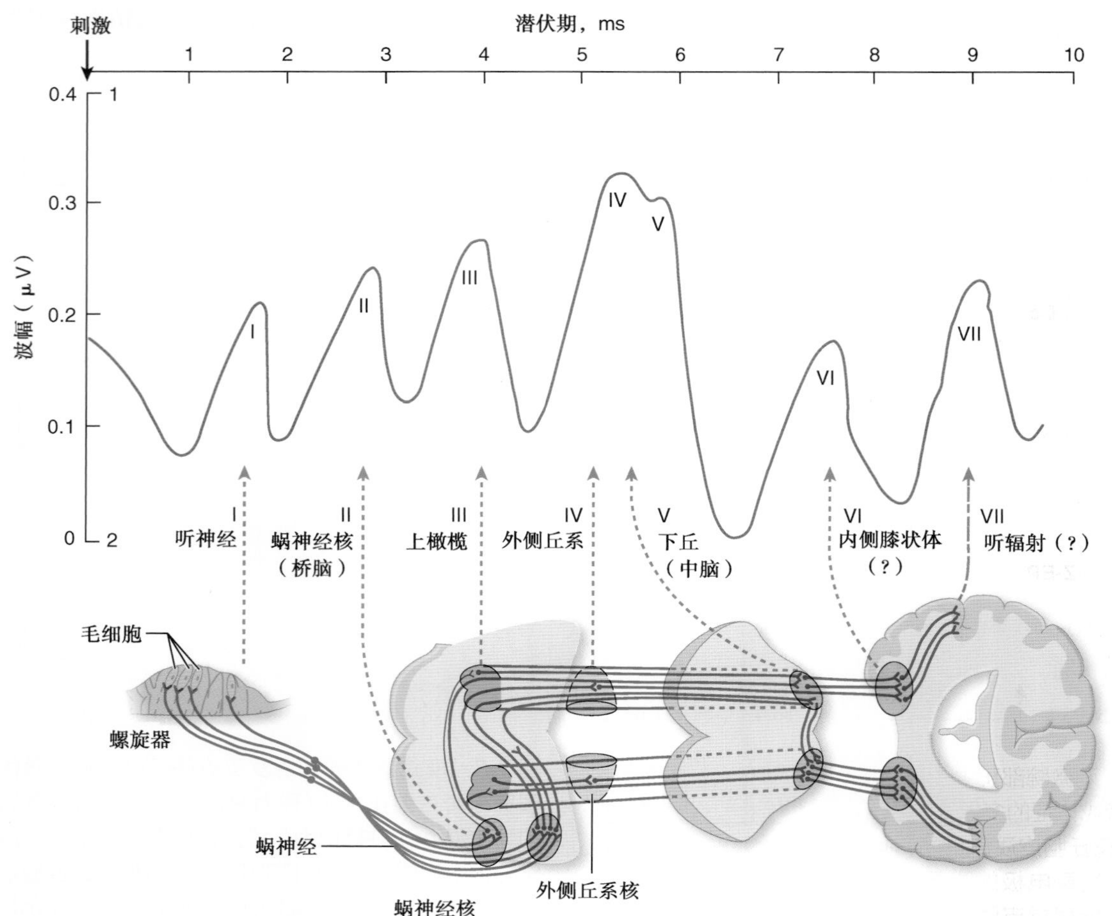

图 2-9 短潜伏期脑干听觉诱发反应（BAERs）。图示提出的人类受试者电生理 - 解剖相关性。Ⅰ波到Ⅴ波是在临床实践中测量的

BAERs 的临床解释主要基于刺激潜伏期和波间潜伏期的测量。最重要的是Ⅰ-Ⅲ波、Ⅲ-Ⅴ波之间的波间潜伏期延迟(见表 2-4)。影响听觉核中继站之一或其直接联系的病变,表现为出现延迟或随后所有波的消失;换句话说,核表现为好像它们是串联在一起的。这些效应在受刺激的耳朵一侧比在对侧更明显。这是很难理解的,因为大多数耳蜗-上橄榄-外侧丘系-内侧膝状体纤维交叉到对侧。同样令人惊讶的是,一个中继站的损伤会使脉冲,即使延迟也继续其上升,并可以在大脑皮质中被记录。

BAERs 是检测第 8 对脑神经(前庭神经鞘瘤和桥小脑角的其他肿瘤)和脑干听觉通路病变的一种特别敏感的方法。即使没有脑干病变的临床症状和体征,几乎一半确诊为多发性硬化(MS)的患者和少数可能或很可能诊断为 MS 的患者将会显示 BAERs 的异常(通常是Ⅰ-Ⅲ波或Ⅲ-Ⅴ波的波间潜伏期延长)。BAERs 对于接触过耳毒性药物的婴儿、不能配合听力测定的幼儿,以及心因性或假性耳聋者的听力评估也是很有用的。

体感诱发电位

体感诱发电位(somatosensory evoked potentials)包括每秒 5 次的无痛经皮电刺激正中神经、腓神经或胫神经,在它们穿过臂丛在锁骨上的 Erb 点,穿过 C2 椎体,穿过对侧顶叶皮质(对于下肢而言),穿过马尾的腰神经根,穿过颈椎的核,以及对侧顶叶皮质时记录相应的诱发电位。通过 500 次或以上的刺激在大的触觉纤维中产生的脉冲被计算机平均,可以追踪通过相应的周围神经、脊神经根和后柱到延髓下部的楔束核和薄束核,经内侧丘系到对侧的丘脑,然后到顶叶的感觉皮质。刺激点与 Erb 点或腰椎之间的延迟提示周围神经疾病;从 Erb 点(或腰椎)到 C2 延迟提示相应的神经根或更常见的是后柱出现异常;内侧丘系和丘脑-顶叶通路的损害可以通过从顶叶皮质记录的后续波的延迟来推断(图 2-10)。

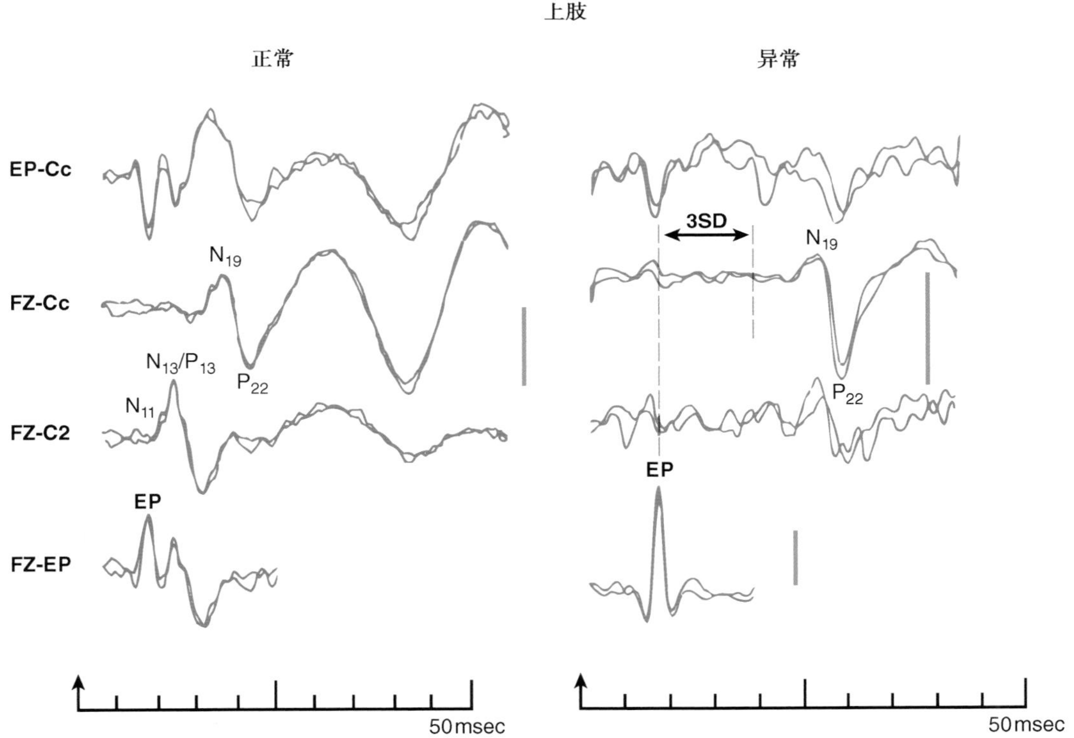

图 2-10　刺激腕部正中神经产生的短潜伏期 SEPs。左侧显示的一组反应来自一名正常受试者;右侧的一组来自一例没有感觉症状或体征的多发性硬化患者。在患者的示踪,注意臂丛的成分(EP)的保留,颈髓(N11)和下部延髓(N/P13)成分的缺失,以及丘脑皮质成分(N19 和 P22)的潜伏期延长到臂丛神经电位间隔的正常平均值 +3SD 以上。单侧刺激的频率为 5 次 /s。记录电极的位置如下:FZ,额中线;EP,Erb 点(肩部);C2,C2 颈椎上方的颈中后部;Cc,覆盖于受刺激肢体对侧的顶叶感觉皮质的头皮。第二个电极上的相对负极性引起向上的轨迹偏转。波幅校正标记为 2mV(经 Chiappa 和 Ropper 允许复制)

正常波形由符号P(正)和N(负)表示,数字表示从刺激到记录的时间间隔(如N11、N13、P13、P22等),以毫秒为单位。作为极性和近似潜伏期的速写(shorthand),在颈髓延髓交界处记录到的总和波被称为N/P13,而在两个极性相反的相邻波中所见的正中神经刺激产生的皮质电位称为N19-P22。胫神经或腓神经刺激后的相应的皮质波称为N/P37。每条轨迹是对1 024个刺激的平均反应;叠加的轨迹代表一个重复,以显示波形的一致性。

为了便于临床解释,假设SEP波的产生者是串联的,因此潜伏期的波间延长表明了两个参与峰的发生者之间的传导障碍(Chiappa and Ropper)。正常值如表2-4所示。在Chiappa的专著中可以找到这些水平的病理证实的病变的记录。在临床资料不确定的情况下,这项检查非常有助于确定存在脊神经根、后柱和脑干病变,以及如腰椎间盘和颈椎间盘破裂、多发性硬化、腰椎病和颈椎病等疾病。相应的脑波也同样适用,也就是说,皮质波的消失(假设所有之前的波都没有改变)反映了在大脑半球或皮质本身的躯体感觉通路的严重损害。例如,心脏停搏后双侧皮质躯体感觉波的缺失是临床预后不良的有力预测因素;卒中后一侧皮质电位的持续缺失通常表明严重损害,因此只有有限的临床恢复是可以预期的。

诱发电位技术也被用于嗅觉和三叉神经感觉的实验研究(见第11章)。

运动系统磁刺激

运动系统磁刺激(magnetic stimulation of the motor system)可以通过使用单脉冲高幅度磁刺激,直接激活运动皮质[经颅磁刺激(transcranial magnetic stimulation)]和颈椎节段,以检测下行运动通路的传导延迟或缺失。这项技术由Marsden及其同事们引进,仅无痛地刺激最大的运动神经元(可能是Betz细胞)和传导最快的轴突。颈部磁刺激被认为可以激活前根。手或前臂肌肉运动皮质激活与颈部激活之间的时间差反映了皮质到颈髓运动神经元的传导速度。这项技术已被用于了解运动皮质的组织、功能和恢复,以及卒中、多发性硬化和肌萎缩侧索硬化的病理生理学。虽然功能缺损的程度与电生理改变的程度并不完全相关,但人们期望这项技术的改进可能有助于评估皮质脊髓运动系统的状态以及其他基于皮质的功能。

也可以通过磁刺激激活运动神经(前)根,并测量引出肌肉收缩所需的时间(见Cros和Chiappa的综述)。由于刺激部位周围的肌肉收缩,所以对于患者来说,这些神经根刺激检查可能是相当不舒服的。这项技术主要用于检查运动神经元、神经根和神经丛疾病。

内源性事件相关诱发电位

内源性事件相关诱发电位(endogenous event-related evoked potentials)可以通过计算机方法在极晚期大脑电位(潜伏期>100ms)中从背景活动中提取出来,它是对环境刺激的心理生理反应,而不能被分类为感觉或运动。这些反应的电压非常低,经常是短暂的和不一致的,且解剖起源是未知的。最常被研究的类型是P300,是在一个注意力集中的受试者识别出被插入到常规刺激序列中的一个意外的或新的刺激后大约300ms时出现。几乎可以使用任何刺激模式,甚至当一个刺激从常规模式中被遗漏时亦可出现电位。反应的波幅取决于任务的难度,并与意外或“奇怪”事件的频率成反比关系;反应的潜伏期取决于任务的难度和测试的其他特征。因此不存在单一的P300,相反,根据实验范式有许多种类型。随着衰老以及在痴呆和退行性疾病如帕金森病、进行性核上性麻痹和亨廷顿舞蹈症等,潜伏期会有延长。在精神分裂症和抑郁症中波幅会降低。这一电位被一些人解释为是受试者的定向行为或注意力的反映,也有人,包括发现这种现象的Donchin,认为这种现象与更新环境在大脑的表现有关。P300仍然是临床神经科医生的一个好奇心的所在,因为只有当大群体与正常个体进行比较时才会发现异常,而且这项技术不像传统的诱发电位那样标准化。关于这个主题的综述可以在Niedermeyer和Lopes DaSilva的关于脑电图的专著中Altenmüller和Gerloff以及Polich的部分里找到。

神经传导检测和肌电图

在很久以前人们就发现,当电流脉冲作用于皮肤的肌肉神经的进入点[运动点(*motor point*)]附近时,肌肉就会收缩。所需的电脉冲很短,不到1毫秒,并且最有效的是由快速交流(感应)电流产生的。如果存在肌肉去神经支配,需要持续的电刺激(电流刺激)诱发数毫秒的电脉冲以产生相同的反应。几十年来,这是评估肌肉失神经支配的标准电学方法。虽然仍然有效,但它已被神经传导检测和针电极检查所取代。后一项检查是基于第 3 章中描述的谢灵顿（Sherrington）的“运动单位”的概念，通过将针电极插入肌肉内以测量自发和随意运动诱发的肌纤维活动来完成。肌电图所用的两个术语，肌电描记术（*electromyography*）和肌电图（electromyogram，EMG）最初是用来描述针电极检查的，但现在已经成为包括神经传导检测（*nerve conduction studies*）在内的整个电诊断评估常用的简写。

神经传导检测

周围神经功能检查的主要实验室技术包括经皮刺激运动神经或感觉神经，并记录诱发的肌肉动作电位（CMAP）和感觉神经动作电位（sensory nerve action potential，SNAP）。这些运动和感觉神经传导检测（*motor and sensory nerve conduction studies*）的结果，体现为波幅、传导速度和末端潜伏期，产生关于电神经和肌肉脉冲波形的一定的定量信息和附加的定性观察。

Hodes 及其同事在 1948 年首次描述了患者的神经传导检测，目前使用的技术并没有太大的变化。利用表面电极通过皮肤刺激可触及的神经，使用足够大的刺激来募集所有可用的神经纤维（引起放电）。由皮肤上的电极记录相应的动作电位：①在远端肌肉，刺激混合神经或运动神经的运动纤维的情况下（CMAP）；②在神经远端，使用逆向技术进行感觉神经传导检测（这在技术上优于正向技术）；③在神经较近端，进行混合神经（感觉和运动）传导检查。这些技术是临床工作中最常用的技术。另一种要求更高的实验室技术是使用“近神经”（near-nerve）针电极记录其通过神经时的动作电位。传统神经传导检测的主要特点描述如下。

复合肌肉动作电位波幅

复合肌肉动作电位（compound muscle action potential，CMAP）波幅是最大刺激诱发的肌肉动作电位的波幅峰值，可以提供有关周围神经功能的有价值的信息。波幅通常以毫伏数量级表示，反映了由运动神经支配的肌肉去极化所产生的电位总和（图 2-11）。在疾病的情况下，波幅是对剩余的正常神经纤维数量和受神经支配的肌肉体积的半定量测量的。只要有一些功能性神经纤维保持完整，通常可以获得可靠的运动传导检测，尽管记录的复合肌肉电位可能非常低。CMAP 波形的潜伏期是计算运动神经传导速度的基础。运动波幅的降低是轴突缺失的一个特异而敏感的指标。脱髓鞘病变影响大的快传导的纤维，也降低 CMAP 的总的峰波幅，但这是肌肉各轴突的电位到达时间不同的结果。表 2-5 显示了刺激主要运动神经所致的 CMAPs 的正常波幅范围。

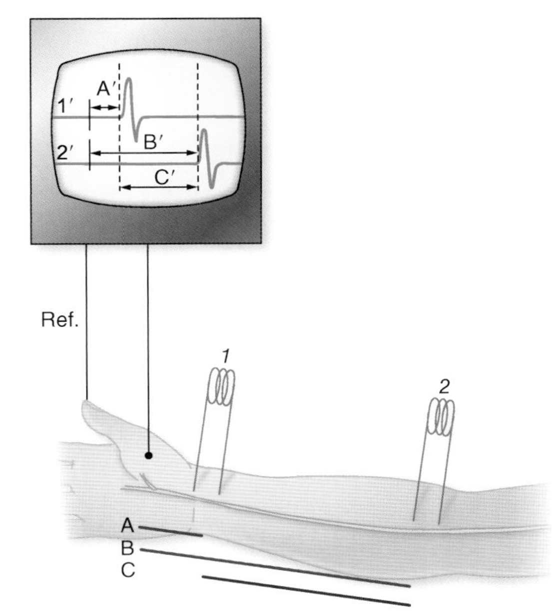

图 2-11　在腕部（1）和前肘窝（2）经皮刺激正中神经，由此产生的复合肌肉动作电位在拇短展肌上记录（箭头）。运动波形的记录为表面电极和较远端的参考电极（Ref.）之间的电压。显示屏上的扫描 1′ 描绘了复合肌肉动作电位后的刺激伪迹。远端潜伏期，A′，是从刺激伪迹到复合肌肉动作电位开始的时间，对应于距离 A 的传导。扫描 2′ 也是如此，刺激位于部位 2，从伪迹到反应的时间是 B′。通过将两个刺激电极之间的距离除以时间 C′，计算出 C 段上的最大运动传导速度

运动末端潜伏期和传导速度

临床工作中使用的传导时间是从刺激伪迹到复合肌肉动作电位（CMAP）开始的潜伏期，即远端或末端潜伏期（distal or terminal latency）；从刺激到 CMAP 峰值的潜伏期是峰运动潜伏期（peak motor latency）（图 2-11）。然后在较近端的另一部位对神经施加刺激，可以测量在较长节段的神经上的传导时间。两个刺激点之间的距离（以毫米为单位）除以末端潜伏期的差值（以毫秒为单位），就可以得到传导速度（*conduction velocity*）（以米 / 秒为单位）。该方法通过消除经过神经肌肉接头的传导时间和肌肉去极化的持续时间来分离周围神经节段的传导时间。运动神经传导速度代表最大直径和最快传导神经纤维中的动作电位的最大传播速度。正常受试者的这些速度从最小的 40m/s 或 45m/s 到最大的 65~

75m/s 不等，这取决于所检查的神经（例如，下肢的速度比上肢慢；见表 2-5）。婴儿的数值较低，在 2~4 岁时达到成人范围，随着年龄的增长再次略有下降。当暴露在寒冷环境时，传导速度也会降低，如果进行这些记录时患者的皮肤是发凉的，也是一个潜在的重要因素；因此，进行神经传导检测前应常规测量皮肤温度。

表 2-5　不同刺激部位神经传导值的正常值代表（均值 ±2SD，年龄 16~65 岁）

运动神经传导检测								
神经	远端刺激部位	其他刺激部位	记录部位	起始潜伏期（ms）	AMP（mV）	CV（m/s）	距离（cm）	F 波潜伏期（ms）
正中	腕	肘	APB	<4.2	>4.4	>49	6~8	<31
尺	腕	BG，AG	ADM	<3.4	>6.0	>49	5.5~7.5	<32
桡	前臂	肘，SG	EIP	<5.2	>4.0	>50	10	NA
腓	踝	BFH，AFH	EDB	<5.8	>2.0	>42	6~11	<58
腓	BFH	AFH	TA	<3.0	>5.0	>42	10	NA
胫	踝	PF	AH	<6.5	>3.0	>41	6~8	<59[a]

感觉神经传导检测[b]							
神经	远端刺激部位	记录部位	起始潜伏期（ms）	峰潜伏期（ms）	AMP（μV）	CV（m/s）	距离（cm）
正中	腕	示指	<2.5	<3.5	>20	>52	13
尺	腕	小指	<2.1	<3.0	>15	>52	11
桡	前臂	腕	<1.9	<2.8	>20	>48	10
腓肠	小腿	踝	<3.2	<4.4	>6	>42	14

晚反应（F 波）			
神经	远端刺激部位	记录部位	潜伏期上限（ms）
正中	腕	拇短展肌	32
尺	腕	小指展肌	32
腓	腓骨小头	趾短伸肌	57
胫	膝后	踇展肌	58

ADM，小指展肌；AFH，腓骨小头上方；AG，尺骨沟上方；AH，踇展肌；APB，拇短展肌；BFH，腓骨头下方；BG，尺骨沟下方；EDB，趾短伸肌；EIP，示指伸肌；PF，腘窝；SG，螺旋沟；TA，胫骨前肌。

[a] 胫神经 H 反射：潜伏期<35ms，左右相差<1.4ms。

[b] 感觉检查是逆行进行的；测量神经电位从基线到负峰值的波幅。

从刺激各混合神经的通常部位到适当的肌肉末端潜伏期的正常值已经建立。例如，在健康成人中，刺激腕部的正中神经（见图 2-11 中电极 1 和 A 段），得到通过腕管到受正中神经支配的大鱼际肌的运动传导潜伏期小于约 4.5ms。在所有的主要周围神经，对于正向和逆向感觉传导速度和末端潜伏期，已编制了的类似的正常值（见表 2-5）。

如前所述，以损伤轴突为主的疾病的主要影响是 CMAP 波幅降低（图 2-12B）。然而，一些过程会影响传导速度最快的大直径纤维，而且由于其余较细的纤维传导速度较慢，通常还会降低传导速度。在大多数神经病中，如第 43 章所述，所有的轴突或者受到相当一致的“逆死性”（dying-back）现象的影响，或者受到华勒变性的影响，因此，神经传导速度受到的影响较小。这是真实的，例如，在典型的酒精 - 营养性、癌症、尿毒症、糖尿病和其他代谢性神经病，其传导速度范围从正常 - 低范围到轻度减慢。相比之下，脱髓鞘性神经病（见第 46 章）显示明显的传导减慢，在获得性脱髓鞘疾病的情况下，还有运动动作电位的离散和特征性传导阻滞等（图 2-12C）。

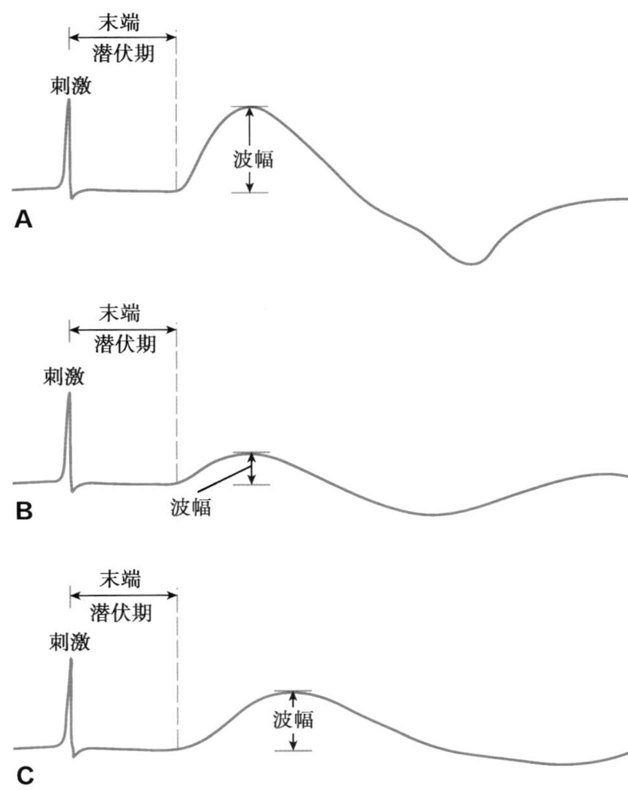

图 2-12　CMAP 的主要病理改变。A. 在肌肉上测量的正常的 CMAP，代表被超大刺激激活的一组运动单位的总放电。B. 随着运动轴突的缺失，较少的运动单位被激活，CMAP 波幅降低。C. 随着运动轴突脱髓鞘，相同数量的运动单位被激活，但持续时间较长；因此，由于存在波形的时间离散性，CMAP 的波幅降低

感觉神经动作电位

感觉神经动作电位（sensory nerve action potential，SNAP）的波幅远低于 CMAP。它直接代表一组感觉神经轴突的动作电位。当试图测量感觉神经动作电位时，无法获得在肌肉放电的许多运动单位提供的电活动的总和，需要电子放大。与运动传导检测不同的是，神经通常在一个部位受到刺激，并在两个远端部位进行记录（因此对于感觉传导是逆向的），以便使用减法获得波幅（较近端部位）和传导速度（图 2-13）。以微伏（μV）为单位测量的感觉电位有时非常小或不存在，因此感觉传导测量可能难以确定。表 2-5 给出了感觉神经动作电位的波幅和速度的正常值范围。

传导阻滞

通过刺激运动神经走行的多个部位，可以显示传导部分“阻滞”或差异性减慢的节段。从这些数据可以推断出运动神经中存在多灶性脱髓鞘过程。这与某些遗传性和代谢性脱髓鞘性神经病的所见形成了对比，这些神经病中神经纤维的所有部分都或多或少地发生了同样程度的改变，也就是说，存在波幅均匀地减慢和降低而没有传导阻滞。

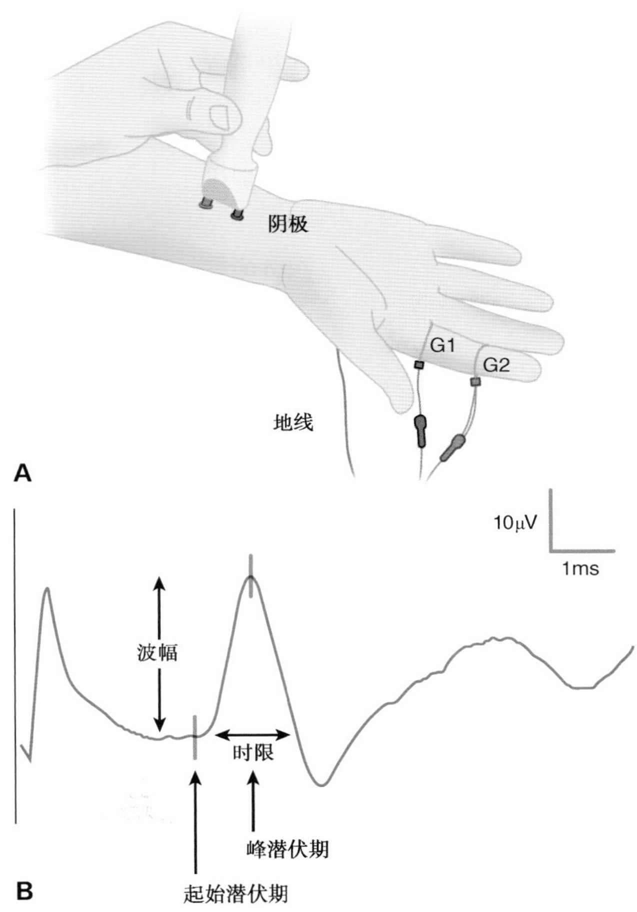

图 2-13　感觉神经动作电位（SNAP）记录。A. 电刺激腕部正中神经，记录第二指两个部位的感觉动作电位。反应是从刺激部位的动作电位逆向传播产生的。B. 从 G1 记录的 SNAP。感觉神经传导速度可以通过 G1 和 G2 之间的距离除以这两个部位的起始潜伏期的差来计算

作为一个技术问题，传导阻滞是通过从运动神经的近端引出的 CMAP 波幅比远端刺激的降低来证明的。一般来说，在神经的较短距离内波幅降低 40%，或者在较长距离内波幅降低 50%，就可以称为阻滞，一个可能的例外是胫神经，这里有一定程度的生理性离散；因此，通常预期波幅会随着神经长度轻微下降。重要的是要确定，沿着神经的走行波幅的任何降低不仅仅是如前所述的波形离散的结果。传导阻滞的存在也可以通过发现肌肉动作电位的募集

不良和同时缺乏活跃的去神经支配来推断（见后）。发现传导阻滞是许多获得性免疫性脱髓鞘神经病的主要特征，包括 Guillain-Barré 综合征、慢性炎症性脱髓鞘性神经病，以及与 GM1 抗体相关的多灶性传导阻滞，在第 46 章中讨论。

局灶性传导阻滞可能仅仅是由某些常见部位（腓骨头、肘关节、腕屈肌支持带等）的神经压迫引起的，而不是由于周围神经的内在疾病所引起的。局灶性神经压迫（*focal compression of nerve*），正如在这些卡压综合征中那样，可能是由于压迫部位的节段性脱髓鞘产生局部的传导减慢或传导阻滞。出现这种局灶性传导改变为神经卡压提供了现成的证据；例如，如果正中神经的末端潜伏期（图 2-11A）超过 4.5ms，而尺神经的仍然正常，腕管内正中神经可能受到压迫。肘部的尺神经和腓骨头处的腓神经也可能记录到类似的局部传导减慢或部分传导阻滞。

检查人员也应注意到一个正常的变异即马丁 - 格鲁伯吻合（Martin-Gruber anastomosis），它存在于近 20% 的个体，在这一结构中，正中神经的轴突进入前臂中部的尺神经，支配正常情况下尺神经相关的手部肌肉。远端刺激尺神经后，尺神经 CMAP 的波幅高于近端刺激，模拟传导阻滞，但不伴有无力或萎缩。当刺激近端正中神经、在尺神经支配的肌肉上记录时可以获得正常的 CMAP，据此可以证实该吻合。

晚反应

通过检查 H 反射和 F 波，可提供神经近端节段，包括脊神经根的脉冲传导的信息（图 2-14）。

H 反射（*H reflex*）　1918 年，Hoffmann 发现混合的运动 - 感觉神经的次最大刺激经潜伏期后会诱发一个肌肉收缩（H 波，图 2-14A），因此 H 反射以 Hoffmann 命名，这个潜伏期远长于直接运动反应。这种反射，即踝反射的电学表现，是基于肌梭的传入纤维的激活（传导腱反射传入冲动的相同轴突）。因此，长时间的延迟，通常是刺激后 28~35ms（根据身高和年龄调整），反映了冲动通过感觉纤维、前角细胞的突触到达脊髓，沿运动纤维传递到肌肉所需的总时间（见图 3-1）。H 反射由于脉冲穿过了脊髓的前根和后根，是一个有用的测量方法。H 反射在诊断 S1 神经根病和多神经根病时特别有用。除胫神经外，很难从其他神经获得 H 反射。频率增加但强度较低的刺激引起进行性抑制，最终导致 H 波消失。与跟腱反射平行，H 反射在脊髓休克时暂时消失（见第 42 章）。

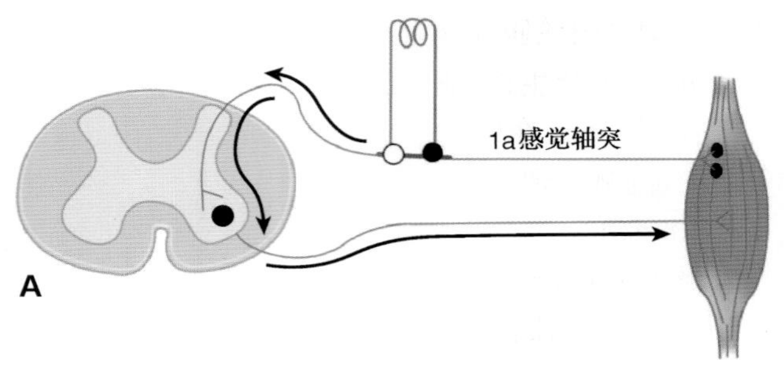

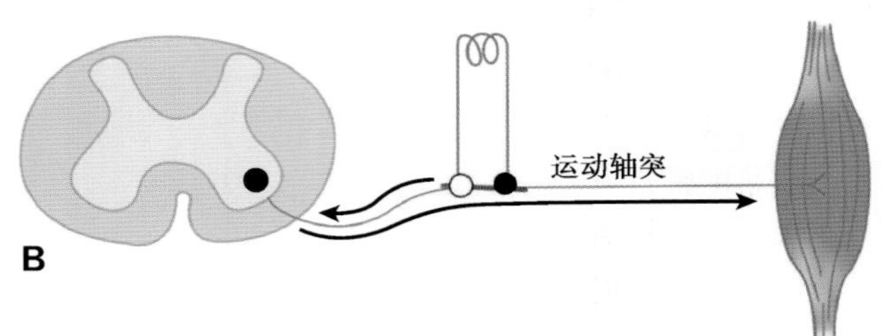

图 2-14　晚反应。A. H 反射通过刺激感觉神经而引发。动作电位以顺行的方式传导，通过后根进入脊髓，在那里与运动神经元发生突触。运动轴突支配的肌肉（腓肠肌），从那里记录晚期 CMAP 反应。B. F 反应是刺激运动神经引发的。一些动作电位通过前角以逆向方式传递沿着同一运动神经元以顺行的方式向后传导。晚期 CMAP 反应在这些轴突支配的肌肉中记录

F 反应（波）［*F response*（*wave*）］　F 反应，之所以这样命名是因为它最初是在足部诱发的，1950 年由 Magladrey 和 McDougal 首次描述。它是由混合的运动 - 感觉神经或纯运动神经的超大刺激诱发的（图 2-14B）。潜伏期显著长于 CMAP，上肢在 28~32ms，下肢在 40~58ms 正常记录到的第二个小的肌肉动作电位。这个 F 波是运动神经纤维中的脉冲向前角细胞逆行传播的结果，其中一小部分被激活并产生在远端肌肉记录的正向反应。F 反应代表着运动神经近端和神经根的传导，因为它只经过腹侧根，可以从许多肌肉中引出。

在一些严重的和广泛的多发性神经病中，这两种反应都会消失或延迟（见第 43 章）。在感觉神经和神经根疾病中会发现 F 反应正常和 H 反射消失的组合。与 H 反射一样，在脊髓休克状态或脊髓的破坏性疾病中 F 波可能消失（见第 42 章）。这两个晚反应（late responses）的主要用途是确证试验，在整个神经传导检测的背景下进行解释。

瞬目反应（*blink responses*）　这种特殊的神经传导测试在临床上并不常用，但它可以用于诊断某些脱髓鞘性神经病，以及影响三叉神经或面神经的任何疾病过程。经皮刺激眶上（或眶下）神经，用表

面电极记录眼轮匝肌的反射性闭合。观察到由面部运动神经元产生的两次 CMAP 爆发：第一次（R1）在刺激后 10ms 在同侧出现，第二次（R2）在刺激后 30ms 在同侧出现，对侧在延迟 5ms 后出现。反应的波幅变化相当大，其本身在临床上并不重要。第一反应看不到肌肉收缩，但可能通过缩短瞬目反射延迟而起到一些预备功能。R1 是由位于三叉神经感觉主核附近的 1~3 个神经元组成的少突触的脑桥回路调节的，而 R2 则在脑桥和延髓中使用了一条较宽泛的、不太明确的反射通路。

R1 和 R2 反应的异常模式有助于定位三叉神经传入、面神经传出或脑桥中间神经元的损害。在 Bell 麻痹中，只有受累侧有 R1 和 R2 反应的延迟或消失。大的听神经瘤（前庭神经鞘瘤）也可能干扰反应的传出部分。该试验可能有助于识别面部和口咽肌肉受累时的脱髓鞘性神经病。脑干疾病产生了不一致的反应。值得注意的是，该检测在三叉神经痛患者中是正常的。

重复运动神经电刺激（另见第 46 章）

重复运动神经电刺激（repetitive motor nerve stimulation）这项对神经肌肉接头的检查是基于 1895 年 Jolly 的观察，在重症肌无力患者中，肌肉收缩的强度随着一系列刺激的反应而逐渐减弱。通过调节神经刺激的幅度到超强的范围，可以得到每个刺激的最大 CMAP。重复刺激时每个反应将有相同的波形和波幅。在一个健康的个体中，在每个刺激之后出现肌肉反应，刺激频率高达每秒 25 次，持续 60 秒或更长时间，而后出现 CMAP 衰减。衰减 10% 或以上意味着神经肌肉接头的部分失效。

在某些疾病，特别是重症肌无力，以每秒 2~3 次的最佳速率进行 4~10 次的一连串刺激，运动电位的波幅降低（图 2-15A）。波幅的进行性降低最有可能发生在近端肌肉，但是这些肌肉并不容易被刺激，因此最常用于临床检测的部位是颈后三角的副神经（斜方肌）、尺神经（小鱼际肌）、腕部的正中神经（大鱼际肌）和面神经（眼轮匝肌）等。

通过先锻炼受试肌肉 30~60 秒，以提高检测的敏感性，这是强直后增强作用（posttetanic potentiation）的一种形式。整个过程包括在运动（或最大随意收缩）之前和之后立即用一系列刺激检测肌肉，每隔 30 秒测试数分钟。强直后增强最初部分地补偿了低频刺激时乙酰胆碱（ACh）的损耗；随后，在运动后大约 2~4 分钟内，通过神经肌肉接头传递的 ACh 显著减少。肌无力引起的神经肌肉传递失效类似于箭毒和其他非去极化神经肌肉阻滞剂所产生的，两者的电学特征都可以通过抗胆碱酯酶药物如新斯的明和依酚氯铵得到部分的纠正。脊髓灰质炎、肌萎缩侧索硬化和某些其他运动单位或运动神经疾病，特别是那些导致再支配神经的侧支芽生的疾病，也可能发生类似的但较轻微的递减反应。

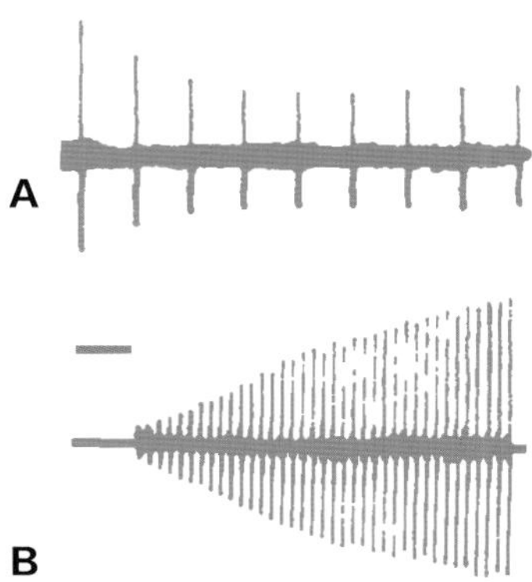

图 2-15　小鱼际肌的重复电刺激。A. 重症肌无力患者，为前 4 个反应典型递减模式，随后轻微增加。在这种刺激速率（3 次 /s）下，反应的降低不会继续降到 0。B. Lambert-Eaton 肌无力综合征和燕麦细胞癌患者，在快速重复刺激（20 次 /s）下，从低波幅明显增加到正常波幅。水平校准：250ms

如第 46 章所述，Lambert-Eaton 肌无力综合征有时与肺燕麦细胞癌有关，其特征是在突触前阻断 ACh 的释放，并且随着刺激速度的加快，在神经肌肉传递过程中产生与重症肌无力记录相反的结果。相比之下，在持续刺激时 CMAP 的波幅增加。在非常快速的重复刺激（每秒 20~50 次）中，肌肉动作电位在第一次刺激时很小或几乎不存在，随着每次连续的反应而增加电压，直到达到一个更接近正常的波幅（见图 2-15B）。在刺激前锻炼肌肉 10 秒可以引起 Lambert-Eaton 综合征患者的强直后增强作用（增加 200 倍并不少见）。对低频刺激可能产生一种不太重要的递减反应，但由于初始反应的波幅显著降低，因此很难识别。肉毒杆菌毒素和氨基糖苷类抗生素的作用是相似的，即它们在突触前膜上活跃，在高频刺激时产生递增的反应。

单纤维肌电图（single-fiber EMG）是一种更加灵敏的检测神经肌肉接头失效的方法，在后面的小节中讨论。

肌肉针电极检查（肌电图）

在通常的肌电图（electromyogram，EMG）检查中，基于对肌肉的神经支配的详细了解，并着重于肌无力受累的区域，制订检查计划。在一些患者中，比如罹患运动神经元病或多发性肌炎的患者，需要更广泛的肌肉取样来检测无症状区域的变化。这项技术需要使用单极或同心圆双极针电极，将其插入肌肉以记录收缩产生的电活动。应用同心圆电极，在中空的针内走行的导线的尖端接近许多肌肉纤维，后者属于几个不同的重叠的运动单位；这是活动的记录电极。针杆的大部分长度与细胞间液和许多其他肌肉纤维接触，以作为参考电极。单极电极使用非绝缘的针尖作为活动电极，而参考电极可能是另一个放置在其他部位的皮下组织的单极针电极，或者是放置在肌肉上方皮肤的表面电极。患者几乎总是发现这一部分检测不舒服，应准备好程序说明。熟练的检查者迅速而简短地进针，使得检测的耐受性更好。

当电脉冲沿肌肉表面向记录电极移动时，一个正相电位在示波器上被记录下来，即记录的信号按照惯例向下偏转（见图 2-16A）。当去极化区在记录电极下移动时，它变得相对负性，记录的信号向上偏转（见图 2-16B）。随着去极化区继续沿着肌膜移动，远离记录电极，电流开始穿膜向外流向远处的去极化区，记录电极再次变得相对正相（见图 2-16C）。然后再回到静息等电位的位置。最终的结果是三相动作电位，如图 2-16 所示。这种结构是典型的单纤维放电。

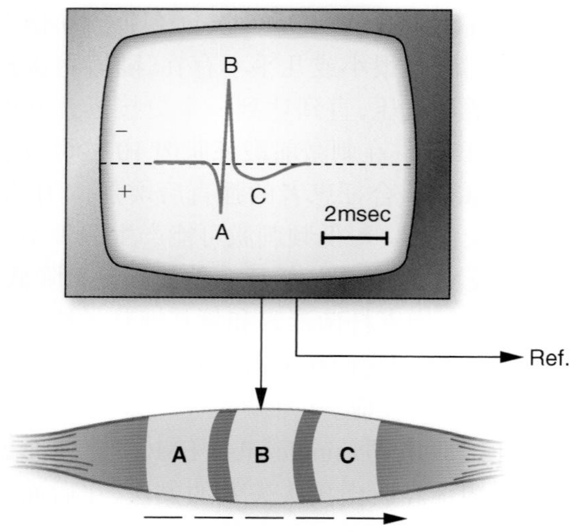

图 2-16　肌肉上的阴影区域（A、B 和 C）代表由虚线箭头描绘的动作电位传播区域。屏幕上显示相应的三相肌肉动作电位的字母部分反映了活动电极（垂直箭头）和参考电极（Ref.）之间的电位差。本图及随后的图片中极性是负性向上描绘

患者在休息和主动收缩时记录各种肌肉的电活动。肌纤维通常不放电，直到在运动单位活动中共同被激活。这包括单个前角细胞支配的所有肌纤维几乎同时收缩。虽然一个运动单位电位（motor unit potential，MUP）的典型结构是三相的，但是高达 10% 的正常 MUPs 由四个或更多的相位组成［多相电位（*polyphasic potentials*）］；然而，超过这个比例的多相电位是病理性的。

静息状态下的正常肌肉应该是电静息的，所谓肌张力这种小的张力在肌电图上是没有对等标志的。然而，有两种密切相关类型的正常自发活动，而另一种是由插入针本身引起的。一种是低波幅的、10~20μV 的单相（负相）电位，持续时间很短（0.5~1ms）。这些表示单个的或同步的微终板电位（miniature end plate potentials，MEPPs），因为一直有小量的 ACh 量子性释放。它们通常是稀疏的，但当记录针电极放置在运动终板附近时最明显［“终板噪声”（endplate noise）］。针电极偶然放置得非常接近或接触了终板引起第二种类型的正常自发活动，其特征是不规则的高频（50~100Hz）双相棘波放电，波幅 100~300μV（即大到足以引起独立的肌肉动作电位）。这些电位被称为终板棘波（*endplate spikes*），代表由神经末梢自发活动所激发的单个肌纤维的放电。它们必须与纤颤电位区分开来（见下文）。最后，将针电极插入到肌肉中损伤和机械刺激了一些纤维，引起短时间（300ms）的电位爆发。这被称为正常的插入活动，但这种活动的程度在某些病理状态下显著增加，如下所述。

当肌肉随意收缩时，开始出现运动单位的去极化电位。人们可以通过观察 MUPs 的逐步募集来观察肌力形成的模式；最初的 MUPs 代表较小的运动单位，以每秒 5~10 次的速度发放。随着收缩力量的增加，放电频率增加（40~50 次 /s，以及募集更大的以前不活跃的运动单位；图 2-17A）。因为在最大随意收缩期间个体的 MUPs 不再能够被区分，这种活动被称为完全干扰相（*complete interference pattern*）（图 2-17A，右）。这不仅被视为一个累加信号模式，而且当电活动可被听到时，也可被作为一个混合的高频率的滴答声被听到。随着肌肉放松，越来越多的运动单位退出。如果肌肉由于失神经支配而变得无力，或者如果电传导受阻，就会有很少的 MUPs，但是剩下的那些仍然表现出快速的放电频率（募集减少；见图 2-17B）。相比之下，随意活动不良和上运动神经元损伤时，MUPs 放电的数量较少，速度较慢，并且通常呈不规则型［称为激活作用不良（*poor activation*）］。

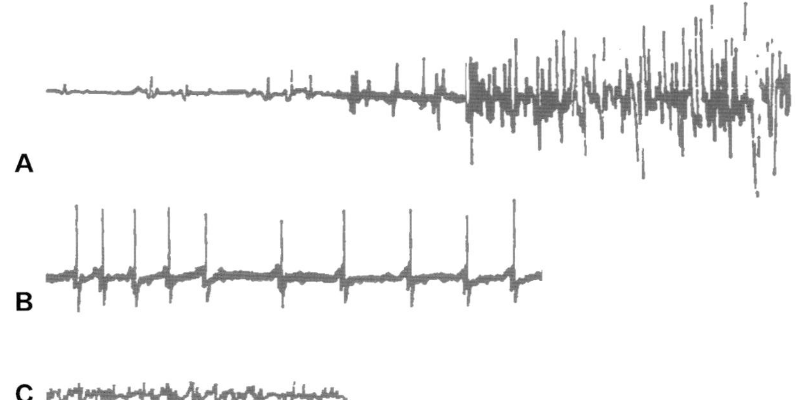

图 2-17 运动单位募集模式。A. 正常。随着每一次自主用力的增加，越来越大的单位开始发挥作用，在最右侧完全用力，可以看到一个完全的“干扰型”，其中单个单位不再可以辨认。B. 失神经支配后，尽管用了最大力，仍只记录到一个单独的运动单位。可以看到它反复放电。C. 对于肌病，最小的用力时募集了正常数量的单位，虽然募集型的波幅降低。校正：50ms（水平）及 1mV（垂直）

异常肌电图

临床上重要的偏离于正常的肌电图包括：①针插入时活动增加或减少；②在放松状态时出现异常的“自发”活动（纤颤电位、正锐波、束颤电位、痛性痉挛电位、肌强直放电、肌纤维颤搐电位）；③单个 MUPs 的波幅、持续时间和形态异常；④ MUPs 的数量减少及其放电模式的改变，如上文所讨论的募集；⑤随意收缩期间 MUPs 的波幅和时相数量的变化；以及⑥肌纤维持续活动状态或肌肉缩短（生理性收缩）时的电静息等特殊现象的显示。这些改变的潜在生理学在第 45 章，与肌肉相关的疾病中讨论。

插入活动（*insertional activity*） 在针插入到肌肉时，通常会有一个短暂的动作电位爆发，一旦针稳定下来就会停止，前提是它不在刺激神经末梢的位置。然而，在大多数失神经支配的情况下，以及在许多类型原发性肌肉疾病和易导致肌肉痛性痉挛的疾病中，插入活动增加是一种异常所见。在晚期失神经支配或晚期肌病的病例中，肌纤维大部分被结缔组织和脂肪取代，插入活动可能减少，可感觉到对针插入的机械阻力增加。

异常自发活动（*abnormal spontaneous activity*） 当肌肉处于静息状态时，单个肌纤维和运动单位的自发活动，即所谓的纤颤（*fibrillation*）电位和束颤（*fasciculation*）电位是异常的。这两种现象可能会被混淆。纤颤是单个肌纤维（*single muscle fiber*）的自发收缩。它发生在肌肉纤维失去神经支配时，通常不能通过皮肤看到（但在舌部可见）。束颤代表整个运动单位的自发放电，引起一组肌纤维的收缩，并且可以透过皮肤看到。一些运动单位的不规则放电，看起来像是皮肤的涟漪样，被称为肌纤维颤搐。

纤颤电位（*fibrillation potentials*） 运动神经元的破坏或其轴突的中断导致轴突的远端变性，这一过程需要几天或更长的时间。原来由死亡的轴突分支支配的肌纤维，即运动单位因此而与神经系统联系中断。由于机制尚不清楚，在运动终板肌膜（sarcolemma）的化学敏感区在失神经支配后“扩散”到肌纤维的整个表面。然后，在轴突中断 10~25 天后，失神经纤维产生自发活动；每根纤维以自己的速率收缩，与邻近纤维的活动不相关。这种自发的纤颤活动与短暂的双相或三相纤颤电位的随机聚集有关（图 2-18A），持续时间为 1~5ms，波幅很少超过 300μV。当在静息肌肉的 2 个或 3 个不同位置（终板区以外）观察到这种短暂的自发纤颤电位发放时，可以得出肌纤维失神经的结论。此外，纤颤电位可以呈正锐波（*positive sharp waves*）的形式，即自发的、持续时间较长、波幅略大于纤颤电位的棘波的初始正相的双相电位。纤颤电位通常几乎以规律的速率放电，但在 6~8 周后，可以观察到不规律发放的纤颤电位。

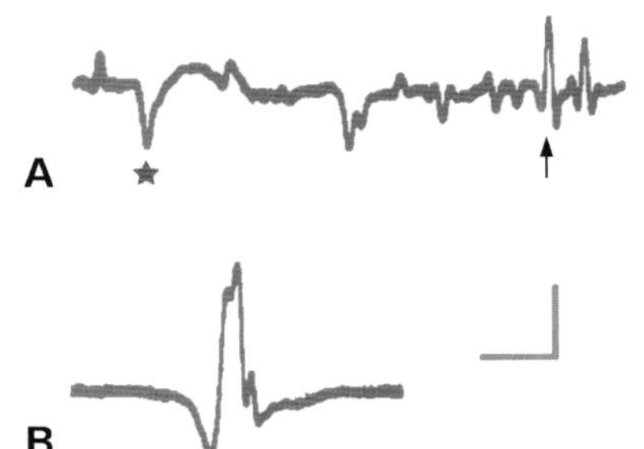

图 2-18 异常的自发活动。A. 从瘫痪的失神经的肌肉记录到的正锐波和纤颤。在星号上方可以看到一个典型的正锐波。纤颤（箭头）持续时间为 1~2ms，波幅为 100~300mV，在最初的正偏转后，极性大部分为负（向上）。B. 纤颤。这种自发的运动单位电位是在一例肌萎缩性侧索硬化患者记录的。它有一个锯齿状的结构，每一两秒钟发放一次。校正：A 图为 5ms（水平）和 200μV；B 图为 1mV（垂直）

纤颤电位持续存在，直到肌纤维受到以下几个过程之一的影响：中断的神经纤维再生所致的神经再支配，附近剩余神经纤维的生长（侧支芽生），或结缔组织替代萎缩的肌纤维，这一过程可能需要数年。损害脊髓运动神经元的疾病如脊髓灰质炎，损伤周围神经或脊髓前根的疾病，通常只导致受累肌肉的部分性失神经。在这些肌肉中，放置一个电极可以记录失神经纤维静息时的纤颤电位和附近的健康纤维随意收缩时的正常电位。

纤颤电位虽然具有神经源性失神经支配的特点，但并非完全特异的，例如，它们可见于肌肉疾病，如多发性肌炎和包涵体肌病，这些疾病可能损害肌纤维，使其膜电位不稳定。

束颤电位（*fasciculation potentials*）　束颤是单个的运动单位或它的部分肌纤维的自发的或不随意收缩。束颤电位是运动神经纤维受刺激的证据，通常是肌肉失神经支配和神经再支配的标志。这种收缩会引起皮下明显的凹陷或抽搐，而且偶尔有足够的力量可移动远端的小关节。束颤不规律地出现，而且可能不常见，所以需要长时间对覆盖在肌肉上的皮肤进行检查才能发现。任何单个的束颤电位伴随的电形式是相对恒定的。通常一个束颤电位有3~5个时相（如后面所描述的“多相”，与正常的双相肌肉活动不同），持续时间为5~15ms（远长于纤颤电位，比典型的CMAP更加分散），波幅为数毫伏（见图2-18B）。纤颤和束颤的合并出现表明活跃的失神经支配伴随着肌肉更多的慢性神经再支配。

束颤的确切机制仍有争议。Forster及其同事通过证明在前角细胞疾病中，神经阻滞后持续存在束颤，挑战了先前认为放电起源于前角细胞的观点。这些观察支持束颤产生的远端轴突位点。轴突的几个区域似乎能够产生自发冲动，取决于潜在疾病的不同。产生束颤的大多数疾病累及前角细胞或运动神经根，但在神经受压时运动轴突中较远端的部位可有自发活动。

许多正常人偶尔也会出现束颤电位，特别是在小腿、手和眼周或鼻旁的肌肉。它们几乎可以连续数天或数周保持不变，有些人甚至可以持续几年，不伴无力或萎缩；因此，它们不需要被视为疾病的证据［良性束颤（benign fasciculations）］。某些束颤的定量特征，诸如短暂的持续时间，以及针电极EMG检查放电时一致的模式和部位，均支持良性束颤而不是病理性放电。低温引起的颤抖和与低血钙水平相关的抽搐是其他形式的束颤活动。引起肌束震颤的主要疾病在本书第45章和其他相关的小节中讨论。

其他类型自发的和诱发的电活动（见第45章和第46章）这些不同的现象可以根据其产生来源进行分类。肌纤维本身是纤颤、正锐波和复合重复放电（complex repetitive discharges，CRDs）的来源。运动轴突产生束颤电位、肌纤维颤搐放电、神经肌强直和痛性痉挛综合征等；而中枢神经系统是复杂成套的连续运动活动的来源，就像发生在下面要描述的僵人综合征一样。

常见的复合重复放电现象，过去被称为奇异高频放电，是由大量几乎同步性放电的单个肌纤维产生的重复自发电位组成的；通常形态不规则、放电突发突止。它们可见于某些肌病、甲状腺功能减退和某些失神经疾病，是慢性疾病的标志（损害超过6个月）。在手足搐搦和在肌纤维颤搐的早期，出现动作电位的高频耦合成为单个单位的双倍、三倍或更多倍，表明神经纤维对肌肉的复极不稳定。

肌纤维颤搐（*myokymia*）是肌肉在静息状态下的持续的颤抖和涟漪。EMG图像是独特的。自发放电的MUPs被称为肌纤维颤搐电位（*myokymic potentials*）或者肌纤维颤搐放电（*myokymic discharges*），由多组重复放电单位组成，每个单位以自己的速率放电，类节律性地，通常是每秒数次，然后是一段较短的静默期。小的运动单位放电可以单个发生，也可以是两个、三个或多个。

肌强直（*myotonia*），或神经肌强直（*neuromyotonia*）现象，是指由于肌膜持续放电而导致肌肉不能随意放松（见第45和第46章），其特征是高频重复放电，通常为正锐波。这些肌强直性放电在波幅和频率上有增有减，在音频监视器上产生“俯冲轰炸机”的声音。这些放电可以由叩击肌肉或针电极的运动诱发，也可以见于随意收缩或通过运动神经对肌肉进行电刺激后。在随意收缩时，MUPs可能表现正常，但是其后并没有出现放松时通常出现的静默；取而代之的是一个“长时间的后放电”，包括长串的纤颤样电位，可能长达数分钟时间才消退（图2-19A）。这些EMG表现可见于任何肌强直性疾病。如果肌肉在短时间内被反复激活，随着患者逐渐能够放松运动后的肌肉（“热身”效应），晚期放电变得越来越短，最终消失（图2-19B）。

在矛盾性肌强直（*paradoxical myotonia*）中，肌强直在每一次连续的随意收缩后恶化。这与发生在先天性肌强直（Thomsen病）的情况相反。单纤维肌电图检查表明，肌强直是由单个肌纤维产生的，由肌膜不稳定的机制所致，至少在某些形式中，似乎涉及氯离子传导的改变。这些疾病在以后的章节中讨论。

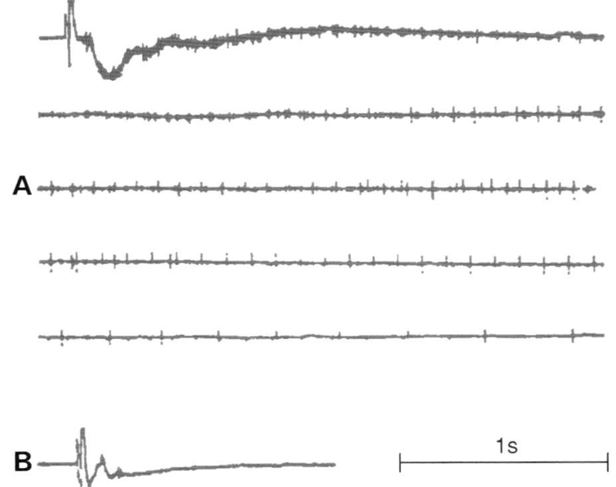

图 2-19　A. 先天性肌强直（Thomsen 病）。这五条线是敲击肌腱后在肱二头肌连续记录的活动。最初的反应是在正常范围内，但随后是长时间的快活动爆发，在数秒钟或数分钟内逐渐消退。B. 与 A 相同的电极放置。对一系列肌腱敲击中的第五次的反应。“热身”（warmup）已经发生，特征性的长时间肌强直活动不再明显（见第 48 章对该病的描述）

麦卡德尔病（McArdle disease）和磷酸果糖激酶缺乏（phosphofructokinase deficiency）的痛性痉挛样挛缩（*cramp-like contracture*）与收缩肌肉的电沉默有关。这一特征是真正的生理性肌肉挛缩定义的一个重要部分（区别于慢性肌肉及其肌腱的缩短，严格来说，是一种假性挛缩）。

持续性肌纤维活动综合征（*syndrome of continuous muscle fiber activity*）或艾萨克综合征（Isaac syndrome）（见第 46 章）是肌纤维颤搐的一个全身性类型，其肌电图显示了不同波形的高频率（高达 300Hz）重复放电。在僵人综合征中，疼痛的肌肉痉挛和僵硬是由脊柱机制产生的；肌电图的电位类似于正常的运动单位，但是由于在静息时连续放电而异常。

运动单位电位的波幅、持续时间和形态异常

图 2-20 描述了疾病过程影响运动单位和 EMG 中 MUP 的外观的方式。

失神经支配运动单位电位（*motor unit potentials in denervation*）　在导致肌肉失神经支配的神经疾病的早期，许多与脊髓有功能联系的运动单位未受到影响，虽然收缩时 MUPs 出现的数量减少，但剩余运动单位的结构相当正常。随着时间的推移，剩余的 MUPs 通常在大小和波幅上增加，可能是正常的 2~3 倍，并且持续时间更长，有时是多相的（超过 4 相）。

这种大的，有时甚至是巨大多相电位（*giant polyphasic potentials*）（图 2-20C）由包含了比通常更多的肌纤维的运动单位产生，这些肌纤维在肌肉内散布到明显扩大的区域。据推测，新的神经芽枝已经从未受损的轴突的节点和末梢芽生，并重新支配了以前失神经的肌纤维，从而把它们加入自己的运动单位。在神经再支配后不久，产生的 MUPs 将是波幅低、时间特别长、多相性的，形成了早期神经再支配的过渡结构。随着运动单位的重建，这些波幅消失。增加的波幅通常与非常慢性的近端轴突丢失有关，例如，时间久远的脊髓灰质炎和慢性神经根病。这些 MUPs 需要与以下鉴别：①正常持续时间的多相电位，如前所述，占正常肌肉 MUPs 总数的 10%；②短持续时间、波幅低的多相电位，是大多数肌病、重症肌无力和其他神经肌肉传递障碍的特征。

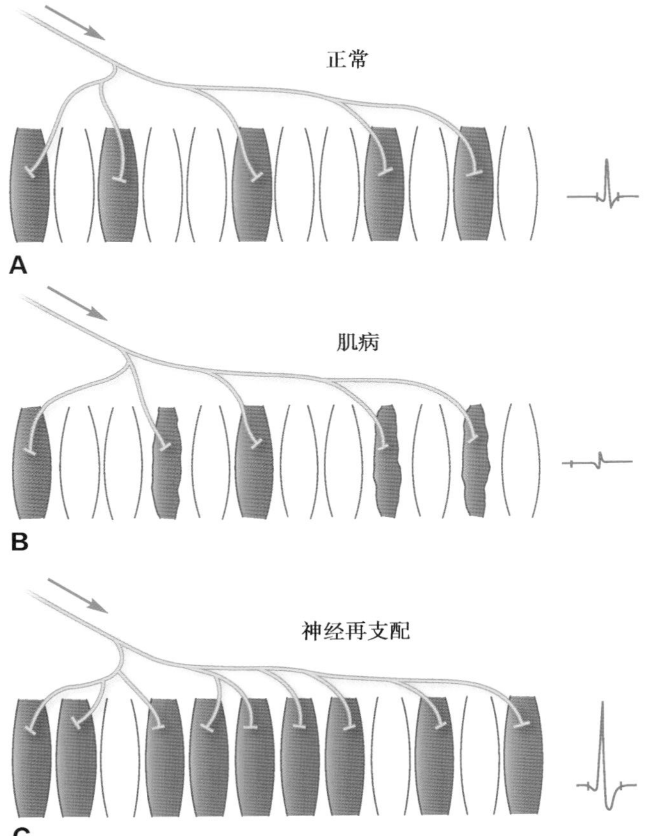

图 2-20　正常的、肌病的和神经再支配的运动单位。彩色肌纤维是一个运动单位的功能成员，其轴突从左上方进入，并最终分支支配相应的肌纤维。每个运动单位产生的动作电位在右侧可见：动作电位持续时间在两条垂直线之间测量。外观正常但没有颜色的纤维属于其他运动单位。A. 在活动单位中显示有 5 种肌纤维。B. 在这个肌病单位中，只有 2 根纤维保持活跃；其他 3 根（萎缩）是受一种原发性肌肉疾病的影响。C. 原本属于其他运动单位的 4 根神经纤维已是失神经支配，现在通过未受损轴突的末端芽生而被神经再支配。运动单位和它的动作电位现在均大于正常水平。请注意，只有在这些不正常的情况下，同一单位中的纤维才会彼此相邻

肌病的运动单位电位　如图 2-20B 所示，诸如多发性肌炎、肌营养不良和其他随机地破坏肌纤维或使其失去功能的肌病，以及明显减少每个运动单位的肌纤维数量的疾病。因此，当这样一个运动单位被激活，其电位较正常波幅更低、持续时间更短，当复合 MUP 片段化为组成它的单纤维电位时也可能表现为多相。受累肌纤维中肌纤维动作电位传播减慢也促使“肌病的”MUP 改变。当大部分肌纤维受累时，MUPs 非常小、持续时间短，并且募集与所产生的张力不成比例，即所谓的早期募集（*early recruitment*）。这两种类型的改变在音频监视器产生一个特征性的高音爆裂声，就像雨水落在铁皮屋顶上。它们出现在各种形式的慢性肌病。相同的 MUP 变化偶尔也会出现在引起运动单位解体的其他病程中，例如，早期 Guillain-Barré 综合征（因为沿着一些末梢的神经纤维传导阻滞），以及罕见的神经肌肉传导障碍（重症肌无力、其他肌无力综合征），但它们都是原发性肌肉疾病的最典型的特征。

干扰相的异常（*abnormalities of the interference pattern*）　减少周围神经内功能性运动神经元或轴突群组的疾病，会减少受累肌肉能够募集的运动单位的数量。可得以激活的运动单位数量的减少产生了低波幅干扰相，只有少数剩余的单位以中到快的速度发放。干扰相的严重减少可能导致只募集到一个单位（见图 2-17B）。对神经的结构损伤，以及脱髓鞘阻滞可以产生这种募集减少模式；事实上，减少的募集模式连同缺少失神经支配，通常表明是一种传导阻滞。

如果在肌肉力量减少的疾病，诸如多发性肌炎或肌营养不良，其中个别的肌纤维受到了累及，可用于募集的运动单位数量可能几乎没有或没有减少，直到病程到了非常晚期，整个 MUPs 由于所有组成的肌肉纤维的随机损失而丧失。然而，每个运动单位所包含的肌纤维比正常的少，所以必须激活更多的运动单位才能达到一定程度的力量。因此，尽管有明显的无力（募集增加），适度的用力可以产生一个完全干扰相。因为较少的肌纤维放电，干扰相的波幅将由正常减低。这种完全的、高度复杂的干扰相，比通常波幅低，面对的是戏剧性的无力，是肌病的金标准（见图 2-17C）。

单纤维肌电图

单纤维肌电图（*single-fiber electromyography, EMG*）是一种记录单个肌纤维动作电位的特殊技术，用于测量肌纤维密度（fiber density）和检测神经肌肉接头疾病，特别是重症肌无力（MG）中所谓的颤抖（*jitter*）。颤抖是属于同一运动单位的两个单根肌纤维连续放电的放电间期的差异。这种现象很大程度上是由于轴突远端分支点的非常轻微的变异延迟和神经肌肉接头的突触延迟所造成的，特别是在 MG，它的主要临床应用正在于此。然而，纤维密度和颤抖在造成失神经支配的神经病变中随着神经再支配也可能增加。这两者在肌肉病障碍中通常是正常的或仅轻度增加。

测试颤抖的方法是通过让患者尽可能最轻微地随意收缩某一块肌肉，以至于仅激活一个运动单位（需要患者充分配合），或通过刺激肌内的神经末梢（需要检查者极大的耐心）。EMG 针向前推进，直到记录到同一运动单位的两根肌纤维。如果示波器扫描是由第一根纤维放电所引发的，那么第二根纤维电位的潜伏期波动可以在屏幕上看到，显示为第二个峰的移动（颤抖）。颤抖的程度可以通过测量两个肌纤维激活的间隔（轴突末梢的长度略有不同的结果）来定量，从而确定平均峰间间隔（mean interpeak interval）。大约采样 20 个纤维对，得到平均间隔的均值。在像趾总伸肌这样的肌肉中，平均变异应该不超过 34ms。对于大的近端肌，可接受的平均值较低。此外，在神经肌肉接头疾病中，一对肌纤维中的一根可能由于传导阻滞而无法间歇性放电。这项技术的进一步细节及其临床应用由 Stålberg 和 Trontelj 讨论过。

肌肉和神经的成像

成像技术，诸如 CT、MRI 和超声能够测量肌肉体积并识别肌肉结构的质变（见 Filler 和同事的综述）。这些方法在临床和研究中被用于肌肉疾病的诊断和评估治疗效果。营养不良的肌肉 CT 扫描显示病灶的衰减降低，代表大量脂肪细胞。脂肪团逐渐从多个病灶扩散，最终取代了肌纤维。肌肉的原始形状被保留；事实上，一块增大的、主要含有脂肪的无力的肌肉证实了假性肥大的临床印象。失神经性萎缩时，肌肉明显缩小，并含有多个点状的衰减减弱区，代表间质的脂肪。最终，大部分慢性失神经支配的肌肉可能被脂肪所代替。血液、血液制品和钙沉积在 CT 中通过衰减增加来显示。这可能有助于诊断肌肉损伤、骨化性肌炎、皮肌炎和多发性肌炎等。

脂肪和骨髓在 MRI 图像中显示为高信号强度，而筋膜、韧带和骨皮质等缺乏信号强度。在 T1 加权像中，正常肌肉信号低，营养不良的肌肉信号轻微增高；在 T2 加权像中，营养不良的肌肉信号轻微增高（更亮）。鉴于其对肌肉中这些营养不良改变的敏感性，MRI 在确定营养不良中肌肉受累的定位分布特别有效的（见第 45 章）。在代谢性肌病中，MRI 波谱能够定量检测选定肌肉的生化组成成分的水平，包括细胞内的 pH 值和代谢性中间产物的水平，如磷酸肌酸。这项技术特别有效地显示了在糖原分解障碍和糖酵解障碍中，肢体运动后低于正常水平的细胞内酸中毒。一些患有线粒体肌病的个体可表现出能量供应的迅速耗尽和恢复的严重延迟，这些可以被量化并作为治疗的终点。

如上文所述，磁共振技术已经发展到可以对神经进行成像。这可能有助于评估创伤性神经损伤，显示神经瘤和其他肿瘤，神经干或神经丛的肥大或萎缩等。

神经心理学测验，视野测量，听力和前庭测试

这些方法被用于定义和定量神经系统疾病所致的心理或感觉缺陷的性质。这些检查通常是为了确认神经系统特定部分的功能障碍，或者通过随后的检查来量化潜在疾病（如痴呆）的进展。这些方法及其临床应用的描述可以在有关脑功能（第 21 章），大脑发育障碍（第 27 章），痴呆（第 20 章），以及视力障碍（第 12 章）和听觉与平衡障碍（第 14 章）等章节中找到。

基因检测

许多遗传性家族性疾病的遗传标记已成为临床医生可应用的，并极大地促进了神经系统疾病的诊断和分类的发展。主要的实例是对从血液或其他细胞中提取的 DNA 进行分析，以确定突变（例如，肌营养不良、脊髓小脑萎缩、基因确定的多发性神经病，以及对某些三核苷酸序列的异常长重复次数进行量化，后者最常用于亨廷顿舞蹈症的诊断）。这些检测的用途在第 38 章中详细阐述。线粒体遗传学的研究使我们能够发现影响这种亚细胞结构的整个类别的疾病，详见第 37 章。

脑、神经、肌肉和其他组织的活检

应用光学、相位和电子显微镜来研究这些组织可能是非常有价值的。这些发现在第 36 章（皮肤和结膜在代谢性贮积病中的诊断）、第 45 章（肌肉），第 46 章（神经）中讨论。当怀疑巨细胞动脉炎时，需要进行颞动脉活检（第 33 章）。脑活检，除了主要用于疑似肿瘤的直接取样外，还可诊断肉芽肿性血管炎、某些类型的脑炎和感染性脓肿等。对硬脑膜或软脑膜的活检可以发现血管炎、结节病、其他肉芽肿浸润或隐性感染等，但它的敏感性较低。这通常与它下面的大脑的活检同时进行。由于存在传播病原体的风险，对于疑似朊蛋白病的病例，目前通常避免进行活检检查。腹部脂肪垫活检用于诊断淀粉样变性。

在任何的这些临床情况下选择进行活检时，最重要的问题是确立一个明确诊断的可能性，即一个能够成功治疗或在其他方面加强疾病管理的诊断。

（孙　威　译　王维治　校）

参考文献

Ali SZ and Cibas ES. *Serous Cavity Fluid and Cerebrospinal Fluid Cytopathology*. New York, Springer, 2012.

Altenmüller EO, Münte TF, Gerloff C: Neurocognitive function and the EEG. In: Niedermeyer E, Lopes DaSilva F (eds): *Electroencephalography: Basic Principles, Clinical Applications, and Related Fields*, 5th ed. Philadelphia, Lippincott Williams & Wilkins, 2005, pp 661–682.

American Electroencephalographic Society: Guidelines in electroencephalography, evoked potentials, and polysomnography. *J Clin Neurophysiol* 11:1, 1994.

Avery RA, Shah SS, Licht DJ, et al: Reference range for cerebrospinal fluid opening pressure in children. *N Engl J Med* 363:891, 2010.

Barrows LJ, Hunter FT, Banker BQ: The nature and clinical significance of pigments in the cerebrospinal fluid. *Brain* 78:59, 1955.

Bigner SH: Cerebrospinal fluid (CSF) cytology: Current status and diagnostic applications. *J Neuropathol Exp Neurol* 51:235, 1992.

Blume WT, Kaibaro, M: *Atlas of Pediatric Electroencephalography*, 2nd ed. New York, Raven Press, 1999.

Cros D, Chiappa KH: Clinical applications of motor evoked potentials. *Adv Neurol* 63:179,1993.

Chiappa KH, Ropper AH: Evoked potentials in clinical medicine. *N Engl J Med* 306:1140, 1205, 1982.

Dawson GD: A summation technique for the detection of small evoked potentials. *Electroencephalogr Clin Neurophysiol* 6:65, 1954.

Den Hartog-Jager WA: *Color Atlas of CSF Cytopathology*. New York, Elsevier-North Holland, 1980.

DeWeerd AW: *Atlas of EEG in the First Months of Life*. New York, Elsevier, 1995.

Ebersole JA, Husain AM, Nordi DR (eds): *Current Practice of Clinical EEG*, 4th ed. Philadelphia, Lippincott Williams & Wilkins, 2014.

Filler AG, Kliot M, Howe FA, et al: Application of magnetic resonance in the evaluation of patients with peripheral nerve pathology. *J Neurosurg* 85:299, 1996.

Fishman RA: *Cerebrospinal Fluid in Diseases of the Nervous System*, 2nd ed. Philadelphia, Saunders, 1992.

Fishman RA, Ransahoff J, Osserman E: Factors influencing the concentration gradient of protein in cerebrospinal fluid. *J Clin Invest* 37:1419, 1958.

Goldenshohn ES, Wolf S, Koszer S, Legatt A (eds): *EEG Interpretation*, 2nd ed. New York, Futura, 1999.

Hahn JS, Tharp BR: Neonatal and pediatric electroencephalography. In: Aminoff MJ (ed): *Electrodiagnosis in Clinical Neurology*, 4th ed. New York, Churchill Livingstone, 1999, pp 81-128.

Horowitz AL: *MRI Physics for Radiologists*, 2nd ed. New York, Springer, 1992.

Hughes JR: *EEG in Clinical Practice*, 2nd ed. Woburn, MA, Butterworth, 1994.

Kanal E, Gillen J, Evans JA, et al: Survey of reproductive health among female MR workers. *Radiology* 187:395, 1993.

Marsden CD, Merton PA, Morton HB: Direct electrical stimulation of corticospinal pathways through the intact scalp and in human subjects. *Adv Neurol* 39:387, 1983.

Modic MT, Masaryk TJ, Ross JS, et al: *Magnetic Resonance Imaging of the Spine*, 2nd ed. St. Louis, Mosby-Year Book, 1994.

Morelli JN, Runge VM, Ai F, et al: An image-based approach to understanding the physics of MR artifacts. *RadioGraphics* 31:849, 2011.

Polich J: P300 in clinical applications. In: Niedermeyer E, Lopes DaSilva F (eds): *Electroencephalography: Basic Principles, Clinical Applications, and Related Fields*, 4th ed. Baltimore, Williams & Wilkins, 1999, pp 1073-1091.

Scher MS, Painter MJ: Electroencephalographic diagnosis of neonatal seizures. In: Wasterlain CG, Vert P (eds): *Neonatal Seizures*. New York, Raven Press, 1990.

Stålberg E, Trontelj JV: The study of normal and abnormal neuromuscular transmission with single fibre electromyography. *J Neurosci Methods* 74:145,1997.

Stockard-Pope JE, Werner SS, Bickford RG: *Atlas of Neonatal Electroencephalography*, 2nd ed. New York, Raven Press, 1992.

Strupp M, Schueler O, Straube A, et al: "Atraumatic" Sprotte needle reduces the incidence of post-lumbar puncture headache. *Neurology* 57:2310, 2001.

Vernooij MW, Ikran MA, Tanghe HL, et al: Incidental findings on brain MRI in the general population. *N Engl J Med* 357:1821, 2007.

2

第二部分

神经疾病的主要表现

在这本书第二个主要部分，描述了神经疾病的主要表现。为了了解神经系统功能紊乱所引起的症状和体征，有必要首先描述与疾病有关的正常解剖学和生理学。因此，每一章都从这些基本情况的基础开始，接下来是他们受疾病状态影响的方式，并由此引起明显的变化，诸如无力、不协调、异常运动、感觉缺失和疼痛等。

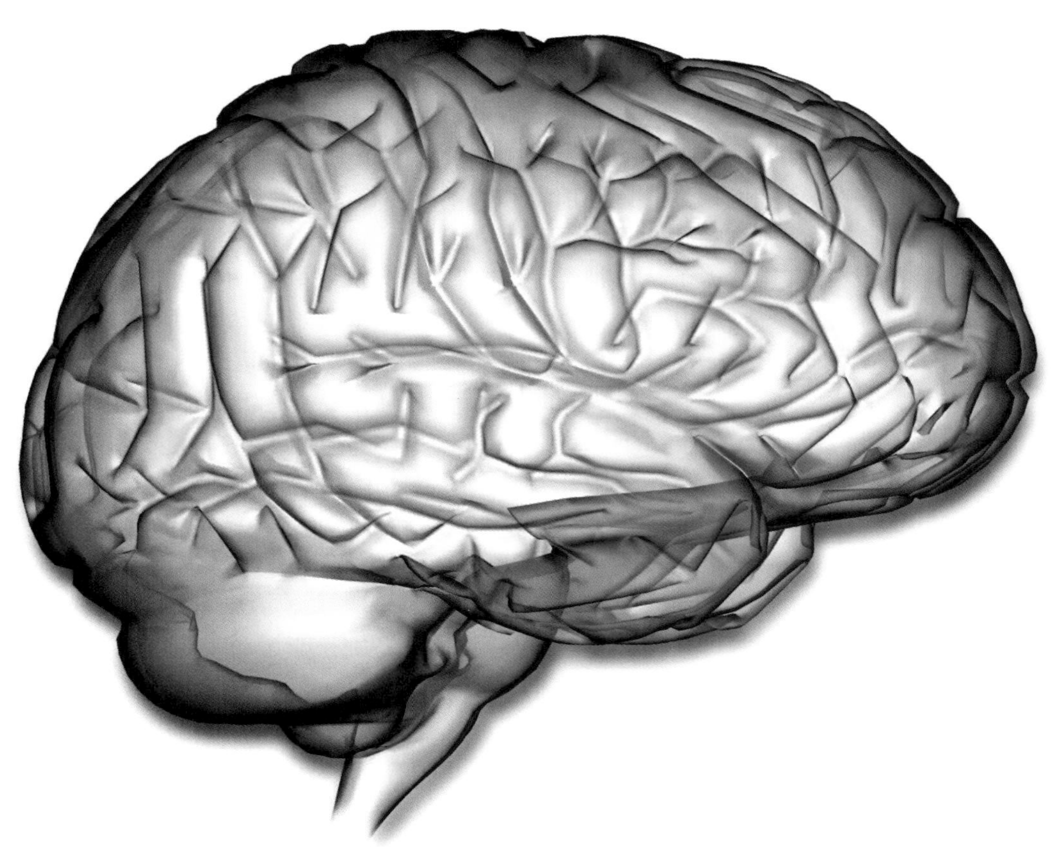

第1分段 运动疾病

运动功能的控制是人类神经系统的主要任务，是通过大量的节段性和节段上运动神经元的整合作用来完成的。根据休林斯·杰克逊（Hughlings Jackson）在 1858 年的最初构想，纯粹以临床观察为基础，运动系统被分为三级，每个上一级都控制着下一级。

杰克逊（Jackson）的概念是，脊髓和脑干神经元代表最低级、最简单和高度组织性的运动中枢；后额叶区域的运动神经元代表更复杂和组织不太紧密的第二级运动中枢；大脑的前额叶部分是第三级和最高级运动中枢。尽管自 Jackson 时代以来，人们就认识到顶叶和基底神经节在运动控制中的重要性，但这个方案仍然被认为是基本正确的。

最近，功能影像分析了运动组织，并发现它是非常复杂的。运动和感觉系统，虽然为了实际的临床目的是分开的，但它们不是独立的实体，而是紧密结合在一起的。没有感觉的反馈，运动控制是无效的。此外，在运动控制、动机、计划和其他辅助意向性运动的其他额叶活动的较高级皮质水平上，是由顶叶感觉皮质的活动先行调节的。

生理学研究，用最简单的术语来说，表明神经系统的以下部分主要参与控制运动，并在疾病过程中产生一系列特征性的紊乱。脊髓前角和脑干运动核大的运动神经元，它们的轴突构成脊神经前根、脊神经和脑神经，支配骨骼肌。

这些神经细胞及其轴突构成了下运动神经元，这些神经元的完全损伤导致所有的运动丧失，包括自主性、自动性、姿势性和反射。下运动神经元是所有神经冲动通过它传递到肌肉的最后的共同通路。邻近中央沟［运动区（motor strip）］的额叶皮质运动神经元与脊髓运动神经元通过已知的纤维系统连接，由于它在髓质中的束状形状，称为锥体束（pyramidal tract）。

由于从大脑皮质延伸到脊髓的运动纤维并不局限于锥体束，它们被更准确地命名为皮质脊髓束（corticospinal tract），或者作为一种选择，称为上运动神经元（upper motor neurons），以与下运动神经元（lower motor neurons）相区别。脑干的几个核团投射到脊髓，特别是脑桥和延髓网状核、前庭神经核和红核等。

这些核团及其下行纤维是维持姿势和运动的神经机制，特别是当运动是高度自动和重复的。两个皮质下系统调节所有运动的活动，它们是基底节（basal ganglia）（纹状体、苍白球和相关结构，包括黑质和丘脑底核）以及小脑。这些系统中的每一部分都在控制肌肉张力、姿势和协调性方面发挥着重要作用。

第3章

瘫痪和无力

定义

瘫痪(paralysis)意味着由于从大脑到肌纤维的任意一点上的运动通路中断而导致的随意运动丧失。较轻程度的无力被称为轻瘫(paresis)。单词plegia(瘫痪)来自希腊语,意为“打击”,而palsy一词来自古法语词,与瘫痪的含义相同。一般用瘫痪或麻痹(paralysis or plegia)来表示严重的或完全丧失运动功能,用轻瘫(paresis)表示部分功能丧失。

下运动神经元

解剖学和生理学基础

每一个脊髓和脑运动神经细胞,通过其传出纤维的末端广泛的分支,与不同数量的肌纤维接触,范围从几根纤维到1 000根或更多;神经细胞、它的轴突及其支配的肌纤维共同构成运动单位(*motor unit*)。运动的力量、幅度、速度和类型等所有变化都是由被激活的运动单位的数量和大小,以及每个运动单位的放电频率和顺序决定的。放电的频率和协调性在很大程度上是由皮质下结构或基底节和小脑调节的。较小的动作涉及相对少数运动单位,有力的动作会招募更多的运动单位,并聚集越来越多的数量。

运动神经纤维起源于脊髓某一节段的一组前角细胞,构成脊神经前根(ventral spinal root)。这些神经根与邻近的神经根混合形成丛,并进而形成周围神经。虽然肌肉的神经支配模式大部分都与脊髓节段[一个肌节(*myotome*)]相对应,但是每块大的肌肉通常是由两个或以上的神经根支配的。相比之下,单一的周围神经通常提供一块肌肉或肌群完整的运动神经支配。由于这个原因,由前角细胞或前根疾病引起的瘫痪与周围神经中断引起的瘫痪具有不同的局部定位模式。这些模式遵循表43-1所示的分布。例如,L5运动根部的切断会造成足部伸肌瘫痪,伴有足下垂和足内翻无力,而腓神经损伤也会造成足下垂,但不会影响足内翻,因为它们是由L5通过胫神经支配的。

所有的运动活动,即使是最基本的反射类型,都需要许多肌肉的同步活动。对一个相对简单的动作的分析,比如紧握拳头,表达了神经肌肉组织结构潜在的复杂性的含义。在这个动作中,主要的运动是手指屈肌的收缩,指浅屈肌和指深屈肌,拇长屈肌和拇短屈肌,以及拇短展肌等。用Beevor的术语来说,这些肌肉的作用是主动肌,或者说是原动力。为了使屈肌平滑有力,伸肌(extensor muscles)[拮抗肌(*antagonists*)]必须以与屈肌收缩相同的速度放松,此为交互神经支配(*reciprocal innervation*),或谢灵顿定律(Sherrington law)。弯曲手指的肌肉也弯曲手腕。如果只希望手指弯曲,则必须调动手腕的伸肌以防止其屈曲;伸肌是协同肌。在手的这个动作中,适当的屈伸肌肉稳定腕部、肘部和肩部;肌肉是完成这一作用的固定器。在本体感觉刺激的引导下,节段性脊髓反射主要影响主动肌、拮抗肌、协同肌和固定肌的协调作用。一般来说,运动越精细,主动肌和拮抗肌之间的协调就必须越精确。

运动活动不仅包括那些改变肢体或身体其他部分的位置[等张收缩(isotonic contraction)],还包括那些稳定姿势[等长收缩(isometric contraction)]。缓慢进行的动作称为斜坡动作(*ramp movements*)。非常快速的运动,因太快而不能被感觉控制,被称为冲击(*ballistic*)(也称为瞬变的)。

所有朝向目标的自发的冲击运动都是通过激活运动神经元的集合来完成的。大型运动单元主要参与三相运动,它以主动肌的最初爆发活动为特征,然后是拮抗剂的爆发，接着是主动肌的第三次较小的爆发。最初主动肌的爆发强度决定了运动的速度和距离，但是主动肌、拮抗肌和主动肌的三相运动模式总是相同的（Hallett et al）。来自肌梭的感觉传入能更有效地激活较小的运动单位，强直活动越多，越容易在反射活动、姿势维持、行走和跑步中被招募。基底节和小脑决定了在任何投射运动表现中肌肉活动的模式和时间。这些要点在第 4 章和第 5 章中进一步讨论。

与刚才描述的相位运动不同，某些基本的运动活动不涉及相互的神经支配。在以直立的姿势支撑身体时，腿必须像坚硬的柱子一样支撑身体，在颤抖时，主动肌和拮抗肌同时收缩。运动要求抑制站立反射的伸肌模式，并被交替步态运动的协调模式所取代，后者是由多节段的脊髓和脑干反射，即所谓的运动中枢完成的。肢体近端和中轴肌群的超节段控制（抗重力姿势机制）主要是由网状脊髓束和前庭脊髓束调节的。这些方面的运动功能在下文阐述。

肌牵张（muscle stretch）肌腱反射活动和肌张力取决于前角大运动神经元（α 运动神经元）、肌梭及其传入纤维和小前角细胞（γ 神经元）的状态，γ 神经元的轴突终止于特定的肌梭内肌纤维［核链纤维（nuclear chain fibers）］。一些 γ 运动神经元在休息时是比较活跃的，保持梭内肌纤维拉紧，对肌肉长度的主动和被动变化较为敏感。每个前角细胞的表面膜上大约有 10 000 个接受性突触末梢。这些末梢有些是兴奋性的，有些是抑制性的；它们结合起来决定了神经元的活动。β 运动神经元影响肌梭和非肌梭纤维的共收缩，但这种神经支配的生理学意义尚不完全清楚。

轻叩肌腱伸展引起肌梭的振动波和激活它的核袋纤维（nuclear bag fibers）。来自这些纤维的传入投射直接与相同和邻近脊髓节段的 α 运动神经元突触相连，这些神经元依次向骨骼肌纤维发送冲动，导致常见的单突触肌肉收缩或单相的牵张（肌伸张的）反射，通常称为腱反射（*tendon reflex*）或“肌腱痉挛（tendon jerk）”（图 3-1），更准确地称为肌肉牵张（muscle stretch）或本体感受反射（proprioceptive reflex）。所有这些都发生在突然拉伸的 25ms 内。拮抗肌的 α 神经元同时受到抑制，但是通过双突触而不是单突触间的连接。这部分是通过抑制性中间神经元［交互抑制（*reciprocal inhibition*）］来实现的，它也接收来自下行通路的输入。闰绍（Renshaw）细胞也参与其中，它通过 α 运动神经元的抑制性突触提供负反馈［循环性抑制（*recurrent inhibition*）］。

因此，肌梭纤维张力和 α 及 γ 神经元的兴奋性状态（受下行性纤维系统的影响很大）决定了腱反射和肌张力的活动水平（肌肉对拉伸的反应）。另一种抑制性机制涉及高尔基腱器官，它觉察肌肉主动收缩时产生的张力。

这些被包裹的感受器位于肌肉的肌腱部位，激活的传入纤维终止于联络细胞，联络细胞投射到 α 运动神经元，从而形成一种双突触反射弧（disynaptic reflex arc）。高尔基腱感受器在松弛的肌肉和被动伸展时是沉默的；它们与肌梭一起，在不同的条件下监测或校准肌肉收缩的长度和力量。它们也在自然发生的肢体运动中发挥作用，尤其是在运动中。

α 运动神经元位于脊髓前灰质（anterior gray matter）［前角（anterior horn）］。前角的内侧部支配躯干或中轴肌，外侧部神经元支配四肢肌。最大的神经元用大的运动单位支配大的肌肉。较小的前角细胞支配小肌肉和控制较精细的运动，特别是那些在手指和手部的动作。两组 α 神经元都通过邻近脊髓节段的大固有束接收脊髓固有神经元的投射。皮肤和本体感觉传入和下行的超节段神经元支配的所有易化和抑制作用都在节段水平上协调。进一步的细节，读者可以查阅 Burke 和 Lance 及 Davidoff（1992）。

关于运动神经元的神经化学有相当多的资料。脊髓前角的大型神经元含有高浓度的胆碱乙酰基转移酶，并在神经肌肉接头处使用乙酰胆碱作为递质。就我们所能确定的而言，下行皮质脊髓束的主要神经递质是天冬氨酸和谷氨酸。甘氨酸是闰绍（Renshaw）细胞释放的神经递质，负责回返抑制，并通过中间神经元调节反射作用时的交互抑制。γ- 氨基丁酸（GABA）是后角中间神经元的抑制性神经递质。还有下行性的胆碱能、肾上腺素能和多巴胺能的轴突，它们在反射功能中的作用不太明确。

下运动神经元病变所致的瘫痪

如果支配肌肉的周围运动纤维全部或几乎全部中断，那块肌肉的随意、姿势和反射运动就全部消除了。肌肉变得松弛和柔软，不能抵抗被动伸展，这种情况被称为松弛（flaccidity）。肌张力（muscle tone）（正常放松的肌肉对被动运动的轻微阻力）减低（肌张力低下或张力缺失）。失神经肌肉经历极度萎缩，在 3~4 个月内减少到原来体积的 20% 或 30%。肌

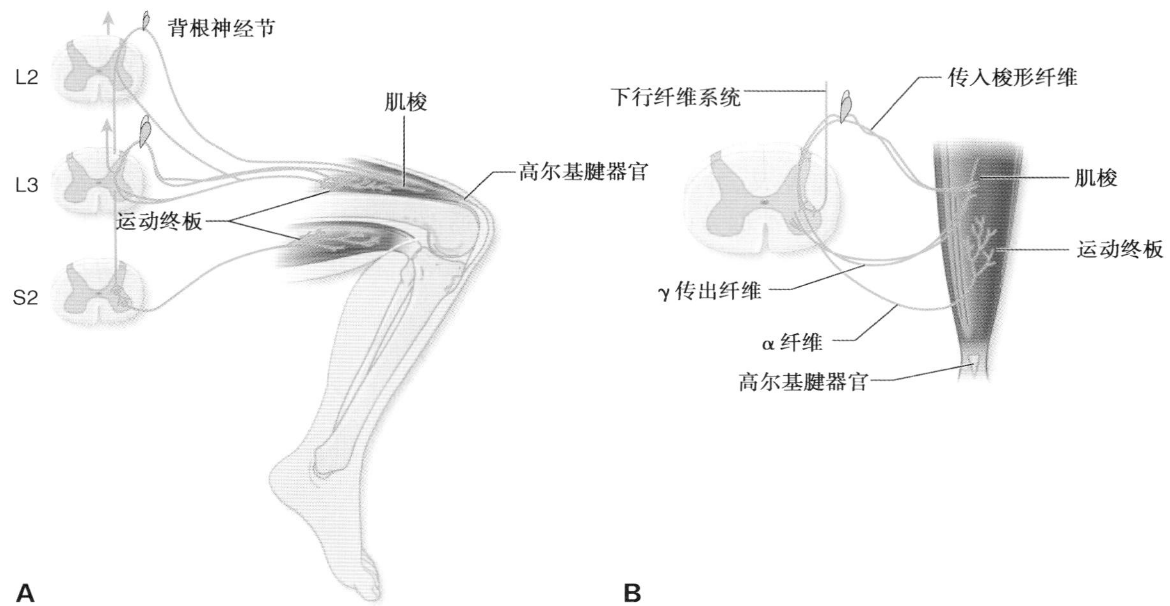

图3-1 膝腱反射。A. 股神经的感觉纤维(脊髓L2和L3节段)介导这种牵张反射。主要的感受器是肌梭，通过轻叩髌骨肌腱所影响的肌肉发生快速牵拉反应。来自肌梭的传入纤维仅进入L3脊髓节段，而来自Golgi腱器官的传入纤维仅进入L2脊髓节段。在这种单突触反射中，进入L2、L3脊髓节段的传入纤维，以及来自这些节段和较低节段的前角细胞的传出纤维完成反射弧。运动神经纤维离开S2脊髓节段和传递到腘绳肌，表明在反射过程中对拮抗肌群施加抑制影响的双突触通路。B. 图示为伽马回路。γ传出纤维(γ)传递到肌梭的极部。肌梭的极部梭内纤维的收缩拉伸核袋区，从而引起冲动传入中心部位。来自肌梭的传入纤维与许多α运动神经元发生突触。由于α运动神经元支配梭外肌纤维，肌梭传入纤维使α运动神经元兴奋，引起肌肉的协同收缩。通过这种方式，α和γ纤维可以同时激活肌肉收缩。α和γ神经元都受来自上脊髓水平的下行纤维系统的影响。(经允许，改编自Carpenter MB，Sutin J：Human Neuroanatomy，8th ed. Baltimore，Williams & Wilkins，1983)

肉对于突然牵拉的反应，如轻叩肌腱时就消失了(无反射)。仅局限于支配肌肉运动纤维部分的损伤会导致局部瘫痪或轻瘫，以及收缩力量和速度的相应减低。肌萎缩将会减少，腱反射减弱而不是消失。失神经支配的电诊断取决于前一章中提到的针电极检查中发现的纤维颤动、肌束震颤和其他异常。然而，其中一些异常直到神经损伤后的几天或一周或两周才出现。

下运动神经元[核下性(infranuclear)]瘫痪是前角细胞或它们在前根中的轴突和神经的功能丧失或破坏的直接结果。根据病变部位的不同，症状和体征也不同。在任何个别病例中，最重要的临床问题是否有感觉变化共存。松弛性、无反射性麻痹和感觉改变的组合通常表明混合性运动和感觉神经受累或前根与后根均受累。如果没有感觉改变，病变必须位于脊髓前灰质、前根、周围神经的纯运动分支，或单独的运动轴突(或肌肉本身)等。有时可能无法区分核性(脊髓的)与前根(神经根的)病变。

由于皮质脊髓系统的病变而无力的肌肉中腱反射保留和经常增强，以及痉挛状态证实了损伤水平以下的脊髓节段是完整的。然而，急性和严重的脊髓损伤，以及较小程度的脑干和大脑内皮质脊髓束损伤，可能会暂时消除脊髓反射["脊髓休克(spinal shock)"](见第42章)。这可能是由于脊髓运动神经元的兴奋性下行冲动的中断引起的，这种冲动在正常情况下保持了足够的兴奋水平，以维持节段性反射的外周激活。阿片类拮抗剂如纳洛酮(naloxone)对脊髓休克的减弱作用提示，这种现象至少部分是通过从中脑导水管周围灰质神经元末梢释放先前储存的内源性阿片类物质介导的。一旦储存的阿片类被耗尽，运动神经元的突触前抑制停止，预示着脊髓休克的结束和痉挛期的开始。

上运动神经元

解剖学和生理学基础

锥体的、皮质脊髓的和上运动神经元等术语经常互换使用，尽管它们并不是完全同义的。严格地说，锥体束(pyramidal tract)只是指那些在延髓锥体上纵向排列的纤维。在脑中所有的纤维束中，锥体束被认识的时间最长，最早的精确描述是在 1851 年由 Turck 做出的。它从大脑皮质下行，穿过皮质下白质（放射冠）、内囊、大脑脚、脑桥基底（腹侧脑桥），以及上部延髓的锥体，在延髓下部交叉，并在脊髓外侧索（柱）延续其尾侧纤维，因此也被称为皮质脊髓束（*corticospinal tract*）（图 3-2）。这是大脑皮质与脊髓之间唯一直接（*direct*）的长纤维连接。大脑皮质影响脊髓运动神经元的间接通路是红核脊髓束（rubrospinal）、网状脊髓束（reticulospinal）、前庭脊髓束（vestibulospinal），以及顶盖脊髓束（tectospinal）等，这些传导束不在锥体内走行。所有这些直接或间接的通路都被称为上运动神经元（*upper motor neuron*）或核上通路，即位于前角细胞之上的通路。

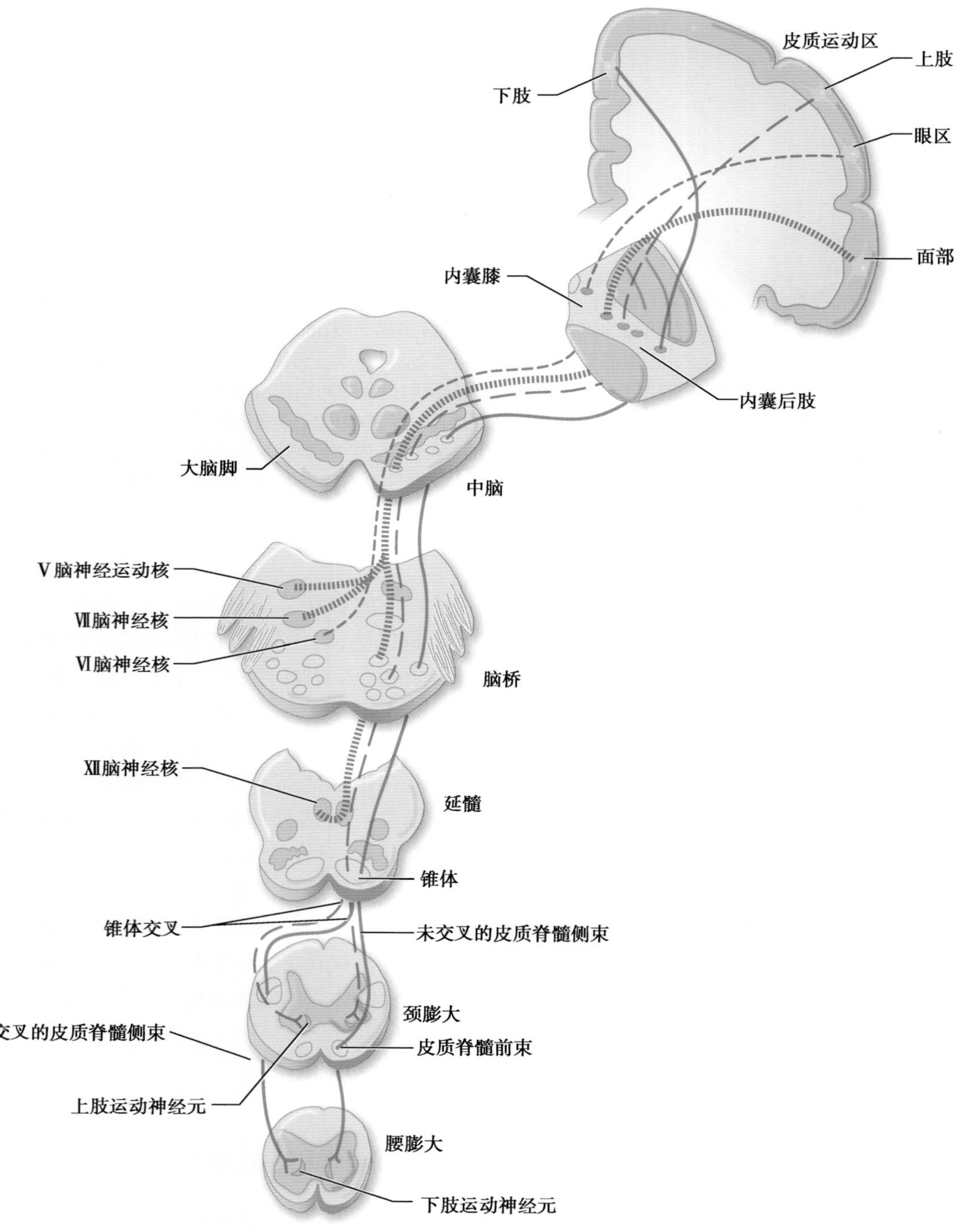

图 3-2　皮质脊髓和皮质延髓束。这些不同的线条表明了这些通路的轨迹，从它们起源的大脑皮质的特定部分到它们终止的细胞核

关于锥体束的一个主要困惑来源于 20 世纪之交形成的传统观点，即它完全来源于前中央回第 5 层的 Betz 大运动细胞［初级运动皮质（primary motor cortex），或 Brodmann4 区］（图 3-3 和图 21-1）。然而，只有大约 25 000~35 000 个 Betz 细胞，而延髓锥体包含大约 100 万个轴突（Lassek）。因此，大多数锥体束的纤维来自皮质神经元，而不是 Betz 细胞，特别是在 Brodmann4 区和 6 区［就在 4 区吻侧的额叶皮质，包括额上回的内侧部，亦即辅助运动区（supplementary motor area）］，初级躯体感觉皮质（Brodmann3 区、1 区和 2 区），以及顶上小叶（5 区和 7 区）。关于人类锥体束起源的数据不如动物那么可靠。在猴子身上，通过计算皮质切除后留下的锥体轴突和长期存活时间，Russell 和 DeMyer 发现，40% 的下行轴突起源于顶叶，31% 起源于运动 4 区，剩下的 29% 起源于前运动 6 区。

来自运动皮质和前运动皮质（Brodmann 4 区和 6 区，图 21-2），辅助运动皮质和部分顶叶皮质（1 区、3 区、5 区和 7 区）的纤维在放射冠会聚，并经内囊后肢、大脑脚基底部、脑桥和延髓基底部下行。当皮质脊髓束在大脑和脑干下行时，它们向纹状体、丘脑、红核、小脑和网状结构发出侧支。脑干中伴随皮质脊髓束的是皮质延髓束，它分布在同侧和对侧的脑神经运动核（见图 3-2）。可以追溯到皮质神经元的轴突直接投射到三叉神经核、面神经核、疑核和舌下神经核等（Iwatsubo et al）。似乎没有轴突直接终止于动眼神经、滑车神经、展神经或迷走神经核。既然皮质延髓与皮质脊髓纤维有相似的起源，而且脑干的运动神经核是脊髓运动神经元的同源体，那么上运动神经元一词应用于这两个纤维系统是适宜的。

皮质脊髓束在延髓的下端交叉，虽然它们的一些纤维可能在这个水平以上交叉。前往上肢神经元的纤维首先交叉（较吻端）。交叉与未交叉纤维的比例在某种程度上因人而异（Nyberg）。大约 75%~80% 的纤维交叉，其余的纤维在同侧下行，主要是在未交叉的皮质脊髓前束。在特殊情况下，这些传导束完全都交叉，同样罕见的，它们保持不交叉。这些变化在确定由单侧大脑病变如内囊梗死引起的神经功能缺失数量时可能是有功能意义的。发现了一些经过深入研究的病例，例如寺川（Terakawa）和同事描述的病例，大脑半球的急性卒中引起同侧的偏瘫。同时，雅克夫列夫（Yakovlev）在 130 例发育延迟的新生儿尸体解剖中发现了完全不交叉的锥体，但考虑到这些脑的发育不良，这一发现可能不具有普遍性。

皮质脊髓束在系统发生上是相对较新的，只在哺乳动物中发现，这可能解释了它在个体之间的变异性，而相比较古老的前庭脊髓束、红核脊髓束和网状脊髓束等旁锥体系统在人类中是不变的。皮质脊髓束的非交叉纤维导致了在精细运动任务中出现的镜像运动，特别是在儿童，也可以解释一些神经系统紊乱，如克利珀 - 菲尔（Klippel-Feil）综合征和卡尔曼（Kallmann）综合征。为了更加完整地讨论神经系统各种传导束的交叉，读者可参考 Vulliemoz 等撰写的综述。

皮质脊髓通路除了其交叉之外，在脊髓白质（索）的前柱和后外侧柱中以明确的传导束下行（见图 3-2）。Nathan 和同事已经在人类身上追踪到非皮质脊髓的运动通路，诸如前庭脊髓束、网状脊髓束和下行性脊髓固有束的行程。外侧前庭脊髓束位于脊髓的边缘，它位居脊髓前索的最前外侧部。内侧前庭脊髓纤维与内侧纵束的纤维混合。网状脊髓纤维不太紧密，它们从两侧下行，它们大多数恰位于皮质脊髓侧束的前方。脊髓固有通路（也称为脊髓 - 脊髓束）由邻近灰质的一系列短纤维（一或两节段长）组成。

皮质脊髓系统的躯体定位结构（*somatotopic organization*）在临床工作中具有重要意义，特别是涉及某些卒中综合征。当支配肢体和面部运动的下行轴突从皮质运动带发出后，它们维持了其上方皮质的解剖结构，因此，一个离散的皮质 - 皮质下病变将导致手和手臂或脚和腿的局限性无力。更靠尾端，下行的运动神经纤维在内囊后肢聚拢和聚集，因此即使很小的病变也会引起“纯运动性偏瘫”，即面部、手臂、手、腿和足受影响的程度大致相同（见第 33 章，腔隙综合征）。支配面部运动的轴突位于内囊后肢的前部，支配手和手臂的轴突位于内囊后肢的中部，而支配脚和腿的轴突位于内囊后肢的后部（如 Brodal 详细叙述的）。

这种局部定位分布维持在大脑脚，其中皮质脊髓纤维大约占据大脑脚的中间位置，支配面神经核的纤维位于最内侧。更尾端，在脑桥基底部（脑桥的基底或腹侧部），下行运动传导束分离成束，与大量的脑桥小脑神经元及其走向小脑的纤维交织在一起。这里也可以辨别出较小程度的躯体结构，例如面部和手选择性无力伴有构音障碍，或在脑桥腔隙性梗死时可能发生腿部无力。对非人类灵长类动物的解剖学研究表明，喙侧脑桥纤维的上 - 下肢分布与大脑脚纤维的分布基本相同，而在尾侧脑桥，这种纤维的分布则不那么明确了。对于人类，由于缺乏系统的解剖学研究，使得脑桥皮质脊髓纤维的确切局部定位结构就不那么确定。局限性脑桥病变可导致纯运动性偏瘫，与内囊综合征无法分辨。然而，Marx 和同事利用 MRI 功能定位技术对脑干病变引起的偏瘫患者进行的一项研究表明，通常的躯体定位结构在脑桥基底部破坏，支配近端肌肉的纤维集中在背侧，而支配四肢远端的纤维集中在腹侧。

另一个不确定之处是神经纤维下行通过脑桥下部和延髓上部的实体和行程，然后再次上升支配对侧面神经运动核。要解释由于中部脑桥尾端的脑干病变引起偶发的面神经麻痹（facial palsy）病例，这种联系是必然存在的。这一通路的各种假设部位的讨论，包括一个返回束（Pick 束），都可以在 Terao 和同事的报告中找到。他们从影像学研究中得出结论，前往面神经核的皮质延髓束纤维在脑桥腹内侧下行到上部延髓水平，在那里它们交叉然后再次上升；但是这种构型在个体间有相当大的差异。

下行的脑桥纤维束，现已失去了它们的皮质脑桥纤维，再结合形成延髓的锥体。结合臂 - 大脑脚模式（brachial-crural pattern）可能仍存在于锥体，而在脊髓侧柱中肯定进行重构（见图 7-3），但应该强调的是，运动纤维的躯体定位的分离在颈部、胸部、腰部和骶部水平并不像脊髓图解通常显示的那样离散。

皮质脊髓束和其他上运动神经元主要终止于涉及脊髓灰质中间带的神经细胞，即联络神经元（internuncial neurons），运动神经冲动从那里被传递到前角细胞。只有 10% 到 20% 的皮质脊髓纤维（可能是来自 Betz 细胞的粗大、快速传导的轴突）与前角的大运动神经元建立直接的突触联系。

运动、前运动和辅助运动皮质以及大脑的运动控制

大脑皮质运动区（*motor area of the cerebral cortex*）在生理学上被定义为电刺激可兴奋的皮质区，由此区产生的孤立运动可以通过最小强度的刺激诱发。在初级运动皮质有对侧的面部、手臂、躯干和腿部肌群的代表区（图 3-3 中的 4 区），面部肌群是在大脑半球外侧面前中央回的最下方，而腿部肌群在大脑半球内侧面的旁中央小叶。一般来说，能够做出最微妙动作的身体部位有最大的皮质代表区，如图 3-4 所示的运动矮人（motor homunculus）（“小人”，是 Wilder Penfield 首先提出的一个术语）。

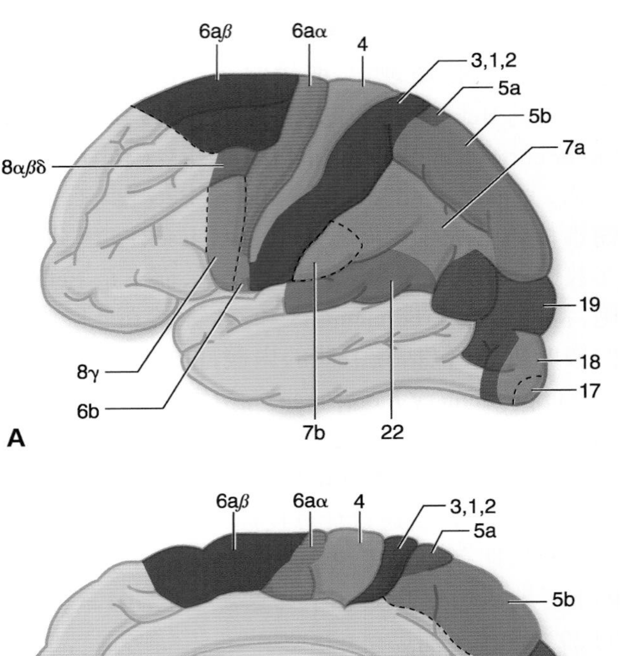

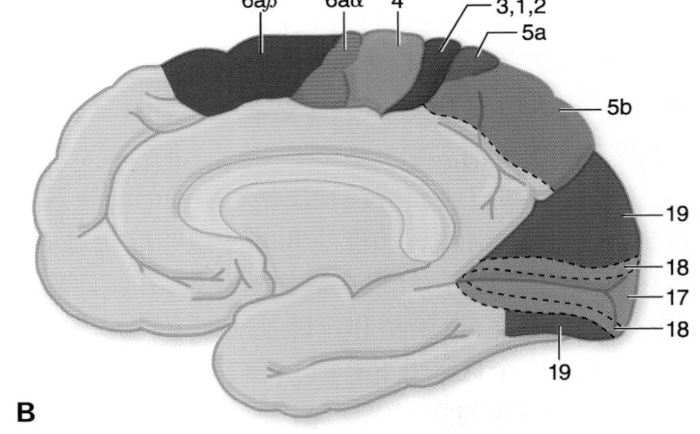

图 3-3　人类大脑半球的外侧面（A）和内侧面（B），显示可兴奋的皮质区域，按照 Brodmann 方案编号。（经允许，转载自 House EL，Pansky B：A Functional Approach to Neuroanatomy，2nd ed. New York，McGraw-Hill，1967.）另见图 22-1

6α 区，前运动区（*premotor area*），也是电兴奋性的，但需要比 4 区更强烈的刺激以唤起运动。刺激它的尾端产生的反应类似于从 4 区产生的反应。这些反应可能是通过从整个 6α 区到 4 区的脉冲传输产生的（因为在 4 区消融后无法获得这些反应）。对吻端前运动区的刺激可以诱发更全面的运动模式，主要是近端肢体肌肉组织。后者的运动是通过其他途径影响的，而不是来自第 4 区（因此称为“锥体旁的”）。非常强烈的刺激引发从前运动皮质额叶和顶叶广泛区域的运动，同样的运动可以从几个相距很远的点获得。由此可以推测，前运动皮质在解剖学上包括几个不同的分区，具有不同的传入和传出连接。通常，可以说运动 - 前运动皮质能够将主动肌的作用合成几乎无限多种精细分化的高分化模式。这些是受视觉（7 区）和触觉（5 区）感觉信息指引的，并由适当的姿势机制支持。

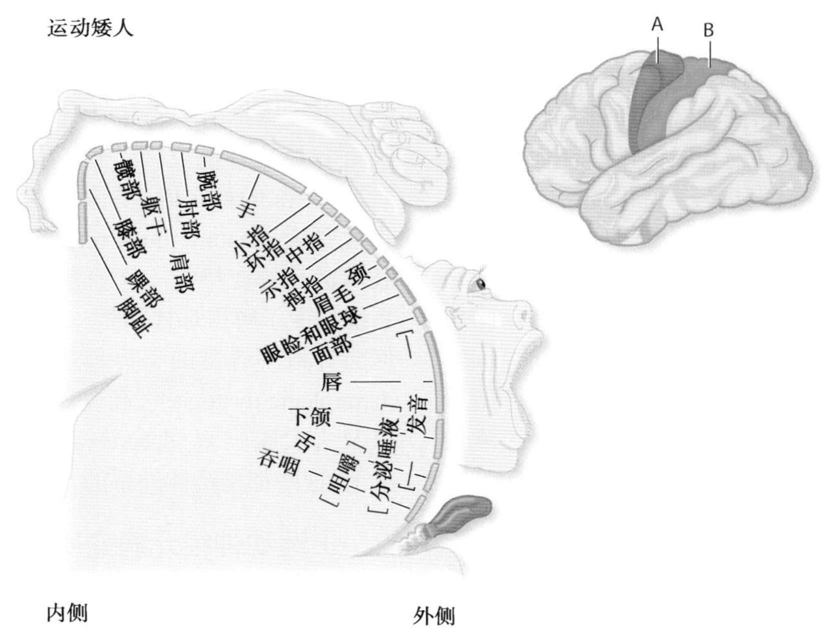

图 3-4　运动皮质的躯体部位代表区，通常称为运动小人。很明显，皮质的很大区域主要控制手、嘴唇和面部的运动。小图中的 A 代表运动皮质，B 代表感觉皮质

辅助运动区（*supplementary motor area*）是大脑半球内侧面 6 区最前面的部分（图 3-3B 中的 6β 区）。刺激这个区域可能引起同侧或对侧相对大的运动，双侧肢体的强直性收缩，头部和眼的对侧运动伴对侧手臂的强直性收缩，有时还会抑制自主运动和声音停止。

运动皮质究竟是如何精确地控制运动的，仍然是一个有争议的问题。根据 Hughlings Jackson 和 Sherrington 的解释，并由 Denny-Brown 阐述的传统观点认为，运动皮质不是以单个的肌肉为单位，而是以运动为单位进行组织的，即肌群的协调收缩。根据 Jackson 的观察，患者可以在大脑皮质刺激所确定的肢体区破坏后能够恢复对肢体的使用，Jackson 观察到大脑皮质中肌群广泛重叠的代表区。这一观点得到了 Sherrington 观察结果的支持，即刺激大脑皮质表面不会激活孤立的肌肉，而是激活肌肉的组合，并且总是以一种交互的方式，也就是说，以一种保持主动肌与拮抗肌之间预期的相互关系的方式。他还注意到，刺激效果的不稳定性，刺激皮质一个特定的点，在一个场合引发一个部分的屈曲，在另一个场合可能引发伸展。

这些解释必须以谨慎的态度来看待，所有基于皮质表面电刺激的观察也必须如此。研究表明，要从表面刺激运动细胞，电流必须穿过大脑皮质到达这些神经元所在的第Ⅴ层，不可避免地激活大量的其他皮质神经元。Asanuma 和 Evarts 及其同事采用一个优异的实验，用微电极刺激大脑皮质深处，证明了控制单个肌肉收缩的传出神经元的离散区域的存在；此外，对特定传出区的持续刺激往往促进而不是抑制拮抗肌的收缩。这些研究者还证实，传出区域的细胞接收特定肌肉的传入冲动，即传出神经元投射到该肌肉。当在不同深度许多刺激的效果与每个穿透的确切位置相关时，会发现投射到脊髓运动神经元特定池的细胞被排列成放射状直径约 1mm 的柱。

多年来，感觉运动皮质细胞的柱状排列一直受到重视，这些柱状细胞之间大量的放射状的相互连接使 Lorente de Nó 认为，这些细胞的“垂直链”是皮质的基本功能单位。这个观点从 Mountcastle 的观察中得到了强有力的支持，即一个柱中的所有神经元都接收来自身体同一部位的相同感觉模式的冲动。目前还不完全清楚，这些柱是作为促进运动的单位，还是许多柱中单个的细胞被有选择地激活。Henneman 和 Asanuma 都总结了这些截然不同观点的证据。

Evarts 和同事还阐明了皮质运动神经元在感觉诱发或计划性运动中的作用。通过使用单细胞记录技术，他们发现锥体细胞在运动开始之前大约 60ms 就开始兴奋，其顺序由运动所需的模式和力量决定。但也注意到锥体细胞的其他更复杂的特性。他们中的一些人接受来自顶叶（3 区、1 区、2 区）的躯体感觉输入，根据运动是否由感觉输入来控制，也就是引导，它可能被开启或关闭或是门控的。辅助皮质和

前运动皮质的许多神经元在有计划地运动之前被激活。因此，锥体(4区)运动神经元为接受顶叶、前额叶、前运动区，以及听觉和视觉区皮质即将到来的脉冲激活做好了准备。在脊髓和肌肉没有任何活动的情况下，这种预备性"设定信号"就可能会发生。人们发现，激活信号的来源主要在辅助运动皮质，这似乎是在"准备就绪刺激"[准备电位(*Bereitschaft potential*)]的直接影响下，从前额叶区开始有计划地运动，从后顶叶皮质开始感觉知觉的运动活动。还有一些纤维可从边缘系统到达运动区，这可能用于动机和注意力。Roland已使用功能性脑血流测量来跟踪这些神经活动。

因此，前额叶皮质、辅助运动皮质、前运动皮质，以及运动皮质都对传入刺激做出反应，并在复杂运动前就参与其中和参与协调方式。就像后面提到的，投射到这些皮质区的纹状体苍白球和小脑，在皮质脊髓神经元放电之前或同时也被激活(见Thach和Montgomery对生理学资料的重要回顾)。

皮质脊髓束及其他下行运动传导束的终止

通过阻断延髓和脑干吻端部分的下行运动通路，并追踪脊髓灰质中变性的组成成分的分布，已在猴身上进行了这方面研究。在这些实验和其他生理学数据的基础上，Lawrence和Kuypers提出，皮质和皮质下神经通路的功能组织更多地取决于它们终止的模式和它们终止的中间神经元的运动能力，而不是取决于它们起源细胞的位置。

根据不同的终止分布，将运动纤维分为三组。①皮质脊髓束和皮质延髓束，其投射到脊髓和脑干的各个水平，广泛地终止于整个的后角的固有核和中间带。其中一部分直接连接到支配手指、面部和舌肌的大运动神经元，这个系统提供了高度细分的运动能力，例如自如的手指运动。如上所述，皮质脊髓束的大部分纤维起源于感觉皮质，似乎通过传入神经元发挥运动调节作用。②腹内侧通路(*ventromedial pathway*)，起源于顶盖[顶盖脊髓束(*tectospinal tract*)]、前庭神经核[前庭脊髓束(*vestibulospinal tract*)]，以及脑桥-延髓网状细胞[网状脊髓束(*reticulospinal tract*)]，主要终止于脊髓灰质腹内侧部的联络细胞。这一系统主要与轴向运动有关，即姿势的维持，身体与肢体的整合运动，以及整体的肢体运动等。③外侧通路(*lateral pathway*)，它主要来自红核的大细胞部，终止于联络区的背侧和外侧部。这一通路增加了独立使用肢体，特别是手的能力。

已经提到皮质-中脑、皮质-脑桥和皮质-延髓纤维系统投射到网状脊髓束、前庭脊髓束、红脊脊髓束和顶盖脊髓束核。这些控制头部(通过迷路反射)和颈部的稳定性，身体相对于头部的稳定性[紧张性颈反射(tonic neck reflexes)]，以及身体相对于肢体运动的姿势等。这些系统的病变没有皮质脊髓系统病变了解得那样清楚。它们不会造成肌肉麻痹，但会导致不寻常的姿势释放[如偏瘫性肌张力障碍(hemiplegic dystonia)]，高度颈强直和迷路反射增强，以及去大脑强直(decerebrate rigidity)等。在严格意义上，这些都是锥体外系的，正如下面两章所讨论的。

上运动神经元病变所致的瘫痪

皮质脊髓通路可能在其走行路径中的任何一点被病变所阻断，包括在大脑皮质、皮质下白质、内囊、脑干或脊髓等水平。通常，当偏瘫作为一种疾病的后果是严重的和永久性时，就远远超出了长期的、直接的皮质脊髓通路受累。在大脑白质(放射冠)和内囊，皮质脊髓纤维与皮质纹状体、皮质丘脑、皮质红核、皮质脑桥、皮质橄榄核和皮质网状纤维交织在一起。值得注意的是，丘脑皮质纤维是基底节和小脑上行纤维系统中一个至关重要的环节，也通过内囊和大脑白质。因此，这些部位的病变可同时影响皮质脊髓和锥体外系统。因此，将内囊性偏瘫仅归因于皮质脊髓或锥体通路的损害是不完全正确的。术语上运动神经元(核上性)麻痹[*upper motor neuron (supranuclear) paralysis*]更为恰当，它承认有几个影响和改变下运动神经元的下行纤维系统的参与。

在灵长类动物中，病变局限于运动皮质，Brodmann 4区，主要引起四肢远端肌肉的肌张力降低和无力。前运动区皮质(6区)的病变导致无力、痉挛状态和牵张反射增强(Fulton)。辅助运动皮质病变导致不自主抓握。切除猴的4区、6区皮质和皮质下白质会导致完全和永久性瘫痪和痉挛状态(Laplane et al)。在人类，这些临床效应还没有明确的定义。

皮质脊髓纤维完全分离的一个部位是延髓的锥体束。在人类，有少数病例记录的病变或多或少局限于这个位置。这种病变的结果是最初的弛缓性偏瘫(面部保留)，会有很大程度恢复。同样地，在猴子身上，正如1940年Tower所展示的，以及随后Lawrence和Kuypers，以及Gilman和Marco所展示的那样，两侧锥体束中断都会导致低张力性瘫痪；最终，这些动物恢复大范围的运动，尽管所有的运动都缓慢和个别的手指运动丧失仍然是永久性缺陷。此外，在过去，曾对患者的大脑脚进行切除，以消除不自主运动(Bucy et al)。其中一些患者出现轻度无力或仅有Babinski 征，但没有发生痉挛。这些观察表明，纯锥体束病变不会导致痉挛状态。动物实验表明，皮质网状脊髓通路在这方面是特别重要的，因为它们的纤维是躯体定位排列的，影响牵张反射。进一步研究人类疾病，可能使用弥散张量成像技术，对于解决与意向性运动和痉挛状态相关的问题是必要的。

由上运动神经元(核上性)病变引起的瘫痪分布，随着病变所在的部位不同而不同，但某些特征是所有病变共有的。总是一组肌肉而不是个别的肌肉参与，如果有任何可能的运动，主动肌、拮抗肌、协同肌和固定肌之间的适当关系得以保留。仔细观察时，即使是最严重形式的偏瘫，瘫痪也从来不会累及身体一侧的所有肌肉。总是双侧运动的部位，诸如眼、下颌、咽、面上部、喉、颈、胸、膈肌和腹部等很少或根本不受影响。这是因为这些肌肉是受双侧神经支配的，也就是说，刺激右侧或左侧运动皮质导致身体两侧的这些肌肉收缩。上运动神经元瘫痪很少在任何的长时间内呈完全性，在这方面，它与前角细胞破坏或它们的轴突中断导致的完全性瘫痪不同。

上运动神经元病变的另一个特征是保留运动的某些独特性。脊髓运动神经元的自主驱动减少(可招募的运动单位较少，而且它们的放电速度较慢)，导致运动缓慢。拮抗肌的协同收缩程度也增加，反映在快速交替运动的速率降低。这些异常可能解释反映无力肌肉的随意运动时更有用力感和明显的疲劳感。另一个现象是麻痹肌肉的激活是作为某些自动症(联带运动)的一部分。例如，在打哈欠和伸展时，瘫痪的手臂可能突然移动。患者试图移动偏瘫肢体也可能导致各种相关的运动。因此，手臂的屈曲可能导致小腿的不自主旋前和屈曲，或者足部的背屈和外翻。此外，轻瘫肢体的意向性运动常常诱发正常肢体的模仿(镜像)运动，反之亦然。镜像运动也是帕金森病和上颈髓病变的一个特征。在一些患者中，当他们从偏瘫中恢复时，会出现各种运动异常，如震颤、手足徐动和患侧舞蹈症等。这些是基底节和丘脑结构损伤的表现，在第 4 章中讨论。

如果上运动神经元在脑桥面神经核水平以上被中断，手和手臂肌肉受到的影响最严重，小腿肌肉受到的影响程度较轻；在颅肌组织中，只有舌肌和面下部肌肉受到一些程度的影响(图 3-5)。Broadbent 因第一个引起人们注意这种相对保留前额肌的面神经麻痹分布，而被称为“布罗德本特定律”(Broadbent law)。支配面神经核的神经纤维的确切走行仍然有些不确定；然而，大多数是在脑桥中部交叉，支配对侧的面神经核。一些纤维可能下降到上部延髓，然后上升返回脑桥(Pick’s 束)，解释了罕见的、轻微的面部无力，可见于下部脑桥和上部延髓的病变时。

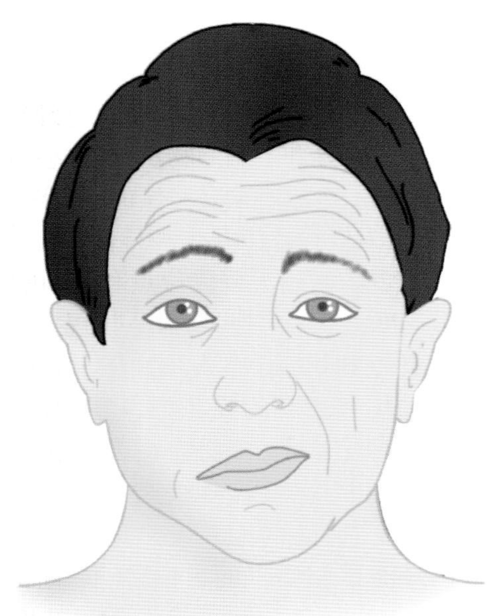

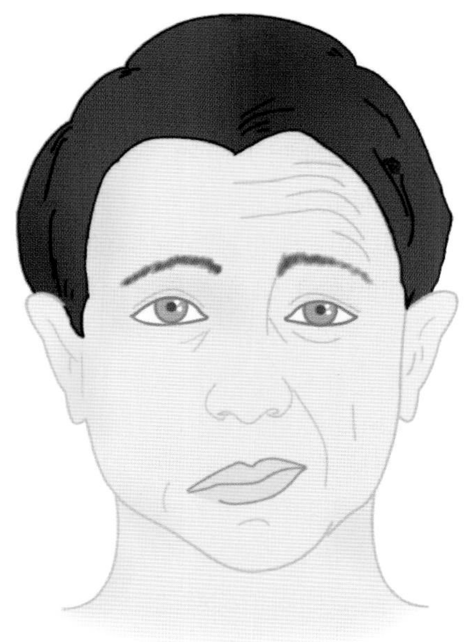

图 3-5　A. 核上性面神经麻痹。病变对侧下面部无力，而上面部由于双侧皮质的神经支配而幸免。B. 核性和核下性面神经麻痹。脸的上部和下部都无力

在较低的水平，如颈髓，完全的、急性和双侧上运动神经元病变，不仅造成随意运动的瘫痪，而且也暂时消除了病变节段以下的脊髓反射。这就是前面所说的脊髓休克(*spinal shock*)的情况，是一种急性弛缓性麻痹状态，后来被痉挛状态所取代。急性大脑损伤可出现类似的反射消失和低张力状态，但不像脊髓病变那样明显。在一些急性大脑损伤时，痉挛状态和瘫痪一起发展；在其他情况下，特别是顶叶病变时，四肢仍保持松弛，但反射仍然保留。

痉挛状态、反射亢进和巴宾斯基征

上运动神经元病变导致的瘫痪的鉴别特征是趋向于累及某些肌群，肌肉对被动牵张的特定反应模式(其中阻力与牵张的速度呈线性关系增加)，以及明显的腱反射亢进等。反重力肌肉，如手臂屈肌和腿部伸肌受到的影响最大。手臂倾向于采取屈曲和内旋的姿势，而腿部则采取伸展和内收的姿势，这表明某些脊髓神经元比其他神经元反射性更活跃。

在休息时，随着肌肉缩短到中间位置，触诊时肌肉是松弛的，且肌电是静息状态的。如果手臂伸展或腿部非常缓慢地屈曲，肌张力可能很少变化或没有变化。相比之下，如果肌肉被迅速牵拉，肢体会在很短的距离(自由间隔)内自由移动，超过这个距离，就会出现突然的阻力，然后肌肉的阻力迅速增加，达到一定程度；然后，随着手臂的被动伸展或腿部的屈曲继续，阻力就会消失。这种速度依赖性张力构成了痉挛状态的“折刀”现象。当肢体处于伸展或屈曲的位置时，一个新的被动运动可能不会遇到相同的程序。因此，痉挛状态的基本特征是肌肉对被动牵张刺激出现速度依赖性阻力增加。虽然折刀松弛后峰值阻力是脑性偏瘫的典型特征，它并不总是出现的。有时，我们发现一种与速度无关的张力增高形式称为强直(rigidity)，正如第4章讨论的那样，这种形式更具有基底节病变的特征。

临床医生早就了解到，在痉挛状态与无力之间没有一个固定的关系。严重的无力可能只与最轻微的痉挛征象有关；相反，在某些颈髓疾病患者中观察到的最极端程度的痉挛状态，可能与无力程度不成比例，表明这两种状态依赖于不同的机制。事实上，选择性阻断小γ神经元可以消除痉挛状态和高度活跃的节段腱反射，但肌力无变化。

在痉挛状态下，增强的牵张反射(肌腱痉挛)可能是一种“释放”现象，是下行抑制通路中断的结果。动物实验表明，这方面的痉挛状态是通过肌梭传出的失抑制(增加γ运动神经元的强直活动)和通过消除作用于α运动神经元的网状脊髓和前庭脊髓通路的影响而介导的。折刀现象似乎至少部分源于网状脊髓系统特定部分的病变(或者可能是中枢控制的改变)。

痉挛状态的病理生理进一步依赖于两个更精细的下行传导束：①背侧网状脊髓束(dorsal reticulospinal tract)，对牵张反射有抑制作用；以及②内侧网状脊髓束(medial reticulospinal)和前庭脊髓束(*vestibulospinal tract*)，共同促进伸肌张力。在大脑和内囊病变中，来自这些通路的皮质抑制被减弱，而导致痉挛性偏瘫(spastic hemiplegia)。在涉及皮质脊髓束的脊髓病变中，背侧网状脊髓束通常也会受累。如果该网状脊髓束是幸免的，则只有轻瘫，失去支撑反射，并可能发生屈肌反射(flexor reflexes)的释放(Babinski 现象)。在某些情况下，偏瘫性卒中后继续存在肌肉弛缓，这可能是 Pantano 及其同事提出的基底节的豆状核和丘脑原发性受累的结果。

上运动神经元病变最可靠的标志是 Babinski 在1896年(大足趾征)和1903年(足趾外展征或扇形征)所描述的征象(图3-6)。用现代的说法，足趾征和扇形征通常被合称为巴宾斯基征(Babinski sign)。关于这个体征，人们已经写了很多专著和文章，一个是 van Gijn 写的综合性的，另一个是 Fulton 和 Keller 撰写的，优雅而神秘。Phillipon 和 Poirer 为 Babinski 写了一本很有价值的传记。

在它的基本形式中，Babinski 征包括在划足底外侧面时或之后紧接着出现大足趾伸展和其他足趾伸展和扇形分开。刺激物从足跟外侧沿着足背向上扫过脚掌。刺激必须是坚实的，但不一定引起疼痛。多年来，人们描述了几十种替代反应(有许多命名)，其中大多数利用了替代位点和刺激类型，但所有这些都与巴宾斯基反应具有相同的意义。

正如 Babinski 本人指出的，一个类似 Babinski 征的动作在正常的婴儿中也存在(见 Phiilipon and Poirer)，但它会消失，而它在婴儿晚期、童年期或以后的生活中持续或出现是皮质脊髓束某一部位病变的不变指标。关于婴儿的这一体征的形式和意义已经有了相当多的讨论，一些调查，如 Hogan 和 Milligan 的调查表明，大脚趾的第一个动作是屈肌，其他的则是四个脚趾向外扇形但不伸展，这一体征与成年人的不同。在某种程度上，刺激的性质决定了反应的变化。

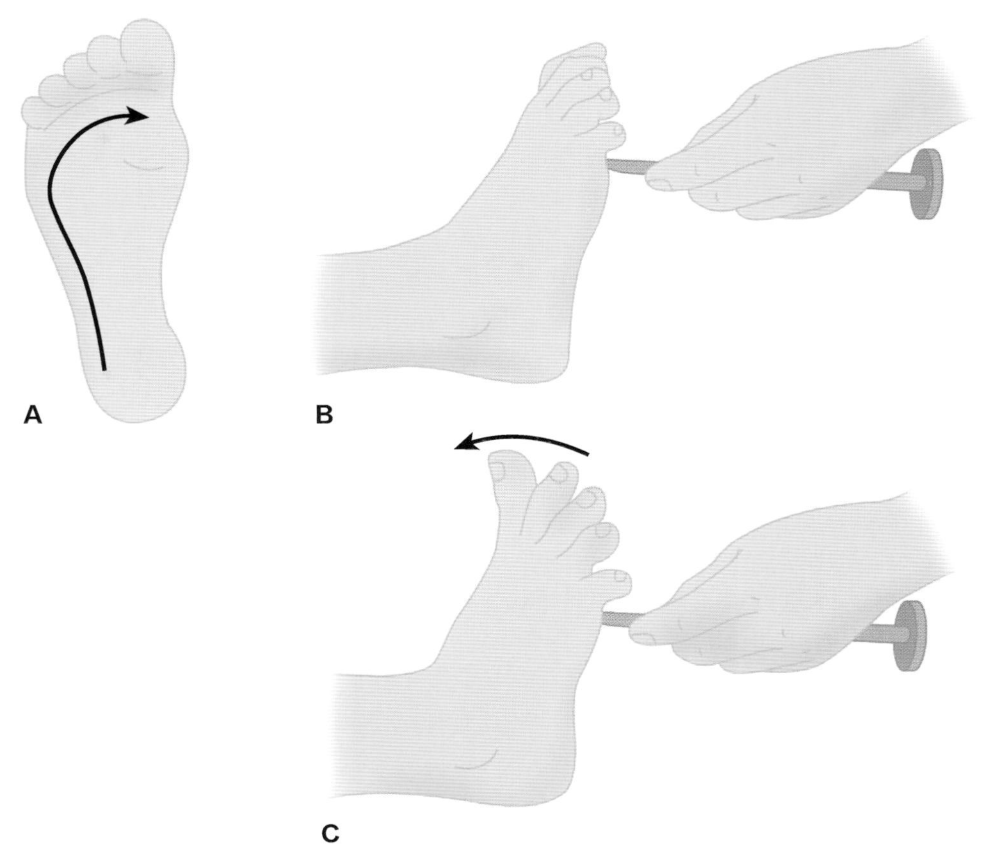

图 3-6　A. 跖反应是通过从足跟到脚掌划的动作抚摸引起的。B. 正常跖反应包括足趾屈曲。C. 伸性跖反应（巴宾斯基征）包括蹰趾伸展伴有其余足趾扇形展开

临床和电生理学观察表明，大蹰趾的伸展运动是腿部较大的协同屈曲或缩短反射的一个组成部分，即从生理学的角度来看，足趾伸展是一种保护性（防御性）反应。其中最典型的是“三屈反应”（triple flexion response），即髋部、大腿和踝部随着适当的刺激而缓慢地屈曲（背屈）。这些脊髓屈曲反射（*spinal flexion reflexes*），其中 Babinski 征是最具特征性的，是痉挛状态常见的伴随反应，但不是必不可少的组成部分。它们的出现是由于脊髓起源的运动程序的失抑制或释放。这些反应的重要特征是它们被微弱的表面刺激（如一系列针刺）所诱发的能力，以及它们在刺激停止后持续片刻的倾向。在不完全性节段上的病变时，反应可能是分级的；例如，髋部和膝部可能弯曲，但脚可能不背屈，反之亦然。

以痉挛状态为特征的反射亢进状态可能表现为阵挛（*clonus*），为应对突然施加的持续的拉伸刺激，出现一系列频率为 5~7Hz 的节律性不自主肌肉收缩。它通常根据施加刺激的肢体部位来认定（如髌骨、踝部）。频率在 1Hz 内是恒定的，并且不会因为改变外周或中枢神经系统的活动而明显改变。阵挛需要适当程度的肌肉放松，脊髓牵张反射机制的完整性，α 和 γ 运动神经元的持续高兴奋性［节段上效应（suprasegmental effects）］，以及肌梭收缩 - 松弛周期的同步化。

腹壁反射（cutaneomuscular abdominal reflexes）和提睾反射（cremasteric reflexes）（皮肤反射或浅反射）是通过快速、轻柔划覆于这些肌肉上的皮肤引起的，当上运动神经元受到剧烈损伤时通常被消除。这很难解释，它们在一些正常个体中是缺失的，在急性脊髓损伤后可能消失，只是后来的时间又出现。

反射的扩散或辐射（*spread*，*or radiation of reflexes*），经常与痉挛状态有关，虽然在正常人可以观察到轻度活跃的腱反射。例如，叩击桡骨膜，不仅可能引起肱桡肌的反射性收缩，也可能引起肱二头肌、肱三头肌或指屈肌收缩。这种反射活动的传播可能不是脊髓中脉冲辐射的结果，而是从骨传播到肌肉的振动波，刺激沿途可兴奋肌梭的结果（Lance）。高反射状态的其他表现是 Hoffmann 征和大腿肌肉的交叉内收肌反射。此外，在一些病变位于第 5 或第 6 颈段的病例中，反射可能是“反向的”。叩击桡骨远端或肱二头肌腱，肱二头肌和桡骨反射消失，只有剩余的肱三头肌和指屈肌反射弧被激活。

双侧大脑病变时，由于皮质延髓通路的中断，可能引起颅部肌、四肢肌和躯干肌的牵张反射亢进。这些可以看到，对轻叩下颏［下颌反射（jaw jerk）］的反应，很容易触发咬肌收缩，而叩击人中或嘴角时，口轮匝肌会快速收缩。在晚期病例中，面部、舌、喉和咽的随意运动变得无力或麻痹或缓慢，即球部痉挛状态（bulbar spasticity）或"假性延髓性麻痹"（*pseudobulbar palsy*）（另见第 24 章）。

Davidoff 曾经综述了许多关于导致痉挛状态的生物化学变化和抗痉挛药物作用机制的研究。由于谷氨酸是皮质脊髓束的神经递质，人们可以预期它对抑制性中间神经元的作用会丧失。如前所述，GABA 和甘氨酸是脊髓中主要的抑制性神经递质；GABA 作为一种突触前抑制剂，抑制来自肌肉和皮肤感受器的感觉信号。巴氯芬（Baclofen）是一种 GABA 的衍生物，被认为通过减少从初级传入末梢的突触前兴奋性递质的释放发挥作用。地西泮和其他苯二氮䓬类药物具有相似的作用，但是通过不同机制增强突触后 GABA 受体。事实上，这些药物在治疗痉挛状态时都不能完全令人满意，有时巴氯芬鞘内注射效果较好。抗痉挛剂替扎尼定（tizanidine）作为一种 α-2 肾上腺素能激动剂，是通过增加突触前抑制的另一种机制发挥作用。甘氨酸是由抑制性中间神经元释放的递质，在痉挛性动物中，可测量到其数量、摄取和周转显著减少。有一些证据表明甘氨酸的口服给药可以减少实验诱发的痉挛状态。下行性去甲肾上腺素能、多巴胺能和 5- 羟色胺能纤维的中断无疑参与了痉挛状态的发生，尽管这些神经递质对脊髓反射弧不同组成成分的确切作用方式仍有待确定。

表 3-1 总结了上运动神经元病变的主要特征，并与上面讨论的下运动神经元病变进行了对比。

表 3-1　上与下运动神经元麻痹的差异

上运动神经元或核上性麻痹	下运动神经元或核性 - 核下性麻痹
以肌群受累，不影响单独肌肉	个别肌肉可能受累
轻度萎缩和失用的结果	萎缩明显；高达总体积的 70%
痉挛状态伴腱反射和足底伸肌反射亢进（巴宾斯基征）	受累的肌肉松弛和张力减退伴腱反射消失
	跖反射，如果存在，是正常屈肌型
无肌束震颤	肌束震颤可能存在
神经传导检查正常；EMG 无失神经电位	神经传导检查异常；EMG 失神经电位（肌纤维震颤、肌束震颤、正锐波）

顶叶病变引起的运动紊乱

如本节前面所述，锥体束的很大一部分起源于顶叶皮质的神经元。此外，顶叶是控制运动所必需的视觉和触觉信息的重要来源。Pause 和同事曾描述了由顶叶皮质病变引起的运动障碍。当患者闭上眼睛时，他无法保持伸出的手的稳定姿势，也不能进行稳定的收缩。小物体的探索性动作和操作受损，敲击的速度减慢。在这方面，后顶叶病变（影响图 3-3 中 5 区和 7 区）比前顶叶病变（1 区、3 区和 5 区）更为有害，但在最严重缺陷的患者这两个区域都受到影响。

失用症及其他非麻痹性运动功能障碍

关于运动系统的皮质和脊柱控制所讲的一切，只给了我们一个有限的关于人类运动的概念。客观地看，有意识和有知觉的人类机体是不断活动的，坐立不安、调整姿势和位置、坐、站、走、跑、说话、操作工具，或者表演涉及运动或音乐技巧的复杂动作程序。其中一些活动是相对简单的、自动的和定型的。还有一些则是通过强烈的有意识的努力和长期的练习而习得和掌握的，已经变成了习惯，也就是说，降低到一种自动水平，这一过程在生理学上根本无法理解。还有一些是复杂和自主性的，是精心制订的计划的一部分，需要持续的关注和思考。更值得注意的是，一个人可以同时从事这些不同意识和习惯活动中的几种，比如在繁忙的交通中开车时拨打手机（是不允许的），或者活跃地交谈。此外，当一个障碍物阻碍了一个特定的动作程序来完成它的目标时，可以为同一目的自动地采取一个新的程序。

失用症（*apraxia*）是指一种障碍，表现为一个专心的患者在没有无力、共济失调、感觉丧失或锥体外系紊乱的情况下丧失了执行以前习得的活动能力，这足以解释这种缺陷。该活动的所有元素可以在应答执行活动或姿态的指令以外的情况下表现出来。这就是里普曼（Liepmann）给予失用症的含义，他在 1900 年提出了这个术语，1958 年由 Denny-Brown 做了进一步讨论。

对失用症的任何解释都需要对创造高度复杂运动行为的大脑皮质区域之间的相互作用进行评价。根据对脑部不同部位病变患者的研究，似乎复杂运动活动的启动和组装以及不断修改运动程序的组成部分是由额叶控制的。额叶病变的作用是阻碍对侧肢体运动程序的组织，使复杂的活动不能被启动或持续足够长的时间来完成，或者可能表现得很笨拙。然而，临床和功能成像资料表明，计划或指令的行动不是在额叶制定的，而是在语言 - 优势半球的顶叶，在那里视觉、听觉和躯体感觉信息被整合，而产生行动冲动。熟练的动作组合的形成，Liepmann 称之为“时空计划”（space-time plan），取决于优势侧顶叶的完整性；如果脑部的这一部分受损，复杂的运动模式根本不能被激活，或者运动是笨拙和不恰当的。

失用症在传统上分为三种类型：观念性失用、观念运动性失用和肢体运动性失用。在第 21 章有更详细的描述，但这里有一个简短的描述，因为它们与运动密切相关。未能构想（*conceive*）或制定一个行动来指挥，被里普曼（Liepmann）称为观念性失用（ideational apraxia）。优势顶叶的感觉 5 区和 7 区，两侧大脑半球的辅助和前运动皮质，及其整体连接共同参与完成这些活动。在观念运动性失用（ideomotor apraxia）中，患者可能知道并记住所计划的行动，但由于这些区域或它们之间的连接被中断，他实际上不能用任何一只手来执行。某些任务被认为能区分观念运动性与观念性失用症，正如我们下面讨论的，但这种区别可能是相当微妙的。尽管如此，观念性失用症一直被认为是在“做什么”方面的拥有属性障碍，而观念运动性失用症则是在“如何做”方面的一个障碍，是由于不能将手势传递到执行运动中枢。

第三种障碍是肢体运动性失用症（*limb-kinetic apraxia*）［或运动肢体失用（k*inetic-limb apraxia*）］，许多神经科医生对此不甚了解。它表现为笨拙和不熟练，无法流畅地连接或不能完成手和手臂孤立的个别的动作，正如 Kleist 所描述的。在最初构想的形式中，一只手表现出与无力或感觉缺失不成比例的笨拙，但是手势和复杂的动作可以完成，不像观念运动性失用症的情况。这种疾病的核心是精细分划手指运动的障碍，这是肢体运动性失用的本质原因，因此肢体运动性失用的本质及其与轻度皮质脊髓疾病的区别一直难以捉摸，以至于许多神经病学家并不认为这是一种真正的失用症。

肢体运动性失用症这一术语也被用于瘫痪的病例，患者一侧的失用症被掩盖，但另一侧的手指精细运动却被破坏。这更恰当地被称为“交感性失用症”（*sympathetic apraxia*），尤其是右利手的人，左额叶病变包括 Broca 区、左运动皮质和深层白质的病变可能导致左侧肢体失用。临床表现为非流利性失语，右侧轻偏瘫，以及非瘫痪的左手笨拙等。

这些习得运动模式的高级异常有几个独特的特点。它们很少对患者自己是明显的，因此它们不是抱怨的来源，即使它们扰乱了日常活动，如穿衣。或者，如果患者意识到这些问题，他却很难描述问题，除非从狭义的角度描述受损的活动，比如使用电话或穿衣。由于这个原因，他们也经常被做检查的医生忽视。显然，如果患者感到困惑或患有失语症，口头或书面要求执行某一动作的请求就不会被理解，人们必须设法说服他模仿检查者的动作。此外，患者必须能够识别和命名他试图操作的物品。

实际上，正如前面提到的，引起观念运动性失用症的病变通常位于左顶叶区，这种病变影响双手。Kertesz 和同事们提供的证据表明，引起失语症和失用症的病变是不同的，尽管这两种病变通常是相关的，因为它们都起源于左半球。顶叶病变的确切位置，无论是在缘上回还是在顶上小叶（5 区和 7 区），以及是皮质下还是皮质，一直是不同的。

虽然大多数观念性和观念性运动性失用发生在左侧大脑半球病变，但右侧大脑半球仍保留一些这样的功能。少数失用症患者有右半球受损。这也解释了胼胝体病变后左手大部分实践技能的保存。杰斯克温得（Geschwind）接受了里普曼（Liepmann）的观点，即皮质下传导束（可能是弓状纤维）的病变可以使顶叶与左额叶皮质分离，解释了右侧肢体的观念运动性失用。左侧肢体失用是左侧和右侧前运动联合皮质功能断开的结果。这些概念虽然可能是合理的，但更多的是理论意义而不是实际意义，并在很大程度上依赖于第 21 章讨论的断开模型。另一种观点认为，两个额叶实际上并没有真正地分离，而是左脑未能激活右侧额叶，因为右脑没有从受损的左顶叶接收指令。占优势的顶叶仍然体现着实践的属性。

有些不同的性质是口 - 颊 - 舌失用（oral-buccal-lingual apraxia），这可能是临床上所有失用症中最常见的。它可能发生在左侧缘上回或左侧运动联合皮质下部边缘的病变，可能与上述的肢体失用症有关，也可能与之无关。这类患者不能根据指令做出面部动作（舔嘴唇、吹灭火柴等），尽管他们在被要求模仿检查者或面对点燃的火柴时可能做得更好。病变局限于左侧运动皮质的面区时，失用症将局限于双侧面部肌肉组织，并可能伴有言语失用症（verbal apraxia）或皮质构音障碍（cortical dysarthria）（也就是 Broca 失语，见第 22 章）。

所谓的步态失用症在第6章中讨论，但严格来说，这不是失用症，因为走路不是真正的习得行为。穿衣失用（dressing apraxia）和结构性失用（constructional apraxia）的术语是用来描述非优势侧的顶叶疾病特殊表现，与上述由优势侧病变引起的失用症形式形成对比。虽然穿衣失用症在很多方面类似于观念运动性失用，但它可能有个体的外空间感缺失的基础。这些问题在第21章进一步讨论。进行失用症的检测有几种方法。首先，我们要观察患者的行为，如他参与了一些模拟的任务，如穿衣、洗涤、剃须，以及使用餐具时。其次，要求患者执行熟悉的象征性动作，如挥手告别、向国旗敬礼、愤怒地挥舞拳头或者飞吻。如果患者做不了这些，就要求他模仿检查者做出这些动作。最后，他被要求展示如何钉钉子、刷牙，从口袋里拿出一把梳子梳头，或者做一些更复杂的动作，比如点烟和吸烟，或者打开一瓶苏打水，把一些倒进杯子里，然后喝掉。后面这些涉及更复杂的序列动作，被用于观念性失用症测试，较简单和熟悉的动作被认为是测试观念运动性失用症。要在没有工具或器具的情况下完成这些任务总是要求更高，因为患者必须在心理上制订一个行动计划，而不是按照惯常的运动序列进行。患者可能无法执行一项指令或建议的活动（例如，从他的口袋里拿出一支笔），但几分钟后，他可能会自动地执行相同的运动序列。

患有各种大脑疾病的患儿，由于发育延迟，往往无法学习跳跃、跳过障碍物、击打或踢球或跳舞所需的动作序列。他们罹患发育性运动失用症（*developmental motor apraxia*）。这会导致一种身体笨拙形式，在发育延迟的孩子身上可以看到。某些测试可量化这些与年龄相关的运动技能的缺陷（见第27章）。

根据作者的观点，将失用分为观念型、观念运动型和运动型等由来已久的分类方法，由于在实践中难以区分，这种分类法并不完全令人满意。我们有时不能自信地将观念运动性失用与观念性失用区分开来。有严重的观念运动性失用症的患者几乎总是在观念水平上有困难，而且在任何情况下，相似的位于左顶叶病变都会引起这两种类型的失用。此外，鉴于运动系统的复杂性，我们经常不能确定一只手在执行一项运动技能时的笨拙或缺乏技巧，是否代表一种运动性失用症，或是由于皮质脊髓束或其他平行运动系统控制手部一些其他的细微缺陷。

一种与之相关的但知之甚少的运动障碍被称为异己手（*alien hand*）。在没有意志力的情况下，手和手臂会做出复杂和看似有目的的动作，例如把手伸进口袋或手提包，把手放在头后面，拉扯对侧的手或身体的其他部分，衬衫被另一只手解开扣子后立即重新扣上扣子。这些活动甚至在睡眠中也可能发生。患者能意识到这些动作，但又觉得这些动作超出了他的控制范围，而且常常有一种感觉，觉得手与他疏远了，好像是由一个外在的因素控制的（虽然肢体被认为是自己的，即没有疾病觉缺失），通常会有抓握反射和摸索的倾向。大多数病例是由对侧大脑前动脉供血区，包括胼胝体梗死所致。当胼胝体受累时，Feinberg和他的同事们发现手的动作之间经常出现冲突，正常的手有时甚至会抑制异己手。任何原因引起的左侧辅助运动区损伤，以及被称为皮质基底节变性（corticobasal ganglionic degeneration）的顶叶退行性疾病都伴有类似的异己手综合征（alien hand syndrome）。Ay及其同事也观察到一种第三种形式，是由大脑后动脉供血区卒中引起的，并伴有感觉丧失。

最后，运动活动的复杂性几乎超乎想象。早些时候曾提到，握拳这样简单的动作所涉及的是交互的神经支配。据估计，抓挠一个人的肩膀会招募大约75块肌肉。那么，演奏一部钢琴协奏曲需要涉及哪些肌肉呢？在一个多世纪前，Hughlings Jackson评论说，“我们可以说，手上有30多块肌肉；这些在神经中枢以数千种不同的组合形式表现出来，也就是说，表现为很多的动作，正如同许多和弦、音乐表达和曲调可以由几个音符构成一样。”这些复杂运动的执行，其中许多是习得的和习惯性的，不仅是由于运动与感觉皮质的合作活动，而是整个基底节、小脑和脑干网状结构完成的。所有这些都由感觉神经元和脊髓运动神经元的反馈机制不断地整合和控制的。本章已经涉及的这些要点，在接下来的三章中详细阐述。

Faglioni和Basso从历史回顾中概述了这些概念的发展，关于失用症这一主题的权威性综述可以在Heilman和Gonzalez-Rothi的章节中找到。

瘫痪类型及其诊断

根据肌无力的部位和分布，通过使用以下的细分类，可以简化对瘫痪病例的诊断思路：

1. 单瘫（*monoplegia*）是指一条腿或一个手臂

的所有肌肉无力或瘫痪。这一术语不适用于由单一的神经或运动神经根支配的孤立的肌肉或肌群的瘫痪。

2. 偏瘫（*hemiplegia*）是最常见的瘫痪形式，累及身体一侧的手臂、腿部，有时还包括面部。除了极少数的例外，后面会提到，偏瘫可归因于瘫痪对侧的皮质脊髓系统损伤。

3. 截瘫（*paraplegia*）意味着双腿无力或瘫痪。它通常是由于胸髓、马尾或周围神经疾病，极少是由两侧额叶内侧皮质病变引起的。

4. 四肢瘫（*quadriplegia*）表示所有的四肢无力或瘫痪。它可能是由周围神经、肌肉或神经肌肉接头，脊髓灰质，或两侧颈髓、脑干或大脑上运动神经元疾病所致。双侧瘫（diplegia）是一种特殊形式的四肢瘫，其中两腿受影响比手臂更严重。三肢瘫（triplegia）通常是在四肢瘫的发展或从四肢瘫的部分恢复过程中，作为一种过渡状态出现。

5. 由于肌肉、前角细胞或神经根疾病造成的一个或多个肌群的孤立的瘫痪。

6. 非麻痹性运动障碍，如失用症、共济失调、强直等。

7. 癔症性瘫痪。

单瘫

对主诉一侧肢体无力的患者进行检查时，往往发现另一侧肢体无力却没有症状，这种情况实际上是一种轻偏瘫或轻截瘫。或者，只有孤立的肌群被发现受到影响，而不是一个肢体的大部分肌肉无力。共济失调、感觉障碍或因疼痛而不愿移动肢体不应被误认为无力。帕金森病可能会引起同样的错误，正如其他可能引起强直或运动迟缓或机械受限的原因是关节炎和滑囊炎。如下所述，单瘫肢体肌肉萎缩的有无对诊断有特殊的帮助。

单瘫不伴肌萎缩

单瘫（monoplegia）不伴肌萎缩，通常是由大脑皮质或脊髓病变引起的（导致腿部单瘫）。罕见的单瘫或部分单瘫是由局限性皮质下病变所致，它阻断了某一肢体的运动通路。脑血管病变是最常见的原因，局限性肿瘤或脓肿也可能有同样的效应。运动区带上小的皮质病灶很少会有如此的选择性，以至于导致局限性无力，例如手的部分。多发性硬化和脊髓肿瘤，在其病程的早期，可能导致一个肢体无力，通常是腿部。由上运动神经元病变引起的单瘫通常伴有痉挛状态、反射亢进和伸性趾反射（Babinski 征）。急性下运动神经元疾病时，腱反射减弱或消失，但肌萎缩在数周内不会出现。

单瘫伴有肌萎缩

单瘫伴有肌萎缩，要比单瘫没有肌萎缩更常见。一个肢体的长时间失用可能导致萎缩，但它通常比下运动神经元疾病引起的萎缩程度轻［失神经性萎缩（denervation atrophy）］。在失用性萎缩（disuse atrophy），腱反射保留和神经传导检查正常。在肌肉失神经支配时，除了瘫痪外，还可能有明显的肌束震颤和腱反射减弱或消失。病变的部位（在神经、脊神经根或脊髓）通常可以根据无力的类型，根据相关的神经症状和体征，以及根据特殊的检查，如脊柱的 MRI 检查，CSF 检查，以及神经和肌肉的电诊断来确定。如果肢体是部分的失神经，肌电图显示运动单位电位数量减少（通常是大的），以及肌束震颤（fasciculations）和肌纤维震颤（fibrillations）等。

完全萎缩性臂部单瘫是不常见的，更常见的是，只有部分肢体受到影响。当发生在婴儿时，提示出生时臂丛神经损伤；发生在儿童，提示脊髓灰质炎或其他病毒性脊髓感染；而在成人出现提示脊髓空洞、肌萎缩侧索硬化或臂丛神经损伤等。肌萎缩性脚（腿部）单瘫比萎缩性臂部单瘫更常见，可由腰骶髓或腰骶神经丛的任何损伤引起。起病形式和时间进程可区分影响这些结构的各种疾病。椎间盘突出和几种单神经病的变异型几乎都从未使一个肢体的全部或大部分肌肉瘫痪。

偏瘫

偏瘫（hemiplegia）是最常见的瘫痪形式。除了极少数的例外，这种瘫痪模式是皮质脊髓通路受累的结果。病变的部位或水平，亦即大脑皮质、放射冠、内囊、脑干或脊髓等，通常可从相关的神经学的表现推断出来。局限于大脑皮质、大脑白质（放射冠）和内囊的疾病通常表现为对侧的腿、手臂和下面部的无力或瘫痪。出现癫痫发作或有语言障碍［失语症（aphasia）］，辨别觉的缺失［如实体觉缺失（astereognosis）、触觉定位障碍］，疾病感缺失（anosognosia），或同向性视野缺损等提示对侧的皮质或皮质下部位病变，而不是在较低的水平。

脑干的上部皮质脊髓束和皮质延髓束受损也会导致对侧的面部、手臂和腿的瘫痪（见图 3-2）。脑干病变可能局限于在病变同侧出现脑神经麻痹或其他节段性异常（对侧偏瘫）。这些“交叉性瘫痪（crossed paralyses）”是脑干病变的特征。中脑病变时有第 3

对脑神经麻痹,即韦伯综合征(Weber syndrome);在低位脑桥病变中,同侧的展神经或面神经麻痹合并对侧手臂和腿部的无力或瘫痪,即米拉德 - 古伯勒综合征(Millard-Gubler syndrome)。延髓病变影响舌,而有时影响一侧的咽喉和另一侧手臂和腿。在较低位的延髓,一侧的锥体梗死会造成对侧手臂和腿的弛缓性瘫痪,而面部和舌不受影响。交叉性脑干综合征在第 33 章和第 44 章中讨论。

在某些病例中,同侧的偏瘫可能是由颈髓的皮质脊髓束病变引起的。然而,在脊髓,病理过程往往范围更大,并引发双侧体征。保留面部的偏瘫,如果伴有同侧振动觉和位置觉丧失以及对侧痛温觉丧失,则意味着在轻偏瘫侧脊髓疾病,即 Brown-Séquard 综合征(如第 42 章讨论的)。

如上所述,一般来说,上运动神经元病变后很少或没有肌萎缩,而下运动神经元疾病却有肌萎缩。前者的萎缩主要是由于失用造成的。

当运动皮质和顶叶的邻近部分在婴儿期或儿童期受到损伤时,正常的肌肉发育,以及患肢的骨骼系统都可能受到损害。一侧肢体甚至躯干都比另一侧小。如果瘫痪发生在青春期之后,那么这种情况就不会发生,因为这时大部分的骨骼生长都已经达到完成了。在脊髓损伤引起的偏瘫中,损伤部位的肌肉可能由于前角细胞或前根的损伤而萎缩。

在偏瘫的病因中,大脑和脑干的缺血性和出血性血管疾病的发生频率超过所有的其他疾病。其次是创伤,如脑挫伤、硬膜外和硬膜下出血等。其他发病不太急的重要病因,按照频率依次为脑肿瘤、脱髓鞘疾病、脑脓肿,以及脑膜炎和脑炎的血管并发症等。大多数这些疾病可以通过它们的进展模式和特征性成像来识别,这些在具体的神经疾病的章节中提出。交替性暂时性偏瘫可能是由一种特殊类型的偏头痛所致(见第 9 章讨论)。癔症[转换障碍(conversion disorder)]是偏瘫另一个常见的原因,如后面所讨论的。

截瘫

双下肢瘫痪可能发生脊髓、神经根疾病,或不太常见的,发生在周围神经疾病。如果急性起病,可能难以区分脊髓疾病与由于周围神经疾病的瘫痪,脊髓疾病可因脊髓休克导致弛缓性瘫和反射消失。急性脊髓疾病累及皮质脊髓束时,瘫痪或无力影响到特定水平以下的所有肌肉;如果白质受到广泛损害,同时伴躯干病变水平以下的感觉丧失(由于脊髓丘脑束损伤引起痛温觉缺失,后柱受累引起振动觉和位置觉缺失)。此外,在双侧脊髓疾病,膀胱和肠及其括约肌通常受到影响。这些异常可能是由于脊髓的内在病变或外部的肿块,使得椎管狭窄和压迫脊髓所致。

在周围神经疾病中,运动功能的丧失往往累及腿部远端肌肉多于近端肌肉(除了 Guillain-Barré 综合征的某些变异型和某些类型的糖尿病神经病及卟啉病);括约肌功能通常不受影响或只是暂时受损。感觉缺失,如果存在,也主要存在于肢体远端,缺失的程度往往是一种形式比另一种形式严重。

从临床的角度来看,将急性截瘫与慢性截瘫区分开来是有益的,并将慢性截瘫分为两组:成年期开始的截瘫和发生在婴儿期的截瘫。

急性截瘫(*paraplegia*)[或如果是颈髓受累为四肢瘫(*quadriplegia*)]最常见的原因是脊髓创伤,通常伴有脊椎的骨折 - 脱位。不太常见的原因是脊髓血管畸形或瘘或它覆盖的硬脊膜,它通过一个复杂的机制引起缺血,以及因脊髓前动脉阻塞引起脊髓梗死,或者更常见的是由于夹层动脉瘤或动脉粥样硬化、血管炎或髓核栓塞引起主动脉节段性分支闭塞的一种表现。由于出血素质或华法林治疗引起的硬膜外或硬膜下出血而导致急性或亚急性截瘫;在少数情况下,出血是在腰椎穿刺之后。

进展较慢的截瘫或四肢瘫,在数小时或数天期间的亚急性病变是由感染后脊髓炎、脱髓鞘或坏死性脊髓病,或硬膜外脓肿或肿瘤伴脊髓压迫引起的。麻痹性脊髓灰质炎和急性 Guillain-Barré 综合征,前者是一种伴有轻度脊膜炎的纯运动障碍,后者主要是运动障碍,但常常伴有感觉障碍,必须与急性和亚急性脊髓病相鉴别,并相互区别。

在成人生活中,多发性硬化和肿瘤占慢性脊髓截瘫(*chronic spinal paraplegia*)的大多数病例,但各种各样的外在和内在过程可能产生相同的效应,如突出的颈椎间盘和颈椎病(通常伴有先天性椎管狭窄),硬膜外脓肿和其他感染(结核性、真菌性和其他肉芽肿性疾病,HIV 和 HTLV-1 等),梅毒性脊膜脊髓炎,运动系统疾病,亚急性联合变性(维生素 B_{12} 缺乏和铜缺乏症),脊髓空洞症,硬脊膜外脂肪过多症,视神经脊髓炎,以及侧索和后索的变性疾病等。(见第 42 章,关于这些脊髓疾病的讨论。)

在儿科临床中,延迟开始步行和步行困难是常见的问题。这些情况可能表明一种全身性疾病(如佝偻病),精神发育迟滞,或者更常见的,肌肉或神经疾病。因脑室周围白质软化引起的先天性脑疾病占婴儿双侧瘫病例的大多数(主要是下肢无力,伴有轻度的手臂无力)。在出生时出现,它在生命的最初几个月变得明显,并可能出现进展,但实际上,进展是唯一明显的,随着运动系统的发展而显露出来,后来,由于童年期的正常的成熟过程,可能看起来有缓慢的改善。这些疾病属于脑瘫(cerebral palsy)的范畴,如第 38 章所讨论的。脊髓的先天性畸形或出生时受伤也有可能。弗里德里希(Friedreich)共济失调和家族性截瘫、肌营养不良、肿瘤,以及各种慢性多发性神经病往往出现较晚,在儿童和青春期,是缓慢进展的腿部无力和行走障碍的原因。横贯性(通常是脱髓鞘性)脊髓炎是儿童期急性截瘫的另一个原因。

四肢瘫

关于截瘫的脊髓病因的所有说法都适用于四肢瘫(*quadriplegia*),其病变位于颈髓,而不是脊髓的胸段或腰段。如果病变位于下颈段,并涉及脊髓前半部,如典型的综合征是由脊髓前动脉闭塞引起的,在躯干上有一个平面,在这一平面以下针刺觉和温度觉丧失,但振动感、深感觉和关节位置觉保留[脊髓前动脉综合征(anterior spinal artery syndrome)]。在所有这些过程中,手臂的瘫痪类型可能是弛缓的和反射消失,而腿部瘫痪是痉挛性的。如果有疼痛,通常是在颈部和肩部,并有双手麻木;由后柱病变引起的共济失调成分可伴随轻截瘫。C1 和 C2 脊髓节段受压是由齿状突脱位引起的。类风湿性关节炎和莫尔基奥(Morquio)病(一种黏多糖类病——译者注)是上颈髓压迫的其他特殊原因;在 Morquio 病有明显的硬脊膜增厚。

一种进行性单肢轻瘫(monoparesis)、双肢轻瘫(biparesis)综合征,通常发生在手臂,然后累及最后受累手臂一侧的腿形成三肢瘫(顺时针模式),是由枕骨大孔区和高颈髓的肿瘤和其他各种压迫性病变引起的。这可以用颈髓 - 延髓交界处皮质脊髓束纤维交叉的模式来解释。由椎动脉或其前脊髓支闭塞造成的双侧延髓锥体梗死是四肢瘫的一种罕见原因。反复的卒中影响两侧大脑半球可能导致双侧偏瘫,通常伴有假性延髓性麻痹(pseudobulbar palsy)(见第 22 章关于痉挛性构音障碍,以及第 24 章关于假性延髓性麻痹的强哭强笑)。在婴幼儿中,除了发育异常和出生缺氧以外,某些代谢性脑病(异染性和其他形式的白质脑病、脂质贮积病)可能导致四肢轻瘫或四肢瘫,但总是伴有精神运动受损。

在大脑中动脉与大脑前动脉之间的血管交界区发生运动皮质梗死的病例中,一种罕见的模式可能被认为是四肢瘫痪的一种部分表现。这种综合征是一种上肢近端的瘫痪,有时会出现腿部瘫痪,这种症状被生动地称为"桶中人(man in the barrel)"。

三肢瘫

局限于三肢的瘫痪只是很罕见的,更常见的是第四肢无力或反射亢进,这种综合征实际上是不完全的四肢瘫。如前所述,这种病变模式很重要,因为它可能意味着上颈髓或颈髓延髓连接处正在进展的病变。例如,枕骨大孔区的脑膜瘤可能开始时是一个肢体的痉挛性无力,随后其他肢体相继受累,如上述的"顺时针"模式。在这个过程的早期通常有双侧 Babinski 征,但可能很少有感觉上的发现。我们也曾在多发性硬化和其他髓内的炎症和肿瘤病变患者见到过这种模式。这些同样会导致三肢瘫(或三肢轻瘫)的疾病,可能将由胸髓病变引起的截瘫与颈髓或更高部位的单独的单侧病变导致的轻偏瘫组合到一起。

孤立肌群麻痹

孤立肌群麻痹(paralysis of isolated muscle groups),这种模式通常表明一个或多个周围神经或几个相邻的脊神经根的病变。做出单个的周围神经病变的诊断是根据特定的肌肉或肌群的无力或瘫痪,以及该神经分布区的感觉损伤或丧失。周围神经完全或广泛阻断后,它所支配的肌肉萎缩,受累肌肉的腱反射丧失;如果病情是慢性的,则可能发生血管舒缩和泌汗功能异常,以及皮肤、指甲和皮下组织的营养变化。

对需要诊断的周围神经的运动和感觉神经支配的详细知识是诊断所必需的。要记住每条周围神经的精确的感觉运动分布是不现实的,应参考诸如《周围神经系统检查的辅助工具》(*Aids to the Examination of the Peripheral Nervous System*)等专用手册(另见表 43-1)。肌电图和神经传导的检查对于病变定位,以及确定轴突是否受损或者是否主要影响髓鞘具有重要价值。

如果没有上或下运动神经元疾病的证据,但某些运动仍然不能完美地进行,就应寻找位置觉或小脑协调障碍,或由于基底节疾病引起的强直伴姿势和运动异常(第 4 章)。在没有这些障碍的情况下,失用性障碍的可能性应该通过前面概述的方法进行检查。

心因性麻痹

心因性麻痹(psychogenic paralysis)也称为癔症性麻痹(hysterical paralysis)或转化性麻痹(conversion paralysis),它可能累及一只手臂或腿,两条腿,或身体的一侧。腱反射幅度正常,无 Babinski 征,没有肌萎缩,与慢性下运动神经元疾病有明显区别。诊断困难只出现在某些上运动神经元疾病的急性病例,通常缺乏反射和肌张力的变化。有时出现瘫痪部位的感觉缺失,以及瘫痪侧的视觉、听觉和嗅觉丧失,是一种无法用神经系统器质性疾病来解释的感觉变化模式。

当歇斯底里患者被要求移动患肢时,动作往往是缓慢的、犹豫的和抽动的,常常伴随着主动肌与拮抗肌同时和间歇地收缩,称为“失控”无力(“give-way” weakness)。患者不够用力通常是显而易见的,尽管面部表情和其他表现与此相反。肌肉收缩的力量随着鼓励而增强,而肌无力是不一致的,有些动作是暂时性的,过一会儿后,涉及同一块肌肉的另一个动作也能自然地进行。

胡佛(Hoover)征和大腿 - 躯干 Babinski 征(trunk-thigh sign of Babinski)有助于区别癔症性偏瘫与器质性偏瘫。Hoover 试验是在躺着的患者身上进行的,在用力向下压一条腿时,要求用力抬起另一条腿。当患者试图抬起无力的腿时缺少向下的压力,从而表明缺乏主动的努力,通过将检查人员的手放在未受影响的腿的足跟下可引出这个体征。这个试验的第二个形式,也是 Hoover 提出的,是检测表面上瘫痪的腿向下的压力,此时健侧腿是抬高的。在一个类似的检查中,检查者告诉患者,他正在测试正常的肢体,同时要求患者试着把膝盖放在一起。在癔症性无力时,瘫痪的肢体以正常的力量内收。人们可以利用上肢中线运动的动作,让患者双手并拢,并告诉他正在测试正常的一侧。在癔症性无力者,假定瘫痪的肢体有内收运动。

为了进行 Babinski 大腿 - 躯干测试(Babinski trunk-thigh test),检查者要求躺着的患者坐起来,双臂交叉放在胸前。在上运动神经元病变引起的器质性偏瘫患者,轻瘫的下肢有不由自主的屈曲,在器质性截瘫患者,当躯干屈曲时两侧肢体都屈曲。与之相反,在歇斯底里偏瘫中,只有正常腿可能屈曲,在歇斯底里截瘫中,两条腿都没有屈曲。腿部明显瘫痪的患者坐在一个滚动的椅子上,可以通过踩踏板来推动自己前进(Okun 和同事认为这是 Blocq 征)。

肌肉麻痹和痉挛,不伴神经或肌肉明显变化

讨论运动麻痹如果没有提到一些疾病肌无力可能很严重,但运动神经细胞或神经纤维没有明显的结构变化,那么这种讨论就是不完整的。几乎所有的神经肌肉接头疾病和许多肌肉疾病都会引起这种组合。这组疾病包括重症肌无力,炎症性肌病,肌营养不良症,先天性肌强直(Thomsen 病),家族性周期性瘫痪,钾、钠、钙、镁代谢紊乱,肉毒中毒、黑寡妇蜘蛛咬伤和僵人综合征,以及甲状腺和其他内分泌性肌病等。在这些疾病中,每一种都有相当独特的临床表现,这种异常基本上是生理或生物化学的,它们的检查需要肌电图、特殊的生化和组织化学检测,以及电镜检查等。这些问题在本书后面关于肌肉疾病的章节中讨论。

(陈　莉　译　王维治　校)

参考文献

Aids to the Examination of the Peripheral Nervous System. London, BallièreTindall/Saunders, 1986.

Asanuma H: Cerebral cortical control of movement. *Physiologist* 16:143, 1973.

Asanuma H: The pyramidal tract. In: Brooks VB (ed): *Handbook of Physiology.* Sec 1: The Nervous System. Vol 2: Motor Control, Part 2. Bethesda, MD, American Physiological Society, 1981, pp 702–733.

Ay H, Buonanno FS, Price BH, et al: Sensory alien hand syndrome. *J Neurol Neurosurg Psychiatry* 65:366, 1998.

Babinski J: De l'abduction des orteils (signe l'éventail). *Rev Neurol* 10:782, 1903.

Babinski J: Sur le réflexe cutané plaintaire dans certains affections organiques deusysteme nerveux cebtral. *Rev Neurol* 4:415, 1896.

Brodal P: *The Central Nervous System: Structure and Function,* 5th ed. New York, Oxford University Press, 1992.

Bucy PC, Keplinger JE, Siqueira EB: Destruction of the pyramidal tract in man. *J Neurosurg* 21:285, 1964.

Burke D, Lance JW: Myotatic unit and its disorders. In: Asbury AK, McKhann GM, McDonald WI (eds): *Diseases of the Nervous System: Clinical Neurobiology,* 2nd ed. Philadelphia, Saunders, 1992, pp 270–284.

Davidoff RA: Antispasticity drugs: Mechanisms of action. *Ann Neurol* 17:107, 1985.

Davidoff RA: Skeletal muscle tone and the misunderstood stretch

reflex. *Neurology* 42:951, 1992.
Denny-Brown D: *The Cerebral Control of Movement.* Springfield, IL, Charles C Thomas, 1966.
Denny-Brown D: The nature of apraxia. *J NervMent Dis* 12:9, 1958.
Evarts EV, Shinoda Y, Wise SP: *Neurophysiological Approaches to Higher Brain Functions.* New York, Wiley, 1984.
Faglioni PR, Basso A: Historical perspectives on neuroanatomical correlates of limb apraxia. In: Roy EA (ed): *Neuropsychological Studies of Apraxia and Related Disorders.* Amsterdam, North Holland, 1985, pp 3-44.
Feinberg TE, Schindler RJ, Flanagan NG, Haber LD: Two alien hand syndromes. *Neurology* 42:19, 1992.
Fulton JF: *Physiology of the Nervous System.* New York, Oxford University Press, 1938, Chap 20.
Fulton JF, Keller AD: *The Sign of Babinski. A Study in the Evolution of Cortical Dominance in Primates.* Charles C Thomas, Springfield, 1932.
Geschwind N: The apraxias: Neural mechanisms of disorders of learned movement. *Am Sci* 63:188, 1975.
Gilman S, Marco LA: Effects of medullary pyramidotomy in the monkey. *Brain* 94:495, 515, 1971.
Hallett M, Shahani BT, Young RR: EMG analysis of stereotyped voluntary movements in man. *J Neurol Neurosurg Psychiatry* 38:1154, 1975.
Heilman KM, Gonzalez-Rothi LJ: Apraxia. In: Heilman KM, Valenstein E (eds): *Clinical Neuropsychology,* 4th ed. New York, Oxford University Press, 2003, pp 215-235.
Heilman KM, Vlanestein E: *Clinical Neuropsychology,* 4th ed. Oxford, Oxford University Press, 2003.
Henneman E: Organization of the spinal cord and its reflexes. In: Mountcastle VB (ed): *Medical Physiology,* 14th ed. Vol 1. St. Louis, Mosby, 1980, pp 762-786.
Hogan G, Milligan JE: The plantar reflex of the newborn. *N Engl J Med* 285:502, 1971.
Iwatsubo T, Kuzuhara S, Kanemitsu A, et al: Corticofugal projections to the motor nuclei of the brain stem and spinal cord in humans. *Neurology* 40:309, 1990.
Kertesz A, Ferro JM, Shewan CM: Apraxia and aphasia: The functional anatomical basis for their dissociation. *Neurology* 34:40, 1984.
Kleist K: Leitunsgaphasie (Nachtsprechaphasie). In: Bonhoffer K (ed): *Handbuch der artzilichen Erhahrungen im Welktriege.* 1914/1918. Barth, Leipzig, 1934, pp 725-737.
Lance JW: The control of muscle tone, reflexes and movement: Robert Wartenberg Lecture. *Neurology* 30:1303, 1980.
Laplane D, Talairach J, Meininger V, et al: Motor consequences of motor area ablations in man. *J Neurol Sci* 31:29, 1977.
Lassek AM: *The Pyramidal Tract.* Springfield, IL, Charles C Thomas, 1954.
Lawrence DG, Kuypers HGJM: The functional organization of the motor system in the monkey. *Brain* 91:1, 15, 1968.
Liepmann H: Das Krankheitsbild der Apraxie (motorische Asymbolie auf Grund eines Falles von einseitiger Apraxie). *Monatsschr Psychiatr Neurol* 8:15, 102, 182, 1900.
Lorente de Nó R: Cerebral cortex: Architecture, intracortical connections, motor projections, in Fulton JF (ed): *Physiology of the Nervous System,* 3rd ed. New York, Oxford University Press, 1949, pp 288-330.
Marx JJ, Ianetti GD, Thöme F, et al: Somatotopic organization of the corticospinal tract in the human brainstem: A MRI-based mapping analysis. *Ann Neurol* 57:824, 2005.
Mountcastle VB: Central nervous mechanisms in sensation. In: Mountcastle VB (ed): *Medical Physiology,* 14th ed. Vol 1: Part 5. St. Louis, Mosby, 1980, pp 327-605.
Nathan PW, Smith M, Deacon P: Vestibulospinal, reticulospinal and descending propriospinal nerve fibers in man. *Brain* 119:1809, 1996.
Nyberg-Hansen R, Rinvik E: Some comments on the pyramidal tract with special reference to its individual variations in man. *Acta Neurol Scand* 39:1, 1963.
Okun MS, Rodriquez RL, Foote KD, et al: The "chair test" to aid in the diagnosis of psychogenic gait disorders. *The Neurologist* 13:87, 2007.
Pantano P, Formisano R, Ricci M, et al: Prolonged muscular flaccidity after stroke. Morphological and functional brain alterations. *Brain* 118:1329, 1995.
Pause M, Kunesch F, Binkofski F, Freund H-J: Sensorimotor disturbances in patients with lesions of the parietal cortex. *Brain* 112:1599, 1989.
Phillipon J, Porier J: *Joseph Babinski: A biography.* New York, Oxford University Press, 2009, p 221.
Roland PE: Organization of motor control by the normal human brain. *Hum Neurobiol* 2:205, 1984.
Russell JR, DeMyer W: The quantitative cortical origin of pyramidal axons of Macaca rhesus, with some remarks on the slow rate of axolysis. *Neurology* 11:96, 1961.
Terakawa H, Abe K, Nakamura M, et al: Ipsilateral hemiparesis after putaminal hemorrhage due to uncrossed pyramidal tract. *Neurology* 54:1801, 2000.
Terao S, Miura N, Takeda A, et al: Course and distribution of facial corticobulbar tract fibers in the lower brainstem. *J Neurol Neurosurg Psychiatry* 69:262, 2000.
Thach WT Jr, Montgomery EB Jr: Motor system. In: Pearlman AL, Collins RC (eds): *Neurobiology of Disease.* New York, Oxford University Press, 1990, pp 168-196.
Tower SS: Pyramidal lesion in the monkey. *Brain* 63:36, 1940.
Van Gijn J: *The Babinski Sign. A Centenarary.* Universitiet Utrecht. Utrecht, 1996.
Vulliemoz S, Raineteau O, Jabaudon D. Reaching beyond the midline: Why are human brains cross wired? *Lancet Neurol* 4:87, 2005.

第 4 章

运动和姿势障碍

在这一章,我们讨论神经系统的自主性、静止性、姿势性和其他不易改变的运动活动紊乱。它们中的许多是被称为锥体外系运动系统的一种表现,按照提出这一术语的威尔逊(Wilson S. A. K)的说法,锥体外系(extrapyramidal system)的含义是基底节和某些相关的丘脑和脑干核等运动结构。然而,其他的,如肌阵挛和各种震颤有不明确的或多种病因。这些都被放在一起讨论,因其经常伴发出现,且因为它们被包括在运动障碍的临床专科中。

基底节(纹状体苍白球黑质系统)

基底节(basal ganglia)和小脑的活动与皮质脊髓系统相融合并进行调节,锥体外系的姿势影响对皮质脊髓束自主运动是不可缺少的。基底节与皮质脊髓系统的这种密切联系在许多类型的神经疾病过程中都很明显。在许多异常的运动模式中,我们不仅可以看到基底节活动的证据,还可以看到迷路、颈部强直和其他通过非锥体的脑干运动系统,包括前庭脊髓束、红核脊髓束和网状脊髓束调节的姿势反射。诸如此类的观察模糊了锥体与锥体外系运动系统之间的原始区别。然而,这种划分在临床工作中仍然是一个有用的概念,因为它能区分几种运动综合征,一种以随意运动丧失伴痉挛状态为特征的皮质脊髓综合征;第二种是以运动迟缓、强直和震颤而没有自主运动丧失为特征的基底节运动减少综合征;第三种是以不自主运动(舞蹈手足徐动和肌张力障碍)为特征的基底节运动过多综合征;还有一种是以不协调(共济失调)为特征的小脑综合征。表 4-1 总结了皮质脊髓综合征与锥体外系综合征的主要临床区别。

表 4-1　皮质脊髓综合征与锥体外系综合征的临床差异

	皮质脊髓束	锥体外系
肌张力交替特征	折刀效应(痉挛状态)	可塑性,整个被动运动均等(强直),或间断(齿轮样强直)
肌张力增高分布	上肢屈肌、下肢伸肌	全身性,但肢体和躯干屈肌为主
不自主运动	无	出现震颤、舞蹈症、手足徐动、肌张力障碍
腱反射	增高	正常或轻度增高
Babinski 征	存在	无
自主运动的瘫痪	存在	无或轻度

解剖学基础

基底节作为一个解剖学实体,并没有精确的定义。它们主要包括尾状核(caudate nucleus)和豆状核(lentiform nucleus)(豆状一词来自它的豆状外形),豆状核分为壳核(putamen)和苍白球(globus pallidus)两部分。尾状核和壳核事实上是一个连续的结构(只是被内囊纤维不完全性地分隔),而在细胞学和功能上与苍白球不同,但是将这些核团分为纹状体(或新纹状体)和旧纹状体或苍白球更有意义,新纹状体包括尾状核和壳核,旧纹状体分为内侧部和外侧部。壳核和苍白球位于内囊的外侧,内囊将壳核和苍白球与内侧的尾状核、丘脑、丘脑底核和黑质分开(图 4-1 和图 4-2)。丘脑底核(Luys 核)和黑质,凭借与尾状核、豆状核紧密相连,因此也被纳入基底节的部分。屏状核和杏仁核复合体,虽然在连接和功能上有很大的不同,但有时也被包括在内,尽管它们不以任何直接的方式参与运动的调节。

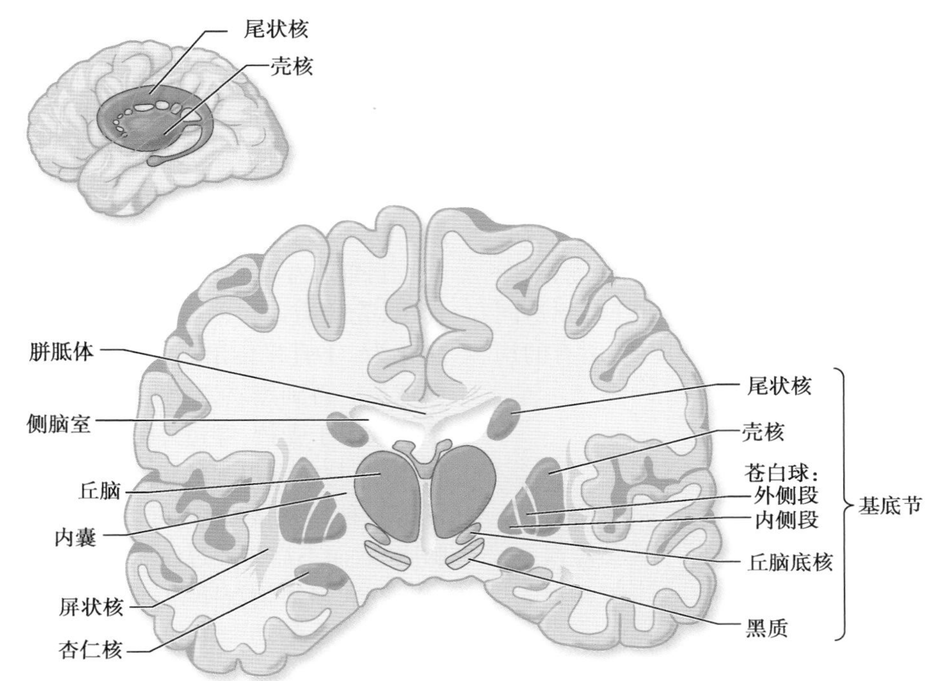

图 4-1　冠状面观基底节的组成。基底节的主要核团用浅棕色表示，如右侧所示

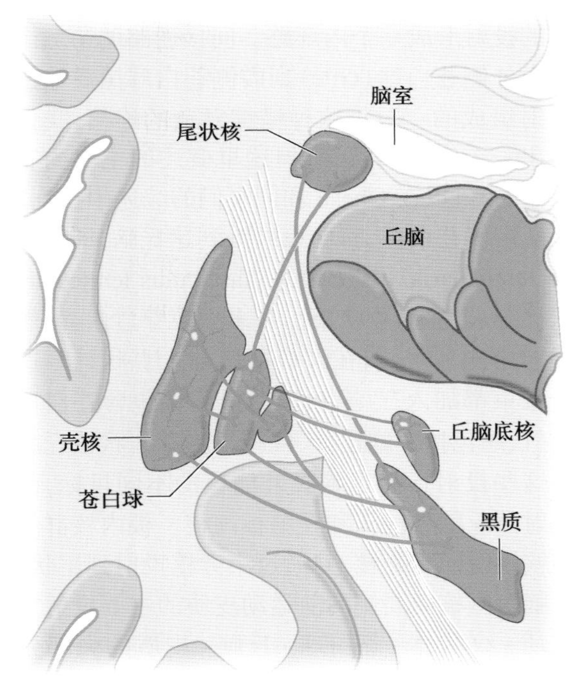

图 4-2　基底节冠状面示意图，说明主要的相互连接（详见正文）。苍白球 - 丘脑连接如图 4-3 所示

由于下面指出的原因，一些生理学家扩大了基底节结构的清单，包括了红核、丘脑板内核和上脑干的网状结构等。这些结构接受直接的皮质投射，并发出与皮质脊髓（锥体）束平行的红核脊髓束和网状脊髓束；因此，它们也曾被称为锥体外系。然而，这些非锥体束连接在结构上是独立于主要的锥体外系回路，因此最好称其为锥体旁系统（parapyramidal systems）。当这个回路的最后一环，即前运动皮质和辅助运动皮质，最终投射到运动皮质上时，它们被更恰当地称为前锥体系（prepyramidal）（Thach and Montgomery）。

早期关于基底节组成的观点强调连续连接和传出投射到腹外侧丘脑并由此到运动皮质的漏斗（图 4-3）。最重要的基底节的连接和回路如图 4-1、图 4-2 和图 4-3 所示。纹状体（striatum），主要是壳核，是基底节的接收部分，接受来自大脑皮质各部分和黑质的致密部（色素神经元）的按定位排列的纤维。基底节的输出核团是由内侧（内部）苍白球和黑质的网状部（非色素部分）组成的（见图 4-3）。关于基底节功能的进一步阐述，可以在 Watts 和 Koller 优秀的著作中找到。

这些概念在很大程度上是基于惠蒂尔（Whittier）、梅特勒（Mettler）和卡彭特（Carpenter）在 20 世纪 40 年代后期的实验工作。这些研究者在猴身上证实，一种被他们称为舞蹈症样运动障碍（choreoid dyskinesia）的疾病，可能是由对侧的丘脑底核病变导致一侧肢体的症状。他们还指出，要使这种病变引发运动障碍，必须保留邻近的苍白球和苍白球纤维，也就是说，位于苍白球内侧段、豆状束或丘脑腹外侧的第二个病变可以消除运动障碍。这种实验性的运动增多也可以通过阻断皮质脊髓侧束来消除，但切断脊髓内其他运动或感觉通路则不能消除。这些观察结果被解释为丘脑底核对苍白球和丘脑腹侧起到的抑制或调节作用。通过选择性破坏丘脑底核，以消除这一影响，在生理上表现为不规则活动，现在确定为舞蹈症，可能产生于完整的苍白球，并向丘脑腹外侧核传导，由此通过丘脑皮质纤维到达同侧的前运动皮质，再从那里到达运动皮质，所有的均为连续方式。

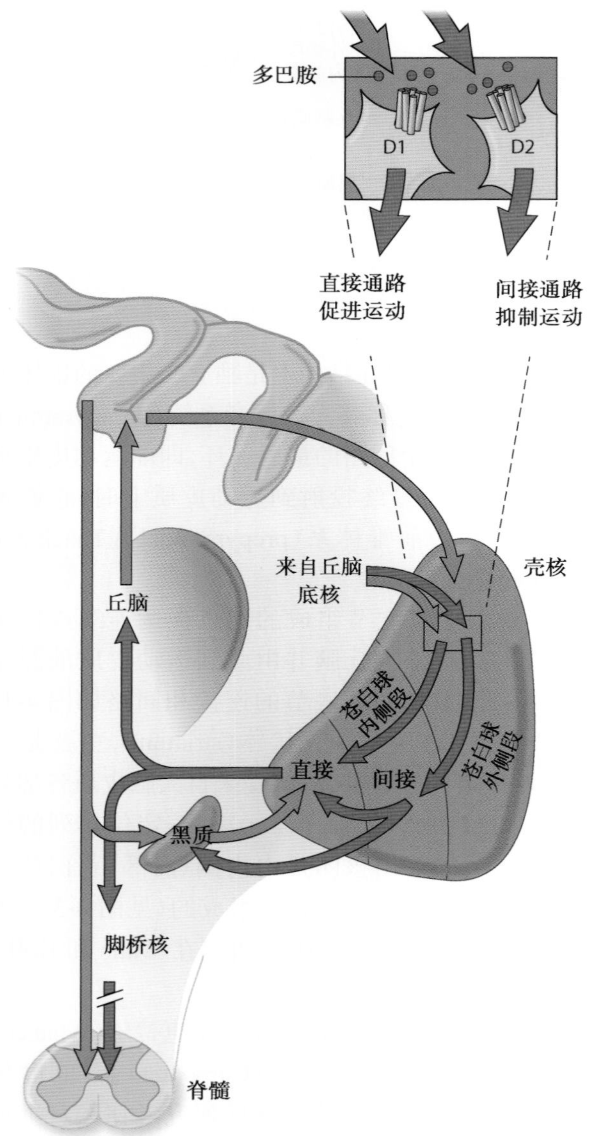

图 4-3　基底节的主要传出和传入连接示意图。绿线表示兴奋性效应神经元，而红线表示抑制作用（详见正文和图 4-2）（经允许，改编自 Kandel ER、Schwartz JH、Jessell TM: *Principles of Neural Science*，5th ed. New York: McGraw-Hill，2013）

丘脑腹外侧核和腹前核的中心作用是一个经得起时间考验的普遍原则。同时，这些核形成一个连接，不仅从基底节，而且从小脑，到运动皮质和前运动皮质。因此，基底节和小脑的影响都通过丘脑皮质纤维作用于皮质脊髓系统和皮质的其他下行通路。从基底节到脊髓的直接下行通路相对不明显。

目前在生理学、病理学和药理学研究的基础上提出，壳核有两个主要的传出投射。有理由将其概念化为：①直接传出系统是从壳核到内侧（内部）苍白球然后再到黑质，特别是黑质网状部，以及②间接系统起源于壳核，穿过外侧（外部）苍白球，继续到丘脑底核，与它有很强的相互连接。除此之外，还增加了③一种超直接通路，可以直接从运动皮质激活丘脑底核，而不需要经过纹状体。

在大多数情况下，丘脑底核和外侧苍白球是作为一个单一的功能单元运行的，至少在这些部位的病变对帕金森病的症状和受影响的神经递质方面是这样。内侧苍白球（GPi）和黑质网状部可以用类似的统一方式来看，共享相同的输入和输出模式。在间接通路中，从丘脑底核向苍白球内侧段和黑质网状部的投射形成一个内环路。间接通路的第二个分支是由外侧苍白球（GPe）到内侧苍白球黑质输出核的投射组成的。对于这种错综复杂的连接，我们无法给出一个完整的解释，但这里概述的主要内容是有根据的，可以在 Obeso 和同事们的综述中找到。

从内侧苍白球，有两束纤维到达丘脑，即豆状袢（ansa lenticularis）和豆状束（fasciculus lenticularis）。豆状袢绕过内囊，豆状束以许多小束穿过内囊，然后继续向内侧和尾侧，在红核前区加入豆状袢。这两个纤维束都加入丘脑束，丘脑束不仅包含苍白球丘脑投射，还包括中脑丘脑、红核丘脑和齿状核丘脑投射。这些投射指向丘脑腹外侧核的不同目标，而较少投射到丘脑腹前核和丘脑板内核。板内核群的中央中核投射回到壳核，并通过束旁核投射到尾状核。从丘脑腹侧核向同侧的前运动皮质的主要投射完成了皮质 - 纹状体 - 苍白球 - 丘脑 - 皮质的大部分运动回路，同时保留了运动纤维的躯体定位排列，再次强调了丘脑核团的运动控制的连接。

最新的观察表明，有许多平行的基底节 - 皮质回路。这些回路与前运动通路平行，但在解剖学和生理学上仍然是分开的。至少已经描述了五种这样的解剖学连接，每个连接都投射到额叶的不同部分：①典型的运动回路，会聚在前运动皮质；②眼运动回路，投射至额叶眼区，两个前额叶回路：③一个终止于前额叶后外侧，以及④另一个终止于外侧眶额皮质；⑤投射至前扣带回和内侧眶额皮质的边缘回路。

基底节的结构的另一个和基本的特征是纹状体所有部分的不等价性。在这种结构中，特定的细胞类型和细胞区域似乎调节运动控制的不同方面，并利用特定的神经化学递质，具体情况见下面的药理学基础（另见 Albin et al and DeLong）。由于观察到退行性疾病，诸如亨廷顿舞蹈症中特定的细胞类型被优先地破坏，这种专门化就变得更加重要。

生理学基础

在最简单的生理方面，Denny-Brown 和 Yanagisawa 研究单独切除猴子锥体外系结构的影响，得出了基底节的功能就像一个清除场所，在一个预期或计划性活动中，一部分活动被促进，而其他不必要的活动被抑制。他们把基底节类比为制动或开关，其强直性抑制（制动）作用阻止目标结构产生不需要的运动活动和开关功能，指的是基底节在任何给定的时间内，能够选择许多可用的运动计划中的哪一个活动的能力。还有一些理论结构集中在基底节在运动活动（运动程序）的启动、顺序和调节中的作用。此外，基底神经节似乎参与了运动系统的持续启动效应，使运动行为能够在没有预设的情况下快速执行，例如，打棒球。在大多数情况下，这些概念重申了由基底节传递给所有的运动动作的平衡和选择性的相同概念。

生理学证据反映了这种平衡的结构，在单个回路中，一个是兴奋的，另一个是抑制的。直接的纹状体内侧的苍白球黑质通路是由来自感觉运动皮质的谷氨酰胺能投射和多巴胺能黑质（致密部）纹状体投射激活的。这一直接通路的激活抑制了内侧的苍白球，而内侧苍白球反过来又解除了丘脑腹外侧核和腹前核的抑制。结果，丘脑皮质的驱动被增强，皮质发起的运动被促进。间接回路来自含有 γ- 氨基丁酸（gamma-aminobutyric acid，GABA）和少量脑啡肽（enkephalin）的壳核神经元。这些纹状体投射对内侧苍白球有抑制作用，反过来，内侧苍白球通过 GABA 的释放解除了丘脑底核的抑制，为内侧苍白球和黑质网状部提供了丘脑底核的驱动。最终的效应是丘脑抑制，减少了向前中央运动区的丘脑皮质输入，阻碍自主运动。这些复杂的解剖和生理关系已经在许多类似于图 4-4 的示意图中，在 Lang 和 Lozano 以及 Standaert 和 Young 的示意图中得到了总结。

需要重申，目前的观点是，通过间接通路增强的传导是通过增加丘脑苍白球抑制导致运动减少（hypokinesia），而通过直接通路增强的传导可通过减少丘脑苍白球抑制导致运动过多（hyperkinesia）。Marsden 和 Obeso 认为直接通路是促进皮质启动的运动，而间接通路抑制潜在的冲突和不想要的运动模式。黑质网状部释放的多巴胺有助于维持直接与间接通路之间的正常平衡。在帕金森病中，黑质多巴胺能输入的缺失降低了直接通路的活性，增加了间接通路的活性，其最终效果是增加对丘脑核团的抑制和减少皮质运动系统的兴奋。

对这些系统和帕金森病机制的进一步了解来自发现帕金森综合征在人类和灵长类动物中很大程度上可由毒素 1- 甲基 -4- 苯基 -1，2，3，6- 四氢吡啶（1-methyl-4-phenyl-1，2，3，6-tetrahydropyridine，MPTP）复制。这种毒素是在吸毒者自我注射哌替啶类似物时被发现的。这种分子与单胺氧化酶（monoamine oxidase，MAO）具有很高亲和力的结合，MAO 是一种神经外酶，将其转化为吡啶，吡啶是一种代谢产物，与多巴胺黑质神经元中的黑色素结合并破坏细胞，这可能是通过干扰线粒体的功能。在通过给予 MPTP 制备的帕金森病的猴子中，电生理学研究表明，正如上述模型所预测的那样，内侧苍白球活动增强，外侧苍白球活动减弱。最终的结果是增加了对丘脑皮质神经元的抑制。

然而，苍白球的任一部分或两部分的自然病变，如梗死、出血和肿瘤，即使超出了它们的单侧位置，也不会引起完全的帕金森综合征。这可能是因为帕金森病中存在的内侧与外侧苍白球回路之间微妙的不平衡并没有重现。更具体地说，内侧段是直接和间接通路的一部分，一个是兴奋性的，另一个是抑制性的，而外侧段只受间接通路的影响。事实上，正如第 38 章所讨论的那样，通过造成内侧苍白球损伤，如苍白球切开术却反常地使帕金森病症状获得显著改善。

抑制性和兴奋性通路的静态模型，以及对直接和间接通路的解析，就像它是一种助记符一样有用，但很可能不能很好地解释基底节的动态活动。特别是这些系统中神经元的电活动振荡，并影响系统其他部分放电的频率模式，同时使单个的细胞更接近于放电。目前设想的模型的另一个局限性是，它们不能解释帕金森病的震颤。更复杂的是，不同亚型的多巴胺受体在不同的情况下，根据它们的位置，以兴奋和抑制的方式发挥作用，如下所述。

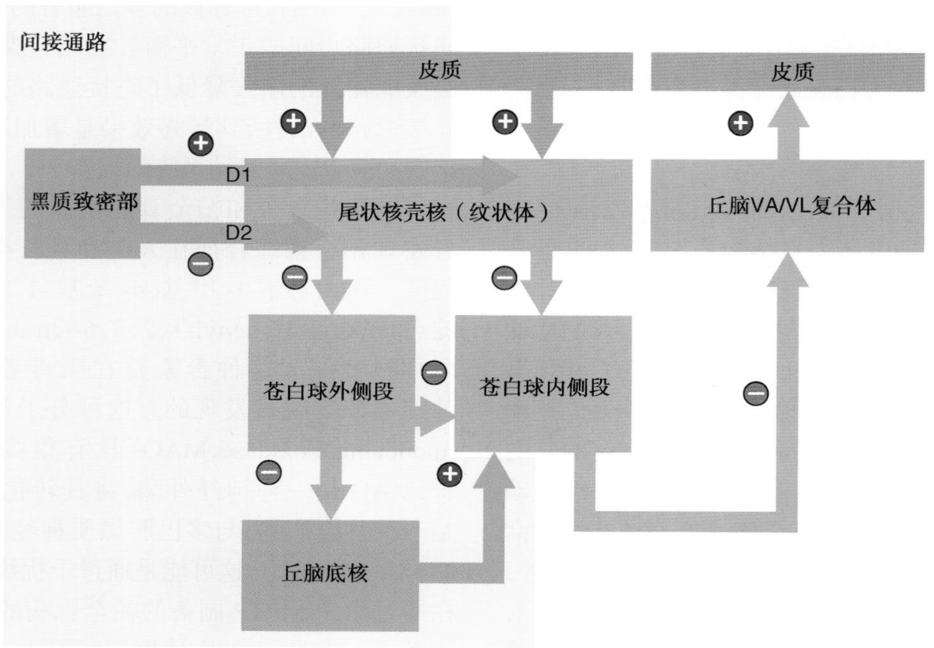
A. 基底节连接的正常结构
间接通路
皮质
皮质
黑质致密部
D1
D2
尾状核壳核（纹状体）
丘脑VA/VL复合体
苍白球外侧段
苍白球内侧段
丘脑底核

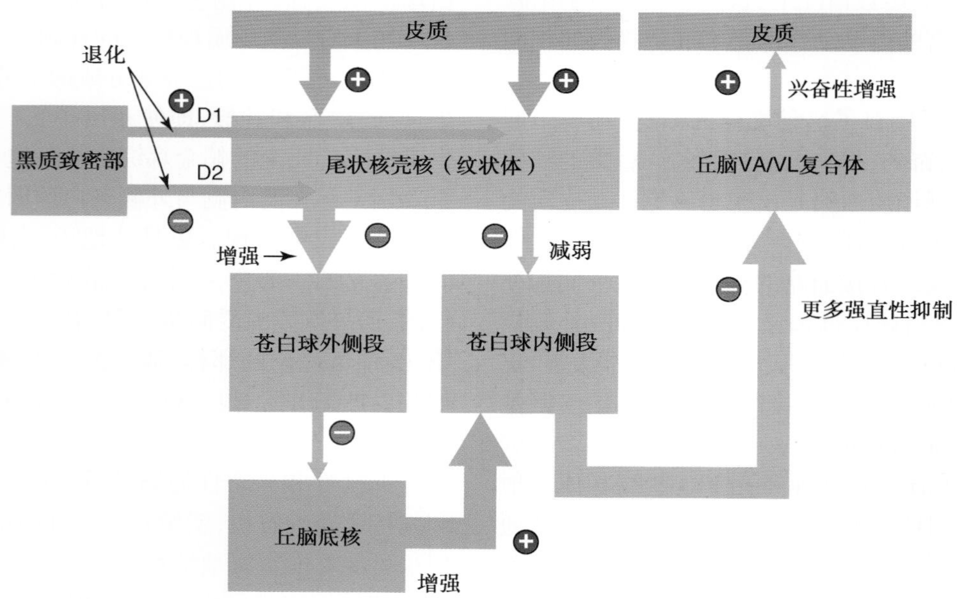
B. 帕金森病（运动减少）
皮质
皮质
退化
D1
D2
黑质致密部
尾状核壳核（纹状体）
兴奋性增强
丘脑VA/VL复合体
增强
减弱
更多强直性抑制
苍白球外侧段
苍白球内侧段
丘脑底核
增强

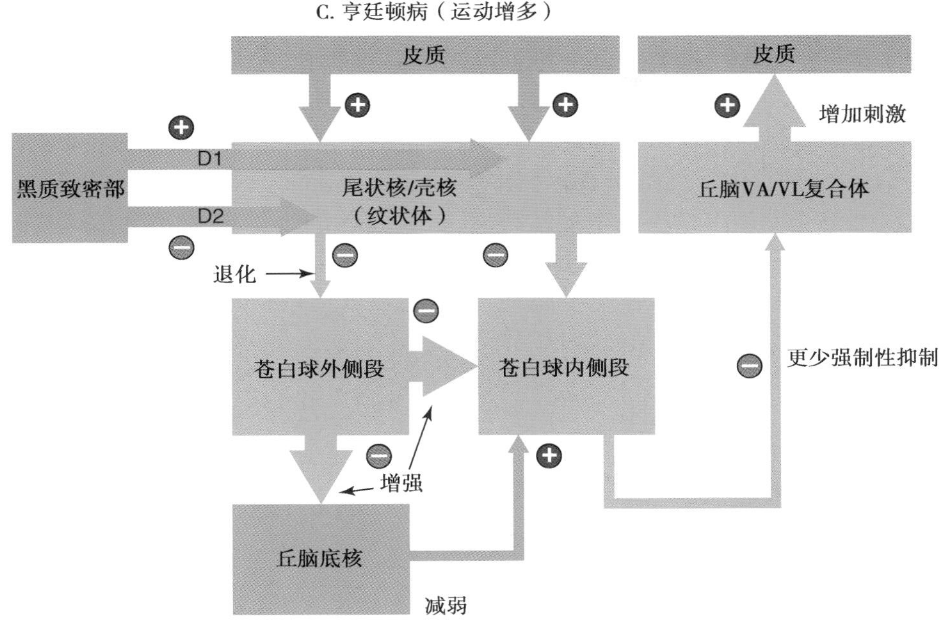

图 4-4　A. 皮质 - 基底节 - 丘脑回路示意图，显示主要神经递质通路及其影响。黑质致密部多巴胺能神经元对直接通路（通过 D1 受体）有兴奋性影响，对间接途径有抑制作用（通过 D2 受体）。B. 在帕金森病中，运动减少被认为是由黑质向纹状体输入多巴胺减少。结果导致，直接途径降低了对苍白球的抑制作用，间接途径增加苍白球的兴奋作用，引起丘脑的抑制驱动增加，因此皮质兴奋减弱。C. 在亨廷顿病中，纹状体发生变性。对于直接通道，总的来说对内苍白球是抑制作用（由于纹状体抑制作用减弱，外侧苍白球抑制作用增强，丘脑底核的兴奋降低）。对于间接途径，外侧苍白球的抑制作用较小，导致对丘脑底核的抑制作用增强，对内侧苍白球的刺激作用减弱。总之，对丘脑的抑制作用减少，而大脑皮质的兴奋增加，从而引起运动过多

基底节的不同组成部分的过度或减少的活动模式引起运动减少和运动过多的运动障碍，在后面，基底节疾病的症状题目下讨论。

药物学基础

一系列的药理学观察极大地增强了我们对基底节的功能认识，并为帕金森病和其他锥体外系综合征提供了合理治疗。虽然生理学家多年来通过刺激和原始消融实验未能发现基底节的功能，但临床医生开始意识到某些药物，如利血平（reserpine）和吩噻嗪（phenothiazines），可以引发锥体外系综合征（如帕金森综合征、舞蹈手足徐动症、肌张力障碍等）。这些观察刺激了对中枢神经系统（CNS）递质的研究。目前的观点是，在上述的解剖背景下，考虑在皮质、纹状体、苍白球、丘脑底核、黑质和丘脑之间传递信号的神经递质的生理效应，可以更好地理解基底节对运动的整体控制。

从基底神经节功能的角度来看，最重要的神经递质是谷氨酸（glutamate）、γ 氨基丁酸（GABA）、多巴胺（dopamine）、乙酰胆碱（acetylcholine）和 5- 羟色胺（serotonin）等。在 Penney 和 Young、Alexander 和 Crutcher，以及 Rao 的综述中可以找到对这个问题更全面的描述。

以下是我们可以相当肯定地知道的情况。谷氨酸是从皮质到纹状体和丘脑底核的兴奋神经元的兴奋性投射的神经递质。GABA 是纹状体、苍白部和黑质（网状部）投射神经元的抑制性神经递质。

在儿茶酚胺中，多巴胺的作用最为广泛，但其影响可以是兴奋性或抑制性，这取决于作用部位和多巴胺受体的亚型。多巴胺信号的障碍是几种中枢神经系统疾病的基本异常，包括帕金森病、精神分裂症、注意缺陷多动障碍，以及药物滥用等。在基底神经节中，多巴胺最丰富的区域是黑质，它是在致密部的神经细胞体中合成的，而这些纤维的末端在纹状体中。在最简单的模型中，刺激黑质多巴胺能神经元诱发纹状体的特定反应，即对新纹状体神经元已经很低的放电率产生抑制作用。

然而，多巴胺的作用被证明更加难以解决，这在很大程度上是因为现在已知有五种类型的突触后多巴胺受体（D1 到 D5），每一种都有特定的解剖分布和药理作用。这种异质性体现在多巴胺对壳核的小棘神经元的兴奋作用和对其他神经元的抑制作用。从直接途径和间接途径来看，多巴胺增强了前者的活性和抑制了后者，导致对丘脑核团的净去抑制和

对皮质运动功能的释放。

这五种类型的多巴胺受体在整个脑部的不同部位以不同的浓度被发现，每一种受体对多巴胺本身以及对不同药物和其他制剂表现出不同的亲和力(表 4-2，也见于 Jenner 的文章)。D1 和 D2 受体高度集中于纹状体，而且是基底节的疾病中最常涉及的受体。D3 是在伏隔核(nucleus accumbens)，D4 在额叶皮质和某些边缘结构，而 D5 位于海马和边缘系统。在纹状体中，多巴胺作为一类 D1 样受体(D1 和 D5 亚型)和 D2 样受体(D2、D3 和 D4 亚型)发挥作用。D1 类受体激活会刺激腺苷酸环化酶，而 D2 受体的结合则抑制这种酶。多巴胺在特定的突触上是兴奋性还是抑制性作用，是由局部的受体决定的。如前所述，兴奋性 D1 受体主要分布在壳核的小棘神经元上，这些神经元是纹状体苍白球直接输出通路的起点，而 D2 受体调节多巴胺对纹状体苍白球间接输出的抑制作用，如图 4-4 所示。

表 4-2 多巴胺受体的性质和定位

	多巴胺能受体的类型				
	D1	D2	D3	D4	D5
基底节内					
纹状体	+[a]	+[b]	+	+	+
外侧 GP		+		+	
丘脑底核	+	+	+		
内侧 GP/SN 网状部	+				
SN 致密部	+	+	+		
基底节外					
伏隔核	+		+		
额叶皮质	+			+	
边缘结构				+	
海马				+	
下丘脑			+		+
嗅结节			+		
垂体	+				
脑干				+	
药物亲和力					
多巴胺	++	+++	++++	N/A	N/A
溴隐亭	–	++	++	N/A	N/A
培高利特	+	++++	+++	N/A	N/A
罗匹尼罗	0	+++	++++	N/A	N/A
普拉克索	0	+++	++++	N/A	N/A

[a] 通过直接纹状体投射神经元起作用。

[b] 通过间接纹状体投射神经元起作用。

GP，苍白球；SN，黑质。

多巴胺的一些临床和药理作用，通过考虑各种受体的解剖部位及其生理效应而得以阐明。例如，药物诱发的帕金森综合征和迟发性运动障碍（在后面描述）似乎在服用与D2受体竞争性结合的药物时容易发生，但较新型抗精神病药物产生这些效应较少，对D4受体有更强的亲和力。然而，实际情况要复杂得多，部分原因是D1和D2受体在某些结合位点彼此增强的协同作用，以及在黑质纹状体神经元的突触前末端存在D2受体，这抑制了多巴胺的合成和释放。

与谷氨酸及其拮抗剂GABA几乎瞬间起作用不同，单胺类药物可能有更持久的作用，持续数秒或长达数小时。因此，多巴胺和相关的神经递质通过第二信使，环腺苷酸（cAMP）产生较慢的影响，而cAMP再依次控制许多神经元内G-蛋白的磷酸化或去磷酸化。这些细胞内效应已被Greengard总结。

通过某些药，虽然有些已不再使用，也可以通过理解它们改变神经递质功能的方式来更好地理解药物效应。有几种药物，如利血平、吩噻嗪和丁酰苯（特别是氟哌啶醇），在人类可以诱发明显的帕金森综合征。例如，利血平会消耗纹状体和大脑其他部分的多巴胺，氟哌啶醇和吩噻嗪的作用机制不同，很可能是通过阻断纹状体内的多巴胺受体。

大剂量的左旋多巴或直接作用的多巴胺受体激动剂会导致过度的运动活动的观察，支持这里概述的生理-药理学模型的基本有效性。此外，在神经递质功能的背景下，治疗帕金森病的主要药物的疗效是可以理解的。为了纠正作为帕金森病基础的，因黑质细胞缺失而导致多巴胺缺乏，首先尝试了多巴胺直接给药。然而，多巴胺本身不能通过血脑屏障，因此没有治疗作用。但是它的直接前体，左旋多巴（L-dopa），确实能穿过血脑屏障，并有效地减轻帕金森病的症状以及上述的MPTP诱发的帕金森综合征。多巴胺羧化酶是多巴胺分解代谢中的一种重要的酶，加入多巴胺羧化酶抑制剂可以增强这种效应。将这种类型酶抑制剂（卡比多巴或苄丝肼）添加到L-dopa中，可以增加脑中多巴胺的浓度，而其他器官不受影响。L-dopa与卡比多巴联合使用的好处是尽量减少外周多巴胺的全身副作用，如恶心、呕吐和低血压等。同样地，抑制另一种代谢多巴胺的酶，邻苯二酚氧位-甲基转移酶（COMT）的药物，可延长处方的L-dopa作用。

乙酰胆碱（ACh）长期以来就被确定为神经肌肉接头和自主神经节的神经递质，在基底节也具有生理活性。ACh及其合成和降解所必需的酶（胆碱乙酰转移酶和乙酰胆碱酯酶）在纹状体中浓度最高。ACh由大而稀疏的（高尔基2型）非棘状纹状体神经元合成和释放。它对壳核内较多的棘状神经元具有混合的，但主要是兴奋性作用，这些棘状神经元构成了上述直接和间接通路的主要来源。阿托品类药物已被经验性地用于治疗帕金森病和肌张力障碍多年，其有效性很可能取决于它们在基底节内和从脑桥脚核投射部位拮抗ACh的能力。ACh似乎也作用于纹状体细胞的突触前膜，并影响它的神经递质的释放，如下所述。此外，基底节还含有P物质（substance P）、脑啡肽、缩胆囊素（cholecystokinin）、生长抑素（somatostatin）、神经肽Y（neuropeptide Y）等生物活性物质，它们可增强或减弱其他神经递质的作用，即起到神经调质的作用。

由于ACh和多巴胺的药理作用，Ehringer和Hornykiewicz最早提出假设（后者提出了这一想法），纹状体中ACh的兴奋性活动与多巴胺的抑制性活动之间存在一种功能平衡。在帕金森病中，黑质在纹状体上释放的多巴胺减少，使合成ACh的神经元失抑制，导致胆碱能活动占主导地位，这一观点得到了观察结果的支持，即帕金森病症状可因中枢作用的胆碱能药物加重，以及抗胆碱能药物会减轻。根据这一理论，服用抗胆碱能药物可以恢复多巴胺与ACh的比例，新的平衡是被设定在低于正常的水平，是因为纹状体的多巴胺水平开始时就很低。这一观点已在临床实践中得到证实，即在服用抗胆碱能药物后，观察到对帕金森病症状的有益影响。如第38章所述，使用增强多巴胺合成或释放的药物，或直接刺激纹状体多巴胺能受体的药物（如普拉克索），是治疗帕金森病的另一种更直接的方法。

基底神经节疾病的病理学

我们今天所知道的锥体外系运动综合征在1912年由S. A. K. Wilson第一次在临床基础上阐释，因此被他命名的。在现在以他的名字命名的疾病中，他称之为肝豆状核变性，最显著的异常是两侧对称性的壳核变性，有时甚至到了空泡的程度。Wilson正确地将强直和震颤的特征性症状归因于这些病变。此后不久，van Woerkom描述了一名获得性肝病患者类似的临床综合征（Wilson的病例为家族性的），最突出的病变同样是由纹状体神经元的变性灶组成。亨廷顿舞蹈症的临床病理研究从 Meynert(1871) 开始，接着是 Jelgersma(1908) 和 Alzheimer(1911) 的研究，这些研究将该病的过度运动和强直特征与纹状体神经细胞的丢失联系起来。1920 年，奥斯卡（Oskar）和塞西尔·沃格特（Cecile Vogt）详细描述了几例早期就患有舞蹈手足徐动症婴儿的神经病理变化；这些改变被描述为仅限于尾状核和豆状核的纤维状态或髓鞘异常状态。令人惊讶的是，直到 1919 年，Tretiakoff 才在当时被称为震颤麻痹，现在被称为帕金森病的病例中发现黑质细胞的丢失。最后，一系列的观察，以 J Purdon Martin 以及后来 Mitchell 和他的同事的观察为顶点，把偏身投掷症与 Luys 丘脑底核及其直接连接的病变联系在一起。虽然这些观察是非常重要的，但从临床工作中可以明显看出，解剖部位和运动障碍之间没有任何排他的关系，同样的运动障碍可以由几个部位的其中一种病变引起。

Bhatia 和 Marsden 对基底神经节局灶性损伤的结果提供了另一个广泛的观点，他们基于 CT 和 MRI 检查回顾了 240 例伴有运动异常的尾状核、壳核和苍白球病变的病例。肌张力障碍是最常见的发现，而舞蹈症和帕金森综合征却不常见。值得注意的是，在尾状核病变的患者中，一种常见的相关行为异常是意志缺失（冷漠和主动性丧失）。作者承认，这类病例分析的缺陷是明显的（即早期影像学研究的粗糙性，没有考虑到临床疾病的时间方面）。尽管如此，我们惊讶地发现舞蹈手足徐动症并不常见。需要对功能紊乱持续数月或数年的病例进行详细的解剖（尸检）研究。然而，重申上述评论，在任何类型的运动障碍与基底节的特定位置之间没有一致的联系。

作为下一小节的序曲，表 4-3 总结了大多数神经病学家所接受的锥体外系运动障碍的临床病理相关性；然而，必须强调的是，关于更精细的细节仍然有一些不确定性。

表 4-3 锥体外系运动障碍的临床病理关联

症状	尸检解剖的主要定位
单侧不自然的强直伴静止性震颤（帕金森病）	对侧黑质叠加（？）其他中脑结构
单侧偏身投掷症和偏身舞蹈症	对侧路易丘脑底核或路易体 - 苍白球连接
亨廷顿型慢性舞蹈症	尾状核和壳核
手足徐动症和肌张力障碍	对侧纹状体（变形性肌张力障碍的病理不明）
小脑性不协调、意向性震颤、肌张力低下	同侧小脑半球，同侧小脑中脚或下脚，结合臂（如在交叉以下为同侧，以上为对侧）
去大脑强直，即上下肢伸展，角弓反张	通常在双侧上位脑干被盖，在红核水平或红核与前庭核之间水平
腭肌和面肌阵挛（节律性）	同侧中枢被盖束伴下橄榄核和疑核的失神经支配
弥漫性肌阵挛	神经元变性，通常为弥漫性或以大脑、小脑皮质和齿状核为主

基底节疾病的症状

从广义上说，所有运动障碍都由功能缺失（或阴性症状），以及相反的，过度的运动活动（阳性症状）组成，后者被归因于运动系统未受损部分的活动释放或解除抑制。沿着这些线索分析基底神经节疾病时，运动迟缓、运动功能减退，以及正常的姿势反射丧失是主要的阴性症状，而震颤、强直以及舞蹈症（chorea）、手足徐动症（athetosis）、投掷症（ballismus）和肌张力障碍（dystonia）等不自主运动障碍是阳性症状。由基底神经节疾病引起的发声、发音和运动异常更难以分类。在某些情况下，这组体征明显是强直和姿势障碍的后果，而在其他情况下，强直是轻微或可忽略的，它们似乎代表主要缺陷。与基底节的疾病相关的步态变化是由张力和姿势的基本变化，以及锥体外系对行走更固有的控制的破坏所导致的。心理压力和焦虑通常会加重锥体外系综合征的异常运动，正如放松可以使这些症状改善一样。根据 Ring 和 Serra-Mestres 的总结，基底神经节在认知功能和异常行为方面的作用在帕金森病、进行性核上性麻痹、图雷特（Tourette）综合征，以及其他疾病中都有提示。其中一些疾病的思维缓慢（思想迟钝）较早就曾被提及，但并不一致。同样地，将抑郁症、痴呆、精神病，以及基底节疾病的其他障碍的存在作为首要因素，或将这些结构的变化视为强迫症和其他行为障碍的直接原因，这就过于简单化了；更确切地说，它很可能是一个更大回路的一部分。所以只能说，基底神经节调节复杂的行为，但其作用的确切性质目前还不清楚。

运动功能减退和运动迟缓

术语“运动功能减退”（hypokinesia）和“运动不能”（akinesia）（运动功能减退的极端形式）是指受影响部位的自发运动减少，不能自由地参与身体的自然动作。与（皮质脊髓束损伤时的主要症状）发生瘫痪相比，肌力并没有明显减弱。此外，运动功能减退也不像失用症，在失用症中，病变会消除意向动作所需的运动模式，而保留其他动作完好无损。运动功能减退在帕金森病患者中表现得最为明显，表现为极度运动缺乏（贫乏）。在正常人身上观察到的频繁的自动的、习惯性动作，如把手放在脸上、双臂交叉或交叉双腿，这些动作都不存在或大大减少了。当向一侧注视时，眼睛会动，但头部不会。在从椅子上起身时，没有做一些通常的小的初步调整，比如把脚向后拉，把手放在椅子的扶手上，等等。眨眼是不常见的。唾液被咽下频率减少，导致流涎。面部缺乏表情的动作（面具脸或表情缺乏）。说话语速快、含糊不清（或杂乱），以及单调的，声音柔和的。

运动迟缓（*bradykinesia*）意味着运动缓慢，这是运动功能减退所反映的生理困难的另一个方面。帕金森病患者不仅反应速度稍慢（表现从指令发出到肌肉第一次收缩之间的时间间隔比正常延长，即反应时间增加），而且运动速度，或者说从开始到完成动作的时间也比正常的时间长。运动功能减退或运动迟缓的极端情况可导致运动完全受阻，即运动不能，这一征象也可由其他几种运动功能障碍和随意运动启动障碍引起。Hallett 将运动不能等同于反应时间延长，而运动迟缓则等同于执行时间延长。有一段时间，运动迟缓被归因于经常伴随的强直，强直可以合理地妨碍所有的运动，但当发现帕金森病患者适当设置立体定向损伤可以消除强直而不改变运动减退时，这一解释的局限性就变得明显了。因此，基底神经节除了有助于保持姿势外，还为人类自然运动所需的各种随意的和半自动的动作提供了一个基本要素。基底节的细胞参与了运动的启动，这一事实也很明显，即在临床上检测到运动之前，这些神经元的放电率会增加。

Hallett 和 Khoshbin 在对帕金森病患者投掷样（快速）运动的分析中发现，激动剂 - 拮抗剂 - 激动剂激活的正常三相序列是完整的，如下一章所述，但缺乏幅度（激活的运动单元数）来完成正常运动。然后需要几个较小的三相序列，以减缓运动。患者体验到的这些现象不仅是缓慢，而且是感知到一种无力。

从病理解剖学和生理学的角度来看，运动迟缓可能是由任何中断皮质 - 纹状体 - 苍白球 - 丘脑回路的疾病或药物引起。临床实例包括从黑质到纹状体的多巴胺能输入减少，如在帕金森病；多巴胺受体被神经安定药阻断；纹状体神经元的广泛变性，如纹状体黑质变性和亨廷顿舞蹈症的强直形式；以及内侧苍白球的破坏，如 Wilson 病。如图 4-4B 所示，提供了帕金森病的运动功能减退状态的示意图，皮质 - 纹状体 - 苍白球 - 丘脑回路的变化（在本例中主要是直接纹状体苍白球通路）可以用基底神经节内改变的神经化学和由此导致的生理连接来解释。交互的情况，增强的运动活动，在亨廷顿病的类似图中做了总结（图 4-4C），其中间接纹状体苍白球通路活动减少导致丘脑皮质运动通路的兴奋性运动驱动增强。

在基底神经节疾病患者中也可观察到许多其他自主运动障碍。手部肌肉的持续自主收缩，如拿铅笔时，可能无法被抑制，因此会干扰下一个想要做的动作。这被称为强直性神经支配或阻滞，可通过让患者反复地张开和握紧拳头或敲击手指来实现。尝试执行交替序列的动作可能在某一点上受阻，或者随意运动可能有采用共存震颤频率的倾向（夹带）。

姿势固定、平衡和扶正障碍

姿势固定、平衡和扶正障碍（disorders of postural fixation，equilibrium，and fighting），这些功能缺失在帕金森病患者身上也表现得最为明显。患者不自主的屈曲躯干、四肢和颈部是一种常见的姿势，使得成为帕金森病患者特有的外观，即使从一个观察者的距离，正如 Parkinson 所描述的，“躯干向前弯曲的倾向，从走路的速度过渡到跑步的速度。”预期性和补偿性翻正反射（righting reflexes），是指维持直立姿势的机制，也明显受损。这发生在进行性核上性麻痹的病程早期和帕金森病的晚期。患者不能对倾斜或跌倒做出适当的姿势调整，也不能从仰卧位转换到站立位，这些都是密切相关的现象。轻轻地推一下患者的胸骨或拉一下肩膀，可能会导致倾倒或开始一系列患者无法控制的小的矫正步伐（慌张步态)。这些基底节的姿势异常不是由于无力或由于本体觉、迷路或视觉功能缺陷造成的,而本体觉、迷路或视觉是控制头部和躯干正常姿势的主要机制。

强直与肌张力改变

以肌张力改变的形式被称为强直(rigidity),肌肉呈连续的或间歇的紧绷和紧张。虽然通过持续尝试放松肢体可以在选定的肌肉中获得短暂的肌电图沉默,但很明显,无意识的持续肌肉收缩的阈值较低,而且这种情况在大多数清醒状态下都存在,甚至在患者看起来安静和放松时。与痉挛状态(spasticity)相反,以强直为特征的被动运动的阻力增加之前并没有一个初始的自由间隔,而是在肢体的整个运动范围内具有均匀或一致的性质,就像弯曲一根铅管或拉一条太妃糖的体验。用来表示痉挛状态的折刀,以及用来表示强直的铅管这两种截然不同的术语,已被用来表示检查者试图通过弧线运动平稳地操纵患者肢体时的身体感觉。此外,锥体外系障碍的强直不是速度依赖性的,因为它是在痉挛状态。腱反射在强直肢体中并没有增强,因为它们处于痉挛状态,而且当松开时,肢体不会像在痉挛状态下那样恢复到原来的位置。

强直通常涉及屈肌群和伸肌群,但在保持屈曲姿势的肌肉中,即躯干和四肢的屈肌中,强直往往更为突出。在大的肌肉群中,它似乎更明显一些,但这可能仅仅是肌肉质量问题。当然,面部、舌,以及甚至喉部小肌肉也经常受到强直的影响。与体格检查一致的是,肌电图描记显示,运动单位的活动在强直时比痉挛状态时更连续,即使在明显放松之后也会持续。

尼格罗(Negro)在 1901 年首次指出,伴随强直的一个特殊表现是齿轮现象。例如,当高张力的肌肉受到被动拉伸时,当手背曲时,就会遇到一种有节奏地中断的棘轮状阻力。许多人认为,这一现象代表了一种潜在的震颤,这种震颤即使不明显存在,也会在操纵过程中隐约地显现出来。在这种情况下,它就不是强直的基本属性,而是在许多震颤状态中都存在的。然而,许多严重震颤的实例伴有细微察觉到的齿轮征,以及相反的情况,都从临床角度向我们提示,这种现象可能更为复杂。

强直是以不同时期的严重程度不同为特征的,在一些不自主运动的患者,特别是舞蹈症或肌张力障碍患者,他们的肢体实际上可能是间歇性或持续性低张力的。强直是许多基底神经节疾病的显著特征,如帕金森病、威尔逊病、纹状体黑质变性(多系统萎缩)、进行性核上性麻痹、变形性肌张力障碍畸形(在第 38 章进一步讨论)、接触神经安定药物,以及基底节钙化[法尔病(Fahr disease)]。

对被动运动的可变阻力的另一种独特类型是,患者似乎不能按要求放松一组肌肉。当肢体肌肉被动拉伸时,患者表现出主动抵抗运动(非自主抗拒、伸展过度,或反向阻力)。自然放松通常需要患者集中注意力。如果注意力不集中,就像额叶病变、痴呆或其他意识模糊状态所发生的那样,这种反向抵抗可能会引起帕金森综合征强直的问题。这不是基底神经节疾病本身的表现,但可能表明基底节与额叶的连接受损。在小孩子身上通常也能观察到类似的放松困难。此外,紧张型精神病患者所表现出的蜡样屈曲不要被误认为是强直或伸展过度,表现为一个肢体置于悬空位置时,保持相同的姿势长达数分钟,即蜡样屈曲(*flexibilitas cerea*)。

舞蹈症、手足徐动症、投掷症和肌张力障碍

舞蹈症(chorea)、手足徐动症(athetosis)、投掷症(ballismus)和肌张力障碍(dystonia)等这些不随意的多动症状被描述为不连续的临床现象,很容易与其他症状区分开来。虽然舞蹈症、手足徐动症和肌张力障碍之间有区别,但即使是它们最显著的区别,舞蹈症动作的不连续性和快速性,以及手足徐动症的缓慢性,都是表面的,而不是真实的。正如 S. A. Kinnier Wilson 所指出的那样,无意识的运动可能会以如此快的顺序一个接一个地进行,以至于它们变得融合在一起,因此而显得缓慢。在现实中,它们通常一起发生或不知不觉地相互融合,并有许多临床相似之处。有理由相信它们有共同的解剖学和生理学基础,尽管它们在脑中的不同部位被暂时与其中每一个有关。必须注意的是,舞蹈症、手足徐动症和肌张力障碍都是症状,而不能等同于名称中恰好包含这些术语之一的疾病实体(如亨廷顿舞蹈症、变形性肌张力障碍)。这里讨论的仅限于症状。这些症状所涉及的疾病主要在第 39 章中讨论。

运动障碍(dyskinesia)这个术语比较模糊,但在临床中较常用。它包括基底神经节疾病的后果的所有主动活动现象,通常意味着一种肌张力障碍的因素。更确切地说,它也用来表示帕金森病患者在 L-dopa 效应高峰时诱导的未区分的过度运动,以及使用神经安定药后出现的许多肌张力障碍的和手足徐动症样动作(迟发性运动障碍),在后面讨论。

舞蹈症

舞蹈症(chorea)一词源自希腊语,意为舞蹈,是指一种强制性的、快速的、急动的、不自觉的无节奏动作。这些运动可能是简单的,也可能是非常复杂的,而且分布是变化不定的。虽然这些动作是没有目的的,但患者可能会将它们纳入一个有意的行为中,似乎是为了让它们不那么引人注目。当叠加在自主行为上时,它们可能会表现出夸张和怪异的特征。做鬼脸和奇特的呼吸声可能是这种疾病的其他表现。通常这些运动是不连续的,但如果运动很多,它们就会融合,然后类似手足徐动症,如下所述。在不自主的运动暂停的时刻,正常力量的意志运动是可能的,但它们也往往过于迅速,且持续时间过短。四肢通常是松弛或低张力的,因此,膝部的跳动往往是摆动的;换句话说,当患者坐在检查台的边缘,脚离开地板时,当叩击髌腱时,腿会来回地摆动数次,而不是像正常情况下的一两次。舞蹈样动作可以叠加在反射动作上,可以说,是在飞行中进行检查。

舞蹈症与肌阵挛的区别主要在于动作的速度,肌阵挛的抽动要快得多,而且可能涉及单个的肌肉或部分肌肉,也可能是肌群。如果没有认识到这些差异,往往会导致错误的诊断。伴随舞蹈症的肌张力低下和钟摆样反射也可发生在小脑功能紊乱中。然而,舞蹈症缺乏意向性震颤和真正的不协调或共济失调。在某些情况下,有必要将舞蹈症与肌阵挛区分开来。

表 4-4 列出了主要以舞蹈症或局部病变为特征的疾病,这些疾病有时可能导致舞蹈症。在退行性疾病中,舞蹈症是亨廷顿病的一个主要特征,在亨廷顿舞蹈症中,舞蹈动作通常是舞蹈样和下面描述的手足徐动症(舞蹈手足徐动的)动作结合。舞蹈症通常在晚年发病,而没有亨廷顿病的其他可识别的特征,这种情况并不少见。然后被称为老年性舞蹈症,这个术语对理解这一过程几乎没有帮助。它与亨廷顿舞蹈症在任何个案中的关系都是通过基因测试解决的。一些不太常见的退行性疾病与舞蹈症有关,其中包括齿状核红核苍白球路易体萎缩(dentatorubropallidoluysian atrophy,DRPLA)和一种与棘红细胞增多症有关的舞蹈症形式。此外,还有一种儿童期发病的遗传型舞蹈症,没有痴呆,被称为良性遗传性舞蹈症(benign hereditary chorea)。正如 Breedveld 和同事所指出的,可能会出现轻微的步态共济失调。这些在第 38 章中讨论。

表 4-4 伴有舞蹈症的疾病

遗传性疾病
亨廷顿病
良性遗传性舞蹈症
神经棘红细胞增多症
齿状核红核苍白球路易体萎缩
威尔逊病
免疫介导性舞蹈症
小舞蹈症
妊娠舞蹈症
红斑狼疮
抗磷脂抗体
副肿瘤,经常伴有其他动作
药物诱发的舞蹈症
神经安定药(吩噻嗪类、氟哌啶醇、甲氧氯普胺及其他)
口服避孕药
苯妥英(其他抗癫痫药物偶可引起)
左旋多巴和多巴胺激动剂治疗过量
可卡因
系统性疾病的舞蹈症样症状
甲状腺毒症
真性红细胞增多症
高渗性非酮症性高血糖
艾滋病弓形体病
偏身舞蹈症
卒中
肿瘤
血管畸形

典型的舞蹈症样动作是几种免疫相关性疾病的主要特征,其中可能最显著的特征是小舞蹈症(Sydenham chorea),它与链球菌感染密切相关的,主要发生在女性。纹状体异常通常是短暂的,很少是持续性的,已通过 MRI 证实(Emery and Vieco)。在急性和晚期小舞蹈症中均可检测到针对基底节细胞的抗体,这也许并不奇怪(Church et al)。根据与链球菌感染的联系和这些抗体的检测,近年来有人提出链球菌感染后疾病谱系可以扩展到儿童抽动和强迫行为(PANDAS 综合征在后面的小节中讨论)。在这些病例中,神经系统问题被认为是突然出现,消退,并伴随着未来的链球菌感染而复发,将在后面讨

论。这似乎不太可能解释成人的舞蹈症。与妊娠有关的舞蹈症也有多种(妊娠舞蹈症),这些舞蹈症在过去与小舞蹈症的前期发作有密切的联系。另外,妊娠可能暴露狼疮相关性舞蹈症或与亨廷顿舞蹈症发病一致。然而,如下所述,在现代,口服避孕药引起舞蹈症,在许多病例中,提示是激素所致而不是免疫引起的。根据 O Toole 及其同事和 Vernino 等的报告,曾有一些副肿瘤性舞蹈症的实例,在极少数情况下与肺癌和这种类型的抗 CRMP 或抗 Hu 抗体有关。副肿瘤病变的变异型可合并舞蹈症伴手足徐动症、投掷症或肌张力障碍等几方面表现,炎症病变见于纹状体(见第 30 章)。

使用口服避孕药有时会在其他方面健康的年轻女性引发舞蹈症,但许多这样的患者有潜在的系统性红斑狼疮和抗磷脂抗体。舞蹈症(通常是单侧的)是小梗死(如患侧轻偏瘫所提示的)的结果还是一种免疫疾病,尚未确定。在这些情况下,当类固醇被停用或避孕药被引入时舞蹈症再次出现,表明这是更为复杂的过程,而不是简单的一个小的深部梗死,可能类似于上文讨论的小舞蹈症。在没有狼疮的情况下,单独偏身舞蹈症与抗磷脂综合征之间的联系是比较微弱的。

长期服用吩噻嗪类药物或氟哌啶醇(或对这些药物的特质反应)是所有类型锥体外系运动障碍,包括舞蹈症的常见原因;如前所述,这些可能在药物使用期间就变得明显,或者以一种延迟的迟发性方式出现。较新的抗精神病药物(非典型抗精神病药物)与这些问题的关联较少。在神经病学实践中,晚期帕金森病过量使用多巴胺可能是舞蹈症样运动障碍最常见的原因,但这种动作往往比舞蹈症的更为复杂和持续。使用苯妥英或其他抗惊厥药物可在敏感个体引起舞蹈症。暂时性舞蹈症可能发生在急性代谢紊乱过程中,主要发生在高渗性高血糖、低血糖或低钠血症,以及吸入可卡因时。

罕见地,舞蹈症合并甲状腺功能亢进、真性红细胞增多症、红斑狼疮或某些形式的脑动脉炎。艾滋病已成为一些亚急性进行性运动障碍病例的原因出现,运动障碍最初是不对称的。艾滋病通常与基底神经节结构内或附近的局灶性病变有关,如弓形体病、进行性多灶性白质脑病和淋巴瘤等,但许多例舞蹈症不能用这些局灶性病变来解释。本章后面讨论的一些罕见的阵发性运动诱发的障碍可能有舞蹈症的组成成分。

舞蹈症可能局限于身体的一侧(偏身舞蹈症)。当不自主的运动涉及近端肢体肌肉,并且范围很广和具有投掷性质时,这种情况被称为偏身投掷症(见下文该标题下)。脑梗死是这两种疾病的常见病因。

Piccolo 和同事们对各种引起舞蹈症的频率进行了正确的分析。在两家综合医院连续入院的神经系统疾病中,他们发现 23 例舞蹈症,其中 5 例是药物引起的,5 例是艾滋病相关的,6 例是由卒中引起的。其中 Sydenham 舞蹈症和动脉炎各 1 例。4 例病因不明,1 例证实为亨廷顿病。

舞蹈症确切的解剖学基础常常是不确定的,或者至少是不一致的。短暂性舞蹈症或投掷症可由纹状体任何部位的梗死引起,特别是在动作对侧的尾状核。在 Huntington 舞蹈症,尾状核和壳核有明显的病灶。然而,人们经常观察这些部位的血管病变而不伴发舞蹈症。Sydenham 舞蹈症和其他舞蹈症的病变定位,除了纹状体的普遍障碍,还没有被确定,这在一些影像学检查中很明显。有趣的是,影像学研究显示,在与急性代谢紊乱相关的舞蹈症的实例中,基底节有时出现小的梗死灶或豆状核的代谢改变。从舞蹈症与偏身投掷症(见下文)的临床非常相似性来看,人们怀疑它们与同一神经元系统的紊乱有关。

手足徐动症

手足徐动症(athetosis)一词源于希腊语,意思是不固定的或变化的。这种疾病的特征是无法使手指、脚趾、舌或身体的任何其他部分保持在一个位置上。保持的姿势会被相对缓慢的、扭动或扭曲的、迂回的、无目的的动作所打断,这些动作具有互相穿插的趋势。通常情况下,这些异常运动在手指、手、面部、舌和喉部最明显,但没有一组肌肉能幸免。可以发现,作为运动的基本模式,手臂的伸展旋前与屈曲旋后,以及手指的屈曲与伸展之间的交替,当手合上时,屈曲和内收的拇指被屈曲的手指夹住。其他特征性动作包括足外翻倒转、缩回和撅起嘴唇、颈部和躯干的扭转,以及交替皱额和放松,或用力地睁眼和闭眼等。动作看起来比舞蹈症的动作慢,但两者之间所有的渐变都可以看到;在某些情况下,二者难以区分,因此术语称为舞蹈徐动症(choreoathetosis)。一个恰当的描述可以是移动肌张力障碍(moving dystonia)(见下文)。手的不连续的随意运动进行得比正常慢,尝试做这些动作可能会导致拮抗肌的共同收缩,以及运动中通常不需要的肌肉的收缩扩散(溢出)。这种溢出似乎与纹状体无法抑制不需要的肌群活动有关。某些形式的手足徐动症只发生在完成投射动作时(意向性或动作性手足徐动症)。

手足徐动症可以影响所有的四肢或可以影响一侧,特别是在生命早期已罹患偏瘫的儿童(偏瘫后手足徐动症)。许多具有破坏性局灶性脑病变的手足徐动症患者表现出不同程度的强直和运动功能缺失,是相关的皮质脊髓束疾病的结果,这些可能是这些手足徐动症患者与舞蹈症患者比较,动作较慢的原因。正如上文所指出的,在其他全身性舞蹈手足徐动症患者中,肢体可能是间歇性肌张力降低。

所有四肢的手足徐动症和舞蹈症的组合是亨廷顿病,以及一种被称为双侧手足徐动症状态的主要特征,双侧手足徐动症是童年期开始的脑瘫的一种类型。手足徐动症出现在出生后最初几年,通常是先天性或产后疾病造成的,如缺氧,或现在很少的核黄疸。一些病例的尸检发现,在纹状体有一种独特的病理变化,大理石样状态(status marmoratus),可能是纹状体的缺氧病因所致(见第 37 章)。在其他病例中,可能是由于核黄疸(高胆红素血症)的病因,在同一区域有神经细胞和有髓纤维的丢失,一种髓鞘异常状态。在成人中,手足徐动症可作为一种发作性或持续性异常出现在肝性脑病中,作为吩噻嗪或氟哌啶醇慢性中毒的一种表现,以及作为某些退行性疾病的一种特征,最显著的是亨廷顿舞蹈症,但也有威尔逊病、利氏病(Leigh disease),以及其他线粒体疾病的变异型;手足徐动症在尼曼 - 皮克(C 型)病、库夫斯病(Kufs disease)、神经棘红细胞增多症,以及共济失调毛细血管扩张症中可能不太常见,所有这些在后面章节中描述。它也可能作为帕金森病治疗中过度使用 L-dopa 的一种效应出现,在这种情况下,它似乎是由于丘脑底核和苍白球内侧段的活动减少引起的(Mitchell et al)。手足徐动症通常合并舞蹈症,在艾滋病患者和服用抗癫痫药物患者中可能很少发生。局部形式的手足徐动症有时可发生在豆状核或丘脑的血管病变后,如 Dooling 和 Adams 所描述的病例。

投掷症

投掷症(ballismus)一词是指一个整个肢体不可控的、大幅度、模式不确定的投掷动作。如前所述,它与舞蹈症和手足徐动症密切相关,表明这些动作异常经常是共存的,而投掷症具有与患肢远端较不明显的舞蹈徐动症融合的倾向。投掷症动作通常是单侧的(偏身投掷症),是对侧的丘脑底核或紧邻周围的急性病变(梗死或出血,不太常见的脱髓鞘或其他病变)所致。罕见地,一种暂时性类型与硬膜下血肿或丘脑或顶叶病变有关。投掷症动作可能几乎都是连续的,也可以是间歇性的,每分钟发生几次,这种戏剧性的表现让他们被认为是歇斯底里的性质并不罕见。

双侧投掷症不常见,且通常是不对称的;代谢紊乱,特别是非酮症高渗性昏迷是常见的原因。它与舞蹈手足徐动症伴发时,副肿瘤性过程是另一个罕见的原因。投掷症通常在有效治疗之前会持续数周,就像以前经常发生的那样,持续的剧烈运动导致患者精疲力竭、体重减轻,甚至死亡。在大多数情况下,氟哌啶醇或吩噻嗪类药物能抑制剧烈运动。在极端情况下,立体定向毁损,或在丘脑腹外侧和未定带(zona incerta)放置植入性刺激电极已被证明是有效的(Krauss and Mundinger)。

肌张力障碍

肌张力障碍(dystonia)是一种不自然的痉挛性的运动或姿势,使肢体处于扭曲的位置。它通常是模式化的、重复的或颤抖的,可因尝试运动而被引发或恶化。邻近的肌肉有不必要的溢流收缩,一个共同特征是激动肌和拮抗肌的不自主联合收缩。肌张力障碍可能表现为手部过度伸展或过度屈曲、足内翻、头部侧屈或后屈,脊柱扭转使背部呈弓形扭曲,用力闭眼或做固定的鬼脸等(图 4-5)。

肌张力障碍像手足徐动症一样,在严重程度上可能有相当大的差异,并且可能在个别患者身上表现出显著的波动。肌张力障碍可能局限于面部、颈部、躯干或单侧肢体的肌肉,当身体处于休息或睡眠时,肌张力障碍可能停止。严重的情况会导致身体怪异的动作和扭曲的姿势;有时因为想移动一只手臂或说话,整个肌肉组织似乎陷入痉挛状态。在它的早期阶段,它可能被解释为令人讨厌的怪癖或歇斯底里,直到后来,面对持续的姿势异常,缺乏癔症通常的心理特征,以及出现潜在疾病的其他方面的特征时,才做出正确的诊断。

广泛性肌张力障碍的原因(见表 4-5) 广泛性肌张力障碍(generalized dystonia)见于一种罕见的遗传性疾病,即变形性肌张力障碍(dystonia musculorum deformans),是该病最明显的形式,与 DYT 基因突变有关。正是由于这种疾病,奥本海姆(Oppenheim)和沃格特(Vogt)在 1911 年提出了肌张力障碍这一术语。肌张力障碍也作为许多其他疾病的一种表现出现,每种疾病都有特定年龄组的特征。这些疾病包括前面提到的双侧手足徐动症,因胎儿

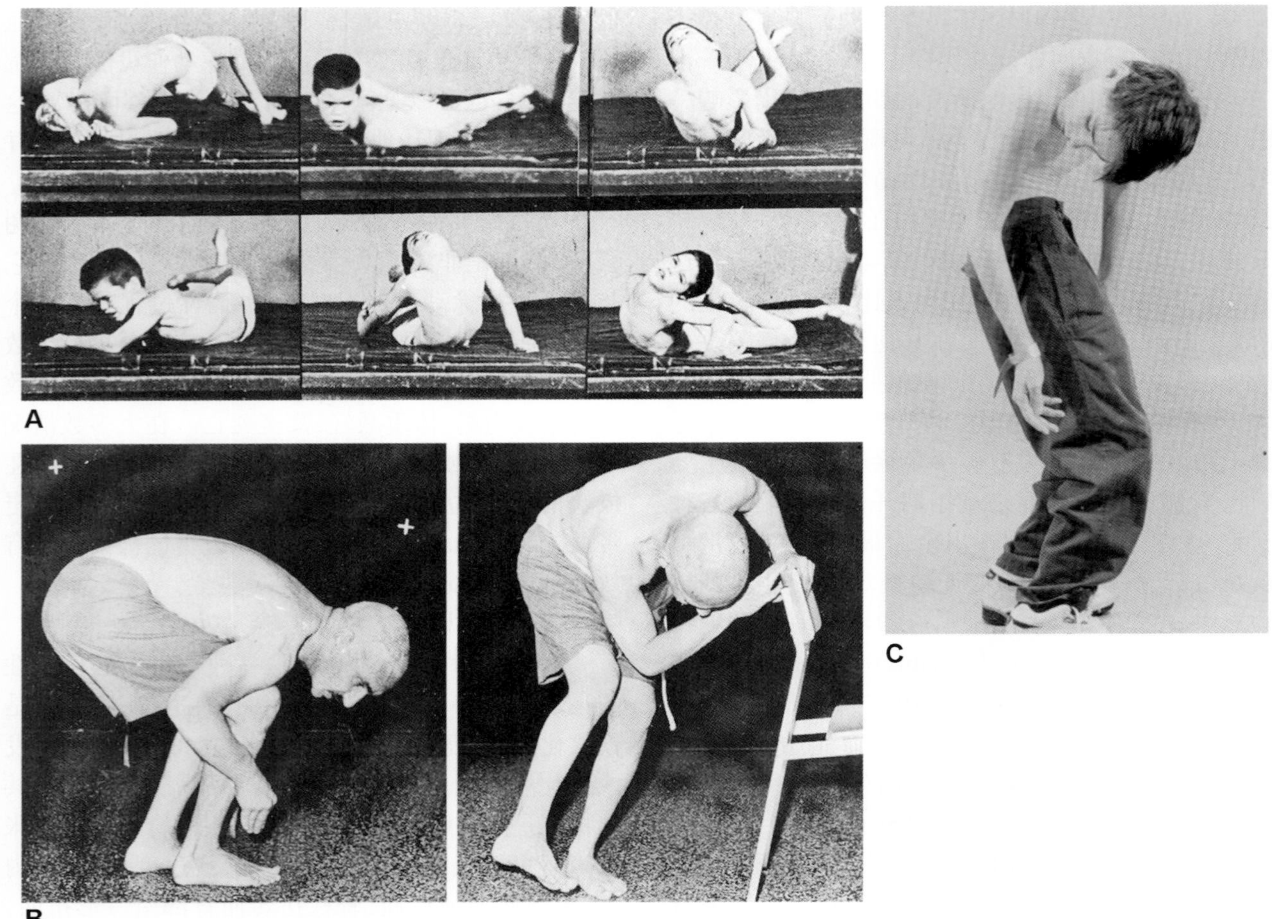

图 4-5 A. 一个变形性肌张力障碍小男孩的特征性肌张力障碍畸形。B. 成人发病的严重的轴性肌张力障碍的散发病例。C. 一例肌张力障碍年轻男子的残疾姿势畸形（照片由 Cooper IS 博士和 Joseph M Waltz 博士提供）

或新生儿缺氧性脑损伤所致（脑瘫的一种形式），以及核黄疸、泛酸激酶 - 相关的神经变性（以前的 Hallervorden-Spatz 病）、亨廷顿病、威尔逊病、溶酶体贮积病、纹状体苍白球齿状核钙化（Fahr 病，有时因甲状旁腺功能减退所致）、某些类型的甲状腺疾病，以及接触安定类药等，如下面所讨论的。

特发性肌张力障碍患者的一个独特亚群（濑川病，Nygaard 等也曾描述过，在第 38 章讨论）对极少量的 L-dopa 有反应。这种疾病是家族性的，通常为常染色体显性遗传，肌张力障碍 - 手足徐动症可能与帕金森综合征的成分相结合。症状的明显日间波动是其特征，运动障碍随着时间的推移而加重，随着睡眠改善。另一种罕见的遗传性肌张力障碍，称为快速起病的肌张力障碍 - 帕金森综合征，在青春期或成年早期起病，它所以让人感兴趣，是因为在运动迟缓情况下，严重的肌张力障碍性痉挛、构音障碍、吞咽困难和姿势不稳等快速进展，有时在 1 小时内，但更多的是在几天内（Dobyns et al）。肌张力障碍是许多不明显的多系统变性的组成部分，可能包括视神经病和纹状体坏死等多种特征。

急性全身性肌张力障碍反应的常见原因是接触神经安定药类，在过去更是如此，如吩噻嗪类（phenothiazines）、丁酰苯（butyrophenones）或甲氧氯普胺（metoclopramide）等，甚至新型药物如奥氮平，后者具有较少产生这些副作用的优势。急性药物诱发的肌张力障碍的典型的、几乎具有诊断性的实例包括颈后倾（retrocollis）（强迫性颈部伸展）、背部弓状、手臂内旋，以及肘部和腕部伸展，共同模拟角弓反张。对苯海拉明或苯托品的反应是相对可预期的。如表 4-5 所示，一长串可能偶尔诱发肌张力障碍的其他药物包括 L- 多巴、钙通道阻滞剂，以及一些抗癫痫药和抗焦虑药等。急性肌张力障碍性药物反应是特质性的，现在可能与过去长期使用药物后发生的迟发性运动障碍一样常见。

表 4-5　伴有肌张力障碍的疾病

遗传性疾病

亨廷顿舞蹈症

变形性肌张力障碍（常染色体隐性或显性类型）

青少年肌张力障碍 - 帕金森综合征（L-dopa 反应性）

肌张力障碍伴其他遗传变性疾病（神经性聋，纹状体坏死伴视神经病变、截瘫性肌萎缩）

快速起病的肌张力障碍 - 帕金森综合征

局灶性肌张力障碍及职业性痉挛，其中一些与遗传性扭转肌张力障碍有关

帕金森病（偶发的）

进行性核上性麻痹

药物性肌张力障碍

急性或慢性吩噻嗪类、氟哌啶醇、甲氧氯普胺，以及其他神经安定药中毒

帕金森病 L-dopa 过量

抗癫痫药、抗焦虑药及其他药物

症状性（继发）肌张力障碍

威尔逊病

脑缺氧引起的双侧手足徐动症（脑瘫）

核黄疸

获得性肝脑变性

HIV 感染及相关的局灶性脑病变

溶酶体贮积病

多发性硬化伴脊髓病变

副肿瘤性纹状体苍白球齿状核钙化（Fahr 病）

豆状核中毒性坏死（例如甲醇）可以是迟发的

肌张力障碍伴反射交感神经营养不良

特发性局灶性肌张力障碍

痉挛性斜颈

睑痉挛

偏侧面肌痉挛

口下颌肌张力障碍

痉挛性构音障碍

作家痉挛和其他职业痉挛

在文献中，已经报道了许多肢体损伤和随后的反射性交感神经营养不良的病例（见第 10 章），伴有各种运动障碍，特别是肌张力障碍。这种关联的性质和机制尚不确定。最后，多发性硬化患者可能会出现一种奇特而剧烈的肢体或全身痉挛。这些运动具有肌张力障碍的特点，并可能由过度通气引起，但严格来说，也可能不是肌张力障碍。它们最可能发生在颈髓的大的脱髓鞘性病变患者。

局限性或节段性肌张力障碍形式是临床实践中最常见的类型。痉挛仅特征性地累及眼轮匝肌、面肌或下颌肌（眼睑痉挛 - 口下颌肌张力障碍）、舌、颈肌（斜颈）、手（作家痉挛）或足部。可能有伴发的震颤，或震颤可能是早期肌张力障碍的唯一表现。这些在第 38 章中进一步描述。

偏身性肌张力障碍（*hemidystonia*）是一种不常见的获得性运动形式，根据我们的经验，它极少是纯肌张力障碍。Chuang 和同事在对 33 例他们自己的病例和 157 例先前发表的病例分析中，发现卒中，通常是对侧的壳核是最常见原因。有几例是创伤和围产期损伤引起的，大部分影像学检查未发现病变。在创伤性病例中，从受伤到开始出现异常运动之间有几年的延迟；这些作者还评论了这种综合征对药物治疗的耐药性。

治疗

在局灶性肌张力障碍中，最有效的治疗方法已被证明是定期为受影响的肌肉注射肉毒毒素，如前面所讨论的，在本章的后面还要强调。急性肌张力障碍的药物反应的处理方法如上所述。许多药物已用于治疗特发性慢性全身性肌张力障碍，但缺乏明显疗效。Fahn 报告了大剂量服用抗胆碱能药物，如苯海索、苯托品和普罗吩胺的有益效果（儿童比成人更有效），这是通过逐渐增加药物剂量来实现的。

药物诱导的迟发性运动障碍需要专门的治疗，在后面的章节和下面描述的。中枢活性单胺耗竭剂如丁苯那嗪（tetrabenazine）和利血平（reserpine）是有效的。对于尚未停止服用这种违禁药物的患者，可能会在一开始就停用这种药物，但这往往会导致运动的恶化。因此，有时需要重新使用违禁药物或大剂量抗胆碱能药物，但只部分有效，并且需要患者耐受药物的其他影响，如镇静和帕金森综合征。随着新型抗精神病药物的引入，这个问题已经变得不那么常见了。

库珀（Cooper）在 20 世纪中叶引入的苍白球和腹外侧丘脑的立体定向手术治疗，在全身性肌张力障碍中有普遍积极的但无法预测的结果。近年来，人们对这种治疗形式的现代衍生产品，脑深部电刺激（deep brain stimulation，DBS）重新产生了兴趣。在一项对照试验中，Vidailhet 及其同事通过刺激双侧的腹后部苍白球证明了这一方法的有效性。他们的患者在一年内大部分肌张力障碍运动的评分平均

改善了 50%。这种方法越来越多地用于严重的全身性肌张力障碍病例。

阵发性舞蹈手足徐动症和肌张力障碍

在阵发性运动诱发的运动障碍（paroxysmal kinesigenic dyskinesia）、家族性阵发性舞蹈手足徐动症（familial paroxysmal choreoathetosis）和周期性肌张力障碍（periodic dystonia）等名称下，其中是一些不常见的散发性或家族性疾病，其特征是肢体和躯干的舞蹈手足徐动症样动作或肌张力障碍性痉挛的阵发性发作。儿童和年轻人都会受到影响。

家族性阵发性舞蹈手足徐动症有三种主要形式。各种基因和突变都与之有关，其中一些与离子通道有关。一种临床类型，具有常染色体显性（不太常见的为隐性）遗传模式，并倾向于影响男性，开始于青春期或更早，在生活晚期减轻。其特征是由突然运动、惊吓或过度换气引起的多次短暂（几分钟）的肌张力障碍或手足徐动症发作，因此称为阵发性运动诱发的手足徐动症。每天可有数十次发作，也可能偶尔发作。这种疾病对抗癫痫药物治疗，特别是苯妥英和卡马西平反应良好。正如 Gardiner 和同事所总结的，PRRT2 即富脯氨酸跨膜蛋白的突变已被确定为某些家族性病例的病因，并将该病与多种婴儿期惊厥联系起来。

在第二种非运动诱发的类型，如 Mount 和 Reback，以及随后 Lance 和 Plant 等所描述的，发作采取持续的（5 分钟至 4 小时）肌张力障碍性痉挛形式，据报道是由于摄入酒精或咖啡或疲劳，而不是运动诱发的。发作可能主要是单侧或双侧的。发作可能每几天出现一次，或者间隔数年。一直报告对苯二氮䓬类（氯硝西泮）有良好的反应，即使是隔日服用时（Kurlan and Shoulson）。这一疾病形式以常染色体显性性状遗传，少数家庭出现复视和痉挛状态，其他家庭表现出婴儿惊厥的家族倾向。这种非运动诱发的疾病有几种变异，每种变异都有不同相关的基因突变。

第三种类型，以前被认为是上述的 Mount-Reback 型的一种变异型，由长时间的运动所诱发。除了对苯二氮䓬类药物有反应外，还具有用乙酰唑胺改善的独有的特征。

与这些家族性运动障碍相比，更常见的是继发于局灶性脑病变的散发性病例，诸如卒中、创伤、脑炎、围产期缺氧、多发性硬化、HIV 脑炎或相关的弓形体病、淋巴瘤，以及广泛性代谢紊乱如甲状旁腺功能减退，甲状腺功能亢进，以及特别是非酮症性高渗血症。Demirkirian 和 Jankovic 根据每次发作的持续时间和诱发异常运动的事件或活动（运动诱发性、非运动诱发性、劳力性或催眠性），对获得性阵发性运动障碍进行了分类。与家族性病例一样，获得性运动诱发的动作通常可用抗癫痫药改善。氯硝西泮对某些病例尤为有效。

在我们的经验中，最严重的阵发性运动障碍的情况与前面提到的多发性硬化（强直样痉挛）有关，也可能由于艾滋病毒的继发性脑病变。这些患者对药物治疗相对没有反应。此外，还应想到的是，动眼危象和其他非癫痫性痉挛曾发作性地出现在脑炎后帕金森综合征的患者，现在这些现象在急性和慢性吩噻嗪中毒以及尼曼 - 皮克病（C 型）中很少见了。

震颤

震颤（tremor）可以定义为由交互支配的肌肉交替的或不规则地同步收缩所产生的不自主的节律性振荡运动。它的节律性将震颤与前面描述的其他不自主运动区分开来，它的振荡性将其与肌阵挛和扑翼样震颤区分开来。各种各样的震颤可以根据它们的频率、振幅、部位和体位活动，以及某些药物对震颤的增强或减弱来考虑。在某些过程中，如帕金森病，可能会出现不止一次的震颤，而震颤可能是其他运动障碍疾病，如肌张力障碍和小脑共济失调的组成部分。表 4-6 总结了在实践中看到的主要震颤的特征。

一种正常的或生理性震颤存在于运动系统中。这种运动是如此轻微，以至于肉眼几乎都看不到，而且只有当手指稳稳地伸出时，要求患者将激光指示器对准远处的目标通常才会暴露出震颤。它存在于所有收缩的肌群中，并且在整个清醒状态甚至在某些睡眠阶段都持续存在。它的频率范围为 8~13Hz，成年期的主导频率为 10Hz，儿童和老年期的频率稍低。曾提出了几种假设来解释生理性震颤，传统的假说是它反映了由心脏起源的机械活动所产生的身体组织的被动振动，但这并不能全部解释。正如马斯登（Marsden）所指出的，一些额外的因素可能更重要，如纺锤波输入、运动神经元未融合的成组放电率、肌肉和其他结构的自然共振频率和惯性等。某些异常的震颤，即姿势性或动性作震颤的代谢变异型，以及至少一种类型的家族性震颤，被某些人认为是生理性震颤的变异或夸大，即增强的生理性震颤，如后面所讨论的。

表 4-6　震颤的主要类型

震颤的类型	频率(Hz)	主要分布	增强因素	缓解因素
生理性(强化的)	8~13	手	肾上腺素,β- 肾上腺素能药	酒精,β- 肾上腺素能拮抗剂
帕金森病(静止性)	3~5	手和前臂、手指、足、唇、舌	情绪应激	L- 多巴,抗胆碱能药
小脑性(意向性、共济失调性、“粗大的”)	2~4	肢体、躯干、头	情绪应激	—
姿势性或动作性	5~8	手	焦虑、恐惧、β- 肾上腺素能药、酒精戒断、黄嘌呤、锂剂、运动、疲劳	在某些病例 β- 肾上腺素能拮抗剂
特发性(家族性、老年性)	4~8	手、头、声带	同上	酒精、普萘洛尔、扑痫酮
交替性律动	3.5~6	手、头	同上	氯硝西泮、酒精、β- 肾上腺素能拮抗剂
直立性	14~16,不规则的	两腿	安静站立	休息、走路、氯硝西泮、丙戊酸
神经病性震颤	4~7	手	—	—
腭震颤	1~2(60~100/min)	软腭、有时面、咽、肢体近端肌	—	氯硝西泮、丙戊酸
肌张力障碍性	不规则的	与局灶性肌张力障碍一致	—	局部肉毒毒素、手势

在几乎任何类型的病理性震颤患者中,Narabayashi 在丘脑的中间腹侧核(以及在内侧苍白球和丘脑底核)曾记录到与震颤节拍同步的单一细胞活动的节律性爆发性放电。表现出同步爆发的神经元是按躯体定位排列的,并对参与震颤的肌肉和关节发出的动觉冲动做出反应,但这并不是说这种活动与震颤之间存在因果关系。在丘脑的这一区域的立体定向毁损可消除震颤。丘脑毁损的有效性可能是由于中断了苍白球丘脑和齿状核丘脑投射的结果,或者更可能是阻断了从丘脑外腹侧到前运动皮质的投射所致,因为引起震颤的冲动最终是由皮质脊髓侧束传递的。在以下段落里要说明一些已知的关于特定的震颤的生理知识。

动作性震颤

在使用受影响的身体部位时,动作性震颤(action tremor)是很明显的,而在静止或休息的位置时则是明显截然相反。动作性震颤大致可被分为两类:与小脑疾病相关的共济失调型的目标指向的动作性震颤(在第 5 章中讨论),以及姿势性震颤,这是一种增强的生理性震颤的变异型或是特发性震颤(图 4-6)。姿势性震颤发生于四肢和躯干主动保持某些姿势时(如保持手臂伸展),并可能在整个活动中持续。更特别的是,当四肢放松时,震颤消失了,但当肌肉被激活时,震颤就变得明显。当运动要求更高的精确性时,震颤会加重,但并没有接近小脑意向性震颤所能看到的增强程度。大多数动作性震颤病例的特征是相对节律性的运动神经元群放电的爆发,这些放电不完全同步地发生在对立的肌肉群中,如图 4-7 所示。拮抗肌群在力量和收缩时间上的轻微不均等是震颤的原因。相反地,静止性(帕金森病的)震颤的特征是主动肌和拮抗肌的交替活动。

强化的生理性震颤(*enhanced physiologic tremor*)动作性震颤似乎只是上述生理性震颤的一种夸大类型,在大多数正常人中都可能出现。它与生理性震颤的快频率相同(约 10Hz,见图 4-7),但振幅更大。这种震颤最好是在保持双臂张开和手指分开时被引出,特征是表现强烈的恐惧和焦虑(高肾上腺素能状态),某些代谢紊乱(甲状腺功能亢进、皮质醇增多症、低血糖),嗜铬细胞瘤,剧烈的体力活动,戒酒和其他镇静药物,以及锂剂,烟酸,黄嘌呤(咖啡、茶、氨茶碱),可卡因,哌甲酯,其他刺激性药物和皮质类固醇等几种药物的毒性作用等。Young 和他的同事已经确定,在代谢和中毒状态下发生的生理性震颤的增强不是中枢神经系统的功能,而是循环中儿茶酚胺水平增高刺激肌肉的 β- 肾上腺素能受体的结果。

一种与增强的生理性震颤密切相关的特殊类型姿势动作性震颤,是持续使用酒精或其他镇静剂(苯二氮䓬类、巴比妥类)后早期戒断时出现的最显著的特征。LeFebvre-D'Amour 及其同事描述了两种频率略有不同的震颤,其中一种与特发性震颤没有区别。这两种情况在一个人从相对较短的醉酒期中苏醒时都可能发生,称为晨间奶昔(morning shakes)(暗喻手摇制作牛奶、水果和冰块饮料)。一些酗酒者在戒断状态恢复后,表现出一种特发性(家族性)持续性震颤,如下所述。与酒精戒断症状有关的机制在由酒精、药物、毒素和化学制剂引起的神经系统疾病一章中讨论。

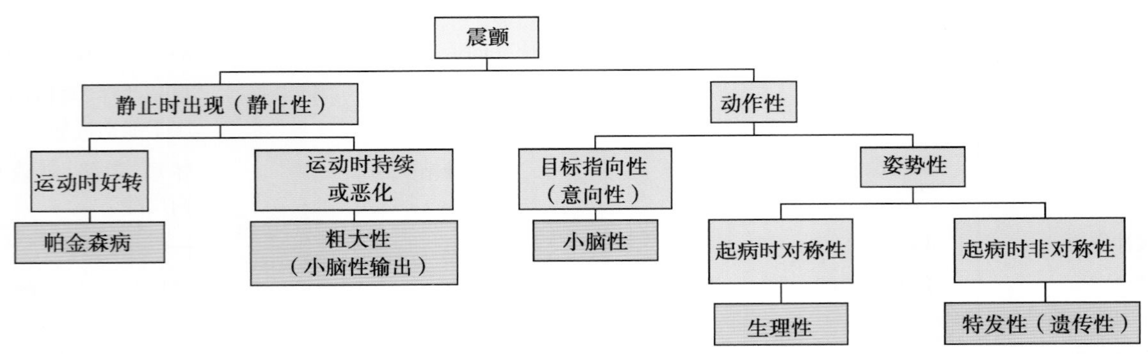

图 4-6 震颤分支示意图

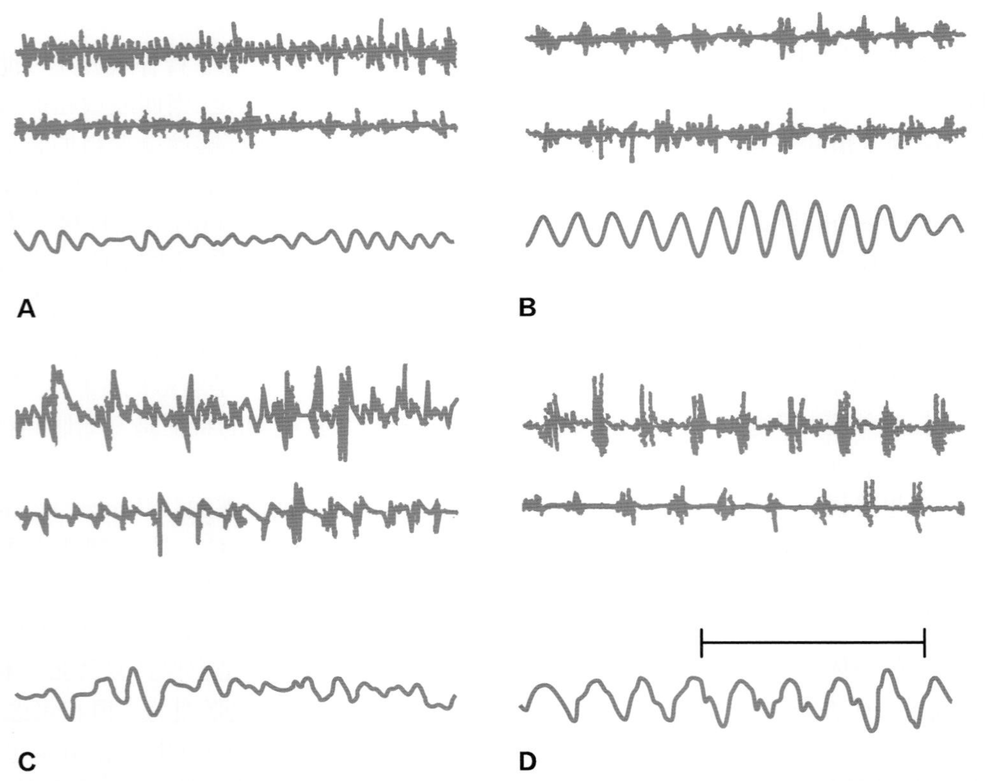

图 4-7 震颤的类型。在每一幅图中,最下面的一道是伸出手时的加速度记录,上面两道是来自腕部伸肌群(上)和屈肌群(中)的表面肌电图。A. 生理性震颤,没有证据表明肌电图活动是同步的。B. 特发性(家族性)震颤,运动非常有规律,肌电图爆发在拮抗肌群中同时发生。C. 神经病性震颤,运动是不规则的,两组之间的肌电图爆发在时间上是不同的。D. 帕金森病性("静止性")震颤,肌电图爆发在拮抗肌群之间交替出现。校准为 1s(由 Robert R. Young 博士提供)

动作性震颤在许多其他临床背景下也可以看到。大量药物可直接或以一种特质性作用引起震颤。有时很难确定药物是否只是扩大了先前存在的震颤,但大多数情况下,震颤只在药物使用时才明显,当药物停用时就会停止。主要的例子是抗癫痫药物,特别是丙戊酸;还有支气管扩张药和肾上腺素能药物,如氨茶碱、可卡因、甲状腺素等;胃肠药物,如胃复安和西咪替丁;精神类药物,主要有锂盐,但也有阿米替林、选择性 5- 羟色胺再摄取抑制剂和氟哌啶醇;免疫抑制剂如他莫昔芬(tamoxifen)、他克莫司(tacrolimus)、环孢霉素和 α 干扰素等。在 Morgan 和 Sethi 的综述中有关于药物引起震颤的更完整的讨论。粗糙的动作性震颤,有时合并肌阵挛伴发于各种类型的脑膜脑炎(例如,过去它在梅毒的麻痹性痴呆中很常见)和某些中毒(甲基溴化物和铋剂)。

特发性(家族性)震颤

特发性震颤(essential tremor)或家族性震颤(familial tremor),是最常见的震颤类型,其频率(4~8Hz)比生理性震颤低,并且与其他神经变化无关,因此被称为原发性震颤。它通常在这个频率范围的下端,而且振幅可变。除了它的速率外,识别特征是它的样貌或因想要保持静态肢体姿势或产生平滑运动轨迹而使震颤增强。像许多其他震颤一样,特发性震颤会因情绪、运动和疲劳而恶化。一种不常见类型的特发性震颤的速度更快,频率与增强的生理性震颤频率相同(6~8Hz)。特发性震颤的严重程度可能会增加到使患者的笔迹变得难以辨认的程度,连把汤匙或杯子拿到嘴边都会把里面的东西洒出来。最终,所有需要手工灵活性的任务都变得困难或不可能。这种震颤的病理生理和它的治疗在下面讨论。

典型的特发性震颤发生在一个家庭的几个成员中,因此,它被称为家族性或遗传性特发性震颤。遗传是具有高外显率的常染色体显性模式。特发性和家族性的类型不能根据它的生理和药理特性来区分,可能不应该被视为单独的实体。这种情况曾被认为是良性特发性震颤,但对许多随着年龄增长而恶化并干扰正常活动的患者来说,情况却并非如此。

特发性震颤最常出现在第二个十年的后期(将近 20 岁时——译者注),但也可在儿童期起病,然后持续。发病率增加的第二个高峰出现在 35 岁以上的成年人中。它是一种相对常见的疾病,估计患病率在 40 岁以上人群中为每 10 万人中有 415 人(Haerer et al)。正如 Elble 所描述的,震颤的频率随着年龄的增长而轻微降低,而幅度却在增加。震颤几乎总是从双手开始,据称是对称的,然而在大约 15% 的患者中,震颤首先出现在优势手,而且一个新的概念是,它往往比以前描述得更不对称。当然,也有可能直到影响到依赖于优势手的活动时,患者才会发觉轻微的双侧震颤带来的麻烦。然而,严重的孤立的手臂或腿的震颤,或明显的手指震颤仍应提示其他疾病(帕金森病或局灶性肌张力障碍,见下文所述)。

震颤可能仍然局限于上肢或头部左右的或点头动作,颏部震颤可合并或单独地发生。在某些特发性震颤病例中,还会累及下颌、嘴唇、舌和喉等,喉的受累使声音产生严重的颤抖(声音震颤)。不常见的,头部或声音的震颤可先于手的震颤。头部震颤在本质上也是姿势性的,当头部得到支撑时就消失。已经注意到,当患者走路时,肢体和头部的震动就趋缓了,这与大多数帕金森病的震颤相反。在我们的一些患者中,其震颤只局限于头部长达 10 年或更久,几乎没有进展到手臂,运动幅度也几乎没有增加。

下肢通常不受影响或受影响最小。Bain 和他的同事在大系列的家族性震颤病例中,没有发现单独的下颌或头部震颤,但如上所述,我们曾观察到了孤立的头部震颤。大多数特发性震颤患者都会发现焦虑的放大效应和酒精对震颤的改善作用。我们也观察到,少数患者在从麻醉中苏醒时,震颤变得非常严重。

肌电图研究表明,震颤是由成对的主动肌和拮抗肌一定程度的节律性和几乎同时爆发的活动产生的(图 4-7B)。较少见的是,特别是在较低频率范围的震颤中,主动肌和拮抗肌的活动交替(交替性震颤),是帕金森病的一个较典型的特征,而且其震颤在表面上很类似(见下文)。任何一种类型的震颤都可能导致残疾,但不太常见的、较慢的、交替节拍的震颤往往有较高的振幅,更多产生一种障碍,通常更难以治疗。

病理生理学　迄今为止,只有少数几例特发性震颤进行了尸检,这些病例都没有发现一致的病变,可以无可争议地将其归因于震颤(Herskovits and Blackwood; Cerosimo and Koller)。Louis 及其同事研究的一个 90 岁妇女的奇特病例,证明了比以前报告的更广泛的小脑皮质和齿状核细胞丢失和反应性改变。

与不平衡的反馈回路系统相比,特发性震颤

发生器的存在和部位的问题尚未得到解决。正如McAuley所指出的，各种研究表明，节律性震颤活动并非主要在皮质中产生。根据患者的电生理记录，振荡活动的两个可能的起源是橄榄小脑回路和丘脑。某一特定的结构是否具有固有的节律性，或者如目前所认为的，震颤是在齿状核 - 脑干 - 小脑或丘脑 - 被盖系统回路中交互振荡的一种表现，这还完全不清楚。Colebatch及其同事对特发性震颤患者血流的研究证实，小脑是被节律性激活的，在此基础上，他们认为在橄榄小脑通路中有一种振荡机制的释放。Dubinsky和Hallett证明，当特发性震颤被激活时，下橄榄的代谢也会变得增高，但Wills和他的同事对此提出了质疑，他们在小脑和红核中记录到血流增加，但在橄榄中却没有。Elble，以及Hallett对提出的这些震颤机制进行了评述。

虽然这种疾病是家族性的，几乎都是常染色体显性遗传，但尚未确定单一的遗传位点，有几个候选多态性已被初步提出。

治疗　一个关于典型（非交替性节拍）类型的特发性震颤的奇怪事实是，超过75%的患者可以通过少量酒精来抑制震颤，但一旦酒精的作用消失，震颤就会重新出现，甚至可能在一段时间内恶化。更有治疗意义的是，特发性震颤是用β- 肾上腺素能拮抗剂普萘洛尔（每日80~200mg，分次或用缓释剂）口服，通常在很长一段时间内保持有效。通常需要几天或几周的时间才能显现出明显效果。疗效是可变的，通常是不完全的；大多数研究表明，50%~70%的患者症状有所缓解，但可能会主诉疲劳、勃起功能障碍和支气管痉挛等副作用（见Young and colleagues）。其他一些β受体阻滞剂也同样有效，但并非全部，被广泛研究的美托洛尔（metoprolol）和纳多洛尔（nadolol）可能耐受性比普萘洛尔更好，但与普萘洛尔相比，它们产生的一致性较差。Louis和Koller等讨论了这类不同药物的相对优点。

β受体阻滞剂（beta-blocking agents）的作用机制和部位尚不确定。β2肾上腺素能受体的阻滞与震颤的减少有最密切的关联。Young和他的同事已经证明，无论将普萘洛尔还是乙醇经动脉内注射到肢体中都不能降低特发性震颤的幅度。这些发现以及药物作用的延迟表明，其治疗效应与其说是由于外周 - 肾上腺素能受体的阻断，不如说是由于它们对中枢神经系统结构的作用。这与前面提到的肌肉受体介导的肾上腺素能化合物在生理性震颤中的作用相反。关于β受体阻滞剂作用的模糊性可能是由于它们对生理性震颤的作用叠加在特发性震颤上。

巴比妥类药物扑痫酮（primidone）在控制特发性震颤方面也很有效，对于那些β受体阻滞剂无效或不能耐受的患者可以尝试使用。副作用可能是嗜睡、恶心和轻度共济失调。治疗开始时剂量应为25mg，每天2~3次，然后慢慢加量，以尽量减少副作用的影响。加巴喷丁（gabapentin）、托吡酯（topiramate）（见Connor）、米氮平（mirtazapine）、多种苯二氮䓬类药物和大量的其他药物已被普遍使用，但均未获得成功，应被视为二线治疗；Louis讨论了这些替代方案。金刚烷胺（amantadine）对震颤也有一定的影响，可作为一种辅助药物。

交替节拍、缓慢的、高振幅，运动主导型的特发性震颤更难以抑制，但据报道对氯硝西泮（clonazepam）有反应（Biary and Koller）；然而，根据我们的经验，这种方法没有那么成功。酒精和扑痫酮对它没有对典型的特发性震颤那么有效。事实上，这种震颤对大多数抑制的尝试都是有抵抗的，因此现在正在使用外科手术的方法（见下文）。

在部分肢体中注射肉毒毒素（botulinum toxin），可以减轻局部特发性震颤的严重程度，但伴随的手臂和手部肌肉无力往往会使患者无法接受。同样的药物注射到声带可以抑制严重的声音震颤，正如Adler和他的同事以及其他人在一系列病例中描述的那样，但必须谨慎操作，以避免声带麻痹。剂量低至1U的毒素注射到每条声带就可能有效，有几天的潜伏期。长期反复使用这种治疗方法对于特发性肢体或声音震颤还没有充分的研究。

在快速或缓慢变异型的特发性震颤耐药的病例中，在丘脑腹内侧核或苍白球内侧段通过植入电极刺激或病变消融（用于治疗帕金森病的相同类型）可以在多年中有效。细节可以在Sydow和他的同事报告的小型研究中找到。

多发性神经病的震颤

Adams和同事们描述了慢性脱髓鞘和副蛋白血症的多发性神经病（polyneuropathy）患者的一种致残性动作性震颤。这是由针对髓鞘相关糖蛋白（MAG）的IgM抗体引起的多发性神经病的一个特别突出的特征。这种动作模拟了一种粗大的特发性或共济失调性震颤，如果让患者把手指放在目标附近，震颤通常就会加重。它的EMG模式比特发性（家族性）震颤更不规则（图4-7C）。Pedersen和他的同事们发现，它的振幅变化很大，伴有相当大的左右摆动，这是由共同收缩肌肉活动引起的；他们还发现，与大多数其他器质性震颤不同，肢体负荷对震颤几乎没有抑制作用。推测存在肌梭传入障碍。

急性或慢性炎症性神经病或神经节病的某些病例可能以类似的显著的共济失调性震颤和更快的动作性震颤为特征。一种特殊类型的 Guillain-Barré 综合征（Fisher 变异型）以一种与共济失调类型难以区分的震颤为特征，但是很可能有周围性病变的基础。此外，遗传性疾病腓骨肌萎缩症（Charcot-Marie-Tooth 病）可伴有特发性震颤，二者可能是同时发生的，而不是直接相关的，Roussy 和 Levy 错误地将它作为一种独特的疾病加以区分。第 43 章讨论了这些多发性神经病。

帕金森病（休息、静止）性震颤

帕金森病震颤（Parkinsonian tremor），也称为休息、静止性震颤（repose，rest tremor），是一种频率为 3~5Hz 的粗大的节律性震颤，其特征是在对立的肌群之间交替出现的连发活动。震颤最常局限于一只手或两只手和前臂，而很少见于足、下颌、唇或舌等（图 4-7D）。它出现在肢体处于静止状态时，被意志的动作所抑制或削弱，至少是暂时的，只有当肢体处于一个新的位置时，它才会再次出现。即使它被称为静息性震颤，保持手臂处于静止状态也需要一定程度的肌肉收缩，尽管很轻微。如果颤抖的手完全放松，就像手臂在腕部和肘部被完全支撑时一样，震颤通常会消失。然而，帕金森病患者很难放松，典型的做法是保持躯干和近端肌肉轻微的紧张性收缩状态。

帕金森病震颤在某种意义上是交替性的，表现为手指或手的屈伸或内收外展等形式。手和前臂的旋前、旋后也是常见表现。手指的屈伸连同拇指的内收与外展产生了帕金森病特征性的搓丸样震颤（pill-rolling tremor）。与特发性震颤不同的是，震颤会在患者行走时持续并可能加重；事实上，震颤可能在患者行走时首先变得明显。当腿部受累时，震颤表现为足部，有时是膝部的屈伸运动形式。在下颌和嘴唇，震颤被分别看作是上下运动和噘嘴动作。如果眼睑轻轻合拢，就会有节奏地颤动（睑阵挛），而舌头伸出时，可能会以与其他部位震颤相同的速度进出嘴巴。

如前所述，齿轮效应是检查者在被动活动肢体时感知到的棘轮状中断（Negro 征）。许多作者认为，这不过是一种可触摸到的震颤叠加在僵直之上，因此对帕金森病并不是特异的，虽然它最常是在那种情况下被确认。许多帕金森病患者在静止时表现出轻微的震颤或没有震颤，但是却有齿轮现象，使这一解释受到了质疑。可以通过让患者使用对侧肢体，如在空中描个圆圈，可能诱发出齿轮现象，这被称为弗罗芒征（Froment sign），这一发现最初是在特发性震颤中被描述的。

帕金森病的震颤频率在很长一段时间内惊人地恒定，但幅度却是可变的。情绪压力会使振幅增加，并可能增加对增强的生理性震颤或特发性震颤的影响。随着疾病的进展，四肢僵硬程度的加重会掩盖或减轻震颤。奇怪的是，这种震颤对随意运动的干扰很小，例如，一个震颤的患者可以把满满一杯水送到嘴边，喝干了它，一滴也不洒；良性特发性震颤患者就不总是如此，这已经强调过了。

帕金森病的震颤几乎总是不对称的，一开始可能完全是单侧的。震颤的程度与强直或运动不能的程度之间没有密切的对应关系。双侧帕金森型震颤也可见于没有运动不能、强直或面具脸的老年人。在这些患者中，一些震颤在数年后会出现帕金森病的其他表现，但在另一些患者中则没有，仍然保持不变或进展非常缓慢，抗帕金森病药物对它没有影响。这些患者可能等同于前面提到的特发性震颤的交替性节拍型（alternate-beat type）。Wilson 病或获得性肝脑变性患者也可表现为帕金森病型震颤，通常连同有共济失调性震颤和其他锥体外系运动异常。在毒素和药物诱发的帕金森病中可以看到交替性震颤，但它是相对对称的，往往不是一个主要特征。脑炎后帕金森综合征的震颤（现在几乎绝迹了）通常比典型的帕金森病震颤的幅度更大，并累及近端肌肉。

帕金森病震颤在一定程度上可被抗胆碱能药物如苯托品（benztropine）和苯海索（trihexyphenidyl）所抑制，它也被左旋多巴（L-dopa）和多巴胺能激动剂抑制，而不那么持久，但有时效果显著。帕金森病性震颤通常伴有频率更快的其他震颤，这种震颤属于特发型，对 β 受体阻滞药物的反应比抗帕金森药物反应好。丘脑基底腹外侧核的立体定向毁损或电刺激可减少或消除对侧的震颤，其他刺激部位，如苍白球内侧段和丘脑底核也有效，但可能效果较小。第 38 章更详细地讨论了帕金森病的治疗。

病理生理　帕金森病性震颤的解剖学基础尚不清楚。在帕金森病中，可见病变主要是在黑质，该病的脑炎后的类型也是如此。然而，在动物身上，局限于黑质或纹状体苍白球的实验性病变都不会导致震颤。此外，并非所有黑质病变的患者都有震颤，有些患者只有运动迟缓和僵硬。在一组因 MPTP（1- 甲基 -4- 苯基 -1，2，3，6- 四氢吡啶）毒素中毒的患者中只有一半发生了震颤，MPTP 是一种破坏黑质致密部神经元的哌替啶类似物，就像 Burns 和他的同事所讨论的，它具有更多的近端动作性震颤或姿势性震颤的特征。这些不一致性很可能反映了多巴胺对许多基底节结构的复杂影响。

沃德（Ward）和其他研究者在猴子中脑的腹内侧被盖部放置一个病灶，就在红核的尾端和黑质的背侧，在猴子身上产生了一种类似帕金森病的震颤。他假设，在这一部位的下行纤维的中断释放了下脑干的振荡机制，这可能涉及经网状脊髓通路的肢体神经支配。另一种可能性是，腹内侧被盖病变中断了结合臂，一种被盖 - 丘脑投射或小脑上脚的降支，它们在齿状核网状 - 小脑反馈机制中起着连接作用（见图 5-3）。药物对震颤和运动迟缓的不同效应表明它们必定有不同的机制。

意向性（共济失调性、小脑性、目标指向性动作）震颤

正如我们将在第 5 章中讨论的那样，“意向”这个词在这种背景下是含糊不清的，因为震颤本身并不是有意为之，也不是在患者想做动作时发生的，但只在活动性能要求最高的阶段。从这个意义上说，这是一种动力性或动作性震颤，但动作性震颤一词对神经科医生来说，具有特发性震颤的含义，如前所述。“共济失调”一词是意向性的一个合适的替代词，因为意向性震颤总是与小脑性共济失调连同在一起的，并使之明显。它的突出特征是，它需要充分表现一个严格的、精确的投射动作。当四肢不活动时和在随意运动的第一部分时，震颤都不存在，但当动作继续时，需要对动作进行精细的调整（如触摸鼻尖或检查者的手指），就出现了向前进行的不规则中断。这些左右来回地摆动或多或少是有节奏的，而在达到目标后可能会持续几次。与特发性震颤和帕金森病震颤不同，振动不止发生在一个平面上，但主要是水平的和垂直于运动轨迹的。震颤和共济失调可能严重干扰患者熟练动作的进行。有些患者的头在躯干上（摇摆）或躯干本身有节律性振荡，频率大致相同。如前所述，这种类型的震颤是指小脑或其传出束连接的疾病，但某些周围神经疾病可能与之相似。

在猴子中，通过使小脑深部核失活或在其交叉下方切断小脑上脚或结合臂已经产生了共济失调性震颤。间位核（nucleus interpositus）或齿状核的病变可引起同侧共济失调型震颤，正如所料，可能伴有小脑性共济失调的其他表现。此外，这种病变会引起单纯震颤，这是 Carpenter 用于描述静止性震颤或帕金森病震颤的术语。他发现静止性震颤在术后早期最为突出，而且不如共济失调性震颤那么持续。然而，这两种类型的震颤的同时发生，而且两种震颤都可以通过切除对侧丘脑腹外侧核来消除，表明它们有相关的神经机制，至少在猴子中是这样。

还有另一种伴有小脑性共济失调的高振幅震颤，这种震颤的每一个动作，即使是轻微地抬起手臂或保持手臂伸出的静态姿势都会导致广泛的、节律性 2~5Hz 的拍翅样运动。这种震颤的力量足以使患者失去平衡。在这些病例中，病变通常位于中脑，包括齿状核红核丘脑纤维的吻端投射和腹侧被盖网状核的内侧部分。由于病变位于红核区域，Holmes 最初将其称为红核震颤（rubral tremor）。然而，在猴子身上的实验证据表明，震颤并不是由红核本身的病变引起的，而是由穿过这个核团的纤维中断引起的，也就是形成小脑上脚的小脑传出纤维（Carpenter）。这种类型的震颤最常见于多发性硬化或 Wilson 病患者，偶尔见于中脑被盖和丘脑底部的血管性和其他病变，罕见的情况作为抗精神病药物治疗的一种影响。β- 肾上腺素能阻滞剂、抗胆碱能药物，以及 L-dopa 几乎都没有疗效。通过对侧的丘脑腹外侧核的毁损术可以消除。丘脑刺激术可能对由于小脑脚脱髓鞘病变所致的严重病例特别有帮助。

颏舌肌痉挛

颏舌肌痉挛（geniospasm）是一种发生在下颌和下唇的强烈的家族性震颤疾病，开始于童年期，并可能随着年龄的增长而恶化。众所周知，精神压力和注意力集中会促发这些动作，Danek 将其描述为颤抖。罕见的情况是累及其他面部肌肉。这种疾病必须与属于特发性震颤的类似的下颌震颤、面部肌纤维颤搐或肌束震颤，以及腭震颤等区分开来。这种疾病是由 9 号染色体的突变引起的。

原发性直立性震颤

原发性直立性震颤（primary orthostatic tremor）是一种局限于下肢罕见的但严重的震颤，值得注意的是，它只发生在安静站立和几乎要立即停止

行走时。与其他类型的震颤相比，它很难分类，而且与步态障碍更相关。已记录到震颤的频率约为14~16Hz，这使得它很难观察到，而更容易触知。一个重要的伴随特征是严重的失平衡感，这导致患者站立时采取加宽的站姿，这些患者不能走直线（趾踵步态）。我们曾观察到站立时腿部明显的强直收缩，似乎是试图克服不平衡（见 Heilman，Thompson，Rothwell，Day et al）。手臂受到的影响很小或根本未受影响。当患者开始走路时，第一步或第二步通常会停下来，但此后步态就完全正常了。由于摔倒并不常见，其症状通常会归因于歇斯底里。当患者坐着或斜倚躺着时，震颤就不存在，但在斜躺的姿势时，通过腿部肌肉抵抗阻力的强烈收缩可诱发震颤。

肌电图记录显示腓肠肌和胫骨前肌的节律性的共同收缩。虽然一些作者如 Wee 和他的同事们，曾将这种疾病归类为特发性震颤，但它的大多数特征表明并非如此。Sharott 和他的同事认为，这是对失平衡反应的一种夸张的生理性震颤；其他人则认为震颤是脊髓来源的，因为在脊髓病患者中，脊髓损伤产生的固有节律约为 16Hz。某些病例对单独或联合使用氯硝西泮、加巴喷丁、扑痫酮或丙戊酸等治疗有反应，但往往难以奏效。少数顽固性病例采用植入脊髓刺激器进行治疗（Krauss et al，2005）。

肌张力障碍性震颤

如前所述，震颤可能是肌张力障碍的一个早期特征。当潜在的肌张力障碍性姿势不明显时，震颤可能被归因于特发性震颤或歇斯底里。肌张力障碍性震颤（dystonic tremor）是局灶性的，例如，叠加在斜颈或手的肌张力障碍。其动作是不完全节律性的，有时呈急动性，经常是断续的。这些病例还将在局灶性肌张力障碍小节中进一步讨论。另外，相当数量的肌张力障碍患者患有特发性震颤。

心因性震颤

震颤可以是歇斯底里的一个戏剧性表现。它模拟了多种类型的器质性震颤，常常造成一些诊断困难。心因性震颤（psychogenic tremors）通常局限于一个肢体，一般是在惯用手；它们表现粗大的震颤，没有常见的静止性或动作性震颤那样规则。重要的是，如果患者分心时，例如被要求用另一只手做一个复杂的动作，震颤的振幅往往会减小或消失。如果检查者约束了受累的手和手臂，震颤可能移动到肢体的更近端或身体的另一部分［追逐震颤（chasing the tremor）］。识别癔症性震颤的其他有用的特征是，通过使肢体负重，例如让患者拿着一本书或其他重物来反常地夸大震颤，这几乎减少了除多发性神经病引起的震颤以外的所有其他震颤可能。癔病性震颤通常在另一个肢体上获得意志运动的频率。

复合型震颤（tremors of complex type）

并不是所有的震颤都与上面描述的完全一致，其中一些还可能同时存在。一种类型的震颤表现出通常被认为是另一种类型震颤的特征，这是常见的。例如，在一些帕金森病患者中，震颤会由于活跃的运动加重而不是减弱，而在另一些患者中，震颤在休息时可能非常轻微或不存在，只有在四肢活动时才变得明显。如上所述，一个典型的帕金森病震颤的患者在伸开双手时还可能表现出精细的特发性震颤，偶尔甚至是一种共济失调性震颤的成分。类似地，特发性或家族性震颤在其晚期可能表现为小脑震颤的特征。其他例子还包括特发性震颤或共济失调性震颤患者，他们也可表现出与持续姿势相关的节律性帕金森病震颤。

腭震颤（“腭肌阵挛”）

腭震颤（palatal tremor）是一种由软腭快速、有节奏、不自主运动组成的罕见疾病。多年来，它被认为是一种单相肌阵挛的形式，因此得名腭肌阵挛（palatal myoclonus）和腭震颤（palatal nystagmus）。由于这种持续的节律性，现在它被归类为震颤。据 Deuschl 和他的同事的说法，这种运动有两种形式。一种是特发性腭震颤（*essential palatal tremor*），反映腭帆张肌的节律性活动，它没有已知的病理基础。腭部运动可能会发出一种重复的、可听到的咔嗒声，这种声音在睡眠时停止。第二种，更常见的形式是一种症状性腭震颤（*symptomatic palatal tremor*），由一组不同的脑干病变引起，这些病变中断了中央被盖束（图 5-3）。在局灶性损伤后，在震颤变得明显之前有几个月的潜伏期。据 Deuschl 和其他合作者（1990）报告，患者报告的咔嗒声的体验只出现在特发性腭震颤，而不是症状性患者中。震颤的频率在不同患者之间差异很大，症状性的频率往往更高，并在症状性变异型中保持固定。

腭震颤，与特发型和所有其他类型的震颤不同，在睡眠中持续存在，有时伴有与腭部运动同步的钟摆样眼震。在某些病例中，咽部，以及面部肌肉、膈肌、声带，甚至颈部和肩部肌肉都参与了持续性节律性运动。在惠普尔病［眼 - 咀嚼肌律动(oculomasticatory myorhythmia)］中也观察到类似的现象，即咬肌收缩与钟摆样眼部会聚同时发生。

磁共振成像(MRI)检查没有发现可解释特发性腭震颤的病变，然而，在症状性形式中，有脑干被盖病变伴有单侧或双侧的下橄榄核明显扩大。在单侧的腭震颤时，使对侧的橄榄增大。有研究认为，症状型病变会中断被 Lapresle 和 Ben Hamida 称为格 - 莫(Guillain-Mollaret)三角的神经回路(齿状核 - 结合臂 - 红核 - 中央顶盖束 - 橄榄核 - 齿状核)(见图 5-3)。病变为血管性、肿瘤性、脱髓鞘或外伤性，主要见于中央被盖束的中脑或脑桥部分。

腭震颤的生理学基础仍然是推测。Matsuo 和 Ajax 假设下橄榄核及其齿状核连接的去神经过敏，但其他人则认为，关键事件不是去神经的橄榄核，而是去神经的疑核和与其相邻的背外侧网状结构。Dubinsky 和他的同事认为，腭震颤可能与姿势性震颤基于相同的机制，即可能由于齿状核 - 橄榄通路病变引起的橄榄神经元的抑制和节律性耦合。

应用药物治疗这种运动障碍已经取得了不同程度的成功。氯硝西泮(0.25~0.5mg/d，逐渐增加至 3.0~6.0mg/d)，丙戊酸钠(250mg/d，增加至 1 000mg/d)，以及加巴喷丁(高达 2 100mg)已在某些病例中抑制了运动，特别是曾报告最后一种，加巴喷丁对一些患者有显著效果。此外，丁苯那嗪和氟哌啶醇有时也有帮助。有选择地用肉毒毒素注射腭肌，虽然在技术上有要求，但能给予适度的缓解，它对消除令人心烦的耳边咔嗒声特别有用。

扑翼样震颤

Adams 和 Foley 在肝性脑病患者中描述了称为扑翼样震颤(asterixis)的运动障碍，但它发生于如下所述的各种全身性代谢性疾病。它包括持续姿势的无节律的衰退，使重力或肌肉的固有弹性产生突然的运动，然后患者进行纠正，有时是过度动作。后来，Leavitt 和 Tyler，然后是 Young 和 Shahani，证明了姿势的最初中断或消失与静息持续 35~200ms 的一段时间 EMG 沉默有关。通过连接 EMG 与 EEG 的记录，Ugawa 等发现，就在肌电静默期前的一段时间，很可能在运动皮质产生一种尖波。这证实了扑翼样震颤在生理上与震颤和肌阵挛是不同的，而之前曾与这二者混淆，它曾被错误地称为“负性震颤”或“负性肌阵挛”。

当把前臂放在床上或椅子扶手上时，让患者举起他的双臂，伸出背屈的双手，或背屈双手和伸展手指，最容易诱发扑翼样震颤。然后可能会出现手的非节律性屈曲运动，1 分钟一次或几次。在任何肌肉群，例如，包括突出的舌、紧闭的眼睑，或屈曲的躯干肌，都可能诱发同样的持续肌肉收缩的停顿。有时，扑翼样震颤最好是让患者将手平放在桌子上，竖起示指，可能被诱发。

扑翼样震颤最初是在肝性脑病患者被观察到，但后来发现发生于高碳酸血症、尿毒症，以及其他代谢性和中毒性脑病，包括苯妥英和其他抗癫痫药物引起的脑病，通常表明这些药物存在过量浓度。除了抗癫痫药外的其他药物治疗，特别是一些抗生素，也会不时地引起紊乱，通常当它们出现毒性水平时也是如此。

单侧的扑翼样震颤发生在前部丘脑梗死或小出血对侧的手臂和腿，在立体定向丘脑切开术后，以及在上部中脑病变，通常是卒中后的一过性现象。在两个系列中，Kim 和 Montalban 及其同事们得出了类似的结论，即单侧的扑翼样震颤通常可归因于对侧的急性丘脑卒中，但有趣的是，各种其他部位包括额叶(大脑前动脉梗死)、中脑和小脑各有少数病例。我们的经验仅限于丘脑和上覆于顶叶的血管病变引起的病例。许多药物可能显露出单侧的扑翼样震颤，其基础是潜在的前部丘脑病变。当然，一个患有代谢性脑病和轻偏瘫的人，无论新旧病变，只会在正常侧出现扑翼样震颤。

肌阵挛

肌阵挛(myoclonus)专指一组肌肉非常快速地，像电击一样地收缩，节律和波幅不规则，而且，除了少数例外，在分布上是不同步和不对称的。如果这样的收缩单独发生或在一组有限的肌肉中重复发生，例如手臂或腿的肌肉，这种现象被称为节段性肌阵挛，而广泛的、闪电样的、无节律的重复收缩被称为多肌阵挛。在所有形式的肌阵挛中，肌肉收缩都是短暂的(20~50ms)，也就是说，比舞蹈症的收缩快，可能会与舞蹈症相混淆。无论它累及部分肌肉、整块肌肉，还是一组肌肉，肌阵挛收缩的速度都是一样的。下面的讨论表明，这三个现象中的每一个都有一个独特的病理生理学和临床意义。

肌阵挛的一个常见和良性的例子是很多人都很熟悉的，即睡眠开始时，身体，特别是躯干在入睡时或偶尔在醒来前的抽动。其他一些睡眠相关的综合征涉及重复的腿部运动，其中包括肌阵挛成分。很少的情况下，这些动作可能会延伸到白天的行为（Walters and colleagues）。这些睡眠障碍在第 18 章中讨论。

肢体和部分肢体的一些快速运动可模拟肌阵挛，但有完全不同的机制和含义。例如，部分性癫痫持续状态是一种特殊类型的癫痫活动，其中一组肌肉，通常是面部、手臂或腿部肌肉连续地（夜以继日）参与一系列节律性单相收缩。这种情况可能持续数周、数月或数年。这种疾病似乎是大脑起源的，但在大多数情况下，尚无法确定其确切的解剖和生理学基础（进一步讨论见第 15 章）。相关的术语阵挛，专指一组肌肉的另一种快速节律性的收缩和放松。在第 3 章已经提到了影响皮质脊髓束疾病中阵挛到痉挛状态和腱反射亢进的关系。它最容易由踝部的用力背屈诱发，结果导致一系列节律性小到中等幅度的抽动。

局灶性、节段性和局部性肌阵挛

局灶性、节段性和局部性肌阵挛（focal，segmental，and regional myoclonus），是指特发性癫痫患者可能主诉局部性肌阵挛性抽动或一种短促的肌阵挛抽动发作，特别是发生在患者醒来时，以及一次全身性大发作的前一两天，发作后这些动作就会停止。一侧的或局灶性肌阵挛性抽动是一种特殊形式的儿童癫痫的主要特征，即所谓的伴罗兰多区棘波的良性癫痫（见第 15 章）。

单相限制性肌阵挛总是起源于大脑皮质、小脑或脑干的观点不能持久，因为有些形式可以追溯到纯脊髓的原因。这个问题表现为一组有限的肌肉几乎连续的无节律的抽动形式，通常是在身体的一侧。这种起因不明的亚急性脊髓性肌阵挛在许多年前就被 Campbell 和 Garland 描述过，类似的病例在文献中继续被引用。我们经见过几例肌阵挛孤立于一侧腹壁或胸壁的肌肉组织或腿部，只有极少数情况下我们能确定病因，而 CSF 是正常的。当它涉及躯干的重复屈曲或伸展的肌阵挛，并因伸展或活动而加重时，这种形式被称为本体脊柱的（propriospinal）。

在人类中曾报告了脊髓炎伴有不规则和严格节段性肌阵挛性抽动（节律性或无节律性）的例子，并在动物中已由纽卡斯尔（Newcastle）病毒引起。许多这样的脊髓炎病例累及两腿或一条腿的几块肌肉。根据我们的经验，这种类型的肌阵挛曾发生在带状疱疹脊髓炎、感染后横贯性脊髓炎后，以及罕见地发生在多发性硬化、硬膜外脊髓压迫或创伤性脊髓损伤后。一种副肿瘤形式也曾被描述过，通常与乳腺癌有关（见第 30 章）。过去当使用高离子型造影剂做脊髓造影时，有时在染料因阻塞脊髓液流动而被浓缩的节段会发生痛性痉挛和肌阵挛。

治疗是困难的，人们求助于抗癫痫药物和苯二氮䓬类药物的组合，就像在大脑的肌阵挛。据报道，当其他药物失败时左乙拉西坦（levetiracetam）已被报告有效（Keswani et al）。

局灶性肌阵挛也是退行性神经疾病的显著特征之一，特别是皮质基底节变性，它通常见于因该病而导致强直的一个肢体。

弥漫性肌阵挛（多肌阵挛）（Diffuse Myoclonus）

1881 年 Friedreich 以多发性副肌阵挛（paramyoclonus multiplex）为题，描述了一种成人特发性广泛性肌肉抽动的散发病例。可能就在这个描述的过程中，肌阵挛这个术语被第一次使用。运动异常未伴有其他神经系统异常，其性质尚不明确。我们对出现在现代临床实践中的这一过程不熟悉。然而，在许多疾病中，多灶性或广泛的非同步的肌阵挛是一种表现，应该称为多肌阵挛（polymyoclonus）。

几种不同的疾病可引起弥漫性肌阵挛。它通常可能以纯的或基本的形式，以一种家族性、不进展的良性疾病发生。第二个大类与儿童期癫痫的特殊形式有关，有几种类型伴有后天的神经系统疾病，如下所述，其中有些性质相当严重。

特发性（家族性）肌阵挛

特发性（家族性）肌阵挛［essential（familial）myoclonus］症状可能在生命的任何时期开始，但通常首先出现在儿童期。这种疾病可能与上面提到的 Friedreich 所描述的疾病具有相同的性质。在一些家族中，常染色体显性遗传模式是明显的。肌阵挛表现为身体某个部位或另一部位的不规则抽搐，涉及肌群、单个肌肉，甚至肌肉的一部分。结果，手臂可能突然弯曲，头部可能向后或向前抽动，躯干可能弯曲或伸直。面部、颈部、下颌、舌、眼肌和膈等可能会抽搐。据 Wilson 说，甚至阔颈肌的肌束也会抽搐。有些肌肉收缩不会引起肢体可见的位移。有些患者几乎没有什么抱怨，坚忍地接受运动活动的不断干扰。他们通常过着相对正常、积极的生活。明显地不存在癫痫、痴呆和其他神经功能缺失，但可伴发几种罕见形式的轴性肌张力障碍。在Aigner和Mulder报告的梅奥诊所的系列病例中，94例多发性肌阵挛中有19例被认为是这种特发性类型。

癫痫中的肌阵挛（另见第15章，肌阵挛性癫痫）

肌阵挛可能是癫痫发作的直接反映，但在多种神经变性疾病和贮积性疾病中，也可能是一种单独的非癫痫性表现，其中癫痫发作是重要的组成部分。例如，一种相对良性的特发性疾病，即青少年肌阵挛性癫痫，在患者疲劳或摄入酒精时伴发肌阵挛性抽搐。一种以Unverricht和Lundborg命名的更严重的肌阵挛癫痫（myoclonic epilepsy）类型，开始时以多肌阵挛作为一个孤立现象为标志，但后来伴有痴呆和其他进行性神经系统疾病征象。后者的一个显著特征是肌阵挛对各种刺激都具有显著的敏感性。如果肢体被动或主动地移位，由此引起的肌阵挛性抽动可能通过一系列逐渐增大的或一定程度同步的抽动，导致全身性惊厥发作。在儿童晚期，这种刺激敏感型肌阵挛通常是脂质贮积病的青少年形式一种表现，除了肌阵挛外，还表现为癫痫发作、视网膜变性、痴呆、强直、假性延髓性麻痹，以及晚期的痉挛性四肢瘫等特性。

在伦诺克斯-加斯托综合征（Lennox-Gastaut syndrome）中，肌阵挛可能伴有非典型性小发作和运动不能性发作（失神或小发作变异型）；患者常常在一次肌阵挛收缩后的体位机制短暂失效时跌倒。同样地，在West婴儿痉挛综合征中，手臂和躯干在一次巨大的肌阵挛性抽动中突然屈曲或伸展（折叠刀或行额手礼发作）。在这些病例中，即使癫痫发作得到成功治疗，其中80%至90%也会出现精神发育迟滞。这些类型的特殊肌阵挛性癫痫在下面和涉及癫痫的第15章中讨论。

另一种形式的刺激敏感（反射）性肌阵挛作为一种常染色体隐性性状遗传，开始于儿童晚期或青春期，并与大脑和小脑皮质和脑干核团的神经元包涵体（Lafora小体，即Lafora体病）有关。在另一种家族性的类型中，由Eldridge和同事们描述为波罗的海肌阵挛（Baltic myoclonus），尸检发现浦肯野细胞丢失，但是没有包涵体。与拉福拉体病（Lafora-body disease）不同，波罗的海肌阵挛性癫痫变异型预后良好，特别是如果用丙戊酸治疗癫痫发作。

在樱桃红斑肌阵挛综合征的标题下，Rapin及其同事已经注意到一种家族性（常染色体隐性）弥漫性、丧失能力的意向性肌阵挛形式，伴有视力丧失和共济失调。这种疾病在青春期隐袭地发展。最早的征象是黄斑上的樱桃红色斑点，可能在疾病的慢性阶段消退。智力相对未受到损害。肌阵挛癫痫的一种类似的临床综合征见于神经轴索营养不良的一种变异型形式，以及儿童晚期、成人早期的戈谢病的神经元病形式，伴有核上性凝视麻痹和小脑性共济失调（见第36章）。

弥漫性肌阵挛伴获得性神经疾病

在临床背景下，人们观察到广泛的随机的肌阵挛性抽动，作为成人一种短暂的或持续的现象，最常见的是获得性代谢紊乱（典型的是尿毒症和缺氧性脑病），以及某些药物中毒，特别是与氟哌啶醇、锂剂和安非他明。例如，锂剂中毒时出现急性多肌阵挛伴意识混乱；一旦停止摄入，病情就会改善（在数天至数周内缓慢好转），肌阵挛被弥漫性动作震颤所取代，随后逐渐消退。第二大类获得性肌阵挛包括结构性脑疾病，例如病毒性脑炎、克-雅病、梅毒性麻痹性痴呆、晚期阿尔茨海默病和路易体病、皮质基底节变性，以及偶尔的Wilson病。表4-7列出了这些和其他疾病。一种亚急性脑病伴弥漫性肌阵挛可能与桥本甲状腺炎（Hashimoto thyroiditis），以及惠普尔病（Whipple disease）特征性的自身抗体有关。弥漫性、严重的肌阵挛可能是早期破伤风和士的宁（strychnine）中毒的显著特征。发生在缺氧性脑病急性阶段的多肌阵挛应与从心搏骤停或窒息恢复时出现的缺氧后动作肌阵挛或意向肌阵挛区分开来（下文讨论）。除获得性代谢紊乱和中毒外，所有这些疾病的共同因素是存在弥漫性神经元疾病。

肌阵挛伴有小脑性不协调和斜视眼阵挛体征（如第13章所述，各方向的快速、不规则共轭眼球运动）是儿童和成人的另一种综合征。大多数病例都是慢性病程，病情轻重起伏不定。许多儿童期病例都与隐匿性神经母细胞瘤有关，有些对类固醇皮质激素治疗有反应。在成人中，众所周知，一种类似的综合征是受特异性循环抗体的影响，这些抗体是针对某些肿瘤的反应而产生的（副肿瘤性，主要是乳腺和卵巢，如在第30章中讨论的）。这种传递也作为感染后（通常是病毒性）疾病的自限性表现而发生，正如Baringer和他的同事所描述的。

表 4-7　全身性或局限性肌阵挛的病因

癫痫发作形式
Unverricht-Lundborg 病
Lafora 体病
波罗的海肌阵挛
伴罗兰多区棘波的良性癫痫
青少年肌阵挛癫痫
婴儿痉挛症（West 综合征）
樱桃红斑肌阵挛（唾液酸酶缺乏）
肌阵挛癫痫伴破碎红纤维（MERRF）
蜡样脂褐质沉积症（Kufs 病）
Tay-Sachs 病
部分性癫痫持续状态
特发性形式
肌阵挛性痴呆
克 - 雅病
亚急性硬化性全脑炎
家族进行性灰质营养不良
阿尔茨海默病、路易体病、威尔逊病（偶见于晚期阶段）
中枢神经系统 Whipple 病
皮质基底节变性
齿状核红核苍白球路易体萎缩
艾滋病痴呆
肌阵挛伴小脑疾病（肌阵挛性共济失调）
斜视眼阵挛 - 肌阵挛综合征（副肿瘤性［抗 Ri］、神经母细胞瘤、感染后和副感染性）
缺氧后肌阵挛（Lance Adams 型）
Ramsay-Hunt 协同不能小脑性肌阵挛（见 Hunt JR）
代谢、免疫和中毒性疾病
大脑缺氧（急性和严重的）
尿毒症
桥本甲状腺炎
锂剂中毒
氟哌利多醇和有时吩噻嗪中毒
肝性脑病（罕见）
环孢霉素中毒
烟酸缺乏性脑病
破伤风
其他药物中毒
局灶性和脊髓型肌阵挛
带状疱疹病毒脊髓炎
其他非特异性病毒脊髓炎
多发性硬化
创伤性脊髓损伤
脊髓动静脉畸形
亚急性肌阵挛性脊髓神经元炎
副肿瘤性脊髓肌阵挛

如上所述，弥漫性肌阵挛（diffuse myoclonus）是朊蛋白病，克 - 雅病（Creutzfeldt-Jakob disease）的一个突出的，通常是早期特征，它以快速进行性痴呆，步态和协调障碍，以及各种各样的精神和视觉异常为特征（见第 32 章）。开始时抽动是随机的，但在疾病晚期，它们可能会变得几乎节律性和对称性的。此外，在疾病的晚期阶段，会出现一种夸张的惊吓反应，并通过触觉、听觉或视觉刺激可诱发剧烈的肌阵挛。在另一组肌阵挛性痴呆中，最突出的相关异常是智力的渐进性恶化。肌阵挛性痴呆可能是散发性或家族性的，并可能影响儿童或成人。一种罕见的儿童期类型是亚急性硬化性全脑炎（subacute sclerosing panencephalitis，SSPE），这是一种获得性亚急性或慢性（偶尔缓解）疾病，与麻疹病毒的潜伏感染有关（见第 32 章）。

缺氧后意向（或动作）肌阵挛

缺氧后意向或动作肌阵挛（intention or action myoclonus）是由 Lance 和 Adams 在一组从缺氧性脑病中康复的患者中描述的。当患者放松时，四肢和其他骨骼肌处于安静状态（最严重的病例除外）；只有很少的肌阵挛出现在缓慢、平稳（倾斜）的运动中。然而，快速（投掷的）运动，特别是指向目标时，会引起一系列不规则的肌阵挛性抽动，但与意向性震颤不同。只有活动的肢体会受到影响，因此，它是一种局部的、刺激诱发的肌阵挛。言语可能会因肌阵挛性抽动而成为碎片样，一个音节或单词几乎可能被强迫地重复，如同言语重复症（palilalia）。中轴肌的肌阵挛使人不能行走。

动作肌阵挛几乎总是伴有小脑性共济失调。其病理解剖学尚未完全确定。Lance 和 Adams 发现了这些不规则的放电是通过皮质脊髓束传递的，在某些病例中，在此之前会有运动皮质的放电。Chadwick 和他的同事提出了网状环路反射机制，而 Hallett 和他的同事（1977）发现，皮质反射机制在一些情况下起作用，而网状反射机制在另一些情况下起作用。这是否属于一种机制的两个方面还不能确定。

在某些病例中巴比妥酸盐和丙戊酸是有帮助的。一些临床试验和病例报告表明，抗癫痫药左乙拉西坦（levetiracetam）可能是有用的（Krauss et al，2001）。过去曾建议单独使用 5- 羟色氨酸（5-hydroxytryptophan）或与色氨酸或其他药物联合使用（van Woert et al）。通常需要这些药物的几种组合以使患者功能正常。

肌阵挛的病理生理

肌阵挛是由于运动神经元或中间神经元的兴奋性增强或某些抑制机制的消除导致聚集性异常放电而引起的，这似乎是合乎逻辑的。感觉刺激可能是多肌阵挛的一个突出特征，特别是与代谢紊乱有关的刺激。闪烁的灯光，响亮的声音，或者对身体某些部位的意外触觉刺激，会迅速而持续地引发一种抽动，它就必须利用一种直接的感觉运动通路或与惊吓反应有关的机制。重复性刺激可能会募集一系列递增性肌阵挛性抽动，最终导致全身性惊厥，如在翁弗里希特 - 伦德堡家族性肌阵挛综合征（familial myoclonic syndrome of Unverricht-Lundborg）中经常发生的。

暗示肌阵挛中皮质过度兴奋的证据是间接的，主要是基于发现躯体感觉诱发电位的皮质成分非常大，并且在某些情况下，肌阵挛性抽动与对侧罗兰多区之前的棘波有严格的时间（锁时）关系（Marsden et al; Brown et al）。这些电位可能来源于皮质下结构，它既投射到下行运动通路也向上投射到皮质。例如，有迹象表明，缺氧后的动作肌阵挛有网状结构反射亢进的基础。此外，在某些疾病如缺氧性肌阵挛中，唯一一致的损伤是在小脑，而不是在大脑皮质。如前所述，几种类型的肌阵挛与其他小脑变性密切相关。

病理检查对确定这种不稳定的神经元放电的主要部位几乎没有帮助，因为在大多数情况下，该病是弥散性的。尽管如此，与肌阵挛相关的最局限的病变位于小脑和脑干吻端。消除小脑对丘脑皮质系统神经元的调节影响曾被假定为一种机制，但不确定去抑制的运动活动随后是否通过皮质脊髓通路或网状脊髓通路表达。例如，戊四氮（pentylenetetrazol）注射在动物诱发的肌阵挛，尽管大脑半球和上部脑干的皮质脊髓束和其他下行的传导束被切断了，但是肌阵挛仍然存在，直到下部脑干网状结构被破坏。

惊吓综合征（startle syndromes）

在某种程度上，每个人在对完全出乎意料的、具有潜在威胁的刺激都会做出震惊或跳跃的反应。这种正常的惊吓反射可能是一种保护性反应，在动物身上也能看到，它的目的似乎是让生物体做好逃跑的准备。在大多数情况下，惊吓是不能与肌阵挛分离的，除非它具有泛化的性质，并且是由各种刺激强制引起的。任何刺激，最常见为听觉刺激，也包括一道闪光，在颈部、背部或鼻子上的轻拍，甚至在患者身后有一个人，通常都能引起口轮匝肌、颈部和脊柱肌肉甚至腿部的突然收缩。然而，在下面讨论的疾病中出现的异常惊吓反应中，收缩幅度更大，范围更广，不太容易适应，甚至可能会跳起来，偶尔也会不由自主地大叫一声和跌倒在地。正是这些特征区分了病理性惊吓。

除了正常惊吓反射的夸张形式之外，最常见的孤立综合征是所谓的惊吓病（startle disease），称为过度惊骇（hyperexplexia or hyperekplexia）（Gastaut and Villeneuve）。这是一种家族性疾病，例如“缅因州跳跃的法国人”和其他疾病，如下文所述。“缅因州跳跃的法国人”所展示的现象本质一直存在争议。1868 年，詹姆斯·比尔德（James Beard）在缅因州北部一小群说法语的伐木工人中描述了这种综合征。受试者对最小的刺激表现出极大的夸张反应，而对这些刺激没有适应能力。其反应包括跳跃、举起手臂、尖叫、挥舞四肢，有时还伴有模仿言语（echolalia）、模仿动作（echopraxia），以及被迫服从命令，即使这可能会带来严重的伤害。类似的综合征在马来西亚和印度尼西亚被称为拉塔病（latah）（意为谵妄症——译者注），在西伯利亚则被称为西伯利亚痉跳病（miryachit）。这种综合征在心理术语上已被定义为条件反应（Saint-Hilaire et al）或文化决定的行为（Simons）。有一些复杂的继发性现象也许可以用这种方法来解释，但是以不可控制的惊吓的刻板的发作和家族性发病证明了生物学基础。最常见的突变发生在抑制性甘氨酸受体 GLRA1 的 1- 亚基（Shiang et al），但在其他病例中也涉及其他甘氨酸受体的相关基因。正如 Suhren 和他的同事以及 Kurczynski 所指出的，这种疾病在一些家族中是以一种常染色体显性性状遗传的。Wilkins 和他的同事，Ryan 和他的同事都对这一课题进行了综述。

在以后的生活中，必须将过度惊吓与正常睡眠开始的，与以惊吓或大规模肌阵挛抽动开始的癫痫性发作［惊吓性癫痫（startle epilepsy）］，与多发性抽动障碍，与惊愕可能为其突出表现的抽动秽语综合征（Gilles de la Tourette syndrome），以及与猝倒等区分开来。在特发性惊吓病（idiopathic startle disease），即使跌倒，也没有意识丧失，没有抽搐和其他神经异常表现。考虑到临床上接近肌阵挛，刺激诱发性惊吓反应可能是几种肌阵挛性神经疾病的表现，包括泰伊 - 萨克斯病（Tay Sachs disease）、SSPE、“僵人”综合征、脂质贮积病和克 - 雅病等。

惊吓反应的机制一直处于推测之中。在动物中，这种现象的起源已被定位于脑桥网状核，并通过网状脊髓束传递到下脑干和脊髓运动神经元。在惊吓过程中，EEG 可能显示出一个顶点或额叶棘 - 慢复合波，随后出现皮质节律的普遍去同步化；在两次惊吓之间，EEG 是正常的。一些作者曾推测某些脑干中枢的抑制解除。另一些人，基于测试体感诱发电位，极度活跃的长环路反射构成惊吓病的生理学基础（Markand et al）。Wilkins 和他的同事认为，过度惊骇是一种独立的现象（不同于正常的惊吓反射），属于刺激敏感性肌阵挛障碍的谱系。据推测，惊吓病中甘氨酸受体改变是运动或网状警报系统中某种形式的过度兴奋的来源。

治疗

氯硝西泮对惊吓病有不同程度的控制作用。据报道，左乙拉西坦对一些患者有帮助。此外，屈曲颈部和将手臂靠近躯干的动作可能会降低疾病发作的强度，即维杰瓦诺手法（Vigevano maneuver）。

局灶性肌张力障碍

与全身性肌张力障碍不同，局灶性或节段性肌张力障碍（focal or segmental dystonias）是一组相邻肌肉的间歇性、短暂或长时间的痉挛或收缩，将部分身体置于强迫和不自然的位置。最常见类型的局灶性肌张力障碍是斜颈（torticollis），一种局限于颈部肌肉的痉挛，详见下文。其他限制于颅颈肌群的肌张力障碍是眼轮匝肌的痉挛，引起眼睑被迫闭合，即睑肌痉挛（blepharospasm），以及口和下颌的肌肉收缩，这可能会引起下颌的有力张开或闭合，以及嘴唇的退缩或噘起，即口下颌肌张力障碍（oromandibular dystonia）。在最后一种情况下，舌头可能发生有力的不自主伸出；当患者试图说话时，喉咙和颈部肌肉可能会痉挛，或者面部肌肉可能会收缩成鬼脸。另一种独立发生的或与口面部运动相关的肌张力障碍形式是痉挛性发声困难（spasmodic dysphonia），是一种喉部肌肉的肌张力障碍使声音带有高音调、紧张的音质（有时被错误地称为“痉挛”发声障碍），如第 22 章所述。然而，另一组局灶性肌张力障碍会影响肢体，特别是与过度使用一个小的熟练动作如书写有关的手。

从这些疾病的相对频率的角度来看，在哥伦比亚长老会医院（Columbia Presbyterian Hospital）运动障碍门诊所看到的局灶性肌张力障碍，44% 被归类为斜颈，26% 为痉挛性发声困难，14% 为眼睑痉挛，10% 为手的局灶性肌张力障碍［作家痉挛（writer's cramp）］，3% 是口下颌肌张力障碍。

这些运动障碍是不自主的和不能被抑制的，因此不同于习惯性痉挛或抽搐。斜颈一度被认为是一种心理障碍，但现在所有人都同意它是一种肌张力障碍的局部形式。局灶性肌张力障碍的特征是表现主动肌和拮抗肌的同时激活（共收缩），并有向运动中通常不被激活的相邻肌群扩散的趋势（溢出），但这些特征在局灶性肌张力障碍中往往不像前面描述的一般类型那样突出。有时，局灶性肌张力障碍包括一种非节律性混杂的震颤，这可能是突出的早期特征。如果对受累肌肉的仔细观察和触诊都不能鉴别轻微的潜在的肌张力障碍，特别是震颤可能造成诊断上的困难。

特发的局灶性肌张力障碍的发病机制尚不明确，但有证据表明，其中一些如全身性肌张力障碍是由基因决定的。权威评论家，包括 Marsden 将明显特发性成人发病的局灶性肌张力障碍与遗传决定的全身性扭转肌张力障碍进行分类。这一观点基于几方面的证据，如认识到每一种局灶性肌张力障碍都可能是儿童全身性综合征的早期组成部分，这些患儿的家庭成员中发生了局灶性和节段性肌张力障碍，以及一些成人患者肌张力障碍有向其他身体部位扩散的趋势。也许在这方面最令人信服的观察是，在一些家族中，DYT1 突变（与全身性扭转肌张力障碍相关的基因）的唯一表现是迟发性作家痉挛或其他局灶性肌张力障碍。这是否能解释大多数甚至许多成人发病的局灶性肌张力障碍的病例尚不清楚，但它确实强调了与 DYT1 突变相关的表型变异。原发性扭转肌张力障碍的遗传学比这里描述得更复杂，并在第 38 章中做了回顾。

值得注意的是，在任何特发性或遗传决定的肌张力障碍中均未发现一致的病理改变（见 Zeman）。正如 Berardelli 和他的同事所总结的，大多数生理学家将这种障碍归因于大脑皮质对不必要的肌肉收缩的抑制减少。此外，与过度使用身体部位引起的肌张力障碍（职业性肌张力障碍）相关的皮质感觉区的生理变化在后面描述。

症状性局限性肌张力障碍

局灶性肌张力障碍很少短暂地出现在累及纹状体苍白球系统，主要是苍白球内侧段或丘脑的卒中后，但由于这些梗死部位的不同，使得很难得出有关肌张力障碍机制的结论。可以注意到，引起舞蹈症的同样的障碍，如前面所讨论的，也可能会产生局灶性肌张力障碍（见表 4-4）。局灶性肌张力障碍也可发生在代谢性疾病，如威尔逊病和非威尔逊病肝豆状核变性。任何一种限制性肌张力障碍（restricted dystonia）的典型形式都可能代表迟发性运动障碍；也就是说，他们使用高效多巴胺拮抗剂和其他主要用于治疗精神病和恶心的药物使治疗复杂化（见后面"药物诱发的运动障碍"）。手或脚的肌张力障碍经常作为许多变性疾病的组成部分出现，特别是帕金森病，但也包括皮质基底节变性和进行性核上性麻痹（在第 38 章中描述）。Krystkowiak 和同事以及 Munchau 和同事描述的这些病例属于症状性或继发性肌张力障碍。Jana vs 和 Aminoff 总结了几种由获得性全身疾病引起的局灶性肌张力障碍，如药物，以及由于自身抗体，包括系统性红斑狼疮。这是我们在临床实践中最常遇到的最后一种疾病。

痉挛性斜颈（特发性颈部肌张力障碍）

痉挛性斜颈（spasmodic torticollis）也称为特发性颈部肌张力障碍（idiopathic cervical dystonia）。斜颈是局限性肌张力障碍最常见的形式，局限于颈部和邻近的肌肉。它通常以轻微的头部倾斜或转头开始，并趋于缓慢恶化，首先在成人的早期到中期变得明显，在女性中更为常见（发病高峰在 40 多岁时）（图 4-8A 所示为极端形式）。除了在少数患者发现 DYT1 基因异常外，均为特发性的。颈部和头部运动的性质差异很大。头部的间歇性转动或倾斜可能是故意的、平稳的，也可能是急动性的，但更典型的是头部持续的偏离或向一侧倾斜。有时短暂的抽搐爆发或不规则的高频震颤伴有头部偏斜，在肌张力障碍的方向跳动。有时震颤比肌张力障碍更占优势，导致诊断困难。当患者站立或行走时，痉挛往往更严重，并由于接触刺激，例如将手放在下颌或颈部就会特征性地使之减轻或消失；在偏斜的一侧施加轻柔的但稳定的反压力，或在对侧施加较少的反压力；或者让患者的枕骨接触到高椅子的靠背。随着疾病的进展，这些被称为"手势"或"感觉技巧"的动作就变得不那么有效了。在许多情况下，当患者躺下时，痉挛会减轻。在慢性病例中，由于肌张力障碍的位置通常变得越来越固定，受影响的肌肉会发生肥大。在后期阶段，收缩的肌肉疼痛是常见的。

在我们的一些患者中，斜颈在没有治疗的情况下就消失了，在 Dauer 等的系列研究中，观察到 10%~20% 的患者出现了这种情况。根据他们的经验，病情缓解通常发生在发病后的最初几年，这些患者的疾病开始的时间相对较早；然而，几乎所有患者都在 5 年内复发。

受影响最明显的肌肉是胸锁乳突肌、肩胛提肌和斜方肌。EMG 检查也显示，颈部两侧的后颈肌肉持续的或间歇性活动。提肌痉挛使受累的肩部轻微抬起，有时这部分肌肉的紧绷是其最早的特征。作为一般的观察，我们对触诊颈部和肩部肌肉获得的信息一直印象深刻，可以确定哪些肌肉是引起痉挛的主要原因，并指导治疗，如后所述。在大多数患者中，痉挛仍然局限于颈部肌肉，并以不缓解的形式持续存在，但在一些患者中，痉挛会扩散，累及肩带和背部或面部和四肢肌肉。这些模式之间的区别不是根本性的。大约 15% 的斜颈患者也有口、下颌或手的肌张力障碍，10% 有眼睑痉挛，还有少数患者有肌张力障碍或震颤的家族史（Chan et al）。如前所述，在病例研究中没有发现神经病理改变，例如，Tarlov 和 Zweig 及其同事报告的病例。

治疗

痉挛性斜颈不能用 L-dopa 和其他抗帕金森病药物治疗，尽管偶尔会有轻微的缓解。然而，在肌张力障碍是帕金森病前奏的少数病例中，这些药物是有效的。过去用于治疗肌张力障碍的大剂量苯海索（trihexyphenidyl）或苯托品（benztropine）可能会有一些改善，但患者难以耐受。

最广泛使用的治疗方法是定期（每 3~6 个月）注射少量肉毒毒素（botulinum toxin），直接注射到受影响肌肉的几个部位。注射的最佳指导方法是触诊痉挛的肌肉，并通过肌电图分析来确定哪块强直收缩的肌肉是引起异常姿势的主要原因。除了 10% 的斜颈患者外，所有的斜颈患者通过这种治疗都在一定程度上缓解了症状。不良反应（注射的肌肉过度无力、局部疼痛和吞咽困难，吞咽困难是毒素的全身作用所致）通常是轻微的和短暂的。5%~10% 的患者最终对重复注射产生了抗药性，因为产生了对毒素的中和抗体（Dauer et al）。

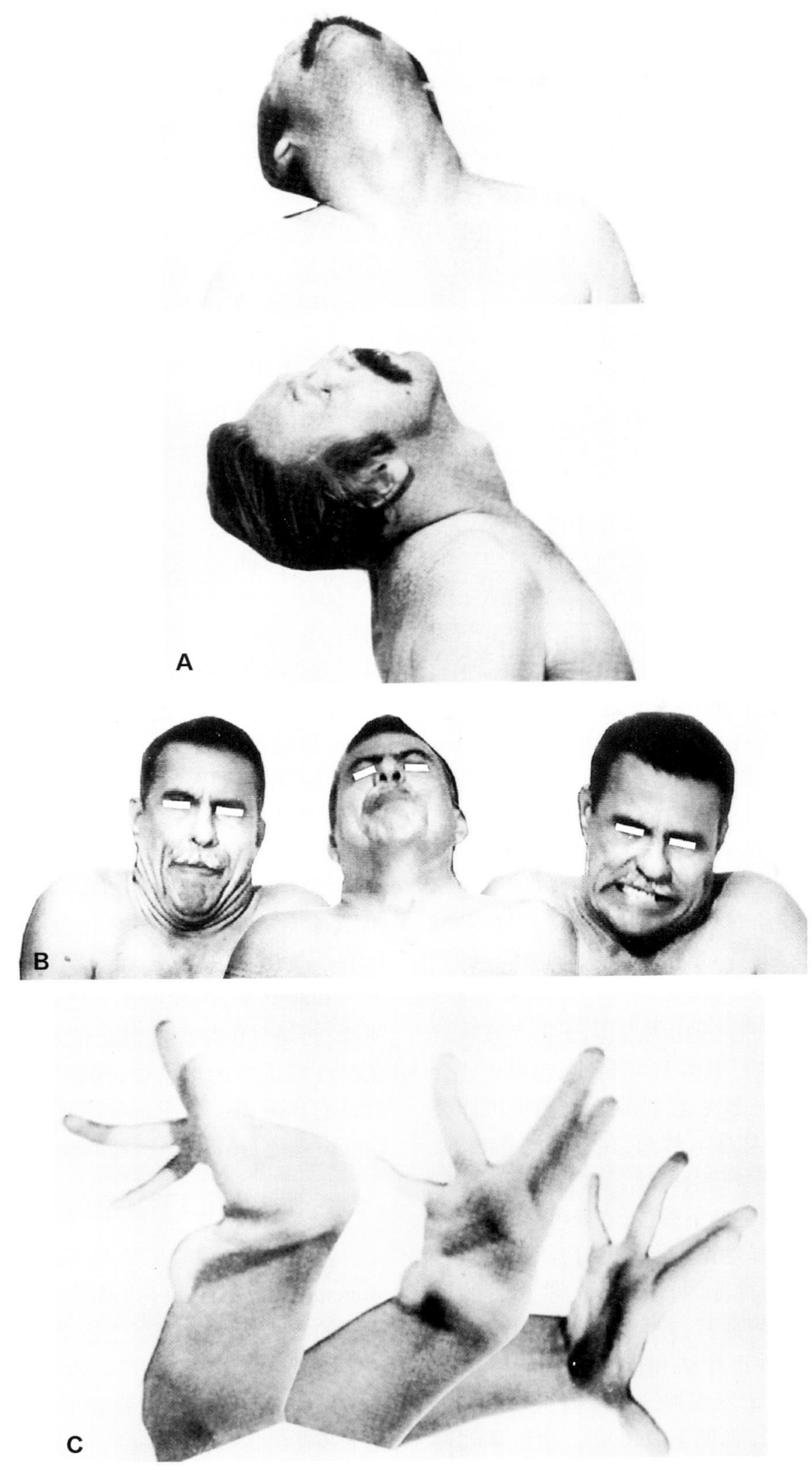

图 4-8　肌张力障碍性运动异常。A. 严重痉挛性斜颈的年轻人。注意胸锁乳突肌的肥大。B. Meige 综合征的严重睑痉挛和面 - 颈肌张力障碍。C. 迟发性运动障碍患者的特征性手足徐动症 - 肌张力障碍性手部畸形（由 Dr. Joseph M. Waltz 提供照片）

最近，脑深部电刺激在治疗药物和肉毒注射难治性的特发性颈部肌张力障碍方面取得了一些成功。苍白球内侧段和丘脑底核已被用作靶点。这种方法当然比以前在这些区域和丘脑使用的消融病变更好，但是，正如 Volkmann 及其同事进行的随机试验那样，在一定比例的病例中发生了构音障碍、运动障碍和肌张力障碍恶化等不良反应。在最严重的斜颈病例中，对脊髓副神经和前三对颈神经运动根进行双侧联合切断术已成功地减少了肌肉痉挛，而不会使肌肉完全瘫痪。在以这种方式治疗的病例中，有三分之一至二分之一在长达 6 年的时间里取得了相当大的缓解（Krauss et al；Ford et al）。

睑痉挛

睑痉挛（blepharospasm），是成年中晚期患者，主要是女性，可能会因眼轮匝肌痉挛而出现过度眨眼和不自主强迫闭眼的主诉。任何想要看一个人或物体的尝试都伴随着持续紧张的、对称的眼睑痉挛（见图 4-8B）。在谈话过程中，患者努力克服痉挛，并被其分散注意力。阅读和看电视有时都是不可能的，但在另一些时候却出奇地容易。Jankovic 和 Orman 在对 250 例这样的患者的调查中发现，在过去，在有效的治疗之前，75% 的患者的病情会随着时间的推移而加重，大约 15% 的病例会导致功能性失明。一些睑痉挛是 Meige 综合征的组成部分，包括下颌痉挛（见下一小节），或伴有痉挛性构音障碍、斜颈和其他肌张力障碍碎片。睑痉挛也可能是药物诱导的迟发性运动障碍的结果。

人们最初倾向于将这种疾病归因于畏光或眼部刺激或角膜干燥的反应，事实上，实际上，患者可能会说讨厌强光。例如，眼部炎症，特别是虹膜炎可能会产生严重的反射性睑痉挛。然而，在昏暗的光线下，甚至在角膜麻醉后，痉挛仍会持续。患者可以用一个手指撑开眼睑，看到眉毛向下移位；在某些病例中，额肌出现的强直性收缩显然是为了帮助打开眼睑。

过去曾提出过精神原因，但除了一些患者的抑郁反应外，缺乏精神病症状，并且使用心理疗法、生物反馈、针灸、行为矫正疗法和催眠都未能治愈痉挛。在这些疾病中均未发现神经病理损伤或神经化学特征（Marsden et al；也见于 Hallett）。遗传基础是可能的，尽管少数病例似乎是遗传的，并没有与已知的肌张力障碍基因关联。

治疗

最有效的治疗方法是在眼轮匝肌和邻近的面部肌肉的几个部位注射肉毒毒素。疗效持续 3~6 个月，通常需要重复的治疗周期。由于使用的剂量小，似乎很少出现全身不良反应。在睑痉挛的治疗中，可以尝试各种抗帕金森病、抗胆碱能和镇静药物，但不能对成功机会抱乐观态度。过去，我们的一些患者因使用 L-dopa 暂时地或部分缓解。有时睑痉挛会自发消失（在 Jankovic 和 Orman 系列中占 13% 的病例）。对支配眼轮匝肌的面神经分支的部分纤维的热凝毁损，只适用于最顽固和致残的病例。

睑痉挛的其他原因

除了上述的睑痉挛或模拟睑痉挛的情况外，还可以在几种临床背景下观察到。在脑梗死或出血后的几天里，患者提起眼睑的刺激就可能导致眼睑强烈的不自主闭合。被 Fisher 称为反射睑痉挛（reflex blepharospasm）的这种现象，随意使用这个术语因为它更像是一种睁眼失用症的特征。它更常与左侧偏瘫有关，而不是右侧偏瘫。还在小的丘脑中脑梗死时观察到了同侧眼睑痉挛。在帕金森病、进行性核上性麻痹或威尔逊病，以及脑干吻端其他病变的患者中，眼睑的轻度闭合可能会引起睑痉挛和不能自主地睁开眼睑。

我们曾看到过睑痉挛作为副肿瘤性中脑脑炎的一部分的一个病例，也有一些关于睑痉挛与自身免疫性疾病如系统性红斑狼疮的报告，但这些病例的机制与特发性疾病一样不清楚。在我们的患者中，也有两例患有 Roberts 和同事所描述类型的重症肌无力和睑痉挛，但我们还不能确定这是代表第二种症状，还是仅仅是保持眼睑张开的过度反应。最后，在高度暗示性的患者中，闭眼并有眼睑抖动通常指示是心理障碍。由眼部疾病的疼痛，如虹膜炎和眼睑红斑痤疮（rosacea）引起的睑痉挛已被提及。

舌、面部和口下颌痉挛（Meige 综合征）

舌、面部和口下颌痉挛（lingual，facial，and oromandibular spasms）也称为 Meige 综合征。这些特殊的各种各样的不自主运动出现在成年后期，在 50 多岁时达到发病高峰。女性比男性更常罹患。最常见的类型是以用力张开下颌，嘴唇退缩，颈阔肌痉挛和伸出舌头等为特征；或者下巴可能被夹紧，嘴唇可能会缩拢（图 4-8B）。其他表现形式包括下颌外侧偏移和磨牙症。这种疾病的常见术语是梅杰综合征（Meige syndrome），以法国神经病学家 Meige 的名字命名，他对这种病症做了早期的描述，也称为布鲁盖尔综合征(Brueghel syndrome),因为这种怪诞的鬼脸与 Brueghel 的一幅画作中一个叫德·加柏(De Gaper)的人物很相似。说话和吞咽困难(部分原因是痉挛性构音障碍)与睑痉挛也经常组合在一起,偶尔有这些障碍的患者会发展为斜颈或躯干和四肢的肌张力障碍。许多人也有受累的肌肉或手的震颤。所有这些面部、舌和颈部肌肉的长时间、强烈的痉挛在过去都是服用吩噻嗪和丁苯酮类药物后发生的(迟发性运动障碍)。然而,更常见的是,由神经安定药引起的运动障碍有所不同,包括舞蹈手足徐动性咀嚼、咂嘴和舔嘴唇等动作(迟发性口面部运动障碍,兔嘴综合征,见后面)。

Meige 综合征的病例很少进行神经病理学研究。大多数患者没有发现病变。一例患者的纹状体有神经元丧失的病灶(Altrocchi and Forno),另一例患者显示神经细胞丧失以及黑质和相关核中存在路易体(Kulise vs ky et al);两者的意义都不确定。

一种只影响下颌肌肉的局灶性肌张力障碍已经被描述,称为龙伯格(Romberg)咀嚼肌痉挛;类似的肌张力障碍可能是口面部和全身性肌张力障碍的组成部分。在汤普森(Thompson)和他的同事描述的病例中,症状开始于一侧的翼状肌或咬肌的短期痉挛。在早期,鉴别诊断包括磨牙症、偏侧面肌痉挛、与惠普尔(Whipple)病相关的奇特的节律性下颌运动,以及破伤风等。随着病情的进展,被迫张口和下颌外侧偏斜可能会持续数天,还可能增加不确定的舌运动。Kaufman 曾描述过发生在偏侧面部萎缩的一种形式。严格地说,局限于一侧面部的间歇性痉挛(偏侧面肌痉挛)不是一种肌张力障碍,在第 44 章中被认为是一种面神经紊乱。

治疗

与其他局灶性和区域性肌张力障碍一样,在咬肌、颞肌和翼内肌内注射肉毒毒素获得了巨大的成功。大剂量的苯托品和相关的抗胆碱能药物可能有帮助,但不像肉毒毒素治疗那样有效。许多其他药物也被用于治疗这些颅颈痉挛,但没有一种药物能产生持久的疗效。

作业特异性肌张力障碍包括作家痉挛和音乐家痉挛

作业特异性肌张力障碍(task-specific dystonias)包括作家痉挛和音乐家痉挛(writer's cramp and musician's spasm)。职业性痛性痉挛(cramps)或痉挛(*spasm*)被包括在本章中,因为普遍认为,它们是区域性或局灶性的"任务特定性"肌张力障碍的获得形式。最常见的形式是作家痉挛,患者的经历是,当他想要写作时,拇指和其他手指的所有肌肉或发生痉挛,或被一种僵硬和疼痛的感觉所抑制,或受到其他某种无法解释的方式的阻碍。Sheehy 和 Marsden 对作家痉挛的临床描述值得参考。男性和女性受到的影响是一样的,通常年龄在 20~50 岁之间。痉挛可能是痛苦的,并能扩展到前臂,甚至上臂和肩部。有时痉挛会分裂成震颤,干扰流畅的书写动作的执行。一旦书写停止,痉挛就立即消失了。在所有其他时间和在执行粗大的动作时,手是正常的,没有其他神经异常。许多患者学会新的书写方式或使用另一只手写字,尽管这也可能受到影响。

其他长时间表演的高技能的运动动作,如弹奏钢琴或用手指拉小提琴,可能会诱发类似的高度任务依赖性痉挛,即"音乐家痉挛"(musician's cramp)、"音乐家肌张力障碍"(musician's dystonia)或过去的电报员麻痹(telegrapher's palsy)。长号手和其他铜管乐和管乐器演奏者的"嘴唇脱落"(loss of lip),即管乐器吹奏肌张力障碍(embouchure dystonia)代表一种类似的现象,只有有经验的音乐家才能看到。在每一种情况下,一项经过多年练习、几乎是自动完成的精细运动技能,突然需要有意识地和费力地才能完成。离散的动作因不需要的肌肉的扩展募集而受损(意向性痉挛)。一旦发展,残疾以不同的严重程度持续,即使在受累部分长期不活动后。

关于发病机制,Byl 及其同事发现,猴子手部持续、快速和重复的高度刻板的动作极大地扩展了手的皮质代表区。这些作者假设,对运动皮质的感觉反馈的退化是导致过度和持续运动活动,包括肌张力障碍的原因。许多局灶性获得性肌张力障碍患者在仔细检查时,通过对刺激的时间和空间受损检测,表现出轻微的感觉异常。许多研究者在作家痉挛患者中曾发现了类似的皮质对磁刺激反应区域的扩大,以及在感觉运动皮质、丘脑和小脑的灰质体积减小,与 Delmaire 和同事的报告中受影响的手相对应。神经损伤后有一种特殊类型的肌张力障碍,通常伴有严重的烧灼痛和自主神经改变,符合反射性交感神经营养不良。在这些情况下,可能是损伤导致了感觉的感受域的重构。Berardellietal 曾回顾了其他有关局灶性肌张力障碍的生理学理论。最近的观念包括过度使用导致突触可塑性的变化。

治疗

通过将肉毒毒素注射到特定的受累肌肉中已经获得了很大程度的成功，例如在作家痉挛的情况下，注射手和前臂的肌肉（Cohen et al; Rivest et al），现在被广泛使用。通过触诊和EMG检测指导对肌张力障碍姿势中活跃的特定肌肉进行注射，获得了最好的结果。各种形式的手部再训练也被认为是有用的。

Tinazzi和同事的一项研究表明，前臂20分钟的经皮电刺激（transcutaneous electrical stimulation，TENS）有适度的效果。据称，只要发生痉挛时，患者就可以通过一种释放电击的去适应程序或生物反馈来获得帮助，但这些形式的治疗在很大程度上已经被放弃，取而代之的是肉毒毒素治疗。对于抵抗的病例，丘脑切开术和脑深部电刺激术已经有了一些初步的研究。

药物引起的迟发性（延迟的）运动障碍

运动障碍（dyskinesia）是一个涵盖广泛的术语，它适用于许多运动过度的不自主运动，包括那些采取传统形式的肌张力障碍、舞蹈症、手足徐动症和震颤，以及由L-dopa治疗帕金森病所产生的不太明确的运动障碍。当用形容词迟发性（tardive）修饰时，它特指使用神经安定药物引起的运动，通常是指吩噻嗪类，但不总是这样，这些药物在治疗开始时起效较晚，在药物停用后仍持续存在。这些运动与药物接触的前几天发生的急性肌张力障碍反应不同，这些反应可被抗胆碱能药物中止，而且不会持续。迟发性运动障碍（tardive dyskinesias）一度在精神病学和一般医学实践中是一个常见的问题，但由于使用较新一类抗精神病药物，它就不那么普遍了。这个问题对于治疗精神病患者的医生来说，还是很容易识别和熟悉的。运动往往会在几个月或几年的时间内减轻，病情轻微的病例会自行减轻或几乎没有留下后遗症；很少有症状恶化。

迟发性运动障碍是间歇性或持续性的，不受患者意志的支配。面、舌、眼睑和球部肌肉最常被累及，但个别病例可能累及颈、肩和脊柱肌肉伴有背部弓形屈曲，如下所述。可能还会出现眼睑痉挛，以及躯干、手或颈部运动和腿的静坐不能，但这些都远没有口面部和语言运动障碍那样突出。较长时间的暴露更容易引起运动障碍。如果运动障碍出现后立即停药，症状可能不会持续。口下颌痉挛和睑痉挛（Meige综合征）和亨廷顿病可能导致诊断困难。

除了典型的神经安定药外，不太常见的药物，诸如甲氧氯普胺、哌咪清（pimozide）、阿莫沙平（amoxapine）和氯波必利（clebopride），其中一些用于治疗精神病以外的疾病，以及较新的药物如利培酮（risperidone）也可能是病因。较少的情况下，这些运动在停止使用同一种药物后很快出现。

还有其他一些药物引起的迟发性运动综合征，主要是各种各样的肌张力障碍，其中一些已在前面提到过，以及静坐不能（见下文）。通常它们开始于颈部局部，并随着时间的推移扩展到四肢。一种高度特征性的模式结合了颈后倾、躯干后拱、双手臂内旋、肘部伸展以及腕关节屈曲，模拟角弓反张姿势。其他患者可能同时患有口面部和颈部运动障碍。许多患者报告说，肌张力障碍在行走和其他活动时减轻，这与特发性扭转肌张力障碍完全不同。这些药物引起的运动障碍被认为是多巴胺受体浓度变化的结果，如前所述，其中5种是目前已知的。D2受体的阻断和随后的发现与迟发综合征的发展密切相关。

治疗

几乎没有发现持续有效的疗法。如果停用一种违规药物后出现运动障碍，小剂量重新开始药物治疗通常会减少运动障碍，但可能会产生令人不快的副作用，引起帕金森综合征和嗜睡。因此，大多数在这一领域有经验的临床医生尽可能避免使用已知的违规药物，而选择一种较新的药物来治疗潜在的精神疾病。较新的“非典型”抗精神病药物不太容易引起迟发性运动障碍。

多巴胺和去甲肾上腺素耗竭药物，如利血平和四苯喹嗪（tetrabenazine），如果谨慎使用也会取得疗效，但这两种药物中更有效的四苯喹嗪可能很难获得。如果能够耐受足够大剂量的抗胆碱能药物，对肌张力障碍也有效，如苯海索2.5mg，每日1~2次，每周少量增加，最高达12.5mg。

关于抗精神病药物副作用的进一步讨论可见后面的章节。

抽动症和习惯性痉挛

当空闲时，几乎所有的罹病个体都会表现出各种坐立不安类型的小幅度动作、手势和行为举止。它们比抽搐和痉挛更慢，也更复杂。另一些人，在整个一生中都在做一些奇怪的、侵入性更强但无害的习惯性动作。这些行为的范围从简单的、高度特殊的行为(例如嘴唇和舌)到重复的动作,如嗅探、清喉咙、伸出下颌,或当这些人感到紧张时眨眼。刻板性和不可抗拒性是这些现象的主要识别特征。患者承认自己做了这些动作,并感到要缓解感受到的紧张感,就有必要这样做。这样的动作可以通过意志力在短时间内被抑制,但一旦目标的注意力被转移,它们就会重新出现。在某些病例中,抽搐会变得根深蒂固,以至于患者根本意识不到,似乎也无法控制它们。许多抽搐的一个有趣特征是,它们对应于通常为机体服务的协调行为。只有当没有必要时,它们才不断地重复,这才会被标记为习惯性痉挛(habit spasms)或抽动症(tics)。这种症状的表现多种多样,从一个孤立的动作(如眨眼、探嗅、清喉咙、弹击舌头或伸展颈部等)到一个复杂的动作。

5~10 岁的儿童特别容易发生这些习惯性痉挛。这些动作包括眨眼、翘起一侧肩膀、嗅闻、清喉咙、把头或眼睛扭到一边、做鬼脸等。如果不加以注意,这种痉挛很少会持续超过几周或几个月,而且往往会自行消退。在成人,通过镇静药缓解神经紧张可能是有帮助的,但抽搐的倾向仍然存在。下面讨论与链球菌感染的假定关联。

特殊类型的摇晃、摆动头部、挥手(在孤独症)或扭手(Rett 综合征的典型症状),以及其他运动,特别是自我刺激动作是发育延迟的儿童或成人经常出现的运动障碍。这些"节律"在基底节或脑的其他部位没有已知的病理解剖问题。显然,它们代表了正常婴儿的某些节律性重复运动的持续。在一些视力受损和光源性癫痫(photic epilepsy)的病例中,可以观察到揉眼或手指有节奏地穿过视野移动,特别是在发育延迟的儿童。

抽动秽语综合征

多发性抽动症,如嗅探、喷鼻、不由自主地发声、令人烦恼的强迫性和攻击性冲动,构成了最罕见和最严重的抽动综合征,即吉勒斯·德·拉·图雷特综合征(Gilles de la Tourette syndrome)(全名)。这个障碍开始于儿童期,男孩比女孩多 3 倍,通常是一种简单的抽动。随着病情的发展,其表现中还会增加新的抽动。正是抽动的多样性以及运动和声带抽动的结合,将该病与较良性的限制性抽动障碍加以区分。现代定义已经扩展到包括一种注意力缺陷障碍,但可能达不到适合独立诊断的严重程度,正如 Kurlan 所总结的。

发声的抽动,有时音调高而刺耳,是它的特征。一些患者表现出重复的运动行为,如跳跃,下蹲或转圈。其他常见的重复行为类型包括触摸他人和重复自己的话,即言语重复(palilalia),以及他人的言语或动作。爆发性和不由自主地咒骂以及强迫性的淫秽话语,秽语症(coprolalia)可能是最具戏剧性的表现。有趣的是,据报道,后一种现象秽语在日本患者中并不常见,他们高雅的文化和语言中很少有淫秽的内容。由 Gilles de la Tourette 综合征组成的抽动和强迫症状的全部表现已由 Tolosa 和 Bayes 做了描述,并在 Jankovic 和 Leckman 的综述中被推荐。

Stone 和 Jankovic 曾注意到少数患者出现睑痉挛、斜颈及其他张力障碍的碎片。也可能发生孤立肌群的等长收缩(强直性抽动)。与其他抽动障碍一样,会有一种紧绷、不适或感觉异常的先兆的感觉,或有一种通过运动而缓解的精神感觉或欲望。相当一部分人有口吃或表现出轻微的言语不流畅。在一半的患者中出现了所谓的软神经体征(*soft neurologic signs*)(是模糊的定义,通常包括视觉不良、言语不流畅、明显笨拙等——译者注)。Feinberg 和他的同事已描述了 4 例非节律性肌阵挛和发声的患者,但尚不清楚这些症状代表疾病不常见的变异型,还是一种新的综合征。一些作者已经注意到症状有一定程度的周期性,抽动往往在几分钟或几小时内成群出现,以及抽动在数周或数月内呈丛集性。这就表现为一种盈亏波动病程。

这种病的病程是不可预测的。在一半的青少年中,抽动在成年早期会自然消退,而持续性抽动随着时间的推移而变得温和。另一些患者经过长时间的缓解后,还会有抽搐复发,但其他患者的运动障碍会持续终生。这种变异强调了从 Gilles de la Tourette 慢性多发性抽动综合征中分离出短暂的习惯性痉挛的困难性。孤立的和轻微的,但终生的运动抽动很可能代表了 Tourette 综合征的一种变异,因为它们表现出同样的以男性为主的遗传家族模式和对药物治疗的类似反应。

一种注意缺陷 - 多动障碍、强迫症或两者都有,据说在病程中的某些时候会很明显,与抽动症相比,它们对学习进步的影响更大。在少数但绝不是所有的受影响的儿童中,可以看到脾气控制不良、冲动、自残行为和某些反社会的特性。在 Shapiro 和同事报告的系列中,有 40%~60% 的患者在心理测试中发现了认知障碍的证据,但智力并没有下降。在半数以上的患者中出现过 EEG 的非特异性异常,但这些异常并不一致,不足以被认为是该病的一个特征。

在 Shapiro 及其同事报告的病例中，有三分之一的病例在家庭的其他成员中发现了孤立的抽动。其他几项研究曾报告了家族聚集性病例，其传播模式似乎是常染色体显性伴不完全外显率（Pauls and Leckman），但这是有争议的，并发现了几个易感基因。在任何生物学解释中，都必须对男性的显著优势加以解释。目前，图雷特（Tourette）综合征不能归因于单一的基因位点。尽管如此，对来自双胞胎的研究支持抽动秽语综合征的原发性遗传的性质，这些研究显示，同卵双胞胎的符合率高于异卵双胞胎。德系犹太人的种族倾向已被报道过，但这在其他大型的系列中尚未得到证实（Lees et al）。

至于因果关系，我们知之甚少。除与链球菌感染有下面要讨论的假定联系外，与感染、创伤或其他疾病没有一致的关联。接受过兴奋剂治疗的多动症儿童出现抽动或抽动加重的风险似乎有所增加（Price et al），但是因果关系还没有确定无疑（见下面关于治疗的评论）。MRI 未见明显的异常，功能成像显示了许多不一致的异常。在少数用常规方法检查的脑组织中，并未发现组织病理学改变。然而，Singer 和同事（1991）分析了死后纹状体组织突触前和突触后多巴胺标记物，发现多巴胺摄取机制有显著改变；最近，Wolf 和同事发现，尾状核头部 D2 多巴胺受体结合的差异反映了 Gilles de la Tourette 综合征表型严重程度的差异。这些观察结果，连同 L-dopa 会加重该综合征的症状，而氟哌啶醇阻断多巴胺（特别是 D2）受体，是一种有效的治疗方法的事实，支持基底节的多巴胺能异常，更具体地说，是在尾状核。在这方面，与尾状核头部病变及其从眶额皮质和扣带回皮质投射相关的强迫行为实例可能与此有关。

治疗

对于局限性的和良性抽动，通常不需要治疗。让父母放心是很有帮助的。男性青春期以后发生的孤立的或不频繁的非侵入性的运动性抽动，通常是一种遗传的形状，通常用氯硝西泮是有帮助的，但可能需要以上提到的一些更有效的药物治疗。

有两类药物用于治疗顽固性和多发性抽动，即 α 激动剂和抗精神病药物。α2- 肾上腺素能激动剂可乐定（clonidine）和胍法辛（guanfacine）在几项研究中是有用的。这些药物不如抗精神病药物有效，但副作用较轻，推荐作为一线治疗方法。胍法辛与可乐定相比，具有日剂量小、镇静作用小的优点。初始剂量为 0.5~1.0mg，临睡前给药，并逐渐加量，需要时总剂量为 4mg。可乐定初始的睡前剂量为 0.05mg，每隔几天增加 0.05mg，直至总剂量约 0.1mg，每日 3 次。神经安定剂氟哌利多醇和哌咪清（以及较少使用的舒必利和硫必利）已被证明是有效的治疗药物，但应仅用于病情严重的患者，而且通常在肾上腺素能药物试用后才使用。氟哌啶醇是使用小剂量（开始为 0.25mg，逐渐增加剂量至每日 2~10mg）。非典型的抗精神病药物，如利培酮（risperidone）也有一些成功的应用。匹莫齐特（pimozide）具有比氟哌啶醇更特异的抗多巴胺能作用，可能比氟哌啶醇更有效；开始时应少量给予（每日 0.5mg），然后逐渐增加至每天 8~9mg。治疗开始时添加苯托品（benztropine）（每日 0.5mg），可能有助于预防氟哌啶醇对运动的不良影响。如果可以耐受大剂量的强效药物四苯喹嗪（tetrabenazine）可能是有用的，它可以消耗单胺并阻断多巴胺受体。使用这些药物的进一步细节可以在 Leckman 和 Kurlan 的综述中找到。根据抽动秽语综合征研究组（Tourette's Syndrome Study Group）进行的一项试验，Tourette 综合征的多动成分可以用哌甲酯（methylphenidate）或可乐定安全地治疗，而不必担心加重抽动。

另一种有趣的方法是，将肉毒毒素注射到受明显的局灶性抽动影响的肌肉中，包括 Scott 及其同事所描述的声带抽搐；奇怪的是，这种治疗据说可以缓解先兆的感觉冲动。丘脑和其他核团的脑深部电刺激在一些小系列的耐药病例中显示出了希望。

PANDAS 综合征

利用小舞蹈症（Sydenham chorea）模型，最近的一项调查表明，链球菌感染是突然出现的抽动秽语综合征和较少见的儿童广泛抽动的原因。这种联系已经被一些作者扩展来解释突然和无法解释的发作强迫症行为。这些假定的链球菌后疾病，Swedo 和同事们用首字母缩略词总结为 PANDAS，即与链球菌感染相关的小儿自身免疫性神经精神障碍（pediatric autoimmune neuropsychiatric disorders associated with streptococcal infections，PANDAS）。

在少数病例中会有类似于小舞蹈症的复发过程。两项健康数据库研究表明，抽动障碍、强迫症和链球菌感染之间有一定的关联。这些观察结果都是很有趣的，但尚未得到证实，一些研究小组根据流行病学因素或血清链球菌自身抗体无法将 PANDAS 和 Gilles de la Tourette 综合征患者与对照组区分开来（Singer et al，2005；Schrag and coworkers）。

静坐不能

静坐不能(akathisia)一词是由哈斯科维奇(Haskovec)在 1904 年创造的,用来描述一种内心不安的感觉,一种无法安静地坐着的感觉,以及一种想要四处走动的冲动。当坐着时,患者不断地移动他的身体和双腿,交叉或分开他的双腿,并摆动自由的腿。原地跑和持续的踱步也是一个特点。这种运动异常在下肢最为突出,至少在轻度形式的静坐不能时,可能不伴有可察觉的僵硬或其他神经异常。在它的晚期形式,患者抱怨难以集中注意力,毫无疑问,不断移动的冲动分散了注意力。

最初在帕金森病和阿尔茨海默病患者中注意到静坐不动,现在最常见于作为迟发性运动障碍的一个组成部分或单独接受抗精神病药物治疗的患者。然而,这种障碍可能在没有接受药物治疗的精神病患者中也会见到。它发生在使用药物治疗和没有药物治疗的帕金森病患者。

主要的诊断考虑因素是躁动性抑郁症,特别是已经在服用神经抑制药物治疗,以及“不宁腿”综合征的患者,在严重的病例中,在清醒时可能会出现明显的睡眠障碍(见第 18 章)。不宁腿综合征的患者描述的是腿部的爬行或绘画感觉,而不是内心的不安,尽管这两种障碍都产生了无法抗拒的运动欲望。有时这些区别是模糊的。

许多用于不宁腿综合征的药物治疗,如氯硝西泮可以用于静坐不能,或者,如果症状是迟发性运动障碍的一个组成部分,选择一个效力较低的神经安定药、抗胆碱能药物、金刚烷胺或 β- 肾上腺素能阻断药物。

(朱延梅　译　王维治　校)

参考文献

Adams RD, Foley JM: The neurological disorder associated with liver disease. *Res Publ Assoc Nerv Ment Dis* 32:198, 1953.

Adams RD, Shahani B, Young RR: Tremor in association with polyneuropathy. *Trans Am Neurol Assoc* 97:44, 1972.

Adler CH, Bansberg SF, Hentz JG, et al: Botulinum toxin type A for treating voice tremor. *Arch Neurol* 61:1416, 2004.

Aigner BR, Mulder DW: Myoclonus: Clinical significance and an approach to classification. *Arch Neurol* 2:600, 1960.

Albin RL, Young AB, Penney JB: The functional anatomy of basal ganglia disorders. *Trends Neurosci* 12:366, 1989.

Alexander GE, Crutcher MD: Functional architecture of basal ganglia circuits: Neural substrates of parallel processing. *Trends Neurosci* 13:266, 1990.

Altrocchi PH, Forno LS: Spontaneous oral-facial dyskinesia: Neuropathology of a case. *Neurology* 33:802, 1983.

Bain PG, Findley LJ, Thompson PD, et al: A study of hereditary essential tremor. *Brain* 117:805, 1994.

Baringer JR, Sweeney VP, Winkler GF: An acute syndrome of ocular oscillations and truncal myoclonus. *Brain* 91:473, 1968.

Berardelli A, Rothwell JC, Hallett M, et al: The pathophysiology of primary dystonia. *Brain* 121:1195, 1998.

Bergman H, Wichmann T, DeLong MR: Reversal of experimental parkinsonism by lesions of the subthalamic nucleus. *Science* 249:1436, 1990.

Bhatia KP, Marsden CD: The behavioral and motor consequence of focal lesions of the basal ganglia in man. *Brain* 117:859, 1994.

Biary N, Koller W: Kinetic-predominant essential tremor: Successful treatment with clonazepam. *Neurol* 37:471, 1987.

Breedveld GJ, Percy AK, MacDonald ME, et al: Clinical and genetic heterogeneity in benign hereditary chorea. *Neurology* 59:579, 2002.

Brooks VB: *The Neural Basis of Motor Control*. New York, Oxford University Press, 1986.

Brown P, Ridding MC, Werhaus KJ, et al: Abnormalities of the balance between inhibition and excitation in the motor cortex of patients with cortical myoclonus. *Brain* 119:309, 1996.

Burns RS, Lewitt PA, Ebert MH, et al: The classical syndrome of striatal dopamine deficiency: Parkinsonism induced by MPTP. *N Engl J Med* 312:1418, 1985.

Byl NN, Merzenich MM, Jenkins WM: A primate genesis model of focal dystonia and repetitive strain injury: I. Learning-induced differentiation of the representation of the hand in the primary somatosensory cortex in adult monkey. *Neurology* 47:508, 1996.

Campbell AMG, Garland H: Subacute myoclonic spinal neuronitis. *J Neurol Neurosurg Psychiatry* 19:268, 1956.

Carpenter MB: Anatomy of the corpus striatum and brainstem integrating systems. In: Brooks VB (ed): *Handbook of Physiology*. Sec 1: The Nervous System. Vol 2: Motor Control, part 2. Bethesda, MD, American Physiological Society, 1981, pp 947–995.

Carpenter MB: Brainstem and infratentorial neuraxis in experimental dyskinesia. *Arch Neurol* 5:504, 1961.

Carpenter MB: Functional relationships between the red nucleus and the brachium conjunctivum: Physiologic study of lesions of the red nucleus in monkeys with degenerated superior cerebellar brachia. *Neurology* 7:427, 1957.

Carpenter MB, Whittier JR, Mettler FA: Analysis of choreoid hyperkinesia in the rhesus monkey: Surgical and pharmacological analysis of hyperkinesia resulting from lesions of the subthalamic nucleus of Luys. *J Comp Neurol* 92:293, 1950.

Ceballos-Baumann AO, Passingham RE, et al: Motor reorganization in acquired hemidystonia. *Ann Neurol* 37:746, 1995.

Cerosimo M, Koller WC: Essential tremor. In: Watts RL, Koller WC (eds): *Movement Disorders*, 2nd ed. New York, McGraw-Hill, 2004, pp 431–458.

Chadwick D, Hallett M, Harris R, et al: Clinical, biochemical, and physiological features distinguishing myoclonus responsive to 5-hydroxy-tryptophan, tryptophan with a monoamine oxidase inhibitor, and clonazepam. *Brain* 100:455, 1977.

Chan J, Brin MF, Fahn S: Idiopathic cervical dystonia: Clinical characteristics. *Mov Disord* 6:119, 1991.

Chuang C, Fahn S, Frucht SJ: The natural history and treatment of acquired hemidystonia: Report of 33 cases and review of the literature. *J Neurol Neurosurg Psychiatry* 72:59, 2002.

Church AJ, Cardoso F, Dale RC, et al: Anti-basal ganglia antibodies in acute and persistent Sydenham chorea. *Neurology* 59:227, 2002.

Cohen LG, Hallett M, Geller BD, Hochberg F: Treatment of focal dystonias of the hand with botulinum toxin injections. *J Neurol Neurosurg Psychiatry* 52:355, 1989.

Colebatch JG, Findley LJ, Frakowiak RSJ, et al: Preliminary report: Activation of the cerebellum in essential tremor. *Lancet* 336:1028, 1990.

Connor GS: A double-blind placebo-controlled trial of topiramate for essential tremor. *Neurology* 59:132, 2002.

Cooper IS: *Involuntary Movement Disorders*. New York, Hoeber-Harper, 1969.

Danek A: Geniospasm: Hereditary chin trembling. *Mov Disord* 8:335, 1993.

Dauer WT, Burke RE, Greene P, Fahn S: Current concepts on the clinical features, aetiology, and management of idiopathic cervical dystonia. *Brain* 121:547, 1998.

Delmaire C, Vidailhet M, Elbaz A, et al: Structural abnormalities in the cerebellum and sensorimotor circuit in writer's cramp. *Neurology* 69:376, 2007.

DeLong MR: Primate models of movement disorders of basal ganglia origin. *Trends Neurosci* 13:281, 1990.

Demirkirian M, Jankovic J: Paroxysmal dyskinesias: Clinical features and classification. *Ann Neurol* 38:571, 1995.

Denny-Brown D, Yanagisawa N: The role of the basal ganglia in the initiation of movement. In: Yahr MD (ed): *The Basal Ganglia*. New York, Raven Press, 1976, pp 115–148.

Deuschl G, Mischke G, Schenk E, et al: Symptomatic and essential rhythmic palatal myoclonus. *Brain* 113:1645, 1990.

Deuschl G, Toro C, Valls-Sole J, et al: Symptomatic and essential palatal tremor. Clinical, physiological and MRI analysis. *Brain* 117:775, 1994.

Dobyns WB, Ozelius LJ, Kramer PL, et al: Rapid-onset dystonia-parkinsonism. *Neurology* 43:2596, 1993.

Dooling EC, Adams RD: The pathological anatomy of post-hemiplegic athetosis. *Brain* 98:29, 1975.

Dubinsky R, Hallett M: Glucose hypermetabolism of the inferior olive in patients with essential tremor. *Ann Neurol* 22:118, 1987.

Dubinsky R, Hallett M, DiChiro G, et al: Increased glucose metabolism in the medulla of patients with palatal myoclonus. *Neurology* 41:557, 1991.

Ehringer H, Hornykiewicz O: Vertielung von Noradrealin und Dopamin (3-hydroxytyramin) im Gehirn des Menschen und ihr Verhalten bei Erkrangungen des extrapyramidalen Systems. *Klin Wochenshr* 38:1236, 1960.

Elble RJ: Essential tremor frequency decreases with age. *Neurology* 55:1427, 2000.

Elble RJ: Origins of tremor. *Lancet* 355:1113, 2000.

Eldridge R, Iivanainen M, Stern R, et al: "Baltic" myoclonus epilepsy: Hereditary disorders of childhood made worse by phenytoin. *Lancet* 2:838, 1983.

Emery SE, Vieco PT: Sydenham chorea: Magnetic resonance imaging reveals permanent basal ganglia injury. *Neurology* 48:531, 1997.

Fahn S: High-dosage anticholinergic therapy in dystonia. *Neurology* 33:1255, 1985.

Feinberg TE, Shapiro AK, Shapiro E: Paroxysmal myoclonic dystonia with vocalisations: New entity or variant of pre-existing syndromes? *J Neurol Neurosurg Psychiatry* 49:52, 1986.

Fisher CM: Reflex blepharospasm. *Neurology* 13:77, 1963.

Ford B, Louis ED, Greene P, Fahn S: Outcome of selective ramisectomy for botulinum toxin resistant torticollis. *J Neurol Neurosurg Psychiatry* 65:472, 1998.

Gardiner AR, Bhatia KP, Stamelou M, et al: PRRT2 gene mutations: From paroxysmal dyskinesia to episodic ataxia and hemiplegic migraine. Neurology 79:2115, 2012.

Gastaut R, Villeneuve A: A startle disease or hyperekplexia. *J Neurol Sci* 5:523, 1967.

Greengard P: The neurobiology of slow synaptic transmission. *Science* 294:1024, 2001.

Haerer AF, Anderson DW, Schoenberg BS: Prevalence of essential tremor. *Arch Neurol* 39:750, 1982.

Hallett M: Blepharospasm: Report of a workshop. *Neurology* 46:1213, 1996.

Hallett M: Clinical neurophysiology of akinesia. *Rev Neurol* 146:585, 1990.

Hallett M: Tremor: *Pathophysiology: Parkinson Related Disorders*. Suppl 1: S118, 2014.

Hallett M, Chadwick D, Adams J, et al: Reticular reflex myoclonus: A physiological type of human post-hypoxic myoclonus. *J Neurol Neurosurg Psychiatry* 40:253, 1977.

Hallett M, Chadwick P, Marsden CD: Ballistic movement overflow myoclonus: A form of essential myoclonus. *Brain* 100:299, 1977.

Hallett M, Khoshbin S: A physiological mechanism of bradykinesia. *Brain* 103:301, 1980.

Heilman KH: Orthostatic tremor. *Arch Neurol* 41:880, 1984.

Herskovits E, Blackwood W: Essential (familial, hereditary) tremor: A case report. *J Neurol Neurosurg Psychiatry* 32:509, 1969.

Hunt JR: Dyssynergia cerebellaris myoclonica—primary atrophy of the dentate system: A contribution to the pathology and symptomatology of the cerebellum. *Brain* 44:490, 1921.

Janavs JL, Aminoff MJ: Dystonia and chorea in acquired systemic disorders. *J Neurol Neurosurg Psychiatry* 65:436, 1998.

Jankovic J: Tourette's syndrome. *N Engl J Med* 345:1184, 2001.

Jankovic J, Orman J: Blepharospasm: Demographic and clinical survey of 250 patients. *Ann Ophthalmol* 16:371, 1984.

Jenner P: Pharmacology of dopamine agonists in the treatment of Parkinson's disease. *Neurology* 58:S1–S8, 2002.

Kaufman MD: Masticatory spasm in hemifacial atrophy. *Ann Neurol* 7:585, 1980.

Keswani SC, Kossoff EH, Krauss GK: Amelioration of spinal myoclonus with levetiracetam. *J Neurol Neurosurg Psychiatry* 73: 456, 2002.

Kim JS: Asterixis after unilateral stroke: Lesion location of 30 patients. *Neurology* 56:533, 2001.

Koller WC, Hristova A, Brin M: Pharmacologic treatment of essential tremor. *Neurology* 54(Suppl 4):30, 2000.

Krauss GL, Bergin A, Kramer RE, et al: Suppression of posthypoxic and post-encephalitic myoclonus with levetiracetam. *Neurology* 56:411, 2001.

Krauss JK, Mundinger F: Functional stereotactic surgery for hemiballism. *J Neurosurg* 58:278, 1996.

Krauss JK, Toups EG, Jankovic J, Grossman RG: Symptomatic and functional outcome of surgical treatment of cervical dystonia. *J Neurol Neurosurg Psychiatry* 63:642, 1997.

Krauss JK, Weigel R, Blahak C, et al: Chronic spinal cord stimulation in medically intractable orthostatic tremor. *J Neurol Neurosurg Psychaitr* 77:1013, 2005.

Krystkowiak P, Martinat P, Defebvre L, et al: Dystonia after striatopallidal and thalamic stroke: Clinicoradiological correlations and pathophysiological mechanisms. *J Neurol Neurosurg Psychiatry* 65:703, 1998.

Kulisevsky J, Marti MJ, Ferrer I, Tolosa E: Meige syndrome: Neuropathology of a case. *Mov Disord* 3:170, 1988.

Kurczynski TW: Hyperexplexia. *Arch Neurol* 40:246, 1983.

Kurlan R: Tourette's syndrome. *N Engl J Med* 363:2232, 2010.

Kurlan R, Shoulson I: Familial paroxysmal dystonic choreoathetosis and response to alternate-day oxazepam therapy. *Ann Neurol* 13:456, 1983.

Lance JW: Familial paroxysmal dystonic choreoathetosis and its differentiation from related syndromes. *Ann Neurol* 2:285, 1977.

Lance JW, Adams RD: The syndrome of intention or action myoclonus as a sequel to hypoxic encephalopathy. *Brain* 87:111, 1963.

Lang EA, Lozano AM: Parkinson's disease: Second of two parts. *N Engl J Med* 339:1130, 1998.

Lapresle J, Ben Hamida M: The dentato-olivary pathway. *Arch Neurol* 22:135, 1970.

Leavitt S, Tyler HR: Studies in asterixis Part I. *Arch Neurol* 10:360, 1964.

Leckman JF: Tourette's syndrome. *Lancet* 360:1577, 2002.

Lees AS, Robertson M, Trimble MR, Murray HMF: A clinical study of Gilles de la Tourette syndrome in the United Kingdom. *J Neurol Neurosurg Psychiatry* 47:1, 1984.

LeFebvre-D'Amoúr M, Shahani BT, Young RR: Tremor in alcoholic patients. In: Desmedt JE (ed): *Physiological Tremor and Clonus*. Basel, Karger, 1978, pp 160–164.

Louis ED: Essential tremor. *N Engl J Med* 346:709, 2001.

Louis ED, Vonsattel JP, Honig LS, et al: Essential tremor associated with pathologic changes in the cerebellum. *Arch Neurol* 63:1189, 2006.

Markand ON, Garg BP, Weaver DD: Familial startle disease (hyperexplexia). *Arch Neurol* 41:71, 1984.

Marsden CD: Blepharospasm-oromandibular dystonia syndrome (Brueghel's syndrome). *J Neurol Neurosurg Psychiatry* 39:1204, 1976.

Marsden CD: The problem of adult-onset idiopathic torsion dystonia and other isolated dyskinesias in adult life (including blepharospasm, oromandibular dystonia, dystonic writers cramp, and torticollis, or axial dystonia). *Adv Neurol* 14:259, 1976.

Marsden CD, Hallett M, Fahn S: The nosology and pathophysiology of myoclonus. In: Marsden CD, Fahn S (eds): *Movement Disorders*. Oxford, Butterworth, 1982, pp 196–248.

Marsden CD, Obeso JA: The functions of the basal ganglia and the paradox of stereotaxic surgery in Parkinson's disease. *Brain* 117:877, 1994.

Martin JP: *Papers on Hemiballismus and the Basal Ganglia*. London, National Hospital Centenary, 1960.

Martin JP: *The Basal Ganglia and Posture*. Philadelphia, Lippincott, 1967.

Matsuo F, Ajax ET: Palatal myoclonus and denervation super-sensitivity in the central nervous system. *Ann Neurol* 5:72, 1979.

McAuley JH: Does essential tremor originate in the cerebral cortex? *Lancet* 357:492, 2001.

Mitchell IJ, Boyce S, Sambrook MA, et al: A 2-deoxyglucose study of the effects of dopamine agonists on the parkinsonian primate brain. *Brain* 115:809, 1992.

Montalban RJ, Pujedas F, Alvarez-Sabib J, et al: Asterixis associated with anatomic cerebral lesions: A study of 45 cases. *Acta Neurol Scand* 91:377, 1995.

Morgan JC, Sethi KD: Drug-induced tremors. *Lancet Neurol* 4:866, 2005.

Mount LA, Reback S: Familial paroxysmal choreoathetosis: Preliminary report on a hitherto undescribed clinical syndrome. *Arch Neurol Psychiatry* 44:841, 1940.

Munchau A, Mathen D, Cox T, et al: Unilateral lesions of the globus pallidus: Report of four patients presenting with focal or segmental dystonia. *J Neurol Neurosurg Psychiatry* 69:494, 2000.

Narabayashi H: Surgical approach to tremor. In: Marsden CD, Fahn S (eds): *Movement Disorders*. Oxford, Butterworth, 1982, pp 292-299.

Nygaard TG, Trugman JM, Yebenes JG: Dopa-responsive dystonia: The spectrum of clinical manifestations in a large North American family. *Neurology* 40:66, 1990.

Obeso J, Marin C, Rodriguez-Oroz C, et al: The basal ganglia in Parkinson's disease: current concepts and unexplained observations. *Ann Neurol* 64(Suppl 2):S30–S46, 2008.

O'Toole O, Lennon VA, Ahlskog JE, et al: Autoimmune chorea in adults. *Neurology* 80:1133, 2013.

Parkinson J: *An Essay on the Shaking Palsy*. Sherwood, Neely & Jones. London, 1817.

Pauls DL, Leckman JF: The inheritance of Gilles de la Tourette's syndrome and associated behaviors: Evidence for autosomal dominant transmission. *N Engl J Med* 315:993, 1986.

Pedersen SF, Pullman SL, Latov N, et al: Physiologic tremor analysis of patients with anti-myelin associated glycoprotein associated neuropathy and tremor. *Muscle Nerve* 20:38, 1997.

Penney JB, Young AB: Biochemical and functional organization of the basal ganglia. In: Jankovic J, Tolosa ES (eds): *Parkinson's Disease and Movement Disorders*, 3rd ed. Baltimore, Lippincott Williams & Wilkins, 1998, pp 1–13.

Piccolo I, Sterzi R, Thiella G, et al: Sporadic choreas: Analysis of a general hospital series. *Eur Neurol* 41:143, 1999.

Plant GT, Williams AC, Earl CJ, Marsden CD: Familial paroxysmal dystonia induced by exercise. *J Neurol Neurosurg Psychiatry* 47:275, 1984.

Price RA, Leckman JF, Pauls DL, et al: Gilles de la Tourette's syndrome: Tics and central nervous stimulants in twins and nontwins. *Neurology* 36:232, 1986.

Rao J: Functional neurochemistry of the basal ganglia. In: Watts RL, Koller WC (eds): *Movement Disorders*, 2nd ed. New York, McGraw-Hill, 2004, pp 113–130.

Rapin I, Goldfischer S, Katzman R, et al: The cherry-red spot–myoclonus syndrome. *Ann Neurol* 3:234, 1978.

Ring HA, Serra-Mestres J: Neuropsychiatry of the basal ganglia. *J Neurol Neurosurg Psychiatry* 72:12, 2002.

Rivest J, Lees AJ, Marsden CD: Writer's cramp: Treatment with botulinum toxin injections. *Mov Disord* 6:55, 1991.

Roberts ME, Steiger MJ, Hart IK: Presentation of myasthenia gravis mimicking blepharospasm. *Neurology* 58:150, 2002.

Ryan SG, Sherman SL, Terry JC, et al: Startle disease, or hyperekplexia: Response to clonazepam and assignment of the gene (STHE) to chromosome 5q by linkage analysis. *Ann Neurol* 31:663, 1992.

Saint-Hilaire M-H, Saint-Hilaire J-M, Granger L: Jumping Frenchmen of Maine. *Neurology* 36:1269, 1986.

Schrag A, Gilbert R, Giovannoni G, et al: Streptococcal infection, Tourette syndrome, and OCD. *Neurology* 73:1256, 2009.

Scott BL, Jankovic J, Donovan DT: Botulinum toxin injections into vocal cord in the treatment of malignant coprolalia associated with Tourette's syndrome. *Mov Disord* 11:431, 1996.

Segawa M, Hosaka A, Miyagawa F, et al: Hereditary progressive dystonia with marked diurnal fluctuation. *Adv Neurol* 14:215, 1976.

Shapiro AK, Shapiro ES, Bruun RD, et al: Gilles de la Tourette's syndrome: Summary of clinical experience with 250 patients and suggested nomenclature for tic syndromes. *Adv Neurol* 14:277-283, 1976.

Sharott A, Marsden J, Brown P: Primary orthostatic tremor is an exaggeration of a physiologic tremor in response to instability. *Mov Disord* 18:195, 2003.

Sheehy MP, Marsden CD: Writer's cramp—a focal dystonia. *Brain* 105:461, 1982.

Shiang R, Ryan SG, Zhu Z, et al: Mutations in the alpha 1-subunit of the inhibitory glycine receptor causes the dominant neurologic disorder hyperexplexia. *Nat Genet* 5:351, 1993.

Simons RC: The resolution of the latah paradox. *J Nerv Ment Dis* 168:195, 1980.

Singer HS, Hahn I-H, Moran TH: Abnormal dopamine uptake sites in postmortem striatum from patients with Tourette's syndrome. *Ann Neurol* 30:558, 1991.

Singer HS, Hong JJ, Yoon DY, et al: Serum autoantibodies do not differentiate PANDAS and Tourette syndrome from controls. *Neurology* 65:1701, 2005.

Standaert DG, Young AB: Treatment of central nervous system degenerative disorders. In: *Goodman & Gilman's The Pharmacological Basis of Therapeutics*, 10th ed. New York, McGraw Hill, 2001, pp. 549-568.

Stone LA, Jankovic J: The coexistence of tics and dystonia. *Arch Neurol* 48:862, 1991.

Suhren D, Bruyn GW, Tuyman JA: Hyperexplexia, a hereditary startle syndrome. *J Neurol Sci* 3:577, 1966.

Swedo SE, Rappaport JL, Cheslow DL, et al: High prevalence of obsessive-compulsive symptoms in patients with Sydenham chorea. *Am J Psychiatry* 146:246, 1989.

Sydow O, Thobois S, Alexch F, et al: Multicentre European study of thalamic stimulation in essential tremor: A six-year follow up. *J Neurol Neurosurg Psychiatry* 74:1387, 2003.

Tarlov E: On the problem of spasmodic torticollis in man. *J Neurol Neurosurg Psychiatry* 33:457, 1970.

Thach WT Jr, Montgomery EB Jr: Motor system. In: Pearlman AL, Collins RC (eds): *Neurobiology of Disease*. New York, Oxford University Press, 1992, pp 168-196.

Thompson PD, Obeso JA, Delgado G, et al: Focal dystonia of the jaw and the differential diagnosis of unilateral jaw and masticatory spasm. *J Neurol Neurosurg Psychiatry* 49:651, 1986.

Thompson PD, Rothwell JC, Day BL, et al: The physiology of orthostatic tremor. *Arch Neurol* 43:584, 1986.

Tinazzi M, Farina S, Bhatia K, et al: TENS for the treatment of writer's cramp: A randomized, placebo-controlled study. *Neurology* 64:1946, 2005.

Tolosa ES, Bayes A: Tics and Tourette's syndrome. In: Jankovic J, Tolosa ES (eds): *Parkinson's Disease and Movement Disorders*, 4th ed. Baltimore, Lippincott Williams & Wilkins, 2002, pp 491-512.

Tourette's Syndrome Study Group: Treatment of ADHD in children with tics. A randomized controlled trial. *Neurology* 58:527, 2002.

Ugawa Y, Genba K, Shimpo T, Mannen T: Onset and offset of electromyographic (EMG) silence in asterixis. *J Neurol Neurosurg Psychiatry* 53:260, 1990.

Van Woerkom W: La cirrhose hepatique avec alterations dans les centres nerveux evoluant chez des sujets d'age moyen. *Nouv Iconogr Saltpêtrière* 7:41, 1914.

Van Woert MH, Rosenbaum D, Howieson J, et al. Long-term therapy of myoclonus and other neurologic disorders with l-5-hydroxytryptophan and carbidopa. *N Engl J Med* 296:70, 1977.

Vernino S, Tuite P, Adler CH, et al: Paraneoplastic chorea associated with CRMP-5 neuronal antibody and lung carcinoma. *Ann Neurol* 51:25, 2002.

Vidailhet M, Vercueil L, Hoeto J-L, et al: Bilateral deep-brain stimulation of the globus pallidus in primary generalized dystonia. *N Engl J Med* 352:459, 2005.

Volkmann J, Mueller J, Deuschl G, et al: Pallidal neurostimulation in patients with medication-refractory cervical dystonia: a randomised, sham-controlled trial. *Lancet Neurol* 13:875, 2014.

Walters AS, Hening WA, Chokroverty S: Frequent occurrence of myoclonus while awake and at rest, body rocking and marching in place in a subpopulation of patients with restless legs syndrome. *Acta Neurol Scand* 77:418, 1988.

Ward AAR: The function of the basal ganglia. In: Vinken PJ, Bruyn GW (eds): *Handbook of Clinical Neurology*. Vol 6: Basal Ganglia. Amsterdam, North-Holland, 1968, pp 90-115.

Watts RL, Koller WC (eds): *Movement Disorders: Neurologic Principles and Practice*, 2nd ed. New York, McGraw-Hill, 2004.

Wee AS, Subramony SH, Currier RD: "Orthostatic tremor" in familial-essential tremor. *Neurology* 36:1241, 1986.

Whittier JR, Mettler FA: Studies on the subthalamus of the rhesus monkey. *J Comp Neurol* 90:281, 319, 1949.

Wilkins DE, Hallett M, Wess MM: Audiogenic startle reflex of man and its relationship to startle syndromes. *Brain* 109:561, 1986.

Wills AJ, Jenkins IH, Thompson PD: Red nuclear and cerebellar but no olivary activation associated with essential tremor: A positron emission tomographic study. *Ann Neurol* 36:636, 1994.

Wilson SAK: Disorders of motility and of muscle tone, with special reference to corpus striatum: The Croonian Lectures. *Lancet* 2:1, 53, 169, 215, 1925.

Wilson SAK: *Neurology*. London, Edward Arnold, 1940.

Wolf SS, Jones DW, Knable MB, et al: Tourette syndrome: Prediction of phenotypic variation in monozygotic twins by caudate nucleus D2 receptor binding. *Science* 273:1225, 1996.

Young AB, Penney JB: Biochemical and functional organization of the basal ganglia. In: Jankovic J, Tolosa ES (eds): *Parkinson's Disease and Movement Disorders*, 3rd ed. Baltimore, Lippincott Williams & Wilkins, 1998, pp 1-11.

Young RR, Growdon JH, Shahani BT: Beta-adrenergic mechanisms in action tremor. *N Engl J Med* 293:950, 1975.

Young RR, Shahani BT: Asterixis: One type of negative myoclonus. *Adv Neurol* 43:137, 1986.

Zeman W: Pathology of the torsion dystonias (dystonia musculorum deformans). *Neurology* 20:79, 1970.

Zweig RM, Jankel WR, Whitehouse PJ, et al: Brainstem pathology in dystonia. *Neurology* 36(Suppl 1):74, 1986.

第5章

共济失调和小脑功能障碍

小脑主要负责动作的协调，尤其是熟练的随意动作，姿势和步态的控制，以及肌肉张力的调节。此外，小脑可能在调节情绪状态和认知的某些方面发挥作用。完成这些功能的机制一直是解剖学家和生理学家致力于研究的课题。他们的研究获得了大量的数据，证明了小脑组织及其传入和传出连接的复杂性。小脑功能的连贯图像已经出现，并且有可能将小脑疾病的某些症状和体征与离散的解剖和功能单位联系起来。

小脑功能的知识主要来源于对自然的和实验性的切除损伤的研究，少量来源于对小脑的刺激，但这种刺激实际上很少产生运动或诱发运动的改变。此外，小脑的任何运动活动都不能达到有意识的动觉知觉，它的主要作用，一个关键性作用是协助调节意志性运动。下面关于小脑结构和功能的讨论，必然要加以简化；在 Jansen 和 Brodal，Gilman，Thach 及其同事的著作中可以找到更完整的描述。

解剖和生理学基础

小脑的比较解剖学和纤维连接的早期研究将其细分成三个部分（图 5-1 和表 5-1）。①绒球小结叶（flocculonodular lobe），位于小脑下方，从系统发生上，它是小脑最古老的部分，在所有动物中都是相同的［因此，它以前被称为古小脑（archicerebellum）］。它与小脑的主要部分，小脑半球通过后裂分开。②前叶（anterior lobe），或称旧小脑（paleocerebellum），它是原裂的吻端部分。在低等动物中，前叶构成小脑的大部分，但在人类中，它相对较小，由前上蚓部和毗邻的蚓旁皮质组成。③后叶（posterior lobe），或称新小脑（neocerebellum），由蚓部的中间部分及其大的横向延伸组成。小脑的主要部分，小脑半球本身，属于这个最大的部分。

小脑通过三个成对的脚与大脑相连：小脑上脚是传出的，除了脊髓小脑前束和顶盖小脑束以外；小脑中脚，包含了从脑桥到小脑的主要输入；以及小脑下脚，前庭和脊髓传入通过它进入小脑。第四脑室的后外侧壁以这些脚为界线（图 5-2 和表 5-2）。

小脑的解剖学上的细分，根据其传入纤维连接的排列，大致与其功能组织相对应。绒球小结叶接收来自前庭神经核的特殊的本体感觉冲动，因此又被称为前庭小脑（vestibulocerebellum）；它本质上与平衡有关。前蚓部和后蚓部的一部分被称为脊髓小脑（spinocerebellum），因为这些部分的投射在很大程度上来源于四肢肌肉和肌腱的本体感受器，并通过脊髓小脑后束（来自下肢）和脊髓小脑前束（来自上肢）传递到小脑。脊髓小脑的主要影响似乎是对姿势和肌肉张力。新小脑的传入纤维通过脑桥核和小脑中脚（桥臂）间接来自大脑皮质。小脑的这一部分主要与大脑皮质水平上的熟练动作的协调有关。

主要基于动物切除实验，已经描绘出与小脑这些主要部分相对应的三种典型的生理模式。这些研究有一些发现，但并不完美，与患者小脑不同部位受到损伤所观察到的临床综合征有相似性。动物的小结和绒球（绒球小结叶）病变常与平衡障碍和眼球震颤有关；但不影响肢体的个别运动。灵长类动物的前叶消融导致缩短和延长反应增加（肌肉对关节的被动屈伸反应），腱反射有所增强、姿势反射亢进，特别是“阳性支撑反射”，它是动物肢体对脚垫上受到轻微压力的反应组成。切除猫和狗的小脑半球会产生不一致的结果，但在猴子身上，会引起同侧肢体的肌张力低下和动作笨拙；如果齿状核包括在大脑半球的切除中，这些异常更持久，肢体也表现为共济失调或意向性震颤。此外，这些发现在小脑损伤患者的临床征象中只有近似的相似之处，如下所述。

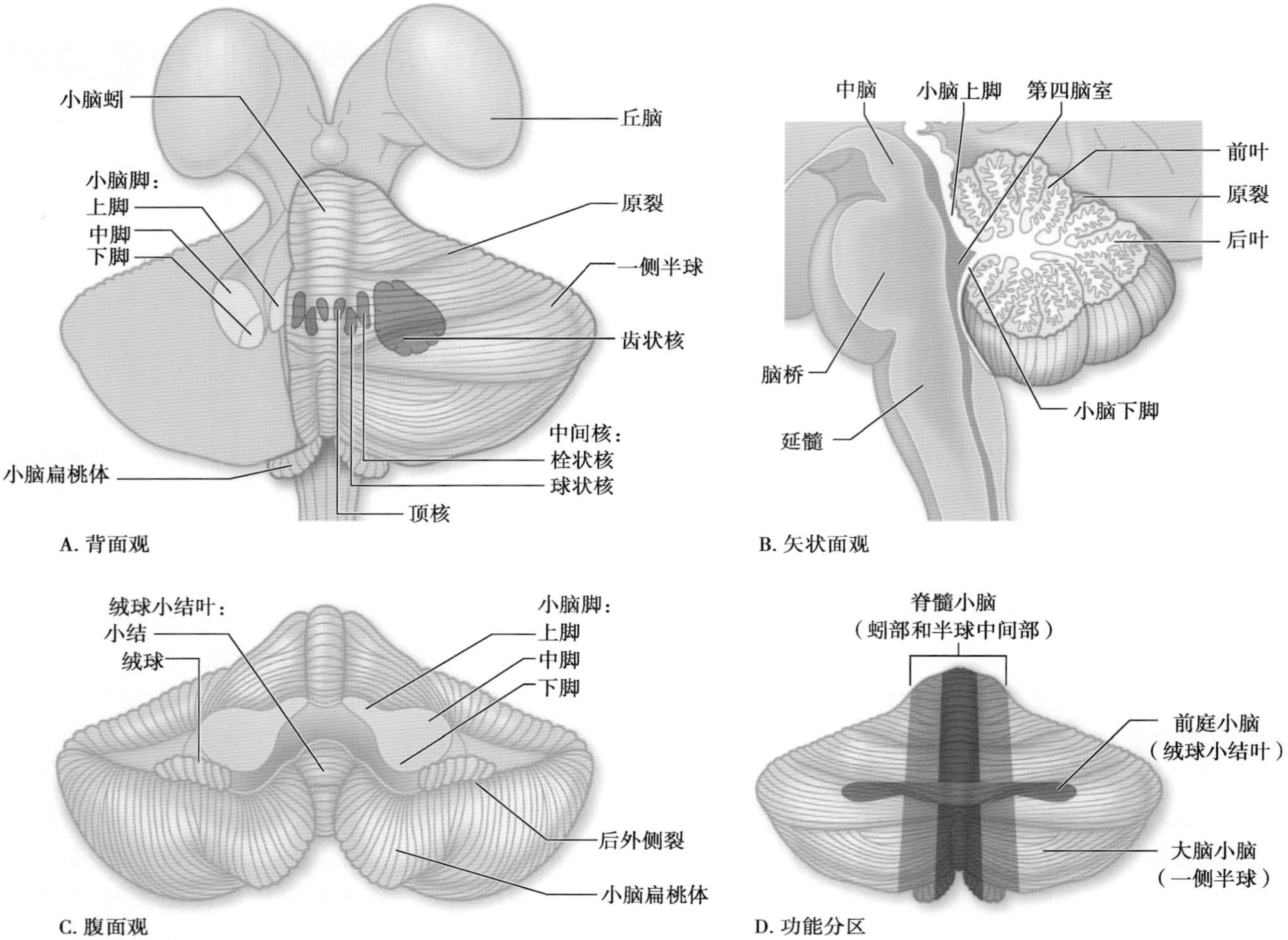

图 5-1　小脑解剖和功能结构概览。A. 小脑背面观显示中线蚓部、外侧的半球和深部核团。B. 脑干和小脑的正中矢状面观。C. 小脑腹面观。D. 小脑的功能分区。（经允许重绘和修改，引自 Kandel ER，Schwartz JH，Jessel TM，et al: *Principles of Neural Science*，5th ed. New York，McGraw-Hill，2013）

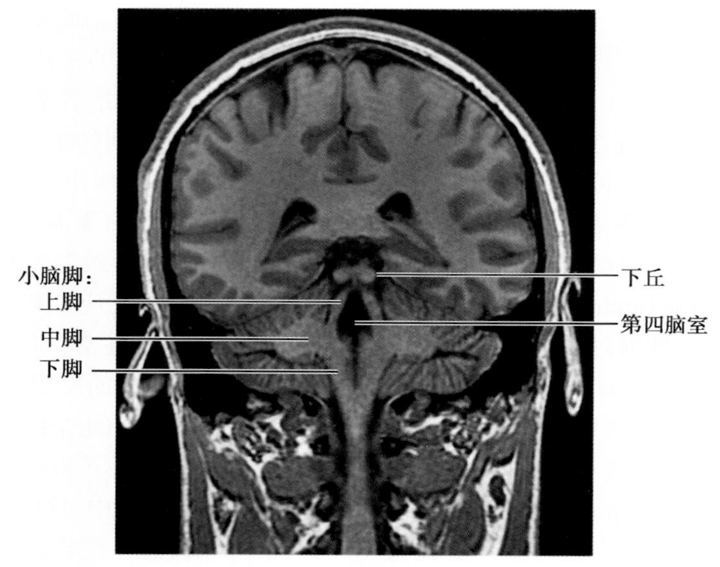

图 5-2　MRI 冠状位 T1 加权显示第四脑室与小脑脚之间的关系

表 5-1　小脑的解剖和功能分区

解剖部位	其他命名	功能分区	功能	主要传入纤维	深部核团	主要传出纤维
蚓部	前叶、旧小脑	脊髓小脑	姿势和轴向协调	背侧和腹侧的脊髓小脑束	顶核	前庭脊髓束、网状脊髓束
中间半球	前叶、旧小脑	脊髓小脑	协调四肢运动	背侧和腹侧的楔小脑束	插入的(球状核和栓状核)	对侧红核、红核脊髓束
侧部半球	后叶、新小脑	大脑小脑	规划运动,程序性记忆,完成精细活动	皮质脑桥束	齿状核	对侧丘脑腹外侧核和腹前核、对侧红核
绒球小结叶	古小脑	前庭小脑	平衡、眼球运动和头部位置的协调	前庭小脑束	前庭外侧核	前庭神经核

表 5-2　小脑脚

小脑脚	传入纤维(进入小脑)	传出纤维(来自小脑)
小脑上脚	腹侧脊髓小脑束[a]、顶盖小脑束[a]	小脑丘脑束、小脑红核束、小脑网状束和小脑前庭纤维
小脑中脚	脑桥小脑束[a]	无
小脑下脚	背侧和楔形脊髓小脑束[a],对侧下橄榄核[b]	无

[a] 通过苔状纤维。
[b] 通过攀援纤维。

Chambers 和 Sprague,以及 Jansen 和 Brodal 的研究表明,在动物传入和传出投射方面,小脑被组织成纵向的(矢状的)而不是横向的区域。有三个纵向区域:蚓部、蚓旁区或中间部,以及侧部,而且似乎彼此之间有相当多的重叠。Chambers 和 Sprague 在对猫进行研究的基础上,得出结论,蚓部区协调眼球和身体相对于重力的运动,以及头部在空间中的运动。中间区接收周围和中枢的投射(来自运动皮质),影响姿势张力,也影响同侧肢体的个别运动。外侧区主要与同侧肢体的运动协调有关,但也涉及其他功能。

在人类和动物,小脑皮质的传出纤维主要是由浦肯野细胞轴突组成,投射到小脑深部核团(见下文)。来自浦肯野细胞的投射具有抑制性,而来自神经核的投射对运动神经系统的其他部分具有兴奋性。根据 Jansen 和 Brodal 的方案,蚓部的细胞主要向顶核投射;中间部的细胞投射至球状核和栓状核(它们在人类中合并为间位核或中间核);而外侧部的细胞投射至齿状核。

反过来,深部小脑核团经由主要两个途径投射到丘脑和脑干核,来自齿状核、中间核的纤维形成小脑上脚进入上部脑桥的被盖部,作为结合臂(brachium conjunctivum)在下丘水平交叉,并上行至丘脑腹外侧核,较少量的纤维至丘脑髓板内核(图 5-3)。一部分上行纤维,在它们交叉后不久,在红核内突触,但它们中的大多数穿过红核而不终止,并继续传递至丘脑。接收这些上行传出纤维的丘脑腹侧核群投射到同侧的辅助运动皮质。因为从小脑核到丘脑,然后到运动皮质再交叉的通路,而从运动皮质通过皮质脊髓束的连接再次交叉,在一侧小脑半球病变的影响表现为同侧身体的体征。

一个特殊的通路形成了一个有临床意义的回路,称为格林 - 莫拉里特三角(Guillain-Mollaret triangle)。小脑上脚的小部分纤维,在它们交叉后到达红核突触,然后下行到脑干的腹内侧被盖部,经由中央被盖束,终止于延髓下橄榄核(以及脑桥的网状核,但这些不是该三角的反馈回路的一部分)。橄榄核,依次通过小脑下脚投射回到小脑,主要是前叶,从而完成小脑 - 网状结构 - 小脑(cerebellar-reticular-cerebellar)的反馈系统(图 5-4)。眼腭震颤(oculopalatal tremor)的临床综合征是该三角的中央被盖束组成部分损伤引起的。

顶核(fastigial nucleus)向两侧的前庭核发出纤维,向脑桥和延髓网状结构的其他核发出小部分纤维。与脊髓的 α 和 γ 运动神经元也有直接的纤维连接。下橄榄核经绳状体(小脑下脚)投射到对侧的小脑皮质和深部小脑核的相应部分。因此,小脑通过与运动皮质和脑干核及其下行运动通路的连接来影响运动活动(Evarts and Thach)。第 4 章详细说明了基底节区的影响与小脑影响的整合，通过它们二者在丘脑前核的融合。

实验观察表明，小脑皮质是按躯体定位分布的，但它与大脑半球的运动皮质和感觉皮质的方式不同。刺激小脑皮质不会产生躯体部位的运动。此外，在小脑皮质中，身体部位的运动功能不是以一种连续的方式表现的，而是对应于小的不连续的斑块。有一种近似的特异性，即腿部、躯干和步态受蚓部病变的限制性影响，肢体运动的协调性受到小脑半球的身体病变的影响，但这并不能模拟大脑皮质中观察到的精细的组织结构。然而，通过将动物的局部外周的感觉刺激与小脑皮质的相应部位发生关联，并通过分析刺激小脑皮质的部分产生的微妙的运动效应，一种反映身体定位的感觉组织已得到了证实。许多已发表的覆盖小矮人的小脑图反映的是感觉，而不是运动的定位构成。Manni 和 Petrosini 回顾了关于小脑定位和当前理解的有趣的思想史。

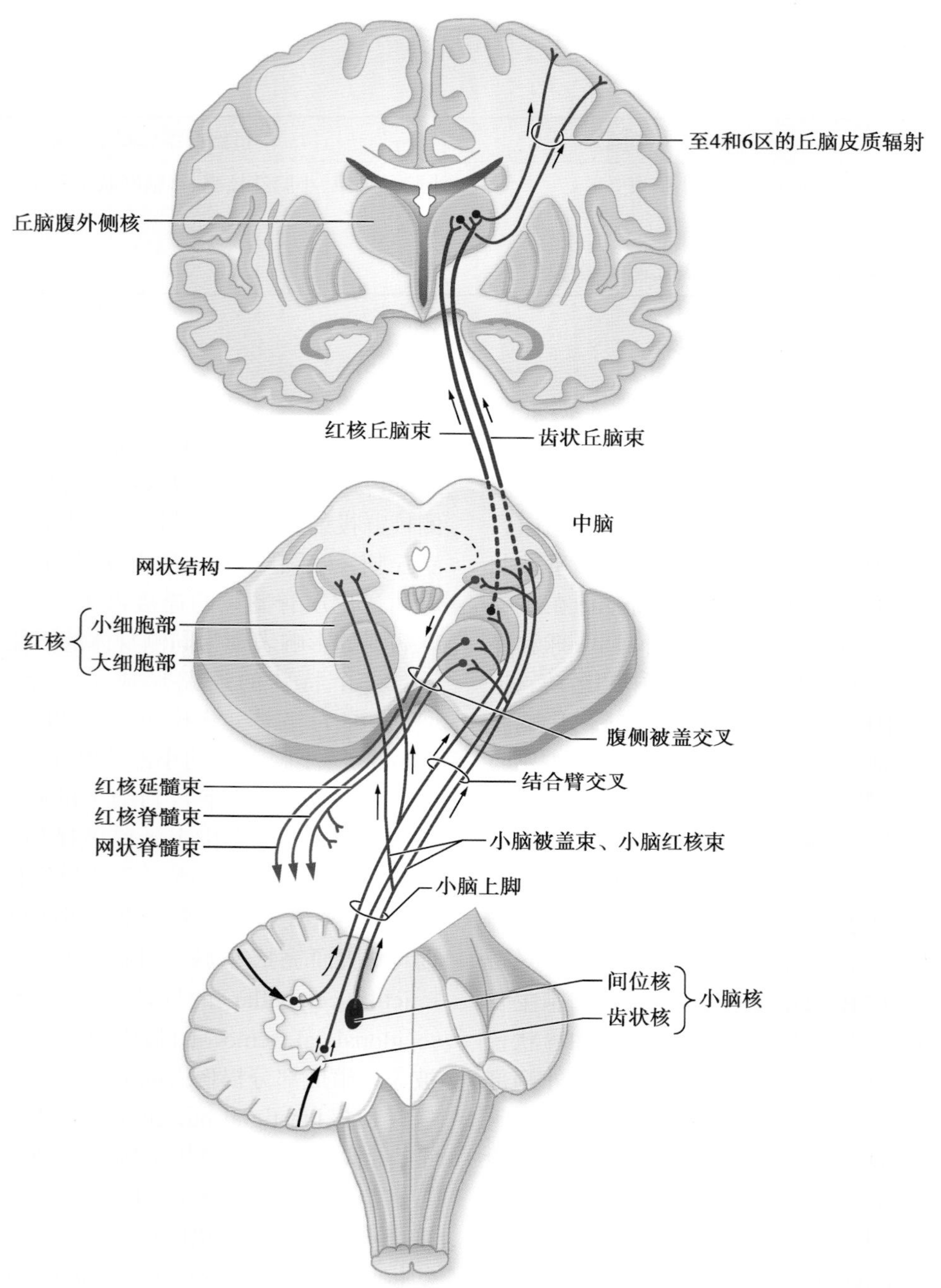

图 5-3 小脑投射到红核、丘脑和大脑皮质。上行传导束为红色，下行传导束为蓝色。注意所有传出纤维均经小脑上脚离开小脑（经允许，改编自 House EL et al: *A Systematic Approach to Neuroscience*, 3rd ed. New York, McGraw-Hill, 1979）

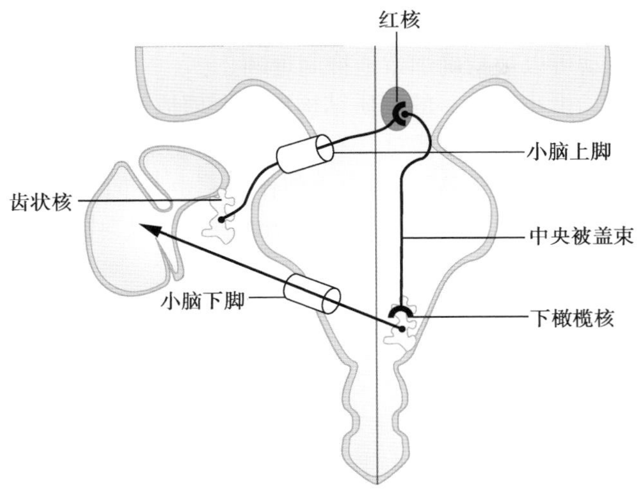

图 5-4　格 - 莫三角（Guillain-Mollaret triangle）连接红核、下橄榄核与对侧的齿状核

小脑深部核的作用

Allen 和 Tsukahara 以及 Thach 和其同事的生理学研究得出了一些关于小脑深部核团作用的重要数据。这些研究人员研究了在猕猴投射运动时冷却深部核的效应。他们的观察，加上已建立的解剖数据，可以得出以下结论。

齿状核（dentate nucleus）经由脑桥小脑系统间接地接收来自前运动皮质和辅助运动皮质的信息，并协助启动随意运动。这些运动是通过传出投射，从齿状核到腹外侧丘脑和运动皮质完成的。研究表明，在随意运动开始之前，齿状核神经元就已经被激活，该齿状核神经元的失活会延迟这种运动的启动。间位核（interpositus nucleus）也通过交叉的脑桥小脑纤维接受来自皮质的投射；此外，它通过小脑皮质的中间区域接收脊髓小脑投射。脊髓小脑投射传递来自高尔基（Golgi）腱器官、肌梭、皮肤传入神经和参与运动的脊髓中间神经元的信息。一旦运动开始，间位核就会触发。同时，间位核似乎负责产生意志振荡（volitional oscillations）[交替运动（alternating movements）]。当这些细胞失活时，它的细胞与这些动作一起放电，其运动的规律性和幅度就会受到损害。此外，Thach 还指出，在正常情况下，间位核会抑制生理性震颤，并提示这可能在接下来要描述的意向性震颤的发生中起一定作用。顶核接收来自脊髓小脑纤维的投射，像间位核一样，投射到前庭核。它控制站立和行走时抗重力和其他肌肉协同作用；这个核的切除显著损害了这些运动活动。

深部核团之间存在复杂的生理联系，而小脑皮质区对这些深部核通常有抑制作用。绒球小结叶的影响是最复杂的，它对顶核有抑制作用，但也以抑制方式直接投射到外侧前庭神经（Deiters）核。前庭核，特别是外侧核，可以被认为实际相当于深部小脑核。

小脑皮质的神经元结构

四肢和躯干的协调和流畅的运动是由小脑中的一个神经元组织产生的，它允许在运动进行的过程中对期望的和实际的运动进行持续的和几乎是瞬间的比较。大量的神经元致力于这些任务，小脑只占脑的总重量和体积的 10%，但却包含了大脑一半的神经元，这一事实证明了这一点。此外，据估计，在不同的小脑通路中，传入轴突的数量是传出轴突的 40 倍，这反映了控制运动功能需要大量进入的（感觉）信息。

小脑皮质被构筑成一个立体的三层结构：分子层、浦肯野细胞层和颗粒层，共包含五种类型的神经元（图 5-5）。在其相对规则的几何结构上，它类似于大脑皮质的柱状结构，但在神经元之间的皮质间的反馈程度和输入纤维的会聚性有所不同。小脑最外层的分子层含有两种抑制型神经元，星状细胞（stellate cells）和篮状细胞（basket cells）。它们散布在浦肯野细胞的树突中，浦肯野细胞的细胞体位于细胞的底层。浦肯野细胞轴突构成了小脑皮质的主要输出，直接止于上文所述的深部小脑核和前庭核。如前所述，浦肯野细胞是完全抑制性的，并利用神经递质 γ- 氨基丁酸（GABA）。最内侧的颗粒层含有大量密集排列的颗粒细胞和一些较大的高尔基中间神经元。颗粒细胞的轴突以平行纤维的形式走行长距离，沿着小叶长轴方向与浦肯野细胞形成兴奋性突触。每一个浦肯野细胞受到多达 100 万个颗粒细胞的影响，产生所谓的单锋（simple spike），与下图所示的复合锋（complex spike）形成对比。

小脑的主要传入输入是通过苔藓纤维（mossy fibers），这是脊髓小脑束的轴突，并经过从脑桥、前庭和网状核的投射。它们通过所有三个小脑脚进入，主要是小脑中脚（脑桥输入）和小脑下脚（小脑前庭输入）。苔藓纤维在颗粒层形成分支，通过称为小脑小球（cerebellar glomeruli）的特殊突触激活高尔基神经元和颗粒神经元。另一种主要的传入输入是通过攀缘纤维（climbing fibers），它起源于下橄榄核（橄榄），传递躯体感觉、视觉和大脑皮质信号（图 5-5 和

图 5-6)。攀缘纤维,因其在浦肯野细胞及其轴突周围的蔓藤状结构而得名,它保留了橄榄神经元群的定位排列;在浦肯野细胞投射中维持类似的定位排列。攀缘纤维对浦肯野细胞有特殊的兴奋作用,导致延长的复合锋去极化。星状细胞和篮状细胞的放电是由激发浦肯野细胞的相同平行纤维促发的,而这些较小的细胞反过来又抑制浦肯野细胞。这些相互联系形成了反馈回路,使得在结构受损时失去的肢体运动可以被精确细致地抑制理顺。

由小脑统一的皮质结构可以合理地得出这样一种观点,即该器官对其有投射大脑的所有部位(皮质、基底节、丘脑等)都有类似作用。由此推断,这些大脑结构的活动(运动、认知、感觉)可能也会被小脑以类似的方式调节。

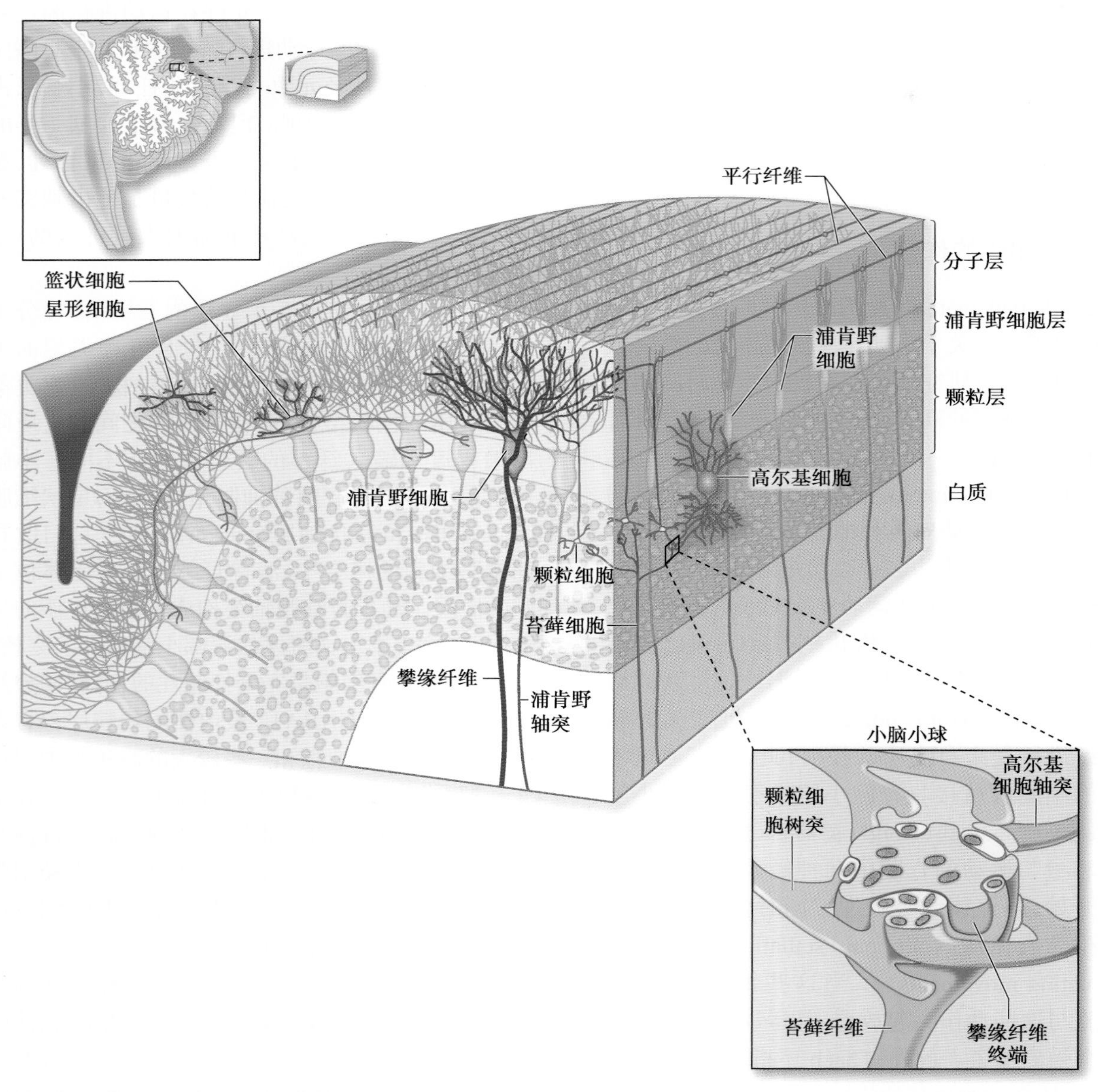

图 5-5　小脑皮质的纵断面和横断面的解剖学组织。攀缘纤维与浦肯野细胞,苔状纤维与颗粒细胞和高尔基细胞,以及纵向走行并连接这三种主要细胞类型的平行纤维(经允许重制作,引自 Kandel ER,Schwartz JH,Jessel TM,et al: *Principles of Neural Science*,5th ed. New York,McGraw-Hill,2013)

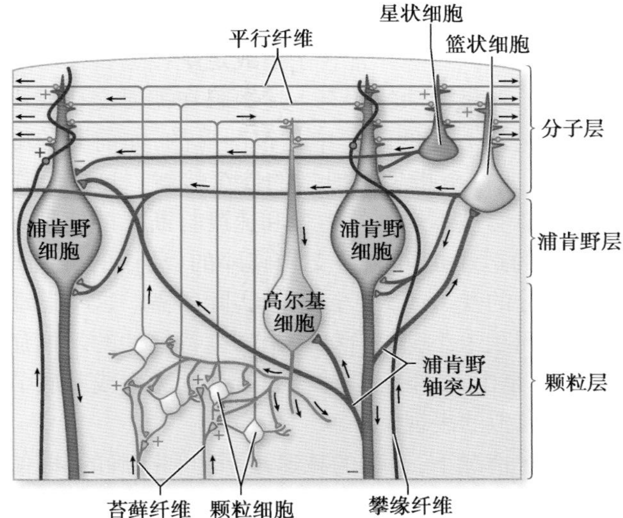

图 5-6　小脑的生理结构。小脑的主要输入途径是通过不同来源的苔藓纤维和对侧下橄榄的攀缘纤维。两者均为兴奋性的。苔藓纤维在颗粒细胞上突触，颗粒细胞的轴突形成分子层的平行纤维。这些轴突与浦肯野细胞以及抑制邻近浦肯野细胞的星状细胞和篮状细胞突触。进一步的调节通过高尔基细胞形成的循环回路进行，高尔基细胞的树突位于分子层，轴突与颗粒细胞突触。小脑皮质的输出对深部小脑核有抑制作用。这种输出是由直接在浦肯野细胞树突上直接突触的攀缘纤维调节的（经允许，改编自 Eccles JC，Llinas R，Sasaki K: Intracellularly recorded responses of the cerebellar Purkinje cells. *Exp Brain Res* 1: 161，1966）

神经化学基础

小脑功能的许多生化方面都值得关注。小脑皮质的五种细胞类型中有四种（浦肯野、星状、篮状、高尔基）细胞具有抑制性；颗粒细胞是一个例外，具有兴奋性。小脑的传入纤维有三种类型，上面已经提到过两种：①苔藓纤维，是小脑的主要传入性输入，利用天冬氨酸。②攀缘纤维，是下橄榄核细胞的轴突，投射到对侧小脑半球的浦肯野细胞。攀缘纤维的神经递质可能是谷氨酸，它作用于氨基 -3- 羟基 -5- 甲基 -4- 异噁唑丙酸（AMPA）受体。③胺能纤维（aminergic fibers），它通过小脑上脚投射，终止于小脑皮质所有部位的浦肯野细胞和颗粒细胞。它们有两种类型：多巴胺能纤维，它起源于腹侧中脑被盖，投射到间位核和齿状核，以及投射到整个皮质的颗粒细胞和浦肯野细胞；血清素能神经元，位于脑干的中缝核，弥散地投射至颗粒细胞和分子层。颗粒细胞轴突产生兴奋性递质谷氨酸。所有的抑制性小脑皮质神经元似乎都利用 GABA。深部核的神经递质尚未被完全阐明。

小脑疾病的临床特征

约瑟夫·巴宾斯基（Joseph Babinski）和戈登·福尔摩斯（Gordon Holmes）非常有说服力地分析了人类小脑的损伤引起的运动和姿势障碍。Babinski 认为，小脑的基本功能是协调肌肉的协同性，以执行随意运动。这一功能的丧失或损害，亦即协同动作不能（asynergia）或协同动作障碍（dyssynergia）导致任何既定动作中正常运动序列的不规律或碎片化。这种缺陷在完成快速交替运动中最明显，如下所述，Babinski 将其称为交替动作障碍或交替动作不能（adiadochokinesis）。他还指出，这还伴随某些姿势的不适应和僵硬（姿势的持续），这些特征在现代观察者看来并不突出。

Holmes 将小脑疾病的影响总结为运动的加速和减速。他以一种更基本的方式将这些描述为运动速度、幅度和力量上的缺陷，从而导致目标调节不足或调节过度。他用分解（decomposition）这个词来描述一个平稳运动分解成一系列不规则、不稳定的部分。终端震颤，传统上被称为意向性震颤（intention tremor），以及无法核查肢体伸展的位移，Holmes 对这二者都作了很好的描述，将其归因于张力减退，这种机制已不再被接受。

Babinski 和 Holmes 的部分假设已被现代生理学和临床研究所证实。在对快速（冲击的）运动的分析中，Hallett 及其同事已经证明，小脑损伤时指令动作与运动开始之间有一段间隔是延长的。更明显的是，正常的冲击性三相的主动肌、拮抗肌、主动肌运动序列出现紊乱，在第 3 和 4 章中提到过。主动肌爆发时间可能太长或太短，或可能持续进入到拮抗肌爆发，导致在运动开始时主动肌与拮抗肌同时收缩。这些发现也许可以解释 Babinski 和 Holmes 所描述的协同动作不能和运动的分解，但它们肯定可以解释辨距不良（dysmetria）。Diener 和 Dichgans 证实了这些基本的异常，即在主动肌、拮抗肌相互抑制和共同收缩的时间和幅度，并指出这些异常在多关节运动中尤为明显。

切除动物小脑的分离的解剖区或功能区所产生的症状与人类小脑疾病的症状仅有不完全的关系。这是可以理解的，有几个原因。大多数发生在人类身上的病变并不会按照实验解剖学家所建立的界限。即使病变或多或少局限于离散的功能区（如绒球小结叶、前叶），也很难将由此产生的临床综合征与因切除猫、狗甚至猴的类似区域产生的症状相鉴别，这表明这些部位的功能结构在不同物种之间是不同的。

临床观察证实了上述观点，即人类小脑病变可引起以下的异常：①随意运动不协调(共济失调)；②一种特征性震颤(意向性或共济失调性震颤，是指运动接近目标时的左右摇摆)，详见第 4 章；③平衡和步态障碍；④肌张力下降，特别是急性损伤时；⑤构音障碍，是小脑疾病的一个常见特征，可能是基于类似的关节肌肉不协调；⑥此外，共轭性眼球运动的稳定性也受到影响，导致眼球追随功能受损，扫视不准确，以及病理性眼球震颤等。

一侧小脑半球的广泛病变，特别是前叶，会引起肌张力低下、姿势异常、共济失调，以及同侧手臂和腿的轻度无力，最后一个症状主要是由患者感知的。深部核团和小脑脚病变与广泛的半球病变有相同的影响。如果病变只影响小脑皮质和皮质下白质的有限部分，其功能受到的干扰可能会小得惊人，或者随着时间的推移，这种异常可能会明显消退。例如，先天性发育缺陷或在生命早期半侧小脑的皮质萎缩可能不会产生临床症状。累及小脑上脚或齿状核病变引起最严重的和持久的小脑症状，主要表现为同侧肢体共济失调。站姿和步态的障碍更多地取决于蚓部，而不是半球或小脑脚的受累。下部小脑损伤引起前庭小脑症状，即不同比例的头晕、眩晕、呕吐和眼球震颤。这些症状通常与前庭系统的紊乱有关，其特征是随着头位的改变而加重。

共济失调性不协调

小脑疾病最显著的表现，即意向性(随意性)运动异常，被归类为小脑性不协调或共济失调。在 Babinski 之后，协同失调、辨距不良和轮替运动障碍等术语被普遍用来描述小脑的运动异常。如前所述，Holmes 对运动速度、幅度和力量障碍的描述不那么令人困惑了，即使对简单动作的分析也能清楚地说明这一点。这些体征通过标准的神经学测试表现出来的，包括手指对鼻子和足趾对手指的运动，足跟沿对侧胫骨向下移动，或者用手或脚在空中画一个正方形等。在进行这些操作时，应要求患者准确和快速地将肢体移动至目标。

在小脑疾病中，启动运动的速度有所减慢。Hallett 及其同事对前面提到的这一缺陷进行了详细的电生理分析，他们注意到在慢速和快速运动中，最初的主动肌爆发延长，主动肌收缩的峰值力降低。此外，在加速和减速过程中，运动本身也存在不规则性和减速性。这些异常在手指或足趾接近目标时尤为明显。随意运动的所有上述缺陷在需要交替或快速改变运动方向的动作中是很明显的，如前臂的旋前、旋后或每个指尖与拇指的连续接触。这些动作的正常节奏被不规则的力量和速度打断。即使是一个简单的运动也可能是支离破碎的(动作的分解)，每个部分的受力或大于或小于实际所需。这些运动障碍共同赋予小脑综合征一个高度特征性的笨拙症状，它不是由上、下运动神经元紊乱的无力或基底节疾病所模拟的表现。

通常情况下，运动的减速是平稳和准确的，即使需对肢体的方向进行急剧的改变，比如跟随一个移动的目标。小脑疾病时，动作的速度和力量不按正常方式进行检查。肢体的偏移可能会提前停止，然后通过一系列的不平稳的动作达到目标。相反，由于拮抗肌的延迟激活和收缩减弱，肢体可能会超过目标[运动范围过度(hypermetria)]；然后，通过一系列的二次动作来纠正这个错误，在静息前手指或足趾绕着目标摇摆，或在目标上来回移动几次。当手指接近它的目标时，这种从一边到另一边的运动倾向于呈现一种有节奏的特性；它传统上被称为意向性震颤，或共济失调性震颤。震颤主要垂直于运动轨迹，且多在水平面上(后者的原因尚不清楚)。“意向(intention)”一词应用于小脑震颤，虽然是神经学术语，但它并没有完全抓住肢体运动的必要性，而不是患者想要通过运动来表现震颤。然而，动作性震颤(action tremor)已被用于一个完全不同种类的振动，如第 4 章所讨论的，因此共济失调性震颤或目标定向动作震颤可能是更好的术语。

除了意向性震颤外，当患者开始活动肢体肌肉时，可能会出现粗大的、不规则、大范围的震颤，以维持姿势或产生较大幅度的近端运动。传统的引出方法是让患者双臂向两侧伸直，肘部弯曲[扑翼样震颤(wing-beating tremor)]。Holmes 称之为红核震颤(rubral tremor)；然而，虽然红核可能是病变部位，但红核本身并不一定参与这种类型的震颤。相反，它是横过红核的小脑上脚纤维中断的结果，因此将其称为小脑传出震颤(cerebellar outflow tremor)可能更恰当。此外，对于某些持续的姿势(如双臂伸直或双手放在膝盖上)，小脑疾病患者可能会出现手指有节律的振动(oscillation)，其节奏与帕金森病震颤非常相似。头部或躯干上部节律性震颤(每秒 3~4 次)称为蹒跚(titubation)，主要见于前后平面，常伴有小脑中线疾病，但也可能是特发性震颤的表现（见下文）。

小脑性构音障碍

小脑损伤通常会引起言语障碍，它可能有两种形式之一：一种是缓慢的、发音含糊的构音障碍，另一种是抑扬顿挫的吟诗样构音障碍（scanning dysarthria），之所以称为吟诗样，是因为单词被分解成音节，如同一行诗被吟诵成韵律一样。典型的小脑语言模拟肢体运动的异常，发声和发音的节奏和幅度不规则，形成一种与痉挛性语言和锥体外系语言不同的模式，这种模式可能严重到难以理解的程度。吟诗样模式言语障碍是小脑所特有的；除了它的吟诗样的特征外，讲话是缓慢的，每一个音节，在一个非自主的中断后，可能用比正常更少的力量或更多的力量发音［爆发式语言（explosive speech）］。当然，吟诗样和含糊模式可以结合起来。Urban 及其同事从小脑梗死的病例中推断，发音的肌肉是由小脑前叶的蚓旁区的吻侧控制的，这一区域在大多数构音障碍病例中均受到影响。

小脑性眼球运动异常

小脑疾病可能导致眼球运动的改变，特别是如果涉及前庭神经连接时（Thach and Montgomery）。小脑病变的患者不能保持凝视的偏心位置，导致一种特殊类型的眼球震颤，需要快速重复的扫视来偏心注视［扫视替代（saccadic substitution）］。共轭性随意凝视（conjugate voluntary gaze）需通过一系列不规则动作完成。平稳的追随动作比正常情况要慢，要求患者做小的追踪扫视，试图使移动的目标保持在中央窝附近。在试图重新固定一个目标时，眼睛会超过目标，然后在几个矫正周期内振荡，直到固定完成。我们将认识到这些眼动异常，以及那些言语异常，类似于肢体共济失调运动的异常。反向偏差（skew deviation）（一只眼的垂直位移）、垂直眼球震颤、眼球扑动（ocular flutter），以及眼肌阵挛［斜视眼阵挛（opsoclonus）］也可能是小脑疾病的结果；这些异常和小脑损伤对眼球运动的其他影响在第 13 章中讨论。

平衡和步态障碍

小脑疾病患者在站立和行走方面存在不同程度的困难，如第 6 章中有较全面的讨论。双脚并拢站立可能是不可能的，或者患者向一侧或向后倾斜之前只能短暂地维持站立。闭眼可能会稍微加重这种困难。然而，如果让患者在闭眼前保持稳定，闭目难立征（表示本体感觉传入受损）在小脑疾病中可不明显。行走时，患者步伐不均匀，每只脚的位置不一致，出现意外的倾斜，有时在转弯时最明显。

仔细的临床解剖相关研究表明，失衡综合征伴肢体运动正常与前蚓部病变的关系比绒球和小结（本质上是后蚓部）病变的关系更密切。这种说法部分是基于对酗酒者小脑变性的研究（见第 41 章）。在这类患者中，小脑功能障碍通常局限于站姿和步态的异常，病理改变局限于上蚓部的前部。在病情较严重的患者中，他们也表现出肢体协调性受损，这些变化从蚓部向外侧延伸；当下肢受到影响时，涉及前叶的前部，而当手臂受影响时，涉及到前叶的后部。

与前面提到的动物实验不同，不确定的是，不平衡是否仅由绒球小结叶损伤引起。步态不稳定归因于这个区域的损伤是基于观察到髓母细胞瘤可以导致不稳定，但会引起震颤或肢体不协调。只要这些肿瘤被认为起源于小结底部的后髓帆的残余细胞，就可以推断平衡紊乱是由于小脑的这一部分受累所致。然而，当这些肿瘤在手术或尸检中被成像或观察时，它们已经扩散到小结的范围之外，因此不可能有严格的临床病理相关性。

需要指出的是，中线前部小脑病变可能只会造成站姿和步态障碍，即眼球震颤、构音障碍和肢体共济失调是不存在的。此外，如果检查不对患者进行站姿和行走能力的评估，整个问题可能会被忽略。

肌张力低下

肌张力低下（hypotonia）是指肌肉在被动运动时的正常阻力降低。它是小脑疾病中最不明显的征象，但可以解释共济失调综合征的某些临床特征。如前所述，Holmes 认为肌张力低下是小脑疾病的一个基本缺陷，不仅与姿势固定的缺陷有关（见下文），还与共济失调和震颤的某些因素有关。

如第 3 章所述，肌张力低下与 γ 和 α 运动神经元活动的抑制有关。在猫和猴子的实验中，急性小脑损伤和肌张力低下与肌梭运动纤维传出和纺锤体传入活动的抑制有关。随着时间的推移，肌梭运动纤维活动恢复，肌张力低下消失（Gilman et al）。

肌张力低下在急性病变中比在慢性病变中更为明显，可以通过多种方式表现出来。肌张力低下的常规检测方法是轻拍伸展的双臂的腕部，并通过比正常更大的范围检测受累肢体的移位（或弥漫性小脑疾病患者的双侧肢体），有时引起肢体振动；这可能是由于低张力的肌肉无法将手臂固定在肩部所致。肌张力低下的另一种测试方法是摇动患肢，并证明手部的拍打动作比正常的活动范围更宽。如果患者将肘部放在桌子上，手臂弯曲，允许双手下垂，那么肌张力降低肢体的手就会下垂。如果站立的患者在肩部前后转动，那么就会看到另一只手臂停止后，低张力的手臂还继续摆动。Holmes还将钟摆样膝反射（pendular knee jerks）归因于肌张力低下，但他描述了一种更复杂的现象，在此现象中没有发生正常的拮抗肌腘绳肌的收缩。这一缺陷在反射测试时可被检查者触诊到。Babinski也对由张力减退引起的姿势的巨大变化印象深刻。这些症状表现为颈部的伸展和膝部的不自主弯曲，当患者从床上或椅子上被抬起，或第一次站立时，或患侧肩膀的下垂时，这些症状都很明显。

不能牵制运动是一个密切相关的现象。因此，一只手臂强力地屈曲后突然释放阻力，患者可能无法牵制屈曲动作，以至于手臂可能击中面部。这是肱三头肌收缩延迟的结果，三头肌收缩通常会阻止手臂的过度屈曲。Stewart和Holmes最先描述了这项测试，他们指出，当屈曲的阻力突然消失时，正常的肢体在屈曲时只会移动一小段距离，然后向相反的方向迅速反弹。因此，尽管这两者经常被混为一谈，但在牵制不足的征象与随之而来的肢体过度反弹之间，存在着微妙的区别。

这些不同的张力异常的患者可能显示很少或没有运动能力的损伤（见下文），这表明姿势的维持不仅仅涉及肌肉的随意收缩。值得注意的是，在周围神经疾病的肌张力低下的肌肉中，小脑功能障碍的体征（辨距不良、动作笨拙、震颤）并不存在，这表明小脑对运动的调节作用是独特的，超出了它对肌张力的控制。

小脑疾病的其他症状

一些作者认为，急性小脑损伤会导致肌肉力量的轻微丧失和肌肉的疲劳（虚弱）。如果这些症状不能用其他运动功能障碍来解释，它们可能被认为是小脑疾病的主要表现，但它们从来都不是严重的或持续的，临床意义不大；任何在分布或严重程度上接近轻偏瘫的情况都不能归因于小脑疾病。

在某些疾病过程中，肌阵挛性运动（50~100ms）即肌肉或肌群的随机收缩可合并为小脑性共济失调。当多个肌阵挛性痉挛破坏了随意运动时，它们可能被误认为是共济失调性震颤。动作性肌阵挛（action myoclonus）可能是缺氧后脑病的主要残留征象，称为兰斯-亚当斯综合征（Lance-Adams syndrome），在第39章中进一步讨论。有人认为这种情况起源于小脑。肌阵挛在第4章有更详细的描述，并指出它通常起源于大脑皮质的疾病。

除了运动功能外，已确定小脑还参与了认知功能和行为的某些方面（见Schmahmann和Sherman以及Leiner等的综述）。这些作者描述了一系列疾病明显局限于小脑（由CT和MRI确定）的患者，记忆、认知、语言功能和行为有广泛的细微变化。然而，目前还不完全清楚是否存在一种统一的临床病理综合征，其中一种独特的认知行为缺陷与小脑病变有关。这些最新的关于小脑对大脑影响的研究为神经病学做出了精确、新颖的贡献，但与此同时，在床边神经学检查中涉及的变化是微妙的。在我们护理的患者中，急性小脑卒中很少能使先前脑梗死后恢复的失语症显露出来。缓慢发展的小脑疾病，如肿瘤，似乎没有表现出这种现象。

非小脑源性共济失调

在检查者看来，共济失调有明显的表现，甚至非专业人士也能辨认出这种极不稳定的运动。然而，一些临床异常模拟共济失调的不协调性，其中包括肌阵挛性痉挛状态、惊厥、抽动、各种类型的震颤，以及心因性运动障碍等。

此外，小脑以外的疾病也会导致共济失调，这与小脑类型极为相似。重度感觉神经病和后索或脊髓后根病变（感觉性共济失调）的共济失调模拟小脑共济失调；这可能是大的外周脊髓小脑传入纤维受累的结果。脊髓痨和感觉神经节病是这类疾病的主要例子。然而，如果注意到远端关节位置觉丧失，相关的小脑体征如构音障碍或眼球震颤、肌腱反射消失，以及视觉对感觉共济失调的矫正影响，那么区分小脑性及感觉性共济失调应该不会有困难。在周围神经病和伴有共济失调的脊髓疾病中，Romberg征始终存在，反映了后索中大的传入纤维并行功能障碍；这一体征在小脑半球病变中没有发现，除非患者开始时可能睁着眼睛晃动，闭着眼睛晃动多一点。

小脑型震颤在大纤维多发性神经病中达到一种极端的形式，这与针对髓鞘相关糖蛋白的抗体有关，但其特征更接近于增强的动作性震颤，如第43章所述。在米勒-费希尔综合征（Miller Fisher syndrome）中，它被认为是急性吉兰-巴雷多发性神经病的一个类型，感觉完整或仅受轻微影响，而严重的共济失调和意向性震颤可能是脊髓小脑周围神经纤维选择性紊乱的结果。脊髓中脊髓小脑束的相同纤维紊乱可能产生类似的感觉——共济失调效应；亚急性压迫性病变如胸膜瘤或脱髓鞘是常见的病因。还有一个明显的 Romberg 征。有时，一侧肢体的小脑样震颤是由于背外侧脊髓或神经根的损伤而引起的，这种损伤选择性地阻断传入纤维，可能是那些直接通向脊髓小脑束的纤维。

强烈的眩晕产生一种特殊的步态共济失调，其特征是左右摇晃，并向一侧倾斜，指误试验（past pointing），以及扭曲 - 旋转性（torsional-rotatory）眼球震颤，如第 14 章所述。由前庭麻痹（如链霉素中毒）引起的非眩晕性共济失调的步态具有特殊的性质，它在第 6 章中描述。眩晕和小脑共济失调可能同时发生，例如在一些有副肿瘤疾病的患者和那些延髓外侧梗死及小脑下部梗死的患者。对侧肢体异常的短暂性共济失调，急性地发生在前部丘脑梗死或出血后［丘脑性共济失调（thalamic ataxia）］；除了丘脑损害的特征性体征外，还可能伴有一侧的扑翼样震颤。最后，顶上小叶（Brodmann5 区和 7 区）的病变很少导致对侧肢体的轻度共济失调。

小脑疾病的鉴别诊断

在以全面性小脑性共济失调（影响肢体、步态和言语）为特征的疾病诊断中，共济失调的发病方式、进展速度和持续程度尤为重要，如表 5-3 所示。一侧的共济失调无伴随体征，多由同侧小脑半球梗死或肿瘤，或者影响小脑与脑干连接的脱髓鞘性疾病引起。每一个主要原因将在相应的章节中讨论。在成人中，药物治疗的毒性作用、副肿瘤以及脱髓鞘病例占亚急性发病的最大比例，遗传形式是非常缓慢的进展和慢性病程的通常原因，特别是在步态主要受到影响的情况下。最后一类遗传性共济失调构成了一个大的和异质性群体，在许多病例中已经发生了突变；它们在第 38 章中描述。

表 5-3　小脑诊断的疾病

速度	病因
急性和短暂性	酒精、锂、巴比妥酸盐、苯妥英或其他抗癫痫药物中毒（第 41 章） 乙酰唑胺（Diamox）反应性发作性共济失调（第 36 章） 儿童期高氨血症（第 36 章） 阿糖胞苷（Ara-C）化疗
急性和通常可逆性	感染后疾病（第 35 章） 病毒性小脑炎（第 32 章） 黏液水肿
急性和持久性	缺氧后小脑变性 超高热（第 16 章） 汞化合物或甲苯中毒（食胶习惯；喷漆；第 41 章） 掺假的海洛因［追龙（chasing the dragon）］
亚急性（数日至数周）	颅后窝肿瘤如髓母细胞瘤、星形细胞瘤、血管母细胞瘤和转移瘤（第 30 章） 酒精营养性（第 40 章和第 41 章） 副肿瘤性小脑变性（第 30 章） 自身免疫性损伤如由于抗 GAD 和抗 VGKC 抗体等 克 - 雅（朊蛋白）病（第 32 章） 小脑脓肿（第 31 章） 惠普尔（Whipple）病（第 31 章） 口炎性腹泻（谷蛋白过敏性肠病） 多发性硬化（第 35 章）
慢性（数月至数年）	弗里德赖希（Friedreich）共济失调和其他脊髓小脑变性（第 38 章） 遗传性小脑变性［橄榄桥小脑变性；小脑皮质变性（第 38 章）］ 多系统萎缩（第 38 章） 成人 X 染色体脆性预突变综合征（第 37 章和第 38 章） 遗传性代谢性疾病（第 36 章） 儿童期共济失调，包括共济失调毛细血管扩张症、小脑发育不全

（杨春晓　侯世芳　译　王维治　校）

参考文献

Allen GI, Tsukahara N: Cerebrocerebellar communication systems. *Physiol Rev* 54:957, 1974.

Babinski J: De l'asynergie cerebelleuse. *Rev Neurol* 7:806, 1899.

Chambers WW, Sprague JM: Functional localization in the cerebellum. I. Organization in longitudinal cortico-nuclear zones and their contribution to the control of posture, both extrapyramidal and pyramidal. *J Comp Neurol* 103:104, 1955.

Chambers WW, Sprague JM: Functional localization in the cerebellum. II. Somatotopic organization in cortex and nuclei. *AMA Arch Neurol Psychiatry* 74:653, 1955.

Diener HC, Dichgans J: Pathophysiology of cerebellar ataxia. *Mov Disord* 7:95, 1992.

Evarts EV, Thach WT: Motor mechanism of the CNS: cerebrocerebellar interrelations. *Annu Rev Physiol* 31:451, 1969.

Gilman S, Bloedel J, Lechtenberg R: *Disorders of the Cerebellum.*

Philadelphia, Davis, 1980, pp 159-177.
Hallett M, Berardelli A, Matheson J, et al: Physiological analysis of simple rapid movement in patients with cerebellar deficits. *J Neurol Neurosurg Psychiatry* 54:124, 1991.
Hallett M, Shahani BT, Young RR: EMG analysis of patients with cerebellar deficits. *J Neurol Neurosurg Psychiatry* 38:1163, 1975.
Holmes G: The cerebellum of man: Hughlings Jackson Lecture. *Brain* 62:1, 1939.
Jansen J, Brodal A: *Aspects of Cerebellar Anatomy*. Oslo, Johan Grundt Tanum Forlag, 1954.
Kandel ER, Schwartz JH, Jessel TM (eds): *Principles of Neural Science*, 4th ed. New York, McGraw-Hill, 2000.
Leiner HC, Leiner AL, Dow RS: Does the cerebellum contribute to mental skills? *Behav Neurosci* 100:443, 1986.
Manni E, Petrosini L: A century of cerebellar somatotopy: a debated representation. *Nature Rev* 5:241, 2004.
Schmahmann JD, Sherman JC: The cerebellar cognitive affective syndrome. *Brain* 121:561, 1998.
Sprague JM, Chambers WW: Control of posture by reticular formation and cerebellum in the intact, anesthetized and unanesthetized and in the decerebrated cat. *Am J Physiol* 176:52, 1954.
Stewart TG, Holmes G: Symptomatology of cerebellar tumors: A study of forty cases. *Brain* 27:522, 1904.
Thach WT Jr, Goodkin HP, Keating JG: The cerebellum and the adaptive coordination of movement. *Annu Rev Neurosci* 150:403, 1992.
Thach WT Jr, Montgomery EB Jr: Motor system. In: Pearlman AL, Collins RC (eds): *Neurobiology of Disease*. New York, Oxford University Press, 1992, pp 168-196.
Urban PP, Marx J, Hunsche S, et al: Cerebellar speech representation. *Arch Neurol* 60:965, 2003.

第6章

站立和步态障碍

有趣的是，人类的双足步态（bipedal gait）在动物中是独一无二的。从四足步态到双足步态的转变使神经系统在保持直立姿势、站立时的稳定性以及避免跌倒时复杂的扶正反射（righting reflex）带来了挑战。相当一部分大脑用于整合视觉、本体感觉和前庭神经的信息，这些信息驱动皮质、脊髓、小脑和基底节的步态运动活动。

对站姿、举止和步态的分析是一项值得做的练习；检查者有时仅通过观察患者进入办公室的方式就能得出神经病学诊断。考虑到由于步态障碍导致跌倒的频率及其后果，如髋部骨折，以及由此产生的医院和疗养院护理的需要，步态异常是所有医生的一个重要课题。Tinetti 和 Williams 描述了跌倒和老年人的社会和经济问题的实质性。

某些影响运动及感觉功能的疾病最明显地表现为站立和运动障碍，它们的评估依赖于了解人类独特的站立和双足行走的神经机制。同样重要的是，在神经学中步态紊乱有无数种方式，但不涉及任何基本的神经功能；在这些方面，稳定行走和避免跌倒的整合机制受到了影响。此外，特别是在老年人中，步态和平衡方面的问题是由两个或更多的紊乱甚至是衰老本身造成的。

正常步态

步态因人而异，在一个人的面貌被识别之前，可以通过这个人的脚步声，特别是他的步伐的轻盈或沉重，甚至通过他们在远处的马车来确定，这是一个司空见惯的观察。很明显，男人和女人的步态不同，女人的步伐更快更短。夏洛克·福尔摩斯（Sherlock Holmes）（指著名的侦探家——译者注）对自己能从一个人的步态上、性格和职业上的推断能力感到自豪。据说，夏科（Charcot）常常在看到患者之前，就能根据患者在去诊疗室的路上走过走廊的声音做出正确的诊断。随着年龄的增长，站姿和步态的变化，如在第 28 章中所述的略微弯腰的姿势和缓慢、僵硬的步伐，是如此的常见，以至于不被认为是异常的。

正常步态很少引起注意，但如果要注意与正常步态的细微差异，就应该仔细观察。身体直立、头部挺直、手臂放松和优雅地垂在身体两侧，每只手臂与另一条腿有节奏地向前移动。脚稍微向外旋转，步幅大致相等，每只脚经过另一只脚的内踝时非常靠近。足跟的内缘，在每一步着地时，几乎是沿着一条直线。当每条腿向前移动时，臀部和膝部协同弯曲，足背屈，臀部几乎察觉不到抬高，这样脚就可离开地面。同时，随着每一步的行进，胸部在与摆动的下肢相对的一侧略微向前推进。脚跟先着地，检查鞋子就会发现这部分最容易磨损。

根据 Murray 和同事，以及 Olsson 的研究，正常的步态循环，定义为同一只脚的足跟与地面连续接触点之间的周期，如图 6-1 所示。在这个图中，站立阶段，即一只脚与地面接触期间，占整个周期的 60%~65%。当左脚趾离开地面时，摆动期就开始了。在 20%~25% 的步行周期中，双脚都与地面接触（双肢支撑）。在以后的生活中，随着步伐缩短，节奏（每分钟的节奏和步数）减慢，双下肢支撑的比例增加（见下文）。表面肌电图显示腿部活动的交替模式，在摆动阶段以屈肌为主，在站立阶段以伸肌为主。

当更详细地分析时，可以将直立、双足行走的要求简化为以下几个要素：①身体反重力支撑，②步进，③保持平衡，以及④一种推动方式。在神经疾病的过程中，当这些机械原理中的一个或多个要素不能正常运转时，运动能力就会受到损害。

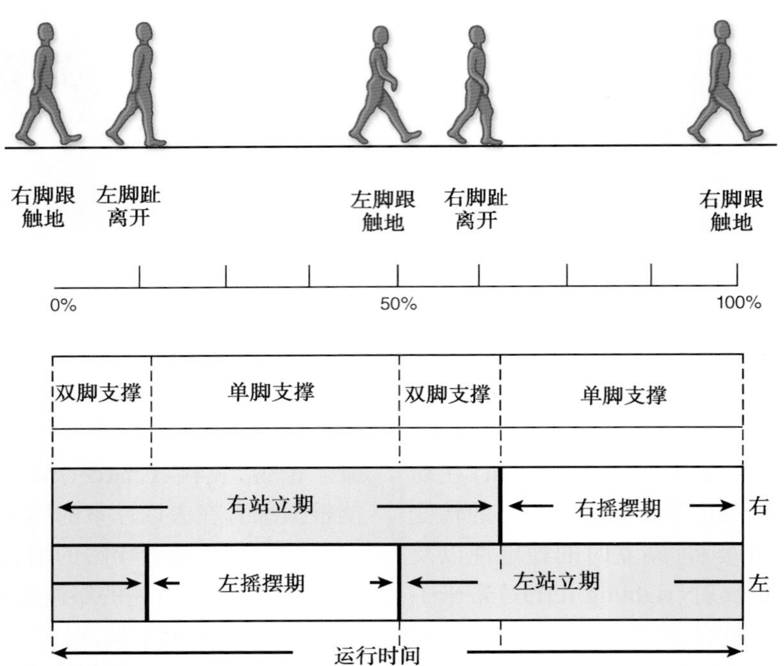

图 6-1　正常步态周期，基于 Olsson 和 Murrary 等的研究。详见正文

维持直立姿势最重要的肌肉是骶棘肌和髋部及膝部的伸肌。身体的直立支撑是通过调节扶正反射和抗重力反射来实现的，它使一个人从躺着或坐着的姿势到直立的两足站立，并保持膝部、髋部和背部的伸展，头部和颈部的位置可以改变。这些姿势反射依赖于传入的前庭、躯体感觉（本体和触觉），以及视觉冲动，这些冲动都在脊髓、脑干和基底节中整合。在红核与前庭核之间的神经轴横断，会导致抗重力反射 - 去脑强直过度增强。

步进（stepping），是步态循环的第二要素，是出生时就存在的一种基本的运动模式，并在脊髓、中脑和间脑水平上整合。它是由足底与一个平坦的地面接触和重心的移动引起的，首先向一侧移动一只脚，让另一只脚抬起，然后向前移动，让身体移到前进的脚上。有节奏的步进动作可以在去大脑或“脊髓”的猫和狗中出现和维持。这在动物中是通过中间神经元的活动来实现的，这些神经元被组织成有节奏的“运动生成器”（locomotor generators），类似于允许翅膀或鳍有节奏地运动的模式生成器。没有明确的证据表明在猴子或人类也有类似的运动控制系统。在人类，行走的脊髓机制定位很差，它们不能产生行走动作，而需要来自模糊定义的更高级中枢的下行控制。这些较高级区域位于尾侧中脑背盖和脑桥网状结构（在大脑脚脑桥核内或附近）；它们通过在腹侧脊髓的网状脊髓束、前庭脊髓束和顶盖脊髓束通路来控制脊柱的步态机制（Eidelberg and colleagues and Lawrence and Kuypers）。

此外，这些脑干运动区域是被额叶皮质区激活的，额叶皮质区对启动和参与步态循环是绝对必要的。虽然在大脑找不到离散的“步态中枢”，但是额叶病变可以破坏步态，将进一步讨论。通常，与腿部有关的辅助运动区（双侧额上回）或脑室周围白质参与其中。在所有的可能性中，体现行走的自动程序的内侧额叶与纹状体的相邻网络紧密相连。

平衡包括保持与重力和运动方向相关的平衡，以维持垂直的姿势。在行走中普遍存在的不稳定重心必须在很小的范围内从一边移动到另一边，并向前移动，因为重量先放在一只脚上，然后放在另一只脚上。这是通过高度敏感的姿势活动和扶正反射来完成的，它们都具有外周的（伸展反射）和中枢的（前庭小脑反射）成分。这些反射在支撑面每次移动的 100ms 内被激活，需要来自视觉、前庭和本体感觉系统的可靠传入信息。

推进力是通过身体前倾和稍微向一侧倾斜来实现的，并允许身体下降一定的距离，然后通过腿的支撑来复核。在这里，向前和交替的侧向运动都必须发生。与步行不同，跑步需要双脚暂时地离开地面，需要向前推动或由后腿驱动。

步态测试

一般说明

因为正常的身体姿势和运动需要完整的前庭功能、本体感觉和视觉(我们看要去的地方并调整步伐),这些感觉缺失的影响是值得注意的。盲人,或被蒙住眼睛或在黑暗中行走的正常人,小心翼翼地移动,双臂微微前伸以避免碰撞,在光滑的地面上,步伐会稍微缩短;减少身体的晃动,步态呈现不自然的僵硬和谨慎。

髋部或膝部的疼痛会导致一种紊乱[防痛步态(antalgic gait)],这种紊乱很难与步态障碍的神经学原因区分开来。摆动阶段的缓慢,以及疼痛肢体与地面接触时间的减少可能是识别步态障碍的风湿病与骨科原因的线索。当然,患者对某些姿势或动作时的疼痛描述使问题变得显而易见,而一些动作,如绕着髋部被动活动腿,则进一步暴露了步态紊乱的来源。有时,肌肉骨骼疾病几乎不会产生疼痛,但由于保护性和代偿性反应,会改变步态模式。一块或一组邻近肌肉的无力使行走有一种特殊的但可识别的步行外观,其中某些方面将在后面详细介绍。

步态异常患者的检查

当遇到步态障碍时,检查者应观察患者的站姿和腿、躯干和手臂的位置,以及它们之间的相互关系。观察患者进入检查室是一种很好的做法,因为此时患者比执行指令任务时更容易走得更自然。在没有拐杖或同伴手臂搀扶的情况下行走,会使腿部有些僵硬,肌肉坚硬。

患者应被要求走路,特别要注意起跑和转弯时的任何犹豫,以及基底的宽度、步幅的长度、脚的间隙、手臂的摆动和节奏等。更精细的步态测试是,从足跟到脚趾走直线["串联行走测试"(tandem walking test)],向后走,以及让患者迅速从椅子上站起来,轻快地走,突然停下来转个身,走回去,再坐下。向一侧倾斜的倾向,如出现在一侧小脑或前庭疾病,通过让患者绕着椅子行走可被诱发出来。当受累侧朝向椅子时,患者向椅子侧越走越近;当受累侧背离椅子时,患者走出一个不断向外扩大的圆圈。让患者睁着眼睛转三圈,先向右转,然后向左转,每次转完后让患者自然地行走,这样检查者可以对前庭器官施以应激,并对两侧进行比较。受到前庭或小脑病变影响的患者将会转向病变侧。闭着眼睛原地行走[恩特伯格或深田步进测试(Unterberger or Fukada stepping tests)]也显示了一个旋转的偏航平面(绕垂直轴旋转),表明水平半规管平面或其连接的不对称紊乱。一条腿或两条腿的痉挛状态表现为腿向前移动时的僵硬和延迟,以及倾向于用脚趾划出一道弧线,这就会引起地板上的摩擦声和鞋头的磨损。

应要求患者双脚并拢站立,头挺直,眼睛先睁开后闭上[闭目难立征试验(Romberg test)]。正常人可以双脚并拢站立,眼睛闭上,同时左右摆动头部,这种测试会同时阻断视觉和前庭信号,并诱导某些仅依赖于本体感觉传入机制的躯干和腿的代偿性运动(Ropper)。如第 5 章所述,闭目难立征标示的闭眼而不是睁眼时的摆动或跌倒,通常表明姿势感缺失,而不是小脑功能丧失,尽管前庭或小脑疾病可能出现摇摆过度。由心理原因引起的摇摆,通过分散患者的注意力使平衡得到了改善可被发现,例如,让患者看着天花板,或者追随检查者的手指,或者用一只手的示指,然后另一手的示指交替触摸鼻尖。

因此,观察患者被突然推拉肩部时的姿势反应,向后、向前或向侧方是很有意义的。任何类型姿势不稳定都有矫正行动的延迟或不足。患者可能被要求单腿跳跃和慢跑。最后,让患者坐着或躺在床上模拟走路可能是有用的。不能行走与不能直立时却保留模拟行走能力之间的分离可能揭示了额叶或其他区域步态整合机制的紊乱。

总之,这些测试可以用来区分步态障碍是由于本体感受、前庭迷路、基底节、皮质脊髓束或小脑机制所致的。然后有必要确定其他几种功能障碍中的哪一种是导致患者步态紊乱的原因,例如前面提到的防痛步态。

下列不同的异常步态类型(表 6-1)都非常独特,凭经验很容易识别。

表 6-1 步态异常的特征

	节奏	步长	步基	其他相关指标
小脑性	不规则	略短	宽	重心和步距的不稳定移动
感觉性共济失调(脊髓痨)	正常	短	略宽	步距大,跺脚,闭目难立征阳性
跨阈步态	正常	正常	正常	过度抬举和拍打双脚
麻痹性	缓慢	短	变窄	下肢内旋和摩擦
张力障碍性	缓慢	正常	不稳定	扭曲、痉挛的动作中断行走
帕金森病 - 慌张	缓慢到慌张步态	短	正常	加快步伐,向前倾,蹒跚,可能有步态启动的问题
鸭步 - 肌病性	正常	正常	略宽	抬高臀部
倾倒	缓慢到跌倒	短	变宽(保护性)	突然失去平衡
正常压力脑积水	缓慢	短	略宽	轴向身体运动的许多问题
额叶	缓慢	大大缩短	略宽(保护性)	开始有行走困难;脚像“粘”在地板上
衰老和小步态	缓慢	略短	略宽	谨慎、微微前倾

异常步态的类型

小脑性步态(另见第 5 章)

小脑性步态(cerebellar gait)的主要特征是宽步基(两腿分离),步伐不稳定、不规则,并向一侧倾斜。步数不确定,有些比预期的短,有些比预期的长,患者可以通过缩短步伐甚至双脚同时着地来弥补这些异常。小脑步态有时被称为“蹒跚”或“醉酒”步态,但这些术语并不完全准确,它们的特征不属于后面讲到的中毒和某些类型的迷路疾病,如后面所解释的。

在小脑共济失调,患者从椅子上站起来或行走时突然转身,躯干不稳定、不规则摇摆是突出的表现,当他不得不突然停下脚步坐下时,这一点就很明显了;可能需要抓住椅子来支撑。小脑性共济失调可能非常严重,患者坐着就会摇晃。如果症状不那么严重,两脚并拢站立,头挺直,睁着眼睛很难站立,而闭眼时会稍微严重一点。在最轻微的情况下,共济失调最好是让患者从足跟到足趾走直线;一两步后,他失去平衡,发现必须把一只脚放在一边以避免摔倒。老年人完成这项任务可能会有困难。

如上所述,当小脑性共济失调患者双脚并拢和眼睛睁开时显然有身体摇晃;闭上眼睛会摇晃得更厉害。这种摇摆的轻微增加可能被误判为小脑本体感觉传入的缺失。与之相比,本体感觉缺失的患者如移除了视觉的感知,会导致身体摇摆或跌倒明显地加重[闭目难立征(Romberg sign)]。因此,小脑疾病主要是来自本体感觉、迷路和视觉信息感觉传入与反射动作的协调缺陷,特别是那些需要对姿势和位置变化做出快速调整的感觉传入。这种整合缺陷也反映在步进测试(stepping test)中,即要求患者闭上眼睛在原地行走。那些前庭和一侧的小脑疾病患者很难保持稳定,而在走了 5 或 10 步后,有向左或向右或向前(偶尔向后)移动的倾向。

小脑的姿态和步态异常通常伴有下肢不协调的征象,但也有可能没有。两腿共济失调的存在取决于小脑半球的受累,而与控制步态的前上中线结构(蚓部)不同,如第 5 章所述。这强调了让患者下床行走的价值,而不是仅取决于检查患者卧床期间腿部的共济失调。如果小脑病变是双侧的,通常会有头部和躯干的蹒跚(震颤)。

小脑性步态最常见于多发性硬化,小脑肿瘤患者(尤其是那些影响小脑蚓部的,如髓母细胞瘤),小脑卒中、副肿瘤性小脑综合征,以及很重要的,一大组小脑变性疾病。

醉酒的蹒跚步态

醉酒的蹒跚步态(reeling gait of intoxication)是酒精、镇静剂和抗癫痫药物引起的醉酒的特征。酗酒的患者踉踉跄跄、摇晃着、向前倾,然后向后倾,似乎每一刻都处于失去平衡和跌倒的边缘。对躯干和腿部的控制能力严重受损。步伐不规则且不稳定。这些患者可能对他们的表现漠不关心,但在某些情况下,他们可以暂时纠正缺陷。如上所述,醉酒和蹒跚这两个形容词经常被用来描述小脑疾病的步态,但它们之间只是表面上相似。严重醉酒的患者会向不同的方向踉跄或摇摆，而且似乎很少或根本没有注意到自己的腿或地面，从而纠正自己的蹒跚，就像出现在小脑性或感觉性共济失调一样。此外，醉酒步态的变化也是值得注意的。尽管患者的身体活动范围很宽，也偏离了行进路线，但在较短的距离内，醉酒的患者还是能够在狭窄的基底上行走，并保持身体平衡。与之相反，小脑性步态的患者，如果向一侧摇晃或倾斜得太重，就很难纠正平衡。较轻程度的醉酒步态类似于以下讨论的迷路功能丧失后的步态紊乱。

前庭病的步态障碍

慢性前庭病（vestibulopathy）的患者在站立和行走时表现出不稳定，常常不能放宽他们的基底，而且也不能在没有抓住扶手时下楼梯。他们抱怨一种特殊类型的不平衡，通常伴随着运动，但有时站着不动，这种感觉就像是在一艘颠簸的轮船的甲板上［晕船病（mal de barquement）］。跑步和快速转身能力受损更大，会向各个方向倾倒。患者在移动时很难将视线聚焦在一个固定的目标上；或者在静止或移动时很难将视线集中在一个移动的目标上。当身体在运动或头部突然移动时，环境中的物体可能会出现短暂的模糊，或实际上是上下抖动，或左右摇摆［振动幻觉（oscillopsia）］。开车或在火车上读书是困难的或不可能的；即使在走路时，患者也可能需要停下来才能阅读指示牌。这些异常表明在身体运动时前庭系统失去了眼球固定的稳定性［前庭眼反射（vestibularocular reflex，VOR）］。老年人很难对这些异常进行代偿。这些前庭神经病患者的步态依赖于视觉线索的证据，是来自于他们在蒙住眼睛或在黑暗中的表现，此时他们的不稳和蹒跚增加到跌倒的程度。当闭着眼睛站立时，他们会比正常情况下摇晃得更厉害，但一般不会跌倒（如他们没有闭目难立征）。诊断是通过测试迷路功能（冷热水试验和旋转测试、眼震电图和姿势平台测试）。

与步态障碍相关的慢性前庭功能障碍通常是长期服用氨基糖苷类抗生素（aminoglycoside antibiotics）或其他有毒药物的结果，这些药物破坏了前庭迷路的毛细胞。前庭抑制剂，如氯苯甲嗪（meclizine）和类似的药物，主要是抗胆碱能药和抗组胺药，可以在柜台上买到，如果使用超过几周，可导致前庭系统功能下降，会导致持续性步态障碍。这种情况也发生在一些梅尼埃病晚期患者身上，但很少发生，因为没有明确的原因。《新英格兰医学杂志》（*New England Journal of Medicine*）的作者“JC”发表了一篇色彩丰富的文章，描述了一名医生丧失前庭器官的影响。

文献中还大量提到老年人的“多模态”的步态障碍，这是由于前庭器官明显的老化，连同老年人远端神经病（distal neuropathy）引起的本体感觉功能受损，以及视力受损造成的。

跌倒步态

跌倒步态（toppling gait）意味着蹒跚和摔倒，见于脑干和小脑病变时，特别是卒中后的老年人。在前庭功能紊乱引起的相关功能缺失中，患者可能描述是一种被推（推进）的感觉，而不是不平衡感。

中脑卒中时，跌倒往往是向后的（向后推）。进行性核上性麻痹患者（第 38 章讨论），颈部肌张力障碍合并垂直凝视和假性延髓性麻痹的表现，无法解释的意外跌倒是一个早期和突出的特征。进行性核上性麻痹的跌倒可能是由于扶正机制的紊乱所致。在中脑疾病中，包括进行性核上性麻痹，一个显著的特征是缺乏对失平衡觉的认识。向一侧跌倒是延髓背外侧综合征的一个体征，通常是由梗死所致。

在帕金森病的晚期，类似形式的跌倒可能是一个严重问题，但更令人惊讶的是，它的发生频率相对较低。跌倒现象的原因尚不清楚；它没有肌无力、共济失调或深感觉丧失的基础。它似乎是一种平衡障碍，是由于突然的动作或脚放错了位置，以及扶正反射的失败而引起的。运动反应迟缓是另一个因素。

感觉性（脊髓痨或本体感觉）步态共济失调

本体感觉丧失，出现在严重的大纤维多发性神经病，后神经根损伤（如脊髓痨、腰骶神经根受压），或脊髓后索的中断（多发性硬化、维生素 B_{12} 缺乏症、脊椎病或肿瘤压迫）等患者，它破坏或严重损害了独立运动能力。经过多年的训练，这样的患者仍然难以开始行走步伐和向前移动。正如 J. Purdon Martin 在严重形式的障碍中描述的那样，他们的手稍微放在身体前面，身体前倾，头向前，走路时脚底很宽，步伐不规则、不均匀，但仍然晃动着身体。如果他们倾斜到一边，就无法弥补他们不正常的姿势。如果他们跌倒了，不帮助他们就不能站起来；他们有时不能爬行或摆出“四肢着地”的姿势。他们很难从椅子上站起来。站着的时候，如果让他们闭上眼睛，他们就会明显地摇摆并跌倒（闭目难立征）。

感觉性共济失调步态(sensory-ataxic gait)可观察到的主要特征是腿部动作的唐突,在最极端的情况下,当脚被用力踩到地板上时就要跺脚(显然是为了探测脚的位置,以代替本体感觉)。双脚分开放置以矫正不稳定性,患者仔细观察地面和腿部。当他们走出去时,他们的腿会突然以不规则的步伐、不同长短和高度向前和向外侧猛冲。身体保持略微弯曲的姿势,部分体重由严重共济失调患者通常携带的拐杖支撑。用拉姆齐·亨特(Ramsay Hunt)的话来说,有这种步态障碍的患者是通过他的"跺脚和手杖"(stamp and stick)来识别的。如前所述,最特征性的表现是当患者失去视觉的提示,如在黑暗中行走时共济失调会被明显放大。这样的患者,当被要求双脚并拢并闭上眼睛站立时,会表现出摇摆大幅度增加,通常可见闭目难立征,充分表现出向一侧倾倒。据说,在感觉性共济失调的情况下,患者的一双鞋在任何地方都看不出有磨损,因为整个鞋底同时着地。检查通常发现脚和小腿的位置觉丧失,通常也有振动觉丧失。感觉病变的周围或中枢性定位可进一步通过腱反射的状态来确定。

无论病变的部位如何,其作用都是使患者失去对四肢位置的感知,而与步态更相关的是,会干扰大量的传入性本体感觉及相关的信息,而这些信息并没有达到有意识的感知。感觉不平衡通常是存在的,但这些患者不描述头晕。他们意识到问题出在腿上,而不是头部,脚的位置很不协调,从失足中快速恢复的能力受到了损害。由此产生的紊乱的特征是站立和行走的困难程度不同;在晚期病例中,虽然肌肉力量仍然存在,但运动完全丧失。

以往,这种类型的步态紊乱最常见于脊髓痨,因此将其称为脊髓痨步态(tabetic gait);但它也见于Friedreich共济失调和脊髓小脑变性的相关类型、脊髓的亚急性联合变性(维生素 B_{12} 缺乏)、大量的感觉性多发性神经病、各种原因的感觉性神经节病,以及那些脊髓后索受影响的多发性硬化或脊髓压迫症的病例等。

跨阈步态或马行步态(足下垂步态)

跨阈步态或马行步态(steppage or equine gait)的步态模式是由胫前肌和腓骨肌瘫痪引起的,从而导致不能足背屈(足下垂)。脚步是整齐均匀的,但行进的脚下垂,脚趾指向地面。它的最纯粹的形式,是腓神经或第5腰椎神经根损伤的结果。走路是通过髋部的过度弯曲来完成的,为了让脚离开地面,腿被抬得异常的高。脚落在地板上发出啪嗒啪嗒的响声。因此,这与上面所描述的脊髓痨步态有表面相似之处,特别是严重的多发性神经病的病例,跨阈步态与感觉性共济失调的特征可能结合在一起。然而,单独的跨阈步态的患者并没有被不平衡的感觉所困扰,他们常被地毯边和路边的石头绊倒。

足下垂可以是单侧或双侧的,发生在影响下肢的周围神经的疾病,或脊髓运动神经元病,腰椎神经根病如慢性获得性神经病(糖尿病性、炎症性、中毒性和营养性),Charcot-Marie-Tooth病(腓骨肌萎缩症),进行性脊髓性肌萎缩,以及脊髓灰质炎等。它也见于四肢远端肌肉组织受影响的某些类型的肌营养不良等。

"灼热足"步态

"灼热足"步态(burning foot gait)是一种特殊的步态障碍,也是周围性起源的,类似于跨阈步态,可见于足底痛觉感觉迟钝的患者。由于足部触觉刺激引起剧烈的疼痛,患者走路时小心翼翼,犹如赤脚走在热沙或人行道上,脚部要转动,以减少与疼痛部位的接触。通常的原因是一种痛性周围神经病(常见的是酒精中毒-营养性,但也有中毒性和淀粉样蛋白变性),灼性神经痛(causalgia)或红斑性肢痛症等。

偏瘫和截瘫(痉挛性)步态

偏瘫或轻偏瘫患者僵硬地支撑着受影响的腿,不能自由地弯曲髋部、膝部和脚踝。腿总是向外旋转画一个半圆,先是远离躯干,然后朝向躯干(环转)。脚划过地面,脚趾和脚跟与地面接触。人们可以通过缓慢的、有节奏的脚部摩擦声和穿鞋内侧的磨损来辨别痉挛步态。在脑部或颈部病变时,患侧手臂无力和僵硬程度不一;它处于一个屈曲位,不能自然摆动(图6-2A)。在轻偏瘫的患儿,当他向前走时,手臂倾向于外展。这种类型的步态障碍是卒中或创伤的一种最常见后遗症,但也可能是损害一侧皮质脊髓通路的任何情况造成的。

痉挛性截瘫(spastic paraplegic)或痉挛性步态(paraparetic gait)实际上是一种双侧偏瘫步态。每条腿缓慢而僵硬地向前移动,髋部和膝盖的运动受到限制。双腿在膝部是伸展的或轻微弯曲,大腿可能强烈地内收,导致患者走路时双腿几乎交叉[剪刀式步态(scissor-like gait)](图6-2B)。这些步态是有规律的和很短的,患者只好非常用力地前进,就像在齐腰深的水里涉水一样。这种缺陷是步进机制和推进的僵硬，而不是在支持或平衡。

痉挛性轻偏瘫步态是脑性双瘫（cerebral diplegia）的主要表现，这是一种脑性瘫痪类型，称为利特尔病（Little disease），是围产期缺氧或其他脑损伤的结果。这种步态障碍也常见于多种慢性脊髓疾病，影响背外侧束和腹侧束，最常见于多发性硬化，但也包括脊髓空洞症，各种类型的慢性脊膜脊髓炎，恶性贫血和非恶性贫血类型的亚急性联合系统疾病，脊髓压迫症或创伤性损伤，肾上腺脊髓神经病（adrenomyeloneuropathy，AMN），以及家族型痉挛性截瘫。在这些疾病中，经常会加入后柱疾病的影响，导致一种混合性步态障碍，即脊髓痉挛性共济失调，是多发性硬化和某些脊髓变性，如弗里德赖希型共济失调（Friedreich ataxia）的特征。

帕金森病和慌张步态（另见第 38 章）

在基底节功能紊乱时，身体的姿势和对平衡紊乱的姿势反应都会出现失误。患者有起步困难，一旦起步了，在严重的病例，身体前倾，只有用追赶的步伐才能防止跌倒［前冲慌张步态（propulsive festination）］。同样地，后退一步可能会导致在那个方向上一系列加速步伐［后退慌张步态（retropulsive festination）］。当患者失去平衡时，纠正的扶正反射明显是有缺陷的（Denny-Brown）。

帕金森病步态（Parkinsonian gait）的特征包括手臂摆动减小或消失、躯干前倾、步距短小或拖曳、全身转动（turning en bloc），开始走路时犹豫不决，遇到进门或其他障碍物时出现拖曳或“冻结”现象，这些都是帕金森病步态的特征。当这些现象加入典型的震颤、不眨眼和面具样面部表情、全身屈曲姿势，以及缺少运动时，这一诊断是毫无疑问的（图 6-2C）。手臂在身体前方略微弯曲且不摆动。腿部僵硬，膝部和髋部弯曲。步子很短，当患者拖着脚步走路时，脚几乎不离开地面。

一旦开始行走，身体的上半身就会比下半身更向前倾，患者就会被迫采取越来越小、越来越快的步伐，就像试图赶上自己的重心一样。步伐变得越来越快，如果没有辅助，患者可以很容易出现小跑和撞上障碍物或跌倒。慌张步态（*festination*）一词源于拉丁语 *festinare*，意为“加速”，它恰当地描述了帕金森病患者不自主加速或加速的步态特征。当患者向前或向后行走时，慌张步态可能是明显的。缺陷是在于身体左右摇摆，这样脚才能离开地面，而且移动腿的速度要快到能超越重心。这一问题由于姿势支持反射的不充分而变得更加复杂，这在站立的患者中，通过对胸骨推撞或对肩部后拉的跌倒反应是可以证明的。一个正常人很容易保持他的稳定，或者只需一步就能调整到躯干的适度位移，但是帕金森病患者可能会有上身向后倾斜，然后蹒跚或跌倒，除非有人站在旁边阻止。

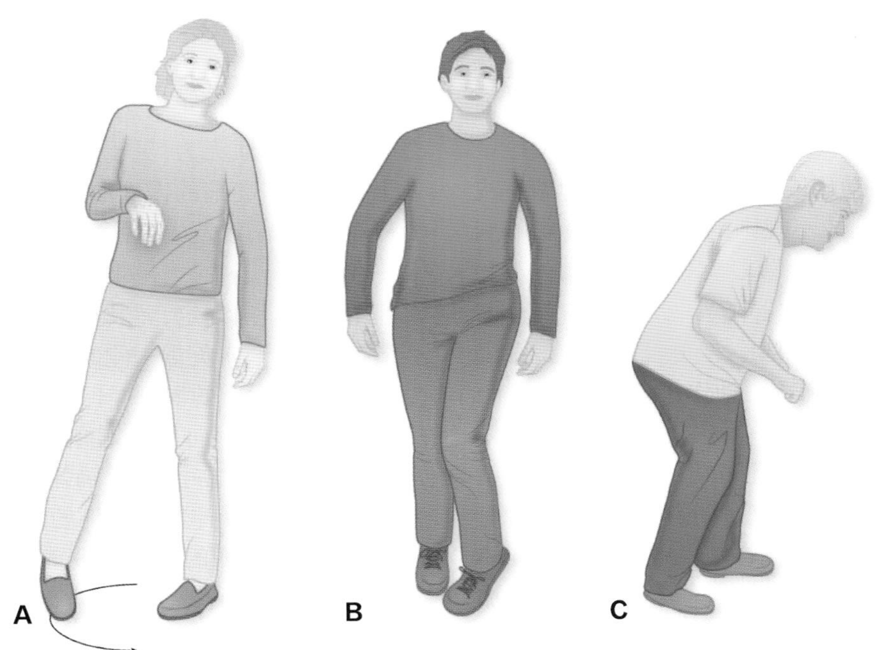

图 6-2　三种主要步态障碍示意图，在文中有进一步描述。A. 右侧偏瘫步态。B. 痉挛步态表现脚和腿的靠近和膝部弯曲。C. 帕金森病步态为躯干前倾姿势，颈部和肘部弯曲，以及小步态。这可能与类似的、但不同的老年步态形成对比（图 6-3）

很多时候，我们会遇到一个老年患者，他只有帕金森病步态障碍的不稳定和冻结，也就是所谓的下半身帕金森病（*lower-half parkinsonsm*）。通常，这不是特发性帕金森病的表现，尽管少数患者对 L- 多巴有短期的反应。如前所述，它可能是进行性核上性麻痹、基底节变性、正常压力脑积水，或广泛的和额叶皮质下血管损伤的早期表现，但它也作为一种几乎孤立的现象发生，它的进展独立于其他的运动障碍或痴呆。其基础很可能是一个特定的孤立的额叶变性（见下文）。正如 Factor 及其同事在他们的两篇论文中所指出的，在几年内，患者的活动通常减少到离不开椅子。

其他非常罕见的步态有时会在帕金森病中观察到，在脑炎后遗症中特别突出，现在几乎已经绝迹了。例如，这样的患者可能无法向前迈出一步，或者只有在他跳了几下或者后退一、两步后才能向前迈步［巨蟒剧团（Monty Python）在他们的滑稽剧“愚蠢的步行（Ministry of Silly Walks）”中恰当地进行了模仿］。或者行走可由一系列的小步或一系列增大的步伐开始。有时这样的患者可能跑得比走得好，或者向后退比向前走得好。在通常情况下，走路会让患者全神贯注，以至于无法同时说话，要回答一个问题，患者必须停下来。

舞蹈手足徐动和肌张力障碍步态

以不自主运动和肌张力障碍的姿势为特征的疾病严重地影响步态。事实上，步态障碍可能是这类疾病的最初的和最主要的表现，并且步态测试往往会引出肢体运动和姿势的异常，而这些异常在其他方面并不明显。

先天性手足徐动症或亨廷顿舞蹈症患者站立或行走时，有一种连续的不规则的动作表演会影响到面部、颈部和两只手，晚期阶段会影响近端大关节和躯干。手臂和上半身的位置随着每一步都有不同，有时会给人一种木偶的印象。有头部的抽搐，做鬼脸，躯干和四肢的扭动和弯曲动作，还有奇特的呼吸声。一只手臂可以猛然高举，另一只手臂放在身体后面，手腕和手指交替进行无节奏的屈伸、旋后和旋前。头部可以向一个方向或另一方向倾斜，嘴唇时而收拢，时而噘起，舌头间歇性地从嘴里伸出。双腿缓慢而笨拙地向前移动，是不自主运动和姿势叠加所致。有时脚在踝部跖屈，重量落在脚趾上；或者脚可以向后弯曲或倒置。不自主运动可能使腿暂时悬在空中，使得步态具有轻快或华尔兹的特征，也可能使躯干剧烈扭曲，使患者可能跌倒。

在畸形性肌张力障碍（dystonia musculorum deformans）和局灶性肌张力障碍中，最先出现的症状可能是足反转或跖屈或骨盆变形造成的跛行，如第 4 章所述。一条腿可以僵硬地伸直，也可以抬起一个肩膀，躯干可呈现夸张地弯曲、前凸或脊柱侧弯的姿势。由于肌肉痉挛会以这种方式使身体变形，患者走路时可能不得不弯曲膝部。刚开始走时，步态看起来很正常，当随着患者继续行走，这些不正常的姿势就会显露出来。由于腰椎前凸而突出的臀部，加上一条或两条腿在髋部的弯曲，产生了所谓的奥本海姆（Oppenheim）单峰驼步态（dromedary gait）。在晚期阶段，由于躯干扭转或腿的连续弯曲，行走变得不可能。

僵人综合征（stiff person syndrome）是一种罕见的非肌张力障碍性疾病，可引起严重的轴向肌肉痉挛，导致腿部和臀部肌肉僵硬、缓慢推进和腰椎前凸；有时可轻度叠加共济失调障碍步态（见第 46 章）。走路时影响身体姿势的另一种不寻常的疾病是躯干前屈症（camptocormia），这一种严重的腰部躯干前屈，是肌张力障碍、帕金森病或削弱局部脊椎伸肌力量的几种肌肉疾病之一。脊柱后凸（kyphos）是由脊柱畸形引起，其作用是一样的，所有这些情况都会导致患者在走路时看着脚下的地面，但很少会导致摔倒。

鸭步（臀肌或特伦德伦伯）步态

鸭步（waddling gait）也称为臀肌步态（gluteal gait）或特伦德伦伯步态（Trendelenburg gait），这种步态的特征是臀肌无力，见于进行性肌营养不良，但也见于脊髓性肌萎缩的慢性形式、某些炎症性肌病、腰骶神经根受压，以及先天性髋关节脱位。

在正常行走中，当重量交替地置于每条腿上时，臀部由臀部肌肉固定，尤其是臀中肌，使得对侧髋部略微抬高，躯干向负重一侧倾斜。然而，由于臀肌无力，无法稳定承重的髋部，导致髋部向外隆起和对侧的骨盆下降，躯干向另一侧倾斜。躯干外侧运动的交替导致身体左右摇摆或蹒跚而行。一侧臀肌无力，通常是第一骶神经根损伤的结果，当患者走路时抬腿过度，仅一侧的骨盆倾斜和下降［“骨盆下垂”（pelvic ptosis）］明显。

在一些肌营养不良患者中，常见腰椎前凸的加重。此外，儿童期的病例可能会因肌肉挛缩而复杂化，导致足部的马蹄足位，以至于蹒跚步态与用脚趾走路结合起来了［“趾尖行走”（toe walking）］。

特发性直立性震颤

特发性直立性震颤（primary orthostatic tremor），这种不寻常的腿部的快速震颤可能会破坏步态。正如第 4 章“运动和姿势失调”中所讨论的，它只是出现在患者站立或坐下腿部用力时。走路时震颤停止。当患者感觉到严重不平衡时，他会采取一种足距加宽的、经常是腿僵硬的站立姿势，这是这种疾病的特征。

正常压力脑积水步态障碍（另见第 29 章）

进行性行走困难通常是正常压力脑积水（normal pressure hydrocephalus，NPH）最早和最突出的症状。然而，NPH 的步态障碍几乎没有特定的特征。当然，它不能被归类为共济失调或痉挛或所谓的“失用症的”步态；这种步态与帕金森病步态也只有表面上的相似。它早期的主要特征是抬脚缓慢［一些文章中称之为“磁性步态”（magnetic gait）］、步频减少、宽基底和小步伐，可能被误解为在各种步态障碍患者所看到的代偿姿势。有 NPH 步态障碍的患者可能会诉说不平衡感或模糊的头晕，但大多数人都难以清楚地说出确切的问题。

与额叶功能障碍患者一样，他们在仰卧或坐位时能够较好地用双腿进行踏步和骑单车运动，但在直立或试图行走时却举步困难。他们由另一个人搀扶，在辅助下随着检查者的节奏或步伐行进。转身可能受到阻碍，要分多个步骤进行，脚看起来还粘在地上。如果观察患者上、下检查床或在床上滚动，可以发现他们整个的轴性肌肉组织协调性很差，移动身体时不能随着改变重心全身转动或适当地调整他们的四肢。姿势的变化，甚至在床上翻身，都是整体完成的。直立的姿势采取一种笨拙的方式，髋部和膝部只有轻微的弯曲和僵硬，而双腿在床边的摆动有延迟。

NPH 患者腿部肌肉的张力常常略有增高，并有屈肌群和伸肌群同时收缩的趋势。行走比正常明显缓慢，身体维持僵硬状，手臂摆动减少，并有一种后仰倾向，使人联想起帕金森病和相关的疾病，尽管缺乏手臂摆动，但慌张步态倾向、弯腰的姿势在帕金森病中比在 NPH 中更明显。我们印象深刻的是，只有当脑积水非常严重时，NPH 才会引起帕金森病样拖沓步态。在未经治疗的 NPH 患者中，可以观察到站姿和步态逐渐恶化，从不能走路到不能站立，不能坐下，不能从床上起来或翻身。神经科医生可以通过存在失禁和精神恶化来辅助诊断，这是晚期 NPH 的组成部分。

虽然没有共济失调的迹象，但 Stolze 及其同事对 NPH 步态的力学研究描述了一种宽基底和脚的轻微外旋。Sudarsky 和 Simon 通过高速摄像机和计算机分析对这些缺陷进行了量化。他们报告了步幅的高度降低、摇摆增加，以及骨盆旋转和躯干的反向旋转减少。与髋部或腿部疼痛的减痛步态（antalgic gait）患者不同，NPH 患者上半身僵硬，负重是不能避免的。

额叶步态障碍

额叶步态障碍（frontal lobe disorders of gait），是站立和行走可能会受到额叶疾病的严重干扰，特别是额叶的内侧部分及其与基底节连接的部分。这种障碍在众多的其他标签中，有时被称为额叶“步态失用症（*apraxia of gait*）”，因为行走困难不能用无力、感觉丧失、小脑不协调或基底节异常等来解释。这种障碍可能不应该被定义为失用症，因为失用症最初的概念是丧失完成一种习得行为的能力，因为行走是本能的，而不是习得的。所谓的步态失用患者并没有肢体失用；相反，肢体失用症患者通常行走正常。更有可能的是，额叶步态障碍代表在皮质和基底节水平上一种整合的丧失，在婴儿期习得的基本的站立和移动的要素，往往在老年时失去。

患者通常采取一种轻微屈曲的姿势，双脚之间的距离比正常情况下要宽。他们步行缓慢，步距很小，步履拖曳迟疑。有时他们会停下来，如不花很大的力气都不能前进，尽管如有人陪同，或指导其与检查者步调一致或有节奏地走，就会有所改善。行走和转弯都是通过一系列微小的、不确定的步骤完成的，这些步骤通常用一只脚来完成的，另一只脚放在地面上作为支点。

正如前面提到的“下半身帕金森病”，已经被应用于一种缓慢的、有时拖曳步态的模式，是指在上肢没有任何异常的情况下，但其病因是罕见的特发性帕金森病。术语“小步态（*marche à petits pas*）”也被用来描述一种晚期形式的额叶步态障碍，特别是与白质血管损伤有关。

在额叶步态障碍中，患者需要有同伴的手臂或附近的设备的支持。开始走路变得越来越困难；在晚期病例中，患者只能在原地轻微地踏步运动，不能向前移动双脚和双腿；最后，患者无论如何再也不能做任何步进动作，就像他的脚被粘在地板上一样。这些晚期现象被称为“磁性足”（magnetic feet），启动步态困难被称为“滑动离合器”（slipping clutch）综合征（Denny-Brown）或“步态点火失败”（gait ignition failure）（Atchison et al）。在一些患者中，步态起始困难可能是一种早期和明显的孤立现象，但无一例外，随着时间的推移，额叶步态障碍的其他特征会变得明显。最后，与 NPH 相似的是，这些患者变得无法站立，甚至无法坐下；没有支撑，他们必定向后或向一侧跌倒。

直到病程的晚期阶段，这些患者在坐着或仰卧时用他们的两腿可以做出复杂的动作，比如画想象的人物或者骑单车，而非常引人注意的是，能模仿走路的动作，而这一切都发生在他们步态严重受损时。然而，最终，所有的腿的运动都变得缓慢和笨拙，而当被动地移动四肢时，表现出可变的对抗阻力［伸展过度或非自主抗拒（paratonia or gegenhalten）］。与帕金森病一样，在床上翻身困难最终可能变成不可能。

这些晚期运动障碍通常与痴呆有关，但步态和精神障碍不一定平行进展。因此，一些阿尔茨海默病患者在步态障碍变得明显之前，可能会表现出长达数年的严重的痴呆；在其他情况下，如 NPH 和宾斯万格病（Binswanger disease），则是相反。痴呆和步态障碍也有可能或多或少地同时发展。抓握、摸索、腱反射亢进，以及 Babinski 征可能存在，也可能不存在。一些病例的最终结果是“大脑屈曲性截瘫”（cerebral paraplegia in flexion），这是雅科夫列夫（Yakovlev）的术语，表现为患者蜷缩在床上，一动不动和不能言语，四肢因挛缩而固定，呈屈曲姿势。

在大脑前动脉（内侧额叶）区域双侧孤立性额叶梗死的基础上，如引言中所述，提出存在“步态中心”（Della Sala）。在我们所观察到的由额叶卒中导致的最严重的和完全步态不能的局部病变的病例中，病变位于左侧胼胝体周围，内侧辅助运动区。Benson 及其同事报告了一项对一组选定的脑卒中患者的磁共振成像分析，脑室周围的额叶和顶枕叶深部白质的缺血性病变与步态的恶化有关。在另一项由阿姆斯特丹血管医学组 Kwa 及其同事进行的研究中，显示孤立的桥脑缺血变化与步态不平衡有关。所有这些关于定位的观察结果的临床有效性都是不确定的，但一般都倾向于在上述白质中任何一个部位的缺血性损伤都可以改变行走的观点。

除了 NPH 和阿尔茨海默病外，额叶步态障碍的病因包括大的肿瘤（脑膜瘤、浸润性神经胶质瘤 - 大脑胶质瘤病），皮质下动脉硬化性脑病（Binswanger 病）（Thompson and Marsden），额颞叶变性（以前的 Pick 病），以及由于创伤、卒中或前交通动脉瘤破裂后遗留的额叶损伤。

老年人步态（另见第 28 章）

老年人步态（gait of the aged）改变与明显的大脑疾病无关，它几乎是衰老普遍伴随的，也可能是额叶步态恶化的一种变异型（图 6-3）。随着年龄的增长，速度、平衡感和许多快速优雅的适应性动作都消失了，而这些正是年轻人步态的特征。主要的客观特征是略微弯腰的姿势、不同程度的行走缓慢和僵硬、步幅缩短、步基稍微加宽，以及全身转动倾向等。缩短步幅和加宽基底增加了支撑，使老年人更有信心地保持平衡，但它们也导致了一种戒备步态（guarded gait），就像一个人在光滑的路面或黑暗中行走。

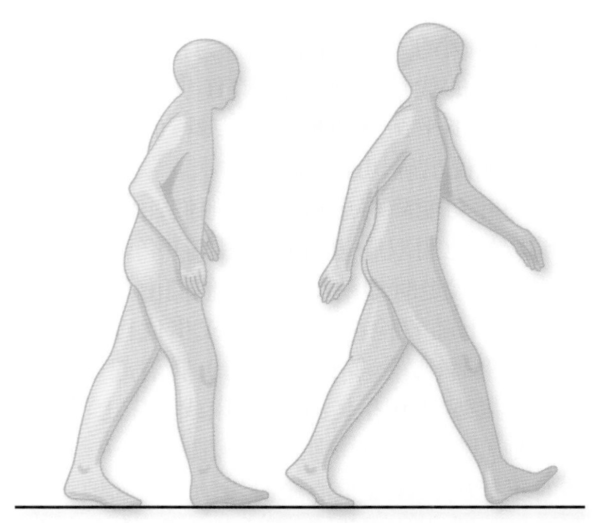

图 6-3 图示随着年龄增长的姿势和步态变化（“老年步态”）。随着衰老（图左），出现步幅缩短，髋部偏移，前脚的足趾和后脚的足跟抬高，手臂向前摆动时肩部弯曲，以及向后摆动时肘部伸展（经 Murray et al. 允许，重新绘制）

老年人在不同程度上，也缺乏迅速做出补偿性姿势变化（“救援反应”）的能力，而这种变化是缓冲或防止跌倒所必需的。轻微的失足，没有把脚足够抬高，或者重心向一侧倾斜，这些都是无法纠正的；毫无疑问，这些特征解释了在老年人中摔倒的频率和对摔倒的恐惧。大多数有这种步态障碍的人都意识到平衡受损，他们需要小心避免跌倒［“谨慎步态”（cautious gait）］（Nutt et al）。同样地，这种步态缺乏特异性，易与一般的适应性或防御性步行模式相结合。此外，正如 Felson 及其同事提出的，由于年龄增长导致股四头肌萎缩引起无力，继而出现膝关节屈曲也是导致这一问题的原因。此外，随着机体的老化，骨关节炎几乎是不可避免的，它会由于疼痛和活动范围的缩小而导致步态的紊乱，也是许多步态障碍的组成部分。

老年人步态障碍的性质尚不完全清楚。它可能只是反映大脑神经元的丢失，这是由于机体衰老本身所致，其中一种严重的形式是上面讨论过的额叶步态障碍。如上所述，本体感觉不充分、纠正姿势反应缓慢、前庭功能减退、骨盆和大腿肌肉无力等可能是促发的因素。然而，Baloh 和同事发现感觉功能的变化与步态恶化并无明确的关联性。Fisher 指出老年人的步态与 NPH 的步态相似，提示脑积水是部分老年人步态障碍的基础。由胃萎缩引起的甲钴胺缺乏也可能是原因之一。Fife 和 Baloh 的调查反映了老年人步态恶化的多种促发因素，尤其是前庭病。

我们在这里强调一个常见的和令人苦恼的问题，在实践中我们经常遇到一个老年人有步态障碍，但痴呆极轻微，没有明显的病因。Factor 及其同事们认为，这是一种主要的冻结步态障碍，有多种病因，它符合前面讨论的下半身帕金森病模式。老年人步行能力在几个月或几年的时间内会恶化，有时他们住在养老院，所以进展的速度不清楚。这种障碍具有 NPH 或额叶步态障碍的大部分特征，但额叶萎缩不明显，脑室不扩大，脑脊液引流无反应，未发现颈椎病或神经病。有时，功能成像检查如正电子发射断层扫描（PET）显示额叶低代谢。Verghese 及其同事曾强调了随后痴呆的高发病率，这与我们以往患者的经验是一致的。推测这反映了一种退行性过程，也可能是额颞叶变性的变异型。Masdeu 及其同事在文中以及 Sudarsky 在综述中很好地总结了由于老龄导致的步态变化。

发育延迟者的步态

发育延迟者的步态（gaits of the developmentally delayed）是一系列奇特的步态，很难分析。一种笨拙的站姿，头向前伸得太远或伸长脖子，手臂摆成奇怪的姿势，宽基底步态，伴有笨拙的蹒跚或在地上跺脚，每个人都有自己不优雅的风格，这些只是少数几种常见的模式。人们试图将它们与本体感觉障碍、小脑缺陷、锥体系或锥体外系疾病联系起来，但都是徒劳的。

唯一合理的解释是，这些步态的变化是基于大脑和脊柱机制的自然发育顺序的改变，包括两足运动、站姿，以及扶正。发育完善的运动能力的习得，如跑步、跳跃、跳远、舞蹈、单足平衡、踢球等也会受到干扰或延迟。有节奏的摇摆动作和拍手，古怪的举止，挥舞的手臂，以及在发育一章中提到的其他定型的模式，使得步态更加笨拙。林肯 - 奥斯雷茨基量表（Lincoln-Oseretsky scale）是对运动方面的这些成熟的延迟进行量化的一种尝试。

心因性（癔症性）步态障碍

心因性步态障碍（psychogenic gait disorders）也称为癔症性步态障碍，可能有好几种形式，通常在外观上是戏剧性的，如踩高跷，极端的肌张力障碍姿势，或疯狂地东倒西歪，或双腿瘫倒，却不会摔倒在地，实际上通过他们的旋转展示了一种快速和适当的姿势调整的正常能力，Keane 对此做了很好的总结。癔症性步态障碍（hysterical gait disorders）可能伴随着类似的夸张的手臂动作，好像是为了给观察者留下深刻印象，即需要很费力才能走路和保持平衡。Baik 和 Lang 强调了在他们的专科诊所中同时发生的心因性运动和步态障碍的高发生率。

站立步行不能（astasia-abasia）是一个术语，用来描述一种心因性步态障碍，患者虽然不能站立或行走，但在床上或多或少地表现出正常的腿部活动，而且其他方面的神经学检查和身体活动正常。当这样的患者站起来时，他们可能会走几步，然后就无法向前移动他们的腿；他们会东倒西歪，如果没有人辅助，还会摔倒在地。如下所述，站立步行不能并非由心理原因引起的，这个术语的使用已经扩展到描述其他完全不能站立和行走的形式。

在这一分类中，还包括癔症性单瘫、偏瘫或截瘫。在走路时，患者可能会犹豫，并以明显的共济失调或震颤的方式向前迈腿。通常情况下，腿部癔症性瘫痪的患者在走路时不会把脚抬离地面；他们更倾向于把腿作为一个无用的部分拖着走，或者把腿向前推，就像在溜冰板上一样。在癔症性轻偏瘫中，真正意义上的小腿痉挛性不全麻痹所见的特有的环行是不存在的，也没有轻偏瘫姿势、腱反射亢进和 Babinski 征。癔症性截瘫患者不能很好地拖动两腿，通常依靠手杖或拐杖，或在床上或轮椅上陷于无助；在几个月或更长时间的不活动之后，随着肌肉逐渐地挛缩，肌肉可能松弛或因缩短而僵硬。患者在床上的腿部运动可能未受影响，或者可能出现胡佛征(Hoover sign)(在第 3 章描述),这与真正的腿部无力不符。一些患者表现出额外的声音和视野异常、震颤,以及肌肉收缩的虚弱无力。

另一方面,不应该假设一个步态障碍或不能行走,但没有其他神经学异常的患者一定会有心理障碍。局限于小脑前上蚓部的病变可能导致共济失调或严重的不稳定性,这些表现只有当患者想要站立和行走时才会表现出来;这也适用于非常严重的NPH、额叶疾病,以及各种中毒,如酒精或抗癫痫药物治疗。严重的周围神经病的病例,特别是如有明显的感觉丧失时也可以极大地损害站立和行走的能力,以及直立性腿震颤(orthostatic leg tremor)的不寻常的情况(见关于运动障碍章节),当患者站立一段时间后可能引起腿部的屈曲,经常被误认为是癔症的一种情况。同样地,共济失调与腿部和臀部僵硬的组合是僵人综合征的特征,也容易被误诊为心因性障碍(psychogenic disorder)。

康复措施

一旦步态异常被确定下来,就应该结合内科治疗和其他纠正措施,探索康复的可能性。抗痉挛药物巴氯芬(baclofen)和替扎尼定(tizanidine)在四肢僵硬超过无力时会有所帮助。它们可能会减轻腿部的痉挛,但是代价有时是显示肌肉力量的损失,而且损失的程度比以前更大,这对患者是不利的。在极端情况下,蛛网膜下腔泵注巴氯芬对痉挛可能是有效的。

迷路功能减退,如药物诱发的或特发性前庭病,是对物理治疗师极大的挑战。平衡训练以及对姿势矫正和视力的关注帮助这些患者变得更加稳定和达到更好的功能(Baloh and Honrubia)。前庭镇静药如氯苯甲嗪应予停用。加强腿部肌肉的锻炼在很多情况下是有益的,减肥也是如此。同样,本体感觉缺失所致的步态共济失调可能在一定程度上可以通过仔细注意视觉控制和脚的适当位置加以纠正。一旦痴呆与出现在老年人或额叶疾病的任何步态障碍结合在一起,康复成功的机会就会更少了,因为失去了关注地形和姿势微小变化的能力。许多患者发现,着重于平衡的运动如太极和瑜伽是有帮助的。从使用手杖,到使用叉状拐杖,最后到使用四柱式助行器,使所有类型的步态障碍患者都可以保持一定的活动能力。这些矫正器械的最佳使用最好是在有经验的物理治疗师和理疗师指导下进行。

鼓励步态训练是改善心因性步态障碍的一个有效手段,但有些人是抵触的。

（杨春晓　侯世芳　译　王维治　校）

参考文献

Atchison PR, Thompson PD, Frackowiak RS, Marsden CD: The syndrome of gait ignition failure: A report of six cases. *Mov Disord* 8:285, 1993.

Baik JS, Lang AE: Gait abnormalities in psychogenic movement disorders. *Mov Disord* 22:395, 2007.

Baloh RW, Honrubia V: *Clinical Neurophysiology of the Vestibular System*, 3rd ed. Oxford, Oxford University Press, 2001.

Baloh RW, Ying SH, Jacobson KM: A longitudinal study of gait and balance dysfunction in normal older people. *Arch Neurol* 60:835, 2003.

Benson RR, Guttman CR, Wei S, et al: Older people with impaired mobility have specific loci of periventricular abnormality on MRI. *Neurology* 58:46, 2002.

Della Sala S, Francescani S, Spinnler H: Gait apraxia after bilateral supplementary motor area lesion. *J Neurol Neurosurg Psychiatry* 72:77, 2002.

Denny-Brown D: *The Basal Ganglia and Their Relation to Disorders of Movement*. Oxford, Oxford University Press, 1962.

Eidelberg E, Walden JG, Nguyen LH: Locomotor control in macaque monkeys. *Brain* 104:647, 1981.

Factor SA, Higgins DS, Qian J: Primary freezing gait: A syndrome with many causes. *Neurology* 66:411, 2006.

Factor SA, Jennings DL, Molho ES, et al: The natural history of the syndrome of primary progressive freezing gait. *Arch Neurol* 59:1778, 2002.

Felson DT, Niu J, McClennan C, et al: Knee buckling: prevalence, risk factors, and associated limitations in function. *Ann Intern Med* 147:534, 2007.

Fife TD, Baloh RW: Disequilibrium of unknown cause in older people. *Ann Neurol* 34:694, 1993.

Fisher CM: Hydrocephalus as a cause of disturbances of gait in the elderly. *Neurology* 32:1358, 1982.

JC: LIVING without a balancing mechanism. *N Engl J Med* 246:458, 1952.

Keane JR: Hysterical gait disorders: 60 cases. *Neurology* 39:586, 1989.

Kwa VI, Zaal LH, Verbeeten B, Stam J: Disequilibrium in patients with atherosclerosis: relevance of pontine ischemic rarefaction. Amsterdam Vascular Medicine Group. *Neurology* 51:570, 1998.

Lawrence DG, Kuypers HGSM: The functional organization of the motor system in the monkey: II. The effects of lesions of the descending brainstem pathways. *Brain* 91:15, 1968.

Martin JP: The basal ganglia and locomotion: Arris and Gale Lecture delivered at the Royal College of Surgeons of England on 3rd January 1963. *Ann R Coll Surg Engl* 32:219, 1963.

Masdeu JC, Sudarsky L, Wolfson L (eds): *Gait Disorders of Aging*. Philadelphia, Lippincott-Raven, 1997.

Murray MP, Kory RC, Clarkson BH: Walking patterns in healthy old men. *J Gerontol* 24:169, 1969.

Olsson E: Gait analysis in hip and knee surgery. *Scand J Rehabil Med Suppl* 15:1, 1986.

Ropper AH: Refined Romberg test. *Can J Neurol Sci* 12:282, 1985.
Stolze H, Kuhtz-Buschbeck JP, Drücke H, et al: Comparative analysis of the gait disorder of normal pressure hydrocephalus and Parkinson's disease. *J Neurol Neurosurg Psychiatry* 70:289, 2001.
Sudarsky L: Geriatrics: gait disorders in the elderly. *N Engl J Med* 322:1441, 1990.
Sudarsky L, Simon S: Gait disorder in late-life hydrocephalus. *Arch Neurol* 44:263, 1987.
Thompson PD, Marsden CD: Gait disorder of subcortical arteriosclerotic encephalopathy: Binswanger's disease. *Mov Disord* 2:1, 1987.
Tinetti ME, Williams CS: Falls, injuries due to falls, and the risk of admission to a nursing home. *N Engl J Med* 337:1279, 1997.
Verghese J, Lipton RB, Hall CB, Kuslansky G, Katz MJ, Buschke H: Abnormality of gait as a predictor of non-Alzheimer's dementia. *N Engl J Med* 347:1761, 2002.
Yakovlev PI: Paraplegia in flexion of cerebral origin. *J Neuropathol Exp Neurol* 13:267, 1954.

第2分段

疼痛和躯体感觉障碍

这一分段讨论疼痛和躯体感觉，所有这些感觉主要来自器官、皮肤、血管、结缔组织、肌肉和关节中产生的传入冲动。由于疼痛压倒一切的临床重要性，它被赋予了单独的一章。特殊的感觉，如视觉、听觉、味觉和嗅觉将在下一分段中讨论，而内脏感觉，其中大部分还没有到达意识，将与自主神经系统紊乱一起讨论。

疼痛是疾病的重要征象，在人类判断疾病存在的所有感官体验中占突出的地位。相对而言，很少有疾病没有痛苦阶段。此外，某些疾病的诊断在很大程度上依赖于没有疼痛的特征。头痛和源于脊柱和神经根疾病引起的疼痛在临床实践中占有独特的地位，并在各自的章节中进行阐述。

为了有效地处理疼痛和感觉改变的问题，需要熟悉感觉通路的解剖学和身体各部分的感觉神经支配，以及深入了解影响疼痛感知和反应的心理因素。两个主要系统具有这些功能，由其在脊髓中的传导束命名：脊髓丘脑束通路传导痛觉，而后索和内侧丘系通路传导触觉、关节位置觉、深部压觉，以及振动觉。一些基本事实如下：

1. 脊髓丘脑系统起源于游离神经末梢，它们合并成有轻度髓鞘化的轴突。这些纤维代表后根神经节中包含的神经元的外周投射。它们的中心投射包含在背（后）根中，后根进入脊髓与后角的神经元发生突触。这些神经元的轴突交叉并上升为脊髓丘脑束（*spinothalamic tract*），终止于丘脑。一个类似的通路称为三叉神经脊髓束（*spinal trigeminal tract*），传导面部痛觉。

2. 后索 - 内侧丘系（*posterior column-medial lemniscal system*）起源于几个独特的专门受体，这些受体产生大量的有髓鞘的轴突，其细胞体也包含在后根神经节中。它们的中央投射进入脊髓后根，然后是脊髓后角，没有突触或交叉，作为后索上升。类似的前三叉神经丘脑束（*anterior trigeminothalamic tract*）传导面部的躯体感觉。

3. 疼痛定位于头部还是背部（脊柱）的问题代表神经病学的特殊问题。如前所述，由于硬脑膜、脊神经根和血管的关系，疾病发生时它们每一个都可以在脑部、脊髓和脊柱的最近的结构产生疼痛信号。头痛和背痛的综合征占据了神经科和全科临床的很大一部分。

第7章

疼　痛

“疼痛”(pain)一词使用的模糊性是我们难以理解它的原因之一。其中一个比较容易理解的方面是,在对可能损伤组织的刺激(即痛觉感受)做出反应时,脉冲沿着特定通路的传递,就是伤害性感受(nociception)。更深奥的是,它的特性是一种与情感密切相关的精神状态,是一种难以定义和量化的痛苦或苦难的性质,用亚里士多德(Aristotle)的话来说,就是“一种灵魂的激情”(a passion of the soul)。这种两重性(伤害感受和痛苦)具有实际的重要性,对于某些药物或外科手术来说,如扣带回切开术,可能会减少患者对疼痛刺激的反应,使感觉知觉很大程度上保持完整。更复杂的是,尽管神经通路的阻断会使所有感觉消失,但疼痛症状可能会持续存在(即失神经性感觉障碍或痛性感觉缺失),或者这种疼痛可能会继续从截肢的缺失部分被感知到(“幻肢痛”)。最后,疼痛几乎可以由任何感觉形式引起,如触摸、按压、热或冷,如果它们足够强烈的话。

显然,很少有医生能够处理困难的和不寻常的疼痛问题,而有时其他内科医生会向神经科医生寻求有关这些问题的帮助。虽然人们已经对疼痛通路的解剖、生理机制,以及为镇痛而消融的结构已经有了很多了解,但是通过内科和外科手段有效地管理疼痛仍然是一个相当大的临床挑战。疼痛医学的实践对每一位有思想的医生都是一种挑战,因为它需要医学、神经病学和精神病学方面的高水平技能。更成问题的是寻求治疗疼痛的患者,他们的疼痛似乎很少或几乎没有结构基础;进一步的调查可能会揭示,对严重疾病的恐惧、忧虑或抑郁加剧了一些相对较轻的疼痛,或对疼痛的抱怨已成为寻求关注、药物或金钱补偿的手段。还有“难缠的”疼痛患者,无论多少调查都无法发现他的医学疾病或精神疾病。使疼痛药物几乎全方面进一步复杂化的是对麻醉药品依赖、耐受和成瘾的关注,这可能是社会和政治力量所为。最后,医生必须准备好治疗那些需要缓解顽固性疼痛的患者,因其是由确定的顽固性疾病引起的。

疼痛的解剖学

历史背景

一个多世纪以来,关于痛感本质的观点一直被两大理论所主导。其一,特异性理论(*specificity theory*),从一开始就与冯·弗雷(von Frey)的名字联系在一起。他断言,皮肤是由不连续的感觉斑点组成的马赛克,每一个斑点受到刺激时,都会产生一种感觉,即疼痛、压力、温暖或寒冷;在他看来,每一种感觉在皮肤上都有一个独特的末端器官,每一种刺激特定的末端器官都通过各自独立的通路连接到大脑。第二种理论是戈德舍伊德(Goldscheider)提出的,他放弃了自己先前关于痛点的发现,认为痛点仅仅代表了压力点,对压力点的足够强烈的刺激可以产生疼痛。根据后一种理论,没有独特的痛觉感受器,而疼痛的感觉是由施加在皮肤上的压力或热刺激所激发的脉冲的总和。它最初被称为强度理论,后来被称为模式或总和理论(*pattern or summation theory*)。

为了调和特异性和模式理论,Head及其同事们在1905年提出了一个痛觉的概念,这个概念是基于他对前臂桡神经皮支有目的的切片的观察。感觉受损区包含一个最内层的区域,在这个区域表面感觉完全消失。它被一个较窄的“中间(intermediate)”区域所包围,这一区域痛觉被保留,但定位很差;在中间区域可以识别极端温度,但不能识别触觉、较小的温差差异,以及两点辨别觉等。为了解释这些发现,Head推测皮肤感受器和传导纤维存在两种系统：①一种古老的粗感觉的（*protopathic*）系统，可以感受疼痛和温度的极端差异，并产生一种不分等级的、弥漫性的全或无型的印象；②一种最新进化的精细觉的（*epicritic*）系统，可以调节触觉、两点辨别觉和较小的温度差异，以及局部的疼痛。周围神经受损后的疼痛和感觉过敏通常归因于由精细觉对粗感觉系统的抑制作用的丧失。这个理论被用了很多年，来解释出现于周围和中央（丘脑）的病变引起的感觉改变。它失去可信性有几个原因，但主要是因为 Head 最初的观察和推论无法得到证实（见 Trotter and Davies；以及 Walshe）。然而，疼痛传导的快速和缓慢形式后来得到了证实（见下文）。

后来在 1965 年，Melzack 和 Wall 阐明了他们的"门控"（gate-control）理论，对疼痛的模式和特异性概念进行了进一步完善。他们观察到，在去大脑和脊髓的猫中，大的有髓神经纤维的周围刺激产生负的后根电位，而小的无髓神经 C（疼痛）纤维刺激引起正的后根电位。他们推测，这些电位是突触前抑制或兴奋的反应，调节了后角次级传递神经元（T 细胞）的活动，这种调节是通过抑制性（I）细胞介导的。这一理论的实质是大直径的纤维激发了 I 细胞，进而引起了 T 细胞的突触前抑制。相反，小的疼痛传入抑制了 I 细胞，使 T 细胞处于兴奋状态。Wall 和 Melzack 强调，来自后角的疼痛冲动也必须受到来自脑干、丘脑和边缘叶的下行纤维系统的控制。

起初，门控机制似乎可以解释椎间盘破裂的疼痛和某些慢性神经病（特别是那些大纤维脱落）的疼痛，以及试图通过对周围神经和后柱进行持续的经皮电刺激来缓解疼痛（推测是它们的大有髓纤维）。从理论上讲，这种选择性刺激会"关闭"这个闸门。在某些临床情况下，这些手术确实减轻了疼痛，但不一定仅仅是刺激大的有髓神经纤维的结果（Taub and Campbell）。然而，在其他一些与大纤维和小纤维神经病疼痛相关的例子中，临床行为与人们根据门控机制所期望的完全不一致。与先前的理论一样，该理论所依据的生理学观察也暴露出弱点。Nathan　对疼痛的门控理论的这些方面和其他方面进行了批判性回顾。

在过去的几十年中，关于表皮敏感性的信息已经有了大量积累，需要对早期的解剖、生理和临床概念进行修改。有趣的是，这些信息中的大部分仍然在一些旧理论的总体框架中得到了最好的描述和合理化。

疼痛受体和周围传入通路

就外周疼痛机制而言，疼痛传导神经纤维确实具有一定的特异性。根据神经类型的不同，根据其大小和功能对感觉纤维进行了分类（表 7-1）。已有研究证实，初级感觉神经元远端轴突中的两种传入纤维对伤害性刺激（即潜在的组织损伤）的反应最大。一种类型是非常细的、无髓鞘的传导缓慢的 C 纤维（直径 0.3~1.1μm）；另一种是细髓鞘的传导速度较快的 A-δ 纤维（直径 2~5μm）。这两种主要的疼痛传入神经末梢或感受器在皮肤和其他器官中是游离的、大量分支的神经末梢；这些是被施万细胞（*Schwann cell*）的细胞质所覆盖，但极少或没有髓鞘。

表 7-1　感觉周围神经纤维类型的分类和功能及其功能障碍相关的症状（另见表 8-1）

纤维类型	替代名称	纤维直径（mm）	传导速度（m/s）	功能和功能障碍症状
大的，厚髓鞘				
A-α 和 -β	Ⅱ	5~20	30~70	触觉，压觉
小的，薄髓鞘				
A-γ	Ⅰa	3~6	15~30	纺锤体传入
A-δ	Ⅲ	2~5	12~30	疼痛和温度，躯体接触（锐痛、撕裂、刺痛）
B		1~3	3~15	内脏和自主神经传入
小的，无髓鞘				
C	Ⅳ	0.3~1.1	0.5~2	慢痛和体温觉（钝痛、灼痛、定位不准的疼痛）

根据生理反应，有相当多的证据表明，在这些游离分支，无包膜的末梢及其小纤维传入中存在一定程度的精细分工。游离末梢或感受器可分为三类：机械性感受器（*mechanoreceptors*）、热感受器（*thermoreceptors*）和多模态伤害感受器（*polymodal nociceptors*）。每个末端将刺激能量转换为远端神经膜的动作电位。前两种类型的感受器分别通过无害的机械刺激和热刺激激活。机械效应是通过A-δ和C纤维传递的，而热效应主要是通过C纤维传递的。大多数C纤维末端是多模态的，最有效的是受到有害的或组织破坏性刺激激发，但它们也能对机械或热刺激以及与炎症相关的化学介质产生反应。此外，某些A-δ纤维对轻触觉、温度觉和压力觉，以及疼痛刺激有反应，并能够与刺激强度成比例地放电。单纤维经过神经内电极刺激表明，它们也能传递有关刺激性质和位置的信息。这些关于A-δ和C纤维的多模功能的观察可以解释Lele和Weddell的观察结果，即除了疼痛以外的其他感觉模式可以由角膜这样的结构引起，而角膜仅由游离神经末梢支配。

疼痛刺激转化为神经末梢电去极化的方式正开始被人们理解。当受到有害刺激时，一些特殊的分子会打开神经末梢细胞膜上的阳离子通道。这些通道的打开激活了电压门控钠通道，并在感觉轴突中产生了动作电位。令人感兴趣的是，许多专门的离子通道只在一些痛觉神经细胞及其处理中表达，而不是在脑或脊髓中表达；这些通道包括独特的钠、钾、钙通道，以及其他的阳离子通道，如TRP（瞬时感受器电位）和ASIC（酸敏感离子通道）。Benarroch总结了这些感受器分子的调控和激活。特殊的疼痛综合征是由这些通道的突变和干扰通道功能的自身免疫性疾病引起的。

A-δ和C型的周围传入疼痛纤维在后根神经节中都有它们的细胞体；这些神经细胞的中央延伸部分通过后根投射到脊髓的后角（或在颅部疼痛传入时，传入到三叉神经脊束核，即后角的延髓类似物）。疼痛传入神经主要占据根入区的外侧部。在脊髓内，许多最薄的纤维（C纤维）形成一个离散的束，即利绍尔束（*tract of Lissauer*）（图7-1A）。Lissauer束的横断产生同侧节段性痛觉缺失，表明它主要是一条疼痛通路，但它也含有深部感觉和本体感觉纤维。虽然习惯上说，脊神经后根有外侧和内侧分支（前者包含小的痛觉纤维，而后者包含大的有髓纤维），但其分为离散的功能束是不完全的，在人类，这两组纤维不能被选择性根切断术所中断。

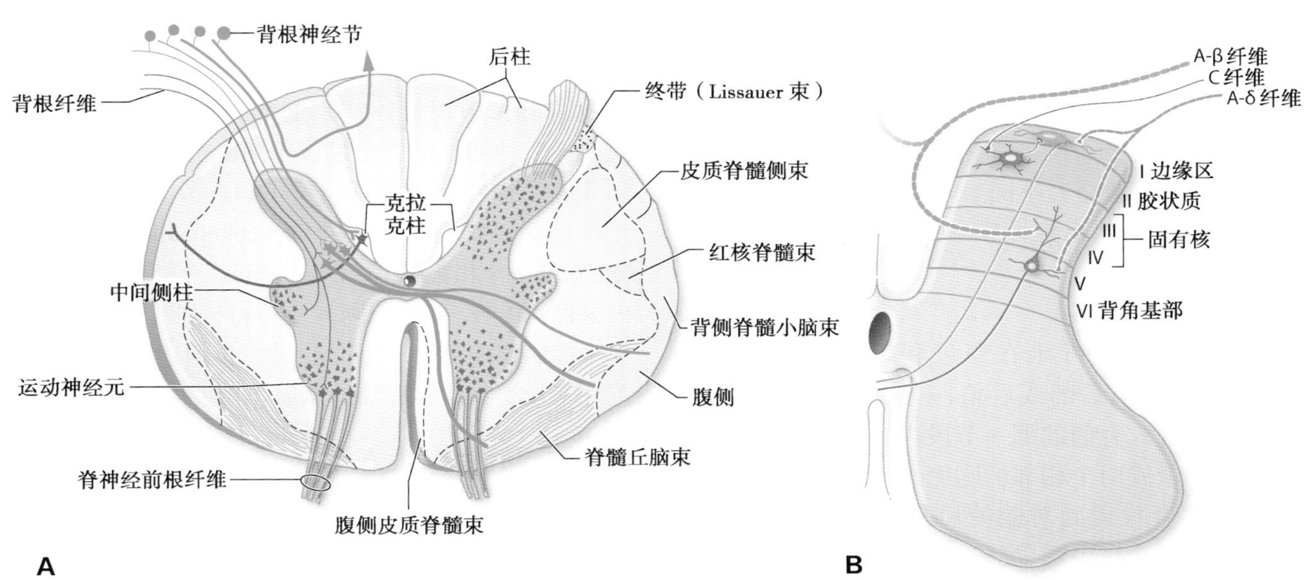

图7-1 A. 脊髓横断面显示传入纤维和主要上行通路的走行。快速传导的疼痛纤维并不局限于脊髓丘脑束，而是弥漫地散布在前外侧索中（另见图7-3）。（改编自Martin JH:《神经解剖学：文本和地图集》，纽约，McGraw-Hill，2003年，经许可。）B. 通过脊髓颈段的横切面，说明根据Rexed将灰质细分为板层，以及主要感觉纤维的进入和终止（经允许，改编自Fields HL: *Pain*. New York，McGraw-Hill，1987）

疼痛纤维的皮节分布(见图 8-1)

感觉单位(*sensory unit*)包括后根神经节的感觉神经细胞、它的中枢和外周的延伸,以及它的皮肤和内脏的末梢。这些感觉单位的定位从外周到感觉皮质,在整个感觉系统中保持着一致的分布。感觉单位的离散节段分布允许构建临床上有用的感觉图(见图 8-1)。这方面的感觉解剖学将在下一章详细阐述,其中包括感觉皮节和皮肤神经的分布图。然而,作为一种快速定位周围疼痛路径分布的方法,记住以下的支配是有用的:面部结构和前颅位于三叉神经支配区;后枕部,第 2 颈神经;颈部,第 3 颈神经;肩区,第 4 颈神经;三角肌区,第 5 颈神经;前臂和拇指桡侧,第 6 颈神经;示指和中指,第 7 颈神经;小指和手的尺侧缘及前臂,第 8 颈神经和第 1 胸神经;乳头,第 4 至第 5 胸神经;脐,第 10 胸神经;腹股沟,第 1 腰神经;膝内侧,第 3 腰神经;内踝,第 4 腰神经;大趾,第 5 腰神经;小趾,第 1 骶神经;大腿后部和足外侧,第 2 骶神经;以及生殖器带,第 3,4 和 5 骶神经。

来自深层结构的疼痛纤维的分布,虽然与来自皮肤的不完全对应,但也大致地遵循一种节段性的模式。第 1 至第 4 胸神经根是心脏和肺的重要感觉通路,第 6 至第 8 胸神经根是上腹部器官的感觉通路,下胸部和上腰部神经根是下腹部内脏的感觉通路,以及下部盆腔器官如膀胱和直肠,是通过第 2 至第 4 骶神经根。这些从内脏结构投射出的疼痛区域,大致相当于同一神经根的皮肤神经支配的区域,但也有一些例外,如睾丸,因为感觉神经到器官的通路随着发育而向尾侧移动。

从骨骼、韧带和邻近肌肉骨骼结构的疼痛投影的神经学相关的分布图被称为生骨节(*sclerotomes*),它们的分布与皮节略有不同。本章后面将进一步讨论涉及的疼痛,并给出生骨节与皮节的比较图。

后角

传入的痛觉纤维在穿过利绍尔(Lissauer)束后,终止于灰质后部或后角,主要在边缘区。大多数纤维在进入脊髓的那一节段内终止,有些在一侧延伸到一个或两个相邻的吻侧和尾侧的节段,有些通过前连合投射到对侧的后角。Rexed 在猫身上的细胞结构研究表明(灵长类动物的组织结构也是如此,人类很可能也是如此),第二级神经元,作为后角传入纤维的突触部位,排列成一系列的六层(图 7-1B)。薄的有髓(A-δ)纤维主要终止于 Rexed 的Ⅰ层(Waldeyer 的边缘细胞层),也存在于Ⅱ层的最外层;一些 A-δ 痛纤维穿过背侧灰质,终止于Ⅴ层的外侧部。根据几个权威机构的说法,板层Ⅰ是有一半或更多的起源脊髓丘脑束纤维,下文将讨论。无髓鞘(C)纤维也终止于Ⅱ层(胶状质)。其他对疼痛皮肤刺激有反应的细胞位于后角的Ⅶ和Ⅷ层,后者神经元对脑干核的下行冲动以及节段性感觉冲动有反应。从这些终末细胞,二级轴突与同一和相邻脊髓节段的后角和侧角细胞相连,并促进躯体反射和自主神经反射。辅助痛觉向对侧(向同侧的程度较小)投射的次级神经元的主束达到更高的水平;这就构成了脊髓丘脑束(*spinothalamic tract*),如下所述。

关于疼痛冲动在后角和脑干的传递和调节方式,已经作了许多重要的观察。兴奋性氨基酸(谷氨酸、天门冬氨酸)和三磷酸腺苷(ATP)等核苷酸被认为是初级 A-δ 感觉传入终末的递质。此外,当受到刺激时,A-δ 疼痛传入神经会释放几种神经调节因子,这些因子在痛觉的传递中起着重要作用。C 神经元较慢的神经传递还涉及其他物质,其中最重要的是被称为 P 物质的 11- 氨基酸肽(P 物质指的是 von Euler 和 Gaddum 在 1931 年从动物组织和尿液中提取的粉末)。在动物中,P 物质刺激伤害性后根神经节和后角神经元;此外,P 物质纤维的破坏产生镇痛作用。在罕见的先天性神经病和对疼痛不敏感的患者中,存在显著的脊髓后角 P 物质的耗竭。

"阿片"(opiate)一词是用于描述自然产生的外源性物质,如类似内源性"阿片样物质"的吗啡,当它们通过后角以及延髓和中脑的核传递时,是疼痛冲动的调节剂。已经注意到阿片类药物可以降低 P 物质;同时,节段性疼痛引起的脊髓屈肌反射也会减弱。三种阿片受体分别位于突触前初级传入末端和Ⅱ层小神经元突触后树突上。此外,当Ⅱ层神经元在被激活时会释放脑啡肽(enkephalins)、内啡肽(endorphins)和强啡肽(dynorphins),所有这些都是内源性吗啡样多肽,与阿片受体特异结合,并在后角水平抑制疼痛传递。下文会进一步阐述阿片类和内源性阿片类物质对疼痛的调制作用。

疼痛的脊髓传入通路

脊髓丘脑束(前外侧或侧束)

如上所述,辅助痛觉的次级神经元的轴突起源于脊髓灰质的Ⅰ、Ⅱ、Ⅴ、Ⅶ、Ⅷ层。这些轴突的主束在脊髓前连合交叉,并在脊髓对侧的前外侧束中作为脊髓丘脑束(*spinothalamic tract*)上升,终止于脑干和丘脑结构(图 7-2)。临床的重要性是,从每个皮节

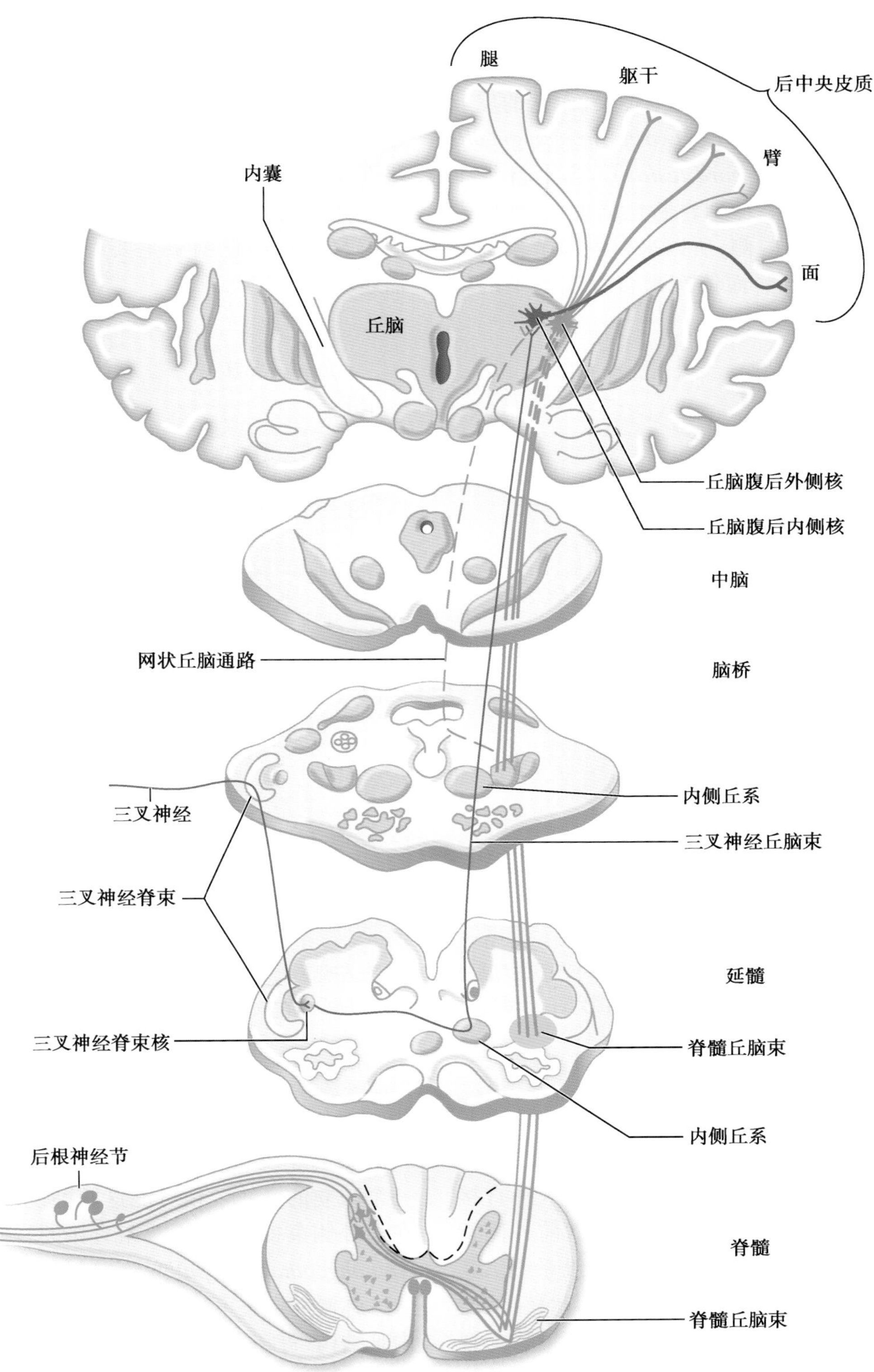

图 7-2 所示为脊髓丘脑束和三叉丘脑束（痛、温度觉）。在底部切面，形成脊髓丘脑束的纤维交叉过吻侧的 2~3 个节段，进入脊髓，与图示的水平不同。来自上升的前外侧束（脊髓丘脑束）分支到延髓、脑桥和中脑的核，以及束的终止核均可看到。大致显示了感觉的皮质代表区；它在图 8-5 中显示得更清楚，并在第 8 章中讨论。内侧丘系系统（后索）见图 8-4 所示

传输疼痛冲动的轴突，当它们在后根进入水平上升 1~3 个节段时交叉。因此，脊髓外侧的离散性损伤会造成对侧躯干疼痛和温度觉丧失，而它的皮节水平比脊髓损伤低 2~3 节段（*two to three segments below that of the spinal cord lesion*）。当上升纤维交叉过脊髓，它们被添加到脊髓丘脑束（前外侧索的主要传入通路）的内侧，所以来自骶部节段的最长的纤维位于最浅部，而依次来自喙端水平的纤维占据了越来越深的位置（图 7-3）。对于神经外科医生来说，这种躯体位置的安排是很重要的，他们要做一种手术来减轻疼痛，只要能控制白质侧索被切断的深度，就能达到镇痛的效果；对于神经科医生来说，它提供了关于由脊髓中央病变引起的痛觉和温度觉"骶髓回避"（sacral sparing）模式的解释。脊髓丘脑束主要终止于丘脑，将进一步描述。

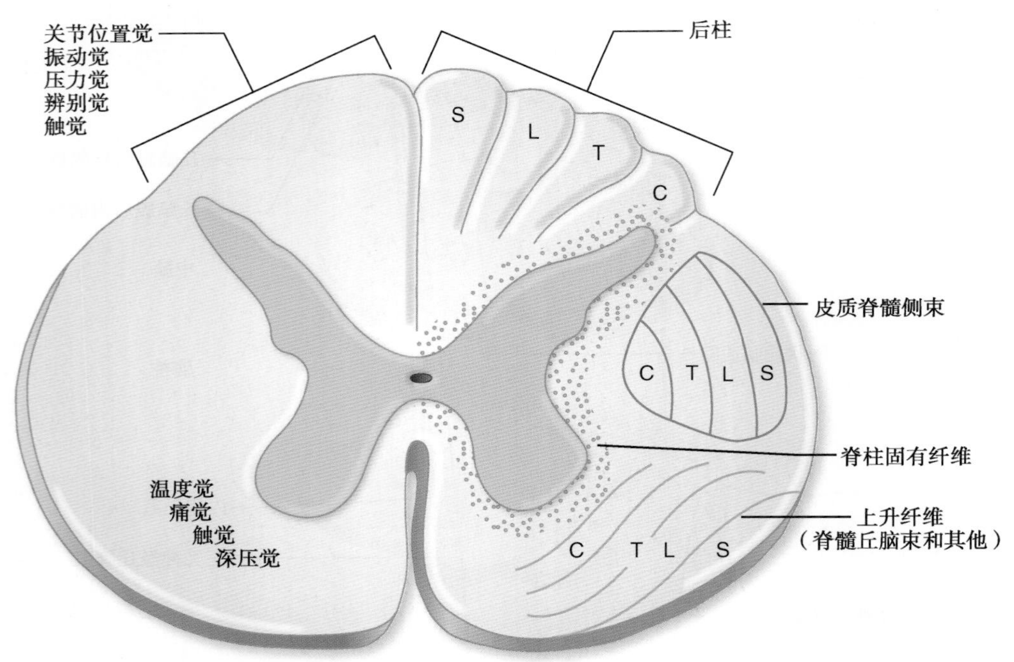

图 7-3 脊髓显示主要的传导束内神经纤维的节段性和层状排列。在左侧是标示"感觉模式"，是由两个主要的上升路径调节的。C，颈椎；T，胸椎；L，腰椎；S，骶椎（经允许，改编自 Brodal A: *Neurological Anatomy*，3rd ed. New York，Oxford University Press，1981）

疼痛的其他脊髓大脑束

疼痛的其他脊髓大脑束（other spinocerebral tracts for pain），除了前外侧脊髓丘脑束（一种直接投射到丘脑的快速传导通路）外，脊髓的前外侧索还包含几个传导较慢的、位于内侧的纤维系统。其中一组纤维直接投射到延髓和中脑的网状核，然后投射到丘脑的内侧核和板内核；这些纤维被称为脊髓网状丘脑（*spinoreticulothalamic*）或古脊髓丘脑（*paleospinothalamic*）通路。在延髓水平，这些纤维在巨细胞核（nucleus gigantocellularis）中形成突触；更靠近喙端，它们与脑桥臂旁区、中脑网状结构、导水管周围灰质和下丘脑的核相连。第二条更内侧的通路位于脊髓的前外侧，通过一系列短的神经元间的连接上升到脑干网状核。目前还不清楚这些棘网状纤维是像卡扎尔（Cajal）最初所说的那样，是脊髓丘脑束的侧支，还是像最近的数据所表明的，代表一个独立的系统。很可能这两种说法都是正确的。在前外侧束中，还有第三条直接的脊髓下丘脑通路（*spinohypothalamic pathway*）。

弥漫性定位不准确的疼痛的传导是来自深部和内脏结构（胃肠、骨膜、腹膜），被归因于这些缓慢传导的间接通路。Melzack 和 Casey 提出，这个纤维系统［他们称之为旁正中的（*paramedian*）］通过脑干和丘脑向边缘系统和额叶的弥漫性投射，辅助疼痛的情感方面，即疼痛产生的不愉快感觉。很明显，即使直接的脊髓丘脑通路已经被阻断，这些脊髓网状丘脑通路仍能继续唤起疼痛的心理体验。此外，来自食管、胃、小肠和近端结肠的内脏疼痛（*visceral pain*）

通路主要通过迷走神经，在投射到丘脑之前终止于孤束核（nucleus tractus solitarius，NTS），如下所述。当动物的迷走神经被切断时，其他的腹部脏器仍然激活 NTS，可能通过内脏神经丛传递冲动。然而，正是直接的脊髓丘脑通路投射到丘脑腹后外侧核（VPL），并投射到感觉皮质的离散区域，辅助对有害刺激的部位、性质，以及可能强度的感觉识别的（*sensory-discriminative*）检测。

需要强调的是，上述有关皮肤伤害性刺激终止细胞和上行的脊髓传入通路起源细胞的数据均来自动物（包括猴子）的研究。在人类，直接的脊髓丘脑束纤维的具体起源细胞尚未完全确定。有关人类这一途径的信息是来源于对尸检材料的研究和对接受前外侧脊髓切开术治疗顽固性疼痛患者的检查。可以认为具有临床重要性的是，离断一侧的前外侧索在身体的对侧产生相对完全的痛觉和温度觉丧失，延伸到病变下方的 2~3 个节段水平，如前所述。经过一段可变的时间后，对疼痛的部分感觉通常会恢复，很可能是通过位于脊髓前外侧索之外的通路进行的，这些通路逐渐增强了它们传导疼痛冲动的能力。其中一个是在后角中央（后角内侧束）小的有髓纤维的纵向多突触的束，另一种是由 I 层状细胞的轴突组成，在侧索的后部走行。

痛觉纤维的丘脑终点

脊髓丘脑纤维终止于腹后核，其中最重要的是腹后外侧（*ventroposterolateral*，VPL）核和腹后内侧（*ventroposteromedial* VPM）核。这些核团投射到顶叶和皮质的其他区域，辅助与疼痛相关的辨别功能。一组向内投射的脊髓 - 丘脑直接纤维终止于板内核复合体和丘脑中央下核（nucleus submedius）。这些与疼痛的不太具体的方面有关，比如警觉和唤醒。间接的脊髓网状丘脑纤维也投射到丘脑板内核，并与直接的脊髓丘脑通路的末端重叠。来自后柱核团的投射主要投射到丘脑腹后核群，对痛觉传递有调节作用。每个丘脑核团都有一个独特的皮质投射，每个核团都被认为在痛觉中扮演着不同的角色（见下文）。

从解剖学和生理学研究中得出的一个实际结论是，在丘脑水平上，传递伤害性冲动的纤维和细胞并没有组织成离散的位点。一般来说，当冲动从周围神经上升到脊髓、延髓、中脑、丘脑和边缘系统水平时，神经元对伤害性刺激反应的可预测性就降低了。因此，在脑干和丘脑中逐渐升高的传入通路的神经外科损伤变得越来越不成功，也就不足为奇了。

丘脑皮质投射

两个腹后核都投射到两个主要的皮质区域：初级感觉（中央后回）皮质（少数终止于中央前回皮质）和外侧裂的上部。丘脑向初级感觉皮质的投射主要沿着前顶叶的中央后回分布，如图 8-6 所示［“感觉小人”（sensory homunculus）］。皮质代表区可以精确定位疼痛刺激的起始点，但丘脑投射仅在该区域终止的观点是一种过度的简化。这些大脑皮质投射在第 8 章中更详细描述，但可以指出，它们主要涉及感受触觉和本体感觉刺激，以及包括疼痛在内的所有辨别性感觉功能。然而，在正常的、警觉的人中对这些（或任何其他）皮质区域的刺激不会产生疼痛，因此，温度和疼痛刺激直接激活皮质区域的程度仍不确定。

板内核也投射到下丘脑、杏仁核和边缘皮质，可能调节疼痛和自主神经反应的觉醒和情感方面。内脏感觉（*visceral sensation*）的丘脑和大脑皮质定位还不很清楚。然而，大脑诱发电位和大脑血流增加［正电子发射断层扫描（PET）研究］已经在接受直肠球囊张力治疗患者的丘脑和中央前回及中央后回中被证实（Silverman et al；Rothstein et al）。

下行性疼痛调节系统

发现下行纤维系统和调节痛觉通路活动的中转站，被证明是对我们的疼痛认知的一个重要补充。研究最广泛的内源性痛觉控制系统起源于额叶皮质和下丘脑，并投射到中脑导水管周围区域的细胞，然后传递到腹内侧髓质。从那里，它从脊髓侧索的后部下降到后角（板层Ⅰ、Ⅱ和Ⅴ；见“内源性疼痛控制机制”的进一步讨论）。在蓝斑核、中缝背核和巨细胞网状核的其他几条去甲肾上腺素能和 5- 羟色胺能下行通路也是伤害性反应的重要调节因子。这些疼痛调节途径的临床意义仍在研究中，将进一步讨论。

疼痛的生理学

激活疼痛感受器的刺激因组织的不同而各不相同。对皮肤足够的刺激是有可能损伤组织的刺激，即刺痛、切割、挤压、灼烧和冷冻。这些刺激作用于胃和肠时是无效的，因为胃和肠的疼痛是由充血或发炎的黏膜、平滑肌的扩张或痉挛，以及对肠系膜附着物的牵引引起的。在骨骼肌中，疼痛是由缺血（间歇性跛行的基础）、坏死、出血、注射刺激性物质和结缔组织鞘的损伤引起的。骨骼肌长时间的收缩会引起一种类型的疼痛。缺血也是引起心肌疼痛的最重要原因。关节对刺痛、割伤和烧灼不敏感，但滑膜会因炎症和暴露于高渗盐水产生疼痛。关节周围韧带的拉伸和撕裂会引起剧烈的疼痛。骨膜损伤会引起疼痛，但可能不会引起其他感觉。当血管被针刺穿或涉及炎症过程时，血管是疼痛的来源。动脉或静脉扩张，如血栓性或栓塞性闭塞就可能是疼痛的来源；其他主要在头痛时起作用的机制，与动脉牵拉或支持动脉的脑膜结构炎症有关。神经内损伤引起的疼痛可能来自神经鞘。当神经根和感觉神经节受到压迫（例如，椎间盘破裂）时，会引起疼痛。头痛及其起源的专题在第 9 章中讨论。

当组织受到损伤时，就会释放蛋白水解酶，这种酶作用于组织蛋白的局部，从而释放出刺激周围痛觉感受器的物质。这些产生疼痛的物质，包括组胺、前列腺素、5- 羟色胺和类似的多肽，以及钾离子等在动脉内或皮内注射时引起疼痛。其他产生疼痛的物质，如激肽，从感觉神经末梢释放出来，或通过血液循环带到那里。这些物质也增加了局部血管通透性。

此外，直接刺激伤害性感受器会释放增强痛觉感受的多肽介质。其中研究最多的是 P 物质，它是在周围神经刺激时从皮肤中 C 纤维的神经末梢释放出来的。它通过扩张皮肤血管引起红斑，通过从肥大细胞释放组胺引起水肿；它也作为白细胞的趋化剂。这种反应被 White 和 Helm 称为神经源性炎症（*neurogenic inflammation*），它是由脊神经节内小神经细胞的逆行的动作电位介导的，是 Lewis 轴突反射（*axon reflex*）的基础，这种反射在周围神经疾病中是消失的，可以通过电生理学的研究来辅助临床定位。感觉神经激活的最终途径包括打开在感觉末梢和轴突表面表达的各种通道，这在上文的部分中已经详细介绍过。

疼痛的感知

疼痛的感知阈值（*threshold for perception of pain*），也就是识别疼痛的最低刺激强度，在所有的人中是大致相同的。炎症通过一种称为敏化（sensitization）的过程降低了感知疼痛的阈值。当然，局部麻醉药、中枢镇痛药，以及某些神经系统损伤都会提高痛阈。除了降低或提高痛阈之外，其他机制也很重要。安慰剂减少了大约三分之一的患者的疼痛，在这些患者中，这种效应已经被研究过了（关于安慰剂的讨论见下文）。分心和暗示，通过将注意力从疼痛的源头转移，降低了对疼痛感知的意识和反应，但不会降低感知疼痛阈值。强烈的情绪（恐惧或愤怒）可能通过激活上述下行的去甲肾上腺素能系统来抑制疼痛。在躁狂状态下，疼痛的体验似乎会较少，而在抑郁状态下会增强。一般来说，焦虑症患者通常与正常受试者具有相同的痛阈，但他们的反应可能过度或异常。额叶切除受试者的痛阈也没有变化，但他们对疼痛刺激的反应，如果有的话，只是短暂的或偶尔的。下面讨论一些与异常痛觉感知相关的术语。

只有当疼痛冲动达到丘脑皮质水平时，才会出现对疼痛的有意识的觉察或感知。丘脑和皮质感觉区在这一心理过程中的确切作用尚不完全清楚。人们认为，对有害刺激的识别是丘脑的一种功能，而顶叶皮质对于识别感觉的强度、定位和其他辨别方面是必要的。这种传统的感觉（sensation）（在这个例子中，是意识到疼痛）与知觉（perception）（觉察疼痛刺激的性质）的分离已经演变成这样一种观点，即感觉、知觉以及对疼痛刺激的各种有意识和无意识的反应构成了一个不可分割的过程。毋庸置疑，大脑皮质控制着患者对疼痛的反应。大脑皮质也有可能抑制或以其他方式改变对疼痛的感知；例如，已有的研究表明，刺激大脑皮质的感觉运动区可以抑制脊髓丘脑束的中枢传导。如上所述，许多下行纤维系统已被追溯到这一传导束起源的后角板层。

Wager 及其同事进行的功能成像研究，让我们对疼痛刺激激活脑区的整体效果有了更深入的了解。除了预期的丘脑和顶叶感觉区域外，下丘脑，以及岛叶和扣带皮质都显著受到影响，与刺激强度成正比。这些研究人员试图开发一种成像“疼痛信号”，在未来能客观地测量人类的疼痛反应。此外，在他们的实验中，躯体的疼痛可以与社会的和情感性疼痛区分开来。

内源性疼痛 - 控制机制

一种神经元镇痛系统（neuronal analgesia system）的发现是对我们理解疼痛的一个重要贡献，该系统可以通过使用阿片类药物或通过具有阿片类药物特性的自然产生的脑物质来激活。这一内源性系统首先由 Reynolds 证明，他发现刺激大鼠腹外侧中脑导水管周围灰质可产生深刻的镇痛作用，而不改变行为或运动活动。随后，刺激间脑的内侧及尾部区和吻端延髓核［特别是中缝大核（raphe magnus nuclei）和旁巨细胞网状核（paragigantocellularis nuclei）］的其他离散部位也显示出同样的效果。在这种电刺激的影响下，动物可以在没有麻醉的情况下进行手术，并在不受干扰的情况下移动，尽管给予了有害的刺激。研究发现，刺激镇痛（stimulation-produced analgesia，SPA）作用是抑制后角的雷克斯（Rexed）Ⅰ、Ⅱ和Ⅴ层神经元，而这些神经元是被有害刺激激活的神经元。在人类受试者中，通过立体定向植入电极刺激中脑导水管周围灰质也可以产生镇痛状态。电刺激能有效抑制伤害性反应的其他部位包括吻端腹侧延髓（中缝大核和邻近的网状结构）和背外侧脑桥被盖部。这些效应通过脊髓的背外侧索通路传递到后角灰质。来自后角的上行通路传递有害的躯体冲动，对激活调节网络也很重要。

如前所述，阿片类药物在突触前和突触后作用于后角Ⅰ层和Ⅴ层的神经元，抑制来自 A-δ 和 C 纤维的传入疼痛冲动。此外，这些效应可以被阿片拮抗剂纳洛酮（naloxone）逆转。有趣的是，纳洛酮可以减少某些形式的刺激导致镇痛（SPA）。Levine 和同事们已经证明，纳洛酮不仅会加重临床疼痛，而且还会干扰安慰剂产生的镇痛效果。这些观察表明，迄今为止，人们对安慰剂的有益作用知之甚少，其部分原因可能是激活了一种内源性系统，该系统通过释放内源性阿片类药物或内啡肽（*endorphins*）来减轻疼痛（见下文）。持续的疼痛和恐惧是这种内源性阿片介导的调节系统的最强大的激活因子。同样的系统可能在其他各种应激条件下也能起作用；例如，一些士兵在战斗中受伤，只需要很少或根本不需要止痛药物［应激诱导的镇痛（stress-induced analgesia）］。阿片类药物在脑干的几个位点起作用，这些位点与电刺激产生镇痛作用的位点相对应，通常与带有内啡肽受体的神经元所处的区域是一致的。

在中枢神经系统中发现特定的阿片受体之后不久，就鉴定了几种天然存在的肽，它们与这些受体特异性地结合，并具有强大的镇痛效果。这些内源性的类似吗啡的化合物通常被称为内啡肽（*endorphins*），意思是“体内的吗啡”（the morphines within）。研究最广泛的是 β- 内啡肽，一种垂体激素 β- 促脂素（pituitary hormone β-lipotropin）的肽序列，以及另外两种肽，脑啡肽（*enkephalin*）和强啡肽（*dynorphin*）。这二者和它们的受体在中脑（midbrain）内的浓度最高。在脊髓水平，只发现脑啡肽受体。图 7-4 说明了脑啡肽（和 P 物质）在疼痛纤维进入脊髓时所起作用的理论结构。感觉系统的不同元素产生和释放这些肽。与脊髓丘脑束神经元接触的一组后角中间神经元亚群也含有脑啡肽。Snyder 总结了这一领域的许多开创性的早期工作。

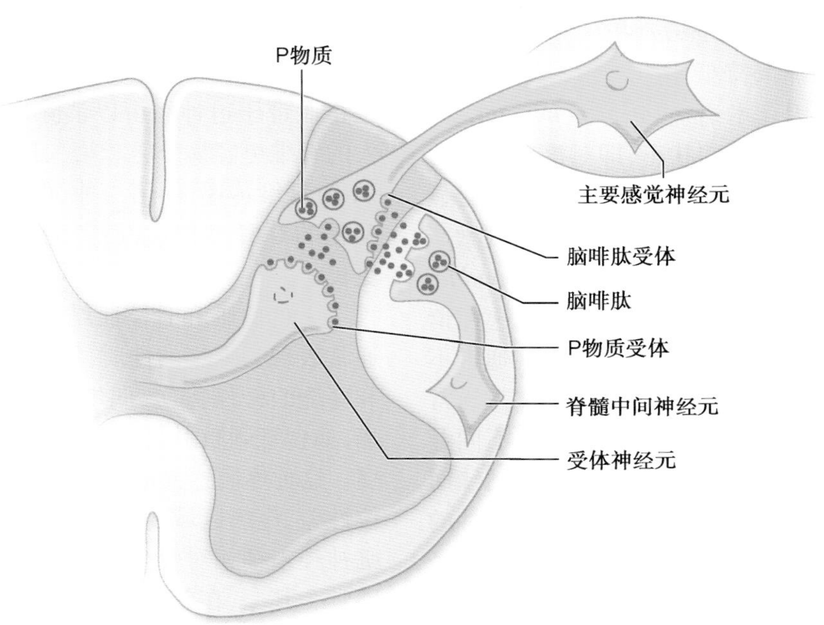

图 7-4　脑啡肽（内啡肽）和吗啡在疼痛冲动从外周向中枢神经系统传递中的作用机制。含有脑啡肽的脊髓中间神经元与疼痛纤维终末突触，并抑制可能的递质 P 物质的释放。因此，后角感受器神经元接收较少的兴奋性（疼痛）冲动，并将较少的疼痛冲动传递到脑部。吗啡与未被占用的脑啡肽受体结合，模仿内源性阿片脑啡肽的抑制疼痛效应。

由此看来，疼痛状态的中枢效应似乎是由许多上行和下行系统使用各种传输媒介决定的。阿片类药物成瘾的某些方面以及停药后的不适也可以用这种方式解释。事实上，我们已知道，其中的一些肽不仅可以缓解疼痛，还可以抑制戒断症状。

应该注意的是，下行的疼痛控制系统除了与阿片类有关外，还包括去甲肾上腺素能和5-羟色胺能的影响。如上所述，一条含有去甲肾上腺素的下行通路从背外侧脑桥蓝斑一直到脊髓，它的激活阻断了脊髓伤害性神经元。腹侧吻端的延髓含有大量的5-羟色胺能神经元，其下行纤维抑制与疼痛传递有关的后角细胞，这可能为慢性疼痛患者使用某些抗抑郁的5-羟色胺激动剂药物治疗提供了理论依据。

最后，由于神经损伤，后角表面受体的类型和密度发生了重构。这些变化改变了上述的疼痛通路上的二级调节系统的影响。这在躯体和神经损伤后的慢性疼痛状态中具有重要意义，如在下一小节所讨论的。

疼痛的临床和心理方面

术语（表7-2）

一些与改变的感觉和疼痛的体验相关的几个术语经常互换使用，但每个术语都有特定的含义。感觉过敏（*hyperesthesia*）是皮肤敏感度增高的总称。术语痛觉过敏（*hyperalgesia*）指的是对疼痛刺激的敏感度增加和痛阈降低。皮肤发炎和烧伤是痛觉过敏的常见原因。术语痛觉减退（*hypalgesia*，*hypoalgesia*）是指一种相反的状态，即对疼痛刺激的敏感性降低和对疼痛刺激的阈值升高。痛觉明显降低（即阈值增高），一旦感觉到刺激，就会对刺激产生强烈的反应，有时被称为痛觉过敏（*hyperpathia*）［与痛觉过敏（hyperalgesia）略有不同］。在这种情况下，对所有刺激都有过度反应，即使是那些通常不会引起疼痛的刺激（如轻触），这一症状被称为异常性疼痛（*allodynia*）。诱发异常性疼痛可能有不同寻常的特征，比刺激更持久和分散，可因疲劳和情绪而改变，并经常与其他感觉混合在一起。这些异常的机制尚不清楚，但痛觉过敏和异常性疼痛都是神经病性或神经源性疼痛的共同特征，诸如周围神经病引起的疼痛。这些特征也表现为灼痛，这是一种由周围神经离断引起的烧灼痛（见“灼痛和反射性交感神经营养不良”）。

表7-2 描述疼痛和异常感觉的术语（另见表8-2）

感觉障碍（*dysesthesia*）：任何被患者描述为不适的异常感觉

痛觉过敏（*hyperalgesia*）：由正常疼痛刺激引起的剧烈疼痛反应；通常包括恒定强度的重复刺激与后感觉的总和

痛觉过敏（*hyperpathia*）：对疼痛刺激的异常疼痛反应和痛阈升高；与痛觉过敏（*hyperalgesia*）有关感觉

感觉过敏或痛觉减退（*hyperesthesia or hypesthesia*）：对触觉刺激的夸大感知

异常性疼痛（*allodynia*）：从正常的非疼痛性机械或热刺激获得的异常疼痛感知；通常有感知延迟和后感觉成分

痛觉减退（*hypoalgesia*，*hypalgesia*）：对疼痛刺激的敏感度降低和阈值升高

感觉缺失（*anesthesia*）：所有感觉，主要是触觉的感知减退

振动觉缺失（*pallanesthesia*）：振动的感知丧失

痛觉缺失（*analgesia*）：对疼痛刺激的感知丧失

感觉异常（*paresthesia*）：自发的、确定的刺痛感，并非令人不快，通常被描述为“针刺感”

灼痛（*causalgia*）：在一个或多个周围神经分布区的烧灼痛

皮肤疼痛和深部感觉

如前所述，每个组织中的神经末梢被不同的机制激活，由此产生的疼痛具有它的性质、部位和时间属性的特征。皮肤疼痛（*skin pain*）有两种类型：一种是刺痛感，当针刺入皮肤时立即引起；另一种是一两秒钟后出现的刺痛或灼痛。它们共同构成了刘易斯（Lewis）的“双重反应”（double response）。这两种类型的皮肤疼痛都可以精确定位。在肢体上使用止血带压迫神经可以消除灼痛之前的刺痛，因为大的纤维更容易受压。第一种（快速）疼痛由较大的（A-δ）纤维传递，而第二种（慢速）疼痛通过较细的无髓鞘的C纤维传递，后者的弥漫性更强，持续时间更长。

来自内脏和骨骼肌结构的深部疼痛（*deep pain*）通常表现为疼痛的性质，如果强烈，它可能是尖锐的和穿透的（刀割样）。偶尔，内脏紊乱会引起烧灼性疼痛，如食管刺激引起的“胃灼热”，而很少发生在心绞痛。这种疼痛感觉是深及体表的。它是弥漫性的，定位性差，疼痛区域的边缘描绘不清楚，可能是因为内脏神经末梢相对较少。内脏疼痛会产生两种额外的感觉。其一，在较远的浅表部位有压痛［“牵涉性痛觉过敏”（referred hyperalgesia）］，其二，同一器官和附近器官的疼痛敏感性增强［“内脏痛觉过敏”（visceral hyperalgesia）］。这是上面讨论过的黑德（Head）的早

期观察的重述，并提到“头区”躯体和内脏感觉是重叠的，如下所讨论的。内脏痛觉过敏的概念在许多疼痛综合征中受到了相当的关注，涉及从急性疼痛到慢性疼痛的过渡，特别是在头痛中。

牵涉痛

内脏源性深部疼痛的定位引起了许多问题。深部疼痛的边界不确定，它的位置与所涉及的内脏结构相距遥远。它往往不是指覆盖在起源脏器上的皮肤，而是指由同一脊髓节段（或多个节段）支配的其他区域。这种疼痛投射到离源头有一定距离的某个固定部位，被称为牵涉痛（*referred pain*）。对此牵涉部位表面上的解释是，小口径的来自深部结构的疼痛传入神经投射到大范围的后角Ⅴ层神经元，皮肤传入神经也投射于此。深部传入与皮肤传入汇聚在同一后角细胞上，再加上皮肤传入的数量远多于内脏传入，并与丘脑有直接联系，可能是造成这种现象的原因。

因为痛觉感受器和任何特定的内脏或骨骼结构的神经都可能投射到几个相邻节段的脊髓后角或脑干节段上，这些结构产生的疼痛可能分布相当广泛。例如，来自心脏结构的传入疼痛纤维，分布在整个T1至T4节段，可以投射到手臂内侧和手及手臂的尺侧缘（T1，T2），以及心前区（T3，T4）。一旦脊髓后角的感觉神经元池被激活，额外的有害刺激可能会增强一侧的整个感觉区的活动，对侧的活动增强较小。

起源于骨骼和邻近韧带结构的疼痛投射区，被凯尔格伦（Kellgren）称之为“生骨节”（sclerotomes）。他将高渗盐水注入肌肉和椎间韧带的研究建立了疼痛牵扯模式图。尽管皮节与生骨节有重叠，但模式略有不同，如来自Inman和Saunders的图7-5所示。这些生骨节的投射对于神经科医生分析颅部、脊柱和四肢异常疼痛的起源是有用的（见第9章和第10章）。

定位的另一个特点是异常牵扯（*aberrant reference*），这可以通过脊髓相邻节段神经元池的生理状态改变来解释。例如，颈关节炎或胆囊疾病，通过不断激活其特定的节段性神经元而引起轻度不适，可能会引起心脏疼痛从通常的位置向头侧或尾侧移位。一旦变成慢性疼痛，任何疼痛都可能在身体的一侧沿垂直方向蔓延得相当广。另一方面，DeBroucker及其同事证明，来自远处的疼痛刺激对腿部的节段性伤害性屈曲反射有抑制作用。

然而，节段性疼痛的另一个临床特征是，它可能引起的肌肉收缩力的减弱（称为反射性瘫痪，或痛性无力）。术语“减痛”（antalgia）通常用于描述为避免运动引起疼痛的努力，尤其是腰椎间盘突出或其他脊柱或髋部问题引起的减痛步态（antalgic gait）。

慢性疼痛

疼痛研究中最令人困惑的问题之一是慢性疼痛综合征（chronic pain syndromes）的产生方式。人们已经提出了几种理论，但没有一种理论能令人满意地解释所有临床观察到的现象。有一种假说认为，在受损的神经中，无髓鞘的A-δ和C纤维芽生能够自发地异位激发和后放电，并易受触觉激活的影响。第二种观点来自观察，这些受损伤的神经也对局部应用或静脉注射儿茶酚胺敏感，因为再生纤维上有过多的肾上腺素能受体。这些机制被认为是引起烧灼痛（在局部损伤神经及以外的区域持续灼烧和疼痛）及其相关的反射性交感神经营养不良的基础；这两种机制都可以解释通过交感神经阻滞在这些情况下所起到的缓解作用。这一主题在与周围神经相关损伤中更详细地讨论（见“周围神经疼痛”和第43章）。

第三种被提出的机制是通过中枢感觉结构，例如，在脊髓后角或丘脑的感觉神经元，如果长期受到疼痛冲动的刺激，可能会变得自主性地过度活跃（可能兴奋性氨基酸被维持于这种状态），甚至在外周通路中断后也可能保持这种状态。周围神经病变已被证明可诱发中枢（脊髓）处理程序的持续性紊乱（Fruhstorfer and Lindblom）。例如，神经或神经根的撕脱，甚至在止痛区也可能引起慢性疼痛（麻醉痛或“去传入痛”）。在实验性传入神经阻滞的动物中，Ⅴ层神经元在没有刺激的情况下开始不规则放电。随后，异常放电在脊髓消退，但在丘脑仍可记录到。因此，诸如烧灼痛、脊髓痛和幻肢痛等疼痛状态并不能仅仅通过切断脊神经或脊髓束来消除。

脊髓的结构或生理变化，如上述的类型，很可能会产生持续的疼痛通路刺激。Indo及其同事回顾了脊髓中的分子变化，这些变化可能会在损伤事件结束后引起疼痛的持续。疼痛的早期治疗是否可以防止生化事件的级联反应的发生是一个悬而未决的问题，该反应使得诸如灼性神经痛状态的疼痛扩散和持续，但大多数临床疼痛专家的经验是，对某些疼痛情况（如带状疱疹）进行先发制人的治疗可能会降低慢性疼痛综合征的风险。所有这些现象都不能充分解释，在没有持续疼痛刺激的情况下慢性疼痛的起源。

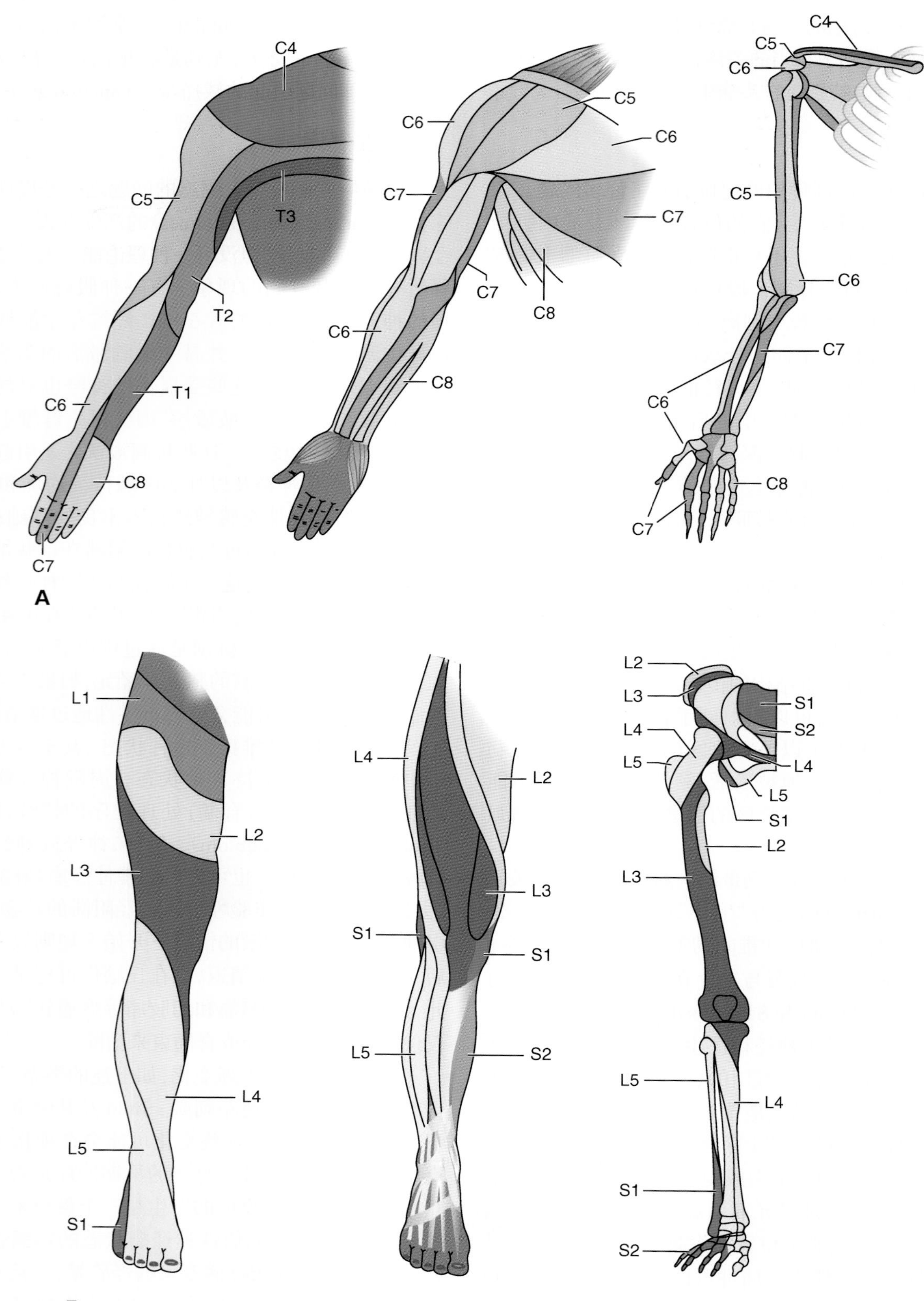

图 7-5　生骨节分布图，经允许，来自 Inman 和 Saunders。通过向上肢（A）和下肢（B）注射高渗盐水或甲酸，可以建立从韧带等骨膜结构产生的疼痛投射，在 Kellgren 的文章中也可以找到。它们可以与图 9-1 至图 9-3 所示的皮节图相比较

疼痛还有其他几个独特的属性。它似乎不会受到消极适应的影响，也就是说，还在起作用，疼痛就会持续存在，而其他躯体刺激，如果持续施加，很快就不被察觉。此外，长时间的疼痛感受器刺激会使它们变得敏感，因此，即使是轻微的刺激，甚至是触摸，疼痛感受器也会有反应。

疼痛的情绪反应

疼痛的另一个显著特征是它被赋予的强烈感情或情感，几乎总是不愉快的。既然疼痛包含了这一要素，所以心理逻辑条件在所有持续的疼痛状态中都具有重要的意义。有趣的是，尽管这种强烈的情感方面的疼痛，却很难准确地回忆，或从记忆中重新体验以前经历过的急性疼痛。此外，患者对疼痛的忍耐力和在没有语言表达的情况下体验疼痛的能力也受到文化和性格的影响。有些人由于训练、习惯或冷漠的性情，在面对痛苦时保持坚忍，而另一些人的反应却相反。换句话说，个体之间存在着内在的差异，这些差异决定了边缘系统对疼痛的反应以及他们对疼痛的表达。在这方面，强调疼痛可能是抑郁症的表现或主要症状是很重要的(第 48 章)。Price 详细回顾了疼痛的情感维度这一主题，但必须承认，所提供的模型在很大程度上是理论性的。然而，值得注意的是，在功能成像研究中，正如 Wager 及其同事所报道的那样，由实验诱发的身体疼痛激活的大脑区域与感受情感疼痛的区域在一定程度上是重叠的。

最后，应对慢性疼痛的破坏性的行为效应加以评论。正如 16 世纪法国外科医生 Ambroïse Paré 所说，“没有什么比疼痛更能削弱力量了”。持续的疼痛会增加烦躁和疲劳，扰乱睡眠，并影响食欲。疼痛的患者对他们的疾病似乎失去了理智，并可能对家人和医生提出不合理的要求。特征是不愿意从事或继续任何可能加剧疼痛的活动。他们从日常事务的主流中退出，因为他们的思想和言语开始被痛苦所支配。一旦一个人遭受了慢性疼痛的折磨，实际上总是会增加抑郁症状。一个人的整个身份可能被痛苦和抑郁的混合所主宰[男人的痛苦(l’homme dolouleux)]。确定因果关系通常是徒劳的。

接诊以疼痛为主要症状的患者

人们很快就会认识到，并非所有的疼痛都是严重疾病的后果。每天，所有年龄的健康人都会有疼痛，必须作为正常感觉体验的一部分。举几个例子，儿童的骨骼和关节开始发育的“生长痛”(growing pains)；在眼睛上方或颞部或枕部的短暂的震撼样疼痛[“冰锥样痛”(ice-pick)]，它的突然袭来，不禁让人怀疑是颅内动脉瘤破裂；在其他部位无法解释的瞬间刺痛；肩部、髋部或四肢较持续的疼痛，自发地消退或因体位改变而减轻；胃肠起源的波动性心前区不适，引起对心脏病的恐惧；还有在运动中因肋间肌或膈肌痉挛而引起的令人窒息的“侧肋部突然刺痛”(stitch in the side)。这些可能被称为“正常的疼痛”往往是短暂的，来去都很隐匿，并且会像它们来的时候一样地消失。这样的疼痛只有在医生问诊时才会引起注意，或者当患者过度担忧和内省时才会出现。它们必须与疾病的疼痛区分开来。

无论何时，只要疼痛的强度、持续时间和发生的情况似乎不正常，或当疼痛成为主诉或主要症状之一时，医生必须尝试对其机制和原因做出初步的判断。这是通过对患者进行全面的询问来完成的，医生仔细地从以下几个方面寻找疼痛的主要特征：

- 部位
- 起病方式和时间
- 相关症状，如恶心、肌肉痉挛
- 性质和时间 - 强度属性
- 持续时间
- 严重程度
- 诱发和缓解因素

了解这些因素，加上体格检查，包括为重现和减轻疼痛而设计的操作和辅助诊断程序，使医生能够确定大多数疼痛的来源及其所涉及的部分疾病。然而，疼痛的严重程度通常很难可靠地评估。极端程度的疼痛可以通过患者的行为表现出来，但较轻的程度可以通过疼痛影响患者的睡眠、工作和其他活动的程度，或患者需要卧床休息的程度来粗略地估计。一些医生发现，特别是在测量止痛剂的效果时，使用“疼痛量表”(Pain Scale)是有帮助的，也就是说，让患者在 0(无痛)到 10(最严重疼痛)的范围内对他的疼痛强度进行评分，或者在一条线上标记[视觉模拟疼痛量表(Visual Analog Pain Scale)]。我们的经验是，这种对疼痛进行量化的努力通常对神经学分析是没有帮助的，因为一旦患者决定就这个问题咨询医生，他们很少将疼痛评为微不足道的。对大多数患者来说，需要进行医疗咨询的疼痛被定义为严重的疼痛。在全科医学实践中，这种一般的方法每天都在应用。

除了由每个器官系统较常见和容易识别的疾病引起的疼痛外，仍有相当数量的慢性疼痛属于以下四类之一：①由不明的内科疾病引起的疼痛，其性质尚未通过诊断程序查明；②与中枢或周围神经系统疾病相关的疼痛（即神经源性或神经病性疼痛）；③与精神疾病相关的疼痛；以及④不明原因的疼痛。

未确诊的疾病引起的疼痛

这里疼痛的来源通常是身体器官，是由病变刺激和破坏神经末梢引起的。因此，伤害性疼痛（*nociceptive pain*）的术语经常被使用，尽管它是模糊的。这通常意味着与疼痛纤维起源的结构有关。癌症是最常见的例子。骨转移、肾脏、胰腺或肝脏肿瘤，腹膜肿瘤植入物、腹膜后组织或肺门的侵犯，以及臂丛或腰骶神经丛的神经浸润可能是极其痛苦的，疼痛的起源可能在很长一段时间内都不清楚。有时有必要在间隔几个月后重复所有的诊断程序，即使开始时是阴性的。从经验来看，一个人要学会在没有足够数据的情况下谨慎地做出诊断。与此同时，治疗的目的是缓解疼痛，同时向患者灌输一种需要与预期观察项目合作的观念。

神经源性或神经病性疼痛

神经源性疼痛（neurogenic pain）或神经病性疼痛（neuropathic pain）这两个术语有时可互换使用，是指因直接刺激中枢或周围神经组织本身而引起的疼痛，不包括由于其他身体结构的损伤刺激C纤维而引起的疼痛（即上述的伤害性疼痛）。“神经病性”（*neuropathic*）更多地与周围神经系统产生的疼痛联系在一起。这一类包括涉及单一和多个神经的各种疾病，特别是三叉神经痛和由带状疱疹、糖尿病和创伤引起的疾病；神经瘤和神经纤维瘤，多种类型的多发性神经病；椎间盘突出引起的神经根刺激症状；以及脊髓蛛网膜炎等。中枢性神经源性疼痛包括德热里纳-鲁西丘脑痛综合征（thalamic pain syndrome of Dejerine-Roussy）和脊髓损伤；以及顶叶梗死，如Schmahmann和Leifer所描述的病例。一般来说，大脑皮质和白质的损伤与疼痛无关，而与痛觉减退有关。Schott（1996）回顾了中枢性疼痛的临床特征。引起神经病性疼痛的特殊疾病将在适当的章节中描述，但以下的评论适用于整个组。

神经病性疼痛的感觉是多种多样的，而通常被描述为多重的，如烧灼的、烦扰的疼痛、放射痛或撕裂痛。通常伴有感觉过敏、痛觉过敏、异常性疼痛或感觉过度等症状。在许多病例中，异常的感觉与感觉缺失和局部自主神经功能障碍并存。此外，与急性疼痛相比，神经病性损伤的慢性疼痛通常对治疗的反应较差。以下是神经病性疼痛的主要类型。

周围神经疼痛

周围神经起源的疼痛状态，对此使用神经病性（*neuropathic*）一词是更严格地适用的，在数量上远超过由脊髓、脑干、丘脑和大脑疾病引起的疼痛状态。虽然疼痛局限于由神经、神经丛或神经根支配的感觉区，但它往往辐射到邻近区域。有时疼痛在受伤后出现，但更多的是在疾病进展或消退的某个时候出现。神经的疾病可能是很明显的，表现为通常的感觉、运动、反射和自主神经的变化，或者这些变化可能是通过标准测试检测不到的。在后一种情况下，则使用“神经痛”（*neuralgia*）一词。

周围神经疼痛的假定机制与中枢神经的机制不同。在前面关于慢性疼痛的小节中提到了一些主要的观点。一种机制是去神经的超敏性，这是由Walter Cannon首先描述的。他注意到，当一组神经元失去自然神经支配时，它们会变得极度活跃。另一些人指出，支配烧灼痛区的某些类型的神经纤维密度降低是灼痛的基础，但痛性神经病与非痛性神经病的神经密度比较并未被证明是始终不同的。例如，Dyck及其同事在一项关于痛性与非痛性轴突神经痛的研究中得出结论，就纤维变性的类型而言，它们之间并没有区别。此外，沿损伤轴突表面异位冲动的产生和无髓鞘轴突神经元间的激活的可能性似乎特别适于某些灼痛状态。通过扩张的神经内病变或血管变化刺激大神经的神经鞘神经（nervi nervorum），被Asbury和Fields认为是神经干疼痛的机制。在针对神经损伤反应的肾上腺素能交感神经轴突的芽生已经被提到，这是通过交感神经阻滞消除一些病例的烧灼性疼痛的表面解释。这就产生了“交感持续性疼痛”（*sympathetically sustained pain*）一词，用于某些情况下的灼痛，如下所述。

再生的轴突芽，就像神经瘤一样，对机械刺激也很敏感。在分子水平上，研究表明，在神经损伤后，电压门控钠离子在神经瘤部位和整个轴突中积聚，从而引起感觉神经细胞及其轴突的异位自发活动。这种神经损伤后的放电现象已经在人类身上得到了证实。这一机制与钠通道阻滞性抗癫痫药物缓解神经源性疼痛的机制是一致的。伤害性C纤维的自发活动被认为会引起灼痛；大的有髓A纤维的放电被认为会产生由触觉刺激引起的感觉迟钝性疼痛。对刺激的异常反应也受到中枢痛觉通路敏化作用的影响，可能是在脊髓的后角，正如Woolf和Mannion的综述中所概述的。痛觉过敏和异常性疼痛被认为是由这种脊髓机制引起的。关于可能成为这些变化基础的神经化学机制，已经进行了一些观察，但没有一个能提供一致的解释。在特定的周围神经疾病中，这些机制可能不止一种起作用。

钠离子通道可以产生神经疼痛的证据来自一种特殊的疾病"阵发性剧痛障碍"（paroxysmal extreme pain disorder)，也称为"家族性直肠疼痛综合征"（familial rectal pain syndrome)。在这里，钠通道基因*SCN9A*的突变导致了阵发性自主神经改变的早期发作，以及直肠、眼睛、下颌或弥漫性深部烧灼性疼痛的极度发作，正如Fertleman及其同事所描述的。类似的但更弥漫的疼痛状态，诸如红斑性肢痛症（erythromelalgia）和其他疼痛障碍正在被发现，这些疼痛状态是基于电压门控钠通道突变，而更令人印象深刻的是，由于钠通道基因功能突变和酪氨酸激酶受体基因突变而导致的先天性疼痛能力缺失。Fischer和Waxman总结了钠通道基因突变及其临床表现。钾离子通道也与严重疼痛的病例有关，在Klein及其同事描述的一组经常伴有多汗症的特发性疼痛患者中发现了针对电压门控钾通道（VGKC）各种成分的IgG。他们认为，免疫抑制和抗癫痫药物是有帮助的，但这些建议需要证实。

烧灼痛与反射性交感神经营养不良（复杂的局部疼痛综合征）

灼痛（*causalgia*）是Weir Mitchell用来指一种罕见类型的（除了在战争时期）周围神经痛（peripheral neuralgia）的名称，它是由创伤引起的，在正中神经或尺神经的部分中断时，以及不太常见的，坐骨神经或腓神经的部分中断（见下文"慢性疼痛"和第43章周围神经疾病的讨论）。它的特征是手或脚持续的严重疼痛，最明显地表现在手指、手掌或脚掌。这种疼痛有灼烧感，并经常扩散到任何周围神经以外的区域。疼痛部位对接触极为敏感，因此患者无法承受衣服的压力或气流；即使是周围环境的热、冷、噪声，或情绪刺激也会加重烧灼痛的症状。患者保持患肢不动，经常用蘸有冷水的布包裹患处。汗液分泌、血管舒缩，以及后来的营养异常是伴随疼痛的常见症状。

反射性交感神经营养不良（*reflex sympathetic dystrophy*，*RSD*）的术语已被用来包括肢体损伤后，在邻近神经没有明显损伤的情况下持续疼痛的几个其他方面。目前，这一综合征被命名为复杂的局部疼痛综合征1型（*complex regional pain syndrome type 1*，*CRPS1*），但也使用过很多术语（例如，Sudeck骨萎缩、轻微灼痛、肩-手综合征、骨痛退化症，或痛性神经营养不良）。它也可能伴随周围神经的非创伤性损伤，甚至中枢神经系统病变[多重灼性神经痛（mimocausalgia）]。除疼痛外，其他特征还包括皮肤变薄，表面温度升高，指甲生长不良，底层骨骼变薄，体温和血管控制普遍紊乱。受影响部分的皮肤湿润、温暖或发凉，很快就会变得有光泽和光滑，有时会有鳞片，没有毛发，而且会变色。复杂的局部疼痛综合征2型（*complex regional pain syndrome type 2*，*CRPS2*），也被称为烧灼痛，表现为相同的综合征，但可以确认周围神经直接损伤的病史。

人们提出了许多理论来解释这些局部疼痛综合征。多年来，它们被归因于在神经损伤点上传出的交感神经纤维与躯体传入的痛觉纤维之间的人工连接，导致的脉冲短路[神经元间接触传递（ephaptic transmission）]。通过消耗交感肾上腺素能末梢的神经递质可以消除烧灼性疼痛，这一证明将推测的交感-传入相互作用的部位转移到了神经末梢，并提示异常的交叉性激发在本质上是化学的，而不是电的。另一种可能的解释是，损伤的伤害性感受器产生异常的肾上腺素敏感性，循环的或局部分泌的交感神经递质会触发疼痛的传入活动。另一种理论认为，来自一个区域的感觉疼痛脉冲在一个持续的时间里轰炸导致中枢感觉结构的敏感化。这种类型的灼痛，如果只是暂时性的，可以对适当的交感神经节的普鲁卡因阻滞产生良好的反应，也可以对局部交感神经切除术产生较长时间的反应。延长降温时间和向患肢静脉注射一种交感神经阻滞药物，胍乙啶（*guanethidine*）（阻断静脉回流几分钟）可缓解疼痛数天或更长时间。硬膜外输注，特别是镇痛剂或氯胺酮（ketamine），双膦酸盐（bisphosphonates）静脉输注，以及脊髓刺激剂和鞘内化合物是其他形式的治疗，但没有一种完全令人满意或持续时间较长（见Kemler et al）。中枢和交感神经系统在烧灼性疼痛中的作用已经由Schott（1986，2001）和Schwartzman和McLellan作了批判性的综述。读者可能会意识到这些解释与之前讨论过的所有形式的慢性疼痛的解释之间的相似性。

最近的研究已经开始定义发生在感觉神经元和脊髓中的这种类型的慢性疼痛的分子变化。N- 甲基 -D- 天冬氨酸（NMDA）受体的改变，环氧合酶和前列腺素合成的诱导，以及后角 GABA 能抑制的改变都与此有关（Woolf）。

我们无法解释所谓的灼性神经痛 - 肌张力障碍综合征（causalgia-dystonia syndrome）（Bhatia et al），即在灼痛性疼痛的部位植入了固定的肌张力障碍姿势。在所报道的病例中，该综合征的灼性神经痛和肌张力障碍要素的临床特征都有些不同寻常。损伤的程度通常是轻微的或不存在的，而且没有明显的神经病性损伤的征象。值得注意的是，烧灼痛和肌张力障碍都会从最初的部位蔓延到四肢和身体的许多不同的部位。该综合征对任何形式的治疗都没有持续的反应，虽然有些患者能自行痊愈。另一种有趣类型的灼性神经痛和反射性交感神经营养不良是发生在腿部深静脉血栓形成之后，在文献中被记录为“骨痛退化症”（algodystrophy）。它可能类似于心肌梗死几个月后才会出现的左肩和手的变化［“肩 - 手综合征”（shoulder-hand syndrome）］。

反射性交感神经营养不良的治疗在很大程度上并不令人满意，尽管如果及早开始治疗并进行肢体活动，预计会有一定程度的改善。治疗的选择将在后面进一步讨论。

中枢神经源性疼痛

中枢神经源性疼痛（central neurogenic pain），是指有几种中枢病变的结构会损害感觉系统并产生剧烈疼痛。后角次级神经元或终止于后角的感觉神经节细胞的传入阻滞可能导致传入神经阻滞的细胞变得持续活跃，如果受到微电极的刺激，就会产生疼痛。在脊髓被横断的患者中，可能会在损伤水平以下的区域出现难以忍受的疼痛。它可能会因运动、疲劳或情绪而加剧或激发，并投射到与上部节段结构断开的区域［类似于截肢缺失部分的幻肢痛（phantom pain）］。在这里，以及罕见的伴有外侧延髓或脑桥病变的顽固性疼痛病例中，下行抑制系统的丧失似乎是一个可能的解释。这也可以解释下一章描述的德热里纳 - 罗西（Dejerine-Roussy）丘脑综合征的疼痛。中枢神经元的敏感性改变和过度活跃是另一种可能性。

关于神经病性疼痛这一问题的更多细节可以在 Scadding、Woolf 和 Mannion 的较早但仍有参考价值的著作中找到。

与精神疾病相关的疼痛

抑郁症患者以疼痛为主要症状并不少见。正如前面强调的，大多数各种慢性疼痛患者都是抑郁的。Wells 及其同事在对大量抑郁症和慢性疼痛患者的调查中，证实了这一临床印象。Fields（1991）阐述了疼痛与抑郁重叠的理论解释。在这种情况下，人们面临着一个极其困难的临床问题，即确定抑郁状态是原发性还是继发性。虚弱、疲劳、抑郁、焦虑、失眠、紧张、易怒、心悸等主诉都交织在临床综合征中，证明突出的精神障碍。在某些情况下，第 48 章引用的抑郁症诊断标准提供了一些参考，但在其他情况下，不可能做出这样的决定，而且可能没有必要，因为抑郁症和疼痛经常是同时发生的。使用抗抑郁药物进行经验性治疗，或者如果做不到这一点，使用电休克疗法是走出困境的一种方法。

顽固性疼痛也可能是躯体化和转化反应的主导症状。有经验的医生都熟悉有的患者已作过多次手术来解决疼痛的主诉［布里凯病（Briquet disease）］。第 47 章讨论了对这类疾病的认识和管理。

对赔偿的渴望（例如，工人的补偿、残疾状况）通常被持续不断的头痛、颈部疼痛（挥鞭伤）、腰痛，以及其他痛苦状况的抱怨所渲染。椎间盘破裂的问题被经常提出来，并可能在放射学表现不确定的基础上进行椎板切除术和脊柱融合术（有时不止一次）。长时间拖延诉讼的解决，据说是为了确定损害的严重程度，只会加重症状和延长残疾。医疗和法律专业对这类问题没有确定的解决之道，而且经常是相互矛盾的。我们发现，对伤害进行坦率、客观地评估，对任何精神问题进行评估，并鼓励尽可能快地解决法律索赔，符合所有相关方的最大利益。尽管过度暗示和安慰剂缓解疼痛可能会强化医生的信念，即存在歇斯底里或装病的显著因素（见第 47 章），但这样的数据很难解释。

药物成瘾作为去看医生和报告严重疼痛的动机的可能性应该得到解决。评估成瘾者的疼痛是不可能的，因为他们的抱怨根植于对药物的需求。性情和情绪应仔细地评估；医生必须记住，抑郁症患者常常否认自己有焦虑感，甚至可能偶尔会微笑。使用酒精来自行治疗疼痛通常表明患有抑郁症或终生酒精依赖。当没有确定内科、神经疾病或精神疾病时，可以通过使用非麻醉性药物和定期的临床再评估来管理疼痛状态。这样的疗程虽然不完全令人满意，但比开过多的阿片类药物或让患者接受不必要的手术更可取。

不确定原因的慢性疼痛

胸部、腹部、侧面、背部、面部、头部或不能追溯到任何内脏异常的其他部位疼痛可能产生具有挑战性的临床问题。在大多数情况下，模糊的神经来源，如脊髓肿瘤和神经瘤已经通过反复检查和成像程序被排除。可以将患者的症状和行为归因于一种精神障碍是无法辨别的。然而，患者不断地抱怨疼痛，被致残，并花费大量的努力和资源寻求医疗援助。

在这种情况下，一些医生和外科医生非但不承认自己的无能为力，反而会采取一些极端的措施，如探查性开胸术、开腹术或椎板切除术。他们甚至可能不明智地试图通过切断神经根和脊髓束来减轻疼痛和避免药物成瘾，结果往往是疼痛转移到邻近的节段或身体的另一边。

这种类型的患者受益于经常由同一位医生来诊治。所有的医学事实都应该进行复查，如果自上次检查已经过去了一段时间，就应该重复进行临床和实验室检查。肺门或纵隔肿瘤，咽后的、腹膜后的和椎旁间隙的，或者在子宫、睾丸、肾脏或前列腺中都会造成诊断上的特殊困难，而且通常几个月都无法发现。已经不止一次，在肾脏或胰腺肿瘤变得明显之前，我们看一个患者几个月了。神经纤维瘤在一个不寻常的部位引起疼痛，如直肠或阴道的一侧，是另一种可能长期无法诊断的肿瘤。

真正的神经源性疼痛几乎总是伴随着皮肤感觉和其他神经体征的改变，发现这些改变有助于诊断；然而，神经体征的出现可能会延迟，例如，臂神经炎。在特发性的原因不明的严重疼痛病例中，调查早期提到的钠和钾通道异常是否可取，目前尚无定论。经常将这种疼痛归因于一种未指明的小纤维神经病可能是有效的，但也需要进一步研究。

由于慢性疼痛的诊断和治疗的复杂性和难度，大多数医学中心认为建立疼痛门诊是可取的。在这里，一个由物理治疗师、内科医生、麻醉科医生、神经科医生、神经外科医生和精神科医生组成的团队可以对每位患者进行药物依赖、神经疾病和精神问题方面的检查。取得成功是通过治疗慢性疼痛的各个方面，解决个人的问题，而不是笼统地治疗疼痛，强调通过生物反馈、冥想和相关的技术手段提高患者对疼痛的耐受性；通过使用特殊的止痛程序（在本章后面讨论）；通过建立一种不会导致两次剂量之间的疼痛反弹夸大的止痛药物方案；以及通过控制抑郁症等。

疼痛感受罕见的和不寻常的紊乱

一个大脑半球顶枕区的病变有时会使患者对疼痛感觉和反应能力产生奇特的影响。在疼痛偏侧失认症（*pain hemiagnosia*）的题目下，Hecaen 和 Ajuiaguera 描述了几个病例，由于右顶叶病变引起左侧瘫痪，同时使患者对有害的刺激极度敏感。当受影响的一侧受到挤压时，经过一段时间的延迟，患者就会变得焦躁不安，呻吟，看起来很痛苦，但却没有试图用另一只手去抵挡疼痛的刺激，也没有想要退出。相比之下，如果捏住好的一侧，患者的反应正常，并立即将正常的手移动到刺激部位，将其移除。运动反应似乎不再由身体一侧的感觉信息来引导。

也有两种罕见的人，他们从出生起就对疼痛完全不能分辨，伴有无汗症［“先天对疼痛不敏感”（congenital insensitivity to pain）］或者是感觉不到疼痛［“普遍的痛觉缺失”（universal analgesia）］。Indo 及其同事们已经发现，前者在神经酪氨酸激酶受体，是一种神经生长因子受体上存在突变；第二组患者要么是后根神经节先天性缺乏疼痛神经元，要么有前面讨论的钠通道突变。赖利 - 戴综合征（Riley-Day syndrome），即先天性家族性自主神经异常（congenital dysautonomia）（见第 25 章）也会出现类似的痛觉丧失。基于钠通道异常的神经病性疼痛综合征（neuropathic pain syndromes）已经被提及。

对疼痛说示不能（*asymbolia for pain*）的现象是另一种罕见和不寻常的情况，在这种情况下，患者虽然能够区分不同类型的疼痛刺激和触摸，但据说不会对疼痛做出通常的情感、运动或语言反应。患者似乎完全没有意识到身体任何部位所受到的刺激的痛苦或伤害性质，无论是一侧还是另一侧。目前对疼痛说示不能的解释是，它代表一种特殊类型的失认症，对比失认（analgognosia）或空间关系失认（apractagnosia）（见第 21 章），在这种情况下，患者失去了使他的情感、运动和言语行为适应于一种疼痛伤害印象的意识能力。由于脑卒中、创伤、肿瘤前额叶病变，或以前的额叶切除术都可能产生这种综合征的一种形式。

疼痛的治疗

一旦确定了患者疼痛的性质和潜在的疾病，治疗必须包括某种类型的疼痛控制。当然，一开始人们的注意力会针对潜在的疾病,想通过适当的内科、手术或放射治疗措施来消除疼痛的根源。当原发病不能治疗时,如果时间和情况允许,医生应该尝试使用较温和的止痛措施首先缓解疼痛,例如,在使用麻醉药、局部神经阻滞或考虑手术方法缓解疼痛之前,先使用非麻醉性止痛药和抗抑郁药或抗癫痫药等。并不是所有的情形都允许用这种渐进的方法,在某些疾病的病程早期可能需要大剂量的麻醉药,例如,治疗内脏和骨癌的疼痛。同样的测量策略也适用于治疗神经病性疼痛和起源不明的疼痛,除非这种疼痛通常在无法挽回的损害神经或部分中枢神经系统的消融手术之前停止。

镇痛术的引入改变了镇痛的领域,包括阻滞神经,改变神经传导,或者以新的方式给予传统药物治疗。此外,许多程序,诸如鞘内泵(intrathecal pumps)和脊髓刺激器和药物治疗等,对于缓解疼痛是有效的,但只有在特定情况下才有效。例如,三叉神经痛可以通过基底动脉分支的微血管减压术或半月神经节的可控性损伤来缓解;痛性肌张力障碍可以通过肌内注射肉毒杆菌毒素来缓解。下面的讨论是为想要从事或参与治疗慢性疼痛或神经病性疼痛的医生提供一些指南。

麻醉剂(阿片类和阿片类药物)

抗抑郁药和抗癫痫药,如下文讨论的,即使在没有明显抑郁的情况下,也可能对疼痛有有益的效应。这一点被认为是确实的,特别是在神经病性疼痛(痛性多发性神经病和某些类型的神经根疼痛)的病例中。有时,这些非麻醉性药物,可以本身或与这些治疗方式联合使用,就足以控制患者的疼痛,然后麻醉药物就可以留作备用。

如果上述措施被证明无效,可以使用麻醉药物。在慢性疾病中,美沙酮(*methadone*)和相关药物有时是有用的,因为它们口服有效和发生耐受性相对缓慢。一些疼痛专家更喜欢使用短效药物,如羟考酮(oxycodone)、氢可酮(hydrocodone),在一天中频繁地服用。使用长效口服药物,但也可能有问题,因为剂量可能更难以管理。只要有可能,就应尽可能使用口服路径,因为它比肠外路径更舒适。此外,除了恶心和呕吐外,口服途径的副作用较少。然而,如果非肠道给药是必要的,必须了解口服与非肠道给药的比例,以产生等量的镇痛作用。治疗疼痛的主要药物见表 7-3。

对影响身体多个部位的慢性疼痛,如转移癌患者进行治疗的一种有效方法是,麻醉药与阿司匹林(*aspirin*)、对乙酰氨基酚(*acetaminophen*)或另一种止痛药一起服用。这些类型的药物的镇痛作用是附加的,而不是麻醉剂与苯二氮䓬类(*benzodiazepines*)合用时的情况。

如果口服药物不能控制疼痛,可能需要非经肠给予阿片类药物。一开始可以使用吗啡(*morphine*)、二氢吗啡(*dihydromorphine*)或左吗啡醇(*levorphanol*),由于其作用时间相对较长(特别是与哌替啶相比),间隔 4~6 小时给药一次。或者,可以首先使用药物透皮贴片如芬太尼(*fentanyl*),这种药物可以缓解疼痛 24~72 小时,我们发现这种药物治疗因肿瘤侵袭臂丛或腰骶丛引起的疼痛以及由糖尿病和系统性淀粉样变性引起的痛性神经病特别有用。长效吗啡制剂是有用的替代品。

如果有必要长期持续注射阿片类药物,应确定缓解疼痛的最佳剂量,并在理想情况下定期间隔给药,而不是"按需"给药,以避免需要较大累积剂量药物的爆发性疼痛。以这种方式的吗啡(和其他麻醉药)的用药管理代表了医生中一种值得赞赏的态度的转变,因为多年来人们普遍认为,这种药物应该以尽可能小的剂量给药,间隔越远越好,只有在剧烈疼痛再次出现时才会重复给药。很明显,这种方法会导致不必要的不适,最终需要使用更大的剂量。大多数医生现在意识到,对产生麻醉依赖的恐惧和预期的耐受性增加现象必须与缓解疼痛的最重要的需要相平衡。成瘾最有害的方面,强迫性寻药行为和随之而来的反社会行为,只有很少发生在此情况下,通常是在有成瘾史或酗酒史的患者中,以抑郁为主要问题,或者某些被广泛地称为"成瘾倾向"的特质,这可能有遗传成分。即使在严重急性或术后疼痛的患者中,最好的结果是通过让患者确定静脉用药的剂量和频率来获得的,这种方法称为患者自控镇痛(patient-controlled analgesia,PCA)。同样,产生上瘾的危险是最小的。

关于口服和非经肠的阿片类药物治疗一般疼痛和癌症相关疼痛的指南包含在许多出版物中,其中大多数都集中在结构相似的方案上。美国卫生与公众服务部 1994 年发布的这份文件产生了很大影响,至今仍可作为癌症疼痛治疗的基本依据(在参考文献中提供了 Jacox 及其同事提及的主要来源和特别报告)。

表 7-3 慢性疼痛管理的药物

通用名	口服剂量 mg[a]	间隔	备注
非阿片类镇痛药			
阿司匹林	650	q6h	提供肠溶制剂
对乙酰氨基酚	650	q4h	副作用不常见
布洛芬	400	q4~6h	延迟效应可能是由于半衰期较长
萘普生	250~500	q12h	对手术后和戒毒很有用
酮咯酸	10~20	q4~6h	可肌内注射
三水杨酸盐	1 000~1 500	q12h	较阿司匹林对胃肠道或血小板影响小
吲哚美辛	25~50	q8h	胃肠道副作用常见
曲马朵	50	q6h	强效非麻醉性,副作用相似,但呼吸抑制较少
麻醉性镇痛药			
可待因	30~60	q4h	恶心常见
羟考酮	5~10	q4~6h	通常可与对乙酰氨基酚或阿司匹林合用
吗啡	1~2	q4h	
吗啡,缓释	90	q12h	
氢吗啡酮	1~2	q4h	口服缓释制剂
左吗啡醇	2	q6~8h	作用时间比硫酸吗啡短
美沙酮	10	q6~24h	作用时间比硫酸吗啡长;口服吸收良
哌替啶	75~100	q4h	由于较长的半衰期而延迟镇静
			口服吸收不良;去甲哌啶是一种有毒的代谢物
芬太尼	25~100μg	q72h 用	肠外和经皮(贴片)使用
抗癫痫药及相关药物			
苯妥英钠	100	q6~8h	嗜睡、共济失调、眼球震颤等副作用
卡马西平	200~300	q8h	
加巴喷丁	300~900	q8h	
普瑞巴林	25~75	q12h	
特别制剂			
美西律	150~200	q4~6h	心脏传导阻滞,尖端扭转型心动过速
氯胺酮	10~25μg/(kg·h)IV	团注或持续静脉输液	烦躁不安,神志不清

[a]mg,除非另有说明。

治疗疼痛的辅助药物治疗

三环类抗抑郁药(*tricyclic antidepressants*),特别是甲基化形式(丙米嗪、阿米替林和多塞平),会阻断5-羟色胺再摄取,从而增强这种神经递质在突触上的作用,并可能促进内在的阿片类镇痛系统的作用。一般说来,三环类抗抑郁药在等效剂量范围内每天服用阿米替林(*amitriptyline*)75~125mg 即可缓解症状,但剂量越高,效果就越小。特异性5-羟色胺再摄取抑制剂(SSRI)抗抑郁药似乎对治疗慢性神经病性疼痛没有明显疗效(见 McQuay 及其同事的综述),但这些药物尚未在临床条件下进行广泛研究。

某些抗癫痫药物(AED)对许多中枢和周围神经病性疼痛综合征有良好的疗效,但对周围神经部分损伤引起的灼痛通常不太有效。苯妥英(phenytoin)、卡马西平(*carbamazepine*)、加巴喷丁(*gabapentin*)、左乙拉西坦(*levetiracetam*)和其他 AEDs 抑制痛性抽搐(三叉神经痛)和某些多发性神经病,以及脊髓损伤和脊髓炎后疼痛的作用机制尚不完全清楚,但已被广泛地使用。它们的作用被归因于阻断轴突上的钠通道,从而减少神经纤维的诱发和自发性活动。正如 Jensen 总结的那样,完整的解释当然更加复杂,并与不同的中枢和周围的位点有关。通常,必须使用大剂量,例如,加巴喷丁每天超过 2 400mg 才能发挥全部作用,但这些药物的催眠和共济失调作用可能很难耐受。

大多数情况下,联合用药用于治疗顽固性慢性疼痛。一种常见的组合是在吗啡等阿片类药物中加入加巴喷丁;也许并不令人惊讶,在 Gilron 及其同事进行的带状疱疹后神经痛和糖尿病性神经病患者的交叉试验中,这比单独使用任何一种药物效果都更好。

表 7-3 总结了慢性疼痛治疗中的主要止痛药(非麻醉药和麻醉药)、抗癫痫药和抗抑郁药等。

神经病性疼痛的治疗

对于神经科医生来说,神经根或内源性周围神经疾病引起的疼痛的治疗是一个挑战,并包括通常由麻醉师管理的几种技术。人们通常会首先使用前面讨论过并列在表 7-3 中的一种抗癫痫药物。接下来最简单的治疗是外用药,如果疼痛是局部的,并且主要是灼热性质的,可以局部使用辣椒素乳膏(*capsaicin cream*),注意避免接触眼睛和嘴巴。包括几种通常由麻醉师管理的技术。这种化学物质会释放出 P 物质,它的刺激作用在某些情况下似乎可以减轻疼痛。一些共溶的局部麻醉剂(EMLA)混合乳膏或更简单的利多卡因凝胶与酮咯酸(*ketorolac*)、加巴喷丁和其他药物的合剂也有一定的效果;这些药物通常在早上和晚上,直接涂于患处,通常是在脚部。据 Quan 及同事在一项小型随机试验报道,将氯胺酮(*ketamine*)与大豆卵磷脂混合制成药物浓度为 5mg/mL 的凝胶等混合物在治疗带状疱疹后神经痛方面是有用的,同样,阿司匹林也可与冷霜或氯仿(如果有的话)复合使用。这些制剂可能对带状疱疹后神经痛和痛性周围神经病起到一定的缓解作用。

几种类型的脊柱注射,包括硬膜外、神经根和小关节阻滞等,长期以来一直用于治疗脊柱疼痛。硬膜外皮质类固醇注射或止痛剂与类固醇混合物注射在腰神经根或胸神经根疼痛的选择病例是有帮助的,而有时对痛性周围神经病也有效,但使用这种方法的确切标准尚未建立。一些随机试验未能支持这些治疗的长期有效结果,但对我们的一些患者还是有帮助,即使只是几天或几周(见第 10 章,对这些方法的更全面的讨论)。用利多卡因或长效局部麻醉药的神经根阻滞有时有助于确定神经根性疼痛的确切来源。在我们的经验中,它们的主要治疗用途是带状疱疹所致的胸部神经根炎、开胸术后的胸壁疼痛,以及糖尿病性神经根病等。类似的局部注射也用于治疗枕神经痛。向关节突关节及其周围注射镇痛剂,以及这一步骤的扩展,对支配关节的小神经的射频消融术,与硬膜外注射一样存在争议,大多数研究都没有找到一致的益处。尽管有这些缺点,我们发现这两种方法都是有用的,特别是当疼痛可以追溯到这些脊柱关节的紊乱时,如第 10 章所讨论的。

利多卡因(*lidocaine*)静脉滴注可能对许多类型的疼痛有短暂的有益作用,包括神经痛性变异型、局限性头痛、三叉神经痛,以及其他面部疼痛等;据说它在预测对长效药物的反应方面是有用的,诸如美西律,尽管在我们的经验中这种关系是不稳定的。美西律(mexiletine)起始剂量为每天 150mg,然后缓慢增加至最大剂量 300mg,每日 3 次;心脏传导阻滞患者应非常谨慎地使用美西律,由于一些病例心脏传导异常和在给药期间和给药后发生罕见的尖端扭转型心律失常,该药在许多中心已经很不受欢迎。

通过直接注射身体受影响区域的交感神经节(臂痛注射星状神经节,腿痛注射腰神经节)减少躯体神经内的交感神经活动,在神经病性疼痛方面的效应已是成败参半,包括烧灼性疼痛和反射性交感神经营养不良。这项技术的一种变体方法是使用止血带使肢体与体循环隔离,将交感神经阻滞药物(溴苄铵、胍乙啶、利血平)局部静脉注入肢体。这就是所谓的"静脉局部麻醉"(Bier block),比耶(Bier)以单肢手术区域麻醉的发明而闻名。这些技术,以及可乐定(*clonidine*)给药的几个途径和静脉输注肾上腺素能阻滞剂酚妥拉明(*phentolamine*),都是基于"交感神经性持续性疼痛"的概念,意思是疼痛通过交感神经与疼痛神经纤维的相互作用,或部分受损神经中肾上腺素能轴突的芽生介导的。这些治疗形式已经研究了几十年,并得到了不同的结果,但对局部交感神经阻滞最一致的有效反应是对单一神经的部分损伤所致的灼痛(causalgia resulting from partial injury of a single nerve,CRPS Ⅰ)。

许多其他治疗方法已被证明对一些患有反射性交感神经营养不良和其他神经病性疼痛患者是有效的,但临床医生应对他们长期成功的机会保持谨慎。其中之一是双膦酸盐(*bisphosphonates*)(如帕米膦酸钠、阿仑膦酸钠),它对治疗骨骼的疼痛性疾病,如佩吉特病(Paget disease)和转移性骨病变是有益的。理论上,这类药物逆转了反射性交感神经营养不良引起的骨质丢失,但这与疼痛控制的关系尚不清楚(Schott,1997)。如下面所讨论的,通过植入式装置对脊髓后柱进行电刺激已经变得流行起来。另一种最后采取的治疗方法是静脉或硬膜外输注药物,如氯胺酮;有时这对灼痛性疼痛有持久的效果。

这里列举的方法通常都是按顺序进行的;除了麻醉技术外,通常还需要联合使用药物,如抗癫痫药、麻醉剂和可乐定。神经科医生的持续关注和支持往往是成功治疗计划的基石。更多的参考文献可以在 Katz 全面的综述中找到。

控制疼痛的消融手术

只有当各种止痛药治疗（包括阿片类药物）和其他的实际措施，如局部镇痛或麻醉完全无效时，才应转向神经外科手术。此外，对于没有确定原因的疼痛，我们应非常谨慎地建议最后一种治疗方法，例如，由于烧灼感成分而在没有神经损伤的情况下被错误地认定为烧灼痛性质。

如果先前的损伤或手术可能部分切断了周围神经，那么破坏性最小的手术包括神经瘤的手术探查。首先应对该区域进行磁共振成像，并将显示大多数此类病变，但我们不确定是否所有的小神经瘤都是可视化的，正是这种不确定性证明了探查的合理性。另一种非破坏性步骤是植入一个脊髓电刺激器，通常紧邻于后柱。这一程序现在重新引起了人们的兴趣，但对我们的患者来说只起到了不完全的缓解作用，而且可能难以维持。然而，Kemler（2004）及其同事在一项随机试验中发现，难治性反射性交感神经营养不良患者即使在 2 年后，其疼痛强度仍持续下降，生活质量也得到改善。其他人则发现它不那么持久。很明显，仔细选择患者，包括外置设备的测试试验，是一个良好结果的部分保证。

不太明智地使用神经切断术和背根切断术（dorsal rhizotomy）作为缓解局部疼痛的最终措施，在上文的“疼痛治疗”节中讨论了。然而，就消融程序而言，风险很大，结果可能无法预测。因此，神经外科医生在很大程度上已经放弃了下面列举的手术。然而，它们有时用于治疗由癌症引起的顽固性疼痛。

脊髓丘脑束切开术，即一侧脊髓的前半部分在上胸髓水平被切断，可以有效地缓解了对侧腿和下部躯干的疼痛，但现在很少进行。这可以作为一个开放手术或通过电极产生射频损伤的经皮手术来完成。镇痛和热麻醉可能会持续一年或更长时间，之后镇痛水平有下降趋势，疼痛有复发的趋势。双侧神经束切断术（tractotomy）也是可行的，但较大的风险是括约肌失去控制，在较高的水平上，会出现呼吸麻痹。由于皮质脊髓束位于侧索的后部，运动能力几乎总是得以保留。

手臂、肩部和颈部的疼痛很难通过手术缓解。高位颈髓经皮脊髓前侧柱切断术（cordotomy）已获得成功，镇痛效果可达到下颌。脊髓连合切开术进行了经纵向切开脊髓的前连合或后连合的许多节段，取得了不同程度的成功。后根进入区（dorsal root entry zone，DREZ）损伤可以暂时缓解一或两个神经根分布的疼痛。另一种可能的方法是延髓外侧束切断术（lateral medullary tractotomy），但必须几乎在中线进行，才能减轻颈部疼痛。

丘脑立体定向手术治疗一侧的慢性疼痛仍在少数中心使用，结果颇具指导作用。损毁位于腹后核的病灶据说可以减轻对侧身体的疼痛和热感觉，同时让患者保留痛苦或疼痛的情感体验；损毁板内核或束旁正中央核可减轻疼痛状态而不改变感觉（Mark）。如前所述，由于这些程序没有给患者带来可预见的好处，它们现在很少使用了。同样的不可预测性也适用于皮质消融（cortical ablations）。患有严重情绪抑郁伴有慢性疼痛综合征患者接受了双侧立体定向扣带回切开术或相当的尾状下切开术。这些手术取得了一定程度的成功，但其结果很难评估。眶 - 额叶白质切断术（orbito-frontal leukotomy）由于它引起的人格改变而被放弃。虽然没有确定的指征，但已经对刺激背部扣带回治疗慢性疼痛和对各种脑结构的其他形式的电和磁刺激进行了一些研究。

治疗疼痛的非医学方法

在这个标题下包括某些技术，如生物反馈、冥想、想象、针灸、脊椎推拿以及经皮电刺激等。对于患有复杂区域疼痛综合征或幻肢疼痛的患者，最有趣的治疗方法是镜像疗法（mirror therapy），在这种疗法中，患者被指示在疼痛的手臂上执行动作，同时在镜子中观察未受影响的手臂（Cacchio et al）。

上述方法中的每一种在综合性疼痛管理程序的背景下都可能是有价值的，该程序通常在疼痛诊所中进行，作为一种缓解疼痛和痛苦，减轻焦虑，以及转移患者注意力的方法，即使只是暂时地将注意力从疼痛的身体部分转移。试图量化这些技术的好处，通常通过减少药物剂量来判断，得出了好坏参半，甚至是负面的结果。然而，医生对这些方法不予考虑是不明智的，因为动机良好且心理明显稳定的人报告说，使用这些方法中的一种或另一种有了改善，归根到底，这才是真正重要的。如上所述，常规的心理治疗结合使用药物治疗，有时还有电休克治疗，对于相关抑郁症状的治疗可能是有益的（在“与精神疾病相关的疼痛”小节），但不应期望它改变疼痛的体验。

同样地，安慰剂在医学所有分支中的作用正在被探索，没有什么比疼痛的作用更显著了。Kaptchuk 和 Miller 在他们的综述中指出，安慰剂效应取决于治疗过程的性质，但似乎是通过传统的神经生物学机制发挥作用，包括 Fields 和 Levine 发现的内源性阿片类药物。他们的综述给出了有说服力的例子，说明安慰剂在偏头痛和其他神经疾病中的作用。

无论采取何种治疗措施，无论是内科、程序性的还是外科治疗，目标都应该是允许和鼓励增加对患肢或患病部位的使用和活动，因为成功地做到这一点与减轻疼痛和减轻痛苦最密切相关。

（要雅君　张星虎　译　王维治　校）

参考文献

Asbury AK, Fields HL: Pain due to peripheral nerve damage: an hypothesis. *Neurology* 34:1587, 1984.

Benarroch E: Ion channels in nociceptors. *Neurology* 84:1153, 2015.

Bhatia KP, Bhatt MH, Marsden CD: The causalgia-dystonia syndrome. *Brain* 116:843, 1993.

Cacchio A, DeBlasis E, Neconzione S, et al: Mirror therapy for chronic complex regional pain syndromes type I and stroke. *N Engl J Med* 361:634, 2009.

DeBroucker TH, Cesaro P, Willer JC, LeBars D: Diffuse noxious inhibitory controls in man: involvement of the spino-reticular tract. *Brain* 113:1223, 1990.

Dyck PJ, Lambert EH, O'Brien PC: Pain in peripheral neuropathy related to rate and kind of fiber degeneration. *Neurology* 26:466, 1976.

Fertleman CR, Ferrie CD, Aicardi J, et al: Paroxysmal extreme pain disorder (previously familial rectal pain syndrome). *Neurology* 69:586, 2007.

Fields HL: Depression and pain: a neurobiological model. *Neuropsychiatry Neuropsychol Behav Neurol* 4:83, 1991.

Fields HL (ed): *Pain Syndromes in Neurology*. Oxford, Butterworth, 1990.

Fields HL: *Pain*. New York, McGraw-Hill, 1987.

Fields HL, Levine JD: Placebo analgesia—a role for endorphins? *Trends Neurosci* 7:271, 1984.

Fischer TZ, Waxman SG: Familial pain syndromes from mutations of the NaV1.7 sodium channel. *Ann N Y Acad Sci* 1184:196, 2010.

Fruhstorfer H, Lindblom U: Sensibility abnormalities in neuralgic patients studied by thermal and tactile pulse stimulation. In: von Euler C (ed): *Somatosensory Mechanisms. Wenner-Grenn International Symposium Series*. New York, Plenum Press, 1984, pp 353–361.

Gilron I, Bailey JM, Tu D: Morphine, gabapentin, or their combination for neuropathic pain. *N Engl J Med* 352:1324, 2005.

Goldscheider A: *Ueber den Schmerz in Physiologischer und Klinischer Hinsicht*. Berlin, Hirschwald, 1884.

Head H, Rivers WHR, Sherren J: The afferent nervous system from a new aspect. *Brain* 28:99, 1905.

Hecaen H, Ajuriaguerra J: Asymbolie è la douleur, ètude anatomoclinique. *Rev Neurol* 83:300, 1950.

Indo Y, Tsurata M, Hayashida Y, et al: Mutations in the TRK/NGF receptor gene in patients with congenital insensitivity to pain and anhidrosis. *Nat Genet* 13:458, 1996.

Inman VT, Saunders JB: Referred pain from skeletal structures. *J Nerv Ment Dis* 99:660, 1944.

Jacox A, Carr DB, Payne RM: New clinical-practice guidelines for the management of pain in patients with cancer. *N Engl J Med* 330:651, 1994.

Jensen TS: Anticonvulsants in neuropathic pain: rationale and clinical evidence. *Eur J Pain* 6(Suppl A):61, 2002.

Kaptchuk TJ, Miller FG: Placebo effects in medicine. *N Engl J Med* 373:8, 2015.

Katz N: Role of invasive procedures in chronic pain management. *Semin Neurol* 14:225, 1994.

Kellgren JH: On the distribution of pain arising from deep somatic structures with charts of segmental pain areas. *Clin Sci* 4:35, 1939.

Kemler MA, Barandse GAM, van Kleef M, et al: Spinal cord stimulation in patients with reflex sympathetic dystrophy. *N Engl J Med* 343:618, 2000.

Kemler MA, Henrica CW, Barendse G, et al: The effect of spinal cord stimulation in patients with chronic reflex sympathetic dystrophy: two years' follow-up of the randomized controlled trial. *Ann Neurol* 55:13, 2004.

Klein CJ, Lennon V, Aston PA, et al: Chronic pain as a manifestation of potassium channel-complex autoimmunity. *Neurology* 79:1136, 2012.

Lele PP, Weddell G: The relationship between neurohistology and corneal sensibility. *Brain* 79:119, 1956.

Levine JD, Gordon NC, Fields HL: The mechanism of placebo analgesia. *Lancet* 2:654, 1978.

Mark VH: Stereotactic surgery for the relief of pain. In: White JC, Sweet WH (eds): *Pain and the Neurosurgeon*. Springfield, IL, Charles C Thomas, 1969, pp 843–887.

McQuay HJ, Tramer M, Nye BA, et al: A systematic review of antidepressants in neuropathic pain. *Pain* 68:217, 1996.

Melzack R, Casey KL: Localized temperature changes evoked in the brain by somatic stimulation. *Exp Neurol* 17:276, 1967.

Melzack R, Wall PD: Pain mechanism: a new theory. *Science* 150:971, 1965.

Nathan PW: The gate-control theory of pain: a critical review. *Brain* 99:123, 1976.

Price DD: Psychological and neural mechanisms of the affective dimension of pain. *Science* 288:1769, 2000.

Quan D, Wellish M, Gilden DH: Topical ketamine treatment of post-herpetic neuralgia. *Neurology* 60:1391, 2003.

Rexed B: A cytotectonic atlas of the spinal cord in the cat. *J Comp Neurol* 100:297, 1954.

Reynolds DV: Surgery in the rat during electrical analgesia induced by focal brain stimulation. *Science* 164:444, 1969.

Rothstein RD, Stecker M, Reivich M, et al: Use of positron emission tomography and evoked potentials in the detection of cortical afferents from the gastrointestinal tract. *Am J Gastroenterol* 91:2372, 1996.

Scadding JW: Neuropathic pain. In: Asbury AK, McKhann GM, McDonald WI (eds): *Diseases of the Nervous System: Clinical Neurobiology*, 2nd ed. Philadelphia, Saunders, 1992, pp 858–872.

Schmahmann JD, Leifer D: Parietal pseudothalamic pain syndrome: Clinical features and anatomic correlates. *Arch Neurol* 49:1032, 1992.

Schott GD: Bisphosphonates for pain relief in reflex sympathetic dystrophy. *Lancet* 350:1117, 1997.

Schott GD: From thalamic syndrome to central poststroke pain. *J Neurol Neurosurg Psychiatry* 61:560, 1996.

Schott GD: Mechanisms of causalgia and related clinical conditions. *Brain* 109:717, 1986.

Schott GD: Reflex sympathetic dystrophy. *J Neurol Neurosurg Psychiatry* 71:291, 2001.

Schwartzman RJ, McLellan TL: Reflex sympathetic dystrophy: a review. *Arch Neurol* 44:555, 1987.

Silverman DH, Munakata JA, Ennes H, et al: Regional cerebral activity in normal and pathological perception of visceral pain. *Gastroenterology* 112:64, 1997.

Snyder SH: Opiate receptors in the brain. *N Engl J Med* 296:266, 1977.

Taub A, Campbell JN: Percutaneous local electrical analgesia: peripheral mechanisms. In: *Advances in Neurology*. Vol 4: *Pain*. New York, Raven Press, 1974, pp 727-732.

Trotter W, Davies HM: Experimental studies in the innervation of the skin. *J Physiol* 38:134, 1909.

U.S. Department of Health and Human Services: *Management of Cancer Pain: Clinical Practice Guideline Number 9*. AHCPR Publications No. 94-0592 and 94-0593, Rockville, Public Health Service, Agency for Health Care Policy and Research, March 1994.

Von Euler US, Gaddum JH: An unidentified depressor substance in certain tissue extracts. *J Physiol* 70:74, 1931.

Von Frey M: Untersuchungen Über die Sinnesfunctionen der menschlichen Haut: I. Druckempfindung und Schmerz. *Königl Sächs Ges Wiss Math Phys Kl* 23:175, 1896.

Wager, TD, Atlas LY, Lindquist MA, et al: An fMRI-based neurologic signature of physical pain. *N Engl J Med* 368:1388, 2013.

Wall PD, Melzack R (eds): *Textbook of Pain*, 4th ed. New York, Churchill Livingstone, 1999.

Walshe FMR: The anatomy and physiology of cutaneous sensibility: a critical review. *Brain* 65:48, 1942.

Weddell G: The anatomy of cutaneous sensibility. *Br Med Bull* 3:167, 1945.

Wells KB, Stewart A, Hays RD, et al: The functioning and well-being of depressed patients. *JAMA* 262:914, 1989.

White D, Helme RD: Release of substance P from peripheral nerve terminals following electrical stimulation of sciatic nerve. *Brain Res* 336:27, 1985.

Woolf CJ: Pain: Moving from symptom control toward mechanism-specific pharmacologic management. *Ann Intern Med* 140:441, 2004.

Woolf CJ, Mannion RJ: Neuropathic pain: aetiology, symptoms, mechanisms, and management. *Lancet* 353:1959, 1999.

第8章

非疼痛性躯体感觉障碍

前一章讨论了疼痛及其传导通路和机制。当然，还有其他几种感觉体验也利用特殊的终末器官、传导通路和神经生理机制；这些感觉包括触觉、振动觉、关节位置觉、对深层压力的鉴别，以及依赖于皮质功能整合的感觉体验，这也是本章的主题。这两个广泛的躯体感觉系统之间的分离是合乎逻辑的，因为每个系统都依赖于周围神经、脊髓和脑部的独特的神经束。然而，在临床实践中，它们是并行测试的，并提供关于病变的定位和性质的辅助信息。由于周围神经系统是以节段性方式组织的，所有感觉的体表代表区，伤害性和非伤害性的，都遵循图8-1所示的皮节分布和周围神经分布图。

触觉感官体验的范围与源于视觉和听觉体验的一样地丰富。在皮肤上转换机械力的感受器是多种多样的，非常适合让大脑区分微妙的体验，从水的质地到手指间粗糙的沙子。此外，感觉和运动功能是相互依赖的，这一点在克劳德·伯纳德（Claude Bernard）和查尔斯·谢灵顿（Charles Sherrington）早期的动物实验中得到了生动的证明，在这个实验中，几乎所有的有效的肢体运动都是通过消除感觉神经支配（切断后根）而消除的。其他感觉传导路的中断和顶叶皮质的破坏也会对运动产生明显的影响。在很大程度上，人类的运动活动依赖于不断涌入的感觉冲动（其中大部分是无意识的）。因此，感觉-运动整合对于正常的神经系统功能是必要的，但疾病可能会独立地影响运动或感觉功能。还可能出现感觉功能丧失或受损，这也是神经疾病的主要表现。

解剖和生理基础

所有的感觉都依赖于感受器受到刺激而产生的冲动，并通过传入（感觉）纤维传导到中枢神经系统。感觉感受器一般有两种类型：一种是皮肤的，感受体表感觉，称为外感受器（*exteroceptors*），另一种是更深层次躯体结构的，称为本体感受器（*proprioceptors*）。皮肤感受器特别多，可以传递四种类型的感觉体验：温暖、寒冷、触摸和疼痛。本体感受器提供有关身体或身体部分的位置信息；关节的力量、方向和活动范围（运动觉）；以及压力觉，疼痛和无痛等。在组织学上，人们描述了各种各样的感觉感受器，从简单的游离神经末梢到高度分支和有包裹的结构，后者是用最先描述它们的解剖学家的名字命名的（见下文）。在一些文献中，这些神经末梢被称为"树突"，因为它们是感觉神经节细胞的末梢过程，生理活动和感觉信息的流向是从这些末梢结构流向细胞胞体的。

皮肤感觉的机制

如前一章所述，人们曾经认为皮肤感觉的每一种主要形式都由一个形态上截然不同的终末器官来感受，每个终末器官都有各自独立的周围神经纤维。这些感受器可大致分为皮肤和皮下的机械感受器、肌肉和关节机械感受器、热感受器和痛觉感受器（伤害感受器）。根据冯·弗雷（von Frey）的假设，尽管在很大程度上仍是正确的，但后来仍进行了进一步修正，每种感受器和神经纤维类型都有一定程度的特异性，每种终末感受器都优先地对感觉刺激的形式做出反应。

皮肤机械感受器有以下几种：迈斯纳小体（Meissner corpuscles）（以Georg Meissner命名），感受触觉；默克尔盘（Merkel discs）（以Friedrich Sigmund Merkel命名），感受压力觉；鲁菲尼末梢（Ruffini plumes）（以Angelo Ruffini命名），感受皮肤伸展；以及帕齐尼小体（Pacinian corpuscle）（以Filippo Pacini命名），感受振动觉，及其他一些更特异的感受器。同样，一些感受器感受肌肉力量、长度和关节角度等：

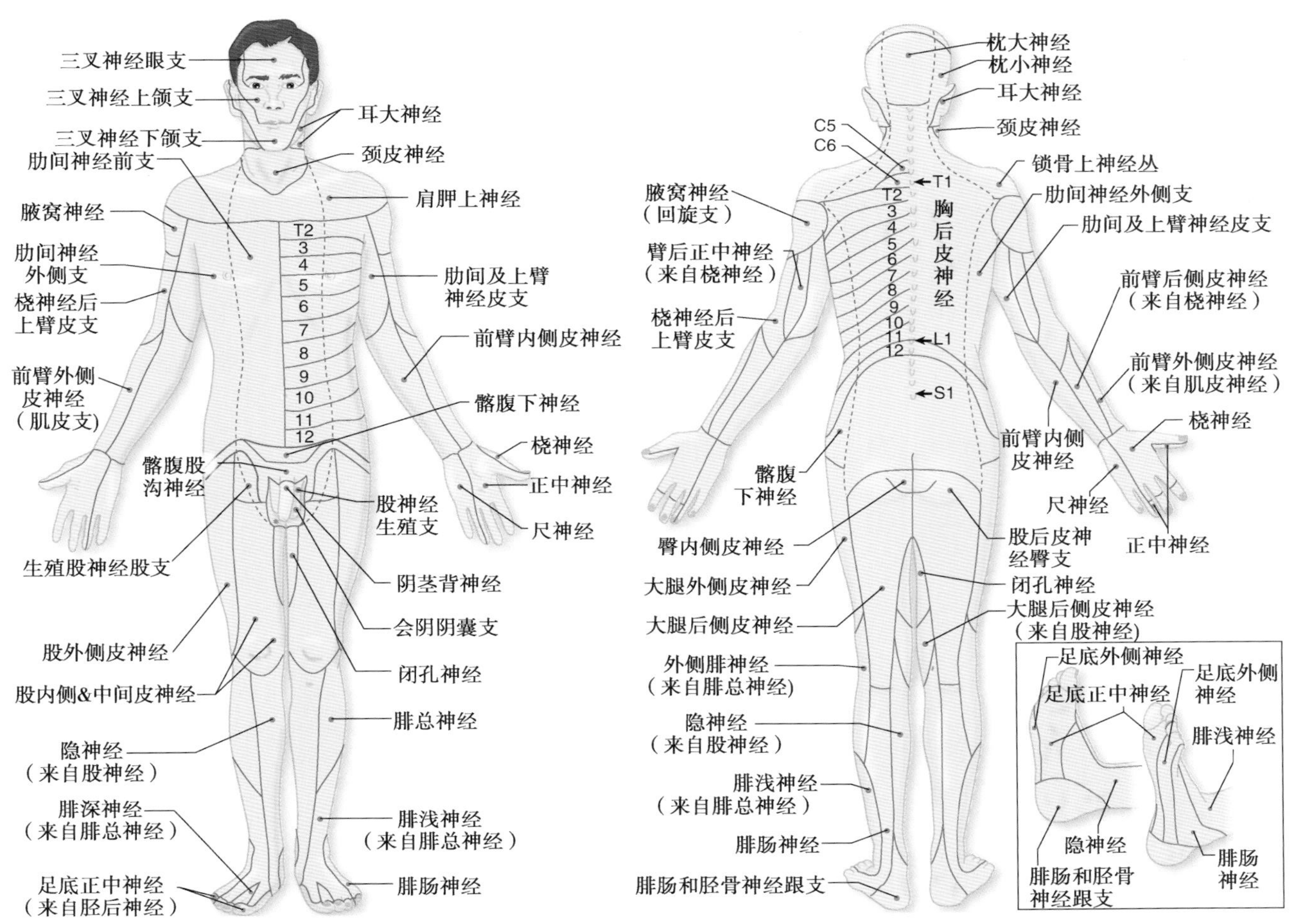

图 8-1 周围神经皮肤分布区（经允许，转载自 Haymaker W，Woodhall B：*Peripheral Nerve Injuries*，2nd ed. Philadelphia，Saunders，1953）

肌梭内肌肉纺锤体（intrafusal muscle spindle），感受伸展和收缩速度；高尔基腱器官（Golgi tendon organ），感受肌肉长度；关节囊感受器（joint capsule receptors），感受关节角度；牵张敏感性游离末梢（stretch sensitive-free endings），它对力敏感。如前一章所述，还有专门神经末梢感受温度（冷和暖）或极端温度（冷和热），例如克劳斯端球（Krause end bulbs）（以 Wilhelm Krause 命名，也称为球状感受器），感受冷；至于疼痛，是与传感器无关的神经末梢感受［游离神经末梢（free nerve endings）］的。神经末梢也被称为"裸露的"，因其被施万细胞（*Schwann cell*）包围，但没有髓鞘（表 8-1 和图 8-2）。

上文所述的特异性理论（*specificity theory*）已经对某些躯体感觉模式方面进行了修改。例如，默克尔（Merkel）盘和迈斯纳（Meissner）小体以及游离神经末梢均可被移动或静止的触觉刺激所激活。特异性一直是与外围疼痛机制有关的最好的概念，在某些初级传入纤维的范围内，即 C 和 A-δ 纤维及其游离神经末梢，可最大限度对有害刺激做出反应。甚至这些游离分支受体末梢及其疼痛纤维也传达相当多的非伤害性信息，也就是说，它们作为疼痛纤维的特异性并不是绝对的（第 7 章）。Lele 和 Weddell 发现，通过对角膜的适当刺激，四种主要的躯体感觉（触觉、温暖、寒冷和痛觉）模式都可以被识别出来，即使角膜仅包含游离神经末梢。在外耳部，对这四种感觉模式也很敏感，但它只有两种类型的感受器，游离神经末梢和毛囊周围感受器。角膜和耳缺乏结构性感受器，很显然，这些类型的感受器对识别寒冷和温暖并不是必需的，正如冯·弗雷（von Frey）和其他解剖学家所假设的那样。

基于 Kibler 和 Nathan 的观察，特异性理论已出现有益的改进，他们研究了不同刺激对暖斑（warm spot）和冷斑（cold spot）的反应。暖斑和冷斑是指皮肤上的一些小区域，它们对温度刺激产生最一致的反应，有温暖或寒冷的感觉。他们发现，对暖斑部位施加冷刺激会引起寒冷的感觉，而对暖斑或冷斑部位施加有害刺激只会引起疼痛的感觉；他们还注意到，对这些斑的机械刺激会产生触觉或压力觉。这些实验表明，皮肤感受器，有些在形态学上无法区分，可能只被赋予相对程度的特异性，在这个意义上，每种感受器优先地（即具有低阈值）针对一种特殊形式的刺激做出反应。

表 8-1　负责感知触觉的感觉感受器（另见表 7-1）

感受器类型	主要功能	最敏感的刺激	部位	生理特征
默克尔盘	持续压力、形状和粗糙度	边缘、点	表皮汗腺尖端	感受范围小，慢适应
帕齐尼小体	皮肤变形	感受小至 200μm 物体，高频振动（最佳 250Hz）	深层真皮	感受范围大，快适应
迈斯纳小体	轻触，低频振动	移动的浅表刺激	真皮乳头接近表面	感受范围小，快适应
鲁菲尼末梢	横向变形	皮肤牵拉	真皮中层整个皮肤	持续反应，慢适应

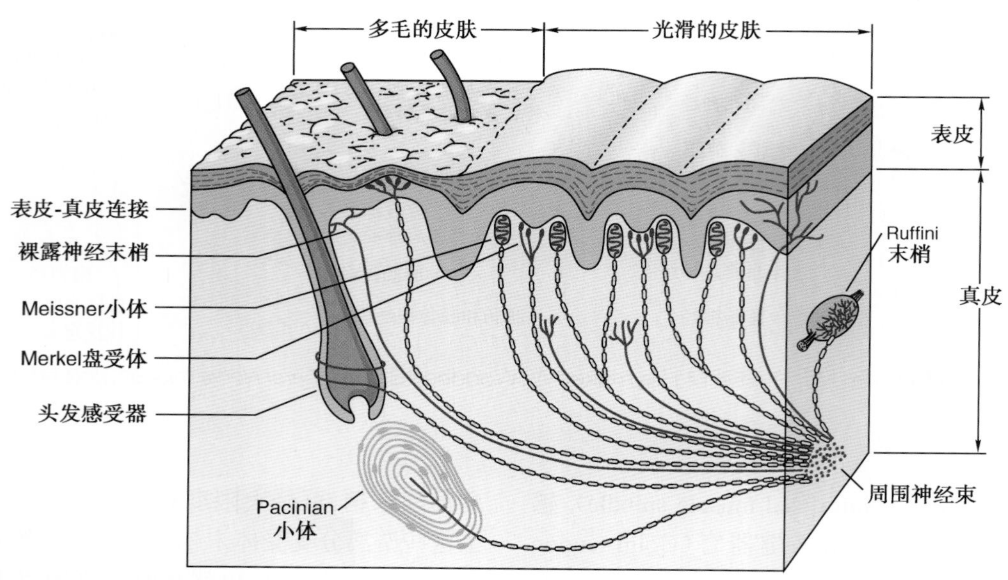

图 8-2　机械感受器在人手的有毛和无毛皮肤的位置和形态。感受器位于浅表皮肤，在真皮与表皮的交界处，更深的在真皮和皮下组织。无毛的皮肤感受器是位于真皮乳头的迈斯纳（Meissner）小体。位于真皮乳头之间的默克尔盘（Merkel discs）感受器；以及裸露的神经末梢。有毛的皮肤感受器是毛发感受器，默克尔盘（Merkel discs）感受器（与无毛皮肤中的感受器相比构造稍有不同）和裸露的神经末梢。在无毛和多毛皮肤的皮下感受器包括帕齐尼小体（Pacini corpuscles）和鲁菲尼末梢（Ruffini endings）。终止于皮肤表层的神经纤维在其远端分叉，支配附近的几个感受器器官；在皮下层的神经纤维仅支配单个感受器器官。感受器器官的结构决定它的生理功能（经允许，转载自：Kandel ER，Schwartz JH，Jessell TM：*Principles of Neural Science*，4th ed. New York：McGraw-Hill，2000）

生理学研究表明，感觉的性质不是取决于感受器的类型，而是取决于被激活的神经纤维的类型。对周围神经单个感觉纤维的微刺激会引起不同的感觉，这取决于刺激的是哪根纤维。另一方面，感觉的强度由刺激的频率和被刺激感觉单位的数量决定。换句话说，感觉的大小或强度由传入的脉冲频率［时间总和（*temporal summation*）］编码。此外，随着刺激强度的增加，更多的感觉单位被激活［空间总和（*spatial summation*）］。

刺激的定位（*localization*）以前被认为取决于同时激活的重叠的感觉单位。Tower　将周围单元定义为一个后根神经节细胞，它的中心和远端进程，以及由这些远端进程支配区域中的所有感觉末梢（感觉细胞的感受范围）。在非常敏感的指腹，定位误差小于 1mm，每平方厘米有 240 个重叠的低阈值的机械感受器。专门的生理学技术已经证明，即使是激活一个单一的感觉单元，也足以定位到受刺激点的位置，顶叶中的人体感觉分布图通过其模块柱状组织能够编码这种精细的定位信息。此外，皮肤上每一个受到刺激的点都可涉及一种以上类型的感受器。为了进入感受器，刺激必须通过皮肤并有足够的能量来传递，即让神经末梢去极化。

感觉末梢的另一个特征是，它们对持续的触觉力的变化适应性（*adaptation*）。由感觉末端产生的冲动是一个渐进的过程，而不是像神经动作电位的"全或无"（all-or-none）现象。这种不太为人所知的外周神经发生器决定神经脉冲的频率以及神经反应持续的程度或疲劳。虽然解剖学家通过形态学将感觉感受器分离出来，生理学家根据相关的神经纤维类型将其进行如下的分类，但有一种趋势是根据其适应的快慢，将感受器进一步分为低、高阈值类型。低阈值感受器对弱而无害的刺激做出反应，而高阈值神经末梢主要是对伤害性刺激做出反应。低阈值感受器表现出不同的适应模式，这取决于变形过程中是否持续的放电（慢适应，主要是 Merkel 盘和 Ruffini 末梢）或者对皮肤上移动的物体产生最大反应（快适应和在刺激开始和偏移时放电，主要是迈斯纳小体和帕齐尼小体）。高阈值感受器可以被神经肽和其他的表达标记物分离开来（这些问题的详细讨论，见 Abraira and Ginty）。

感觉径路

感觉神经

如前所述，每个感觉末梢器官最明显的特征是其形态和对特定刺激的敏感性，它的阈值和适应的生理学特征，以及与之相连的神经纤维类型。调节表浅感觉的纤维位于皮肤感觉神经或感觉运动混合神经中。在皮肤神经中，无髓鞘的疼痛和自主神经纤维的比例超过有髓纤维达 3：1 或 4：1。有髓纤维有两种类型：细的、略有髓鞘的 A-δ 纤维，感受疼痛和冷觉，如第 7 章所述（见表 7-1），以及较大的、传导更快的 A-α 纤维，感受触觉和压觉。无髓鞘自主神经纤维是传出的（神经节后的）并支配肌肉、汗腺和血管。这些纤维的不同传导速度已在第 2 章中讨论。

每一条皮肤传入纤维都与同一类型的几个感受器（触觉、痛觉或温度觉）相连，这些感受器在皮肤中不规则分布，这就是上一章中提到的"感觉斑"（sensory spots）。本体感觉纤维感受压力觉，以及以关节结构末梢感受位置觉和运动觉；它们使人们能够辨别物体的形状、大小、质地和重量等。然而，痒感、发痒和湿润感被认为是由几种类型的感受器的组合产生的。例如，发痒（*itch*）是一种独特的感觉，可以从临床和神经生理学的角度上将它与触觉和疼痛区分开来。它通过特定的 C 纤维传导，而不是通过触觉机制；镇痛区不再能感受到发痒，但麻醉区域却保留这种感觉。瘙痒的病理生理学已经由 Greaves 和 Wall 讨论过，Yosipovitch 及其同事也对其进行了进一步的综述。

脊神经根

感觉神经被并入神经丛（腰骶神经丛、臂神经丛），然后被分出后根。所有的感觉神经元的胞体均位于后根神经节（dorsal root ganglia）。这些细胞的外周延伸部分是感觉神经；这些细胞的中枢突形成后根并进入脊髓。每个后根都包含来自皮肤、肌肉、结缔组织、韧带、肌腱、关节、骨骼和内脏的所有纤维，它们分布在一个身体节段［体节（somite）］内。通过观察涉及一或两个脊神经病变的影响，这种节段性神经支配已在人和动物身上得到了充分的证明，例如，①带状疱疹，它也可在相应的皮肤区引起可见的囊泡；②椎间盘脱出导致在单个的神经根区引起痛觉减退；③在完整根的每侧各有若干根的外科切片。图 8-1、图 8-3 和图 8-4 显示了从这几种数据中得到的皮节分布图。值得注意的是，相邻的皮节段之间存在相当多的重叠，这在触觉比痛觉更多。相比之下，相邻的周围神经之间的重叠较少，而三叉神经各分支之间几乎没有重叠。此外，这些分布图也因构造方法的不同而有所不同。与大多数皮节图相比，Keegan 和 Garrett 的皮节图（根据将麻醉药注射到单个的后根神经节中）显示，从外周到脊柱的痛觉减退带是纵向连续的（图 8-4）。从深部结构疼痛纤维的分布虽然与来自皮肤的疼痛纤维分布不完全一致，但也遵循节段性模式。在第 7 章中，有评论说，来自内脏器官和肌肉骨骼结构引起的牵扯性疼痛的投射区域大致与覆盖在其上的皮节相对应，但它们具有独特的模式，称为生骨节（sclerotomes）（图 7-5）。

后根进入区、后角和后柱

在后根中，感觉纤维首先根据功能重新排列。大而粗的有髓纤维进入脊髓，恰在后角的内侧，并分为上升支和下降支。下行纤维和部分上升纤维在其入口的几个节段内进入后角的灰质，并与后角的神经细胞以及辅助节段性反射的大的前角细胞形成突触。部分上行纤维不间断地分布于同侧的脊髓后索(dorsal columns),终止于上颈髓和延髓的薄束核(gracile nuclei)和楔束核(cuneate nuclei)(图 8-5)。初级感觉神经元的中央轴突与细胞体位于脊髓后角,其他次级感觉神经元在后柱中相连。后柱中纤维位于中间位置,从每根依次向外侧添加新的纤维,从而形成躯体感觉定位分层(图 7-3)。

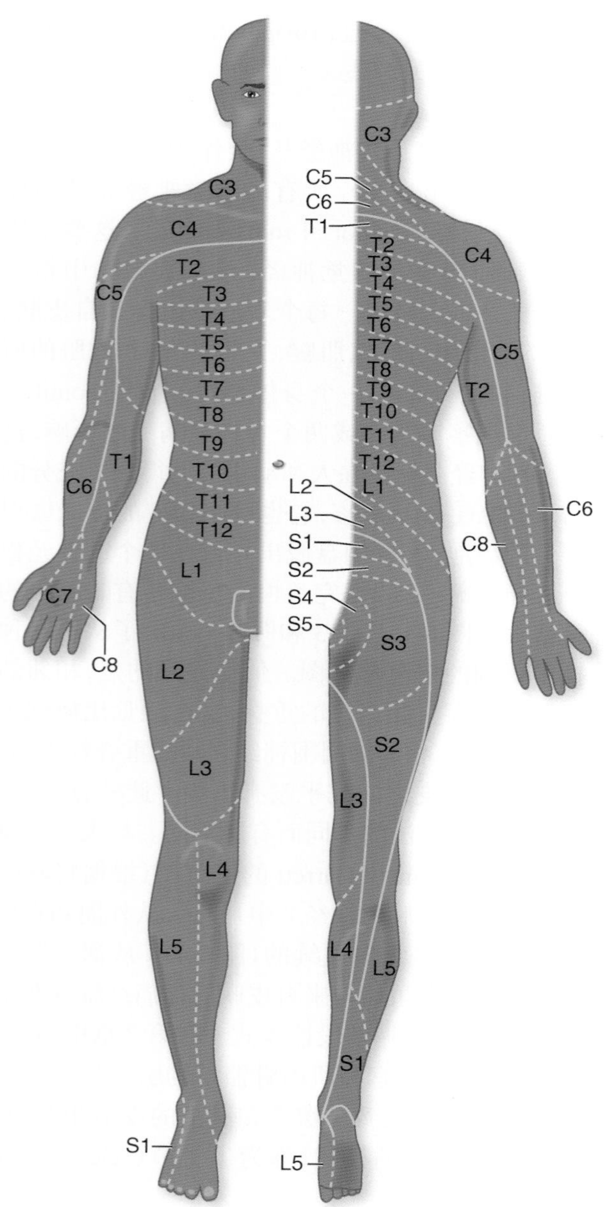

图 8-3　感觉脊神经根在身体表面的分布(皮节)(经允许,转载自:Sinclair D: *Mechanisms of Cutaneous Sensation*. Oxford,UK,Oxford University Press,1981)

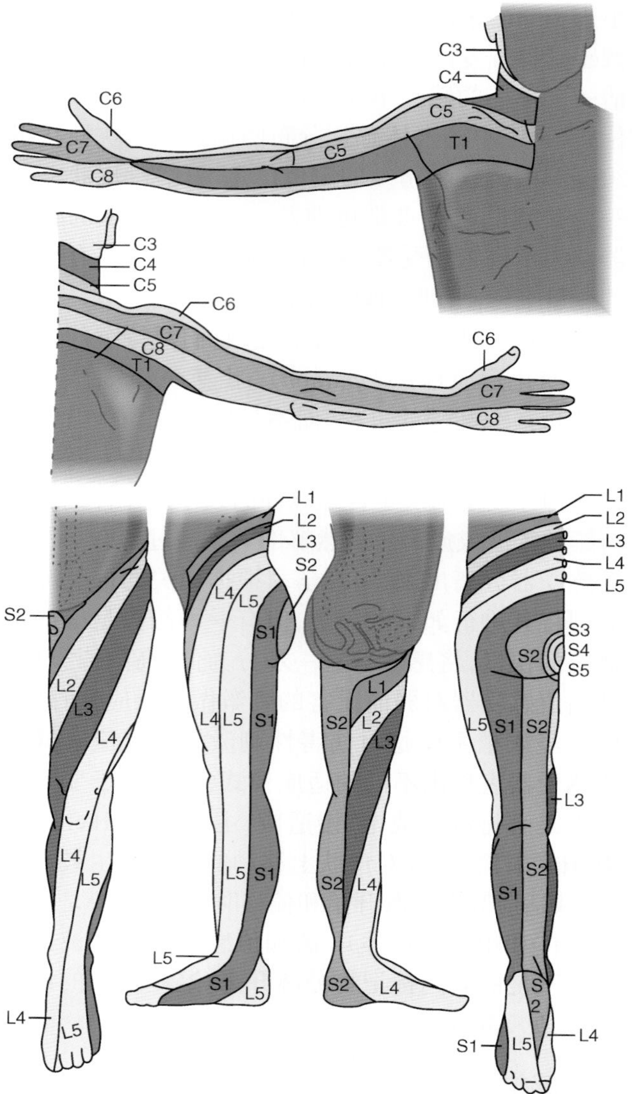

图 8-4　上肢和下肢的皮节,根据单一神经根损伤后感觉丧失的模式绘制(经允许,转载自 Keegan and Garrett)

在长距离上行性后索纤维中,由皮肤和皮下组织的机械刺激以及关节运动而被激活的只有大约 25%(从腰部区域)到达上颈髓的薄束核。其余的纤维将发出侧支到或终止于脊髓的后角,至少在猫是这样的(Davidoff)。据估计,20% 的上行性后索纤维来源于后角的 Rexed Ⅳ和Ⅴ层细胞(见图 7-1),并传递来自低阈值机械感受器的冲动,这些感受器对毛发运动、皮肤压力或有害刺激很敏感。后索中也有下降的纤维,包括来自后索核细胞的纤维。

后索包含部分触觉的纤维以及调节压力觉、振动觉、运动方向和关节位置觉的纤维,这些对于立体感的综合感觉体验,即识别皮肤的表面纹理、形状,写的数字和图形，以及两点辨别觉也是必不可少的。薄束核和楔束核以及附属楔束核的神经细胞发出一条二级传入通路，越过延髓中线，并作为内侧丘系上升至后丘脑（图 8-5）。然而，后索中的纤维通路并不是脊髓本体感觉的唯一调节器［见下文，后（背）柱综合征］。

除了界限清楚的后索通路外，在结构较疏松的“网状”部分，也有细胞从脊髓后角和后外侧柱的上升纤维中依次接受次级上升纤维。这些后索纤维投射到脑干核、小脑和丘脑核。后角核的许多其他细胞是中间神经元，对局部反射或初级上行性感觉神经元有兴奋或抑制作用。许多后索细胞的丘脑外投射的功能还不清楚（Davidoff）。

如前一章所述，薄的有髓鞘或无髓鞘的纤维主要感受痛觉，但也有部分对触觉和压力觉敏感，进入脊髓在后角外侧部与后角细胞突触，主要是在它们进入脊髓的一到两个节段。后角细胞转而又发出次级感觉纤维，其中一些可能在同侧上升，但大部分交叉和在脊髓丘脑束中上升（见图 7-1 和图 7-2）。根据手术离断前外侧束的观察表明，调节触觉和深部压觉的纤维占据了腹内侧部（脊髓丘脑前束）。也正如第 7 章所述，次级感觉轴突的上升传导束在下行性皮质脊髓系统中或其内侧。

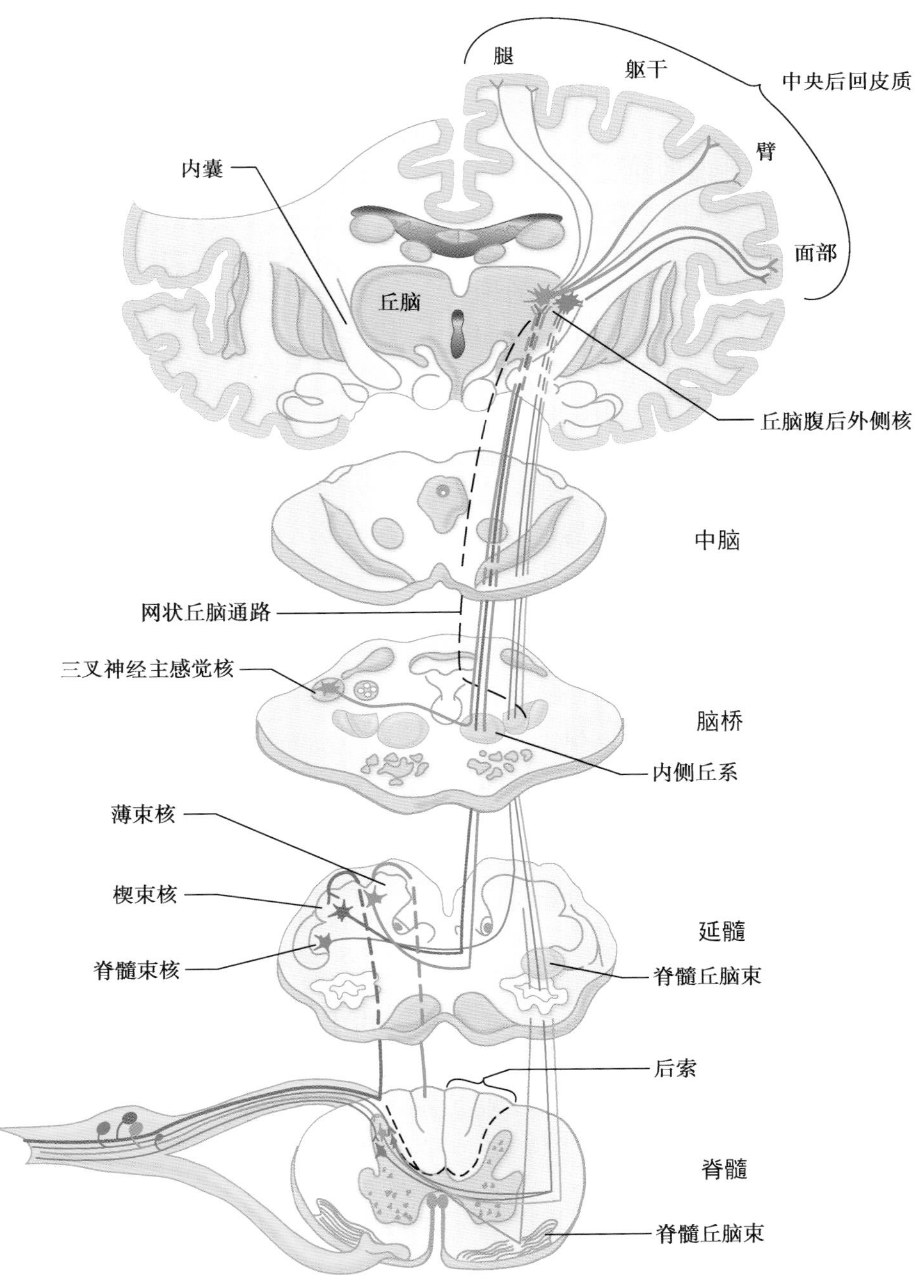

图 8-5　主要的躯体感觉通路强调后柱 - 内侧丘系统（较粗的束线）。见图 7-2，与脊髓丘脑系统比较

后柱终止于上颈髓的薄束核和楔束核以及延髓后，与穿过中线并在脑干上行形成的内侧丘系纤维发生突触。丘系统位于旁中线位置，在脑干的不同水平略微改变方向，并在吻侧中脑加入脊髓丘脑系统，终止于后丘脑核（图 8-5 和图 7-2）。

三叉连接

与周围神经类似，感受触觉、压力觉和痛觉的感觉细胞体位于三叉神经节（gasserian ganglion）中。调节面部和头部皮肤感觉的通路，尤其是触觉、痛觉和温度觉由三叉神经传递到脑干。进入脑桥后，三叉神经主感觉核（principal trigeminal sensory nucleus）中专司触觉突触的纤维和二级神经元在它向丘脑传输中交叉并加入内侧丘系中。下颌（咬肌）运动的本体感觉系统起源于肌梭，但细胞体在三叉神经中脑核中。

正如上一章所述，三叉神经的痛觉和温度觉纤维转向尾端，作为下行的三叉神经脊髓束，穿过同侧的延髓，与位于该束旁的长而垂直的三叉神经脊束核形成突触。来自这个核的神经元的轴突穿过中线，作为三叉神经丘脑五束（trigeminal quintothalamic tract）［也被不精确地称为三叉丘系（trigeminal lemniscus）］上行（见图 7-2 和图 8-5），它是等价的。在三叉神经核中有一种专司痛觉和温度觉，但不负责触觉，因此面部的中央部分是由核的最喙端代表，而面部的周围部分是核的最尾端代表，从而呈现“洋葱皮样”感觉缺失模式（另见第 44 章）。

丘脑皮质连接

丘脑腹后核接收来自内侧丘系、脊髓丘脑束和三叉神经传导束（来自三叉神经主感觉核和三叉神经脊束核）的纤维，并主要投射到两个躯体感觉皮质区。第一个区域（S1）对应于后中央皮质或布罗德曼（Brodmann）3，1，2 区（见图 3-3）。S1 传入神经主要来自腹后外侧核（VPL），是内侧丘系和脊髓丘脑束的终点，以及腹后内侧核（VPM），是三叉神经纤维的终点，并呈躯体分布，以上内侧代表腿，而下外侧代表面部（面部和手是并列的）。图 8-6［感觉小矮人（sensory homunculus）］显示了中央后回感觉信息的皮质代表区。如同运动代表区的情况（另见图 3-4），一个不成比例的区域是专门致力于手指、口唇和面部的定位。

这一区域的电刺激在身体对侧的特定区域产生麻刺感、麻木感和温暖感。传递到 S1 的信息是触觉和本体感觉，主要来源于后柱 - 内侧丘系统，主要涉及感觉分辨。第二体感区（S2）位于大脑外侧裂的上岸，与脑岛相邻。S2 的功能定位不如 S1 的离散，但 S2 也具有躯体化结构，面部靠近首端，腿部靠近尾端。电刺激 S2 引发的感觉与电刺激 S1 引发的感觉大致相同，但与 S1 不同的是，S2 可能是双侧的感觉。

毫无疑问，感觉刺激的感知涉及更多的大脑皮质，而不仅仅是上述两个离散的区域。一些感觉纤维很可能投射到中央前回，另一些投射到顶上小叶。此外，S1 和 S2 在功能上也不是纯感觉的，通过对它们电刺激可以获得运动效应。已有研究结果表明，VPL、楔束核和薄束核中的感觉神经元以及脊髓后角中感觉神经元均接受下行的和上行的皮质投射。这种交互作用的安排可能会影响运动以及某些感觉的传递和解释，如第 7 章所述。

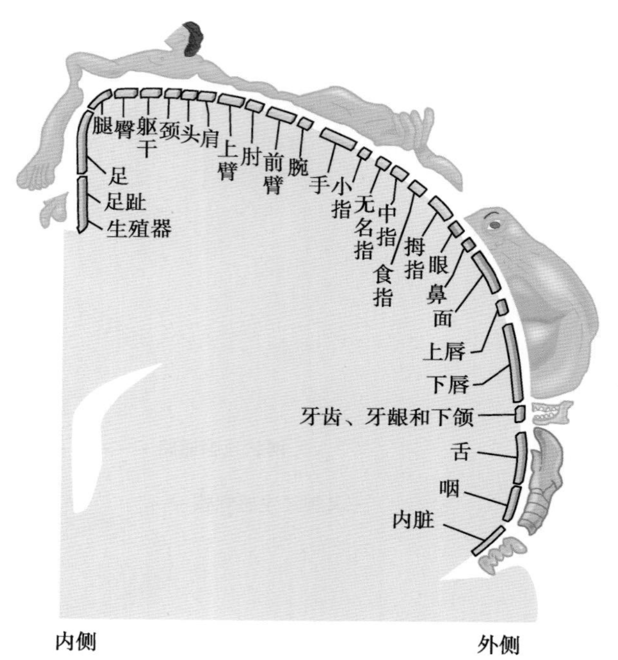

图 8-6　中央后回的“感觉小矮人”或感觉皮质代表区；将此与图 3-4 所示的运动皮质的身体区域分布比较（经允许，转载自 Kandel ER，Schwartz JH，Jessel TM：*Principle of Neural Science*，4th ed. New York，McGraw-Hill，2000）

由于它们位于一系列系统中的中转站，如果丘脑和皮质下投射被破坏，诸如疼痛、触摸、压力和极端温度等感觉就无法达到意识。对感觉皮质的损伤使得对侧的感觉体验有一定程度的感知，但降低了准确定位的能力，以及患者做出其他精细感觉辨别的能力。这些特征的临床应用将在下文感觉综合征的讨论中进一步阐述。

通过对各种感觉信息通道的简要叙述，我们必须得出这样的结论：在每一个层次上，都有来自更高层次的反馈控制的可能性。大多数外部刺激和一些内部刺激都是高度复杂的，并在不止一个感觉系统中引起活动。在每个系统中都有足够的剩余度，以允许较少使用的系统部分地补偿由疾病引起的缺陷。

感觉体征和症状的术语（表 7-2）

有几个术语需要定义，因为它们通常在讨论感觉时遇到。其中一些与疼痛有关，在第 7 章中已经提到。实验数据支持这样的观点，即部分受损的触觉、压力觉、热觉和痛觉纤维会变得极度兴奋，并在这一过程中产生异位脉冲，或为自发性的，或为对刺激的反应（Ochoa and Torebjork）。如表 8-2 所示，这些异常的感觉如果是严重的和令人痛苦的，它们被体验为感觉异常（*paresthesias*）或触物感痛（*dysesthesias*）。另一种阳性的感觉症状是异常性疼痛（*allodynia*），是指一种非痛性刺激（如触摸）引起疼痛的现象。

感觉缺失（*anesthesia*）是指所有形式的感觉完全丧失，而感觉减退（*hypesthesia*）是指所有形式的感觉部分丧失。特定的皮肤感觉的丧失或损害可以通过适当的前缀或后缀来表示，例如，温度觉缺失（*thermoanesthesia*）或温度觉减退（*thermohypesthesia*）（温度觉的丧失和减少），痛觉缺失（*analgesia*）（痛觉丧失），痛觉迟钝（*hypalgesia*）（痛觉减退），触觉丧失（*tactile anesthesia*），以及振动觉缺失（*pallanesthesia*）或振动觉丧失（*apallesthesia*）。术语感觉过敏（*hyperesthesia*），如第 7 章中所述，是指对各种刺激的敏感性增加，通常用于皮肤感觉方面。它意味着感觉器官的高度活动。在某些情况下（如晒伤），皮肤感受器的敏感性似乎增强了，但通常感觉过敏的存在暴露了潜在的感觉缺陷。仔细测试将显示出触觉、疼痛或温度刺激的阈值增高；但是一旦刺激被察觉，可能会产生严重的疼痛或不愉快的感觉［感觉过度（*hyperpathia*）］。一些临床医生使用这最后一个术语来表示对疼痛刺激的过度反应（痛觉过敏与感觉过度有细微差别，表示对疼痛刺激的异常疼痛反应；见表 8-2）。在异处感觉（*alloesthesia*）或异位感觉（*allesthesia*）中，在偏身感觉丧失的一侧传递的触觉或疼痛刺激会在对侧的相应区域或同侧的远处部位感受到。这种现象最常见于右侧壳核病变（通常为出血）和颈髓前外侧损伤；这可能取决于未交叉的同侧脊髓丘脑通路的存在（见 Ray 和 Wolff 的原始研究）。

表 8-2　异常感觉的起源

症状	受影响的结构
感觉异常，刺痛	大纤维（在神经或后索中）
灼烧感，热，冷	小纤维
刺痛	小型和大型纤维组合
假性痉挛	一种感觉异常，可能与大纤维功能障碍有关
束带感	脊髓丘系
撕裂痛	小纤维神经病变神经根病
痛觉过敏	周围神经部分损伤

感觉的检查

大多数神经科医生认为，感觉检查是神经学检查中最具挑战性的部分。首先，检查程序相对粗糙，不像患者熟悉的自然刺激模式。也可以说，很少有诊断仅仅是基于感觉检查；更多的时候，这项检查是对其余检查的补充。通常很难评估对感觉刺激的反应，因为这取决于患者对感觉体验的理解。反过来，这又取决于患者的总体意识、反应能力和合作能力，以及受暗示的程度。儿童由于他们简单而直接的反应，往往比那些更老练的人能更好地看到，后者可能会详细分析自己的体验，并报告出刺激强度的细微的和无关紧要的差异。

通常情况下，尽管症状表明有感觉丧失，但不能证明这种异常的客观存在。相反的情况很少发生，即在没有感觉症状的情况下，人们发现了感觉缺失。感觉症状，如感觉异常或感觉迟钝，可能是由于神经没有足以导致感觉功能下降的病变。此外，感觉功能的丧失可能是如此的轻微和渐进的，以至于不被察觉。

一般说明

在进行感觉测试之前，医生应该询问患者关于感觉变化的问题；这带来了特殊的问题。患者可能面临与之前经历过的任何情况都不同的感觉紊乱，而他们只能用有限的词汇来描述自己的感受。他们可能会说四肢感觉“麻木”和“死板的”，而实际上他们的意思是它很虚弱。有时，感觉丧失几乎是被偶然发现的，例如，在触摸一个热得足以使皮肤起水疱的物体时感觉不到疼痛，或者没有意识到衣服和其他与皮肤接触的物体。通常，疾病会引发新的和非自然的感觉体验，如一个束紧的带子，脚被水泥包裹的感觉，刺痛感，抚摸皮肤时的不自然感觉，像在鹅卵石上行走的感觉等。甚至偶然的肌肉活动也可能被报告为一种类似感觉异常或其他感觉的体验。

如果神经、感觉神经根或脊髓束受到损伤或部分中断，患者可能会主诉麻刺感或刺痛感，就像局麻药奴佛卡因（novocain）或像四肢都"睡着了"的感觉，是神经压迫的通俗说法，以及痛性痉挛样感觉，或自发性或刺激引起的灼痛或切割样疼痛。

一种感觉的临床描述可能会泄露有关的特殊感觉纤维受累（见表 8-1）。众所周知，触觉纤维的刺激会引起刺痛感和蜂鸣样的感觉；肌肉本体纤维的刺激引起假性痛性痉挛（pseudocramp）（抽筋的感觉而无真正的肌肉收缩）；温度觉纤维的刺激引起热（包括灼烧感）和寒冷感觉；而 A-δ 纤维的刺激，引起刺痛和疼痛。由大感觉纤维异位放电引起的感觉异常，也可由神经压迫、低钙血症、低镁血症、某些药物（其中以烟酸为主），以及各种神经疾病引起。在四肢或躯干的束带样感觉是大的感觉纤维功能障碍所致，无论是在外周的还是在后柱的延续。某些感觉症状提示神经疾病的解剖位置，例如，放射到背部或颈部的刺痛感涉及神经根疾病，或不太常见的，涉及感觉神经节疾病。

持续性感觉异常可归咎于神经、脊髓或更高级结构的感觉通路的损伤。最常见的是周围神经或后柱中直径较大的、大量的有髓纤维受累。当然，短暂的感觉异常通常是没有意义的。每个人都有过这样的经历，把肢体压在尺神经、坐骨神经或腓神经上，使得肢体"睡着了"。这是由于轴突运输受压中断，而不是通常认为的肢体的神经或其他结构的局部缺血。焦虑的过度通气可能由于 CO_2 和离子钙的减少，导致口唇和手的感觉异常（有时是单侧的）；也可能出现手足搐搦，伴手足痉挛。然而，这些感觉体验是短暂的，不应与神经系统结构疾病的持续性感觉异常相混淆。虽然后者有时会有波动。严重的肢端和周围的感觉异常，伴冷热觉颠倒，是某些神经毒性的贝类中毒［鱼肉毒（*ciguatera*）］和其他毒素（例如汞）中毒的特征。

同样值得评论的是振动性感觉异常，我们只在少数患者中遇到过。一位善于表达的医生将这种感觉描述为一种高振幅、低频的"蜂鸣声"，与较常见的刺痛感、感觉异常、灼烧感、麻木感等明显不同。我们的印象是，这些感觉几乎总是一种中枢感觉疾病的表现，一种可能归因于后柱，而另一种可能归因于大脑疾病。除此之外，人们对这种症状知之甚少。

年龄对感觉功能的影响

感觉测试中的一个重要问题是，随着年龄增长会出现感觉感知的进行性损害。这就要求根据年龄标准来评估感觉阈值，特别是脚和腿的感觉阈值。老龄的影响在振动觉方面最明显，但本体感觉、触觉的感知，以及快速疼痛也会随着年龄的增长而减弱。出汗和血管舒缩反射也会减低。在第 28 章中进一步讨论的这些增龄性改变可能是由于后根神经节的神经元丢失所致，并反映在后索纤维的进行性耗竭。皮肤和特殊感觉器官（味觉、嗅觉）中的感受器也会随着年龄的增长而萎缩。另一方面，把感觉的丧失仅仅归咎于老龄太轻率了，因为它有忽略重要疾病的风险，而有些疾病是可治疗的。

感觉功能的测试

感觉测试的细节是由临床情况决定的。如果患者没有感觉的主诉，测试手指和足趾的振动感和位置感，以及四肢的针刺感觉，并确定身体对称部位的表现是否相同，这些就足够了。这种粗略的筛查有时会发现患者没有意识到的感觉缺陷。更彻底的检查是为了确认患者是否有涉及感觉系统的不适，或者是否会发现局部萎缩或虚弱、共济失调、关节的营养改变，或无痛性溃疡等。

一些其他的通用规则是有用的。如果检查者从感觉减退区向正常区推进，患者更容易感知到异常感觉区的边界。在疲劳时不应强行感觉检查，因为注意力不集中的患者检查反馈是不可靠的。此外，检查者必须避免向患者暗示症状。在用最简单的术语解释所要求的内容之后，检查者应尽可能少地提问和评论。每次患者被触摸时通常不应该问"您感觉到了吗？"每次他们被触摸或感到疼痛时，患者要简单回答"是"或"尖锐"。应当避免在一小块皮肤上重复地针刺，因为这会引起不明显的轻微的痛觉减退，如前所述，这是由于时间总和的现象。对于可能会过度解释针刺细微变化的患者，进行温暖与寒冷之间的区分往往比区分"尖锐"与"迟钝"更能提供有用的信息。患者不应直接观察被检查的部分。如果是一个合作的患者，可以要求他使用大头针或针尖勾勒出无痛的或感觉缺失区域的轮廓，或确定在腿或手臂的远端部分是否有渐进性感觉丧失。最后，感觉检查的结果应准确地记录在病案或图上，通过在预先印好的身体或手、脚、面部或四肢的草图上为受影响的区域涂上阴影。

以下描述的是，测试感觉功能的常用床边方法。

这些测试能够满足大多数临床需要。对于需要检测阈值和量化感觉障碍的疼痛生理学的临床研究，则可以使用多种仪器测量，Dyck 及其同事描述了它们的用途。

触觉的测试

这通常是用一缕棉花、一张纸巾，或一个手指轻轻接触完成的。患者第一次接触到这种刺激时，是把它应用到身体的正常部位。然后，闭上眼睛，让他在每次触碰其他不同部位时指出这种感觉是否“自然”，或说“是”。一个虚假的感觉丧失患者会在接受触觉刺激时说“不”。角质化的皮肤，如足底和手掌，需要比其他部位更强烈的刺激，而毛发覆盖的部位需要较轻的刺激，因为毛囊周围有大量的神经末梢。患者对任何类型的动态刺激都比对静态刺激更敏感。如 Trotter 和 Davies 最初所展示的，熟练地运用检查者或患者滑动的指尖是一种有用的改良，有助于划定触觉丧失界限。

使用冯·弗雷伊纤毛丝测痛仪（von Frey hair）可以进行更精确的测试。通过这种方法，可以施加恒定强度的刺激，并通过测量弯曲已知长度的毛发所需的力来确定触觉阈值。当一系列的接触刺激导致感觉减弱时，可能会出现假的感觉减退或感觉过敏区，这或者是由于终末感受器的适应作用，或由于最初的感觉比刺激持续的时间更长，而且似乎在扩散。

痛觉的测试

针刺检查是最有效的评估，虽然它可能是由各种有害的刺激引起的。患者必须了解，他们是要报告尖锐的感觉，而不仅仅是接触的感觉或针尖的压力觉。如果在某一区域快速地使用针刺，它们的效果可能是累加的，并可能导致更强烈的疼痛感；因此，它们应该以每秒一次的速度传送，而不是在同一点上传送。强度上的微小差异可以忽略不计。一个有效的方法是让患者在 1 到 10 的范围内比较两个区域的针刺的感觉；与 10 相比，8 或 9 的报告通常是无意义的。

使用一根普通的针来施加相同强度的刺激几乎是不可能的。针轮（pinwheel）［瓦滕贝格轮（Wartenberg wheel）］有时是更有效的，因为它允许应用一个更恒定的压力，但是血源性感染在患者之间传播的风险已经使这种方法过时了。为了研究目的，可以使用痛觉计（algesimeter）来克服这一困难，痛觉计可提供恒定强度的刺激，或使用激光设备在皮肤上产生热强度分级点。在临床实验室，通过使用计算机设备传递的热刺激可以更好地评估小纤维感觉的量化，如下所述。

如果遇到触觉或痛觉减退或缺失的区域，应划定它的界线，以确定它是否有节段性或周围神经分布，或在躯干的某一水平以下感觉缺失。如前所述，这样的区域是最好从受损的感觉区域向正常区域描绘。这些变化可以通过在考虑病变部位上轻轻拖动一个大头针来确认。针刺感减低的区域可以通过温度觉检查得到证实，如下所示。

温度觉的测试

快速而粗略的方式来评估温度觉缺失（或证实先前发现的痛觉迟钝区），是把音叉的一面在手掌上快速摩擦使之温暖，并交替把两面贴在患者皮肤上，询问患者哪一面更冷（或更热）。这种测试模式的一个优点是，它为患者提供了“热”或“冷”反应的二元选择。这对于大多数的床边检查就足够了。

如果需要更仔细的检查，应首先使皮肤在室内空气中暴露一小段时间。测试物体应该比较大，理想情况下是两个加塞的试管，其中装有热的（45℃ /113℉）和冷的（20℃ /68℉）自来水。从水龙头里取用温水和冷水是足够的，也更实用。每根试管的侧面都要连续地放在皮肤上涂抹几秒钟，并要求患者报告试管与正常部位相比是否感觉“不太热”或“不太冷”。值得注意的是，在 28℃（82.4℉）至 32℃（89.6℉）范围内，患者能够识别 1℃（1.8℉）甚至更小的差异；在温觉识别范围内，可以识别出 35℃（95℉）与 40℃（104℉）之间的差异；在冷觉识别范围内，可以识别出 10℃（50℉）与 20℃（68℉）之间的差异。如果测试物体的温度低于 10℃（50℉）或高于 50℃（122℉），冷或热的感觉就会与疼痛混淆。这项技术在很大程度上已经被商业设备所取代，这些商业设备可以向置于手指或脚趾上的探针依次提供一系列略微不同的热刺激。使用特殊算法来改变温度变化的顺序和幅度，并确定患者的报告是否一致和有效。结果以温度或疼痛强度之间的“刚好明显的差异”（just noticeable difference，JND）形式报告。

深压痛的测试

可以通过简单地在肌腱、肌肉或骨骼突起上的按压来估计对这种形态的感知。即使当表面感觉减弱，重压也能引起疼痛；相反，在某些疾病中，诸如脊髓痨神经梅毒，深压疼痛的消失可能比表面疼痛的消失更显著。在常规的神经系统病例中，这种不舒服的检查应予忽略。严格地说，深度疼痛是一种本体感觉，因为它是在皮肤表面以下，但感觉通路是脊髓丘脑束，因此与疼痛更相关。

本体感觉的测试

对于我们四肢、手指和足趾的位置和运动的感知是来自于肌肉、肌腱［根据罗兰（Roland）和莱德加德 - 佩德森（Ladegaard-Pederson）的说法，是高尔基腱器官（Golgi tendon organs）］，以及关节感受器，很可能是通过皮肤感受器的激活来实现的（Moberg）。这两种形式组成的本体感觉（proprioception），即运动觉和位置觉，通常是同时受损的，虽然临床确实会出现这样的情况，肢体或手指的位置觉丧失，而这些部位的被动和主动运动［运动觉（kinesthesia）］的知觉却保留了下来。相反的情况有时会发生，但并不常见。此外，我们的印象是，在床旁检查的范围内，患者更容易感觉到关节运动［关节觉（arthresthesia）］，而不是静止的关节位置或姿势［平衡感知（statognosis）］。

被动运动的感知首先在手指和脚趾上进行测试，当出现缺陷时，会最大限度地反映在这些部位。重要的是要抓住与运动平面垂直的手指的两个侧面；否则，检查者施加的压力可能使患者辨认运动的方向。这也适用于肢体近端部分的测试。可指示患者首先报告对关节运动的感知，然后指出每个运动是“向上”还是“向下”。用较大且易于识别的动作来演示测试是有用的，但是一旦患者理解了这个检查，就应该以最小的移动范围来检查，被检查部位应快速移动。正常情况下，在手指上能感觉到非常轻微的移动度（小至 1 或 2 度的弧度）。这个测试应该重复足够多的次数，以排除猜测的可能性。

被动动作缺陷的感知是通过与正常肢体的比较来判断的，或者，如果双侧感觉均有缺陷，则根据检查者的经验来判断其是否正常。轻微的损伤可由反应迟钝而表现出来，或者如果手指移动非常缓慢，患者没有意识到或不确定已经发生了移动；或者在手指沿相同方向多次移动后，患者可能会误判第一次向相反方向移动；或者在检查者移动了手指之后，患者可能会随意地做一些脚趾的小动作，显然是试图确定它的位置或移动的方向。注意力不集中也会导致一些这样的误判。如果关节位置觉在远端部位受损，可以检查下一个近端关节。腿部位置觉缺失也可以通过将肢体从原来的位置移开来证明，让患者闭上眼睛，将另一条腿放在同样的位置或指向大脚趾来证明，手臂和手也是如此。

如果身体的轴性结构出现本体感觉异常，患者将无法在双脚并拢和闭眼的情况下保持平衡［闭目难立征（*Romberg sign*）］。这一测试经常被不精确地解释。在闭目难立征的站姿下，即使是正常人闭眼也会轻微摇摆，由于小脑性共济失调或其他运动障碍而失去平衡的患者，如果去除视觉提示，也会晃动得更厉害。只有睁眼和闭眼的平衡状态存在明显差异才可以视为闭目难立征。最肯定的异常指征是患者需要向侧面或向后移步以避免跌倒。对一个焦虑或易受暗示的患者，轻微的不稳定可以通过转移注意力来克服，例如，让患者闭眼站着的时候交替地用两只手的示指触摸鼻子，或者用眼睛追随检查者的手指。具有真正的本体感觉异常的患者，当视线从地面移开时，会发生摇摆，而后当闭上眼睛时，则会变得更加不稳定。人为的不稳定的患者，当他们跟随检查者的手指或交替看着天花板，然后看着远处的物体时通常会保持稳定，但是当眼睛闭上时，会显得非常不稳定。重要的是要记住，本体感觉的任何缺陷（如周围神经病、脊髓病或前庭病）都会导致 Romberg 征，即使莫里茨·龙伯格（Moritz Romberg）描述的这一体征是为了诊断脊髓痨（tabes dorsalis）的。

当患者张开双臂并闭上眼睛时，位置觉异常也可能被显示出来。受影响的手臂会偏离原来的位置；如果患者的手指分开，他们可能会经历一系列的姿势变化（“弹奏钢琴”的动作或假性手足徐动症）；在试图用示指触摸鼻尖时，患者可能会反复错过目标，但当眼睛睁开后，这种表现就会被纠正。

振动觉的测试

振动觉（vibratory sense）是一种复合感觉，包括触觉和快速变化的深压觉，但在临床工作中，它可能被认为是一种有用的单一形式。能够记录临床测试中刺激频率的皮肤结构可能是帕齐尼小体（Pacinian corpuscle）。振动觉的传导依赖于大的感觉纤维，这些纤维主要在脊髓的后柱上升。因此，它很少受到单一的神经病变的影响，但在多发性周围神经疾病、后索、内侧丘系，以及丘脑病变患者中可能会受到干扰。在类似的情况下，振动觉和位置觉通常会受到损害，尽管其中之一（最常见的是振动觉）可能会受到不成比例的影响。随着年龄的增长，振动觉是最常见的感觉减退，特别是在足趾和脚踝处（见下文）。

测试振动觉的方法是通过将低频、长时间振动的音叉(通常为 128Hz)置于骨突上,确保患者对振动有反应,而不只是对音叉的压力有反应,而且他并不想听产生的声音。有 0 到 8 级的定量音叉是可用的,但对于临床目的而言,将检查部位与患者或检查者的正常部分进行比较就足够了。检查者可通过将手指置于远端指间关节下,将音叉手柄置于关节背侧来检测患者停止后的振动觉。或者,可让音叉向下运行,直到不再感觉到振动的那一刻,此时,音叉被迅速移至检查者相应的部位,记录下振动消失的时间。对振动刺激的适应程度较小,因此,通过快速地从一侧身体部位移到另一侧或移到检查者身上,检测到的轻微不对称,应相应地加以解释。在踝关节或在髂前上棘振动在膝部消失后,髌骨感知到振动表明是一种长度依赖性周围神经病。脊髓损伤造成的针刺损伤的大致水平可以通过测试髂嵴和连续的脊椎背侧的振动感觉来证实。与温度觉和痛觉检查一样,有一些机械装置能够量化振动觉。

辨别觉(顶叶皮质感觉)的测试

损伤顶叶感觉皮质或损伤丘脑皮质投射导致一种特定类型的紊乱,即不能进行感觉分辨和整合时空的感官信息[见下文的顶叶病变引起的感觉丧失(Sensory Loss Caused by Lesions of the Parietal Lobe)和第 21 章]。这些结构的病变通常会干扰复杂的感觉感知,但是保留基本的模式(触觉、疼痛、温度觉和振动觉)受到相对较少的影响。只有首先确定它们所依赖的主要感觉模式(主要是触觉)大体上是正常的,才能评估鉴别性感觉功能的完整性。如果怀疑有脑损伤,可以通过以下方式进一步检查感觉辨别功能。

两点辨别觉

辨别两个点和一个点的能力是通过使用两脚规或类似的工具来测试的,脚规末端应该是钝的,并且两脚同时测试是无痛的。在这样刺激下可被识别的距离的是不同的,在舌尖可分辨的间距约为 1mm,在嘴唇约为 2~3mm,在指尖约为 3~5mm,在手掌上约为 8~15mm,手背和脚约为 20~30mm,躯干约为 4~7cm。感觉皮质受损患者的特征是常把两点误认为一点,尽管偶尔会出现相反的情况。

皮肤定位和图形书写[皮肤书写觉(graphesthesia)]

皮肤触觉或疼痛刺激的定位是通过触摸身体上的不同点,并要求患者将示指尖端放在受刺激的部位或者检查者肢体的相应部位上来测试的。识别出用铅笔或类似的物体在皮肤上描绘的数字或字母(这些在手掌上描绘应大于 4cm),或在皮肤上画一条线的方向也取决于触觉刺激的定位,但这两者可能是分离的。通常情况下,如果用铅笔画,可以在手指指腹上识别小至 1cm 的数字。这些也是检查后柱功能有用的测试。

质地、大小和形状的鉴别

对纹理的鉴别主要取决于皮肤的印象,但对物体形状和大小的识别也基于更深层的感受器的感觉体验。不能识别形状和形态通常是皮质疾病的一种表现,但如果传递本体感觉和触觉的通路被脊髓和脑干(当然,还有周围神经)的病变所阻断,也会出现类似的临床缺陷。这种类型的感觉缺陷被称为立体觉缺失(*stereoanesthesia*)[见下文,“后柱综合征”(Posterior Column Syndrome)],与实体觉缺失(astereognosis)不同,后者意味着即使主要感觉信息(触觉、痛觉、温度觉和振动觉)完好无损,也不能通过触摸来识别物体。在实践中,很少遇到纯实体觉缺失,当手的表面感觉和振动觉的损伤似乎没有严重到足以解释触摸物体识别的缺陷时,就会使用这个术语。以这种方式定义,实体觉是分右侧或左侧的,具有以下所提到的限制条件,是对侧大脑半球病变所致,涉及感觉皮质,特别是 S2 区或丘脑顶叶投射。

传统的理论认为,躯体感觉只由对侧的顶叶识别,这不是绝对的。从 1906 年奥本海姆(Oppenheim)的报告开始,有一些患者由于明显的单侧脑损伤而表现出双侧的实体觉缺失或触觉丧失。这些观察结果得到了 Semmes 及其同事的证实,他们测试了大量存在右侧或左侧大脑半球创伤性损害患者。他们发现,左右两侧病变后的感觉受损(尤其是辨别觉)并不具有严格的可比性;左手和右手都容易受到左侧感觉运动区损伤的影响,而只有左手受到右侧感觉运动区损伤的影响。Carmon 和 Corkin 及同事(1965)也证实了这些观察结果(这些观察限定条件较低),他们研究了局灶性癫痫患者皮质切除后的感觉效应。由此看来,有些患者的某些躯体感觉功能不仅受对侧大脑半球的调节,还受到同侧半球的调节,尽管前者的贡献无疑更为显著。

左半球在触觉感知方面的优势概念也受到了 Carmon 和 Benton 的质疑,他们发现右脑半球在感知触觉刺激和方向方面特别重要。此外,Corkin 及其同事观察到,右半球损伤的患者在触觉迷宫学习方面的失败程度始终比左半球损伤患者更严重，这表明右半球在调节涉及空间成分的触觉行为方面的相对优势。当然，与感觉疏忽或消失相关的现象在右顶叶病变相对于左顶叶病变是更突出的，而如果初级和次级感觉皮质区被保留，这是最有益的。这些问题在本章和第 21 章将进一步讨论。

最后，在实体觉缺失与触觉失认症之间是有区别的。一些作者，如 Caselli 曾将触觉失认症定义为一种严格的单侧障碍，或左或右，其中触觉物体识别受损不受初级感觉模式紊乱的干扰。这样的紊乱会被其他人认定为实体觉缺失的一种形式（见上文）。在我们看来，触觉失认症（*tactile agnosia*）是一种障碍，在这种障碍中，位于优势侧（*dominant*）顶叶中央后回后部的单侧病变会导致双手无法通过触摸识别物体。根据这种观点，触觉失认是一种对刺激的感知和将其转化为符号的障碍，类似于身体各部分命名，将计划或路线视觉化，或者理解纸质或口语单词的含义的缺陷（视觉或听觉言语失认症）。这些和其他失认症在第 21 章中讨论。

感觉综合征（表 8-3）

单一的周围神经阻断

感觉神经或混合神经完全横断后感觉丧失的区域与来自该神经的皮肤纤维的分布相一致。这是图 8-1 所示的感觉分布图的基础。这可以与皮节图（见图 8-3）所描绘的神经根部分切断引起的感觉丧失模式进行对比，皮节图是高度可预测的，但边界不太明显。当然，混合神经的部分损害会削弱它所支配的肌肉，通过这些特征的组合可以识别出完整的综合征。

如果大面积皮肤受累，感觉缺失的特征是在其中心部分所有形式的皮肤感觉丧失，被一个部分感觉丧失区所环绕，当从中心向外周进行检查时，这部分感觉丧失区就不那么明显。实验性离断神经后，由于邻近神经的重叠支配，皮肤感觉丧失的面积小于其解剖分布。经过一段时间后，触觉丧失的面积大于痛觉缺失的面积，这是因为与触觉神经纤维相比，邻近的小的末梢游离痛觉神经纤维的侧支生长要快得多。此外，相邻的疼痛感觉区域有较大的重叠。沿着感觉减退区的边缘，皮肤变得高度敏感（感觉过敏性）；轻微触碰可能会让人感到剧烈疼痛和轻度疼痛。根据 Weddell 的说法，触物感痛（*dysesthesias*）可归因于从周围健康区域的痛觉神经纤维进入失神经支配区的侧支再生纤维有更高的敏感性。在纯皮神经部分受损时，深压觉和被动运动的感知保持不变，因为这些感觉模式是由来自皮下结构和关节的神经纤维调节的。

表 8-3　周围性和脊髓感觉综合征的检查表现

多发性神经病
对称性远端感觉丧失
感觉丧失可能优先影响一种感觉方式
反射消失或反射减退
无力，如果存在，相对对称性
多发性神经根病
不对称性感觉和运动功能缺失
四肢近端和远端不同程度受影响
反射消失仅限于受影响的神经根区域
神经节病
所有的感觉形式均受影响
身体近端部位受影响
共济失调（感觉型）通常突出
脊髓痨综合征
足部振动觉和位置觉明显丧失，伴感觉性共济失调
Romberg 征
继发性［夏科（Charcot）］关节畸形
神经根病反射消失，后索疾病反射保留
脊髓病
完全性横断性损伤：损伤平面以下所有的感觉丧失
脊髓空洞症：颈、肩、手臂和手的局限区域痛温觉消失，触觉、关节位置 / 振动觉保留
脊髓前动脉综合征：病变平面以下痛觉消失，振动觉、关节位置觉保留
后索：与脊髓痨综合征相同，但反射保留
脊髓半切（Brown-Séquard）综合征：病灶对侧痛觉消失，在病变以下几个节段开始；病灶侧在病变以下振动觉和关节位置觉消失

（见图 8-7，另见第 43 章。）

特殊类型的病变对感觉神经纤维有不同的影响。神经受压（*compression*）主要使大的触觉和压力觉纤维功能消失，而小的痛觉、温度觉和自主神经纤维的功能完整；利多卡因的作用则相反。持续压迫神经达 30 分钟的效应，会在几分钟内产生感觉异常，接着出现感觉丧失，先是触觉和振动觉，然后是冷、快痛、热和慢痛等，依次排列并向心性扩散。生理学研究已证实了 Lewis 和同事的理论，即这种压迫会按照神经纤维的大小顺序依次阻断其功能。压力的释放会导致受压后感觉异常（postcompression paresthesia），这已被证明是由在离受压部位一段距离的异位部位沿着有髓神经纤维产生自发活动引起的。在释放压力的几秒钟内，会出现一系列麻刺感、刺痛、痛性痉挛样感觉，这些感觉在 90~120 秒内达到最大强度，然后缓慢消退（Lewis et al）。感觉功能恢复的顺序与感觉丧失的顺序相反。类似的自发性和异位放电很可能解释了急性脱髓鞘性神经病早期的感觉异常症状，甚至在感觉丧失或麻木之前就出现。值得强调的是，这些受压的特征并不像通常所说的是由于神经缺血所致；相反，它们是由于髓鞘和潜在的轴突可逆性生理变化引起的。

激发阳性感觉现象的某些动作，例如，轻扣再生的周围神经产生轻微针刺感的蒂内尔征（Tinel sign）和屈腕时正中神经的支配区感觉异常的弗伦征（Phalen sign），代表受损神经对受压的易感性。在神经被离断的情况下，近端神经再生在几天内就开始了。这些纤细的新生神经幼芽对机械刺激异常敏感，机械刺激会产生麻刺感，也就是 Tinel 征。

神经的广泛受累（多发性神经病）（见表 8-3）

由于大多数多发性神经病（polyneuropathy）会影响混合神经，感觉改变伴随着不同程度的运动和反射丧失。感觉受损通常是大致对称的，主要症状为麻木和感觉异常。因为在大多数类型的多神经病中，最长和最大的轴突是受损最重的［长度依赖性轴索神经病（length dependent axonal neuropathy）］，感觉丧失开始和最严重的都是在足和小腿，如果上肢受到影响，则手部最重。随着多发性神经病的进展，感觉丧失的边界上升，意味着它在向四肢近端移动。手套和袜套样（*glove-and-stocking*）一词用来描述多发性神经病的感觉丧失分布，引起人们对以远端受累为主的感觉障碍模式的关注，但并不意味着从正常感觉到受损感觉区的转变是典型的渐进过程。相比之下，在心因性感觉缺失中，正常感觉和缺失感觉之间的界限通常是非常明确的。除非最严重的情况，多发性神经病的腹部、胸部和面部感觉得以保留，在这种情况下，可能会在前胸腹部和口周围发现感觉变化。

在影响轴突的过程中，麻木、痛觉和温度觉丧失是主要特征。当神经病变主要是脱髓鞘而非轴索病变时，感觉异常可能是最早的特征。多发性神经病的感觉丧失通常涉及所有感觉形式，尽管很难比较痛觉、触觉、温度觉、振动觉和位置觉的损害程度，但其中一种感觉损害可能与其他感觉损害不成比例。这种临床特征是由周围神经的某些疾病选择性地损伤不同大小的感觉纤维来解释的。例如，辅助运动觉（kinesthetic sense）的大纤维变性或脱髓鞘会致振动觉和位置觉丧失，而痛觉、温度觉以及某种程度上的触觉感知相对保留。在极端情况下，这种多发性神经病会导致伸展的手指或脚趾出现假性手足徐动动作，表现为四肢的摸索运动；由于走行于脊髓小脑束的大直径神经的功能障碍，它也可能导致感觉性共济失调。

相比之下，小口径、薄的有髓鞘和无髓鞘的轴突受累影响痛觉、温度觉和自主神经功能，但本体感觉、振动觉和触觉保留，从而产生一种“假性脊髓空洞症”综合征，模拟这种脊髓病变出现的痛觉丧失与触觉感觉分离表现［见下文，感觉性脊髓综合征（sensory spinal cord syndromes）］。长时间的痛觉缺失可能导致营养性溃疡和夏科关节。这些感觉丧失的模式，以及那些由神经丛病和多数性单神经炎引起的感觉丧失模式，将在第 43 章中进一步讨论。

神经根受累（神经根病和多发性神经根病）（图 8-1、图 8-3 和表 8-3）

感觉神经根的表面神经支配是神经病学中最有用和最可靠的定位指南之一，而主要的皮节都为所有的医生所熟知。如前所述，相邻的神经根之间有相当大程度的重叠，因此单一感觉根的分支不导致皮肤任何区域的感觉完全丧失。然而，压迫单一的感觉性颈神经或腰神经根（例如，椎间盘突出）可能会导致皮肤感觉的节段性损害。当两个或多个相邻的神经根完全分开时，可能会有一个感觉丧失区，它被一个狭窄的区域所包围，在这个区域中，感觉阈值升高并伴随着过度敏感［痛觉过敏（hyperpathia）］。由于尚不完全清楚的原因，由神经根病变引起的部分感觉丧失用疼痛刺激比触觉或压力刺激更容易表现出来。

神经根疾病经常引起“射伤痛”（刺痛）和灼烧感，这些感觉投射到它们受影响的感觉神经的行程中。常见的例子是由于下腰椎或上骶椎神经根受压引起的坐骨神经痛，以及由于颈神经根受压引起的从肩部到上臂向下放射的剧烈疼痛。

当多个神经根受到浸润性、炎症性或压迫性病变影响时[多发性神经根病(*polyradiculopathy*)],这一综合征更为复杂,必须与多发性神经病区分开来。多发性神经根病的典型特征,除了疼痛之外,还包括不对称性肌无力,这涉及每个肢体的近端和远端,感觉丧失的模式与几个根的分布一致,而不一定是相邻的神经根。从另一个角度看,感觉和运动功能缺失的分布与多发单个的周围神经的预期模式相违背,不能显示出全身性多发性神经病的长度依赖模式。更多的细节可参见第 43 章。

后根神经节受累(感觉神经元病,神经节神经元病)(见表 8-3)

感觉(后根)神经节的广泛性疾病产生许多与后神经根疾病相同的感觉缺失[见下面的脊髓痨综合征(Tabetic Syndrome)],但它有身体近端区域如面部、口腔黏膜、头皮、躯干和生殖器较明显的感觉减退和痛觉缺失。本体感觉在身体的远端部分丧失,在近端部分也有不同程度的消失,与共济失调运动同时发生,通常相当严重,并伴有假性手足徐动症。这些后面的特征是神经节神经元病(ganglionopathy)的特征,可能比其他任何特征都更为明显,这可能使患者无法使用四肢,尽管他们仍保持着力量。腱反射消失。有时还会有自主神经功能障碍的其他特征,但力量完全不受影响。识别这种不寻常的全感觉丧失的模式具有相当重要的诊断意义,因为它提出了一些可能被忽视的潜在疾病,这些疾病将在第 43 章中讨论。该综合征的主要原因是副肿瘤、结缔组织疾病,特别是干燥综合征、有毒物质暴露,以及特发性炎症等。

脊髓痨综合征(见表 8-3 和图 8-7)

脊髓痨综合征(tabetic syndrome),以脊髓痨(tabes dorsalis)为特征,包括感觉共济失调和严重的不平衡,闭目难立征测试阳性,是本体感觉丧失的结果。在最极端的情况下,当脚落到地面时会发出拍击声和跺脚声。它可被认为是多发性神经根病或神经节神经元病的一个亚型,但它也可以被归类为脊髓疾病,因为同样的疾病源自影响后柱的疾病。此外,影响神经根或神经节的过程会导致后柱的华勒变性。虽然在过去它与神经梅毒不可避免地联系在一起,但它也发生在糖尿病和其他影响后根或后根神经节的疾病,例如副肿瘤性神经节病(paraneoplastic ganglionopathies)。

除了感觉性共济失调外,麻木或感觉异常和"闪电痛"或撕裂痛也是常见的主诉;可见腱反射消失,以及张力减退不伴明显的肌肉无力。感觉丧失可能仅涉及下肢的振动觉和位置觉,但在严重情况下可能会出现浅部或深部痛觉或触觉的丧失或损害。深部腱反射丧失可将感觉神经根综合征与后索病变区别开来。在脊髓痨足部和小腿受影响最重,手臂和躯干则不太常见。如前所述,闭目难立征是很明显的。在极端的情况下,无张力膀胱伴尿潴留、营养性关节改变[夏科关节(Charcot joints)]和腹(胃)痛危象是相关的。

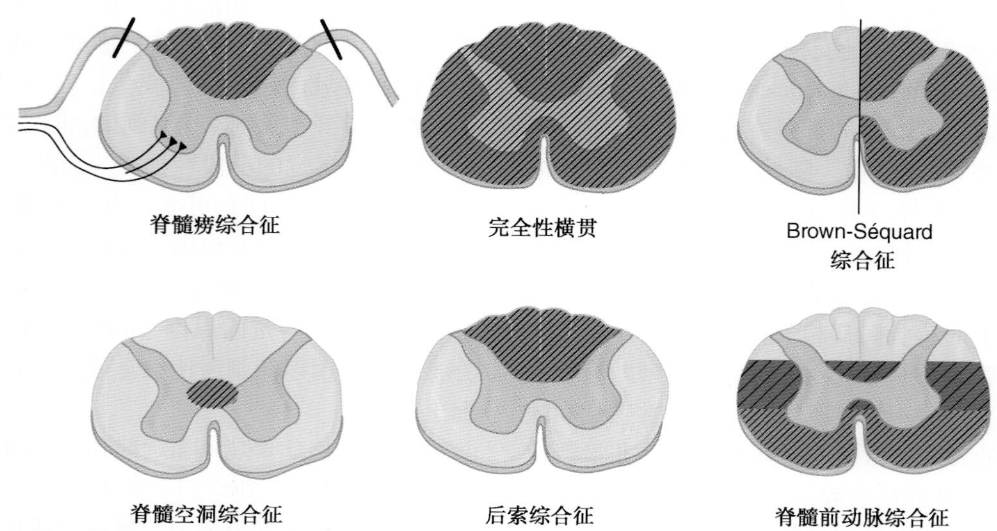

图 8-7　特征性脊髓感觉综合征的病变部位(阴影区表示损伤区域)。右下图显示不同程度的脊髓中轴损伤,但始终保留后索

由于小感觉神经节细胞发育不全而导致的先天性所有皮肤感觉缺失的病例可能会导致脊髓痨综合征。这在第 7 章中讨论过。在赖利 - 戴(Riley-Day)综合征(第 25 章)中也可能发现类似的部分缺陷。还有一些遗传性多发性神经病的形式,会导致普遍的不敏感。

脊髓感觉综合征(另见第 42 章)

完全性脊髓感觉综合征(图 8-7)

脊髓完全横断性破坏(complete transverse disruption of the spinal cord)时,最显著的特征是对应于病变水平以下的瘫痪和所有形式感觉丧失。在感觉丧失区的上缘可能有一个狭窄的感觉敏感区。痛觉、温度觉和触觉的丧失可能始于病变水平以下的一或两个节段;振动觉和位置觉的离散程度较低,但它们可以通过仔细检查检测到。脊髓病变中同时涉及灰质和白质的感觉(和运动)丧失表现为与身体节段或皮节相应的模式。这些如图 8-3 和图 8-4 所示,最明显的是躯干,每个肋间神经都具有横向的分布。

此外,重要的是要记住,在横贯性脊髓病变的亚急性演变过程中,病变水平与感觉丧失水平之间可能存在差异,后者随着病变的进展而上升。这可以理解为,如果一个设想的病变从脊髓的外周向中心病变,首先影响从腿部传递痛觉和温度觉的最外层的纤维。相反地,一个病变从脊髓中央向外周发展将以相反的顺序影响这些模式,出现一种鞍区回避(sacral sparing)模式,这意味着臀部和肛门区的感觉保留,而躯干和腿部感觉缺失。

脊髓半切征(Brown-Séquard 综合征)

疾病可能局限于或主要发生在脊髓的一侧;身体对侧的痛觉和温度觉受到影响,病灶同侧的本体感觉受到影响。这种模式是对应于对侧的脊髓丘脑束的痛觉和温度觉丧失,以及对应于同侧后索的触觉和本体感觉丧失的结果。尽管很少会出现全部症状,但部分的脊髓半切综合征(Brown-Séquard syndrome)在实践中很常见。痛觉和温度觉的丧失始于病变下方的一到两个节段。在病变侧伴发痉挛性运动麻痹使得这一综合征就完整了(见图 8-7)。触觉受到的影响较小,因为来自身体一侧的纤维会分布在脊髓两侧的传导束中(后柱、脊髓丘脑前束和脊髓丘脑侧束)。

脊髓空洞综合征(中央灰质病变)

由于传导痛觉和温度觉的脊髓丘脑束纤维从脊髓前连合横跨脊髓,在这一部位的一个相当大范围的垂直病变,典型特征是在两侧的几个节段(皮节)上使得痛觉和温度觉消失,而触觉保留,因为后柱不受影响(见图 8-7)。这被称为分离性感觉缺失(*dissociated sensory loss*)。由于病变常累及灰质的其他部位,通常也会出现不同程度的节段性肌萎缩和反射消失。如果病变扩展到白质,皮质脊髓束、脊髓丘脑束和后柱的体征将会合并进来。这种病变在颈髓区域最常见的原因是中央部位的发育性脊髓空洞症(developmental syringomyelia);不太常见的是髓内肿瘤、损伤和出血等。假性脊髓空洞(*pseudosyringomyelic*)综合征早前曾被提及,与模拟脊髓空洞症表现的小纤维神经病有关。

后(背)索综合征

后柱疾病(posterior column disease)时感觉异常是常见的主诉,表现麻刺感、针刺样感觉或腰带样和束带样感觉。在某些病例中,对针刺反应可能会有弥漫性灼烧感、不愉快的感觉。振动觉和位置觉的丧失发生在病变水平以下,但疼痛和体温觉受影响相对较小或根本不受影响。由于后柱病变是由后根神经节细胞的中枢突中断引起的,因此很难与影响感觉神经根大纤维的病变(上述的脊髓痨综合征)区别开来;然而,前者腱反射得以保留,而在脊髓痨腱反射消失。在一些影响后柱的疾病中,可能主要累及振动觉,而在另一些后柱疾病,位置感觉受到的影响更大。

后柱病变只有很少的病例经尸检证实,触觉没有丧失,或在急性病变后恢复,但患者病变以下躯体部分运动觉和位置觉丧失。Nathan 及其同事证实了后柱的病变只会引起轻微的触觉和压力觉缺失。然而,后柱和脊髓丘脑束的联合病变会导致病变以下的触觉和压觉完全丧失。如果后柱病变位于颈区,即使触觉 - 压觉相对完好,但在触碰物体时仍会有笨拙,无法通过触摸识别物体的性质[图形觉缺失(agraphesthesia)]。可能会出现异常的触觉和压迫感障碍,表现为阈值不稳定、刺激移除后感觉持续,以及有时还会有触觉和姿势性幻觉。

后柱损伤后感觉功能的丧失,如两点辨别觉,图形书写觉,辨别物体的大小、形状、重量和纹理等受损,以及感受皮肤上移动刺激的方向和速度的能力受损,这种损害可以模拟顶叶的“皮质”病变(见下文“顶叶病变引起的感觉丧失”),但不同的是,仅局限于后柱的病变也会有振动感丧失。

因此,应该认识到,并不是所有的本体感觉纤维都上升到薄束核和楔束核；一些本体感觉纤维在腰椎区域离开后柱，与脊髓灰质的二级神经元形成突触，并在同侧的后外侧索中上升。只有皮肤的纤维继续到薄束核和楔束核。

后柱综合征的常见病因是多发性硬化、维生素 B_{12} 缺乏症、铜缺乏、脊髓痨、艾滋病和人类嗜 T 淋巴细胞病毒（human T-lymphotropic virus，HTLV）1 型感染。

前部脊髓病（脊髓前动脉综合征）

在脊髓前动脉供血区的脊髓梗死或主要影响脊髓腹侧部的其他病变，例如某些脊髓炎的病例，会发现病变水平以下痛觉和温度觉丧失，而本体感觉相对或绝对保留。由于皮质脊髓束和腹侧的灰质也位于脊髓前动脉供血区内，瘫痪是一个显著的特征（见图 8-7）。

脑干病变引起的感觉障碍

延髓病变的一个特征性表现，是在许多情况下出现交叉性感觉障碍，即一侧面部和另一侧身体的痛觉和温度觉丧失。这是由于下行的三叉神经脊髓束或其神经核和一侧脑干已交叉的脊髓丘脑侧束受损所致，而且几乎总是由外侧延髓梗死［瓦伦贝格综合征（Wallenberg syndrome）］引起的。在上部延髓、脑桥和中脑，交叉的三叉神经丘脑束与脊髓丘脑侧束一起伴行；这些水平的病变会导致对侧一半的面部和身体痛觉和温度觉丧失。自发性和诱发性温度觉或痛觉的触物感痛（*dysesthesias*）经常会有报告（“感觉就像被晒伤了”）。在上部脑干，脊髓丘脑束和内侧丘系汇合，因此适当位置的病变会导致对侧所有的浅感觉和深感觉的丧失。脑神经麻痹、小脑性共济失调和运动麻痹几乎总是必然相关的，正如在这一区域卒中的讨论中所指出的（第 33 章）。换句话说，脑干任何水平的病变都不太可能引起孤立的感觉障碍。

丘脑病变引起的偏侧感觉丧失

丘脑的腹后外侧（VPL）核和腹后内侧（VPM）核受累，通常是由于血管病变，导致身体对侧所有形式的感觉丧失或减退。位置觉受到的影响比其他任何感觉功能都更常见，并且通常（但并非总是）比触觉和针刺觉的缺失更严重。随着感觉的部分恢复，或在急性但不完全损伤，在身体受影响的一侧可能出现自发性疼痛或不适［德热里纳 - 鲁西综合征（*Dejerine-Roussy syndrome*）；丘脑痛综合征（*thalamic pain syndrome*）］，有时是最令人痛苦的类型。刺激可能会有一种弥漫的、令人不快的、挥之不去的异常感觉。温度刺激，特别是冷刺激，情绪紊乱、大的声音，甚至某些类型的音乐可能会加重疼痛状态。尽管对刺激有过度反应，但患者通常表现为疼痛阈值升高，即需要比正常更强的刺激才能产生疼痛感［感觉迟钝（hypalgesia）和感觉过度（hyperpathia）］。相同类型的疼痛综合征有时可能伴发于顶叶白质、内侧丘系甚至脊髓后柱的病变。

应该指出的是，一种症状性偏身感觉综合征，通常很少有客观的变化，经常发生在没有明显的丘脑或脊髓损伤证据时。正如 Toth 所指出的那样，这种情况在年轻女性中尤其多见。我们许多良性疾病的患者都患有偏头痛，就像 Toth 的系列一样，其中一例患有抗磷脂综合征（antiphospholipid syndrome），但所有这些表现之间的联系都很薄弱，许多情况被认为是由于心理因素或无法解释的。

顶叶病变引起的感觉丧失

在前顶叶综合征（anterior parietal lobe syndrome），也称为韦尔热 - 德热里纳综合征（Verger-Dejerine syndrome）中，主要有对侧的手臂、腿和该侧面部的辨别性感觉功能障碍，但基本感觉模式不受损害（除非病变范围广泛而深在）。位置觉和运动觉的丧失，定位触觉和痛觉刺激能力受损［位置觉缺失（topagnosia）］，两点辨别觉阈值扩大，以及实体觉缺失（astereognosis）是最显著的发现，正如本章前面和第 21 章“顶叶病变的临床效应”所述。

顶叶病变的另一个特征性表现是感觉疏忽（*sensory inattention*）、消退（*extinction*）或忽视（*neglect*）。当使用触觉或疼痛刺激同时测试两侧的对称部位的反应时，患者可能只识别有声音一侧的刺激；或者，如果触摸或刺痛了受累一侧的面部和手或脚，可能只注意到对面部的刺激。显然，颅部结构比其他没有丰富神经支配的部位更会受到关注。然而，当每个刺激单独施加到每一侧或受累侧的每个部分时，都能被正确地感知和定位。在感觉忽视的情况下，患者会忽略身体的一侧和顶叶病灶对侧的个体外的空间，这种顶叶病变通常是在非主侧半球。左侧顶叶病变也可能引起右侧感觉忽视，但频率较低，程度较轻。感觉忽视或消失，有时也可能发生在后柱和内侧丘系病变，在没有任何感觉症状的正常人中可以被检测到。如前所述，这些现象和顶叶病变的其他特征将在第 21 章中进一步阐述。

另一种顶叶综合征，德热里纳 - 穆宗综合征（Dejerine-Mouzon syndrome），其特征是对侧半身的主要感觉方式（痛觉、温度觉，触觉，但振动觉通常相对保留）严重受损。运动麻痹是可变的；部分恢复后，可能出现类似小脑共济失调性笨拙动作。由于感觉障碍与丘脑病变引起的感觉障碍类似，所以 Foix 和同事们将其称为假性丘脑（*pseudothalamic*）综合征。痛觉过敏（hyperpathia）与 Dejerine-Roussy 综合征（见上文）非常相似，在皮质 - 皮质下顶叶病变的患者中也观察到。Foix 和同事们将假性丘脑综合征与大脑外侧裂梗死联系起来；Bogousslavsky 和同事们将其追溯到大脑中动脉的顶升支闭塞引起的顶叶梗死。在上述每一种顶叶综合征中，如果优势半球受累，则可能会有失语症、双手触觉失认症或格斯特曼综合征（Gerstmann syndrome）；而非优势半球病变，可能会有疾病感缺失（anosognosia）（见第 21 章）。

通常在顶叶病变中，患者对感觉刺激的反应各不相同。正如 Critchley 所强调的，一个常见的错误是将这种异常归因于癔症（见下文"由暗示和癔症引起的感觉丧失"）。仅局限于部分顶叶皮质的损伤（最好的例子是由掠过的子弹或弹片造成的颅骨损伤），可能导致对侧肢体局限性表面感觉丧失，颇似神经根或周围神经损伤。

由暗示和癔症引起的感觉丧失（另见第 47 章）

正如已经指出的，向患者暗示感觉丧失的可能性是非常实际的。癔症的患者可能会主诉完全的偏身感觉缺失（hemianesthesia），有时有解剖学上难以置信的发现，如同侧的听觉、视觉、嗅觉和味觉减退，而且振动觉受损也只有一半颅骨和胸骨，这些大部分在解剖学上是不可能的。揭示这一特征的一个常用测试，是通过在靠近前额中线的两侧各放一个振动的音叉进行的。振动觉通过骨骼的传递确定中线一侧的感觉丧失是不可能的。也可能观察到整个肢体的感觉缺失或在部分肢体界限分明的感觉丧失，但与神经根或皮神经的分布不一致。诊断癔症性偏身感觉缺失的最佳方法是诱导出癔症的其他相关症状，或者，如果这不可能做到，可以通过注意患者表现出的感觉丧失与作为已知的解剖学证实的感觉综合征的一部分而出现的感觉丧失之间的差异。

有时，在没有其他神经系统异常或有明确的神经系统综合征的患者中，人们会对完全无法解释和不一致的感觉发现感到棘手。在这种情况下，必须试图通过忽视感觉的发现来推断出诊断结果，或将该发现结果视为揭示了第二种疾病，如神经根的神经纤维瘤的途径。

躯体感觉综合征的实验室诊断

临床感觉综合征的确认通常可以通过应用电生理测试来实现。在神经损伤时可见感觉神经传导的波幅减慢或降低，但也仅在病变位于感觉神经节的远端（或之内）时出现。因此，在保留感觉神经动作电位的神经病模式中，严重的感觉丧失表明是神经根病。H 反射和 F 波反应的丧失或减慢证实了存在神经的近端部分、神经丛和神经根病变。利用躯体感觉诱发电位，可以证明外周神经或神经根，在从脊髓到下部延髓部分的通路，在内侧丘系到丘脑部分，以及在丘脑到大脑皮质通路的传导减慢。在局部感觉丧失的情况下，当感觉神经传导检查正常时，诱发电位在证实神经根疾病中起到最大的作用；在其他方面，它们最常被用于支持多发性硬化的诊断，在这种情况下，可能有也可能没有相应的感觉特征。（见第 2 章，诱发电位测试的讨论。）

在实践中，很少有必要检查感觉和知觉的所有形式。对于单个的周围神经病变，触觉和针刺觉测试是最有意义的。脊髓疾病时，针刺觉和温度觉刺激最能显示侧索病变；测试振动觉、位置觉和运动觉，特别是皮肤刺激的方向感能可靠地表明后柱病变。触觉检查是没有用的。在感觉神经节疾病中，所有的感觉模式，包括触觉在内都可能影响全身，而这一般适用于丘脑病变，当然，仅出现在病灶的对侧。因此，在选择检测方法时，应根据疑似疾病发生的部位来指导测试的选择。

（徐　芸　张星虎　译　王维治　校）

参考文献

Abraira VE, Ginty DD: The sensory neurons of touch. *Neuron* 79:618, 2013.

Bogousslavsky J, Assal G, Regli F: Aphasie afferente motrice et hemi-syndrome sensitif droite. *Rev Neurol* 138:649, 1982.

Carmon A: Disturbances of tactile sensitivity in patients with unilateral cerebral lesions. *Cortex* 7:83, 1971.

Carmon A, Benton AL: Tactile perception of direction and number in patients with unilateral cerebral disease. *Neurology* 19:525, 1969.

Caselli RJ: Rediscovering tactile agnosia. *Mayo Clin Proc* 66:129, 1991.

Corkin S, Milner B, Rasmussen T: Tactually guided maze learning in man: effects of unilateral cortical excision and bilateral hippocampal lesions. *Neuropsychologia* 3:339, 1965.

Corkin S, Milner B, Rasmussen T: Effects of different cortical excisions on sensory thresholds in man. *Trans Am Neurol Assoc* 89:112, 1964.

Critchley M: *The Parietal Lobes*. London, Arnold, 1953.

Davidoff RA: The dorsal columns. *Neurology* 39:1377, 1989.

Dyck PJ, O'Brien PC, Johnson DM, et al: Quantitation of sensory abnormality. In: Dyck PJ, Thomas PK, et al (eds): *Peripheral Neuropathy*, 4th ed. Philadelphia, Saunders, 2005, Chap 43.

Foix C, Chavany JA, Levy M: Syndrome pseudothalamique d'origine parietale. *Rev Neurol* 35:68, 1927.

Greaves MS, Wall PD: Pathophysiology of itching. *Lancet* 348:938, 1996.

Keegan JJ, Garrett FD: The segmental distribution of the cutaneous nerves in the limbs of man. *Anat Rec* 102:409, 1948.

Kibler RF, Nathan PW: A note on warm and cold spots. *Neurology* 10:874, 1960.

Lele PP, Weddell G: The relationship between neurohistology and corneal sensibility. *Brain* 79:119, 1956.

Lewis T, Pickering GW, Rothschild P: Centrifugal paralysis arising out of arrested blood flow to the limb, including notes on a form of tingling. *Heart* 16:1, 1931.

Moberg E: The role of cutaneous afferents in position sense, kinaesthesia and motor function of the hand. *Brain* 106:1, 1983.

Nathan PW, Smith MC, Cook AW: Sensory effects in man of lesions in the posterior columns and of some other afferent pathways. *Brain* 109:1003, 1986.

Ochoa JL, Torebjork HE: Paraesthesiae from ectopic impulse generation in human sensory nerves. *Brain* 103:835, 1980.

Ray BS, Wolff HG: Studies on pain: Spread of pain: Evidence on site of spread within the neuraxis of effects of painful stimulation. *Arch Neurol Psychiatry* 53:257, 1945.

Roland PE, Ladegaard-Pederson H: A quantitative analysis of sensations of tension and of kinaesthesia in man. *Brain* 100:671, 1977.

Semmes J, Weinstein S, Ghent L, Teuber H-L: *Somatosensory Changes after Penetrating Brain Wounds in Man*. Cambridge, MA, Harvard University Press, 1960.

Toth C: Hemisensory syndrome is associated with a low diagnostic yield and a nearly uniform benign prognosis. *J Neurol Neurosurg Psychiatry* 74:1113, 2003.

Tower SS: Unit for sensory reception in the cornea. *J Neurophysiol* 3:486, 1940.

Trotter W, Davies HM: Experimental studies in the innervation of the skin. *J Physiol* 38:134, 1909.

Weddell G: The multiple innervation of sensory spots in the skin. *J Anat* 75:441, 1941.

Yosipovitch G, Greaves MW, Schmetz M: Itch. *Lancet* 361:690, 2003.

第 9 章

头痛和其他颅面部疼痛

在所有折磨人类的疼痛状态之中，头痛毫无疑问是最常见的，它和腰背痛都是人们寻求医疗帮助最常见的原因之一。事实上，头痛的病例如此之多，以至于许多医疗中心都设立了专门的头痛门诊。除了在全科门诊中出现频率较高，许多头痛是由内科疾病而不是神经系统疾病引起的，这应当是全科医生关注的问题。然而，颅脑内疾病的问题一直存在，如果不了解神经病学知识，就很难研究这一问题。

为什么这么多的疼痛集中在头部，这是一个有趣的问题。这里有几种解释。首先，面部和头皮的疼痛感受器比身体的许多其他部位都更加丰富，这也许是为了保护颅部珍贵的内容物。其次，鼻腔和口腔通道，眼睛和耳朵，所有易损的和高度敏感的结构都在这里，因此必须受到保护。当受到疾病影响时，每一个器官都能以自己的方式引起疼痛。因此，相对于身体的其他部位，患者更加关注头部的情况，因为头痛可能意味着存在脑肿瘤或者其他脑部疾病。

从语义上，头痛（*headache*）一词包含所有位于头部的疼痛不适，但在实践中，它的使用是仅限于颅顶区域的不适。面部、舌部和咽部疼痛在本章的后半部分和第 44 章中单独讨论，因为它们与脑神经有关。

概述

在关于疼痛的导论一章中，提到在处理任何疼痛症状时，必须确定它的性质、严重程度、部位、持续时间和时间进程，以及产生、加剧或者缓解的条件等。对于头痛的病例，遵循这些线索的详细病史比体格检查或影像学检查更能确定诊断。然而，检查的几个方面值得强调。例如，颅骨听诊可能极少出现杂音（大的动静脉畸形时），触诊时可能会发现颞动脉炎有动脉触痛、变硬或突出，颅脑转移或者鼻旁窦发炎的敏感区域可能很明显，或者可能有枕神经触痛。颈部屈曲检查可能提示脑膜炎，然而，除了这些特殊情况，头部检查本身虽然是必要的，但很少会发现诊断结果。

头痛的性质（*quality*）是诊断的要素，但患者可能很难描述这种感觉。当要求患者将疼痛与其他一些感觉体验进行比较时，他们可能会提到紧箍感、酸痛、压迫感、烧灼感、爆裂感、锐痛或刺痛等。其中最重要的方面是头痛是否为搏动性，通常意味着偏头痛，但必须记住，患者有时会使用跳痛（*throbbing*）一词来指头痛时消时长的状态或者传达疼痛的严重程度，而与搏动没有任何关系。

同样地，关于疼痛强度（*intensity*）的陈述本质上是主观的，因为这种描述反映了患者的性情、态度和对疼痛体验及反应的习惯性方式。描述严重程度的一个有用指标是疼痛使患者丧失能力的程度。严重的偏头痛很少能让偏头痛患者完成一天的工作。头痛严重程度的其他粗略指标包括，使患者从睡眠中疼醒或者难以入睡，以及对疼痛的自主神经反应，如出汗和心动过速等。最强烈的头痛与脑膜炎和蛛网膜下腔出血（SAH）相关，这可能会产生严重后果，但偏头痛、丛集性头痛或三叉神经痛也很剧烈，但含义并不相同。

有关头痛部位（*location*）的描述是有用的。偏头痛发作有三分之二是单侧的，通常伴恶心、呕吐和对声、光和气味敏感。颞动脉炎引起的颅外动脉炎症使得疼痛局限在血管的位置。鼻旁窦、牙齿、眼睛和上位颈椎病变引起的局部疼痛没有那么剧烈，但仍然是局限在某一区域，通常是前额或上颌骨或眼睛周围。颅后窝的病变一般可引起枕项部疼痛，如果病变在一侧，疼痛通常也在同侧。幕上病变引起额颞部疼痛，或接近于病变部位。然而，定位也可能有欺骗性。额部疼痛可能由不同病变和机制引起，如青光眼、鼻窦炎、椎动脉或基底动脉血栓形成，压迫小脑幕，以及颅内压增高等。同样地，耳痛可能意味着耳朵本身的疾病，但它通常是由其他部位病变引起的，如喉部、颈部肌肉，脊柱或颅后窝的结构。眶周和眶上疼痛，虽然通常意味着局部病变，但也可能反映颈内动脉颈段的夹层。局限于头顶或双侧顶部区域的头痛并不常见，应怀疑蝶窦或筛窦疾病或上矢状窦血栓形成。

起病方式（*the mode of onset*）、疼痛随时间的变化（*variation*）和头痛的持续时间（*duration*），不管是对单次头痛发作还是多年的头痛都是有用的描述。一个极端的例子，蛛网膜下腔出血（SAH）（由动脉瘤破裂引起的）是一种突发性出现的，在数秒或数分钟内达到最严重的疼痛，或者，如果是脑膜炎，可能在数小时或数日内逐渐出现头痛。类似于 SAH 的快速发作的严重头痛是一组霹雳样头痛（thunderclap headache），病因多种多样，但主要是脑静脉血栓形成和血管痉挛综合征。短暂的锐痛，持续数秒钟，位于眼球（眼痛）或颅部［"冰锥"痛（ice-pick pain）］以及咽部寒冷所致的"冰淇淋头痛"（ice-cream headache）在偏头痛患者中更常见，其意义仅在于其病因是良性的。

关于特征性的时间模式，典型偏头痛通常在清晨或白天发作，经过数分钟到 30 分钟达到顶峰，除非治疗，否则会持续 4~24 小时，有时更长。它通常会在睡眠中终止。每周发作数次的偏头痛患者通常被证明为慢性型偏头痛，或为偏头痛与止痛剂"过度使用头痛"的组合，意味着当药物作用减弱时头痛会复发，或很少见的，一些意想不到的颅内病变。相比之下，丛集性头痛的特征是一侧眶颞周围出现难以忍受的剧烈疼痛，发生在入睡后 1 或 2 小时内，或在白天可预见的时间出现，并在持续数周至数月的时间里每天夜间或白天出现，一次单独的"丛集性"发作通常在 30~45 分钟后消失，但偶尔会持续数小时。颅内肿瘤的头痛可在白天或夜间随时出现，它可能会打断睡眠，疼痛强度不同，并随着肿瘤使颅内压升高而加重，头痛持续数分钟到数小时。如果是颅后窝肿物，在早上醒来时往往头痛更严重。紧张型头痛（tension-type headache）可有不同的强度，持续数周、数月甚至更长的时间；当这种头痛旷日持久时，经常会伴随抑郁性疾病。一般来说，罹患多年规律性复发的头痛多被证明是偏头痛或紧张型头痛。

头痛与某些生物学事件有关，与某些诱发（*precipitating*）、加重（*aggravating*）或缓解（*relieving*）因素的关系对诊断也有重要意义。经前期经常发生的头痛通常是全头痛和轻度的，但偏头痛发作也可发生在这一时期［月经性偏头痛（catamenial migraine）］。起源于颈椎疾病的头痛，在一段时间的不活动，譬如一夜睡眠后表现为最典型的紧张感，并且颈部开始活动时是僵硬和疼痛的。由鼻窦感染引起的头痛，或更常见的面部疼痛可能出现在醒来时或上午 10 点左右，特征是弯腰和气压变化时加重，伴有额中部或上颌压痛。长时间阅读后眼疲劳，或暴露于耀眼的电视屏幕可能与头痛有关，但头痛是短暂的，不是头痛的重要原因。对某些人来说，酒精、剧烈运动（如举重）、弯腰、紧张、咳嗽和性交等可能会诱发爆裂（霹雳）样头痛，持续数秒到数分钟。如果头痛因突然运动或因咳嗽或紧张而加重，则先考虑为颅内来源的。偏头痛通常发生在一段时间的剧烈活动或压力之后数小时或一天，如"周末偏头痛"（weekend migraine）或"放松偏头痛"（let-down migraine）。有些患者发现他们的偏头痛可以通过轻柔触压疼痛侧的颈动脉或颞浅动脉而暂时缓解，另一些患者发现头痛时邻近下颌角的颈动脉有触痛。当梳头或整理头发时碰到头皮能感觉到疼痛［触摸痛（allodynia）］，在偏头痛患者中，这是很常见的，但也可能是颞动脉的炎症症状（颞动脉炎）。某些药物治疗，大多数血管扩张剂如硝酸甘油、双嘧达莫和谷氨酸钠等容易引起头痛。月经期后、过量饮酒（宿醉）或脑震荡后头痛是众所周知的。在许多这样的情况下，偏头痛的倾向可能诱发头痛的易感性。

疼痛 - 敏感性颅部结构

Ray 和 Wolff 在脑部手术期间的观察结果增强了我们对头痛的理解。这些观察告诉我们，只有某些颅部结构对伤害性刺激敏感：①皮肤、皮下组织、肌肉、颅外动脉，以及颅骨外骨膜等；②眼、耳、鼻腔和鼻旁窦的精细结构；③颅内静脉窦及其大的分支，因为它们是在硬膜内；④脑底部的硬膜部分和硬脑内的动脉，特别是大脑前动脉和中动脉的近端和颈内动脉颅内段；⑤脑膜中动脉和颞浅动脉；以及⑥前 3 支颈神经和脑神经穿过硬膜时。有趣的是，疼痛实际上是这些结构受到刺激后产生的唯一感觉。大部分软膜 - 蛛网膜、脑实质，以及室管膜和脉络丛缺乏敏感性。

上述结构疼痛的相关部位对了解颅痛的发生

很重要。来自脑膜中动脉扩张的疼痛被投射到眼球后部和颞区。来自动脉颅内段和大脑中动脉及大脑前动脉近端部的疼痛在眼部和眶颞区有感觉。头部的感觉刺激传输到中枢神经系统（CNS）的通路是三叉神经，特别是其第一支和某种程度上的第二支，它们传递来自前额、眼眶、颅前窝、颅中窝和小脑幕上表面的冲动。面神经的蝶腭支传递来自鼻眶区的神经冲动。第九、第十对脑神经和前三对颈神经传递来自小脑幕下表面和所有颅后窝的冲动。小脑幕将三叉神经与颈神经 - 迷走神经 - 舌咽神经支配区大致地分开。中枢的感觉连接，通过脑干或颈髓和脑干上升到丘脑，在第 7 章和第 8 章中描述。来自三个颈神经节的交感神经纤维和来自蝶腭神经节及耳神经节的副交感神经纤维与三叉神经和其他感觉纤维混合。这些在下文涉及的某些头痛综合征中很重要。

在牵涉痛的部位可能有头皮的局部压痛。牙痛或颞下颌关节疼痛冲动由三叉神经第二和第三支传导。除了颈内动脉的颈段以外，涉及眼眉和眶上区的疼痛，以及上部颈椎的疼痛，可能涉及枕骨部的疼痛，来自身体颅外部疾病的疼痛都不是指头部疼痛。然而，也有一些罕见的心绞痛的例子，可能会引起颅顶或邻近部位的不适感，当然还有下颌部不适。

颅痛的机制

Ray 和 Wolff 的研究表明，颅痛（cranial pain）产生的机制，相对来说很少是明确的。更具体地说，颅内占位病变（*intracranial mass lesions*），如果它们变形、移位或对脑底部血管和硬脑膜结构施以牵拉，这可能发生在颅内压升高之前很久。实际上，通过蛛网膜下腔或脑室内注射无菌生理盐水，来人为地提高椎管内和颅内的压力并不一定会导致头痛。这被解释为颅内压升高不会引起头痛，当考虑到某些患者在腰椎穿刺和降低脑脊液（CSF）压力后，特别是蛛网膜下腔出血后头痛缓解时，这个结论就值得怀疑。事实上，大多数颅内压增高患者主诉双枕部和双额部头痛，其严重程度会有波动。

无论何种原因的颅内或颅外动脉扩张（可能还有这些血管的敏化作用）都可能产生头痛。癫痫发作和饮酒引起的头痛可能都是由脑血管舒张引起的。硝酸甘油、腌制肉类中的亚硝酸盐［“热狗头痛”（hot-dog headache）］和某些食物中的味精也可能通过同样的机制引起头痛。发热性疾病伴发的跳动或持续的头痛可能也有血管起源，脑膜血管的脉动增加很可能激活血管壁内或脑底部周围的疼痛敏感结构。发热性头痛可能是广泛的或以额或枕区为主，通过压迫一侧的颈动脉或颞浅动脉和压迫两侧的颈静脉而缓解。与偏头痛一样，它也会因摇头而加重。进一步列举的某些全身性感染病原体有引起严重头痛的倾向。

与血压急剧升高相关的剧烈的双侧搏动性头痛也可能具有类似的机制，如发生在嗜铬细胞瘤、恶性高血压、性活动，以及应用单胺氧化酶抑制剂治疗的患者。然而，轻度到中度的高血压并不会引起头痛，尽管流行的观念与此相反。所谓的咳嗽和劳力性头痛也可能有颅内血管扩张的基础。

多年来，根据哈罗德·沃尔夫（Harold Wolff）的调查，偏头痛的头痛归因于颅外动脉的扩张。现在看来，这并不是一种持续不变的联系，头痛有复杂的颅内和颅外起源，也许与血管及其周围结构的敏化有关。三叉神经血管系统（trigeminovascular system）（三叉神经及其供血的血管）的激活，导致局部神经组织产生的炎症反应，“神经源性炎症”（neurogenic inflammation），也被认为对偏头痛性头痛起作用。Cutrer 总结了这些和其他关于病因的理论，在本章的偏头痛部分进一步讨论。

至于引起头部疼痛的脑血管疾病（*cerebrovascular diseases*），当巨细胞动脉炎（颅动脉或颞动脉炎）累及颅外的颞动脉和枕动脉时，会引起严重、持续的头痛，起初局限于头皮，然后更加扩散。大多数由血管闭塞引起的卒中不会引起头部疼痛。然而，在椎动脉闭塞或夹层时，可能有上颈部或耳后区域的疼痛；基底动脉血栓形成导致的疼痛投射到枕部，有时也投射到前额；而同侧的眼睛和眉毛，及其上面的前额是颈动脉夹层和大脑中动脉主干闭塞最常见的疼痛投射部位。后交通动脉或颈内动脉远端扩张的颅内动脉瘤经常引起投射到眼部的疼痛。动脉瘤破裂引起的独特的头痛在下面和本章后面单独的小节中提及。

鼻旁窦的感染或阻塞（*infection or blockage of paranasal sinuses*）会伴随受影响的上颌窦或额窦的疼痛。它通常伴有同一分布区的皮肤和颅部的压痛。筛骨和蝶窦的疼痛集中在鼻根后的中线深处，偶尔也会在鼻尖处（尤其是在蝶窦疾病）。这些病例的机制包括疼痛敏感的窦壁压力和刺激的变化伴有额窦和筛窦炎，疼痛在苏醒时加重，直立时逐渐消退；与上颌窦炎和蝶窦炎相反。这些特征被认为揭示了它们的机制，疼痛归因于鼻窦的充盈，其缓解是由于依赖窦口的位置引起的排空。弯腰会引起压力的变化从而加剧疼痛，擤鼻子和空中旅行也是如此，特别是在降落时，阻塞鼻窦中的相对压力上升。拟交感神经药物，如盐酸去氧肾上腺素，可以减轻肿胀和充血，然而，在所有脓性分泌物消失后，疼痛可能会持续存在，可能是由于黏膜的持续炎症，或者是由于孔口的堵塞和空气从被阻塞的鼻窦中消散，也就是所谓的真空窦性头痛（*vacuum sinus headaches*）。

眼源性头痛（*headache of ocular origin*）通常位于眼眶、前额或太阳穴，是稳定的酸痛型头痛，往往在长时间使用眼睛近距离工作时发生。然而，颅痛太过于频繁，就不能归因于眼痛，特别是如果巩膜和结膜的外观是正常的。主要缺陷是远视和散光（很少近视），导致眼外肌以及额肌、颞肌甚至枕部肌肉的持续收缩。在罕见的情况和过分强调时，屈光不正可引起头痛，矫正迅速改善头痛。在眼部手术时牵拉眼外肌或虹膜能引起疼痛。由于神经系统原因引起复视的患者，或因另一只眼被眼罩遮挡而被迫使用一只眼的患者经常会抱怨额部头痛。另一种机制涉及虹膜睫状体炎（*iridocyclitis*）和急性闭角型青光眼（*acute angle closure glaucoma*），因眼压升高引起眼部区域稳定的疼痛，放射到前额。当急性闭角型青光眼引起头痛时，巩膜始终是红的。扩瞳有诱发闭角型青光眼的风险，这种情况可以使用 1% 毛果芸香碱（pilocarpine）滴剂来逆转。

上部颈椎（*upper part of the cervical spine*）的韧带、肌肉和骨关节突伴发疾病的头痛（*headache that accompany disease*），是指在同侧后枕部和颈项部，有时累及太阳穴和前额。在受影响的韧带、肌肉和小关节中注射高渗盐水可以复制这些头痛，与第 7 章讨论的巩膜源性牵涉痛的区域相当。这种疼痛在老年尤为常见，因为颈椎普遍存在退行性改变，而且也易于发生在颈椎甩鞭伤或在颈部其他形式的头部突然屈曲、伸展或扭转之后。如果疼痛的根源是关节炎，患者静止数小时后的第一个动作是僵硬和疼痛的。纤维肌痛的疼痛具有争议性，其特征是邻近颅部的颈肌和其他肌肉有压痛区。没有病理资料说明这些模糊的明显触痛区域的性质，也不确定疼痛是否真的发生在这些区域。它们可能仅仅代表在涉及疼痛区域感觉到的深层压痛或肌肉的不自主的继发性保护性痉挛。肌肉按摩、热敷和局部麻药注射的效果难以预料，但在某些情况下可以减轻疼痛。一侧的枕部头痛常被误解为枕神经痛（见下文）。

脑膜刺激的头痛（*headache of meningeal irritation*）（通常由于感染或出血）典型的是急性起病，通常是严重的、广泛的、由来已久的和恒定的疼痛，并与颈部强直有关，特别是向前屈颈时。它已被归因于颅内压升高；确实，放出 CSF 就可能有所减轻。然而，脑膜血管的扩张和炎症，以及内源性化学因子对大血管和脑膜上疼痛感受器的化学刺激，特别是 5- 羟色胺和血浆激肽类，可能是导致颈伸肌疼痛和痉挛的更重要的因素。例如，由表皮样囊肿破裂引起的化学性脑膜炎，CSF 压力通常是正常的，但头痛很严重。脑膜刺激或炎症也可能是慢性的，主要特征是同时有持续性头痛。

动脉瘤性蛛网膜下腔出血（*subarachnoid hemorrhage*）是一种独特类型的头痛，它发病时非常剧烈和非常突然，通常伴有呕吐和颈部僵硬。关于模拟这一疾病，被称为“霹雳样头痛”（thunderclap headache）的相同综合征的其他病因，将进一步讨论（见第 33 章）。其中包括一种自发性或拟交感神经药物引起的弥漫性脑血管痉挛，颈动脉或椎动脉的颅外段血管夹层，以及脑静脉血栓形成等。也有各种各样的劳力性头痛，如下所述，引起霹雳样头痛。

腰椎穿刺（*lumbar puncture*）和自发性低颅压头痛（*spontaneous low CSF pressure headache*），如第 2 章所述，特征是从卧位到站立后几分钟内开始出现稳定的枕项部和额部持续性疼痛（直立性头痛），躺下后一两分钟内缓解。其原因是 CSF 通过针道持续漏到腰部组织，或脑膜撕裂，或可能由于自发的或脊柱外伤诱发的脊膜撕裂。CSF 压力很低（侧卧位通常为零），而使用硬膜外“血贴”（blood patch）使头痛缓解。这种类型的头痛通过压迫颈静脉通常会加重，但用手指闭塞颈动脉不受影响。很可能，在直立位，较低的椎管内和颅内负压使脑尾部移位，并牵引了硬脑膜附着物和硬膜窦。Pannullo 及其同事用 MRI 已证实了颅内容物的向下位移。“自发性”低压头痛可能发生在咳嗽、打喷嚏、拉伤或运动损伤后，有时是由于沿着神经根的蛛网膜袖破裂造成的（见第 29 章“自发性颅内压降低”）。在较少见的情况下，腰穿会并发严重的颈部僵硬以及颈后部和枕部疼痛（见第 2 章“腰椎穿刺后头痛”）；在某些情况下，第二次腰椎穿刺发现 CSF 淋巴细胞轻微增加，但葡萄糖没有减少，考虑为无菌性脑膜炎。这种良性反应必须与由于细菌通过脑膜的裂缝侵入导致 CSF 逸出和细菌进入的罕见的脑膜炎区分开来。

头痛在躺下时加重或向一侧卧位时加重，可能出现在急性和慢性硬膜下血肿、某些脑部肿块，特别是颅后窝的肿块时。当发生硬膜下血肿性头痛时，是钝痛和单侧的，大多数在受影响的一侧头部能感觉到。特发性颅内压增高，即假脑瘤（pseudotumor cerebri）的全头痛和颈项头痛通常也是在仰卧位时更严重（第 29 章）。在所有这些颅内压升高的状态中，头痛典型表现在长时间卧位后的清晨几小时更严重。接下来，我们讨论相对少见的脑肿瘤所致的头痛。

劳力性头痛（*exertional headaches*），例如与性活动或举重有关的头痛，通常是良性的，但除了上述动脉瘤破裂和动脉夹层引起的蛛网膜下腔出血外，有时还与嗜铬细胞瘤、动静脉畸形或其他颅内病变有关。由弯腰引起的头痛通常是良性的，最坏的情况下是由鼻窦感染引起的，但也有例外，硬膜下血肿是一个已知的原因（见下文）。

特发性头痛的主要类型

临床医生当面对头痛患者时的首要目标是确定头痛是否为原发性的，亦即头部疼痛是唯一可识别的疾病，还是一种继发性颅痛（cranial pain）。主要的原发性头痛综合征是偏头痛、紧张性头痛、丛集性头痛，以及三叉神经交感性偏头痛（trigeminal sympathetic migraine），后者是偏头痛或丛集性头痛的变异型。这些原发性头痛紊乱往往是慢性、复发性，不伴神经疾病的其他症状和体征。熟悉原发性头痛障碍的各种症状、时间特征和伴随特征，以及其中许多是家族性倾向，有助于从患者的描述中识别它们。只要记住这些头痛的来源，就不难识别继发性头痛的疾病，如青光眼、化脓性鼻窦炎、蛛网膜下腔出血，以及细菌性或病毒性脑膜炎等。这些类型的"继发性"头痛综合征会在本书后面章节中较全面地说明，包括描述一些潜在的疾病。所有其他的头痛，如果它们的定位、疼痛性质和诱发特征不符合其中一种原发性类型时，则应怀疑为一种颅部、颈部或全身疾病的症状。然而，在许多情况下检查之后仍不能找到潜在的病因。

应该考虑以下的头痛广泛类别（表 9-1）。一般来说，这些头痛和其他类型的颅面疼痛的分类遵循国际头痛协会框架。

偏头痛

偏头痛（*migraine*）是一种非常普遍的疾病，大部分为家族性，它的特征是周期性的，常见为单侧，通常是搏动性头痛，经常在儿童期、青少年期或成年早期开始，随着年龄的增长，复发的频率逐渐下降。

已确定偏头痛有两种密切相关的临床综合征，第一种称为有先兆的偏头痛（*migraine with aura*），第二种称为无先兆的偏头痛（*migraine without aura*）（国际头痛学会的术语）。多年来，第一种综合征被称为经典或神经性偏头痛（*classic or neurologic migraine*），而第二种被称为普通偏头痛（*common migraine*）。一个人可能在一生中经历这两种类型的头痛。经典偏头痛与普通偏头痛比值是 1∶5。这两种类型都可能伴随着情绪和食欲的模糊的先兆变化。有先兆的偏头痛是由神经功能紊乱引起的，最常见的是视觉障碍，随后在几分钟到几小时会出现半侧的头痛（或在大约 1/3 的病例是双侧的）、恶心，而有时呕吐，所有这些症状会持续数小时或长达一天或更长时间。无先兆偏头痛的特征是在几分钟或更长的时间内突然出现逐渐加重的半侧头痛，或者较少的情况，出现伴或不伴恶心呕吐的广泛性头痛，接下来表现与有先兆偏头痛相同的时间模式。两种类型的偏头痛都对光、噪声敏感，很多时候还有气味敏感（畏光、光恐怖或声恐怖，嗅恐怖），并随着头部的运动而增强是常见的。如果疼痛严重，患者更喜欢躺在安静、黑暗的房间里，并尝试睡觉。与其他类型的头痛相比，半侧头痛和跳痛（搏动）是偏头痛最明显的特征。每个患者都表现出一种倾向，即疼痛会影响到颅部的一侧或另一侧，但并不完全如此，因此有些发作会出现在另一侧或两侧。

偏头痛的可遗传性质很明显，它发生在同一家庭的几个成员，在 60%~80% 的病例中有连续几代人的遗传。普通偏头痛的家族性频率略低。对双胞胎和兄弟姐妹的研究并没有发现经典或普通型偏头痛的一致的孟德尔模式。某些罕见形式的偏头痛，如家族性偏瘫性偏头痛似乎是单基因疾病，但这些基因的作用，其中大多数编码离子通道，在所有形式的偏头痛中仍然是推测性的。

偏头痛，无论有无先兆，都是一种非常常见的疾病。Stewart 及其同事在美国的一项研究显示，在白种人、非洲裔和亚洲裔的人之间偏头痛患病率不同，在女性中分别约为 20%、16% 和 9%，而在男性中分别为 9%、7% 和 4%（另见 Lipton et al）。如果不治疗，1/3 的偏头痛患者每月发作 3 次以上，许多人需要卧床休息或严重减少日常活动。偏头痛可能在儿童期开始，但通常始于青春期或青年期；80% 以上的患者在 30 岁之前发病，医生应该谨慎地将 30 岁以后首次出现的头痛归因于偏头痛，尽管也有许多例外。

表 9-1 头痛的常见类型

类型	部位	年龄和性别	临床特征	每日发作模式	终生症状	诱发因素	相关特征	治疗
无先兆偏头痛（普通偏头痛）	额颞部	青少年，青中年，有时儿童，女性常见	跳动性（搏动性）；在一只眼或耳后更严重	睡醒时或一天较晚的时候	间隔不规律，数周到数月	明亮的光线，噪声，紧张，酒精	有时恶心呕吐	曲坦类；麦角胺；非甾体抗炎药
	单侧或双侧		变成钝痛并且泛化	持续时间：大部分情况 4~24h，有时更长	在中年和孕期往往减少	黑暗和睡眠减轻		普萘洛尔或阿米替林预防
			头皮敏感性					
有先兆偏头痛（神经性偏头痛）	同上	同上	同上	同上	同上	同上	闪烁的光，视觉丧失和暗点	同上
			常有家族史				单侧感觉异常，无力，言语障碍，眩晕，意识模糊罕见	
丛集性（组胺性头痛，偏头痛性神经痛）	眶颞部	青少年和成年男性(90%)	强烈的，非跳动性	经常夜晚，入睡后 1~2h	每日每夜，持续数周到数月	某些情况下酒精	流泪	吸氧，预期发作之前使用曲坦类，麦角胺
	单侧			偶尔一日	在许多月或年之后再发		鼻塞	类固醇，维拉帕米，丙戊酸和难治情况下使用锂
							流鼻涕，结膜充血，上睑下垂	
紧张性头痛	广泛性	主要是成年人，男女都有，在女性常见	压迫性（非跳动性），紧张感，酸痛感	持续性，强度可变，持续数天，数周和数月	一个或更多数月到数年的周期	疲劳和神经紧张	抑郁，担心，焦虑	抗焦虑和抗抑郁药物
脑膜刺激（脑膜炎，蛛网膜下腔出血）	广泛性或双侧枕部，双侧额部	任何年龄，男女均可	强烈的、稳定的深部疼痛，颈部更严重	快速发展—数分钟到数小时	单次发作	无	前屈时颈项强直	脑膜炎或出血（见正文）
							Kernig 和 Brudzinski 征	

续表

类型	部位	年龄和性别	临床特征	每日发作模式	终生症状	诱发因素	相关特征	治疗
脑肿瘤	单侧或广泛性	任何年龄，男女均可	强度可变	持续数分钟到数小时；在清晨更严重，严重程度不断增加	一生一次，数周到数月	无	视盘水肿	类固醇
			可能唤醒患者			有时位置性	呕吐	甘露醇
			持续性疼痛				不良情绪，癫痫，局灶体征	治疗肿瘤
颞动脉炎	单侧或双侧，通常在颞部	50岁以上，性别不限	跳动性，然后持续性酸痛和烧灼痛，动脉变厚，有触痛	间歇性，然后持续性	持续数周到数月	无	视觉丧失	类固醇
							风湿性多肌痛，发热，体重减轻，血沉增快，颌跛行	

在年轻女性中，头痛可能发生在经前期；在大约 15% 的这类偏头痛患者中，发作都仅仅是围月经期的，即下文讨论的月经期偏头痛（*menstrual migraine*），也称为月经偏头痛（catamenial migraine），被认为只是与雌二醇（estradiol）的撤退有关（基于 Somerville 的研究）。现在认识到性激素对头痛的影响更为复杂。75%~80% 的女性偏头痛在妊娠第二和第三阶段常常会停止发作，而在另一些孕妇中，偏头痛发作频率继续降低；较少见的是，偏头痛发作或相关神经系统症状首次出现在怀孕期间，通常是在妊娠的前 3 个月。

尽管偏头痛的严重程度和频率通常会随着年龄的增长而降低，但实际上对于一些绝经后的妇女来说，它可能会恶化，而雌激素疗法可能会增加，或相反地降低头痛的发生率。服用避孕药会增加偏头痛的频率和严重程度，在罕见的情况下还会导致永久性神经功能缺失（见下文和第 33 章）。

一些患者把他们的发作与某些饮食品类联系起来，特别是巧克力、奶酪、高脂肪食物、橙子、西红柿和洋葱等，但这些联系在大多数仔细做过的研究中都被证明是无效的，除了偶尔有说服力的个别的例子。其中一些食物富含酪胺，酪胺被认为是引起偏头痛的诱发因素。酒精，特别是红酒或波尔酒经常会引起一些人的发作；在其他情况下，头痛相当一致地是由于暴露在强光下或其他强烈的感官刺激下、头部的突然震动[足球运动员偏头痛（footballer's migraine）]，或者由于气压的快速变化而引起的。一个常见的触发因素是过量摄入咖啡因或停止摄入咖啡因。

有先兆的偏头痛可以在一天中的任何时间出现，有些人经常在醒来后出现。在前一天左右，可能会有轻微的情绪变化（有时是精力高涨或幸福感），饥饿或厌食，嗜睡或频繁打哈欠等。然后，突然出现视觉障碍，通常由未成形的白色或银色闪光组成，或者罕见的，多色光[闪光幻觉（photopsia）]。这可能是一个不断扩大的盲点带有闪光的边缘，或形成令人眼花缭乱的锯齿线[排列得就像城堡的城垛一样，因此有了防御要塞光谱（*fortification spectra*）或闪光暗点（*teichopsia*）的术语]。Lashley 对他自己在 10 分钟内的先兆的描述和描绘很有启发性（图 9-1）。值得注意的是，盲点和防御工事光谱在视野中扩展和移动，保持一致但不断扩大的形状。

其他患者抱怨说，他们的视力不是模糊的、闪烁的或多云状的，好像他们是在透过厚厚的烟熏玻璃看，或是透过沥青升腾的热气所产生的波浪状扭曲。这些发光的幻觉会在视野中缓慢移动几分钟，然后可能会留下一个视觉丧失的孤岛（盲点）；后者通常是同向性的（涉及每只眼睛视野的相应部分），指示它起源于视觉皮质。患者通常将这些视觉症状归咎于一只眼睛，而不是两眼的部分视野。视网膜和视神经血管的眼科异常曾在一些病例中被描述，但并不典型。

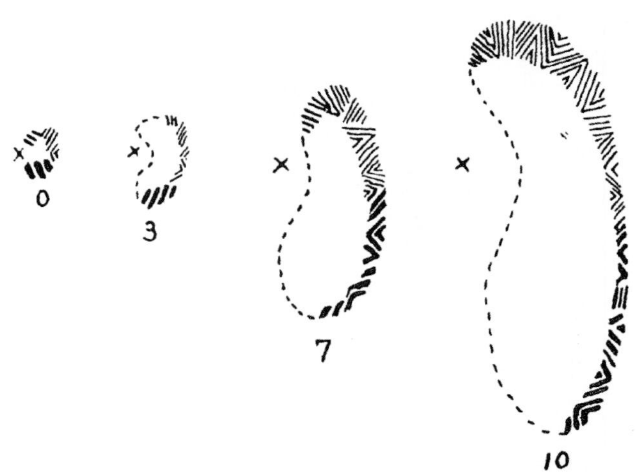

图 9-1　Lashley KS 描绘他自己不断扩大的暗点，边缘伴有防御要塞光谱。"X"表示注视点。这种视觉失常在数分钟内扩大（用数字表示），并且慢慢向周围移动（经 Lashley KS 同意复制，Archives of Neurology 46：331，1941）

其他神经症状，不像视觉症状那么常见，包括嘴唇、面部和手的（单侧或双侧）麻木和刺痛，轻微的思维混乱，一个手臂或腿的无力，轻度失语症或构音障碍，头晕，步态不稳或嗜睡等。在任何特定的患者只有一个或几个神经征象出现，它们在每次发作时往往或多或少地出现在相同的组合。如果无力或感觉异常性麻木从身体一个部位扩散到另一部位，或一个神经系统症状接着另一个症状，这会在几分钟的时间内相对较慢地出现（不是在几秒钟，如癫痫发作，或实际上同时发生在所有受影响的部位，如短暂性缺血发作）。

视觉或神经症状通常持续不到 30 分钟，有时更长些。当症状消退时，单侧钝痛逐渐加重，进而发展为搏动性头痛（但通常不总是发生在大脑功能紊乱的一侧）。在疼痛的高峰期，在几分钟到 1 小时内，患者可能会被迫躺下，躲避光线（畏光）和噪声（畏声）。光对眼球是刺激的和可能是痛苦的，或它被认为是过于明亮（炫目），并且强烈的气味令人不愉快。可能会出现恶心和偶尔有呕吐。头痛会持续几小时，有时会持续一天甚至更久，通常是这种疾病最严重的致残表现。颞侧头皮血管可能有压痛，头痛会因身体或头部的紧张或震动而加重。压迫头皮血管或颈动脉可能会暂时减轻疼痛，而解除施压又加重头痛。

在两次发作之间，偏头痛患者是正常的。在过去，人们认为存在一种偏头痛的性格，其特点是紧张、态度和思维僵化、谨小慎微和追求完美。然而，进一步的分析并没有在偏头痛患者确定特定的人格类型。一般来说，偏头痛与癫痫的关系是很微弱的；然而，偏头痛患者及其亲属的癫痫发生率比一般人群略高，而且有一些综合征包括这两种疾病。在调查中，情感障碍，特别是抑郁和焦虑障碍在偏头痛患者中偶然会比预期的更为常见。

一些患者注意到，他们的偏头痛发作往往发生在“放松期”，在经过许多天的努力工作或紧张之后。在偏头痛患者中有晕动病（motion sickness）的过度表现或一种模糊不稳定的视觉或适应性，对条纹图案的敏感，昏晕（fainting），以及身体一侧短暂的感觉症状等。此外，正如 Graham 所理解的，偏头痛具有终生的特征，是一种家族性疾病，包括以下几种或许多，如婴儿期腹绞痛（colic in infancy），晕动病，阵发性腹痛，昏晕，酒精敏感，运动 - 诱发头痛，“窦性头痛”（sinus headaches），“紧张性头痛”，以及月经期头痛等。这些都是偏头痛相对可靠的标志，如果患者或家庭成员没有这些标志，至少应该考虑颅痛的其他解释。

偏头痛的其他模式

在偏头痛中有很多变化。正如已经提到的，头痛不一定是单侧的，搏动性感觉也可能不明显。头痛可能异常严重和突然发作［“崩溃性偏头痛”（*crash migraine*）或“霹雳样头痛”（thunderclap headache）］，引起蛛网膜下腔出血。在这些情况下，仔细询问有时会发现，头痛并没有真正迅速地达到顶峰，而是在几分钟内发展起来的。尽管如此，要区别这种类型的“霹雳样头痛”与蛛网膜下腔出血只能通过 CSF 检查和脑成像来确定（见下文）。

头痛有时可能会先于或伴随有先兆偏头痛的神经功能异常出现，而不是紧随其后。虽然典型的是半侧头痛［法语单词 *migraine*（偏头痛）据说来自 *megrim*（偏头痛），而这个词又是来自拉丁语 *hemicrania*（偏头痛），以及它的变异形式 *hemigranea* 和 *migranea*］，但这种疼痛可以在额部、颞部，或者通常是全头的。此外，跳痛或搏动性疼痛并不是一个必定具备的特征。

三种主要成分，神经系统异常、头痛和肠胃不适等的任何两种都可能不存在。例如，随着年龄的增长，在某些情况下，头痛和恶心有减轻的趋势，最后只留下神经系统异常，而神经系统异常本身复发的频率也会降低。这也会有很大的差异。一种常见的组成形态是完全的视觉先兆而无随后的头痛［无头痛的偏头痛，或偏头痛解离（migraine dissocié）］。视觉和神经紊乱在细节上因人而异；在视觉表现之后，嘴唇和一只手的手指的麻木和刺痛可能紧随其后，接着是暂时性语言困难或口语含糊不清和轻偏瘫等，如前所述。偏头痛发作时很少出现突然的、短暂的失明或偏盲，并伴有轻微的头痛。

此外，还有几种特殊形式的偏头痛不符合上面所讨论的通常模式，如在下面的小节中列举的。

偏头痛变异型和特殊情况下的偏头痛

除了上面详细描述的常规偏头痛模式的变化之外，还有几种独特的综合征与偏头痛相关联。它们被如此分类，是因为它们是以复发性偏侧性头痛为主要特征，同时伴有可逆性神经功能缺失或已被确认为典型偏头痛先兆成分的视觉表现。与传统偏头痛不同的是，特殊型偏头痛有瘫痪、昏迷、眼肌麻痹或单眼视力丧失等。此外，患者或他们的家庭成员可以同时表现出典型偏头痛和这些变异型之一。

偏头痛伴脑干先兆（基底型偏头痛）

偏头痛伴脑干先兆（migraine with brainstem aura）或称为基底型偏头痛（basilar migraine）。Bickerstaff 描述了一种不常见的具有明显先兆性脑干症状的偏头痛综合征形式。这些患者，通常是有偏头痛家族史的儿童，首先出现的视觉现象与典型的偏头痛的表现类似，只是它们占据了大部分或整个两个视野（可能出现暂时性皮质盲）。可能会伴有眩晕、蹒跚、四肢不协调、构音障碍，以及手脚刺痛等，有时疼痛也会出现在嘴两侧周围，但奇怪的是，很少出现瘫痪。这些症状持续 10~30 分钟，接着出现头痛，通常是在枕部。有些患者在头痛可能要开始的阶段可能会晕倒，而其他人会变得精神错乱或昏睡，这种状态可能会持续几个小时或更长时间。在异常情况下，有一个昏迷或四肢瘫的警戒期。这些症状与基底动脉 - 大脑后动脉缺血引起的症状非常相似，因此命名为基底型或椎基底型偏头痛（*basilar*，*or vertebrobasilar migraine*）。随后的研究表明，基底型偏头痛虽然在儿童和青少年中更常见，但在广泛的年龄范围内，对男性和女性的影响或多或少是相同的，而且这种情况并不总是良性的和短暂的，因为有残留缺损的罕见病例。

初始的发作不容易识别为良性的状态，为了排除基底动脉和上位脑干病变，可以合理地进行各种影像学检查。由于使用动脉内增强剂引起卒中风险问题经常被提出但未解决。如果类似的发作复发时，诊断就变得更加清楚，影像学检查就没有那么必要了。

儿童期周期性综合征

儿童期周期性综合征（childhood periodic syndrome）表现为周期性呕吐（*cyclic vomiting*）或周期性复发性腹痛的发作与偏头痛有关，因为这些症状平时与头痛或典型偏头痛频繁地同时出现。面色苍白，无精打采和轻微头痛很常见。这种间歇性紊乱似乎是一个几乎只有儿童才有的问题。诊断检查的结果是正常的，但在综合征最初出现时进行某种形式的检测不能认为是错误的。

偏头痛性眩晕（migrainous vertigo）

头晕（dizziness）肯定是偏头痛及其先兆的常见的伴随症状。还有一种不太确定的综合征与发作性眩晕伴偏头痛有关，主要发生在儿童身上，但也发生在一些已知的偏头痛患者的成年人身上。患者报告有不同程度和类型的头晕，能被高度图案化或拥挤的视觉环境所干扰，也可能因不平衡而丧失功能，但在症状期的检查通常是正常的。许多这些特征与焦虑一致，但偶发出现的偏头痛发作使这种联系看似合理。床边的前庭测试是正常的，然而，在更精细的实验室检查中，有一部分患者发现有轻微的中枢或外周的功能缺失（见第 14 章）。同样，如 Basser 所描述的一种儿童发作性眩晕综合征与偏头痛之间的微妙关系，在第 14 章中讨论。

眼肌麻痹性偏头痛

目前在国际头痛学会（International Headache Society）的术语中，眼肌麻痹性偏头痛（ophthalmoplegic migraine）是"复发性痛性眼肌麻痹神经病"（recurrent painful ophthalmoplegic neuropathy），而不是偏头痛，但它在这里得到了最适宜的描述。它包含反复发作的单侧头痛伴有眼外肌无力。短暂的动眼神经麻痹伴上睑下垂，伴或不伴瞳孔改变是常见的特征，展神经很少受到影响。这种疾病几乎只发生在儿童身上。一般而言，在成年人不应作此诊断，除非在童年期曾有过反复的发作。眼部麻痹经常比头痛还持久数日或数周，在多次发作后，轻度瞳孔散大和某种程度的眼肌麻痹可能会永久存在。我们和其他人都遇到过发作期间或发作后，在动眼神经近端的脑池部分钆增强的情况。然而，在成人中，头痛、单侧眼肌麻痹和视力丧失综合征可能有更严重的原因，包括颞（颅）动脉炎。

视网膜性偏头痛

在另一种变异型，与偏头痛关联比上述眼肌麻痹变异型更明显的是视网膜性偏头痛（*retinal migraine*）或眼型偏头痛（*ocular migraine*），它有纯单眼视觉症状，闪烁或暗点等（与经常报道的单侧不同，但实际上是这些症状的不对称的同源性）。视觉丧失可能非常严重或完全，但短暂并能完全恢复。据我们的经验，通常没有头痛，如果有的话，也是典型的偏头痛，而不是眼部疼痛。在一些单眼视觉障碍伴盲点的病例中，正如 Berger 及其同事注意到的，在发作时偶然检查可能会发现视网膜小动脉减少，眼底通常没有变化。很可能涉及视网膜或纤毛循环。虽然抗磷脂抗体综合征及其他高凝状态是需要考虑的因素，但对年轻健康人了解这一综合征可能会避免过度评估和不必要的治疗。在老年人中，颈动脉疾病和巨细胞动脉炎是值得考虑的。

偏瘫性偏头痛（家族性偏瘫性偏头痛）

偏瘫性偏头痛（*hemiplegic migraine*）患者多为婴儿和儿童（很少为成人），其单侧瘫痪的发作时间可能比头痛持续的时间长。其他不寻常的临床特征是单侧大面积的脑肿胀伴有恢复，在某些情况下，可能是由轻微的头部损伤诱发的。

有家庭描述这种情况是离子通道突变的结果［家族性偏瘫偏头痛（*familial hemiplegic migraine*）；儿童期交替性偏瘫（*alternating hemiplegia of childhood*）］。已知的基因位点可以占到一半以上的病例，最常见的位点是编码 P/Q 型钙通道 α 亚基的基因（*CACNA1A*）。第二个位点位是编码 Na^+/K^+- 腺苷三磷酸酶（ATPase）通道（*ATP1A2*）的基因，而一种较少见的亚型是由钠通道 A 亚基基因（*SCNA1*）突变引起的。然而，这些并不能解释所有的病例，这表明其他的突变将不可避免地被发现。我们有理由推测，许多非家族性偏瘫性偏头痛病例也是由这些突变引起的。

就其性质而言，这些通道病（channelopathies）预期将会与其他神经系统疾病在临床和遗传上有重叠。事实上，家族性偏瘫性偏头痛的一些遗传形式与发作性和退行性小脑疾病之间有共同的特征（Goadsby，2007）。Ducros 及其同事在这些家族中发现了许多其他的神经学特征，包括 20% 的人中持续性小脑性共济失调和眼球震颤；还有一些人出现了昏迷和偏瘫的发作，之后他们就恢复了。还值得注意的是，由于遗传重叠的是一种乙酰唑胺(acetazolamide)反应性共济失调，它在 *CACNA1A* 基因中有其他共同的突变，在第 33 章中讨论的被称为 CADASIL 的脑血管疾病中，在罕见的家族中出现偏瘫性偏头痛，但与同一条 19 号染色体上的 *Notch3* 基因相关。

使情况复杂化的是，无疑地存在散发性偏头痛伴有短暂性偏瘫，但是没有家族特征(见下文题目“短暂性缺血发作和卒中伴偏头痛”)。持续一个多小时的神经系统症状应予立即调查其他的原因，但可能没有发现。偏瘫性偏头痛的实例可能解释一些年轻女性和男女性老年人无法解释的卒中，也在后面讨论。这些情况的治疗将在后面的小节中讨论。

偏头痛持续状态

在一些个体中，由于一些不明的原因，偏头痛发作的频率可能会在几个月内增加。每周出现可以多达 3~4 次，遗留一侧头皮持续的压痛。如果一个月内有超过一半的天数出现这种情况，国际头痛学会将其称为慢性偏头痛(chronic migraine)。

一个更困难的临床问题是，偏头痛会陷入一种严重持续头痛的衰弱状态[偏头痛持续状态(*status migrainosus*)，由国际头痛协会定义为超过 72 小时]。这种疼痛最初是单侧的，后来变得更广泛，或多或少有跳痛，但有不断的叠加疼痛，使人丧失能力；呕吐或恶心在开始时很常见，但会逐渐消退。先前没有头痛的情况应该引起关注更严重的原因。偏头痛持续状态有时在一次头部创伤或病毒感染后出现，但大多数情况下没有原因。

头痛通常是通过增加麦角或血清素激动剂制剂，或甚至阿片类药物的摄入来寻求缓解，通常达到令人担忧的程度，但只能暂时缓解，有时会使病情持续下去。在诊断这种持续性的病例时，应该考虑到由于过度使用这种类型的对症药物治疗导致随后(“反弹的”)头痛恶化，而使得偏头痛复杂化的可能性。这一段时间可能会使先前的间歇性偏头痛转变为低级别连续头痛伴有叠加的偏头痛加重。毒品成瘾是另一个担忧。在偏头痛持续状态的情况下，我们的做法是，停止使用麻醉药物，并采取以下措施，如静脉补液，甲氧氯普胺，迅速起效的非甾体抗炎药，镁剂，糖皮质激素，或在选择患者中静脉输注双氢麦角胺(见下文关于治疗细节)。患者极有可能已经用几种药物治疗失败，此外，广泛使用的 5- 羟色胺激动剂，如曲普坦(Triptan)治疗药物在这种偏头痛晚期不太可能有作用。

偏头痛样头痛伴脑脊液淋巴细胞增多

一个有趣的问题出现，发现有轻度 CSF 淋巴细胞增多(lymphocytic pleocytosis)的偏头痛样头痛(migraine-like headaches)患者。在我们的经验中，大多数这些病例被证明只是无菌性脑膜炎(aseptic meningitis)的例子，在易感个体中引发了偏头痛。在另一些情况下，在偏头痛发作期间 CSF 中发现一些细胞，但没有明确的解释；如果没有发热或假性脑膜炎，3~10 个白细胞(WBC)/mL 的轻微细胞反应可能是无害的。

Bartleson、Swanson 和 Whisnant 在标题为“一种伴有脑脊液淋巴细胞增多的偏头痛综合征”文章中描述一种更广泛的综合征。Berg 和 Williams 随后的系列文章介绍了头痛伴神经功能缺失和 CSF 淋巴细胞增多的疾病，首字母缩写为 HaNDL(headache with neurological deficits and CSF lymphocytosis)。戈麦斯 - 阿兰达(Gomez-Aranda)及其同事做了最广泛的报告，他们描述了 50 名青少年和年轻成年人，主要是男性，出现了多次间隔很长的短暂的神经功能缺失，持续数小时，伴有偏头痛样头痛，有时伴轻微发热，但没有颈强直。这组人的四分之一以前有过偏头痛病史，另有四分之一在出现神经系统问题后的 3 周内出现过类似病毒样疾病。CSF 含有淋巴细胞 10~760 个 /mm^3，总蛋白升高。短暂性神经功能缺失主要是感觉运动，经常涉及手和嘴唇，以及有失语症，只有 6 例患者有视觉症状。在两次发作之间患者无症状，而且没有一次整个疾病持续超过 7 周。我们观察了几个病例，都是健康的中年男性，并发现糖皮质激素有帮助。

排除对非甾体抗炎药或静脉注射免疫球蛋白的免疫反应非常重要，它们是引起其他原因不明的无菌性脑膜炎和头痛的药物之一，但一般不会伴有偏头痛的特征。

HaNDL 综合征的病因和病理生理学，以及它与偏头痛的关系尚不清楚，但可能与下文中讨论的偏头痛推测的神经源性炎症基础有关。区分这一综合征与 Mollaret 复发性无菌性脑膜炎和其他慢性脑膜炎综合征，以及脑血管痉挛或血管炎是困难的(见第 31 章“慢性持续性和复发性脑膜炎”)。

头部创伤后偏头痛

除了急性和慢性形式的广泛性创伤后头痛，几乎任何程度的颅脑创伤都可能在对此情况易感的人诱发偏头痛。一种发生在儿童或青少年身上特别麻烦的变异型，在一次微不足道的或轻微的头部受伤后，他们可能失去视力，遭受严重的头痛或陷入精神错乱状态，伴随好斗和不理性行为，持续数小时或数天，直到神志清醒。与家族性偏瘫偏头痛和离子通道病的可能关系已在前面提到过。在另一种变异型中，在几乎所有的轻微头部创伤后都会突然出现一侧的瘫痪或失语（我们已在大学运动员中看到几次这种情况），但是没有视觉症状，几乎没有或没有头痛。虽然这类病例多有偏头痛家族史，但其他的家庭成员没有偏瘫的家族史。当然，更危险的情况，诸如颈动脉夹层和硬膜下血肿可以模拟创伤后偏头痛。

幼儿偏头痛

幼儿偏头痛（migraine in young children）可能会在诊断中出现特殊困难，因为幼儿准确描述的能力是有限的。孩子们表现软弱无力和面色苍白，主诉腹痛而不是头痛，呕吐比成人更频繁，可能有轻微发热。反复发作在过去被儿科医生称为周期性综合征（*periodic syndrome*），如在前面的部分所讨论过的。患儿中另一种变异型是发作性眩晕和蹒跚（阵发性平衡失调），随后出现头痛，可能是一种基底型偏头痛（见 Watson and Steele）。此外，还有一些令人费解的患者，出现一阵阵的发热或短暂的情绪紊乱（精神等同物）以及腹痛［腹型偏头痛（*abdominal migraine*）］，这些都被认为是偏头痛所致。

婴儿和幼儿可能会有偏瘫发作（不伴有头痛），先是一侧，然后是另一侧，每隔几周发作一次。恢复通常是完全的，一个患儿在发作 70 多次后做动脉造影是正常的。儿童期的交替性偏瘫可能在肌张力障碍状态下终止。这种情况很可能与家族性偏瘫性偏头痛有关（见上文）。将这类发作视为偏头痛的一个好处是，它可以保护一些患儿免受重复的诊断程序和手术的干预，但是同样的，它可能会延迟适当的检查和治疗。

妊娠期偏头痛（migraine in pregnancy）

怀孕期间头痛的原因有很多，下面会进一步讨论，但其中最常见和最重要的是偏头痛。在怀孕期间，偏头痛倾向于减轻，尽管也有明显的例外，尤其是在妊娠晚期。在妊娠期间，先兆与头痛分离的报告并不罕见，但在妊娠期间头痛模式的显著变化应导致考虑其他诊断，如毒血症或脑静脉窦血栓形成。然而，偏头痛可能在怀孕期间首次出现，特别是在妊娠的前三个月。Robbins 和同事们在一项孕妇的单中心研究中，对头痛的原因做了进一步的详细说明，他们强调偏头痛仍然是最常见的，其次是一些高血压疾病。

妊娠期偏头痛的治疗存在一些特殊的问题，有待进一步讨论。

短暂性缺血发作和卒中伴偏头痛（另见第 33 章）

卒中合并的偏头痛（*migraine complicated by stroke*）罕见地，偏头痛的神经系统症状不是短暂的，而是长期的甚至是永久性功能缺失（例如，同向性偏盲），提示为缺血性卒中。少数的病例是由偏头痛性梗死引起的，而不是归因于传统的卒中机制。血小板聚集、动脉壁水肿、凝血能力增强、呕吐引起的脱水，以及强烈而持久的血管痉挛等（根据相当不确定的理由）均参与动脉闭塞的发病机制和使偏头痛复杂化的卒中（Rascol et al）。

此外，偏头痛的发作，特别是有明显的神经症状的偏头痛，可能不是在儿童期开始发作，而是在生活后期才发作。Fisher 支持了这样一种假说，即晚年的一些短暂性失语症、偏身感觉缺失或偏瘫发作等可能是偏头痛性起源的［“晚年偏头痛伴发症”（late life migraine accompaniments）］。通过仔细的询问，其中许多的 TIA 综合征患者会回忆起年轻时偏头痛的病史。

报道的并发偏头痛的发病率各不相同。在梅奥诊所，一组 4 874 例年龄在 50 岁或 50 岁以下的患者被诊断为偏头痛、偏头痛等位征或血管性头痛，其中 20 例患者罹患偏头痛相关性梗死（Broderick and Swanson）。Caplan 描述了 7 例患者在偏头痛发作时合并椎基底动脉供血区卒中。Wolf 及其同事们在一项研究中收集了 17 例卒中和偏头痛病例。大多数都有长时间的先兆，或者是视觉的、感觉的，或是失语症；而三分之二以上的卒中，通过 MRI 弥散受限证明，是在后循环供血区，并发生在年轻女性。尽管如此，仍然缺乏有用的病理学研究来解释偏头痛相关的卒中的机制。抗偏头痛药物在卒中产生中有不确定性，但其潜在作用将在治疗部分进一步讨论。雌激素药物治疗也与一些女性偏头痛患者的卒中有关。急性卒中与使用曲普坦类药或麦角类药治疗偏头痛之间的复杂关系将在后面的小节中讨论。

在罹患线粒体疾病 MELAS（线粒体肌病、脑病、乳酸酸中毒和卒中样发作）的儿童和年轻人中，以及在患有罕见的脑血管病 CADASIL（常染色体显性遗传脑动脉病伴皮质下梗死和白质脑病）的成年人中，偏头痛可能是一个突出的特征。第 33 章进一步讨论了这些问题。

与节段性或弥漫性血管痉挛相关的局灶性大脑疾病的特殊问题，包括用“曲普坦类”（5- 羟色胺激动剂）药物治疗后的形式和考尔 - 弗莱明综合征（Call-Fleming syndrome）等，在后面的治疗小节和第 33 章“弥散性和局灶性脑血管痉挛”中讨论。

偏头痛与卒中之间的流行病学关联　一组单独的主要是流行病学观察结果与卒中的风险有关，尤其是患有偏头痛的女性。尽管各研究得出的结论存在差异，但荟萃分析表明，在偏头痛和先兆患者中，缺血性卒中的终生发病率增加了两倍（见如 Spector et al）。随着偏头痛发作频率的增加，特别是使用口服避孕药和吸烟，这些因素加在一起会使卒中风险增加 9 倍。例如，在 Monteith 及其同事们的北曼哈顿研究（Northern Manhattan Study）中发现，偏头痛与未来的卒中有关，但只是在吸烟者中。在以后的生活中，心血管事件可能也有类似的增加，但这方面的证据尚不确定，而且很难排除混杂的危险因素。Schuks 及其同事进行的一项病例对照和队列研究的荟萃分析，不能证明心血管事件的风险增加。其他研究者，同样基于不同的人群数据库和少数患者水平的研究，得出了相反的结论（Bigal et al），并提出偏头痛患者的全因死亡率增加了（Gudmundsson et al）。在遗传变异与卒中和偏头痛的共同风险之间也出现了初步的联系。

口服避孕药作为偏头痛患者的卒中风险是一个更复杂的问题，这个问题还没有完全解决，除了在有先兆的偏头痛女性卒中风险可能更大。这些药物在偏头痛患者中使用并不是完全禁忌的，但一些指南建议，如果有先兆偏头痛就不要使用口服避孕药。也许较小剂量的雌激素化合物对没有先兆的偏头痛是可取的，因为高浓度的雌激素配方与静脉循环中的凝血有关。

最后，关于偏头痛与卵圆孔未闭之间的关系一直存在讨论。在过去，一些医生赞成因果关系的作用，并主张关闭孔以试图减轻偏头痛，但一些试验未能支持这一观点。有先兆的偏头痛尤其与开放的卵圆孔有关。然而，大型横断面研究（Rundek et al）和病例对照研究（Garg et al）并没有确认这些关联，尽管该问题仍在讨论中，但人们的兴趣已经大不如前。

偏头痛的影像学改变　偏头痛患者的脑成像改变提示有小的缺血性病变。一些横断面人口研究，例如 Kurth 及其同事，Scher 等，以及 Kruit 及其合作者的研究，都表明与无先兆的和一般人群相比，有先兆的女性偏头痛患者深部和皮质下白质的 MRI 改变更常见。在一些研究中，高频率的偏头痛也与白质病变增多有关，根据一些研究者的观察，包括小脑白质病变。

神经科医生所熟悉的偏头痛患者经常遇到的小的白质病变的含义还不清楚。这些发现是神经科就诊的一个原因，有时有怀疑多发性硬化的问题。几项研究表明，伴随这些变化的偏头痛患者与普通人群相比，随着时间的推移，他们的认知能力并没有更大的下降。在与患者的讨论中，我们倾向于低估这些病变和卒中的风险，但指出了常见卒中危险因素的重要性，包括吸烟、高血压、高脂血症，以及心律失常等。

偏头痛的发病机制

到目前为止，还不能从许多临床观察和研究中确定偏头痛病因的统一理论。一些偏头痛患者声称，在他们发作之前，紧张和其他情绪状态是如此的不一致，以致于只是潜在的加重因素而已。显然，这牵涉到一个潜在的遗传因素，尽管它仅在少数家族中以可识别的孟德尔模式表达（见上文）。这种遗传易感性如何周期性地转化为局灶性神经功能缺失、单侧头痛或两者皆有，目前尚不清楚。多年来，我们对偏头痛发病机制的思考主要是根据 Harold Wolff 等人的观点，即头痛是由于颈外动脉分支扩张和过度搏动引起的。当然，头痛跳动、搏动的性质，以及通过压迫颈总动脉而减轻支持了这一观点，正如 Graham 和 Wolff 的早期观察表明的，静脉注射麦角胺后头痛和颅外动脉的搏动幅度减弱。

最近的研究结果继续强调血管因素的重要性，但不是以 Wolff 所设想的方式。例如，在一组 11 例经典偏头痛患者中，Olsen 及同事使用氙气吸入法，发现神经症状出现期间，大脑循环从枕区向前扩散的局部性减少。他们的结论是，血流量减少与下面描述的皮质扩散抑制综合征（cortical spreading depression syndrome）是一致的。随后的研究中，Woods 及其同事描述了一例患者，在做正电子发射计算机断层扫描（PET）时，偶然有一次普通偏头痛伴视物模糊的发作。精细的测量显示血流量减少，开始在枕叶皮质，慢慢向前传播到两侧，就像扩散皮质抑制的方式（见下文），而且 Cutrer 及同事使用灌注加权 MRI，证实了先兆期间枕叶皮质血流量减少的现象。然而，一项使用单光子发射计算机断层扫描（SPECT）的研究，对 20 例无先兆偏头痛患者发作时和发作后扫描，并没有发现脑血流局灶性改变，此外，使用舒马曲坦 6mg 皮下注射对发作治疗后也没有发生变化（Ferrari et al，1995）。

关于颅外血管，Iversen 和合作者通过超声检查，记录了头痛期间偏头痛一侧的颞上动脉扩张。通过经颅多普勒超声观察可以推断大脑中动脉也有同样的扩张。脑梗死的并发症也符合血管假说，但它只涉及很小一部分偏头痛患者。偏头痛的血管假说必须被视为是不确定的，但很显然，在先兆期间后部皮质血流量经常减少。尚不确定的是，血流量的变化是基本的，还是仅仅是大脑皮质活动减少的结果。Wolff 的最初观点认为，血管因素是导致偏头痛的颅痛的原因，这一观点也没有得到证实。

血管改变和偏头痛神经症状演变之间的关系是值得注意的。正如之前提到的（见图 9-1），Lashley 绘制了他自己的视觉先兆，计算出皮质损伤在脑表面以每分钟 2~3mm 的速度发展。活动部位假定始于枕叶一侧，并缓慢向前扩散（2.2mm/min），形成一个不遵守动脉边界的“扩散性血量减少”（spreading oligemia）的波（Lauritzen and Olesen）。有趣的是，这两个情况都与 Leão 在实验动物中观察到的上述“扩散性皮质抑制”现象类似。他证明，对大鼠皮质施加有害刺激后，出现血管收缩，皮质神经元的电活动缓慢，以大约 3mm/min 的速度移动。Lauritzen 和 Olesen 把先兆和扩散性血量减少归因于扩散性皮质抑制，此后大量的工作证实了这一观点。然而，这些观察结果只适用于先兆。

Moskowitz 提出的另一种并非唯一的假设，将先兆与偏头痛的疼痛期通过起源于三叉神经的神经机制联系起来。这是基于三叉神经小的无髓纤维支配颅外和颅内血管，这些纤维辅助疼痛和自主神经功能［“三叉神经血管复合体”（trigeminovascular complex）］。这个模型解释了偏头痛的疼痛起源于三叉神经节。这些纤维的激活释放 P 物质、降钙素基因相关肽（CGRP）和其他肽类进入血管壁，使得三叉神经系统对脑血管的搏动敏感，并增加其通透性，从而促进炎症反应。在这个模型中，从邻近大脑皮质的神经末梢释放的小分子会引发扩散性抑制。与这一假设相反的是，头痛往往出现在产生先兆的对侧，并在这个实验模型中，药物缺乏临床效果。最有可能的是，神经和血管两种机制都是起作用的，而且它们相互作用。

在某种程度上，为了解决血清素激动剂药物对偏头痛的作用（见下文），已经收集了大量的证据，表明血清素（5- 羟色胺）在偏头痛的神经和血管成分中起体液调节的作用。在头痛发作时，血清素从血小板中释放出来，通过注射 5-HT 可减轻头痛。这导致 Humphrey 开发了舒马曲坦（sumatriptan），该药选择地作用于 5-HT1B/D 受体以减少副作用。这就是一大组“曲坦类药物”的前身。最近，由内皮细胞产生的一氧化氮被认为是引起偏头痛疼痛的原因，但其释放的原因及其与血流量变化的关系尚不清楚。

Blau、Dexter 和 Drummond 相信，头痛的存在或缺乏并不仅仅取决于颅外血管因素。这些作者指出，他们发现在 1/3 到 1/2 的患者中，阻断头皮或颈总动脉循环的血流不能缓解偏头痛的疼痛。Lance 和 Goadsby 已经指出，三叉神经通路在偏头痛患者中处于一种持续的过度兴奋状态，并且它们会周期性地放电，也许是对下丘脑刺激作用于内源性疼痛控制通路的反应。这与之前讨论的三叉神经血管复合体的现有理论是一致的，同时也与不断发展的中枢性痛觉敏化观点是一致的，中枢痛觉敏化是由于来自身体某个部位的反复有害刺激可能产生一种中枢介导的异常疼痛（allodynia）。Lance 和 Goadsby 在其专著中回顾了这些因素在偏头痛中的作用。

上述观察结果留下了许多未解之谜。是否可以得出有先兆和无先兆的偏头痛是不同的疾病，一种情况涉及颅外动脉，另一种涉及颅内动脉？循环的改变是头痛的原发性病因，还是继发性或是巧合现象？神经元活动减少（扩散性抑制）是神经症状（似乎是）和头痛（不清楚）的主要原因吗？局灶性脑血流减少是继发于代谢需求下降吗？为什么脑半部（视觉先兆）如此频繁地牵涉其中（也许因为后部血管更丰富的三叉神经支配）？造成这些变化的神经机制，以及偏头痛的遗传易感性究竟改变了什么，目前尚不清楚。所有这些数据都没有得到最终的校正，偏头痛也仍然没有得到完全的解释。

诊断

如果有适当的病史，有先兆的偏头痛应该不难诊断。大多数情况下，症状以“正性”开始，即闪烁、感觉异常，而不是后来的“负性”的暗点、麻木、失语或麻痹。诊断困难来自缺乏认识，即进行性逐渐明朗的神经综合征可能是偏头痛的起源，而且可能在没有头痛的情况下发生。此外，复发性偏头痛性头痛有多种形式，其中一些可能很难与其他普通类型的头痛区分开来，而且应该认识到偏头痛的头痛不一定是严重的或致残的。由于这些问题的实际重要性,其中一些问题值得详细阐述。

偏头痛综合征的神经症状部分可能类似于短暂性缺血发作、局灶性癫痫、由动静脉畸形缓慢发展的出血的,或血栓性或栓塞性卒中的临床效应。偏头痛与癫痫和大多数卒中病例的区别在于其神经症状的速度。此外,症状的正性而不是消融性有助于将其与通常的卒中综合征区别开来。

反复发作的痛性眼肌麻痹性脑神经病(以前的眼肌麻痹性偏头痛,如前所述)可能提示颈动脉 - 海绵窦或床突上段动脉瘤。由颈动脉狭窄引起的暂时性单眼失明在受偏头痛影响最严重的年龄组中并不常见,但是抗磷脂综合征,与偏头痛有一些不明确的关系,确实在这组患者中引起偶发性的单侧视力丧失,并且应该寻找短暂性单眼失明伴或不伴头痛的原因。有人承认,偏头痛的头痛可能几乎只发生在头部的一侧,但偏头痛样头痛在头部同一侧不变地出现,增加了潜在的动静脉畸形(AVM)或其他结构病变的可能性。Adams RD 研究了 1 200 多例 AVM 患者,发现 30% 以上的这些患者出现的头痛,通常不包括偏头痛或丛集性头痛的其他特征。然而,其中大约有 5% 的人头痛伴有视觉先兆,这使得他们与有先兆的偏头痛难以区分。在大多数情况下,AVM 发生在枕部和头痛的一侧。大约一半的 AVM 和偏头痛患者有偏头痛的家族史。我们不清楚 AVM 是否可以被认为是反复发作的偏头痛样头痛的一个公认的原因。当然,鉴于偏头痛在人群中普遍存在,这种关联可能只是巧合。

偏头痛的治疗

这一主题可以分为两个部分,控制个体的急性发作,以及预防,包括使用药物和生活方式的改变。一次急性发作开始治疗的时间是在神经(视觉)前驱症状期间或头痛刚开始发作时(见下文)。如果头痛是轻微的,患者可能已经知晓阿司匹林、对乙酰氨基酚或其他非甾体抗炎药(NSAID)会足以控制疼痛。如果一种类型的非甾体抗炎药能产生良好反应而另一种则不能,在连续几次头痛发作时尝试两种或三种制剂,并在必要时使用中等大剂量可能是可取的。阿司匹林或对乙酰氨基酚(acetaminophen)、咖啡因,以及布他比妥(butalbital)的联合用药虽然在一些患者中很流行,但如果头痛很严重,通常不完全有效,也能引起依赖。许多其他的药物已经被证明是有效的,而且每一种都有一段时间受到神经科医生和患者的欢迎。

由于吸收模式不同,每种制剂的理想给药时间也不同。期望的目标是在头痛发作时达到药物的高浓度。治疗严重的偏头痛发作,舒马曲坦或其他 5- 羟色胺受体激动剂的曲坦类药物(如佐米曲坦、利扎曲坦、那拉曲坦、阿莫曲坦、依立曲坦和夫罗曲坦等)中的任何一种,或麦角生物碱、酒石酸麦角胺,尤其是双氢麦角胺(DHE)都是有效的治疗形式,且最好在发作时早期治疗,理想的是在视觉先兆刚发生后或在头痛刚刚发作时。视觉先兆减退的患者应建议等到头痛开始时再自行给药皮下 5- 羟色胺激动剂。临床经验和 Bates 及其同事的研究都表明,如果在先兆期皮下使用曲坦类药对预防头痛发作是无效的,然而可能是安全的(见下文)。相比之下,作用稍慢的鼻喷雾剂或作用更慢的口服制剂,如果在头痛开始后太长时间给药,通常是无效的。因此,患者已经学会了在先兆期使用鼻和口服制剂,以及在接近头痛发作时尽可能使用皮下药物。

皮下注射单一剂量 4mg 或 6mg 舒马曲坦或其等效物,对偏头痛发作是一种有效和耐受良好的治疗(见参考文献中引用的舒马曲坦皮下注射研究)。当有效时,它会消除或减轻恶心、呕吐、畏光和畏声等伴随症状。5- 羟色胺激动剂药物除了相对安全的优点,使用预先包装好的注射包很容易自我给药,从而避免频繁和不方便的急诊就诊。舒马曲坦(sumatriptan)也可以口服给予 25mg、50mg 或 100mg 片剂和用作鼻腔喷雾剂(每喷 20mg),佐米曲普坦(zolmitriptan)用 2.5mg 或 5mg 片剂或 5mg 鼻腔喷雾剂,利扎曲坦(rizatriptan)是 5mg 或 10mg 剂量的片剂,必要时 2 小时后重复。口服制剂的头痛缓解潜伏期比皮下注射或吸入更长。如果发现一种 5- 羟色胺激动剂无效,可以尝试另一种药物或另一种给药途径,如鼻内给药。表 9-2 总结了这些药物。

Ferrari 和他的同事(2001)对 53 个单独的试验中可用的药物进行了一项大规模且经常被引用的荟萃分析,发现不同药物的整体疗效存在适度差异。Loder 给出了治疗偏头痛的主要药物的对比表,并回顾了它们在常规情况下的使用情况。

麦角胺(ergotamine)是一种同样有效的药物,但是它的外周和冠状动脉收缩的副作用,包括恶心,减少了它的使用。这是一种 α- 肾上腺素能激动剂,具有很强的 5- 羟色胺受体亲和力和血管收缩作用。这种药物以酒石酸麦角胺 1~2mg 无涂层片剂的形式服用,置于舌下直到溶解(或吞咽),或与咖啡因混合服用。不建议重复使用，因为它可能导致长期或每日头痛。异丙嗪（promethazine）50mg 或甲氧氯普胺（metoclopramide）20mg，单次口服，与麦角胺同时服用，可减轻由麦角胺可能引起的潜在恶心和呕吐，并可能对减轻头痛的严重程度有独立的作用。因呕吐而不能口服给药的患者可采用麦角胺直肠栓剂或双氢麦角胺（DHE）鼻喷剂或吸入器（发作时喷一次，30 分钟后再喷一次），或学会自我皮下注射 DHE（常规剂量 1mg）。少量证据表明，咖啡因 100mg 会增强麦角胺和其他治疗偏头痛的药物的效果。如果在发病早期服用麦角胺，70%~75% 的患者头痛症状会消失或减轻，持续时间也会缩短。

表 9-2　曲坦类口服用法

曲坦类	片剂剂量，mg	最佳剂量，mg	最大单次剂量，mg	最大日剂量，mg
阿莫曲坦	6.25 和 12.5	12.5	12.5	25
依立曲坦	20 和 40	20	40	80
夫罗曲坦	2.5	2.5	2.5	7.5
那拉曲坦	1 和 2.5	2.5	2.5	5
利扎曲坦	5 和 10	10	10	30
佐米曲坦	2.5 和 5	2.5	5	10
舒马曲坦*	25，50 和 100	50	100	200

*也可用 20mg 鼻喷剂和 6mg 皮下注射。

一个重要的问题是，在有长期的视觉先兆或其他与头痛相关的局灶性神经症状患者中与 5- 羟色胺激动剂引起的卒中风险有关。现有证据表明，卒中的风险很低或不存在，例如，在 Hall 及其同事的流行病学研究中。当然，如果出现任何类型正在进行的和持续很久的先兆，包括视觉先兆，特别是轻偏瘫、失语或诸如眩晕、嗜睡、复视等特征，这些症状都可能由基底动脉引起，一般应避免使用 5- 羟色胺激动剂和麦角类。并不是所有专家都同意禁用这些药物，有一些小型队列，如在 Klapper 及其同事报道的 13 例患者中，发现如果头痛伴有神经体征已经出现，曲坦类可以安全使用，但这个问题还没有得到解决。如前所述，虽然这类药物在视觉先兆期间可能没有帮助，但它们似乎也无害（见 Bates et al）。

曾报告在使用麦角胺或血清素激动剂药物后出现严重但可逆性脑血管痉挛的罕见病例，但事实上，大多数患者并没有神经学特征作为最初的头痛综合征的一部分。特别危险，然而往往被忽视的是同时使用其他拟交感神经药物，如苯丙醇胺（phenylpropanolamine），正如 Singhal 及其同事以及 Meschia 及其同事所描述的一个案例（见第 33 章，Call-Fleming 综合征，“弥漫性血管收缩”，“弥漫性和局灶性脑血管痉挛”的讨论）。脑出血是使用 5- 羟色胺激动剂的另一种罕见的并发症，可能与曲坦类或麦角类药物引起的高血压有关。麦角胺药物和曲坦类对有症状的或无症状的冠状动脉疾病和控制不良的高血压是禁忌的。

对于到急诊科或内科就诊的重症患者，由于上述药物治疗未能缓解的长期头痛，Raskin（1986）发现甲氧氯普胺 10mg 静脉滴注，然后用 DHE 0.5~1mg，每 8 小时静脉注射，持续 2 天，是有效的。我们也使用这种方法和静脉输注镁治疗偏头痛持续状态，从 1g 开始。静脉注射 DHE 可与输注利多卡因相结合，这种组合还没有接受严格的临床试验。不能忽视单独的甲氧氯普胺的潜在作用，因为我们和其他人偶尔发现在初次注射后头痛减轻了。许多其他药物，包括几乎所有传统的非甾体抗炎药物治疗都被推荐作为辅助疗法，例如丙氯拉嗪、酮咯酸和鼻内的利多卡因等。单独使用这些药物，每一种都能有效地缓解约半数患者的头痛，这强调了对任何用于治疗头痛的药物进行盲法安慰剂对照试验的必要性。

有些个例报告静脉注射和口服糖皮质激素在难治性病例和作为终止偏头痛状态的一种手段是有用的。在一项急诊室条件下静脉注射 10mg 地塞米松的随机试验中，Friedman 等发现无益。作为类固醇和更常用的非甾体类药物的替代品，Weatherall 和同事们使用静脉注射阿司匹林（赖氨酸乙酰水杨酸盐，1g，重复直到 5 次）治疗偏头痛和其他头痛的住院患者，效果相当好。我们已经确定，这种药剂很难从我们医院药房获得。

如果在个别发作时，上述所有措施都失败了，那么暂时使用麻醉药品是合理的，麻醉药品通常能使患者获得宁静、无疼痛的睡眠。在这一点上，半途而废的措施通常是徒劳的。然而，应该避免把麻醉剂作为急性或预防性治疗的主要手段。如上所述，如果疼痛在 12~24 小时内没有缓解，在几种方案中任何一种都可以添加糖皮质激素并持续几天。

基于某些肽类在三叉神经血管性复合症中的作用，降钙素基因相关肽（CGRP）的新型拮抗剂已被研究，虽然在症状学上与曲坦类药物相当（Olesen 及其同事和 Ho 等），但由于频繁使用对肝脏的毒性，它们在很大程度上已被放弃。这类药物以及诱导型一氧化氮合酶（iNOS）抑制剂和受体拮抗剂等可能是未来的替代品，它们的作用机制与 5- 羟色胺激动剂不同。

预防性治疗

对于经常偏头痛发作的个体，致力于预防是值得的。Lipton 及其同事的调查发现，根据头痛的频率和严重程度，大约有四分之一的患者适合接受某种形式的预防性治疗，这些患者通常每周有一次以上的严重发作。最有效的药物是 β- 肾上腺素能阻滞剂、某些抗癫痫药物和三环类抗抑郁药等。通常情况下，抑郁症、高血压、癫痫或冠状动脉疾病等共病指导这三类药物的选择。一些头痛专家表示，如果头痛非常频繁，阿米替林（amitriptyline）可能更有效，如果头痛严重，普萘洛尔更有效。Ziegler 及其同事发现，普萘洛尔和阿米替林作为预防措施同样有效。

普萘洛尔已经取得了一些成功，开始每次服用 10~20mg，每日 2~3 次，然后逐渐增加剂量至每天 240mg，在较大剂量范围内可能最好作为一种长效制剂给予。剂量不足是无效的主要原因。如果普萘洛尔疗效不佳或不能耐受，其他 β 受体阻滞剂之一，特别是那些缺乏激动剂特性的药物，如阿替洛尔（40~160mg/d），噻吗洛尔（timolol）20~40mg/d 或美托洛尔（metoprolol）100~200mg/d 可能有效。许多临床医生发现，特别是年轻患者不能忍受这些药物治疗的疲劳和其他副作用。

其他的选择取决于其他的共病，可选择一种抗癫痫药物治疗，或者我们更喜欢的三环类抗抑郁药。丙戊酸（valproic acid）250mg，每日 3~4 次，其他抗癫痫药物如托吡酯（topiramate），或用阿米替林，每晚可尝试用 25~125mg。较新的抗抑郁药（如特异性 5- 羟色胺再摄取抑制剂）不是那么有效，而且据我们的经验甚至可能导致头痛。如果这三种主要方法都不成功，钙通道阻滞剂，例如，维拉帕米（verapamil）320~480mg/d；硝苯地平（nifedipine）90~360mg/d；也有报告称对一些患者有效地降低了头痛发作频率和严重程度，但通常有几周的延迟才能达到效果，使得我们的成功率受限。吲哚美辛（indometacin）150~200mg/d 赛庚啶（cyproheptadine）每晚 4~16mg，被发现对某些患者有帮助，在预防可预见的围月经期偏头痛发作可能特别有用。

一个典型的经验是，这些药物治疗之后，在几个月的时间里减少了头痛的次数和严重程度，但随后效果就变差了，因此如果可以耐受的话，增加剂量可能会有帮助；或者可以尝试多种选择中的一种。对于慢性或频繁复发头痛，不论是偏头痛还是紧张性头痛，最新的公认治疗方法是向敏感的颞肌和其他颅骨肌内注射肉毒杆菌毒素［保妥适（Botox）］。据报道，头痛可以消除 2~4 个月，这一结论值得进一步研究。同样地，注射阻滞一侧或两侧的枕大神经或颈上神经根也是有帮助的。对头皮感觉神经的手术减压和相关技术也被提倡，但没有文献记载。

二甲麦角新碱（methysergide），一种在过去较广泛使用的麦角衍生物，剂量为每天 2~6mg，持续数周或数月，能有效预防偏头痛。腹膜后和肺纤维化是罕见但严重的并发症，因此这些药物在美国或加拿大不再轻易使用。一些临床医生使用口服的麦角新碱作为替代品，但据我们的同事的说法，结果显然令人失望。

一些患者提出，某些食物会诱发发作（如巧克力、花生、热狗、烟熏肉、橙子和红酒是最常被提及的），很明显，他们应该尽可能避免这些食物。限制含咖啡因的饮料可能会有所帮助。在某些情况下，矫正屈光不正、排除饮食（指不含致过敏的食物—译者注）或行为改变据说可以减少偏头痛和紧张性头痛的频率和严重程度。然而，研究方法和结果控制得很差，很难对其进行评价。所有有经验的医生都认识到帮助患者调整他们的日程安排，以控制紧张和要求较高的生活方式的重要性。没有一个单独的程序可以完成这个任务。心理疗法没有帮助，或至少可以说没有证据表明它的价值。关于用脊椎指压手法持续改善偏头痛的说法同样是未经证实的，也不符合我们的经验。冥想、针灸，以及特别是生物反馈，都在合理的试验中显示出了益处，都有自己的支持者，但同样，这些结果虽然不能完全驳倒，却是无法解释的。

吲哚美辛反应性头痛

这是一组相对不常见的综合征，可能与偏头痛相关，但对吲哚美辛（消炎痛）的反应非常好，无论是急性发作还是作为预防，以至于一些作者定义了一种“吲哚美辛反应性头痛（*indomethacin-responsive headaches*）”。包括性高潮偏头痛（orgasmic migraine）、慢性阵发性半侧头痛（见下文）、连续性半侧头痛、劳力性头痛、催眠性头痛、短暂的头痛（刺痛和震动以及“冰锥”头痛），还有一些经前期偏头痛的病例（对许多非甾体抗炎药有反应）。这些总结在表 9-3 中并在下文中讨论。

表 9-3　吲哚美辛反应性头痛

瓦尔萨尔瓦（Valsalva）手法相关性头痛
与性活动相关的原发性头痛 *
原发性劳力性（运动诱发，举重者）头痛 *
原发性咳嗽性头痛
三叉神经 - 自主神经性头痛
慢性阵发性偏侧头痛
发作性阵发性偏侧头痛
持续性偏侧头痛 *
刺痛样头痛
“刺痛和震动”
特发性刺痛样（冰锥）头痛

* 这些头痛综合征可以用吲哚美辛以外的其他药物改善。

丛集性头痛

丛集性头痛（cluster headache），在过去曾被冠以各种各样的名称，包括阵发性夜间头痛（*paroxysmal nocturnal cephalalgia*），偏头痛性神经痛（*migrainous neuralgia*），组胺性头痛（*histamine cephalalgia*）[霍顿头痛（Horton’s headache）]，以及其他。Kunkle 和同事们对发作的特征性时间“丛集模式”印象深刻，创造了当前使用的术语丛集性头痛。这种头痛模式主要发生在成年男性（年龄范围 20~50 岁，男女性比例约为 5 : 1），特征是严格一致的一侧的眼眶定位。疼痛在眼睛的深处和周围，非常强烈，通常无搏动感，通常会放射到前额、太阳穴和脸颊，较少放射到耳部、枕部和颈部。它的名称的特征是每晚复发，在开始睡眠后 1~2 小时之间，或连续几天在夜间多次出现，因此为“丛集性”。不太常见的，它发生在白天或傍晚，不伴有先兆或呕吐。这种头痛曾被称为“闹钟头痛”（alarm clock headache），因为它可能会在每个晚上都非常规律地重复，而且会持续几周，之后会有几个月甚至几年完全没有发作。然而，大约有 10% 的患者，头痛变成慢性的，持续几天、几个月甚至几年。

有几个相关的血管运动现象，可以用来识别丛集性头痛，如鼻孔阻塞、流鼻涕、结膜充血、流泪、瞳孔缩小，以及脸颊泛红水肿，所有这些症状平均持续 45 分钟（范围 15~180 分钟）。我们的一些患者，当警觉到这一征象时，也报告说眼眶疼痛一侧有轻微的上睑下垂，在少数病例中，上睑下垂在反复发作后会变成永久性的。同侧的颞动脉在发作时可能变得突出和有触痛，头皮和面部的皮肤可能出现痛觉过敏。

大多数患者在发作时从床上爬起来，坐在椅子上，手放在头的一侧，在地板上摇摆或踱步。一次发作可能来得突然，消失得也很快，或者也可能逐渐消退。在一系列头痛和反复发作时，几乎都是同一个眼眶受累。在丛集期酒精通常诱发头痛，但在疼痛间歇期就不再有这种作用了。丛集性头痛的表现，包括患者夜间对其做出反应的行为，通常是非常典型的，不会与任何其他疾病混淆，尽管那些不熟悉它的人可能会做出偏头痛、三叉神经痛、颈动脉瘤或颞动脉炎的诊断。

有点类似的综合征是 Tolosa-Hunt 综合征和 Raeder 三叉神经旁综合征。托洛萨 - 亨特综合征（*Tolosa-Hunt syndrome*）引起眼痛和眼部运动麻痹，是由眶尖的硬脑膜肉芽肿所致（见下文）。雷德尔三叉神经旁综合征（*paratrigeminal syndrome of Raeder*）包括阵发性疼痛，有点像在三叉神经的眼支和上颌支分布区的痛性抽搐，伴有一侧的 Horner 综合征（眼睑下垂和瞳孔缩小，但面部出汗保留）。三叉神经分布区感觉丧失经常加上三叉神经支配的肌肉轻度无力。Raeder 综合征现在被认为是一种异质性综合征，有些病例是丛集性的，另一些病例是由颈动脉虹吸部内或附近的结构性病变引起的。

三叉神经自主性头痛（丛集性变异型）

在眼后、鼻后或上颌或颞部的阵发性疼痛的病例，伴有鼻孔阻塞或流泪，在过去被描述在蝶腭的标题下[称为斯路德蝶腭神经痛（*Sluder’s sphenopalatine neuralgia*）]、岩部、翼管和睫部神经痛，可能代表丛集性头痛的变异型。类似的头部疼痛偶尔会局限于下面部、耳后或枕区。Ekbom 还区分了另一种“较低位丛集性头痛”综合征伴有眶下放射痛、同侧部分性 Horner 综合征，以及同侧多汗症。没有证据支持将这些神经痛作为不同实体的分离，它们被统称为三叉神经自主性头痛（*trigeminal autonomic cephalgias*）。然而，由于潜在的颅内病变的频率，它们是重要的。换句话说，这些并不总是原发性头痛疾病。Favier 及其同事收集了他们自己的 4 个病例和文献中的 27 个病例，强调潜在疾病的范围包括颅内动脉瘤、小脑幕旁或鞍旁的脑膜瘤，或其他肿瘤和颈动脉周围的鼻咽癌。我们遇到过一例软腭的韦格纳肉芽肿病，表现为阵发性三叉自主神经痛。使用环磷酰胺治疗潜在的肉芽肿性疾病后，头痛综合征消失。

慢性阵发性半侧头痛（*chronic paroxysmal hemicrania*）是 Sjaastad 和 Dale 为一种原发性头痛的命名，它是由快速重复的一侧的头痛组成，在许多方面类似于丛集性头痛，但有几个鲜明的特征。其持续时间（2~45 分钟）比丛集性头痛短得多，通常影响到一侧的颞眶区，伴有结膜充血、流鼻涕，在某些病例中出现部分性 Horner 综合征。甚至眶周瘀斑也可能伴随于严重的发作。然而，与丛集性头痛不同，阵发性每天发生许多次，每天复发持续很长一段时间（Price 和 Posner 的患者每天平均有 16 次发作，长达超过 40 年），而且最重要的是，对使用吲哚美辛有戏剧性的反应，25~50mg，一日三次。与丛集性头痛不同，慢性阵发性半侧头痛在女性比男性更常见（比例为 3∶1）。

首字母缩略词 SUNCT，即短期一侧神经痛样发作伴结膜充血和流泪（short-lasting unilateral neuralgiform attacks with conjunctival injection and tearing），是另一种原发性头痛，已经用于发作时间持续更短的发作状态，但在其他方面与发作性半侧头痛类似，在 SUNCT，眶上或颞部疼痛持续长达 4 分钟左右且很频繁，它通常不会对吲哚美辛有反应。

类似的半侧头痛但不伴有自主神经表现，可能是海绵窦附近（主要是垂体腺瘤）或颅后窝病变的症状，但大多数病例是特发性的。典型的疼痛发作持续大约 20 分钟。在老年人也称为复发性夜间头痛（recurrent nocturnal headache），或称为催眠性头痛（hypnic headache），如下文所述。

丛集性头痛及其所有的变异型与偏头痛之间的关系仍有待于推测。毫无疑问，有些人的头痛兼具这两者的某些特征，因此有了偏头痛性神经痛（migrainous neuralgia）和丛集性偏头痛（cluster migraine）这两个术语（Kudrow）。然而，Lance 和其他人曾指出了对我们来说似乎很重要的不同之处，丛集性头痛的一侧脸会发红，偏头痛的脸会苍白；丛集性头痛眼压增高，偏头痛时压力正常；丛集性头痛时前额、颞部和脸颊皮温增高，偏头痛时皮温降低；最明显的区别是性别分布、发病年龄，节律性和其他的临床特征，但这些差异中最突出的是对特定治疗的反应。如前所述，使用硝化甘油和酒精可能会在敏感患者中触发丛集性头痛。

丛集性头痛综合征的病因和发病机制尚不清楚。Gardner 及其同事最初假设阵发性副交感神经放电由岩浅大神经和蝶腭神经节传递。这些作者通过切断该神经得到了不一致的结果，但其他人（Kittrelle et al）报道，在蝶腭窝区域（经鼻孔）使用可卡因或利多卡因可持续地阻止丛集性头痛的发作。将辣椒素（capsaicin）涂在前额和头皮受影响的区域，可能会产生同样的效果。刺激神经节据说能重现这种综合征。Kunkle 根据大量的个人经验得出结论，疼痛来自颈内动脉，通过该动脉上升到颞骨的岩部。一例丛集性头痛的患者在动脉造影的过程中，意外地发生了一次发作，Ekbom 和 Greitz 注意到动脉变窄，解释为动脉壁肿胀所致，它反过来又损害了颈动脉旁交感神经丛和引起霍纳综合征。这还有待证实。

发作的周期性质与支配昼夜节律的下丘脑机制有关。在头痛发作时，视交叉上核区在 PET 上表现活跃（May et al）。在偏头痛、SUNCT、慢性阵发性半侧头痛和连续性半侧头痛中也发现了下丘脑的激活。刺激下丘脑已被证明在阻止慢性丛集性头痛和 SUNCT 方面是有效的，尽管还是高度实验性的（见 Leone et al and Bartsch et al）。

过去对于静脉注射组胺 0.1mg 可引起丛集性头痛的研究已有很多，但其效果可能是非特异性的。Goadsby 已回顾了丛集性头痛综合征的病理生理学。

丛集性头痛的治疗

在丛集性头痛发作时，通过面罩吸入 100% 氧气 10~15 分钟可能会中止发作，但这并不总是可行的。维拉帕米也可以终止一个丛集性的周期，从使用 80mg 开始，一天 4 次，并在几天内增加剂量，但对老年人建议心电图监测。通常夜间发作的丛集性头痛可在睡前使用单一预期剂量的麦角胺（2mg 口服）或效果不太明显时，使用同等剂量的 5- 羟色胺激动剂。鼻内利多卡因或舒马曲坦（或如在偏头痛使用的佐米曲坦，见上文）也可用于中止急性发作。

在其他患者中，在预计疼痛发作之前，白天给他们服用麦角胺 1~2 次，一直会有帮助。

对于丛集性头痛的预防，如果麦角胺和舒马曲坦无效或在随后的发作中变得失效，许多头痛专家更愿意使用维拉帕米（verapamil），其剂量高达 480mg/d。Ekbom 介绍了锂剂（lithium）治疗丛集性头痛（600mg，每日最多 900mg），Kudrow 也证实了它对慢性病例的疗效。锂和维拉帕米可以同时服用，但锂毒性是一个常见的问题。泼尼松的疗程，每天从 75mg 开始，持续 3 天，然后每隔 3 天减少剂量，对很多患者是有益的。通常情况下，这些药物中的任何一种是否有效都可以在一周内确定。简而言之，没有一种方法在所有情况下都是有效的，但最好的初始方法可能包括使用一种曲坦化合物。罕见的难治性丛集性头痛的病例，其症状持续数周或更长时间没有缓解，正如 Jarrar 及同事所描述的，可通过三叉神经部分切断术治疗，但现在这些破坏性措施总是最后的手段，正如前面所提到的，特别是在下丘脑刺激可能已被证明有效时。

紧张性头痛

紧张性头痛（tension-type headache，也称 tension headache），被认为是最常见的头痛类型，通常是双侧的，以枕项部、颞部或额部为主或弥散扩展到颅顶部。这种疼痛通常被描述为钝痛和酸痛，但询问经常发现其他感觉，诸如充盈感、紧箍感或压迫感（好像头部被一个带子缠绕或用钳子夹住）或者感觉头部肿胀似要爆裂。在这些感觉之上，一波又一波的疼痛叠加在一起。这些症状可能被解释为阵发性或跳痛，如果一侧的疼痛稍重，头痛可能提示无先兆的偏头痛。然而，紧张性头痛没有持续性搏动、恶心、畏光、畏声和偏头痛的明显偏侧性。大多数紧张性头痛也不像偏头痛那样严重干扰日常活动。与偏头痛相比，其发病较为渐进的，而且头痛一旦确定，可能持续数日、数周、数月，甚至数年，而仅有轻微波动。事实上，这是为数不多的几种头痛中唯一的一种表现出整天、日复一日、持续长时间的，它使用的术语是“慢性紧张性头痛”（*chronic tension-type headache*）。正如下面所指出的，经常会有自我承认的焦虑和抑郁。虽然睡眠通常不受干扰，但头痛在醒来后很快就会出现，如果疼痛超过轻至中度，常用的镇痛药物效果有限。

紧张性头痛的发病率肯定比偏头痛更高。然而，大多数患者自己治疗紧张性头痛，而不寻求医疗建议。像偏头痛一样，紧张性头痛在女性中比在男性中更常见。与偏头痛不同的是，紧张性头痛很少发生于童年或青春期，但更有可能在中年时出现，并在人生的艰难期伴随着焦虑、疲劳和抑郁。在 Lance 和 Curran 的大系列报道中，约有三分之一的持续性紧张性头痛患者很容易识别出抑郁症状。他们进行了一项对照和盲法试验，证明阿米替林对那些没有抑郁的患者甚至也有好处。根据我们的经验，在大多数长期头痛的患者中都存在不同严重程度的慢性焦虑或抑郁，当然，偏头痛和创伤性头痛可能由于紧张性头痛的持续存在而变得复杂化，经常引起患者对脑肿瘤或其他颅内疾病的恐惧。然而，正如 Patten 指出的，每千名紧张性头痛患者中只有不超过一到两例会发现颅内肿瘤，而其发现通常是偶然的（见下文）。

在大量有慢性每日头痛患者中，当疼痛严重时，就会发展为搏动性质，这已被使用紧张性偏头痛（tension-migraine）或血管紧张性头痛（tension-vascular headache）的术语（Lance and Curran）。在某些病例中，诸如此类的观察结果往往模糊了偏头痛与紧张性头痛之间的明显区别。

多年来，人们一直认为，紧张性头痛是颅颈部肌肉过度收缩和相关的头皮动脉收缩的结果。然而，目前尚不清楚这些机制是否有助于紧张性头痛的发生，至少在它的慢性形式。在大多数紧张性头痛患者中，颅颈肌肉（通过触诊）是相当放松的，并通过表面肌电图（EMG）记录时并没有显示持续收缩的征象。Anderson 和 Frank 发现，偏头痛与紧张性头痛之间的肌肉收缩程度没有区别。然而，相比之下，Sakai 及其同事使用激光设备发现，紧张性头痛患者的颅周肌肉和斜方肌变硬。一氧化氮被认为与紧张性头痛的发生有关，特别是通过对来自颅结构的感觉刺激产生中枢敏化作用。这一概念最有力的支持来自一些报告，即一氧化氮的抑制剂可以减轻慢性紧张性头痛患者的肌肉硬度和疼痛（Ashina et al）。目前，这些想法很有趣，但都是推测性的。

紧张性头痛的治疗

简单的止痛剂，如阿司匹林或对乙酰氨基酚或其他非甾体抗炎药（NSAIDs），可能会有所帮助，即使只是短期的。持续性或频繁的紧张性头痛最好谨慎地使用几种缓解焦虑或抑郁的药物中的一种，如在夜间单剂量服用阿米替林，尤其当这些症状出现时。应避免使用强效止痛药。Raskin 报道了使用钙通道阻滞剂、苯乙肼（phenelzine）和赛庚啶有效。除非同时有偏头痛和紧张性头痛的症状，否则麦角胺和普萘洛尔是无效的。一些患者对辅助措施如按摩、冥想和生物反馈技术等有反应。放松技巧可能有助于教会患者如何处理潜在的焦虑和压力。逐渐停用每日剂量的止痛剂、麦角胺或曲坦类药物是治疗慢性每日头痛的一个重要方面。

连续性半侧头痛

连续性半侧头痛（hemicrania continua）是一种中等严重程度的头痛，位置仍在一侧，严重程度可能会有波动。它伴有自主神经特征，如结膜充血或流泪，鼻塞和流鼻涕，或上睑下垂。如前所述，它在大多数情况下都对吲哚美辛有反应，但可能需要逐步增加剂量，或者如果胃肠道副作用过度，其他非甾体类药物可能会部分有效。与丛集性头痛的临床相似性是明显的。

新发每日持续性头痛

新发每日持续性头痛（new daily persistent headache），这一不准确的术语描述了一种不间断的广泛性头痛，具有明显的发病时间且相当快，患者可以清楚地回忆起它的发病时间。正如 Li 和 Rozen 在系列报道中指出的那样，许多病例是由于病毒感染、压力或非颅部手术引起的。IHSS 的分类要求持续时间超过 3 个月。它以女性为主，但没有特殊的临床、影像学或 CSF 特征。没有连续性半侧头痛的偏侧性和头部自主神经特点。治疗在很大程度上不能令人满意，但可以尝试抗癫痫药物。

与刺激事件和身体状况相关的头痛

老年人头痛

在几项调查中，发现老年期发病的头痛是一个突出的问题，在 6 人中就有 1 人出现，而且在较年轻人群中更容易产生比头痛更严重的问题。在 Pascual 和 Berciano 的一系列报道中，超过 40% 被分离为紧张性头痛（女性多于男性），其他人有各种各样的疾病（创伤后头痛、脑血管疾病、颅内肿瘤、颅动脉炎、严重的高血压，以及根据我们的经验，硬脑膜下血肿等）。一些男性出现咳嗽引起的头痛和丛集性头痛。新发偏头痛在这个年龄组是罕见的。

Raskin 描述了一种在夜间发生的伴有丛集性头痛［催眠性头痛（*hypnic headache*）］的老年患者的头痛综合征。它也可能发生在白天小睡时。然而，不同的是，它是双侧的，不伴有流泪和流鼻涕。他用碳酸锂 300mg 或缓释吲哚美辛 75mg 睡前服用，已经成功治疗了一些患者。这种催眠性头痛综合征的疾病分类学位置尚未确定。

尽管有这些考虑，老年人头痛（headaches in the elderly）最危险的原因是颞（颅）动脉炎伴或不伴风湿性多肌痛，将在后面讨论。

头痛和其他颅面痛伴精神疾病

在青少年和成人中，普遍的持续性头痛最常见的原因可能是轻度的抑郁或焦虑，是几种形式中的一种。少数的老年患者有妄想症状，包括疼痛和颅结构的物理变形。随着精神症状的消退，头痛通常会消失。奇怪的头痛，例如，一种钉子钉入头部的感觉［癔症性钉脑痛（*clavus hystericus*）］，可发生在歇斯底里或精神病中，并在诊断上引出令人困惑的问题。这些疼痛的奇异特征，尽管用每种已知疗法仍无效，没有其他疾病的征象，以及存在精神疾病的其他表现，都为正确诊断提供了基础。年龄较大的儿童和青少年有时对头痛有独特的行为反应，如尖叫，看起来茫然，表情极其痛苦地抓头。通常，偏头痛是这些病例的潜在疾病，其他表现是治疗有效的征兆。

创伤后头痛（posttraumatic headache）

持续数日或数周的严重的、慢性、连续性或间歇性头痛是多种颅脑创伤后综合征的主要症状，与颅脑损伤后由于头皮撕裂伤、颅脑挫伤或颅内压升高等每种情况立即出现的头痛是可区分的。这些颅痛也不同于下面详细说明的较常见的脑震荡后头痛。慢性硬膜下血肿的头痛（*headache of chronic subdural hematoma*）位置深在，呈钝痛，持续性，主要是单侧，可伴随或紧接着出现困倦、意识模糊和波动性轻偏瘫。在急性硬膜下血肿中，我们对一些患者躺下或把头偏向一边后，疼痛随位置加重有深刻的印象。小脑幕血肿引起眼睛疼痛是另一特征。如第 34 章所述，导致硬膜下血肿的头部损伤可能是轻微的，并且被患者和家属遗忘了。通常，头痛的频率和严重程度会在数周或数月中加重。接受抗凝治疗的患者尤其危险。诊断可以通过 CT 或 MRI 检查确诊。

慢性头痛当然是脑震荡后综合征（*postconcussion syndrome*）的一个显著特征，包括头晕、易疲劳、失眠、紧张、易怒和不能集中注意力等。这种类型的头痛和相关症状类似于紧张性头痛综合征，在第 34 章“颅脑创伤”中有完整的描述。国际头痛学会（International Headache Society）将这种背景下的持续性头痛划分为受伤后 3 个月以上的头痛。脑震荡后综合征患者需要支持性治疗，其形式包括反复保证和解释症状的良性性质，增加身体活动计划，以及使用缓解焦虑和抑郁的药物等。尽早地解决诉讼，这常常是一个对患者有利的问题。

以前的头皮撕裂伤或手术切口引起的局限于瘢痕处的剧烈疼痛和触痛是另一个问题，它引起了外伤性神经痛或神经瘤的问题。头皮撕裂引起的软弱的瘢痕可通过反复皮下注射局部麻醉剂来治疗，这也可作为一种诊断试验。

颈部挥鞭样损伤（*whiplash injuries*），可出现单侧或双侧的耳后或枕后疼痛，可能是枕项交界处的韧带和肌肉牵拉或撕裂的结果，或是原来就存在的颈椎关节病恶化所致。很少有颈椎间盘和神经根受累。然而，慢性头痛和模糊的神经精神症状是否可归因于挥鞭样损伤是值得怀疑的（见 Malleson）；尽管如此，国际头痛学会仍将挥鞭样损伤后头痛作为一个类别，同时指出它没有典型特征。

还应该警惕头痛是在头颈部损伤后的颈动脉夹层的一种征象。

脑肿瘤头痛

人们普遍认为，头痛是许多脑肿瘤患者的重要症状，但实际上它并不常见，尤其是作为成人脑肿瘤的先兆症状时。虽然头痛有时会出现在三分之一的脑肿瘤病例中，但这肯定是头痛患者头颅成像频率高的结果。头痛可能只出现在主要的脑血管移位或 CSF 流动受阻的情况下，但是也有例外。疼痛没有特别的特征，它往往位置较深，通常是非搏动性的（偶尔有搏动），且被描述为酸痛或爆裂痛。然而，惯常的头痛综合征的模式有大的改变时，应引起头颅结构病变的怀疑。身体活动和头部位置的变化可能会引发疼痛，而休息有时会减轻疼痛。夜间因疼痛而疼醒的脑肿瘤患者只占很小一部分，并不意味着确诊。大多数在夜间疼醒的人们的头痛是丛集样头痛，老年人的催眠性头痛，或由咖啡因戒断引起的头痛。无征兆的强烈的（喷射性）呕吐可以加重脑肿瘤晚期的头痛，尤其是晚期儿童，或作为颅后窝肿瘤的一个早期特征。

如果头痛是单侧的，它几乎总是在肿瘤的同侧。来自幕上肿瘤的疼痛见于颅骨耳间周长的前方，来自颅后窝肿瘤的疼痛，能够在这条线后面部位感受到。肿瘤引起的双侧额部和双侧枕部头痛发生在一侧的头痛之后，可能意味着颅内压增高或脑积水的发生。

已经说过头痛不能等同于脑肿瘤，人们不禁会对它与胶样囊肿（*colloid cysts*）的联系频率印象深刻，我们有几次是在奇怪的、无法解释的双侧头痛导致检查脑成像时，偶然发现的诊断。在胶样囊肿病例中的头痛机制，如果这种关系是有效的，并不是简单地阻断 CSF 在 Monro 孔的流动，因为它不是以脑积水的发展为前提的。应重申，胶样囊肿的存在不能保证它解释头痛综合征；此外，许多胶样囊肿病例在影像学或尸检发现与头痛无关。此外，Harris 还描述了脑室内和脑室周围肿瘤的阵发性异常的头痛，而其他人也评论了脑实质肿瘤的同类型的头痛。这些严重的头痛会在几秒内强度达到顶峰，持续几分钟或长达 1 小时，然后很快就会消退。当头痛伴有呕吐、短暂失明、腿部无力引起“跌倒发作”和意识丧失时，就有可能是脑肿瘤伴有显著的颅内压升高。就其发病而言，这种头痛几乎类似于蛛网膜下腔出血的头痛，但后者持续时间更长，发病更为突然。总的来说，这种阵发性头痛是上述第三脑室胶样囊肿的最典型表现，但它也可与其他肿瘤一起发生，包括颅咽管瘤、松果体瘤和小脑肿瘤等。

颞动脉炎（巨细胞动脉炎）的头痛（另见第 33 章）

颞动脉炎（temporal arteritis）或巨细胞动脉炎（giant cell arteritis），这种类型的脑动脉的炎症性疾病是老年人头痛的一个重要原因。我们所有的患者年龄都大于 55 岁，其中大部分超过 65 岁。在正常健康状态下，患者会出现越来越强烈的搏动性头痛或非搏动性头痛，通常伴有剧烈的刺痛。在一些患者中头痛几乎是爆发性发作。这种疼痛通常是单侧的，有时是双侧的，通常局限于头皮受影响动脉的部位。这种疼痛会在一定程度整天地持续，晚上尤其严重。如果不治疗，它会持续几个月。颞浅动脉和头皮其他动脉通常增厚，有触痛，无搏动。下颌跛行和头皮上的缺血性结节，伴有皮肤溃疡，已在严重病例中被描述。

许多患者感到普遍不适，有体重减轻，有些人有低热和贫血。通常血沉速率大大提高（>50mm/h，通常>75mm/h），但 C 反应蛋白（CRP）水平升高是这种炎症的一个更敏感的指标，尤其在血沉速率仅轻微升高时尤其有用。少数患者有外周血中性粒细胞增多。半数患者有近端肢体肌肉广泛性酸痛，表明存在风湿性多肌痛（见第45章，“风湿性多肌痛”）。颞动脉炎与带状疱疹的关系已被提出。

早期诊断的重要性与眼动脉或睫状后动脉血栓形成造成的失明威胁有关。在此之前可能会有几次一过性黑矇（amaurosis fugax）（短暂性单眼失明）发作。眼肌麻痹也可能发生，但不太常见，它的原因，无论是神经性还是肌肉性还没有定论。咀嚼性跛行（masticatory claudication）是颅动脉炎的一种特殊的但不是特别敏感的症状。颅内大血管偶尔受累，从而引起卒中。视力一旦丧失，就很少能恢复。因此，疑诊的颅动脉炎应该使用糖皮质激素，然后进行适当的头皮动脉的活检。显微镜检查显示严重的肉芽肿性或“巨细胞”性动脉炎。如果一侧活检不能明确病情，且有充分的临床理由怀疑诊断时，应对另一侧取样。颈外动脉分支的动脉造影可能是最敏感的检查，但由于其相对较高的风险而很少被使用。超声检查颞动脉可能显示暗晕（dark halo）和血管壁的不规则增厚。这项技术尚未纳入常规评估，因为它的灵敏度还没有确定；我们自己的经验表明，它可能会漏诊一些病例，但在选择颞动脉活检的部位时是有用的。

治疗

所有的病例均建议在数周内单次或分次给予泼尼松45~60mg/d，并逐渐减少至10~20mg/d，必要时维持该剂量数月或数年，以防复发。在开始治疗的一两天内，头痛有望得到改善，如果不能改善，就应引起对诊断的质疑。当沉降率或CRP升高时，通常在数月后恢复正常，是治疗反应的可靠指标。目前尚不清楚，症状还是血液检查是指导减少类固醇剂量的更好的指标，但如果血沉率（ESR）和CRP仍然很高，减少药物治疗剂量可能应该谨慎。

假脑瘤头痛（良性或特发性颅内压增高，见第29章）

假脑瘤头痛（headache of pseudotumor cerebri）呈现多种多样的形式。最典型的是枕部受压感，这种感觉在躺下后会明显加重，但许多患者还有偏头痛或紧张性头痛，或者只有偏头痛或紧张性头痛。事实上，其中有些人对普萘洛尔和麦角化合物等药物治疗有反应。对于假脑瘤引起疼痛的机制似乎都不能充分解释，尤其是脑血管被移位或受压的观点，因为这两者都没有得到证实。值得注意的是，面部疼痛也可能是这种疾病的一个特征，虽然很少见。第29章对其临床特征和治疗有更完整的描述。

假脑瘤治疗成功之后，一些患者会有持续的头痛，有偏头痛或紧张性头痛的特征。

低颅压和腰穿性头痛

正如本章前面提到的，低颅压和腰穿性头痛（low-pressure and spinal puncture headache）都是神经科医生所熟知的。大约5%的腰椎穿刺的操作后发生。头痛与CSF腔隙的压力显著降低有关，可能由垂直牵引颅内血管引起。颈部疼痛可能是一个突出的或唯一的特征。采取仰卧位几乎可以立即缓解头部疼痛和消除呕吐，但对于持续性的病例可能需要进行血贴（blood-patch）程序。在有限的病例中，通过静脉注射咖啡因已获得成功。诊断是明显的，无论是腰椎穿刺显示低或零压，或可能更明确，通过MRI钆增强上有硬脊膜的特征性强化。这种情况及其治疗在第2章和第29章“腰椎穿刺性头痛”和“自发性低颅压症”中讨论。

经期（月经）偏头痛和其他与激素周期关联的头痛

月经期偏头痛（*menstrual migraine*）与排卵的黄体后期雌二醇水平下降的关系在上文的“偏头痛”中已经提及。文中还指出，它的机制可能更为复杂。在实践中，诸如睡眠剥夺等可能是诱发围月经期头痛（perimenstrual headaches）的重要因素。经前期头痛（premenstrual headache），表现为偏头痛或合并的紧张性头痛 - 偏头痛的形式，通常在月经期预期发病的前3天服用NSAID有效，口服舒马曲坦（25~50mg，一天4次）和佐米曲坦（2.5~5mg，一天2次）也同样有效。使用达那唑（danazol，一种睾酮衍生物）或雌二醇（estradiol）操控激素周期也有效，但是很少有必要。

妊娠期偏头痛的处理会带来特殊的问题，因为人们希望限制胎儿与药物治疗接触。在小部分怀孕期间头痛持续或加剧的女性中，β- 肾上腺素能化合物和三环类抗抑郁药可以安全地使用。从一份有限的妊娠期服用舒马曲坦患者的登记资料中，以及Fox及其同事总结的几个小型试验来看，没有出现妊娠期致畸作用或不良反应，但是5- 羟色胺激动剂药物在其安全性得到进一步确认之前应慎重使用。二氢麦角胺（DHE）显然是禁用的，因为它们有促进宫缩或分娩的能力。对于那些使用抗癫痫药物作为预防头痛手段的女性，建议在怀孕前或一旦知道已经开始怀孕就停药。

在妊娠期真性的和虚弱的偏头痛持续状态这种特殊情况下，镁或甲氧氯普胺（甲氧氯普胺，本章前面提到的剂量）输注通常会被使用，但可能需要反复用药，监测血压和腱反射。这可能应在阿片类药物之前使用，但在某些病例中，阿片类药物可能是必要的。在所有妊娠晚期头痛的病例中，都应考虑毒血症和脑静脉血栓形成的可能性。

咳嗽和劳力性头痛

患者可能会主诉在咳嗽、打喷嚏、开怀大笑、举起重物（包括举重）、弯腰和大便用力时出现非常剧烈的、短暂的头痛。疼痛通常见于头前部，有时是在枕部，也可为单侧或双侧的。一般来说，这种疼痛在开始动作一到两秒内发生，持续数秒到数分钟。咳嗽和劳力性头痛（cough and exertional headache）通常被描述为有爆裂的性质，且其程度可非常严重，以致使患者用手抱着头部，因此很像急性蛛网膜下腔出血性的头痛。

这种综合征通常是一种良性的特发性状态，在几个月到一年或两年的时间内复发，然后消失。几十年前，Symonds 强调了这种情况是良性的。在一份对 103 例患者进行了 3 年或更长时间随访的报告中，Rooke 发现，只有 10 例患者出现了神经系统疾病的其他症状。病因和发病机制都尚未确定。头痛期间，CSF 压力正常。双侧的颈静脉受压可引起发作，可能是由于牵引大静脉和硬脑膜窦的壁所致。在少数病例中，我们曾观察到这种类型的头痛发生在腰椎穿刺后或动静脉畸形出血后。

咳嗽或紧张性头痛（strain headache）患者只会偶尔发现有严重的颅内疾病，当出现时，特别是初次发作时，可能会怀疑蛛网膜下腔出血。在其他罕见的病例中，这种类型的头痛可追溯到颅后窝和枕骨大孔的病变、动静脉畸形、硬膜下血肿、Chiari 畸形或肿瘤等。因此，通过适当的腰椎穿刺、CT 和 MRI 来补充神经系统检查可能是必要的。当然，更常见的是由牙齿或鼻窦疾病引起的颞部和上颌疼痛，咳嗽也会加重这种疼痛。劳力性头痛（exertional headache）的一种特殊变异型是“举重运动员的头痛”（weight-lifter's headache）。它可以是一个单独的事件，也可以是在几个月时间里反复发生，但每一次头痛发作可能持续数小时或数天，再次引起对蛛网膜下腔出血的怀疑。疼痛会在举重后立即或在几分钟内开始。如果疼痛在一个小时或更短的时间内缓解，并且在 CT 上没有假性脑膜炎（meningismus）或出血的征象，我们会放弃腰椎穿刺和血管造影，但建议几周之后再恢复举重。在我们的经验中，运动员和跑步者似乎经常发生劳力性头痛，而且这种发作通常有偏头痛的特征。

吲哚美辛对控制劳力性头痛通常是有效的，这已经在对照试验中得到证实。有用的替代品是非甾体抗炎药（NSAIDs）、麦角制剂和普萘洛尔。在我们的一些患者中，腰椎穿刺似乎以一些莫名其妙的方式立即解决了问题。

Chiari 畸形与头痛

所有类型的头痛都曾被归因于 Chiari Ⅰ型畸形（扁桃体下降到枕骨大孔唇下至少 3mm 处），但是理由有限。然而，一些劳力性和 Valsalva 手法诱发的枕下部疼痛的病例可以归因于这种发育异常。在 Pascual 及其同事对 50 例 Chiari Ⅰ型畸形患者的调查中，大约 1/4 的患者描述了一个相当特殊的疼痛模式，包括在 Valsalva 相关的活动后出现爆裂性、钝性、搏动性或刺痛性不适，持续数秒至更长的时间，或在枕部区或在额部区，并放射到一个或两个肩部。只有扁桃体下降的程度与劳力性头痛的存在相关，而颅骨异常诸如颅底凹陷与劳力性头痛没有明确的相关性。因此，在这种情况下，头痛的枕下减压手术只能选择性地进行。Chiari 畸形将第 37 章中进一步讨论。

性活动相关性头痛

Lance（1976）描述了 21 例性活动相关性头痛（headache related to sexual activity），其中男性 16 例，女性 5 例。头痛有两种形式，一种是典型的紧张性头痛，随着性兴奋的增强而发展；另一种是性高潮时出现严重的悸动性“爆发性”头痛，持续几分钟或几小时［性高潮头痛（orgasmic headache）］。后一种头痛的这种突发性和严重程度会提示动脉瘤破裂，但神经学检查结果均为阴性，在 7 例接受动脉造影患者的结果也是如此。18 例患者随访 2~7 年，未出现其他神经系统症状。典型表现是，这种头痛连续出现了几次，然后就消失了。对发作的性交头痛，吲哚美辛是有效的。当然，所谓的性高潮头痛并不总是良性的，在用力性交的过程中可能发生高血压性出血、动脉瘤或血管畸形破裂、颈动脉夹层或心肌梗死等。虽然没有权威的指导，但如果与性有关的头痛是在患者头痛病史中首次出现的，则有理由进行腰穿检查。

霹雳性头痛

霹雳样头痛（thunderclap headache）是一种发作非常突然的剧烈头痛，原因很多，大多数不像这些症状所显示的那么严重。当然，囊状（浆果）动脉瘤破裂引起的蛛网膜下腔出血的头痛是最突然和最剧烈的颅痛之一（见第 33 章）。正是由于这种性质的头痛，Day 和 Raskin 才引入了霹雳性一词。他们将这些症状归因于未破裂的脑动脉瘤，但这个术语现在用来表示由各种原因引起的这类头痛。患者曾提供了丰富多彩的描述，如“后脑勺被踢”。正如所指出的，霹雳样头痛是垂体卒中、脑静脉血栓形成、颈动脉夹层、非动脉瘤性中脑周围出血或高血压危象的一种症状（表 9-4）。这个清单中还应加上弥漫性特发性动脉痉挛（Call-Fleming 综合征，见第 33 章“弥漫性和局灶性脑血管痉挛”）以及使用拟交感神经药或 5- 羟色胺能药所致的脑血管痉挛，包括可卡因和用于治疗偏头痛的曲坦类药物等引起的脑血管痉挛。上面描述的性交头痛和劳力性头痛也可以被认为是这种性质的。Chen 及其同事指出，复发的霹雳样疼痛（*recurrent thunderclap pain*）可能特别预示着多灶性或弥漫性血管痉挛，他们发现在他们 39% 的复发的霹雳样疼痛患者中存在这种血管病变。

表 9-4　霹雳样头痛病因

偏头痛
蛛网膜下腔出血
脑静脉血栓形成
弥散性脑血管痉挛（Call-Fleming 综合征）
急进性高血压
垂体卒中
可卡因和肾上腺素活性药物
中脑周围非动脉瘤性蛛网膜下腔出血

由于霹雳样头痛的疼痛可能与蛛网膜下腔出血引起的疼痛难以区分，甚至达到伴有呕吐和急性高血压的程度，经腰椎穿刺和脑成像后诊断明确，疼痛在数小时或更短时间内消退。大多数病例是特发性的。Wijdicks 及其同事们证实，霹雳样头痛通常是一种良性疾病；他们对 71 例患者随访 3 年以上，未发现严重的脑血管病变。因此，一些学者认为这些特发性霹雳性头痛是偏头痛的一种形式［“崩溃性偏头痛”（*crash migraine*）］。这种观点部分地是基于患者之前或之后的头痛和偏头痛发作的历史；然而，根据我们的经验，并非所有的这类患者过去都有过偏头痛。如上所述，霹雳样头痛有明显的复发趋势。

绀红皮病性头痛

绀红皮病性头痛（erythrocyanotic headache）是一种强烈的、广泛的、搏动性头痛，可与面部和手的潮红以及手指麻木同时发生［红斑性肢痛症（erythromelalgia）］。发作往往是在从良好的睡眠中醒来时出现。这种情况被称为红绀的，在许多不寻常的情况下都有报道：①在肥大细胞增多症（由于肥大细胞浸润组织，使得形成组胺、肝素和血清素）；②伴随于类癌肿瘤；③伴随 5- 羟色胺分泌肿瘤；④伴随一些胰岛肿瘤，以及⑤伴随嗜铬细胞瘤。据报道，75% 的嗜铬细胞瘤患者有血管型头痛，与高血压的阵发性和儿茶酚胺的释放一致（Lance and Hinterberger），但在我们的经验中，脸红现象很少见。

与各种内科疾病相关的头痛

各种病因的脑膜炎的一个主要特征是头痛。当伴有发热和颈部僵硬时，诊断就几乎是确定的。然而，多种感染性疾病都可以引起严重的头痛，由普通病毒感染、支原体等病原体，特别是流行性感冒引起。经常伴有颈部疼痛和轻微僵硬。产生脑膜炎，甚至蛛网膜下腔出血的怀疑，但 CSF 中没有任何反应［假性脑膜炎（meningism）］。轻度无菌性脑膜炎伴 HIV 血清转化也可以伴有头痛。当持续性和中度严重时，头痛可被归类为上述的“新发每日持续性头痛”。

大约 50% 的慢性和原发性高血压患者抱怨头痛，但两者之间的关联可能是巧合。血压的轻微升高可能是头痛的结果，而不是原因。然而，严重的（快速上升的）高血压，舒张压超过 120mmHg，是与头痛是相关的，而降低血压的措施可以缓解头部疼痛。在子痫前期，头痛发生在轻微的高血压或正常水平血压的女性，她们原来的血压较低。患者服用单胺氧化酶抑制剂，然后进食含酪胺的食物，血压突然升高，可导致严重到模拟蛛网膜下腔出血的头痛。然而，这种中等严重的高血压和频繁的严重头痛的个体通常去看医生。在这些患者中，有些头痛是常见的偏头痛或紧张性头痛，但在其他患者中，头痛无法分类。嗜铬细胞瘤的急性头痛与血压上升的速度，而不是血压的绝对值有关。奇怪的是，在肾脏透析快结束时或透析结束后不久出现的头痛与血压(以及血钠和渗透压水平)下降有关。

在 Schon 和 Blau 分析的一大组癫痫患者中，有一半的患者记录了癫痫发作后经常出现头痛，但疼痛并不严重。在偏头痛患者中，癫痫发作后的头痛可能会重现典型的偏头痛发作。

有经验的医生知道，头痛可能是许多其他疾病的一个主要症状。这些包括任何原因的发热，接触一氧化碳，慢性肺疾病伴高碳酸血症(头痛经常在夜间或清晨)，睡眠呼吸暂停，甲状腺功能减退，血小板增多症，库欣病，糖皮质激素药物治疗或酒精戒断，高原(海拔)疾病，接触硝酸盐，发绀型心脏疾病，偶尔出现肾上腺功能不全和血红蛋白远低于 10g 的急性贫血。

这里不打算讨论可能伴随着许多内科疾病的头痛的对症治疗。显然，指导原则是解决潜在的疾病。

与颈椎疾病相关的头痛

头痛伴随上部颈椎疾病是众所周知的，但其机制尚不清楚，其发生频率可能被高估了。最近的报道集中在广泛性病因的病变上，诸如骨突(椎间)关节病、C2 后根嵌压、黄韧带钙化、后纵韧带肥大，以及寰枢区的类风湿关节炎等。正如 Bogduk 和 Govind 所总结的，这组疾病最可信的证据来自在颈部结构系统注射麻醉剂并使得头痛完全缓解。即使这样，对于那些将颅痛归因于颈源性机制的患者，也并非都是成功的。CT 和 MRI 检查已揭示了许多这样的异常。一种特殊类型的头痛将在下面“第三枕神经”头痛题目下，以及第 10 章进一步讨论。

其他颅面疼痛(见第 44 章)

三叉神经痛

三叉神经痛(trigeminal neuralgia)是一种中老年的常见疾病，是第五对脑神经下颌和上颌支分布区(眼支极少)的阵发性强烈的刺痛。这种疼痛很少持续超过几秒钟或极少持续一两分钟，但通常是如此强烈，以至于患者不由自主地畏缩，因此才有了抽搐(tic)这个词。不确定抽搐是反射性的还是半自主性的。发作频繁复发，不分昼夜，每次持续数周或数月。另一个特征性表现是通过刺激面部、嘴唇或牙龈的某些部位，如剃须或刷牙时，或咀嚼、说话、打哈欠时这些部位的运动，甚至是微风，即所谓的触发因素(trigger factor)引起一次或一连串的刺痛。三叉神经分布区的感觉或运动缺失无法被证明，虽然有少数例外。除了阵发性疼痛，一些患者抱怨或多或少持续的不适、瘙痒感或面部有限区域的敏感，这些特征虽然并不罕见，但被认为是非典型的。

在研究施加于触发区的刺激与疼痛发作之间的关系时，触摸和可能的发痒更可能是诱发因素，而不是疼痛或温度刺激。通常需要一个空间和时间的冲动总和来引发突然发作的疼痛，随后是一个长达 2~3 分钟的不应期。

三叉神经痛或痛性抽搐(tic douloureux)的诊断依赖于上面列举的严格的临床标准，以使得与其他形式的面部和头部神经痛和由下颌、牙齿或鼻窦疾病引起的疼痛区别开来。三叉神经痛的大多数情况没有明显的原因(特发性)，而与症状性三叉神经痛相比，它的阵发性面部疼痛是因为一些其他疾病累及了第五对脑神经，如多发性硬化(可以是双侧的)，基底动脉的动脉瘤或脑桥小脑角肿瘤(听神经或三叉神经鞘瘤、脑膜瘤、表皮样肿瘤)。每种形式的症状性三叉神经痛可能只会引起三叉神经分布区的疼痛，或者它也可能造成感觉的丧失。

血管袢是三叉神经痛的一个原因

很明显，一定比例的表面上看似特发性病例是由基底动脉的一个曲折的小分支压迫三叉神经根而引起的。丹迪(Dandy)最初指出了这一点，并引起了 Jannetta 更大的关注，他经常观察到这一点，并设计了一种现在被广泛应用的方法，通过三叉神经根减压来缓解疼痛。将责任小血管与神经的近端部分脱离接触(见下文)。通过特殊的 MRI 序列或 MR 血管造影可以看到弯曲的血管，但这些血管也可以在无症状患者中发现。这与三叉神经的其他紊乱，其中一些会引起面部疼痛，在第 44 章中讨论。

治疗

卡马西平(carbamazepine)在 70%~80% 的患者中有效(600~1 200mg/d)，但其中有一半在数年的时间内会变得耐受。其他抗癫痫药物如苯妥英 300~400mg/d，丙戊酸 800~1 200mg/d，氯硝西泮 2~6mg/d，加巴喷丁 300~900mg/d 或更多，普瑞巴林 150~300mg/d，以及卡马西平与其他药物合用等，能抑制或缩短大多数患者发作的持续时间和严重程度。对不能耐受卡马西平或加巴喷丁的患者，巴氯芬(baclofen)可能是有用的，但它作为一种抗惊厥药物的辅助用药最为有效。辣椒素(capsaicin)局部用于触发区或作为一种麻醉剂局部滴眼对一些患者是有帮助的。通过延缓和使用这些药物,在一年或两年时间里,可能使得每 5 例患者中有 1 例可以自发缓解。

然而,许多顽固性疼痛患者会选择血管手术或神经根毁损手术的形式。血管减压术需要颅后窝开颅,但不遗留感觉丧失,是一致认同的方法。Barker 及其同事报告说,在 1 185 例患者中,有 70% 的人通过重新定位基底动脉的一个小分支来缓解疼痛,这一分支被发现压迫第五对脑神经,这种获益可以持续 10 年,术后每年的复发率低于 1%。有时在没有进行血管成像确认了血管袢的情况下进行该手术。

一种过去较常用的,但现在仍被使用的方法是立体定向控制下的三叉神经根热凝固术(Sweet and Wepsic)。近年来,在保留感觉的基础上,特别是在病程的晚期,微血管减压已成为首选(Fields)。有几种形式的立体定向辐射是侵入性较小的替代方案,但它们的全面效果数月后才明显。在实践中,任何手术后都需要服用抗癫痫药物治疗一段时间,当症状再次出现时,必须重新进行治疗。

舌咽神经痛

舌咽神经痛(glossopharyngeal neuralgia)这一综合征远不如三叉神经痛常见,但在很多方面与后者相似。疼痛是剧烈的和阵发性的,它起源于咽喉部,大约在扁桃体窝,最常见的是由吞咽诱发,也可由说话、咀嚼、打哈欠、大笑等引起。疼痛可能位于耳部,或从咽喉向耳部放射,表明累及迷走神经的耳支。因此 White 和 Sweet 建议使用迷走舌咽神经痛(*vagoglossopharyngeal neuralgia*)一词。这是主要的颅面神经痛,可能伴有心动过缓甚至晕厥,可能是由于传入的迷走神经疼痛冲动触发了心脏抑制反射。它没有明显的感觉或运动缺陷。

罕见地,肿瘤,包括癌症、淋巴瘤或口咽的颅下部区的上皮瘤或扁桃体周围脓肿都可能引起疼痛,这种疼痛在临床上很难与舌咽神经痛区分。

治疗

对于特发性舌咽神经痛,试用卡马西平、加巴喷丁、普瑞巴林或巴氯芬可能是有用的。如果这些都无效,传统的手术方法一直是切断舌咽神经和髓质附近的迷走神经上部小根。但最近的观察表明,类似于用于三叉神经痛的血管减压术,并针对舌咽神经下面的一个小血管袢进行减压,可以减轻部分患者的疼痛。

头颅的带状疱疹和疱疹后神经痛

半月神经节带状疱疹感染引起的常见疼痛和疱疹出疹,几乎总是局限在第一支分布区[眼部带状疱疹(herpes zoster ophthalmicus)]。皮疹通常在疼痛发生后 4~5 天或更短时间内出现,从而使临床诊断困难;然而,应该根据带状疱疹感染的临床可能性开始治疗(见下文)。如果出疹没有出现,除了带状疱疹以外的其他原因几乎总是会表现出来;然而,仍有少数病例疼痛位置典型,有疱疹感染的血清学证据,但不伴有皮肤病变。

与疱疹爆发相关的急性不适通常在数天或数周后消退,或者也可能持续数月。这主要发生在老年人,疼痛成为慢性和顽固性的。它通常被描述为持续性烧灼感,伴随着叠加的刺痛起伏,而出疹前的皮肤区域对最轻微的触觉刺激极度敏感,即使疼痛和温度感受阈值被提高了。这种持续的长时间的带状疱疹后神经痛(*postherpetic neuralgia*)是医生必须处理的最困难的疼痛问题之一。可以通过使用辣椒素乳膏、使用机械或电皮肤刺激器,或服用一种抗癫痫药物,都可以减轻症状。

神经痛与带状疱疹病毒引起的水疱出疹有关,可能影响外耳道和耳郭,有时影响到上腭和枕区,伴或不伴耳聋、耳鸣和眩晕,合并面神经麻痹。自从拉姆齐·亨特(Ramsay Hunt)对其最初的描述以来,这一综合征被称为膝状神经节疱疹,也被称为拉姆齐·亨特综合征(Ramsay Hunt syndrome)(另见第 44 章)。很明显,外耳道的皮肤、鼓膜,以及在一些患者耳后的皮肤是由躯体感觉分支支配的,这些分支与鼓索支和岩浅大神经伴行,它们的胞体是在膝状神经节中。

治疗

按照第 32 章所出示的方法,使用阿昔洛韦治疗,将缩短出疹和急性疼痛期,但该药物不能阻止慢性疼痛的持续性。很少有数据可以用来判断糖皮质激素的效用,但它们通常不被使用(但它们确实对贝尔麻痹有效,而抗病毒药物没有明显的用处)。

抗抑郁药诸如阿米替林和氟西汀对一些患者是有帮助的,Bowsher 在一个小型安慰剂对照试验的基础上提出,在急性期使用阿米替林治疗可以防止持续性疼痛。预防性措施的使用,如一开始就给予加巴喷丁或普瑞巴林,可能是有效的,但缺乏适当的临床试验。睡前添加阿米替林 75mg 已被证明是一种有用的措施。正如 Raftery 所报告的,丙戊酸与一种抗抑郁药联合使用可能会取得相同的结果。King 报告说，两片 325mg 的阿司匹林片磨碎，与冷霜或氯仿（15mL）混合，涂抹在脸部或躯干的疼痛区域，在大多数带状疱疹后神经痛患者可以缓解疼痛数小时。氯胺酮乳膏（ketamine cream）已被建议作为一种替代品。应避免做广泛的三叉神经根切断术或其他毁损性手术，因为这些手术措施不会长期有效，且有可能在原来神经痛的基础上叠加弥漫性难治性感觉障碍，即痛性感觉缺失（anesthesia dolorosa）。

滑车神经头痛

在“原发性滑车神经头痛”（primary trochlear headache）的标题下，Yanguela 及其同事描述了一种来自眶内上部，滑车区域（上斜肌的滑轮）的眶周疼痛。他们的大多数患者是女性。疼痛因患侧的眼球内收和向上凝视（对上斜肌来说是矛盾的）而加重，即在上斜肌作用的方向上。作者描述了一种诊断的检查方法，首先让患者向下看，这样就可以触诊和压迫滑车，然后让患者向上看，引发或加重疼痛，同时检查者继续施压。给滑车注射糖皮质激素几乎可以缓解所有患者的疼痛。作者对原发性滑车神经头痛与滑车炎（trochleitis）进行了区分，这在我们看来是一个模糊的区别。没有眼球运动受限，或自主神经改变，眼眶成像是正常的。这种我们没有经验的综合征，让人想起了布朗综合征（Brown syndrome），表现为滑车嵌压伴有复视和疼痛（第 13 章）。上述作者还认为，滑车可能是偏头痛的一个触发点。

耳痛

耳痛（*otalgia*）时而主诉为局限于一个耳部和周围的局部疼痛。它通常是贝尔麻痹或带状疱疹爆发的最初的症状，但有许多不同的病因和发病机制。神经外科手术期间清醒的患者，刺激Ⅴ、Ⅶ、Ⅸ和Ⅹ脑神经引起耳痛，然而切断这些神经通常不会导致或导致有限的可证明的耳道或耳朵本身的感觉丧失（这个区域的浅感觉是由耳大神经支配的，来源于 C2 和 C3 神经根）。神经外科文献引用了一些通过切断中间神经（Ⅶ脑神经的感觉部分）或Ⅸ和Ⅹ脑神经来缓解耳痛的例子。在耳痛的病例中，也会寻找鼻咽部肿瘤，椎动脉瘤或夹层，或如上所述的预期的带状疱疹爆发。以前，侧窦血栓形成是儿童耳痛的常见原因。当这些可能性被适当的检查排除后，仍然存在原发性特发性耳痛、低位丛集性头痛和舌咽神经痛的实例。一些偏头痛患者的疼痛集中在耳区和枕部，但我们从未观察到以耳部为三叉神经痛的主要疼痛部位的患者。偶尔，颞下颌关节病是其病因（见下文）。

枕神经痛

枕神经痛（*occipital neuralgia*）的阵发性疼痛可能发生在枕大或枕小神经分布区（枕下、枕部和后顶区）。虽然在这些神经穿过上项线（superior nuchal line）的区域可能有压痛，但在这个部位只有枕神经损伤的证据是值得怀疑的。在枕神经分布区发现感觉减退使得嵌压性神经病的可能性更有说服力。卡马西平或加巴喷丁可能缓解一些疼痛。利多卡因阻滞可以消除疼痛，并鼓励尝试切断一个或多个枕神经或第 2 或第 3 颈神经后根，但这种切断术的结果会有所不同，有几例这样的手术患者后来转诊到我们这里，有致残性的痛性感觉缺失（anesthesia dolorosa）。专家建议反复注射局麻药物和使用类固醇、肉毒杆菌毒素，以及镇痛剂和抗炎药物。这种疼痛有时很难与来自上三个颈椎关节突关节的疼痛区分开来，下面讨论其中一种类型的疼痛。先前提到的通过枕神经注射治疗偏头痛的方法是有争议的。

“第三枕神经”头痛

“第三枕神经”头痛（third occipital nerve headache）是一种单侧的枕部和枕下部疼痛，可能是颈部疼痛患者的一个突出症状，特别是颈部受伤后（根据 Lord 等的资料，患病率为 27%）。Bogduk 和 Marsland 将其归因于累及 C2 和 C3 小关节的一种退行性或创伤性关节病，并影响到“第三枕神经”（C3 后支的一个分支跨过了小关节的背外侧面）。在荧光镜控制下经皮阻断小关节附近的第三枕神经，消除颈部疼痛和头痛是一种诊断和暂时的治疗方法。通过对神经进行射频凝固或在关节内和周围注射类固醇可获得更持久的缓解（数周到数月）。非甾体抗炎药也有一定的疼痛缓解作用。

颈动脉痛和颅外动脉夹层

颈动脉痛（*carotidynia*）一词由 Temple Fay 于 1927 年提出，是指一种特殊类型的颈面部疼痛，它可能是由非典型面部神经痛患者的颈总动脉受压引起的。压迫这些患者的颈部动脉，或在颈动脉分叉处或附近给予轻度电刺激，产生了一种涉及同侧面部、耳、下颌和牙齿或颈部以下的钝痛。这种类型的颈动脉敏感性发生在颅（巨细胞）动脉炎和罕见疾病高安动脉炎（Takayasu arteritis）（第 33 章），以及偏头痛或丛集性头痛发作时。它也被描述为肿瘤和颈动脉壁的夹层动脉瘤的移位，在这些原因中，最后一个是最令人关切的。Burton 及其同事已经在 MRI 上证实了颈内动脉分叉周围组织的肿胀或炎症，这种特发性颈动脉痛可能与此有关，但这一问题在偏头痛患者中最常见。

Roseman 描述了一种好发于年轻人的颈动脉痛的变异型。这种综合征表现为颈动脉分叉处反复发作的自限性疼痛和压痛，持续一到两周。如下所述，颈动脉夹层一直是一个值得关注的问题。发作时，因头部运动、咀嚼和吞咽而加重疼痛很具有特征性。这种情况可以用简单的止痛剂来治疗。然而，另一种可能的颈动脉痛在成人生活的任何阶段都会出现，反复发作，持续数分钟到数小时，伴有搏动性头痛，与普通偏头痛难以区分（Raskin and Prusiner）。这种形式发作对麦角胺和其他治疗偏头痛有效的药物有良好的反应。

虽然大多数颈动脉或椎动脉夹层的疼痛被定位于损伤部位的前或后颈部，Arnold 及其同事强调了同侧头痛的频率，而不是颈部疼痛，是唯一的特征。一些患者出现阵发性（“霹雳样”）发作，但大多数患者在数天内出现搏动性和渐进性头痛，有时是双侧疼痛。局部的颈部疼痛与眼部的局部性头痛的结合特别提示颈动脉夹层，当然，如果有相应的症状，如波动性或静态性局部脑缺血，Horner 综合征或下部脑神经麻痹等，诊断就很可能成立。

颞下颌关节疼痛（Costen 综合征）

颞下颌关节疼痛（temporomandibular joint pain）也称为科斯泰综合征（Costen syndrome），是由于颞下颌关节功能失调导致的一种颅面疼痛形式。由于义齿不合适或一侧臼齿缺失导致正常咬合改变，可能导致关节变形，最终引起退化性变化，耳前疼痛，辐射到颞部和面部（见 Guralnick et al）。据 Scrivani 和他的同事的说法，大多数患者的下颌骨在开合时会向受影响的一侧偏移，关节会发出咔咔声。另一个特征是在下颌张开或关闭的位置时被锁住。关节的压痛、张嘴时关节的捻痛和下颌张口受限，均支持这一诊断。最常用的诊断手法是将手指放在外耳道上并向前按压，从关节的后部触诊。只有当完全再现了患者的痛苦时，诊断才能有一定的把握。CT 和 X 线片帮助不大，但 MRI 上显示关节有渗出。管理包括由牙科医生仔细调整牙齿咬合。睡前服用小剂量的阿米替林可能有帮助。根据我们的经验，神经科医生对 Costen 综合征的大多数推定诊断都是不确定的，而归因于“颞下颌关节功能障碍”的头痛和面部疼痛的数量可能过多，尤其是对治疗的反应来判断。当发生类风湿性关节炎和其他结缔组织疾病时，颞下颌关节也可以是疼痛来源。

牙齿或鼻窦起源的面痛

上颌和下颌不适是由深层龋齿、脓肿、牙髓退变或牙周病引起的神经刺激的常见结果。牙神经起源的疼痛通常在夜间最严重，有轻微的搏动，并且常常在遇热、冷或压力的反应下伴有牙根的局部触痛。用利多卡因浸润牙根可确诊，适当的牙科治疗可以消除疼痛。

拔牙或口腔外科手术后的三叉神经炎是另一个令人烦恼的问题。可能有舌或下唇感觉丧失，咬肌或翼状肌无力。

有时，“非典型性面痛”（见下文）的发作可以追溯到拔牙等牙科手术，通常情况下，牙科医生和神经科医生都无法找到疼痛或三叉神经功能障碍的根源。Roberts 及其同事，以及 Ratner 及其同事曾指出，残留的微脓肿和亚急性骨感染可能是其中一些病例的原因。他们使用局部麻醉隔离受影响的区域，用刮匙刮骨并使用抗生素，随后疼痛消失。取出的骨碎片显示血管性和炎症变化，以及口腔菌群感染，但没有对照材料。

来源不确定的面痛（特发性，非典型性面痛）

除了上述的面部疼痛综合征，仍有相当数量的患者存在无法找到原因的面部疼痛，为特发性的，也称为非典型性面痛（atypical facial pain）；这些患者大多是年轻女性，她们描述疼痛是持续的和无法忍受的严重疼痛，在脸部深处，或在脸颊和鼻子的角度，对各种止痛药物都没有反应。由于不能确定疼痛的器质性基础，人们倾向于将其归因于心理或情感因素。在一些病例中可以发现不同严重程度的抑郁症。有些这样的患者，无论是否患有抑郁症，对三环类抗抑郁药和选择性 5- 羟色胺再摄取抑制剂（SSRI）药物治疗均有反应。与这组不同的是三叉神经病（trigeminal neuropathy）伴面部麻木的情况，在第 44 章中描述。

"非典型性"的面部疼痛，与其他原因不明的慢性疼痛一样，需要密切观察患者，寻找诸如鼻咽癌、肺尖部癌等明显病灶。疼痛可以通过前一章概述的保守方法来控制，而不是破坏性的手术。抗抑郁药可能会有帮助，特别是当患者表现出与疼痛相关的强迫性特征时；一些欧洲的神经科医生喜欢用氯丙米嗪（clomipramine）治疗各种面部和头皮疼痛。

面痛的其他罕见类型

神经痛可能出现在三叉神经、睫状神经、鼻睫神经和眶上神经的终末支，其中一些已经提过了。这其中的一些至多是模糊的概念，只能给予眼睛和鼻子周围疼痛的描述性术语。眼后部疼痛的 Tolosa-Hunt 综合征，以及类固醇治疗有效的脑神经Ⅲ、Ⅳ、Ⅵ和Ⅴ的眼支某些组合的肉芽肿病变，在第 44 章中讨论。

一种面部反射性交感神经营养不良（*reflex sympathetic dystrophy of the face*）被认为是另一种罕见形式的持续性面部疼痛，它可以发生在牙科手术或面部贯通伤之后。它的特征是对所有类型的刺激都有严重的烧灼痛和痛觉过敏的反应。与影响肢体的残肢痛不同，它没有泌汗、血管舒缩和营养改变。然而，这种形式的面部疼痛据说对反复阻断星状神经节或其切除有效。

在颈 - 舌综合征（*neck-tongue syndrome*）的标题下，Lance 和 Anthony 描述了在颈部突然旋转时，出现上颈部或枕部的剧烈疼痛和刺痛，伴有舌头同侧一半的麻木。他们将这一综合征归因于对 C2 前支的牵拉，其中包含了来自舌的本体感觉纤维，这些纤维从舌神经延伸到舌下神经，再从那里延伸到第二颈神经根。

正如第 11 章所述，灼口综合征（*burning mouth syndrome*）是一个不言而喻的问题，即表现口痛（*stomatodynia*），主要发生在中老年妇女。舌或其他口腔部位可能受影响严重，或整个口腔黏膜可能灼伤。一些患者发现有糖尿病、维生素 B_{12} 缺乏，或干燥综合征，是可能的原因。对干燥综合征诊断的提示是感受不到食物在口中。检查时口腔黏膜是正常的，没有一种治疗方法一直有效，可试用加巴喷丁联合抗抑郁药或氯硝西泮（见 Grushka et al 的综述）。我们的一例患者表现为这种情况的不完全的形式，只影响上颚和牙龈，利多卡因阻滞牙神经有效。

（黎佳思 丁素菊 译 王维治 校）

参考文献

Anderson CD, Frank RD: Migraine and tension headache: is there a physiological difference? *Headache* 21:63, 1981.

Arnold M, Cumurcivc R, Stapf C, et al: Pain as the only symptom of cervical artery dissection. *J Neurol Neurosurg Psychiatry* 77:1021, 2006.

Ashina M, Lassin LH, Bendsten L, et al: Effect of inhibition of nitric oxide synthetase on chronic tension type headache: a randomised crossover trial. *Lancet* 353:287, 1999.

Barker FG, Jannetta PJ, Bissonette DJ, et al: The long-term outcome of microvascular decompression for trigeminal neuralgia. *N Engl J Med* 334:1077, 1996.

Bartleson JD, Swanson JW, Whisnant JP: A migrainous syndrome with cerebrospinal fluid pleocytosis. *Neurology* 31:1257, 1982.

Bartsch T, Pirsker MO, Rasche D, et al: Hypothalamic deep brain stimulation for cluster headache: experience from a new multi-centre series. *Cephalalgia* 28:285, 2008.

Basser LS: Benign paroxysmal vertigo in childhood. *Brain* 87:141, 1964.

Bates D, Ashford E, Dawson R, et al: Subcutaneous sumatriptan during the migraine aura: Sumatriptan Aura Study Group. *Neurology* 44:1587, 1994.

Berg MJ, Williams LS: The transient syndrome of headache with neurologic deficits and CSF lymphocytosis. *Neurology* 45:1648–1654, 1995.

Bickerstaff ER: Basilar artery migraine. *Lancet* 1:15, 1961.

Bigal, ME, Kurth T, Santanello N, et al: Migraine and cardiovascular disease: a population-based study. *Neurology* 74:628–735, 2010.

Blau JN, Dexter SL: The site of pain origin during migraine attacks. *Cephalalgia* 1:143, 1981.

Bogduk N, Govind J: Cervicogenic headache: an assessment of the evidence on clinical diagnosis, invasive tests, and treatment. *Lancet Neuro* 8:959, 2009.

Bogduk N, Marsland A: On the concept of third occipital headache. *J Neurol Neurosurg Psychiatry* 49:775, 1986.

Bowsher D: The effects of pre-emptive treatment of postherpetic neuralgia with amitriptyline: a randomized, double-blind, placebo-controlled trial. *J Pain Symptom Manage* 13:327, 1997.

Broderick JP, Swanson JW: Migraine-related strokes. *Arch Neurol* 44:868, 1987.

Burton BS, Syms MJ, Peterman GW, Burgess LP: MR imaging of patients with carotidynia. *AJNR Am J Neuroradiol* 21:766, 2000.

Caplan LR: Migraine and vertebrobasilar ischemia. *Neurology* 41:55, 1991.

Chen SP, Fuh JL, Lirng JF, et al: Recurrent thunderclap headache and benign CNS angiopathy. *Neurology* 67:2164, 2006.

Cutrer FM: Pain-sensitive cranial structures: chemical anatomy. In: Silberstein SD, Lipton RD, Dalessio DJ (eds): *Wolff's*

Headache and Other Head Pain, 7th ed. Oxford, UK, Oxford University Press, 2001, pp 50-56.
Cutrer FM, Sorensen AG, Weisskoff RM, et al: Perfusion-weighted imaging defects during spontaneous migraine aura. *Ann Neurol* 43:25, 1998.
Dandy WE: Concerning the cause of trigeminal neuralgia. *Am J Surg* 24:447, 1934.
Day JW, Raskin NH: Thunderclap headache symptomatic of unruptured cerebral aneurysm. *Lancet* 2:1247, 1986.
Dodick DW: Thunderclap headache. *J Neurol Neurosurg Psychiatry* 72:6, 2002.
Drummond PD, Lance JW: Contribution of the extracranial circulation to the pathophysiology of headache. In: Olesen J, Edvinsson L (eds): *Basic Mechanisms of Headache*. Amsterdam, Elsevier, 1988, pp 321-330.
Ducros A, Denier C, Joutel A, et al: The clinical spectrum of familial hemiplegic hemianopic migraine associated with mutations in a neuronal calcium channel. *N Engl J Med* 345:17, 2001.
Ekbom K: cited by Kudrow L (see below).
Ekbom K, Greitz T: Carotid angiography in cluster headache. *Acta Radiol Diagn (Stockh)* 10:177, 1970.
Favier I, van Vilet JA, Roon KI, et al: Trigeminal autonomic cephalgias due to structural lesions. *Arch Neurol* 64:25, 2007.
Ferrari MD, Haan J, Blokland JAK, et al: Cerebral blood flow during migraine attacks without aura and effect of sumatriptan. *Arch Neurol* 52:135, 1995.
Ferrari MD, Roon KI, Lipton RB, et al: Oral triptans (serotonin 5-HT1B/1D agonists) in acute migraine treatment: a meta-analysis of 53 trials. *Lancet* 358:1668, 2001.
Fields HL: Treatment of trigeminal neuralgia. *N Engl J Med* 334: 1125, 1996.
Fisher CM: Late-life migraine accompaniments—further experience. *Stroke* 17:1033, 1986.
Fox AW, Chambers CD, Anderson PO, et al: Evidence-based assessment of pregnancy outcome after sumatriptan exposure. *Headache* 42:8, 2002.
Friedman BW, Greenwald P, Bania TC, et al: Randomized trial of IV dexamethasone for acute migraine in the emergency department. *Neurology* 69:2038, 2007.
Gardner WJ, Stowell A, Dutlinger R: Resection of the greater superficial petrosal nerve in the treatment of unilateral headache. *J Neurosurg* 4:105, 1947.
Garg P, Servoss SJ, Wu JC, et al: Lack of association between migraine headache and patent foramen ovale: results of a case-control study. *Circulation* 121:1406-1412, 2010.
Goadsby PJ: Pathophysiology of cluster headache: a trigeminal autonomic cephalgia. *Lancet Neurol* 1:37, 2002.
Goadsby PJ: Recent advances in understanding migraine mechanisms, molecules and therapeutics. *Trends Mol Med* 13:39, 2007.
Gomez-Aranda F, Cañadillas F, Marti-Masso JF, et al: Pseudomigraine with temporary neurological symptoms and lymphocytic pleocytosis: a report of 50 cases. *Brain* 120:1105, 1997.
Graham JR: Migraine. Clinical aspects. In: Vinkin PJ, Bruyn GW (eds): *Handbook of Clinical Neurology*. Vol. 5, *Headaches and Cranial Neuralgias*. Amsterdam, North-Holland Publishing Company, 1968, pp 45-58.
Graham JR, Wolff HG: Mechanism of migraine headache and action of ergotamine tartrate. *Arch Neurol Psychiatry* 39:737, 1938.
Grushka M, Epstein JB, Gorski M: Burning mouth syndrome. *Am Fam Physician* 65:615, 2002.
Gudmundsson LS, Scher AI, Aspelund T, et al: Migraine with aura and risk of cardiovascular and all cause mortality in men and women: prospective cohort study. *BMJ* 341:c3966, 2010.
Guralnick W, Kaban LB, Merrill RG: Temporomandibular-joint afflictions. *N Engl J Med* 299:123, 1978.
Harris N: Paroxysmal and postural headaches from intraventricular cysts and tumours. *Lancet* 2:654, 1944.
Ho TW, Connor KM, Zhang Y, et al: Randomized controlled trial of the CGRP receptor antagonist telcagepant for migraine prevention. *Neurology* 83:958, 2014.
Hunt JR: The sensory field of the facial nerve: a further contribution to the symptomatology of the geniculate ganglion. *Brain* 38:418, 1915.
Iversen HK, Nielsen TH, Olesen J: Arterial responses during migraine headache. *Lancet* 336:837, 1990.
Jannetta PJ: Structural mechanisms of trigeminal neuralgia: Arterial compression of the trigeminal nerve at the pons in patients with trigeminal neuralgia. *J Neurosurg* 26:159, 1967.
Jarrar RG, Black DF, Dodick DW, et al: Outcome of trigeminal nerve section in the treatment of chronic cluster headache. *Neurology* 60:1360, 2003.
King RB: Topical aspirin in chloroform and the relief of pain due to herpes zoster and postherpetic neuralgia. *Arch Neurol* 50:1046, 1993.
Kittrelle JP, Grouse DS, Seybold ME: Cluster headache. *Arch Neurol* 42:496, 1985.
Klapper J, Mathew N, Nett R: Triptans in the treatment of basilar migraine and migraine with prolonged aura. *Headache* 41:981, 2001.
Kruit MC, van Buchem, MA, Hofman PAM, et al: Migraine as a risk factor for subclinical brain lesions. *JAMA* 291:427, 2004.
Kruit MC, van Buchem, MA, Launer LJ, et al: Migraine is associated with an increased risk of deep white matter lesions, subclinical posterior circulation infarcts and brain iron accumulation: the population-based MRI CAMERA study. *Cephalalgia* 30(2): 129, 2010.
Kudrow L: *Cluster Headache: Mechanisms and Management*. Oxford, UK, Oxford University Press, 1980.
Kunkle EC: Clues in the tempos of cluster headache. *Headache* 22:158, 1982.
Kunkle EC, Pfeiffer JB Jr, Wilhoit WM, Lamrick LW Jr: Recurrent brief headaches in cluster pattern. *N C Med J* 15:510, 1954.
Kurth T, Mohamed S, Maillard P, et al: Headache, migraine, and structural brain lesions and function: population based epidemiology of vascular ageing-MRI study. *BMJ* 342:7357, 2011.
Lance JW: Headaches related to sexual activity. *J Neurol Neurosurg Psychiatry* 39:1226, 1976.
Lance JW, Anthony M: Neck-tongue syndrome on sudden turning of the head. *J Neurol Neurosurg Psychiatry* 43:97, 1980.
Lance JW, Curran DA: Treatment of chronic tension headache. *Lancet* 1:1236, 1964.
Lance JW, Goadsby PJ: *Mechanism and Management of Headache*, 7th ed. Philadelphia, Elsevier, 2005.
Lance JW, Hinterberger H: Symptoms of pheochromocytoma, with particular reference to headache, correlated with catecholamine production. *Arch Neurol* 33:281, 1976.
Lashley KS: Pattern of cerebral integration indicated by the scotomas of migraine. *Arch Neurol Psychiatry* 46:331, 1941.
Lauritzen M, Olesen J: Regional cerebral blood flow during migraine attacks by xenon 133 inhalation and emission tomography. *Brain* 107:447, 1984.
Leão AAP: Spreading depression of activity in cerebral cortex. *J Neurophysiol* 7:359, 1944.
Leone M, Franzini A, Broggi G, et al: Hypothalamic stimulation for intractable cluster headache. *Neurology* 67:150, 2006.
Li D, Rozen TD: The clinical characteristics of new daily persistent headache. *Cephalalgia* 22:66, 2002.
Lipton RB, Bigal ME, Diamond M, et al: Migraine prevalence, disease burden, and the need for preventive therapy. *Neurology* 68:343, 2007.
Loder E: Triptan therapy in migraine. *New Engl J Med* 363:63, 2010.

Lord SM, Barnsley L, Wallis BJ, Bogduk N: Third occipital nerve headache: a prevalence study. *J Neurol Neurosurg Psychiatry* 57:1187, 1994.

Malleson A: *Whiplash and Other Useful Illnesses*. Montreal, McGill-Queen's University Press, 2002.

May A, Bahra A, Büchel C, et al: Hypothalamic activation in cluster headache attacks. *Lancet* 352:275, 1998.

Meschia JF, Malkoff MD, Biller J: Reversible segmental cerebral artery spasm and cerebral infarction: possible association with excessive use of sumatriptan and Midrin. *Arch Neurol* 55:712, 1998.

Monteith TS, Gardener H, Rundek T, et al: Migraine and risk of stroke in older adults. Northern Manhattan Study. *Neurology* 85:715, 2015.

Moskowitz MA: Neurogenic inflammation in the pathophysiology and treatment of migraine. *Neurology* 43(Suppl 3):S16, 1993.

Olesen J: Headache Classification Committee of the International Headache Society: classification and diagnostic criteria for headache disorders, cranial neuralgia, and facial pain. *Cephalalgia* 8(Suppl 7):1, 1988.

Olesen J: The ischemic hypothesis of migraine. *Arch Neurol* 44:321, 1987.

Olesen J, Diener H-C, Husstedt IW, et al: Calcitonin gene-related peptide receptor antagonist BIBN 4096 BS for the acute treatment of migraine. *N Engl J Med* 350:1104, 2004.

Olsen TS, Friberg L, Lassen NA: Ischemia may be the primary cause of the neurologic defects in classic migraine. *Arch Neurol* 44:156, 1987.

Pannullo SC, Reich JB, Krol G, et al: MRI changes in intracranial hypotension. *Neurology* 43:919, 1993.

Pascual J, Berciano J: Experience with headaches that start in elderly people. *J Neurol Neurosurg Psychiatry* 57:1255, 1994.

Pascual J, Oterino A, Berciano J: Headache in type 1 Chiari malformation. *Neurology* 42:1519, 1992.

Patten J: *Neurological Differential Diagnosis*. London, Harold Starke, 1977.

Price RW, Posner JB: Chronic paroxysmal hemicrania: a disabling headache syndrome responding to indomethacin. *Ann Neurol* 3:183, 1978.

Raftery H: The management of postherpetic pain using sodium valproate and amitriptyline. *Ir Med J* 72:399, 1979.

Rascol A, Cambier J, Guiraud B, et al: Accidents ischemiques cerebraux au cours de crises migraineuses. *Rev Neurol* 135:867, 1980.

Raskin NH: Repetitive intravenous dihydroergotamine as therapy for intractable migraine. *Neurology* 36:995, 1986.

Raskin NH: The hypnic headache syndrome. *Headache* 28:534, 1988.

Raskin NH: Serotonin receptors and headache. *N Engl J Med* 325:353, 1991.

Raskin NH, Prusiner S: Carotidynia. *Neurology* 27:43, 1977.

Ratner EJ, Person P, Kleinman JD, et al: Jawbone cavities and trigeminal and atypical facial neuralgias. *Oral Surg Oral Med Oral Pathol* 48:3, 1979.

Ray BS, Wolff HG: Experimental studies on headache: pain sensitive structures of the head and their significance in headache. *Arch Surg* 41:813, 1940.

Robbins MS, Farmakidis C, Dayal AK, Lipton RB: Acute headache diagnosis in pregnant women: a hospital-based study. *Neurology* 85:1024, 2015.

Roberts AM, Person P, Chandra NB, Hori JM: Further observations on dental parameters of trigeminal and atypical facial pain. *Oral Surg Oral Med Oral Pathol* 58:121, 1984.

Rooke ED: Benign exertional headache. *Med Clin North Am* 52:801, 1968.

Roseman DM: Carotidynia. *Arch Otolaryngol* 85:103, 1967.

Rundek T, Elkind MSV, DiTullio MR, et al: Patent foramen ovale and migraine: a cross-sectional study from the Northern Manhattan study (NOMAS). *Circulation* 118:1419-1424, 2008.

Sakai F, Ebihara S, Akiyama M, Horikawa M: Pericranial muscle hardness in tension-type headache: a non-invasive measurement method and its clinical application. *Brain* 118:523, 1995.

Scher AI, Gudmundsson LS, Sigurdsson S, et al: Migraine headache in middle age and late-life brain infarcts. *JAMA* 301(24):2563, 2009.

Schon F, Blau JN: Post-epileptic headache and migraine. *J Neurol Neurosurg Psychiatry* 50:1148, 1987.

Schüks M, Rist PM, Bigal ME, et al: Migraine and cardiovascular disease: systematic review and meta-analysis. *BMJ* 339:b3914, 2009.

Scrivani SJ, Keith DA, Kaban LB: Temporomandibular disorders. *New Engl J Med* 359:2693, 2008.

Singhal AB, Caviness VS, Begleiter MD, et al: Cerebral vasoconstriction and stroke after use of serotonergic drugs. *Neurology* 58:130, 2002.

Sjaastad O, Dale I: A new (?) clinical headache entity "chronic paroxysmal hemicrania." *Acta Neurol Scand* 54:140, 1976.

Spector JT, Kahn SR, Jones MR, et al: Migraine headache and ischemic stroke risk: an updated meta-analysis. *Am J Med* 123:612, 2010.

Somerville BW: The role of estradiol withdrawal in the etiology of menstrual migraine. *Neurology* 22:355, 1972.

Stewart WF, Lipton RB, Liberman J: Variation in migraine prevalence by race. *Neurology* 47:52, 1996.

Subcutaneous Sumatriptan International Study Group: Treatment of migraine attacks with sumatriptan. *N Engl J Med* 325:316, 1991.

Sweet WH: The treatment of trigeminal neuralgia (tic douloureux). *N Engl J Med* 315:174, 1986.

Sweet WH, Wepsic JG: Controlled thermocoagulation of trigeminal ganglion and rootlets for differential destruction of pain fibers. *J Neurosurg* 40:143, 1974.

Symonds CP: Cough headache. *Brain* 79:557, 1956.

Watson P, Steele JC: Paroxysmal dysequilibrium in the migraine syndrome of childhood. *Arch Otolaryngol* 99:177, 1974.

Weatherall MW, Telzerow AJ, Cittadini E, et al: Intravenous aspirin (lysine acetylsalicylate) in the inpatient management of headache. *Neurology* 75:1098, 2010.

White JC, Sweet WH: *Pain and the Neurosurgeon*. Springfield, IL, Charles C Thomas, 1969, p 265.

Wijdicks EF, Kerkhoff H, Van Gijn J: Long-term follow up of 71 patients with thunderclap headache mimicking subarachnoid hemorrhage. *Lancet* 2:68, 1988.

Wolf ME, Szabo K, Griebe M, et al: Clinical and MRI characteristics of acute migrainous infarction. *Neurology* 76:1191, 2011.

Wolff HG: *Headache and Other Head Pain*, 2nd ed. New York, Oxford University Press, 1963.

Woods RP, Iacoboni M, Mazziotta JC: Bilateral spreading cerebral hypoperfusion during spontaneous migraine headache. *N Engl J Med* 331:1690, 1994.

Yanguela J, Sanchez-del-Rio M, Bueno A, et al: Primary trochlear headache. A new cephalgia generated and modulated on the trochlear region. *Neurology* 62:1134, 2004.

Ziegler DK, Hurwitz A, Hassanein RS, et al: Migraine prophylaxis: a comparison of propranolol and amitriptyline. *Arch Neurol* 44:48, 1987.

第 10 章

腰背痛、颈痛和肢体疼痛

在腰背痛、颈痛和肢体疼痛这一题目下包含了广泛的内容，众所周知，腰背痛是最常见的就医主诉之一。根据 Kelsey 和 White 的说法，多达 80% 的成年人在生活中有过腰背痛，在尸检中会发现更大比例的人有退行性椎间盘疾病。诊断身体这些部位的疼痛通常需要神经科医生的帮助。其中一个任务是确定脊柱疾病是否压迫了脊髓或脊神经根。要有效地做到这一点，必须清楚地了解病变所涉及的结构，以及一些骨科和风湿病学的知识。

腰部、腰骶部和颈部是后背部活动度最大的部位，因此最容易受到损伤。除了弯曲、扭转和其他随意动作外，脊柱的许多动作是反射性的，是直立姿势的基础。

与颈部、肩部和两臂的疼痛不同，脊柱下部和腿部的疼痛是由不同的疾病类型引起的，因此在本章中分别进行讨论。

脊柱的解剖学和生理学

骨性脊柱（bony spine）是一个复杂的结构，大致可分为前、后两部分。前部分由圆柱形椎体组成，由椎间盘连接，并由前后纵韧带连接在一起。后面的部分更为精细，从椎体向外延伸为椎弓根和椎板，椎弓根和椎板与椎体和韧带的后段连接形成椎管（*spinal canal*）。大的横突和棘突分别向外侧和后部突出，作为支撑和保护脊柱的肌肉的起点和附着点。这些骨突也由坚固的韧带连接在一起，其中最重要的是黄韧带（ligamentum flavum），它沿着椎体后部的腹侧表面走行，并贴附于椎板的内表面。后纵韧带与之相对，位于椎体的背侧表面。这两条韧带分别连接椎管的前后结构。

椎体关节的后部在关节突关节面（*facet joints*）［又称为小面关节（apophyseal joints）或关节突关节（zygapophyseal joints）］相互连接，每一个关节突由上部椎体的下关节突和下部椎体的上关节突组成。关节面和骶髂关节由滑膜、可压缩的椎间盘、胶原和弹性韧带覆盖，使得脊柱呈现一定程度的屈曲、伸展、旋转和侧向运动。图 10-1 所示为腰椎代表性切面的这些解剖特征。胸椎、颈椎的大小、形态及其后缘各不相同，但相邻椎体之间的基本关系是相似的。

虽然韧带的结构相当强大，但韧带与椎体 - 椎间盘复合体都没有足够的整体强度来抵抗作用于脊柱的一些巨大的力量。因此，腰部的稳定性还取决于骶棘肌、腹肌、臀大肌和腘绳肌的自主性和反射活动，以及黄韧带和后纵韧带的完整性。

椎体和椎旁结构的神经支配来源于脊神经的脑膜分支，也称为脊膜返神经（recurrent meningeal nerves）或窦椎神经（sinuvertebral nerves）。这些脊膜分支起源于脊神经的后支，就在后根神经节的远端，通过椎间孔（*intervertebral foramina*）再进入椎管（*spinal canal*），并向椎管内韧带、骨膜、纤维环外层（它环绕椎间盘）和关节面的囊分布痛觉纤维。Coppes 和同事发现 A-δ 和 C 痛觉纤维延伸到纤维环的内层，甚至延伸到髓核中。虽然脊髓本身是不敏感的，但影响脊髓的许多病症通过涉及这些相邻结构而产生疼痛。例如，来自腰骶关节和骶髂关节的感觉纤维通过第 5 腰椎和第 1 骶骨根部进入脊髓。运动纤维通过相应的前根走出，形成节段性反射的传出支。这就解释了由这些关节引起的牵扯性疼痛转移模式。

腰椎区（马尾）的神经根以锐角穿过椎间孔水平走出。在进入短的椎间孔管之前，腰神经根位于椎弓根内表面的浅沟内，即侧隐窝（*lateral recess*）。这是被椎间盘碎片和骨骼增生嵌压的常见部位。因为胸椎和颈椎的间盘不需要向下和向侧方移动到它们走出的椎间孔出口的点，所以它们从脊柱蛛网膜下腔中的形成点水平发出。

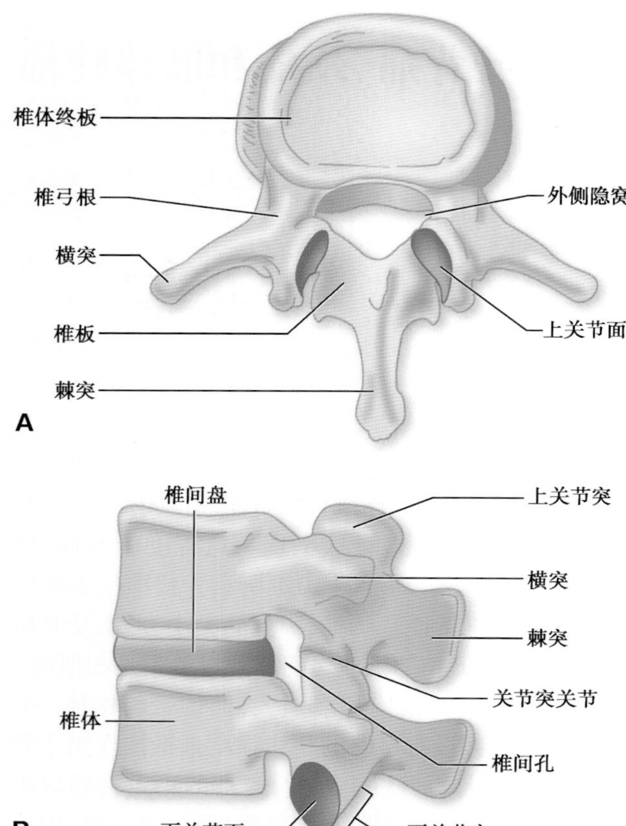

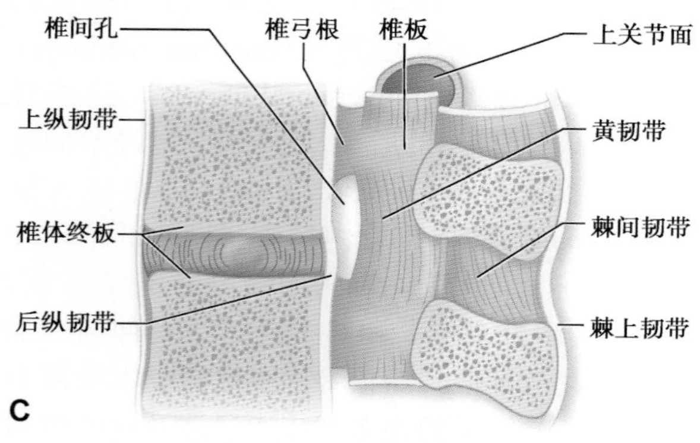

图 10-1 A. 腰椎的上面观。B. 侧面观。C. 中间矢状位。A 和 B 显示骨性结构及其与椎间盘间隙，小关节和椎间孔的关系。C 在正中矢状位剖面图显示脊柱与骨和椎间盘之间的主要韧带结构。韧带和关节对脊柱的机械完整性至关重要

脊柱结构的老化

椎间盘和韧带的退行性变是由于衰老和脊柱不可避免的小创伤积累的结果。胶原蛋白和弹性蛋白的沉积与糖胺聚糖（glycosaminoglycans）的改变共同导致髓核含水量降低；与此同时，软骨终板的血管也变得更少（Hassler）。脱水的椎间盘变薄，变得更加脆弱。椎间盘的环形物也发生类似的变化，随着时间的推移，环的磨损程度越来越大，使髓核发生隆起，有时因损伤而膨出。这一过程可以通过 MRI 观察到，随着时间的推移，髓核的高信号逐渐减弱。例如，Powell 和同事发现，在因妇科原因接受 MRI 检查的女性中，腰椎间盘退变和膨出的频率越来越高，在她们 50 岁时接近 70%。

退行性脊柱疾病的问题已经被概念化，被认为起源于椎间盘的收缩，随后的变化是关节面和椎体的排列，最终导致关节突关节病和穿过椎间盘间隙的骨刺（bony spur）形成（一种脊柱炎“棒”）。这些反应性的变化造成椎管狭窄和损害侧隐窝及椎间孔，在这里侵及腰椎神经根，并在较高的水平上影响脊髓。骨质疏松症，尤其是老年妇女，是椎体扁平或塌陷的另一个重要原因，还会导致椎管狭窄。

腰痛和腿痛

脊柱和骨盆的下部有大量的肌肉附着，相对难以触诊和检查。虽然一些物理体征和影像学检查是有帮助的，但确诊往往依靠患者对疼痛的描述和在做某些动作时的行为。经验丰富的临床医生深知系统的问诊和体格检查的必要性。

腰痛的临床特征

在脊柱疾病的症状（疼痛、僵硬、活动受限和畸形）中，疼痛是最主要的。疼痛可分为四种类型：局部疼痛、牵涉痛、神经根疼痛和继发性肌肉痉挛引起的疼痛。疼痛的起源通常可以从患者的描述中识别出来，主要依赖于疼痛的特征、位置，以及改变疼痛的条件。

局部疼痛（*local pain*）是稳定和持续疼痛，但也可以是间歇痛和锐痛，虽然很难界定，但在脊柱的受影响部分或附近可以感觉到。局部疼痛是由任何影响到包含感觉末梢结构的病理过程引起的，包括椎体骨膜、小面关节囊、纤维环和韧带等。单纯髓核破坏只产生轻微疼痛或不产生疼痛，但髓环受小神经纤维支配，一旦破坏，可在受影响的椎间盘邻近区域产生相当明显的疼痛。这种局部不适通常伴随着椎间盘贯穿环破裂的瞬间，随后出现压迫神经根引起的疼痛。脊柱结构引起的病理变化也可能引起共同神经支配区的不适，从而模糊地模拟神经根疾病的疼痛。这些涉及的投射区域可被认为与第 7 章和下文讨论的生骨节（sclerotomes）的牵扯痛相似。

与脊柱有关的牵涉痛（*referred pain*）可能从脊

柱投射到脏器和腰部和上骶部皮节支配区内的其他结构，或相反地，从骨盆和腹部内脏投射到脊柱。例如，由腰椎上部疾病引起的疼痛可能涉及内侧腹部、外侧髋部、腹股沟和大腿前部。这是由于刺激了臀上神经，该神经来自前三条腰脊神经的后支，支配臀上部。腰椎下部的疼痛通常是指臀下部和股后部的疼痛，是由于下部脊神经受刺激的结果，下部脊神经激活椎管内同一群神经元池，支配股后部的神经也被激活。这种类型的疼痛通常是弥漫性的，有一种深在的隐痛的性质，但它倾向于更表面的投射。一般来说，牵涉痛的强度与局部疼痛的强度相当，改变局部疼痛的动作对牵涉痛也有类似的效果。McCall 及其同事和 Kellgren 通过向关节突关节内注射高渗盐水证实了这些牵涉的区域，他们所确定的生骨节在第 7 章中曾讨论过；然而，正如 Sinclair 和他的同事们所指出的，这些牵涉痛的区域是不精确的，不能作为精确的解剖定位的依据。

相反的情况，内脏疾病引起的疼痛牵涉到腰椎，通常因内脏的活动状态而缓解，有时采取直立或仰卧的姿势减轻。值得注意的是，与从脊柱到内脏的疼痛相比，疼痛的性质和疼痛时间关系与腰部的运动几乎没有关系。

神经根疼痛（*radicular pain*）或根痛（*root pain*）具有牵涉痛的一些特征，但它的强度更大，沿着包含受影响的神经根向远端辐射，以及刺激神经根的因素等不同。它的机制是脊髓根在椎间孔内或到孔中央的任何部位受到牵拉、刺激或压迫所致。疼痛是尖锐的，通常是强烈的，通常牵涉痛叠加在钝痛的基础上；疼痛几乎总是从脊柱近中心的位置向下肢的某一部分放射。咳嗽、打喷嚏和用力能引起这种剧烈的放射性疼痛，尽管这些动作也会震动或活动脊柱，加剧局部疼痛。任何牵拉神经根的动作，例如，“直腿抬高”或在坐骨神经痛的情况下弯腰都会诱发神经根疼痛。神经根疼痛的形态在本章的椎间盘脱垂部分进一步描述，图 8-2 和图 8-3 显示了脊髓神经根的皮肤神经支配的分布。最常见的是坐骨神经痛（*sciatica*），起源于臀部，沿大腿后部或后外侧投射。正如 Ropper 和 Zafonte 在综述中总结，这是由于 L5 或 S1 神经根受到刺激引起的。感觉异常或表面感觉丧失、皮肤疼痛，沿着神经某些区域的压痛和腱反射的丧失通常伴随神经根痛。如果前根也受到影响，会有无力、萎缩或肌肉抽搐。

在脊椎病（spondylosis）［腰椎管狭窄症（*lumbar spinal stenosis*）］导致马尾的严重环向收缩的患者中，站立和行走可引起感觉运动障碍和牵涉痛。这些症状被投射到小腿和大腿后部，从而模拟运动诱发的髂股血管功能不全的症状，因此脊髓跛行（*spinal claudication*）一词被应用于活动引起的腰椎管狭窄的症状［见本章后面“腰椎管狭窄（脊椎病性尾神经根病）”］。

由腰部结构引起的牵涉痛［有时称为假神经根的（*pseudoradicular*）］通常不会投射到膝部以下，也不会伴有神经改变，除了有时有模糊的麻木感，但没有明显的感觉障碍。这与神经根受压的疼痛形成对比。肌肉痉挛（*muscular spasm*）引起的疼痛通常与局部脊柱刺激有关，被认为是保护病变部位不受有害运动伤害的一种疼痛反射（nocifensive reflex）。慢性肌肉收缩可引起钝痛，有时是痉挛疼痛。有时可以感觉到骶棘肌和臀肌的紧绷，而通过触诊证明疼痛局限于此。然而，除了最严重的背部急性损伤外，痉挛是很难检测到的，而在我们看来，痉挛对背部疼痛的影响相对较小。

除了评估疼痛的特征和位置，还应确定加重和缓解疼痛的因素，疼痛的持续性，它与活动和休息、姿势、前屈、咳嗽、打喷嚏和紧张等的关系。通常，最重要的线索来自对发病模式和引发疼痛的环境的了解。由于许多背部疼痛是由于工作或事故中受伤造成的，因此必须考虑到患者为了补偿而夸大或延长疼痛的可能性。

腰部的检查

腰部检查的主要目的是将神经根受压引起的疼痛与骨骼肌肉拉伤、转移性脊柱肿瘤，以及脊柱和髋部的感染性和炎症性疾病相鉴别。

通过检查腰部、臀部和下肢的不同部位，可以获得一些信息。标准脊柱矢状面显示胸椎后凸和腰椎前凸，在有些人可能被夸大。在冠状面，脊柱通常是直的或显示出轻微弯曲，尤其是在女性。应该观察脊柱过度弯曲，正常腰椎前凸变平，有无脊柱后凸（一种尖锐的脊柱后凸成角，通常表示骨折），骨盆倾斜［特伦德伦伯征（Trendelenburg sign）］，以及椎旁肌或臀肌的不对称。下垂的臀襞提示累及 S1 神经根。在坐骨神经痛时，可以观察到患腿的弯曲姿势，可能是为了减轻受刺激神经的张力。或者，腰椎间盘的游离碎片向后侧移位使患者无法躺下并伸展脊柱。

检查的下一步是观察脊柱、臀部和腿在某些动作中的情况。确定患者能忍受多大的疼痛并没有什么好处。更重要的是确定疼痛何时以及在什么情况下开始或恶化。观察患者的步态可能会发现轻微的跛行、骨盆倾斜、步幅缩短或承重僵硬，表明患者不愿让疼痛的腿负重。当患者站着、坐着、斜倚着时看起来动作受限。当站立时，前屈运动通常会使腰椎前凸曲线变平和逆转，而胸椎曲线变大。在涉及后韧带、关节面或骶棘肌的腰骶部损伤，并伴腰椎间盘破裂时，保护性反射可防止屈曲，屈曲会拉伸这些结构（"夹板作用"）。因此，骶棘肌仍保持紧绷，以阻碍腰椎的活动。然后髋部和胸腰部交界处就发生前屈；此外，患者弯腰的方式是为了避免拉紧腘绳肌和过度利用骨盆。在椎间盘退行性疾病的情况下，从弯曲的体位矫正是很困难的。

侧屈通常不如前屈有指导性，但在单侧韧带或肌肉拉伤时，向另一侧弯曲会因拉伸受损组织而加重疼痛。单侧坐骨神经痛的患者向一侧侧卧，强烈抵制向另一侧弯腰，站立时首选的姿势是腿部在髋关节和膝关节处轻微弯曲。当突出的椎间盘位于神经根的外侧并将其向神经根内侧移位时，神经根上的张力就会减小，疼痛也会通过将躯干弯曲到病灶对侧而减轻；当疝向根部内侧时，通过使躯干向病变侧倾斜来减少张力。

在坐姿下，脊柱的弯曲可以更容易地完成，甚至可以达到膝盖与胸部接触的程度。原因是膝关节屈曲可以放松紧绷的腘绳肌群，缓解坐骨神经的拉伸。

患者在躺卧位时的体格检查与站姿和坐姿检查所得的信息大致相同。在腰骶椎间盘病变和坐骨神经痛的情况下，只要腘绳肌放松，坐骨神经不被拉伸，被动腰椎屈曲疼痛小，也不受限制。因此，当膝盖弯曲到 90°，从斜倚的位置坐起来是不受阻碍和不痛苦的；膝盖伸展时，会有疼痛和活动受限［克劳斯 - 韦伯试验（Kraus-Weber test）］。对于脊椎疾病，髋关节的被动屈曲是自由的，而腰椎的屈曲可能受到阻碍和疼痛。

检测神经根受压最有帮助的征象是患者仰卧位时被动的直腿抬高（*straight-leg raising*）试验（正常人可能高达 90°），以及这项测试的变型。抬高直腿使坐骨神经及其根部处于紧张状态，从而产生根性疼痛，如果这些神经结构受到压迫，疼痛就会从臀部放射到大腿后部。这种方法是检测 L5 或 S1 神经根受压的常用方法，即拉塞格征（Lasègue sign），然而，它也可能导致骨盆绕横轴向前旋转，增加对腰骶关节的压力，如果这个关节有关节炎或其他疾病，就会引起轻微的放射痛。对侧腿的直腿抬高（*straightraising of the opposite leg*）［交叉直腿抬高（crossed straight-leg raising），法捷尔斯坦征（Fajersztajn sign）］也可能引起患侧疼痛，这是比 Laségue 征诊断椎间盘突出更特异的体征，但远没有那么敏感。

直腿抬高征的许多衍生试验在腰椎间盘疾病小节中进一步讨论，并在 Ropper 和 Zafonte 的综述中进行了总结。要求患者坐位伸直腿，以便可以检查脚底，是一种假 Lasègue 征的检查方法。

腰骶部劳损或椎间盘疾病（急性期或椎间盘碎片向外侧移位除外）患者通常可以伸展或过伸脊柱，但疼痛轻微或没有加重。如果有活动性炎症过程或椎体或后椎体骨折，过度伸展可能受到明显限制。在上部腰椎神经根疾病中，患者俯卧位腿部过度伸展是最有限的活动，并产生疼痛；然而，在一些伴有黄韧带增厚的下部腰椎间盘病的病例中，这种运动也是痛苦的。

虽然侧卧位的操作提供的信息较少，但在诱发关节疾病方面是有用的。在骶髂关节疾病的病例中，腿上部的外展抵抗阻力会引起骶髂区疼痛，有时疼痛放射到臀部、大腿后侧和耻骨联合。腿上部过伸伴腿下部屈曲是另一种骶髂部疾病的测试。腿部的外旋可引起病变髋关节和转子黏液囊炎（*trochanteric bursitis*）的疼痛。帕特里克试验（*Patrick test*）是诊断髋关节疾病的一个有用的指征：患者仰卧时，将患病腿的足跟放在对侧的膝盖上，通过压下屈曲的腿和向外旋转髋部而引起疼痛。

检查的最后一步是轻触诊和脊柱的叩诊。最好首先触诊最不可能引起疼痛的部位。在任何时候，检查者都应该知道触诊的结构是什么（图 10-2）。局部压痛在脊柱疾病中很少表现出来，因为受累的结构很深。然而，棘突上的触痛或轻微的叩击引起的震动表明可能有局部脊柱炎症（如椎间盘间隙感染）、病理或创伤性压缩性骨折、转移、硬膜外脓肿或椎间盘病变的存在。

第 5 腰椎与第 1 骶椎之间的棘间韧带或关节突区的压痛与腰骶椎间盘疾病一致（见图 10-2，位置 2 和 3）。这一区域和骶髂关节的压痛也是强直性脊柱炎（ankylosing spondylitis）的常见表现。关节面的关节炎改变可能会引起同样的压痛。在肋椎角的压痛通常表明泌尿生殖系统疾病、肾上腺疾病或第 1 或第 2 腰椎横突损伤等（见图 10-2，位置 1）。触诊椎旁肌肉的触痛可能意味着附着肌肉拉伤或腰椎横突下的损伤。沿胸椎旁矢状面的局灶性疼痛，指示脊柱与肋骨间的肋横关节的炎症[肋横关节炎(*costotransversitis*)]。其他压痛部位和与疾病有关的结构如图 10-2 所示。

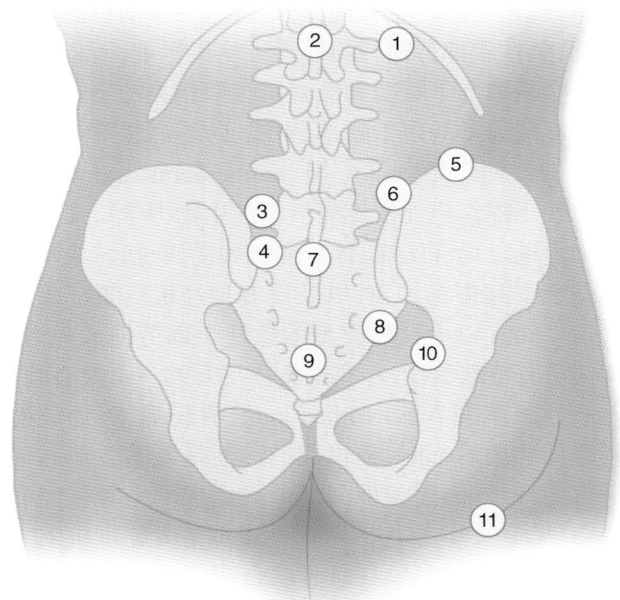

图 10-2 (1)肋椎角;(2)棘突和棘间韧带;(3)关节面的区域(第 5 腰椎至第 1 骶椎);(4)骶骨背部;(5)髂嵴区域;(6)髂腰角;(7)第五腰椎和第一骶椎的棘突(压痛 = 姿势不正确或偶有脊柱裂);(8)后上棘突与后下棘突之间的区域;骶髂韧带(压痛 = 骶髂部扭伤,常伴第 5 腰椎或第 1 骶椎间盘触痛);(9)骶尾交界(压痛 = 骶尾部损伤;即扭伤或骨折);(10)骶坐骨切迹区(压痛 = 第 4 或第 5 腰椎间盘破裂和骶髂部扭伤);(11)坐骨神经干(压痛 = 腰椎间盘破裂或坐骨神经损伤)

在触诊棘突时,可注意到侧位面(可能提示骨折或关节炎)或前后位平面的任何偏移。棘突的"阶梯形"前移位和过度的脊柱前凸是存在脊椎前移(*spondylolisthesis*)的重要线索(见下文)。

腹部、直肠和盆腔检查可能发现涉及脊柱下部这些部位的肿瘤或炎症性疾病。

在完成了对腰部和腿部的检查后,人们开始寻找下肢的运动、反射和感觉改变(见本章后面的"腰椎间盘突出症")。

诊断程序

根据具体情况,检验可能包括血细胞计数、急性期反应物、红细胞沉降率和 C 反应蛋白(特别有助于筛查脊髓骨髓炎、硬膜外脓肿或骨髓瘤)。其他有用的血液检测包括钙、碱性磷酸酶和前列腺特异性抗原(如果怀疑前列腺转移癌),血清蛋白免疫电泳(骨髓瘤蛋白),在特殊情况下,结核菌素试验或布鲁菌血清学试验,类风湿因子测试,以及人类白细胞抗原(HLA)分型(用于强直性脊柱炎),所有的都在适当的背景下测试。

腰椎正位、侧位和斜位的常规 X 线片(*conventional radiographs*)(患者最好站立位)在腰痛和坐骨神经痛的常规评估中不是很有用,但它们可以揭示一些信息。在 X 线片上很容易显示椎间盘间隙变窄、骨关节面或椎体过度生长、椎体移位(脊椎前移)、脊柱受压或其他骨折,以及最重要的是,发现癌症或骨髓瘤未被怀疑的骨浸润。然而,在怀疑椎间盘突出或肿瘤浸润椎管时,如果要采取后续行动,通常直接进行 MRI 检查。

正如在本章不同地方所提到的,在没有背部或神经根症状的普通人群中,无关紧要的腰椎异常发生率很高,但有趣的是,MRI 发现椎间盘突出的比例不到 1%(Jensen and colleagues)。在 MRI 检查时使用钆可以增强炎症和肿瘤区域,但对脊柱退行性和椎间盘疾病没有特别的帮助。静脉注射造影剂的决定取决于癌症对骨或椎管浸润的怀疑程度,或是否需要检查脊髓神经根肿瘤。MRI 已经取代了传统的脊髓造影术来检查脊髓疾病,但是当脊髓造影术与 CT 相结合,提供关于环绕脊神经根的硬膜袖套的详细信息,发现由侧位的椎间盘突出引起的微小的截断,有时可暴露脊髓表面异常,如动静脉畸形。当金属装置如起搏器,妨碍 MRI 表现时,CT 检查,无论有无脊髓造影,对诊断仍是非常有用的。

神经传导检查和肌电图(EMG)也有助于可疑神经根和神经疾病诊断,在讨论腰椎间盘疾病时进一步指出。然而,所有上述测试必须在病史和临床检查的背景下解释,否则它们就会被过度使用和过度解释。

引起腰部疼痛的疾病

内脏疾病引起的腰背痛

消化性溃疡疾病和胃癌及胰腺癌最典型地诱发上腹部(*epigastric region*)疼痛。然而,如果侵袭后胃壁,特别是有腹膜后扩展时,在胸椎中央、一侧或两侧可能会感到疼痛。如果很强烈,它可能会包围身体。背痛往往反映了来自受累器官的疼痛的时间特征;例如,如果是由消化性溃疡引起的,它会在餐后大约 2 小时出现,通过食物和抗酸剂来缓解。胰腺的疾病易引起背部疼痛,如胰腺头部受累,疼痛多位于脊柱右侧,如果累及胰体和胰尾,疼痛则发生在脊柱左侧。腹膜后肿瘤，例如，淋巴瘤、肾细胞瘤、肉瘤，以及其他恶性肿瘤等，可能引起下胸椎或腰椎疼痛，并有向腹下部、腹股沟、大腿前部或侧腹部放射的趋势。髂腰肌区的肿瘤常引起单侧腰痛，并放射至腹股沟、阴唇或睾丸，也可能有影响上腰椎神经根的征象。腹主动脉的动脉瘤可引起脊柱类似部位的疼痛。接受抗凝剂的患者突然出现腰痛应引起腹膜后出血的怀疑，这种疼痛也可能牵涉到腹股沟。腹膜后阑尾炎可能在下腹部和背部出现奇特的牵涉痛。

妇科疾病可能表现为背部疼痛，诊断可能很困难。由经验丰富的医生进行全面的腹部触诊，以及阴道和直肠检查，辅以超声检查和CT扫描或MRI检查，通常可以发现疼痛的来源。子宫骶韧带是慢性腰痛最重要的盆腔来源。子宫内膜异位症（endometriosis）或子宫（体或宫颈）癌可能侵袭这些结构，引起位于骶骨中央，或更多偏向一侧的疼痛。在子宫内膜异位症中，疼痛在月经前就开始了，通常与经期疼痛合并出现，也可在骶骨部位感受到。罕见情况下，异位的子宫内膜组织的周期性充血会引起坐骨神经痛和其他神经根痛。当子宫纤维瘤牵拉子宫骶韧带时，姿势的改变也会引起疼痛。在怀孕的最后几周，腰痛并辐射到一条或两条大腿是一个常见的现象。

盆腔神经丛的肿瘤浸润（*neoplastic infiltration of pelvic nerve plexuses*）引起的疼痛可投射至腰部，且持续变得逐渐加重；它往往在晚上更强烈，可能有烧灼感。原发病灶可能不明显，而在盆腔检查时可能不明显。

腰部创伤性疾病

在直接撞击造成的严重急性腰椎损伤中，检查者必须小心避免进一步损伤，在做出近似诊断之前应尽量减少活动。如果患者在撞击后立即抱怨腰背部疼痛，并且双腿不能移动，那么脊柱可能已经骨折，脊髓或马尾受压或压碎。不应该活动颈部，也不应让患者坐起来（脊髓损伤的进一步讨论，见第42章）。较轻程度的损伤，如扭伤和拉伤是普遍存在的，由于不涉及神经结构受压，处理可不必过分小心。

急性扭伤和拉伤（*acute sprains and strains*）　腰骶部拉伤（*lumbosacral strain*）、扭伤（*sprain*）和紊乱（*derangement*）等术语使用不严格，而且很难加以区分。此外，以前被称为“骶髂部拉伤”或“扭伤”的疾病，现在已知在某种情况下是由椎间盘疾病引起的。术语急性腰背劳损（*acute low back strain*）一词更适用于轻微的、自限性的损伤，这些损伤通常与腰背部部机械地处于不利位置时，与搬举重物有关，或者可能有跌倒、长时间不舒服的姿势，如空中旅行或乘车，或是突然的意外动作，如发生在车祸中。尽管如此，急性腰部劳损的不适感可能很严重，而且患者可能会采取与下腰肌和骶棘肌痉挛相关的不寻常姿势。疼痛通常局限于腰部、中线、跨越后腰部或仅到脊柱的一侧。腰骶部劳损（lumbosacral strain）的诊断依赖于损伤或促发疼痛活动的生物力学。损伤的结构可通过局部压痛，体位变化如前屈、扭转或从坐位站起引起疼痛加重，以及没有神经根受累征象来确定。80%以上这种类型的急性腰部劳损的患者，即使没有特殊治疗，疼痛也会在几天或一周内消退。

当骶髂关节（sacroiliac joint）有压痛，疼痛放射到臀部和股后部时，最可能的诊断是骶髂关节和韧带拉伤，但这需要与椎间盘破裂造成的坐骨神经痛区别（见下文）。拉伤的特征性表现是大腿抵抗阻力外展加重，并可产生在耻骨联合或腹股沟感觉的疼痛。数日或一两周内保守治疗有效。

急性腰部劳损的治疗　肌肉和韧带拉伤的疼痛通常是自限性的，在相对较短的时间内采取简单的措施就能缓解。治疗这两种疾病的基本原则是避免再损伤和减少疼痛肌肉的不适。几项研究结果并没有证明卧床休息的获益，最近的实践是，如果患者可以就允许他们活动，并规定旨在伸展和增强躯干（特别是腹部）肌肉的锻炼，克服错误姿势，以及增加脊柱关节的灵活性（Hagen）。尽管有这种现代的方法，作者从个人经验可以肯定，一些伤害产生的不适，从床或椅子上根本不可能起作用（见Vroomen et al）。膝部和髋部屈曲取侧卧位，或仰卧位在膝下放一个枕头，有利于缓解疼痛。当骶棘肌和骶髂韧带拉伤时，最好的姿势是轻度过伸，这是通过让患者在腰椎下方放置一个小枕头或俯卧来实现的。局部的物理措施，如在急性期使用冰敷，然后热敷和按摩，可以暂时缓解疼痛。在最初的几天可以大量使用非甾体抗炎药（NSAIDs）。然而，需要强调的是，使用NSAIDs或麻醉性止痛剂长达数月是危险的，也应予避免。肌肉松弛剂［如环苯扎林（cyclobenzaprine）、卡立普多（carisoprodol）、美他沙酮（metaxalone）和地西泮］主要可使患者卧床更容易忍受。一种既往盛行的治疗牵引疗法，现已不再使用了。当恢复负重时，轻微的腰骶支撑可以减轻不适，但许多矫形医生都不使用这种帮助。

按摩疗法医生、整骨疗法医生及其他人使用的脊柱推拿术(*spinal manipulation*)一直是有争议的问题,部分原因是不切实际的治疗主张,涉及在治疗除了腰背错位以外的疾病时所作的脊柱对齐和调整。由物理治疗医师和物理治疗师进行的一种缓慢的肌肉伸展和关节牵张(对关节进行轴向牵引)也是非常类似的。必须认识到,许多患者通常在就诊前自己寻求脊椎指压疗法治疗腰背部不适,而且可能不会向医生透露这些信息。当脊柱的支撑部分(椎弓根、小关节和韧带)未被破坏时,腰椎的脊椎指压疗法无疑能迅速缓解一些患者的腰背劳损或小关节疼痛。争论的焦点是效果的持久性,特别是需要反复的脊柱调整。英国的一项随机试验表明,对于轻度腰背损伤后重返工作的患者,手法治疗优于止痛剂和卧床休息(Meade et al)。其他一些试验也证实了这一发现(Hadler et al),而有些试验则没有证实,或者通常结果是模棱两可的。在 Cherkin 及其同事们的研究中,比较了脊椎指压疗法、物理疗法[麦肯齐疗法(McKenzie method)],以及小册子上对患者的简单指导,1 个月后,手法治疗的效果略好一些。

尽管脊柱推拿术从业者提出了一些假设,但疼痛缓解的机制尚不清楚。关节突关节快速而有力分开所产生的爆裂声(由于氮从关节液的溶液中析出)似乎对缓解疼痛并不是必要的。普通的腰痛似乎不太可能代表轻微的半脱位,像脊椎按摩师所说的那样。

在作者的临床经验中,下面讨论的慢性腰痛,通过手法治疗不太成功,但也有一些患者证明他们的临床症状有所改善,不可否认的是,在大多数情况下,医疗专业几乎是无能为力,而自发缓解的比率很高。对于急性和慢性背痛,另一种流行的治疗方法针灸的效果甚至更差,大多数研究表明,它并不比假针(sham needle)治疗更有效(Tudler et al)。

慢性和复发性腰背综合征(*chronic and recurrent low back syndrome*)　腰背部劳损的症状通常是复发性的和比较慢性的,会因弯腰或举重而加重,提示姿势、肌肉和关节炎的因素在起作用。这是脊柱门诊最常见的综合征,男性比女性更常见。

创伤问题是隐袭地,或在一些不寻常的活动后引发的,特别是如果创伤发生在工作场所,患者会出现腰痛,可因某些动作而加重,伴随有僵硬。此外,疼痛还可放射到臀部和股后部,因而颇似神经根受压。没有运动、感觉或反射异常。影像学通常显示骨关节病、椎间盘的改变、骨突关节的骨关节炎改变的一些组合,有时伴骨质疏松或轻度颈椎病,也可能是完全正常的。正如对急性劳损的概述,采用短期卧床休息、止痛剂和物理治疗有助于缓解症状,大多数患者在几周内康复,但日后会再次出现类似的疼痛。

反复发作是影响椎体和小关节的退行性脊柱疾病的典型特征。脊柱按摩手法对急性腰部症状的效果同样是不确定的。通常疼痛的根源不能确定为脊柱、关节或肌肉损伤,但一个椎体节段的直接的叩击压痛往往引起如上所述的转移性疾病的关注。很多时候,改变床垫的硬度(在任何方向)都是有帮助的。与工伤或事故及相关法律事宜有关的赔偿往往延长和加剧所报告的残疾,但是当然,在这些情况下发生了许多正当的伤害。

椎体骨折(*vertebral fractures*)　腰椎椎体骨折通常是屈肌损伤的结果。这种创伤通常发生在从高处坠落或跳下(如果患者双脚着地,也可能跟骨骨折),或者由于车祸或其他暴力撞击造成的。如果损伤严重,可导致骨折脱位、一个或多个椎体的“爆裂”骨折(burst fracture),或椎弓根、椎板或棘突的不对称骨折;然而,最常见的是高度丧失椎体的不对称性[压缩性骨折(*compression fracture*)],开始时可能会极为疼痛。当轻微创伤(或自发性)时发生压缩性或其他骨折,骨骼可能因某些病理过程而变弱。大多数时候,特别是在老年人,骨质疏松是导致骨折的原因,但也有许多其他原因,包括骨软化症、甲状旁腺功能亢进、长期使用糖皮质激素、骨髓瘤、转移癌,以及许多其他损害骨骼的情况。腰肌痉挛,腰椎节段所有活动受限,腰椎部位受损的影像学表现(伴或不伴神经异常)是临床诊断的基础。疼痛通常是即时性的,虽然偶尔可能延迟数小时,或特殊情况下延迟到受伤后几天。

横突骨折几乎总是由脊柱高强度的旋转损伤引起的,它会引起椎旁肌的撕裂和局部血肿,产生损伤部位深层压痛,并限制牵拉腰部肌肉的所有活动。影像学表现,特别是 MRI 可证实诊断。在某些情况下,椎旁肌肉组织的撕裂可能与进入腹膜后间隙的大量出血有关;这会产生椎旁或腹股沟疼痛和近端腿部无力,受累侧膝反射消失。由于血液从腹膜后腔渗出,可能在侧面出现迟发性皮下血肿[格雷 - 特纳征(Grey-Turner sign)]。

对伴发于骨质疏松症的普通胸腰椎骨折,卧床休息和止痛剂通常是足够的。在过去的二十年里,人们研究了几种减轻疼痛的机械方法。将各种材料直接注射到椎体骨折部位[椎体成形术(vertebroplasty)]得到了普及,据报道可明显减轻疼痛。一些大型试验已讨论了椎体成形术的使用，并得出了矛盾结果。其中统计数据最好的是安慰剂对照组（见 Buchbinder et al 和 Kallmes et al），得出的结论是没有持久的获益；然而，这两项研究包括了长达 1 年的骨折患者，这些研究特别适用于骨质疏松性骨折。我们亲历了几例患者，剧烈疼痛几乎立即和显著缓解，我们不确定最好的疗程，但承认这对大多数患者可能不是一个有效的治疗。在 Ensrud 和 Schousboe 的综述中可以找到进一步的讨论。

腰椎间盘突出症（表 10-1）

腰椎间盘突出症（herniation of lumbar intervertebral discs）是严重的和慢性或复发性腰痛和腿痛的主要原因。它主要发生在 20 多岁和 30 多岁，此时髓核仍然是胶状的。第 5 腰椎与第 1 骶椎（L5~S1）之间的椎间盘是最常受累的，而后频率递减依次为，第 4 与第 5 腰椎（L4~L5），第 3 与第 4 腰椎（L3~L4）、第 2 与第 3 腰椎（L2~L3）之间的间盘，而第 1 与第 2 腰椎（L1~L2）间盘受累频率很低。椎间盘疾病相对少见，但在脊柱颈胸段发生概率较大。它经常发生在颈椎，特别是在第 5 和第 6 颈椎、第 6 和第 7 颈椎（见下文）。

腰椎间盘突出症的可能原因是屈曲损伤，但相当一部分患者不记得有过创伤性发作。髓核、后纵韧带和纤维环的退行性病变可能隐匿地发生，也可能表现为轻度复发性腰痛。打喷嚏、突然倾斜或其他细微的运动都可能导致髓核脱垂，向后推动磨损的和减弱的纤维环。髓核碎片穿过环的裂口突出，通常在一侧或另一侧（有时在中线），侵及一个或多个神经根，并引起特征性的坐骨神经痛或其他神经根疼痛和神经体征。在更严重的椎间盘破裂病例中，一小块髓核作为一个“游离碎片”被完全挤出，它的活动能力足以影响邻近水平的神经根，或引起根痛的不寻常的姿势特征，产生异常的根痛。大的突出物将邻近的神经根压到关节突或椎板而引起疼痛。突出的物质可能会因脱水而收缩，但往往对神经根有持续的慢性刺激，或后来的后骨赘形成。

表 10-1　颈椎和腰椎间盘突出症引起的主要的神经根受压综合征的特征*

椎间盘间隙	影响的神经根	牵涉痛	无力	反射变化	附加特征
C4~C5	C5	肩，斜方肌	三角肌上棘肌和下棘肌，轻度肱二头肌无力	肱二头肌反射稍减低	
C5~C6	C6	斜方肌嵴和肩尖，向前上臂、拇指和示指放射	二头肌，肱桡肌，桡侧腕伸肌	肱二头肌和旋后肌反射减低	脊柱或肩胛和肩胛上区压痛；拇指和示指感觉异常
C6~C7	C7	肩部、腋窝、后外侧手臂，肘和中指	肱三头肌，腕伸肌	肱三头肌反射减弱或消失	肩胛内侧和锁骨上区或三头肌压痛。大多数手指可能有感觉异常
C7~T1	C8	内侧前臂	手固有肌	肱三头肌反射轻度减低或无减低	模仿尺神经麻痹
L2~L3	L3	股前部，膝上	股内收肌，股四头肌	无膝反射或减低	
L3~L4	L4	股前外侧，内侧小腿	胫骨前部，有时伴部分垂足	膝反射减低或正常	
L4~L5	L5	后外侧臀坐骨神经痛，股外侧，前外侧小腿，足背，外踝和大趾或 2 和 3 趾	踇长伸肌和趾短伸肌，有时胫前肌无力，有时伴垂足	未受影响（胫骨后段除外）	直腿抬高试验和变异试验时疼痛，第 4 腰椎外侧突和臀外侧区压痛
L5~S1	S1	中臀坐骨神经痛，股后部，后外侧小腿，足外侧，足跟或外侧足趾	跖屈肌和后腱肌无力	无踝反射或减低	直腿抬高试验和变异试验时疼痛，腰骶（L5~S1）关节和坐骨切迹压痛，穿高跟鞋走路不舒服

*感觉丧失模式见图 8-3 和图 8-4 皮区图。

腰椎间盘突出临床综合征（*clinical syndrome of lumbar disc herniation*） 常见的椎间盘突出（术语破裂和脱垂是被同等使用的）的充分发展的综合征包括：①骶髂区疼痛，放射到臀部、大腿和小腿，称为坐骨神经痛（*sciatica*）症状；②脊柱姿势僵硬或不自然；③以及经常合并感觉异常、无力和反射障碍。

椎间盘突出症的疼痛程度不同，从轻微的疼痛不适到严重的刀割样刺痛，放射到整个腿部，并叠加在持续的剧烈疼痛上。患者感觉到坐骨痛起源于臀部深处，并向大腿后外侧放射，它可能发展到小腿和踝部，内踝（L4），外踝（L5）或足跟（S1）。远端放射到足部是罕见的，并应对替代过程引起关注。坐骨神经痛流产型可能只引起臀下部或大腿近端的疼痛不适，偶尔只出现在腿下部跟腱或小腿上部。疼痛最剧烈时，患者被迫躺在床上，避免最轻微的活动；咳嗽、打喷嚏或劳累都是无法忍受的。最舒服的姿势是仰卧，双腿在膝部和髋部屈曲，肩膀放在枕头上抬高，以消除腰椎前凸。对有些患者来说，侧卧位比较舒服。游离的椎间盘碎片进入椎管的外侧和后部可能会产生相反的情况，即患者无法伸展脊柱和仰卧。坐姿和从坐位站起来特别痛苦。令人惊讶的是，腰椎间盘突出症患者很少或根本不会引起腰背痛。作为推论，正如已经强调的那样，椎间盘疾病的存在，甚至是直接破裂，与腰痛的关系并不一致。在神经根受压的情况下，疼痛特征性地沿着坐骨神经的路径，在经典的瓦莱（Valleix）点（坐骨切迹、转子后沟、股后侧面和腓骨头）的受压而诱发。某一点的压力可能引起疼痛的放射和向下的小腿发麻。

通过直腿抬高或通过在髋部屈腿和在膝部伸腿来伸长神经根（前面讨论过的 Lasègue 手法）是所有诱发疼痛指征中最一致的。在直腿抬高的过程中，患者可以区分腘绳肌的平常绷紧的不适感与更剧烈的不太熟悉的根痛之间的差别，特别是当被要求与正常侧的体验进行比较时。拉塞格手法（Lasègue maneuver）的许多变异型曾被描述过（有许多以人名命名），其中最有用的是通过足背屈［布瑞嘎征（Bragard sign）］或踇趾背屈［西卡尔征（Sicard sign）］来增强疼痛。健侧腿的 Lasègue 动作可引起对侧的坐骨神经痛，但通常程度较轻［法捷尔斯坦征（Fajersztajn sign）］。然而，“交叉直腿抬高征”的存在高度提示椎间盘破裂是坐骨神经痛的原因（Hudgkins）。患者站立时，躯干的前屈会导致患侧的膝部屈曲［内里征（Neri sign）］。坐骨神经痛可由头部和颈部的强迫屈曲、咳嗽或两侧颈静脉受压引起，所有这些都会增加椎管内压力［纳夫齐格征（Naffziger sign）］。若上述试验结果明显不一致，应怀疑心理因素或涉及的肌肉疼痛。

一种减痛的姿势，称为坐骨神经痛性脊柱侧弯（*sciatic scoliosis*），是靠椎旁肌的反射性收缩来维持的，它可以被观察到和触及。走路时，膝部轻微弯曲，疼痛的腿在脚掌上负重是短暂的和小心翼翼的，导致跛行。上下楼梯对患者来说特别痛苦。

更严重的脊髓神经根受压的体征是感觉受损、腱反射减弱或消失，以及肌无力等，总结见表 10-1。

一般来说，椎间盘突出会压迫恰在突出水平以下的神经根（见下文）。当视诊和触诊臀部和小腿时可见肌张力明显减低。仅有少数患者以垂足（L5 神经根）或跖屈无力（S1 神经根）为椎间盘突出的主要特征，但值得注意的是，部分患者椎间盘破裂几乎没有疼痛。下面提到的反射变化与疼痛或感觉丧失的严重程度几乎没有关系。此外，在腱反射没有任何改变的情况下，第 4 腰神经根，有时第 5 腰神经根受压也可能发生。双侧的症状和体征是罕见的，括约肌麻痹也罕见，但在巨大的中央突出物压迫马尾时可以出现双侧征象。然后 CSF 蛋白会轻微升高，通常在 55~85mg/dL 范围内，有时会更高。

正如前面强调的，椎间盘突出最常发生在第 5 腰椎与第 1 骶椎之间（压迫 S1 根，图 10-3），以及第 4 腰椎与第 5 腰椎之间（压迫 L5 根）。第 5 腰（L5）神经根损伤引起髋部和大腿后外侧疼痛（即坐骨神经痛），在这些病例中有一半以上发生小腿外侧（到外踝）疼痛，而不太常见的，发生在足背表面和第 1，2，3 趾疼痛。由直腿抬高试验或它的一种变异型引发的疼痛，以及保护性的防守反射开始发挥作用，限制腿的进一步抬高。感觉异常可在整个支配区或仅在其远端部分感觉到。压痛是在臀部外侧区和股骨头附近。如果存在无力的话，涉及大趾和足的伸肌和足内翻肌（显著的垂足特征源于腓神经损伤，因足内翻是胫神经的功能而被保留）。踝反射可能会减弱（通常是正常的），但膝关节反射几乎无改变。

第 1 骶（S1）神经根损伤，在臀中区、大腿后中部、小腿后区至脚跟、足跖外侧面及第 4，5 足趾可感到疼痛。臀中区的压痛最明显。感觉异常和感觉丧失主要发生在小腿下部和外侧足趾，如果出现无力，则涉及足和足趾的跖屈肌、足趾的展肌，以及腘绳肌等。在大多数病例中，跟腱反射减弱或消失。实际上，跟腱反射消失可能是唯一的客观征象。由于跖屈肌无力，用脚趾走路比用脚后跟走路更困难、更不舒服。

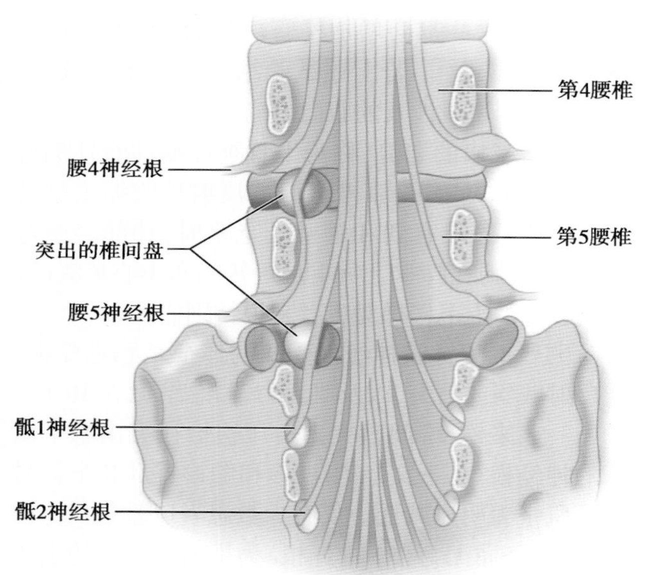

图 10-3　第 5 腰椎和第 1 骶神经根受压的机制。L4~L5 水平的侧方椎间盘突出通常累及第 5 腰椎根，而不累及第 4 腰椎根；L5~S1 处的椎间盘突出累及第 1 骶神经根，不累及第 5 腰椎神经根。注意，在 L4~L5 水平（交叉阴影线），椎间盘突出位置较居中，可能累及第 5 腰椎根和第 1（或第 2 和第 3）骶神经根

较少见的第 3（L3），第 4（L4）腰神经根损伤，可引起大腿和膝前部以及小腿前内侧部（第 4 腰椎）疼痛，伴有这些皮节分布区相应的感觉障碍，膝反射减弱或消失。第 3 腰椎（L3）运动神经根病变可使得股四头肌、股内收肌和髂腰肌无力，并使膝反射减弱；L4 神经根病变导致胫前神经支配肌无力，有时伴轻度足下垂，并对膝反射有不同程度的影响。第 1 腰椎（L1）根痛投射到腹股沟部，第 2 腰椎（L2）投射到外侧髋部。

对于与极外侧椎间盘突出（extreme lateral disc protrusions），特别是位于椎间棘孔近端部分的椎间盘突出相关的一种独特的综合征已做了很多研究。持续的神经根痛不伴腰痛，以及随着背腰伸展和向疝侧扭转而加重的趋势是其特征。此外，在腰椎硬膜内的（*intradural*）椎间盘破裂的罕见病例中，由于蛛网膜下腔的游离碎片没有影响马尾根部，可能不会引起坐骨神经痛。这两种构型都可能混淆临床和放射学诊断，并使手术更加困难。

胸椎间盘（*thoracic intervertebral discs*）突出更为罕见，临床上通常表现模糊不清（根据 Love 和 Schorn 的研究，这占所有手术证实的椎间盘突出的 0.5%）。胸椎最底部的四个间隙最常受累。创伤，特别是足跟或臀部的严重摔伤是一个重要的致伤因素。脊柱深部钻痛，环绕身体或投射到腹部或胸部的根痛（有时模拟内脏疾病），病变水平以下感觉异常，包括深、浅感觉的感觉缺失，以及轻偏瘫或截瘫是常见的临床表现。

在一个间隙的腰椎间盘突出可能压迫多个神经根（图 10-3），随后的症状就反映了这一点。此外，上述对单一神经根受压的描述主要是指典型的后外侧椎间盘突出的体征和症状。非常大的中央椎间盘突出（*central disc protrusions*）可能压迫整个马尾，并伴有包括剧烈的腰痛和双侧坐骨神经痛、不完全轻截瘫、双侧踝反射丧失等戏剧性综合征，以及最典型的、不同程度的尿潴留和尿失禁。这种情况通常需要手术治疗。

腰骶神经根的异常可能导致定位错误（见 Postacchini et al 的描述）。偶尔会发生合并两个或多个椎间盘破裂，使临床表现复杂化。当 L5 和 S1 神经根被一个巨大的椎间盘突出物压迫时，S1 根病变的征象通常占主导地位。

突出物可以直接发生在相邻的椎体上，形成施莫尔结节（Schmorl nodule）。在这种情况下，虽然有腰部疼痛，有时复发并累及大腿，但无神经根受累的征象。大多数情况下，在 CT 或 MRI 上会附带看到椎体终板附近的圆形放射密度。

诊断　当腰椎间盘综合征的所有症状体征都存在时，诊断就几乎可以确定了。由于症状持续，许多神经科医生更愿意通过脊柱 L3~S1 的 MRI 检查来证实他们的临床印象（图 10-4）。当然，如果疼痛是可控的，并没有考虑手术的话，这是没有必要的（见下文）。MRI 比 CT 更受青睐，因为它的矢状位图像，以及显示椎间盘与神经根之间的清晰解剖关系的优势（Epstein）。MRI 也可排除其他部位的椎间盘突出或未知的肿瘤。如前所述，在 MRI 不可能显示或无法显示的情况下，我们通常求助于 CT 脊髓造影来精确确定根管，并应用肌电图来证实细微的发现。在腰骶椎交界处，椎骨后缘与硬膜囊之间有一个很宽的间隙，因此 L5~S1 椎间盘的外侧或中央突出可能不会使硬脊膜边缘变形，而在脊髓造影中仍未被发现。

根据 Leyshon 及其同事的研究，针极 EMG 是不正常的，90% 以上的病例在症状出现 1~2 周后在失神经的肌肉出现纤颤电位，但在其他研究中较少出现。H 反射的缺失或明显的不对称是 S1 神经根病的另一个有用的指征，但这一发现仅仅证实了跟腱反射的消失。在椎旁肌（指示神经根病变而不是

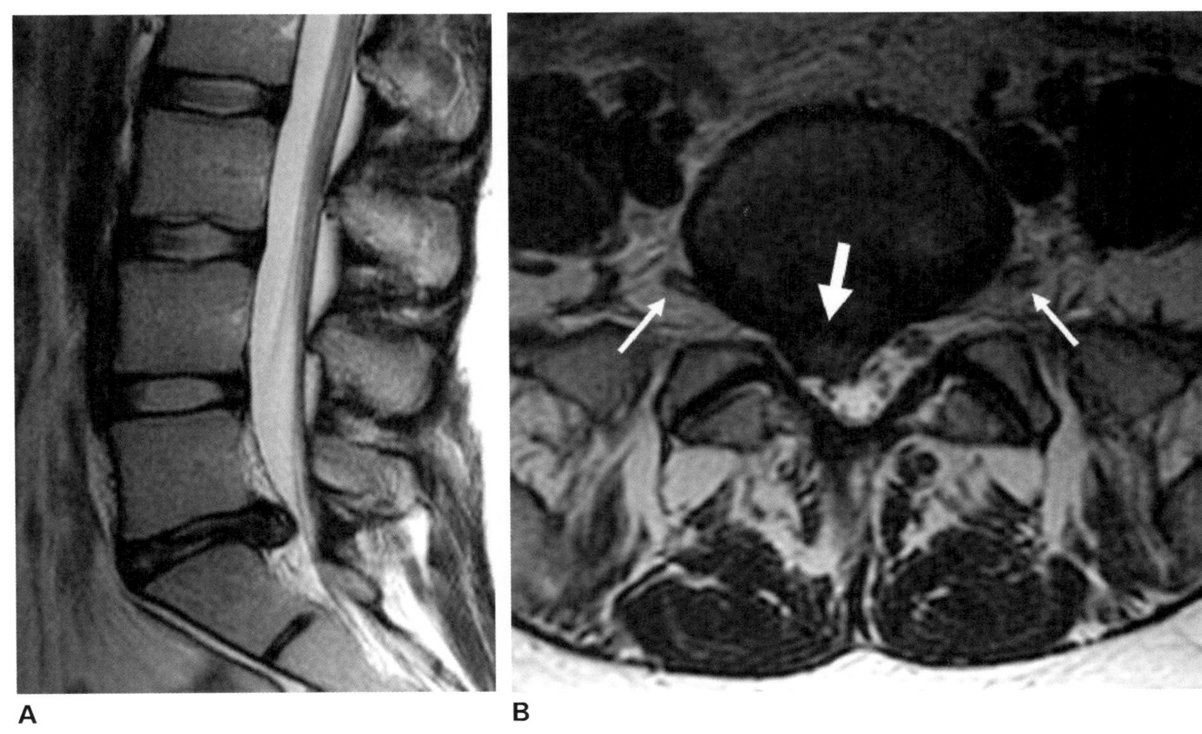

图 10-4　MRI T2 加权像显示腰椎间盘突出。A. 矢状位的 L5~S1 大的椎间盘髓核突出。后突的椎间盘物质使得前硬膜囊缩进并抬高，使椎管狭窄。挤出的物质具有与母盘相同的信号特性。在这一水平上，由于脱水和挤压的成分，椎间盘间隙变窄，椎间盘的强度没有正常的高。B. 轴位显示局灶性右侧旁中央后椎间盘突出（大箭头），突入椎管，压迫横穿的神经根（右 S1 神经根）。从侧面看，上面的 L5 神经根不受影响（小箭头）

周围神经病变）和符合神经根分布的肌肉中发现失神经电位也是有帮助的，但至少在根痛发生过后 2~3 周才会出现这些症状。我们强调，虽然从 EMG 中可以获得有用的信息，但它并不是常规必需的，通常主要提供确证数据。

在 MRI 上观察到的许多间盘异常，被一般地称为“突出”，实际上是间盘膨出，可以被认为是偶然的发现，与患者的症状无关。Jensen 及其同事在一项对 98 名无症状成年人的腰椎 MRI 研究中发现，超过一半的人有一个或多个椎间盘的对称性延伸，超过了间隙边缘［膨出（*bulging*）］。在 27% 的患者中，椎间盘会出现局灶性或不对称的延伸，超过椎间隙的边缘［突出（*protrusion*）］，而只有 1% 的患者椎间盘出现更极度的延伸［挤出（*extrusion*）］。这些表现强调了使用精确的术语来描述影像学异常，并严格根据患者症状来评估影像学异常的重要性。

腰椎间盘破裂的治疗

在治疗急性或慢性腰椎间盘破裂（*acute or chronic rupture of a lumbar disc*）时，建议避免引起疼痛的身体活动和体位似乎是合理的，如果对患者有帮助，建议卧床休息。但是即使是这一久负盛名的原则也遭到了几项研究结果的强烈质疑（Vroomen et al）。似乎主要的好处只是过一段时间，许多患者的病程中就会发生预期的疼痛消失。患者可能会受到轻微的复发性疼痛，但应该能继续一些日常活动。几项调查的结果为坐骨神经痛的保守治疗提供了指导，即三分之一的患者坐骨神经痛在 2 周内未经治疗即可消退，四分之三的患者在 3 个月内消退（见 Vroomen et al 2002）。

止痛药物，包括非甾体抗炎药或阿片类，可能都需要用几天。在少数严重的坐骨神经痛患者中，我们对口服地塞米松（每 8 小时 4mg）连续几天出现短暂缓解印象深刻，尽管根据 Ropper 和 Zafonte 总结的几项系统性调查，这种方法的效果并不确定。硬膜外反复注射皮质类固醇治疗神经根受压曾盛行一时，但对照研究未能证实其持续的疗效（White et al; Cuckler et al），而且并不是没有并发症。与许多类似的研究一样，Carette 及其同事（1997）发现，硬膜外类固醇注射可在短期内改善病情，但最终仍需手术并没有改变。然而，我们和许多其他神经科医生及疼痛门诊并没有放弃这种治疗方式，因为在选定的患者中取得了显著的成功，即使这种治疗方法是短暂性的，而且只有助于使患者情绪放松和缓解不适感。

手术缓解腰椎间盘疾病（*surgical relief of lumbar disc disease*）　当马尾由于大量的椎间盘挤压而急性受压，导致双侧感觉运动丧失和括约肌麻痹时，一般需要紧急手术。虽然不推荐疗程，但需要指出的是，即使是戏剧性的马尾受压综合征，也有少数病例在卧床休息数周后缓解。

如果疼痛和神经症状没有因保守治疗而缓解，或者患者经常发生急性发作，使其丧失能力，就必须考虑手术治疗。关于手术及其时机的有用信息可以从最近由 Peul 及其同事进行的荷兰随机试验和 Weinstein 及其同事（2006）进行的脊柱患者转归研究试验（Spine Patients Outcomes Research Trial，SPORT）中确定。在第一个提及的试验中，大部分接受物理治疗和止痛药治疗的患者在几个月后仍然感到疼痛，就需要进行手术。最初接受显微椎间盘切除术的患者腰痛和坐骨疼痛也有明显较快的缓解，但一年后，两组患者的残疾程度都很轻，疼痛程度也差不多。这项研究的意义是，开始时回避手术并不会产生不良后果，但如果想要快速缓解疼痛和活动，手术是更好的选择。在第二个被引用的研究中，接受保守治疗组与手术组之间有更大的交叉，但在那些接受早期手术组中有更好的结果。

腰椎间盘疾病最常用的手术方法是半椎板切除术的变型之一，切除椎间盘碎片。有关椎板有限切除［微间盘（microdisc）］的优缺点问题经常是由患者提出的，但并没有明确的答案，除了个别外科医生擅长于一种或另一种技术，目前最被看好的是微创手术，但大多数治疗的短期结果是相似的。85%~90% 的因 L4~L5 或 L5~S1 椎间盘破裂引起坐骨神经痛的患者通过手术可以缓解，在几天或更短的时间就可以回家，并在几周内恢复活动。根据 Shannon 和 Paul 的说法，约 5% 或更少的手术病例会发生再次突出。在可见的脊椎滑脱或不稳定的情况下，受累节段可能需要做融合术。目前尚不清楚，对于因椎间盘突出而导致足部或腿部无力的患者延迟手术是否有不可逆损害的风险。类似的问题涉及更复杂的腰椎管狭窄减压手术，将在后面的小节中讨论。有趣的是，根据 Barzouhi 和同事的研究，为了摘除椎间盘的椎板切除术，在术后 1 年左右的随访结果与临床转归并不相符。

根据我们的经验和神经外科同事的经验，预测从减压手术得到更好结果的特征是，存在腿部的根性痛，年龄年轻，腰痛和坐骨神经痛的明确的诱发事件，局限于单一神经根受压的临床特征，以及没有慢性或复发性腰痛。各种类型的心理问题和长期吸烟，由于骨骼结构不良，是不良转归的危险因素。

腰椎的先天性畸形

脊柱的解剖变异是常见的，虽然它们本身很少是疼痛和功能紊乱的根源，但由于椎体、关节的力学和排列对齐的改变，或椎管大小的改变，或由椎弓根的创伤性骨折引起，使个体易罹患椎间盘的和椎关节强直性并发症。特别是先天性脊柱侧弯（congenital scoliosis）是与继发性脊柱疾病相关的一个复杂问题，整个教科书都致力于分析这一主题。因此，这里不做讨论，只是指出，一直持续到成年的轻度脊柱侧弯与背部紊乱之间没有必然的联系，而且，一些脊柱侧弯病例与脊柱和颅底的先天性畸形同时发生，诸如 Chiari 畸形和脊髓空洞症。

常见的异常是第 5 腰椎体与骶骨融合［骶骨化（sacralization）］，或相反，第 1 骶节分离，形成 6 节，而不是通常的 5 个椎体［腰椎化（lumbarization）］。然而，这两种情况与任何类型的背部紊乱都没有一致的联系。另一个不常见的表现是一个或几个腰椎或骶骨的椎板融合不全［脊柱裂（spina bifida）］。有时，在骶骨区域的皮下肿块、多毛症或色素沉着会暴露这种情况，但大多数患者在放射学检查发现它之前，这种情况是隐匿的。这种异常可能伴有脊椎关节畸形，通常只在受伤时才会引起疼痛。脊柱融合缺陷［闭合不全（dysraphism）］的神经学方面在第 37 章，神经系统的其他发育异常疾病中讨论。许多其他的先天性异常也会影响腰椎，诸如不对称的小关节突关节、横突异常等，在有腰部症状的患者中偶尔会看到，但发生率显然没有比无症状的个体更常见。

脊椎滑脱（*spondylolysis*）是下部腰椎的椎间关节部分（椎弓根与椎板连接处的节段）的一种先天性，可能是遗传性的骨性缺损引起的。它非常普遍，影响大约 5% 的北美人口，主要是一种儿童疾病（5~7 岁为发病高峰期）。这种缺陷的重要性是由于容易引起椎间关节部的轻微骨折，有时由轻微创伤引起，但通常是在没有明显损伤的情况下发生。在一些年轻人，它是单侧的，可能会引起一侧的腰酸背痛，过度伸展和扭转会使疼痛加重。在通常的双侧损伤中，椎间关节部的小骨折使椎体、椎弓根和上关节面向前移动，留下后面的结构。这导致一个椎体相对于邻近椎体向前移位，即脊椎前移（*spondylolisthesis*）。

(老年人脊椎前移的主要原因是脊柱的退行性关节炎疾病,如后面的讨论。)进行性椎体移位和神经功能缺失的患者需要手术治疗。在特殊情况下,在融合术前缩小椎体移位和直接修复椎间关节部缺损,通常可使腰背痛减轻或缓解。

坐骨神经痛和腰痛的其他原因

随着对腰背痛和坐骨神经痛的经验的增加,作者们对这种大量的没有明确病因的病例印象深刻。所有这些病例一度被归类为坐骨神经炎或骶髂肌劳损。在Mixter和Barr普及椎间盘脱出的概念后,所有的坐骨神经痛和腰痛都归因于这种情况。手术得以广泛开展,不仅对单纯的椎间盘突出,而且对“硬间盘”(hard discs)(未破裂的)和脊柱相关疾病也进行。在大型转诊中心,手术结果变得越来越不令人满意,直到最近,看到许多患者椎板切除术后疼痛没有缓解,就像未手术的椎间盘一样。

为了解释这些慢性坐骨神经痛的病例,已经描述了一些病理实体。腰神经根的嵌压可能不仅是椎间盘破裂的结果,也可能是颈椎病骨刺伴侧隐窝狭窄(*stenosis of the lateral recess*),关节突关节退行性疾病引起的滑膜囊肿、小关节肥厚,以及罕见的蛛网膜炎。特别是侧隐窝狭窄可能是坐骨神经痛不能通过椎间盘手术缓解的原因(见后面的“腰椎管狭窄”)。由小关节突引起的滑膜囊肿并不少见,即使是很小的囊肿也可能位于椎间孔的近端,从而引起坐骨神经痛。如果疼痛是顽固性的,手术切除囊肿是适应证。另一个令人惊奇的发现是,在成像过程中椎管是神经周鞘的囊肿样扩张[塔洛夫囊肿(Tarlov cysts)]。一个或多个骶神经根可能在其穿过硬膜的部位受到累及,并可能伴有神经根症状。有报告打开囊肿和神经根减压可缓解疼痛,但对我们来说,结果似乎较不确定。在时间上与经前期相连的坐骨神经痛几乎都是由于子宫内膜异位(endometriosis)在坐骨切迹处影响该神经引起的[月经性坐骨神经痛(catamenial sciatica)]。我们还观察了每次妊娠都会发生坐骨神经痛的病例,可能是由于子宫对神经的牵拉。

多年来,Kopell和Thompson提出的梨状肌综合征(piriformis syndrome)的概念,已经成为其他方面无法解释的臀部疼痛或模糊的坐骨神经痛的原因。肌肉覆盖于,或小部分嵌入坐骨神经的腓神经干上。肥厚、痉挛或仅仅是神经被包被于肌肉起源的肌腱的解剖变异,都可能造成局部和一定程度的坐骨神经痛。在这些病例中,疼痛表面上是由髋部的屈曲、内收和内旋等拉伸肌肉引起的。这一综合征的正确性是不确定的,一直是文献中备受争议的主题。肌电图数据尚不明确,但据报道,可显示远端失神经支配,保留近端有神经支配的肌肉。在这种情况下,我们的做法是避免手术,但支持物理治疗,其中可能包括在肌肉中注射肉毒毒素或糖皮质激素等。

如后面所述,硬膜外肿瘤压迫马尾,通常始于背痛或坐骨神经痛,是由前列腺癌、乳腺癌或骨髓瘤转移引起的。由于坐骨神经或坐骨神经丛的起源可能与肿瘤(淋巴瘤、神经纤维肉瘤)的生长有关。一些马尾的炎症性疾病产生腰背痛和双侧坐骨神经痛,可能被误认为更常见的马尾受压类型,艾滋病患者巨细胞病毒感染,莱姆病[表现为班沃斯综合征(Bannwarth syndrome)],疱疹性感染,以及肿瘤性脑膜炎有时表现为这种情况。在所有这些情况下,CSF显示出淋巴细胞增多。Guillain-Barré综合征也可能在明显的肢体无力之前出现误导性腰背痛和神经根痛。这些疾病的尾部神经根通常在MRI上显示钆增强。

罕见的腰骶神经丛神经类炎(*lumbosacral plexus neuritis*)也称为瓦滕贝格神经丛炎(Wartenberg plexitis)(见Evans et al),是一种类似于臂神经炎(brachial neuritis)的单侧(偶尔双侧)疾病,可引起坐骨神经痛,偶尔也会引起神经梗死或由糖尿病、带状疱疹或腹膜后肿块损伤所致(见第43章)。

腰椎管狭窄症

腰椎管狭窄症(lumbar stenosis)也称为椎关节强直性腰神经根病(spondylotic lumbar radiculopathy),在腰椎区域,骨关节炎和相关的退行性改变共同引起一种关节强直性椎管狭窄,导致一个或多个腰骶神经根受压。如果先天性狭窄的腰椎管,这种情况就更容易发生。神经根通常在前一个椎体的后表面、外侧椎间关节和后部的黄韧带之间受压。侧隐窝狭窄是椎关节强直性改变的常见特征(如上所述,与椎间盘疾病有关),也可导致神经根受压,可能是部分患者受压的主要原因。即使是轻微的半脱位(如下文讨论的脊椎前移)也可能促使前后径狭窄。随后,椎管也会从一侧到另一侧狭窄(椎弓根间距离缩短)。

典型的特征是腰部、臀部和坐骨分布区的波动性疼痛和锐痛,偶尔也包括股部区域,通常由久坐、久站或长时间行走引起,休息后缓解。有些患者在这些区域有几乎持续的疼痛，但以一种或另一种体位休息时仍然可以缓解。

在一些腰椎管狭窄病例中出现的一种独特表现，称为神经源性跛行（neurogenic claudication），站立或行走会引起腿部逐渐开始的麻木和无力，通常伴有不对称的坐骨神经、小腿或臀部不适，迫使患者坐下。当情况更严重时，患者需要蹲下或躺下，双腿在髋部和膝部屈曲而得以缓解。通常，麻木从一条腿开始，扩散到另一条腿，并随着站立或行走的继续而上升。踝反射可能在行走一段距离后消失，只有在脊柱弯曲时才会恢复。腰部和臀肌的疼痛是变化的。排尿障碍和阳痿较罕见，除非还有急性椎间盘突出。在一些腰椎管狭窄症患者中，神经症状持续存在而与体位无关。该过程与腿的血管性跛行的区别在于它的站立位的外观，在某些病例中明显的麻木，通过腰部向前弯曲和延伸腰椎缓解症状等，当然，还有小腿远端的脉搏保留和踝反射消失。这种“马尾的跛行”（claudication of the cauda equina）被Dejerine所认识，并在1948年由van Gelderen描述，韦尔比斯特（Verbiest）证明了它不是由缺血引起的，而是由侵犯马尾所致，因此他的名字与这种跛行综合征联系在一起。

许多退行性脊柱疾病的一个显著特征是脊椎前移（*spondylolisthesis*）。这种一个椎体相对于相邻椎体的移位和错位排列起初可能不会造成什么困难，但最终患者会抱怨活动受限，腰部疼痛放射到大腿。在极端情况下，检查发现已向前“滑动”的节段附近有压痛（最常见于L5，中年妇女偶尔在L4），或者可触及棘突向前的“台阶”，躯干缩短，并伴有下腹突出（L5在S1上前移），即脊椎滑脱（spondylolysis）。移位的椎骨压迫相应的脊神经根，引起感觉异常和感觉丧失、肌无力和反射障碍。然而，这些神经系统表现往往都不严重。当脊椎前移不稳定时，表明相邻椎体之间的滑动随着腰椎屈曲、伸展或站立时而加重，可能突然出现新的症状，表现为足下垂、尿潴留或溢流性尿失禁等形式。常规X线片显示，当患者在背部弯曲与伸展位置之间移动时，椎管直径会发生变化，从而证明了这种不稳定性。

Spillane描述了一种引人注目的综合征，包括小腿疼痛 - 活动趾（*painful legs-moving toes*）曾被归因于腰椎管狭窄症。正如其名称所暗示的，有灼烧性小腿疼痛和脚趾连续而复杂的节律性运动。症状可能从一侧开始，但会发展为双侧。腰椎神经根受压最常见的原因是狭窄，但有时是其他类型的周围损伤，是大多数病例的基础。

从我们自己的经验来看，值得评论的是，某些症状有时被错误地归因于腰椎管狭窄，这些包括不平衡和跌倒，孤立的龙伯格（Romberg）征，以及无痛的进行性足或小腿无力。以上每一种情况都可能发生在腰椎管狭窄的一个典型病例中，但它们更多是由其他问题引起的，如多发性神经病或颈椎病。

腰椎管狭窄症的外科治疗（*surgical treatment of lumbar stenosis*）　椎管减压在很大一部分情况下缓解了腰椎管狭窄的症状，但结果并不一致。手术时必须仔细挑选患者，如果临床特征符合典型的综合征，主要是不同位置的疼痛改变，至少通过休息可部分缓解，影像学上有明确的神经根受压证据，手术就有可能成功。在比较腰椎管狭窄的手术治疗与保守治疗最仔细的试验中，手术治疗的患者2年后疼痛和整体功能要好几倍（Weinstein et al，2008）。然而，这项研究的解释被两组中大量交叉研究的患者所阻碍。

与手术方法有关的问题，特别是需要腰椎融合术来限制活动能力是值得关注的，因为简单的减压手术会增加成本，而且患者可能会询问神经科医生这些问题。当有脊椎前移和相邻节段不稳定时，目前的观点似乎倾向于融合，以减少日益恶化的脊椎前移和背痛。在没有滑脱和不稳定的情况下，一项试验的证据表明，与单纯减压相比，融合术在第二年可以获得更好的患者满意度（Ghogawala et al），但在此之前的另一组试验显示差异不大。还需要考虑的是，在原水平或邻近水平的再手术率，这会因手术而失去稳定性，并易于导致脊椎前移和再狭窄。一些晚期的腰椎管狭窄患者存在邻近节段的“自体融合”，就可能不会从扩大的手术中获益。

硬膜外糖皮质激素注射作为针对腰椎管狭窄疼痛的暂时治疗已经有一段时间了，但是Friedly及其同事进行的一项随机试验发现，在一次或两次这样的注射6周后，残疾或腿部疼痛没有区别。尽管如此，该手术仍被广泛使用，而一些患者报告缓解，这很难从自然病程中区分出来。一系列因药物污染引起的脑膜炎病例得到了广泛关注，但今后发生的可能性较小。各种物理疗法的操作和练习在短期内可能是有帮助的，但没有一种方法与其他方法比较而得到验证。

至于腰椎管狭窄可能引起马尾综合征（cauda equina syndrome），它的鉴别诊断在第42章，脊髓疾病中阐述。

脊柱退行性骨关节炎

由退行性关节炎性疾病引起的慢性和复发性背痛是一般临床实践中最常见的疾病之一。该病发生于老年人,可累及脊柱的全部或任何部分,但最常见的是颈椎和腰椎区域。这种疼痛被描述为脊椎受累部位的僵硬。这种疼痛被描述为集中于脊椎受累部位的僵硬。最初是因运动而加重,并伴有活动受限,而晨起时往往情况更糟。与腰椎管狭窄的脊髓性跛行综合征(spinal claudicatory syndrome)相比,热身和渐进的活动可使疼痛缓解。明显没有疲劳、不适或发热等全身症状,而更重要的是,虽然在坐骨神经分布区可能感到模糊的疼痛,但通常无神经根受压征象(*no features of radicular compression*)。与传统的腰神经根受压相比,直腿抬高试验不会诱发疼痛。坐姿通常是舒适的,虽然在僵硬和不适加剧时,要恢复直立姿势。

症状的严重程度经常是与放射学的变化几乎没有联系,尽管显示最小的放射学变化;但可能仍存在疼痛;相反,在有症状和无症状者中均可看到明显的骨赘增生,伴骨刺形成,椎体的隆起、桥接,椎间盘间隙变窄,屈曲时后关节半脱位,以及椎间盘间隙内空气等。

关节突综合征

近年来,关节突综合征(facet syndrome)已经有所澄清,但其定义仍然不精确。在一种情况下,椎间关节的骨关节炎变性引起局灶性纵向的腰背痛,伴有关节上的各种压痛,但没有神经根受压的征象。疼痛可能非常严重,晚上更加重,如果找不到舒适的姿势,就会妨碍睡眠。非甾体抗炎药是有帮助的。有些患者发现,他们可以通过用力扭转或拉伸背部,在受影响的关节处发出可听到的爆裂声,类似于脊柱按摩的手法,来暂时缓解关节突关节的疼痛。随着时间的推移,关节的支撑结构变得松弛,这实际上可能会使问题持续存在。

如通过在关节处注射局麻药可使疼痛减轻一段不等的时间,就可以确诊了。人们常常不确定是对关节的镇痛作用,还是神经根周围区域的浸润减轻了疼痛。两项对照研究表明,向小关节突关节内注射糖皮质激素,无论短期和长期都是无效的(Carette et al,1991; Liliuset al)。尽管有这些报道,但我们发现在一些患者中,在关节面内及其周围注射止痛剂和类固醇是一种有效的暂时性措施。硬膜外注射类固醇对这种情况的治疗尚无明确的作用。如果诊断是通过局部注射确定的,许多中心采用射频消融术,针对支配小关节的回返小感觉神经,作为永久性缓解的手段。这方面取得了一些成功,但还没有进行系统的研究。

一些作者使用关节突综合征来描述一种由关节突肥大引起的疼痛状态,并由此引起腰椎神经根病,这与椎间盘破裂或椎关节强硬性疾病引起的疼痛难以区分。Reynolds 和同事们记录了这样的病例。手术时可见下关节突或上关节突增生,在从硬膜囊到椎弓根探查神经根后,进行椎间孔切开术(foraminotomy)和关节突切除术(facetectomy),已经缓解了一些手术病例的疼痛。

腰椎粘连性蛛网膜炎

随着脊髓造影的油基介质的消失,腰椎粘连性蛛网膜炎(lumbar adhesive arachnoiditis)现在已不常见了。可见腰部脊髓蛛网膜增厚和不透明,或者个别神经根周围的蛛网膜鞘增厚(正常神经根基本上无神经外膜)。根据一篇综述,腰椎蛛网膜炎在过去也很罕见,在 7 600 例脊髓造影中仅发生了 80 例,而如果使用适当浓度的现代水溶性染料进行脊髓造影,这种情况应很罕见。临床特征是顽固性腰痛和腿痛以及感觉异常,均为位置敏感性,并伴有可归因于腰椎根的神经学异常。

以前多次的脊髓造影(很大程度上是过去的问题)、椎间盘破裂、手术操作、感染,以及蛛网膜下腔出血都与这一病程有关。有些病例是在脊髓麻醉甚至硬膜外麻醉后数月或数年,但其机制往往不清楚。推测可能是硬脑膜被穿破,通常在手术后不久就出现无菌性脑膜炎的临床症状。在没有这种急性反应的情况下,蛛网膜炎的后期诊断就不那么确定了。

MRI 显示椎管内脊膜偏心地增厚,伴有蛛网膜粘连,CSF 聚集使神经根移位(图 10-5)。在 CT 脊髓造影检查中,异常可能更显著,因为对比度是定位的,不能显示神经根的轮廓。治疗一般不令人满意。手术显微镜下松解粘连和鞘内使用类固醇几乎没有价值,尽管一些有经验的外科医生并不这么认为。根据我们的一些骨科医生同事的意见,硬膜外注射类固醇有时是有用的。

强直性脊柱炎

强直性脊柱炎(ankylosing spondylitis),在过去被称为类风湿性脊椎炎(*rheumatoid spondylitis*),以及冯·贝切特罗关节炎(*von Bechterew arthritis*)或玛丽-斯图吕贝尔关节炎(*Marie-Strümpell arthritis*),主要影响年轻男性。大约 95% 的患者携带组织相容性抗原 HLA-B27(在欧洲抽取的非感染人群中只

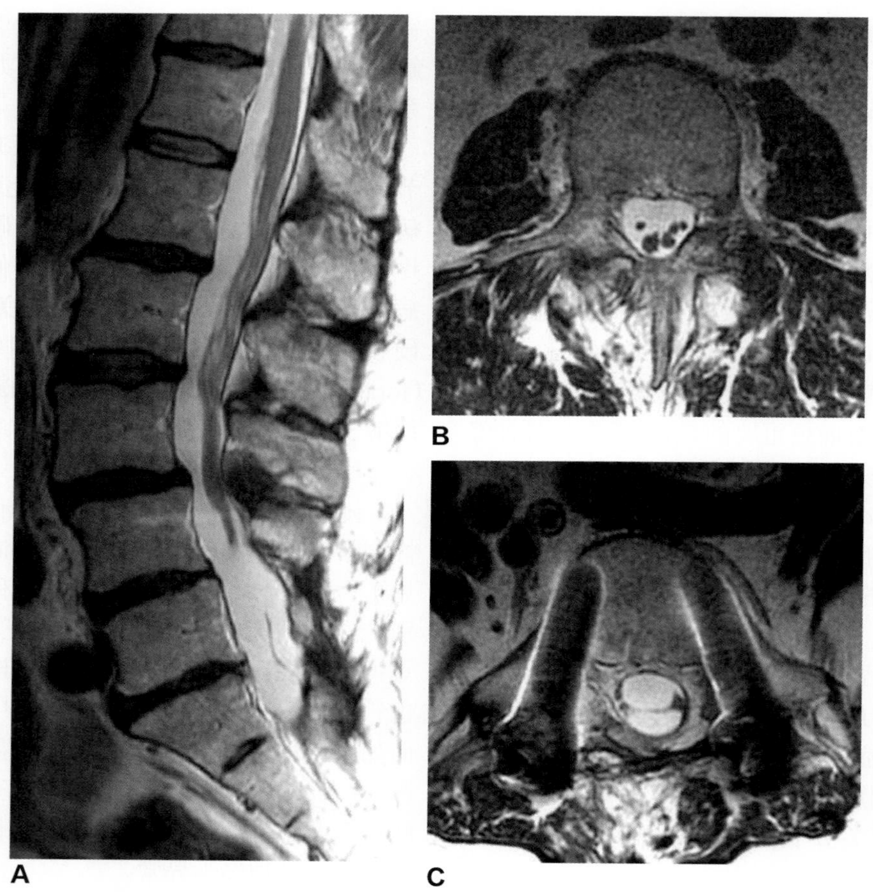

图 10-5 淋巴瘤患者的腰骶部 MRI，放射治疗引起的蛛网膜炎造成严重的腰痛和腿部无力。A. 矢状面 MRI T2 加权像显示马尾神经根团块。B. 轴位 T2 加权像显示在 L3 椎体水平的神经根结块。C. 轴位 T2 加权像显示在 L5 椎体水平获得性蛛网膜囊肿引起神经根侧移。双侧有金属椎弓根螺钉

有 7% 存在这种抗原）。疼痛通常集中在腰部，是患者早期主诉。它通常放射到大腿后部和腹股沟。起初，症状很模糊（腰部疲劳，腰背部上下“搔抓感”，腰部酸痛），诊断可能会被忽视很多年。虽然疼痛是经常发生的，但活动受限是持续的和渐进的，并在临床表现中占主导地位。在病程的早期，只有晨僵或一段时间不活动后僵硬加重，类似于腰椎骨关节炎，但对于受影响的年龄组并不常见。在晚期，马尾受压综合征可能使强直性脊柱炎表现复杂化，其结果显然是炎症反应和结缔组织增生（Matthews）。胸部扩张受限、胸骨压痛、运动减少和髋部进展性屈曲的趋势，以及脊柱特征性的不活动和屈曲畸形［脊柱强直（poker spine）］，可能在疾病的早期就出现了。

典型的影像学金标准是骶髂关节的破坏和随后的融合，接着是椎体的骨桥接形成特征性的“竹节样脊柱”（bamboo spine）。当这种变化变得明显时，疼痛通常会消退，但此时患者的背部和颈部几乎没有一点活动。一种罕见的附加特征，几乎是这种情况所特有的，是腰椎硬膜囊极度扩张。强直性脊柱炎还可能伴有赖特综合征（Reiter syndrome）、银屑病和肠道炎症性疾病（另见第 42 章）。这种疾病的最大危险是脊柱的骨折脱位，多由相对较小的创伤，特别是屈伸性损伤所致。

强直性脊柱炎有时并发破坏性椎体病变。当疼痛在一段时间静寂后或变为局部复发时，应怀疑这种并发症。这些病变的原因尚不清楚，但它们可能是对骨折不愈合的反应，表现为过量产生纤维炎性组织的形式。当严重时，强直性脊柱炎可累及双侧髋部，更加加重了腰背部畸形和残疾。

脊柱的类风湿关节炎可能局限于颈椎区，并产生骨折 - 脱位的风险；在本章将进一步讨论。

脊柱肿瘤和感染性疾病（另见第 42 章）

转移癌（*metastatic carcinoma*）（乳腺癌、支气管癌、前列腺癌、甲状腺癌、肾癌、胃癌、子宫癌），多发

性骨髓瘤，以及淋巴瘤等，是常见的涉及脊柱的恶性肿瘤。原发病灶可能很小和无症状，肿瘤的最初表现可能是转移性沉积物引起的腰背痛。疼痛是持续的和迟钝的，经常是休息后不缓解，通常在晚上更严重，并打断睡眠。如果转移灶向侧面扩展，就会增加神经根疼痛。一个其他方面健康的年轻人或中年人的椎体骨折，应提醒医生潜在的转移的可能性。在背痛发作时，X 线片上可能没有放射学变化；当这种改变确实出现时，通常表现为一个或几个椎体的破坏性病变的形式，很少或不累及间盘间隙，甚至在压缩性骨折时也是如此。然而，这种变化在 CT 和 MRI 或放射性同位素扫描上是明显的，这些检查可以检出肿瘤或炎症性疾病引起的成骨细胞活动区域。

脊柱感染，骨髓炎（*osteomyelitis*），通常由葡萄球菌引起，不太常见的是由大肠杆菌和分枝杆菌引起。患者主诉在背部的亚急性或慢性疼痛，因运动加重，而休息没有实质性的缓解。运动变得受限，受累节段的脊柱有叩诊诱发的疼痛和脊柱震动的疼痛，就像脚跟撞击地板出现的疼痛。这些患者通常无发热，无白细胞增多。红细胞沉降率和 C 反应蛋白均明显升高。CT 和 MRI 的特征性表现是同时累及椎体和邻近的椎间盘，而发现椎间盘间隙破裂并累及两个相邻的椎体是鉴别脊柱的感染性疾病与肿瘤的特征之一。通常发现椎旁的肿块，提示脓肿，脓肿可在离脊柱相当远的部位自发地排出，特别是在结核病例中。我们也曾遇到过一些亚急性细菌性心内膜炎患者，他们主诉严重的中线的胸痛和腰背痛，但没有明显的脊柱感染。

结核性脊柱感染及其导致的脊柱后凸畸形，称为波特病（Pott disease）（即脊柱结核病——译者注），是发展中国家常见的一种特殊情况（见第 31 章和第 42 章）。

重点是脊髓硬膜外脓肿（*spinal epidural abscess*），通常需要紧急手术治疗。未能正确识别这种病变已导致了截瘫或因败血症死亡的病例。这大多数情况下是由葡萄球菌感染引起的，葡萄球菌感染通过脓毒症的病灶（如疖）通过血流携带，或从骨髓炎病灶进入硬膜外腔。另一个重要的感染途径是静脉自我注射毒品和使用受污染的针头。感染在腰椎穿刺、硬膜外注射或为间盘切除而行椎板切除术过程中很少发生。在某些情况下，硬膜外脓肿的来源无法确定。主要症状是低热、白细胞增多，以及持续的、严重的局部疼痛，因叩击和压迫椎骨而加剧。此外，疼痛可能放射呈神经根分布。这些症状要求立即通过 MRI 或 CT 脊髓造影进行检查并进行手术干预，最好在截瘫、括约肌功能障碍和感觉丧失症状出现之前进行。小的脓肿和肉芽肿是以前和部分治疗的脓肿的残留，有时仅用抗生素就能成功治疗，如后面和在第 42 章“脊髓疾病”中讨论的。

脊髓内出血（见第 42 章）

脊髓内出血（intraspinal hemorrhage）表现为突然的难以忍受的腰部中线疼痛（刺痛或“匕首刺入”），通常伴有快速发展的轻截瘫、尿潴留和腿部麻木，可能预示着蛛网膜下腔、硬膜下或硬膜外出血的发生。此类事件最常见的原因是凝血功能障碍（主要来自华法林）和脊髓动静脉畸形（AVM），如第 44 章所讨论的。脊髓动脉瘤是非常少见的潜在病变。需要指出的是，同等强度的局灶性腰背痛可能是急性脊髓炎、脊髓梗死、压缩性骨折的发病标志，偶尔也会出现 Guillain-Barré 综合征。

尾椎痛

尾椎痛（coccydynia）这个名字适用于局限于“尾骨”的疼痛，尾骨是位于骶骨最下部的 3~4 块小的退化骨。分娩创伤、臀部跌倒、缺血性坏死、神经纤维瘤或血管球瘤、其他罕见肿瘤和肛门疾病，当然，还有毛囊囊肿，有时可确定为该区域疼痛的原因。更常见的情况是，来源仍然模糊不清。在过去，后一组患者不加区别地接受尾骨切除术，但最近的研究表明，大多数病例对注射局部麻醉药和甲泼尼龙，或者在麻醉下对尾骨的手法治疗反应良好（Wray et al）。

不明确的腰痛与精神疾病

这是一个安全的临床规则，大多数抱怨腰痛的患者都有某种类型的脊柱及其支持结构或腹部或盆腔脏器的原发性或继发性疾病。然而，即使经过仔细检查，仍有相当一部分患者无法发现腰痛的原因。可以识别出两种类型的病因，一种是姿势性背痛和受伤后的疼痛，另一种是伴有加重的精神疾病，但总是有诊断不明确的病例。

腰痛可能是癔症、诈病、焦虑、抑郁和疑病症患者，以及他的许多症状不符合这些任何一种精神疾病的人的主要症状。假设这类患者的腰痛可能意味着脊柱或邻近结构的疾病，这是一种很好的做法，应该始终谨慎地查找。然而，即使发现了一些器质性因素，也可能由于主次因素并存而表现为加重、延长或编织成一种病残的模式。当有可能二次获益（特别是工人的赔偿或解决人身伤害索赔）时，尤其如此。如果患者因长期腰痛而寻求补偿，但没有明显的器质性疾病，在一段时间后他们往往会变得怀疑、不合作、敌视他们的医生或任何可能质疑他们疾病真实性的人。人们注意到，他们倾向于含糊地描述自己的痛苦，并倾向于讨论他们的残疾程度以及他们在医疗专业人员手中受到的虐待。不同的检查对疼痛的描述可能有很大的不同。同样，发生疼痛和放射的区域通常是非生理性的，而且休息和不活动不会缓解疼痛。这些特征和腰部检查无异常应使人怀疑有心理因素。一些患者，通常是直接的诈病者，会采取奇怪的步态和态度，比如走路时躯干几乎弯曲成直角［躯干前屈症（camptocormia）］，无法站直。或者患者即使没有肌肉痉挛，也不能向前弯曲几度，最轻微的压力也会出现退缩，甚至在骶骨上施压，骶骨很少有压痛，除非有盆腔疾病。

有腰背痛的抑郁和焦虑患者是一个难题。这种残疾似乎超出了脊柱功能障碍的程度。焦虑和抑郁可能成为腰背综合征的重要组成部分，患者可能会反复思考未确诊的癌症或其他严重疾病。在这种情况下，常见的和轻微的背部不适，例如由骨关节炎和姿势性酸痛引起的症状会加重，使之无法忍受。这样的患者仍然要接受不必要的手术治疗。目前还不清楚，诊断是否可以依据药物缓解抑郁反应的特征。

腰背部手术失败综合征

腰背部手术失败综合征（failed back syndrome），是指最难处理的已做过一次或多次椎体切除术，有时还做了融合术，但没有明显缓解的慢性腰痛患者。在一个大系列可能陈旧的患者中，手术证明椎间盘突出，25% 的患者留下了令人苦恼的症状，10% 需要进一步的手术（Weir and Jacobs）。对于这类患者，我们的建议是复查 MRI 或 CT 脊髓造影。在相当多的病例中，会发现椎间盘再次破裂，或有未解决的侧隐窝狭窄，或椎间盘或退行性疾病出现在先前减压部位的上方，或较少见的在下方。减压与融合术是否会减少或扩大了这后一问题的发生频率尚不清楚。肌电图和神经传导检查，寻找神经根病的证据也是有帮助的。如果有神经根病的证据，但没有间盘物质，或者在 MRI 上只看到瘢痕组织，人们就无法知道疼痛是与最初破裂造成的损伤有关，还是手术的后果（见 Quiles et al 和 Long 的综述）。

人们会认为，这些慢性疼痛的患者可以细分为两组，一组是持续的神经根疼痛，另一组是脊柱疾病引起的疼痛。然而，一旦疼痛变成慢性，区分就不容易了。脊柱、臀部或大腿受压可能导致疼痛投射到腿部。利多卡因阻滞神经根产生了不一致的结果。在我们的经验中，经皮刺激器、后柱刺激器、鞘内注射镇痛药，以及硬膜外注射类固醇很少会长期有帮助，但我们曾见过明显的例外，特别是硬膜外泵管理镇痛药。目前，能给予患者最好的治疗就是减轻体重（在适当的个体中），伸展运动和渐进式锻炼以加强腹肌和背部肌，以及使用温和的非麻醉性镇痛药和抗抑郁药。硬膜外类固醇注射、物理疗法或有限疗程的脊椎按摩手法是合理的。

颈痛、肩痛和手臂疼痛

概述

区分起源于颈椎（*cervical spine*）、臂丛（*brachial plexus*）和肩部（*shoulder*）的颈和手臂疼痛性疾病的三种主要类型是有用的。虽然这些来源的疼痛分布可能重叠，但患者通常可以指出疼痛的起源部位。由脊柱颈部引起的疼痛可在颈部或头后部感觉到，并可投射到肩部和上臂；它由颈部的某些运动或位置引起或被增强，并伴有颈部活动受限和颈部触诊有压痛。

起源于臂丛的疼痛（*pain of brachial plexus origin*）是在锁骨上区，或在腋窝和肩部周围；它可能会因手臂和颈部的某些动作和位置（极端旋转）而加重。在锁骨上方可触及的异常可能揭示神经丛病（*plexopathy*）的原因，如锁骨下动脉瘤、肿瘤、颈肋等。胸廓出口综合征（*thoracic outlet syndrome*）的特征是循环异常和与臂丛内侧束相关的体征的组合，后面进一步描述。

局限于肩部的疼痛（*pain localized to the shoulder*）因活动而加重，并伴有压痛和活动受限，特别是内旋与外旋和外展，这表明肌腱炎、肩峰下滑囊炎或肩袖撕裂，肩袖（rotator cuff）由围绕肩关节的肌肉的肌腱组成的。滑囊炎（*bursitis*）一词通常用来泛指这些疾病。肩痛，如同脊柱和神经丛痛，可以隐约地放射到手臂，很少放射到手，但没有感觉运动和反射的变化，这些变化总是指示神经根、神经丛或神经的疾病。这种类型的肩痛在中老年中很常见。它可能是自发地发生的，也可能是在不正常或剧烈地使用手臂后发生的。肱骨大粗隆的局部压痛是特征性表现。肩部 X 线片可能正常或在冈上肌腱或肩峰下关节囊可见钙沉积。MRI 能够显示更细微的异常，如肩袖的肌肉和肌腱撕裂或关节囊的唇状撕裂。在大多数患者中，疼痛随着制动和使用止痛剂，随后逐渐增加肩部活动而逐渐减轻。如果无效的话，在肩袖损伤情况下，向关节囊内或主要疼痛部位注射少量皮质类固醇通常是暂时有效的，可以使患者的肩膀活动起来。“冻结肩”（frozen shoulder）的问题在后面讨论。

颈椎骨关节炎（*osteoarthritis*）和骨赘骨刺形成可能引起疼痛，向后头部、肩部以及一侧或两侧的手臂放射。神经根同时受压表现为手臂和手的感觉异常、感觉丧失、无力和萎缩，以及腱反射改变等。如第 42 章中的详述，如果椎管内形成骨脊，脊髓可能受压，从而导致痉挛性无力、共济失调、腿部的振动觉和位置觉丧失等［颈椎病（*cervical spondylosis*）］。骨的改变在 X 线片上很明显，但在 CT 和 MRI 上看得更明显。将颈椎病伴神经根和脊髓受压与椎间盘（见下文）或原发性神经疾病（如脊髓空洞症、肌萎缩侧索硬化或肿瘤）伴不相关的颈椎骨关节炎区分可能有困难。MRI 在揭示脊髓受压伴不相关的颈椎骨关节炎方面有特别的价值，但这项研究在骨嵴仅仅与脊髓接触而没有使其变形时有过度解释的倾向（见第 42 章“颈椎病伴脊髓病”）。

脊柱类风湿关节炎（*rheumatoid arthritis*）可能局限于颈椎小关节和寰枢关节。通常的表现是疼痛、僵硬、颈部活动受限和后头痛。与强直性脊柱炎相比，类风湿性关节炎很少局限于脊柱。由于其他关节病变明显，做出诊断相对容易，但严重累及颈椎可能会被忽略。在晚期，一个或几个椎体可能向前移位，或寰枢关节滑膜炎可能损害寰椎横韧带，导致寰椎在轴位上向前移（寰枢椎半脱位）。在这两种情况下，严重的甚至危及生命的脊髓压迫可能会逐渐地或突然发生。谨慎地做屈伸位 X 线侧位片，对观察寰枢关节脱位或下颈段的半脱位是有用的。与上颈部小关节面退行性改变有关的枕部头痛和颈痛，在第 9 章“第三枕神经”头痛的其他颅痛（所谓的第三枕神经痛）中讨论。

创伤性和颈椎过度屈伸损伤（*traumatic and whiplash injury*）　由于颈部的强力伸展和屈曲而导致的韧带和肌肉损伤会产生许多临床难题。损伤范围从肌肉和韧带的轻微扭伤到这些结构的严重撕裂，再到椎体肌肉和肌腱撕脱，甚至椎体和椎间盘损伤。后一种病变可在 MRI 上观察到，如果病变严重，可导致神经根或脊髓受压，有时可导致脊髓的软骨栓塞（见第 42 章“纤维软骨栓塞”）。如果已有颈椎骨关节炎，可能会有相当明显的疼痛，在极端情况下，还会压迫脊髓。然而，较普遍存在的和轻度颈椎过度屈伸损伤不伴上述结构损伤，往往因心理和补偿因素而复杂化，导致长期残疾，该综合征在没有明确医学定义的情况下成为一个令人烦恼的问题，并占据了医生、赔偿委员会和法院等方面不成比例的时间（见 LaRocca 的综述，Malleson 的书中有关这一主题的社会学和心理学的有趣讨论）。我们毫不怀疑，确实存在创伤性颈部损伤，即使有时是轻微创伤，但我们同意上述作者的观点，即这种高频率的假定损伤是由社会和法律结构造成的。

颈椎间盘突出症（见表 10-1）

颈、肩和手臂疼痛的一个常见原因是下位颈椎区域的椎间盘突出，这一病程类似于腰椎区域的间盘突出，但当然会引起一组不同的症状（表 10-1）。颈椎间盘突出症（cervical disc herniation）通常在没有明确的和直接原因的情况下出现，但它可能发生在创伤后，创伤可大可小（因颈部突然过伸，跌倒，跳水事故，Kristoff 和 Odom 讨论的强力操作等）。最常受影响的神经根是第 7 颈椎（C7，占 70% 的病例）和 C6（占 20%）；C5 和 C8 神经根受压占其余的 10%（Yoss et al）。临床诊断是通过对应于单一颈神经根的相当离散分布的疼痛或感觉异常、神经根节段的反射消失，以及通过机械测试如斯普林手法（*Spurling maneuver*）诱发的过度根痛建立的，该方法是检查者对患者头顶施加向下的压力，使患者的头转向患侧和颈部轻微伸展。后一种测试不是很敏感，但对已被肌电图或影像学证实的神经根病具有特异性。与一个神经根相对应的疼痛、运动、反射和感觉丧失的整体综合征并不常见，被发现与腰椎神经根疾病相比，颈椎神经根疾病的疼痛区域是特别多变的。

如表 10-1 所示，当突出的椎间盘位于 C6 与 C7 节椎骨之间时，就会累及第 C7 颈神经根。疼痛出现在肩胛骨或肩胛骨嵴和上臂后外侧区域；它可以投射到肘部和前臂背侧，示指和中指，或所有的手指。偶尔在胸部或腋窝区感到不适。压痛在肩胛骨内侧对着第 3 至第 4 胸椎棘突以及锁骨上区和三头肌区最明显。感觉异常和感觉丧失在示指和中指最明显。无力涉及前臂的伸肌，有时也有腕肌，偶尔手的握力很弱，肱三头肌可能肌力减弱；肱三头肌反射通常减弱或消失，肱二头肌和旋后肌反射保留。

如果椎间盘突出位于C5与C6颈椎之间外侧，其症状和体征涉及第C6颈神经根。这一完全的综合征的特征是肩部的斜方肌嵴和肩部顶端疼痛，辐射到手臂的前上部、前臂桡侧，通常到拇指，有时也辐射到示指。在同一区域也可能有感觉异常和感觉障碍，在肩胛嵴上方和在锁骨上和肱二头肌区域有压痛，当维持手臂外展时，前臂（肱二头肌）屈曲无力和三角肌收缩无力，肱二头肌和旋后肌反射减弱或缺失（肱三头肌反射保留或有时因肱二头肌无力而表现轻微亢进）。

第C5颈神经根综合征，由第C4与C5椎体间的椎间盘突出所致，其特征是肩部和斜方肌区疼痛以及冈上肌和冈下肌无力，表现为在肩内收的情况下，不能外展手臂和外旋手臂（冈上肌和冈下肌无力）。肱二头肌可能有轻微无力和相应的反射减弱，但这些症状并不一致。在三角肌上通常覆盖一小块感觉减退区。

第C8颈神经根受压（因C7~T1椎间盘）可与尺神经麻痹颇相似。疼痛沿着前臂内侧分布，感觉缺失是在前臂内侧皮神经和手部尺神经分布区。肌无力主要涉及由尺神经支配的固有肌（见第43章“尺神经”）。反射可能不受影响，但肱三头肌反射往往轻度减弱。

这些综合征通常是不完整的，只出现一个或几个典型的症状。特别值得注意的是，在颈椎外侧椎间盘破裂，特别是在第C5和C6间盘水平时，出现孤立的无力而不伴疼痛。Friis及其同事在Finnesen的著作中描述了250例颈段椎间盘突出或颈椎病的神经根受压患者疼痛的分布。几乎每个患者，不管涉及的哪一具体的神经根，都表现出颈部活动范围受限，疼痛随着运动而加重（尤其过度伸展时）。咳嗽、打喷嚏和向下压头部的过度伸展位通常会使疼痛加重，而牵拉（甚至用手牵引）往往会减轻疼痛。

与腰椎间盘突出不同的是，如果颈椎间盘突出较大且位于中央，就会导致脊髓受压（图10-6）。位于中央的椎间盘通常是无痛的，脊髓综合征可能模拟多发性硬化或退行性神经疾病。常见双手麻木、感觉异常或类似的感觉改变。对于腿部症状隐蔽，包括僵硬和跌倒的患者，没有考虑到颈椎间盘突出是一个常见的错误。在胸部经常能发现模糊的感觉变化，它的吻端缘是在受压水平的几个皮节。椎间盘突出的诊断和水平可以通过MRI检查或CT脊髓造影来确定。神经传导研究、F反射和EMG对确定神经根受压的水平是有帮助的，并有助于区分起源于神经根的疼痛与起源于臂丛或手臂个别神经的疼痛（见第43章，臂神经炎）。

颈椎间盘突出的处理

除非有快速的或亚急性进展的脊髓病的征象（如腿和手臂无力、双下肢反射亢进、步态共济失调、括约肌功能障碍等），否则在进行椎间盘切除术前应采取保守措施。对于颈椎间盘伴神经根痛的病例，尽管对这种固定术的疗效存在争议，但使用贴身的泡沫项圈有时是有益的。颈圈领口应该合适，以使颈部屈曲和伸展达到最小限度，但它必须保持足够舒适，以鼓励患者持续使用。建议患者除非万不得已，否则白天要一直佩戴颈圈，特别是坐车时。虽然其价值不确定，但环绕枕部和下颏用束带牵引对颈椎间盘综合征患者有一些好处。可能需要使用几天止痛药物治疗。

在大多数情况下，神经根疼痛会在几周或更短的时间内消退，但严重或难治的病例可能需要手术，特别是当受累的神经根对应的肌肉出现明显的无力时。只有轻度无力不能确认为手术适应证，在少数情况下，如果单独出现无力，而没有疼痛，应考虑上述相同的保守治疗措施。大多数情况下，外科医生通过前路（经椎间盘入路）手术来解决这个问题。这使脊柱后部结构保持完整，保持脊柱的稳定性，但如果担心未来的不稳定性，可以加入不同类型的融合术。

颈椎病（另见第42章）

颈椎病（cervical spondylosis）是颈椎中下段的慢性退行性疾病，使得椎管和椎间孔变窄，导致脊髓和神经根的压迫性损伤。上面讨论的中央椎间盘突出往往是促使椎管狭窄的原因之一。由于颈椎病的主要影响是在脊髓，这一过程将在第42章详细讨论，但如前所述，颈椎病也是颈部和手臂疼痛的常见原因。如果有脊髓和根受累的轻微症状，使用限制头部和颈部活动的项圈可能会阻止病情发展并使症状改善。如第42章所述，对于神经症状进展或顽固性疼痛的病例，可进行减压性椎板切除术或单一的椎关节骨刺前部切除术和融合术。与腰椎管狭窄症一样，手术无法保证成功，但可预防症状的进一步恶化。

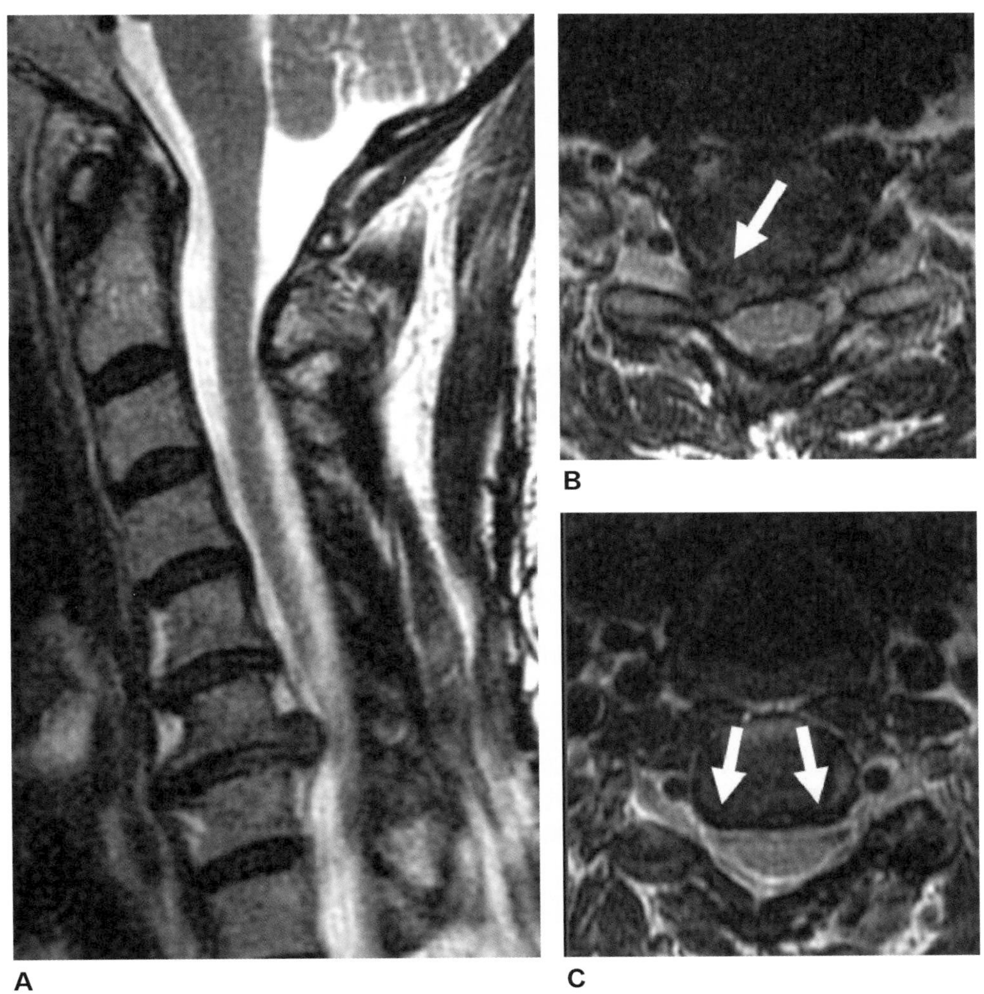

图 10-6　MRI T2 加权显示的颈椎间盘突出。A. 旁矢状位显示在 C6~C7 水平大的后部椎间盘突出。在 C4~C5 和 C5~C6 可见较小的广泛的椎间盘后凸。B. 图 A 中 C6~C7 的轴位显示大的右后外侧椎间盘突出（箭头），导致右侧神经孔严重狭窄，并压迫出髓的 C7 神经根。C. 相比之下，C4~C5（箭头）广泛的后椎间盘突出的轴位（箭头）只导致椎管狭窄，脊髓不受压

胸廓出口综合征（上胸孔综合征）

胸廓出口综合征也称为上胸孔综合征（superior thoracic aperture syndrome），许多解剖异常发生在颈椎外侧区。在某些情况下，它们可能压迫臂丛神经、锁骨下动脉和锁骨下静脉，导致手和手臂的肌无力和消瘦、疼痛和血管异常。毫无疑问，这一综合征临床上比应诊断的要多，而且这个术语被含糊地应用于许多情况，其中一些几乎肯定不存在，可与臀部梨状肌综合征相比较。

引起神经受压的最常见的异常，包括术语胸廓出口综合征（*thoracic outlet syndrome*），是一种异常的不完全的颈肋，从它的顶端到第一肋有一个尖锐的筋膜带，是一个紧绷的纤维带从细长和向下弯曲的 C7 横突延伸至第一肋骨；较少见的是一根完整的颈肋与第一肋相连；以及前斜角肌和内侧斜角肌的位置和插入的异常。因此，潜在的神经血管受压部位从椎间孔和上纵隔一直延伸至腋窝。根据假定的异常和症状产生的机制，颈肋（*cervical rib*）、前斜角肌（*anterior scalene*）、肋锁的（*costoclavicular*）和神经血管的压迫（*neurovascular compression*）等术语已被应用。此外，一种肩下垂综合征（*droopy shoulder syndrome*）已被确认，据称它会伸展臂丛并引起类似症状，大多数患者都是体质虚弱的年轻女性。

局部解剖变异可以解释这几种假设的机制，但迄今为止，对于前斜角肌和肋锁综合征（costoclavicular syndromes）的有效性还没有完全达成一致。异常颈肋起源于第 7 颈椎并在前斜角肌与中斜角肌之间向外侧延伸，然后在臂丛和锁骨下动脉下连接到第一肋，明显地干扰了这些结构的解剖关系并可能挤压这些结构（图 10-7）。然而，据估计 1% 的人有颈肋，通常是双侧，这些人中只有约 10% 的人有神经或血管症状（几乎总是单侧），其他因素必须手术。

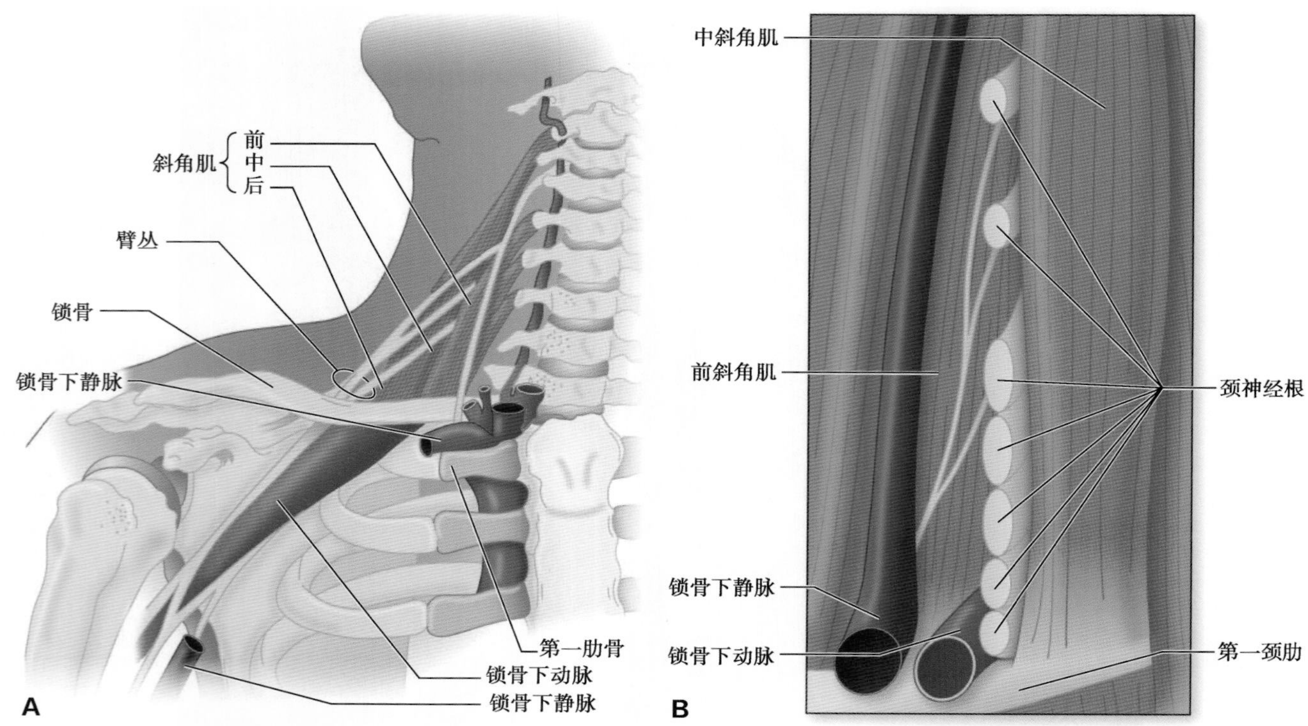

图 10-7　臂丛和锁骨下动脉在前斜角肌与中斜角肌之间的行程。图示锁骨下动脉在前斜角肌远端扩张。紧靠前斜角肌和中斜角肌的远端是锁骨和第一肋骨之间另一个潜在的收缩区域。随着颈部伸展和下颏转向受累侧（Adson 手法），前斜角肌张力增加，锁骨下动脉受压，导致锁骨上的杂音和桡动脉脉搏消失

使颈部屈曲和旋转的前斜角肌和中斜角肌，都插入到第一肋骨，所以锁骨下动脉和静脉以及臂丛必须在它们之间穿行。因此，这些肌肉的插入异常和肥大曾被认为是该综合征的原因，但切除它们（斜角肌切除术）也很少能够改变症状，因此这一机制不再被认为是可信的。

三种神经血管综合征，包括锁骨下静脉或动脉受压以及臂丛病（brachial plexopathy），与残遗的颈肋（完全的颈肋罕见）和胸廓出口相关的异常有关。在这三种形式的综合征，肩部和手臂疼痛都很突出。这种不适为疼痛型，在后半胸、胸肌区和上臂可以感受到。这些综合征有时会共存，但更常见的是各自独立地出现。

锁骨下静脉受压或自发血栓形成（*compression or spontaneous thrombosis of the subclavian vein*）是一种罕见的表现，可引起手臂的暗色变色、静脉扩张和水肿。静脉可在长时间运动后［佩吉特 - 施罗特（Paget-Schrötter syndrome）］或者在癌症患者高凝状态情况下发生血栓形成。

锁骨下动脉受压（*compression of the subclavian artery*）导致肢体缺血，可能并发手指坏疽和逆行性栓塞，也是一种罕见的现象。单侧的雷诺现象、脆甲症和指尖溃疡是重要的诊断依据。锁骨上杂音提示锁骨下动脉受压，但其本身不能诊断。

血管受压 - 脉搏消失的常规试验是，当患者取坐位，上肢外展，吸气后屏住呼吸，头向后倾，并向患侧转头，此为阿德森试验（Adson test）；或者外展和外旋手臂，并固定肩部和向两侧转头，此为赖特手法（Wright maneuver）；这两种试验都不完全可靠。有时这些操作在已证明血管受压的患者不能使桡动脉搏动消失，相反，这些测试有时在正常人中可能是阳性的。尽管如此，仅在有症状的一侧（重现患者症状时）试验阳性提示诊断为动脉受压，并暗示某种形式的胸廓出口综合征。桡动脉搏动的体积描记和血管超声显著提高了这些位置测试的准确性。

主要的神经问题可能是胸廓出口综合征的特征。小鱼际肌、骨间肌、拇内收肌，以及第 4 和第 5 指的指深屈肌有轻微的萎缩和无力（即由臂丛下干和尺神经支配的肌肉）。晚期病例可出现前臂屈肌无力。腱反射通常被保留。此外，大多数患者主诉手臂的间歇性疼痛，特别是尺侧疼痛，其中约半数患者还伴有前臂和手的尺侧边缘麻木和刺痛。这些区域的体表感觉丧失是多变的。通过紧压锁骨上方或牵拉手臂，可能再现感觉症状。在该综合征的神经形式表现患者中，通常没有血管特征或很少。

在有神经体征的患者中，神经传导速度检查可见尺神经感觉电位的波幅降低。可能正中神经运动诱发电位的波幅也降低，正中神经运动传导速度轻度和一致的缓慢，F 波潜伏期延长。受累手肌的同心针检查显示有大波幅的运动单位，提示侧支的神经再生。体感诱发电位辅助常规的神经传导速度和肌电图检查是有用的（Yiannikas and Walsh）。肱动脉磁共振血管造影（MRA）通常用于疑似动脉闭塞、动脉瘤或明显颈肋的患者。静脉造影在诊断的病情检查中地位尚不确定，因为一些正常的个体在手臂完全外展时可阻塞锁骨下静脉。

根据作者的经验，明确的胸廓出口综合征并不常见。Wilbourn 的经验也是如此，可参见他对这一主题的综述。除非有以上列举的临床和肌电图特征，否则应对诊断持怀疑态度。常见的错误是将胸廓出口综合征与腕管综合征、尺神经病或肘部嵌压或由关节炎或椎间盘疾病引起的颈神经根病相混淆。臂神经炎（brachial neuritis）可能有类似的表现。影像学检查和细致的神经传导速度和 EMG 检查可能是必要的。

胸廓出口综合征的治疗

如果胸廓出口综合征的主要症状是疼痛和感觉异常，保守治疗是可取的。Leffert 建议使用局部热敷、镇痛药、肌肉松弛剂，以及一项刻苦的专门锻炼计划来加强肩部肌肉；然后进行全方位的颈部运动。在这一方案中，一些患者在 2~3 周后症状得到缓解。有资质的物理治疗师的指导也非常重要。

只有疼痛严重和呈持续性，并且明确与该综合征的血管或神经源性特征有关时，才是手术的适应证。通常的手术方法是通过锁骨上间隙，切断纤维带和切除残遗的颈肋。在静脉或小动脉形式的综合征，一些胸外科医生主张通过腋窝切除第一肋的一段。疼痛通常显著减轻，但感觉运动缺陷仅略有改善。斜角肌切除术没有得到认可，如前所述，肌肉在引起胸廓出口综合征中的作用一直受到质疑。

其他源自颈部、臂丛和肩部的疼痛疾病

臂丛是肩部和手臂疼痛的重要来源。主要疾病是臂丛神经炎和臂丛的转移性浸润和放射损伤。第 44 章详细讨论了这些疾病。

脊柱颈部的转移要比脊柱其他部位的转移少见。然而，它们经常疼痛，并可能引起神经根受压。肿瘤从椎体的后部延伸或压缩性骨折可能导致快速进展的四肢瘫痪。

肺沟瘤（pancoast tumor），通常是一种肺上沟的鳞状细胞癌，可累及在下颈髓和上胸髓（T1 和 T2）进入脊柱的脊神经。在这些病例中，霍纳（Horner）综合征、手臂和手的内侧麻木，以及手和肱三头肌所有的肌肉无力等，合并上肩胛下部和手臂疼痛。神经系统异常可能发生在肿瘤形态在放射学上可见之前的很长时间。

肩部损伤（肩袖）、肩峰下或三角肌下滑囊炎、肩周炎或肩囊炎（冻结肩）、肌腱炎和关节炎等，如上所述，这些都可能发生在其他方面健康的患者身上，但这些情况也会作为偏瘫的并发症发生。疼痛往往是严重的，并向颈部延伸和向下到手臂和手。手背可能有刺痛感，但没有其他神经受累的征象。心肌梗死后手臂不活动可能与肩关节和手臂疼痛，与手关节的血管舒缩改变和继发性关节病［肩手综合征（shoulder-hand syndrome）］有关；一段时间后，会出现骨质疏松以及皮肤和皮下结构萎缩［祖德克萎缩（Sudeck atrophy）或祖德克 - 勒里什综合征（Sudeck-Leriche syndrome）］。类似的改变可能发生在足部和腿，或偏瘫一侧的所有关节结构，或与本章第一部分描述的疼痛病变有关。神经科医生应该知道，这些并发症可以通过适当的运动来预防，并通过冷敷患肢来缓解。

皮肤血管舒缩、泌汗运动和营养改变，伴随软组织萎缩和骨质的脱钙，可能是由于无论何种原因，手臂（即冻结肩综合征）和腿部长期制动和不被使用的结果。

肘关节内上髁炎和外上髁炎（网球肘）是很容易诊断的，表现为受累部位压痛和腕部某些运动使疼痛加重。我们在一些内上髁炎病例中观察到尺神经受到嵌压。

腕管综合征的疼痛通常延伸到前臂，有时延伸到肱二头肌前部区域，可能被误认为肩或颈部疾病。同样，侵犯尺神经、桡神经或正中神经也可能被误认为是臂丛或神经根病变。EMG 和神经传导检查在这些情况下是有用的（这种常见的疾病在第 44 章中讨论）。

风湿性多肌痛（另见第 9 章）

风湿性多肌痛（polymyalgia rheumatica）综合征见于中老年人，以四肢近端肌肉剧烈疼痛、酸痛和僵硬为特征，血沉明显升高。最受影响的是肩部，其中一半的患者也有髋部或颈部疼痛。体质症状（体重减轻、发热和贫血）以及关节肿胀是不太

一致的表现。Salvarini 及其同事在综述中指出，少数患者有手或脚的凹陷性水肿，其他人患有膝或腕关节炎或腕管综合征。关节镜检查和 MRI 提示疼痛起源于滑膜炎，或有时更准确地说是黏液囊炎(bursitis)和关节周围结构的炎症。其根本原因尚不清楚。

该病的活动性与血沉的升高相关，血沉几乎总是高于 40mm/h，通常高于 70mm/h(并伴有 C 反应蛋白相应升高)；与多发性肌炎的情况不同，肌酸激酶水平是正常的。在许多患者中，风湿性多肌痛伴有巨细胞(颞或脑)动脉炎。这两种关联的情况精确的一致性尚不清楚，但重叠的频率并不高。动脉炎可能影响一个或两个视神经，失明是这种疾病的主要风险，详见第 13 章讨论。

治疗　风湿性多肌痛的病程是自限性的，持续 6 个月至 2 年，并对糖皮质激素治疗有显著的反应，尽管这可能需要在小剂量下持续数月或一年或更长的时间。如果没有颞动脉炎的证据(需要更大的剂量)，我们通常使用泼尼松 20mg 开始治疗。一两天内没有好转就应该引起对诊断的质疑。髋部和肩部疼痛的程度是判断类固醇治疗持续时间和药物停药速度的最佳指标，通常每 2 周少量加量一次。血沉或 C 反应蛋白可作为指导，但两者单独都不足以改变药物治疗方案。

复杂的局部疼痛综合征(反射性交感神经营养不良和灼痛)(见第 7 章)

复杂的局部疼痛综合征，也称为反射性交感神经营养不良(*reflex sympathetic dystrophy*,*RSD*)和灼痛，这种对肩部、手臂或腿部损伤的疼痛反应通常是神经不完全损伤的结果。它包括长期疼痛，特征性地描述为烧灼感，伴有发绀或苍白，肿胀，寒冷，被动运动时疼痛，骨质疏松，以及受影响部位对触觉刺激明显的敏感性等。这种情况曾被描述为各种术语，如祖德克萎缩(*Sudeck atrophy*)，创伤后骨质疏松征(*posttraumatic osteoporosis*)(在这种情况下骨扫描可以显示局部放射性核素摄取增加)，以及相关的肩 - 手综合征(shoulder-hand syndrome)等。目前的术语是复杂的局部疼痛综合征(*complex regional pain syndrome*)。当疼痛综合征单独发生时，被称为灼性神经痛(*causalgia*)。药物治疗或外科交感神经切除术似乎可以缓解一些患者的症状。在其他同时有 C 纤维受体和节后交感神经纤维过敏的患者，这些治疗是无效的。第 8 章进一步讨论这个问题。

神经损伤后神经瘤形成

持续的和通常使人丧失能力的疼痛和感觉迟钝可能发生在任何类型的损伤后，如四肢的骨折、挫伤，醉酒后躺在手臂上的挤压、外科手术或神经活检过程中切断感觉神经，或神经缝合后不完全再生等，这导致神经的部分或完全中断，伴随神经瘤形成(*neuroma formation*)或神经内瘢痕(*intraneural scarring*)。在这些情况下，神经含有大量无髓鞘的 C 纤维和数量减少的 A-C 纤维；这种纤维组成的失衡可能与痛性感觉迟钝的发生有关。这些病例最好的处理方法是完全切除神经瘤并端 - 端缝合健康的神经，但不是所有病例都适合这种手术。

另一种特殊类型的神经瘤是在截肢时切断神经末端时形成的，称为残肢性神经瘤(stump neuroma)。这种来源的疼痛可以通过注射利多卡因、切除远端神经瘤、近端神经切开术或切除局部交感神经节等相对简单的方法来消除。在临床实践中更常见的是普通的但疼痛的莫顿神经瘤(*Morton neuroma*)，通常发现在第 3 和第 4 跖骨间的跖神经(plantar nerve)。前脚掌受压时疼痛是典型的米尔德征(Mulder sign)。

红斑性肢痛症

红斑性肢痛症(erythromelalgia)是一种罕见的微血管紊乱，由于环境温度的变化，通常引起足趾和脚前部烧灼痛和鲜红的颜色变化，有时在手部。自从威尔·米切尔(Weir Mitchell)在 1878 年首次对其进行描述以来，已有许多文章对其进行了描述，最近，一种主要家族性形式的病因被追溯到钠通道蛋白的突变。每个患者都有一个温度阈值，超过这个阈值就会出现症状，脚就会变得鲜红、发热和疼痛。罹病的患者很少穿长筒袜或普通的鞋子，因这些容易使症状显现出来。在冰冷的地面上行走或将脚浸泡在冰水中，以及休息并抬高双腿，都可以缓解疼痛。外周的脉搏是完好的，没有运动、感觉或反射的变化。推荐由 Michiels 和 Layzer 撰写的综述。

大多数病例是特发性的，有些是家族性和遗传性的。该疾病有多种继发形式，其中最重要的一种与原发性血小板增多症(essential thrombocythemia)有关(高达 25% 的患者可能以红斑性肢痛为首发症状)，但也与其他骨髓增生性疾病有关，诸如真性红细胞增多症和胶原血管疾病，包括血栓性血小板减少性紫癜(TTP)，在使用钙通道阻滞剂和某些多巴胺能激动剂如培高利特和溴隐亭期间，以及闭塞性血管疾病。有些病例是由于痛性多发性神经病继发，主要影响小感觉纤维；在后一种情况更常见，发红和发热是持续的，是交感神经纤维受损的结果；见第 43 章。这些症状形式导致一些专家质疑红斑性肢痛症是不是神经病的一种类型（Davis et al）。

家族性红斑性肢痛症已被追溯到钠离子通道（NaV 1.7）的突变，它在后根神经节痛觉神经元中选择性地表达。除了解释这种疾病表现方面的内在价值之外，这种通道病的发现还引起了人们对通过控制钠通道治疗疼痛这一新方法的兴趣。

治疗　参考 Abbott 和 Mitts 及其他人对本病的治疗，阿司匹林在治疗继发性红斑肢痛发作中是有用的，而在一些原发性病例中也有效；有人推荐使用二甲麦角新碱（methysergide），但由于腹膜后和心脏瓣膜纤维化，该药已停止使用。即使是小剂量的阿司匹林也能在 1 小时内缓解症状，并可持续数日，这是一个诊断特征。Sano 及其同事报道，环孢素（cyclosporine）在对其他药物没有反应的家族性红斑性肢痛症患者中有很大的益处。

类似的情况，症状局限于单一神经或皮肤损伤区域，曾被 Ochoa 以 ABC 综合征（*ABC syndrome*）[愤怒（angry），回火（backfiring），C-疼痛感受器（C-nociceptors）] 的术语描述。疼痛发作和皮肤血管扩张是由机械或热刺激诱发的，冷却可以缓解。受影响的区域可能存在持续性痛觉过敏。兰斯认为，类似的机制也在"红耳综合征"（red ear syndrome）中起作用，是由第 3 颈神经根受刺激所致。

肌筋膜疼痛综合征和纤维肌痛

在颈部和肢体疼痛的鉴别诊断中，一个令人困惑的问题是，患者的疼痛明显起源于肌肉骨骼的，但却不能归因于脊柱、关节结构或神经的疾病。疼痛局限于骨骼肌的某些模糊部位，特别是颈部、肩胛带、手臂和大腿的大块肌肉。我们无法证实，曾报道的界限不清的压痛性结节或索条（触发点）是本病的重要因素。切除这类结节未发现任何炎症或其他疾病过程的迹象。目前流行的术语肌筋膜疼痛综合征（*myofascial pain syndrome*）、纤维肌痛症（*fibromyalgia*）和纤维织炎（*fibrositis*）都附属于该综合征。许多患者是中年妇女，她们也有同样模糊的慢性疲劳综合征（*chronic fatigue syndrome*）[肌痛性脑病（myalgic encephalopathy）]。通过给予干预措施，如局部麻醉注射、使用局部冷却剂、下部肌肉的拉伸（"喷疗和牵拉"），以及按摩等，可以缓解一些症状，但对任何特定的个体来说，结果都是不可预测的，紊乱的状态也没有得到解决。

（张荟雪　王丽华　译　王维治　校）

参考文献

Abbott KH, Mitts MG: Reflex neurovascular syndromes. In: Vinken PJ, Bruyn GW (eds): *Handbook of Clinical Neurology*, vol 8. Amsterdam, North-Holland, 1970, pp 321-356.

Barzouhi A, Vieggeert-Lankamp CL, Njeholt GJ, et al: Magnetic resonance imaging on follow-up assessment of sciatica. *N Engl J Med* 368:999, 2013.

Buchbinder R, Osborne RH, Ebling PR, et al: A randomized trial of vertebroplasty for painful osteoporotic vertebral fractures. *N Engl J Med* 361:557, 2009.

Carette S, Leclaire R, Marcoux S, et al: Epidural corticosteroid injections for sciatica due to herniated nucleus pulposus. *N Engl J Med* 336:1634, 1997.

Carette S, Marcoux S, Truchon R, et al: A controlled trial of corticosteroid injections into facet joints for chronic low back pain. *N Engl J Med* 325:1002, 1991.

Cherkin DC, Devo RA, Battié M: A comparison of physical therapy, chiropractic manipulation, and provision of an educational booklet for the treatment of patients with low back pain. *N Engl J Med* 339:1021, 1998.

Coppes MH, Marani E, Thomeer RTWM: Innervation of annulus fibrosus in low back pain. *Lancet* 1:189, 1990.

Cuckler JM, Bernini PA, Wiesel SW, et al: The use of epidural steroids in the treatment of lumbar radicular pain. *J Bone Joint Surg Am* 67:63, 1985.

Davis MD, Sandroni P, Rooke TW, Law PA: Erythromelalgia: vasculopathy, neuropathy, or both. *Arch Dermatol* 139:1337, 2003.

Ensrud KE, Schousboe JT: Clinical practice; Vertebral fractures. *New Engl J Med* 364:1643, 2011.

Epstein NE, Epstein JA, Carras R, Hyman RA: Far lateral lumbar disc herniations and associated structural abnormalities: an evaluation in 60 patients of the comparative value of CT, MRI and myelo-CT in diagnosis and management. *Spine* 15:534, 1990.

Evans BA, Stevens JC, Dyck PJ: Lumbosacral plexus neuropathy. *Neurology* 31:1327, 1981.

Finneson BE: *Low Back Pain*, 2nd ed. Philadelphia, Lippincott, 1981.

Friedly JL, Comstock BA, Turner JA, et al: A randomized trial of epidural glucocorticoids injections for spinal stenosis. *N Engl J Med* 371:11, 2014.

Friis ML, Bulliksen GC, Rasmussen P: Distribution of pain with nerve root compression. *Acta Neurochir (Wien)* 39:241, 1977.

Ghogawala Z, Dziura J, Butler, W, et al: Decompression and fusion versus laminectomy for lumbar spondylolisthesis. *N Engl J Med* 2016

Hadler NM, Curtis P, Gillings DB: A benefit of spinal manipulation as adjunctive therapy for acute low-back pain: a stratified controlled trial. *Spine* 12:703, 1987.

Hagen KD, Hilde G, Jamtveldt G, Winnem MF: The Cochrane review of bed rest for acute low back pain. *Spine* 25:2932, 2000.

Hassler O: The human intervertebral disc: a micro-angiographical study on its vascular supply at various ages. *Acta Orthop Scand* 40:765, 1970.

Hudgkins WR: The crossed straight leg raising sign (of Fajersztajn). *N Engl J Med* 297:1127, 1977.

Jensen MC, Brant-Zawadzki MN, Obuchowski N, et al: Magnetic resonance imaging of the lumbar spine in people without back pain. *N Engl J Med* 331:69, 1994.

Kallmes DE, Comstock BA, Heagarty PJ, et al: A randomized trial of vertebroplasty for osteoporotic spinal fractures. *New Engl J Med* 361:69, 2009.

Kellgren JH: On the distribution of pain arising from deep somatic structures with charts of segmental pain areas. *Clin Sci* 4:35, 1939.

Kelsey JL, White AA: Epidemiology and impact of low back pain. *Spine* 5:133, 1980.

Kopell HP, Thompson WA: *Peripheral Entrapment Neuropathies*. Baltimore, Williams & Wilkins, 1963.

Kristoff FV, Odom GL: Ruptured intervertebral disc in the cervical region. *Arch Surg* 54:287, 1947.

Lance JW: The red ear syndrome. *Neurology* 47:617,1996.

LaRocca H: Acceleration injuries of the neck. *Clin Neurosurg* 25:209, 1978.

Layzer RB: Hot feet: erythromelalgia and related disorders. *J Child Neurol* 16:199, 2001.

Leffert RD: Thoracic outlet syndrome. In: Omer G, Springer M (eds): *Management of Peripheral Nerve Injuries*. Philadelphia, Saunders, 1980.

Leyshon A, Kirwan EO, Parry CB: Electrical studies in the diagnosis of compression of the lumbar root. *J Bone Joint Surg Br* 63B:71, 1981.

Lilius G, Laasonen EM, Myllynen P, et al: Lumbar facet joint syndrome: a randomized clinical trial. *J Bone Joint Surg Br* 71:681, 1989.

Long DM: Low-back pain. In: Johnson RT, Griffin JW (eds): *Current Therapy in Neurologic Disease*, 5th ed. St. Louis, Mosby, 1997, pp 71-76.

Love JG, Schorn VG: Thoracic-disc protrusions. *JAMA* 191:627, 1965.

Malleson A: *Whiplash and Other Useful Illnesses*. Montreal, McGill-Queen's University Press, 2002.

Matthews WB: The neurological complications of ankylosing spondylitis. *J Neurol Sci* 6:561, 1968.

McCall IW, Park WM, O'Brian JP: Induced pain referral from posterior lumbar elements in normal subjects. *Spine* 4:441, 1979.

Meade TW, Dyer S, Browne W, et al: Low back pain of mechanical origin: randomised comparison of chiropractic and hospital out-patient treatment. *BMJ* 300:1431, 1990.

Michiels JJ, Van Joost TH, Vuzevski VD: Idiopathic erythromelalgia: A congenital disorder. *J Am Acad Dermatol* 21:1128, 1989.

Mixter WJ, Barr JS: Rupture of the intervertebral disc with involvement of the spinal canal. *N Engl J Med* 211:210, 1934.

Ochoa JL: Pain mechanisms and neuropathy. *Curr Opin Neurol* 7:407, 1994.

Peul WC, van Houweilingen HC, van den Hout WB, et al: Surgery versus prolonged conservative treatment for sciatica. *N Engl J Med* 356:356, 2007.

Postacchini F, Urso S, Ferro L: Lumbosacral nerve-root anomalies. *J Bone Joint Surg Am* 64A:721, 1982.

Powell MC, Szypryt P, Wilson M, et al: Prevalence of lumbar disc degeneration observed by magnetic resonance in symptomless women. *Lancet* 2:1366, 1986.

Quiles M, Marchisello PJ, Tsairis R: Lumbar adhesive arachnoiditis: etiologic and pathologic aspects. *Spine* 3:45, 1978.

Reynolds AF, Weinstein PR, Wachter RD: Lumbar monoradiculopathy due to unilateral facet hypertrophy. *Neurosurgery* 10:480, 1982.

Ropper AH, Zafonte RD: Sciatica. *N Engl J Med* 372:1240, 2015.

Salvarini C, Cantini F, Boiardi L, Hunder GG: Polymyalgia rheumatica and giant-cell arteritis. *N Engl J Med* 347: 261, 2002.

Sano S, Itami S, Yoshikawa K: Treatment of primary erythromelalgia with cyclosporine. *N Engl J Med* 349:816, 2003.

Shannon N, Paul EA: L4/5, L5/S1 disc protrusions: analysis of 323 cases operated on over 12 years. *J Neurol Neurosurg Psychiatry* 42:804, 1979.

Sinclair DC, Feindel WH, Weddell G, et al: The intervertebral ligaments as a source of segmental pain. *J Bone Joint Surg* 30B:515, 1948.

Tarlov IM: Perineurial cysts of the spinal nerve roots. *Arch Neurol Psychiatry* 40:1067, 1938.

Tudler MW, Cherkin DC, Berman B, et al: Acupuncture for low back pain. *Cochrane Database Syst Rev* 2:CD001351, 2000.

van Gelderen C: Ein orthotisches (lordotisches) Kaudasyndrom. *Acta Psychiatr Neurol Scand* 23:57, 1948.

Verbiest H: A radicular syndrome from developmental narrowing of the lumbar vertebral canal. *J Bone Joint Surg Br* 36B:230, 1954.

Vroomen PC, de Krom MC, Knottnerus JA. Predicting the outcome of sciatica at short-term follow-up. *Br J Gen Pract* 52:119, 2002.

Vroomen P, DeKrom M, Wilmink JT, et al: Lack of effectiveness of bed rest for sciatica. *N Engl J Med* 340:418, 1999.

Weinstein JN, Tosteson TD, Lurie JD, et al: Surgical versus nonsurgical treatment for lumbar spinal stenosis. *N Engl J Med* 358:794, 2008.

Weinstein JN, Tosteson TD, Lurie JD, et al: Surgical vs nonoperative treatment for lumbar disk herniation. The spine patients outcomes research trial (SPORT): a randomized trial. *JAMA* 296:2441, 2006.

Weir BKA, Jacobs GA: Reoperation rate following lumbar discectomy. *Spine* 5:366, 1980.

White AH, Derby R, Wynne G: Epidural injections for the diagnosis and treatment of low-back pain. *Spine* 5:78, 1980.

Wilbourn AJ: The thoracic outlet syndrome is overdiagnosed. *Arch Neurol* 47:328, 1990.

Wilbourn AJ: Thoracic outlet syndromes: plea for conservatism. *Neurosurg Clin N Am* 2:235, 1991.

Wray CC, Easom S, Hoskinson J: Coccydynia: aetiology and treatment. *J Bone Joint Surg Br* 73B:335, 1991.

Yiannikas C, Walsh JC: Somatosensory evoked responses in the diagnosis of the thoracic outlet syndrome. *J Neurol Neurosurg Psychiatry* 46:234, 1983.

Yoss RE, Corbin KB, MacCarty CS, Love JG: Significance of symptoms and signs in localization of involved root in cervical disc protrusion. *Neurology* 7:673, 1957.

第3分段

特殊感觉障碍

这一分段的四章涉及味觉、嗅觉、视觉、听觉和平衡感等高度专业化功能的临床方面。这些特殊的感觉和辅助它们的脑神经代表了感觉神经系统中最精细发育的部分。眼和耳的功能障碍,当然,是眼科医生和耳鼻喉科医生的领域,但它们也是神经科医生的极大兴趣之所在。某些特殊感觉器官的缺陷反映存在全身性疾病,而其他缺陷则代表了神经系统疾病的最初或主要表现。按照本书的总体方案,特殊感觉障碍和眼球运动障碍是按特定的顺序讨论的:首先是解剖学和生理学上的某些重要事实,随之是疾病的主要临床表现,然后是这些表现的综合征的部分。

第11章

嗅觉和味觉障碍

嗅觉(olfaction)和味觉(gustation)两种感觉被恰当地放在一起考虑。从生理学上讲,这些模态具有对主要化学刺激做出反应的单一属性;也就是说,介导嗅觉和味觉的终末器官是化学感受器(chemoreceptors)。此外,味觉和嗅觉在临床上是相互依赖的,因为对食物和饮料的味道的鉴赏在很大程度上依赖于它的香气,而这些感觉之一的异常经常被误解为另一种的异常。与视觉和听觉相比,味觉和嗅觉在一个人的生活中所起的作用处于相对次要的位置。然而,化学刺激在人类之间的交流中可能是非常重要的一些功能,尚未被充分探索。信息素(pheromones)[希腊语 *pherein* 系传送之意,*hormone* 系激素之意],也就是说,身体散发出的气味和香水一样,对性吸引力起着作用,有害的体味可能会让人反感。某些脊椎动物的嗅觉系统相当发达,可与视觉系统的灵敏度相媲美。尽管根据 Reed 和其他人的研究,人们被认为能够辨别多达1万种不同的气味,但 Bushdid 及其同事最近的实验研究表明,这可能被显著低估了。

味觉和嗅觉障碍可能会持续地令人不愉快,但只有在极少数情况下,失去这两种模态中的任何一种才会成为严重的障碍。然而,由于所有的食物和吸入剂都要经过口鼻,这两种感官的作用是探测有毒气味(如烟雾),并避免腐败的食物和潜在的有毒物质。失去这些感官可能会导致严重的后果。此外,由于味觉和嗅觉的丧失可能意味着一些颅内的、神经退行性和系统性疾病,它们具有重要的临床意义。

嗅觉

解剖和生理学基础

在鼻腔上部和后部的黏膜上,支配嗅觉的神经细胞起源于此(上鼻甲和鼻中隔),整个嗅觉黏膜面积约 $2.5cm^2$,包括三种细胞类型:嗅觉受体细胞(olfactory receptor cells),每个鼻腔内约有600万到1 000万,维持细胞外环境中电解质(特别是钾)水平的支撑细胞(supporting cells);以及基底细胞(basal cells),基底细胞是干细胞,在再生过程中是嗅觉细胞和支撑细胞的来源。嗅觉细胞(olfactory cells)实际上是双极神经元。每个细胞都有一个外周突起[嗅柱(olfactory rod)],从周围突上再发出10~30条细毛或纤毛。嗅觉感受器就位于这些缺乏活动性的毛状突起处。

嗅神经元的中枢突或嗅丝(*olfactory fila*),是非常纤细(直径0.2mm)的无髓纤维,聚集形成小束,被施万细胞(Schwann cell)包绕,通过筛骨的筛板的开口进入嗅球(图11-1)。总体来说,嗅觉受体细胞的中枢突共同构成了第一脑(嗅)神经[*first cranial (olfactory) nerve*]。值得注意的是,这是体内神经元与外界环境直接接触的唯一部位。上皮表面覆盖着一层黏液,黏液由管状肺泡细胞(鲍曼腺)分泌,黏液中有免疫球蛋白A和M、乳铁蛋白、溶酶体酶以及气味结合蛋白等。这些分子被认为可以阻止病原体通过嗅觉途径进入颅内(Kimmelman)。

在嗅球中,受体细胞轴突与颗粒细胞和僧帽细胞(mitral cells)(之所以称为僧帽细胞,是因为它们呈三角形,像主教的帽子)形成突触,它们的树突构成像毛刷状的终端或嗅小球(见图11-1)。嗅球内较小的簇状细胞还发出树突到嗅小球上。大约15 000个嗅细胞轴突汇聚在一个嗅小球上。这种高度的聚集被认为是传入信息的整合的原因。僧帽细胞和簇状细胞是兴奋性的,颗粒细胞,连同由嗅神经核、蓝斑和梨状皮质的离心纤维抑制僧帽细胞的活性。据推测,这些兴奋性与抑制性神经元之间的相互作用奠定了嗅觉特殊的生理学方面的基础。

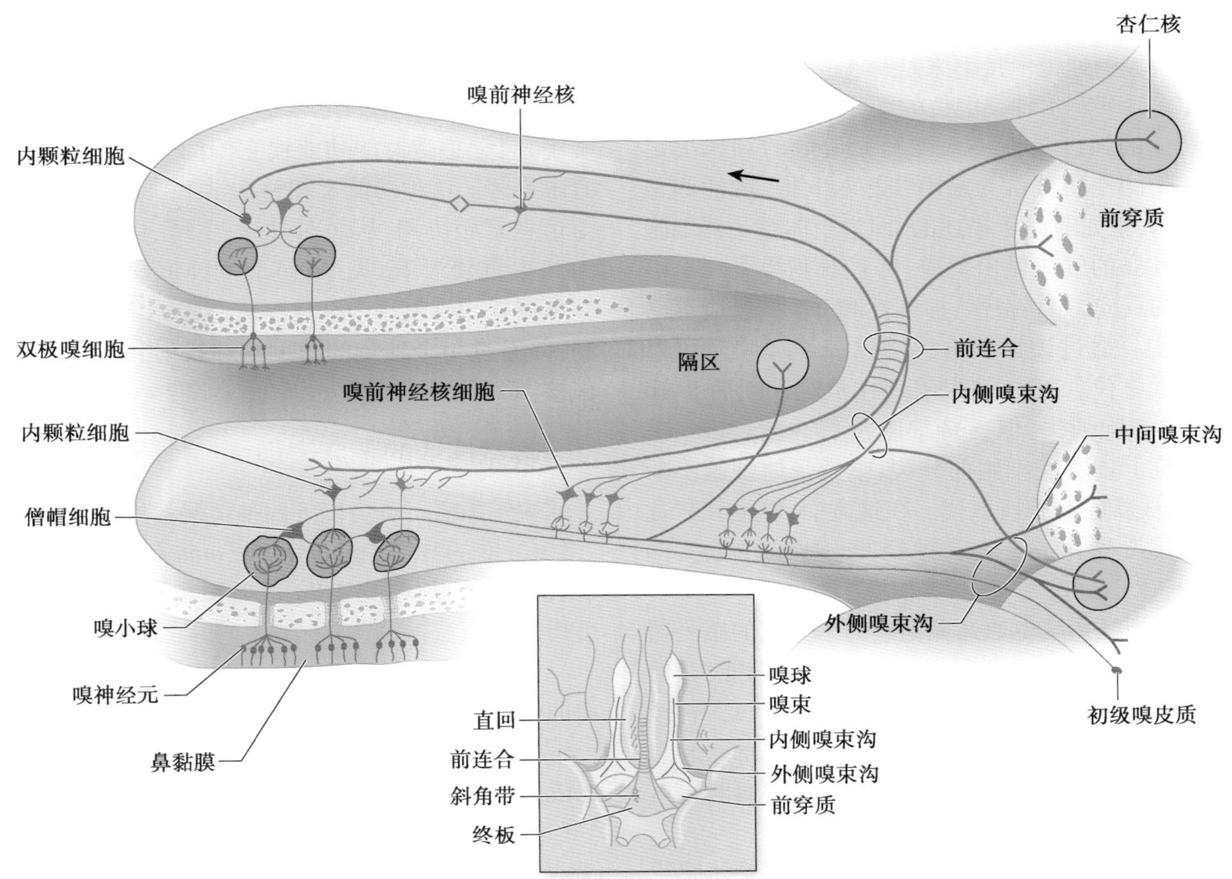

图 11-1　图示鼻黏膜的嗅觉感受器与嗅球神经元和嗅束之间的关系。嗅前核细胞在嗅球尾部散在成组。嗅前核的细胞与嗅束直接相连。它们通过内侧嗅纹向中枢投射，并通过前连合向对侧嗅结构投射。插图：大脑下表面的嗅觉结构示意图（详见正文）

僧帽细胞和簇状细胞的轴突构成嗅束，它沿着筛板的嗅沟延伸至大脑。在嗅束内和嗅球后是一组构成嗅前核的细胞（见图 11-1）。这些细胞的树突与嗅束的纤维形成突触，而轴突则投射到对侧的嗅核和嗅球；这些神经元被认为是具有增强嗅觉冲动的机制的功能。

在后部，嗅束被分为内侧嗅纹和外侧嗅纹。内侧嗅纹包括来自嗅前核的纤维，并通过前连合到达对侧。外侧嗅纹的纤维起源于嗅球，向前穿质发出侧支，并终止于杏仁核复合体和梨状前区（也称为外侧嗅回）的核中。外侧嗅回代表初级嗅皮质（*primary olfactory cortex*），它在人类中占据了海马旁回和海马沟前部的部分区域（Brodmann 34 区；见图 21-1 和图 21-2）。因此，嗅冲动没有通过丘脑的延迟就到达了大脑皮质；就这方面而言，嗅觉在感觉系统中也是独一无二的。从前梨状皮质，纤维投射到附近的内嗅皮质（Brodmann 28 区）和丘脑背内侧核；杏仁核（amygdaloid nuclei）与下丘脑和隔核相连。后面这些结构在嗅觉方面的作用尚不清楚，但它们可能有助于与进食和性功能相关的反射。与所有的感觉系统一样，反馈调节发生在传入性嗅觉通路的每一个点上。

在平静呼吸时，几乎没有空气通过鼻孔到达嗅黏膜；嗅闻时，可以携带空气进入含有嗅觉感受器的嗅隐窝。吸入的物质要被感知为气味，就必须挥发，也就是说，以非常小的颗粒在空气中传播，并且可溶于水。分子产生相同气味似乎更多的是由于它们的形状，而不是与化学性质有关。当一股气味的蒸汽通过嗅闻进入感觉上皮时，一种叫作嗅觉电图（*electroolfactogram*，*EOG*）的缓慢负电位位移就可以从放置在黏膜上的电极上记录下来。这种感受器电位下的电导变化是由覆盖在感受器上黏液中溶解的有气味的物质分子引起的。

气味刺激对电信号的转导部分是由三磷酸鸟苷（GTP）依赖性腺苷环化酶（G 蛋白）介导的。如同其他的环磷酸腺苷（AMP）途径，这一个利用相同的细胞内第二信使(*second messenger*),打开在受体的一个电压门控钙通道。接下来是跨膜受体蛋白的构象变化和一系列产生轴突电位的细胞内生化事件。

嗅觉的强度是由传入神经元放电的频率决定的。气味的性质被认为是由“交叉纤维”激活和整合提供的,正如前面所描述的,因为个体感受器细胞对各种各样的气味做出反应,并且对刺激表现出不同类型的反应,如兴奋性、抑制性和开 - 关反应等已得到证实。通过破坏嗅觉感受器表面或嗅丝可以消除嗅觉电位。EOG 消失出现在神经切断后 8~16 天;受体细胞消失,但支持细胞没有改变(Sertoli)。由于嗅觉上皮基底细胞的分裂,嗅觉受体细胞不断死亡,并被新的细胞所取代。在这方面,嗅觉和味觉的化学感受器构成了人类神经元再生的少数实例之一。

三叉神经系统也通过鼻黏膜的未分化的感受器参与化学感觉。这些感受器几乎没有辨别能力,但对刺激性刺激(irritant stimuli)极度敏感。三叉神经传入也释放神经肽,导致黏液过多分泌、局部水肿和打喷嚏。最后,刺激颞叶皮质部位的嗅觉通路也可能诱发嗅觉体验。

嗅觉系统对感觉刺激可迅速适应,而要使感觉持续,就必须有重复的刺激。嗅觉与其他感官还有另一种不同。一种香味可以恢复复杂经历中遗忘已久的记忆,这是一种常见的体验。嗅觉与情感刺激是牢固相连在一起的,这并不奇怪,因为它们共同植根于边缘系统。然而,矛盾的是,与回忆声音和景象的能力相比,回忆气味的能力是微不足道的。正如弗拉基米尔·纳博科夫(Vladimir Nabokov)所说,“记忆可以让一切恢复生机,除了气味。”同样有趣的是,梦境并不包含嗅觉的体验。

嗅觉感受器在进化过程中扮演着举足轻重的作用可由以下事实来理解,大约 2% 的人类基因组表达了独特的气味受体(超过 400 个不同的功能基因)。这些跨膜蛋白质的广泛多样性允许数千种不同气味分子的细微区别,正如 Young 和 Trask 所描述的,以及巴克(Buck)和阿克塞尔(Axel)被授予诺贝尔奖的遗传学基础。

分子的这种特异性是在神经解剖学上编码的。不同的气味分子激活特定的嗅觉感受器。每个嗅觉神经元只表达一个受体基因的一个等位基因。此外,每个嗅小球只接收来自表达一种气味感受器的神经元的输入。这样,每个嗅小球都适应不同类型的气味刺激。据推测,这种编码被保存在嗅皮质中。

从许多动物的第二个独特的嗅觉系统,即犁鼻骨的(vomeronasal)嗅觉系统或雅各布森器官(organ of Jacobson)中,我们可以学习一些东西,在这个系统中,嗅觉感受器的功能比它们的主要嗅觉系统要有限得多。这种功能上和解剖学上独特的嗅觉组织与信息素相协调,从而对月经、生殖、摄食和防御行为产生重要影响(见 Wysocki 和 Meredith 的综述)。犁鼻器感受器使用与其他嗅觉感受器不同的信号机制,并通过一个独特的辅助嗅球投射到下丘脑和杏仁核。

嗅觉病变的临床表现

嗅觉障碍可分为以下四种情况:

1. 量的异常(*quantitative abnormalities*):嗅觉的丧失和减退(嗅觉丧失,嗅觉减退)或罕见的嗅敏度增加(嗅觉过敏)

2. 质的异常(*qualitative abnormalities*):嗅觉的扭曲或嗅错觉(嗅觉障碍或嗅觉倒错)

3. 由颞叶紊乱或精神疾病引起的嗅幻觉(*olfactory hallucination*)和妄想(*delusions*)

4. 嗅觉辨别的高级功能丧失(*higher-order loss*)(嗅觉失认症)

嗅觉缺乏或嗅觉丧失(表 11-1)

嗅觉缺乏(anosmia)或嗅觉丧失(loss of the sense of smell)是临床最常见的嗅觉异常,如果是单侧的,患者通常意识不到。有时可以在癔症患者出现感觉缺失、失明或耳聋的一侧表现出单侧嗅觉丧失。另一方面,双侧嗅觉丧失是一种常见的主诉,而患者通常确信味觉也丧失了[味觉缺失(*ageusia*)]。这就要求我们注意这样一个事实,味道在很大程度上取决于食物和饮料中的挥发性颗粒,这些挥发性颗粒能通过鼻咽部到达嗅觉感受器,而对味道的感知是嗅觉、味觉和触觉的结合。这一点可以通过有嗅觉缺失而无味觉缺失主诉的患者能够区分舌头上的基本味觉(酸、甜、苦和咸)来证明。通过拿出一系列非刺激性的嗅觉刺激(香草、花生酱、咖啡、烟草等),并要求患者嗅闻一次并识别,可以很容易地验证嗅觉缺陷。如果气味能够被检出和描述,即使它们不能被命名,也可以假定嗅神经是相对完整的(人类能分辨的气味比他们能识别名字的气味多得多)。如果患者不能检出气味,就存在嗅觉缺陷。氨和类似的有刺激性物质是不合适的刺激物,因为它们不测试嗅觉,但对三叉神经的无黏液神经末梢有主要的刺激作用。

表 11-1　嗅觉丧失的主要原因

鼻部（*nasal*）
吸烟
慢性鼻炎（过敏性、萎缩性、可卡因，感染性如疱疹、流行性感冒）
过度使用鼻腔血管收缩剂
嗅觉上皮细胞（*olfactory epithelium*）
颅脑外伤伴嗅丝撕裂
颅脑手术
蛛网膜下腔出血、脑膜炎
中毒（有机溶剂，某些抗生素如氨基糖苷类、四环素，糖皮质激素，氨甲蝶呤，阿片类，左旋多巴）
代谢性（硫胺素缺乏、肾上腺和甲状腺功能缺陷、肝硬化、肾衰竭、月经）
韦格纳肉芽肿病
压迫性和浸润性病变（颅咽管瘤、脑膜瘤、动脉瘤、脑膜膨出）
中枢性（*central*）
退行性疾病（帕金森病、阿尔茨海默病、亨廷顿病）
颞叶癫痫
诈病和癔症（*malingering and hysteria*）

在一个鼻孔中测试气味的价值一直受到质疑，例如，Welge-Luessen 及其同事研究了嗅沟脑膜瘤。他们发现，与预期相反的是，这项测试对单侧病变的存在并不敏感，表面上是因为鼻咽中空气的混合以及前面描述的内侧嗅纹纤维的交叉。尽管如此，其他的经验表明，通过一个鼻孔快速嗅探确实能短暂地分离两侧的鼻腔，并能检测到单侧的病变。

Doty 和同事（宾夕法尼亚大学嗅觉鉴定测试）开发并标准化了一种更精心设计的刮 - 嗅测试（scratch-and-sniff test）方法。在这项测试中，患者要识别 40 种微封装的气味，并将其嗅觉表现与年龄和性别匹配的正常个体进行比较。该测试的独特之处是能够探测诈病者以及自我管理的顺应性。空气稀释嗅觉检测（air-dilution olfactory detection）是一种更精细的方法，可以确定感觉的阈值，并在缺乏气味识别的情况下显示正常的嗅觉感知。嗅觉诱发电位（olfactory evoked potentials）的应用已在一些电生理实验室进行研究，但其可靠性尚不确定。最后两种改进的技术本质上是研究工具，在神经学临床实践中并不使用。

嗅觉丧失通常可分为三类：鼻型（*nasal*）（气味没有达到嗅觉感受器），嗅觉神经上皮型（*olfactory neuroepithelial*）（嗅觉感受器或它们的轴突丝被破坏），中枢型（*central*）（嗅觉通路病变）。

从另一个角度看，在对 4 000 例专业诊所嗅觉缺失的分析中，Hendriks 发现，三种最常见的诊断是上呼吸道病毒感染（最多的一组）、鼻或鼻旁窦疾病，以及颅脑损伤等。

在导致双侧性嗅觉减退或嗅觉丧失的鼻腔疾病中，最常见的是鼻黏膜的肥厚和充血阻止嗅觉刺激到达感受器细胞。实际上，大量吸烟是导致这种类型的嗅觉减退最常见的原因。慢性萎缩性鼻炎、过敏性鼻窦炎、血管舒缩性鼻窦炎或感染性鼻窦炎、鼻息肉，以及过度使用局部血管收缩剂等也是其他常见的原因。过敏性鼻炎患者的嗅觉黏膜活检显示，感觉上皮细胞仍然存在，但它们的纤毛变形、缩短，并被其他黏膜细胞所掩盖。流行性感冒病毒、单纯疱疹病毒和肝炎病毒感染后，受体细胞被破坏，可能导致嗅觉减退或嗅觉丧失；如果基底细胞也被破坏，这可能是永久性的。萎缩性鼻炎和局部放疗或一种起源于嗅觉上皮的罕见肿瘤，即嗅神经母细胞瘤（*esthesioneuroblastoma*）也可能影响这些细胞。还有一组罕见的疾病，在这些疾病中，初级受体神经元先天缺失或发育不全和缺少纤毛。其中之一是先天性嗅觉丧失和促性腺激素功能减退症的卡尔曼综合征（Kallmann syndrome）。类似的障碍发生在特纳综合征（Turner syndrome）和白化病，因为不明确的先天性结构缺陷所致。

颅脑损伤后的嗅觉缺失通常是由于受体细胞穿过筛板时脆弱的细丝被撕裂所致，特别是当损伤严重到足以导致骨折时。损伤可能是单侧或双侧的。闭合性颅脑损伤中，完全嗅觉丧失相对少见（在 Sumner 系列的 584 例中占 6%），但在我们的经验中，较轻程度的嗅觉丧失是常见的。大约三分之一的病例在几天到几个月的时间内嗅觉会有所恢复。6~12 个月之后，恢复就可以忽略不计了。颅脑手术、蛛网膜下腔出血，以及慢性脑膜炎可能会有类似的影响。

在一些创伤性嗅觉丧失的病例中，也有味觉丧失（味觉异常）。费瑞厄（Ferrier）在 1876 年首次描述了创伤性味觉丧失（traumatic ageusia），他注意到总是会有嗅觉丧失（anosmia），这一观察随后被 Sumner 证实。味觉丧失通常也会在几周内消失。在额叶岛盖和旁边缘区，此处非常靠近嗅觉和味觉感受区，此部位的双侧外伤性损伤可以很好地解释这种并发现象，但这还没有被证实。如前所述，仅嗅觉细丝的中断就可以解释感知特定味道细微差别能力的降低，但不能解释味觉丧失。

嗅觉敏锐度在整个月经周期中都有变化，这可能是由于人类推测的鼻骨鼻道系统（vomeronasal system）造成的，在怀孕期间也可能出现紊乱。营养和代谢紊乱，如硫胺素缺乏［韦尼克病（Wernicke disease）］，维生素A缺乏，肾上腺功能不全，也许还有甲状腺功能不全，肝硬化，以及慢性肾衰竭等，所有这些都是感觉神经功能障碍的结果。

大量的有毒物质，最常见的是有机溶剂（苯），金属，包括含铂的化疗药物、灰尘、可卡因、皮质类固醇、氨甲蝶呤、氨基糖苷类抗生素、四环素、阿片类药物，以及L-dopa等可能损伤嗅觉上皮细胞（Doty et al）。患有柯萨科夫精神病的酗酒者在气味辨别方面也有缺陷（Mair et al）。在这种紊乱中，嗅觉丧失可能是由涉及丘脑内侧核的高级嗅觉系统神经元变性引起的。

在一些有颞叶癫痫患者中发现了嗅觉缺失，特别是在接受了前颞叶切除术的这样的患者中。在这些情况下，Andy和同事们发现他们在辨别气味的性质，以及将气味与所看到或感觉到的物体进行匹配方面都受到了损害。

与其他感觉模式一样，嗅觉（和味觉）会随着年龄的增长而减退［老年性嗅觉障碍（*presbyosmia*）］。受体细胞数量减少，而如果损失是区域性的，神经上皮细胞会慢慢被呼吸道上皮细胞所取代（呼吸道上皮细胞通常位于鼻腔中，用于过滤、湿化和加热进入的空气）。作为老化过程的一部分，嗅球的神经元也可能减少。

双侧嗅觉丧失已经成为诈病（*malingering*）的一种表现，现在它已被认为是一种可弥补的残疾。真正的嗅觉丧失患者会格外地抱怨味觉丧失（但却表现出正常的味觉感觉），这一事实可能有助于将他们与诈病者区分开来。如果嗅觉诱发电位的测试已被完善，它将在这里使用。

Wegener肉芽肿和颅咽管瘤可分别影响鼻上皮细胞和嗅神经本身。嗅沟脑膜瘤可累及嗅球和嗅束，并向后延伸影响视神经，有时伴视神经萎缩；如果合并对侧视盘水肿，这些异常称为福斯特-肯尼迪综合征（*Foster-Kennedy syndrome*）（见第12章）。大脑前动脉或前交通动脉的大动脉瘤也可产生相似的症状群。

当肿瘤局限于一侧时，嗅觉丧失可能是单侧的，这种情况下患者不会报告，但会在检查时被发现。前面已经提到了分别测试鼻子的每一侧的局限性。这些嗅觉上的缺陷可归因于受体细胞及其轴突或嗅球的损伤，目前的测试方法不能区分这两个部位的病变。在某些颅内压升高的病例中，嗅觉已经受损，但嗅球没有损伤的征象。

特殊嗅觉缺失（*specific anosmia*）一词是用来指示一种不寻常的嗅觉现象，表现为一个对大多数物质具有正常嗅觉灵敏度的人遇到一种特定的化合物或一类化合物，这种化合物对他来说是无嗅的，但对其他人来说是明显的。从某种意义上说，这是一种“嗅觉盲”的情况，类似于色盲。这种疾病的基础尚不清楚，尽管有证据表明，麝香味和含尿味的特殊嗅觉缺失是一种常染色体隐性遗传特征（见Amoore）。

是否存在真正的嗅觉过敏（*hyperosmia*）还只是个猜测，但偏头痛患者经常报告有这种症状，所以这个问题似乎值得关注。焦虑、高度内省的人可能会抱怨对气味过于敏感，但在大多数情况下，没有证据表明他们对气味的感知阈值发生了实际变化。有趣的是，Menashe和同事已将对气味异戊酸的敏感性增强与嗅觉受体基因的单核苷酸多态性（SNP）变异型OR11H7P联系在一起，而且这种更多的关联可能还会被阐明。

神经变性疾病中的嗅觉　Hyman及其同事们已经强调了许多早期观察结果，如阿尔茨海默病、路易体病和帕金森病的病例中可见海马体的嗅觉区早期神经元变性。此外，在很大比例的其他脑退行性疾病患者中存在嗅觉缺失或嗅觉减退。提出了许多理论来解释最初的嗅觉丧失，最相关的一项是基于发现在许多神经退行性疾病过程中，最早的神经病理改变是由嗅觉结构开始的，然后连续出现在邻近的结构，后来才到达产生这些疾病神经功能特征性改变的脑部结构。这些源于Braak和Braak的研究结果表明，路易体病是由一种病原体引起的，这种病原体通过外周嗅觉系统和通过内侧颞叶进入中枢（详见第38章）。由于朊蛋白（prions）能够改变蛋白质的折叠并将这种特性按照序列的方式传递，因此被认为是一种候选介质。Doty、Braak及其同事、Quinn等和Benarroch对与帕金森病嗅觉相关的研究进行了综述。然而，应该向患者强调，情况并非如此；也就是说，大多数嗅觉减退患者并没有全身性神经退行性疾病。

嗅觉障碍或嗅觉倒错

嗅觉障碍（dysosmia）和嗅觉倒错，这些术语是指在气味存在时对气味感知的扭曲。嗅觉倒错(parosmia)可见于局部鼻咽部疾病,如鼻窦感染和上呼吸道感染。在某些情况下,不正常的组织本身可能是令人不快的气味的来源;在另一些情况下,嗅球发生了部分损伤,嗅觉倒错是具有嗅幻觉的性质。对于患有抑郁症和精神病的人来说,嗅觉倒错也可能是一种令人烦恼的症状,他们可能会报告说,每一种食物都有一种非常难闻的气味[恶臭(cacosmia)]。不愉快的味道的感觉常常是相关的[恶味(cacogeusia)]。这种状态的基础还不得而知,通常辨别觉不会丧失。

嗅觉倒错的治疗是困难的。神经安定药或抗癫痫药的使用产生了不可预期的效果。关于锌和维生素功效的说法还没有得到证实(服用锌可能有干扰铜吸收的风险)。一些报道表明,反复麻醉鼻腔黏膜可以减少或消除嗅觉倒错。在许多病例中,这种紊乱会自发地消退。轻微的嗅觉倒错并不一定是异常的,因为每个病理学家都知道,难闻的气味会持续几个小时,并会被其他的嗅觉刺激唤醒。

嗅幻觉

报告一种没有刺激的气味,即嗅幻觉(olfactory hallucination),总是中枢起源的。患者感觉到一种别人察觉不到的气味[幻嗅觉(phantosmia)]。最常见的是颞叶癫痫发作的表现["钩状发作"(uncinate fits)],这种情况下,嗅觉幻觉是短暂的,并伴有或随后出现意识改变和癫痫发作的其他表现(见第 15 章,关于癫痫)。

如果患者确信幻觉的存在,并且认为这是由个人起源的,那么这种症状就可能是妄想状态(一种固定的错误信念)。这种类型的嗅幻觉与妄想的结合意味着一种精神疾病。Zilstorff 在这一问题上写了很多有见地的意见。患者通常主诉有大量的气味,其中大多数是有毒的,似乎是从患者身上散发出来的(内源性幻觉);在其他情况下,则是由于外部原因(外源性幻觉)。这两种类型在强度上各不相同,在持久性上也很显著。它们可能伴有味幻觉。根据 Pryse-Phillips 对 137 例出现嗅幻觉的患者的精神疾病记录,大多数患者都与内源性抑郁症或精神分裂症有关。在精神分裂症中,嗅觉刺激通常被解释为由外部产生的,并被某些人诱导用来扰乱患者。在抑郁症中,对刺激的感知是内在的。患者可能会竭尽全力摆脱自己闻到的气味,通常的方法是过度清洗和使用除臭剂;这种情况可能导致社交退缩。有理由相信杏仁核团是幻觉的来源,因为据报道此部位的立体定向损伤改善了嗅幻觉和精神障碍(见 Chitanondh)。

嗅幻觉和妄想可能连同 Alzheimer 痴呆发生,但也应考虑晚年期抑郁症的可能性。

嗅觉辨别的丧失(嗅觉失认症)

最后,我们必须考虑一种紊乱,即嗅觉辨别的丧失,也称为嗅觉失认症(olfactory agnosia),它在主要的嗅觉感知方面(嗅探气味、对气味的适应,以及对同一气味的不同强度的识别)是完好的,但是区分气味的能力以及通过气味性质来识别气味的能力受损或丧失了。在有关这一主题的著述中,这种缺陷通常被称为嗅觉辨别障碍。然而,在处理其他感觉模式时,无法识别和命名一种感知的知觉将被称为失认症(*agnosia*)。要识别这种缺陷,就需要进行特殊的测试,诸如与样本的匹配、对各种气味的识别和命名,以及确定两种气味是相同还是不同的。

这种嗅觉功能的改变已被证明是酒精型 Korsakoff 精神病患者的特征,这种损害不能归因于嗅觉敏锐度的降低或学习和记忆的障碍(Mair et al)。如前所述,酒精性 Korsakoff 患者的嗅觉障碍很可能是由丘脑背内侧核的病变引起的;对动物的几项观察表明,这个核及其与眶额皮质的连接导致了气味辨别能力的缺陷(Mair et al, Slotnick and Kaneko)。Eichenbaum 和同事在一个接受了广泛的双侧内侧颞叶切除术的患者身上证实了类似的嗅觉功能损伤。这项手术被认为消除了额叶皮质和丘脑的相当一部分嗅觉传入,尽管这一点还没有得到解剖学上的证实。在立体定向或杏仁核切除术的患者中,Andy 和同事注意到气味辨别能力也有类似的下降。因此,似乎高级嗅觉通路的两个部分(内侧颞叶和丘脑内侧背核)对于辨别和识别气味是必要的。

味觉

解剖和生理学基础

味觉感受器(味蕾)分布于舌的表面,有一小部分分布在软腭、咽部、喉部和食管上。它们主要分布在环状和叶状乳头侧面的上皮中,少量分布在蕈状乳头状的表面。味蕾(taste buds)是圆形或椭圆形的结构,每个味蕾由多达 200 个垂直方向的感受器细胞组成,这些感受器细胞排列得像一个木桶里的木条。味蕾的表面部分以一个小的开口为标志,即味孔或味凹(taste pore or pit),它们开口于黏膜表面。

感觉细胞的尖端以许多丝状微绒毛（“味毛”）的形式投射到孔中。细小的、无髓鞘的感觉纤维穿过味蕾和突触的基底部，直接与无轴突的感觉味觉细胞发生突触。

味觉感受器被溶解状态中的化学物质激活，并将其活动沿感觉神经传递到脑干。人们早就知道有四种基本的和易于测试的味觉感受：咸、甜、苦、酸；最近，第五种“鲜味”（umami）被添加了进来，表示一种美味的味道，即谷氨酸、天门冬氨酸和某些核糖核苷酸的味道。味觉的整个范围还要广得多，由这些基本味觉的组合组成。旧的“舌图”（tongue map）的概念暗示存在特定的区域来用于感知一种或另一种味道，这是不正确的。任何一种味觉感受器都能对许多有味道的物质做出反应，但每一种感受器都优先对一种物质敏感。换句话说，受体只是相对特异的。这些感受器的敏感度非常显著，只要把 0.05mg/dL 的硫酸奎宁涂在舌根上，就会产生苦味。

一种 G 蛋白转导系统，即味转导素或味蛋白（gustducin），类似于嗅觉系统，已被发现在舌感受器中起着传递味觉信号的作用。关于这个系统的讨论可以在 Brand 的评论中找到。

味蕾的受体细胞的生存周期短暂（大约 10 天），不断地被邻近的基底上皮细胞有丝分裂所取代。味蕾的数量，一开始并不多（大约 10 000 个），并随着年龄的增长逐渐减少；此外，味觉细胞膜也会发生变化，出现离子通道和受体功能受损（Mistretta）。味觉（和嗅觉）敏锐度会随着年龄的增长而降低（所有东西的味觉和嗅觉开始变得一样）。根据 Schiffman 的说法，老年人对盐、甜味剂和氨基酸的味觉阈值比年轻人高 2~2.5 倍。随着年龄的增长，味觉和嗅觉的敏锐度下降，可能会导致饮食习惯的扭曲（例如，过度使用盐和其他调味品），并导致老年人厌食和体重下降。

Richter 探究了味觉在日常营养中的生物学作用。缺乏钠、钙、某些维生素、蛋白质等的动物，会根据自己的口味自动选择正确的食物，以弥补自身的不足。在大鼠甜味物质受体中发现了有趣的基因多态性，这是摄取甜味物质倾向差异的基础，而在人类中也提出了类似的系统（Chaudhari and Kinnamon）。

舌的神经支配

味觉的感觉冲动来自口咽部的几个部位，并通过几个脑神经（Ⅴ、Ⅶ、Ⅸ和Ⅹ）传导至延髓。主要的传导通路来自舌前 2/3（*anterior two-thirds of the tongue*）。这些味觉纤维首先在舌神经（第Ⅴ脑神经三叉神经的下颌支的一个主要分支）内走行一段距离，而后发出分支进入鼓索神经（面神经［Ⅶ］的一个分支），由此它们穿过面神经的中间神经和膝状神经节，到达延髓背外侧部的孤束核（*nucleus of the tractus solitarius*）的吻端，所有味觉传入纤维都汇集于此（见下文和图 44-3）。

来自舌后 1/3（*posterior one-third of the tongue*）、软腭和腭弓的味觉纤维经舌咽神经（Ⅸ）和结状神经节传递至孤束核。在迷走神经（Ⅹ）中，走行来自舌最背部的味觉纤维和少数来自咽部和喉部味蕾的味觉纤维。味觉核（*gustatory nucleus*）位于孤束核的吻端和外侧部，它接受来自面神经和舌咽神经的特殊传入（味觉）纤维。来自舌两边的神经纤维可能都终止于此核。

腭部味蕾的纤维穿过翼腭神经节，与岩浅大神经纤维相邻，并在膝状神经节水平与面神经相连，进入孤束核（见图 44-3）。也许，一些来自舌的味觉纤维也可以通过三叉神经的下颌支到达脑干。这一替代通路的存在可能解释了切断三叉神经根后出现的单侧味觉丧失，以及切断鼓索未出现味觉丧失的报道。

味觉的第二级感觉神经元一直难以识别。来自孤束核的味觉段神经元投射到邻近的神经核（例如，迷走神经背侧运动核、疑核、上涎核和下涎核，三叉神经核，以及面神经核等）发生联系，起到内脏 - 内脏、内脏 - 躯体反射功能作用，但目前认为，那些与味觉的有意识识别有关的核，可以形成一条通往脑桥臂旁核（pontine parabrachial nucleus）的上行通路。从臂旁核有两个上行通路已经被追踪（在动物身上）。其一是孤束 - 丘脑丘系（solitariothalamic lemniscus）到丘脑腹后内侧核。另一个进入前脑的腹侧部，到部分下丘脑（它可能影响自主神经功能），以及位于颞叶钩回内或其附近的其他基底前脑边缘区。其他的上行纤维位于内侧丘系附近，有的交叉，也有的不交叉。动物实验表明，来自丘脑的味觉冲动投射到中央沟后的感觉皮质的舌面区。这很可能也是人类味觉投射的终点站，因为对顶叶和 / 或中央盖部的电刺激产生了味幻觉（Hausser-Hauw and Bancaud）。Penfield 和 Faulk 通过刺激前部脑岛唤起了不同的味觉感受。

味觉障碍的临床表现

味觉测试

单侧味觉损害可以通过以下方法来识别，用纱布片牵引舌头，用湿润的点药器在舌头的不同部位放一些盐、糖、柠檬（酸的）和奎宁（苦的）晶体；然后将舌头擦拭干净，并要求受试者报告所感觉到的味道。这种测试的一个用途是通过比较舌前两侧的味觉来证实贝尔麻痹的存在（见第 44 章）。一种代替酸味的刺激物是一种低压直流电，它的电极可以精确地放置在舌头表面。如果味觉丧失是双侧的，可以使用稀释的蔗糖、氯化钠、柠檬酸和奎宁溶液漱口。漱口后，将测试液吐出，并用清水漱口。患者指出是否检测到一种味道，然后让患者试着鉴别它。已设计了特殊类型的设备（电味觉器）来测量味觉强度和确定味觉和嗅觉刺激的检测和识别阈值（Krarup；Henkin et al），但这些都超出了通常临床检查的需要。

失味觉症或味觉丧失（表 11-2）

除了随年龄增长而出现的味觉丧失外，吸烟可能是味觉受损最常见的原因。由于任何原因引起的舌头极度干燥都可能导致味觉暂时丧失或减退，即失味觉症（*ageusia*）或味觉减退（*hypogeusia*），因为唾液对正常的味觉功能至关重要。唾液是食物中化学物质的溶剂，并将其传递给味觉感受器。唾液不足引起的口干［口腔干燥（xerostomia）］，如出现于干燥综合征；唾液高黏度，如囊性纤维化；头部和颈部照射；以及全自主神经功能异常都会影响味觉。此外，在家族性自主神经功能异常（familial dysautonomia），即赖利 - 戴综合征（Riley-Day syndrome）中，舌的环状和蕈状乳突数量减少，说明它们品尝甜味和咸味食物的能力减弱了。如果是单侧的，失味觉症很少是主诉的来源。如前面和第 44 章所述，在常见的贝尔麻痹病例中，舌一侧前三分之二的味觉经常丧失。

表 11-2 味觉丧失的主要原因

贝尔麻痹
糖尿病
营养不良（锌缺乏）和维生素缺乏症（A、B_2、B_{12}）
干燥综合征
感染（牙龈炎、口腔鹅口疮、流行性感冒、艾滋病毒）
铅或铜中毒
接触有机溶剂、某些抗生素、氨甲蝶呤、左旋多巴，以及锌消耗 / 螯合剂
接触辐射
退行性疾病（帕金森病）

味觉和嗅觉敏锐度的永久性下降（味觉减退和嗅觉减退），有时伴有这些感觉功能的反常（味觉障碍和嗅觉障碍），可能伴随流行性感冒样疾病。这些异常与味蕾和鼻黏膜的病理改变有关。正如 Henkin 和同事所确定的，在一组 143 例表现味觉减退和嗅觉减退的患者中，有 87 例是流行性感冒后症状，其余患者的症状与硬皮病、急性肝炎、病毒性脑炎、黏液水肿、肾上腺功能不全、恶性肿瘤、维生素 B 和 A 缺乏以及服用各种药物有关。此外，根据 Schiffman 的说法，超过 250 种药物与味觉的改变有关，因此有必要考虑几乎所有的药物都是味觉丧失的原因。降脂药、抗组胺药、抗菌剂、抗肿瘤药、支气管扩张剂、抗抑郁药和抗癫痫药等是主要的有害药物，但药物诱导这些效应的机制尚不清楚。更明显的味觉的改变是由于鼻腔吸入和口服药物，包括治疗偏头痛的曲坦类药物和各种抗过敏和平喘药物。

味觉扭曲和味觉丧失可见于某些有局部恶性肿瘤的患者。当然，口咽的肿瘤可能通过侵犯鼓索神经和舌神经或这些神经通过的颅底孔破坏味觉。肿瘤或放疗也可能引起味觉丧失。一些有某些癌症的患者诉说，他们对苦味食物的感觉减弱了，而一些因患乳腺癌或舌下或口咽肿瘤而接受过放射治疗的患者对酸味食物感到无法忍受。由于口咽部辐射而失去的味觉通常在几周或几个月内恢复，放射治疗引起的味蕾更替减少通常会恢复。

Henkin、Schechter 及其同事描述过一种称为特发性味觉减退（*idiopathic hypogeusia*）的综合征，其中味觉敏感性降低与味觉障碍、嗅觉减退和嗅觉障碍有关。食物的味道和香气都很难闻，令人作呕（恶味和恶臭）。这些症状持续存在可能导致体重下降、焦虑和抑郁。

单侧的延髓的病变还没有报告可引起味觉丧失，可能是由于孤束核在梗死区之外，或是由于舌的两侧在每个核都有代表区。然而，在少数病例中，单侧丘脑和顶叶病变都与对侧味觉损伤有关。

如前所述，味觉先兆有时标志着起源于额顶叶（大脑外侧裂上部）皮质或钩回区癫痫发作的开始。味幻觉比嗅幻觉少见得多。然而，在 718 例难治性癫痫患者中，30 例报告有味觉感觉（Hausser-Hauw and Bancaud）。在手术过程中，这些研究者通过电刺激顶叶和额盖，还通过刺激海马和杏仁核产生了一种不愉快的味道的先兆（钩回发作）。根据他们的观点，颞叶的低阈值癫痫灶是继发于癫痫引起岛盖的味觉皮质的功能紊乱。味幻觉在右侧半球病变时更为常见，并且在一半的病例中味觉先兆后出现惊厥发作。

锌补充剂包含在非处方和补充性医疗产品中，

用来改善气味和食欲，并治疗早期感冒。我们还没有机会证实锌在上述任何一种情况下的益处，而支持这一观点的证据也很少，然而，持续高剂量的锌与铜缺乏和脊髓神经病（myeloneuropathy）的发展有关（见第 38 章和第 42 章）。

灼口综合征　另一种定义不太明确的疾病是灼口综合征（burning mouth syndrome），该病主要发生在绝经后妇女，其特征是持续的、严重的口内疼痛（特别是在舌头）。我们已经看到我们认为是不完全形式的综合征，表现为疼痛和烧灼感孤立到牙槽嵴或牙龈黏膜。口腔黏膜正常，有些患者可能报告味觉减退。少数的这些患者证实有糖尿病、干燥综合征或维生素 B_2 或 B_{12} 缺乏（引起舌炎），但大多数患者没有发现全身性疾病或局部异常。我们遇到的许多这样的患者似乎有抑郁症，对服用抗抑郁药物的反应并不一致。少数患者有这种口腔症状是小纤维神经病或神经节病的组成部分（见第 43 章）。氯硝西泮可能是有用的，辣椒素也曾被试用过，但效果不确定。第 7 章对这种紊乱和其他以灼烧为显著特征的紊乱进行了评述。

（张荟雪　王丽华　译　王维治　校）

参考文献

Amoore JE: Specific anosmias. In: Getchell TV, Bartoshuk LM, Doty RL, Snow JB (eds): *Smell and Taste in Health and Disease*. New York, Raven Press, 1991, pp 655–664.

Andy OJ, Jurko MF, Hughes JR: The amygdala in relation to olfaction. *Confin Neurol* 37:215, 1975.

Benarroch EE: Olfactory system. Functional organization and involvement in neurodegenerative disease. *Neurology* 75:1104, 2010.

Braak H, Ghebremedhin E, Rub U, et al: Stages of development of Parkinson's disease-related pathology. *Cell Tissue Res* 318:121, 2004.

Brand JG: Within reach of an end to unnecessary bitterness. *Lancet* 356:1371, 2000.

Buck LB: Smell and taste: The chemical senses. In: Kandel ER, Schwartz JH, Jessel TM (eds): *Principles of Neural Science*, 4th ed. New York, McGraw-Hill, 2000, pp 625–647.

Bushdid C, Magnasco MO, Bosshall LB, Keller A: Humans can discriminate more than 1 trillion olfactory stimuli. *Science* 343:1370, 2014.

Chaudhari N, Kinnamon SC: Molecular basis of the sweet tooth? *Lancet* 358:210, 2001.

Chitanondh H: Stereotaxic amygdalotomy in the treatment of olfactory seizures and psychiatric disorders with olfactory hallucinations. *Confin Neurol* 27:181, 1966.

Doty RL: Olfactory dysfunction in neurodegenerative disorders. In: Getchell TV, Bartoshuk LM, Doty RL, Snow JB (eds): *Smell and Taste in Health and Disease*. New York, Raven Press, 1991, pp 735–751.

Doty RL, Shaman P, Applebaum SL: Smell identification ability: changes with age. *Science* 226:1441, 1984.

Doty RL, Shaman P, Dann M: Development of University of Pennsylvania Smell Identification Test. *Physiol Behav* 32:489, 1984.

Eichenbaum H, Morton TH, Potter H, Corkin S: Selective olfactory deficits in case H.M. *Brain* 106:459, 1983.

Hausser-Hauw C, Bancaud J: Gustatory hallucinations in epileptic seizures. *Brain* 110:339, 1987.

Hendriks AP: Olfactory dysfunction. *Rhinology* 4:229, 1988.

Henkin RI, Gill JR Jr, Bartter FC: Studies on taste thresholds in normal man and in patients with adrenal cortical insufficiency: The effect of adrenocorticosteroids. *J Clin Invest* 42:727, 1963.

Henkin RI, Larson AL, Powell RD: Hypogeusia, dysgeusia, hyposmia and dysosmia following influenza-like infection. *Ann Otol Rhinol Laryngol* 84:672, 1975.

Henkin RI, Schechter PJ, Hoye R, Mattern CFT: Idiopathic hypogeusia with dysgeusia, hyposmia, and dysosmia: a new syndrome. *JAMA* 217:434, 1971.

Hyman BT, van Hoesen GW, Damasio AR: Alzheimer disease: cell specific pathology isolates the hippocampal formation. *Science* 225:1168, 1984.

Kimmelman CP: Clinical review of olfaction. *Am J Otolaryngol* 14:227, 1993.

Krarup B: Electrogustometry: a method for clinical taste examinations. *Acta Otolaryngol* 69:294, 1958.

Mair R, Capra C, McEntee WJ, Engen T: Odor discrimination and memory in Korsakoff's psychosis. *J Exp Psychol* 6:445, 1980.

Menashe I, Abaffy T, Hasin Y, et al: Genetic elucidation of human hyperosmia to isovaleric acid. *PLOS Biology* 5:2462, 2007.

Mistretta CM: Aging effects on anatomy and neurophysiology of taste and smell. *Gerontology* 3:131, 1984.

Penfield W, Faulk ME: The insula: further observations on its function. *Brain* 78:445, 1955.

Pryse-Phillips W: Disturbances in the sense of smell in psychiatric patients. *Proc R Soc Med* 68:26, 1975.

Quinn NP, Rossor MN, Marsden CD: Olfactory threshold in Parkinson's disease. *J Neurol Neurosurg Psychiatry* 50:88, 1987.

Reed RR: The molecular basis of sensitivity and specificity in olfaction. *Semin Cell Biol* 5:33, 1994.

Richter CP: Total self-regulatory functions in animals and human beings. *Harvey Lect* 38:63, 1942–1943.

Schiffman SS: Drugs influencing taste and smell perception. In: Getchell TV, Bartoshuk LM, Doty RL, Snow RL (eds): *Smell and Taste in Health and Disease*. New York, Raven Press, 1991, pp 845–850.

Schiffman SS: Taste and smell losses in normal aging and disease. *JAMA* 276:1357, 1997.

Slotnick BM, Kaneko N: Role of mediodorsal thalamic nucleus in olfactory discrimination learning in rats. *Science* 214:91, 1981.

Sumner D: Disturbances of the senses of smell and taste after head injuries. In: Vinken PJ, Bruyn GW (eds): *Handbook of Clinical Neurology*. Vol 24. Amsterdam, North-Holland, 1975, pp 1–25.

Sumner D: Post-traumatic ageusia. *Brain* 90:187, 1967.

Welge-Luessen A, Temmel A, Quint C, et al: Olfactory function in patients with olfactory groove meningiomas. *J Neurol Neurosurg Psychiatry* 70:218, 2001.

Wysocki CJ, Meredith H: The vomeronasal system. In: Finger TE, Silver WL (eds): *Neurobiology of Taste and Smell*. New York, Wiley, 1987, pp 125–150.

Young JM, Trask BJ. The sense of smell: genomics of vertebrate odorant receptors. *Hum Mol Genet* 11:1153, 2002.

Zilstorff W: Parosmia. *J Laryngol Otol* 80:1102, 1966.

第 12 章

视觉障碍

视觉系统的重要性反映它在中枢神经系统中的所占比例的大小上。大脑的很大一部分负责视觉，包括对物体形状和颜色的感知，对空间关系和移动的感知，以及对运动的视觉控制。视神经作为中枢神经系统的一个分支，它包含了 100 多万根纤维（相比之下，听觉神经有 5 万根纤维）。视觉系统也具有特殊的意义，因为对这一系统的研究极大地增加了我们对所有感觉神经元系统的组织，以及感知与认知的关系的认识。事实上，我们对视觉的了解比其他任何感官功能都要多。此外，眼睛由于其上皮、血管、神经和色素组织的不同组成，它实际上是一个医学的微观世界，容易受到许多疾病的影响，其组织可以通过透明的介质进行检查。

视觉功能损害，表现为视力和视野改变的缺陷，显然是眼病的最重要症状。许多术语通常用来描述视力丧失。黑矇（*amaurosis*）是指部分或完全失明的总称。弱视（*amblyopia*）是指在眼部结构正常的情况下出现的单眼视力缺陷。弱视的一个主要原因是在儿童早期，由于斜视、屈光参差（屈光不正的显著差异）或介质混浊而使一只眼睛的视觉受到大脑的抑制。夜盲症（*nyctalopia*）是一个描述黄昏或夜视能力差的术语，与极度近视、白内障、维生素 A 缺乏、色素性视网膜炎，以及经常与色盲有关。还有一些阳性的视觉症状是根据它们的特点命名的，如光幻视（phosphenes）、偏头痛性闪烁（migrainous scintillations）、视错觉和幻觉。其他主要的眼部症状和体征包括刺激、发红、畏光、疼痛、复视和斜视、瞳孔大小改变、眼睑下垂或闭合等。视力损害可以是单侧或双侧的，突然的或渐进的，偶发性的或持续性的。

视力衰退的常见原因随着年龄而变化。在婴儿期，先天性缺陷、早产儿视网膜病、严重近视、视神经发育不全、视盘先天性小凹（optic pits）和眼缺损（coloboma）是主要原因。在儿童和青少年期，由于斜视而导致的近视和弱视是常见的原因（见第 13 章），尽管色素视网膜病变或视网膜、视神经或鞍上肿瘤也可能在这个年龄开始。在中年，通常从 40 岁开始，调节能力的逐渐丧失［老花眼（presbyopia）］几乎是不变的（在这个年龄，一半或以上的调节能力幅度丧失，必须用正透镜代替）。到晚年，白内障、青光眼、视网膜血管闭塞和视网膜脱离、黄斑变性，以及肿瘤，单侧或双侧的，是引起视力损害的最常见病因。

在成年早期的生活中，发作性视力丧失（*episodic visual loss*）常常是偏盲，通常是偏头痛所致。在这一年龄段短暂的（数周）单眼视力丧失的另一个重要原因是视神经炎（optic neuritis），通常是多发性硬化的前兆。儿童或年轻人的黑矇也可能是由系统性红斑狼疮和相关的抗磷脂综合征引起的（Digre et al），或由偏头痛引起，或可能没有可识别的原因。在晚年，短暂的单眼盲或一过性黑矇（*amaurosis fugax*），持续数分钟到数小时更为常见；它是由血管疾病引起的，特别是同侧颈动脉狭窄。表 12-1 列出了发作性单眼视力丧失的主要原因。当然，在任何年龄，视网膜疾病和其他眼部器官成分的疾病都是进行性视力丧失（*progressive visual loss*）的重要原因。

视力丧失问题的解决之道

在对视力障碍的调查中，当患者说他看不清楚时，总是会询问他的意思是什么，因为所讨论的障碍可能各不相同，从近视或远视到复视、部分晕厥、头晕或偏盲等。幸运的是，患者的陈述可以通过视力的测量来检查，这是眼科检查的主要部分。通过屈光介质和眼底检查，瞳孔反射、色觉和视野标绘的测试完成这部分检查。如第 13 章所述，眼球运动检查也是必不可少的，特别是如果怀疑早期斜视而导致弱视。

表 12-1 发作性视力丧失的原因

青春期和成年早期
偏头痛
视神经炎
视盘水肿
抗磷脂抗体综合征和系统性红斑狼疮
视神经的早期肿瘤压迫
大动脉炎
病毒性神经视网膜炎
特发性
成人期
颈动脉狭窄或夹层
视网膜栓塞
视网膜中央动脉粥样硬化性疾病
颞动脉炎(一般 55 岁以上)
青光眼
视盘水肿

在测量距离视力时使用斯内伦视力表(*Snellen chart*),其中包含按大小递减排列的字母(或数字或图片)(图 12-1A)。每只眼睛在 20 英尺(约 6 米)的距离分别接受测试。如果距离需要,应佩戴眼镜。图表顶部的字母在距离 200 英尺(约 60 米)5 分弧度处。患者跟随着通常可以在较短距离阅读的字母。报告的视力是作为一个非数学分数,代表患者可以阅读图表的距离和视力正常的人能够阅读相同大小的字母的距离。因此,在距离 20 英尺时,如果患者只能看到图表顶部的字母,而通常在 200 英尺的地方可以看到,那么视力就表示为 20/200(如果距离以米为单位,则为 6/60)。如果患者的视力正常,视力将等于 20/20,或 6/6,相当于大多数图表上的第 8 行。许多人,尤其是年轻人,在 20 英尺处就能看清“正常”距离图表 15 英尺(约 4.5 米)处能看清的线条,因此他们的视力是 20/15。

在床边测试中,可以使用“近距离卡片”或新闻用纸,距离眼睛 14 英寸,结果表示为一个距离等值,就像使用了视力表一样(图 12-1B)。这里使用了 Jaeger 系统(J1 是“正常”视力,对应于 Snellen 表上的 20/20 行,J7 对应 20/50,J13 对应 20/100,以及 J16

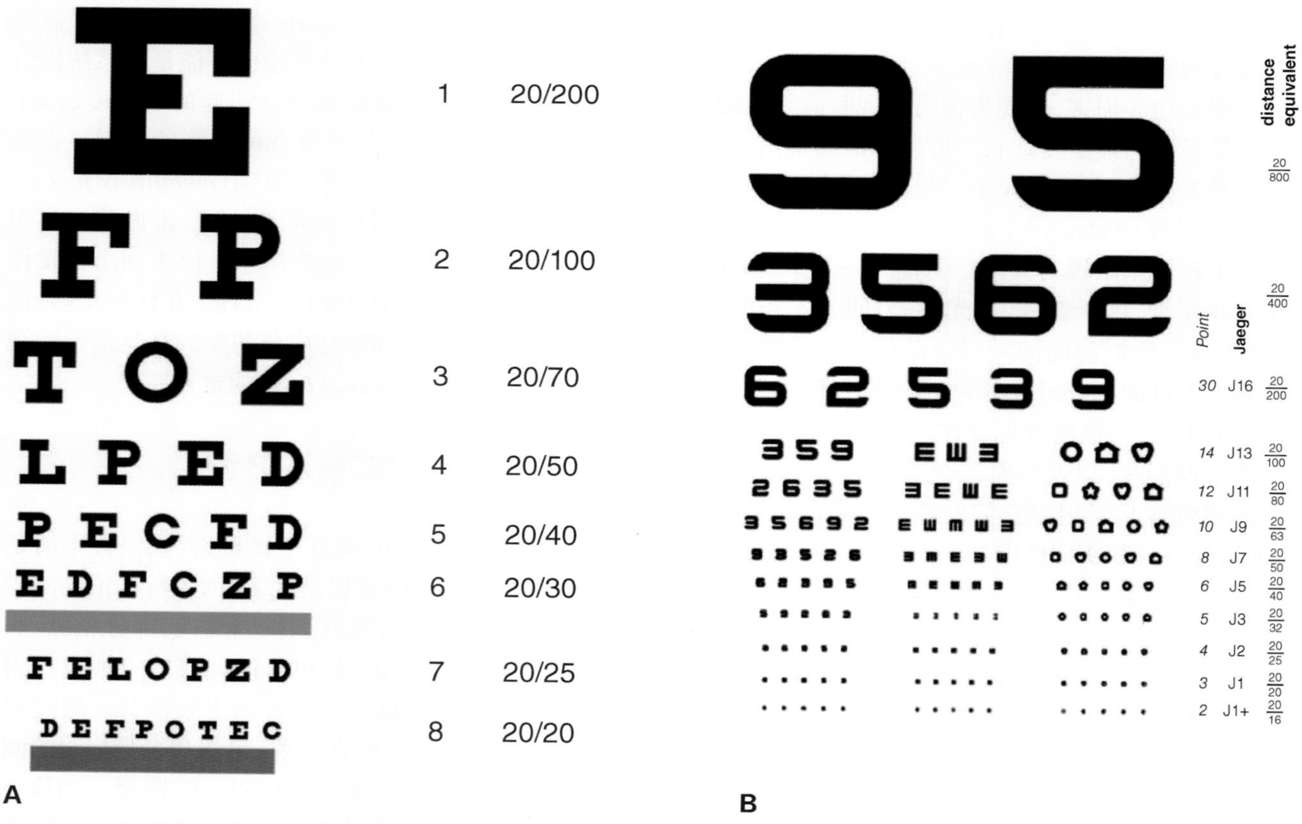

图 12-1 A. 用于测量视力的常规斯内伦(Snellen)视力表,以及 B. 耶格(Jaeger)卡。Snellen 视力表被放置在离受试者 20 英尺的地方。如果会聚和调节是正常的,在距离受试者的眼睛 16 英寸使用 Jaeger 卡近似于 Snellen 的视力

对应 20/200)。在幼儿中,通过让他们将视力表上的符号与卡片上的选项进行匹配,或者模仿检查者在不同距离上的手指动作,就可以估计出他们的视力。特勒视力卡(Teller acuity cards)通过评估孩子对越来越细条纹的卡片的偏好(以及由此产生的能力)来估计视力。

当视力下降时,使用针孔来判断是否有眼屈光不正或其他眼部疾病的原因是很有帮助的。针孔可以使一束狭窄的光线落在中央凹(视力最敏锐的区域)上,并且光线不需要被眼睛的前部正确聚焦。如果针孔使视力改善到正常水平,就可以断定视力下降与眼睛的光学介质(晶状体、角膜、房水、玻璃体)的缺陷有关。

进入眼睛的光线通过角膜,然后由双凸透镜聚焦到视网膜的外层。角膜、前房液、晶状体、玻璃体和视网膜本身必须是透明的。这些介质的清晰度可以通过眼科检查来确定,完整的检查要求瞳孔直径至少扩大到 6mm。这是通过在每只眼睛滴入 2.5% 的去氧肾上腺素(phenylephrine)和 / 或 0.5%~1.0% 托吡卡胺(tropicamide)来完成的,在测量视力后,记录瞳孔反应,并测试眼压。在老年人,应使用低浓度的散瞳剂。去氧肾上腺素的散瞳作用持续 3~6 小时。罕见地,闭角型青光眼发作(*attack of angle-closure glaucoma*)(表现视力减退、眼痛、恶心和呕吐)可由药物性瞳孔扩张诱发;这需要在眼部注射毛果芸香碱(pilocarpine)并立即通知眼科医生。如果瞳孔扩张了,最好使用匹罗卡品。

通过直接检眼镜的高加透镜从 6~12 英寸(1 英寸 = 2.54cm)的距离观察,检查者可以观察屈光介质中的混浊度;通过调整透镜从高到零或负的设置,有可能“深度聚焦”从角膜到视网膜。根据检查者的屈光不正,晶状体混浊最好在 +20 到 +12 的范围内观察。视网膜通过 +1 到 1 的晶状体聚焦。被照亮的瞳孔呈红色圆形结构(红色反射),这种颜色是脉络膜毛细血管中的血液形成的。直接检眼镜检查的主要局限是无法观察位于眼球赤道前方的视网膜病变,这些病变只能通过间接方法才能看到。

视野异常的测试

图 12-2 为视网膜、视神经和视束、外侧膝状体、视辐射通路,以及枕叶纹状皮质病变所引起的视野缺损。在警觉、合作的患者,视野可以在床边相当准确地绘制出来。遮盖患者的一只眼睛,另一只眼睛固定在检查者对应的眼睛上(患者右眼对应检查者的左眼),一个目标,如一个移动的手指、一块脱脂棉或一个安装在木棍上的白色圆盘,从边缘向视野中心移动(面对面测试)。当目标物在检查者与患者眼睛之间的距离相等时,患者和检查者的视野就可以进行比较。同样地,患者的盲点可以与检查者的盲点对齐,它的大小是通过将一个小目标从盲点向外移动直到被发现。由于未知的原因,红绿色测试对象在检测视觉通路缺陷方面比白色测试对象更敏感。

黄斑、视网膜或视神经的病变导致盲点(*scotoma*)(被正常视觉包围的受损视觉岛),而不是扩展到一个视野边缘的缺陷[“视野缺损”(field deficit)]。盲点是根据它的位置(中心、中心盲点的)或形状(环形、弓形)来命名的。位于视野黄斑部的小暗点可严重损害视力。

应该强调的是,视觉目标的运动为视网膜提供了最粗糙的刺激,因此,当同样大小的静止目标可能看不到时,它的运动可以被保留。换句话说,在视野的面对面测试中,移动目标不如静态目标有用。手指计数和比较一个红色物体的颜色强度或检查者的手从一个象限到另一个象限的清晰度都是简单的面对面测试,能够发现大多数的视野缺陷。Glaser 建议同时展示检查者的双手,分别在垂直子午线的两侧;偏盲视野中的手看起来比另一侧更模糊或更暗。同样地,当一个红色测试物体被移动到或离开固定点时,可以要求患者报告其颜色或亮度的变化,从而定义暗点。中心暗点可以通过让患者用一只眼睛固定在检查者的鼻子上来确定,检查者将一只手的示指或一个白色大头针放在这个暗点上,让患者用手指或大头针在周围比较它的亮度、清晰度和颜色。对于幼儿或不合作的患者,通过观察患者是否被周围视野中的物体吸引,或是否对一半视野中突然出现的威胁手势做出眨眼反应来粗略地估计视野的完整性。

如果操作认真,我们继续教授的这些面对面技术对于常规临床工作是相当敏感的,但是我们注意到了 Pandit 和同事的研究,他们发现使用静态自动视野检查法作为标准,用象限手指计数进行测试的 42% 的患者结果为假阴性。如果从面对面测试中发现或怀疑有任何缺陷,则应在图上标出,并在切线屏幕或圆周上标出暗点。虽然大多数自动视野检查技术只包括中央视野,但这种方法通常足以检测临床最重要的变化。

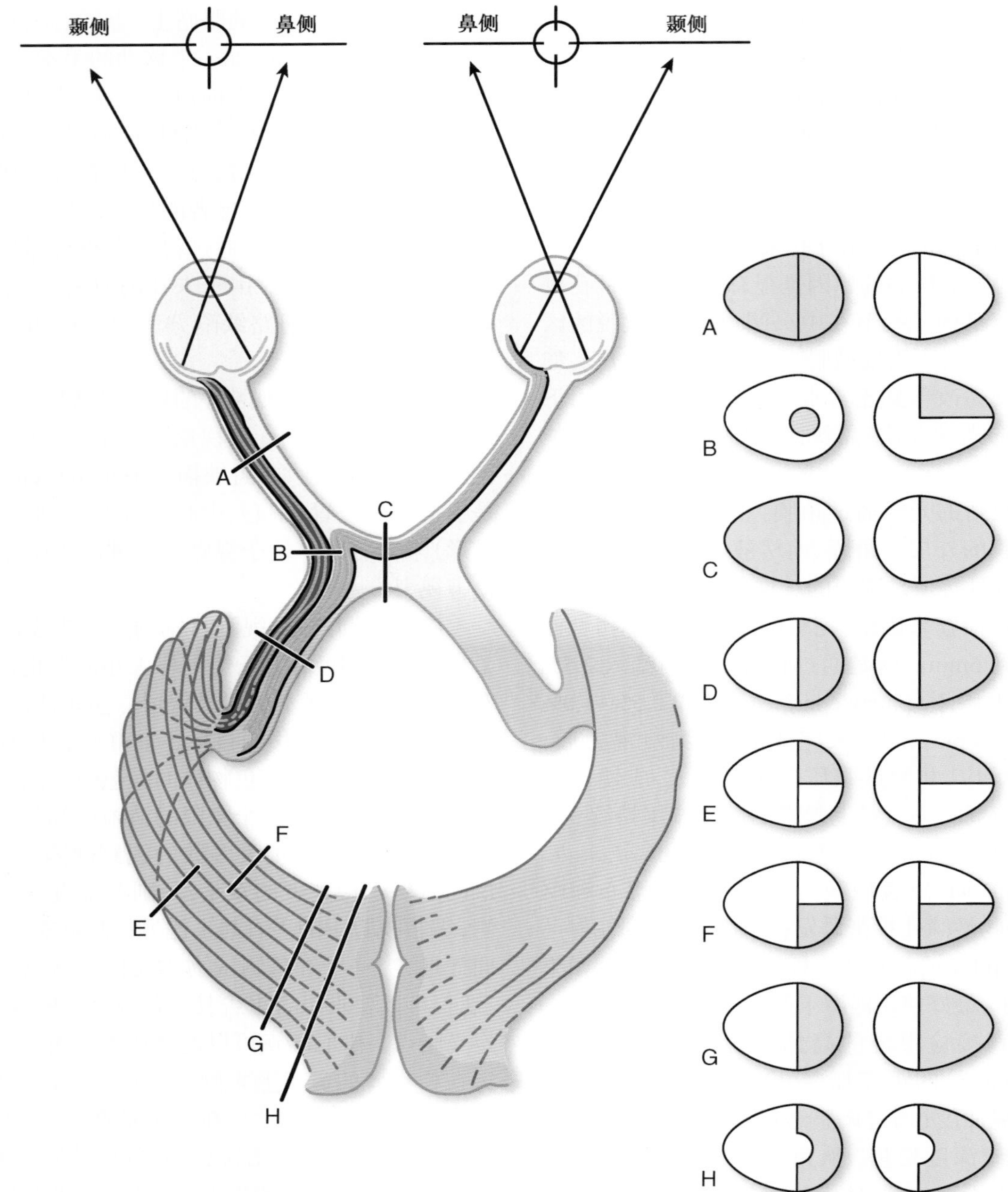

图 12-2　图示在视觉通路不同点的病变对视野的影响。A. 视神经损伤导致左眼全盲。B. 左侧“交界性暗点”伴左眼视力丧失，同时伴右眼颞上部视野缺损。C. 交叉性病变引起双侧偏盲。D. 视束损伤引起右侧同向性偏盲。E 和 F. 视辐射中断引起右侧上象限和下象限偏盲。G. 枕叶纹状皮质损伤引起右侧同向性偏盲。H. 偏盲伴黄斑回避，典型由大脑后动脉梗死所致

通过双重同时刺激测试方法可能会引起视觉的中枢处理的缺陷，而这是传统的视野检查法无法发现的。在每侧的颞部视野的所有方向移动一个手指可能显示没有异常，但是如果移动是同时发生在两侧颞部视野的相似部分，顶叶病变引起的半侧空间忽视患者，特别是在右侧，可能只感知到正常的右侧半视野。

视野检查发现的一种异常类型为向心性收缩（*concentric constriction*）。这可能是严重的视盘水肿的结果，在这种情况下，它通常伴随着盲点的扩大。伴随着视盘苍白（视神经萎缩），视野渐进性收缩，开始是单侧的，后来是双侧的，可能提示涉及视神经的慢性的脑膜过程（梅毒、隐球菌病、结节病、淋巴瘤）。长期未治疗的青光眼和色素性视网膜炎是造成向心性收缩的其他原因。不论视野被测试的距离有多远，视野一成不变的显著收缩被称为“管状收缩”（tubular constriction），它违背了几何学原理，是一种

癔症的表现。对于器质性疾病，随着患者与检测屏幕距离的增加，受限制的视野也随之增大。

视力下降的非神经学病因

在本章的范围内，几乎不可能描述所有导致屈光介质不透明的原因。只是简要地评论了那些具有最重要的医学或神经病学意义的病因。虽然屈光介质的改变主要不涉及神经组织，但是某些屈光介质变化具有重要意义，因为它们与神经疾病有关。

在角膜(*cornea*)中，最常见的导致视力下降的异常是由外伤和感染引起的瘢痕。复发性单纯疱疹、带状疱疹和角膜沙眼感染或伴有某些黏膜皮肤 - 眼综合征(mucocutaneous-ocular syndromes)可导致溃疡和随后的纤维化(Stevens-Johnson，Reiter)。继发于结节病、甲状旁腺功能亢进症、维生素 D 中毒或乳碱综合征(milk-alkali syndrome)的高钙血症可引起角膜上皮下的磷酸钙和碳酸盐沉积，主要位于与睑裂相对应的平面上，即所谓的带状角膜病(band keratopathy)。其他导致角膜混浊的原因包括慢性葡萄膜炎(chronic uveitis)、间质性角膜炎(interstitial keratitis)、角膜水肿、晶格状角膜营养不良(lattice corneal dystrophy)(淀粉样蛋白沉积)，以及长期的青光眼(glaucoma)。在一些黏多糖贮积症(mucopolysaccharidosis)中多糖沉积在角膜上(见第37章)，以及肝豆状核变性(hepatolenticular degeneration)中铜沉积在后弹性膜(Descemet membrane)上[K-F环(Kayser-Fleischer ring)]。在多发性骨髓瘤和冷球蛋白血症(cryoglobulinemia)可观察到晶体沉积。在某些溶酶体贮积病(lysosomal storage diseases)中角膜也弥漫性混浊(见第 37 章)。早年(由于高脂血症)出现的角膜老年环(arcus senilis)，有时合并眼睑和眶周皮肤的黄色脂质沉积，即睑黄疣(xanthelasma)，是动脉粥样硬化性血管疾病的标志。

在眼前房(*anterior chamber*)，一个常见的问题是房水流出受阻，伴随视盘凹陷和视力损失，亦即青光眼(*glaucoma*)。在超过 90% 的病例中(开角型)，这种综合征的原因尚不清楚，怀疑是遗传因素。这种类型的房水流出道看起来很正常。在大约 5% 的病例中，当瞳孔扩张时，虹膜和周围角膜之间的角度变窄并阻塞[闭角型青光眼(angle-closure glaucoma)]。在其余的病例中，这种情况是由于某些疾病进展阻塞了房水流出通道，如葡萄膜炎的炎症碎片、前房积血的红细胞[前房积血(hyphema)]、虹膜表面新形成血管和结缔组织[虹膜红疹(rubeosis iridis)]，是继发于糖尿病、视网膜静脉闭塞或颈动脉闭塞的相对罕见的眼部缺血并发症。开角型青光眼的视力丧失是逐渐的，而且眼睛看起来正常，不像之前提到的闭角型青光眼的发红、眼睛疼痛，这在以前有关瞳孔药理学扩张以促进检眼镜检查中曾有描述。

长期保持在 20mmHg 以上的眼压可能会损害视神经。这可能首先表现为上部或下部鼻侧视野的弓状缺损或旁中央视野缺损，如果不治疗，可能会导致失明。青光眼的经典所见是毕杰隆视野缺损(*Bjerrum field defect*)，这种缺损由一个弧形的暗点从盲点延伸并扫过黄斑，以一条水平线在鼻赤道结束。其他特征性的青光眼视野模式是从盲点[塞德尔暗点(Seidel scotoma)]翼状延伸和一个上鼻象限的变窄可能进展到水平边缘，与视网膜的水平裂口(鼻侧阶梯)相对应。损伤位于视神经头，视盘凹陷，通常没有视神经网膜边缘苍白，从而与其他视神经病区分开来。视杯在垂直轴方向的伸长是典型的。现在人们认识到，眼压升高只是青光眼的并发表现和危险因素之一，但类似的“杯状”视神经损伤在压力接近正常的患者中也可能出现。这是对以前认为压力是青光眼损害的主要原因这一观点的重大修正。

在晶状体(*lens*)中，白内障(cataract)的形成是一种常见的异常，以混浊为特征，通常发展缓慢。普通的“老年性”白内障是由于随着时间的推移，晶状体蛋白质变性和降解而发生的。糖尿病的“糖性白内障”(sugar cataract)是由持续的高水平血糖所致，血糖在晶状体中转变为山梨醇而引起高渗透梯度，导致晶状体纤维肿胀和破坏。半乳糖血症(galactosemia)是一种罕见的病因，但白内障的形成机制是相似的，即半乳糖醇在晶状体内沉积。在甲状旁腺功能减退症中，房水中钙浓度的降低在某种程度上是导致新形成的表面晶状体纤维混浊的原因。长期使用大剂量糖皮质激素，以及放射治疗，都会导致一些患者的晶状体混浊。唐氏综合征(Down syndrome)和眼脑肾综合征(oculocerebrorenal syndrome)(见第 37 章)，脊髓小脑性共济失调伴脑发育不全(见第 38 章)，以及某些皮肤病综合征[异位性皮炎(atopic dermatitis)，先天性鱼鳞病(congenital ichthyosis)，色素失调症(incontinentia pigmenti)]也伴有晶状体混浊。肌强直性营养不良(myotonic dystrophy)(见第 45 章)，以及罕见的威尔逊病(Wilson disease)(见第 36 章)与特殊类型的白内障有关。晶状体半脱位是晶状体悬韧带松弛的结果，发生于梅毒（syphilis）、马方综合征（Marfan syndrome）（向上移位）和高胱氨酸尿症（homocystinuria）（向下移位）。

在玻璃体（*vitreous humor*）中，由于睫状血管或视网膜血管破裂发生出血。在检眼镜检查中，出血表现为玻璃体部分或全部弥漫性混浊，或如果出血位于视网膜与玻璃体之间，则出血以清晰可见的血块的形式出现，称为视网膜前出血或玻璃体下出血（subhyaloid hemorrhage）。常见的原因是糖尿病患者增生性视网膜病（proliferative retinopathy）的新生血管破裂，但还有许多其他原因，包括眼眶或颅部外伤、颅内动脉瘤或动静脉畸形破裂伴颅内压增高（Terson 综合征）、Valsalva 手法、视网膜静脉闭塞、镰状细胞病、老年性黄斑变性（ARMD），以及视网膜裂孔（retinal tears），在这种情况下，出血会穿透视网膜的内缘。最常见的玻璃体混浊是由玻璃体胶原纤维凝结而形成的良性“飞蚊症”（floaters），表现为随着眼睛位置的改变而飞动的灰色斑点或细线，它们可能令人烦恼，甚至让人担忧，直到人们不再寻找它们。

与飞蚊症增多相关的突发闪光可能标志着视网膜脱离的开始。有明亮闪光和斑点主诉的患者应使用间接检眼镜检查，以排除玻璃体或视网膜的裂孔、孔洞或剥离。随着年龄的增长，另一种常见的现象是玻璃体的皱缩和从视网膜的退缩，造成持续性的光条纹，通常位于视野的边缘。这些光斑，也称为摩尔闪电条纹（*Moore lightning streaks*），曾被认为是完全良性的，但它们有时可能提示早期的视网膜或玻璃体撕裂或剥离，它们首次出现时需要眼科医生及时评估。它们在眼球运动、眼睑闭合、眼球调节的瞬间、眼球扫视运动以及突然暴露在黑暗中最为明显。玻璃体也可能被发生在脑部的淋巴瘤（lymphoma）浸润，在那些淋巴瘤局限于眼球的罕见病例，平面玻璃体切割术活检可用于确定诊断。

葡萄膜炎（*uveitis*）一词是指一种感染性或非感染性炎症性疾病，它影响任何一个葡萄膜结构（虹膜、睫状体和脉络膜）。炎症可能发生在眼的前部或后部，在虹膜的后面，并延伸到视网膜和脉络膜。后葡萄膜炎（posterior uveitis）（脉络膜）的感染原因是弓形体和巨细胞包涵体病（cytomegalic inclusion disease），主要发生于艾滋病患者和其他形式的免疫功能下降者。非感染性自身免疫类型在成人中也很常见。前葡萄膜炎（anterior uveitis）有时与强直性脊柱炎、人类白细胞抗原（HLA）B-27 标志物、结节病和复发性脑膜炎［沃格特 - 小柳原田病（Vogt-Koyanagi-Harada disease，VKH）］有关；后葡萄膜炎与结节病、白塞病和淋巴瘤有关。

视网膜疾病，特别是老年性黄斑变性（ARMD）和糖尿病视网膜病（diabetic retinopathy），是导致失明的另一个重要原因，将在“其他视网膜疾病”中进一步讨论。

视力下降的神经学病因

对某些解剖和生理事实的了解是解释影响视力的神经病变所必需的。进入眼睛的光线穿过视网膜的内层到达视网膜的外层（后部），外层包含两类感光细胞：瓶形的视锥细胞和细长的视杆细胞。光感受器位于形成视网膜的最外层的一层色素上皮细胞上。视杆细胞、视锥细胞和色素上皮细胞主要由脉络膜的毛细血管供血。视杆细胞在弱光（暮光或暗视）下对视觉刺激的感知起作用，而视锥细胞则负责颜色辨别和在强光下（亮视觉）对刺激的感知。大多数视锥细胞集中在黄斑区，尤其是中央部分，即中央凹（*fovea*），负责最高水平的视力。Traquair 描述，随着距离中央凹的距离越来越远，视力迅速下降，就像“失明之海中的一座视觉孤岛”。视杆细胞和视锥细胞中的特殊色素分子吸收光能并将其转化为电信号，这些信号被传输到视网膜的双极细胞，然后再依次传输到表面（前方）位置的神经元或神经节细胞（图 12-3）。在中央凹，神经节细胞和其他视网膜内部结构被取代（它们已不存在），因此光感受器可以非常高度集中，以最大限度地提高中央空间敏锐度。

视网膜神经节细胞的轴突沿着一个弧形路线穿过视网膜的内表面。由于没有髓鞘，它们是不可见的，虽然荧光素视网膜摄影显示出它们的轮廓的痕迹；一个有经验的检查者，使用明亮的光线和深绿色滤光器，可以通过直接的检眼镜观察到它们。神经节细胞的轴突在视盘聚集，然后向后延伸形成视神经（*optic nerves*）、视交叉（*optic chiasm*）和视束（*optic tracts*），最后在外侧膝状体核、上丘、中脑前顶盖和下丘脑视交叉上核内形成突触（见图 12-2 和图 12-3）。来源于黄斑细胞的纤维形成一个离散的群（乳头黄斑束），到达视盘的颞侧，然后在视神经中可能占据较中心的位置。这些纤维的口径小于周围视神经纤维，似乎对毒性和代谢性损伤特别敏感。对乳头黄斑束的损伤产生“中心盲点的”暗点（从固定延伸到盲点）。

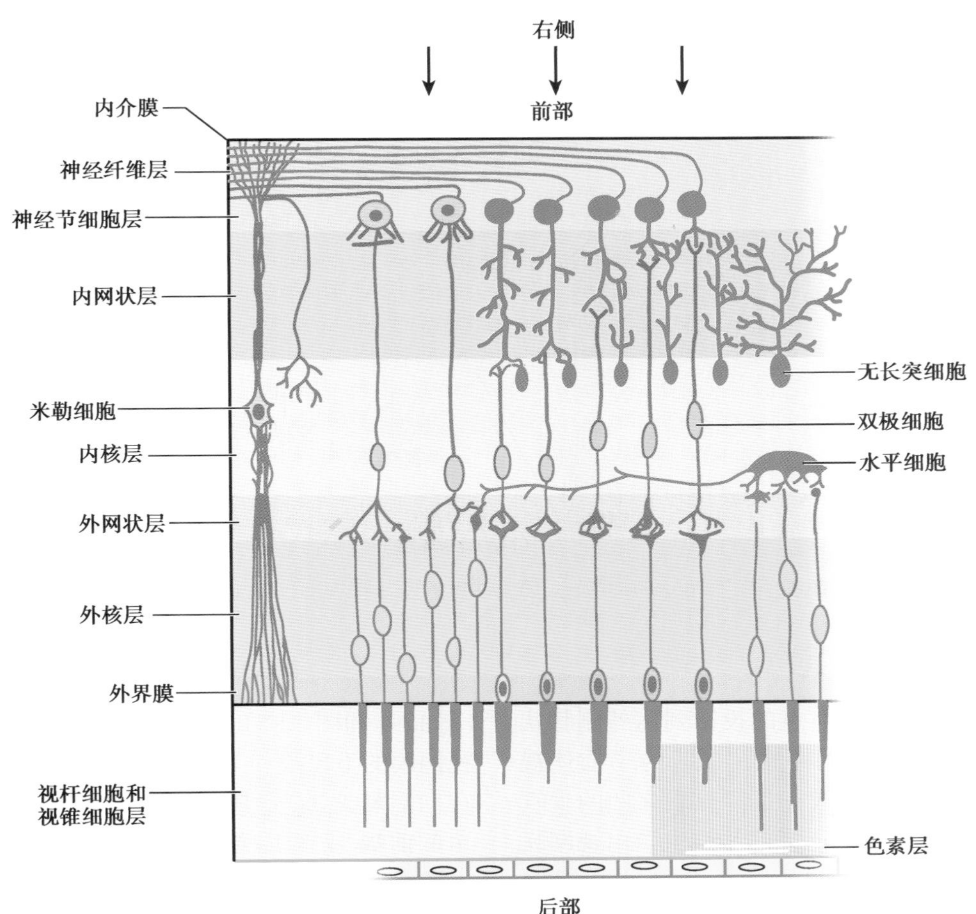

图12-3 视网膜细胞成分的示意图。进入眼睛的光线通过视网膜的全层到达视杆细胞和视锥细胞(视网膜神经元的第一个系统)。在这些细胞中产生的冲动通过双极细胞(视网膜神经元的第二系统)传递到神经节细胞层。第三个视觉神经元系统由神经节细胞及其轴突组成,它们不断地通过视神经、视交叉和视束走行,与外侧膝状体细胞发生突触(由Dr. E. M. Chester提供)

正常的盲点是由于视盘中缺少接受元件造成的。正常的视盘颜色不同,婴儿和金发个体中颜色较浅。神经节细胞轴突通常在穿透筛板后获得髓鞘,但有时在接近视盘时在视网膜内获得髓鞘。这些邻近视盘的有髓神经纤维呈白色斑块,边缘呈细羽状,是一种正常的变异,不应与视盘水肿或视网膜缺血相混淆。

如果有一侧视神经损伤,光刺激受影响的眼睛不会对另一只眼睛的瞳孔产生影响,尽管同侧瞳孔仍会交感性收缩,即对来自正常眼睛的光刺激做出反应。这种现象被称为相对的传入性瞳孔缺陷(*relative afferent pupillary defect*)[马库斯-冈恩瞳孔(Marcus Gunn pupil)]。

在视交叉,来自每侧视网膜鼻半部的纤维交叉并继续与另一只眼未交叉的颞侧纤维延伸至视束(图12-2和图12-4)。因此,左侧视束的中断导致每只眼的右侧偏盲缺损,即同向性(左鼻侧和右颞侧)视野缺损(见图12-2D)。在部分视束损伤时,两眼的视觉缺损可能不一致,因为视束纤维不均匀混合。在视神经与视交叉交界处病变,通常是压迫性的,除了同侧眼意料之中的中心暗点外,还可能引起对侧的颞上象限小缺损,称为"交界性暗点"(junctional scotoma)(图12-2B)。它被认为是几十年来威尔布兰德膝(Wilbrand knee)受压的结果,这是一束纤维在视交叉处交叉之前返回到对侧的视神经,但此后Horton认为,这束纤维的存在只是长期单眼球摘除术的人为现象。

视交叉位于垂体腺的正上方,也构成第三脑室前壁的一部分;因此,交叉纤维可能被垂体瘤、鞍结节脑膜瘤或动脉瘤等从下方压迫,也可能被扩张的第三脑室或颅咽管瘤从上方压迫。由此导致的视野缺损是双颞侧的(双颞侧偏盲,图12-2C)。在白化病(albinism)中,有一种十字交叉的异常,其中大部分的纤维交叉到另一侧,这是由于黑色素信号缺失造成的,而黑色素信号通常有助于交叉结构的形成。

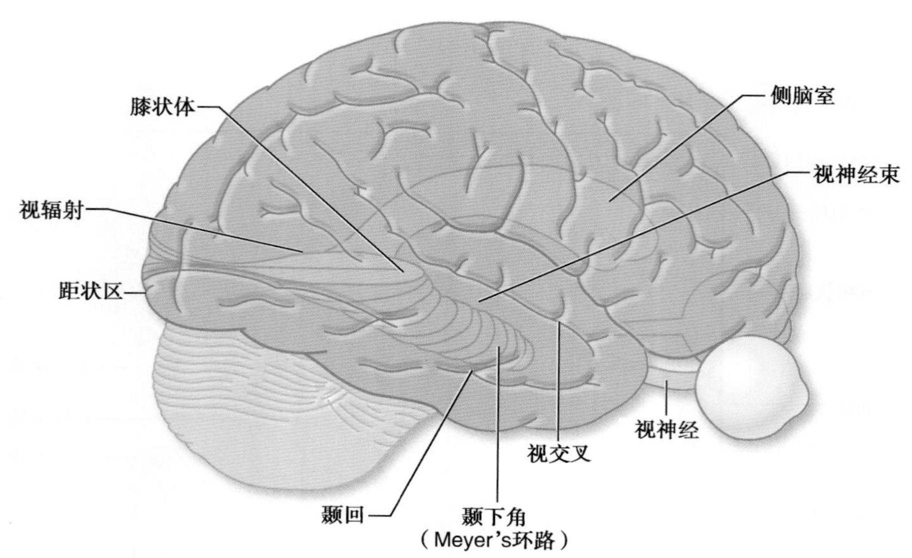

图 12-4 膝距束投射,显示颞角周围较下部纤维的绕行。值得注意的是,只有一小部分通路穿过顶叶

从视网膜,有一个点对点的投影到达外侧膝状核,然后从那里,到枕叶的距状皮质。为了描述视野,每个视网膜和黄斑都被一条穿过中央凹的垂直线分为颞侧半和鼻侧半。一条水平线大致由视网膜上血管弓与下血管弓的交界处表示,也穿过中央凹,将视网膜和黄斑的每一半分为上象限和下象限。视野缺损总是从患者的视角(鼻部、颞部、上部、下部)来描述的,而不是从视网膜缺陷或检查者的视角来描述。一个物体在视野中的视网膜图像从右到左被倒置和反转,就像照相机胶片上的图像一样。因此,每只眼睛的左侧视野在每只视网膜的对半部分被代表,而视野的上部在视网膜的下部被代表(图 12-2 和图 12-4)。图 12-5 说明了膝状体核和枕叶皮质的视网膜投射。

大约 80% 的视束纤维终止于丘脑的外侧膝状核体,并与它的 6 层神经元发生突触。其中三个(1,4,6)接受来自对侧眼交叉的(鼻侧)纤维,三个(2,3,5)接受来自同侧眼的未交叉的(颞侧)纤维。选择性阻断双侧膝状体的血液供应,包括脉络膜前动脉和脉络膜后动脉,虽然少见,但当它发生时,会产生一种特征性的“多区域性视野缺损”(multiple sectoral field defect)。脉络膜前动脉闭塞产生一种对侧的四象限扇形盲(quadruple sectoranopia),这意味着两眼的上下四象限同向视野缺损。闭塞的脉络膜后(外侧)动脉产生对侧同向性水平的扇形盲。

膝状体细胞通过视辐射投射到枕叶的视觉(纹状体)皮质,也称为 17 区(Brodmann 分类)或 V1 区(图 12-4 和图 12-5)。在穿过颞叶的过程中,每一个视网膜的下象限和上象限的纤维分叉。下面的纤维在向后转之前(形成 Meyer 环)弓形围绕侧脑室颞角的前极,它们的破坏导致对侧上象限视野缺损。上面的部分沿着更直接的路径穿过颞叶最上部的白质(图 12-4),可能还有相邻的顶叶内侧;它们的破坏导致对侧下部视野缺损。两组纤维在内侧矢状面后部融合(见图 12-2E 和 F)。

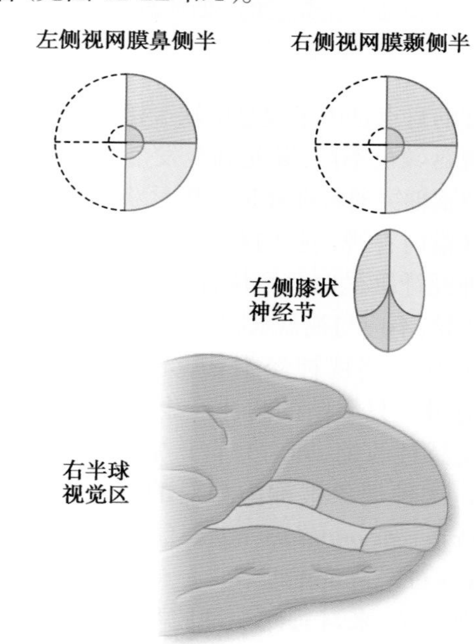

图 12-5 视网膜投射的图解描述,显示黄斑在外侧膝状体核和视觉(纹状)皮质不成比例的大的代表区(经允许重绘,引自 Barr ML,Kiernan J: *The Human Nervous System*, 4th ed. Philadelphia,Lippincott,1983)

在枕极内侧唇的Brodmann17区，发生了视网膜膝状体投射的大脑皮质处理。感受性神经元呈列状排列，其中一些神经元由边缘和形状激活，另一些神经元通过移动刺激或颜色激活。每只眼睛的神经元被分组在一起，并有同心的、中心环绕的视觉感受域。Hubel和Wiesel的开创性研究已经阐明了大部分视觉皮质解剖学和生理学，他们因此获得了诺贝尔生理学或医学奖，为了更全面地了解视觉皮质的组织结构，应该参考他们的论文。17区深部神经元投射至同侧大脑半球和对侧大脑半球颞枕叶皮质的次级和第三级视觉区，也投射到其他多感觉的顶叶和颞叶皮质。这些复杂的外纹状体联系仍有待阐明。

视觉系统的一部分专门用于运动的感知，颜色、立体视觉、轮廓和深度知觉等。正如Ungerleider和Mishkin所提出的，二级视觉处理的流程可以从概念上分为背侧流程和腹侧流程，背侧流程主要将空间信息传送到顶叶（“哪里”），它携带形状和颜色信息到颞叶（“什么”），这是Goodale和Milner在1992年提出的，由莱文及其同事进一步阐述。

上述连接的正常发展需要通过几个关键的发展阶段来激活视觉系统。早期失去一只眼睛的视力会导致这只眼睛的膝状体和皮质接受区发育失败。此外，在这种情况下，有视力的眼睛的皮质感受区变得异常大，并取得了盲眼的单眼优势列（monocular dominance columns）（Hubel and Wiesel）。患有先天性白内障的儿童，如果在发育的关键期摘除了混浊的晶状体，眼睛仍将是弱视。早期严重的斜视，尤其是内斜视，也会有弱视、失用性弱视同样的效果。

眼球的血管供应是通过颈内动脉的眼动脉分支（*ophthalmic branch of the internal carotid artery*），供应视网膜、眼球后部（葡萄膜）和视神经头。这条动脉起源于睫状后动脉，后者形成丰富的圆周血管丛，称为齐恩-哈勒动脉环（arterial circle of Zinn-Haller），位于筛板深处。筛板（lamina cribrosa）是一种筛状巩膜（硬脑膜）结构，视盘的中央和鼻部的轴突贯穿其中。这个动脉环供应视盘和邻近的远端视神经、脉络膜和睫状体；它与围绕视神经的软脑膜动脉丛相吻合。眼动脉的另一个主要分支是视网膜中央动脉（central retinal artery）。它从视盘发出，在此分为四个分支供应视网膜内层；通过检眼镜可以看到这些血管及其分支。在距离视盘很短的距离内，这些血管失去了内部弹性层，中间层（肌层）变薄，它们应适宜被归类为小动脉。视网膜的内层，包括神经节细胞和双极细胞，从这些小动脉及其毛细血管获得血液供应，而较深的感光细胞和中央凹则由下面的脉络膜血管床提供营养，通过视网膜色素细胞和它们附着的半渗透性布鲁赫膜（Bruch membrane）扩散。在多达三分之一的人群中，一个小的睫状体视网膜动脉可能起源于脉络膜循环或起源于Zinn-Haller动脉环，并供应黄斑。在视网膜中央动脉闭塞的情况下，存在的这个睫状视网膜动脉会导致中心视力保存。

视网膜异常

如前所述，薄的（100~350mm）视网膜片和视神经头是中枢神经系统的外化部分，也是唯一可以直接检查的神经系统部分。在视力丧失的情况下，检眼镜检查中仔细检查黄斑区（位于视盘外侧3~4mm，提供中心视力）是非常重要的。正常黄斑和视盘的外观会有变化，这些可能很难与疾病区分开来。由于视网膜色素上皮组织有轻微的畸变或少量的玻璃膜疣（drusen），一个正常的黄斑可能被称为异常。根据经验，检查者可以使用亮绿色（无红色）照明来观察视网膜的无髓鞘神经纤维层。这通常在检测视神经的脱髓鞘、中毒或遗传性病变时是最有帮助的，这些病变在视神经汇聚到视盘时造成离散的轴突束的丢失。

在评估视网膜血管（*retinal vessels*）时，必须记住它们是小动脉而不是动脉。由于视网膜小动脉壁是透明的，用检眼镜可以观察到其内部的血流柱。正常小动脉的中心光带被认为是光的反射，因为光撞击到血液柱的界面和凹面的血管壁。在小动脉硬化（*arteriolosclerosis*）（通常与高血压同时存在）中，由于纤维组织替代了中膜和基底膜的增厚，血管腔呈节段性狭窄。小动脉变直和静脉受到小动脉的压迫［“动-静脉压痕”（A-V nicking）］是高血压和小动脉硬化的其他征象。

在这种情况下，在两条血管交叉的部位，静脉被外膜内加厚的小动脉压扁。进展性小动脉病变，以至阻塞管腔，导致狭窄的白色（“银线”）血管，没有可见的血流柱。这种改变通常与重度的高血压有关，但也可能伴随其他类型的视网膜中央动脉或其分支的闭塞（见下文描述和视网膜插图）。小静脉的鞘，很可能代表从血管中局部的细胞渗漏，可伴随炎症性神经病，包括特发性视神经炎（idiopathic optic neuritis）。在白血病、结节病、白塞病，以及其他形式的血管炎中也可见到动脉和小静脉鞘。

恶性或加速高血压(*malignant or accelerated hypertension*),除了前面提到的视神经头肿胀和视网膜小动脉改变外,还有一些血管外病变,如所谓的软渗出物或棉絮状斑块,边缘明显和反光的“硬”渗出物,以及视网膜出血等(图 12-6)。在许多出现视网膜病变的患者中,在脑部发现类似的病变(坏死性小动脉炎和微梗死)以及作为其病变基础的高血压脑病。

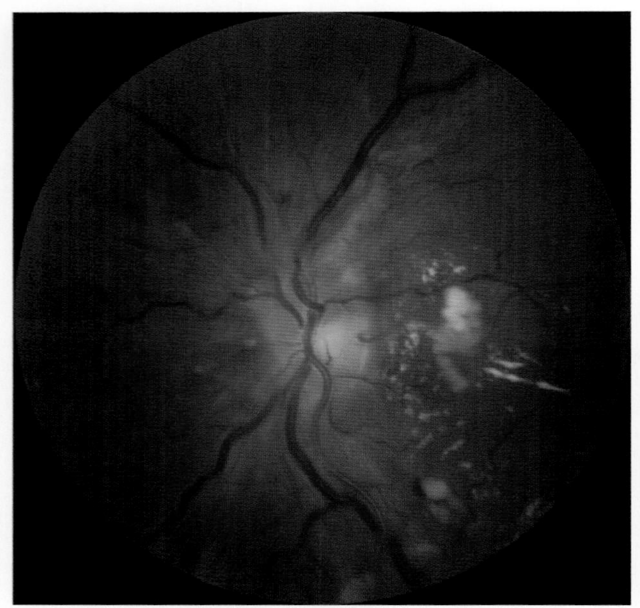

图 12-6 高血压性视网膜病显示视盘水肿、棉絮状斑、硬性渗出物,以及视网膜内出血

视网膜血管的微动脉瘤(*microaneurysms*)呈小而离散的红点状,大多数位于旁中央区。它们最常见的是糖尿病的征象,有时出现在这一疾病常见的临床表现之前。使用无红光(绿色光)检眼镜有助于从背景中识别微动脉瘤。显微镜下,动脉瘤以毛细血管、小静脉或小动脉壁的囊状小突起(20~90mm)的形式出现。动脉瘤起源的血管总是异常的,或为闭塞血管的非细胞组成的分支,或其本身被脂肪或纤维蛋白阻塞。

视网膜出血(*retinal hemorrhage*)在检眼镜下的表现是由其发生出血的特定组织结构决定的。在视网膜表层,它们呈线状或火焰状(“碎片状”出血),因为它们受到该层水平走行的神经纤维限制。这些出血通常覆盖在视网膜血管上,使之模糊不清。圆形或椭圆形[点和印迹(dot-and-blot)]出血位于血管后面,在视网膜的外网织层(双极细胞与视杆细胞和视锥细胞核之间的突触层)(图 12-3);在这一层中,血液在垂直方向的神经纤维之间以圆柱形状聚集,用检眼镜端视时呈圆形或椭圆形。视网膜内表面的小动脉破裂,如发生在破裂的颅内囊状动脉瘤、动静脉畸形和其他引起突然严重颅内压升高的情况,使视网膜内界膜与玻璃体或玻璃体膜(玻璃体外围浓缩的凝胶)之间的血液聚集成一个轮廓清晰的湖形;这就是透明膜下或视网膜前出血,称为特尔松综合征(Terson syndrome)(图 12-7)。无论是小的浅的或深的视网膜出血都可能出现中心或偏心性苍白,即罗斯点(Roth spot),这是由于血管与出血之间的白细胞、纤维蛋白、组织细胞或无定形物质堆积所致。这种病变被认为是细菌性心内膜炎(bacterial endocarditis)的特征,但也可见于白血病,偶尔见于颈动脉疾病引起的栓塞性视网膜病(embolic retinopathy)。

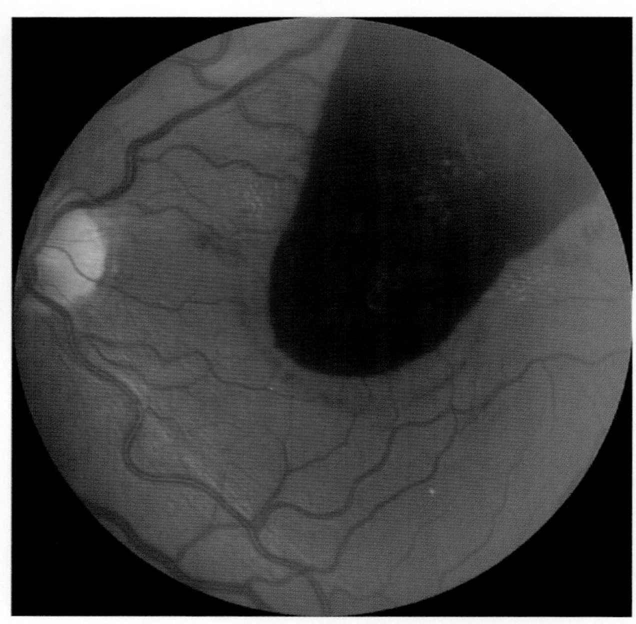

图 12-7 视网膜前(透明膜下)出血延伸至左眼黄斑部,由强力的 Valsalva 试验促发

棉絮状斑块(*cotton-wool patches*)或软性渗出物(*soft exudates*),是指由于毛细血管前小动脉闭塞引起的缺血所致视网膜内混浊区。这些斑块,即使很大,除非累及黄斑否则很少会引起严重的视力障碍。它们是由称为细胞样小体(*cytoid bodies*)的卵圆形结构成簇组成,代表中断轴突的末端隆起。硬性渗出物(hard exudates)呈点状的白色或黄色小体,位于视网膜血管后方的外血管网织层,像是点状出血。如果它们出现在黄斑区,则呈线状向中央凹

[黄斑(*macular*)]放射。硬性渗出物由脂质和其他血清沉淀物组成,这是一种血管通透性异常类型的结果,目前还不完全清楚。它们最常见于糖尿病和高血压患者。

视网膜玻璃膜疣(*drusen in the retina*)(胶体),在检眼镜下呈淡黄色斑点,除了单独出现外,很难与硬性渗出液区分;通常,硬性渗出伴有其他眼底异常。虽然视网膜玻璃体疣可能是一个良性的发现,但是在许多情况下,它们反映了老年性黄斑变性(ARMD)及其在黄斑的沉积最终导致显著的视力损失。视网膜玻璃体疣的来源尚不清楚,但它们可能是由视网膜色素上皮退化引起的慢性炎症引起的。位于视盘或邻近视盘的玻璃样体(*hyaline bodies*),也被称为玻璃体疣(drusen),但必须与发生在外周的区分开来。与外周的视网膜玻璃体疣相比,视盘的玻璃体疣可能是死亡轴突的矿化残留物,在某些病例的CT上可以看到。对神经科医生来说,它们的主要意义是玻璃体疣隐藏在视盘下("埋藏的玻璃体疣"),通常与视盘异常抬高有关,这可能会被误认为是视盘水肿(见下文)。

视网膜周围可能存在血管母细胞瘤,它可能出现在青春期,在较典型的小脑病变之前。可以看到一条大的视网膜动脉通向它,并可能有一条大的引流静脉。偶尔,视网膜检查显示存在血管畸形,它可能与视神经和脑基底部的畸形并存。

视网膜的缺血性病变

短暂性单眼盲　短暂性缺血发作的视力丧失影响一只眼的部分或全部视野,被称为一过性黑矇(*amaurosis fugax*)或短暂性单眼盲(*transient monocular blindness*,*TMB*)。它们是动脉粥样硬化性颈动脉狭窄的常见表现,但也有其他原因。一个上下区分的水平边界或者"阴影",通常是视力丧失的一个方面,但并不总是如此。在发作的一段时间的开始或结束时,阴影可能上升或下降,偶尔在整个发作时保持不变。发作期间偶然检查视网膜可能会发现动脉中充满白色物质的部分数分钟内向远端移动。动脉和静脉血的流动会在几秒或几分钟内停止,当重新流动时视力恢复(Fisher)。对这些观察结果的一种解释是,视网膜中央动脉的栓子已经破碎并移动到远端。Fisher还对当时认为暂时性单眼失明是由视网膜动脉血管痉挛引起的理论提出疑问。

许多发作可能发生在大脑半球梗死之前,或者消退而无不良后果。Marshall和Meadows在一组80例患者长达4年的跟踪研究中,在动脉粥样硬化的现代治疗前的时代,其中16%的患者发展为永久性单侧失明,完全性半球卒中,或两者兼有。第33章进一步讨论这一问题。

颈内动脉闭塞,只要从颈外动脉或其他来源到眼动脉有足够的吻合支,通常不会造成视力障碍。偶尔,颈内动脉的近端闭塞明显表现为同侧短暂性单眼失明发作,就像半球短暂性脑缺血发作可能表明近期急性的颈动脉闭塞。慢性颈动脉闭塞伴侧支循环不足与缺血性眼病有关,它可能主要影响前段或后段或两者同时受累(Young and Appen)。在这种情况下,眼球前部血液循环不足的表现是巩膜血管充血、角膜云斑、前房耀斑和低眼压,或如果出现虹膜新生血管形成[虹膜红疹(rubeosis iridis)]并影响房水的流出,有时会有高眼压。眼后部缺血表现为视神经血液循环改变或静脉淤滞。光致黑矇(light-induced amaurosis)是一种特征性症状,在这种情况下,暴露在强光下会导致失明。颈动脉疾病的其他症状也可能出现,例如,颈动脉分叉处的局部杂音。

视网膜中央或分支动脉闭塞　大多数情况下,视网膜缺血可以追溯到视网膜中央动脉或其分支的血栓或栓塞,即视网膜中央或分支动脉闭塞(*central or branch retinal artery occlusion*)(CRAO或BRAO)。闭塞常伴有突然的无痛性失明。视网膜变得不透明,呈灰黄色外观;小动脉变窄,可见血流柱分段。中央凹出现樱桃红斑(cherry-red spot),此处视网膜最薄,可以看到下面完整的脉络膜血液循环(图12-8)。

当视网膜中央动脉的小分支被栓子阻塞时,可以看到阻塞物。在Arruga和Sanders的70例视网膜栓塞系列中,40例看到了最常观察到的赫伦霍斯特斑(Hollenhorst plaques),呈闪亮的黄白色动脉粥样硬化颗粒(图12-9)。这些斑块也可以是颈动脉或主动脉粥样硬化的无症状表现。管腔内颗粒也可交替性地来自主动脉瓣或二尖瓣的白色钙化外观,或者大血管的粥样硬化。红色或白色纤维蛋白-血小板栓子可能来自心脏、它的瓣膜或其他的来源。如果没有荧光素视网膜造影术,视网膜动脉分支的栓子可能很难被看到,此外,大多数栓子很快就消失了。视网膜中央和分支动脉闭塞也是高凝状态的结果,包括抗磷脂抗体综合征(antiphospholipid antibody syndrome)。巨细胞动脉炎(giant cell arteritis)是另一个重要原因;50多岁或以上的患者应该进行这一情况的筛查。

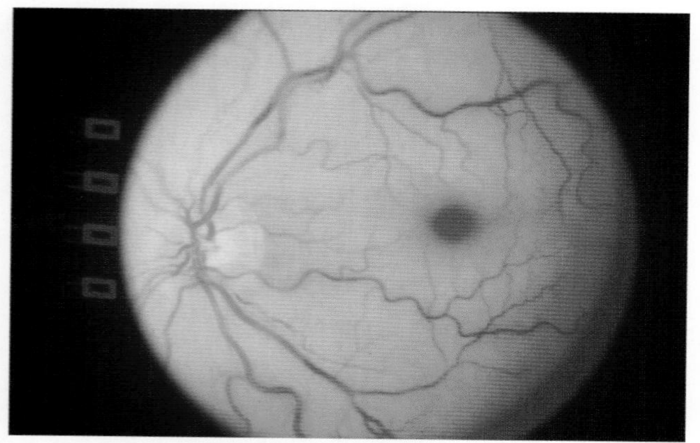

图 12-8　视网膜中央动脉闭塞的眼底表现。除了视网膜血管的血流稀少外，视网膜呈灰白色外观，在中心凹处有一个“樱桃红斑”(由 Dr. Shirley Wray 提供)

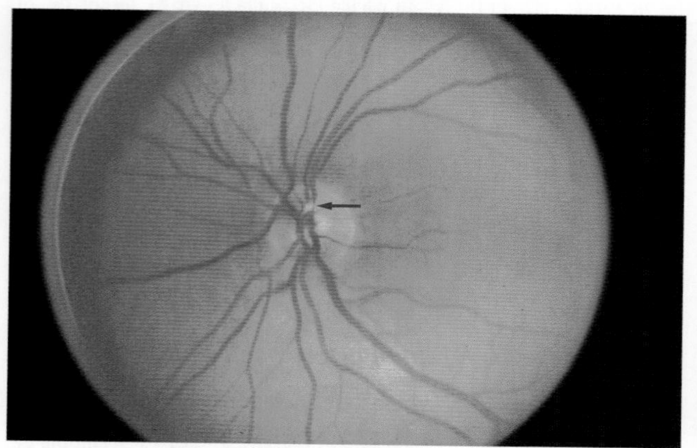

图 12-9　视网膜上动脉分支的闪亮的“赫伦霍斯特斑”(Hollenhorst plaque)闭塞(箭头)。这些闭塞代表动脉粥样硬化颗粒或较少见的血小板 - 纤维蛋白栓子。有些是无症状的，而另一些伴有节段性视力丧失或见于视网膜中央动脉阻塞后(由 Dr. Shirley Wray 提供)

急诊治疗急性视网膜中央动脉闭塞已经成为一些医疗中心的常规方法，希望栓子或血栓能被推入更远端的血管。这些治疗通常旨在降低眼压(乙酰唑胺，吸入二氧化碳；前房穿刺术，冲击触诊法)，以扩张血管和恢复血流。然而，给人的印象是，这些程序通常并不成功。一些病例系列表明，用动脉内注药进行局部溶栓可能是有用的，尽管早期多中心对照溶栓试验(在 Schumacher 及其同事引用的 Eagle 研究中)出于安全考虑而提前终止。

视网膜静脉闭塞(*retinal venous occlusion*)　由于视网膜中央动脉和静脉共用一个外膜鞘，动脉中的动脉粥样斑块可诱发视网膜静脉血栓形成(*thrombosis of the retinal vein*)。这导致了视网膜病变惊人的图像，不同于视网膜中央动脉闭塞表现。静脉充盈、迂曲，可见多发性弥漫的“点 - 印迹”和条纹状线性视网膜出血(图 12-10)。视网膜静脉血栓形成最常见于糖尿病、高血压和白血病；较少见于镰形红细胞病(sickle cell disease)；极少见于多发性骨髓瘤和巨球蛋白血症，与这两种疾病引起的高黏血症有关。有时，没有相关的全身性疾病可以确定，在这种情况下，应考虑眶部肿物(例如，视神经胶质瘤)的可能性。在视网膜静脉血栓形成中，视力损失是多变的，可能会恢复到有用的视力。在随后出现黄斑水肿的病例中，激光光凝固术(laser photocoagulation)可促进恢复。

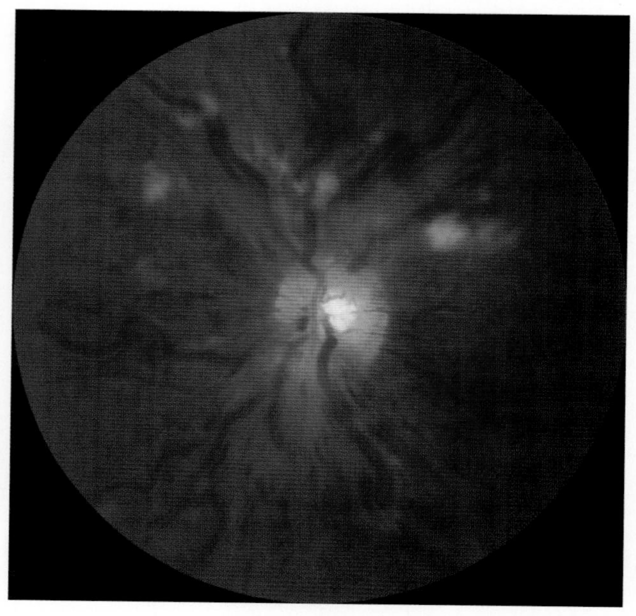

图 12-10　视网膜中央静脉闭塞伴静脉充血、视盘肿胀和新鲜的视网膜出血(由 Dr. Shirley Wray 提供)

良性视网膜血管痉挛和偏头痛(*benign retinal vasospasm and migraine*)　除了该综合征的典型缺血性原因以外，短暂的视网膜缺血偶尔被观察到作为偏头痛的表现。根据 Winterkorn 及其同事的意见，极少数情况下，视网膜中央动脉的良性血管痉挛可能是复发性短暂单眼失明的一个原因，在这种情况下，发作可能会随着使用钙通道阻滞剂而停止。

其他视网膜疾病

除了血管病变外，视网膜的撕裂和分离可能严重损害视力。最常见的分离形式是色素上皮细胞层与感觉性视网膜分离，液体通过视网膜上的裂口或孔道聚集。所谓的牵引性脱离，是早产或糖尿病或其他血管疾病继发的增殖性视网膜病(proliferative retinopathy)

所观察到的，收缩的纤维组织牵拉视网膜与脉络膜脱离。

浆液性视网膜病（*serous retinopathy*），是年轻或中年男性单眼视觉障碍的原因之一，可能与使用糖皮质激素有关。整个黄斑周围区域被水肿液抬高。这种情况可能急性或缓慢发生。一只眼的视物变形症（metamorphopsia）（视觉失真）是一种常见的表现，但是视力没有受到太大的损害。视盘仍保持正常。视网膜的改变（血管液渗漏到视网膜下间隙）导致脉络膜细部（局部的）可视化丧失，并通过荧光血管造影或者光学相干断层成像（optical coherence tomography，OCT）证实。这种情况往往会在几个月后消退，可以通过激光治疗密封渗漏部位。

脉络膜视网膜炎（*chorioretinitis*）是感染过程的结果，可能会导致诊断困难。猫抓病（cat scratch disease），由韩瑟勒巴尔通体（*Bartonella henselae*）引起，是一个考虑因素。在许多患者中，最初被诊断为球后视神经炎。不能依靠黄斑星（macular star）的外观来诊断（见前面的“棉絮状斑块”）。

大量的艾滋病（HIV-AIDS）患者出现各种类型的视网膜病变。常见的表现为神经纤维层梗死［棉絮状斑块（*cotton-wool patches*）］、出血，以及血管周围鞘膜。弓形虫病是最常见的感染性病变，其次常见巨细胞病毒（CMV），但是组织胞浆菌病（histoplasmosis）、肺孢子菌肺炎（*pneumocystis carinii*）、带状疱疹、梅毒和结核病均有很好的文献记载。CMV可引起特别严重的坏死性视网膜炎和永久性视力损害。视网膜和脉络膜都可能与这些疾病有关，在这种情况下，检眼镜的特征是显示出“穿孔”病变的破坏，暴露出白色巩膜和黑色素沉积。脉络膜也可能是病毒性和非感染性炎症反应的发生部位，通常伴有痛性复发性虹膜睫状体炎（painful recurrent iridocyclitis）和泪道炎症。

视网膜变性（*degenerations of the retina*）是慢性进行性视力丧失的重要原因。视网膜变性有几种形式，并可能与脑或其他器官的进行性病变有关。青年和中年最常见的变性是视网膜色素变性（*retinitis pigmentosa*），这是一种外部光感受器层和下面的色素上皮细胞的遗传性疾病。视网膜很薄，有细微的骨小体状的黑色素沉积，多在周围；后来视盘萎缩（被称为“蜡样苍白”）。这种疾病的特征是视野收缩，中心视力相对保留（“枪管”视觉）、视物变形症（视觉扭曲）、从眩光中恢复延迟，以及夜盲（黄昏视觉减退）。视网膜色素变性和相关的视网膜退化的原因是多种多样的，与超过75种不同的基因缺陷有关。一种孤立的视网膜色素变性形式，遵循常染色体显性遗传模式，视紫红质（rhodopsin）（维生素A与视杆细胞视蛋白的结合）基因产生一种有缺陷的视蛋白，导致视紫红质减少，对光的反应减弱，以及最终视杆细胞变性（Dryja et al）。视网膜色素变性与劳伦斯-穆恩-比德尔综合征（Laurence-Moon-Biedl syndrome），与某些线粒体疾病［卡恩斯-塞尔综合征（Kearns-Sayre syndrome），第37章］，以及神经系统的一些退行性和代谢性疾病，如雷夫叙姆（Refsum）病有关。另一种生命早期的遗传性视网膜变性，以大量中央视网膜病变为特征，是常染色体隐性遗传的Stargardt型青少年绒毡层视网膜变性。与视网膜色素变性一样，斯塔格特病（Stargardt disease）（黄斑变性疾病）可能伴有进行性痉挛性轻截瘫或共济失调。非色素性视网膜变性（*nonpigmentary retinal degeneration*）是许多罕见的综合征和疾病的特征，如神经元蜡样质脂褐质沉积症（neuronal ceroid lipofuscinosis）、巴森-科恩茨韦格病（Bassen-Kornzweig disease）、巴滕-梅尤病（Batten-Mayou disease），以及其他疾病等（见第36章）。

药物治疗的毒性作用（*toxic effects of medications*）是造成视网膜损伤的重要原因。吩噻嗪衍生物在实际应用中比以前更少，它们可能与色素层的黑色素结合，导致视网膜外层变性，并通过荧光血管造影观察到特征性“公牛眼视网膜病”（bull's-eye retinopathy）。如果这些药物大剂量长期使用，患者应检查视野和色觉缺陷。在用于治疗神经系统疾病的药物中，抗癫痫药物氨己烯酸（vigabatrin）因导致视网膜变性和近一半暴露的患者视野向心性缩小而引人注目。视网膜中γ-氨基丁酸（GABA）水平升高可能是中毒的原因。大剂量他莫昔芬（tamoxifen）会对视网膜产生毒性，其特征是折射性混浊的沉积，在更严重的情况下，由黄斑水肿引起。

癌症相关性视网膜病（*cancer-associated retinopathy*，*CAR*），在小细胞肺癌和其他肿瘤患者中作为副肿瘤性疾病曾被描述（见第30章）。典型表现是正性视觉现象和快速的双侧视力丧失。在受影响患者的血清中已证实存在针对调节视紫红质激酶的抗恢复蛋白的抗体（Grunwald et al；Kornguth et al；Jacobson et al）。黑色素瘤相关性视网膜病（melanoma-associated retinopathy，MAR），产生夜盲症，主要影响视杆细胞。这些副肿瘤性过程在第30章中进一步描述。

某些婴儿期和儿童早期的溶酶体疾病的特征是未降解的蛋白质、多糖和脂质在大脑神经元、黄斑和视网膜的其他部分异常积聚[因此称为贮积病(*storage diseases*)和大脑黄斑变性(*cerebromacular degenerations*)]。可观察到的眼部异常包括角膜混浊、视网膜樱桃红斑和变灰,以及后来的视神经萎缩。第36章讨论了这些疾病。

在这些视网膜疾病中,视网膜色素上皮或其他层的微小变化可能不容易被检眼镜检测到。发现视网膜细微变化的测试是估计光刺激后恢复视力所需的时间(黄斑光应激测试)。这项测试是用强光照射受影响的眼睛的瞳孔10秒,然后测量视力恢复到测试前水平所需的时间(通常是50秒或更短)。有黄斑病变,恢复时间延长,但视神经病变,恢复不受影响。如前所述,这种现象也可以在颈动脉闭塞一侧的眼睛中观察到,颈动脉闭塞是缺血性视网膜病的本质原因。视网膜疾病减少或视网膜外层产生的电活动消除,这可以通过视网膜电图(ERG)来测量。荧光视网膜造影术和各种新的影像学检查是目前诊断视网膜疾病所必需的。光学相干断层扫描(OCT)利用反射光构建视网膜层高分辨率二维图像;它能够以显著的分辨率显示视网膜水肿、撕裂、黄斑裂孔,以及视神经病后视网膜神经纤维层变薄。

年龄相关性黄斑变性(*age-related macular degeneration*)　这是老年人视力丧失的一个常见原因。当老年相关的黄斑变性(ARMD)开始干扰视力时,患者观察到阿姆斯勒方格表(Amsler grid)上的直线是扭曲的。随着时间的推移,中心视力逐渐减弱,影响阅读,但这些患者由于保留了周围视力可以找到行走路线。检查发现中央暗点,伴黄斑周围区域色素变化。两种最常见类型的黄斑变性,一是萎缩性"干性"型,这是一种真正的与视网膜玻璃膜疣相关的色素变性,原因不明,但具有遗传成分,另一种是渗出性"湿性"型,这是脉络膜新生血管形成的结果,导致继发性黄斑损伤。湿性型适合于激光治疗和眶部注射雷珠单抗(ranibizumab)或类似的抗血管内皮生长因子的抗血管生成单克隆抗体(antiangiogenic monoclonal antibodies)。使用抗氧化剂和锌剂可以轻微减轻干性型的进展。DeJong对ARMD的病理生理学和治疗进行了综述。

糖尿病性视网膜病(*diabetic retinopathy*)　虽然这不是严格意义上神经科医生所关注的问题,但这是导致视力下降和失明的一个重要原因,所有的医生都应该知道这些基本事实。最早的改变是微动脉瘤和微小的视网膜内出血;几乎所有1型糖尿病超过20年的患者都有这种症状。当视网膜缺血时,就会出现棉絮状斑和小出血。随后,出现了一种更具威胁性的增殖性视网膜病,它包括新生血管的形成,以及随之而来的蛋白质和血液的渗漏。半数的1型糖尿病患者有这种增殖性特征,10%的2型糖尿病患者已有15~20年的病史。新的血管可以生长到玻璃体中,由此的出血可能引起视网膜牵拉,从而导致脱离。视力丧失也可能是黄斑水肿的结果。水肿的再吸收导致脂质"硬渗出物"的沉积。维持血糖控制可降低视网膜病变的频率和严重程度,但不能预防它发生。局部高水平的血管内皮生长因子已被证明参与糖尿病性视网膜新生血管形成的病理生理,最近的研究表明,玻璃体内注射抗血管内皮生长因子(抗VEGF)抗体,贝伐珠单抗(bevacizumab),至少在短期内可以改善新生血管渗漏。推荐Antonetti及其同事对这一主题进行的综述。

视盘水肿和颅内压增高

在视盘的各种异常中,视盘水肿具有最大的神经学意义,因为它标志着颅内压(ICP)增高的存在。视盘水肿(*papilledema*)一词是指由于ICP升高引起的视盘肿胀,尽管还有其他原因导致类似的检眼镜的表现。例如,由于视神经头梗死(如前部缺血性视神经病)和其他影响视神经眶内部分的疾病(特别是炎症性或浸润性病变)。在下文中表12-2列出的某些临床和检眼镜检查结果有助于区分这些过程,尽管它们都具有明显的视盘肿胀的基本特征。

视盘水肿最轻微的形式,表现视盘轻度隆起和边缘模糊,特别是在上方和下方,以及视盘静脉轻微充盈。当视盘外周接近视盘边缘时,覆盖在视盘上的血管的清晰度下降,也表明视盘有轻微隆起,这种外观是由邻近的视网膜水肿引起的。由于许多正常人,特别是远视的人,视盘边界不清,可能很难发现早期的视盘水肿(图12-11)。ICP升高时,视网膜静脉的搏动会消失,最好在静脉转向进入视盘处易看到,但这一发现不是特异的,因为静脉搏动在一部分坐着的正常个体中并不存在。另一方面,自发性静脉搏动的存在通常是颅内压低于200mmH_2O的可靠指标,因此与ICP升高引起的真性视盘水肿相矛盾(Levin)。荧光血管造影、无红色眼底照片(突出视网膜神经纤维)和眼相干断层扫描术有助于检出视盘早期水肿。

表 12-2 视盘肿胀的病因

眼的异常	潜在的原因	视力丧失	相关的症状	瞳孔
视盘水肿	颅内压增高	无或短暂的视物模糊；视野缩小和盲点扩大；所见几乎都是双眼	头痛；颅内占位的体征	正常，除非随后有视神经萎缩
前部缺血性视神经病	由于动脉粥样硬化或颞动脉炎引起的视盘和眶内视神经梗死	急性视力丧失，单眼(通常)；可能是高度缺陷	头痛伴颞动脉炎	传入性瞳孔缺陷
视神经炎[a](视盘炎)	视神经的视盘和眶内部分的爆炸性改变 - 通常由于 MS，有时是 ADEM	快速进展的视力丧失；通常为单眼	眼球痛，眼球运动疼痛	传入性瞳孔缺陷
玻璃体[b](玻璃膜疣)	先天性，家族性	通常无，但可能是缓慢进展的盲点扩大或弧形的下鼻侧视野缺损	通常无；极少短暂的视觉遮蔽	正常

ADEM＝急性播散性脑脊髓炎；MS＝多发性硬化。

[a] 视神经炎影响视神经的球后部分没有检眼镜改变。

[b] 可能被误认为是视盘水肿(假视盘水肿)。

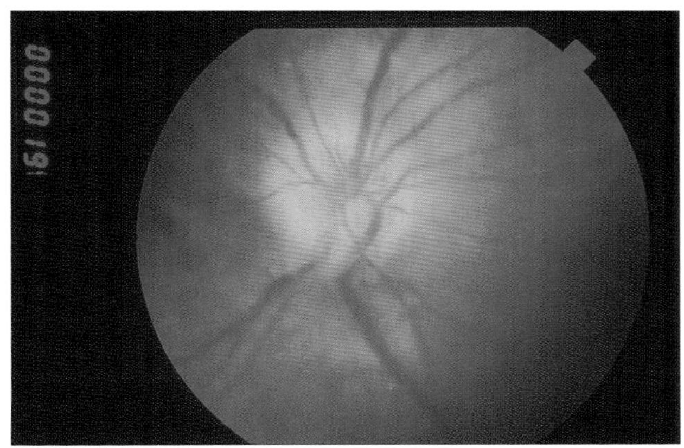

图 12-11 轻度视盘水肿伴视盘充血和视盘边缘轻度模糊(由 Dr. Shirley Wray 提供)

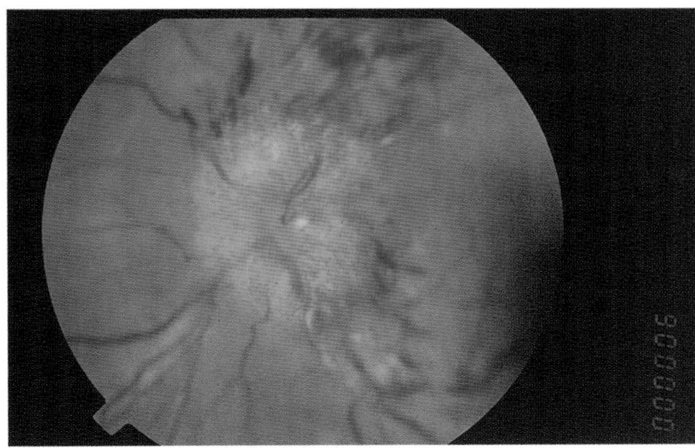

图 12-12 完全形成的视盘水肿。主要特征为视盘明显肿胀和扩大、血管充血，由于神经纤维水肿导致视盘边缘小血管模糊，以及白色“棉絮斑”代表神经纤维层表面梗死(由 Dr. Shirley Wray 提供)

较严重视盘水肿表现为整个视盘和周围视网膜进一步抬高，或呈“蘑菇状”。视盘边缘血管遮蔽，在某些情况下可见视盘周围出血(图 12-12)。晚期视盘水肿几乎总是双侧的，尽管它可能是不对称的。与此相反，纯单侧的视盘水肿提示视神经鞘脑膜瘤或其他累及视神经的肿瘤，虽然有时会在 ICP 升高的早期发现。当视盘水肿变成慢性时，视盘边缘隆起变得不那么明显，视神经乳头变得苍白，表现为神经纤维脱落(萎缩)(图 12-13)。视盘水肿持续数日或数周后会出现不同程度的继发性视神经萎缩，最终导致视盘苍白和神经胶质变性。

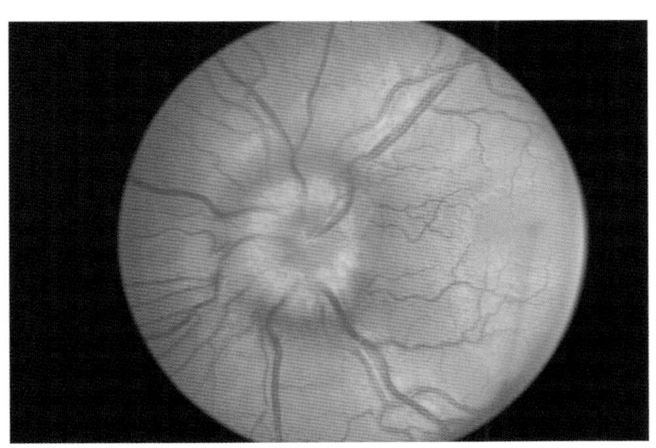

图 12-13 慢性视盘水肿伴最初的视神经萎缩，视盘就像香槟酒软木塞一样突出。出血和渗出物已被吸收，在视盘周围留下反光的残留物(由 Dr. Shirley Wray 提供)

急性视盘水肿(*acute papilledema*)，虽然可能使盲点略微扩大，但通常对视力影响不大(除了在 ICP 增高的自发性波动中有短暂的影响)。因此，视力严重减退患者的急性视盘肿胀不应归因于视盘水肿，相反地，更可能的原因是眶内视神经炎(视神经乳头炎)或视神经头梗死(缺血性视神经病)。在罕见的假性脑瘤(良性颅内压升高)病例中,视力丧失可能出乎意料地在一天或更短的时间内突然出现。这似乎最常发生于天生的小视神经、神经头没有视杯的患者,以及推测筛板有小孔等。紧急的视神经开窗术(optic nerve fenestration)可能对这种在假脑瘤中的暴发性视觉丧失有效,但这种方法是有争议的,正如在第 30 章"假脑瘤"中所讨论的。

检查者还受到这一事实的启示,由于 ICP 升高引起的视盘水肿通常是双侧的,尽管如前所述,视盘肿胀的程度可能并非对称的。相反地,视盘炎和视神经乳头梗死影响一只眼睛,但这两种情况也有例外。瞳孔对光反射仅在梗死和视神经炎时减弱,而在急性视盘水肿时则没有减弱(一旦发生继发性视神经萎缩,确实可观察到传入光反应的丧失)。一侧出现视盘水肿,另一侧出现视神经萎缩,被称为福-肯综合征(Foster-Kennedy syndrome),它通常是由额叶肿瘤或视盘萎缩侧的嗅神经脑膜瘤引起的。在它的完整形式,视神经萎缩一侧也有嗅觉缺失,这是很罕见的。这种检眼镜下表现的另一个原因被称为"假性福-肯综合征"(pseudo-Foster-Kennedy syndrome),即一只眼睛的乳头炎是在另一只眼睛的视神经病伴视盘苍白数年后发生的。

慢性视乳突水肿(*chronic papilledema*)代表继发性视神经萎缩导致永久性视力减退的危险因素。重复的视力测试通常不足以评估患者的病程;通过自动视野测量或切线筛检对视野进行连续评估,对视野收缩的变化很敏感,这引起了对继发性视神经萎缩的关注。

乳头水肿发病机制的基本因素是视神经鞘压力增加,视神经鞘与大脑蛛网膜下腔相通所致。Hayreh(1964)有力地证明了这一点,他通过在蛛网膜下腔充气,使猴子产生双侧慢性视盘水肿,然后打开一侧视神经鞘,手术侧的视盘水肿迅速消退,但另一侧却没有。出现视盘肿胀明确地归因于视神经纤维轴浆流(axoplasmic flow)受阻(Minckler et al; Tso and Hayreh)。研究发现,脑脊液(CSF)压力升高压迫视神经,导致视神经头后部轴突肿胀,其内容物渗漏到视盘的细胞外间隙。然而,单独轴浆流阻断可能并不能解释伴随视盘水肿而来的血管明显充血和出血,很可能还存在血管充血的附加因素。

视盘水肿在罕见的情况下伴发脊髓肿瘤,特别是少突胶质细胞瘤以及 Guillain-Barré 综合征的机制尚不完全清楚。CSF 蛋白通常超过 1 000mg/100mL,但这不能作为全部的或唯一的解释,因为在某些病例中,蛋白浓度只是轻微升高(脑室和脑蛛网膜下腔的蛋白浓度也比通常腰穿采集的低得多,见第 29 章)。在其他有时会引起视盘水肿的疾病中,例如慢性肺部疾病伴高碳酸血症、癌症伴脑膜浸润,或硬脑膜动静脉畸形,最常见的机制是 ICP 的普遍增高。其他原因的视盘水肿是发绀性先天性心脏病,以及其他形式的红细胞增多症、低钙血症等,尽管机制不清;以及 POEMS 综合征,包括多发性神经病、脏器肿大、内分泌病、单克隆丙种球蛋白病,以及皮肤改变等(见第 43 章)。

视神经疾病

视神经构成视网膜神经节细胞向外侧膝状体及其他部位的轴突投射。它们的近端部分,视神经头,可以被肉眼看到,因此视盘的变化特别重要。如前所述,这些变化可能反映存在 ICP 增高、视神经炎("视盘炎")、视神经乳头梗死、先天性视神经缺陷(视神经凹陷和视神经瘤)、视神经发育不全和萎缩,以及青光眼等。关于这些及其他视盘和眼底异常的插图可以在 E. M. Chester 的图谱和 Biousse 与 Newman 的文本中找到。一般来说,视神经病(optic neuropathies)与其他视力丧失的原因的鉴别,主要是通过显著的色觉丧失和存在相对的传入性瞳孔缺损。

表 12-3 列出了视神经病的主要原因,将在本章的以下部分进行讨论。

表 12-3 单侧和双侧视神经病的原因

Ⅰ. 脱髓鞘性(视神经炎)
多发性硬化
感染后和病毒性神经视网膜炎
Ⅱ. 缺血性
动脉硬化性(通常原位闭塞;偶尔颈动脉疾病)
肉芽肿性(巨细胞)动脉炎
梅毒性动脉炎
Ⅲ. 类感染性
海绵窦血栓形成
鼻旁窦感染
Ⅳ. 毒素和药物
甲醇
乙胺丁醇
氯喹

续表

链霉素
氯磺丙脲
氯霉素
塞加宾
利奈唑胺
英夫利昔单抗
西地那非
麦角化合物
Ⅴ.缺乏状态
维生素 B_{12}
硫胺素或可能含几种 B 族维生素（“烟草 - 酒精”弱视）
流行性营养类型（古巴人，牙买加人）
Ⅵ.家族遗传性和发育性
显性青少年的视神经萎缩
Leber 视神经萎缩
视盘或乳头黄斑素发育障碍
进行性透明体侵蚀
Ⅶ.压迫性或渗透性
蝶骨翼或嗅沟脑膜瘤
视神经或视交叉转移瘤
视神经胶质瘤（Ⅰ型神经纤维瘤病）
长期视盘水肿伴发的视神经萎缩
垂体瘤和卒中
甲状腺眼病
结节病
巨大动脉瘤
淋巴瘤
Wegener 肉芽肿病
Ⅷ.辐射诱发的视神经病

视神经炎（见第 35 章）

视神经炎（optic neuritis）的炎症过程导致一侧的急性视力损害，可以同时或相继出现在单眼或双眼。它发生于许多临床背景下，但与多发性硬化有特殊的关联。最常见的情况是，一个青春期或年轻成年女性的一只眼睛视力迅速下降，就像蒙上了眼罩，在数小时或数天内就会消失。眼球运动时疼痛是常见的，但不是普遍报告的症状（表 12-2）。摆动手电筒测试通常确认受累一侧的相对的传入性瞳孔缺损（relative afferent pupillary defect），除非另一侧的眼睛之前已经受累。

视盘和视网膜在大多数情况下都是正常的，这种情况更常见的是球后病变。然而，如果炎症邻近于神经头，就会有视盘肿胀（视盘炎）（图 12-14）。然后可见视盘边缘升高、模糊，而周围出血罕见。如 Rucker 所描述的，可发生视网膜静脉的炎性覆盖，但在我们的患者中并不常见。在极端情况下，水肿可能从视盘扩散导致邻近的视网膜起皱。

在数周到数月后，视力自然恢复，超过三分之二的患者视力恢复正常。视力的恢复是自发出现的，或者通过静脉滴注大剂量糖皮质激素可以加速恢复（见第 35 章“视神经炎的治疗”）。亮度减退，色觉障碍或盲点仍可存在；极少数情况下，患者会遗留下严重的永久性视觉缺陷。通常情况下，患者报告说，由于用力或暴露在高温下，模糊度会短暂增加［乌特霍夫现象（Uhthoff phenomenon）］。

尽管大多数视神经炎患者恢复了视力，但几乎总是发生一定程度的视神经萎缩。然后视盘变得苍白，特别是在它的颞侧部（颞侧苍白），苍白从视盘的边缘延伸到视网膜乳头周围的神经纤维。模式转换视觉诱发电位（pattern-shift visual evoked potential）仍然延迟，因此，这项测试是以前的一个高度敏感的指标，甚至无症状的视神经炎发作时。

随着时间的推移，超过一半的特发性视神经炎成年人会在 5 年内出现多发性硬化（MS）的其他症状和体征，如果观察时间更长，症状和体征就更多。相反地，在大约 15% 的 MS 患者中，病史显示球后神经炎是第一个症状。部分急性视神经炎患者急性发作时在大脑和脊髓的 MRI 上发现特征性的 MS 亚临床放射学特征。视神经炎及多发性硬化的治疗在第 35 章中提到。

视神经炎也是视神经脊髓炎（neuromyelitis optica，NMO）的主要组成部分（Devic 病，见 35 章）；视力丧失往往更严重，预后恢复也比 MS 的视神经炎更差。

感染后脱髓鞘疾病是一个可能的原因，在一些病例中，后来没有显示出多发性硬化的迹象。对于球后神经病的儿童知之甚少，该病通常是双侧的，经常与之前的病毒感染有关（“视神经视网膜炎”，见下文）。他们的预后比成人好。一些视神经炎的病例已被令人信服地归因于鼻旁窦疾病，但这种关联只是罕有发生，后续进一步讨论。视神经视网膜炎（*neuroretinitis*）是一种罕见的后部或类感染的（post-or parainfectious）过程，多见于儿童和年轻人，有时与暴露于引起猫抓热（cat scratch fever）的巴尔通氏体属（*Bartonella henselae*）细菌有关。视盘炎（papillitis）伴黄斑水肿，渗出物呈放射状分布于亨利（Henle）层，呈“黄斑星”外观。

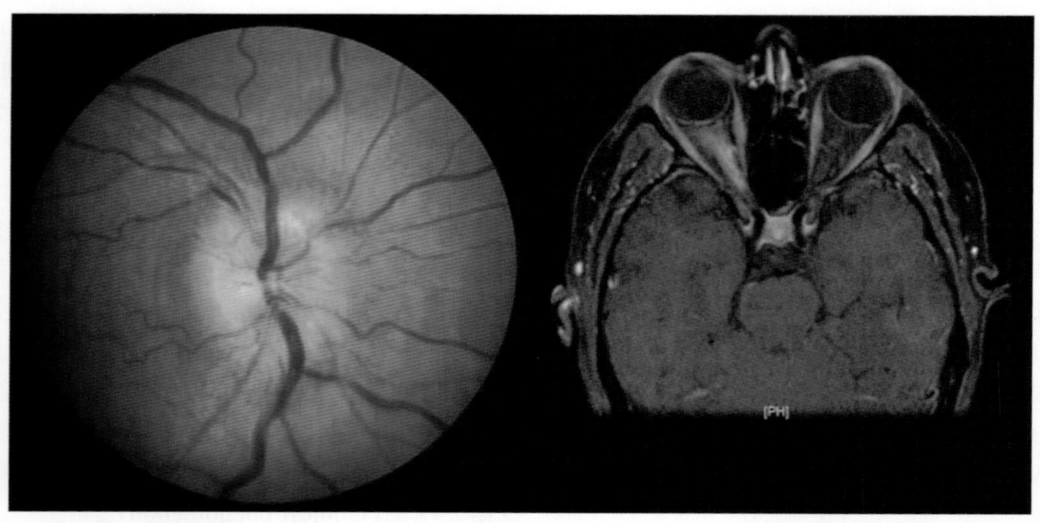

图 12-14　急性视神经炎。左图，视盘轻度肿胀由视神经头附近的炎症过程所致（视神经乳头炎）。右图，眼眶的脂肪饱和序列 MRI 显示，右侧视神经的病理性对比增强

缺血性视神经病

在 50 岁以上的人群中，持续性单眼视力丧失的一个常见原因是视神经头缺血性梗死（*ischemic infarction of the optic nerve head*）（图 12-15）。在前部缺血性视神经病（anterior ischemic optic neuropathy），急性期可见视盘受累和视盘水肿。相比之下，在后部缺血性视神经病，视盘没有变化，直到慢性期出现苍白。缺血性视神经病变可以是动脉炎性（下文讨论）或非动脉炎性的。在非动脉炎性前部缺血性视神经病（nonarteritic anterior ischemic optic neuropathy，NAION），其典型发病为突然的和无痛的，但有时视力丧失会持续数日。通常没有先兆症状或短暂性视力丧失发作。视野缺损通常是上下的视野。如果牵涉到中央固定区域，则会严重影响视力。视盘的肿胀是典型的，可以是扇形的，视盘周长的某些部分明显保留。伴随的小的、火焰状的出血也是典型的。视网膜和视网膜血管不受影响，因为是在视网膜中央动脉栓塞的情况下。

Rizzo 和 Lessell 指出，尽管有这些独有的特征，缺血性视神经病有时很难与视神经炎鉴别。当视力损失持续数日并伴有轻微疼痛的缺血性疾病时，这被证明是一个问题。然而，患者的年龄和视野缺损的性质（视神经炎的中心视野缺损，相比之下，缺血性神经病有时视野缺损是上下的）有助于进一步澄清情况。此外，缺血性视神经病的动脉炎型和非动脉炎型是有区别的，前者是颞（巨细胞）动脉炎［temporal（giant cell）arteritis］的结果。

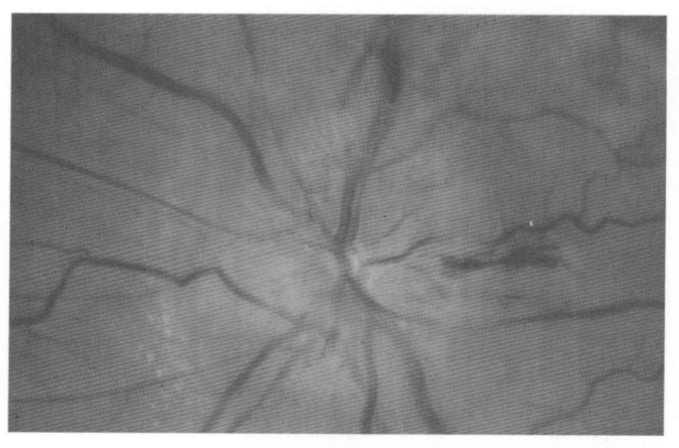

图 12-15　与高血压和糖尿病相关的非动脉炎性前部缺血性视神经病（NAION）。由梗死引起弥漫性视盘肿胀，如同乳白色水肿扩展到视网膜。静脉充盈。视盘左侧可见“絮状斑”梗死，以及“火焰状”出血延伸到右侧视盘边缘

非动脉炎性前部缺血性视神经病的视力恢复预后通常比其他类型的视神经病更差。随着视盘水肿消退，视神经萎缩变得明显。在以后的日子里，另一只眼睛可能会受到类似的影响，尤其是那些有高血压和糖尿病的患者。

至于非动脉炎性前部缺血性视神经病的发病机制，Hayreh 认为是由于睫状后动脉循环不全，更具体地说，是由于乳头周围的脉络膜动脉系统分支闭塞。一个“拥挤的”视盘，杯盘比小，是一个危险因素。大多数病例发生在高血压性血管疾病和糖尿病的背景下，夜间低血压可能是一个影响因素，通常建议患者避免服用可能导致夜间血压下降的药物。非

动脉炎性前部缺血性视神经病也可能使眼内手术复杂化。

缺血性视神经病与使用一氧化氮抑制剂，如西地那非（Sildenafil）治疗勃起功能障碍之间可能存在关联。视力丧失发生在服药后24小时内，通常是单侧的。Pomeranz及其同事认为，所有受影响的患者都有血管疾病的危险因素，如高血压、糖尿病或高脂血症，但也有例外，这些危险因素可能存在于使用该药的老年男性中。

大量失血或术中低血压，特别是与心脏手术使用旁路泵有关，也可能导致视力丧失，以及视网膜和视神经的缺血性梗死。另一种可能并发严重的单侧或双侧缺血性视神经病的情况是，患者在俯卧位进行长时间的椎板切除术。肥胖者和那些有小视杯的人似乎有患这种并发症的风险。报告的病例是由Lee及其同事从登记处汇总的。

颞动脉炎（temporal arteritis），或巨细胞动脉炎（giant cell arteritis）是缺血性视神经病的另一个重要原因（另见第9章相关的头痛和第33章与巨细胞动脉炎相关的脑血管疾病的讨论）。短暂的视觉丧失的先兆症状（一过性黑矇）可能先于神经梗死。由脑动脉炎引起的梗死可以连续影响视神经或视网膜，较少的情况下，也可损害眼部运动功能。

急性海绵窦和鼻旁窦疾病引起的视神经病

眼眶和视神经附近的疾病过程可导致失明，通常伴有视神经和动眼神经受压或梗死的征象。它们比缺血性视神经病和视神经炎少见得多。例如，脓毒性海绵窦血栓形成（septic cavernous sinus thrombosis）（见第33章“海绵窦血栓形成”）可能伴有单眼或双眼视力丧失。由于静脉窦阻塞，在发生球结膜水肿和动眼神经麻痹后数日可能会出现视力丧失。在没有视神经头肿胀的情况下发生的视力丧失的机制尚不清楚，但很可能与球后的神经缺血有关。

同样地，视神经和动眼神经疾病罕见地可由筛窦或蝶窦感染所致。严重的糖尿病伴发毛霉菌病（mucormycosis）或其他侵袭性真菌或细菌感染通常会出现这些并发症。广泛的鼻窦疾病偶尔可引起视神经病，例如，Slavin和Glaser描述了一例因蝶筛窦炎伴发眶尖蜂窝组织炎导致视力丧失的病例。在这些特殊情况下，视觉症状可能先于明显的局部炎症性征象出现。其他良性蝶窦黏液囊肿可引起压迫性视神经病，通常伴有眼肌麻痹和轻度眼球突出。

中毒性和营养性视神经病（表12-3）

双眼同时出现视觉障碍，伴有中央或中心盲点暗斑（central or centrocecal scotomas），通常是由营养缺乏引起的。这种情况最常见于长期酗酒或营养不良的患者。视力的损害会持续数日至数周，检查可见双侧大致对称的中央或中心盲点暗斑，周围视野完好。在出现视力丧失后立即进行适当的治疗（营养饮食和维生素B）是可能恢复的。如果治疗延迟，患者会遗留不同程度的中心视力和视盘颞部苍白的永久性缺陷。这种疾病被称为“烟草酒精性弱视（tobacco-alcohol amblyopia）”，它的含义是由烟草或酒精或二者的毒性作用引起的。事实上，这一问题更有可能是营养缺乏所致，更恰当地称为营养缺乏性弱视或营养性视神经病（*deficiency amblyopia or nutritional optic neuropathy*）（见第41章）。在严重饮食缺乏的情况下和维生素B_{12}缺乏症患者中也会出现同样的疾病（见第41章）。

一种可能中毒来源的亚急性视神经病在牙买加原住民中曾有描述。特征是双侧对称性中心视力丧失，而在某些病例中还有神经性耳聋、共济失调和痉挛状态等额外特征。类似的情况在其他加勒比国家定期出现，20年前在古巴，视神经病的流行的比例与感觉性多神经病相关。一个营养学病因，可能与吸烟有关（推测古巴流行的雪茄），是这些暴发的可能原因（见Sadun等和古巴神经病现场调查小组报告）。有人认为，这些流行病的一个特点是由于吸烟或食用木薯而接触了氰化物。

甲醇中毒（*methanol intoxication*）所致的视力损害是突发性的，以大的对称性中心暗点和酸中毒症状为特征。治疗主要是纠正酸中毒，也可能是使用甲吡唑（fomepizole）（为竞争性乙醇脱氢酶抑制剂）。摄入乙二醇（ethylene glycol）也会发生同样的情况。相反地，亚急性发展的中心视野缺损可归因于毒素和其他处方药物，特别是乙胺丁醇、利奈唑胺、异烟肼、链霉素、氯霉素、氨甲蝶呤和氯磺丙脲等。英夫利昔单抗（infliximab）和其他α肿瘤坏死因子阻断剂药物治疗偶尔会突然诱发视神经炎和其他中枢或周围神经系统的脱髓鞘综合征。据报道对视神经有毒性作用的主要药物列于表12-3，Grant对这些药物进行了更广泛的分类。

视神经的遗传学异常

一些视神经病具有公认的遗传病因学，随着已鉴定的致病基因变异数量的增加，特定表型和基因型的匹配变得越来越困难。莱伯遗传性视神经病（Leber hereditary optic neuropathy）是一种母系遗传的线粒体紊乱，是一种不常见的但重要的致盲原因，通常发生于年轻人。它可能模拟较常见的炎症性视神经病，它们也会引起相对突发的视力丧失，而在某些病例中，还会显示出一定程度的恢复［见第36章“Leber遗传性视神经萎缩”］。视野缺损通常表现为严重的中心暗点的形式。

显性的视神经萎缩，被称为凯杰视神经病（Kjer optic neuropathy）的表现，通常不太明显，它表现为隐匿的双侧视力丧失。这种异常可能会被检出，例如，在学校的早期视力筛查中。视力通常稍有下降，但视盘可显示出明显的颞部苍白，伴凹陷的外观。这种疾病显示孟德尔常染色体显性模式，因为它是由核基因突变引起的，尽管功能失调的蛋白质会导致线粒体代谢缺陷。一些患者有显性视神经萎缩“附加”，其中该综合征可能包括其他异常，如听力丧失或周围神经病。

视神经的发育异常

先天性视盘空腔缺损（cavitary defects）可能是由于胚胎发生时视神经裂隙闭合不全造成的。这些缺陷被称为先天性视盘小凹（optic pit）或较大的先天性视神经缺损（optic coloboma），当乳头黄斑束受到影响时，可能会导致视力受损。通常这种异常是单侧的，与大脑的发育异常无关。遗传形式是已知的（Brown and Tasman）。

视神经发育不全是指视神经直径异常小。检眼镜检查可显示“双环”征（double ring sign），是指巩膜管较大开口内的小视盘。视神经发育不全是德莫西尔综合征（de Morsier syndrome）的一部分，包括皮质异位和其他中线结构缺陷，如透明隔缺失和下丘脑-垂体异常。

其他视神经病

视神经和视交叉受到胶质瘤、脑膜瘤、颅咽管瘤和转移性肿瘤的压迫和浸润，可能导致视力丧失和视神经萎缩（见第30章）。垂体瘤的特征是引起双颞侧偏盲，但非常大的腺瘤可导致视力下降，并且扩展到一只或两只眼的鼻侧半视野（见第30章“垂体卒中”）。垂体卒中（pituitary apoplexy）指的是垂体腺瘤的急性更年期或退行性出血，表现为急性头痛，可能伴有视神经和视交叉受压导致的视力丧失，以及眼球运动障碍。

特别重要的是视神经胶质瘤（optic nerve glioma），它或零星地发生，或发生于Ⅰ型冯·雷克林豪森神经纤维瘤病（Ⅰ von Recklinghausen neurofibromatosis）患者。视神经胶质瘤它通常发生于儿童，通常在4岁之前，引起眶内肿块和进行性视力丧失。如果眼睛失明，建议手术切除，以防止扩大到视交叉和下丘脑。如果视力保留，可对患者仔细观察，但如果视力下降，通常推荐放疗和化疗。虽然大多数此类胶质瘤属于低级别的，但成人也可发生恶性形式（胶质母细胞瘤）。

辐射引起的视神经和视交叉损伤已有很好的记录。它通常是延迟性的，平均发生在辐射暴露后18个月，通常在MRI上可见神经强化。在辐射剂量超过50Gy（5 000rad）后更常见（Jiang et al）。安德森（Anderson）医学博士癌症中心的一组219例接受鼻腔或鼻窦区域癌放射治疗的患者中，其中7例发生视网膜病，8例出现视神经病伴失明，以及视交叉损伤伴双侧视力受损1例。尝试的治疗策略包括糖皮质激素、高压氧，以及血管内皮生长因子抑制剂（VEGF-inhibitor）贝伐单抗（bevacizumab），但都显示出非常有限的效果。这一问题也在第30章中讨论。

视神经浸润可能发生在结节病（见图31-4，下方图），肉芽肿病伴多血管炎［以前称为韦格纳肉芽肿病（Wegener granulomatosis）］，以及某些肿瘤，尤其是白血病和淋巴瘤。系统性红斑狼疮、糖尿病、结节病、神经梅毒，以及艾滋病等也罕见地引起视神经病。被称为“眶假瘤”（orbital pseudotumor）的情况，本质上是所有眼眶内容物的一种炎症状态，可能包括由视神经病引起的视力丧失，在第13章中讨论。

视交叉、视束和膝距束通路病变

偏盲（*hemianopia*）是指每只眼睛有一半的视野丧失。双颞侧偏盲（*bitemporal hemianopia*）是异名性的，因为视野缺损位于每只眼睛垂直子午线的相对两侧。双颞侧偏盲是由于病变破坏了视交叉的交叉纤维而引起的，最常见的是由垂体肿瘤的鞍上延伸引起的（见图12-2C）。这也可能是同一部位的颅咽管瘤、拉克裂囊肿（Rathke cleft cyst）、Willis环前部的囊状动脉瘤或延长扩张型动脉（dolichoectatic artery），以及鞍结节脑膜瘤的结果；较少见的情况，可能是结节病、转移性癌、异位松果体瘤或无性细胞瘤、汉德-舒勒-克里斯蒂安病（Hand-Schüller-Christian disease）、视交叉蛛网膜炎，或第三脑室前部脑积水伴扩张和下行疝的结果（Corbett）。在某些情况下，肿瘤向上挤压视神经的内侧部，恰好在视交叉前面，紧靠大脑前动脉。

由视交叉损伤引起的视力丧失模式的变化是经常发生的，部分原因是个别患者的视交叉的部位。后置视交叉位于更靠后的位置，由垂体鞍（pituitary sella）引起的压迫性病变更可能出现与视神经病相关的缺陷。相比之下，前置视交叉位置更靠前，因此来自垂体蝶鞍的压迫性病变更有可能压迫视束而不是视交叉。如前所述，视神经与其连接视交叉的病变产生的视野模式通常包括患侧的盲点缺损，以及对侧上象限盲（被称为“交界性视野缺损”的组合）。后者是由于对侧视神经的鼻侧视网膜纤维中断引起的。这最初被认为是由于在回环穿过视交叉之前，来自视网膜下鼻侧的纤维投射到受影响的视神经的底部；然而，现在有证据反对这种结构的正常存在，并在 Horton 的参考文献中进行了讨论。

同向性偏盲（*homonymous hemianopia*）（相应的一半视野视力丧失）意味着视交叉以后的视通路的病变。当同向性偏盲是完全的，根据视野损失很难识别其在视交叉后的视通路中的定位。相比之下，不完全的同向性偏盲有更大的定位价值。如果两眼视野缺损是相同的（一致的），病变很可能是在后部，在枕叶的距状皮质和皮质下白质。与此相反，如果不完全性同向性偏盲在每只眼都有不同的模式（一只眼比另一只眼的视野缺损更大，但两只眼都在垂直子午线的同侧），这种模式是不一致的，定位多在视交叉后通路的较前部，视束或近端视辐射最有可能受牵连。在这部分视觉通路中，来自一只眼的交叉轴突在行程中与来自另只眼与之成对的轴突并列，部分病变可能不成比例影响一只眼睛的纤维比另一只眼更多。视野缺损的绝对一致性实际上是不常见的，甚至枕部病变也是如此。

膝距束通路（geniculocalcarine pathway）的下部纤维（来自下部的视网膜）在侧脑室的颞角上方以一个宽弧形向内转，然后继续向后，在到距状皮质的行程中加入该通路的上部纤维（见图 12-2）。这段弧形的纤维有不同的名称，被称为弗莱克西格（Flechsig）环、迈耶（Meyer）环或阿尔尚博（Archambault）环等，如果破坏了这些纤维，就会产生对侧上部同向性象限盲（*superior homonymous quadrantanopia*）（对侧眼的上颞部视野缺损和同侧眼的上鼻部视野缺损；图 12-2E），或者在不完全的情况下，形成垂直子午线同向上部楔形缺损。哈维·库欣（Harvey Cushing）首先描述了这种临床效果，因此他的名字在过去也被用于颞叶视觉纤维环。顶叶病变据说对视野下象限的影响要大于对上象限的影响。

就像关于垂直子午线的视野的对侧表示一样，上部视野的代表区是在距状裂下方的神经元群中，反之亦然。至于象限性视野缺损的定位价值，Jacobson 的报告值得关注；他回顾 41 例下象限盲和 30 例上象限盲患者的影像学检查，发现前者有 76% 和后者有 83% 的病灶局限于枕叶。

如果一侧的整个视束或距状皮质被破坏，同向性偏盲就是完全的。然而，当枕叶梗死是由于大脑后动脉闭塞引起的，黄斑代表区是位于纹状皮质的最后部，可以通过大脑中动脉分支的侧支循环而得以幸免。在这种情况下，在偏盲侧的注视点周围有一个 5~10 度的视力岛［黄斑回避（*macular sparing*）］。对于其他类型的破坏性病变，这种效应是不可见的。两个枕极的病变导致双侧中心盲点。如果两侧的所有距状皮质或所有皮质下的膝距束纤维被完全破坏，那么双侧偏盲就会导致大脑的或者“皮质”性盲（见下文和第 21 章）。

上下的视野缺损（*altitudinal defect*）是受水平边界的限制并跨越垂直子午线的缺陷。同向性高度性偏盲（*homonymous altitudinal hemianopia*）通常是由于双侧枕叶距状裂下方或上方病变引起的，很少是由视交叉或视神经的病变引起的。这种罕见现象最常见的原因仍然是两侧大脑后动脉闭塞。在小脑幕边缘的枕叶疝可以通过选择性地压迫大脑后动脉的下部分支，从而产生同向性上部的视野缺损。相比之下，单眼的高度性偏盲几乎总是视神经病，通常是由于睫状后血管闭塞引起的非动脉炎性前部缺血类型。

在某些同向偏盲的病例中，患者在偏盲的视野中能够有一定的视觉感知能力，这种情况允许研究不同视觉功能的弱点。例如，在偏盲的视野中可以检测到彩色目标，而无色目标则不能。Riddoch 在 1917 年描述了枕部损伤的患者对运动刺激比静态刺激更敏感的趋势。但是，即使在表面看似完全偏盲的缺损中，患者有意识地承认自己失明，已经证明，当使用强迫选择技术时，患者仍可能对视觉刺激有反应。Blythe 及其同事发现，他们 20% 的患者虽然没有能力辨别偏盲视野的模式，但仍然能够精确地到达“盲”区并看到移动的光。这种类型残余的视觉功能被 Weiskrantz 及其同事们称为“盲视”（blindsight）。这些残留的视觉功能通常被认为是视网膜上丘或膝前纹状体皮质连接的保留功能，但在某些情况下，它们可能是距状皮质神经元小岛保留下来的结果。

然而，在其他完全性同向偏盲的病例中，患者视野丧失对视力几乎没有影响（Benton et al；Meienberg）。这是因为保留了一部分视野的视力，被称为单眼颞侧新月形区，这是视野的外周部分，从注视点的 60 到 90 度之间，代表视觉纹状皮质的最前部。特别是，颞侧新月形区对移动的刺激很敏感，使患者能够避免与人和物体的碰撞。

癔症或诈病患者的失明

癔症性或心因性失明（*hysterical or psychogenic blindness*），连同癔症的其他特征，在第 47 章中描述，但这里有一些评论。当患者认为自己没有被注意时，通过观察患者的活动通常可以发现假装的或癔症性视力丧失，这可以通过一些简单的测试来证实。通过观察正常的眼球对转动的视动鼓或条带反应的急动性运动，或注意患者的眼睛在移动到他们面前的镜子里追逐的自己的影像，就可以证明完全性失明是假的。从存在正常的直接瞳孔对光反应，就可以明显看出完全性单眼盲（*total monocular blindness*）的癔症的性质。在看不到的眼睛（被遮盖的好眼睛）的视动反应（optokinetic response）是一个更有说服力的测试。所谓盲眼的视觉诱发电位也是正常的。通过使用红绿眼镜和红绿字母的视力表也可以发现癔症性单眼盲，其中每只眼睛只能看到与其晶状体颜色相同的字母。患者无法分辨哪些字母应该是可见的，受累眼睛的完整的视敏度很快就会暴露出来。癔症性同侧偏盲（*hysterical homonymous hemianopia*）是罕见的，主要是由熟练的装病者表现出来；在这一人群中，各种类型的视野缺损都很常见（Keane）。癔症的一致性收缩的管状视野缺损，它不随试验距离的增加而扩大，已经被提到。通过手动运动（Goldmann）视野测量得到的星形和螺旋形视野结果也提示了心因性视力丧失。

大脑性盲和视觉失认症（另见第 21 章）

识别视觉呈现的物体和词语的能力不仅取决于视觉通路和大脑皮质初级视觉区（Brodmann17 区）的完整性，还取决于恰位于 17 区前部的皮质区（枕叶的 18 区和 19 区和优势半球的角回 39 区）。由于枕叶的视觉和邻近区域的破坏而导致的失明被称为皮质盲或大脑性盲。另一个不寻常的情况是，尽管有明显的缺陷的表现，但患者仍否认或不在意失明［安东综合征（Anton syndrome）］。

与这些形式的失明不同的是，有一种不太常见的视力损伤，患者不能理解他所看到的东西的意义，亦即视觉失认（*visual agnosia*）。初级的视觉感知或多或少是完整的，患者可以准确地描述物体的形状、颜色和大小，并画出物体的复制品。尽管如此，除非他听到、闻到、品尝到或触摸到这些东西，否则无法识别这些物体。单纯对单词的视觉识别的失败被称为纯词盲，或失读症（*alexia*）。视觉对象失认症（visual-object agnosia）极少是作为一个孤立的发现出现：一般来说它与失读症、同向性偏盲或二者是并存的。这些异常是由优势侧枕叶皮质和邻近的颞顶叶皮质（角回）的损伤所致，或者来自左侧距状皮质的损伤合并来自右侧枕叶交叉纤维的中断（见图 21-6）。在后一种情况下，负责书写的纤维被保留下来，而患者仍然有失读综合征不伴失写症。

不能理解整个图片的含义，即使其中的一些部分能被辨认，被称为视觉图像组合失认（*simultanagnosia*），并发现为枕 - 顶部交界处的双侧病变。当与手和眼运动的视觉控制缺陷［眼共济失调（optic ataxia）和眼失用（ocular apraxia）］相结合时，所产生的结果被称为巴林特综合征（Balint syndrome）。不能辨认熟悉的面孔被称为面容失认症（*prosopagnosia*），通常是由于枕 - 颞叶病变所致。这些和其他视觉失认症的变异型（包括视觉忽视）及其它们的病理基础在第 21 章中更充分地讨论。

其他的大脑视觉障碍包括各种类型的畸变，如图像似乎后退到远处［视物显远症（teleopsia）］，似乎显得太小［视物显小症（micropsia）］，或者不太常见的，似乎显得太大［视物显大症（macropsia）］。如果只有一只眼睛观察到这种畸变，就应该怀疑视网膜病变。如果两只眼睛都看得到，通常意味着颞叶病变，在这种情况下，视觉障碍往往是在颞叶癫痫发作中出现的，并伴随着颞叶癫痫的其他表现（见第 15 章）。视像存留（palinopsia），是一种持续重复的余像，类似于电影胶片的外观，是发生于右枕顶叶的病变，在我们曾遇到的病例中，它是癫痫发作的结果，但是与静态疾病（肿瘤、梗死）相关的病例也有描述。患者将这些图像描述为“尾随”或“回放”。当顶叶受损时，物体可能看起来歪斜，甚至是颠倒过来。更常见的是，前庭核或其直接连接的病变产生错觉，认为物体是倾斜或倒置的（扭转），或直线是弯曲的。推测这可能是视觉影像与耳石、前庭到视觉系统输入不匹配的结果。

色觉异常

正常的色觉依赖于视锥细胞的完整性，它在黄斑区的数量最多。当激活时，它们将信息传递到纹状皮质的特殊细胞柱。对于短波（蓝色）、中波（绿色）和长波（橙黄色）具有最佳的灵敏度，被认为是这些细胞的特征。神经元和轴突编码了至少两对互补色，从而影响传输到颜色感知的更高级中枢：一个系统是红 - 绿色，另一个系统是黄 - 蓝色。在视神经和视束中，色觉纤维的口径较小，似乎对某些有害物质和压力特别敏感，因此，色觉障碍（dyschromatopsia）是许多视神经病的共同特征。蓝 - 黄色的视野比白光的视野小，而红色和绿色的视野比蓝 - 黄色视野小。

疾病可以通过完全消除色觉［全色盲（*achromatopsia*）］或通过定量地减少色觉的三个属性，即亮度、色调和饱和度的一个或多个来部分地影响色觉。或者是，只有一对互补的颜色可能丢失或减少，通常是红绿轴。这种疾病可能是先天的和遗传的或后天的。最常见的一种形式，也是色盲（*color blindness*）一词最常被使用的一种，是男性性连锁，在正常视力保留的情况下，看不清红色和绿色。主要的问题出现在交通信号灯上，但是患者学会了用灯的位置作为向导。其他一些视锥色素的遗传异常及其光传导已被确认为全色盲的病因。这种缺陷不能通过视网膜检查来发现。视锥细胞发育障碍或视锥细胞退化可能导致色觉丧失，但在这些情况下视力通常会降低，可能会出现中心暗点，虽然眼底检查黄斑似乎是正常的，但荧光素血管造影显示色素上皮细胞是有缺陷的。鉴于先天性色觉缺陷通常是红色盲基因（protan）（红色）或绿色盲基因（detan）（绿色），留下黄蓝色的色觉完整，大多数获得性病变影响所有的颜色，有时完全不同。视神经的病变通常影响红 - 绿色多于蓝 - 黄色；视网膜病变则相反。唯一的例外是罕见的显性遗传的视神经萎缩，在这种情况下，由蓝色大靶标记的暗点比红色的大。

Damasio 已经注意到一组获得性色彩知觉的缺陷，在保留形态视觉的情况下，是视觉联合皮质和皮质下白质的局灶性损伤（通常是梗死）的结果。色觉可能在一个象限、半个视野或整个的视野中丧失。后者，或全视野色盲，是双侧的颞枕叶病变影响到梭状回和舌回的结果，这一定位解释了它与视觉失认症（特别是面容失认症）和某种程度的视野缺损的频繁关联性。局限于一侧颞枕叶下部的病变，同时保留了视辐射和纹状皮质，可引起对侧偏侧色盲（hemiachromatopsia）。在左侧颞枕叶下部病变，失读症可能伴有右侧的偏侧色盲。

其他视觉紊乱

除了失去对形状、运动和颜色的感知外，视觉系统的损伤也可能引起各种各样的真实的感官视觉体验。其中最简单的被称为压眼闪光（phosphenes），亦即在没有光刺激的情况下出现闪光和彩色斑点。正如每个孩子所感受的那样，对正常眼球的机械压力可能会在视网膜水平上诱发闪光等。或者是，它们可能出现在许多不同部位的视觉系统疾病。如前所述，老年患者通常抱怨在一只眼睛的周围区域出现闪光，最明显的是在黑暗中［摩尔闪电条纹（*Moore lightning streaks*）］；这些闪光与位于视网膜赤道上的玻璃体标记有关，并可能是良性的，也可能是视网膜脱离的残留证据。自身免疫性和癌症相关的视网膜病通常与视力丧失之前的闪光幻觉（photopsia）相关。由于洋地黄的视网膜毒性引起的部分色盲（chromatopsia），呈现一种特征性“黄色视觉”，也可能引起闪光幻觉。在偏头痛患者中，通过枕叶的皮质扩散抑制产生了明亮的锯齿状的城防图像。刺激大脑皮质视觉通路导致癫痫患者出现刻板的、重复的、简单的或未形成的视觉幻觉。成形的或复杂的视觉幻觉（人、动物、风景）可在各种条件下观察到，特别是在老年视力衰退时，称为查尔斯·邦尼特综合征（Charles Bonnet syndrome）（在第 21 章“视幻觉”中讨论），在顶枕叶或颞枕叶区域的梗死［释放幻觉（release hallucinations）］，在慢性酒精中毒后和其他镇静催眠药的戒断状态（见第 41 章），以及在间脑损伤［“大脑脚幻觉”（peduncular hallucinosis）］。这些疾病也在第 21 章中讨论。

偶尔，顶叶病变的患者可能会感觉到图像的换位，在垂直轴或水平轴上快速翻转［视觉异处感觉（*visual allesthesia*）］，或者在兴奋刺激被移除后，视觉影像可能持续数分钟到数小时或间断地重新出现［前面提到的视像存留（*palinopsia*）］。视物显多症（*polyopia*），是当出现单一刺激时却感知到多幅图像，据说主要与右枕叶病变有关，可以发生在任何一只眼睛。通常有一个主要的和一些次要的图像，它们的相互关系可能是恒定的，也可能是变化的。Bender 和 Krieger 描述了几例这样的患者，把视物显多症归因于不稳定的注视。振动幻觉（oscillopsia），或环境的错觉运动，是由眼球震颤引起的一种知觉，主要出现在迷路前庭器官的病变，它被描述为眼球运动障碍。在描述为间歇性单眼振动幻视的患者中，应考虑到一个上斜肌的肌纤维颤搐(myokymia)(见第 13 章，“第四脑神经麻痹”)。

第 21 章进一步讨论了由枕叶病变引起的临床反应和综合征。

早年斜视引起的弱视(失用性弱视)(Amblyopia Ex Anopsia)

正如本章的导论部分所述，通用术语弱视(amblyopia)是为一种特殊情况而使用的，在这种情况下，由于在大脑发育的形成期，图像没有恰当地投射到中央凹，导致正常的眼睛无法获得其潜在的视力。这是一种障碍，正如范诺登(van Noorden)和坎波斯(Campos)打趣说，“患者什么也看不见，医生什么也看不见”，意思是说，尽管存在视觉缺陷，但瞳孔反应和眼底都是正常的。视力退化和中央凹的失用可能是一系列过程的结果，包括眼轴不正(斜视)，单眼输入减少(由睑下垂或白内障引起的剥夺)，或不等的屈光不正[两眼屈光不等(anisometropia)](第 13 章讨论)。风险期是在 7 岁之前，但这段时间的较早期风险是最大的，过了这一时期视力丧失仍然是可以矫正的。

枕叶皮质的发育缺陷导致弱视已在动物和人类中得到广泛的研究，关于这一问题的讨论可以在许多文献中找到，包括 van Noorden 和 Campos 的一篇。神经科医生应该意识到，即使治疗并不总是成功的，对儿童进行这种障碍的筛查也是非常有价值的。屈光不正、白内障和其他可矫正的眼部问题是首先要解决的。然后试图迫使患者使用弱势的眼睛，而不是正常的眼睛；补片和阿托品滴剂是完成这一任务的典型方法。其他的管理技术和每个临床试验的总结可以在 Holmes 和 Clarke 的综述中找到。第 14 章讨论了在神经系统检查中造成混淆的斜视和潜伏性隐斜(latent phorias)的问题。

(焦　虹　译　王维治　校)

参考文献

Antonetti DA, Klein R, Gardner TW: Diabetic Retinopathy. *N Engl J Med* 366:1227, 2012.

Arruga J, Sanders M: Ophthalmologic findings in 70 patients with evidence of retinal embolism. *Ophthalmology* 89:1336, 1982.

Bender MB, Krieger HP: Visual function in perimetric blind fields. *Arch Neurol Psychiatry* 65:72, 1951.

Benton S, Levy I, Swash M: Vision in the temporal crescent in occipital infarction. *Brain* 103:83, 1980.

Biousse V, Newman NJ: *Neuro-Ophthalmology Illustrated*. Thieme, New York, 2009.

Blythe IM, Kennard C, Ruddock KH: Residual vision in patients with retrogeniculate lesions of the visual pathways. *Brain* 110:887, 1987.

Brown GC, Tasman WS: *Congenital Anomalies of the Optic Disc*. New York, Grune & Stratton, 1983.

Chester EM: *The Ocular Fundus in Systemic Disease*. Chicago, Year Book, 1973.

Corbett JJ: Neuro-ophthalmologic complications of hydrocephalus and shunting procedures. *Semin Neurol* 6:111, 1986.

Damasio AR: Disorder of complex visual processing: Agnosia, achromatopsia, Balint's syndrome and related difficulties of orientation and construction. In: Mesulam M-M (ed): *Principles of Behavioral Neurology*. Philadelphia, Davis, 1985, pp 259–288.

DeJong PT: Age-related macular degeneration. *N Engl J Med* 355:1474, 2006.

Digre KB, Kurcan FJ, Branch DW, et al: Amaurosis fugax associated with antiphospholipid antibodies. *Ann Neurol* 25:228, 1989.

Dryja TP, McGee TL, Reichel E, et al: A point mutation of the rhodopsin gene in one form of retinitis pigmentosa. *Nature* 343:364, 1990.

Fisher CM: Observations on the fundus in transient monocular blindness. *Neurology* 9:333, 1959.

Goodale MA, Milner AD:Separate visual pathways for perception and action. *Trends in Neurosci.* 15:20, 1992.

Grant WM: *Toxicology of the Eye*. Springfield, IL, Charles C Thomas, 1986.

Grunwald GB, Klein R, Simmonds MA, Kornguth SE: Autoimmune basis for visual paraneoplastic syndrome in patients with small cell lung carcinoma. *Lancet* 1:658, 1985.

Hayreh SS: Anterior ischemic optic neuropathy. *Arch Neurol* 38:675, 1981.

Hayreh SS: Blood supply of the optic nerve head and its role in optic atrophy, glaucoma, and oedema of the optic disc. *Br J Ophthalmol* 53:721, 1969.

Hayreh SS: Pathogenesis of oedema of the optic disc (papilloedema). *Br J Ophthalmol* 48:522, 1964.

Holmes JM, Clarke MP: Amblyopia. *Lancet* 367:1343, 2006.

Horton JC: Wilbrand's knee of the primate optic chiasm is an artefact of monocular enucleation. *Trans Am Ophthalmol Soc* 95:579, 1997.

Hubel DH, Wiesel TN: Functional architecture of macaque monkey visual cortex. *Proc R Soc Lond B Biol Sci* 198:1, 1977.

Jacobson DM: The localizing value of a quadrantanopia. *Arch Neurol* 54:401, 1997.

Jacobson DM, Thurkill CE, Tipping SJ: A clinical triad to diagnose paraneoplastic retinopathy. *Ann Neurol* 28:162, 1990.

Jiang GL, Tucker SL, Guttenberger R, et al: Radiation-induced injury to the visual pathway. *Radiother Oncol* 30:17, 1994.

Keane JR: Patterns of hysterical hemianopia. *Neurology* 51:1230, 1998.

Kornguth SE, Klein R, Appen R, Choate J: The occurrence of anti-retinal ganglion cell antibodies in patients with small cell carcinoma of the lung. *Cancer* 50:1289, 1982.

Lee LA, Roth S, Cheney FW, et al: The American Society of Anesthesiologists Postoperative Visual Loss Registry: Analysis of 93 spine surgery cases with postoperative visual loss. *Anesthesiology* 105:652, 2006.

Levin BE: The clinical significance of spontaneous pulsations of the retinal vein. *Arch Neurol* 35:37, 1978.

Levine DN, Warach J, Farrah M: Two visual systems in mental imagery: Dissociation of "what" and "where" in imagery disorders due to bilateral posterior cerebral lesions. *Neurology* 35:1010, 1985.

Marshall J, Meadows S: The natural history of amaurosis fugax. *Brain* 91:419, 1968.

Meienberg O: Sparing of the temporal crescent in homonymous hemianopia and its significance for visual orientation. *Neuroophthalmology* 2:129, 1981.

Minckler DS, Tso MOM, Zimmerman LE: A light microscopic autoradiographic study of axoplasmic transport in the optic nerve head during ocular hypotony, increased intraocular pressure, and papilledema. *Am J Ophthalmol* 82:741, 1976.

Pandit RJ, Gales K, Griffiths PG: Effectiveness of testing of visual fields by confrontation. *Lancet* 358:1339, 2001.

Pomeranz HD, Smith KH, Hart WM, Egan RA: Nonarteritic ischemic optic neuropathy developing soon after use of sildenafil (Viagra): A report of seven cases. *J Neuroophthalmol* 25:9, 2005.

Rizzo JF, Lessell S: Optic neuritis and ischemic optic neuropathy. *Arch Ophthalmol* 109:1668, 1999.

Rucker CW: Sheathing of retinal venous in multiple sclerosis. *Mayo Clin Proc* 47:335, 1972.

Sadun RA, Martone JF, Muci-Mendoza R, et al: Epidemic optic neuropathy in Cuba: Eye findings. *Arch Ophthalmol* 112:691, 1994.

Schumacher M, Schmidt D, Jurklies B, et al: Central retinal artery occlusion: local intra-arterial fibrinolysis versus conservative treatment, a multicenter randomized trial. *Ophthalmology* 117:1367, 2010.

Slavin M, Glaser JS: Acute severe irreversible visual loss with sphenoethmoiditis-posterior orbital cellulitis. *Arch Ophthalmol* 105:345, 1987.

The Cuba Neuropathy Field Investigation Team: Epidemic optic neuropathy in Cuba—clinical characteristics and risk factors. *N Engl J Med* 333:1176, 1995.

Traquair HM. *An Introduction to Clinical Perimetry*. St. Louis, CV Mosby, 1948.

Tso MOM, Hayreh SS: Optic disc edema in raised intracranial pressure: III. A pathologic study of experimental papilledema. *Arch Ophthalmol* 95:1448, 1977.

Tso MOM, Hayreh SS: Optic disc edema in raised intracranial pressure: IV: Axoplasmic transport in experimental papilledema, *Arch Ophthalmol* 95:1458, 1977.

Ungerleider LG, Mishkin M. Two cortical visual systems. In: Ingle DJ and Goodale MA, and Mansfield RJW (eds.): *Analysis of visual behavior*, Cambridge, MA: MIT press.

Van Noorden GK, Campos E: *Binocular Vision and Ocular Motility*, 6th ed. St. Louis, Mosby, 2002.

Weiskrantz L, Warrington EK, Sanders MD, Marshall J: Visual capacity in the hemianopic field following a restricted occipital ablation. *Brain* 97:709, 1974.

Winterkorn J, Kupersmith MJ, Wirtschafter JD, Forman S: Treatment of vasospastic amaurosis fugax with calcium-channel blockers. *N Engl J Med* 329:396, 1993.

Young LHY, Appen RE: Ischemic oculopathy. *Arch Neurol* 38:358, 1981.

第 13 章

眼球运动和瞳孔功能障碍

眼球运动和视觉实际上是不可分割的。一个移动的物体会自动唤起眼球的运动，几乎同时增强注意力和知觉。要进行视觉搜索，也就是凝视，需要协调的眼球运动，其间穿插着在两个视网膜中央的视觉图像稳定注视的时间。人们可能会说，眼部肌肉是为视觉服务的。

眼球运动异常有三种基本类型。第一种可以追溯到眼外肌本身的病变，即神经肌肉接头，或者支配这些的脑神经［核性或核下性麻痹（*nuclear or infranuclear palsy*）］。第二种类型是高度专门化的神经机制紊乱，使眼球能够一起移动［核上性和核间性麻痹（*supranuclear and internuclear palsies*）］。这种区别，符合上和下运动神经元麻痹的一般概念，很难描述控制眼球运动的神经机制的复杂性。第三种类型是先天性斜视（*congenital strabismus*），可能是更常见但不是最主要的神经疾病，是一种眼外肌运动的共轭肌（yoked muscles）不平衡。正如上一章最后所讨论的，这种早期眼部不聚焦是导致单眼视觉发育减退的一个原因（弱视）。

眼球运动的核上性控制

解剖和生理学基础

在人体解剖学和生理学中，没有哪个方面对肌肉活动的感觉引导比协调眼球运动的神经控制更为有益。此外，中枢和外周眼球运动器官的完全可预测的和“基本固定”的性质可非常精确地定位这些路径内的病变。为了使眼睛自动聚焦，当一个人移动时要稳定物体仔细观察，使得近处和远处的物体清晰地聚焦，所有这些都需要 6 组眼外肌和 3 组内在肌（睫状肌、括约肌和虹膜扩张肌）的完美协调。支配这些功能的神经机制主要存在于中脑和脑桥，但在很大程度上受脑部的延髓、小脑、基底节，以及额叶、顶叶和枕叶中枢的影响。目前已知与注视和稳定眼球运动有关的大多数的核结构和通路，并已从人类的临床 - 病理相关性和猴子的实验中对其生理学有了许多了解。

精确的双目视觉实际上是通过所有的眼部肌肉相关动作来实现的。使用一些术语可描述这些运动，它们有些可以互换，但有不同的具体含义。单眼运动（*duction*）一词表示一只眼在一个单一方向上运动。两眼的同步运动是又一个说法。通常使用术语共轭凝视（*conjugate gaze*），仅表示两眼对齐和朝同一个方向移动。因此，两眼同时向相反方向运动就是不良共轭凝视（dysconjugate）。不良共轭凝视或是会聚的或是离散的。当注视近处的物体时，就需要进行会聚运动。与此同时，瞳孔收缩，睫状肌放松以增厚晶状体，允许近视（适应 - 近反射，或三联反射）。远视则需要发散。

眼球向对侧的快速随意的共轭运动是从额叶 8 区开始的（见图 21-2），并传递到脑桥。这些快速的运动，其峰值速度可能超过 700 度 / 秒，被称为扫视（*saccades*）。它们的目的是快速改变眼球注视，并将新的感兴趣的物体的图像带到视网膜中央凹。扫视是如此的迅速，以至于在眼球位置的变化过程中对运动没有任何主观意识。扫视运动可以通过指导一个人向右或向左看（指令扫视），或者将眼睛移向一个目标（再注视扫视）来诱发。在神经疾病中，这两种运动有时受到不同的影响。扫视也可能是条件反射引起的，如当周围视野中突然出现的声音或物体吸引注意力，并触发眼睛向刺激方向的自动运动。扫视潜伏期，即出现目标和开始扫视之间的时间间隔约为 200ms。

脑桥神经元产生的扫视的神经生理模式，被认为是“脉冲台阶”型的特征。指的是神经元放电（脉冲)突然增加,这对于克服眼睛的惯性和黏性阻力并将眼球移动到新的位置是必要的;接着是回到一个新的基线放电水平(台阶),通过眼外肌肉的紧张性收缩[凝视等待(*gaze holding*)]使眼球保持在新的偏心的位置。

扫视与较慢、较平稳的追随运动(*pursuit movements*)不同,后者的主要刺激物是移动的目标。追随运动的作用是稳定相对于头部和眼睛位置移动的物体的图像,从而保持物体在中央凹上的连续清晰的图像。与扫视不同,向每一侧的追逐运动是在同侧的顶枕皮质产生的,并受到同侧的小脑,尤其是前庭小脑(绒球和小结)的调节。

当追随一个运动目标时,随着视觉图像从中央凹上滑落,控制运动神经元的放电速率与目标的速度成比例增加,从而使眼球速度与目标速度相匹配。如果眼睛落在目标后面,就需要补充追赶扫视来重新注视。在这种情况下,追逐运动就不流畅,反而变得急促("跳跃式"追随)。一侧大脑半球的病变可能引起该侧的追随运动分解成扫视。基底节的疾病也常常把追随分散为各个方向的齿轮样的扫视追随。

如果一系列的视觉目标进入视野,就像一个人在行驶的汽车上观看树木或者正在旋转的鼓上看条纹,不自主地重复的快速扫视会使眼睛重新聚焦;由此产生的追随和再注视的循环被称为视动性眼震(*optokinetic nystagmus*,*OKN*)。这种现象被用作床旁测试,其主要价值在于发现同侧的后顶叶病变。还可以发现额叶病变消除了远离病变的一侧的快速眼球震颤样的再注视期,从而导致眼球继续追随目标,直到视线之外。这种视动现象将在后面的眼球震颤小节中有更充分的描述。

在头部和身体运动时,前庭影响在稳定视网膜图像方面特别重要。凭借前庭眼反射(vestibulo-ocular reflex,VOR),眼球会产生一种与头部运动相等且方向相反的迅速的短潜伏期运动。在头部持续的旋转过程中,VOR 由视动系统进行补充,使患者能够在更长的时间内维持代偿性眼球运动。如果 VOR 消失,就像发生在前庭器官或第Ⅷ脑神经的疾病时一样,头部最轻微的活动,特别是在运动过程中出现的运动,就会在视网膜上产生大到足以损害视力的图像运动。单侧的 VOR 丧失强烈暗示朝向头部旋转侧的前庭器官的疾病。当同时使用眼动和头部运动跟踪物体时,必须抑制前庭眼反射,否则眼睛就会在空间中保持固定;为了做到这一点,平稳的追随信号消除了不需要的前庭信号(Leigh and Zee)。因此,当看到一个目标随着患者的头部或身体移动时,即不能抑制前庭眼反射,这表明核上性追随的缺陷。

水平凝视

扫视

如前所述,意志性水平注视扫视信号起源于对侧额叶的眼区(Brodmann 8 区,见图 21-2),并受到邻近的辅助运动眼区和后部视觉皮质区的调节。Leichnetz 追随了猴子扫视性水平注视的皮质 - 脑桥通路。这些纤维穿过内囊,在间脑喙端水平地分离成两束,第一束是初级的"内囊 - 大脑脚"前束,它经由大脑脚的最内侧部分下降。这条较前部的通路在中脑下部滑车神经核水平发生部分交叉,主要终止于对侧界限模糊的脑桥旁正中网状结构(PPRF),其神经元依次投射到邻近的第Ⅵ脑神经核(图 13-1)。其次,较后部的"经丘脑"束主要是不交叉的,穿过丘脑内髓板和板层旁部分,弥散地终止于顶盖前区、上丘和导水管周围灰质。这些纤维的一个分支(前额叶动眼神经束)投射到动眼神经核的吻端部分和内侧纵束的同侧吻端间质核(riMLF)和卡扎尔(Cajal)间质核,后者参与垂直眼球运动,如下一小节所讨论的。

追随

平稳追随运动(smooth pursuit movements)的路径不太明确。一个可能起源于后顶叶皮质和邻近颞叶和前枕叶皮质(猴子的 MT 区),下行至同侧背外侧脑桥核。从额叶眼区到同侧背外侧脑桥核的投射也有助于平稳追随运动。背外侧脑桥核转而投射到小脑的绒球和后蚓部,为追随运动提供稳定性。然而,为了临床工作的目的,后顶叶皮质的病变已知会损害向损伤侧的追随。实验已证明部分额叶眼区参与眼球追逐运动,但该区域对追随运动的影响远小于顶叶,临床上也不显著。

脑干(核间性)通路与眼球运动核团

通常,眼运动核(*ocular motor nuclei*)是指第Ⅲ、第Ⅳ和第Ⅵ脑神经核;动眼神经核(*oculomotor nucleus*)一词仅指第Ⅲ脑神经核。最终,调节水平平面上扫视、追随、前庭和视动运动的所有通路都汇聚到脑桥被盖的水平凝视中枢,即脑桥旁正中网状结构(PPRF)。PPRF 投射到第Ⅵ脑神经核来控制眼球的水平运动。然而,从动物实验中可以了解到,编码平稳追随的核上性神经信号,以及前庭和视动运动可能绕过 PPRF 而独立投射到展神经核(Hanson et al)。水平扭转运动还需要舌下前部核及其连合、内侧前庭核,以及脑干连接眼运动核的脑桥和被盖的通路(图 13-1)。

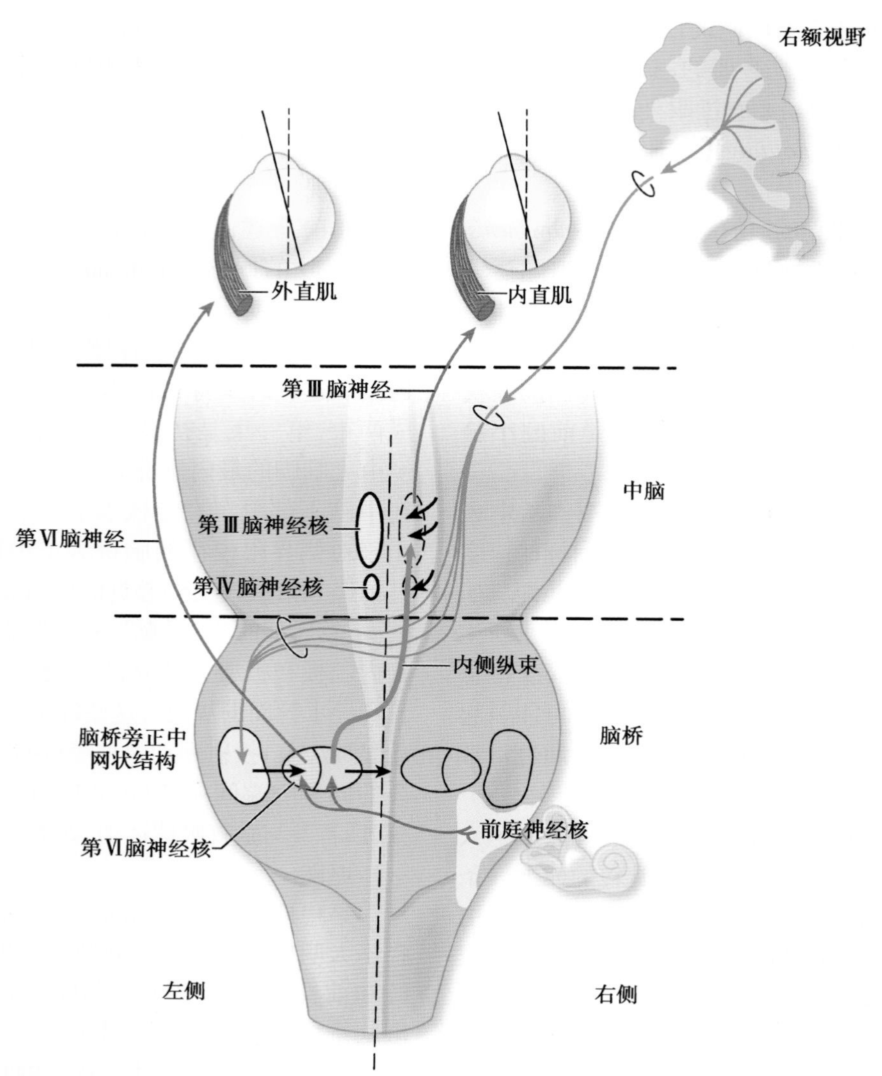

图 13-1　促使左侧水平凝视的核上性通路。该通路起源于右侧额叶皮质，在内囊下降，在脑桥吻端水平交叉，下降至左侧脑桥旁中线网状结构（PPRF）发生突触。进而与同侧第Ⅵ脑神经核和对侧内侧纵束（MLF）连接。右侧 MLF（绿线）位于展神经核和动眼神经核之间，右侧为前庭核（VN）

连接同侧的第Ⅵ和第Ⅲ脑神经核，并将这两个核与前庭核连接起来的纤维束是位于脑干内侧被盖的内侧纵束（*medial longitudinal fasciculus*，MLF）。从第Ⅵ脑神经核发出的 MLF 纤维在脑桥交叉，上升至对侧第Ⅲ脑神经的内直肌亚核。这样，一只眼的外展与另一只眼的内收相连，产生共轭水平注视（图 13-1）。

展神经核包含两组神经元，每一组都具有独特的形态和生理特性：①核内的外展运动神经元，它支配同侧的外直肌；②外展核间神经元，通过对侧的内侧纵束投射到对侧动眼神经核的内直肌神经元。共轭性侧向凝视是通过同时激活同侧外直肌与对侧内直肌来完成的，此外，后者是通过 MLF 的内侧部分的纤维走行的。MLF 中断会导致病变同侧眼内收不连续的受损或丧失，这一征象被称为核间性眼肌麻痹（*internuclear ophthalmoplegia*，*INO*），其细节将在后面讨论。

在脑桥中心与中脑网状结构之间还追溯到两条上行通路：一条穿过中央被盖束，终止于后连合核的前顶盖区；另一种是独立于 MLF 的束，经过卡扎尔（Cajal）核和达克谢维奇（Darkschewitsch）核，到达内侧纵束吻端间质核（riMLF）。这些核更多地参与垂直凝视，在下文中加以描述。此外，每个前庭核投射到展神经核和对侧的 MLF 上，产生前庭眼反射的慢相期。

随意眼球运动的控制依赖于一系列的细胞站位

和平行通路，这些通路不直接投射到眼球运动核，而是投射到邻近的前运动神经元（*premotor neurons*）或爆发神经元（*burst neurons*），这些神经元在扫视之前以高频率放电（Leigh and Zee）。水平扫视的前运动神经元或爆发神经元位于 PPRF 内，而垂直扫视的神经元位于内侧纵束吻端间质核（riMLF）内（见下文）。然而，位于脑桥中线的第三类神经元［全暂停细胞（omnipause cells）］参与抑制不必要的扫视放电。尽管如此，在临床工作中，由以下几个部分组成的回路仍然可以理解：①额叶眼区，②对侧脑桥 PPRF，③展神经核，④ MLF，以及⑤对侧动眼神经核，造成可以理解的许多高度特征性水平眼球运动缺失，在本章的其余部分详述。

垂直凝视

与一侧的大脑和脑桥神经元聚集产生的水平凝视不同，垂直性眼球运动是在大脑皮质和上位脑干的双侧控制下进行的，除了少数例外。控制向上和向下凝视以及扭转性扫视的神经细胞和纤维群位于中脑的顶盖前区，涉及三个整合结构，即 riMLF、卡扎尔间质核，以及后连合核和纤维（图 13-2）。

内侧纵束吻端间质核（*rostral interstitial nucleus of the medial longitudinal fasciculus*，*riMLF*）位于中脑与丘脑的交界处，在内侧纵束的吻端，正好位于红核吻端的背内侧。它的作用是作为具有爆发细胞的“运动前核”，产生快速（扫视）垂直扭转和扭转运动。riMLF 的输入来自 PPRF 和前庭神经核。每个 riMLF 主要投射到同侧动眼神经核和滑车神经核，但每个 riMLF 也通过穿过后连合的纤维与其对应核相连。双侧 riMLF 或其后连合的相互连接的病变比单侧病变更常见，并可导致向下的扫视或所有的垂直扫视丧失。

卡扎尔间质核（*interstitial nucleus of Cajal*，*INC*）是位于每侧 riMLF 尾端的一群小细胞集合。每个 INC 通过穿过后连合的纤维投射到对侧的提肌（上直肌和下斜肌）的运动神经元上，并直接投射到同侧的降肌（下直肌和上斜肌）。INC 的作用似乎是保持偏心的垂直凝视，特别是在扫视后；它也是前庭眼反射的一个组成部分。INC 的病变产生垂直凝视诱发的和扭转性眼球震颤，眼球倾斜反应，可能减缓所有共轭眼球运动，主要是垂直眼球运动。

后连合（*posterior commissure*）的病变中断了来往于 INC 和 riMLF 的信号传递，此处病变特征性地产生向上凝视麻痹和会聚麻痹，通常伴有轻度瞳孔

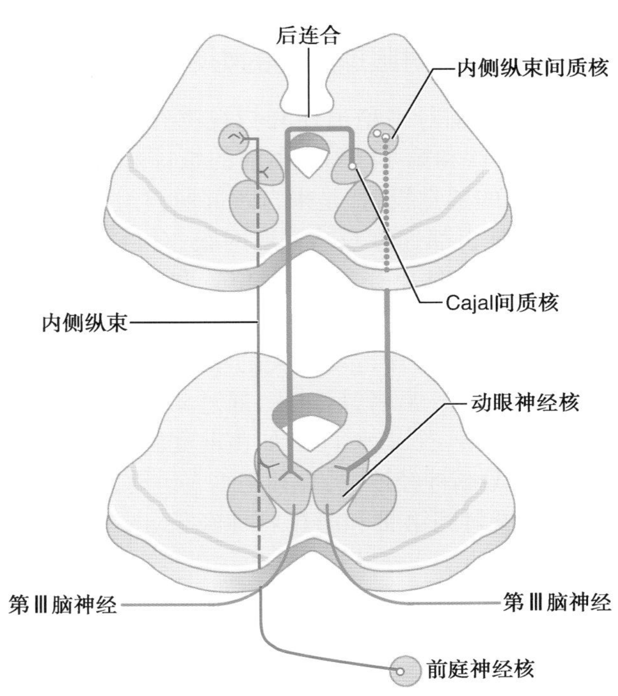

图 13-2　控制垂直眼球运动的途径。主要结构为 Cajal 间质核（INC）、内侧纵束吻端间质核（riMLF）和第Ⅲ脑神经亚核，均位于背侧中脑。随意的垂直眼球运动是由两侧额叶皮质眼区的同时活动发起的。riMLF 作为垂直性扫视的发生器，其作用是始终保持偏心的垂直凝视。Cajal 间质核（INC）和 riMLF 通过后连合与其对侧核相连，此处的纤维容易受损。向上凝视的投射穿过后连合然后下行支配第Ⅲ脑神经核，而向下凝视的投射可能直接传到第Ⅲ脑神经，从而解释了选择性向上凝视麻痹的频率（见正文）。内侧纵束（MLF）携带来自前庭核的信号，主要是同侧的，以使眼睛稳定在垂直平面（VOR）并保持紧张性垂直位置

散大、调节功能丧失、会聚性眼球震颤、眼睑退缩［柯立尔眼睑缩进征（Collier “tucked lid” sign）］，以及较少见的上睑下垂。这种表现就是帕里诺综合征（*Parinaud syndrome*），也称为顶盖前区、背侧中脑或导水管综合征（见下文“垂直凝视麻痹”）。在某些情况下，只能看到这些征象的有限的组合。后连合的单侧损伤也可能产生同样的综合征，可能是由于中断了从 riMLF 和 INC 的双向的连接。在急性后连合病变时，眼睛有强直性向下偏斜和眼睑退缩［落日征（setting-sun sign）］。

内侧纵束（MLF）是控制从延髓的前庭神经核到中脑中枢的垂直凝视的主要信号管道。因此，随着核间性眼肌麻痹，连同特征性的内收肌麻痹，垂直追随和前庭眼反射（VOR）受到损害。这在双侧核间性眼肌麻痹时最为明显。在单侧核间性眼肌麻痹的病例中可以看到同侧眼的垂直偏斜（歪扭），会进一步讨论。

前庭小脑对眼球运动的影响

前庭小脑对平稳追随和扫视都有重要的影响(另见第 5 章和第 14 章)。小脑的绒球和后蚓部接收到大量的感觉投射,是来自颈部肌肉组织的本体感受器(对头部速度反应)、视网膜(对目标速度敏感)、眼肌的本体感受器(眼球位置和眼球速度)、听觉和触觉感受器,以及上丘和脑桥旁正中网状结构(PPRF)等。与眼球运动有关的小脑传出神经投射到前庭神经核。后者,反过来,通过几个投射系统影响注视机制,一个是水平运动,由前庭核直接投射到对侧的第Ⅵ脑神经核;另一种是垂直运动,通过对侧的 MLF 投射到第Ⅲ和第Ⅳ脑神经核(图 13-1 和图 13-2)。

绒球和后蚓部的病变始终与平稳追随运动缺失和不能通过注视来抑制前庭眼反射有关(Baloh et al)。小脑(绒球)病变也是下跳性眼球震颤的重要原因。如第 5 章所述,患有小脑(绒球)病变患者不能保持偏心凝视位置,必须反复扫视以注视远离中立位置的目标[凝视诱发眼震(*gaze-evoked nystagmus*)]。这一现象可以解释为,急性一侧的前庭小脑病变时,浦肯野细胞对同侧前庭内侧核的抑制性放电被移除,使眼睛偏离病变。当试图注视病变侧时,眼球会漂移回中线,只有通过扫视急拉才能纠正注视。头部和颈部也可能会转向远离病灶(枕部朝向病灶,面部远离病灶)。此外,协调眼球运动与头部运动的前庭眼反射调节不当(Thach and Montgomery)。感兴趣的读者可以在 Leigh 和 Zee 的专著以及 Lewis 和 Zee 的综述中找到更多关于小脑对眼球运动影响的进一步细节。

共轭凝视测验

从上述评论可以明显地看出,通过分析眼部运动可以获得相当多的临床信息。共轭凝视测验(testing of conjugate gaze),是为了全面检查眼球运动,应要求患者快速地向左右两侧以及上下看(扫视),并跟随一个移动的目标(追随光、检查者的手指或视动鼓等)。昏睡和昏迷的患者可以通过被动转头或者外耳道冲洗来检查,如第 14 章和第 16 章所述,这些是对反射性眼球运动的前庭刺激。

大多数人都能准确地扫视目标。扫视运动的改变,特别是眼球过度运动[运动范围过度(*hypermetria*)]是小脑病变的特征。扫视运动缓慢主要是由基底节疾病所致,如 Huntington 病、Wilson 病、共济失调 - 毛细血管扩张症、进行性核上性麻痹、多系统萎缩症,以及某些脂质贮积病等。涉及脑桥旁正中网状结构(PPRF)的病变也可伴有向受累侧的缓慢扫视。只出现在内收眼的运动范围不足的缓慢扫视,表明不完全核间性眼肌麻痹是由同侧内侧纵束病变引起的。当进行性眼球运动障碍的早期征象是在垂直平面上缓慢扫视时,可能的诊断是进行性核上性麻痹,但同样的征象可能发生在帕金森病和影响基底节的几个不常见疾病,正如后面在“垂直凝视麻痹”题目下讨论的。缓慢的上下扫视也见于尼曼 - 皮克病 C 型中。

在 Huntington 舞蹈症和帕金森病中,除了扫视速度异常之外,扫视潜伏期或反应时间(运动冲动与运动之间的间隔时间)也延长了。在皮质基底节变性中,扫视的潜伏期也增加了(见第 38 章),在这种情况下,它似乎与运动失用症的程度相对应。必须用眨眼来启动眼球运动,通常是共轭运动的核上性控制紊乱的微妙征象,在这些相同的疾病和其他病变中,包括额叶病变中很明显。

另一种扫视障碍表现为不能自主地进行垂直或水平运动。这种异常可能是先天性的,例如儿童眼部“失用症”[科根综合征(Cogan syndrome),见下文)和共济失调 - 毛细血管扩张症(ataxia-telangiectasia);一种启动扫视运动的后天性困难,可见于亨廷顿病(Huntington disease)患者或对侧额叶或同侧脑桥被盖病变患者。

平稳追随运动的碎片化,作为一个常见的发现,是一种断断续续的不规则追随,被称为“扫视追随”(saccadic pursuit)。平稳追随运动的不对称的受损表明顶叶或额叶病变。追随受损是向着顶叶病变和远离额叶病变的方向。这一临床现象可以由视动测试引起,后面会做解释。

此外,追随受损可由前庭小脑和锥体外系障碍引起。前者通常是镇静药物中毒的结果,如使用巴比妥类、地西泮和其他药物,也可能是前庭小脑器官损伤所致。也可能是凝视导向的眼球震颤(gaze directed nystagmus),这似乎也会打断追随运动。

在某些锥体外系疾病中,诸如在帕金森病、亨廷顿病和进行性核上性麻痹等,也会有类似表现的现象,但不表现眼球震颤,而被很好地称为“齿轮眼球运动”(cogwheel eye movements)。在这些疾病中,平稳追随运动存在棘轮样损害,伴有缓慢的、运动范围不足的扫视[扫视追逐(saccadic pursuit)]。的确,根据 Vidailhet 和同事的研究,平稳追随运动在所有类型的基底节变性中都受到了损害。

前庭眼反射（VOR）测试

前庭眼反射（*vestibulo-ocular reflex*，*VOR*）测试是水平或垂直移动患者的头部，同时患者保持对远处的一个固定点上的视觉注视。当 VOR 功能正常时，眼睛会自动地朝着与转头相反的方向移动（事实上，眼睛相对于房间保持静止，只相对于头部移动）。如果前庭系统受损，头部推进不会引起正常的反向眼球运动。相反，眼睛会随着头部转动，患者随后会做一个“追赶”扫视，使眼睛回到注视的目标。使眼睛重新注视的扫视比使眼睛偏离目标的滑动更容易被观察到。如第 16 章所述，用温度或电刺激激活迷路也会引起反射性眼球运动。当冷水被注入一只耳朵时，可以模拟头部转向相反方向的生理过程。因此，眼睛会对寒冷刺激做出反射性的缓慢运动。在清醒的患者中，这伴随着相反方向的快速运动（眼球震颤），远离冷刺激。

正常情况下，头部以每秒一到两周的速度运动不会造成视力模糊，因为 VOR 完成代偿性眼球运动的速度很快。动态视力（*dynamic visual acuity*）是指让患者头部来回旋转的情况下阅读视力表进行视力检查的术语。在这种速度下头部运动出现的视力大幅下降表明前庭眼反射（VOR）失败。Zee 曾描述另一种测试 VOR 的方法，这种方法是患者在来回旋转头部时，检查者观察视盘。在正常的 VOR 时，视盘不会出现移动，因为眼睛在空间中的位置保持不变。然而，如果 VOR 受损，视盘就会出现振荡。

注视反射（前庭眼反射的抑制）

通过注视（visual fixation）抑制前庭眼反射（VOR）的能力提供了相当多的信息，可以通过旋转患者坐在椅子上注视他伸出的手的拇指来测试。在适中的旋转速度下不应出现注视丢失。在此测试操作过程中出现眼球震颤，反映了不能抑制 VOR 和保持注视，是一种异常的表现。由于无法抑制 VOR，患者有一种不稳定的感觉。与维持凝视稳定性的小脑和脑干回路相关的各种障碍会导致 VOR 抑制受损，进行性核上性麻痹和多发性硬化是这一发现的两个突出的例子。

测试近反应（调节三联征）

会聚和调节运动［调节运动也称为近反应（near response）］的结合是通过让患者看他的拇指甲，检查者的手指，或物体靠近眼睛时进行测试的。然而，这些融合运动在老年人和在精神错乱或注意力不集中的患者中经常受损，不应被解释为眼的运动通路疾病的结果。否则，这些运动的缺失或损害应提示中脑吻端病变，是作为帕里诺（Parinaud）综合征的一个组成部分。辐辏痉挛（*convergence spasm*），可能与双侧第Ⅵ脑神经麻痹相似，退缩性眼球震颤（*retraction nystagmus*）可能伴随着背侧中脑病变引起的垂直性凝视麻痹。然而，当这种辐辏痉挛单独发生时，它们通常是非器质性的。消除调节反射和瞳孔缩小的睫状肌麻痹滴眼液（cycloplegic eye drops）有时会终止心因性辐辏痉挛。

共轭凝视受损

水平性凝视麻痹

严格地说，凝视麻痹（gaze palsy）是指完全丧失向一侧的扫视和追逐运动。凝视不全麻痹（gaze paresis）是指不完全丧失扫视和追逐运动能力。当干扰影响到脑桥凝视中心的核上性输入时，凝视麻痹可通过反射机制克服，主要是指 VOR。相比之下，核性和核下性病变则会造成无法克服的凝视障碍，可能只能通过完全移动眼球（强制转向）来克服。

一般来说，起源于大脑和脑桥的水平凝视性麻痹很容易通过伴发的轻偏瘫的侧向来加以区分。当与大脑病变的同侧眼出现强直性偏斜时，两眼看向病变而远离轻偏瘫部位。相反的情况与脑干凝视麻痹有关，即向病灶的对侧出现凝视受损，如果有凝视偏斜，眼睛就转向轻偏瘫侧。脑桥起源的麻痹不一定伴有轻偏瘫，但与脑桥疾病的其他体征有关，特别是与凝视麻痹同侧的周围性面瘫和核间性眼肌麻痹。脑桥凝视麻痹往往比大脑源性的凝视麻痹持续时间更长。此外，在脑损伤（但不是脑桥损伤）的病例，如果眼睛被固定在一个目标上，并且头被动地转向另一侧（即利用前庭眼反射），两眼可能会转向瘫痪的一侧。

大脑源性水平凝视麻痹（*horizontal gaze palsy of cerebral origin*）　一个额叶的急性病变，如梗死，通常引起对侧凝视的中断或麻痹（比实际的凝视麻痹更严重），两眼可能会在一段有限的时间内不自觉地转向脑病变的一侧。在大多数急性额叶损伤的病例中，这种凝视麻痹是不完全和暂时的，持续一周或更短。几乎无一例外地伴有轻偏瘫。强迫地闭合眼睑可能会引起眼睛反常地向偏瘫一侧移动［共轭凝视的科根痉挛（*Cogan spasticity of conjugate gaze*）；尽管这一发现是可变的且临床价值有限］。同样，在睡眠时，两眼也可从病变一侧向偏瘫一侧共轭偏斜。

远离病灶一侧的追随运动往往支离破碎或丢失。相反地，后顶叶病变使同侧的追随运动减少，但不引起凝视麻痹。

在双侧额叶病变时，患者可能无法自主地将眼睛转向任何方向，但仍能保持注视和追随动作。偶尔，大脑深部病变，特别是丘脑出血延伸至中脑，会导致两眼向病变对侧方向偏移［"错路"凝视（wrong-way gaze）］；这种异常现象的基础尚未确定，但 Tijssen 推测是对中脑下行性动眼神经传导束的干扰。需要强调的是，大脑性凝视麻痹不伴斜视或复视，即凝视仍然是共轭的。凝视麻痹的常见原因是血管阻塞伴梗死、出血，以及额叶脓肿或肿瘤。

源自额叶的癫痫发作可能会短暂地驱使两眼球转向另一侧，给人以凝视性麻痹的印象。在发作后期，凝视偏斜的方向可能与眼睛看向同侧的发作病灶相反。我们曾有机会看到的一个无法解释的现象是，枕叶癫痫引起的视幻觉导致两眼向该侧极度偏斜。这也可能发生在一种罕见的儿童期枕叶癫痫形式。

一侧中脑吻端被盖的病变，在交叉前阻断了水平共轭注视的大脑通路，也可能导致对侧核上性凝视麻痹。前庭小脑病变可引起另一种共轭凝视障碍，类似于凝视麻痹，表现为两眼被迫或以一种称为"推进"（pulsion）方式驱使到一侧，阻止了向另一侧的随意运动。

垂直性凝视麻痹

影响前顶盖和后连合区的中脑病变干扰了垂直平面上的共轭运动。垂直性凝视麻痹（vertical gaze palsy）是前面描述的帕里诺或背侧中脑综合征（*Parinaud or dorsal midbrain syndrome*）的一个显著特征。一般来说，向上凝视比向下凝视更常受到影响，因为正如已经解释过，一些主使向上凝视的纤维在内侧纵束吻端间质核（riMLF）与卡扎尔间质核（INC）之间的吻端和后部交叉，在下降到动眼神经核之前受到中断，而向下凝视的通路明显地从两个控制中枢直接向下投射到动眼神经核。

向上凝视的范围经常受到外界因素的限制，诸如嗜睡、颅内压增高，特别是年龄。对于不能自主地抬举眼球的患者，存在对头部屈曲［玩偶头动作（doll's-head maneuver）］或眼睑随意用力闭合［贝尔现象（*Bell phenomenon*）］引起的眼球反射性向上偏斜，这表明向上凝视的核性和核下性机制是完整的，核上性机制有缺陷。然而，这个规则可能会很有用，在外周神经肌肉器官的某些实例中，例如吉兰 - 巴雷综合征和重症肌无力，表现为自主地向上凝视可能受限，眼闭合的强烈刺激可能引起向上偏斜，而自主地尝试向上凝视却不成功，这就错误地暗示了上脑干的病变。此外，大约 15% 的正常成年人没有 Bell 现象；在另一些情况下，眼球的偏斜是矛盾地向下。

对于在生活中表现出孤立的向下凝视麻痹的患者，尸检发现中脑吻端被盖的双侧病变（就在红核内侧和背侧）。由 Bogousslavsky 和同事描述的一个不寻常的病例表明，垂直凝视的瘫痪可能发生在由后连合、内侧纵束吻端间质核（riMLF）和卡扎尔间质核（INC）组成的严格单侧梗死后。Hommel 和 Bogousslavsky 总结了引起单眼和双眼垂直注视麻痹的卒中部位。

如前所述，一些退行性和相关的病变表现为选择性或明显的向上凝视或垂直凝视麻痹（表 13-1）。在进行性核上性麻痹中，一个非常显著的特征是选择性的垂直凝视麻痹，更具体的特征是向下注视麻痹，以扫射受损开始，后来所有的垂直眼球运动受限。帕金森病和路易体病（见第 38 章），皮质 - 基底节变性（见第 38 章）和脑的惠普尔病（Whipple disease）（见第 31 章），也可能随着这些疾病的进展产生垂直性凝视麻痹。

表 13-1　显示向上凝视或垂直凝视麻痹的疾病

中脑梗死和出血
背侧中脑区肿瘤（如松果体瘤）
晚期脑积水伴第三脑室扩张
进行性核上性麻痹
帕金森病
路易体病
皮质基底节变性
惠普尔（Whipple）病
儿童期代谢性疾病（尼曼 - 皮克 C 型、戈谢病、泰伊 - 萨克斯病）
任何双侧核间性眼肌麻痹的原因（如多发性硬化）

其他核上性凝视障碍

眼倾斜反应（*ocular tilt reaction*）表现为反向偏斜（skew deviation）（眼球核上垂直错位，下文讨论）合并眼扭转和头部倾斜，是由于耳石 - 眼反射和耳石 - 绞痛反射不平衡引起的。在累及前庭神经核的病变，如发生在延髓外侧梗死时，病变侧的眼位较低。在内侧纵束吻端间质核（riMLF）或卡扎尔间质核(INC)病变时,也可能引起斜视和眼倾斜反应,病变侧的眼位较高。

另一种不同寻常的凝视障碍是动眼危象(*oculogyric crisis*)或痉挛(*spasm*),它包括眼球共轭偏离的强直性痉挛,通常是向上的,不太常见的是向侧面或向下的。复发性发作,有时伴有颈部、口腔和舌肌痉挛,持续时间从数秒至一两个小时,在过去,是脑炎后帕金森综合征的特征表现。现在这种现象是在服用吩噻嗪和相关的抗精神病药物患者和尼曼 - 皮克病中被观察到的一种急性反应。这些眼痉挛的发病机制尚不清楚。药物诱导的形式可以通过使用抗胆碱能药物如苯托品(benztropine)来终止。

先天性动眼"失用症"(*congenital oculomotor* "*apraxia*")也称为科根综合征(Cogan syndrome),是一种先天性疾病,其特征是当头部静止时,无法进行正常的随意水平扫视。在试图改变眼位时,不寻常的眼球运动和头部运动必须紧密联系在一起。如果头部可以自由活动,并要求患者看任意一侧的一个物体时,则将头部推向一侧,而眼睛转向相反的方向;头部超过了目标,而眼睛,当它们回到中心位置时才能注视目标。自发性扫视和前庭性眼震的快相期都有缺陷。病理解剖学还不清楚,但随着时间的推移,病情逐渐减轻。同样的现象也见于共济失调 - 毛细血管扩张症[路易斯 - 巴尔病(Louis-Bar disease)](第 37 章)和胼胝体发育不全。

会聚功能不全(*convergence insufficiency*)可引起近处复视和视力模糊,大多数病例是颅脑损伤的结果,有些是脑炎或多发性硬化。定义不明确的离散不全的实体由于在一定距离内的视轴交叉引起复视,在这种患者中,图像融合仅在近位置。这种失调可能与眼眶病变的变化和眼球在眶内的位置有关。然而,一种特殊类型的离散麻痹见于吻端中脑的卒中,表现为两侧眼球非对称的外展不全[假性展神经麻痹或辐辏痉挛(*pseudosixth palsy or convergence spasm*)]。根据不充分的临床资料,一个活跃的离散中枢可能被定位于吻端的中脑被盖。

核性和核下性眼球运动障碍

解剖学基础

第Ⅲ脑神经(动眼神经)、第Ⅳ脑神经(滑车神经)和第Ⅵ脑神经(展神经)支配眼外肌。由于它们的作用是密切结合在一起的,而且许多疾病同时涉及它们所有的部分,因此它们适合于放在一起讨论。

第Ⅲ脑(动眼)神经[*third*(*oculomotor*)*nerve*]的核团由几组成对的邻近中线的运动神经细胞组成,在上丘水平的西尔维厄斯(Sylvius)中脑导水管的腹侧。位于中心位置支配瞳孔括约肌和睫状体(调节肌)的一组细胞,位于艾 - 魏(Edinger Westphal)核的背侧,这是动眼肌核的副交感神经部分,负责瞳孔对光反应和近视反应(即调节反应——译者注)。在这个核团腹侧的是调节眼睑提肌、上直肌和下直肌、下斜肌和内直肌运动的细胞,以这种背 - 腹的顺序。猫和猴子的这种功能安排是通过摘除单个的眼外肌并观察退化细胞变化来确定的(Warwick)。随后使用放射性示踪剂技术的研究表明,内侧直肌神经元在动眼神经核内占据三个不同的位置,而不是局限于它的腹侧顶端(Büttner-ennever and Akert)。这些实验还表明,内直肌、下直肌和下斜肌是完全由同侧的动眼神经核支配的,而上直肌只接受交叉纤维,提上睑肌(眼睑提肌)由双侧的神经支配。辐辏运动是受内直肌神经元的控制的,而不是像曾经认为的那样,由一组不成对的内侧细胞,即佩利亚(Perlia)核控制的。

第Ⅲ脑神经核的纤维在中脑腹侧走行,依次穿过内侧纵束、红核、黑质和大脑脚内侧部。因此,涉及这些结构的病变阻断了动眼神经纤维的髓内(束的)路径,并引起与同侧眼麻痹的几种交叉综合征。关于动眼神经亚核,它们投射的示意图排列来自各种来源,主要是实验性的,但也有一些临床的,可见 Ksiazek 和同事所示的图中(图 13-3)。出现的纤维可被认为位于内侧、外侧和喙尾群,瞳孔纤维占据了喙内侧面。这个指向瞳孔的轴突继续穿过第Ⅲ脑神经。这一信息有助于认识一侧瞳孔、下直肌和内侧直肌麻痹可能是动眼神经的束的病变引起的。

动眼神经从脑干出来后不久,穿过小脑上动脉与大脑后动脉之间。该神经(有时是大脑后动脉)可被颞叶钩回疝出小脑幕开口时在此处受压(见第 16 章)。在海绵窦的后面和上面,动眼神经在它与后交通动脉的交界处穿过颈内动脉的末端。这个部位的动脉瘤经常损伤动眼神经,这有助于定位压迫或出血的部位。当床突下海绵窦后压迫性病变,如动脉瘤和肿瘤影响动眼神经时,它们往往也累及三叉神经的所有三个分支。在海绵窦的后部,三叉神经第 1 和第 2 分支连同眼运动神经一起受累;在前部,只有三叉神经的眼支受到了影响,因为三叉神经的第 3 支并不通过海绵窦。

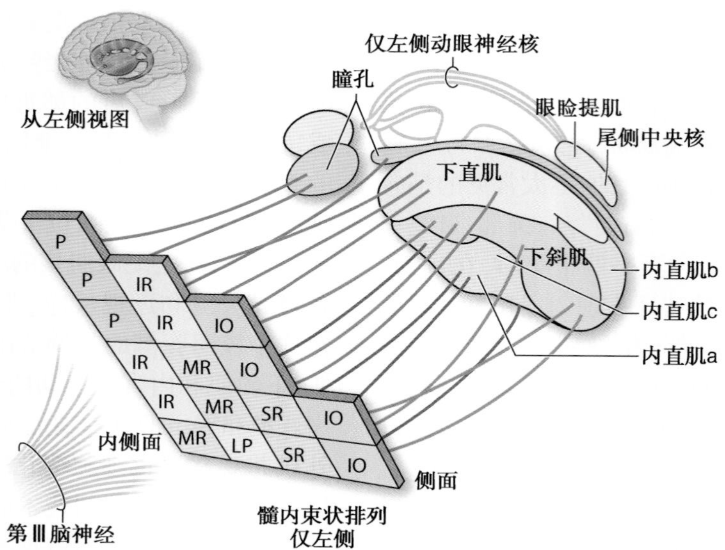

图 13-3 中脑动眼神经束纤维的定位排列。IO，下斜肌；IR，下直肌；LP，眼睑提肌；MR，内直肌；P，瞳孔；SR，上直肌（经允许，引自 Ksiazek SM，Slamovits TL，Rosen CE，et al：Fascicular arrangement in partial oculomotor paresis. *Am J Ophthalmol* 118：97，1994）

当动眼神经进入了眼眶，它分为上支和下支，虽然在这个解剖分支之前，神经束的功能性分离就已经发生了。上支支配上直肌和提上睑肌的随意（横纹肌）部分，非随意部分由缪勒（Müller）交感神经纤维支配；下支支配瞳孔肌和睫状肌以及所有其他的眼外肌，当然，除了两个，即上斜肌和外直肌，它们分别由滑车神经和展神经支配。由动脉瘤或较常见的糖尿病引起的动眼神经上支病变，可导致上睑下垂和单眼上视轻度麻痹。

第Ⅵ脑（展）神经［*sixth*（*abducens*）*nerve*］起自脑桥下部水平，来自第四脑室底毗邻中线的成对的细胞群。面神经的脑桥内的部分环绕展神经核，然后转向前外侧走出；因此，这一部位的病变会导致同侧的外直肌和面肌麻痹。值得注意的是，动眼神经和展神经核的传出纤维有相当多的髓内的，即成束的部分（图 13-4A 和 B）。离开脑干后，神经沿斜坡向上伸展，然后沿着第Ⅲ和第Ⅳ脑神经走行；它们一起向前行进，穿过恰位于后床突外侧的硬脑膜，并在海绵窦外侧壁走行，在那里，它们紧贴着颈内动脉和三叉神经的第 1 和第 2 支（图 13-5，并见第 33 章“海绵窦血栓形成”）。

第Ⅳ脑（滑车）神经［*fourth*（*trochlear*）*nerve*］的起源细胞恰位于下部中脑动眼神经细胞的尾端。与其他所有的脑神经不同的是，第Ⅳ脑神经起源于下部中脑的背侧面，然后在离它的起点不远的地方，就

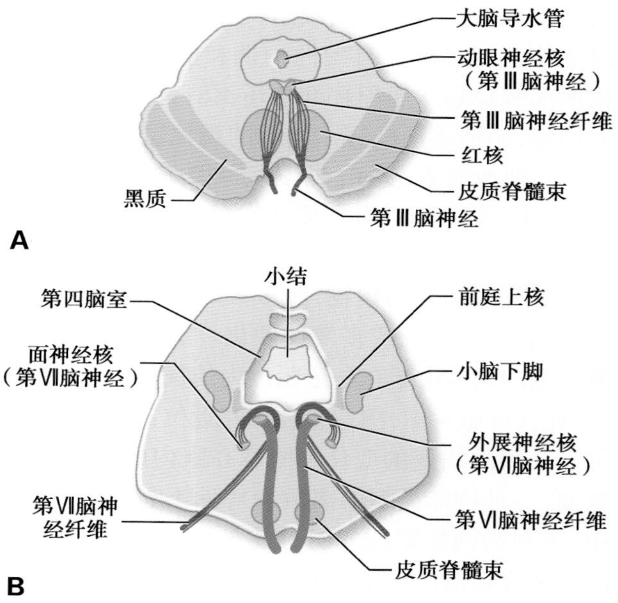

图 13-4 A. 中脑横切面，表示沿第Ⅲ脑神经纤维髓内路径不同部位病变的影响。动眼神经核水平的损伤导致同侧第Ⅲ脑神经麻痹和同侧角膜感觉缺失。红核水平的病变导致同侧第Ⅲ脑神经麻痹和对侧共济失调性震颤（Benedikt 和 Claude 综合征）。靠近第Ⅲ脑神经纤维出口的损伤导致同侧第Ⅲ脑神经麻痹和交叉的皮质脊髓束征（Weber 综合征；见表 44-2）。B. 脑干在第Ⅵ脑神经核水平，表明不同部位病变的影响。核水平的病变导致同侧第Ⅵ和第Ⅶ脑神经麻痹，伴有不同程度的眼球震颤和对同侧的共轭凝视无力。皮质脊髓束水平病变导致同侧第Ⅵ脑神经麻痹和交叉偏瘫（Millard-Gubler 综合征）

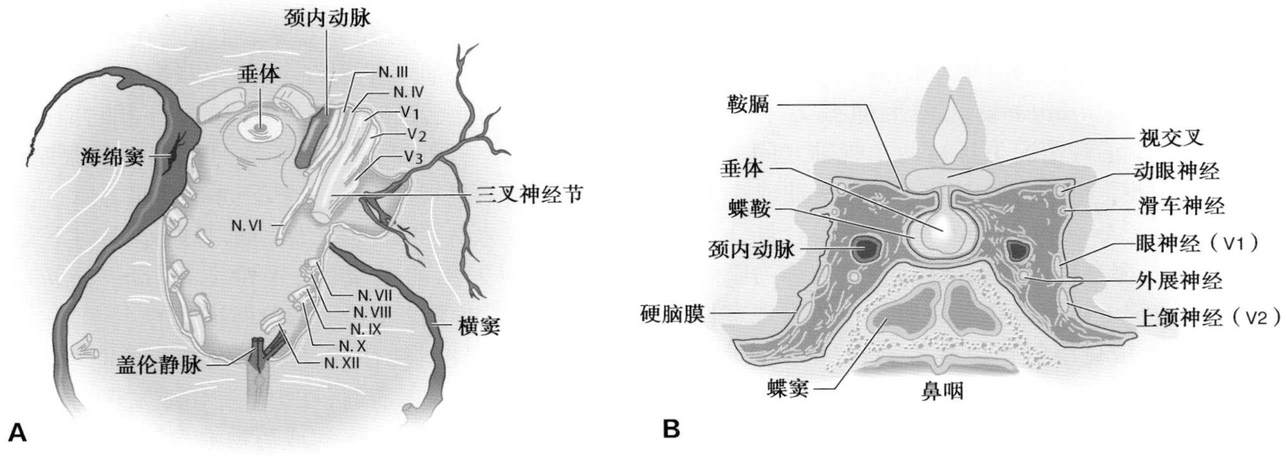

图 13-5 海绵窦及其与脑神经的关系。A. 颅底；右侧海绵窦已被切除。B. 冠状面海绵窦及其内容物

在下丘的尾端交叉。该神经绕中脑周围和腹侧进入后海绵窦的神经入口。因此，每个核都支配对侧的上斜肌。轴外的长行程和邻近脑干的神经位置是颅脑损伤中常见的第Ⅳ神经麻痹并发症的可能解释（见第 34 章）。上斜肌形成一个肌腱，通过一个滑轮结构（滑车）并附着在眼球的上面。当眼睛内收时，上斜肌产生向上的拉力，但是由于附着在旋转轴后面的眼球上，就会引起眼睛的凹陷和扭转；外展时，它将眼球经线拉向鼻子，从而引起扭转（即从检查者的角度看，右眼为顺时针，左眼为逆时针）。

连同第Ⅴ神经的第一分支，第Ⅲ、第Ⅳ和第Ⅵ脑神经通过眶上裂进入眼眶。

复视和斜视

在正常情况下，所有的眼外肌参与眼球的每一个运动；为了适当的运动，任何肌肉的收缩都需要放松它的拮抗肌。然而，在临床上，眼球运动可以被认为是主要负责该方向的一块主动肌运动，在一个主动运动的方向是由一块肌肉主要负责的，例如，眼球向外运动需要外直肌的活动，向内运动需要内直肌的活动。上直肌、下直肌和斜肌的活动根据眼球的位置而变化。当眼球向外转动时，上升肌是上直肌，下降肌是下直肌。当眼睛向内转动时，上升和下降肌分别为下斜肌和上斜肌。眼肌在不同位置注视的动作如图 13-6 和表 13-2 所示。

双眼复视（*binocular diplopia*）这一术语是指由于两只眼睛的视轴不对齐引起的复视症状。只有当两只眼睛都睁开并能够看见时才存在复视。换句话说，遮住一只眼睛通常会消除复视。相反，单眼复视（*monocular diplopia*）在闭上一只眼时仍然持续存在，通常是由于晶状体或视网膜疾病或为非器质性。

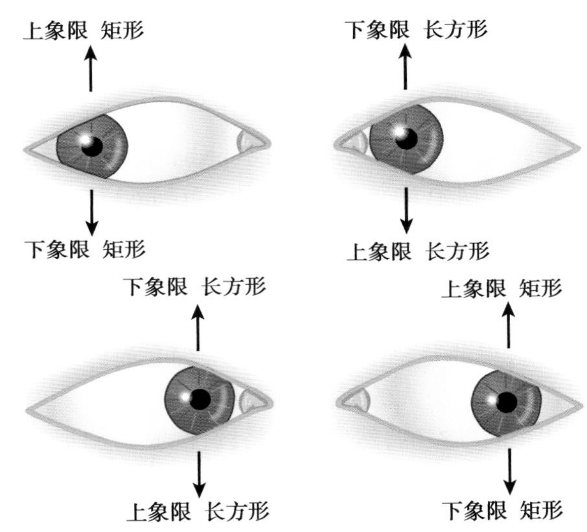

图 13-6 主要负责眼球在不同凝视位置的垂直运动的肌肉（经允许，改编自 Cogan DG: *Neurology of the Ocular Muscles*, 2nd ed. Springfield, IL, Charles C Thomas, 1956）

表 13-2 眼外肌的动作

肌肉	原始作用	第二作用	动眼神经
内直肌	内收	—	Ⅲ
外直肌	外展	—	Ⅵ
上直肌	提高	内旋	Ⅲ
下直肌	下降	外旋	Ⅲ
上斜肌	内旋	下降	Ⅳ
下斜肌	外旋	提高	Ⅲ

（参见图 13-5）

严格来说，斜视（*strabismus*）是指肌肉不平衡导致视轴不对齐，但这个术语最常用来描述各种先天性错位。斜视可能由单个的眼肌无力［麻痹性斜视（*paralytic strabismus*）］，或因肌张力不平衡引起，可能由于正常情况下维持两个视轴之间的适当角度的“中枢”机制存在缺陷［非麻痹性或小儿斜视（*nonparalytic or pediatric strabismus*）］（见下文）。几乎每个人都有轻微的斜视倾向，这被称为隐斜视（phoria），通常可被融合机制克服。在两眼观察目标时出现的无法克服的错位称为斜视（*tropia*）。当患者的眼睛盯着一个远处的目标时，通过观察患者的眼球位置，可见眼睛错位是明显的。单眼测试时，患眼的活动范围基本正常。前缀 eso- 和 exo- 分别表示斜视向内或向外，前缀 hyper- 和 hypo- 表示斜视向上或向下。麻痹性斜视主要是一个神经学问题，非麻痹性斜视［如果在注视的所有视野中，视轴之间的角度相同，则称为共同性斜视（*comitant strabismus*）］，虽然它与一些先天性大脑疾病和发育延迟有关，但通常是由眼科医生处理。

小儿非麻痹性斜视

正是在小儿非麻痹性斜视（pediatric nonparalytic strabismus）这个意义上，斜视（*strabismus*）这一不合格的术语被经常使用。新生儿的正常的轻度外斜视在 3 个月龄时得到矫正。视轴严重不对齐（>15 度），即使在出生时也被认为是不正常的。大多数发育性内斜视的儿童出现在 2~3 岁之间，而外斜视的儿童在学龄前更大的年龄范围出现这种情况。内斜视最初是间歇性的，然后变成持续性的；外斜视通常是间歇性的。在这两种情况下，眼球运动是充分的，患儿最初是交替注视的。

其中一种类型的内斜视称为调节性内斜视（*accommodative esotropia*），是一种典型的后天问题，与远视眼有关，因近视反应的代偿性接合，促使两眼交叉。斜视发生后 6 个月内用眼镜进行治疗可以恢复视力，通常还能使眼轴重新排列。如果内斜视在很大程度上不是远视的结果，最好的治疗方法是手术矫正。

相反地，儿童持续性外斜视可能与发育延迟有关，通常是作为可识别的精神发育迟滞综合征的一个组成部分，详见第 37 章，或与眼部病变有关。然而，它确实经常发生在神经正常的儿童。如果是轻度的间歇性外斜视，首先可以通过一些非手术手段来治疗，如贴片和视觉练习来刺激会聚；手术矫正只适用于无反应的病例。Donahue 就这一问题写了一篇内容翔实的评论。

一旦双眼融合建立起来，通常是在 6 月龄时，任何类型的眼肌不平衡都会导致复视，因为图像会落在两个功能活跃的视网膜不同的或不相对应的部分。然而，一段时间后，孩子通过抑制一只眼睛的图像来消除复视。在另一个不同的时期之后，这种抑制变成永久性的，患儿保留那只眼睛视力下降，这是长期失用的结果［失用性弱视（*amblyopia ex anopsia*）］，如第 12 章最后部分所描述的。

非麻痹性斜视在神经系统检查中可能产生误导性的眼部表现。有时，在头部受伤或发热感染后，或任何其他神经系统疾病或药物中毒损害融合机制（会聚），会首先注意到轻微的眼球隐斜错位。

在一例合作的患者，非麻痹性斜视可通过当另一只眼睛被遮住时，每只眼睛充分运动来证明。通过简单的“遮盖”和遮盖 - 不遮盖试验，可以很容易地检测出斜视和隐斜。当融合因遮盖一只眼而中断时，被遮盖的眼会发生偏斜；揭开这只眼睛会导致快速的矫正运动，以重建融合机制。

第Ⅲ、Ⅳ、Ⅵ脑神经病变的临床效应

第Ⅲ（动眼）脑神经

完全性第Ⅲ脑神经麻痹（*third nerve palsy*）包括上睑下垂（ptosis）或上眼睑抬举无力（因为提上睑肌主要由动眼神经支配的），以及不能向上、向下或向内旋转眼球。这与内直肌、上直肌、下直肌和下斜肌无力相对应。第Ⅳ和第Ⅵ脑神经保留的运动决定了眼球的位置，用助记符描述为“向下和向外”（down and out）。患者会经历复视，患眼的图像向上和内侧投射。此外，由于动眼神经的副交感纤维中断，会发现扩大的、无反应性瞳孔（虹膜麻痹），以及调节麻痹（睫状肌麻痹）。然而，在某些疾病中，眼外肌和眼内肌可能分别受到影响。例如，发生在糖尿病性眼肌麻痹，影响动眼神经中心部分的病变通常不会影响瞳孔，因为副交感神经节前的缩瞳纤维靠近瞳孔表面。相反，神经压迫性病变的早期表现通常是瞳孔扩张。受伤后，动眼神经纤维的再生可能会发生异常，在这种情况下，一些原本在特定方向活动眼球的纤维现在到达了另一块肌肉或虹膜；在后一种情况下，瞳孔对光线没有反应，当眼睛向上和向内转动时，瞳孔可能会收缩。

第Ⅳ（滑车）脑神经

支配上斜肌的第Ⅳ脑神经（*fourth nerve*）的病变，是孤立的症状性垂直复视最常见的原因。虽然

Keane 在 1975 年的系列研究中，动眼神经麻痹是导致垂直复视的一个较常见的原因，但在我们的经验中，当垂直复视是唯一主诉的情况下，滑车神经麻痹（和脑干损伤）占主导地位。上斜肌麻痹导致患眼向下运动无力（图 13-7E），因此患者主诉阅读或下楼梯特别困难。当患者直视前方时，受累的眼倾向于稍微向上偏斜，当想要水平注视而眼球内收时，向上偏斜增加。在存在第Ⅲ脑神经麻痹的情况下，人们可以通过判断眼睛向下凝视时是否发生向内旋转，来评估第Ⅳ脑神经的功能。孤立的第Ⅳ脑神经麻痹的复视在头部向同侧倾斜时更加严重。代偿性头向对侧肩部倾斜［比尔朔夫斯基征（Bielschowsky sign）］是第Ⅳ脑神经病变的特征性表现，这种手法可使未受影响的眼内转，并改善复视。影响到滑车神经核（而不是神经本身）的病变会导致对侧上斜肌轻瘫，这时患者将他们的头向病变侧倾斜以改善复视。

双侧滑车神经麻痹，可能发生在颅脑创伤后，表现的特征是一种根据注视方向的交替性向上偏斜（一侧的创伤性滑车神经轻瘫仍是颅脑损伤较常见的表现）。Palla 和 Straumann 对垂直复视的方法作了有益的回顾。

第Ⅵ（展）脑神经

第Ⅵ脑神经（*sixth nerve*）病变导致外展肌瘫痪，并导致侧向或向外运动无力，导致视轴交叉。患眼向内侧偏斜，也就是向反肌肉方向偏斜。复视表现为水平分离，在第Ⅵ脑神经麻痹方向和看远处时分离程度最大（图 13-7A）。对于不完全的第Ⅵ脑神经麻痹，将头部转向麻痹肌一侧可以克服复视。

表 13-3 列出了合并眼球运动麻痹的许多原因，这在后面的小节中讨论，并在图 13-7 和下文中说明。

复视的分析

双眼复视（即把一个物体看成两个）的一个常见原因是一个或多个眼外肌的获得性麻痹或轻瘫。如前所述，动眼神经麻痹的症状可表现为不同程度的完全性。在完全瘫痪的情况下，受影响的肌肉通常可以从眼球的静止共轭失调位置推测出来。在不完全麻痹时，注意角膜光反射的相对位置，并让患者进行常见的反向运动，通常会在眼球进入麻痹肌的活动区域时暴露出缺陷的肌肉。然而，肌肉无力可能很轻微，没有明显的斜视或眼球运动缺陷，但患者感觉有复视。然后，有必要使用患者对两眼图像相对位置的描述。在测试中应采取某些预防措施，一是当视轴很分散时，要意识到复视的消失，并且用于测试的物体或光线不应被患者的鼻子遮挡。

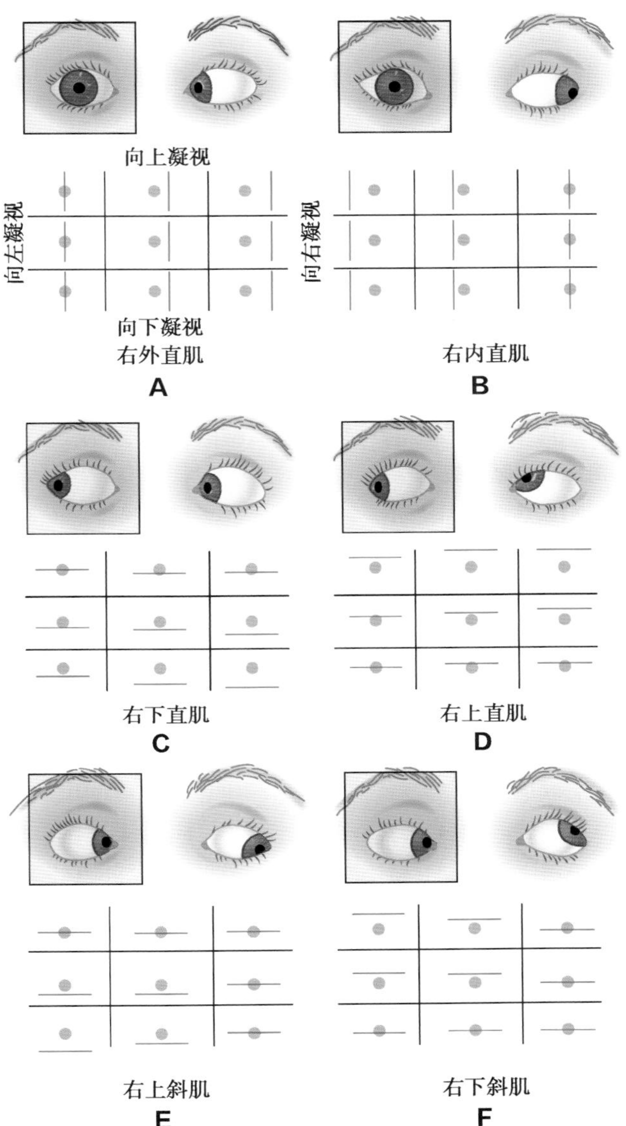

图 13-7　个别眼肌麻痹的复视域。红色马多克斯杆（Maddox rod）位于右眼前方，产生直线图像，当患者看到图像时，复视域被投影出来。A. 右外直肌麻痹。特征：右眼不会向右移动。复视域：垂直的红线向右移动，向右看时图像分离增加。B. 右内直肌麻痹。特征：右眼不会向左移动。复视域：向左侧看时水平交叉复视增加。C. 右下直肌麻痹。特征：当眼睛向右转动时，右眼不会向下移动。复视域：垂直性复视（右眼可见红线，移向下方）向右下方看时加重。D. 右上直肌麻痹。特征：当眼睛向右转时，右眼不会向上移动。复视域：垂直复视（红线移向上方）向右上方看时加重。E. 右上斜肌麻痹。特征：当眼睛向左转动时，右眼不会向下移动。复视域：垂直复视（红线移向下方）在向左向下看时加重。F. 右下斜肌麻痹。特征：当眼睛向左转动时，右眼不会向上移动。复视域：垂直复视（红线向上移位）向左和向上看时加重

表 13-3 个别的和组合的动眼神经麻痹的主要原因

第Ⅲ脑（动眼）神经病变

核和髓内（束的）

- 梗死（中脑卒中）
- 脱髓鞘
- 肿瘤
- 创伤
- 韦尼克病

神经根（蛛网膜下腔和小脑幕缘）

- 动脉瘤（后交通或基底动脉）
- 脑膜炎（感染性、肿瘤性、肉芽肿性）
- 糖尿病梗死
- 肿瘤
- 颅内压升高（内侧颞叶移位和疝、脑积水、假脑瘤）

海绵窦和眶上裂

- 糖尿病性神经梗死
- 颈内动脉瘤
- 颈动脉 - 海绵窦瘘
- 海绵状窦血栓形成（脓毒性、无症状的）
- 肿瘤（垂体、脑膜瘤、鼻咽癌、转移）
- 垂体卒中
- 蝶窦炎和黏液囊肿
- 带状疱疹
- 托罗萨 - 亨特综合征

眼眶

- 创伤
- 真菌感染（毛霉菌病等）
- 肿瘤和肉芽肿
- 眶假瘤

不确定的定位

- 偏头痛
- 感染后脑单神经病和多发性神经病

第Ⅳ脑（滑车）神经病变

核和髓内（束的）

- 中脑出血和梗死
- 肿瘤
- 动静脉畸形
- 脱髓鞘

神经根（蛛网膜下腔）

- 创伤
- 肿瘤（松果体、脑膜瘤、转移等）
- 脑积水
- 假脑瘤和其他原因的颅内压升高
- 脑膜炎（感染性、肿瘤性、肉芽肿性）

续表

海绵窦和眶上裂

- 肿瘤
- 托罗萨 - 亨特综合征
- 颈内动脉瘤
- 带状疱疹
- 糖尿病性梗死

眼眶

- 创伤
- 肿瘤和肉芽肿

第Ⅵ脑（展）神经病变

核（以凝视麻痹为特征）和髓内（束的）

- 莫比乌斯（Möbius）综合征
- 韦尼克综合征

梗死（脑桥卒中）

脱髓鞘

- 肿瘤
- 红斑狼疮

神经根（蛛网膜下腔）

- 动脉瘤
- 创伤
- 脑膜炎
- 肿瘤（斜坡、第Ⅴ和第Ⅷ神经鞘瘤、脑膜瘤）

岩部

- 乳突和岩骨感染
- 岩下静脉血栓形成
- 创伤

海绵窦和眶上裂

- 颈动脉瘤
- 海绵窦血栓形成
- 肿瘤（垂体、鼻咽、脑膜瘤）
- 托罗萨 - 亨特综合征
- 糖尿病或动脉梗死
- 带状疱疹

眼眶

- 肿瘤和肉芽肿

不确定的部位

- 偏头痛
- 病毒和病毒后
- 新生儿短暂症状

资料来源：经 Leigh 和 Zee 许可改编。

在分析复视时，用两个规则顺序地识别受影响的眼肌：

1. 图像最大限度地分离的方向提示了成对受损肌肉的作用。例如，如果说最大的水平分离是在向右看时，无论是右外展肌（外直肌）还是左内收肌（内直肌）是无力的；如果最大的水平分离是在向左看时，就涉及左侧外直肌和右侧内直肌（图 13-6A 和 B）。作为一个推论，如果分离主要是水平的，将会发现一个水平作用的直肌的轻瘫（一个小的垂直视差应被忽略）；如果分离以垂直为主，就会在垂直作用的肌肉发现轻瘫，小的水平偏斜也可忽略。

2. 分析的第二步是确定哪两块涉及的肌肉造成复视。投射距离中心较远的图像被归因于引起眼肌麻痹的肌肉。

分析复视最简单的方法是让患者跟随一个物体或光线注视六个基本的凝视位置。当识别出图像最大分离的位置时，就把一只眼睛遮住，患者被要求识别哪一个图像消失。红玻璃试验是对这种技术的一种改进。在患者的右眼前面放一个红色玻璃（右眼的选择是任意的，但如果测试总是以同样的方式进行，解释就会简化）。然后，要求患者看一个手电筒（保持 1 米的距离），将眼睛依次转向视野中的六个基点，并指出红色和白色图像的位置以及它们之间的相对距离。两张图像的位置是根据患者向检查者的指示绘制的（即从患者的角度，图 13-7）。这允许识别最大的分离域和造成偏心图像的眼球。如果向右侧注视的白色图像位于红色图像的右侧（即左眼的图像向外投射），那么就是左侧内直肌无力。

如果图像的最大垂直分离出现在向下看和向左看时，而白色图像比红色图像向下投影得更远，那么轻瘫的肌肉就是左下直肌；如果红色图像（源自右眼）低于白色，那么轻瘫的肌肉就是右上斜肌。如前所述，通过头部倾斜矫正垂直复视涉及对侧的上斜肌（或同侧的滑车神经核）。向上、向右或向左看的图像分离同样可以区分下斜肌与上直肌麻痹。大多数患者都足够注意每只眼睛的睁开和闭上，并确定在最大分离域内向最外投射的图像的来源。

有几个替代的方法来研究这两只眼睛的图像的相对位置。一种是马多克斯杆（*Maddox rod*），即改进的红玻璃测试，在这种测试中，遮光器由一个透明的红色透镜和一系列平行的柱状棒组成，柱状杆将一个点光源转换成垂直于圆柱轴的红线。患者很容易将红线的位置与另一只眼睛看到的白点光源的位置进行比较。另一种技术，交替覆盖测试（*alternate cover test*），比红色玻璃测试需要的合作较少，因此，作为一种被动的操作，在检查儿童和注意力不集中的患者时更有用。然而，它确实需要足够的视觉功能能够用每只眼睛进行中心注视。测试包括快速交替一个遮光器或检查者的手从一只眼睛到另一只眼睛，观察从注视点偏离或返回注视点的情况，如本章前面讨论斜视和隐斜所描述的。测量棱柱矫正需要用一个棱镜棒抵消每个凝视域的眼球不对齐，使得对偏斜进行量化，提供一种随着时间追踪复视的方法。

较复杂的兰卡斯特（Lancaster）测试，使用红 / 绿眼镜和投射到屏幕上红 / 绿激光棒达到基本相同的结果，但具有反映每只眼睛实际位置和扭转的优势。神经眼科医生青睐的 Maddox 杆和交替覆盖测试的详细描述可以在 Leigh、Zee 和 Glaser 的专著中找到。在所有这些测试中，检查者都要记住图 13-6 和表 13-2 所示的眼部肌肉的主要动作。

当一块肌肉导致复视时，红玻璃和其他类似的测试是最有用的。如果测试表明不止一块肌肉受累，重症肌无力和甲状腺眼病可能是原因，因为它们影响多块眼球运动的肌肉。动眼神经麻痹也会引起类似的情况。

单眼复视（*monocular diplopia*）最常发生于与角膜和晶状体有关的疾病，而不是视网膜疾病；通常图像是重叠或叠加的，而不是不连续的。在大多数情况下，单眼复视可追溯到晶状体变形或移位，但在一些情况下，没有异常发现，症状是非器质性的。曾有报道称单眼复视与大脑疾病有关（Safran et al），但这是一种罕见的情况。偶尔，由于枕叶病变引起的同向性偏盲的患者会在有缺陷的视野中看到多个图像，是视物显多症（polyopia），特别是当目标移动时。

单独的第Ⅲ、第Ⅳ、第Ⅵ脑神经麻痹的原因（表 13-3）

眼部麻痹（ocular palsies）可能有中枢性原因，即脑神经核或髓内（束的）部分的病变，但更多情况下是周围性的。由于脑干病变的眼肌无力通常伴有其他脑神经受累，以及一侧脑神经麻痹而另一侧无力或其他功能缺失，可归因于“交叉性”脑干综合征的征象（见表 33-3 和第 44 章）。周围性病变，可能是孤立的，也可能不是孤立的，有各种各样的原因。

在 Rucker（1958，1966）报告的系列中，他分析了 2 000 例眼球运动神经瘫痪的病例，单独的眼球运动麻痹最常见的病因来源依次是，脑底或颅底部肿瘤(原发性、转移性、脑膜癌病),颅脑创伤、神经的缺血性梗死(通常与糖尿病有关),以及 Willis 环动脉瘤等。大约一半的病例中第Ⅵ脑神经受累,第Ⅲ脑神经麻痹的发生率只有一半,而第Ⅳ脑神经受累发生于不到 10% 的病例。在 Rush 和 Younge 随后报告的 1 000 例未经选择的病例中,外伤是比肿瘤更常见的原因,而且动脉瘤相关病例的发生率低于上述系列;除此之外,结果是相似的。尽管如此,动眼神经麻痹不太常见的原因,大多数临床医生都看到了,包括 Guillain-Barré 综合征的变异型、带状疱疹、巨细胞动脉炎、眼肌麻痹性偏头痛、癌性或淋巴瘤性脑膜炎,以及肉芽肿性疾病如结节病和 Tolosa-Hunt 综合征,还有真菌性、结核性、梅毒性脑膜炎,以及其他形式的主要是慢性脑膜炎。第 46 章所讨论的重症肌无力(myasthenia gravis,MG),在眼肌麻痹的病例中必须始终考虑到,特别是在累及几块肌肉,以及如果波动性上睑下垂是一个突出特征时。甲状腺眼病,在下文中讨论,以类似的方式出现,但通常伴有眼球突出和眼睑退缩,而没有上睑下垂。事实上,在上述的系列中,20%~30% 的病例不能确定病因,尽管现在有更多的病例通过 MRI 检查来确诊。

第Ⅲ脑神经麻痹

第Ⅲ脑神经常因动脉瘤、肿瘤或颞叶疝出而受到压迫。在 Wray 和 Taylor 收集的一个系列 206 例第Ⅲ脑神经麻痹中,肿瘤性疾病占 25%,动脉瘤占 18%。在肿瘤中,鞍旁脑膜瘤占 25%,垂体腺瘤为 4%。麻痹通常是慢性的、进行性和无痛的。正如前面所强调的,瞳孔扩大是第Ⅲ脑神经髓外受压的征象,因为缩瞳纤维位于该神经的外周。相比之下,糖尿病患者的神经梗死通常瞳孔不受累,因为损伤位于神经的中央部分。合并于糖尿病的动眼神经麻痹(在 Wray 和 Taylor 的病例系列中糖尿病占 11%)在几个小时内就会发病,并伴有前额和眼周疼痛,疼痛程度可能很严重。预后恢复(如同其他非进展性动眼神经病变)通常良好。

在第Ⅲ脑神经的慢性压迫性病变(颈动脉远端,基底动脉,或最常见的后交通动脉瘤,以及垂体瘤、脑膜瘤、胆脂瘤)中,瞳孔几乎总是受到散大或对光反应减弱的影响。然而,病变的长期性可能使得异常的神经再生,这表现为眼球内收时瞳孔缩小,或向下凝视或内收时上睑退缩。

罕见的是,儿童或年轻人罹患反复发作的眼肌麻痹伴有一种典型的偏头痛,即眼肌麻痹性偏头痛(ophthalmoplegic migraine)。受动眼神经支配的肌肉(包括外部肌和内在肌),或不太常见的,受展神经支配的肌肉均受到影响。可能是供应这些神经的血管痉挛或被水肿的动脉压迫导致暂时性缺血性瘫痪,但这只是推测。出现麻痹后进行的动脉造影通常没有发现异常。虽然偏头痛的动眼神经麻痹倾向于恢复,但在反复发作后可能出现永久性的局部轻瘫。

第Ⅳ脑神经麻痹

有相当多的第Ⅳ脑神经麻痹病例即使在仔细调查后仍然是特发性的。第Ⅳ脑神经特别容易受到颅脑创伤的伤害(这是 Wray 从文献中收集到的 323 例滑车神经损伤中 43% 的原因)。人们推测,这种易于受损性的原因可能是神经的径路长而且交叉。第Ⅳ脑神经和第Ⅵ脑神经实际上从来不受动脉瘤的影响。眼部带状疱疹可影响任何眼部运动神经,特别是滑车神经,因为它与三叉神经的眼支有共同的鞘。第Ⅳ脑神经的糖尿病性梗死也会发生,但远不如第Ⅲ或第Ⅵ脑神经梗死常见。滑车神经麻痹在颅内压增高的病例中也可能是一个假性定位征,但同样,不像展神经麻痹那么常见。滑车神经麻痹在红斑狼疮和干燥综合征患者中已有过描述,但其基本病理尚不清楚。一些病例的第Ⅳ脑神经麻痹是特发性的,而且大多数可以缓解。

上斜肌纤维震颤(*superior oblique myokymia*)是一种不常见但很容易识别的运动障碍,其特征为反复发作的垂直复视,单眼视力模糊,以及患眼震颤的感觉,这样它表现得类似于麻痹。如果在检查时发作,可观察到眼球发生微小的无节律的扭转运动。这种表现通常是良性的,对卡马西平有反应。与其他几个影响脑神经的血管压迫综合征类似,第Ⅳ脑神经被基底动脉的一个小的襻状分支压迫被认为是其原因。这一观点受到了 Yousry 和同事们在 MRI 上发现的支持。罕见病例可能预示脑桥胶质瘤或脱髓鞘疾病。

第Ⅵ脑神经麻痹

微血管疾病是糖尿病患者的第Ⅵ脑神经麻痹的常见原因,在这种情况下,通常在发病时有眼外眦附近疼痛。众所周知,在没有糖尿病的情况下也可发生特发性类型。孤立的单侧或双侧第Ⅵ脑神经麻痹与全头痛可能是颅内压升高的最初表现,可来源于任何病因,包括脑瘤、脑膜炎以及假脑瘤,罕见的,它可能出现在腰椎穿刺、硬膜外注射或脑室分流术后。在儿童,最常见累及第Ⅵ脑神经的肿瘤是脑桥胶质瘤,而在成人,它来源于鼻咽的肿瘤。

当展神经行经岩骨尖端附近时,它与三叉神经紧邻。这两个神经都可能受到岩部炎症性或感染性病变(岩尖炎)的影响,表现为面部疼痛和复视[岩尖综合征(Gradenigo syndrome)]。引起这种综合征的原因之一是岩骨的骨髓炎。颅底骨折和岩骨斜坡肿瘤可能有类似的表现,有时仅有头部损伤是唯一可确定的原因。偶尔,第Ⅵ脑神经受到一支先天性存留的三叉动脉压迫。一种先天性双侧展神经麻痹类型伴有双侧的面神经麻痹[莫比乌斯综合征(Möbius syndrome)],如第 38 章所述。杜安眼球退缩综合征(Duane retraction syndrome)1 型(第Ⅵ脑神经缺失)患者有眼球外展受限,以及内收时表现典型的眼球退缩,是由于内直肌和外直肌共同收缩所致。

海绵窦综合征、托洛萨 - 亨特综合征和眶假瘤

前面讨论的一些疾病与一定程度的疼痛有关,通常是在受影响的神经或肌肉部位或周围的区域。但在几天或更长时间发生的痛性单侧眼肌麻痹(*painful unilateral ophthalmoplegia*)应引起对其他疾病的怀疑,如动脉瘤、肿瘤或海绵窦前部或邻近的眶上裂的炎症和肉芽肿性病变(表 13-4)。在海绵窦综合征(*cavernous sinus syndrome*)中,一侧或两侧的眼运动神经受累可伴有眶周疼痛和球结膜水肿(图 13-5B)。在 Keane 报告的 151 例这样的病例中,几乎所有的第Ⅲ脑神经(通常伴有瞳孔异常)、第Ⅵ脑神经都受到影响,第Ⅳ脑神经受累占三分之一,完全性眼肌麻痹通常为单侧,占 28%。通常还有三叉神经眼支分布区感觉丧失,这一发现有助于将海绵窦疾病与其他原因引起的眼眶水肿和眼肌无力区分开来。

创伤和肿瘤侵袭是海绵窦综合征最常见的原因。血栓性静脉炎、海绵窦内颈动脉瘤或瘘、真菌感染、脑膜瘤,以及垂体肿瘤或出血占较小的比例(见第 12 章和第 33 章“败血症性海绵窦血栓性静脉炎”和“海绵窦血栓形成”)。硬脑膜动静脉瘘是另一个罕见的病因。

海绵窦特发性肉芽肿性疼痛疾病被称为托洛萨 - 亨特综合征(*Tolosa-Hunt syndrome*),影响眶部结构的类似过程被称为眶假瘤(*orbital pseudotumor*)。眶假瘤引起眼外肌炎性肿大,它通常也包绕眼球和其他眼眶内容物(图 13-8)。它经常伴有结膜、眼睑充血和轻微的眼球突出。一块或多块眼肌可能会受累,并有复发的趋势,后来影响对侧的眼球。由于视神经受压导致视力丧失是一种罕见的并发症。已报告与结缔组织疾病有关,而 IgG4 相关性硬化越来越多地被确定为一种原因。眼眶的超声检查或 CT 扫描显示包括肌腱在内的眶部肌肉肿大,这与甲状腺眼病不同,它表现为肌肉肿大但肌腱通常不受累。

表 13-4　痛性眼肌麻痹的原因

血管性
海绵窦内颈动脉瘤
后交通动脉瘤或大脑后动脉瘤
海绵窦血栓形成(脓毒性和无菌性)
颈动脉 - 海绵窦瘘
糖尿病性眼球运动单神经病
颞动脉炎
眼肌麻痹性偏头痛
肿瘤性
垂体腺瘤
垂体卒中
海绵窦周围脑膜瘤
海绵窦硬脑膜转移结节
眶骨巨细胞瘤
鼻咽肿瘤侵犯海绵窦或眶部
炎症性和感染性
Tolosa-Hunt 综合征
眶假瘤
鼻窦炎
黏液囊肿
带状疱疹
毛霉菌病
结节病

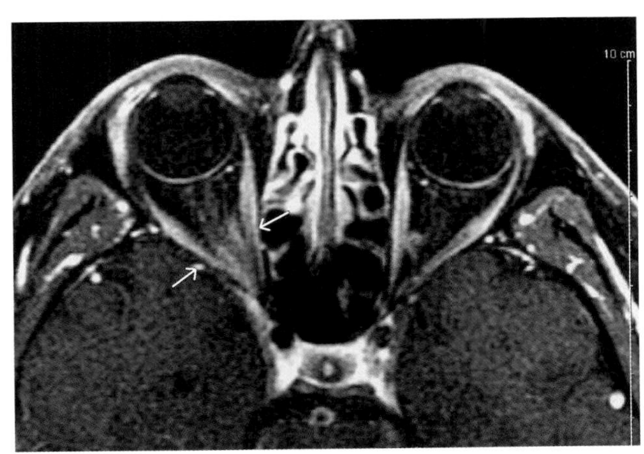

图 13-8　眶假瘤的 MRI 显示双侧眼外肌及邻近的眶内容物肿胀。如图右眶后腔所示的脂肪“流动”的外观是其特征。这例患者的病程对糖皮质激素有反应

Tolosa-Hunt 综合征的炎症改变局限于眶上裂，有时可以通过 MRI 检测到，注入钆后的冠状位观，对于显示病变最有优势。然而，结节病、淋巴瘤浸润和小的脑膜瘤可能产生类似的影像学表现，肉芽肿性（颞）动脉炎罕有引起眼肌麻痹。眶假瘤或 Tolosa-Hunt 综合征患者的血沉降率不同，但可能升高，有时在症状开始时伴有白细胞增高。结节病也可以浸润眶后部或海绵窦，引起单侧眼单一的或多发的眼肌麻痹，如第 12 章和第 44 章所讨论的。

治疗

眶假瘤和 Tolosa-Hunt 综合征都使用糖皮质激素治疗。明显反应是通常在 1 或 2 天内疼痛减轻，眼肌麻痹改善；然而，正如 Kline 和 Hoyt 在综述中指出的，引起眼肌麻痹的鞍旁肿瘤也可能有反应，尽管程度不同。在这两种疾病中，我们一般给予泼尼松 60mg，并逐渐减少药量；虽然没有数据指导适当的治疗，但是糖皮质激素应该持续几周或更长时间。如果对类固醇没有反应，应该重新考虑 Tolosa-Hunt 综合征的诊断。

急性眼肌麻痹（表 13-5）

当两眼的眼球运动在一天或几天内完全或几乎完全丧失时，那么提示的诊断可能性就会有限。Keane 分析了 60 例这样的病例，发现其中 18 例是脑干内病变（通常是梗死和较少见的 Wernicke 病），26 例是脑神经病变（Guillain-Barré 综合征或结核性脑膜炎），8 例是在海绵窦内（肿瘤或感染），8 例位于神经肌肉接头（重症肌无力和肉毒中毒）。我们的经验倾向于 Guillain-Barré 综合征的 Miller-Fisher 变异型，如同 Keane 后来的病例系列所看到的（2007），以及重症肌无力。Guillain-Barré 综合征的眼肌麻痹形式经常与 GQ1b 神经节苷脂的循环抗体有关（见第 44 章）。还可能伴有瞳孔扩张肌和收缩肌的麻痹（眼内肌麻痹），这在重症肌无力是看不到的。

一侧的完全性眼肌麻痹的病因更是有限的，大部分与眼眶和海绵窦的局部疾病有关，主要是感染性、肿瘤性或血栓性的。

慢性和进行性双侧眼肌麻痹

慢性和进行性双侧眼肌麻痹，最常见的是由一种眼肌病引起的，即被称为进行性眼外肌麻痹（*progressive external ophthalmoplegia*）的线粒体疾病。线粒体缺陷可能表现为一种孟德尔遗传模式，如发生在 POLG1 和 twinkle 基因突变时，也可能是线粒体 DNA 突变的结果和仅显示母系遗传（见第 45 章），其他原因包括重症肌无力或 Lambert-Eaton 综合征。我们曾遇到 Lambert-Eaton 肌无力综合征引起几乎完全性眼肌麻痹的实例（但不是首发症状，像它可能在重症肌无力中的表现那样），还有一例副肿瘤性脑干脑炎患者，类似于 Crino 和同事报告的病例，但这两种情况作为眼球运动完全丧失的原因肯定是罕见的。先天性肌病通常是以受累肢体肌肉组织的形态学特征命名，可能包括中央核、肌管和杆状体型。另一个原因是慢通道先天性肌无力综合征（见第 46 章）。在慢性疾病中，进行性核上性麻痹可能首先影响垂直凝视，最终产生完全性眼肌麻痹。甲状腺眼病作为慢性眼肌麻痹的原因在下面讨论。

表 13-5　完全性眼肌麻痹的原因

脑干病变
Wernicke 脑病*
脑桥梗死*
浸润性胶质瘤
急性播散性脑脊髓炎和多发性硬化
脑神经病变
Guillain-Barré 综合征*
肿瘤性脑膜炎
肉芽肿性脑膜炎（结核性、结节病性）
海绵窦血栓形成
托罗萨 - 亨特（Tolosa-Hunt）综合征
眶假瘤*
神经肌肉接头综合征
重症肌无力*
甲状腺眼病
Lambert-Eaton 综合征
肉毒中毒*
先天性肌无力综合征（“慢通道”病）
肌肉疾病
进行性眼外肌麻痹（线粒体和营养不良型）
眼咽型肌营养不良
先天性多发性肌病（肌管肌病、杆状体肌病、中央核肌病）

*标注为急性综合征。

杜安眼球退缩综合征（Duane retraction syndrome）表现为几种形式之一，取决于受影响的眼肌的模式。最常见的表现是想要内收时引发外展受损伴有眼球回缩和睑裂变窄。这些特征的出现是因为外直肌受到第Ⅲ脑神经分支的异常支配。内直肌和外直肌的协同收缩导致眼球回缩。

机械 - 限制性眼肌麻痹，包括甲状腺眼病

假性眼肌麻痹的几个原因是眼肌的机械性受限，与前面讨论过的神经肌肉疾病和脑干疾病不同。浸润眼眶的病变，如淋巴瘤、癌症和肉芽肿病，可能限制个别的或全部眼肌的活动范围。在甲状腺疾病（*thyroid disease*），肿胀和紧绷的下直肌或上直肌可能限制向上和向下的凝视；内侧直肌受累限制外展。Wiersinga 和同事提出的眼肌受累频率为下直肌 60%，内直肌 50%，上直肌 40%。在大多数甲状腺眼病的实例中，诊断是明确的，因为有相关的眼球突出，但如没有后一种征象，特别是当眼肌主要影响一侧时，诊断可能会有困难。眼外肌肿大可被 CT 扫描和超声检查证实。这种疾病在第 45 章中进一步讨论。根据 Bahn 和 Heufelder 的研究，在相当数量的病例中，有 10% 没有甲状腺功能亢进的征象。

运动的机械限制由受检者的眼睛被物理地拉或推过的强制引导试验（*forced duction tests*）来证实。在过去，眼外肌的插入是麻醉的，用带齿钳夹住，试图移动眼球时可感受到限制；更常见的是，用棉拭子按在巩膜上来操纵眼球。

混合性共轭凝视和眼肌麻痹

我们已经考虑了两种类型的眼外肌的神经麻痹，即共轭运动（凝视）麻痹和个别的眼肌麻痹。这里我们讨论第三种，更复杂的一种，即混合性凝视和眼肌麻痹。混合型通常是由多种原因引起的脑桥内或中脑病变的标志。

核间性眼肌麻痹和其他脑桥凝视麻痹

左侧内侧纵束（MLF）完全受损时，当患者向右看时，左侧同侧眼球不能内收，这种情况被称为核间性眼肌麻痹（*internuclear ophthalmoplegia*，*INO*）（图 13-1）。反之，右侧 MLF 损伤时，当患者向左看时，右眼不能内收，患者患有右侧核间性眼肌麻痹。通常情况下，当另一只眼睛迅速到达完全的外展位时，受累的眼并没有完全内收麻痹，只是内收扫视速度减慢。这种减慢可以通过让患者在两个目标之间进行一侧到一侧的大幅度再注视运动来观察，或通过观察由视动刺激引起减慢的矫正扫视。通常情况下，患眼静止时不呈外展位，但也有例外，在大多数情况下，无外斜视可最可靠地将 INO 与伴有内直肌无力的部分动眼神经麻痹区分开来。例外是下面提到的外斜视性双侧核间性眼肌麻痹综合征（wall-eyed bilateral internuclear ophthalmoplegia，WEBINO syndrome）。

核间性眼肌麻痹的第二个组成部分是眼球震颤，它局限于或最明显见于在对侧（外展）的眼球。眼球震颤的强度因病例而有很大的差异。对于这种分离性眼球震颤，人们提出了几种解释，但都是推测性的。一种受支持的解释援引了赫林定律（Hering law），在这个定律中，被激活的成对的负轭肌肉接受相等且同时的神经支配；由于弱内收肌神经支配的适应性增加，强外展肌的神经支配也会相应增加。产生的脉冲和步进信号不匹配，导致在那只眼睛出现分离性眼球震颤。Zee 和同事们评价了这一概念，他们评估了一只眼睛的短期贴片是否改变了中枢适应性反应，从而调节了 INO 患者外展性眼震的程度。在一些病例中，他们发现对患眼进行数天的贴片可以减少另一只眼的外展性眼球震颤。相反，对未受影响的眼进行贴片会导致对侧眼外展性眼震增加。

内侧纵束还包含起源于前庭神经核的轴突，并控制眼睛的垂直位置，因此核间性眼肌麻痹也可能导致斜视（一只眼的垂直移位）。垂直性眼球震颤和垂直追随障碍是其他常见的特征，特别是双侧的 INO。

两个内侧纵束紧靠在一起，每一个都邻近中线，因此它们经常同时受累，导致双侧核间性眼肌麻痹。当内侧纵束受到脑桥病变的影响时，会聚仍被保留，眼球在原始注视位对齐正常。在某些病例中，双眼呈现外展位，引起“外斜视性双侧核间性眼肌麻痹”（wall-eyed bilateral INO），或 WEBINO 综合征。影响高位中脑内侧纵束的病变损害会聚，也因邻近内直肌亚核，导致外斜视。这种中脑型外展性眼球震颤往往是轻微的。

“前 INO”和“后 INO”的术语也曾被使用过，但不同的作者对它们的含义理解不同，因此使它们的用处不大了。Cogan 将核间性眼肌麻痹分类为前部会聚受损，后部会聚保留，但外展或水平凝视部分受损。相反，Lutz 的后 INO 是指外展性轻瘫，可通过前庭刺激克服。责任病变被认为是在脑桥旁正中网状结构（PPRF）与第Ⅵ脑神经核之间。

核间性眼肌麻痹的病因　单侧 INO 的主要病因是小的旁正中脑桥梗死。其他常见的病变是延髓外侧梗死（反向偏斜通常是一个组成部分），多发性硬化的脱髓鞘斑块（更常作为双侧 INO 的病因，如下所示），以及脑干和第四脑室区的浸润性肿瘤等。偶尔，在轻度颅脑损伤或硬膜下血肿或脑积水后，

INO 是一种无法解释的表现。在 Keane(2005)的经验中给出了一些更不寻常的原因。此外,重症肌无力引起的内收肌无力可模拟 INO,甚至到外展眼出现眼球震颤的程度。

双侧核间性眼肌麻痹通常是脱髓鞘病变如多发性硬化的结果,在中部脑桥被盖的后部。脑桥髓鞘溶解症、基底动脉闭塞引起的脑桥梗死、Wernicke 病或浸润性肿瘤是其他原因。由于大的大脑肿块压迫后的脑干损伤有时产生此综合征。

一种同侧性凝视麻痹是由旁正中被盖病变引起的最简单的眼球运动障碍。较复杂的是一个半综合征(*one-and-a-half syndrome*),它包括一侧的脑桥凝视中枢加上相邻的同侧内侧纵束,是水平注视麻痹和同侧 INO 的组合。它通常是血管性的,较少见的,是脱髓鞘性原因。当然,凝视麻痹是向病灶一侧,而眼球是向相反方向偏斜。因此,在所有的水平运动时,一个眼球被固定在中线上,另一个眼球只能做外展运动,并可能表现出水平外展性眼球震颤(见 Fisher,以及 Wall and Wray)。与单独一种 INO 的情况不同,由于凝视性麻痹,活动的眼球静止时外展,这种征象被称为"麻痹性脑桥外斜视"(paralytic pontine exotropia)。在某些病例中,患者能够内收眼球,称为"非麻痹性外斜视",是一种有其他原因的情况。一个半综合征的不完全表型只显示注视一个方向时双侧眼球震颤(由于凝视的轻瘫),以及注视另一方向时仅外展的眼球出现眼震(由于同侧内侧纵束病变)。基底动脉上部的血栓性闭塞[基底动脉尖综合征(top of the basilar syndrome)]引起各种重要的眼球运动异常。这些包括向上凝视或完全垂直凝视麻痹,反向偏斜,以及前面提到的所谓假性展神经麻痹。Caplan 详细总结了这些特征。

反向偏斜(*skew deviation*)　反向偏斜一只眼睛在另一只眼睛上方出现的垂直偏斜障碍,是由于核上性前庭输入到眼球运动系统的不平衡造成的。与第Ⅳ脑神经麻痹不同,第Ⅳ脑神经麻痹时,当受累的眼内收和向下看,图像分离最明显,而反向偏斜通常是伴随的,这意味着在注视的各个方向上,眼球不对齐的程度是相对相似的。反向偏斜不具有精确的定位价值,但与小脑和脑干的各种病变有关,特别是累及内侧纵束的病变。由于小脑疾病导致的反向偏斜时,病变侧的眼睛通常处于较低的位置(在 Keane 的系列中占比为 2∶1),但有时也会高于另一侧眼。

在某些病例中,上斜视的眼已知会随着注视的方向交替出现[交替偏斜(alternating skew)],表现为右侧凝视时右眼较高,左侧凝视时左眼较高。小脑或其他颅后窝病变是常见的病因。基于耳石对小脑中枢的影响,提出了这一征象的机制。Ford 和同事们曾描述了一种罕见形式的反向偏斜,是由紧邻同侧动眼神经核吻端病变引起的单眼抬高麻痹;假设来自同侧的内侧纵束吻端间质核(riMLF)上视传出的病变,但与卡扎尔间质核(INC)功能相关的保持垂直凝视机制的异常是另一种解释。

最不寻常的复杂眼部障碍是整个视野的主观倾斜,这可能产生任何角度的偏离,但最常见的是造成 45°~90° 的环境倾斜[斜视(*tortopia*)]或 180° 视觉[倒置视觉(*upside-down vision*)]的错觉。通常在地板上的物体,如椅子和桌子,被认为是在墙壁或天花板上。虽然这种症状可能是由于顶叶或耳石的(椭圆囊)的病变所致,但在我们的经验中,它最常与核间性眼肌麻痹和轻度反向偏斜有关。据推测,维持同侧眼垂直位置的前庭 - 耳石核或其在内侧纵束中的连接受损。延髓外侧梗死是一个常见的原因,其他病例可能是偏头痛(Ropper,1983)。眼的横行,即眼球被推到一侧,患者感到被朝同一方向推拉,在一些延髓外侧梗死病例中是另一个症状组成部分,如在第 33 章所讨论的。

眼球震颤

眼球震颤(*nystagmus*)是指眼睛不自主的节律性运动,一般有两种类型。在较常见的急动性眼震(*jerk nystagmus*),其动作是在一个慢成分与一个相反方向的快速纠正成分或急动之间交替。在摆动性眼球震颤(*pendular nystagmus*)中,在两个方向上的振荡速率大致相等,虽然在侧向凝视时,摆动型可能转化为快相向凝视侧的急动型。眼球震颤反映了维持凝视稳定性的一个或多个系统的不平衡。因此,这些原因可以被认为起源于:①在主要位置保持凝视稳定的结构;②保持偏心凝视的系统 - 所谓的神经整合器;或③前庭眼反射(VOR)系统,在头部移动时保持中央凹的固定图像。然而,出于临床工作的目的,眼球震颤被认为与这些系统中特定结构的病变相对应,这就是我们在下面采用的方法。一种分类认为眼球震颤是前庭器官或其脑干核团、小脑或脑干的某些特定区域如内侧纵束受到干扰的结果。

在眼球震颤的检查中,应先检查眼的中央位置,然后检查向上、向下和向外侧运动。急动性眼球震颤是较常见的类型。它可以是水平的,也可以是垂直的，特别是在这些平面的眼球运动时诱发，它也可以是旋转的，很少是退缩的或改变的。按照惯例，眼球震颤的方向是根据快相的方向来指定的（是指“跳动”那一侧）。急动性眼震有几种类型。有些是自发性出现的，还有一些在正常人中很容易被药物或迷宫或视觉刺激诱发。

药物中毒肯定是眼球震颤最常见的原因。常见的药物有酒精、巴比妥类、其他镇静催眠药、苯妥英和其他抗癫痫药等。这种形式的眼球震颤以眼球在水平面上的偏移最为突出，但偶尔也可能出现在垂直面上。由于未知的原因，它可能偶尔在两只眼睛上不对称。

在许多正常人中，当眼球远移到一侧时可观察到一些不规则的急动（眼震样的急动），但一旦达到了侧向凝视，跳动就停止了。在超出双目视力范围的极端侧向凝视时，通常也可发生精细的节律性眼震，但它是双侧的，当眼球向中线移动几度时就消失了。这些后者的运动可能类似于骨骼肌在最大限度收缩时的震颤。

振动幻觉（oscillopsia）是一种环境的幻觉运动症状，表现为静止物体似乎前后、上下或左右移动。它可能是由眼扑动（一种小脑体征，如下文的讨论）或任何类型的粗大眼震引起的。随着迷路病变（如氨基糖苷类中毒），振动幻觉的症状仅由运动引起，例如，步行或乘坐汽车，表明前庭系统在身体运动时稳定眼球注视的能力受损（即前庭眼反射功能受损）。在这些情况下，对眼睛的粗略检查可能不会发现异常；然而，如果患者的头部在试图固定目标时缓慢地左右旋转或在一个方向快速移动，则平滑眼球运动受损，并被扫视或眼震样运动所取代（有关这些测试的进一步讨论，见第 14 章）。如果是偶发且仅累及一只眼睛，振动幻视通常是由一个眼肌的肌纤维颤搐（myokymia）引起的（通常为上斜肌）。

迷路源性眼球震颤（另见第 14 章）

迷路源性眼球震颤（nystagmus of labyrinthine origin）主要是一种水平或垂直的单向性急动性眼震，常伴有轻微的扭转成分，它在眼睛靠近中心位置时表现明显，并随着注视方向变化很小。当不进行视觉注视时，它更加突出（相反地，它被注视所抑制）。用弗伦泽尔（Frenzel）透镜观察视力固定时的抑制是很容易的，但大多数情况下不用复杂的仪器就很明显。大多数病例的外周（迷路）源性的前庭性眼震远离病变的一侧跳动，并随着眼球转向快相的方向而加重（亚历山大定律）。与此相反，如下面所述，当患者试图保持偏心注视时，脑干和小脑起源的眼球震颤最明显，且眼球震颤的方向随注视方向的改变而改变。

耳鸣和听力丧失常常与外周迷路机制的疾病有关，此外，眩晕、恶心、呕吐和蹒跚步态可伴随于迷路 - 前庭器官的任何部位或其中枢连接的疾病。作为一个典型的例子，良性位置性眩晕（benign positional vertigo）（见第 14 章）的强烈眼震是由坐姿转为仰卧位，头转向一侧时引起的。在这种情况下，垂直 - 扭转型眼震和眩晕在改变头位几秒钟后就会发生，并持续 10~15 秒。当患者坐起时，眼球震颤改变为向相反方向跳动。

视动性眼震

当一个人注视一个移动的物体时（例如，从火车窗口经过的风景，带有垂直条纹的旋转鼓，或带有类似条纹的布条），通常会出现一种节律性急动性眼震，称为视动性眼震（*optokinetic nystagmus*，*OKN*）。这一现象可以用一个缓慢的无意识的追逐动作来解释，然后反复地跟随一个反方向快速的扫视动作，以便锁定下一个进入视野的新目标。在单侧顶叶区病变时，当刺激如条纹状视动性眼震（OKN），条纹鼓向病变一侧移动时，OKN 的缓慢追随相可能会消失或减弱，条纹鼓向另一侧旋转则会产生正常反应。（我们过去认识的一位杰出的神经学家，根据发热和病变侧没有追随反应，正确地做出了顶叶脓肿的诊断。）相反，由枕叶病变引起的偏盲患者却显示双侧视动反应正常。顶叶病变时追随相的消失可能由于从顶叶皮质到脑干共轭凝视中枢传出通路中断引起的。另一方面，额叶病变的个体可以在任意水平方向上追随移动的目标，但在病变相反的方向很少或没有快相校正。

关于视动性眼震的另一个重要事实是，诱发它的能力证明患者不是盲人。每只眼睛都可以单独测试以排除单眼失明。因此，这项检查对于声称看不见东西的歇斯底里患者和诈病者，以及新生儿和婴儿的检查具有特殊价值（新生儿的 OKN 在出生后数小时内就会形成，在出生后的头几个月更容易被诱发）。然而，对 OKN 完整的证明仅仅表明部分视觉得到了保留，并不能证明视觉功能实际上是正常的。

温度诱发的眼震

迷路刺激（*labyrinthine stimulation*），例如，用温

水或冷水灌洗外耳道，或“温度试验”会引起明显的眼球震颤。在有意识、觉醒的患者中，冷水会导致眼球缓慢向灌洗过的耳朵倾斜，并产生相反方向的代偿性眼震；温水的作用正好相反。因此，COWS这个首字母缩略词，或“冷对侧，热同侧”（cold opposite，warm same），教会了一代又一代医学生，指的是诱发眼震的快相的方向。慢张力的组成成分反映来自半规管的脉冲，快张力的部分是纠正性运动。完好无损的前庭眼反射（VOR）的昏迷患者会出现慢相注视偏移，而没有这种助记法所指的快相眼震。第14章讨论了迷路刺激引起的眼震和前庭眼震的其他特征。

脑干和小脑疾病引起的眼球震颤

脑干病变经常引起粗大的单向凝视诱发眼震（*gaze-evoked nystagmus*），这种震颤可能是水平的或垂直的，这意味着当眼睛保持在一个偏心的注视位置时，眼震会被放大。例如，垂直性眼震通常在向上凝视时出现，较少出现在向下凝视时。与前面讨论的前庭性眼球震颤不同，中枢型眼球震颤通常也会根据注视的方向改变方向。眩晕较迷宫性眼震少见或不太强烈，但脑干其他核的结构和传导束的疾病征象是常见的。

下跳性眼震（*downbeat nystagmus*）总是中枢性起源的，是延髓-颈髓区病变的特征，如延髓空洞症、Chiari畸形、颅底凹陷症和脱髓鞘斑块等。它也可见于Wernicke病，并可能是副肿瘤性脑干脑炎或小脑变性伴斜视眼阵挛（opsoclonus）的初始征象。在锂中毒或严重缺镁的患者也观察到下跳性眼震（Saul and Selhorst）。Halmagyi和同事研究了62例下跳性眼震患者，发现其中一半与Chiari畸形和各种形式的小脑变性有关；其余大多数患者的病因无法确定。与抗谷氨酸脱羧酶（GAD）抗体相关的病例已经由Antonini和同事以及其他研究组报告过，GAD是一种与僵人综合征有确切关系的物质。这种抗体是否能解释下跳性眼震的特发性病例还不清楚。

自发性上跳性眼震（*upbeat nystagmus*）可以在脱髓鞘或血管疾病、肿瘤或Wernicke脑病患者中观察到。粗大的上跳性眼震的解剖学基础仍不确定，但它与中脑和小脑（特别是小脑前蚓部）的病变有关。Kato和他的同事还列举了在脑桥延髓交界处病变累及舌下前置核的病例，此核团接收前庭连接，并投射到所有与眼球运动功能有关的脑干和小脑区。

几种类型的眼球震颤，包括凝视诱发的眼震、下跳性眼震和“反弹性眼震”（rebound nystagmus）（凝视诱发的眼震，随着再注视到初始位置而改变方向），发生于小脑疾病，特别是前庭小脑病变，或脑干病变累及舌下前置核和内侧前庭核。小脑疾病的另一个特征是几个密切相关的扫视运动障碍，如下文所述的眼震（斜视眼阵挛、扑动、辨距不良）。位于脑桥小脑角的肿瘤可引起粗大的双侧水平眼震，其在病变侧的波幅较高［布龙眼震（*Brun's nystagmus*）］。

仅发生在外展眼的眼球震颤称为分离性眼震（*dissociated nystagmus*），如前所述，是核间性眼肌麻痹的一种常见征象。

婴儿（先天性，摆动性）眼球震颤

婴儿先天性眼球震颤（infantile congenital nystagmus）可能伴有严重的视力丧失，或作为一种独立的异常发生，但视觉功能相对保留。当伴有视力丧失时，可能与白化病、莱伯先天性黑矇（Leber's congenital amaurosis），以及其他各种视网膜和屈光介质疾病有关。有时即使没有视力减退，也会被视为先天性异常。婴儿眼震的缺陷被推测是平稳追随或凝视控制机制的不稳定。这种类型的眼球震颤的主要特征是它在一个平面上，也就是说，即使在垂直运动时眼震仍然是水平的。它主要是摆动性的（正弦的），除了在极端凝视时表现类似跳动性眼震。眼球运动记录显示慢相的速度呈指数增长，这在眼球震颤中是独一无二的。

婴儿期眼球震颤在会聚时常常被抑制。许多人会有一个“零位”，在此，眼球震颤在特定的注视方向被抑制。因此，这些患者会采用一种代偿性转头，以利用视网膜图像最稳定的零位，达到最大的效果。另一个特征是对视动测试的反常反应（见下文），测试中快相与鼓的旋转方向相同。

隐性眼球震颤（*latent nystagmus*）的相关情况是指当一只眼睛被遮盖时发生的眼震。眼震的快相是在被遮盖眼的方向。当其中任何一只眼睛被遮住时可能会出现这种情况，也可能是不对称的，只出现在遮住一只眼睛时，而遮住另一只眼时不出现。隐性眼球震颤被认为是双目立体视觉发育受损的结果。有些患有这种疾病的人后来一只眼睛失明，隐性眼震变为不遮盖时也持续存在，被称为显现的隐性眼震（*manifest latent nystagmus*）。

即使在成年期，严重的获得性失明也可产生摆动性眼震或跳动性变异型。水平性和垂直性的组成成分都很明显,其特征性表现是在几秒钟的观察中眼震跳动的主要方向出现波动。眼睛的摆动通常非常迅速,向上凝视时增加,可能与头部的代偿性摆动有关。以前常见的“矿工眼震”(miner’s nystagmus)综合征是一种相关的疾病,发生在相对黑暗中工作多年的患者身上。

点头痉挛(*spasmus nutans*)是婴儿期一种特殊类型的摆动性眼球震颤,伴有点头,有时还伴有颈部扭曲的姿势。大多数病例开始于生命的第 4 个月到第 12 个月之间,第 3 年后从不会发生。眼球震颤可以是水平的、垂直的或旋转的,通常一只眼比另一只眼更明显(或局限于一只眼),可以被固定或伸直头部而加强。大多数婴儿会在几个月或几年内恢复。大多数病例是特发性的,但是类似点头痉挛的症状可能提示存在视交叉周围或第三脑室肿瘤(另见下面“其他类型眼球震颤”中跷跷板眼震);罕见的病例伴有儿童期视网膜疾病。虽然这与罕见的由第三脑室或邻近第三脑室病变引起的摇头综合征(bobble-head syndrome)没有直接联系,但它们与在第 29 章所述的有节律的头部运动是相似的。

摆动性眼震的后天形式可能伴发于脑白质营养不良,包括佩利措伊斯 - 梅茨巴赫综合征(*Pelizaeus-Merzbacher syndrome*)(见第 36 章)、多发性硬化(见第 35 章)和甲苯中毒。在惠普尔(Whipple)病的眼咀嚼肌律(oculomasticatory myorhythmia)中,眼球震颤与有节奏的下颌运动同时出现(见第 31 章)。

其他类型的眼球震颤

会聚性眼震(*convergence nystagmus*)是指一种双眼的节律性摆动,表现为两眼缓慢外展紧接着快速的内收运动,通常伴随快速有节奏的眼球退缩运动[退缩性眼球震颤(*retraction nystagmus*)],以及本章前面讨论过的帕里诺 - 背侧中脑综合征(Parinaud-dorsal midbrain syndrome)的一个或多个特征。也可能有眼睑的节律性运动或持续的辐辏痉挛,最好是在指令下尝试抬起眼睛或向下旋转一个视动性眼震(OKN)鼓时表现出来(视动性眼震的讨论见下文)。这些不寻常的现象都指向上部中脑被盖的病变,通常是血管性疾病、创伤性损伤或肿瘤的表现,特别是压迫这一区域的松果体瘤。

跷跷板眼震(*seesaw nystagmus*)是一种垂直 - 扭转的振荡,在这种振荡中,内旋的眼球向上移动,而对侧(外旋的)眼球向下移动,然后两者都朝相反的方向移动。它偶见于蝶鞍或鞍旁肿瘤和垂体术后合并的视交叉性双颞侧偏盲。

周期交替性眼震(*periodic alternating nystagmus*, *PAN*)是一种明显的水平跳动,它周期性地(每 90 秒左右)改变方向,其间插入一段短暂的空位期,在此期间眼球没有眼震,也没有向下跳动。PAN 见于下部脑干病变,但也曾报道过伴发于克 - 雅病、肝性脑病、小脑小结病变、癌性脑膜炎、抗 GAD 抗体以及各种其他病变。先天型与白化病有关。它不同于乒乓凝视(*ping-pong gaze*),乒乓凝视是一种较快速左右交替凝视的扫视变异型,通常是严重的双侧半球疾病的结果。

所谓的眼腭震颤(*oculopalatal tremor*)是由中央被盖束的病变引起的,并可能伴随摆动性眼震,与腭部和咽部肌肉有相同的节拍,如第 4 章所讨论的。

其他自发性眼球运动

徘徊的共轭性眼球运动是轻度昏迷的特征。眼球水平偏移每隔几秒钟左右移动一次(乒乓凝视)是一种流盼的眼球运动形式,发生于双侧半球梗死或有时发生于颅后窝病变。Fisher 注意到类似的较缓慢的左右摆动的眼球振荡,即“雨刷眼”(windshield-wiper eyes)。这一现象与双侧半球病变有关,推测其释放了脑干振荡器。

眼球浮动(*ocular bobbing*)是费舍尔(Fisher)创造的一个术语,用来描述一种独特的眼球自发的快速向下急动,然后慢慢向上漂移到中间位置。这在昏迷患者身上可以观察到,他们的水平眼球运动已被大的脑桥破坏性病变所消除,小脑的病变较少。运动在垂直平面上可能是不协调的,特别是如果一侧有第Ⅲ脑神经麻痹时。

其他自发的垂直眼球运动曾被给予了各种令人困惑的名称,如非典型的浮动(*atypical bobbing*)、颠倒的浮动(*inverse bobbing*)、反向的浮动(*reverse bobbing*)和眼球下沉。大多数情况下,它们可在代谢性或缺氧性昏迷中观察到,此时可保留反射性水平眼球运动(以区别于眼球上下浮动)。眼球下沉(*ocular dipping*)描述的是一种不规则的缓慢的共轭向下运动,随后在几秒钟内迅速向上运动;它是自发发生的,但有时也可能由四肢或颈部的活动引起。缺氧性脑病是最常见的病因,但也有少数病例是药物过量引起的(Ropper,1981)。

动眼危象(*oculogyric crisis*),以前被认为与脑炎后帕金森综合征相关,现在已知最常见的病因是由吩噻嗪类药物引起，如前面所讨论的。

扫视侵入（斜视眼阵挛、眼扑动和方波急动）

扫视侵入（saccadic intrusions），如斜视眼阵挛（opsoclonus）、眼扑动（ocular flutter）和方波急动（square wave jerks）等，这组阶段性或重复性眼球运动与眼球震颤的区别在于，每一种眼球运动都是由异常的扫视组成，而没有慢相眼球运动的干预。斜视眼阵挛（*opsoclonus*）是一个用于描述眼球在水平、旋转和垂直方向上快速共轭振荡的术语，通常由于随意移动或需要眼睛注视而加重。这些运动是连续的和混乱的，没有扫视间的停顿［因此有了有趣的术语，扫视躁狂（*saccadomania*）］。它们即使在闭上眼睛时也能被观察到，而且常常在睡眠中持续存在。如第 4 章所述，它们通常是与副肿瘤或类感染疾病相关的广泛的肌阵挛的一部分。对成年人来说，肺、乳腺和睾丸癌是重要的考虑因素，而在儿童中，神经母细胞瘤的评估是必需的（见第 30 章中"副肿瘤性小脑变性"的讨论）。其他不常见的原因包括艾滋病毒、链球菌感染后感染、西尼罗病毒脑炎，以及立克次体感染等。在服用抗抑郁药、抗惊厥药、有机磷酸酯类、可卡因、锂、铊和氟哌啶醇的患者中，在非酮症高渗状态，以及在眼球运动伴节律性下颌运动（眼 - 咀嚼肌节律运动）的脑惠普尔（Whipple）病中也可观察到斜视眼阵挛。一种良性儿童期形式可以持续数年，这无须解释，并对促肾上腺皮质激素（ACTH）有反应，如 Kinsbourne 的"跳舞的眼睛"综合征一样。此外，新生儿中存在一种自限性良性型。

眼球扑动（ocular flutter）是指围绕注视点非常快速的水平振荡的间歇性爆发，这种异常也与小脑疾病有关。在扫视结束时的扑动称为扑动辨距不良（*flutter dysmetria*）［"鱼尾眼震"（fish-tail nystagmus）］，它有辨距不良的表现，但仔细分析表明，可能是一种不同的现象。眼球扫视辨距不良（一种共济失调现象）的不准确的扫视被一个短暂停顿（扫视间的间隔）分开，而扑动则由连续的扫视组成，没有扫视间的间隔，即紧接着的扫视（Zee and Robinson）。所有这些眼球运动都暗示着小脑皮质疾病。有一种假说认为，把斜视眼阵挛和眼球扑动与扫视的"暂停神经元"障碍相关联，但其确切的解剖学基础尚未阐明。在猴子前顶盖区造成双侧损伤也会产生类似的眼球运动。一些正常个体可以主动诱发短暂的扑动，但这种运动不能持续（随意的"眼球震颤"）。

方波急动（*square wave jerks*）是指扰乱注视的无意识的扫视。可以看到眼睛水平移动偏离目标，暂停约 200 毫秒，然后再移动回来。方波急动一词来源于对这些眼球运动记录的描述。方波急动在老年人中是一种常见的现象，但在许多情况下，它们的频率会增加，特别是神经退行性疾病，如进行性核上性麻痹。

眼的神经肌强直（*ocular neuromyotonia*）是一种难以分类的眼球运动，它是在包括的眼运动神经区域的放射治疗后发现的（较少表现为血管或肿瘤压迫的特征）。有间歇性复视，是由于一条或多条眼肌的阵发性收缩，通常在眼肌激活后。就像前面讨论过的上斜肌肌纤维颤搐一样，眼的神经肌强直可能对抗惊厥药物，如卡马西平等有反应。

眼睑疾病和眨眼障碍

如果不涉及眼睑和眨眼，对眼球运动障碍的考虑就是不完整的。在正常人中，两侧的眼睑相对于角膜缘处于同一水平，眼睛的突出程度也随睑裂的宽度而变化。眼睑的功能是保护脆弱的角膜表面免受伤害和视网膜免受强光照射，这是通过眨眼和流泪来实现的。眼睑运动通常与眼球运动相协调，向上看时，上眼睑向上抬起，向下看时，上眼睑下降。有时，迅速地将眼睛转向一侧时，会伴随一次眨眼，为了不干扰视力，眨眼必须是短暂的。当眨眼时间延长时，表明需要异常强烈的努力来启动扫视，这通常是因为额叶或基底节的疾病。

眼睑的闭合和张开是通过提上睑肌和眼轮匝肌的相互作用完成的。提上睑肌的松弛和眼轮匝肌的收缩导致闭合，这些肌肉的反向动作会使闭合的眼睑睁开。眼睑的打开是由眼睑软骨（Müller）肌辅助的，Müller 肌是由交感神经纤维的张力性支配起作用。提上睑肌是由动眼神经支配，眼轮匝肌由面神经支配。三叉神经是眼睑的感觉神经，也是角膜和眼睑反射的传入支。控制眨眼的中枢机制，除了第 3、第 5 和第 7 神经核之间的反射性脑干连接外，还包括大脑、基底节和下丘脑的多突触回路。主动的闭合眼睑是通过额基底神经节连接始动的。

通过提上睑肌的紧张性收缩，眼睑得以保持张开，这克服了眶周肌肉的弹性特性。眼睑在睡眠时闭合，而某种意识状态改变也会使提上睑肌放松。面神经麻痹导致眼睑闭合是不完全的。

正常的眨眼通常是双侧的，出现频率不规则，每分钟 12~20 次，频率随着注意力和情绪的不同而变化。眨眼反射的自然刺激包括角膜接触，轻拍眉毛或眼睛周围，视觉威胁，意外的响亮声音，以及如上所述，将眼睛转向一侧。眨眼通常是对视觉和听觉刺激的快速反应，但不是对角膜刺激的反应。

眼轮匝肌的肌电图显示了眨眼反应的两个组成部分，早眨眼和晚眨眼，这些特征仅凭临床观察是难以理解的。早期单突触反应只包括上眼睑的轻微运动，紧接着多突触反应是较有力的，上眼睑与下眼睑接近。然而，眨眼反射的早期部分不受意志控制，第二部分可能受到自主抑制。

眼睑痉挛（*blepharospasm*）是一种频率增加的过度有力的眼睑闭合，是一种常见的疾病，可单独出现，或作为一些运动障碍和药物引起的运动障碍的一部分。这种情况的极端表现可能导致功能性失明。对干眼综合征的治疗尝试往往是无效的，定期注射肉毒毒素可以缓解症状。眼睑痉挛与下面部表情异常扭曲的结合被称为梅杰综合征（Meige syndrome）。

相反的征象，眨眼频率减少（<10 次 /min）是帕金森病和进行性核上性麻痹的特征。在这些病例中，有以大约每秒 1 次频率的重复眶上叩击的适应性降低；每当轻叩前额或眉间时，患者就会持续眨眼，称为眉间征或迈尔森征（*Myerson sign*）。

动眼神经的病变，由于提上睑肌麻痹引起睑下垂（*ptosis*），也就是上眼睑的下垂。相比之下，面神经损伤，如在 Bell 麻痹时，由于眼轮匝肌无力而损害闭眼能力[兔眼（lagophthalmos）]。在一些 Bell 麻痹的病例中，即使在面部运动几乎完全恢复后，先前麻痹的一侧眨眼频率和振幅可能会降低。一侧的三叉神经病变时，由于角膜感觉减低，妨碍两侧的眨眼反射，而 Bell 麻痹减少同侧眨眼，但不影响对侧眨眼。动眼神经损伤后的异常再生可能导致上睑在侧视或向下凝视时退缩的情况[假性冯格雷夫征（pseudo-von Graefe sign）]。Bell 麻痹后面神经的异常再生具有相反的效果，即下颌运动或说话时眼睑闭合[马库斯 . 冈恩（Marcus Gunn）现象之一，另一种是瞳孔对光传入缺损]。还有一种先天性的，有时是遗传性的异常，表现当张嘴或下颌向一侧移动时，睑下垂引起眼睑瞬间退缩。在其他病例中，张嘴时发生提上睑肌的抑制和上睑下垂[“逆马库斯·冈恩现象”，或颌动瞬目综合征（Marin Amat syndrome）]。

单侧上睑下垂（*unilateral ptosis*）是第Ⅲ脑神经病变（见上文）和交感神经麻痹，即 Horner 综合征的显著特征。动眼神经的，提上睑肌无力可导致明显或甚至完全的上睑下垂，而后者的 Müller 肌无力产生只有 1~2mm 的上睑下垂。在 Horner 综合征的一些病例中，也有“反向上睑下垂”，即下睑轻微抬高，造成眼睛稍微缩回（假性眼球内陷）的错觉。单侧静态上睑下垂的一个常见原因是眼睑软骨肌附着点的裂开，它可以通过恰在眉毛下方的上睑褶皱的消失来识别。

上睑下垂可伴有额肌和对侧提上睑肌的过度活动（代偿）。在重症肌无力患者中，Cogan 曾描述了一种“眼睑抽搐”现象（lid twitch），即当患者将注视从下方移动到正前方时，上眼睑有短暂的退缩。眼睛垂直移动时眼睑边缘的短暂抖动也是肌无力的特征。另一个有用的临床规则是，提上睑肌和眼轮匝肌（即睁开和闭合眼睑的肌肉）的联合麻痹提示重症肌无力或肌病如强直性肌营养不良。这是因为在周围神经或脑干疾病中，动眼神经和面神经含有同时受累者。

双侧上睑下垂（*bilateral ptosis*）是重症肌无力和某些肌营养不良的特征性表现，先天性上睑下垂和老年人上睑进行性下垂是其他常见的形式。肉毒中毒也会引起上睑下垂，无论是自然获得的，或是肉毒毒素治疗后医源性发生的。一个有效的方法来证明轻微的表面上的单侧上睑下垂事实上是双侧性，即上提上睑下垂一侧时，观察到对侧眼睑迅速下垂。这反映了保持眼睑睁开需要更大的努力。

与上睑下垂相反的，就是上睑退缩（*retraction of the upper lids*）伴有瞪视表情[科利尔（Collier）征]，见于甲状腺疾病、进行性核上性麻痹，以及脑积水和其他原因的背侧中脑综合征。在甲状腺眼疾病中是“眼睑延迟”（lid-lag），是指眼睑在试图向下凝视时延迟放松[冯格雷夫（von Graefe）征]。这种情况的完整形式存在眼球突出和眼肌活动受限。进行性核上性麻痹（PSP）有突出的主动性垂直凝视异常。在脑积水中，眼球下转通常被称为“日落综合征”（sunset sign）。背侧中脑综合征的原理在本章的前面已经描述过了。与甲状腺眼病所观察的不同，向下凝视时通常不存在冯格雷夫征。轻微眼睑退缩在少数肝硬化、库欣病、慢性类固醇肌病和高钾性周期性瘫痪患者中观察到。眼睑退缩也可能是对另一侧上睑下垂的反应，如前所述，这可以通过手动提起睑下垂的眼睑，并观察前面提到的对侧上睑退缩的消失来加以澄清。

强直性肌营养不良特征的上睑下垂是肌病面容的一个组成部分。在先天性肌强直，用力闭合眼睑可能诱发一种强烈的后收缩。在某些锥体外系疾病中，特别是进行性核上性麻痹和帕金森病，即使轻微的眼睑闭合也可能在试图睁开眼时引起睑阵挛和眼睑痉挛，或者可能有睁开紧闭的眼睑延迟。急性右顶叶或双额叶病变常常引起一种奇特的不愿睁开眼睑的倾向，甚至达到给予主动抵抗被迫打开的程度。闭合的眼睑会给人一种警觉性降低的错误印象，并曾被错误地称为睁眼性失用（*apraxia of lid opening*）。

瞳孔

瞳孔大小和反应性的测试，可以通过手电筒和简单的打印出的测量器完成，可以获得重要的，通常是至关重要的临床信息。当然，最重要的是对瞳孔反应的正确解释，而这需要对其潜在的神经机制有一定的了解。

瞳孔的直径是由收缩的括约肌与放射状排列的虹膜扩张肌之间的神经支配的平衡决定的。缩瞳肌（*pupilloconstrictor*）（副交感神经）纤维起源于上部中脑的 Edinger-Westphal 核，与第三脑神经（动眼神经）和位于眶后部的睫状神经节中突触相连。节后纤维通过短睫状神经进入球体。然后节后纤维通过睫状短神经进入眼球。这些纤维中只有 3% 调节瞳孔对光线的收缩，而剩下的 97% 是负责调节反射发生近反应时的部分表现的瞳孔收缩。据 Corbett 和 Thompson，瞳孔的括约肌包括 50 个运动单位。

散瞳肌（*pupillodilator*）（交感神经）纤维起源于下丘脑的后外侧部，并在中脑外侧被盖、脑桥、延髓和颈髓中下降，不交叉地走行到第 8 颈髓，以及第 1 和第 2 胸髓节段，在那里它们与侧角神经元形成突触。后者发出神经节前纤维，其中大部分从第 2 胸髓前根离开脊髓，穿过星状神经节到达颈上神经节的突触。神经节后纤维沿着颈内动脉上行，穿过海绵窦，在那里与三叉神经第一分支汇合，最后到达眼球，成为支配虹膜扩张肌的睫长神经。一些节后交感神经纤维也支配面部的汗腺和小动脉，以及眼睑的 Müller 肌。

瞳孔对光反射

瞳孔收缩最常见的刺激是将视网膜暴露在光线下。反射性瞳孔收缩也是对近物的会聚和调节活动的一部分［附近的连带运动（near synkinesis）］。

瞳孔对光反射通路由三部分组成（图 13-9）。有一个传入支，其纤维起源于视网膜感受器细胞穿过双极细胞，与视网膜神经节细胞形成突触。除了刺激视杆细胞和视锥细胞光感受器外，光还通过刺激特殊的内在光敏性视网膜神经节细胞（ipRGC）来驱动瞳孔收缩，这些神经节细胞含有视黑素（melanopsin）并直接发出光信号（Hattar）。光反射纤维穿过视神经和视交叉，然后就在外侧膝状体吻端离开视束，进入中脑吻端，在此这些纤维与顶盖前核（*pretectal nucleus*）形成突触。从这里，特殊的插入神经元向腹侧传递到同侧的艾 - 魏核（*Edinger-Westphal nucleus*），并通过穿过后连合的纤维也到达对侧的 Edinger-Westphal 核（图 13-9）。反射的效应臂由一个来自 Edinger-Westphal 核的传出双神经元通路组成，该通路在睫状神经节内形成突触，睫状短神经由此支配括约肌，导致瞳孔收缩。在最初的收缩后，尽管有光在一只或两只眼睛中一直在闪烁，瞳孔通常会轻微扩张。

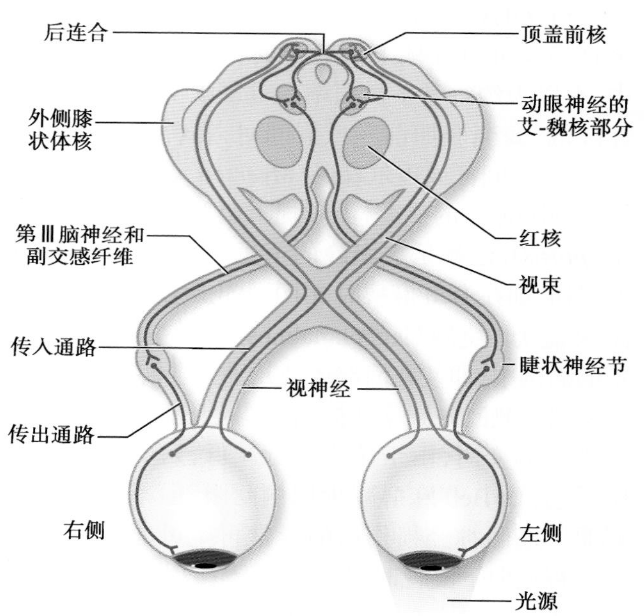

图 13-9　瞳孔对光反射路径图解（经允许，重新绘制，引自：Bradford CA［ed］: *Basic Ophthalmology*, 7th ed. San Francisco, American Academy of Ophthalmology, 1975）

瞳孔的变化

瞳孔倾向于儿童大，老年人瞳孔小，有时瞳孔明显缩小，但仍有反应性［老年瞳孔缩小（senile miosis）］。在 20% 或以上的正常人中，瞳孔不对称在 0.3~0.5mm 之间（Lam）。正常情况下，在强光下瞳孔会收缩（直接反射），另一个未暴露的瞳孔也会收缩(间接反射)。当视神经完全或几乎完全中断时,瞳孔将不能对直接的光刺激做出反应;然而,盲眼的瞳孔仍会表现出一种间接反射,也就是说,它会随着健眼的光照而收缩。相反地,直接和间接的对光反射缺失,但保留对侧眼的间接对光反射,病变是在反射弧的传出支,即在同侧的动眼神经或其核。光反射通路的传入支病变不会影响瞳孔的近反应,而光反射纤维离开视束处的视觉通路尾端病变不会改变瞳孔对光反射(图 13-9)。

“相对传入性瞳孔缺陷”(relative afferent pupillary defect),即马库斯·冈恩瞳孔征(*Marcus Gunn pupillary sign*),暴露了球后视神经病。最好的识别方法是“摇摆手电筒测试”,在这种测试中,每个瞳孔以 1 秒的间隔交替地暴露在光线下;当光线照射在视神经病的一侧时,两侧瞳孔都表现出收缩不良,甚至反常的扩张。最好在光线昏暗的房间里,让患者注视远处的目标进行评估。

虹膜震颤(*hippus*),是一种瞳孔大小的快速波动,常见于代谢性脑病,但其他方面没有特别意义,并偶尔见于正常人。为了区分虹膜震颤与马库斯·冈恩瞳孔传入缺陷,就需要仔细观察当光线反复移动到病眼时瞳孔的第一个运动,在虹膜震颤,一半的初始反应是扩张,一半是收缩,而在传入神经障碍的瞳孔中,所有的初始运动都是扩张。

霍纳综合征

交感神经纤维的中断会导致瞳孔缩小和上睑下垂(分别由于瞳孔扩张肌和 Müller 肌麻痹)。病变可能是中枢性的,位于下丘脑与交感神经纤维从脊髓走出点之间(C8 到 T3,主要在 T2),也可以是外周性的,位于颈交感神经链、颈上神经节或沿颈动脉周围。围产期损伤引起的是先天型,通常见于颈交感神经链(图 13-10)。Horner 综合征的一种遗传型(常染色体显性)也为人所知,通常与受累虹膜的先天性色素缺失有关[虹膜异色症(heterochromia iridis)],但并不总是如此(Hageman et al)。

除眼科的所见外,还可能有同侧面部出汗减少和结膜发红。整个的一组症状被称为霍纳综合征(*Horner syndrome*),伯纳德 - 霍纳综合征(*Bernard-Horner syndrome*)或眼交感神经麻痹。瞳孔变化可能很微妙,可能需要遮住眼睛或调暗房间的灯光,来观察一侧瞳孔是否没有预期的瞳孔散大(mydriasis)。

大多数病例是由交感神经链的外周中断引起的,但同侧交感神经束在延髓或颈髓的病变也可能产生同样的效应。出汗的模式可能有助于以下方式定位病变:如果病变位于颈总动脉水平,出汗的消失会影响整个一侧面部。对于颈动脉分叉远端的病变,没有出现出汗消失,或局限于前额内侧和鼻的侧部(Morris et al)。眼球后退(眼球内陷)被认为是该综合征的一个组成部分,可能是由于睑裂变窄造成的错觉。

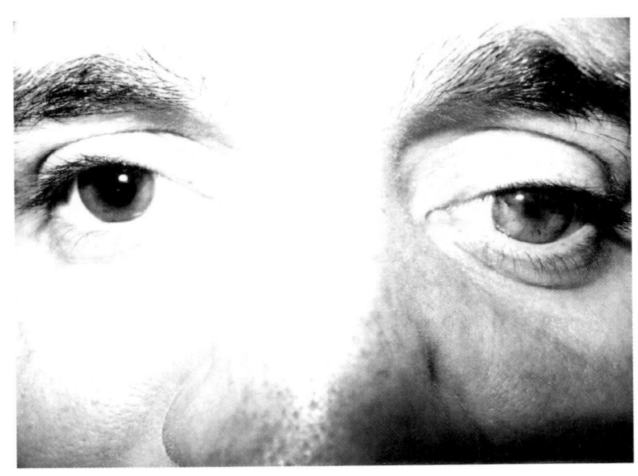

图 13-10 患者左眼先天性霍纳综合征。除瞳孔缩小和上睑下垂外,患者的左侧虹膜为灰色,右侧为棕色

双侧霍纳综合征(*bilateral Horner syndrome*)罕有发生,通常见于自主神经病和高位颈髓横断。虽然难以识别,但双侧瞳孔缩小(使用瞳孔测量法或直接观察)可以通过注意光线撤除时最初的小瞳孔再扩大的延迟来发现(Smith and Smith,1999)。

刺激或兴奋交感神经纤维,是一种罕见的现象,有相反的效果,即眼睑退缩、瞳孔扩张和明显的眼球突出等。利用这一现象来测试睫状体脊髓瞳孔反射(*ciliospinal pupillary reflex*),通过掐颈部(传入,C2,C3)和通过颈传出交感神经纤维引起瞳孔扩大。

在脑桥病变中常见的双侧瞳孔极度收缩(瞳孔缩小),可能是由于散瞳肌纤维中断所致,但其机制尚不完全清楚。在临床实践中,麻醉剂的摄入是双侧瞳孔缩小最常见的原因,但老年人除外,老年人经常瞳孔变小,特别是在使用青光眼药物的情况下。

副交感神经纤维的中断导致瞳孔异常扩张(瞳孔散大),常伴有瞳孔对光反射消失;在昏迷病例中,放大瞳孔[哈钦森瞳孔(Hutchinson pupil)]是中脑病变或动眼神经直接受压的结果(见第 16 章)。动眼神经麻痹的其他征象通常是结合的。

作为确定瞳孔大小变化原因的辅助测试,虹膜交感神经和副交感神经末梢的功能完整性可以通过使用某些药物来确定,在下一节中详述。阿托品类药物通过麻痹副交感神经末梢扩张瞳孔；毒扁豆碱和毛果芸香碱收缩瞳孔，前者通过抑制神经肌肉接头的胆碱酯酶活性，后者通过直接刺激虹膜括约肌使瞳孔收缩。肾上腺素和去氧肾上腺素通过直接刺激散瞳肌来扩张瞳孔。吗啡和其他麻醉剂所起的中枢作用是使瞳孔收缩。

在一只交感神经支配完好的眼睛，可卡因通过阻止去甲肾上腺素重新吸收到神经末梢来扩大瞳孔。在 Horner 综合征时，正常的瞳孔会扩张，但缩小的瞳孔仍然很小，0.8mm 或更大的瞳孔大小差异可被认为是诊断性的（Kardon）。最近，一种弱的直接 α 受体激动剂药物阿普乐定（apraclonidine），已被证明可以可靠地逆转 Horner 综合征的瞳孔大小不等，并已成为首选的测试药物。正常情况下，阿普乐定不产生明显的散瞳效应，但由于伴随 Horner 综合征的失神经超敏反应，随着药物的反应，缩小的瞳孔会扩张。每只眼睛滴入一滴（0.5% 溶液），闭眼保持 1 分钟，5 分钟后重复滴入。在滴入后 30~45 分钟后，缩小的瞳孔散大，受影响的瞳孔比未受影响的瞳孔变大，这是 Horner 综合征的明确证据。上睑下垂也减轻了，有时减轻到很明显的程度。它最初是作为青光眼的治疗开发的（Koc et al）。

在糖尿病（*diabetes mellitus*）中，脊神经和脑神经中的自主神经常受到影响，大多数病例瞳孔会受到影响。由于散瞳的交感神经纤维受到累及，瞳孔比患者年龄预期的要小，而且在滴入拟交感神经药物后，瞳孔可能会过度扩张。由副交感神经纤维调节的对光反射也减弱，通常比调节收缩的程度更大（Smith and Smith，1987）。其中有些异常需要特殊的方法来证明。

阿吉尔 - 罗伯逊瞳孔（表 13-6）

在几乎所有形式的晚期梅毒，特别是脊髓痨，均有双侧瞳孔小、不规则和不等大，瞳孔不能对光产生反应，虽然它们对调节反应会有收缩（光 - 调节反应分离），并对散瞳药物的作用不能适当扩张。有些病例还伴有虹膜萎缩。这就是众所周知的阿吉尔 - 罗伯逊瞳孔（*Argyll Robertson pupil*）。病变的确切定位尚不确定，但一般认为在中脑的顶盖，靠近动眼神经核团，此处下行的散瞳纤维与光反射纤维紧邻（图 13-9）。在莱姆病的脑膜神经根炎和糖尿病中也观察到类似的瞳孔异常。光反射与调节 - 会聚反应分离也是背侧中脑综合征的一部分，但通常不存在瞳孔缩小、瞳孔不规则和对散瞳药没有反应。

艾迪强直性瞳孔（福尔摩斯 - 艾迪综合征）（表 13-6）

艾迪强直性瞳孔（Adie tonic pupil），简称艾迪瞳孔（*Adie pupil*），也称为福尔摩斯 - 艾迪综合征（Holmes-Adie syndrome），是另一个有趣的瞳孔异常，表现为强直性反应。这一综合征是由睫状神经节和节后副交感神经纤维变性引起的，这些纤维通常会收缩瞳孔并影响调节功能。患者可能会抱怨一侧视力模糊或畏光，或可能已经注意到一个瞳孔比另一个大。在该综合征开始时，受影响的瞳孔在环境光线下轻度放大，没有对光反应，或如果按照惯常方式测试，瞳孔会随着长时间的强光刺激而慢慢收缩。典型的，有一种光 - 近反应分离，也就是说，像 Argyll Robertson 瞳孔一样，Adie 瞳孔对近反应（调节反射）比对光反应更好。最典型的特征是，一旦瞳孔已收缩，它往往保持紧张性收缩，扩张非常缓慢（该综合征的"强直"方面）。瞳孔一旦扩张，就会保持这种状态几秒钟，甚至 1 分钟或更长时间。瞳孔括约肌的一段或几段麻痹也是这一综合征的特征，这种节段性不规则性可以用检眼镜的高透镜观察到。受影响的瞳孔对常见的缩瞳药反应迅速收缩，并由于失神经的超敏感性，对 0.1% 的毛果芸香碱溶液异常敏感，这个浓度对正常瞳孔的影响很小。

表 13-6 阿 - 罗瞳孔和埃迪瞳孔的特点

阿 - 罗瞳孔和埃迪瞳孔的特点				
	大小和侧向	光反应	调节反应	特殊表现
阿 - 罗瞳孔	小，不规则，不对称	无	有	见于梅毒，也见于糖尿病
埃迪瞳孔	最初固定，后来扩大到中等大小，双边	无或极少；仅在明亮光线下持续	有，是强直的反应	强直收缩到预期动作，相关肢体反射消失

强直性瞳孔通常出现在人生的 20 多岁或 30 多岁时，女性比男性更常见；它可能伴有膝反射或踝反射消失（Holmes-Adie 综合征），因此被误认为脊髓痨。从所有现有资料来看，它代表了一种特殊形式的轻度遗传性多发性神经病。这种综合征可能有家族性倾向。我们观察到它作为一种伴发的弥漫性神经节病，与干燥综合征、其他自身免疫或副肿瘤性疾病有关，以及从 Guillain-Barré 综合征恢复后。

弹性瞳孔（良性单侧瞳孔散大）

弹性瞳孔（*springing pupil*），也称为良性单侧瞳孔散大（benign unilateral mydriasis），这种罕见的瞳孔现象的特征是短暂发作的一侧瞳孔散大，但却找不到任何原因。瞳孔散大的发作在女性中更为常见，持续数分钟到数日，并可在随机的间隔里复发。不存在动眼神经麻痹和上睑下垂。在发作过程中，有时瞳孔会扭曲成卵圆形或蝌蚪形。一些患者主诉视力模糊和在瞳孔散大的一侧有头痛，提示非典型性眼肌麻痹性偏头痛。在儿童，在轻度或重度癫痫发作后，一个瞳孔可能长时间保持扩张。清醒患者的主要原因是角膜无意地（或有意地）接触到散瞳溶液，其中包括支气管扩张药物、东莨菪碱，以及一些有机磷酸酯杀虫剂等。

瞳孔不等大的鉴别诊断（图 13-11）

关于瞳孔障碍，有两个主要问题是神经科医生必须争论的。一是瞳孔大小不等，即瞳孔不等大（anisocoria），并确定这种异常是来自交感神经还是副交感神经的失神经支配。第二个问题是相对传入的瞳孔缺损，以及如何识别它，这在前面已经讨论过了。

对于瞳孔不等大的问题，20% 的正常人瞳孔直径不均等，在 0.3~0.5mm 或以上。这是“单纯的”，或生理性瞳孔不等大，这可能是小瞳孔患者混淆的一个来源。它的主要特征是在低照度、环境光照和明亮光线条件下，瞳孔大小保持相同程度的不对称性。它每天，甚至每小时都在变化，而且经常会在第二次检查时消失（Loewenfeld；Lam et al）。

分析瞳孔不对称的第一步是确定哪个瞳孔是异常的。一个异常的大瞳孔可以通过直接和间接对光反应减弱来识别。如果较小的瞳孔导致不对称，在双眼都被遮挡或减弱环境光的情况下，该瞳孔都不会扩大。更简单地说，在 Horner 综合征的病例中，光线放大了由动眼神经病变引起的瞳孔不等大，黑暗则会加重瞳孔不等大。

瞳孔持续缩小总会提出 Horner 综合征的问题，如果上睑下垂轻微，诊断可能会很困难。在黑暗中，Horner 瞳孔比正常瞳孔扩张缓慢且程度较低，因为它缺乏扩张肌的拉力（扩张延迟）。过去的诊断是通过在每只眼睛中滴入 1 或 2 滴 2%~10% 可卡因来证实的；Horner 瞳孔完全不扩张或比正常瞳孔小很多。最近引入的一种方法更可靠，也避免了获取可卡因的困难，那就是将 α- 激动剂阿普乐定（apraclonidine）应用于双眼，观察 Horner 综合征患侧瞳孔缩小的逆转情况（与可卡因的效应相反）。这种对任何一种药物的反应都会在交感神经通路的任何一点的病变上发生，因为第一级或第二级交感神经元的病变减少了第三级神经元释放的去甲肾上腺素。睫状体扩张肌神经末梢神经递质的减少大大降低了可卡因的再摄取阻断作用。如果随后（可卡因后 24 小时）应用肾上腺素能散瞳剂（1%）羟基苯丙胺（hydroxyamphetamine）没有效果，病变可定位于通路的节后部分，因为该药物释放任何可能留在第三级神经元的去甲肾上腺素。病变定位于中枢或交感神经通路的神经节前部分取决于相关的症状和体征（见第 26 章）。

各种病变，其中一些纯眼部病变，如葡萄膜炎，也可能引起瞳孔扩张。

药物诱导的虹膜麻痹是瞳孔大小不等的另一个原因。这并不少见，特别是在护士和药剂师中，散瞳药性固定的瞳孔是偶然或故意使用阿托品类或拟交感神经药物的结果。我们曾在参与心搏骤停复苏的医务人员中观察到这种情况，他们无意中被喷了一种模拟交感神经的药物。1% 毛果芸香碱滴剂未能使瞳孔收缩，证明虹膜括约肌已被阿托品或其他抗胆碱能药物阻断。当只有一只眼睛受到影响时，情况尤其如此。

一般来说，双侧的小瞳孔并不具有诊断的难题。临床关联，急性和慢性，已经讨论过。长期持续的双侧 Adie 瞳孔往往很小，并表现出强直性的近反应。它们可以很容易地与阿 - 罗瞳孔区分开来，阿 - 罗瞳孔在近反应（调节反射）时迅速收缩，解除近刺激后又迅速地再扩张。

图 13-11 是由 Thompson 和 Pilley 设计的一幅有用的示意图，用于分类瞳孔不等大的不同类型。

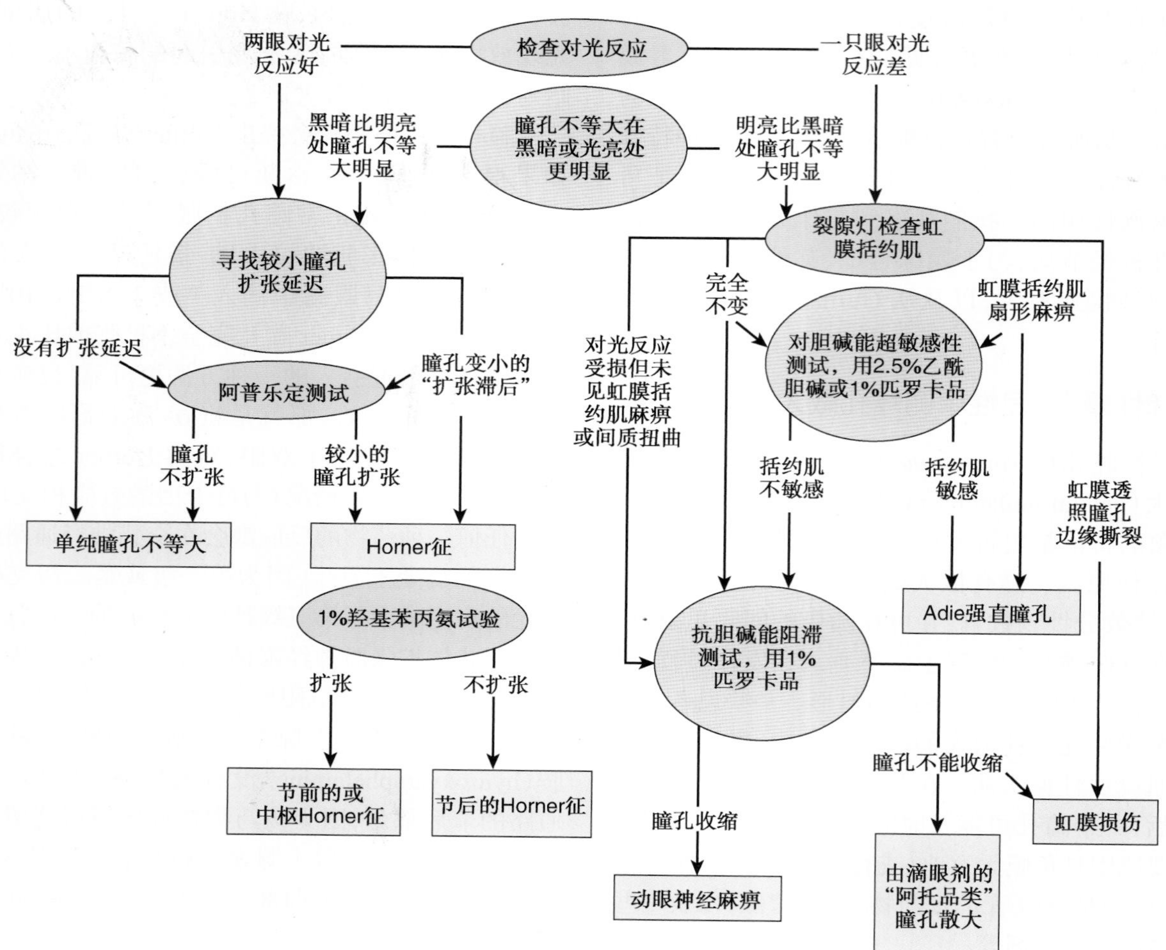

图 13-11　示意图途径，用于分类瞳孔不等大性质的类型（经允许，改编自 Thompson and Pilley）

（焦 虹　译　王维治　校）

参考文献

Antonini G, Nemni R, Giubilei F, et al: Autoantibodies to glutamic acid decarboxylase in downbeat nystagmus. *J Neurol Neurosurg Psychiatry* 74:998, 2003.

Aramideh M, Ongerboer de Visser BW, et al: Electromyographic features of levator palpebrae superioris and orbicularis oculi muscles in blepharospasm. *Brain* 117:27, 1994.

Bahn RS, Heufelder AE: Pathogenesis of Graves' ophthalmopathy. *N Engl J Med* 329:1468, 1993.

Baloh RW, Yee RD, Honrubia V: Late cortical cerebellar atrophy: Clinical and oculographic features. *Brain* 109:159, 1986.

Bogousslavsky J, Miklossy J, Deruaz JP, et al: Unilateral left paramedian infarction of thalamus and midbrain: A clinicopathological study. *J Neurol Neurosurg Psychiatry* 49:686, 1986.

Büttner-Ennever JA, Akert K: Medial rectus subgroups of the oculomotor nucleus and their abducens internuclear input in the monkey. *J Comp Neurol* 197:17, 1981.

Caplan LR: "Top of the basilar" syndrome. *Neurology* 30:72, 1980.

Cogan DG: A type of congenital ocular motor apraxia presenting jerky head movements. *Am J Ophthalmol* 36:433, 1953.

Cogan DG: Internuclear ophthalmoplegia, typical and atypical. *Arch Ophthal* 84:583, 1970.

Cogan DG: *Neurology of the Ocular Muscles*, 2nd ed. Springfield, IL, Charles C Thomas, 1956.

Cogan DG: *Neurology of the Visual System*. Springfield, IL, Charles C Thomas, 1966.

Corbett JJ, Thompson HS: Pupillary function and dysfunction. In: Asbury AK, McKhann GM, McDonald WI (eds): *Diseases of the Nervous System*, 2nd ed. Philadelphia, Saunders, 1992, pp 490–500.

Crino PR, Galetta SL, Sater RA, et al: Clinicopathologic study of paraneoplastic brainstem encephalitis and ophthalmoparesis. *J Neuroophthalmol* 16:44, 1996.

Donahue SP: Pediatric strabismus. *N Engl J Med* 356:1040, 2007.

Fisher CM: Some neuro-ophthalmological observations. *J Neurol Neurosurg Psychiatry* 30:383, 1967.

Ford CS, Schwartze GM, Weaver RG, Troost BT: Monocular elevation paresis caused by an ipsilateral lesion. *Neurology* 34:1264, 1984.

Glaser JS (ed): *Neuro-Ophthalmology*, 3rd ed. Philadelphia, Lippincott Williams & Wilkins, 1999.

Hageman G, Ippel PF, Nijenhuis F: Autosomal dominant congenital Horner syndrome in a Dutch family. *J Neurol Neurosurg Psychiatry* 55:28, 1992.

Halmagyi GM, Rudge P, Griesty M, Sanders MD: Downbeating nystagmus. *Arch Neurol* 40:777, 1983.

Hanson MR, Hamid MA, Tomsak RL, et al: Selective saccadic palsy caused by pontine lesions: Clinical, physiological and pathological correlations. *Ann Neurol* 20:209, 1986.

Hattar S, Liao HW, Takao M, Berson DM, Yau KW: Melanopsin-containing retinal ganglion cells: architecture, projections, and intrinsic photosensitivity. *Science* 295: 1065, 2002.

Hommel M, Bogousslavsky J: The spectrum of vertical gaze palsy following unilateral brainstem stroke. *Neurology* 41:1229, 1991.

Kardon RH, Denison CE, Brown CK, Thompson HS: Critical evaluation of the cocaine test in the diagnosis of Horner's syndrome. *Arch Ophthalmol* 108:384, 1990.

Kato I, Nakamura T, Watanabe J, et al: Primary posterior upbeat nystagmus: Localizing value. *Arch Neurol* 42:819, 1985.

Keane JR: Acute bilateral ophthalmoplegia: 60 cases. *Neurology* 36:279, 1986.

Keane JR: Bilateral ocular paralysis. Analysis of 31 inpatients. *Arch Neurol* 64:178, 2007.

Keane JR: Cavernous sinus syndrome: Analysis of 151 cases. *Arch Neurol* 53:967, 1996.

Keane JR: Internuclear ophthalmoplegia. Unusual causes in 114 of 410 patients. *Arch Neurol* 62:714, 2005.

Keane JR: Ocular skew deviation. *Arch Neurol* 32:185, 1975.

Kline IB, Hoyt WF: The Tolosa-Hunt syndrome. *J Neurol Neurosurg Psychiatry* 71:577, 2001.

Koc F, Kavuncu S, Kansu T, et al: The sensitivity and specificity of 0.5% apraclonidine in the diagnosis of oculosympathetic paralysis. *Br J Ophthalmol* 89:1442, 2005.

Lam BL, Thompson HS, Corbett JJ: The prevalence of simple anisocoria. *Am J Ophthalmol* 104:69, 1987.

Leichnetz GR: The prefrontal cortico-oculomotor trajectories in the monkey. *J Neurol Sci* 49:387, 1981.

Leigh RJ, Zee DS: *The Neurology of Eye Movements*, 2nd ed. Philadelphia, Davis, 1991.

Lewis RF, Zee DS: Ocular motor disorders associated with cerebellar lesions: Pathophysiology and topical localization. *Rev Neurol* 149:665, 1993.

Loewenfeld IE: "Simple, central" anisocoria: A common condition seldom recognized. *Trans Am Acad Ophthalmol Otolaryngol* 83:832, 1977.

Morris JGL, Lee J, Lim CL: Facial sweating in Horner's syndrome. *Brain* 107:751, 1984.

Palla A, Straumann D: Neurological evaluation of acute vertical diplopia. *Schweiz Arch Neurol Psychiatr* 153:180, 2002.

Ropper AH: Illusion of tilting of the visual environment. *J Clin Neuroophthalmol* 3:147, 1983.

Ropper AH: Ocular dipping in anoxic coma. *Arch Neurol* 38:297, 1981.

Rucker CW: Paralysis of the third, fourth, and sixth cranial nerves. *Am J Ophthalmol* 46:787, 1958.

Rucker CW: The causes of paralysis of the third, fourth and sixth cranial nerves. *Am J Ophthalmol* 61:1293, 1966.

Rush JA, Younge BR: Paralysis of cranial nerves III, IV, and VI: Cause and prognosis in 1000 cases. *Arch Ophthalmol* 99:76, 1981.

Safran AB, Kline LB, Glaser JS, Daroff RB: Television-induced formed visual hallucinations and cerebral diplopia. *Br J Ophthalmol* 65:707, 1981.

Saul RF, Selhorst JB: Downbeat nystagmus with magnesium depletion. *Arch Neurol* 38:650, 1981.

Smith AS, Smith SC: Assessment of pupillary function in diabetic neuropathy. In: Dyck PJ, Thomas PK, Asbury AK, et al (eds): *Diabetic Neuropathy*. Philadelphia, Saunders, 1987, pp 134–139.

Smith SA, Smith SE: Bilateral Horner's syndrome: Detection and occurrence. *J Neurol Neurosurg Psychiatry* 66:48, 1999.

Thach WT, Montgomery EB: Motor system. In: Pearlman AL, Collins RC (eds): *Neurobiology of Disease*. New York, Oxford University Press, 1990, pp 168–196.

Thompson HS, Pilley SFJ: Unequal pupils: A flow chart for sorting out the anisocorias. *Surv Ophthalmol* 21:45, 1976.

Tijssen CC: Contralateral conjugate eye deviation in acute supratentorial lesions. *Stroke* 25:215, 1994.

Vidailhet M, Rivaud S, Gouider-Khouja N, et al: Eye movements in parkinsonian syndromes. *Ann Neurol* 35:420, 1994.

Wall M, Wray SH: The one-and-a-half syndrome—a unilateral disorder of the pontine tegmentum: A study of 20 cases and review of the literature. *Neurology* 33:971, 1983.

Warwick R: Representation of the extraocular muscles in the oculomotor nuclei of the monkey. *J Comp Neurol* 98:449, 1953.

Warwick R: The so-called nucleus of convergence. *Brain* 78:92, 1955.

Wiersinga WM, Smit T, van der Gaag R, et al: Clinical presentation of Grave's ophthalmopathy. *Ophthalmic Res* 21:73, 1989.

Wray SH: Neuro-ophthalmologic diseases. In: Rosenberg RN (ed): *Comprehensive Neurology*. New York, Raven Press, 1991, pp 659–697.

Wray SH, Taylor J: Third nerve palsy: A review of 206 cases. Unpublished data, quoted in Wray SH (above).

Yousry I, Dieterich M, Naidich TP, et al: Superior oblique myokymia: Magnetic resonance imaging support for the neurovascular compression hypothesis. *Ann Neurol* 51:361, 2002.

Zee DS: Ophthalmoscopy in examination of patients with vestibular disorders. *Ann Neurol* 3:373, 1978.

Zee DS, Robinson DA: A hypothetical explanation of saccadic oscillations. *Ann Neurol* 5:405, 1979.

Zee DS, Yee RD, Cogan DG, et al: Ocular motor abnormalities in hereditary cerebellar ataxia. *Brain* 99:207, 1976.

Zee DS, Hain TC, Carl JR: Abduction nystagmus in internuclear ophthalmoplegia. *Ann Neurol* 21:383, 1987.

第14章

耳聋、头晕和平衡失调

声音让我们警惕危险，口语是普遍的交流方式，音乐是我们最高尚的审美乐趣之一。听力丧失使人们无法感受到许多重要的外部刺激，人们适应这种听力丧失是巨大的挑战。前庭功能保证一个人站稳的能力，在头部运动时稳定眼球位置。因此，了解第Ⅷ脑神经的功能及其疾病引起的紊乱是神经科医生和耳科医生同样关心的问题。一般来说，当眩晕与耳聋关联时意味着听力和前庭功能的终末器官，或第Ⅷ脑神经的疾病。这种疾病的准确定位是通过迷路和听觉功能的测试来确定的，进一步的描述包括神经病学检查和影像学检查的结果，涉及第Ⅷ对脑神经的初级和次级连接。

解剖学和生理学基础

前庭耳蜗神经（vestibulocochlear nerve），或第Ⅷ脑神经，有两个独立的组成部分：耳蜗神经（cochlear nerve）司听力；前庭神经（vestibular nerve）与身体和眼睛对周围世界的平衡和定位有关。在耳蜗的螺旋神经节中有发出听神经的细胞体。这个神经节是由双极细胞组成的，其外周部分传递从内耳的特殊神经上皮的听觉冲动，内耳是科蒂（Corti）螺旋器官。这是听觉的末端器官，声音在这里被转换成神经冲动。它由大约15 000个神经上皮细胞（毛细胞）组成，它们分布在沿整个耳蜗2.5圈延伸的基底膜上。从每个毛细胞的内表面伸出大约60条非常细的丝状体或立体纤毛，它们嵌在覆盖于Corti器官上的凝胶状结构的顶盖膜中（图14-1）。声音使基底膜振动；基底膜的向上移位使相对固定的静纤毛弯曲，为毛细胞的激活提供足够的刺激。刺激被传递到耳蜗神经的感觉纤维，感觉纤维从每个毛细胞的底部发出。

每个传入听觉纤维及其连接的毛细胞在一个频率上有一个最小阈值（“特征性”或“最佳”频率）。根据声音刺激的频率，基底膜在其长度范围内以不同的频率振动。通过这种方式，耳蜗神经纤维对各种可听到的声音做出反应，并能区分和分辨各种复杂的声音。

内耳毛细胞大约有3 500个，它们是特别重要的，因其与3万个传入的耳蜗神经元中的90%发生突触。初级听觉神经元的中枢部分构成了第Ⅷ脑神经的耳蜗区。此外，该神经包含约500个传出纤维，它们来自上橄榄核（80%来自对侧核，20%来自同侧核），并与来自毛细胞的传入神经元发生突触（Rasmussen）。这个传出通路的功能尚不清楚。它被认为在耳本身产生的听觉处理过程中起一定作用，可能通过一种反馈机制增强声音感知的锐度。第Ⅷ脑神经也包含来自颈自主神经链的肾上腺素能节后神经纤维，它支配耳蜗和迷路。它们的功能一直在研究，但目前尚不清楚。

半规管、椭圆囊和球囊，共同组成前庭器官，包含可检测角加速度和线性加速度的感觉器官。前庭器官充满了细胞内液体即内淋巴液（endolymph），并被脑脊液［外淋巴液（perilymph）］包围在颞骨中“开凿的”间隙，即半规管（semicircular canals）内。这后一术语“管”（canal），与恰当的描述“管道”（ducts）是可互换使用的，用来描述前庭器官。

第Ⅷ脑神经的前庭部分起源于位于内耳道的前庭细胞或斯卡帕神经节（Scarpa ganglion）。这个神经节也是由双极细胞组成，其外周部分起源于迷路装置的特殊感觉上皮的毛细胞。感觉上皮位于半规管扩张开口或壶腹的小丘（嵴）上，它们被称为壶腹嵴（*cristae ampullaris*），位于椭圆囊和球囊的被称为位觉斑（*maculae acusticae*）。位觉斑的毛细胞被耳石膜（*otolithic membrane*）或耳石（*otolith*）所覆盖，耳石是由嵌在凝胶状基质中的碳酸钙晶体组成。嵴的感觉细胞被帆状的凝胶状物质覆盖，称为壶腹帽（*cupula*）（见图 14-1）。迷路半规管传递头部的角加速度，耳石传递直线加速度，包括重力的影响。

来自蜗神经节和前庭神经节细胞的中枢纤维都在第Ⅷ脑神经内走行，通过内听道进入颅腔（与面神经和中间神经伴行）。它们穿过脑桥小脑角，在脑桥与延髓交界处进入脑干外侧。在这里耳蜗纤维与前庭纤维分离。随后耳蜗纤维发出分支分别终止于耳蜗背侧核和腹侧核。来自不同耳蜗核的纤维分别沿着各自的通路交叉和上行，通过外侧丘系（lateral lemnisci）传递到下丘（主要是对侧）。二级听觉纤维通过斜方体和外侧丘系投射到内侧膝状体（medial geniculate bodies），内侧膝状体是丘脑感觉系统的一个特殊组成部分（图 14-2）。有些纤维终止于斜方体和上橄榄复合体，对听觉注意、声音定位、听觉惊吓，以及声音的眼位定位等起到反射功能。

兴奋性神经元和抑制性神经元均位于这些通路的各个水平。在所有的层次上都有很强的连合性连接，通过这种连接，听觉信号在大脑的两侧被表现出来。从内侧膝状体，纤维通过听觉辐射投射到皮质，相对紧密的束分散和终止于颞横回（*transverse gyri of Heschl*）和其他听觉皮质区之前，由腹外侧穿过壳核的后部（Tanaka et al）。

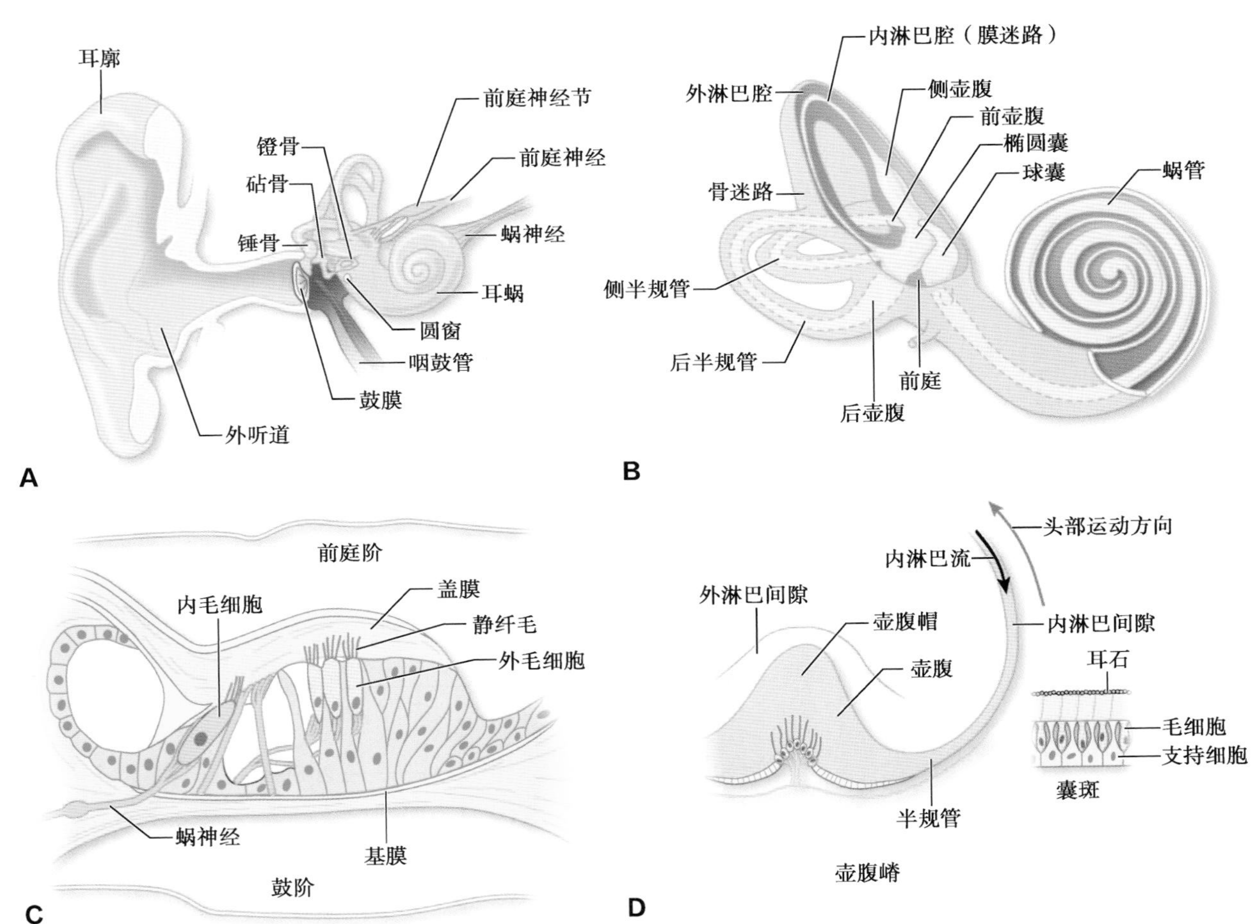

图 14-1 听觉和前庭系统。A. 右耳，前面观，显示外耳、听道、中耳和听小骨，以及内耳等。B. 右侧内耳的主要部分，前面观。外淋巴液（*perilymph*）位于骨迷路壁与膜迷路之间。在耳蜗，外淋巴间隙以两个盘绕管的形式存在，即前庭阶（*scala vestibuli*）和鼓阶（*scala tympani*）。内淋巴（*endolymph*）位于膜迷路内，膜迷路包括三个半规管、椭圆囊和球囊。C. 科蒂器（*organ of Corti*）。它是听觉的终末器官，由一排内毛细胞和三排外毛细胞组成。毛细胞的静纤毛被嵌在顶盖膜中。D. 壶腹嵴的示意图，它是半规管特化的感觉上皮细胞。当头旋转时，嵴感觉内淋巴的移位。头部旋转方向用红色箭头表示，内淋巴流动方向用黑色箭头表示。位觉斑（*macula*）是椭圆囊和球囊中感觉上皮的位置。注意，毛细胞的尖端与耳石（钙质物质）相接触，耳石嵌入在一个称为壶腹帽（*cupula*）的凝胶状的团块中

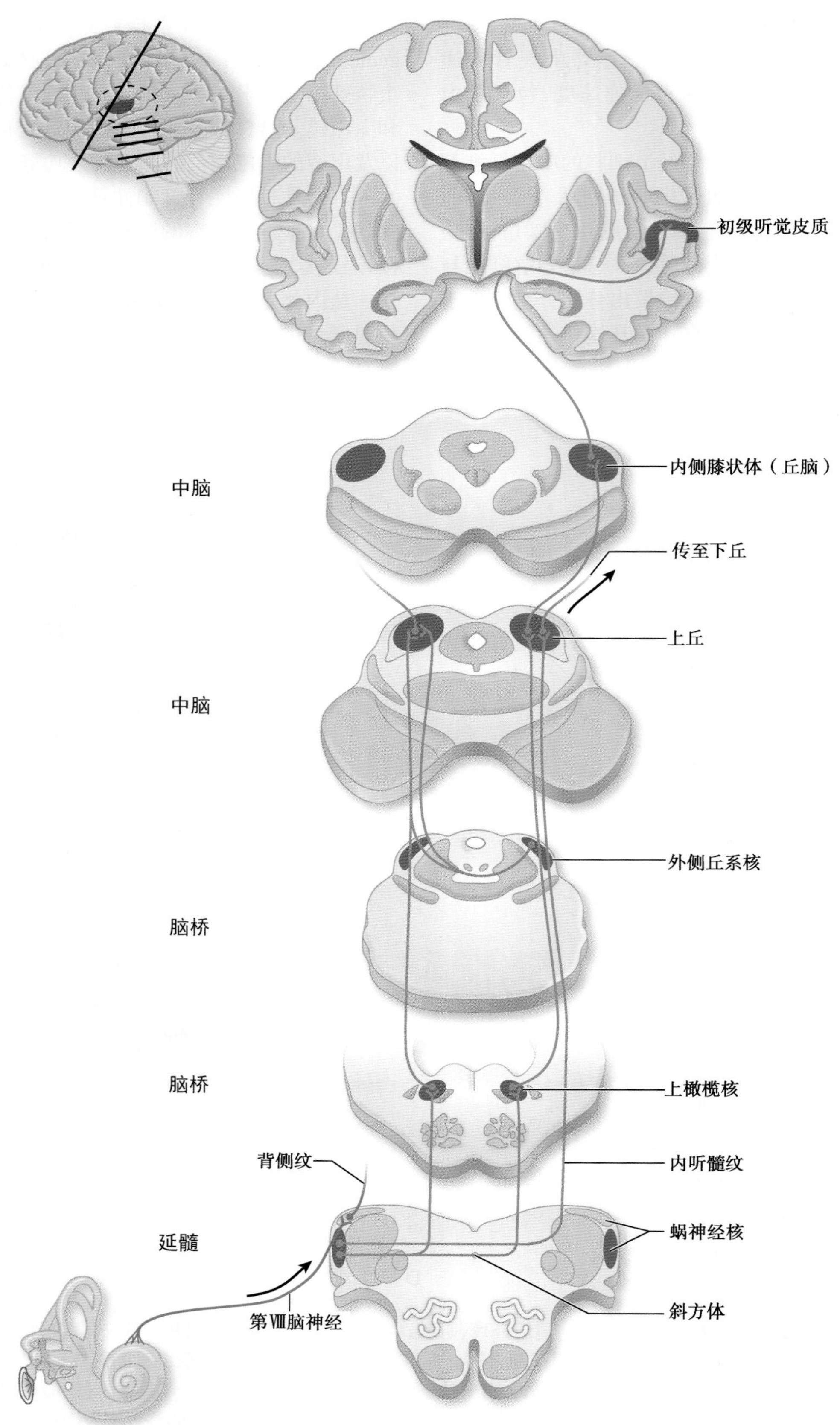

图 14-2　上行听觉通路。图的下部是通过上部延髓的水平切面（经允许，引自 Noback CR：*The Human Nervous System*，3rd ed. New York，McGraw-Hill，1981）

听觉皮质区包括颞上回和外侧裂的上部(Brodmann 41 区；见图 21-1)，或初级听皮质(*primary auditory cortex*)，以及邻近的颞叶的二级和三级皮质区。后者在辨别声音(Celesia)包括口语方面是特别重要的。双侧颞叶病变影响膝状体皮质传导束(geniculocortical fasciculi)导致皮质性聋，虽然这种病变很少见。单侧皮质损伤不影响听力，但会有功能缺损如双耳分听，可以通过专门的试验检测。在听觉上行通路的某些水平上，有对较低结构的反馈。

第Ⅷ脑神经的前庭纤维终止于四个前庭核：前庭上核(Bechterew)、前庭外侧核(Deiters)、前庭内侧核(三角形或 Schwalbe)和前庭下核(脊髓束，或下行)。此外，一些来自半规管的纤维经过绳状体直接投射到小脑，终止于小脑绒球小结叶和小脑蚓部皮质(因此，这些结构被称为“前庭小脑”，如第 5 章所述)。来自小脑皮质这一部分的传出纤维，依次投射到同侧前庭神经核以及顶核；来自顶核的纤维再通过绳状体投射回到对侧的前庭神经核。因此，小脑的每一侧都对两侧的前庭神经核产生影响(图 14-3；见第 4 章)。

前庭外侧核和内侧核与脊髓也有重要的连接，主要通过不交叉的前庭脊髓外侧束以及交叉和不交叉的前庭脊髓内侧束(见图 14-4)。据推测，前庭对姿势的影响是通过这些途径介导的，躯干肌主要由内侧前庭脊髓束调节，四肢肌肉受外侧束的影响。第Ⅲ、Ⅳ、Ⅵ脑神经核在投射途径中受到前庭神经核的影响，主要是第 13 章描述的内侧纵束。此外，所有的前庭神经核都与网状结构有传入和传出联系(见图 14-4)。后一种连接辅助前庭眼反射和前庭脊髓反射，这对清晰的视觉和稳定的姿势至关重要。

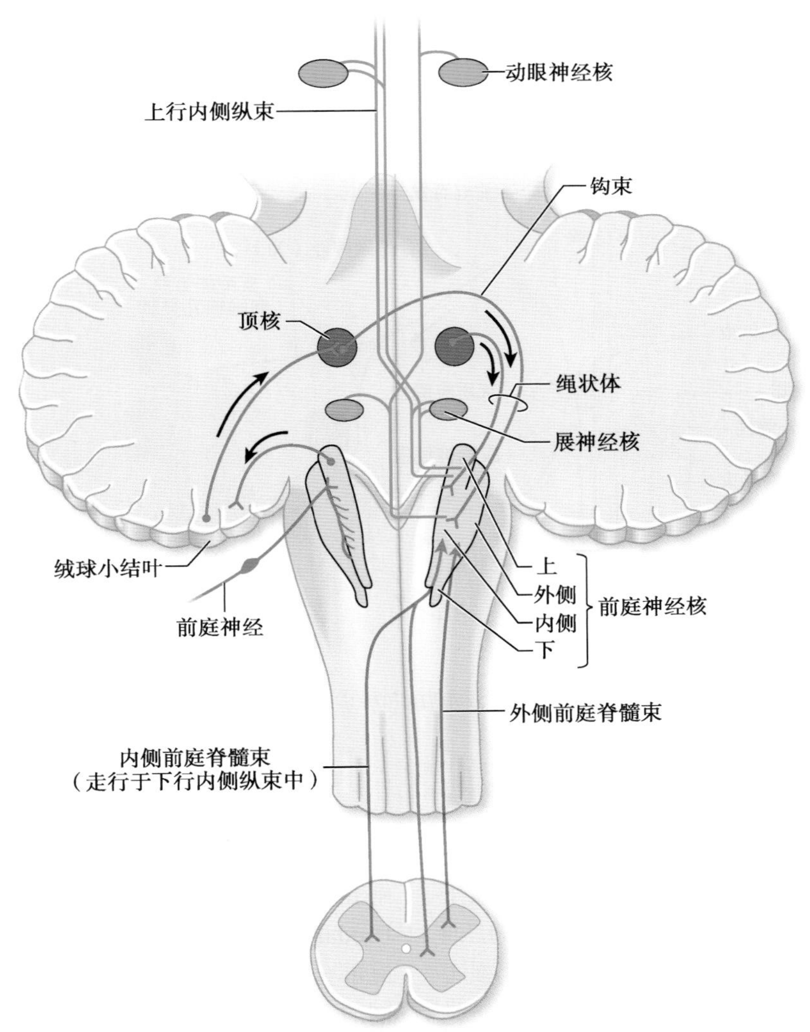

图 14-3 前庭小脑和前庭脊髓通路以及前庭与动眼神经核之间联系的简明示意图。内侧纵束(蓝线)是上行性前庭神经冲动的主要通路(见正文和图 14-1)

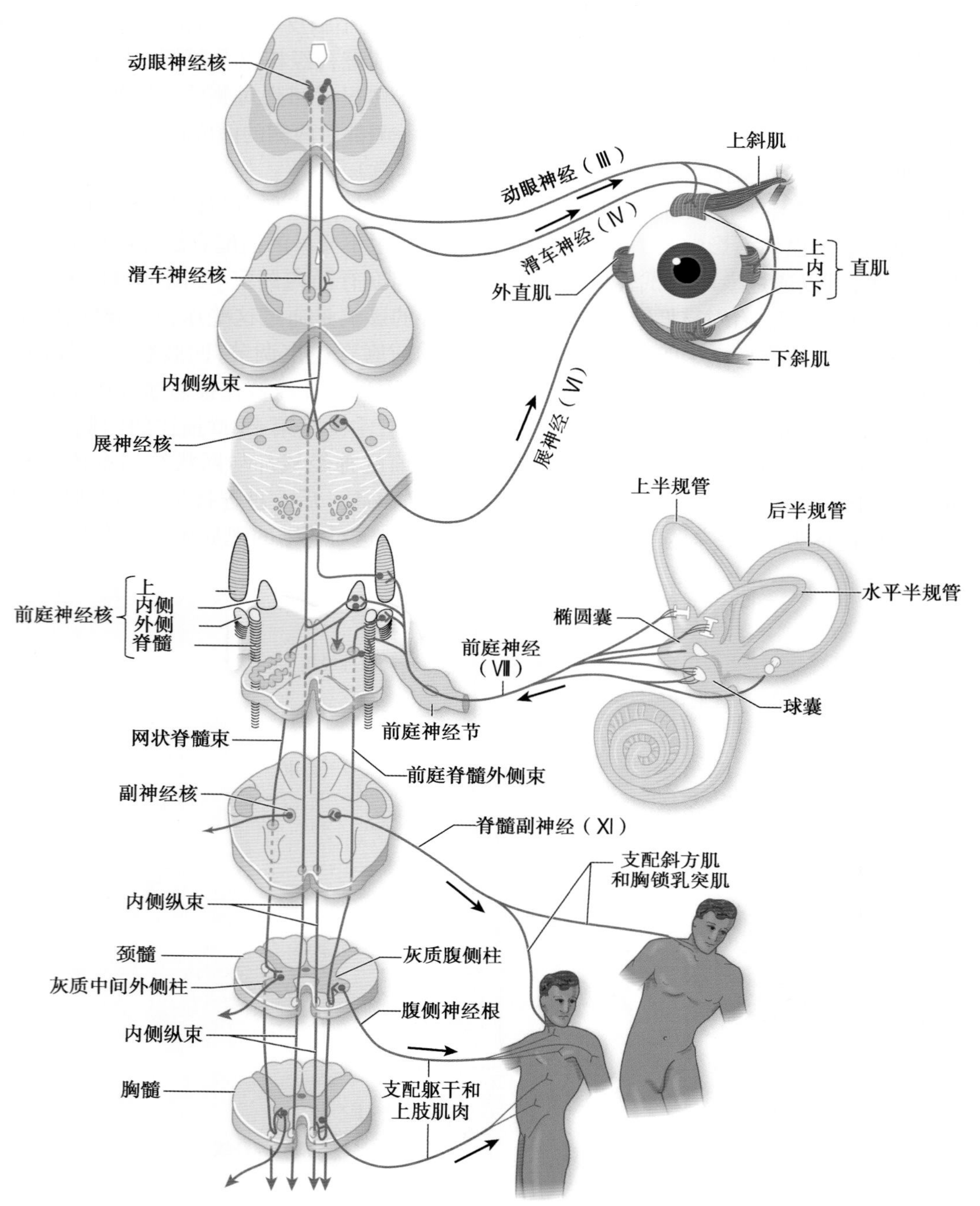

图 14-4　前庭反射通路（经允许，引自 House EL：*A Systematic Approach to Neuroscience*. New York，McGraw-Hill，1979）

最后，从前庭神经核向大脑皮质投射，特别是到顶间沟和外侧回上部。在猴子身上，这些投射几乎完全投射到对侧，终止于第一躯体感觉皮质的“面部区域”附近（Brodmann 2 区）。岛叶后部病变损害身体的垂直感、方向感和运动感。人类的前庭核是否投射到丘脑尚未完全确定；大多数解剖学家认为没有这样的直接联系。

这些简短的评论传达了一些关于前庭系统的解剖和功能组织的复杂性概念（完整的讨论，见 Brodal、Baloh 和 Honrubia 的专著）。由于耳蜗和前庭部分紧邻，在疾病过程中，听觉和前庭的功能常常同时受到影响是可以理解的，虽然二者也可能分别受到影响。

耳聋、耳鸣和其他听觉障碍

耳聋

一项美国国家健康调查(国家耳聋和其他交流障碍研究所)的数据表明,大约有 2 800 万所有年龄的美国人患有明显的耳聋,其中 200 万人重度耳聋。超过三分之一的 75 岁以上的人在某种程度上因听力丧失而致残。

耳聋一般有三种类型:①传导性耳聋(*conductive deafness*),由于声音转化(放大)并传导到耳蜗的机制缺陷引起。这些是外耳或中耳疾病,如闭锁或耵聍造成的外耳道阻塞、感染或外伤引起的鼓膜增厚、慢性中耳炎、耳硬化症(成年早期耳聋的主要原因),以及咽鼓管阻塞等。②感音神经性聋(*sensorineural deafness*),不太确切地,称为神经性耳聋(*nerve deafness*),它是由耳蜗疾病或第Ⅷ对脑神经的耳蜗分支病变引起。虽然耳聋的耳蜗病因和第Ⅷ脑神经病因通常被归为一类(感觉神经性),但神经科医生认为两者的症状和病因是完全不同的,将它们看作耳蜗耳聋(终末器官)和耳蜗后耳聋(神经)更为实际。③中枢性耳聋(*central deafness*),是由耳蜗核团及其与颞叶初级听觉感受区连接的病变所致。例如,完全性音调性耳聋(complete tone deafness)是中枢性耳聋,可能是以常染色体显性性状遗传的。

两种外周性耳聋,传导性耳聋和感音神经性聋必须相互区分开来,因为可采取重要治疗措施,特别是传导性耳聋。在区分它们时,音叉试验通常是有价值的。当震动的音叉,最好是 512Hz 频率,距离耳朵大约 2.5cm 时(测试气导),声波只有通过中耳才能被识别,这一部位的疾病,声波会减小。当振动叉置于颅部(测试骨导)时,声波直接传输到耳蜗,不需要中耳传声装置的参与,因此,在外耳或中耳疾病时,声波不会减少或丢失。通常情况下,空气传导要比骨传导好,通过空气传导识别的声音是通过骨传导的声音的 2 倍。

这些原理构成了几个简单的听觉功能测试的基础。在韦伯试验(*Weber test*)中,振动叉置于额头中线(或中切牙)部位。一个正常人在两耳能听到骨传导的相同的声音。当神经性耳聋时,由于前面提到的原因,声音局限于正常的耳朵;当传导性耳聋时,患病的耳朵接受的声音更大,因为受影响一侧的周围环境的干扰声音被减弱了。在 Rinne 试验(*Rinne test*)中,音叉置于乳突。当患者指出声音停止的那一刻,把音叉放在外耳道口。对中耳性耳聋患者,在骨传导停止后,不能通过空气传导听到声音(Rinne 试验异常)。在神经性耳聋,情况可能正好相反(Rinne 试验正常),但更明显的是,气导和骨导在数量上都下降了。施瓦巴赫试验(Schwabach test)是将患者的骨传导与正常检查者的骨传导进行比较。

一般来说,早期感音神经性耳聋(*early sensorineural deafness*)的特征是部分丧失对高调音声音的感知,而传导性耳聋是部分丧失对低调音声音的感知。这可以通过使用不同频率的音叉来确定,但最准确的方法是通过使用听力计并绘制听力图确定,这样就可以一目了然地了解整个听力范围。听力图(audiogram)是评估听力损失的必要测试,也是后续的诊断性评估的出发点。一块滴答作响的手表(在医生的手腕或口袋里不再经常看到)或者在耳朵附近搓捻患者的头发,都可以作为床边粗测听力的方法,但这些操作发出的声音大多是高频的,不会检测到耳朵低频声音的传导缺失。

耳蜗类型的听力损失可以通过存在募集和复听症状来识别。募集(*recruitment*)是指一旦听力阈值被超过,响度感知就会增强,因此,当检查者提高声音时,患者会反驳道,你不必大喊大叫(见下文)。复听(*diplacusis*)是指一种频率识别缺陷,表现为发音音节不够清晰,或感觉音乐走调或令人不愉快(患者将其描述为声音“含糊不清”)。

因为每个蜗神经核都与双侧颞叶的皮质相连,所以听力不受单侧大脑病变的影响。由脑干病变引起的耳聋很少见,因为需要一个很大的病变来中断来自耳蜗核的交叉和未交叉的投射,病变如此巨大,以至于其他神经系统异常通常使听力测试不可能进行。

特殊的听力学程序

许多特殊的测试被证明有助于区分耳蜗损伤和耳蜗后(神经)损伤。虽然不能根据任何一项测试做出绝对的区分,但把结果综合在一起(特别是响度募集、言语识别和音调衰减)能够相当准确地预测病灶的部位。这些测试通常由耳科医生或听力矫治医生进行,包括以下测试。

1. 响度募集(*loudness recruitment*)。这种现象前面提到过,被认为是取决于选择性破坏 Corti 器外部毛细胞辅助的低强度元素。高强度元素被保留下来,所以只有在高强度的情况下才能分辨出响度。在响度募集测试中，估计两耳之间的听力差异，然后向每只耳朵传递既定频率的纯音刺激的响度就会有规律地增加。在非募集性耳聋(*nonrecruiting deafness*)(以神经损伤为特征)中，由于高强度和低强度纤维都受到影响，所以在所有响度的比较中，听力的原始差异仍然存在。在募集性耳聋(*recruiting deafness*)[发生在Corti的器官病变，例如梅尼埃(Ménière)病]，耳朵受影响越大，响度越大，最终可能等同于较好的那只耳朵。在双侧疾病中，募集是根据引起不适的刺激强度来评估的，正常人大约为100dB(分贝)。

2. 言语识别(*speech discrimination*)。这项检查是在域上水平向患者提供50个语音平衡的单音节词(例如，thin，sin)。言语识别分数是患者正确重复50个单词的百分比。言语识别评分明显降低(小于30%)是第Ⅷ脑神经(耳蜗后)病变的特征。

3. 听力测定(*audiometry*)。连续和中断的音调以不同的频率出现。通过追踪，测量患者必须增加音量才能继续听到阈值以上连续和中断的音调的增量。临床分析表明，有四种基本配置，称为贝克斯听力图(Békésy audiograms)Ⅰ型至Ⅳ型。Ⅲ型或Ⅳ型通常表明存在耳蜗后病变，Ⅱ型反应指向耳蜗本身的病变，Ⅰ型被认为是正常的。相关的测试，如阈值音调衰减(threshold tone decay)和短增量灵敏度指数(short increment sensitivity index)，以前使用的程度比现在更多；因此，我们没有在这里描述它们。

4. 脑干听觉诱发电位或反应(*brainstem auditory evoked potentials or response*)(BAEP或BAER)(见第2章)。这种检测方法提供了从耳蜗到上丘的初级和次级听觉通路完整性的非常精确的信息。它的优点是对于不合作甚至昏迷的患者，以及不能合作听力测定的婴儿，都具有准确性。它对检测小的听神经瘤和前庭神经鞘瘤，定位脑干病变如脱髓鞘病变，以及证实脑死亡状态等有一定的价值，所有的波，除了偶尔的第Ⅷ脑神经(波Ⅰ)，反应均被消除；还可评估脑膜炎或接触耳毒性药物治疗的新生儿感觉神经病变等。

5. 镫骨肌听觉反射(*acoustic-stapedial reflex*)可作为听神经(和面神经)传导的一种测量手段。这种反射通常保护耳蜗免受过大声音的伤害。当声音强度大于70~90dB阈值到达内耳时，两侧的镫骨肌反射性地收缩，放松鼓膜，为进一步的声音提供阻抗。它可以通过向外耳道注入压力空气和测量一声巨响之后立即产生的压力变化来进行测试。由于听小骨运动受到机械限制，传导性听力丧失患者的反应较弱，但除此之外，该测试对耳蜗和听神经损伤是很敏感的。

耳鸣

耳鸣(*tinnitus*)是耳蜗和听觉疾病的另一个主要表现。耳鸣(tinnitus aurium)的字面意思是"耳朵里的铃声"(拉丁语tinnire，铃声或叮当声)，指的是源于耳朵里的声音，尽管它们不一定是鸣响声。患者还报告蜂鸣声、嗡嗡声、口哨声、咆哮声、嘶嘶声、滴答声、唧唧声或类似脉冲的声音等。一些耳科医生使用脑鸣(*tinnitus cerebri*)一词来区分头部的其他声音与来自耳朵里的声音，但是耳鸣(tinnitus)这个词在没有限定的情况下使用时指的是耳内的声音。

Marion和Cevette认为，耳鸣是一个非常常见的症状，超过3 700万美国人受到影响。它可以被定义为没有外界来源的任何声音的感觉。有两种基本类型：音调型(*tonal*)和非音调型(*nontonal*)，用福勒术语(terminology of Fowler)来说，是非振动型和振动型。到目前为止，音调类型是最常见的，也是使用非限定术语耳鸣的含义。它也被称为主观性耳鸣(*subjective tinnitus*)，因为它只能由患者听到。非音调形式有时是客观的(*objective*)，也就是说，在某些情况下，耳鸣可以被检查者和患者都听到。不管是哪种情况，不论耳鸣是在内耳还是在头颈的其他部位产生的，都必须刺激感觉性听神经元，因为只有听神经通路能够传输一种被感知为声音的脉冲。

根据Stouffer和Tyler进行的一项大型调查，大约三分之一的患者报告持续性耳鸣是单侧的，其他的患者体验为双侧的或者一侧的优势。更多的患者会有短暂的耳鸣发作，他们对症状的关注，足以引起医生的注意；有些患者是由于噪声或者由于服用常见的药物，如阿司匹林产生的，但大多数这样的病例是暂时的和无害的。

非音调和搏动性耳鸣

非音调和搏动性耳鸣(*nontonal and pulsatile tinnitus*)，这些头部噪声的来源是机械性的，并通过各种硬或软的结构或身体的流体或气体介质传导到内耳。它们不是由听觉神经机制的原发性功能障碍引起的，而是起源于咽鼓管、中耳(镫骨、鼓室张肌)、上腭(腭肌阵挛)或咽(吞咽肌)的肌肉收缩，或耳附近的血管结构。主观性耳鸣的一种常见形式是自身可听的杂音(self-audible bruit)，它的来源是颈部大血管、脑动静脉畸形或颈静脉球瘤的湍流血流。这种声音是搏动的，患者能感觉到它是从颅骨的一侧发出声音来的，但有时只有检查者才能检测到。

其他值得注意的引起搏动性耳鸣的原因是脑假瘤（pseudotumor cerebri）或任何类型的颅内压（ICP）升高，其中噪声归因于颅和颈静脉结构之间的压力梯度和由此产生的静脉湍流，甲状腺肿大和静脉血流增加等。其他原因包括颅内动脉瘤、主动脉狭窄，颅部的血管肿瘤，如组织细胞增多症 X（histiocytosis X）。在血管性肿瘤或大的动静脉畸形的情况下，检查者可能会听到乳突上的杂音。通过轻柔地按压症状侧的颈静脉来消除声音是判断静脉起源的有用指标。有研究表明，心排血量显著增加的疾病（如严重贫血）可能引起搏动性耳鸣。与血流相关的颈动脉杂音，起源于纤维肌发育不良、动脉粥样硬化性狭窄、颈动脉夹层，以及颈动脉闭塞对侧血管血流增加，也被认为与此有关。然而，颈动脉狭窄很少会引起自听杂音。椎动脉疾病也是如此。在 Sismanis 和 Smoker 连续收集的 100 例搏动性耳鸣患者中，最常见的原因是 ICP 增高、血管球瘤，以及颈动脉疾病等。我们必须对这种症状的过度解释持谨慎态度，因为正常人在用一只耳朵躺在枕头上时可以听到他们的脉搏，而内向的人可能会过度地担心。我们认为颈静脉球大小和位置的正常变化可以解释一些良性病例（Adler and Ropper）。

另一种类型的耳鸣是由于鼓膜张肌或镫骨肌的间歇收缩引起的腭部肌阵挛的有节奏的滴答声，称为中耳肌阵挛（*middle ear myoclonus*），如在第 4 章，其他形式的震颤所讨论的。这一过程已经被多种药物治疗过，包括地西泮，或者在患者遭受极大困扰的情况下，通过切断阵挛的肌肉来治疗（Badia et al）。由腭部肌阵挛引起的咔嗒声通过向软腭组织注射肉毒毒素（Botulinum toxin）可成功地治疗（Jamieson et al）。

在上半规管裂（superior canal dehiscence）即小劳埃德综合征（*Llyod Minor syndrome*）不寻常的过程中，会有一些古怪的听觉体验，包括对自己的声音［自听增强（autophony）］和心音的敏感性增强，以及由声音诱发的眩晕［图利奥现象（Tullio phenomenon）］。这一情况将进一步讨论。

音调性耳鸣

音调性耳鸣（*tonal tinnitus*）是耳鸣最常见的持续性形式，它发生在中耳或内耳，与耳蜗损伤的部分患者有关。因此，临床检查后第一步分析是听力图。在理想的声学环境下（隔音室的环境噪声水平为 18dB 或以下），80%~90% 的成年人存在轻微的耳鸣（生理性耳鸣）。一般生活环境中的噪声水平通常超过 35dB，其强度足以掩盖生理性耳鸣。由于中耳疾病引起的耳鸣和听觉神经机制也可能被环境噪声所掩盖，因此只有在安静的环境中，在夜间、在乡村等才会受到困扰。

通常来说，主观性耳鸣意味着鼓膜、中耳的听小骨、内耳或第Ⅷ脑神经的紊乱。如前所述，大多数主诉持续性耳鸣的患者都有不同程度的耳聋。局限于一只耳朵和被描述为具有音调特征的耳鸣（如铃声、钟样的，或像一种高而稳定的音乐音调），特别可能与耳蜗或神经功能受损有关。与高频率的感音神经性听力损失相关的耳鸣常被描述为“鸟鸣声”，而低频率的耳鸣则被描述为“嗖嗖声”或“吹气声”（Marion and Cevette）。中耳疾病（如耳硬化症）引起的耳鸣往往比感音神经性紊乱的耳鸣更常见，它的强度可变化，音调较低，特征是咔嗒声、砰砰声和急促的声音。

如前所述，与传导性听力损失相关的耳鸣音调一般为低频（中位频率为 490Hz，范围为 90~1 450Hz）。伴随感音神经性听力损失的频率较高（中位频率为 3 900Hz，范围为 545~7 500Hz）。这条规则不适用于梅尼埃病（Ménière disease），在这种疾病中，耳鸣通常被描述为低调的嗖嗖声、嗡嗡声或咆哮声（中位频率为 320Hz，范围为 90~900Hz），因此，类似于伴随一种传导性而不是感音神经性听力损失（Nodar and Graham）。梅尼埃病的耳鸣在强度上经常有波动，像听力损失。音调性耳鸣的机制尚未确定，虽然提出一些理论假设。一种推测认为耳鸣是由于耳蜗损伤部分附近的毛细胞过度活跃或去抑制所致。另一个假设是毛细胞与顶盖覆膜去耦合所致。然而，第三种理论是基于传入神经元的异常放电模式的发现，归因于被血管压迫损伤的神经纤维之间的神经元接触传递（Møller）。

治疗

在某些选择的病例中，报道单侧耳鸣的缓解是通过对第Ⅷ对脑神经的血管减压取得的，它的方式类似于面肌痉挛、上斜肌肌纤维颤搐和某些三叉神经痛（Jannetta）。然而，对于大多数形式的耳鸣，几乎没有有效的治疗方法（见 Lockwood et al 的综述）。一旦向患者解释了这种疾病的良性本质，他们就会接受耳鸣的存在。有些患者可能适合用一种特殊的听力设备，像助听器，通过发出一种类似的音调和强度的声音来掩盖耳鸣。可能受益的患者可以在听力图中通过应用叠加音观察耳鸣的改善来确定。此外，改善听力的助听器可以抑制或减少耳鸣。抗癫痫药物和盐酸妥卡尼(tocainide hydrochloride)已被建议用作治疗方法,但在我们的经验中却没有帮助。晚上服用小剂量的阿米替林(amitriptyline)在减轻症状方面已取得了一些成功。在极端情况下,一些研究小组尝试在颞叶皮质植入刺激器。

如果双侧耳鸣是持续性主诉的基础,人们经常会发现患者是焦虑或抑郁的,在这种情况下,仔细的病史将揭示这些疾病的其他特征。然后,必须针对精神症状进行治疗。Lockwood 及其同事在他们的综述中建议,所有未分化的耳鸣患者应该远离噪声和耳毒性药物(主要是氨基糖苷类抗生素、某些环型利尿剂、神经毒性化疗药如顺铂,也许还有大剂量的阿司匹林等)。美国耳鸣协会网站(*The American Tinnitus Association website*)作为安慰的来源,可能会对一些患者有所帮助。

单侧、搏动性或波动性耳鸣和与眩晕相关的耳鸣,应通过适当的神经病学和听力学检查进行研究。

其他听觉障碍

偶有脑桥病变可以伴有复杂的听幻觉,有时具有真实的幻觉特征[脑桥听幻觉(pontine auditory hallucinosis)],例如 Cascino 和 Adams 描述的患者,其中一人是我们的患者。它们由交替的悦耳的音调组成,就像管风琴的音调;混杂的声音,如交响乐队的调音;或像警报样或嗡嗡声,就像一群蜜蜂。这些听觉障碍比感音神经性耳鸣复杂得多,但比颞叶幻觉形成得少。它们通常与单耳或双耳的听觉受损以及与脑桥病变相关的其他神经系统体征有关。对侧耳的听觉过敏(hyperacusis)的不愉快程度曾报告为上部脑桥被盖部病变。脑干听觉诱发电位(BAEPs)显示完整的耳蜗、听神经和耳蜗核反应。就像在大脑脚视幻觉的病例一样,患者意识到这种声音是不真实的,也就是说,他们洞察到了自己幻听的本质。

另一种公认的但无法解释的幻听类型发生于长期感音神经性聋的老年患者。一整天,或者每次几小时,他们听到的都是歌曲、交响乐、合唱音乐,或者熟悉的或不熟悉的旋律,只有被环境噪声、睡眠或吸引他们注意力的谈话才能打断。毫无疑问,音乐的“选择”与个人的早年生活有关。我们的患者,就像 Hammeke 及其同事们所报道的,既没有抑郁,也没有精神错乱,抗癫痫药物和神经安定药也没有效果。在这种情况下,Kasai 及其同事们在这样的病例中已经报道了在单光子发射断层扫描(SPECT)和脑磁图中右侧听觉皮质的激活。这一问题可能类似于查尔斯·邦尼特综合征(Charles Bonnet syndrome)的幻觉,即视力衰退的老年人出现了丰富的视幻觉。我们发现令人费解的是,如前所述,在某些病例中也涉及脑桥病变。

复杂的幻听可能是各种颞叶损伤引起的颞叶癫痫发作的一部分。相反地,癫痫发作可能是由音乐声和其他听觉刺激引起的。这些问题在第 15 章、第 21 章中讨论。听觉倒错(*paracusis*)是一种响声、曲调或声音重复几秒钟的情况,也是一种大脑听觉现象,在某种意义上类似于一种视像留存(palinopsia)的现象。确切的解剖结构尚不清楚。精神分裂症的听幻觉与颞叶活动的关系已进行了广泛研究,如第 49 章所述。

这里需要提到的另一个现象是重复体验最近听到的歌曲或旋律的某些部分,即“耳朵虫”(*ear worm*)。这个情况是自限性的,但偶尔会变成一种类似于幻听的慢性疾病的主诉,可能是一种强迫性疾病,但很少被归咎于颞叶癫痫发作,原因不明。

中耳耳聋

中耳耳聋(*middle ear deafness*)的常见原因是耳硬化症、中耳炎和外伤等。在各种类型的进行性传导性耳聋中,耳硬化症(otosclerosis)是最常见的,约有一半的双侧耳聋(但不一定是对称的)是在成年早期(通常在 10 多岁或 20 多岁)发病的。耳硬化症的易感性是以一种常染色体显性性状遗传的,具有可变的外显率。病理上,它的特征是椭圆窗周围的囊状骨迷路过度生长,导致镫骨逐渐固定。显微耳科手术的显著进步旨在松动或替代镫骨和重建听骨链,已极大地改变了这种疾病的预后;现在大多数患者的听力都可以得到显著的改善。

抗生素药物的使用已经显著降低了化脓性中耳炎的发病率,化脓性中耳炎在以前是儿童传导性听力丧失的常见原因。然而,反复发作的浆液性中耳炎仍然是这种类型耳聋的一个重要原因。

颞骨骨折,特别是岩锥长轴的骨折,可能损伤中耳结构,也经常有出血进入中耳,以及鼓膜破裂等。穿过岩锥的横向骨折更容易损伤耳蜗迷路结构和面神经。颞骨的其他疾病,如 Paget 病、骨纤维结构不良(fibrous dysplasia)和骨硬化症(osteopetrosis)等,都可能通过压迫耳蜗神经损害听力。应该注意的是,鼓膜破裂,例如由于爆炸损伤造成的鼓膜破裂,并不会造成很大的听力损失;在爆炸的情况下,听力下降的原因是耳蜗损伤。

感音神经性聋

感音神经性聋(*sensorineural deafness*)有很多原因。老年人常见的高频感音神经性听力丧失[老年性聋(presbycusis)]可能是神经元变性的结果,即螺旋神经节神经元的进行性丢失(Suga and Lindsay)。在某些工业环境中,爆炸或强烈的、持续的噪声,或枪声,甚至摇滚乐,都可能造成耳蜗损伤的高音感音神经性听力丧失。某些抗菌药物(即氨基糖苷类和万古霉素)损害耳蜗毛细胞,长期使用后可能导致严重的听力丧失。如果这些药物已被用于治疗细菌性脑膜炎,可能很难确定究竟是抗生素还是感染引起的听觉障碍。许多其他常用药物是耳毒性的,包括某些神经毒性癌症化疗药物,特别是含铂类药物,通常是以剂量依赖性模式造成损害(见Nadol)。奎宁和阿司匹林可短暂损害感觉神经功能。

新生儿的耳蜗可能在怀孕母亲的子宫内被风疹病毒破坏。流行性腮腺炎、急性化脓性脑膜炎[特别是由肺炎球菌(*Pneumococcus*)和嗜血杆菌(*Haemophilus*)引起的],或由中耳向内耳扩散的慢性感染可能会导致儿童神经性耳聋。脑膜感染沿着耳蜗导水管扩散,耳蜗导水管是连接脑脊液(CSF)间隙与耳蜗外淋巴液的结构。麻疹疫苗接种、肺炎支原体(*mycoplasma pneumoniae*)感染和猩红热一直与急性耳聋有关,可伴或不伴前庭症状。目前还不确定这些病例的耳聋是由于耳蜗的直接感染,还是由于针对内耳的自身免疫反应。此外,内耳含有黑色素细胞,它们在沃格特-小柳-原田病(Vogt-Koyanagi-Harada disease)中的介入除了常见的表现如眉毛白癜风、白发病(额发脱色)、虹膜炎、视网膜脱色和复发性脑膜炎等,还增加了听力障碍、耳鸣和感音神经性聋。脑膜含铁血黄素沉着(meningeal hemosiderosis),是一种罕见的由蛛网膜下腔出血反复发作引起的过程,它也会导致第Ⅷ脑神经损伤和耳聋,可能是神经附近脑膜铁沉积的毒性作用所致。急性感音神经性聋或视力下降的病例是在脑脊液引流或腰椎穿刺后发生的,可能是由于压力梯度引起的耳蜗神经牵拉,也可能是通过耳蜗导水管的内淋巴积水所致(见下文)。大多数情况是暂时的。

发作性单耳聋(*episodic deafness in one ear*),即使没有眩晕,在大多数情况下也证明是由于梅尼埃病(*Ménière disease*)的结果(见下文)。

耳科医生将渐进性感音神经性听力丧失描述为先天性梅毒的晚期表现,有时即使之前使用了足够剂量的青霉素治疗也会发生。有人认为,在这种情况下,长期服用类固醇可能是有用的。听力丧失的病理基础尚不清楚,其与先天性梅毒的因果关系仍有待确定。

听神经(*auditory nerve*)可能受到脑桥小脑角肿瘤的累及,或受到霉菌性、淋巴瘤性、癌性、结核性、李斯特菌性(*Listeria*)、类鼻疽性或其他类型的慢性脑膜炎的侵犯,但结节病极少发生。淋巴瘤性脑膜炎特别容易引起单侧的听力丧失,我们已经见过几例这样的病例,其中没有其他脑神经受到侵犯。癌性脑膜炎也可能发生同样的情况,但几乎总是发生在其他脑神经和脊神经麻痹的情况下(见第31章)。在实体瘤中,最常累及听神经的是神经鞘瘤、神经纤维瘤、脑膜瘤、皮样瘤和转移癌等。如第37章所述,在Ⅱ型神经纤维瘤病中,前庭神经鞘瘤和听神经鞘瘤通常影响双侧。单侧耳聋也可由累及脑干内的耳蜗神经纤维或核的脱髓鞘性斑块、梗死或肿瘤引起。耳聋很少是由双侧颞叶损伤造成的(见第22章)。这种情况被称为纯词聋(*pure word deafness*),是失语症的一种,也是由左侧颞叶疾病引起的;尽管纯音感知和听力测量正常,以及脑干听觉诱发电位正常,但口语单词不能被理解。这一情况在第23章中讨论。

突发特发性听觉丧失

突发特发性听觉丧失(*sudden idiopathic hearing loss*),同样值得神经科医生关注,成年人突然和永久性的单侧听力丧失,没有眩晕,也没有梅尼埃病(*Ménière disease*)的所有其他特征。Fetterman及其同事已经描述了这种临床综合征。对于这种(特发性)综合征的发病机制知之甚少。曾被假定是血管性原因(耳蜗动脉闭塞或动脉痉挛),但根据并不确定。我们不知道如何解释DeFelice及其同事以及其他人的研究结果,他们报告说,在突发性听力丧失的患者中,后交通动脉缺失的比例过高。少数病例是由于并发带状疱疹和流行性腮腺炎,但除此之外,没有证明与通常的病毒性呼吸道感染有关。免疫介导的原因也可能在一些患者中起作用,这一假设已经导致一些神经科医生和耳科医生使用短疗程的糖皮质激素治疗这类患者。在对88例急性感音神经性听力丧失自然史的前瞻性报告中,三分之二的患者在几天或一两周内完全恢复了听力(Mattox and Simmons)。剩下的患者恢复得很慢,而且往往不完全;在后一组中,听力损失主要是高音调,在某些情况下还与不同程度的眩晕和活动减少的热量反应有关。

在体外循环心肺手术后也报告出现了同样的问

题，并被认为是微栓子引起的，但未经证实。较少见的是，这种情况发生在非耳科手术的全身麻醉之后（Evan et al）；其发病机制尚不清楚。目前流行的治疗药物，如组胺、钙通道阻滞剂、抗凝剂、吸入碳合气（30% CO_2），以及糖皮质激素等，似乎都不能明显影响无眩晕的单侧或双侧突发性聋的疗效。尽管如此，正如前面提到的，基于这种疾病类似于前庭神经炎的免疫形式这一不确定的理论，医生经常会处方糖皮质激素。

遗传性聋（表 14-1）

遗传性聋（*hereditary deafness*），是指大量以神经感音型或传导型耳聋为特征的基因决定的综合征（*genetically determined syndromes*），有些是先天性的，而有些是在童年或成年早期发病而被发现的（见 Tekin et al and Gorlin et al 的论文）。大多数的先天性耳聋是遗传的，作为一种常染色体隐性性状，没有其他综合征的特征。在其余的大多数病例中，遗传是常染色体显性的类型，在少数病例中，是性连锁遗传。

该领域的独特遗传学进展是在隐性非综合征性耳聋中发现了 13 号染色体上的连接蛋白 -26 基因（*connexin-26 gene*）的突变（命名为 GJB2）。这种突变在一半的隐性纯耳聋家族病例中被发现；更令人震惊的是，在散发性先天性耳聋的病例中，有 37% 的病例出现了同样的基因异常，几乎可以肯定是自发性突变（Estivill et al and Morell et al）。缝隙连接蛋白（connexin protein）是缝隙连接（gap junctions）的一个组成部分，这种突变理论上干扰了钾从耳蜗毛细胞到内淋巴细胞的再循环。作为人类基因组计划的结果，已经发现了可能与先天性耳聋综合征有关的其他 20 多个基因位点；这些已经被 Tekin 及其同事们总结，但是除了连接蛋白之外，其他位点所占的比例都非常小。这些独立的、非综合征型的先天性耳聋是由一个名为 DFN（DeaFNess）的家族的基因标记的；例如，连接蛋白突变发生在 DFNB1 中。该基因的突变可以是隐性的、显性的或 X 连锁的。遗传错误涉及细胞骨架或科尔蒂（Corti）器的结构蛋白或离子通道装置。

值得注意的是，耳聋是超过 400 种较复杂的不同遗传综合征的一个组成部分，例如，瓦登伯格（Waardenburg）综合征、鳃 - 耳 - 肾（branchio-oto-renal）综合征、斯蒂克勒（Stickler）综合征、彭德莱（Pendred）综合征、厄舍（Usher）综合征、奥尔波特（Alport）综合征、巴特（Bartter）综合征，以及其他因为罕见而被忽略的列在表中的其他综合征。其中，在 20 世纪 90 年代初发现的 Waardenburg 综合征中一种名为 PAX3 的基因突变，引发了大量其他基因缺陷，这些缺陷是许多疾病的基础，而这些疾病在 20 世纪已经在临床上被描述。导致这些疾病的某些突变，特别是厄舍综合征（Usher syndrome），也可能导致非综合征性先天性耳聋。遗传性耳聋的综合征形式主要根据其相关缺陷进行分类，诸如色素性视网膜炎，外耳畸形，皮肤异常如角化过度、眉毛增生或稀疏、白化病、大面积色素过多或色素减退区，眼部异常如眼距过宽、严重近视、视神经萎缩、先天性和青少年白内障，小脑共济失调、肌阵挛，智力缺陷，骨骼畸形，以及肾脏、甲状腺或心脏异常。耳聋也是几种线粒体疾病的特征，特别是卡恩斯 - 塞尔综合征（Kearns-Sayre syndrome），以及偶尔还会出现 MELAS（线粒体肌病、脑病、乳酸性酸中毒和卒中样发作）综合征。以感音神经性聋为主要特征的沃尔弗拉姆综合征（Wolfram syndrome）可能是有核遗传或线粒体遗传起源。表 14-1 总结了该综合征和其他主要的遗传综合征。Chinnery 等曾总结了耳聋的线粒体的原因。第 37 章和第 39 章进一步讨论了神经感觉性耳聋与退行性和发育性神经疾病的联系。

与听觉系统退行性变不同的，是一组听觉的发育不全。内耳发育不全曾被描述四种类型：①米歇尔缺损（*Michel defect*），完全缺失耳囊和第Ⅷ脑神经；②蒙迪尼缺损（*Mondini defect*），骨迷路、膜迷路和螺旋神经节发育不全；③沙伊贝缺损（*Scheibe defect*），一种膜性耳蜗球囊发育不良，伴有前庭神经和耳蜗神经萎缩；④罕见的染色体畸变（三联体），其特征是末端器官异常和螺旋神经节缺失。

癔症性耳聋

对于癔症性和假性耳聋（*feigned deafness*）与由结构性疾病引起的耳聋，我们可以通过几种方式来区分。在双侧耳聋的情况下，这种区别可以通过观察眨眼［耳蜗 - 眼轮匝肌反射（*cochleo-orbicular reflex*）］或皮肤出汗变化［心理皮肤电反射（*psychogalvanic skin reflex*）］对大声的反应。单侧癔症性耳聋可以通过连接两耳的听力计检测出来，也可以通过对附在患者耳朵上的听诊器的钟形听诊头处低语，在患者不知情的情况下先关闭一根管，然后再关闭另一根管来检测。脑干听觉诱发电位的前两波的诱发提供了无可争辩的证据，证明声音正在到达听觉接受结构，并且患者应该能够听到声音。意识完全保留的短暂耳聋很少是由一个颞叶的癫痫性发作（癫痫性听力抑制）引起的。

表 14-1　听力损失的典型遗传方式

名称	遗传特征	基因缺陷	听力损失类型	相关缺陷	频率
Ⅰ. 非综合征型（*Nonsyndromic*）					
DFN A	AD	GJB2（连接蛋白），MYO7，USH，SLC26A4 及等位基因变异；GJB2 占大多数人群（AD）病例的一半	进行性感音神经性	与引起综合征型听力损失（如 Usher 和 Pendred 综合征）的基因位点相同，如下所示；80% 的遗传性耳聋来自隐性基因	占非综合征型隐性耳聋的一半
DFN B	AR（最常见）	–	–	–	–
DFN X	XL	–	–	–	–
家族性耳硬化症（*Familial otosclerosis*）	外显率降低的 AD	COLIA1	传导性	–	–
Ⅱ. 综合征型（*Ⅱ. Syndromic*）					
Waardenburg	AD	PAX3 和一些 SOX，WSIV（转录因子）	可变感音神经性	斜视、异色、虹膜炎、脊髓灰质炎	最常见的显性综合征性听力损失；占儿童听力损失的 3%
Type Ⅰ	–		–		
Type Ⅱ	–	–	–	与 type I 一致，但无异位	–
Type Ⅲ	–	–	–	上肢缺陷	–
Type Ⅳ	–	EDN（内毒素通路受体）	–	色素缺陷和先天性巨结肠病	–
神经 - 耳 - 肾综合征	AD	一半 Eya1（参与内耳和肾脏发育的转录因子）	传导性（75%），感音神经性和混合性	第二种最常见的听力损失。鳃裂囊肿、腭裂、外耳畸形、肾畸形	2%
Stickler	AD	STL 1-3	进行性感音神经性听力丧失	腭裂、骨骺发育不良；1 型和 3 型严重近视和视网膜脱离	–
神经纤维瘤病 2 型	AD	NF 2	听神经瘤	MRI 上可见；对其他肿瘤的倾向性	–
Usher	AR	USH 基因（非常规肌球蛋白和黏附分子）	严重先天性感音神经性听力损失、前庭功能障碍、色素性视网膜炎	最常见的隐性类型；10 年后视网膜色素变性；1 型前庭功能异常。	3%—6%
Type Ⅰ					
Type Ⅱ	–	–	中度到重度听力损失，晚期视网膜炎	–	–

续表

名称	遗传特征	基因缺陷	听力损失类型	相关缺陷	频率
Type Ⅲ	–	–	渐进性听力损失和可变视网膜炎	–	–
Pendred	AR	一半 SLC13A4(相同突变导致非综合性听力损失)	重度先天性感音神经性聋;骨迷路异常(蒙迪尼发育不良)	甲状腺功能正常性甲状腺肿	4%
Jervell and Lange-Nielsen	AR	KVQT,KCNE(延迟钾整流内耳)	先天性耳聋	心电图 Q-T 间期延长;晕厥,猝死	<1%
Refsum	AR	–	进行性神经性耳聋	色素性视网膜炎,感觉性多神经病;植酸升高	–
Alport	XL	X 连锁在 85%,但也常见染色体显性和隐性形态(耳蜗、眼睛和肾脏)	渐进性感音神经性听力损失	肾小球肾炎与肾衰竭	1%
Mohr-Tranebjerg	XL	TIMMBA(一种从细胞质到线粒体的易位蛋白)	进行性儿童耳聋	视力障碍、肌张力障碍、轻度发育迟滞	–
Kearns-Sayre	线粒体遗传	线粒体基因组 MTRNT 1at 3 243 位点和 MTTS 1 位点	迟发性进行性感音神经性听力丧失	糖尿病,其他典型的与线粒体突变相关的特征见第 36 章	–
Bartter Ⅳ	–	BSND;氯离子通道	先天性,严重	失盐型	–

AD:常染色体显性遗传;AR:常染色体隐性遗传;XL:X 连锁遗传。

头晕和眩晕

头晕和其他不平衡的感觉，连同头痛、背痛和疲劳，是医学上最常见的主诉(Kroenke and Mangelsdorff)。这些主诉的意义有很大的不同。大多数情况下，它们是良性的，但也有可能是神经系统疾病的征兆。对潜在疾病的诊断要求对头晕的主诉进行正确的分析，首先要确定功能障碍的性质，然后再确定其解剖定位。这种神经病学诊断方法对主诉头晕患者是非常有价值的。

头晕(*dizziness*)这个词被患者用于许多不同的感觉和精神体验，如一种旋转或回转的感觉以及非旋转性的摇摆、虚弱、晕眩、头晕目眩或不稳定的感觉等。视力模糊、不真实感、晕厥，甚至癫痫小发作或其他癫痫发作现象都可称为头晕发作(dizzy spells)。这些体验可分为四类：①眩晕，一种自我或环境运动的身体感觉；②近于晕厥(near syncope)，一种虚弱的感觉；③平衡失调，一种站姿或步态不平衡的紊乱；④界定不清的头晕目眩(lightheadedness)或晕眩(giddiness)，一种经常伴随着焦虑的症状。因此，在临床工作的第一步，必须仔细询问患者如何使用头晕这个术语。

生理学基础

有几种机制负责保持平衡的姿势，并意识到身体相对于周围环境的位置和重力。来自眼睛、迷路、肌肉和关节的连续传入神经冲动告诉我们身体不同部位的位置。为了应对这些冲动的反应，要进行必要的保持平衡的适应性运动。通常，我们没有意识到这些调整，因为它们在很大程度上是反射性的。最重要的传入脉冲如下。

1. 来自视网膜的视觉信息(*visual information*)和可能来自眼部肌肉的本体感觉冲动，使我们能够判断物体与身体的距离。这种信息与来自迷路和颈部的感觉信息相协调(见下文)，从而在头部和身体运动时稳定注视。

2. 来自迷路的冲动(*impulses from the labyrinths*)，迷路作为高度专业化的空间本体感受器，记录运动速度(加速度或减速)的变化，以及身体与重力垂直方向的位置。三个半规管的壶腹嵴感知头部在转动、俯仰和倾斜三个平面上的角加速度，而球囊和椭圆囊的黄斑感知线性加速度和重力牵引。在这些结构中，感觉毛细胞的移位是有效的刺激。在半规管中，这是通过内淋巴液的运动完成的，内淋巴液的运动又是由头部的旋转引起的。在椭圆囊和球囊中，由于耳石在重力作用下的运动会使毛细胞的纤毛发生位移，从而产生一种力来移动耳石。这个终末器官是一个力传感器，它将产生的力转换成神经冲动，神经冲动沿着前庭神经传导到前庭神经核。无论哪种情况下(角加速度和线加速度)，这种力量都会引起神经末梢的去极化和前庭神经的冲动，产生两种主要的反射反应，稳定眼睛的前庭眼反射(*vestibulo-ocular reflex*，*VOR*)和稳定头部和身体位置的前庭-脊髓反射(vestibulospinal reflex)。

3. 来自关节和肌肉本体感受器的冲动(*impulses from the proprioceptors*)对于所有的反射、姿势和随意运动都是必不可少的。颈部的肌肉对于头部的位置与身体其他部位的关系尤为重要。前面列出的感觉器官与小脑和脑干的通路相连，特别是前庭神经核，并通过内侧纵束与动眼神经核相连。这些小脑和脑干结构是感觉数据的重要协调器，并提供姿势调整和维持平衡。它们是一个人对自我(身体模式)和环境(环境模式)的感知匹配机制的基础。因此，任何破坏这些神经机制的疾病都可能引起眩晕和失平衡。这两个模式(自我和环境)的相互依赖性被归因于这样一个事实，即视网膜、迷路和本体感觉等各种感觉器官通常在任何身体运动中同时被激活。

稳定平衡感的一个要素来自运动过程中匹配视觉和位置信息的能力。通过反射机制，当我们在运动时(主要是眼固定反射)，我们把运动的物体看成是静止的，当我们在运动或静止时(前庭眼反射)，把运动的物体看成是运动的。有时，尤其是当我们自己的感官信息不完整时，我们会误以为周围环境的运动是我们自己身体的运动。一个著名的例子就是当一个人坐在静止的火车上，旁边的火车在移动时，他所感受到的运动感。

影响平衡的一个因素是老化对所有有助于稳定的传入结构的影响。老年人在颈部伸展时可能会失去平衡，周围感觉传入经常受损，保护体位机制也受损，使得跌倒更加频繁。一个或两个迷路的破坏性损伤可能会使老年人永久地失去平衡，而年轻人则能在很大程度上代偿这种损失。

眩晕的临床特征

经过仔细的询问病史和体格检查，通常可以为区分真正眩晕与由近晕厥、步态障碍和焦虑引起的头晕提供依据。任何平面运动的错觉或幻觉都属于眩晕。当患者说环境中的物体旋转或有节奏地朝一个方向移动，或感觉头部和身体旋转时，通常不难识别眩晕。人们有时会区分主观眩晕与客观眩晕，前者意味着身体转动的感觉，后者意味着环境运动的幻觉，但其意义是有限的。

然而，患者通常不那么明确，可能会描述一些相关的经历。这种感觉可以描述为身体的来回或上下运动，通常是头部的运动，或者患者可以将这种感觉与船只的倾斜和摇晃所带来的感觉进行比较。或者地板或墙壁似乎倾斜或下沉或上升。在行走中，患者可能会感到不稳，并转向一边，或者可能有一种倾斜或被拉到地面或一边或另一边（倾倒或静态倾斜）的感觉，就像被一个强大的磁铁所吸引。这种感觉是眩晕的特征。振动幻觉（oscillopsia）是环境中一种有节奏的、抖动的、虚幻的运动，是前庭神经紊乱的另一种效应，特别是如果是由头部运动引起的。观察患者可能会注意环境的这种有节奏的运动是由于眼球震颤所致。

有些患者只有在被要求将他们的症状与快速旋转后停止时的运动感觉进行比较时，才能识别出他们的症状。如果患者没有留意观察或描述不精确，一个有用的策略是通过快速旋转激发感觉，或者要求患者弯下腰 1 分钟，然后挺直身体；让患者放松站立 3 分钟，并测量他的血压的直立效应，特别是让他做 3 分钟的过度通气。如果患者不能区分这几种类型诱导的头晕，或者不能确定其中一种类型与自身病情的相似性，那么这些病史对于诊断来说可能太不准确。

当患者的症状轻微或描述不清楚时，病史中的一些细节，如发作时想要保持静止和不愿弯腰或走路，倾向于向一侧倾斜，在床上翻身或闭上眼睛加重症状，步行或开车急转弯时的不平衡感，以及身体或头部偏好于一个位置等，都有助于鉴别这些症状是眩晕。然而，如此突然和严重的发作几乎把患者摔倒在地。单独发生眩晕发作的常见类型标志着这些跌倒发作是梅尼埃病（Ménière disease）的一部分（见下文）。另一方面，头晕感并没有因为剧烈摇头而明显恶化的，不大可能与眩晕相关，特别是那种由于周围性前庭疾病引起的眩晕类型。

除了最轻微的眩晕外，所有眩晕都伴有一定程度的恶心、呕吐、面色苍白、出汗以及行走困难等。患者可能只是不愿意走路，或者走路不稳、转向一边，或者如果眩晕强烈，他可能根本无法行走。当被迫躺下时，患者意识到一个体位，通常是闭着眼睛的一侧，可以减轻眩晕和恶心，而头部的轻微运动会加重眩晕和恶心。一种常见的眩晕形式，良性位置性眩晕（benign positional vertigo）（见下文），发生于伴随躺下、坐起、转身或向上看时的体位改变时。与眩晕（眩晕性共济失调）相关的步态共济失调的来源被患者认为是“在头部”，而不是在腿部和躯干控制的。值得注意的是，在这些情况下，个体肢体运动的协调性并没有受损，这是与大多数小脑疾病的不同之处。眩晕发作时失去意识几乎总是意味着另一种类型的紊乱（癫痫发作或昏厥）。

非眩晕型头晕

非眩晕型头晕（*nonvertiginous types of dizziness*）的概念，重要的是要将眩晕与患者比较经常使用的主诉“头晕”一词区分开来。这些症状包括即将晕倒的感觉（近于晕厥），一种步态紊乱（不平衡），以及一种模糊不清的头晕目眩的感觉。在最后一类中，许多最初抱怨眩晕的患者，经过进一步的询问后，会将他的症状描述为“遥远的感觉”“飘飘然”“无法集中注意力”，或头部有其他一些不自然的感觉。这些感觉体验在以焦虑或惊恐发作为特征的状态中特别常见，通常是抑郁症，但并不总是如此。

这一组非眩晕性症状被笼统地称为“恐惧症”“功能性”和“心因性”眩晕。每个临床医生都会遇到许多这样的患者。在 Brandt（1996）的丰富经验中，在他的头晕门诊就诊的原因中，惊恐性眩晕（phobic vertigo）（他的术语）仅次于良性体位性眩晕而居第二位（下文描述）。他将这种紊乱与焦虑和惊恐发作联系起来，但发现它更多的是作为一种独立的实体存在，这需要经过仔细的解释和保证后才能得到改善。我们同意 Furman 和 Jacobs 的观点，即精神性眩晕（*psychiatric dizziness*）这个术语，如果要使用的话，应该仅限于作为公认的精神病学综合征的一部分出现的头晕，特别是极度焦虑障碍。通常情况下，这是避免拥挤、开放空间和紧张环境的组成部分。将非眩晕性症状根据它们通常出现的环境（“超市综合征”“驾车者定向障碍综合征”“恐惧症姿势性眩晕”“街头神经症”）分别命名似乎没有什么意义，但它们确实强调了心因性的本质，并可能促进对该综合征的识别。Furman 和 Jacobs 曾将焦虑型头晕与轻度前庭功能障碍联系起来，但我们尚未发现在所有这些患者中是否存在真正的迷路障碍。

眼球运动障碍，如眼肌麻痹伴有复视，可能是空间定向障碍和短暂的眩晕感、轻度恶心和步态蹒跚的根源。当患者注视瘫痪眼肌的运动方向时，这些症状最严重；这是由于接收到两种相互冲突的视觉图像。一些正常人在第一次适应双焦眼镜时可能会经历短暂的这种症状。

在一种被称为图利奥现象（*Tullio phenomenon*）的奇特症状中，一个响亮的声音，或打哈欠，会产生短暂的眩晕感或环境倾斜感。部分患者被发现上半规管骨顶缺失或变薄，通过薄层（1mm）CT 可检出。这种障碍，小劳埃德综合征（Llyod Minor syndrome）是一种外淋巴管瘘，由自发性或外伤性上半规管的骨裂引起。偶尔，梅尼埃病患者也有这种症状。

其他的头晕原因对医生和患者来说都较难界定。在严重贫血状态，特别是恶性贫血和主动脉瓣狭窄时，容易疲劳和倦怠可能伴有头晕，这与姿势变化和用力特别相关。在肺气肿患者，体力劳动可能伴有虚弱和特殊的头部感觉，剧烈的阵发性咳嗽可能由于静脉回流心脏受损导致昏晕甚至昏厥［咳嗽性晕厥（tussive syncope）］。经常伴随于急性高血压的头晕难以评估，有时它是焦虑的表现，也可能是大脑血流量不稳定调整的结果。虽然许多高血压的药物治疗肯定会引起头晕，但高血压是否会引起头晕还值得怀疑。

姿势性非眩晕性头晕（postural nonvertiginous dizziness）是由于血管舒缩反射不足阻止持续的大脑循环不稳定的另一种状态，它在任何原因的直立性低血压患者中尤其常见，例如，在服用降压药的患者中，以及在包含自主神经成分的多发性神经病患者中。这样的患者，当从平躺或坐着的位置突然站起来时，会感到一种摇摆式的头晕，视力变暗，眼前出现斑点，持续几秒钟。患者被迫站立不动，抓住附近的物体使自己稳定下来。偶尔，晕厥发作可能会发生在这个时候（见第 18 章）。低血糖会引起另一种形式的头晕，以饥饿感为特征，伴有颤抖、出汗和其他自主神经症状。药物中毒，特别是酒精、镇静剂和抗癫痫药物等可能会引起非特异性头晕，而在中毒晚期，会引起真性眩晕。

在实际操作中，可能很难将这些类型的头晕与眩晕区分开来，因为可能有，也可能没有旋转、冲击、上下运动、振动幻视或其他运动障碍的感觉。真正眩晕的伴随症状，即恶心、呕吐、耳鸣和耳聋、摇晃，以及坐着或躺着获得的缓解等，也不存在。此外，在一个经过仔细测试的人身上发现不止一种类型的头晕也是很常见的。

眩晕的神经病学和耳科病因

眩晕可能构成癫痫发作的先兆，这一事实支持了这种症状可能是由脑皮质起源的观点。事实上，电刺激未麻醉患者的大脑皮质，无论是颞叶后外侧面还是紧邻外侧裂的顶下小叶，都可能引起强烈的眩晕。然而，眩晕作为癫痫发作的最初症状并不常见。在这种病例中，一种运动的感觉，不管是身体远离病灶的一侧，还是与周围环境相反的方向，持续几秒钟后就会被淹没在其他癫痫发作活动中。这种类型的眩晕性癫痫（vertiginous epilepsy）应该与前庭源性癫痫发作（vestibulogenic seizures）区别开来，在后者中，过度的前庭放电是癫痫发作的激发因素。后者是一种反射性癫痫的罕见形式，在这种情况下，诱发眩晕的测试可能会引起癫痫发作（见第 16 章）。

偏头痛（*migraine*）引起眩晕的问题引起了许多讨论。一些权威临床医生将许多原因不明的头晕和眩晕的病例归因于有先兆的偏头痛，但尚不完全清楚这些病例是指通常发生在儿童的基底型偏头痛的发作（偏头痛性眩晕），还是偏头痛患者在不同时间出现的含糊的不平衡或眩晕发作，这在我们的经验中更为典型。Neuhauser 和同事的一项调查发现，7%~9% 的患者在眩晕发作期间或之前经常出现偏头痛症状，其中一半的患者眩晕与偏头痛有规律的联系。

小脑的病变会产生眩晕，这取决于受累的是小脑的哪一部分结构。小脑半球和蚓部的巨大破坏性病变，如小脑出血可能引起，有时也可能不引起眩晕。然而，在小脑后下动脉内侧支供血区的卒中（它起源于延髓分支远端，因此不涉及延髓外侧）会引起强烈的眩晕和呕吐，这与迷路紊乱引起的难以区分。在 2 例这样的病理研究病例中，大面积的梗死区延伸到中线并累及小脑绒球小结叶（Duncan et al）。这些病例的跌倒是向病灶的一侧；眼球震颤出现在注视每一侧，但更明显的是凝视梗死病灶侧。这些发现已被 CT 和 MRI 证实（Amarenco et al）。在急性眩晕发作的早期，当难以评估步态和眼球震颤的性质时，有必要通过影像学检查排除小脑梗死或出血。

另一方面，迷路疾病引起的主要是单向性眼球震颤，其快相期与受损的迷路侧相反，并向受累侧摆动或下沉，眼球震颤的方向与跌倒和过去的指向相反（后者是指患者闭着眼睛用手指过指一个目标，如巴兰尼［Bárány，1921］最初所描述的）。当然，共济失调和构音障碍是许多小脑疾病形式的典型表现，但在小脑出血和一些梗死患者中可能极少或不出现，而在所有形式的前庭疾病中也可能没有。

关于眩晕伴基底动脉和椎动脉供血区波动性缺血，即短暂性缺血发作（TIA），锁骨下动脉盗血综合征的问题将在“脑干来源的眩晕”和第33章中进一步讨论。眩晕是由多发性硬化的脱髓鞘病变引起的，在临床上也是常见的，在后面的小节中提到。

Biemond和DeJong描述了一种源于上颈部神经根及其支配的肌肉和韧带的眼球震颤和眩晕，所谓的颈源性眩晕（cervical vertigo）。颈部肌肉痉挛、颈部创伤和上颈部感觉神经根受到刺激被认为会产生不对称的脊髓前庭刺激，从而诱发眼球震颤、长时间眩晕和不平衡等。Toole和Tucker证明，当头部旋转或过度伸展时，流经这些血管的血流减少（在尸体中）。在我们看来，“颈性眩晕”的存在，或者至少对它的这些解释，是有疑问的。然而，我们承认曾经遇到过颈部肌张力障碍的患者，他们描述了类似于眩晕的症状，这可能说明了颈椎本体感受器与眩晕之间的关系。

除了梅尼埃病以外，其他源于前庭神经的眩晕的病因还有待进一步讨论。

总之，出于各种实际目的，眩晕表明前庭终末器官、第Ⅷ脑神经前庭分支或脑干的前庭神经核及其直接连接，包括下部小脑的紊乱。虽然大脑皮质、眼的病变可能引起眩晕，以及颈部肌肉病变或许能引起眩晕，但它们并不是症状的常见病因，眩晕也很少是这些结构疾病的主要表现。临床问题的解决是由涉及迷路-前庭器官的哪一部分决定的。通常可根据眩晕发作的形式、伴随症状和体征的性质，以及迷路功能测试来确定。这些检查如下所述，然后介绍常见的迷路-前庭综合征。

迷路功能测试

最基本的迷路功能（*labyrinthine function*）测试就是让患者左右摇头，试图引出上述的头晕相似的症状，并观察这一动作中姿势的不稳定程度。跌倒和头晕的明显加重几乎总是迷路疾病的征象。此外，眼球震颤可能被诱发出来，提示前庭神经不稳定。在确定迷路疾病方面，更有价值的是“快速头部脉冲”（rapid head impulse）测试，该测试要求患者注视一个目标，然后检查者将患者的头部快速旋转10度（必须向患者解释，以鼓励他放松颈部肌肉，并专注于注视点）。观察眼睛与目标物体之间的滑动，其最明显的表现是快速跳回原点。当患者把头转向受累的迷路一侧时，可以观察到眼球不稳定。Halmagyi和Crener认为，使用这种前庭眼反射（*vestibulo-ocular reflex*，*VOR*）是最可靠的迷路功能床边测试之一。

通过头部转向一侧，并快速从坐位转变为仰卧位而引发体位性眩晕的动作在许多情况下都会引起眩晕，这一手法是专门用于检测良性体位性眩晕的，在后面进一步描述。

其他一些有趣的但验证不太有效的测试可以显示站立和步态的不稳定性，可用来补充前庭功能障碍的常规测试。翁克安-福田手法（Unterberger-fukuda maneuver）要求患者闭上眼睛，伸开双臂，在原地踏步。正常情况下，显示的旋转幅度小于15度左右，迷路功能的不对称表现为过度旋转偏离患病侧。一个相关的测试包括让患者闭眼绕着椅子走，如有半径增加或减少，表明迷路器官两侧的不平衡。然而，这两种检查也经常出现在小脑疾病时的异常，此时患者转向患病的一侧。这类手法的敏感性受到了质疑。我们只能说，根据我们的经验，它们似乎显示出前庭小脑的损伤。

前庭（迷路）刺激也可以通过旋转坐在巴兰尼（Bárány）椅或任何类型转椅的患者产生。患者被要求在旋转过程中不要注视或用Frenzel镜片使其散焦，以避免视动性眼震（optokinetic nystagmus）的影响。正常反应是出现与旋转方向相反的眼球震颤。相反，如果患者被要求将注意力集中在伸出的手臂上自己的拇指上，如果旋转速度较慢，就不会出现眼球震颤；抑制这种前庭眼反应的能力反映了向旋转方向侧前庭器官和神经的完整性。眼震电图描记术（electronystagmography，ENG）提供了一种更精细地检测迷路功能紊乱的方法，因为它允许在没有视觉注视的情况下准确记录眼球运动。ENG通常与热刺激或与现代旋转测试设备相结合使用，可以精确控制速度、加速度和旋转程度，这是传统转椅无法做到的。

用冷水和温水交替地灌洗耳道［冷热水试验（*caloric testing*）］，可用于发现受累侧由热诱发的眼球震颤受损或丧失而导致迷路功能减弱。冷热水试验是通过让患者仰卧在检查台上，头部向前倾斜30度，使水平半规管成为一个垂直平面，该平面是半规管对热刺激最敏感的位置。每个外耳道灌洗30秒，先用水在30℃（86℉）灌洗，然后用水在44℃（111.2℉）灌洗，每次灌洗间隔至少5分钟。在正常人中，冷水引起眼睛向灌洗侧轻微的强直性偏斜，然后在约20秒的潜伏期后，出现向对侧的眼球震颤(快相的方向)。温水会诱发向灌洗侧的眼球震颤。如第 16 章所述,这是助记符 COWS[冷的对侧,温的同侧(cold opposite,warm same)]的基础,是指眼球震颤的快相方向。在正常受试者中,眼球震颤通常持续 90~120 秒,尽管范围相当大。敏感个体可能出现恶心和过度的反射性迷走神经活动症状。

同时用冷水灌洗两侧耳道会导致两眼球强直性向下偏斜,伴有向上的眼球震颤(快速成分)。双侧用温水灌洗产生一种强直性向上的运动和相反方向的眼球震颤,助记符 CUWD[冷向上,温向下(cold upward,warm down)],也是指眼球震颤的快相方向。冷热水测试将可靠地回答前庭终末器官是否有反应,比较来自两耳的反应将表明哪一只是轻度麻痹的。在测试过程中记录眼球运动可以对这些反应进行量化。电流刺激迷路是有效的,但与热刺激相比没有特别的优势。

梅尼埃病和其他形式的迷路性眩晕

迷路紊乱是真性眩晕最常见的原因。梅尼埃病(*Ménière disease*)以突发的眩晕发作为特征,并伴有波动性耳鸣和耳聋。耳鸣和耳聋在眩晕最初发作时可能是不存在的,但在急性发作时,随着病情的进展和严重程度的加重,它们总是会出现的。Ménière 病在两性中的发病是大致相同的,最常在 40 多岁发病,尽管它可能更早或更晚开始起病。Ménière 病的病例通常以散发的特征出现,但是遗传形式,包括常染色体显性和隐性已被描述(见 Konigsmark 的综述)。主要的病理变化包括内淋巴体积的增加和内淋巴系统的膨胀扩张,即内淋巴积水(endolymphatic hydrops)。几十年前就有人推测,阵发性发作的眩晕与膜迷路破裂和含钾内淋巴释放到外淋巴液有关,这些变化对前庭神经纤维有麻痹作用,导致脆弱的耳蜗毛细胞退化(Friedmann)。免疫发病机制也被提出,主要根据在一些患者中存在假定针对热休克蛋白的循环抗体。

在典型的 Ménière 病,眩晕发作是突然的,持续几分钟到 1 小时或更长时间。眩晕确定是旋转或回转的,通常严重到患者不能站立或行走。不同程度的恶心和呕吐,低调的耳鸣,几乎总是伴发一只耳朵的胀满感和听力减退。急性发作时有眼球震颤,它是水平的类型,通常伴有旋转的成分,慢相偏向患侧。当试图闭眼触摸目标时,会有过指目标,以及站立或行走时向患耳侧倾倒的倾向。患者宁愿躺着时让有缺陷的耳朵朝上,也不愿看向正常的一侧,因为这会加重眼球震颤和头晕。随着发作的减弱,听力也会改善,耳部充盈感也会改善;然而,随着进一步的发作,耳聋会逐渐加重。

发作在频率和严重程度上差别很大。它们可能每周复发几次,连续数周,或者可能有为期数年的缓解。频繁复发的发作可能会导致轻度的慢性不平衡状态和不愿快速移动头部或转身。如果病情较轻,患者可能主诉更多的头部不适和注意力难以集中,而不是眩晕,然后可能被认为是焦虑的征象。焦虑症状在 Ménière 病患者中很常见,尤其是那些频繁发作的患者。

小部分 Ménière 病患者经历了突然的、剧烈的跌倒发作。这些事件被给予了奇怪的名字“图玛金的耳石灾难”(otolithic catastrophe of Tumarkin),Tumarkin 将其归因于椭圆囊和球囊的耳石膜的变形。患者典型的描述是,在没有任何预兆的情况下,有被推或撞倒在地的感觉,或者在摔倒之前,环境可能有突然的移动或倾斜。虽然有些患者在跌倒后开始发觉这些症状,但意识并没有丧失,通常类型的眩晕及其伴随症状并不是跌倒发作的一部分。发作可能发生在疾病的早期或晚期。通常情况下,几次发作发生在一年或更短的时间内,并自行缓解(Baloh et al)。最初的发作必须与其他类型的跌倒发作区分开来,但发生在 Ménière 病较典型的眩晕发作伴有耳聋和耳鸣,使诊断更加明确。

Ménière 的听力丧失通常在第一次眩晕发作前出现,但也可能出现在眩晕发作后。没有眩晕的偶发性耳聋被称为耳蜗梅尼埃综合征(*cochlear Ménière syndrome*)。如前所述,随着复发性发作,会出现跳跃式进行性单侧听力丧失(在大多数病例系列中,只有 10% 的病例涉及双耳,但 Baloh 认为这一数字接近 30%)。在疾病早期,耳聋主要影响低音调,并在严重程度上有波动;实际上,低于 500Hz 的音调在早期就受到影响,而且这种损失对患者来说并不明显。没有可测量的纯音听阈(pure-tone audiometric thresholds)的波动,诊断是不确定的。后来波动停止,高音受到影响。语音识别相对保留了下来。眩晕的发作通常在听力完全丧失后停止,但在此发生之前可能有几个月或更长的时间间隔。听力测定显示为感音神经性聋,表现气导和骨导同样受到抑制。如果耳聋是不完全的,可以在受累的耳中显示响度募集(见上文)。

治疗

在 Ménière 病急性发作期间，卧床休息是有效的治疗方法，因为患者通常可以找到眩晕最轻的体位。抗组胺药，赛克力嗪(cyclizine)和美利嗪(meclizine)，或东莨菪碱，经皮给药对持续时间较长的病例有效。异丙嗪是一种有效的前庭抑制剂，曲美苄胺(trimethobenzamide)(200mg 栓剂)也可以抑制恶心和呕吐。多年来，低盐饮食结合氯化铵或钾和利尿剂一直被用于治疗 Ménière 病，但这种方案的价值从未得到证实。脱水剂如口服甘油和最近引入的钙通道阻滞剂的情况也是如此。温和的镇静药可能有助于发作期间的焦虑患者。使用糖皮质激素曾一度流行，但从未被证实有效；一些耳科医生仍在使用地塞米松鼓室灌洗，但这两种方法目前都不太采用。

如果症状发作非常频繁和致残，可以通过手术手段获得永久的缓解。只有在患有单侧病变和已经完全或几乎完全丧失听力的患者中，才应该考虑破坏迷路。对于双侧病变或听力有明显保留的患者，可以切断第Ⅷ脑神经的前庭部分。目前，一些外科医生喜欢做内淋巴 - 蛛网膜下腔分流术，而另一些外科医生则喜欢用低温探针或经鼓室注射庆大霉素选择性破坏前庭。正如 Janetta(1984) 所建议的，通过将第Ⅷ脑神经与邻近的血管分离来减压，这仍然是一个有争议的措施，而且可能更适合治疗持续的、致残的但不明原因的眩晕，而不是 Ménière 病的治疗。在决定是否进行外科手术时，必须考虑到大多数中年人会在几年后自行稳定下来的情况。

良性阵发性位置性眩晕(BPPV)

良性阵发性位置性眩晕(benign paroxysmal positional vertigo，BPPV)这种迷路功能紊乱比 Ménière 病更常见，虽然从长期来看，它没有同样的影响，但急性发作会使人失去能力。它的特征是阵发性眩晕(*paroxysmal vertigo*)和眼球震颤，只在某些特定的头位发生，特别是躺下或在床上翻身，弯腰和伸腰，或头向后倾时。患者经常报告眩晕发作开始于午夜或清晨，可能是在睡眠中变换姿势，迅速使一只耳朵受影响，翻身起床，或关掉闹钟。Brandt 和同事(1994)更喜欢描述性形容词变位性眩晕(*positioning vertigo*)来描述，而不是位置性眩晕(*positional vertigo*)，因为这些症状不是由特定的头部位置引起的，而是由头部位置的快速变化引起的。Bárány(1921)首次描述了这种紊乱，但 Dix 和 Hallpike 强调了它的良性本质，并对它的特征做了进一步描述，特别是激起发作的不连续的位置运动。个别的发作持续不到 1 分钟，但可能会周期性地发作几天或几个月，很少会持续几年。一般来说，检查没有发现听力异常或其他可识别的耳或其他部位的损害。Furman 和 Cass 对这种情况做了全面的总结。

正如 Dix 和 Hallpike 最初的描述(图 14-5)，这种疾病的诊断是在床边进行的，让患者从坐位到仰卧位，头悬垂于床端并倾斜 30~40 度，再向一侧偏转 30~45 度。这个动作不要突然完成，而应该在几秒钟或更短的时间内以平稳的动作进行。在几秒钟的潜伏期后，这个动作会诱发眩晕发作，患者可能会感到害怕，抓住检查者或检查床，或挣扎着坐起来。有功能障碍的耳朵在诱发眩晕时是向下的。我们无法反驳 von Brevern 和同事提出的论点，即完好的迷路通常更有责任。眩晕伴随振动幻视(oscillopsia)和快相成分偏离患侧耳的(依赖性)眼球震颤。据 Baloh 和同事说，眼球震颤主要是扭转性的，在患耳对侧的眼球有一个附加的垂直成分。诱发的眩晕和眼球震颤持续不超过 30~40 秒，通常不超过 15 秒。从卧位转变为坐位会逆转眩晕和眼球震颤的方向[体位变换眼球震颤(position-changing nystagmus)]，这可能是该疾病起源于迷路最确定的征象。重复这一操作后，眩晕和眼球震颤变得不那么明显，而在三四次试验后，它们不再被诱发(称为“疲劳”)，只有在长时间的休息之后才能恢复到原来的严重程度。对于病史与良性阵发性眩晕诊断相一致的患者，悬头手法并不总是引起眩晕和眼球震颤；因此，如果病史相符但无体征，Froehling 和同事们并不坚持诊断，我们不确定如何确认诊断。它可能仍然是适合于处方矫正练习作为试验。

这种眩晕的发作，可能循环往复，持续多年，特别是在老年人，而且不需要治疗。另一方面是罕见的持续性和严重程度需要手术干预的位置性眩晕患者。

Baloh 和他的同事在对 240 例良性位置性眩晕的研究中发现，17% 的患者是在脑外伤后几天或几周内发病的，15% 的患者是在推测的病毒性神经迷路炎后发病的。这些之前事件的意义尚不清楚，因为它们似乎没有影响临床症状或疾病的进程。基于小型流行病学研究，如 Jeong 和同事所做的研究，提出了这一令人激动的设想，即骨质疏松症与该病的频率增加是有关联的。

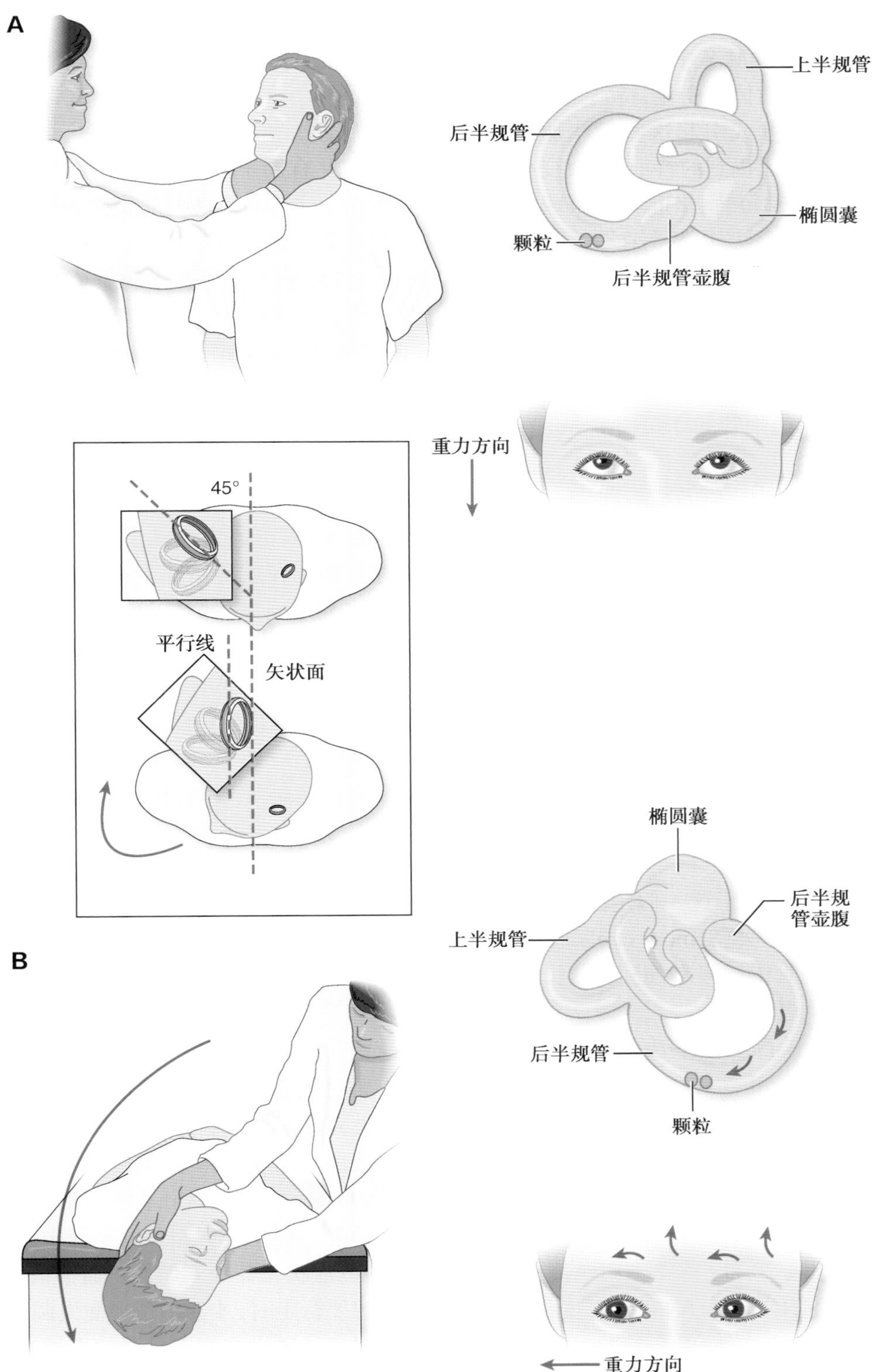

图 14-5　Dix-hallpike 手法诱发良性位置性眩晕(起源于右耳)。A. 首先让患者端坐，头部以 45 度转向一侧，使右侧后半规管与头部矢状面对齐；B. 然后帮助患者迅速躺下，使头部悬垂于检查台边缘，头仍与中线成 45 度角。在数秒钟内，引起眩晕和眼球震颤，向右侧震动伴旋转(逆时针方向)的成分。这种“外周性”眩晕的一个重要特征是，当患者再次坐起时，眼球震颤的方向发生改变，而他的头部仍在旋转。如果没有诱发眼球震颤，在 30 秒的停顿后，头部转向左侧，重复这个动作。采用耳石复位手法治疗如图 14-6 所示

在所有类型的前庭-迷路疾病的患者中，包括Ménière病和与椎基底动脉卒中、创伤，以及颅后窝肿瘤相关的类型，突然的体位变化，特别是头位变化可引起眩晕和眼球震颤或引起这些症状加重。然而，只有当发作具有前面提到的特征，即改变头位诱发、发作有潜伏期、为时短暂、坐起来时眼球震颤方向逆转、重复试验的疲劳性，以及存在令人痛苦的主观眩晕症状，或复发数月或数年而没有其他症状，可被视为"良性发作性"类型。

Schuknecht证明良性位置性眩晕是由壶腹嵴顶耳石症（cupulolithiasis）引起的，在这种情况下，耳石晶体脱落并附着在后半规管的壶腹帽上。现在普遍认为，这些碎片可能与耳石分离，在管腔内淋巴液中形成一个自由漂浮的凝块［管石症（canalolithiasis）］，并在头位变化时，被吸引到管腔最下面的部分（Brandt et al）。

在90%的病例中，涉及后半规管；其余的10%是由外侧管（*lateral canal*）的管石症引起的。如前所述，在外侧管的管石症的病例，常规的诱发BPPV的手法可能不仅不能引起症状，而且矫正手法甚至可能在无意中引发症状。De la Meilleure和同事们很好地总结了外侧管的紊乱。

治疗

据认为，这些碎片的作用是在壶腹上引发电流和激发一次眩晕发作。基于这一假定的机制，已经设计了几种耳石复位手法（Semont et al；Epley），使耳石碎片能够从半规管中被移出，进入前庭，在那里角加速度时不会产生电流。

埃普利（Epley）耳石复位手法的第一部分（图14-6）与诊断性Hallpike手法相似，唯一的区别是患者不需要将头部伸出到Dix-Hallpike手法的悬垂位置，首先使一侧耳朵向下，转动头部，然后再使另一侧耳朵向下，以确定引起症状的一侧。接下来，当患者处于引起症状的体位时，通过一系列的三步转动头部，每一步大约相隔20秒：首先头向对侧耳转动45~60度；然后患者身体侧翻，头再转45度，直到头与地面平行；然后头再一次转动，直到面向地面。我们注意到，这最后一步，也是手法的必要的一步，有时会被神经科医生省略。大约20秒后，患者恢复直立姿势。以前认为应指导患者在手法复位后24小时内避免头朝下的姿势，但最近的研究表明这可能是不必要的。通常，一次治疗程序就足以终止一段时间的体位性眩晕（大约80%有反应），但在第一次治疗之后立即进行第二次程序可能会使另一小部分患者获益。在同一疗程中进行的其他治疗据说没有进一步的好处。在一些顽固的病例中，我们的耳鼻喉科同事在执行Epley操作时在颞骨上使用了一个大的振动器，在此之后，发作停止了；据推测，振动器会调整并有助于耳石从半规管中移出。Epley手法的不完全实施有可能使通常的后半规管管壁结石转变为累及外侧管的管壁结石，这可能更难治疗。

Epley手法治疗无效的患者可能对其他替代的复位手法有反应，诸如塞曼特手法（Semont maneuver）（患者先以坐姿将头转向一侧45度，然后侧身向对侧耳卧位，接着轻快地摆动身体，向对侧方向侧卧），患者做类似勃兰特-达罗夫（Brandt-Daroff exercises）训练（坐位，向侧卧，回到坐位，反复进行）。

由外侧半规管耳石引起的位置性眩晕只引起纯水平性眼球震颤，而不是上文描述的扭转和垂直型眼球震颤。在这种情况下，另一种复位的手法包括从一侧翻滚到另一侧，以用来释放和重新定位耳石碎片。

重要的是要重申，在一些位置性眩晕患者中，这种紊乱既不是良性的，也不是阵发性的。Jannetta和同事描述了一组患者，他们眩晕和平衡失调的症状几乎是持续性的（甚至在直立位）和致残性的，并且对习服疗法和其他医学治疗没有反应［致残性位置性眩晕（*disabling positional vertigo*）］。他们认为这种紊乱是由于邻近的血管交叉压迫第Ⅷ脑神经根进入区所致，并有报道称神经减压可以持续缓解症状。

中毒性和特发性双侧前庭病

已有报道，氨基糖苷类（aminoglycoside）抗生素具有常见的和严重的耳毒性作用，对耳蜗毛细胞和前庭迷路都有影响，伴有听力损失，也可独立地累及前庭迷路。长期暴露于这些药物可产生双侧前庭病（*bilateral vestibulopathy*），但不伴眩晕。相反地，往往出现一种与振动幻视相关的平衡失调。当患者移动时，这些症状尤其令人烦恼。通常情况下，直到卧床患者想要行走时，才会出现平衡失调。

对于一种没有病因可寻的慢性进行性前庭病的发生，人们了解得较少。这种疾病在男性和女性发病相同，在成年中晚期发病，主要异常为步态不稳，在黑暗中或闭眼时更为严重，以及随着头部运动出现振动幻视，行走时特别明显。没有眩晕和听力丧失，也没有其他神经异常。双侧前庭功能丧失可以通过冷热水试验和旋转试验被证明。Baloh和同事在22例特发性前庭神经病患者的报告中，发现其中

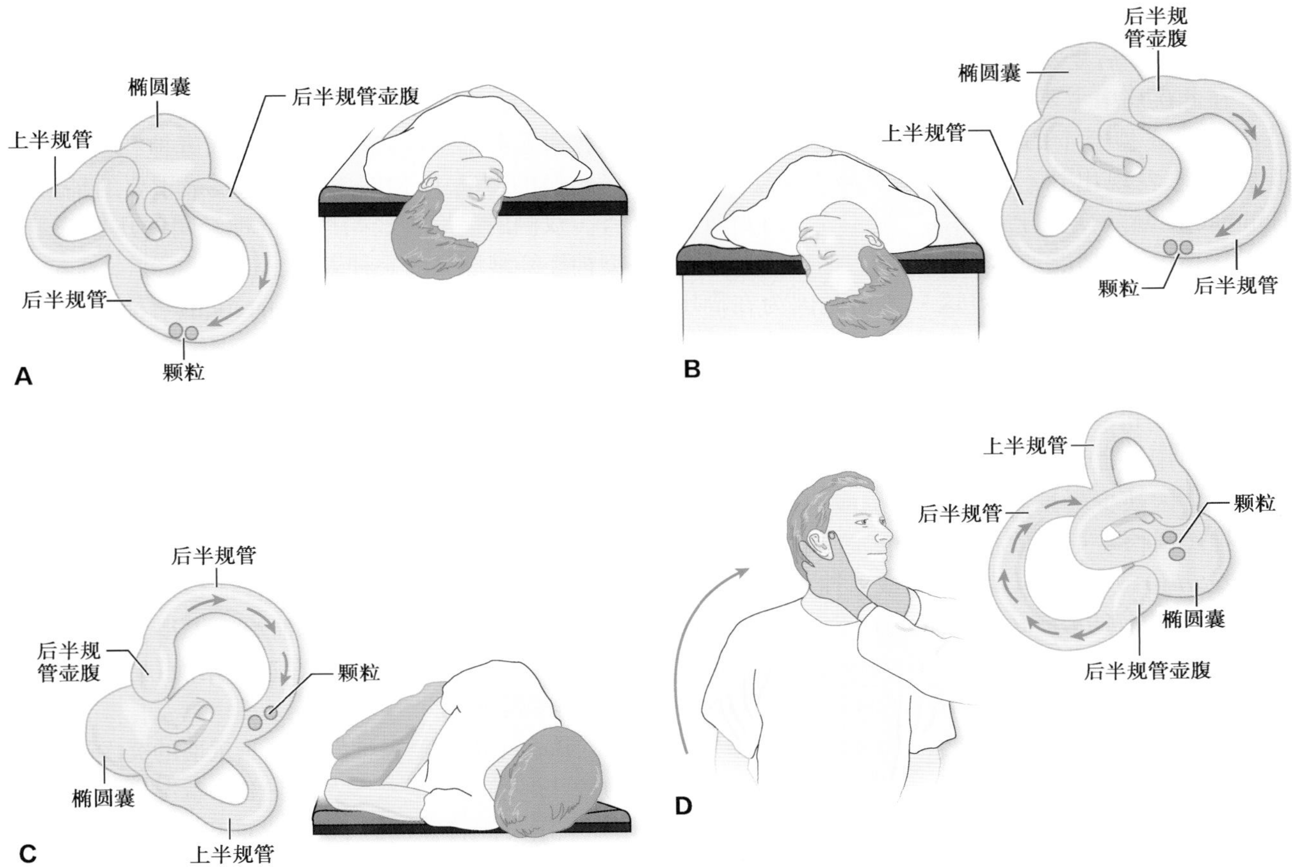

图 14-6 床旁手法治疗一例影响右耳的良性阵发性位置性眩晕患者。在手法复位过程中，每张图片上都显示了假定的碎片在迷路中的位置。手法分四个步骤。首先，做 Dix-Hallpike 试验，患者的头部向右耳（患侧）旋转 45 度，颈部轻微伸展，下颏稍微向上翘起。A. 这一姿势使患者的头部悬向右侧；B. 一旦这一手法诱发的眩晕和眼球震颤停止，将患者的头部绕着吻 - 尾体轴旋转，直到左耳向下；C. 然后头部和身体进一步旋转，直到头部几乎朝下。在整个旋转过程中，头顶点保持向上倾斜。患者应保持在最后，面朝下的姿势约 10~15 秒；D. 保持头部向左肩，让患者回到坐位

相当一部分（9/22）有长时间的眩晕发作史，这与双侧相继出现的前庭神经炎的诊断一致（见下文）。

前庭神经炎（神经元炎）

前庭神经炎（vestibular neuritis）或神经元炎（neuronitis）这一术语，最初是由 Dix 和 Hallpike 用来描述一种特定的前庭功能障碍的，临床特征是阵发性和通常是长时间的单一的眩晕发作，以及没有明显的耳鸣和耳聋。然而，这个概念比大多数讨论所显示的更加模糊。

这种疾病主要发生于年轻人到中年人（儿童和老年人也可能患病），无明显性别差异。该患者常有非特异性上呼吸道感染的病史，但这是否作为诊断的必要条件仍不清楚。通常眩晕的起病是非常突然的，尽管一些患者描述有几小时或几天的前驱期，在此期间他们感到“头重脚轻”或“失去平衡”。症状持续一天或更长时间，与梅尼埃病不同。眩晕通常是严重的，并伴有恶心、呕吐和需要保持不动来缓解。

眼球震颤（快相成分）和身体运动感是在受累迷路的对侧，而跌倒和过指目标是向受累迷路侧。在一些患者中，冷热水反应是双侧异常；而一些患者眩晕可能复发，影响同侧耳，或影响另侧耳。听觉功能是正常的。检查发现一侧前庭轻瘫，即对水平半规管的冷热水刺激无反应或反应减弱。如果患者能忍受小的头部运动，那么前面所述的 Halmagyi 和 Cremer 的快速头部脉冲（rapid head impulse）测试是证明一侧半规管功能缺失的最好方法之一。

虽然前庭神经炎的症状可能会在短时间内使人丧失能力，但它表面上是一种良性疾病。严重的眩晕和相关症状会在几天内消退，但这些较轻程度的症状会因头部的快速运动而加重，可能持续数月。

冷热水反应也逐渐恢复正常。如前所述，有些患者在数月或数年后复发。

在此疾病中主要受影响的前庭神经通路部分被认为是前庭神经干的上部，Schuknecht 和 Kitamura 观察到它表现出退行性改变。早些时候，Dix 和 Hallpike 推断病变位于迷路的中心位置，因为听力得以保留，前庭功能通常恢复正常。他们使用前庭神经炎（*vestibular neuritis*）这一术语是因为在周围前庭神经通路中更精确的定位不确定。前庭神经炎的病因尚不清楚，但许多权威专家将其归因于前庭神经的病毒感染，类似于贝尔麻痹，有时在 MRI 检查中使用了钆增强后，第Ⅷ脑神经或膜迷路可见被强化。因缺少更具体的病因学的或病理学资料，许多神经科医生更喜欢使用前庭神经病（*vestibular neuropathy*）或神经炎（*neuritis*）或急性单侧周围前庭病（*acute unilateral peripheral vestibulopathy*）等术语。流行性眩晕（*epidemic vertigo*）、流行性迷路炎（*epidemic labyrinthitis*）、急性迷路炎（*acute labyrinthitis*）或神经迷路炎（*neurolabyrinthitis*）等术语所描述的情况很可能是指同一种过程。当然，耳部带状疱疹引起这种综合征（同时影响第Ⅶ脑神经），这是拉姆齐·亨特综合征（*Ramsay Hunt syndrome*）的特征，在第 9 章和第 44 章中描述。

在急性期，抗组胺药物、异丙嗪、氯硝西泮和东莨菪碱可能有助于减轻症状。前庭功能训练（vestibular exercises）是 Baloh（2003）在他的这一主题的综述中推荐的。一项临床试验表明，使用甲泼尼龙 100mg 口服，在 3 周中逐渐减量，可以较快恢复，伐昔洛韦没有这种效果（Strupp et al）。

前庭神经源性眩晕的其他病因

累及第Ⅷ脑神经的颞骨岩部或脑桥小脑角的疾病均可能导致前庭神经源性眩晕（*vertigo of vestibular nerve origin*）。除了前面讨论的前庭神经炎外，引起第Ⅷ脑神经源性眩晕可能有两个常见的原因，即听神经鞘瘤或前庭神经鞘瘤；以及基底动脉的小分支血管的刺激或压迫。血管压迫综合征作为未分类眩晕的病因之一，其发生频率尚不清楚（见上文）。

关于前庭神经鞘瘤（vestibular schwannoma），眩晕很少是最初的症状；通常的顺序是最初影响高频音调的耳聋，随后的数月或数年出现轻微的慢性平衡失调而不是眩晕，并伴有冷热水反应受损，然后，如果不治疗，还会出现脑神经麻痹（第Ⅶ、Ⅴ、Ⅹ脑神经），同侧肢体共济失调，以及头痛等。症状发展顺序的变化是常见的，许多前庭神经鞘瘤可能是在评估眩晕的过程中偶然被发现的；也就是说，几乎 1% 的普通人群都隐匿有小肿瘤。在前庭神经鞘和听神经鞘瘤的诊断中，MRI 和 BAEP 是最重要的辅助检查。双侧的前庭神经鞘瘤或听神经鞘瘤几乎总是 2 型神经纤维瘤病的一种表现。

迷路梗死（labyrinthine infarction）可能是由小脑前下动脉（AICA）闭塞引起的卒中综合征的一个组成部分。在完全性综合征中有听力丧失，小脑共济失调，有时还有“尖叫性耳鸣”（screaming tinnitus）或较轻程度的音调性耳鸣。还报道了一种性质不明的临床综合征，表现为一次突发严重眩晕、恶心和呕吐发作，没有耳鸣或听力丧失，但有一侧迷路功能永久性丧失。有人认为，这一综合征是迷路动脉的迷路分支闭塞的结果，但到目前为止未得到解剖学证实。MRI 显示部分患者存在迷路出血，另一些推测是由于病毒感染。

Basser 描述了一种发生在儿童期的突发性眩晕的特殊形式。这些发作发生在健康状况良好的背景下，发作突然，持续时间很短。面色苍白、出汗和不活动是主要的表现，偶尔会出现呕吐和眼球震颤。没有观察到姿势或动作的关系。发作是复发性的，但往往在几个月或几年后自然停止。冷热水试验证明这种显著的异常，表现双侧或单侧前庭功能受损或丧失，通常在发作停止后仍持续存在。耳蜗功能未受损。这种紊乱病理基础尚未确定，认为与偏头痛的相关性很弱。基底动脉型偏头痛的特殊病例在下面讨论。

Cogan 描述了一种年轻成年人中罕见的综合征，表现为一种非梅毒性间质性角膜炎（*nonsyphilitic interstitial keratitis*），伴有眩晕、耳鸣、眼球震颤和快速进行性耳聋。视力预后良好，但耳聋和前庭功能丧失通常是永久性的。虽然大约一半的患者后来出现主动脉瓣闭锁不全或类似结节性多动脉炎的系统性血管炎，但这种综合征的病因和发病机制尚不清楚。Vollertsen 和同事回顾了这些血管并发症在 78 例患者中有 7 例是致命的。

听觉眩晕还有许多其他的原因，如化脓性迷路炎合并乳突炎或脑膜炎，中耳感染引起的浆液性迷路炎，酒精、奎宁或水杨酸中毒引起的“中毒性迷路炎”，晕动病，以及内耳出血等。巴拉尼（Bárány，1911）是第一个引起人们注意眼球震颤和体位性眩晕的人，在一定程度的酒精中毒时，闭上眼睛会更严重，并持续几个小时。这种酒精引起的眩晕发作往往比梅尼埃病眩晕发作的时间更长，但在其他方面（除耳鸣外）症状是相似的。

眩晕伴有不同程度的自发性或体位性眼球震颤和前庭反应减弱是颅脑损伤（*cranial trauma*）的常见并发症。这种眩晕通常是非旋转的，来回的类型，可继发于脑震荡或挥鞭样损伤，在这种情况下，头部没有受到冲击。Brandt 将这种综合征归因于耳石症中耳石的松动或变位。这些情况下的眩晕通常在几天或几周内就会改善，很少伴有听力损害，与颞骨骨折后的眩晕不同（如本章前面讨论耳聋时所描述的）。如第 35 章所述，头晕也是作为脑震荡后综合征的部分的突出主诉，但通常这被证明是一种不明确的头晕，而不是真正的眩晕。

然而，有一种类型的前庭震荡伴随闭合性颅脑创伤，可能使患者出现不平衡或体位性眩晕。耳鼻喉科医生熟悉创伤后损伤引起的外淋巴瘘综合征。创伤可能是轻微的，甚至是强烈的咳嗽、打喷嚏或举重导致；有些病例是由于慢性耳部感染或胆脂瘤。卵圆窗或圆窗的破裂会导致外淋巴液漏入中耳。外耳道压力（瘘管试验）可引起眩晕和眼球震颤。如果足够多的外淋巴液漏入中耳，就会检出传导性耳聋。如上所述，上半规管裂缝是外淋巴瘘的另一结果，响亮的声音会诱发短暂的眩晕和眼球震颤，即图利奥（Tullio）现象。外淋巴瘘可能很明显时，也会引起低 CSF 压力，MRI 表现为硬脑膜的特征性强化。

脑干性眩晕

上文提到了下部和上部脑干病变出现的眩晕和眼球震颤。在这些情况下，前庭神经核和它们的连接受到了牵连。由于前庭和耳蜗神经纤维在延髓与脑桥交界处进入脑干时就分离了，因此听觉功能几乎总是得以保留。脑干起源的眩晕（*vertigo of brainstem origin*），以及伴随的恶心、呕吐、眼球震颤和平衡失调，通常比迷路病变更持久，但没有那么严重，但也可以想到例外情况。然而，当脑干病变时，人们经常观察到明显的眼球震颤而没有最轻微程度的眩晕，这在迷路疾病中是不会发生的。起源于脑干的眼球震颤可以是单向的或双向的，可以是纯水平的、垂直的或旋转的，其特征性表现是试图注视而加重。相反，迷路源性眼球震颤在头部处于单一位置时是单向的，通常带有旋转成分，过指试验（past pointing）和下落都是在慢相的方向；纯垂直性眼球震颤不会发生，而纯水平性眼球震颤不伴旋转成分是不常见的。此外，迷路眼球震颤可被视觉注视抑制，并随着头部位置的改变而逆转方向；脑干起源的眼球震颤一般不具有这些特征。迷路和脑干起源两者都可能有位置诱发或运动诱发的恶化，但这一发现在迷路疾病中更为明显。表 14-2 总结了这些发现。

表 14-2 外周性与中枢性眼球震颤的鉴别

	周围性眼震	中枢性眼震
眩晕、恶心	明显	轻微
眼震方向	垂直旋转性	单纯水平性
	水平旋转性	单纯垂直性
	可能单纯水平性	单纯旋转性
凝视	方向不改变	方向改变
注视	抑制眼震	不能抑制眼震
复位后潜伏期	不超过 20 秒	短暂
头部位置反向变化后眼震方向改变	常见且特征性	无
听力丧失 / 耳鸣	常见	无
脑干或小脑受损体征	无	常见

眩晕的中枢定位主要是通过发现累及脑干内其他结构（如脑神经、感觉和运动神经传导束等）的征象来证实的。此外，Newman-Toker 和同事们曾设计了一种头部冲动测试、眼球震颤和反向偏斜的组合（被他们称为“HINTS”），可以可靠地区分中枢性与周围性眩晕，眩晕的病因，对急诊室诊断眩晕是特别有用的。

眩晕是发生在椎基底动脉供血区的缺血性发作，以及脑干梗死的突出症状，特别是延髓外侧梗死导致的 Wallenberg 综合征。

另一方面，我们的同事 Fisher CM 曾指出，眩晕作为基底动脉疾病引起的脑干缺血的唯一表现是罕见的。除非眩晕后同时或很快出现脑干疾病的其他症状和体征，否则通常可以假定眩晕是听觉起源的，几乎总是排除脑干的血管性疾病。然而，我们也遇到过罕见的眩晕反复发作的患者，后来证实是由基底动脉狭窄引起的，但其中只有少数的发作与脑干疾病的征象有关，如构音障碍、面部麻木或复视等。换句话说，持续 1 分钟左右的频繁和突然的眩晕发作可能很少与短暂性脑干缺血有关。

在这方面，小脑起源的眩晕是例外的，因为它很少是小脑梗死或出血的唯一表现，如本章前面的导论部分和第 33 章所述。由此可见，孤立的眩晕可能是小脑后下动脉或主干血管椎动脉闭塞的结果，尽管大多数情况下，还有其他与延髓外侧损伤有关的其他特征。在孤立的眩晕的实例中，人们寻求确认没有指向中枢起源的证据，或者相反，如果在一个头部位置，如果有迹象显示，在不止一个注视方向上有眼球震颤等征象，或者有垂直性眼震，都是与脑干缺血有关。眼球震颤和步态共济失调（更多向一侧推动或推进），伴随急性小脑病变是向同侧（病变侧），而在急性前庭病中，眼球震颤的跳动远离病变侧，而仍向患侧推进。

多发性硬化可能是青少年或年轻成人持续眩晕的原因，有时伴少量或没有眼球震颤。在大多数情况下，多发性硬化还有其他特征性表现（如核间性眼肌麻痹），但在少数情况下，前庭神经核附近的脱髓鞘斑块可模拟周围性前庭疾病。

偏头痛与眩晕的关系之前已经提到过。这指的是普通的偏头痛，眩晕可能是一种先兆，或者是成人的阵发性眩晕发作，被认为是偏头痛的等位征。此外，眩晕发作后伴有强烈的单侧和经常发生的枕下部的头痛和呕吐是基底动脉型偏头痛（*basilar artery migraine*）的特征性表现。前驱性视觉症状表现为失明或闪光感（photopsia）的形式，占据了所有的视野。在头痛发作期间，这些患者的耳蜗和前庭功能测试是正常的。一些专家指出，大多数复发性眩晕病例，多年来没有听力丧失可以归因于偏头痛，而不是梅尼埃病。Dieterich 和 Brandt 已经出版了一系列这类有教益的案例。

最后，应该提到一种家族性前庭小脑综合征（*familial vestibulocerebellar syndrome*），在儿童期或成年早期开始发病，并以反复发作的眩晕和不平衡为特征。复视和构音障碍使一些发作变得复杂化，这些发作似乎是由极端劳累和情绪引发的。反复发作后出现轻度持续性共济失调，主要是躯干。这种紊乱最早由 Farmer 和 Mustian 提出，最近 Baloh 和 Winder 指出，使用乙酰唑胺可以显著减少或消除间歇性眩晕和共济失调。这一过程很可能与第 5 章所述的遗传性乙酰唑胺反应性共济失调通道病综合征（inherited acetazolamide-responsive ataxic channelopathy syndrome）有关。一种由运动诱发的，即由活动引起的形式，具有相似的表现。

综上所述，眼球震颤的性质、头部脉冲测试时眼球的不稳定性，以及神经系统检查的其他特征可以在中枢性与周围性眩晕中间做出区分。伴随的听力丧失提示前庭性眩晕。表 14-2 和表 14-3 总结了各种眩晕综合征的特征。

表 14-3　前庭系统不同部位病变的眩晕综合征

综合征	神经系统	平衡障碍	眼震类型[a]	听力	实验室检查
迷路（位置性眩晕、创伤、梅尼埃病、氨基糖苷类药物中毒、迷路炎）	无	同侧辨距不良和向患侧倾倒	向健侧的水平性或旋转性，位置性和位置变化性，疲劳性	正常或累积的传导性/感音性耳聋	冷热试验：前庭麻痹，优势偏向
前庭神经、神经中枢（前庭神经炎、带状疱疹病毒）	Ⅷ、Ⅶ脑神经异常；患侧头脉冲试验异常	同侧辨距不良和向患侧倾倒	单向眼震	有时为非累积性感音性耳聋（前庭迷路炎）	影像学可以正常或异常，冷热试验：前庭麻痹，优势偏向
脑桥小脑角（听神经瘤、血管瘤或其他肿瘤）	Ⅴ、Ⅷ、Ⅸ、Ⅹ脑神经异常，小脑性共济失调，颅内压增高（迟发）	同侧共济失调和跌倒	凝视性、位置性、向患侧的粗大眼震	非累积性感音性耳聋	影像学异常，冷热试验：前庭麻痹，BAEPs 异常，CSF 蛋白增高
脑干和小脑（梗死、肿瘤、病毒感染）	多个脑神经异常，脑干体征，小脑性共济失调	睁眼时存在共济失调	粗大的水平性和垂直性，凝视性眼震	通常正常	冷热试验：迷路功能亢进或优势偏向，影像学及 BAEPS 多数异常
脑干以上部位（大脑）	失语、视野损害、偏瘫、偏身感觉障碍、其他大脑功能异常、痫性发作	无变化	通常无	正常	冷热试验无异常，影像学及脑电图可能异常

[a] 关于眼球震颤类型的描述见正文和第 37 章。

（付锦　译　王维治　校）

参考文献

Adler JR, Ropper AH: Self-audible venous bruits and high jugular bulb. *Arch Neurol* 43:257, 1986.

Amarenco P, Roullet E, Hommel M, et al: Infarction in the territory of the medial branch of the posterior inferior cerebellar artery. *J Neurol Neurosurg Psychiatry* 53:731, 1990.

Badia L, Parikh A, Bookes GB: Management of middle ear myoclonus. *J Laryngol Otol* 108:380, 1994.

Baloh RW: *Clinical Neurotology*. London, Bailliére Tindall, 1994.

Baloh RW: Vertigo. *Lancet* 352:1841, 1998.

Baloh RW: Vestibular neuronitis. *N Engl J Med* 348:1027, 2003.

Baloh RW, Honrubia V: *Clinical Neurophysiology of the Vestibular System*, 2nd ed. Philadelphia, Davis, 1990.

Baloh RW, Honrubia V, Jacobson K: Benign positional vertigo: Clinical and oculographic features in 240 cases. *Neurology* 37:371, 1987.

Baloh RW, Jacobson K, Honrubia V: Idiopathic bilateral vestibulopathy. *Neurology* 39:272, 1989.

Baloh RW, Jacobson K, Wilson T: Drop attacks with Ménière's syndrome. *Ann Neurol* 28:384, 1990.

Baloh RW, Winder A: Acetazolamide responsive vestibulocerebellar syndrome. Clinical and oculographic features. *Neurology* 41:429, 1991.

Bárány R: Diagnose von Krankheitserscheinungen im Bereiche des Otolithenapparatus. *Acta Otolaryngol* 2:234, 1921.

Bárány R: Experimentelle alkohol-intoxication. *Monatsschr Ohrenheilk* 45:959, 1911.

Basser LS: Benign paroxysmal vertigo of childhood. A variety of vestibular neuronitis. *Brain* 87:141, 1964.

Biemond A, DeJong JMBV: On cervical nystagmus and related disorders. *Brain* 92:437, 1969.

Brandt T: Man in motion: Historical and clinical aspects of vestibular function—a review. *Brain* 114:2159, 1991.

Brandt T: Phobic postural vertigo. *Neurology* 46:1515, 1996.

Brandt T, Steddin S, Daroff RB: Therapy for benign paroxysmal positioning vertigo, revisited. *Neurology* 44:796, 1994.

Brodal A: The cranial nerves. In: *Neurological Anatomy*, 3rd ed. New York, Oxford University Press, 1981, pp 448–577.

Cascino G, Adams RD: Brainstem auditory hallucinosis. *Neurology* 36:1042, 1986.

Celesia GG: Organization of auditory cortical areas in man. *Brain* 99:403, 1976.

Chinnery PF, Elliott C, Green GR, et al: The spectrum of hearing loss due to mitochondrial DNA defects. *Brain* 123:82, 2000.

Cogan DG: Syndrome of nonsyphilitic interstitial keratitis and vestibuloauditory symptoms. *Arch Ophthalmol* 34:144, 1945.

DeFelice C, DeCapua B, Tassi R, et al: Non-functioning posterior communicating arteries of circle of Willis in idiopathic sudden hearing loss. *Lancet* 356:1237, 2000.

De la Meilleure G, Dehaene I, Depondt M, et al. Benign paroxysmal positional vertigo of the horizontal canal. *J neurol Neurosurg Psychiatr* 60:68, 1991.

DeRidder D, DeMulder G, Verstraeten E, et al: Primary and secondary auditory cortex stimulation for intractable tinnitus. *ORL J Otorhinolarygol Res* 68:48, 2006.

Dieterich M, Brandt T: Episodic vertigo related to migraine (90 cases): Vestibular migraine? *J Neurol* 246:883, 1999.

Dix M, Hallpike C: Pathology, symptomatology and diagnosis of certain disorders of the vestibular system. *Proc R Soc Med* 45:341, 1952.

Duncan GW, Parker SW, Fisher CM: Acute cerebellar infarction in the PICA territory. *Arch Neurol* 32:364, 1975.

Epley JM: The canalith repositioning procedure for treatment of benign paroxysmal positional vertigo. *Otolaryngol Head Neck Surg* 107:399, 1992.

Estivill X, Fortina P, Surrey S, et al: Connexin-26 mutations in sporadic and inherited sensorineural deafness. *Lancet* 351:394, 1998.

Evan KE, Tavill MA, Goldberg AN, Siverstein H: Sudden sensorineural hearing loss after general anesthesia for nonotologic surgery. *Laryngoscope* 107:747, 1997.

Farmer TW, Mustian VM: Vestibulocerebellar ataxia. *Arch Neurol* 8:471, 1963.

Fetterman BL, Luxford WM, Saunders JE: Sudden bilateral sensorineural hearing loss. *Laryngoscope* 106:1347, 1996.

Fowler EP: Head noises in normal and in disordered ears. *Arch Otolaryngol* 39:498, 1944.

Friedmann I: Ultrastructure of ear in normal and diseased states. In: Hinchcliffe R, Harrison D (eds): *Scientific Foundations of Otolaryngology*. London, Heinemann, 1976, pp 202–211.

Froehling DA, Silverstein MD, Mohr DN, et al: Benign positional vertigo: Incidence and prognosis in a population-based study in Olmsted County, Minnesota. *Mayo Clin Proc* 16:596, 1991.

Furman JM, Cass SP: Benign paroxysmal positional vertigo. *N Engl J Med* 341:1591, 1999.

Furman JM, Jacob RG: Psychiatric dizziness. *Neurology* 48:1161, 1997.

Gorlin RS, Pindborg JJ, Cohen MM Jr: *Syndromes of the Head and Neck*. New York, McGraw-Hill, 1976.

Halmagyi GM, Cremer PD: Assessment and treatment of dizziness. *J Neurol Neurosurg Psychiatry* 68:129, 2000.

Hammeke TA, McQuillen MP, Cohen BA: Musical hallucinations associated with acquired deafness. *J Neurol Neurosurg Psychiatry* 46:570, 1983.

Jamieson DRS, Mann C, O'Reilly B, Thomas AM: Ear click in palatal tremor caused by activity of the levator veli palatini. *Neurology* 46:1168, 1996.

Jannetta PJ: Neurovascular decompression in cranial nerve and systemic disease. *Am J Surg* 192:518, 1980.

Jannetta PJ, Møller MB, Møller AR: Disabling positional vertigo. *N Engl J Med* 310:1700, 1984.

Jeong SH, Choi SH, Kim JY, et al. Osteopenia and osteoporosis in idiopathic benign positional vertigo. *Neurology* 24:1069-1076. 2009.

Kasai K, Asada T, Yumoto M, et al: Evidence for functional abnormality in the right auditory cortex during musical hallucinosis. *Lancet* 354:1703, 1999.

Konigsmark BW: Hereditary deafness in man. *N Engl J Med* 281:713, 774, 827, 1969.

Konigsmark BW: Hereditary diseases of the nervous system with hearing loss. In: Vinken PJ, Bruyn GW (eds): *Handbook of Clinical Neurology*. Vol 22. Amsterdam, North-Holland, 1975, pp 499-526.

Kroenke K, Mangelsdorff AD: Common symptoms in ambulatory care: Incidence, evaluation, therapy, and outcome. *Am J Med* 86:262, 1989.

Lockwood AH, Salvi RJ, Burkard RF: Tinnitus. *N Engl J Med* 347:904, 2002.

Marion MS, Cevette MJ: Tinnitus. *Mayo Clin Proc* 66:614, 1991.

Mattox DE, Simmons FB: Natural history of sudden sensorineural hearing loss. *Ann Otol Rhinol Laryngol* 86:463, 1977.

Møller AR: Pathophysiology of tinnitus. *Ann Otol Rhinol Laryngol* 93:39, 1984.

Morell RJ, Kim HJ, Hood LJ, et al: Mutations in the connexin 26 gene (GJB2) among Ashkenazi Jews with nonsyndromic recessive deafness. *N Engl J Med* 339:1500, 1998.

Nadol JB Jr: Hearing loss. *N Engl J Med* 329:1092, 1993.

National Institute on Deafness and Other Communication Disorders: *A Report of the Task Force on the National Strategic Research Plan*. Bethesda, MD, National Institutes of Health, 1989.

Neuhauser H, Leopold M, van Brevern M, et al: The interpretation of migraine, vertigo and migrainous vertigo. *Neurology* 56:436, 2001.

Newman-Toker DM, Curthoys I, Halmagyi GM: Diagnosing stroke

in acute vertigo: The HINTS family of eye movement tests and the future of the "Eye ECG". *Semin Neurol* 35:506, 2015.

Nodar RH, Graham JT: An investigation of frequency characteristics of tinnitus associated with Ménière's disease. *Arch Otolaryngol* 82:28, 1965.

Rasmussen GI: An efferent cochlear bundle. *Anat Rec* 82:441, 1942.

Schuknecht HF: Cupulolithiasis. *Arch Otolaryngol Head Neck Surg* 90:765, 1969.

Schuknecht HF, Kitamura K: Vestibular neuronitis. *Ann Otol Rhinol Laryngol* 90:1, 1981.

Semont A, Freyss G, Vitte E: Curing the BPPV with a liberatory maneuver. *Adv Otorhinolaryngol* 42:290, 1988.

Sismanis A, Smoker WR: Pulsatile tinnitus: Recent advances in diagnosis. *Laryngoscope* 104:681, 1994.

Stouffer JL, Tyler RS: Characterization of tinnitus by tinnitus patients. *J Speech Hear Disord* 55:439, 1990.

Strupp M, Zingler VC, Anbusow V, et al: Methylprednisolone, valacyclovir, or the combination for vestibular neuritis. *N Engl J Med* 351:354, 2004.

Suga S, Lindsay JR: Histopathological observations of presbyacusis. *Ann Otol Rhinol Laryngol* 85:169, 1976.

Tanaka Y, Kamo T, Yoshida M, Yamadori A: So-called cortical deafness. *Brain* 114:2385, 1991.

Tekin M, Arnos KS, Pandy A: Advances in hereditary deafness. *Lancet* 358:1082, 2001.

Toole JF, Tucker H: Influence of head position upon cerebral circulation. *Arch Neurol* 2:616, 1960.

Tumarkin A: The otolithic catastrophe: A new syndrome. *Br Med J* 1:175, 1936.

Vollertsen RS, McDonald TJ, Younge BR, et al: Cogan's syndrome: 18 cases and a review of the literature. *Mayo Clin Proc* 61:344, 1986.

von Brevern M, Seelig T, Neuhauser H, et al: Benign positional vertigo predominantly affects the right labyrinth. *J Neurol Neurosurg Psychiatry* 75:1487, 2004.

第4分段

癫痫和意识障碍

第 15 章

癫痫和其他痫性发作疾病

癫痫的患病率和重要性，其复发性和无原因的发作，无论如何强调都不为过。根据 Hauser 及其同事的流行病学研究，我们可以推断在美国大约有 200 万人患有癫痫，并预测每年每 10 万人中约有 44 例新发病例。这些数字不包括癫痫发作使发热和其他疾病或损伤暂时复杂化的患者。据估计，美国有不到 1% 的人在 20 岁前患有癫痫（Hauser and Annegers）。超过三分之二的癫痫发作始于儿童期（大多数发生在 1 岁以内），这是癫痫发作形式最广泛的时期。在儿科神经病学的实践中，癫痫是最常见的疾病之一，而儿童期癫痫形式的长期性增加了它们的重要性。60 岁后发病率再次上升。由于所有这些原因，医生应该对癫痫的性质和治疗有所了解。值得注意的是，与 Engel J 指出的许多可应用的治疗癫痫方法形成鲜明对比的是，发展中国家 80%~90% 的癫痫患者从未得到过医疗照顾。

癫痫（epilepsy）一词源于希腊语，意为“抓住”或“握住”。我们的先人把它称为“羊痫风”（falling sickness）或“降临的邪恶”（falling evil）。虽然 epilepsy 和 epileptic 这两个词是用来表示复发性癫痫发作的有用的医学术语，但仍可能有令人不快的含义，在处理患者时应慎重使用。1870 年，英国著名的神经学家休林斯·杰克逊（Hughlings Jackson）提出，癫痫发作是由于“大脑神经组织在肌肉上过度无序地放电造成的”。放电可能导致几乎瞬间的意识丧失、知觉改变或精神功能受损、惊厥动作、感觉障碍，或它们的某些组合等。

由于癫痫发作的临床表现多种多样，术语的使用颇有困难。惊厥（*convulsion*）一词，是指一种不自主的、重复的肌肉收缩的强烈发作，不能完全捕捉到由异常放电或癫痫发作引起的一系列障碍，发作可能只包括感觉或意识的改变。痫性发作（seizure），作为一个通用术语是更可取的，因为它包含了脑部所有的阵发性放电，也因此使它往往更符合本意。因此，运动性发作或惊厥性发作（*convulsive seizure*）这一术语并非通用的，人们也可以说是感觉性发作（*sensory seizure*）或精神性发作（*psychic seizure*）。也有一种“非惊厥性发作”，它可能损害意识，但不表现出任何异常的惊厥运动。这代表了一种重要和潜在的脑病或精神错乱状态的可治疗的形式。

在许多疾病的病程中，都可能发生第一次单独的发作或短暂的发作。这表明大脑皮质已受到疾病的影响，无论是原发性还是继发性的。如果长时间或每隔几分钟就重复发作一次，这种状态被称为癫痫持续状态（*status epilepticus*），可能危及生命。同样重要的是，一次癫痫发作或一系列癫痫发作可能是一种需要特殊诊断和治疗措施的持续的神经疾病表现。癫痫持续状态可为非惊厥型，持续损害意识，由于无特征性运动，临床上很难发现。

一种较常见且不太严重的情况是，癫痫发作只是长期反复发作的一系列疾病中的一种，大多数发作的类型或多或少有些相似。在这种情况下，它们可能是不活跃病变的结果，大脑皮质仍遗留有瘢痕。原发的疾病可能没有引起注意，或可能发生在子宫内、在出生时、婴儿期，或发生在无法检查的脑部，或因太不成熟而没有表现出征象。现在日臻完善的 MRI 技术也可揭示小区域的发育性皮质发育不良和海马硬化，这两者都是易于诱发癫痫的。这种长期而细微的病变患者很可能占复发性癫痫患者的很大一部分。如果没有潜在的病变，这种情况就被分为特发性或原发性，但在现代，这几乎等同于遗传原因的同义词。在这类癫痫中，有大量重要的癫痫类型尚未建立病理基础，除了离子通道功能的遗传障碍外，也没有明显的潜在原因。这里包括特殊的遗传形式，例如全面性强直 - 阵挛发作（大发作），以及多年前 Lennox 和 Forster 所建议的分类中的“失神”

发作状态。持续性癫痫发作，无论病因如何，都可以通过多种机制继发性地损害皮质组织，包括兴奋毒性，以及在长期强直性发作情况下的全身缺氧。

痫性发作和癫痫的分类

痫性发作（*seizures*）以几种方式分组：根据推测其病因，即特发性（原发性）或症状性（继发性）；其起源部位，其临床形式（全面性或局灶性）；其频率（孤立的、周期性或重复的或癫痫持续状态小间距序列）；或根据特殊的脑电图（EEG）模式。必须对癫痫发作的分类做出区分，如全面性强直阵挛（大发作）、失神（小发作）、肌阵挛、部分性发作和其他发作等，以及癫痫或癫痫综合征的分类，这些都是特定的疾病，其中许多可能表现为几种发作类型。这些将在本章后面讨论。进一步的区分是根据临床和脑电图（EEG）的特征做出的。这种方法可以合理地预测对特定的药物治疗反应，并在一定程度上预测预后。

基本上，这一分类将癫痫发作分为两种类型：局灶性（*focal*）（以前称为部分性），局灶性或局部性发作可通过临床或 EEG 识别；或全面性发作，即癫痫发作似乎开始即为双侧的。全面性发作（*generalized seizures*）有两种类型，即惊厥型（*convulsive*）和非惊厥型（*nonconvulsive*）。常见的惊厥型是强直 - 阵挛性发作，即大发作（*grand mal*）。不太常见的是纯强直性、纯阵挛性、失张力性和肌阵挛性等。典型的非惊厥型全面性发作是短暂的意识丧失或失神（小发作）；此类发作中还包括轻微的运动现象。局灶性癫痫也可以是惊厥性的，或不常见的，也可以是非惊厥型的。此外，局灶性癫痫可以继发以上列出的任何类型的全面性发作。

这里所采用的分类是 Gastaut 等在 1970 年首次提出的，并经国际抗癫痫联盟分类和术语委员会反复修订。这一命名法主要基于癫痫发作的临床表现及其 EEG 特征，已在世界范围内被采用，通常被称为“国际分类”。表 15-1 转载了它的修订版本。

局灶性发作（*focal seizures*）根据其附加特征被进一步分类，如特定的主观体验（先兆）、运动、自主神经，以及最重要的，认知或意识是否受到干扰；后者以前称为复杂部分性发作，现在称为伴有认知障碍特征的局灶性癫痫（*focal seizures with dyscognitive features*）。实际上，先兆代表了局灶性发作的初始阶段，在某些情况下，它可能构成整个癫痫发作。

考虑到癫痫综合征，还有另一种补充分类，这是一组有一定多样性、年龄相关的、通常由基因决定的疾病，没有潜在的结构异常。这些综合征以其发病年龄、发作类型，以及通常依据特定的 EEG 模式为特征。相比之下，癫痫表现为痫性发作，局部开始，并可演变为全面性强直 - 阵挛癫痫发作，称为继发全面性强直阵挛发作（*secondarily generalized tonic clonic seizures*）（图 15-1 中称为双侧抽搐），一般没有这样的遗传成分，通常是潜在的脑部疾病的结果，或为获得性或先天性畸形或代谢缺陷的结果。通常，最初的局灶发作期不被重视，导致误诊。随着年龄的增长，这组疾病的频率和严重程度越来越高，反映了由创伤、卒中和其他损伤导致的局灶性脑损伤的积累。

表 15-1 癫痫发作的国际分类

Ⅰ. 全面性癫痫发作（双侧对称的和没有局灶性开始的）
- A. 强直，阵挛或强直 - 阵挛（大发作）
- B. 失神（小发作）
  1. 典型的
  2. 非典型的
  3. 特殊类型（表现）
     - a. 眼睑肌阵挛
     - b. 肌阵挛性失神
- C. 阵挛性
- D. 强直性
- E. 失张力性
- F. 肌阵挛性包括失张力和强直型

Ⅱ. 局灶性（以前称为“部分性”）；主要特征（见表 15-2）

单纯的（无意识丧失或精神功能改变）
1. 先兆，躯体感觉的或特殊感觉的（视觉、听觉、嗅觉、味觉、眩晕）
2. 运动
3. 自主神经
4. 意识保留（以前称为“简单性”）或受损（以前称为“复杂性”）

Ⅲ. 未分类的；不能表现为局灶性、全面性或两者兼有的特征，包括癫痫性痉挛

我们从图 15-1 所示的与实际接近的分类中开始讨论，然后考虑一些定义明确的癫痫和癫痫综合征。

图 15-2 所示为目前提出的基于癫痫发作疾病发病年龄的癫痫综合征的分类，图 15-3 显示从多个来源获得和汇总的每个年龄段癫痫类型的分布。在过去的几十年里，在定义家族性和遗传性癫痫的分子基础方面已经有了实质性进展，这些见解很可能会导致癫痫的临床分类和管理的变革。

全面性癫痫发作
起源于双侧分布的网络内并迅速传播
强直-阵挛
失神
阵挛
强直
失张力
肌阵挛
- 肌阵挛
- 肌阵挛-失张力
- 肌阵挛-强直
典型的
特殊类型的失神
- 肌阵挛性失神
- 眼睑肌阵挛
非典型的
局灶性癫痫发作
起源于局限于一侧半球
的网络
未确认的
没有足够的证据来分类为局灶、
全面或两者兼而有之
- 癫痫性痉挛
- 其他
具有一种或多种特征的：
先兆
运动表现
自主神经的
意识/反应：
改变的（认知障碍）或保留的
可能演变为
双侧抽搐发作

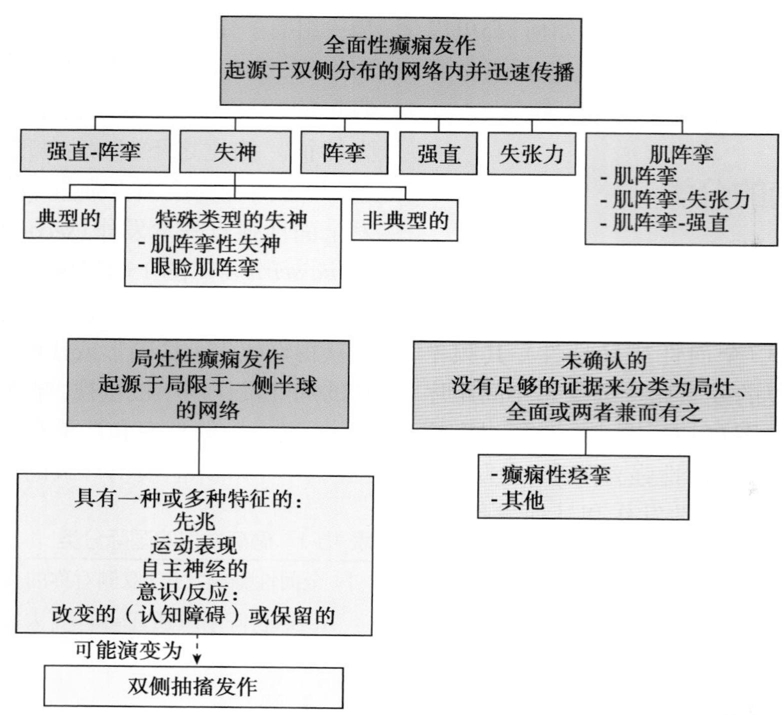

图 15-1 ILAE 2010 年癫痫发作分类，癫痫发作和癫痫构成的术语建议

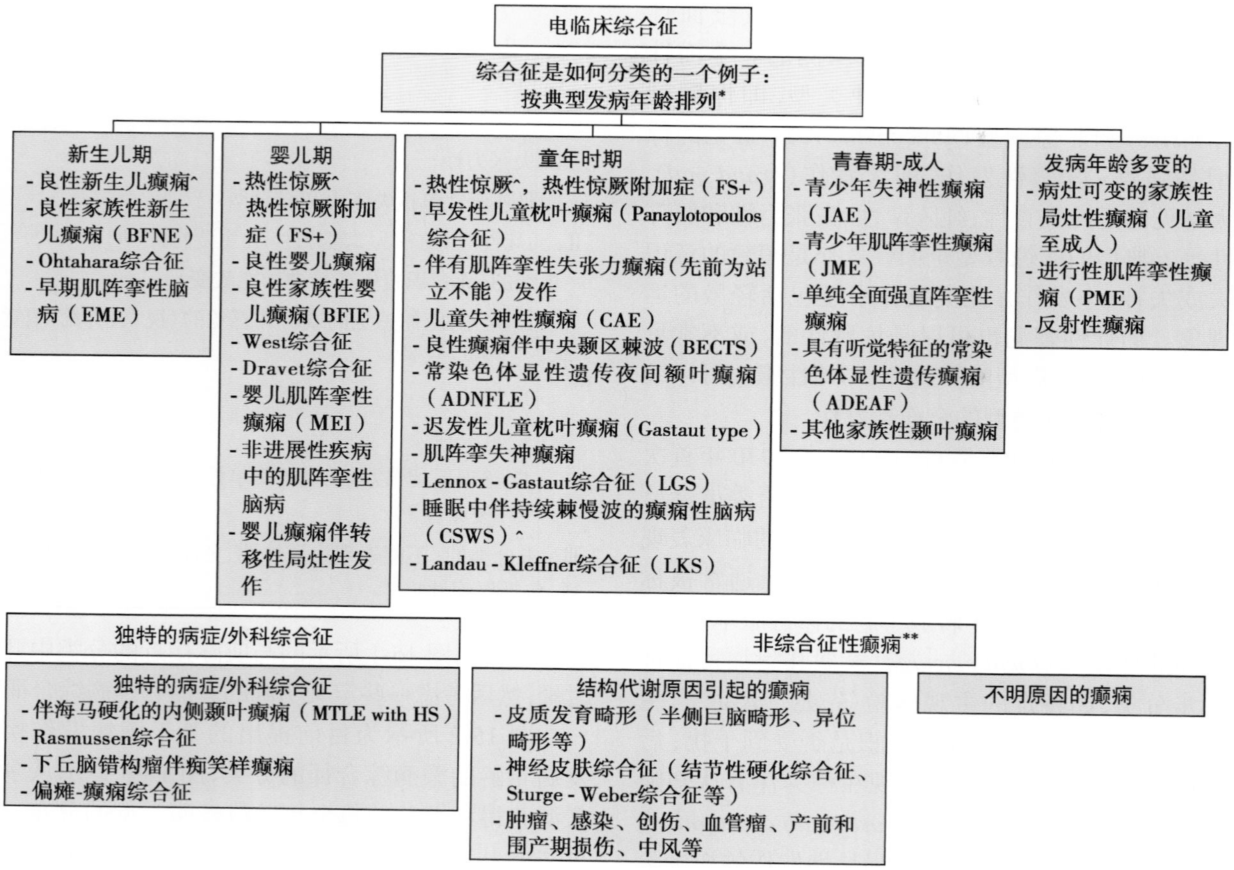

电临床综合征
综合征是如何分类的一个例子：
按典型发病年龄排列*
新生儿期
- 良性新生儿癫痫^
- 良性家族性新生儿癫痫（BFNE）
- Ohtahara综合征
- 早期肌阵挛性脑病（EME）
婴儿期
- 热性惊厥^
热性惊厥附加症（FS+）
- 良性婴儿癫痫
- 良性家族性婴儿癫痫（BFIE）
- West综合征
- Dravet综合征
- 婴儿肌阵挛性癫痫（MEI）
- 非进展性疾病中的肌阵挛性脑病
- 婴儿癫痫伴转移性局灶性发作
童年时期
- 热性惊厥^，热性惊厥附加症（FS+）
- 早发性儿童枕叶癫痫（Panaylotopoulos综合征）
- 伴有肌阵挛性失张力癫痫（先前为站立不能）发作
- 儿童失神性癫痫（CAE）
- 良性癫痫伴中央颞区棘波（BECTS）
- 常染色体显性遗传夜间额叶癫痫（ADNFLE）
- 迟发性儿童枕叶癫痫（Gastaut type）
- 肌阵挛失神癫痫
- Lennox - Gastaut综合征（LGS）
- 睡眠中伴持续棘慢波的癫痫性脑病（CSWS）^
- Landau - Kleffner综合征（LKS）
青春期-成人
- 青少年失神性癫痫（JAE）
- 青少年肌阵挛性癫痫（JME）
- 单纯全面强直阵挛性癫痫
- 具有听觉特征的常染色体显性遗传癫痫（ADEAF）
- 其他家族性颞叶癫痫
发病年龄多变的
- 病灶可变的家族性局灶性癫痫（儿童至成人）
- 进行性肌阵挛性癫痫（PME）
- 反射性癫痫
独特的病症/外科综合征
独特的病症/外科综合征
- 伴海马硬化的内侧颞叶癫痫（MTLE with HS）
- Rasmussen综合征
- 下丘脑错构瘤伴痴笑样癫痫
- 偏瘫-癫痫综合征
非综合征性癫痫**
结构代谢原因引起的癫痫
- 皮质发育畸形（半侧巨脑畸形、异位畸形等）
- 神经皮肤综合征（结节性硬化综合征、Sturge - Weber综合征等）
- 肿瘤、感染、创伤、血管瘤、产前和围产期损伤、中风等
不明原因的癫痫

图 15-2 ILAE 关于 2010 年痫性发作和癫痫名称修订术语的建议：根据诊断的特异性分组的电临床综合征和其他癫痫

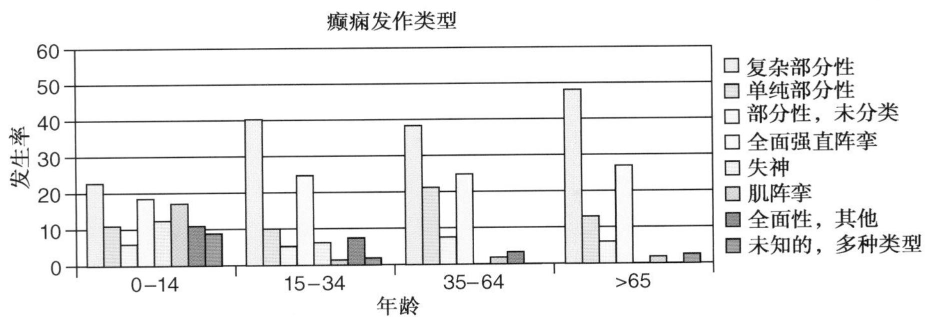

图 15-3 按年龄分布的癫痫的主要类型。儿童失神和肌阵挛性发作以及老年人复杂部分性发作有明显的比例过高。复杂部分 = 具有认知障碍特征的局灶性的；单纯部分 = 无认知功能障碍的局灶性的（改编自 Hauser 和 Annegers，以及 Engel 和 Pedley 的著作）

全面性癫痫发作

全面性惊厥发作（强直 - 阵挛性，大发作）

全面性惊厥发作（*generalized convulsive seizures*）也称为强直 - 阵挛性（*tonic-clonic*）和大发作（*grand mal*），在常见的原发性癫痫发作中，最常见的是在很少或没有预兆的情况下发生惊厥。有时，患者甚至在代表局灶性发作的先兆之前，就能通过一些主观现象（前驱症状）感觉到癫痫发作的临近。在几个小时内，患者可能会感到冷漠、抑郁、易怒，或者罕见地，表现出相反的情绪，狂喜。在全面性癫痫患者中（青少年肌阵挛性癫痫是一种典型类型），醒来时躯干或四肢出现一次或多次肌阵挛抽动可能预示着当天晚些时候的癫痫发作。腹部疼痛或痉挛，上腹部下沉、上升或抓握感，脸色苍白或发红，搏动性头痛，便秘或腹泻已被认为是前驱症状，但这些症状出现的持续程度不足以预测癫痫即将发作。

最常见的是无预兆的全面性癫痫发作，开始时突然意识丧失和跌倒在地，可能导致面部和其他部位受伤。在某些全面性癫痫的病例中，在失去意识之前，身体的某一部分可能会有短暂的运动（头和眼或全身的转动或一个肢体的间断性抽动），虽然患者往往对此不能形成记忆，仅能从一个观察者获得这样的信息。有时，正如已指出的，这种运动代表癫痫发作的局灶性起始，这对区分原发性（全面性）发作伴有发作时广泛的 EEG 异常，还是继发性全面性发作是有用的。继发性全面性发作意味着局灶性病变。

最初的运动征象典型为躯干的短暂屈曲，张嘴和眼睑睁开，以及两眼向上偏离。手臂抬高并分阶段进行，首先累及背部和颈部，然后是手臂和腿。当咬舌的侧缘时，整个肌肉组织陷入痉挛，空气从闭合的声带强行排出时可能会发出刺耳的叫声。由于呼吸肌强直性痉挛，呼吸暂停，几秒钟后皮肤和嘴唇可能变得发绀。瞳孔扩大，对光反射无反应。膀胱可能在这个阶段或发作后昏迷时排空。这是癫痫发作的强直期，持续 10~20 秒。

然后出现从惊厥的强直期到阵挛期（*clonic phase*）的过渡。起初，有轻微的全身震颤，这实际上是强直性收缩的反复放松。它开始时速率约为每秒 8 次，然后逐渐变得粗大，为每秒 4 次；然后，迅速地代之以简短、剧烈的屈肌痉挛，表现为有节奏的抽动，震动了整个身体。如果抽动时间延长，脸就会变成紫罗兰色，并因一连串的鬼脸而扭曲。自主神经症状很突出，如脉搏加快，血压升高，瞳孔扩大，唾液分泌和出汗明显，膀胱压力在这一阶段可能增加 6 倍。阵挛性痉挛的幅度和频率在大约 30 秒内降低。患者的呼吸暂停一直持续到阵挛期结束，该期常以深吸气为特征。与上述整个戏剧性的序列不同，癫痫发作可以通过药物来缩短或限制发作范围。

在癫痫发作的末期，所有的动作都停止了，患者一动不动，四肢无力，处于深昏迷状态。瞳孔开始有对光反应。呼吸可平稳或打鼾。这种状态持续几分钟，之后患者睁开眼睛，开始环顾四周，显得迷惑不解，很困惑，可能非常不安。患者可能会说话，后来不记得说过的任何话，安静地昏昏欲睡，进而入睡，有时一连几个小时，然后常常醒来时伴有搏动性头痛。完全恢复后，这种患者对发作的任何部分都没有记忆，但知道发生了什么事，因为周围的环境很奇怪（在救护车或医院里），周围的人显然很担心，而且经常因为剧烈的运动而咬痛了舌头和使肌肉酸痛。

痉挛性收缩,如果足够剧烈,可能会压碎椎体或导致严重损伤,骨折、眶周出血、硬膜下血肿、后肩关节脱位,或者是坠落时的烧伤等。

全面性强直 - 阵挛发作的每个阶段都有特征性的 EEG 伴随。最初,运动伪影使得脑电描记模糊,有时会出现持续数秒的重复棘波或棘 - 慢波放电,随后会出现大约 10 秒的 10Hz 棘波。当阵挛期到来时,这些棘波与慢波混合,然后 EEG 逐渐呈现出多棘 - 慢波模式。当所有的动作都停止时,EEG 描记在一个可变的时间内几乎是等电位的,然后脑电波逐渐恢复到癫痫发作前的模式。

严重的癫痫发作可伴有系统性乳酸酸中毒,动脉 pH 值下降,动脉血氧饱和度降低,以及二氧化碳分压(PCO_2)升高等。这些影响是由呼吸停止和过度肌肉活动引起的。如果持续时间延长,可能会对大脑、基底节和小脑的远端区域造成缺氧缺血性损伤。在瘫痪和人工通气的受试者接受电惊厥治疗时,这些变化不太明显,脑静脉血的氧分压实际上可能上升。心率、血压,尤其 CSF 压力在 ECT 诱发的发作时迅速升高。Plum 和他的同事们认为,癫痫引起的血压升高通常会导致脑血流量的充分增加,以满足脑部增加的代谢需求。

这种类型的惊厥通常是单独发生一次,也可以是 2 次或 3 次一组发生,可发生在患者清醒或活动时,或在睡眠时,或在入睡或醒来时。要知道,觉醒时的癫痫发作通常意味着一种全面性类型发作,而在睡眠期间发生的癫痫发作更常见是局灶性发作。大约 5%~8% 的此类患者会在某一段时间出现一系列长时间的癫痫发作,而在发作间期没有恢复意识,这是癫痫持续状态,需要紧急治疗。一个人的癫痫发作的第一次大暴发可能以癫痫持续状态的形式出现。

除了模仿癫痫发作的心因性发作外,很少有临床状态能模拟全面性强直 - 阵挛发作,但有几个是值得提及的。一种是四肢伸展的阵挛性抽搐(通常不像大发作那样严重),是由血管抑制性晕厥或 Stokes-Adams 低血压发作引起的。与癫痫型的 EEG 不同,在抽搐运动中,脑波的频率较慢,振幅较低。作为基底动脉闭塞综合征的部分表现发生的全身性抽搐,是一种难以区分的罕见现象。这可能与脑桥的皮质脊髓束缺血有关(Ropper),大脑皮质中类似的缺血机制也被用于解释“肢体抖动短暂性缺血发作”(limb-shaking TIAs),即在脑缺血发作时,一侧肢体或一侧身体出现阵挛性运动。在创伤性脑震荡发生后立即出现阵挛性肢体运动,此时到达的观察者将无法确定是癫痫引起跌倒伴头部损伤,还是碰撞引起的脑震荡和抽搐运动。在婴儿中,一种屏气发作(*breath-holding spell*)可能很像全面性发作的强直期。另一种貌似癫痫发作的疾病是昏厥的云雀(fainting lark)(在英国叫作“混乱戏法”),尽管这是自我诱发的,通过下蹲位和快速站立,并配合 Valsalva 手法,可诱发晕厥发作,以全身性抽搐动作结束(见 Lempert et al)。

失神发作(小发作)

与全身性大发作不同,失神性癫痫(*absence seizures*),以前称为小发作(*petit mal*)或癫痫小发作(*pyknoepilepsy*),其显著特征是发作时间短,快速发作和停止,频繁发作和运动活动停止等。事实上,发作可能非常短暂,以至于患者自己有时都意识不到发作;对旁观者来说,那些发作就像是走神或做白日梦的片刻。这样毫无征兆的发作包括意识的突然中断,因此法语词“缺席”(absence)(“不在场”“不出席”)被保留了下来。患者会出现瞪视,然后短暂地停止说话或停止回应。只有大约 10% 这样的患者在发作时完全一动不动,其余的人可观察到眼睑、面部肌肉或手指细微的阵挛(肌阵挛)运动的短暂爆发,或可见两侧手臂微小的同步运动,所有这些运动速度都是每秒 3 次,就像 Penry 和他的同事多年前所展示的那样。这一速率与 EEG 异常的频率相对应,EEG 异常是以一种全面的每秒 3 次棘慢波模式出现的(见图 2-7I)。所谓“典型的”失神发作,就是指发作是快速开始和停止,典型为每秒 3 次棘慢波,并有意识完全丧失。

轻微的自动症(*automatisms*),以咂嘴、咀嚼和手指的摸索动作的形式,在发作时很常见,但可能不易察觉。姿势性张力可轻微降低或增高,偶尔有轻度血管舒缩障碍。一般来说,这样的患者不会跌倒,他们甚至可以继续进行一些复杂的动作,如步行或骑自行车。2~10 秒后,偶尔更长时间,患者就能完全与外界环境重新接触,恢复癫痫发作前的活动。只有丢失了对话的线索或找不到阅读的位置,才暴露出现过短暂的“空白”期(即失神)。在许多这样的患者中,做 2~3 分钟故意的过度通气是诱发失神发作的有效方法。

典型的失神发作构成儿童期最具特征性的癫痫,即“儿童期失神”(childhood absence);在 4 岁之前或青春期之后很少发生这种癫痫。另一个特征是它们的高发生率，因此，旧术语 pykno 的意思是“紧凑的”或“密集的”。一天之内可能发生多达几百次，有时在一天中特定的固定时间爆发。发作可能发生在注意力不集中时，并可能出现在课堂上，如当孩子安静地坐着而不是积极地听课时。如果发作频繁的话，就会干扰注意力和思考，甚至影响孩子在学校的表现。不太常见的，这种发作可能持续数小时，这中间没有正常的心智活动时间，即所谓的失神或小发作状态（*absence or petit mal status*）。青少年起病的失神性癫痫（“青少年失神”）没有儿童期癫痫类型非常高的发作频率。在成人额叶癫痫患者中也曾描述过失神状态的病例（见下文）。与儿童期失神性癫痫发作不同，这种疾病可能会持续到成年期，并被全面性强直 - 阵挛性发作或被一次爆发的发作所打断。运动不能（静止不动）并不是任何癫痫发作类型所特有的。

典型的失神，伴或不伴肌阵挛性抽搐，很少导致患者摔倒。失神因为它的相对温和，应被视为一个单独的实体。它可以是儿童期发作的唯一类型。在青春期发作的频率会逐渐减少，然后往往消失，只是在许多情况下被严重的全身性发作所取代。此外，约三分之一的失神发作的患儿会出现对称或不对称的肌阵挛样抽动，不伴意识丧失，而大约一半的患儿有时会出现严重的全面性（强直 - 阵挛）惊厥。

失神变异型

失神变异型（*absence variants*），与典型的失神发作不同，表现为意识丧失不太完全或肌阵挛很突出，以及其他方面如 EEG 异常表现每秒 3 次的棘 - 慢波型不太规律（它们可能以每秒 2~2.5 次的频率或以不规则的 4~6Hz 的多棘 - 慢复合波的形式出现）。非典型失神（*atypical absence*）是一个用来描述长时间缓慢棘 - 慢波活动的术语，通常不伴明显的意识丧失。外部刺激，如要求患者回答问题或计数，会中断异常 EEG 活动的运行。目前的分类（图 15-1）将失神发作分类为典型的、非典型的和特殊类型，即肌阵挛性失神或眼睑肌阵挛。

Lennox-Gastaut 综合征

与典型的失神癫痫形成鲜明对比的，是一种在 2~6 岁之间发病的类型，特征是失张力或站立不能的（astatic）癫痫发作（即跌倒发作），随之而来的通常是各种小的运动、强直 - 阵挛和部分性癫痫发作的组合，以及进行性智力损害伴有独特的、缓慢的（1~2Hz）棘 - 慢波综合的 EEG 模式。这就是伦诺克斯 - 加斯托综合征（Lennox-Gastaut syndrome）。它在生命早期前通常发生婴儿痉挛，一种特征性的高波幅无节律的 EEG 描记（高度节律失调）和精神发育停滞，这种三联征有时被称为韦斯特综合征（*West syndrome*）（见下文）。早发的失张力发作伴有突然跌倒、受伤和相关的异常，几乎总是有一个重要的暗示，即存在严重的神经系统疾病。早产、围产期损伤和婴儿代谢性疾病是最常见的潜在疾病。这本质上是一种症状性全面性癫痫，与上述的特发性癫痫类型如典型失神癫痫（小发作）不同。Lennox-Gastaut 综合征可能持续到成年，是最难治疗的癫痫类型之一。

肌阵挛性发作

肌阵挛性发作（*myoclonic seizures*），在第 4 章中讨论了肌阵挛的现象，强调了与癫痫发作的关系。以突发的、短暂的肌肉收缩为特征，一些肌阵挛性抽动可能很小，仅涉及一块肌肉或部分的肌肉；另一些则大到使一个肢体向身体一侧或两侧移动或整个躯干肌肉组织移动。许多是短暂的，持续 50~100 毫秒；它们可能间歇性地、不可预测地发生，也可能表现为一次突然痉挛或短暂的骤发。

如前所述，一连串几个小的、有节律的肌阵挛性抽动可能以不同的频率出现，作为非典型失神发作的一部分，也可能作为全面性阵挛 - 强直 - 阵挛（clonic-tonic-clonic）或强直 - 阵挛（tonic-clonic）发作的孤立事件。一般来说，单独发生的癫痫相关的肌阵挛是比较常见的，仅表现为癫痫发作，通常对抗癫痫药物反应良好。相反地，在一些疾病中，肌阵挛的严重程度逐渐加重或非常频繁。这些疾病发生在儿童期，引起人们对肌阵挛 - 斜视眼阵挛 - 共济失调综合征（myoclonus-opsoclonus-ataxia syndrome）、锂剂或其他药物中毒的怀疑，如果持续数周，还会怀疑亚急性硬化性全脑炎。慢性进行性多肌阵挛伴痴呆是青少年脂质沉积症（见第 36 章）、拉福拉（Lafora）型家族性肌阵挛性癫痫、某些线粒体疾病，以及其他未明确分类的慢性家族性变性疾病（Friedreich 多发性副肌阵挛）的特征，见后面的表 15-3。大量的成人疾病会引起的肌阵挛和癫痫性发作，在后面的章节中讨论。肌阵挛作为一种现象在第 4 章中进一步描述。

青少年肌阵挛癫痫

青少年肌阵挛癫痫（*juvenile myoclonic epilepsy*），是大龄儿童和年轻人中最常见的特发性全面性癫痫。它开始于青春期，通常在15岁左右，范围基本上涵盖了整个青少年期。患者因全面性强直-阵挛发作引起注意，通常在醒来时发作，或因早晨发生累及全身的肌阵挛抽搐，有时失神发作是很突出的。患者家人报告说，患者偶尔出现手臂和躯干上部的肌阵挛性抽搐，是由于疲劳、睡眠早期阶段或酒精摄入引起的。根据我们的经验，少数患者只有肌阵挛现象和罕见的失神或强直-阵挛发作，并持续数年不被注意。EEG显示特征性的4~6Hz不规则多棘波活动爆发。已确立与几个基因位点有关联，主要是离子通道和GABA相关受体。

这种疾病并不会损害智力，往往也不会进展，因此它被称为良性的，但偶尔发作的倾向通常会持续一生。Baykan及其同事的一份报告指出，在平均20年的时间里，大多数患者都有很长的无发作期，到30多岁以后肌阵挛发作次数大幅度下降，只有五分之一的患者几乎没有癫痫发作。特别是丙戊酸和其他一些抗癫痫药，在消除癫痫发作和肌阵挛方面非常有效，但它们应无限期地持续使用，因为停药就会伴有高复发率。由于丙戊酸盐的潜在致畸性，育龄妇女经常被给予左乙拉西坦或拉莫三嗪，要告知这些药物可能不如首选药物那样有效。根据观察，卡马西平和苯妥英可能会加重这种癫痫发作。

局灶性发作

正如前面指出的，国际分类将所有癫痫分为两种类型，即全面性，临床和EEG表现表明从发作开始即为双侧和弥漫性大脑皮质受累，而局灶性发作(*focal seizures*)，通常是大脑皮质某些部位由可证实的局灶性病变或EEG异常产生的。局灶性癫痫的表现反映了病变的部位。在过去，局灶性发作是根据意识是否保留(单纯部分性)或受损(复杂性)来分类的，但现在如果意识发生改变，就归入"认知障碍"(*dyscognitive*)范围之内。发作时具有感觉或运动特征的局灶性发作最常起源于感觉运动皮质的病灶。伴意识障碍的发作见于许多发作形式中，通常其病灶在边缘叶和自主神经区或在颞叶，但已知也有额叶部位的。表15-2列出了常见的病变部位和相应的癫痫类型。

相对少数的局灶性癫痫单独从临床表现就可以精确定位。然而，当结合头皮和颅内EEG记录和MRI检查时，定位就会更为准确。

表15-2 常见的局灶性发作模式

临床类型	病变部位
躯体运动	
Jacksonian样(局灶运动)	中央前回
咀嚼，流涎，语言障碍	杏仁核，岛盖
单纯的对侧扭转	额叶
头眼转动伴手臂运动或手足徐动样肌张力障碍姿势	辅助运动皮质
躯体和特殊感觉(先兆)	
躯体感觉	对侧中央后回
不成形的幻象、闪光、图案	枕叶
听觉的	颞横回
眩晕的	颞上回
嗅觉的	颞叶内侧
味觉的	岛叶
内脏的：自主神经的	岛状眶额皮质
局灶性发作伴意识改变	
成形的幻觉	颞叶新皮质或杏仁核-海马复合体
错觉	—
认知障碍经历(似曾相识，梦境状态，人格解体)	—
情感状态(恐惧、抑郁或欣快)	颞叶
自动症(发作期的和发作后的)	颞叶和额叶
瞪视	额叶皮质、杏仁核-海马复合体、网状-皮质系统

来源：经允许，修改自Penfield和Jasper。

额叶癫痫(局灶运动性和杰克逊癫痫)

额叶癫痫发作(*frontal lobe seizure*)，也称为局灶性运动癫痫(focal motor seizures)和杰克逊癫痫(*jacksonian seizures*)。局灶性运动癫痫是由额叶放电病变引起的。一种常见的起源于辅助运动区的类型，表现为头和眼向刺激病灶对侧转动的形式，通常也伴随着受累半球对侧肢体的强直性伸展。这可能构成整个癫痫发作，也可能随后出现全身性阵挛运动。肢体的伸展可能恰好发生在失去知觉之前或同时发生，但额叶病变可能引起严重的全身抽搐，而没有最初的头眼转动。据推测，如果有意识丧失，是由额叶的放电快速扩散到丘脑或高位中脑网状结构整合中心的结果。

局灶性额叶惊厥的一种形式是杰克逊运动癫痫，它从一只手的手指、一侧面部，或一只脚的肌肉强直性收缩开始，然后是阵挛性收缩。有时一系列频率越来越快的阵挛样动作逐渐形成强直性收缩。其特征性表现是动作从最初受影响的部位扩散到身体同侧的其他相邻的肌肉。在其典型发作形式中，癫痫发作从手，向上到手臂，到面部，再向下到腿；或者，如果第一个动作是在脚，癫痫的发作向上行进至腿部，自手臂下行再到面部，通常为 20~30 秒。极少数情况下，第一次肌肉收缩发生在腹部、胸部或颈部。在某些病例中，在一侧癫痫发作后，头和眼转向抽搐一侧，偶尔转向另一侧，然后出现全身癫痫发作伴有意识丧失。如果感觉运动症状仍然局限于一侧，则不会发生意识丧失。

额叶是如此之大，可引起多种形式的癫痫，包括上述典型的杰克逊型，但也包括扭转性癫痫（身体或部分身体向对侧转动）、语言终止、额叶症状、失神形式，以及一些与辅助运动区放电相关的不寻常的障碍，包括运动过度和姿势性强直变异型等。在临床实践中，通常很难区分这类癫痫发作与异态睡眠（睡眠相关的）事件（见第 18 章）。

局灶性运动性癫痫发作可以从头眼强烈的、持续性偏斜开始，有时甚至是整个身体偏转，被称为扭转性（versive）或旋转性（adversive）。这些偏转动作通常是向放电病灶相反的一侧，但有时也转向同一侧。在癫痫发作的全面性强直 - 阵挛期结束时发生的头眼转动也是如此（Wylie et al）。在颞叶起源的癫痫发作中，在发作早期可能出现头向同侧转动，随后出现强有力的反向的头（和身体）转动。如果发生这些头部和身体运动，在此之前可能会有安静的瞪视或自动症。在发作时，非强力的、不持续的或看似随机的头侧向运动没有定位价值，提示这种现象是癫痫性的。

在有明显的局灶性运动特征的抽搐后，受累肢体常会出现一过性瘫痪。这种“陶德麻痹”（*Todd paralysis*）在癫痫发作后持续几分钟，有时甚至数小时，通常与抽搐的持续时间成正比。超过这一时间的持续局灶性瘫痪通常表明，局灶性脑损伤的存在是癫痫发作或持续的非惊厥形式的癫痫发作的根本原因。类似的 Todd 现象也出现在局灶性癫痫的病例中，其涉及语言、躯体感觉或视觉区，在这里，持续性功能缺失对应于受累的脑区。

起始于面部、手和脚趾运动的局灶性运动发作之高发病率可能与这些部位不成比例的大的皮质代表区有关。电刺激额叶上外侧区域（8 区），恰在 6 区之前（见图 21-1 和图 21-2），可能始终仅诱发头眼向对侧偏斜。疾病过程或兴奋灶通常是在或靠近中央（运动）皮质，也就是 Brodmann 4 区（见图 3-3 和 22-2）；在某些病例中，特别是癫痫发作有一种感觉伴发症状时，会发现病灶位于中央后回。

据报道，局限于运动皮质的病变表现为阵挛性收缩，而局限于前运动皮质（6 区）的病变表现为对侧的手臂、面部、颈部或整个一侧身体的强直性收缩。对侧手臂的强直性抬高和伸展，同侧手臂的屈曲（击剑姿势）以及舞蹈手足徐动和肌张力障碍姿势等，与高位内侧额叶病变（8 区和辅助运动皮质）有关，对侧肢体的复杂、怪异和连续的运动也是如此，但这总是让人怀疑这是一种非癫痫现象。出汗和竖毛偶尔出现于局灶性运动发作所涉及的身体部位，这表明这些自主功能在 Rolandic（中央）区或毗邻区域有皮质代表区。局灶性运动癫痫与杰克逊癫痫在本质上具有相同的定位意义。

起源于大脑皮质语言区的癫痫放电可能会引起短暂的失语性障碍，即发作性失语症（*ictal aphasia*）和突然说出一个词或响亮的声音，或者更常见的是声音停止。发作性失语症通常继发于其他局灶性或全面性癫痫发作，但也可孤立发生，没有意识丧失，在这种情况下，患者稍后可以描述出来。发作后失语比发作性失语症更为常见。癫痫发作时的言语表达没有一致的定侧意义，而且矛盾的是，通常与非优势半球起源有关。这些障碍应该与某些复杂部分发作或发作后的意识模糊状态的特征性的词或短语的刻板重复或混乱的言语，当然，还有 Wernicke 失语症区别开来。

躯体感觉、视觉和其他类型感觉性癫痫

躯体感觉性癫痫发作（*somatosensory seizures*），无论是局灶性的还是“行进”到一侧身体的其他部位，几乎总是表明，病灶是在另一侧大脑半球的后中央回脑回内或其附近。Penfield 和 Kristiansen 发现，在 55 例癫痫患者中有 49 例致病灶在后中央回或前中央回。感觉障碍通常被描述为麻木、刺痛或“针扎”感，偶尔也被描述为昆虫爬行感（蚁走感）、电击感或局部运动的感觉。疼痛和热感也可能发生，但罕见。在大多数病例中，感觉性发作发生在嘴唇、手指或脚趾，并向身体邻近部位扩散，这种模式是由顶叶后中央回的感觉排列决定的（见 Salanova et al）。如果感觉症状局限于头部，则病灶位于或邻近该脑

回的最下部，靠近外侧裂；如果症状是在腿部或足部，则病灶累及该脑回的上部，靠近上矢状窦或半球的内侧表面。

嗅幻觉(*olfactory hallucination*)，也许是最重要的感觉性发作，因为它们代表着一个特定的定位，与颞叶下部和内侧部分的疾病有关，位于海马旁回或钩回区(因此有杰克逊钩回发作的术语)(另见第11章)。通常，感知到的气味是被外化的，也就是说，投射到环境中的某个地方，并被描述为令人不快的或恶臭的，尽管除此之外无法辨认。在经证实的颞叶疾病的病例中也记录有味幻觉(*gustatory hallucinations*)，较少发生于岛叶和顶叶盖部的病变，唾液分泌和口渴感可能是相关的。在大脑外侧裂的深处进行电刺激，延伸到岛叶区域，产生了特殊的味觉。

视觉发作(*visual seizures*)是相对罕见的，但也有定位意义。枕叶的纹状皮质内或附近的病变通常产生黑暗或冒金星和闪光等基本视觉感觉，这些感觉可能是静止的或移动的，无色或有色的。高尔斯(Gowers)说，报告最多的颜色是红色，其次是蓝色、绿色和黄色。这些影像可能指向病灶对侧的视野，也可能出现在正前方。如果病变发生在视野的一侧，患者认为只有一只眼睛受到影响(病变对侧的那只)，这可能是因为大多数人只意识到同向性视野缺损的颞侧半。奇怪的是，起源于一个枕叶的癫痫发作可能会导致两个视野的瞬间失明。已经注意到，枕叶外侧面(Brodmann18区和19区)的病变可能会引起闪烁或脉冲光的感觉。更复杂或成形的视幻觉通常是由颞叶后部靠近枕叶交界处的一个病灶引起的，并可能与听幻觉有关。Bien和他的同事(2000)在一组20例接受手术治疗的难治性癫痫患者中证实了视觉先兆的定位价值。他们发现基本的视幻觉和视力丧失是枕叶癫痫的典型表现，但也可能发生在前内侧颞区和枕颞区的致痫灶。这里提及由帕纳约托普洛斯(Panayiotopoulos)所描述的儿童期枕叶癫痫，并作进一步讨论。这些患者会经历基本的视幻觉。我们观察到的一个有趣的特征是，头部和眼睛朝着视觉图像的极端转向。

幻听(*auditory hallucinations*)作为癫痫发作的最初表现并不常见，通常代表一种精神障碍或几种良性疾病之一。偶尔地，一个颞上回有病灶的患者会报告耳边嗡嗡响或轰鸣声。在一侧颞叶较后部的病变，有几次曾发现有某个人的声音，有时重复无法辨认的词语，或音乐的声音。一些癫痫患者和有明显的听觉先兆癫痫发作家族史的人，可能影像学检查正常，但结果是LGI1基因突变。

一种提示前庭神经起源的眩晕感(*vertiginous sensations*)，在极少数情况下可能是癫痫发作的第一个症状。病变通常位于颞叶后上方或顶叶与颞叶交界处。在Penfield和Jasper报道的一个病例中，通过刺激顶枕叶交界处的皮质可以来诱发眩晕感。偶尔，在颞叶的病灶，眩晕之后是听觉的感觉。头晕，或头晕眼花是癫痫发作常见的前奏，但正如第14章所讨论的，这种症状有太多不同的含义，几乎没有诊断价值。

正如已经指出的，在胸部、上腹部和腹部出现的模糊的、常常难以描述的内脏感觉(*visceral sensation*)是先兆中最常见的。尽管在一些这样的病例中，癫痫放电已被定位于外侧裂的上带、额上回或额中回，或扣带回附近的内侧额区，但其最常见起源于颞叶。发作开始时心悸和心跳加速也主要与颞叶病灶有关。

颞叶癫痫(特征是反应改变、复杂部分发作、精神运动发作)

颞叶癫痫(*temporal lobe seizures*)不同于上面讨论的全面大发作和失神癫痫发作，①这些意味着在颞叶局部开始出现，反映在一种可能是幻觉或知觉错觉的先兆上；或者②表现一段时间的行为改变和意识不完全损害，一种认知障碍状态，与失神性癫痫典型的与环境失去联系形成对比。

虽然很难列举出在这些类型的癫痫发作中可能发生的所有的精神体验，但它们可被归类为错觉、幻觉、人格解体状态和情感体验等。在改变的精神状态中，有一种在一个陌生的环境或地方强烈感知到的熟悉感[似曾相识(déjà vu)]，或者相反地，在一个先前已知的地方或环境中感到陌生或不熟悉[似不相识(jamais vu)]。这可能是一种自见幻觉(*autoscopy*)，一种人格解体，或者患者将自己视为外部观察者的梦幻状态。某些旧记忆或场景的片段可能会进入患者的脑海，并以惊人的清晰度再现，或者记忆可能会突然中断(有关颞叶癫痫经历现象的更详细描述，参见Gloor)。最常见的是感觉错觉或持续感知的扭曲。环境中的物体或人可能会缩小或后退到远处，或者他们可能会放大(视物变小和视物变大)，或者在头部移动时持续[视像存留(palinopsia)]。倾斜的视觉环境曾有过报告。幻觉通常是视幻觉或听幻觉，包括成形的或不成形的视觉影像、声响和人的声音；不太常见的，幻觉可能是嗅幻觉(通常是令人不愉快的,无法识别的嗅觉),味觉,或眩晕的感觉。相关的上腹壁和腹部感觉已在上面被提到,并可能起源于自主神经和边缘结构。

癫痫发作引起的情绪体验,虽然不太常见,但可能是戏剧性的,表现恐惧、焦虑、悲伤、愤怒、快乐、狂喜,以及性兴奋等都有过记录。恐惧和焦虑是最常见的情感体验,而有时患者描述愤怒或强烈愤怒的感觉是颞叶发作的一部分。

这些主观精神状态中的每一种都可以构成整个癫痫发作,或者在意识改变前的一段时间内发生某种组合。如上所述,这些先兆代表了癫痫电发作,并与运动性抽搐对额叶皮质具有相同的定位意义。所有的颞叶发作经历都与客观环境没有明显的联系,通常也与患者在发作期间所处的情境无关。

颞叶局灶性或边缘性癫痫发作的运动部分,如果发生的话,会在癫痫发作的后期出现,并表现为自动症的形式,如咂嘴、咀嚼或吞咽动作,流涎、手的摸索或拖脚移动等。患者可能晕头转向地四处走动或行为不当。在失去意识之前就开始的复杂行为可能会继续,如走路、咀嚼食物、翻书,或甚至开车。然而,当被问到一个特定的问题或给出一个指令时,患者显然与周围环境失去接触。可能没有任何反应,或者患者迷惑地看着检查者,或者说出一些刻板的短语。患者可能会在小圆圈内重复行走[旋转性癫痫(*volvular epilepsy*)]、奔跑[前奔性癫痫(*epilepsia procursiva*)],或者只是漫无目的地闲逛,这可能是一种发作的或发作后的现象[荡游症(poriomania)]。根据一些癫痫学家的说法,这些类型的癫痫发作实际上在额叶比在颞叶的起源更为常见。致痫灶对侧的手臂和腿的张力障碍性僵硬被发现是伴随着颞叶癫痫发作而来的(这通常更多的是来自额叶的辅助运动区,而不是颞叶)。

在少数颞叶癫痫患者中(Ebner 等研究的 123 例患者中有 7 例),在存在显著的自动症如咂嘴和吞咽的情况下,一定程度的反应性(对简单问题和运动指令)都得到保留。有趣的是,癫痫起源于右侧颞叶。意识应该随着颞叶癫痫发生改变,这一点根本不明显。已经研究了几种机制,特别是 Blumenfeld 的研究组,并集中研究了颞叶放电对深部结构,如内侧丘脑和隔核的影响。健忘症是颞叶癫痫中意识状态改变的一个重要组成部分,但不能解释整个综合征。

处在意识模糊和激惹状态的患者,可能会抗拒或对检查者进行攻击。这些类型的行为发生在数量有限的颞叶或额叶癫痫患者中,通常采取的形式是对约束的非定向对抗。这些行为表现在自动症行为时期(之所以这样称呼是因为患者的行为可能像一个机器人),或者,更常见的,在发作后期。无缘无故的攻击或爆发强烈的愤怒或盲目的愤怒是罕见的,Currie 和他的同事们发现,在 666 例颞叶癫痫患者中,只有 16 例(2.4%)出现了这种情绪爆发。Penfield 曾经评论说,他从未观察到颞叶刺激而导致的暴怒状态。一个有组织的暴力行为需要几个连续的步骤来完成,比如获得武器并直接使用它,这样的行为不太可能代表颞叶发作。

罕见的情况下,笑可能是癫痫发作最显著的特征[痴笑性癫痫(*gelastic epilepsy*)]。一种特殊的痴笑性癫痫发作与性早熟的组合已经被发现是由下丘脑的错构瘤(*hamartoma*)引起的。另一方面,哭泣,或哭泣性癫痫,在儿童中很少见,更常表明是心理因素引起的发作。

颞叶癫痫发作患者可能只表现出上述发作活动的一种表现或多种组合。在 Lennox 研究的 414 例患者中,43% 的患者表现出一些运动变化,32% 是自动行为,而 25% 出现了精神功能的改变。由于这些症状的复合体是频繁的同时发生的,他把它们称为精神运动三联征(*psycho-motor triad*)。临床模式很可能因病变的精确位置以及放电的传播方向和范围不同而变化。

发作后,患者通常没有记忆,或只记得曾经说过或做过的事情的零星回忆。任何类型的复杂部分性发作都可能发展为其他形式的继发性全面性癫痫。这种泛化的趋势适用于所有类型的部分或局灶性癫痫。

颞叶癫痫并不是人生中任何特定时期所特有的,但它们确实在青春期和成年期表现出发病率的增高,并与儿童期的热性惊厥有着不确定的关系。热性惊厥的话题比这一关联所提示的要广泛;这在本章后面的部分中讨论。新生儿惊厥、头部创伤和各种其他非进行性围产期神经系统疾病是导致儿童发生复杂部分性癫痫风险的其他诱因(Rocca et al)。三分之二的颞叶癫痫患者也有全面强直 - 阵挛性癫痫,或者在儿童早期就有过这种发作,并有理论认为全身性癫痫发作可能导致颞叶海马部分继发性兴奋毒性损伤。在后一种情况下,仔细地在冠状面进行定量的 MRI 检查可能会显示海马和一侧或两侧邻近脑回的体积减小和胶质增生,即内侧或中间颞叶硬化(*medial or mesial temporal sclerosis*),在本章后面讨论(图 15-4)。

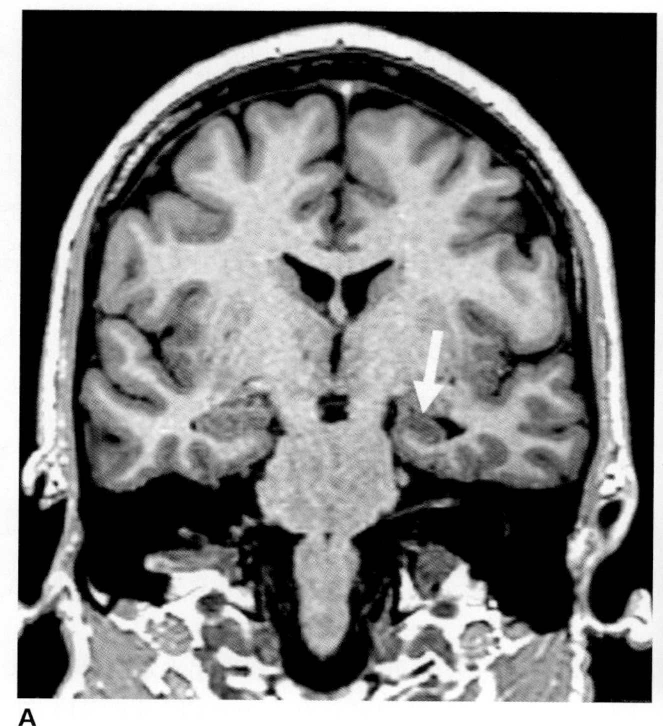

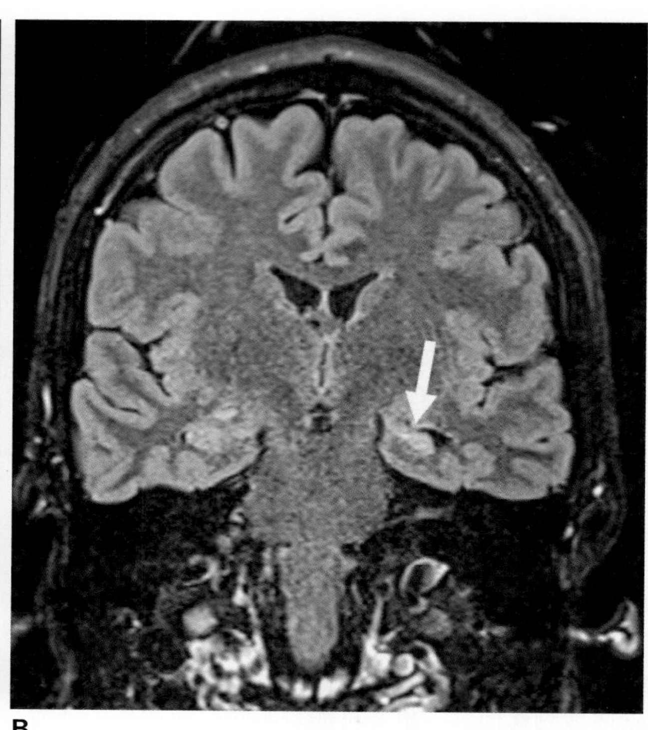

图 15-4　内侧颞叶硬化。A. 冠状面 T1 加权 MRI 显示左侧海马体积缩小（箭头所示）和侧脑室相邻的颞角继发性增大。B. 冠状面 T2-FLAIR 图像显示左侧海马区异常高信号（箭头所示）

颞叶癫痫发作的持续时间变化很大。行为自动症的持续时间很少超过 1~2 分钟，但是发作后的意识混乱和失忆可能会持续相当长的时间。有些只是面部表情的瞬间变化和一段空白的时间，类似于一次失神发作。然而，颞叶癫痫事件几乎总是具有不同的发作期和发作期后的特征，而失神发作的患者通常在发作后立即完全恢复意识。

在 EEG 上，颞叶癫痫发作后的行为常伴有广泛的或局灶性慢波。对时间和地点的长期的定向障碍提示为右侧脑的起源。迷失表明是右侧原因造成的。发作后期的自动症没有定侧的内涵（Devinsky et al）。然而，发作后的姿势和手臂轻瘫［陶德麻痹（Todd paralysis）］或失语症困难有助于确定病变侧（Cascino）。根据 Leutzmezer 和同事的研究，有视频记录显示，有一半的颞叶癫痫患者中会用致痫灶同侧的手擦鼻子。

遗忘性发作（瞬态癫痫失忆）

极少情况下，瞬态失忆的反复发作是颞叶癫痫的唯一表现，但尚不清楚这些患者的失忆代表着发作性还是发作后的现象。这些纯遗忘症的发作被称为短暂性癫痫性遗忘（*transient epileptic amnesia*，*TEA*）（Palmini et al; Zeman et al）。如果患者在发作时能正常工作，就像可能发生的那样，类似于短暂性全面遗忘症（*transient global amnesia*，*TGA*）的情况（在第 20 章中描述）。然而，与短暂性全面遗忘症不同的是，遗忘发作相对短暂和频繁，它们有在醒来时发生的倾向，对复杂认知任务执行能力下降，以及没有重复的刻板印象问题，这些都有助于区分。

癫痫的医学和精神方面

癫痫发作时行为和精神障碍

以下是关于罹患癫痫患者的行为和精神障碍（*behavioral and psychiatric disorders*）问题的一些评论。关于这些疾病患病率的数据主要来自对去专科诊所就诊的选定患者群体的研究，这些诊所往往治疗最困难和复杂的病例。在一项研究中（Victoroff），大约三分之一的癫痫患者有重度抑郁症的病史，同样数量的患者有焦虑障碍的症状；10% 的患者有精神病症状。Blumer 等也报道了来自大学癫痫中心的类似数据。必须强调的是，这些非常高的精神疾病发病率，并没有反映在整个癫痫患者中的精神疾病患病率。流行病学研究只提供了有限的证据，表明癫痫患者总体人群与精神病的联系（关于这个主题的评论性讨论，见 Trimble 和 Trimble 的综述）。此外，应记住，许多慢性内科疾病都与精神反应有关。另一方面，癫痫性疾病的不可预测性和污名化都可能促发抑郁和焦虑。

颞叶癫痫患者的发作后状态很少合并持续数天或数周的迁延性偏执妄想或遗忘性精神病。在此期间的 EEG 可能没有显示癫痫发作放电，尽管这并不排除在远离记录电极的颞叶结构中反复发作。这种与精神病几乎无法区分的疾病，也可能出现在发作间期。

据观察，一些颞叶癫痫患者可能表现出一些个人的奇特的特点。有人认为，他们思维迟钝和死板，谈话冗长、详尽而乏味，喜欢神秘主义，沉迷于相当天真的宗教和哲学思想。其他经常被描述的特征是强迫症、缺乏幽默的严肃、情绪化（情绪波动、悲伤和愤怒）以及偏执倾向等。男性的性欲和性能力下降以及女性的月经问题，不能轻易归因于抗癫痫药物，在颞叶起源的复杂部分性发作患者中很常见。Geschwind 提出一种行为异常三联症，即性欲减退、多写症和高度宗教信仰构成了一种特征性综合征，但这一观点一直存在争议。

Bear 和 Fedio 认为，某些人格特征在右侧颞叶病变中更常见，而愤怒、偏执，以及宇宙观或宗教观念在左侧颞叶病变中更具有特征性。然而，Rodin 和 Schmaltz 却没有发现任何特征可以区分两侧的病灶，他们也没有发现任何行为变化可以区分颞叶癫痫患者与其他癫痫患者。癫痫中的人格障碍问题尚未得到澄清，许多现代临床医生不再将这些特征视为癫痫综合征的一部分，在过去，社会和医学偏见将这些特征归咎于这些患者（见 Trimble 的评论），但即使这样，也有其他解释。

不明原因的癫痫猝死

在过去的几十年里，猝死一直被强调是癫痫患者中一个未被重视的问题。当然，癫痫患者的死亡率表面上是由于意外事故、自杀和癫痫发作的潜在原因而增加的。然而，在其他方面健康的癫痫患者中，死亡率增加除了癫痫发作时的溺水、跌倒时创伤、心肌梗死和汽车事故等，死亡的主要原因是意外死亡。对这一群体，已经使用首字母缩写“SUDEP”，即不明原因的癫痫猝死（sudden unexplained death in epilepsy）。令人惊讶的是，意外死亡主要是一个成年期的问题，而不是儿童期的问题。意外死亡的比率随癫痫的持续时间和严重程度而增加，几项人口研究表明，与一般人群相比，其意外死亡的比率可能高达年龄匹配个体的数倍。Leestma 和他的同事总结，这种疾病的发病率一般为每 1 000 人每年约 0.35 例，但患有严重的癫痫，最高可达每 1 000 人每年 3~9 例。大多数患者有全面性强直 - 阵挛发作史，并死于床上。在儿童中，那些患有难治性癫痫、发育延迟和一些诸如结节性硬化综合征的患儿特别危险。

基于人群和队列的病例对照研究中，一些因素已成为风险因素，如处于一次强直阵挛发作后即刻的发作后期，癫痫发作频率增加（包括在前一年的 3 次全面性发作），缺乏成功的治疗（即 Sillanpää 和 Shinnar 在 40 年的儿童癫痫随访中记录的没有缓解的患者），或低于治疗水平的抗癫痫药物，早期成年期，长期存在的癫痫，以及精神发育迟滞等。

大多数不明原因的癫痫猝死症（SUDEP）发生在患者无人看护或睡眠时。虽然已知在癫痫发作期间和之后立即发生呼吸困难和心脏变化，包括心脏停搏和室性心律失常，但这些都不是固定的因素，通常死亡的确切机制很难确定。曾有人提出在发作后的脑干活动“关闭”导致高碳酸血症或低氧血症，但在不同的病例中可能有不同的原因起作用。

预防猝死的一种方法是使用抗癫痫药物充分治疗。未经治疗的患者猝死的风险高达 20 倍。一些癫痫领域的专家建议与患者及其家属就这个问题进行公开的对话。更常见的情况是，神经科医生只在高风险患者或特别要求时才提出这个问题。Devinsky 对这一问题进行了综述。

特殊的癫痫综合征

还需要考虑到几种癫痫综合征和其他癫痫发作状态，它们不能轻易地用一般类型的全面性或部分性癫痫发作进行分类。其中许多，特别是下面讨论的前四种类型，已被发现有遗传基础，通常涉及离子通道紊乱。

伴中央颞区棘波的儿童期良性癫痫（中央回癫痫，外侧裂癫痫）

伴中央颞区棘波的儿童期良性癫痫（*benign epilepsy of childhood with centrotemporal spikes*）也称为中央回癫痫（*Rolandic epilepsy*）、外侧裂癫痫（*Sylvian epilepsy*），这种常见的局灶性运动癫痫是儿童期局灶性癫痫中独特的，因为尽管 EEG 模式非常异常，但它是自限性的。它通常以常染色体显性遗传的方式在家族中传递，在5~9岁之间开始发病。它通常以夜间局灶性起病的强直-阵挛性发作为特征。此后，癫痫发作以一侧面部的阵挛性收缩的形式出现，很少出现在一侧手臂或腿上，发作间期EEG显示对侧下部中央区或中央颞区出现高波幅棘波。癫痫发作只需一种抗惊厥药即可控制，并在青春期逐渐消失。这种综合征与发育性阅读障碍的关系尚不清楚。

伴枕部棘波的癫痫（帕纳约托普洛斯综合征）

伴枕部棘波的癫痫（*epilepsy with occipital spikes*）也称为帕纳约托普洛斯综合征（*Panayiotopoulos syndrome*），是一种与Rolandic癫痫类似的类型，通常是良性的，就其没有智力衰退而言，癫痫发作往往在青春期就会停止，已被Panayiotopoulos证实与枕叶棘波活动有关。根据Taylor及其同事的综述，视幻觉虽然不是一成不变的，却是最常见的临床特征；眼动、耳鸣或眩晕的感觉在枕叶癫痫患者也有报告。这些作者指出该综合征的症状学的原因，主要是皮质异位症（cortical heterotopias）。自主神经过度活动在某些儿童癫痫发作中很突出。在这两种类型的儿童癫痫中，观察到睡眠会使棘波明显加重，这是一种有用的诊断特征。

婴儿痉挛（韦斯特综合征）

婴儿痉挛，也称为韦斯特综合征（*West syndrome*），这一术语被用于描述一种特殊的、特别剧烈的婴幼儿期癫痫。19世纪中期，West非常详细地描述了他儿子的病情。这种疾病，在大多数病例中出现于出生后1年内，其特征是反复发生的、单一的或短暂的躯干和四肢大的屈曲运动，以及较少见的伸展运动，因此也称为婴儿痉挛（*infantile spasms*），或萨拉姆癫痫（*salaam seizures*）或折叠刀发作（*jackknife seizures*）（萨拉姆癫痫也称为行礼发作——译者注）。大多数但不是所有的这种疾病患者表现出严重的EEG异常，包括连续的多灶性高波幅棘慢波。然而，这种被Gibbs称为高度失律的（“多山型”节律失常）的模式并不是婴儿痉挛所特有的，通常与大脑的其他发育性或获得性异常有关。随着孩子的成熟，癫痫发作逐渐减少，通常在4~5岁时消失。如果MRI检查和CT扫描基本正常，根据Jellinger常见的病理研究结果，通常是皮质发育不良。无论是癫痫发作还是EEG异常，对促肾上腺皮质激素（ACTH）、糖皮质激素或苯二氮䓬类药物治疗都可能产生显著的反应，其中氯硝西泮（clonazepam）可能是应用最广泛的药物。一种由结节性硬化（tuberous sclerosis）引起的West综合征类型对γ-氨基丁酸（GABA）抑制性药物如氨己烯酸（vigabatrin）也有戏剧性的效应，如下所述。然而，大多数患者，甚至那些癫痫发作时看起来很正常的患者，都留下了智力受损的表现。婴儿痉挛后来可能会发展为Lennox-Gastaut综合征，如前一节所述，这是一种预后更严重的儿童早期癫痫障碍。

热性惊厥

众所周知的单纯的热性惊厥（*febrile seizure*），为6个月至5岁的婴幼儿（发病高峰年龄为9~20个月）所特有，具有很强的遗传倾向，通常被认为是一种良性疾病。据估计，每1 000名5岁以下儿童中约有4人患此病，但据报道，日本儿童患此病是这个数字的2倍。它通常以单一的、全身性的运动发作的形式出现，发生在患者的核心体温升高或达到峰值时。癫痫发作持续很少超过几分钟，当EEG检查回报时，已经没有异常，完全恢复了。癫痫发作不会在同一次发热期间复发。温度通常高于38℃（100.4℉）。

任何病毒性或细菌性疾病，或罕见的免疫接种，都可能是发热的诱因；疱疹病毒6是一种常见的致病因子，可能是因为它有引起高热的倾向。尚未发现预防性抗癫痫药物对预防热性惊厥发作有帮助。除了推测与儿童期良性癫痫的遗传关系（Luders et al），事实上它本身是短暂的，这些患者在晚年发展为癫痫的风险仅略高于一般人群。在一些家族中，如Nabbout和他的同事所研究的家庭中，通过连锁分析发现，仅有热性惊厥而没有全面性癫痫发作与特定的基因有关。据推测，当基因产物被识别时，一些对降低癫痫发作阈值的缺陷的本质的探索将会到来。

这种良性类型的热性惊厥不应与更严重的疾病相混淆，在这些疾病中，发热性急性脑炎或脑病状态导致局灶性或长时间的癫痫发作，全面性或局灶性EEG异常，以及在发热疾病期间反复发生热性惊厥，即复杂热性惊厥（*complex febrile seizures*）。在这些病例中，癫痫发作不仅会在感染时反复发生，在其他时候也会发生。当这两种类型的患者同时出现在热性惊厥背景时，就不奇怪有很大比例的患者会并发非典型性小发作、失张力和站立不能发作，随后出现强直性抽搐发作、精神发育迟滞以及复杂性部分癫痫。在 French 和同事对 67 例内侧颞叶癫痫患者进行的一项研究中，其中 70% 的患者在生命的前 5 年有过复杂热性惊厥发作史，尽管许多人直到十几岁才再次发作。细菌性脑膜炎是一个重要的危险因素，头部创伤和分娩创伤是不太常见的因素。流行病学研究证实了这一临床观点。Annegers 和他的同事观察了一个队列 687 名儿童在他们最初的热性惊厥后平均 18 年。总的来说，这些孩子在以后的生活中无诱因癫痫发作的次数要高出 5 倍。在有单纯热性惊厥患儿中，风险仅为 2.4%。相比之下，患有 Annegers 和同事们所称的复杂热性惊厥（局灶性、长时间或反复的热性惊厥）患儿的风险则显著增加了 8%、17% 或 49%，这取决于与其中一种、两种或三种复杂特征的关联。

反射性癫痫

长期以来，人们就认识到在特定的个体中癫痫发作可以通过一种不连续的生理或心理刺激来诱发。反射性癫痫（*reflex epilepsy*）这个术语是为这一小部分人群保留的。Forster 根据它们的诱发性刺激将癫痫发作分为五种类型：①视觉，如闪烁光、视觉模式和特定的颜色（特别是红色），导致快速眨眼或闭眼；②听觉，如突如其来的意外噪声（惊吓）、特定的声音、音乐主题和说话声；③躯体感觉，如坐着或躺着不动时突然轻拍或突然地运动，或对身体某一部位长时间的触觉或热刺激；④书写或阅读文字或数字；⑤进食。

视觉诱发的癫痫是目前最常见的类型。癫痫发作通常是肌阵挛性的，但可能是全面性的，并可能由电视的光刺激或 EEG 检查或视频游戏的光刺激或模式刺激引起。在其他类型的反射性癫痫中，诱发的癫痫发作可能是局灶性的（通常从受刺激的部位开始）或全面性的，并可能以一种或一系列的肌阵挛性抽搐或失神或强直 - 阵挛发作的形式。由阅读、声音或进食引起的癫痫发作最常见的是复杂部分性；音乐诱发的癫痫通常是肌阵挛性、单纯性或复杂部分性。少数这样的反射性癫痫病例是由局灶性脑疾病，特别是枕部病变引起的。

许多抗癫痫药物对控制个别的反射性癫痫的病例是有效的。有些患者通过做一些脑力活动来避免癫痫发作，例如，思考一些分散注意力的话题、数数，或者进行一些体育活动。Forster 证明，在某些类型的反射性癫痫中，反复出现的刺激最终可能使触发无害，但这需要大量的时间和进行强化，这限制了它的治疗价值。

部分性发作持续状态

部分性发作持续状态（*epilepsia partialis continua*）是一种特殊类型的局灶性运动性癫痫，特征是一个肌群持续的有节奏的阵挛性动作，通常是面部、手臂或腿，每隔几秒就会相当有规律地重复，并持续数小时、数天、数周或数月，都没有扩散到身体的其他部位。因此，部分性发作持续状态实际上是一种高度局限性和非常持续的局灶性运动持续状态。腿部和手臂的远端肌肉，特别是手和手指的屈肌，比近端肌肉受累更频繁。在面部，反复出现的收缩可能发生在嘴角，也可能发生在一侧或两侧眼睑。偶有一侧颈部或躯干孤立的肌肉受累。受累肌肉的主动或被动运动可加重阵挛性活动，在睡眠时其严重程度可减轻，但不会消除。

Kozhevnikov 首先在俄罗斯春夏季脑炎患者中描述了这种持续的局部发作，可能由各种急性或慢性病变引起。在某些情况下，潜在的疾病并不明显，而阵挛性运动可能被误认为是某种类型的慢震颤或锥体外系运动障碍。大多数部分性发作持续状态患者出现局灶性 EEG 异常，可能是重复的慢波异常，也可能是对侧大脑半球中央区的尖波或棘波。在某些病例中，棘波活动可以在部位和时间上与阵挛运动精确相关（Thomas et al）。在 Obeso 和同事收集的系列研究中，存在部分性发作持续状态与皮肤反射性肌阵挛（皮质肌阵挛仅在对各种传入刺激做出反应时发生）的各种组合。

正如所预料的那样，广泛的致痫病变都与发育异常、脑炎、脱髓鞘疾病、肿瘤、代谢异常，特别是高渗性疾病和退行性疾病有关。部分性发作持续状态在罕见的 Rasmussen 脑炎患者中特别常见（见下文）。

皮质或皮质下的机制是否是导致部分性发作持续状态的原因，这是一个尚未解决的问题。Thomas 和同事提出的电生理学证据支持皮质起源，病理学证据不太明确。在 8 例死后对大脑进行检查的病例中，都发现他们受累肢体对侧的运动皮质或相邻皮质区有某种程度的受累。然而，除了一例患者外，所有患者在同侧、对侧或两侧的皮质病变都有一些更深结构的受累。

这种疾病的特征是对治疗有抗药性，常常导致使用几种抗癫痫药物，但仍然发现它们无效。有时为了产生较少的副作用，最好减少药物和它们的数量。这些判断必须在考虑到日常生活扰乱的情况下做出。虽然特殊病例可能会持续一年或更长时间，但大多数会消退，留下各种神经功能缺失。

Rasmussen 综合征

1958 年，Rasmussen 描述了 3 名儿童，他们的临床问题包括难治性局灶性癫痫（上文所述的部分性发作持续状态）伴有进行性轻偏瘫。大脑皮质显示轻度脑膜炎性细胞浸润，以及以神经元破坏、神经胶质增生、噬神经细胞现象、一定程度的组织坏死和血管周围袖套为标志的脑炎过程。许多其他的病例很快被发现，Rasmussen 能够总结 48 例他个人观察的患者自然史（见 Andermann 经常引用的专著和 Bien 和同事 2005 年最新的综述）。Villani 和他的同事指出，成人病例是已知的，他们往往有一个较温和较迁延的病程。有的患者有局灶性皮质肌阵挛。

拉斯马森综合征（*Rasmussen syndrome*）的扩展的表现增加了几个有趣的特性。受影响的儿童年龄一般在 3~15 岁之间，女孩多于男孩。其中一半患有部分性发作持续状态。疾病的进展导致偏瘫或其他功能缺失和局灶性脑萎缩，甚至在大多数病例中出现全部偏身萎缩。5 例患儿的神经病理学显示皮质和白质的广泛破坏，伴有严重的胶质增生和迁延的炎症反应。

CSF 显示淋巴细胞增多，有时出现寡克隆带，但这些表现并不一致。局灶性皮质和皮质下病变通常通过 MRI 检查可见，有些病例为双侧病变。在一定比例的 Rasmussen 脑炎患者中发现了谷氨酸受体（GluR3）抗体，这引起了人们对免疫原因的兴趣（见 Antel 和 Rasmussen 的综述）。Twyman 和同事的发现支持了自身免疫假说，这些抗体在兔子中引起癫痫，并导致在细胞培养中释放神经毒素红藻氨酸（neurotoxin kainate）。然而，Wendl 的团队和其他人已经发现了这些抗体和许多其他类型的局灶性癫痫，因而对其特异性提出了质疑。

过去，这种疾病的病程旷日持久，根本无法用药物治疗。在一些患者中，这一过程最终会消失，但在那些持续性局灶性癫痫的患者中，尽管使用了各种抗癫痫药物，癫痫发作仍在继续。在疾病发生的第一年开始使用大剂量糖皮质激素，在 Chinchilla 及其同事治疗的 8 例患者中有 5 例被证实有效。反复的血浆交换和免疫球蛋白也被试用过，但是结果很难解释。当病变是广泛的和单侧时，神经外科医生就会采取部分大脑半球切除术。

心因性非癫痫发作（PNES，假性癫痫）

心因性非癫痫发作（*psychogenic nonepileptic seizures*，*PNES*）也称为假性癫痫（*pseudoseizures*），这些常见的发作可以貌似惊厥或非惊厥性发作，但不是阵发性神经元放电的结果。它们被称为心因性非癫痫性发作（PNES），由一组容易被误认为是癫痫发作的异质性疾病组成。此外，它们在难以治疗的癫痫中占很大比例，经常使用多种抗癫痫药物治疗，但患者对药物治疗没有反应。据估计，70% 的诊断 PNES 的患者以前曾因癫痫进行过治疗。在大量病例中，非癫痫性发作占短暂性意识丧失病例的 4%，20% 转介到癫痫专科治疗中心，而 50% 的患者像是处于癫痫状态。应该强调的是，真正癫痫发作的患者也会表现出心因性发作，这使得区分这两者特别困难。在癫痫专科服务中，这一群体被证明是最令人烦恼的，也是最常见的。

我们目前的概念是，这种状况是对潜在的情绪或心理困扰的一种行为反应。这些发作可能源于早年的创伤经历，特别是童年期身体、性和精神的虐待，但情况并非总是如此。许多专家认为它们与癔病，也称布里凯病（*Briquet disease*）、转换障碍（*conversion disorder*）（见第 47 章）或诈病相类似。最近的研究表明，大多数病例是由转换 - 歇斯底里障碍引起的，而且装病很少，但这很难证明。

三大类心因性状态似乎会产生假性癫痫：①惊恐障碍（panic disorder）本身在癫痫患者中很常见；②分离性障碍（dissociative disorders），其惊厥通常持续时间长，类似全面性强直 - 阵挛发作，或者，昏厥，如头昏眼晕或晕厥前发作，或与失神发作非常相似的空白发作；以及③诈病，故意假装癫痫发作，以避免某些境遇如监禁。

通常，非癫痫发作过程中的非常规的动作表现足以对其做出证明，诸如完全不同步的四肢抖动，头部反复左右摆动，殴打试图约束患者的人，咬手，脚踢，发抖，颤抖，盆腔推挤和角弓反张样姿势，以及在发作期间尖叫或说话。注意观察假性发作时眼睛是静止的或用力紧闭的，而癫痫时眼睑是张开的或表现出阵挛性运动有助于诊断。如果发作时间长（数分钟，甚至数小时），呼吸急促（而在发作期间和发作后是典型的呼吸暂停），或者如果发作后出现流泪，都可能是心因性发作。心因性发作往往在旁观者在场的情况下发生，由情绪因素促发。除了少数的例外，都没有舌咬伤、尿失禁、伤害性摔伤或发作后意识模糊等，但如果在这些发作中发生舌头被咬伤，通常是在前部，而舌外侧咬伤是癫痫发作的特征。尿便失禁不能帮助明确区分癫痫发作。

非癫痫性发作的另一个线索是，认知功能正常和脑成像正常的个体高度抵抗性癫痫。有时有无法解释的医学问题的背景，以前的心理问题(抑郁症、惊恐障碍、服药过量、自我伤害、成瘾)，和一个包含强烈的情感创伤的生活故事。长期的神游状态(*fugue states*)通常被证明是歇斯底里或精神变态的表现，即一种分离状态，即使是在已知癫痫的患者中。

非痫性发作后血清肌酸激酶水平正常，这可能有助于将它们与癫痫区分开来。如果仍有疑问，记录发作或发作后的 EEG 或长程视频与 EEG 发作记录组合可以解决这个问题。对这些患者的治疗需要一种患者、无偏见的和多学科的方法，目的是减少残疾和住院并消除不必要的药物治疗。

癫痫中放电损伤的性质

在生理学上，癫痫发作被定义为中枢神经系统(CNS)功能的突然改变，是由阵发性高频或同步低频高压放电引起的。这种放电起源于大脑皮质任何部分的可兴奋神经元的集合，也可能继发性地涉及皮质下结构。在适当的情况下，癫痫放电可以在一个完全正常的大脑皮质中启动，如当大脑皮质由于服药或酒精戒断或其他镇静药物而被激活。一种表面上产生继发性发作的致痫灶的特殊机制，即“点燃”(kindling)，是从其他已确定的致痫灶的亚惊厥电脉冲反复刺激的结果，已知它会发生在动物模型中，但在人类中是一个有争议的问题。

从更大的生理学角度来看，癫痫发作需要三个条件：①一群可病理兴奋的神经元；②兴奋性活动增加(主要是谷氨酸能)通过反复连接以扩散放电；以及③正常抑制 γ- 氨基丁酸(GABA)能投射以减少活动。每一个条件都受到挑战，但有大量数据支持，它们共同构成一个合理的模型，如下所述。通过对几种罕见类型家族性癫痫的鉴定，对初始放电及其扩散的了解已经有了进步，这些癫痫是神经元上钠、钾、乙酰胆碱受体或 GABA 通道突变的结果。这些将在“基因的作用”下进一步讨论。

为什么局灶性皮质病变内或附近的神经元会自发地同步放电还不完全清楚。皮质致痫灶的一些电特性表明，它的神经元已经丧失了传入能力。在这种情况下，神经元是极度兴奋的，它们可能长期处于部分去极化状态，能够以每秒 700~1 000 次的速度不规则地放电。这些细胞的细胞质膜的离子通透性增高，使得它们容易受到高温、缺氧、低血糖、低钙血症和低钠血症的激活，也容易受到重复的感觉(如光)刺激和睡眠的某些阶段(其中神经元发生超同步)的激活。

作为一种自发放电的模型，青霉素在动物皮质中诱发的癫痫灶是以自发性的发作间期放电为特征，在此期间，放电灶的神经元表现出大量钙介导的阵发性去极化(去极化漂移)，随后是长时间的后超极化。后超极化部分是由钙依赖性钾电流引起的，但增强的突触抑制也起作用。去极化漂移同步地发生在青霉素致痫灶内，并相加产生表面记录的发作间期 EEG 棘波，后超极化与 EEG 棘慢复合波的慢波相对应(见 Engel)。围绕实验性致痫灶的神经元是超极化的和释放抑制性 GABA。癫痫发作的扩散取决于激活致痫灶中神经元或抑制周围神经元的因素。除此之外，控制从局限的发作间期放电到广泛发作状态过渡的精确机制尚不清楚。

对癫痫灶神经元的生化研究还没有很好地阐明这一问题。曾推测癫痫灶附近的神经胶质瘢痕中细胞外的钾水平升高，以及电压敏感性钙通道的缺陷等。据称癫痫灶对乙酰胆碱敏感，在结合和清除神经递质方面缓慢。抑制性神经递质 GABA 缺乏，甘氨酸增加，牛磺酸减少，谷氨酸减少或增加已在切除的人类致痫组织中有过各种报道，但这些变化是癫痫发作活动的原因还是结果尚未确定。对癫痫患者 CSF 中所报告的 GABA、生物胺和乙酰胆碱异常的解释也有很大的困难。

动物模型中，来自致痫性皮质病灶和皮质下、丘脑和脑干中心同步的 EEG 记录，使研究者能够构建一系列电的和临床事件，以描述不断发展的局灶性发作的特征。在 EEG 中，皮质病灶受累神经元的放电表现为一系列周期性棘波放电，其波幅和频率逐渐增加。一旦痫性放电强度超过一定的点，它就克服了周围神经元的抑制作用，通过短的皮质 - 皮质突触连接扩散到相邻的皮质区。

一项基于 EEG 描记的复杂数学分析的令人兴奋的发现表明，在发作放电前几分钟出现了微妙的 EEG 变化(见 LeVan Quyen et al)。这表明，癫痫发作可能是由中央丘脑节律发生器的变化或局部病变区电活动的微妙改变引起的。Litt 和同事们的研究发现令人感兴趣，即在少数患者中，甚至在颞叶癫痫发作前几天，就已有用复杂的技术检测到类似癫痫发作活动的长时间爆发。他们提出这些事件会引起一系列电生理变化，并逐渐在癫痫发作时达到高潮。

如果不加抑制，皮质兴奋会通过半球间通路扩散到邻近皮质和对侧皮质，也会扩散到皮质下核（基底节、丘脑和脑干网状核团）的解剖和功能相关通路。在这时，癫痫的临床表现就开始了。皮质下核团的兴奋性活动被认为是反馈到原始病灶和大脑的其他部分，这一机制有助于放大它们的兴奋性活动，并在 EEG 中产生特征的高波幅多棘波放电。兴奋向皮质下、丘脑和脑干中枢扩散与癫痫发作的强直期和意识丧失以及自主神经系统过度活动的征象（瞳孔扩大、心动过速、高血压）和呼吸停止相对应。意识丧失的发展和全身肌肉的强直性收缩反映在 EEG 上，表现为弥漫性高波幅放电模式同时出现在整个皮质。几乎没有证据支持 Penfield 所做的推测，即癫痫发作活动起源于丘脑，因此，中心脑发作（*centrencephalic seizure*）的术语不再使用。

兴奋扩散后不久，间脑抑制开始，并间歇性中断痫性放电，将其从持续的强直期转变为阵挛期的间歇性爆发。在头皮 EEG 中，出现从连续的多棘波到棘慢波模式转变。间歇性阵挛发作的频率变得越来越低，最终完全停止，使得致痫灶神经元处于醒后“耗竭”（麻痹）状态，在 MRI 图像中血脑屏障通透性区域性增加和局部水肿。这些抑制机制的过度和代谢衰竭被认为是癫痫发作后托德瘫痪（Todd's postepileptic paralysis）和发作后昏睡、感觉丧失、失语症、偏盲、头痛，以及 EEG 弥漫性慢波的基础。Plum 和同事观察到，在癫痫放电期间大脑葡萄糖利用率增加了 2~3 倍，并提示随后的瘫痪可能是神经元葡萄糖消耗和乳酸增加的结果。每一种因素在发作后功能麻痹中所起的作用尚不明确。

从双侧每秒 3 次同步的高电压棘慢波放电的动物模型中，已经获得了对失神发作的见解。棘慢复合波（spike-and-wave complex）是一种典型的 EEG 模式，代表短暂兴奋后出现慢波抑制，它是局灶性运动发作或大发作的阵挛（抑制）期的特征。相反地，这种强烈的抑制元素成分在整个“失神”发作中广泛存在，这一特征可能解释了兴奋不能扩散到下部脑干和脊髓结构（不发生强直 - 阵挛性运动）。前面提到的是 Blumenfeld 的研究组的工作，他们认为这种综合征中意识的中断可能与丘脑的电生理变化有关，与各种类型的全面性癫痫发作的描述类似。

具有理论重要性的是，观察到癫痫发作的病灶可以通过连合连接（commissural connections），在对侧大脑半球相应的皮质区有一个持续的次级病灶，即镜像灶（*mirror focus*）。这种现象的本质是模糊的，这可能与前面提到的动物的“点燃”现象相似，即反复对正常皮质进行非惊厥性电刺激会导致永久性癫痫灶。至少在光学显微镜下，镜像灶上没有可见的形态学变化。当试图通过 EEG 识别原发性放电病变的侧时，镜像灶可能是一个混淆的来源。然而，只有有限的证据表明，与点火现象相关的镜像灶会导致人类的癫痫发作（见 Goldensohn）。

癫痫的脑电图和实验室测试

癫痫灶的 EEG 活动的起源和癫痫发作的泛化在第 2 章和本章前面的部分讨论了。EEG 为休林斯·杰克逊（Hughlings Jackson）的癫痫的概念提供了证明，即癫痫代表皮质神经元反复发生的、突然的、过度放电。EEG 是诊断癫痫最敏感，事实上是必不可少的工具，但与其他辅助测试一样，它必须与临床数据结合使用。在特发性全面性癫痫患者及其大部分亲属中，没有任何临床发作活动的发作间期棘慢波异常是常见的，特别是如果重复做几次 EEG 或做长程 EEG 时。相比之下，部分癫痫患者的发作间期 EEG 完全正常。使用标准的头皮记录方法，EEG 甚至可能在简单或复杂局部性发作的经验性先兆时是正常的。此外，解释 EEG 异常必须考虑到少数健康人（约 2%~3%）表现出阵发性 EEG 异常。

在发作间期状态时进行单次的 EEG 追踪，在 30%~50% 的癫痫患者中存在某种程度的异常，如果患者进行几次描记，这个数字会上升到 60%~70%。癫痫发作时可能出现多种 EEG 模式。然而，一项连续的观察表明，最早的棘波活动区最符合致痫灶，这一规则已被用于指导癫痫手术。发作后状态也与 EEG 有关，表现为全面性发作后随机泛化慢波和部分发作后的局灶性慢波。随着临床上恢复，EEG 恢复正常或发作前状态。

如第 2 章所述，通过使用几个特殊的 EEG 程序，可以获得更高的异常率和更精确的确定癫痫类型。这里重申的是，激活程序，如过度通气、闪光刺激以及睡眠会增加 EEG 对异常的记录。睡眠时的 EEG 记录特别有用，因为局灶性异常，特别是颞叶的异常，在慢波睡眠和Ⅱ期睡眠时可能变得突出。蝶窦导联已被用于检测内侧下颞区癫痫发作活动，但它们会让人不舒服，而且比放置额外的颞下头皮电极所能获得的信息多不了多少。鼻咽电极记录被伪影干扰太严重，无法应用于临床。

除了可靠地识别 EEG 记录中的伪影外，EEG 医生面临的主要挑战之一是区分模拟癫痫发作的正常模式与真正的癫痫或发作间期放电。这些阵发性但实际上正常的模式主要出现在睡眠中，每一种都有高度特征性的形态。这些包括小尖波，“14 和 6”Hz 的多棘波活动，λ 和枕后 μ 节律，以及枕部瞬时尖波等。这些在大多数关于 EEG 的标准教科书中都有描述，并在第 2 章中进行了讨论。

目前有几种常用的长程 EEG 监测方法，它们对判定可手术切除的致痫灶和非癫痫发作患者特别有价值。其中最常见的是利用遥测系统，在这种系统中，患者通过电缆或无线电发射器与 EEG 机相连，而不过度限制其活动自由。遥测系统与视听记录系统相连，可以记录癫痫发作现象（即使在夜间、昏暗或红外光下），并可使之与 EEG 异常同步。另一种选择是使用一种小型数字记录设备，它连接在一个微型的 EEG 机上，患者在家和工作时可以佩戴，即动态 EEG（ambulatory EEG）。如果患者经历了一个“事件”，他就会被指示按下一个按钮，这个“事件”后来可以与 EEG 活动相关联。

与癫痫相关的影像学和实验室异常

脑成像在癫痫的诊断中起着重要的作用。CT 能够显示成人癫痫发作的许多典型的潜在原因，但 MRI 对检测作为癫痫基础的小结构异常更敏感，包括肿瘤、卒中和创伤性病变等。此外，MRI 还能清晰地显示更细微的异常，如内侧颞叶硬化、神经元迁移和异位障碍，以及小的胶质瘢痕等。MRI 场强和技术的进步，如薄层获取，进一步显示以前被称为隐源性病例的结构性病变，发现其中一些病变可能是手术可修复的。

在癫痫发作后，特别是有局灶性成分的癫痫发作后，MRI 有时会显示轻微的局灶性皮质肿胀和 FLAIR（液体衰减反转恢复）和弥散加权序列信号改变，或者，如果使用造影剂，可能会看到模糊的皮质晕变。这些变化是短暂的，是癫痫的结果，而不是病因，被认为反映了血脑屏障的破坏和皮质的代谢变化。癫痫活动的持续时间与这些变化的强度和程度之间存在近似关系，但它们很少持续超过一两天。同样地，在癫痫发作后不久进行的血管造影或灌注成像可能会显示局部区域血流增强或血容量增加。不太了解的是，在长时间的癫痫发作或癫痫持续状态后，MRI 发现海马和后丘脑 T2 信号增加或弥散受限。在停用某些抗癫痫药物后不久，脑白质，特别是胼胝体压部也会出现影像学改变，这在后面关于这些药物使用部分和 Gurtler 及同事的讨论中描述。

约 5% 的患者发作后 CSF 偶尔含有少量的白细胞（通常在 $10/mm^3$ 范围内）。Tumani 和同事们在 309 名受试者中发现了多达 24 个白细胞，但中位数要低得多。也可能有蛋白质的轻微增加。影像学异常也是一样，这些发现可能导致有关颅内的活动病变虚假结论，特别是当多形核白细胞占优势时，较大量的 CSF 淋巴细胞增多常被认为是炎症或感染性疾病的征兆。

全身性（乳酸）酸中毒是惊厥发作的常见结果，如果在惊厥后立即检测，血清 pH 值达到或低于 7 并非少见。更有实用价值的事实是，几乎所有的全身性惊厥都会导致血清肌酸激酶活性升高，并持续数小时，这一发现可用于急诊科，以帮助区分癫痫发作与晕厥。当然，由于摔倒造成的大面积肌肉损伤或在无意识期间长时间受到压迫也会产生同样的异常。

与其他下丘脑激素一样，血清催乳素（prolactin）的浓度在所有类型的全面性癫痫发作后，包括复杂部分型，均升高 10~20 分钟，但不包括失神或肌阵挛型。这种升高可能有助于区分心因性发作与真正的癫痫，然而，晕厥发作后血清催乳素也可能轻微升高（Fisher et al）。ACTH 和血清皮质醇也有上升，但这些变化的潜伏期较长，持续时间较短。如果将这些激素水平升高作为诊断测试，就必须了解正常的基线水平、昼夜变化和同时用药的影响。体温的变化，据说有时出现在癫痫发作前，可能反映了下丘脑的变化，但是远没有那样的一致，难以在临床工作中使用。

癫痫的病理

在大多数尸检的遗传性原发性全面性癫痫病例中，中枢神经系统在大体上和显微镜下都是正常的。不足为奇的是，在伴随药物中毒和戒断、短暂性高钠血症和低钠血症，以及高血糖和低血糖的癫痫发作状态中也没有明显的病变，这可能代表了细胞水平的紊乱。

相反地，症状性癫痫有明确的病灶。MRI 已被用作病理学的替代手段，通过揭示一些以前难以检测到的皮质异位，并显著提高了内侧颞叶胶质细胞增生的频率而使情况大为改观。其他病变包括神经元缺失区和胶质增生（瘢痕）区或其他的病灶，如异位症、皮质发育不良、错构瘤、血管畸形、脑穿通畸形和肿瘤等。血管畸形、错构瘤、神经节神经瘤及相关的胚胎发育不良性神经外胚层肿瘤（DNET）是导致耐药癫痫的重要原因，而低级别星形细胞瘤较少发生；此外，也有少数病例没有发现异常。当然，局灶性癫痫与结构异常的最高发生率相关，尽管在某些病例中，形态学改变是不可见的。

目前还无法确定病灶的哪个组成成分是癫痫发作的原因。神经胶质增生、纤维化、血管形成和脑膜脑瘢痕都被认为是病因之一，但这些在非癫痫灶中也可发现。Scheibels Golgi 对颞叶癫痫灶神经元的研究显示树突扭曲、树突棘缺失和瘢痕附近神经元定向紊乱，但这些发现值得怀疑，因为它们通常都没与类似的非癫痫灶进行比较。一旦一个神经胶质病灶变成癫痫灶，它可能在患者的一生中都保持这种状态。

内侧（近中间的）颞叶硬化

在前几十年几个系列的颞叶切除术病例中，如 Falconer 经常提到的一系列病例，大多数病例发现海马和杏仁核区胶质细胞增生（硬化）是一种特殊的神经元丢失模式，这种异常越来越多地被 MRI 发现，正如已指出的，内侧（近中间的）颞叶硬化［*medial*（*mesial*）*temporal sclerosis*］（见图 15-4）。最常见的相关的组织学表现是海马锥体细胞层 CA1 段（Sommer 段）神经元的丢失，通常是单侧的，延伸到锥体层和下面的齿状回的相邻区域。目前还不确定这种神经元丢失是原发性的还是继发性的，如果是继发性的，它是在出生时发生的还是后来由于反复癫痫发作而发生的。

然而，生命早期的头部创伤、感染和各种不太常见的紊乱也可能导致颞叶内侧硬化的神经元丢失和轻度胶质增生。许多患者在手术切除内侧颞叶后癫痫发作停止倾向于第一种解释，即大多数病例的病理改变是原发性的（见下文“癫痫的外科治疗”）。许多外科手术系列都支持一种或另一种观点，证明了因果关系的不确定性（见 Sutula 和 Pitkanen 的评论）。

基因的作用

大多数原发性癫痫都有遗传基础，而且与许多其他疾病，如糖尿病和动脉粥样硬化一样，遗传模式是复杂的，也就是说，有些可能是多基因的，但越来越多地发现了单基因突变。遗传因素在原发性全面性癫痫中起作用，这表明 5%~10% 的此类患者具有家族发病率，而在某些家族中，癫痫疾病通过遗传特定的基因（Afawi et al）。双胞胎登记的证据也强调了遗传因素在原发性癫痫中的重要性，在同卵双胞胎中，总符合率高达 70%，在异卵双胞胎中为 30%（Vadlamudi et al）。

当然，癫痫发作是许多遗传综合征的一个组成部分，这些综合征通过其表现畸形外观，神经皮肤疾病，或大脑发育不良，伴或不伴精神发育迟滞等被定义。我们首先考虑的是少数几种由单纯孟德尔模式遗传的特发性癫痫。这些包括一种常染色体显性遗传特征的良性新生儿家族性惊厥亚群（Leppert et al），以及一种类似的婴儿发病和儿童期良性肌阵挛性癫痫（常染色体隐性遗传）。特别有意义的是一组特殊的癫痫性疾病，其中单基因遗传缺陷与离子通道或神经递质受体的异常有关（表 15-3）。这些在之前关于癫痫生理学的讨论中已经提到，尽管它们很罕见，但表明特发性癫痫可能是由这些相同通道的功能中断引起的。

几乎所有这些突变的结果都是增强了神经元的整体兴奋性。例如，常染色体显性夜间额叶癫痫，可表现为部分发作（其中责任突变是在烟碱乙酰胆碱受体亚单位上）；所谓的“全面性癫痫伴热性惊厥附加”（神经元钠通道的亚单位与无并发症的热惊厥发作、持续到儿童期以后的热惊厥发作、全面性、失神性、肌阵挛性、失张力性，以及复杂部分性发作的各种组合有关）；良性家族性新生儿惊厥（两种不同的钾通道）；以及青少年肌阵挛性癫痫和儿童失神性癫痫的形式（脑 $GABA_A$ 受体亚单位）。

表 15-3 总结了其中一些，它们的数量在今后几年内几乎肯定会增加。与许多其他遗传性神经系统疾病一样，单个的突变可能产生不同的癫痫和癫痫发作类型，而一种单一的类型可能是几种不同突变其中之一的结果。同样值得注意的是，一些单基因性癫痫的外显率低，特别是与夜间额叶癫痫相关的常染色体显性遗传疾病。

另一组孟德尔遗传癫痫被认为是与离子通道无关的遗传缺陷引起的。大多数主要是肌阵挛性障碍，其中癫痫是一个组成部分。进行性肌阵挛性癫痫的两种形式，Unverricht-Lundborg 病和 Lafora 小体病，分别是编码胱抑素 B 和酪氨酸磷酸酶基因突变的结果。除了这些遗传形式的癫痫，还包括结节性硬化症和蜡样脂褐质沉积（第 36 章）等疾病，这类疾病有很强的诱发癫痫发作的倾向以及由遗传决定的异质性疾病，如 FLN1（这和其他发育异常在第 37 章讨论）。

表 15-3 单基因的癫痫性疾病

	基因	相关蛋白
离子通道病		
钠通道		
家族性全面性癫痫伴热性惊厥“附加”；见正文	SCN1A,B(GABAA)	钠离子通道亚单位；更少，GABA 受体
良性家族性新生儿惊厥	SCN2A	钠离子通道亚单位
德拉韦(Dravet)综合征(婴儿严重肌阵挛性癫痫)	SCN1A	钠离子通道 α- 亚单位
钾通道		
良性婴儿癫痫	KCNQ2,3	钾离子通道亚单位
1 型发作性共济失调伴部分性癫痫	KCNA1	
配体门控通道		
常染色体显性夜间额叶癫痫	CHRNA 2,4	烟碱乙酰胆碱受体亚单位
家族性全面性和热性惊厥发作	GABRG2	γ- 氨基丁酸受体亚单位
青少年肌阵挛性癫痫	GABRA1(CACNB4)	γ- 氨基丁酸受体亚单位；较少，钙通道
葡萄糖转运体 -1 缺乏	SLC2A1	亚单位 GLUT1(对生酮饮食有反应)
钙通道		
2 型发作性共济失调伴棘慢波发作	CACNA1A	钙离子通道亚单位
皮质发育畸形		
前脑无裂畸形，全面性癫痫	SHH，PTCH，ZIC2，SIX3，TGIF	HH 蛋白(Sonic hedgehog)，SHH 受体，转录因子
精神分裂症，全面性癫痫	EMX2	同源域蛋白
结节性硬化，全面性癫痫	TSC1,2	错构瘤蛋白，薯球蛋白
无脑回畸形，全面性癫痫	LIS1	血小板活化因子酸性水解酶
双皮质综合征，全面性癫痫	DCX	双皮质蛋白
异位，局灶性癫痫	FLN1	丝胺素 1
福山肌肉营养不良，无脑回畸形，全面性癫痫	FCMD	Fukutin 蛋白
Walker-Warburg 综合征，全面性癫痫	POMT1	甘露糖基转移酶
肌肉眼脑疾病，全面性癫痫	MEB	糖基转移酶，PMGnT1
Angelman 综合征：肌阵挛、强直阵挛、失张力性发作	UBE3A	泛素连接酶
进行性肌阵挛性癫痫(PME)		
伴有进行性肌阵挛性癫痫的 Unverricht-Lundborg 病	EPM1	胱抑素 B
拉福拉(Lafora)体病伴 PME	EPM2A	Laforin 蛋白，蛋白酪氨酸磷酸酶
肌阵挛性癫痫伴破碎红纤维	tRNAlys	线粒体赖氨酸 tRNA
伴有 PME 的 Dentatorubro-pallidoluysian 萎缩	DRPLA	阿托品 -1
戈谢病	PSAP	β- 葡糖脑苷脂酶
暹罗(Sialidosis)症Ⅰ型	NEU1	唾液酸酶
蜡样脂褐质沉积症(CLN)与 PME	CLN	CLN2、CLN3、CLN5、CLN6 也可引起全面性、失张力和非典型失神发作
混合型发作		
脂蛋白沉积与颞叶癫痫	ECM1	细胞外基质蛋白 1
常染色体显性遗传性颞叶外侧癫痫	LGI1	富含亮氨酸的胶质瘤失活蛋白
CLN8；进行性非阵挛性癫痫伴发育迟缓	CLN8	内质网中的膜蛋白
吡哆醇缺乏	ALDH7A1	遗蛋白(ATQ-1)

在一些儿童期癫痫疾病中发现了更复杂的遗传因素，如失神癫痫伴每秒 3 次棘 - 慢波发放，以及伴中央 - 颞叶棘波的儿童期良性癫痫，这两种癫痫都以常染色体显性特征伴不完全外显率，或以一种更复杂的方式传递的。在部分性或局灶性癫痫中，遗传的作用并不十分清楚。然而，在许多研究中，一级亲属癫痫发作、EEG 异常或两者兼而的发生率都高于预期的发生率。在家族性皮质癫痫中，无论是颞叶型还是额叶型，都是以多基因方式或常染色体显性遗传。毫无疑问，发展为单纯热性惊厥的倾向也是遗传的，尽管遗传的方式尚不确定。最后，根据 Olsen 和同事们的研究，拷贝数变异可能在大约 5% 的病例中起作用。

癫痫的临床接诊

当医生面对一个就发作性神经障碍寻求建议的患者时，必须首先确定这种发作是否是癫痫发作。在癫痫的诊断中，病史是关键；在许多成年人病例中，体格检查是不能说明问题的。婴儿和儿童的检查具有更大的价值，因为发现畸形和皮肤异常可以诊断一些引起癫痫的高度特征性的大脑疾病。

确定癫痫发作最重要的是目击者对发作情况的描述。需要详细地说明事件，特别是身体动作的类型和持续时间，发作期间和发作后即刻的警觉性和反应性水平，皮肤颜色和呼吸，以及尿失禁等。如果找不到证人，那么给观察者和家属打电话可能比复杂的实验室检测提供更多的信息。从患者那里，可以获得关于咬舌、失禁和回忆发作前即刻的信息。如果患者能够提供信息，那么以前可能被误解为癫痫发作以外的事件，例如，短暂的意识丧失、肌阵挛性抽搐、床单皱褶伴尿失禁、不明原因的跌倒伴受伤等，都可能暗示之前的癫痫发作。家族史、发育历程、新生儿事件和出生的情况等都是癫痫评估有用的补充方面。

在真正癫痫发作的范畴，颞叶癫痫的诊断可能很难与癫痫模仿者区分。这些发作是如此变化多端，经常引起行为和精神功能的紊乱，而不是明显地中断或失去意识，以至于它们可能会被误认为是儿童乱发脾气、吸毒、歇斯底里症、惊恐发作或急性精神病。这些癫痫发作可能包括不能记忆的言语、漫无目的地行走、重复的嗅幻觉和味幻觉、刻板的手部动作或自动症，如咂嘴。患者的精神经历报告的性质常常有助于区分癫痫发作与心因事件。在癫痫发作中，患者试图并努力关注经历的描述，虽然“无法形容”一词通常是包含在报告中，而模糊的和不精确的描述“某些事情做错”或求助于朋友或家人来描述事件通常提示心因性发作。我们强调，至少部分发作事件的失忆是诊断颞叶癫痫的重要标准。癔病性神游症（*hysterical fugues*）在诊断上有很大的困难。他们可以通过失去个人身份和比典型的癫痫发作时间更长（有时长达几天）来识别。

失神发作可能与其他短暂的意识障碍同样难以区分。有用的方法是让患者过度通气以引起发作，或观察患者大声数数几分钟。那些经常失神发作的人会暂停或跳过一两个数字。

最可能模拟癫痫发作的情况是心因性非癫痫发作和其他突发性事件，诸如惊恐发作和晕厥，但也有原因不明的跌倒（跌倒发作）、短暂性缺血发作，特别是与肢体颤抖、快速眼动睡眠行为障碍（*REM sleep behavior disorder*，*RBD*），蛛网膜下腔出血、偏头痛、低血糖、猝倒、阵发性共济失调和舞蹈手足徐动症，以及短暂性全面遗忘症等。在急诊科，常常很难区分无目击者的癫痫发作的发作后反应与脑震荡后的意识模糊和失忆。

第 17 章讨论了癫痫发作和晕厥发作（syncopal attack）之间的临床区别，强调没有一个标准是不可违背的。由于其潜在的严重性，特别强调的是严重心律失常引起的心源性晕厥，尤其是室性心动过速。心律失常可表现为未预料的意识丧失发作，有时伴有类似癫痫障碍的痉挛性运动，而未能进行心律失常诊断则可能会产生严重的后果。心悸、先前的心肌梗死、心电图异常、瓣膜病和胸部创伤等都可能引起对正确诊断的注意。

偏头痛（migraine）可能会被误认为是癫痫发作。典型偏头痛的局灶性神经紊乱的一个特征是特别有帮助的，即大脑功能障碍的顺序节奏是在数分钟的一段时间，而不是如局灶性癫痫的数秒钟。即使这一标准偶尔也会失效，例如，特别是当偏头痛和部分癫痫同时作为大脑血管畸形的表现时。

考虑到大多数阵发性血管疾病的特征是可被归因于大脑皮质的一个区域的功能丧失，如瘫痪、失明、复视或失语等，这有助于识别 TIA 并将它与局灶性癫痫区分开来。如果缺血性发作的特征是症状的演变，那么它的发展速度往往比癫痫发作要慢。患者的年龄和有血管危险因素，有心脏和颈动脉疾病的证据，以及缺乏意识障碍或失忆等可能支持血管疾病的诊断。然而，基底动脉闭塞开始时的“肢体抖动”（limb-shaking）TIA 和惊厥现象可能几乎不可能与癫痫区分开来。

关于癫痫发作与奇怪疾病的区别，如猝倒、阵发性共济失调或舞蹈手足徐动、短暂性全面遗忘症等，了解这些疾病的诊断特征就足够了。快速眼动(REM)期睡眠行为障碍往往发生在睡眠周期的晚些时候，因其需要 REM，而额叶癫痫发作伴暴力动作或行为可能被误认为 REM 睡眠行为障碍，但它可能发生在夜间的任何时候，并往往比睡眠障碍更短暂。跌倒发作(drop attacks)(如第 6 章所述，在不丧失意识的情况下跌倒在地上)仍然是一个谜。在大多数病例中，还不可能证实与椎基底系统循环紊乱的关联，我们很少观察到跌倒发作是一种失张力性或肌阵挛性癫痫的表现。

最初诊断评估通常包括多项实验室检查，如全血细胞计数(CBC)、血液生化、ECG、EEG 和脑成像，最好是 MRI 检查。CT 提供了一些可能癫痫发病基础的主要问题的信息，但 MRI 在检测癫痫的各种结构性原因方面更有优势。如果在发病后进行血液检测，可见肌酸激酶升高(持续数小时)，以及之前催乳素升高(长达 10 分钟)可能出现在一个未被目击的惊厥发作后，但该检测特异性不强，在一般临床实践中不一定有用。其他形式的测试，例如，心脏压力测试、动态心电图监测、倾斜试验、长期心律监测和睡眠检查，有时是为了排除前面列出的一些非癫痫性疾病。有些患者可能需要长时间的 EEG 监测，无论是在医院里，还是在家里用便携式设备。对所有形式的癫痫，在医院单元内进行长程 EEG 和视频监测可能证明诊断。

各年龄段癫痫发作情况(表 15-4 和图 15-5)

在得出了所考虑的神经功能障碍是一种癫痫发作的结论后，下一个问题就是确定它的类型。事实上，在大多数病例中，这决定了治疗的性质。因为癫痫发作有非常多的类型，特别是在儿童期和青少年，每一种都倾向于在某个年龄阶段占主导地位，从这个角度考虑癫痫发作有一定的临床优势。更广泛的路径包括考虑神经学和 EEG 的发现，对药物的反应，病因和预后等。

图 15-5 显示了按年龄组别划分的每一种癫痫发作的频率和主要的病因。这些数据来自不同的来源并且是近似值，但是它们强调了几个临床要点。

表 15-4 不同年龄组反复发作的原因

发病年龄	可能病因[a]
新生儿	先天性发育不良、产伤、缺氧、代谢紊乱(低钙血症、低血糖、维生素 B_6 缺乏、生物素酶缺乏、苯丙酮尿症等)
婴儿期(1~6 个月)	如上所述；婴儿痉挛(韦斯特综合征)
幼儿期(6 个月~3 岁)	婴儿痉挛症、高热惊厥、产伤和缺氧、感染、创伤、代谢紊乱、皮质发育不全、意外药物中毒
童年期(3~10 岁)	围生期缺氧，出生或晚期损伤，感染，脑动脉或静脉血栓形成，代谢紊乱，皮质畸形，Lennox-Gastaut 综合征，“特发性”癫痫(中央区癫痫)，可能遗传性
青春期(10~18 岁)	特发性癫痫，包括遗传传播型，青少年肌阵挛性癫痫，外伤，药物
成年早期(18~25 岁)	特发性癫痫、外伤、肿瘤、戒酒或其他镇静药物
中年(35~60 岁)	外伤、肿瘤、血管疾病、酒精或其他药物戒断
晚年(60 岁以上)	血管疾病(通常是梗死后)、肿瘤、脓肿、退行性疾病、外伤

[a] 脑膜炎或脑炎及其并发症可能是任何年龄段癫痫发作的原因。严重的代谢紊乱也是如此。在热带和亚热带国家，中枢神经系统寄生虫感染是一个共同的原因。(另见图 15-5)

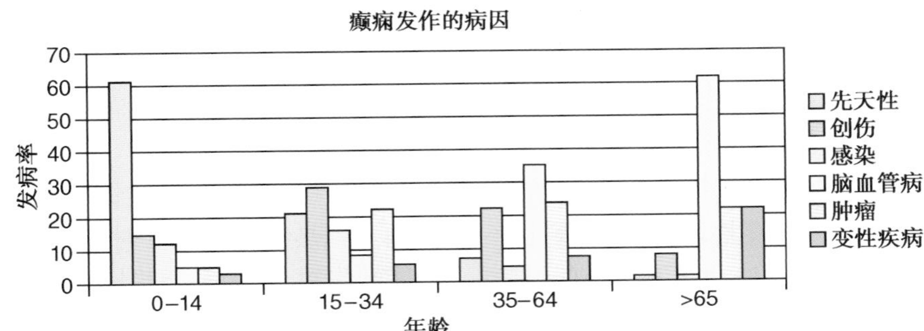

图 15-5 癫痫的主要病因在不同年龄段的分布。儿童期先天性病因的患病率和老年患者出现脑血管疾病是明显的(改编自几个来源，包括 Hauser 和 Annegers 以及 Engel 和 Pedley 的文本)

新生儿癫痫发作

新生儿癫痫发作(*neonatal seizures*),新生儿科医生经常遇到婴儿在出生的头几天就开始抽搐。在大多数情况下,癫痫发作是断断续续的,四肢的突然动作或姿势,身体僵硬,眼睛向上翻,呼吸暂停,咂嘴,咀嚼,或两腿的蹬车运动等。即使是有经验的观察者有时也很难区分癫痫发作活动与新生儿的正常活动。如果癫痫发作的表现变得频繁和刻板时,诊断就不那么困难了。癫痫发作与局灶性或多灶性皮质放电有关,然而就像大多数新生儿的 EEG 变化一样,这些变化的形成较差,而且在以后的生活中不像癫痫放电那样明显。可能是大脑的不成熟阻止了一个完全有组织的癫痫发作模式的发展,而不完全的皮质 - 皮质髓鞘形成阻止了双侧半球的扩散。尽管如此,EEG 对诊断还是有帮助的。例如,EEG 抑制的周期可能与尖波或慢波交替出现,或者可能有不连续的 θ 波活动,这代表 EEG 上的癫痫发作活动。相反,新生儿脑电的癫痫活动可能在临床表现中未被注意到。

早期发作的肌阵挛性抽搐,无论是间断的还是大量的,伴有交替抑制和复杂爆发活动的 EEG 模式都是特别预兆不良的。Ohtahara 描述了另一种不良的新生儿发作形式,在婴儿期演变为婴儿痉挛(West 综合征)和 Lennox-Gastaut 综合征,并在初期留下严重的脑损伤。大多数报告的患儿都有发育延迟。

在难产后 24~48 小时内发生的新生儿癫痫通常是严重脑损伤的征兆,通常是缺氧,无论是产前还是分娩。这样的婴儿经常夭折,大约一半的幸存者是严重残疾。在出生后数天或数周发作的癫痫通常是获得性或遗传性代谢性疾病的表现。在后者中,低血糖是最常见的原因;另一种是低钙血症伴发手足搐搦症,现在已不常见了。一种遗传性吡多醇缺乏症是一种罕见的但可治疗的病因,有时还会在子宫内诱发癫痫发作,并对静脉注射大剂量(100mg)维生素 B_6 特征性地迅速起效。生物素酶(biotinidase)缺乏是另一个罕见的但可纠正的原因。非酮症性高血糖症、枫糖尿病,以及其他代谢性疾病可能导致在生后的前一两周的癫痫发作,表现为较弥漫的脑病。

相比之下,良性形式的新生儿癫痫也已被确认。例如,Plouin 描述了一种良性新生儿阵挛性惊厥的形式,从生后第 2 天和第 3 天开始,一直到第 7 天,即 5 日癫痫发作(fifth day seizures),没有特定的 EEG 变化。然后癫痫症状缓解,预后良好。其遗传方式是常染色体显性特征。还有一些非家族性的病例在生后第 4 天至第 6 天发病,其中部分性发作甚至可能发展为癫痫持续状态;EEG 由不连续的 θ 波活动组成。在这两组患者中,正常发育的前景都很好,而且癫痫在以后的生活中很少复发。在这个年龄阶段也有良性形式的多肌阵挛,不伴癫痫发作或 EEG 异常。有些只在慢波睡眠中或喂食时发生。多肌阵挛在几个月后消失,不需要治疗。新生儿良性夜间肌阵挛的形式也是众所周知的。

婴儿癫痫

新生儿癫痫(*neonatal seizures*)可持续到婴儿期,或癫痫发作可从一个直到第一次发作时都看起来正常的婴儿开始。虽然最常见的惊厥类型是热性惊厥,不是严格意义上的一种癫痫类型,这个年龄最典型的癫痫是头部和手臂的巨大的突发性肌阵挛性抽搐,导致身体屈曲,或不太常见的,导致身体伸展,即婴儿痉挛(*infantile spasms*),或称为萨拉姆痉挛(*salaam spasms*)。如前所述,这种形式是 West 综合征的特征,有许多潜在的原因。同样的癫痫发作类型发生在结节性硬化症(婴儿期根据有色素减退斑或"灰叶斑"诊断)、苯丙酮尿症或斯特奇 - 韦伯(Sturge-Weber)血管瘤病的婴儿中,但通常与开始于这个年龄段的其他疾病有关。婴儿痉挛 2 岁末时停止,取而代之的是局灶性和继发性全面发作。他们对通常的抗癫痫药物治疗反应不好。一些婴儿痉挛的病例可能是由未知类型的代谢性脑病或皮质发育不良引起的(Jellinger)。West 综合征的特征是 EEG 大量的双侧慢波和多棘波[高度失律(*hypsarrhythmia*)]的表现。

德拉韦综合征(Dravet syndrome),包括肌阵挛性癫痫和局灶性癫痫,发生在这一年龄组,但临床上也与成年人有关,由于患者是公认的持续顽固性癫痫的几种类型。在过去,这种形式的癫痫和发育延迟被归因于婴儿期发热性疾病或疫苗接种,但现已清楚的是,这一综合征是钠通道基因(大多数情况下是 SCN1A)功能突变丧失的结果。在这些病例中,最初的癫痫发作是由提前有发热发作或其他新生儿事件引起的,但它们随后的特征是无诱发的和无法治疗的发作。

在这个年龄段,热性惊厥是一个具有挑战性的问题。当热性惊厥持续时间长、局灶性或伴有神经功能缺失时,称为复杂热性惊厥(*complicated febrile seizure*)。这与本章前面讨论的良性家族性热性发作综合征(*benign familial febrile seizure syndrome*)不同,虽然肌阵挛活动伴癫痫发作在这一年龄组引起了对严重疾病的关注，但其有一种常见的具有遗传成分的良性形式，不会导致发育延迟。

儿童早期出现的癫痫发作

许多局灶性癫痫在儿童早期年龄段可能第一次出现，并有良好的预后，也就是说，神经和智力能力仍相对未受损害，癫痫发作可能在青春期停止。这些疾病开始于 3~13 岁之间，通常有家族易感性。大多数以独特的局灶性棘波活动为特征，这种活动在睡眠时更会增强（见前面，关于良性儿童期癫痫伴中央颞叶或枕叶棘波）。其中一些已在前面的“特殊癫痫综合征”中讨论过了。在一种良性儿童期癫痫伴中央颞叶棘波的形式中，一侧面部和四肢强直或阵挛性收缩反复出现，伴或不伴感觉异常，发作后可能出现构音障碍。发作间歇期 EEG 出现中央和颞区棘波。不太常见的情况，病灶起源于枕叶，闭眼时 EEG 出现棘波。获得性失语症是 Landau 和 Kleffner 所描述的另一种疾病的特征，它标志着疾病的开始，出现部分或全面性运动发作和 EEG 多棘波或棘慢波发放，以及语言功能的退化。

与在任何年龄组一样，癫痫发作的结构性原因包括内侧颞叶硬化，在本章的几个地方有描述，以及肿瘤和动静脉畸形等。对于 Rasmussen 脑炎和难治性癫痫的特殊病例，已经在“特殊癫痫综合征”下进行了讨论。

在全面性特发性癫痫中，典型的失神发作，开始于这一年龄段（很少在 4 岁之前），EEG 规律地重复出现每秒 3 次的棘慢波异常，预后良好。如进一步指出的，这种癫痫发作对药物治疗的反应良好。它的特点在“失神变异型”中有全面的描述。

这一年龄组的惊厥可在 4 岁左右出现，表现为局灶性肌阵挛伴或不伴站立不能的发作（astatic seizures）、非典型失神或全面性强直 - 阵挛发作。如果 EEG 最初正常，反复检查，对诊断最有帮助；它在主要是 4~7Hz 慢波背景上，显示出每秒 2~2.5 秒的棘慢波模式。这些病例中有许多符合 Lennox-Gastaut 综合征的标准，是很难治疗的，而且可能与发育延迟有关。在这个年龄段，第一次癫痫发作可能会以癫痫持续状态的形式出现，如果不能成功控制，最终可能会危及生命。

儿童晚期和青春期的癫痫发作

这些发作在临床上是一个常见的问题，但存在特殊的困难，因为这是晕厥和心因性发作开始发生的年龄，也可能开始酒精滥用和吸毒。特别是在这个年龄段，由于青少年争取独立，癫痫引起的社会冲击很可能会对即将成年的人的人际关系和教育进步造成负面影响。在这里，我们还面临一个常见的有关问题，即一个其他方面正常的年轻人第一次癫痫发作的性质和如何处理。与其他年龄组一样，病史往往会揭示癫痫发作的可能诱因，例如，年轻人曾被剥夺睡眠或饮酒或服用多种滥用药物之一，而且是第一次发作。通过 MRI，ECG 和 EEG 寻找这个年龄组首次癫痫发作的原因是必要的，但与其他年龄组相比，这些测试揭示潜在病变的频率较低。通常，只有一个单一的事件，且没有临床或 EEG 特征来定义癫痫发作的性质。然而，首先引起儿童或青少年就医的发作类型很可能是全面性强直 - 阵挛性惊厥，并可能标志着特发性全面性癫痫或青少年肌阵挛性癫痫的开始，如前面章节所述。

少数患者有失神病史，它的 EEG 显示特征性的多棘波模式，约三分之一有光敏肌阵挛反应。当癫痫发作是先天性癫痫灶的表现，与发育延迟或学业失败有关时，诊断和治疗问题就变得非常棘手。在长期癫痫发作（long-standing seizures）的特殊年轻人群中，近一半的人患有颞叶癫痫。Huttenlocher 和 Hapke 对 145 例患有难治性癫痫的婴儿和儿童进行了随访研究，发现其中大多数有发育延迟。

对于年龄较大的儿童或青少年，因第一次出现似乎是特发性癫痫而就诊的，是否需要治疗，意见不一。年龄、性别和癫痫发作的情况（撤药或酒精戒断、肌阵挛发作、家族史）等，所有这些都被计入随后癫痫发作的风险。很明显的是，早期使用抗癫痫药物对后来癫痫发作的发生几乎没有影响，正如 Krumholz 和他的同事所撰写的指南中所总结的那样。如 Hesdorfer 和他的同事所报告的系列，在没有治疗的情况下观察这样的病例，在 10 年内再次发作的风险为 13%，除非第一次发作是癫痫持续状态，后一种情况的风险为 41%。注意有规律地睡眠和尽量减少酒精和兴奋剂。

成年晚期癫痫发作

Hauser 和 Kurland 报告说，随着人口年龄的增长，癫痫的发病率也在增加，从 40~60 岁年龄组的 11.9/10 万增加到 60 岁及以上年龄组的 82/10 万。通常，这些人独自生活，因此没有事件目击者，他们有医疗问题，他们可能有认知困难阻碍提供准确的病史，多种药物治疗几乎是惯例，大脑成像可能显示异常，可能与当前的问题无关。

这个年龄段的人开始出现局灶性或全面性癫痫发作时，可能就伴有原发性或继发性肿瘤，既往的脑梗死，或创伤性皮质瘢痕，而在临床上没有表现出来。例如，Sung 和 Chu 认为，到目前为止，以前的梗死是成年晚期癫痫持续状态最常见的基础病变。很可能某一诊所的人群性质决定了潜在原因的相对频率。无论如何，脑成像检查通常能解决这个问题。

然而，这一年龄段的许多类似癫痫发作事件是由心律失常引起的，特别是室性心动过速，但也有与心律无关的心脏疾病，如主动脉狭窄。因此，如果无法解释发作原因，心电图和长期心律监测是有用的辅助检查。

皮质和皮质下损伤，作为以往创伤性挫伤的结果，是癫痫发作的一个特别重要的原因，这些病变是通过脑成像显示的，通常位于前额叶和颞叶。脑脓肿和其他炎症和感染性疾病仍然是热带地区成人癫痫发作的常见原因。在老年人中，因晚期阿尔茨海默病和其他退行性疾病引起的癫痫发作约占 10%，此外，这些患者还容易跌倒，发生硬膜下血肿和其他所有老年疾病，如癌症，这些疾病会继发影响大脑。在癌症患者中，脑转移肯定是第一次发作的常见原因。

在一个成年人第一次原因不明发作的常见情况，我们的惯例是，除非单次 EEG 显示有潜在的结构病变或异常，或经过长时间的监测，并在 6~12 个月后重新评估情况，否则我们不会使用抗癫痫药物。关于老年人开始治疗的决定是由许多因素决定的，包括职业、驾驶需求、家庭环境的安全、酒精和其他镇静剂的使用、预期依从性和药物相互作用等。通常进行第二次 MRI 和 EEG 检查，是为了排除在最初评估时没有发现的局灶性异常，但这些检查通常还是没有发现异常。这种方法得到了诸如 Hauser 和他同事的数据的支持，他们发现约三分之一的患者在单一的一次非诱发发作后 5 年内会有再次发作；如果兄弟姐妹有癫痫发作史，或在孩童期有复杂热性惊厥，或者 EEG 有棘慢波异常，那么发病风险就更大。此外，复发风险最大的是在头 24 个月。在有 2~3 次原因不明的癫痫发作的患者中，比例要高得多，约 75% 的患者在随后的 4 年中会有进一步发作。

由潜在的内科疾病引起的癫痫

有几种疾病都是以急性惊厥发作发病的。与引起局灶性或全身性癫痫的大脑结构病变不同，这里我们关注的是作为单次的和发作性癫痫病因的全身性内科疾病。

戒断性癫痫发作

戒断性癫痫发作（*withdrawal seizures*），是指在成年或青春期第一次发生癫痫发作时，必须考虑酗酒或使用苯二氮䓬类及相关镇静剂的患者发生禁戒性癫痫（abstinence seizures）的可能性。酒精滥用的皮肤红斑或长期焦虑需要镇静药物的历史会引起怀疑。此外，睡眠障碍、震颤、定向障碍、错觉和幻觉也可能与戒断综合征的惊厥阶段有关。在这种情况下的癫痫发作可以是单独发生的，但通常是短暂的痉挛，整个惊厥期持续数小时，很少会持续一天或更长，在此期间患者可能表现为抽搐或肌阵挛，对光刺激过度敏感。第 41 章详细讨论了酒精和其他与毒品有关的发作。

感染和炎症 - 免疫疾病

癫痫发作也是各种细菌性脑膜炎（bacterial meningitis）的一个突出的特征，儿童发病比成人更明显。发热、头痛和颈强直为诊断提供线索，腰椎穿刺提供了重要的数据。在流行地区和从这些地区来的人中，脑囊虫病和脑结核性肉芽肿是引起癫痫很常见的病因。在急性单纯疱疹性脑炎（herpes simplex encephalitis）和其他形式的病毒性脑炎、密螺旋体脑炎和寄生虫性脑炎中，包括直接或间接由艾滋病毒感染引起的脑炎，如弓形虫病和脑淋巴瘤，以及亚急性硬化性全脑炎中，都可早期出现肌阵挛和癫痫发作。癫痫发作不伴发热或颈强直可能是梅毒性脑膜炎的最初表现，当这个过程在艾滋病患者中再次出现时，就值得高度注意。

多种自身免疫性脑炎可引起癫痫，例如，抗 NMDA 受体抗体与卵巢和其他畸胎瘤以及其他副肿瘤疾病相关时，如针对电压门控钾通道复合物抗体综合征（见第 30 章）。

代谢性脑病的癫痫发作

尿毒症（*uremia*）很容易引起抽搐。有趣的是癫痫发作与急性无尿性肾功能衰竭的发展关系，一般是由急性肾小管坏死引起，但偶尔由肾小球疾病引起。完全无尿可耐受数天，而不出现神经征象，然后突然出现抽搐、颤抖、肌阵挛性抽动和短暂的全身性运动发作，急性高血压可能起了一定作用。整个运动系统表现，在内科中是最引人注目的表现之一，持续数天，直到患者陷入晚期昏迷或通过透析恢复。当这种抽搐 - 惊厥综合征伴发红斑狼疮、病因不明的癫痫发作或全身性肿瘤时，应怀疑其致病基础是肾功能衰竭。

其他的急性代谢疾病和电解质紊乱可由全面性

和多灶性运动发作引起，这包括低钠血症，及其相反的高钠血症、高血糖和其他高渗状态、低血糖、甲状腺毒性、卟啉症、低镁血症和低钙血症等。在所有这些情况下，快速演变的电解质异常要比逐渐发生的更容易引起癫痫发作。因此，不可能确定可引发癫痫发作的钠、尿素氮（BUN）、渗透压或葡萄糖浓度之高或低的绝对水平。铅（在儿童中）和汞（在儿童和成人中）是最常见的导致抽搐的金属毒物，但在群体中仍很罕见。在顺势疗法（homeopathic treatments）中这些重金属的存在不应被忽视。

全面性癫痫发作伴或不伴抽搐发生在许多其他疾病晚期，如高血压脑病，各种药物引起的后部可逆性脑病综合征（posterior reversible encephalopathy syndrome，PRES）（如第 33 章所讨论的），败血症，特别是革兰氏阴性菌败血症伴有休克，以及肝昏迷等。通常，在这些情况下，癫痫发作可以追溯到相关的代谢异常，并通过适当的血液检查发现。癫痫发作是子痫综合征的一个主要特征，在下文中单独的小节中讨论。

在大多数由代谢和戒断状态引起的癫痫发作病例中，只要潜在的障碍得到了纠正，就没有必要使用抗癫痫药物治疗。事实上，如果代谢紊乱持续存在，抗癫痫药物通常对阻止癫痫发作是无效的。

引起癫痫发作的药物治疗和其他药物

除了戒断状态外，大量药物治疗本身也能引起癫痫发作，通常是在血液达到中毒剂量时。抗生素亚胺培南（imipenem）（即泰能）和过量的其他青霉素类药物以及利奈唑胺（linezolid）可能是原因之一，特别是在肾衰竭导致药物蓄积时。头孢吡肟（cefepime）是第四代头孢菌素，广泛用于革兰氏阴性脓毒血症的治疗，如果给药过量，可能导致癫痫持续状态（Dixit et al）。Sutter 和他的同事（2015）在一篇综述中强调了肾功能障碍、先前存在的脑损伤和之前的癫痫，作为与抗生素诱发的癫痫发作相关的特征，他们强调癫痫发作和特定抗生素之间关联的证据通常基于有限的证据。

三环类抗抑郁药、安非他酮（bupropion）和锂剂可能会引起癫痫发作，特别是在有结构性脑损伤的情况下。众所周知，利多卡因和氨茶碱如果服用过快或过量，会引起一种意外的单次的惊厥。使用镇痛药曲马多（tramadol）也与癫痫发作有关。奇怪的是，麻醉药丙泊酚（propofol），作为一种强效的抗惊厥药在治疗癫痫持续状态时被进一步讨论，它在一些患者中引起明显的肌阵挛现象，但引起癫痫发作很罕见。这些可能发生在诱导、麻醉苏醒或作为延迟效应时（Walder et al）。

曾经与惊厥有关的药物治疗名单很多，如果对一次癫痫发作没有其他明确的解释，建议医生在标准参考中查阅给患者使用的药物的副作用。在少数其他方面健康的成人患者中，极端的睡眠剥夺加上摄入大剂量抗生素或肾上腺素类药物或其他不加区别地用于缓解感冒症状的药物是唯一看似可信的一次或两次癫痫发作的原因。

此外，许多不同种类的违禁药物可能会引起癫痫。其中最突出的是可卡因、强效合成大麻类，滥用安非他明、苯环已哌啶、赛洛西宾、麦角酸及相关化合物等。其中一些通过血管病的极端高血压的中间作用引起惊厥，但其他的似乎有直接的神经毒性作用。

全血液循环中断

心搏骤停、窒息或呼吸衰竭、一氧化碳中毒或其他原因的缺氧性脑病（*hypoxic encephalopathy*）当心功能恢复时，容易诱发弥漫性肌阵挛性抽搐和全面性癫痫发作。这种疾病的肌阵挛 - 惊厥期可能仅持续数小时或几天，并伴有昏迷、昏睡和意识模糊；或者它可能作为一种意向肌阵挛状态［兰斯 - 亚当斯综合征（Lance-Adams syndrome）］不确定地持续下去。这些运动要与本章前面和第 17 章所讨论的晕厥的抽搐运动区别开来。

脑血管疾病

在动脉卒中的急性期或进展期，惊厥性发作是相当罕见的。在基底动脉闭塞过程中，一种“肢体抖动短暂性缺血发作”（limb-shaking TIA）和突发的全身阵挛性运动活动爆发的缺血性惊厥现象已在前面提到过，但并不常见，也不是真正的癫痫现象。累及皮质的栓塞性梗死在不到 10% 的病例中成为致痫性的，而且只间隔几个月或更长时间。文中已经指出，涉及皮质的血栓性梗死在发病时几乎从不发生惊厥。腔隙性梗死，因其较深和不影响皮质表面，当然不会引起惊厥。

相反，皮质静脉血栓形成伴有潜在的缺血和梗死是一种高度致痫性病变（见第 33 章）。高血压脑病，包括上述后部可逆性脑病综合征（PRES）和子痫，以及血栓性血小板减少性紫癜（TTP）也是高度致痫性的，TTP 有很强的引起非惊厥性癫痫持续状态倾向。囊性动脉瘤破裂有时以一两次非癫痫性质的全身惊厥为特征，惊厥可能因为脑循环停止。自发性或外伤性脑出血延伸到皮质附近，也可出现急性癫痫发作，或作为延迟的后果，成为复发性局灶性癫痫的病因。

对于栓塞型或血栓型的典型皮质卒中或非外伤性脑出血后的癫痫发作，使用抗惊厥药预防是没有必要的。据估计，这类发作在第一年的发病率为3%或更低。这一问题在第33章进一步讨论。

急性颅脑损伤癫痫发作

严重脑震荡伴随短暂的抽搐运动并不罕见（见第34章）。大多数病例表现为阵挛性抽搐，但也可能包括短暂的强直期。很少发生长时间的阵挛性抽搐。这一事件的性质，是否起源于网状结构作为脑震荡的组成部分，还是由于某些皮质活动中断，尚不清楚。在我们的经验中，几乎无一例外地，几小时或一天后EEG记录正常，影像学检查也同样正常，或显示有小挫伤。对于这些患者的治疗几乎没有指南，我们倾向于给患者服用疗程数周的抗癫痫药物，但目前还不确定这是否是正确的治疗方法。除了贯通性脑损伤，延迟的癫痫发作的风险很低。关于这一问题的更多细节，特别是作为创伤性脑损伤的迟发效应而发生的癫痫发作，可以在第34章中找到。

妊娠期癫痫发作

这里有两种情况，一种是患有癫痫的妇女怀孕，另一种是在怀孕期间第一次癫痫发作。根据扩展的EURAP（欧洲抗癫痫药物和妊娠登记）研究，约三分之二的癫痫女性在怀孕后发作频率和严重程度没有变化（大多数保持无癫痫发作）；其余的则平均分为频率增加和减少的两组。一项系统性回顾表明，在怀孕前一年没有癫痫发作的女性中，几乎90%在怀孕期间也没有癫痫发作。

在母乳喂养期间，许多抗癫痫药物治疗似乎对婴儿也是安全的，因为只有少量的抗癫痫药物以乳汁的形式排出体外。药物渗入母乳的程度取决于蛋白质结合的程度。高度结合的药物不会出现大量的浓度，反之亦然。相对安全的药物包括卡马西平，它被发现是母亲血清浓度的40%，使得新生儿血液水平低于常规检测的量。苯妥英的排泄浓度为母体血清浓度的15%，而丙戊酸，由于蛋白结合程度高，在母乳中几乎不存在。这些小剂量的药物并没有引起不良反应。出现在中间浓度的药物包括左乙拉西坦、奥卡西平、替加滨、氨己烯酸、加巴喷丁和托吡酯等。由于母乳中含有高浓度的苯巴比妥、普米酮、乙氧硫胺、唑尼沙胺和苯二氮䓬类药物，这些药物被认为对婴儿有风险。产后使用最后一组药物的风险必须与药物对新生儿的镇静作用进行权衡。

过去，有关应用苯巴比妥（现在很少用于成人癫痫）和某些其他药物引发胎儿凝血障碍问题为产科医生和儿科专家所熟知，并在妊娠8个月时给予口服维生素K，20mg/d，或出生前4小时给予10mg静脉注射，以及给予新生儿1mg肌内注射。

抗癫痫药物的致畸作用

因为防止患有癫痫的孕妇发生严重抽搐是很重要的，因此抗癫痫药物治疗不应停用或任意减少，特别是在近期发生过抽搐的情况下。常规药物（苯妥英、卡马西平、左乙拉西坦、拉莫三嗪）在妊娠期的耐受性与孕前是相当的。大多数这类药物的血浆水平，包括游离和蛋白结合部分，在怀孕期间略有下降，部分原因是它们从血液中清除得更快，但个体间存在相当大的差异。重要的是要监测药物水平，以便做出调整。然而，主要的问题是，涉及与丙戊酸钠一起使用的大多数药物的潜在致畸性（teratogenicity）比其他药物有更大的风险，并且在怀孕期间接触丙戊酸钠的母亲所生孩子的语言智商（verbal IQ）略有下降。

最常见的致畸作用一直是唇裂和腭裂，但也有很少见的细微的面部畸形［“胎儿抗惊厥药综合征”（*fetal anticonvulsant syndrome*）］，类似于胎儿酒精综合征。一般来说，出现重大先天性缺陷的风险较低；相比于整个怀孕妇女人群的这种风险为2%~3%，在怀孕期间服用抗癫痫药的妇女中，这一比例增加到4%~5%。这些数据已经在Holmes和同事在波士顿的几家医院进行的大型研究中基本上得到了证实。如果将所有类型的畸形包括在内，无论是严重的还是轻微的，在怀孕期间服用抗癫痫药物的母亲所生的婴儿有20%表现出异常，相比之下，没有服用药物的母亲所生的婴儿只有9%出现异常。这些作者确认“脸中部发育不全”（midface hypoplasia）（短的鼻子、人中或内眦间距）和手指发育不全是抗惊厥药物暴露的特征，这些变化分别发生在13%和8%暴露的婴儿中。然而，应该强调的是，在大量调查中，主要畸形发生在接触抗癫痫药物的婴儿中只有5%。一组在怀孕期间没有服用抗惊厥药物的癫痫妇女所生的婴儿与对照组婴儿相比，畸形特征的总比率相当，但面部和手指发育不全的比率仍为2%~3%。所有主要的抗癫痫药物或多或少都有这种风险，丙戊酸钠的风险更高。Jetnik和同事通过汇总8个数据库，发现丙戊酸钠与其他抗癫痫药物相比，神经系统和躯体系统的一些畸形有所增加。

同样或更令人担忧的是，Meador和同事们发现，与拉莫三嗪相比，与 4 岁儿童在子宫内暴露于丙戊酸盐智商较低（相差 9 个百分点）有关。现在还不清楚这种影响在这个年龄之后是否还会持续。接触过苯妥英或卡马西平的患儿智商也略低，但这种差异表面上可以解释为母亲的智商较低。一些研究，包括 Meador 及其同事的研究表明，叶酸可能对 3 岁儿童的这种有害影响有改善作用，然而叶酸在预防药物引起的胎儿畸形方面的效用并不确定。

妊娠期间使用抗惊厥药物也可轻微增加神经管缺陷的风险，使用丙戊酸钠的风险最大。在怀孕开始前服用叶酸曾被认为可以减少癫痫发作（丙戊酸钠是否适用尚不清楚），但癫痫专家完全避免在怀孕期间使用丙戊酸钠。在服用一种以上抗惊厥药物的妇女中，这些风险更大，因此单药治疗是一个理想的目标。此外，在有这些缺陷病史的家庭中，这种风险会不成比例地增加。一些较新的抗惊厥药在获得更多的经验之前应该谨慎使用。多年来，随着每一种新药的问世，通常都会有一种试探性的说法，称其能减少致畸作用，但后来往往被证明是不正确的。有人声称拉莫三嗪在这方面是安全的，这导致许多专家在预期怀孕的妇女中从传统的药物改为这种药物，但拉莫三嗪的水平在怀孕期间往往会急剧下降。Cunnington 和同事们使用登记信息系统的一份报告表明，重大出生缺陷的发生率在妊娠前 3 个月胎儿暴露在拉莫三嗪中略低于 3%，与一般人群的风险估计相似，估计也接近登记中大多数服用抗惊厥药物妇女 3%~4% 的风险。拉莫三嗪和丙戊酸钠联合治疗将风险估计提高到 12%。在所有的药物中，多药治疗的风险最高，并且单个药物对胎儿畸形的可能性有显著的剂量效应。

如果患有癫痫的妇女在怀孕前一段时间不需要药物治疗，并且在怀孕期间发生了癫痫发作，最好的药物选择可能是苯妥英（phenytoin），因为它能快速控制癫痫发作，或是左乙拉西坦（levetiracetam）。妊娠晚期暴露的胎儿很少有致畸的危险。如果一名妇女发现她在服用抗癫痫药物的同时怀孕，更换药物治疗不太可能减少出生缺陷的概率，即使是丙戊酸钠，但这种药物仍有降低孩子智商的风险。子痫性发作的特殊情况通过注射镁剂来控制，如下所述。

患有癫痫的育龄妇女，如果正在服用抗癫痫药物，特别是诱导细胞色素 P450 的药物，应建议服用更大剂量的避孕药中的雌二醇成分，否则在服用抗癫痫药物时可能会出现怀孕的问题。苯妥英、卡马西平和托吡酯能诱导肝酶，而大多数其他药物没有这种作用。

子痫发作（另见第 33 章）

子痫发作（*seizures in eclampsia*）这一综合征出现在妊娠的最后三个月或分娩后不久，可能以高血压和惊厥出现，惊厥是全面性的，并倾向于丛集发生。标准的做法是引产或剖宫产，处理癫痫发作就像处理高血压脑病一样（这是高血压脑病一种类型）。硫酸镁仍然是产科医生预防子痫发作的首选治疗方法，两项随机试验重新确定了它在预防子痫前期妇女惊厥发作（Lucas et al）和避免第二次惊厥发生［子痫试验协作组（Eclampsia Trial Collaborative Group）］方面的价值。硫酸镁，10g 肌内注射，然后每 4 小时 5g，证明在预防癫痫发作方面与苯妥英钠的标准剂量相当。我们的同事使用 4g 静脉注射，在 5~10 分钟后给予 5g 维持剂量，肌内注射，每 4 小时一次，或 1~2g/h 静脉注射。在非毒性妊娠癫痫中，约有 25% 的患者被发现罹患一些疾病（肿瘤、血管病或创伤），并将持续存在。

癫痫的治疗

各类癫痫的治疗可分为四个部分：使用抗癫痫药物，手术切除癫痫灶等手术措施，消除病因和诱发因素，调节身心活动。

抗癫痫药物的一般原则

药物治疗的目标是在可能的情况下创造一种无癫痫发作的状态，且副作用也最少。在过去，每年几次癫痫发作被认为是足够的控制，但随着大量的新药出现，完全控制癫痫发作是合理的。另一方面，让患者思维迟钝到影响工作或学习的功能也同样是有害的。药物的选择和剂量取决于许多因素，包括性别、年龄、其他药物、肾功能或肝功能障碍，或其他可能受特定药物影响的内科疾病和精神状况。一般来说，从较低的剂量范围开始，并试图每日给药两次或一次是可取的。

大约 70% 的癫痫患者，癫痫发作完全或几乎完全被药物治疗控制，在另外的 20%~25%，发作的次数减少、严重程度减轻。在 Kwan 和 Brodie 约 20 年前但可能仍然反映了当前情况的一个系列病例中，几乎有一半的新发癫痫疾病患者在第一种药物的治疗下得到了控制，另外约有 15% 的患者对第二种药物的单药治疗有反应，而第三种药物控制的病例很少，其余的病例被认为是难以治疗的。在更现代的病例系列中，如 Bonnett 和同事报告的一个系列，对新一代的第一个药物反应是相似的，但后来的药物累积起来就更加成功，达到了 75% 的控制。更重要的是，同时使用的药物治疗会带来特殊的问题，每增加一种药物对癫痫发作的抑制率很低，而且一般不是累加效应。然而，这种方法可能不适用于一些新药物的组合。

另一个问题是，对于首次非诱发发作的成年人，是否应立即开始治疗。MESS 试验，随机将第一次非诱发癫痫发作后的大组患者分为立即治疗组和未治疗组（Marson and colleagues），得出的结论是，治疗组有更少的后续发作，分别在 6 个月（18% vs 26%），2 年（32% vs 39%）和 5 年（42% vs 51%），对于随机分组前有多次癫痫发作的患者来说这些差异更大，并且下一次发作的时间被推迟了。然而，随着时间的推移，这种差异变得不那么显著了，而从实际问题，如保持工作来判断，药物治疗的副作用在两组间没有区别。死亡率是类似的。因此，在决定是否使用抗癫痫药物时，必须考虑药物治疗的耐受性、患者的偏好和工作性质等因素。美国神经病学学会的指南通常与这些观点是一致的（Krumholz et al）。

表 15-5 列出了最常用的药物及其剂量、有效血药浓度和血清半衰期等。由于苯妥英、苯巴比妥和乙琥胺的半衰期较长，这些药物每天只需要服用一次，最好在睡前服用。丙戊酸钠和卡马西平的半衰期较短，应在白天间隔给药。熟悉抗癫痫药物的血清蛋白结合特性和这些药物之间的相互作用，以及抗癫痫药与其他药物之间的相互作用是有帮助的。

某些药物对某种类型的癫痫发作比另一种更有效，因此有必要根据不同的情况使用适当的药物。最初，只使用一种药物，并增加剂量，直到达到稳定的治疗水平。如果第一种药物不能控制癫痫发作，应该尝试另一种药物，但不建议频繁更换药物；每一种药物在替代另一种之前都应进行充分的尝试。表 15-6 提供了为成人，表 15-7 提供了为儿童某些常见癫痫药物选择的一般方法，但必须注意的是，有一些药物可能适用于二者的情况。此外，抗癫痫药物具有 FDA（美国食品药品管理局）和 EMA（欧洲药品管理局）指定的批准用途。这些比一般使用中看到的更有限制性，但熟悉各种药物的地位是重要的。Schmidt 在 2016 年的一篇评论中把这些批准、主要用途及其开始日期总结为表格摘要，并将这些制剂分为三代。

很难对难治性癫痫的联合用药给出明确的指导。有几个一般原则值得注意。首先，避免有可能相似机制的药物联合似乎是明智的，因为它们的副作用可能叠加，例如，卡马西平加拉莫三嗪，或苯妥英加卡马西平可能是不理想的，但同时需要指出的是，其作用机制对临床疗效的影响不大，同类药物往往联合使用。其次，临床医生应该了解已知的通过代谢途径的药物相互作用，如丙戊酸与拉莫三嗪或苯巴比妥联合使用，因为它们共享细胞色素 P450 降解途径。再次，尽管使用已知的对接受治疗的癫痫类型有效的药物是恰当的，但通常有必要扩大这些限制之外的选择。

对于任何特定患者的治疗剂量，必须在一定程度上根据临床效果来确定，并以测定血清水平为指导，如下所述。有关癫痫控制和药物副作用的调查比仅仅根据药物浓度调整药物治疗更有价值。理想情况下，在第一次服用抗癫痫药物（“谷值”）之前，早晨采集血清水平，这样可以提高测量的一致性。一种药物当剂量稍有增加就会使得发作得到控制时，不应该因为无效而被放弃，即使在治疗血药浓度的上限。另一方面，在癫痫控制不充分的情况下，药物水平检测有助于发现不依从或吸收不良的情况。通过让患者记录他们每天服用的药物，以及每次发作的次数、时间和情况，有助于癫痫发作的管理。此外，在某些情况下，询问患者发作频率可能是不可靠的。一些患者发现使用一个配药器是有帮助的，它装满了足够维持一周的药物。这可提示患者是否漏服一剂，以及是否药物供应不足。

一般而言，与全面性癫痫相比，较高血药浓度对控制局灶性癫痫是必要的。通常的血药浓度测定是药物的总浓度（见表 15-5），这并不能准确反映药物进入脑的数量，因为在最广泛使用的抗癫痫药中，大部分药物与白蛋白结合，而不会渗透到神经组织。此外，营养不良或慢性疾病或体质中蛋白质减少的患者，也可能在血清药物总水平较低时出现中毒。某些抗癫痫药物也有活性代谢物，通常用于测定血清浓度的方法无法测定这些代谢物，但仍会产生毒性。卡马西平的环氧化物尤其如此。一种药物与另一种药物代谢物之间的相互作用可能使情况进一步复杂化，例如，丙戊酸抑制环氧化物水解酶，通过环氧卡马西平的积累导致毒性。在常规血清水平正常但毒性不明的情况下，可以测量游离药物水平和活性代谢物浓度。

表 15-5 主要抗癫痫药物的作用机制和应用

通用名称	作用机制	癫痫类型	主要局限性
主要用于单一治疗的抗癫痫药			
丙戊酸	多重，包括 GABA 激动剂，NMDA 抑制剂，钠通道抑制剂，T 型钙通道抑制剂	局灶性和全面性癫痫，失神发作	肝酶抑制剂，致畸性，体重增加
苯妥英	钠离子通道抑制剂	局灶性和全面性癫痫	肝酶诱导剂，非线性药动学，皮肤过敏
卡马西平	钠离子通道抑制剂	局灶性和全面性癫痫	肝酶诱导剂，皮肤过敏，低钠血症
奥卡西平	钠离子通道抑制剂	局灶性癫痫	肝酶诱导剂，低钠血症
艾司利卡西平	钠离子通道抑制剂	局灶性癫痫，仅限辅助用药	肝酶诱导剂，低钠血症
苯巴比妥	GABA 激动剂	局灶性和全面性癫痫	肝酶诱导剂，皮肤敏感性
拉莫三嗪	钠离子通道抑制剂	局灶性和全面性癫痫	肝酶诱导剂，皮肤过敏
左乙拉西坦	SV2A 调制	局灶性和全面性癫痫	情绪障碍，精神病
布里瓦拉西坦	SV2A 调制	局灶性和全面性癫痫	比左乙拉西坦更少的情绪障碍和精神病
托吡酯	多重，包括 GABA 激动剂，AMPA 抑制剂，钠通道抑制剂，钙通道抑制剂	局灶性和全面性癫痫	肾结石，认知障碍，体重减轻
拉考沙胺	钠离子通道抑制剂	局灶性和全面性癫痫	
唑尼酰胺	钠离子通道抑制剂	局灶性和全面性癫痫	肾结石，认知障碍，体重减轻
乙琥胺	T 型钙通道抑制剂	失神发作	失眠
氯巴占	GABA 激动剂	局灶性和全面性癫痫，仅限辅助用药	耐受性，镇静
加巴喷丁	钙离子通道抑制剂	局灶性和全面性癫痫	
普瑞巴林	钙离子通道抑制剂	局灶性和全面性癫痫，仅限辅助用药	体重增加
吡仑帕奈	谷氨酸（AMPA）抑制剂	局灶性和全面性癫痫，仅限辅助用药	
氨己烯酸	GABA 激动剂	婴儿痉挛，局灶性和全面性癫痫	视网膜毒性
氯硝西泮	GABA 激动剂	仅限辅助用药	耐受性，镇静
地西泮	GABA 激动剂	仅限辅助用药	耐受性，镇静
劳拉西泮	GABA 激动剂	仅限辅助用药	耐受性，镇静
磷苯妥英	钠通道抑制剂	局灶性和全面性癫痫	皮肤过敏
丙泊酚	多重，包括 GABA 激动剂和 NMDA 抑制剂	仅限辅助用药（难治性癫痫持续状态）	镇静，高甘油三酯血症，低血压

表 15-6　抗癫痫药物的药理作用

通用名称	商品名	常规剂量		血清半衰期，h	有效血药浓度，μG/mL
		儿童，mg/kg	成人，mg/d		
丙戊酸	德巴金	30~60	1 000~3 000	6~15	50~100
苯妥英	大仑丁	4~7	300~400	12~36	10~20
卡马西平	得理多	20~30	600~1 200	14~25	4~12
奥卡西平	曲莱	10~40	900~2 400	1~5	
艾斯利卡地平	醋酸艾司利卡西平		400~1 200	13~20	
苯巴比妥	鲁米那	3~5（婴儿，8）	90~200	40~120	15~40
拉莫三嗪	利必通	0.5	300~500	15~60	2~7
左乙拉西坦	开浦兰	20~60	500~3 000	6~8	
布瓦西坦	布瓦西坦		50~200	9	
托吡酯	妥泰		400	20~30	
拉考沙胺	拉考沙胺				
唑尼沙胺	唑尼沙胺				
乙琥胺	柴伦丁	20~40	750~1 500	20~60	50~100
氯巴占	氯巴占		5~40	16~42	
加巴喷丁	纽诺汀		900~3 600	5~7	
普瑞巴林	乐瑞卡		150~600	6	
吡仑帕奈	吡仑帕奈		2~12	105	
氨己烯酸	喜宝宁	100~300	1 000~3 000	5~11	
氯硝西泮	克洛诺平	0.01~0.2	2~10	18~50	0.01~0.07
地西泮	安定		2~40	60~72	
劳拉西泮	安定文	0.15~2	2~20	12	
磷苯妥英	磷苯妥英	5~20	10~20mg/kg	8~30min	
丙泊酚	得普利	1.2~12mg/（kg·h）	1.2~12mg/（kg·h）	40minutes	

表 15-7　儿童癫痫发作性疾病中抗癫痫药物的选择

癫痫类型	首选	次选	三选
全面强直-阵挛发作	丙戊酸钠、卡马西平	拉莫三嗪、奥卡西平	苯妥英钠
肌阵挛发作	丙戊酸钠，左乙拉西坦	拉莫三嗪	苯巴比妥、氯巴占
失神发作	丙戊酸钠	托吡酯、左乙拉西坦、乙琥胺	拉莫三嗪
局灶性发作	卡马西平、苯妥英钠	丙戊酸钠、左乙拉西坦、奥卡西平	拉莫三嗪、维加巴丁、托吡酯
婴儿痉挛症	ACTH，	丙戊酸钠	拉莫三嗪
Lennox-Gastaut 综合征	丙戊酸钠	托吡酯、拉莫三嗪	左乙拉西坦

使用唾液来测量游离药物水平有其优点，但在临床上并未被经常采用。测量结果与游离药物水平相关。它的优点是可以让患者在早餐前收集样本，避免静脉穿刺。

最后，每种药物的药代动力学在毒性和每次改变剂量所达到的血清水平中起作用。尤其是苯妥英，由于肝脏酶容量饱和，一旦血清浓度超过 10mg/mL，就会出现非线性动力学。因此，每日剂量从 300mg 增加到 400mg 会导致血清水平的不相称的升高和毒副反应。药物浓度的升高还伴随着血清半衰期的延长，这增加了苯妥英调整剂量后达到稳定浓度的时间。相反，卡马西平已知能诱导自身的代谢，因此在治疗开始时足以控制癫痫发作的剂量在几周后就不再有效了。

抗癫痫药物的相互作用

抗癫痫药物之间有多种相互作用，并与多种其他药物有相互作用。尽管许多这样的相互作用是已知的，但只有少数是有临床意义的，而且大多数与老一代药物有关，需要调整药物剂量（见 Kutt）。在这些相互作用中，丙戊酸盐经常导致活性苯妥英和苯巴比妥积累，将它们从血清蛋白中取代，以及轻度提高血清总水平。一些改变抗癫痫药浓度的药物是氯霉素，它引起苯妥英和苯巴比妥的积累，而红霉素可引起卡马西平的积累。抗酸剂降低血液苯妥英浓度，而用于减少胃酸输出的组胺阻滞剂起相反的作用。水杨酸盐可降低抗癫痫药物的血浆总水平，但通过取代药物的蛋白载体而提高它的游离组分。更重要的是，添加苯巴比妥或卡马西平会降低华法林水平，而苯妥英可使华法林水平升高，尽管使用苯妥英可能会在这两个方向上对国际标准化比值（INR）造成意想不到的改变。酶促药物如苯妥英、卡马西平、巴比妥酸盐等可显著增加口服避孕药妇女经期突发性出血的机会，可能导致避孕药物失败，必须调整雌二醇的用量。这些相互作用在下面对每个药物的讨论中进一步强调。

肝功能对抗癫痫药物的浓度有很大影响，因为这些药物大多在肝脏内代谢。如果有肝功能衰竭，必须比平时更频繁地检查血药水平，对于低白蛋白血症，建议获得游离药物水平，原因如上所述。肾功能对常用的抗癫痫药浓度有间接影响，但有些药物，如左乙拉西坦、加巴喷丁和普瑞巴林是通过肾脏排出的，在肾功能衰竭情况下需要调整剂量。一般来说，这些药物对肾脏的主要影响是尿毒症引起的蛋白结合的改变。在终末期肾衰竭中，血清水平并不是治疗的准确指导，目标应该是达到足够的游离浓度，通常为 1~2μg/mL。此外，尿毒症会导致苯妥英代谢物的积累，这些代谢物可和母药一起采用酶倍增免疫分析技术来测定。在正在透析的患者中，由于蛋白结合减少，血液中苯妥英钠的总水平往往较低；在这种情况下，追踪游离（未结合）水平也是必要的，因为对其他高蛋白结合药物也是如此。因为透析去除许多药物，特别是左乙拉西坦、苯巴比妥、托吡酯、乙琥胺和加巴喷丁等，这些药物的剂量可能必须增加或可能必须在透析后给药。

抗癫痫药物引起的皮疹

皮疹是治疗癫痫药物最常见的特质反应。芳香族化合物（苯妥英、卡马西平、苯巴比妥、扑痫酮和拉莫三嗪）是最常见的致病因素。此外，在这一组中有高度的交叉反应，特别是在苯妥英、卡马西平、苯巴比妥之间，可能还有拉莫三嗪。这个问题最常出现在用药的第一个月。典型的发疹为斑丘疹，主要在躯干上；它通常会在停止用药后几天内消失。更严重的皮疹可能发生，有时表现为多形红斑和史蒂文斯 - 约翰逊综合征（*Stevens-Johnson syndrome*），甚至中毒性表皮坏死松解症（*toxic epidermal necrolysis*），特别是拉莫三嗪。

HLA 基因的某些多态性（HLA-b*1 502）与这些类型的严重皮肤反应的风险增加有关，特别是亚洲血统的人，但可能也包括高加索人种，在他们中这种基因型是罕见的。另一种等位基因 HLA-A*3 101 可能与白种人皮疹有关（McCormack et al），但这时对非亚洲患者筛查这种罕见的（HLA-B*1 502）并发症似乎是不合理的。与使用抗癫痫药物相关的另一种罕见的全身过敏综合征是高热、皮疹、淋巴结病和咽炎等之一。随之而来的可能是嗜酸性粒细胞增多和肝炎（或肾炎）。

如果这些反应中的任何一种需要替换芳香类药物，丙戊酸、加巴喷丁、托吡酯或左乙拉西坦等都是合理的替代品，当然这取决于癫痫发作的性质。

抗癫痫药物的停药

对长时间没有癫痫发作的患者，可能需要停药。很少有严格的规定来指导医生做出这样的决定。一种方案适用于大多数形式的癫痫，即在考虑停药时获取 EEG。我们已经采取的方法是，如果追踪显示异常的阵发性活动，通常更好是继续治疗。然而，正常的 EEG 可能对决定是否停止用药没有帮助。Callaghan 和同事的一项前瞻性研究表明，在使用单一药物治疗 2 年期间没有癫痫发作的患者中，三分之一的患者在停药后复发，这种复发率在成人和儿童中几乎相同，无论药物是在数周或数月内减少。失神和全面性癫痫发作患者的复发率低于局灶性癫痫患者。Specchio 和同事的另一项研究结果与大型的医学研究委员会抗癫痫药物停药研究（Medical Research Council Antiepileptic Drug Withdrawal Study）的结果相似，即服用单一抗惊厥药物 2 年，在此期间没有发生癫痫，停药 2.5 年后复发率为 40%，5 年后复发率为 50%；相比之下，继续服药的患者癫痫复发率为 20%。一些研究表明，较长的无癫痫发作期与较低的复发率相关。

在实践中，在长时间无癫痫发作后通常是患者建议停止用药，例如，如果计划怀孕或有不良的副作用，但除此之外，这种改变不是没有风险的，因此也很少是由医生促使的。有关停药的决定也会因为患者继续驾驶的愿望，和他们担心再次发作可能会阻止他们重新驾驶而受到影响。

青少年肌阵挛性癫痫患者，即使长时间没有癫痫发作，很可能也应终身服药，但没有深入研究支持这一说法。对于计划或可能怀孕的患此病年轻女性，将丙戊酸钠改为左乙拉西坦可能是明智的。对梗死后癫痫的适当治疗持续时间尚未研究，大多数神经科医生继续无限期地使用一种药物。有趣的是，军事脑创伤引起的癫痫往往在20~30年内发作频率减少或消失，此后不再需要治疗（Caveness）。相比之下，儿童期无并发症的失神发作不需要终身治疗。

在前几天停用抗癫痫药物的患者，在胼胝体压部发现了一种奇怪的、无法解释的病变。Gürtler和同事综述的16例患者没有发现这种变化的临床关联。涉及的药物范围很广，病变在MRI的FLAIR序列上最突出。不同的代谢紊乱导致类似的病变，但正如Doherty和他的同事所讨论的，所有这些情况下的机制尚未确立。

治疗癫痫的特殊药物

概论

最常用药物的假定作用机制是众所周知的，但仍存在差距。Bialer和White的综述中描述了兴奋性和抑制性突触可能的药物作用，如图15-6和表15-5所示。很明显，对于这两种生理类型的神经元，一些药物的主要作用于电压门控离子通道，而其他的则作用于膜受体或细胞内的囊泡活动。

苯妥英、卡马西平、左乙拉西坦和丙戊酸钠是具有代表性的抗癫痫药物，它们可以被认为是“广谱”的，在治疗全面性和局灶性癫痫发作方面或多或少是同样有效的（典型的初始剂量见表15-6）。前两种药物通过阻断钠通道发挥作用，从而防止异常的神经元放电和癫痫扩散。拉莫三嗪已成为治疗局灶性癫痫的一种替代药物，其副作用与其他三种药物不同（见Schmidt）。

由于卡马西平（或相关的奥卡西平）和左乙拉西坦的副作用较少，尽管苯妥英和丙戊酸钠的治疗和副作用非常相似，但许多神经科医生还是首选其中一种作为初始药物。在许多病例中，左乙拉西坦、苯妥英或卡马西平单独即可控制癫痫发作。如果没有控制，单独使用丙戊酸盐（促进GABA的活性），或两种药物联合使用可以产生更好的控制效果。左乙拉西坦得到很大程度上的普及，主要是因为它与其他抗癫痫药和其他药物没有相互作用。卡马西平、左乙拉西坦和丙戊酸钠可能比苯妥英更适合儿童服用，因为它们不会使面部特征变得粗糙，也不会产生牙龈肥大或乳房增大。由于肌阵挛癫痫在青少年中发病率很高，丙戊酸钠作为这一年龄组的首选药物已成为许多神经科医生的惯例。由于丙戊酸钠在开始使用期间有体重增加、月经不规律（见下文），以及它的致畸作用，在其他方面不复杂的癫痫发作年轻女性中，选择初始用药时也须考虑到这些因素。

大多数常用的抗癫痫药物都会在不同程度上降低老年患者，特别是女性的骨密度，增加因骨质疏松导致骨折的风险。几种机制可能是活跃的，其中诱导细胞色素P450系统，该系统的酶降解维生素D。对于阻止这种骨质流失的影响，没有提出具体的建议，但如果没有禁忌证，许多医生建议患者服用钙补充剂、维生素D或一种双膦酸盐，并定期检查骨密度。

最后，过去几十年的一些报告和荟萃分析表明，抗癫痫药物作为一个类别，在癫痫患者和精神病患者中都增加了抑郁症和自杀的发生率。由于混杂的因素，这个问题可能永远无法完全解决，但Arana和同事进行的患者水平分析显示，一旦考虑到潜在的抑郁症，癫痫就没有这种关系。然而，这项评估与FDA早期的荟萃分析结果相反，而且它可能不适用于某些药物，例如左乙拉西坦。

苯妥英钠（*phenytoin sodium*）　这种钠通道阻滞剂已被用于治疗局灶性和全面性癫痫发作几十年了。它的优点是成本低，普遍可以获得，易于监测血药浓度，能够通过口服、静脉和肌内注射快速达到治疗水平。皮疹、发热、淋巴结病、嗜酸性粒细胞增多和其他血液恶病质，以及多动脉炎是特质性苯妥英钠过敏反应的表现，发生这一情况需要停药。过量（*overdose*）使用苯妥英钠会导致共济失调、复视和昏睡。几十年长期使用苯妥英钠会导致多毛、结缔组织和上皮增生引起的牙龈增厚和随后的牙周病，以及儿童面部特征变粗糙等。Arya和同事进行的一项临床试验表明，补充叶酸可以预防儿童牙龈增生。几十年长期使用苯妥英钠偶尔可能与周围神经病，以及可能与某种形式的小脑变性有关（Lindvall and Nilsson）；尚不清楚这些是严格的剂量相关效应还是特质性反应。对血液的抗叶酸作用和干扰维生素K新陈代谢也曾有报道，由于这一原因，服用苯妥英钠（以及实际上大多数其他抗癫痫药）的孕妇在分娩前应补充叶酸和维生素K，刚出生的婴儿也应接受维生素 K 以防止出血。苯妥英不应与双硫仑、氯霉素、磺胺甲噻二唑或环磷酰胺同时使用,在接受华法林治疗的患者中,苯巴比妥或苯妥英均不可取,因为已经提到的不期望的相互作用。舞蹈手足徐动症是一种罕见的特质性副作用。磷苯妥英肌内注射和静脉注射可以更快地达到血清水平,在特殊情况下可能有一定的优势,特别是可以使用肌内注射途径。静脉注射苯妥英和膦苯妥英,包括它们的风险,在癫痫持续状态一节中进一步讨论。

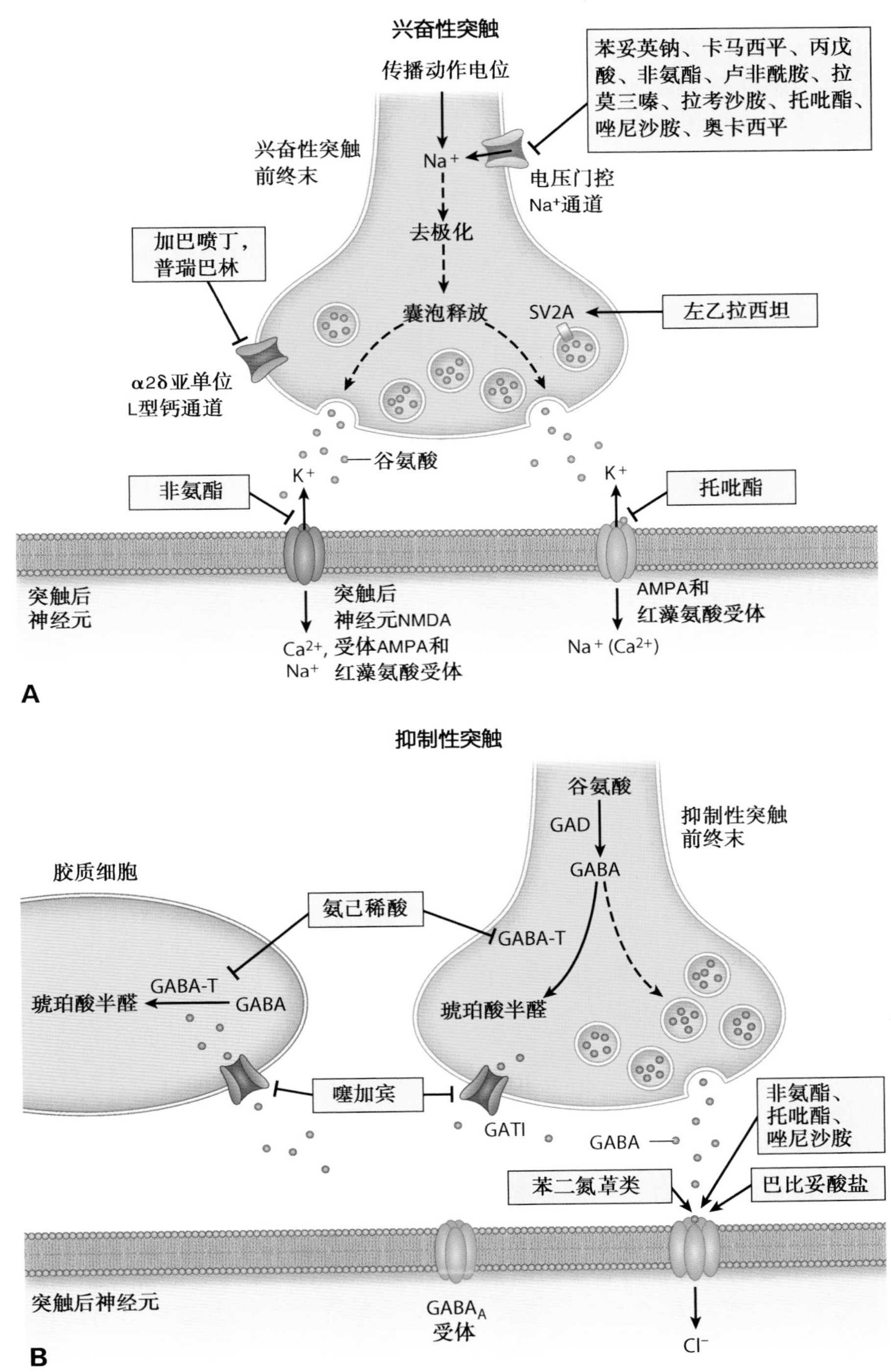

图 15-6　抗癫痫药物对兴奋性和抑制性突触的作用位点和机制示意图。GABA: γ- 氨基丁酸; GAD: 谷氨酸脱羧酶; GATI: GABA 转运体(也称为 SLC6A1)(经 Nature Publishing Group 允许改编,来自 Bialer M,White HS: Key factors in the discovery and development of new antiepileptic drugs. Nat Rev Drug Discov 9: 68-82,2010)

卡马西平（*carbamazepine*） 这种药物也像苯妥英一样，是钠通道阻滞剂，会引起许多与苯妥英相同的副作用，但程度稍轻。有肝酶的诱导和“自身诱导”（autoinduction），导致用药几周后药物水平下降。轻度白细胞减少是常见的，也有罕见的全血细胞减少，肝酶异常，胰腺炎，低钠血症［不适当的抗利尿激素（ADH）综合征］，以及罕见的尿崩症作为特质性反应。因此，建议在开始治疗前或治疗后不久进行一次完整的血细胞计数和肝功能检查（有些医生因肝脏问题很少发生而省略了后者），并定期复查血细胞计数。如上文所述，携带 HLA-B*1502 单倍型的亚洲人可能会出现如同史蒂文斯-约翰逊（Stevens-Johnson）综合征那样严重的特质性皮疹。检查患者是否携带这种单倍体一直被认为是没有用的，但在亚洲患者中可以考虑。

奥卡西平（*oxcarbazepine*），是卡马西平的一种类似物，其副作用比母药少，尤其是骨髓毒性，但其长期治疗价值尚未得到充分证实。它的优点是比卡马西平的向上滴定速度快。剂量相关的副作用与卡马西平相似，但其肝酶诱导作用较弱。一些患者报告说在继续服用后体重增加。据报道，服用奥卡西平的患者中有 3% 出现低钠血症。如果出现嗜睡或发作频率增加，应怀疑这种并发症。皮疹的发生率与卡马西平相同或稍低，而且这种副作用有相当大的交叉反应。胆固醇升高和骨质疏松症的影响较小，卡马西平也是如此。

丙戊酸（*valproate*） 这种药物的所有相关形式都被认为是氨基丁酸（GABA）能的，通过谷氨酸脱羧酶起作用，但也表现出一些钠通道阻断的特征。该药物的所有制剂都偶有肝毒性，其不良反应通常（但不总是）局限于 2 岁及以下的儿童。丙戊酸盐与肝酶诱导药物一起使用会增加肝毒性的风险。然而，成人血清氨轻度升高和轻度肝功能损伤不需要停药。丙戊酸钠的一个日益突出的问题是在治疗的前几个月体重增加。在一项研究中，患者体重平均增加了 5.8kg，而那些易肥胖的患者甚至更多。此外，服用该药的年轻女性可能出现月经不调和多囊卵巢综合征，可能是上述体重增加的结果。胰腺炎是丙戊酸一种罕见的但重要的并发症。曾见过有震颤和轻微运动迟缓，它们有些类似帕金森病。然而，正如前面所讨论的，主要问题是关于它在怀孕中的使用。

一种丙戊酸钠的静脉注射剂型可用于癫痫持续状态。最大推荐给药速率为每分钟 3mg/kg。

苯巴比妥（*phenobarbital*） 于 1912 年作为一种抗癫痫药物被引入市场，它的疗效堪比苯妥英和卡马西平，但因其剂量相关的毒性作用，如嗜睡、精神迟钝、眼球震颤和走路蹒跚，以及有其他更好的替代药物，现很少在成人身上使用。它抑制钠通道的钠电流，并被发现有一些额外的氨基丁酸（GABA）能效应。这一药物强烈诱导细胞色素 P450，因此与许多药物有相互作用。也有一些罕见的结缔组织疾病，如冻结肩和 Duyputren 挛缩被认为是长期使用引起的。扑痫酮（primidone）的副作用也大致相同。这两种药物都可能在发育延迟的儿童中引起行为问题，它们仍被用作辅助抗惊厥药和婴儿癫痫的主要治疗方法。致畸率增加（约为 5.5%），与其他的主要药物相当。

拉莫三嗪（*lamotrigine*） 该药物与苯妥英钠类似，具有广谱的抗癫痫活性，但在毒性方面有不同的特点。它的作用是通过选择性地阻断慢钠通道，从而阻止兴奋性递质谷氨酸和天冬氨酸的释放。它是治疗全面性和局灶性癫痫的一线药物和辅助药物，在年轻女性中可以替代丙戊酸钠，因为它不会引起体重增加和卵巢问题。它的使用主要限制一直是严重的皮疹，出现于约 1% 的患者，需要停药，12% 的患者出现较轻的皮疹。应该指出的是，一些登记所报告的这些并发症的发生率要低得多，而缓慢滴定药物可能会减少药疹的发生率（见下文）。罕见的可逆性舞蹈症曾有报道，特别是与苯妥英钠同时使用时。与丙戊酸盐合用可显著提高拉莫三嗪的血清水平。据说在致畸特性上，它比大多数其他药物更让人赞许。剂量在很大程度上取决于与其他药物同时使用，如果与其他酶诱导的 AEDs 一起使用，如苯妥英或卡马西平，特别是与丙戊酸合用，就减少它的剂量和增量速度。

左乙拉西坦（*levetiracetam*） 这种机制不确定的新药在局部和全面性发作的治疗中都很有用。该药与 SV2A 突触囊泡蛋白相互作用，但这与其抗癫痫特性的关系目前仍在研究中。如果开始得缓慢，可以很好地耐受，但如果大剂量使用，则可能引起嗜睡和头晕。它也可能产生烦躁和抑郁或夸大潜在的抑郁。它的一个主要的优点是与其他抗癫痫药物没有重要的相互作用，而且是通过肾脏排泄的。因此，对于器官衰竭、需要大量药物治疗的患者，以及那些接受肝脏代谢的化疗药物的患者中，它经常被选为一线药物。有一些资料显示它在致畸特征上是可称道的。

其他抗癫痫药物（*other antiepileptic drugs*）　另外两种药物，加巴喷丁（*gabapentin*）和氨已烯酸（*vigabatrin*），是专门合成来增强脑内的 GABA 内在的抑制系统。加巴喷丁的化学性质与氨基丁酸（GABA）相似，但其抗惊厥机制尚不清楚；对钙离子通道有明显的作用。它对局灶性和继发全面性癫痫发作是中等有效的，并且具有不被肝脏代谢的优点。氨已烯酸抑制氨基丁酸转氨酶。由于副作用或视网膜损伤，氨已烯酸不再被用于成人患者。噻加宾（*tiagabine*）被认为是一种 GABA 再摄取抑制剂。

托吡酯（*topiramate*）的作用模式与噻加宾有许多相似，而且可能有更广泛的疗效。它很少引起严重的皮肤副作用，特别是与丙戊酸一起使用时，有 1.5% 的患者出现肾结石，女性患者较少。闭角型青光眼也曾被报告为一种并发症。一个小问题是发生高氯血症代谢性酸中毒。在大多数研究中，它具有较高的致畸性。

拉考沙胺（*lacosamide*）是一种治疗局灶性发作、全面性或持续性局灶性癫痫的有效药物，目前主要用于辅助治疗。与左乙拉西坦一样，它的作用机制尚不完全清楚，但已被证明可调节电压门控钠通道活性。它可以快速向上滴定，药代动力学相互作用有限，但其血药浓度有效范围很窄；与左乙拉西坦一样，它也通过肾脏排出。静脉注射制剂的可用性也很值得注意。主要的但不常见的副作用是头痛和复视。该药可能延长 P-R 间期，加重心力衰竭。

乙琥胺（*ethosuximide*），根据 Glauser 和同事的一项研究，乙琥胺和丙戊酸在治疗失神发作方面同样有效，乙琥胺的认知副作用更少。乙琥胺的使用实际上仅限于这一适应证。为避免过度嗜睡，建议从每天单剂量乙琥胺 250mg 开始，每周增加剂量，直到达到最佳的治疗效果。甲琥胺（*methsuximide*）在乙琥胺和丙戊酸钠无效的病例中是有用的。对于良性失神发作伴有光敏、肌阵挛和阵挛 - 强直 - 阵挛发作（包括青少年肌阵挛癫痫）患者，丙戊酸钠是首选的药物。丙戊酸钠对同时患有失神和大发作的患儿特别有用，因为单独使用这种药物通常可以控制这两种类型的癫痫发作。已知同时使用丙戊酸和氯硝西泮会产生失神状态。

唑尼沙胺（*zonisamide*）与托吡酯类似，似乎对肌阵挛性癫痫有用，但目前它的主要用途是作为癫痫的辅助治疗药。它不是一种主要的钠通道阻滞剂，可以与卡马西平同时服用。一些临床医生发现它比托吡酯产生更少的认知副作用。

新型抗癫痫药物正在被定期引入临床，其中较新的是布瓦西坦（brivaracetam），它可能对癫痫类型表现出广泛的活性，并且与其他药物缺乏相互作用，如与左乙拉西坦、瑞替加滨（retigabine）、卢非酰胺（rufinamide）、普瑞巴林、加巴喷丁、非氨酯（felbamate）、艾司利卡西平（eslicarbazepine）等，还有一些安定类药物有特殊用途，主要在癫痫门诊用于治疗顽固性癫痫。用于新生儿和婴儿群体的药物治疗讨论如下。

新生儿和幼儿癫痫的治疗

Fenichel 和 Volpe 讨论了新生儿癫痫发作的这一专门领域，而 Guerrini 讨论了儿童癫痫。一般来说，苯巴比妥一直是婴儿期控制癫痫发作的首选药物。最难以治疗的癫痫形式可能是儿童 Lennox-Gastaut 综合征。有的这些患儿每天发作多达 50 次或更多，而且可能没有抗惊厥药物治疗的有效组合。丙戊酸（900~2 400mg/d）将减少大约一半病例的发作频率。较新的药物如拉莫三嗪、托吡酯、氨已烯酸等，每种药物分别对大约 25% 的病例有效。氯硝西泮的效果也很有限。在德拉韦（Dravet）综合征这一特殊病例中，是一种钠通道的紊乱，应避免使用阻断钠通道的抗癫痫药物。

在治疗婴儿痉挛时，已经使用 ACTH 或肾上腺皮质激素，但现在发现氨已烯酸（vigabatrin）同样有效，包括对潜在的结节性硬化症患者（见 Elterman et al）。

癫痫持续状态

根据 Towne 和他的同事的说法，反复发作的全身性惊厥构成了癫痫中最严重的问题，它的发作频率使患者在发作期间无法恢复意识（惊厥状态），总的死亡率为 20%~30%，但近年来可能有所降低。癫痫持续状态（*status epilepticus*）可能是最常见的神经系统急症。一些死于癫痫的患者是由于这种类型的癫痫发作难以控制，并由于潜在疾病的影响或因抽搐而造成的持续损伤。由肌红蛋白尿引起的体温升高、酸中毒、低血压和肾功能衰竭是惊厥性癫痫持续状态中可能遇到的一系列危及生命的事件。持续长时间的惊厥状态（超过 30 分钟）也有严重的神经后遗症，如癫痫性脑病（*epileptic encephalopathy*）的风险。在癫痫持续状态的一次发作期间和之后几天的 MRI 检查可能会在局灶性癫痫发作区或海马区显示信号异常，通常是可逆的，但我们有几例这样的患者醒来后处于永久性失忆状态。MRI 变化在 FLAIR 和弥散加权序列上最明显，也可能出现在丘脑枕。至于急性并发症，有时会在惊厥期或就在惊厥后出现神经源性肺水肿，有些患者可能变成极端高血压，因此很难将该综合征与高血压脑病区分开来。

癫痫持续状态的病因可因年龄组而异，但癫痫发作的所有基本原因都可能产生这种综合征。我们在成人中遇到的最顽固的病例与病毒性或副肿瘤性脑炎、陈旧的创伤性损伤，以及癫痫伴有严重精神发育迟滞有关。相比之下，卒中和脑肿瘤是不常见的病因。最近，一些研究小组，例如 Gaspard 和同事强调，自身免疫性脑炎，包括副肿瘤性脑炎是新发病的难治性癫痫持续状态（*refractory status epilepticus*）最常见的原因，而超过一半的病例仍然是隐源性的。

惊厥性癫痫持续状态的治疗（表 15-8）

已提出的许多治疗癫痫持续状态的方案都证明了一个事实，即没有一种方案是完全令人满意的，也没有一种方案是明显优越的（Treiman et al）。

表 15-8　成人癫痫持续状态的治疗方法

初步评估
确保充分换气、氧合作用、血压
根据低氧饱和度和呼吸困难，必要时插管
中心静脉置管
在适当情况下给予葡萄糖和维生素 B_1
送检毒物筛查
如果癫痫发作无目击者，应迅速评估有无颅颈损伤
立即终止抽搐
劳拉西泮或地西泮，2~4mg/min，总剂量为 10~15mg，当使用更高的速率或剂量时监测血压
开始或重新使用抗惊厥药
苯妥英钠 15~20mg/kg，25~50mg/min，在生理盐水中静脉注射，或磷苯妥英 50~75mg/min，静脉注射
难治性癫痫持续状态的全身麻醉剂用量
咪达唑仑 0.2mg/kg 负荷量，每小时 0.1~0.4mg/kg 输注，或丙泊酚每小时 2mg/kg 输注
如果惊厥或电痉挛持续数小时，则需进一步治疗
可以在总剂量为 20mg/kg 的情况下，静脉添加丙戊酸盐或苯巴比妥 10mg/min 作为额外的抗惊厥药，或在有胃肠活动情况下，通过鼻胃管使用卡马西平或左乙拉西坦
如果抽搐持续存在，可以考虑用 EEG 监测神经肌肉麻痹
戊巴比妥每小时 10mg/kg 输注
吸入麻醉药（异氟醚）

我们通过以下项目取得了成功，它反映了几种已公布的疗法。当第一次见到患者时，对心肺功能进行初步评估，并建立口腔气道。正如 Bleck 所总结的，插入大口径静脉导管，采血检查葡萄糖、尿素氮、电解质以及代谢和药物筛选。开始输注生理盐水，并给予一剂葡萄糖（如果营养不良和酒精中毒是潜在因素，则加入硫胺素）。为了快速抑制癫痫发作，我们通常以每分钟 2mg 的速度静脉注射地西泮，直到癫痫发作停止或总共给药 20mg；另一种选择是劳拉西泮，0.1mg/kg 静脉推注，速率不超过每分钟 2mg，由于其临床作用时间较长，比地西泮更有效一些，现在受到推荐（见表 15-8）。

紧接着，静脉给予负荷剂量的苯妥英（20mg/kg），以低于每分钟 50mg 的速度给入。较快速给药有低血压和心脏传导阻滞的风险，因此，建议在输液过程中监测血压和心电图。苯妥英必须通过自由流动的管路和用生理盐水给药（它在其他液体中会沉淀），不应该肌肉注射。Treiman 和同事的一项研究已证明了劳拉西泮代替苯妥英作为第一种控制癫痫状态药物的优越性，但考虑到苯妥英起效的潜伏期较长，这也就不足为奇了。最近静脉注射丙戊酸钠 40mg/kg 或左乙拉西坦 60mg/kg 已被用作苯妥英的替代治疗。

在现场，急救医务人员可以使用劳拉西泮或咪达唑仑（midazolam）。Silbergleit 和同事证实了快速治疗癫痫的好处，他们发现肌内给药比静脉给药略好，仅仅是因为静脉导管插入的延迟。Alldredge 和同事们表明，安定类药物可以由养老院里的辅助医务人员使用，对癫痫持续状态有良好的效果，在大约一半的病例中可以终止癫痫发作。

尽管如此，长效抗癫痫药如苯妥英（phenytoin）必须在安定控制了最初的癫痫发作后立即给予。另一种选择是水溶性药磷苯妥英，它与苯妥英的剂量相同，但可以以两倍于最大注射速率注射。此外，在静脉通路困难的情况下，它可以给予肌肉注射。然而，由于磷苯妥英在肝脏转化为活性苯妥英的延迟，使得两种药物的临床作用潜伏期大致相同。

对于一个已知长期服用抗癫痫药物但血清药物水平未知的癫痫患者，最好给予完全推荐剂量的苯妥英钠。如果可以确定血清苯妥英钠高于 10mg/mL，则建议降低负荷剂量。如果癫痫持续发作，则需再加 5mg/kg。如果这种方法不能抑制癫痫发作，并且持续了 20~30 分钟，就应该插入气管插管并给氧。

在强调了这种综合征的危险性之后，在治疗的每一个阶段,都值得考虑难治性惊厥发作是不是心因性的,非癫痫性的。读者可以参考关于这个问题的前面的小节。

在这些努力之后,已经提出了几种方法来控制癫痫持续状态。在这一阶段,我们采用了 Kumar 和 Bleck 建议的方法,给予大剂量咪达唑仑(0.2mg/kg 的负荷量,然后根据临床和 EEG 监测,每小时输注 0.1~0.4mg/kg)。如果癫痫持续发作,可以在血压允许的情况下增加剂量。我们曾使用过超过每小时 20mg,因为随着时间的推移效果会逐渐减弱。这种咪达唑仑和苯妥英的治疗方案可以维持几天,对以前健康的患者没有明显的不良影响。丙泊酚以 2mg/kg 剂量给药,然后静脉滴注每小时 2~8mg/kg,是咪达唑仑有效的替代药物,但 24 小时后,药物表现得像大剂量巴比妥酸盐,可能出现低血压。长期使用丙泊酚可诱发高甘油三酯血症相关的胰腺炎或致命的休克和酸中毒等,亦即丙泊酚综合征(*propofol syndrome*)。

丙戊酸盐和左乙拉西坦可以作为静脉注射制剂使用,使之适合在癫痫持续状态下给药,但它们在这种情况下的作用尚未被广泛研究。另一种可靠的方法是注射戊巴比妥(pentobarbital),起始剂量为 5mg/kg,或苯巴比妥,速度为 100mg/min,直到癫痫停止或总剂量达到 20mg/kg;之后必然会有很长一段的昏睡期。低血压通常限制了巴比妥类药物的持续使用,但是 Parviainen 和同事通过输液、多巴胺和新福林解决了这个问题。

如果这些措施都不能控制癫痫发作,则采用更积极的方法,通过全身麻醉来抑制所有的脑电活动。用于这一目的的首选药物是戊巴比妥或丙泊酚,尽管它们作为主要抗惊厥药物的疗效中等,但比替代吸入麻醉剂更容易管理。初始静脉注射剂量为戊巴比妥 5mg/kg,或丙泊酚 2mg/kg,缓慢地诱导 EEG 抑制模式,然后由戊巴比妥维持每小时 0.5~2mg/kg,或丙泊酚维持每小时至 10mg/kg。每 12~24 小时,减慢输注速度,以确定癫痫发作是否已经停止。Lowenstein 和 Aldredge 的经验,像我们自己的经验一样,大多数不能用标准抗惊厥药和咪达唑仑联合控制的癫痫持续状态都会对大剂量巴比妥类药物或丙泊酚产生反应,但这些注射会引起低血压,不能长时间进行。即使在 Thakur 和同事讨论的这些难治性癫痫持续状态的疑难病例中,生酮饮食也被认为是一种辅助治疗方法。

如果癫痫持续发作,无论是临床还是电生理上,尽管有这么多的药物治疗,人们还是有理由认为,抽搐的趋势是如此强烈,以至于不能通过合理数量的药物来控制。然而,少数处于这种困境的患者幸存并苏醒过来,甚至有时神经系统损伤很小,这取决于潜在的病因。

正如我们所报道的(Ropper et al),挥发性麻醉剂异氟醚(isoflurane)也在这些情况下使用,效果良好,但是在大多数重症监护室,持续给药吸入麻醉剂是不切实际的。氟烷作为一种抗惊厥药是相对无效的,而乙醚虽然不实用,但过去对某些患者是有效的。最后,对于真正难治性癫痫状态的患者,通常依赖于苯妥英、苯巴比妥(婴儿和儿童的剂量小于表 15-8 所示),以及保护患者重要功能的措施。氯胺酮与咪达唑仑联合输注是最后的手段。在过去的几年里,我们也有几次通过鼻胃管控制营养来诱导成人的酮症。作为一个警示,Sutter 和同事的一系列报道表明(2014),在接受静脉注射麻醉药物的患者中的不良事件如感染以及死亡率比未接受该治疗的更多,但在接受因果关系之前,必须考虑到疾病严重程度造成混淆的可能性。

这里还就癫痫持续状态下的神经肌肉麻痹和连续 EEG 监测做一点补充。由于强效抗癫痫药和麻醉治疗失败,可能会诱发所有的肌肉活动麻痹,这种效果通过使用诸如潘库溴铵(pancuronium)可以轻易出现,而忽视潜在的癫痫发作。使用神经肌肉阻断药物而不同时尝试抑制癫痫发作是不可取的。如果采取了这些措施,持续或频繁的间歇性 EEG 监测是必不可少的;在癫痫持续状态的早期阶段,这可能也有帮助,因为它指导了抑制癫痫发作所需的抗惊厥药物的剂量。

在与之相关但不太严重的急性反复癫痫发作(*acute repetitive seizures*)情况下,患者在惊厥之间醒来,可以使用一种地西泮凝胶,如果给予直肠给药,可以很好地吸收,这是可以买到并发现在护理癫痫患者的机构和家庭中是有用的,尽管它有一些昂贵。类似的效果已经从咪达唑仑经鼻或颊黏膜给药获得,从这些部位(经鼻腔,5mg/mL,0.2mg/kg;经颊部 2mL 至 10mg)药物被吸收。根据 McIntyre 和同事的一项研究,咪达唑仑可能是首选的经黏膜使用的安定类药物,因为它产生的呼吸抑制比其他同类药物少一些,并且在控制癫痫发作方面更有效。不过,只有一半患者被控制。这些方法主要用于生活在有监督的环境中经常癫痫发作的儿童,有护士或家长可以给他们用药。

失神状态应静脉注射劳拉西泮、丙戊酸或两者同时使用,然后再注射乙琥胺。无惊厥性全面性癫痫状态按照大发作癫痫状态的路线治疗,通常停止使用麻醉剂(见 Meierkord and Holtkamp)。对于局灶性癫痫持续状态,一种典型的难以控制的疾病,必须在停止这种发作与过度使用会导致昏睡的药物之间找到平衡。患者必须参与其中,以确定这些动作对患者的困扰程度。

癫痫的外科治疗

对强化和长期药物治疗无效的癫痫灶进行外科切除术,目前正得到越来越有效的应用。据估计,在这些中心,大约 25% 的癫痫患者可以接受手术治疗,其中超过一半的患者可以从切除癫痫皮质病灶中获益。随着经验的增长和标准化的治疗方法,特别是在颞叶癫痫患者,有研究表明许多患者在手术选择前等待了太长的时间。一个可能进一步促进手术的观点是,观察到大约 60% 的局灶性癫痫患者对传统的抗惊厥药物有反应,但在其余的患者中,很少有人对添加第二或第三种药物有反应。

然而,确定癫痫放电的位置和安全切除皮质组织的方法需要相当大的努力、时间和技术。放电焦点的定位需要仔细分析临床、影像学和 EEG 的表现,通常包括长时程的视频 /EEG 监测获得的结果,有时通过脑实质内深部电极、硬膜下条带电极和硬膜下网格记录颅内 EEG。近年来,功能成像、脑磁图和专门的 EEG 分析技术被引入以补充这些方法。

最适合手术的候选者是那些引起意识改变和单侧颞叶病灶的局灶性癫痫患者。在这组患者中,治愈率和显著改善率在某些系列病例接近 90%,但总体上,5 年后可能接近 50%。由 Wiebe 和同事进行的一项随机试验给出了颞叶切除术后具有代表性的结果,在 40 例仔细研究的患者中,58% 的患者在 1 年后仍无癫痫发作,而单独用药治疗的患者只有 8%。此外,根据 Yoon 和同事的报告,在那些术后 1 年内仍没有发作的患者中,超过一半的患者在 10 年后仍然没有发作,其余的大多数患者每年发作 1 次或更少。需要强调的是,在这些研究中,大多数接受手术的患者仍然需要抗惊厥药物。Bell 等报道,即使在特殊的颞叶病灶患者组,MRI 上没有病变,但在海马体有细微的信号改变,也有 60% 的患者可以通过手术解除癫痫的致残性。

切除包含颞叶外结构性病变的皮质组织,大约 50% 的患者可以完全无癫痫发作。综合考虑所有类型的癫痫发作,只有大约 10% 的患者完全没有好转,只有不到 5% 的患者病情恶化。儿童局灶性皮质发育不良的切除是一个高度专业化的领域。已经有研究表明,发育不良的组织学特征是手术成功的重要决定因素(Fauser et al)。

在高度选择的病例中,其他有价值的外科手术包括胼胝体切断术,这在很大程度上是姑息性的,以及半球切除术,这在特殊情况下可能是治愈性的。胼胝体切开术在控制顽固性局部性和继发全面性发作方面取得了最令人鼓舞的结果,特别是失张力跌倒发作是最具致残性的发作类型。除杏仁核和海马体外,切除一个半球的整个皮质对儿童和一些患有严重和广泛的单侧大脑疾病和难治性对侧运动癫痫和偏瘫的成人都是有价值的。Rasmussen 脑炎、Sturge-Weber 病和大的脑室穿通性囊肿有时属于这一类。手术、聚焦放疗或动静脉畸形血管内复位术可以减少癫痫发作的频率,但这方面的结果有些不可预测(见第 34 章)。

迷走神经刺激术

迷走神经刺激术(*vagal nerve stimulation*)被发现对难治性局灶性和继发全面性癫痫发作有一定的帮助。在前胸壁植入一个类似起搏器的装置,刺激电极连接到左侧颈动脉分叉处的迷走神经。除了在某些病例中出现声音嘶哑外,手术是可以接受的。几项试验表明,对各种抗癫痫药物有耐药性的患者癫痫发作频率平均降低了 25%(见 Chadwick 的临床试验讨论)。迷走神经刺激产生效应的机制尚不清楚,它在癫痫发作管理中的作用仍有待确定。对小脑和大脑其他部位的刺激也被用于控制癫痫发作,但没有明确的成功证据。它们目前必须被认为是实验性的。

生酮饮食

自 20 世纪 20 年代以来,人们对生酮饮食(*ketogenic diet*)这种控制癫痫发作方式的兴趣不断变化,在护理许多患有难治性癫痫的儿童中心,这种方法定期地重新流行起来。尽管没有对照研究显示它的疗效,也没有对其机制达成一致的假设,但 20 世纪上半叶的几次试验,以及最近的几项试验表明,半数患者的癫痫发作有所减少,其中包括患有严重发作和有时难以控制发作的残疾儿童,这种饮食主要用于 1~10 岁的儿童。该方案是在住院期间通过饥饿 1~2 天来诱发酮症,后来 80%~90% 的热量是来自脂肪饮食(Vining)。由于难以使这种饮食美味可口,约有三分之一的儿童及其家人放弃了这种饮食。

在 Lefevre 和 Aronson 的综述中，以及 Kinsman 及其同事对 58 名儿童使用生酮饮食的报告中，可以找到大量生酮饮食试验的经验总结。他们都得出结论，这种饮食对儿童难治性癫痫有效，减少了三分之二儿童的癫痫发作频率，并使得许多患儿抗惊厥药物的用量减少。也有人评论说，即使停止这种饮食，一些益处仍然存在。肾结石是一种发生率略低于 10% 的儿童并发症，如果使用托吡酯，这种风险特别高。

如前所述，生酮饮食是治疗儿童钙通道亚单位 GLUT1 缺乏综合征的主要方法。

由于缺乏更好的评价，我们注意到大麻素(cannabinoids) 正在被用于治疗癫痫，特别是德拉韦 (Dravet) 综合征等特殊病例，但正如 Friedman 和 Devinsky 所回顾的，目前还不能就其有效性得出明确的结论。

安全和身心活动的调节

驾驶和癫痫

没有完全控制癫痫的人不应被允许驾驶汽车。美国只有几个州和加拿大的大部分省要求医生向州机动车管理局报告他们治疗的癫痫患者。尽管如此，医生还是应提醒这样的患者，如果在开车时癫痫发作对他自己和其他人都有明显的危险(无人看管的游泳风险也是如此)。仅有的很少数据表明，直接由癫痫引起的事故是罕见的，但无论如何，15% 的事故是由于第一次癫痫发作引起的，这是无法预料的。在一些因癫痫发作而吊销驾照的州，通常有一些恢复驾照的规定，例如医生声明患者正在接受医疗护理，并且在一段时间内(通常是 6 个月或 1~2 年) 没有癫痫发作。有关驾驶限制的最新信息可以访问癫痫基金会的网站，该网站为患者及其家属提供了极好的一般资源。

一般健康措施

癫痫发作急骤恶化最重要的因素，就是睡眠不足和滥用酒精或其他药物，仅次于停药或血清药物水平自然下降。必须强调适度饮酒的必要性，以及保持有规律的睡眠时间的必要性。对于大学生来说，关于适度饮酒的建议尤为重要。

如果有适当的保护措施，甚至可以允许更危险的运动，如游泳。然而，操作无防护的机器、爬梯子或者锁着门洗澡都是不可取的；这样的人只有在游泳好手的陪伴下才能游泳。患有癫痫的母亲在没有额外安全保障的情况下给婴儿洗澡也是让人担心的。

心理社会困难是常见的，必须及早发现和解决。癫痫的耻辱感仍然是一个社会问题。对寻求正常生活的建议和保证将有助于防止或克服许多年轻癫痫患者的自卑和自我意识。然而，情况很少如此简单，患者和他们的家人可能会从更广泛的咨询中受益。

(朱雨岚 译 王维治 校)

参考文献

Afawi Z, Oliver KL, Kivity S, et al: Multiplex families with epilepsy. *Neurology* 86:718, 2016.

Alldredge BK, Gelb AM, Isaacs SM, et al: A comparison of lorazepam, diazepam, and placebo for the treatment of out-of-hospital status epilepticus. *N Engl J Med* 345:631, 2001.

Andermann F (ed): *Chronic Encephalitis and Epilepsy: Rasmussen Syndrome*. Boston, Butterworth-Heinemann, 1991.

Annegers JF, Hauser WA, Shirts SB, Kurland LT: Factors prognostic of unprovoked seizures after febrile convulsions. *N Engl J Med* 316:493, 1987.

Antel JP, Rasmussen T: Rasmussen's encephalitis and the new hat. *Neurology* 46:9, 1996.

Arana A, Wentworth CE, Ayuso-Mateos JL, Arellano FM: Suicide-related events in patients treated with antiepileptic drugs. *N Engl J Med* 363:542, 2010.

Arya R, Gulati S, Kabra M, et al: Folic acid supplementation prevents phenytoin-induced gingival overgrowth in children. *Neurology* 76:1338, 2011.

Baykan B, Altindag EA, Bebek N, et al: Myoclonic seizures subside in the fourth decade in juvenile myoclonic epilepsy. *Neurology* 70:2123, 2008.

Bear DM, Fedio P: Quantitative analysis of interictal behavior in temporal lobe epilepsy. *Arch Neurol* 34:454, 1977.

Bell ML, Rao So EL, et al: Epilepsy surgery outcomes in temporal lobe epilepsy with a normal MRI. *Epilepsia* 50:2053, 2009.

Berg AT, Berkovic SF, Brodie MJ, et al. Revised terminology and concepts for organization of seizures and epilepsies: Report of the ILAE Commission on Classification and Terminology, 2005-2009. *Epilepsia* 51:676, 2010.

Bialer N, White HS: Key factors in the discovery and development of new antiepileptic drugs. *Nature Rev Drug Discov* 9:68, 2010.

Bien CG, Benninger FO, Urbach H, et al: Localizing value of epileptic visual auras. *Brain* 123:244, 2000.

Bien CG, Granata T, Antozzi C, et al: Pathogenesis, diagnosis and treatment of Rasmussen encephalitis. *Brain* 128:454, 2005.

Bleck TP: Intensive care unit management of patients with status epilepticus. *Epilepsia* 48 (Suppl 8):59, 2007.

Blumer D, Montouris G, Hermann B: Psychiatric morbidity in seizure patients on a neurodiagnostic monitoring unit. *J Neuropsychiatry Clin Neurosci* 7:445, 1995.

Bonnett LJ, Smith CT, Donegan S, Marson AG: Treatment outcome after failure of a first antiepileptic drug. *Neurology* 83:552, 2014.

Callaghan N, Garrett A, Goggin T: Withdrawal of anticonvulsant

drugs in patients free of seizures for two years. *N Engl J Med* 318:942, 1988.
Cascino GD: Intractable partial epilepsy: Evaluation and treatment. *Mayo Clin Proc* 65:1578, 1990.
Caveness WF: Onset and cessation of fits following craniocerebral trauma. *J Neurosurg* 20:570, 1963.
Chadwick D: Vagal nerve stimulation for epilepsy. *Lancet* 357:1726, 2001.
Chinchilla D, Dulac O, Roban O, et al: Reappraisal of Rasmussen syndrome with special emphasis on treatment with high dose steroids. *J Neurol Neurosurg Psychiatry* 57:1325, 1994.
Commission on Classification and Terminology of the International League against Epilepsy: Proposal for revised clinical and electroencephalographic classification of epileptic seizures. *Epilepsia* 22:489, 1981.
Commission on Classification and Terminology of the International League against Epilepsy: Classification of epilepsy and epileptic syndromes. *Epilepsia* 30:389, 1989.
Cunningham M, Tennis P: Lamotrigine and the risk of malformations in pregnancy. *Neurology* 64:955, 2005.
Currie S, Heathfield KWG, Henson RA, Scott DF: Clinical course and prognosis of temporal lobe epilepsy. *Brain* 94:173, 1971.
Devinsky O: Sudden unexpected death in epilepsy. *N Engl J Med* 365:1801, 2011.
Devinsky O, Kelley K, Yacubian EM, et al: Postictal behavior: A clinical and subdural electroencephalographic study. *Arch Neurol* 51:254, 1994.
Dixit S, Kurle P, Buyan-Dent L, Sheth RD: Status epilepticus associated with cefepime. *Neurology* 54:2153, 2000.
Doherty MJ, Jayadev S, Watson NF, et al: Clinical implications of splenium magnetic resonance imaging changes. *Arch Neurol* 62:433, 2005.
Ebner A, Dinner DS, Noachtar S, Luders H: Automatisms with preserved responsiveness: A lateralizing sign in psychomotor seizures. *Neurology* 45:61, 1995.
Eclampsia Trial Collaborative Group: Which anticonvulsant for women with eclampsia? Evidence from the Collaborative Eclampsia Trial. *Lancet* 345:1455, 1995.
Elterman RD, Shields WD, Mansfield KA, et al: Randomized trial of vigabatrin in patients with infantile spasms. *Neurology* 57:1416, 2001.
Engel J Jr: Surgery for epilepsy. *N Engl J Med* 334:647, 1996.
Engel J Jr, Pedley TA: *Epilepsy: A Comprehensive Textbook*. Philadelphia, Davis, 1998.
EURAP Study Group. Seizure control and treatment in pregnancy. *Neurology* 66:354, 2006.
Falconer MA: Genetic and related aetiological factors in temporal lobe epilepsy: A review. *Epilepsia* 12:13, 1971-1972.
Fauser S, Bast T, Altenmüller DM, et al: Factors influencing surgical outcome in patients with focal cortical dysplasia. *J Neurol Neurosurg Psychiatry* 79:103, 2008.
Fenichel GM: *Neonatal Neurology*, 3rd ed. Philadelphia, Saunders, 1990.
Fisher RS, Chan DW, Bare M, Lesser RP: Capillary prolactin measurements for diagnosis of seizures. *Ann Neurol* 29:187, 1991.
Forster FM: *Reflex Epilepsy, Behavioral Therapy, and Conditional Reflexes*. Springfield, IL, Charles C Thomas, 1977.
French JA, Williamson PD, Thadani VM, et al: Characteristics of medial temporal lobe epilepsy: I. Results of history and physical examination. *Ann Neurol* 34:774, 1993.
Friedman D, Devinsky O: Cannabinoids in the treatment of epilepsy. *New Engl J Med* 373:1048, 2015.
Gaspard N, Foreman BP, Alvarez V, et al: New-onset refractory status epilepticus. *Neurology* 85:1604, 2015.
Gastaut H, Aguglia U, Tinuper P: Benign versive or circling epilepsy with bilateral 3-cps spike and wave discharges in late childhood. *Ann Neurol* 9:301, 1986.
Gastaut H, Gastaut JL: Computerized transverse axial tomography in epilepsy. *Epilepsia* 47:325, 1978.
Geschwind N: Interictal behavioral changes in epilepsy. *Epilepsia* 24(Suppl):523, 1983.
Glauser TA, Craan A, Shinnar S, et al: Ethosuximide, valproic acid, and lamotrigine in childhood absence epilepsy. *N Engl J Med* 362:790, 2010.
Gloor P: Experiential phenomena of temporal lobe epilepsy: Facts and hypothesis. *Brain* 113:1673, 1990.
Goldensohn E: The relevance of secondary epileptogenesis to the treatment of epilepsy: Kindling and the mirror focus. *Epilepsia* 25(Suppl 2):156, 1984.
Gowers WR: *Epilepsy and Other Chronic Convulsive Diseases: Their Causes, Symptoms and Treatment*. New York, Dover, 1964 (originally published in 1885; reprinted as volume 1 in The American Academy of Neurology reprint series).
Guerrini R: Epilepsy in children. *Lancet* 367:499, 2006.
Gürtler S, Ebner A, Tuxhorn I, et al: Transient lesion in the splenium of the corpus callosum and antiepileptic drug withdrawal. *Neurology* 11;65(7):1032, 2005.
Hauser WA, Annegers JF: Epidemiology of epilepsy. In: Laidlaw JP, Richens A, Chadwick D (eds): *Textbook of Epilepsy*, 4th ed. New York, Churchill Livingstone, 1992, pp 23-45.
Hauser WA, Annegers JF: Incidence of epilepsy and unprovoked seizures in Rochester, Minnesota, 1935-1984. *Epilepsia* 34:453, 1993.
Hauser WA, Kurland LT: The epidemiology of epilepsy in Rochester, Minnesota, 1935-1967. *Epilepsia* 16:1, 1975.
Hauser WA, Rich SS, Lee JR, et al: Risk of recurrent seizures after two unprovoked seizures. *N Engl J Med* 338:429, 1998.
Hesdorfer DC, Logroscina G, Cascino G, et al: Risk of unprovoked seizure after acute symptomatic seizure: Effect of status epilepticus. *Ann Neurol* 44:908, 1998.
Holmes LB, Harvey EA, Coull BA, et al: The teratogenicity of anticonvulsants. *N Engl J Med* 344:1132, 2001.
Huttenlocher PR, Hapke RJ: A follow-up study of intractable seizures in childhood. *Ann Neurol* 28:699, 1990.
Jellinger K: Neuropathologic aspects of infantile spasms. *Brain Dev* 9:349, 1987.
Jetnik J, Loane MA, Dolk H, et al: Valproic acid monotherapy in pregnancy and major congenital malformations. *N Eng J Med* 362:285, 2010.
Kinsman SL, Vining EP, Quaskey SA, et al: Efficacy of the ketogenic diet for intractable seizure disorders. *Epilepsia* 33:1132, 1992.
Krumholz A, Wiebe S, Gronseth GS, et al: Evidence-based guideline: Management of an unprovoked first seizure in adults. *Neurology* 84:1705, 2015.
Kumar A, Bleck TP: Intravenous midazolam for the treatment of status epilepticus. *Crit Care Med* 20:438, 1992.
Kutt H: Interactions between anticonvulsants and other commonly prescribed drugs. *Epilepsia* 25(Suppl 2):188, 1984.
Kwan P, Brodie MJ: Early identification of refractory epilepsy. *N Engl J Med* 342:314, 2000.
Landau WM, Kleffner FR: Syndrome of acquired aphasia with convulsive disorder in children. *Neurology* 7:523, 1957.
Leestma JE, Walczak T, Hughes JR, et al: A prospective study on sudden unexpected death in epilepsy. *Ann Neurol* 26:195, 1989.
Lefevre F, Aronson N: Ketogenic diet for the treatment of refractory epilepsy in children: A systematic review of efficacy. *Pediatrics* 105:46, 2000.
Lempert T, Bauer M, Schmidt D: Syncope: A videometric analysis of 56 episodes of transient cerebral hypoxia. *Ann Neurol* 36:233, 1994.
Lennox MA: Febrile convulsions in childhood. *Am J Dis Child* 78:868, 1949.
Lennox W, Lennox MA: *Epilepsy and Related Disorders*. Boston, Little, Brown, 1960.
Leppert M, Anderson VE, Quattelbaum T, et al: Benign familial neonatal convulsions linked to genetic markers on chromosome 20. *Nature* 337:647, 1989.
Leutzmezer F, Serles W, Lehner J, et al: Postictal nose wiping: A

lateralizing sign in temporal lobe complex partial seizures. *Neurology* 51:1175, 1998.

Le Van Quyen M, Martinerie J, Navarro V, et al: Anticipation of epileptic seizures from standard EEG recordings. *Lancet* 357:189, 2001.

Lindvall O, Nilsson B: Cerebellar atrophy following phenytoin intoxication. *Ann Neurol* 16:258, 1984.

Litt B, Esteller R, Echauz J, et al: Epileptic seizures may begin hours in advance of clinical onset: A report of five patients. *Neuron* 30:51, 2001.

Lowenstein DH, Aldredge BK: Status epilepticus. *N Engl J Med* 338:970, 1998.

Lucas MJ, Leveno KJ, Cunningham FG: A comparison of magnesium sulfate with phenytoin for the prevention of eclampsia. *N Engl J Med* 333:201, 1995.

Luders H, Lesser RP, Dimmer DS, Morris HH III: Benign focal epilepsy of childhood. In: Luders H, Lesser RP (eds): *Epilepsy: Electro-clinical Syndromes*. London, Springer-Verlag, 1987, pp 303–346.

Marson A, Jacoby A, Johnson A, et al: Medical Research Council MESS Study Group: Immediate versus deferred antiepileptic drug treatment for early epilepsy and single seizures: A randomised controlled trial. *Lancet* 365:2007, 2005.

Mattson RH, Cramer JA, Collins JF, et al: Comparison of carbamazepine, phenobarbital, phenytoin, and primidone in partial and secondarily generalized tonic-clonic seizures. *N Engl J Med* 313:145, 1985.

McCormack M, Alfirevic A, Bourgeois S, et al: HLA-A*3101 and carbamazepine-induced hypersensitivity reactions in Europeans. *N Engl J Med* 354:12, 2011.

McIntyre J, Robertson S, Norris E, et al: Safety and efficacy of buccal midazolam versus rectal diazepam for emergency treatment of seizures in children: A randomised controlled trial. *Lancet* 366:205, 2005.

Meador KJ, Baker GA, Browning N, et al: Cognitive function at 3 years of age after fetal exposure to antiepileptic drugs. *N Eng J Med* 360:1597, 2009.

Medical Research Council Antiepileptic Drug Withdrawal Study Group. Randomised study of antiepileptic drug withdrawal in patients in remission. *Lancet* 337:1175, 1991.

Meierkord H, Holtkamp M. Non-convulsive status epilepticus in adults: Clinical forms and treatment. *Lancet Neurology* 6:329, 2007.

Messouak O, Yayaoui M, Benabdeljalil M, et al: La maladie de Lafora a revelation tardive. *Rev Neurol* 158:74, 2002.

Nabbout R, Prud'homme J, Herman A, et al: A locus for simple pure febrile seizures maps to chromosome 6q22-24. *Brain* 125:2668, 2002.

Niedermeyer E: *The Epilepsies: Diagnosis and Management*. Baltimore, Urban and Schwarzenberg, 1990.

Obeso JA, Rothwell JC, Marsden CD: The spectrum of cortical myoclonus. *Brain* 108:193, 1985.

Ohtahara S: Seizure disorders in infancy and childhood. *Brain Dev* 6:509, 1984.

Olsen H, Shen Y, Avallone J, et al: Copy number variation plays and important role in clinical epilepsy. *Ann Neurol* 75:943, 2014.

Palmini AL, Gloor P, Jones-Gotman M: Pure amnestic seizures in temporal lobe epilepsy. *Brain* 115:749, 1992.

Panayiotopoulos CP: Early-onset benign childhood occipital seizure susceptibility syndrome: A syndrome to recognize. *Epilepsia* 40:621, 1999.

Parviainen I, Usaro A, Kalviainen R, et al: High-dose thiopental in the treatment of refractory status epilepticus in intensive care unit. *Neurology* 59:1249, 2002.

Pedley TA: Discontinuing antiepileptic drugs. *N Engl J Med* 318:982, 1988.

Pedley TA (ed): *Epilepsy: A Comprehensive Textbook*. Philadelphia, Lippincott-Raven, 1998.

Penfield W, Jasper HH: *Epilepsy and Functional Anatomy of the Human Brain*. Boston, Little, Brown, 1954.

Penfield W, Kristiansen K: *Epileptic Seizure Patterns*. Springfield, IL, Charles C Thomas, 1951.

Penry JK, Porter RJ, Dreifuss FE: Simultaneous recording of absence seizures with video tape and electroencephalography. *Brain* 98:427, 1975.

Plouin P: Benign neonatal convulsions (familial and nonfamilial). In: Roger J, Drevet C, Bureau M, et al (eds): *Epileptic Syndromes in Infancy, Childhood, and Adolescence*. London, John Libbey Eurotext, 1985, pp 2–9.

Plum F, Howse DC, Duffy TE: Metabolic effects of seizures. *Res Publ Assoc Res Nerv Ment Dis* 53:141, 1974.

Rasmussen T, Olszewski J, Lloyd-Smith D: Focal seizures due to chronic localized encephalitis. *Neurology* 8:435, 1958.

Rocca WA, Sharbrough FW, Hauser WA, et al: Risk factors for complex partial seizures: A population-based case-control study. *Ann Neurol* 21:22, 1987.

Rodin E, Schmaltz S: The Bear-Fedio personality inventory and temporal lobe epilepsy. *Neurology* 34:591, 1984.

Ropper AH: "Convulsions" in basilar artery disease. *Neurology* 38:1500, 1988.

Ropper AH, Kofke A, Bromfield E, Kennedy S: Comparison of isoflurane, halothane and nitrous oxide in status epilepticus. *Ann Neurol* 19:98, 1986.

Salanova V, Andermann F, Rasmussen T, et al: Parietal lobe epilepsy. Clinical manifestations and outcome in 82 patients treated surgically between 1929 and 1988. *Brain* 118:607, 1995.

Scheibel ME, Scheibel AB: Hippocampal pathology in temporal lobe epilepsy: A Golgi survey. In: Brazier MAB (ed): *Epilepsy: Its Phenomena in Man*. New York, Academic Press, 1973, pp 315–357.

Schmidt D: Starting, choosing, changing and discontinuing drug treatment for epilepsy patients. *Neurol Clin* 34:363, 2016.

Silbergleit R, Durkalski V, Lowenstein D, et al: Intramuscular therapy for prehospital status epilepticus. *N Engl J Med* 366:591, 2012.

Sillanpää M, Shinnar S: Long-term mortality in childhood onset epilepsy. *N Engl J Med* 363:252, 2010.

Specchio LM, Tramacere L, LaNeve A, Beghi E: Discontinuing anti-epileptic drugs in patients who are seizure-free on monotherapy. *J Neurol Neurosurg Psychiatry* 72:22, 2002.

Sung C, Chu N: Status epilepticus in the elderly: Aetiology, seizure type and outcome. *Acta Neurol Scand* 80:51, 1989.

Sutter R, Rüegg, Tschudin-Sutter S: Seizures as adverse events of antibiotic drugs. *Neurology* 85:1332, 2015.

Sutter R, Marsch S, Fuhr P, et al: Anesthetic drugs in status epilepticus: Risk or rescue. *Neurology* 82:656, 2014.

Sutula TP, Pitkänen A: More evidence for seizure-induced neuron loss. Is hippocampal sclerosis both cause and effect of epilepsy? *Neurology* 57:169, 2001.

Taylor I, Scheffer IE, Berkovic SF: Occipital epilepsies: Identification of specific and newly recognized syndromes. *Brain* 126:753, 2003.

Thakur KT, Probasco JC, Hocker SE, et al. Ketogenic diet for adults in super-refractory status epilepticus. *Neurology* 82:665, 2014.

Thomas JE, Regan TJ, Klass DW: Epilepsia partialis continua: A review of 32 cases. *Arch Neurol* 34:266, 1977.

Towne AR, McGee FE, Mercer EL, et al: Mortality in a community-based status epilepticus study. *Neurology* 40(Suppl 1):229, 1990.

Treiman DM, Meyers PD, Walton NY, et al: A comparison of four treatments for generalized status epilepticus. *N Engl J Med* 339:792, 1998.

Trimble MR: Personality disturbance in epilepsy. *Neurology* 33:1332, 1983.

Tumani H, Jobs C, Brettschneider I: Effect of epileptic seizures on the cerebrospinal fluid: A systematic retrospective analysis. *Epilepsy Res* 114:23, 2015.

Twyman RE, Gahring LC, Spiess J, Rogers SW: Glutamate receptor antibodies activate a subset of receptors and reveal an agonist binding site. *Neuron* 14:755, 1995.

Vadlamudi L, Milne RL, Lawrence K, et al: Genetics of epilepsy. The testimony of twins in the molecular era. *Neurology* 83:1042, 2014.

Victoroff J: DSM-III-R psychiatric diagnoses in candidates for epilepsy surgery: Lifetime prevalence. *Neuropsychiatry Neuropsychol Behav Neurol* 7:87, 1994.

Villani F, Pincherle A, Antozzi C, et al: Adult-onset Rasmussen's encephalitis: Anatomical-electrographic-clinical features. *Epilepsia* 47:41, 2006.

Vining EP: The ketogenic diet. *Adv Exp Med Biol* 497:225, 2002.

Volpe JJ: *Neurology of the Newborn*, 4th ed. Philadelphia, Saunders, 2001.

Walder B, Tramer MR, Seeck M: Seizure-like phenomena and propofol. A systematic review. *Neurology* 58:1327, 2002.

Wendl H, Bien CG, Bernasconi P, et al: GluR3 antibodies: Prevalence in focal epilepsy but not specific for Rasmussen's encephalitis. *Neurology* 57:1511, 2001.

Wiebe S, Blume WT, Girvin JP, et al: A randomized, controlled trial of surgery for temporal-lobe epilepsy. *N Engl J Med* 345:311, 2001.

Wylie E, Luders H, Morris HH, et al: The lateralizing significance of versive head and eye movements during epileptic seizures. *Neurology* 36:606, 1212, 1986.

Yoon HH, Kwon HL, Mattson RH: Long-term seizure outcome in patients initially seizure-free after resective epilepsy surgery. *Neurology* 61:445, 2003.

Zeman AZ, Boniface SJ, Hodges JR: Transient epileptic amnesia: A description of the clinical and neuropsychological features in 10 cases and a review of the literature. *J Neurol Neurosurg Psychiatry* 64:435, 1998.

第16章

昏迷和相关的意识障碍

在医院和神经科急诊中，对无反应和昏迷患者的临床分析实际上已成为必需。为了保护大脑免受不可逆转的损害，我们迫切需要确定意识状态减弱背后的疾病以及它的进展方向。因此，当需要时，医生必须做好准备，对昏迷患者进行快速、系统的调查，并立刻行动，几乎没有时间进行深思熟虑、从容不迫的调查。

从已公布的统计数据中可以获得关于昏迷问题各方面的一些概念。80年前，在两家大型市立医院，估计有3%的急诊患者是因疾病导致昏迷入院的。酒精中毒、脑外伤和脑血管疾病是最常见的，占波士顿市立医院收治的昏迷患者的82%(Solomon and Aring)。癫痫、药物中毒、糖尿病和严重感染是入院的其他主要原因。也许令人惊讶的是，来自大城市医院的当代的数据仅略有不同，中毒、卒中和颅脑创伤是导致昏迷的“三大”原因。例如，在Plum和Posner收集的系列中(表16-1)，大多数是外源性(药物过量)和内源性(代谢性)中毒和缺氧的结果，25%的病例被证明患有脑血管疾病，而颅内占位病变，诸如肿瘤、脓肿和出血，约占三分之一的病例。蛛网膜下腔出血、脑膜炎和脑炎占另外的5%。在一些系列中常见的，虽然明显且经常是短暂的，是癫痫发作后或心脏停搏复苏的昏迷。

意识、意识模糊(*confusion*)、昏睡(*stupor*)、无意识(*unconsciousness*)、昏迷(*coma*)等术语被赋予了如此多的不同含义，以至于在使用中几乎不可避免地会出现歧义。它们不是严格意义上的医学术语，而是文学、哲学和心理学术语。意识(*consciousness*)这个词是这些之中最含糊不清的。William James指出，每个人都知道意识是什么，直到他们试图给它下定义。对于心理学家来说，意识是指对自我和环境的一种持续的认知状态，本质上是自我意识。对自我的认知包括所有的“感觉、态度和情绪、冲动、意志，以及行为的积极或努力方面”；简而言之，就是对一个人的心理功能，特别是认知过程的一种近乎持续的自我意识。这些只能通过个人对其内省的口头描述和间接地通过他的行动来判断。

医生们的追求更实际、更客观，更相信患者的行为和对刺激的反应，而不是患者的报告。因此，意识这一术语被用于它最广泛操作的意义，即自我和环境的意识状态，以及对外部刺激和内在需求的正常反应。

这个狭义的定义有一个优点，因为无意识有相反的含义：一种对自我和环境没有意识的状态，或者是人们意识到自己和环境的那些心理活动暂停，同时对环境刺激的反应明显减弱。最后一个特征，觉醒(arousal)，或意识水平，指的是清醒的样子，表现在面部肌肉、眼睛睁开、凝视的固定和身体姿势上，也就是清醒。

在医学上，意识水平(*level*)和意识内容(*content*)是有区别的，后者反映了思想和行为的性质和连贯性。从神经学的角度来说，失去正常的觉醒是意识障碍引人注目的表现，被普通人和医生认为是昏迷的主要特征。然而，意识模糊状态或谵妄更加普遍，并由多种内源性和外源性紊乱引起，而精神病的奇特的和不合逻辑的特性是精神疾病研究的一个组成部分。

关于我们有关意识的观点的历史，以及有关意识定义的理论问题，可以说得更多。心智哲学家们一直在争论是否有可能从还原物理实体的角度来理解心智和意识，比如细胞和分子神经系统。虽然在这里回顾这些主题并没有什么实际意义，我们注意到，当代的研究表明，一种建设性的方法是确定意识的这些临床要素的神经生物学相关性，这些要素可通过行为、电生理特别是成像方法进行观察。重要的是,这些争议在神经病学中通过对那些干扰知觉和知觉意识的神经障碍(幻肢、“盲视”等)的分析得到了解。感兴趣的读者可以参考参考文献中列出的Crick and Koch,Plum and Posner,Young,and Zeman的讨论。

表 16-1 500 例“不明原因昏迷”住院患者的最终诊断

代谢和其他弥漫性疾病 326 例(65%)
药物中毒 149
缺氧或缺血 87
肝性脑病 17
脑脊髓炎和脑炎 14
蛛网膜下腔出血 13
内分泌紊乱(包括糖尿病)12
酸碱紊乱 12
温度调节 9
尿毒症脑病 8
肺部疾病 3
营养障碍 1
非特异性代谢昏迷 1
幕上占位性病变 101(20%)
脑内血肿 44
硬膜下血肿 26
脑梗死 9
脑肿瘤 7
脑脓肿 6
硬膜外血肿 4
丘脑梗死 2
垂体卒中 2
闭合性脑外伤 1
幕下病变 65(13%)
脑干梗死 40
脑桥出血 11
小脑出血 5
小脑肿瘤 3
小脑梗死 2
脑干脱髓鞘 1
小脑脓肿 1
颅后窝硬膜下出血 1
基底型偏头痛 1
精神障碍 8(2%)

注:这里列出的只是那些最初诊断不确定,但最终得到确诊的患者。因此,明显的中毒和闭合性颅脑损伤被低估。

来源:改编自 Plum and Posner。

正常和受损的意识状态

以下的定义是为临床医生服务的,并为描述患者的意识状态和反应性提供了一个方便的专业术语。

正常的意识

这是正常人清醒时的状态。在这种状态下,个体对一个思想或知觉做出充分的反应,并通过他的行为和言语表现出他对自我和环境的意识与检查者相同。有对直接的周围事物的关注和互动。这种正常状态在日间可能会有波动,从极度警觉或高度集中,伴注意范围明显缩小,到轻度的一般注意力不集中,但即使在后者的情况下,正常的个体可以立即进入充分警觉和功能的状态。

意识模糊

意识模糊(*confusion*)这一术语诚然缺乏精确性,但从操作的角度来说,它意味着无法以惯常的速度、清晰度和连贯性进行思考。几乎所有的意识模糊状态都以某种程度的注意力不集中和定向障碍为特征,对一些研究者来说,这两种特质定义了这种状态。在这种情况下,患者不考虑他的直接环境的所有因素。这种状态也意味着一定程度的知觉缺乏和注意力分散,在过去被称为“感觉器浑浊”。这里的一个难点是如何定义思考(thinking),这一术语可以指解决问题,也可指思想的连贯性等不同的含义。意识模糊通常是由一个影响大脑全局的过程引起的,诸如中毒或代谢紊乱或痴呆。此外,任何导致嗜睡或昏睡的状态,包括由于睡眠剥夺而产生的自然状态,都会导致精神表现的退化,出现注意力分散和意识模糊状态。以这种方式,沿着意识内容(*content*)轴就存在意识模糊,与警觉性和意识水平(*level*)有关。

意识模糊状态也可能伴发于局灶性大脑疾病,特别是在右侧半球,或由主要干扰语言、记忆或视空间定向的局灶性障碍引起,但这些孤立的精神功能紊乱与全面的意识模糊状态是有区别的。它们代表了分别进行分析的特殊状态,问题将在第 19 章和第 21 章中进一步讨论。

最轻微的意识模糊可能如此轻微,以至于它可以被忽略,除非检查者寻找与患者正常行为的偏离和进行连贯对话的能力。患者甚至对时间和地点的定位也很粗略，偶尔会说一些无关的话语，显露出思维不够清晰和迟钝。他们的反应不一致，注意力持续时间缩短，不能保持在一个话题上，均表明他们的注意力存在根本缺陷。如上所述，这通常伴随着定向障碍和注意力分散，使得患者任凭各种刺激因素的摆布。与此同时，序列的运动可显示出注意力的不持久和缺乏计划。

重度意识模糊和注意力分散的患者除了执行最简单的指令外，不能做更多的事情，而且这些执行只是不一致和简单的程序。言语可能只限于几个单词或短语，或是相反的情况，也就是说，有些意识模糊的患者很健谈。他们给人一种对周围发生的事情浑然不知的感觉，在时间和地点上迷失了方向，不能掌握自己当前的处境或自己的困惑的窘境，还可能认错人或物。这些错觉可能导致恐惧或烦躁不安。偶尔地，幻觉、错觉或妄想的体验会将临床表现赋予一种精神疾病特征，掩盖了注意力缺陷。

许多涉及意识模糊患者的事件没有在记忆中留下任何痕迹；事实上，回想起过去几小时或几天内发生的事情的能力是对思维清晰度最精妙的测试之一。另一种是使用工作记忆（*working memory*），这要求临时存储一个任务的解决方案，以供在下一次使用。工作记忆缺陷是意识模糊状态的一个常见特征，可以通过测试连续减法、先正序再逆序拼写单词（或重复一个电话号码）来证明。仔细分析会发现，这些缺陷与信息注册有关，而不是记忆的错误。这些现象再次揭示了注意力不集中是大多数意识模糊状态的核心特征。如上所述，在意识模糊的人所观察到的行为不仅仅是注意力不集中。它可能包括对内部和外部体验的模糊解释的元素，以及不能整合和附加象征意义的体验（领悟）。意识模糊的程度经常每小时都不一样，从一天的某个时刻到另一时刻都在变化。它在早晨往往最不明显，随着时间的推移而增加，在傍晚时分达到顶峰（"日落"现象），此时患者感到疲倦，环境因素的刺激也不那么明显。

在当前大多数医学著作中，特别是在精神病学文献中，谵妄（*delirium*）和意识模糊这两个术语是可互换使用的，前者仅仅意味着一种难以描述的意识模糊状态。然而，在震颤性谵妄综合征（syndrome of delirium tremens）（最常见于酗酒者，但不仅仅是酗酒者）中，可见生动的幻觉，极度躁动不安，颤抖，易于受惊，以及抽搐等，自主神经系统过度活跃的征象提示，对这种类型的独特的意识模糊综合征，应该保留谵妄一词（在第19章中详细阐述）。

如前所述，意识水平与进行性思维紊乱之间的关联，亦即意识模糊，在患者经历注意力不集中、嗜睡、精神错乱、昏睡和昏迷状态时是很明显的。

嗜睡和昏睡

嗜睡（*drowsiness*）是指在没有外界刺激的情况下无法维持清醒状态。精神、言语和身体的活动减少。这种状态与浅睡眠是不能区分的，有时也包括通过与患者交谈或施加触觉刺激引起的缓慢觉醒。此外，与后面讨论的昏睡不同的是，嗜睡的人至少可在短时间内保持警觉，而不需要进一步的外部刺激。一般来说，某种程度的注意力不集中和轻微的意识模糊可能会伴随着睡意，这两种情况都会随着觉醒而改善。患者在没有提示的情况下自然地稍微变换体位。眼睑下垂，可能有打鼾，下颌和四肢肌肉松弛，而且四肢是放松的。

昏睡（*stupor*）描述了一种患者只能通过强烈和反复的刺激才能被唤醒，而没有反复的刺激就无法维持觉醒的状态。对口头指令的反应或是缺失的、缩减的，或是缓慢和不充分的。不安或刻板的运动活动是常见的，并有体位的自然变换减少或消失。如果不受到刺激时，这些患者很快就会回到类似深度睡眠的状态。眼球通常会被发现向外向上移位，这与睡眠时的特征相同（见下文）。腱反射和跖反射，以及呼吸模式可能改变或不改变，取决于潜在的疾病如何影响神经系统。在精神病学中，木僵（*stupor*）一词被用于第二种意义，指的是一种不常见的情况，在这种状态下，对感觉刺激的感知可能是正常的，但是活动暂停了，运动活动严重减少，即为紧张症（catatonia）或紧张性木僵（catatonic stupor）。

包括昏迷在内的这些状态是连续存在的。费舍尔（Fisher）提出了另一种区分这两种状态的实用方法，他认为能被口头指令克服的是嗜睡，而需要一个伤害性刺激来克服的是昏睡。这样就能够根据产生觉醒所必需的刺激强度来对意识水平进一步分级。

昏迷

昏迷状态是指不能被外界刺激或内在需要唤醒的患者。昏迷的程度是不同的，它的表现和体征取决于这种紊乱的潜在病因。在昏迷最深的阶段，不能得到任何有意义或有目的的反应，角膜、瞳孔、咽反射减弱。在较轻的阶段，有时用不确切的术语半昏迷（*semicoma*）或迟钝（*obtundation*）来表示，以上大多数反射都可被诱发，足底反射可为屈性或伸性

(Babinski 征)。如上所述,昏迷和昏迷的深度可通过对外界刺激的反应来衡量,对评估疾病演变的方向非常有用,特别是在系列检查中进行比较时。

睡眠与昏迷的关系

睡眠中的人们几乎没有表现出意识到自己或环境的征象;在这方面,他们是无意识的。睡眠与病理状态的嗜睡、昏睡和昏迷具有许多相同的特征。这些症状包括打哈欠,闭合眼睑,停止眨眼,吞咽减少,眼球向上偏离或分散或转动,肌张力消失,腱反射减弱或消失,甚至出现 Babinski 征和不规则呼吸,有时是 Cheyne-Stokes 型呼吸。当从深睡眠中被唤醒时,一个正常人可能会困惑片刻,每个医生从个人经验中都了解。然而,睡眠中的人仍然可以对不习惯的刺激做出反应,并且能够以梦的形式出现一些精神活动,并留下记忆的痕迹,因此不同于昏睡或昏迷。当然,最重要的区别是,在睡眠的人当受到刺激时,可以唤醒到正常和持久的意识。还有重要的生理差异。在睡眠期间脑氧的摄取不会像通常昏迷时那样减少。可记录的电活动,脑电图(EEG)和大脑诱发的反应,以及自发的运动活动在这两种状态下是不同的,如在本章后面和第 18 章中所述。这些差异的解剖学和生理学基础只是部分地为人所知。

植物状态和最小意识状态,闭锁综合征和无动性缄默症

几种临床疾病与嗜睡、昏睡和昏迷的连续状态并存。它们因特殊的特性或潜在病因而存在,但除了闭锁状态之外,每一种形式都是意识水平下降。

植物状态

随着对严重的全身性疾病和脑损伤治疗的不断完善,许多以前可能会死亡的患者无限期地存活了下来,但没有恢复任何有意义的精神功能。在严重脑损伤后的第 1 周或第 2 周,这些患者处于深昏迷状态。然后他们开始睁开眼睛,开始是对疼痛刺激的反应,后来是自发的,而且持续的时间越来越长。患者可能会对威胁或光线做出眨眼的反应,眼睛间歇性地左右转动,似乎在跟踪物体,或短暂地盯着医生或家人,给人以识别的错误印象。呼吸对刺激的反应可能加快,而且可观察到某些自动行为,如吞咽、磨牙、做鬼脸、发咕哝声和呻吟等(Zeman)。然而,患者仍然没有反应,在大多数情况下,是无意识的,不说话,没有迹象表明意识到环境或内在需要;运动活动仅限于四肢的原始姿势和反射运动。括约肌失去控制。在交替周期中可能会出现觉醒或清醒,这反映为部分睁眼,但是患者既不能恢复意识,也不能恢复有目的的行为。

这些特征定义了植物(*vegetative*)状态。植物状态的一个征象是不能始终保持对物体的视觉跟踪,特别是因为对眼球运动的简短观察容易被误解,所以需要反复检查。这些关于完全无反应性的观点代表了传统的思维,并已经被发现一些意识活动部分地改变了,这些活动可以通过使用特定的指令和言语提示法诸如个体的名字时进行功能成像来检测,如下文详述。

如果无意识觉醒的植物综合征在非创伤性脑损伤后持续 3 个月,在创伤性脑损伤后持续 12 个月,该综合征被称为持续性植物状态(*persistent vegetative state*,*PVS*)(Jennett and Plum)。这些术语已经被接受并适用于临床表现,无论其潜在的原因如何。已被用于描述这种保留自主神经和呼吸功能而无认知功能的综合征的其他术语包括去皮质综合征(*apallic syndrome*)(也称为无意识的觉醒)和新皮质死亡(*neocortical death*)。一份意见论文整理了 PVS 的特征,并建议去掉一些相关的模糊术语,尽管有些术语,例如无动性缄默症还在继续讨论,具有较具体的神经学意义,但是仍然是有用的(见 Multi-Society Task Force on PVS)。

植物状态最常见的病理基础是弥漫性脑损伤,是闭合性颅脑创伤、心搏骤停或其他形式的缺氧引起的大面积皮质坏死,以及多种原因引起的丘脑坏死所致。植物状态或下文描述的最小意识状态(minimally conscious state,MCS),也可能是进行性皮质变性过程的终末阶段,如阿尔茨海默病和 Creutzfeldt-Jakob 病(病理性变化主要在皮质,但也可能包括丘脑)。

值得再次注意的是,显著的病理变化通常发生在丘脑和丘脑底核,就像广为人知的昆兰(Quinlan)病例(Kinney et al)一样,而不是像通常所说的单独发生在皮质,这适用于缺氧后和创伤的病例。Adams JH 及其同事的一篇综述找到了这些丘脑变化,但将其归因于白质和皮质病变的继发性变性。然而,在我们的一些病例中,丘脑损伤几乎是导致持续的"醒状昏迷"(awake coma)的唯一原因。在外伤性病例中,病理表现通常为弥漫性皮质下白质变性[描述为弥漫性轴索损伤(*diffuse axonal injury*)]、显著的丘脑变性,以及皮质缺血性损伤等。

Lutkenhoff 及其同事一项 MRI 进行的大脑形态测量研究发现了更深入的见解，他们确定在早期植物状态或最小意识状态的患者中，有全面的脑萎缩，但丘脑和基底节结构不成比例地受到严重影响。

综上所述，这些解剖学结果表明，持续性植物状态（PVS）是一种或为皮质弥漫性损伤，或者实际上与丘脑断开和隔离，或者丘脑核被破坏的状态。无论是外伤性 PVS 还是缺氧性 PVS，脑白质萎缩都会导致继发性脑室扩大和胼胝体变薄。

尽管有这些观察结果，但毫无疑问，植物状态的神经解剖学和神经生理学基础将被证明是复杂的，或者至少可以根据脑损伤部位划分为不同的类别。特别是，Owen 及其同事在一例 23 岁女性身上观察到一个惊人的现象，她在头部受伤后成为植物人已经 5 个月。他们观察到，当人们说出句子时，颞中回和颞上回的局部皮质活动与正常人的大脑活动相当。Di 及其同事们同样在一定比例的植物人患者身上证明了，植物人的大脑可以被患者自己的名字而不是其他名字激活。这些数据表明，在植物人的状态下，某些形式的心理处理可以继续进行，但目前尚不清楚这种情况是否具有代表性，也不清楚这种情况是否提供了关于意识的必要条件，自我意识（self-awareness）的信息。Monti 及其同事通过功能 MRI 对植物人和最小意识状态患者的认知过程提供了进一步有力的证实。在 54 例患者中，有 5 例患者均为创伤性脑损伤，但没有 1 例是缺氧缺血性损伤，他们可以通过想象打网球（额叶激活）或在大脑中导航一个熟悉的地方（颞叶激活）来有意识地调节局部的脑活动。在一个患者中，这种活动被用作交流的手段。

至少，这些示例强调了在确立对 PVS 和最小意识状态的诊断时必须采取谨慎。这些功能成像的发现是否仅仅反映了严重脑损伤中不能进行临床检查的功能岛，或者它们是否需要对决定意识状态的神经学检查进行彻底的反思，目前还不能阐明（见 Ropper 的评论，2010）。

另一项观察结果是，在一例创伤性脑损伤患者发现轴突随着时间的推移而生长，该患者处于最低限度意识状态（见下文）19 年，然后开始说话和理解，但实际上仍然四肢瘫痪。Voss 和他的同事利用先进的 MRI 弥散张量成像技术，发现在后顶叶和小脑中线区轴突芽生。他们将张量成像的结果与一例在最小意识状态下 6 年没有改善的患者和 20 名正常人进行了比较。他们的发现有多种解释，但顶叶轴突生长为从严重损伤中恢复的少数情况提供了一个可能的解释。结合 Laureys 及其同事的发现，可以证明后顶叶区是整合意识的必要区域，同时也提出了某些有限意识的岛可能与整体大脑功能分离的可能性。

预测哪些昏迷患者之后会永久性地陷入植物状态或最小意识状态的类别是很难的，Plum 和 Posner 报告了 45 例在发病后 1 周出现植物状态的征象的患者，其中 13 例苏醒过来，5 例预后满意。在植物状态接近 2 周时，仅有 1 例恢复到中度残疾的水平，2 周后，预后均不良。由 Higashi 及其同事进行的更大规模的研究也得出了类似的结果。作为对特定的颅脑损伤预后的一个粗略的指导，Braakman 及其同事们发现，在一大组昏迷患者中，59% 的患者在 6 小时内恢复了意识，而那些在 3 个月时处于植物状态的患者，没有一个能够独立生活。在 3 个月或 6 个月之前，人们不可能区分继续处于植物状态的患者与将会死亡的患者。关于恢复的进一步评论在下一小节关于最小意识状态中提出。

一项由 PVS 多社会工作组（Multi-Society Task Force on PVS）进行的研究表明，与非创伤性病例相比，创伤性植物状态的预后更好。Adams JH 及其同事提出，这反映了在这两种情况下丘脑神经元状态的差异。他们认为，急性缺氧后，受到缺血坏死的神经元容易永久丧失；相比之下，在创伤中，丘脑神经元损伤更多的是继发于弥漫性轴索损伤后的跨突触变性，使得有更大的恢复潜力。许多想法都是推测性的。

实验室特征　植物状态伴有严重异常的脑电图，特征是表现多种异常模式的一种。并且以多种异常模式中的一种为特征。可能主要是低波幅的 δ 频率背景活动，爆发抑制，广泛的 α 和 θ 活动，一种 α 昏迷模式，以及睡眠纺锤波等，在这一综合征中都被描述过，正如 Hansotia 所总结的（见第 2 章）。一个重要的特征是在刺激患者时和刺激后即时，背景 EEG 活动缺乏正常的变化。

在所有这些临床状态下，通过正电子发射断层扫描（PET）和其他技术测量到的大脑血流量和代谢的极度减少，也反映了大脑严重而广泛的功能障碍。Laureys 和同事们在对一例一氧化碳中毒患者 PET 研究的基础上，观察到植物状态与患者后来已恢复状态的主要区别是顶叶联合区的低代谢程度。在此同一皮质区的解剖学变化也与从最小意识状态到较清醒状态的转变相关联。在 PET 研究中发现，伤害性躯体感觉刺激不能激活联合皮质，这与大脑皮质的大部分区域与丘脑输入隔离，或关键的顶叶解释区与皮质的其余部分隔离的概念是一致的。

在植物状态的病例中，观察 CT 和 MRI 是有实用价值的，可以显示进行性和严重的脑萎缩。如果在几个月或更长时间没有出现这种萎缩，给出悲观的预后可能是不明智的。

最小意识状态

植物状态可逐渐转变为一种不太严重，但仍然很深的失智症，被称为“最小意识状态”（*minimally conscious state*，*MCS*），患者能够有一些基本的行为，诸如听从一个简单的指令，打手势，或者说出一个单词或简短的短语，从一次检查到另一次检查总是表现不一致（见 Giacino et al）。保留进行基本运动行为的能力，证明存在一定程度的意识。最小意识状态被认为是一种过渡性或永久性的状态，有时很难与下文讨论的无动性缄默症分开。任何关于患者的自我意识概念都是推测，但大脑皮质中可能有令人印象深刻的行为排列和联想区的激活，这表明外部信息的处理超出了初级水平（见 Bernat 的讨论）。作为最小意识状态基础的病因和病理改变与植物状态的相同，包括常见的丘脑的和多发性脑病变。从长远来看，二者的区别是程度上的区别。

对于数月或数年的长时间昏迷或植物状态后恢复良好的报告，保持批判性的观点是有用的。当这类病例的细节为人所知时，有时显然可以合理地期待复原。然而，也有许多病例报告显示，一些患者，特别是儿童和年轻人出现植物人特征长达数周，甚至如 Andrews、Childs 和 Mercer 所描述的，在受伤几个月后出现了部分恢复。这样的观察结果使人们对某些疗法，如专门的感觉刺激取得不合格的成功说法产生了怀疑。然而，必须承认在成人中罕见出现晚期恢复（见 Andrews；Higashi et al；and Rosenberg et al，1977），觉醒与顶叶连接恢复的关系曾被提及。

从“最小意识状态”的改善的病例比从植物状态改善看似更可信。与晚期恢复是例外的观念形成对比的是，Estraneo 及其同事报告了 50 例连续的持续性植物状态（PVS）达 1 年的病例系列，其中 10 例在平均 2 年的时间内有所改善，但所有患者都严重受损。在 Luate 及其同事的系列中，12 例植物状态患者在 5 年后没有一例好转，但 39 例最小意识状态病例中有 13 例出现了意识伴有严重残疾。当然，对患者使用这些术语通常会导致护理的中断，以及自我促成的不良预后。这是一个被广泛讨论的问题，并没有得到令人满意的解决，但它强调，简单地标记患者为 PVS 或最小意识状态（MCS），有准确评估一些疾病自然史的含义。

在最近的治疗观察中，有一项观察来自 Schiff 和他的同事，他们能够通过植入电极刺激内侧（板内的）丘脑核来改善功能，这个患者在创伤性脑损伤后最初是植物人，并自然转变为最小意识状态。他们观察到患者睁眼的时间变长了，对执行命令的反应也增加了，如把杯子端到嘴边，包括受伤后第一次听得懂的语言表达。作者指出，这个人保留了语言皮质和丘脑与皮质之间的连接。这个显著的结果是否具有普遍性尚不得而知。

必须指出，家庭可接受的残疾程度差别很大，这导致在继续接受医疗护理方面困难的抉择。知识渊博、富有同情心和灵活机动的医生是在需要的长时间里提供观点和指导这些问题的最佳人选，如本章末尾所讨论的。

闭锁综合征

必须将以上描述的昏迷状态和植物状态与一种只有轻微或没有意识障碍，但患者只是不能对运动活动和语言做出适当反应的综合征区分开来。这种情况被称为闭锁综合征（*locked-in syndrome*）或去传出状态（*deefferented state*）。最好避免用假性昏迷（pseudocoma）一词作为这种状态的同义词，因为它被一些医生用来暗示歇斯底里或诈病、解离状态或紧张症的意识不清。闭锁综合征最常见的病因是脑桥腹侧（脑基底）大的病变，通常是由于基底动脉闭塞所致。这样的梗死使得躯体感觉通路和负责觉醒和清醒的上行神经元系统，以及允许在清醒状态下抬起眼睑的某些中脑成分免受影响。这种损伤基本上完全阻断了下行的皮质延髓束和皮质脊髓束，使患者丧失了口语能力和除了随意的垂直凝视和眨眼以外的任何反应能力。严重的运动神经病（如 Guillain-Barré 综合征）、脑桥髓鞘溶解症，或周期性麻痹能导致类似的效应。

无动性缄默症

在逻辑上，只要患者是运动不能（不动）和哑的，人们就可以将闭锁状态称为无动性缄默症（*akinetic mutism*），但这并不是这个词被 Cairns 及其同事们最初使用的意义，他们描述了一个患者给人以清醒的样子，但是没有反应（实际上，他们的患者能够用轻声的单音节词回答）。在对第三个脑室囊肿进行几次引流后，患者每次都变得有回应，但对于发生在她运动不能和哑的状态时的事件没有记忆。法国作者将这种在无感知力和无反应的患者身上表现出的明显觉醒状态称为醒状昏迷（*coma vigile*），但这也令人困惑，因为同样的术语也被用于植物状态。

无动性缄默症这一术语已经被应用于另一组患者，这些患者由于双侧前部额叶或丘脑的病变而保持沉默和呆滞，运动和感觉通路完好无损。患者极度淡漠，极度缺乏行动的精神动力或冲动。言语和运动反应有明显的延迟［意志缺乏（abulia）］，然而与 Cairns 的患者不同的是，患者能记住他身上发生的大部分事情，如果受到强烈刺激，就可以正常地说话，讲述最近和遥远的过去观察到的事件。

紧张症

紧张症（catatonia）患者表现为无反应，处于一种拟似昏睡、轻度昏迷或无动性缄默症的状态。没有结构性脑疾病的征象，诸如瞳孔或反射异常。在正常的清醒状态下，头眼反射是趋缓的，也就是说，当头部转动时，眼睛会同时移动。患者通常对睁眼抵抗，有些患者被动肢体运动时表现出像蜡样屈曲（waxy flexibility）现象，使检查者感到似乎在弯曲蜡棒［蜡样屈曲（*flexibilitas cerea*）］，也有可能长时间保持看似不舒服的肢体姿势［木僵（*catalepsy*）］。在许多这样的患者身上可以看到特殊的运动表现或重复的动作，可能给人以癫痫发作的印象；舞蹈样抽搐也有报道，但后一种征象也应提示癫痫活动的可能性。脑电图显示正常的后部 α 活动受到刺激而减弱。紧张症在第 19 章和第 49 章进一步讨论。

由于特指意识减弱状态的术语的应用相当不精确，医生最好用简单的描述来补充指定，诸如昏迷和无动性缄默症，表明患者是醒着还是睡着，困倦还是警醒，对周围环境有觉察或无觉察，对各种刺激有反应或无反应。这就要求对患者进行更长时间和更频繁的观察，而不是通常用于这一部分神经系统检查的几分钟。通过功能成像反映的临床上无反应患者的反应能力的上述发现，进一步强调了提出这些临床诊断需慎重。

脑死亡

在 20 世纪 50 年代后期，欧洲神经学家呼吁人们关注一种昏迷状态，在这种状态下，大脑受到了不可逆转的损伤，并已停止了功能，但是肺和心脏功能仍然可以通过人工手段来维持。Mollaret 和 Goulon 称这种情况为过度昏迷（*coma dépassé*）（一种超过昏迷的状态）。1968 年，哈佛医学院的一个委员会将其称为脑死亡（*brain death*），并制定了一套可以识别脑死亡的临床标准（见 Beecher et al，该报告通常被认为来自“Beecher 委员会”）。Adams RD 是该委员会的成员之一，他将这种状态定义为对所有刺激方式完全无反应，呼吸停止，24 小时完全没有 EEG 活动。多年以来的概念是，如果一个人的大脑已经死亡，并且大脑的死亡可能先于心脏功能的停止，这就提出了许多重要的伦理、法律和社会问题，以及医学问题。此后，脑死亡的所有方面都成为若干专业委员会和政府委员会密切研究的主题，在很大程度上，它遵循了 1968 年确定的脑死亡的指导方针，并将这种状态等同于传统意义上的死亡，即心脏和呼吸功能永久停止后，身体不可避免地死亡。美国神经病学学会（American Academy of Neurology）在 1995 年发布了这方面的指南，并在 2010 年对其进行了一些改进。Wijdicks 的专著是关于脑死亡这一主题的全面的现代资料的来源，也从国际视角论述了这一主题。

将脑死亡等同于死亡的哲学基础，赋予它与心肺停止的死亡同等的地位，是更为复杂的。特别是，脑死亡的伦理和道德层面在不同的社会、宗教和文化中有不同的解释。Magnus、Wilford 和 Caplan 等杰出作者在一篇观点性文章中回顾了其中一些观点，他们认为脑死亡在医学和社会上的广泛接受使得它成为一个重要的概念，而不是因为哲学上的反对而被摒弃。将脑死亡等同于躯体死亡的一个理由是，符合标准的患者心肺衰竭是普遍不可避免的。这一原则也有例外，其中最引人注目的是由 Reptinger 和他的同事报告的一个被充分研究的患脑膜炎的男孩存活了 20 年的案例，以及其他被不同程度记录的长期存活的病例。这些都是 Shewmon 收集到的，他提出，将脑死亡等同于死亡的论点是基于脑在创造“躯体的统一”中的作用，但由于存在这种长期存活的病例，以及从脑死亡的母亲分娩出活产婴儿，这一论点被削弱了。英国和斯堪的纳维亚的神经病学家提出，单独脑干的死亡就足以满足脑死亡的要求，这进一步使脑死亡的有效性问题变得模糊起来。最后，这些哲学上的关注确实很重要，但目前被称为脑死亡的操作状态对患者和社会都有好处，并且与世界上大多数的宗教是相容的。

脑死亡诊断的核心考虑因素是：①所有脑功能缺失；②所有脑干功能缺失，包括自主呼吸；以及③状态的不可逆性。根据上述最后一个标准，有必要证明潜在的毁灭性脑损伤的不可辩驳的病因（如创伤、心搏骤停、脑出血），并排除可逆性的原因，如药物过量和极端体温过低。

在脑死亡的诊断中，脑功能缺失表现为存在深昏迷和完全缺乏自发运动以及对所有视觉、听觉和皮肤刺激的运动和声音反应。脊髓反射（深部腱反射）可能持续存在，并在刺激足底时足趾经常呈缓慢的屈性反应，但典型的 Babinski 征是不常见的（尽管它的存在并不排除脑死亡）。伸肌或屈肌姿势有时被视为一种过渡现象，只是脑死亡之前或之后变得明显，而这些运动状态在诊断中的地位是模棱两可的，但大多数标准认为这些运动与脑死亡是不相符的，因为它们反映了脑干中枢的功能。因此，医生在这些姿势存在的情况下宣布患者死亡时应谨慎行事，并应考虑在之后再进行检查。

脑干功能完全缺失的判断是根据自发性眼球运动的丧失，双眼球在睑裂子午线的静息位，以及头眼反射和冷热水（眼 - 前庭）反射缺失；可见扩大的或中位固定的瞳孔（不小于 3mm），球部肌麻痹（无面部运动或呕吐、咳嗽，角膜或吸吮反射），对伤害性刺激缺乏运动和自主神经反应，并且没有呼吸运动。临床所见应显示脑功能完全缺失，而不是像前面提到的那样，例如，通过瞳孔小或反应不良、眼前庭刺激时轻微的眼球偏斜，或者肢体的姿势等反映出来的一种近似状态。

作为延髓破坏的证明，进行“呼吸暂停测试（*apnea test*）”来证明延髓中枢对高二氧化碳张力无反应已成为一种惯例。这项测试首先在高氧压力下对肺进行几分钟的预充氧，其目的是将氮气从肺泡中置换出来，并创建一个氧库，使氧扩散到肺循环中。然后，患者可与呼吸器断开几分钟，在此期间，100% 的氧气将通过导管或泵送机制已关闭的呼吸机输送；这使得动脉二氧化碳分压（PCO_2）上升到 50mmHg 或 60mmHg 以上（通常在正常体温下，CO_2 上升约 2.5mmHg/min，如果患者体温过低，上升速度会更慢）。诱发的高碳酸血症既是作为呼吸的刺激，也证实了由延髓中枢介导的自发通气已经失败（当然，不应存在呼吸衰竭的周边原因，如麻醉药物）。如果没有观察到呼吸，而血气显示已达到适当的 PCO_2 水平，则脑死亡的这一部分就得到证实。几套正式标准将 60mmHg（7.98kPa）的 CO_2 浓度纳入足以刺激延髓的标准，即使在它已经被严重破坏的情况下。根据我们的经验，患者虽然有严重的脑干损伤，但仍有呼吸，因此没有脑死亡，在 PCO_2 远低于 50mmHg 的情况下表现出这种活动，但也有例外，需要更高的水平作为刺激。

正如美国神经病学学会 2010 年的文献所讨论的那样，呼吸暂停测试的风险很小，但偶尔会发生低血压、低氧血症、心律失常和肺气压损伤等。对于因产生低血压而不能耐受试验超过一段时间的患者，已有人建议通过吸入这种气体来提高动脉 CO_2 浓度，但这种方法尚未得到广泛的研究。在试验中，以低潮气量和每分钟 1~2 次呼吸的呼吸率或通过持续气道正压输氧可改善缺氧和由此引起的低血压，但这项技术还没有得到充分的研究。

大多数，但不是全部脑死亡的患者都有尿崩症。在某些病例中，这种综合征的缺失反映了在检测脑功能完全丧失时临床检查的不精确。还可以进行其他辅助床边试验来证实脑死亡。在特殊情况下使用的药物，包括注射阿托品不会引起心动过速；这反映了心脏神经支配因延髓迷走神经神经元受损而丧失。

作者已经观察到，当从呼吸机终端断开后出现严重缺氧时，患者会出现许多剧烈的自发性运动。这些动作包括模拟呼吸的角弓反张伴有胸部扩张，双臂抬高并在胸前或颈部交叉［Ropper 在 1984 年命名为“拉撒路综合征”（*Lazarus sign*）］，转头，耸肩，以及姿势样动作的变异型。因此，建议患者家属在停止机械通气后不要立即出现在患者面前。

脑电图提供了脑死亡的确证，而一些机构更喜欢把脑电静息（“平坦的”，或者更准确地说，等电位 EEG，首先由 Schwab 提出）纳入确证的事实。然而，大多数美国机构并不需要 EEG 来确认死亡。在 30 分钟的记录过程中，除了呼吸机、心电图仪和周围电子设备产生的伪影外，如果没有超过 2mV 的电位，则认为存在脑电静息；同样重要的是，没有这些伪影提示存在记录的技术问题。

有记录的病例中，有一个等电位 EEG 的患者保留了脑干反射，因此，大脑无反应和平坦 EEG 并不能单独意味着脑死亡；在深度低体温或镇静 - 催眠药中毒的状态和心搏骤停后即刻出现的等电位 EEG 也可能是可逆的。因此，建议对脑死亡的诊断要在最初观察的几个小时之后才予以考虑。如果在突发事件发生后至少约 6 小时后进行检查，并有初步证据表明有严重的脑损伤,是由于创伤或大面积脑出血(导致脑死亡的最常见情况)所致,则可能不需要进行系列测试。如果心搏骤停是先前的事件,或者神经损伤的原因尚不清楚,或者药物或酒精中毒可能在抑制脑干反射中发挥了合理的作用,建议等待大约24小时再重复进行测试,然后宣布患者死亡。在这种情况下,必须对血清或尿液进行毒理学筛查。

Lustbader及其同事已研究了要求在某一间隔时间,如6小时进行第二次脑死亡检查的影响。他们在纽约州进行了广泛的调查,一个专家组建议进行第二次检查,这是有益的。在1 311例成人和儿童病例中,在约18小时后进行的第二次测试中,没有一例发现脑干功能恢复。然而,有12%的人出现了心搏骤停,而其他人在两次检查之间没有同意器官捐献。在此基础上,一些权威作者反对进行第二次脑死亡测试。

由于在脑死亡患者中诱发电位表现出多种异常,它们可能在诊断中并不具有最重要的价值,但如果进行了检查,所有的大脑活动都应该消失。一些中心使用核素脑扫描或脑血管造影术来证明没有血液流向大脑,这等同于脑死亡。如果面部创伤、烧伤或其他损伤妨碍了瞳孔和眼反射的评估,这种方法是可以接受的,而且可能是必要的,但在使用这些方法时存在技术缺陷。放射性核素扫描的特异性接近100%,但由于临床诊断已被用作金标准,因此这种说法有自我参考的方面。观察中出现的另一个问题是,灵敏度可能只有大约75%(Joffe et al)。如果血管造影显示颅内椎动脉有少量充盈或小脑下部有核素摄取,则可能是假阴性测试。经颅多普勒超声也同样有一定程度的不精确性,其在脑死亡中显示在基底血管中来回的摆动血流模式。

与脑死亡有关的主要困难不是上面讨论的技术问题,而是那些涉及与患者家属的敏感对话,在某种程度上也涉及与其他医疗专业人员的对话。这些任务往往落在神经科医生的身上。最好不要进行脑死亡的临床或脑电图测试,除非医生有明确的意愿要摘除呼吸机或在检查过程结束后进行器官捐赠。应该用通俗易懂的语言向家属解释脑死亡测试的性质及其可能的结果。家人对器官移植的愿望应在他们有足够的时间来消化境况的冲击之后才提出。当然,神经学科医生必须抵制来自各种来源的压力,这些压力可能导致他们过早地定义和宣布脑死亡。为了避免出现动机冲突,大多数中心都有一个单独的团队,通常来自一个器官库,来解决脑死亡后的器官移植问题。一个家庭希望为脑死亡的亲属维持通气和其他医疗支持的复杂问题,最好由医生和牧师、伦理("最佳关怀")委员会,以及医院的工作人员考虑和咨询来解决,以避免冲突。时间往往会让这种情况得到缓解。

同时,应该澄清,虽然脑死亡是一种操作状态,允许进行移植或正式委托撤除通气和血压支持,极严重的脑损伤患者不需要满足这些绝对标准就可以撤除医疗支持。如果康复是徒劳的,而且家人和医生都同意,如患者的意愿从之前的文件或诉说中被明确地获知,在大多数司法管辖区可能会支持撤除对患者的支持,对脑死亡的强制性追求会成为一个陷阱。

一个确定儿童脑死亡(*brain death in children*)的特别工作组(由Nakagawa等提供信息)建议采用与成人基本相同的标准。然而,由于难以评估围产期受损的神经功能状况,使该组建议不要在产后第7天前做出判断,观察期应延长至48小时。与成年人一样,必须始终考虑由毒素、药物、低体温,以及低血压等引起的可逆性脑功能障碍的可能性。

脑电图与意识障碍

脑电图提供了一个最微妙的确认事实,亦即意识受损的状态是大脑神经生理变化的表现。除了轻度的意识模糊、震颤谵妄和紧张症外,几乎所有的意识障碍都会出现某种形式的脑电活动改变,保持正常的背景脑电活动有助于诊断。这些改变通常是由EEG背景模式的紊乱组成的,包括在意识模糊的初始阶段和嗜睡时正常的α节律消失并被随机的低至中等电压慢波所取代,昏睡患者出现一种更有规律的缓慢模式的2~3次/s的高电位慢波,在脑缺氧和缺血的深昏迷时可见低电压慢波或规律性电活动的间歇性抑制,以及最终脑死亡时电活动完全消失。

EEG广泛反映了某些代谢性昏迷的深度,特别是肝肾衰竭引起的昏迷。在这种情况下,慢波的振幅随着昏迷的加深而增大,最终形成一个高电压节律性δ模式和三相结构。并不是所有引起意识模糊、昏睡和昏迷的大脑疾病紊乱都对EEG有相同的影响。在镇静剂中毒的情况下,如巴比妥类(barbiturates)和苯二氮䓬(diazepines)类,初期快速(β)活动取代正常节律。以肌阵挛或抽搐为主要临床表现的昏迷可能表现为频繁的尖波或EEG背景锐度减慢。如前所述,相对正常的 EEG 是震颤性谵妄的特征。在脑电图变化中,代谢紊乱之间的差异可能代表了神经元水平上尚未被阐明的生物学差异(另见第 2 章)。

在一些深度昏迷患者中,EEG 可短暂地呈现出弥漫性和可变的 α 频率(8~12Hz)活动,这可能被误认为是正常的生理性 α 节律。除了这些异常的特征,这种活动对感官刺激没有反应。α 昏迷(alpha coma)伴有脑桥或弥漫性皮质病变,预后不良(见 Iragui and McCutchen)。一种更少见的 EEG 异常是“纺锤形昏迷”(spindle coma),可见睡眠纺锤形波在记录中占主导(见第 18 章“与神经疾病相关的睡眠障碍”)。EEG 也可显示持续的癫痫活动(非惊厥状态),使之对诊断不明原因的无反应状态很有价值。

警觉与昏迷的解剖学和神经生理学

我们目前对警觉的解剖学和生理学的理解在很大程度上来自于 20 世纪 30 和 40 年代 Bremer、Moruzzi 和 Magoun 的简洁实验。通过观察那些脑干在脑桥与中脑之间以及在较低的延髓水平上切断的猫,Bremer 发现,切断吻端引起了一种类似睡眠的状态和“同步”的 EEG 节律,这是睡眠的特征;切断较低端水平的动物保持清醒,并伴有适当的“去同步”的 EEG 节律。他解释说,这在很大程度上是正确的,即三叉神经和脊髓来源提供的持续的感觉刺激流,需要通过上位脑干以保持清醒状态。随后,一个从丘脑到所有皮质区域的“非特异性”投射系统被证明是独立于任何特定的感觉核的。Moruzzi 和 Magoun 的观察对这一概念进行了重要的改进,他们观察到,对内侧中脑被盖及其上方的邻近区域的电刺激,会使轻度麻醉的动物变得突然警觉起来,其 EEG 也随之发生相应的改变,即“去同步化”,其方式与感官刺激引起的正常唤醒相同。刺激导致觉醒的部位是由一系列从非特异性的内侧丘脑核延伸到中脑尾部的点组成的。这些位点位于一个松散组织的神经元核心上,解剖学家将其称之为网状系统或网状结构。

Scheibels 的解剖学研究已经描述了由上行感觉系统的多个分叉和侧支轴突对网状结构的广泛的神经支配,这意味着该区域通过上行感觉刺激维持张力性活跃状态。由于这一区域,特别是内侧丘脑广泛地投射到大脑半球,因此产生了网状激活系统(*reticular activating system*,RAS)或者上行性网状激活系统(ascending reticular activating system,ARAS)的概念,这个系统维持着警醒状态,而失活或破坏会导致无觉醒状态。通过这种方式,尽管存在一些实验上的不一致(见 Steriade),但是旁正中的上位脑干被盖和下位间脑已经被认为是大脑的唤醒系统的位置。RAS 的解剖边界有些模糊。该系统的神经元散布于上位(吻端)脑桥和中脑被盖的旁正中区;在丘脑的水平上,RAS 包括功能相关的后旁正中核、束旁核,以及正中央核的内侧部和邻近的板内核等。

更突出的临床研究是,网状结构的核团接收来自脊髓丘脑和三叉 - 丘脑通路的侧支,它不仅投射到顶叶的感觉皮质,如同丘脑的中继核接收躯体感觉那样,而且投射到整个的大脑皮质。这样看来,感觉刺激似乎有双重效应,它把躯体结构和环境的信息传递给大脑,也激活神经系统中那些维持意识所依赖的部分。大脑皮质不仅接收来自 RAS 的冲动,并通过到网状结构的离皮质投射来相互地调节传入的信息。虽然 RAS 的生理学远比这个简单的表述所提示的要复杂得多,尽管如此,它作为一种可行的想法,仍保留了大量的临床可信度,并使进一步注意到的一些神经病理学观察以及脑深部电刺激对改善最低意识患者功能的影响变得容易理解(见下文)。

闭眼时 α 节律的存在是清醒的标志,但它在皮质表面的表现不是清醒的必要条件,因为它在双侧枕叶梗死的情况下被消除了。当然,深部核团仍也有可能将此节律投射到大脑的其他部分,人们认为这样保持了清醒状态,但即使是这个说法也不清楚。尽管多年来人们一直认为,觉醒会导致脑电波活动的去同步化(与睡眠的同步活动不同),但很明显,在清醒状态下,还存在一种广泛的低电压快节律(频率为 30~60Hz 之间的 γ 节律)。这种由丘脑协调的活动,已被推理为同步的皮质活动,并可能解释不同的皮质区处理的经验模块方面(颜色、形状、动作)的统一。通过这种方式,这种节律可以说是“结合”感官体验或记忆的各个方面。这种快速而广泛的脑电活动不能被通常的 EEG 表面记录所识别,但它可以通过复杂的数学转换来提取。使用这种电生理学方法,Meador 及其同事们已经证明,当对侧的手感知到电刺激后,在初级体感皮质可以检测到 γ 节律,但如果患者没有察觉到,就检测不到。这种节律的临床相关性尚不确定,但它引起了人们的兴趣,因为它可能会让我们深入了解一些有关意识体验的有趣问题。

在过去的十年中,一个关于意识的新观点已经从大脑区域的功能连接性研究中衍生出来，如功能性 MRI 研究所反映的。至少已有三个这样相互连接的网络被检测到，并已建立了理论，一个突显网络（salience network）已被理论化为对刺激有意识感知的基础，一个内在思维的默认模式网络，以及一个外部引导的意识的执行控制网络等。其中，Qin 及其同事发现，突显网络与意识的行为征象的相关性最密切，但默认网络的变化与昏迷后的意识恢复相关。这些研究是有趣的，但目前只有相关性，而它们肯定会在未来几十年里发展。

代谢性和中毒性脑病

大量的疾病和外源性病原体干扰了大脑皮质和脑的中央核团神经细胞的代谢活动。比较著名的例子是缺氧、全脑缺血、低血糖、高渗或低渗状态、酸中毒、碱中毒、低钾血症、高氨血症、高钙血症、高碳酸血症、药物中毒，以及严重的维生素缺乏等（见 39 章）。一般来说，在这些情况下，意识的丧失与大脑新陈代谢的减少是平行的。例如，在全脑缺血的情况下，氧和葡萄糖被从大脑中移除，脑血流（CBF）从正常的每 100g 脑组织 55mL/min 急剧下降到 25mL/min，引起 EEG 减缓和晕厥或意识受损；CBF 下降到每 100g 脑组织 12~15mL/min 则会导致脑电波静息和昏迷，以及大多数神经元代谢和突触功能停止。如果缺血发生得更慢，甚至更低水平的缺血也可能被耐受，但当血流减少到每 100g 脑组织 8~10mL/min 时，神经元就无法存活。耗氧量每 100g 脑组织 2mg/min（约为正常的一半）是和警觉状态不相容的。在其他类型的代谢性脑病中，脑血流可能保持在接近正常的水平，而代谢却显著降低。由癫痫发作引起的昏迷是一个例外，此时新陈代谢和血流量明显增加。极端的体温［高于 41℃（105.8℉）或低于 30℃（86℉）］也会通过对神经元代谢活动的非特异性影响而诱发昏迷。其中一些代谢变化可能是一种附带现象，反映在每一种脑病中神经元及其支持细胞的一种特定类型的功能障碍。此外，在谈到意识水平降低时，对于大多数代谢变化来说，潜在紊乱的变化速度与其绝对水平同等重要。

在许多常见的医疗条件下，导致昏迷的内源性代谢毒素并不总是能被识别出来。例如，在糖尿病中，酮体（乙酰乙酸、γ- 羟基丁酸和丙酮）出现了高浓度，但导致昏迷并不完全清楚；同样在尿毒症中，很可能有可透析的小分子毒素积累，特别是芳香族氨基酸的酚类衍生物，但这些并不是明确的导致昏迷的直接原因。肝昏迷时，血液中氨（NH_3）含量升高到正常水平的 5~6 倍，大致相当于昏迷时的水平，但是氨对神经元的直接影响尚不完全清楚。乳酸酸中毒可以通过降低动脉血 pH 值到 7.0 以下来影响大脑，而仅仅这一点就足以改变全部的神经元代谢。伴肺功能不全的意识障碍主要与高碳酸血症有关。应重申，这些分子的毒性作用还没有被证实或很好地理解，如下文所述。在任何原因所致的急性低钠血症（Na<120mmol/L）中，神经元功能障碍可能是由于细胞内的水运动，导致神经元肿胀和氯化钾从细胞内丢失。在败血症的全身炎症反应过程中，释放出的细菌毒素和细胞因子的作用方式同样不完全清楚。

药物，例如在后面的小节中详细介绍的全身性麻醉药，酒精、阿片类药物、巴比妥类药、抗癫痫药、抗抑郁药，以及苯二氮䓬类等，通过对大脑的神经元膜和网状激活系统（RAS）或神经递质及其受体的直接作用而导致昏迷。其他的，如甲醇和乙二醇，二者都直接作用并产生代谢性酸中毒。虽然中毒性和代谢性疾病的昏迷通常经过嗜睡、意识模糊和昏睡阶段（从昏迷中苏醒时出现相反的顺序），但每种疾病都有其特有的临床特征。

突然和过度的神经元放电是癫痫发作的特征，也是昏迷的另一个常见的机制。局灶性癫痫活动对意识的影响很小，直到它从大脑的一侧（如果有惊厥，还有身体）扩散到另一侧。然后就出现昏迷，可能是因为癫痫发作放电扩散至深部中央神经元结构而使得功能发生瘫痪。在其他类型的癫痫发作中，意识从一开始就被打断，被推测为间脑的起源，称为彭菲尔德的中央脑癫痫发作（centrencephalic seizures of Penfield）（如在第 15 章所讨论的），但这个观点已经争论了几十年。

脑震荡（concussion）是昏迷的另一种病理生理机制。在闭合性颅脑损伤中，已有研究表明，在脑震荡损伤发生的瞬间，颅内压有一个短暂但极大的升高，大约为 200~700lb/in^2（磅 / 平方英寸^2），持续时间为千分之一秒。多年来，这种在颅骨内形成并传递到大脑的震动一直被认为是造成震荡性颅脑损伤（脑震荡）为特征的突发神经功能瘫痪的基础。虽然不排除这一机制，但也有可能是由于头部受到打击而加速或减速导致脑部突然旋动，从而使大脑半球绕着上部脑干轴旋转（扭矩）。由于机械变形导致该区域神经元功能破坏很可能是意识丧失的直接原因。同样的物理作用力，在极端情况下，会引起间脑和上位脑干多发的剪切损伤或出血。第 34 章对脑震荡主题将充分论述。

另一种独特的昏迷形式是吸入麻醉剂造成的。多年来，全身麻醉的效应被归因于神经元细胞膜的物理化学变化。最近，人们已经认识到，与配体门控离子通道的相互作用，特别是 γ- 氨基丁酸（GABA）-A 受体和神经递质功能的改变，更可能是麻醉诱导失去意识的机制。Campagna 及其同事们以及 Brown 和他的同事对麻醉药已知的代谢神经化学的内容做了广泛的总结；它强调了神经递质功能的变化，而不是膜流动性的变化，但是仍然没有得出关于这些药物作用的统一理论，部分原因是不同类别的药物作用于不同的位点。吸入麻醉剂在不同浓度下产生的抑制和兴奋作用的顺序与引起昏迷的药物不同。麻醉时，可以充分抑制脑干活动，瞳孔反应和角膜反射消失。当患者能够说话时，这两者都恢复正常。持续性阵挛、腱反射亢进和 Babinski 征在觉醒过程中很常见。Rosenberg 及其同事们系统地研究了这些表现。先前存在的由卒中引起的局灶性脑功能缺失通常会随着麻醉药的使用而短暂地恶化，而其他镇静剂、代谢性脑病和体温过高也是如此，只是程度较轻。

反复发生的昏睡和昏迷

除了反复的服药过量，反复发作的昏睡通常是由于潜在的内源性生化紊乱的复发，诸如肝功能衰竭的高氨血症。在儿童和成人中，类似的周期性高氨性昏迷可由尿素循环酶缺陷引起，如鸟氨酸氨甲酰基酶（ornithine transcarbamylase）缺乏。这些将在第 36 章中讨论。

在特发性复发性昏睡（*idiopathic recurring stupor*）的主题下，曾描述了一种成年男性的罕见疾病，表现出一种长时间的深度睡眠状态，持续数小时到数天，在数年期间间断地出现。尽管给人睡眠障碍的印象与发作性睡病相关，但 EEG 显示出广泛的快速的（β）活动，而且昏迷和 EEG 的变化都被氟马西尼（flumazenil），一种苯二氮䓬类受体拮抗剂所逆转。在发作期间，血清和 CSF 中出现了循环的内皮素 -4（endozepine-4），这是一种表面上自然产生的安定激动剂，出现了数倍的增长。后来，最初报告的作者（Lugaresi et al）发现，通过使用更先进的技术，劳拉西泮（lorazepam）中毒可能至少是其中一些病例的原因。尽管类似地西泮拮抗剂逆转的复发性昏迷的发作还有报道（Huberfeld et al），但由于难以排除外源性药物摄入，这一情况仍不明确。在一份报告中，促醒剂莫达非尼（modafinil）也是有效的（Scott and Ahmed）。

Haimovic 和 Beresford 曾指出一种老年人的特有形式的短暂性无反应。它占到因昏迷而转介给他们的住院患者的 2%。EEG 和其他评估没有给出解释，但他们的 5 例患者有各种系统性疾病。它可能复发，但看起来是良性的。多年来，我们有 3 例这样的患者，他们都是六七十岁的男性，没有全身性疾病，也没有 Babinski 征、瞳孔异常，在大多数情况下，眼球运动受限（其中一例患者在头眼反射测试中，水平凝视不成比例地优于垂直凝视）。他们的眼睛闭着，他们可能会被短暂地唤醒进入一种间断的昏昏欲睡状态。EEG 显示轻度弥漫性减慢，但是没有有组织的睡眠样活动。晚期帕金森病患者偶尔也会出现类似的间歇性无反应，但眼睛是睁开的。

我们还不清楚偏头痛是否会引起类似的无反应性综合征，正如 Fitzsimmons 和 Wolfenden 对家族性偏瘫性偏头痛的研究所表明的那样。基底型偏头痛可罕见地引起一过性昏睡和昏迷。还需要考虑紧张症的木僵和周期性嗜睡的克莱恩 - 莱文综合征（Kleine-Levin syndrome）（第 18 章）以及紧张症的行为改变。

昏迷的病理解剖

昏迷是由两种广泛类型的过程之一产生的，第一种是明显的结构性或形态学病变，既包括上位脑干和下位间脑的离散性结构病变（它可能是原发性或继发性的压迫），也包括遍布整个大脑半球的更广泛的破坏性改变。第二种类型是代谢性或亚微观的，如上文中“代谢性脑病”这一主题下所讨论的，导致大脑和网状激活系统的神经元活动受到抑制。昏迷的临床检查旨在区分这些机制，并评估潜在功能障碍的深度或严重性。

关于可见的结构性病变，对大量昏迷的研究揭示了三种类型的病变，每种病变都直接或间接损害 RAS 的功能或其向大脑半球的投射。第一种类型，可见一侧大脑半球有大的占位病变，主要是肿瘤、脓肿、大面积梗死或脑出血、硬膜下或硬膜外血肿等。这些肿块通过继发性压迫中脑和 RAS 的中央丘脑区而导致昏迷。由于内侧颞叶被压入小脑幕开口，使这些结构侧向移位或直接受压，可能是压迫的直接原因（见下文和第 30 章）。同样地，小脑病变也可以通过向前和向上的移位，压迫邻近的上位脑干的网状区。详细的临床记录将显示昏迷与移位和脑疝是一致的，如后面所讨论的。

第二种结构形态出现得不那么频繁，破坏性病变就位于丘脑或中脑内，在这种情况下 RAS 的神经元直接受损。这种模式的特征是基底动脉闭塞导致的上部脑干卒中、丘脑和上部脑干出血，以及一些形式的创伤性损伤。

第三种类型的结构损伤是双侧的皮质和大脑白质有广泛损伤，由创伤性损伤（挫伤、弥漫性轴索损伤）、双侧缺血性卒中或出血、脑炎、脑膜炎、缺氧或全脑缺血所致。在这些情况下，昏迷是由丘脑皮质冲动的中断或由皮质神经元的广泛破坏造成的。只有当大脑损伤为双侧且广泛时，意识才会受损。这类疾病中的许多疾病也会引起前面提及的那种严重的丘脑损伤，是导致昏迷的原因。

因此，在昏迷病例中发现的病理变化与生理推断是一致的，即昏迷状态与间脑的皮质激活系统的损害有关。局限于上位脑干背侧和下部中线丘脑小而离散的病变足以引起昏迷。Parvizi 和 Damasio 对 9 例局限的双侧脑桥背侧病变的研究表明，中脑 RAS 尾端一个部位损伤也可能导致昏迷。这一观点扩展了我们对网状系统区域的概念，这些区域对于觉醒是必要的，但理应做进一步研究。对脑桥昏迷涉及的结构的一个概念性解释是，蓝斑到网状系统的去甲肾上腺素能输入被中断。

然而，在最大组的昏迷病例中，常规病理技术均未发现任何结构上的病变。相反地，代谢性或中毒性异常或广泛的放电（痫性发作）在亚细胞或分子水平导致神经元衰竭。

脑移位和脑疝的病理解剖（另见第 30 章）

正如上面所指出的，大的破坏性或占位性大脑病变，如出血、肿瘤、脓肿，或梗死伴脑肿胀，通常通过丘脑底部 - 上位脑干结构的侧向和向下移位，以及颞叶内侧部分（钩回，海马体）疝入小脑幕开口而间接地损害意识。中脑的纯侧向位移的一个结果，可能与传统的疝压迫概念相反，是上部中脑被推到对侧小脑幕的边缘［克诺汉切迹（*Kernohan notch*）］，或者更准确地说，克诺汉 - 沃尔特曼现象（*Kernohan-Woltman phenomenon*）。这种构型会导致半球病变同侧的无力和 Babinski 征，后来出现那一侧的伸肌姿势。大脑后动脉和罕见地，同侧动眼神经的脑池段也可以在小脑幕缘受压，大脑后动脉受压可导致枕叶梗死，动眼神经受压可导致眼肌麻痹伴瞳孔扩大。

从前面的讨论可以看出，大脑半球的单侧破坏性损伤，如梗死或出血，通常不会引起昏迷，除非它们产生某种程度的占位效应，并进而压迫上位脑干。但是也有例外，那些影响颈内动脉供血区的大面积卒中患者从发病开始就出现昏昏欲睡，注意力不集中，甚至在脑肿胀发生之前也是如此。更多的时候，他们只是淡漠，总倾向于闭上眼睛，这种状态可能会被误解为木僵。

脑疝（*herniation*）一词是指大脑或小脑半球的一部分从其正常位置脱位到邻近的由硬脑膜皱褶所包围的间室，这种现象在尸检时和脑成像中都很明显。因此，疝被称为经大脑镰（*transfalcine*）疝（穿过大脑镰）或经天幕（*transtentorial*）疝（穿过小脑幕裂孔），或者由移位的结构命名，如小脑（*cerebellar*）、钩回（*uncal*）疝等。图 16-1 和表 16-2 描述了脑组织在硬脑膜间室之间的位移。Plum 和 Posner 在 McNealy 和 Plum 的观察之后，将经小脑幕裂孔的脑干移位分为两组，一组是中心疝综合征（central herniation syndrome），伴上位脑干向下移位和中线受

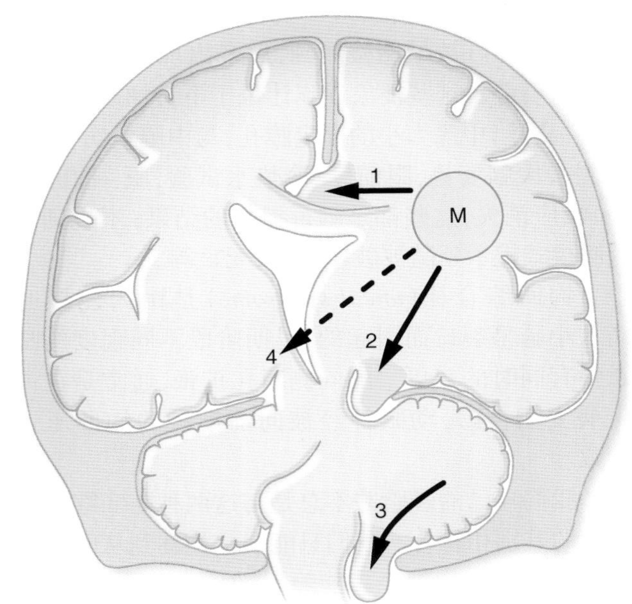

图 16-1　脑硬膜腔之间脑疝形成的示意图。经大脑镰疝（1），经小脑幕的钩回 - 海马旁疝（2），小脑扁桃体疝（3），以及水平移位（4），引起 Kernohan-Woltman 切迹现象。脑疝形成以粉红色表示。M= 占位病变

表 16-2 颞叶 - 小脑幕裂孔疝的临床病理特征

病理改变	机制	临床紊乱
同侧动眼神经外部纤维损伤	疝出组织与内侧岩床突韧带间神经绞窄，中脑侧方移位使斜坡上的神经被牵拉；因中脑向下移位导致大脑后动脉与小脑上动脉之间的神经嵌压	瞳孔扩大（Hutchinson 瞳孔），然后眼肌麻痹
对侧大脑脚的压痕（Kernohan 切迹）	外侧的压力把中脑压在小脑幕尖锐的边缘上	疝的同侧偏瘫（假性定位征）和双侧皮质脊髓束征
中脑侧部被压扁，丘脑底部、中脑和上部脑桥的被盖和基底区的坏死和继发出血（Duret 出血）	将中脑挤压在疝出的颞叶与对侧小脑幕缘之间，并血管闭塞（小动脉、静脉周围出血）	Cheyne-Stokes 呼吸，昏睡，昏迷，双侧锥体束征，去大脑强直，瞳孔扩大、固定和凝视改变（易化的头眼反射运动让位于对所有的头部运动和迷路刺激反应的丧失）
单侧或双侧枕叶梗死（出血）	大脑后动脉被疝出的颞叶压向小脑幕	通常在昏迷期间无法察觉，恢复时有（单侧或双侧）偏盲
颅内压升高和脑积水	导水管和第三脑室外侧压扁，中脑周围的蛛网膜下腔堵塞	昏迷逐渐加重，血压升高，心动过缓（Cushing 反应）

压；另一组是一侧的内侧颞叶，包括钩回嵌入小脑幕开口，以及随后的从侧面压迫中脑。

根据这些作者的观点，中央综合征（*central syndrome*）表现脑干功能吻 - 尾端恶化的形式，首先出现淡漠和嗜睡，并经常有周期性 Cheyne-Stokes 呼吸模式，接下来，瞳孔变小，对光反应很弱；玩偶头（眼头反射的玩偶眼）眼球运动就像对冷热水测试出现的眼球偏斜反应。仍然是可诱发的，双侧 Babinski 征可被早期检测到，后来出现抓握反射和去皮质姿势。这些征象逐步让位于下行梯度的脑干体征：昏迷，中等大小的固定瞳孔，与中脑损伤有关；双侧去大脑姿势，眼前庭（冷热水试验，眼 - 前庭试验）反应消失，这些都是脑桥损伤的结果；不规则的呼吸模式提示延髓被破坏；以及死亡等。

钩回综合征（*uncal syndrome*）是由内侧颞叶疝入小脑幕裂口而引起的，早期阶段不同程度的睡意伴有同时的或更早的同侧瞳孔扩张，通常是在占位病变侧，这是动眼神经被向前推进的钩回压迫所致。

我们自己的经验并不总是与这两种脑疝综合征之间的差别相符合。我们只能偶尔检测到从间脑到延髓水平有序的神经功能障碍，但这并不一定与疝的观点相反，只是这个模型是不完善的。当出现侧向位移和钩回疝时，有时会观察到瞳孔缩小，而不是同侧瞳孔扩张，与嗜睡的进展同时发生。或者，不常见的是，对侧瞳孔会在同侧瞳孔之前扩大。同样不清楚的是，瞳孔的扩张是否总是由疝出的钩回压迫动眼神经造成的。如病理资料经常显示的，动眼神经在斜坡上被牵拉或成角，或在下行的大脑后动脉下面受压。累及中脑内动眼神经核或其走出的纤维可能是对侧瞳孔扩张的原因，通常发生在占位侧的瞳孔固定之后（Ropper，1990）。

在我们的 12 例因半球梗死引起的脑肿胀和侧向间脑 - 中脑移位患者连续研究中，4 例最初没有同侧瞳孔扩大，1 例患者对侧瞳孔增大，3 例患者当嗜睡转为昏睡或昏迷时瞳孔是等大的（Ropper and Shafran）。周期性 Cheyne-Stokes 呼吸是病情恶化的早期征象。在一例患者中，第一个运动体征是同侧的去大脑强直而不是去皮质姿势；大多数患者在他们变为昏睡时有双侧 Babinski 征。在非轻偏瘫侧出现 Babinski 征是在小脑幕开口继发性脑组织移位，是相对可靠的，但不是不变的先兆。

在某些病例中，上位脑干继发性受压的重要因素可能完全发生在小脑幕平面以上，是由于结构的水平移位而不是脑疝所致。在急性占位病变时，松果体钙化水平移位 3~5mm 与嗜睡有关，移位 5~8mm 与昏睡有关，而大于 8mm 或 9mm 时伴有昏迷（Ropper，1986）。透明隔的移位预测意识水平不太可靠。垂直的组织扭曲程度因病例不同而异。Pleasure 及其同事们描述了一种低 CSF 压力综合征，导致了一种纯向下移位疝和昏睡，通过向椎管注入液体得到了纠正。其他人，特别是 Reich 和他的同事，发现了垂直移位比水平移位更有说服力的证据。

在任何情况下，小脑幕开口的位置、肿块的大小，以及它扩张的速度，都决定了脑变形和间脑及上部中脑关键结构的位移程度。Andrews 和同事们曾指出，额叶和枕叶出血比同等大小的顶叶和颞叶血块更不容易造成深部组织移位和昏迷。缓慢增大的肿块，例如脑肿瘤，会导致严重的脑组织移位，但却很少引起临床症状变化，这也不足为奇。换句话说，以上所有的评论都必须考虑到占位的进展速度和它的位置，以及与维持觉醒的重要结构的关系。

由压迫所致的深部结构，特别是 RAS 的神经功能障碍很可能是由于缺血所致，但这一问题尚未得到充分研究，神经元或神经胶质的机械性扭曲可能在其中起作用。

临床接诊昏迷状态患者

很多时候，作为昏迷基础的原发性疾病是非常明显的，如严重的颅脑损伤或已知的药物过量。然而，很常见地，昏迷的患者被送到医院，而可获取的相关医学信息非常之少。为了有效地进行诊断和提供适当的急症医疗，医生必须有一个有条不紊的方法，首先解决常见的和可治疗的昏迷原因。当第一次看到昏迷患者时，需清理患者的气道，恢复血压；如果发生外伤，必须检查伤口或破裂的器官（如脾或肝）出血。当出现低血压时，放置中心静脉导管通道和输液，给予升压药、氧气、血液或葡萄糖溶液（最好在抽取血液进行葡萄糖测定和硫胺素给药后）均优先于诊断程序。如果呼吸浅或费力，或有可能导致误吸风险的呕吐物，就要进行气管插管和机械通气。呼吸正常的昏迷患者使用口咽通气管是比较合适的。深昏迷伴呼吸表浅的患者需要气管插管。颅脑损伤的患者也可能有颈椎骨折，在这种情况下，在移动头部和颈部以及插管时必须谨慎行事，以免无意中损伤脊髓。这些事项在下文“急性昏迷患者的管理”中详细讨论。

然后，询问伤者被发现时的情况和他们以前的健康状况，是否有糖尿病、颅脑受伤、抽搐、酗酒或吸毒史，或以前的昏迷经历或企图自杀等。应挽留陪同昏迷患者前往医院的人留下来，直到向他们询问了情况。除了适用于昏迷的基本的实验室测试外，通常还需要进行毒理学筛查。

在评估已住院患者的意识模糊、昏睡或昏迷时，仔细回顾患者的药物治疗情况通常是有启发的。大量的化合物可能会将警觉性降低到深度嗜睡或昏睡的程度，特别是在存在潜在的医学问题（如肝功能衰竭）时。在医源性药物中毒列表中，最突出的是镇静药、抗癫痫药、阿片类、某些抗生素、抗抑郁药，以及抗精神病药物等。从最初的调查来看，许多常见的昏迷原因，如严重的颅脑损伤，酒精中毒或其他形式的药物中毒，以及高血压性脑出血等都很容易识别。接下来，需进行基本的电解质、血糖和肾功能测试，因其任何一种紊乱都可能导致昏睡或昏迷。在某些情况下，可能需增加毒理学检查，就像在紧急情况下第一次看到的患者一样。

一般查体

生命体征（体温、心率、呼吸频率和血压等）的改变是诊断的重要依据。发热（*fever*）通常是由肺炎、细菌性脑膜炎或病毒性脑炎等全身感染引起的。极度高体温［42℃（107.6℉）或 43℃（109.4℉）］伴皮肤干燥，应怀疑中暑（heat stroke）或抗胆碱能活性药物中毒。发热不应该被轻易地归因于脑损伤扰乱了体温调节中枢，也就是所谓的中枢性发热，这种情况很少发生。体温过低可见于酒精或巴比妥盐中毒、溺水、暴露于低温、周围循环衰竭、晚期结核性脑膜炎，以及黏液水肿患者。

呼吸缓慢（*slow breathing*）提示阿片类药物或巴比妥类药物中毒，以及偶尔见于甲状腺功能减退，而深而急促的呼吸［库斯莫尔呼吸（Kussmaul respiration）］提示存在肺炎、糖尿病或尿毒症性酸中毒、肺水肿，或不常见的引起中枢神经源性过度换气的颅内疾病等。颅内压升高或脑损伤的疾病通常会引起缓慢、不规则或周期性 Cheyne-Stokes 呼吸。对各种呼吸紊乱模式及其临床意义在下文进一步描述。突然昏迷发病时呕吐（*vomiting*），特别是伴有显著的高血压（*hypertension*）时，是半球内、脑干、小脑或蛛网膜下腔出血的特征。在脑出血、高血压脑病患者和颅内压明显升高的患儿中可观察到明显的高血压。低血压（*hypotension*）是意识抑制状态的常见表现，见于糖尿病、酒精或巴比妥类中毒、内出血、心肌梗死、主动脉夹层、败血症、Addison 病或巨大的脑外伤等。心率（*heart rate*）如异常缓慢，提示药物治疗引起的心脏传导阻滞，诸如三环类抗抑郁药或抗惊厥药物，或者如果伴有周期性呼吸和高血压，则说明颅内压升高。

皮肤视诊（*inspection of the skin*）可以获得有价值的信息。口唇和甲床发绀意味着氧合不足。樱桃红色是一氧化碳中毒的典型特征。多发性瘀伤(特别是头皮的瘀伤或组织松软区)、出血、CSF 从耳或鼻渗漏,或眶周出血都极大地增加了颅骨骨折和颅内创伤或严重凝血障碍引起颅内出血的可能性。面部和结膜的毛细血管扩张和充血是酒精中毒的常见标志;黏液水肿使得面部出现特征性的浮肿,垂体功能减退同样表现典型的面色萎黄。明显的苍白提示有内出血。斑点状的出血性皮疹提示脑膜炎球菌感染、葡萄球菌性心内膜炎、斑疹伤寒或洛基山斑疹热的可能性。出汗过多提示低血糖或休克,而皮肤过于干燥提示糖尿病性酸中毒或尿毒症。如果患者静止不动一段时间,就会在臀部等受压部位形成大水疱,有时是血性的;这种迹象是急性镇静药、酒精和阿片中毒引起的深度无反应和长时间静止状态特有的特征。血栓性血小板减少性紫癜(TTP)、弥散性血管内凝血,以及骨损伤后的弥漫性脂肪栓塞可能引起弥漫性瘀斑或紫癜,紫癜通常聚集在前腋窝皱襞。

呼吸的气味(*the odor of the breath*)可能为昏迷的病因提供线索。酒精很容易辨认。糖尿病酮症酸中毒昏迷时的腐烂水果气味,尿毒症时的尿液气味,肝昏迷的麝香味和轻微的粪便恶臭,以及氰化物中毒的焦杏仁味,这些气味都是非常独特的,足以被嗅觉灵敏的医生分辨出来。在以前的大型医院的开放病房里,出现过一种黑便的独特气味,这是胃肠道快速出血的征象。

昏睡或昏迷患者的神经学检查

虽然在某些方面与检查警觉患者相比受限,但对昏迷患者的神经学检查相对简单。观察患者几分钟通常会获得相当多的信息。四肢和身体的主要姿势,一侧存在或缺少自发性运动,头和眼球的位置,以及呼吸的速率、深度和节奏等,每一个都提供了重要的信息。

然后,通过记录患者对一系列更强的刺激的反应来评估反应状态,开始从叫他的名字,到简单的指令,然后用伤害性刺激,诸如挠鼻孔发痒,压迫眶上或胸骨,掐一侧颈部或者手臂或大腿内侧,或者对指关节施加压力等。通过这种方法,可以粗略估计无反应的程度和每小时的变化。发声在昏睡时可能持续存在,而发声消失将是昏迷出现的第一个反应。昏睡时鬼脸和身体受刺激部位灵活的回避动作得以保存,它们的存在证实了皮质延髓束和皮质脊髓束的完整性。打哈欠和身体姿势的自发变化表明了最低程度的无反应性。Fisher 根据自己的观察,对这些征象进行了精确的总结。广泛采用的格拉斯哥昏迷量表(Glasgow Coma Scale)最初是作为一种定量脑创伤患者反应性的快速而简单的方法建立的,可用于本章前面提到的其他引起急性昏迷疾病的分级(另见第 35 章)。其他一些量表,如“四分法”(FOUR Score)(Wijdicks et al,2005)已经被设计出来,并在不同的单位中使用。

除了昏迷的最深阶段外,由细菌性脑膜炎或蛛网膜下腔出血引起的脑膜刺激会对颈部被动屈曲的初始偏移产生阻力,但对头部的伸展、转动或倾斜没有影响。如第一章所述,假性脑膜炎(meningismus)是一种相当特异性但对脑膜刺激不太敏感的征象。颈部各个方向的运动阻力可能是全身性肌强直或肌张力障碍的一部分,也可能是颈椎疾病的表现。在婴儿中,前囟隆起有时是比颈强直更可靠的脑膜炎征象。颞叶疝或小脑疝或去大脑强直也可能造成对颈部被动屈曲的抵抗,并与脑膜刺激征混淆。

通过仔细观察自发性运动、对刺激的反应、主要姿势和检查脑神经,可以发现大脑半球导致的昏迷的病变。偏瘫(*hemiplegia*)表现为一侧肢体没有不安宁的运动,以及对疼痛刺激反应的防护性动作不足。无力的肢体通常是松弛的,如果从床上抬起,它们就会像连枷一样坠落下来。偏瘫的腿处于外旋位(这也可由股骨骨折引起),患侧大腿比非偏瘫侧更宽而平。呼气时,在面瘫一侧的脸颊和嘴唇会鼓起来。一个大脑半球的损伤导致眼球偏离瘫痪的一侧(看向病灶,如下文所述);而脑干病变则相反。在大多数情况下,偏瘫和伴发的 Babinski 征表明是对侧半球的病变;但由于侧向占位效应和对侧的大脑脚被小脑幕压迫,可出现病变同侧的伸肌姿势、Babinski 征,以及手臂和腿的无力(前面提到的 Kernohan-Woltman 征)。一侧的疼痛刺激可引起呻吟或鬼脸,而另一侧则不出现,反映偏身感觉缺失。在对刺激做出鬼脸反应时,可以注意到面部无力。

在脑干功能的各种指标中,最有用的是瞳孔大小和反应性、眼球运动、眼-前庭反射,以及在较小程度上的呼吸模式等。这些功能,就像意识本身,取决于中脑和吻端脑桥结构的完整性。

瞳孔反应

瞳孔反应(pupillary reaction)对昏迷患者的诊断非常重要。单侧扩大的瞳孔[哈钦森瞳孔(Hutchinson pupil)]是动眼神经被牵拉或受压的早期指标,并反映了在同侧半球有占位病变,如前面关于疝的小节中所述。对光反射缺失通常发生在瞳孔扩大之前。作为一种过渡性现象,瞳孔可能变成椭圆形或梨形,或者由于瞳孔括约肌部分神经支配的差异性丧失而出现中心偏移[瞳孔异位(corectopia)]。对光反射消失的瞳孔会继续扩大,直径达到6~9mm,很快就会出现眼球轻微向外偏斜。在不常见的情况下,占位病变对侧的瞳孔可能先扩大;据报道,这种情况可见于10%的硬膜下血肿,但在我们的经验中,这种情况要少得多。随着中脑移位的持续,双侧瞳孔扩大,对光反射消失,这可能是由于中脑吻端的动眼神经核受压所致(Ropper,1990)。脑干受压进程的最后阶段趋向于两侧瞳孔大小轻微缩小,到5mm或更小。瞳孔大小、形状和光反射正常表明中脑结构完整,并直接注意到肿块之外导致昏迷的原因。

脑桥被盖的病变引起极度缩小的瞳孔(直径<1mm),对强光几乎察觉不到反应,这是脑桥出血的早期特征。在脑干病变中,挤压一侧颈部引起同侧的瞳孔扩张[睫脊反射(ciliospinal reflex)]通常消失。霍纳综合征(瞳孔缩小、上睑下垂和面部出汗减少)可以在同侧脑干或下丘脑病变中观察到,也可作为颈内动脉夹层的征象。

药物中毒和内源性代谢紊乱引起的昏迷,瞳孔反应通常可以保留,但也有明显的例外。血清中阿片类药物浓度高到足以引起昏迷时,就会出现一种始终如一的针尖样瞳孔(pinpoint pupils)体征,伴有对光的收缩可非常微弱,只有用放大镜才能检测到。大剂量巴比妥类药物可能起类似的作用,但瞳孔直径往往为1mm或更大。阿托品或具有阿托品样性质的药物的全身中毒,特别是三环类抗抑郁药,但也包括选择性5-羟色胺再摄取抑制药,通过另一种机制,以瞳孔扩大和相对对光无反应为特征。虹膜震颤(hippus),或瞳孔大小的波动是代谢性脑病的一个特征性,但不是固定不变的征象。

眼球及眼睑运动和角膜反应

眼球和眼睑运动以及角膜反应在昏迷中的变化方式是多种多样的。在代谢源性的昏睡或浅昏迷中,两眼看似以随机方式共轭性地从一侧到另一侧转动,有时在一个偏心的位置上短暂停留。这些运动随着昏迷加深而消失,然后两眼保持静止不动和轻微的外斜视。在双侧半球的昏迷时,眼睛可以平滑地左右移动[雨刷眼(windshield wiper eyes)]。

一只眼睛向外侧和轻微的向下偏斜提示存在该侧动眼神经麻痹,而展神经麻痹时眼睛向内侧偏斜。大的大脑病变时可见两眼向一侧的持续性同向偏斜,远离瘫痪侧(看向病灶),"错路眼"(wrong-way eyes),是指一个看似矛盾的,向大的半球病变对侧的共轭偏斜,可能出现在丘脑和上位脑干的病变。在局灶性癫痫发作期间,两眼转向或向惊厥侧(刺激病灶的对侧)抽动。在丘脑和上部中脑的血肿或缺血性病变时,两眼球转向下和向内(注视鼻子)(Parinaud综合征的一种变异型)。在13章中描述过的退缩和会聚眼球震颤和"眼球浮动"(ocular bobbing),分别发生于中脑被盖部和脑桥病变。"眼球下沉"(ocular dipping)表现为两眼缓慢向下移动并迅速回到中线,可见于缺氧和药物中毒引起的昏迷,水平眼球运动在眼球下沉时得以保留,但在眼球浮动的情况下,由于脑桥凝视中心的破坏而消失。产生昏迷的脑干结构性病变,即使不是全部,也会消除大部分共轭性眼球运动,而代谢紊乱通常则不能消除(深度肝昏迷和抗癫痫药物过量的情况除外)。

前庭眼反射(*vestibulo-ocular reflex*,*VOR*)(玩偶眼运动)是通过转动或倾斜头部,保持眼睑拉开,观察眼球的运动引出的。代谢源性昏迷或双侧半球结构病变引起的昏迷反应包括两眼球向相反方向的共轭运动。对昏迷患者诱发出的这些眼反射提供了三个非常有价值的信息:①中脑和脑桥被盖结构整合两眼球运动的功能不受阻碍的证据;②两侧眼球运动神经(Ⅲ、Ⅳ和Ⅵ)的完整性,但也③失去了通常控制这些运动的皮质抑制。换句话说,存在未受损的眼球反射运动意味着昏迷不是由中脑上部受压或破坏引起的。关于最后一种,昏迷是由双侧半球损伤或代谢抑制引起的,当头朝相反方向移动时,两眼似乎很容易左右和垂直晃动。事实上,在三维空间中,眼睛是静止的,但因头部是运动的,给人一种运动的印象。这好像眼球受到陀螺仪的控制,而实际上它们是通过与前庭器官的连接来控制的。例如,一个假装昏迷的清醒患者,当头部转动时,眼睛会随之转动,为了使得视觉能追踪物体,顶叶抑制了头眼反射。此外,在脑死亡中,脑干通路和动眼神经核的破坏会引起眼球随着头部转动而移动。类似地,严重到足以引起昏迷的镇静药或抗癫痫药中毒通常会引起头眼反应的脑干机制,在极端情况下甚至会引起前庭-眼(冷热水)反应,如下所述。

引出眼球运动的不对称性是局灶性脑干疾病的征象。在一侧大脑半球的大的占位病变继发压迫上部脑干而引起昏迷的病例中,头眼反射通常是存在的,但是由于受压的动眼神经麻痹,占位病变侧的眼球内收运动可能会受到阻碍。

用 10mL 冷水(或室温水,如果患者仍是可被唤醒的)灌洗一只耳朵,对昏迷患者的眼球运动有更强烈的刺激。这导致两眼向灌洗的耳朵缓慢地共轭性偏斜,随后在几秒钟出现代偿性眼球震颤(快相远离刺激侧)。这是前庭 - 眼[眼前庭(*oculovestibular*)]测试或冷热水(*caloric*)试验。每隔几分钟分别冲洗两个耳朵。在昏迷患者中,由额叶调节的眼球震颤的快速“矫正”期消失,两眼严重强直地转向灌洗冷水侧,或偏离灌洗温水侧,这种眼位可以保持 2~3 分钟。脑干病变破坏了这些前庭眼反射;如果一只眼外展,而另一只眼不能内收,可以断定内侧纵束被破坏了(内收肌麻痹侧的核间性眼麻痹)或动眼神经核受损。外展性麻痹表现为内斜视的静止位,在反射性动作时一只眼不能向外偏斜。对眼前庭测试反应完全没有眼球运动,表明在脑桥和中脑的脑干被盖系统被严重破坏,或如前所述,严重过量使用镇静药、麻醉药或抗惊厥药物。

自发眨眼的频率减少,最终丧失,然后对触摸睫毛反应丧失,而最后,对接触角膜没有反应(角膜反射传入支走行在三叉神经,而传出支是在面神经)是深昏迷中最可靠的征象。角膜反应的明显不对称,表明或为对侧半球的急性病变,或者较少见的,是同侧脑干的病变。

自发性肢体运动

双臂和双腿的不安宁运动以及抓握和抓取动作意味着,皮质脊髓束或多或少是完整的。对被动运动的对抗性抵抗(张力异常性强直)、复杂的回避动作和不连续的保护动作具有相同的意义,特别是如果它们是双侧时,说明昏迷不深。为了逃避伤害性刺激而进行的外展运动(远离中线)具有同样的意义,并区分了运动反应与姿势,如下所述。局灶性运动性癫痫表明到抽搐侧的皮质脊髓通路是完整的。在大脑半球的大面积破坏,如发生在高血压出血或颈内动脉 - 大脑中动脉闭塞时,癫痫发作活动可能只表现在同侧肢体,对侧肢体由于偏瘫而无法参与。在一侧半球广泛疾病的患者中,非轻偏瘫侧可能表现出复杂形式的半自主运动;它们可能代表了某种类型的皮质和皮质下运动模式的去抑制。舞蹈症、手足徐动症或偏侧投掷动作表明基底节和丘脑底部结构的紊乱,他们表现就像警觉的患者,对定位昏迷的原因没有帮助。

昏迷患者的姿势

一种具有某些后果的异常姿势是去大脑强直(*decerebrate rigidity*),其充分发展的形式是由角弓反张、牙关紧闭、四肢的僵硬伸展,伴手臂内旋和足部跖屈等构成的(见第 3 章)。最常见的表现是肢体短暂的强直性伸展。这种姿势模式最早是由 Sherrington 描述的,他在猫和猴子身上通过在上下丘间水平上横断脑干而建立了这种模型。动物的去大脑姿势被认为是在一侧病变的同侧,因此不是皮质脊髓束受累的结果;人类的情况正好相反。在发生了刻板的伸肌姿势的患者中,姿势与病变水平之间的精确的解剖关联是极少有可能的,因为它出现在各种情境下,如半球的占位病变引起中脑受压,小脑或其他颅后窝病变;某些代谢紊乱,如缺氧和低血糖;以及,少见的,肝昏迷和严重的药物或酒精中毒。一侧大脑半球的急性病变患者可能表现出对侧肢体,以及有时同侧肢体相似类型的伸肌姿势,这可能与同一肢体进行有目的性运动的能力同时存在。伸肌姿势,无论是单侧的还是双侧的,都是自发出现的,但更多的时候是它们是对四肢操作或触觉或有害刺激的反应。另一种相关的模式包括一侧手臂和腿的伸肌姿势,以及另一侧手臂的屈曲和外展。

在一些有伸肌姿势改变的患者中,病变明显地是在大脑白质或基底节,这很难与去大脑姿势的经典的生理学解释相一致。无论是在实验的制备中还是在人体中,去大脑姿势通常都不是一种持续状态。因此,正如 Feldman 和 Sahrmann 所建议的,术语“去大脑状态(*decerebrate state*)”比“去大脑强直(*decerebrate rigidity*)”更可取,后者意味着一种固定的强直的伸肌姿势。

去皮质姿势(*decorticate posturing*)通常表现为一侧或两侧手臂屈曲和内收,腿部伸展,表明神经系统更吻端水平的病变,在大脑白质或内囊和丘脑。双侧去皮质强直本质上是一种双侧痉挛性偏瘫。对角的姿势,例如,一侧手臂屈曲,而对侧手臂和腿伸展,通常表明幕上病变。当病灶大约位于前庭神经核水平时,通常可见双手臂强力的伸肌姿势和双腿无力的屈肌反应。病灶低于这一水平会导致肌肉弛缓和所有的姿势和运动消失。如果之前出现去皮质姿势或去大脑姿势,就会产生深昏迷,通常进展为脑死亡。

只有在中毒和代谢性昏迷最晚期表现中,如整个大脑的神经元缺氧坏死,咳嗽、吞咽、打嗝和自发呼吸全部消失。此外,腱反射和跖反射并不能说明发生了什么。腱反射一直保留到由于代谢紊乱和中毒的昏迷晚期。在由大面积脑梗死或脑出血所致的昏迷中,腱反射可能是正常的,也可能仅在偏瘫侧减弱，而跖反射在变成伸性之前，最初可能是消失的。跖屈肌反应出现伸肌反应，意味着恢复正常，或者，在深昏迷的情况下，过渡到脑死亡。

呼吸模式

巨大的幕上病变、双侧深在的大脑病变，以及轻度代谢紊乱会引起呼吸模式的改变，特别是呼吸深快变化的消长期伴有较短的呼吸暂停期[(周期性呼吸(*Cheyne-Stokes respiration*)]。基于不确定的依据，这种现象被归因于脑干呼吸中枢与大脑隔离，使它们对二氧化碳(过度通气驱动)比通常更敏感。据推测，由于过度呼吸，血液中的二氧化碳下降到刺激中枢所需的浓度以下，呼吸逐渐停止。然后二氧化碳会重新积累，直到超过呼吸的阈值，然后这个循环就会重复。另一种解释是，这种周期性是由于低动脉 PO_2 对受抑制的呼吸中枢的刺激作用。无论是哪种情况，Cheyne-Stokes 呼吸的出现都意味着双侧大脑结构的功能障碍，通常在大脑半球或间脑深部，一般是由中毒或代谢紊乱，或双侧结构病变如硬膜下血肿引起。仔细观察就会发现，周期中呼吸的暂停部分是与觉醒水平降低相对应的。Cheyne-Stokes 呼吸本身并不是一个严重的征象。它可能发生在老年人睡眠期间，也可能是清醒患者各种心肺疾病的表现。只有当它被反映脑干结构损伤的更不规则的呼吸模式替代时，患者才处于迫在眉睫的危险之中，如下文所述。

其他一些异常呼吸节律出现在脑干病变时(这些在第25章中讨论)，但很少具有特异性。较明显的呼吸节律异常与网状激活系统水平以下的病变相关，因此可见于脑干受压后期或破坏性脑干病变，诸如梗死、出血或浸润性肿瘤等。

低于中脑 - 上位脑桥被盖部的病变，无论原发性或继发于小脑幕切迹疝，可能引起中枢神经源性过度换气(*central neurogenic hyperventilation*，CNH)。这种紊乱的特征是呼吸速率和深度的增加，并在一定程度上导致晚期呼吸性碱中毒。这种模式必须与全身性酸中毒，特别是糖尿病酮症酸中毒[库斯莫尔呼吸(Kussmaul respiration)]引起的代偿性呼吸过度区分开来。此外，在一些急性神经事件，特别是颅脑损伤后，轻度过度通气也很常见。中枢神经源性过度通气的神经学基础尚不确定。它在理论上是代表下位脑干呼吸控制的反射机制的释放。在延髓、下位脑桥和中脑的肿瘤中都观察到这种现象。然而，North 和 Jennett 在一项神经外科患者呼吸异常的研究中发现，呼吸急促与病变部位之间没有一致的相关性。一种罕见的但值得注意的中枢性过度通气原因是没有影响脑干的原发性脑淋巴瘤(Pauzner et al)。

通常由基底动脉闭塞引起的下位脑桥病变，有时引起长吸式呼吸(*apneustic breathing*)(在充分吸时停顿2~3秒)或所谓的短周期 Cheyne-Stokes 呼吸，即几次快速深呼吸与呼吸暂停周期交替。在延髓背内侧病变时，呼吸节律紊乱，被不规则地打断，每次呼吸的频率和深度都不同，称为比奥呼吸(Biot breathing)，也称为“呼吸共济失调”。这一模式进展到间歇性长时间吸气喘息被所有的医生公认为是濒死性的表现，最后到呼吸暂停。事实上，呼吸停止是大多数严重的中枢神经系统 疾病患者的死亡模式。

所有这些不稳定的呼吸模式很可能是以某种方式相互关联的。Webber 和 Speck 已证明，通过改变麻醉深度，可以在同一只脑桥被盖背外侧病变的动物身上产生呼吸暂停、Biot 呼吸和喘息。正如 Fisher、Plum 和 Posner 所指出的，当某些幕上病变发展到颞叶和小脑疝的程度时，可以观察到一系列的呼吸模式(Cheyne-Stokes，然后过度通气，再后 Biot 呼吸)，表明从上位脑干扩展到下位脑干的功能紊乱；但是，这样的序列并不总是能被观察到。快速进展的颅后窝病变，主要是小脑肿块，更常引起呼吸骤停，而没有任何上述的呼吸异常作为中介；推测呼吸暂停是由于小脑扁桃体对延髓的猛烈压迫所致。

颅内压升高的临床征象

发生昏迷前的头痛、呕吐、超过患者静态水平的严重高血压、不明原因的心动过缓，或玻璃体下视网膜出血[(特尔松综合征(Terson syndrome)]等病史都是存在颅内压(ICP)升高的直接线索，通常来自某一种类型的颅内出血。在脑创伤和出血的病例中，视盘水肿在12~24小时内形成，而如果视盘水肿在随后出现昏迷时明显，通常意味着脑瘤或脓肿，即持续时间较长的病变。ICP 升高通过阻碍全脑的血流而导致昏迷，但这只会在压力水平极高的情况下发生。由于深部脑组织的侧向变形和疝出，一个脑室内的压力增高会使中心结构移位，并产生一系列“假定位”征象，正如前面这种类型讨论中指出的。然而，没有视盘水肿并不能排除 ICP 升高的可能性，尤其是在老年人。

急性脑积水

急性脑积水(acute hydrocephalus)综合征，最常见是由蛛网膜下腔出血或颅后窝肿瘤引起的脑室系统的梗阻所致，诱发一种意志缺失（abulia）状态（反应缓慢），接下来是昏睡，然后是昏迷伴双侧 Babinski 征。瞳孔小，腿部的张力通常增高，或者可能有伸肌姿势。脑积水的征象可能伴发头痛和全身性高血压，通过颅内压升高调节的。第 29 章进一步讨论这一问题。

诊断昏迷的实验室程序

除非根据病史和体格检查能立即确定昏迷的原因，否则就有必要进行一些实验室检查。对于有颅内压升高征象或有脑移位指征的患者，CT 扫描或 MRI 检查应作为首要程序。正如第 2 章所讨论的，腰椎穿刺虽然有进一步促进脑疝形成的小风险，但在某些情况下还是有必要的，以排除细菌性脑膜炎或脑炎。

如果怀疑中毒或药物过量，抽吸和进行胃内容物分析有时是有帮助的，但更应依赖血液和尿液的色谱分析（“毒性筛查”）。测量大多数抗癫痫药物、阿片类、苯二氮䓬类、巴比妥类、酒精，以及其他各种有毒物质的血液浓度已经有了准确的方法。这些筛查程序在医院之间差别很大，而某些毒素必须特别寻找。通过导尿管获得尿液标本，用来测定比重、葡萄糖、丙酮和蛋白含量。蛋白尿也可在蛛网膜下腔出血或高热后 2 或 3 天出现。糖尿病昏迷时几乎总是出现高比重尿、糖尿和丙酮尿等，但是短暂的糖尿和高血糖可能仅仅是由巨大的大脑病变引起的。应该进行血细胞计数，在疟疾流行的地区，应该检查血液涂片是否有寄生虫。中性粒细胞增多发生在细菌感染，而白细胞计数轻度升高也发生在脑出血和脑梗死，尽管很少超过 12 000/mm^3。应检查静脉血中葡萄糖、尿素、二氧化碳、碳酸氢盐、氨、钠、钾、氯化物、钙和 AST（天冬氨酸血清转氨酶）的浓度，在缺氧或因吸入烟雾或加热系统故障而暴露于一氧化碳的适当的病例中，应进行血气和碳氧血红蛋白分析。在肝衰竭可能导致昏睡或昏迷的情况下，可以增加氨水平的测定。

应该记住，水和钠的平衡紊乱，反映在高钠血症或低钠血症，可能是大脑疾病的结果［抗利尿激素（ADH）分泌过多，尿崩症，心房钠尿肽释放］，也可能是昏迷的直接原因。

如果在最初的检查中没有对昏迷做出充分的解释，那么 EEG 能提供有用的信息。有时，EEG 是揭示非惊厥性癫痫持续状态是昏睡原因的唯一方法。

昏迷分类和鉴别诊断（另见表 16-3）

轻偏瘫，以及脑膜刺激征伴 CSF 异常证实的局灶性脑疾病，可将导致昏迷的疾病分为以下三类：

Ⅰ. 不引起局灶性或偏侧性神经体征的疾病，通常脑干功能正常。CT 扫描和 CSF 细胞成分正常。

A. 外源性中毒：酒精、巴比妥类和其他镇静药、阿片类（第 41 章和第 42 章）

B. 内源性代谢紊乱：缺氧、糖尿病性酸中毒、尿毒症、肝功能衰竭、非酮症性高渗性高血糖、低钠和高钠血症、低血糖症、肾上腺皮质危象、严重营养缺乏、一氧化碳中毒、甲状腺状态、高钙血症（第 39 章和第 40 章）

C. 严重的全身感染：肺炎、腹膜炎、伤寒、疟疾、败血症、沃特豪斯 - 弗里德里克森综合征（Waterhouse-Friderichsen syndrome）

D. 任何原因引起的循环衰竭（休克）

E. 癫痫后状态和惊厥性及非惊厥性癫痫持续状态（第 15 章）

F. 高血压脑病和子痫（第 33 章）

G. 体温过高和体温过低（第 39 章）

H. 脑震荡（第 34 章）

I. 急性脑积水（第 29 章）

J. 某些退行性疾病的晚期（第 38 章）和 Creutzfeldt-Jakob 病（CJD）（第 31 章）

Ⅱ. 引起脑膜刺激征和 CSF 白细胞（WBCs）或红细胞（RBCs）过多的疾病，通常没有局灶性或侧向性大脑或脑干体征。CT 扫描或 MRI 检查（最好应在腰椎穿刺前）可能是正常或异常的。

A. 由动脉瘤破裂、动静脉畸形和大脑创伤引起的蛛网膜下腔出血（第 33 章和第 34 章）

B. 急性细菌性脑膜炎（第 31 章）

C. 病毒性脑膜脑炎（第 32 章）

D. 肿瘤性脑膜浸润（第 30 章）

E. 寄生虫性脑膜炎（第 31 章）

F. 垂体卒中（第 30 章）

Ⅲ. 引起局灶性脑干或偏侧大脑体征的疾病，脑脊液有或无改变。CT 扫描及 MRI 检查异常。

A. 半球出血或大面积脑梗死（第 33 章）

B. 基底动脉血栓形成或栓塞引起的脑干梗死（第 33 章）

C. 脑脓肿、硬膜下积脓、疱疹性脑炎（第 31 章）

D. 硬膜外、硬膜下出血和脑挫伤（第 34 章）

E. 脑肿瘤（第 30 章）

F. 小脑和脑桥出血(第 33 章)

G. 多发性局灶脑病变累积引起广泛性脑功能障碍的：由感染性心内膜炎引起的多发栓塞性梗死、急性播散性(感染后)脑脊髓炎、血管内淋巴瘤、血栓性血小板减少性紫癜(TTP)、矢状窦血栓形成、弥漫性脂肪栓塞及其他

昏迷的鉴别诊断问题(表 16-3)

使用之前列出的临床标准，人们通常可以确定某一昏迷的病例是否属于这三种类型之一。对于没有局灶性或偏侧性或脑膜体征(包括大多数代谢性脑病、中毒、脑震荡和癫痫后状态)的群组，必须记住，以往神经系统疾病的遗留征象可能会使临床表现混淆。因此，在伴有低血压的尿毒症或肝昏迷，低血糖，糖尿病性酸中毒或癫痫发作后的病程中，早些时候由血管性疾病或创伤引起的轻偏瘫可能会重新表现出来。在高血压脑病中，也可能存在局灶性体征。偶尔由于莫名其妙的原因，在代谢性昏迷，特别是在高血糖 - 高渗状态时，一条腿似乎活动较少，一侧跖反射可能为伸性，或者癫痫发作可能主要或完全是在一侧。通常被认为是结构性疾病特征的 Babinski 征和伸肌强直，有时确实发生在多种药物引起的深度中毒或肝性脑病中。

表 16-3 昏迷的常见病因的鉴别诊断要点

一般分组	特定的疾病	重要的临床表现	重要的实验室结果	备注
昏迷伴局灶性或偏侧性体征	脑出血	偏瘫，高血压，周期性呼吸，特殊的眼征(见第 13 章)	CT 上高密度血液	突然起病，常伴头痛、呕吐，高血压病史，晚期瞳孔扩大
	基底动脉闭塞(血栓形成或栓塞)	伸肌姿势和双侧 Babinski 征，头眼反射早期丧失，眼球浮动	CT 示高密度基底动脉(急性血栓形成); MRI 示脑干和大脑后动脉供血区弥散受限或 T2 高信号; CSF 正常	起病亚急性(血栓形成)，或突然(基底动脉尖栓塞)
	颈内动脉供血区梗死	偏瘫，一侧无反应或扩大的瞳孔	广泛的水肿，灰白质交界不清，脑沟、脑室消失，大脑镰下疝或钩回疝	卒中后先嗜睡数日，出现昏迷
	硬膜下血肿	缓慢或周期性呼吸，血压升高，偏瘫，一侧瞳孔扩大	CT 示高密度出血; CSF 黄变伴相对低蛋白	外伤史或征象，头痛，意识模糊，进展性嗜睡
	创伤	颅部和面部损伤征象	CT 和 MRI 显示挫伤、出血和其他损伤; CSF 可能为血性	血压不稳，伴全身性损伤
	脑脓肿	神经体征取决于定位	边缘强化的占位，伴周边水肿	全身性感染或神经外科手术，发热
	高血压脑病，子痫	血压>210/110mmHg(在子痫和儿童较低)，头痛，癫痫发作，高血压性视网膜改变	CT 上后部为主的低密度和 MRI 上 T2 高信号影响灰质和皮质下白质，CSF 压力上升	急性或亚急性进展，用过氨茶碱或儿茶酚胺药物
	血栓性血小板减少性紫癜(TTP)	瘀点，癫痫发作，转移性局灶体征	多发性小灶皮质梗死和/或微出血; 血小板减少	类似脂肪栓塞，多灶性小血管病
昏迷不伴局灶性或偏侧性体征，伴脑膜刺激征	脑膜炎和脑炎	颈强直，Kernig 征，发热，头痛	可能有脑水肿，脑膜强化，CSF 淋巴细胞增多，蛋白升高，糖降低	亚急性或急性起病
	蛛网膜下腔出血	呼吸鼾声，高血压，颈强直，Kernig 征	脑池和脑沟有血，血性或黄变 CSF，压力升高	突然起病伴剧烈头痛

续表

一般分组	特定的疾病	重要的临床表现	重要的实验室结果	备注
昏迷不伴局灶性神经体征和脑膜刺激征，CT 扫描和 CSF 正常	酒精中毒	体温过低，低血压，皮肤发红，酒精呼吸	血液酒精浓度升高	可能伴颅脑创伤，感染和肝功能衰竭
	镇静药中毒	体温过低，低血压	尿和血中检出药物，EEG 通常显示快波	服药史，自杀企图
	阿片类中毒	呼吸缓慢，发绀，瞳孔缩小		应用纳洛酮导致苏醒和戒断征象
	一氧化碳中毒	樱桃红色皮肤	苍白球弥散受限，碳氧血红蛋白	苍白球坏死
	全脑缺血 - 缺氧	强直，去大脑姿势，发热，癫痫发作，肌阵挛	大脑和小脑皮质和深部核团弥散受限和脑水肿，CSF 正常；EEG 可能是等电位或显示高电压 δ 波	心肺骤停后突然发病，如缺氧超过 3~5 分钟即永久性损伤
	低血糖	与低血氧相同	血和 CSF 糖降低	特征性缓慢进展，经过紧张、饥饿、出汗、面色潮红，然后苍白，呼吸浅以及癫痫发作
	糖尿病性昏迷	细胞外液缺失征象，过度换气伴 Kussmaul 呼吸，“水果味”呼吸	糖尿，高血糖，酸中毒，血碳酸氢盐减低，酮症和尿酮体或高渗状态	多尿、多饮，体重降低病史，或糖尿病史
	尿毒症	高血压，皮肤苍黄、干燥；呼吸带氨味，颤搐 - 惊厥综合征	尿蛋白和管型，血尿素氮和肌酐升高，贫血，酸中毒，低钙血症	进展性冷漠，意识模糊，昏迷前出现扑翼样震颤
	肝性昏迷	黄疸，腹水和门静脉高压的其他征象，扑翼样震颤	由于锰在苍白球和其他结构沉积，出现 T1 高信号，血氨水平升高，CSF 黄变(胆红素)，蛋白正常或轻度升高	发病后数天或静脉曲张穿刺或出血后，昏迷前有意识模糊、昏睡、扑翼样震颤，以及特征性 EEG 改变
	高碳酸血症	视盘水肿，广泛的肌阵挛，扑翼样震颤	CSF 压力增高，PCO_2 可能超过 75mmHg，EEG θ 和 δ 活动	晚期肺疾病，深昏迷和脑损伤罕见
	严重感染(败血症休克)；热射病	极度高热，呼吸急促	因病因而变化	特殊感染的证据或暴露于极高温
	癫痫发作	发作性行为紊乱或抽搐动作	在癫痫持续状态，MRI 上受累皮质弥散受限，特征性 EEG 改变	之前的发作史

如第 34 章所述，脑震荡或发作后昏迷的诊断取决于对诱发事件或间接证据的观察。惊厥发作的特征通常是舌咬伤、尿失禁，以及肌酸激酶 - 骨骼肌分数（creatine kinase-skeletal muscle fraction）增高，随后可能会出现另一次发作或突然的发作。手或脚出现小的阵挛或肌阵挛性抽搐动作，或眼睑或眼球的颤动使 EEG 有助于确定潜在的癫痫状态是不是昏迷的原因。在诊断不明原因昏迷时，尤其是在已知的癫痫患者中，必须考虑第 15 章所描述的这种非惊厥性癫痫持续状态（见表 16-3）。

对于第二组主要表现脑膜刺激的患者（头部退缩，颈部前屈时僵硬，Kernig 征和 Brudzinski 征），细菌性脑膜炎和蛛网膜下腔出血是常见的病因。然而，如果是深昏迷，婴儿和成人都可能不出现颈部僵硬。在这种情况下，必须检查 CSF 以确定诊断。在大多数细菌性脑膜炎病例中，CSF 压力升高，但不是特别高（通常 <400mmH_2O）。然而，在伴有脑肿胀的病例中，CSF 压力会明显升高；瞳孔变得固定和扩张，可能有脑干受压伴呼吸停止的征象。因动脉瘤破裂而昏迷的患者 CSF 压力也很大；CSF 明显血性，如果出血严重到足以导致昏迷，CT 扫描可以在整个基底池和脑室看到血。

在第三组患者中，是感觉运动的局部性体征，瞳孔和眼部反射异常，姿势状态和呼吸模式为大脑半球的严重结构性病变，及其对节段性脑干功能的压迫效应提供了线索。随着脑干的特征变得更加明显，它们可能会掩盖大脑疾病的早期的征象。

值得再次强调的是，严重的肝性、低血糖、高血糖和低氧状态可能类似于脑干损伤引起的昏迷，表现为不对称的运动体征、局灶性癫痫，以及去大脑姿势，而药物中毒引起的深昏迷可能使反射性眼球运动消失。相反，大脑半球的某些结构性病变非常弥散，以至于产生一种类似代谢紊乱的表现；血栓性血小板减少性紫癜（TTP）、脂肪栓塞、血管炎、血管内淋巴瘤、急性播散性脑脊髓炎，以及全脑缺血缺氧的晚期效应就是这种状态的例子。在其他时候，它们会引起弥漫性脑病伴有叠加的局灶性体征。以 TTP 为代表的多灶性脑损伤是最难发现的昏迷原因之一，特别是因为结构损伤可能与癫痫发作同时发生。

一般来说，由大脑前、大脑中、大脑后动脉闭塞引起的一侧脑梗死只会引起嗜睡，然而，由颈动脉闭塞引起的一侧大面积脑梗死，如果出现广泛的脑水肿和继发组织移位，就可能发生昏迷。也有例外的情况，如主（左）侧半球大面积梗死导致了昏睡。严重到足以压迫脑干并导致昏迷的水肿很少在 12 或 24 小时前发生。迅速发展的脑积水会导致瞳孔变小、呼吸急促、腿的伸肌强直、Babinski 征，有时还会导致眼球运动丧失。

当然，诊断的首要目的是指导治疗。昏迷可治疗的病因是药物和酒精中毒、感染性休克、心力衰竭或全身出血、尿毒症、硬膜外和硬膜下血肿、脑脓肿、细菌和真菌性脑膜炎、糖尿病性酸中毒或高渗状态、低血糖、低钠或高钠血症、肝昏迷、高钙血症、尿毒症、癫痫持续状态、韦尼克（Wernicke）病，桥本脑病，以及高血压脑病等。小脑出血可被成功地切除，而得到不同程度的治疗；大面积卒中引起的水肿，可以通过偏侧颅骨切除术改善；以及任何原因引起的脑积水，进行脑室引流都可能有效。

急性昏迷患者的处理

严重受损的意识状态，无论其原因如何，往往是致命的，不仅因为它们代表了许多疾病的晚期，而且因为给原发疾病增加了它们自己的特殊负担。当然，医生的主要目标是找出昏迷的原因并进行适当的治疗。然而，经常发生的情况是，这种疾病的过程是没有特定的治疗方法的；或者，如在缺氧或低血糖时，在患者引起医生注意之前，已经发生了严重的、不可逆转的影响。同样，这个问题可能非常复杂，因为这种紊乱可能不是由单一原因造成的，而是由多个因素共同作用的结果，其中没有一个因素可以解释整个的临床表现。在某些情况下，两个过程会促使意识下降，特别是颅脑损伤合并药物或酒精中毒，以及局灶性病变合并不明显的癫痫发作。必须采用支持性措施代替具体治疗；事实上，患者从原发疾病中存活下来的机会通常取决于这些一般医疗措施的有效性。

对无知觉的患者的成功管理需要一个良好协调的护士和医生团队的参与。必须迅速采取必要的治疗，甚至在所有诊断步骤完成之前，诊断和治疗可能必须同时进行。以下是对这类患者治疗原则的简要概述。关于休克、体液和电解质失衡以及其他威胁昏迷患者的并发症（如肺炎、尿路感染、深静脉血栓形成等）的处理细节可在《哈里森内科学原理》（*Harrison's Principles of Internal Medicine*）一书中找到。

1. 浅而不规则的呼吸、打鼾的呼吸（提示吸气受阻），以及发绀都需要建立通畅的呼吸道和供氧。开始时应保持侧位，以免分泌物和呕吐物进入气管支气管树。一旦分泌物和呕吐物积聚，应立即用吸痰器清除，否则会导致肺不张和支气管肺炎。应测量动脉血气，并进一步观察监测血氧饱和度。如果患者无法避免吸入，以及出现缺氧或通气不足，就需要使用气管插管和正压呼吸器。

2. 休克的处理，如果存在休克，它的处理优先于所有其他诊断和治疗措施。

3. 同时，还建立了静脉通道，抽取血液样本，以测定葡萄糖、中毒药物和电解质以及肝肾功能。如有麻醉剂过量的可能性，应静脉注射纳洛酮 0.5mg。低血糖产生的昏睡或昏迷需要输注葡萄糖，通常是 50% 的溶液 25~50mL，然后输注 5% 的溶液；必须补充硫胺素。取尿液样本进行药物和葡萄糖测试。如果诊断不确定，应同时使用纳洛酮和葡萄糖 - 硫胺联合用药。

4. 由于占位性病变引起 ICP 升高时，应静脉注射 20% 甘露醇溶液 25~50g，超过 10~20 分钟输入，如果病情恶化，应进行过度通气，这可通过瞳孔扩大或昏迷加深来判断。反复的 CT 扫描可以让医生跟踪病变的大小和局部水肿的程度，并检测脑组织的位移。对于大面积脑病变，在选定的患者的颅内放置测压装置可能是适当的（见第 35 章，颅内压监测和治疗的细节）。

5. 如果根据头痛和脑膜刺激征（以及在感染性脑膜炎的情况下发热）而怀疑脑膜炎或蛛网膜下腔出血，应进行腰椎穿刺，须牢记这一操作的风险和处理方法。CT 扫描可能已发现了原发性蛛网膜下腔出血，在这种情况下，腰椎穿刺是不必要的。在脑膜炎的情况下，应立即开始使用能穿透脑膜的广谱抗生素，而与腰椎穿刺时间无关。然后根据第 31 章所列出的原则来决定药物的选择。如果已被诊断细菌性脑膜炎患者从腰椎穿刺测得 CSF 压力明显升高，建议将针芯留在针腔内，留取诊断所必需的尽可能少的 CSF，并应给予甘露醇或高渗盐水以降低压力。

6. 惊厥应采取第 15 章所述的措施加以控制，通常通过静脉注射地西泮。

7. 如前所述，在某些因药物摄入导致昏迷的病例中胃抽吸和生理盐水灌洗可能有诊断和治疗的作用。水杨酸类、阿片类和抗胆碱能药物（三环类抗抑郁药、吩噻嗪类、东莨碱）都可能引起胃弛缓，可能在摄入后数小时恢复。腐蚀性物质不应洗胃，因为有胃肠道穿孔的危险。在某些药物中毒时可以使用活性炭。预防胃出血和过量胃酸分泌过多的措施通常是适当的。

8. 体温调节机制可能受到干扰，极端的低体温或高体温应予纠正。在严重高热时，除了退热药外，还应采取蒸发冷却措施。

9. 不应让膀胱扩张，如果患者没有排空，应使用留置导尿管进行减压。毋庸置疑，不应让患者躺在湿的或弄脏的床上。

10. 中枢神经系统疾病可能会破坏对水、葡萄糖和钠的控制。失去知觉的患者不能再通过饥饿和口渴来调整食物和液体的摄入量。在脑部疾病已描述了失盐（salt-losing）和保盐综合征（salt-retaining syndromes）（见第 26 章）。水中毒和严重的低钠血症本身可能是有害的。如果昏迷时间延长，插入鼻胃管可以缓解喂食患者的问题，并保持液体和电解质平衡。长时间留置胃管是可以接受的。否则，每 24 小时应给予大约 35mL/kg 等渗液（5% 葡萄糖加 0.45% 的生理盐水并补充钾，除非有脑水肿，在这种情况下，应使用高渗生理盐水）。

11. 通过预防呕吐（胃管和气管插管）、患者采取正确的体位和限制口服液，可避免吸入性肺炎。如果发生吸入性肺炎，就需要使用适当的抗生素和积极的肺部物理疗法进行治疗。建议使用氯己定（Chlorhexidine）进行口腔去污，以减少呼吸机相关性肺炎的发病率。

12. 下肢静脉血栓形成，常见于昏睡和偏瘫的患者，往往没有明显的临床征象。可以尝试通过皮下注射肝素，5 000U/q12h，或低分子量肝素，以及使用间歇充气的压力靴来预防。预防性使用小剂量抗凝剂，如肝素和依诺肝素（enoxaparin），几乎没有绝对禁忌证。

13. 如果患者能够活动，应予以适当的约束，以防止坠床和避免惊厥造成的自伤。

14. 应定期给予结膜润滑和口腔清洁。

昏迷的预后（另见第 39 章“缺氧缺血性脑损伤的预后”）

一般来说，代谢性和中毒性引起的昏迷的恢复要比缺氧性昏迷好得多，颅脑损伤的预后占据中间的位置。大多数最初因卒中导致昏迷的患者都会死亡，蛛网膜下腔出血因脑积水引起的昏迷是一个例外，而那些通过颅骨切除术减轻脑移位的病例也是例外。对于所有形式的昏迷，特别是在心脏停搏后，如果在昏迷开始的 1 天内没有瞳孔、角膜或眼前庭反应，那么恢复独立功能的机会几乎为零（Levy et al）。根据 Booth 及其同事对多项研究的分析，预测不良预后记录的其他征象包括，在昏迷开始后的 1 天和 3 天内，没有角膜反射，无睁眼反应，四肢弛缓，以及双侧的体感诱发电位反应缺乏皮质成分。Kowalski 及其同事追踪了连续系列的昏迷患者，发现从昏迷中苏醒的预测因素包括年龄较小，上文提到的非创伤性病因，格拉斯哥昏迷评分较高和松果体移位较少（更多细节见第 39 章）。

颅脑损伤后植物状态的频率，以及如这种状态持续数月，可以忽略的改善机会已经讨论过了，缺氧缺血性昏迷预后的讨论在第 39 章中可以找到。通过证明创伤性脑损伤幸存者残留的和意愿性认知活动而被引入的新观点，在前面的小节中也已讨论过。

在所有其他情况下，潜在疾病的性质，以及在某种程度上，患者的年龄决定了结果；读者应参阅本书适当的章节来了解详情。

（所 芮 译 王维治 校）

参考文献

Adams JH, Graham DI, Jennet B: The neuropathology of the vegetative state after an acute brain insult. *Brain* 125:1327, 2000.

Andrews BT, Chiles BW, Olsen WL, et al: The effects of intracerebral hematoma location on the risk of brainstem compression and outcome. *J Neurosurg* 69:518, 1988.

Andrews K: Recovery of patients after four months or more in the persistent vegetative state. *BMJ* 306:1597, 1993.

Beecher HK, Adams RD, Sweet WH: A definition of irreversible coma: Report of the Committee of Harvard Medical School to examine the definition of brain death. *JAMA* 205:85, 1968.

Bernat JL: Chronic disorders of consciousness. *Lancet* 367:1181, 2006.

Booth CM, Boone RH, Tomlinson G, Detsky AS: Is this patient dead, vegetative, or severely impaired? *JAMA* 291:870, 2004.

Braakman R, Jennett WB, Minderhound JM: Prognosis of the post-traumatic vegetative state. *Acta Neurochir (Wien)* 95:49, 1988.

Bremer F: L'activité cerebralé au cours du sommeil et de la narcose. *Bull Acad R Soc Belg* 2:68, 1937.

Brown N, Lydic R, Schiff ND: General anesthesia, sleep, and coma. *N Engl J Med* 363:2638, 2010.

Cairns H, Oldfield RC, Pennybacker JB, et al: Akinetic mutism with an epidermoid cyst of the third ventricle. *Brain* 64:273, 1941.

Campagna JA, Miller KW, Forman SA: Mechanisms of actions of inhaled anesthetics. *N Engl J Med* 348:2210, 2003.

Childs NL, Mercer WN: Late improvement in consciousness after post-traumatic vegetative state. *N Engl J Med* 334:24, 1996.

Crick FA, Koch C. Framework for consciousness. *Nat Neurosci* 6:119, 2003.

Di HB, Yu SM, Wend XC, et al: Cerebral response to patient's own name in the vegetative and minimally conscious states. *Neurology* 68:895, 2007.

Estraneo A, Moretta P, Loreto V, et al: Late recovery after traumatic, anoxic, or hemorrhagic long-lasting vegetative state. *Neurology* 75:239, 2010.

Feldman MH, Sahrmann S: The decerebrate state in the primate: II. Studies in man. *Arch Neurol* 25:517, 1971.

Fisher CM: The neurological examination of the comatose patient. *Acta Neurol Scand* 45 (Suppl 36):1, 1969.

Fitzsimmons RB, Wolfenden WH: Migraine coma: meningitic migraine with cerebral oedema associated with a new form of autosomal dominant cerebellar ataxia. *Brain* 108:555, 1985.

Giacino JT, Ashwal S, Childs N, et al: The minimally conscious state. Definition and diagnostic criteria. *Neurology* 58:349, 2002.

Haimovic IC, Beresford HR: Transient unresponsiveness in the elderly. Report of five cases. *Arch Neurol* 49:35, 1992.

Hansotia PL: Persistent vegetative state: review and report of electrodiagnostic studies in eight cases. *Arch Neurol* 42:1048, 1985.

Higashi K, Sakata Y, Hatano M, et al: Epidemiologic studies on patients with a persistent vegetative state. *J Neurol Neurosurg Psychiatry* 40:876, 1977.

Huberfeld G, Dupont S, Hazemann P, et al: Stupeur recurrente idiopathique ches un patient: imputabilite benzodiazepines endogenes ou exogenes? *Rev Neurol* 158:824, 2002.

Iragui VJ, McCutchen CB: Physiologic and prognostic significance of "alpha coma." *J Neurol Neurosurg Psychiatry* 46:632, 1983.

Jennett B, Plum F: Persistent vegetative state after brain damage. *Lancet* 1:734, 1972.

Joffe AR, Lequier L, Cave D: Specificity of radionuclide brain blood flow testing in brain death—case report and review. *J Int Care Med* 25:53, 2010.

Kernohan JW, Woltman HW: Incisura of the crus due to contralateral brain tumor. *Arch Neurol Psychiatry* 21:274, 1929.

Kinney HC, Korein J, Panigraphy A, et al: Neuropathological findings in the brain of Karen Ann Quinlan—the role of thalamus in the persistent vegetative state. *N Engl J Med* 330:1469, 1994.

Kowalski RG, Buitrageo MM, Duckworth J, et al: Neuroanatomical predictors of awakening in acutely comatose patients. *Ann Neurol* 77:804, 2015.

Laureys S, Lemaire C, Maquet P, et al: Cerebral metabolism during vegetative state and after recovery of consciousness. *J Neurol Neurosurg Psychiatry* 67:121, 1999.

Levy DE, Bates D, Caronna JJ: Prognosis in nontraumatic coma. *Ann Intern Med* 94:293, 1981.

Luaté J, Maucort-Boulch D, Tell L, et al: Long-term outcomes of chronic minimally conscious and vegetative states. *Neurology* 75:246, 2010.

Lugaresi E, Montagna P, Tinuper P, et al: Suspected covert lorazepam administration misdiagnosed as recurrent endozepine stupor. *Brain* 121:2201, 1998.

Lustbader D, O'Hara D, Wijdicks EF, et al: Second brain death examination may negatively affect organ donation. *Neurology* 76:119, 2011.

Lutkenhoff ES, Chiang J, Tshibanda L, et al: Thalamic and extrathalamic mechanisms of consciousness after severe brain injury. *Ann Neurol* 78:68, 2015.

Magnus DC, Wilford BS, Caplan AL: Accepting brain death. *N Engl J Med* 370:891, 2014.

McNealy DE, Plum FP: Brainstem dysfunction with supratentorial mass lesions. *Arch Neurol* 7:10, 1962.

Meador KJ, Ray PG, Echauz JR, et al: Gamma coherence and conscious perception. *Neurology* 59:847, 2002.

Mollaret P, Goulon M: Le coma dépassé. *Rev Neurol* 101:3, 1959.

Monti MM, Vanhaudenhuyse A, Coleman M, et al: Willful modulation of brain activity in disorders of consciousness. *N Engl J Med* 362:579, 2010.

Moruzzi G, Magoun H: Brain stem reticular formation and activation of EEG. *Electroencephalogr Clin Neurophysiol* 1:455, 1949.

Multi-Society Task Force on PVS. Medical aspects of the persistent vegetative state: Parts I and II. *N Engl J Med* 330:1499, 1572, 1994.

Nakagawa TA, Ashwal S, Mathur M, et al: Guidelines for the determination of brain death in infants and children: an update of the 18987n task force recommendations-executive summary. *Ann Neurol* 71:573, 2012.

North JB, Jennett B: Abnormal breathing patterns associated with acute brain damage. *Arch Neurol* 32:338, 1974.

Owen AM, Coleman MR, Boly M, et al: Detecting awareness in the vegetative state. *Science* 313:1402, 2006.

Parvizi J, Damasio JR: Neuroanatomical correlates of brainstem coma. *Brain* 126:1524, 2003.

Pauzner R, Mouallem M, Sadeh M, et al: High incidence of primary cerebral lymphoma in tumor-induced central neurogenic hyper-ventilation. *Arch Neurol* 46:510, 1989.

Pleasure SJ, Abosch A, Friedman J, et al: Spontaneous intracranial hypotension resulting in stupor caused by diencephalic compression. *Neurology* 50:1854, 1998.

Plum F: Coma and related global disturbances of the human conscious state. In: Peters A (ed): *Cerebral Cortex*. Vol 9. New York, Plenum Press, 1991, pp 359–425.

Plum F, Posner JB: *Diagnosis of Stupor and Coma*, 3rd ed. Philadelphia, Davis, 1980.

Qin P, Wu X, Huang Z, et al: How are different neural networks related to consciousness? *Ann Neurol* 78:594, 2015.

Reich JB, Sierra J, Camp W, et al: Magnetic resonance imaging measurement and clinical changes accompanying transtentorial and foramen magnum brain herniation. *Ann Neurol* 33:159, 1993.

Reptinger S, Fitzgibbons WP, Omojoia MF, et al: Long survival following bacterial meningitis associated brain destruction. *J Child Neurol* 21:591, 2006.

Ropper AH: Cogito ergo sum by MRI. *N Engl J Med* 362:648, 2010.

Ropper AH: Lateral displacement of the brain and level of consciousness in patients with an acute hemispheral mass. *N Engl J Med* 314:953, 1986.

Ropper AH: The opposite pupil in herniation. *Neurology* 40:1707, 1990.

Ropper AH: Unusual spontaneous movements in brain-dead patients. *Neurology* 34:1089, 1984.

Ropper AH, Shafran B: Brain edema after stroke: Clinical syndrome and intracranial pressure. *Arch Neurol* 41:26, 1984.

Rosenberg GA, Johnson SF, Brenner RP: Recovery of cognition after prolonged vegetative state. *Ann Neurol* 2:167, 1977.

Rosenberg H, Clofine R, Bialik O: Neurologic changes during awakening from anesthesia. *Anesthesiology* 54:125, 1981.

Scheibel AB: On detailed connections of the medullary and pontine reticular formation. *Anat Rec* 109:345, 1951.

Schiff ND, Giacino JT, Kalmar K, et al: Behavioural improvement with thalamic stimulation after severe traumatic brain injury. *Nature* 448:600, 2007.

Scott S, Ahmed I: Modafinil in endozepine stupor. A case report. *Can J Neurol Sci* 31:409, 2004.

Sherrington CS: Decerebrate rigidity and reflex coordination of movements. *J Physiol* 22:319, 1898.

Shewmon DA: Chronic "brain death": meta-analysis and conceptual consequences. *Neurology* 51:1538, 1998.

Solomon P, Aring CD: Causes of coma in patients entering a general hospital. *Am J Med Sci* 188:805, 1934.

Steriade M: Arousal: revisiting the reticular activating system. *Science* 272:225, 1996.

Voss HU, Ulug AM, Dyke JP, et al: Possible axonal regrowth in late recovery from the minimally conscious state. *J Clin Invest* 116:2005, 2006.

Webber CL Jr, Speck DF: Experimental Biot periodic breathing in cats: effects of changes in PiO_2 and $PiCO_2$. *Respir Physiol* 46:327, 1981.

Wijdicks EFM: *Brain Death*. Lippincott Williams & Wilkins, Philadelphia, 2001.

Wijdicks EFM, Bamlet WR, Maramattom BV, et al: Validation of a new coma scale: The FOUR score. *Ann Neurol* 58:585, 2005.

Young GB: Consciousness, in Young GB, Ropper AH, Bolton CG: *Coma and Impaired Consciousness: A Clinical Perspective*. New York, McGraw Hill, 1998, pp 3–38.

Zeman A: Consciousness. *Brain* 124:1263, 2001.

Zeman A: Persistent vegetative state. *Lancet* 350:795, 1997.

第 17 章

虚弱和晕厥

晕厥(*syncope*)一词来自希腊语 *synkope*,字面上的意思是"停止""中断"或"暂停"。在医学上,它是指由于到脑部的血流减少,引起意识和姿势张力的短暂丧失而不能站立。在日常用语中,它与虚弱(*fainting*)是同义词。感觉虚弱(*feeling faint*)和虚弱感(*feeling of faintness*)也是常用的词语,用来描述力量的丧失和其他即将发生或不完全昏厥发作的症状。后一种状态被称为晕厥前期(*presyncope*)。其他典型特征是发病较突然、持续时间短,以及自发的和完全恢复而不需要特殊的复苏措施。

虚弱和晕厥是所有的医疗问题中最常见的。几乎每个成年人都经历过一些晕厥前症状,如果没有完全发展为晕厥发作,或许也在其他人身上观察到这种发作。与其他主要的主观状态一样,对这些症状的描述往往是模糊不清的。患者可能会将这种体验描述为头重脚轻、头晕眼花、一种"醉酒感"、一个虚弱的符咒,或者,如果失去了意识,则是"短暂昏迷"。为了确定患者所给出这些词汇的确切含义,仔细询问可能是必要的。在许多情况下,这些症状的性质可以通过以下的事实得到澄清,患者表现一种虚弱感,然后是短暂的意识丧失,很容易被认为是虚弱或晕厥。这一系列的表现也告诉我们,在某些情况下,虚弱和晕厥之间的区别只是程度不同而已。这些症状必须与某些类型的癫痫明确区分开来,这是发作性意识丧失的另一个主要原因,以及与其他疾病,诸如猝倒、短暂性缺血发作(TIAs)、跌倒发作(drop attacks),以及眩晕等鉴别,这些也是以全身无力的短暂发作或不能站立为特征,但不出现意识丧失。

发作性虚弱和晕厥的原因

从临床角度来看,晕厥主要有三种类型,它们最终都会导致低血压,每一种都可能导致流向脑部的血流暂时减少。第一种,血管交感神经张力反射性消退(血管抑制效应),是由正常张力交感神经影响的中枢调节抑制引起的,通常与过度的迷走神经效应和心动过缓(迷走神经效应)有关。与心动过缓相关的类型称为血管迷走性晕厥(*vasovagal syncope*),是一种特殊形式的神经源性或神经心源性晕厥(*neurocardiogenic syncope*),它是指通过反射性神经机制使交感神经张力消失。神经心源性晕厥通常是指刺激来源于心脏内的神经感受器。

第二种是血管的交感神经支配和自主激活的代偿反应(反射性心动过速和血管收缩)未能发生,这种失调通常发生在身体直立时,并导致血液在身体下部淤积,引起直立性低血压(*orthostatic hypotension*)和晕厥。通常情况下,前两种晕厥患者没有潜在的心脏病的证据。

第三种类型的晕厥是由于心脏本身的疾病引起的原发性心输出量减少,如斯托克斯-亚当斯缓速性心律失常发作(Stokes-Adams bradyarrhythmia attack),严重的主动脉或主动脉瓣下狭窄,或缺血性心脏病等。由于脱水或失血导致的血容量大幅减少通常只会导致近晕厥(near syncope),但在严重情况下也可能完全丧失意识。

Soteriades 和同事们在弗雷明汉心脏研究(Framingham Heart Study)中积累的大量信息可能具有代表性,可以作为晕厥各种原因的相对频率的粗略指南。晕厥的主要原因是血管迷走性,约 10% 的病例被确定为心脏原因,还有 10% 是直立性低血压。此外,有 7% 的病例归因于药物治疗,主要是那些干扰交感神经张力的药物,其余 40% 无法归类。

晕厥的三种主要类型以及其他几种在这些类型中不易归类的可根据它们的病理生理机制进一步细分如下:

Ⅰ. 神经源性血管抑制反应

A. 由压力感受器外源性信号引起传到延髓

1. 血管减压性(血管迷走性)

2. 神经心源性

3. 颈动脉窦过敏

4. 迷走舌咽的

5. 剧烈疼痛,特别是来自内脏(肠、卵巢、睾丸等)的剧痛

B. 伴有心脏静脉回流减少

1. 排尿性

2. 咳嗽性

3. 瓦尔萨尔瓦(Valsalva)动作,用力,屏气,举重

4. 餐后的

C. 内在的和外部的精神刺激

1. 恐惧,焦虑(晕厥前较常见)

2. 看到血

3. 癔症

Ⅱ. 交感神经系统神经支配衰竭(体位 - 直立性低血压)

A. 周围神经系统自主功能衰竭(周围神经病,自主神经病)

1. 糖尿病

2. 全自主神经功能障碍

3. Guillain-Barré 综合征(GBS)

4. 淀粉样神经病

5. 外科交感神经切除术

6. 抗高血压药物治疗和血管交感神经支配的其他阻滞剂和突触前 α 受体激动剂

7. 嗜铬细胞瘤

B. 中枢神经系统(CNS)自主神经功能衰竭

1. 原发性自主神经功能衰竭(特发性直立性低血压)

2. 多系统萎缩(帕金森综合征、共济失调、直立性低血压)

3. 路易体病和帕金森病

4. 脊髓创伤、梗死和坏死

5. 中枢作用的降压药和其他药物治疗

Ⅲ. 心输出量减少或血容量不足(低血容量)

A. 心输出量减少

1. 心律失常

a. 缓慢心律失常

ⅰ. 房室(AV)传导阻滞(二度和三度)伴 Stokes-Adams 发作

ⅱ. 心室停搏

ⅲ. 窦性心动过缓、窦房传导阻滞、窦性停搏、病态窦性综合征

b. 快速心律失常

ⅰ. 阵发性室性心动过速

ⅱ. 室上性心动过速(很少引起晕厥)

2. 心肌性:心绞痛、梗死或严重充血性心力衰竭伴心输出量减少

3. 左心室或主动脉流出道阻塞:主动脉瓣狭窄、肥厚性主动脉瓣下狭窄、大动脉炎

4. 肺动脉血流阻塞:肺动脉狭窄、法洛四联症、原发性肺动脉高压、肺栓塞

5. 心包填塞

B. 血容量不足(出血);脱水

Ⅳ. 发作性虚弱、晕厥的其他原因

A. 缺氧

B. 严重贫血

C. 过度通气所致的 CO_2 减少引起脑血管收缩

1. 无瓦尔萨尔瓦(Valsalva)动作(虚弱常见,晕厥罕见)

2. 有瓦尔萨尔瓦动作,目的性(“玩弄把戏”)或由孩子哭泣引起的

D. 低血糖(虚弱常见,晕厥罕见)

E. 焦虑(惊恐)发作

F. 环境过热

引起虚弱和晕厥的这一系列情况看起来很长,而且很复杂,但通常的类型可以简化为一些公认的机制。为了不被太多的细节模糊这些机制,下面只讨论在临床实践中经常遇到的虚弱变异型和那些具有特殊神经病学意义的虚弱。

晕厥的临床特征

普通昏倒(血管减压性晕厥)

普通昏倒(common faint)也称为血管减压性晕厥(vasodepressor syncope),是一种常见的虚弱,主要见于年轻人。家族性倾向是众所周知的(Mathias et al)。诱发因素通常是强烈的情绪,身体的伤害,特别是内脏(睾丸、肠道),或其他因素(见下文)。如前所述,肾上腺素能神经支配的“阻力血管”的血管扩张被认为是导致周围血管阻力的减少,但心输出量却未能表现出通常在低血压时发生的代偿性上升。一些生理学研究表明,由 β 肾上腺素能纤维支配的肌内的血管扩张可能比内脏血管扩张更重要。

相比之下,皮肤血管是收缩的。迷走神经激活可以作为一种原发性或一种反应性的现象叠加进来,因此称为血管迷走性,引起心动过缓,并可能导致血压进一步轻微下降。其他的迷走神经效应包括出汗、胃肠蠕动增加、恶心和流涎等。然而,心动过缓可能对低血压和晕厥的作用不大。血管迷走性(*vasovagal*)一词最初由汤马斯·路易斯(Thomas Lewis)使用。正如 Lewis 本人所指出的,阿托品"虽然在发作期间使脉率上升到甚至超过正常水平,但血压依旧低于正常,患者仍然面色苍白,神志未完全恢复。"

血管减压性昏倒(vasodepressor faint)发生于:①在正常的健康人,在强烈情绪的影响下,特别是在某些易感的个体(见到血或事故),或在有利于外周血管扩张的条件下,例如,闷热、拥挤的房间["热晕厥"(heat syncope)],特别是一个人在饥饿、疲劳或喝过酒精饮品时;②在疼痛性疾病患病期间或身体受伤后(特别是腹部或生殖器),由于恐惧、疼痛和其他因素(在有疼痛的情况下,迷走神经因素往往对发生虚弱的作用更突出);以及③在长时间站立不动后,特别是在温暖的环境中(立正的军人,行进的乐队);④一些敏感的人在锻炼时(见下文)。

虚弱发作的临床表现在一定程度上有所不同,这取决于它们发生的机制和环境。最常见的虚弱类型,即血管减压性(*vasodepressor*)和血管迷走性晕厥(*vasovagal syncope*),或多或少地符合以下模式。在这些类型中,本节将其作为一种特征性表现,患者在发作开始时是处于直立姿势,无论坐着或站着。某些主观症状,前驱症状,标志着虚弱的开始。患者感到恶心,有头晕和恐惧的感觉,可能摇摆,有时会发展为头痛。最明显的是在发病初期脸色苍白或脸色灰白色,脸和身体经常被冷汗浸湿。流涎、上腹窘迫、恶心,有时呕吐可能伴随这些症状,患者试图通过打哈欠、叹气或深呼吸来抑制这些症状。视力可能会暗淡或同心圆地合拢,耳朵可能会响,可能无法清晰地思考("脑子空白")。这有助于介绍给所有的医生和大多数外行人都了解普通虚弱。

前驱症状的持续时间从几分钟到仅有几秒钟不等。如果在前驱症状期间,患者能够迅速躺下,那么在完全丧失意识之前就可以避免发作;否则,患者就会失去知觉,倒在地上。这种类型的晕厥或多或少是从容发作的,使患者能够躺下,或者至少在他们昏倒时保护好自己。虽然老年人可能会受伤,但在年轻人摔伤的情况并不多见。

意识丧失的程度和持续时间各不相同。有时患者并不是完全不能察觉周围环境,他可能仍能听到声音或看到人们模糊的轮廓。更常见的情况是完全缺乏认知和反应能力。患者一动不动地躺着,骨骼肌完全放松。几乎所有的病例均能维持括约肌控制。瞳孔是扩大的。脉搏变弱、变慢或感觉不到,也可能是心动过速,收缩压降低(一般为 60mmHg 或更低);呼吸几乎感觉不到。短期的低血压和大脑低灌注是各种形式晕厥的共同特征。生命功能减低、引人注目的面色苍白、失去知觉,几乎就像死了一样。

一旦患者被放平,流向脑部的血液就会恢复。脉搏的力度很快就增强了,面色也开始恢复。呼吸变得更快更深。然后眼睑颤动,很快就恢复了知觉。然而,如果无意识持续 15~20 秒,一些运动活动常被观察到。惊厥性晕厥(*convulsive syncope*)一词曾被用来描述这种现象,但它也被用来描述由于长时间的脑缺氧引起的真正的痫性发作。这些动作常被误认为癫痫发作,通常表现为四肢和躯干短暂的阵挛性抽搐和面部抽搐,或躯干的强直性伸展、紧咬牙关或眼睛转向任意方向或上视。偶尔,伸肌强直和屈肌痉挛动作较为严重,但很少有尿失禁和舌咬伤,这种全面性强直-阵挛性惊厥的特征。这些动作在医学生的练习中得到了体现,他们通过过度换气和 Valsalva 手法诱发晕厥。几乎所有人在晕厥开始时都出现了肌阵挛抽动和眼球偏斜。

Gastaut 和 Fischer-Williams 使用眼心抑制反射研究晕厥时脑电图(EEG)的变化模式。他们发现通过压迫眼球(眼迷走神经反射,急性青光眼晕厥的一个原因)引起的迷走神经放电增加,可导致短暂的心搏骤停和晕厥。在 100 例有晕厥发作史的患者中,有 20 人产生了这种效应。这些研究者发现,在心搏骤停 7~13 秒后会出现意识丧失、面色苍白、肌肉松弛和 EEG 活动改变。在这个时期接近结束时,EEG 出现了双侧同步的 θ 波和 δ 波,主要分布在额叶;在一些患者中会出现一个或多个与慢波同步的肌阵挛抽动。如果低血压持续超过 14 秒或 15 秒,EEG 就会变平。这段电静默期持续 10~20 秒,有时伴有全面性强直痉挛和尿失禁。痉挛后,心跳和大波幅的 δ 波再次出现后,以及又在 20~30 秒后,EEG 恢复正常。值得注意的是,在心搏骤停、晕厥和强直性痉挛期间的任何时间点都没有观察到节律性阵挛发作或癫痫样 EEG 活动。

从意识恢复的那一刻起,患者就有了对环境的正确感知。精神恍惚、头痛和嗜睡是惊厥性发作的常见后果，但晕厥发作却不会出现。然而，在血管减压性虚弱发作后，患者往往会感到虚弱和头晕眼花，而且如起立太快，可能会再次诱发虚弱。

心脏性(*cardiac*)和颈动脉窦性晕厥(*carotid sinus syncope*)的临床特征在某些方面与上面描述的相同，只是其发作可能是非常突然的，而没有任何警示症状，并且与患者的直立姿势无关。这些和其他形式晕厥的临床细节将在下面进一步描述。

神经源性晕厥

神经源性晕厥(neurogenic syncope)，这一术语是指直接由来自CNS的神经信号的血管效应引起的所有形式的晕厥。本质上，这类晕厥的所有类型都是"血管迷走性的"，意思是血管减压神经与迷走神经效应以不同比例结合，唯一的区别是引起反射反应的刺激。

许多刺激，主要来自内脏，但也有一些心理或情绪来源的，能够引起这种反应，包括交感的血管张力减低或丧失，连同迷走神经活动增强。延髓孤束核(NTS)将这些传入刺激和正常压力感受器信号与维持血管张力的传出交感机制进行整合(见下文和第25章)。

几项研究表明，神经源性晕厥中存在着对血管张力的交感神经控制和压力感受器反应性的干扰，但具体的机制尚不清楚。通过显微神经成像，Wallin和Sundlof已证实了晕厥前外周神经中交感神经流出量增加，这与预期一致；然而，这种活动在虚弱开始时就停止了。在血管迷走性虚弱期间，当血压低于80/40mmHg，脉搏低于60次/min时，无髓鞘的(节后交感神经)纤维停止放电。这就意味着有一个最初的尝试来补偿下降的血压，随之而来的是中枢调节的交感神经活动的撤退。这些机制中的哪一种(也许两者都有)导致晕厥尚不清楚。最近，Bechir和同事发现，通过显微神经成像评估的肌肉交感神经活动在直立性低血压患者的静息状态下是增加的，而重要的是，不会进一步增加静脉淤积(由下半身负压引起)。此外，在同一患者中，心脏压力感受器对血液淤积的反应性明显降低。这些数据与Wallin和Sundlof的数据仅部分一致，与晕厥前交感神经活动的初始增加不一致。

人们一致认为，外周血管阻力在虚弱前和虚弱开始时大幅降低。这种阻力的下降曾被归因于肾上腺素能的初始释放，在高水平时，会引起肌肉内血管的血管扩张(而不是收缩)。高水平的肾上腺素和一氧化氮作用于血管内皮的血管舒张作用，以及晕厥时循环乙酰胆碱水平的显著增高，也被认为是额外的或中间因素，但所有这些仍是推测性的。目前的观点认为，血压下降是交感神经短暂而过度活动的结果，其过度活动反常地导致肌肉和内脏血管扩张，是由于外周的β-肾上腺素能与α-肾上腺素能活动不平衡所致。

在合理的生理学证据的基础上，进一步提出，早期的交感神经紧张试图维持血压，导致心脏腔室过度强烈收缩，而反过来，这作为传入刺激，撤销普通虚弱的交感神经张力(见下文"神经心源性晕厥")。

同样令人感兴趣的是，容易晕厥的患者对低碳酸血症的反应异常。Norcliffe-Kaufmann和同事们记录到在低碳酸血症反应中大脑血流速度比正常情况下大幅度降低(通过经颅多普勒测量)，前臂血管阻力对低碳酸血症反应而过度减少，而对高碳酸血症反应相反。他们将这些变化的程度与患者站立耐受性的变化联系起来，并提示上述两种变化与可能导致晕厥的大脑血流减少有关。

神经心源性晕厥

神经心源性晕厥(neurocardiogenic syncope)，可能是血管减压性晕厥的一个组成部分或它的一个亚型，作为健康和体格健壮的儿童及年轻人不明原因虚弱的原因已引起人们注意。正如前面所提到的，它可能是普通血管减压性虚弱的最终的诱因，有些作者将这一术语用作血管迷走性或血管减压性晕厥的同义词。

Oberg和Thoren第一个观察到左心室本身可能是神经介导的晕厥的起源，这与颈动脉窦受到刺激时产生血管扩张和心动过缓的方式非常相似。在猫的急性失血过程中，他们注意到一种反常的心动过缓，在此之前，来自心室的自主神经纤维的传入活动增加，这种反应通过切断这些神经而被消除。心脏作为血管减压反射的传入源这一概念已由Bezold以及Jarisch和Zoterman提出，后来被称为贝佐尔德-亚里斯反射(*Bezold-Jarisch reflex*)(Mark)。左心室的后下壁是大多数心内膜下机械感受器的所在部位，这些感受器负责将冲动传入孤束核。

要使这一机制发挥作用，必须在心腔充盈不足的情况下发生非常剧烈的心脏收缩(因此称为"神经心源性")。在单纯的昏厥中，最初的交感神经活动爆发被认为是促使过度心脏收缩的生理环境。超声心动图显示晕厥前心室腔体积缩小和心室肌剧烈收缩支持这一观点，即“空心综合征”（empty-heart syndrome）。主动脉残余的压力感受器可能是传入活动增加的原因。

根据 Kaufmann 的研究，当患者在倾斜床上取 60° 直立位时，可以通过发现延迟虚弱来确定原发性神经心源性晕厥的倾向。直立姿势约 10 分钟后，血压降至 100mmHg 以下；不久，患者会主诉头晕和出汗，随后出现虚弱。相反地，原发性交感神经衰竭患者在向上倾斜后不久就会出现虚弱。有半数的不明原因晕厥患者表现出延迟的倾斜台反应，但对照组也有 5% 的人出现（见后面倾斜台试验）。异丙肾上腺素（isoproterenol）作为心脏兴奋剂和外周血管扩张剂，在倾斜台试验中增强直立姿势的效果并显示神经心源性晕厥的价值是有争议的。Abboud 已对这一问题进行了综述。

运动诱发的晕厥

有氧运动，特别是跑步，已知会导致一些人虚弱，这种特征可能在童年晚期或以后变得明显，并可能是家族性的。可有恶心和其他晕厥前症状，可以通过停止运动或不超过患者自己设定的阈值来避免虚弱。这些人似乎对无氧运动不是太敏感，也没有可识别的心电图或结构性心脏问题。在长时间的倾斜台试验和输注异丙肾上腺素后，患者如仍有虚弱倾向，提示是一种神经心源性晕厥形式。因此，如果在仔细监督下给予 β- 肾上腺素能阻断药物，这些患者可能会受益。正如将进一步讨论的，运动也可诱发多种潜在心脏疾病患者出现晕厥，诸如心肌缺血、长 QT 综合征、主动脉流出道阻塞、心肌病、结构性心腔畸形、运动诱发的室性心动过速，以及较少见的室上性心动过速等。

运动员在运动中不可预知的虚弱是一个特别棘手的问题。显然，那些被发现患有严重心脏病的人应该放弃竞技运动，但大多数人没有明显的心脏异常。让这些患者进行剧烈运动和其他测试有时不能引发虚弱，但许多人在长时间直立倾斜试验中出现不同程度的低血压，再次表明此种虚弱的原因本质上是神经心源性的（见上文）。植入心脏起搏器对这些血管减压性虚弱是没有疗效的，因其主要缺陷是在血管阻力方面。除非倾斜台试验的结果是明确的和可重复的，否则最好考虑更严重的运动诱发的晕厥的原因，例如缺血性心脏病或主动脉瓣疾病，并对患者进行适当的治疗。

颈动脉窦性晕厥

颈动脉窦性晕厥（carotid sinus syncope）是由于颈动脉窦通常对牵拉很敏感，并产生感觉冲动，经由舌咽神经一个分支（Hering 神经）传递到延髓。对一侧颈动脉窦进行按摩或两侧交替按摩，特别是对老年人，会导致①反射性心脏减慢（窦性心动过缓、窦性停搏，或甚至房室传导阻滞），亦即迷走型（*vagal type*）反应；或②动脉压下降而无心脏减慢，即血管减压型（*vasodepressor type*）反应。还有一种（“中枢的”）类型颈动脉窦性晕厥，过去被认为是大脑的小动脉收缩所致，但这种情况从未被证实。

据报道，由于颈动脉窦性敏感而引起的虚弱或晕厥，多出现在穿着紧衣领的衣服并将头转向一侧时，甚至因在颈动脉窦区域剃须而诱发。然而，没有这种关联性病史也不排除这一诊断。发作几乎总是在患者身体直立时，通常是站立时出现的。起病很突然，常伴有摔倒。颈动脉窦性晕厥的迷走神经型和血管减压型都经常发生小的惊厥运动。颈动脉窦性晕厥的无意识期持续时间很少超过 30 秒，当意识恢复时，知觉立即清楚。大多数报告的病例都是男性。

在某些情况下，避免颈动脉压迫诱发试验是很重要的，特别是当任何一侧颈动脉血管上听到颈动脉杂音时。此外，颈动脉窦压迫晕厥试验应在可控的情况下进行。

许多其他类型的纯反射性心脏减慢可追溯到迷走神经受到直接刺激（来自食管憩室、纵隔肿瘤、胆囊结石、颈动脉窦疾病、支气管镜检查，以及体腔穿刺等）。其中，反射性心动过缓较常见于窦房型而不是房室型。Weiss 和 Ferris 称这种虚弱为迷走神经反射性（*vagovagal*）。

通过类似的机制，颅底和颈部的肿瘤或淋巴结肿大侵犯颈动脉，以及放疗后纤维化都能引起剧烈的晕厥发作，有时在发病前出现单侧头痛或颈部疼痛。这种发作通常是不可预测的，但有些患者发现，转头时就会刺激发作。我们的一例颈淋巴结病患者的晕厥机制主要是血管减压反应；而心动过缓明显的患者通常有肿瘤直接包绕或浸润舌咽和迷走神经（Frank et al；MacDonald et al）。如果肿瘤可以安全地从颈动脉区域切除，晕厥往往会减少；然而，在许多病例中，切除肿块一侧的颅内的舌咽和迷走神经上的小根是必要的。

舌咽神经痛的晕厥

舌咽神经痛（*glossopharyngeal neuralgia*）通常在 50 多岁开始发病，发作性疼痛位于舌根部、咽或喉、扁桃体区或耳部（见第 10 章、第 47 章讨论）。只有小部分病例(估计为 2%)的阵发性疼痛伴有晕厥。通常顺序是疼痛,然后是心动过缓,最后发生晕厥。据推测,疼痛引起沿舌咽神经的大量传入冲动,通过孤束核的侧支纤维激活延髓的血管舒缩中枢。副交感神经(迷走神经)活动的增加使心脏活动减慢。Wallin 和同事证明,除了心动过缓外,还有一个由周围交感神经活动抑制引起的低血压因素。在这里,心动过缓的影响超过了血管减压性低血压的影响,有时甚至达到了心脏停搏的程度,反映了与大多数其他类型晕厥相反的关系。

这种类型晕厥的药物治疗与三叉神经痛相似(大约 10% 的病例伴有三叉神经痛,通常在同一侧)。抗癫痫药物和巴氯芬(baclofen)有助于减轻一些患者的疼痛和晕厥。涉及基底动脉小分支或静脉袢侵犯舌咽神经时,颅内血管减压术可能是有用的,但此类患者尚未得到广泛的研究。传统的手术治疗,包括切断舌咽神经和迷走神经上部小根,已被证明对顽固性病例有效。

同样的机制很可能在所谓的吞咽性晕厥(*deglutitional syncope*)中起作用,即在用力吞咽时或吞咽后立即失去意识。使用抗胆碱能药物(溴丙胺太林 15mg,每日 3 次)可以消除这些发作(Levin and Posner)。

排尿性晕厥

排尿性晕厥(micturition syncope),这种不常见的情况通常见于男性,有时见于年轻人,但更多见于夜间从床上起来排尿的老年人。晕厥发生在排尿结束或排尿后不久,意识丧失是突然的,恢复迅速而完全。有几个因素可能起作用。充盈的膀胱会引起反射性血管收缩,当膀胱排空时,血管扩张逐步占优势,再加上体位性低血压的因素,就可能足以导致某些人的虚弱。迷走神经调节的心动过缓,以及在某些情况下,轻度瓦尔萨尔瓦效应也可能是诱发因素,而酒精摄入、饥饿、疲劳和上呼吸道感染是常见的诱发因素。此外,使用 α- 肾上腺素能阻滞剂治疗男性膀胱出口梗阻也可能导致这种情况。在某些情况下,特别是老年人,夜间虚弱会造成严重的伤害。

咳嗽和瓦尔萨尔瓦动作晕厥

咳嗽和瓦尔萨尔瓦动作晕厥(tussive and Valsalva syncope)是因严重阵发性咳嗽导致的晕厥,1876 年夏科对其进行了首次描述。受影响的患者通常是吸烟和患有慢性支气管炎的肥胖男性。偶尔,这种情况也会发生在儿童身上,特别是在百日咳和喉炎的阵发性咳嗽之后。在持续的剧烈咳嗽后,患者会突然变得虚弱,可能会瞬间失去知觉。这主要是由于胸膜腔内压的大幅升高,干扰了静脉回流到心脏。脑脊液压力升高和 PCO_2 降低,进而导致脑血管收缩,都可能是促发因素。

在声门闭合的情况下用力呼气(如发生在咳嗽性晕厥时),被称为瓦尔萨尔瓦动作(*Valsalva maneuver*)。婴儿屏气发作(*breath-holding spell*)导致的意识不清也可能是基于这一机制,而所谓的婴儿苍白发作则可能代表反射性血管抑制。此外,在竞技性举重比赛中发生的意识丧失(举重运动员暂时意识丧失)主要是 Valsalva 动作的影响,再加上下蹲和过度换气所产生的血管扩张的影响。轻度的这种现象(虚弱和头重脚轻)通常出现在其他类型的用力活动后,如无节制的大笑、用力大便、上举重物、潜水或费力地吹奏管乐器(如小号)。在这些情况下,很少会出现短暂的虚弱,但罕见。

在前列腺或直肠检查过程中偶尔会发生晕厥,但只有面色苍白和心动过缓,除非患者立即站立会发生前列腺性晕厥(prostatic syncope)。Valsalva 效应和反射性迷走神经刺激似乎是促发因素。餐后低血压(*postprandial hypotension*)偶尔可能导致老年人晕厥,在这些老年人中其受损的压力反射功能不能弥补血液在内脏血管中的聚积。

交感神经系统衰竭

直立性低血压

直立性低血压(orthostatic hypotension),这种类型的晕厥是直立引起血压下降的结果。它影响那些肾上腺素能血管神经支配有缺陷的人,当然也影响那些低血容量的人。自主神经功能衰竭患者在直立时,血压几乎立即开始稳步下降,如果不被检出,会下降到不能维持大脑血液循环的水平。这种快速效应和血压缓慢下降与神经心源性晕厥的情况有很大不同,在后者有一个延迟但快速出现的低血压。

这些情况是很容易理解的,如果你记住,在可能保持直立姿势时,阻止血液在身体下半部淤积通常是由以下实现的:①通过 α- 和 β- 肾上腺素能效应机制反射性引起小动脉和动脉的收缩;②通过主动脉和颈动脉反射方式反射性地加快心跳,如前所述;③肌肉活动,改善静脉回流。Lipsitz 指出,衰老与这些代偿机制的渐进性损害有关,因此老年人特别容易发生晕厥。然而,即使是一些较年轻的人,他们的血压轻度下降后维持在一个较低的水平,代偿反射也可能突然失效,造成血压急剧下降。

除了少数的例外(见第 25 章),外周自主神经功能衰竭包括迷走神经功能障碍的因素,其阻止了代偿性心动过速的发生,而迷走神经张力已经最大限度减低了。这也与血管减压性晕厥中发生的情况相反,血管减压性晕厥往往没有自主神经反应,如苍白、出汗、恶心或去甲肾上腺素的释放等。

体位性晕厥(postural syncope)在许多临床情况下都可以发生:①在某些情况下,在其他方面正常的个体,如前所述的血管减压性晕厥或单纯虚弱时会经历过度的中枢调节的交感神经释放;②作为慢性的、很可能退行性中枢神经系统综合征的一部分,如被熟知的特发性直立性低血压或原发性自主神经功能不全,或者各种中枢神经系统变性具有自主神经功能衰竭为伴随特征(多系统萎缩、帕金森病、路易体病等);③长时间因病卧床后,特别是肌张力低的老年人;④与涉及自主神经纤维的周围神经疾病有关,如糖尿病、脊髓痨、淀粉样变性、Guillain-Barré 综合征、原发性特发性自主神经病、全自主神经功能障碍,以及其他几种多发性神经病等,所有这些疾病都中断了血管舒缩反射;⑤接受左旋多巴、多巴胺激动剂、降压药,以及某些镇静剂和抗抑郁药治疗的患者;⑥ T6 水平以上的脊髓横断,特别是在急性期;⑦低血容量的患者;⑧嗜铬细胞瘤患者,反复受到儿茶酚胺导致阻力血管上的 α 受体脱敏的作用。

自主神经功能衰竭导致直立性低血压诊断,是通过测量仰卧位血压后再测量站立位血压,并注意到血压大幅下降的同时伴有头晕或晕厥的症状来确定的。应该强调的是,对直立性血压的床边测试最好是让患者快速站立,立即读数,并在 1 分钟和 3 分钟再次读数,而不是采用躺着 - 坐着 - 站着的顺序。

直立性低血压是指不能维持直立姿势的血压。在不同程度的活动和姿势改变时,血压的维持取决于主动脉弓和颈动脉窦的压力 - 敏感感受器(压力感受器)和心脏壁上的机械感受器。这些感受器,即舌咽神经和迷走神经的感觉神经末梢,它们将传入神经冲动传输到延髓血管舒缩中枢,更确切地说是孤束核(NTS)。NTS 发出的轴突投射到延髓的腹外侧网状结构,由此依次把纤维投送到脊髓的中间外侧细胞柱,从而控制骨骼肌、皮肤和内脏血管床的血管舒缩张力。来自压力感受器产生的感觉冲动减弱,会增加兴奋性信号的流动,从而提高血压和心输出量,使得脑灌注恢复。这一主题在第 25 章,与血压调节有关问题中进一步讨论。

体位性直立性心动过速综合征

正如 Low 和同事所描述的,体位性直立性心动过速综合征(postural orthostatic tachycardia syndrome,POTS)包括不能耐受站立体位,伴有每分钟高达 120 次或以上的心动过速,但没有直立性低血压。处于直立位时伴有呼吸困难、疲劳、震颤和头晕等主诉,同样的症状表现也可能由直立倾斜引起。这经常与长期疲劳和运动不耐受有关。这种情况与慢性疲劳和病毒后综合征的直立不耐受相当,POTS 与这些情况有许多共同特点。有人假设是大脑自动调节功能受损,其他人认为这种情况是自主神经功能障碍的一种有限形式。该综合征模拟的焦虑成分使得在某些病例中很难区分预期的症状与真正形式的自主神经功能障碍。

Goldstein 及其同事将一个队列的 POTS 患者与一组反复发生的体位性近晕厥(postural near-syncope)患者进行了比较,发现前一组患者由于完好的心脏交感神经使心肌肾上腺素释放增加。尽管研究人员排除了心脏去甲肾上腺素转运膜和去甲肾上腺素合成缺陷的可能性,但其病理基础尚不清楚。

原发性自主神经功能不全(特发性直立性低血压)

原发性自主神经功能不全(primary autonomic insufficiency)或称为特发性直立性低血压(idiopathic orthostatic hypotension),具有两种形式。其中一种是交感神经节神经元的选择性退行性变,使平滑肌血管系统和肾上腺失神经支配。病理学尚未完全阐明,但神经系统其他部位的病变不明显。在第二种类型中,脊髓灰质侧柱的神经节前神经元发生变性,使得节后神经元不受脊髓的控制。后一种病变通常伴有中枢神经系统中其他系统神经元的变性,特别是基底节,但也包括小脑。如第 38 章所讨论的,这些过程可归于多系统萎缩(*multiple system atrophy*)的范畴。帕金森病和路易体痴呆可能与同一类型的中枢交感神经元丢失有关,但与其他疾病相比,直立性低血压和多种自主神经功能不全的其他特征在多系统萎缩中出现得更早、表现更明显、更容易进展。大多数用于治疗帕金森病的多巴胺类药物可加重低血压。有一些病例,其神经变性局限于中间外侧细胞柱的交感神经元,即夏伊 - 德雷格综合征(Shy Drager syndrome)。所有这些形式的变性疾病都是在成年期起病的,而相关的低血压和晕厥通常是较广泛的自主功能障碍的部分,包括其他特征如心率固定、声带麻痹、下半身泌汗消失、指趾发红、膀胱失张力、便秘和勃起功能障碍等。

心源性晕厥

心源性晕厥(syncope of cardiac origin),是由心输出量突然减少引起的,通常是由于心律失常。正常情况下,心率低至每分钟35~40次或高至每分钟150次都是可以耐受的,特别是当患者平卧时。心率的变化超过这些极限会损害心排血量,并可能导致晕厥。直立姿势,贫血,以及冠状动脉、心肌和瓣膜疾病都能使个体更容易受到心率和心律变化的影响。Lipsitz和Kapoor及其同事的文章中详细讨论了可能影响心输出量并导致晕厥的各种瓣膜和心肌异常和心律失常。

心源性晕厥最常发生在完全性房室传导阻滞(*complete atrioventricular block*)和心率为每分钟40次或更少的患者,即斯托克斯-亚当斯发作(Stokes-Adams attacks)或亚当斯-斯托克斯-莫尔加尼综合征(Adams-Stokes-Morgagni syndrome)。阻滞可以是持续的或间歇的,其前常伴有束支传导阻滞或二度心传导阻滞。如果患者直立,室性停搏4~8秒足以引起晕厥;但如果患者仰卧,心搏停止必须持续12~15秒方能引起晕厥。根据Engel的观点,心搏停止12秒后,患者面色苍白,出现短暂的虚弱或可能毫无征兆地失去意识,这可以发生在无论身体是何种姿态时。如果大脑缺血持续时间超过15~20秒,会出现一些阵挛性抽搐。如果心脏停搏时间更长,阵挛性抽搐伴强直性痉挛和鼾式呼吸,同时面色苍白转为发绀,出现失禁、固定瞳孔和双侧Babinski征。随着心脏活动的恢复,面部和颈部会发红。一位可靠的观察者对这一系列症状的报告有助于区分晕厥与癫痫。如果停搏时间更长(4~5分钟),或患者在直立位或坐位受限的时间更短,则可能是缺氧和缺血联合引起的脑损伤。昏迷可能持续,也可能被精神错乱和其他神经体征所取代。局灶性缺血性改变,通常是不可逆的,可以追溯到闭塞的动脉粥样硬化的脑动脉或主要动脉供血区之间的边缘带区。Stokes-Adams型的心源性虚弱在一天中可复发数次。心脏传导阻滞开始时通常是间歇性的,在两次发作之间,心电图可能显示不出心脏病的迹象。然后需要使用动态心电图或遥测仪做连续的心电图来证明心律失常(见下文)。

更不容易识别的是由窦房结功能障碍(*dysfunction of the sinus node*)引起的虚弱和晕厥,表现为显著的窦性心动过缓、窦房传导阻滞或窦性停搏[病态窦房结综合征(sick sinus syndrome)]。窦房结阻滞导致房性停搏时间延长。室上性心动过速或心房颤动可与窦性心动过缓交替发生,即心动过缓-心动过速综合征(bradycardia-tachycardia syndrome)。

快速性心律失常单独不太可能产生晕厥。当然,间歇性心室颤动可以引起虚弱,室上性心动过速合并快速心室反应(通常超过180次/min)在持续时可以引起虚弱,主要发生在当患者处于直立位时。长Q-T间期综合征(*long QT syndrome*)是一种罕见的家族性疾病,容易发生晕厥和室性心律失常。编码心脏钠通道和钾通道的至少6种不同的基因突变导致了这种综合征。另一种伴有右束支阻滞和右胸前导联ST段抬高的遗传性综合征已知可引起晕厥甚至猝死,称为布鲁戈登综合征(Brugada syndrome)。一些二尖瓣脱垂患者似乎倾向于发生晕厥和晕厥前期,而且据说有不少的患者经历过惊恐发作,但这些症状间的相关性,像其他二尖瓣脱垂的患者一样,从未得到充分解决。

心肌病引起的主动脉瓣狭窄(*aortic stenosis*)或主动脉瓣下狭窄(*subaortic stenosis*)往往为劳力性晕厥(exertional syncope)提供了条件,因为心排血量不能与运动的需要保持同步。原发性肺动脉高压和右心室流出道梗阻(肺动脉瓣或漏斗部狭窄)或心内肿瘤也可能与劳力性晕厥有关。晕厥也可能是大的肺栓塞的表现。迷走神经过度活动可能是这些情况下的晕厥以及可能伴有急性主动脉流出道梗阻时晕厥的原因之一。法洛四联症是先天性心脏畸形,最常导致晕厥。其他心脏原因列在本章开头给出的分类中。

脑血管疾病伴发晕厥

现在人们普遍认识到晕厥并不是传统的脑血管疾病的临床表现(见后面的讨论和没有意识丧失为特征的"跌倒发作"问题)。具体来说,晕厥并不是局限于颈内动脉供血区的短暂性缺血发作的临床表现,而纯晕厥发作如果伴有椎基底动脉缺血出现,也是罕见的(见下文)。确实发生的晕厥病例通常与胸部或颈部的多发性大动脉闭塞有关。主要的例子是主动脉弓综合征(Takayasu病)患者,其中可见头臂干、颈总动脉和椎动脉已变狭窄。此外,体力活动可能会严重减少脑干上部的血流量,导致意识的突然丧失。椎动脉狭窄或闭塞和锁骨下动脉盗血综合征(subclavian steal syndrome)都是在过度使用手臂的特殊情况下,可能导致晕厥的脑血管疾病的其他例子(见第33章)。上颈椎的先天性畸形

[克利佩尔 - 费尔综合征(Klippel-Feil syndrome)]或颈椎病患者的椎动脉循环受损,他们偶尔也会发生虚弱。此外,转头可能导致眩晕、恶心和呕吐、视觉盲点,以及最后导致意识丧失。

脑出血与晕厥

蛛网膜下腔出血的发病可能以晕厥发作为信号,通常伴有一过性呼吸暂停。因为出血是动脉性的,当颅内压与血压水平互相接近时,大脑循环会有瞬间的停止。除非一直有呕吐,晕厥前立即头痛或醒来时发现严重高血压或颈部僵硬,否则在进行 CT 扫描或腰椎穿刺之前无法怀疑诊断。

与此相关的问题,曾让我们有过许多不满意的遭遇,患者突然向前跌倒,无明显原因撞击头部,出现头痛,CT 上发现双额部血肿和蛛网膜下腔出血。这些病例突出了区分原发性动脉瘤性蛛网膜下腔出血与意外跌倒或晕厥继发额部挫伤的困难,在几乎所有的病例中,我们都认为有必要进行某种形式的脑血管造影来排除前交通动脉瘤,但我们很少发现前交通动脉瘤。

癔症性虚弱

癔症性虚弱(hysterical fainting)是相当常见的,而且通常发生在戏剧性的情况下(见第 47 章)。缺乏脉搏、血压和皮肤颜色的变化或发现任何外在的焦虑表现,可将其与血管减压性虚弱区分开来。不规则抽搐运动和全身痉挛,没有意识丧失或脑电图改变是典型的特征(Linzer et al,1992)。该诊断是基于个体表现出癔症的一般性格和行为特征的阴性结果表现。已经描述了一些有趣的集体虚弱和癔症型晕倒的实例,例如,在学校的游行乐队中(R. J. Levine)。

不明原因的晕厥

最后,不明原因的晕厥(syncope of unknown cause),是在对晕厥患者进行仔细评估并排除了前面描述的多种类型的晕厥后,仍然有很大比例无法确定晕厥的原因(根据 Kapoor 的说法,是 1/3~1/2,而在更早的 Framingham 心脏研究中提出这一比例为 40%)。关于单一的倾斜台试验阳性是否意味着先前的晕厥是由神经心源性所致,这一问题尚未解决,这显然对仍未诊断的病例比例有影响。如果发作是重复的且发作间隔不规律,应该通过长程心律监测和传导研究以及长程脑电图记录来寻找心律失常、室内传导缺陷或癫痫发作。

鉴别诊断

焦虑发作和过度通气综合征

焦虑发作和过度通气综合征(anxiety attacks and the hyperventilation syndrome),可能是原因不明的虚弱而无晕厥的最重要的诊断基础。焦虑和过度通气导致的头晕眼花常被描述为一种虚弱感,但没有随之而来的意识丧失(Linzer et al,1990)。这些症状并不伴有面色苍白或因平卧而缓解。做出诊断的基础是根据相关症状,没有实验室和倾斜台试验的异常,并发现部分发作可以通过让患者过度通气来重现。以这种方式产生的症状类似于伴随焦虑和惊恐状态的持续性或发作性头晕(见第 14 章)。当焦虑发作并伴有 Valsalva 效应或长时间站立时,可能会发生虚弱。焦虑 - 惊恐与先前描述的体位性直立性心动过速综合征的关系还不确定。

低血糖症

在糖尿病和一些非糖尿病患者中,低血糖(hypoglycemia)可能是发作性虚弱和罕见的晕厥的一个不清楚的原因。随着血糖的逐渐降低,临床表现为饥饿、颤抖、面部发红、出汗、精神错乱,最后在数分钟后出现痫性发作和昏迷。诊断主要取决于病史、发作时血糖降低的记录,以及通过注射胰岛素或诱导低血糖的药物(或在反应性低血糖的情况下摄入高碳水化合物食物)来重现患者的自发性发作。空腹低血糖提示存在胰岛素分泌肿瘤(胰岛素瘤)。

急性失血

急性出血,通常发生在胃肠道内,患者突然站立是引起虚弱、虚弱,甚至意识丧失的一个原因。这个病因(最常见的是胃或十二指肠溃疡)可能直到患者排出黑便之后才明确。

跌倒发作

跌倒发作(drop attacks)这一术语被用于在没有预兆、没有意识丧失或发作后症状的情况下的跌倒发作。患者通常是老年人,在走路或站立时突然摔倒,很少发生在弯腰时,膝盖莫名其妙地弯曲了。患者没有头晕或意识障碍,通常是向前摔倒,伴有膝盖擦伤,有时是鼻子擦伤。患者除非很肥胖,否则能马上站起来,继续行走,颇有些尴尬。患者在几周内可能有几次发作，之后就不再出现。间隔期脑电图和心电图正常。一个潜在的机制是，在未被注意的肌阵挛或扑翼性抽搐的静止期腿部肌肉张力减低。原发性直立性震颤（见第 4 章）有类似的表现。跌倒发作也发生于急性脑积水，以及 Chiari 畸形，还有虽然患者意识清醒，但可能在数小时内不能起身。梅尼埃病（Ménière Disease）的一些罕见情况，患者突然摔倒在地，即“图马金的耳石灾难”（otolithic catastrophe of Tumarkin）（见第 14 章“梅尼埃病和其他形式的迷路眩晕”），可能被误认为是晕厥或跌倒发作，这种情况很短暂，直到眩晕变得明显。

如上述定义的跌倒发作通常没有可识别的机制，如果心脏的检查是正常的就不需要治疗。在不确定的基础上，它们通常被归因于脑干缺血。Meissner 和同事说，只有大约四分之一的这类病例可以与心血管或脑血管疾病联系起来，应针对这些疾病治疗。

骨科医生和风湿病医生对膝部屈曲发作（knee-buckling attacks）很熟悉，他们认为这是因膝关节炎或肌腱疾病引起的。在膝关节内和周围产生的疼痛冲动导致抗重力肌肉（主要是股四头肌）短暂的反射性沉默，产生一种类似于扑翼样震颤的现象。Greenwood 和 Hopkins 在很久以前就提出了这个机制。虽然在跌倒发作患者的股四头肌一直都记录到短暂的沉默，但它的反射机制及其与膝关节疼痛的关系只是推测性的。

痫性发作和晕厥

在癫痫发作中，无论是否为惊厥性，其意识的停止几乎是瞬间的，正如脑电图显示的，伴随着在所有大脑皮质和丘脑同时发生的电活动的发作。癫痫发作和晕厥发作之间有许多重要的临床区别。癫痫发作可发生在白天或夜间，无论患者处于何种姿势，晕厥很少出现在患者平卧时，唯一常见的例外是 Stokes-Adams 发作。患者的面色在癫痫发作开始时通常不会改变，除了慢性直立性低血压或癔症引起的晕厥外，面色苍白是大多数类型晕厥的早期和几乎不变的表现，而且早于意识丧失。如果有先兆出现，它很少持续超过几秒钟，意识就消失了。晕厥的发作通常是渐进性的，前驱症状也很明显，而且与癫痫发作明显不同。一般来说，癫痫比晕厥更容易因摔倒而受伤，因为前者的保护性反射会在瞬间消失。（然而，心源性晕厥是造成伤害性摔倒的一个重要原因，尤其是在老年人。）癫痫时意识恢复缓慢，晕厥时却很迅速；精神错乱、头痛和嗜睡是癫痫发作常见的并发症，而晕厥发作后表现身体虚弱，却清晰感觉（血管减压性晕厥发作后可能有短暂的昏沉）。舌被咬伤是众所周知的，虽然并不总是出现在惊厥中，但在晕厥中是罕见的。一个年轻人，以每天或每月几次的频率反复出现意识丧失更多的是提示癫痫，而不是晕厥。

肌肉强直性痉挛伴眼球上翻是癫痫发作的一个突出和常见的初始特征，但在虚弱过程中也可发生，不能以此来区分这两种过程。尿失禁是癫痫中常发生的，但在癫痫发作时并不一定发生，偶尔也可能发生在晕厥时，因此它也不能作为区分这两种疾病的一种手段。

脑电图（EEG）可能有助于鉴别晕厥与癫痫发作。在癫痫发作之间的间隔期内，EEG，特别是如果重复做一两次时，在 50%~75% 的病例中会显示一定程度的异常，而在晕厥发作之间 EEG 应该是正常的。有时必须借助于连续的脑电图监测来辨别情况（这可以与连续的心电记录相结合）。癫痫发作的另一个有用的实验室指标，特别是在未被发现的情况下，是血清肌酸激酶（CK）浓度的升高；这种情况只是很少地出现在伴有严重肌肉损伤的罕见的晕厥病例中。催乳素水平的升高还未被证明可以作为鉴别痫性发作与晕厥的常规方法，但仍然有助于区分这两种原因与其他意识丧失的原因，特别是癔症，因为在癔症中这种升高不会发生。

没有一个单一标准可以完全地区分癫痫发作与晕厥，但作为一个整体并辅以 EEG，这些标准通常能够使人们区分这两种情况。

岛叶皮质的心血管结构代表区可能引起产生心律失常的痫性发作，进而导致晕厥。一般来说，左岛叶起源的痫性发作会延长 Q-T 间期和增加交感神经张力，从而降低室性心律失常的阈值；而起源于右岛叶的痫性发作会缩短 Q-T 间期，增加副交感神经张力，从而增加迷走神经介导的晕厥风险。交感风暴（sympathetic storm）可能在广泛性脑损伤的情况下（如创伤、蛛网膜下腔出血、梗死或脑出血）发生。严重时，这种交感神经过度活跃可以引起急性左心室心尖膨大，称为应激性心肌病（*Takotsubo cardiomyopathy*）。

特殊的检查方法

对于主诉反复出现虚弱或晕厥，但在观察期间没有自发性出现的患者，尝试重现发作可能对诊断有很大的帮助。在这里，重要的是要记住，如果让正常人蹲下，过度呼吸，然后站直并屏住呼吸（特别是如果加上 Valsalva 动作），他们会出现虚弱。在高温下长时间站立立正，即使是状态良好的士兵也会虚弱，憋气时胸部和腹部受到压迫也会晕倒，就像青少年的客厅把戏［“昏倒的云雀”（fainting lark）］。

当焦虑状态伴发虚弱时，让患者过度换气，即深快呼吸 2~3 分钟通常可以重现症状模式。这个测试也是有治疗价值的，因为当患者知道这些症状可以通过控制呼吸而随意产生和缓解时，潜在的焦虑往往就会减轻。

大多数咳嗽性晕厥患者不能通过 Valsalva 手法重现发作，但如果足够严重的话，有时可以通过自发性咳嗽诱发。另一种有用的方法是让患者做超过 10 秒钟的 Valsalva 操作（这样使血液陷于关闭的静脉瓣后）同时测量脉搏和血压（见第 25 章“自主神经系统异常检测”）。

在上述每一个实例中，关键不在于症状是否产生，而在于它们是否重现了自发性发作时出现症状的确切模式。

其他情况的诊断可以通过再现发作来明确的是颈动脉窦过敏（按摩一侧或另一侧颈动脉窦）和直立性低血压（观察在卧位和立位时脉率、血压和症状，或者最好是让患者躺在倾斜台上）。

如第 25 章所述，心率搏动变化的测量是一种简单而敏感的检测迷走神经功能障碍的方法，但它在晕厥评估中的作用尚未确定。

在医院仔细、连续地监测心电图或使用便携式记录仪（Holter）可以确定心律失常是不是晕厥发作的病因。连续性心环路心电图记录仪（它可以连续记录和消除心律）允许在合理的费用下进行更长时间的（1 个月或更长）的动态监测。环路记录的诊断率要略高于 Holter 监测（Linzer et al，1990）。

倾斜台试验

在倾斜台上直立倾斜，正常人在几秒钟内，收缩压可下降 20mmHg 或 25mmHg，舒张压下降 5~10mmHg，通常只有轻微症状。作为回应，心率每分钟上升 5~15 次。

直立倾斜的异常反应有两种类型：①早期低血压（发生在倾斜瞬间内），在持续的直立姿势时缓慢进展，这表明交感神经张力和压力感受器功能不充分；以及②在该期结束时突然出现延迟性（长达几分钟）低血压，表明神经心源性机制。

头部向上倾斜 60°~80° 时，约 10 分钟后的正常反应是收缩压一过性下降（5~15mmHg），舒张压上升（5~10mmHg）和心率增快（10~15 次 /min）。在这段时间的倾斜后，阳性测试出现的低血压和虚弱，正如已强调的，被认为是神经心源性晕厥的倾向，至少是对这个问题的表面解释。然而，因为有一部分人从未发生过虚弱，不能把最近的发作用这种机制解释并不是无可争议的。尽管有争议，但在某些情况下，输注儿茶酚胺异丙肾上腺素（Isoproterenol）［在头高位倾斜时以 1~5μg/min 剂量，给予 30 分钟］可能是比标准倾斜试验更有效地产生低血压（和晕厥）的方法（Almquist et al；Waxman et al）。虽然它带来了较多的神经心源性晕厥病例，但其中一些是假阳性。

晕厥的治疗

看到在虚弱初期的患者或已经失去意识的患者，应使患者处于脑血流量最大的体位，即坐着时将头置于两膝之间，或者最好是仰卧，双腿抬高。所有的紧身衣物和其他收紧物都应该放松，头部和身体的位置应合适，这样舌头不会落到喉咙里，避免可能的呕吐物误吸。在患者恢复知觉之前，不应口服任何东西。在身体虚弱和面色苍白消失前，不应该让患者起身，当他起身后应密切观察几分钟。

通常情况下，医生会在患者从虚弱中恢复过来后去看他，并被要求解释为什么会发生这种情况，以及今后如何预防。人们应该首先考虑那些构成急诊治疗的虚弱原因。其中有大量内出血、心肌梗死和心律失常等。在老年人中，无明显原因的突发虚弱必须总是引起完全性心脏传导阻滞或其他心律失常的怀疑。

虚弱的预防取决于所涉及的机制。在青少年常见的血管减压性虚弱，往往发生于有利于血管扩张的情况下（温暖的环境、饥饿、疲劳、酒精中毒）和情绪激动的时期，只要建议患者避免这种情况并保持足够的水分就足够了。对于体位性低血压，患者应该注意不要突然从床上起来。相反，他们应该先活动腿部几秒钟，然后坐在床边，确保在开始走路前不会头晕或晕眩。通过有力地交叉双腿，有时可以耐受长时间站立而不虚弱。同样的养生之道也适用于去适应作用而晕厥的病例。对于可能引起姿势性低血压的药物治疗，应该寻找替代方案。β- 肾上腺素能阻滞剂、利尿剂、抗抑郁药和交感神经性降压药等是常见的引起问题的原因。

由中枢或外周性交感神经衰竭引起的慢性直立性低血压综合征，特殊的盐皮质激素制剂，诸如醋酸氟氢可的松（fludrocortisone acetate）（Florinef）0.05~0.4mg/d，分次服用，并增加盐摄入以扩大血容量是有益的。α1 受体激动剂米多君（midodrine），开始每 4 小时 2.5mg，并缓慢增加剂量到每 4~6 小时 5mg，这已经被成功应用到几项研究中，但这种药物治疗有可能使情况恶化，必须小心使用。多潘立酮（domperidone）对帕金森综合征患者可能有帮助，但它可能延长 Q-T 间期。睡觉时，用 8~12 英寸高的木块抬高床头，或者穿着舒适的弹性腹带和弹力袜经常被证明是有帮助的措施。酪胺（tyramine）和单胺氧化酶抑制剂对某些 Shy-Drager 综合征患者有有限的缓解作用，而对另一些患者 β 受体阻滞剂如普萘洛尔（propranolol）或心得乐（pindolol）和吲哚美辛（indomethacin）（25~50mg，每天 3 次）也可能有作用。Mathias 和 Kimber 回顾了这些和其他被证明对治疗直立性低血压有用的方法。抗胆碱酯酶药物如溴吡斯的明（pyridostigmine），对于许多直立性低血压的治疗正在进入一个流行的阶段（Singer and colleagues）。

主要根据临床情况和倾斜试验识别的神经调节性晕厥（神经心源性或血管减压性晕厥），可以通过使用 β- 肾上腺素能阻滞剂加以预防。我们心脏内科的同事最近支持醋丁洛尔（acebutolol），每日 400mg，部分原因是它的部分 α- 肾上腺素能活性，增加了基线血压，但阿替洛尔（atenolol）50mg 可能同样有效。抗胆碱能药物丙吡胺（disopyramide）也被使用过（Milstein et al）。其他一些药物，如麻黄碱、甲氧氯普胺（metoclopramide）、双氢麦角胺（dihydroergotamine）在个别患者身上也不同程度地有效，但它们作为标准药物的用途仍有待确定；β 受体阻滞剂通常是首选。

颈动脉窦晕厥的治疗，首先包括指导患者将跌倒的危险降到最低的措施（见下文）。应穿着宽松的衣领，当向一边看时，患者应学会转动整个身体，而不只是头部。发作时有明显心动过缓或低血压的患者可分别使用阿托品或一种拟交感神经药物。如果阿托品无效，当然它也不是在任何时期都适用，而晕厥发作使人丧失能力，则应考虑置入双腔起搏器。在一些患者中，颈动脉窦的放射治疗或手术去神经支配效果明显较好，但已不再使用。迷走神经发作通常对抗胆碱能药物如溴丙胺太林（propantheline）15mg，每天 3 次，反应良好。由舌咽神经痛引起的晕厥往往受益于减少发作发生率的药物，如加巴喷丁（gabapentin）。

对于老年人来说，虚弱还会带来因跌倒而导致骨折或其他创伤的额外危险。因此，罹患反复晕厥的患者应在浴室地板和浴缸上铺上垫子，并尽可能多地在家里铺上地毯。特别重要的是床与浴室之间的地面空间，因为这是老年人最常发生虚弱的路径。户外散步应在柔软的地面上而不是坚硬的地面上，而患者应避免长时间静止站立不动，因为这比步行更容易诱发发作。髋部垫护具，现在作为一种商品，应被考虑用于有任何形式复发性摔倒风险的老年患者，但目前还缺乏它在大的人群中有效性的证据。

（刘春风　译　王维治　校）

参考文献

Abboud FM: Neurocardiogenic syncope. *N Engl J Med* 328:1117, 1993.

Almquist A, Goldenberg IF, Milstein S, et al: Provocation of bradycardia and hypotension by isoproterenol and upright posture in patients with unexplained syncope. *N Engl J Med* 320:346, 1989.

Bannister R, Mathias W (eds): *Autonomic Failure: A Textbook of Clinical Disorders of the Autonomic Nervous System*, 4th ed. New York, Oxford University Press, 1999.

Bechir M, Binggeli C, Corti R, et al: Dysfunctional baroreflex regulation of sympathetic nerve activity in patients with vasovagal syncope. *Circulation* 107:1620, 2003.

Compton D, Hill PM, Sinclair JD: Weight-lifters' blackout. *Lancet* 2:1234, 1973.

Engel GL: *Fainting*, 2nd ed. Springfield, IL, Charles C Thomas, 1962.

Frank JI, Ropper AH, Zuniga G: Vasodepressor carotid sinus syncope associated with a neck mass. *Neurology* 42:1194, 1992.

Gastaut H, Fischer-Williams M: Electro-encephalographic study of syncope: Its differentiation from epilepsy. *Lancet* 2:1018, 1957.

Goldstein DS, Holmes C, Frank SM, et al: Cardiac sympathetic dysautonomia in chronic orthostatic intolerance syndromes. *Circulation* 106:2358, 2002.

Greenwood R, Hopkins A: Landing from an unexpected fall and voluntary step. *Brain* 99:375, 1976.

Jarisch A, Zoterman Y: Depressor reflexes from the heart. *Acta Physiol Scand* 16:31, 1948.

Kapoor WN: Evaluation and management of the patient with syncope. *JAMA* 268:2553, 1992.

Kapoor WN, Karpf M, Maher Y, et al: Syncope of unknown origin. *JAMA* 247:2687, 1982.

Kaufmann H: Neurally mediated syncope: Pathogenesis, diagnosis, and treatment. *Neurology* 45(Suppl 5):S12, 1995.

Levin B, Posner JB: Swallow syncope: Report of a case and review of the literature. *Neurology* 22:1086, 1972.
Levine RJ: Epidemic faintness and syncope in a school marching band. *JAMA* 238:2373, 1977.
Lewis T: A lecture on vasovagal syncope and the carotid sinus mechanism. *Br Med J* 1:873, 1932.
Linzer M, Pritchett ELC, Pontinen M, et al: Incremental diagnostic yield of loop electrocardiographic recorders in unexplained syncope. *Am J Cardiol* 66:214, 1990.
Linzer M, Varia I, Pontinen M, et al: Medically unexplained syncope: Relationship to psychiatric illness. *Am J Med* 92:185, 1992.
Lipsitz LA: Orthostatic hypotension in the elderly. *N Engl J Med* 321:952, 1989.
Low PA, Opfer-Gehrking TL, Textor SC, et al: Postural tachycardia syndrome (POTS). *Neurology* 45(Suppl 5):19, 1995.
MacDonald DR, Strong E, Nielsen S, Posner JB: Syncope from head and neck cancer. *J Neurooncol* 1:257, 1983.
Mark AL: The Bezold-Jarisch reflex revisited: Clinical implications of inhibitory reflexes originating in the heart. *J Am Coll Cardiol* 1:90, 1983.
Mathias CJ, Keguchi K, Bleasdale-Barr K, Kimber JR: Frequency of family history in vasovagal syncope. *Lancet* 352:33, 1998.
Mathias CJ, Kimber JR: Treatment of postural hypotension. *J Neurol Neurosurg Psychiatry* 65:285, 1998.
Meissner L, Wiebers DO, Swanson JW, O'Fallon WM: The natural history of drop attacks. *Neurology* 36:1029, 1986.
Milstein S, Buetikofer J, Dunnigan A, et al: Usefulness of disopyramide for prevention of upright tilt-induced hypotension bradycardia. *Am J Cardiol* 65:1339, 1990.
Norcliffe-Kaufmann LJ, Kaufmann H, Hainsworth R: Enhanced vascular responses to hypocapnia in neurally medicated syncope. *Ann Neurol* 63:288, 2008.
Oberg B, Thoren P: Increased activity in left ventricular receptors during hemorrhage or occlusion of caval veins in the cat: A possible cause of the vasovagal reaction. *Acta Physiol Scand* 85:164, 1972.
Shy GM, Drager GA: A neurological syndrome associated with orthostatic hypotension: A clinical-pathologic study. *Arch Neurol* 2:511, 1960.
Singer W, Sandroni P, Opfer-Gehrking TL, et al. Pyridostigmine treatment trial in neurogenic orthostatic hypotension. *Archives of Neurology*, 63:513, 2006.
Soteriades ES, Evans JC, Larson MG, et al: Incidence and prognosis of syncope. *N Engl J Med* 347:878, 2002.
Wallin BG, Sundlof G: Sympathetic outflow to muscles during vasovagal syncope. *J Auton Nerv Syst* 6:287, 1982.
Wallin BG, Westerberg CE, Sundlof G: Syncope induced by glossopharyngeal neuralgia: Sympathetic outflow to muscle. *Neurology* 34:522, 1984.
Waxman MB, Yao L, Cameron DA, et al: Isoproterenol induction of vasodepressor-type reaction in vasodepressor-prone persons. *Am J Cardiol* 63:58, 1989.
Weiss S, Ferris EB Jr: Adams-Stokes syndrome with transient complete heart block of vagovagal reflex origin: Mechanism and treatment. *Arch Intern Med* 54:931, 1934.

第 18 章

睡眠和睡眠异常

每个人当然都会有许多关于睡眠或是失眠的体验，同时也都观察过别人的睡眠。因此，即使没有掌握专业知识，也能理解这种情况或它对健康和快乐的重要性。睡眠是一种熟悉但无法解释的休眠状态，意识处于静止状态，它显然不是异常的，但它却与许多有趣而常见的反常现象相关联，其中一些接近严重的极端。此外，某些神经系统疾病有特殊类型的睡眠障碍作为其常见的表现。睡眠对心理和生理益处是至关重要的，越来越多的人认识到睡眠中断会增加罹患多种疾病的风险，包括卒中、高血压病和冠状动脉疾病等。

医生经常会遇到睡眠紊乱患者的咨询。最常见的问题是失眠，但有时也与过度嗜睡或与睡眠有关的某些特殊现象有关。关于正常睡眠和睡眠 - 觉醒机制的某些要点是值得回顾的，因为熟悉它们对于理解睡眠障碍是必要的。由于睡眠医学亚专科的发展以及睡眠障碍诊疗中心的开设，关于睡眠和睡眠异常的大量信息已经可以获得。

如果密切关注患者对自身睡眠障碍的描述，大多数睡眠障碍都可以很容易被识别。那些需要记录呼吸暂停发作的病例，或者那些在睡眠中有更复杂的疾病，如癫痫发作和其他运动症状的患者，往往能从睡眠实验室的检查中获益。

睡眠和睡眠 - 觉醒机制生理学

睡眠是基本的 24 小时［昼夜节律（circadian）］节奏之一，可以追溯到所有的哺乳动物、鸟类和爬行动物。昼夜节律的神经控制区被认为位于下丘脑的腹前区，更具体地说，是在视交叉上核。大约 25 小时的内在昼夜节律独立于光诱导作用而存在，但通过光的改变以适应白昼和黑夜。这些核的病变导致睡眠 - 觉醒周期以及休息 - 活动、温度和进食节律的紊乱。第 26 章描述了褪黑素和松果体在调节这种周期活动中的辅助作用。随着时间的推移，睡眠还有一个内在平衡驱动力的重要作用。

年龄的影响

对人类睡眠 - 觉醒周期的观察表明，它与年龄密切相关。新生儿每天睡 16~20 小时，儿童睡 10~12 小时。到青春期中期，总睡眠时间下降为 9~10 小时，在成年早期下降为 7~7.5 小时。在成年后期则逐渐下降到 6.5 小时左右。然而，在睡眠的长度和深度上存在着很大的个体差异，这显然是遗传因素、早期生活条件、体力活动量，以及心理状态的结果。

一天 24 小时调整的睡眠模式也会随着人生不同的阶段而变化。以白天清醒和夜间睡眠为主的昼夜节律，只在足月婴儿出生最初的几周后才开始出现；随着孩子长大，早晨不再打盹，后来不再午睡；到了第 4 年或第 5 年，睡眠时间固定成了单一的长的夜间时段。（实际上，世界上很大一部分人群仍继续有午后打盹或午睡习惯，作为一种终生的睡眠 - 觉醒模式。）睡眠模式的碎片化开始于成年后期。在接下来的几年里，夜间醒来的频率趋向于增加，而日间觉醒的时间可能会被持续数秒到数分钟的间歇性睡眠［微睡眠（microsleep）］以及更长的小睡所打断。大约从 35 岁开始，女性的睡眠时间往往比男性略多一点。

睡眠的阶段

Loomis 及其同事以及 Aserinsky、Dement 和 Kleitman 通过脑电图分析和临床观察，为我们理解睡眠生理学做出了开创性贡献。根据他们研究的结果，睡眠的五个阶段已经被确定。在每个阶段，脑部的电活动都有序和循环地周期出现，这被称为睡眠结构（*architecture of sleep*）。随着睡眠的电生理阶段的进展，睡眠变得更深，这意味着觉醒需要更强烈的刺激。这些发现推翻了“睡眠纯粹是一种被动状态和反映疲劳及环境刺激减少”的过时观点。

在闭眼放松的清醒状态下，脑电图（electroencephalogram，EEG）伴有 9~11Hz（周期 / 秒）后部 α 波并混杂有混合频率的低电压快活动。当患者安静地坐着或躺着时，除面部肌肉外，肌电图（electromyogram，EMG）是静息的。当困倦时，在睡眠的第一阶段开始时，眼睑开始下垂，眼睛慢慢地左右扫视，而瞳孔会变小。随着睡眠早期阶段向前移行，肌肉变得松弛，EEG 模式逐渐变为低电压和混合频率，α 波消失；伴缓慢的眼球转动，这是 1 期睡眠（*stage 1 sleep*）。当进展到 2 期睡眠（*stage 2 sleep*）时，出现双侧顶叶持续 0.5~2 秒的 12~14Hz 波爆发（睡眠纺锤）和位于中央顶区的间歇性高波幅尖慢复合波（顶尖波）（图 18-1）。3 期睡眠（*stage 3 sleep*）代表慢波睡眠，以 θ 节律为主，而 4 期睡眠（*stage 4 sleep*）是以 δ 频率活动为主的深度慢波睡眠。顶部尖波和纺锤不再明显。

如果在睡眠中将眼睑轻轻抬起，通常可以看到眼球向外斜视，而瞳孔甚至比之前更小，但对光反射仍存在。睡眠周期的另一个阶段，在整个晚上间歇性地跟随其他阶段，与除眼外肌以外的骨骼肌张力进一步降低以及快速眼球运动的爆发有关，因此，用术语快速眼动（*rapid eye movement*，*REM*）期睡眠来指代这一阶段。EEG 变得不同步，即具有低电压、高频放电模式。睡眠的前三个阶段被称为非快速眼动（*nonrapid eye movement*，*NREM*）期睡眠或同步化睡眠（*synchronized sleep*）；最后一个阶段除了被称作 REM 期睡眠外，还可以被分别称作快波睡眠（*fast-wave sleep*）、非同步化睡眠（*nonsynchronized sleep*）或去同步化睡眠（*desynchronized sleep*）。图 18-2 说明了这些特征。

美国睡眠医学医会（American Academy of Sleep Medicine）目前推荐以下命名法：W 期（清醒期），N1 期（非快速眼动睡眠期，或 NREM 1 期，即以前的 1 期），N2 期（NREM 2 期，以前的 2 期），N3 期（NREM 3 期，以前的 3 期和 4 期的结合，或慢波睡眠），以及 R 期（快速眼动睡眠期 REM）（图 18-3）。这一新命名法与神经病学家以前使用的命名法之间的本质区别在于，N3 期现在代表慢波睡眠（*slow-wave sleep*），取代了之前的 3 期和 4 期睡眠，EEG 中高波幅 δ 波（0.75μV，0.5~2Hz）所占的比例越来越大（表 18-1）。

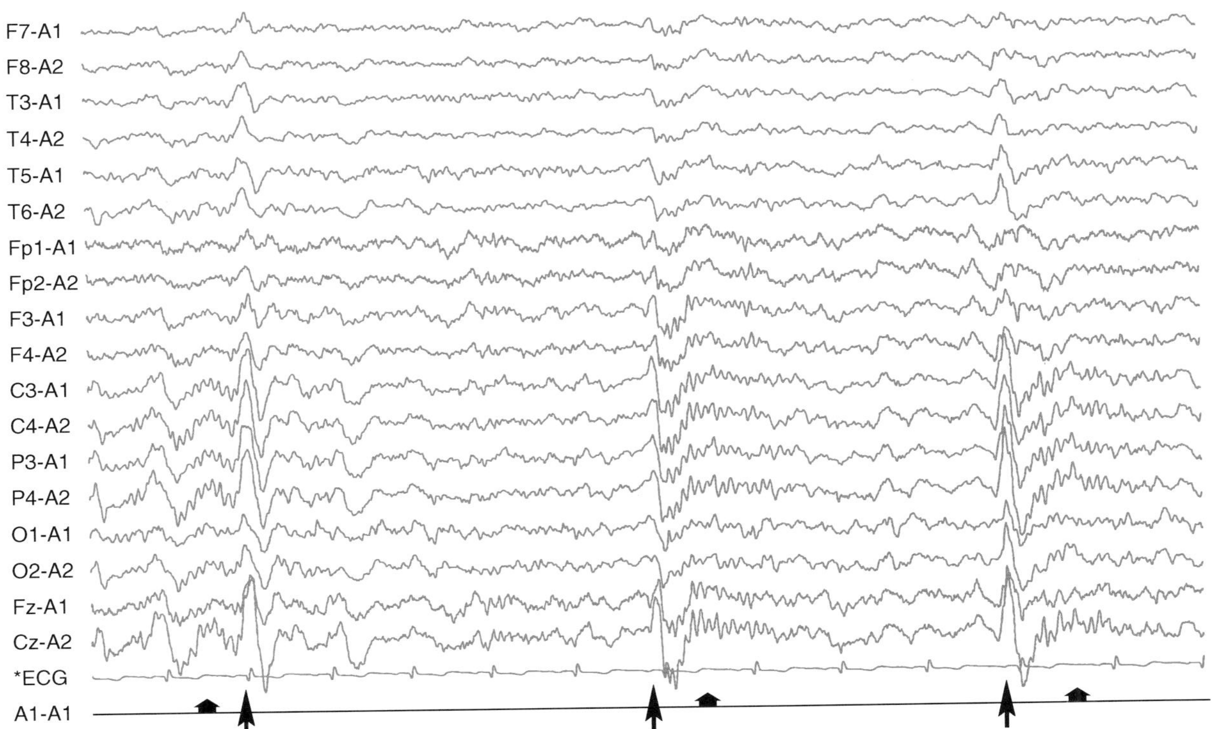

图 18-1　一位健康年轻女性 2 期睡眠的常规 EEG（30mm/s）显示了顶尖波（大箭头所指）和睡眠纺锤波（小箭头所指），中央区域的显示最佳

表 18-1　美国睡眠医学会（AASM）睡眠评分系统

美国睡眠医学学会	前命名法	EEG 特征	行为状态
W（清醒期）	—	后部反应性 α 节律	觉醒
N1 期	1 期	弥漫 θ 波和 α 波消失	嗜睡
N2 期	2 期	睡眠纺锤和 K 复合波	浅睡眠
N3 期	3，4 期	高幅 θ 波和 δ 波活动	深睡眠
R 期	REM 期	弥漫 θ 波	梦境为主（见正文）

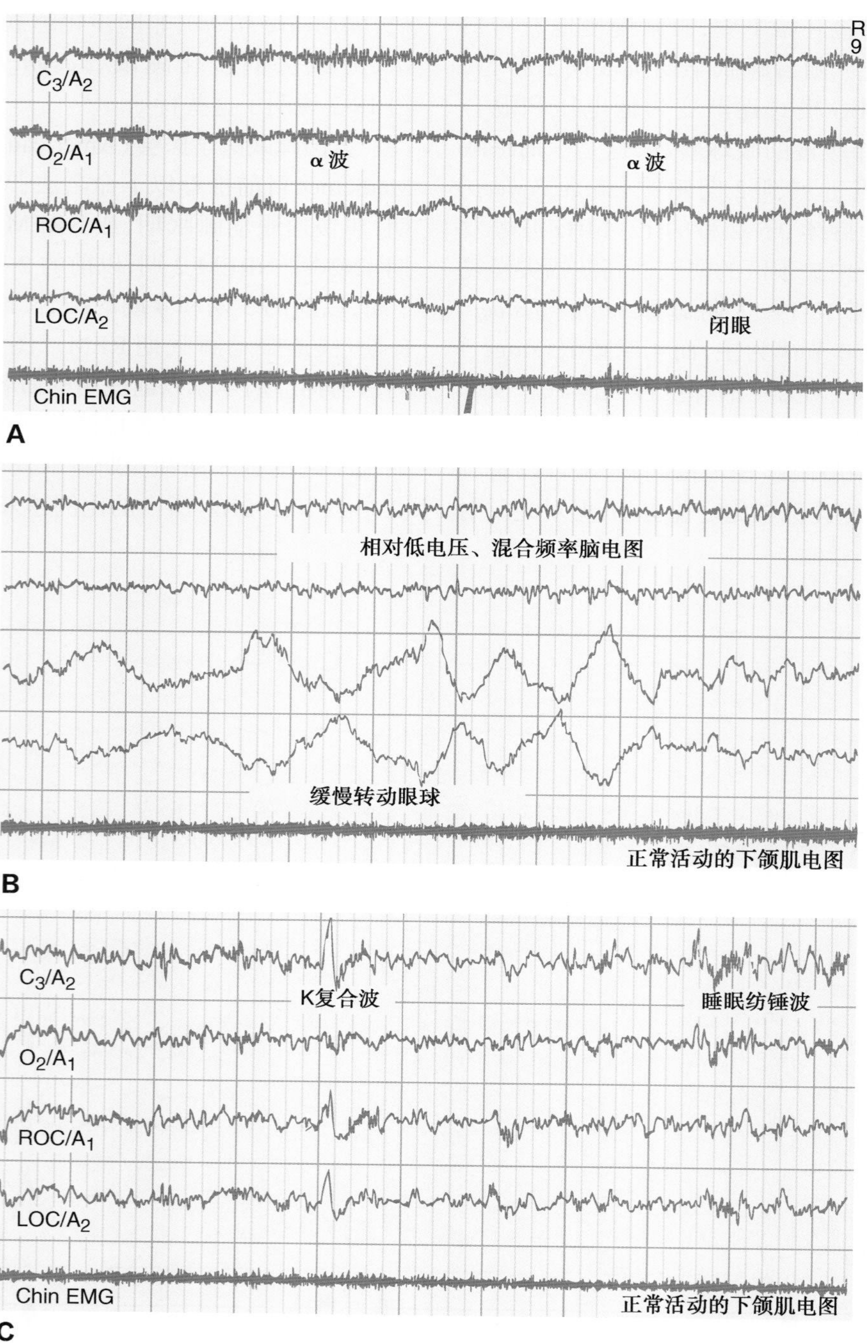

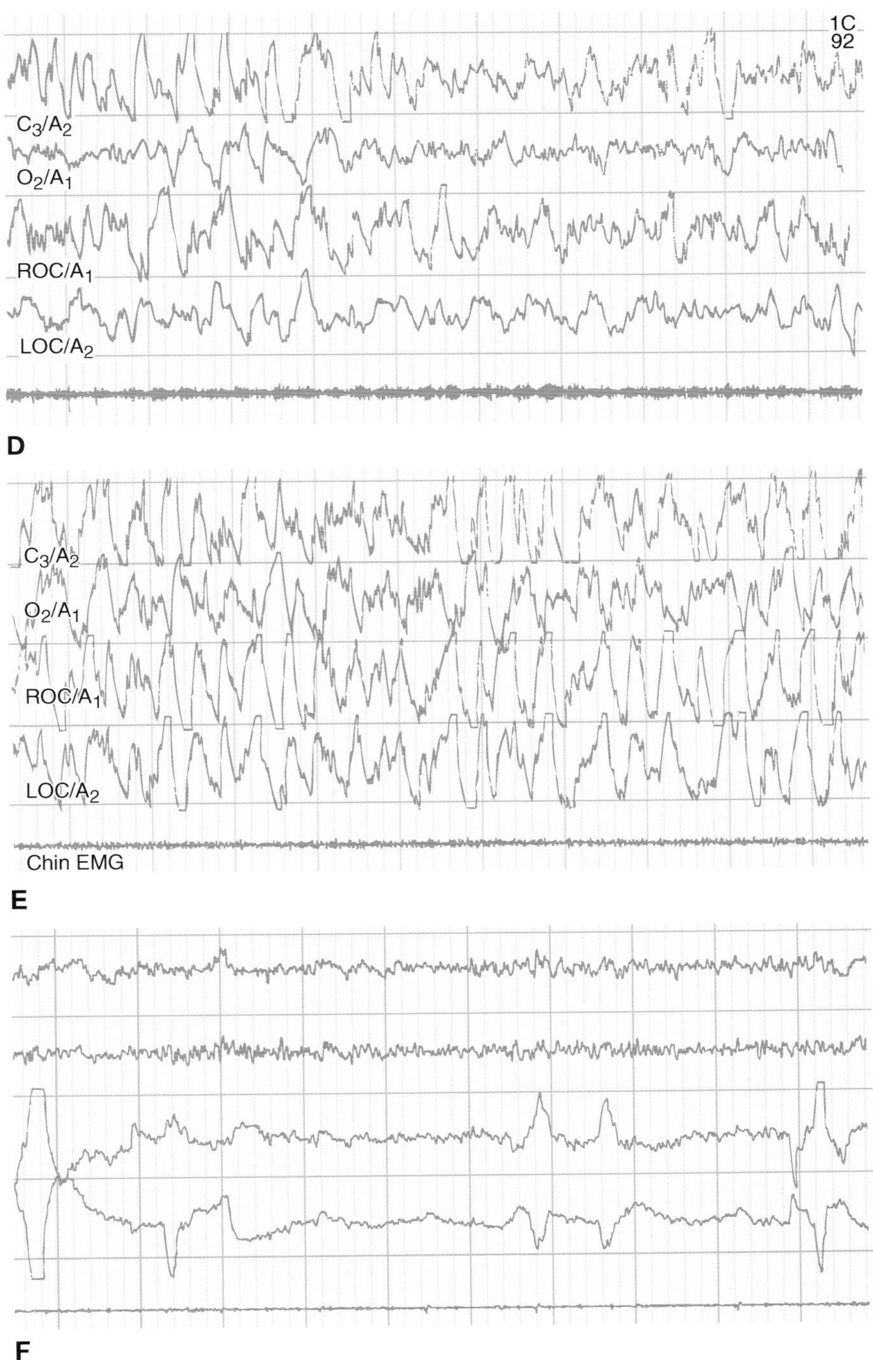

图 18-2　成人清醒状态和不同睡眠阶段的代表性多导睡眠图记录。以睡眠实验室常规速度 10mm/s（即标准临床 EEG 记录速度的三分之一）进行记录。A. 上部轨迹：清醒状态（闭眼），EEG 中 α 节律突出。正常活动的下颌肌电图。B. 中间轨迹：1 期（N1）睡眠。睡眠的开始是由枕叶 EEG 通道中 α 波振幅的小（"平坦"的外观）确定的。C. 下部轨迹：2 期（N2）睡眠，特征是在低频背景下出现高振幅单一的复合（K）波和 13~16Hz 波（睡眠纺锤波）的爆发。D. 上部轨迹：3 期（N3）睡眠。出现高电压慢（δ）波。E. 中间轨迹：N3 睡眠的最深阶段，主要的 δ 波活动占 30s 轨迹的 50%。F. 下部轨迹：快速眼动（REM）睡眠，特征是 REM 发作，原本平坦的下颌 EMG 中偶尔出现肌肉颤搐。技术说明：每个记录中都显示了来自同一电极的四个位置：C_3/A_2，左旁中央至右乳突；O_2/A_1，右枕叶至左乳突；ROC/A_1，右外眦至左乳突；LOC/A_2，左外眦至右乳突。每个记录中都添加了下颌 EMG 活动（经允许，改编自 Butkov N. *Atlas of Clinical Polysomnography*. Vol 1.Synapse Media，Medford，OR，1996）

在一个典型的夜间睡眠的第一部分,正常青年和中年人会依次经历N1,N2,N3和R(REM)期睡眠。在大约70~100分钟后,其中大部分为N3期睡眠,就出现第一个REM期,通常由肢体活动短暂增加以及EEG模式从N3期转变为N2期所预示。这种NREM-REM周期在夜间以大致相同的间隔重复4~6次,这取决于睡眠的总时长。第一个REM期可能是短暂的,之后的周期有更少的N3期睡眠或根本没有。在夜间睡眠的后半部分,睡眠周期基本上由两个交替的阶段组成,REM期睡眠和N2期(纺锤-K复合波)睡眠。下面将进一步讲述做梦与这些睡眠阶段的关系。

足月新生儿约有50%的睡眠时间处在REM期(尽管他们的EEG和眼球运动与成人的不同)。新生儿的睡眠周期持续约60分钟(50%的REM,50%的NREM,通常在3~4小时的哺乳间期中交替进行);随着年龄的增长,睡眠周期延长到90~100分钟。年轻人的总睡眠时间中约有20%~25%为REM期,3%~5%为N1期,50%~60%为N2期,连同10%~20%的N3期。N3期睡眠时间随年龄增长而减少,70岁以上者几乎没有非常深度的慢波睡眠(图18-3)。这种90~100分钟的睡眠周期在任何人中都是相当稳定的,并且在清醒时与其他一些周期现象,诸如核心体温、胃蠕动、饥饿、尿排出量、警觉性和认知活动能力相关联,继续以一种较不太易于察觉的程度运行。

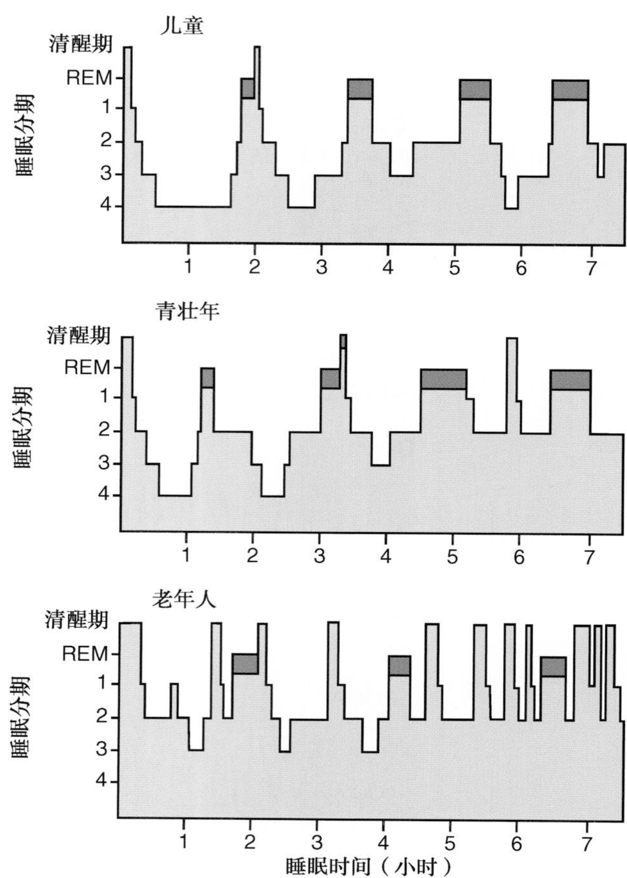

图18-3　睡眠结构,或称睡眠周期。REM期睡眠(深色区)在所有年龄组中以大约90分钟的间隔在整个晚上周期性地发生。REM期睡眠在不同的年龄组之间差异不大,而4期睡眠随年龄增长而减少。3期睡眠和4期睡眠现在并称为N3期(经允许,重绘自Kales,Kales,Soldatos)

NREM和REM期睡眠中生理变化和做梦

对NREM和REM期睡眠中的生理变化进行比较是有趣的。EEG模式的变化已经显示出来了。皮质神经元在NREM期睡眠时倾向于以同步爆发的形式放电,而在清醒时则以非同步爆发的方式放电。在REM期睡眠中,EEG模式通常也是不同步的。人们发现大多数夜间复杂的视觉梦境发生于REM期,但有以下条件,如果受试者在这个时段被唤醒,对梦的回忆是最一致的。然而,需要指出的是,梦境活动是由从NREM期睡眠中被唤醒的受试者报告的,尽管与梦境不那么一致。因为NREM期睡眠所花费的时间比REM期睡眠要多很多,大约20%的梦发生在REM期之外,但REM期睡眠仍然与做梦有一种特殊的关联。

受试者很容易从REM期睡眠中被唤醒,但在N3期唤醒一个人却较为困难,完全唤醒可能需要几分钟或更长时间,在此期间,受试者可能会出现轻微的定向不能和困惑(因此,夜班医生应尽可能避免在这一短暂的时间段内做出复杂的医疗决定)。

如前所述,紧张性肌肉活动在REM期睡眠中是很少的,尽管仍能检测到面部及手指/脚趾肌肉的轻微抽动。REM期睡眠的眼球运动具有共轭性,并且发生于各个方向(水平多于垂直的)。通过闭合的眼睑可以感知到眼球运动。在睡眠的各个阶段,整个身体大约每15分钟就活动一次。当REM期与NREM期之间发生转换时,身体活动是最大的,此时睡眠中的人会改变姿势,通常是从身体的一侧翻到对侧(大多数人都是侧身睡觉)。

进一步研究发现,REM期睡眠具有时相性和使精神振作的成分。除REM期外,时相性现象还包括交感神经系统的激活,伴随着瞳孔的交替扩张和收缩以及血压、心率和呼吸的波动等。时相性活动与脑桥、前庭和正中缝核神经元的活动爆发有关,并通过皮质延髓束和皮质脊髓束传导。在REM期睡眠的非时相性阶段，α 和 γ 脊髓神经元受到抑制，H 反射减弱（见第 43 章），以及肌腱、姿势和屈肌反射减弱或消失。这种弛缓性和失张力在腹肌、上气道肌肉和肋间肌表现突出，还可能损害 REM 期睡眠的呼吸，对有呼吸困难的婴儿，肥胖或有呼吸困难的成年人生命构成威胁，其呼吸困难可因脊柱后侧凸、肌肉萎缩、发育不良性或其他因素造成呼吸道损伤，以及神经肌肉麻痹所致。

很早以前人们就知道，睡眠时体温会略有下降；然而，如果没有睡眠，作为 24 小时昼夜节律温度模式的一部分，体温仍然会下降。这种温度的降低同样还独立于 24 小时的卧位 - 行走周期。在睡眠期间，体温下降主要发生在 NREM 期，心跳和呼吸也是如此，在这一时期心跳和呼吸都变得缓慢和更有规律。脑血流量和肌肉耗氧量在 NREM 期睡眠时降低，而在 REM 期睡眠时增加。此外，整个脑部的脑血流量和新陈代谢在深度 NREM 期睡眠时会显著减少；然而，在 REM 期睡眠期间，新陈代谢和血流量又都恢复到清醒状态时的水平（Madsen and Vorstrup）。据推测，由于血流量增加，在 REM 期睡眠时颅内压增高。

睡眠时尿排出量减少，排出的钠和钾的绝对量也减少；然而，尿液比重和渗透压增加，这可能是由于抗利尿激素释放增加和水的重吸收。在 REM 期睡眠时副交感神经的传出被周期性地激活；交感神经活动则被抑制。人们还认识到，在慢波睡眠期间血压和心率会下降，而血压、心率下降的丧失，例如，由睡眠呼吸暂停引起，就会与日间高血压和心血管事件风险增高有关。如前所述，在 REM 期睡眠时交感神经张力会增加。呼吸更不规则，心率和血压波动。在 REM 期睡眠中通常会出现阴茎周期性勃起。

许多内分泌变化也与睡眠 - 觉醒周期有规律的关系。在睡眠的前 2 小时中生长激素分泌激增，主要是在慢波睡眠期间。在男性，往往有一个单一的峰值，而女性有一个多期的分泌增加。这一特征会持续到成年的中后期，后来才消失。皮质醇的分泌，特别是促甲状腺激素的分泌在睡眠开始时达到高峰。高浓度的皮质醇也是在觉醒时发现的特征。由松果体分泌的褪黑素是在夜间合成，在阳光刺激视网膜时就停止分泌（见第 26 章）。男性和女性的催乳素分泌在夜间都会增加，在入睡后不久就会达到最高的血浆浓度。催乳素（prolactin）的分泌受睡眠阶段的影响。昼夜节律机制和睡眠阶段会改变睾酮（testosterone）的分泌，因此会受到睡眠障碍的干扰，特别是在年轻个体中。此外，在青春期的男孩和女孩中，会有与睡眠相关的黄体生成素分泌增加。

睡眠和梦境的神经生理学

Hobson 最初提出，睡眠周期的基本振荡是兴奋性与抑制性神经递质相互作用的结果。脑桥网状结构（pontine reticular formation）的单细胞记录表明，有两个相互连接的神经元群，它们的活动水平周期性往复地波动。根据这一概念，在觉醒时，单胺能（抑制性）神经元的活性较高，由于这种抑制作用，胆碱能神经元的活性很低。在 NREM 期睡眠期间，单胺能的抑制作用逐渐减弱，而胆碱能兴奋性增加，当这种转换完成时，就会出现 REM 期睡眠。这些单胺能神经元的回路很可能是由下丘脑的促食欲素，也称“下丘脑分泌素”（hypocretin）分泌性神经元的传入信号调控的，但这种调控系统的细节尚不完全清楚。促食欲素（orexin）是一种在发作性睡病的病理生理中有重要作用的肽，在后面进一步讨论。正如 Grimaldi 和同事们所综述的，从动物实验中也有新的证据表明，促食欲素参与了自主神经的自我平衡的控制。

对这些观点的进一步完善已经阐明了下丘脑、脑桥和基底前脑中特殊功能核团的复杂相互作用。这些区域之间的相互连接，受到脑部感知环境条件的区域输入的调节，允许机体调整睡眠周期以适应自身的需要和外部环境。下丘脑的视交叉上核（suprachiasmatic nucleus，SCN）对睡眠周期没有直接影响，但会整合周围环境的光信号，从而影响包括睡眠在内的各种昼夜节律，如第 26 章所讨论的。动物实验和昏睡性脑炎（von Economo encephalitis）（它引起一种病理性睡眠综合征）病例的分析表明，下丘脑腹外侧视前核（ventrolateral preoptic nucleus，VLPO）将神经纤维发送到下丘脑和脑干参与唤醒的所有其他主要细胞群。对 VLPO 的损害导致病理性觉醒状态和虚拟睡眠缺乏。对 VLPO 的损伤会导致病理性觉醒和睡眠几乎缺失。下丘脑的视交叉上核（SCN）对 VLPO 和含促食欲素神经元只有最小的投射（见下文），但它对室旁下区（subparaventricular zone，SPZ）和下丘脑背内侧核（dorsomedial hypothalamic nuclei）具有很强的神经支配。下丘脑背内侧核整合了摄食、温度、光线和来自 SPZ 和 SCN 的其他信息。脑中包含一个调控睡眠节律的三级通路。

Saper 和同事们总结了上述的相互连接和引发睡眠状态的整合系统的作用，并在图 18-4 的示意图中显示，该图摘自他们发表的文章。目前的概念是一种不稳定的“触发器”(flip-flop)开关，它依赖于单胺能系统与腹外侧视前核(VLPO)的相互抑制。(在工程术语中，触发器开关倾向于一个位置或另一个位置，避免处于中间状态。)开关的状态是由促食欲素神经元间接稳定的。在这一模型中，清醒状态是由抑制VLPO的单胺能活性[即蓝斑、结节乳头核(tuberomammillary nucleus，TMN)和中缝核]维持的。当VLPO被激活时，这反过来消除了单胺能系统的精神振作的抑制作用，睡眠就发生了。促食欲素神经元通过单胺能系统起到一种稳定作用，以防止从一种状态快速转变为另一种状态。

除了整个一天的睡眠周期外，动物研究的证据表明，NREM期与REM期睡眠之间的生理机制和转换受到脑桥网状结构的控制，也受到乙酰胆碱的影响。胆碱能神经元(*cholinergic neurons*)存在于脑桥被盖背外侧之桥臂旁区(parabrachial region)的两个主要部位，亦即脑桥脚核团(pedunculopontine group of nuclei)和脑桥被盖背外侧核团。胆碱能细胞群向喙侧投射，但这种投射系统的精确解剖尚未确定。来自这些核团的细胞构成了上行网状激活系统的一部分。

虽然Hobson的交互作用假说具有启发式的价值，但它的一些特征仍然存在争议。尽管人们普遍认为，胆碱能机制是选择性地促进REM期睡眠及其组成部分，如快速眼球运动、对抗重力肌肉活动缺乏(即失张力)，以及去同步化的EEG，但是胺类的作用却一直难以确定。因此，富含去甲肾上腺素能神经元的蓝斑核和中缝核病变，不会很大程度地改变REM期睡眠。然而，大量的药理学数据表明，单胺的减少会导致REM活动增加，反之亦然。由于在脑桥脚核群中发现大量的胆碱能和单胺能神经元，

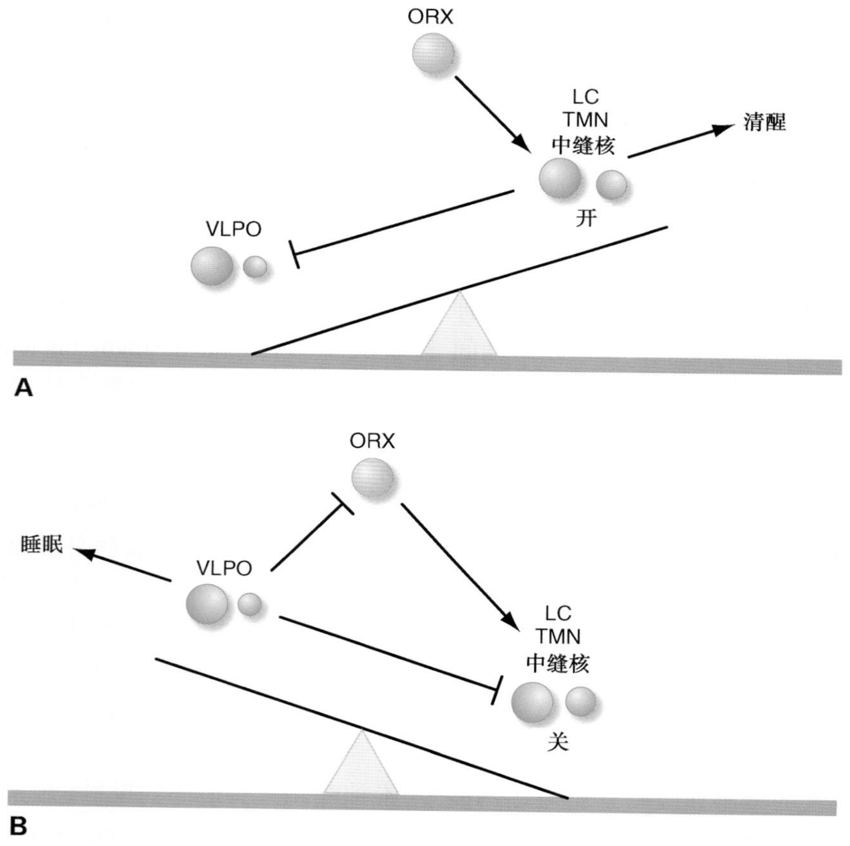

图18-4　睡眠与清醒状态之间转换的“触发器”机制的示意图。触发与否由腹外侧视前核(VLPO)的活动状态决定。箭头表示激发，垂直线末端表示抑制。A. 在清醒状态下，单胺能核(LC，蓝斑；TMN，结节乳头核；中缝核)抑制VLPO，从而减轻单胺能细胞和促食欲素(ORX)神经元的抑制。由于VLPO神经元没有促食欲素受体，因而促食欲素的作用是增强单胺能张力，而不是直接抑制VLPO。B. 在睡眠期间，VLPO神经元放电抑制单胺能细胞群，从而减轻它们自身的抑制作用。这抑制了促食欲素神经元，进一步防止单胺能激活导致睡眠中断。VLPO和单胺能细胞群之间的相互抑制形成了一个触发器开关，产生了状态的急剧转换，但是相对不稳定的。促食欲素神经元的加入稳定了触发器开关(经允许，复制自Saper，Scammell，Lu. *Hypothalamic regulation of sleep and circadian rhythms*. Nature 437，1257-1263，2005)

Shiromani 和同事们认为，这些神经元之间的相互作用发生在脑桥脚核的区域，而不是像 Hobson 等所认为的发生在内侧脑桥网状结构区域。

然而，REM 的另一个模型，是基于实验研究，而不是依赖于胆碱能机制，已经被 Lu 和同事们提出。在这一模型中，脑桥被盖中的两小群 GABA 能神经元交互的神经支配，其作用类似于前文提到的启动睡眠的“触发器”机制。这种 REM 系统与睡眠 - 觉醒系统并行运行，但它的功能是整合在一起的，并可能为一些 REM 期睡眠的功能障碍综合征提供一些见解。

Solms（1995，1996）等人对做梦与 REM 期睡眠必然有密切关联的传统观点提出了质疑，并提出了另一种观点。在大脑损伤消除或干扰了 REM 睡眠患者中，他列举了一些病例，做梦被保留了下来。相反地，在他的基底前脑（额叶）病变患者中，至少有一段时间做梦消失了，而 REM 期睡眠整夜未受干扰。同样的观察结果也发生在前额叶白质切除术的患者身上。Solms 提出，基底前脑区的多巴胺能系统诱发或调节做梦。这一观点受到了接受多巴胺能阻滞剂治疗的患者梦境减少，服用 L-dopa 或多巴胺激动剂的患者梦境增强报告的支持。在这方面值得注意的事实是，主要的皮质内多巴胺能通路起源于额叶。

在关于 EEG 和睡眠节律的神经生理学方面，人们已经从动物的细胞内记录中收集了许多信息。与前面描述的解剖学和神经化学数据一样，类似的电生理变化在多大程度上反映在人类身上尚不得而知。大多数在脑的表面记录到的完整的睡眠节奏，包括慢波睡眠的背景活动，以及更快、更同步的睡眠纺锤波和顶尖波都起源于丘脑。Steriade 和同事们在这一领域开展了大量的现代研究，并在他们的综述中进行了总结。他们清楚地表明，这些复杂的 EEG 节律，虽然在某些孤立的神经元中以初期的形式出现，但却是以丘脑为连接整合在一起的细胞产生的振荡。很明显，关于所有这些脑干和丘脑 - 下丘脑机制在睡眠或梦的产生中的整合，目前还没有达成一致。

睡眠和做梦的功能

生理学家和精神病学家（以及哲学家）一直反复地思考这些问题。Parks 回顾了主要的理论，如身体恢复、促进运动功能、学习和记忆的巩固等，并倾向于赞同 Popper 和 Eccles 的不符合语法但明确的结论，即“睡眠是我们甚至不知道其原因的一种自然重复的无意识状态”。至少在知道梦的作用和意义以前，人们在逻辑上不能接受睡眠的功能就是做梦的观点。然而，有相当多的证据支持流行的观点，即在睡觉时使所学的知识内容稳定下来。

关于做梦过程中的神经生理学变化，Braun 和同事们使用了正电子发射断层扫描（PET）研究 REM 期睡眠；他们观察到外纹状视觉皮质和边缘 - 旁边缘区的选择性激活，而初级视皮质和额叶联合区域活动减弱。基于这些和类似的研究，一些作者推测，做梦时额叶活动的抑制，同时视觉联合区及其旁边缘区的连接被激活，也许可以解释人们何以会不加批判地接受奇异的视觉内容、紊乱的时间关系，以及梦的特征的高度情绪化。这与 Hobson 认为梦是谵妄的一种形式的观点是一致的。

作为将梦境与个人内在意义相联系的另一种选择，Solms 提出，睡梦中额叶的多巴胺能系统的激活，这一参与大多数生物学驱动的共同通路，提示梦境能表达潜在的愿望和动力，弗洛伊德（Freud）在他的《梦的解析》（*The Interpretation of Dreams*）一书中做了精神分析的解释。

睡眠剥夺的影响

如果剥夺睡眠，实验动物会在几周内死亡，无论它们被喂养、饮水和住得多好（Rechtschaffen et al），但同样程度的睡眠剥夺是否会导致人类死亡尚不清楚。尽管如此，被剥夺睡眠的人确实会出现各种非常令人不快的症状，这些症状与通常类型的失眠所造成的影响截然不同。

尽管有许多关于失眠对情绪和认知的有害影响的研究，我们仍然对它们知之甚少。如果睡眠（NREM 期和 REM 期睡眠）被剥夺 60~200 小时，人们会感到越来越困倦、疲劳、易怒和注意力难以集中。熟练运动活动能力也会下降，如果任务持续时间短、速度慢，受试者可以完成；但如果需要速度和耐力，受试者就无法完成。自我照顾被忽视，工作动力减弱，因注意力分散而不能持续的思考和行动，判断力受损，以及逐渐变得越来越不愿意交流。如果持续剥夺睡眠，睡意会变得越来越强烈，短暂时间的睡眠，即“微睡眠”（microsleep）会更扰人，各种类型的事故发生的趋势变得更加明显。最终，受试者无法准确地感知内在和外部的体验，无法保持定向力。错觉和幻觉，主要是视觉和触觉的，侵入意识中，并随着失眠时间的延长而变得更加持久。这可能是双相精神疾病患者失代偿的一个组成部分，有时会触发躁狂发作。

睡眠剥夺的神经学征象包括轻微和不稳定的眼球震颤、眼球扫视运动受损、调节功能丧失、外隐斜、双手轻微震颤、眼睑下垂、面部无表情、说话含糊不清伴发音错误，以及选词错误等。EEG 显示 α 波减少，而在闭眼后不再产生 α 波活动。癫痫发作的阈值降低，EEG 中的癫痫灶可能被激活。罕见的和可能只在易感者中，睡眠丧失会诱发精神病样发作（在 Tyler 研究的 350 例睡眠剥夺患者中占 2%~3%）；然而，许多睡眠专家对精神病的产生持怀疑态度。

在从长时间的睡眠剥夺恢复的过程中，获得的睡眠量永远赶不上失去的睡眠量。这可能是由于在清醒状态下短暂睡眠时间插入的结果，如果加起来，这意味着相当长的时间（它几乎不可能完全剥夺一个人或动物的睡眠）。在长时间睡眠剥夺后再入睡时，受试者会迅速进入 N3（NREM）期睡眠，这种睡眠会持续数小时，而 N2 睡眠和 REM 睡眠的时间则会减少。但待到恢复的第二天晚上，REM 期睡眠会出现反弹并超过睡眠剥夺前的 REM 期的时长。对于恢复长期睡眠剥夺导致的功能改变，N3 期似乎是最重要的睡眠时相。

不同 REM 期睡眠剥夺的影响比完全或几乎完全睡眠剥夺产生的影响更难以解释。有些受试者的 REM 期睡眠每晚都被阻止，却表现出越来越多的过度活跃、情绪不稳定和冲动的倾向，这种状态可与被剥夺 REM 期睡眠的动物的活动增多、过度的食欲和性欲亢进相比较。然而，在人类中，单胺类抑制剂能够完全抑制 REM 期睡眠数月至数年而没有明显的伤害。相反，不同的 NREM 期（N3 期）睡眠剥夺会导致反应低下和日间过度嗜睡，如前所述。

由于每个人对睡眠的需求有很大的差异，因此很难确定什么构成了睡眠剥夺。某些人在 24 小时内只睡 4 小时甚至更少的时间就能表现得很好，而有些人睡很长时间却声称没有从睡眠中获得最大的好处。

睡眠异常

失眠

失眠（*insomnia*）一词指的是尽管有充足的睡眠机会却长时间无法入睡，它通常被用来表示在睡眠的持续时间、深度或恢复特性方面的任何损害。失眠可以是难以入睡或难以维持睡眠状态，或可以是醒来太早，或者可能是这些症状的组合。目前还不可能准确地确定病理性失眠的构成，因为我们不确定需要睡眠的确切数量，以及睡眠在人体经济中的作用。只能说，某种形式的失眠是一种常见的主诉（占人口的 20%~40%），在老年人和女性中尤为突出。据 Mellinger 和他的同事们说，只有一小部分认为自己睡眠不足的人会寻求专业帮助或服用安眠药。

失眠可分为两大类：一类似乎是睡眠机制的原发性异常，而另一类睡眠障碍是继发于内科疾病或心理障碍或更准确地说是与之共病。多导睡眠图研究还定义了另一组人，他们实际上拥有充足的睡眠，但认为自己的睡眠时间被打乱了，称为“矛盾性失眠”（paradoxical insomnia）。

原发性失眠

原发性失眠（primary insomnia），这一术语是指夜间睡眠长时间受到干扰，而没有任何焦虑、抑郁、疼痛，或其他精神或内科疾病的症状可以用来解释这种睡眠障碍。在一些患者中，如 Hauri 和 Olmstead 所描述的，这种障碍是终生的。与极少的人能满足于每晚 4 小时甚至更少的睡眠不同，失眠症患者则受到部分睡眠剥夺的影响，并借助于药物或酒精。他们的生活以睡眠为中心，以至于他们被称为“睡眠学究”（sleep pedants）或“睡眠疑病症者”（sleep hypochondriacs）。虽然失眠症患者对睡眠时长和质量的表述往往不会被认为完全可信，但 Rechtschaffen 和 Monroe 已经证实，大多数失眠患者确实有睡眠时间较短，移动和觉醒较多，N3 期睡眠时间相比正常人更短，以及表现生理性觉醒增多等。人格调查显示，在这一群体中心理障碍的发生率很高，但这是否有因果关系尚不清楚。

此外，还曾命名了一类“条件性”或“心理生理性”失眠，表现为情境性失眠的诱因已经消失，但睡眠障碍仍会持续。虽然无论什么原因的失眠患者都倾向于夸大失去的睡眠量，但原发性失眠应该被认为是一个确定存在的类型。

继发性失眠

继发性失眠（secondary insomnia），这种常见的失眠类型通常是暂时性的，可以归因于疼痛或其他可确认的身体障碍，如药物或酒精滥用，或最常见的焦虑、担心或抑郁等。在导致不正常觉醒的内科疾病中，某些疾病尤为突出，如关节或脊柱疼痛，消化性溃疡和癌症引起的腹部不适，肺和心血管功能不全，以及前列腺疾病引起的夜尿。不宁腿综合征和睡眠周期性腿动不属于继发性失眠这一类，它们有自己的生理学、症状学和治疗方法，如下所述。

其他原因的继发性失眠

在继发性失眠中，由某种类型的心理障碍（*psychologic disturbance*）引起的失眠是最常见的。家庭或事业上的烦恼可能会使患者的精神处于混乱状态，称为情境性失眠（situational insomnia）。陌生的床或是不熟悉的环境会阻止睡意和睡眠。在这样的环境下，主要的困难是入睡，倾向于睡到早晨很晚。这些事实强调了条件和环境因素（社会的和习得的）通常参与了心态和身体为睡眠做好准备。

以焦虑和恐惧为突出症状的疾病还会导致入睡困难和浅的、断断续续的或间歇性睡眠。在这些情况下，经常会有令人不安的梦，并会把患者唤醒。例外的是，患者甚至可能会试图保持清醒以避免噩梦的发生。相比之下，抑郁疾病（*depressive illness*）会导致患者早醒和不能再度入睡，睡眠量减少，以及夜间的活动增多。抑郁症患者的 REM 期睡眠虽然并不总是减少，但在夜间会更来得更早。如果焦虑合并抑郁，那么上述这两种模式都有可能见到。然而，另一种常见的睡眠紊乱模式可以在极度紧张和担忧或过度劳累和疲惫的人身上发现。这些人躺在床上，筋疲力尽地睡着了，但他们却因忧虑而早早醒来，再也无法入睡。

长期甚至短期使用酒精、巴比妥类和某些非巴比妥类镇静催眠药物会显著减少 REM 期睡眠以及 NREM 3 期和 4 期（N3 期）睡眠。停用这些药物后，REM 期睡眠会迅速且显著地增加，有时伴有生动的梦境或梦魇。“反跳性失眠”（rebound insomnia），是一种与治疗前水平相比的睡眠恶化，也有报道称停用短半衰期的苯二氮䓬类催眠药，特别是三唑仑（triazolam）（Gillin et al），也包括下文提到的较新型的催眠药。此外，一种类型药物的停药或反跳性失眠实际上可能发生在服药的同一个晚上。这种药物在前半夜产生催眠效果，在后半夜时睡眠会随着药效的消失而恶化；患者和医生可能会被误导，认为后者的症状需要更多的催眠药物或不同的药物。晚上喝酒也有同样的作用。反跳性失眠必须与合并焦虑、抑郁状态的早醒区分开来。

多种的其他药物有可能引起零星的或持续的睡眠障碍。含咖啡因的饮料、糖皮质激素、支气管扩张剂、中枢性肾上腺素能阻断剂、安非他命（amphetamines）、某些“激活”抗抑郁药如氟西汀（fluoxetine），以及香烟是最常见的祸首。其他药物在 Kupfer 和 Reynolds 的全面的综述中已被列出。

肢端感觉异常（*acroparesthesias*），主要是由紧张的腕韧带引起手指和手掌的夜间刺痛和麻木感［腕管综合征（carpal tunnel syndrome）］，可能会使患者在夜间醒来（见下文“睡眠麻痹和肢端感觉异常”）。丛集性头痛（cluster headache）的特点是在入睡后 1~2 小时内唤醒患者（见第 9 章详细讨论）。在少数患者中，丛集性头痛仅出现在 REM 期或紧随 REM 期之后。

在急性意识模糊状态，特别是谵妄时，睡眠节律完全紊乱，无论白天还是晚上，患者都只能短时间打瞌睡，24 小时内睡眠总量和深度都会减少。可怕的幻觉可能会妨碍睡眠。老年患者往往在白天打瞌睡，而在夜间保持清醒的时间越来越延长，直到在 24 小时内通过一系列的短暂的小睡获得睡眠，总的睡眠时间可以增加或减少。

失眠的治疗

一般来说，管理失眠的镇静 - 催眠药只能在患病或一些不寻常的情况，即急性失眠时作为短期的辅助用药。对于入睡困难的患者，一种起效迅速、代谢相当快的催眠药是有用的。最常使用的药物治疗是苯二氮䓬受体激动剂，它作用于 γ- 氨基丁酸、GABA-A 受体复合物。苯二氮䓬类药物虽然很受欢迎，但这些药物已在很大程度上被非苯二氮䓬类药物、GABA-Aα_1 受体激动剂所取代，而这些药物具有较短的半衰期和可能更少的副作用［如唑吡坦（zolpidem），扎来普隆（zaleplon）和艾司佐匹克隆（eszopiclone）］。对这些药物治疗没有反应的患者可给予一种中等持续时间的苯二氮䓬类如羟基安定（temazepam）。还有一种较新的药物，作为促食欲素受体拮抗剂，以苏沃雷生（suvorexant）为代表。怀孕期间不建议使用催眠药，酒精中毒或合并晚期肾脏、肝脏或肺部疾病的患者应慎用，睡眠呼吸暂停综合征患者应避免使用催眠药。

褪黑素（melatonin）3~12mg，曾被报告与镇静催眠药同样有效，可能引起较少的短期副作用，但这两种说法都很难证实。褪黑素的半衰期很短，只有微弱的催眠作用。因此，对于睡眠节律紊乱，最好是在睡前 3~4 小时服用。三环类抗抑郁药（tricyclic antidepressants）似乎能促进睡眠，即使对那些没有焦虑或抑郁的人也是如此。对这种药物会产生耐受性，并有清晨的副作用，所以这种药物可能会在因头痛或抑郁等其他原因服用的患者中得到最好的应用。一些医生指出，抗抑郁药也可能加重不宁腿或周期性腿动。当疼痛是失眠的一个因素时，镇静剂可与适当的止痛剂联合使用。非处方药物包括苯海拉明［苯那君（Benadryl）］、缬草（valerian）或多西拉敏（doxylamine），这些药物对睡眠的诱导作用很小或根本没有作用，可能会损害睡眠质量并导致第二天早晨昏昏欲睡。

没有其他症状的长期失眠患者不应使用镇静药物。这个问题的解决方法极少在药物治疗中找到。如果可能的话，应设法找出潜在的情境和心理困境并进行纠正，服用药物只是作为一个临时措施。应鼓励患者规律地日常作息，包括他们的就寝时间，并在白天进行体育活动，但在就寝前避免剧烈的体力和脑力活动。有人认为，在深夜来自广谱光（电视）的照明是有害的。必须纠正饮食过量，并禁用所有非必要的药物。晚上应该避免咖啡和酒精，虽然不是全天禁用。一些简单的行为调整可能是有用的，比如只在睡觉时使用卧室，无论睡眠时间长短每天早上在同一时间起床，避免白天小睡，把在床上的时间严格限制在睡眠的时间。一个能够减少患者对失眠的担忧的有效方法是告诉患者，他总能得到所需要的睡眠，保持清醒和阅读，或看电影也能带来乐趣。

不宁腿综合征、睡眠周期性腿动及相关障碍

这种被称为不宁腿综合征（*restless legs syndrome*）的疾病可能会有规律地推迟患者的入睡时间，通常发生在睡眠的早期阶段。埃克波姆（Ekbom）称它为小腿感觉异常性无力（*asthenia crurum paresthetica*）或不安胫（anxietas tibiarum）。这种疾病具有惊人的普遍性，影响了 2% 以上的人口。患者可能主诉小腿和大腿有令人不快的酸痛不适和牵拉感，常伴有蚁走感或虫爬的感觉，其他的描述还包括“蠕虫爬动”“内部瘙痒”和“寒冷”，腿部可能会感到疲劳、沉重和无力。腿部受累的部位与单独的肢端感觉异常的情况不同。本病的症状是在静息状态下引发的，通过活动双腿可以得到迅速而短暂的缓解。移动双腿的冲动在短时间内可以被自主地抑制，但最终是不可抗拒的。活动肢体可短暂地缓解这种感觉。有趣的是，小部分患者在症状出现多年后，手臂上也出现了类似症状。Pérez-Díaz 及其同事们认为，在身体的其他部位如腹部也可能有夜间不宁的变异型。他们的患者描述了一种不愉快的腹部肌肉不宁感，需要运动来缓解，并能用多巴胺激动剂消除。

疲劳会加重不宁腿综合征，而在温暖的天气里，症状会有加重的趋势。在少数患者中，主要是严重夜间障碍的老年患者，这些动作和一种相关的肌阵挛可能会扩展到使患者醒来，并伴有坐立不安、脚痉挛、跺脚、身体摇晃和游走，这些活动只是部分受自主控制。白天出现的现象可能需要同时使用几种药物来控制。

该综合征通常是特发性的，并会持续多年。然而，在许多情况下，缺铁性贫血和低铁蛋白水平与该综合征有关，就像肾衰竭，特别是透析时，以及睡前饮酒、甲状腺疾病、妊娠，以及某些药物，如抗抑郁药和抗组胺药也与之有关。偶尔地，它是周围神经病的前奏，特别是与尿毒症有关。此外，CSF 中铁含量降低也被发现与不宁腿综合征和睡眠周期性肢体运动有关（见下文）。这种与铁的相互关系的基础还没有很好地确定，而且在不同的研究中，用这种铁的变化解释的病例比例也不同，但在大多数不宁腿综合征患者中，检查铁储备减少和贫血是可取的。一种假设是基底节的铁储存紊乱导致多巴胺受体和转运体结合多巴胺减少，正如 PET 和单光子发射断层扫描（SPECT）研究所描述的。另一种尚未被证实的潜在关系是，铁是酪氨酸羟化酶（tyrosine hydroxylase）的辅助因子，而这种酶是产生多巴胺所必需的。

一种密切相关的障碍是睡眠周期性腿动（*periodic leg movements of sleep*）。就像不宁腿综合征一样，它可能会导致睡眠不足和日间嗜睡，或者更常见的，打扰床伴侣。然而，周期性腿动的诊断是依赖于多导睡眠图的记录，而不宁腿综合征诊断是根据临床证据确认的。与不宁腿综合征相比，周期性腿动对睡眠造成干扰的重要性还不太明确。最初被描述为“夜间肌阵挛”（nocturnal myoclonus）的周期性腿动比肌阵挛的抽动要慢。周期性腿动包括一系列的足部和腿部重复运动，每 20~90 秒出现一次，持续数分钟至 1 小时；主要是胫前肌受累，伴有足部和大趾的背屈，有时随后出现髋和膝部屈曲。这些动作类似于正常睡眠的人可以诱发的三屈（巴宾斯基）反射［triple-flexion（Babinski）response］。这些动作可能会引发频繁的微觉醒，如果动作足够剧烈且周期性出现，就会完全觉醒。这些与睡眠有关的动作发生时，患者通常并不知道，而是由同床者告诉他们，或是从凌乱的床单而怀疑它们的存在。

周期性腿动与不宁腿综合征是密切相关的，许多睡眠专家认为，它是不宁腿综合征的一个组成部分，但周期性腿动也会独立地发生在发作性睡病、睡眠呼吸暂停、使用三环类和 5- 羟色胺再摄取抑制性

抗抑郁药，以及抗惊厥药和镇静催眠药的撤药反应。约 80% 的不宁腿综合征患者会表现出周期性腿动，但反过来却并非如此，仅有 20%~30% 的周期性腿动患者罹患不宁腿综合征。

Stefansson 和同事们从几个人群，包括同源的冰岛人中获得的一项基因发现是，在染色体 6p 的一个短片段上的核苷酸变异与睡眠周期性腿动有关。周期性腿动患者无论是否合并不宁腿综合征，这种情况都存在。如果没有其他异常，正如作者指出的，这确立了周期性肢动是基因组学时代定义的一个独特的实体。这种变异在其他种群中的生物学意义和频率尚不清楚。尽管如此，我们一直对这两种疾病以及一些共同的潜在疾病，如缺铁的频繁并发，以及对这两种疾病有效的治疗感到印象深刻。

不宁腿综合征和睡眠周期性腿动的治疗

几乎在所有的病例中都表明，需要寻找缺铁的情况，如果有缺铁就予以纠正。对许多患者来说，探讨缺铁的原因是适宜的。大量的对症治疗药物已被证实对不宁腿综合征和周期性腿动的治疗是有帮助的。直到最近，许多医生都倾向于在睡前 1.5~2 小时使用多巴胺受体激动剂，如普拉克索（pramipexole）0.25~0.75mg 或罗匹尼罗（ropinirole）0.5~1.5mg。在睡前服用 L-dopa/ 卡比多巴（Carbidopa）12.5/50mg 或 25/100mg 的长效联合疗法也取得了成功，但 L-dopa，有时多巴胺受体激动剂会使一些患者的运动出现更早，也就是说，在白天出现，运动症状会变得更强烈，并扩展到身体的其他部位。一种长效的多巴胺激动剂，罗替戈汀（rotigotine）贴片可用于治疗这种有症状扩展（*augmentation*）现象的患者。Heim 和同事们在一组患者中曾发现，即使用温和形式和小剂量药物治疗，症状扩展与冲动行为之间仍有关联，但发现的机制尚不清楚。

长期使用多巴胺能药物时出现不宁腿综合征症状扩展或加重的问题，导致了替代药物的研究，主要有加巴喷丁（gabapentin）、普瑞巴林（pregabalin），但也有苯二氮䓬类药物如氯硝西泮（clonazepam）0.5~2.0mg 或羟基安定（temazepam）30mg，睡前 30 分钟服用。Allen 和同事们进行的一项临床试验表明，普瑞巴林在减轻不宁腿的症状方面与普拉克索同样有效，而出现症状扩展率与普拉克索 0.25mg 相似，但比普拉克索 0.5mg 低。自杀意念作为普瑞巴林的不良事件可能更为常见。其他药物，例如，巴氯芬（baclofen）、阿片类（opioids）、卡马西平似乎对某些患者有帮助，但临床上很少用到它们。在 Earley 的综述中给出了一长列已证明有效的药物治疗清单。有时将药物分为两次剂量服用是有用的，第一次在傍晚，第二次是在睡觉前，如果情况严重，可以在预期症状出现的时间之前设置闹钟再次服药。

与神经疾病相关的睡眠异常

许多神经系统疾病会严重干扰睡眠总量和睡眠模式。脑桥上部靠近蓝斑的病变特别容易出现这种情况。Markand 和 Dyken 曾描述了其中最重要的，脑桥梗死累及被盖的中缝核。临床的异常表现为持续数周或数月的 NREM 期睡眠减少而 REM 期睡眠几乎消失。脑桥被盖的双侧腔隙性梗死似乎也是一些 REM 期睡眠行为障碍的一些实例的发病基础（Culebras and Moore），这在其他异态睡眠中进一步描述。双侧旁正中丘脑梗死是过度嗜睡（hypersomnolence）的一个潜在的病因，是由于觉醒机制和 NREM 睡眠受损所致（Bassetti et al）。

延髓病变可通过改变自主通气而影响睡眠，最极端的例子发生在双侧被盖部病变，可能完全停止睡眠时的呼吸[奥丹茵咒语（Ondine's curse），如第 25 章中描述]。较轻程度的被盖部损伤，如 Chiari 畸形、一侧延髓梗死、延髓空洞症或脊髓灰质炎等都可能引起睡眠呼吸暂停，以及日间嗜睡。大的半球卒中患者也可能因睡眠 - 觉醒节律颠倒而遗留日间嗜睡。某些中脑梗死的实例常以生动的视幻觉为特征[大脑脚幻觉（peduncular hallucinosis）]，这可能与睡眠中断有关。

昏睡性脑炎（*von Economo encephalitis*）是目前已经绝迹的疾病，通常伴有高度嗜睡状态，但在某些情况下会导致持续性失眠。失眠主要与前部下丘脑和基底额叶的病变有关，这与嗜睡症不同，嗜睡症的病灶主要位于背侧下丘脑和丘脑底部。这一主题和其他形式的嗜睡症在"嗜睡症"（hypersomnia）（病理性过度睡眠）的题目下进一步阐述。

Lugaresi 及其同事首先描述的致死性家族性失眠症（*fatal familial insomnia*）很值得注意。这种疾病在中年发病，临床病程为 7~36 个月，以进行性不能睡眠和产生 EEG 睡眠模式为特征。脑部的改变主要包括丘脑前核或腹前核，以及丘脑中间背侧核的大量神经元丢失。这些病例代表一种通常的家族形式朊蛋白病，类似于引起亚急性海绵状脑病（subacute spongiform encephalopathy）的疾病（见第 32 章）。有趣的是，酒精性 Korsakoff 失忆状态，与同一丘脑核团不太严重的病变有关，也以睡眠障碍为特征，表现为间歇性清醒期的频率不断增加的形式（Martin et al）。经过仔细分析，在散发性克雅病 - 朊蛋白病（Creutzfeldt-Jakob-prion disease）患者中也发现了类似的睡眠 - 觉醒障碍（Landolt et al）。

重度颅脑损伤（*head injury*）是睡眠障碍的一个重要原因。这种异常可能持续数月或数年，主要包括 NREM 期的 1 期和 2 期减少，以及比 REM 预期睡眠量减少和做梦。一些持续性植物状态的患者在 EEG 上显示出一种周期变化，从消失的纺锤波和 K- 复合波伴有呼吸和瞳孔大小的周期变化演进到获得更正常结构的睡眠活动。这一程序通常预示着从昏迷状态到最小意识状态的转变（见第 16 章）。几乎所有类型的昏迷都缺乏有组织的睡眠活动，这是由于脑部的解剖损伤所导致的。一个例外，尽管是一种语义上的，出现在被称为“纺锤形昏迷”（*spindle coma*）不寻常的情况下，在这种情况下，持续昏迷与睡眠的电生理记录特征同时存在。这种特殊的事件组合在颅脑损伤后曾被描述过，偶尔地，也会伴发于严重的代谢性脑病。尽管由于网状激活系统损伤导致的似乎是一种真正的昏迷状态（而不仅仅是过度嗜睡），EEG 显示频繁的纺锤活动和顶尖波，证明了维持睡眠的丘脑 - 皮质通路的完整性（见 Nogueira de Melo et al）。此外，在创伤性双额挫伤的病例中，可能会有病理性失眠和躁狂症，在损伤后持续数天或数周。

各种睡眠障碍可能伴发于脑肿瘤或颅内肿瘤切除术后。这些睡眠障碍包括日间过度嗜睡、睡眠呼吸暂停，以及罕见的夜发性癫痫。病变的部位，而不是肿瘤的类型是这类紊乱的预测方式；因此，影响下丘脑和垂体的肿瘤与日间过度嗜睡有关；而延髓病变引起呼吸紊乱，可能会影响睡眠（Rosen et al）。发作性睡病的一种症状形式与位于毗邻第三脑室和中脑的肿瘤有关（见下文）。Schwartz 及其同事报告了一例颅咽管瘤术后出现短暂的猝倒发作（见下文），但在我们曾诊察的一些病例中精神错乱状态更为常见。

帕金森病（*Parkinson disease*）的睡眠特征已经做过广泛的研究。许多患者在这种疾病早期主诉有支离破碎的、不能得到充分休息的睡眠，特别是在清晨的几小时；一些晚期病例有病理性失眠，这也受到治疗帕金森病的药物和脑深部电刺激的影响（见第 39 章帕金森病非运动影响的讨论）。身体自然运动的丧失和 L-dopa 的警觉作用导致了失眠。用于治疗帕金森病的直接作用的多巴胺能激动剂药物可能有明显的和经常快速日间嗜睡的副作用；然而，类似的问题也出现在一些仅有病情进展的患者。阿尔茨海默病、亨廷顿舞蹈症、橄榄脑桥小脑变性和进行性核上性麻痹患者的睡眠模式紊乱已经引起神经科医生们的注意（Parkes）。据说在这些疾病的患者中，其中一些患者做梦也没有了。

在纹状体黑质变性［多系统萎缩（multiple system atrophy）、路易体病（Lewy-body disease）］，以及其他帕金森综合征中，通常会有一种特征性的 REM 期睡眠障碍，患者在做梦时常会有剧烈的动作并伴大喊大叫。这种“快速眼动睡眠行为障碍”（*REM sleep behavior disorder*，*RBD*）在下面讨论，但这里提到的是，这些动作可能非常极端，以至于伤害到床伴，通常是那些报告患者夜间行为的人。该睡眠障碍通常是神经系统疾病的先兆特征，提前数月或数年（见本章的后面和第 38 章）。

偏头痛、丛集性头痛和阵发性偏头痛都与某些睡眠阶段有关，在第 9 章与其他形式有关的“催眠性头痛”（hypnic headaches）中讨论。

与昼夜节律改变相关的睡眠异常

当正常的睡眠 - 觉醒周期的昼夜节律被外界因素改变时，睡眠也会受到干扰和减少。这最常见于倒班的工人，他们定期地从白天到晚上改变工作安排，如同跨时区空中飞行，也就是时差反应（jet lag）（Baker and Zee）。向东旅行的人睡得很晚，还得面对很早天亮。随之而来的疲劳是由于睡眠不足和时区变化所要求的时位变化造成的。关于这个问题的回顾可以在 Sack 的书中找到。一种解决办法是在飞机上重新设置手表，并遵守目的地的常规，也就是说，白天保持清醒，直到通常晚上睡觉的时间，并在睡前服用一片短效镇静药。褪黑素也用于这一目的，而 Herxheimer 和 Petrie 对 4 项试验的荟萃分析表明，褪黑素有轻微的效果。这些措施有助于重新调整昼夜节律。与向东旅行的人相比，向西旅行的人面临着较晚的日落和长夜的睡眠，他们更容易调节和重新适应这种昼夜节律。在延长的白天时间里暴露在光线下有助于与睡眠周期同步，这种调整在向西旅行时也比向东旅行时更容易完成。动物昼夜节律的变化表明，在关键时刻短暂暴露在光线下，有效地重新设置了睡眠 - 觉醒周期；显然，凌晨 4 点前那段时间是易受这种时相变化影响的节点时间。倒班工作引起的睡眠问题就更为复杂（Monk）。

睡眠时相延迟综合征(*delayed-sleep-phase syndrome*)是一种表现长期不能在常规的时间入睡和起床。睡眠时间推迟到凌晨3点到6点,然后受试者通常睡眠到上午11点到下午2点。从晚上11点到早上7点的强制睡眠时间会导致睡眠潜伏期延长和白天困倦。相比之下,睡眠时相提前综合征(*advanced-sleep-phase syndrome*)的特征是晚上早入睡(晚上8点到9点)和早晨早醒来(凌晨3点到5点)。简单地推迟入睡时间通常无法阻止早醒。这种情况在健康老年人(以及大学生)中并不少见,对于这些人来说,这种情况可能不应该被定义为失眠综合征。还有其他一些人表现出完全不规则的睡眠-觉醒模式(*irregular sleep-wake pattern*),睡眠包括整个昼夜持续的,但多变的长短不一的小睡,而24小时累计的总睡眠时间几乎正常。

在完全失明的人中,已知有几种有趣的而令人痛苦的睡眠障碍,其中最让人困扰的是对昼夜循环没有诱导作用。由于缺乏视网膜-下丘脑的昼夜节律的曳引作用,会有一个超过24小时的固有周期,随着下丘脑的功能与一天的时相同步或不同步,就会导致失眠发作。在临床试验中,褪黑素受体激动剂他司美琼(tasimelteon)有助于引导盲人的睡眠周期(Lockley et al)。

异态睡眠障碍和孤立的睡眠症状

虽然新的分类已经重新整理了这些现象的疾病分类学,但在异态睡眠障碍(parasomnic disturbances)和孤立的睡眠症状的标题下,还是包括了以下几种不同的紊乱,如嗜睡惊跳、感觉发作、睡眠麻痹,夜惊和噩梦,梦游症,以及快速眼动期睡眠行为障碍等。

嗜睡(睡眠、催眠、肌阵挛)惊跳

嗜睡惊跳(somnolescent starts)也称为睡眠惊跳、催眠惊跳、肌阵挛惊跳等。当睡眠开始时,某些运动中枢可能会兴奋地进行一阵不服从的活动。结果是一个突然的"开始"或大幅度的肌阵挛性身体抖动,唤醒了刚入睡的人。它可能影响一条或两条腿或躯干,但较少累及手臂。如果这种情况在入睡过程中反复开始出现,并且是一个夜间的事件,就可能成为患者非常关注的问题。开始更容易发生在睡眠进程缓慢的人身上,在紧张和焦虑的情况下就更为频繁。多导睡眠图的记录显示,这些身体抽动发生在入睡的片刻或睡眠的早期阶段。有时它们似乎是一种对外界微弱刺激的唤醒反应的一部分,并与EEG中额叶K复合波相关联。这些身体抽动并不是癫痫的变异型。

少数的原本健康的婴儿在睡眠开始和后期都表现出两手、手臂和腿或腹部的有节奏的抽动[良性新生儿肌阵挛(*benign neonatal myoclonus*)]。这些动作在婴儿出生后的最初几天就开始了,并在几个月内消失。这些活动可能有家族的倾向。Coulter和Allen将这种状态与肌阵挛性癫痫和新生儿癫痫的区别为缺少EEG变化,而且它只在睡眠中发生。

感觉性睡眠发作

感觉性睡眠发作(sensory sleep paroxysms),是指感觉中枢也可能会像前面描述的睡眠惊跳(sleep starts)类似的方式受到干扰,或者作为一个孤立现象,或者与运动现象有关。正要入睡的患者可能会被一种贯穿全身的感觉,一道突然的闪光,或一阵突然的撞击声,或是霹雳样头痛,亦即一过性头痛,或"爆炸头综合征"(exploding head syndrome)所唤醒(Pearce)。有时会有一种被翻转或举起,摔到地上的感觉;可以想象,这些是涉及迷路-前庭机制的感觉发作。虽然其明显的原因引起患者的担忧,但这些感觉发作是良性的。

睡眠麻痹

睡眠麻痹(sleep paralysis)是奇特的麻痹现象,被称为睡眠前麻痹(*predormital paralyses*)和睡眠后麻痹(*postdormital paralyses*),可能发生在从睡眠状态到清醒状态的过渡阶段。有时是在早晨,而入睡时不太常见,其他方面健康的人,尽管清醒、有意识和定向力完整,却似乎无法活动他们的肌肉。呼吸和膈肌功能,以及眼球活动通常不受影响,尽管少数患者曾报告有无法呼吸的感觉。他们闭着眼睛躺着,就像还在睡觉一样,在挣扎着要动的时候,他们可能会变得非常害怕。他们有一种印象,如果他们能移动一块肌肉,瘫痪就会立刻消失,他们就会恢复全部力量。一般来说,最轻微的刺激,比如触摸他的一只手或叫患者的名字,都会消除麻痹。睡眠剥夺是这一综合征的常见诱因。

这样的发作也见于发作性睡病(见本章后面讨论)和匹克威克综合征(Pickwickian syndrome)的嗜睡症和其他形式的睡眠呼吸暂停患者。有些病例是家族性的。

这种无力或麻痹被认为是REM期睡眠的失张力的一种分离形式。通常这种发作是短暂的(几分钟或更短);如果发作孤立地出现且仅仅是在罕见的情况下,它们就没有特殊的意义。如果经常发作,诸如在发作性睡病中,就可以用三环类抗抑郁药,特别是具有5-羟色胺能活性的氯米帕明（clomipramine）来预防。

夜惊和梦魇

夜惊（*night terrors*，*pavor nocturnus*）最主要是儿童期的睡眠问题，它通常发生在入睡后不久，即睡眠的第3期或4期阶段，因此与噩梦无关。孩子在极度的惊吓、尖叫或呻吟中突然醒来，伴有明显的心动过速（150~170次/min）和呼吸深快。有夜惊的孩子通常也是梦游者（sleepwalkers），而且两种发作可以同时出现。整个发作过程仅持续几分钟，到了早上，孩子什么也想不起来，或只记得做了一个模糊且不愉快的梦。有人认为，夜惊症和梦游症（somnambulism）代表深睡眠受到破坏或从深睡眠中部分觉醒。因为在这种发作时采取的EEG显示出一种觉醒型的混合频率和α波模式。在患有夜惊症和梦游症的患儿中，并没有表现出心理异常的发生率增加，而且倾向于长大后就会克服这些障碍。然而，在少数情况下，这些问题持续到成年生活，并与精神病理学有关（Kales et al）。已发现，地西泮减少深度睡眠阶段的持续时间可以阻止夜惊。选择性5-羟色胺能再摄取抑制药也已被成功地使用，特别是夜惊伴梦游的患者。有报告称，通过让父母在孩子平时出现夜惊的时间之前或在孩子刚出现不安和自主觉醒征象时连续几个晚上叫醒孩子，频繁的夜惊已经被消除（Lask）。

噩梦或梦魇（*frightening dreams or nightmares*）远比夜惊更多见，对儿童和成人都有同样的影响。它们发生在正常的REM期睡眠阶段，特别是在停止使用酒精或其他长期抑制REM睡眠的镇静催眠药物后REM睡眠增加（REM反跳）期间。自主神经的变化很小或没有，梦的内容通常可以非常详细地回忆起来。其中的有些梦境（例如，在酒精戒断期间的梦）非常生动，以至于患者日后可能难以与现实区分开来；事实上，这些梦境可能与震颤性谵妄（delirium tremens）的幻觉合并。梦魇作为孤立事件，没有什么意义。发热会导致这些症状，而消化不良，睡前阅读恐怖故事或观看恐怖电影或电视节目等情况都容易引起。有些患者报告说，当他们第一次服用某些药物时，如β受体阻滞剂，特别是根据我们的经验，服用L-dopa后也会出现梦魇或特别生动的梦境。我们也为一些几乎每晚都出现噩梦和伴有严重头痛的患者提供过咨询，但没有明显抑郁或其他精神疾病。持续的梦魇可能是一种紧迫的医疗主诉，通常伴有其他行为障碍或焦虑。

梦游症和睡眠自动症

梦游症和睡眠自动症（somnambulism and sleep automatism）在儿童（平均年龄4~6岁）中比在成人中更常见，如前所述，常与夜间遗尿症（nocturnal enuresis）和夜惊症有关。据估计，15%的儿童至少出现过一次梦游发作，而在每5个梦游者中就有1例有这种疾病的家族史。在梦游事件时运动表现和反应有相当大的差别。最常见的异常行为是患者在床上坐起来或在床边，实际上没有走路。在房间走动时，患者可能会开灯或做一些其他熟悉的动作。患者可能没有外在的情感表现，或者可能受到惊吓（夜惊），但是在下文中描述的一些成年梦游者的疯狂的攻击性行为在儿童中是罕见的。通常情况下，患者的眼睛是睁开的，这样梦游者受到视觉的引导，从而避免熟悉的物体；看到一个不熟悉的物体可能会唤醒他们。有时他们不想避开障碍，可能会伤害到自己。如果与他们讲话，他们不作回应；如果让他们回到床上，他们或许会这样做，但更多情况下，他们必须被带回去。有时他们反复咕哝着奇怪的词语或做一些重复的动作，如推墙或反复旋转门把手。这种发作只持续几分钟，而在第二天早上，患者通常对它没有任何记忆，或者只是零碎的回忆。

人们普遍认为，梦游者是在把梦演绎出来。睡眠实验室的观察结果与这一观点完全不同，因为人们发现梦游症几乎只发生在NREM期睡眠的较深阶段（N3期），以及最不可能做梦的夜晚的前1/3时间。事实上，这些人的整个夜间睡眠模式与正常人没有什么不同。而且，也没有证据表明梦游症是癫痫的一种形式。它可能与梦呓有关，尽管这两种情况极少同时发生。梦游症必须与在第15章中讨论的复杂部分性癫痫发作的神游状态（fugue states）和走动自动症（ambulatory automatisms）区别开来。

治疗儿童梦游症的主要考虑是通过锁好门窗，将危险物品移出患儿平时行进的路线，让患儿睡在底层等，以防止患儿受伤。儿童通常长大后就会摆脱这种疾病，在这一点上，父母应该感到放心，而不要认为梦游症是精神疾病或其他任何疾病的征兆。

与儿童的梦游症相比，成年后第一次出现梦游症或夜惊是最不寻常的，偶尔提示存在精神疾病或药物中毒。几乎所有的成人梦游症患者都有一段儿童期的梦游经历，但往往在童年期发作到20多岁或30多岁再次出现梦游之间可能有一段不发病的时期。成人梦游症也发生在NREM期睡眠的N3期，但不同于儿童期的是，梦游不再局限于夜间早期时段发生。Ohayon 和同事们(2012)的调查发现,如果把梦游症的范畴扩展到所有形式的夜间漫游,它似乎是非常普遍的,美国成年人的终生患病率为 29%。

与儿童一样,成人的梦游症可能是一种纯被动事件,不伴有恐惧或其他情绪迹象。然而,更常见的是,这种发作的特征是与恐惧和心动过速相关的疯狂或暴力行为,就如夜惊症的表现,有时还伴有自残。据报道,很少有犯罪是在梦游时发生的,但作者怀疑有组织和有计划的连续活动是可能的。多导睡眠图检查中发现的正常睡眠模式将这些发作与复杂部分性发作区分开来。睡前服用氯硝西泮 0.5~1mg 可以消除或大大减少梦游症的发作。一些患者对氯硝西泮与苯妥英或氟西泮(flurazepam)联合治疗反应更好(Kavey et al)。

夜间进食(night eating)是一种与梦游相关但无法归类的紊乱,表现为患者主要寻找碳水化合物,而直到第二天早上看到自己留下的一片狼藉才意识到自己的行为。同样地,在被挑衅性地称为"睡眠性交症"(sexomnia)中,无论男女个体,会发生性行为,有时很激烈,而患者对发生的事情毫无记忆。对这些综合征的情况是否属于真正的异态睡眠还不清楚。

REM 期睡眠行为紊乱(RBD,RSBD)

REM 期睡眠行为紊乱(REM sleep behavior disorder,RBD,RSBD)是一种公认的异态睡眠障碍,好发于成年人,最常见于没有童年梦游史的老年男性。它的特征是剧烈的、激动和经常是危险的运动活动,伴有生动的梦境(Mahowald and Schenck)。典型的表现是愤怒言语伴有喊叫,伤害自己和同床伴的暴力行为,非常高的唤醒阈值,以及患者能对被攻击和反击或试图逃跑的噩梦,做出多变的但有时详细的回忆。在受影响的个体中,发作频率有很大不同,每周发生一次,或每晚上 2 次或几次。这种发作只是发生在 REM 睡眠期,通常发生在后半夜,而且不符合患者清醒时的个性。在这些发作期间的多导睡眠记录显示肌肉张力增强,但没有痫性发作活动。

在本章前面已经提到合并脑桥梗死时出现这种紊乱的罕见表现。然而,在 Olson 和同事们报告的一个 93 例 REM 期睡眠行为障碍的系列中,半数以上都与其他神经系统疾病有关,特别是帕金森病、多系统萎缩和路易体痴呆,而在其他的病例系列中,与更广泛的变性疾病和其他神经疾病有关。Sixel-Döring 和同事们对 457 例帕金森病患者进行了更系统的多导睡眠图检查,发现 46% 的患者存在 REM 期睡眠行为障碍。从另一个角度来看,Postuma 和同事们报告,1/4 的特发性 REM 期睡眠行为障碍患者后来都发展为一种神经变性疾病,这与其他病例系列报告的发生率相似或略低。Boeve 及其同事们总结道,这些观察结果表明,这种疾病是一种变性脑疾病的早期表现,以某些神经元系统中 α 突触核蛋白的沉积为特征。

睡前服用氯硝西泮 0.5~1.0mg 或褪黑素 3~12mg,可抑制 RBD 发作。褪黑素的优点是不会像苯二氮䓬类药物那样影响睡眠呼吸暂停。停用药物后,即使经过了多年的有效控制,也会导致复发。抗抑郁药可能会加重这类疾病,但安非他酮(bupropion)可能是例外。

夜发性癫痫(nocturnal epilepsy)(另见第 15 章)

人们早就知道,癫痫发作,包括惊厥性和非惊厥性,通常发生在睡眠中,特别是在儿童。这种发作发生得如此频繁,以至于采用诱导睡眠的方法作为激活 EEG 程序来确诊癫痫。癫痫发作可能在入睡后不久或夜间的任何时候发生,但主要在非快速眼动期睡眠(NREM)的 1 期和 2 期阶段,或发生在 REM 期睡眠很罕见。这种癫痫在睡醒后的第一个小时期间也很常见。另一方面,睡眠剥夺也可能导致癫痫发作。

睡眠中的癫痫患者可能会通过哭泣,剧烈的运动活动,不寻常的但刻板的动作,诸如坐起来、双臂交叉在胸前、采取"击剑"姿势,或吃力的呼吸等来吸引人们对他们癫痫发作的注意。强直 - 阵挛期过后,患者会变得安静和进入类似深睡眠的状态,但在几分钟或更长时间内无法从睡眠中唤醒。如果夜发性癫痫未被注意到,那么事后唯一的迹象可能是凌乱的床单,被咬破的舌头在枕头上滴的几滴血,尿失禁后尿湿的床单,或者肌肉酸痛等。或者,发生过癫痫发作只能通过精神错乱、肌肉酸痛或头痛等全身发作的常见后遗症表现出来。在极少数情况下,患者可能死于睡眠期间的癫痫发作,有时死于被褥包裹的窒息或吸入呕吐物,或某些不明的原因(可能是呼吸或心律失常)。有时会出现这样的问题:夜惊或梦游是否代表癫痫的自动性。通常没有建立这样的关联。在事件发生后数小时内测定血清肌酸激酶浓度,或许可以有助于鉴别癫痫发作与夜惊及其他描述的睡眠相关的运动行为。

一种类型的夜间额叶癫痫发作(*frontal lobe seizure*)以发生在 NREM 期睡眠的全身性舞蹈手足

徐动、投掷样运动和肌张力障碍性动作的阵发性爆发为特征(Lugaresi et al,1986)。患者有时表现清醒,带有恐惧或惊讶表情,或有重复的话语和痛苦的表现,与夜惊所见的表现相似,主要的鉴别诊断在后面讨论。这种发作可开始于任何年龄,男女均可发病,通常是非家族性的。在某些情况下,会出现一种击剑样姿势(*fencing posture*),即一只手臂向前伸,另一只手臂弯曲。这种疾病的主要表现形式是以持续60秒或更短时间的发作为特征,可以是白天发作,也可以在夜间发作;此外,一些患者还有更常见的癫痫发作类型,使用卡马西平治疗均有效。Tinuper及其同事们借助长程视频-EEG监测研究表明,这些短暂的夜间阵发性肌张力障碍的发作实际上可能是源于额叶的癫痫发作。在一种更罕见的模拟这些癫痫发作的疾病中,发作时间更长(2~40分钟),发作期和发作间期EEG正常,而且发作无法被抗癫痫药物抑制。除了没有家族性发病和仅在睡眠中发生外,该疾病与家族性阵发性肌张力障碍性舞蹈手足徐动症(familial paroxysmal dystonic choreoathetosis)十分相似(见第4章中“阵发性舞蹈手足徐动症和肌张力障碍”)。

嗜睡症

昏睡性脑炎(encephalitis lethargica),或称为冯·埃科诺莫“流行性脑炎”(von Economo epidemic encephalitis),是第一次世界大战后出现在医学领域的一种引人注目的流行病,一些最引人注目的病理性嗜睡的实例。持续数天至数周的长时间睡眠是这种疾病的一个突出症状,因此也被称作昏睡病(*sleeping sickness*)[一个也被用于下文所述的非洲锥虫病(African trypanosomiasis)的术语]。患者似乎处于持续的睡眠或嗜睡(*somnosis*)的状态,只有不断给予刺激才能保持清醒。虽然从未分离出von Economo病的感染因子,但当时许多出色的研究揭示了它的病理解剖,证明中脑、丘脑底部和下丘脑的神经元受到破坏。疾病的急性期幸存下来的患者往往难以重建他们正常的睡眠-觉醒节律。随着嗜睡的消失,一些患者表现出了与正常昼夜节律模式相反的状态,倾向于白天睡觉,晚上保持清醒;他们中的许多人在数月或数年后患上了帕金森综合征。从理论上讲,睡眠过度与黑质中富含多巴胺的神经元被破坏有关,导致中缝(5-羟色胺能)神经元过度活跃,但这与当前的睡眠模式是否相符尚不清楚。

睡眠过度(hypersomnia)也是锥虫病(*trypanosomiasis*)的一种表现,锥虫病是非洲昏睡病(*sleeping sickness*)的常见病因,以及位于中脑、第三脑室底和壁的其他疾病的原因。这一区域的小肿瘤与动脉低血压、尿崩症、体温过低或过高,以及持续数周的长期嗜睡有关。这样的患者能被唤醒;但如果让他们单独待着,他们随即就会睡着。创伤性和血管性病变以及其他影响中脑的疾病可能有类似的影响。

意识模糊性觉醒(*confusional awakening*)或睡眠酩酊(*sleep drunkenness*)是一种形式的嗜睡症(hypersomnia)的命名,以从深睡眠醒来后很长一段时间内不能达到完全警觉为特征。主要特征是不稳定、困倦、迷失方向和无意识行为等。这种疾病通常与特发性嗜睡症(idiopathic hypersomnia)有关,有时也与睡眠呼吸暂停或其他形式的睡眠剥夺有关,但人们往往看不出这种联系。在Ohayon和他的同事通过自我报告症状进行的横断面研究中,大约15%的人正在服用药物治疗,特别是抗抑郁药,或者患有精神障碍,可能与这些事件有关。令人感到惊讶的是,抗焦虑药或催眠药却没有起更大的作用。

正如Haimovic和Beresford所描述的,在老年患者中有一种有趣的短暂无反应的类型,在我们的经验中类似于深睡眠,但是EEG没有显示睡眠模式。

克莱恩-莱文综合征

克莱恩-莱文综合征(Kleine-Levin syndrome),是Kleine在1925年和Levin在1936年描述了一种以嗜睡和暴饮暴食为特征的发作性疾病。患者大多数是青春期男孩,在几天或几周的时间内,他们每天至少睡18小时或更长时间,醒来的时间往往只够用于吃饭和上厕所。他们看起来很迟钝,常常意识困惑不解、坐立不安,有时候还受到幻觉的困扰。在Critchley收集的11例病例系列中,发病的年龄范围是从青少年后期到20世纪20年代中期,几乎没有例外。可能有一个短暂的前驱症状期,表现为迟钝和嗜睡。夜间睡眠的持续时间可能会显著延长,或者就像下面提到的我们的患者一样,他们可能会连续睡好几天。在嗜睡期间或嗜睡期的前后的食物摄入量可能超过正常的3倍,即贪食症(bulimia),在短暂的半醒状态下几乎是强迫性的;患者在不同程度上,还有其他行为变化,诸如社交回避、消极、思维迟缓、语无伦次、注意力不集中,以及记忆障碍等。对嗜睡症已采用现代实验室方法进行了充分研究,除了总睡眠时间外,NREM和REM睡眠周期的各个组成部分都是正常的。在发作期间，这些患者的行为和认知都是正常的。

这种疾病的基础从未得到阐明。有人提出了一种心因性机制，在我们看来是没有根据的。该综合征通常在成年期消失，而病理资料有限（见第 26 章中下丘脑综合征背景下的深入讨论）。Arnulf 及其同事回顾了 108 例患者系列的临床特征，如男性居多，C 反应蛋白高于对照组，以及有儿童早期发育问题史。没有人类白细胞抗原（HLA）群集，但犹太血统的儿童中有过多表达。最近，Lavault 及其同事们报告了另一个大的样本，但其观点大致相同。我们曾照护过一对兄弟，他们患病是在成年早期（Katz and Ropper）。在一些这种疾病的患者中，在两次发作之间曾被记录了精神分裂症和反社会症状，这不禁让人怀疑是否所有报道的病例都属于同一类型。我们曾见过这一综合征的变异型，表现为持续数周的嗜睡和极度的不活动，然后完全恢复正常。

脑脊液中下丘脑泌素（促食欲素）的水平没有像在发作性睡病那样出现一致的变化（见下文），而且这两种疾病是截然不同的。影像学检查显示，在发作期间不同区域的代谢降低，包括下丘脑但不孤立于下丘脑，以及发作期间代谢也减少，这些发现的解释尚不清楚（Portilla et al and Haba-Rubio et al）。

已尝试过许多治疗，但仅有一项由 Leu-Semenescu 和同事们报告的开放标签、前瞻性试验的初步证据，提示锂盐（lithium）可能会降低疾病复发率和发作的持续时间。其他的药物治疗（如抗抑郁药）并不是一直有效，但一些用于治疗发作性睡病的兴奋剂可能是有用的（见下文）。

最后，应该指出的是，睡眠实验室现在发现了一种特发性嗜睡症（*idiopathic hypersomnia*）的形式，表现为在一整天之中有反复的嗜睡发作。这种疾病在下面讨论，与发作性睡病的诊断有关，最常容易被混淆。还曾描述过一种相关的疾病，即月经相关性嗜睡症（menstrual related hypersomnia），具有一种周期性月经性质。

日间过度嗜睡和睡眠呼吸暂停

日间过度嗜睡在一般的医疗实践中是一个常见的主诉（表 18-2）。当然，最常见的原因是睡眠不足和在各种各样的药物治疗中服用任何一种药物。酒精和非法药物的滥用也应列入这一类。大多数与严重疲劳有关的情况会产生白天困倦和想打瞌睡。Guilleminault 和 Dement（1977）积累了一项关于导致白天嗜睡的情况的调查。一个值得关注的医学原因是传染性单核细胞增多症（infectious mononucleosis），但许多其他病毒感染也会带来同样的影响。某些慢性神经疾病也会导致疲劳和嗜睡，多发性硬化和帕金森病就是突出的例子。在一般的内科疾病中，当日间过度嗜睡是一个突出的特征时，就必须始终考虑到甲状腺功能减退和高碳酸血症。人们不能忽视这样一种可能性，即白天过度嗜睡是下文讨论的反复发作的睡眠呼吸暂停的结果，或是如不宁腿综合征之类的疾病扰乱夜间睡眠的结果。

表 18-2 日间嗜睡的病因

1. 药物治疗（包括多种类型的镇静药、安神药、抗惊厥药、抗组胺药、抗抑郁药、β 受体阻滞剂和阿托品类药物），L-dopa 和多巴胺能激动剂，滥用酒精和违禁药物
2. 单核细胞增多型的急性内科疾病，包括普通的呼吸道和胃肠道感染
3. 手术后，脑震荡后或麻醉后状态
4. 慢性神经疾病，如多发性硬化、痴呆
5. 抑郁症
6. 代谢紊乱，如甲状腺功能减退、Addison 病、重度糖尿病
7. 脑炎性疾病
   A. 病毒性脑炎后
   B. 锥虫病
   C. 昏睡性脑炎（历史性的）
8. 下丘脑病变
   A. Kleine-Levin 综合征
   B. 下丘脑肿瘤或肉芽肿
9. 睡眠呼吸暂停综合征；中枢性和阻塞性
10. 发作性睡病 - 猝倒症
11. 原发性嗜睡症

一旦这些扰乱睡眠的原因被解决或消除，睡眠呼吸暂停仍然是导致日间过度嗜睡的最重要的常见疾病。REM 期睡眠伴有不规则的呼吸，这可能包括几次长达 10 秒的短暂呼吸暂停，但并不被认为是病理性的。睡眠呼吸暂停的主要特征是在睡眠期间伴随有呼吸暂停和低氧血症的循环呼吸。这种情况通常被认为有两种类型，有时同时发生，即上呼吸道阻塞（阻塞型）和呼吸神经源性驱动力丧失（中枢型）。发生在睡眠开始时的呼吸暂停本身并不被认为是病理性的。

阻塞性睡眠呼吸暂停

阻塞性睡眠呼吸暂停（*obstructive sleep apnea*）

远比中枢性呼吸暂停常见得多，它表现咽后部肌肉塌陷，使得上气道狭窄。阻塞性呼吸暂停与肥胖有关，也可能伴有肢端肥大症、甲状腺功能减退或黏液性水肿、小颌畸形等。与成人相比，儿童的腺扁桃体肥大可能是一个因素。作为神经肌肉疾病削弱了咽后部肌肉组织的实例，运动神经元疾病是最常见的例子。阻塞性睡眠呼吸暂停以一种循环型嘈杂的鼾声为特征。在一段时间有规律但嘈杂的呼吸之后，出现呼吸困难的减弱；后来，尽管反复努力吸气，气流还是停止了。在长时间的呼吸暂停（10~30 秒甚至更长）后，患者会做出一连串逐渐加大的呼吸努力，直到呼吸恢复，伴有非常响亮的鼻息声和短暂的觉醒。

如前所述，阻塞性睡眠呼吸暂停在 REM 期和 NREM 期睡眠均可发生，且 REM 期呼吸暂停发生次数较通常观察到的次数还多。就在膈肌收缩之前，上呼吸道肌肉（颏舌肌、颏舌骨肌、腭帆张肌和翼内肌）通常会收缩以抵抗口咽的塌陷。如果气道被堵塞或肌力被削弱而后变为松弛，胸腔内负压会导致气道缩窄。镇静药物、酒精中毒、过度疲劳、近期的卒中、颅脑外伤或其他急性神经系统疾病，以及原发性肺部疾病等都可能加重阻塞性睡眠呼吸暂停，特别是有打鼾倾向的肥胖患者。

缺氧或其他刺激可能会引起一种唤醒反应，或是睡眠变浅，或是非常短暂的觉醒，随后立即恢复呼吸。患者很快又睡着了，在严重的情况下，这样的过程一晚上重复几百次，极大地扰乱了睡眠模式，减少总睡眠时间。矛盾的是，这些患者在夜间一直很难被叫醒。

阻塞性睡眠呼吸暂停主要是超重的中年男性的一种疾病，通常表现为日间过度嗜睡（*excessive daytime sleepiness*），这种症状有时被误认为是发作性睡病（见下文）。其他患者，通常是那些不太常见的中枢性呼吸暂停，主要抱怨夜间睡眠障碍或失眠，这可能被错误地归因于焦虑或抑郁。阻塞性睡眠呼吸暂停发生数周或数月后，会伴随进行性血红蛋白氧饱和度降低，高碳酸血症和低氧血症，全身动脉压和肺动脉压一过性升高，窦性心动过缓或其他心律失常。晨起头痛、注意力不集中、昏沉感、学习或工作表现下降等的归因于睡眠呼吸暂停的其他症状。最终可能发生全身和肺动脉高压、肺心病、红细胞增多症和心力衰竭。如果再加上肥胖，这些症状就被称为匹克威克综合征（Pickwickian syndrome），由伯韦尔（Burwell）和同事们命名，他们将这种临床综合征与狄更斯在《匹克威克外传》中描述的那个极度困倦、红脸的胖男孩的症状相提并论。

典型的阻塞性睡眠呼吸暂停综合征通过患病个体的白天嗜睡，响亮的鼾声和典型体型等特征很容易识别。然而，对于那些只抱怨白天过度嗜睡而没有典型体型的患者，诊断可能难以捉摸，并需要进行整夜的多导睡眠监测。

中枢性睡眠呼吸暂停

中枢性睡眠呼吸暂停（central sleep apnea）已在各种严重的和危及生命的下脑干病变患者中观察到，如延髓的脊髓灰质炎，延髓背外侧梗死、脊柱（高颈段）手术、延髓空洞症、脑干脑炎，以及纹状体黑质变性、克雅病、缺氧性脑病和橄榄脑桥小脑变性等。当病因是延髓一侧病变如梗死时，几乎总是有呼吸核之间的交叉纤维受累（见第 25 章中讨论）。

除了这些睡眠呼吸暂停的症状形式，还有一种障碍被称为原发性或特发性低通气综合征（*primary*，*or idiopathic*，*hypoventilation syndrome*）（如第 25 章所述的“奥丹茵咒语”）。最后一个术语现在适用于完全丧失自主呼吸的许多形式，特别是在睡眠期间。夜间经常醒来，通常是在一次呼吸暂停后，而失眠是一个常见的抱怨。打鼾是轻微的和间歇性的。在少数儿童期先天性中枢性通气不足的尸检病例中，Liu 和同事们发现了延髓外侧弓状核的缺失，以及延髓呼吸区神经元数量减少。

复杂的睡眠呼吸暂停，或“治疗紧急的中枢性睡眠呼吸暂停”（treatment emergent central sleep apnea），最常发生在心血管疾病特别是充血性心力衰竭患者中，其中在用正压通气治疗睡眠呼吸暂停后，可能会出现中枢性呼吸暂停。

治疗　方法取决于症状的严重程度和呼吸暂停的主要类型，中枢性或阻塞性。对于阻塞性呼吸暂停（*obstructive apnea*）的治疗中，持续气道正压通气（continuous positive airway pressure，CPAP）或双相气道正压通气（bilevel positive airway pressure，BIPAP）是最有效的措施。这些治疗是通过在夜间佩戴一个紧密贴合的鼻罩，并与一个由患者呼吸触发的压力循环呼吸机连接来进行的。增加的气道压力可维持鼻咽和口咽通畅，从而减少阻塞。对于轻度睡眠呼吸暂停，一些专家使用一种通过提供呼气阻力来被动抵抗鼻腔塌陷的鼻部装置。所有这些方法都会引起一定程度的不适，使得部分患者无法耐受。

患者可从减轻体重、睡眠时侧卧位，以及避免酒精及其他镇静药物中获益。手术矫正上气道缺陷可能会有帮助，但是很难预测哪些患者会从中受益。除了在儿童，目前对于腭垂腭咽成形术及相关手术或悬雍垂切除术和扁桃体切除术等治疗方式还没有明确的指南。这些可能会消除打鼾，而不是改善睡眠呼吸暂停。牙科医生制造的口腔矫正器是为了推进下颌骨，对一些患者有帮助，特别是那些不能耐受正压通气治疗的患者。

少数不能耐受正压通气治疗的严重睡眠过度和心肺衰竭患者需要气管切开和夜间的呼吸器护理（见 Parkes 对治疗措施的详细说明）。一些非阻塞性呼吸暂停患者也可从夜间持续气道正压通气（CPAP）治疗中获益，但结果远不如阻塞性呼吸暂停患者一致。奇怪的是，在最近的临床研究中，治疗阻塞性睡眠呼吸暂停并没有减少心血管事件发生。

在中枢性呼吸暂停（*central apnea*）中，任何潜在的异常，如充血性心力衰竭或鼻塞，当然都应尽可能地进行治疗。在没有发现潜在原因的情况下，几种药物中的一种，如乙酰唑胺、甲羟孕酮、普曲替林，以及特别是氯米帕明（clomipramine）可能在短期内是有帮助的（Brownell et al）。然而，药物治疗已被证明普遍不令人满意。低流量氧气也可能有助于减少中枢性睡眠呼吸暂停。

发作性睡病和猝倒症

这一临床疾病早已为医学界所熟知。在 1880 年，Gélineau 将其命名为发作性睡病（*narcolepsy*），虽然此前已有几位作者描述了这种难以抗拒的睡眠的反复发作。Gélineau 还曾提到，睡眠发作有时会伴有跌倒［不能站立（astasias）］，但直到 1902 年，Loewenfeld 才第一次认识到在大笑、愤怒和其他情绪状态时，睡眠发作与躯体肌肉的短暂瘫痪之间的普遍联系；这被 Henneberg（1916）称为猝倒抑制（cataplectic inhibition），后来又被 Adie（1926）称为猝倒症（cataplexy）。睡眠麻痹（*sleep paralysis*）一词是由 Wilson S. A. Kinnier 在 1928 年提出的，是指患者在入睡时（半睡半醒或入睡前），或不太常见地在醒来时（觉醒前或半醒状态）出现的短暂、发作性自主运动丧失。实际上，Weir Mitchell 在 1876 年就曾描述了睡眠麻痹，当时名为夜间麻痹（*night palsy*）。

有时睡眠麻痹会伴随着或就跟随着生动和可怕的幻觉［入睡幻觉（*hypnagogic hallucinations*）］出现，这些幻觉可以是视觉的、听觉的、前庭的（一种运动觉）或躯体的（肢体或手指或身体的其他部分被扩大或变形的感觉）。这四种情况，发作性嗜睡症、猝倒症、睡眠麻痹和幻觉等构成了临床四联症。Wilson 曾对该病的历史方面和早期描述做了回顾。该病在病理生理学方面最重要的发现是它与睡眠模式紊乱间的特殊关系，以及最近发现的诱导睡眠的下丘脑物质异常，如下文所讨论的。

临床特征

神经科医生经常会遇到发作性睡病，Daly 和 Yoss 记录了梅奥诊所一年约 100 个新病例。Dement 和同事们估计，在旧金山和洛杉矶地区，患病率约为（50~70）人 /10 万人。男性和女性受到的影响是一样的。

一般来说，发作性睡病在 15~35 岁之间逐渐发病。90% 的发作性睡病患者在 25 岁时就被确诊了。发作性嗜睡通常是第一症状，很少出现猝倒，而睡眠瘫痪罕见。主要的障碍是频繁发作的不可抗拒的睡意。一天中会有几次，通常是在饭后，或坐在教室时，或处于其他无聊或久坐的情况下，受影响的人会被一种无法控制的想睡觉的欲望所困扰。患者闭上眼睛，肌肉放松，呼吸略微加深，从所有的迹象来看，这个人正在打瞌睡。一个噪声、一个触碰，甚至演讲者的声音停止都足以唤醒患者。睡眠的时间很少超过 15 分钟，除非患者躺着，这时他可以继续睡 1 小时或更长时间。在小睡结束后，患者会感到有点精神振作。应该强调的是，有许多发作性睡病患者倾向于整天都昏昏欲睡。典型的发作性睡病的睡眠发作与司空见惯的饭后困倦和打瞌睡的区别在于，前者频繁发生（通常每天 2~6 次），它们表现不可抗拒，而且在不寻常的情况下发生，如站立、进食或进行交谈中。昏睡时可能出现视力模糊、复视和上睑下垂等症状，并可能使患者首先去看眼科医生。

除了立即的睡眠发作，发作性睡病患者像其他极度嗜睡的人一样，可能会经历无意识的行为和失忆的发作。起初患者感到困倦，可能会回忆起试图摆脱困倦的尝试，但他逐渐地失去了对事情的追溯。患者可以继续自动地执行常规任务，但对新的要求或复杂问题不能做出适当反应。通常突然间脱口而出的话，与刚才说过的话毫无意义或关联。这样的言语爆发可能会终止这种完全或近乎完全的失忆发作。在很多方面，这类发作类似于夜间梦游发作。这种自动行为和失忆的发作是很常见的，在一个大的系列的发作性睡病 - 猝倒症患者中，有超过一半的人发生（Guilleminault and Dement，1978）。受影响的患者经常卷入驾驶事故，甚至比癫痫患者更频繁。

夜间睡眠经常受到干扰和睡眠量减少。发作性睡病患者一天 24 小时的睡眠时间并不比正常人多。发作性睡病患者的睡眠呼吸暂停和周期性腿部以及身体运动的发生率增加，但不会出现梦游症。

在第一次寻求帮助的发作性睡病患者中，大约 70% 的人会报告有某种形式的猝倒，而其余的人中约有一半会在以后的生活中会发生猝倒。猝倒症（cataplexy）是指由强烈的情绪引起的肌张力突然消失，亦即，在开怀大笑的情况下，或者较罕见的，兴奋、惊讶、愤怒，或是剧烈体育活动会导致患者的头向前倾，下颌下垂，膝部弯曲，即使摔倒在地，所有这些都保持着完好的意识。在没有诱因的情况下发生的猝倒发作大约占 5% 的病例。这种发作只持续几秒钟或一两分钟，而且频率和强度各不相同。在我们的大多数患者中，发作都是隔几天或几周出现。例外的是，每天都有许多次发作，甚至是猝倒状态（status cataplecticus），表现为无张力持续数小时。这更有可能发生在疾病开始或停止三环类药物治疗时。

大多数猝倒发作是局部性的（例如，只是下颌低垂或“双膝的虚弱”）。Wilson 发现在发作期间腱反射消失。在某些病例中没有瞳孔反射。

在不常见的情况下，猝倒症会在睡眠发作之前出现，但通常是在睡眠发作之后，有时会相隔许多年。在大约一半的患者中，会同时出现睡眠麻痹和入睡幻觉。当然，当然，睡眠麻痹和幻觉在其他方面正常的人中也会发生，而正常的儿童，特别是被挠痒时，可能会笑到猝倒的程度。大约 10% 的有睡眠发作的人与没有相关的现象的发作性睡病患者不能区别，称为独立的发作性睡病（independent narcolepsy），在这些病例中，在睡眠开始时并没有发现一致的 REM 期（见下文）。

一旦被确诊，发作性睡病及猝倒症通常会持续患者的余生。尽管在约三分之一具有这些特征的患者中，猝倒、睡眠麻痹和幻觉会随着年龄增长而减轻或消失，但困倦程度很少会减轻（Billiard and Cadilhac）。没有其他疾病与发作性睡病 - 猝倒症相一致，而且后来没有发展。

病因和发病机制

家族性因素已被公认了多年。一个受影响个体的一级亲属罹患发作性睡病的风险为 1%~2%，超过一般人群的 25 倍。如 Chabas 和同事们回顾了三种狗的隐性遗传发作性睡病的研究，对发病机制得出了重要的见解，已确认一种编码蛋白下丘脑分泌素（hypocretin）受体的基因发生了突变（Lin et al）。这些研究表明，多肽下丘脑分泌素在控制睡眠中起作用。过去认为，下丘脑分泌素调节摄食行为和能量代谢，事实上，它们也被命名为促食欲素（orexin），这个词来自希腊语，意为“食欲”。在小鼠中，两种下丘脑分泌素受体失活会导致发作性睡病。在人类和动物中，下丘脑中含有下丘脑分泌素的神经元通过脑部广泛地投射，特别是投射到那些涉及睡眠调控的结构，如上文中所讨论的和如图 18-4 所示，包括蓝斑核（去甲肾上腺素能的）、结节乳头体核（组胺能的）、中缝核（5- 羟色胺能的），以及腹侧被盖区（多巴胺能的）。

大量引人注目的观察结果表明，在人类的发作性睡病中下丘脑分泌素及其受体与之有关。首先，一例发作性睡病患者曾被描述编码人类下丘脑分泌素的基因发生突变。其次，人类发作性睡病脑中分泌下丘脑分泌素的神经元耗竭，而罹病患者 CSF 中下丘脑分泌素水平降低或消失。在一些研究中，CSF 下丘脑分泌素的缺乏可将发作性睡病患者与其他类型的睡眠障碍患者区分开来。

有几项证据表明，自身免疫的病因导致了发作性睡病。例如，人们早就知道该病与组织相容性抗原 HLA-DQB1 的特异性等位基因几乎普遍存在关联（Neely et al; Kramer et al）。如下所述，基于假定的自身抗体治疗发作性睡病的方法也已经开发，如下所述。由于发作性睡病的遗传模式并不是明显的孟德尔式遗传（Kessler et al），有人提出，该病反映了一种遗传易感性，可能有叠加的自身免疫反应，损害了下丘脑分泌素神经元系统的功能或损害了分泌这种肽的神经元。

在发作性睡病与 H1N1 呼吸道感染的暴发，或接种疫苗之间已被发现存在关联，意味着感染性或感染后炎症性病因（Han et al; Dauvillers et al, 2010）。这让人想起昏睡性脑炎感染后的睡眠状态。

如前所述，继发性或症状性发作性睡病（*secondary or symptomatic narcolepsy*）综合征有时是由颅脑创伤、多发性硬化、颅咽管瘤或其他第三脑室或上部脑干的其他肿瘤，颅脑创伤或下丘脑内的结节性肉芽肿引起的（Servan et al）。

Dement 和他的研究小组证明，这种障碍与两种睡眠状态的顺序颠倒有关，即在睡眠发作起始时发生 REM 期睡眠，而不是 NREM 期睡眠，这使我们对发作性睡病的理解显著地提高了。并非所有发作性睡病的睡眠发作都始于 REM 期睡眠，但在多导睡眠图睡眠研究过程中，可以确定发作性睡病 - 猝倒症患者几乎总是以大量的 REM 期开始睡眠发作。睡前幻觉、猝倒症和睡眠起始瘫痪(由前角细胞抑制引起)均与 REM 相吻合。这些研究者还发现发作性睡病 - 猝倒症患者的夜间睡眠模式可能是从 REM 期睡眠开始的。这种情况可以发生在正常受试者,但并不常见,通常有严重的睡眠剥夺。此外,发作性睡病患者的夜间睡眠模式发生改变,他们有频繁的身体运动和短暂觉醒,睡眠 N3 阶段以及总睡眠时间减少。对发作性睡病患者另一个重要的发现是,在白天的小睡情况下反复测得的睡眠潜伏期(*sleep latency*)(从一个人想要入睡到 EEG 睡眠模式开始的时间点之间的间隔)显著缩短。因此,发作性睡病既不单纯是日间过度嗜睡(原发性日间嗜睡)的问题,也不单纯是 REM 期的睡眠障碍问题,而是一种睡眠 - 觉醒功能的普遍紊乱。

诊断

诊断中最大的难题是如何将发作性睡病与久坐不动的肥胖成人白天的嗜睡区分开来,肥胖的成年人如果闲暇下来,饭后看电视或看电影时很容易打瞌睡。这些患者中有许多人被证实患有阻塞性睡眠呼吸暂停。日间过度嗜睡很容易被误认为是发作性睡病,也可能伴有心力衰竭、甲状腺功能减退、过度使用安眠药,其他药物包括抗组胺药,饮酒,颅脑创伤,以及某些脑肿瘤(如颅咽管瘤;见表 18-2)。一种更严重的反复日间嗜睡的形式,被称为独立的发作性睡病(*independent narcolepsy*)或原发性发作性睡病(*essential narcolepsy*),在下文中进一步描述。然而,所有这两种形式的日间嗜睡都是孤立性的睡眠紊乱,缺乏发作性睡病综合征所特有的其他睡眠和运动障碍。发作性睡病患者短暂的无意识行为和失忆的发作必须与癔病性神游症(*hysterical fugues*)和复杂部分性癫痫区分开来。

猝倒还必须与晕厥、跌倒发作(drop attacks)(见第 17 章),以及失张力性癫痫发作相鉴别;在失张力性癫痫发作中,患者意识短暂丧失。当诊断有疑问时,通过实验室技术对嗜睡症进行仔细的记录是必要的,部分原因是治疗时可能会滥用兴奋剂。整夜的多导睡眠图描记后进行标准化的多次睡眠潜伏期测试,在该测试中,每隔 2 小时为患者提供小睡的机会,可以量化嗜睡的程度,并增加了检测短潜伏期 REM 期活动的可能性(每次睡眠开始后 15 分钟内)。一些研究者认为,在适当的临床情况下,CSF 中下丘脑分泌素水平降低(低于 110pg/mL)实际上可以诊断发作性睡病(Mignot et al)。然而,我们认为,在临床典型病例中没有进行这些检查。

治疗

没有一种疗法能控制所有症状。发作性睡病最有效的治疗是:①规律地安排 15 分钟至 20 多分钟的小睡(午餐时,晚餐的前后等);②白天使用兴奋性药物如莫达非尼、硫酸右苯丙胺或盐酸哌甲酯等以提高警觉性;③用抗抑郁药(舍曲林、文拉法辛、普罗替林、丙米嗪或氯米帕明等)控制猝倒症。所有这些药物都是 REM 期睡眠的强力抑制剂。单胺氧化酶(MAO)抑制剂也能抑制 REM 期睡眠,如果患者可以耐受,就可以使用。莫达非尼(modafinil)每天 200mg,分次服用最多至 600mg,可能是最安全的兴奋剂(Fry),但使用这种药物的经验仍在积累中。哌甲酯(methylphenidate)由于它的作用迅速、副作用相对较少也被广泛应用。通常在空腹时给药,10~20mg,每日 3 次。作为选择,苯丙胺,5~10mg,每日 3~5 次,这通常可以很好地耐受,不会造成夜间失眠。匹莫林(pemoline)是一种强效兴奋剂,每天 50~75mg,由于潜在的肝毒性,在美国已不再供应。三环类抗抑郁药曾被用来减少猝倒,但现已被选择性 5- 羟色胺再摄取抑制药如舍曲林,以及去甲肾上腺素再摄取抑制药如文拉法辛所取代。羟丁酸钠(sodium oxybate)的活化剂是 γ- 羟基丁酸(γ-hydroxybutyrate),对许多患者的猝倒和发作性嗜睡也有好处。

联合使用这些兴奋剂和三环类抗抑郁药可能是需要的。使用兴奋性药物的一个问题是在 6~12 个月的时间内产生耐药性,需要更换药物和定期停药。苯丙胺过量可能会诱发精神分裂症。兴奋剂和三环类抗抑郁药增加儿茶酚胺水平,长期服用可能引起高血压。

一种完全不同的方法,它基于对下丘脑神经元假设的自身免疫攻击,在发作性睡病早期病例中引入免疫球蛋白输注。这一方法还处于初步阶段,但结果却是有趣的(Dauvillers et al,2004)。

必须警告发作性睡病患者,在开车或从事需要保持清醒的其他活动时出现入睡和意识丧失带来的危险。当患者刚开始感到困倦时,应该把车开到路边打个盹。长途驾驶应该完全避免。

特发性嗜睡症(原发性发作性睡病,NREM 期发作性睡病)

正如已经指出的,反复的白天嗜睡可能是发作性睡病以外的许多其他疾病表现的症状。当慢性日间嗜睡反复和持续地出现而没有已知原因时，应当被归类为原发性或特发性嗜睡症（essential or idiopathic hypersomnolence）。Roth 根据白天睡眠时间较长、没有精神，深度和不受干扰的夜间睡眠，以及早晨或小睡后难以唤醒［睡眠酩酊（sleep drunkenness）］等将这种状态与发作性睡病区分开来，所有的这些都发生在没有 REM 期起始的睡眠或猝倒的情况下。诚然，这种情况很难与发作性睡病区分，除非实验室检查排除了后者，而即便如此，这两种综合征之间也存在重叠（Bassetti and Aldrich）。然而，其治疗方法却与发作性睡病相同。在发作性睡病和所有其他引起日间嗜睡的原因被排除之后，以这种方式定义的特发性嗜睡症被证明是一种罕见的综合征

病理性清醒

如前所述，病理性清醒（pathologic wakefulness）这种状态可以由动物脑桥被盖部（中缝中核）病变引起。在人类中已知也有类似的情况发生，但很罕见。在临床实践中，失眠是任何类型谵妄的结果，包括震颤谵妄和停药状态。药物诱发的精神病和狂躁症也可能诱发类似的状态。我们曾见过许多患者在额颞部脑挫伤后或患了下丘脑淋巴瘤后出现持续一周或更长时间的谵妄性过度警觉。我们曾尝试过的各种治疗方法都未能成功抑制这种状态。这在创伤性病例中只是暂时性的。

睡眠中出现的其他综合征

睡眠麻痹和肢端感觉异常

在睡眠过程中可能会出现几种感觉异常障碍，有时性质上是令人痛苦的。每个人都熟悉手臂或腿“入睡”的现象。四肢不动和保持不舒服的姿势，而对它们完全没有意，使得对周围神经（特别是尺神经、桡神经和腓神经）施加了过度的压力。下面的骨骼对神经的压迫可能会影响受压节段的神经功能。持续的压迫可能会导致感觉和运动麻痹，有时称为睡眠麻痹或压迫性麻痹（*sleep or pressure palsy*）。通常，这种情况仅持续几小时或几天，但如果压迫时间很长，恢复就可能会延迟。深度睡眠或昏睡，如在酒精中毒或麻醉时，使得患者特别容易发生压迫性麻痹，这仅仅是因为他们没能注意到长时间不自然的姿势带来的不适。

肢端感觉异常（*acroparesthesias*）常见于成年女性，而在男性中也存在。患者在睡着几小时后，会被手指和手的麻木感或麻刺感、刺痛、手脚发麻的感觉唤醒。也有疼痛感、烧灼感、紧绷感或其他不愉快的感觉。通过用力揉搓、甩动双手或伸展手腕后，感觉异常在几分钟内消退，直到稍后或次日早晨醒来时又会出现。起初，人们怀疑是枕着手臂睡觉造成的，但由于症状通常出现在双侧，且与手臂的位置无关，就打消了这种想法。感觉异常通常位于正中神经支配区，而且几乎都是由腕管综合征引起的。

磨牙症

磨牙症（bruxism）或为夜间磨牙，有时也发生在白天，发生于任何年龄，对于旁观者和患者本身而言，可能都是痛苦的。如果不采取某种方式保护牙齿，它还可能会导致严重的牙齿问题。有许多假设的解释，但都没有证据。压力是最常被指责的原因，主张者指出 EMG 检查表明咬肌和颞肌过度收缩。如果磨牙出现在白天，它也可能代表节段性肌张力障碍或迟发性运动障碍的一个组成部分。

夜间遗尿症（另见第 25 章）

夜间遗尿症（nocturnal bedwetting）是指夜间尿床而白天节制，是儿童期的一种常见障碍，可能会一直持续到成年。大约每 10 个 4~14 岁的儿童中就有 1 人受到影响，男孩比女孩更常见（比例为 4∶3）；即使在成年人（新兵）中，发病率也只有 1%~3%。如果父母的一方或双方都有遗尿，发病率就会高得多。虽然这种情况以前被认为是心因性的，但 Gastaut 和 Broughton 的研究揭示了膀胱生理的特殊性。遗尿者的膀胱内压力周期性地升高到远超出正常人的水平，而遗尿者的功能性膀胱容积比正常人小。这表明某些调节神经的影响发育不全。

遗尿发作最可能发生在开始睡眠后的 3~4 小时，通常发生在 3 期和 4 期睡眠，但不一定。遗尿前的一阵节律性 δ 波与全身运动相关联。如果患者在这个时候被唤醒，他不会报告做任何梦。丙米嗪 10~75mg 睡前服用，已被证明是减少遗尿频率的有效药物。一系列旨在增加功能性膀胱容积和括约肌张力的训练也可能是有帮助的。有时所需要做的就是在睡前几小时禁止液体摄入，并在入睡 3 小时后叫醒患者，让他排空膀胱。有一位有趣的患者，是一位终身患有遗尿的老年医生，他报告说，在睡前使用抗利尿激素类似物，即去氨加压素（desmopressin）的鼻喷剂后，终于缓解了症状（在所有其他措施都失败之后）。这种方法现在已被用于治疗难治性病例。必须排除症状性遗尿的原因，如尿路疾病、糖尿病或尿崩症、癫痫发作、睡眠呼吸暂停综合征、镰状细胞

贫血，以及脊髓或马尾疾病等。

睡眠与内科疾病的关系

醒后高发病率的血栓性卒中是明显的，是神经科医生所熟知的一种现象，Palomaki 和同事们已进行了流行病学研究。这些作者总结了打鼾、睡眠呼吸暂停和与卒中风险增加之间关联的证据。正如已提到的，丛集性头痛和偏头痛与睡眠有着错综复杂的关系，丛集性头痛几乎总是出现在第一个 REM 期或之后不久，而偏头痛通常因良好的睡眠而缩短。

冠状动脉粥样硬化患者在 REM 期睡眠时可能出现心电图的变化，这时有夜间心绞痛的记录。打鼾与高血压密切相关。哮喘患者经常在夜间发作，但不与任何特定的睡眠阶段相伴随；然而哮喘患者 N3 期睡眠量确实减少了，而且频繁地醒来。甲状腺功能减退患者的 N3 期睡眠减少，当甲状腺功能恢复正常时，睡眠也恢复。痴呆患者通常表现 REM 期睡眠和慢波睡眠量减少，唐氏综合征、苯丙酮尿症和其他形式的脑损伤的患儿也是如此。酒精、巴比妥类药物和其他抑制 REM 期睡眠的镇静催眠药会在停药期间产生特别过度的 REM。这可能在一定程度上解释了戒断状态下出现的多动症和精神错乱，以及可能出现幻觉。

（刘春风 译 王维治 校）

参考文献

Allen RP, Chen C, Garcia-Borreguera D, et al: Comparison of pregabalin with pramipexole for restless leg syndrome. *N Engl J Med* 370:621, 2014.

Arnulf I, Lin L, Gadoth N, et al: Kleine-Levin syndrome: A systematic study of 108 patients. *Ann Neurol* 63:482, 2008.

Aserinsky E, Kleitman N: A motility cycle in sleeping infants as manifested by ocular and gross bodily activity. *J Appl Physiol* 8:11, 1955.

Baker SK, Zee PC: Circadian disorders of the sleep-wake cycle. In: Keyger MH, Roth T, Dement WC (eds): *Principles and Practice of Sleep Medicine*, 3rd ed. Philadelphia, Saunders, 2000, pp 606–614.

Bassetti C, Aldrich MS: Idiopathic hypersomnia: A series of 42 patients. *Brain* 120:1423, 1997.

Bassetti C, Mathis J, Gugger M, et al: Hypersomnia following para-median thalamic stroke: A report of 12 patients. *Ann Neurol* 39:471, 1996.

Billiard M, Cadilhac J: Narcolepsy. *Rev Neurol (Paris)* 141:515, 1985.

Boeve BF, Silber MH, Saper CB, et al: Pathophysiology of REM sleep behaviour disorder and relevance to neurodegenerative disease. *Brain* 130:2770, 2007.

Braun AR, Balkin TJ, Wesenten NJ, et al: Dissociated pattern of activity in visual cortices and their projections during human rapid eye movement sleep. *Science* 279:91, 1998.

Brownell LG, West PR, Sweatman P, et al: Protriptyline in obstructive sleep apnea. *N Engl J Med* 307:1037, 1982.

Burwell CS, Robin ED, Whaley RD, Bickelmann AG: Extreme obesity associated with alveolar hypoventilation: A pickwickian syndrome. *Am J Med* 21:811, 1956.

Chabas D, Taheri S, Renier C, Mignot E: The genetics of narcolepsy. *Annu Rev Genomics Hum Genet* 4:459, 2003.

Coulter DL, Allen RJ: Benign neonatal sleep myoclonus. *Arch Neurol* 39:192, 1982.

Critchley M: Periodic hypersomnia and megaphagia in adolescent males. *Brain* 85:627, 1962.

Culebras A, Moore JT: Magnetic resonance findings in REM sleep behavior disorder. *Neurology* 39:1519, 1989.

Daly D, Yoss R: Narcolepsy. In: Vinken PJ, Bruyn GW (eds): *Handbook of Clinical Neurology*. Vol 15: The Epilepsies. Amsterdam, North-Holland, 1974, pp 836–852.

Dauvillers Y, Carlander B, Rivier F, et al: Successful management of cataplexy with intravenous immunoglobulins shortly after narcolepsy onset. *Ann Neurol* 56:905, 2004.

Dauvillers Y, Montplaisir J, Cochen V, et al: Post-H1N1 narcolepsy-cataplexy. *Sleep* 33:1428, 2010.

Dement WC, Carskadon MA, Ley R: The prevalence of narcolepsy. *Sleep Res* 2:147, 1973.

Dement WC, Kleitman N: Cyclic variations in EEG during sleep and their relation to eye movements, bodily motility and dreaming. *Electroencephalogr Clin Neurophysiol* 9:673, 1957.

Earley CJ: Restless legs syndrome. *N Engl J Med* 348:2103, 2003.

Ekbom KA: Asthenia crurum paresthetica (irritable legs). *Acta Medica Skand* 118:197, 1944.

Fry JM: Treatment modalities for narcolepsy. *Neurology* 50(Suppl):S43, 1998.

Gastaut H, Broughton R: A clinical and polygraphic study of episodic phenomena during sleep. *Recent Adv Biol Psychiatry* 7:197, 1965.

Gillin JC, Spinweber CL, Johnson LC: Rebound insomnia: A critical review. *J Clin Psychopharmacol* 9:161, 1989.

Grimaldi D, Silvani A, Benarroch EE, Cortelli P: Orexin/hypocretin system and autonomic control. *Neurology* 82:271, 2014.

Guilleminault C, Dement WC: 235 cases of excessive daytime sleepiness: Diagnosis and tentative classification. *J Neurol Sci* 31:13, 1977.

Guilleminault C, Dement WC: *Sleep Apnea Syndromes*. New York, Liss, 1978.

Haba-Rubio J, Prior JO, Guedj E, et al: Kleine-Levin syndrome: functional imaging correlates of hypersomnia and behavioral symptoms. *Neurology* 79:1927, 2012.

Haimovic IC, Berseford HR: Transient unresponsiveness in the elderly. Report of five cases. *Arch Neurol* 49:35, 1992.

Han F, Lin L, Warby SC, et al: Narcolepsy onset is seasonal and increased following the 2009 H1N1 pandemic in China. *Ann Neurol* 70:410, 2011.

Hauri P, Olmstead E: Childhood onset insomnia. *Sleep* 3:59, 1980.

Heim B, Djamshidian A, Heidbreder A, et al: Augmentation and impulsive behavior in restless leg syndrome. Coexistence or association? *Neurology* 87:36, 2016.

Herxheimer A, Petrie KJ: Melatonin for the prevention and treatment of jet lag. *Cochrane Database Sys Rev* 2:2002, CB001520.

Hobson JA: Dreaming as delirium: A mental status analysis of our nightly madness. *Semin Neurol* 17:121, 1997.

Hobson JA, Lydic R, Baghdoyan H: Evolving concepts of sleep cycle generation: From brain centers to neuronal populations. *Behav Brain Sci* 9:371, 1986.

Kales A, Cadieux RJ, Soldatos CR, et al: Narcolepsy-cataplexy: 1.

Clinical and electrophysiologic characteristics. *Arch Neurol* 39:164, 1982.

Kales AL, Kales JD, Soldatos CR: Insomnia and other sleep disorders. *Med Clin North Am* 66:971, 1982.

Katz JD, Ropper AH: Familial Kleine-Levin syndrome: Two siblings with unusually long hypersomnic spells. *Arch Neurol* 59:1959, 2002.

Kavey NB, Whyte J, Resor SR Jr, Gidro-Frank S: Somnambulism in adults. *Neurology* 40:749, 1990.

Kessler S, Guilleminault C, Dement W: A family study of 50 REM narcoleptics. *Acta Neurol Scand* 50:503, 1974.

Kramer RE, Dinner DS, Braun WE, et al: HLA-DR2 and narcolepsy. *Arch Neurol* 44:853, 1987.

Kupfer DL, Reynolds CF: Management of insomnia. *N Engl J Med* 336:341, 1998.

Landolt HP, Glatzel M, Blättler T, et al: Sleep-wake disturbances in sporadic Creutzfeldt-Jakob disease. *Neurology* 66:1418, 2006.

Lask B: Novel and non-toxic treatment for night terrors. *BMJ* 297:592, 1988.

Lavault S, Golmard J-L, Groos E, et al: Kleine-Levin syndrome in 120 patients: differential diagnosis and long episodes. *Ann Neurol* 77:529, 2015.

Leu-Semenescu S, Le Corvec T, Groos E, et al: Lithium therapy in Kleine-Levin syndrome. *Neurology* 85:1655, 2015.

Lin L, Faraco J, Li R, Kadotani H, et al: The sleep disorder canine narcolepsy is caused by a mutation in the hypocretin (orexin) receptor 2 gene. *Cell* 98:365, 1999.

Liu HM, Loew JM, Hunt CE: Congenital central hypoventilation syndrome: A pathologic study of the neuromuscular system. *Neurology* 28:1013, 1978.

Lockley SW, Dressman MA, Licamele L, et al: Tasimelteon for non-24-hour sleep-wake disorder in totally blind people (SET and RESET): two multicentre, randomised, double-masked, placebo-controlled phase 3 trials. *Lancet.* 31;386, 2015.

Loomis AL, Harvey EN, Hobart G: Cerebral states during sleep as studied by human brain potentials. *J Exp Psychol* 21:127, 1937.

Lu J, Sherman L, Devor M, Saper CS: A putative flip-flop switch for control of REM sleep. *Nature* 441:589, 2006.

Lugaresi E, Cirignorra F, Montagna P: Nocturnal paroxysmal dystonia. *J Neurol Neurosurg Psychiatry* 49:375, 1986.

Lugaresi E, Medori R, Montagna P, et al: Fatal familial insomnia and dysautonomia with selective degeneration of thalamic nuclei. *N Engl J Med* 315:997, 1986.

Madsen PL, Vorstrup S: Cerebral blood flow and metabolism during sleep. *Cerebrovasc Brain Metab Rev* 3:281, 1991.

Mahowald MW, Schenck CH: REM sleep parasomnias. In: Kryger MH, Roth T, Dement WC (eds): *Principles and Practice of Sleep Medicine*, 4th ed. Philadelphia, Saunders, 2005, pp 897-916.

Markand OHN, Dyken ML: Sleep abnormalities in patients with brainstem lesions. *Neurology* 26:769, 1976.

Martin PR, Loewenstein RJ, Kaye WJ, et al: Sleep EEG in Korsakoff's psychosis and Alzheimer's disease. *Neurology* 36:411, 1986.

Mellinger GD, Balter MB, Uhlenhoth EH: Insomnia and its treatment: Prevalence and correlates. *Arch Gen Psychiatry* 42:225, 1985.

McEvoy RD, Antic NA, Heeley E, et al: CPAP for Prevention of Cardiovascular Events in Obstructive Sleep Apnea *New Engl J Med* 375:919, 2016.

Mignot E, Lammers GJ, Ripley V, et al: The role of cerebrospinal fluid hypocretin measurement in the diagnosis of narcolepsy and other hypersomnias. *Arch Neurol* 59:1553, 2002.

Monk TH: Shift work. In: Kryger MH, Roth T, Dement WC (eds): *Principles and Practice of Sleep Medicine*, 3rd ed. Philadelphia, Saunders, 2000, pp 600-605.

Neely SE, Rosenberg RS, Spire JP, et al: HLA antigens in narcolepsy. *Neurology* 137:1858, 1987.

Nogueira De Melo A, Kraus GL, Niedermeyer E: Spindle coma: Observations and thoughts. *Clin Electroencephalogr* 21(Suppl 3):151, 1990.

Ohayon MM, Mahowald MW, Dauvilliers W, et al: Prevalence and comorbidity of nocturnal wandering in the US adult general population. *Neurology* 78:1583, 2012.

Ohayon MM, Mahowald MW, Leger D: Are confusional arousals pathological? *Neurology* 83:834, 2014.

Olson EJ, Boeve BF, Silber MH: Rapid eye movement sleep behavior disorder: Demographic, clinical, and laboratory findings in 93 cases. *Brain* 123:331, 2000.

Palomaki H, Partinen M, Erkinjuntti T, et al: Snoring, sleep apnea syndrome, and stroke. *Neurology* 42(Suppl 6):75, 1992.

Parkes JD: *Sleep and Its Disorders*. Philadelphia, Saunders, 1985.

Pearce JMS: Clinical features of the exploding head syndrome. *J Neurol Neurosurg Psychiatry* 52:907, 1989.

Pérez-Díaz H, Iranzo A, Rye DB, Santamaría J: Restless abdomen. A phenotypic variant of restless leg syndrome. *Neurology* 77:1283, 2011.

Popper KR, Eccles JC: *The Self and the Brain*. Berlin, Springer-Verlag, 1977.

Portilla P, Durand E, Chalvon A, et al: Hypoperfusion temporomésiale gauche en TEMP dans un syndrome de Kleine-Levin. *Rev Neurol* 158:593, 2002.

Postuma RB, Gagnon JF, Vendette M, et al: Quantifying the risk of neurodegeneration disease in idiopathic REM sleep behavior disorder. *Neurology* 72:1296, 2009.

Rechtschaffen A, Gilliland MA, Bergman BM, et al: Physiological correlates of prolonged sleep deprivation in rats. *Science* 221:182, 1983.

Rechtschaffen A, Monroe LJ: Laboratory studies of insomnia. In: Kales A (ed): *Sleep: Physiology and Pathology—A Symposium*. Philadelphia, Lippincott, 1969, p 158.

Rosen GM, Bendel AE, Neglia JP, et al: Sleep in children with neoplasms of the central nervous system: Case review of 14 children: *Pediatrics* 112:46, 2003.

Roth B: *Narcolepsy and Hypersomnia*. Basel, Springer-Verlag, 1980.

Sack RL: Jet lag. *N Engl J Med* 362:440, 2010.

Saper CB, Scammell TE, Lu J: Hypothalamic regulation of sleep and circadian rhythm. *Nature* 437:1257, 2005.

Schwartz JW, Stakes WJ, Hobson JA: Transient cataplexy after removal of a craniopharyngioma. *Arch Neurol* 34:1372, 1984.

Servan J, Marchand F, Garma L, et al: Narcolepsie revelatrice d'une neurosarcoidose. *Rev Neurol (Paris)* 151:281, 1995.

Shiromani PJ, Armstrong DM, Berkowitz A, et al: Distribution of choline acetyltransferase immunoreactive somata in the feline brainstem: Implications for REM sleep generation. *Sleep* 11:1, 1988.

Sixel-Döring F, Trautmann E, Mollenhauer B, Trenkwalder C: Associated factors for REM sleep behavior disorder in Parkinson disease. *Neurology* 72:1048, 2011.

Solms M: New findings on the neurological organization of dreaming: Implications for psychoanalysis. *Psychoanal Q* 64:43, 1995.

Solms M: *The Neuropsychology of Dreams: A Clinico-Anatomical Study*. London, Lawrence Erlbaum Associates, 1996.

Stefansson H, Rye DB, Hicks A, et al: A genetic risk factor for periodic limb movements in sleep. *N Engl J Med* 357:639, 2007.

Steriade M, McCormick DA, Senjowski TJ: Thalamocortical oscillations in the sleeping and aroused brain. *Science* 262:679, 1993.

Tinuper P, Cerullo A, Cirignotta F, et al: Nocturnal paroxysmal dystonia with short lasting attacks: Three cases with evidence for an epileptic frontal lobe origin for seizures. *Epilepsia* 31:549, 1990.

Tyler DB: Psychological change during experimental sleep deprivation. *Dis Nerv Syst* 16:239, 1955.

Wilson SAK: *Neurology*. London, Edward Arnold, 1940, pp 1545-1560.

弥漫性和局灶性大脑疾病引起的智力、行为和语言障碍

第5分段

通过临床的经验，医生们迟早会发现，在评估患者的精神智力时需要有特殊的能力。他们必须能够客观地观察患者的注意力、智力、记忆、判断力、情绪、性格，以及其他认知表现的属性，而在个性方面，就像他们观察患者的运动、步态和反射的方式一样。这些智力和情感功能的系统检查，使医生可以得出有关患者精神状态及其与疾病的关系的结论。如果没有这样的数据，在诊断和治疗患者神经的、一般内科的和精神疾病就可能出现错误。

如果在这里对后面关于精神疾病的分段作一些介绍性的评论，就能更清楚地理解这一分段的内容。神经学家的主要论点是神经系统的心理和躯体功能是同一神经过程的两个方面。思想和行为都源于有机体的自我调节和目标寻求活动，这些活动为所有形式的哺乳动物生命提供了动力。但是人类大脑奇妙的复杂性，在一个非凡的程度上，允许解决困难的问题，能够记忆过去的经验，并将它们转换成一种可写可读的符号性语言，并具有对尚未发生的事件进行计划的能力。在清醒时，这种想法的持续但有时迂回的内在语言体验被威廉·詹姆斯（William James）恰当地命名为“思想流”（stream of thought）。在这些复杂的大脑功能的过程中，以某种方式出现了一种持续的自我意识和精神活动的运行。正是这种持续的内在意识可以被称为心智（*mind*）。无论这是各种心理功能的突现性，还是仅仅是它们在头脑中的表象，我们都无法回答。但是，任何将大脑功能的精神方面与可观察到的行为方面的广泛分离都可能是错觉。生物学家和心理学家通过将所有已知的神经系统活动（生长、发育、行为和心理功能）放在一个连续体上，并注意到所有这些活动共有的内在目的性和创造性，从而形成了这一观点。医生通过日常的临床经验才相信这一观点的真实性，在日常经验中，每一种可能的行为和智力失常，都会在某个时候作为大脑疾病的表现出现。此外，在许多脑部疾病中，特别是在本分段中，关于意识错乱状态的第 19 章中所提到的意识错乱形式中，可以看到患者的行为出现了相似的紊乱，以及他对自己心理能力的内省意识的瓦解或扭曲。

读者会发现，第 19 章和第 20 章是关于感觉和认知的常见障碍，这是作为大脑疾病的主要表现。其中最常见的是谵妄和相关的急性意识错乱状态，以及学习、记忆和其他智力功能障碍。审视这些异常情况，自然会导向对第 22 章讨论的局灶性大脑病变所导致的症状，以及在第 22 章讨论的语言紊乱的检查。正如在那些章节中所强调的，即使这些失调处于大脑易于定位的功能与那些只能被宽泛地归属于脑部的大片区域或系统的功能之间。

由于思维和行为障碍的精神性原因具有特殊的性质，使它们与后面几章所讨论的大多数疾病是可分离的，因此它们将在书的最后的 47~49 章进行讨论，不在这里讨论。

第 19 章

谵妄和其他急性意识错乱状态

在综合医院的内科、外科和急诊病房里，人们每天都能观察到这样一种引人注目的状态，以前心智完好的患者变得意识错乱。它经常发生在感染伴有发热、中毒或代谢紊乱（如肾衰竭或肝衰竭），或者由于药物治疗、毒品或酒精作用的过程中，它总是会给医生、护士和家人带来麻烦。医生通常不得不在没有清晰病史的情况下处理诊断问题，任何治疗方案都会因患者的注意力不集中、躁动、失眠和不能合作而不断地受到阻碍。护士肩负着为患者提供满意的护理和安全环境的重任，同时也要为其他的患者保持宁静的氛围。患者的家庭必须得到支持，因为它面临着患者意识错乱、行为古怪和所有可能发生的可怕的前景。

当患者到达急诊病房，表现出一些不合理的方式时，这些困难就更加严重了，临床分析必须在不了解患者的背景和潜在的病史情况下开始。我们认为这些患者应该收入普通内科或神经内科病房，只有当行为障碍被证明无法在综合医院得到控制时，才将患者转到精神科治疗。

术语的定义

正常和异常精神状态的定义是困难的，因为在医学和非医学著作中，用来描述它们的术语被赋予了许多不同的含义。使问题更加复杂的是，意识错乱状态和谵妄的病理生理学还没有被充分理解，而且其定义在一定程度上取决于它们的临床病因和相互关系。下面的命名法已被证明是有用的，并在本章和后续章节中使用。

意识错乱（*confusion*）是一个通用术语，是指患者不能以惯常的速度、清晰度和连贯性进行思考（*incapacity to think with customary speed*，*clarity*，*and coherence*）。意识错乱最显著的特征是注意力受损，是指注意力下降，通常伴有方向感丧失，这可能会表现出来，或者只能通过直接提问来证明，不能正确地记录眼前的事件，也不能在事后回忆它们，所有的精神活动的数量和质量都下降，包括通常不变的内在思维，有时还会出现困惑。思维、语言和目标导向行为的表现受影响较小，但却会因最轻微的外部刺激的侵入而变得不持久或被突然打断。感知能力下降以及伴随的视觉和听觉的错觉或幻觉是可能附加到临床表现上的可变特征。这就是所谓的全面意识错乱状态（*global confusional state*）。

这些障碍在许多背景下出现。医学和精神病学文献采用谵妄一词来描述所有的意识错乱状态（在下文中讨论）。我们试图保留“谵妄”（*delirium*）一词来描述一种特殊的兴奋状态，即激越、幻觉，以及有时颤抖，它总是伴随着意识错乱状态。此外，正如第 16 章关于昏迷中所指出的，意识错乱状态可以出现在许多导致困倦、昏睡和昏迷的疾病演变和消退的任何阶段，特别是在代谢性脑病，也可能发生在那些影响维持正常觉醒的脑部疾病中。

意识错乱也是慢性痴呆综合征（chronic syndrome of *dementia*）的一个特征性表现，它最终导致认知、语言、记忆和其他智力功能衰竭；意识错乱的长期性和渐进性将痴呆症与意识错乱的状态分开来，这两种状态有着截然不同的含义。最后，无论是狂躁（*manic*）型还是抑郁（*depressive*）型的强烈情绪障碍，都可能干扰注意力和思维的连贯性，从而产生明显的意识错乱状态。

某些局灶性脑损伤，特别是额叶、顶叶和颞叶联合区，可引起一种意识错乱的局限性形式。那么，这种形式不是全面性注意力不集中和不连贯，而是表现特定的和局限的综合征，例如单侧的自我或环境忽视，不能识别人或物体，以及感觉运动功能缺失，如第 21 章所述。然而，另一种特殊形式的意识错乱是由语言功能紊乱引起的，这也改变了思维的流向，这种失语症是左颞叶语言区病变的结果。这些在第22章中单独讨论。

在意识错乱的患者身上看到的许多精神和行为异常，以及出现的各种组合和临床背景，使得所有形式的意识错乱都不可能来源于一种单一的基本的精神或神经生物学异常。虽然注意力确实接近于意识错乱的核心，而且被一些研究者认为是原始的特征，但如嗜睡和昏睡、幻觉和妄想、知觉和定位障碍、顽固和重复语言等各种各样的现象，并不容易被归结为一种机制。这似乎更可能是一些可分离的或重叠的功能紊乱。事实上，我们发现一种有吸引力的观点，认为意识错乱是所有基本的和可定位的大脑功能，如符号语言、记忆提取和领悟（对初级感知的解释）之间的整合功能的丧失。所有这些都属于意识错乱状态（*confusional state*）的范畴，因为没有更好的术语。

如前所述，我们更喜欢用谵妄这一术语来表示一种高度可识别的焦虑的和交感神经亢进的意识错乱的形式。除了上面提到的许多不连贯思维的消极因素外，谵妄的这种定义的特征是突出的感知障碍，幻觉和生动的梦境，千变万化的奇怪和荒谬的幻想和妄想，无法入睡，抽搐、颤抖和痉挛的倾向；以及强烈的恐惧或其他情绪反应。谵妄的特征不仅表现为极度的注意力不集中，还表现为高度的警觉状态，即对刺激反应的准备程度提高，以及表现精神活动和自主神经系统功能的过度活跃，有时达到惊人的程度。“谵妄”一词还隐含着它的非医学含义，即强烈的激动、疯狂的兴奋和颤抖。谵妄与其他急性意识错乱状态之间的这种区别并没有被普遍接受。许多作者并不特别重视自主神经和精神活动过度活跃以及谵妄的幻觉和梦样的特征，也不重视大多数其他意识错乱状态特征性的活动不足和嗜睡。我们还发现，即使只为教学目的，将谵妄与其他无特征的意识错乱状态区分开来是有用的，因为两种状态明显不同，并且发生在不同的临床环境中。Engel 和 Romano 称谵妄是“一种脑功能不全状态”，并提供了一种对该综合征最全面的临床描述，另外 Lipowski 的专著也可作为参考。这两种描述都暗示谵妄是一种急性的、短暂的和通常相对可逆的疾病。

记忆受损通常包括在谵妄和其他意识错乱状态的症状中。在所讨论中的状态中，识记和回忆确实严重地受损，但这些表现与其不注意和不能识记新资料受影响程度是成比例的。健忘症（*amnesia*）一词，更确切地说，是指孤立地丧失过去的记忆，以及不能形成新的记忆，尽管有警觉的精神状态和正常的注意力。健忘进一步以患者有能力理解周围所发生事情的意义为先决条件。健忘状态在于识记、回忆和重现记忆的困难，而这必须与嗜睡、急性意识错乱和谵妄等状态区分开来，在这些状态中，信息和事件似乎从来没有被充分地理解和记录在首位。在意识错乱状态和健忘症的情况下，患者对于自己的急性疾病会留下永久的记忆空白。

类似地，痴呆（*dementia*）这一术语（字面意思是心智的毁灭）指的是所有智力或认知功能的退化，而意识或知觉几乎或根本不受干扰。痴呆意味着一个之前拥有正常心智的人，其心智能力在逐渐退化。相比之下，智力缺陷（amentia）是指先天性智力低下，更常被称为精神发育迟滞（*mental retardation*），或者更恰当地称为发育性认知延迟（*developmental cognitive delay*）。痴呆和健忘症在第20章有更明确的讨论。

意识错乱状态行为的可观察方面

人类机体的智力、情感和行为活动是如此复杂和多样化，以至于人们可能会质疑将这些活动作为大脑疾病的可靠指标进行分析的可行性。当然，它们不像感觉和运动性麻痹或失语那样，具有解剖学和生理学上同样的可见性和易用性。然而，人们观察到某些紊乱的高级大脑功能模式具有的规律性，使它们在临床上对鉴别一些疾病是有用的。其中一些紊乱具有特异性，因为它们以形成临床综合征的方式组合在一起。

有助于观察和检查心理状态和行为的组成部分是：①注意力；②知觉和领悟（对感官刺激的认识和解释）；③形成新记忆以及回忆最近的和遥远过去的事件的能力；④思考和推理的能力；⑤性情、情绪和情感；⑥主动性、冲动性和内驱力；⑦社会行为；以及⑧自知力。其中，前两点为感觉性的，第3、4点为认知性的，第5点为情感性的，第6点为意动的或意志性的，第7点是指患者与周围人们的关系，最后一点是指患者评估自身功能的能力。行为和智力的每个组成部分都有其客观的一面，表现在特定刺激产生的行为反应中，而其主观的一面则表现在患者描述的思维和感觉中。这些记忆、计划和其他活动不断占据着一个警觉的人的大脑，这对检查者不太容易理解，但通过询问患者来研究是可能的。这些内容也会因大脑疾病而紊乱或数量减少。

注意力障碍

清晰思考的关键是，在一段固定的时间内对一个或有限数量的外部刺激或内部想法维持意识，同时忽略那些不断轰击神经系统的大量分散注意力的感觉和想法。如果没有这种专注或“集中注意力”的能力以及“注意广度”，就不可能有连贯的思想流或行动。由于其他思想或行为的侵入而对这些活动的不适当干扰被称为注意力不良（*inattention*）或注意力分散（*distractibility*）。注意力机制包含两个基本组成部分：一个是在通常清醒的生活中，一种持续的警觉状态（也是自我意识的基础）；另一个是从无数的感觉和想法中选择那些与当前情况相关的事物，并排除其他感觉和想法的过程。

意识错乱的患者可能在几乎所有的任务中都表现出注意力不集中。如果意识错乱程度轻微，患者可能报告注意力难以集中。如果严重的话，就会同时有自知力缺乏的情况，表现可以很明显，因为环境刺激很容易让人分心，而且在谈话和运动任务中表现出不坚持和执拗。重申一下，注意力对精神表现的所有其他方面都有普遍的影响，以至于常常很难确定意识错乱的患者是否也有原发性记忆、执行功能或视空间功能障碍。事实上，在意识错乱的状态下，保存记忆可能会严重地减退。此外，进行一系列行动或心理活动的能力，其中需要保留先前活动的记忆［工作记忆（working memory）］与注意力密切相关，并在意识错乱的状态下特别容易被干扰。

坚持执行一项运动或精神任务的一般能力强调的是注意力的执行方面，但这里遇到一个问题是，注意力（attention）这个词已被用于许多看似不同的精神活动。人们可以把注意力看作是一种单独的和独特的大脑功能，或者仅仅是指任何活动的持续性或不持续性的一种方式。我们认为整个大脑参与注意力的活动，而额叶，或许还有顶叶负责指导注意力的内容，但是丘脑皮质系统以一种特殊的方式负责注意力的原始维持。Mesulam 对这个问题有大量的论述，他认为额叶和顶叶是“注意力矩阵”的连接点，在他的模型中，前额叶、顶叶联合区和边缘皮质以执行的方式引导和调节注意力。当然，颞叶和其他区域也参与其中。

专注于一种特定的感觉形式，需要感觉皮质的参与，它必须同时启动后面所讨论的知觉和统觉过程。所谓的“模式”和“特定领域”的注意力（例如面部或物体识别）是更为复杂的，这些功能紊乱会导致注意力不集中的独特类型，例如失认症和病觉缺失（anosognosia），即对身体某个部位的识别缺失（如第 21 章所讨论的）。这些并不是来自普遍的意识错乱状态所包含的注意力全面缺失，而是可以被看作是洞察力的一种特定形式的中断，因此它们不是全面意识错乱状态的主要组成部分。

知觉障碍

通过感官将感知到的东西连贯起来并赋予它的意义，从而获得对于世界或自我认知的过程，称之为统觉（*apperception*）（领悟之意——译者注），它所涉及的远不止对外界刺激属性的感知。例如，新的视觉刺激激活了纹状皮质和视觉联合区，其中可能存储了编码这些和相似种类刺激的过去的体现。识别涉及在以后的时间里通过相同或相似的刺激重新激活这一系统。知觉过程的基本要素是注意力的维持，对刺激的选择性关注，消除所有的外来刺激，以及通过识别刺激与记忆经验的关联来识别和命名刺激。

在疾病中，对刺激的感知经历了可预见的中断。很常见的，在一个特定的时间单位内，知觉的数量会减少，而无法将它们适当地综合起来，也无法将它们与大脑正在进行的活动联系起来。如上所述，部分原因是注意力不集中（相关和不相关的刺激具有同等的价值），以及无法坚持完成指定的任务。总之，这些缺陷导致了时间和地点的迷失。

知觉也会出现质变，主要是以感觉扭曲的形式出现，导致对环境刺激（错觉）的错误解释和对人的错误识别。这些，至少在一定程度上，形成了幻觉体验的基础，在这种幻觉体验中，患者报告并对环境刺激做出反应，而这些刺激对检查者来说并不明显。有一种缺陷被称为“主观组织失灵”，是不能同时感知一个大的复杂刺激的所有元素。更具体的部分知觉损失表现在“忽视综合征”（neglect syndromes）中，最引人注目的例子是观察右顶叶病变，它使得患者不能感知他的左半身和左侧的环境。还有许多其他的局灶性脑损伤扰乱或扭曲感觉性知觉的例子，每个患者都要接受神经学测试，这些在第 21 章中讨论。它们与空间体验的紧密联系使得它们可以被理解为空间感觉范围中统觉的改变。

记忆障碍

习得的信息和经验的保留涉及所有的精神活

动。记忆可以任意细分为以下几个部分：①获得；②巩固，记忆整合以及保留；③识别和回忆；以及④再现。如上所述，由于注意力受损，全面意识错乱的患者会出现学习和记忆障碍，因为这些材料从一开始就没有被记录和吸收。在几乎所有情况下，新记忆的形成和回忆旧记忆的能力都会接连受到干扰。

在科尔萨科夫遗忘综合征（*Korsakoff amnesic syndrome*）中，新呈现的材料似乎被正确记录，但是不能保留超过几分钟，称为顺行性遗忘（*anterograde amnesia*），或学习障碍。在这种综合征中，在发病前几天、几周，甚至几年形成的记忆的回忆和再现总是存在相关的缺陷，称为逆行性遗忘（*retrograde amnesia*）。编造故事称之为虚构，这构成了这一综合征的第三个特征，但它既不是特定的，也不是一成不变的。当完整的记忆保留伴有回忆障碍（逆行性遗忘而无顺行性遗忘），记忆障碍严重到涉及过去生活的所有事件，甚至个人身份，通常是癔症或装病的表现。几乎所有的记忆障碍都会出现某些其他的特征性缺陷，例如，相对于较新的记忆，较旧的记忆相对保留［里伯特定律（Ribot's rule）］。第 19 章全面地讨论了这个问题。

思维障碍

思维（thinking），是智力活动的最高层次，也是所有心理活动中最难以捉摸的。如果思考意味着将学习、组织信息和解决问题的符号进行选择性排序，以及推理和形成合理判断的能力，那么这类精神活动的工作单位就是单词和数字。用文字和数字代替它们所代表的对象（符号化）是思维过程的基础部分。这些符号形成想法或概念，把新的和已经记住的想法排列成一定的顺序或关系，从而构成思维的一个错综复杂组成部分，目前已超出了我们可分析的范围。进一步引用了 Luria 对解决问题的步骤的分析，这些步骤与大脑额叶的功能有关，但实际上，正如他所指出的，整个大脑参与了所有形式的思考。人们可以从思维的速度和效率、思维的内容、思维的连贯性和逻辑关系以及与某一特定想法关联的数量和质量等方面来审视思维。

失语症的紊乱在全面的意识错乱和谵妄状态中并不突出，但 Geschwind 认为，在这些情况下，“非失语性言语障碍”的一个重要特征是命名错误。自发性言语是正常的，但重复言语时可能有不准确的地方，这很有可能是注意力不集中的结果，而不是由局灶性大脑损伤所致。

思维障碍在全面意识错乱状态，在躁狂症、痴呆症以及精神分裂症中是相当突出的。在所有类型的意识错乱状态中，思维过程的组织会被破坏，出现碎片化、重复和执拗，这被称为“思维不连贯”。思维紊乱也可能以思维奔逸的形式出现，患者从一种想法到另一种想法的转换太容易，这些想法之间的联系是众多的且松散的。这是轻躁狂和躁狂状态以及一些精神分裂症精神病的共同特征。相反的情况，思想贫乏是两种疾病的特征，在抑郁性疾病，思维贫乏与悲观思想结合在一起；在精神分裂症和痴呆症中，思维贫乏是所有内在精神智力活动减少的一部分。这种思维和行为的全面减少是损伤额叶的疾病最显著的特征。

一种相关情况是思维迟缓或智力迟钝（*bradyphrenia*），可与锥体外系疾病的运动迟缓相比较。这两者经常并存，例如，帕金森病患者可以清楚说明他的思维非常缓慢好像被阻断了一样。思维的内容没有太大改变，但如果思维迟缓到一定程度，它可能会变得几乎无用。思维迟钝的外在表现正如人们所预料的那样，即反应迟缓，思想表达缓慢。

思想可能会被扭曲，这样一来，思想就不会与现实相抵触。当有令人信服的相反的证据存在，而患者依然坚持一个错误的看法，可使用“妄想”（*delusion*）这一术语。这种异常常见于双相情感障碍、精神分裂症和偏执状态，以及痴呆的早期阶段。患者讲述的故事往往有内在的逻辑，但显然是荒谬的。精神病患者可能相信思想已经被一些外部机构，比如互联网、无线电、电视或原子能等植入了他们的大脑。这种思想控制或“被动感觉”是精神分裂症的特征，有时也出现在躁狂发作的精神病中。同时，对某些形式的精神分裂症的诊断还包括逻辑思维的扭曲，如顺序思维的空白、不相干想法的侵入和联想的凝结。第 49 章讨论了精神病的这些方面。虽然在全面的意识错乱状态下，错误的观念会与谵妄一起出现，但它们每时每刻都在变化，并不是很牢固，这与精神病状态完全不同。

情绪、心境和情感障碍

个体的情感生活有多种的表达方式。人们普遍认为，在基本的性情方面存在着显著的个体差异。在他们的一生中，有些人是快乐的、合群的、乐观的、无忧无虑的，而另一些人则恰恰相反。情绪的状态，以及与个体不相关的变化，有助于观察并具有临床意义。此外，一些内在的人格特征可能先于明显的精神疾病的发展。例如，反复无常的人易患双相情感障碍，而多疑、孤僻、内向的人则易患精神分裂症和偏执症，但这些说法通常都有例外。强烈而持久的情绪状态，如恐惧和焦虑，可能会出现于对生活状况的反应，并伴随着许多内脏功能紊乱。如果反应是过度的、持续的并与刺激不成比例的，通常是焦虑状态或抑郁症的表现。在抑郁症中，几乎所有的刺激都倾向于增强不愉快的忧郁情绪。情感表现过度不稳定、控制不佳或不受抑制是许多大脑疾病的常见表现，特别是涉及皮质脑桥和皮质延髓通路的疾病。

正如在第 22 章和第 24 章所讨论的，这种疾病构成了痉挛性延髓性麻痹（假性球麻痹）综合征的一部分，但它也可能独立于脑干功能的任何问题而发生。相反地，所有的情感和表达都可能缺乏，好像是在一种极度冷漠或抑郁的状态下。或者，在面对严重的可能致命的疾病或其他逆境时，可以保持过度的愉悦感，即一种病态的欣快感（*pathologic euphoria*）。最后，患者可能出现对某种刺激不适应的情绪反应，例如，在患者的情绪反应可能与刺激不相适应，如一个令人沮丧或病态的想法却可能看起来很有趣，并报以微笑，这是精神分裂症患者的一种奇怪的情感状态。

性情、情绪和其他情感体验是在询问患者感受时，通过观察患者的行为和表现来评估的。为达此目的，将情感分为情绪（*mood*）和情感（*affect*）是很方便的。情绪是指一个人普遍的内在情感状态。相比之下，情感［或感觉（*feeling*）］是指由思维或外界环境刺激引起的外在情感反应，因此它是情绪的可观察的方面。患者的语言（如使用的形容词）、面部表情、态度、姿势和动作速度反映了他一般的情绪。这些区别有时是相当微妙的，但它们仍具有临床价值，因为病理过程可能将这两者分离到一个极端的程度。

冲动（意动）和活动障碍

如第 3 章和第 4 章提到的，无力、运动不能和运动迟缓是作为皮质脊髓束和锥体外系疾病的表现。运动系统这些部分的紊乱干扰了自主的或自动的运动，使患者非常痛苦。但当运动系统的整个的张力增强或减弱时，患者的运动和活动会以更普遍的方式受到损害。其中一种障碍是缺乏意动（conation）或冲动（impulse）（意动类似于意向之意——译者注）。这些术语强调基本的生物冲动、驱动力或目的，每个机体都被这些动机所驱使，以达到一系列无休止的目标。事实上，运动活动表面上是一个必要的和令人满意的目标，因为很少有人能在他们变得坐立不安或乱涂乱画之前很长时间都保持不动，而严重迟钝的人可以从某些有节奏的运动中获得满足，如摇摆、撞头和拍手等。这些都被认为是由精神冲动驱动的。如第 4 章所讨论的，抽搐和强迫行为显然也代表着某种精神冲动的满足。

然而，就意识错乱状态而言，所有自发活动的数量减少，即单位时间内活动的数量减少，是大脑疾病最常见的表现之一。意志力丧失（*abulia*），就是这种状态的一个重要方面，是指在产生动作、言语、思维和情绪反应方面存在显著延迟，合在一起被视为一种冷漠。上面提到的术语“思维迟钝”（bradyphrenia）和“精神运动发育迟滞”（psychomotor retardation）可能是相关的或可能是相同的现象。对于某些大脑疾病，不愿移动和行动的倾向可能会达到一个极端的程度，以至于一个完全清醒和对环境有知觉的人会连续数周不说话或不行动［无动性缄默症（akinetic mutism）］。这些患者似乎对周围发生的事情漠不关心，对他们不活动的后果也毫不关心。

意志力丧失和无动性缄默必须与紧张症（catatonia）加以区别。Kahlbaum 于 1874 年首次使用紧张症一词，他将其描述为一种患者静静地坐着或躺着，带着凝视的表情，完全没有意志和对感官印象没有反应的状态。有时检查者试图移动患者会遇到抵抗，或者患者会不断地重复某些动作或短语。如果肢体被动移动，他们可以长时间保持肢体的新位置［蜡样屈曲（*flexibilitas cerea*）］，但更常见的是，除了自发的阻力外，没有实际的运动僵直，这被称为伸展过度（paratonia）。严重的抑郁或其他精神病是紧张症的常见原因。精神病的精神运动迟缓可能如此的严重，以至于患者不会试图以任何方式自救，除非使用胃管，否则最终会因饥饿致死。

不太容易理解的是一种“致死性紧张症”（lethal catatonia），最初由 Stauder 描述，是完全不活动的紧张症患者高热、体力极度虚弱并死亡。在某些方面，这种状态类似于抗精神病药物引起的恶性综合征，是一种抗精神病药物中毒后的特异质性后果。在意志力丧失、紧张症和抑郁症患者中，大脑通常对记录事件保持足够的警觉，随后能复述事件，这就将这些状态与昏睡和植物状态区分开来。但这些区别并不总是有效的，因为紧张性精神分裂症和抑郁症患者无法回忆起患病期间所发生的事情。

运动或精神上的不安定和过度活跃的病理程

度，在震颤性谵妄（delirium tremens）中很常见，代表与意志力丧失相反的极端。静坐不能（*akathisia*）是指持续不宁地运动和不能安静地坐着，在一些患者中，这是由于长期使用吩噻嗪类、丁酰苯类、新型抗精神病药物和左旋多巴的结果，但它也是焦虑性抑郁症（agitated depressions）的一个主要特征。多动-注意力不良障碍（hyperactivity-inattention disorders）描述了另一种形式的过度运动活动，通常伴随着儿童的注意缺陷综合征，主要是在男孩［注意缺陷多动障碍（attention-deficit hyperactivity disorder，ADHD）］。在躁狂型双相情感障碍（和较轻程度的轻躁狂），持续的活动和失眠会增加思想奔逸和欣快（虽然有些烦躁）的情绪。在某些大脑疾病，特别是某些形式的脑炎后，以及额叶的创伤性损伤恢复过程中，患者可能会一直处于不可控制的状态，有时还会出现破坏性的行为。Kahn 将这种状态称为“器质性驱动”（organic drivenness）。

社会行为障碍

行为紊乱是所有谵妄-意识错乱状态的常见表现，特别是那些由中毒-代谢性疾病引起的，也可由脑部较明显的结构性疾病引起。患者可能对周围的人完全漠不关心，或者相反，与他的任何接近都可能激起愤怒和攻击行为。家庭成员可能会受到不尊重、被怀疑，或被诬告伤害患者，偷窃他的财产，或试图毒害他。患者不会因为在公共场所小便或污物弄脏床而感到尴尬，特别是在男性，可能会对异性做出下流的行为。它最极端的形式，通常出现在痴呆疾病的后期，易怒的行为退化为踢、尖叫、咬、吐痰，以及厌恶被触摸，这使得完全不可能接近患者。这些方面的精神功能紊乱最让家人担忧，也是医院难以管理的。以前正直、得体、有节制的人可能对自己的行为不以为意，变成浪荡子、赌徒或酗酒者。在额叶受损的情况下，即使不顾社会习俗，也可能对他人漠不关心，以及患者的行为对其他社会成员造成的后果漠不关心。

相比之下，顺从和善的社会行为是某些特定情况的特征，如唐氏综合征（Down syndrome）和威廉姆斯综合征（Williams syndrome），而社交冷漠和缺乏理解他人情绪状态的能力是孤独症（autism）的主要特征（见下文“谵妄”）。

自知力缺乏

如果意识到一个人的缺陷的性质和程度及其后果的状态，变得明显受损或消失，这与许多大脑疾病有关，而不仅仅是额叶疾病。这在所有意识错乱状态都是很常见的，但最轻微的情况除外。这反映在对意识错乱或痴呆状态患者的观察，他们很少为自己的疾病寻求建议或帮助，相反地，家人通常会带患者求医，或患者的一些行为异常导致警察或社会服务机构将其转介到医疗机构。而且，在做出诊断后，自知力的丧失可能反映在缺乏对计划治疗的依从性。显然，引起自知力异常的疾病也降低了患者对自身精神功能进行准确内省的能力。

缺乏自知力是一种比上面给出的操作性定义更复杂的现象。特别是，有许多意识不到严重神经功能缺失的限制性形式。这些就是失认症（agnosias），在第 21 章中讨论。

意识错乱综合征

总而言之，这一组急性意识错乱和谵妄状态的主要特征是意识的改变和注意力及知觉的明显紊乱，这些干扰思维的速度、清晰度和连贯性，记忆的形成，以及执行自我指令和指令性活动的能力。三种主要的临床综合征可以被识别。一种是急性意识错乱状态，表现为警觉性和精神运动活动明显减少。第二种综合征，是指一种特殊形式的意识错乱，即谵妄，表现为过度活跃、失眠、颤抖，以及突出生动的幻觉，有时伴有过度的交感神经活动。这两种疾病通常发展迅速，有多种原因，除少数大脑疾病，可在相对较短的几天至几周的时间内缓解，或者不遗留神经功能损害。第三种综合征是一种由潜在的慢性大脑疾病，特别是痴呆患者出现的意识错乱状态。雷蒙德·亚当斯（Raymond Adams）医生将这种在痴呆症背景下经常遇到的叠加急性意识错乱状态的倾向称为隐蔽性痴呆（*beclouded dementia*），这个词虽然很贴切，但似乎还没有流行起来。

从神经学的角度来看，精神病（*psychosis*）这个通用术语适用于由幻觉、妄想和思维障碍等要素组成的明显特征的意识错乱状态。这里需要指出的重要一点是，精神疾病通常会使感觉相对不受干扰，允许正常的关注和高水平执行许多精神任务。这些综合征和意识错乱的一些方面在下面详细阐述。

具有特征性的是，意识错乱状态的严重程度会波动，通常在晚上更严重（“日落”）。在最轻度的情况下，患者看起来很警觉，甚至可能被误认为正常，但是无法回忆和准确再现过去几小时或几天发生的事情，才能揭示出患者精神功能的微妙缺陷。更明显的是，意识错乱的患者大部分时间都无所事事，他所做的事情可能是不合时宜的，也可能让他人感到恼火。只有更为自主的行为和口头回答可以被正确执行，这可以使检查者获得若干关于患者年龄、职业和居住地等问题的相关回答。患者对日期、星期几和地点的定位是不准确的，通常日期会相差几天，年份会回答为几年或10年前，或者最后两个数字被调换，例如2015被回答为2051。这样的患者在回答之前，可能会重复每一个问他们的问题，而他们的回答往往是简短而机械的，与他们维持一段对话是困难的或不可能的。他们的注意力分散，不得不不断地提醒回到当前的话题上。他们甚至可能会在交谈时睡着，如果让患者独处，会观察到他每天的睡眠时间比正常情况下多睡几小时，或者睡眠时间不规律。

随着意识错乱的加深，交谈变得更加困难，在某个阶段，这些患者不再注意或对周围发生的事情做出过多反应。可能使用单个的词或一个短语来回答问题，用一种轻柔的颤抖的声音或耳语来回答，或者患者可能保持沉默。如果是代谢性或中毒性脑病引起这种意识错乱状态如扑翼样震颤(asterixis)是一种常见的特征。在疾病的最严重阶段，意识错乱会让位于昏睡，以及最后的昏迷(见于第16章)。随着基础状况的改善，患者可能会以相反的顺序再次经历昏睡和意识错乱阶段。所有这些都告诉我们，至少有一种意识错乱是同一疾病过程的表现，这种疾病过程影响觉醒和警觉，而其最严重的形式导致昏迷。

病因学

表19-1列出了全面性意识错乱状态常见类型的许多病因。在临床实践中，最常见的原因是药物中毒和内源性代谢性脑病，主要是电解质和水失衡(低钠和高钠血症、高渗血症)，高钙血症，酸碱平衡紊乱，肾和肝功能衰竭，高血糖和低血糖，发热和脓毒血症状态(“脓毒性脑病”将进一步讨论)，以及慢性心肺功能不全等。

大脑半球弥漫性或多灶性疾病是另一类的短暂或持续性意识错乱状态。脑震荡和癫痫发作，特别是小发作或颞叶癫痫持续状态或癫痫后状态，以及某些局灶性(如右顶叶和颞叶)脑损伤也可能伴随一段时间的意识混乱。右侧大脑半球的局灶性病变，最常见的是梗死，但也有出血，可能引起一种急性意识错乱状态。这类综合征已被描述为主要由右侧大脑中动脉供血区的卒中所导致(Mesulam et al; Caplan et al; Mori and Yamadori)；梗死通常累及后顶叶或下部额纹状区，但也可发生于一支大脑后动脉供血区的卒中。多种较广泛的或多灶性大脑疾病可能与短暂的或持续的意识错乱状态有关。其中包括脑膜炎、脑炎、血栓性血小板减少性紫癜(TTP)、弥散性血管内凝血、肿瘤、硬膜下血肿，以及颅脑损伤等。

一组更局限的局灶性大脑疾病可引起谵妄，包括药物和酒精戒断和系统性感染，如下所述。

意识错乱状态的病理生理学

在第16章中关于昏迷的病理生理学所述的所有内容，至少适用于意识错乱状态的一个亚群。在大多数情况下，没有发现一致的病理生理变化，因为这种异常是代谢性和亚细胞的。正如在第2章中所讨论的，即使是这种综合征的轻度形式，脑电图(EEG)也几乎总是异常的，与震颤性谵妄相比，后者的EEG变化可能相对较小。双侧的高压慢波在2~4Hz(δ)或5~7Hz(θ)范围内的是意识错乱常见的表现。这些变化无疑反映了核心问题的一个方面，即大脑控制警觉和注意力的机制的弥漫性损伤，以及这些功能所赋予的连贯性等。如果仅从理论上讲，精神的不连贯和错乱状态下的紊乱的思维和行为反映了本章前面提到的皮质所有的联合区的整合活动的丧失。

谵妄

谵妄(delirium)最好的描述是，患者在持续一段时间的中毒后正经历的酒精戒断，即震颤性谵妄(delirium tremens)。症状通常在戒酒后2~3天内出现，最初的症状是难以集中注意力，烦躁不安，震颤不断加重，以及失眠。可能会有短暂的定向力障碍，偶尔不恰当的言语，或短暂的错觉或幻觉等。

这些最初的症状很快就让位于医学上最丰富多彩的临床表现。患者注意力不集中，无法感知他的情况的要素。患者可能会不停地、语无伦次地说话，看起来痛苦和困惑；他的表情可能就像被人惹恼或威胁的模糊的样子。从患者的举止和讲话内容可以明显看出，他误解了普通物体和声音的含义，误解了他周围的人，并且正在经历生动的视觉、听觉和触觉幻觉，这种幻觉通常是最令人不快的。起初，患者可以接触到现实，可以识别检查者身份并正确回答其

表 19-1 意识错乱状态的分类

Ⅰ. 精神运动不活跃的严重意识错乱状态

A. 与内科或外科疾病相关(无局灶性或偏侧性神经系统体征,影像学与 CSF 正常)

1. 代谢性疾病(肝性昏迷、尿毒症、低钠血症、高钙血症、低血糖症、高血糖症、缺氧、高碳酸血症、卟啉症、某些内分泌疾病,包括对激素敏感的桥本脑病)
2. 感染性疾病(肺炎、心内膜炎、尿毒症、腹膜炎和其他引起菌血症和败血症性脑病的疾病)
3. 充血性心力衰竭或肺衰竭
4. 术后和创伤后状态

B. 与药物和药物作用或中毒有关(无局灶性或偏侧性神经系统体征,脑成像和脑脊液正常):鸦片、抗胆碱能药物、镇静剂、三己基苯基、糖皮质激素、强效大麻素、抗惊厥药、左旋多巴、多巴胺能激动剂、5- 羟色胺能抗抑郁药、某些抗生素和癌症化疗药物

C. 与神经系统疾病相关(伴有局灶性或偏侧性神经系统体征或 CSF 改变)

1. 脑血管疾病、肿瘤、脓肿(尤其指右顶叶、左颞叶、枕叶及额下叶)
2. 硬脑膜下血肿
3. 脑膜炎
4. 脑炎
5. 脑血管炎(如肉芽肿性、狼疮)
6. 高血压脑病,妊娠毒血症
7. 非惊厥状态、癫痫持续状态和癫痫后状态

Ⅱ. 伴有运动、精神或自主神经过度活跃的谵妄

A. 在内科或外科疾病中(无局灶性或偏侧性神经系统体征,CSF 正常):肺炎、败血症和菌血症(败血症性脑病)、术后时期(特别是心脏手术)、脑震荡后状态、甲状腺功能亢进和糖皮质激素过量(外源性或内源性)、某些特殊感染性发热,如伤寒和疟疾

B. 在神经系统疾病中引起局灶性或偏侧性症状或 CSF 变化

1. 局灶性脑损伤引起的意识错乱状态(见第 21 章);血管、肿瘤或其他疾病,特别是涉及颞叶和脑干上部的疾病
2. 脑震荡和脑挫伤(创伤后谵妄)
3. 急性化脓性、真菌性、结核性和肿瘤性脑膜炎(第 31 章)
4. 病毒性脑炎(如单纯疱疹、传染性单核细胞增多症)、细菌性脑炎(支原体、军团菌)和其他原因(第 30 章及 31 章)
5. 急性播散性脑脊髓炎(ADEM)
6. 自身抗体紊乱(抗 NMDA、副肿瘤性边缘脑炎、桥本脑病)
7. 蛛网膜下腔出血

C. 节制 / 戒断状态,尤指长期使用后戒断酒精(震颤性谵妄)或镇静药物

Ⅲ. 精神病,尤指具有躁狂特征的精神病

Ⅳ. 痴呆或其他脑病,合并感染性发热、药物反应、创伤、心力衰竭或其他内科或外科疾病

他问题;但几乎立刻,他又重新陷入一种全神贯注的、困惑的状态,给出不正确的回答,无法连贯地思考。随着这一过程的发展,患者无法摆脱他的幻觉,不能对最简单的问题做出有意义的回答,并且极度分心和定向困难。几乎不能入睡,或者只能短暂地小睡。言语变成了听不懂的喃喃自语。

自主神经系统过度活跃的征象,比任何其他征象都更能区分谵妄与其他意识错乱状态。快频率的震颤和抽动不安的动作实际上总是存在的,可能是高振幅的。面部潮红,瞳孔扩大,结膜充血,脉搏加

快，血压升高，体温升高和过度出汗。这些征象大多是交感神经系统过度活动的反映。

发作消退最确切的征象是出现了清醒的间隔增加和良好的睡眠。恢复通常是完全的。患者回想自己的病情时，只有一些模糊的记忆或者根本没有记忆。单次的癫痫发作可能会在任何时候插入这一综合征中，包括在它发生之前。

完整综合征的碎片化是很常见的。短暂的迷失方向，孤立的幻觉，或坐立不安伴有轻度交感神经功能亢进表现都发生在镇静药物戒断状态，发热性疾病和各种中毒，以及与卵巢畸胎瘤相关类型的NMDA受体抗体相关综合征，过量服用交感神经药物，如选择性5-羟色胺再摄取抑制剂或具有阿托品效应的药物（见下文），以及摄入精神活性物质，如苯环己哌啶（phencyclidine，PCP）。谵妄也可能与一些可识别的大脑疾病有关，如病毒性（疱疹）脑炎或脑膜脑炎、脑创伤、颅咽管瘤或同一区域其他肿瘤的术后脑出血，或由亚急性细菌性心内膜炎、胆固醇或脂肪栓塞，或心脏手术及其他手术后引起的多发栓塞性卒中。

在因酒精戒断导致的震颤性谵妄死亡，而无相关疾病或损伤的患者中，其大脑通常没有显著的病理变化。大多数谵妄病变的定位，其症状的潜在破坏性过程是最为关注的，它们往往局限于中脑喙端和下丘脑或在颞叶，在此它们涉及网状激活系统和边缘系统。下丘脑的受累可能是导致自主神经亢进的原因，后者是某些大脑疾病和自身抗体疾病的一些病例谵妄的特征。观察结果强调，这些并不是急性躁动性谵妄唯一受影响的部位，虽然很少发生，但病变涉及梭状回、舌回和距状皮质（Horenstein et al），海马回和舌回（Medina et al），或颞中回等（Mori and Yamadori）。

在外科手术探查中人类大脑皮质的电刺激研究和通过正电子发射计算机断层扫描（PET）研究，都强调了颞叶在复杂视觉、听觉和嗅觉幻觉发生中的重要性。丘脑底部和中脑损伤可引起令人不快的视幻觉，并伴有良好的自知力，即莱尔米特（Lhermitte）的“大脑脚幻觉”（peduncular hallucinosis）。由于不易解释的原因，在脑桥中脑损伤时，可能有未形成的听幻觉。

谵妄时EEG可显示出5~10Hz范围的对称性轻度广泛性的慢活动。在轻度的谵妄中，EEG通常完全没有异常；这与EEG活动的普遍减慢和中断形成鲜明的对比，后者出现在大多数其他形式的意识错乱中，与临床状态的严重程度成正比。

分析导致谵妄的条件表明有几种生理机制。众所周知，酒精和镇静剂对中枢神经系统的某些区域有很强的抑制作用；据推测，这些部位在停药后的去抑制和过度活动是谵妄的基础。另一种机制是在细菌感染的情况下，败血症和某些药物中毒，如阿托品和东莨菪碱中毒，视幻觉是一个突出的特征。在这里，谵妄状态可能是由毒素或化学药物直接作用于脑部的相同部位引起的。长期以来，人们一直认为，有些人比其他人更容易罹患谵妄，但有理由对此表示怀疑。许多年前，Wolff和Curran的研究表明，如果致病机制非常有效，随机选择的人就会出现谵妄。这并不奇怪，因为在某些情况下，任何正常人都可能经历类似于谵妄的现象。一个健康人在没有感觉刺激（感官剥夺）的环境中被隔离几天，就会诱发幻觉。谵妄与梦境的关系也被设想，两者的特点都是失去了对时间的判断，丰富的视觉意象，对矛盾的漠不关心，以及“有缺陷的现实测试”。动态精神病学领域的表述似乎更合理地解释了谵妄的主题内容，而不是它的发生。Wolff和Curran在从不同原因反复发作的谵妄中观察到相同的内容，并得出结论：谵妄的内容更多地取决于年龄、性别、智力禀赋、职业、人格特质，以及过去的经历，而不是谵妄的原因。

药物治疗引起的意识错乱状态（另见第42章）

考虑到意识错乱的病理生理学，必须再次强调，药物中毒，包括医生处方的药物是临床最常见的原因。最显著的综合征是来自那些具有直接或间接抗胆碱能特性的药物。与这些药物相关的谵妄是中枢介导的，但可能伴有周围性抗胆碱能的表现。这一点在对焦虑性意识错乱状态的鉴别评估中至关重要，因为其他化合物，特别是用于治疗抑郁症的5-羟色胺能制剂也可以产生谵妄。因此，除了意识错乱，抗胆碱能化合物的毒性水平通常会引起皮肤干燥、口干、肠蠕动减弱，以及排尿踌躇等，如果不是明显的尿潴留。（临床应用的格言是“像甜菜一样红，像骨头一样干，像蝙蝠一样瞎，像野兔一样热，像帽匠一样疯。”）这个助记方法的最后一部分也与汞中毒痴呆有关（参见Mintzer and Burns）。相比之下，在与过量抗抑郁药物有关的中毒性5-羟色胺能综合征中，唾液分泌正常，出汗增多，肠蠕动活跃，腹泻是常见的。此外，深部腱反射可能活跃，并经常有如Birmes及其同事描述的阵挛或肌阵挛。用于治疗帕金森病的具有多巴胺能活性的药物因诱导意识错乱或谵妄而声名狼藉,但它似乎是潜在的疾病提供的一种重要的基础。具有拟交感性作用的相关化合物,如可卡因和苯环己哌啶可产生幻觉性谵妄,而其他具有不同药理特性的化合物,如谷氨酸能活性可能导致各种谵妄片段或纯幻觉。在此背景下出现的另一个实体是抗精神病药物恶性综合征(neuroleptic malignant syndrome,NMS),一种在昏睡后发生的焦虑性意识错乱状态。然而,NMS 的特征是进行性肌肉强直和以血清肌酸激酶升高为标志的肌坏死证据,通常还伴有体温升高。临床检查和全面的病史对确定致病药物的种类有很大的帮助。

老年人痴呆疾病合并的意识错乱状态和谵妄

医生们对老年患者的情况都太熟悉了,他们因内科或外科疾病进入医院,或者开始处方的药物治疗的疗程,并表现出新出现的意识错乱。据推测,这种状态的倾向是由先前存在的脑部疾病决定的,最常见的是阿尔茨海默病,但有时是帕金森病、多发性小的深部脑梗死,或另一种痴呆过程,这对家人来说以前可能明显或可能不明显。在急性意识错乱状态下观察到的所有临床特征可能都存在,但它们的严重程度差别很大。意识错乱可能只反映在患者不能按顺序将病史联系起来,或可能严重到患者几乎精神失常。根据 Witlox 及其同事对其他研究的分析估计,在 85 岁以上的人群中,如果发生了一次全面的意识错乱,其患痴呆症的风险几乎是同龄人群的 9 倍。权威作者认为,意识错乱是导致随后的痴呆症的原因,但迄今为止还没有证据证明这一点。

患者的家人甚至主治医师经常认为这种疾病发病突然,而且没有先兆,因为患者之前看起来似乎功能良好。然而,仔细询问患者处理财务和购物的独立能力,家庭事务的组织,驾驶,与邻居或家人的关系,甚至之前家人很少注意到的意识错乱发作,通常都会发现问题。

虽然几乎任何复杂的疾病都可能导致老年人出现意识错乱状态,但最常见的是发热性感染性疾病、创伤,尤其是脑震荡性脑损伤、外科手术、全身麻醉和术前及术后用药,即使是少量用于任何原因的镇痛药或镇静药,以及充血性心力衰竭、慢性呼吸系统疾病、严重贫血,特别是恶性贫血等。至于药物治疗方面,甚至那些看似无害的药物也可能会导致这种综合征(例如,用于减少胃酸的抗组胺药物、抗惊厥药、糖皮质激素、左旋多巴和某些抗生素)。一个“多因素”的病因通常不会被医生和作者牵连在这个领域,而视力和听力差也被包含在这个模棱两可和不令人满意的术语中,特别是当中等严重的电解质失衡或肾衰竭被牵连与其他因素混合时。诚然,很难确定几个可能的因素中的哪一个导致患者的意识错乱,而且通常可能不止一个原因。例如,在心脏病患者中,发热、缺氧或高碳酸血症,一种或多种药物,以及电解质紊乱都可能是原因。要了解各种医学和药理学因素对老年人意识错乱的相关影响,读者可以参考 Inouye 及其同事的综述。

感染性和术后的意识错乱状态

在发热和意识错乱的情况下,特别是在老年人中,“脓毒性脑病”可以作为一种解释,但它可能只是对众所周知的感染问题的一种重新表述,例如可导致全面意识错乱或谵妄的肺炎,这在 Osler 的早期文献中被广泛讨论。Young 曾提醒人们注意这种疾病在危重疾病患者中的高发病率,见于 70% 的菌血症患者,而且它伴发多发性神经病的病例比例很高。肢体的张力异常性强直(paratonic rigidity)(患者的反作用与检查者移动肢体的力量成正比)几乎是一种普遍的伴随现象,根据这些作者的说法,不会出现局灶性脑神经或颅神经体征。当然,在将该状态归因于潜在感染之前,必须排除造成意识错乱状态的所有其他潜在原因。

EEG 波随着意识水平降低成比例地减慢,但即使在完全清醒的菌血症患者中,EEG 也显示出轻微的变化。CSF 正常或蛋白质浓度稍高。毫无疑问,年轻人和健康者在出现高热和肺炎等剧烈感染时可能会变得意识错乱,但大多数败血症性脑病病例属于老年患者中的“隐性痴呆”型。Young 的观点是,轻微程度的意识错乱在许多变异型的严重感染中是普遍存在的。在这类最令人困惑的病例中是我们观察到健康老年人,他们在术后脊柱感染时出现躁动性谵妄,谵妄在脓肿引流后数小时内消失。较早的文献中也有其他部位封闭空间感染的类似例子。Young 的这一章可以用来作为这种状态的发病机制的各种理论的参考。在某些病例中,高热本身(超过 40.6℃[105℉])很可能足以解释意识错乱。严重烧伤(烧伤性脑病)患者也会出现类似的全面性意识错乱状态。

以上所述均适用于处在难以描述的术后意识错乱状态(*postoperative confusional state*)的患者,其中涉及一些因素，如发热、感染、脱水、药物和麻醉效应等。Moller 及其同事对 1 218 例术后患者进行了一项研究显示，迄今为止，相对较大的年龄是导致术后持续性意识错乱最重要的因素，但其他一些因素，包括麻醉持续时间、第一次手术后不久就需要再次手术、术后感染和呼吸道并发症等也预示着在术后数日内可出现精神障碍。如前所述，外科手术后出现的意识错乱可能提示潜在的痴呆症或预示未来发生痴呆症。同样重要的是，如下面评论的那样，这种意识错乱可能在数周或数月后才会完全解决。仔细询问家人往往会发现，在前几个月或几年前，患者的日常生活能力出现了微妙的下降。未承认有酗酒和戒断效应无疑会在外科手术中经常造成同样的问题(另见第 33 章，“心脏手术的卒中”)。

当这些患者从内科或外科疾病中康复后，他们通常会回到发病前的状态，尽管他们现在引起家人和医生注意的缺陷比以前明显得多。由于这个原因，家人将把痴呆症的发病时间确定为内科疾病或外科手术的时间，并还要最大限度地减少先前认知能力的逐渐下降。然而，在其他情况下，急性内科疾病似乎标志着意识清晰度的持续下降，并随着时间的推移，这种下降可以被认定为一种痴呆疾病。目前正在研究的一个相关问题是严重疾病之后持续的认知功能丧失。这种不可逆转的变化比率显然很高，在某些系列的重症患者中高达四分之一，但由于缺乏病前心理测试，很难获得准确的估计。

非惊厥性癫痫状态

在过去的几十年里，这个问题已经引起了越来越多的关注，因为它是造成其他不清楚的意识错乱状态的一种原因。这在第 15 和 16 章中讨论过，这里我们评论这个过程，可能只是因为描述了临床上小的肌阵挛抽搐或眼睑颤动。如果可能的话，唯一确定的诊断方法，或排除诊断的方法，是尽可能使用超过通常 30 分钟记录的 EEG 监测。人们特别是在已知的癫痫、脓毒症患者和某些确定的内科疾病如血栓性血小板减少性紫癜(TTP)中，需怀疑非惊厥性癫痫发作(nonconvulsive seizures)。

内科或外科疾病时精神分裂或双相情感障碍

小部分精神分裂症或双相情感障碍类型的精神疾病首先在急性内科疾病或手术或分娩后变得明显，需要与急性意识错乱状态区分开来。躁狂状态尤其会产生明显的意识错乱状态，但患者睡眠少，很容易过度地写东西，而与全面的意识错乱状态患者不同，这些患者以一种关联模糊的方式从一个主题辗转到又一个主题，对人做出奇特或不寻常的错误识别，不愿让检查者离开房间或相反，或是粗鲁的，要求医生或随行的人立即离开。罕见地，在这种情况下，一种紧张症状态(catatonic state)会第一次出现。精神病与内科疾病之间的因果关系应予查寻，但不能确定。精神病可能发生在内科疾病之前，但没有被发现。精神疾病的诊断研究必须按照第 48 章的建议进行。密切的观察通常会揭示一个清晰的感觉和相对完整的记忆，这些特征使得与急性意识错乱或谵妄状态或痴呆加以区分。

急性意识错乱状态的分类和诊断

在发现实际病因和病理生理学之前，综合征本身及其主要临床病因是唯一令人满意的分类基础(见表 19-1)。

诊断的第一步是识别患者是处于意识错乱。这在大多数情况下是显而易见的，但正如前面所指出的，最温和的形式，特别是当合并其他一些突出的人格改变时，可能会被忽视。有时，通过轻声说话或者耳语可以更好地吸引患者的注意力，而不是大声喊叫或使用谈话时的音调。一个微妙的定向障碍可能会被关于日期的不正确的回答泄露出来(一个月或一周有超过一天)，或错误地命名医院。能够保留的一定范围数字顺序相加(通常是 7)和逆向相减(通常是 5)，能够正向和反向拼写诸如“world”或“earth”这样的单词，能够以相反的顺序背诵一年中的月份，以及能够从 30 连续减 3 或者从 100 连续减 7，是患者的注意力和持续脑力活动能力有效的床边测试，尽管其中一些测试的前提条件是患者识字或有数学知识。另一测试是执行双重任务时的效率，例如大声朗读时用每只手交替地敲击。对最近发生事件的记忆是对适当的精神功能最微妙的测试方法之一，只要让患者讲述与入院相关的细节，前几天进行的检查，说出国家主席、副主席的名字，并总结当前的重大事件，就可以很容易地完成，正如第 21 章所概述的。行为表现上的错误不应该被轻视或归因于年龄，因为它们可能预示着在住院期间即将发生的严重问题。

一旦确定患者是意识错乱，就必须在急性意识错乱状态伴有精神运动功能缺乏、谵妄、隐匿性痴呆与一种合并局灶性大脑疾病的意识错乱状态之间进行鉴别诊断。这是通过考虑患者警觉性、觉醒性、精神运动和幻觉活动，记忆和冲动障碍的程度，以及是否存在扑翼样震颤或肌阵挛、自主神经系统活跃征象，以及全面性或局灶性大脑疾病来完成的。在神经系统检查中，应特别注意是否存在局灶性神经学体征，以及扑翼样震颤、肌阵挛和癫痫发作等。

在慢性痴呆患者中，通常有许多“额叶释放”征象，如撕扯床单和衣服、抓握、摸索、吸吮以及张力异常性肢体僵直等。然而，一些痴呆患者和那些意识错乱患者一样感到困惑，这两种情况只有通过发病方式和慢性程度的不同才能区分。这表明在这两种情况下，受影响的神经系统部分可能是相同的。

有时，引起轻度韦尼克（Wernicke）失语症的左半球病变类似于一种意识错乱状态，因其言语和思想流不连贯。在自发性口语中出现错语和新词，听理解障碍以及正常的非言语的行为标志着这种障碍的本质上是失语症。然而，正如本章前面提到的，命名的问题在非失语症的全局意识错乱状态中可能更常见，如 Geschwind 在一篇简短的文章中强调的那样。在这些情况下，自发的语言不受影响。

有时在急性意识错乱状态与痴呆之间很难区分，特别是如果起病形式和智能衰退的过程不明确的话。急性意识错乱状态患者，通常认为有一种“浑浊的感觉”（一个模棱两可的术语，指的是注意力不集中、定向力障碍、可能困倦，以及倾向于不准确的感知，有时甚至出现幻觉和妄想等复杂症状），而痴呆患者通常有清晰的感觉。

如前所述，精神分裂症和双相性精神病，特别是躁狂症，通常可以通过存在清晰的感觉和相对完整的记忆功能与意识错乱状态区分。

应进行全面的内科和神经学检查、CT 或 MRI，如果有发热或没有其他明显的原因，应进行血细胞计数、胸部 X 射线，以及腰椎穿刺检查等。内科、神经学和实验室检查结果（包括 Na、Ca、CO_2、尿素氮［BUN］、NH_3、钙、葡萄糖、PAO_2、PCO_2、“毒性筛查”等测试），确定了潜在的疾病及其治疗，也提供了有关预后的信息。表 19-2 提供了一种实验室检查方法，当病史和体格检查不能证明造成混乱状态的原因，这种方法有助于揭示造成意识错乱状态的常见原因；但当其病因从病史和体格检查中并不明显时，一如既往地，测试的选择取决于临床情况。

表 19-2 一种对急性意识错乱患者的实验室评估方法

Ⅰ. 无发热，无脑膜萎缩，无局灶性神经体征
- A. 内分泌代谢紊乱：糖，钠，钙，BUN，PAO_2，PCO_2，NH_3，T_4 以及特别情况下的特殊检查（卟啉症，桥本甲状腺病等）
- B. 外源性中毒状态：回顾用药史，是住院还是离院的患者，血和尿的毒源性检测，酒精或其他药物滥用的病史

Ⅱ. 发热或脑膜刺激征的征象
- A. 系统性感染：血细胞计数，胸部影像，尿液分析及培养，血培养，血沉
- B. 脑膜炎及脑炎：腰穿

Ⅲ. 局部神经症状或癫痫
- A. CT 扫描或 MRI
- B. EEG

谵妄和意识错乱患者的护理

这些护理细节是非常重要的。据估计，20%~25% 的内科疾病住院的患者会经历某种程度的意识错乱。此外，谵妄的老年患者有较高的死亡率，据 Weber 及其同事估计，死亡率在 22%~76% 之间变化。最佳护理首先要识别具有谵妄风险的高危个体，包括那些有潜在的痴呆、既往罹患的疾病、酗酒史或严重抑郁症的患者。此外，谵妄在男性中更为常见，不足为奇的是，当存在感觉功能受损（视觉和听力丧失）时，发生谵妄的可能性更大（Burns et al；Weber et al）。

主要的目的是致力于消除潜在的医疗问题，特别是停止使用违禁药物或有毒制剂。其他重要的目标是焦虑的患者安定下来，并保护其不受伤害。如果可以的话，应该安排一名护士、护理人员或家人与严重意识错乱的患者在一起。一间有充足自然光照的房间将有助于营造一个日间活动的节奏，减少“日落综合征”。让一个焦虑不安的患者在房间里来回走动往往比在床上约束他更好，约束可能会增加他的恐惧或兴奋，使他挣扎到精疲力竭、崩溃或自残的地步。不太活跃的患者可以躺在床上，用侧栏、手腕固定装置或用床单或背心固定。对这些限制向家属做出的敏感解释应强调患者的健康和安全。除非原发疾病存在禁忌，应该允许完全清醒但有轻度意识错乱的患者在一天的部分时间坐起来或起身走动。

如果安全的话，所有可能导致急性混乱状态或谵妄的药物都应该停止使用。这些包括镇静、抗焦

虑、麻醉、抗胆碱能、解痉、糖皮质激素等药物治疗，左旋多巴(L-dopa)、甲氧氯普胺(metoclopramide)、西咪替丁(cimetidine)，以及抗抑郁药、抗心律失常药、抗癫痫药和抗生素等。尽管在这种情况下需要避免使用药物，氟哌啶醇(haloperidol)、喹硫平(quetiapine)和利培酮(risperidone)在严重烦躁和产生幻觉的患者镇静方面是有帮助的，但也应以最低有效剂量使用。酒精或镇静药物戒断是一个例外，此时大多数医生倾向于使用氯氮䓬(chlordiazepoxide)或其他二氮杂䓬类化合物(diazepines)(见第 41 章)。在谵妄患者中，镇静的目的是保证休息和睡眠，避免疲劳，同时便于护理，但在尝试完全抑制谵妄时必须谨慎。过去人们也知道热水澡可以使谵妄的患者有效地安静下来，但是医院已经没有这种有价值的治疗设施了。

显然，应该尝试预防住院老年患者的意识错乱问题，包括及早识别那些高危个体，特别是初期痴呆的人，经常用符号、口头提醒和时钟进行精神刺激活动；如可能，每天行走几次或进行类似的运动，并注意为这些受损的患者提供视觉和听力辅助。他们发现，与没有接受这种有组织的治疗方案的患者相比，接受治疗的患者意识错乱的发病率降低了 40%。他们总结的这类预防策略在老年人中是最重要的，即使那些没有明显痴呆的人也是如此，但一个常规计划是可取的，这样护士和辅助人员就能够一贯地应用它们。

最后，医生应该意识到许多小的治疗措施的好处，这些措施可减轻恐惧和猜疑，减少产生幻觉的倾向。夜间房间应该保持昏暗的光线，如果可能的话，患者不应该从一个房间搬到另一个房间。每一个程序都应该向患者解释，即使是像测量血压或体温这样的简单程序。如果记住，大多数意识错乱和谵妄的患者如果接受了有效的医疗和护理，他们就能康复，这可能是一种安慰，也是一种职业满足感的来源(而且他们几乎总是忘记这种折磨)。在这一点上，这个家庭可能会放心，但需预先警告的是，症状的改善可能需要几天或几周的时间，而意识错乱的发作可能会暴露出潜在的痴呆症。他们还必须理解，患者的异常行为并非有意的，而是暂时性脑部疾病的症状。(另见第 41 章，酒精和其他镇静催眠药物戒断所致谵妄的处理的特殊方面。)

(刘彩燕　译　王维治　校)

参考文献

Birmes P, Coppin D, Schmitt L, et al: Serotonin syndrome: a brief review. *CMAJ* 168:1439, 2003.

Burns A, Gallagley A, Byrne J: Delirium. *J Neurol Neurosurg Psychiatry* 75:362, 2004.

Caplan LR, Kelly M, Kase CS, et al: Mirror image of Wernicke's aphasia. *Neurology* 36:1015, 1986.

Engel GL, Romano J: Delirium: a syndrome of cerebral insufficiency. *J Chronic Dis* 9:260, 1959.

Geschwind N: Non-aphasic disorders of speech. *Int J Neurol* 4:207, 1964.

Horenstein S, Chamberlin W, Conomy T: Infarction of the fusiform and calcarine regions: agitated delirium and hemianopia. *Trans Am Neurol Assoc* 92:85, 1967.

Inouye SK, Bogardus ST, Charpentier PA, et al: A multicomponent intervention to prevent delirium in hospitalized older patients. *N Engl J Med* 340:669, 1999.

Inouye SK, Westendorp GJ, Saczynksi JS: Delirium in elderly people. *Lancet* 383:911, 2014.

Kahlbaum KL: Catatonia (Die Katatonie oder das spannungsirresein). Johns Hopkins University Press, Baltimore, 1973.

Kahn E: *Psychopathic Personalities*. New Haven, CT, Yale University Press, 1931.

Lipowski ZJ: *Delirium: Acute Confusional States*. New York, Oxford University Press, 1990.

Medina JL, Rubino FA, Ross A: Agitated delirium caused by infarction of the hippocampal formation, fusiform and lingual gyri. *Neurology* 24:1181, 1974.

Mesulam MM: Attentional networks, confusional states, and neglect syndromes. In: Mesulam MM (ed): *Principles of Behavioral and Cognitive Neurology*. Oxford, UK, Oxford University Press, 2000, pp 174–256.

Mesulam MM, Waxman SG, Geschwind N, et al: Acute confusional states with right middle cerebral infarctions. *J Neurol Neurosurg Psychiatry* 39:84, 1976.

Mintzer J, Burns A: Anticholinergic side effects of drugs in elderly people. *J R Soc Med* 93:457, 2000.

Moller JT, Cluitmans P, Rasmussen LS: Long-term postoperative cognitive dysfunction in the elderly: ISPOCD1 study. *Lancet* 351:857, 1998.

Mori E, Yamadori A: Acute confusional state and acute agitated delirium. *Arch Neurol* 44:1139, 1987.

Stauder HK: Die todliche Katatonie. *Arch Psychiatr Nervenkrankh* 102:614, 1934.

Weber JB, Coverdale JH, Kunik ME: Delirium: current trends in prevention and treatment. *Intern Med J* 34:115, 2004.

Witlox J, Eurelings LS, de Jonghe JF, et al: Delirium in elderly patients and the risk of postdischarge mortality, institutionalization, and dementia. *JAMA* 304:443, 2010.

Wolff HG, Curran D: Nature of delirium and allied states. *Arch Neurol Psychiatry* 33:1175, 1935.

Young GB: Other inflammatory disorders. In: Young GB, Ropper AH, Bolton CF (eds): *Coma and Impaired Consciousness*. McGraw-Hill, New York, 1998, pp 271–303.

第 20 章

痴呆、遗忘综合征以及智力和记忆神经学

随着人口老龄化的加剧，越来越多的人会咨询神经科医生，何以原本健康的人群因智力开始衰退而逐渐丧失了工作或日常生活能力。这可能预示着发生退行性脑疾病、脑肿瘤、多发性卒中、慢性硬膜下血肿、药物中毒、慢性脑膜脑炎（如由人类免疫缺陷病毒或梅毒感染引起）、正常压力性脑积水或抑郁症等。以前，对这些临床状态几乎无能为力，但现在有了治疗其中一些疾病的有效手段，在某些情况下，还能使患者恢复正常生活能力。此外，应用诊断技术可以更早地识别潜在的病理过程，从而提高康复或预防疾病进展的机会。

在第 19 章中，探讨了正常和异常精神状态的定义，其中指出，“痴呆（*dementia*）”一词是表示精神或认知功能的持续退化，很少或没有意识或知觉障碍。在当前的医学用语中，这一术语被用特指由于慢性进行性脑退行性疾病导致的记忆及其他智力功能衰退的综合征。这样的定义可能太狭隘了。更准确地说，这一术语包括许多密切相关综合征，其特征不仅是智力退化，而且表现某些行为异常和人格变化。此外，痴呆可以是静态脑病（static encephalopathy）的结果，如头部创伤或大脑缺氧或进行性退行性疾病，但就其长期性来说，它不同于全面意识模糊状态或脑病。因此，在经过一段时间后，如果一个困惑的失忆者变得精神错乱，并且这种功能缺失持续存在，那就不可能确定他是否患有痴呆，也不能确定是否患有脑病。除了需要正确定义这些术语之外，这两个疾病还有不同的原因。几种状态的痴呆有不同的病因和机制，大脑神经元系统的退化虽然很常见，但只是众多的病因之一。同样，正如前面几章所讨论的，脑病有无数的内在（代谢的）和外在（毒性的）原因。

为了理解智力退化的现象，先了解智力功能，特别是智力和记忆通常是如何组织和维持的，以及弥漫性和局灶性脑损伤导致这些功能缺陷的方式都是有帮助的。在这一章里，智力神经学被认为是讨论痴呆和记忆神经学的前奏。

智力

智力（*intelligence*），或智力行为（*intelligent behavior*），已被定义为一种“总体的心智效率”，作为“天生的认知能力”，或作为“一个人有目的行动、理性思考和有效的应对环境的总体或整体能力”（Wechsler），换句话说，就是有想法和推理的能力。智力是总体性的，因为它的特征是一个人的行为是作为一个整体；从某种意义上来说，它是一个集合，因为它是由许多独立的、在性质上可区分的认知能力组成的。这一话题应该会引起神经学家的兴趣，因为智力会受到很多大脑疾病的干扰，但不能轻易地归因于任何的脑区或特定的认知功能。的确，痴呆和发育延迟在一定程度上影响智力，这只能用大脑功能的某些广泛分布方面来解释。

每个受过教育的人都知道，智力与正常的大脑功能有关。同样明显的是，每个人的智力水平是不同的，某些家庭的成员特别聪明，智力超群，而另一些家庭的成员恰恰相反。如果有适当的动机，聪明的孩子在学校表现优异，在智力测试中取得高分，尽管这种方法是重复的，因为测试是专门用来衡量某些方面的表现。此外，由 Binet 和 Simon 在 1905 年设计的第一个智力测试，目的是预测学术上的成功。智商（*intelligence quotient*，*IQ*）一词是由德国心理学家斯特恩（Stern）提出的，Terman 在 1916 年将其用于建立智力测试。它表示为受试者的心理年龄（由 Binet-Simon 量表确定）除以他的实际年龄（到 14 岁），再乘以 100 得到的数字。智商只与学校的学习成绩有明显的关系，与最终在专业工作上的成功

关联程度较小。一个人的智商会随着年龄增长而增长,直到 14~16 岁,然后保持稳定,至少到成年后期。在任何年龄,大样本的正常儿童测试分数都是正态分布或高斯分布。

对高智商和智力低下家庭系谱的经典研究,揭示了父母与孩子之间惊人的一致性,为智力在很大程度上是遗传的观点提供了支持。然而,很明显,使用的测试也很大程度上受到了孩子成长环境的影响。此外,在发现没有得到最佳机会的天才儿童方面,测试的可靠性较低。这导致了同样两极分化的观点,但人们普遍认为,智力测试只是成绩测试,而培养高绩效的环境因素是决定智力的要素。

这两种观点都不太可能完全正确。过去在相同或不同家庭抚养长大的同卵双生和异卵双生的研究,把这个问题说清楚了。同卵双胞胎一起或分开抚养比在同一家庭中长大的异卵双胞胎在智力上更为相似(见 Willerman,Shields,以及 Slater 和 Cowie 的综述)。McClearn 及其同事对老年双胞胎的研究更有启发性,即使年龄超过 80 岁的双胞胎,很大一部分(估计 62%)的认知能力也可以由共同的基因特征来解释。这些发现表明,生活经历改变智力,但是以一种温和的方式。因此,有一种强力的观点认为,遗传禀赋是更重要的因素,这一观点得到了 Piercy 以及最近 Herrnstein 和 Murray 的支持。然而,同样确凿的证据表明,早期学习可以改变最终达到的能力水平。这样看来,智力就不应看成遗传和环境因素的总和,而是两者作用的产物。更重要的是,人们普遍认为,非学术成就或成功是由智力因素以外的因素决定的,诸如好奇心、学习意愿、兴趣、毅力、社交能力、抱负或能动性等,这些因素因人而异,完全不是通过智力测试来衡量的。

至于智力遗传所涉及的遗传机制,目前所知有限。有不少的男性以前被称为精神发育迟滞(mental retardation),现在不太贬义称为发育延迟(developmental delay),有几种有特征性的综合征,其中精神发育迟缓与 X 染色体相关,如第 27 章和 37 章所述。同样值得注意的是,在各种智力测试的分项测试中,男性和女性的表现模式有所不同(男性在空间能力和某些数学任务上表现更好)。男性更容易受到其 X 染色体上优势基因或变异基因的影响,而女性则受益于两条 X 染色体形成的嵌合体。在一些家庭中,高智商者通过 X- 连锁模式分离为某些个体。进一步的研究将确定这些观点的正确性,并将会证明智力和智力特征的多基因遗传特性。

人们认为除了病理性发育延迟,神经系统的结构和功能在某种程度上与智力相关(见第 27 章和 37 章),但这种关联很难被证明。脑重量和脑回模式的复杂性与智力无关,尽管流行的观点是相反的,包括一个广受批评的爱因斯坦大脑的分析(Witelson 及同事提出,增大的顶下小叶,一个交叉式皮质联合区可以解释爱因斯坦的视空间和数学天才,但这显然过于简化了)。只有实验室测量的警觉性和感觉登记的天赋(运动反应速度 / 反应时间和快速识别线条、形状或图像之间的差异)与 IQ 存在一致,但也仅是适度的相关。然而,有趣的是,被认为是智商和语言技能基础的皮质区的形态特征,如额叶和语言区,在高分辨率 MRI 扫描中显示出可遗传的成分(见 Thompson et al)。

关于智力的心理学理论,在不同历史时期有几个很有影响力的传统理论。一个是斯皮尔曼(Spearman)的双因素理论(two-factor theory),他注意到所有的认知能力的独立测试都是相互关联的,表明一个共同因子(g 因子)参与到所有的表现。由于子测试之间的关联都不接近于统一,他假设每个测试不仅测量这种一般能力(通常认为是智力),而且还测量个别测试的一个特定的辅助因子,他称之为 s 因子。第二种理论,瑟斯通(Thurstone)的多因素理论(multifactorial theory),提出智力是由若干完全可分离的基本心理能力组成,如记忆、语言能力、数字能力、视觉空间感知和解决问题的能力等,所有这些能力或多或少是等同的。他提出,这些主要的能力,虽然相关,但并不隶属于一个更普遍的能力。对于 Eysenck 来说,智力有三种形式:生物的(遗传成分)、社会的(与人际关系相关的遗传成分的发展),以及一些特定的能力,这些能力可以通过心理测试来测量。

瑟斯通(Thurstone)的智力多因素理论曾被定期地重新更新,例如,加德纳(Gardner)将层级大脑能力分为六类,但用更现代的术语加以重新表述:语言(包括所有的语言功能)、音乐(包括作曲和表演)、逻辑 - 数学(数学家的思维和著作)、空间(包括艺术才华和视觉印象的创造)、身体 - 动觉的(包括舞蹈和运动技艺),以及个人(社交中自我与他人意识)。他把每一种都称为智能(*intelligences*),定义为解决问题或解决困难的能力,以及在特定领域的创造性。有几条证据支持这种技能和能力的组合:①在某些个人身上,每一种能力都能发展到极高的水平,构成精湛的技艺或天赋;②由于神经系统某一部位的损伤，每个能力都能被单独破坏或幸免；③在某些个体，亦即神童身上，这些能力中有一项的特殊能力在非常早的年龄就显现出来了；④在孤独症谱系（autism spectrum）中，这些能力中的一种或多种可被选择性地保留或发展到异常的高度[白痴学者（*idiot savant*）]。就音乐、艺术、数学和竞技能力而言，这每一种能力似乎都具有遗传基础，但它们的全面发展受到环境因素的影响。

关于被认为是天才的最高智力水平，只有有限的数据。Terman 和 Ogden 在 1921 年对 1 500 名加州小学生进行了纵向研究，支持高智商预示未来学业成绩的观点（尽管不是职业或生活上的成功）。另一方面，大多数被认为是天才的人都是在某一领域特别娴熟，如绘画、语言学、音乐、国际象棋或数学，而这样的"领域天才"不一定以高智商得分为基础，尽管某些人表现出交叉式优势，特别是在数学和音乐方面。

第 27 章更详细地讨论了智力的发育方面。最主要的理论之一是皮亚杰（Piaget）的理论，他提出智力的出现是在与年龄相关的离散阶段完成的：感觉运动，从 0~2 岁；前概念思维，2~4 岁；直觉思维，4~7 岁；具体操作（概念化），7~11 岁；最后是形式操作阶段（逻辑或抽象思维），从 11 岁开始以后。这个方案暗示了逻辑思维的能力按照一个有序的时间表发展，是由基因编码的。当然，人们可以认识到儿童智力发育的这些状态，但 Piaget 的理论一直被批评为趣闻轶事，缺乏对大量正常人群的研究而得出的定量验证。此外，它没有考虑到个体的特殊能力，而这种特殊能力通常不会像一般智力能力那样，同时发展并达到最大值。

人们会认为，神经病学包含如此多的影响大脑的疾病的理解，使人们有可能验证这些智力理论中的某一种，并确定这种认知本质的解剖结构。据推测，斯皮尔曼（Spearman）的智力 g 因子会最大限度地受到弥散性损伤的损害，损害程度与所涉及的大脑质量成比例，Lashley 将这一观点表述为"质量 - 作用原理"（mass-action principle）。事实上，根据 Chapman 和 Wolff 的观点，脑组织丢失的容积与脑功能的总体缺陷相关。其他人不同意，认为没有普遍的心理缺陷可以与影响脑的特定部位的病变相关。真相很可能就存在于这两种不同的观点之间。Tomlinson 及其同事研究了衰老的脑中的血管病变的影响，他们发现，超过 50mL 的脑组织病变可导致整体性能的中度下降，特别是在解决问题的速度和能力方面。另一方面，Piercy 发现，只有特定的智力缺陷与左半球和右半球特定部位的病变之间存在相关性。例如，重要的是要认识到，使计划和执行功能紊乱的额叶病变，特别是前额叶区，不会对整体智商有可测量的影响，但是，显然会减慢思维过程，降低针对这些技能的子测试。这些问题将在第 21 章，关于大脑皮质的局部功能中讨论。

作者从经验和神经病学研究提供的证据中得出结论，智力是由多种基本能力构成的组合，每一种基本能力可能是遗传的，每一种基本能力都有一个单独的但描述不清的解剖学表征。然而，我们不同意 Thurstone 和 Gardner 的观点，即这些特殊能力与通常被认为是"智力"的能力是同等重要的。从文学、历史和科学的经典著作来看，其中一些，即语言和数学能力，也许还有空间维度能力，与构思和解决问题有更密切的相关性。此外，在发育延迟和痴呆疾病的早期，这些能力所受的影响最大。从一定程度来说，就一般心智表现的能力而言，需要有对抽象符号和思维的操控能力，这标志着一个人是"聪明的"，而且这些能力是相互关联的，我们发现 Spearman 的 g 因素是可信的，但这仍然不能满意地诠释智力的概念。

神经学数据，虽然不能确定智力的一般因素的来源，但肯定不能排除它的可能性，这是在许多大脑功能的不同测试中是必须要测量的。如果额叶与脑的其他部分之间的连接完好无损，那么它就会被表达出来，因为注意力、驱动力和动机是这一脑叶对测试表现至关重要的非认知的心理属性。大脑顶叶联合区，即使不太可能，但有可能参与处理感官体验和以符号形式的操作。这同样适用于将思想相互联系起来，并存储为概念的能力，但这里的记忆、符号和名称需要充分发挥颞叶的功能，起到中心的作用。Luria 对这些特殊能力之间的相互关系进行了深入的分析（另见第 21 章，关于额叶的小节）。在 Mackintosh 的专著中也可以找到关于智商和智力主题的论述。

在对人类最高成就和人类进步方法，即创造力的神经学分析中，出现了一个同样复杂的问题。在某种程度上，创造力与 Gardner 基于模态的智力相关的特殊技能有关，特别是与艺术作品有关，但正如 Zeki 指出的那样，涉及美学和抽象的大脑结构定位是不明确的。智力和解决问题的能力与创造能力只有粗略的关联，而且天生缺乏对视觉、艺术或数学技能的鉴赏，这一事实可以让我们得到一些启发。大脑的其他功能可能会抑制创造能力，就像 Seeley 及其同事描述的一例罹患额颞叶痴呆的女性患者表现的那样，她的艺术能力随着语言能力的恶化而显现出来。如下一章所述，与智力类似，有些特征如创造力也几乎肯定不会存在于大脑的某一特定脑叶或结构中，并且可能取决于某些联合区的过度发育，以及额叶的驱动，当然，只有通过暴露和鼓励才能完全体现出来。

痴呆神经病学

痴呆（dementia）是一种由多种可分离但重叠的智力能力丧失组成的综合征。因此，它表现在许多不同的组合。这些智力缺陷的组合构成了大量的大脑疾病显著的临床异常，而有时几乎是唯一的异常。表 20-1 列出了最常见的痴呆类型及其相对发病率。

这一表格的数据值得我们注意的是，基于临床评估的诊断明显地具有较高的准确性。当然，目前可用的专门测试提高了诊断的准确性，但相当一致的是，尸检证实，当使用严格的研究标准时阿尔茨海默病的临床诊断超过 80%（表 20-2）。（这种疾病在老年人群中发病率很高，因此正确诊断的可能性很高）。在大多数情况下，变性病痴呆（degenerative dementia）可以通过一两个特征性的临床特征来鉴别，但这些特征在疾病早期可能很难区分。特别是，一部分被认为罹患阿尔茨海默病患者最终被发现患有另一种退行性脑萎缩，如路易体病、进行性核上性麻痹、亨廷顿病、帕金森病、皮质基底节变性、Pick 病或额颞叶变性疾病的一种类型（见第 38 章）。或者这些患者有一种非退行性过程，如多发性梗死性痴呆或脑积水，单独存在或合并一种退行性疾病。特别重要的是，大约 10% 的被转诊到神经学中心有痴呆问题的患者，证明患有潜在的可逆性精神或代谢紊乱。还有前面提到的非进行性痴呆组，它们是一次脑损伤的持久结果，在表 20-2 中未列出。

表 20-1　痴呆常见病因及其大致的发病率

痴呆疾病	相对发病率，%
脑萎缩，主要是阿尔茨海默病，也包括路易体病、帕金森病、额颞叶变性、皮克病等	50
多发梗死性痴呆	10
酒精中毒性痴呆	7
颅内肿瘤	5
正常压力脑积水	5
亨廷顿舞蹈症	2
慢性药物中毒	3
其他疾病（肝衰竭、恶性贫血、甲状腺功能亢进或减退、肌萎缩侧索硬化伴痴呆、神经梅毒、克 - 雅病、多发性硬化、慢性癫痫）	6
脑创伤	2
AIDS 痴呆	2
假性痴呆（抑郁、轻躁狂、精神分裂症、癔症，或未确诊的）	8

改编自 Van Horn，Mayeux et al，Cummings JL，Benson DF：*Dementia：A Clinical Approach*，2nd ed. Boston，Butterworth，1992.（另见表 20-2）

表 20-2　261 例临床诊断为阿尔茨海默病的神经病理学诊断：数据来自马萨诸塞州 ADRC 大脑登记，1984~1993 年

神经病理诊断	病例数	百分比，%
阿尔茨海默病	218	83.5
帕金森病和阿尔茨海默病	16	6.1
路易体病	8	3.1
皮克病	6	2.3
多发性梗死	5	1.9
Binswanger 病	1	0.4
皮质基底节变性	1	0.4
混合性痴呆	1	0.4
其他	5	1.9
总计	261	100

来源：由 Dr. John Growdon 提供。

接下来我们将讨论典型的痴呆综合征，正如已强调的那样，它们最常见是由大脑的退行性疾病所致（见第 38 章），较少数是作为其他种类疾病（血管性、创伤性、感染性、脱髓鞘）的组成部分出现的，这在相应章节中都有讨论。在讨论痴呆疾病之前，先要描述一种早期的痴呆综合征，目前称为轻度认知障碍。

轻度认知障碍和早期痴呆

很显然，许多有记忆抱怨的个体都是轻微的，不影响日常生活功能，但与患者的年龄和受教育程度不成比例。通常很难将这种非常麻烦但侵入性较小的问题与痴呆区分开来，可能是正常老化过程的结

果。这种状态被称为轻度认知障碍(*mild cognitive impairment*, *MCI*),在过去,称为年龄相关的记忆损伤(*age-associated memory impairment*),或老人良性健忘症(*benign senescent forgetfulness*),如第 28 章中所讨论的。当精神功能的其他方面受到影响时,人们会使用与年龄相关的认知功能下降(*aging-associated cognitive decline*)等术语。界定这种情况的界限已被证明是困难的,而确定发展为确实会干扰日常功能的痴呆疾病的风险,甚至更困难。这一前提引出了一个更深层次的问题,高智商的人必须在智力和记忆力测试中大幅下降,才能被认定低于某些年龄调整的标准。然而,阿尔茨海默病和 MCI 存在于一个谱系中的观念已经形成(Petersen),在阿尔茨海默病的症状前期识别这些患者的主要价值之一是建立早期治疗的潜能。

然而,必须指出的是,对偶尔忘记钥匙或随着年龄的增长而想不起一个人的名字的担心,是在神经科临床中常见的主诉,通常并不意味着认知能力的下降,无论轻微的还是其他方面的。许多因素,包括睡眠质量差和睡眠呼吸暂停、抑郁症、药物治疗、全身性内分泌和感染性疾病,以及一般的注意力不集中,都是导致正常人群出现这些症状的重要原因。

在大多数研究中,每年有 10%~20% 的轻度认知功能减退患者会被发现后来患上阿尔茨海默病。许多因素已被确定与进展到确定的痴呆状态有关。这些包括血压升高、在 MRI 上大脑白质的变化、步态异常,以及毫无疑问地,存在某些与阿尔茨海默病相关的生物标志物等。发生痴呆的其他因素,特别是以前的教育水平和保持一种积极的精神生活状态,已被认为与延缓阿尔茨海默病的发生有关,其中很多以潜移默化的形式进入了大众的意识,并在第 38 章中讨论。

目前,临床医生在给有轻度记忆障碍患者提供建议时,必须简单地告诫他们要谨慎和放心,并排除可治疗的原因。然而,如果症状是渐进性的,或开始以任何持续的方式干扰其他精神功能或日常活动的表现,就可能发生痴呆症。

变性疾病引起的痴呆

尽管在上面的部分已经提到,由变性疾病引起的痴呆的早期征象可能是如此的微妙,以至于最有辨识能力的医生都没有觉察。善于观察的亲属或照料者可能会意识到患者对工作缺乏主动性或兴趣,疏忽日常工作,或放弃愉快的追求。起初,这些变化可能被归因于退休后的抑郁、疲劳感或无聊。更常见的是,逐渐发展的健忘是最突出的早期症状。专有名称不再被记住,随着时间的推移也不能被回忆起来,其程度远远大于轻度认知障碍。然后理财和做出改变的困难变得很明显。忘记被交代任务的目的,不记得约会,最近的谈话或社交活动被忽视。患者可能会在一天的时间里反复询问同样的问题,因为他们没有记住之前告诉他的答案。

后来,很明显地,患者很容易被过去的每一件琐事分心。他不再能像往常那样清晰地思考或讨论一个问题,也不可能理解复杂情况的所有方面。根据既定的前提进行适当的推论和推断的能力显著降低。对于一种情况的特征或一些相对不重要的事件却可能成为他不合理的关注或担忧的来源。无法完成需要几个步骤才能完成的任务,除了最简单的步骤以外,其他的步骤都不能遵循。即使是在惯常经过的路线上,患者也可能会迷路。日常事件也不能够回忆,言语、行动和思想的坚持或不坚持都变得明显。随着退行性过程的继续,可以观察到患者的抽象能力、注意力、计划和解决问题的能力都减弱。这最后一种被归为执行功能障碍(*disorder of the executive functions*)。

在其他情况下,早期的异常可能是情绪不稳定,表现为不合情理的愤怒、容易流泪或富有攻击性。情绪上的变化变得明显,更倾向于抑郁而不是高兴。冷漠是常见的。有些患者脾气暴躁,少数人兴高采烈,爱开玩笑。有说法认为情绪变化的方向取决于患者以往的性格,而不是疾病本身的特征,但从临床经验来看,这种说法明显有例外。也可能出现极度的情感不稳定,例如,会造成情绪由笑到哭的波动。

相当多的患者就诊时都有躯体不适的主诉,最常见的是头晕、一种模糊的精神"朦胧"和难以形容的头痛。患者不能对他的症状做出连贯的说明,也证明了痴呆的存在。睡眠障碍,特别是失眠,在某些病例中是很突出的,在快速眼动睡眠(REM sleep)期间,一种与梦境行为有关的特殊紊乱标志着一些变性病痴呆。有时,由于发热性疾病、脑震荡性头部创伤、手术操作或使用某些新药而引起的严重意识混乱状态,会使精神衰竭更加引人注目地显露出来,如下文和第 19 章所讨论的。正如那里所指出的,这个家庭几乎一致地,但错误地将痴呆的突然发作日期与并发的疾病、一次跌倒或一次手术的时间联系起来。

患者可能会变得不顾及社会礼仪和对社会习

俗漠不关心,但通常发生在病程的很晚期。判断力也会受损,有些在早期,有些在晚期。在疾病的某些阶段,可能会出现多疑或偏执(paranoia),虽然这是较晚期痴呆症的典型表现,但有时,偏执狂的表现是痴呆即将发生的最初的征象,例如,与固执地认为被雇员抢劫或配偶不忠有关。当通过检查患者的情况时,没有抑郁、幻觉或不合常理的想法的征象,但记忆和解决问题的能力被发现有缺陷。这些令人困扰的偏执想法会贯穿整个疾病。生动的视幻觉和听幻觉是某些退行性疾病的早期特征,有时会有相当生动的性质,在疾病晚期也比较典型。在病程中期,徘徊、踱步和其他漫无目的活动很常见,也有的患者能静坐上几个小时。此时,这些患者很少或根本没有意识到他们自身发生的变化;也就是说,他们对问题缺乏洞察力。

随着病情的进展,所有的智力能力都会受到损害;但在最常见的变性疾病中,如前所述,记忆是最易受影响的。当患者不能回答检查者的问题时,服从于配偶或孩子的回答是一个特征。在疾病的某个阶段,当最近获得的信息已经丢失时,对遥远过去的记忆却相对完好地保留了下来,即前面提到的里伯特定律(Ribot's law)。最终,患者也无法记住遥远的记忆,无法认出自己的亲人,甚至无法想起自己孩子的名字。

某些形式的痴呆从开始就表现为语言功能受损。原发性进行性失语(primary progressive aphasias)在下文和第 38 章中讨论,但这种问题的片段表现在无特征的和遗忘型痴呆中也很明显。失用症和失认症在一组特殊类型的变性疾病中是早期和突出的表现,只有在 Alzheimer 病后期才出现。这些功能缺失可能改变患者完成最简单任务的表现,例如准备一顿饭、摆桌子,或甚至使用电话或刀叉,穿衣或走路。

此外,近年来一些记忆功能相对保留的痴呆的临床变异型已经被认识,有三种,即额颞叶痴呆(Pick 病)、原发性进行性失语症,以及语义性痴呆(semantic dementia)—已被归纳为额颞叶变性(*frontotemporal lobar degeneration*)的总称之下。一些关于这些综合征的临床诊断标准的一些共识报告已经发表,尽管不是所有关于这个主题的文章都是一致的(见 Morris)。

在一些失语症病例中,患者表现丧失了理解口头与书面文字的细微差别的能力,就像语言表达的顺从性和自然性一样。或者,因词汇量变得受限,谈话可能显得漫无边际和重复。患者搜索专有名词和普通名词,不再用结构良好的短语或句子来表达想法。相反,他们倾向于使用陈词滥调、老套的短语和感叹词等,从而隐藏对话中潜在的缺陷。后来,错语和理解复杂对话困难变得很突出。随后,临床上又出现了更严重的失语症、构音障碍、重复语言(palilalia)、模仿语言(echolalia)等。正如 Chapman 和 Wolff 所指出的,还可能出现丧失表达情感、抑制冲动,以及容忍挫折和被限制的能力。

这组中一个常见的临床综合征的特征是预期的额叶变性,表现为早期的人格改变,特别是冷漠或去抑制、欣快、运动和认知任务的持续性,仪式化和重复性行为,以及简洁的言语等,都会导致缄默症,所有人的记忆力、定向力和视空间能力都相对保留。在前颞叶受累时,看到任何东西都塞进嘴里,过度吸烟或暴饮暴食,并可能会有焦虑、抑郁和命名障碍。

在某些痴呆症的晚期阶段,约束患者会导致出现不愉快的行为、暴躁、激动、叫喊和哀嚎。医生们所熟知的是夜间精神错乱和正常睡眠模式的倒置,以及在傍晚时分加剧的精神错乱和不安("日落"征),如在第 19 章中描述的。任何发热性疾病、药物中毒、麻醉、手术或代谢紊乱都是难以耐受的,导致严重的精神错乱甚至昏睡,这正是大脑代偿不稳定状态的标志。

痴呆疾病的躯体恶化

如果认为退行性痴呆疾病的异常仅限于智力的范畴,那就错误了。在病情进展阶段,患者的仪表和体格检查可提供诸多有用的信息。第一印象往往很有启发性,患者可能是蓬头垢面,不洗澡。他可能看起来迷惑不解,好像是迷了路,或者表情茫然,在面谈中显得没有大的兴趣或参与。有一种心理惰性,动作可能有点缓慢,有时提示帕金森综合征的一种预兆。

许多痴呆患者的步态或迟或早会发生特征性的变化(见第 6 章)。肢体的被动运动遇到波动阻力或张力过度[非自主抗拒(gegenhalten)]。会出现口部动作和一些异常的反射,如抓握和吮吸反射(应答视觉和触觉刺激的反应)、叩击眉间不能抑制眨眼、噘嘴反射(对轻叩口周的嘴唇噘起反应)、咬和下颌夹紧(斗牛犬)反射、角膜下颌反射(碰触角膜时下颌紧闭),以及掌颏反射(palmomental reflex)(轻划手掌时颏肌收缩引起一侧下颏轻微回缩)等,所有这些表现在痴呆晚期阶段出现的频率越来越高。许多这些异常被认为是大脑运动前区受累时出现的运动失抑制表现。

在非常晚期阶段，身体的恶化是不可避免的。在疾病开始时可能会出现摄食量增加，有时达到暴饮暴食的程度，但最终摄食减少而导致消瘦。最后，这些患者大部分时间都躺在床上，对周围的环境浑然不觉，在这个阶段往往死于肺炎或其他并发的感染。有些患者，如果他们没有因感染而死亡，实际上已经处于去皮质状态，完全不知道他们的周围环境，没有反应，缄默，尿便失禁，并采取屈曲姿势。他们睁着眼睛躺着，但并不四处张望。食物和饮料不再被要求，但如果放在患者的嘴里就吞咽。"持续性植物状态"（*persistent vegetative state*，*PVS*）这一术语，虽然最初设计用来描述心搏骤停或颅脑创伤后处于呆滞状态的患者，但是它适用于这些患者。偶尔地，可以观察到全身舞蹈手足徐动动作或任意的肌阵挛样抽搐，在少数晚期病例中还会发生癫痫发作。疼痛或不舒服的姿势往往被忽视了。

痴呆的原型，Alzheimer 病的病程从记忆缺陷变得明显时起，持续了 5~10 年或更长的时间。Mitchell 及其同事在养老院对晚期痴呆的临床过程进行了研究。并不令人意外，那些感染肺炎、发热或饮食失调的患者，接近一半在随后的 6 个月里死亡率很高。

当然，并非每一个病例都遵循这里列出的确切顺序。患者通常因为语言能力受损而被带去就医。在另一些患者，有记忆障碍而推理能力相对完整可能是疾病最初几个月甚至几年的主要临床特征，或者，不易冲动（冷漠和意志缺失）可能是最显著的特征，导致掩盖了所有更专门的高级大脑功能。虽然步态异常通常是晚期出现，但也可能发生在早期，特别是在痴呆伴有或叠加额叶变性、帕金森病、正常压力脑积水、小脑性共济失调或进行性核上性麻痹患者中。至于变性疾病的类型，对脑的某些部位没有相同的影响，那么它们的症状各不相同就不足为奇了。此外，伴有妄想症和幻觉的明显的精神病可能与痴呆交织在一起，是某些疾病，诸如路易体痴呆的特殊特征。第 38 章较全面地讨论了这些变异型和其他更多的变化。

上述智力和行为的改变是大脑某些部位神经元丢失的直接后果。换句话说，这些症状是神经疾病的主要表现。然而，有些症状是继发性的，也就是说，它们可能代表了患者对他的精神无能的反应。例如，一个痴呆的人可能会寻求独处来隐藏他的痛苦，因此他可能会显得不合群或冷漠。同样，过度的整齐有序可能是为了弥补失忆；忧虑、郁闷和易怒可能反映了对必然受到限制的生活的普遍不满。Goldstein 认为，如他所写的关于这些他称为"灾难性反应"，即使是病情相当晚期的恶化的患者，仍然能够对自己的疾病和照顾他们的人做出反应。

在疾病的早期和中期阶段，神经心理测试（neuropsychologic test）有助于对这些异常进行定量分析，如本章后面所述。

与基底节和白质疾病相关的皮质下痴呆

麦克休（McHugh）引入了皮质下痴呆（*subcortical dementia*）的概念，指出某些主要的基底节疾病，诸如进行性核上性麻痹、亨廷顿舞蹈症和帕金森病的认知能力下降，在几个方面与 Alzheimer 病的皮质性痴呆不同。除了明显的运动障碍和不自主运动障碍外，还有一定程度的轻度健忘、思维过程缓慢、缺乏主动性和情绪抑郁等。然而，词汇、命名和实践能力则相对保存。相比之下，皮质性痴呆（*cortical dementia*）（以 Alzheimer 病为例）的特征是记忆、语言和计算力的严重障碍，显著的失用症和失认症，以及抽象思维能力受损等。

皮质下痴呆的病理改变主要发生在基底节、丘脑、脑干吻侧核，以及白质中从这些区域到皮质的，特别是到额叶的不清楚的投射。然而，将痴呆症归因于这些区域的变化就过于简单化了。皮质下痴呆概念的一个问题是它的名称本身，这意味着痴呆的症状是由局限于皮质下结构的病变引起的（非皮质性痴呆可能更恰当）。所有的神经变性痴呆都不是严格的皮质的或皮质下的。同样地，阿尔茨海默病的变化可能远远超出大脑皮质，涉及纹状体、丘脑甚至小脑。此外，在功能上，这些病变通过中断与额叶和大脑皮质其他部分的神经连接而产生影响。当人们考虑到路易体病（*Lewy-body disease*）（发生率可能仅次于阿尔茨海默病）和正常压力脑积水所引起的痴呆时，就更加不确定了；因这些疾病有帕金森综合征和痴呆的特征，可以解释为皮质和皮质下的性质。

某些作者，特别是 Mayeux 和 Stern，Mayeux 及其同事，以及 Tierney 及其同事，一直对皮质下痴呆的概念持有异议。他们认为，皮质痴呆与皮质下痴呆之间的区别并不是根本的，它们之间的任何区别都可能归因于病理过程的相对严重程度的差异。然而，许多临床研究表明，两组痴呆患者认知障碍的分布与前面所指出的不同（见 Pillon et al），皮质性与皮质下痴呆的临床区别基于皮质功能的相对保留是非常有用的。

痴呆的发病机制

如前所述，试图将整体智力功能损害与大脑特定部位的损伤或特定病理变化相关联一直都是不成功的。Lashley 关于智力丧失与脑损伤成比例的观点已经提到过。这并不是说认知能力的组成成分，特别是记忆，是不可定位的。思维的综合能力很难归因于大脑的某一部分。有两种类型的困难阻碍了这一领域的进展。首先，有一个问题是定义和分析智力功能的性质，已经讨论过。其次，痴呆疾病的病理解剖往往是分散和复杂的，以至于不能定位和定量。

记忆损伤，它是许多痴呆症的核心特征，它发生在大脑的几个不同部位的广泛的疾病，但间脑和内侧颞叶的离散部分的完整性对记忆是很重要的。此外，语言功能障碍尤其与优势侧大脑半球的疾病，特别是额叶的外侧裂部分、颞叶和顶叶有关。阅读和计算能力的丧失与左侧（优势侧）大脑半球后部的病变有关；失去使用工具和模仿手势（失用症）与优势侧顶叶区组织的丧失有关。用木块、木棍、图片排列等方式绘制或构建简单和复杂图形障碍见于顶叶病变，且以右侧（非优势侧）比左侧更常见。行为调节和人格稳定方面的问题通常与额叶变性有关。因此，大脑疾病引起的临床表现在很大程度上取决于病变的位置和程度。

退行型痴呆（*dementia of the degenerative types*）与大脑皮质明显的结构疾病相关，但间脑和前面提到的基底节也有牵连。罕见地，纯丘脑变性可能是痴呆的基础，因为丘脑与大脑皮质的整体关系，特别是在记忆方面。即使当某一特定疾病不成比例地影响了大脑的一部分，其他区域也往往受到牵连，并促使智力下降。其中一个重要的例子是在 Alzheimer 病发现的，损伤的主要部位是海马体，但投射到海马体的基底额叶区的胆碱能核的变性，极大地加剧了记忆功能的恶化。事实上替代这种丧失的胆碱能影响是目前治疗该病的方法之一。

动脉硬化性脑血管疾病（*arteriosclerotic cerebrovascular disease*），与神经变性疾病有不同的病程，导致遍布丘脑、基底节、脑干和大脑的多发梗死灶，包括运动、感觉和视觉投射区以及联合区等。然而，没有血管闭塞和梗死的动脉硬化本身，并不像过去几十年所认为的那样是进行性痴呆的原因。毫无疑问，反复卒中的累积效应会损害智力。通常，但不总是，在这类患者中，一次又一次的卒中的疾病进展是明显的（多发性梗死，或血管性痴呆）。此外，认为轻微小卒中会加重或以某些生物学方式诱发 Alzheimer 病的神经病理过程的构想已有所进展。这两个过程似乎更多的是重合而不是巧合。多发性梗死、血管性痴呆的专题在第 33 章，脑血管疾病中讨论。

严重的脑创伤（*severe cerebral trauma*）病变，如果导致痴呆，主要见于脑回（主要是额叶和颞极）、胼胝体，以及丘脑等。在某些情况下，由于被称为轴索剪切（*axonal shearing*）的深部白质的机械性破坏，深部大脑半球发生广泛变性。大多数造成痴呆的创伤性病变范围相当广泛，使定位困难。我们的经验表明，丘脑损伤很重要，但许多权威人士认为，大脑白质的弥漫性轴索剪切损伤是外伤性痴呆的主要原因。第 34 章讨论慢性创伤性脑病的特殊问题。

除了对脑组织的明显破坏外，其他机制可能在一些痴呆病例中起作用。慢性脑积水（*chronic hydrocephalus*），不论病因如何，通常与一般的智力功能障碍有关。压迫脑白质可能是一个因素，但这尚无定论。慢性硬膜下血肿（*chronic subdural hematomas*）的外源性压迫一侧或两侧大脑半球可能有相同的效应。弥漫性炎症过程（*diffuse inflammatory process*）至少部分是梅毒、隐球菌病、其他慢性脑膜炎和病毒感染（如 HIV 脑炎、单纯疱疹脑炎和亚急性硬化性全脑炎）发生痴呆的基础；据推测，保留下来的神经元中有神经元的丢失和炎症性功能紊乱。朊蛋白病，如克 - 雅病（*Creutzfeldt-Jakob disease*）引起广泛的皮质神经元丢失、替代胶质细胞增生和海绵状改变，并产生特殊模式的认知功能障碍。

成人形式的脑白质营养不良（*leukodystrophy*）（见第 36 章）也会引起痴呆状态，通常是一种具有显著额叶特征的“皮质下”痴呆综合征。或者白质的广泛病变可能是由于晚期多发性硬化、进行性多灶性白质脑炎（progressive multifocal leukoencephalitis），或一些已经提到的血管性痴呆，如 Binswanger 病和常染色体显性遗传性脑动脉病伴皮质下梗死和白质脑病（cerebral autosomal dominant arteriopathy with subcortical infarcts and leukoencephalopathy，CADASIL）所致（见第 33 章）。最后，一些代谢性和中毒性疾病在后面的章节中讨论，例如，维生素 B_{12} 缺乏，可能会在一段时间内干扰神经功能并产生一种与痴呆类似的临床表现，如果不相同的话。在这些情况下，我们必须假设，是改变了的生化环境已经造成了对关键区域的神经元功能的影响。

痴呆疾病的分类

按照惯例，痴呆疾病根据病因、特定的病理改变，或根据最显著的临床特征进行分类，例如，阿尔茨海默病的记忆丧失。另一种实用的方法，遵循本书中介绍的许多主题所采用的方法，是根据内科疾病的神经体征和相关的临床和实验室特征将疾病分类：①伴有内科疾病的痴呆，②伴有其他主要神经体征的痴呆，以及③痴呆是该疾病的唯一或主要特征（表 20-3）。一旦确定患者患有痴呆症，就可以从下文中讨论的内科、神经学和辅助检查数据中确定这种疾病的特征。这种分类似乎有些过时，也较少基于变性疾病的遗传和分子模型，但它可能对必须面对导致痴呆的许多过程的医生是比较有用的。

鉴别诊断

虽然痴呆并不意味着某种特定的疾病，但某些症状和神经体征的组合或多或少地具有特征性，对诊断有很大帮助。患者的年龄、痴呆的发病模式、临床病程和时间跨度、任何相关的神经学体征和实验室辅助检查数据构成鉴别诊断的基础。然而，必须承认的是，一些罕见的脑退行性疾病目前主要通过病理检查或基因检测来识别。正确的诊断可治疗的痴呆形式，如硬膜下血肿、某些脑肿瘤、慢性药物中毒、正常压力脑积水、HIV（某种程度上是可逆的）、神经梅毒、隐球菌病、糙皮病、维生素 B_{12} 和硫胺素缺乏状态、甲状腺功能减退，以及其他代谢和内分泌失调等，当然，这些疾病相比无法治疗的疾病诊断更有实际意义。同样重要的是检出可能伪装成痴呆的抑郁疾病（*depressive illness*），以及药物或化学制剂的慢性中毒，这两种疾病都是可治疗的。此外，进行性耳聋或老年人的视力丧失有时可能被误诊为痴呆。在未来，当有效的治疗退行性痴呆的方法被建立时，细化的方法，在后面提到，将被用来区分神经元损伤的基本原因。

处理这类患者的第一项任务是验证患者存在智力退化和人格改变。在确信临床表现和慢性病程之前，可能需要对患者进行连续检查。由局灶性脑病变引起的轻度失语症不应被误认为痴呆。失语症患者表现出对自己的不确定，他们说话语无伦次。在大多数情况下，仔细注意患者的语言表现会做出正确的诊断。突然出现精神症状通常指向谵妄或其他类型的急性精神错乱状态或卒中；注意力不集中、知觉障碍和经常昏昏欲睡是联系在一起的（见第 19 章）。

如果患者只是抱怨焦虑、疲劳、失眠或含糊的躯体症状，一般总是倾向于认为智力功能正常，并将患者归为焦虑。如果记住焦虑等精神障碍很少在中年或晚年发病，就可以避免。

抑郁症（*depression*）的诊断线索是出现频繁的叹息、哭泣、精力丧失、精神运动活动低下或过度，有节奏的躁动、迫害妄想、疑病症，以及既往的和家族抑郁症病史等。尽管抑郁症患者可能会抱怨记忆力减退，但仔细检查他们的抱怨会发现，他们通常能记住疾病的细节，而且在其他智力功能方面很少或没有发生质的变化。他们的困境或者是缺乏精力和兴趣，或者是过度关注于个人的担忧和焦虑，使他们无法将注意力集中于除了他们自己的任何问题上。即使在智力测试时，他们的表现也可能因为“情绪阻碍”而受损，就像焦虑的学生在考试中情绪障碍一样。当这样的患者得到安慰而平静下来，并被鼓励更加努力，他们的智力功能就会改善，这表明智力并没有衰退。相反地，记住痴呆中期患者很少有足够的洞察力来抱怨精神恶化是有帮助的；如果他们承认自己的记忆力差，他们这样做的时候并没有确信自己的记忆力差，也没有充分认识到自己的残疾程度。医生不能仅仅依靠患者的陈述来判断精神功能的效率，还应得到家人的证实。还有一个问题是，冲动、脾气坏的、好争吵的患者经常给雇主和家人带来痛苦。这些人格和行为的改变（例如，在亨廷顿病）可能先于或掩盖了早期智力衰退。

与代谢、内分泌或中毒性疾病（如库欣综合征、维生素 B_{12} 缺乏症、高钙血症、尿毒症等）相关的神经精神症状，因为他们表现出来的临床症状多种多样，诊断可能存在困难。嗜睡和昏睡，以及扑翼样震颤是代谢性或药物诱发的脑病最可靠的体征，但它们并不总是存在。伴有幻觉和大量行为波动的精神病也表明是一种外源性引起的精神错乱状态，但是路易体痴呆也可以有这些特征。无论何时怀疑有任何这类代谢性或中毒性疾病，对患者的药物治疗进行彻底检查是至关重要的。例如，如第 19 章所讨论的，具有阿托品活性的药物可产生明显的痴呆或使器质性痴呆恶化。还应调查职业性接触毒素和重金属的情况，但这是痴呆的罕见原因；因此，如果血液中这些化学物质的含量轻微或中度升高，就应谨慎地加以解释。记住癫痫发作不是退行性痴呆的常见组成部分也是有用的，当出现癫痫时，通常要到很晚的时候才会出现。

一旦确定患者患有痴呆症，下一步是确定是否有其他神经学症状或疾病的迹象。这使得医生可以将病例归入上述三种床边分类中的一种（见上文和表 20-3）。

表 20-3　痴呆症的床边分类

Ⅰ. 痴呆与其他内科疾病的临床和实验室征象相关的疾病
- A. AIDS-HIV 感染
- B. 内分泌疾病：甲状腺功能减退症，库欣综合征，罕见的垂体功能减退症，桥本脑病
- C. 营养缺乏状态：Wernicke-Korsakoff 综合征，亚急性联合变性（维生素 B_{12} 缺乏），糙皮病
- D. 慢性脑膜脑炎：麻痹性痴呆，脑膜血管梅毒，隐球菌病
- E. 肝豆状核变性：家族性（威尔逊病）和获得性
- F. 慢性药物和环境中毒（包括 CO 中毒）
- G. 长期低血糖或缺氧
- H. 副肿瘤性“边缘性”脑炎
- I. 接触重金属：砷，铋，金，锰，汞
- J. 透析性痴呆（现罕见）

Ⅱ. 痴呆与其他神经体征相关，但与内科疾病无明显相关的疾病
- A. 总是与其他神经系统体征相关
  1. 亨廷顿舞蹈症（舞蹈手足徐动症）
  2. 多发性硬化，席尔德病（Schilder disease），肾上腺脑白质营养不良，以及相关的脱髓鞘疾病（痉挛性无力、假性延髓性麻痹、失明）
  3. 脂质贮积病（肌阵挛性发作、失明、痉挛状态、小脑性共济失调）
  4. 肌阵挛性癫痫（弥漫性肌阵挛、全面性发作、小脑性共济失调）
  5. 亚急性海绵状脑病，克 - 雅病，Gerstmann-Straussler-Scheinker 病（朊蛋白、肌阵挛痴呆）
  6. 大脑小脑变性（小脑性共济失调）
  7. 大脑基底节变性（失用症 - 强直）
  8. 痴呆伴痉挛性截瘫
  9. 进行性核上性麻痹（跌倒、垂直性注视麻痹）
  10. 帕金森病
  11. 肌萎缩侧索硬化（ALS）和 ALS- 帕金森病 - 痴呆复合征
  12. 其他罕见的代谢性疾病，包括多糖病（polyglucosan disease）和脑白质营养不良
- B. 通常与其他神经系统体征相关
  1. 多发性血栓性或栓塞性脑梗死和 Binswanger 病
  2. 脑肿瘤（原发性或转移性）或脓肿
  3. 脑创伤，如脑挫伤、中脑出血、慢性硬膜下血肿
  4. 路易体病（帕金森病表现）
  5. 交通性正常压力或梗阻性脑积水（通常伴步态共济失调）
  6. 进行性多灶性白质脑炎
  7. Marchiafava-Bignami 病（常伴失用症和其他额叶征象）
  8. 脑肉芽肿性和其他血管炎

Ⅲ. 痴呆通常是神经或内科疾病唯一证据的疾病
- A. 阿尔茨海默病
- B. 皮克病
- C. 一些艾滋病的病例
- D. 进行性失语综合征
- E. 与 tau 蛋白沉积、阿尔茨海默病样改变，或与无特异性病理改变相关的额颞叶痴呆和额叶痴呆
- F. 未明确类型的变性疾病

注：这些许多痴呆疾病的特殊临床特征和病理解剖在本书的相应章节进行讨论，特别是在第 38 章变性疾病，第 39 章和 40 章代谢和营养紊乱，以及第 32 章慢性感染。

经验丰富的神经科医生认识到，某些主要的神经学特征预示着特定的退行性痴呆。其中最主要的是运动障碍，例如，明显的和早期帕金森病体征如运动迟缓、震颤、步幅缩短等是路易体病和帕金森病的皮质下痴呆特征。四肢僵直和失用症可能有类似的临床表现，但提示皮质基底节变性是智力下降的原因。早期失语症或视觉空间困难，表现为空间位置混乱或难以绘制、复制和识别面孔和物体，是顶叶或下部颞叶局灶性变性的特征。频繁跌倒和垂直眼球运动障碍是进行性核上性麻痹的核心组成部分，通常伴有痴呆。不自主运动，诸如舞蹈手足徐动、肌张力障碍、共济失调和肌阵挛等是包括亨廷顿病、获得性和遗传性肝脑变性和朊病毒病在内的特殊疾病各自的征象，所有这些都在后面的章节中讨论。在痴呆的非变性病因分类中，痉挛状态（spasticity）和 Babinski 征是血管性痴呆的典型表现。

在适当的情况下应进行辅助检查，如 CT、MRI、腰椎穿刺、尿素氮、钙、电解质和肝功能检查等。脑 MRI 和 CT 对直观显示脑积水、脑叶萎缩、脑血管疾病、肿瘤和硬膜下血肿方面具有重要作用。功能成像检查，特别是 PET，包括使用放射性配体对淀粉样蛋白、tau 蛋白和其他物质进行成像，对识别 Alzheimer、Lewy 小体和皮质基底区变性等方面有重要意义。梅毒、维生素 B_{12} 缺乏症和甲状腺功能测试在许多诊所也几乎是例行检测，因为这些检查很简单，而且由它们引起的痴呆是可逆的。在个别情况下，还通过对艾滋病毒感染的血清学检测、铜和血浆铜蓝蛋白水平（Wilson 病）的测量，血清、尿液或组织中的重金属浓度，自身抗体包括针对副肿瘤性脑炎的抗 Hu 抗体，以及药物毒理学筛查来补充这些检测。最后一步是从整个临床表现中确定每个类别中的特定疾病。

遗忘（科尔萨科夫）综合征（另见第 40 章）

遗忘症和科尔萨科夫综合征（Korsakoff syndrome），这两个术语可互换地用于指明一种独特的认知功能紊乱，在这种紊乱中，记忆和学习几乎与心理状态和行为的所有其他成分隔离开来，受到极大的损害。遗忘状态（amnesic state），正如 Ribot 所定义的，具有两个显著的特征，其严重程度可能不同，但总是相连的：①在发病前已经牢固确立的记忆事件和其他信息的记忆能力受损，即逆行性遗忘（*retrograde amnesia*）；②无法获得新信息，即不能学习或形成新的记忆，即顺行性遗忘（*anterograde amnesia*）。刘易斯·卡罗尔（Lewis Carroll）笔下的一个角色白皇后（White Queen），正是受这种二元性的启发，她打趣道："这是一种只能倒着回忆的糟糕记忆。"换句话说，记忆和学习的功能是不可分割的。Korsakoff 综合征的第三个特征取决于逆行性遗忘，即过去经历的时间定位受损。其他的认知功能，特别是专注力、空间组织能力，以及视觉和语言的抽象能力等，很少或完全不依赖于记忆，通常不受影响。在对科尔萨科夫综合征（*syndrome*）或遗忘状态（*amnesic state*）的定义中，行为和精神功能的某些方面的完整性是同样重要的，这些术语比更老的术语科尔萨科夫精神病（*Korsakoff psychosis*）是更可取的。

为了证实 Korsakoff 综合征的存在，患者必须是清醒的、专注的和有反应性的，能够感知和理解书面和口头的文字，能够根据给定的前提做出适当的推论，并能够解决包括他前向记忆范围内的问题。这些特征对诊断具有特别重要的意义，因为它们有助于将 Korsakoff 失忆状态与许多其他疾病区分开来，这些疾病的基本缺陷不是记忆，而是一些其他的异常，例如，注意力和知觉受损（如谵妄、精神错乱或昏睡的患者），丧失个人身份（如歇斯底里患者），或在意志方面（如在额叶疾病或抑郁症患者表现冷漠或意志力缺失）。

即刻回忆（immediate recall）是工作记忆（*working memory*）的一种功能，可以让 Korsakoff 综合征患者重复一串数字，但这更多是对注意力和记录的一种衡量。远期记忆（remote memory）较近期记忆受影响较小（Ribot 法则，后面讨论）。

虚构

虚构（*confabulation*），是指一个警觉、反应灵敏的人创造性的记忆伪造，通常被纳入 Korsakoff 失忆状态的定义，但不是诊断的必要条件。它可以由患者最近活动的问题所诱发。这些回答可能被认为是部分记忆的事件和个人经历，不准确地定位在过去和相关的事情上，没有考虑到它们的适当的时间顺序。在 Korsakoff 综合征中较少出现，但更富有戏剧性的，是对个人经历的自发叙述，其中许多都是幻想。这两种虚构被称为"瞬间的"和"不可思议的"。在 Victor 和 Agamanolis 研究的酒精性 Korsakoff 综合征患者中，奇异的虚构主要是在疾病的初始阶段观察到的，在这个阶段，它可能与一种严重的普遍精神错乱状态有关。在疾病的慢性稳定期，无论这种症状的定义有多广泛，都很少能诱发虚构。因此虚构并不是 Korsakoff 综合征的特有特征。

记忆的神经心理学

记忆功能遵循某些神经学规律。当记忆失效时，它首先会失去对最近事件的记忆。逆行性遗忘症的时间长度通常与潜在神经紊乱的程度成正比。早期生活的记忆被更好地保存下来，并且经常被整合到习惯性的反应中；然而，随着自然衰老，早期生活记忆也会逐渐丧失。在暂时性失忆症（如震荡性颅脑损伤）中，记忆的恢复顺序是相反的，先是远期记忆，然后是近期记忆。与最近经历和学习的材料相比，早期生活记忆的持久方面是对里伯特（Ribot）定律的重述，在正常成人和精神错乱患者中都很明显。正如 Kopelman 所引用的，Ribot 在 1882 年说："记忆的逐步破坏遵循一个逻辑的顺序，即一条法则，它始于最近的往事，这些往事极少被重复，也没有永久的联想，代表着最脆弱的组织形式。"

进一步分析 Korsakoff 遗忘综合征时，有必要考虑到记忆并非单一功能，而是存有多种形式。图 20-1 和表 20-4 列举了一种实用的分类方法，该方法很大程度上依赖于记忆领域的最新观点。前面提到的即时回忆与其他类型的记忆之间有一个最初的区别。短时记忆的例子如在日常听到一个电话号码，并将它记住，以便穿过房间后可以拨打这个号码；或者进行一系列的心算，需要简单地记住中间的数，所有的数字很快就会被忘掉了。长期记忆可以从个体对学习新材料的意识的角度［外显记忆（explicit memory）］，或者没有意识到获得记忆的事件的角度来看待［内隐记忆（implicit memory）］。身体技能的习得（如开车或打网球）等功能属于内隐记忆，也称为程序记忆（procedural memory）。经典的条件作用被认为是内隐记忆的另一种类型。

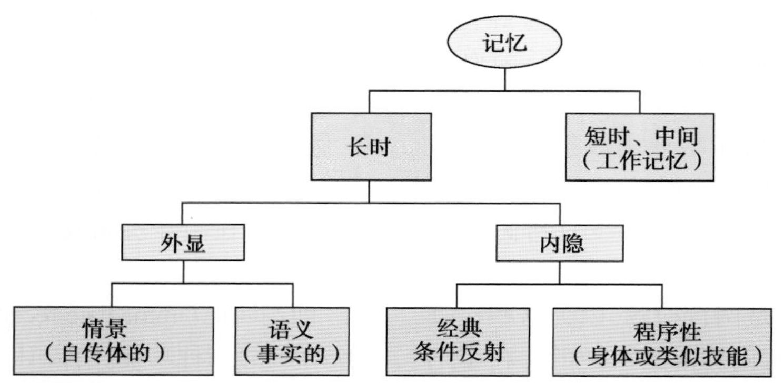

图 20-1　记忆系统定义的示意图（见正文）（经允许引自 Bundson 和 Price）

表 20-4　记忆的神经心理学分类

	即刻记忆	工作记忆	长时记忆			
			外显		内隐	
			语义	情景	程序	视觉
功能	重复	短时回忆物品、计划、名称、顺序	回忆事实及其相互关系	回忆暂时组织的事情	操作性回忆"怎么做"	回忆视觉表征
意识的介入	是	是	是	是	常常	否
受累的解剖区域	优势半球外侧裂周围皮质	前额叶皮质，内侧颞叶，背内侧丘脑	前，下颞叶，额叶	联合皮质	前运动和运动皮质，基底节，小脑	枕叶
影响记忆的情况	激越，意识混乱（注意力受损）	Wernicke-Korsakoff 综合征，疱疹性脑炎，海马、背内侧丘脑梗死	AD，额颞叶痴呆，脑炎，慢性中毒，肿瘤	海马梗死，酒精性 Korsakoff 综合征，AD 及其他中枢神经系统变性疾病，脑炎，慢性中毒，肿瘤	AD 及其他中枢神经系统变性疾病，脑炎，慢性中毒，肿瘤	AD 及其他中枢神经系统变性疾病，脑炎，肿瘤

外显记忆（*explicit memory*）包含了大多数人认为的记忆和学习的东西，是指记住和叙述一个人有意识地经历的事件的能力，包括获得的时间和一般情况（情景记忆或自传式记忆）。语义记忆（*semantic memory*），即对环境的本质和事实知识的学习（如狮子的形状和颜色），这也是一种外显记忆的类型，但获得记忆的事件是不能被回忆的。

一个几乎没有能力学习任何新信息的患者仍然可以获得一些简单的手工和模式分析技能。此外，获得这些技能后，患者可能对获得这些技能的情景没有记忆。学习简单的机械技能被称为程序记忆（*procedural memory*），区别于学习新的数据信息。Cohen 和 Squire 将这种二分法描述为“知道如何”而不是“知道那个”。

为了证实情景记忆功能与语义记忆功能的分离，Gadian 和同事描述了一些年轻患者，他们表现出严重情景记忆障碍，而语义记忆相对保留，这是由于在生命早期持续的缺氧缺血损伤导致双侧海马损伤所致。同样，在这种类型的失忆症中，受影响最大的是情景记忆或自传式记忆。在副肿瘤和单纯疱疹脑炎的早期阿尔茨海默病中也发生同样的情况。

对于不同类型的记忆，这些描述性术语的一个普遍问题是在定义它们时缺乏一致性。对于 Tulving，他在这个主题上的著述是值得推荐的，情景的（*episodic*）这个词指的是注明日期个人经历及其时间关系的记忆系统；语义记忆是指个体的感知和事实知识库，据此可以理解语言并进行推理。这很难构成一个新的概念；Korsakoff 本人清楚地认识到，尽管情景记忆严重损害，但心理功能的某些方面（其中包括现在被定义为语义记忆的部分）却得到保留。Damasio 引入另一组术语：类属的（*generic*）代替情景的语义和语境（*contextual*）。对 Damasio 而言，类属记忆是指获得信息的基本属性，比如它的隶属类别和功能。他指出，在遗忘综合征中，陈述性记忆成分保持完整，只有情境成分受损。

这些分类的全部意义仍在探索之中。语义记忆分类的纯粹性值得商榷，就像语义记忆与情景记忆之间严格的二分法一样。最重要的是，这些记忆系统单独的解剖学基础尚未明确建立（见下文）。关于脑部疾病的记忆神经心理学进一步有趣的衍生问题可以阅读 Kopelman 的综述。某些疾病的逆行性记忆与顺行性记忆的差异程度可以检测到；他还指出了识别回忆与记忆之间的细微差别。

神经心理学家进一步对记忆进行了细分，并提出了对特定的类别有相应的解剖区（表 20-4）。其中一些更复杂的子类型已经在上面提到，其他的只是记录表现的重述。此外，完成大多数记忆任务必须有不是主要参与记忆功能的某些脑区的参与，尤其是语言区和视空间区，这并不奇怪。在记忆的特殊模块中，工作记忆（*working memory*）的概念具有临床和神经心理学的可信度。工作记忆与记录和参与任务的能力有关，毫无疑问，这是一种可测量的记忆形式。在进行工作记忆过程中，脑的几个区域必定是激活的，包括海马和背侧丘脑，但背外侧前额叶皮质损伤是最特异地导致工作记忆的损伤。关于工作记忆机制的讨论，可以参考 Goldman-Rakic 的原始工作。

最后，基于后面讨论的神经解剖学和功能成像研究，以特定的方式看待空间和定位信息的情景记忆是有原因的。当然，个人经历的事件的回忆可以在某种程度上与形成这些记忆的场景的位置安排的记忆分离，但通常这两个元素在一个经历中是不可分割地结合在一起。更显著的是与学习过的语义材料相比，习得的定位和方向信息会不成比例退化；这种分离现象在右侧海马病变的患者中可以观察得到，但只是相对而言的，而语义材料更多地依赖于左海马体（见下文）。

遗忘综合征的解剖学基础

在记忆功能中有两个解剖结构是至关重要的：丘脑（*thalamus*）（特别是丘脑背内侧和邻近中线核的内侧部分），以及内侧颞叶的海马结构，包括它们的相关结构（齿状回、海马、海马旁回、海马下托和内嗅皮质等）。这两个主要区域离散的双侧损伤会与所有其他认知功能不成比例地扰乱记忆和学习，甚至这些结构的单侧损伤，特别是优势半球的损伤也会产生程度较轻的相同效应。这两个主要结构由乳头丘脑束（mammillothalamic tract）（亦即 Vicq d'Azyr 束）在乳头体中以单突触连接。与这一问题相关的临床 - 解剖关系由 Aggleton 和 Saunders 进行了讨论，以及 Victor 等在关于 Wernicke-Korsakoff 综合征的专著中做了讨论。

虽然这些区域是记忆功能的中心，但它们并不是参与记忆形成和提取的唯一区域。严重的但不持久的记忆缺损见于前隔灰质（anterior septal gray matter）的损害，即在额叶基部的一簇中线核，位于室间隔下方，包括隔核、伏隔核、布罗卡斜角带（diagonal band of Broca），以及脑室旁下丘脑灰质等。

Phillips 及其同事报道的这一区域的梗死病例证实了该区域参与记忆的形成和提取。前交通动脉瘤破裂后出现的遗忘综合征，是这些核破裂的结果，通常不是永久性的。这些隔核通过前连合穹窿与海马体相连，通过斜角带与杏仁核相连。此外，关于基底额叶遗忘综合征最值得注意的是，它最初的严重程度会持续数周到数月，而且有几乎完全康复的可能性。

对人类疾病的观察证实了丘脑 - 海马结构在所有记忆功能中起着基本的重要作用。“延迟的不匹配样本任务”（delayed nonmatching-to sample task）在一定程度上克服了猴子记忆功能评估的困难，这在本质上是一个精致的识别记忆的测试，遗忘综合征患者以及丘脑内背侧核和中下颞叶皮质区病变的猴子均可以出现该任务受损（Mishkin and Delacour）。Zola Morgan 及其同事用这种方法和其他几种模拟人类失忆症的有限形式的方法，证明了海马结构的双侧病变会导致记忆功能的持久损伤。局限于穹窿或乳头体以及杏仁核的立体定位损害，但不影响邻近皮质（内嗅皮质和嗅周皮质）的病变不能产生记忆缺陷。然而，局限于嗅周皮质和内嗅皮质（Brodmann 35 区和 36 区）以及与其密切相关的海马旁回皮质病变确实会导致持续性记忆缺陷，可能是由于阻断了向海马传递皮质信息的主要传入通路所致。丘脑前内侧的实验性损伤，同样可以废除记忆功能，前者接收和发送纤维到杏仁核和海马体。

关于人类特定的丘脑病变与记忆障碍，Danet 和同事的一项临床 -MRI 相关研究表明，孤立的左侧乳头体丘脑束梗死总是会影响记忆，尤其是在言语记忆任务，而丘脑背内侧核孤立的病变会导致始终如一但不太严重的记忆缺损。因此，这两种结构在中度或重度持久性记忆缺损中的首要地位是肯定的。

根据记忆通路损伤的具体位置，记忆障碍可能存在细微的差异。Graff Radford 及其同事发现，正如影像学研究所发现的，纯丘脑病变时，顺行性学习记忆比逆行性回忆更易受到影响，但是很难对这些功能进行定量比较。Kopelman 在回顾他自己和其他人的研究时得出结论，这些差异是微妙的，主要与信息的时间顺序和形态有关，间脑 - 颞叶损伤比额叶损伤更能降低信息量。

使用功能神经成像的一组工作也解决了记忆功能的解剖机制。已经发现，海马的结构在记忆获取和提取过程中持续地发挥作用。此外，Maguire 的研究小组还发现，右侧大脑在回忆定位空间信息时特异性激活，而左侧大脑在回忆自传式记忆时特异性激活。他们聪明地利用伦敦出租车司机作为成像研究对象，进一步表明，那些在伦敦神秘街道上游弋经验更丰富的人，其右海马体的体积更大。某些记忆模式的不对称表现与接受一侧颞叶切除术的患者有限的临床病理研究相一致。

这些观察结果总体上证实了海马结构与丘脑背内侧核的完整性对于正常的记忆和学习是必不可少的。有趣的是，这两个区域之间只有稀少的直接解剖联系。海马结构和内侧丘脑核在记忆功能中的重要性并不意味着控制这一功能的机制局限于这些结构，也不意味着脑的这些部分形成了一个“记忆中心”。它只告诉我们，在这些部位，最小的损伤对记忆和学习产生最具破坏性的影响。正如所强调的，正常的记忆功能除了涉及间脑 - 海马体结构外，还涉及脑的许多部分。前面提到的投射到海马体的基底额核（basal frontal nuclei）就是一个例子。

同样清楚的是，大脑新皮质（*neocortex*）的特定损伤可能会导致特定形式的记忆和学习障碍。也许这些高级的皮质功能不应该与通常所说的记忆相提并论，因为它们涉及的技能一部分是学习的，一部分是天生的，比如语言。因此，优势侧颞叶病变会损害记忆单词的能力（外显语义记忆丧失），而顶下小叶病变会损害对书写或印刷单词的识别以及重新学习单词的能力，即失读症（*alexia*）。优势侧顶叶主要与几何图形和数字记忆有关，而非优势侧顶叶则与视觉空间记忆有关；后下颞叶与人脸的识别有关；而优势侧的后部额区与获取和记忆运动技能以及它们的情感联系有关。无论这些是不是真正的记忆形式，或者这些皮质区是否必须被激活才能提取和“体验”这些记忆，这是要思考的哲理问题。仍然清楚的是，海马 - 丘脑系统和适当的皮质区的完整性两部分都是记忆所必需的，正如我们在本章中提到的，但只有前者被整合到学习和检索的所有模式中。

科尔萨科夫遗忘状态的一个显著特征是，无论记忆缺陷有多严重，它从来都不是完全性的。某些过往的记忆可以被回忆起来，但并不完美，而且不考虑它们正常的时间关系，赋予它们一种虚构的性质，并解释了患者许多虚构的例子。另一个值得注意的事实是，长期存在的社会习惯、自动运动技能，以及对单词（语言）的记忆和视觉印象（人、物体和地点的视觉或图像属性）都没有受损。长时间的重复和使用可能使这些内隐记忆或程序记忆实际上是自动的，它们不再需要间脑 - 海马结构的参与，而这些结构原本是学习它们所必需的。所有这些都表明,这些特殊的记忆,或它们的编码形式,通过重复学习和习惯的过程,会被储存在脑部的其他区域;也就是说,它们获得了一个独立的、自主的解剖结构,可能是局部的、细胞的或亚细胞的。

关于遗忘综合征的几个基本问题仍然没有答案。目前还不清楚的是,或者更确切地说,为什么一个疾病过程不仅会损害未来的学习能力,而且还会抹去在发病前已牢固建立起来的大量过去记忆库的一部分。最有可能的是,记忆本身并没有被抹去,而是编码和访问记忆的机制被毁坏了。

关于记忆的一个让人兴奋的观察是,通过电刺激内嗅区(*entorhinal area*)呈现增强的表现。Suthana 及其同事对癫痫患者的研究是在模拟练习中证明这种效果可以使记住定位 - 空间标志的能力提高。至少,这些发现证实了海马旁区[穿透通路(perforant pathways)]在形成和稳定记忆中的作用,在这些情况下,记忆是向海马体传入性输入的主要来源。

这就回避了一个基本问题,"什么是记忆?"例如,目前的理解认为,没有单一的海马体神经元能代表一段记忆,但或许,位于内侧颞叶的一组神经元与位于联合皮质的特定形态神经元之间的联系,才是记忆的来源。加强这个网络之间的突触连接有助于建立记忆。这可能通过长期的增强作用而发生,正如 Kandel 的工作在实验模型中所显示的那样。目前还不清楚是海马体神经元触发了记忆集合,还是整个海马系统在整合所有记忆中起着一般性作用。这些参与学习和记忆形成的细胞机制才刚刚开始被理解。神经元树突结构的长期增强或解剖改变等生理现象是不是记忆储存的中心尚不清楚;当然,两者都有可能参与其中。在记忆形成和回忆过程中被激活的神经化学系统也不清楚。坎德尔提供了关于这个问题的详细资料的回顾。管理即时记录的解剖和生理机制,即使是最严重受损的 Korsakoff 遗忘综合征患者也是完整的,一直没有完全被破译。

人类记忆的某些心理特征必须由任何旨在解释这一功能的模型加以解释,这些功能包括提示在激发学习材料中的重要性,以及过去记忆的不精确性,从而允许不知不觉的修饰和错误的回忆,甚至达到捏造的程度。后一个方面对于曾经(或未曾)遭受过性虐待的儿童,以及那些曾被检查者回忆过性虐待的成年人和儿童来说,是一个相当重要的话题(见 Schacter)。

表 20-5 中列出的每一种遗忘状态都将在本书后续章节的适当的地方进行讨论。唯一的例外是短暂性全面遗忘症(*transient global amnesia*)的引人注目的综合征,但其性质是不确定的。它没有任何把握被包含在癫痫或脑血管疾病或任何其他的疾病中,因此在这里予以讨论。

表 20-5 遗忘状态的分类

Ⅰ. 急性起病的遗忘综合征,通常伴逐渐的但不完全的恢复
- A. 双侧或左侧(优势侧)海马梗死,由于大脑后动脉或其颞下支的动脉粥样硬化性血栓形成或栓塞性闭塞
- B. 双侧或左侧(优势侧)丘脑前内侧核梗死
- C. 基底前脑梗死,由于大脑前 - 前交通动脉闭塞
- D. 蛛网膜下腔出血(通常前交通动脉瘤破裂)
- E. 间脑、下内侧颞叶或眶额区的创伤
- F. 心搏骤停、一氧化碳中毒及其他缺氧状态(海马损伤)
- G. 长时间癫痫持续状态后
- H. 震颤性谵妄后

Ⅱ. 突然起病和持续时间短的遗忘
- A. 颞叶癫痫
- B. 脑震荡后状态
- C. 短暂性全面遗忘症
- D. 癔症

Ⅲ. 亚急性起病的遗忘综合征,伴不同程度的恢复,通常遗留永久性后遗症
- A. 酒精中毒性 Wernicke-Korsakoff 综合征
- B. 单纯疱疹脑炎
- C. 结核性及其他类型脑膜炎,特征是脑底肉芽肿性渗出物

Ⅳ. 慢性进展性遗忘状态
- A. 肿瘤累及第三脑室底和壁以及边缘皮质结构
- B. 阿尔茨海默病(早期)及其他变性疾病伴颞叶不成比例地受影响
- C. 副肿瘤性及其他形式的免疫性"边缘性"脑炎

短暂性全面遗忘症

短暂性全面遗忘症(*transient global amnesia*, *TGA*),是 Fisher 和 Adams 在 20 多例中老年人身上观察到的暂时性记忆障碍所使用的名字。这种情况的特征是一段持续几小时的失忆和困惑发作。这种综合征的基础是对最近发生的事件的遗忘,连同仍在进行的事情的顺行性遗忘症。在发作期间,患者的意识状态没有损伤,没有其他精神错乱征象,没有癫痫发作活动;自我认知是完好的,运动、感觉和反

射功能也都正常。患者的行为是正常的，除了关于他目前情况的非常特征性的不断重复提问，通常情况下，在检查者已经给出答案之后，在 20~60 秒的时间里，会一次又一次地询问同样的问题（例如，“我在这里做什么？”“我们怎么到这里来了？”）奇怪的是，连疑问句中使用的音调变化也会重复出现。与精神运动性癫痫不同，患者是警觉的，与他的周围环境保持接触，并在发作期间能够有高水平智力活动和语言功能。一旦发作结束，除了在发作期间的大部分时间和发作前的一小段时间（数小时或数天）有永久性记忆空白外，没有明显的精神功能异常。患者可能会遗留轻微的头痛。有可能出现持续时间短至 1 小时的不完全或轻度发作，但是并不常见（我们曾观察到 3 例这样的患者）；而典型的发作是时间较长的。很难以准确地确定一次攻击何时开始，何时结束。这种情况是医学上最令人好奇的，并可能被误认为精神病发作。

Hodges 和 Ward 曾对 5 例患者在一次发作期间进行了详细的心理观察。这种心理缺陷，除了短暂性外，与永久性遗忘综合征的症状几乎相同。人格、涉及高级功能的认知能力、语义性语言，以及视空间辨别能力等都得到了保留。所谓的即时记忆（immediate memory），即注册（见上文）也同样正常运行，但记忆基本上被清除了。逆行性遗忘的持续时间是可变的，但具有特征性的是，在发作后逐渐缩短了，留下了大约 1 小时的永久性逆行遗忘区间。然而，在急性发作后长达一周的时间内，学习新知识的轻度损害持续存在，这种缺陷可以达到通过特殊的测试检测出来。

在明尼苏达州罗切斯特地区进行的一项调查中，短暂性全面遗忘症（TGA）每年以每 10 万人口 5.2 例的速度发生。这种发作的复发并不少见，在平均观察时间为 80 个月的 277 例老年人中有 66 例（Miller et al），在随访 7~210 个月的 74 例患者中有 16 例（Hinge et al）。Hinge 和同事估计，平均年复发率非常低（4.7%），大多数患者可能只经历一次发作。我们有一例患者发作超过 50 次，但在所有其他患者（超过 100 例）中，最多发作 5 次。儿童似乎不容易受到这种情况的影响；然而，一名 13 岁和一名 16 岁的偏头痛患儿在参加运动时也有类似的发作（Tosi and Righetti）。

该病没有发现一致的先兆事件，但某些先兆，如强烈的情感性经历，如听到家人死亡、疼痛、暴露在冷水中、性行为和轻微的头部创伤等，在一些病例中有报道（Haas and Ross；Fisher）。此外，与脑震荡后遗忘症的相似性是明显的；如果患者在发作时没有接受观察，这总是一个值得关注的问题。我们也见过几例患者在小的诊断程序，如结肠镜检查后出现这种发作，但其中一些怀疑是镇静剂的残留作用。在高海拔登山者中曾经报告了几个病例，并造成了区分 TGA 和高原反应的困难。

鉴别诊断的主要关注点是颞叶癫痫（见下文）。另一种情况是累及同样后脑区的短暂性缺血发作。偏头痛发作是否会产生临床综合征还不确定，正如后面所提到的，但经过广泛的评估，到目前为止最多的病例是特发性的。

特发性 TGA 的发病机制尚未明确。一般认为 TGA 典型病例代表了一种不常见的颞叶癫痫，即短暂性癫痫失忆（*transient epileptic amnesia*，*TEA*），但这一假说可能很难成立。许多患者在发作时或发作后不久进行脑电图检查，但都未显示出癫痫发作活动（Miller et al）。此外，由癫痫发作引起的遗忘发作通常比 TGA 持续时间短得多，而且大多数或所有的颞叶癫痫都与意识障碍和无法与社会和实体环境充分互动有关。通过脑电图和鼻咽导联，Rowan 和 Protass 在 7 例患者中发现了 5 例中颞叶尖波放电。他们将这种放电归因于药物引起的睡眠中的缺血性损伤，但我们不完全认同这种说法。Palmini 和同事们列举了一些在颞叶癫痫中纯失忆性癫痫发作的特殊病例，但即使是在他们最好的例子中，发作前和发作后的神经功能也不正常。

Peer 及其同事使用功能磁共振发现了一个有趣的功能相关性。一些参与情景记忆检索的结构在 TGA 期间活动减少，这种影响是双侧的，随着发作的进展而减弱，是可逆的。然而，除了海马体及其直接连接之外，许多其他区域也受到了影响。

短暂性全面遗忘症在本质上可能是缺血性的，或有可能是偏头痛，但不属于常见的动脉粥样硬化性血栓形成，而且很少（如果有的话）发作进展到卒中。在大脑后动脉分支到内侧颞叶和丘脑区域缺血时也会有相似的记忆缺陷，但它们缺乏 TGA 的许多特征，包括其他功能完全正常。然而，我们曾治疗过几例不常见的基底动脉缺血综合征患者，他们表现出 TGA 典型的重复询问，其间隔时间比一般情况下要长。关于脑血管疾病与 TGA 的关系，Hinge 和同事以及 Hodges 和 Warlow，在 114 例 TGA 患者的病例对照研究中，没有发现 TGA 与脑血管疾病关联的证据；然而，有偏头痛病史的增多，就像 Miller 和同事（14%）及其 Caplan 和同事的病例系列的结果一样。从 Valsalva 手法时颈内动脉逆行血流的间接证据（该动作偶尔会诱发一次 TGA 发作），Sander 及其同事和 Chung 及其同事提出，颞叶的静脉充血是可能的机制。其他研究表明，TGA 患者颈部的引流静脉缺少瓣膜，从而导致颞叶区静脉缺血（Schreiber et al）；在罕见的侧窦血栓形成病例也提示 TGA 的发生与静脉血流紊乱有关。这些都是不确定的，在这里提到它们是为了内容的完整性。

也许关于脑缺血最具说服力的病例来自 Stillhard 及其同事，很可能是与偏头痛相关，他们发现患者在 TGA 发作期间双侧的颞叶灌注不足；而从 Strupp 和同事，及其 Sedlaczek 和同事用弥散加权 MRI 证实了海马和海马周围的病变（被解释为细胞性水肿），但出现在发作后 2 天，并不剧烈。与临床综合征一样，MRI 的表现是可逆的（图 20-2）。该发作很少被椎基底动脉和冠状动脉造影所诱发，也提示缺血或偏头痛的病因。

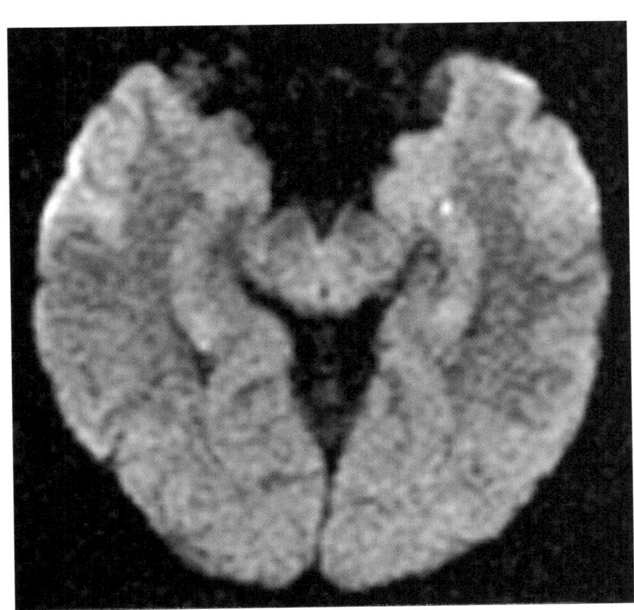

图 20-2　MRI 提示在短暂性全面遗忘症发作后 36 小时，在左侧海马区出现少许弥散信号的异常改变

对 MRI 上延迟出现病灶研究的作者提出了一个假设，是边缘叶区域的脑血液供应与需求之间不匹配。这为发作发生前的高度情绪化事件提供了一种可能的解释。

大多数患者的短暂性全面遗忘症的良性经过是值得注意的。一旦病史和检查已排除了椎基底动脉缺血和颞叶癫痫，除了向患者解释发作的性质和使之安心之外，不需要任何治疗，尽管我们经常让这样的患者短暂地住院治疗，这是为了确保发作消失而不会发生其他的事件。如果患者出现共济失调、眩晕、复视或其他视觉的主诉，或者有认知损害超出了有限的逆行性和完全的顺行性遗忘，则不应诊断为 TGA。

接诊痴呆和遗忘状态患者

当医生遇到一位罹患痴呆的患者，必须采用一种能充分暴露其智力缺陷的检查方法。姿势、运动、感觉和反射等异常都不能用来揭示疾病过程。当患者有多种主诉，而这些主诉相互之间似乎完全没有关联，也与任何已知的综合征无关时；当含糊地描述易怒、紧张和焦虑等症状，但不完全符合一种主要的精神综合征；当患者在描述病情和咨询医生有关原因时表现语无伦次，就会引起对痴呆性疾病的怀疑。

有三类数据对痴呆性质、脑疾病识别和鉴别诊断是有帮助的：

1. 可靠的病史及其对日常生活的影响；
2. 心理测试的结果；
3. 辅助检查：CT、MRI 和功能成像，有时包括腰椎穿刺、EEG 和适当的实验室检测，如在第 2 章中所述。

还应询问患者以外的其他人来补充病史信息，因为患者缺乏自知力，往往对自己的病情或病情严重性的把握有限而且多变，事实上，患者甚至可能连他的主诉都弄不清楚。应特别询问患者的一般行为、工作能力、人格变化、语言、情绪、特殊关注和关切、妄想观念、幻觉体验、个人习惯和卫生保健情况，以及诸如记忆力和判断力等能力。

精神状态的检查应包括以下一些常规项目，其中采取的测试示例可根据每个患者的情况进行修改。此外，受试者回答和解决问题的模式反映了其心理过程的重要信息，因此这些信息必须要纳入任何认知分析中。许多医生喜欢用 MMSE 或 MoCA 的纸笔形式测验来提供正式评估和评分，这样操作更加快捷，如下文所述，并允许如下文所描述的量化连续测量。一个困惑或迟钝的人最终可能表现得很好，但仍然有严重的皮质或皮质下功能缺陷。

下文中的每个类别都是抽象的，但是它们区分了脑的特定功能。每个组都给出了一些示例，但临床医生们通常会根据各自的背景和接受的培训采用他们自己的方法。正如前面所强调的，患者必须具备正常或基本正常的注意力,才能来完成这些任务,并且任何一点注意力不足,都可能会影响其他任务的完成。

1. 即刻回忆(*immediate recall*)(注意力,短期工作记忆):这是后续测试所必需的。跟着我重复这些数字(以每秒1个的速度给出3个、4个、5个、6个、7个和8个数字串);当我给出一串数字时,以相反的顺序重复它们;在打印的纸上画掉所有的a;向前数和向后计数;向前和向后说出一年中的月份;正向然后反向拼写“world”。口头追踪(verbal trail making)(交替背诵字母表中的字母及其顺序位置,即A-1,B-2,C-3,D-……)。

2. 洞察力(*insight*)(患者对有关主要症状问题的回答):你遇到了什么困难?你生病了吗?你什么时候开始生病的?

3. 定位(*orientation*)(个人身份和现状的知晓):您的姓名、地址、电话号码是什么?你的职业是什么?你结婚了吗?

a. 地点(*place*):您现在所在地(州,城市,建筑物)的名称是什么?你是怎么来到这里的?这是几层楼?洗手间在哪里?

b. 时间(*time*):今天是几号(年份,月份,星期几)?是什么时候?现在是几点钟?你都吃了些什么?上次放假是什么时候?

4. 记忆(*memory*):

a. 长期(*long term*):告诉我,你孩子(或孙子女)的名字和他们的出生日期。你什么时候结婚的?你母亲娘家姓什么?你的第一个教师的名字是什么?你做过什么工作?这些必须得到配偶或其他家庭成员证实。我们还发现,向患者询问过去适合其年龄的文化偶像是很有用的。大多数患者应该能够以相反的顺序说出最近几任总统的姓名。

b. 最近(*recent past*):告诉我你最近的病情(与之前的陈述相比)。我的名字(或护士姓名)是什么?你第一次见到我是什么时候?昨天做了哪些检查?今天报纸的头条是什么?

c. 识记(学习)[*memorization*(*learning*)]:给患者三或四个简单的数据(检查者的姓名、日期、一天中的时间、水果、结构或特征如“诚实”)。我们用“一个红色球、比肯街和一个信封”,让患者1分钟后复述这些词;或者给他们一个包含几个事实的简短故事,在说完故事后要求他们重新叙述主要事实。将这些记忆存入记忆后,每隔一段时间再复述它们的能力是对记忆广度(*memory span*)的测试。

d. 我们发现对记忆和语言流畅性有用的另一个测试是,在一个类别中产生一个对象列表,如要求患者说出动物的名字,蔬菜的名字或汽车品牌的名称,尽可能多地在30多秒左右说出;大多数人可以在每个类别中列出至少12项。

e. 视觉能力(*visual facility*):向患者展示几个物体的图片,然后让他说出这些物体的名字。

5. 计算、构造和抽象能力:

a. 计算(*calculation*):测试加、减、乘和除的能力,从100连续减去3和减去7可以很好地测试计算力和注意力。

b. 构造(*constructions*):让患者画一个时钟,并将指针标记在7:45;画一张美国地图;画她家房子的平面图;让患者临摹一个立方体和其他图形。

c. 抽象思维(*abstract thinking*):看患者是否可以描述不同物体的类别(橙子和苹果,马和狗,桌子和书柜,报纸和收音机)之间的异同;或解释一句谚语或寓言(“住在玻璃房子里的人不应该扔石头”,“一针及时省九针”,“滚石不生苔,转业不聚财”,“懒汉是魔鬼的工厂”)。

6. 一般行为(*general behavior*):仪态,一般举止,幻觉的证据,连贯的思想流和注意力(维持一系列心理活动的能力),情绪,着装方式等。

7. 局部脑功能的特殊测试(*special tests of localized cerebral functions*):抓握,吸吮,失语症成套量表,双手操作,以及皮质感觉功能等。

为了得到患者的充分配合,医生必须让患者对这类问题做好准备。否则,患者的第一反应将会是尴尬或愤怒,因为这意味着他的思想不健全。可以向患者解释,有些人比较健忘或难以集中注意力,或者有必要问一些具体的问题,以便在接受检查时了解患者的神经紧张程度。保证这些测试不是智力或心智的测试是有帮助的。如果患者情绪激动,怀疑或激惹,就必须从他的谈话和家属提供的信息中推断出他的智力水平。

这种类型的精神状态调查可以在大约10分钟内完成。患者对所有测试高水平的表现排除了几乎所有情况的痴呆可能性,并与前面提到的较正式的纸和笔测试的分数完全一致。它可能无法识别一个不合作的患者和一个在疾病早期阶段的高智力个体的痴呆疾病。

因此提出了是否采用正式的心理测试来进行检测。这些测试得到了有价值的可比较的定量数据,但可能对明确诊断价值不大。由Folstein及其同事设计的简易精神状态检查(*Mini-Mental Status Examination*,*MMSE*)和蒙特利尔认知评估(*Montreal Cognitive Assessment MoCA*)(图 20-3)被广泛地使用。MMSE 得分高于 24/30 被认为是正常的,低于 21 分表示认知功能障碍(但在我们的实践中,大多数受过教育的在办公室背景下的成人得分可超过 25 分)。受教育程度较低且年龄较大的患者的标准得分较低,但即使是那些 80 多岁、高中教育程度,如果没有精神错乱,也达到 23 分或以上(参见 Crum 等的年龄和教育调整正常得分)。MoCA 已经被验证适用于年龄在 55~85 岁之间的成年人,最高得分也达到 30 分。对于因身体残疾而不能完成书面部分评定的患者,该测试的最高得分为 25 分,并按比例转换为 30 分。如果每隔 3 个月或更短的时间进行测试,可以使用几种版本的 MoCA 来避免习得效应。中度认知障碍患者的得分通常在 19~25 分之间,而确诊为阿尔茨海默病的患者得分在 22 分以下。

测量痴呆程度还有许多其他的测试(通常带有提出者的名字: Roth,Pfeiffer,Blessed,Mattis),它们基本上依赖于前面提到的要点和一个简短的患者完成日常生活活动的能力的评估,而这些能力在疾病的后期就会丧失。对于专门针对阿尔茨海默病患者的系列测量,已经设计了许多系统,如在第 38 章中所回顾的。最常用的是阿尔茨海默病认知评估量表(*Alzheimer Disease Assessment Scale-Cognitive*,*ADAS-Cog*)。它比其他量表更为全面,评定所需的时间较长。

韦氏成人智力量表(*Wechsler Adult Intelligence Scale*,*WAIS*)在检测痴呆症方面也是准确的。在这一测试中,恶化指数是由词汇、填图和实物组合测试作为一个群组之间的差异(这些测试与病前智力有很好的相关性,但对痴呆性脑疾病相对不敏感),以及其他一般性能测量,即算术、积木块设计、数字跨度和数字符号测试等来评估的。韦氏记忆量表(*Wechsler Memory Scale*)可评估记忆障碍的程度,并可用于区分健忘症状态与较普遍的痴呆症(WAIS 与记忆量表之间的差异超过 25 分)。测量空间和时间方位和记忆等问题是大多数这些痴呆症的简短量表的关键项目。所有上述的临床和心理测试,以及其他一些测试,都是测量了行为和智力功能的相同方面。在我们的经验中,WAIS、MOCA 和 Folstein 及其同事的 MMSE 是临床应用最广泛的,为临床医生提供了很好的服务。

痴呆患者的管理

痴呆是一种性质最严重的临床状态。医生可以在几周里连续地观察患者,在此期间可以进行适当的实验室检查(血液、CSF 分析,CT、MRI 和功能成像等,如第 38 章所述)。如果痴呆患者在医院里是安静和配合的,那么他们在医院的管理就相对简单。如果精神功能紊乱很严重,护士、护理员或家庭成员能一直陪伴在患者身边是很有帮助的。

医生的主要职责是诊断可治疗的痴呆形式,并制订合适的治疗方案。如果确定患者罹患无法治疗的痴呆性脑疾病,并且诊断十分确定,应将医疗事实和预后告知家庭的一名负责成员,并协助其开展社会和支助服务。在过去,人们认为只需要告知患者本人有一种需要休息和治疗的疾病就可以了,但大多数医生(和患者)觉得这太居高临下了;当然,在当前的社会环境下,患者会直接询问自己是否患有阿尔茨海默病。对于这个问题,我们通常会回答他们可能,但需要更多的时间来确诊。一些聪明的患者坚持要知道这一情况的细节和含义,我们认为有义务根据他们的要求提供尽可能多的有用信息。

医生会帮助患者和家人处理这种病情的保证是最有价值的。应该通过与全科医生的定期联系预防危险情况发生。如果痴呆是轻微的,并且环境合适的话,患者应该在最初几年里待在家里,继续从事那些他们有能力从事的习惯性活动。他们应该免除责任,防止因不谨慎的行为而造成的伤害,例如让炉具开着火离开,开车时迷路或甚至更糟的情况发生。如果他们仍在工作,就应该执行职业退休计划。在疾病的较晚期阶段,当患者的身心都变得明显衰弱时,应该安排专业的护理设施或有监督的家庭监护。

在痴呆的晚期阶段,正如 Mitchell 所回顾的,鼻饲管喂养可能不是一个明智的选择,而使用临终关怀(*hospice*)和姑息治疗(*palliative care*)可能会起到很好的效果。

中枢性作用的胆碱能药物和谷氨酸拮抗剂在阿尔茨海默病的治疗中的价值是适度但明确的,应权衡血液测试的需要与其副作用。然而,如果这些药物治疗没有使患者行为恶化或增加幻觉,则可能会给患者及其家人带来心理上的益处;但它们不适用于疾病晚期阶段。第 38 章中讨论了这些药物的使用。

通过服用一种抗精神病药或苯二氮䓬类(*benzodiazepines*)药物可减少困扰患者的躁动、夜

姓名＿＿＿＿＿＿＿＿＿＿＿
性别＿＿＿＿＿　年龄＿＿＿
教育程度＿＿＿　测试日期＿＿＿＿
管理者＿＿＿＿＿＿＿＿

蒙特利尔认知评估基础版（MoCA-Basic）

项目	内容	得分
执行功能	1 开始 → ⚀ → 2 → ⚁ … 6、⚅ 结束；⚄、⚃、4、3、5、⚂	开始时间＿＿＿＿　(/1)

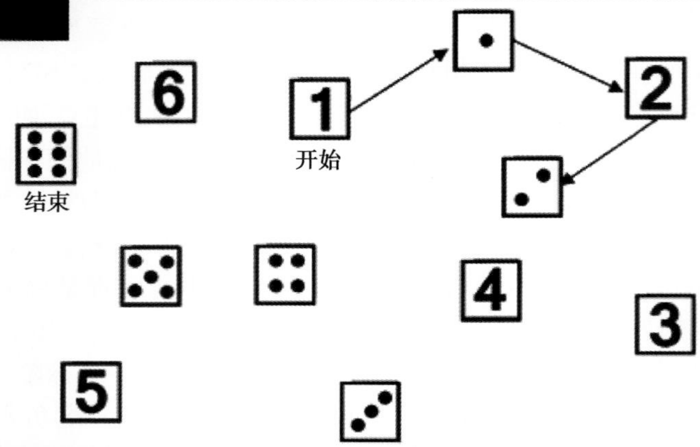

即刻记忆　即使第一次测试所有词语均能回忆，也需完成第二次测试。

	玫瑰	椅子	手	蓝色	勺子	不计分
第一次						
第二次						

流畅性　1分钟内尽可能多地说出水果的名字。　N=＿＿个

1.………… 2.………… 3.………… 4.………… 5.………… 6.…………
7.………… 8.………… 9.………… 10.………… 11.………… 12.…………
13.………… 14.………… 15.………… 16.………… 17.………… 18.…………

≥13计2分，8~12计1分，≤7计0分　(/2)

定向　[ ]时间(±2小时)　[ ]日期　[ ]月份　[ ]年份　[ ]地点　[ ]城市　(/6)

计算　用1元、5元、10元购买“13元”的物品，请说出3种付款方式。
（说出3种正确付款方式计3分，2种计2分，1种计1分，未说出计0分）
[ ] 1.………………　[ ] 2.………………　[ ] 3.………………　(/3)

抽象　这些物品属于什么类别？比如：香蕉-橘子=水果
[ ]火车-轮船　[ ]北方-南方　[ ]锣鼓-笛子　(/3)

延迟回忆　未经提示回忆正确得分（1项1分）

	玫瑰	椅子	手	蓝色	勺子
回忆时不提醒	[ ]	[ ]	[ ]	[ ]	[ ]
分类提示	[ ]	[ ]	[ ]	[ ]	[ ]
多选提示	[ ]	[ ]	[ ]	[ ]	[ ]

(/5)

视知觉　在60s内识别图像，图片见附录。

剪刀	T恤	香蕉	台灯	蜡烛
手表	杯子	叶子	钥匙	勺子

N=9~10计3分
N=6~8计2分
N=4~5计1分
N=0~3计0分　N=＿＿个　(/3)

命名　动物命名，图片见附录。　[ ]斑马　[ ]孔雀　[ ]老虎　[ ]蝴蝶　(/4)

注意　朗读圆形中的数字，图片见附录。
1 5 8 3 9 2 0 3 9 4 0 2 1 6 8 7 4 6 7 5
错误数＿＿＿个
错误数≥2个不得分　(/1)

朗读圆形和正方形中的数字，图片见附录。
3 8 5 1 3 0 2 9 2 0 4 9 7 8 6 1 5 7 6 4
1 5 8 3 9 2 0 3 9 4 0 2 1 6 8 7 4 6 7 5
错误数＿＿＿个
错误数≤2计2分
错误数=3计1分
错误数≥4计0分　(/2)
结束时间＿＿＿＿

编辑：Parunyou Julayanont博士
版权：Z.Nasreddine博士　　2014.06.04最终版

总分（＿/30）
如果教育程度<4年或者文盲则加1分
总时间：＿分＿秒

图 20-3　蒙特利尔认知评估(MoCA)。(经允许转载，版权保护 Nasreddine Z. MD. Copy available at www. mocatest. org)

间游荡和好斗。针对这些药物的随机试验和观察性研究表明，这些药物没有任何益处，而且可能会增加总体死亡率（见 Schneider 及其同事的荟萃分析），在许多情况下，却几乎没有其他的选择。专家建议用认知行为疗法解决这些问题。然而，如果经过重新定位、稳定环境变化、安慰保证，以及家庭成员和工作人员在场，仍不能减轻患者的焦虑、情绪不稳和偏执倾向，那么可能需要恰当地使用小剂量的喹硫平（quetiapine）、奥氮平（olanzapine）、利培酮（risperidone）或者氟哌啶醇（haloperidol）等。有些患者可能得益于使用诸如劳拉西泮（lorazepam）之类的短效镇静剂，而不会使精神状况恶化，但所有这些药物都必须谨慎使用，特别是有些药物可能对合并帕金森综合征和痴呆综合征的患者会有问题。

医生必须耐心体贴地回答患者家人提出的问题。常见的问题是"我应该纠正患者或与患者争论吗？"（不）。然而，对于日期、情况和预约计划的了解有助于为患者的日间活动做准备。"可以留下患者独自一人吗？""我必须一直待在那儿吗？"（取决于特定的环境和痴呆的严重程度。）"患者应该自己管理他的钱吗？"（一般不）"改变环境或旅行有帮助吗？"（一般没有；打破日常惯例通常会恶化行为和定向）"他可以开车吗？"（在大多数情况下建议最好不要开车。）"面对患者在黑夜里的恐惧和幻觉我们应该做什么？"（在监督下的药物治疗可能有帮助。）"什么时候住疗养院合适？""情况会如何恶化？家人应该期待什么，何时？"（不确定，但通常有 5~10 年的病程。）很多家庭发现阿尔茨海默病协会网站上的信息是有用的，但是需要医生的指导才能使材料适用于个人的情况。

探访护士、社会机构、居家医疗保健助手、日托护理设施和临时看护等缓解家人持续照顾患者的负担，都应该加以利用。由于痴呆症而导致的个人生活解体所带来的一些不可避免的实际问题，可以通过明智地使用授权委托书或监护权以及类似的法律工具而得到改善。

（罗本燕 译 王维治 校）

参考文献

Aggleton JP, Saunders RC: The relationships between temporal lobe and diencephalic structures implicated in anterograde amnesia. *Memory* 5:49, 1997.

Budson AE, Price BH: Memory: Clinical disorders. *Encyclopedia of Life Sciences*. London, McMillan Ltd. Nature Publishing Group, 2001, p 1.

Caplan L, Chedru F, Lhermitte F, Mayman G: Transient global amnesia and migraine. *Neurology* 31:1167, 1981.

Chapman LF, Wolff HF: The cerebral hemispheres and the highest integrative functions. *Arch Neurol* 1:357, 1959.

Chung CP, Hsu HY, Chao AC, et al: Detection of intracranial venous reflux in patients of transient global amnesia. *Neurology* 66:1873, 2006.

Cohen NJ, Squire LR: Personal learning and retention of pattern-analyzing skill in amnesia: Dissociation of knowing how and knowing that. *Science* 210:207, 1980.

Crum RM, Anthony JC, Bassett SS, Folstein MF: Population-based norms for the Mini-Mental State Examination by age and educational level. *JAMA* 269:2386, 1993.

Danet L, Barbeau EJ, Eustache P, et al: Thalamic amnesia after infarct. *Neurology* 85:2107, 2015.

Eysenck HJ: Revolution in the theory and measurement of intelligence. *Eval Psicol* 1:99, 1985.

Fisher CM: Transient global amnesia: Precipitating activities and other observations. *Arch Neurol* 39:605, 1982.

Fisher CM, Adams RD: Transient global amnesia. *Acta Neurol Scand* 40(Suppl 9):1, 1964.

Folstein MF, Folstein SE, McHugh PR: "Mini-mental status": A practical method for grading the cognitive state of patients for the clinician. *J Psychiatr Res* 12:189, 1975.

Gadian DG, Aicardi J, Watkins KE, et al: Developmental amnesia associated with early hypoxic-ischaemic injury. *Brain* 123:499, 2000.

Gardner H: *Multiple Intelligences: The Theory in Practice*. New York, Basic Books, 1993.

Goldman-Rakic PS: Working memory and the mind. *Sci Am* 267:110, 1992.

Goldstein K: *The Organism: A Holistic Approach to Biology*. New York, American Book Company, 1939, pp 35–61.

Graff-Radford NR, Tranel D, van Hoesen GW, Brandt JP: Diencephalic amnesia. *Brain* 113:1, 1990.

Haas DC, Ross GS: Transient global amnesia triggered by mild head trauma. *Brain* 109:251, 1986.

Herrnstein RJ, Murray C: *The Bell Curve: Intelligence and Class Structure in American Life*. New York, Free Press, 1994.

Hinge HH, Jensen TS, Kjaer M, et al: The prognosis of transient global amnesia. *Arch Neurol* 43:673, 1986.

Hodges JR, Ward CD: Observations during transient global amnesia: A behavioral and neuropsychological study of five cases. *Brain* 112:595, 1989.

Hodges JR, Warlow CP: The aetiology of transient global amnesia: A case-control study of 114 cases with prospective follow-up. *Brain* 113:639, 1990.

Kandel ER: Cellular mechanisms of learning and the biological basis of individuality. In: Kandel ER, Schwartz JH, Jessel TM (eds): *Principles of Neural Science*, 4th ed. New York, McGraw-Hill, 2000, pp 1247–1279.

Kopelman MD: Disorders of memory. *Brain* 125:2152, 2002.

Lashley KS: *Brain Mechanisms and Intelligence*. Chicago, University of Chicago Press, 1929.

Luria AR: The Working Brain. London. Penguin Books Ltd. 1973.

Mackintosh NJ: *IQ and Human Intelligence*. Oxford, Oxford University Press, 1998.

Maguire EA: Neuroimaging, memory and the human hippocampus. *Rev Neurol* 157:791, 2001.

Maguire EA, Frackowiak RSJ, Frith CD: Recalling routes around London: Activation of the right hippocampus in taxi drivers. *J Neurosci* 17:7013, 1997.

Mayeux R, Foster NL, Rossor MN, Whitehouse PJ: The clinical evaluation of patients with dementia. In: Whitehouse PJ (ed): *Dementia*. Philadelphia, Davis, 1993, pp 92–129.

Mayeux R, Stern Y: Subcortical dementia. *Arch Neurol* 44:129, 1987.

McClearn GE, Johansson B, Berg S, et al: Substantial genetic influence on cognitive abilities in twins 80 or more years old. *Science* 276:1560, 1997.

McHugh PR: The basal ganglia: The region, the integration of its symptoms and implications for psychiatry and neurology. In: Franks AJ, Ironside JW, Mindham RHS, et al (eds): *Function and Dysfunction in the Basal Ganglia*. New York, Manchester Press, 1990, pp 259–268.

McHugh PR, Folstein MF: Psychiatric syndromes of Huntington's chorea: A clinical and phenomenologic study. In: Benson DF, Blumer D (eds): *Psychiatric Aspects of Neurologic Disease*. New York, Grune & Stratton, 1975, pp 267–286.

Miller JW, Peterson RC, Metter EJ, et al: Transient global amnesia: Clinical characteristics and prognosis. *Neurology* 37:733, 1987.

Miller JW, Yanagihara T, Peterson RC, Klass DW: Transient global amnesia and epilepsy. *Arch Neurol* 44:629, 1987.

Mishkin M: A memory system in the monkey. *Philos Trans R Soc Lond B Biol Sci* 298:85, 1982.

Mishkin M, Delacour J: An analysis of short-term visual memory in the monkey. *J Exp Psychol Anim Behav Proc* 1:326, 1975.

Mitchell SL: Advanced dementia. *N Engl J Med* 372:2533, 2015.

Mitchell SL, Teno JM, Kisly DK, et al: The clinical course of advanced dementia. *New Engl J Med* 361:1529, 2009.

Morris JC: Frontotemporal dementias. In: Clark CM, Trojanowski JQ (eds): *Neurodegenerative Dementias*. New York, McGraw-Hill, 2000, pp 279–290.

Palmini AL, Gloor P, Jones-Gotman M: Pure amnestic seizures in temporal lobe epilepsy. *Brain* 115:749, 1992.

Peer M, Nitzan M, Goldberg I, et al: Reversible functional connectivity disturbances during transient global amnesia. *Ann Neurol* 75:634, 2014.

Petersen RC: Clinical practice. Mild cognitive impairment. *N Engl J Med* 364:2227, 2011.

Phillips S, Sangelang V, Sterns G: Basal forebrain infarction. *Arch Neurol* 44:1134, 1987.

Piaget J: *The Psychology of Intelligence*. London, Routledge & Kegan Paul, 1950.

Piercy M: Neurological aspects of intelligence. In: Vinken PJ, Bruyn GW (eds): *Handbook of Clinical Neurology*. Vol 3: Disorders of Higher Nervous Activity. Amsterdam, North-Holland, 1969, pp 296–315.

Pillon B, DuBois B, Ploska A, Agid Y: Severity and specificity of cognitive impairment in Alzheimer's, Huntington's, and Parkinson's diseases and progressive supranuclear palsy. *Neurology* 41:634, 1991.

Ribot TH: *Diseases of Memory: An Essay in Positive Psychology*. New York, Appleton, 1882.

Rowan AJ, Protass LM: Transient global amnesia: Clinical and electroencephalographic findings in 10 cases. *Neurology* 29:869, 1979.

Sander D, Winbeck K, Eigen T, et al: Disturbance of venous flow patterns in patients with transient global amnesia. *Lancet* 356:1982, 2000.

Schacter DL: *Searching for Memory*. New York, Basic Books, 1996.

Schneider LS, Dagerman KS, Insel P. Risk of death with atypical antipsychotic drug treatment for dementia: Meta-analysis of randomized placebo-controlled trials. *JAMA* 294:1934, 2005.

Schreiber SJ, Doepp F, Klingebiel R, Valdueza JM: Internal jugular vein valve incompetence and intracranial venous anatomy in transient global amnesia. *J Neurol Neurosurg Psychiatry* 76:509, 2005.

Sedlaczek O, Hirsch JG, Grips G, et al: Detection of delayed focal MR changes in the lateral hippocampus in transient global amnesia. *Neurology* 62:2165, 2004.

Seeley WW, Matthews BR, Crawford RK, et al: Unravelling Boléro: Progressive aphasia, transmodal creativity and the right posterior neocortex. *Brain* 131:39, 2008.

Shields J: Heredity and psychological abnormality. In: Eysenck HJ (ed): *Handbook of Abnormal Psychology*, 2nd ed. London, Pitman, 1973, pp 173–192.

Shields J: *Monozygotic Twins Brought Up Apart and Brought Up Together: An Investigation Into the Genetic and Environmental Causes of Variation in Personality*. Oxford, Oxford University Press, 1962.

Slater E, Cowie V: *The Genetics of Mental Disorders*. Oxford, Oxford University Press, 1971, pp 196–200.

Spearman CE: *The Abilities of Man*. London, Macmillan, 1927.

Stillhard G, Landis T, Schiess R, et al: Bitemporal hypoperfusion in transient global amnesia: 99m-Tc-HM-PAO SPECT and neuropsychological findings during and after an attack. *J Neurol Neurosurg Psychiatry* 53:339, 1990.

Strupp M, Ning R, Hua R, et al: Diffusion-weighted MRI in transient global amnesia: Elevated signal intensity in the left mesial temporal lobe in 7 of 10 patients. *Ann Neurol* 43:164, 1998.

Suthana N, Haneef Z, Stern J, et al: Memory enhancement and deep-brain stimulation of the entorhinal area. *New Engl J Med* 366:502, 2012.

Terman LM, Ogden MH: *The Gifted Group at Mid-life: Genetic Studies of Genius*. Vol IV. Stanford, CA, Stanford University Press, 1959.

Thompson PM, Cannon TD, Narr KL, et al: Genetic influences on brain structure. *Nat Neurosci* 4:1253, 2001.

Thurstone LL: *The Vectors of the Mind*. Chicago, University of Chicago Press, 1953.

Tierney MC, Snow WG, Reid DW, et al: Psychometric differentiation of dementia. *Arch Neurol* 44:720, 1987.

Tomlinson BE, Blessed G, Roth M: Observations on the brains of demented old people. *J Neurol Sci* 11:205, 1970.

Tosi L, Righetti CA: Transient global amnesia and migraine in young people. *Clin Neurol Neurosurg* 99:63, 1997.

Tulving E: Episodic memory: From mind to brain. *Annu Rev Psychol* 53:1, 2002.

Victor M, Adams RD, Collins GH: *The Wernicke-Korsakoff Syndrome*, 2nd ed. Philadelphia, Davis, 1989.

Victor M, Agamanolis D: Amnesia due to lesions confined to the hippocampus: a clinical-pathologic study. *J Cogn Neurosci* 2:246, 1990.

Wechsler D: *The Measurement of Adult Intelligence*, 3rd ed. Baltimore, Williams & Wilkins, 1944.

Willerman L: *The Psychology of Individual and Group Differences*. San Francisco, Freeman, 1978, pp 106–129.

Witelson SF, Kigar DL, Harvey T: The exceptional brain of Albert Einstein. *Lancet* 353:219, 1999.

Zeki S: Artistic creativity and the brain. *Science* 293:51, 2001.

Zola-Morgan S, Squire LR, Amaral DG: Lesions of the amygdala that spare adjacent cortical regions do not impair memory or exacerbate the impairment following lesions of the hippocampal formation. *J Neurosci* 9:1922, 1989.

Zola-Morgan S, Squire LR, Amaral DG: Lesions of perirhinal and parahippocampal cortex that spare the amygdala and hippocampal formation produce severe memory impairment. *J Neurosci* 9:4355, 1989.

Zola-Morgan S, Squire LR, Amaral DG: Lesions of the hippocampal formation but not lesions of the fornix or the mammillary nuclei produce long-lasting memory impairment in monkeys. *J Neurosci* 9:898, 1989.

第21章

大脑特定部位病变所致的神经功能紊乱

长期以来关于大脑功能的争论,无论是在大脑中广泛分布的,各部分大致相等的功能,还是局限于某些脑叶或脑区的功能,对于大多数神经科医生都得到了满意的解决。临床医生已经毫无疑问地证明,特定的功能是被分配到某些皮质区域的。例如,前中央回和后中央回分别控制运动和感觉活动,枕叶纹状区控制视觉感知,颞上回控制听觉感知等。然而,除了这些显著的相关性之外,在第19章和20章中所描述的大多数行为和心理活动的皮质定位中,明显地缺乏精确性。特别是,在诸如注意力、警觉性、领悟力,以及领悟、分析和综合思维等高级皮质功能中,没有一种功能具有精确的和可预测的解剖结构;或者,更准确地说,它们所依赖的神经系统广泛地分布在几个区域。

你可以探究大脑定位(*cerebral localization*)的确切含义。它是否指的是大脑皮质中一组局限的神经元的生理功能,临床表现为当这些神经元被破坏时,该功能的丧失?这是神经病学家将功能分配给大脑皮质特定区域的方式。然而,我们已知皮质之间存在着丰富的连接,必须假设上述观点只代表部分情况。大多数思考这一课题的人认为,大脑功能的组织是基于大脑几个区域内紧密相连的传入和传出神经元的离散网络。这些系统必须由区域和更广泛的纤维系统连接起来。这一点在对复杂的认知特性(如智力)的解剖讨论中尤为明显,如第20章所述。因此,许多基本的功能被固定在一个皮质区域,那里的损伤会导致特定能力的丧失。但是,从生理学研究,诸如功能成像和电磁刺激中可以明显看出,广泛分布的网络正在发挥作用,尽管如此,它仍然包括可以消融和消除有问题的功能区域。

大脑定位的这些方面,在Wernicke、Déjerine和Liepmann的著作中得到了清晰的阐述,并由Luria(1966和1969)和俄罗斯学派的生理学和心理学家做了阐述,并由Geschwind(1965)进行了扩展。与互联网的模式一致,他们认为功能并不是大脑特定的、高度专门化区域的直接属性,而是一种复杂的、广泛分布的活动的产物,通过这种活动,感觉刺激在神经系统不同水平进行分析和整合,然后通过一个临时获得的连接系统将其结合起来,形成一个工作组合体,以适应于完成一项特定的任务。在某种程度上,这一模型已经被功能成像研究证实,研究显示,在几乎所有人类行为的过程中,几个皮质区的代谢活动都有所增加,包括意志运动行为、语言任务,以及那些与感知和领悟感觉体验相吻合的行为。在这样的功能系统中,起点和终点(任务和效果)保持不变,但是中间环节(给定任务的执行手段)可以在很大的范围内进行修改,并且在连续两次执行时不会完全相同。因此,当口头指令要求做某一动作时,主侧颞叶必须接收信息并将其传输到前运动区。或者,它可能是由个人的意念引发的,在这种情况下,第一个可测量的大脑活动("准备电位")发生在前运动皮质之前。运动皮质也始终处于本体感觉、视觉、锥体外系和前庭系统的动态控制之下。因此,影响行动中几个要素之一的病变都可能导致技能的丧失。

另一个关于大脑功能的理论方案是识别出整体结构相似的皮质,并将大脑的覆盖分为三个纵向定向的区域,即保罗·麦克林(Paul MacLean)提出的三位一体的大脑。中枢自主神经系统(古皮质和下丘脑)提供所有的内部功能机制,伯纳德(Bernard)和坎农(Cannon)的内环境(*milieu intérieur*)。外层区域,包括感觉运动皮质和联合皮质及其投射,提供了感知外部世界并与之相互作用的机制,以及两者之间的一个区域(边缘-边缘旁系皮质),这提供了使有机体适应外部环境需要的桥梁。这个表面上的中枢神经系统功能的隐喻概念,首先由Broca提出,由 Yakovlev 阐述，最近被 Benson 和 Mesulam（1998）采用。

这样的模式在很大程度上保留了功能相似区域之间的细胞结构相似性［即下文讨论的布罗德曼（Brodmann）方案］，同时也尊重 Flechsig 提出的连接通路的脑成熟（髓鞘形成）的顺序（图 27-3）。通过这种方式，定位可以被看作是在发育过程成熟结构的遗传模式，以及突触形成的产物，而突触形成使复杂的回路在终身学习和体验中得到发展。

值得指出的是，这些适用于所有精神活动的大脑功能的拓展概念，不仅与历史上所有大脑区域具有功能对等的概念相矛盾，也与最近发展起来的假定任何特定活动都具有严格定位的概念相违背。

从这些评论中，我们可以得出结论，将大脑再分为额叶、颞叶、顶叶和枕叶，在分界标志和大脑功能方面都有些抽象。其中一些描述是在我们对大脑功能的初步认识之前很久就已经做出的。甚至当神经组织学家开始划分新皮质时，他们发现，它们的区域并没有整齐地落在由脑沟和裂缝围成的区域内。因此，当使用额（frontal）、顶（parietal）、颞（temporal）和枕（occipital）这些术语时，主要是为临床医生提供熟悉和可管理的定位解剖标志（图 21-1）。

目前研究大脑皮质活动的方法是通过功能成像技术（functional imaging techniques）［正电子发射计算机断层扫描（PET）和功能性磁共振成像（fMRI）］。毫无例外的是，一系列的区域，即前面描述的各种各样的“网络”被激活，以执行一些看似简单的任务，例如回忆一个名字，想象或识别一个物体，或执行一项被指令的任务。大脑皮质的多个区域受到了干扰，这一事实似乎与损伤神经学的经典观点相悖，但如前所述，这种差异是认识论的一种，即正常功能并不等同于局部病灶暴露的异常功能。大脑损伤仅仅暴露了损害导致该特定功能的最大损失的部位，但并不能揭示对该功能的完全正常运作至关重要的更广泛的区域。成像研究同样表明，大脑皮质的某些区域是完全执行特定的行为所必需的，但它们并不足以完成这些行为。

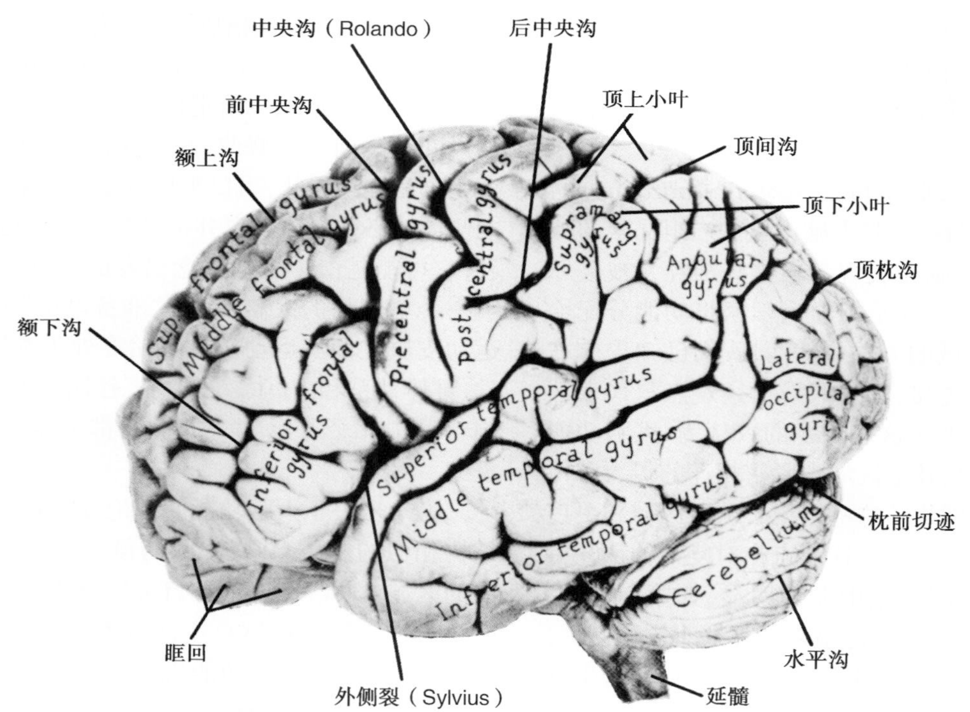

图 21-1　人类脑部外侧面图片（经允许，复制自 Carpenter MB，Sutin J：*Human Neuroanatomy*，8th ed. Baltimore，Williams & Wilkins，1982.）

皮质功能的一般解剖和生理学基础

与这个主题相关的是一些形态学和生理学的观察。按照严格的组织学界线，布罗德曼（Brodmann）将大脑皮质分为 47 个不同的区域（图 21-2），而冯·伊科诺莫（von Economo）识别出的区域是这一数字的 2 倍以上。尽管这种分区方式受到了 Bailey 和 von Bonin 的严厉批评（Brodmann 建立他的系统所依据的数据从未发表过），它仍然被生理学家和临床医生使用，他们发现 Brodmann 区确实近似于大脑皮质的某些功能区（图 21-3）。此外，由于与皮质的其他区域以及丘脑核和其他较下位中心的连接，皮质的各个部分也有所不同。因此，我们必须把皮质看作是由许多解剖系统组成的异质阵列，每个系统都有高度组织化的皮质间的和间脑的连接。

大脑皮质的绝对大小非常引人注目。展开之后，它的表面面积约为 4 000cm^2，大约是一整张新闻纸（左右页）的大小。大脑皮质包含数十亿个神经元（估计 100 亿到 300 亿个）和 5 倍于此数量的支持性神经胶质细胞。细胞间的突触连接数以万亿计。由于神经细胞看起来相似，而且可能功能相似，人类智力、知识储存和行为的显著多样性必然依赖于神经元相互连接中几乎无限变化的潜能。

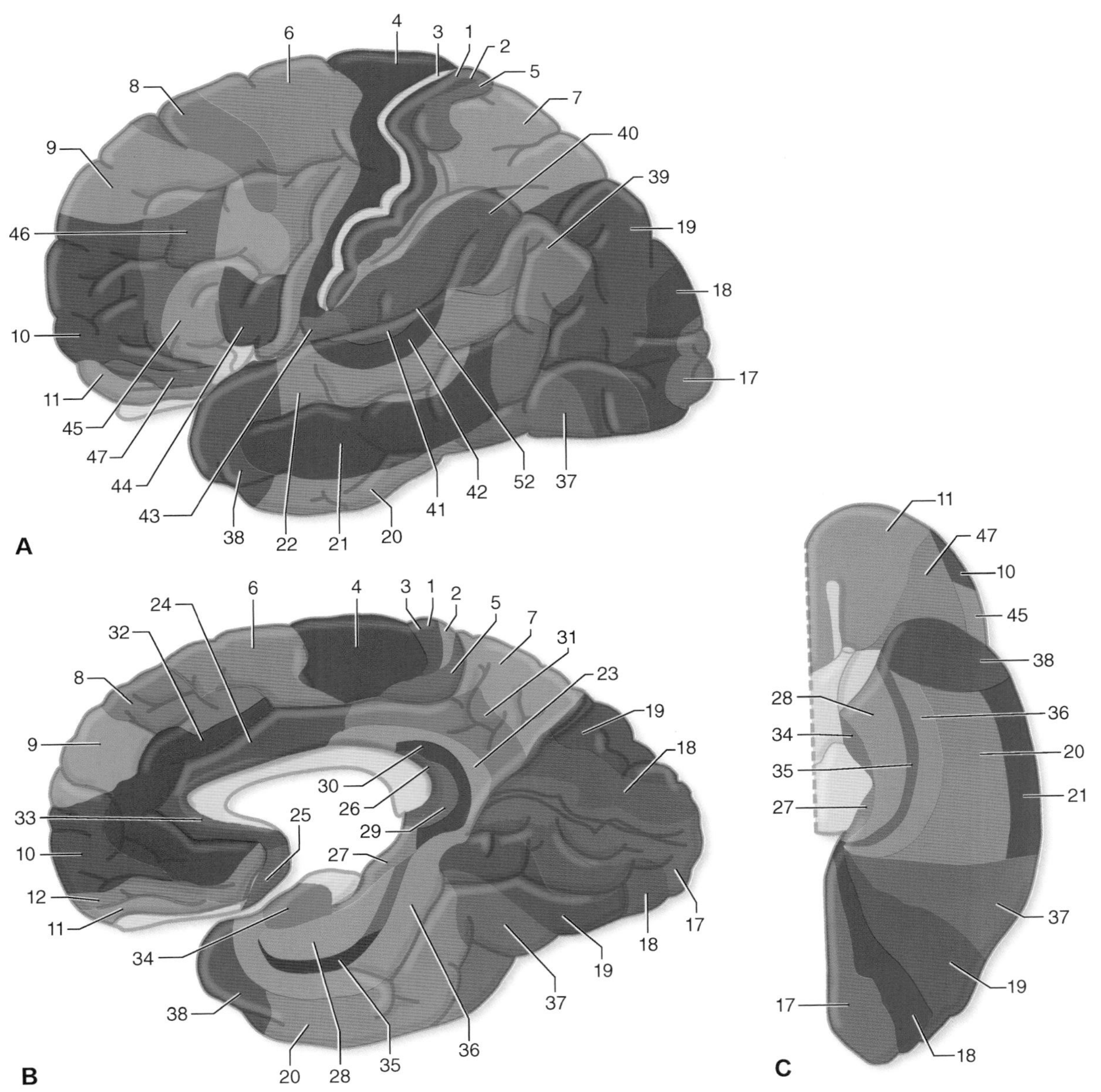

图 21-2　根据 Brodmann 的人类大脑皮质的细胞结构分区。A. 外侧面，B. 内侧面，C. 下面。皮质的功能区如图 21-3 所示

人类大脑皮质的大部分是最近进化而来的，因此有了新皮质(*neocortex*)这一术语。因其有一致的胚胎发育和形态，也被 Vogt 称为同形皮质(*isocortex*)。后者的特征将新大脑皮质与较老的、不那么统一的旧皮质(*allocortex*)(其他皮质)区分开来，后者主要包括海马结构和嗅觉皮质。关于新皮质的精细的组织学，可以区分出六(薄)层，从软脑膜表面到下面的白质，依次为分子层(或丛状层)、外颗粒层、外锥体层、内颗粒层、神经节层(或内锥体层)，以及多形层(或梭形层)等(如图 21-4 所示)。两种细胞类型，相对较大的锥体细胞，以及较小的、数量众多的圆形(颗粒)细胞在新皮质中占主导地位，其分层的变化在很大程度上取决于这些神经元类型的大小和密度的变化。

大脑皮质图的绘制者描述了皮质分层的许多变化，但认识到新皮质主要有两种主要类型：①同型皮质(*homotypical cortex*)，其中的六层排列很容易被识别；②异型皮质(*heterotypical cortex*)，其中的各层不太清楚。联合皮质(association cortex)大部分区域(表面的 75%)，没有明显地参与主要的运动或感觉功能，通常是后一种类型。同型区以颗粒神经元或无颗粒神经元为特征。前中央回皮质(Brodmann 4 区和 6 区，主要是运动区)主要是以锥体细胞而不是颗粒细胞为主，特别在第Ⅴ层[因此有无颗粒的(*agranular*)一词]。无颗粒皮质的突出特征是高密度的大锥体神经元。相比之下，初级感觉皮质、后中央回(3 区，1 区，2 区)，距状裂两岸(17 区)，以及 Heschl 颞横回(41 区和 42 区)等，其第Ⅱ和第Ⅳ层高度发育以接受传入冲动，由于颗粒细胞占明显优势，被称为颗粒皮质(*granular cortex*)，其中大多数是小神经元(图 21-5)。

除了这些形态上的区别，新皮质的内在结构遵循着洛伦特·德·诺(Lorente de Nó)阐明的模式。他描述了神经元的垂直链排列成圆柱形模块或柱状，每个包含 100~300 个神经元，在皮质层之间紧密相连，水平方向连接程度较低。图 21-4 和图 21-5 说明了这些神经元系统的基本垂直的(柱状)组织结构。各种感觉刺激激活传入神经纤维后主要终止于第Ⅱ层及第Ⅳ层。神经冲动随后由联络神经元(internuncial neurons)(中间神经元)传递至邻近的浅层和深层，然后传递至第Ⅴ层适当的传出神经元。第Ⅲ层(联合传出)的神经元将轴突送到同侧和对侧半球其他部分的联合皮质。第Ⅴ层(投射传出)的神经元将轴突送到皮质下结构和脊髓。第Ⅵ层的神经

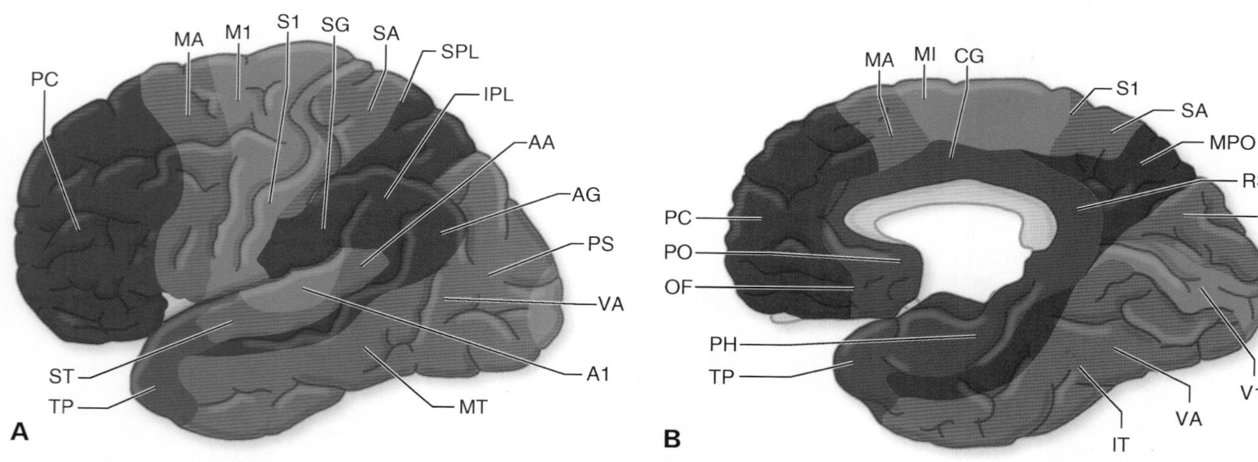

图 21-3　A 和 B，大脑皮质外侧面(A)和内侧面(B)功能区的大致分布。缩略语：A1，初级听觉皮质(primary auditory cortex)；AA，听觉联合皮质(auditory association cortex)；AG，角回(angular gyrus；CG)；CG，扣带回皮质(cingulate cortex)；IPL，顶下小叶(inferior parietal lobule)；IT，颞下回(inferior temporal gyrus)；M1，初级运动区(primary motor area)；MA，运动联合皮质(motor association cortex)；MPO，内侧顶枕区(medial parietooccipital area)；MT，颞中回(middle temporal gyrus)；OF，眶额区(orbitofrontal region)；PC，前额皮质(prefrontal cortex)；PH，海马旁区(parahippocampal region)；PO，嗅旁区(parolfactory area)；PS，纹状周围皮质(peristriate cortex)；RS，后扣带回(retrosplenial area)；S1，初级躯体感觉区(primary somatosensory area)；SA，躯体感觉联合皮质(somatosensory association cortex)；SG，缘上回(supramarginal gyrus)；SPL，顶上小叶(superior parietal lobule)；ST，颞上回(superior temporal gyrus)；TP，颞极皮质(temporopolar cortex)；V1，初级视觉皮质(primary visual cortex)；VA，视觉联合皮质(visual association cortex)(由 M-M Mesulam 许可重新绘制。)

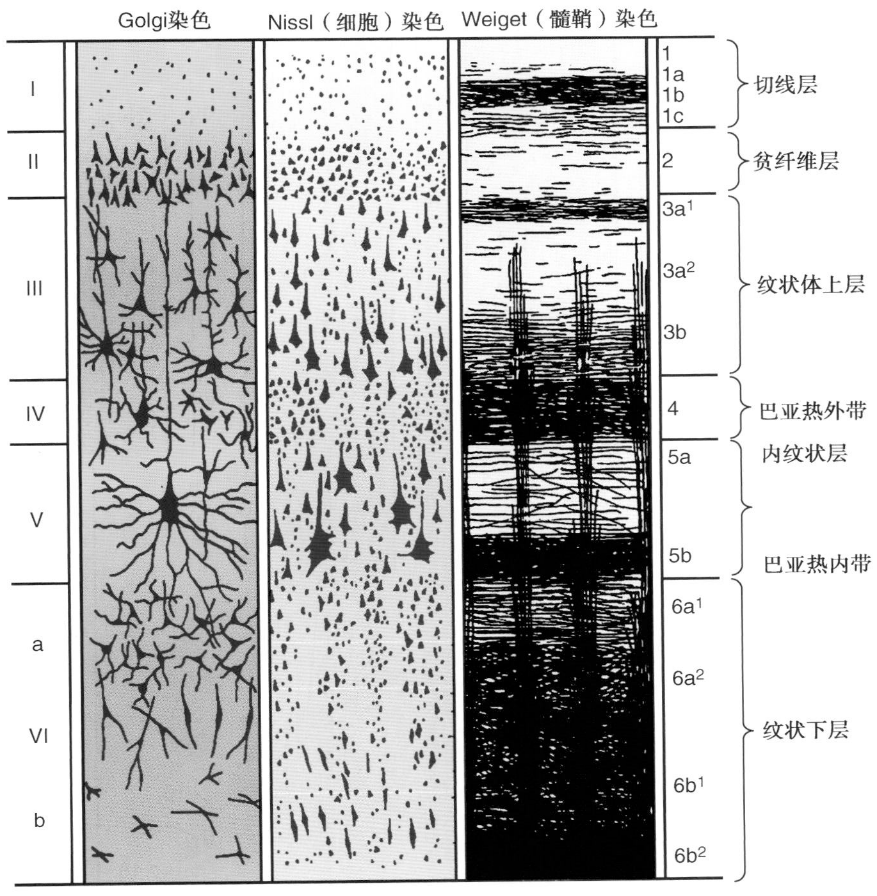

图 21-4　大脑皮质的基本细胞结构，改编自 Brodmann。左侧标示 6 个基本细胞层，右侧是纤维层（见正文）

元主要投射到丘脑。在猕猴的大脑中，第Ⅴ层的每个锥体神经元都有约 60 000 个突触，每个传入轴突可能与多达 5 000 个神经元的树突形成突触；这些数字反映了大脑皮质连接的丰富和复杂程度。这些柱状神经元集合，在感觉和运动方面，都是作为皮质的基本工作单位发挥作用。

鉴于大脑的某些区域负责特殊的知觉、运动、感觉、记忆和语言活动，每个区域的解剖学和心理物理机制的潜在复杂性才刚刚开始被设想。与视觉和形态识别相关的外侧膝状体 - 枕叶组织结构，源于 Hubel 和 Wiesel 的研究，可以作为一个例子。在枕叶的极区，第 17 区有离散的、高度专门化的神经元群，每一种神经元群都在第Ⅳ层的小面积区被激活，应答通过外侧膝状体特殊细胞传输的光斑或光线；其他的相邻皮质神经元群对颜色的感知是必不可少的。位于视觉、听觉和躯体感觉的主要单模态接受区之间的是称为多模（*heteromodal*）皮质的整合区。在这里，神经元对一种以上的感觉形态做出反应，或者对一种感觉有反应的神经元穿插着对另一种感觉有反应的神经元。

皮质与皮质下结构的整合（*integration of cortical with subcortical structures*）反映在随意的和指令性动作中。例如，手部的一个简单动作需要激活前运动皮质［也称为辅助运动皮质（*accessory motor cortex*）］，它投射到纹状体和小脑，在直接和间接的皮质脊髓束通路之前，经由一个复杂的丘脑环路再返回到皮质运动区，可以激活脊髓运动神经元的某些组合，如第 3 章和第 4 章所述。

大脑的区域间连接（*interregional connections*）是维持所有自然感觉运动功能所必需的；此外，如上所述，它们的破坏解除了抑制或“释放”了其他区域。Denny-Brown 把后者称为皮质取向（cortical tropisms）。因此，前运动区的破坏，前中央区和顶叶保持完整，导致感觉运动自动性释放，诸如摸索、抓握和吮吸等。顶叶损伤导致对接触性刺激的复杂回避动作。颞部损伤会导致对每个观察对象的视觉激活反应及其口部探索，以及边缘叶情绪和性机制变得过度活跃。

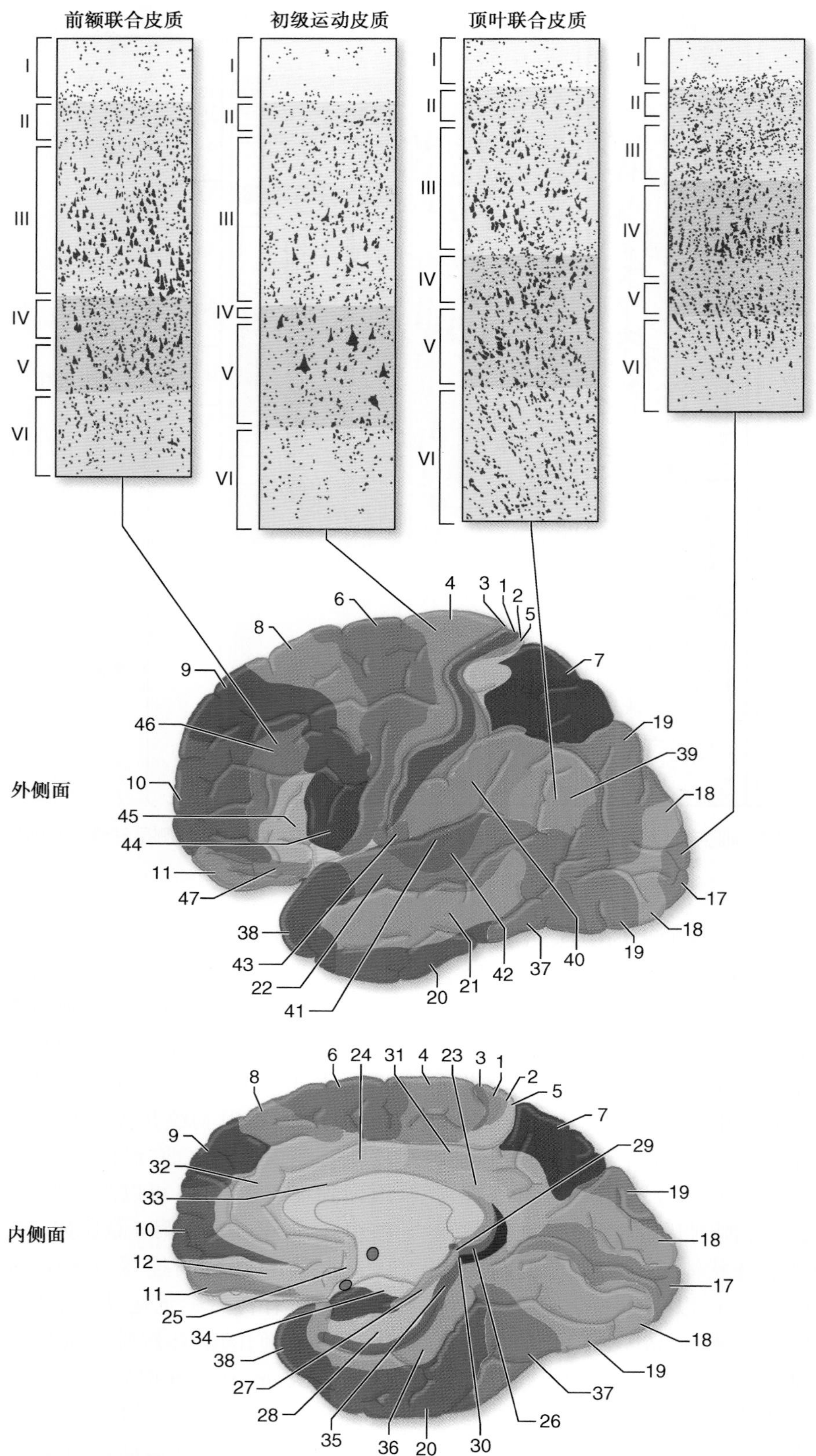

图 21-5 大脑皮质的 4 种基本类型及其在大脑中的分布。初级运动皮质中有大量的小神经元，因此，在历史上它被称为“粒状性”。相比之下，初级运动皮质的小神经元相对较少，被称为“无颗粒性”（获得许可复制，引自 Kandel ER，Schwartz JH，Jessel TM：Principles of Neural Science，4th ed. New York，McGraw-Hill，2000.）

另一组被称为失连接综合征（*disconnection syndrome*）的紊乱，不仅依赖于某些皮质区域的参与，而且更特异地取决于大脑半球间和半球内纤维束的中断。广泛的白质病变实际上可能隔离某些皮质区，并导致一种相当于破坏覆盖的皮质区的功能状态。图 21-6 示意了其中的一些失连接，通常影响的纤维系统包括胼胝体、前连合、颞额钩状束、枕顶束和颞顶束等。一个实例是外侧裂周围语言区与大脑皮质的其余部分分离，如发生在主要大脑动脉分水岭区的缺氧 - 缺血性梗死（见下文"失连接综合征"）。

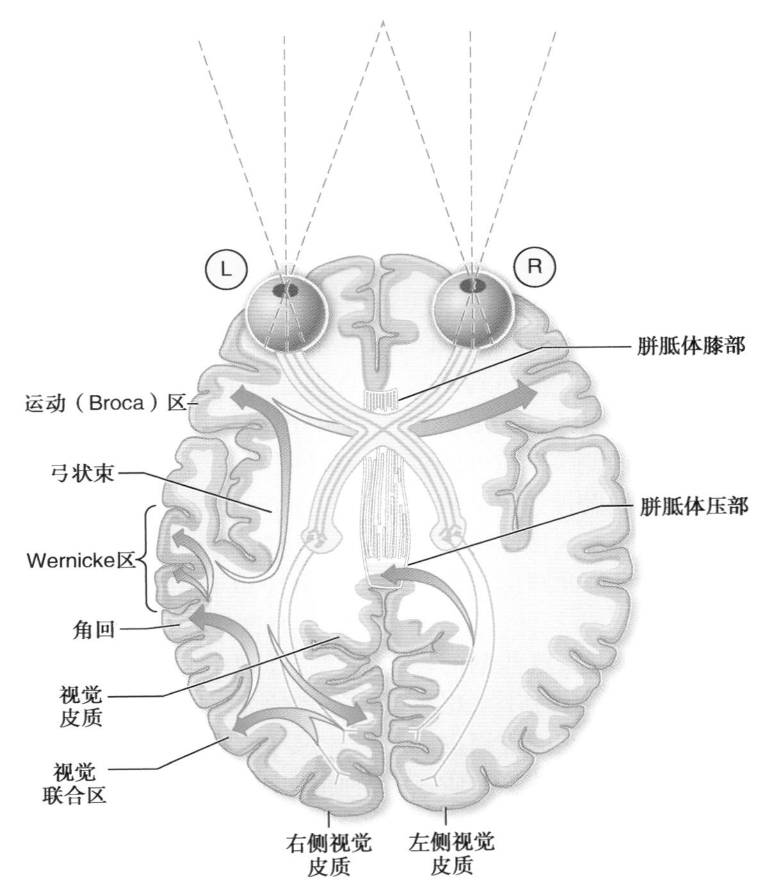

图 21-6　涉及命名一个看到的物体和阅读的连接。视觉模式是从视觉皮质和视觉联合区传递至角回，角回激发 Wernicke 区的听觉模式。听觉模式通过弓状束传递到 Broca 区，在那里发音形式被激发，并传递到运动皮质相邻的颜面区。左侧视觉皮质和胼胝体压部（或介于中间的白质）受到破坏时，右侧视觉皮质感知到的单词不能跨越到语言区，患者无法阅读

额叶病变引起的综合征

解剖和生理学基础

额叶位于中央沟或罗兰多沟的前面和外侧裂之上（图 21-1）。人类额叶（占大脑的 30%）比其他任何灵长类都大（猕猴的额叶占 9%）。几个神经元系统都位于这里，它们辅助不同的功能。Brodmann 4 区、6 区、8 区和 44 区专门涉及运动活动。初级运动皮质（*primary motor cortex*），即第 4 区，与后中央回前部的躯体感觉神经元以及其他顶叶区、丘脑和红核，以及脑干的网状结构直接相连。辅助运动皮质，即大脑第 6 区的一部分，它分享了大部分的这些连接。正如前面几章所指出的，所有的运动活动都需要感觉的指引，而这来自躯体感觉皮质、视觉皮质和听觉皮质，也经由丘脑腹侧核来自小脑。

第 8 区与眼球和头部向对侧转动有关。优势半球的第 44 区（Broca 区）和第 4 区的邻近皮质是运动言语中枢，以及口唇、舌、喉、咽的相关功能。左侧的病变引起一种特殊的发音和语言综合征，而这些区域的双侧病变会导致清晰发音、发声和吞咽麻

痹。眶内侧回和扣带回前部以及岛回是边缘系统的额叶的组成部分，参与控制呼吸、血压、蠕动，以及其他自主神经功能。额叶的最前部（9~12 区和 45~47 区），有时被称为额前区（*prefrontal areas*），在人类得到了极好的进化，但其功能还没有精确确定。严格地说，它们不是运动皮质的一部分，因为电刺激不会引起可观察到的运动（前额叶皮质被认为是不可兴奋的）。然而，这些区域参与了计划行动的启动和对包括情绪表达在内的所有心理活动的执行控制。

额叶无颗粒皮质（第 4 区和第 6 区），更具体地说，前中央回和后中央回第Ⅴ层的锥体细胞提供了形成锥体束或皮质脊髓束的大部分大脑传出运动系统（见图 3-2 和图 3-3）。来自这些区域的另一个巨大的投射是额桥小脑束（frontopontocerebellar tract）。此外，还有几个平行的纤维系统从额叶皮质到尾状核和壳核、丘脑底核和红核、脑干网状结构、黑质和下橄榄核，以及丘脑腹外侧核、背内侧核和背外侧核等。第 8 区和第 6 区与眼球和其他脑神经运动核连接，并通过胼胝体与对侧半球的同一区域相连。额枕束连接额叶与枕叶，而钩状束将额叶眶部与颞叶相连接。

额叶颗粒皮质有丰富的连接系统，既与脑的较低水平核团（丘脑的内侧核、腹侧核和丘脑枕），也与大脑皮质的几乎所有其他部分，包括它的边缘皮质和旁边缘皮质连接。额叶的边缘连接，在脑皮质区中是独一无二的，因为对眶额皮质和扣带回的电刺激对呼吸、循环和其他自主神经功能有显著影响。额叶皮质的这些部分还接受来自边缘系统其他部分的主要传入投射［帕佩兹回路（Papez circuit），即海马记忆回路——译者注］，可能是为了调节对感觉体验的情绪反应；它们依次投射到边缘皮质及旁边缘皮质的其他部分（海马体、海马旁回、颞叶的前极），杏仁核，以及中脑网状结构等。第 24 章更详细地描述这些额叶 - 边缘系统连接。

大多数关于额叶功能的流行观点都被过度简化了。额叶被认为是控制人格、性格、动机和我们独特的抽象思维、内省和计划能力的机制所在。这些品质和特征本身并不容易定义和研究，当然也不适合离散的定位。大多数都太过于微妙，以至于无法隔离，甚至无法准确测量。除了更多地作用于运动、运动语言和某些与冲动（意向）相关的行为的额叶后部机制外，神经学家认识到额叶疾病的其他特征更为深奥。

额叶的血液供应，内侧面主要由大脑前动脉，凸面和深部区域由大脑中动脉的上部（中央）分支，下面的深部白质是由一系列小的穿通动脉供血，这些小动脉被称为豆纹动脉，它们直接起源于大脑中动脉的起始部（主干），详见第 33 章。

额叶病变的临床表现

为了描述起见，额叶病变的临床效应可分为以下几类：①与前中央回运动皮质有关的运动异常；②与优势侧额叶相关的口语和语言障碍，这在下一章描述；③尿便失禁；④以目标为导向的持续精神活动能力，以及从一种思路或行动转向另一种思路或行动的能力受损，也就是说，注意的各个方面表现为不坚持和持续重复的行为；⑤运动不能以及缺乏主动性和自发性（冷漠和意志缺失）；⑥人格改变，特别是情绪和自我控制（行为的去抑制）；⑦一种已证明难以描述特征的步态异常（另见第 6 章，步态障碍）。

就行为和额叶而言，脑的前半部在一般意义上负责计划、启动、监控和执行所有的大脑活动。这被 Luria（1966 和 1973）恰当地概括为“目标 - 导向行为”。在这样一个方案中，还必须有抑制机制来控制或调节行为。因此，除了运动、语言和自主运动的明显异常外，额叶损伤还会导致驱动力的丧失、连续计划性受损、不能维持事件的连续关系，以及容易从一种精神活动向另一种精神活动转换。这些表现伴随吮吸、抓握、摸索反射和其他的强制行为等。在情感方面，额叶损伤可能导致快感缺乏（anhedonia）（缺乏快乐）、冷漠、自控能力丧失、不受约束的社会行为，以及欣快感等，如下文所述。

运动异常

随意运动涉及整个运动皮质或至少它的大部分，而在额叶损伤的各种影响中，运动异常最为人所知。对运动皮质的电刺激会引起身体对侧相应肌群的收缩；局灶性发作活动也有类似的效应。刺激 Brodmann 4 区产生离散的肌群的运动，或者如刺激足够精细的话，产生单个肌肉的运动。刺激 6 区、前运动皮质和辅助运动皮质诱发更大的协调运动组合。

额叶后部的病变导致对侧面部、手臂和腿的痉挛性瘫痪。来自额叶的运动冲动直接经皮质脊髓束传导，以及通过来自运动区、运动前区、辅助运动区和前顶叶皮质的下行传导束，或直接传导，或经由脑干中红核和网状核传导至脊髓。运动皮质较前部和内侧部病变导致的瘫痪较轻和痉挛较重，以及吸吮、摸索和抓握反射的释放，真正的机制可能存在于顶叶，正如 Denny-Brown，以及 Seyffarth 和 Denny-Brown 所提出的，是通常被额叶皮质抑制的趋向性或自动性。当额叶运动部位损伤为双侧时，表现为四肢瘫，与一侧病变相比，四肢无力更严重，而且更广泛，并同时影响脊柱肌肉和颅部肌肉［假性延髓性麻痹（*pseudobulbar palsy*）］。

Laplane 及其同事（1977b）发现，切除右侧或左侧辅助运动区（*supplementary motor area*）（它位于大脑半球内侧面 6 区的部分）导致缄默、对侧运动忽视，以及双臂的协调受损。在血液流动研究的基础上，Roland 和同事们，以及 Fuster 提出，辅助运动区的一个重要功能是运动任务的顺序或记忆的运动序列的回忆，这进一步证明了额叶的执行功能。一些关于辅助运动皮质组织结构的见解是由此处起源的癫痫发作提供的；它们引起一些奇怪的姿势，如击剑姿势或者挥舞对侧的手臂。

眼球向对侧转动（凝视）和有时转头的短暂性麻痹发生在 8 区的破坏性病变之后，在大脑皮质背外侧面（凸面），通常称为额叶眼区（frontal eye field）（图 21-1）。其结果是向病灶对侧凝视的麻痹（看向病灶——译者注）。在急性期也可能出现眼睛向病变侧偏移。这一区域的癫痫发作活动导致头和眼向对侧强直性偏斜。

优势半球 Broca 回（44 区和 45 区）以及邻近的脑岛和运动皮质的破坏导致运动言语的减少或丧失，失写症（*agraphia*），以及面部、口唇和舌的失用症，如第 22 章所述。

布伦斯（Bruns）描述的由额叶损伤引起的步态状况被他指定为步态共济失调；他没有提到肢体运动失调。这种障碍现在也经常被称为步态失用症（*apraxia of gait*），我们看来这并不恰当，因为失用症（*apraxia*）一词最好用于描述无法执行一项指令或习得的运动任务，不是一种根深蒂固运动（见第 3 章）。这些术语应用到步态的含义从来没有被明确地规定过，但广义地说，它们意味着失去了行走时使用下肢的能力，且不能用无力、感觉丧失或共济失调来解释。患者在床上检查时，可能还保留这些基本的运动和感觉功能，甚至可以在坐着或躺着时做出模仿行走的动作。如第 6 章所述，最终的模式是一种缓慢的，轻微不平衡和短幅步态，躯干和腿在运动时没有正确地同步，这可能会增加“磁性”步态的特征，即当身体向前移动时，一只脚或两只脚似乎是粘在地上。基底节及其与额叶的连接可能与这些情况有关。步幅被缩短为拖曳，平衡不稳定；随着病情进一步恶化，患者不能行走，甚至不能站立。屈曲性脑截瘫（*cerebral paraplegia in flexion*）是最晚期的表现，患者蜷缩在床上，甚至不能翻身（进一步讨论见第 6 章）。

第 6 区和第 8 区前部皮质的损伤，也就是第 9 区、第 10 区、第 45 区和第 46 区的前额叶皮质（*prefrontal cortex*），以及前扣带回损伤对运动行为的影响不太容易定义。前额叶皮质是多模态的，并与视觉、听觉和躯体感觉皮质有很强的相互联系。在这些关系中，视觉运动联系是最强的。如第 4 章所述，这些额叶区域以及辅助运动区参与了一系列运动的计划和启动。以猴子为例，当视觉信号唤起运动时，一些前额叶神经元在运动反应之前立即活跃起来；如果反应被延迟，其他前额叶神经元就会被激活。一侧或另一侧前额叶病变时，出现一系列的运动异常，例如，轻度抓握和摸索反应，以及模仿检查者手势和强迫性地摆弄放在患者面前的物体［Lhermitte（1983）描述的模仿行为和利用行为（*utilization behavior*）］，运动及精神活动减少和延迟（意志缺失），运动持续重复的行为或不持续（分别在左半球和右半球病变时），以及对肢体的被动操作的张力异常性强直（paratonic rigidity）［对抗性阻力，或非自主抗拒（gegenhalten）］。

失禁（*incontinence*）是额叶疾病的另一种表现。右侧或左侧病变影响到后部额上回、前扣带回和介于中间的白质导致排尿和排便失控（Andrew and Nathan）。没有膀胱充盈或排尿或排便迫近的警告，患者会突然惊讶已被尿湿或弄脏。该综合征的不太完全的形式是在清醒时伴随着排尿频繁和紧迫感。患者会感到尴尬，除非疾病发生在额叶的更前（非运动）部分，而有点漠不关心。

在言语和语言（*speech and language*）方面，除了 Broca 失语症，许多异常也会与额叶疾病一起出现，简短的言语，缺乏口语的自发性，电报式言语［语法缺失（*agrammatism*）］，不流畅，持续言语，耳语倾向而不是大声说话，以及构音障碍等。这些在左侧病变时更为突出，在第 22 章有详细描述。

认知和智力改变

一般来说，当人们谈到额叶功能的认知和行为方面时，通常会提到额叶的前部（前额叶），而不是运动和语言部分。人类大脑的这些最新进化的部分，被 Halstead 称为“文明的器官”，并被 Luria 重复提出，具有最难以捉摸的功能。

额叶损伤的影响在哈洛（Harlow）1868 年报道了著名的菲尼斯·盖奇（Phineas Gage）的病例中很好地体现出来，从那时起，它就成为许多专著的主题。他的患者是一个铁路帮会的领班，很能干。在一次爆炸中一根大铁棒砸进了他的额叶，之后他变得粗鲁、放荡、不负责任、优柔寡断（他还随意虚构）。用 Harlow 的话说“他不再是盖奇了”。另一个类似的戏剧性例子是 Dandy 的患者（Brickner 的一篇专著的主题），他在切除脑膜瘤的过程中接受了双侧额叶切除术。Feuchtwanger 在一项对 200 例额叶损伤的临床研究中，给人印象最深的是缺乏主动性、情绪变化（欣快），以及注意力不集中，没有智力和记忆缺陷。Rylander 在一篇经典的专著中，描述了单侧和双侧额叶切除术患者的类似变化（见下文）。Kleist（1934）以思维贫乏（*alogia*）（也有精神性失语症之意——译者注）为主题，强调了抽象思维能力丧失的重要性，如类比、谚语、定义等测试。在黑猩猩身上，Jacobsen 观察到，切除额叶的前运动部分会导致群居冷漠、温顺、平静、健忘和解决问题困难等，这些发现促使埃加斯·莫尼兹（Egas Moniz）在 1936 年对精神病患者施行前额叶切除术（见 Damasio）。这种手术及其后续的前额叶脑白质切断术（prefrontal leukotomy）（从下部切开前额叶白质）在 20 世纪 40 年代达到了鼎盛时期，并（悲剧性地）为在大量患者中研究广泛的额叶病变的影响提供了机会。

额叶脑白质切断术患者的研究结果一直是争论不休的话题。一些研究者声称，手术几乎没有或没有明显的影响，即使是双侧损伤。另一些人坚持认为，如果使用适当的测试，就可以证明在认知和行为方面的一系列可预测的和诊断性变化。Walsh 曾经很好地总结了许多研究的优缺点和不足之处，包括在检测方法和病变解剖验证方面（病变的范围和位置差异很大，这影响了临床效应）。诚然，在接受双侧额叶切除术的患者中，智力测试所测的记忆功能或认知功能几乎没有受损，警觉性和方向性也没有损失。一些因精神分裂症、焦虑性抑郁症、强迫性神经症或慢性疼痛综合征而致残的患者，手术后确实在精神和疼痛症状方面有所改善。然而，许多人的性格发生了变化，使他们的家人非常痛苦。他们对别人的感情漠不关心，不考虑他们行为的后果，他们不伶俐，容易分心，不善社交，并沉溺于狂喜和情感爆发。El-Hai 写了一篇关于美国这种手术的有趣的历史记录，并描绘了当时这种手术的主要支持者沃尔特·弗里曼（Walter Freeman）医生。虽然手术已不再做了，但必须从当时对精神疾病的理解和有限选择的背景来看待这一手术。

对大脑额叶在智力活动中的作用，Luria（1973）有另一个有趣的概念。他假设解决任何类型的问题（感知的、构建的、算术的、心理语言学的，或逻辑的，也可以定义为目标相关的行为）均通过四个步骤进行：①问题的说明（换句话说，目标是感知的，与之相关的条件是被设定的）；②制订行动计划或策略，要求某些活动有序开展；③执行，包括计划的实施和控制；以及④将结果与原计划进行核对或比较，看是否妥当。

显然，这种复杂的心理活动一定会牵连到大脑的许多部分，并会在一定程度上因任何部分的损伤而受到影响，而这些部分与功能系统有关。Luria 发现当额叶受伤时，不仅存在一般的精神运动减缓和容易分心，而且对上述问题条件的分析是错误的。“行动计划的选择很快就失去了它对整体行为的调节作用，取而代之的是运动行为中某一特定环节的持续，或是受到患者过去经历中建立的某种联系的影响。”此外，在分析中没有区分基本序列，也没有将最终解决方案与问题的原始概念进行比较。这个方案看似合理，就像戈德斯坦（Goldstein）的“抽象态度的丧失”一样（患者是具体地思考的，也就是说，他直接对刺激的情况做出反应），这种心理过程的心理生理学分析是高度理论性的，而它们所涉及的因素是不容易测量的。

最后，除了凝视麻痹，包含额叶眼区的病变还可能引起对侧视觉环境的注意力减少。这可能是视觉引导注意力缺陷的结果，它只在临床实践中不定期出现。非优势侧顶叶病变表现出的忽视程度在额叶病变中是看不到的，很难区分额叶功能缺失与单纯阻止不能直视一个方向的障碍。

在现代的说法中，额叶，特别是它的前额叶部分，据说发挥执行功能，这里指的是对其他认知功能的整体控制和排序。这就允许了一种自我监督，指导选择策略来解决问题，抑制不正确的反应，处理注意力的变化和任务的新颖性的能力，并且可能能够从经验中归纳。事实上，所有适应环境变化和从经验中学习的能力都需要这种执行功能。与上面提到的一些精神属性不同，这些属性可以通过测试来测量，在临床检查中可以观察到它们在解决问题方面的恶化，表现为刻板印象，以及处理简单的社会情况的无能。也许，所有人都经历过的在被打断时保持思维流的问题，测试这一功能是一种注意力缺失的类型。

其他行为和人格改变

缺乏主动性和自发性是额叶疾病最常见的影响，而观察比量化容易得多。在相对轻微的这种紊乱时，患者表现出思想、言语和行动的懒惰，他们陷入这种状态而没有怨言。他们对自己所处的大多数环境都能容忍，尽管如果被激怒，他们可能会在很短的一段时间做出不合理的行为，似乎不考虑自己行为的后果。他们让家人回答问题和做“代言人”，偶尔和不可预料地插一两句话。针对这类患者的问题可能只能得到简短、不合格的回答。一旦开始一项任务，他们可能会坚持下去[刺激约束（stimulus bound）]，也就是说，他们倾向于固执。Fuster 在他对前额叶皮质的研究中，强调随着时间的推移，患者不能保持事件序列顺序（时间分级受损）和不能把新的事件和信息与先前习得的数据整合。平静是这种行为的显著特征。担心、焦虑、自我关注、疑病症、慢性疼痛的抱怨，以及抑郁症都因额叶疾病而减少，如同额叶切除术在某种程度上减少了一样。

广泛的双侧额叶疾病伴随所有精神运动活动数量减少。每一单位时间的动作、口头词语和思维的数量都减少。这种状态较轻症患者只伴有反应迟缓，被称为意志力丧失（*abulia*），如前所述。最严重程度的表现为无动性缄默症（*akinetic mutism*），患者无肢体瘫痪，警觉，能够活动和说话，连续几天或几周躺着或坐着不动，保持沉默。它被归因于双侧腹内侧额区或额叶 - 间脑连接的病变（但上部中脑局灶性病变也是如此）。Laplane 发现，双额病变和双苍白球病变缺乏动力是相同的，尽管人们认为后者更多表现为运动迟缓而不是思想迟钝（*bradyphrenia*）（思维缓慢）。

从某种意义上说，相反的状态是一种行为的抑制解除，它在极端形式下会变成一种多动综合征，或“器质性驱动”，冯·伊科诺莫（von Economo）曾在昏睡性脑炎后存活的患儿中作了描述。抑制解除主要发生在背外侧额叶病变。在我们的患者中，这种综合征最常见是由额叶和颞叶联合病变引起的，通常是创伤性，但也有脑炎，虽然确切的临床病理联系还不能确定。这类患者也可能表现出短暂而强烈参与一些无意义的活动，如在阁楼里整理文件或囤积物品或食物。

强迫性行为很可能在某种程度上与这种状态有关，特别是与损害尾状核 - 额叶连接的病变有关。好斗性、严重失眠或者一种其他方面的睡眠周期紊乱，通常是该综合征的一部分。

病理性收集行为（囤积）可能与这种类型的驱动有关，Anderson 及其同事基于一个系列的 13 例患者，将其归因于包括扣带回在内的内侧额叶损伤。这些患者原本表现思维清晰，尽管对个人和社会产生了负面影响，但还是收集了大量无用的物品，如报纸、垃圾邮件、邮寄的广告、食物、衣服和电器等，通常包括几个类别。

除了主动性和自发性的障碍，额叶损伤还导致人格和行为的许多其他变化。这些在患者的自然环境中观察也比通过心理测试更容易。很难找到一个术语形容所有这些人格变化。有些患者，特别是额下部病变的患者，觉得被迫讲一些与情境不适宜的笑话，比如诙谐癖（*witzelsucht*）或童样痴呆（moria）；他们在社交上无拘无束，对自己的行为缺乏意识。患者不再是以前那个敏感、富有同情心、有效率的人，失去了对家人和朋友的关爱和体贴。在更晚期的病例，几乎完全无视社会习俗，只关心眼前的个人满足。与此同时，患者似乎失去了对其他聪明人的动机和思维过程的理解[心理理论（theory of mind）]，这导致不能将这些因素纳入他的反应。这些在脑白质切断术患者身上观察到的典型变化，被认为是为了失去焦虑、痛苦、抑郁和“自我关注折磨”付出的太大的代价，因此手术已经被淘汰了。

一般来说，最严重的认知 - 智力缺陷与前额叶的背外侧部病变有关，而最严重的人格、情绪和行为改变则起源于内侧眶部病变，尽管这两种紊乱经常会合并在一起。Benson（1994）（以及在他之前的 Kleist 和其他人）将冷漠和缺乏主动性与背外侧额叶皮质病变联系在一起，而将一种滑稽的、不谨慎的和社交不当的状态（见下文）与眶部和内侧额叶病变相关联。这种区别只在我们的经验中被广泛支持。一些贯通性脑损伤研究曾报告了一种不一致但有趣的关系，左侧额叶背侧病变与愤怒与敌意之间的相互关联，而右侧眶额部病变与焦虑和抑郁的关联。此外，在临床工作中，很少有病灶如此的局限，这使得关于情绪状态的结论有些不确定。

尽管额叶是大量文献和无尽猜测的主题（见 Stuss & Benson 和 Damasio 的综述），但是关于额叶功能的统一的概念还没有出现，可能因为额叶太大，还包含了几个不同系统。毫无疑问，额叶的前额叶部分的疾病会极大地改变人的思维，但通常很难确切地说它是如何改变的。也许目前最好把额叶看作是脑中快速有效地引导和驱动个人的部分，用所有从过去生活经验中形成的感知和概念，面对付诸未来的行动。

额叶功能的心理测试（*psychologic tests of frontal lobe function*）　这些测试在确定额叶疾病的存在方面特别有价值，通常被构建用于检测坚持完成一项任务的能力，以及相反的，在需要时转换注意力的能力。这些测试包括威斯康星（Wisconsin）卡片分类测试、Stroop 颜色命名测试、图片排序、连线测验（这是一项分两部分的测试，患者在纸上画线，首先将随机排列的数字按顺序连接起来，然后将相应的数字和字母按顺序连接起来），口头等价的"连线测验"和"走 / 不走"（go/no go）测试，这两种测试都经常用于精神状态检查（见下文），以及罗瑞亚（Luria）三步手势测试。字母表 - 数字言语追踪测验要求患者说出字母表中的每个字母，然后加上相应的数字（A-1，B-2，C-3，等）。例如，在 Luria 测试和它的改良测试中，患者被要求模仿然后复制一系列三个手势，通常是握紧拳头，将张开的手放在一边，然后张开手掌。单侧或双侧额叶损伤患者很难按正确的顺序完成测试，往往动作重复，突然受阻，或做出不需要的手势。很难按正确的顺序进行测试，通常是持续的，畏缩的，或做不必要的手势。Luria 建议做这个测试时将手臂向前伸，握紧拳头，拇指与示指形成一个圈的顺序来测试，现在使用的是这个衍生的测试。他还指出（1969），自然的动态"旋律"，或从一个手位置到下一个位置的流畅的过渡被打断，以及有一种持续的趋势。这被一些行为神经学家称为"肢体运动失用症"（kinetic limb apraxia）。

需要记住的是，在各种精神错乱和注意力不集中的状态下，会出现类似的功能障碍，因此如果患者注意力不完全集中，就无法得出结论。更复杂的精神行为测试可能容易检测和暴露出额叶疾病，但不那么特异，因为它们也会被其他脑区的病变所干扰，包括连续减法（工作记忆）、谚语释义、快速运动反应测试等。

额叶疾病的反应可以总结如下：

Ⅰ. 单侧额叶疾病的反应，左侧或右侧

A. 对侧的痉挛性偏瘫

B. 对侧的凝视麻痹

C. 冷漠和失去主动性，或相反的，情绪轻度兴奋，话语增多，不恰当地开玩笑倾向（诙谐癖），缺乏机智，难以适应

D. 如果是完全前额叶，无偏瘫，但抓握和吸吮反射或本能的抓握可能被释放

E. 眶部受累时嗅觉丧失

Ⅱ. 右侧额叶疾病的反应

A. 左侧偏瘫

B. 如同Ⅰ中的 B，C 和 D 的改变

Ⅲ. 左侧额叶疾病的反应

A. 右侧偏瘫

B. Broca 失语伴失写，伴或不伴口唇和舌的失用（见第 22 章）

C. 左手的交感性失用（见第 3 章中"失用症"）

D. 如同Ⅰ中的 B，C 和 D 的改变

Ⅳ. 双侧额叶疾病的反应

A. 双侧轻偏瘫

B. 痉挛性延髓（假性球）麻痹

C. 如果双侧前额叶病变，出现意志缺失或无动性缄默症，缺乏持续注意力和解决复杂问题的能力、思维僵化、情感冷漠、社交无能、行为失控、没有预期能力、情绪不稳定，以及抓握、吮吸、强迫模仿动作、利用行为的不同组合

D. 步态分解和括约肌失禁

颞叶病变引起的综合征

解剖和生理学基础

大脑外侧裂将每个颞叶的上表面与额叶和顶叶的前部分开。在颞叶与枕叶或与顶叶之间没有天然的解剖学界限，而角回是顶叶的标志。图 21-1 显示了颞叶的边界。大脑中动脉的下支为颞叶凸面供血，而大脑后动脉的颞支为颞叶内侧面及下面，包括海马供血。

颞叶包括颞上回、颞中回和颞下回，外侧颞枕区、楔回、舌回、海马旁回，以及海马回和 Heschl 颞横回。颞横回构成初级听觉接收区，位于外侧裂内。它有一个张力性排列：传输高音调的纤维终止于颞横回的内侧部，传输低音调的纤维终止于脑回的外侧和吻侧部（Merzenich and Brugge）。颞平面（22 区）是听觉皮质的一个组成部分，位于颞叶的上表面，紧邻颞横回后部。右利手者左侧颞平面较大。在内侧膝状体与颞横回之间存在丰富的交互连接。这些脑回投射到颞上回的单模态联合皮质，而颞上回又转而投射到颞叶的边缘旁区和边缘区，以及投射

到颞叶和额叶的多模态联合皮质和顶下小叶等。还有一个纤维系统，它投射回内侧膝状体和较低级的听觉中枢。迷路神经冲动的皮质接收区的界限不如听觉的接收区清晰，但它很可能位于外侧裂的下方，紧邻听觉中枢后方。最不明确的划界是颞叶内侧部在嗅觉和味觉感知中的作用，尽管癫痫发作病灶集中在钩回区（钩回发作），经常诱发嗅幻觉和味幻觉。

颞中回和颞下回（21 区和 37 区）接受来自纹状皮质（17 区）及纹旁视觉联合区（18 区和 19 区）的大量附带纤维。这些颞叶视区与内侧边缘叶、嗅脑的（嗅觉的）、眶额部、顶叶和枕叶皮质有丰富的连接，使得辅助视觉与听觉的皮质之间有一种密切的相互联系。

优势侧颞叶的上部与语言听觉或感受方面有关，如第 22 章专门讨论的这一主题。颞中回和颞下回是视觉辨别的部位；它们接受来自纹状皮质及纹旁视觉皮质的纤维，并依次投射到对侧的视觉联合皮质、前额叶多模态皮质、颞上部皮质，以及边缘叶及边缘旁皮质。据推测，这些系统辅助诸如空间定位、深度和距离的估计、立体视觉，以及色调感知等功能。同样，单态模听觉皮质与颞上回的一系列听觉联合区紧密相连，后者与前额叶和颞顶叶的多模态区和边缘叶区相连接（见 Mesulam，1998）。大多数这些听觉联系已经在猕猴身上得到了解决，但是在患者身上有限数量的被充分研究的病变表明，它们也参与了人类复杂的言语和非言语的听觉辨别。

海马和海马结构的其他结构（齿状回、海马下脚、内嗅皮质和海马旁回）最重要的功能是学习和记忆，这些已在第 20 章中讨论过了。内侧颞叶与整个边缘系统之间有丰富的联系。由于这一原因，麦克莱恩（MacLean）把这些部分称为“内脏脑”（visceral brain），而威廉姆斯（Williams）则称之为“情感脑”（emotional brain）。这一解剖学概念还包括海马体、杏仁核、穹窿、下部和内侧额区的边缘部分、扣带皮质，以及中隔核和相关的皮质下核，称为边缘系统（见第 24 章）。

大部分颞叶皮质，包括颞横回，几乎都发育为锥体层和颗粒层。在这方面，它更像额叶、前额叶和顶叶下部的颗粒状皮质。与 6 层的新皮质不同，海马体和齿状回是典型的系统发生较古老的 3 层古皮质。

大量的纤维系统从枕叶的纹状区和纹旁区投射到颞叶的下部和内侧部。颞叶通过胼胝体的前连合和中部相互连接，下束或钩束连接前颞区和眶额区。弓状束（arcuate fasciculus）连接将后上颞叶与运动皮质和 Broca 区相连接。

在生理学上，颞叶是“感觉、情绪和行为”的综合体，还因其邻近于边缘系统，将机体的感觉体验与情感意义联系起来。类似的整合机制也在顶叶中起作用，但只有在颞叶中它们才与人的本能和情感生活有密切关系。自我意识也需要连贯和连续的思维。内在的“思想流”（stream of thought）（William James 对持续思考的术语）是在哪里被感知的，仍然是一个悬而未决的问题。考虑到它需要靠近其他完整的感觉体验，而且它包含了语言和记忆的颞叶功能，在颞叶中有一个位置似乎是可能的。颞叶在我们的个人的和情感生活中所起的作用，在 19 世纪由休林·杰克逊（Hughlings Jackson）提出，这来自他对颞叶发作伴随的精神状态的深刻分析。后来，彭菲尔德（Penfield）和他的合作者在对接受手术矫正的有意识的癫痫患者的颞叶进行刺激观察中揭示了它的复杂功能。这方面有创意的著作包括 Williams 在《临床神经病学手册》中关于颞叶综合征的章节，以及 Penfield 和 Rasmussen 的专著《人类的大脑皮质》和 Alajouanine 及其同事的专著《颞叶的癫痫活动》（*Les Grandes Activités du Lobe Temporal*）。

颞叶病变的临床表现

由颞叶疾病引起的症状可分为：①特殊感觉（视觉、听觉、嗅觉和味觉），②语言，③记忆和时间知觉，④情感和行为障碍。优势侧（通常是左侧）颞叶的上部在语言和惯用手方面的作用也是至关重要的。这几种功能及其紊乱是范围如此之广和重要，它们分别在不同的章节中论述。语言在第 22 章讨论，记忆在第 20 章，情绪和行为的神经学在 24 章，这些主题在这里不作进一步讨论。

视力障碍

第 12 章（关于视觉）指出，颞叶中央和后部的白质病变典型地影响膝距通路［迈耶袢（Meyer loop）］的弓状纤维。这就导致了同向性上象限性盲，通常是不完全均等的。然而，视觉纤维的排列在其绕经侧脑室的颞角时有相当大的变异性，这就解释了部分患者在颞叶切除或脑卒中后视野缺损较小，而另一些患者则延伸至下部视野，主侧半球（左侧）病变引起的限性盲通常合并失语症。

双侧颞叶损伤使猴子出现精神盲（psychically blind）。它能够看到并捡起物体，但只有通过口部的探索才能识别它们。自然的情绪反应诸如恐惧消失了。这种综合征被命名为 Kluver-Bucy 综合征，在人类身上只发现了部分表现（Lilly et al 和 Marlowe 及其同事）。Milner（1971）和 McFie 及其同事，通过特殊的测试，在患者身上发现了较轻程度的视觉缺失。这一综合征在第 24 章中进一步讨论。

复杂形式的视幻觉，包括看到了患者自己[自窥症（*autoscopy*）]，出现在颞叶癫痫发作期间。彭菲尔德（Penfield）能够诱导他所说的“解释性幻觉”（interpretive illusions）（改变对当下的印象），并将过去的经历与它们最初的情感联系起来，完全而生动地重新激活。颞叶异常也可能扭曲视觉感知，看到的物体可能显得太大（视物显大症）或太小（视物显小症），太近或太远，或者不真实等。一些视幻觉具有听觉成分，一个想象中的人物可能会说话和移动，同时在患者身上激起强烈的情感。对患者来说，整个经历可能显得不自然和不真实。

皮质聋

双侧颞横回的病变虽然罕见，但已知可引起中枢性耳聋。Henschen 在他对 1 337 例失语症病例的广泛回顾中发现，到 1922 年为止有 9 例失语症患者的双侧颞横回部位被血管病变所破坏，从而导致耳聋。在现在的医学文献中有更多的这样的病例，颞叶其他部分的病变对听力没有影响。这些观察结果是在颞叶的后上表面定位颞横回皮质（主要是颞上回）的初级听觉接收区的基础，该区深藏于外侧裂之中（41 区和 42 区）。就像田中（Tanaka）及其同事所描述的 2 个病例，皮质下的损伤阻断了从内侧膝状体到颞横回的纤维，出现同样的结果。左侧颞上部病变时，由于颞横回邻近颞上联合皮质，通常会出现失语症。Hécaen 曾指出，皮质聋（cortical deafness）的人似乎没有意识到自己耳聋，这种状态类似于盲人表现得好像能看见东西（后者被称为 Anton 综合征，在后面描述）。

长期以来，人们认为单侧的颞横回病变对听力没有影响；然而，人们已发现，通过仔细的测试可以发现细微的缺陷。如果发出非常短暂的听觉刺激，病变对侧耳的感觉阈值就会升高。此外，虽然单侧病变不会减弱对纯音调或清楚的口头言语感知，但如果听力测试的难度加大（双耳测试），颞叶病变对侧耳的检测效率就会降低。例如，如果单词有轻微的失真（通过电子过滤来改变辅音），那么病灶对侧耳就听不太清楚。此外，患者更难以平衡双耳听到的声音的音量，也更难快速感知双耳听到的数字或不同的单词（双耳分听）。这些变化很少是通过临床查体可以确定的。

听觉失认症

听觉皮质的次级（单模联合）区（22 区和部分 21 区）的病变对声音和纯音调的感知没有影响。然而，对复杂的声音组合的欣赏能力严重受损。这种障碍，或听觉失认症（auditory agnosia）有几种形式，不能识别声音、不同的音符（失歌症），或单词，而且每种可能都有略微不同的解剖学基础。

在声音失认（*agnosia for sounds*）时，听觉感觉无法相互区分。各种各样的声音，诸如铃铛的叮当声、纸的沙沙声、流水的潺潺声和警笛的鸣笛声，听起来都是一样的。这种情况通常伴词聋（见第 22 章“纯词聋”和下文）或失歌症。Hécaen 仅在两个病例中观察了声音失认症，一例患者能辨认 26 种熟悉的声音中的一半，而另一例除了手表的滴答声不能识别其他的声音。然而，这两例患者的听力图都是正常的，理解口语也没有困难。在这两个病例中，病灶均累及右颞叶，而胼胝体完好无损。

失歌症（*amusia*）被证明是比较复杂的，因为音乐的欣赏有几个方面，对一种熟悉的旋律的识别和说明它的能力（乐感本身），对音高、音色和节奏的感知，以及产生、阅读和创作音乐的能力。有许多音乐家报告说，他们由于主侧颞叶病变而变为了词聋，但保留了他们对音乐的认知，以及他们在制作音乐方面的技能。根据 Segarra 和 Quadfasel 的说法，对音乐的认知受损是由颞中回的病变，而不是颞叶极的病变所致，正如 Henschen 所假设的。许多其他研究暗示，颞上回参与这些功能缺陷。感知和创作节奏的能力的丧失可能与此相关或不相关。无论如何，病变颞叶都是在负责语言的颞叶对侧（即右侧）。几乎所有的病例都牵涉其中。

非主侧颞叶病变会损害人们欣赏音乐的能力，这一观点在 Milner 对接受颞叶切除术患者的研究中得到了支持。她发现在右颞叶切除术后，患者对音符的持续时间、音色、声音的强度和对旋律的记忆的鉴赏力下降，这些能力在左颞叶切除术患者中被保留，无论是否包括颞横回。Shankweiler 也做了类似的观察，但除此之外，他还发现左颞叶切除患者很难给命名一个音符或给一个旋律命名。

最近的观察结果给出了一些不同的解释。Tramo 和 Bharucha 研究了左右脑半球被胼胝体切开术分开的患者对音色(一种特殊乐器产生的独特音调)的识别和辨别机制。他们发现每个大脑半球都能识别音色,左脑比右脑稍微好一些。此外,还观察到右侧听觉皮质的病变损害了对旋律(音高的时间序列)及和声(同时的音高的发声)的识别。然而,如果在旋律中加入歌词,无论左侧或右侧的病变都会损害它的识别能力(Samson and Zatorre)。从功能成像研究来看,左侧额下区似乎在涉及识别熟悉的音乐任务时被激活(Platel et al),就好像这是一个语义测试;但被动地听旋律则激活了右侧上部颞叶和枕区(Zatorre et al)。

通过总结,Stewart 及其同事系统地回顾了这个主题,并能够将听音乐的障碍分为以下几类:对音高(包括音程、模式和音调结构)的欣赏、音色、时间结构、情感内容,以及对音乐的记忆等。作者提出了临床病例,大多数卒中来说明了每种缺陷。综上所述,这些数据表明,非主侧半球对识别和声和旋律(没有歌词的情况下)非常重要,但是乐谱的命名和音乐的所有语义(写作和阅读)方面都需要主侧颞叶的完整性,可能还需要前额叶的完整性。

词聋

从本质上讲,词聋(word deafness)也称为听觉性言语失认症(auditory verbal agnosia),是由于左颞叶无法解码语音信号并将其转换成可理解的词语。这是韦尼克(Wernicke)失语症的基本要素,在第 22 章中讨论。然而,词聋可以单独发生,没有韦尼克失语症的其他特征。语言的其他方面,如阅读不受影响。这种综合征被认为是患者从韦尼克失语症中得到恢复。同样,正如前面提到的,言语失认症可能与声音和音乐失认症结合在一起,或者这两者可能分别出现。

听错觉和听幻觉(另见第 14 章)

听错觉(auditory illusions)和听幻觉(auditory hallucinations)是颞叶损伤的表现,保持听力完好的颞叶病变可能会导致听力障碍(hearing disorder),在这种情况下,感受的声音比正常声音更大或更小。声音或词语似乎可能很奇怪或不愉快,或者它们可能是重复的,是一种感觉性重复语言。如果幻听也存在,它们可能发生类似的变化。这种错觉可能会无限期地持续下去,并变换音色或音调,也改变音乐的欣赏。

在颞叶受损时,听幻觉可能是基本的(低语、吹风声、流水声或马达声、口哨声、叮当声、汽笛声)或复杂的(音乐主题、合唱、声音)。通常声响和音乐主题比声音听得更清楚。患者可能辨别出幻觉的本质,或者他们可能会相信这些声音是真实的,并对它们做出强烈的情感反应。在出现幻觉之前或期间,听力可能会减弱。

在颞叶癫痫中,听幻觉通常单独发生,也可能与视幻觉或味幻觉、视觉扭曲、头晕和失语症同时发生。可能会有基于记忆经验的幻觉(经验幻觉,用 Penfield 和 Rasmussen 的术语)。

潜在的听错觉和听幻觉病变的解剖,以前通过消融病灶进行,目前正在使用功能成像技术进行研究。在某些情况下,这些感觉现象与听觉言语(或非言语)失认症结合在一起;是主侧半球颞叶的上部和后部或两个颞叶都受到影响。当肿瘤在不完全破坏大脑的情况下扭曲了大脑结构,并导致周围组织水肿时,就很难看出临床解剖的相关性。此外,通常不确定症状是由组织破坏引起的还是由兴奋,即由癫痫放电引起的。据报道,初级幻觉与任何一侧颞叶病变有关,而更复杂的听幻觉,特别是多模态幻听(视觉加听觉的)更常见发生在左侧病变。还应该注意的是,复杂但未成形的听幻觉(如管弦乐队调音时的声音),以及整个音乐和歌唱复杂但未形成的幻听(如管弦乐队调音时的声音)以及整个的音乐和歌唱旋律也会莫名其妙地出现,病变似乎仅限于脑桥[见第 14 章,脑桥听幻觉(pontine auditory hallucinosis)]。

人们很容易将复杂的听幻觉现象与颞横回周围的听觉联合区病变联系起来,但是现有的数据并不能清楚地证明这种假设。在精神分裂症患者的听幻觉活跃时期,激活的区域不仅包括颞横回,还包括海马体和其他分布广泛的主要在主侧半球的结构(见第 49 章)。

前庭功能障碍

在颞叶的上后部(初级听皮质的后端),有一个区域通过建立人与环境的垂直感,对前庭刺激做出反应。如果这个区域在一侧被破坏,唯一的临床效应可能是一种短暂的幻觉,认为环境向其一侧倾斜或被颠倒;在更多的情况下,光动力刺激只会使眼球运动发生微妙的变化。癫痫发作时这一区域的激活会引起眩晕或不平衡感。正如第 14 章所指出的,纯眩晕性癫痫确实会发生,但很罕见,如果眩晕先于癫痫发作,它通常是短暂的,很快就会淹没在癫痫发作的其他成分中。

自窥症(*autoscopy*)和灵魂出窍感(*out-of-body experiences*) 最近,人们对皮质前庭区和自窥症的状态(从外部角度看自己),以及曾有濒死发作的患者报告的相关的但不完全相同的“灵魂出窍感”产生了兴趣。为了治疗难治性耳鸣而刺激这一皮质区域会引发自窥症或自见幻觉(DeRidder et al),而起源于相同或相邻区域的癫痫发作产生了灵魂出窍感。这些观察表明,一个人对肉体部位的心理视角可能是由颞顶叶交界处皮质介导的。这并不奇怪,因为在顶叶中发现了体外空间(extrapersonal space)的表征,如下文所述(见 Blanke et al)。

时间知觉障碍

在任何一侧起源的颞叶发作中,时间似乎静止不动或飞快地逝去。从一次癫痫发作恢复后,患者失去了所有的时间感,可能反复地看表。Assal 和 Bindschaedler 曾报告了一种离奇的时间感异常,患者总是把日期安排得很好,而且日期要比实际日期提前 3 天。多年前曾有左半球卒中患有失语症,但时间感的损害只发生在左颞叶卒中后,并产生皮质性聋。

当然,最常见的时间感中断发生在任何类型的精神错乱状态中。通常的趋势是,患者将当前日期说成是以前的日期,很少说成较晚的日期。典型的是,在这种情况下,每次检查时所说的时间都不同。Korsakoff 遗忘状态患者不能将事件与它们的适当时间关联,可能是因为保持记忆的丧失,记忆功能是归属于内侧颞叶的。

嗅觉和味觉障碍(另见第 11 章)

嗅觉(smell)和味觉(taste),人类这两种感觉的主要解剖学和生理学一直难以捉摸。Brodal 的结论是海马没有参与;然而,在颞叶内侧部(钩回区)的癫痫灶常诱发嗅幻觉。正如 Jackson 和 Stewart 最初指出的,这种“钩回发作”(uncinate fit)通常伴随着一种梦样状态,或用彭菲尔德的话来说,是一种精神性先兆(intellectual aura)。在生理学上与嗅觉相关联的中枢区域是眶 - 额后部、胼胝体下、前颞叶,以及岛叶皮质等,即调节大量内脏功能的区域。

相比之下,味幻觉就不太常见了。刺激后部岛叶诱发味觉的感觉,连同消化功能紊乱(Penfield and Faulk)。在有些病例中,内侧颞叶病变会引起嗅幻觉和味幻觉。不能确定患者是否经历了异常的气味、味道,或两者都有。嗅觉和味觉的解剖学和生理学在第 11 章中进一步讨论。颞叶病变的味觉和嗅觉改变或丧失还没有充分的研究,这些症状在临床上并不常见。

其他(非听觉)颞叶综合征

颞叶有一个很大的下外侧区域,它只有模糊配置的综合功能。主侧颞叶的这些部分病变时,曾经常观察到词汇提取方面的缺陷[遗忘性命名困难(*amnesic dysnomia*)]。刺激意识清楚的癫痫患者的颞上回和颞中回后部可唤起复杂的记忆和视觉及听觉图像,有些伴有强烈的情感内容(Penfield and Roberts)。

某些视觉综合能力的丧失,特别是人脸识别[面容失认(prosopagnosia)],通常被认为是由于下部枕叶的病变所致,如后面所讨论的,但该区域也涉及邻近的颞下叶边界。

细致的心理学研究揭示了主侧及非主侧部分(前部)颞叶切除术患者之间的效果差异(Milner, 1971)。在前者,有命名困难和学习通过听觉呈现的材料障碍;后者有学习视觉呈现的材料困难。此外,大约 20% 接受过左侧或右侧颞叶切除术的患者表现出一种类似前额区病变导致的综合征。也许更重要的是观察到剩下的病例在人格或行为上很少表现或没有缺陷。

记忆、情绪和行为障碍

最后,必须注意颞叶的主要作用,尤其是它的海马和边缘部分,在记忆和学习,以及在个人的情感生活中。正如前面所指出的,这些功能和它们的紊乱已在分开的章节中描述。在第 20 章讨论记忆,在第 24 章讨论情绪和行为的神经学。

综上所述,人类颞叶综合征包括如下:

Ⅰ. 主侧颞叶的单侧疾病反应

A. 对侧同向性上象限盲

B. Wernicke 失语(词聋,听言语失认)

C. 命名困难或遗忘性失语

D. 失歌症(部分类型)

E. 视觉失认症

F. 偶有,遗忘性 Korsakoff 综合征

Ⅱ. 非主侧颞叶的单侧疾病反应

A. 对侧同向性上象限盲

B. 在部分病例,不能判断空间关系

C. 视觉呈现的非语言材料测试缺陷

D. 对声音和某些音乐品质的失认症

Ⅲ. 任何一侧颞叶病变的反应

A. 幻听、幻视、幻嗅和幻味

B. 梦样状态伴痫性发作(部分性颞叶癫痫)

C. 情绪及行为改变

D. 谵妄 - 精神错乱状态(常为非主侧)

E. 时间知觉障碍

Ⅳ. 双侧颞叶疾病的反应

A. Korsakoff 遗忘缺陷（海马结构）

B. 冷漠和安静

C. 克吕弗 - 布西综合征（Klüver-Bucy syndrome）：强迫关注所有的视觉刺激、把所有看到的东西都塞到嘴里、性欲亢进、情感反应迟钝，这种完整的综合征在人类中很少见。

顶叶病变引起的综合征

解剖和生理学基础

大脑的顶叶（parietal lobe）位于中央沟后面和外侧裂上方，它的界限是最不清楚的（图 21-1）。它的后界，即与枕叶汇合处是模糊的，如同与颞叶汇合的下后边界一样，也是模糊的。在它的内侧，顶枕沟标志着后缘，后缘从顶枕沟向下延伸到大脑半球下缘的枕前切迹终止。在顶叶有两个重要的沟，即中央后沟，它形成躯体感觉皮质的后界；以及顶间沟，它从后中央沟的中间前后走行，将整个顶叶分为顶上小叶和顶下小叶（图 21-1）。顶下小叶（inferior parietal lobule）由缘上回（supramarginal gyrus）（Brodmann 40 区）和角回（angular gyrus）（39 区）组成。顶上小叶（superior parietal lobule）是顶叶的剩余部分，以顶间沟为下界，前面是后中央沟，并延伸到 Brodmann 分区 5 区和 7 区的大脑内表面（图 21-2）。后中央回的结构具有所有初级感受区（同型颗粒皮质）的典型特征。顶叶其余部分类似于额叶和颞叶的联合皮质，包括单模态和多模态的。

人类的顶上、顶下小叶，以及邻近的颞叶和枕叶比其他任何灵长类动物都要大得多，并且发育达到完全功能状态时相对较晚（7 岁后）。这一多模态皮质区与同侧半球的额叶、枕叶和颞叶有大量的纤维连接，并通过胼胝体中部与对侧半球的相应部分连接。

后中央回（*postcentral gyrus*），或称初级躯体感觉皮质（*primary somatosensory cortex*），主要接受来自丘脑腹后核的传入投射，这是上行性躯体感觉通路的终点。对侧半身的躯体感觉定位是在中央沟后岸的这个脑回上。在猕猴身上已经发现肌梭传入投射到 3a 区，皮肤传入到 3b 区和 1 区，关节传入到 2 区（Kaas）。刺激后中央回可引起一种麻木、刺痛感和运动感。Penfield（1941）指出，这些触觉错觉很少伴有疼痛、温暖或冷感。刺激运动皮质可能产生类似的感觉，就像从这些区域的癫痫灶放电一样。初级感觉皮质投射至顶上小叶（5 区），该区为躯体感觉联合皮质。1 区、3 区、5 区的某些部分（除了手和足代表区）很可能通过胼胝体与对侧的躯体感觉皮质相连。至于 7 区（位于 5 区后方），是单模态的躯体感觉还是异模态的视觉和躯体感觉还有一些不确定性，但它确实接受了来自枕叶的大量纤维。

在人类，电刺激顶上、顶下小叶的皮质不会诱发特定的运动或感觉效应。然而，在这里重叠的是视觉、听觉和躯体感觉的综合区域，这种超模态的整合对于我们认识空间与人，以及语言和计算的某些方面（领悟力）是至关重要的，如下所述。

顶叶是由大脑中动脉供应的，下部分支和上部分支分别供应顶下小叶和顶上小叶，尽管这两个分支供应区域的划分是很不一样的。

尽管 Critchley 悲观地预测，建立一个正常顶叶功能的准则将被证明是徒劳和毫无意义的追求，但我们对这部分大脑活动的概念已假定在某种程度上是有序的，部分来自他自己的工作。几乎没有理由怀疑，前顶叶皮质包含触觉感知的机制。辨别性触觉功能，如下所列出的，被排列在更后方的次级感觉区。但顶叶的大部分功能是作为躯体感觉与视觉和听觉信息的整合中枢，以构建对自己身体的意识（身体模式）及其与个人外部空间的关系。与额叶和枕叶的连接为身体的运动、物体的操作和某些构造活动（结构性失用）提供了必要的本体感受和视觉信息。这些功能的损害涉及顶叶，更明显的是非优势半球（右侧）顶叶。

复杂的自主运动行为的概念模式也依赖于顶叶，尤其优势侧顶叶的完整性。这一区域的缺陷引起观念运动性失用，在第 3 章中进一步讨论。对口语和书面语的理解是优势侧顶叶的缘上回和角回的部分功能，如第 22 章所阐述的。识别和利用具有重要空间属性的数字、算术原理和计算是主要通过这些结构整合的其他功能。

顶叶病变的临床影响

在脑中，在疾病条件下暴露出的丰富多样的临床现象中，也许没有其他区域能超过顶叶。我们目前对顶叶疾病影响的理解与 19 世纪晚期形成鲜明的对比，当时在奥本海姆（Oppenheim）和高尔斯（Gowers）的教科书中，这些脑叶被认为是“安静的区域”。然而，一些顶叶疾病的临床表现可能是微妙的，需要特殊的技术来诱发它们。

由顶叶损伤而引起的接近复杂行为特征的核心是失认症（*agnosia*）的难题。在讨论颞叶损伤会影响语言时，已经提到了失认症，而枕叶损伤也有类似的发现，将在下文讨论。在这种背景下，失认症是指对一个实体失去认识，而这不能归因于初级感觉模态的缺陷。失认症这一术语延伸到更复杂的综合功能和精神象征的丧失，如下所述，出现一些有趣的功能缺失。这些综合征揭示顶叶参与影响身体模式和外部地形空间的构图、计算能力、左右区分、文字书写的一些属性，以及下文讨论的其他问题。失用症（*apraxia*）是尽管运动和感觉功能保留，但仍不能执行指令的任务，这一情况也可能来自顶叶损伤，以及语言失用症与失认症的关联，暴露了行为神经学中一些最复杂的问题。失认症的一些理论方面，特别是与视觉处理障碍有关的，将在本章后面讨论。

皮质感觉综合征

顶叶病变对躯体感觉的影响由 Verger 首先描述，后来 Dejerine 在他的专著 *L'agnosie corticale* 中，以及 Head 和 Holmes 都进行了更全面的描述。后者在他们 1911 年发表的重要论文中指出丘脑与感觉皮质之间密切的相互关系。虽然很难研究，但很明显，初级感觉皮质或其下部的大的病变会导致对侧躯体局限性感觉消失或减退。感觉知觉被改变时，对更复杂和综合性感觉功能的分析就变得不那么准确了。

然而，正如第 8 章中关于感觉系统的组织的讨论所指出的，顶叶的后中央回皮质功能缺失本质上是一种感觉辨别（*sensory discrimination*），也就是说，整合和定位刺激的能力受损，这反映在不能根据物体的大小、形状、重量和质地来区分物体（实体觉缺失）；不能识别写在皮肤上的图形（图形觉缺失）；不能区分单触点和双触点（两点识别觉受损）；以及不能发现触觉刺激的运动方向。这种类型的感觉缺失有时被称为“皮质性”，尽管它也可以由于皮质下连接的损伤产生。临床解剖学研究表明，顶叶皮质病变若未伤及后中央回仅产生短暂的躯体感觉障碍或完全不发生（Corkin et al；Carmon and Benton）。换句话说，在顶叶皮质损伤不涉及后中央回时，对疼痛、触觉、压力、振动刺激，以及温度刺激的初级感知是相对完整的。

Semmes 等和 Corkin 及其同事的研究提出了双侧感觉缺失是由一个中央后回的损伤引起的问题。在压力敏感性、两点辨别觉、点定位、位置觉，以及触觉对象识别的测试中，他们发现在近半数的单侧病变患者中出现双侧功能障碍，但对侧的损害总是更严重，而且主要是在手部，因此在临床工作中同侧受损的表现极少是明显的。这些辨别觉障碍和触觉失认的问题在第 8 章中更全面地讨论。

Dejerine 和 Mouzon 描述了感觉综合征，即触觉、压力、疼痛、温度、振动觉和位置觉在一侧身体或肢体上均消失。这种综合征典型是丘脑病变所致，而不是顶叶病变，但也可能发生在顶叶的中央和皮质下白质大面积急性病变（梗死、出血）。在这种情况下，症状部分地及时消退，留下较细微的感觉辨别的缺损。较小的顶叶病变，特别是由于对颅骨的侧击或小的梗死或出血等引起的损伤，可能导致肢体的一个离散部分的皮肤 - 运动知觉缺陷，例如，手和前臂的尺侧或桡侧的一半，这些大脑损伤可能类似于周围神经或神经根病变（Dodge and Meirowsky）。

由于一侧顶叶病变剥夺了感觉的假性丘脑痛综合征（*pseudothalamic pain syndrome*）曾被描述（Biemond）。在 Michel 和同事描述的 12 例这类患者系列中，灼烧性或缩窄性疼痛，与丘脑疼痛综合征（在第 7 章中描述）相同，是由仅局限于皮质的血管病变引起的。这种不适感涉及整个半身，或与皮质感觉减退的区域相匹配；在少数情况下，症状呈阵发性。

Head 和 Holmes 提出了关于顶叶感觉缺失患者的一些有趣的观点，例如，他们的感觉感知容易疲劳；对疼痛和触觉刺激的反应不一致；在同一时间难以区分多个接触点；当健侧同时受到刺激时，患侧的刺激被忽视（触觉忽视或消失）；浅表疼痛的感觉比刺激持续的时间长和痛觉过敏倾向；以及出现触觉幻觉等。其中，在身体两侧同时给予两个触觉刺激来检测感觉消失，已成为顶叶病变常规神经学检查的一个组成部分。用现代的说法，这些是双重同时刺激消失的皮质感觉缺失，即实体觉缺失和图形觉缺失。

在前顶叶病变时，有时伴随有轻度偏瘫，因为这部分顶叶向皮质脊髓束贡献了相当数量的纤维。偶尔会有如此大的程度的不能使用或不愿意使用肢体，这就像是偏瘫。更多的时候，只是缺乏运动，或是对侧软弱的用力。患肢如果表现出这种明显的无力，倾向于保持低张力，肌肉组织可能发生轻微的程度的萎缩，这可能不能完全用不活动来解释。在某些情况下，如下文所述，在视觉引导下触及和抓握物体时会显得笨拙［视觉共济失调（*optic ataxia*）］，特别是，在偏身感觉缺失恢复的某个阶段，会出现对侧手臂和腿的运动不协调和意向性震颤，颇似小脑功能缺失[假性小脑综合征（*pseudocerebellar syndrome*）]。虽然这种类型的共济失调相对罕见，但被我们自己的病例观察所证实。

在皮质感觉障碍的情况下，伸出的手可能会表现出手指小的随机“搜索”动作，类似于演奏钢琴[假性手足徐动症（*pseudoathetosis*）]；当闭上眼睛时，这种动作会变得夸大。在顶叶病变伴有感觉丧失后，也曾描述固定的肌张力障碍姿势和扑翼样震颤，但这些最常见于丘脑损伤所致。

失认症

在感觉形式没有基本缺陷的情况下，在概念上无法识别物体、人或感觉刺激，被称为失认症（*agnosia*），它源于希腊语，意为缺乏知识。在第 19 章中，它作为一种失去洞察力的形式被包括在意识模糊状态中。

将视觉和触觉感知信息合成为身体图式或形象（对身体的感知以及身体各部分之间的关系）的想法最初由皮克（Pick）提出，并由 Brain 进一步阐述。然而，早在他们的时代之前，就有人提出，这些信息是我们对自己逐渐形成的认识的基础，而哲学家们已经假设，这是由于我们自身固有的感知和周围世界之间不断相互作用而产生的。

身体图式的形成被认为是建立在我们移动时身体不断涌入和储存的感觉的基础上的，因此，运动活动在其发育过程中很重要。对外部空间的感觉是这项活动的核心，这也依赖于视觉和迷路的刺激。通过研究顶叶神经疾病过程中这些知觉的紊乱，可以很好地理解这些知觉的机制。

Denny-Brown 和 Banker 提出了这样一种观点，即所有这些缺陷的基本障碍是无法整合一系列“空间印象”，如触觉、运动觉、视觉、前庭觉或听觉，一种他们称之为形态综合不能（*amorphosynthesis*）的缺陷。在他们的图式中丢失的概念的例子包括手指失认、左右混淆、计算不能，以及所有与大脑综合感觉区损伤相关的感知缺失。由失认症提出的理论问题将在后面的部分讨论。

病觉缺失和半侧空间忽视（*hemispatial neglect*）（安东 - 巴宾斯基综合征） Anton 首先观察到患有严重偏瘫的患者，通常是左侧偏瘫，可能对瘫痪漠不关心，或者对它完全没有意识；后来，Babinski 将这种疾病命名为病觉缺失（*anosognosia*）。它有几种表达方式。例如，对瘫痪缺乏关注被 Babinski 称为疾病漠视（*anosodiaphoria*），这是个有趣的术语，但现在很少使用。“否认（*denial*）”一词由弗洛伊德（Freud）引入来解释这个问题，但因充满精神和心理分析的含义，不如“忽视”一词精确。

关于顶叶疾病，术语病觉缺失（anosognosia），使用“anos”是疾病之意，用来描述一组没有意识到功能缺失的障碍。而最常用来描述对左侧瘫痪缺乏认识、忽视或漠不关心，甚至对四肢的归属，病感失认症一词都是恰当的，它指的是对基于大脑疾病的一系列缺陷的感知能力丧失，这些缺陷包括失明、偏盲、耳聋和记忆丧失等。病觉缺失通常会伴有一些其他异常。通常有一种迟钝的情绪。患者注意力不集中、情感淡漠，并表现出不同程度的精神错乱。可能有对表现失败漠不关心，感到缺失了什么的感觉，感知瘫痪部位时可出现视错觉和触觉错觉，运动幻觉，以及感觉定侧不能（allochiria）（一侧的刺激在另一侧被感觉到）。

患者表现得好像什么事都没有。如果让他举起瘫痪的手臂，他可能会举起健侧的手臂，或者什么也不做。如果被问到瘫痪的手臂是否动过，患者可能会说“是”。如果指出手臂没有移动这一事实，患者可能会承认手臂有点无力。如果被告知瘫痪了，患者可能会否认或者找借口说，“我的肩膀疼。”如果问为什么没有注意到瘫痪，回答可能是，“我不是医生”。一些患者报告说，他们感觉自己的左侧好像消失了，当他们看到瘫痪的手臂时，他们否认这是自己的，声称是别人的肢体，甚至抓住它，把它扔到一边。病觉缺失最轻的表现形式是对无力程度的不完善和低估的反应。在对瘫痪概念否定的另一个极端，是对瘫痪肢体的自残[恋残癖（*apotemnophilia*）]。需要指出的是，身体图式的丧失和对左侧偏瘫缺乏认识是可分离的，有些患者只表现出一种特征。

造成不同形式的单侧病觉缺失的病变位于顶上小叶的皮质和白质。在极少数情况下，腹外侧丘脑的深部和邻近的顶叶白质病变会产生类似的对侧忽视。一侧的躯体认识不能（asomatognosia）在右侧（非优势侧）顶叶病变中比左侧多出许多倍（根据 Hecaen 的研究，多出 7 倍）。左侧顶叶病变的右侧失认的症状明显罕见，可能部分地归因于被相关的失语症所掩盖，但不是全部。

另一组常见的顶叶症状包括忽视身体一侧的着装和打扮，只识别两侧中完整的一侧，双侧同时受到刺激时只关注健侧[感觉消退（*sensory extinction*）]，如前所述，头和眼向病变侧偏斜（暂时性），身体也向同一方向扭转。患者刮脸、涂口红可能只是一侧，或者只梳一侧的头发。

一侧的空间忽视是通过让患者平分一条直线，画一朵雏菊或画一个时钟，或给房间里的所有物体命名来检出的。同向性偏盲和不同程度的轻偏瘫可能存在，也可能不存在，并干扰了左侧图中缺乏应用的解释。

临床观察表明，右侧顶叶病变患者除了有明显的对侧忽视，还表现出不同的但较轻的同侧忽视成分，这表明，在空间注意方面，右顶叶确实占优势（Weintraub and Mesulam）。如 Holmes 所指出的，顶上小叶的损伤，除了产生失认症和失用症外，还可能干扰对侧肢体的自主运动，特别是手臂。在接近对侧视野以及部分同侧视野内的目标时，运动是误导的和辨距不良的（到目标的距离被错误判断）。

人类疾病揭示的顶叶生理学的另一个微妙方面是，对侧的手臂丧失了探索和定向行为，甚至倾向于避免触觉刺激。Mori 和 Yamadori 称之为拒绝行为（*rejection behavior*）。Denny-Brown 和 Chambers 将额叶损伤后释放的抓握和摸索归因于顶叶固有的自动性去抑制，但没有办法证实这一点。令人感兴趣的是，有明显抓握反射的精神错乱患者往往不抓他们自己身体的某些部位，但如果有额外的顶叶损伤，则出现向病变对侧前臂的“自我抓握”（Ropper）。

对偏侧空间忽视的传统治疗方法是使用棱镜和训练左侧视觉探索。根据 Karnath 及同事们报告了另一种方法是，通过对右侧颈部的振动刺激，或者通过热量或电手段对同侧迷路进行振动刺激（一种类似的治疗已经在一些肌张力障碍性斜颈的病例中已取得了成功，见第 4 章）。根据 Ramachandran 和同事们的研究，镜子已经被用来帮助失认症的一侧的恢复。在右侧旁矢状面放一面镜子，患者观察他们被忽视的手和空间的镜像，并被诱导更自然地使用这一侧。更大的问题是，如果这些患者缺乏先天的身体模式，他们可能对康复没有反应。

观念运动性和观念性失用（另见第 3 章）

观念运动性失用（ideomotor apraxia）和观念性失用（ideational apraxia），正如在第 3 章广泛讨论的，优势（*dominant*）半球顶叶病变患者在感觉和运动功能没有缺失的情况下，不能按言语指令完成或不能模仿病前掌握的运动技能。他们不能再使用常用的用具和工具，无论是与他们的身体有关的（如刷牙、梳头），还是与环境有关的物体（如门把手或锤子）。患者笨拙地握着工具，或似乎是茫然不知所措地开始动作。患者似乎已经忘记了习得的动作的顺序。影响是双侧的。当失用症与失认的功能缺失交织在一起时，感知运用不能（*apractognosia*）一词似乎是合适的。一种特殊类型的视觉空间障碍，与忽视无关，但与也非优势侧顶叶病变有关，反映在患者不能重现几何图形［结构性失用（*constructional apraxia*）］。为了诱发这些紊乱，已设计了许多测试，例如通过在钟上放置指针来指示时间，绘制地图，复制复杂的图形、再现棒形结构和方块图案、制作三维结构和构造拼图等。

从前面的描述中可以明显看出，左右顶叶的功能是不同的。当然，最明显的区别是语言和算术功能都集中在左侧半球。因此，口语介导的空间和实际运用功能在左侧病变中比右侧病变受到的影响更大也就不足为奇了。这是显而易见的，因为语言功能位于左侧半球，是所有认知功能的核心。因此，跨模态匹配任务（听觉 - 视觉、视觉 - 听觉、视觉 - 触觉、触觉 - 视觉、听觉 - 触觉等）是在优势半球病变时受损最明显。这样的患者可以阅读和理解口语词汇，但如果句子包含关系元素（例如，“母亲的女儿”与“女儿的母亲”，“父亲的兄弟的儿子”，“Jane 的肤色比 Marjorie 的浅，但比她姐姐的肤色深”），就不能理解一个句子的含义。在计算方面也有类似的困难。对身体各部位的识别和命名，以及从左到右，从下到上的区分都是后天习得的，这些口语介导的空间概念会受到优势半球顶叶病变的干扰。

Gerstmann 综合征

格斯特曼综合征（Gerstmann syndrome）是左侧（优势侧）下顶叶病变引起的，可以被视为双侧失认症的最典型的例子（前面提到 Denny-Brown 和 Banker 所称的躯体认识不能）。四联症的典型特征是：①不能指出或命名两只手的不同手指［手指失认症（finger agnosia）］，②身体左右侧混淆，③计算不能（失计算），④书写不能（失写）。其中一种或多种表现可能伴有词盲（失读症）和同向性偏盲或下象限盲。病变位于左侧顶下小叶（*inferior parietal lobule*）（顶间沟下方），特别是累及左半球角回或下面的白质。

关于 Gerstmann 综合征的四个主要元素是有共同的基础还是仅仅有一种联系，一直存在争议。Benton 指出，它们在顶叶病变中一起出现的频率并不比结构性失用症、失读症和视觉记忆丧失更常见，而且这些症状的每一种组合和 Gerstmann 综合征的症状在顶叶疾病中出现的频率是一样的。包括作者在内的其他人则倾向于不同意这样的观点，他们认为左右混淆、数字失认症、失写症和失计算等具有特殊的意义，可能是通过对手指、身体侧别和数字的空间定向单一缺陷联系在一起。手指失认症和不能计数之间的关系特别有趣，并与下面讨论的其他算术困难有关。很难试图通过功能成像来阐明 Gerstmann 综合征所有元素的共同的或基本的来源。在健康受试者中，Rusconi 及其同事们无法找到一种共享的皮质基质，而这种基质可能导致 Gerstmann 综合征的特征。

计算障碍（*dyscalculia*）很少引起人们的重视，这可能是因为它通常是失语症和患者无法理解数字语言的一种副产品。原发性计算障碍通常伴有 Gerstmann 综合征的其他元素。计算困难也可能是非优势侧顶叶较复杂的视空间异常的一部分；在计算时，将数字放在特定的空间关系中是困难的。在这种情况下，读或书写数字或描述运算法则都没有困难，但计算不能用铅笔和纸来适当地完成。Hecaen 已经区分了这种类型的算术不能（*anarithmetia*）与计算不能。在后者中，仅仅是计算过程被干扰了；在前者中，没有能力操作数字和理解它们的顺序关系。两者对数字的识别和复制都是完整的。因此，需要对每一种情况下计算出错的原因进行分析。

顶叶病变的视觉障碍

顶叶下部与颞叶交界区的深部病变，累及膝距放射，并导致对侧不一致的同向性偏盲或下象限盲；但在实践中，缺陷往往是完全的或几乎完全和一致的。如果病变很小，且以皮质为主，视动性眼震（*optokinetic nystagmus*，*OKN*）通常是保留的；当病灶较深时，它会消失，伴有目标在同侧移动（见第 13 章）。

视觉忽视（*visual neglect*）是任何一侧后顶叶病变的典型特征，右侧病变时更为突出。经常出现的问题是如何区分视觉偏侧忽视（尤其左侧）与偏盲。在较严重的形式中，从随意观察患者的行为，或在患者所画的图画中忽视了左侧的特征，可见忽视是明显的；但这里的一个更普遍的偏侧空间忽视（*hemispatial neglect*）综合征，前面讨论过的，可能构成视觉行为的基础。偶尔，严重的左侧视觉忽视是由右侧角回病变所致（见 Mort et al）。视觉忽视也可出现在后内侧颞叶局灶性病变后（由大脑后动脉的一个分支供血，与大脑中动脉供血顶下小叶的角回不同）。

如 Holmes 和 Horrax 所指出的，后部顶叶病变时存在视觉刺激定位缺陷，患者不能比较物体大小，行走时不能避开物体，不能计数物体数量，平稳 - 追随眼运动障碍，以及立体视觉丧失等。Cogan 观察到，强迫眼睑闭合时可见双眼偏离病变侧，即“共轭凝视痉挛状态”（spasticity of conjugate gaze）。

右侧顶叶大面积急性损伤时，在许多患者会看到一种常见的眼睑运动行为障碍。它最温和的形式是，当与患者说话时不愿睁眼。这会给人以昏昏欲睡或昏睡的错误印象，但会发现，对低声提出的问题，患者会迅速回答。在较严重的情况下，患者双眼紧闭，如拨开眼睑遇到强烈抵抗，以至于不能检查瞳孔和眼底。

视觉定向障碍（*visual disorientation*）和外界空间［地形定位（*topographic localization*）］障碍　空间定位依赖于视觉、触觉和运动知觉的整合，但也有以视觉知觉缺陷为主的情况。这种障碍的患者无法在一个抽象的空间环境中定位，即地形失认症（*topographagnosia*）。这样的患者不能画出他们房子的平面图、他们城镇的地图，或者美国的地图，也不能描述一条熟悉的路线，如从家到工作单位，或者在熟悉的环境中找到回家的路。简言之，这些患者已经失去了地形记忆。正如 Levine 和同事们总结的，这种障碍几乎总是由顶下和顶上小叶深处白质病变引起的，并与病觉缺失是可分离的。

Bisiach 和 Luzzatti 对患者做了一个聪明的心理实验，结果表明，对一侧环境的注意力丧失延伸到，或者可能是来源于空间的心理表征。右顶叶损伤的患者被要求根据记忆描述大教堂广场周围的建筑物，起先好像是从广场的一个角落看到的，然后从另一个角落看到的。在每个例子中，从观察者的角度看，描述都忽视了广场左侧的建筑。

一种重要的且并不罕见的视觉失认症障碍，被称为巴林特综合征（*Balint syndrome*），患者伸出手来进行视觉引导，难以引导注视，并伴有同时性失认症。严格地说，这是一种双侧顶叶障碍，但为了方便起见，我们在下面讨论，以便把它与临床上类似的皮质盲联系起来。

听觉忽视

这种对左侧环境声音识别缺陷不如视觉忽视那么明显，但发生时也同样引人注目。许多急性右侧顶叶损伤患者最初对左侧声音和噪声没有反应，但该综合征很少持续。特殊的测试证明了声音的感知源向右侧方向的位移。这种功能缺失与视觉失认症是分离的（见 De Renzi et al）；奇怪的是，引入视觉线索可能会使情况恶化。在不同的病例中,声音的空间注意分配(听觉忽视)和声音定位失真之间存在细微的差别,但主要的病变通常在右侧顶上小叶。

总之,顶叶的疾病影响如下:

Ⅰ. 左或右侧的,一侧顶叶病变的影响

A. 皮质感觉综合征和感觉消失(或完全性偏身感觉缺失伴大的急性白质病变)

B. 轻微的轻偏瘫或运动不足(多变的),偏身共济失调(仅偶见)

C. 同向性偏盲或下象限盲(一致或不一致的)或视觉忽视

D. 视动性眼震消失,伴有向病灶侧的靶向移动

E. 忽视对侧的外部空间(右顶叶受损时更明显)

Ⅱ. 优势(左)侧顶叶一侧病变的影响(右利手和大多数左利手患者);额外症状包括

A. 语言障碍(尤其是失读)

B. 格斯特曼综合征(Gerstmann syndrome)(书写困难,计算障碍,手指失认,左右混淆)

C. 触觉失认(双手实体觉缺失)

D. 双侧观念运动性和观念性失用(见第 3 章)

Ⅲ. 非优势(右)侧顶叶一侧病变的影响

A. 视空间障碍

B. 地形记忆丧失

C. 病觉缺失,穿衣失用和结构性失用(这些障碍可发生于任何半球的病变,但在非优势侧更常见和更严重)

D. 意识模糊

E. 总是闭上眼睛,抵制眼睑睁开,以及睑痉挛

Ⅳ. 双侧顶叶病变的影响

巴林特综合征(Balint syndrome):视空间感知缺失(同时性失认症),视觉失用(指向凝视困难),以及视觉性共济失调(拿东西困难)

在所有这些顶叶综合征中,如果病变足够广泛,就可能出现清晰思考能力下降、注意力不集中和轻度记忆受损。

似乎相当确信,除了感知到达后中央回的躯体感觉冲动,顶叶还参与了所有感觉数据的整合,特别是提供对自己身体的意识以及对自我环境的感知,个体与体外空间,以及环境中对象之间的相互关系。在这方面,顶叶可以被看作是一个特殊的高级别的感觉器官,是跨模态的多感觉的整合的部位,特别是触觉和视觉,它是我们空间关系概念的基础。以这样的方式,顶叶损伤导致特定类型的与感觉模式关联的自我意识或自我认知障碍。这与颞叶损伤引起的知觉扭曲明显不同。

关于顶叶功能的权威参考文献包括 Critchley 有关顶叶的专著,以及 Botez 和 Olivier 在《临床神经病学手册》(*Handbook of Clinical Neurology*)中的章节。

枕叶病变引起的综合征

解剖和生理学基础

枕叶(occipital lobe)是膝距束通路(geniculocalcarine pathway)的终端,对视觉感知和识别至关重要。大脑的这部分有较大的内表面和较小的外表面和下表面(图 21-1)。顶枕裂与顶叶形成一个明显的内侧边界,但枕叶在外侧与顶叶和颞叶融合在一起。大的距状裂以前后方向从枕极行至胼胝体压部;第 17 区,是初级视觉接受皮质,位于距状裂的两岸(见图 21-1 和图 21-2)。第 17 区是典型的同型皮质,但它的独特之处在于它的第四接受层被一条明显增厚的有髓纤维带(Baillarger 外带)分成两个颗粒细胞层。这条条纹,也被称为 Gennari 线或带(*line* or *band of Gennari*),是肉眼可见的,因此这个区域被命名为纹状皮质(*striate cortex*)。17 区最大的部分是通过外侧膝状体传入的视网膜黄斑纤维的末端(见图 12-2)。旁纹状皮质(第 18 区和 19 区)缺乏 Gennari 线,类似于大脑其他区域的颗粒状单模态联合皮质。17 区包含被同侧膝距束通路激活的细胞(当然,专门对应于对侧的视野);这些细胞是相互连接的,也投射到 18 区和 19 区的细胞。后者与角回、外侧和内侧颞回、额叶运动区、边缘区和边缘旁区相互连接,以及通过胼胝体的后 1/3(压部)对侧大脑半球的对应区域相连接。

枕叶几乎仅由大脑后动脉及其分支供血,但有许多个体直接由胚胎发育期保留的颈内动脉分支("胚胎型"大脑后动脉)供血。枕极的一小块区域接受来自大脑中动脉下分支供血。这被认为在"黄斑回避"的临床发现中具有重要意义,在第 12 章中讨论。

枕叶的这几个区域之间的联系是复杂的,认为第 17 区是被外侧膝状体神经元激活,而这种活动随后被传递到第 18 区和第 19 区进行加工,这种观点肯定是不完整的。实际上,有 4 或 5 个枕叶感受区是被外侧膝状神经元激活的,来自 17 区的纤维投射到大约 20 个其他视觉区,其中只有 5 个被很好地识

别出来。这些纹状区外的视觉区位于舌回和枕叶后部。正如 Hubel 和 Wiesel 所展示的，双侧枕叶神经元对边缘和移动视觉刺激，对光的开 - 关效应，以及对颜色的反应等反应模式都反映了这种复杂性。因此，形式、位置、颜色和运动，每一个都有单独的可定位的神经元层次化顺序排列。Polyak 和 Miller 的专著包含了关于这部分大脑的解剖学和生理学的详细信息。

除了枕叶损伤对视力的影响，双侧颞视区损伤的猴子丧失了识别物体的能力；而顶叶后部病变时，则失去了定位物体的能力。

枕叶病变的临床表现

视野缺损

视野缺损（visual field defects）最常见的临床异常是由一侧枕叶的病变引起的，表现对侧同向性偏盲（*homonymous hemianopia*），已在第 12 章中讨论过。广泛的破坏消除了每个视野对应的对侧半部分的所有视觉。在最终累及整个纹状区的肿瘤病变，视野缺损可从周边向中心扩展，而色觉丧失（偏侧色盲）通常发生在黑白视觉丧失之前。一侧的纹状皮质部分破坏时产生特征性视野缺损，可准确提示病变的部位。局限于枕极的病变导致中心视野偏盲性缺损，使黄斑裂开，周边野完好无损。这一观察表明，每个黄斑的一半都是单侧代表区，发生偏盲时黄斑也会受累（裂开）。枕极的双侧病变，如在大脑后动脉栓塞时，导致双侧偏盲和皮质盲，详见下文。纹状区病变引起的单侧象限性视野缺损和上下的视野缺损提示在一侧皮质，距骨裂上方或下方受损。距状裂下部皮质是视网膜下半部的纤维的终端，导致上象限视野缺损，反之亦然。大多数的双侧上下的视野缺损，无论是上部还是下部视野，都可溯源到双侧枕叶的不完全损伤（皮质或膝距通路的末端部分）。Head 和 Holmes 描述了几例因枪伤引起的这种情况的病例，但栓塞性梗死是现在常见的病因。

如第 12 章所述，因切除一侧枕叶引起的同向性偏盲并不是完全的。在猴子身上，视觉空间定向和追踪移动目标的能力在有缺陷的视野中被保留了下来（Denny-Brown and Chambers）。对人类来说，即使在患者完全意识不到的情况下，有时在盲区视野中也能看到闪烁的光和移动的物体。Weiskrantz 和同事们把这些保存下来的功能称为盲行为（*blindisms*）或盲视（*blindsight*）。在由枕叶起源的偏盲缺损，视动反应通常是保留的，这作为一个实际问题是值得注意的。

许多涉及视觉功能的复杂行为缺陷是由枕叶与顶叶或颞叶连接处的病变引起的。为了方便起见，将与枕叶综合征一起讨论，但应认为它们超越了大脑这三个叶的任意边界。

皮质盲

皮质盲（cortical blindness）是因双侧枕叶病变（双侧半球 17 区破坏）引起的视力丧失，这可被定义为双侧偏盲。失明的程度可能与切断视神经所造成的失明程度相等。瞳孔光反射被保存下来，因为它们依赖于终止于中脑的视觉纤维，但眼睑对威胁或强光的反射性闭合可能被保留，也可能不被保留（见图 13-9）。在视网膜中检测不到任何变化。眼睛仍然可在整个范围内活动，如果有黄斑回避，就像是通常的血管病变，可诱发视动性眼球震颤。睡梦中仍保留视觉想象和视觉表象。除了罕见的例外，用闪光或模式转变（视觉激发反应）不能诱发枕叶皮质电位，脑电图可见 α- 节律丧失（EEG；见第 2 章）。

不太完全的双侧病变使患者有不同程度的视觉感受。也可能有基本的或复杂类型的视幻觉。Gloning 和他的同事对皮质盲的恢复模式进行了仔细的研究，他们描述了从皮质盲经过视觉失认和部分感知功能受损到恢复的规律过程。即使康复后，患者仍可能主诉视觉疲劳［视疲劳（asthenopia）］和注视和融合困难。

皮质盲的常见原因是大脑后动脉闭塞（最常见是栓塞性）或类似的基底动脉远端闭塞。上文提到的黄斑回避（macular sparing）可能为患者留下一个几乎无法使用的中心视力岛。梗死也可能发生同样由大脑后动脉供血的颞中区和丘脑，导致 Korsakoff 遗忘症失忆缺陷和其他多种与高位中脑和间脑有关的神经功能缺失（如第 16 章所述的嗜睡、无动性缄默症）。

视觉病觉缺失（安东综合征）

视觉病觉缺失（visual anosognosia）也称为安东综合征（Anton syndrome），这种障碍主要特征是，患者明显地看不见东西，却否认自己失明。这些患者表现得好像他们能看见一样，在试图行走的时候，他们与物体相撞，甚至碰撞到受伤的地步。他们可能会为自己的窘状找借口，例如，“我丢了眼镜”“光线太暗”，或者只是对失明漠不关心。否定失明的病例的病灶超出了纹状皮质，累及到视觉联合区。

罕见地，会出现相反的情况，患者能够看到小物体，但声称自己是盲人。患者四处走动，避开障碍物，从桌子上捡起面包屑或药丸，接住一个从远处扔过来的小球。这种情况类似于癔症盲（hysterical blindness）的情况（见下文）。

视错觉（视物变形症）

视错觉（visual illusion）亦即视物变形症（metamorphopsia），可能表现为对物体形状、大小、运动或颜色的扭曲。一组83例视觉感知异常的患者中，Hecaen发现其中71例属于四个类别中的一个，包括图像变形、大小变化、运动错觉，或者三者兼之。曾有报道这些类型的错觉，病变局限于枕叶，但更常见的是由枕顶叶或颞枕叶的组合病变引起的；因此，在本章前面的小节中以及第12章中也讨论了这些内容。右侧半球似乎比左侧半球更常受累。运动错觉更常见于后颞叶病变，或癫痫发作，视物显多症（polyopia）（一个物体好像是两个或多个物体）更常见于枕叶病变（它也出现在癔症中），持续后像（palinopsia）（持续存在的视觉图像，如同电影胶片的画面）见于后顶叶和枕叶病变。在许多病例中都出现视野缺陷。在所有这些情况下，解剖相关性是不精确的。

很可能是皮质前庭紊乱的一个元素导致顶枕叶病变的视物变形症（metamorphosis）。在每一侧的顶叶都有前庭和本体感觉系统的代表区，损伤可能导致运动和空间关系的知觉错误。环境倾斜的错觉或颠倒的视觉已知发生在顶枕部病变，但更常见发生在前庭系统的异常。

视幻觉

视幻觉（visual hallucination）现象可以是基本的或复杂的，两种类型都有感觉以及认知的方面。基本的（或未成形的）视幻觉包括闪光、颜色、发光点、星星、多盏灯（如蜡烛），以及几何形状（圆形、方形和六边形）。它们可能是静止的，也可能是移动的（锯齿形、振荡、振动或脉动）。它们与Penfield和Erickson通过刺激意识清醒患者的距状皮质所获得的效果非常相似。复杂的（成形的）视幻觉包括物体、人或动物，以及偶尔也有更完整的场景，这表明病变是在视觉联合区或与颞叶的连接纤维。它们可能是自然的大小，小人国的，也可能是巨大的。在偏盲时，它们出现在有缺陷的视野中或从完好的视野向偏盲的视野移动。患者可能会意识到这些幻觉是错误的体验，或者可能会相信它们是真实的。由于患者的反应通常是与幻觉的性质一致的，他可能会对具有威胁性的幻象产生恐惧，或对良性的幻象产生漫不经心的反应。

出现视幻觉的临床背景是多种多样的。最简单的黑白移动闪烁是偏头痛的一部分。其他的，有些是彩色的，以癫痫先兆的形式出现（见第15章）。如前所述，视幻觉通常伴有同向性偏盲。视幻觉常常作为精神错乱状态或谵妄的一部分出现（见第19章）。类似的现象也可能出现在发作性睡病-猝倒综合征（narcolepsy-cataplexy syndrome）的催眠幻觉中。在Lhermitte（1932）提出的“大脑脚幻觉”（peduncular hallucinosis）中，幻觉是纯视觉的，在形式和颜色上表现很自然，有时是彩色的，像动画片一样移动，被患者认为是不真实的、不正常的现象（自知力保留）。大脑后动脉供血区缺血是常见的病因。Lhermitte用“脚”（peduncle）一词来表示中脑，因为幻觉的来源是高位中脑缺血，产生的图像可能类似于梦境的经历。前面提到的幻觉是纯视觉的，如果幻觉是多模态的，病变部位总是会在大脑的颞枕部。

如第12章中所讨论的，视力减退的患者会出现一种特殊的眼病性幻觉综合征（syndrome of ophthalmopathic hallucinations）。在部分视力受损的老年患者中，类似的现象被称为查尔斯·邦尼特综合征（*Charles Bonnet syndrome*），是根据他对一个神志清醒的人出现视幻觉的描述。Gold和Rabin对老年性幻觉的问题进行了回顾，Teunisse及其同事对60例这样的Bonnet综合征患者进行了详细的报道。后面的作者发现，11%视力减退的老年人曾经经历过这些现象。

通常情况下，引起视幻觉的病变位于枕叶或颞叶的后部，原始（要素）性幻觉（elementary hallucinations）起源于枕叶皮质，而复杂幻觉则起源于颞叶皮质。然而，在某些情况下，可能正好相反；根据Weinberger和Grant的研究，成形的幻觉与枕叶病变有关，未成形的幻觉与颞叶病变有关。此外，正如这些作者所强调的，引起视幻觉的病变，无论是简单的还是复杂的，都不一定局限于中枢神经系统结构，而可能是神经视器官（如视网膜、视神经和视交叉）的任何水平的病变造成的。

视觉失认（另见顶叶和颞叶病变）

视觉失认（*visual agnosia*）中，一些涉及视觉功能障碍的综合征是由于病灶跨越枕叶和邻近的颞叶或是顶叶。它们在概念上和解剖学上被分为背侧和腹侧的信息加工流，前者的运行从枕叶到顶叶，后者从枕叶到颞叶。颞叶的失认症包括视觉对象失认症、面容失认症、失读症和颜色失认症。通过这种方式，腹侧流可以被认为代表了识别对象“是什么”的视觉加工过程。顶枕叶，或背侧流综合征是视觉同时失认症（visual simultanagnosia）、Balint 综合征和地形失认症（topographagnosia），它们反映了 Levine 及其同事所描述的视觉行为的障碍“在哪里”的问题。

视觉对象失认（*visual object agnosia*）　这种罕见的情况，最早由利索尔（Lissauer）在 1890 年描述，包括不能通过口头或书面文字或手势说出或指出所看到物体的用途。患者甚至不能确定所呈现对象的一般性分类。患者视力完好，头脑清晰，没有失语症等诊断失认症所必要的条件。如果触摸到物体，它就能立即被识别，如果有气味或发出声音，它也能通过气味或声音被识别。移动物体或把它放在习惯的环境有利于识别。在大多数报告的对象失认的案例中，患者保持正常视力，但不能识别、匹配或命名出现在视野任何部分的物体；如果命名错误，对象就会以反映错误感知的方式被使用。

Lissauer 设想视觉对象识别是由两个不同的过程构成的，从视觉［知觉（*perception*）］构建知觉表象，将这种知觉表象映射到存储的知觉或物体功能和关联的记忆痕迹［领悟（*apperception*）］上，他提出这两种过程的任何一个损伤都可能引起视觉对象识别的缺陷。

有一例罕见的患者，他失去了识别一类物体的能力，例如，动物或颜色，是一个可被称为类别命名障碍（*category anomia*）的问题。我们遇到过几例患者，令人注目的是，当看到一个橘子（水果）时，他们能说出它的名字但不能说出它的颜色（橙色），或者相反，能说出它的颜色但不能说出物体本身。检索一个对象的名称（名词）及其属性（形容词）的能力是分离的，尽管就橘子（orange）而言，它与橙色（orange）是同一个词。

如第 12 章中所述，视觉物体失认通常与视觉言语失认（*visual verbal agnosia*）［失读症（*alexia*）］和同向性偏盲是有关的。面容失认症（*prosopagnosia*）（不能识别面孔，见下文）在大多数情况下也存在。虽然 McCarthy 和 Warrington 提到过一例患者的病灶局限于左侧颞枕区（通过 MRI 观察），但病灶通常是双侧的。我们的两例视觉对象失认症患者有不完全遗忘综合征，源于左侧下枕叶和颞中叶梗死，反映大脑后动脉近端闭塞。

面容失认症（*prosopagnosia*）　这一术语来自希腊语的“*prosopon*”脸和“*gnosis*”直觉，是由 Bodamer 以一种视觉缺陷的类型提出的，患者不能通过看一个人或一张照片来识别一张熟悉的脸，即使他知道这是一张脸，并能指出它的特性。这样的患者也不能学会识别新的面孔。他们还可能无法解释面部表情的含义或不能判断年龄或区分面部的性别。在识别人时，患者依赖其他特征，如是否戴眼镜或留胡须和类型，步态的类型或说话的声音。类似地，不能区分动物和鸟类的种类，以及汽车特定的型号和类型，但患者仍能识别出一个动物、鸟或汽车等。其他失认症（颜色失认症、同时性失认症）可能会出现在这种情况下，并可能有地形定向障碍、身体图式障碍，以及结构性或穿衣失用（dressing apraxia）。视野缺损几乎总是存在的。一些神经病学家将这种情况解释为影响面部特征的同时性失认症。另一种观点认为，虽然对面部的感知令人满意，但却不能与一张脸的记忆存储相匹配。Levine 发现了一种知觉缺陷，其特征是对所有视觉刺激的特征分析不足。

少数病例曾进行解剖学和通过 CT 和 MRI 进行研究，提示面容失认症最常与双侧腹内侧枕颞区病变有关（Damasio et al），包括枕下回或中央梭状回（midfusiform gyri），但是也有例外，是由于一侧的损伤所致，几乎总是在右侧。梭状回有一个“面区”（face area）的概念在文献中被不加批判地出现了，似乎是一个过度简化的概念。

面容失认障碍的一种变异型，其特征是难以根据部分线索进行面部匹配或辨别，例如脸部的一部分或侧面轮廓。这种缺陷与通常类型的人面失认症的区别在于依赖使用不需要对特定面孔记忆的测试。这种面部匹配和辨别困难更可能见于右半球而不是左半球后部病变。

与人面失认症密切相关和经常关联的是一种对环境失去熟悉感的微妙的综合征，患者表现无法识别熟悉的地方。患者可能能够通过记忆描述一个熟悉的环境，并在地图上找到它的位置，但他却没有熟悉的感觉，面对真实的风景时，他迷失了方向。从本质上说，这是一种环境失认症（*environmental agnosia*）。这一综合征与右侧的内侧颞枕病变有关，尽管在一些患者中，如在面容失认症患者，病变是双侧的（Landis et al）。

环境失认症可以与前面讨论的视觉定向障碍和空间（地形）定位障碍区分开来。后一种障碍的患者不能在抽象的空间环境中定位他们自己（地形失认症，或地形记忆丧失）。他们不能画出他们房子的平面图，也不能画出他们的城镇或美国的地图，也描述不出一条熟悉的路线，例如从他们的家到他们的工作地点，或者在熟悉的环境中找到自己的路。

字词视觉失认（*visual agnosia for words*）［失读症不伴失写（*alexia without agraphia*）］ 见第22章和本章下文“失连接综合征”题目下的失读症不伴失写的讨论。

颜色失认症（*color agnosia*） 在这里，我们必须区分识别颜色的几个不同的方面，诸如对颜色的正确感知［丧失这种感知被称为色盲（*color blindness*）］或对颜色的命名。视网膜色盲的常见形式是先天性的，可以用石原色盲板（Ishihara plates）进行测试。后天色盲是由大脑损伤引起的，并保留形态视觉，被称为中央全色盲（*central achromatopsia*）。这里的干扰是色调辨别，患者不能根据色调对一些彩色毛线进行分类［霍姆格伦测试（Holmgren test）］，可能会抱怨颜色已失去了光泽，或者一切看起来都是灰色的。色盲通常伴有视野缺损和面容失认症。最常见的，视野缺损是双侧的，并往往影响上象限。然而，全视野色盲可能存在于视力和形态视觉保留时。也可只是偏色盲或象限色盲而没有其他异常，尽管需要进行特殊检测才能发现这一缺陷。这些特征，再加上通常伴随的面容失认，都表明病变侵犯了下中部枕叶和颞叶，以及纹状皮质或视辐射的下部（Meadows et al，1974a）。中央全色盲的存在并不奇怪，因为Hubel的动物研究发现，在第17和18区有一组细胞只能被颜色刺激而激活。

第二组颜色失认症患者在颜色感知上没有困难（即他们可以匹配看到的颜色），但是他们不能可靠地给颜色命名，或不能指出对应于它们名称的颜色。他们有一种颜色命名障碍（*color anomia*），至少有两种变异型。一种典型的与纯词盲相关，即失读症不伴有失写，最好的解释是初级视觉区与语言区的失连接（见下文）。在第二种变异型，患者不仅不能完成要求将所看到的颜色与其说出的名字相匹配的任务，而且不能完成与颜色命名有关的纯语言任务，例如命名常见物体的颜色（如草、香蕉等）。后一种障碍可能最好被认为是命名性失语的一种形式，这种失语症或多或少地局限于颜色的命名（Meadows，1974b）。根据Damasio及其同事的说法，病变涉及左半球枕叶与颞叶交界处的中间部，就在胼胝体压部的下方。由于左外侧膝状体、视辐射和距状皮质的破坏，所有的患者都有右侧同向性偏盲。

视觉同时失认症（*visual simultanagnosia*） 描述的是一种不能把握整个视觉场景的多个组成部分的感觉，尽管保留了识别个别细节的能力。Wolpert指出，患者不能阅读除了最短的单词以外的所有单词，不能逐字地拼写，不能同时感知一个场景中的所有元素并正确地解释这个场景，Wolpert称之为同时失认症（*simultanagnosia*）。对视觉印象综合的认知缺陷被认为是这种情况的基础。一些有这种障碍的患者有右侧同向性偏盲；在另一些患者中，视野是完全的，但在同时进行双侧刺激测试时，会出现一侧消失。这是下面描述的巴林特综合征的一个组成部分。

通过视域速视器测试（tachistoscopic testing），Kinsbourne和Warrington（1963）发现，缩短刺激暴露的时间允许单个物体被感知，而不是两个物体。Rizzo和Robin提出，主要的缺陷是对输入的视觉空间信息的持续关注。有一致的定位；Nielsen曾描述它是优势侧枕叶外下部（18区）的病变。Kinsbourne和Warrington（1962）在一例孤立的“拼写阅读障碍”和同时失认症患者身上发现，病灶位于左侧枕叶下部。在其他情况下，病变是在双侧的枕叶联合皮质的上部。

巴林特综合征（*Balint syndrome*）（另见第12章） 在这种并不少见的综合征中，对连续和精细的视觉世界的领悟被破坏了，患者只能感知到场景中不连贯的个别部分，就像前面描述的视觉同时失认症一样。虽然这是由于病变跨越枕叶和顶叶，它在这里提出，以便于阐述。匈牙利神经科医生Balint是第一个发现这组表现的。当患者以一种不连贯的方式描述一个复杂的场景，单个的物体被指出来，其他的物体被完全忽视，画面各部分的关系和背景没有被欣赏时，就会发现这种缺陷。

整个的综合征包括：①一种主要对周边视野的视觉注意的障碍，其中尽管保留了对单个元素的视觉，但却无法感知场景的整体性（如前面所讨论的视觉同时失认症）；②在视觉引导下抓取或触摸物体的困难，似乎手与眼不协调［被Balint称为视觉性共济失调（*optic ataxia*）］；以及③尽管眼球运动是充分的，但无不能随意地将目光投射到周围视野并仔细观察它［被Balint命名为精神性注视麻痹，错误地称为视觉性失用（*optic apraxia*）］。

Balint综合征的一个基本特征似乎是在空间探索中不能正确地引导眼球运动功能。当患者不能转动眼睛注视右侧或左侧视野中的物体或始终跟踪移动的物体时，这种精神性凝视麻痹就很明显。患者观察一张图片的方式是随意的，不能覆盖整个的区域。正常个体以相当一致的方式完成视觉扫描，从接近中心的位置开始，顺时针方向移动，然后到角落。因此，同时失认症的机制可能部分地是 Tyler 所指出的眼球运动异常的结果。

当患者自发地或在口头指令下伸手去拿一个物体时，就会检测到视觉性共济失调。为了触及目标，患者用手掌和手指进行触觉搜索，很可能是使用躯体感觉线索来弥补视觉信息的缺失。这种障碍可能累及一只手或两只手，并给人患者失明的错误印象。相反地，那些不需要视觉引导的动作，例如那些指向身体或身体本身的动作，就可以很自如地完成。测试视觉注意力不集中的方法是让患者执行一些任务，比如看一系列的物体或用线连接一系列的点；即使视野似乎是满的，也往往只能在一系列的物体中找到一个。

在几乎所有报告的 Balint 综合征病例中，病变都是双侧的，主要是在顶枕区的血管边缘带（19 区和 7 区），虽然单独的视觉共济失调的例子已被描述在右侧或左侧顶枕叶病变对侧的视野内，而视觉同时失认症，如前所述，已有不同的定位。在 Rizzo 和 Vecera 的综述中，可以发现该综合征的神经心理学方面和一些有趣的历史记录，包括报告的原作者 Inouye。

枕叶病变的影响可归纳如下：

Ⅰ. 单侧疾病的影响，或右或左侧

A. 对侧（一致的）同向性偏盲，可能是中心的（分裂黄斑）或外周偏盲；也可能同向性偏侧色盲

B. 基本的幻觉（未成形的）通常是由刺激性病变引起的

Ⅱ. 左侧枕叶病变影响

A. 右侧同向性偏盲

B. 如果深部白质或胼胝体压部受累，出现失读不伴失写

C. 视觉物体失认

Ⅲ. 右侧枕叶病变影响

A. 左侧同向性偏盲

B. 较广泛病变时出现视错觉（视物变形症）和视幻觉（右侧病变比左侧更常见）

C. 地形记忆和视觉定位丧失

Ⅳ. 双侧枕叶病变影响

A. 皮质盲，双侧偏盲

B. 安东综合征（视觉病觉缺失、否认皮质盲）

C. 丧失色觉（色盲）

D. 面容失认症（面孔识别障碍，包双侧颞枕叶病变包括梭状回）

E. 巴林特综合征（双侧顶枕叶背侧）

大脑半球之间连接障碍和失连接综合征

关于大脑两个半球之间的关系，有一条与神经病学本身一样古老的分歧。Fechner 在 1860 年推测，由胼胝体连接的两个半球实际上是呈彼此的镜像，在有意识生活中是整体运作的，将它们分开就会产生两个思想。威廉·麦克杜格尔（William McDougall）反对这种观点，据说他提出如果他患有不治之症，可以让查尔斯·谢林顿（Charles Sherrington）来分割他的大脑。他死于癌症，但胼胝体切开术被认为是不必要的，因为 Sperry 及其同事的研究已经表明，两个脑半球被分离后具有不同的功能。

手术切除胼胝体以控制癫痫的实践，极大地激发了人们对与左脑分离的右侧大脑半球特殊功能的兴趣。右侧半脑在视觉空间知觉领域的优势是最具说服力的。右侧大脑后区的损伤导致不能利用有关空间关系的信息做出直觉判断和对空间框架内的目标做出反应。这表现在构图（结构性失用），患者的空间定位与环境的关系（地形失认症），面容识别（面容失认症），以及将分散的视觉刺激相互联系在一起（同时性失认症）。还有一种说法是，在视觉形象、注意力、情感（无论是自身的感觉还是感知他人的情感）以及手绘（但不包括书写）方面，右半球比左半球更为重要；然而，就这些功能而言，证据就不那么确凿了。注意力是右半球的功能，这一观点源于病觉缺失综合征患者对左侧视觉空间和躯体感觉的忽视，也源于这类患者表现出来的冷漠。当然，人们普遍认为右半球是感性的，而左半球是逻辑的，这种观点实际上是没有根据的，而且是对大脑功能和定位的一种粗略的过度简化。

当然，左侧半球在惯用手和语言优势方面也会出现类似的问题，将在下一章进行讨论。这里我们只就实践和语言技能在大脑的同一侧排列这一有趣现象加以评论，这表明优势侧大脑半球的一个基本属性是其理解和操纵所有类型的符号表征的能力。与此同时，非优势脑半球的认知能力和视觉空间能力的共定位具有显著性，因为这两者在正常功能中经常相互依赖。

根据 Wernicke、Dejerine 以及 Liepmann 深入的临床观察和解剖学研究，一侧或两侧大脑半球的部分失连接的概念作为神经病学难题的原因被引入神经病学的思维中。近年来，这些思想被 Geschwind

(1965)复兴和现代化,并被 Sperry 和 Gazzaniga 极大地扩展。Geschwind 提醒我们注意几种临床综合征,它们是由两个大脑半球之间的胼胝体或一个半球的不同部分之间的连接中断而引起的。其中一些如图 21-6 所示。

当整个胼胝体因肿瘤受损或手术切除时,左半球的语言区和感知区与右半球分离。有这种损伤的患者,如果被蒙住眼睛,就不能将一只手拿的东西与另一只手拿的东西相匹配。放在右手的物体可以被正确命名,但放在左手的就不能。此外,如果用快速呈现法来避免双侧视觉扫描,这些患者无法将视野右半部分的物体与视野左半部分的物体相匹配。在左侧视野中,患者也是失读的,因为在那里看到的语言符号被投射到右侧半球区域,却不能进入左半球的语言区。如果被给予口头指令,这些患者会正确地用右手执行,而不是用左手;如果让他们用左手听写,他们只会写出难以辨认的潦草字迹。许多关于行为的性质和每个大脑半球的特殊作用的重要结论已经从胼胝体切断的患者的细致观察中得出。这里不能对这些神经心理异常进行广泛的讨论,只想说,这些都不是常见神经疾病患者的特征,但神经学家对此很感兴趣,并在 Gazzaniga 的著述中进行了讨论。

大多数病变局限于胼胝体后部(压部),只出现失连接综合征的视觉表现。左侧大脑后动脉闭塞的病例提供了最好的例子。由于左侧枕叶梗死引起右侧同向性偏盲,因此为激活左半球的语言区所需要的所有视觉信息都必须来自右侧枕叶。胼胝体压部或邻近的白质病变患者,由于视觉信息不能到达左侧语言区,不能阅读或命名颜色。然而,抄写单词并不困难;推测激活左侧运动区的视觉信息是在胼胝体较前方交叉的。自发性书写和听写书写也是完好无损的,因为语言区,包括角回、Wernicke 和 Broca 区,以及左侧运动皮质等都是完好的和相互连接的,但是过了一段时间,患者就不能读他之前写的东西了(除非已被记住了)。这是上文提到的失读症不伴失写(*alexia without agraphia*)。

令人惊讶的是,限于胼胝体前三分之一的损伤(或者对这部分进行外科切除,如在难治性癫痫患者)不会导致左手失用症。整个胼胝体切除确实会导致这种失用症,也就是说,只有左手不能服从口头命令,而右手却表现正常,这表明连接左右运动区的纤维在胼胝体膝后部(但在压部之前)交叉的。对象命名和颜色匹配而不命名它们也不会出错。然而,当失明时,患者不能说出被触摸的左手手指的名称,也不能用手指触摸身体的指定部位。

作者感兴趣的是,有时会遇到胼胝体全部或部分损伤的患者,但却不能证明上述的失连接综合征(disconnection syndrome)的任何方面。值得注意的是,在一些先天性胼胝体发育不全(一种发育异常)的患者中,却没有发现任何脑半球间的失连接综合征。我们必须假设,在这样的患者中,信息是通过另一种途径传递的,可能是前或后连合,或者在发育早期就已建立了语言和实践的双重优势。(见 Lassonde 和 Jeeves 对此问题的综述)

除了失读症不伴失写外,以下的半球内失连接最受关注。这里只是简单提及,在下一章中更详细讨论。

1. 传导性失语症(*conduction aphasia*)也称为"中枢性失语"(central aphasia)。患者的复述能力严重受损,但说话流利和有错语口语和书写,对口语和书面语言的理解较为完整。颞叶韦尼克(Wernicke)区推测与布罗卡(Broca)区分离,可能是由弓状束或外囊或皮质下白质病变所致。然而,如第 22 章所述,病变最常见是在缘上回(supramarginal gyrus)。

2. 布洛卡失语的交感性失用(*sympathetic apraxia in Broca aphasia*)。胼胝体较前部病变或位于布罗卡区和相邻的额叶皮质之下的皮质下白质病变,由于破坏连接左右运动联合皮质的纤维的起源,导致控制左手动作的失用症(见第三章和前面的讨论)。

3. 纯词聋(*pure word deafness*)。虽然患者能够听到和识别非语言的声音,但却丧失了辨别语音的能力,也就是理解口语的能力。患者的言语可能是错语,可能由于不能监控自己的讲话。这一缺陷被认为是由于左侧颞叶皮质下病变,它横跨 Wernicke 区,也中断了从对侧胼胝体交叉的听觉纤维。因此,无法激活左侧听觉语言区(Wernicke 区)。双侧的听皮质损伤也有同样的表现(见第 22 章)。

4. 此外,所有跨越枕叶与顶叶或者枕叶与颞叶的综合征,实际上都是如前所述的视觉信息流的半球内失连接。

特殊神经心理学检查

在局灶性脑疾病的研究中,有两种互补的方法:临床神经病学和神经心理学。第一种包括观察和记录行为和表现的质变,以及识别综合征,从中可以推断某些疾病的部位和性质。第二种是记录患者在各种心理测试中的表现，这些测试已经在大量年龄匹配的正常个体中进行了标准化。这些测试提供了可以分级和统计学处理的数据。智力衰退指数（*deterioration index*）就是一个例子，它是从韦氏成人智力量表（Wechsler Adult Intelligence Scale）在子测试项目上的表现差异推断出来的，该量表在大脑疾病（词汇、信息、图像完成和实物体组合）和大脑受损（数字广度、相似性、数字符号和区块设计）中都有很好的体现。对这一指标和其他指标的一个批评是，这一隐含的假设是脑皮质活动是一种单一的功能。然而，不能否认的是，某些心理测量量表显示的疾病在大脑的某些部位比其他部位更明显。这些测试允许比较患者在疾病过程中从一个点到另一个点的缺陷。Walsh 列出了他认为最有价值的那些项目。除了韦氏成人智力量表、韦氏记忆量表和失语症筛查测试外，他建议采用以下方法来量化特定的心理能力和技能。

Ⅰ. 额叶障碍

A. 米兰分类测验（Milan sorting test）、霍尔斯特德分类测验（Halstead category test），以及威斯康星卡片分类测验（Wisconsin card-sorting test）作为抽象和模式转换能力的测验

B. 波蒂厄斯迷宫测验（Porteus maze test）、里坦接龙测验（Reitan trail-making test）、雷伊图形识别（recognition in the figure of Rey）作为计划、调节和检查行动程序的测验

C. 本顿语言流畅性测试（Benton's verbal fluency test）用于评估语言技能和行为的语言调节

Ⅱ. 颞叶障碍

A. 雷伊（Rey）图形、本顿视觉保留测验（Benton visual retention test）、伊利诺伊非口语连续记忆测验（Illinois nonverbal sequential memory test）、木村无意义图形重复（recurring nonsense figures of Kimura）、面部识别测验（facial recognition test）等用作模态特定记忆测试

B. 米尔纳迷宫学习任务（Milner's maze learning task）和莱尔米特 - 西尼奥雷遗忘综合征（Lhermitte-Signoret amnesic syndrome）测验，用于一般保留记忆测试

C. 海滨节奏测验（seashore rhythm test）、霍尔斯特德 - 里坦神经心理成套测验（Halstead-Reitan battery）中的语音感知测试（speech-sound perception test）、环境声音测验（environmental sounds test），以及奥斯汀无意义声音测试（Austin meaningless sounds test）用作为听觉感知的测量

Ⅲ. 顶叶障碍

A. 雷伊（Rey）图形、韦克斯勒区块设计和对象组合（Wechsler Block Design and Object Assembly）、本顿图形复制测验（Benton Figure Copying Test）、霍尔斯特德 - 里坦触觉表现测验（Halstead-Reitan Tactual Performance Test），以及费尔菲尔德区块替换测验（Fairfield Block Substitution Test）作为构造实践的测试

B. 几个数学和逻辑语法测试，用于空间综合能力测试

C. 交叉模态关联测试（crossmodal association tests），用于测试高级感觉整合（suprasensory *integration*）

D. 本森 - 巴顿粘贴测验（Benson-Barton Stick Test）、卡特尔池反射测验（Cattell's Pool Reflection Test），以及莫尼路线图测验（Money's Road Map Test）用于空间感知和记忆的测试

Ⅳ. 枕叶障碍

A. 颜色命名、颜色形态联想，以及视觉记忆，用于视觉知觉的测试，名人面孔的识别，地图绘制等

作者认为，从上述测验所得数据可用于临床观察的补充。单独使用时，它们不能用于脑损伤的定位的依据。

（张　莹　译　王维治　校）

参考文献

Alajouanine T, Aubrey M, Pialoux P: *Les Grandes Activités du Lobe Temporale*. Paris, Masson, 1955.

Anderson SW, Damasio H, Damasio AR: A neural basis for collecting behavior in humans. *Brain* 128:201, 2005.

Andrew J, Nathan PW: Lesions of the anterior frontal lobes and disturbances of micturition and defecation. *Brain* 87:233, 1964.

Assal G, Bindschaedler C: Délire et trouble auditif d'origine corticale. *Rev Neurol* 146:249, 1990.

Bailey P, von Bonin G: *The Isocortex in Man*. Urbana, University of Illinois Press, 1951.

Balint R: Seelenlahmung des "Schauens" optische Ataxie, raumliche Storung der Aufmerksamkeit. *Monatsschr Psychiatr Neurol* 25:51, 1909.

Benson DF: *The Neurology of Thinking*. New York, Oxford University Press, 1994.
Benson DF, Geschwind N: Psychiatric conditions associated with focal lesions of the central nervous system. In: Arieti S, Reiser MF (eds): *American Handbook of Psychiatry*. Vol 4. New York, Basic Books, 1975, pp 208-243.
Benton AL: The fiction of Gerstmann's syndrome. *J Neurol Neurosurg Psychiatry* 24:176, 1961.
Biemond A: The conduction of pain above the level of the thalamus opticus. *Arch Neurol Psychiatry* 75:231, 1956.
Bisiach E, Luzzatti C: Unilateral neglect of representational space. *Cortex* 14:129, 1978.
Blanke O, Landis T, Spinelli L, et al: Out-of-body experience and autoscopy of neurological origin. *Brain* 127:243, 2004.
Bodamer J: Die Prosopagnosie. *Arch Psychiatr Nervenkr* 179:6, 1947.
Botez TH, Olivier M: Parietal lobe syndrome. In: Vinken PJ, Bruyn GW, Klawans HL (eds): *Handbook of Clinical Neurology*. Vol. 45. Amsterdam, Elsevier, 1985, pp 63-85.
Brain R: Visual disorientation with special reference to lesions of the right hemisphere. *Brain* 64:244, 1941.
Brickner RM: *The Intellectual Functions of the Frontal Lobes*. New York, Macmillan, 1936.
Brodal A: The hippocampus and the sense of smell. *Brain* 70:179, 1947.
Brodmann B: Vergleichende Lokalisationslehre der Grosshirnrinde in ihren Prinzipien dargestellt auf Grund des Zellenbaues, Johann Ambrosius Barth Verlag, Leipzig, Germany, 1909.
Bruns L. Uber Sturugen des Gleichgewiches bei stimhimtumoren. *Dtsch Med Wochenschr* 18:138, 1892.
Carmon A, Benton AL: Tactile perception of direction and number in patients with unilateral cerebral disease. *Neurology* 19:525, 1969.
Cogan DG: *Neurology of Ocular Muscles*. Springfield, Charles C Thomas, 1948, p 103.
Corkin S, Milner B, Rasmussen T: Effects of different cortical excisions on sensory thresholds in man. *Trans Am Neurol Assoc* 89:112, 1964.
Critchley M: *The Parietal Lobes*. London, Arnold, 1953.
Damasio AR: Egas Moniz, pioneer of angiography and leucotomy. *Mt Sinai J Med* 42:502, 1975.
Damasio AR: The frontal lobes. In: Heilman KM, Valenstein E (eds): *Clinical Neuropsychology*, 3rd ed. New York, Oxford University Press, 1993, pp 409-459.
Damasio AR, Damasio H, van Hoesen GW: Prosopagnosia: Anatomic basis and behavioral mechanisms. *Neurology* 32:331, 1982.
Damasio A, Yamada T, Damasio H, et al: Central achromatopsia: Behavioral, anatomic, and physiologic aspects. *Neurology* 30:1064, 1980.
Dejerine J, Mouzon J: Un nouveau type de syndrome sensitif corticale observé dans un cas de monoplégie corticale dissociée. *Rev Neurol* 28:1265, 1914-1915.
Denny-Brown D: The frontal lobes and their functions. In: Feiling A (ed): *Modern Trends in Neurology*. New York, Hoeber-Harper, 1951, pp 13-89.
Denny-Brown D, Banker B: Amorphosynthesis from left parietal lesion. *Arch Neurol Psychiatry* 71:302, 1954.
Denny-Brown D, Chambers RA: Physiologic aspects of visual perception: 1. Functional aspects of visual cortex. *Arch Neurol* 33:219, 1976.
Denny-Brown D, Meyer JS, Horenstein S: Significance of perceptual rivalry resulting from parietal lesions. *Brain* 75:433, 1952.
De Renzi E, Gentilini M, Barbieri C: Auditory neglect. *J Neurol Neurosurg Psychiatry* 52:613, 1989.
DeRidder D, Van Laere K, Dupont P, Menovsky T, Van de Heyning P: Visualizing out-of-body experience in the brain. *N Engl J Med* 357:1829, 2007.
Dodge PR, Meirowsky AM: Tangential wounds of skull and scalp. *J Neurosurg* 9:472, 1952.
El-Hai J: *The Lobotomist*. Hoboken, NJ, John Wiley & Sons, 2005.
Feuchtwanger E: Die Functionen des Stirnhirns. *Monogr Neurol Psychiatr* 38:194, 1923.
Flechsig P: *Anatomie der menschlichen Gehirns und Ruckenmarks auf myelogenetischer Grundlage*. Leipzig, Germany, Thieme, 1920.
Fuster JM: *The Prefrontal Cortex*, 2nd ed. New York, Raven Press, 1989.
Gassel MM: Occipital lobe syndromes (excluding hemianopia). In: Vinken PJ, Bruyn GW (eds): *Handbook of Clinical Neurology*. Vol 2. New York, American Elsevier, 1969, pp 640-679.
Gazzaniga MS: Cerebral specialization and interhemispheric communication. *Brain* 123:1293, 2000.
Geschwind N: Disconnexion syndromes in animals and man. I. *Brain* 88:237, 585, 1965.
Gloning I, Gloning K, Haff H: *Neuropsychological Symptoms and Syndromes in Lesions of the Occipital Lobes and Adjacent Areas*. Paris, Gauthier-Villars, 1968.
Gold K, Rabin PV: Isolated visual hallucinations and the Charles Bonnet syndrome: A review of the literature and presentation of six cases. *Compr Psychiatry* 30:90, 1989.
Goldstein K: The significance of the frontal lobes for mental performance. *J Neurol Psychopathol* 17:27, 1936.
Halstead WC: *Brain and Intelligence*. Chicago, University of Chicago Press, 1947.
Harlow JM: Quoted in Denny-Brown D: The frontal lobes and their functions. In: Feiling A (ed): *Modern Trends in Neurology*. New York, Hoeber-Harper, 1951, p 65.
Head H, Holmes G: Sensory disturbances from cerebral lesions. *Brain* 34:102, 1911.
Hécaen H: Clinical symptomatology in right and left hemispheric lesions. In: Mountcastle VB (ed): *Interhemispheric Relations and Cerebral Dominance*. Baltimore, MD, Johns Hopkins University Press, 1962, pp 215-263.
Henschen SE: *Klinische und Anatomische Beitrage zur Pathologie des Gehirns*. Vols 5-7. Stockholm, Nordiska Bokhandeln, 1920-1922.
Holmes G: Disturbances of visual orientation. *Br J Ophthalmol* 2:449, 506, 1918.
Holmes G, Horrax G: Disturbances of spatial orientation and visual attention with loss of stereoscopic vision. *Arch Neurol Psychiatry* 1:385, 1919.
Hubel D: Exploration of the primary visual cortex. *Nature* 299:515, 1982.
Hubel DH, Wiesel TN: Receptive fields, binocular interaction and functional architecture in the cat's visual cortex. *J Physiol* 160:106, 1962.
Jackson JH, Stewart P: Epileptic attacks with a warning of crude sensation. *Brain* 22:534, 1899.
Jacobsen CF: Functions of frontal association in primates. *Arch Neurol Psychiatry* 33:558, 1935.
Kaas JH: What if anything is S1? Organization of the first somatosensory area of cortex. *Physiol Rev* 63:206, 1983.
Karnath HO, Christ K, Hartje W: Decrease of contralateral neglect by neck muscle vibration and spatial orientation of trunk midline. *Brain* 116:383, 1993.
Kinsbourne M, Warrington EK: A disorder of simultaneous form perception. *Brain* 85:461, 1962.
Kinsbourne M, Warrington EK: The localizing significance of limited simultaneous visual form perception. *Brain* 86:697, 1963.
Kleist K: *Gehirnpathologie*. Leipzig, Germany, Barth, 1934.
Kleist K: *Sensory Aphasia and Amusia: The Myeloarchitectonic Basis*. Trans. by Fish FJ, Stanton JB. Oxford, UK, Pergamon Press, 1962.
Klüver H, Bucy PC: An analysis of certain effects of bilateral temporal lobectomy in the rhesus monkey with special reference to psychic blindness. *J Psychol* 5:33, 1938.
Landis T, Cummings JL, Benson DF, Palmer EP: Loss of topographic familiarity: An environmental agnosia. *Arch Neurol* 43:132, 1986.
Laplane D: La perte d'auto-activation psychique. *Rev Neurol*

146:397, 1990.
Laplane D, Talairach J, Meininger V, et al: Clinical consequences of corticectomies involving supplementary motor area in man. *J Neurol Sci* 34:301, 1977b.
Laplane D, Talairach J, Meininger V, et al: Motor consequences of motor area ablations in man. *J Neurol Sci* 31:29, 1977a.
Lassonde M, Jeeves MA (eds): *Callosal Agenesis: A Natural Split Brain?* New York, Plenum Press, 1994.
Levine DN: Prosopagnosia and visual object agnosia. *Brain Lang* 5:341, 1978.
Levine DN, Calvanio R: A study of the visual defect in verbal alexia-simultanagnosia. *Brain* 101:65, 1978.
Levine DN, Warach J, Farrah M: Two visual systems in mental imagery: Dissociation of "what" and "where" in imagery disorders due to bilateral posterior cerebral lesions. *Neurology* 35:1010, 1985.
Lhermitte F: Human autonomy and the frontal lobes: II. Patient behavior in complex and social situations—the "environmental dependency syndrome." *Ann Neurol* 19:335, 1986.
Lhermitte J: L'hallucinose pédonculaire. *Encephale*, 27:422, 1932.
Lhermitte F: Utilization behavior and its relation to lesions of the frontal lobes. *Brain* 106:237, 1983.
Lilly R, Cummings JL, Benson DF, Frankel M: The human Klüver-Bucy syndrome. *Neurology* 33:1141, 1983.
Luria AR: Frontal lobe syndromes. In: Vinken PJ, Bruyn GW (eds): *Handbook of Clinical Neurology*. Vol 2. Amsterdam, North-Holland, 1969, pp 725–759.
Luria AR: *Higher Cortical Functions in Man*. New York, Basic Books, 1966.
Luria AR: *The Working Brain*. London, Allen Lane, 1973.
MacLean PD: Chemical and electrical stimulation of hippocampus in unrestrained animals: II. Behavioral findings. *Arch Neurol Psychiatry* 78:128, 1957.
Marlowe WB, Mancall EL, Thomas JJ: Complete Klüver-Bucy syndrome in man. *Cortex* 11:53, 1975.
McCarthy RA, Warrington EK: Visual associative agnosia: A clinico-anatomical study of a single case. *J Neurol Neurosurg Psychiatry* 49:1233, 1986.
McFie J, Piercy MF, Zangwill OL: Visual-spatial agnosia associated with lesions of the right cerebral hemisphere. *Brain* 73:167, 1950.
Meadows JC: Disturbed perception of colors associated with localized cerebral lesions. *Brain* 97:615, 1974b.
Meadows JC: The anatomical basis of prosopagnosia. *J Neurol Neurosurg Psychiatry* 37:489, 1974a.
Merzenich MM, Brugge JF: Representation of the cochlear partition on the superior temporal plane of the macaque monkey. *Brain Res* 50:275, 1973.
Mesulam M-M: From sensation to cognition. *Brain* 121:1013, 1998.
Mesulam M-M (ed): *Principles of Behavioral and Cognitive Neurology*. New York, Oxford University Press, 2000.
Michel D, Laurent B, Convers P, et al: Douleurs corticales: Etude clinique, electrophysiologique, et topographique de 12 cas. *Rev Neurol* 146:405, 1990.
Miller NR: *Walsh and Hoyt's Clinical Neuro-ophthalmology*, 4th ed. Vol 1. Baltimore, MD, Williams & Wilkins, 1982, pp 83–103.
Milner B: Interhemispheric differences in the localization of psychological processes in man. *Br Med Bull* 27:272, 1971.
Milner B: Psychological defects produced by temporal lobe excision. *Res Publ Assoc Res Nerv Ment Dis* 36:244, 1956.
Mori E, Yamadori A: Rejection behavior: A human analogue of the abnormal behavior of Denny-Brown and Chambers' monkey with bilateral parietal ablation. *J Neurol Neurosurg Psychiatry* 52:1260, 1989.
Mort DJ, Malhotra P, Mannan K, et al: The anatomy of visual neglect. *Brain* 126:1986, 2003.
Nielsen JM: *Agnosia, Apraxia, Aphasia: Their Value in Cerebral Localization*, 2nd ed. New York, Hoeber, 1946.
Papez JW: A proposed mechanism of emotion. *Arch Neurol Psychiatry* 38:725, 1937.
Penfield W, Erickson TC: *Epilepsy and Cerebral Localization*. Springfield, IL, Charles C Thomas, 1941.
Penfield W, Faulk ME: The insula: Further observations of its function. *Brain* 78:445, 1955.
Penfield W, Rasmussen TP: *The Cerebral Cortex of Man*. New York, Macmillan, 1950.
Penfield W, Roberts L: *Speech and Brain Mechanisms*. Princeton, NJ, Princeton University Press, 1956.
Platel H, Price C, Baron JC, et al: The structural components of music perception: A functional anatomical study. *Brain* 120:229, 1997.
Polyak SL: *The Vertebrate Visual System*. Chicago, University of Chicago Press, 1957.
Ramachandran VS, Altschuler EL, Stone L, et al: Can mirrors alleviate visual hemineglect? Med Hypotheses. 52:303, 1999.
Reitan RW: Psychological deficits resulting from cerebral deficits in man. In: Warren JM, Akert K (eds): *The Frontal Granular Cortex and Behavior*. New York, McGraw-Hill, 1964, Chap. 14.
Rizzo M, Robin DA: Simultanagnosia: A defect of sustained attention yields insights on visual information processing. *Neurology* 40:447, 1990.
Rizzo M, Vecera SP: Psychoanatomical substrates of Balint's syndrome. *J Neurol Neurosurg Psychiatry* 72:162, 2002.
Roland PE, Larsen B, Lassen NA, Skinhoj E: Supplementary motor area and other cortical areas in organization of voluntary movements in man. *J Neurophysiol* 43:118, 1980.
Ropper AH: Self-grasping: A focal neurological sign. *Ann Neurol* 12:575, 1982.
Rusconi E, Pinel P, Eger E, et al: A disconnection account of Gerstmann syndrome functional neuroanatomy evidence. *Ann Neurol* 66:654, 2009.
Rylander G: Personality changes after operations on the frontal lobes. *Acta Psychiatr Scand Suppl* 20:1–327, 1939.
Samson S, Zatorre RJ: Recognition memory for text and melody of songs after unilateral temporal lobe lesion: Evidence for dual encoding. *J Exp Psychol Learn Mem Cogn* 17:793, 1991.
Segarra JM, Quadfasel FA: Destroyed temporal lobe tips: Preserved ability to sing. *Proc VII Internat Congr Neurol* 2:377, 1961.
Semmes J, Weinstein S, Ghent L, Teuber HL: *Somatosensory Changes after Penetrating Brain Wounds in Man*. Cambridge, MA, Harvard University Press, 1960.
Seyffarth H, Denny-Brown D: The grasp reflex and instinctive grasp reaction. *Brain* 71:109, 1948.
Shankweiler DP: Performance of brain-damaged patients on two tests of sound localization. *J Comp Physiol Psychol* 54:375, 1961.
Sperry RW, Gazzaniga MS, Bogen JE: The neocortical commissures: Syndrome of hemisphere disconnection. In: Vinken PJ, Bruyn GW (eds): *Handbook of Clinical Neurology*, Vol 4. Amsterdam, North-Holland, 1969, pp 273–290.
Stewart L, Von Kriegstein K, Warren JD, et al: Music and the brain: Disorders of musical listening. *Brain* 129:2533, 2006.
Stuss DT, Benson DF: *The Frontal Lobes*. New York, Raven Press, 1986.
Tanaka Y, Kamo T, Yoshida M, Yamadori A: So-called cortical deafness, clinical, neurophysiological, and radiological observations. *Brain* 114:2385, 1991.
Teunisse RJ, Cruysberg JR, Hoefnagels WH, et al: Visual hallucinations in psychologically normal people: Charles Bonnet syndrome. *Lancet* 347:794, 1996.
Tramo MJ, Bharucha JJ: Musical priming by the right hemisphere post-callosotomy. *Neuropsychologia* 29:313, 1991.
Tyler HR: Abnormalities of perception with defective eye movements (Balint's syndrome). *Cortex* 4:154, 1968.
von Economo C: *Encephalitis Lethargica: Its Sequelae and Treatment*. London, Oxford University Press, 1931.
Walsh KW: *Neuropsychology: A Clinical Approach*, 3rd ed. New York, Churchill Livingstone, 1994.

Weinberger LM, Grant FC: Visual hallucinations and their neuro-optical correlates. *Arch Ophthalmol* 23:166, 1941.

Weintraub S, Mesulam M-M: Right cerebral dominance in spatial attention. *Arch Neurol* 44:621, 1987.

Weiskrantz L, Warrington EK, Saunders MD, et al: Visual capacity in the blind field following a restricted occipital ablation. *Brain* 97:709, 1974.

Williams W: Temporal lobe syndromes. In: Vinken PJ, Bruyn GW (eds): *Handbook of Clinical Neurology*, Vol. 2. Amsterdam, North-Holland, 1969, pp 700-724.

Wolpert I: Die Simultanagnosie-Storung der Gesamtauffassung. *Z Gesamte Neurol Psychiatr* 93:397, 1924.

Yakovlev PI: Motility, behavior, and the brain: Stereodynamic organization and neural co-ordinates of behavior. *J Nerv Ment Dis* 107:313, 1948.

Zatorre RJ, Evans AC, Meyer E: Neural mechanisms underlying melodic perception and memory for pitch. *J Neurosci* 14:1908, 1994.

第22章

言语和语言障碍

言语和语言功能无论在社会互动中，还是在个人的智能生活中都具有基本的人文的意义。当语言因脑部疾病而受到干扰时，其功能损失在许多方面都超过了所有其他功能的重要性，甚至包括失明、失聪和瘫痪。神经病学家关注所有的言语和语言紊乱，包括阅读和书写，因为它们几乎总是脑部疾病的表现。

从广义上看，语言是物体、行为和事件的符号表征的手段，因此，它反映了所有更高层次的精神活动。这些符号的内部操作构成了思维，它们的保留是记忆的实质。在较狭义的范围内，语言是患者向医生表述他们的不适和问题的手段，同时也是所有微妙的人际交往的媒介。因此，任何影响言语或理解说话内容的疾病过程都会触及医患关联的核心。最后，对语言障碍和语言发育的研究（见第27章）都是为了阐明心理功能与脑解剖学和生理学之间的关系。

概述

有人说，作为人类，我们在动物界的统治地位归功于两个能力：第一，发展和运用语言符号作为我们的思维背景，以及通过口头和书面话语传递思想的手段的能力；第二，我们非凡的动手才能。一个令人好奇和兴奋的事实是，语言和手的灵巧性（以及实践能力）的进化与一侧大脑半球（优势侧）的神经元和神经通路的特定聚集相关。这与大多数其他部位的神经生理活动不同，其他这些活动是根据对侧或双侧对称的平面来组织的。在大脑发育过程中，半球的优势（通常是左侧）与语言和对右手的偏好（尤其是用右手写字）一起出现。由此可见，由于疾病导致大脑优势的发育缺失或丧失会干扰这两种特征，从而产生失语症和失用症。

有大量的证据表明，较高等动物能够通过发声和手势相互交流。然而，他们交流的内容是他们即时的感受或反应。正如被称呼的这种情感语言是由查尔斯·达尔文（Charles Darwin）研究的，他指出，这种语言在动物王国里经历了越来越多的分化。只有在黑猩猩身上，命题语言的最初的表象才能被辨认出来。事实上，在人类与黑猩猩之间称为*FOXP2*的基因版本有明显的不同，正如第27章所指出的那样（另见Balter），*FOXP2*基因与产生语言的能力有关。Somerville和同事们发现了另一种基因对语言的影响，他们研究了威廉姆斯综合征（Williams syndrome）基因缺失所涉及的位点，发现这个位点的重复导致了表达性语言习得的严重延迟（见第37章，讨论威廉姆斯综合征所影响的技能）。

当然，情感表达的本能模式也存在于人类中。它们是最早（在婴儿期）出现的表达方式，可能是原始人类最初的说话方式。此外，即使在优势大脑半球的所有语言区域破坏后，我们用来表达喜悦、愤怒和恐惧的语言表达方式仍会保留下来。这种辅助情感表达的副语言交流形式（如语调、感叹、面部表情、眼球运动、身体姿势）的神经结构是双向的和对称的，并不完全依赖于大脑。Cannon和Bard的实验表明，即使切除了两个大脑半球后，只要间脑，特别是下丘脑部分保持完整，动物仍然可以进行情感表达。在人类婴儿期，当大脑的大部分还未发育成熟时，情感表达已经发育得很好了。

命题语言或象征语言与情感语言有几个不同之处。它不是交流感情，而是把想法从一个人传递给另一个人的手段，它需要用一系列的声音或符号来代替对象、人和概念。这就是语言的本质。它不是本能的，而是后天习得的，因此受到环境所有的社会和文化的影响。然而，只有当神经系统发育成熟达到一定程度后，学习过程才可能发生。成熟的语言功能包括理解、形成和传递思想和感情，是通过使用约定俗成的语言符号、声音和手势，以及根据公认的语法规则对它们进行顺序排列。象征性语言的习得需要经过15~20年的时间，这取决于神经系统的成熟以及教育。人们已经做了很多尝试来确定人类语言与高级灵长类动物语言之间的本质区别。当然，这些区别与语言相关功能的定义有关，比如思维、分析、综合和创造力等。与动物相比，人类不仅具有符号表征和语法的复杂性和范围，乔姆斯基（Chomsky）提出，构建递归思想（recursive ideas）的能力（即通过嵌入短语来指代自己的思想，如"约翰的姐姐的房子"）是人类语言和无限多种句子的创造性的基础。这一观点曾受到挑战，但却是一个有趣的概念。

虽然言语和语言是紧密地交织的功能，但它们并不是同义词。语言（language）是指字词的产生和理解，而言语（speech）是指言语表达的发音和语音方面。语言功能紊乱通常是反映大脑的异常，尤其是优势大脑半球的异常。言语的障碍可能有类似的起因，但并不都是如此，它可能是脑部不同部位的异常或颅外的机制引起的。

语言的意义深远的重要性可能不会被人们充分认识，除非我们反思一下我们致力于纯粹的语言追求上所花费的时间。当人们聚集在一起的时候，外部语言或有声语言，即通过口头或书面文字表达思想以及理解他人的口头或书面文字，几乎是一种连续进行的活动。这与内在言语（*inner speech*），或无声唇语（endophasia）形成了对比，也就是说，思想的无声的过程，思想所依赖的无言的话语在我们的头脑中形成。后者在我们全神贯注的时候几乎是不间断的，就像我们总是用文字思考一样。因此，思想和语言是不可分割的。在学习思考的过程中，孩子自言自语地出声，直到后来才学会抑制这种发声。即使是成年人在思考一个难题时也会下意识地嘀咕。正如加德纳（Gardiner）所说，任何抽象的思想只能用表示它的文字或数学符号才能记在脑子里。例如，如果没有宗教这个词本身的控制和限制意识，我们几乎不可能理解宗教这个词的含义。"因此，语言已经成为我们思考机制不可分割的一部分，并且仍然是我们自己和他人思想的守护者"（引自Brain）。正是这个原因使Head、Wilson、Goldstein和其他学者相信，任何全面的语言理论都不仅要包括大脑解剖学和生理学方面的解释，还应包括涉及心理语言学程式的解释。

言语和语言障碍可以大致地分为四类：

1. 由于获得性脑损伤而导致口语或书面语的产生或理解的丧失或损害，这种情况被称为失语症或言语障碍（*aphasia or dysphasia*）。

2. 言语和语言障碍与全面影响较高级心智功能的疾病相关，亦即意识模糊、谵妄、智能迟钝和痴呆。在这些情况下，言语和语言功能很少会丧失，但由于感知和智力功能普遍受损，语言功能会有紊乱（见第21章）。这一类常见的是某些特殊的言语障碍，例如Geschwind在他关于"非失语性语言障碍"（1964）的文章中概述的缄默症，以及极端持续的重复语言［言语重复和模仿言语（*palilalia and echolalia*）］，患者重复，像鹦鹉学舌的声音，单词和短语。精神分裂症患者和一些孤独症患者的奇特的语言结构和其他言语交流障碍，延伸产生无意义的短语、新词或行话，可能最好也包括在这一类别中，但它们来源于思维障碍。

3. 发音缺陷，而心智功能和对言语和书面语言的理解完好，以及句法（句子的语法结构）正常。这是一种发声肌肉的纯运动障碍，并可能是弛缓性或痉挛性麻痹、僵硬、反复的痉挛（口吃）或共济失调的结果。构音障碍（dysarthria）和构音不全（anarthria）这两个术语用于这类言语障碍。

4. 因喉部或其神经支配紊乱而引起的嗓音改变或失声，即失音（aphonia）或发音困难（dysphonia）。发音和语言不受影响。

第27章详细分析了言语和语言的发育障碍这一重要的但分离的范畴。

语言功能的解剖

传统的教学，基于各种语言障碍与特定脑区损伤之间的相关性，假设有四个主要的语言区域，位于大多数人的左侧大脑半球（图22-1）。包含这些区域的整个语言区是外侧裂周围区，也就是说，它与外侧裂毗邻。两个语言区是接受的，两个是执行的，即执行区与语言的产生（输出）有关。主要感受区位于后上颞区（22区的后部）和颞横回后部（41区和42区），作用是言语的感知，也可能有助于对内部语言的感知。颞部平面第22区的后部被称为韦尼克（Wernicke）区。第二个感受区位于顶下小叶角回（39区），视觉感受区的前方。位于这些听觉和视觉语言"中枢"之间的缘上回和就在视觉联合皮质前方的颞下区，可能也是语言中枢的一部分。这里是位于跨模态视觉和听觉语言功能的整合中心。

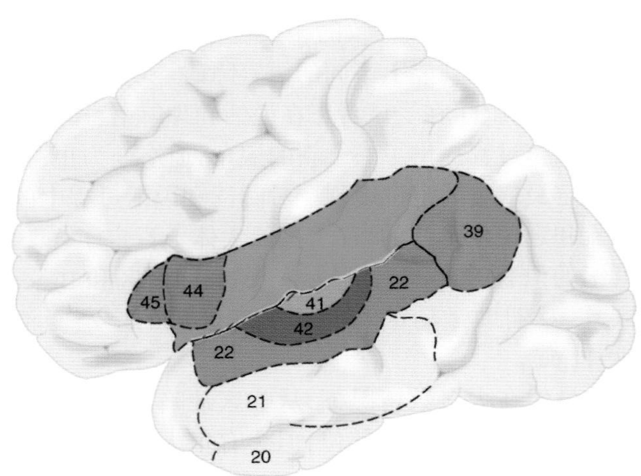

图 22-1　脑部示意图显示了经典的语言区，根据 Brodmann 分区方案编号。言语和语言的细化可能依赖于大脑的一个更大的区域，大致由所有阴影区域表示（见正文）。注意 41 区和 42 区，即初级听觉感受区，显示在颞叶外侧面，但延伸至其上表面，在外侧裂的深处

主要执行区或输出区位于额下回的后端（Brodmann 44 区和 45 区），被称为布罗卡（Broca）区，与言语的运动方面有关。值得注意的是，这个区域紧邻中央前回的面部运动区。在某些语言模型中，视觉感知的词语通过第四语言区，即位于额中回后部的所谓的埃克斯纳书写区（Exner writing area），以书写形式表达出来。然而，对后一个概念是有争议的，因为事实上，语言区广泛分离的部分可能会导致不成比例的书写障碍。在任何情况下，有两个平行的系统来理解言语和产生言语，以及理解书面文字和产生书面文字。它们是各自发展的，但都是命题系统或语义系统不可或缺的组成部分。

这些感觉和运动语言区通过一个丰富的神经纤维网络彼此错综复杂地连接在一起，其中一大束神经纤维，即弓状束（arcuate fasciculus），穿经颞叶峡部并环绕外侧裂的后端；其他的连接纤维可能横穿豆状核的外囊和最外囊（extreme capsules）（岛叶的皮质下白质）。许多额外的皮质 - 皮质连接进入到外侧裂区，并从那里投射到大脑的其他部位。对于言语的产生特别重要的是连接 Broca 区与中央皮质（中央前回）下部的短联合纤维，如前所述，它支配着嘴唇、舌、咽及喉部的肌肉。外侧裂周围语言区（perisylvian language areas）也与纹状体和丘脑相连，以及与非优势大脑半球的相应区域相连（见图 23-6）。

在指出了与语言有关的主要区域之后，关于皮质语言区的地位仍有相当大的意见分歧，曾有反对称它们为“中枢”，因为它们不代表具有恒定功能的组织学或局限性结构。此外，神经解剖学家无法在显微镜下区分大脑皮质语言区和其周围的大脑皮质。

语言的解剖学知识几乎完全来自对局部脑疾病患者的尸检研究。从这些研究中产生了两个主要理论。其中一个理论，人们已经将语言区细分为不同的传入（听觉和视觉）感受部分，通过可识别的神经束连接到执行（传出，即表达）中枢。根据病灶的确切部位，会引起一些特殊综合征。

另一个广泛的理论，最初由 Marie 提出（后来他声称已改变了想法），并得到 Head、Wilson、Brain 和 Goldstein 的支持，该理论支持单一的语言机制大致是定位于优势大脑半球的盖区或外侧裂周围区。任何特定情况下的失语都被认为是这个中枢语言区的输入或输出模式损害总和的结果。不可否认的是，正如前面所讨论的，在外侧裂的语言区内存在可识别的传入和传出的定位，但也存在一个无区别的中枢整合作用，在这种作用中，缺陷的程度在很大程度上受到病灶大小的影响。此外，将失语症严格地分为表达性和接受性，虽然仍然是一个很强的实践概念，但并没有完全得到临床观察的证实。尽管如此，在外侧裂周围皮质还是有一些可定位的语言功能。

当代许多失语症的思想都建立在解剖学和心理学的体系之上，而卡尔·韦尼克（Carl Wernicke）比其他任何人对这一体系都更有功绩。早些时候（1865），保罗·布罗卡（Paul Broca），甚至在他之前（1836），达克斯（Dax）就做了基础的观察，发现岛叶和覆盖的盖部病变会使一个人丧失语言能力，而这种损伤总是在左半球。韦尼克的观点是，语言存在两个主要的解剖部位：①一个前部的部位，在下额叶的后部（Broca 区），其中包含言语运动的“记忆图像”；以及②岛叶区和外侧裂周围后部皮质的毗邻部分，其中包含声音图像。Meynert 已经证实，当 Broca 区完好无损，失语症可以发生在颞叶损伤时。韦尼克认为，这些区域之间的纤维在岛叶中穿行，并调节听见和说出的单词之间的反射弧。后来，Wernicke 开始接受冯·莫纳科（von Monakow）的观点，即连接纤维围绕外侧裂的后部，在弓状束中走行。韦尼克对现在以他的名字命名的感受性或感觉性失语症进行了全面的描述。他指出了四个主要特征：①言语理解障碍，②书面语言理解障碍［失读症（*alexia*）］，③失写症（*agraphia*），④流利的错语言语。相比之下，在 Broca 失语中，理解能力是完整的，但

是患者是哑或仅可说几个简单的单词。

Wernicke 还提出了一个理论，认为如果中断了两个皮质语言区之间的连接纤维会使患者的理解不受影响，但会阻止完整的声音图像对词语选择产生影响。韦尼克提出，这种失语的变异型被称为 Leitungsaphasie（德语，传导性失语——译者注），或传导性失语症（*conduction aphasia*）（Kurt Goldstein 称之为中央性失语症，Martin 和 Saffran 称之为深部失语症）。自 Broca 和 Wernicke 时代以来，细致的病例分析已经证实了感觉性失语（Wernicke 型）与外侧裂周围区后部病变之间的联系，以及主要的（Broca）运动性失语与额下回后部和邻近的岛叶和盖部区域病变之间的联系。我们确实遇到过符合传导性失语的 Wernicke 模式的病例，在这些病例中，病灶可能位于顶叶岛盖（parietal operculum），影响到缘上回的深部白质，在此它可能中断了弓状束和后部岛叶的皮质下纤维（传导性失语的问题将进一步讨论）。

这些脑部的区域是如何组织成可分离的但相互作用的模块，从而产生我们在日常人际交流中使用的复杂行为，语言学家和认知神经心理学家仍在研究这些问题。他们把语言分解成最基本的元素，音素（phonemes）（可识别为语言的最小声音单位）、词素（morphemes）（单词中最小的有意义单位）、字母、词汇和语义元素（单词及其意义），以及句法（句子结构）等。一般来说，作为 Wernicke-Broca 组合的重申，语音性言语输出困难是由于左侧额叶病变，语义理解困难是左侧颞叶病变的结果，失读症和失写症与顶下小叶病变有关。这些语言的“模块”被心理语言学家描绘成一系列的盒子，并通过箭头相互连接，以表示信息的流动以及它们影响语言的言语输出的方式。他们所谓的“盒子理论”，与当前的认知理论是一致的，认为语言功能是由许多大脑皮质区域及其相互连接的通路组成的巨大神经元网络同步活动的结果（Damasio and Damasio，1989）。

另一方面，这一理论如此复杂，但试图用传统的脑成像技术来描绘失语症患者的言语和语言障碍的解剖结构却有些令人失望。在早期使用 CT 的研究中，LeCours 和 Lhermitte 无法在失语类型与可证实的病变部位之间建立一致的对应关系。同样，Willmes 和 Poeck 在一项 221 例失语症患者的回顾性研究中，也没有发现失语症类型与病变的 CT 定位之间的明确联系。这些相关性不良部分地与 CT 的检查时机和不精确有关。卒中后不久进行的磁共振成像显示，语言障碍的类型与外侧裂周围皮质病灶部位之间具有较一致的相关性，但相同部位的病变可能会产生功能上不同的语言障碍。功能性磁共振成像（fMRI），在受试者正在说话和理解语言时，为理解语言过程提供了一个新的视角，但迄今为止，只能确定最广泛的定位规则。对阅读和说话过程中的血流和定位生理学的研究，虽然大体上肯定了在 19 世纪的语言模式，但已显示了 Wernicke 区和 Broca 区，以及辅助运动区和对侧半球区域的广泛激活（见 Price）。

虽然在大多数情况下，从临床缺陷可以大致地预测引起失语的病灶部位，但会有很大差异。这种不一致性有几种解释，其中一种解释是，任何损伤的净效应不仅取决于其部位和程度，还取决于大脑优势的程度，即在优势半球损伤后，非优势半球承担语言功能的程度。根据这一观点，如果大脑优势度的确立较低，而不是支配地位很强，左侧半球损伤对语言功能的影响就较小。在所有可能的情况下，患者病变部位与失语症特征之间的差异与语言皮质组织的细微差异有关。另一种解释援引了一个鲜为人知的概念，即每个人在孩童期习得语言的方式都不同。人们认为，当最初学习的语言方法由于脑部疾病而受损时，这有助于找到替代方法来完成语言任务。失语症的改善在多大程度上代表着功能的“恢复”或产生新的反应模式，这一问题尚未得到解决。

大脑的优势及其与语言和利手的关系

一个大脑半球的功能优势是语言功能的基础。确定左脑占据主导地位的方法有很多：①通过左半球部分病变导致语言功能丧失，以及由于涉及右半球相应部分的损伤而保留语言能力；②大多数人偏爱使用右手、脚和眼睛，而且使用起来更方便；③通过局灶性癫痫发作或通过电刺激或磁刺激前（左）语言区而停止说话；④通过向左侧颈内动脉注射阿米妥钠（sodium amytal）或类似药物（Wada 试验，是一种可导致 1~2 分钟缄默的过程，随后出现命名错误，包括持续语言和替代，误读，以及说话错语等）；⑤通过两耳分听（*dichotic listening*），两耳可同时听到不同的单词或音素（产生右耳 - 左半球优势）；⑥通过观察语言处理过程中脑血流量的增加；以及⑦通过连合部切开术后言语和语言功能的侧化。

从表面上看，语言半球的优势与手的优势有关，但这更多的是一种假设而不是一种结论。90%~95% 的一般人群是右利手，也就是说，他们天生就会选择右手来做繁琐复杂的动作，而且会更熟练地使用右手。有些人的偏爱比另一些人更完全。大多数人既不是完全的右利手，也不是完全的左利手，但他们更喜欢用一只手来完成更复杂的任务。手偏好的原因还没有完全弄清楚，有强有力的证据表明有遗传因素参与，但遗传方式尚不确定。学习也是一个因素，许多左利手的儿童在很小的时候就向右利手转换［转换的左利（shifted sinistrals）］，因为在一个右利手的世界里，左利手被认为是一个障碍。大多数右利手的人，当不得不使用一只眼睛（透过锁眼、枪瞄准镜、望远镜等）时，都是用右眼看东西，据说眼睛的偏好与手的偏好是一致的。即使是如此，这仍然不能解释半球的优势。然而，值得注意的是，利手性是与语言同时发展的。目前最能说明的是，语言的定位与对一只眼、一只手、一只脚的偏爱，以及使用习惯，都是一些基本的、部分遗传的半球专门化倾向的表现。

在优势脑半球和非优势脑半球之间有细微但明确的解剖差异。Yakovlev 和 Rakic 在一项对婴儿大脑的研究中发现，来自左脑半球的皮质脊髓束比右侧半球皮质脊髓束含有更多的纤维，它的交叉比来自右脑的束更多。与语言更相关的是颞平面，即在颞叶后部的上表面到颞横回并延伸至外侧裂的后部区域，有 65% 的人左脑略大，而只有 11% 的人右脑大（Geschwind and Levitsky）。Lemay 和 Culebras 在脑血管造影中注意到，左侧大脑外侧裂比右侧更长、更水平，而且在左侧颞顶叶交界处有更多的脑组织。CT 研究显示，右侧枕角比左侧小，这可能提示右侧视觉空间连接的发育更大。此外，还描述了听觉皮质和后丘脑的细胞结构的微妙的不对称，Geschwind 和 Galaburda 曾回顾了大脑优势的这些和其他生物学方面，特别是它们与发育性阅读障碍的关联（见第 27 章）。

左利手可能是由于早年左脑半球疾病的结果，这可能是认知障碍和脑损伤在左利手患者中发病率较高的原因。据推测，语言的神经机制随后在右侧大脑半球的早期发育过程中得到了体现。在某些个体中，利手习惯和大脑的优势可能没有发展，在某些家族中尤其如此。在这些个体中在阅读方面的缺陷，以及口吃、镜像书写和普遍笨拙的缺点是经常发生的。

在右利手的个体中，失语症几乎总是与左侧大脑损伤有关；在这些个体中，由于纯右脑损伤导致的失语［交叉失语症（*crossed aphasia*）］罕见，仅发生在 1% 的病例中（Joanette et al）。双利手与左利手的大脑语言优势并不完全一致。在大量获得性失语的左利手患者中，60% 的患者的病变局限于左侧大脑半球（Goodglass and Quadfasel）。此外，在相对罕见的由右侧大脑损伤引起失语症的病例中，患者几乎都是左利手，而且语言障碍的严重程度和持久性都比右利手患者类似的左半球损伤更小（Goodglass and Quadfasel）。综上所述，这些研究表明，非右利手患者的语言功能具有双侧代表性（尽管不均等）。这一点已得到 Wada 测试的证实，Milner 和同事们在 212 名连续的左利手患者中，发现有 32 人（约 15%）存在双侧语言表征的证据。

非优势半球的语言能力是毋庸置疑的，这已被疾病神经学所证实。在胼胝体先天性缺失（或手术切除）的病例中，可对每个半球进行测试，实际上右半球没有可显示的语言功能。然而，Levine 和 Mohr 发现，当优势半球受到大面积损害后，非优势半球仍保留着有限的生成口语的能力，这样的患者恢复了唱歌、背诵、骂人和说一两个单词短语的能力，这所有的能力都在后来的右半球脑梗死后完全丧失了。成人脑胶质瘤患者在进行优势半球切除术后，仍可保留不同程度的语言功能，这也表明成人非优势半球的语言产生能力虽然有限，但却确有一定的能力。Kinsbourne 对因左侧病变而失语患者右半球动脉注射阿米妥钠效应进行了观察，得出了同样的结论。

尽管右侧半脑对语言的纯语言学或命题方面的贡献是微乎其微的，但它确实通过命题语言的微妙之处在情感的隐含交流中发挥了作用。这些语言的调节方面都可以归纳入韵律这个术语中，韵律指的是发音的旋律、语调、抑扬顿挫和停顿，所有这些都带有情感色彩。发音的韵律成分和伴随它们的手势增强了口头语言的意义，并赋予了话语丰富性和生命力。一个人的口音带有强烈的地域特征，而且是在很小的时候就习得的，与此相关的问题可能也有解剖学基础，但这个基础仍很模糊（见下文关于“外国口音综合征”的评论）。

许多疾病和局灶性脑损伤会使言语发不出音或韵律减弱，最引人注目的例子是帕金森病患者低的单音调和 Broca 失语症患者费力的说话方式。很大程度上通过 Ross 的研究，人们清楚地认识到，在卒中患者中，韵律也有很大的紊乱，这累及到与左半球的语言区呈镜像部位的非优势半球。在这些情况下，话语的理解和情感内容的产生及其伴随的手势都会受到损害。Darby 对大脑中动脉梗死的一项前瞻性研究证实了这一观点：言语韵律缺失（*aprosodia*），正如我们所说，只出现在病灶位于右侧大脑中动脉下段分支供血区的患者身上。这种缺陷在卒中后不久就很明显，没有发现腔隙性病变。在我们的患者中，通过床旁测试，很难仅仅通过右侧外侧裂周围病变来识别韵律性失语，而在大多数病例中，损害更加广泛。

最近，人们对小脑在语言功能中的作用产生了兴趣，这种兴趣部分是基于对威廉姆斯综合征（Williams syndrome）的观察，在 Williams 综合征中，认知障碍与语言技能的保留有关，这种保留程度有时十分显著（见第 38 章）。在这种疾病中，小脑在大脑半球体积大幅度减少的情况下得以保留（见 Leiner et al）。一些脑血流的研究也提示了小脑参与各种语言功能；然而，根据我们的临床经验，我们会判断小脑疾病引起的任何语言缺陷都是微妙的或不存在的。当然，构音障碍常见于小脑疾病患者。

接诊语言障碍患者

在失语症的调查中，首先要了解患者的母语、利手习惯和以前的读写水平和教育程度。据推测，在出现失语症后，熟练掌握一种以上语言（通晓多种语言）的人在母语方面的进步要比后来习得的语言更快［受保留远期记忆的里伯特法则（*Ribot law*）的影响］。如果患者对最近习得的语言不是很流利，或者已经很长时间没有使用这种语言，这个规则似乎就是成立的。更常见的是，失语症发生前最常用的语言会首先恢复［皮特斯定律（*Pitres law*）］。通常情况下，如果能够进行适当的测试，在初学语言和最近习得的语言中或多或少会发现相同的失语症异常。然而，像 Alzheimer 病这样的痴呆疾病确实会导致越来越多地使用第一习得语言。

许多天生左撇子的孩子被训练使用右手写字，因此，在确定惯用手时，必须询问在进行投球、穿针引线、缝纫或使用网球拍或锤子时更喜欢使用哪只手，以及哪只眼睛用来在使用步枪或其他工具时瞄准目标。在开始检查之前，确定患者是否警觉并能可靠地参与测试是很重要的，因为对语言的准确评估取决于这些因素。

应尽快查明患者是否有大脑病变的其他明显症状，如偏瘫、面部无力、同向偏盲或皮质感觉丧失。当出现这些主要的神经系统征象的表现时，失语症的障碍通常是完全（全面）型。右侧面臂麻痹（brachiofacial paralysis）与 Broca 失语症相联系，与之相反，局限性右侧偏盲或象限盲是 Wernicke 失语症常见的伴随症状，且不伴有偏瘫。对口头指令或视觉模仿做出反应的肢体和言语肌肉组织的运用障碍（*dyspraxia*）通常与 Broca 失语有关，但有时也与 Wernicke 失语有关。同侧性偏盲不伴运动无力往往与纯词盲、失读症伴或不伴失写，以及命名性失语相关联。

我们发现，最有用的失语症床边分析需要对语言功能的六个方面进行系统的测试：会话的口语（*conversational speech*）、理解（*comprehension*）、复述（*repetition*）、阅读（*reading*）、书写（*writing*）和命名（*naming*）等。只要让患者参与对话，就可以评估语言的运动方面（运用和韵律）、流畅性，以及语言表达。如果这种障碍主要是由稀疏的、费力的、不流畅的语言组成的。当然，这意味着 Broca 失语症，而这种可能性可以通过复述测试和口咽肌运用的特殊测试来进一步实现。流利但空洞的错语和理解障碍是 Wernicke 失语症的指征。理解力受损但完全正常的言语表达以及完整的阅读能力，表明这是罕见的纯词聋（*pure word deafness*）综合征。

当交谈几乎没有发现异常时，其他的测试仍然可能揭示出异常。其中最重要的是阅读、写作、复述和命名测试。大声朗读单个字母、单词和文本可能会暴露出纯词盲（*pure word blindness*）的分离性综合征。除了这一综合征和孤立的缄默症（isolated mutism）［运动性失语症（aphemia），见上文］外，其他所有形式的失语症都会影响书写。在症状较轻的 Wernicke 失语症病例中，在患者大声朗读一段文字或者检查者手写的文字时，可能出现字面的和言语的错语性失误。当要求患者解释文本、大声朗读，或者以书面形式给出解释时，类似的错误会出现得更加频繁。

测试患者言语复述的能力是评估失语症的一个简单而重要的方法。与其他的失语症测试一样，可能需要增加测试的复杂性，从数字和简单的单词到复杂的单词、短语和句子，以发现完全的障碍。在所有主要形式的（Broca，Wernicke，以及全面性）失语症中都存在复述障碍，这是由于外侧裂周围语言区受损所致。患者可能无法重复对他说的话，尽管他的理解能力比较充分，这是传导性失语的特征。相反地，在失语症患者（经皮质性失语症）中，复述功能正常，表明外侧裂周围语言区大部分是完整的。事实上，复述的倾向可能是过度的

[模仿言语(*echolalia*)]。保留复述也是命名性失语(*anomic aphasia*)的特征,偶尔发生于皮质下的病变。除了命名障碍,其他语言功能(阅读、书写、拼写)都比较正常,可诊断为遗忘性失语症、命名障碍性失语症,通常涉及下部颞叶病变。

这些功能缺失可以通过使用几种检查程序的任何一种来量化。其中 Goodglass 和 Kaplan 的波士顿诊断性失语症检查(*Boston Diagnostic Aphasia Examination*,*BDAE*)和 Kertesz 的西方失语症成套测验(*Western Aphasia Battery*,*WAB*)是在美国使用最广泛的两种。使用这些测验可以预测大约三分之二的患者病变的类型和定位,这并不比详细的床边检查好许多。在 Benson 研究的 444 例非选择性失语症病例中,使用这些测试,发现 Broca 型失语症、Wernicke 型失语症、传导型失语症、全面性失语症,以及命名型失语症占了 392 例。

失语症的临床变异型

在临床上或床旁分析言语和语言障碍时,首要目标是将构音障碍或语言保留的含糊不清与真正的语言功能障碍即失语症区分开来。在这里,我们提供了一个实用的方法来识别失语症。构音障碍将在后面的小节中讨论。概括地说,检查者用来有效确定失语症类型的语言障碍的特征是

- 自然流畅的发音,包括正常的韵律,介词的使用以及正确的语法
- 语言的理解
- 正确地选择、使用单词,以及词与词之间的关系
- 命名展示的物品
- 与自发性语言相比的复述能力
- 阅读
- 书写

这种类型的系统检查能确定患者是否主要患有:①运动性(*motor*)或布罗卡失语症(*Broca aphasia*),有时称为"表达性""前部"或"非流利性"失语症;②感觉性(*sensory*)或韦尼克失语症(Wernicke aphasia),也称为"接受性""后部"或"流利性"失语;③完全性(*total*)或全面性失语症(*global aphasia*),丧失了所有的或几乎所有的言语和语言功能;④经皮质性失语症(*transcortical aphasia*),指保留了复述功能的运动性或感觉性失语;或者⑤失联系语言综合征(*disconnection language syndromes*),如传导性失语、词聋(*word deafness*)(听觉语言失认症),以及词盲(*word blindness*)[视觉语言失认症或失读症(*alexia*)]。此外,还有一种哑(*mutism*)的情况,或完全缺乏言语输出,但人们无法预测这种综合征的病变确切位置。在几乎所有类型的失语症中,都在一定程度上发现了命名障碍(*anomia*),也称为命名性(*nominal*)或遗忘性(*amnesic*)失语,是指丧失命名的能力和通过书写的交流能力受损[失写症(*agraphia*)]。至于失写症,它很少单独存在。表 22-1 总结了这些主要的失语综合征,它们将在下文中描述。尽管这些描述很大程度上是基于血管闭塞造成的缺陷,但它们适用于大多数引起语言障碍的局灶性脑部疾病。

Broca 失语症

布罗卡失语症(Broca aphasia)符合语言输出和言语生成的主要缺陷,而理解能力相对保留。运动言语功能缺失的严重程度有很大的差异,从最轻微的言语困难和最轻微的构音障碍,但具有完整的理解和书写能力[所谓的布罗卡区失语症(Broca area aphasia),轻型布罗卡(mini-Broca)],到完全丧失了所有的语言、语音、书面和手势交流方式。因为不能再用于说话的肌肉仍能在其他活动中发挥作用,所以它们并没有瘫痪。失用症(apraxia)一词曾被不精确地应用于这种口 - 颊 - 舌(oro-buccal-lingual)使用缺陷(它并不代表先前习得的能力的丧失),但如下文所述,它可能有伴随的口面部器官失用的缺陷。

在这种综合征的最晚期形式,患者失去了所有说话的能力。患者在交谈中,在想要大声朗读或尝试重复听到的单词时,一个字也说不出来。人们可能会怀疑,在这种哑中,舌和发音器官都瘫痪了,直到观察到患者在咀嚼、吞咽、清喉咙、哭泣或喊叫,甚至无言语地发声时都没有困难。偶尔,通常在正确的语境下,也会发出"是"和"不是"这两个词。或者患者可能会一遍又一遍重复一些刻板的话语,好像是被迫的,这种障碍被称为单语症(*monophasia*)(Critchley)、重复话语(*recurring utterances*)(Hughlings Jackson)、言语刻板症(*verbal stereotypy*)或言语自动症等。如果能够说话,某些习惯性的表达,比如"嗨""很好,谢谢"或"早上好",似乎是最容易引出来的,而一些知名歌曲的歌词可能会被迟疑地唱出来,或者在数连续的数字时可能会很容易。当被激怒或激动时,可能会说出脏话,从而强调命题性口语与情感性口语之间的根本区别。患者能认识到自己的语言能力和错误,反复失败的话语会引起他的恼

表 22-1 主要的失语综合征

失语的类型	言语	理解	复述	相关体征	定位[a]
Broca	非流利性，费力的、语法缺失、输出缺乏但传达想法	相对保留	受损	右上肢和面部无力	额叶的上外侧裂
Wernicke	流利性，健谈的，发声良好但缺乏意义	严重受损	无	偏盲或象限盲，无瘫痪	颞叶，下外侧裂包括角回和缘上回
传导性	流利的	相对保留	无	通常无	缘上回或岛叶
完全性	发零星的音，非流利性	较多受损	无	常有偏瘫	外侧裂周围大的或额叶和颞叶分别的
经皮质运动性	非流利性	良好	大部分保留	多样化	Broca 区的前部或上部
经皮质感觉性	流利性	如 Wernicke 失语受损	大部分保留	多样化	Wernicke 周围区域
纯词聋	轻微错语或正常	受损	受损	无或象限盲	双侧（或左侧）颞上回中部
纯词盲（和失读症不伴失写症）	正常但不能大声读	正常	正常	右侧偏盲，不能读自己写的文字	距状裂和白质或胼胝体（或角回）
纯词哑（运动性语言不能）	哑，但可以书写	正常	无	无	Broca 区的部分
命名性失语	孤立的找词困难	正常的不同部位	正常	多样化	深部颞叶

[a] 除非标明，病灶均为优势（左侧）半球。

来源：经允许，引自 Damasio AR：Aphasia. *N Engl J Med* 326：531，1992.

怒表现。

由于邻近的前中央回运动区受损，通常右侧手臂和面部的下半部无力。舌在早期可能偏离病灶，即向右侧偏斜，在快速运动时缓慢而笨拙。在一段时间内，虽然患者听理解和阅读能力相对保留了，但是对噘嘴、咂嘴、舔嘴唇，吹气和吹口哨，以及做其他有目的的口舌和面部动作指令执行得很差，这意味着失用症已经扩展到涉及嘴唇、舌和咽在内的某些动作。在这些情况下，模仿检查者的动作比自发地执行指令的行为要好。相比之下，面部自己开始的动作和自发的情绪表达可能正常，或者更好地保留。从这种类型的言语障碍患者的影像中可以发现，很明显，负责发音的口舌运动的协调是发生在左前岛叶皮质（见 Dronkers），而不是主要发生在 Broca 区。正电子发射断层扫描（PET）显示，在重复单个单词时，岛叶区、外侧前运动皮质和前苍白球都会被激活（Wise et al）。

在 Broca 失语症的较轻形式和重度失语的恢复阶段，患者能够一定程度地大声说话，但是言语的正常节奏和语法分析是断断续续或缺乏的。话说得又缓慢又吃力，发音也不清晰。缺少正常的音调变化和声调，一系列单词的遣词造句和话语的节奏等。总的印象是缺乏流利性，这一术语已经几乎成为由于 Broca 区及其周围损伤引起的失语症的同义词（非流利性失语）。这种吃力的、没有变化的言语与后面描述的 Wernicke 失语的流利性言语形成对比，但也有例外，即不流利的言语延伸到 Wernicke 失语症。

在 Broca 失语症中，语言以一种受限的方式受到明显影响。讲话是稀少的（每分钟 10~15 个字，而相比正常为每分钟 100~115 个字），主要由名词、及物动词或重要的形容词组成，短语长度是缩写的，并省略了许多小词（冠词、介词、连词），产生一个缩写的、电报式的言语（所谓的语法缺失）。患者语言的实质性内容能做到粗糙的思想交流，尽管有时存在明显的表达困难。复述检查者的言语如同患者自身语言一样不正常。如果非流利的 Broca 失语症患者在语言复述方面没有困难，这种情况被称为经皮质运动性失语（*transcortical motor aphasia*）（见下文）。此外，语言产生的真正缺陷通过书面文字和句子内容的缺陷可以证明。如果右手瘫痪，患者就不能用左手打字，而如果右手得以保留，患者也不能听写口述或以书面形式回答问题。写出的字母是畸形的，单词是拼写错误的。虽然听写是不可能的，但仍然可以抄写字母和单词。书写困难通常与言语障碍的严重程度相对应，但也有例外，其中一个受到的影响要大得多。

口语和书面语的理解，虽然在随意的情况下看似正常，但在 Broca 失语症的完全综合征中通常有轻微的缺陷，在严格的测试中，特别是在引入新的或复杂的素材时就会露出破绽。物体的命名，特别是部分物体可能在发音上有错误，但是可以从一个列表中选出正确的名称。这些是 Broca 失语症最易变化和最具争议的方面，因为在一些因脑梗死而丧失运动言语和失写症患者中，口语和书面语的理解可能是正常的。Mohr 和同事们(1978)指出，在这类患者中，最初的哑通常会被迅速改善的运用障碍和费力的发音所取代，用 Mohr 的话来说，就是"轻型布罗卡失语症"(mini-Broca's aphasia)，并导致完全康复。在这些病例中，病变局限于额下回后部和紧邻其周围的一个区域(后者本身就是 Broca 区)。Mohr 和他的同事们(1978)强调了这种相对轻微和局限性运动言语障碍与传统上被称为 Broca 失语症的较复杂的综合征之间的区别。

Broca 失语症的主要形式病变的区域比额下回大得多，包括其下面的白质，甚至尾状核头和壳核(图 22-2)，以及岛叶前部和额顶盖［盖(*operculum*)一词是指大脑外侧裂接邻并覆盖或形成岛叶或赖耳岛(*island of Reil*)的皮质］。换句话说，通常形式的 Broca 失语症的病变远远超出了所谓的 Broca 区(Brodmann 44 区和 45 区)。此外，Broca 失语症的持续存在与图 22-2 所示的较大类型的病变有关。

在历史上有趣的是，在 Broca 的一个原始的患者，在他去世前的 10 年里，他所表达的语言一直局限于一些口头上的刻板模式，对大脑表面的检查(虽然后来进行了扫描，但从未切开过大脑)显示，左脑岛周围有广泛的损伤，以及额叶、中央回和顶盖，甚至包括大脑外侧裂后的顶下小叶部分等。Wernicke 区得以幸免，驳斥了当时 Marie 做出的预测。令人费解的是，Broca 将失语症仅归因于额盖(frontal operculum)病变，而忽略了其他病变，他认为这是卒中后期的扩散效应。也许他受到当时(1861)流行观点的影响，即发音是额叶下部的功能。Broca 的名字后来与下额叶皮质的一个离散部分联系在一起，这一事实帮助确立了 Broca 失语症等同于 Broca 区病变的观点。然而，正如前面指出的，仅局限于这一区域的病变会引起一种相对适度和短暂的运动言语障碍(Mohr et al)或根本没有言语障碍(Goldstein)。

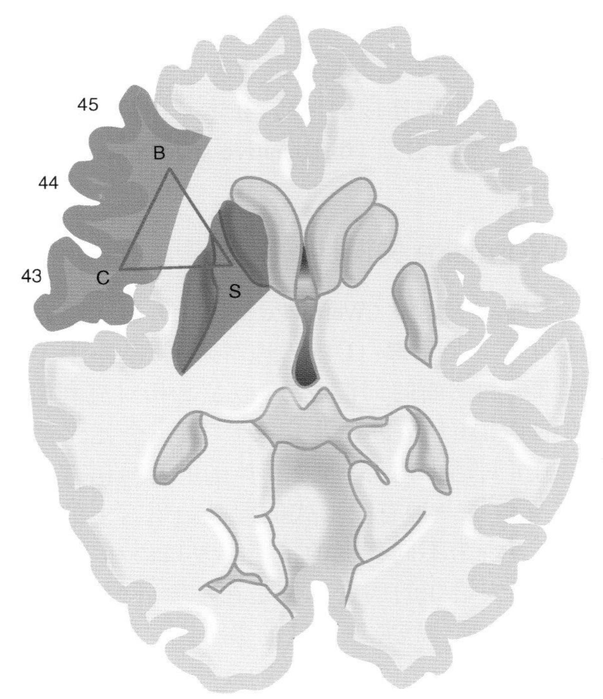

图 22-2　与语言输出和发音有关的大脑结构。Broca 区，前中央回，后中央回，纹状体。43 区、44 区和 45 区是 Brodmann 细胞结构区。这个输出网络的任何一个组成部分(B、C 或 S)的损伤都可以引起轻度和短暂的 Broca 失语。破坏所有三个组成部分的大病灶产生严重的持续性 Broca 失语症，表现为只能发几个音的、费力的、语法错乱的言语，但理解完好［插图由 Andrew Kertesz，MD，FRCP(C)提供］

运动性言语障碍(motor speech disorders)，包括严重的 Broca 失语症和较局限和短暂的类型，通常是血管病变的结果。大脑中动脉的上干支配区(优势侧，中央回)栓塞性卒中是最常见的类型，并导致突然发病的失语症。小的卒中可能会出现快速的好转(几小时到几天)，相反地，扩展到超越 Broca 中心区以外的梗死有时可能会产生比病变大小所预期的更严重的临床综合征。正是后一种卒中，特别是如果其下面的额叶白质受损，往往会导致持续的言语困难。由大脑中动脉上干支配区卒中引起 Broca 失语，通常伴有右侧面臂轻瘫(面部、手臂近端和手部)，如前所述，有时还伴有左侧手臂失用症(交感性失用症，如第 3 章所述)。动脉粥样硬化性血栓形成、原发性或转移性肿瘤、皮质下高血压性、外伤性或抗凝药引起的出血，以及癫痫发作等，如果它们涉及运动语言皮质的适当部分也可能表现为 Broca 失语症。

一个与此密切相关的综合征，纯词哑(*pure word mutism*)，也称为运动性失语症(*aphemia*)，会导致患者无言(哑),但内心语言完好无损,书写不受干扰。在解剖学上,这被认为是口语的运动皮质(Broca 区)从较下级中枢失连接的性质,在本章中后面讨论的分离性言语综合征(dissociative speech syndromes)中描述。

Wernicke 失语症

韦尼克失语症(Wernicke aphasia),这一综合征包括两个主要元素:①口语理解障碍,基本上不能理解口头和书面的词汇成分;以及②相对流利但是错语的话语(下文进一步定义)。第一个元素严重地影响了对话的内部流,及其伴随的符号语言的操作,并导致了一种有限形式的混乱。语言上的缺陷进一步表现为不同程度的不能重复口语和书面语。Wernicke 失语症的病变部位是在左上外侧颞叶,靠近初级听皮质。视觉联合区的参与或它们与初级视皮质的分离是一个常见的伴随症状,反映为不能阅读(失读症)。

与 Broca 失语症相反,Wernicke 失语症患者通常讲话滔滔不绝,自由地打手势,而且似乎奇怪地没有意识到自己的错误。言语的产生大部分毫不费力,短语和句子的长度似乎正常,语调适当,表达清晰。在失语障碍的背景下,这些特征被称为“流利的”言语(即 Wernicke 失语是一种流利性失语)。尽管患者语言流畅,韵律也正常,但说的话却毫无意义。Wernicke 失语的患者会产生许多非实质性词汇,而这些词汇本身往往是错误的或不恰当的,这种障碍被称为错语(*paraphasia*)。一个音素(作为语言可识别的最小声音单位)或者一个音节可能在一个单词内被替换(例如,grass is greel)(其中绿的 green 变为 greel——译者注),这被称为文字性错语(*literal paraphasia*)。用一个词代替另一个词(例如,grass is blue)(其中绿的 green 变为蓝的 blue——译者注)被称为言语性错语(*verbal paraphasia*)或语义性错语替换(*semantic paraphasia substitution*),这是 Wernicke 失语症更具特征性的表现。新语(neologisms),也就是不属于该语言一部分的音节或单词也可能出现[例如,The grass is grumps,“草是闹情绪的”)。在极端情况下,韦尼克失语症流利的错语言语可能完全无法理解[胡言乱语或难懂词语失语症(*jargon aphasia*)]。然而,流利并不是 Wernicke 失语不变的特征。有些患者说话可能是犹豫不决的,在这种情况下,阻碍往往发生在包含交流核心(谓语)项的短语部分,诸如一个关键的名词、动词,或描述性短语。有这种障碍的患者给人的印象是,他在不断地寻找正确的词语,但却很难找到。Wernicke 失语症有时也可以从完全的哑开始。

虽然语言表达所需的运动器官是完好的,但严重的 Wernicke 失语症患者由于被剥夺了主要的交流手段,使得社交功能有困难。他们不能完全理解对他们说的话,一些简单的指令仍然可以执行,但复杂的指令就无法执行。他们不能大声朗读或默读理解,不能告诉别人他们想要什么或想什么,也不能自发地书写。写出来的字母经常被组合成没有意义的单词,但也可能有一些零散的正确单词。在试图指定一个看到或感觉到的物体时,他们找不到这个物体的名称,即使他们有时可以从口述重复这个名称,但他们却不能从听写中写出这个他们能抄写的单词。抄写能力明显减缓慢和费力,但符合范例的轮廓,包括主考者的笔迹风格。所有这些缺陷表现为不同的严重程度,最轻微的形式包括轻度言语性错语和文字性错语,以及对复杂语法材料的理解有最小的困难[小韦尼克失语(mini-Wernicke's aphasia)]。一般来说,阅读、书写、命名和复述等障碍与理解力受损的严重程度是平行的。然而,也有例外的情况,即无论阅读还是口语理解都受到不成比例的影响。因此,一些失语症状学家提到了两种 Wernicke 综合征。

按照理想的 Broca-Wernicke 模式,在 Wernicke 失语中,运动语言区不再受听觉和视觉区的控制。运动语言区与听觉和视觉区的分离是复述障碍和不能大声朗读的原因。阅读仍然可以是流利的,但也会出现影响会话语言的同样的错语错误。在 Wernicke 区病变时发生阅读障碍(字母和单词的视觉感知受损)表面上可以用这样的事实解释,即大多数个人学习阅读的方式是将印刷的单词转化为听觉形式,然后才能获得进入后部外侧裂区的整合中心。只有先天性耳聋的人才被认为在视觉中枢与中央整合语言中枢之间有一条直接的通路。

由卒中引起的 Wernicke 失语症通常会及时得到恢复,有时甚至只有要求患者复述不熟悉的单词,说出不寻常的物体或物体的一部分,拼写困难的单词,或者写出自己造句的复杂句子时才能发现这种缺陷。如果某些因素,如阅读,从一开始就只有轻微的损害,那么预后会更好。

如前所述,Wernicke 区(*Wernicke area*)一词一直被用于颞平面最外侧的 22 区后部。通常,Wernicke 失语症的病变位于后外侧裂区(包括后颞上回、缘上回、角回和后部岛叶等),通常是左侧大脑中动脉下干栓塞性闭塞的结果。局限于颞顶区的皮质下出血,或这一区域受到肿瘤、脓肿、疱疹性脑炎或小量壳核或丘脑出血扩散的影响可能有类似效应,但预后较好。任何涉及后颞叶皮质深部结构的损伤,包括卒中,都会引起相关的右侧同向性象限盲或偏盲。通常,流利的失语患者不会因为没有四肢或面部无力而被误诊为精神疾病或精神错乱,特别是如果有难懂词语失语症时。根据 Kertesz 和 Benson 的研究,Wernicke 失语症的持续性与累及左侧缘上回和角回的病变有关,因此,格斯特曼综合征(Gerstmann syndrome)的组成元素可能很明显。

因此,后外侧裂区似乎包含了多种语言功能,而且看起来病变大小和位置的微小变化与 Wernicke 失语的要素的重要变化相关,或者导致传导性失语(*conduction aphasia*)、纯词盲(*pure word blindness*),或纯词聋(*pure word deafness*)(见下文)。有趣的理论问题是,所有观察到的缺陷是否表明存在于后外侧裂区的单一的语言功能,或者,相反地,还是一系列独立的感觉运动活动,而这些活动的解剖学路径恰好集中在脑部的一个小区域。鉴于语言学习的多种方式和在疾病恶化的情况,后一种假设似乎更有可能。

完全性失语症

完全性失语症(global aphasia),这一综合征是由于大部分语言区遭到破坏造成的,包含 Broca 区和 Wernicke 区以及它们之间的大部分区域。原因通常是左侧大脑中动脉近端闭塞,但它也可能是出血、肿瘤、脓肿或其他病变的结果,以及作为一次发作后反应持续片刻。几乎无一例外地,在完全性失语症的病例中,总会有一定程度的右侧偏瘫、半身感觉缺失和同向性偏盲。

言语和语言的各个方面都受到影响。患者最多只能说几个单词,通常是一些陈词滥调或习惯性短语,并能模仿单个声音,或只发出一个音节,如"啊",或者哭、喊或呻吟。许多人一开始都是哑。他们也许能听懂一些单词和短语,但由于快速疲劳以及语言和动作上的持续性,他们的特征是不能执行一系列简单的指令或者说出一系列物体的名称。他们不能读,不能写,也不能复述别人对他们说的话。患者可能呈现常见的问候手势,表现出谦虚和回避反应,并从事自助活动。随着时间的推移,可能会恢复一定程度的语言理解,然后最可能出现的临床表现是最接近于严重的 Broca 失语症。

当潜在病因是脑外伤、水肿压迫、发作性或发作后麻痹,或短暂的代谢紊乱,如低血糖或低钠血症时,通常会出现改善,但这也可能使已累及语言区的旧病变导致的失语症加重。

经皮质和传导性失语

经皮质性失语和传导性失语,这些术语是指语言障碍不是由于皮质语言区本身的损伤,而是由于连接初级接受区(感觉、听觉和视觉)到语言区的联系通路明显中断所致的语言障碍。这类失语症还包括一些病变,这些病变将语言机制本身较严格的接受部分与纯运动部分分离(传导性失语,见下文),以及将外侧裂周围语言区与大脑皮质的其他部分分开[经皮质性失语症(*transcortical aphasia*)]。

大多数这些所谓的离断综合征(disconnection syndromes)的解剖学基础只是被部分确定。这是一个有趣的理论概念,强调了语言机制的传入、皮质间和传出连接的重要性。然而,导致语言功能丧失的病变部位并不能定位语言功能本身,这是休林斯·杰克逊(Hughlings Jackson)很久以前就提出的警示。尽管如此,下面描述的语言障碍在定位和揭示语言功能的复杂性方面具有足够的规律性和临床一致性,几乎与较常见的失语症类型一样有用。

传导性失语症

正如之前所指出的,Wernicke 推测某些临床症状会随着病变而出现,将听觉与运动语言区有效地分开,而不直接损伤其中任何一个区域。从那时起,一些经过充分研究的病例被描述出来,符合他提出的 *Leitungsaphasie*(德语,传导性失语——译者注),即传导性失语症(*conduction aphasia*)模型,这是他给予的命名。其主要特征是口语复述能力严重受损,这一缺陷既适用于单个的单词,也适用于非单词。与 Wernicke 失语症相比,第二个基本特征是理解能力降低,但仍然相对地保留。在其他方面,传导性失语症的特征类似于轻度 Wernicke 失语症。他们在自发讲话,重复听到的内容和大声朗读时都有流利性和错语的特征,书写能力也同样受到损害。通常没有构音障碍和韵律障碍。言语输出正常或有所减少。如前所述,理解能力也不完美,但与 Wernicke 失语症患者相比,传导性失语症患者在理解听到或看到的单词方面有相对较小的困难,并能意识到自己的缺陷。

在少数尸检的病例中，病变位于左侧大脑外侧裂上缘皮质和皮质下白质，通常累及缘上回，有时影响颞上区的最后部。根据 Damasio 和 Geschwind 的观点，将这种失语归类为离断综合征的原因是 Wernicke 区和 Broca 区都是幸免的，而涉及的关键结构是它们之间的连接，即弓状束。弓状束（arcuate fasciculus）是从颞叶发出，稍微向后延伸，环绕着外侧裂的后端，在那里它连接上纵束，深于顶前下区，并向前，深至外侧裂上盖，到运动联合皮质，包括 Broca 区和埃克斯纳（Exner）区（Exner 区为书写中枢，在额中回后部——译者注）。然而，在大多数报道的病例中，包括 Damasios 所描述的病例，左侧听觉复合体、岛叶和缘上回也受到累及。在任何情况下，通常引起传导性失语的病因是大脑中动脉的顶升支或颞后支的栓塞性闭塞，但其他形式的血管疾病，特别是小的皮质下出血、肿瘤或这一区域的创伤也会产生相同的综合征。

经皮质性失语症（复述保留）

识别经皮质性失语症这类语言障碍的特征是复述能力的保留。由于长期低血压、一氧化碳中毒或其他形式的缺氧 - 缺血性损伤，大脑前动脉、中动脉、后动脉之间的血管边缘区受到破坏，这可能有效地将完整的运动语言区与感觉语言区全部或部分地隔离，与同侧半球其余的皮质隔离开来。例如，在 Assal 和同事们报告的病例中，多发性梗死已经隔离了所有的语言区。

在经皮质感觉性失语症（*transcortical sensory aphasia*）中，患者罹患听觉和视觉词理解能力缺陷，使得书写和阅读变得不可能，在每个方面都符合 Wernicke 失语症。口语仍然流畅，有明显的错语、命名障碍和拖沓的空话。然而，不像 Wernicke 失语症和传导性失语症的缺陷，重复说话的能力被保留了下来。这种复述的能力可能达到了极端的程度，表现为听到的单词、短语和歌曲的重复、鹦鹉学舌样形式，即模仿言语（*echolalia*）。根据 Kertesz 和同事们的说法，在一个 15 例这样患者的系列中，CT 和同位素扫描均一致地显示了后顶枕区病变。一般来说，这种疾病预后良好。

据推测，与 Wernicke 失语症一样，在经皮质感觉性失语症中，信息不能转移到 Wernicke 区以转换成单词意义。错语被认为是由于听觉和视觉区域对运动语言区控制的减弱所致，尽管它们之间有直接联系，推测是弓状束，被保留了下来。这种直接联系的保留被认为可以解释其复述能力。

在经皮质运动性失语（*transcortical motor aphasia*）中，患者无法开始会话的口语，就像 Broca 失语症，只能发出几声咕哝声或几个音节。理解力相对地保留了下来，但是复述能力却惊人地的完整，可将这一综合征与纯词哑鉴别。经皮质运动性失语症发生在两种临床背景下：①轻度或部分恢复的 Broca 失语症，在这些病例中，复述仍然优于会话性言语（复述和大声朗读通常比自发言语更容易）；以及②在意志缺乏（abulia）状态下和无动性缄默症伴额叶损伤。我们观察到的几个病例中，有几例是由于心搏骤停或休克后大脑前与大脑中动脉之间的分水岭区梗死所致。

纯词聋

这种罕见的障碍是由 Wernicke 失语症衍生而来的，最初由利什特海姆（Lichtheim）在 1885 年描述，其特征是听理解和复述能力受损，以及不能通过听写来书写。自我发起的话语通常措辞是正确的，但有时是错语的；自发地书写和理解书面语的能力得以保留，因此将这种障碍与 Wernicke 失语症区分开来。纯词聋（*pure word deafness*）患者可能声称他们听不到声音，但大声喊也无济于事，有时会让他们感到诧异。音域测量和听觉诱发电位显示没有听力缺陷，而非语言的声音，如门铃，可以毫不困难地听到。患者被迫在很大程度上依赖视觉提示，并经常利用它们来更好地理解大部分所说的话。然而，阻止使用视觉线索的测试很容易发现这种缺陷。如果能够描述这种听觉体验，患者说，这些词听起来就像一团杂乱的噪声。如同在视觉语言失认症的病例中（见下文），纯听觉口语失认综合征（syndrome of pure auditory verbal agnosia）并不纯粹，特别是在它发病时，错语和 Wernicke 失语症的其他元素可以被检测出来（Buchman et al）。这种综合征有时是较典型的 Wernicke 失语症消退的结果，人们认识到词聋是 Wernicke 失语症所有病例的一个重要特征。从概念上讲，它被认为是听觉处理系统的专属损伤，因此使得内在语言相对保存。

在大多数有记录的尸检研究中，病变都是双侧的，位于颞上回的中间三分之一处，在能够阻断颞横回的初级听皮质与颞叶后上部皮质联合区之间连接的部位。在少数病例中，单侧病变局限于主侧颞叶的这部分（见第 21 章）。大脑皮质和皮质下白质病变体积小和浅表的条件，最经典是见于大脑中动脉下干的一个小分支的栓塞性闭塞。

纯词盲（失读不伴失写，视觉语言失认症）

纯词盲（pure word blindness）综合征最显著的特征是保留了流利书写的能力，此后患者却不能阅读所写的内容，即失读症不伴失写（*alexia without agraphia*）。事实上，阅读任何材料都会受到很大损害。当失读症患者在听理解和复述口语方面也有困难时，这种综合征更接近于 Wernicke 失语症。在这样的病例中，个体失去了理解书面文字的能力，通常也失去了命名颜色的能力，也就是说，丧失了将看到的颜色与说出来的颜色相匹配，这就是视觉言语的颜色命名障碍（*visual verbal color anomia*）。这样的人虽然有时能读懂字母或数字，但却不能根据指令说出或指向单词。然而，对口语的理解、复述听到的内容、自发地书写和听写，以及交谈都是完整的。患者抄写单词的能力受损，但比阅读保存得更好，患者甚至可以拼写一个单词，或者通过让他拼写，或者一次读一个字母来识别一个单词（逐字读）。在某些病例中，患者会设法阅读单个的字母，但不能将它们连接在一起［拼音不能（*asyllabia*）］。

这类病例的尸检通常显示病变破坏了左侧视皮质和下面的白质，特别是膝距束，以及右侧视皮质与优势侧半球完整语言区的胼胝体连接（见第 23 章中“失连接综合征”）。在德热里纳（Dejerine）于 1892 年最初描述的病例中，胼胝体的后部（压部）发生了断开，这是两个半球的视觉联合区之间的连接（见图 23-6）。更常见的是，胼胝体通路在大钳（forceps major）（大钳是指压部发出向后连接枕叶的大纤维束——译者注）或在脑室周围区被中断（Damasio and Damasio，1983）。在任何一种情况下，由于左侧枕叶损伤，使患者每个视野的右半部失明，导致视觉信息只能到达右侧枕叶，然而这种信息不能通过胼胝体通路传递到左半球的语言区。

这种综合征的一个罕见的变异型是失读症不伴失写和不伴偏盲形式。位于左侧枕叶白质深部的病变，当它与顶叶交界时，就阻断了从完整（右侧）视皮质到语言区的投射，但却保留了膝距束通路（Greenblatt）。这种病变，连同胼胝体压部的病变，阻止了所有的视觉信息到达语言区，包括角回和 Wernicke 区。

在其他病例中，病变局限于角回或下面的白质。在这种病例中，也不会有右侧同向性偏盲，但是失读症可能与失写症和 Gerstmann 综合征的其他因素结合在一起，即不辨左右、失计算和手指失认等（见第 21 章中 Gerstmann 综合征）。这一系列的症状有时被称为角回综合征（*syndrome of the angular gyrus*）。可能还会有命名性失语（anomic aphasia）（见下文）。

纯词哑

纯词哑（pure word mutism）也称为运动性言语不能（aphemia）。纯词哑综合征在前面关于 Broca 失语的讨论中曾提到过。由于优势侧额叶的血管病变或其他类型的局部病变，患者失去了所有的说话能力，但仍能完美地保持书写、理解口语、默读和理解，以及复述口头词语的能力。患者可合并右侧面部和手臂轻瘫。从语音变成可听见的时候起，语言在句法上可能是完整的，既没有词汇的丢失，也没有语法的缺失；或者可能有不同程度的构音障碍（因此称为“皮质性构音障碍”）、命名障碍和错语替代，特别是对辅音。这种类型的言语障碍最显著的特征是它的短暂性，在几周或几个月内，语言就会恢复正常。Bastian、Broca，以及最近的其他作者称这种综合征为运动性言语不能（*aphemia*），这个术语本来由 Broca 在另一种语境中用来描述严重的运动性失语症，现在以他的名字命名。这种综合征可能与先前在“Broca 失语”题目下描述的“轻型 Broca 失语”（mini-Broca aphasia）密切相关。

纯词哑的解剖学基础还没有被精确地确定。在少数尸检病例中，提到了一个 Broca 区的病变。Damasio 和 Geschwind 已指出，病变位于该区域的前方和上方。LeCours 和 Lhermitte 报告了一个经过充分研究的病例。他们的患者连续 4 周内只发出几声，后来就很快完全康复了。从卒中发病开始，患者没有表现出语言或书写的理解障碍。尸检发现梗死灶局限于前中央回最下部的皮质和下面的白质，而 Broca 区，即向前的一个脑回，则完全幸免。其他病例主要累及 Broca 区。

命名性（遗忘性、名词性）失语症

某种程度的找词困难是几乎每一种语言障碍的一部分，包括发生在意识混乱状态和痴呆的语言障碍。事实上，如果没有命名障碍的元素，失语症的诊断通常是不正确的。只有当这一特征成为语言困难最显著的方面时，才会使用命名性失语（*anomic aphasia*）这一术语。在这种情况下，一种相对少见的纯失语症形式，患者失去的只是命名人和物体的能力。在说话中有停顿,寻找词语,迂回累赘地陈述,以及替换另一个词或短语以表达意思。持续语言(perseveration)(指言语持续重复的病态—译者注)可能很显著。或者患者可能只是不能对所给出的物品命名,相比之下,通常的失语症患者会产生错语性错误。不太常用的词会带来更多的麻烦。当展示一系列常见的物品时,患者可能会说出它们的用途,或者展示它们的同类,而不能说出它们的名字。这个命名困难不仅存在于看到的物体,而且也适用于听到或感觉到的事物的名称(如Geschwind所说)。除了表现出正常流畅的自发言语和保留理解和复述外,我们曾看到的命名性失语患者在拼写方面出奇的娴熟。

Beauvois和同事们描述了一种由左侧枕顶叶病变引起的双侧触觉失语症形式,在这种情况下,患者可以说出所看到和口头描述的物体的名称,但不能命名用任何一只手触摸到的物体。对字母、数字和其他印刷的语言材料的名字的回忆几乎总是被保留下来,对口头的名字的即时复述也是完整的。这种缺陷主要表现为患者对物品的正确使用,在听到或看到物体时指出物品,并从列表中选择正确名字的能力。患者对所听到或读到内容的理解是正常的。

命名障碍患者有一种倾向,把他们的命名失败归因于健忘,或者为这种无能给出一些其他难以置信的借口,这表明他们并没有完全意识到他们的困难的本质,但有些人意识到了这个缺陷。当然,还有更多的患者,他们不仅不能说出物体的名字,而且在给他们正确的单词时也不能识别。在这些患者中,对听到或读到的东西的理解是不正常的,也就是说,命名困难只是另一种失语症类型的一个症状。

命名性失语与语言区不同部位的病变有关,典型的是在左侧颞叶。在这些病例中,病变已经深入到左侧后部颞叶,特别是在左侧丘脑或颞中回,在一个中断了感觉语言区与涉及学习和记忆的海马区之间的连接部位。肿块性病变,如肿瘤、疱疹性脑炎或脓肿是最常见的原因,当这些病变增大时,会增加对侧上象限视野缺损或Wernicke失语症。偶尔,由于大脑后动脉的颞支闭塞引起的病变会出现命名障碍,在这些病例中,我们看到了最显著的命名障碍病例,通常伴有右侧偏瘫和失读症,但书写能力正常。命名障碍可能是经皮质运动性失语症的一个显著表现(见下文),并可能合并Gerstmann综合征,在这些病例中,可见病变分别位于额叶和角回。

一种命名障碍型失语症通常是阿尔茨海默(Alzheimer)病和皮克(Pick)病的早期征象(轻度Alzheimer病在老年时很常见),主要特征是一种退行性脑叶性大脑萎缩类型,属于原发性进行性失语症(primary progressive aphasia)的范畴(见第39章)。最后,命名型失语症可能是Wernicke失语、传导性失语、经皮质感觉性失语,或(罕见地)Broca失语在部分恢复后唯一残留的异常(Benson)。

外国口音综合征

外国口音综合征(foreign accent syndrome),这种罕见而又有些有趣的情况是无法分类的,但值得评论,因为它可能被误认为歇斯底里或精神病。一个明显的外国口音,但实际的起源区域模糊,取代了患者的母语说话模式。该综合征出现在左侧半球病变后,最常见的是卒中伴有轻度的相关的Broca失语症。虽然这种口音可能会被听者认为与德语、西班牙语、法语、亚洲语或其他国家的口音是一致的,但权威分析表明,这种变化并非特定于任何一种真正的语言,而只是被听者将其归于已知的外国口音。在卒中恢复过程中,该综合征也会作为一种短暂的现象出现。由非优势半球病变引起的韵律障碍(disorders of prosody)与这种障碍的关系尚不清楚。LeCours和Lhermitte基于双元音在某些语言中的专一性使用,对这种障碍进行了分析;这些双元音在外国口音综合征中发音不正确,使得法语听众察觉到英国口音。在Kurowski和同事们的论文中,对一个病例进行了广泛的检查,并参考了其他的病例。

失写症

当然,书写是语言功能不可或缺的一部分,但对于世界上一部分只会说,不会读和写的人群来说,书写就不是那么重要和普遍的组成部分了。可以认为,从失语症研究中得出的所有语言规则都适用于失写症(agraphia)。在很大程度上,这是事实。一个人必须能够用词语和短语来表达思想,这样才有东西可写,有话可说;因此,书写障碍与说话障碍一样,反映了语言的所有基本缺陷。但是这两种表达方式之间存在着明显的差异。在说话时,只有一个最后运动通路(final motor pathway)可以协调唇、舌、喉和呼吸肌的运动,然而,如果右手瘫痪了,人们仍可用左手或用一只脚写字,甚至可以在牙齿之间夹着一支铅笔用嘴来写字(一种因摩托车事故引起颈神经根撕脱导致双手臂瘫痪者使用的装置)。一种准确的概括说法是,书面语和口语在 Broca 和 Wernicke 失语症及其大多数衍生的失语类型中都是有障碍的。当理解力受损时,听写的书写往往是不可能的。在失语症患者的书写中出现的错语,与他们说话中出现的大致相同。

一个单词的书写可以通过回忆单词的拼写的直接词汇法(lexical method)来完成,也可以通过读出它的音素,并将其转化为习得的字母(运动图像),即音韵学方法(phonologic method)来完成。一些作者指出,在失写症中,将通过听觉获得的音素信息转化为正字法形式(指拼音正确的—译者注)是一种特殊的困难;另一些作者将它视为介于音素的视觉形式与手的手写运动之间的一个障碍(Basso et al)。支持后一种观点的事实是,阅读和书写通常是一起发展的,而且在此之前很长时间,就有了作为交流手段的口语的发展。

纯失写(pure agraphia)作为最初和唯一的语言功能障碍是罕见的,但这样的病例在 Rosati 和 de Bastiani 总结中曾有描述。病理证实的病例几乎不存在,但影像学有时会显示后外侧裂周围区病变。这与观察到在角回或其附近的病变偶尔会引起作为 Gerstmann 综合征的部分表现的不成比例的书写障碍是一致的。正如本章前面提到的,在额中回后部特定的书写中枢("Exner 书写区")的概念受到了质疑(见 Leischner)。然而,Croisile 和同事们确实引证了书写困难的病例,其病变(他们报告的是血肿),根据 Roux 和他的同事的说法,位于额叶皮质运动部分下方的半卵圆中心,直接电刺激手的初级运动区喙端的皮质会干扰书写,但不会影响其他语言或手工任务,这是一种真正的书写失用症。

除了这些大量存在拼写和语法错误的失语性失写症(*aphasic agraphias*),还有一些特殊形式的失写症是由空间感知和使用的异常引起的。对空间关系的知觉干扰是结构性失写症(*constructional agraphia*)的基础。在这种情况下,字母和单词构成足够清楚,但在页面上排列错误。单词可能被叠放、颠倒、对角线书写或随意排列,或从右向左书写,在与右顶叶病变相关的形式中,只使用页面的右半部分书写。通常人们还会发现其他结构上的困难,例如不能复制几何图形或者不能绘制钟表、花卉和地图等。这是发育性阅读障碍的一个共同特征。

第三组书写障碍可被称为失用性失写症(*apraxic agraphia*)。在这里,语言的表述是正确的,也注意了词语的空间排列,但是手已经失去了形成字母和单词的技能。书写的字迹变得潦草,失去了所有的个性。至于应如何握笔,如何在纸上写字,可能都不确定;失用症(观念运动性和观念性失用)出现在右利手的人。一般来说,其他习得的手工技能同时也发生了障碍。关于这个基本缺陷的推测在第 3 章"失用和其他非麻痹性运动功能障碍",以及在第 21 章,与额叶和顶叶的功能关系中进行讨论。

除了上文描述的失写症的神经形式,心理学家还定义了一组语言失写症(*linguistic agraphias*),再细分为音韵(phonologic)失写、词汇(lexical)失写和语义(semantic)失写类型。这些语言学模型是建立在丧失书写(和拼写)特定类别单词能力的基础上。例如,患者可能不能拼写可发音的无意义单词,但保留了拼写真实单词的能力[音韵失写症(phonologic agraphia)];或者可能保留了书写无意义单词的能力,但不能写不规则单词,例如 island [词汇失写症(*lexical agraphia*)];语义失写症(semantic agraphia)患者很难将正确的意义融入书写的文字中,例如,"月亮在骑士面前出现"(the moon comes out at knight)。在大多数情况下,这些语言失写症没有明确的大脑定位,只与经典的失写症有微弱的联系,因此语言学家和心理学家比神经病学家对这个课题更感兴趣。

在帕金森病、震颤、肌张力障碍和痉挛状态等许多运动障碍中,书写的正字法质量会恶化,但仔细检查发现语言内容是正常的。

镜像书写(*mirror writing*)同样值得简短评论,即表现为笔迹运行与正常方向相反,每个字母也都被颠倒了。有些人有一种不寻常的能力来产生镜像书写,特别是列奥纳多·达·芬奇(Leonardo da Vinci),尽管也有报道称,发育迟延的左撇子儿童也有这种能力。获得镜像书写的少数例子往往是短暂的和不完整的,出现在左半球的不同部位的卒中,或偶尔地见于右半球或双额叶的病变(见 Schott 的综述)。

皮质下失语症(丘脑和纹状体内囊失语症)

优势侧丘脑的病变,通常是血管性,累及丘脑后核,可能引起失语症,其临床表现不完全一致。典型的是,最初有哑和理解力受损。在康复的早期阶段,自发言语量减少，语言不流畅；较少的情况下，说话是流利的，但错语达到杂乱的程度。阅读和书写可能会受到影响，也可能不受影响。典型的是，患者复述单词和短语的能力被保留。这种形态被称为“混合性经皮质性失语”（mixed transcortical aphasia），这是最初被描述为双侧边缘带梗死或较大的左侧额叶损伤的综合征。它可能单独存在，也可能与混合性经皮质性失语合并存在。除非其根本的原因是肿瘤，否则通常在几周内完全康复。命名障碍也被描述为腹外侧丘脑病变（Ojemann）。

失语症也经常被描述为占优势侧的纹状体内囊病变，特别是当这些病变向外侧延伸到颞叶和岛叶的皮质下白质时。尾状核头部、内囊的前肢或壳核前上方是不同患者可能受累的结构。失语症的特征是语言不流利，构音障碍，错语的言语，以及不同程度对语言的理解、命名和复述困难。病变一般是血管性的，通常伴有右侧轻偏瘫。一般而言，纹状体内囊失语症比丘脑性失语症恢复得更慢和不太完全。

这两种皮质下失语症，丘脑失语症和纹状体内囊失语症，分别与 Wernicke 型和 Broca 型失语相似，但不完全相同。为了进一步讨论，读者可以直接阅读 Naeser 和 Alexander 及其同事的论文。

其他大脑的语言障碍

弥漫性大脑疾病，如震颤性谵妄（delirium tremens）和阿尔茨海默病对言语和语言的影响，在第 19 章和 20 章中提到过。除了外侧裂周围区以外的大脑部分区域的病理改变可能会继发性地影响语言功能。发生在大脑主要动脉之间的边缘带，以及将大脑外侧裂区与大脑其他部分隔离的病变属于这一类（见经皮质性失语症）。其他的例子是在眶内侧或额叶上部和外侧部病变，损害所有运动活动，达到意志缺乏或无动性缄默症的程度。与失语症患者相比，哑的患者不会发出声音。如果患者的运动功能减退不太严重，他的说话往往是简短的，有很长时间的停顿，不能维持一段独白。当然，广泛的枕叶病变会损害阅读，但它们也会减少对所有视觉和词汇刺激的利用。大脑深部病变，通过引起注意力不集中和定向障碍的波动状态，导致词汇和短语的碎片化，有时出现延长的、无法控制的谈话［多言癖（logorrhea）］。Geschwind 强调的意识模糊状态下的非失语性语言障碍已经被提到。

在全面性或多灶性大脑疾病中也常见韵律缺陷，表达和接受都有缺陷。如第 21 章所述，这些表现出现在影响整体大脑功能的许多状态中，如阿尔茨海默病，以及非优势（右侧）外侧裂周围区病变。

正如在第 27 章和第 37 章所指出的，严重的发育延迟往往导致甚至无法习得口语。如果说有什么语言技能的话，那也不过是理解几个简单的口头指令而已。在第 27 章的“发育性阅读障碍”中讨论了发育性阅读障碍的主题。

失语症的治疗

失语症的突然发病预计会引起极大的恐惧，但除了纯运动或几乎纯运动性口语障碍，大多数患者表现得明显地不担心。有时，正是这些剥夺了他们说话能力的病变，也至少会导致他们对自身残疾洞察力的部分丧失。在 Wernicke 失语症的一些病例中，这几乎达到了荒唐可笑的极端程度，当别人不能理解他的难懂的词语时，患者会变得愤怒。尽管如此，随着病情的改善，许多患者确实变得沮丧。在这个阶段，安抚和语言康复项目是帮助患者的最好方法。

当代言语治疗方法所取得的效果是否超过了自发恢复所能解释的，仍不确定。大多数失语症是由血管疾病和创伤引起的，它们几乎总是伴随着一定程度的自发改善，在卒中或事故后几天、几周或几个月。一项退伍军人管理局合作研究表明（Wertz et al），语言病理学家的强化治疗确实会加速病情的改善。此外，霍华德（Howard）和同事们已在一组用两种不同技术治疗的慢性稳定失语症患者中显示出词汇检索效率提高了。需要更多这种类型的研究，能控制时间的影响、患者的动机，以及家庭和治疗师的兴趣。温德（Wender）是一位古典主义者，后来得了失语症。她做了一个有趣的个人实验，通过练习希腊词汇和语法，她的希腊语的能力得到了恢复，但她的拉丁语能力却几乎没有恢复，她的拉丁语能力也没有得到同样的锻炼。

语言康复的方法是专门的，最好找一个在这方面受过训练的人。然而，由于部分获益也是心理上的，如果社区没有语言治疗师，感兴趣的家庭成员或学校老师可以提供帮助。沮丧、抑郁和偏执使得一些失语症复杂化，可能需要精神评估和治疗。儿童的发育性语言障碍构成特殊问题，在第 27 章中讨论。

一般来说，由脑外伤引起的失语症的恢复通常比卒中引起的失语症恢复得更快、更完全。失语症的类型，特别是最初的严重程度（病变的程度）明显地影响恢复，全面性失语症通常几乎没有改善，严重的 Broca 和 Wernicke 失语症也是如此（Kertesz and McCabe）。轻型布罗卡（mini-Broca）失语症的特征是说话稍显吃力和停顿，恢复迅速。各种分离性言语综合征（dissociative speech syndromes）和纯词哑也往往会迅速改善，而且经常完全改善。一般来说，任何一种特定的失语症的康复前景，左利手者比右利手者更有利。典型的，在恢复过程中，一种类型的严重失语症可能演变成另一种类型，如完全性失语症演变成严重的 Broca 失语症、Wernicke 失语症、经皮质失语症，以及传导性失语症演变为命名性失语症，这是可能归因于治疗效果的恢复模式。

发音和发声障碍

发音和发声障碍（disorders of articulation and phonation）。说话的动作包括呼吸肌组织、喉、咽、上腭、舌和嘴唇高度协调的一系列动作。这些结构由迷走神经、舌下神经、面神经和膈神经支配，这些神经的核是通过皮质延髓束由两侧的运动皮质控制的。与所有的动作一样，那些涉及说话的动作也受到来自小脑和基底节锥体外系的影响。说话的动作要求空气以有规律的爆发方式呼出，每次呼气必须维持足够长的时间（主要通过肋间肌的压力），使得能够说出短语和句子。这时，呼出来的空气就会被参与语言活动的各种肌肉精细地调节。

发声（*phonation*），或发出声音，是喉的一种功能，尤其是声带。说话或歌唱的声音的音调取决于声带的膜部的长度和质量，可以通过改变它们的张力而产生变化；这是在任何可听见的声音出现之前通过喉部固有肌完成的。气管内受控的压力迫使空气通过声门，将声带边缘分离，产生一系列的震动和反冲。这样形成的声音在通过鼻咽和口腔时被调制，鼻咽和口腔起着共鸣器的作用。发音由咽、腭、舌和嘴唇的收缩组成，这些收缩会中断或改变发音。元音起源于喉部，一些辅音也起源于喉部，但大部分辅音是在发音时形成的；辅音 m、b 和 p 是唇音，l 和 t 是舌音，nk 和 ng 是喉音（喉咙和软腭）。

通过听患者在日常谈话中说话或大声朗读，就可以立即识别出发音缺陷［构音障碍（dysarthria）］和发声缺陷［发声困难（dysphonia）］。刻意地测试短语，诸如“Methodist Episcopal”或者试图快速重复舌音、唇音和喉音的辅音（例如 la-la-la，me-me-me-me，或者 k-k-k-k）等会导致特定的异常。发声障碍需要对声音及其器官进行精确的分析。

构音障碍和构音不全

在纯构音障碍（dysarthria）或它的最严重的表现，构音不全（anarthria）中，都没有皮质语言机制异常。患者能够完全理解所听到的内容，在阅读和书写方面没有困难，尽管他可能无法说出可理解的话。这就是口齿不清的严格含义。发音（articulation）缺陷的病变可细分为几种类型：下运动神经元型（神经肌肉的），痉挛型（假性延髓麻痹），强直型（锥体外系的），小脑性共济失调型，以及运动减少型和运动过多型构音障碍等，下面做逐一介绍。

下运动神经元和神经肌肉性构音障碍

这种口语模式是由于发音肌肉的无力或瘫痪引起的，通常是由于延髓和下部脑桥的运动神经核的疾病或其髓内的或周围的延伸［下运动神经元瘫痪（*lower motor neuron paralysis*）］引起的。在这种疾病的晚期形式中，皱缩的舌头一动不动地蜷缩在口腔底部，嘴唇松弛和颤抖。由于吞咽困难，唾液不断地在嘴里聚集，流口水很让人困扰。发声困难，即由于声带麻痹而使得声音变成单调刺耳，通常是一个额外的特征。随着病情的演变，说话变得含糊不清，越来越不清晰。在发震动音方面有特殊困难，比如 r，随着麻痹变得更完全，舌音和唇音的辅音最终完全发不出。在过去，双侧软腭麻痹，导致鼻音，经常发生在白喉和脊髓灰质炎，但现在最常发生在进行性延髓麻痹，是一种运动神经元疾病类型（见第 39 章，“进行性延髓麻痹”），以及某些其他神经肌肉疾病，特别是重症肌无力。双侧唇麻痹，如发生在 Guillain-Barré 综合征或莱姆病的面部双侧瘫，干扰唇辅音 p 和 b 的发音含糊不清，听起来更像 f 和 v。在重症肌无力中也可观察到这两种异常的程度，但通常还会有额外的特征如上腭无力和喉辅音软化和鼻气逸出等。

痉挛性（假性延髓麻痹）构音障碍

痉挛性构音障碍（spastic dysarthria）或称为假性延髓麻痹性构音障碍（pseudobulbar dysarthria），是涉及双侧皮质延髓束的疾病，通常是由血管、脱髓鞘或运动神经元疾病（肌萎缩侧索硬化症）引起的，导致痉挛性延髓麻痹（假性延髓麻痹）综合征。患者可能在过去的某段时间有过临床上不明显的血管病变，影响一侧皮质延髓束；然而，由于每侧的延髓肌都是受两侧的运动皮质支配，在发生涉及任何水平的其他皮质延髓束的另一次卒中前，在语言或吞咽方面可能很少或没有损害。在第二次卒中时，患者立即变得吞咽困难，发声困难，以及构音不能或构音障碍，通常伴有舌和面部肌不全麻痹。这种现象被称为双侧前岛盖综合征（bilateral anterior opercular syndrome），由 Foix、Chavany 和 Marie 于 1926 年首次发现。与下运动神经元受累造成的延髓麻痹不同，这种情况不会导致瘫痪肌肉的萎缩或肌束震颤，相反地，下颌反射和其他面部反射通常会变得亢进，腭反射保留或增强，以及情绪控制受损（痉挛性强哭和强笑，见第 24 章，假性延髓麻痹激动状态的描述）。肌萎缩侧索硬化是痉挛性延髓麻痹与萎缩性延髓麻痹结合征象的一种疾病。

当优势侧额叶岛盖受损时，说话可能出现构音障碍，通常在情绪控制上没有假性延髓麻痹损害。一开始有血管病变时，患者可能是哑的，但随着恢复或轻微病情时，说话明显地变慢、沙哑和模糊不清，很像部分延髓麻痹。皮质性构音障碍（*cortical dysarthria*）和皮质性构音不能（*cortical anarthria*）的术语，以及其他许多术语已被应用于这种障碍，这种障碍与 Broca 失语症的形式关系更密切，而不是本小节正讨论的构音障碍。此外，在许多部分恢复的 Broca 失语和轻型布罗卡（mini-Broca）综合征的病例中，患者遗留的构音障碍可能很难与纯发音缺陷区分。仔细测试其他语言功能，特别是书写，会发现失语症方面的缺陷。

一种严重的构音障碍很难分类，但类似于小脑疾病，却可以发生在左侧偏瘫时，通常是由于内囊或右侧岛盖梗死引起的。它往往在几周内就会改善，但起初可能是非常严重，以至于讲话不能理解（Ropper）。

强直性（锥体外系）构音障碍

强直性构音障碍（rigid dysarthria）也称为锥体外系构音障碍（extrapyramidal dysarthria）。在帕金森病和其他与肌肉强直有关的锥体外系疾病中，人们观察到一种截然不同的发音障碍，其特征是表现快速咕哝和混乱的发音，单词和音节含糊不清。这种声音音调低且单调，既没有变化，也没有音量（发音过弱），在句子末尾音量逐渐减弱。单词被匆忙地说出，并以一种几乎与痉挛性构音障碍的慢速模式相反的模式组合在一起。在晚期病例中，说话是耳语的，几乎不能听懂。可能会发生这样的情况，患者发现在行走时不能说话，但如果站着不动、坐着或躺着就能说得比较好。在进行性核上性麻痹的锥体外系障碍中，构音障碍和发音困难实际上往往是痉挛性的。

舞蹈症（chorea）和肌阵挛（myoclonus）时，也可能以一种高度特征性的方式影响言语。说话声音大、刺耳、重音或音调不适当，呼吸协调性差［多动性构音障碍（*hyperkinetic dysarthria*）］。与假性延髓麻痹或帕金森病的缺陷不同，舞蹈症和肌阵挛通过球部肌肉的不自主吸气和运动造成词语的突然中断。这种异常被描述为“呃逆言语”（hiccup speech），因为这种中断是意想不到的，就像呃逆一样。有时诊断必须依赖于伴随的鬼脸和其他运动异常来诊断。多发性抽动和声音抽搐的图雷特综合征（Tourette syndrome）的特征是，表现惊人的发声（吠叫声、长声尖叫、尖叫声、咕哝、嗅探、鼻息声）和语言障碍，特别是口吃和不自觉地说脏语（秽语症）。

皮质延髓的（痉挛性）和锥体外系言语障碍两种元素在 Wilson 病、获得性肝脑变性、Hallervorden-Spatz 病［现称为泛酸激酶依赖型神经变性病（PKAN），是基于影响该病激酶的新的更好的命名方式］，以及一种脑瘫（称为双侧手足徐动症）中合并存在。他们说话声音响亮、缓慢和费力，与呼吸不协调，并伴随面部扭曲和其他肌肉的手足徐动性张力过度。在弥漫性大脑疾病，如梅毒性麻痹性痴呆，患者说话含糊不清，言语颤抖是主要的体征之一。

共济失调性构音障碍（见第 5 章）

共济失调性构音障碍（ataxic dysarthria）是急性和慢性小脑病变的一个组成部分。它可以在多发性硬化和涉及小脑的各种退行性疾病中观察到，也可以作为缺氧性脑病或中暑的后遗症。其主要特点是语速缓慢、含糊不清、单调乏味，以及词的音节不自然地分离。言语和呼吸的协调是不稳定的。可能没有足够的气息来发出某些单词或音节，而其他的则表达得比预期的更有力，即爆发式语言（explosive speech）。扫描样构音障碍（scanning dysarthria），好像吟诵诗歌一样有节律地说话，是另一种独特的小脑模式，最常见的是中脑病变累及结合臂所致。然而，在某些小脑疾病的病例中，特别是如因皮质延髓束受累引起舌痉挛无力时，可能只有含糊不清的构音障碍，单从语音分析来预测病变的解剖部位是不可能的。在一些疾病中，诸如克 - 雅病（CJD）朊病毒感染和 Lance-Adams 缺氧后脑病等，可累及言语肌肉组织的肌阵挛性抽动（myoclonic jerks）可以叠加在小脑共济失调上。

获得性口吃

获得性口吃（acquired stuttering），这种异常的特征是由于不自觉地重复、延长或停止发出的字母或音节而打断正常的说话节奏，是一种常见的发育障碍，在第 27 章中讨论。但是，正如 Rosenbek 和同事以及 Helm 和同事所指出的，它可能出现在那些正在从失语症中恢复的患者，而这些人在童年时从未口吃过。成年人的这种后天口吃形式与发育性口吃有一些不同的特征，即重复、延长和中断并不局限于单词的最初音节，口吃在语法上的出现频率与在实质词上出现频率是一样的，继续说话几乎没有什么适应，通常不伴有鬼脸或相关的动作，就像某些发育型口吃一样。这些特性在 Lundgren 和同事们的综述中进行了讨论。口吃不同于言语重复（palilalia），言语重复的一个单词或短语的重复速度越来越快；也不同于模仿言语（echolalia），模仿言语是指重复有必要重复的单词或短语（是一种精神障碍—译者注）。

在许多情况下，后天性口吃是暂时的，Helm 和他的同事说，如果是永久性的，则存在双侧大脑病变。然而，我们已经观察到一些病例，其中只有左侧病变，主要是运动性失语提供了后天性口吃的背景，而另一些病例中，口吃是起源于左顶叶区的脑胶质瘤的早期征象。Benson 还列举了一例口吃伴流利性失语的患者。后天性口吃的致病性损伤可能在皮质下，但在 Ciabarra 和同事们描述的一个例外的病例中，病变甚至位于脑桥。用左旋多巴治疗帕金森病，以及偶尔获得性脑损伤可能会重新激活发育性口吃。后者可以解释在奇特部位的病变出现的口吃，如前面提到的脑桥梗死。

失音和发音困难

失音（aphonia）和发音困难（dysphonia），关于这第四类言语障碍，也就是那些由于发音障碍引起的言语障碍，有几点需要说明。在青春期，可能会有一种持续不稳定的声音变化，这种变化通常出现在青春期的男孩身上。似乎出于习惯，患者有时会用假声说话，这种情况可能会持续到成年。其基础尚不清楚。可能是喉头没有男性化，也就是说，青春期男孩还没有出现通常应发生的声带（长度）突增。声音训练很有帮助。

呼吸运动的轻微麻痹，如在重症肌无力、Guillain-Barré 综合征和严重的肺部疾病，可能会影响声音，因为没有发声所需要的足够的空气。此外，呼吸节奏的紊乱可能会干扰讲话的流畅性。这在锥体外系疾病中特别明显，人们可以观察到，患者会像前面提到的，在吸气部分期间试图说话。锥体外系疾病的另一个共同特征是，由于呼吸肌的有限活动，患者的音量变小（发音过弱），患者不能大声喊叫，或者说话声音比耳语高些。耳语说话也是晚期帕金森病、昏睡，以及偶尔的震荡性脑创伤和额叶病变的一个特征，但是强烈的刺激可以使声音听得见。

由于双侧声带轻度麻痹，患者只能低语说话。因为声带在吸气时通常是分开的，所以在麻痹时声带不能分开可能会导致吸气喘鸣。例如，如果一个声带由于第 10 对脑神经被肿瘤累及而导致瘫痪，声音将变得嘶哑、低沉、刺耳，并带有一点鼻音。某些辅音如 b、p、n 和 k 的发音后会有漏气进入鼻腔通道。这种异常有时在平卧时不那么明显，当头向前倾时就会增加。长时间的气管插管导致环杓后软骨（posterior cricoarytenoid cartilage）和喉神经后支的压力性坏死是越来越常见的医源性病因。

各种震颤疾病，特别是严重的特发性震颤会通过对声带产生振荡效应而影响声音（见第 4 章中详细讨论）。这种疾病的一个不寻常的形式是几乎孤立地引起颤音震颤，但大多病例发生在严重的全身特发性震颤背景下。正如下面提到的，声音的音调可能会增加，颇似痉挛性发声障碍。只有最严重的帕金森病震颤的病例使声音带有颤音，但这似乎是由于身体和胸部的振动。

痉挛性构音障碍

痉挛性构音障碍（spasmodic dysphonia）是一种相对常见的情况，但人们对此知之甚少。痉挛性构音障碍的术语比仍然出现的痉挛性发声困难（spastic dysphonia）更好些，因为形容词痉挛的（spastic）提示皮质脊髓束损害，而这种障碍可能起源于锥体外系。作者和大多数神经科医生一样，见过许多患者，中年或老年男女，他们都很健康，但他们失去了安静和流利地说话的能力。任何说话的尝试都会导致言语肌肉的同时收缩，因此患者的声音变得紧张，说话需要费力。患者的声音听起来好像被勒死时还想努力说话。大声呼喊比安静的说话容易，低声耳语却没有改变。使用相同肌肉的其他动作（吞咽和唱歌）通常是不受阻碍的。

痉挛性构音障碍通常是相对非进行性的，并且是作为一种孤立的现象发生，但是我们观察到一些例外，它发生在与眼睑痉挛、痉挛性斜颈、书写痉挛或其他类型的节段性肌张力障碍的各种组合中。痉挛性构音障碍的性质尚不清楚。作为一种神经系统疾病，它可能类似于书写痉挛，也就是限制性肌张力障碍（见第 6 章）。正如上面提到的，我们有时很难区分严重的特发性震颤的声音与痉挛性构音障碍。它们甚至可能共存（幸好，治疗方法是相似的）。这种情况的解剖学基础尚未被证实，而仔细的神经病理学研究还没有进行。

声门痉挛（glottic spasm），如破伤风、手足搐搦和某些遗传性代谢疾病，导致喘鸣，发出刺耳的叫声。

治疗　言语治疗师在观察一些这样的患者因过度紧张而发声时，通常认为减轻压力可以帮助患者发声，而心理治疗师起初认为，在患者开始出现发音困难时，对其个人生活进行调查，可以使患者理解问题的所在，并重新获得正常的说话方式。但这两种方法无一例外地都失败了。用于治疗帕金森病和其他锥体外系疾病的药物实际上从来没有效果。切除一个喉返神经可能对治疗有益，但复发是可以预期的。与其他节段性肌张力障碍的治疗相比，最有效的治疗方法是在喉镜指引下，在甲状腺杓状肌或环甲肌内注射肉毒毒素 5~20U。症状缓解可持续几个月。嘶哑和刺耳的声音也是声带结构改变的结果，是吸烟、急性或慢性喉炎、息肉和拔管后喉头水肿的结果。

（刘彩燕　译　王维治　校）

参考文献

Alexander MP, Naeser MA, Palumbo CL: Correlation of subcortical CT lesion sites and aphasia profiles. *Brain* 110:961, 1987.

Assal G, Regli F, Thuillard A, et al: Syndrome de l'isolement de la zone du language. *Rev Neurol* 139:417, 1983.

Balter M: "Speech gene" tied to modern humans. *Science* 297:1105, 2002.

Basso A, Taborelli A, Vignolo LA: Dissociated disorders of reading and writing in aphasia. *J Neurol Neurosurg Psychiatry* 41:556, 1978.

Beauvois MF, Saillant B, Meininger V, Lhermitte F: Bilateral tactile aphasia: A tacto-verbal dysfunction. *Brain* 101:381, 1978.

Benson DF: *Aphasia, Alexia, and Agraphia*. New York, Churchill Livingstone, 1980.

Brain R: *Speech Disorders. Aphasia, Apraxia and Agnosia*. Oxford, Butterworth, 1967.

Broca P: Portée de la parole: Ramollisement chronique et destruction partielle du lobe anterieur gauche du cerveau. *Paris Bull Soc Anthropol* 2:219, 1861.

Buchman AS, Garron DC, Trost-Cardomone JE, et al: Word deafness: One hundred years later. *J Neurol Neurosurg Psychiatry* 49:489, 1986.

Ciabarra AM, Elkind MS, Roberts JK, Marshall RS: Subcortical infarction resulting in acquired stuttering. *J Neurol Neurosurg Psychiatry* 69:546, 2000.

Critchley M: Aphasiological nomenclature and definitions. *Cortex* 3:3, 1967.

Croisile B, Laurent B, Michel D, et al: Pure agraphia after a deep hemisphere haematoma. *J Neurol Neurosurg Psychiatry* 53:263, 1990.

Damasio AR: Aphasia. *N Engl J Med* 326:531, 1992.

Damasio AR, Damasio H: The anatomic basis of pure alexia. *Neurology* 33:1573, 1983.

Damasio AR, Geschwind N: Anatomical localization in clinical neuropsychology. In: Vinken PJ, Bruyn GW, Klawans HL (eds): *Handbook of Clinical Neurology*. Vol 45. Amsterdam, Elsevier, 1985, pp 7-22.

Damasio H, Damasio AR: *Lesion Analysis in Neuropsychology*. New York, Oxford University Press, 1989.

Damasio H, Damasio AR: The anatomical basis of conduction aphasia. *Brain* 103:337, 1980.

Darby DG: Sensory aprosodia: A clinical clue to lesions of the inferior division of the right middle cerebral artery? *Neurology* 43:567, 1993.

Dejerine J: Contribution a l'étude anatomo-pathologique et clinique des differentes varietés de cécitéverbale. *Mem Soc Biol* 4:61, 1892.

Dronkers NF: A new brain region for coordinating speech articulation. *Nature* 384:159, 1996.

Foix, C, Chavany JAE, Marie J. Diplégie facio-linguo-masticatrice d'origine sous-corticale sans paralysie des membres (contribution à l'étude de la localisation des centres de la face du membre supérieur). *Revue Neurologique* 33:214, 1926.

Gardiner AH: *The Theory of Speech and Language*. Westport, CT, Greenwood Press, 1979.

Geschwind N: Disconnection syndromes in animals and man. *Brain* 88:237, 585, 1965.

Geschwind N: Non-aphasic disorders of speech. *Int J Neurol* 4:207, 1964.

Geschwind N: The varieties of naming errors. *Cortex* 3:97, 1967.

Geschwind N: Wernicke's contribution to the study of aphasia. *Cortex* 3:449, 1967.

Geschwind N, Galaburda AM: *Cerebral Dominance: Biological Foundations*. Cambridge, MA, Harvard University Press, 1988.

Geschwind N, Levitsky W: Human brain: Left-right asymmetries in temporal speech region. *Science* 161:186, 1968.

Gloning K: Handedness and aphasia. *Neuropsychologia* 15:355, 1977.

Goldstein K: *Language and Language Disturbances*. New York, Grune & Stratton, 1948, pp 190-216.

Goodglass H, Kaplan E: *The Assessment of Aphasia and Related Disorders*. Philadelphia, Lea & Febiger, 1972.

Goodglass H, Quadfasel FA: Language laterality in left-handed aphasics. *Brain* 77:521, 1954.

Greenblatt SH: Alexia without agraphia or hemianopsia. *Brain* 96:307, 1973.

Head H: *Aphasias and Kindred Disorders*. Cambridge, UK, Cambridge University Press, 1926.

Helm NA, Butler RB, Benson DF: Acquired stuttering. *Neurology* 28:1159, 1978.

Howard D, Patterson K, Franklin S: Treatment of word retrieval deficits in aphasia: A comparison of two therapy methods. *Brain* 108:817, 1985.

Joanette Y, Puel JL, Nespoulosis A, et al: Aphasie croisee chez les droities. *Rev Neurol* 138:375, 1982.

Kertesz A: *Aphasia and Associated Disorders*. Needham Heights, MA, Allyn & Bacon, 1979.

Kertesz A: Clinical forms of aphasia. *Acta Neurochir (Wien)* 56(Suppl):52, 1993.

Kertesz A: *The Western Aphasia Battery*. New York, Grune & Stratton, 1982.

Kertesz A, Benson F: Neologistic jargon: A clinicopathologic study. *Cortex* 6:362, 1970.

Kertesz A, McCabe P: Recovery patterns and prognosis in aphasia. *Brain* 100:1, 1977.

Kertesz A, Sheppard A, Mackenzie R: Localization in transcortical sensory aphasia. *Arch Neurol* 39:475, 1982.

Kinsbourne M: *Hemispheric Disconnection and Cerebral Function*. Springfield, IL, Charles C Thomas, 1974.

Kohn, Weigert, 1874. English translation by Eggert GH: *Wernicke Works on Aphasia: A Source Book and Review*. The Hague, Mouton, 1977.

Kurowski KM, Blumstein SE, Alexander M: The foreign accent syndrome: A reconsideration. *Brain Lang* 54:1, 1996.

LeCours H, Lhermitte F: *Aphasiology*. Eastbourne, UK, Ballière-Tindall, 1989.

LeCours H, Lhermitte F: The pure form of the phonetic disintegration syndrome (pure anarthria). *Brain Lang* 3:88, 1976.

Leiner HC, Leiner SL, Dow RS: Cognitive and language functions of the human cerebellum. *Trends Neurosci* 16:444, 1993.

Leischner A: The agraphias. In: Vinken PJ, Bruyn GW (eds): *Handbook of Clinical Neurology*. Vol 4: Disorders of Speech, Perception and Symbolic Behavior. Amsterdam, North-Holland, 1969, pp 141–180.

LeMay M, Culebras A: Human brain morphologic differences in the hemispheres demonstrable by carotid angiography. *N Engl J Med* 287:168, 1972.

Levine DN, Mohr JP: Language after bilateral cerebral infarctions: Role of the minor hemisphere in speech. *Neurology* 29:927, 1979.

Lundgren K, Helm-Estabrooks N, Klein R: Stuttering following acquired brain damage: A review of the literature. *J Neurolingustics* 23:447, 2010.

Martin N, Saffran EM: A computational account of deep dysphasia: Evidence from a single case study. *Brain Lang* 43:240, 1992.

Milner B, Branch C, Rasmussen T: Evidence for bilateral speech representation in some non-right-handers. *Trans Am Neurol Assoc* 91:306, 1966.

Mohr JP: The vascular basis of Wernicke aphasia. *Trans Am Neurol Assoc* 105:133, 1980.

Mohr JP, Pessin MS, Finkelstein S, et al: Broca aphasia: Pathologic and clinical. *Neurology* 28:311, 1978.

Naeser MA, Alexander MP, Helm-Estabrook N, et al: Aphasia with predominantly subcortical lesion sites. *Arch Neurol* 39:2, 1982.

Ojemann G: Cortical organization of language. *J Neurosci* 11:2281, 1991.

Price CJ: Functional-imaging studies of the 19th century neurological model of language. *Rev Neurol* 157:833, 2001.

Ropper AH: Severe dysarthria with right hemisphere stroke. *Neurology* 37:1061, 1987.

Rosati G, de Bastiani P: Pure agraphia: A discrete form of aphasia. *J Neurol Neurosurg Psychiatry* 42:266, 1979.

Rosenbek J, Messert B, Collins M, et al: Stuttering following brain damage. *Brain Lang* 6:82, 1975.

Ross ED: The aprosodias. In: Feinberg TE, Farah MJ (eds): *Behavioral Neurology and Neuropsychology*. New York, McGraw-Hill, 1997, pp 699–717.

Roux FE, Dufor O, Giussani C, et al: The graphemic/motor frontal area. Exner's area revisited. *Ann Neurol* 66:537, 2009.

Schott GD: Mirror writing: Neurological reflections on an unusual phenomenon. *J Neurol Neurosurg Psychiatry* 78:5, 2007.

Somerville MJ, Mervis CB, Young EJ, et al: Severe expressive-language delay related to duplication of the Williams-Beuren locus. *N Engl J Med* 353:1694, 2005.

Subirana A: Handedness and cerebral dominance. In: Vinken PJ, Bruyn GW (eds): *Handbook of Clinical Neurology*. Vol 4: Disorders of Speech, Perception and Symbolic Behavior. Amsterdam, North-Holland, 1969, pp 284–292.

Wender D: Aphasic victim as investigator. *Arch Neurol* 46:91, 1989.

Wernicke C: *Der Aphasische Symptomkomplex*. Breslau, Germany, 1874.

Wertz RT, Weiss DG, Aten JL, et al: Comparison of clinic, home, and deferred language treatment for aphasia: A Veterans Administration Cooperative study. *Arch Neurol* 43:653, 1986.

Willmes K, Poeck K: To what extent can aphasic syndromes be localized? *Brain* 116:1527, 1993.

Wilson SAK: *Aphasia*. London, Kegan Paul, 1926.

Wise RJ, Greene J, Büchel C, Scott SK: Brain regions involved in articulation. *Lancet* 353:1057, 1999.

Yakovlev PI, Rakic P: Patterns of decussation of bulbar pyramids and distribution of pyramidal tracts on the two sides of the spinal cord. *Trans Am Neurol Assoc* 91:366, 1966.

第6分段 精力、情绪、自主神经和内分泌功能紊乱

第 23 章

疲劳、衰弱、焦虑和抑郁

在这一章，我们讨论与临床相关的疲劳、神经质、易激惹、焦虑和抑郁等现象。这些主诉形成了一组“基于症状”的疾病的核心，这些疾病的神经学发现正常，尽管如此，它们仍然是临床实践的重要组成部分。虽然它们比瘫痪、感觉丧失、癫痫发作或失语症更难以捉摸，但如果没有其他原因，只是因其发病频率，它们也同样重要。在一项大型神经病学临床评估中，焦虑和抑郁反应是 20% 患者的主要诊断，仅次于头痛的症状（Digon et al）。同样，在波士顿和休斯敦的两家初级保健诊所，疲劳是 20% 以上患者的主要主诉。在这些症状中，有些只是轻微的功能失常，或是对外界压力或疾病的正常反应的增强或夸张；其他的是疾病本身的整体特征；还有一些表现神经精神功能紊乱，从神经病学的角度来看，是第 47 章到第 49 章所描述的精神疾病的疾病组成部分。

疲劳和衰弱

在本章探讨的症状中，疲劳是最常见的，也是最模糊的。疲劳（*fatigue*）是指人们普遍熟悉的由体力或脑力劳累引起的疲倦或精疲力竭状态。疲倦（*lassitude*）的含义大致相同，虽然在一些文献中，它更多地意味着身体或精神上的无能力或不愿活动，生理上或心理上的“精神上的疲惫”。所有来到综合医院的患者中，有一半以上的人表述感觉疲劳或询问时承认这一点。在第一次世界大战期间，疲劳是作战人员的一个突出的症状，以至在医学分类学上被赋予了一个单独的领域，即战斗疲劳症（*combat fatigue*），这一术语后来被应用于战场上发生的几乎所有的急性精神疾病。在以后的战争中，它已成为创伤后应激障碍的关键要素。通过思考疲劳对正常人的影响，可以更好地理解疲劳的常见临床前因和伴随因素、其临床意义，以及它的生理和心理学基础等。

疲劳作为日常生活中的体验有三个基本的含义：①肌肉的生化和生理的变化，以及产生力量的能力减弱，表现为虚弱或无力；②行为失常，表现为工作的成果减少或者缺乏耐力；以及③对个体而言，与这种非自然状态的疲劳和精神不适相关的主观感受。

工业心理学家研究了疲劳直接导致的生产效率和工作能力下降（*decreased productivity and capacity for work*）。他们的发现证明，激励因素对工作产出的重要性，无论是体力的还是精神的努力。相当引人注目的是，个人体质在精力和工作能力上的差异是很大的，就像性情上的差异一样。神经学实践应该强调的是，在大多数疲劳主诉的人中，没有人发现肌肉疲劳或虚弱。这可能很难证明，因为许多这样的人在肌肉收缩的峰值功率或肌肉活动的耐力测试中不愿意尽全力配合。相反地，经常被正确地归因于心理原因的疲劳也可能是内科疾病的表现，如贫血、隐匿性癌症，以及炎症过程的慢性感染或各种类型的神经紊乱。

疲劳的临床意义

经历过疲倦和疲劳的患者常以一些特征性方式来表述他们的症状。他们说自己“精疲力竭”“一直很累”“疲惫不堪”“筋疲力尽”，或者“没有精力”“没有雄心”，或“没有兴趣”等。他们可能表现对手头的工作漠不关心，强调他们工作有多么努力，或环境对他们的压力有多大，他们可能倾向于躺下来，或做一些琐碎的事情。仔细分析，你会发现或听说许多这样的患者在开始活动和维持活动时都有困难，也就是说，他们的耐力降低了。当然，这种情况是失眠或长时间的精神或体力消耗的常见后果，在这种情况下，它被认为是一种正常的反应。然而，当出现类似症状而与这些问题无关联时，应该怀疑是疾病的表现。医生的任务是确定患者的疲劳仅仅是由于过度工作造成身体和精神上的影响，还是来自个人生活的压力。在我们的社会中，过度劳累和过度紧张的人随处可见。除了疲劳之外，这些人还经常表现出易怒、坐立不安、失眠和焦虑，有时甚至到了惊恐发作和各种躯体化症状的程度，特别是腹部、胸部和脑部的不适。以前社会接受这种状态，视其为负责任的人，并给予明确的治疗方法即是休假。就连夏科（Charcot）每年也会抽出时间常规“疗养”，在这一年里，他去做水疗，没有家人，没有同事，或工作的干扰。当下，缓解压力的需求催生了冥想、瑜伽和类似的产业，一些人比其他人更容易承受这种压力。有业余爱好、非工作兴趣和运动爱好的人似乎较少受到这个压力的困扰。然而，一个常见的诊断问题是，将疲劳归因于过度工作，但实际上它可能是焦虑或抑郁的表现，如下所述。

在长期疲劳而没有内科疾病的个体中，并不是所有人的疲劳严重程度都达到偏离了正常并足以诊断焦虑或抑郁的水平。许多人，因为环境超出了他们的控制，几乎没有动力，有很多空闲时间。他们对单调的日常工作感到厌烦。这样的环境易造成疲劳，反之，一种强烈的情绪或一个新开辟的领域就能激发乐观和热情，会消除疲劳。有些人生来冲动和精力就很弱，在压力大的时候会变得更弱；他们一生都不积极锻炼，无法成功地竞争，无法努力工作，无法抵御疾病或迅速康复，也无法在社会群体中占据主导地位，这就是“体质衰弱”（constitutional asthenia）（Kahn的术语）。这些特征大部分从儿童时期就很明显。这些困境目前并没有用这些术语来界定，因为它们听起来像是判断式的，但这种类型的紊乱自古以来就为人所知，只是在每个时代的名称和社会背景上有所不同。

疲劳作为精神疾病症状

大多数因不明原因的慢性疲劳和疲乏而求医的患者被发现有焦虑、抑郁或两者皆有。以前，这种状态被称为“神经衰弱”（neurasthenia），这是比尔德（Beard）提出的一个术语，但由于疲倦和疲劳很少作为孤立的现象存在，目前的做法是根据临床的总体情况来给这些病例贴上标签。常见的相关症状有焦虑、易怒、抑郁、失眠、头痛、头晕、注意力难以集中、性欲减退、食欲减退（有时增加）。在一个系列中，85%的人住进综合医院，这些以慢性疲劳为主诉的患者在精神病医生的会诊中最终被诊断为焦虑性抑郁症或慢性焦虑状态。在随后的一项研究中，Wessely和Powell同样发现，在神经中心出现的不明原因的慢性疲劳患者中，有72%的人被证明患有精神疾病，最常见的是抑郁症。

精神疾病的疲劳症状有几个共同的特征。在峰值肌力（peak muscle power）测试的指令下，患者充分用力，没有显示出肌肉力量虚弱迹象。疲劳感可能在早晨较严重。轻度运动可能会加重疲劳感，这种疲劳感更多地与特定的活动有关，而不是其他活动。询问可以发现，疲劳症状最初可能是与悲伤反应、外科手术、身体创伤如车祸，或内科疾病诸如心肌梗死等有时间联系。疲劳感干扰了精神和身体活动，患者很容易焦虑，“满腹牢骚”，发现自己在试图解决问题、读书或进行复杂的谈话时很难集中注意力。此外，睡眠受到干扰，有早醒的倾向，所以这些人早晨的精神和精力是最差的。随着一天时间的推移，他们的状态会逐渐改善，到傍晚时，他们甚至会觉得自己的状态相当正常。严重的疲劳会导致患者在晚饭后就要马上上床睡觉，所有的精神活动都变得很费力，这应表明有相关的抑郁症。很难确定疲劳是疾病的主要表现，还是继发于兴趣的缺乏。

神经系统疾病的疲劳

疲劳和运动不耐受（轻微的运动即引起疲劳）是某些肌肉疾病的突出表现，这是不足为奇的。最突出的表现为这种疲劳和肌肉耐力缺乏的疾病是重症肌无力（myasthenia gravis，MG），这种疾病随着每次肌肉收缩，力量逐渐减少。除了MG以外，还有一组显著表现为肌无力、不能持续用力和极度易疲劳为肌病，包括肌营养不良、先天性肌病、其他神经肌肉传递障碍（Lambert-Eaton综合征）、中毒性肌病（例如，由于降胆固醇药物）、某些糖原贮积肌病，以及线粒体肌病等。一种类型的糖原贮积病（glycogen storage disease），麦卡德尔磷酸化酶缺乏症（McArdle phosphorylase deficiency）是例外的，表现为疲劳和虚弱伴有疼痛，有时伴发痉挛和挛缩。另一个代谢相关疾病，酸性麦芽糖酶缺乏症（acid maltase deficiency），有时与不成比例的呼吸肌无力和疲劳有关，会导致呼吸困难和二氧化碳潴留。这些疾病的特征在有关肌肉疾病的章节中有介绍。关于肌肉疲劳的进一步评论见第45章。

不同程度的疲劳也是所有以肌肉失神经和肌纤维丧失为特征的疾病的一个常见特征。在这些情况下，疲劳是对残余的完整肌肉施加的过度工作的结果(劳累过度性疲劳)。这是肌萎缩侧索硬化和脊髓灰质炎后综合征的最典型特征,但它也发生于 Guillain-Barré 综合征康复的患者和慢性多发性神经病患者。

毫不奇怪,许多神经系统疾病的特征是肌肉活动困难(帕金森病是主要的例子)。卒中后部分瘫痪的肌肉会感到疲劳,并可能导致全身性疲劳。著名的神经解剖学家布洛达尔(Brodal A)对自己的卒中及其对肌力的影响做了一个有趣的描述。多发性硬化(MS)患者通常会主诉疲劳,虽然 CSF 中循环的细胞因子的影响已被假定,但原因尚不清楚。卒中或心肌梗死后抑郁通常表现为疲劳的主诉,而不是其他情绪障碍征象。过度疲劳是脑震荡后综合征患者的常见症状(见第 34 章)。Chaudhuri 和 Behan 讨论了这些中枢性疲劳状态及其可能的机制,但几乎都是推测性的。

许多以静态或直立性低血压为特征的自主神经功能紊乱状态也与疲劳状态相关。除了下面讨论的内分泌变化外,还有可能存在一种中枢自主性(下丘脑)疲劳,但这种实体似乎是可信的,并已被纳入目前称为慢性疲劳综合征的疾病模型。

内科疾病的疲劳

各种各样的药物治疗(*medications*)和其他治疗制剂,特别是第一次使用时,可能会引起疲劳。这方面主要包括抗高血压药物,特别是 β- 肾上腺素能阻断剂、抗癫痫药物、抗痉挛药物、抗焦虑药、化疗和放疗药物等,还有一些抗抑郁药和抗精神病药物。逐步增加这些药物的剂量可能会解决这个问题,但同样经常的是,必须选择另一种药物。使用 β- 干扰素治疗多发性硬化(以及 α- 干扰素治疗其他疾病)引起不同程度的疲劳。外科医生和护士都可以体验到,暴露在通风不良的手术室中麻醉药会导致疲劳。同样地,生活中厨房灶具失修或管道泄漏 CO 或天然气也可引起疲劳和头痛,但这也是焦虑、抑郁或精神错乱的患者经常出现的错觉。

睡眠呼吸暂停(*sleep apnea*)综合征是疲劳和白天嗜睡的一个重要的和经常被忽视的原因。对于鼾声很大、需要经常小睡的超重的男性,是进行睡眠呼吸暂停测试的指征(这个问题放在第 18 章中讨论)。纠正这种情况下的阻塞性呼吸暂停会显著减少疲劳。对于那些患有影响膈肌和其他呼吸肌的神经肌肉疾病的患者来说也是如此。

急性或慢性感染(*acute or chronic infection*)是疲劳的重要原因。每个人都会在某个时候突然感到疲惫,肌肉疲劳疼痛,或者莫名无精打采,后来才发现自己"得了流行性感冒"。慢性感染诸如肝炎、肺结核、布鲁杆菌病、传染性单核细胞增多症、艾滋病和细菌性心内膜炎可能不会立即变得明显,但当疲劳是一种新的症状,并与情绪变化、紧张和焦虑等其他症状不成比例时,应予怀疑上述疾病。慢性莱姆病(Lyme disease)是否像人们经常认为的那样,会导致慢性疲劳,很难以确定。通常,疲劳开始于明显的感染(如流行性感冒、肝炎或传染性单核细胞增多症),但在明显的感染症状消退后仍持续数周;这样就很难判断疲劳是感染的持续影响,还是恢复期的心理 - 体力虚弱的症状。这个难题将在下面讨论。患有系统性红斑狼疮(SLE)、干燥(Sjögren)综合征或风湿性多肌痛患者可能会主诉极度疲劳,而在多肌痛的情况下,疲劳可以是最初的和有意义的症状。

各种类型的代谢和内分泌疾病(*metabolic and endocrine diseases*)都可能导致过度的疲倦和疲劳。此外,有时还会出现真正的肌无力。患甲状腺功能减退症的人,无论伴或不伴明显的黏液水肿,经常会抱怨疲倦和疲劳,肌痛和关节疼痛也是常见的症状。在艾迪生(Addison)病、希恩(Sheehan)病和西蒙兹(Simmonds)病等疾病中,疲劳可能是其主要的临床表现。醛固酮缺乏症是慢性疲劳的另一个确定的原因。疲劳也会出现于甲状腺功能亢进的患者,但它通常没有紧张症那样麻烦。未被控制的糖尿病伴有过度疲劳,甲状旁腺功能亢进、性腺功能减退和库欣病(Cushing disease)等患者也是如此。正如许多教科书所述,疲劳亦是维生素 B_{12} 缺乏症的一个特征,但在我们观察到的轻度缺乏的病例中并不明显。

心输出量减少和肺储备减少是呼吸困难和疲劳的重要原因,这可由轻度运动引起。当贫血严重时,也是疲劳的另一个原因,可能是由于类似的组织供氧不足。轻度的贫血通常是无症状的,而疲劳感也经常被归咎于此。隐匿性恶性肿瘤,如胰腺癌、肝癌或胃癌等可能会表现出过度的疲劳。在转移癌患者,特别是淋巴瘤、白血病或多发性骨髓瘤患者中,疲劳是一种常见和突出的症状。尿毒症伴有疲劳,可能与伴发的贫血有关。任何一种营养缺乏在严重时都可能引起疲乏,在疾病早期阶段,这可能是主要的抱怨。体重减轻、酗酒史和饮食不足为疾病的本质提供了线索。

怀孕会导致疲劳感,在接下来的几个月可能会更加严重。在某种程度上,潜在的原因包括过度负重和贫血是很明显的;但如果过度的体重增加和高血压是相关的，则应怀疑先兆子痫。

病毒后和慢性疲劳综合征

一个特别困难的问题出现在传染性单核细胞增多症或其他病毒性疾病发作后数月甚至数年仍有严重疲劳感的患者。这被恰当地称为病毒感染后疲劳综合征(*postviral fatigue syndrome*)。大多数患者为20~40岁的女性，但无疑也有年轻男性患有同样的疾病。少数这样的患者对EB病毒(Epstein-Barr virus，EBV)有异常高的抗体滴度，可能提示了因果关系，也产生了诸如慢性传染性单核细胞增多症(*chronic infectious mononucleosis*)或慢性EB病毒综合征(*chronic EBV syndrome*)等术语(Straus et al)。然而，随后的研究表明，大多数慢性疲劳患者既没有明确的传染性单核细胞增多症病史，也没有这种或另一种感染的血清学证据(Straus；Holmes et al)。在这些患者中，疲劳状态据称与不明原因的免疫异常有关，类似于(不合逻辑地)归因于硅胶乳房植入物或轻微的创伤。目前对这些深奥的持续疲劳状态流行的称呼是慢性疲劳综合征(*chronic fatigue syndrome*)(见Dawson and Sabin)。

这就提供了一些视角，使人们认识到这种性质的疾病，以许多不同的名称，已经在西方社会中广泛存在，正如Shorter在慢性疲劳综合征的历史中所描述的那样。将疲劳归因于病毒或莱姆病感染以及原因不明的免疫功能障碍，这只是众多假定解释中最新的一个。在不同的时期，甚至在我们最近的记忆中，结肠炎和其他形式的肠功能障碍、脊髓刺激、低血糖、布鲁菌病和慢性念珠菌病、多重化学敏感性、逆转录病毒感染、环境过敏，以及最近的谷蛋白敏感性和最低睾酮水平等都被认为是无根据的疲劳原因。有时，这些虚假的联系只会使这种疾病和罹病的患者被边缘化。

目前慢性疲劳综合征的诊断标准是，持续性和失去能力的疲劳至少6个月，加上下述任意数量(6~8种)持续的和复发性的躯体及神经心理症状，包括低热、颈部或腋部淋巴结病、肌痛、游走性关节痛、咽痛、遗忘、头痛、难以集中注意力和思考、易怒，以及睡眠障碍等(Holmes et al)。在我们的经验中，许多这样的患者都抱怨手足感觉异常。经过仔细的询问，许多这些感觉被证明是奇怪的，特别是骨头或肌肉麻木，或胸部、面部或鼻子上变动的斑片状麻木或感觉异常。如果给患者足够的时间来描述症状，可能会给出不寻常的描述。少数人报告视力模糊或“近于”复视，但这两种情况均未发现证实感官体验的体征。关于头痛，可参见第9章，关于“最近发作的每日头痛”的小节，这是一种不寻常的症状，严重的双侧头痛没有明显的特征，发病非常快，有时是在病毒性疾病后，持续数月或更长时间，治疗效果不佳。

这与纤维肌痛症(*fibromyalgia*)这一类似的模糊的症状有共同的联系，它包括颈、肩和椎旁的疼痛和压痛，如第10章和45章所述。尽管有这些主诉，但患者看起来可能很好，神经学检查正常。在英国，人们更喜欢用肌痛性脑脊髓炎(*myalgic encephalomyelitis*)这一术语来描述这种慢性疲劳病，并将这两种综合征联系起来。

在对一大组病毒感染后6个月的患者观察研究后，Cope和同事发现，原发疾病的任何特征都不能预示慢性疲劳的发展；然而，既往有疲劳史或精神问题，且诊断不明确，往往与持续性残疾有关。在一项对1 000多例感染疾病患者进行了6个月观察的研究中，慢性疲劳综合征并不比普通人群更常见(Wessely et al)。令作者印象深刻的一件事是，将慢性疲劳综合征的标签用于易受影响的个体，往往会使这种状态延续下去。

肌无力的主诉在慢性疲劳患者中也很常见，但Loyd及其同事研究了神经肌肉性能及其与对照组的相比，没有发现在重复的最大强度运动中最大等长肌力或耐力的差异；没有肌内酸中毒，血清肌酸激酶(CK)水平，或能量底物耗竭等变化。这些人与抑郁症患者一样，在运动后对皮质运动磁刺激反应低于正常(Samii et al)，这与肌无力症状相关的耐力下降有关，除此之外很难解释。在少数受影响的人中间，一种慢性但通常较轻的低血压被认为是慢性疲劳的一个原因，这种低血压可通过倾斜试验诱发，并被盐皮质激素(mineralocorticoids)逆转(Rowe et al)。EMG和NCV检查通常为正常，CSF也正常，但EEG可能提示轻度和非特异性慢波异常。成套的心理测试已发现了认知功能的不同损害，这被主张该综合征为“器质性”的人错误地解释为某种脑病的证据。同样地，感觉的主诉，如感觉异常和麻木是常见的，有时在身体的一个区域，但很少能发现神经病或脊髓病的客观证据。

鉴于上述的讨论暗示，许多慢性疲劳的病例有心理或虚弱的基础，应该强调的是，以前健康的人，在严重的发热性病毒感染后可能会有许多年的持续疲劳。根据我们的经验，大多数此类病例都是突然发生的，主要发生于青少年和年轻男性，女性很少发生，他们在有充分记录的长期病毒感染期间会感到极度疲劳。他们继续对能够参与的活动感兴趣，没有表现出焦虑或严重抑郁症状，尽管完全恢复可能需要 5 年，但预后非常好。这些患者通常能够确定疾病开始的日期。“病毒感染后疲劳状态”(*postviral fatigue state*)这一术语最适合这组患者。在我们的一些病例中，令人印象深刻的是严重头痛和直立性低血压，血压的大幅波动导致晕厥以及间歇性高血压。可能会发生酒精不耐受。一些诊断模糊的和不那么严重的慢性疲劳的病例，特别是纤维肌痛症患者，可能有不同的基础，但这并不能确定。

目前，慢性疲劳综合征的情况尚不清楚。正如 Swartz 所讨论的，继发于病毒感染后隐匿性内分泌、代谢或免疫紊乱的可能性不容忽视，但大多数病例缺乏病毒感染病史，迄今为止还没有病毒学病因的证据。当然，高水平的细胞因子，如发生在许多类型的疾病和癌症之后，以及许多内分泌异常能够引起疲劳和嗜睡。从神经学的角度来看，下丘脑是耐力丧失和出现相关症状，诸如直立不耐受、心动过速和本章后面列举的一些内分泌变化等最可能牵连的结构。治疗在很大程度上是不令人满意的，将进一步讨论。

疲劳的鉴别诊断

如果你为丧失能力的疲惫、疲倦和疲劳的患者寻求医疗帮助，并进行严格的检查，很明显，如第 47 章所述，最常被忽视的诊断就是焦虑和抑郁。当我们从患者和家人那里了解病史时，记载这些疾病通常可以得出正确的结论。当精神疾病的症状不太明显以至于不被重视时，就会出现困难；只有排除了常见的内科病因，人们才会怀疑诊断结果。反复观察可能证实焦虑状态或忧郁情绪的存在。使患者安心和抗抑郁药物的治疗试验可能抑制患者几乎不知道的症状，从而澄清诊断。目前所能做的就是协助患者适应使他接受医疗监护的不利环境。

在棘手的病例中，需注意与结核病、布鲁菌病、莱姆病、肝炎、细菌性心内膜炎、支原体肺炎、HIV、EBV、巨细胞病毒(CMV)、柯萨奇病毒 B，以及其他病毒感染，疟疾、钩虫病、贾第鞭毛虫病及其他寄生虫感染进行鉴别诊断，并对它们的特征性症状、体征，以及当时适当的实验室检查结果进行调查；然而，这种感染并不常见。还应检查贫血、肾衰竭、慢性炎症疾病，如颞动脉炎和风湿性多肌痛(查血沉)；内分泌检查(甲状腺、钙、皮质醇和睾酮水平)，以及在适当的情况下，对隐匿的肿瘤的评估也适用于不明显的情况。必须记住，酒精、巴比妥酸盐或其他镇静剂的慢性中毒可能会促使疲劳，而其中一些是用来抑制紧张或失眠的。快速和近期出现的疲劳总是提示存在感染、液体平衡紊乱、消化道出血，或周围或心脏起源的快速进展的循环衰竭。提示睡眠呼吸暂停的特征已经在上面提到，并将在第 18 章进一步讨论。

最后，它所承受的反复疲劳必须与真正的肌肉无力区别开来。肌力减退、反射改变、肌纤维震颤和肌萎缩的表现使病例分析沿着不同的路线进行，会使人们特别考虑周围神经系统或肌肉系统的疾病。罕见地，引起令人费解的肌无力和运动不耐受原因的难以诊断的疾病，是其他方面都不明显的甲状腺功能亢进、甲状旁腺功能亢进、骨化血管瘤伴低磷血症、一些周期性麻痹、胰岛功能亢进、碳水化合物和脂质代谢紊乱，以及线粒体肌病等，所有这些将在本书后面的肌肉疾病一章中讨论。

疲劳的治疗

我们的印象是，大多数患者一直抱怨精力很少，从一开始发病就没有明显的前期发热感染，也没有任何与疲劳相关的内科疾病，都有抑郁的成分。最好的治疗方法可能是逐渐增加运动量，或者服用抗抑郁药物，尽管这种疗法并不总是成功的。有报道在这些患者的治疗中，应用盐皮质激素(基于上述的直立不耐受)、雌二醇贴剂、催眠及其他医学及非医学方法治疗是成功的。Bagnall 和来自国家卫生服务审查和传播中心的同事在“有效的医疗保健”(*Effective Health Care*)中总结了认知和行为疗法，在 Chambers 和同事的广泛评论中，他们都没有对治疗的效果得出明确的结论，但承认认知行为疗法和分级运动疗法可能是有价值的。少数慢性疲劳患者表现出与主诉相关的心理障碍(强迫性神经症)。值得注意的是，类似的综合征经常成为起诉雇主或对政府提起诉讼的依据，如“建筑物相关疾病”[以前称为“设计不良建筑物综合征”(sick-building syndrome)]。正如之前提到的，如果没有确凿的证据，将疲劳归因于莱姆病和不明显的感染或过敏，应谨慎行事。

神经质、焦虑、紧张和易怒

这个世界到处都是心中不安、紧张、忧虑和担心的人。人们常常把他们的困境归咎于当代社会的压力。诗人奥登(Auden WH)把他所处的时代称为“焦虑的时代”,此后几乎没有变化。医学史家已经确认了类似的普遍焦虑时期可以追溯到马可·奥勒利乌斯(Marcus Aurelius)(西方哲学家——译者注)和君士坦丁(Constantine)时期,当时社会正在经历快速而深刻的变革,人们被一种强烈的不安全感、个人的渺小感和对未来的恐惧所困扰(Rosen)。

像疲劳一样,神经质、易激惹和焦虑都是办公室和医院最常见的症状。英国的一项调查发现,40% 以上的人都曾经历过严重的焦虑症状,大约 5% 的人一生都处于焦虑状态(Lader)。后者很难与目前所称的广泛性焦虑障碍(*generalized anxiety disorder*)区分开来,后者是一种持续担忧的状态,将进一步讨论。我们社会中大量消耗的抗焦虑药物和酒精都倾向于证实这一观点。

当然,任何一个人面对一项有挑战性或威胁性的任务时,他可能会感到没有准备和经验不足而有一定程度的紧张和焦虑。那么焦虑就并非不正常了,而伴随焦虑而来的警觉和专注的表现可能在某种程度上有所提高。Barratt 和 White 发现轻度焦虑的医学院学生比那些不焦虑的学生考试成绩更好。随着焦虑程度的增长,行为标准也随之提高,但焦虑达到一定高限值后,不断增加的焦虑导致表现迅速下降[耶克斯 - 多德森定律(Yerkes-Dodson law)]。

如果忧虑或抑郁明显与严重的经济挫折或失去所爱的人有关,这种症状通常也被视为正常,但同样值得情感上的支持。只有当它程度过于强烈、持续时间过久和伴有明显的内脏功能紊乱时,焦虑和抑郁才成为医学关注的问题。诚然,正常的情绪反应和病理反应之间的界限并不明显。第 48 章更全面地阐述这些问题。

焦虑反应和惊恐发作

对于神经紧张、易怒、焦虑和恐惧等症状是由单一的情绪反应构成,只是在严重程度或持续时间上不同,还是由一组不连续的反应组成,每一种反应都有独特的临床特征,还没有一致的看法。在一些文章中,焦虑被归类为亚急性或慢性恐惧的一种形式,但我们有理由质疑这种假设。焦虑的患者在实验条件下受到惊吓时,恐惧反应不同于其他情况,更为强烈。极度恐惧的人是“僵住了”,不能行动或清晰地思考,而他的反应是自主性的,有时缺乏理智。不能清楚地行动或思考,他的反应是自动的,有时是非理性的。恐惧反应的特征是交感神经和副交感神经系统的过度活跃,而副交感神经效应(心动过缓、括约肌松弛)可能占主导地位,它不像焦虑,焦虑是以交感神经效应占优势。很早以前,西塞罗(Cicero)就区分了由特定的刺激[极度痛苦(*angor*)]引起的急性和短暂的恐惧发作与长期的恐惧状态[焦虑状态(*anxietas*)]。这一区别是由弗洛伊德(Freud)阐述的,他认为恐惧是对突然的、意外的外部威胁的一种恰当的反应,而焦虑是一种神经质的失调(neurotic maladjustment)。

与焦虑不太容易区分的是神经质(*nervousness*)的主诉。通过这个模糊的术语,外行人通常指一种不安的状态,内在紧张、不安、忧虑、易怒,或过度兴奋。不幸的是,这个词可能还有其他广泛的含义,比如痛苦的幻觉或偏执的想法,坦白的歇斯底里的爆发,甚至抽搐或震颤。显然,仔细询问患者主诉紧张时的含义是分析的第一步。

使用焦虑(*anxiety*)一词是表示一种情绪状态,其特征是紧张不安、易激惹、不安的期待,以及忧虑等主观感觉,通常但并非总是有明确的局灶症状和伴随强烈的生理情绪,亦即呼吸急促、胸闷、窒息感、心悸、肌肉紧张加剧、头晕、颤抖、出汗和脸红等一种或多种症状。血管舒缩和内脏伴随功能通过自主神经系统特别是交感神经系统部分调节,并有甲状腺和肾上腺的参与。

惊恐发作

焦虑症状既可为急性发作,每次持续数分钟或长达 1 小时,也可以表现为持续数周、数月或数年的长期状态。在惊恐发作(*panic attacks*)中,患者突然被一种恐惧的感觉所压倒,或害怕自己可能失去意识和死亡,有心脏病发作或卒中,失去理智或自我控制,变得疯狂,或犯下一些可怕的罪行等。这些经历伴随着一系列的生理反应,主要是交感肾上腺过度活跃,类似于“战斗或逃跑”(fight-or-flight)反应。呼吸急促、窒息感、头晕、出汗、颤抖、心悸、心前或胃前区不适是典型的体征,但不是一成不变的伴随体征。作为一种持续的、不那么严重的状态,患者会经历不同程度的紧张、心悸或心搏过度、呼吸短促、头重脚轻、虚弱、易于疲劳和无法耐受体力活动等。

惊恐发作往往发生在相对平静和没有威胁的情况下。通常,忧虑和躯体症状会在几分钟到 1 小时内逐步升级,然后在 20~30 分钟后减轻,使患者感到疲倦、虚弱和不知所措。惊恐发作的戏剧性症状通常在患者到达医生诊所或急诊科时已消失,但血压仍可能升高，并可能出现心动过速。除此之外，患者看起来很镇定。离散性焦虑发作与持续性焦虑状态通常会相互融合。对进一步发作的恐惧使许多患者，特别是女性患者出现广场恐怖症和待在家里，害怕公共场合，尤其是在独自一人时。

由于惊恐发作是一种常见疾病，Roy-Byrne 及其同事援引的数据，在生活的某个时期会影响 2%~4% 的人，而症状与急性神经系统疾病相似，神经科医生经常被要求会诊惊恐发作与颞叶癫痫或与眩晕性疾病的鉴别。除了在惊恐发作时患者偶尔不能清晰地思考或表达外，癫痫的表现是相当不同的。在惊恐发作时几乎从来没有人意识丧失。如果发作时以头晕为主，可能与椎基底动脉缺血或迷路功能障碍有关(见第 14 章)。任何原因引起的眩晕都伴有惊恐发作时所表现出的许多自主神经症状，但惊恐发作时仔细询问会引出特征性的忧虑、呼吸急促和心悸，而没有共济失调或其他神经系统体征。

反复发作的惊恐发作和慢性焦虑有家庭方面的影响，约有 1/5 的一级亲属罹患，同卵孪生子发病有高度的一致性。惊恐症状往往是周期性的，从患者 20 多岁开始，晚发者通常伴有抑郁症，治疗将在第 48 章中讨论。在大多数情况下，年轻人的惊恐发作常常是广泛性焦虑障碍(*generalized anxiety disorder*)的一个组成部分(见下文)，但它可能单独作为唯一的精神症状或精神分裂症的一个初始特征。

持续性焦虑和焦虑性抑郁

发作性或持续性焦虑不伴情感障碍(即没有抑郁症)被归类为广泛性焦虑障碍(*generalized anxiety disorder*)，如 Stein 和 Sareen 的综述，或者以前的焦虑性神经症(*anxiety neurosis*)。在许多其他术语中，更有趣的术语是神经循环性衰弱(*neurocirculatory asthenia*)，它曾被用于伴有明显疲劳和运动不耐受的慢性形式，在这种情况下，它与前面讨论的疲劳状态混合在一起。一些文章强调，无法控制的忧虑，与紧张症一样多或比紧张症还要多，是广泛性焦虑障碍的特征，这些患者描述了他们面对焦虑时的无助感。这与遍及抑郁症患者的绝望体验形成了对比。

然而，焦虑的症状可能是其他几种精神疾病的一部分；它在癔症中可能伴有其他躯体症状，是恐怖症(*phobic disorder*)最突出的特征。持续性焦虑、失眠、倦怠和疲劳等症状总是会让人怀疑是抑郁性疾病，特别是当这些症状开始于中年成人或之后。此外，无法解释的焦虑或惊恐发作有时可能预示着精神分裂症的发作。与疲劳一样，焦虑和抑郁的症状是脑震荡后综合征和创伤后应激综合征(*posttraumatic stress syndrome*)的显著特征。这些障碍强调了将广泛性焦虑障碍作为一种独特的精神实体的困难。当内脏症状占主导地位或没有恐惧和忧虑心理对应时，应考虑存在甲状腺毒症、库欣病、嗜铬细胞瘤、低血糖，以及更年期的症状等。

创伤后应激障碍

创伤后应激障碍以前曾在几个场合被提及，但在过去几十年里，它有了特定的内涵，并作为一种独立的障碍而存在。它被定义为，一种极度紧张或创伤性事件会引起恐惧和无助，引发一种持续的心理状态，在这种状态下，患者会重复经历该事件，回避让人想起它，并处于持续的高度觉醒状态。目前的诊断标准要求这种情况持续 1 个月以上，如果病程较短，则称为“急性应激障碍”(acute stress disorder)。

即使将创伤后应激障碍(posttraumatic stress disorder，PTSD)作为一种单独医学状况，它的支持者也承认，它与焦虑性抑郁症有相当多的重叠，关键的区别在于是否存在触发的创伤事件。他们指出，原发的事件可能无法由患者明确表达，但是诸如心悸、呼吸困难、烦躁不安，以及不明原因的疼痛和其他躯体症状可能很突出，就像抑郁症一样。焦虑性抑郁症与 PTSD 之间的生物学区别包括，皮质醇水平低于正常，事件发生后立即的皮质醇水平上升微弱，以及对地塞米松反应的过度抑制等。然而，在创伤后综合征中发现的去甲肾上腺素循环水平升高和 α-2 肾上腺素能受体敏感性增高与所有其他的焦虑状态相同(Southwick et al)。这些研究中有许多没有得到很好的控制。

显然，在创伤事件后，人类对持续的心理危机有广泛的脆弱性。很有可能，这在某种程度上与 PTSD 的内源的易感性相似。这方面的例子是，甚至在没有目睹的事件的易感人群中诱发了 PTSD 症状，又如，在大量人口共同承担的国家灾难中，但只有极少数人会出现症状。

作者的观点与共识一致，即 PTSD 代表一种特殊类型的诱发的焦虑状态，具有相当刻板的心理方面，通常伴有抑郁症和躯体症状。通过强调触发事件将其分开，可以起到有益的疾病分类学的目的，并提醒那些经历过严重创伤事件，如强奸或其他暴力袭击的人，以及那些从战场或战争后返回的人们注意急症治疗和后续支持的必要性。一种新出现的观点是,在激发事件发生后立即使用镇静剂或麻醉药可能降低 PTSD 的发生率和严重程度,例如在战场的情况下。

选择性 5- 羟色胺再摄取抑制药已被建议作为初始治疗,但其他类别的抗抑郁药物也同样有效。建议限制使用苯二氮䓬类的抗焦虑药物,但目前还没有足够的数据来做出这些判断。富有同情心的医生去安抚受影响的个体是有帮助的,给他们提供应对创伤的视角,而各种认知行为疗法和想象疗法都很有用,但很少经过严格形式的测试。Yehuda 的评论在这个问题上提供了很多信息,上面的许多评论来自她的总结。

应激和应激综合征

应激(*stress*)的心理现象与紧张、疲劳和焦虑密切相关,而所有这些都是现代生活中普遍存在的特征。一般来说,应激被定义为一种自我怀疑的感觉,在一段时间内无法应对某些情况。应激综合征(*stress syndrome*)一词指的是行为的紊乱和伴随的生理变化,这都是由于环境挑战的强度和持续时间如此之大,以至于压倒了个人的适应能力。这种现象的生物效应在许多物种中都可以被认识到,当把鸡搬到新鸡舍下的蛋会更少,把奶牛放在新牛棚产奶也会少,猴子在无法控制的威胁下反复受挫时会变得狂怒。人类被迫在有限的条件和持续危险的条件下工作,以及被迫离开他们的家园和传统生活方式的文化群体失去了应对的技能,可经历焦虑和应激反应。

汉斯·塞利(Hans Selye),受巴甫洛夫关于应激概念的影响,通过将动物暴露在威胁生命的应激源并与皮质类固醇结合,使内脏器官产生病变。心脏收缩带坏死和浅层出血性胃肠道病变(库欣溃疡)是这类由儿茶酚胺介导的器官损害的两个例子,它是由急性应激环境引起的。左心室心尖急剧膨胀综合征,或章鱼壶样心肌病(takotsubo-like cardiomyopathy)(因日本捕章鱼壶的形状而得名),是急性应激引起的儿茶酚胺过量的一种表现。也有模棱两可的流行病学证据表明,在被称为 A 型人格的个体中,慢性应激会增加患心脏病的风险,但其机制,如果它确实存在,可能是通过生理中介如系统性高血压或者炎症导致动脉粥样硬化。据推测,他们的“压力荷尔蒙”(皮质醇和肾上腺素)分泌增多。

这些与环境应激源有直接关系的心理障碍是最常见的职业健康问题之一。应激综合征与焦虑症不同,焦虑症的精神紊乱是源自个体内部,与环境刺激没有明确的关系。某些人是否天生对这种刺激反应过度尚不清楚。唯一的治疗方法是试图改变患者对压力的看法,例如,通过心理疗法和冥想练习,如果可能的话,将他从可识别的环境压力源中去除(见参考文献中的 Editorial)。

易激惹情绪和攻击行为

几乎每个人都熟悉这种易怒的现象,或者说是一种烦躁的情绪,因为我们暴露在日常生活中所有的噪声、琐碎的烦扰和烦恼之中。然而,这是一种很难用精神病理学来解释的症状。弗洛伊德使用术语赖斯巴基(*Reisbarkeit*)在一个有限的意义上表示对噪声的过度敏感,并认为它是焦虑的表现,但显然,这个症状有更广泛的内涵和意义。一方面,有些人在一生里天生易怒。此外,易怒几乎是过度工作、过度劳累的人的预期反应,他们会因为环境的因素而变得易怒。可能存在一种易怒的情绪或感觉,但没有观察到的表现(内在易怒),或者可能有一个明显的脾气失控,暴躁的言语和行为爆发,由琐碎但令人沮丧的事件所激发。

在上述情况下的易怒很难被认为是偏离正常的。然而,当它在一个通常性情平和的人身上变成一个反复发生的情况时,它就具有更大的意义,因为它可能意味着额叶紊乱的发作,包括各种痴呆症,或者持续的焦虑状态或抑郁。易怒也是强迫症的常见症状。这时,易怒倾向于向内,表明可能是对个人无能的挫折感(Snaith and Taylor)。抑郁症患者经常易怒,作为一个必然的结果,这种症状应该总是在被疑诊罹患抑郁症的患者身上寻找。月经前几天和母亲常见的产后情绪障碍的特征是高水平的外向性易怒。性情急躁和易激惹也是躁狂状态的共同特征。最极端的易怒程度,例如反复发生争吵和攻击性行为[暴躁性攻击(irritable aggression)],在焦虑症和内源性抑郁症中很少观察到,但通常是反社会性人格和常见的脑部疾病的标志(过去见于麻痹性痴呆)。在阿尔茨海默病和其他类型的痴呆症患者中也可以观察到这种易怒的攻击性,尤其是额颞叶痴呆,以及随后的创伤性挫伤或颞叶和额叶的脑炎。

神经质和焦虑的原因、机制和生物学意义

神经质、焦虑的病因和发病机制,已经成为许多生物学和心理学推测的主题,而且还没有完全令人满意的解释。如上所述,有些人是在长期的低度

焦虑中度过了一生，其动因可能很明显，也可能不明显。自发性的焦虑需要有另一种解释。一些心理学家认为焦虑是一种预期行为，即对未来可能发生的事情感到不安的状态。威廉·麦克杜格尔（William McDougall）将其描述为“一种情绪状态，当一种持续的强烈愿望似乎可能无法实现目标时，这种情绪就会出现”。最初的情绪，有些可能会销声匿迹，可能是恐惧的一种，它在没有明显威胁的条件下被唤起，没有明显的威胁性刺激，可以解释为对以前具有威胁性刺激中某些深奥成分的条件反射。詹姆斯·兰格（James Lange）的情绪理论虽然已经过时，但不应被摒弃，它认为焦虑体验的主要特征仅仅是相关自主放电的实际体验。

注射乳酸会使焦虑症状加重，对易受影响的人来说，可能引发惊恐发作。患者似乎不能忍受需要增强耐力的工作或锻炼。在一些惊恐障碍患者，可发现尿肾上腺素排泄增多；在其他患者中，去甲肾上腺素及其代谢物的尿排泄增加。在极度焦虑的时期，醛固酮排泄增加到正常的 2~3 倍。

有证据表明，皮质类固醇和促肾上腺皮质激素释放激素（corticotropin releasing hormone，CRH）在焦虑的产生中发挥作用。皮质类固醇的全身释放伴随在所有的应激状态，而皮质类固醇的使用可能会导致一些患者焦虑和惊恐发作，有些患者也可导致抑郁，这表明类固醇刺激边缘系统激活产生这些状态之间存在联系。在动物模型中，由捕食者或电击，以及酒精和其他药物的戒断所引发的应激会促进 CRH 通路（杏仁核到下丘脑、中缝核、蓝斑核和脑干的其他区域）的激活；通过药物或破坏杏仁核来阻止这种活动，可以消除焦虑和类似恐惧的行为。诚然，恐惧、应激和焦虑的概念在这些模型中交替地使用，但产生恐惧和应激的反复的刺激可能最终导致类似焦虑的状态，而杏仁核似乎参与了这种焦虑状态的持续。这些效应的意义，即它们是原发性还是继发性的，尚不确定，但很明显，长期和扩散的焦虑与血液的某些生化异常有关，可能还与脑部有关。

除了杏仁核的作用，动物研究还发现急性焦虑与蓝斑核、中隔和海马区（主要的含去甲肾上腺素的核）的功能紊乱有关。蓝斑核与快速眼动（REM）睡眠有关，而抑制 REM 睡眠的药物，如三环类抗抑郁药和单胺氧化酶抑制剂也能减少焦虑。脑中的某些与影响抑郁症不同的 5- 羟色胺受体，与焦虑有关。脑的其他部分也必须参与其中，双侧眶额白质切断术可能通过切断内侧前脑与脑的边缘部分的连接来减轻焦虑。正电子发射断层扫描（PET）检查预测电击治疗的对象显示，他们的颞叶和脑岛的活动增强，暗示这些区域与急性焦虑有关（另见第 25 章中，“边缘系统的生理学”）。其他可信的研究已经证明，前扣带回在引发过度觉醒和焦虑的许多自主神经特征（特别是心率增加）中发挥的作用。

神经递质功能的其他一些变化与焦虑状态有关。有小部分人的焦虑症的遗传性人格特质可以用血清素转运体基因的一种多态性来解释，这一发现令人激动（Lesch et al），但需要证实。

抑郁性反应（另见第 48 章）

很少有人没有在某一段时间内经历过严重的沮丧和绝望。与紧张、易怒和焦虑一样，生活中特定情况下的情绪抑郁（如悲伤反应）很少受到医学关注。在这种情况下，只有当他们的悲伤或不快持续且无法控制时，人们才倾向于寻求帮助。然而，在许多情况下，抑郁症的症状表现出自己的原因并不明显。这些症状通常被解释为一种内科疾病，患者首先会去看内科医生或神经科医生。有时发现了另一种疾病（诸如癌症、慢性肝炎，或其他感染或感染后的虚弱），表现慢性疲劳与抑郁症相混淆；更常见的情况，恰恰相反，即内源性抑郁是根本问题，即使有早期的病毒或细菌感染的证据。

从患者及其家人了解到，患者一直“感觉不舒服”“情绪低落”“忧郁”“沮丧”“不开心”或“病态”。患者的情绪反应发生了变化，但他可能还没有完全意识到。以前觉得愉快的活动也不复从前了。然而，情绪的变化往往不如精神和身体的精力减少那么明显，而对这类患者的诊断是最困难的。疲劳的主诉几乎是不变的；在经过一夜的不安宁睡眠后，早晨的情况会更糟，这并不罕见。患者抱怨“没劲头”“虚弱”“疲倦”“没有精力”等，以至于他的工作变得更加力不从心了。他的看法很悲观。患者脾气急躁，对鸡毛蒜皮的小事忧心忡忡。由于过度忧虑，使得习惯性效率的思维能力降低，患者抱怨大脑思维功能不正常，而且很健忘，不能集中注意力。如果患者生性多疑，可能会有妄想症倾向。

特别麻烦的可能是患者的疑病症（*hypochondriasis*）倾向。事实上，以前被诊断为疑病症的大多数病例现在被一些作者认为是抑郁症附带有焦虑。患者从一个医生辗转到另一个医生，寻求不困扰正常人的症状缓解，但再多的安慰也不能缓解他的精神状态。这些人的焦虑和抑郁情绪可能被他们对内脏功能的关注所掩盖。

当患者被检查时，可见其面部表情通常是哀伤的、忧愁的、痛苦的或极度痛苦的。患者的态度和仪态流露出一种普遍的抑郁、绝望、沮丧的情绪。换句话说，情感是感情的外在表现，与抑郁的情绪是一致的。在面谈过程中，患者可能会流泪，也可能号啕大哭。在一些患者中，面部表情僵硬，颇似帕金森病，然而，另一些患者却坐立不安和焦躁（踱步、搓着双手等）。偶尔，患者也会微笑，但微笑给人的印象更多的是一种社交姿态，而不是真实的感情表达。

患者语速缓慢，频繁叹气，在提问和回答之间可能会有很长的间隔。回答是简短的，可能是单音节的。思维贫乏。这种障碍会延伸到谈话的所有话题，也会影响肢体的活动。运动活动减少的最极端形式，是很少去看医生或去诊所，接近于缄默和麻木[无活动力的抑郁症（anergic depression）]。谈话中充满了悲观的想法、恐惧，表现出无价值、能力不足、自卑、绝望，有时还有负罪感。在严重的抑郁症患者中，可能会出现奇特的想法和躯体妄想（“血液干涸了”“肠子被水泥堵住了”“我快死了”）。

关于病理性抑郁状态的原因已经出现了几种理论，但除了遗传方面的以外，没有一种理论能够得到肯定。这些观点在第48章有详细阐述。

作者认为，抑郁状态是临床医学中最常被忽视的诊断之一。部分原因在于这个词本身，它意味着对生活的某些特定方面感到不快乐，而大多数抑郁症是内源性的，相反，它是对几乎所有生活事件的消极和沮丧的代理人。内源性抑郁（endogenous depression）可能被怀疑存在于没有原因的慢性健康不佳状态、疑病症、超过明显的内科疾病征象的残疾、虚弱和持续疲劳以及慢性疼痛综合征等。由于康复是本病的规则，自杀是一场悲剧，医务工作者有时会分担责任。然而，在极端情况下，患者被迫自杀，而医生的努力尽职不能被视为失败。

抑郁症疾病及其病因和管理的理论在第48章进行广泛的讨论。

（汪 凯 译 王维治 校）

参考文献

Bagnall AM, Hempel S, Chambers D, et al: *The treatment and management of chronic fatigue syndrome/myalgic encephalomyelitis in adults and children*. National Health Service Centre for Reviews and Dissemination. CRD Report; 35, 2007.

Barratt ES, White R: Impulsiveness and anxiety related to medical students' performance and attitudes. *J Med Educ* 44:604, 1969.

Beard J: Neurasthenia, or nervous exhaustion. *Boston Med Surg J* III:217, 1869.

Brodal A: Self-observations and neuro-anatomical considerations after a stroke. *Brain* 96:675, 1973.

Chambers D, Bagnall AM, Hempell S, et al: Interventions for the treatment, management and rehabilitation of patients with chronic fatigue syndrome/myalgic encephalomyelitis: an updated systematic review. *J R Soc Med* 99:506, 2006.

Chaudhuri A, Behan PO: Fatigue in neurological disorders. *Lancet* 363:978, 2004.

Cope H, David A, Pelosi A, et al: Predictors of chronic "postviral" fatigue. *Lancet* 344:864, 1994.

Dawson DM, Sabin TD: *Chronic Fatigue Syndrome*. Boston, Little, Brown, 1993.

Digon A, Goicoechea A, Moraza MJ: A neurological audit in Vitoria, Spain. *J Neurol Neurosurg Psychiatry* 55:507, 1992.

Editorial: The essence of stress. *Lancet* 344:1713, 1994.

Freud S: On the grounds for detaching a particular syndrome from neurasthenia under the description "anxiety neurosis." In: Strachey J (ed): *The Complete Psychological Works of Sigmund Freud*, standard edition. Vol 3. London, Hogarth Press, 1962, p 90.

Holmes GP, Kaplan JE, Glantz NM, et al: Chronic fatigue syndrome: a working case definition. *Ann Intern Med* 108:387, 1988.

Kahn E: *Psychopathic Personalities*. New Haven, CT, Yale University Press, 1931.

Lader M: The nature of clinical anxiety in modern society. In: Spielberger CD, Sarason IG (eds): *Stress and Anxiety*. Vol 1. New York, Halsted, 1975, pp 3-26.

Lesch KP, Bengel D, Jeils A, et al: Association of anxiety-related traits with a polymorphism in the serotonin transporter gene regulatory system. *Science* 274:1527, 1996.

Lloyd AR, Gandevia SC, Hales JP: Muscle performance: voluntary activation, twitch properties, and perceived effort in normal subjects and patients with chronic fatigue syndrome. *Brain* 114:85, 1991.

McDougall W: *Outlines of Abnormal Psychology*. New York, Scribners, 1926.

Rosen G: Emotions and sensibility in ages of anxiety: a comparative historical review. *Am J Psychiatry* 124:771, 1967.

Rowe PC, Bou-Holaigah I, Kan JS, et al: Is neurally mediated hypotension an unrecognized cause of chronic fatigue? *Lancet* 345:623, 1995.

Roy-Byrne P, Craske MG, Stein MB: Panic disorder. *Lancet* 368:1023, 2006.

Samii A, Wassermann EM, Ikoma K, et al: Decreased postexercise facilitation of motor evoked potentials in patients with chronic fatigue or depression. *Neurology* 47:1410, 1996.

Shorter E: *From Paralysis to Fatigue: A History of Psychosomatic Illness in the Modern Era*. New York, Free Press, 1992.

Snaith RP, Taylor CM: Irritability: Definition, assessment, and associated factors. *Br J Psychiatry* 147:127, 1985.

Southwick SM, Krystal JH, Morgan CA, et al: Abnormal noradrenergic function in post traumatic stress disorder. *Arch Gen Psychiatry* 50:266, 1993.

Stein MB, Sareen J: Generalized anxiety disorder. *New Engl J Med* 373:2059, 2015.

Straus SE: The chronic mononucleosis syndrome. *J Infect Dis*

157:405, 1988.
Straus SE, Dale JK, Tobi M, et al: Acyclovir treatment of the chronic fatigue syndrome. *N Engl J Med* 319:1692, 1988.
Swartz MN: The chronic fatigue syndrome—one entity or many? *N Engl J Med* 319:1726, 1988.
Wessely S, Chalder T, Hirsch S, et al: Postinfectious fatigue: Prospective cohort study in primary care. *Lancet* 345:1333, 1995.
Wessely S, Powell R: Fatigue syndromes: a comparison of chronic "postviral" fatigue with neuromuscular and affective disorders. *J Neurol Neurosurg Psychiatry* 52:940, 1989.
Yehuda R: Post-traumatic stress disorder. *N Engl J Med* 346:108, 2002.

第 24 章

边缘叶和情绪神经学

情绪（*emotion*）可以被定义为任何与某些自主神经的，主要是内脏的全身变化相关的情感状态，例如，恐惧、愤怒、兴奋、爱或恨等。如果情绪是强烈的，可能会随之出现智力功能紊乱，也就是说，理性思维的紊乱，以及一种不受调整的、刻板特征的更自动行为的倾向。

情感是由真实或想象的刺激引起的，它是以最容易辨认的人类形态出现，对情绪的感知包括识别、记忆和特定的联想。由此产生的情绪状态反映在一种心理体验中，即一种纯粹主观的感觉，只有通过患者的言语表达或判断其行为反应才能被他人所了解。这种我们称之为情感（*affect*）的行为方面，部分是自主的（激素 - 内脏的），而部分是躯体性的，并表现在患者的面部表情、身体姿势、发声或定向的随意活动中。换句话说，情绪的成分似乎包括：①对刺激的感知，它可能是内在的（一种观念）或外在的，②感觉，③自主神经 - 内脏的变化，④外在的表现（情感），以及⑤对某种类型活动的冲动。在许多神经疾病的病例中，不可能将这些成分相互分离开来。

解剖学基础

病程中异常情绪反应的发生，往往与涉及神经系统某些部位的病变有关。这些结构被归类在术语边缘叶中，是神经系统中最复杂和最不被了解的部分。拉丁语 *limbus* 的意思是“边界”或“边缘”。将边缘叶的概念引入神经学通常归功于 Broca，他用它来描述主要由扣带和海马旁回形成的灰质环，它们环绕着胼胝体和下方的上部脑干。事实上，Thomas Willis 在 1664 年描绘了脑的这个区域，并把它称为边缘。Broca 更喜欢他的术语“大边缘叶”（*le grand lobe limbique*），而不是当时流行的“嗅脑”（*rhinencephalon*），后者更具体地指具有嗅觉功能的结构。神经解剖学家已经扩展了边缘叶（*limbic lobe*）的边界，不仅包括扣带和海马旁回，还包括了下面的海马结构、胼胝体下回和副嗅区（paraolfactory area）。由 MacLean 提出的术语“内脏脑”（*visceral brain*）和“边缘系统”（*limbic system*）有一个更广泛的名称，更完整地描述了情感及其表达所涉及的结构；除了边缘叶的所有部分外，它们包括许多相关的皮质下核，如杏仁核复合体、隔区、视前区、下丘脑、前部丘脑、缰核，以及中脑中央被盖，包括中缝核和脚间核。构成边缘系统的主要结构及其关系如图 24-1 和图 24-2 所示。

边缘皮质的细胞结构排列清楚地将其与周围的新皮质区分开来。新皮质，如第 21 章所述，划分为特征性的六层结构。相比之下，边缘皮质的内侧分，包括海马体被称为“古皮质”或“旧皮质”，由排列不规则的神经细胞聚集而成，趋向于三层结构。扣带回的皮质，它形成边缘叶的外环，介于新皮质与旧皮质之间的过渡，因此被称为中间皮质（*mesocortex*）。与前海马相邻的内嗅皮质也有类似的过渡结构。来自大量皮质神经元的信息汇集到齿状回，然后到达海马角（cornu ammonis，CA）的锥体细胞。海马的输出主要来自 CA1 区段和下托的锥体细胞，其轴突形成纤维和穹窿。杏仁复合体是大脑边缘系统的一个皮质下核的组成成分，它也有一个独特的组成部分，由几个可分离的核组成，每个核都与其他边缘结构相连。

眶额新皮质与边缘叶之间的连接，边缘叶各组成部分之间的连接，以及边缘叶与下丘脑和中脑之间的连接，反映了它们在情感方面的许多功能相互联系。这个系统的核心是内侧前脑束（medial forebrain bundle），这是一组复杂的上行和下行纤维，连接眶内额叶皮质、隔核、杏仁核和吻端海马，以及中脑和尾端脑桥的某些核。这一系统的中心部分是

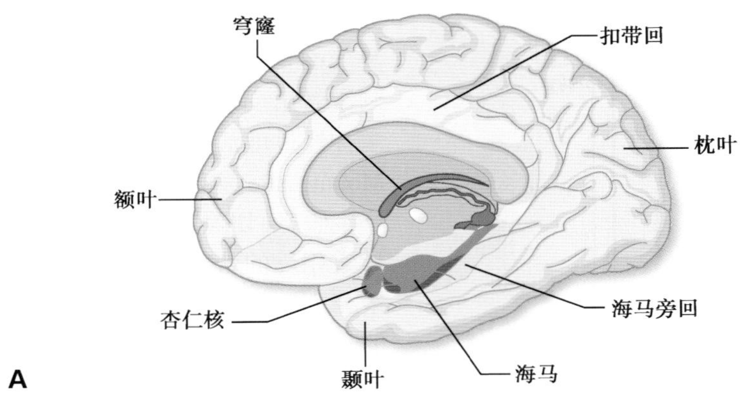

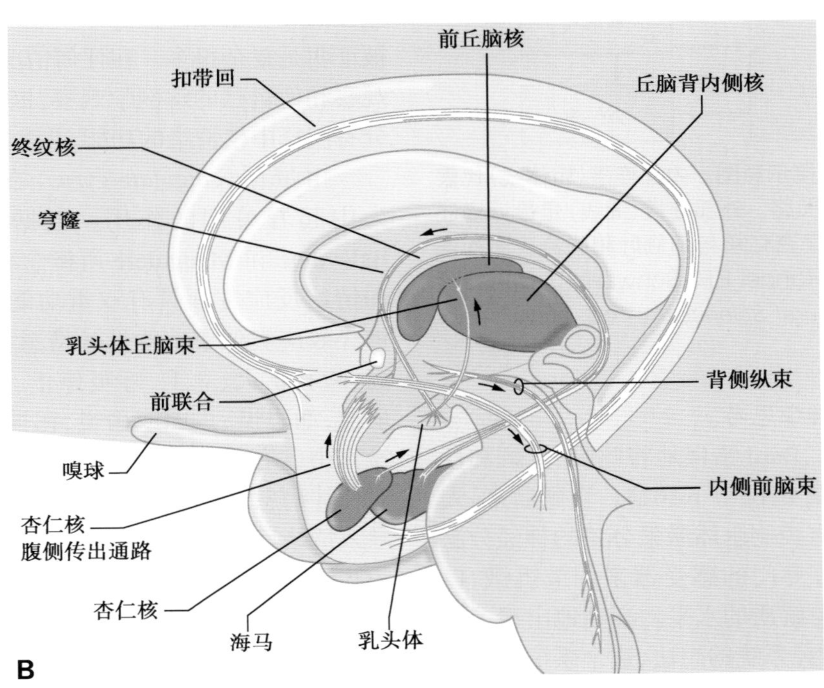

图 24-1 边缘系统矢状位图解。边缘系统和相关的前额叶皮质的表面定位。边缘系统的连接及其与丘脑、下丘脑和中脑被盖的关系。边缘系统或边缘叶的皮质部分，通过隔 - 下丘脑 - 中脑束相互连接，终止于海马体和穹窿，它从海马体到乳头体，从乳头体到丘脑，再从丘脑到扣带回。巴贝兹回路（*Papez circuit*）是这一系统的内部组成部分。另见图 24-2 和正文（经允许，复制自 Kandel ER，Schwartz JH，Jessell TM：Principles of Neural Science，4th ed. New York，McGraw-Hill，2000）

下丘脑，Nauta 将其命名为隔 - 下丘脑 - 中脑连续体（*septo-hypothalamo-mesencephalic continuum*）。

在边缘系统的各个部分之间还有许多其他的相互关系，这里只能指出其中的一部分，其中最著名的是巴贝兹回路（*Papez circuit*）。它从海马体，经由穹窿到达乳头体、隔区和视前区（图 24-1）。乳头体丘脑束，即维克·达济尔束（bundle of Vicq d'Azyr）连接乳头核与丘脑前核，这些核反过来投射到扣带回，然后通过扣带回回到海马体。扣带回与胼胝体的曲率同心走行；它将边缘叶的不同部分相互连接起来，并投射到纹状体和某些脑干核。此外，扣带接受来自顶下小叶和颞叶的纤维，它们是视觉、听觉和触觉认知整合的多模态联合中心。它通过胼胝体前部与对侧的扣带回相连。

边缘系统的生理学

边缘结构的功能特性在 20 世纪的二三十年代首次被发现。通过消融和刺激研究，Cannon、Bard 和其他人证实了这样一个事实，下丘脑包含交感的、副交感的自主神经系统的超分段整合。不久之后，解剖学家发现从下丘脑到作用于副交感和交感反射的神经结构的传出路径。其中一种涉及肾上腺的交感神经支配的节段性反射，是 Cannon 的交感肾上腺作用理论的基础。多年来，该理论一直主导着关于

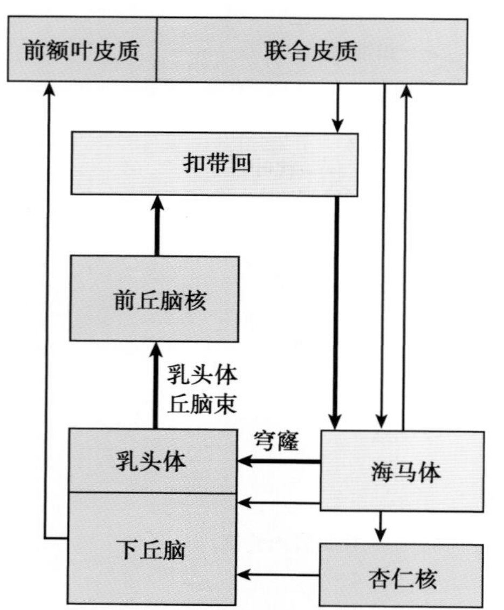

图 24-2　边缘系统连接示意图。内部连接(粗体线)代表巴贝兹(*Papez circuit*)回路。外部连接(细线)是最近描述的通路。该图还显示了杏仁核与前额叶和联合皮质的连接(经允许,复制自 Kandel ER,Schwartz JH,Jessell TM: *Principles of Neural Science*,4th ed. New York, McGraw-Hill,2000)

急性情绪的神经生理学思考。

继 Cannon 之后,Bard 错误地将呼吸、觉醒和性活动的中枢调节装置定位于下丘脑。直到后来,人们发现下丘脑中含有控制垂体激素分泌的神经分泌细胞,下丘脑内还有专门的感受器来调节饥饿、口渴、体温,以及循环电解质的水平。渐渐地出现了下丘脑 - 垂体 - 自主神经系统的想法,这个系统对机体的基本自我稳态和紧急("战斗或逃跑")反应都是必不可少的。这些自主神经系统和神经内分泌系统的功能解剖学将在第 26 章和第 27 章中讨论。

19 世纪主要的心理学家的印象,即自主神经反应是本能感觉的基本运动组成部分,已经部分地得到证实。有人提出,情绪体验仅仅是这些本能活动的自我意识(在第 23 章中提到的 James-Lange 情绪理论)。Cannon 证明,当所有的内脏传入纤维被离断之后,表现情绪变化的能力仍然存在,这一理论的局限性就变得显而易见了。尽管如此,对内心活动的感知可以极大地改变情绪状态这一点仍然是正确的。例如,感觉心跳加速,导致高度焦虑,进而导致心率进一步加速。

虽然对情绪的自然刺激涉及同样的新皮质知觉 - 认知机制,这是非情绪感觉经验的基础,但是由情绪诱发的显著的内脏效应与特定的行为反应方面有重要的区别。1928 年,巴德第一次通过切除猫的大脑半球,只保留完整的下丘脑和脑干,首次在猫身上产生了"假怒"(sham rage)。这是动物对所有刺激做出反应的一种状态,表现为强烈的愤怒和自主神经过度活跃的征象。在随后的研究中,Bard 和 Mountcastle 发现,只有切除了两侧的杏仁核,才会产生假怒;切除了所有的新皮质,但保留边缘结构会导致相反的状态,平静。猕猴通常是具有攻击性和桀骜不驯的动物,摘除猕猴的杏仁核会显著减少它的恐惧和愤怒反应,即克吕弗 - 布西综合征(Klüver-Bucy syndrome)(见下文)。下丘脑和杏仁核在产生直接的和非直接的愤怒以及表达愤怒的确切作用已被证明是复杂得多。在任何情况下,Papez 基于这些观察和他自己的解剖学观察,提出假设,脑的边缘部分有阐释中枢情绪的功能,并参与情绪的表达。

扣带回(*cingulate gyrus*)在动物和人类的行为中起着关键的作用。根据 Bear 的说法,并由 Baleydier 和 Mauguiere 所概念化的,扣带回在认知和情绪反应方面具有双重功能。刺激产生的自主神经效应类似于植物性的情感关联(心率和血压升高、瞳孔扩大、立毛、呼吸停止、憋气等)。更复杂的反应,如恐惧、焦虑或愉悦,在神经外科刺激和消融操作中已有报道,尽管这些结果是不一致的。过去对精神病患者和焦虑症患者进行的双侧扣带切除术导致情绪反应的总体减轻(Ballantine et al; Brown)。一些研究人员相信,扣带回也参与记忆的加工(功能可能与丘脑背内侧核和内侧颞叶有关),以及探索行为和视觉集中注意力。在人类,这个系统在非优势半球似乎更有效。

大脑边缘系统功能的另一个方面是通过神经递质的信息来揭示的,递质信息将边缘系统内部的结构连接起来。去甲肾上腺素在下丘脑的浓度最高,其次是在边缘系统的内侧部;至少 70% 的这种单胺集中在起源于延髓和脑桥吻端的蓝斑的轴突末梢。5- 羟色胺是中脑网状结构神经元的主要递质,这些神经元的轴突终止于杏仁核、隔核,以及边缘叶的外侧部。中脑腹侧被盖区神经元的轴突在内侧前脑束和黑质纹状体通路上行,含有大量的多巴胺。也许这可以解释在治疗帕金森病时,用放置位置不准的电极对黑质进行电刺激可能会产生严重的抑郁反应的观察(见第 38 章)。

影响边缘结构疾病导致的情绪障碍

前面提到的关于边缘系统作用的许多观点都

来自实验动物的实验。直到最近几年，掌握了这些研究知识的神经学家才开始将边缘结构疾病患者情绪障碍联系起来。这些临床观察，总结在下面的几页中，形成神经学的一个有趣的章节。表 24-1 列出了最容易识别的情绪障碍。这个列表是尝试性的，因为我们对其中许多状态的了解，特别是它们的病理基础是不完整的。只有少数的这些紊乱可以被用作人类脑部特定部位的病变和疾病的指征。然而，考虑到具体情境，这些情绪障碍在诊断上是有用的。随着对情绪障碍知识的增加，对边缘结构功能的理解将继续把精神病学和神经病学的大领域结合在一起。

表 24-1 情绪障碍的神经学

Ⅰ. 情绪障碍，因为：
- A. 感知异常（错觉和幻觉）
- B. 认知错乱（妄想）

Ⅱ. 情绪表达的抑制解除
- A. 情绪不稳
- B. 病理性哭笑（假性延髓麻痹状态）

Ⅲ. 愤怒反应和攻击性

Ⅵ. 冷漠和平静
- A. 克鲁夫 - 布西综合征（Klüver-Bucy syndrome）
- B. 其他综合征（额叶和丘脑）

Ⅴ. 改变性取向

Ⅵ. 内源性恐惧、焦虑、抑郁和欣快感

幻觉和疼痛状态的情绪障碍

由于受到似乎真实和无法逃避的虚构人物和声音的威胁，患者产生幻觉、精神错乱，浑身颤抖，挣扎着逃离，并表现出整个恐怖的场面。患者的情感、情绪反应以及内脏和躯体运动反应都与幻觉的内容完全相符。我们曾看到一个患者割腕自杀，另一个患者试图溺水自杀，以回应幻觉的声音，这些声音告诫他们的无用和他们给家人带来的耻辱。在这种情况下，除了情绪表达失常之外，还有一种紊乱的知觉和思维。

有剧烈的急性疼痛的患者，也会出现一种难以归类的极度情绪化的状态。患者的注意力只能被短暂地吸引，而在片刻之内，就会回到焦虑、呻吟和愤怒的极端状态。我们在脊髓硬膜下出血、蛛网膜下腔出血、爆发性偏头痛、伴多处骨折的创伤，以及剧烈的骨盆、肾脏或腹部疼痛的患者中曾遇到过这种情况。

情绪表达的抑制解除

情感不稳

许多类型的大脑疾病，似乎不论其部位如何，都会削弱情绪表达的控制机制，这是一个常见的临床经验。例如，由于一系列血管病变而使大脑受损的患者，在见到老朋友或听到国歌时，可能会不由自主地在公共场合哭泣，或在听到略显逗趣的话时表现出无法控制的大笑。也可能很容易从一种状态到另一种状态摇摆不定，这是一种情感不稳（*emotional lability*）。在这种类型的情绪障碍中，虽然反应过度，但并没有达到如假性延髓麻痹所描述的强迫情绪的程度（见下文）；此外，它对刺激和情感是适当的，与表达的内脏和运动成分是一致的。额叶的损伤是这种状态最常见的可辨认的病因。然而，情绪不稳也是弥漫性大脑疾病的常见伴随症状，如阿尔茨海默病。情感不稳还可能包括肤浅的滑稽［诙谐癖（*witzelsucht*）］，哭泣和轻率的情绪，以及额叶疾病患者的行为抑制解除等。

假性延髓麻痹哭笑

假性延髓麻痹哭笑（pseudobulbar laughing and crying）也称为痉挛性（spasmodic）哭笑，自 19 世纪晚期以来，这种混乱的情绪表达形式就已经被认识，它以无意识的、无法控制的爆发，以及刻板的笑哭为特征。在奥本海姆（Oppenheim）、冯·莫纳科（von Monakow）和威尔逊（Wilson）的著作中，可以找到大量关于这些情况的参考文献（被德国神经病学家指出的 Zwangslachen and Zwangsweinen，以及法国人描述的 rire et pleurer spasmodiques）（见 Wilson 的历史参考文献）。精神科医生使用的情感不能自制（*emotional incontinence*）这一术语可能是准确的，但有点贬义。强迫哭笑总是有脑部的病理基础，无论是弥散性的还是局灶性的。曾有一侧的纹状体内囊梗死后出现痉挛性大笑的报告（Ceccaldi et al），以及一侧的脑桥梗死或动静脉畸形后的偶发病例，但均未得到证实。它可能与脑的退行性疾病和血管性疾病一起发生（表 24-2），但潜在疾病的弥漫性质阻碍了有用的定位分析和临床解剖的关联性。

病理性哭笑的最好实例是多发性腔隙性血管疾病、肌萎缩侧索硬化症、多发性硬化，以及进行性核上性麻痹等，在每种情况下，病变都分布在双侧，通常累及皮质延髓运动系统。这种情况也发生在更广泛的病变，包括缺氧 - 缺血性脑病、Binswanger 缺血性脑病、脑外伤、额叶或脑桥的浸润性胶质瘤，以及感染性和非感染性脑炎等。另一个重要的表现是富瓦-玛丽-恰范尼综合征(Foix-Marie-Chavany syndrome),患者由于卒中而突发偏瘫,病变被添加到对侧半球先前已存在的病变上(临床上通常是沉默的),这为情绪性的病理表现奠定了基础。在这种状态下,下部脑桥和延髓的运动核支配的肌肉随意运动的丧失(不能强行闭上眼睛、抬高和缩回口角、张开和闭上嘴巴、咀嚼、吞咽、发声、清晰发音和舌头运动等)与打哈欠、咳嗽、清喉以及痉挛性哭笑时相同肌肉的反射性动作保留之间存在着惊人的不协调。这是假性延髓性麻痹(*pseudobulbar palsy*)的运动综合征,因此假性延髓情感状态(*pseudobulbar affective state*)一词被用于情绪障碍。

表 24-2　导致假性延髓麻痹的病因

双侧卒中(大脑半球或脑桥的腔隙)最常发生在连续几次卒中后
宾斯万格(Binswanger)弥漫性脑白质病(第 34 章)
肌萎缩侧索硬化伴假性延髓麻痹
进行性核上性麻痹
多发性硬化伴双侧皮质延髓脱髓鞘病变
双侧半球创伤性损伤
大脑胶质瘤病
缺氧-缺血性脑病
桥脑髓鞘溶解症
肝豆状核变性

在最轻微的刺激下,有时没有明显的原因,患者就会陷入一阵刻板的笑声痉挛,可能持续片刻或长达数分钟,直至精疲力竭。或者,更常见的情况是,相反的情况发生了,只要提到患者的家人或看到医生,就会引起一阵无法控制的痉挛般的哭泣,就像一幅自己哭泣的漫画一样。情绪表现的严重程度和被激发的容易程度与假性延髓运动麻痹的严重程度或面部和咬肌腱反射的亢进程度(下颌痉挛)不一致。在一些强迫哭和笑的患者中,面部和球部肌肉几乎没有或者根本没有明显的无力;在另一些患者中,尽管这些肌肉有严重的上运动神经元无力,但是没有强哭和强笑。在某些疾病中,诸如进行性核上性麻痹和脑桥中央髓鞘溶解症,其中假性延髓麻痹是一种常见的表现,强哭和强笑就不那么戏剧性或不存在。因此,病理性情绪状态不能等同于假性延髓麻痹,即使两者经常同时发生。

这种状态,患者是不自觉的笑或哭,还是被适当的刺激激发的?换句话说,情绪反应是否准确地反映了患者的情绪或感受,这些问题没有简单的答案。一个问题是确定什么是对特定的患者合适的刺激。Oppenheim 和其他人指出,这些患者哭的时候不需要悲伤,笑的时候不需要开心,至少在某些情况下,这与我们的经验是一致的。然而,其他患者确实报告了情感和情绪体验(情绪)的一致性,但反应的幅度是完全过度的。

值得注意的是,最初的面部运动反应的刻板性质,以及情绪反应的相对无差别性质。正如 Poeck 强调的那样,笑和哭可能会融合,反映出这两种形式的情感表达是接近的,这种现象在幼儿身上尤为明显。更让我们印象深刻的是,在一些假性延髓麻痹患者中,笑和哭是唯一可用的情感表达形式,而诸如微笑和皱眉等中间表达的现象都不见了。在其他假性延髓麻痹患者中,有较轻程度的强哭和强笑,这可能弥补了这种强哭强笑现象与之前讨论过的情绪不稳之间的缺口。

两种主要的核上通路控制着在哭笑中所需要的桥脑延髓的运动机制。一个是我们熟悉的皮质延髓通路,它从运动皮质穿经内囊的后肢,控制意志性运动;另一条是较前面的通路,它下行到内囊膝部的吻侧,包含易化和抑制纤维。单侧的前部通路受累,使得对侧面部处于意志控制之下,但在大笑、微笑和哭泣时出现轻瘫(情绪性面神经麻痹),后路通路的单侧病变出现与之相反的表现。Wilson 指出,强哭和强笑都涉及相同的面部、声音和呼吸肌肉组织,并有相似的本能的伴随表现(面部血管扩张、眼泪分泌等)。Wilson 的观点在一定程度上是基于临床病理学证据,认为假性延髓麻痹是由下行运动通路中断使得自然抑制情绪表达所致。令人感兴趣的是,诸如丙米嗪(imipramine)和氟西汀(fluoxetine)等药物对痛苦的假性延髓麻痹显示出有益的作用(Schiffer et al)。在一项肌萎缩侧索硬化患者的研究中,右美沙芬(dextromethorphan)与奎尼丁联合治疗假性延髓麻痹状态显示有帮助(Brooks et al)。在一些个人观察的病例中,这些药物部分地抑制了情感不稳和病理性哭笑;但是在大多数其他病例中,这些药物没有效果。

一种罕见但可能与之相关的综合征是前驱性疯笑(*le fou rire prodromique*,*prodromal laughing madness*),患者突然开始不受控制地大笑,数小时后出现偏瘫。我们已经见过两个这样的病例,在一次短暂的这样的强笑之后发生基底动脉闭塞。Martin 引用了一些戏剧性的例子,患者们最后笑死了。此外,病理解剖是不稳定的。长时间的大笑和(较少见的)哭泣可能很少作为癫痫发作的一种表现,通常起源于颞叶。突发的笑通常是没有情感的(不快乐的笑); Daly 和 Mulder 把这些称为痴笑样癫痫发作(*gelastic seizures*)。痴笑性癫痫与性早熟同时发生是下丘脑潜在的错构瘤(或其他病变)的特征(见第 26 章和第 27 章)。

攻击性、愤怒、狂怒和暴力

攻击性(aggressiveness)是社会行为不可分割的一部分。这种特征在生命早期的出现使个人能够在家庭中获得地位,并在后来在不断扩大的社交圈中获得地位。个体差异是值得注意的。例如,胆怯是婴儿期就被识别出来的一种持续性特征(Kagan)。男性往往比女性更具攻击性。在不同的文化中,对过激攻击行为的容忍程度是不同的。在大多数文明社会中,发脾气、狂怒反应以及暴力的爆发和破坏都是不被容忍的,而儿童养育和教育的主要目标之一就是抑制和升华这种行为。这种发育过程的进行速度因人而异。在一些男性和认知受损的患者中,直到 25~30 岁才完成;越轨的行为导致反社会人格(*sociopathy*)(见第 28 章)。毫无疑问,从我们自己随意的观察和别人较系统的观察来看,攻击性是具有一种遗传倾向的。

看似毫无根据、放纵的和杂乱无序的狂怒爆发可能极少代表疾病的最初或主要表现。一个有这些症状的患者,只要一点点刺激,就可能从一种理智的状态转变为一种疯狂的狂怒,伴有盲目的狂怒冲动变成暴力和破坏。在这种状态下,患者似乎与现实脱节,对所有的争论和请求都无动于衷。也有情感与行为分离的例子,患者可能会吐口水、大喊大叫、攻击或咬人,但看起来并不生气。对于发育迟缓的人尤其如此。

所有人类和动物的研究数据都表明,攻击性、愤怒和狂怒的源头来自颞叶,特别是杏仁核。在人类中,通过深部电极刺激内侧杏仁核会引起愤怒的表现,而刺激外侧杏仁核则不会;据报告,破坏双侧杏仁核复合体可减少攻击性(Kiloh; Narabayashi et al)。在一项对帕金森病患者的无意的实验中,Bejjani 和同事们发现,刺激后内侧下丘脑可以诱发攻击性行为。与同一组报道的由于黑质的脱轨电极引起抑郁症一样,目前还不清楚这种效应是由于邻近神经元通路的变化引起的,还是下丘脑兴奋性或抑制性神经元活动引起的生理反应。

性激素影响这些颞叶回路的活动;睾酮促进攻击性,而雌二醇抑制攻击性,这就解释了在易怒倾向上的性别差异。令人惊讶的是,普萘洛尔和锂剂比氟哌啶醇、其他抗精神病药或镇静剂对这些患者的疗效更好。

动物研究已证实了人类的观察结果。正如引言部分所提到的,去除猕猴的双侧杏仁核可以大大减少它们恐惧和愤怒的表情。电刺激未麻醉的猫的杏仁核或其附近产生各种运动和植物性反应。其中一种被称为恐惧(*fear*)或逃跑(*flight*)反应,在这种反应中,动物似乎受到惊吓,逃跑并躲藏起来;另一种是愤怒(*anger*)或防御(*defense*)反应,其特征是咆哮、发出嘶嘶声和毛发直立等。然而,杏仁核以外的结构也参与了这些反应。下丘脑腹内侧核(它接受来自杏仁核的大量输入)的损伤已被证明会导致攻击性行为,而双侧切除 Brodmann24 区(扣带回吻侧)则产生相反的状态,即驯服和攻击性减弱,至少在某些物种中是这样。

上述强度的狂怒反应可能会在以下医疗环境中遇到:①罕见地,作为颞叶癫痫发作的一部分;②作为一种偶发性反应,没有可识别的癫痫发作或其他神经系统异常,如在某些反社会者中;③在可识别的急性神经疾病的过程中;④伴有代谢性或中毒性脑病的意识模糊;⑤作为对设计的精神药物[蜻蜓迷幻剂(dragonfly)、K4 和其他]的反应。

颞叶癫痫发作的狂怒(另见第 15 章“局部性癫痫发作”)

Gastaut 和同事们说,无法控制的狂怒的直接攻击可能作为癫痫发作的一部分,也可能作为发作间期现象发生。一些患者描述在发作前或发作后的 2~3 天内,兴奋性逐渐增强,然后爆发狂怒。虽然已经被观察到这样的发作,但它们是罕见的。Geschwind 强调,所有患者的情感体验的显著加深是颞叶癫痫的常见现象。作为颞叶癫痫发作的一部分,较轻度的攻击行为并不少见;它通常是发作期或发作后期自动症的一部分,往往持续时间短,方向性差。病变通常位于优势半球的颞叶。

狂怒发作不伴癫痫活动

在某些这种类型病例,患者一生都有急躁、不能忍受挫折,以及冲动,表现出可归类为反社会行为(第 47 章)。然而,也有一些人,在人生的某些阶段,通常是青春期或成年早期,开始有一些狂野的攻击性行为。酒精或其他药物可能引发发作。有人疑似为癫痫,但是没有可识别的癫痫发作或意识中断的病史,表现典型的局灶性颞叶癫痫。我们有时咨询一些患者，他们报告说在成年时就会有愤怒、诅咒和短暂的行为不理智倾向。每个这些患者都描述了一个具有相同特征的一级亲属。大多数这样的人事后都会懊悔，其他方面的认知水平也很高。在极少数这种病例，攻击行为曾导致对他人严重伤害（或杀人）的情况下，在杏仁核复合体中放置深部电极记录了可被解释为癫痫放电的表现。刺激同一区域引起兴奋发作和各种自主神经伴随反应，在某些情况下，通过消融异常放电结构可减轻异常行为。Mark 和 Ervin 已经记录了许多这种"失控综合征"（dyscontrol syndrome）的例子，但我们怀疑它们是否真的是癫痫性的。

急性或慢性神经疾病的暴力行为　如果遇到一个患者，突然产生强烈的兴奋、狂怒和攻击性是与急性神经疾病有关或处于部分恢复阶段。大多数情况下，是内侧和前颞叶受损。严重的颅脑损伤伴长时间昏迷可能会伴随人格改变，包括攻击性发作、多疑、判断力差、对家人感情漠不关心，以及不同程度的认知障碍等。出血性白质脑炎、脑叶出血、梗死、创伤性挫伤，以及单纯疱疹病毒性脑炎影响内侧和眶部额叶和前部颞叶可能有相同的效应（图 24-3）。Fisher 注意到，强烈的狂怒反应的发生是由于导致 Wernicke 型失语的主侧颞叶损伤的一个后果。这种类型的病例也曾报告过 Willis 环动脉瘤破裂和垂体腺瘤的扩大；这些报告的参考文献可以在 Poeck（1969）和 Pillieri 的文章中找到。

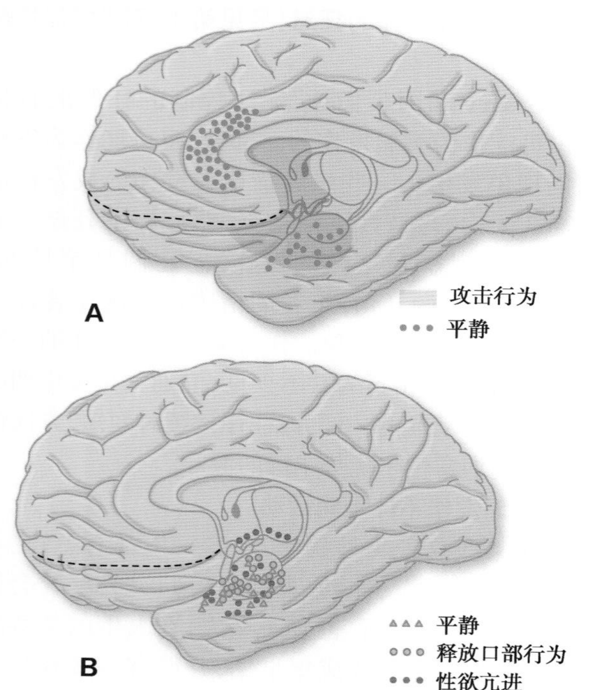

图 24-3　A. 在人类，可以导致攻击行为和平静的病变定位。B. 在人类，可以导致平静、释放口部行为和性欲亢进的病变定位（引自 Poeck，1969）

同样令人感兴趣的是生长缓慢的颞叶肿瘤的影响。Malamud 描述了伴随于颞叶胶质瘤的狂怒爆发。他的其他有这种肿瘤的患者没有狂怒反应，但表现出表面上类似精神分裂症的临床症状。值得注意的是，Malamud 描述的 9 例颞叶胶质瘤患者中有 8 例也有癫痫发作。肿瘤主要发生于左颞叶前内侧部。Falconer 和 Serafetinides 曾描述了在这一区域有错构瘤或硬化病灶的狂怒反应患者。

在快速动眼（REM）睡眠期间会发生一种特殊形式的暴力爆发。快速眼动睡眠行为障碍（*REM sleep behavior disorder*，*RBD*）可能与某些变性脑疾病有关，详见第 18 章睡眠。

急性中毒 - 代谢性脑病和药物中毒的攻击行为

在这种情况下，患者不是处于头脑清醒状态，而狂怒或攻击性是叠加在中毒性或代谢性脑病上。在我们的经验中，最引人注目的例子是在低血糖反应期间。当患者独处时，攻击行为是无方向的和杂乱无章的，但是邻近的任何人都可能被躁动不安的个体所攻击。试图捆绑身体的做法会引发更激烈的反应。

苯环己哌啶和可卡因中毒，以及其他致幻剂也可能发生类似的情况，伴有躁动，通常是幻觉病（hallucinosis）。也许我们遇到的最狂怒的情况是在摄入了大量设计好的街头毒品（如蜻蜓迷幻剂）和大麻衍生物如 K4（香料）后。这些狂怒的行为可能持续数小时或数天，并对大剂量氟哌啶醇和苯二氮䓬类药物有抗药性。我们发现 α2- 激动剂如右旋美托咪啶（dexmedetomidine）是有效的。由于酒精中毒引起的狂怒和暴力的爆发在本质上有所不同，有些情况代表了对酒精罕见的矛盾的或特质的反应（见第 42 章）；较典型地，酒精似乎可以使潜在的反社会病行为模式失去控制。

平静和冷漠

动物通常沉溺于并表现出高度活跃的对其环境的探索活动。其中一些活动是被性满足和获取食物所驱动；对于人类来说，这可能只是好奇心的问题。这些活动是由"预期回路"（expectancy circuits）控制的，涉及中脑边缘系统和中脑皮质多巴胺能回路中的核团，通过内侧前脑束与间脑和中脑相连；中断这些连接的病变被认为可以消除预期反应。正电子发射断层扫描（PET）研究将运动启动的功能困难与前扣带回、壳核、前额叶皮质以及辅助运动区激活受损联系起来（Playford et al）。

所有活动数量的减少可能是大脑疾病患者最常见的精神行为改变，特别是那些涉及额叶前部的患者。每个单位时间里，有较少的想法，说较少的话，以及较少的动作等。这不仅是一个纯运动现象，这一点在与患者的交谈中可以得到证实，患者似乎感知和思考更缓慢，对一个给定的想法产生更少的联想，不常开口讲话，表现出较少的好奇心和兴趣。这种精神运动活动的减少被家人认为是一种显著的人格改变。

根据如何看待这种状态，它可能被解释为刺激阈值升高，注意力不集中或不能保持专注的态度、思维受损、冷漠或缺乏冲动［意志缺失（abulia）］。从某种意义上说，所有这些都是正确的，因为每一个都代表了精神活动减少的不同方面。学习和记忆功能的损害可能会加重。通常情况下，患者是专注的、完全清醒的，并环顾四周。如果出现恢复，所发生的事情的记忆都被保留了下来。在这方面，意志缺失不同于昏睡和过度嗜睡。

表现意志缺失的患者很难进行测试，因为他们对每种类型的测试都反应缓慢或完全没有反应。然而，在极少数情况下，当受到强烈刺激时，他们可能正常地说话和行动。这似乎是某种与上脑干网状激活系统不同的激活机制（可能是纹状体皮质）受到了损害。通常情况下，严重意志缺失的患者在自动或过度学习行为方面表现得更好，比如打电话。

除了已经讨论过的与昏迷和额叶广泛病变有关的意志缺失综合征（abulic syndrome）之外（第 16 章和第 21 章），还有一种程度较轻的情况，一个活泼的、有时反复无常的人被一种神经系统疾病变得平静了［意志消沉（hypobulic）］。

临床解剖学的相关性不确切，但双侧隔区深部病变（额基底部，有时出现在前交通动脉动脉瘤出血时）曾导致最明显的冲动缺乏、自发性和意向性（驱动力）（图 24-3）。大多数情况下，额叶损伤是双侧的，但有时仅在左侧，正如第 21 章所讨论的。如脑积水、胶质瘤、卒中、创伤和脑炎等多种疾病都可能是病因。以前，这种类型的改变在双侧前额叶白质切除术后会观察到。Barris 和 Schuman 以及其他许多人都记录了前扣带回病变时的极度平静状态。与抑郁症的情况不同，患者的情绪是中性的，患者不是情绪低落，而是无动于衷。

上文所述的压抑情绪行为与在克吕弗 - 布西综合征（Klüver-Bucy syndrome）中观察到的情绪行为不同，它是由成年恒河猴双侧颞叶全切除术产生的结果（另见第 21 章）。虽然这些动物都很平静和缺乏视觉识别物体的能力（它们不能区分可食用对象和不可食用对象），它们有一个用嘴检查一切物体的明显倾向，对视觉刺激异常警觉和反应（它们会触及或把视野中的每个物体放在口中），变得性欲亢奋，并增加了食物摄入量。这完整的行为变化表现在人类身上只是偶尔发生，例如，在切除颞叶后（Marlowe et al；Terzian and Dalle）。Pillieri 和 Poeck（1969）收集了最接近再现该综合征的病例（图 24-3）。许多人类病例都与弥漫性疾病（Alzheimer 病、Pick 脑萎缩、弓形虫病引起的脑膜脑炎、单纯疱疹和艾滋病等）连同发生，因此解剖学分析的价值有限。在双颞叶手术切除后，平静和口部行为增强是最常见的后果；性行为改变和视觉失认症较少发生。在所有表现平静和失忆状态患者中，海马和内侧部颞叶受到了破坏，但杏仁核未被破坏。

人类情绪的降低，尽管范围非常有限，但与右侧或非优势的顶叶的急性病变有关。正如 Bear 指出的，患者不仅对伴随的瘫痪漠不关心，而且对其他疾病以及个人和家庭问题也显得漠不关心，对他人面部表情的理解能力较差，而且一般来说注意力不集中。如第 22 章所讨论的，言语中可能缺乏情感的变化［语言韵律缺失（aprosodia）］，也不能解释他人的情绪状态。Dimond 和同事们认为，这意味着右半球比致力于语言的左半球更多地参与情感 - 情绪的体验。来自分裂脑患者研究的观察和通过颈动脉内注射异戊巴比妥大脑半球的选择性麻醉（Wada 试验）观察为这种可能过于简单的观点提供了一些支持。罕见地，左侧（优势）半球的病变似乎引起相反的效果，一种持续数天或数周的疯狂兴奋。

性欲改变

男性和女性的正常性行为模式，除了因身体残疾或影响节段性反射机制的疾病造成的损害外，都可能会因脑部疾病发生改变（见第 26 章）。

性欲亢进（*hypersexuality*）在男性或女性是一种罕见的，但有充分证据证明的神经疾病并发症。长期以来，人们认为眶额叶的损伤可能会消除道德伦理约束，并导致不加选择的性行为，而上部额叶的损伤可能与主动性的丧失有关，主动性的丧失会减少所有冲动，包括性冲动。在极少数情况下，极度性欲亢进标志着脑炎的发病或逐渐发展为颞区肿瘤。可能是脑的边缘部分被解除了抑制，这部分是

MacLean 和 Ploog 通过电刺激诱发阴茎勃起和性高潮的部位(丘脑背内侧、内侧前脑束和隔视前区)。

在人类中,Heath 观察到(通过深部电极)刺激腹隔区(ventroseptal area)唤起愉悦和性欲的感觉。此外,Gorman 和 Cummings 还描述了两名患者,他们在一根分流导管刺穿了背隔区(dorsal septal region)后,性欲减退。这与 Heath 和 Fitzjarrell 的经验是一致的,他们发现将乙酰胆碱(作为帕金森病的实验性治疗)注入隔区会产生欣快感和性高潮,而 Heath 在患者性交过程中从隔区的记录显示,棘波和慢波的活动显著增加。虽然这还没有被证实,但与简单的性行为的抑制解除相比,这些可能是真正性欲亢进的例子。

在临床实践中,除了脑损伤和脑出血的后遗症之外,性行为失控最常见的原因是帕金森病患者使用的多巴胺类药物。正如 Quinn 和同事们所描述的情况,一些患者服用左旋多巴的一个有趣的影响是过度或有悖常理的性行为。通常还有躁狂行为的其他表现。原发性躁狂症可能也是如此。

性欲减退(*hyposexuality*)意味着性欲的丧失,是抑郁症的典型伴随症状。然而,某些药物治疗,特别是抗高血压药、抗癫痫药,5- 羟色胺能抗抑郁药,以及抗精神病药物可能对个别患者有影响。各种脑部疾病也可能有这种作用,与此同时,人们在许多方面失去了兴趣和动力。

涉及下丘脑的结节漏斗区(tuberoinfundibular region)的病变已知会引起特定的性功能障碍。如果这种损害是在生命早期获得的,青春期的变化可能会被阻止发生。相反,在下丘脑错构瘤,如冯·雷克林豪森神经纤维瘤病(von Recklinghausen neurofibromatosis)和结节性硬化可发生性早熟。累及副交感神经系统骶部的自主神经病和损害,最常见的是前列腺切除术,可能会破坏正常的性行为,但不改变性欲或性高潮。

Blumer 和 Walker 曾回顾了有关癫痫和异常性行为的相关文献。他们注意到,性唤起(sexual arousal)作为一种发作现象,往往与颞叶癫痫发作有关联,特别是当放电集中在中颞区时。然而,这些作者也强调了颞叶癫痫患者总体性欲减退的高发病率。这样的患者颞叶切除术后,有时会出现一段时间的性欲亢进。

急性恐惧、焦虑、兴奋和欣快

每一个神经科医生都熟悉,急性恐惧(acute fear)和焦虑(anxiety)现象作为癫痫发作的前奏或部分表现而出现。已经提到过 Williams 特别有趣的研究,他从大约 2 000 例癫痫患者中,挑选出了 100 例患者情感经历是癫痫发作的一部分。在这 100 例患者中,61 人感到恐惧和焦虑,21 人感到抑郁。Daly 也做了类似的观察。这些临床数据让人想起,Penfield 和 Jasper 在手术过程中刺激颞叶上部、前部和下部以及扣带回时所看到的效应;患者经常描述有陌生感、不安和恐惧感。在大多数情况下,意识同时受到不同程度的损害,一些患者也会有幻觉的经历。

在这些皮质刺激中,负责恐惧的神经回路与负责愤怒的神经回路的范围是完全一致的;如前面所讨论的,两者都被认为位于颞叶的内侧和杏仁核。对动物和人类来说,这个区域的电刺激都能激发每种情绪,但负责恐惧的神经回路似乎位于愤怒和狂怒的神经回路的外侧。毁坏杏仁核复合体的中心部分可消除恐惧反应。这些核团连接到外侧下丘脑和中脑被盖,在这两个区域,Monroe 和 Heath 以及 Nashold 和同事也曾通过电刺激能唤起恐惧和焦虑的感觉。

抑郁症(*depression*)作为一种发作性情绪的频率较低,尽管它经常作为一种发作间期的现象出现(Benson et al)。有趣的是,观察发现优势半球的损伤比非优势半球更有可能立即出现普遍的情绪抑郁,而与身体残疾的严重程度不成比例(Robinson et al)。然而,确定与卒中后抑郁相关的特定神经基质一直具有挑战性,而且必须考虑到,在许多情况下,抑郁是对残疾的反应,类似于心肌梗死后的反应。抑郁与焦虑的奇特混合通常与颞叶肿瘤有关,很少与下丘脑和第三脑室肿瘤有关(见 Alpers 的综述),而且它们有时发生在退行性疾病开始时,如多系统萎缩。

兴高采烈(*elation*)和欣快感(*euphoria*)作为边缘系统现象的文献记载较少,而且在一些多发性硬化患者中这种情绪的升高也没有得到充分的解释。愉悦和满足的感觉以及"激动人心的感觉"是不同寻常的,但在颞叶癫痫患者是描述得很好的情感体验。在轻躁狂和躁狂的状态下,每一次经历都可能被愉悦感和快乐感以及一种力量感所渲染,患者在恢复后可能会记得这些经历。

情绪和情感紊乱的鉴别诊断

除了临床观察,没有可靠的手段来评估或量化上述的情绪障碍(*emotional disorders*)。尽管神经医学所做的仅仅是描述和分类一些由情绪障碍为主导的临床状态，但这类知识仍然具有理论和实践上的重要性。从理论上讲，它为下一步做好了准备，即从一个肤浅的过渡到一个更深层次的探究，在此层次上，开始讨论关于发病机制和病因学的问题。实际上，它为鉴别诊断提供了一些有用的线索。当一个人面临以下的临床状态之一时，必须始终考虑许多特定的神经学的可能性。

不能控制的哭笑和情绪不稳

如前所述，人们可以自信地认为，强迫性或痉挛性哭笑综合征意味着大脑的疾病，更具体地说，是双侧的皮质延髓束的疾病（表 24-2）。通常伴有痉挛性延髓性麻痹（假性延髓麻痹）的运动和反射改变（在第 22 章中，痉挛性［假性延髓麻痹］构音障碍的讨论中描述），但并非总是如此，面部和下颌反射［颌反射（jaw jerk）］增强，四肢也经常出现皮质脊髓束征。情绪极端不稳也表明双侧大脑的疾病，虽然临床上可能只有一侧的疾病征象是明显的。如上所述，这些临床状态最常见的病理基础是腔隙性梗死或其他脑血管病变，弥漫性缺氧 - 低血压性脑病，肌萎缩侧索硬化，以及多发性硬化等，但在一些不太常见的疾病中，如进行性核上性麻痹和 Wilson 病，它可能是很突出的特征。当然，突然发作表明是血管疾病。

平静和冷漠

平静和冷漠（placidity and apathy），可能是大脑疾病最早和最重要的征象。临床上，平静和冷漠必须与帕金森病的运动不能或运动迟缓，以及抑郁性疾病的精神活动减少区分开来。这里，阿尔茨海默病、正常压力脑积水和额叶胼胝体肿瘤是冷漠和平静背后最常见的病理状态，但这些障碍可能会涉及许多其他额叶和颞叶病变，例如发生脱髓鞘疾病或作为前交通动脉瘤破裂的后果。

狂怒和暴力的爆发

在大多数情况下，这样的情绪爆发不过是一生中一系列反社会行为中的又一个插曲（见第 47 章）。更重要的是，它的突然出现意味着突然背离了一个人的正常人格。如果愤怒爆发伴随着癫痫发作，那么这种愤怒应该被看作癫痫活动对颞叶功能的破坏性影响的结果；然而，如上所述，爆发失控的愤怒和暴力只是颞叶癫痫的一种罕见表现。作为发作的或发作后的自动症的一部分，较轻程度的方向不明确的好斗行为较为常见。极少数情况下，愤怒和攻击性是累及内侧颞区和眶额区的急性神经疾病的表现，例如神经胶质瘤。我们已经多次观察到在痴呆病程中的这种状态，以及在一个稳定的个体中作为一种隐蔽脑病的短暂表现。

必须将愤怒反应伴持续的暴力活动与躁狂（*mania*）区分开来，在躁狂时有思维奔逸，达到不连贯、欣快或烦躁情绪的程度，以及持续不断的精神运动活动；由器质性驱动（*organic drivenness*），持续性运动活动，通常发生在儿童身上，没有清晰的思维，作为脑炎的后果，以及静坐不能（*akathisia*）的极端情况，无休止的不安的运动和踱步可能连同锥体外系症状一同发生。

极度恐惧和躁动

这里的核心问题必须通过确定患者是否有精神错乱（意识模糊、精神运动过度活跃和幻觉），妄想（精神分裂症）、躁狂（过度活跃、思维奔逸），或是经历孤立的惊恐发作（心悸、颤抖、窒息感）来加以澄清。惊恐发作很少被证明是颞叶癫痫的表现。在没有焦虑特征的成年人中，急性惊恐发作可能意味着抑郁症或精神分裂症的发作。

数周或数月逐渐形成奇异观念

虽然这些症状通常是由精神病（精神分裂症或双相情感障碍）引起的，但应该考虑到肿瘤、免疫性或副肿瘤性脑炎，或颞叶的其他病变，特别是当伴有颞叶癫痫发作、失语症状、旋转性眩晕（罕见），以及象限性视野缺损时。这种状态在下丘脑疾病中也曾有过描述，如嗜睡、尿崩症、视野缺损和脑积水等（见第 27 章）。

（郑姣琳 译 王维治 校）

参考文献

Alpers BJ: Personality and emotional disorders associated with hypothalamic lesions. *Res Publ Assoc Nerv Ment Dis* 20:725, 1939.

Baleydier C, Mauguiere F: The duality of the cingulate gyrus in monkey. *Brain* 103:525, 1980.

Ballantine HT, Cassidy WL, Flanagan NB, et al: Stereotaxic anterior cingulotomy for neuropsychiatric illness and chronic pain. *J Neurosurg* 26:488, 1967.

Bard P: A diencephalic mechanism for the expression of rage with special reference to the sympathetic nervous system. *Am J Physiol* 84:490, 1928.

Bard P, Mountcastle VB: Some forebrain mechanisms involved in the expression of rage with special reference to suppression of angry behavior. *Assoc Res Nerv Ment Dis Proc* 27:362, 1947.

Barris RW, Schuman HR: Bilateral anterior cingulate gyrus lesions: Syndrome of the anterior cingulate gyri. *Neurology* 3:44, 1953.

Bear DM: Hemispheric specialization and the neurology of emotion. *Arch Neurol* 40:195, 1983.

Bejjani BP, Houeto JL, Hariz M, et al: Aggressive behavior induced by intraoperative stimulation in the triangle of Sano. *Neurology* 59:1425, 2002.

Benson DF, Mendez MF, Engel J, et al: Affective symptomatology in epilepsy. *Int J Neurol* 19-20:30, 1985-1986.

Blumer D, Walker AE: The neural basis of sexual behavior. In: Benson F, Blumer D (eds): *Psychiatric Aspects of Neurologic Disease*. New York, Grune & Stratton, 1975, pp 199-217.

Brooks BR, Thisted SH, Appel WG, et al: Treatment of pseudobulbar affect in ALS with dextromethorphan/quinidine: A randomized trial. *Neurology* 63:1364, 2004.

Brown JW: Frontal lobe syndromes. In: Vinken PJ, Bruyn GW, Klawans HL (eds): *Handbook of Clinical Neurology*. Vol 45. Amsterdam, Elsevier Science, 1984, pp 23-42.

Cannon WB: *Bodily Changes in Pain, Hunger and Fear*, 2nd ed. New York, Appleton, 1929.

Ceccaldi M, Poncet M, Milandre L, Rouyer C: Temporary forced laughter after unilateral strokes. *Eur Neurol* 34:36, 1994.

Daly DD: Ictal affect. *Am J Psychiatry* 115:97, 1958.

Daly DD, Mulder DW: Gelastic epilepsy. *Neurology* 7:189, 1957.

Dimond SJ, Farrington L, Johnson P: Differing emotional responses from right and left hemisphere. *Nature* 261:690, 1976.

Falconer MA, Serafetinides EA: A follow-up study of surgery in temporal lobe epilepsy. *J Neurol Neurosurg Psychiatry* 26:154, 1963.

Féré MC: Le fou rire prodromique. *Rev Neurol* 11:353, 1903.

Fisher CM: Anger associated with dysphasia. *Trans Am Neurol Assoc* 95:240, 1970.

Gastaut H, Morin G, Lefevre N: Etude de comportement des épileptiques psychomoteurs dans l'intervalle de leurs crises. *Ann Med Psychol (Paris)* 1:1, 1955.

Geschwind N: The clinical setting of aggression in temporal lobe epilepsy. In: Field WS, Sweet WH (eds): *The Neurobiology of Violence*. St. Louis, MO, Warren H Green, 1975.

Gorman DG, Cummings JL: Hypersexuality following septal injury. *Arch Neurol* 49:308, 1992.

Heath RG: Pleasure and brain activity in man. *J Nerv Ment Dis* 154:3, 1972.

Heath RG, Fitzjarrell AT: Chemical stimulation to deep forebrain nuclei in parkinsonism and epilepsy. *Int J Neurol* 18:163, 1984.

Kagan J: *The Nature of the Child*. New York, Basic Books, 1984.

Kiloh LG: The treatment of anger and aggression and the modification of sex deviation. In: Smith JS, Kiloh LG (eds): *Psychosurgery and Psychiatry*. Oxford, UK, Pergamon Press, 1977, pp 37-54.

Klüver H, Bucy PC: An analysis of certain effects of bilateral temporal lobectomy in the rhesus monkey with special reference to psychic blindness. *J Psychol* 5:33, 1938.

MacLean PD: Contrasting functions of limbic and neocortical systems of the brain and their relevance to psychophysiological aspects of medicine. *Am J Med* 25:611, 1958.

MacLean PD, Ploog DW: Cerebral representation of penile erection. *J Neurophysiol* 25:29, 1962.

Malamud N: Psychiatric disorder with intracranial tumors of limbic system. *Arch Neurol* 17:113, 1967.

Mark VH, Ervin FR: *Violence and the Brain*. New York, Harper & Row, 1970.

Marlowe WB, Mancall EL, Thomas JJ: Complete Klüver-Bucy syndrome in man. *Cortex* 11:53, 1975.

Martin JP: Fits of laughter (sham mirth) in organic cerebral disease. *Brain* 70:453, 1950.

Monroe RR, Heath RC: Psychiatric observations on the patient group. In: Heath RC (ed): *Studies in Schizophrenia*. Cambridge, MA, Harvard University Press, 1983, pp 345-383.

Narabayashi H, Nacao Y, Yoshida M, Nagahata M: Stereotaxic amygdalectomy for behavior disorders. *Arch Neurol* 9:1, 1963.

Nashold BS, Wilson WP, Slaughter DE: Sensations evoked by stimulation in the midbrain of man. *J Neurosurg* 30:14, 1969.

Nauta WJH: The central visceromotor system: A general survey. In: Hockman CH (ed): *Limbic System Mechanisms and Autonomic Function*. Springfield, IL, Charles C Thomas, 1972, pp 21-33.

Papez JW: A proposed mechanism of emotion. *Arch Neurol Psychiatry* 38:725, 1937.

Penfield W, Jasper H: *Epilepsy and the Functional Anatomy of the Human Brain*. Boston, Little, Brown, 1954, pp 413-416.

Pillieri G: The Klüver-Bucy syndrome in man. *Psychiatr Neurol (Basel)* 152:65, 1966.

Playford ED, Jenkins LH, Passingham RE, et al: Impaired mesial frontal and putamen activation in Parkinson's disease: A positron emission tomography study. *Ann Neurol* 32:151, 1992.

Poeck K: Pathological laughter and crying. In: Vinken PJ, Bruyn GW, Klawans HL (eds): *Handbook of Clinical Neurology*. Vol 45. Amsterdam, North-Holland, 1985, pp 219-225.

Poeck K: Pathophysiology of emotional disorders associated with brain damage. In: Vinken PJ, Bruyn GW (eds): *Handbook of Clinical Neurology*. Vol 3: Disorders of Higher Nervous Activity. Amsterdam, North-Holland, 1969, pp 343-367.

Quinn ND, Toone B, Lang AE, et al: Dopa dose-dependent sexual deviation. *Br J Psychiatry* 142:296, 1983.

Robinson RG, Kubos KL, Starr LB, et al: Mood disorders in stroke patients: Importance of location of lesion. *Brain* 107:81, 1984.

Schiffer RB, Herndon RM, Rudick RA: Treatment of pathologic laughing and weeping with amitriptyline. *N Engl J Med* 312:1480, 1985.

Terzian H, Dalle G: Syndrome of Klüver-Bucy reproduced in man by bilateral removal of the temporal lobes. *Neurology* 5:373, 1955.

Williams D: The structure of emotions reflected in epileptic experiences. *Brain* 79:29, 1956.

Wilson SAK: Some problems in neurology. II: Pathological laughing and crying. *J Neurol Psychopathol* 16:299, 1924.

第 25 章

自主神经系统、呼吸和吞咽障碍

人体内环境在很大程度上受到自主神经系统(autonomic nervous system)和内分泌腺的综合活动的调节。它们的内脏和体内稳态功能,是生命和生存所必需的,是非自主性的。为什么进化的力量倾向于将其与意志分离是一个有趣的问题。克劳德·伯纳德(Claude Bernard)用讽刺的语言表达了这一观点,他写道,“大自然认为把这些重要的现象从无知意志的反复无常中清除出去是明智的”。

虽然只有少数神经疾病主要或专一地作用于自主神经 - 神经内分泌轴,但仍有许多内科疾病以某种方式牵涉到这一系统,如高血压、哮喘和某些心脏传导障碍,包括充血性心力衰竭,这仅列举其中一些重要的疾病。然而,许多普通的神经系统疾病在不同程度上涉及自主神经系统,可以引起如直立性不耐受和晕厥、括约肌功能障碍、瞳孔异常、勃起功能障碍、出汗、心律失常,以及体温调节障碍等症状。最后,除了在内脏神经支配中的重要作用外,神经轴的自主神经部分和内分泌系统的部分还参与了所有的情感体验及其表现,如在第 24 章中所讨论的。

呼吸在神经系统功能中是不寻常的。尽管它贯穿于整个生命,但并非完全自动的,部分处于意志的控制之下。目前对呼吸的中枢和外周控制的看法,以及某些疾病改变的呼吸方式是神经科医生非常感兴趣的,如果仅仅是呼吸衰竭而不是其他原因,则常见于神经系统疾病,如昏迷、颈髓损伤和大量急性和慢性神经肌肉疾病等。许多类似的评论都与吞咽功能有关。吞咽在很大程度上是自动的,即使在睡眠时也会定期进行,但它也是主动发起的。此外,吞咽失败的方式与呼吸相似,是神经系统疾病的后果。

自主神经系统、内分泌系统和呼吸系统虽然密切相关,但会导致不同的临床综合征。这一章更严格地讨论自主神经系统以及呼吸和吞咽的神经机制,而在下一章,讨论下丘脑和神经内分泌紊乱。下面讨论的解剖学和生理学作为这两章的导论。

自主神经系统

解剖学基础

自主神经系统最显著的特征是,它的主要部分位于脑和脊髓之外,靠近它所支配的内脏结构。仅这一位置似乎就象征着它相对独立于脑脊髓系统。与躯体的神经肌肉系统的区别是,一个运动神经元在中枢神经系统(CNS)与效应或器官距离之间架起桥梁,在自主神经系统中,通常有两个传出神经元行使这一功能,一个(神经节前神经元)来自脑干或脊髓的核,另一个(神经节后神经元)来自周围神经节的特殊神经细胞。图 25-1 说明了这个基本的解剖特征。节前神经元是中枢神经系统的一部分,形成一个中枢自主神经网络,该网络由位于皮质、下丘脑、脑干和脊柱的相互连接的结构组成的。节后神经元分为交感神经和副交感神经。

从解剖学角度看,自主神经系统分为两部分:颅骶(craniosacral)神经或副交感神经,以及胸腰(thoracolumbar)神经或交感神经(图 25-2 和图 25-3)。系统在结构上的不同之处在于,交感神经系统中神经节位于脊椎旁一个连续和相互连接的纵行的链(交感链),而副交感神经节分布在靠近它们所支配的结构。此外,神经节后连接到末端器官的主要神经递质,交感神经是去甲肾上腺素,副交感神经支配的是乙酰胆碱。也有例外,支配汗腺的交感神经(泌汗运动性)是胆碱能的。在整个自主神经系统,交感和副交感神经的节前与节后神经元之间的神经递质是乙酰胆碱,正如后面所重申的。这些节前与节后胆碱能神经元之间的突触不被阿托品(烟碱)阻断,而节后冲动被阿托品(毒蕈碱)阻断。

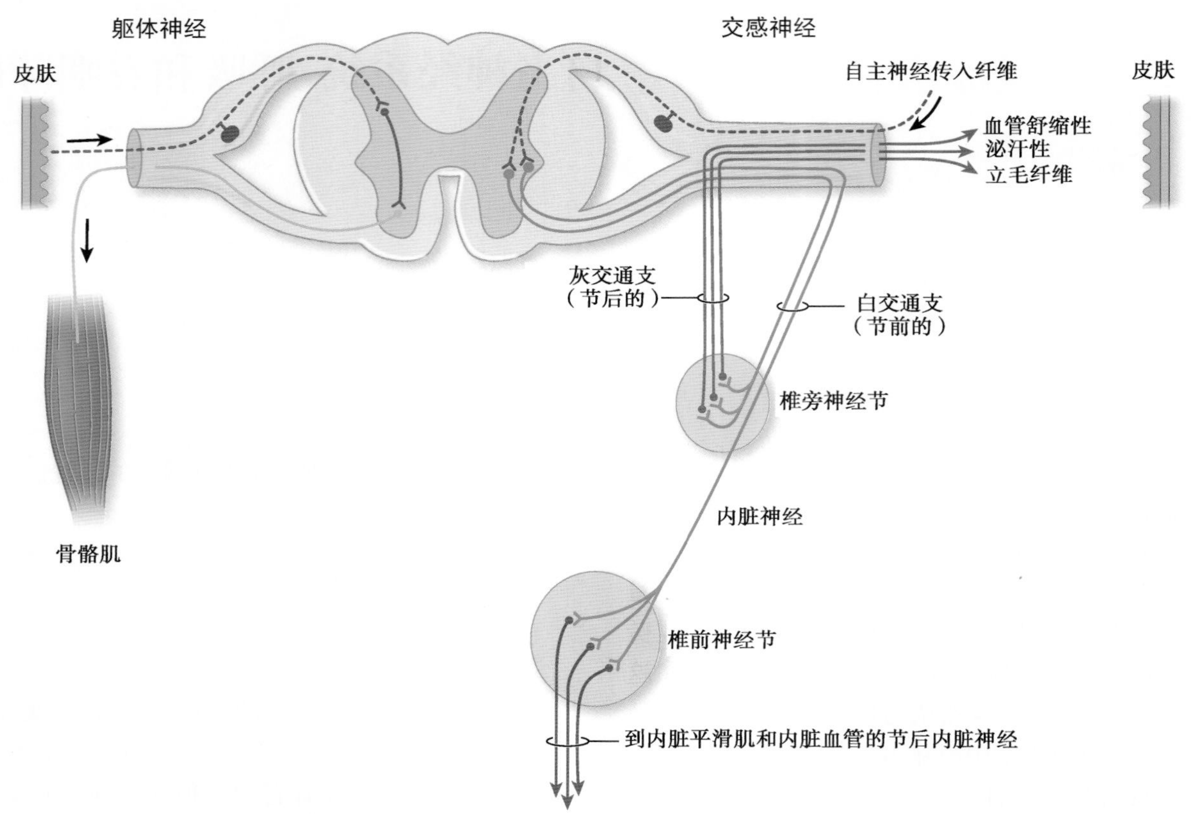

图 25-1 来自脊髓的交感输出和交感神经纤维的走行和分布。蓝色为节前纤维，节后纤维呈红色和紫色（引自 Pick）

在功能上，这两个部分在维持许多内脏结构和器官的张力性活动平衡方面是互补的。这种把交感神经部分和副交感神经部分严格地分开，虽然便于说明，但在生理学上并不是绝对的。从神经学家的角度来看，这两种组成成分经常一起受到影响。尽管如此，交感神经和副交感神经的自主神经系统平衡的概念还是经受住了时间的考验，仍然是一个有效的概念。

副交感神经系统（见图 25-2）

副交感神经系统（parasympathetic nervous system）有两部分：颅部和骶部。颅部分支（*cranial division*）起源于中脑、脑桥和延髓的内脏核。这些核包括埃 - 魏瞳孔核（Edinger-Westphal papillary nucleus）、上涎核、下涎核、迷走神经背侧运动核以及邻近的网状核等。

内脏脑神经核的轴突（节前纤维）穿过动眼神经、面神经、舌咽神经和迷走神经等脑神经。来自埃 - 魏（E-W）核的节前纤维穿过动眼神经，在眶部与睫状神经节发生突触，睫状神经节细胞的轴突支配睫状肌和瞳孔括约肌（见图 13-9）。

上泌涎核节前纤维进入面神经，在膝状神经节附近形成岩浅大神经，通过岩浅大神经到达蝶腭神经节，来自蝶腭神经节细胞的节后纤维支配泪腺（见图 25-2 和图 44-3）。其他起源于泌涎核的纤维在面神经中走行，并作为鼓索（chorda tympani）形式穿过鼓室，最终加入下颌下神经节。下颌下神经节细胞支配下颌下腺和舌下腺。下涎核神经细胞的轴突经鼓室丛和岩浅小神经进入舌咽神经，到达耳神经节，耳神经节细胞发出纤维进入腮腺。

起源于迷走神经背侧运动核和毗邻的外侧网状结构内脏核（主要是疑核）的节前纤维，进入迷走神经，终止于许多胸腹腔脏器壁上的神经节。该神经节细胞发出短的节后纤维，激活咽、食管、胃肠道（结肠的迷走神经支配有些不确定，但认为可延伸至降结肠）的平滑肌和腺体，以及心脏、胰腺、肝脏、胆囊、肾脏和输尿管等。

副交感神经系统的骶部起源于骶 2、骶 3 和骶 4 节段的侧角细胞。这些骶神经元的轴突构成节前纤维，穿过马尾的骶神经根，与位于远端结肠、膀胱和其他盆腔器官壁内神经节发生突触。因此，骶神经自主神经元，像脑神经自主神经元一样，具有长的节前纤维和短的节后纤维，这一特征使得对目标器官产生局限的影响。

在包含受副交感神经支配的平滑肌并因此不受自主控制的器官中，有一个由前角细胞平行支配的

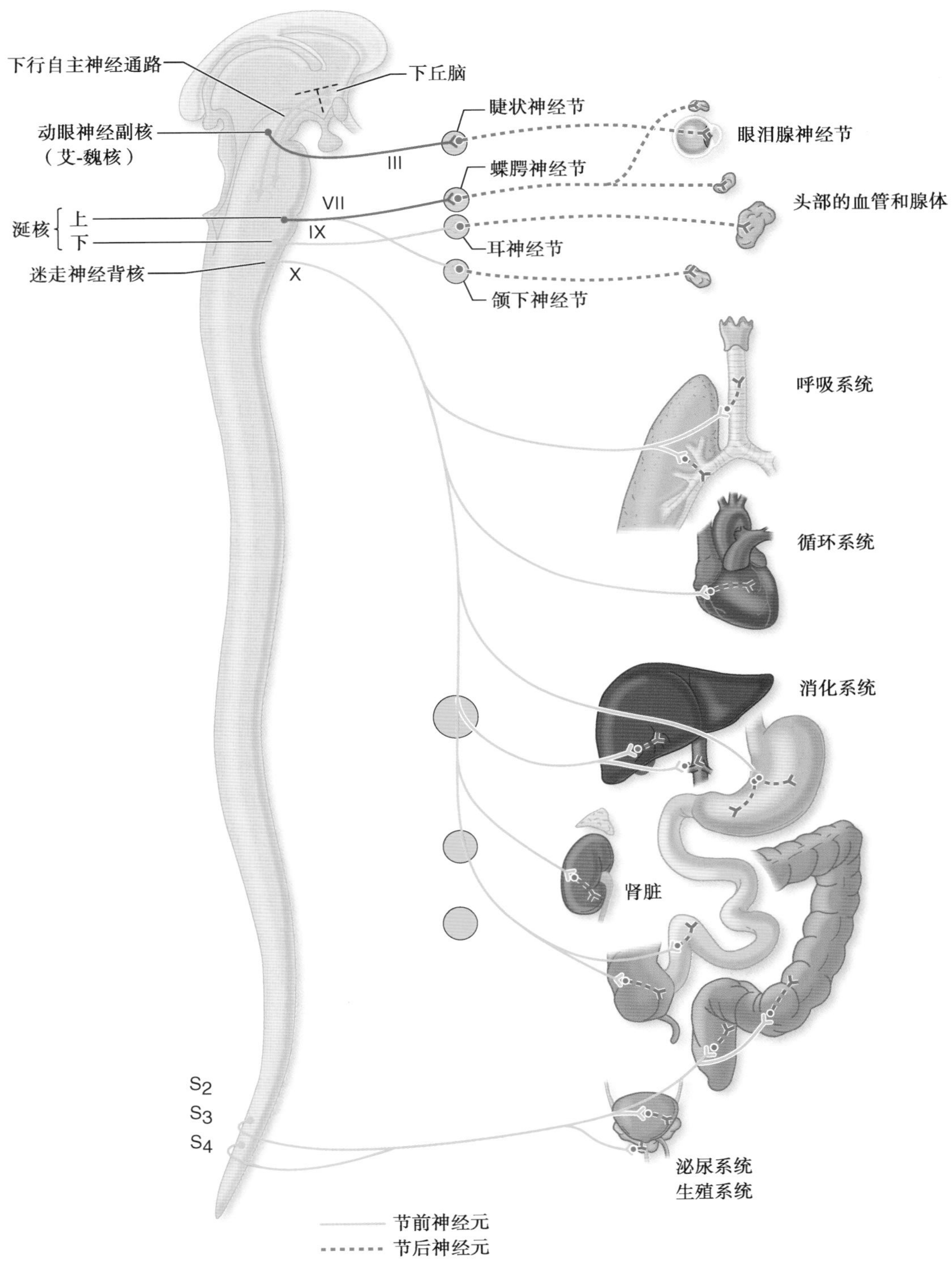

图 25-2 自主神经系统的副交感神经（颅骶）分支。节前纤维从脑干核和脊髓的骶部节段延伸到周围神经节。短的节后纤维从神经节延伸到效应器官。下丘脑后外侧区是调节副交感神经活动的核上性机制的一部分。图中没有显示核上性调节装置的额叶和边缘系统部分（见正文）（经许可，复制自 Noback CL，Demarest R. *The Human Nervous System*，3rd ed. New York，McGraw-Hill，1981）

邻近的随意横纹肌。例如，激活膀胱外括约肌（随意肌）的神经元与支配膀胱内括约肌平滑肌的神经元不同，如后面讨论的。1900 年，奥努夫（Onufrowicz）（自称 Onuf）描述了一组位于骶节 2 至 4 段前角，孤立的相对较小的细胞。这些神经元最初被认为在功能上是自主神经的，主要是因为它们的组织学特征。现在有证据表明它们是躯体运动的，支配外尿道的骨骼肌和肛门括约肌（Holstege and Tan）。骶髓节段的神经元位于类似交感神经系统的外侧细胞柱的区域（见下文），支配膀胱壁的逼尿肌和内括约肌。话又说回来，值得注意的是，在运动系统疾病中膀胱和肠道功能通常保存到疾病晚期，Onuf 核神经元，与骶髓其他躯体运动神经元不同，往往不参与变性的过程（Mannen et al）。

主要位于下丘脑的核上性中枢与经过脑干的瞳孔括约肌、泪腺和唾液腺之间有着复杂的联系。关于骶髓节段副交感神经核的核上性神经支配，我们知之甚少。似乎与来自下丘脑、蓝斑和脑桥排尿中枢的这些神经元有联系，但尚未确定它们在人类脊髓中的行程。

交感神经系统（见图 25-3）

交感神经分支的节前神经元起源是从第 8 颈髓到第 2 腰髓节段脊髓灰质的中间外侧细胞柱。Low 和 Dyck（1977）估计，脊髓的每个节段都包含大约 5 000 个侧角细胞，成年后期每十年的消耗率为 5%~7%。起源于中间外侧柱的神经纤维轴突是小口径，有髓鞘的；当它们聚集在一起时，形成如图 25-1 所示的白交通支（*white communicating rami*）。这些神经节前纤维与节后神经元的胞体形成突触，这些细胞聚集成两个大的神经节的链或索，分别位于脊柱两侧（椎旁神经节），以及几个单个的椎前神经节。这些构成交感神经节。

交感神经节细胞的轴突也较小，但是无髓鞘。大部分节后纤维经由灰交通支（*gray communicating rami*）与相邻的 T5~L3 脊神经相连接，它们支配血管、汗腺和毛囊，还形成神经丛支配心脏、支气管、肾脏、肠道、胰腺、膀胱和性器官等。椎前神经节的节后纤维（位于腹膜后的后腹部，而不是沿脊柱两侧的椎旁）形成腹下、内脏和肠系膜神经丛，支配腹部和盆腔的脏器如腺体、平滑肌和血管（见图 25-3）。

肾上腺髓质交感神经支配是独特的，它的分泌细胞通过内脏神经直接接受节前纤维。由自主神经系统支配的器官只接受节后纤维，而这是一个例外。这种特殊的安排可以被这样的事实解释，肾上腺髓质细胞与节后的交感神经元是形态上同源的，并直接分泌肾上腺素和去甲肾上腺素（神经节后递质）到血液中。这样，交感神经系统与肾上腺髓质协同作用产生弥漫性效应，正如人们所期望的它们在应激反应中的作用。

颈部有 3 个交感神经节（上、中、下或星状神经节），胸部有 11 个神经节，而腰部有 4~6 个神经节。头部接受来自颈髓第 8 节和胸髓前两节的交感神经支配，它的纤维穿过颈下到颈中和颈上神经节。神经节后纤维来自颈上神经节细胞，随着颈内、外动脉，支配血管和平滑肌，以及头部的汗腺、泪腺和唾液腺等。这些主要由 T1 发出的节后纤维中包括瞳孔开大肌和支配上睑的 Müller 肌的纤维（它连接上睑板和提上睑肌的下面）；还有一块单独的小的下睑板肌也受交感神经支配。手臂接受来自颈下神经节与胸上神经节（两者融合形成星状神经节）的节后神经支配。心丛和其他胸交感神经起源于星状神经节和腹部内脏丛，从第 5 胸节到第 9 或第 10 胸神经节。最下面的胸神经节没有与腹部内脏连接，它们的轴突在交感神经链上呈喙和尾端走行。上腰椎神经节支配降结肠、盆腔器官和腿等。

自主神经的终末端及其与平滑肌和腺体的连接，比横纹肌的运动终板更难以观察和研究。当神经节后轴突进入一个器官时，通常是通过血管系统，它们分叉成许多较小的分支并分散，没有施万细胞覆盖，支配平滑肌纤维、腺体，以及支配数量最多的动脉、小动脉和毛细血管前括约肌（见 Burnstock）。其中一些终末端穿透小动脉的平滑肌，其他的则留在动脉外膜。在节后纤维的末端和沿其路线的部分部位，在靠近肌纤维膜或腺体细胞膜处有肿胀，肌纤维通常有沟槽以容纳这些肿胀。轴突膨大包含突触囊泡，有的透明，有的有致密的颗粒状核。透明囊泡含有乙酰胆碱，致密核的囊泡含有儿茶酚胺，特别是去甲肾上腺素（Falck）。这在虹膜中得到了很好的说明，支配开大肌的神经（交感神经）含有致密核的囊泡，而支配收缩肌的神经（副交感神经）含有透明囊泡。单个的神经纤维支配多个平滑肌和腺体细胞。

内脏传入神经（*visceral afferents*） 解剖学家宣称自主神经系统在功能上是纯传出的运动和分泌，有些武断。然而，大多数自主神经是混合性的，也包含传入纤维，传递来自内脏和血管的感觉冲动。这些感觉神经元的胞体位于后根感觉神经节，这些神经节细胞的一些中枢轴突与脊髓的侧角细胞形成突触并支配内脏反射；另一些突触脊髓后角内，为有

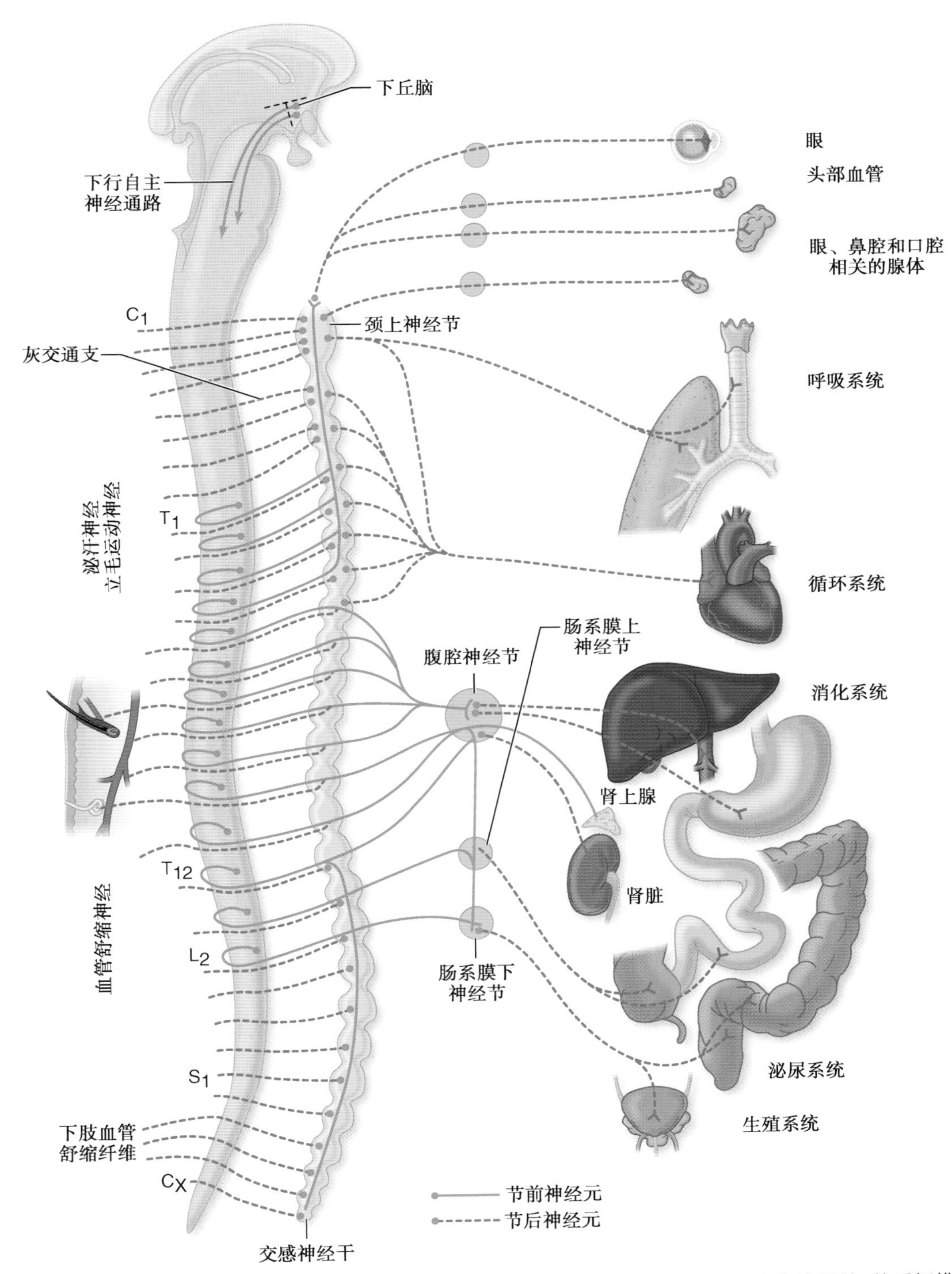

图 25-3　自主神经系统的交感神经（胸腰）分支。节前纤维从脊髓中间外侧核延伸至周围自主神经节，节后纤维从周围神经节延伸至效应器官，如图 25-1 所示。（经许可，复制自 Noback CL，Demarest R. *The Human Nervous System*，3rd ed. New York，McGraw-Hill，1981）

意识的感觉传递或调节冲动。次级传入神经通过脊髓丘脑束和多突触通路将感觉冲动传递到某些脑干核，特别是孤束核和丘脑，如下文所述。

内脏功能的中枢调节

中枢自主神经网络的主要功能是调节应激反应、压力调节、体温调节和能量平衡等。自主神经功能的整合发生在两个层面，脑干和大脑。脑干的主要内脏传入核为孤束核（nucleus tractus solitarius，NTS）。心血管、呼吸和胃肠道传入神经，经由结状神经节和岩神经节传输到第 X 和第Ⅸ脑神经，终止于 NTS 的特定亚核。尾端的亚核是内脏感觉纤维的主要接收部位，其他不太明确的区域接收压力感受器和化学感受器的信息。尾端 NTS 整合这些信号并投射到下丘脑、杏仁核和岛叶皮质的一些关键区域，这些区域主要参与心血管控制，同时投射至控制呼吸节律的脑桥和延髓核团。因此，NTS 对循环和呼吸起着关键的整合功能，如下文所述。

也许我们对自主神经系统理解的主要进步是随着对下丘脑（hypothalamus）自主调节功能的阐明而发生的。在第三脑室壁和边缘皮质的埋入部分小的而不明显的核团与神经系统各部分的自主神经中枢有着丰富的双向连接。如第 24 章所述，下丘脑行使自主神经系统和边缘系统的整合机制。下丘脑的调节活动是通过两种方式完成的，一种是通过直接途径下降到脑干和脊髓中特定的细胞群，另一种是通过垂体，再从垂体到达其他内分泌腺。下丘脑的核上调节装置包括三个主要的大脑结构，即额叶皮质、岛叶皮质和杏仁核及邻近的核团。

腹内侧前额叶和扣带回皮质是自主神经整合功能的最高水平。刺激一侧额叶可能引起对侧手臂和腿的温度和出汗的变化，此处的大面积损伤通常导致偏瘫，可能在抑制或促进的方向改变自主功能。累及额上回后部和扣带回前部（通常为双侧，偶尔为单侧）的病变导致膀胱和肠道的自主控制丧失。很可能大量的这些纤维终止于下丘脑，而下丘脑又将纤维输送到脑干和脊髓。从下丘脑开始的脊髓下行通路被认为位于皮质脊髓束纤维的腹内侧。

岛叶皮质接受来自孤束核、桥臂旁核和下丘脑外侧核的投射。直接刺激岛叶可产生心律失常和许多其他内脏功能的改变。扣带回和海马回，及其相关的皮质下结构（无名质和杏仁核、隔核、梨状核、缰核和中脑被盖核）被认为是重要的大脑自主神经调节中枢。它们一起被称为内脏脑（*visceral brain*）（见第 24 章）。杏仁核在自主神经调节中特别重要，杏仁核的中央核是下丘脑和脑干投射的主要来源部位。杏仁核的解剖以及刺激和切除杏仁体的影响已在第 24 章讨论，与情绪神经学有关。

除上述的中枢关系外，还应注意的是，自主神经系统与内分泌腺之间的重要相互作用发生在外周水平。最著名的例子是肾上腺髓质。与松果体也有类似的关系，在松果体中，终止于松果体细胞的节后纤维释放去甲肾上腺素（NE），刺激几种酶参与褪黑素的生物合成。类似地，肾脏的肾小球旁器和胰腺的朗格汉斯（Langerhans）岛（即胰岛——译者注）可作为神经内分泌转导器的功能，因为它们将神经刺激（在这些情况下是肾上腺素能的）转化为内分泌分泌（分别是肾素、胰高血糖素和胰岛素等）。许多自主神经 - 内分泌相互作用在下一章详细说明。

最后，下丘脑在交感神经和副交感神经自主活动的启动和调节中起着至关重要的作用。交感神经反应最易通过刺激下丘脑的后部和外侧区获得，而副交感神经反应通过刺激下丘脑前区获得。下行交感神经纤维大部或全部不交叉。根据卡梅尔的研究，来自下丘脑尾部的纤维首先在红核前区向背侧和略在喙端的红核走行，然后向腹侧到丘脑腹外侧核，然后在中脑、脑桥和延髓的外侧被盖下降到脊髓的中间外侧细胞柱中形成突触。在延髓中，下行交感神经通路位于后外侧橄榄后区。橄榄后外侧区在延髓外侧梗死时常受累。在颈髓中，纤维走行在前角的后角部（Nathan and Smith）。根据 Smith 的说法，一些支配泌汗运动神经元的纤维在这一区域之外走行，但也保留在同侧。Jansen 和同事通过在啮齿动物身上使用病毒载体，能够标记下丘脑和腹侧延髓的某些神经元，这些神经元刺激星状神经节和肾上腺的交感神经活动。如第 24 章所述，他们假设这种双重控制是战斗或逃跑反应的基础。相比之下，下行的副交感神经纤维通路还不清楚。

从脊髓到下丘脑的传入投射已在动物身上得到证实，并为躯体和内脏结构的感觉可能影响自主反应提供了一条潜在的途径。

生理和药理学基础

自主神经系统对内脏器官的调节功能在很大程度上独立于自主控制和意识。此外，当自主神经被中断时，这些器官继续发挥功能（机体存活下来），但它们在维持稳态和适应不断变化的内部条件和外部压力的需求方面不再有效。

内脏具有交感神经（sympathetic）和副交感神经（parasympathetic）的双重神经供应，一般来说，自主神经系统的这两部分发挥相反的作用。例如，交感神经系统对心脏的作用是兴奋性的，而副交感神经系统的影响是抑制性的。然而，一些结构如汗腺、皮肤血管和毛囊只接受交感的节后纤维，肾上腺只有节前的交感神经支配，如前所述。此外，在交感神经节中还发现了一些副交感神经元。

神经体液传递

所有的自主功能都是通过化学递质的释放来调节的。神经体液传递（neurohumoral transmission）的现代概念始于 20 世纪的前几十年。1921 年 Loewi 发现刺激迷走神经释放出一种化学物质[迷走神经素(*vagusstoff*)]使心跳减慢。后来 Dale 证明这种物质是乙酰胆碱(ACh)。此外,1920 年 Cannon 报告说,刺激交感神经干释放出一种肾上腺素样物质,会增加心率和血压。他将这种物质命名为“交感神经素”,随后证明是去甲肾上腺素,即 NE。戴尔(Dale)发现乙酰胆碱具有类似刺激副交感神经所获得的药理作用,他将这些作用称为“拟副交感神经的”。这些观察为神经化学传递奠定了坚实的基础,并为区分自主神经系统中的胆碱能和肾上腺素能传递奠定了基础。

最重要的自主神经递质是 ACh 和去甲肾上腺素(NE)。ACh 是在轴突终端合成并储存在突触前囊泡中,直到神经冲动到达时才释放。ACh 在所有节前纤维(交感神经节和副交感神经节)的终端释放,以及在所有节后副交感神经和一些特殊的节后交感神经纤维,主要是支配汗腺的纤维末端释放。当然,ACh 也是向骨骼肌纤维传递神经冲动的化学递质。副交感神经节后功能是由两种不同类型的乙酰胆碱受体介导的,即烟碱(*nicotinic*)和毒蕈碱(*muscarinic*),Dale 之所以这样命名,是因为胆碱诱导的反应既类似于烟碱的反应,也类似于生物碱毒蕈碱的反应。副交感神经节后受体是毒蕈碱性的,并位于受神经支配的器官内,也就是说,它们能被阿托品药物所拮抗。如前所述,神经节中的受体,像骨骼肌的受体一样,都是烟碱性的,它们不会被阿托品阻断,但会被其他药物(如筒箭毒碱)中和。

在神经节水平上,可能不止 ACh 参与神经传递。在自主神经节中发现了许多肽类物质,如 P 物质(substance P)、脑啡肽(enkephalins)、生长抑素(somatostatin)、血管活性肠肽(vasoactive intestinal peptide)、三磷酸腺苷(ATP)和一氧化氮等,在某些情况下与 ACh 定位于相同的细胞(这否定了“戴尔原理”或“定律”,该定律规定一个神经元只分泌一种神经递质,正如 Tansey 所概述的)。特定的神经元放电速率似乎会导致这些物质中的一种或另一种优先释放。大多数神经肽通过以腺苷酸环化酶(adenyl cyclase)或磷脂酶 C(phospholipase C)为中介的 G 蛋白转导系统发挥突触后效应。神经肽作为神经传递的调节剂而起作用,尽管它们在许多情况下的确切功能尚待确定。

除了两个例外,节后交感神经纤维只在它的终端释放 NE。汗腺和肌肉中的一些血管由节后交感神经纤维支配,但如前所述,它们的末梢释放 ACh。被释放到突触间隙的 NE 激活靶细胞突触后膜上的特异性肾上腺素能受体。

肾上腺素能受体有两种类型,最初由 Ahlquist 分为 α 和 β 受体。一般来说,α 受体调节血管收缩、肠道松弛和瞳孔扩张;β 受体调节血管扩张,尤其是肌肉中的,支气管松弛,并增加心率和提高心脏收缩。每一种受体被进一步细分为两种类型。α_1 受体是突触后膜的,α_2 受体位于突触前膜上,当受到刺激时,减少递质的释放(*diminish the release of the transmitter*)。β_1 受体,实际上仅限于心脏,激活 β_1 受体可增加心率和心肌收缩力。β_2 受体在受到刺激时,会使支气管的平滑肌和大多数其他部位的平滑肌松弛,包括骨骼肌的血管。在 Cooper 和同事的专著中可以找到关于神经体液传递和受体功能的全面描述。

下文中讨论自主神经系统的两部分与内分泌腺共同作用,以何种方式维持机体的内环境平衡。如前所述,这两个系统的整合主要在下丘脑实现的。此外,内分泌腺受循环儿茶酚胺的影响,其中一些受肾上腺素能纤维的神经支配。第 26 章进一步讨论这些自主 - 内分泌关系。

血压的调节

正如第 17 章中简要指出的,血压(blood pressure)取决于血管内血容量的充分、全身的血管阻力和心输出量。自主神经系统和内分泌系统都影响肌肉的、皮肤的和肠系膜的(内脏的)血管床、心率和心脏每搏容积。这些作用共同起着维持正常血压的作用,并使血压随着体位的变化而反射性维持。两种类型的压力感受器通过感知大血管壁上的压力梯度,作为反射弧的传入成分起作用。颈动脉窦和主动脉弓敏感的人对脉压降低(收缩压与舒张压间之差值)反应更大,而右心室和肺血管病变的人对血容量的变化反应更大。与主动脉弓神经相比,颈动脉窦压力感受器反应迅速,能够检测到搏动间的变化,而主动脉弓神经的反应时间较长,只能识别较大和较长的压力变化。

由这些受体发出的神经是小直径薄的有髓纤维,走行在脑神经Ⅸ和Ⅹ中,终止于孤束核(NTS)。应答这些受体的刺激增加时,迷走神经传出活动减少,导致反射性心脏加速。这是通过孤束核与迷走神经背侧运动核之间的多突触连接实现的;迷走神经的神经元正是从这一结构投射到窦房结、房室结和左心室的肌肉。因此，迷走神经活动导致心率和心肌收缩力降低[负性收缩力(negative inotropy)]。全身血管阻力增加是通过孤束核与投射到中段胸髓中间外侧细胞的延髓加压区之间的平行连接同时调节的。来自胸段的主要交感神经流出是通过内脏大神经到达腹腔神经节，腹腔神经节的节后神经投射到肠的容量血管。内脏容量静脉充当了高达20%总血容量的贮存器，阻断内脏神经可导致严重的体位性低血压。进食高碳水化合物后，肠道明显充血，肌肉和皮肤的外周血管代偿性收缩。也有人指出，肠系膜血管床对血容量的体位性再分配会产生反应，但对精神压力没有反应。

当迷走神经张力增强和交感神经张力降低时，就会出现与前面描述相反的反应，即心动过缓和低血压。这种反应可由压力感受器触发，也可由大脑刺激引起，例如易感个体的恐惧或看到血液，以及极度疼痛，特别是内脏引起的疼痛。

两种慢作用的体液机制可调节血容量和补充全身血管阻力的控制。压力敏感性肾小球旁细胞释放肾素，肾素刺激血管紧张素的产生并影响醛固酮的生成，二者都影响血容量的增加。对血压控制影响较小的是抗利尿激素，这在下一章讨论；但是当自主神经功能衰竭迫使机体依赖于维持血压的次要机制时，这种肽的作用变得更加重要。一氧化氮除了存在于自主神经节外，还被发现在维持血管张力方面有重要的局部作用，主要是通过减弱交感神经刺激的反应。后一种功能在多大程度上受神经控制尚不清楚。

膀胱功能的调节

膀胱和下尿路的常见功能(储存和间歇排尿)是由三个结构组成部分执行的，即膀胱本身，其主要组成部分是大逼尿肌(the large detrusor)(移行型)，由类似肌肉组成的功能性内括约肌(internal sphincter)；以及横纹肌的外括约肌(external sphincter)或泌尿生殖膈(urogenital diaphragm)。这些括约肌可以确保自控力，在男性，内括约肌也可以防止射精时精液从尿道逆流。为了排尿，括约肌必须松弛，让逼尿肌将尿液从膀胱排出到尿道。这是通过一个复杂的机制完成的，主要涉及副交感神经系统(骶周围神经来自脊髓的第2、第3和第4骶节及其躯体感觉运动纤维)以及较小程度上，来自胸部的交感神经纤维。定位模糊的脑干"排尿中枢"与它们的脊髓和节段上的连接可能促使排尿(图25-4)。

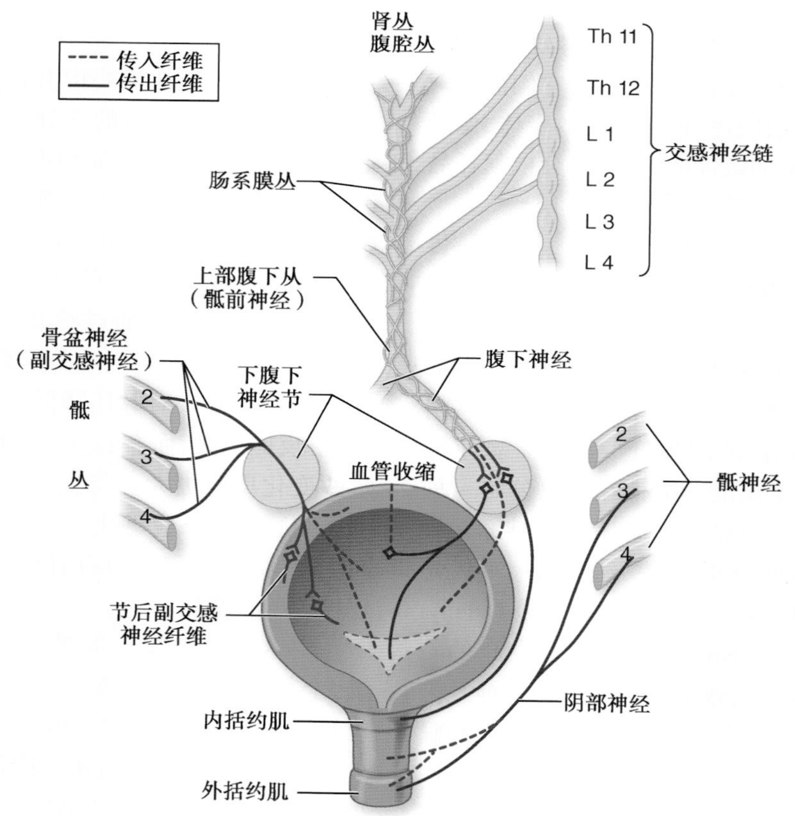

图25-4 膀胱及其括约肌的神经支配

逼尿肌接受来自灰质中间外侧柱神经细胞的运动神经支配，主要来自脊髓骶段的第 3 节，也来自第 2 和第 4 节（即“逼尿肌中枢”）。这些神经元发出节前纤维，在膀胱壁内的副交感神经节中形成突触。节后短纤维末端在肌纤维的毒蕈碱乙酰胆碱受体上终止。在膀胱顶部也有 β- 肾上腺素能受体，这些受体是由 T10、T11 和 T12 节段的中间外侧神经细胞中的交感纤维激活的。这些节前纤维经内脏下神经到达肠系膜下神经节（见图 25-1）；节前和节后的交感神经轴突由胃下神经传送到盆腔神经丛和膀胱穹窿。由平滑肌组成的膀胱内括约肌和膀胱底（三角区）也在一定程度上受腹下神经交感纤维的支配，它们的受体主要为 α- 肾上腺素能的，这使得肾上腺素能活性药物以及更常用的胆碱能活性药物治疗性地控制括约肌功能成为可能（见下文）。

尿道外括约肌和肛门括约肌是由横纹肌纤维组成。它们的神经支配，通过阴部神经，来自骶节 2、3 和 4 的前外侧角的一组密集的躯体运动神经元（Onuf 核）。Onuf 核腹外侧的细胞支配尿道外括约肌，背内侧细胞支配肛门括约肌。括约肌的肌纤维对 ACh 的烟碱效应有反应。

阴部神经也包含从尿道和外括约肌到脊髓骶部的传入纤维。这些纤维传递反射活动的冲动，并通过与更高级中枢的连接传递感觉。其中一些纤维可能穿过腹下神经丛，正如事实所表明的，脊髓高达 T12 的完全横断性损伤患者可能报告模糊的尿道不适感。膀胱对疼痛和压力敏感，这些感觉沿着感觉通路被传送到更高的中枢，如第 7 章和第 8 章中描述。

与骨骼横纹肌不同，逼尿肌由于其节后的系统，在完全破坏脊髓骶部后仍能有一些收缩，尽管不完全。隔离骶髓中枢（骶部水平以上的脊髓横断病变）及其周围神经可使逼尿肌收缩，但它们仍不能完全排空膀胱；有这种病变的患者通常会出现逼尿肌和外括约肌协同障碍（见下文），这表明这些肌肉的协调必须发生在上部脊髓水平（Blaivas）。上段脊髓的急性横贯损伤时，骶节的功能消失数周，与骨骼肌运动神经元功能一样（脊髓休克状态）。

只有当脊髓节段连同其传入和传出神经纤维与脑桥中脑被盖的所谓排尿中枢相连接时，膀胱的尿液储存和有效排空才是可能的。在实验动物中，这个中枢（或多个中枢）位于蓝斑（locus ceruleus）内或与之毗邻。内侧区域触发排尿，外侧区域似乎对控制失禁更重要。这些神经元接收来自骶髓节段的传入冲动，它们的传出纤维向下经由网状脊髓束在脊髓侧索中走行，并激活 Onuf 核的细胞，以及骶节的中间外侧细胞群（Holstege and Tan）。在猫中，脑桥中脑中枢接受来自额叶皮质前内侧部、丘脑、下丘脑和小脑的下行纤维，但在人类，脑干中枢及其下行路径尚未得到精确的定义。其他来自运动皮质的纤维随皮质脊髓纤维下降至骶髓的前角细胞并支配外括约肌。Ruch 认为，来自中脑被盖的下行通路是抑制性的，而来自脑桥被盖和下丘脑后部的下行通路是易化性的。与皮质脊髓束一起从运动皮质下行的通路是抑制性的。因此，至少在动物中，脑和脊髓损伤对排尿反射的净影响可能是抑制的或促进的（DeGroat）。

几乎所有这些信息都是从动物实验中推断出来的，几乎没有人类病理学资料来证实脑干核团和皮质在膀胱控制中的作用。Fowler 对可用的信息进行了广泛的回顾，因此推荐他的文章。同样令人感兴趣的是 Blok 和同事们的研究，他们在志愿者排尿时进行了正电子发射断层扫描（PET）检查。在右侧脑桥被盖、导水管周围区、下丘脑和右额下部皮质检出了血流增加。当膀胱充盈但受试者不能排尿时，在右侧脑桥被盖腹侧可看到活动增加。这些一侧化发现的意义尚不清楚，但该研究支持脑桥中枢参与排尿行为的假设。

排尿行为既是反射性的，也是自主性的。当正常人想要排尿时，首先会阴部随意放松，随后是腹壁的张力增加，逼尿肌缓慢收缩，以及与之相关的内括约肌开放，最后会有外括约肌的松弛（Denny-Brown and Robertson）。把逼尿肌收缩看作是脊髓的牵张反射是有用的，它受到来自高级中枢的易化和抑制。外括约肌的随意闭合和会阴肌的收缩使得逼尿肌的收缩消退。除了逼尿肌功能异常外，腹肌在开始排尿时起的作用很小。自愿克制排尿是一种大脑的活动，由额叶（旁中央运动区）发出的纤维调节的，它在皮质脊髓束的前和内侧下降，并终止于骶髓节段的前角细胞和中间外侧细胞柱，如前所述。逼尿肌与外括约肌功能的协调主要依赖于脑桥被盖背外侧假定的中枢发出的下行通路。

肠功能调节

结肠和肛门括约肌遵循控制膀胱功能相同的原则。然而，肠所特有的是一种内在的肠神经系统（enteric nervous system），起源于位于肠壁的肠肌丛或奥尔巴赫丛（Auerbach plexus）和黏膜下丛或迈斯纳丛(Meissner plexus)。前者刺激平滑肌,后者调节黏膜分泌和血流。这种嵌入式系统在控制蠕动上很大程度上独立于其他自主神经的影响,但对局部化学和机械刺激反应高度灵敏。如 Benarroch 全面综述所概括的,有兴趣的读者可以参考一下,乙酰胆碱是肠神经的主要神经递质,而一氧化氮和许多肽递质被发现大量存在。

紧急和警报反应

多年来,自主神经系统和肾上腺被认为是所有本能和情绪行为的神经和体液的基础。在慢性焦虑和急性惊恐反应、抑郁性精神病、躁狂和精神分裂症的状态下,所有这些表现都以情绪变化为特征,除了可能在惊恐发作中生长激素的反应减弱外,没有一致的自主神经或内分泌功能障碍被证明。一段时间以来,注射促肾上腺皮质激素(ACTH)缺乏对皮质醇的抑制作用也被认为是抑郁症的一个一致的方面,但这也不是完全特异的。这是令人失望的,因为 Cannon 提出的交感肾上腺作用的应激理论是急性情绪的神经生理学一个很有前途的概念,而 Selye 将这一理论如此合理地扩展,以解释动物和人类对压力的所有反应。

根据这些理论,强烈的情绪,如愤怒或恐惧,刺激交感神经系统和肾上腺皮质[通过促皮质激素释放因子(corticotropin-releasing factor,CRF)和 ACTH],而肾上腺皮质是在神经和内分泌的直接控制下。如第 24 章所述,这些肾上腺交感反应是短暂的,维持动物的“逃跑或战斗”。失去肾上腺皮质的动物或罹患 Addison 病的人类不能承受压力,因为他们不能同时使肾上腺髓质和肾上腺皮质活动。长时间的压力和 ACTH 的产生激活了所有的肾上腺激素(糖皮质激素、盐皮质激素和肾上腺皮质激素),并已被广泛研究与免疫反应和其他系统功能的关系,但没有一致的发现,目前还没有临床应用。

自主神经系统异常的检测

除了少数的例外,如测试瞳孔反应和检查皮肤颜色和出汗异常,神经科医生在评估自主神经系统功能时往往比较随意。尽管如此,一些简单但信息丰富的测试可用来确认一个人的临床印象,并可诱发自主神经功能异常,这可能有助于诊断。为检测某些疾病,血压评估几乎是必须的,以检测从卧位或坐位到立位的血压下降。由于某些检查对交感神经功能异常特别敏感,而另一些测试对副交感神经或压力感受器传入功能异常特别敏感,因此通常需要综合检查。后面对此进行描述,并在表 25-1 中进行了总结。瞳孔异常检查方案见图 13-11。

血压和心率的测试

这些都是最简单和最重要的自主神经功能测试,大多数实验室都具备都有自动量化技术。McLeod 和 Tuck 指出,从平卧位到站立位,收缩压下降超过 30mmHg,舒张压下降超过 15mmHg 是不正常的;其他人给出的数值是 20mmHg 和 10mmHg。他们提醒说,放置袖带的手臂在站立时必须保持水平,这样手臂压力的下降不会被增加的流体静压所掩盖。正如第 17 章关于晕厥所强调的,在体位试验中,理想的血压测定方法是在试验前,患者在可行的情况下尽量保持仰卧位,然后由仰卧位转为站立位,中间不要有坐位。此外,如果在站立后立即测量血压,并在大约 1 分钟和 3 分钟时再次测量血压,血压是最具有信息的。预期的反应是一个短暂的和轻微的压力增加,通常使用手工血压袖带不会被发现,站立几秒内后有一个轻微的下降,然后在第一分钟缓慢恢复。持续低血压 1 分钟表明交感神经肾上腺素能衰竭,如果血压不能恢复或继续下降,随后的测量证实了这一点(图 25-5)。

直立性血压下降的主要原因当然是血容量不足。然而,在反复昏厥的情况下,血压过度下降反映交感神经的血管收缩活动不足。使用“倾斜台测试”,如第 17 章及以后的“倾斜试验”中所述,是一种额外的诱导直立性血压变化的方法,也会在因过度敏感的心脏反射而容易晕厥的患者引起反射性昏厥,即产生血管舒张(神经心源性晕厥)。作为应对诱发的血压下降反应,心率(主要在迷走神经控制下)通常会增加。站立时心率不能随着血压下降而上升,是迷走神经功能障碍最简单的床旁指标。在倾斜试验台上,神经介导性晕厥可能表现为以下三种初始模式之一:单独血管减压反应(血管减压性晕厥),心动过缓合并低血压反应(混合性晕厥),以及单独心动过缓(心脏迷走性晕厥)(图 25-6)。混合性晕厥是神经介导性晕厥最常见的形式。倾斜台可以区分这些晕厥类型,更经常的是可阐明事件发生的顺序。

此外,心率在对直立姿势(不是倾斜试验台)的反应中最初上升后,在大约 15 次心跳后减慢,到第 30 次时达到一个稳定的心率。在心电图(ECG)中 R-R 间隔的比值,对应于第 30 次和第 15 次心跳(30∶15 比值),是一个更敏感的窦房结迷走神经抑

表 25-1 自主神经功能的临床检测

检测	正常反应	被测反射弧的主要部分
非侵入性床旁检测		
对站立或垂直倾斜的血压反应	BP 下降 ≤ 30/15mmHg	传入和交感传出肢
对站立的心率反应	增加 11~90 次 /min，30∶15 比值 ≥ 1.04	迷走传入和传出肢
等长运动	舒张 BP 增加 15mmHg	交感传出肢
心率随呼吸的变化	最大最小心率 ≥ 15 次 /min；E∶I 比 1.2[a]	迷走神经传入和传出肢
Valsalva 比值（见正文）	≥ 1.4[a]	传入和传出肢
出汗测试	全身和四肢出汗	交感传出肢
轴突反射	局部竖毛、出汗	节后交感传出纤维
血浆去甲肾上腺素水平	从水平向垂直倾斜时升高	交感传出肢
血浆加压素水平	因低血压升高	传入肢
侵入性检测		
Valsalva 动作（留置动脉导管或连续无创血压测量对血压的影响）	第一阶段：BP 升高 第二阶段：BP 逐渐降低至平台；心动过速 第三阶段：BP 下降 第四阶段：BP 过高，心动过缓[a]	传入和交感传出肢
压力反射敏感性	（1）BP 升高导致心率减慢[a] （2）BP 升降诱发的稳态反应	（1）副交感传入和传出肢 （2）传入和传出肢
加压药物输注	（1）BP 增高 （2）心率减慢	（1）肾上腺素能受体 （2）副交感传入和传出肢
其他血管运动控制试验		
躯干辐射加热	增加手部血流量	交感传出肢
手浸泡热水	可增加对侧手的血流量	交感传出肢
冷加压试验	减少血流、升高 BP	交感传出肢
情绪压力	BP 升高	交感传出肢
瞳孔神经支配试验		
4% 可卡因	瞳孔扩张	交感神经支配
0.1% 肾上腺素	无反应	节后交感神经支配
1% 羟基苯丙胺氢溴酸盐	瞳孔扩张	节后交感神经支配
2.5% 甲基胆碱 0.125% 毛果芸香碱	无反应	副交感神经支配
0.5% 阿普洛尼定	瞳孔扩张，霍纳综合征中上睑下垂消失	副交感神经支配

BP，血压；E∶I，呼气∶吸气。
[a] 年龄依赖性反应。
资料来源：经 McLeod 和 Tuck 许可复制。

制完整性的测量指标。在 60 岁以下的成人，比值小于 1.07 通常是不正常的，表明迷走神经张力丧失，正常比值在年轻时逐渐升高，例如 30 岁时通常高于 1.12，40 岁时为 1.1。

另一个简单的测量迷走神经功能的方法是，测量深呼吸时心率的变化（呼吸性窦性心律失常）。当患者以每分钟 6 次的常规呼吸频率呼吸时，记录 ECG。正常情况下，呼气与吸气之间的每分钟心率变化多达 10 次甚至更多；60 岁至 69 岁心跳变化低于 7 次，50 岁至 59 岁之间每分钟变化低于 9 次的差异可能是不正常的。

一种更准确的迷走神经功能测试是测量用力缓

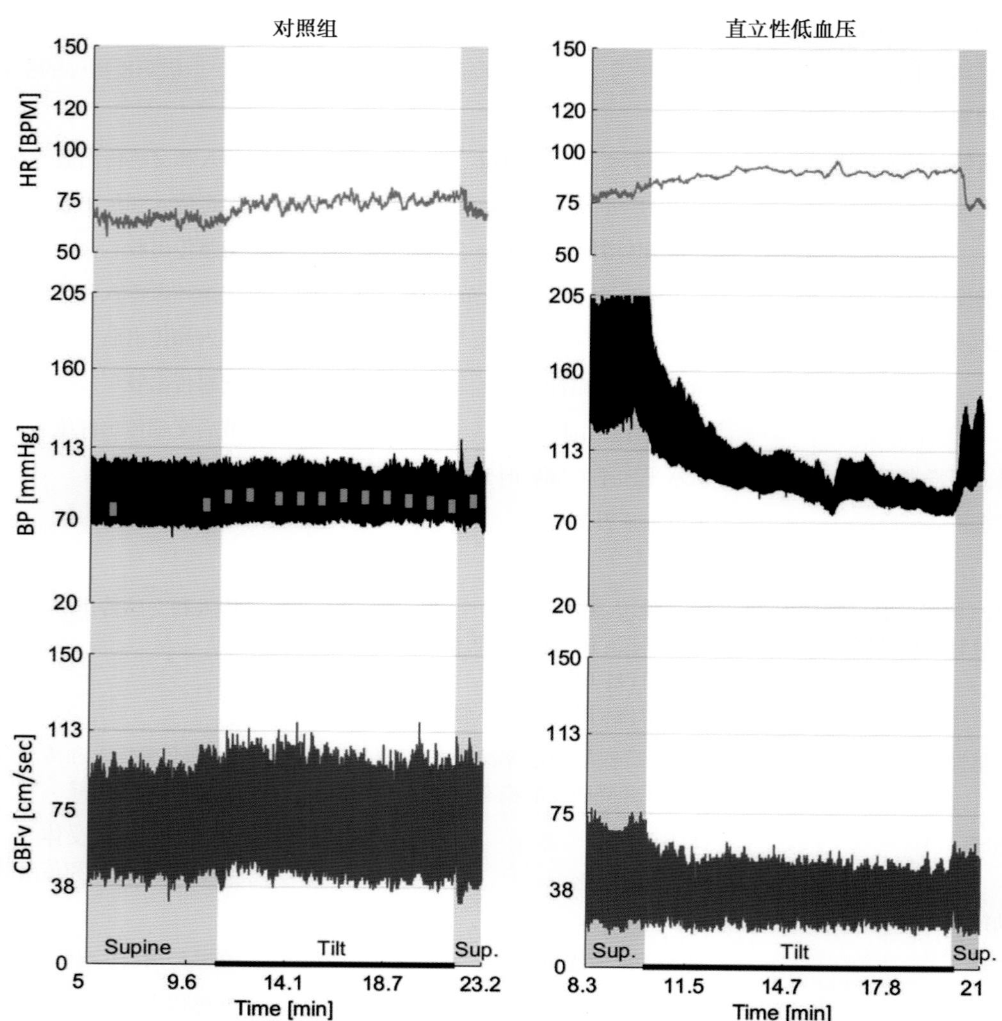

图 25-5　对倾斜的正常反应(对照)与直立性低血压(OH)的比较。两个示例中均可见到正常心率(HR)的增加(>10BPM 和< 30BPM)。在健康对照受试者血压是稳定的。右侧条图显示仰卧位高血压,以及在倾斜过程中显著的 OH。对照受试者的脑血流速度(CBFv)是稳定的,而在 OH 组是降低的[经允许,修改自: Novak P. Cerebral blood flow,heart rate, and blood pressure patterns during the tilt test in common orthostatic syndromes. *Neurosci J* 2016: 6127340, 2016(epub)]

慢呼气时(标准化为在 40mmHg 压力下的持续吹气 10 秒)最长的 R-R 时间间隔与吸气时最短的 R-R 时间间隔的比值,从而得出呼气 - 吸气(E∶I)比值。这是所有心率测量中最有效的,特别是可以用计算机方法在呼吸过程中显示每一次心跳的 ECG 间隔频谱。这些测试的结果必须总是要与同年龄的正常人的结果进行比较。在 40 岁之前,E∶I 比值小于 1.2(表示 20% 的变异)是不正常的。这一比值随着年龄的增长而下降,并且 60 岁以后显著下降(此时接近 1.04 或更低),甚至轻度糖尿病神经病也会如此。因此,对于老年人或糖尿病患者,必须谨慎地解释检测结果。在 Valsalva 动作时的心率变化也有类似的比值,即 Valsalva 比值。

计算机化的功率谱分析方法可作为一个心搏动间隔的函数来表示心率的变化。有几个功率峰是值得注意的,一个与呼吸的窦性心律失常有关,另一个反映压力感受器与心脏交感神经活动。所有这些心率变化的测试通常都是在 Valsalva 动作中结合心率和血压测量,如下所述,以及第 17 章中所述的倾斜台试验。

在 Valsalva 动作中,受试者向测压计呼气或对着闭合的声门呼气 10 秒,产生明显的胸腔内正压。静脉回流到心脏的急剧减少导致心输出量和血压下降,压力感受器的反应是引起反射性心动过速,并在较小程度上引起周围血管收缩。随着胸腔内压力的释放,静脉回流、每搏输出量和血压均高于正常水

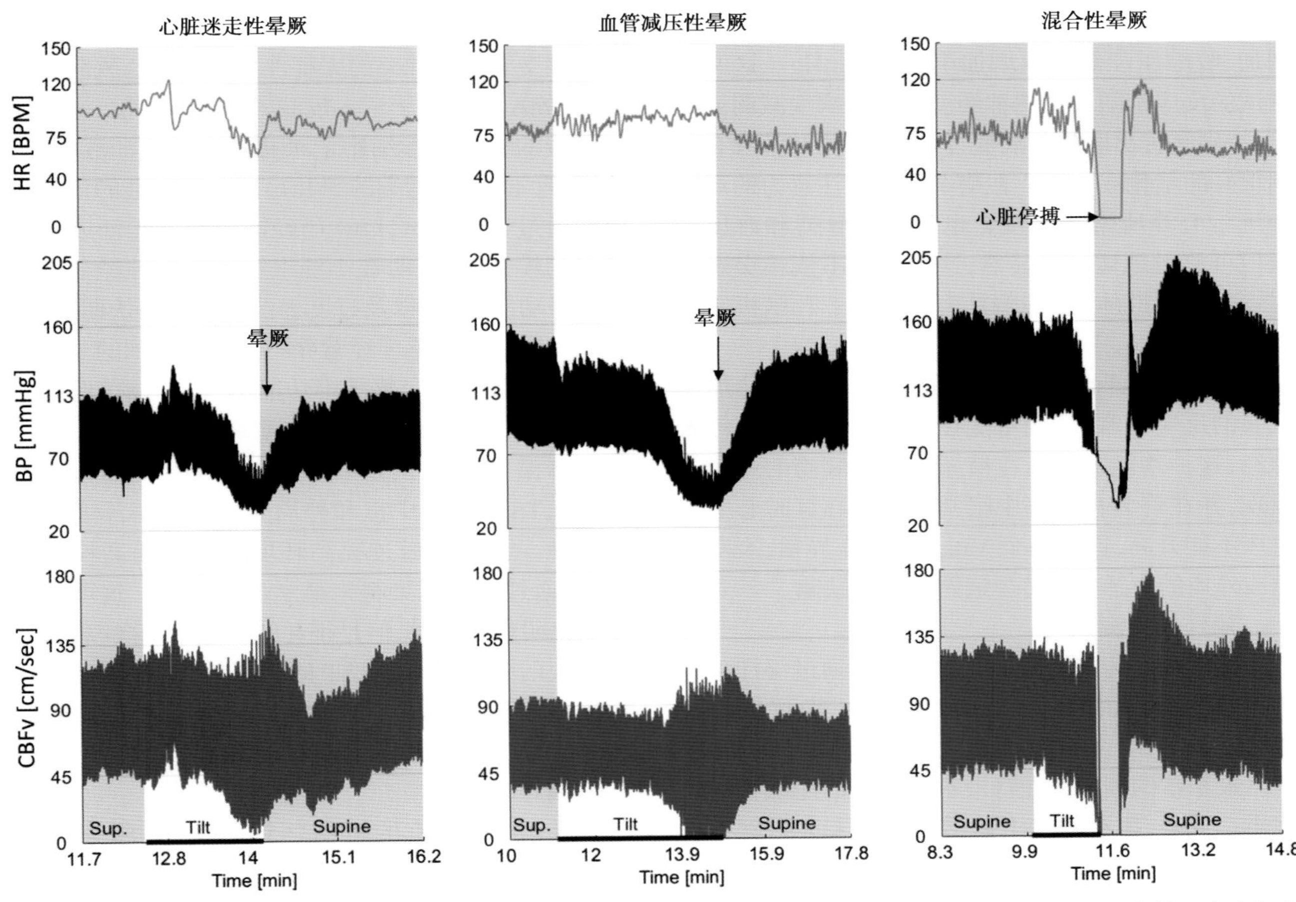

图 25-6 三种主要类型的神经介导性晕厥的比较。晕厥与血压、舒张期脑血流速度（CBFv）的大幅下降有关。心率和血压反应可区分不同类型的晕厥，而 CBFv 反应在所有晕厥类型中是相似的。血管迷走性晕厥先心率下降，后血压下降，血管减压性晕厥没有心率下降，而混合型晕厥心率和血压同时下降。在所有类型的晕厥中，CBFv 均表现出典型的血管舒张模式，其特征是舒张期 CBFv 下降，收缩期 CBFv 升高。晕厥时，舒张期 CBFv 等于或接近于零[经允许，修改自：Novak P. Cerebral blood flow, heart rate, and blood pressure patterns during the tilt test in common orthostatic syndromes. *Neurosci J* 2016：6127340，2016（epub）]

平，然后反射性副交感神经的影响占主导地位，导致心动过缓（见图 25-5）。在 Valsalva 动作胸腔内正压阶段心率不增加，提示交感神经功能障碍，而心率在血压过调期不减慢，表明副交感神经功能障碍。在自主神经功能衰竭的患者中，在胸腔内压升高的最后几秒钟内，血压的下降不会中止，当呼吸被释放时也不会出现血压过调。Valsalva 比值（Valsalva ratio），是指该手法产生的最大心率与峰值 30 秒内的最低心率之比，是综合的自主神经测试中另一个常用的测量指标。

血管舒缩反应测试

这些通常测试的是交感神经的胆碱能功能。皮温的测量是血管舒缩功能的一个粗略但有用的指标。血管舒缩麻痹导致皮肤血管扩张和皮肤温度升高；血管收缩降低皮温。使用皮肤温度计，可以在标准条件下比较受影响的区域与正常区域。当室温为 26℃（78.8℉）至 27℃（80.6℉）时，正常皮肤温度为 31℃（87.8℉）至 33℃（91.4℉）。测试血管收缩的张力也可通过测量一只手或两只手浸入冷水前后远处部位皮温的降低（见下文关于冷加压试验的讨论）。

交感神经反射弧的完整性，包括主动脉和颈动脉窦压力感受器、它们的传入通路、血管舒缩中枢，以及交感和副交感神经的输出可以通过结合冷加压测试、握力测试、心算测试和 Valsalva 手法进行一般测试，如下所述。

血管收缩引起血压升高。这是冷加压试验（cold pressor test）的基础。正常人，将一只手浸入冰水 1~5 分钟，使收缩压升高 15~20mmHg，舒张压升高 10~15mmHg。类似地，一组肌肉（如紧握时前臂的一组肌肉）持续5分钟的等长收缩通常会使心率增加，收缩压和舒张压增加至少15mmHg。这两种测试的反应都随着交感神经反射弧的病变减弱或消失，特别是传出肢体的病变，但这两种测试都没有得到很好的量化或验证。在嘈杂和分散注意力的环境中进行心算所带来的压力也会刺激脉搏和血压轻微但可测量地增加。显然，这种反应不依赖交感反射弧的传入肢体，而必须是由皮质－下丘脑机制调节的。

如果对Valsalva手法的反应异常，而对冷加压试验的反应正常，病变可能在压力感受器或其传入神经，这种功能缺失已在糖尿病和脊髓痨的患者中发现，并在许多神经病中很常见。在心算时心率和血压不能升高，连同一个Valsalva动作异常，表明中枢或外周的交感神经传出通路有一个缺陷。

泌汗功能测试

交感神经传出通路的完整性可以通过泌汗功能测试（tests of sudomotor function）进一步评估。其中有几种测试，主要用于专门的自主神经测试实验室。最基本的测试是在汗液被小方格的滤纸吸收后称重。此外，撒在皮肤上的活性炭粉末会附着在潮湿的地方，而不是干燥的地方。淀粉碘是一种定性试验，也称迈纳（Minor）试验，它使用玉米淀粉撒在涂有碘酒的皮肤上发生颜色改变。Minor试验可以用来检测少汗症或多汗症。前面描述使用的奎尼扎林（quinizarin）（干燥时为灰色，潮湿时为紫色）是类似的原理。上述方法反映了神经节后的泌汗运动功能。

在交感神经或电流皮肤阻抗（*sympathetic or galvanic skin-resistance*）测试中，把一组电极放置在皮肤上，测量弱电流通过皮肤时的电阻，电势的变化很可能是汗腺内离子电流的结果，而不仅仅是出汗过多导致皮肤电阻降低。这种方法可以用来描绘由于周围神经损伤而出汗减少的区域，因为这种反应取决于汗腺的交感神经激活（Gutrecht）。然而，皮肤电反应在反复刺激下容易形成适应性，如果有感觉神经病，则不会表现出反应。硅胶印迹法（silicone imprint method）是一种定量的神经节后试验，用于测量乙酰胆碱、毛果芸香碱或甲基胆碱离子导入引起的汗滴。虽然在理论上是定量的，但硅胶印迹法更倾向于产生人工印迹（见Stewart et al）。

一种更定量和可重复性的神经节后泌汗功能检测被称为定量泌汗轴突反射试验（*quantitative sudomotor axon reflex test*，*QSART*），已由Low开发并进行广泛研究。它本质上是利用局部轴突反射测试远端交感神经轴突的完整性。10%的乙酰胆碱溶液用2mA电流离子透入皮肤，持续5分钟。通过检测汗液的精密圆形细胞记录相邻皮肤的汗液输出。前臂、近端的腿、远端的腿和足被选为标准的记录部位。通过这项测试，Low已经能够定义无汗或出汗延迟的模式，这表明在小纤维神经病中神经节后交感神经功能衰竭，以及过度出汗或反应潜伏期降低，正如在反射性交感神经营养不良中所看到的。这是研究汗液和远端交感纤维功能的首选方法，但其技术复杂，只能在装备特殊的实验室中使用。

体温调节性出汗试验（thermoregulatory sweat testing，TST）测量中枢和外周交感神经泌汗通路的完整性。该测试通过提高环境温度来提高核心体温，并通过指示剂染料来显示出汗模式。这可能会显示出明显的结果，但是很耗时，需要特殊的患者准备和大的临床空间。TST的优点是，结合测量节后功能的测试，它可以区分节后的（所有测试都异常）和节前的功能衰竭（只有TST异常）。

泪腺功能

流泪（*tearing*）的粗略估计方法是，将一条宽5mm、长25mm的薄滤纸一端插入下结膜囊，另一端悬于下眼睑边缘，即施墨试验（Schirmer test）。眼泪浸湿了滤纸条，导致正面潮湿。5分钟后，正常人的浸湿区域延长约15mm。小于10mm的范围提示泪液减少（hypolacrima）。这一试验主要用于检验干燥综合征（Sjögren syndrome）的干眼症［干燥性角结膜炎（keratoconjunctivitis sicca）］，但对全面研究各种自主神经性神经病也有一定的帮助。

膀胱、胃肠和阴茎勃起功能测试

膀胱功能（*bladder function*）的最佳评估是通过膀胱内压图（cystometrogram），它测量膀胱内压力，作为随重力作用下流入膀胱的生理盐水体积变化的功能。随着500mL的液体逐渐流入膀胱，膀胱压力上升，逼尿肌的排空收缩和患者报告膀胱充盈感的大小可通过压力计记录下来。（关于膀胱测量技术的详细描述可在Krane和Siroky的专著中找到。）确定膀胱弛缓的一种简单方法（排除前列腺梗阻和过度扩张）是在自主排尿后立即测量残余尿量（通过膀胱导尿）或通过超声成像估计其容量。

胃肠蠕动障碍（*disorders of gastrointestinal motility*）在放射学上很容易得到证实。在自主神经功能异常的状态下，吞钡可以显示许多异常，包括食管弛缓性扩张、胃弛缓和扩张、胃排空时间延迟，以及一种特征性小肠模式，包括蠕动波频率和幅度增加和肠道快速传输等。钡剂灌肠可显示结肠扩张和推进活动减少。现在可以使用精密的测压技术来测量胃肠运动（见 Low et al）。

一些睡眠实验室记录了夜间阴茎肿胀，也可作为骶部自主（副交感）神经支配的辅助测试。

自主神经功能的药理学测试

在环境光、强光和弱光下检查瞳孔以确定是否失去了交感神经或副交感神经神经支配后，可以用药理学检查来明确诊断。这些特殊测试背后的部分基本原理是“加农定律”（Cannon law），或去神经过敏现象，即一个效应器官在去神经后 2~3 周，对其特定的神经递质物质和相关药物过敏。在临床测试中，将一种药物注入双侧结膜囊，非缩小的瞳孔作为对照，来比较一个疑诊 Horner 综合征的患者。

近来，弱的直接交感激动剂，阿可乐定（apraclonidine）已被广泛用于证明瞳孔缩小是由于瞳孔交感神经失神经支配所致。阿可乐定可以逆转由于中枢或周围病变引起的瞳孔缩小，而且它比传统药物更易获得。瞳孔缩小逆转的阳性试验取决于 Horner 综合征出现几天或更长时间后产生的去神经过敏反应。如果是阴性结果，即瞳孔没有扩大，则瞳孔缩小可能是生理性的。该药物的另一个优点是可以逆转 Horner 综合征的上睑下垂（见第 13 章和图 13-10 的讨论）。该药可能导致儿童呼吸抑制，应避免使用。

一旦真正的 Horner 综合征已确定存在，就可以通过注入 1% 羟基苯丙胺（hydroxyamphetamine）来区分瞳孔的节前与节后的（颈上神经节）交感神经失神经支配；其效应取决于支配虹膜的神经末梢是否存在去甲肾上腺素。瞳孔扩张失败提示节后的病变。

对于儿童来说，阿可乐定是一种危险因素；目前另一种主要用于儿童的测试是将 4%~10% 的可卡因（cocaine）溶液局部外用于结膜囊，通过防止 NE 的再摄取增强其作用。对可卡因的正常反应是瞳孔扩张。在神经节后或节前纤维病变引起的交感神经失神经支配中，由于没有递质物质可用，可卡因也没有增强作用的底物，因此瞳孔大小不会发生变化。慢性神经节前病变缺乏反应的原因被认为是神经节后纤维中 NE 的耗竭。在中枢交感神经病变的情况下，可能会发生轻微的瞳孔散大。

皮肤耀斑反应

在皮肤内注射 0.05mL 的 1∶1 000 组胺，通常在 5~10 分钟后会出现一个 1cm 的风团。风团周围有一个狭窄的红晕，而红晕又被一个红斑的潮红所包围，潮红延伸至风团边界外 1~3cm。类似的“三重反应”（triple response）发生在被抓伤后，组胺释放到皮肤中。敏感的人可以通过抓挠皮肤，即皮肤划纹症（dermatographia）来引起。

风团和深红色的乳晕是由于局部损伤时组织胺直接作用于血管造成的，而耀斑（flare）取决于轴突反射的完整性。这种轴突反射是由小的感觉 C 纤维的逆向刺激介导的，这种刺激导致同一纤维释放各种血管活性物质，如缓激肽和 P 物质。破坏后根神经节，而不是后根，可以消除潮红。潮红的组成成分通过一种未知的机制受到中枢的影响。在家族性自主神经功能障碍中，对组胺和抓挠的潮红反应缺失。在涉及交感神经的周围神经病（如糖尿病、酒精营养性疾病、Guillain-Barré 综合征、淀粉样变性、卟啉病）中也可能不存在。前面所述的对局部乙酰胆碱定量的泌汗运动反应，对它的敏感性和准确性较好，但需要特殊的设备。

皮肤上的风团和耀斑反应可能在最近的脊髓损伤水平以下消失，但在几天或更长时间内会恢复，与脊髓休克的恢复相当。

加压输注和其他直接心血管测试

虽然这些并不是自主神经系统疾病常规实验室评估的一部分，但它们提供了有趣的生理信息。输注 NE 会导致血压升高，与正常受试者相比，在自主神经异常状态下给予既定的输注速率，这通常会更明显。在许多情况下，例如，Guillain-Barré 综合征，血压的过度升高被认为更多的是由于压力感受器对高血压的抑制作用不足，而不是真正的去神经超敏反应的反映，也就是说，它反映了反射弧的传入肢的功能障碍。在家族性自主神经功能障碍的患者中，NE 的输注会产生皮肤红斑性斑点，就像情绪紧张时可能出现的情况，这可能代表对内源性 NE 的过度反应。

对特发性直立性低血压患者输注血管紧张素Ⅱ也会引起血压反应过度。对甲基胆碱和 NE 的类似反应被解释为对神经递质或相关物质的失神经支配超敏反应。血管紧张素引起的血压反应必须调用不同的机制，这也许是由于压力感受器功能缺陷所致。

在监测心率的同时，肌内注射阿托品、麻黄碱（ephedrine）或新斯的明（neostigmine）可以评估心脏自主神经支配的完整性。正常情况下，肌内注射 0.8mg 阿托品会导致副交感神经阻滞和迷走神经张力减退而引起心动过速。在心脏副交感神经（迷走神经）失神经的病例中没有这种变化，最常见的这种情况是糖尿病和 Guillain-Barré 综合征，最引人注目的是脑死亡状态，在这种状态下，阿托品不再能消除任何张力性迷走神经活动。

实验室方法可用于检测血清中的 NE 和多巴胺 β- 羟化酶。正常情况下，当一个人从平躺变为站立时，血清 NE 水平会上升 2~3 倍。在中枢和外周性自主神经衰竭患者中，站立或运动时 NE 很少或没有升高。在一种罕见类型的交感神经的自主神经功能障碍患者中多巴胺 β- 羟化酶是缺乏的。

综上所述，表 25-1 所列出的和前面描述的无创性测试对于自主神经功能的临床检测已经足够了。Low 曾强调，信息最丰富的测试是定量测试，并已经在轻度和重度自主神经紊乱患者中进行标准化并得到验证。在床边，最方便的方法是测量直立位心率和血压变化，对 Valsalva 手法的血压反应，估计深呼吸时心率变化，瞳孔对光和黑暗的反应，以及粗略估计手掌和脚底出汗和脊髓病变时对躯干出汗的估计。这些测试的结果和临床情况将决定是否需要进一步测试。

临床自主神经系统疾病

急性自主神经病（全自主神经功能不全）

自从 1975 年 Young 和同事首次报告这种疾病以来，有更多的成人和儿童病例被记录在案。在一周或几周之前有或没有全身或呼吸道感染，患者出现一些症状组合，如无汗、直立性低血压、瞳孔反射麻痹、流泪和流涎缺失、勃起功能障碍、膀胱直肠功能受损（尿潴留，餐后腹胀，肠梗阻或便秘），皮肤失去某些竖毛和血管舒缩反应（潮红和不耐热）等。疲劳，有时很严重，在大多数患者中是一个突出的主诉，而其他患者为腹痛和呕吐。少数出现睡眠呼吸暂停或抗利尿激素分泌不当综合征（syndrome of inappropriate secretion of antidiuretic hormone，SIADH），导致低钠血症。CSF 蛋白正常或轻度升高。

临床和实验室结果表明，自主神经系统的交感和副交感神经部分都受到影响，主要在神经节后水平。尽管许多患者主诉感觉异常，且肌腱反射常常消失，但体感觉神经和运动神经纤维似乎未受影响或仅受轻微影响。在 Low 和同事描述的一例患者中，有生理学和形态学（腓肠神经活检）的证据表明，小的有髓鞘和无髓鞘躯体细胞纤维丢失和神经外膜的单个核细胞病灶；在其他病例中，腓肠神经纤维计数正常；在一例尸检病例中，也有感觉丧失，有感觉神经和自主神经淋巴细胞浸润（Fagius et al）。Young 和同事描述的最初患者及其他大多数报告全自主神经功能不全（pandysautonomia）患者，据说在几个月内已经完全或几乎完全恢复，但是我们的许多患者却一直遗留胃肠功能紊乱和性功能障碍。除了一种特发类型的自主神经麻痹，一些病例是感染后的，还有一种类似但罕见的副肿瘤类型（见第 30 章“副肿瘤性感觉性神经病”）。在一半的特发性病例和四分之一的副肿瘤病例中发现了神经节乙酰胆碱受体抗体（Vernino et al）。

一些罹患该病的患儿和少数成人患有一种以胆碱能自主神经功能障碍为主伴疼痛和感觉障碍的综合征（Kirby et al）；很少或没有体位性低血压，其病程比前面描述的完全性自主神经功能障碍更慢性。

由于 Guillain-Barré 综合征相同的自主神经紊乱，以及轻度无力、反射消失、CSF 蛋白升高，以及特别是感觉异常的高发生率，全自主神经功能不全很可能也是一种免疫介导的多发性神经病，影响周围神经内的自主神经纤维，在大多数方面与 Guillain-Barré 综合征相差无几。前面提到的 Fagius 和同事的尸检报告结果支持这种关联。在动物中，通过注射交感神经节提取物和弗氏佐剂已产生自主神经麻痹（Appenzeller et al），与实验性自身免疫性神经炎相似，后者被认为是 Guillain-Barré 综合征的一种动物模型。

一种获得性直立不耐受的类型，称为交感神经过敏性直立性低血压（Polinsky et al），可能代表自主神经麻痹的另一种变异型或部分形式。在这种综合征中，与常见类型的直立性低血压不同（见下文），血压下降伴随心动过速。Hoeldtke 和同事描述了 4 例这样的患者，他们发现患者的血管舒缩反射和 NE 的产生是正常的；这些研究者倾向于将疾病归因于影响下胸段和腰段交感神经元的过程。它与第 17 章所讨论的体位性直立性心动过速综合征（*postural orthostatic tachycardia syndrome*，*POTS*）和与慢性疲劳综合征相关的直立不耐受的关系尚不确定。个别的 POTS 病例与去甲肾上腺素转运体基因的突变或表观遗传改变有关（Shannon and colleagues，2005）。有些直立性不耐受的例子表现为虚弱 - 焦虑障碍的一部分，其中自主神经变化可能代表易感个体的交感神经过度活动。

曾有过几例全自主神经功能不全患者静脉滴注丙种球蛋白后改善的报告，但由于许多患者在同一时间段，通常是几个月内自发地改善，因此这些很难判断效果。此外，血浆置换用于抗神经节乙酰胆碱受体抗体患者有明显疗效（Schroeder et al）。

随着多年来经验的积累，很显然，急性自主神经神经病（acute autonomic neuropathies）代表一个疾病的谱系，而大多数可能是免疫介导的。这些疾病包括急性自身免疫性神经节病，是特发性或副肿瘤性（以前称为全自主神经性神经病或全自主神经功能障碍），以严重的和广泛的交感神经和副交感神经功能衰竭为特征。其他形式的急性自主神经病是急性胆碱能神经病、Guillain-Barré 综合征、肉毒中毒、卟啉症、药物诱发或中毒性等。急性自主神经病的局限型可引起体位性心动过速综合征或运动障碍。一些急性自主神经病患者有针对 A3 乙酰胆碱受体的自身抗体。在大多数急性自主神经病中可见不同严重程度的躯体受累。

Lambert-Eaton 肌无力综合征（*Lambert-Eaton myasthenic syndrome*） 完全形成的 Lambert-Eaton 肌无力综合征的特征之一是自主神经功能障碍在第 46 章中讨论，其特征是口干、勃起功能障碍、开始排尿困难和便秘等。据推测，抗电压门控钙通道循环抗体干扰了 ACh 在毒蕈碱和烟碱两个部位的释放。

多系统萎缩和纯自主神经衰竭（另见第 17 章和 38 章）

特发性直立性低血压的临床状态，目前已知至少由两种情况引起。一种是成年中晚期的退行性疾病，于 1925 年由 Bradbury 和 Eggleston 首次描述，并被他们命名为特发性直立性低血压（*idiopathic orthostatic hypotension*），后来的作者称之为“原发性自主神经衰竭”。在这种疾病中，病变主要涉及节后的交感神经元（Petito and Black）；副交感神经系统相对完好，中枢神经系统不受影响。第二种更常见的疾病，现在被归类为多系统萎缩（*multiple system atrophy*，*MSA*），最初由 Shy 和 Drager 描述，胸段脊髓的节前侧角神经元变性，这些变化是导致直立性低血压的原因。后来，加入了基底节或小脑疾病的征象或是两者，如在后面以及第 17 章和第 38 章讨论的，但少数病例仍是纯自主神经功能衰竭（pure autonomic failure）。在这两种类型的直立性低血压中，无汗、勃起功能障碍和无张力性膀胱可能同时出现，但主要症状是直立性昏厥。

这两种类型的直立性低血压的临床鉴别，在很大程度上取决于后面描述的相关中枢神经系统体征随时间变化的表现。交感神经节后型与中枢节前型疾病的区别也基于药理学和神经生理学证据，但必须强调的是，这些测试的结果并不总是符合临床检查的预期。尽管如此，Cohen 和同事研究了 62 例特发性直立性低血压患者神经节后的泌汗运动和血管舒缩功能，发现神经节后失神经支配的体征在被归类为中枢型患者中并不常见。

在神经节后型自主神经功能衰竭中，由于受损的神经末梢无法合成或释放儿茶酚胺，患者平躺时血浆 NE 水平低于正常水平。当患者站立时，NE 水平不会像正常人一样升高。此外，在这种类型患者中，对输注 NE 有失神经支配的过敏反应。在中枢性神经节前（Shy-Drager）型中，静息时血浆中的 NE 水平是正常的，但站立时也没有升高，对外源性给予 NE 的反应是正常的。在这两种类型中，血浆多巴胺 β- 羟化酶，一种将多巴胺转化为 NE 的酶的水平都低于正常水平（Ziegler et al）。这些神经化学试验在临床中应用很困难，并且文献中的数据是不一致的。对于程序细节应参阅 Low 的专著。

病理研究已揭示，中枢型自主神经衰竭具有一定的异质性。Oppenheimer 收集了所有中枢性病例并进行了完整尸检的报告，发现这些病例可分为两类：①被 Adams 定义为纹状体黑质变性（*striatonigral degeneration*）或后来的夏伊 - 德雷格综合征（*Shy-Drager syndrome*），其自主神经衰竭伴有帕金森综合征，而且交感神经元中经常存在胞质包涵体；以及②另一组伴有纹状体、小脑、脑桥和延髓受累，没有包涵体，以前被认为是橄榄脑桥小脑变性（*olivopontocerebellar degeneration*）（现在报告的所有这些病例中都有胶质细胞和神经元胞质包涵体）。这两种情况现在都被称为多系统萎缩（*multiple system atrophy*），这是 Oppenheimer 引入的术语，第一种类型是 MSA-P，表示帕金森综合征，第二种类型是 MSA-C，反映小脑变性，如第 38 章中所讨论的。如果病程仍为纯自主神经衰竭，则用 MSA-A 表示。

在所有形式的多系统萎缩中，自主神经衰竭被归因于胸髓侧角细胞的变性。迷走神经核以及孤束核、蓝斑核和骶部自主核也有神经细胞变性，导致喉外展肌无力（喉麻痹和喉鸣是某些病例的特征），尿失禁和勃起功能障碍等。NE 和多巴胺在下丘脑中被耗竭（Spokes et al），交感神经节通常是正常的。在帕金森病中，昏厥有时是一个问题，在变性的交感神经节细胞中发现有路易体，但用于治疗的药物也会加重低血压。

直立性低血压的治疗包括充足的饮水（每天至少 1.5L 的液体），高盐饮食，每天高达 8g 钠，少食多餐（以减少餐后低血压）和穿紧身袜或紧身胸衣。有时让患者紧紧交叉双腿站立可以避免昏厥。如果非医疗方法无效，可以开始药物治疗。外周作用的 α 激动剂甲氧安福林（midodrine）可从 2.5mg q4h 开始，缓慢增加剂量至 5mg q4h，在晚上 7 点左右服用最后一剂，以消除睡眠时仰卧位高血压。盐皮质激素醋酸氟氢可的松（Florinef）通过肾脏钠潴留引起血容量扩张缓解直立性低血压。醋酸氟氢可的松可从每日 0.1mg 的剂量起始，可缓慢地（几周后）滴定至每日 0.9mg。氟氢可的松可引起低钾血症，重度仰卧位高血压患者应谨慎使用，其效果可能需要 2 周才能显现，因此不建议快速增加剂量。溴吡斯的明（pyridostigmine）刺激交感神经节，剂量 30~60mg，每天 2~3 次，也曾报道对直立性低血压有效。与醋酸氟氢可的松和甲氧安福林相比，溴吡斯的明的升压作用较小，但引起仰卧位高血压的可能性更小。溴吡斯的明也有助于减少便秘。最近新出现的一种药物是屈昔多巴（droxidopa），是神经递质去甲肾上腺素的前体药物，作用于中枢和外周。屈昔多巴通常开始剂量为 100mg，每天 3 次，可滴定至 600mg，每天 3 次。屈昔多巴也增加仰卧位高血压的风险。

周围神经病伴神经源性直立性低血压

自主神经功能损害，是许多急性和慢性周围神经病的一部分（如糖尿病、酒精 - 营养不良性、淀粉样变性，Guillain-Barré 综合征、重金属、中毒性和卟啉病等），其中最严重的特征是直立性低血压。周围神经系统疾病可通过两种途径影响循环：来自压力感受器的神经可能受到影响，中断正常的传入稳态反射，或者节后的传出交感神经纤维可能在它们的脊神经行程中受累。自主神经衰竭的严重程度不一定与运动无力的程度平行。急性自主神经功能障碍的另一个特征是发生低钠血症的倾向，推测是静脉、右心房和主动脉弓容量感受器传入纤维功能障碍的结果；这引发抗利尿激素精氨酸加压素（antidiuretic hormone arginine vasopressin，AVP）的释放。这些同样的牵张压力感受器与间歇性高血压有关，有时使这些急性神经病变得复杂化。

特别重要的是伴发于糖尿病神经病的自主神经障碍。它表现为勃起功能障碍、便秘或腹泻（特别是在夜间）、膀胱张力减低、胃轻瘫和直立性低血压，以及一些组合。总会有感觉性多发性神经病的体征，包括远端振动觉和痛温觉缺失以及踝反射减弱或消失；但是，这两个神经纤维系统的影响程度可能并不相同。瞳孔通常很小，对光的收缩幅度也会减小，类似于阿 - 罗瞳孔（Argyll Robertson pupils）；这被归因于睫状神经节细胞的损伤。有一种奇怪的综合征或“胰岛素神经炎”曾被描述，在快速控制血糖时出现自主神经衰竭和痛性感觉神经病（见 Gibbons and Freeman，2010）。

胃轻瘫可能会致残、疼痛且难以治疗，例如糖尿病性自主神经病。Camilleri 回顾了这一问题，并概述了与葡萄糖代谢有关的胃排空缺陷，以及与精神症状之间无法解释的关联。治疗方法是通过改变营养摄入，轻度患者使用甲氧氯普胺（metoclopramide，胃复安），重度患者额外加用多潘立酮（domperidone）、丙氯拉嗪（prochlorperazine）和红霉素（erythromycin）等。

另一种多发性神经病伴异常突出的自主神经功能障碍是由淀粉样变性（amyloidosis）引起的。痛觉和温度觉的普遍丧失，其他形式的感觉也可能减弱到较低的程度。运动功能的改变要轻得多。交感神经功能比副交感神经更受到影响。虹膜麻痹（瞳孔麻痹）和其他平滑肌及腺体功能障碍是可变的。糖尿病和淀粉样多发性神经病在第 46 章中有进一步描述。

第 17 章还讨论了原发型和继发型直立性低血压与晕厥的关系。

婴儿和儿童家族性自主神经病（Riley-Day 综合征）和其他遗传性自主神经异常（另见第 43 章）

赖利 - 戴综合征（Riley-Day syndrome）是一种常染色体隐性遗传特征的儿童疾病。主要症状有体位性低血压和血压不稳定、体温调节失调、听力减退、多汗症、皮肤斑点、疼痛不敏感、情绪不稳定和周期性呕吐等。常见腱反射减弱，运动神经传导速度轻度减慢。瞳孔和其他结构也有失神经支配的敏感性。该病的主要病理特征是颈上神经节和脊髓侧角神经元缺乏。另外，根据 Aguayo 和 Dyck 及其同事的说法，腓肠神经中无髓鞘神经纤维的数量大大减少。这种疾病很可能代表胚胎移行或一级和二级交感神经元的形成失败。目前已知，该缺陷是编码一种蛋白质（IKAP）的基因（*IKBKAP*）发生突变的结果，目前认为 IKAP 与转录调控有关（Anderson et al）。这导致了自主神经元中功能蛋白的数量减少。

自主神经症状也是法布里病（α- 半乳糖苷酶缺乏）的小纤维神经病的一个显著特征，是神经酰胺在下丘脑和中间外侧柱神经元中积累的结果（见第 43 章“法布里病”）。

外周的自主神经功能异常的另一种遗传形式是以运动引起的足部剧烈疼痛为特征和一种常染色体显性遗传模式（Robinson et al）。弯腰、蹲和跪下会增加脚部的刺痛感。皮内注射 1% 乙酰胆碱（ACh）无汗液反应，皮肤穿刺活检未发现自主神经纤维。系统性淀粉样变是另一种类型周围神经病，具有自主神经功能衰竭的显著特征。

老年人自主神经衰竭（另见第 28 章）

直立性低血压是自主性交感神经功能衰竭的一个标志，为研究目的被定义为站立到 3 分钟时收缩压下降 20mmHg 或以上，或者舒张压下降 10mmHg 或以上。直立性低血压通常是由压力反射衰竭引起。在老年人中，直立性低血压通常由使用药物治疗所致。神经源性直立性低血压是由自主神经系统病变引起的，常见于多系统萎缩、帕金森病或糖尿病等。

应该强调的是，直立性低血压在老年人中是何等的普遍。Caird 和同事们报告说，在年龄超过 65 岁和居家的老人中，24% 的人站立时收缩压下降 20mmHg，9% 的人下降了 30mmHg，5% 的人下降 40mmHg。体温调节障碍的频率也有所增加。老年人也更容易发生体温过低，而当暴露于高温环境下时，更易发生体温过高。身体下部出汗减少和头部和手臂出汗增多可能反映了一种神经病或神经元病。感觉神经节细胞数目随着年龄增加而减少（de Castro）。勃起功能障碍和尿失禁也随着年龄而增加，但这些，当然，可能除了自主神经衰竭外，可能是许多疾病的结果，以及许多用于治疗伴随衰老而来的疾病的药物治疗，如高血压、前列腺肥大、抑郁，以及阳痿等，都有自主神经作用，并可导致直立性低血压。

值得注意的是，一种主要发生于老年妇女的特发性小纤维神经病，如“烧灼手和烧灼足”综合征，没有相关的自主神经特征（见第 43 章）。

霍纳综合征（眼交感神经）和星状神经节综合征（另见第 13 章）

节后的交感神经纤维沿颈内动脉的任何一点中断或颈上神经节的损伤均可导致瞳孔缩小、眼睑下垂和一侧面部出汗消失，这一组症状是霍纳综合征（Horner syndrome），或者更准确地说是伯纳德 - 霍纳综合征（Bernard-Horner syndrome）（另见第 13 章“Horner 综合征”）。同样的综合征表现为不太明显的形式，可能是由从它们起源的 C8~T2 脊髓节段的中间外侧细胞柱与颈上神经节之间的任何点上的节前纤维中断，或因在脑干被盖或颈髓中下行、不交叉的下丘脑脊髓通路（hypothalamospinal pathway）中断而引起。常见的病因是肿瘤或炎症累及颈部淋巴结或臂丛近端，颈部结构的外科手术和其他类型创伤（如颈静脉导管），颈动脉夹层，第 1 和第 2 胸髓节段的脊髓空洞症或创伤性损伤，以及延髓外侧部梗死或其他损伤（Wallenberg 综合征）。还有一种特发性的变异型，在某些情况下是遗传性的。如果 Horner 综合征在生命早期出现，受影响一侧的虹膜不能变成色素，虹膜仍呈蓝色或斑驳的灰褐色，即虹膜异色症（heterochromia iridis）（见图 13-10）。

星状神经节病变（*lesion of the stellate ganglion*），例如，被来自肺上沟的肿瘤（肺上沟瘤）压迫，可产生霍纳综合征和肢体交感神经反射麻痹的有趣组合（手掌和手臂干燥而温暖）。在神经节前病变时，在交感神经障碍的一侧可能发生面部潮红；这在某些情况下是由运动引起的（滑稽小丑效应）。节段性无汗症与 Adie 瞳孔的组合有时被称为罗斯综合征（*Ross syndrome*），它可能是特发性的和突然发作，也可能发生在病毒感染后。

Keane 提供了有关引起眼交感神经麻痹（霍纳综合征）病变的相对频率的数据。在 100 例连续的病例中，63 例为脑干卒中引起的中枢型，21 例为颈部创伤或肿瘤导致的神经节前型，13 例是由于多样原因引起的神经节后型，还有 3 例无法明确定位（更多讨论见第 13 章）。

与动眼神经病变、艾迪（Adie）瞳孔，以及其他副交感神经和瞳孔功能交感神经异常的药物测试相关的瞳孔紊乱在第 13 章和表 13-6 中被充分讨论。如前所述，0.5% 的阿可乐定（apraclonidine）已成为诊断测试的首选药物。

四肢瘫和截瘫中交感和副交感神经麻痹

脊髓的 C4 或 C5 节段的病变，如果是完全性的，就会中断交感神经和骶髓的副交感神经系统的节段上控制。上胸髓的病变（T6 以上）也观察到类似的效果。下胸髓病变保留了大部分下行的交感神经传出的完整，只有下行的骶髓副交感神经控制被中断。脊髓的创伤性坏死是这些状态的常见原因，但也可能由梗死、某些形式的脊髓炎、辐射损伤和肿瘤引起。

如第 42 章中更详细讨论的，急性颈髓横断的初始效应是消除所有感觉运动反射和孤立的脊髓自主神经功能。自主神经的变化包括低血压、出汗和立毛功能丧失、麻痹性肠梗阻和胃弛缓，以及膀胱麻痹等。轴突反射的潮红成分可能缺失，血浆肾上腺素和 NE 减少。如第 42 章所述，这种状态称为脊髓休克(*spinal shock*)，通常持续数周。其基本机制尚不清楚，但神经递质(儿茶酚胺、脑啡肽、内啡肽、P 物质和 5- 羟色胺)的变化及其抑制活性被认为起作用。纳洛酮(naloxone)可减轻脊髓休克的某些表现；这可能至少部分是预形成的内源性阿片类物质从远端轴突释放的结果，这些轴突与在导水管周围灰色区起源的细胞分离。一旦这些内源性物质被耗尽，脊髓休克的现象就结束了(见第 42 章)。

脊髓休克消退后，反射性交感和副交感神经功能恢复，因为孤立的脊髓节段内传入和传出的自主神经连接是完整的，尽管不再受高级中枢的控制。在颈髓病变(*cervical cord lesions*)时，当刺激到达延髓时，交感神经调节的心血管改变丢失。然而，在横断面以下的身体部位的皮肤刺激(针刺或寒冷)会使血压升高。但是，血压的下降并不能通过交感性血管收缩来补偿。因此，四肢瘫痪者几乎都容易发生直立性低血压。挤捏病变下面的皮肤会在邻近节段引起鸡皮疙瘩。由于与下丘脑的连接中断了，体温升高会导致面部和颈部潮红和出汗，但躯干和腿部却不会。膀胱和直肠，包括它们的括约肌，最初是松弛的，随着脊髓反射控制的恢复而变得自动性的。可能有反射性阴茎勃起或阴茎异常勃起，即使很少射精。上胸髓病变时，可见相似的但程度较轻的血压不稳定；在我们的一些破坏性脊髓炎患者中，病毒感染性引起发热使血压下降至约 80/60mmHg，随后迅速上升至 190/110mmHg。

一段时间后，四肢瘫痪患者可能出现总体反射(*mass reflex*)，其中腿部屈肌痉挛和膀胱不自觉排空伴有血压显著升高、心动过缓、出汗和颈部以下部分的竖毛反应[自主反射失调(*autonomic dysreflexia*)]。这些反应也可由针刺、被动运动、四肢和腹部的接触刺激，以及膀胱的压力引起。注射 NE 也会发生过度的血管加压反应。在这种发作中，患者会感到颈部、肩部和手臂的感觉异常，胸口发紧和呼吸困难，瞳孔扩张，面色先苍白而后潮红，头部和耳朵胀满感和搏动性头痛。在自主放电过程中，血浆去甲肾上腺素和多巴胺缓慢升高。当这种发作严重且持续时，可能出现心电图改变，有时表明有心肌损伤，可直接归因于儿茶酚胺毒性，也可归因于后负荷增加引起的心肌缺血或冠脉血管痉挛造成的。癫痫发作和视觉缺陷也被观察到，与大脑自动调节障碍有关。可乐定(clonidine)，高达 0.2mg，每日 3 次，已被用于预防高血压危象。

急性自主神经危象(交感风暴)

急性自主神经危象(acute autonomic crises)，也称为交感风暴(sympathetic storm)，是一些有毒的和药物制剂，如可卡因和苯丙醇胺(phenylpropanolamine)，能够引起交感神经和副交感神经系统的突然过度活动，如严重的高血压和瞳孔散大伴中枢神经兴奋的体征，有时包括癫痫发作。三环类抗抑郁药过量也会产生自主神经效应，但在这种情况下，胆碱能阻断会导致口干、潮红、无汗和瞳孔散大。三环类抗抑郁药过量的主要担心是在自主神经基础上发展成室性心律失常，ECG 上的 Q-T 间期延长是其前兆。使用具有抗胆碱酯酶作用的有机磷杀虫剂，如对硫磷(parathion)中毒，会导致副交感神经过度活动(*parasympathetic overactivity*)和运动麻痹(见第 41 章中关于中毒的讨论)。摄入灭鼠剂 *N*-3- 吡啶甲基 -*N'*- 对硝基苯脲(PNU，Vacor)可导致严重的自主神经障碍，包括节后交感神经和副交感神经功能。伴随破伤风的交感神经状态被夸大，表现为出汗、瞳孔散大和不稳定或持续性高血压，这被归因于循环的儿茶酚胺。

无对抗的交感 - 肾上腺髓质亢进(*unopposed sympathetic-adrenal medullary hyperactivity*)中最显著的综合征会出现在严重的颅脑损伤和高血压脑出血的病例中。在损伤或脑出血后的不同时间观察到三种不同的交感神经亢进状态机制：急性高血压和心动过速发作时肾上腺儿茶酚胺大量涌出；脑干调节的血管加压反应，即库欣反应(见下文描述)以及后来的一种慢性现象，包括极度高血压的发作、大量出汗和瞳孔扩张，通常在数分钟的伸肌僵硬姿势发作时出现(Penfield 的“间脑自主性癫痫”，在后面和第 34 章中，在颅脑损伤关系中描述)。大多数表现出这种发作的患者是由于脑深部白质创伤性损伤或急性脑积水(Penfield 和 Jasper 病例的可能解释)而出现去皮质，无论如何，他们显然不是癫痫。这些发作可能是由于消除了对下丘脑的抑制性作用的结果,实际上产生了一种超敏的去皮质自主神经系统。

在急性交感神经反应方面,实验证据表明,尾端延髓网状结构核(网状巨细胞核和网状小细胞核)可诱发严重的高血压反应。这些核中心受到孤束核的张力抑制,孤束核接受来自动脉压力感受器和化学感受器的传入输入。因此,双侧孤束核病变会导致血压极度升高,这种突然升高在“神经源性”肺水肿的发生中起一定作用。这些交感神经调节的影响可通过切断颈髓和 α- 肾上腺素阻滞剂来消除。

库欣反应(*Cushing response*)、反射、三联征,或者像库欣描述的“反应”,是颅内压突然升高的结果。它包括高血压、心动过缓以及缓慢、不规则的呼吸,这是由刺激延髓尾端旁正中的机械敏感区引起的(Hoff and Reis)。当椎管内压力突然升高时,上颈髓中类似的压力敏感区域也会影响到库欣反应,在动物体内发现了以相反方式作用的腹侧延髓血管减压区。库欣反应的直接原因可能是下部脑干的机械性扭曲,或者由于颅后窝的肿块,或者更常见的是某一个半球大的肿块,或者蛛网膜下腔出血提高第四脑室的压力。通常,只有库欣反应的高血压成分发生,收缩压达到 200mmHg,给予存在嗜铬细胞瘤或肾动脉狭窄的虚假提示。这种中枢引起的高血压综合征的最严重例子发生在患有小脑肿瘤的儿童,他们表现头痛和极度收缩期高血压。可能很难区分这种反应与高血压脑病,特别是肾血管性高血压引起的病例,肾血管性高血压也可能伴有头痛和视盘水肿。在区分这两种情况时,注意到这些是有帮助的,即原发性高血压脑病伴有心动过速或正常心率,收缩压高于 210mmHg,而这在库欣反应中很少达到。

在任何类型的强烈的交感放电发作期间,都会有心电图变化(*alterations in the ECG*),主要是 ST 段和 T 波;在极端情况下,可以观察到心肌损伤的证据。心脏的直接交感神经支配和循环 NE 和皮质醇的激增都是这些发现的原因。有人提出一种类似的高肾上腺素能机制,来解释惊吓、哮喘、癫痫持续状态和可卡因过量导致的猝死。Schobel 及其同事的研究表明,持续的交感神经过度活动是导致子痫前期(*preeclampsia*)高血压的原因,这种高血压在某些方面可能被认为是一种自主神经失调状态,但这个解释可能过于简单化。关于这些主题的更多信息包含在第 34 章,以及 Samuels 和 Ropper 的回顾中。

延髓腹外侧加压中枢在维持原发性高血压(*essential hypertension*)中的作用也已被推断出来。Geiger 和同事们对 8 例顽固性原发性高血压患者切除了一个位于延髓腹侧面的小脑后下动脉的环状分支,他们发现 7 例有所改善。脑神经血管减压术已被证明是治疗偏侧面肌痉挛和某些眩晕以及三叉神经痛的可靠的治疗措施,正如第 4 章所讨论的,但血管压迫腹侧延髓作为典型原发性高血压的一种机制的观点在被接受之前还需要得到确认。

胸腰椎交感神经切除术的效应

胸腰椎交感神经干(thoracolumbar sympathetic trunk)外科切除术,在 20 世纪 40 年代被广泛应用于高血压的治疗,但现在有历史意义,为临床医生提供了最明显的外周交感神经系统广泛损伤的例子,尽管长期以来怀疑一种原发性直立性低血压也存在类似的缺陷(见上文)。总的来说,双侧胸腰椎交感神经切除术出人意料地几乎不会引起任何异常。除了身体的失神经支配区出汗丧失,最显著的异常是血管舒缩反射受损。在直立姿势时,由于内脏床和下肢淤血,昏厥和晕厥是很常见的。虽然血压可以稳定地降至休克水平,但很少或没有晕厥的常见症状,如苍白、恶心、呕吐或出汗。尽管精液有时会射入后尿道和膀胱(逆行射精),但膀胱、肠道和性功能仍得以保留。

雷诺综合征

雷诺综合征(Raynaud syndrome),这一疾病的特征是手指的周期性的疼痛性变白,可能是指动脉痉挛引起的,由 Raynaud 在 1862 年首次描述。表现为一个三期顺序发生的颜色变化,受影响的手指或脚趾的苍白、发绀和随后的红肿,但约三分之一的患者没有发绀。这种发作是由寒冷或情绪应激引起的,通常随着复温而出现发红。颜色变化常伴有麻木、感觉异常和烧灼感。它是一种早发性疾病,特发性病例的平均年龄为 14 岁,它发生在许多临床背景下。

虽然大多数病例是特发性的,但大约一半的病例伴有一种相关的结缔组织疾病,硬皮病(scleroderma)是主要的一种(Porter et al)。在这些患者中,大多数女性在 30 岁后出现手指的症状,雷诺德现象可能比硬皮病或其他风湿性自身免疫性疾病的出现早很多年,这种疾病通常在 2 年内发生。在小部分人群中,主要是男性,这种综合征是由局部创伤引起的,例如寒冷日子里长时间划水,特别是由持续使用风钻或气锤引起的振动性损伤(一种在采石场工人中很常见的综合征)。梗阻性动脉疾病,如在胸廓出口综合征,由于药物(麦角、细胞毒性药物、可卡因）引起的血管痉挛，既往的寒冷损伤（冻伤）史，以及循环冷球蛋白，是一种不常见的原因。尽管如此，在 Porter 和同事研究的 219 例患者中，有 64 例 Raynaud 综合征患者属于特发性，我们的大多数病例都属于这种类型。以前，特发性的症状被称为雷诺病（*Raynaud disease*），与之相关的疾病被称为雷诺现象（*Raynaud phenomenon*）。用检眼镜可以看到甲床上扭曲和增生的毛细血管，该方法已被用作诊断结缔组织疾病病例的床边辅助工具。

神经科医生发现的其他过程，其中最主要的是腕管综合征，也会引起手指的冷敏感性。由血管炎、动脉粥样硬化性血管闭塞和其他原因的血管闭塞性疾病引起的手指疼痛和颜色变化的发作只是表面上类似于 Raynaud 现象，另一个原因是寻找可冷沉淀蛋白（冷球蛋白），在血液中寻找这些蛋白是合适的。

无论相关疾病如何，两种机制中的一种似乎在发病机制中起作用，即动脉收缩或血管腔内压降低。前者以最纯粹的形式出现在暴露在寒冷中的年轻女性身上，并因情绪压力而加剧；其管腔内压的降低与动脉阻塞有关。治疗是针对相关的疾病和预防促发因素。颈胸段交感神经切除术未被证明是有效的治疗方法。

治疗　避免暴露在寒冷中是一个显而易见的策略，几乎所有受影响的患者在他们看医生的时候都发现了这一点。引起血管收缩的药物（麦角、拟交感神经药、可乐定和 5- 羟色胺受体激动剂）被禁用。钙通道阻滞剂是最有效的，硝苯地平（nifedipine）应用最广泛，剂量为 30~60mg/d。Wigley 在综述中总结了其他治疗方法。

红斑性肢痛症（erythromelalgia）首先由 S. Weir Mitchell 描述，是一种脚和下肢长时间暴露在温暖的环境中会变红和疼痛的疾病（见第 10 章中有关该病的小节，叙述了这一疾病的临床和遗传方面）。

出汗障碍

多汗症（*hyperhidrosis*）是在多种情况下泌汗运动神经纤维过度活动引起的。它可能发生在某些周围神经病（如由于砷或铊引起）的初始兴奋期，随后出现无汗症；这是反射性交感神经营养不良疼痛综合征的一个表现（见第 7 章）。在痛性单神经病［灼性神经痛（causalgia）］中也可作为一种局部效应被观察到，在许多的痛性多发性神经病（“灼烧足”综合征）中也可见到弥漫性效应。如前所述，一种非体温调节型多汗症可发生在脊髓性截瘫患者身上。身体某一部位的出汗损失可能需要正常部位的代偿性增加，例如，在高胸髓横断患者出现面部和躯干上部的过度出汗。

局限性多汗症（*localized hyperhidrosis*）对某些患者来说，可能是一个令人烦恼的抱怨。其中一种可能是先天性的，影响手掌。“多汗的手”或“滴水的手掌”在社交场合带来的尴尬往往是无法忍受的。它被认为是一种紧张的征象，尽管许多患有这种病情的人否认所有其他的焦虑症状。焦虑者的手通常冰冷潮湿，事实上，这是区分焦虑状态与甲状腺功能亢进的一个有用标志，甲状腺功能亢进患者的手也是湿润但温暖的。切除 T2 和 T3 交感神经节可以缓解较严重的手掌出汗的病例；如果 T1 神经节是完好无损的，就不会出现 Horner 综合征。在其他情况下，多汗症主要影响足部或腋窝。局部注射肉毒毒素（botulinum toxin）的治疗是有用的，现在比消融治疗更受欢迎。

局限的皮肤区无汗症（*anhidrosis*）是周围神经疾病的一个常见和有用的发现。它是由神经节后的交感神经纤维中断引起的，而其边界可以通过本章前面描述的汗液测试绘制出来。出汗的消失对应于感觉缺失的区域。相反地，出汗在局限性脊神经根病中不受影响，因为节前轴突一旦进入交感神经链，就会有大量的节间混合，而在 L3 以下的神经根中没有节前的自主神经纤维。

感染后无汗综合征已被描述，有时伴有轻度直立性低血压。这一过程可能是前面描述的“全自主神经功能不全”的一种有限形式。糖皮质激素据说是有益的，但这个过程罕见，以至于没有可靠的数据。

其他罕见但有趣的出汗障碍是罗斯综合征（*Ross syndrome*）、Adie 瞳孔（见第 13 章）、无反射和节段性无汗症伴身体其他部位代偿性多汗，以及特发性纯泌汗运动衰竭（*pure sudomotor failure*），以荨麻疹、全身无汗和 IgE 升高为特征；在这种综合征中，需要体温调节时没有出汗，但在情绪刺激时保持出汗。

膀胱功能障碍

在引起膀胱功能障碍（*bladder dysfunction*）的神经系统疾病中，多发性硬化通常伴有尿急，是目前最常见的。在福勒诊所（Fowler clinic），其他脊髓疾病占 12% 的病例，退行性疾病（帕金森病和多系统萎缩）占 14%，而额叶病变占 9%。这些数据和前面阐述的生理学原理使我们能够理解以下病变对膀胱功能的影响(见图 25-4)。

T12 以下完全破坏　这发生在脊髓圆锥的病变中,如外伤、骨髓发育不良、肿瘤、静脉血管瘤和坏死性脊髓炎等。膀胱自主活动和反射活动麻痹,对充盈状态没有意识,不能自主启动排尿,逼尿肌张力消失,膀胱随着尿液的积累而膨胀,直到出现充溢性尿失禁,只有通过 Credé 手法才能排尿,也就是下腹部受压和腹部拉紧。肛门括约肌和结肠通常受到类似的影响,并有鞍区感觉消失,以及球海绵体、肛门反射以及腿部腱反射消失。膀胱造影显示压力低和没有排空收缩。

脊髓灰质、骶髓前根或支配膀胱的周围神经的骶运动神经元疾病　这种病变的组成,典型原因是腰骶部脊髓脊膜膨出和脊髓栓系综合征,实际上是膀胱下运动神经元麻痹。膀胱功能紊乱与前文所述相同,只是骶骨和膀胱感觉完好。马尾疾病的其他原因包括硬膜外肿瘤或椎间盘压迫、肿瘤性脊膜炎,以及由疱疹或巨细胞病毒引起的神经根炎[埃尔斯伯格综合征(Elsberg syndrome)]。值得注意的是,癔症患者会抑制运动功能并出现类似的膀胱扩张(见下文)。

从膀胱的感觉传入纤维中断　糖尿病和脊髓痨是典型的原因,使得运动神经纤维不受影响。这是一种原发性感觉性膀胱麻痹。功能障碍与前面两个过程相同。尽管如前所述,膀胱的弛缓性(无张力性)麻痹可能是纯运动性或感觉性麻痹,但在大多数临床情况下,出现传入和传出神经支配同时中断(*interruption of both afferent and efferent innervation*),如马尾神经受压或严重的多发性神经病。主要影响小纤维的神经病(糖尿病、淀粉样蛋白等)通常与尿潴留有关,但某些急性神经病,如 Guillain-Barré 综合征也会发生尿潴留。

T12 以上的上脊髓病变　上脊髓病变导致反射性神经源性(痉挛性)膀胱[*reflex neurogenic (spastic) bladder*]。除了最常见的原因,如多发性硬化、创伤性和压迫性脊髓病之外,脊髓炎、视神经脊髓炎、脊椎病、硬脊膜动静脉瘘、脊髓空洞症和热带痉挛性截瘫等也可能引起这种类型的膀胱紊乱。如果脊髓损伤是突然发生的,逼尿肌就会受到脊髓休克的影响。在这一阶段,尿液积聚并使膀胱膨胀到溢出的地步。这种充溢性尿失禁是膀胱压力超过括约肌开放压力而产生的。当脊髓休克的影响消退时,逼尿肌通常会变得反射性过度活动,并且由于患者不能抑制逼尿肌和控制外括约肌,导致尿急、急迫性排尿和尿失禁。不完全性损伤导致不同程度的排尿紧迫感。在累及上部脊髓的缓慢进展的病程中,如多发性硬化,膀胱痉挛状态和尿急随时间而加重,尿失禁变得更常见。此外,启动自主排尿受损,膀胱容量降低。膀胱感觉取决于感觉传导束的受累程度。球海绵体和肛门反射得以保留。膀胱造影显示逼尿肌对少量尿液不受抑制地收缩。最让作者感到困惑的是颈髓损伤的病例,表现骶神经机制的反射活动不能恢复,膀胱仍处于低张力状态。

膀胱壁的牵拉伤　这种情况发生在膀胱颈的解剖性梗阻,偶尔也有心因性尿潴留。膀胱壁的反复过度扩张往往导致逼尿肌不同程度的失代偿,以及永久性张力不全或张力降低,尽管这种机制的证据尚不确定。膀胱壁变得纤维化,膀胱容量显著增加。排空收缩不充分,即使采用 Credé 手法(手法压腹)和腹肌强烈收缩后仍有很大的残余尿液。与运动性和感觉性瘫痪一样,患者易发生膀胱炎、输尿管反流、肾盂肾炎和结石形成。

女性非心因性尿潴留　Fowler 曾描述了女性膀胱功能紊乱,根据肌电图记录,显示她们有尿道周围横纹肌松弛受损。复杂的重复放电是该疾病的特征,类似于在肌强直所见的,但不同于那些看到的肌强直,不能随意模拟。Fowler 的理论认为,这种疾病是一种逼尿肌的传出失神经支配,这与临床观察一致,这些患者的膀胱扩张通常是无痛的。这种疾病常见伴发多囊卵巢综合征。大多数无痛性膀胱扩张的年轻女性被诊断为心因性原因。真正的器质性疾病的存在可能会减少耻辱感,并促进某些这类患者的治疗。有些患者已经成功地用骶神经刺激器治疗。

额叶性尿失禁　逼尿肌有一种核上型的过度活动,导致急促的排尿。如果额叶病变的范围足够大,患者由于意志缺失或精神错乱,患者也可能不担心以后出现尿失禁。膀胱本身与之相关的括约肌功能是正常的,就像在一个早产儿身上看到的。这些类型的额叶失禁在第 21 章描述额叶损伤引起的异常后果时讨论。

影响膀胱功能的脑干病变　如前所述,从动物实验中可以推断出脑桥中枢在人类排尿中的作用。是否存在轮廓清晰的脑桥核是有争议的[巴林顿核(Barrington nucleus)]。Sakakibara 及其同事的 MRI 研究已经证明了孤立的桥脑损伤是几种不同类型排尿困难的原因。

排尿障碍的治疗

几种药物已被用于弛缓性和痉挛性膀胱功能障碍的治疗。在弛缓性麻痹的情况下,甲酰胆碱(bethanechol,脲胆碱)通过直接刺激其毒蕈碱胆碱能受体使逼尿肌收缩。在痉挛性麻痹中,逼尿肌可以通过具有毒蕈碱拮抗作用的丙胺太林(propantheline)(普鲁本辛,15~30mg,tid),以及直接作用于平滑肌并有毒蕈碱拮抗作用的奥昔布宁(oxybutynin)(尿多灵,5mg,bid 或 tid)来放松逼尿。阿托品主要是一种毒蕈碱拮抗剂,仅部分抑制逼尿肌收缩。

最近,α_1 拟交感神经阻滞药物,如特拉唑嗪(terazosin)、多沙唑嗪(doxazosin)和坦索罗辛(tamsulosin)被用于放松尿道括约肌和促进排尿。它们最广泛地应用于前列腺肥大的男性,但它们对神经疾病导致的括约肌协同障碍(逼尿肌收缩时括约肌不能打开)患者可能是有益的。其他一些药物可能对治疗神经源性膀胱有用,但只有在复杂的尿动力学检查基础上才能合理使用(Krane and Siroky)。

患者往往必须采取间歇自置导尿管的方法,而这种方法是可以安全地进行的,但要谨慎注意无菌技术(如洗手,一次性导尿管等)。一些长期抗生素治疗方式和维生素 C(1 000g/d)尿液酸化也是实用的辅助手段,但基于不同的研究结果,它们的使用经历了流行周期。在选定的截瘫患者中,植入骶部前根刺激器可能有助于排空膀胱和实现排尿的自我控制(Brindley et al)。

肠功能紊乱

脊髓休克引起的肠梗阻、反射性神经源性结肠,以及感觉和运动性麻痹都是公认的临床紊乱。结肠、胃和小肠可能出现张力减低和扩张以及肛门括约肌松弛,可能是由于传入神经阻滞、传出神经阻滞或两者兼而有之。肛门和男性的球海绵体反射可能消失。在较高位脊髓和脑病变时排便可能很紧急和急促。由于相同的脊髓节段和几乎相同的脊髓传导束促使膀胱和肠的功能,脊膜脊髓膨出和其他的马尾和脊髓疾病往往导致所谓的尿便双失禁(double incontinence)。然而,便失禁比尿失禁更少见,因为肠道很少被填满,其内容物通常是固体的。

肠蠕动障碍(bowel dysmotility),主要是由肠梗阻引起的,可能是免疫性神经病的一个显著特征,如 Guillain-Barré 综合征(见第 43 章)、全自主神经功能不全,以及前面讨论过的重度糖尿病自主神经病等。在后者的少数病例中,Vernino 和同事发现了抗神经节乙酰胆碱受体 α 亚单位抗体。全身性疾病可能影响结肠括约肌,例如肌强直性营养不良和硬皮病可削弱内括约肌;多发性肌炎和重症肌无力,可能损害外括约肌的功能,使肠道气体逸出(Schuster)。不能控制的肠胃胀气可能是骨骼肌括约肌无力的早期征象。此外,括约肌损伤可能使痔切除术复杂化。

近年来,盆底肌肉无力引起了相当大的兴趣,它是尿便双失禁的一个原因,特别是在女性。此外,也有人认为耻骨直肌与肛门外括约肌的矛盾收缩可能是严重便秘的原因,称为肛门痉挛或盆底失弛缓(anismus)。盆底的极度下降程度被认为可损伤阴部神经,在神经传导检查中反映为终末潜伏期延长。

许多肠梗阻病例,甚至到了巨结肠的程度,都有药理学基础,这是由于使用了麻痹副交感神经系统的药物或直接影响胃肠道平滑肌运动的麻醉剂治疗。

5- 羟色胺受体激动剂西沙必利(cisapride),在一些神经源性肠梗阻的病例中,如 Guillain-Barré 综合征早期阶段和小儿肠道疾病,一直被用于部分恢复胃肠蠕动。由于有室性心律失常和少数心脏性猝死的病例,目前只有经验丰富的小儿胃肠科医生才允许使用。

先天性巨结肠(希施斯普龙病)

先天性巨结肠(congenital megacolon)也称为希施斯普龙病(Hirschsprung disease),是一种主要影响男婴和儿童的罕见疾病。它是由先天性肠肌间神经丛的神经节细胞缺失引起的。肛门内括约肌和直肠及乙状结肠最常受到累及,是局限性先天性巨结肠的受累部位(占 75% 的病例),但神经节细胞缺乏(aganglionosis)有时范围更广泛。肠的无神经节细胞节段收缩而不能放松,从而阻止了蠕动波的传播,而蠕动波反过来产生粪便滞留,以及无神经节细胞节段上部结肠的极度扩张。小肠结肠炎是最严重的并发症,并与高死亡率有关。一些病例的巨输尿管是归因于类似的缺陷。

先天性巨结肠,在大多数病例中可追溯到 RET 癌基因的突变,也可能追溯到其他基因的多态性;临床严重程度的变异性与责任基因的多态性相对应。其他基因,如编码内皮素受体的基因,也与小部分患者有关。还有其他几种家族性疾病可表现为肠神经病(enteric neuropathy),包括第 36 章中讨论的一种不寻常的线粒体疾病,奥尔格鲁夫综合征(Allgrove syndrome),以及一种称为家族性内脏肌病(familial visceral myopathy)的疾病。

性功能紊乱

男性的性功能在神经系统疾病中受到影响并不少见，可分为以下几个部分：①性冲动、驱动或欲望，称为性欲（*libido*），在第 24 章中讨论；②阴茎勃起，使性交行为能够进行（性交能力）；③通过前列腺经尿道射精。

男性和女性性欲的唤起可能源于各种各样的刺激，有些是纯精神性的。与性有关的新皮质的影响涉及边缘系统，并传递到下丘脑和脊髓中枢。节段上的通路穿过脊髓侧索，靠近皮质脊髓束，到达交感和副交感神经的节段中枢。阴茎勃起是通过骶髓副交感神运动神经元（S3 和 S4）、勃起神经（nervi erigentes）和阴部神经来实现的。也有证据表明，从胸腰髓段（起源于 T12~L1）经肠系膜下神经丛和胃下神经丛发出的交感神经可调节骶髓完全破坏的患者的心因性勃起。来自这些节段性中枢的激活打开了阴部动脉的小动脉分支与球海绵状体和尿道海绵体（勃起组织）的血管间隙之间的血管通道，使阴茎膨胀。当静脉通道广泛开放时，就出现肿胀消退。射精包括前列腺、尿道收缩肌（括约肌），以及球海绵体和坐骨海绵体肌肉的节律性收缩，这是在交感神经和副交感神经中枢的控制下进行的。传入节段的影响出现在阴茎龟头，并到达 S3 和 S4 的副交感神经中枢（发生反射性的勃起）。图 25-7 显示了这一神经系统的组织和病变的位置，这个病变可以使正常的勃起功能消除。女性也存在类似的神经结构。

性功能的不同方面可能会分别受到影响。性欲的丧失可能取决于精神因素和躯体因素。它可以是完全的，如在老年人或者在内科和内分泌疾病中，或者它可能只发生在某些情况下或与某些场合有关。在后一种情况下，它是心因性因素的结果，在快速眼动（REM）睡眠期，可能发生反射性阴茎勃起，甚至可能出现精液排出。

性欲可以向相反的方向改变，也就是说，它可能是过度的。这通常也是心理的或心因的起源，如在躁狂状态，但有时也发生于神经疾病，如影响间脑、隔区和颞叶的脑炎和肿瘤，痴呆，以及某些药物治疗

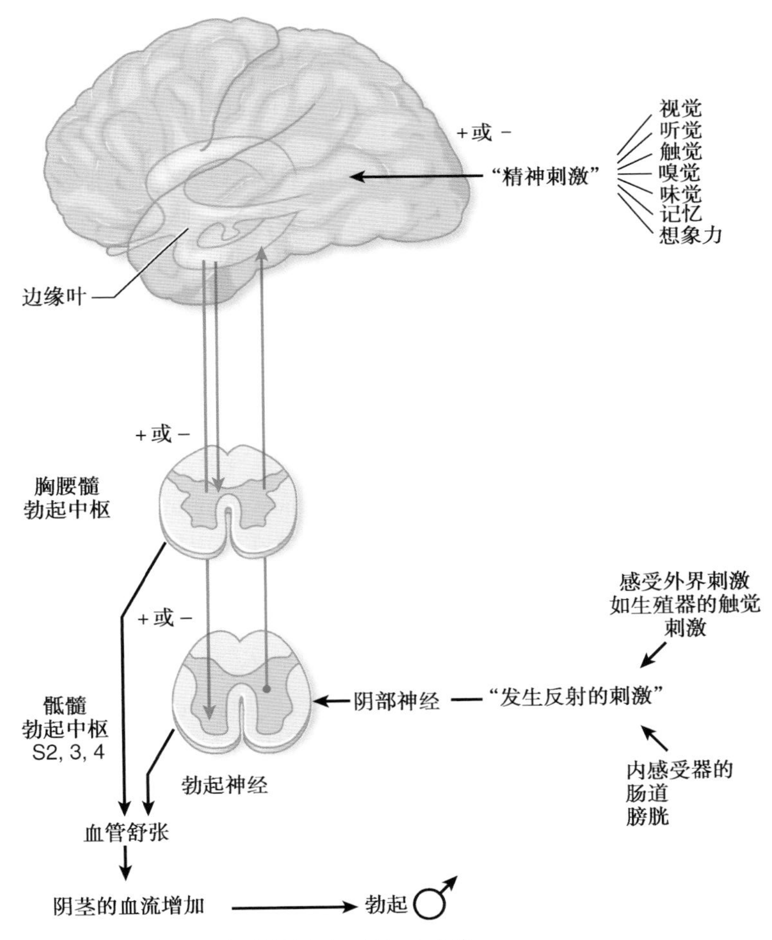

图 25-7 人类阴茎勃起涉及的途径。详见正文（经 Weiss 许可复制）

的结果，如在第 24 章中讨论的左旋多巴。在性欲亢进的神经疾病的实例中，通常还有失抑制行为的其他征象。

另一方面，性冲动可能出现，但阴茎勃起不可能达到或维持。勃起功能障碍最常见的原因是抑郁状态。前列腺切除术是另一个原因，是由于嵌在腺体囊中的副交感神经受损所致。它也发生在患有骶髓节段及其传入和传出连接疾病的患者，如脊髓肿瘤、脊髓炎、脊髓痨、糖尿病和许多其他多发性神经病等，在这种情况下，不会出现夜间勃起。而且，副交感神经不能被激活而引起海绵体和尿道海绵体的肿胀。磷酸二酯酶抑制剂（phosphodiesterase inhibitors），如西地那非（sildenafil，Viagra）已被证明对治疗一些神经源性病因的性功能障碍患者的勃起功能障碍是有作用的。在性刺激时，局部一氧化氮对阴茎海绵体平滑肌的作用增强，导致平滑肌松弛和血液流入。这种药物在脊髓损伤患者中的成功率很高，这表明在阴茎的触觉刺激下，反射性勃起所需要的全部只是节段性神经支配。

脊髓疾病可以消除心因性勃起，但保留反射性勃起。事实上，后者可能变得过于活跃，导致持续的痛苦的勃起，即阴茎异常持续勃起（*priapism*）。这表明阴茎勃起的节段性机制是相对完整的。还有许多其他的非神经性的原因导致了阴茎异常持续勃起，其中包括镰状细胞贫血（sickle cell anemia）和其他血栓形成状态以及会阴创伤等。

其他的性困难包括精液的早泄。腰椎交感神经切除术后，由于前列腺内尿道周围肌肉（精阜）的瘫痪，精液可能会射回到膀胱。多发性神经病，如由糖尿病引起的，可能是这种现象的原因；急性或慢性前列腺炎可能有类似的效果。

大脑的性功能障碍在第 24 章（见“改变性取向”部分）和第 27 章性功能的发育中进一步讨论。

呼吸的神经系统控制

呼吸的行为完全是由神经系统指导进行的，但除了生理学家之外，它受到的关注之少，是令人惊讶的。呼吸的每一个组成部分，如终生自动循环的吸气，协调的神经冲动在呼吸肌之间的往复传递，将诸如酸中毒之类的全身的影响转化到膈肌的神经肌肉器官，都在神经的控制之下。此外，呼吸衰竭（respiratory failure）是在昏迷状态和神经肌肉疾病中，如重症肌无力、Guillain-Barré 综合征、肌萎缩侧索硬化、肌营养不良和脊髓灰质炎中最严重的神经功能障碍之一。最后，死亡或脑死亡，现在实际上是根据神经系统维持呼吸的能力来定义的，这是一种回归到古代判定所有生命力停止的方法。神经科医生应该熟悉由神经系统不同部位疾病引起的呼吸变化，呼吸衰竭对大脑的影响，以及现代治疗方法的基本原理。充分了解呼吸，就需要了解肺作为气体交换的器官的机械和生理工作知识，但在这里，我们只限于讨论控制呼吸的神经系统。

中枢呼吸运动机制

一个多世纪以来，人们都知道呼吸主要由下部脑干控制的，而且脑干的每一半都能够产生一种独立的呼吸节律。例如，在脊髓灰质炎患者中，呼吸衰竭的发生与延髓腹外侧被盖病变有关（Feldman；Cohen）。直到最近，关于这个问题的考量还是被拉姆斯登（Lumsden）的呼吸模式方案所主导，该方案是对猫的脑干在不同层次进行切片后得出的。他假设在脑桥被盖中存在几个中枢，每一个中枢都对应着一种不正常的呼吸模式，一个呼吸调节中枢，一个长吸气中枢，以及一个延髓喘息中枢。从现代生理学的研究结果来看，这种图式被证明过于简化了。相反，几个离散区域的神经元在每次呼吸时都会放电，并共同产生呼吸节律。换言之，这些部位并不是以单个的振荡器孤立地发挥作用，而是相互作用以产生永久的呼吸周期，它们每个部位都包含吸气和呼气的组成成分。

三组成对的呼吸核都被大致地排列在脑桥和延髓被盖柱上（图 25-8）。它们包括：①腹侧延髓呼吸神经元群（ventral respiratory group，简称 VRG），位于后疑核（nucleus retroambiguus）区，从腹侧延髓下部延伸至上部；②背侧延髓呼吸神经元群（dorsal medullary respiratory group，DRG），位于闩（obex）的背侧，就在孤束核（NTS）腹内侧；③在背外侧脑桥的臂旁核（parabrachial nucleus）区有两簇细胞。从电刺激实验来看，背侧脑桥成对的神经元似乎可能在吸气与呼气之间的转换中充当“开 - 关”。

吸气神经元（inspiratory neurons）是集中在背侧延髓呼吸神经元群（DRG）和腹侧神经元群（VRG）的吻端，其中一些与膈神经的运动神经元和支配肋间肌的神经有单突触的连接。正常的呼吸是主动地吸气和只是被动呼气，然而，在某些呼吸驱动增强的情况下，内肋间肌和腹肌主动地排出空气。调节这种活动的呼气神经元（expiratory neurons）是集中在

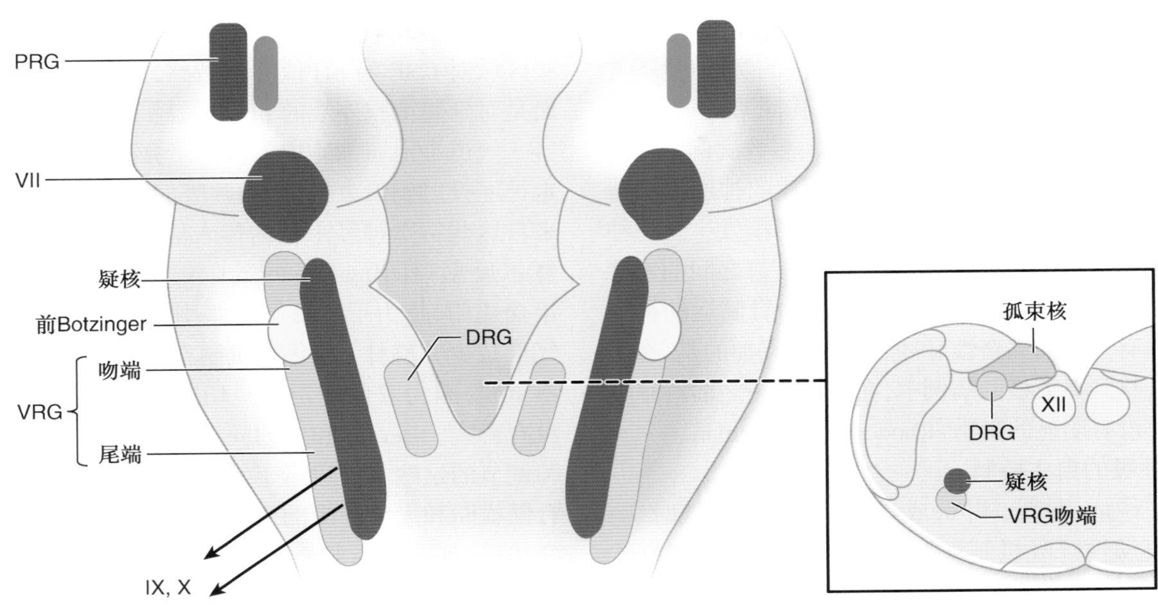

图 25-8 脑干呼吸控制的主要中枢位置，是从目前动物实验和有限的人类病理所设想的。有三个成对的核群：①背侧延髓呼吸神经元群（dorsal respiratory group，DRG），主要包含位于孤束核亚核内的吸气神经元；②腹侧延髓呼吸神经元群（ventral respiratory group，VRG），位于疑核附近，在其尾端包含主要在呼气时激活的神经元，在其吻端包含与吸气同步的神经元，后者的结构与包钦格复合体（Botzinger complex）在吻部融合，它恰位于面神经核后部，包含主要在呼气时激活的神经元；以及③一对脑桥核（PRG），其中一个在吸气与呼气之间的过渡时激活，另一个在呼气与吸气之间放电。整个系统的内在节律性可能取决于所有这些区域之间的相互作用，但延髓吻端腹内侧“前 Botzinger”区可能在产生呼吸节律中起特殊的作用（经 Duffin et al 允许改编）

腹侧延髓呼吸神经元群（VRG）的尾端和背侧神经元群（DRG）的最吻端。根据神经解剖示踪和生理学研究，已确定这些呼气神经元投射到脊髓运动神经元，并对吸气神经元有抑制作用。

起源于吸气神经元和终止于膈神经运动神经元的下行纤维通路恰位于上颈髓节段前角的外侧。当这些膈肌束受损时，膈肌自动而非随意运动丧失。正如后面所指出的，在脊髓中，携带随意运动脉冲到膈肌的纤维的行程更靠背侧。膈运动神经元在前角的内侧形成一个细柱，从第 3 颈髓延伸至第 5 颈髓节段。当然，对这些神经元的损伤会阻碍自主呼吸和自动呼吸。

如上所述，产生呼吸节律的确切部位还不知晓，如果有此部位的话。传统的理解是背侧延髓神经元群（DRG）是呼吸节律的主要产生器，但情况肯定更为复杂。相反地，动物实验却一直关注吻端腹侧延髓神经元群（VRG）。这一区域包含一组邻近“包钦格复合体”（Botzinger complex）的神经元（该复合体本身包含主要在呼气时激活的神经元）。把该区域冷却或给动物注射神经毒素会导致呼吸节律停止（见 Duffin et al 的综述）。也有研究表明，被认为在吸气与呼气之间起转换作用的脑桥成对的呼吸核，具有一定程度的自主节律性，但它们在产生循环呼吸中的作用还未被阐明。一些研究者的观点是，在 VRG 中的两组或多组神经元通过它们的交互活动创造出一种节律，或者在更大的网络中产生振荡（详见 Blessing）。

脑桥中也有一些中枢不产生呼吸节律，但在极端情况下，可能会对呼吸节律产生极大的影响。一个桥脑神经元群，即“呼吸调节中枢”（pneumotaxic center），调节对缺氧、低碳酸血症和肺膨胀的反应。一般来说，呼气神经元位于该中枢的外侧，吸气神经元位于其内侧，但还有另一组神经元群位于这二者之间，它在两个呼吸期转换时仍然保持活跃。在它们之间的下部脑桥中也发现了一组在过渡期仍保持活跃的神经元，它们阻止了延髓吸气神经元[长吸中枢（apneustic center）]的无限制的活动。除了这些关于产生呼吸节律的“中枢”的含糊不清之外，还有一个困难是，前面所描述的核在人类中还没有被很好地定义。

关于单侧脑干损伤对通气的影响,已经记录了大量的通气不足或自动通气完全丧失的病例(见下文"奥丹茵咒语")(Bogousslavsky 及其同事)。我们也观察到一些这样的明显的病例,在大多数病例中是由大的延髓外侧梗死引起的。如果两侧的神经振荡器是完全独立的,那么这种综合征就不可能发生。一种可能的解释是,一侧的损伤使得成对核群之间的连接中断,正常情况下,这两组核同步地向脊髓运动神经元产生有节奏的兴奋性脉冲。令人感兴趣的是,在局限性转移到孤束核的病例中,在呼吸停止之前对呼吸模式都没有明显的影响(Rhodes and Wightman)。

呼吸的自主控制

在说话、吞咽、屏气,或者自发性过度换气时,脑干的自动性呼吸机制被抑制,有利于反射性或有意识地控制膈肌收缩。Colebatch 和同事们使用 PET 扫描的观察表明,呼吸的自主控制与运动皮质和前运动皮质的活动有关。Maskill 及其同事的实验表明,靠近颅顶部区域的皮质磁刺激可激活膈肌。尽管自动呼吸和自主呼吸使用的是相同的颈运动神经元池,产生膈神经的活动,但自主呼吸的皮质下行通路与前面提到的脑干自动机制所使用的通路不同。目前还不清楚自主信号是否绕过了脑干机制,还是可能在脑干中发生整合。当行使自主控制的两侧背侧下行传导束被中断时,如在闭锁综合征(locked-in syndrome),延髓内独立的自动呼吸系统能够维持几乎完美的呼吸频率,每分钟 16 次,具有均匀的潮气量。

这些基本事实并不能完全描述控制呼吸的神经元群与在吞咽、打喷嚏、咳嗽和说话等协调活动中发挥作用的喉部和声门活动神经元群之间丰富的相互作用。吞咽时脑干区使呼吸暂停与误吸有关,误吸是许多神经系统疾病的共同特征,如在后面讨论的。应用于这些系统的驱动在如帕金森病等过程中受到限制,导致呼吸与吞咽之间的不协调,并可能促使误吸的问题,这在后面也会讨论。

传入的呼吸影响

许多调节呼吸驱动的信号起源于位于颈动脉化学感受器(chemoreceptors)。这些感受器既受酸碱度变化的影响,也受缺氧的影响。化学感受器传入神经沿着颈动脉窦神经传入,窦神经加入舌咽神经并终止于孤束核。主动脉体感受器作为缺氧的检测器不那么重要,它通过主动脉神经连接到迷走神经,向延髓发送传入投射。脑干中也有化学感受器,但是它们的确切位置还不确定。它们的主要位置被认为是在延髓的腹侧,但其他对酸碱度变化有反应的区域已经在动物身上得到证实。可以确定的是,这些区域对 CSF 的 pH 值并不敏感,如人们所认为的,而是对延髓细胞外液的 pH 值敏感。

气道平滑肌细胞内的许多牵张感受器也通过迷走神经投射到孤束核,影响呼吸的深度和持续时间。来自这些特殊神经末梢的传入信号介导了赫林 - 布鲁尔反射(Hering-Breuer reflex),该反射是在 1868 年描述的,是由于过度肺扩张引起的吸气缩短和潮气量减少。赫林 - 布鲁尔机制在静止状态下似乎并不重要,因为双侧迷走神经切断对呼吸速率和深度没有影响。Berger 和他的同事们已经对呼吸的传入肺调节的这些方面进行了综述。然而,有趣的是,高脊髓横断和无法呼吸的患者仍然能感觉到肺容量的变化,这证明了从肺感受器有一条非脊髓的传入路径,可能是通过迷走神经进入脑干的。此外,在肺上皮细胞之间也有感受器,它们对组胺和烟雾等刺激物做出反应。它们与哮喘的发生有关。在肺间质中也有"J 型"感受器,它们被肺间质液中的物质激活。这些都能引起过度呼吸,并可能在诸如肺水肿等条件下驱动通气发挥作用。

膈肌和呼吸辅助肌均含有常见的纺锤体感受器,但是它们的作用还不清楚;所能说的是,与其他骨骼肌相比,膈肌缺乏这些感受器(是与眼外肌相同的特性),因此,不会遭受皮质脊髓病变时痉挛状态,也不会出现诸如快速眼动(REM)睡眠时 γ 运动神经元活性显著降低状态下的肌张力丧失。

呼吸困难

常见的呼吸感觉如呼吸急促、气短、胸闷或呼吸短促等,把所有这些都被归入呼吸困难(*dyspnea*)一词,并不符合神经生理学的解释。Chen 和来自 Eldridge 实验室的同事已经在动物身上证明,随着呼吸驱动的增加,丘脑和中脑被盖的神经元以渐进的方式放电。这些神经元受到来自胸壁、肺和化学感受器的传入信息的极大影响,被认为是来自胸部感觉的丘脑表现,在皮质水平上被认为是呼吸困难。然而,功能成像研究表明,大脑的各个区域可被呼吸困难激活,这些区域主要是岛叶和边缘区。

异常呼吸模式

在神经系统疾病中观察到的许多最有趣的呼吸模式是在昏迷患者中被发现,其中一些模式被认定有定位价值,另一些的有效性不确定:中枢神经源性过度通气、长吸气和共济失调性呼吸(*central neurogenic hyperventilation*,*apneusis*,*and ataxic breathing*)。这些在与昏迷(见第 16 章)和睡眠呼吸暂停（见第 18 章）相关的临床征象中讨论。在副肿瘤性脑干脑炎中，出现了一些最奇怪的呼吸节奏，如那些不希望的呼吸干扰说话，或以喉闭合不协调、膈肌运动，或吞咽或呼吸抽搐为特征。类似的不协调模式也发生在某些锥体外系疾病中。在过去，每分钟多达 100 次的发作性呼吸急促和自主呼吸控制丧失等模式是脑炎后帕金森综合征的显著特征。

列文虎克病（*Leeuwenhoek's disease*），以显微镜的发现者命名，列文虎克描述了这一疾病，并深受其苦，有一种几乎连续的上腹部搏动和呼吸困难，与吸气肌有节奏的爆发活动有关，一种类似腭肌阵挛的呼吸性肌阵挛（Phillips and Eldridge）。在我们的临床资料中，有两例这样的病例随后出现流行性感冒样疾病，并在几个月内缓慢地消失了。另一例患者也有类似的动作，间歇性地发出喘息声，给我们的印象是患有心因性疾病。

潮式呼吸（*Cheyne-Stokes breathing*），是切恩（Cheyne）在 1818 年报告了一种常见的和众所周知的盈亏起伏类型的通气方式，后来由斯托克斯（Stokes）加以阐述，几十年来一直被归咎于循环时间的延长，如在充血性心力衰竭，但有数据支持这种疾病的一个主要神经来源，特别是观察到它最常发生在大脑半球深部病变或晚期代谢性脑病患者。这些情况下的意识水平与呼吸模式是相对应的。在呼吸暂停期间，患者的反应较弱。呼吸的开始是由觉醒来预示的，以睁开眼睛为标志，有时还会发声。在过度换气期的高峰期，患者清醒程度最高。然后意识减弱，随后呼吸频率减慢，最后昏迷，完成一个完整的周期。在呼吸频率改变之前意识水平的改变，这一事实暗示了 Cheyne-Stokes 呼吸只是周期性自主的脑干现象的一个组成部分。（见第 16 章对这种模式的生理学解释的进一步评论。）

另一个显著的通气异常是睡眠时失去了自动呼吸，但保留了自主呼吸［奥丹茵咒语（*Ondine's curse*）］。这个词源于德国神话，神话中的海女神 Ondine 诅咒她不忠的爱人，使他失去一切不需要意识意志的行动和功能。这种情况下的患者被迫保持清醒以免停止呼吸，他们必须夜间机械通气才能生存。推测其潜在的病理是病变选择性地中断了主使自动呼吸的腹外侧下行的延髓颈髓通路。这种综合征记载主要见于单侧和双侧脑干梗死、出血、脑炎（肿瘤性或感染性，例如李斯特菌引起），利（Leigh）综合征（一种线粒体起源的下部脑干的破坏性过程），以及创伤性下部脑干的杜雷特出血（Duret hemorrhage）。由于单侧脑干病变而导致的自动通气丧失的问题已在前面讨论过。还描述了一种完全丧失自主通气控制，但保留了自动单节律呼吸的状态（Munschauer et al）。在脑干梗死或严重脱髓鞘疾病的病例中，经常观察到后一种现象的不完全变异型，可能是“闭锁状态”的一个组成部分。

经常被忽视的是直立性低血压患者所经历的呼吸困难［直立性呼吸困难（*orthostatic dyspnea*）］。Gibbons 和 Freeman（2005）在一份自主实验室对患者进行问卷调查中，报告三分之一的患者有这种症状。他们提出原因是肺通气与肺灌注之间某种形式的不匹配。

先天性中枢性低通气综合征（*congenital central hypoventilation syndrome*）被认为是一种特发性自动通气丧失类型（见 Shannon et al，1976）。这种罕见的疾病开始于婴儿期，有不同严重程度的呼吸暂停和睡眠障碍，或在儿童后期出现慢性缺氧导致肺动脉高压征象。正如在第 18 章“睡眠呼吸暂停和日间过度嗜睡”中提到的，在这种情况下，已经发现了延髓弓状核（arcuate nucleus）发生了一些细微变化和呼吸中枢区域神经元的耗竭，但还需要进一步研究。

引起过度换气（*hyperventilation*）的神经病变是多种多样的，并广泛分布于整个脑部，而不仅仅是脑干。在临床实践中，过度换气的发作最常见于焦虑和惊恐状态。“中枢神经源性过度换气”是脑桥病变的一种表现的传统观点已经受到质疑，因为观察到它可能作为原发性脑淋巴瘤的一个征象而出现，在尸检中未能发现脑干控制呼吸区域的参与（Plum）。

打嗝（*hiccup*）或呃逆（singultus）是一种人们知之甚少的现象。它似乎没有任何有用的生理目的，只是作为一种滋扰存在，通常与任何特定的疾病无关。它可能作为延髓外侧综合征的一个组成部分出现（见第 33 章），如在 Park 及其同事研究的 51 例患者中，7 例患有颅后窝或延髓肿物，以及偶尔伴有颅内压普遍升高，脑干脑炎或代谢性脑病，如尿毒症。很少的情况下，呃逆可能是由药物引起的，在我们的经验中，地塞米松可能是引发呃逆的一个原因。由于打嗝的诱因似乎经常出现在靠近膈肌的上腹部器官，所以它被认为是一种胃肠道反射，而不是呼吸反射。Newsom Davis 的一项生理学研究表明，打嗝是膈肌和肋间肌强烈收缩的结果，紧接着是喉的关闭。这导致很少或没有空气的净流动。他的结论是，脑干中引起打嗝的投射与调节节律性呼吸的通路是无关的。

在一次打嗝或连续打嗝中，频率保持相对恒定，但它在任何一次时，可能在每分钟15~45次之间的任何一点。膈肌收缩最容易发生在吸气时，由于治疗性提高了动脉二氧化碳(CO_2)张力，收缩受到了抑制。我们不能保证无数种家庭自行创造的方法据说可以抑制打嗝(屏气、诱导惊吓、麻醉，或外耳道或耳壳刺激等)，但是当神经科医生被要求帮助治疗棘手的病例时(通常是男性)，巴氯芬(baclofen)有时是有效的。具有排空胃作用的药物，如甲氧氯普胺(metoclopramide)也可能起作用。

神经肌肉疾病引起的通气障碍

神经肌肉疾病(neuromuscular diseases)的通气衰竭导致两种症状复合体之一：急性的一种出现在快速进展的全身无力的患者，如Guillain-Barré综合征和重症肌无力；另一种发生在亚急性或慢性疾病患者，如运动神经元疾病、肌肉病(酸性麦芽糖酶、杆状体病)和肌营养不良。Polkey和同事的综述提供了导致这些问题的更广泛的疾病清单。在几个小时内发展为呼吸衰竭的患者会变得焦虑、心动过速和出汗。他们可能表现出反常呼吸(*paradoxical respiration*)，在吸气时腹壁缩进，由于膈肌不能收缩，此时肋间肌和辅助肌产生胸腔内负压。或者，有呼吸交替(*respiratory alternans*)，即仅在交替呼吸时出现膈肌下降的模式(这是较特征性的气道阻塞)。当肺活量降至正常的大约10%，或成人平均500mL时，这些征象就会出现在急症患者身上。

慢性但稳定的呼吸肌无力的患者表现出CO_2潴留的征象，如白天嗜睡、醒来时头痛、做噩梦，以及极端情况下的视盘水肿。辅助呼吸肌被调动起来，以使得潮气量最大化，患者有喘不过气或呈圆形"鱼嘴"状的倾向，以便吸入更多的空气。一般来说，慢性呼吸困难患者比急性疾病患者能忍受较低的潮气量而没有呼吸困难，而慢性呼吸困难的症状仅在夜间出现，此时呼吸驱动减弱，获得额外空气的代偿机制暂停。

这两种疾病的治疗方式不同。慢性类型的呼吸衰竭可能只需要夜间的通气支持，这可以通过诸如胸甲这样的负压装置来提供，或者更理想的是，通过在鼻子上使用紧身衣面罩施加间歇的正压，即双水平气道正压通气(bilevel positive airway pressure，BIPAP)或持续气道正压通气(continuous positive airway pressure，CPAP)。这些措施也可在紧急情况下临时使用，但在许多情况下，将需要一个正压呼吸机，每次呼吸提供一个恒定的容积。这只能通过气管内插管来实现。

在急性机械性呼吸衰竭(acute mechanical respiratory failure)的情况下，如果没有肺炎，典型的呼吸机设置为6~8mL/kg的潮气量，呼吸机设置取决于肺部顺应性和患者的舒适度，呼吸机速率在每分钟4~12次呼吸之间，并根据呼吸衰竭程度进行调整。潮气量保持相对恒定，以防止肺不张，只有当膈肌变弱或变强时速率才会改变。决定是否需要这些机械设备往往很是困难的，特别是当慢性神经肌肉疾病患者经常需要依赖呼吸机时。关于急性神经肌肉无力的通气处理的进一步细节在第43章Guillain-Barré综合征的部分描述(另见Ropper及其同事的专著)。

由于患者气道不受保护而出现口咽无力，需要在机械通气之前气管内插管。对于口咽无力的患者，甚至很难决定何时拔除气管插管。由于插管后吞咽机制的安全性无法评估，如果发生误吸，必须准备重新给患者插管，或让外科医生准备在拔管后施行气管切开术。

我们经常遇到以亚急性呼吸衰竭(*subacute respiratory failure*)为最早期特征的神经肌肉疾病患者，表现为呼吸困难和对运动不耐受，但没有其他明显的神经肌肉疾病征象。大多数这样的病例被证明是运动神经元疾病，但重症肌无力(特别伴有MUSK自身抗体的类型)、酸性麦芽糖酶缺乏(acid maltase deficiency)、多发性肌炎、杆状体肌病、Lambert-Eaton综合征或慢性炎症性脱髓鞘性多发性神经病的情况可能以这种方式出现。在其他医生没有发现这些病例内在的肺部疾病的证据后，可以咨询神经科医生。神经肌肉性呼吸衰竭病例的肺活量-流量循环显示低气流率与肺容量减少，共同模拟限制性肺疾病。在这类患者中，我们也发现了腹部或心脏手术或感染性疾病后孤立的单侧或双侧膈神经麻痹(*bilateral phrenic nerve paresis*)的病例。其中最少的可能是一种臂神经炎的形式(见第46章关于臂神经炎的讨论)。

危重病患者神经肌肉呼吸衰竭(*neuromuscular respiratory failure in critically ill patients*)　越来越多的神经科医生被要求确定危重患者呼吸衰竭是否有潜在的神经肌肉原因。营养不良、低磷血症(由高营养引起)和低钾血症作为肌肉无力的原因，总是需要牢记在心。除了上面列出的急性神经肌肉疾病外，

Bolton 和同事们还描述了一种危重病性多发性神经病(critical illness polyneuropathy),它占了多达不能摆脱通气患者的 40%。这些患者大多有脓毒症发作或多器官衰竭(见第 46 章)。EMG 表现出广泛的去神经支配,感觉电位相对保留。较少见的是,一种危重病性肌病(*critical illness myopathy*)与使用大剂量糖皮质激素有关(见第 45 章)。这种肌病主要发生在同时接受神经肌肉突触后阻滞药物如泮库溴铵(pancuronium)和大剂量类固醇的患者,但单独使用皮质类固醇也可以发生。

吞咽的神经学基础

吞咽(swallowing)行为,就像呼吸一样,在清醒和睡眠中周期性地持续,很大程度上没有有意识的意愿或意识。当人在空闲时,吞咽以大约每分钟一次的自然频率发生,它在集中注意力和情绪激动时被抑制。

吞咽的基本作用是将食物从口腔转移到食管,从而开始消化过程,它也有助于排空口腔中的唾液,防止其进入呼吸道。由于口咽是呼吸和吞咽的共用管道,强制性反射的存在,以确保在吞咽过程中呼吸暂停。由于这种关系以及吞咽困难(dysphagia)和误吸使得神经系统疾病复杂化的频率,作为吞咽基础的神经机制对神经科医生来说是相当重要的,在这里进行描述。读者也可参阅本书的其他部分,讨论由后组脑神经疾病(见第 44 章)、肌肉疾病(见第 45 章),以及神经 - 肌肉接头疾病(见第 46 章)引起的吞咽紊乱。

解剖和生理学基础

需要高度协调的肌肉收缩程序,才能使一团食物顺利安全地通过口咽。这种程序化的活动可能是自发引起的,也可能是来自咽后部的感觉冲动触发的反射运动。吞咽通常由舌头开始,在舌咽神经的支配下,舌把食物扫到口腔后部,并使食物团与口咽后壁接触。当食物经过咽喉柱时,触觉感觉通过Ⅸ和 X 脑神经,反射性地触发①提肌和腭帆张肌收缩,它关闭鼻咽,防止鼻腔反流,接着②杓状软骨向会厌方向向上和向前运动(观察到舌骨和甲状软骨向上移位),关闭气道。通过这些动作,会厌将食物引导到会厌谷,进入由会厌皱褶和咽壁形成的通道。通过杓状 - 会厌襞的连续收缩使气道闭合,在它们下面是假声带,然后是真声带,它们封住了气管。

所有这些肌肉收缩主要受脑神经 X(迷走神经)的影响。腭咽肌将咽部向上拉过了饭团,而茎突咽肌将咽部侧边向外拉(脑神经Ⅸ)。与此同时,喉的向上运动打开了环咽括约肌。然后,咽部开始出现一波蠕动,推动饭团通过括约肌进入食管。一旦食物到达食管,这些肌肉就会放松。通过刺激喉上神经可以触发整个吞咽系统(这一路径被用于实验研究中)。

反射性吞咽(reflex swallowing)只需要延髓的功能,并在植物人和闭锁状态,以及正常和无脑新生儿中保留。吞咽的肌肉活动的完整序列被组织在脑干的一个区域中,该区域大致包括一个吞咽中枢,位于靠近呼吸中枢的孤束核区。这种毗邻关系表面上允许吞咽与呼吸周期精细地协调。除了程序性呼吸暂停外,每次吞咽后都会有轻微的强迫呼气,进一步防止误吸。Jean、Kessler 和其他人的研究(被 Blessing 引用),使用兴奋性神经递质的显微注射,已经将动物的吞咽中枢定位在喉上神经末端附近的区域。与呼吸节律发生器不同,整个吞咽反射装置可能就位于孤束核。然而,孤束核与脑神经运动核之间并没有直接的连接。推测控制必须通过位于邻近网状脑干区域的前运动神经元来实现。关于人类吞咽的相关结构的解剖学研究很少。在参与吞咽的皮质区域,从 PET 研究来看,似乎是下前中央回和额下回后部被激活,脑部这些部位的病变导致了最严重的吞咽困难。

吞咽困难和误吸

吞咽器官的无力或不协调表现为吞咽困难(dysphagia),有时出现误咽(aspiration)。患者自己通常能辨别几种类型的缺陷之一:①开始吞咽困难,使得固体卡在口咽内;②鼻腔的液体反流;③吞咽后立即频繁咳嗽和哽噎,以及摄入液体后发出嘶哑的"湿咳";或者④这些表现的某种组合。锥体外系疾病,特别是帕金森病,会降低吞咽频率,并引起呼吸和吞咽的不协调,如后面所述。

令人惊讶的是,尽管明显地不能协调吞咽,但在直接检查中舌和导致腭部抬高的肌肉经常表现正常。同样,咽反射(gag reflex)作为神经学征象的应用也很有限,当有延髓病变或后组脑神经受损时,这种方法最有用。根据我们的经验,由于触及后咽部而腭部抬高仅表明脑神经Ⅸ和 X 和局部肌肉组织并非完全的功能障碍;换句话说,反射的存在并不能确保吞咽机制的顺利协调,更重要的是,也不能避免误咽。吞咽困难可能会微妙地开始,并表现为体重减轻或进食需要的时间显著增加。其他提示吞咽困难的线索包括点头或侧头运动，以辅助食团的推进，或需要反复用水冲下食物。通常，复发性轻微肺炎是间歇性（“无声”）误咽的唯一表现。

开始吞咽时的缺陷通常是由于舌的无力，可能是重症肌无力、运动神经元疾病或少见的肌肉炎症性疾病的特征；可能是由第 12 脑神经麻痹（颅底转移或脑膜神经根炎、颈动脉夹层）或其他一些原因引起的。在所有这些情况下，通常都伴有构音障碍和发音困难。第二类吞咽困难，与鼻内液体反流有关，提示腭封闭失败，以重症肌无力、任何原因的第十脑神经麻痹或因延髓麻痹或假性延髓麻痹导致吞咽不协调为特征。通常伴随有空气从鼻子里逸出的鼻音言语。

从生理学的角度来看，误吸的原因主要有四大类：①因一侧或两侧迷走神经病变导致咽部肌肉无力；②肌病（多发性肌炎、肌强直和口咽肌营养不良）或神经肌肉疾病（肌萎缩侧索硬化和重症肌无力）；③影响孤束核或脑神经运动核的延髓病变（延髓外侧梗死为原型），但脊髓空洞症 - 延髓空洞症，以及罕见的多发性硬化、脊髓灰质炎和脑干肿瘤可能具有相同的作用；或④没有那么明确机制的吞咽缓慢或不协调，由皮质脊髓疾病（假性延髓麻痹、半球的卒中）或基底节疾病（主要是帕金森病）引起，这使得呼吸和吞咽的时间改变，允许食物在通过咽后部时气道仍保持开放。在后一种情况下，吞咽频率的降低也会导致唾液在口腔中积聚（导致流口水），并增加误咽的风险。

由于大脑半球的卒中发生频率高，神经科医师会遇到这种卒中是不协调吞咽的一个原因。该问题在任何一侧的脑半球卒中后的前几天里最为明显（Meadows）。这些影响持续几天或几周，使患者患上肺炎和发热。在 Mann 与同事进行的临床和透视检查研究中，半数患者在卒中 6 个月后仍有明显的吞咽异常。因此，患者在急性卒中后的几天内进行吞咽评估已成为惯例。Hamdy 及其同事对卒中后吞咽功能障碍性质提供了一些见解，他们将吞咽困难的存在与未受影响半球咽部肌肉较轻微程度的运动表现进行关联，通过对皮质磁刺激进行评估。

吞咽时疼痛发生在一组不同的情况下，其中一个最令神经病学感兴趣的是舌咽神经痛，如第 7 章和第 44 章所讨论的。

视频透视已成为一种有用的工具，以确定吞咽时是否存在误咽和鉴别几种类型的吞咽困难。通过观察一团混合了钡的食物或单独的液体钡，可以直接判断舌对食团的运动、反射性吞咽的时间，以及咽部和腭开口的闭合。然而，该领域的权威，如怀尔斯（Wiles），他的评论被推荐（另见 Hughes and Wiles），警告完全依赖视频透视是不明智的。他们指出，观察患者吞咽水和反复观察患者进食的情况同样可以得到许多信息。让患者吞咽水是检查喉闭合的一个特别有效的测试，若出现咳嗽、湿声嘶哑（wet hoarseness）或呼吸困难，以及需要缓慢吞咽少量食物，都表明有较高的误吸风险。

根据床边观察和视频透视研究，经验丰富的治疗师可以就口服喂养的安全性、饮食的一致性和质地的改变、体位调整，以及是否需要插入喂食管或行气管切开术等提出建议。

呕吐

呕吐（vomiting）是一种复杂的连续行为，可能由许多外部、胃肠道和神经刺激触发。引起呕吐反射的主要中枢神经系统结构是位于第四脑室底部的最后区（*area postrema*）。最后区内的神经元对化学反应敏感，被循环的毒素激活，由于没有血脑屏障，这些毒素可以直接接触到这些神经元。轴突从最后区投射到孤束核（*nucleus of the solitary tract*，NTS），NTS 也是咽、喉和胃肠道输入的汇聚点。NTS 涉及延髓内的一组神经元，它们协调呕吐的顺序要素；正如 Hornby 所评论的，并没有“呕吐中枢”。除了刺激该最后区外，前庭、咽（咽反射）和心因性刺激也可以诱发呕吐。

胃内容物的最终排出，是通过闭合声门吸气降低胸腔内压力和腹肌收缩时增加腹压的组合实现的。小肠开始逆蠕动，下食管和幽门括约肌松弛，胃本身并不收缩。

迷走神经携带来自肠系统的传入信息，同时也将来自孤束核的传出信号传导到胃肠道结构。最后区神经元含有 D2 多巴胺、5-HT3 血清素、阿片类、P 物质和乙酰胆碱受体，以及水通道等。这为多巴胺能药物的催吐特性以及多巴胺和血清素拮抗剂的止吐活性提供了解释。然而，其他强效止吐药如昂丹司琼（ondansetron），一种 5-HT3 受体拮抗剂，也对迷走神经传入有影响。

呕吐常见的神经学原因是最后区附近的病变，包括肿瘤、出血、梗死和脱髓鞘。我们已经看到，并在文献中已有报告，呕吐可能与视神经脊髓炎的脑室周围病变有关，这是由于在该区域富集水通道蛋白 -4（Iorio 及其同事）。由于颅内压升高引起呕吐的机制尚未被充分阐明,但可能是压力向背侧延髓传递的结果。

周期性呕吐(*cyclic vomiting syndrome*)　这种原因不明的综合征与儿童腹型偏头痛有关(见第 9 章),并且是赖利 - 戴综合征(Riley-Day dysautonomia)一个显著的组成部分。它也被认为是一种人为的自我放纵障碍,例如贪食症。

(潘晓华　刘国荣　译　王维治　校)

参考文献

Adams RD, van Bogaert L, Vandereecken H: Striato-Nigral Degeneration. *J Neuropathol Exp Neurol* 23:584, 1964.

Aguayo AJ, Nair CPV, Bray GM: Peripheral nerve abnormalities in Riley-Day syndrome. *Arch Neurol* 24:106, 1971.

Ahlquist RP: A study of adrenotropic receptors. *Am J Physiol* 153:586, 1948.

Anderson SL, Coli R, Daly IW, et al: Familial dysautonomia is caused by a mutation in the IKAP gene. *Am J Hum Genet* 68:753, 2001.

Appenzeller O, Arnason BG, Adams RD: Experimental autonomic neuropathy: An immunologically induced disorder of reflex vasomotor function. *J Neurol Neurosurg Psychiatry* 28:510, 1965.

Benarroch EF: Enteric nervous system. Functional organization and neurologic implications. *Neurology* 69:1955, 2007.

Berger AJ, Mitchell JH, Severinghaus JW: Regulation of respiration. *N Engl J Med* 297:92, 1977.

Blaivas JG: The neurophysiology of micturition: A clinical study of 550 patients. *J Urol* 127:958, 1982.

Blessing WW: *The Lower Brainstem and Bodily Homeostasis*. New York, Oxford, 1997.

Blok BFM, Willemsen ATM, Holstege G: A PET study on brain control of micturition in humans. *Brain* 120:111, 1997.

Bogousslavsky J, Khurana R, Deruaz JP, et al: Respiratory failure and unilateral caudal brainstem infarction. *Ann Neurol* 28:668, 1990.

Bolton CF, Laverty DA, Brown JD, et al: Critically ill polyneuropathy: Electrophysiological studies and differentiation from Guillain-Barré syndrome. *J Neurol Neurosurg Psychiatry* 49:563, 1986.

Bradbury S, Eggleston C: Postural hypotension: A report of three cases. *Am Heart J* 1:73, 1925.

Brindley GS, Polkey CE, Rushton DN, Cardozo L: Sacral anterior root stimulation for bladder control in paraplegia: The first 50 cases. *J Neurol Neurosurg Psychiatry* 49:1104, 1986.

Burnstock G: Innervation of vascular smooth muscle: Histochemistry and electron microscopy. *Clin Exp Pharmacol Physiol* 2(Suppl):2, 1975.

Caird FI, Andrews GR, Kennedy RD: Effect of posture on blood pressure in the elderly. *Br Heart J* 35:527, 1973.

Camilleri M: Diabetic gastroparesis. *New Eng J Med* 356:820, 2007.

Cannon WB: *Bodily Changes in Pain, Hunger, Fear and Rage*, 2nd ed. New York, Appleton, 1920.

Carmel PW: Sympathetic deficits following thalamotomy. *Arch Neurol* 18:378, 1968.

Chen Z, Eldridge FL, Wagner PG: Respiratory-associated thalamic activity is related to level of respiratory drive. *Respir Physiol* 90:99, 1992.

Cohen J, Low P, Fealey R, et al: Somatic and autonomic function in progressive autonomic failure and multiple system atrophy. *Ann Neurol* 22:692, 1987.

Cohen MI: Neurogenesis of respiratory rhythm in the mammal. *Physiol Rev* 59:1105, 1979.

Colebatch JG, Adams L, Murphy K, et al: Regional cerebral blood flow during volitional breathing in man. *J Physiol* 443:91, 1991.

Cooper JR, Bloom FE, Roth RH: *The Biochemical Basis of Neuropharmacology*, 8th ed. New York, Oxford University Press, 2003.

de Castro F: Sensory ganglia of the cranial and spinal nerves: Normal and pathological. In: Penfield W (ed): *Cytology of Cellular Pathology of the Nervous System*. New York, Hafner, 1965, pp 93–143.

DeGroat WC: Nervous control of urinary bladder of the cat. *Brain Res* 87:201, 1975.

Denny-Brown D, Robertson EG: On the physiology of micturition. *Brain* 56:149, 1933.

Denny-Brown D, Robertson EG: The state of the bladder and its sphincters in complete transverse lesions of the spinal cord and cauda equina. *Brain* 56:397, 1933.

Duffin J, Kazuhisa E, Lipski J: Breathing rhythm generation: Focus on the rostral ventrolateral medulla. *News Physiol Sci* 10:133, 1995.

Dyck PJ, Kawamer Y, Low PA, et al: The number and sizes of reconstituted peripheral, autonomic, sensory, and motor neurons in a case of dysautonomia. *J Neuropathol Exp Neurol* 37:741, 1978.

Fagius J, Westerber CE, Olson Y: Acute pandysautonomia and severe sensory deficit with poor recovery: A clinical, neurophysiological, and pathological case study. *J Neurol Neurosurg Psychiatry* 46:725, 1983.

Falck B: Observations on the possibilities of the cellular localization of monoamines by a fluorescence method. *Acta Physiol Scand* 56(Suppl):197, 1962.

Feldman JL: Neurophysiology of breathing in mammals. In: Bloom FE (ed): *Handbook of Physiology*. Vol IV: The Nervous System. Bethesda, MD, American Physiological Society, 1986, pp 463–524.

Fowler CJ: Neurological disorders of micturition and their treatment. *Brain* 122:1213, 1999.

Fowler CJ, Christman TJ, Chapple CR, et al: Abnormal electromyographic activity of the urethral sphincter, voiding dysfunction and polycystic ovaries: A new syndrome? *BMJ* 1988:297, 1436.

Geiger H, Naraghi R, Schobel HP, et al: Decrease of blood pressure by ventrolateral medullary decompression in essential hypertension. *Lancet* 352:446, 1998.

Gibbons CH, Freeman R: Orthostatic dyspnea: A neglected symptom of orthostatic hypotension. *Clin Auton Res* 15:40, 2005.

Gibbons CH, Freeman R: Treatment-induced diabetic neuropathy: A reversible painful autonomic neuropathy. *Ann Neurol* 67:534, 2010.

Gutrecht JA: Sympathetic skin response. *J Clin Neurophysiol* 11:519, 1994.

Hamdy S, Aziz Q, Rothwell JC, et al: Explaining oropharyngeal dysphagia after unilateral hemispheric stroke. *Lancet* 350:686, 1997.

Hoeldtke RD, Dworkin GE, Gaspar SR, Israel BC: Sympathotonic orthostatic hypotension: A report of 4 cases. *Neurology* 39:34, 1989.

Hoff JT, Reis DJ: Localization of regions mediating the Cushing response in CNS of cat. *Arch Neurol* 23:228, 1970.

Holstege G, Tan J: Supraspinal control of motor neurons innervating the striated muscles of the pelvic floor, including urethral and anal sphincters in the cat. *Brain* 110:1323, 1987.

Hornby PJ. Central neurocircuitry associated with emesis. *Am J Medicine* 111(8a):106s, 2001.

Hughes TA, Wiles CM: Neurogenic dysphagia: The role of the neurologist. *J Neurol Neurosurg Psychiatry* 64:569, 1998.

Iorio R, Lucchinetti CF, Lennon VA, et al: Intractable nausea and vomiting from autoantibodies against a brain water channel. *Clin Gastroenterol Hepatol* 11:240, 2013.

Jansen SP, Sguyen XV, Karpitsky V, et al: Central command neurons of the sympathetic nervous system: Basis of the fight-or-flight response. *Science* 270:644, 1995.

Keane JR: Oculosympathetic paresis: Analysis of 100 hospitalized patients. *Arch Neurol* 36:13, 1979.

Kirby R, Fowler CV, Gosling JA, et al: Bladder dysfunction in distal autonomic neuropathy of acute onset. *J Neurol Neurosurg Psychiatry* 48:762, 1985.

Krane RJ, Siroky MD (eds): *Clinical Neurourology*, 2nd ed. Boston, Little, Brown, 1991.

Low PA: *Clinical Autonomic Disorders*, 3rd ed. Philadelphia, Lippincott-Raven, 2008.

Low PA, Dyck PJ: Splanchnic preganglionic neurons in man: II. Morphometry of myelinated fibers of T7 ventral spinal root. *Acta Neuropathol* 40:219, 1977.

Low PA, Dyck PJ, Lambert EH: Acute panautonomic neuropathy. *Ann Neurol* 13:412, 1983.

Lumsden T: Observations on the respiratory centers. *J Physiol* 57:354, 1923.

Mann G, Hankey GJ, Cameron D: Swallowing function after stroke: Prognosis and prognostic factors at 6 months. *Stroke* 30:744, 1999.

Mannen T, Iwata M, Toyokura Y, Nagashima K: Preservation of a certain motoneuron group of the sacral cord in amyotrophic lateral sclerosis: Its clinical significance. *J Neurol Neurosurg Psychiatry* 40:464, 1977.

Maskill D, Murphy K, Mier A, et al: Motor cortical representation of the diaphragm in man. *J Physiol* 443:105, 1991.

McLeod JG, Tuck RR: Disorders of the autonomic nervous system. Part I: Pathophysiology and clinical features. Part II: Investigation and treatment. *Ann Neurol* 21:419, 519, 1987.

Meadows JC: Dysphagia in unilateral cerebral lesions. *J Neurol Neurosurg Psychiatry* 36:853, 1973.

Munschauer FE, Mador MJ, Ahuja A, Jacobs L: Selective paralysis of voluntary but not limbically influenced automatic respiration. *Arch Neurol* 48:1190, 1991.

Nathan PW, Smith MC: The location of descending fibers to sympathetic neurons supplying the eye and sudomotor neurons supplying the head and neck. *J Neurol Neurosurg Psychiatry* 49:187, 1986.

Newsom Davis J: An experimental study of hiccup. *Brain* 39:851, 1970.

Onufrowicz B: On the arrangement and function of cell groups of the sacral region of the spinal cord of man. *Arch Neurol Psychopathol* 3:387, 1900.

Oppenheimer D: Neuropathology of autonomic failure. In: Bannister R (ed): *Autonomic Failure*, 2nd ed. New York, Oxford University Press, 1988, pp 451–463.

Park MH, Kim BJ, Koh SB, et al: Lesional location of lateral medullary sinfarction presenting hiccups (singultus). *J Neurol Neurosurg Psychiatr* 75:95, 2005.

Penfield W, Jasper H: *Epilepsy and the Functional Anatomy of the Human Brain*. Boston, Little, Brown, 1954, p 414.

Petito CK, Black IB: Ultrastructure and biochemistry of sympathetic ganglia in idiopathic orthostatic hypotension. *Ann Neurol* 4:6, 1978.

Phillips JR, Eldridge FL: Respiratory myoclonus (Leeuwenhoek's disease). *N Engl J Med* 289:1390, 1973.

Pick J: *The Autonomic Nervous System*. Philadelphia, Lippincott, 1970.

Plum F: Cerebral lymphoma and central hyperventilation. *Arch Neurol* 47:10, 1990.

Polinsky RJ, Kopin IJ, Ebert MH, Weise V: Pharmacologic distinction of different orthostatic hypotension syndromes. *Neurology* 31:1, 1981.

Polkey MI, Lyall RA, Moxham J, Leigh PN: Respiratory aspects of neurological disease. *J Neurol Neurosurg Psychiatry* 66:5, 1999.

Porter JM, Rivers SP, Anderson CS, Baur GM: Evaluation and management of patients with Raynaud's syndrome. *Am J Surg* 142:183, 1981.

Rhodes RH, Wightman HR: Nucleus of the tractus solitarius metastasis: Relationships to respiratory arrest? *Can J Neurol Sci* 27:328, 2000.

Robinson B, Johnson R, Abernethy D, Holloway L: Familial distal dysautonomia. *J Neurol Neurosurg Psychiatry* 52:1281, 1989.

Ropper AH: Acute autonomic emergencies and autonomic storm. In: Low PA (ed): *Clinical Autonomic Disorders*, 2nd ed. Boston, Little, Brown, 1997, pp 791–801.

Ropper AH, Wijdicks WFM, Truax BT: *Guillain-Barré Syndrome*. Philadelphia, Davis, 1991, pp 109–112.

Ruch T: The urinary bladder. In: Ruch TC, Patton HD (eds): *Physiology and Biophysics*. Vol 2: *Circulation, Respiration, and Fluid Balance*. Philadelphia, Saunders, 1974, pp 525–546.

Sakakibara R, Hattori T, Yasuda K, et al: Micturitional disturbance and the pontine tegmental lesion: Urodynamic and MRI analyses of vascular cases. *J Neurol Sci* 141:105, 1996.

Samuels MA: The brain heart connection. *Circulation* 116:77, 2007.

Schobel HP, Fischer T, Heuszer K, et al: Preeclampsia—a state of sympathetic overactivity. *N Engl J Med* 335:1480, 1996.

Schroeder C, Vervino S, Birkenfeld A, et al: Plasma exchange for primary autoimmune autonomic failure. *N Engl J Med* 353:1585, 2005.

Selye H: The general adaptation syndrome and the diseases of adaptation. *J Clin Endocrinol Metab* 6:117, 1946.

Shannon JR, Flatem, NL, Jordan J, et al: Orthostatic intolerance and tachycardia associated with norepinephrine-transporter deficiency. *N Engl J Med* 342:541, 2005.

Shannon DC, Marsland DW, Gould JB, et al: Central hypoventilation during quiet sleep in two infants. *Pediatrics* 57:342, 1976.

Shy GM, Drager GA: A neurological syndrome associated with orthostatic hypotension: A clinical-pathologic study. *Arch Neurol* 2:511, 1960.

Spokes EGS, Bannister R, Oppenheimer DR: Multiple system atrophy with autonomic failure. *J Neurol Sci* 43:59, 1979.

Stewart JD, Nguyen DM, Abrahamowicz M: Quantitative sweat testing using acetylcholine for direct and axon reflex mediated stimulation with silicone mold recording; controls versus neuropathic diabetics. *Muscle Nerve* 17:1370, 1994.

Tansey EM: Chemical neurotransmission in the autonomic nervous system: Sir Henry Dale and acetylcholine. *Clin Auton Res* 1:63, 1991.

Vernino S, Low PA, Fealey RD, et al: Autoantibodies to ganglionic acetylcholine receptors in autoimmune autonomic neuropathies. *N Engl J Med* 343:847, 2000.

Weiss HD: The physiology of human penile erection. *Ann Intern Med* 76:792, 1972.

Wigley FM: Raynaud's phenomenon. *N Engl J Med* 347:1001, 2002.

Wiles CM: Neurogenic dysphagia. *J Neurol Neurosurg Psychiatry* 54:1037, 1991.

Young RR, Asbury AK, Corbett JL, Adams RD: Pure pandysautonomia with recovery: Description and discussion of diagnostic criteria. *Brain* 98:613, 1975.

Ziegler MG, Lake R, Kopin IJ: The sympathetic nervous system defect in primary orthostatic hypotension. *N Engl J Med* 296:293, 1977.

第 26 章

下丘脑和神经内分泌紊乱

下丘脑(hypothalamus)在神经系统的活动中起着三种作用。首先,如在前一章中所述,它起到自主神经系统的“头部神经节”的作用;其次,正如在第18章睡眠中所述,它是行为和睡眠-觉醒功能的昼夜节律和季节性时钟;再次,它提供了内分泌系统的神经控制,如本章所讨论的。下丘脑将这些系统相互整合,以及与新皮质、边缘系统和脊髓网络整合在一起。最终,下丘脑维持复杂的稳态功能,并参与情绪和情感行为的亚结构。

神经分泌(neurosecretion)的概念可能起源于1919年斯皮德尔(Spiedel)的观察,他注意到一些下丘脑的神经元具有一些腺细胞的形态学特征。这一观点现在被视为内分泌学的基本部分,它是如此新颖,以至于当时大多数生物学家都拒绝接受。在过去一个世纪里,神经内分泌学知识的扩展是神经生物学的重要成就之一。现在已经确定,神经元除了传递电冲动外,还能在局部合成和分泌复杂的分子进入体循环,这些分子能够刺激或抑制远处的内分泌、肾脏和血管细胞等。

在Spiedel的观察之后,Euler和Gaddum在1931年进行了开创性的观察,发现中枢和外周神经系统的神经元分泌的多肽类也可以由胰腺、肠道和心脏的腺细胞分泌。他们从肠道中分离出一种能够作用于平滑肌的物质,并称之为P[来自粉末(powder)一词]。但直到大约35年后,利曼(Leeman)和她的同事才纯化出一种11-氨基酸肽,现在被称为P物质(见Aronin et al)。随后发现了垂体前叶激素分泌的6种下丘脑介质:促甲状腺激素-释放激素(TRH)、生长抑素、促性腺激素-释放激素(GnRH)、促皮质激素释放激素(CRH),以及生长激素释放激素(GHRH)等。在此期间,人们已经知道多巴胺是垂体激素分泌的抑制剂。随后,发现了许多其他神经肽,包括脑啡肽、神经肽Y和食欲素等,如在第18章中所讨论的。

下丘脑

解剖特征

下丘脑位于第三脑室的两侧,而且穿过脑室的底部是连续的。它的后面以乳头体为界,前面是视交叉和终板,上面是下丘脑沟,外侧是视束,下面是垂体。下丘脑包括三个主要核群:①前组,包括视前核、视上核和室旁核;②中间组,包括结节核、弓状核、腹内侧核和背内侧核;③后组,包括乳头核和后下丘脑核。

根据Nauta和Haymaker提出的系统,下丘脑的各组成部分也可以根据其在矢状面上的位置进行分组。外侧部(*lateral*)与每个穹窿相邻,它的细胞稀疏,其细胞群由被盖网状结构和内侧前脑束穿过。后者携带有细髓鞘和无髓鞘的上升和下降纤维往返于位于吻端的隔核、无名质、伏隔核、杏仁核和梨状皮质等。与之相反,下丘脑的内侧部分细胞丰富,其中一些是垂体调节和内脏控制的神经分泌细胞。它包含两个主要的传出纤维系统——乳头被盖束和维克达济尔(Vicqd'Azyr)乳头丘脑束[以路易XV和路易XVI的医生,玛丽·安托瓦内特(Marie Antoinette)皇后的情夫命名,它们连接着乳头体核与前丘脑核]。其他重要的结构有从杏仁核到下丘脑腹内侧核的终纹(stria terminalis)和连接海马到乳状体、隔核和下丘脑的脑室周围部分的穹窿(fornix)。

灰结节(tuber cinereum)是指下丘脑的下表面,它从第三脑室底向下隆起,形成漏斗部(infundibulum)。在正中隆起内,漏斗部的突出物与供血垂体前叶的门脉系统(*portal system*)的血管密切相关。这个丰富的毛细血管网来自颈内动脉分支的垂体上动脉

(图 26-1)。因此,下丘脑的释放激素被直接输送到腺垂体的靶细胞。通过这种方式,门脉系统就代表了从脑部到垂体轴的汇聚通路的最终输出。

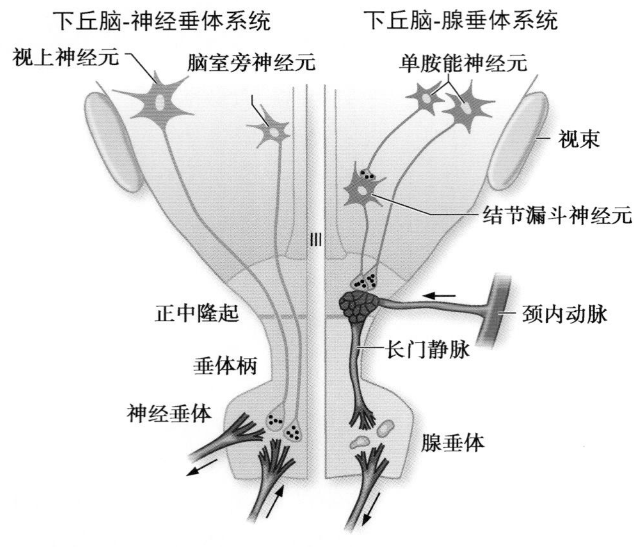

图 26-1　下丘脑 - 垂体轴示意图。左侧为下丘脑 - 神经垂体系统,由视上和室旁神经元组成,轴突终止于垂体后叶(神经垂体)的血管上。右图为下丘脑 - 腺垂体系统。结节漏斗神经元,是下丘脑调节激素的来源,终止于正中隆起的毛细血管丛(由 Dr. MartinJB 提供)

漏斗还有另一个功能,它含有延伸到神经垂体的纤维,并含有加压素(vasopressin)和催产素(oxytocin)。神经垂体的主要血供来自垂体下动脉,它是颈内动脉的海绵窦部的一个分支。

下丘脑丰富的血液供应(来自多条供血动脉)对于想要治疗来自邻近血管的动脉瘤的神经外科医生来说是非常重要的。来自颈动脉、后交通动脉和前交通动脉,以及大脑前动脉、大脑后动脉近端的许多小根动脉共同形成如此过度丰富的血管网,使下丘脑梗死罕见。从门脉系统的引流静脉流向岩窦,在那里可以直接采样测激素水平。

需要下丘脑的解剖和其他方面更广泛的信息来源的读者可以参考斯瓦伯(Swaab)在两卷本的《临床神经病学手册》(*Handbook of Clinical Neurology*)中关于这一主题的综合材料,以及马丁(Martin)和赖希林(Reichlin)的专著。

下丘脑释放激素(表 26-1)

下丘脑释放激素(hypothalamic-releasing hormones)的调节系统是复杂的。释放因子具有重叠的功能,下丘脑核团除作用于垂体,还作用于脑的许多部位。反过来,脑的许多部分通过神经递质和调节物(包括儿茶酚胺、乙酰胆碱、5- 羟色胺和多巴胺)的作用影响下丘脑 - 垂体轴。下丘脑的每一部分和它所作用的内分泌结构之间都有反馈控制。Reichlin 对影响下丘脑神经元的因素曾进行了详细的综述。除了下面的章节,其中一些关系也将在后面的章节中出现,特别是当它们涉及行为和精神障碍时。

表 26-1　垂体前叶激素

激素	靶腺	分泌细胞	氨基酸	正常范围
生长激素(GH)	肝,其他器官	促生长激素细胞	191	24h<0.5μg/L
ACTH[a]	肾上腺	促皮质激素细胞	39	4~22pg/L
催乳素(PRL)	乳腺,其他组织	催乳素细胞	199	M<15μg/L F<20μg/L
促甲状腺激素(TSH)	甲状腺	促甲状腺激素细胞	211	0.1~0.5mU/L
FSH 和 LH[b]	卵巢,睾丸	促性腺激素细胞	210,201	M5~20IU/L F2~20IU/L (基础水平)

[a] 促肾上腺皮质激素。
[b] 促卵泡激素(FSH)和促黄体激素(LH)。
IU 国际单位。
垂体功能检测,见表 30-4 和 Melmed S,Jameson JL:Disorders of the anterior pituitary and hypothalamus. In:Longo DL,Fauci AS,Kasper DL,et al(eds):*Harrison's Principles of Internal Medicine*,18th ed. New York,McGraw-Hill,2012,Table 339-3,p 2881.

下丘脑在周围和中枢水平的内分泌和自主神经系统整合中的作用是特别重要的。这种相互作用最有名的实例是肾上腺髓质,如在第 25 章所示。同样地,肾脏的肾小球旁器官和胰腺的朗格汉斯胰岛起到神经内分泌转导器的功能,它们将神经刺激(即肾上腺素能的输入)转换为内分泌信号(即肾脏的肾素,以及胰岛细胞的胰高血糖素和胰岛素)。

促甲状腺素释放激素

促甲状腺素释放激素(thyrotropin-releasing hormone,TRH)是第一个被确认的下丘脑释放激素,在 1968 年确定了它的三肽结构。这种激素由前室旁核、室旁核、弓状核、腹内侧和背内侧核神经元产生,但后部下丘脑或丘脑核神经元则不产生。它刺激垂体腺释放促甲状腺激素(thyroid-stimulating hormone,TSH)。反过来,TSH 增加甲状腺素合成的每一步的活性，刺激 T_4（甲状腺素）和 T_3（三碘甲状腺原氨酸）的释放。T_3 对 TRH 和 TSH 分泌给予抑制性反馈。TRH 也刺激垂体细胞轻微释放多巴胺和生长抑素，后者对 TSH 有抑制作用。除了上述功能之外，值得注意的是，脑中一半以上数量的 TRH 发现于下丘脑以外，即在脑干中缝核、孤束核，以及脊髓的前角和侧角细胞，提示着 TRH 除了刺激甲状腺激素产生方面的作用，还可能起到自主神经系统的中枢调节因子的作用。

生长激素释放激素

生长激素释放激素（growth hormone-releasing hormone）和生长抑素（somatostatin）都由专门的结节漏斗神经元分泌，并释放到垂体 - 门脉循环中，通过门静脉循环，它们被带到腺垂体特定的生长激素（GH）分泌细胞（生长激素细胞）中。免疫组化染色显示，生长激素释放激素（GHRH）和生长抑素的来源为弓状核后部和腹内侧下丘脑核的神经元，以及正中隆起和前乳头区的其他神经元。

生长抑素是一种由 14 个氨基酸组成的肽，也被称为生长激素释放抑制激素，主要由前部室旁区的神经元和室旁核的小细胞部分产生。它抑制生长激素（GH）的释放，与 GHRH 的作用相反。此外，它抑制 TSH 和催乳素的释放。生长抑素也由幽门窦、十二指肠和胰岛的 δ 细胞分泌，它通过抑制胃泌素和分泌素等激素的释放来降低胃排空率。

生长调节素 C（somatomedin C）是在肝脏中合成的一种基本肽，通过抑制垂体的生长激素细胞和刺激生长抑素的释放，对生长激素起反馈控制作用。此外，如同乙酰胆碱一样，已经证明所有的 4 种生物胺（多巴胺、去甲肾上腺素、肾上腺素和 5- 羟色胺）都会影响生长激素的调节，它们或通过直接作用于垂体生长激素细胞，或作用于下丘脑的调节神经元。促甲状腺素释放激素（TRH）也能增加生长激素从生长激素细胞的分泌。睡眠和压力诱发的生长激素和生长抑素的波动已被很好地描述，并与杏仁核、海马体和其他边缘结构经由（在终纹中）内侧皮质下丘脑束到弓状核的投射有关。

生长激素通过刺激软骨增生和肌肉生长来促进骨骼的生长。它还能调节脂肪分解，刺激细胞摄取氨基酸，并具有抗胰岛素作用。GH 的血液浓度从 1~2ng/mL 波动到 60ng/mL 以上，在睡眠开始后的 1 或 2 小时内最高。

促皮质激素释放激素

促皮质激素释放激素（corticotropin-releasing hormone，CRH）是一种 14 个氨基酸的肽，与加压素（vasopressin）协同作用，从垂体嗜碱性细胞释放促肾上腺皮质激素（ACTH）。ACTH 刺激肾上腺皮质激素的合成和释放，主要是糖皮质激素（皮质醇或氢化可的松），但也有盐皮质激素（醛固酮）和肾上腺类皮质激素（它在组织中转化为睾酮）。CRH 的起源神经元位于室旁核的一部分，它的其他功能包括加工形成加压素、催产素和其他几种物质（神经降压素、强啡肽、血管活性肠肽），以及形成室旁核 - 视上核垂体束（神经垂体）。在室旁核的 CRH 分泌细胞接受来自神经系统多个区域的广泛输入，特别是通过去甲肾上腺素能通路（来自延髓的网状神经元以及蓝斑和孤束核的网状神经元）和许多边缘结构。据推测，这些下丘脑外的连接提供了压力和疼痛激活 ACTH 和皮质醇分泌的机制。CRH 本身在脑中广泛分布。它也在分娩中发挥作用，由胎盘合成。CRH 和 ACTH 通过下丘脑和腺垂体的糖皮质激素受体进行反馈控制。儿茶酚胺也有抑制作用，而 5- 羟色胺和乙酰胆碱能促进 ACTH 的分泌。

促性腺激素释放激素

促性腺激素释放激素（gonadotropin-releasing hormone，GnRH）是含 10 个氨基酸的肽，起源于弓状核，在正中隆起附近浓度最高。它影响两种促性腺激素——黄体生成素（luteinizing hormone，LH）和促卵泡激素（follicle-stimulating hormone，FSH）的释放。卵巢和睾丸通过分泌类固醇激素和一种叫作抑制素（*inhibin*）的肽能够抑制 FSH。促性腺激素释放激素（GnRH）处于受儿茶酚胺、5- 羟色胺、乙酰胆碱和多巴胺等调节的其他神经元系统影响之下。青春期、月经、排卵、哺乳和更年期都与 GnRH、FSH 和 LH 对卵巢、子宫、乳房和睾丸的影响有关。正常血 FSH 水平在青春期前为 2.5~4.9ng/mL，成年时为 7.5~11ng/mL；青春期前血液 LH 水平为 2.8~9.6ng/mL，成年时为 10~18ng/mL。

催乳素抑制（多巴胺）

由下丘脑分泌的其他激素与其刺激释放的垂体激素不同，下丘脑分泌的多巴胺（dopamine）实际上抑制（*inhibits*）了垂体前叶催乳素细胞分泌的催乳素（prolactin）的释放。多巴胺是由弓状核区的神经元释放到正中隆起的垂体门脉系统。它通过脊髓和脑干中的通路对来自乳头的感觉刺激做出反应，解释了哺乳对产奶的影响。乳头刺激对催产素（oxytocin）分泌也有重要影响，如后所述。血液中正常的催乳素水平是 5~25ng/mL。

压迫垂体柄的肿瘤破坏了多巴胺对催乳素分泌的抑制作用，导致了溢乳和生殖功能障碍等临床表现。这一机制也解释了使用多巴胺阻断药如氟哌啶醇时发生的乳溢。

神经垂体：加压素和催产素

加压素(亦即抗利尿激素——译者注)和催产素(*oxytocin*)的寡肽是由视上核和室旁核的细胞合成的，并通过它们的轴突，经垂体柄运输到垂体后叶，这些物质被储存于此。这些要素共同构成了神经垂体(neurohypophysis)(垂体后叶)，它发展为第三脑室底的外翻部分。一些含有加压素的神经末梢也终止于自主神经系统的起源细胞和垂体门脉循环的毛细血管丛上，通过它们影响 CRH 和 GH 的分泌。加压素和催产素的化学性质是杜维尼奥(DuVigneaud)确定的，二者肽的成分几乎相同，彼此之间只有 2 个氨基酸不同。

加压素(*vasopressin*)作用于肾小管中的 V2 受体，充当抗利尿激素(antidiuretic hormone，ADH)，并辅助口渴的机制，维持血液的渗透压。血浆渗透压通过直接作用于视上核和室旁核神经元以及下丘脑中独立的渗透压感受器来调节抗利尿激素的分泌。如果血清渗透压低于 280mOsm/L，ADH 的释放就被完全抑制。当血清抗利尿激素水平达到 5pg/mL 时，抗利尿作用是最强的。当血清渗透压在 280~295mOsm/L 之间时，该系统在维持体内平衡方面最为有效。

血容量和血压的改变也通过主动脉弓、颈动脉窦和右心房的压力和机械性感受器的神经机制影响加压素的释放。来自这些区域的传入信号在迷走神经和舌咽神经中传递，这两个神经在孤束核中发生突触；然而，通往下丘脑的确切路径尚未被厘清。严重低血压时，即使血清渗透压较低，ADH 仍会继续释放；作为一种刺激，血压的影响超过了渗透压。加压素的分泌也受非渗透因素的影响。例如，恶心伴发激素水平上升，高达 100 倍。低血糖也有影响，但不那么明显。药物如吗啡、尼古丁、酒精和某些化疗药物(环磷酰胺)也会导致存储的肽的释放。长期以来，人们一直认为疼痛、情绪紧张和运动会导致血管升压素的释放，但目前还不清楚这是一种直接影响，还是通过低血压或恶心来调节的。

催产素(*oxytocin*)引起子宫收缩，促进泌乳。宫颈扩张、分娩、母乳喂养和雌激素等都会刺激它的释放。酒精会抑制催产素的作用。

下丘脑在性发育中的作用(另见第 27 章)

下丘脑在人类性行为及其表达的发育中也起着至关重要的作用，这一主题将在下一章进一步阐述。男性的视交叉上核及其所包含的神经元数量比女性大得多，这种二态性在出生后的发育过程中变得很明显。LeVay 的研究表明，同性恋男性的下丘脑的间质核比异性恋男性较小，尽管生物学证据一直受到严峻的挑战(Byne)，而且需要更多的研究来理解报告的关联的含义。这些问题在第 27 章关于性发育的小节中进一步阐述。

下丘脑与性发育的密切关系体现在青春期出现了漏斗区富含雌激素受体的肥大神经元，有人提出，月经初潮的一些症状是由这些下丘脑神经元中特定的基因表达模式控制和调节的(Karapanou)。随着年龄的增长，特别是阿尔茨海默病患者，这个区域的神经元群的数量明显减少；衰老引起的睡眠障碍和日落综合征(sun-downing syndrome)的某些方面(晚上发生的精神错乱和谵妄)也被归因于这种细胞的丢失。

交感和副交感神经活动的调节

最后，必须强调下丘脑在交感神经和副交感神经活动调节中的中心作用。在前一章中讨论了下丘脑功能的这一关键方面。

松果体和褪黑素

松果体(pineal body)是一个小的腺体状结构(直径约 9mm)，从间脑背侧突出，恰位于第三脑室的后方。考虑到它在脑中的中心位置，在过去，松果体在哲学和宗教著作中占有显著的地位；按照笛卡尔(Descartes)的观点，它是灵魂的所在地。当这个想法被怀疑时，松果体就被降级为一个退化器官的状态。褪黑素(melatonin)是松果体产生的激素，它的鉴定，使人们后来认识到它在维持生物昼夜节律方面的作用，重新唤起了人们对这种结构的科学兴趣。

褪黑素的周期性分泌似乎是松果体最重要的活动。然而，更准确地说，褪黑素的分泌被认为是昼夜节律的一种关联表现，而不是它的控制机制。松果体腺体的主要细胞成分松果体细胞(pinealocyte)，被认为来自低等脊椎动物的神经感光细胞(neural photoreceptors)。后者的细胞在结构上类似于视锥细胞，直接将光转化为神经冲动，并有助于这些动物的激素节律的昼夜节律。在人类，松果体不再拥有直接转导光的能力。然而，它仍然对昼夜节律的明暗循环产生影响，依赖于起源于视网膜的输入，视交叉上核的突触通过下行交感神经束到达中外侧细胞柱和颈上神经节，然后上升到松果体细胞去肾上腺素能支配的末梢。特殊的视网膜节细胞含有视黑素（melanopsin），具有固有的光敏性（称为 ipRGCs），有很大的感受域和生理反应特性，这使它们非常适合检测环境光的总体水平（Berson）。黑暗诱发这些感光细胞释放去甲肾上腺素，最终刺激褪黑激素的合成和释放。白天时视网膜感光细胞被超极化，去甲肾上腺素释放受到抑制，褪黑素分泌受到抑制。血清激素浓度在凌晨 2~4 点钟达到高峰，之后逐渐下降。褪黑激素的释放在持续的黑暗中保持着大致的昼夜节律。在人类中，视上核病变所发生的临床变化不能与松果体病变所发生的临床变化区分。

与其他神经内分泌细胞一样，松果体细胞释放的多肽是在细胞的高尔基体（Golgi apparatus）产生并包裹在分泌颗粒中。这是不是褪黑激素释放的主要机制尚不清楚，因为这些细胞可以使用另一种室管膜类型的空泡分泌。整个腺体用一个丰富的血管系统来接收和循环释放的肽（在一些哺乳动物中，每克松果体组织的血流量仅次于肾脏）。Brzezinski 广泛地回顾了褪黑素的生物化学和生理学。

在人类，松果体病理的一个常规特征是钙质沉积物在称为松果体石（*acervuli*）［“脑沙”（brain sand）］的结构中积累。它们的成分比单纯的钙更复杂；它们实际上是由含有碳酸盐的羟基磷灰石组成的，羟基磷灰石与钙和其他金属有关。在 Haymaker 和亚当斯的文章中可以找到松果体矿化的综述。这些结石在松果体细胞的液泡内形成，并释放到细胞外间隙。松果体的矿化为其在 X 线片和其他神经影像学检查中的位置提供了便利。

松果体肿瘤不分泌褪黑素是很有意义的，相反地，褪黑素的消失可以作为外科松果体切除术彻底的一个标志。过去几年里，人们的兴趣主要集中在褪黑素作为一种催眠剂，及其他重置睡眠节律的潜力上。它在抑郁症患者中的浓度，特别是在受影响的老年人中也是降低的。松果体肿瘤的主题在后面讨论，并在第 31 章中与其他脑肿瘤一并讨论。

下丘脑综合征

下丘脑综合征（hypothalamic syndromes）既可以是全面性的，表现许多或所有的下丘脑功能紊乱，通常合并相邻结构疾病的征象，也可以是部分性的，由于下丘脑的不连续病变导致下丘脑 - 垂体功能的选择性丧失，通常导致一种单一的激素的缺乏或过剩。

全下丘脑综合征

全下丘脑综合征（global hypothalamic syndromes）是指各种病变累及并损害全部或大部分下丘脑。这些包括炎症性疾病，也包括结节病和肿瘤性疾病。约 5% 结节病的病例累及下丘脑，通常合并面神经麻痹和肺门淋巴结病，但有时也作为本病的主要表现（见图 31-2）。漏斗神经垂体炎（infundibulone urohypophysitis）是神经垂体和垂体柄的一种隐源性炎症，淋巴细胞和浆细胞浸润使得这些部位增厚（Imura et al）。组织细胞增生症 X（histiocytosis X）是一组疾病，包括莱特雷尔 - 西韦病（Letterer-Siwe disease）、汉德 - 舒勒 - 克里斯蒂安病（Hand-Schüller-Christian disease）和嗜酸性肉芽肿等，通常累及多个器官，特别是下丘脑、邻近结构和软脑膜。组织病理学分析显示组织细胞增生。不明原因的浸润性和炎症性疾病，埃尔德海姆 - 切斯特病（Erdheim-Chester disease）（一种罕见的非朗格汉斯细胞组织细胞增生症——译者注）也可累及这一区域，通常累及眼眶，有时伴有突眼，但主要是一种骨病。

累及下丘脑 - 垂体轴的肿瘤包括转移癌、淋巴瘤、颅咽管瘤和各种生殖细胞肿瘤。生殖细胞肿瘤（由 Jennings et al 综述）包括生殖细胞瘤、畸胎瘤、胚胎癌和绒毛膜癌等。它们发生在儿童期，往往侵犯后下丘脑，并在某些情况下伴有血清甲胎蛋白或绒毛膜促性腺激素 β 亚单位的增加。一种独特的痴笑样癫痫综合征（syndrome of gelastic epilepsy）是由下丘脑错构瘤引起的（见第 15 章）。下丘脑区肿瘤的放射治疗也可能导致下丘脑功能障碍（Mechanick）。

钠和液体平衡失调

尿崩症

尿崩症（*diabetes insipidus*）是一种由于失去抗利尿激素的作用而导致的尿液过度稀释状态。早在 1913 年，威尼斯的 Farini 和杜塞尔多夫的 von den Velden（由 Martin 和 Reichlin 引证）就独立地发现了尿崩症与下丘脑的破坏性病变有关。此外，他们还发现，在这种疾病的患者中，多尿可以通过注射神经垂体提取物来纠正。Ranson 阐明了神经垂体的解剖结构；Scharrers 将神经垂体分泌的物质追踪到视上核和室旁核细胞内的颗粒，并沿着它们的通路至神经垂体的轴突终端。如引言部分所述，DuVigneaud 和他的同事确定了这两种神经垂体肽的化学结构，加压素和催产素的这些颗粒就是由这两种肽组成的。

如前所述，尿崩症的常见原因是神经垂体病变导致的抗利尿激素（ADH）分泌不足。这导致肾小管对水的吸收减少。因此，低渗尿会导致多尿，血容量减少，增加口渴和饮水（多饮）以试图维持渗透压。肾小管上皮细胞的先天性异常或上皮细胞的破坏最终会有类似的效应，但被称为肾源性尿崩症。值得注意的是，这种类型的尿崩症可能是由锂中毒引起的。

在获得性中枢性尿崩症已知的病因中，最重要的是脑肿瘤、浸润性肉芽肿疾病、头部损伤和颅内手术创伤（这在经蝶窦入路治疗垂体肿瘤已不那么常见）。在 Moses 和 Stretten 报告的一个 135 例持续性尿崩症的系列中，25% 是特发性的，15% 是复杂的原发性脑肿瘤，24% 是术后的（主要是垂体切除术或颅咽管瘤手术后），18% 是由头部创伤引起的，只有不到 10% 与颅内组织细胞增生症、转移癌、结节病和动脉瘤破裂有关。由结节病、嗜酸性肉芽肿、莱特雷尔 - 西韦病（Letterer-Siwe disease）或汉德 - 舒勒 - 克里斯蒂安病（Hand-Schüller-Christian disease）引起的脑基底部肉芽肿性浸润是年轻患者尿崩症较常见的原因。在原发性肿瘤中，胶质瘤、错构瘤和颅咽管瘤，颗粒细胞瘤［迷芽瘤（choristoma）］、大嫌色细胞腺瘤和松果体瘤最为显著。原发性肿瘤可单独表现为尿崩症，而肉芽肿浸润过程在出现多饮和多尿前通常表现为其他全身性表现。起源于肺部或乳房的转移性肿瘤或白血病和淋巴瘤浸润也可引起尿崩症，有时还伴有垂体紊乱和视力损害。胶质瘤在接受脑部放射治疗后出现的轻微的全面性下丘脑功能障碍有时也会包括尿崩症的表现。下丘脑破坏最极端的病例发生在脑死亡，尿崩症是其中的一个常规的组成成分，尽管它可能只有在脑干反射消失几小时后才出现，或者它可能根本不明显。

垂体肿瘤很少伴发尿崩症，除非肿瘤变得很巨大并侵犯垂体柄和漏斗。这种解剖关联在过去几年被转移癌的垂体柄手术切片所证实，只有当切片部分高到足以产生视上核神经元变性时，才会导致尿崩症。

在特发性尿崩症形式中，也存在先天性下丘脑尿崩症（*congenital hypothalamic DI*），其中只有少量的家族性病例曾被描述。由于视上核和室旁核的发育缺陷伴神经垂体发育不全，这种疾病在早期就很明显，并持续一生。在某些病例中，这种功能缺失与血管升压素 - 后叶激素运载蛋白 - 糖肽基因（vasopressin-neurophysin-glycopeptide gene）的点突变有关。它可能与其他遗传性疾病并存，如糖尿病综合征、视神经萎缩和耳聋［沃尔弗拉姆综合征（Wolfram syndrome）］，以及 Friedreich 共济失调等。

获得性特发性尿崩症（*acquired idiopathic DI*）可发生于任何年龄，最常发生在儿童期或成年早期，多见于男性，根据定义，没有明显的病因。80% 的此类患者缺乏下丘脑或垂体疾病的其他征象，但必须采取措施通过定期重复内分泌和放射学检查来排除其他疾病过程。在某些特发性尿崩症病例中，有血清抗体与视上核神经元发生反应，提出了自身免疫性疾病的问题。在少数这样的病例中，尸检发现视上核和室旁核的神经元数量减少。此外，神经性厌食症通常与轻度尿崩症有关。

最后，应该提到的是，在神经科临床实践中使用的某些药物，例如，卡马西平可能是可逆性尿崩症的原因（虽然与该药相关更常见的是抗利尿激素过度分泌）。如前所述，锂剂经常会导致尿崩症，当血清浓度在治疗水平之上时，或有时在上限治疗范围内。

在所有这些情况下，尿崩症的严重程度和持久性取决于病变的性质。在急性起病的病例中，曾描述有三个阶段：第一，严重的尿崩症持续数天；其次，随着神经垂体的退化，由于储存的 ADH 过度释放，尿崩症甚至低钠血症的严重程度降低；最后，变为一个持续的，通常是终身的模式。神经垂体轴突可以再生，或许在数月或数年后有一定程度的恢复

尿崩症的诊断　依据大量的稀释尿排出，伴随持续整夜的多饮和多尿可提示诊断。口渴机制和饮水通常可以防止脱水和低血容量，但如果患者昏睡或口渴机制不起作用，就可能发生严重的脱水和高钠血症，导致昏迷、癫痫发作和死亡。对于无反应的患者，需要仔细测量液体的输出和输入，以暴露其紊乱。

在尿崩症中发现尿液渗透压和比重低，同时血清高渗透压和高钠。渗透脱水作为多饮多尿综合征的一个原因，如发生在糖尿病的糖尿，理所当然地必须被排除。肾脏和神经垂体正常的人，6~8 小时的脱水会增加尿渗透压；正是这种尿液浓度变化在多尿的鉴别诊断中最有用，特别是难以区分强迫性饮水者与尿崩症患者。在水中毒时，尿量和血清电解质随着限制水而恢复正常。通过皮下注射 5U 血管

升压素，可得到患者是中枢性病因的证据，而不是肾源性对血管升压素无反应；当存在尿崩症的中枢性原因时，这将减少尿液输出，增加尿液的渗透性。血浆抗利尿激素（ADH）放射免疫分析也有助于诊断，中枢性尿崩症患者 ADH 通常降低至小于 1.0pg/mL（正常为 1.4~2.7pg/mL）。

尿崩症的治疗　一种精氨酸加压素的长效类似物［去氨加压素（DDAVP）］，通过鼻吹入给药（10~20mg 或 0.1~0.2mL），是最常用于控制慢性尿崩症的治疗方法。单宁酸加压素（vasopressin tannate）油剂和一种合成的加压素鼻腔喷雾剂也被使用。通常首选鼻型的 DDAVP，因为它具有长的抗利尿作用和很少的副作用。对于昏迷的患者，水剂加压素（5~10U）皮下注射，在 3~6 小时内有效；DDAVP 1~4mg 皮下注射，有效时间 12~24 小时（在罕见的危急情况下，这些药物经静脉注射）。药物作用时间短，有利于术后状态和颅脑损伤后，它能识别神经垂体功能的恢复和避免水中毒。对失去知觉的患者，在急性期必须非常小心，补充尿中丢失的液体，但不能达到水中毒的程度。这些问题可以通过使静脉输液量与尿量相匹配以及每 8~12 小时评估血清和尿液渗透压来避免。对于部分保留 ADH 功能的患者，可以使用氯磺丙脲、氯贝特或卡马西平来刺激激素的释放。

抗利尿激素分泌不当综合征

如上所述，血容量和渗透压通常通过 ADH 的分泌和口渴机制维持在狭窄的范围内。即使是 1% 的渗透压降低也会刺激下丘脑的渗透感受器使 ADH 减少，并抑制口渴和饮水；增加渗透压和减少血容量则起到相反的作用。正常情况下，血液渗透压约为 282mmol/kg，并维持在一个非常狭窄的范围内。当渗透压达到 287mmol/kg（渗透压阈值）时，ADH 开始释放。此时，血浆 ADH 水平为 2pg/mL，并随着渗透压的升高而迅速升高。对于所有的血浆溶质，ADH 分泌对高渗透压的反应都不相同；例如，与高钠血症相比，由尿素氮或内源性葡萄糖升高引起的高渗透压只引起 ADH 少量升高或不升高。

这一微妙调控机制的紊乱，以稀释性低钠血症和水潴留不伴水肿的形式出现，在各种临床情况下观察到血浆 ADH 高于正常或尽管血浆低渗透压仍然不适当的正常。Schwartz 和 Bartter 将抗利尿激素分泌不当综合征（*syndrome of inappropriate antidiuretic hormone secretion*，*SIADH*）这一术语应用于此综合征，因为它与动物长期服用 ADH 产生的表现相似。肿瘤组织异位产生的激素也可引起同样的综合征。在这种情况下，口渴机制不受渗透压降低的抑制，持续饮水进一步增加血容量和降低其溶质浓度，发现 ADH 水平持续升高。这种情况的生理特征是尿液浓缩，渗透压通常在 300mOsm/L 以上，血清渗透压和钠浓度较低。由于稀释作用，血中尿素氮和尿酸的浓度降低，成为全身水分过多的标志。由于肾素 - 血管紧张素系统的抑制和心房钠尿肽分泌的增加维持了钠在尿中的排泄，所以没有出现组织水肿（见下文）。

经常观察到 SIADH 伴有不直接累及下丘脑的各种脑病变（梗死、肿瘤、出血、脑膜炎、脑炎）和许多类型的局部下丘脑疾病（创伤、手术、血管病变）。在大多数情况下，它往往是潜在疾病的一种短暂的特征。Guillain-Barré 综合征的急性自主神经障碍是 SIADH 的一种常见的神经学病因，表面上是神经病影响来自右心房和颈静脉的容量感受器的传入神经引起的。有趣的是，低钠血症特别可能发生在正压通气这类的患者中，因为增加的胸压为 SIADH 提供了额外的刺激。急性卟啉病发作也有同样的效应。肿瘤，特别是小细胞肿瘤，以及肺部的炎症性病变，如结节病，可能会产生类似 ADH 样的物质，并产生这种综合征。某些药物，如卡马西平、氯丙嗪、氯噻嗪、氯磺丙脲、氯贝丁酯、非甾体抗炎药和长春新碱等，也会刺激 ADH 的释放，并可能导致低钠血症。在某些病例中，病因或相关疾病并不明显。

血清钠降至 125mmol/L 通常没有什么临床效应，尽管相关的神经疾病的征象，如以前的卒中或硬膜下血肿可能会恶化。钠含量低于 120mmol/L 会引起恶心、呕吐、注意力不集中、嗜睡、昏睡和全身抽搐发作。可能有扑翼样震颤。作为大多数代谢性脑病的特征，血清钠含量的下降越快，就越有可能伴随神经症状。

SIADH 的治疗　如果低钠血症一直持续了几天或更长时间，血清钠迅速恢复到正常或高于正常水平，就会带来发生渗透性脱髓鞘病变的风险（也称为脑桥中央髓鞘溶解症，见第 40 章）。对于血清钠浓度为 117~125mmol/L 的患者，我们通常的程序是通过限制饮水量为 400~800mL/d 来缓慢纠正钠浓度，并通过检查患者的体重和血清钠来验证所需要的尿失水量，直到血清钠达到约 130mEq/L。如果有嗜睡、意识模糊或癫痫发作，不能确定地将其归因于潜在的神经疾病，或如果血清钠的范围为 100~115mmol/L，为防止液体超负荷，应输注等渗或

3% 氯化钠 3~4 小时以上，以及呋塞米（furosemide）20~40mg。为了避免渗出性髓鞘脱失，一个安全的临床规则是在前 24 小时内血清钠浓度升高不要超过 12mmol/L，48 小时内升高不超过 20mmol/L。

脑耗盐综合征（Nelson 综合征）

脑耗盐综合征（cerebral salt wasting syndrome），也称为纳尔逊综合征（Nelson syndrome）。在急性颅内疾病和神经外科术后患者中，血清钠浓度适度降低是常见的。最初，Peters 和他的同事将其描述为一种脑耗盐综合征。后来它被错误地认定为 SIADH，直到对这种疾病的病理生理学理解后来回到了尿钠增多的概念，而不是由 ADH 分泌引起的水潴留。正如 Nelson 和他的同事多年前所证明的，神经外科的低钠血症患者血容量减少，这表明钠的丢失而不是水潴留。这一区别具有重要的临床意义，因为用于治疗 SIADH 的液体限制，在患者因盐消耗而导致血容量减少时，可能会产生灾难性的后果。

关于这些病例的低钠血症机制的一个主要假说是另一种寡肽，心房利钠因子（atrial natriuretic factor，ANF）的分泌，它主要是在心房壁，也见于下丘脑前腹侧区第三脑室周围的神经元。ANF 活动导致尿钠排泄。它在生理学上与肾小管中的 ADH 相反，它还强烈地抑制下丘脑释放 ADH（见 Samson 的综述）。像其他一些神经肽一样，ANF 是一阵阵地分泌，它产生的尿钠排泄可能只有在数小时或数天内测量尿钠总量时才会明显。

ANF 在引起蛛网膜下腔出血（SAH）后的低钠血症中的作用是有争议的（相反的观点见 Wijdicks et al and Diringer et al），但根据我们的经验，这种情况下的低钠血症主要是盐丢失的结果，而不是水潴留。由于 SAH 后液体限制可导致血管痉挛引起脑缺血，正确的方法是静脉输液维持正常血管内容量，并输注生理盐水纠正低钠血症。

除了头部创伤，在脑肿瘤、垂体手术后和 Guillain-Barré 综合征的自主神经障碍时也有盐消耗的报告，这些情况也都与 SIADH 有关。如前所述，在每一种疾病中，如果患者是低钠血症，最好在开始治疗前确定血管内容量和尿钠排出量。

其他抗利尿激素紊乱和口渴

ADH 的渗透压感受器调控和口渴似乎是分离的情况一直被人们描述。根据 Hayes 和同事的报告，极少数的患者曾反复出现严重的高钠血症（水平高达 180~190mmol/L），表现为神志不清和昏迷。虽然报告患者能够开始释放 ADH，但口渴机制没有起到作用。只有当患者被强迫定期喝水时，他的血清钠含量才会下降。Robertson 和其他人曾描述了类似的口渴异常引起一种中枢性或“本质性”高钠血症的病例。

与下丘脑功能紊乱相关的性发育障碍（另见第 27 章）

性早熟

性早熟（precocious puberty），这一术语是指男孩异常早的雄激素分泌和精子发生，女孩异常早开始雌激素分泌，有时也发生排卵。它伴有第二性征的过早发育。出现性早熟应同时进行神经和内分泌方面的检查。在男性中，寻找松果体或纵隔的畸胎瘤，或睾丸或肾上腺的雄激素性肿瘤的证据。在早期出现第二性征和月经的女性中，寻找下丘脑疾病或雌激素分泌性卵巢肿瘤的其他证据。

下丘脑错构瘤（hamartoma of the hypothalamus）是导致男孩和女孩性早熟的主要原因。这些病变可能与神经纤维瘤病 1 型（von Recklinghausen disease）或麦丘恩 - 奥尔布赖特综合征（McCune-Albright syndrome），即多发性骨纤维发育不良有关。这些病变的临床表现可能包括所谓的痴笑样癫痫发作（*gelastic seizures*），伴有不自主的一阵大笑（Breningstall，见第 15 章，复杂部分性发作）。

青春期衰竭

一些遗传疾病可以导致青春期衰竭（failure of puberty）。卡尔曼综合征（Kallmann syndrome）是一种与嗅觉丧失有关的促性腺激素分泌不足的性腺功能减退症。在嗅基板中形成的促性腺激素 - 释放激素（GnRH）分泌神经元穿过筛板进入嗅球，并最终存在于下丘脑。在卡尔曼综合征中，嗅球发育不正常，下丘脑无法调节卵泡刺激素（FSH）和黄体生成素（LH）的释放。已经发现了几种 X 连锁和常染色体显性基因突变。

在第 37 章中讨论的普拉德 - 威利综合征（*Prader-Willi syndrome*），伴有性腺功能减退、性发育不全连同其他内分泌异常，影响生长和饱腹感。巴德 - 毕德综合征（*Bardet-Biedl syndrome*）是一种影响多个器官系统的异质性疾病。可见不同程度的生长迟缓、肥胖和糖尿病，性腺功能低下和嗅觉丧失。致病突变在几个部位影响睫状体功能。

肥胖性生殖器退化（弗勒赫利希综合征）

1901 年，弗勒赫利希（Froehlich）首次描述了这种以肥胖和性腺发育不全为特征的疾病，并将其与垂体瘤联系起来，也称为弗勒赫利希综合征（Froehlich syndrome），即肥胖性生殖器退化（adiposogenital dystrophy）。几年后，Erdheim 认识到，同样的综合征可能是涉及或局限于下丘脑的病变的表现。在一些患者中，临床状态的特征是视力丧失、攻击性、意志缺失、冷漠和言语输出减少。尿崩症可能是另一个临床特征。弗勒赫利希综合征的常见病因是颅咽管瘤和胶质瘤，但也曾报告许多其他肿瘤，如垂体腺瘤、胆脂瘤、脂肪瘤、脑膜瘤、血管肉瘤和脊索瘤等。正如第 37 章所讨论的，这种疾病与 Prader-Willi 综合征有一些临床相似之处。

与体重变化相关的下丘脑疾病

神经解剖学研究将食欲中枢（appetite center）定位于下丘脑的腹外侧核，饱食中枢（satiety center）定位于下丘脑的腹内侧核。外侧下丘脑的病变可能导致不能吃东西，新生儿则不能正常成长；内侧下丘脑病变可能导致暴饮暴食和肥胖。Bray 和 Gallagher 分析了 8 例后一种类型的病例，得出的结论是，严重的病变是双侧下丘脑腹内侧区的破坏。大多数这类报告的病例是由肿瘤，特别是颅咽管瘤引起的，还有一些由创伤、炎症疾病和脑积水引起（Suzuki et al）。Reeves 和 Plum 研究了一例明显食欲过盛的病例，一个错构瘤破坏了双侧内侧隆起和腹内侧核，保留了外侧下丘脑。然而，很明显，只有小部分人的肥胖可以追溯到下丘脑病变。最重要的是遗传因素，比如一个人遗传的脂肪细胞的数量和它们储存脂肪的能力。

发生在婴儿的间脑综合征（*diencephalic syndrome*）描述为，尽管食物摄取正常或接近正常，在其他方面警觉和愉快的婴儿，但是出现一种渐进的和最终致命的消瘦。病变通常被证明是下丘脑前部或视神经的低级别星形细胞瘤（Burr et al）。

如果脑的下丘脑以外的部分患病，也可能与寻找食物行为、食物摄入和体重增加有关。实例涉及边缘结构，如克吕弗-布西综合征（Klüver-Bucy syndrome），以及额叶基底病变导致的暴饮暴食。事实上，在 Uher 和 Treasure 对已发表病例的一篇综述中，质疑了下丘脑病变在导致病理性体重增加中的首要作用。

神经性厌食症和贪食症

神经性厌食症（*anorexia nervosa*）和贪食症（*bulimia*）的综合征很难分类，在本章中提及它们，只是因为它们与一些下丘脑功能的改变有关，包括食欲、体温调控和月经等。在所有的可能性中，这些改变并非源于下丘脑核的原发性功能障碍，而是作为本病主要特征的极端体重减轻引起的。然而，这些特发性疾病与下丘脑功能障碍之间的因果关系已被罕见的神经性厌食症患者所提示，这些患者后来被发现患有下丘脑肿瘤（Bhanji and Mattingly; Berek et al; and Lewin et al）。

神经性厌食症和贪食症，很可能最好被认为是一种行为紊乱，在这种情况下，是一种对瘦的痴迷；因此，将它们与精神疾病一起讨论（见 Anderson 和第 47 章）。但是这种疾病的发育本质（发生在青春期早期），它在男性中几乎没有，以及前面提到的下丘脑的改变，都不能排除脑的食欲中心的原发性紊乱（Scheithauser）。

生长异常

生长迟缓的一些实例或与生长激素释放激素（GHRH）或生长激素（GH）的缺乏有关。在普拉德-威利综合征（*Prader-Willi syndrome*）（表现肥胖、性腺功能减退、肌张力低下、智力迟钝和身材矮小），Bray 和 Gallagher 发现这种缺陷是 GHRH 的一种。在其他先天性和发育性疾病中，下丘脑似乎不能释放 GH。这似乎就是德.莫塞尔脑透明隔视神经发育不全（de Morsier septooptic defect of the brain）（面中央裂、透明隔腔、视力缺损）的情况，Stewart 和同事们在这一疾病发现了孤立的 GH 缺陷。在特发性垂体功能低下的儿童中，其生长发育迟缓与其他内分泌异常有关，这可能是 GHRH 的合成或释放的缺陷（Brazeau）。在一些侏儒症[拉伦侏儒（Laron dwarf），赛克尔鸟头侏儒（Seckel bird-headed dwarf）]患者中，循环中有极高水平的 GH，这表明或为 GH 分子存在缺陷或为靶器官无反应。许多有更严重智力障碍的患者在身高和体重上都低于正常水平，但对此的解释尚未确定。它并不是由于 GHRH 或 GH 水平的变化而降低的。

当然，绝大多数异常矮小而其他方面健康的儿童在 GH 或 GHRH 方面没有可识别的缺陷。他们的父母通常都很矮。对这些儿童使用生长激素治疗是一个有争议的问题。GH 在给药的第一年会影响生长的陡增，但它是否会对长期生长产生显著影响仍在调查中。人们担心通过使用生物来源的激素有传播朊病毒或病毒性疾病的风险，如果使用基因产生的激素，这个问题就可以避免。

在巨人症（*gigantism*）中，大多数报告的病例是由分泌过多生长激素的垂体腺瘤引起的。这必须发生在骨骺闭合之前。骨骺闭合后 GH 分泌过多可导致肢端肥大症(*acromegaly*)。Asa 和同事证实了一种纯下丘脑形式的巨人症或肢端肥大症(下丘脑的肢端肥大症)的概念,他们描述了 6 例下丘脑神经节细胞瘤患者可产生 GHRH。还必须考虑到 GH 异位来源的可能性。Sotos 和同事描述的患有巨人症的智力迟钝的个体没有 GHRH、GH 或生长调节素的异常。

下丘脑疾病的全身影响和其他疾病

温度调节障碍

下丘脑前部的双侧病变,特别是视前区温度敏感性神经元,可能导致体温过高(*hyperthermia*)。身体的散热机制,特别是血管舒张和出汗受到了损害。这种影响发生在第三脑室底区域的手术或其他创伤后,但我们最常看到的是前交通动脉瘤的大面积破裂。体温上升到 41℃(106℉)或更高,或一直保持在这一水平,直到死亡发生,或随着恢复而突然下降。阿司匹林对中枢性高热作用不大;控制它的唯一方法是在给予镇静的同时对身体进行积极蒸发冷却。在视交叉上区术后损伤(Cohen and Albers)和视交叉上的转移(Schwartz et al)患者中,是出现自然昼夜体温节律模式丧失的实例,但不太明显。这些类型的病变总是与其他内在的节律紊乱相关,包括睡眠和行为。然而,应该强调的是,"中枢性发热"的情况相对罕见,除非已评估了其他原因,否则不应将不明原因的中度发热归因于现有的或假定的脑损伤。

高热也是恶性高热(*malignant hyperthermia*)综合征的一部分,在恶性高热综合征中,吸入性麻醉药和骨骼肌松弛剂会导致极端高热和肌肉僵硬(也在第 45 章中讨论)。在某些情况下,已发现它是由编码兰尼碱(ryanodine)受体的基因突变引起的。典型的遗传模式是常染色体显性遗传,但外显率不完全;一些受影响的成员可能发展为先天性中央轴肌病(central core myopathy)。与之密切相关的是神经安定药恶性综合征(*neuroleptic malignant syndrome*),这是对抗精神病药物特异反应所致(也在第 41 章中讨论)。Wolff 和同事描述了一种周期性高热(*periodic hyperthermia*)综合征,伴有呕吐、高血压和体重减轻,并伴随糖皮质激素的过度分泌;虽然是对氯丙嗪有症状性反应,但症状没有明确的解释。

下丘脑后部的病变有不同的影响,也就是说,它们经常产生体温过低[持续温度为 35℃(95℉)或更低]或变温(poikilothermia)(身体和环境温度平衡)。除非在降低或提高室温后测量患者的体温,否则变温可能不会引起注意。嗜睡、精神错乱和低血压可能会伴随出现。自发性周期性体温过低(*spontaneous periodic hypothermia*),可能首先由 Gowers 描述,已发现与第三脑室胆脂瘤(Penfield)和胼胝体发育不全有关(Noel et al)。偶尔地出现自主神经紊乱的症状,如流涎、恶心和呕吐、血管舒张、出汗、流泪和心动过缓,直肠温度可低至 30℃(86℉),并可发生痫性发作。每次发作持续几分钟到一两个小时,在发作间期神经系统异常通常不明显,温度调节正常。

慢性低体温(*chronic hypothermia*)是一种比高体温更常见的状态,见于严重甲状腺功能减退、低血糖和尿毒症的病例中;在长时间浸泡或暴露于寒冷环境后,以及巴比妥类药物、吩噻嗪类或酒精中毒的情况。这种情况在老年患者中更为常见,他们往往被发现有体温调节机制不完善。

下丘脑病变的心血管疾病

在一系列用猴子做的实验中,Ranson 证明了刺激下丘脑时产生的许多自主神经反应。随后,Byer 和他的同事描述了卒中患者大的、直立的 T 波和 Q-T 间期延长,从那时起,人们就认识到脑的其他急性病变,特别是蛛网膜下腔出血和头部创伤可能伴有室上性心动过速、室性异搏、心室纤颤和其他心电图改变。Cropp 和 Manning 发现,在脑动脉瘤的手术过程中 ECG 的变化,特别是"大脑的 T 波"和其他可逆的复极异常几乎是瞬间发生的(归因于循环因素太快了)。高水平的循环去甲肾上腺素和皮质类固醇也能引起大部分相同的效果。极端的情绪状态也会引起心律失常和 ECG 的其他变化。下丘脑与其边缘系统的连接和大量交感肾上腺的释放能力,可能是这些不同临床情况的自主神经变化的来源。

下丘脑功能紊乱的胃并发症

在实验动物中,位于或邻近结节核的病变在没有胃酸过多的情况下诱发胃黏膜浅表糜烂或溃疡[库欣溃疡(Cushing ulcers)]。在几种类型的急性颅内疾病(特别是硬脑膜下血肿和其他颅脑损伤、脑出血和肿瘤的影响)的患者可看到类似类型的胃病变。在寻找致病病变时,例如,那些头部创伤或蛛网膜下腔出血的患者,在各种下丘脑核中寻找病变是徒劳的。尽管如此,人们仍怀疑该区域的器质性病变。

神经源性肺水肿

根据 Maire 和 Patton 在人类中的最初观察,大量的、经常致命的肺水肿病例曾被描述与灾难性的颅内病变有关，最常见的是头部损伤、蛛网膜下腔出血和脑出血、细菌性脑膜炎或癫痫持续状态等。大多数病例都涉及颅内压突然升高，通常伴有全身性极度高血压的短暂发作，但没有明显的左心室衰竭，这是肺水肿一直被归因于神经源性而不是心源性病因的一个原因。此外，研究表明，尾端下丘脑的实验病变可产生这种类型的肺水肿，但几乎总是伴随着短暂和极端的全身性高血压事件的出现。

通过交感神经阻滞可预防肺水肿和高血压反应，提示肾上腺素能释放及其引起的高血压是肺水肿发生的必要因素。如第 25 章所述，血管阻力和全身血压的急剧上升类似于孤束核破坏所产生的加压反应，这使得我们可以理解延髓被盖部急性病变后发生的神经源性水肿的少数实例（Brown）。下丘脑是否对肺血管系统产生直接的交感影响，使得富含蛋白的水肿液渗漏，或者水肿是由于液体从体循环血管转移引起肺循环突然和大量超负荷造成的。后一种理论，本质上是一种短暂的右心衰竭，目前受到支持，但并不能解释该综合征的所有方面。同样，循环儿茶酚胺和肾上腺类固醇的作用也没有完全阐明。Ropper 和同事在关于神经重症监护的文章中总结了这些问题。

意识和人格障碍

自从 Ranson 的实验研究以来，尽管一直难以确定所涉及的精确结构，但人们已经认识到下丘脑后部和外侧的急性病变可能与昏睡有关。可以肯定的是，在下丘脑没有任何变化的情况下，由尾端间脑（丘脑）的小病变可能会发生永久性昏迷，相反，下丘脑的慢性病变可能只是伴随着困倦、意识模糊或根本没有精神变化。

在我们看到的腹侧下丘脑疾病导致人格和睡眠模式的后天性改变的病例中，一些患者已表现出了一种令人印象深刻的倾向，即轻躁狂，过度警觉状态伴有失眠，持续数日，伴随冲动和抑制解除，暗示影响额叶与下丘脑的连接。我们检查的一例颅咽管瘤切除后的患者，其精神错乱、躁动不安状态持续了 3 周，在这段时间内注意力甚至一刻都不能集中。下丘脑病变时这些和其他认知障碍很难解释，通常是短暂的。这些病变往往是急性的或术后的，并且涉及相邻区域，因此不可能将它们单独归因于下丘脑。

周期性嗜睡和贪食症（Kleine-Levin 综合征）

周期性嗜睡和贪食症（periodic somnolence and bulimia）也称为克莱恩 - 莱文综合征（Kleine-Levin syndrome）。Klein 在 1925 年和 Levine 在 1936 年描述了一种以嗜睡和暴饮暴食为特征的发作性障碍。在几天或几周的时间里，这些患者（大多数是青春期男孩）一天要睡 18 小时或更长时间，醒来的时间只够吃饭和如厕。他们看起来迟钝，常常困惑，焦躁不安，有时还受幻觉的困扰。根据这些症状，下丘脑已经被牵连，但没有明确的病理证实。进一步的讨论可见第 18 章。

继发性垂体功能不全

垂体前叶功能丧失可由垂体本身疾病或下丘脑疾病引起。无论哪种情况，它都会导致许多临床异常，每一种异常都是由于一种或多种依赖于上述的垂体营养因子激素的缺乏。全垂体功能减退（*panhypopituitarism*）是一种需要补充多种激素的严重疾病。垂体功能减退可在儿童期发病，既可作为影响个别或多种激素的遗传过程，也可能是由垂体或下丘脑肿瘤的破坏性病变引起的继发过程，如颅咽管瘤。生命后期的病因各有不同，但最常见的是垂体手术，快速生长的腺瘤引起的腺体梗死［垂体卒中（*pituitary apoplexy*）］（见第 30 章），妊娠末期发生的更年期变化［希恩综合征（Sheehan syndrome）］，垂体窝以外的脑肿瘤放射治疗，淋巴细胞垂体炎，以及肉芽肿和肿瘤入侵等。

垂体功能衰竭的临床表现各不相同，但甲状腺功能损害往往比肾上腺功能衰竭更为突出。垂体功能衰竭的神经伴随因素取决于潜在的病因；Lamberts 和同事们回顾了内分泌学方面的研究，在《哈里森内科学原理》（*Harrison's Principles of Internal Medicine*）一书中可以找到详细的讨论。

与肾上腺相关的神经内分泌综合征（另见第 30 章）

库欣病和库欣综合征

库欣病的临床特征，在 1932 年库欣的专著中被首次描述，这几乎为所有的医学界的人所熟知，如躯干肥胖，腹部及其他部位有紫红色皮肤纹，皮肤干燥和色素沉着，皮肤血管脆弱，面部毛发过多和脱发，四肢皮肤发绀和斑驳，骨质疏松症和胸椎凸畸形，近端肌肉无力，高血压，糖尿，以及一些心理障碍等。继发于垂体嗜碱性细胞腺瘤的肾上腺增生［库欣的术语是垂体嗜碱性（*pituitary basophilia*）］是库欣病例的确定的病理。库欣病（*Cushing disease*）一词正是已被用于这种肾上腺功能亢进的垂体形式。

然而，这些相同的异常组合也可能与原发性肾上腺肿瘤引起的皮质醇长期产生增加，肺癌或其他癌症的 ACTH 异位生成，以及最常见的，长期服用糖皮质激素泼尼松、甲泼尼龙或 ACTH 等有关。对于后一种用药的情况，除了最后的 ACTH 外，其余均与继发性肾上腺增生有关，术语库欣综合征（*Cushing syndrome*）是适宜的。临床表现可能不同，该综合征的某些组成成分可能缺乏或不那么明显，然后通过测量血液和尿液中的 ACTH 和皮质醇来方便诊断。异位型 Cushing 综合征在临床上与原发性垂体库欣病的区别在于，它的进展更迅速，近端肢体无力、皮肤色素沉着、低钾血症、高血压和糖尿的程度更重。异位型 ACTH 的血浆浓度通常在 20pg/mL 以上（有时超过 50pg/mL），并且不能被地塞米松所抑制。在 Orth 对 630 例内源性 Cushing 综合征的回顾中，65% 由垂体功能亢进即 Cushing 病引起，12% 由异位产生的 ACTH，10% 由肾上腺腺瘤，8% 由肾上腺癌引起。

在库欣病（*Cushing disease*）中，垂体细胞增生或嗜碱性细胞或嫌色细胞腺瘤产生过量的 ACTH，从而刺激肾上腺。（嗜碱性细胞）促皮质腺瘤通常是微腺瘤（ <1cm），只有 20% 的病例蝶鞍增大。然而，现在通过鞍区 MRI 或高分辨率 CT 发现，微腺瘤或大腺瘤是约 80% 的 Cushing 综合征病例的病因，高于前面提到的 Orth 系列的病例。仅在少数情况下，下丘脑肿瘤如神经节细胞瘤会引起 Cushing 综合征。

为了诊断目的，由于血清 ACTH 水平波动，测量皮质醇在 24 小时尿中的排泄是最快速的检测方法，而且优于血清取样。如果 24 小时尿液采集不可行，最好每天进行 2~3 次尿液测定，因为数值可能有很大差异。尿液中皮质醇的 24 小时正常排泄值约为 12~40mg，但一些检测激素其他代谢物的检测方法可能允许正常值高达 100mg。随后应进行小剂量或大剂量的地塞米松抑制试验。大剂量地塞米松试验（每 6 小时口服 2mg，持续 2 天，或午夜单次剂量 8mg）是区分库欣病与 ACTH 异位分泌最可靠的筛查方法。在 ACTH 异位分泌时，使用地塞米松不能抑制尿中皮质醇的排泄；相比之下，60%~70% 的库欣病患者尿皮质醇排泄量减少了 90%。

治疗是由库欣综合征的病因决定的。垂体腺瘤，如果不从蝶鞍向外延伸并侵犯视交叉（微腺瘤），理想的治疗方法是经蝶窦垂体显微外科手术，如第 31 章所述。另一种选择是聚焦质子束或伽马射线，但对这些治疗形式的反应潜伏期长达 6 个月或更长时间，使它们不那么可取。如果采用这类间接治疗方法，肾上腺酶抑制剂如酮康唑、甲吡酮或氨鲁米特，可在此期间抑制皮质醇增多症。经蝶窦手术治疗垂体微腺瘤的治愈率接近 80%，但在多达 10% 的患者中会发生手术并发症，如脑脊液漏、短暂性尿崩症、视力异常和脑膜炎等。在大约 20% 的患者中，肿瘤切除不完全，症状持续或复发。在这种情况下，往往需要再次手术，即腺体全部切除，因此许多病例接下来需要大量的激素替代治疗。作为一种替代方法，在手术失败后可以使用放射治疗。如果迫切需要抑制皮质醇增多症的影响，双侧肾上腺切除术是有效的，但有明显的局限性。

替代治疗可能需要在不同时期或终身进行，这取决于任何成功的治疗模式后垂体的功能状态。

肾上腺皮质功能不全（艾迪生病）

艾迪生（Addison）在 19 世纪描述了肾上腺功能不全的经典形式，是肾上腺的原发性疾病引起的。它的特征是皮肤和黏膜的色素沉着、恶心、呕吐、体重减轻，以及肌肉无力、倦怠和昏晕的倾向。自艾迪生时代以来，低血压、高钾血症、低钠血症和低血清皮质醇浓度已经被认为是重要的实验室特征。

在过去，原发性肾上腺疾病最常见的病因是肺结核。现在，大多数病例被认定为特发性的，并被认为是一种自身免疫性疾病，通常与桥本甲状腺炎和糖尿病有关，很少与其他多腺体自身免疫性内分泌疾病有关。一个不太常见的原因是肾上腺的遗传性代谢性疾病，连同脑、脊髓和神经的脱髓鞘疾病，主要发生在男性（肾上腺脑白质营养不良，见第 37 章）。在原发性肾上腺疾病中，血浆皮质醇浓度低，使得血清 ACTH 水平升高。无论何种原因引起的肾上腺功能不全都是危及生命的情况，总是有昏倒甚至死亡的危险，特别是在感染、手术和极度受伤的时期。终生替代治疗通常需要糖皮质激素（可的松，每日 25~50mg，或泼尼松，每日 7.5~15mg）和盐皮质激素，如醋酸氟氢可的松（Florinef），每日 0.05~0.2mg。

当肾上腺功能减退是继发于垂体疾病时，ACTH 较低或缺失，而皮质醇分泌明显减少，但醛固酮水平维持不变。明显缺乏色素沉着，是 ACTH 的升高导致了黑皮病（melanoderma），例如，在接受双侧肾上腺切除术的患者中发生。下丘脑病变主要累及室旁核，也可引起肾上腺功能减退，但是比垂体病变少见。

（黄 山　译　王维治　校）

参考文献

Anderson AE: *Practical Comprehensive Treatment of Anorexia Nervosa and Bulimia*. Baltimore, Johns Hopkins University Press, 1985.

Aronin N, DiFiglea M, Leeman SE: Substance P. In: Krieger DT, Brownstein NJ, Martin JB (eds): *Brain Peptides*. New York, Wiley, 1983, pp 783–804.

Asa SL, Scheithauer BW, Bilbau J, et al: A case of hypothalamic acromegaly: A clinico-pathologic study of 6 patients with hypothalamus gangliocytomas producing growth hormone releasing factor. *J Clin Endocrinol Metab* 58:796, 1984.

Berek K, Aichner F, Schmutzhard E, et al: Intracranial germ cell tumour mimicking anorexia nervosa. *Klin Wochenschr* 69:440, 1991.

Berson DM, Dunn FA, Takao M: Phototransduction by retinal ganglion cells that set the circadian clock. *Science* 295:1070, 2002.

Bhanji S, Mattingly D: *Medical Aspects of Anorexia Nervosa*. London, Wright, 1988.

Bray GA, Gallagher TF Jr: Manifestations of hypothalamic obesity in man: A comprehensive investigation of eight patients and a review of the literature. *Medicine (Baltimore)* 54:301, 1975.

Brazeau P, Vale W, Bargus R, et al: Hypothalamic polypeptide that inhibits the secretion of immunoreactive pituitary growth hormone. *Science* 179:77, 1973.

Breningstall GN: Gelastic seizures, precocious puberty and hypothalamic hamartoma. *Neurology* 35:1180, 1985.

Brown RH, Beyerl BD, Iseke R, Lavyne MH: Medulla oblongata edema associated with neurogenic pulmonary edema. *J Neurosurg* 64:494, 1986.

Brzezinski A: Melatonin in humans. *N Engl J Med* 336:186, 1997.

Burr IM, Slonim AE, Danish RK: Diencephalic syndrome revisited. *J Pediatr* 88:429, 1976.

Byer E, Ashman R, Toth LA: Electrocardiogram with large upright T-wave and long Q-T intervals. *Am Heart J* 33:796, 1947.

Byne W: The biological evidence challenged. In: The Editors of Scientific American Magazine (eds): *The Scientific American Book of the Brain*. New York, Lyons Press, 1999, pp 181–194.

Cohen RA, Albers HE: Disruption of human circadian and cognitive regulation following a discrete hypothalamic lesion: A case study. *Neurology* 41:726, 1991.

Cropp CF, Manning GW: Electrocardiographic change simulating myocardial ischemia and infarction associated with spontaneous intracranial hemorrhage. *Circulation* 22:24, 1960.

Cushing H: Basophil adenomas of the pituitary body and their clinical manifestations (pituitary basophilia). *Bull Johns Hopkins Hosp* 50:137, 1932.

Diringer M, Ladenson PW, Stern BJ, et al: Plasma atrial natriuretic factor and subarachnoid hemorrhage. *Stroke* 19:1119, 1988.

DuVigneaud V: Hormones of the posterior pituitary gland: Oxytocin and vasopressin. *Harvey Lect* 50:1, 1954–1955.

Erdheim J: Über Hypophysengangs Geschwülste und Hirn Cholesteatome. Sitzungs DK Akad d Wissensch. *Math Natur WC Wien* 113:537, 1904.

Euler US, Gaddum JH: An unidentified depressor substance in certain tissue abstracts. *J Physiol* 612:74, 1931.

Gowers WR. The borderland of epilepsy: faints, vagal attacks, vertigo, migraine, sleep symptoms, and their treatment. Philadelphia: Blackiston's, p. 18, 1907.

Froehlich A: Ein Fall von Tumor der Hypophysis cerebri ohne Akromegalie. *Wien Klin Wochenschr* 15:883, 1901.

Hayes R, McHugh PR, Williams H: Absence of thirst in hydrocephalus. *N Engl J Med* 269:277, 1963.

Haymaker W, Adams RD: The pineal gland, in *Histology and Histopathology of the Nervous System*. Springfield, IL, Charles C Thomas, 1982, pp 1801–2023.

Imura H, Nakoa K, Shimatsu A, et al: Lymphocytic infundibuloneurohypophysitis as a cause of central diabetes insipidus. *N Engl J Med* 329:683, 1993.

Jennings MT, Gelman R, Hochberg FH: Intracranial germ-cell tumors: Natural history and pathogenesis. *J Neurosurg* 63:155, 1985.

Karapanou O, Papadimitriou A: Determinants of menarche. *Reprod Biol Endocrinol* 8:115, 2010.

Lamberts SWJ, DeHerder WW, Van der Lely AJ: Pituitary insufficiency. *Lancet* 352:127, 1998.

Leeman SE, Mroz EA: Substance P. *Life Sci* 15:2033, 1974.

LeVay S: A difference in the hypothalamic structure between heterosexual and homosexual men. *Science* 253:1034, 1991.

Lewin K, Mattingly D, Mills RR: Anorexia nervosa associated with hypothalamic tumour. *Br Med J* 2:629, 1972.

Martin JB, Reichlin S: *Clinical Neuroendocrinology*, 2nd ed. Philadelphia, Davis, 1987.

Mechanick JI, Hochberg FH, LaRocque A: Hypothalamic dysfunction following whole-brain radiation. *J Neurosurg* 65:490, 1986.

Maire FW, Patton HD. Neural structures involved in the genesis of preoptic pulmonary edema, gastric erosions, and behavior changes. *Am J Physiol.* 1956;184:345–350.

Moses AM, Stretten DHP: Disorders of the neurohypophysis. In: Braunwald E, Fauci A, Kasper D, et al (eds): *Harrison's Principles of Internal Medicine*, 14th ed. New York, McGraw-Hill, 1998, p 1924.

Nauta WJH, Haymaker W: Hypothalamic nuclei and fiber connections. In: Haymaker W, Anderson E, Nauta WJH (eds): *The Hypothalamus*. Springfield, IL, Charles C Thomas, 1969, pp 136–209.

Nelson PB, Seif SM, Maroon JC, Robinson AG: Hyponatremia in intracranial disease: Perhaps not the syndrome of inappropriate secretion of antidiuretic hormone (SIADH). *J Neurosurg* 55:938, 1981.

Noel P, Hubert JP, Ectors M, et al: Agenesis of the corpus callosum associated with relapsing hypothermia. *Brain* 96:359, 1973.

Orth DN: Cushing's syndrome. *N Engl J Med* 332:791, 1995.

Penfield W: Diencephalic autonomic epilepsy. *Arch Neurol Psychiatry* 22:358, 1929.

Peters JP, Welt LG, Sims EAH, et al: A salt wasting syndrome associated with cerebral disease. *Trans Assoc Am Physicians* 63:57, 1950.

Ranson SW: Somnolence caused by hypothalamic lesions in the monkey. *Arch Neurol Psychiatry* 41:1, 1939.

Reeves AG, Plum F: Hyperphagia, rage and dementia accompanying a ventromedial hypothalamic neoplasm. *Arch Neurol* 20:616, 1969.

Reichlin S: Neuroendocrinology. In: Wilson JD, Foster DW (eds): *Williams Textbook of Endocrinology*, 8th ed. Philadelphia, Saunders, 1992, pp 135–219.

Robertson GL: Posterior pituitary. In: Selig P, Baxter JD, Broadus AE, Frohman LA (eds): *Endocrinology and Metabolism*, 2nd ed. New York, McGraw-Hill, 1987, pp 338–385.

Ropper AH, Gress DR, Diringer MN, et al: Pulmonary aspects of neurological intensive care, cardiovascular aspects of neurological intensive care. In: Ropper AH (ed): *Neurological and Neurosurgical Intensive Care*. Baltimore, Lippincott Williams & Wilkins, 2004, pp 52–104.

Samson WK: Atrial natriuretic factor and the central nervous system. *Endocrinol Metab Clin North Am* 16:145, 1987.

Scheithauer BW, Kovacs KT, Jariwala LK, et al: Anorexia nervosa: An immunohistochemical study of the pituitary gland. *Mayo Clin Proc* 63:23, 1988.

Schwartz WB, Bartter FC: The syndrome of inappropriate secretion of antidiuretic hormone. *Am J Med* 42:790, 1967.

Schwartz WJ, Busis NA, Hedley-Whyte T: A discrete lesion of the ventral hypothalamus and optic chiasm that disrupted the daily temperature rhythm. *J Neurol* 233:1, 1986.

Sotos JF, Dodge PR, Muirhead D, et al: Cerebral gigantism in childhood. *N Engl J Med* 271:109, 1964.

Speidel CC: Gland-cells of internal secretion in the spinal cord of the skates. *Papers from the Department of Marine Biology of the Carnegie Institution of Washington* 13:1-31, 1919.

Stewart C, Castro-Magana M, Sherman J, et al: Septo-optic dysplasia and median cleft face syndrome in a patient with isolated growth hormone deficiency and hyperprolactinemia. *Am J Dis Child* 137:484, 1983.

Suzuki N, Shinonaga M, Hirata K, et al: Hypothalamic obesity due to hydrocephalus caused by aqueductal stenosis. *J Neurol Neurosurg Psychiatry* 53:1102, 1990.

Swaab DF: The human hypothalamus: Basic and clinical aspects. Part I, Nuclei of the human hypothalamus; Part II, Neuropathology of the human hypothalamus and adjacent structures. In: Aminoff MJ, Boller F, Swaab DF (eds): *Handbook of Clinical Neurology*, Volumes 79 and 80, Series 3. Amsterdam, Elsevier, 2003.

Uher R, Treasure J: Brain lesions and eating disorders. *J Neurol Neurosurg Psychiatry* 76:852, 2005.

Wijdicks EF, Ropper AH, Hunnicutt EJ, et al: Atrial natriuretic factor and salt wasting after aneurysmal subarachnoid hemorrhage. *Stroke* 22:1519, 1991.

Wolff SM, Adler RC, Buskirk ER, et al: A syndrome of periodic hypothalamic discharge. *Am J Med* 36:956, 1964.

第三部分 3

神经系统的生长发育和衰老神经学

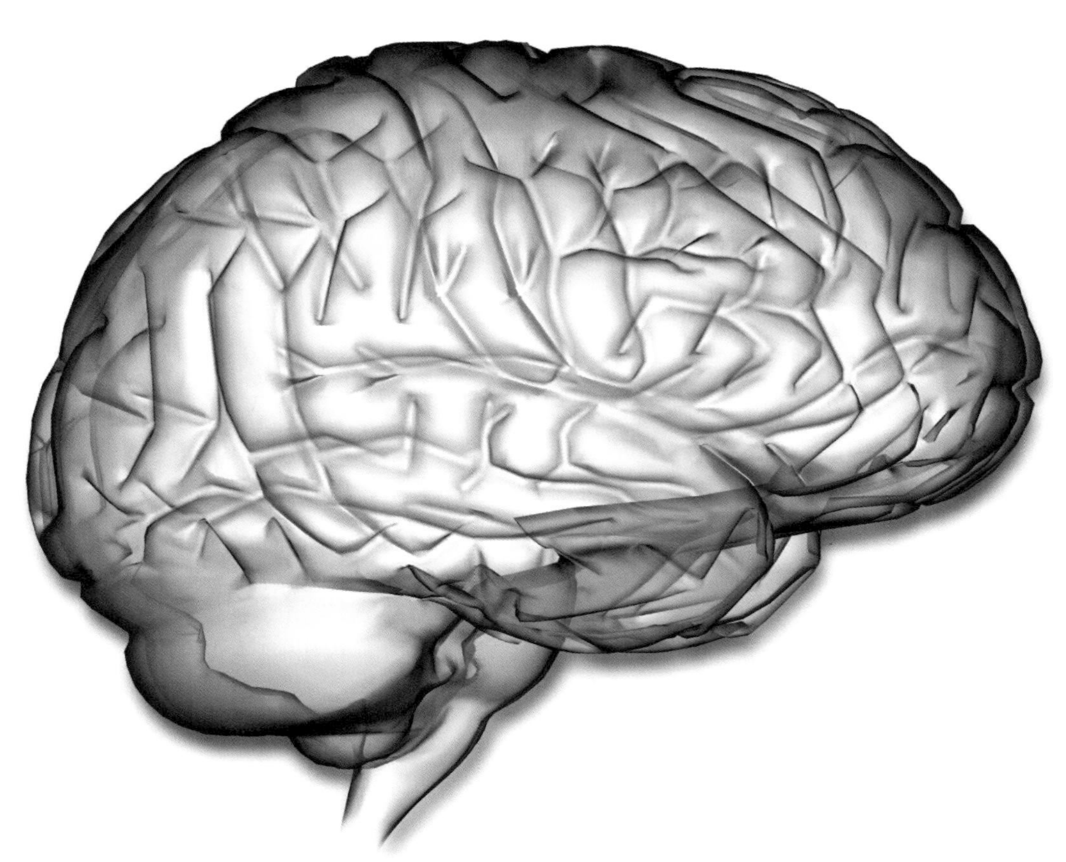

第 27 章

神经系统的正常发育和发育异常

在这一章和下一章关于衰老的内容中，我们讨论生长、成熟和衰老对神经系统的影响。由于神经疾病的某些方面只有在这些自然的与年龄相关变化的背景下才有意义，所以对这些方面做详细的讨论。第 37 章讨论了神经系统的发育性疾病，例如，在子宫期内获得的畸形、遗传缺陷和其他形式的损伤等。

正常发育的顺序

建立人类发育的生物学时间表需要观察大量已知年龄的正常个体，并测试他们可测量的行为项目。由于发育节奏的个体差异，研究任何一个个体在长时间内的生长和发育是同样重要的。如果要将这些观察结果与神经解剖学的发育阶段相关联，那么临床和形态学数据必须以具有可比性的单位表示。在生命的早期，由于难以确定受孕时间，所以很难确定非常精确的年龄期。人类的平均妊娠期为 40 周(280 天)，但可存活的出生时间可能早至 24 周或晚至 49 周(几乎 5 个月的时间跨度)，而神经系统发育的程度也相应地不同。

出生后，任何给定的行为或结构分化项目都必须始终有两个参考点：①对于已经实现的特定行为项目，以及②对机体的年代时间单位或生命持续时间。按年月顺序的或生物量表在产前早期生活中具有特殊意义。在这一时期，发育速度如此之快，以至于很短的时间都有很大的影响，机体似乎每天都在发生变化。婴儿期的发育速度有所减缓，但与儿童后期相比仍然非常快。

神经科医生会发现，按照表 27-1 和表 27-2 所列的人类生长和发育时间表将正常发育和疾病的知识条理化是有利的。此外，在过去的几十年里，在对神经发育的遗传和分子控制的理解方面取得了重大进展。这个问题在第 37 章中讨论。

正常发育的神经解剖学基础

关于神经系统的功能和结构状态，在生命的每一个连续时期都已积累了大量的知识。下面的各段简要地回顾了这项资料，并在表 27-2 中加以总结。必须记住，神经系统发育不是从一个时期到下一个时期逐步进行的，而是从受孕到成熟的连续过程。所有婴儿的发育顺序大致相同，尽管速度可能略有不同。任何给定的行为功能，必须等待其神经基质的发育才能表现出来。此外，在发育的任何特定时刻，几个可测量的功能会同时出现，它们之间的分离往往具有临床意义。

表 27-1　人类成长和发育阶段时间量程

生长时期	大约年龄
胎儿期	从受孕起至 280 日
受精卵	受孕后前 14 日
胚胎	受孕后 14 日至 9 周
胎儿	受孕后 9 周至出生
早产儿	27~37 周
出生时	受孕后平均 280 日
新生儿期	出生后前 28 日
婴儿期	28 日 ~1 岁
幼儿期及学龄前期	1~6 岁
学龄期	6~10 周岁
青少年期	女性，8 或 10 岁至 18 岁
	男性，10 或 12 岁至 20 岁
青春期	女性，13 岁
	男性，15 岁

来源：经 Lowrey GH 许可转载：*Growth and Development of Children*, 8th ed. Chicago, Year Book, 1986.

表 27-2　正常胚胎和胎儿的生长和神经系统发育的时间表

胎龄（日）	冠 - 臀长度（mm）	神经系统发育
18	1.5	出现神经沟和神经管
21	3.0	出现视泡
26	3.0	前神经孔闭合
27	3.3	后神经孔闭合；出现腹角细胞
31	4.3	前根及后根
35	5.0	五个脑泡形成
42	13.0	小脑原基形成
56	25.0	脑皮质及脑膜分化形成
150	225.0	初级脑裂形成
180	230.0	次级脑沟形成，髓鞘开始形成
8~9 个月	240.0	进一步的髓鞘形成和脑发育（见文中）

胚胎期和胎儿期

我们对生发期和胚胎期的神经系统的了解来自于对胎儿的解剖学研究。神经母细胞的分化、迁移和神经元增殖在胚胎期的前 3 周就已经开始了。每个阶段的控制（以及后来的神经元连接）是由生物体的基因组决定的。注定成为神经元的原始细胞起源于或接近神经管的神经上皮细胞。这些细胞以惊人的速度增殖（根据 Cowan 的说法，每分钟增殖 25 万个），持续一段时间（几天到几周）。它们转化为双极神经母细胞，以一系列起伏的形式向即将成为大脑半球皮质的边缘层迁移。第一批神经胶质细胞也出现的非常早，并为神经母细胞的移动提供了支架。神经母细胞分化和迁移的每一步都是有序进行的，从一个阶段以非凡的精确度进入下一个阶段。根据 Conel 和 Rabinowicz 的经典研究，神经元迁移的过程大部分在胎儿第 5 个月结束时完成，但后续迁移的速度要慢得多，一直到 40 周。因为大多数神经元的迁移涉及有丝分裂后的细胞，大脑皮质在这个时候可能已经获得了数以十亿计的全部神经细胞。然而，随着发现成年脑中活跃的干细胞在海马区和脑室下基质区产生神经元，这一概念得到了修正，最明显的是成年脑部的嗅觉神经元，但也可能是其他神经细胞（见 Alvarez-Bulla 和 Garcia-Verdugo，Kempermann，以及 Bond 和同事的综述）。

尽管在人类大脑中神经发生几乎被人们普遍接受，但证明它的方法是复杂的（见 Kuhn 和同事的综述），并曾受到权威人士如 Rakic 的质疑，要完整地描绘这一主题，应该参考他的观点。事实上，我们对不同年龄的大脑和小脑皮质中神经细胞的数量知之甚少。由于程序性细胞死亡（programmed cell death），即凋亡（apoptosis）是发育的重要组成部分，因此更多的是细胞形成，而不是存活下来。

在胎儿中期的几个月内，大脑从一个几乎没有表面凹陷痕迹的小的双半球器官演变成一个深沟状结构。每一步的表面折叠形成裂隙和沟都遵循这样一种时间模式，其精确度使得仅凭这一标准就可以相当准确地估计胎龄。主要的外侧裂、中央沟和距状裂在胎龄第 5 个月时呈现成人的外形，第 6 个月和第 7 个月出现次级沟，第 8 个月和第 9 个月出现三级沟，它的位置在每个个体略有不同（见图 27-1 和表 27-2）。

与此同时，大脑皮质和中枢神经节核群中的神经元组织也发生了微妙的变化。这里涉及突触发生和轴突寻找目标的过程。由于树突和轴突的大小和复杂性的增加以及突触表面的增大，神经元随着分化的进行而变得更加分散（图 27-2）。划分大脑皮质一部分与另一部分的细胞结构模式（如第 21 章所述）在胎儿生命的第 30 周时就已经显现出来，在 40 周和以后的几个月里就确定下来。随着皮质神经元的成熟过程，大脑不同区域（运动区、前运动区、感觉区和纹状皮质区、Broca 和 Wernicke 区等）的神经元组织模式继续发生变化。

髓鞘形成是神经系统发育和成熟的另一个平行指标，与纤维系统的功能活动明显相关。这些连接通路的时间和精度并不比神经元发育的精度和时间锁定差（见图 27-3 所示的 Flechsig 髓鞘生成周期）。到胎儿 10 周时，脊神经和神经根获得了髓鞘，与开始出现反射性运动活动有关。随后是脊髓的节段和节段间纤维系统髓鞘形成，然后是进入和走出脑干的上行和下行纤维（网状脊髓束，前庭脊髓束）。到第 28~30 周时听觉和迷路系统，以及到第 37 周时脊髓小脑束和齿状核红核系统的髓鞘染色标本以非凡的清晰度显现出来。

新生儿期和婴儿期

出生后，大脑继续急剧增长。由出生时脑平均重量 375~400g（40 周），到出生后第 1 年末达到约 1 000g。来源于基质区的胶质细胞（少突胶质细胞和星形胶质细胞）在出生后头 6 个月继续分裂和增殖。大约在妊娠第 40 周时，视觉系统开始形成髓鞘，它的髓鞘形成周期进行得很快，出生后几个月就

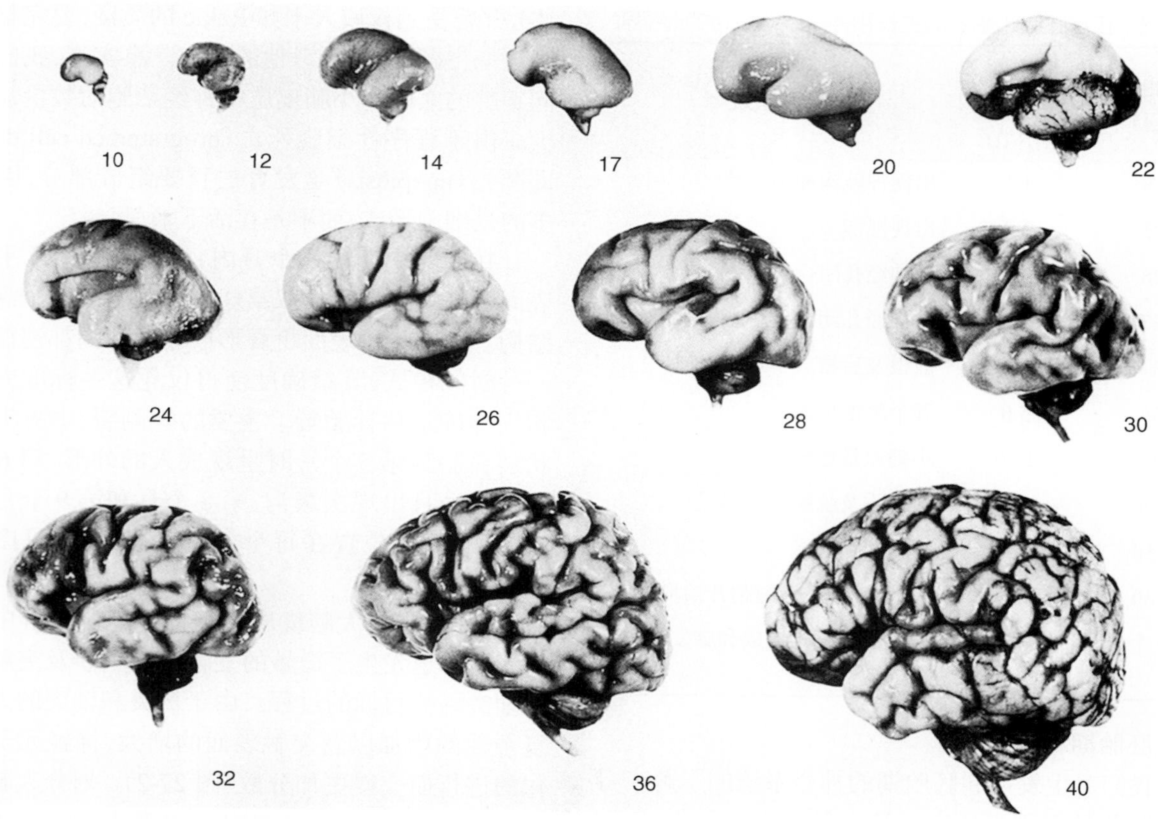

图 27-1　胎脑的侧面观。胎龄从 10 周到 40 周(经允许,复制自 Feess-Higgins 和 Larroch)

几乎完成。皮质脊髓束直到出生后第 2 年中期才完全形成髓鞘。到这一时期结束时大多数主要的传导束都已形成髓鞘。在大脑,40 周时在后额叶和顶叶可见最早的髓磷脂,此后不久枕叶(膝距束)就有髓鞘形成。前额叶和颞叶的髓鞘形成出现得较晚,是在出生后的第 1 年。到第 2 年年底,大脑的髓鞘形成基本完成(图 27-3)。髓鞘形成的这些步骤可以通过 MRI 进行追踪,不断的髓鞘形成使得白质进行性的 T1 高信号和 T2 低信号。尽管有这些细致的解剖观察,但它们与发育临床和脑电图数据的相关性尚不明确。

儿童期、青春期和青少年期

脑的增长还会继续,但速度比以前慢得多,直到 12~15 岁时,女性达到成年时的平均脑重 1 230~1 275g,男性达到 1 350~1 410g。髓鞘形成在这一时期也会缓慢地持续。Yakovlev 和 Lecours 重新检查了 Flechsig 关于髓鞘形成的个体发生学的经典发现[弗莱克西格髓鞘形成周期(*Flechsig myelinogenic cycle*)这一术语仍在使用],追溯了小脑中脚、听辐射和维克·达济尔束(bundle of Vicq d'Azyr)[即乳头体丘脑束(mammillothalamic tract)]在出生第 3 年后仍有进行性髓鞘形成,非特异性的丘脑辐射在第 7 年后,而网状结构的纤维、大脑连合和皮质内联合神经元在第 10 年或以上仍继续有髓鞘形成(图 27-3)。这些研究者注意到,在儿童晚期和青少年期,甚至可能进入中年期,纤维系统的复杂性都在不断增加。同样,在 Conel 和 Rabinowicz 的广泛研究中,描绘了从胎儿中期到 20 岁每一年的皮质结构,都观察到树突分支和皮质神经元间的连接在复杂性上逐渐增加,神经元的"堆积密度",亦即任何特定体积的组织中的神经元数量在大约 15 月龄时增加,然后减少(图 27-2)。

有趣的问题是,神经元是否只有在其轴突获得髓鞘时才开始发挥作用;髓鞘形成是否受到胞体、轴突或两者的控制;以及通常的髓鞘染色是否能提供有关髓鞘形成过程的时间和程度的充分信息。这些相关性充其量只能是粗略的。神经元系统在髓磷脂第一次出现之前似乎就开始发挥作用,至少在常规的髓磷脂染色中是这样。毫无疑问,这些相关性将得到重新研究,使用更精确的功能测量和更精细的染色技术,以及定量生物化学技术、相差和电子显微镜技术,以及新兴的连接和网络成像技术等。

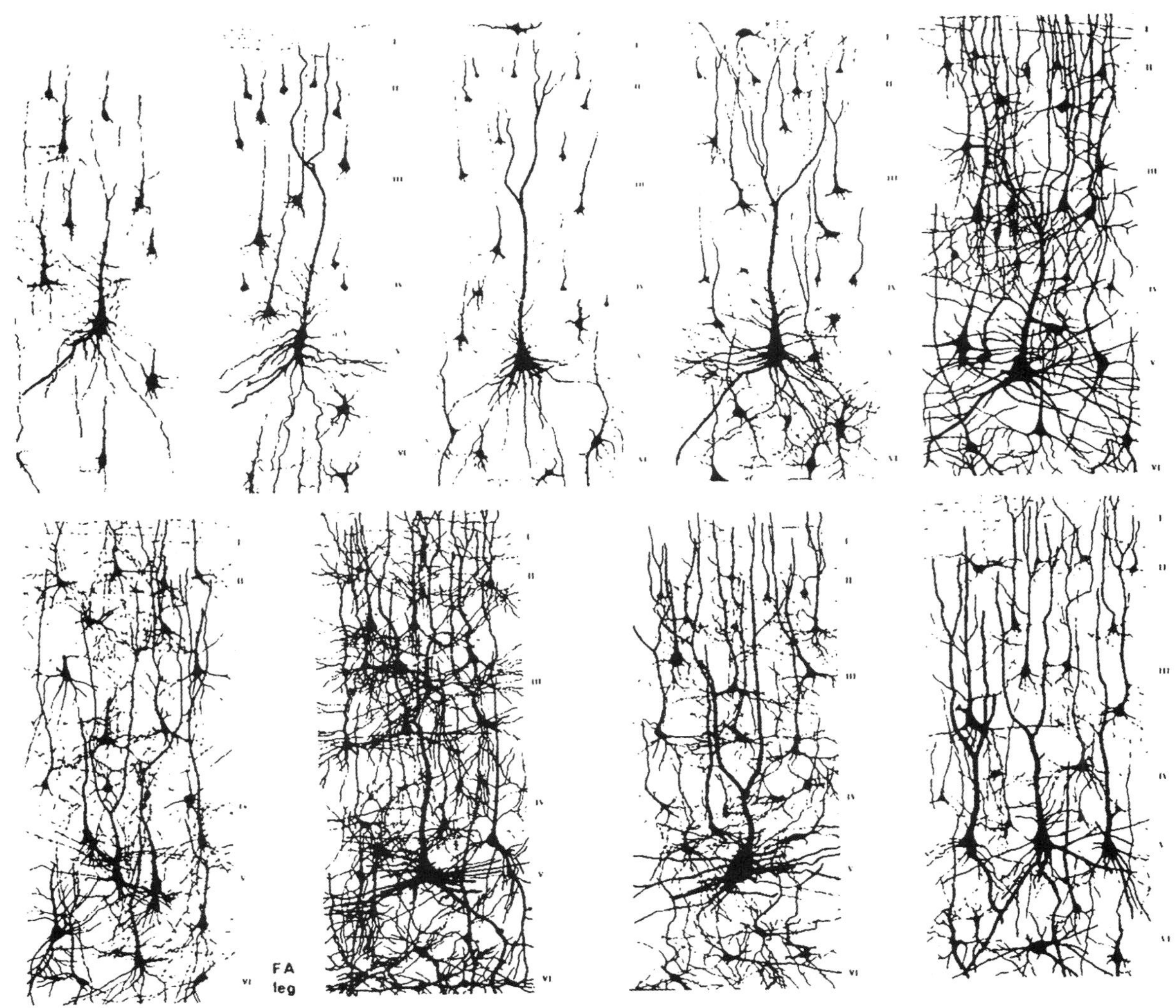

图 27-2　Cox-Golgi 染色制备的下肢运动皮质区（4 区）。上排，由左至右：1 个月早产儿（妊娠 8 个月），足月新生儿，1 个月，3 个月和 6 个月。下排，由左至右：15 个月，2 周岁，4 周岁，6 周岁。为了便于展示，已将 Betz 细胞的顶端树突缩短至相同的程度（由洛桑大学 Rabinowicz T 提供）

生理学和心理学发育

胎儿的神经发育

人类胎儿能够进行一系列复杂的反射活动，其中一些早在受孕后 5 周就出现了。皮肤和本体感受的刺激诱发头部、躯干和四肢缓慢的、广泛的、模式化运动。更为离散的运动似乎与这些广泛的活动有所不同。在晚期胎儿，眨眼、吸吮、抓握反射和内脏功能反射，以及腱反射和足底反射均可引出。它们似乎是与周围神经、脊神经根、脊髓和脑干的髓鞘形成一起发育的。到妊娠的第 24 周时，神经系统的功能已足够完善，如果胎儿此时出生的话，可以给胎儿一些存活的机会。然而，大多数婴儿在这个年龄无法存活下来，通常是由于肺功能不全此后，神经系统的基本功能迅速成熟，到第 30 周时，产后存活能力相对较普遍。看来，大自然通过加速建立宫外生存所必需的重要功能，为胎儿的早产做好了准备。

在妊娠的最后 3 个月，胎儿运动、姿势和反射的完整时间表将最有价值，因为主要是在这个时期，才需要进行全面的临床评估。圣安妮·达加西斯（Saint-Anne Dargassies）用安德烈·托马斯（André-Thomas）和她自己早期设计的神经学测试，曾记录了出生在 6、7、8 和 9 个月的婴儿之间存在可识别的差异。她的观察记录了一般的姿势，头部、颈部和四肢的控制和姿势，肌肉张力，抓握和吮吸反射等。这些发现令人感兴趣，而且很可能是确定确切年龄的一种手段，但在它们完全被接受之前，还需要更多的观察和后续发育的数据。这里的部分困难是早

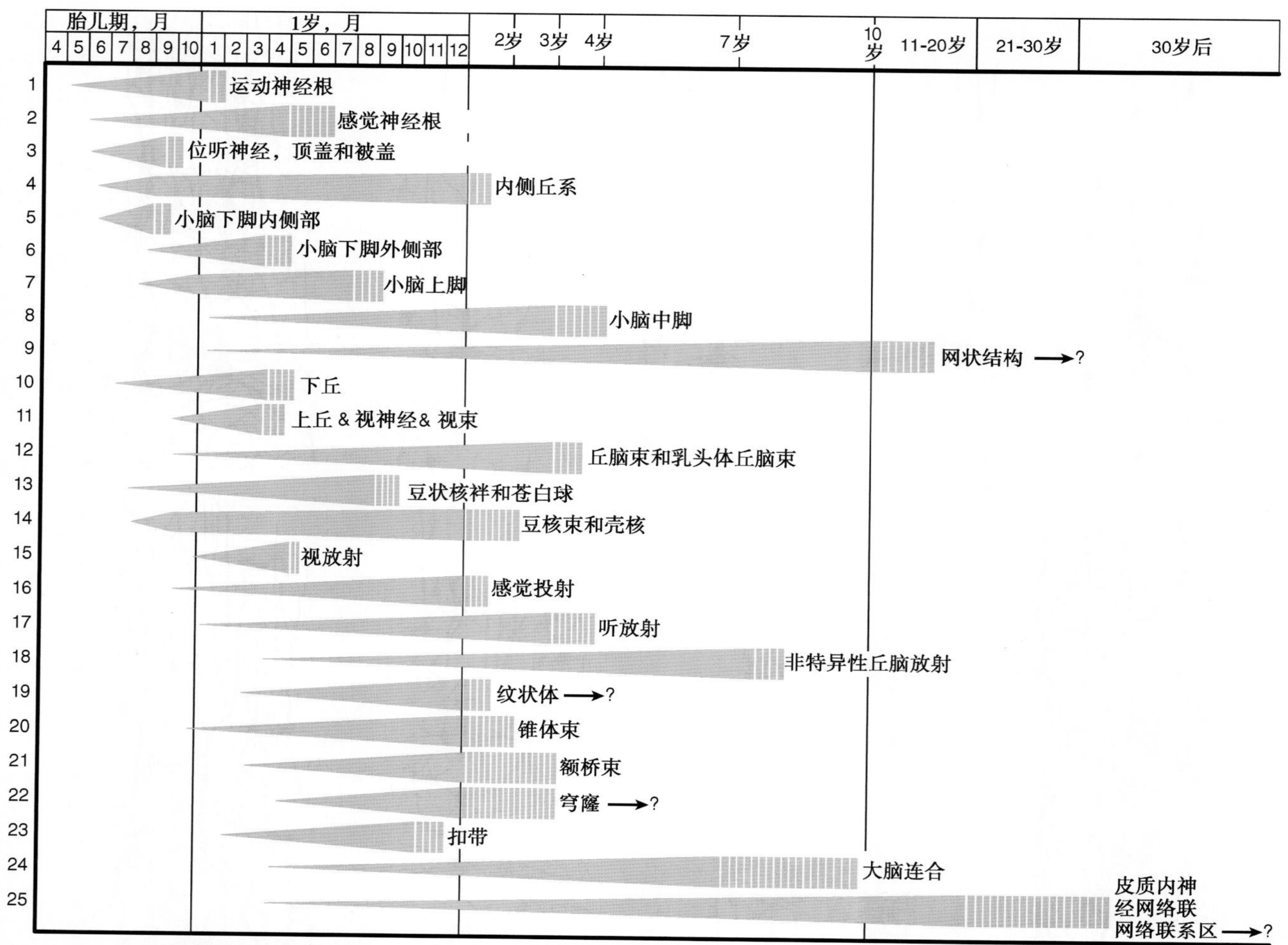

图 27-3　髓鞘形成时间表(复制自 Yakovlev 和 Lecours)

产儿神经功能的变化，它可能每小时都在变化。即使在足月，神经功能也可能一天天变化。这种变化在一定程度上反映了分娩的影响和母亲服用药物的影响，以及不准确的受孕日期和大脑的快速发育变化。

新生儿期、婴儿期和幼儿期发育

在足月时，有效的吸吮、觅食和抓握反射出现了。婴儿能够吞咽和哭泣，而大的声响可诱发惊吓反应(如下文描述的 Moro 反射)和突然的颈部伸展。将婴儿扶着站立可以展示其支撑和踏步运动，并通过抚摸一侧腰部使躯干弯曲。出生时还有放置反应，表现为当将其脚或手被动地接触到桌子边缘，手或脚会自动抬起并放置在桌面上。这些新生儿自动症主要依赖于脊髓、脑干的功能，可能还有间脑和苍白球的参与。阿普加评分(*Apgar score*)，一个普遍使用但并不很精确的新生儿健康指标，实际上是对脑干 - 脊髓机制(呼吸、脉搏、皮肤颜色、张力和反应性)充分性的量化评级(表 27-3)。

表 27-3　APGAR 评分系统

心率	
0	没有心率
1	<100 次 /min，说明新生儿反应不太灵敏
2	>100 次 /min，说明新生儿精力充沛
呼吸	
0	没有呼吸
1	哭声低微，像抽泣或咕哝
2	哭声响亮
肌张力	
0	松弛
1	四肢有些弯曲
2	四肢主动活动
反射反应	
0	对气道被抽吸无反应
1	抽吸时有痛苦表情
2	抽吸时有痛苦表情或咳嗽或喷嚏
皮肤颜色	
0	全身青紫或苍白
1	身体红润，四肢青紫
2	全身红润

通过正电子发射断层扫描（PET）对局部脑葡萄糖代谢的检查为脑功能成熟提供了有趣的信息。新生儿与成熟个体之间有显著差异。经调整脑重后，新生儿的代谢值只有成人的三分之一，除了初级感觉运动皮质，它们仅限于脑干、小脑和丘脑。在婴儿期，顶叶、颞叶、纹状体、背外侧枕叶和额叶皮质的葡萄糖代谢模式依此顺序有一个渐进的进化。只有在第 1 年结束的时候，葡萄糖代谢的模式才在质量上与正常的年轻成人相似（Chugani）。

婴儿期和幼儿期（*infancy and early childhood*）的行为也是大量文献报告的主题，心理学家的贡献多于神经学家。他们特别研究了儿童第 1 年的感觉运动能力以及幼儿期的语言和社会发展。在生命的前 6 年，婴幼儿在发育过程中所经历的路程远比他们在类似时期所经历的要多。从新生儿状态开始，当婴儿表现出一些原始的进食和姿势反射时，在几个月内获得了微笑以及头和手 - 眼控制；6 个月时，会坐；到了 10 个月，就有力量站起来；到 12 个月时，肌肉协调能力已达到行走所需的水平；2 岁时，就能跑步；6 岁时，掌握了一项棒球运动或音乐技能的基本知识。在知觉方面，新生儿在不到 3 个月的时间内，从一种视觉控制为试探性的，只有受到迷路刺激才出现强直性眼球偏斜，发展到能够注视并跟随一个物体的状态。（最后一种对应于黄斑的发育）。后来，孩子就能对颜色、形状和大小做出精细的区分。格塞尔（Gesell）对儿童行为的多样性和发展范围提供了一个图解总结。他写道：

> 出生时孩子反射性地抓住检查者的手指，眼睛漫无目的地徘徊或呆滞不动……到 6 岁时，孩子会适应地扫视一个正方形或三角形的周边，直接用蜡笔复制每个形状。出生时的啼哭，缺乏调式变化和沟通意义，标志着低水平的语言，在两年的时间里，从咿呀学语到构词，并很快就能形成句子结构，在 6 年的时间里，就可以用疑问的方式来阐述句法言语，甚至对因果关系的原始认识。在人格构成方面……刚入学的学生无论在社交上还是在生物学上已非常有条理，以至于预示着以后他会成为什么样的人。

Gesell 和其他人的早期研究试图建立与年龄有关的行为发展标准，但使用这种评级量表的困难是相当大的。将行为的组成部分选择作为神经发育的参考系，不可能具有统一的生理价值或可比较的复杂性，而且它们很少在来自不同文化的大规模人群中进行标准化。此外，特定年龄的检查是横断面评估，它提供的动态行为发育的信息是有限的。如前所述，行为的时间模式揭示了它们的出现、增加和减少的异常程度的变化，以及个体之间的显著变异。

事实上，发育评价的预测价值一直是一个激烈争论的主题。Gesell 的观点是，通过对大量婴儿的仔细观察，并准确记录他们获得各种技能的年龄，可以建立起标准或平均值。通过这样一个框架，我们可以确定发育达到的水平，表示为发育商（development quotient，DQ）（DQ= 发育年龄 / 按年月计算的年龄），从而确定任何特定的儿童的表现是优秀、一般还是较差。此外，在对 10 000 名婴儿进行了 40 年的研究后，Gesell 得出结论："已达到的成长是过去发育过程的指示器，也是未来成长的预言者。" 换句话说，DQ 预示着潜在的成就。

Anderson 及其他学者提出的另一种观点是，发育成就对预测智力水平没有实际价值，而是衡量完全不同的功能。Illingworth 和大多数临床医生，包括作者本人一直持一种中间立场，认为早期生命发育量表是一个有用的信息来源，但它必须与临床评估充分结合。按照这种方式，临床医生有一个合理的确定方法来检测认知发育延迟和其他形式的神经损害。

快速成长和成熟的轨迹在儿童晚期和青春期仍在继续，但是速度比以前慢了。运动技能在运动员、艺术家和音乐家的表演中达到最大的精确度，他们的发展高峰是在成熟期（18~21 岁）。对于大多数人来说，只有在青春期和以后，才有可能拥有智力、反思能力和运用数学符号的能力。情绪控制在学龄期和整个青春期都是不稳定的，但在成年后稳定下来。我们倾向于认为，所有这些现象都是通过人际关系的压力实现的，而人际关系是由社会认可的强大影响所制约和适应的。在这种广泛而普遍的个体与环境之间的互动中，要记住，只有为了进行分析性讨论，才能将外在与内在的组织过程分开。它们之间总是相互依赖的，这是儿童精神病学家所关注的问题。

运动发育

如上文和表 27-4 中所示，健康新生儿表现出的各种各样的和看似随意的运动，从出生起，而且必然在几天之内，就稳固地演变成反射 - 本能模式，被称为自动症（automatisms）。最可测试的自动症包括对光反应的眨眼，对迷路刺激（转头）的眼球强直性偏斜，对唇部接触反应的噘嘴和吮吸动作，吞咽，头和

表 27-4 婴幼儿期的正常神经功能及发育延迟表现

年龄	正常功能	病理表现
新生儿期	眨眼，转头时眼球强直偏斜，吸吮，觅食，吞咽，打哈欠，抓握，俯卧时颈部短暂伸展，弯曲反应，莫罗氏反射，四肢屈曲姿势 存在肱二头肌反射或其他婴儿型跖反射伸性反应 血压、呼吸、体温稳定 存在睡眠觉醒周期 哭声响亮	缺乏觉醒（木僵或昏迷），高声或弱哭，异常（不完全或缺乏）莫罗反射，角弓反张 松弛或肌张力高 肢体颤抖 被动活动头部或头部及身体时无眼球偏斜
2~3 个月	抬头 笑，或发出元音 采用强直的不对称颈部姿势（颈部强直反射） 肢体能够大范围地活动，腱反射通常存在 注视并跟随一个悬空的玩具 用力吸吮 睡眠、觉醒能够截然分开 支撑时不能诱发踏步动作 垂直举起时一腿弯曲，抬头 可诱发视动性眼球震颤	缺乏部分或全部正常功能 惊厥 颈部或肢体松弛或肌张力高 垂直举起时腿部伸展、内收
4 个月	良好的头部支撑，最低程度的头部后仰 可以发出咕咕声或笑声 检视双手 肢体张力中等或减弱 听到声音可转向声源 能够从俯卧变为仰卧 有意识地抓握，吸吮或颈部反射	缺乏头部支撑 缺乏运动能力 肌张力高 缺乏社会反应 存在强直性颈部反射 强莫罗反射
5~6 个月	咿呀学语伸手、抓握 在社交活动中发声区分家人和陌生人 莫罗反射及强握反射消失 试图找回丢失的物体 开始坐，不需扶头 主动支撑反应强直的颈部反射消失 （Landau）反应（将头部保持在水平上方在保持水平时头向仰弯曲） 开始单手抓握物体，拿水杯	缺乏对称姿态 音调变化 强迫姿势 无法坐或滚 低或高肌张力 持续的莫罗反射及强握反射 持续的颈部强直反射 无 Landau 反应
9 个月	爬行，爬着站起来，被扶着站立 安全地坐着 咿咿呀呀地叫“妈妈”“爸爸”或其他有社交互动；玩拍手游戏《做蛋糕》 寻求关注 从茶杯里喝水 存在 Landau，反应 存在降落伞反射（支撑婴儿的腹部及胸部并突然往下移动，婴儿的双手、双脚会往外延伸，类似降落伞一样） 用拇指和示指抓	运动、语言、社交互动方面未达到上述里程碑 持续的自动症和颈部强直反射肌张力低下或增高
12 个月	独自站立可能会走路，或引导下行走 尝试自己吃饭 可以说几个单个字，模仿声音 跖反射呈肯定跖屈反应 投掷物件	未能达到上述里程碑 持续的自动症

续表

年龄	正常功能	病理表现
15 个月	独立行走(9~16 个月),容易摔倒 稳定地移动手臂说一些字词,用蜡笔涂鸦 能够通过用手指示发出请求; 对声音、音乐、图片或动物玩具有兴趣	未获得该年龄段应有的能力 持续的声音和姿势异常 感觉辨别不良
18 个月	能够至少说 6 个字 能自己进食;可以使用句子;能服从指令; 能够不太自如地跑;可以自己坐在椅子上;手部优势;可以投掷球;可以参与部分幼儿游戏;模仿使用简单工具;脱鞋和袜子;能指出身体 2~3 个部位,能指出常见物品、图片	不能行走 没有语言
24 个月	能说出 2~3 个词的句子 涂鸦;协调地跑步: 一次上一个台阶地上楼梯;弯腰拾物;踢球;旋转把手; 组织游戏;搭建 6 块以上的积木; 有时能够被训练上厕所	运动、语言、社会适应能力发育迟缓

颈部的回避动作,对巨大声响或将头部放置于伸展位时出现惊吓反应[莫罗(Moro)反应,见下文],抓握反射,以及支撑、步进和放置动作等。如上所述,所有的动作主要取决于脊髓和脑干水平形成的反射。只有放置反应、眼球注视和追随运动(追随运动是在第 3 个月建立的)被认为依赖于新出现的皮质连接,但即使这一点也有争议。在新生儿期,当大脑几乎还没有开始发挥功能时,广泛的脑损伤可能可能会引起很少的运动功能紊乱,除非使用特殊的检查方法,感觉诱发电位、脑电图(EEG)、CT 和 MRI,否则可能不被察觉。在新生儿期临床可测试的神经病学现象中,眼球运动障碍、癫痫发作、手臂震颤、觉醒反应和肌张力受损等,所有这些基本上与都与上位脑干和间脑机制有关,为神经疾病的存在提供了最可靠的线索。Prechtl 和 Beintema 已经证实,这些早期神经功能障碍作为发育延迟预测因素的重要性。

在婴儿早期,随着视觉、听觉和触觉运动机制的发展,运动系统经历了各种不同的分化。身体姿势被加以修正以适应这些获得的复杂的感觉运动功能。在正常的婴儿中,这些新出现的运动分化遵循一个由神经连接成熟所规定的时间表。如表 27-4 所示,每一年龄出现相应的功能。从这张表中也可以明显看出,反射和本能运动活动是评估早期发育最可靠的手段。此外,在正常发育的婴儿中,有些活动消失了,而另一些活动则出现了。例如,抓握反射、无屈肌期的四肢伸展、Moro 反应、强直性颈反射,以及在诱发膝腱反射时出现的交叉内收反应等都逐渐变得不那么明显,到 6 个月时通常就引不出了。反之,在生命的最初几个月缺乏这些反射,而在这个时间之后持续存在表明了大脑发育的缺陷,如在"运动发育延迟"小节中有更详细的描述。相比之下,在前 6 个月缺乏的颈部扶正反射、支撑反应、朗道(Landau)反应(俯卧时伸展颈部和腿)、降落伞动作,以及钳形抓握等,在 7~8 个月时开始出现,到 12 个月时出现在所有的正常婴儿身上。

因为许多在生命后期被归类为"心智"的功能有着与运动功能不同的解剖学基础,所以早期运动获得与童年智力水平没有密切联系就不足为奇了。然而,反过来就不适用了,运动发育指标习得的延迟通常与发育迟缓有关。换句话说,大多数认知迟缓儿童坐、站、走和跑的年龄都比正常儿童晚,偏离这一规律主要发生在特定的疾病中,如孤独症。

在幼儿期,反射 - 本能活动不再对评估大脑发育有帮助,人们必须转向检查语言功能和习得的感觉和运动技能,如表 27-5 和表 27-6 所示。

除了运动发育的早期阶段,在儿童后期和青春期,人们会观察到肌肉活动、力量和协调能力的显著变化。儿童后期的运动能力的习得,例如单脚跳跃、踢球、跳过一条线、优雅地走路、跳舞,以及某些运动技能都与年龄有关,但是他们在这些技能的运用上存在很大的差异。Ozeretzkii 将这些因素综合成一个量表,初步揭示了发育延迟者的运动发育阻滞。同样在儿童后期,在学习复杂的运动技能和游戏技能方面的早熟,以及对体育活动的全面兴趣的发展也变得明显。到了青春期,高度的个体体能能力得

表 27-5 正常学龄前儿童发育里程碑

年龄	观察项目	有用的临床测验
2 岁	协调地跑步 一步一个台阶地上下楼梯 攀爬家具 开门 帮助下脱衣服 较好地应用勺子吃饭 组成 3 个词的句子 能够看图片听故事	笔纸测验：涂鸦，模仿画横线 折纸一次 搭建 6 块积木
2.5 岁	能够双脚并跳；可以用脚尖走路 知道全名；能够提问：说到自己时会说“我” 帮助收拾玩具和衣服 能够说出图书上动物，认识 1~3 种颜色 能组建 3 片式的插板	笔纸测验：模仿画横线及竖线 搭建 8 块积木
3 岁	能交替迈步上下楼梯 连续讲话；朗诵童谣 会骑三轮车 能短暂地单脚站立 可以参与简单游戏 可以在帮助下穿衣服，会洗手 认识 5 种颜色	搭建 9 块积木 用 3 个立方体搭建桥梁 模仿画圆圈及十字
4 岁	攀爬自如；单脚跳跃；将球扔过头顶；踢球 用剪刀剪下图片；数出 4 便士；能够讲简单的故事 与其他小朋友一起玩耍；独立如厕	临摹画圆圈及十字 用 5 个立方体搭建门 按照模型搭建桥梁 绘制人像时能画出 2~4 个人体部位（除头部） 区分长线和短线
5 岁	跳跃，认识 4 种颜色；数出 10 便士 穿脱衣服； 提出有关字词意思的问题	模仿画正方形及三角形 能指出 2 个物体哪个更重绘制人像时能画出更多细节

来源：经允许，转载自 Gesell Institute of Child Development

表 27-6 评估儿童期学习和行为异常的心理测试[a]

缺陷	测试
发育	丹佛发育测试；文兰社会成熟量表；雷特国际操作量表；奥蒂斯群体智力测验
成就	广度成就测验；盖茨初级阅读测试
注意力	Dehoit 听力测试
计算	关键数学诊断算术测验
词汇	皮博迪图片词汇测验
发育性 Gerstmann 综合征（手指失认，左右失定向）	手指顺序测验，本顿（Benton）左右辨别测验
画图	视觉动作统合测验
视觉记忆	本顿视觉保持测验
错误模型	博德阅读 - 拼写模型测验
冲动性	相似图形匹配测试

[a] 有关单个测试的说明，请参见 Kinsbourne，1995.

到了充分认可。这一表现谱的另一个极端是运动能力不足、不称职和天生的笨拙或笨手笨脚；这一组的成员很容易被注意，被称为“笨手笨脚的孩子”。这种笨拙与一些脑部疾病相关的运动障碍有明显的区别。

感觉发育

在正常情况下，感觉发育与运动发育保持同步，并且在每个年龄段感觉运动的相互作用都很明显。然而，在疾病的条件下，可能就不是这种情况，也就是说，面对感觉缺陷时，运动发育可能仍保持相对正常，反之亦然。感觉器官在出生时就完全形成了。新生儿对视觉、听觉、触觉和嗅觉刺激有初步的意识，这些刺激只能引起低水平的反射性反应。此外，任何与刺激相关的反应都只是针对当时的情况，没有证据表明以前的刺激的体验影响了反应，也就是说，新生儿能够学习和记忆。注意一个刺激、并在任何一段时间内专注于它的能力，也随之而来。事实上，注视时间的长短是婴儿知觉发育的一个可量化的指标。

关于婴儿对每一种不同的刺激模式做出第一次可解释的反应的时间信息是可以得到的。新生儿最接近完美的感觉是触觉和痛觉。一系列的刺痛会引起痛苦，而皮肤擦伤似乎不会。触觉显然在喂养行为中起着重要作用。新生婴儿对氨水和醋酸等刺激性气味反应强烈，但不同嗅觉刺激的辨别要到很久以后才会明显。糖溶液从出生起就开始并保持吸吮，而奎宁（苦味）溶液很少这样做，后者刺激诱发回避行为。新生儿的听力在出生后的头几天表现出来。尖锐、快速的声音会诱发反应性眨眼，有时惊吓。对一些婴儿来说，人类的声音在第二周时似乎会引起类似的反应。强烈的光线和放在脸前的物体会唤起新生儿的反应，之后，视觉搜索是大多数投射运动活动的整合因素。

判断新生儿的感觉在很大程度上必须根据其运动反应，因此感觉和运动的发育似乎是并行的，但这可能部分是人为的。尽管如此，可以说，还是有一些可辨别的成熟阶段构成了感官上的里程碑。这在视觉系统中最为明显，它比其他感官更容易检查。在足月时，甚至在一些早产儿中，都可以观察到持续的眼部注视，在这些年龄段，这本质上是一种反射性光敏反应。据观察，新生儿持续地注视某些刺激时比注视其他刺激更常见，这表明，根据Fantz的观点，在这个早期阶段，一定已经存在一些感知和区分的元素。随意注视（即追随一个移动的物体）是后来的发展。水平追随出现在约50天，垂直追随在55天，而追随一个圆周运动的物体在75天。根据Staples的记录，在第3个月结束时更偏好的彩色刺激是灰色。到6个月时，婴儿可以区分颜色，30个月时，就能匹配饱和颜色。对形式的感知，至少从观察不同视觉呈现的时间长短来判断，在2个月或3个月时是明显的（Fantz）。在这个时候，婴儿更喜欢某些图案而不是颜色。在3个月大的时候，大多数婴儿已经发现了他们的手，并且花了相当多的时间观察他们的动作。婴儿开始观察颜色、大小、形状，以及数字的年龄可以通过Terman-Merrill和Stutzman智力测试来确定（见Gibson and Olum）。在学龄前期，对大小的感知变得越来越准确。一个18个月大的孩子能在熟悉的动物图片中辨别出来，如果它们是倒放着的，他也能同样很好地认出它们。

视觉辨别（*visual discrimination*）反映在对手势的反应中，正如听觉辨别反映在声音反应中一样。早期视觉发育的大部分（第一年）包括凝视物体、判断其位置、伸手触及它们、抓住并操纵它们。这种感觉和运动功能的不可分离性再明显不过了。感觉剥夺不仅阻碍了孩子对周围环境的知觉意识的自然顺序，而且也阻碍了所有运动活动的发育。听觉辨别（*auditory discrimination*），这反映在诸如咿呀学语等发声以及后来的构词中，将在与语言发育的关联中进一步讨论。

智力发育（另见第20章）

智力的天赋和智力发育及测试的问题已在第20章中都有提到。有人指出，虽然智力是可以通过训练、实践和学校教育来改变的，但它更多的是先天禀赋的问题，而不仅仅是环境和提供学习刺激的问题，尽管这些都是明显的因素。很明显，有些人在生命早期就拥有较高的智力，他们在整个一生中也明显地保持着这种差异，而在其他人身上则表现相反。

关于遗传和环境的相对影响的不确定性，在很大程度上都与我们对智力构成要素的不精确看法有关。作者倾向于同意那些认为智力是一种普遍的心理能力的观点，包括许多基本能力，如理解复杂想法的能力，从经验中学习的能力，抽象思维、推理、计划、类比能力，以及解决问题能力等。因此，智力包括多种能力，这可能是其机制缺乏共识的原因。日常经验告诉我们，当智力受损时，受损最严重的并不总是抽象任务。事实上，即使是抽象也不可能是一个单一的功能。像卡尔·斯皮尔曼(Carl Spearman)这样的理论家认为,智力由一个一般的(g)或核心因素和一系列特殊(s)因素组成的。相反,Thurstone认为智力是由多种因素组成的,诸如驱动力和好奇心、语言和算术能力、记忆力、抽象思维能力、操作物体的实际技能、地理或空间感,以及运动和音乐能力等,每一个因素似乎都在很大的程度上是由基因决定的。这些和其他关于儿童智力发展的理论,如艾森克(Eysenck)和加德纳(Gardner)的理论,特别是皮亚杰(Piaget)的理论,在第20章中都被简要地讨论过,这可以被视为本小节的延伸来阅读。

智力发育的开端是很难辨别的。在8~9个月大的时候,当婴儿开始爬行和探索时就很容易评估了。现在,随着成年人给物体起名字并帮助婴儿操纵它们,学习进展很快。儿童逐渐获得语言能力(学习词汇的含义)、记忆力、颜色和空间知觉、数字概念,以及工具的实际使用等,每一个都是在特定的时间根据大脑的成熟状态设定的时间表进行的。然而,这些早期获得的能力个体差异很大,在某种程度上反映了他们的父母和周围其他人的影响。此外,幼儿表现出基本的思维模式,但却极易受影响,往往无法将想象和现实分开。

神经科医生需要一种快速实用的方法来确定婴儿或学龄前儿童是否符合特定年龄的正常标准,他们会发现表27-4是有用的。主要项目引自Gesell和Amatruda以及丹佛(Denver)发育测试。此外,还设计了各种智力测试,以衡量儿童的特殊能力和随着年龄增长的学习成绩(这些测试列于表27-5)。从6~7岁开始,直到13岁左右,孩子的智力得分都在稳步提高,与实际年龄相符;此后,成绩提高的速度降低。到了16~17岁时,学生的表现会趋于平稳,但这很可能是常用的测试造成的假象,这些量表是预测学生在学校的表现。只有到了晚年,测试成绩才会开始下降,这在下一章关于衰老的章节中描述。个体在6岁时智商的高低倾向于代表了10岁、15岁和20岁的排序,除非早期成绩是受到焦虑、能动性不足或严重缺乏机会以获得参加这种测试所必需的技能(特别是语言技能)的影响。即便如此,在很大程度上消除了语言和数学技能的任务后,也会揭示出许多个体差异。

智力测验的信度及其效度作为学术、职业和经济成功的预测指标,多年来一直是争论的热点。这个问题的这一方面将在第21章关于智力的小节中进行讨论,在此不再赘述。将这些测试作为某种天生能力的指标,最有说服力的论点是,来自相当同质环境的个体,在其一生中倾向于保持相同的智力等级。虽然天生的禀赋可能会限制学习和成就,但机会、性格特质和其他因素明确地决定了个人的全部潜力是如何实现的。

语言发育

与智力发育密切相关的是语言的习得。事实上,熟练使用语言是智力的最好指标之一(Lenneberg)。许多著名的研究者对婴幼儿的语言习得进行了系统的观察,他们的发现为理解这些功能发展过程中的一系列紊乱提供了背景(Ingram; Rutter and Martin)。

早期的口语表达包括咿呀学语、咕咕声和言语不清阶段,在这个阶段,几周大的婴儿会发出各种各样的咕咕声,然后在大约6个月大的时候,就会发出元音-辅音(唇音和鼻喉音)组合的咿呀学语。后来,咿呀学语变成了夹杂着从婴儿听到的东西中得到的停顿、变化和语调。起初,这似乎是一个纯粹的自我发起的活动,在正常和失聪的婴儿中是一样的。然而,对后者的研究表明,听觉上的改变会在2到3个月内开始,如果没有听觉,咿呀学语者不会像正常婴儿那样发出各种随机的声音,他们也不会开始模仿父母或其他监护人发出的声音。因此,运动言语主要是通过听觉感受来刺激和强化的,而听觉感受又与口语肌肉系统产生的动觉感受相联系。目前尚不清楚,听和理解口语的能力是出现在第一次运动口语之前还是之后。也许每个婴儿的情况各不相同,但运动口语发育依赖于听觉是不可否认的。对大多数婴儿的理解似乎早于他们第一次开口说话。

很快,咿呀学语与模仿言语(echo speech)融合在一起,发出的短音像鹦鹉学舌一样重复;随着口语器官使用功能的发育,长音节组逐渐地被正确重复。一般来说,第一个可识别的单词在12个月后出现。最初,这些词被直接连接到人或物体上,然后越来越多地用于指定物体。然后,这个词就变成了符号,这种替代极大地促进了说话和后来对人和物的思考。首先学习名词,然后学习动词和口语的其他词类。父母和兄弟姐妹的接触和纠正逐渐塑造了声音行为,包括形成一种独特而持久的口音,以符合孩子成长所处的社会群体的口音。

在生命的第二年,孩子开始使用单词组合。它们构成句式,根据休林斯·杰克逊(Hughlings Jackson)的说法,句式(propositions)是语言的本质(这一概念在一定程度上得到了第22章中提到的现代语言学家的响应)。平均而言,18 个月大的孩子平均可以拼出 1.5 个单词; 2 岁时,2 个单词; 2.5 岁时,3 个单词; 3 岁时 4 个单词。单词的发音经历类似的过程; 90% 的儿童在 3 岁之前能够发出所有的元音。在稍晚一点的年龄,可以发出辅音 p、b、m、h、w、d、n、t 和 k; 4 岁时发出 ng; 5~6 岁时发出 y、j、zh 和 wh; 7 岁时发出 f、l、v、sh、ch、s 和 v 等。女孩往往比男孩更早获得发音能力。词汇量增加,到 18 个月时,孩子知道 6~20 个单词; 到 24 个月时,知道 50~200 个单词; 到 3 岁时,可以知道 200~400 个单词。4 岁时,孩子通常能够讲故事,但事实和想象之间没有什么差别。6 岁时,一个孩子平均知道几千个单词。同样,到了这个年龄,儿童可以指出空间和时间的关系,并开始询问因果关系。对口语的理解总是超过孩子口语的词汇量,也就是说,大多数孩子理解得比他们能说得多。

语言发育的下一个阶段是阅读。在这里,图形符号必须与已经获得的词汇的听觉、视觉和动觉图像相关联。通常书面语是通过与口语相联系,而不是与看到的物体相联系来学习的。颞上回(Wernicke 区)与优势半球相邻的顶枕区的完整性对建立这些跨模态联结是必须的。书写是在阅读后很快学会的,文字的视听符号与手的书写动作相联系。5 岁或 6 岁开始上小学的传统不是基于武断的决定,而是基于经验确定的年龄,在这个年龄,普通儿童的神经系统已经准备好学习和执行阅读、写作,以及不久之后的计算任务。

一旦完全掌握了语言,它就融入了复杂活动和行为的各个方面。意志类型的动作是由口头命令或个人对预期活动的内在语言激活的。每一个解决问题的计划都必须用语言来表达,最后的结果要用语言来分析。因此,思维和语言是不可分割的。

人类学家从所有这一切中看到了一个更宏大的计划,其中个体发育概括了人类语言的发展。他们指出,在原始人类中,语言由手势和表达情感的简单声音组成,经过一段时间,动作和声音成为物体的常规符号和语言符号。后来,这些声音被用来表示物体的抽象性质。历史上,手势和口头语言是人类最初的交流手段,图形记录出现的时间要晚得多。例如,美国原住民从未达到过音节式书面语言的水平。书写开始于图形表达,直到很久以后人类才发明了字母表。文字的阅读和写作是比较晚的成就。关于沟通和认知能力以及评估方法的更多细节,读者可以参阅 Minifie 和 Lloyd 的专著。

性发育

术语性的(*sexual*)和性别(*sexuality*)在医学和非医学著作中有多种含义。最明显的一个含义是与男性和女性性器官的功能有关,通过这些功能繁衍后代,确保物种的生存,以及吸引异性并最终导致交配的行为。这些术语也指一个人对性、情色欲望或活动的关注或专注。一些心理学家提出了一个更加模糊的含义,对他们来说,性这个词等同于所有的成长和发育,快乐的体验和生存。

许多现在已经不可信的弗洛伊德精神分析理论(Freudian psychoanalytic theory),以儿童的性发育为中心,并且基于可疑的观察,支持这样一种观点,即性冲动的压抑和由此产生的心理冲突是神经症和可能的精神病的主要根源。

以下是根据 Gesell 和同事的观察得出的性发育的主要时间步骤,并在 de Ajuriaguerra 的专著中详细记载。月经初潮的时间表和性发育的其他方面显示出相当大的差异。如果性欲不被允许自然地表达,它往往会成为担忧和内心关注的来源。性心理功能的反常失调完全是另一个问题,这里不作讨论。

同性恋

同性恋(homosexuality),表示对同性成员偏好的性吸引。大多数精神病学家将那些不是由特定的偏好欲望驱动的行为模式排除在同性恋的定义之外,例如青少年的偶然同性恋和囚犯的情境性同性恋行为。

有关发病率的数字难以确定。根据 Kinsey 及其同事的早期报告,大约 4% 的美国男性是专一的同性恋者,而 8% 的人曾是“至少有 3 年或多或少的专一的同性恋者,年龄在 16 岁到 65 岁之间”。对于女性来说,发病率较低,可能是男性的一半。根据对第二次世界大战期间大量军事人员的调查,估计有 1%~2% 的军人完全或主要是同性恋者。最近对男性和女性的估计从 1% 到 5% 不等(见 LeVay and Hamer)。这些变化很大的数字与所有来自调查和问卷的估计都有一个问题,即它们无法计算那些不希望被计算在内的人。

同性恋的起源尚不清楚。作者倾向于这样一种假设,即神经系统(可能是下丘脑)的遗传模式的差异或变异决定了早期生命的性偏好。关于下丘脑的一些形态学研究在这方面具有重要意义。Swaab 和 Hofman 报告说,异性恋男性的视前区是女性的 3 倍大,但同性恋男性的视前区大小与女性差不多。如

第 26 章所提到的，LeVay 发现，异性恋男性下丘脑视交叉上核的神经元聚集量是女性的 2~3 倍，而异性恋男性的也是同性恋男性的 2~3 倍。如果这些被 Byne 和其他人质疑的发现得到证实，将支持同性恋有生物学基础的观点。基因研究也指向了同样的方向。来自 5 项男性研究汇总的数据显示，大约 57% 的男性同性恋的同卵双胞胎（和 13% 的兄弟）也是同性恋者。女同性恋的数据也大致相同。在大多数研究中，男性同性恋的遗传模式来自母系，牵涉到 X 染色体上的一个基因（LeVay and Hamer），但是认为只是一个简单的遗传联系就过于简单了。

对同性恋的精神分析解释从未得到证实。试图证明同性恋与内分泌有关的尝试也以失败告终。目前最普遍的观点是，同性恋不是一种精神或人格障碍，尽管它有时会导致继发性反应障碍。Kinsey 和同事的研究表明，同性恋取向不能追溯到单一的社会或心理根源。相反，正如前面指出的，同性恋似乎起源于一种根深蒂固的倾向，生物学的起源，与异性恋一样根深蒂固。双性恋的状态尚未确定。

人格发育与社会适应（另见第 50 章）

人格（*personality*）是所有心理学术语中最具包容性的一个，它包含了使一个人与另一个人区别开来的全部心理特质。一个人的身体特征由遗传决定这一概念，是生物学的一个基本原则。只要观察父母与孩子之间的相似之处，就可以证实这一观点。就像没有两个人的身体是完全相同的，即使是同卵双胞胎亦如此．同样，他们在选择衡量的任何其他优良品质上也是不同的，特别是那些决定行为和思维模式的素质。严格地说，正常人是一个抽象概念，就像任何疾病的典型例子一样。

在非身体属性中，个体显示出最大的差异。这里，它们在精力、有效工作能力、敏感性、气质、情绪反应、攻击性或被动性、冒险精神、道德感、灵活性，以及对变化和压力的容忍度等指标的表现各不相同。这些品质的组合构成人的人格或性格。现有的人格结构模型确定了 5 个维度，解释了大多数人格特质的相关变异（covariation）：①神经质与情绪稳定性；②外向性与内向性；③对经验的开放与对改变的反感；④随和性与易怒；⑤责任心和肆无忌惮。这五种性格都是可遗传的，正如第 50 章所讨论的。

在人格的形成中，特别是与情感和情绪敏感性有关的部分，基本气质无疑起着很大的作用。从天性上讲，有些孩子从一开始就看起来快乐、开朗、不关心眼前的挫折，其他孩子则恰恰相反。Birch 和 Belmont 认识到，到出生第 3 个月的时候，个体就存在以下差异，即主动性 - 被动性，规律性 - 无规律性，活动强度，接近 - 退缩，适应性 - 不适应性，对刺激反应阈值的高低，积极 - 消极情绪，高或低选择性，以及注意力分散性高或低等。研究发现，早年的评分与在 5 岁时所做的检查结果有关。Kagan 和 Moss 识别出早在 6 个月大的时候的胆小特征，并指出这种特征会持续一生。

人格中较常见的方面，如焦虑或平静、胆怯或大胆、本能的驱动力和满足感的需要、对他人的同情、对批评的敏感，以及由于不利环境造成的混乱程度等，被认为是由遗传决定的。分开长大的同卵双胞胎在这些特质和许多其他性格特征上都非常相似（并拥有相同的智商，只差几分）。Scarr 和同事也证明了基因对人格发育的强烈影响。道德意识发育的相关问题，这可以说是个人的人格的一部分，一直受到几种竞争理论的影响。感兴趣的读者可以参考 Damon 对这个问题的总结。

第 50 章进一步讨论了人格障碍和某些人格特质的遗传易感性。

一般而言，社会行为（*social behavior*），就像其他神经和心理功能一样，在很大程度上取决于脑的发育和成熟。基因和环境因素也有影响，因为一个人只有在其他人存在的情况下才能适应社会；也就是说，社会互动对于许多基本生物特征的出现是必要的。社会行为的根源可以追溯到特定的本能模式，这些模式通过条件性情绪反应逐渐地得到完善。在漫长的人际交往中，首先是与父母，然后是与兄弟姐妹和其他孩子，最后是与个体在课堂和社区扩大的圈子的互动，合作的能力，使自己的自我中心需求服从于群体需求的能力，以及领导或被领导的能力等似乎都是次要的反应模式（也就是说，相对于愤怒、恐惧、自我保护、爱和快乐等一些基本冲动而言是次要的）。这些社会反应的来源甚至比气质、性格和智力的来源都更加模糊。

在儿童中，社会适应的困难往往首先表现为无法在教室里找到自己的位置。然而，社会发展中最大的需求和挫折可能发生在儿童晚期和青春期。成人性腺功能的发育和性心理冲动的进一步进化，在社会适应方面创造了一系列令人困惑的新挑战。只要生活还在继续，这种社会调整就会继续。随着社会角色的变化，智力和体能先发展后衰退，新的挑战要求新的适应能力。

正常神经发育的延迟和失败

运动发育延迟

运动发育的延迟通常伴随着认知发育的延迟，在这种情况下，两者都是整个大脑发育滞后或不成熟的一部分。运动发育延迟最严重的形式，即那些与痉挛状态和手足徐动相关的，通常是产前和围产期脑部疾病的表现，这些疾病被归入了脑瘫的术语之下，这些在第 37 章中讨论。

在评估新生儿和小婴儿运动系统的发育异常时，下列诱发某些姿势和反射性运动的手法特别有用：

1. 莫罗反应(*Moro response*)是婴儿对惊吓的反应，可以通过突然撤回对头部的支撑并使得颈部伸展来诱发。一个响亮的声响、拍打床或者抖动一条腿都会产生同样的效果，引起手臂的抬高和外展，然后做一个向中线搂抱动作。这种反应存在于新生儿和婴儿身上，2 个月后逐渐减弱，5 个月后不再能诱发，在此之前没有这种反应，或在此之后持续存在均表明运动系统障碍。偏瘫、臂丛神经麻痹或锁骨骨折的婴儿出现一侧 Moro 反应缺失或不充分。在 4 或 5 个月大的婴儿中，Moro 反应的持续存在仅见于那些有严重的神经系统缺陷的婴儿。

2. 颈强直反射(*tonic neck reflex*)包括手臂和腿向头部被动地转向的一侧伸展，以及对侧肢体屈曲，如为强制性和持续的，在任何年龄都是锥体或锥体外系运动异常的征象。Barlow 报告说，他发现在 9~10 个月大的发育延迟婴儿中，有 25% 出现了这种反射。60% 的 1~2 个月大的正常婴儿可能会诱发这种反射的碎片，例如一只手臂的短暂伸展，而 6 个月大的婴儿可能会自发地接受反射。与 Moro 反应一样，超过这个年龄仍持续存在代表着神经系统的功能异常。

3. 所有正常新生儿都存在安置反应(*placing reaction*)，即脚或手接触到桌子边缘时，会自动抬起并放置在平面上。6 个月以下的婴儿缺乏此反应或反应不对称提示运动异常。

4. 在朗道手法(*Landau maneuver*)中，如果婴儿在俯卧位水平悬吊，将会伸展颈部和躯干，当被动屈曲颈部时，就会打断躯干的伸展。这种反应出现在 6 个月大的时候；低张力儿童延迟出现这种反应表明运动器官有缺陷。

5. 如果举着婴儿俯卧水平位，然后朝着床倒下，就会诱发双臂的伸展，似乎是为了防止摔倒。这被称为降落伞反应(*parachute response*)，大多数 9 个月大的婴儿都会出现这种反应。如果不对称，说明是单侧运动异常。

在新生儿或婴儿早期，通过肌腱反射和跖反射测试检测运动发育严重延迟或异常，几乎没有帮助。婴儿总是很难获得手臂反射，一个正常的新生儿可能有几次踝阵挛。跖反射倾向于波动和不确定的模式。然而，在任何年龄，在划足外侧时出现大脚趾持续伸展和脚趾呈扇形都是不正常的。

由于皮质脊髓束直到 18 月龄时才完全有髓鞘形成，直到此时，才能有类似自主运动，故早期发现脑性瘫痪有明显阻碍。因此，先天性轻偏瘫(*congenital hemiparesis*)可能直到出生后几个月才显现出来。即使此时，也只能通过一些细微的迹象表现出来，比如以拳头的姿势握着一只手，或者笨拙地伸手拿东西和把东西从一只手递到另一只手。后来，当婴儿爬行、行走和放下一只脚时，腿看上去不那么主动。早期的优势手总是会引起对侧运动缺陷的怀疑。在上肢，最明显的特征是在手臂被动外展，肘关节伸展，手腕背屈，前臂旋后时出现痉挛状态的抵抗，在腿部，张力的变化最好通过膝关节的被动屈曲来检测。然而，出现痉挛状态的时间和程度因患儿而异。牵张反射过度活跃，患侧的跖反射可能为伸性。双侧偏瘫时，可检测到同样的异常，但有假性延髓性麻痹的可能性更大，伴有说话延迟、发音不清。

随后，智力可能受损(40% 的偏瘫患者和 70% 的双侧偏瘫患者)。在双侧轻瘫(*diparesis*)或双侧瘫(*diplegia*)中，肌张力低下让位给痉挛状态和同样的运动发育延迟，但主要发生在腿部。除了遗传性痉挛性截瘫，它可能在第 2 和第 3 年变得明显，无力的痉挛的下肢的常见原因是早产和基质出血。这些不同形式的脑瘫在第 37 章中描述。

很大部分的张力低下(*hypotonia*)婴儿中存在运动发育延迟和其他异常。当把“松软”婴儿举起和被动地活动四肢时，几乎没有肌肉反应。在仰卧位，软弱和松弛导致“蛙腿”姿势，连同踝部和髋部的活动性增加。肌张力低下，如果是全身性并伴有肌腱反射缺失，通常是韦德尼希 - 霍夫曼病(Werdnig-Hoffmann disease)所致(生命早期的前角细胞丧失，脊髓性肌萎缩的一个类型)，虽然可能的诊断范围很广，包括肌肉、神经和中枢神经系统疾病

(见第 37 章和第 47 章)。造成这种类型的新生儿和婴儿肌张力低下的其他原因包括肌营养不良和先天性肌病、母亲的重症肌无力、多发性神经病、唐氏综合征、Prader-Willi 综合征,以及脊髓损伤等,其中每一种都在相应的章节中描述。子宫内发生的肌张力低下可能伴有先天性固定关节挛缩,称为关节挛缩症(*arthrogryposis*),如第 47 章中所讨论的。

后来出现中枢性运动缺陷的婴儿,有时可以通过他们腱反射活跃和举起时所采取的姿势来识别。在正常的婴儿,腿是弯曲的,轻微外旋,伴有强力的踢腿动作。运动投射通路缺陷的低张力婴儿可以将腿伸展或向内旋转,伴有足和足趾背屈。例外的情况是,两条腿被牢牢地屈曲。但不管在哪种情况下都很少做出运动。

当肌张力低下是锥体外系运动障碍(所谓的双侧手足徐动症,另一种类型的脑瘫)的先兆时,第一个异常的迹象可能是头和颈部的角弓反张姿势(opisthotonic posturing)。然而,不自主舞蹈样动作通常在 5~6 月龄之前不会出现在上肢,而且往往非常轻微以至于被忽略。随着婴儿的成熟会有恶化,到 12 个月时表现出更明显的手足徐动的特征,常伴有震颤。此时患肢的张力增加,但在被动活动时可能会中断。

肌张力低下也可能是小脑运动功能缺陷的前奏。当婴儿第一次做伸手动作时,共济失调就变得明显。当婴儿想要在没有支撑的情况下坐着时,可以看到躯干和头部的颤抖和不规则运动。再后来,当婴儿试图站立时,整个身体都不稳了。

与前面提到的运动发育的严重缺陷不同,有一组独特的幼儿只表现肌张力轻微异常,笨拙或不寻常姿势或手的节律性动作,震颤,以及共济失调("精细运动缺陷"),或"发育性协调障碍"。在年龄稍大孩子的如此笨拙,被称为"软体征",而 Gubbay 和同事在他们称为"笨拙的孩子"中对此做了评论。就像说话延迟和阅读困难一样,这种精细运动缺陷在男孩中更常见。Tirosh 发现,与大运动障碍儿童相比,在精细运动缺陷的患儿中,产期的问题更为普遍,还有轻微的身体异常和癫痫发作。

婴儿期的全身性疾病对运动系统的评价有特殊的问题。诸如先天性心脏病(特别是青紫型)、囊性纤维化、肾脏和肝脏疾病、感染和外科手术等疾病会延迟运动指标的实现。在这种情况下,可以恰当地处理眼前的疾病,推迟对大脑功能状态的判定。25% 的严重先天性心脏病患者的大脑同时受到影响,而风疹和柯萨奇 B 型病毒感染的患者比例更高。在像囊性纤维化这样的疾病中,大脑不受影响,建议更多地依赖于对语言发育的分析,而不是对运动功能的评估,因为肌肉活动可能普遍减弱。

感觉发育延迟

看不见和听不见是影响婴儿和儿童的最重要的感官缺陷。当这两种感觉都受到影响时,通常是严重的大脑缺陷造成的;只有到了后来大点的年龄,当孩子更易于测试时,才会明显地发现问题不在周围的感官上,而在于脑部的中枢整合机制。

如第 12 章所述,视觉功能发育失败通常表现为斜视和眼球运动障碍。任何屈光器官的缺陷或中心视觉通路的敏锐度的缺陷都会导致眼睛的偏移和急跳运动。在这种情况下,视盘可能萎缩,但应该指出的是,婴儿的视盘往往比大一点的孩子的视盘自然苍白一点。在先天性视神经发育不全中,视神经头非常小。检眼镜可检出视网膜和脉络膜的缺损。在大一些的婴儿中,当正常手检顺序和视觉手协调顺序无法出现时,视力缺陷变得越来越明显。对失明的患儿来说,瞳孔光反射的保留意味着膝距束或枕叶的缺陷,这种情况可以通过 MRI 和视觉诱发电位测试得到证实。

关于听力,在评估婴儿的这一功能时也有困难。正常情况下,在孩子出生几周后,警觉的父母会注意到孩子对大的声响和其他声音的反应很敏感。从身后传来的叮当铃声通常会导致婴儿倾听或头部转动以及视觉搜索,缺乏这些反应是最严重听力缺失的警告。检测足以干扰听觉学习的轻度听力下降,需要特殊的测试。使问题更加困难的是,在某些情况下,周围性和中枢性疾病可能同时存在,例如现在罕见的胆红素脑病。脑干听觉诱发反应对确认婴幼儿的外周的(耳蜗和第八脑神经)异常特别有帮助。在最初的几个月后,听力受损变得更加明显,并干扰语言发育,如下文所述。令人感兴趣的是,根据 Kennedy 及其同事的一项研究,通过筛查来识别和纠正早期(婴儿)听力缺陷,可以导致儿童后期在语言测试中获得较高的分数,但不能改善言语能力。

局限性发育异常

相当一部分的神经儿科实践是致力于学习障碍儿童的诊断和管理。这些问题通常在学龄儿童身上显现出来[因此有了学校功能障碍(*school dysfunction*)这个词],他们的课堂学习能力不如普通智力的孩子。医疗转诊可能来自父母、老师或心理科医生。临床医生的目的是通过病史和检查来确定是否存在①损害智力的一般的先天性发育异常;②阅读、书写、算术或注意力方面的特殊缺陷,其中任何一种缺陷都可能干扰儿童的学习能力;③一种主要的感觉缺陷,特别是听觉方面;或者④这些缺陷都没有,例如,行为障碍或家庭情况影响了上学。

一旦确诊了,管理的目标就是与心理科医生和教育工作者合作,制订一个补救练习计划,最大限度地发挥孩子的技能,使其与他的天赋和才能相称,并恢复他的自信心。

言语和语言发育障碍

在儿童期直到成年期,人们可遇到一系列有趣的言语和语言发育障碍。许多有这类障碍的患者都来自有类似语言缺陷的家庭,双利和左利手者也很常见。男性患病为主;在一些系列报告中,男女比例高达 10∶1。

言语和语言发育障碍远比后天性障碍如失语症更为常见。前者包括发育性言语延迟、先天性聋伴言语延迟、发育性词聋、诵读困难(特殊的阅读障碍)、口语、婴儿型言语、口吃或结巴,以及机械性障碍如腭裂言语等。通常在这些障碍中,早期描述的语言发展的各个阶段在正常年龄没有达到,甚至可能在成年期也没有达到。这种类型的紊乱,特别是那些局限于大脑语言区的,更多的是由于正常成熟过程缓慢所致,而不是后天获得性疾病。除了可能的发育性阅读障碍外(见下文),大脑损伤在这些病例中没有被描述,但必须强调的是,只有小部分这样个体的脑被全面研究过。

在讨论言语和语言发展障碍时,我们采用了一种传统的分类方法。在这样的分类中通常不包括许多口语和语言的世俗特征,通常是接受而不加评论,缺乏流畅性,不能不间断地说出完整的句子,以及缺乏适当的语调、音调变化和言语的韵律[言语声律障碍(dysprosody)]。

发育性口语延迟

足有三分之二的孩子在 9~12 个月的时候学会说他们的第一个单词,而在他们 2 周岁前学会说第一个单词组合,如果这种情况没有发生,就会成为父母关切的问题。未能在规定时间内达到这些里程碑的孩子一般分为两大类。其中一组,没有明确的证据表明认知延迟或神经或听觉功能受损。在第二组中,言语延迟有明显的病理基础。

第一组,包括其他方面正常但说话晚的孩子(*otherwise normal children who talk late*),他们颇令人费解。实际上,我们几乎不可能预测这样一个孩子的语言能力最终是否会在各方面都变得正常,也无法预测这种能力何时会出现。语言前言语(prelanguage speech)延续到命题言语时期时就应正常地使用词汇和短语。这些音的组合接近于 1~2 岁孩子正常的元音 - 辅音组合的标准,它们可能会串在一起组成句子。然而,随着时间的推移,甚至到了 3 岁或 4 岁,孩子可能只会说一些可以理解的词。4 个这样的患儿中有 3 个是男孩,其中一个经常发现有言语延迟的家族史。当孩子终于开始说话时,他可能会跳过早期的口语阶段,而在几周或几个月的时间内迅速发展成完整的句子、流利的口语和语言。在说话延迟的这段时间里,对语言的理解和一般智力发育正常,通过手势进行交流可能非常容易。在这类儿童中,运动言语延迟并不预示着智力落后。(据说阿尔伯特·爱因斯坦 4 岁才会说话,9 岁时还不太流利。)

然而,最终获得流利的口语并不能保证恢复常态(Rutter and Martin)。许多这样的孩子后来确实有教育困难,主要是因为诵读困难和书写困难,这种组合有时作为一种常染色体显性特征遗传的,同样在男孩中较常见(见下文)。在一个较小的亚组中,发音仍然幼稚,口语内容在语义和句法上都很贫乏。还有一些孩子,当他们开始说话时,能流利地表达自己的意思,但会出现扭曲、遗漏和混乱的词语,但这类患儿通常随着发育而获得正常的语言模式。

第二大组患儿有口语延迟或口语发育缓慢(到 18 个月说不出单词,30 个月说不出短语),包括那些有明显病理基础的患儿。在对有病理基础的患儿进行系统检查的门诊中,35%~50% 的病例发生在那些全面发育迟滞或"脑瘫"的患儿中。听力缺陷解释了许多其他的情况,正如后面讨论的,还有一些表现运动言语区发育不成熟或这些部位获得性损伤。只有在这一小部分人中,后一组人才适合将语言障碍称为失语症,即大脑损伤导致的语言紊乱或丧失。失语症(aphasia),当它发生时是作为后天性损伤(血管性、创伤性)的结果出现的,在儿童本质上是运动症状,通常只持续几个月。可能伴有右侧偏瘫。一种有趣的后天失语症类型,可能是脑炎引起的,在脑电图中被 Landau 和 Kleffner 描述与癫痫发作和双颞叶局灶性放电相关(见第 16 章“儿童早期出现的癫痫发作”)。

先天性聋

先天性聋(congenital deafness)引起的言语延迟,无论是外周的(纯音听力丧失),还是中枢的(纯音听力阈值正常),都是最重要的一种情况,但起初可能难以辨别。如果有家族性聋哑、先天性风疹、胎儿成红细胞增多症、脑膜炎、慢性双耳感染或给孕妇母亲或新生儿使用耳毒性药物等病史,都是众所周知的耳聋的前因,就可以怀疑是听力障碍的原因。据估计,大约有 300 万美国儿童患有听力缺陷,学校人群中 0.1% 是聋人,1.5% 有重听。当婴儿没有注意到巨大的噪声,没有把眼睛转向直接视野之外的声源,以及对音乐做出反应时,父母的注意力可能会联想到听力缺陷;但在其他情况下,说话延迟可能引起了人们的注意。

如前所述,失聪患儿通常在 3~5 个月大的时候就会从哭闹过渡到咕咕和咿呀学语。然而,6 个月后,孩子变得安静多了,通常的咿呀学语的声音变得定型和不变,尽管仍然用愉快的声音发声。更明显的障碍发生在稍后,咿呀学语没有被词汇形成所替代。如果耳聋是在出生后的头几年发展起来的,孩子就会逐渐丧失已经掌握的语言能力,但是可以通过唇读法再教育恢复。然而,说话时声音刺耳,是不协调的、令人不快的,并伴有许多奇特的尖叫声、鼻息声或咕噜声等。与发育迟缓的孩子不同,先天性耳聋的孩子在预期的时间内会获得社交和其他行为能力。失聪的孩子似乎很渴望与人交流,往往会非常聪明地通过手势或哑剧动作来表达他的所有需求。聋儿可以通过生动的面部表情、嘴唇的动作、点头或摇头来吸引注意力。莱特国际操作量表(Leiter performance scale),它不使用声音,会显示智力是正常的。通过仔细观察儿童对声音的反应和通过自由场测听法(free-field audiometry),可以在很小的时候证实耳聋,但在 3 岁或 4 岁之前不能准确测试整个听力范围。记录脑干听觉诱发电位和迷路测试,在聋哑人中常常没有反应,可能对诊断有帮助。早期诊断是很重要的,这样才能给孩子戴上助听器,并开始适当的语言训练。

与耳聋是唯一异常的孩子相比,发育延迟的孩子通常很少说话,但可能表现出丰富的个性。孤独症儿童也可能表现哑,如果他们说话,模仿言语(echolalia)就表现很突出,避免使用个人的“我”字。智力正常的盲童往往说话慢,也不能学会模仿手势。

先天性词聋

先天性词聋(congenital word deafness),这种障碍也被称为发育性接受性语言障碍(*developmental receptive dysphasia*),言语听觉失认症(*verbal auditory agnosia*),或中枢性聋(*central deafness*)等,是罕见的,可能很难与外周性耳聋区分开来。通常父母会注意到,词聋的孩子对噪声和音乐有反应,但这显然并不能确保完美的听力,特别是对高音调。词聋的儿童听不懂别人在说什么,说话延迟和扭曲是很明显的。

据推测,优势侧颞叶皮质的感受性听觉部分不能区分单词复杂的声音模式,也不能将它们与人和物的视觉图像联系起来。尽管纯音听力完好无损,但孩子似乎并不能正确地听到单词模式,也不能在自然讲话中重现这些模式。孩子在其他方面可能是聪明的,但更多的时候,这种对语词听觉上无感觉与多动症、注意力不集中、怪异行为或其他知觉缺陷有关,这些知觉缺陷与局灶性脑损伤,尤其颞叶损伤有关。词聋孩子可能会不停地唠叨,并经常采用自己设计的语言,而其父母能够理解。这种特殊类型的言语被称为自语症(*idioglossia*)。在有明显发音缺陷的儿童中也可观察到这种现象。

聪明的词聋儿童言语康复可遵循与先天性聋儿童相同的路线。这样的孩子很快就学会了唇读(lip-read),并且很容易将自己的想法付诸实施。

先天性发音不清

在先天性发音不清(congenital inarticulation)这种发育缺陷中,儿童似乎不能为了说话目的来协调声音、发音和呼吸肌肉系统。同样,男孩比女孩更容易患此病,且通常有此病的家族史,尽管数据还不足以确定遗传模式。发病率为每 200 名儿童中就有 1 人。运动、感觉、情绪和社交能力符合年龄标准,尽管在少数情况下,作者认为是少数,在出生后头几个月有脑神经异常的征象(上睑下垂、面部不对称、奇怪的新生儿哭声和发声改变等)。

在先天性发音不清的儿童,语言前声音(prelanguage sounds)可能是异常的,但这方面的言语障碍尚未得到充分研究。咿呀学语往往是有缺陷的,在第二年,在想要说些什么的时候,孩子会发出完全不像语言的声音;在这种情况下,这个孩子不像已经描述的晚说话的孩子了。此外,对语言的理解是完全正常的;理解的词汇量达到相应年龄的平均水平,孩子能够理解句法,表现为通过点头或摇头来正确回答问题和准确执行复杂的口头指令。通常这样的患儿很害羞，但反应迅速，很开朗，没有其他的行为障碍。有些孩子很聪明，但是先天性发音不清与轻度智力迟钝也并不少见。如果许多自发的话语是可以理解的，就应该（由训练有素的治疗师）尝试言语矫正。然而，如果孩子没有发出类似于单词的声音，治疗的努力应该朝向一个修订的学校项目，而语言康复通常要等到学会了一些单词。

对这些患者的大脑研究还没有进行，而通常的神经病理检查技术是否会发现任何异常也值得怀疑。偶尔，脑电图的局灶性改变或左侧脑室的颞角轻微增宽会引起病变的怀疑。所有形式的言语延迟往往被归因于“舌头打结”（tongue-tied），也就是说，即舌系带短，但这个观点现在看来似乎过时了。此外，心理学家将言语发育不全归因于父母的过度保护或过度压力，但这些肯定是言语延迟的结果，而不是原因。

关于这一主题的更全面的回顾可以在 Rutter 和 Martin 编辑的课本《儿童言语延迟》（*The Child With Delayed Speech*）一书中找到。

结巴和口吃

结巴和口吃（stuttering and stammering），这些困难发生在大约 1%~2% 的学龄儿童中。这些症状通常在儿童晚期和青春期消失，到成年时，大约只有 1/300 的人患有持续性的口吃或结巴。在某种程度上，轻微程度是有教养的表现，使得说话时停顿一下以集中思想；而在某些社交圈子里，口吃似乎是一种矫揉造作，就像过去受过教育的英国人（和一些美国人）所做的那样。

结巴和口吃很难以归类。在某些方面，它们属于并习惯性地包括在发育性语言障碍中，但它们的不同在于主要集中在发音上。没有正当的理由来区分这两种无声处境的形式，因为它们是混杂的，现在 stammer 和 stutter 这两个术语也被当作同义词使用。从本质上说，它们代表一种节律紊乱，由于一种不可抑制的发音肌的痉挛（*spasm of the articulatory muscles*）而导致不自主的、重复的讲话延长。这种痉挛可能是强直性的，会导致说话完全中断（曾经专门指结巴）或阵挛性言语，也就是说，一连串快速的痉挛打断了辅音的发出，通常是一个单词的第一个字母或音节（口吃）。某些音，特别是 p 和 b，比其他音更难发音；Paperboy（报童）一词发出来的声音是 p-p-paperb-b-boy。当说一个单词时，这个问题通常不明显，但在开始说一个句子或一个想法时，言语不流畅就会更糟。当在别人面前讲话时，口吃的严重程度会因为兴奋和压力而增加；而当口吃者放松和独自一人或者合唱时，口吃的严重程度就会降低。严重时，痉挛会扩展到其他肌群，主要是面部和颈部，甚至手臂。与口吃有关的肌肉除了说话之外，在其他行为上没有任何缺陷，而且接受性语言的所有知识和语义方面都完好无损。

男性受影响的概率是女性的 4 倍。口吃的发病时间主要在人生的两个阶段：2 岁至 4 岁之间，当言语和语言处于发展阶段；以及 6 岁至 8 岁之间，当这些功能扩展到在课堂上背诵和朗读。然而，可能会有较晚的发病。许多患病儿童在阅读和写作方面有相关的困难。如果口吃轻微，它倾向于发生或只在情绪紧张时出现，5 个孩子中有 4 个在青春期或成年早期完全或几乎完全消失（Andrews and Harris）。如果病情严重，不管治疗与否，它都会持续一生，但是随着患者年龄的增长，它会趋向于减轻。

关于因果关系的理论数不胜数，证明缺乏实际的解释。手和眼的优势偏好发育缓慢，双利手，或者从左利向右利手使用的强制改变都是流行的解释，Orton 和 Travis 是这方面的主要倡导者。根据他们的理论，口吃是由于在双侧神经支配的语言机制的同步过程中缺乏必要程度的单侧控制造成的。Fox 及其同事们支持左半球支配失败的理论。通过在受试者阅读时进行 PET 研究，他们发现被激活的是右半球的听觉和运动区，而不是左半球。然而，这些解释可能只适用于少数口吃者（Hécaen and de Ajuriaguerra）。令人感兴趣的是，口吃者在大声朗读单词时会过早地激活运动皮质，正如 Sandak 和 Fiez 指出的那样，受影响的个体似乎在准备好发音编码之前就启动了运动程序。最近，一些研究小组报告了外侧裂周围区灰质细微的结构异常，但没有发现共同点，其他人对这些发现持怀疑态度（见 Packman 和 Onslow 的述评）。关于这一主题的文献评论说，言语产生是一个高度分散的系统，口吃者使用的代偿机制可能会混淆功能成像研究的解释。基底节结构和丘脑皮质通路的异常可能损害了发音的起始和终止阶段，而有趣的是，由于其他指征而进行的脑深部电刺激术可以影响口吃的严重性，或是好转或是变坏（见 Craig-McQuaide et al）。

轻度口吃随年龄增长而消失的现象被错误地归因于各种治疗方法（催眠、渐进式放松、有节奏地说话等），并被用来支持特定的因果关系理论。由于口吃可能会在情绪紧张的时候重新出现，因此有人提出了一种心理发生机制，但正如 Orton 和 Baker 及其同事所指出的，如果口吃者存在任何心理异常，那么这种异常是次要的，而不是主要的。我们已经观察到，许多口吃者，可能是由于口吃对社会自由交往的阻碍，确实变得越来越害怕说话，并可能变得非常难为情。到了青春期和成年期，情感因素变得如此突出，以至于许多医生仍然把口吃误认为是一种心理障碍。通常在口吃发作之前几乎没有或根本没有任何人格变异的证据，而心理治疗对这种潜在的缺陷并没有显著的效果。[根据 Adams RD 的说法，杰出的 Stanley Cobb 博士为这种情况进行了荣格(Jungian)精神分析，但毫无益处]。在许多病例中，一个强大的家族史和男性的优势指向一个遗传起源，但遗传并不遵循一个很容易辨别的模式。

口吃与口语肌肉组织的任何可察觉的无力或共济失调无关。说话的肌肉只有在被要求进行特定的说话动作时才会痉挛。痉挛不是由其他动作引起的(这些动作可能不像说话那么复杂或随意)，在这方面与失用症和手足徐动症的意向性痉挛(intention spasm)不同。重复语言(palilalia)也是另一种情况，指一个词或短语(通常是句子中的最后一个词)被多次重复，而音量会逐渐减小。我们暂时倾向于一个假设性观点，认为口吃是一种特殊类型的锥体外系肌张力障碍性运动障碍，很像书写痉挛。

在成人以及在儿童中，可能很少有口吃是由于运动语言区的损伤而获得的。发育性口吃和后天性口吃之间已经有了区别。后者据说会干扰一个单词的任何音节的发音(而不仅仅是第一个音节)，有利于语法词和实体词的参与，并且不会伴随焦虑和面部鬼脸。这种区别很可能是不确切的。报道的获得性口吃的病变部位变化很大(右额叶、纹状体、左颞叶、左顶叶)，很难与发育性口吃的理论相一致(见 Fleet 和 Heilman)。

另一形式的获得性口吃是更明显地表现为锥体外系紊乱。这里出现长时间重复音节(元音和辅音)，患者不容易打断这种重复。这种异常包括清喉和其他发声，类似于抽动障碍中所看到的。

治疗　口吃的治疗很难评估，总的来说，语言流畅障碍治疗的努力一直令人沮丧。如前所述，所有这些障碍都可以随着环境情况的变化而改变。因此，在一定的条件下，一定比例的口吃者会变得比较流利，比如大声朗读；其他人在这个时候口吃会更加严重。再说一遍，大多数口吃者打电话交谈会受到不良影响，少数人打电话而受益。有些口吃者在轻度酒精中毒的情况下言语较流利。几乎每个口吃者在唱歌时都很流利。一些治疗方案，如鼓励相关的肌肉运动[“铅笔画”等(penciling)]，以及提倡采用“戏剧化”的方式来说话。所有这些努力的共同之处在于，要实现转入自然语境是很困难的。渐进式放松、催眠、延迟听觉反馈、掩盖说话声音的巨大噪声，以及许多其他辅助措施可能会有所帮助，但只是暂时的。Canevini 和同事们做了一个有趣的观察，用左乙拉西坦(levetiracetam)治疗的一例癫痫患者口吃改善了，Rosenberger 也对其他药物疗法进行了评论。

言语急促或杂乱的言语

言语急促(cluttering)或杂乱的言语(cluttered speech)，是另一种特殊的发育障碍。其特征是不能控制的语速，导致语句被截断，节律紊乱，经常是不连贯的话语，出现遗漏辅音、省略元音、不适当短语和不恰当的语调等现象。就好像这个孩子说话太匆忙了，以至于不愿费心把每个字都认真地发出来，也没有心思造句。杂乱常常与其他运动言语障碍联系在一起。言语急促通常与其他运动言语障碍联系在一起。言语疗法(演说训练)和成熟可以伴随更多的正常节奏的恢复。

其他发音缺陷

较轻微的言语缺陷在学龄前儿童中很常见，发生率高达 15%。有几种不同的种类。一种是口齿不清(*lisping*)，其中用 th 代替 s 的声音，例如，用 thimple 代表 simple。另一个常见的情况，喃语(*lallation*)(指婴儿样语)或构音困难(*dyslalia*)，以辅音的多次替换或省略为特征。较轻微程度地表现一个或两个辅音发音困难，给人以“婴儿说话”的印象，被称为“幼稚型”。例如，字母 r 发音可能不正确，使得听起来像 w 或 y；running a race(赛跑)发成 wunning a wace 或 yunning a yace 的声音。严重的情况下，言语可能几乎是难以理解的。孩子似乎没有意识到他或她的讲话与别人的不同，并为没有被理解而感到痛苦。更重要的是，在 90% 以上的病例中，发音异常在 8 岁时消失，或是自行消失，或在接受言语治疗后消失。如果发音异常持续到 5 岁，通常就会开始言语治疗。推测运动言语习得的自然周期只是被延迟了，而没有被阻止。然而，这种异常在发育迟滞的儿童中比在正常儿童中更为常见；由于普遍存在认知缺陷，许多辅音经常发错音。

另一种障碍是由 Worster-Drought 描述的先天性痉挛性延髓言语，表现说话很慢，唇和舌运动僵硬，下颌和面部反射过度活跃，有时还会有轻微的吞咽困难和发音困难。与脑性瘫痪相比，四肢可能不受影响。

由腭裂（*cleft palate*）引起的机械性言语障碍是很容易识别的。许多患者也有唇裂，这两种畸形一起干扰了吸吮，并在以后的生活中干扰唇音和喉音辅音的发音。这种声音有一种令人不快的鼻音；通常如果缺陷很严重，经常可以听到空气从鼻子里漏出的声音。

上述言语模式的发育异常有时仅与高阶语言加工障碍有关。Rapin 和 Allen 曾描述了许多这样的障碍。其中一种被他们称为“语义语用综合征”（semantic pragmatic syndrome），即不能理解复杂的短语和句子，连同流畅的讲话和缺乏内容的结构良好的句子。该综合征类似于 Wernicke 失语症或经皮质感觉性失语症（见第 22 章）。在另一种情况下，“语义检索 - 组织综合征”（semantic retrieval-organization syndrome），是一种严重的痴患在自发言语中出现找词困难。一种混合型语言表达 - 接受障碍（mixed expressive-receptive disorder）也可被视为发育异常，它包含了获得性 Broca 失语症的许多要素（第 22 章）。最近，一种“特殊语言障碍”类别被创造出来，以涵盖所有尽管智力正常但无法获得语言能力的情况。

Konopka 和 Roberts 在第 22 章中对某些基因，特别是 *FOXP2* 在语言发展中的作用进行了总结。这里指出，有一种孤立的发育性言语运用障碍是由该基因的一个点突变引起的，但其他的障碍，如阅读障碍，尚没有明确的基因分析，在下文中讨论。然而，Vernes 和同事们发现 *FOXP2* 下调了发育中的大脑皮质中编码轴突蛋白（neurexin）的基因（*CNTNAP2*）。这种基因的多态性在患有一些特定的但看似无关的语言缺陷的儿童中被发现。他们提出，这是不同的发育性语言综合征之间的一种机械的链接。

发育性阅读障碍（先天性词盲）

发育性阅读障碍（developmental dyslexia）也称为先天性词盲（congenital word blindness），由欣谢尔伍德（Hinshelwood）在 1896 年首次作了描述，在年龄大一点的孩子身上表现得尤为明显，发现他们缺乏一种或多种理解印刷文字意义所必需的特定技能的天赋。也被定义为“测量智力”与“阅读成绩”之间的显著差异（Hynd et al），在所有的学龄儿童中占 3%~6%。在过去的一个世纪里，关于这一主题已有了几部优秀著作，感兴趣的读者可以参考其中的详细叙述（Orton；Critchley and Critchley；Rutter and Martin；Shaywitz；Rosenberger）。

主要的问题是，尽管可以看到和识别字母，但不能阅读、拼写和书写单词。识别物体、图片和图表意义的能力不会丧失。根据 Shaywitz 的说法，这些孩子缺乏一种意识，即单词可以被分解成单个的声音单元，而每一段声音都由一个或多个字母来代表。这在“语音加工”中被概括为一个问题，指的是口头语言的最小单位，即音素（phoneme），以及诵读困难的个体同样不能理解音素和它们的书面表达形式，即字素（graphemes）之间的对应关系。一个假设的机制是声音信号解码中出现缺陷。除了基本的视感知的缺陷，一些个体还表现出在语序能力的缺陷和语言认知加工的改变。DeRenzi 和 Luchelli 发现一些受影响的儿童中语言和视觉记忆的缺陷，如下所述。

有关阅读障碍的许多研究结果更多地适用于以英语为母语的人，而不是那些说罗曼语系（Romance languages）（指由拉丁语演变而成的语言——译者注）的人。从音系学上说，英语比大多数其他语言都要复杂；例如，它使用 1 120 个字素表示 40 个音素，相比之下，意大利语使用 33 个字素表示 22 个音素（见 Paulesu et al）。母语为正字法语言的儿童，如中国人和日本人，显然阅读障碍的发生率较低。

通常，在孩子进入学校之前，如有以下表现可以预期会有阅读障碍，如对别人说话注意延迟，押韵游戏困难，说话经常有发音错误为特征，犹豫和言语障碍，或者在学习说话或达到清晰发音方面有延迟。在低年级时，在抄写、颜色命名、数字概念的形成以及字母的持续反转方面存在困难。儿童的书写反映了对形式的认知错误，是一种结构性、方向性失用症。通常会对字母表中字母的顺序和年份中的月份有一种相关的模糊，还会对数字产生困难（失计算），不会拼写和读懂音乐。在少数的这些儿童身上发现阅读障碍、计算障碍、手指失认症和左右混淆等复合征，并被解释为第 21 章中描述的格斯特曼综合征（Gerstmann syndrome）的一种发育形式。

较轻度的阅读障碍在学校的学生中占很大一部分，而且比严重阅读障碍更为常见。在一些调查中，大约有 10% 的学龄儿童有不同程度的阅读障碍。这种障碍是稳定和持久的，然而，由于有效的训练方法，只有少数儿童在学校学习多年后还完全不能阅读。

这种形式的语言障碍，不伴其他的神经征象，有强烈的家族性，在不同系列中几乎都遵循常染色体显性或性连锁隐性模式。6 号和 15 号染色体上的位点已被牵连，但尚未证实。在这些人及其家庭成员中，左利手的发生率也较高。Shaywitz 等曾提出，报道的阅读障碍在男孩中居多（男女比例为 2∶1~5∶1），反映了受试者选择方面的偏差，由于相关的多动症和其他行为问题，男孩比女孩更多地被识别；对我们来说，这似乎不是全部的解释。我们一般的临床经验表明，有一个真正的和实质性的男性优势。尽管如此，估计有 12%~24% 的阅读困难儿童还会患有注意力缺陷多动障碍（ADHD）（见下文）。

在对阅读困难和书写困难儿童的研究中，记录了其他一些明显的先天性发育异常，例如对空间和形式的感知不足（在形成模板和需要搭建的任务中表现不佳）；对大小、距离、时间顺序和节奏的感知不足；不能优雅地模仿序列动作，以及在所有动作任务和游戏中有轻度的笨拙和熟练程度降低［Gubbay 等以及 Denckla 等描述的笨拙儿童综合征（*the clumsy child syndrome*），如在本章前面的“运动发育延迟”所提到的］。这些障碍也可能发生在脑损伤儿童身上，因此将单纯的发育延迟或停滞与脑的病理过程分开是相当困难的。然而，在大多数阅读困难的儿童中，并没有这些额外的特征，或者是特别细微的，以至于需要进行特殊的检测。在大多数诵读困难的儿童中，这些额外的特征是不存在的，或者是非常细微的，

一些细致的形态学研究已经为这种障碍的基础提出了见解。Galaburda 和同事们研究了 4 例患有发育性阅读障碍男性（年龄在 14~32 岁之间）的大脑。每个病例的大脑皮质都有异常，包括轻微的神经元异位和结构发育不良，主要位于左半球的外侧裂周围区。与下面的影像学研究比较一致的是，所有的脑部都以颞平面相对的对称性为特征，这与通常倾向于左侧颞平面的大脑不对称模式不同。类似的变化已经在 3 例发育性阅读障碍的女性中被描述（Humphreys et al）。对大量阅读障碍患者（以及一些孤独症和发育性言语迟缓患者）的影像研究表明，两个大脑半球颞平面的相对对称性（逆转的或“非典型的”不对称性）发生率增加（Rosenberger；Hynd et al）。然而，值得注意的是，并非所有发育性阅读障碍患者都表现出这种异常的解剖不对称性（Rumsey et al）。在其他的研究中，Casanova 和同事们发现了大量的皮质组织的不同变化，最明显的是，在一个病例中，颞叶皮质的小柱增大（在唐氏综合征和孤独症个体的脑中曾发现类似的发育改变）。

Leonard 及其同事们使用 MRI 技术，在阅读障碍患者中发现了其他一些脑回的异常现象，如在双侧半球的颞平面和相邻的顶叶岛盖，有一些脑回缺失，还有一些是重复的。在一些阅读障碍患者中，快速低对比度刺激的视觉诱发反应减少。这种异常与外侧膝状体大神经元的缺乏有关（见 Livingstone et al）。

特殊的拼读困难（*spelling difficulty*）可能代表另一种发育性语言障碍，与阅读障碍不同。

功能影像研究的其他生理学数据支持阅读障碍者存在颞顶叶皮质异常。这些区域，特别是颞上回后部、角回和缘上回在正常人阅读时是被选择性地激活的，但在阅读障碍者中没有被激活，他们大脑半球非常局限的区域被激活，主要是 Broca 区。此外，他们平时阅读时正常情况下不被激活的其他区域被激活，如额下区。值得注意的是，Simos 和同事能够表明，这些异常模式（使用功能 MRI 显示）在几周的强化训练后变为正常。如果没有其他发现，这些发现证实了功能问题的定位是在优势侧的颞顶区，并支持了发育性阅读障碍容易通过适当的训练得到改善的观点。

治疗　由熟练的教师在一段时间内（每周几小时）对一个合作和有进取心的孩子进行稳定的训练，慢慢地克服了障碍，使一个在其他方面聪明的孩子能够按照年级水平阅读，并遵循一个有规律的教育计划。多年来，Orton 音韵学方法（phonologic method）一直是最广泛使用的方法之一（详见 Rosenberger）。有阅读障碍的中学生和大学生成功地依靠磁带录音机、辅导课和笔记本电脑等在课后复习资料。

发育性书写障碍

发育性书写障碍（developmental dysgraphias）与阅读障碍不同是在语言和运动（正字法）两方面。如前所述，在许多阅读障碍儿童中存在着书写困难，并可能伴有计算困难（即所谓的发育性 Gerstmann 综合征）。两种形式的书写障碍已经被区分开来。其中一种是良好的自发书写，形成字母和间距，但听写的词汇有书写错误，即语言性书写困难（*linguistic dysgraphia*）。另一种情况是，有字母和字母顺序颠倒和排列不良，即机械性书写困难（*mechanical dysgraphia*）。在我们看来，后一种类型才是真正的，或者至少是更纯粹的书写困难。

发育性计算障碍

发育性计算障碍（developmental dyscalculia），就

像阅读障碍一样，在小学的前几年，当孩子面临着加法和减法，以及后来的乘法和除法挑战时，这种障碍通常就变得明显了。在某些情况下，数字的空间排列有明显的混乱，被称为“算术错误”（据推测是右半球损害），如第 21 章所述。在其他情况下，则出现与失语症类似的词汇 - 图形异常（说出和读出数字的名称）。

大多数关于发育性阅读障碍的治疗很可能都适用于失算症（*acalculia*）和失写症（*agraphia*）。通常类型的常规课堂作业对提高孩子的写作和算术熟练程度几乎没有帮助，但特殊的辅导和练习在某种程度上对学生有帮助。所有这些损害可能与多动症和注意力缺陷有关，如下文所述（Denckla et al）。

早熟的阅读和计算

与上面讨论的情况形成直接对比的是，也发现了早熟的阅读和计算（precocious reading and calculating）能力。一个 2 岁或 3 岁的孩子可能具有一般成人的阅读技能。非凡的数字才能（数学天才）和记忆能力（清晰的图像）是可比较的特征。其中一种特殊的能力可以在患有轻度孤独症的儿童身上观察到，即阿斯伯格综合征（Asperger syndrome）（见第 37 章）。这样的孩子在进行特殊的数学计算时表现出高超的技巧，但却不能解决简单的算术问题或理解数字的意义［“学者综合征”（savant syndrome）］。在威廉姆斯综合征（Williams syndrome）的患儿中，与整体智力缺陷相比，语言，以及有时音乐技能并不是早熟，而是相对正常，这表明并非所有形式的认知延迟都会损害语言技能。

先天性失歌症

先天性失歌症（congenital amusia），人们可能会认为，音乐也会存在类似于语言的发育缺陷。这种不常见的情况，通常被称为声调聋（*tone deafness*），直到最近才得到研究。根据 Ayotte 和同事的仔细研究，不仅在鉴赏音调变化上存在缺陷，而且在音乐记忆、歌唱和节奏感方面也存在缺陷。这些作者提出，音高感知的缺陷是其他异常的根源。同样有趣的是，失音症的发生在言语和语言的加工上没有任何困难，特别是保留了韵律和韵律的理解（见第 21 章，获得性音乐欣赏缺陷的讨论）。

绝对音高（*absolute pitch*）（完美音高）是一种令人着迷的现象，即一个人可以在没有参照的情况下识别或产生一个声音的音高（频率），这一现象仍然没有被完全理解。这种独特的能力似乎有一种遗传基础，全基因组连锁分析涉及几个位点（Theusch et al）。绝对音高在声调语言的使用者中更为常见，并且出现在一些没有受过音乐训练的人身上（见 Moulton）。

注意缺陷多动障碍

在儿科神经病学的门诊实践中，有很大一部分是由于学业失败而转诊的儿童，与过度活跃、冲动和注意力不集中有关。人们经常问的问题是，他们是否患有一种可识别的脑疾病。按照 Barlow 的说法，对大量这样的病例进行分析时，整整 85% 的病例被证明没有神经系统疾病的主要征象。也许有 5% 的人智力低于正常水平，另有 5%~10% 的人表现出轻微的脑紊乱的迹象。很多人很笨拙。在没有神经学征象的大组群体中，智商是正常的，尽管也有边缘智力的情况。与女孩相比，男孩更容易过度活跃和注意力不集中，就像他们在学习阅读和写作方面更有困难一样。如前所述，阅读障碍经常与此相关。注意缺陷多动障碍（ADHD）的女孩可能在数字和算术方面有更多的困难。

人类婴儿几乎从出生之初就在活动量上表现出惊人的差异。有些婴儿不停地移动，很结实，很难抱；另一些平静而松弛得像一袋面粉。Irwin 研究了新生儿的运动能力，发现最活跃和最不活跃的儿童每 24 小时的运动量相差 290 倍。

一旦开始走路和跑步，孩子们通常会进入一个极端活动的时期，比生命中的任何其他时期都要明显。每个孩子的活动程度有很大差异，似乎与达到运动目标的年龄或以后的运动技能没有关系。

同样，在生命的早期阶段我们可以识别两组过度活跃的儿童。其中一组，婴儿从出生起就天生过度活跃，睡眠不足，喂养不良；到 2 岁时，综合征就明显了。在另一组中，不能安静地坐着，只有在学龄前时（4~6 岁）才会变得明显。这样的孩子很少能在一个姿势上保持超过几秒钟，即使在看电视时。他们看起来烦躁不安，不停地动，并在餐馆等公共场所有点狂野。对任何任务的注意力都不能保持，因此出现了注意缺陷多动障碍（attention-deficit hyperactivity disorder，ADHD）这一术语。一般来说，还有一种不正常的冲动，而且往往对一切限制措施都不能容忍。

目前，有三种临床亚综合征曾被描述：①多动、冲动和注意力不集中的组合，约 80% 罹病的患儿都有描述；②主要是一种疏忽综合征；以及③一小群只表现出过度活跃。同样值得指出的是，一种具有

ADHD 大部分特征的综合征可能会以多种形式嵌入到总体认知和发育延迟中，包括具有孤独症特征的患儿。这对于探索注意力缺陷障碍的遗传基础具有特殊意义，如下文所述。

一旦孩子上学了，注意力缺失就变成了一个更麻烦的实际问题。现在，这些孩子必须坐着不动，当老师和另一个孩子说话时，他们必须看着、听着，不能对分散注意力的刺激做出反应。他们不能待在课桌前，不能轮流背诵，不能保持安静，不能控制自己的冲动。老师发现很难管教他们，学校经常坚持要求家长为孩子进行医疗咨询。少数患儿过于活跃，以至于不能按时上课。他们的行为接近于"器质性冲动"，已知这种现象发生在脑炎导致的脑损伤的儿童身上。在某些家庭中，这种疾病可能是遗传的（Biederman et al）。约一半的多动症会在青春期或之后不久逐渐消退，但其余的多动症在成年后仍以折中的形式持续存在（Weiss et al）。

很明显，有一大群儿童在保持注意力方面有困难，但是并没有表现出多动或者显示注意缺陷的行为。据推测，他们与多动症儿童有着相似的核心问题，而且已观察到，通过使用用来治疗更明显的ADHD 的同样的兴奋剂可以帮助改善他们的学习和学校表现。运动过度活跃和不能集中注意力与专注于一系列任务之间的确切关系尚未确定。看起来，这只是驱动和注意力这两种基本障碍的两个方面，但很明显，有些人很难集中注意力，但也没有表现明显的过度活跃。这对于那些表面上患有 ADHD 的成年人来说是一个特别的问题，他们觉得自己一直无法集中注意力，正如我们下面讨论的。

多年来，人们倾向于认为患有多动综合征的儿童罹患一种轻微的脑疾病。"软性神经体征"（soft neurologic signs），诸如左右混淆、镜像动作、手部极轻微的"舞蹈样"不稳定、笨拙、手指失认症、震颤和交界性反射亢进据说在这些患者中较常见。轻度协调发育障碍是独立于多动症的独立话题。这种类型的笨拙概念已经存在了一个世纪，杜普雷将其称为"衰弱型笨拙"（*debilite motrice*）。然而，在 Annell 的描述（来自 Kirby 和 Sugden 的评论）中，与多动症的联系很明显："……动作笨拙，游戏能力差，舞蹈和体操毫无希望，写作能力差，沟通能力差。他注意力不集中，坐不稳，鞋带不系，扣错扣子，撞到家具上，打碎玻璃器皿，从椅子上滑下来，把腿踢到桌子上，也许还读得不好。"大约有 20% 的人患有阅读障碍，类似的笨拙已知会发生在许多发育障碍和各种形式的认知延迟。然而，这些征象在正常儿童身上出现得如此频繁，以至于将其归因于疾病是不恰当的。因此，Schain 和其他人用轻微脑功能障碍（*minimal brain dysfunction*）这一术语来代替，这个术语并不是更精确，只是简单地重述了问题，而且在许多情况下可能并不正确。

本病缺乏临床解剖学和临床病理学的相关资料，但可获得一些形态学和生理学的资料。在一项对 10 名 ADHD 儿童脑部 MRI 的研究中，Hynd 及其同事发现他们的右额叶宽度比正常的要小；同样相当一致的是，背外侧、扣带回和纹状体区的体积也减小了。阅读困难患者的颞平面在两个半球是相等的，注意力缺陷患者与之不同，其左颞平面较大，就像正常人一样。此外，功能成像研究表明，纹状体的变化是这些儿童无法阻止冲动反应的基础，而哌甲酯可以改善症状。人们可能会认为脑前额叶皮质与这种去抑制综合征有关，但是现有的数据复杂且难以解释。

另一种理解这一疾病的方法是，研究一组经过基因改造去除了多巴胺转运蛋白基因的小鼠。这些动物表现出的行为症状据说可以复制出儿童 ADHD 的症状，而且对兴奋剂也有反应，观察表明多巴胺和血清素异常。这个想法很有争议，因为一些基因连锁研究已表明，ADHD 与编码同一多巴胺转运基因的基因多态性存在关联。此外，与发育相关的基因的拷贝数变异是孤独症研究的一个丰富领域，导致了整体的认知延迟，表现出 ADHD 的显著特征。其中大多数是聚集在 15 号和 16 号染色体上的复制或删除。

除了家长和老师的报告和对孩子的观察，通过心理测量学有助于 ADHD（和其他学习障碍）的诊断。一个善于观察的心理学家在进行智力测试时，会注意到注意力分散和难以维持任何活动。不稳定的表现虽不是理解力缺陷的结果，但也是一个特征。范德比尔特（Vanderbilt）评估量表是一份由家长或老师填写的检查表。

ADHD 的治疗　多动症儿童的治疗只有在医学和心理评估已澄清了多动症发生的背景之后才能合理地进行。如果孩子主要在学校表现出多动和注意力不集中，而在纷繁芜杂的环境中表现得较少，那么可能是轻微的发育延迟或一种特定的认知缺陷或阅读障碍，它会阻碍学业成功，是导致沮丧和无聊的根源。然后孩子会转向其他可能会扰乱课堂的活动。或者，多动的孩子可能由于家庭生活杂乱无章而无法获得自我控制能力，过度活动可能只是一种焦虑或不能忍受约束的表现。显然，诸如此类的问题需要对教育方案进行修改。

对于过度活跃，智力正常，无法控制自己冲动的孩子来说，他在任何时候都有无限的能量，只需要很少的睡眠，表现出一种蠕动不安［Prechtl 和 Stemmer 的“舞蹈症样综合征”（choreiform syndrome）］，并表现出不断的探索活动，这反复地使他们陷入恶作剧，甚至使他们自己感到沮丧，内科治疗是合理的。矛盾的是，兴奋剂对这些孩子有镇静作用，而镇静剂恰恰相反。

哌甲酯（methylphenidate）是最为广泛使用的药物，其用途已在一些研究中得到验证。体重不足 30kg 的儿童在上学日每天早晨服用 5mg 共两周，之后可增加到早晨和中午各服用 5mg。体重超过 30kg 的儿童每天早上可以服用一片 20mg 的缓释片剂。如果几周后证明哌甲酯无效或无法耐受，可用右旋安非他命（dextroamphetamine）每次 2.5~5mg，每日 3 次，或一种安非他命 - 右旋安非他命混合制剂是适当的替代品。一种去甲肾上腺素抑制剂阿托西汀（atomoxetine），也很有效，它不属于兴奋剂，但已经引起了几例肝衰竭病例。如果这些药物控制了活动并提高在校成绩（可以持续若干年），那么就没有必要改变孩子的学校计划。目前尚不清楚是否需要长期关注高血压，但血压通常不会定期测量。如果兴奋剂无效，可以尝试三环类抗抑郁药，特别是地昔帕明（desipramine）。一般应避免使用多种药物。课堂行为调节技术和心理治疗可能在短期需要，但不像药物治疗那样有效。矫正教育只针对顽固不化的病例。Biederman 和 Faraone 曾总结了治疗方法。

成人注意缺陷障碍

当然，对于一部分儿童来说，这种疾病是一个终生的问题，尽管很明显，许多儿童长大后就会摆脱多动症和注意力缺陷。Hill 和 Schoener 估计，每过 5 年，患病率就会下降 50%。其他权威人士指出，80% 的人仍然存在这个问题。除了患有 ADHD 的儿童在成长到成年后会有持续的问题之外，最近已显露出对一群首次出现注意力难以集中的成年人的重视，他们或他们的医生认为这是 ADHD 造成的。他们通常没有多动成分，而且可能在儿童期没有发生过，这使得在儿童期未被确诊 ADHD 的成人诊断的有效性不确定。Kessler 和他的同事进行的一项研究表明，美国有 4.4% 的成年人患有这种疾病。欧洲的研究者使用更严格的诊断标准，发现儿童和成人的发病率都要低得多，因此开出的兴奋剂处方要少得多。

McCann 和 Roy-Byrne 提出了一种在成年人中进行筛查的方法。大多数情况下，这些成年人会意识到他们有一个终生的问题，类似于导致他们自己的孩子被诊断为 ADHD 的运动不宁和注意力涣散。成人组中兴奋剂的有效性和安全性尚不确定，但许多患者已经尝试了这类药物，并取得了一定的疗效。一些数据显示，成年人比儿童罹患心血管疾病的风险更大；在服用这些药物的成年人中，焦虑、心悸以及血压升高的报告很常见。

许多这样的人智力超群，并在事业上取得了高度的成功，这可能是多年来潜心发展策略的结果，诸如记笔记，做组织者，集中注意力的心理提醒等。这些调整同样对于那些正在与疾病作斗争的人来说是非常有用的，这样药物就不是克服认知问题的唯一选择。关于儿童期 ADHD 的持续性特征，一些精神科医生指出，在患有多动症的青少年中，药物和酒精依赖可能会增加（Zametkin and Ernst），而抽动障碍，如图雷特（Gilles de la Tourette）综合征则表现轻微增加。我们的一般临床经验表明，这些额外的问题不会出现在绝大多数这样的儿童中。最近的研究在这方面令人放心，但对抽动的担忧依然存在。

遗尿

随意的括约肌控制是根据预定的时间标尺发育的。通常情况下，正常的孩子在他们能保持不遗尿前就不会弄脏自己，白天的控制先于夜晚的控制。有些孩子在他们 2 周岁时就训练上厕所，但许多孩子直到 4 岁才学会完全控制括约肌。持续的细流尿通常表明脊柱裂，是另一种形式的神经闭合不全（dysraphism），或有脊髓栓系，但对于男孩，还必须检查膀胱颈阻塞，而对于女孩，则必须检查是否有异位输尿管进入阴道。

当一个 5 岁或更大的孩子几乎每天晚上都尿床，白天又是干的时，说明这个孩子患有夜间遗尿症（*nocturnal enuresis*）。这种情况困扰着大约 10% 的 4~14 岁儿童，男孩多于女孩，并且在许多情况下，这种问题甚至一直持续到青春期和成年期。虽然发育延迟的儿童在获得括约肌控制上明显较晚（有些从来未控制），但大多数遗尿症患儿在其他方面是正常的。

造成这种情况的原因尚存争议。通常有同样遗尿主诉的家族史。一些精神科医生坚持认为，过分热心的父母给孩子施加“压力”，直到他产生尿床的“复杂情结”，这非常值得怀疑。大多数神经学家认为，这种情况的根本原因是睡眠过程中脊髓反射中枢的较高级控制的成熟延迟。遗尿儿童的这些和其他膀胱功能异常，以及治疗等也在第 18 章与睡眠关联中讨论。

反社会人格

极端以自我为中心，缺乏对他人感受、需求和行为的理解，以及无法判断自己的长处和弱点，是某种人格障碍的核心问题。这种障碍通常在青春期就表现出来。精神病儿童的完全超然，宪法反社会者的非道德性，精神分裂症患者的主要思维障碍，双相情感障碍的情绪波动，在很多情况下，即使不是大多数，也会在青春期和有时在童年晚期表现出来。在这里，人们面临着精神病学的一个关键问题，即反社会人格在多大程度上植根于基因决定的人格特征，或是由于有害环境导致个人情感和社会生活的紊乱。这些问题的答案不能最终给出，但大多数临床医生相信遗传因素比环境因素更重要。有严重痤疮和攻击性反社会行为的异常高大男性的核型可能是 XYY 染色体，这一发现是一个极端但具有指导意义的遗传关系的例子。另一个例子是，特纳（Turner）综合征患者良好的社会适应能力与源于父亲的 X 染色体密切相关。此外，没有关键证据表明，蓄意改变现在如此流行的家庭和社会环境管理措施能够防止反社会人格。

正是在儿童晚期和青少年期，即人格发展和最不稳定的时期，类似于成年期生活精神病理状态的短暂性症状最常见，也最难以解释。其中一些障碍代表精神分裂症或双相情感障碍的早期症状。另一些则是反社会人格的先期表现。但是，随着成年期的到来，许多这样的特质都会消失，因此人们只能推测，它们要么代表获得成熟社会行为的成熟延迟，要么是青春期动荡的表现，或者是所谓的“青春期适应反应”。

在前面的讨论中已经涉及的许多问题在关于精神障碍的一章（特别是第 50 章）中有更充分的讨论。

智力和发育障碍（另见第 37 章）

全面性认知能力发育不全综合征和某些相关的行为改变的症状综合体结合了许多已经讨论过的发育异常。曾被称为精神发育迟滞、现在称为智力和发育障碍，成为每个工业化社会中最大的单一神经精神疾病。考虑到为了改变人们对以前使用的“精神发育迟滞”术语的态度，我们在本文中使用了替代方法。这一问题的总体发生率无法精确说明，但粗略估计，在 9~14 岁的儿童中，大约有 2% 或略多一点的儿童不能从传统教育中获益，也不能适应社会生活，长大后无法独立生活。

使用许多社交和认知延迟指数中的任何一个指标，可以发现两个有一定重叠的群体：①轻度受损（*mildly impaired*）（IQ 45~70），以及②严重受损（*severely impaired*）（IQ 低于 45）。第二组被称为病理性延迟（*pathologically delayed*），约占受损人群的 10%。第一组受影响较轻，包括一组家族性发育延迟（*familial developmentally delayed*），其患病数要大得多。

在严重迟滞者中是有不同分级的。由于先前使用的术语“白痴（*idiot*）”“低能（*imbecile*）”和“痴愚（*moron*）”具有令人反感的含义，因此可将发育迟滞者分为四类：①极重缺陷（*profound deficiency*），不能自理（IQ 低于 25）；②严重缺陷（*severe deficiency*），无法独立生活，基本无法训练（IQ25~39）；③中度缺陷（*moderate deficiency*），在一定程度上可以训练（IQ40~54）；以及④轻度缺陷（*mild deficiency*），虽有障碍但可训练，在一定程度上可以教育。上面的新术语，虽在常用，但既不能满足神经病学家要求，也不能使心理学家满意，因为总体上讲，它们没有捕捉到其他方面的表现缺陷。此外，它们只表达了心理功能受损的一个方面即认知而忽略了人格、社会适应性和行为的发育不全。一个更全面的观点是通过评估个人的适应能力提供的，这些能力包括概念、社会和实践技能，允许计划最大化的独立性和生产力。

用常规方法检查严重受损人群的脑部时，大约 90% 的病例会发现明显病变。同样值得注意的是，在其余 10% 的严重迟滞患者中，脑的大体结构和显微镜下表现都是正常的。尽管最近发现许多可能引起认知发育延迟的突变，但目前只有少量轻度缺陷的病例可以追溯到第 37 章所述的先天性发育异常之一，绝大多数发育迟滞不太严重，也缺乏可识别的组织病理学改变，也没有表现出任何常见的大脑疾病的征象。

在我们看来，对于轻度受累的群体，一个更容易接受的观点是，他们代表的人口比例是在高斯智力曲线（Gaussian curve of intelligence）的低端，也就是说，他们构成的群体低于平均值 2~3 个标准差

(SD)(图 27-4),而在这方面相反的是天才。刘易斯(Lewis)是第一个呼吁人们关注这一大群轻度发育延迟患者的人,他用亚文化(*subcultural*)这个模棱两可的术语来指代他们。家族性发育迟滞(*familial retardation*)这一术语过去曾用于这一群体,因为在一些家庭中,同代或上代的成员认知能力下降。

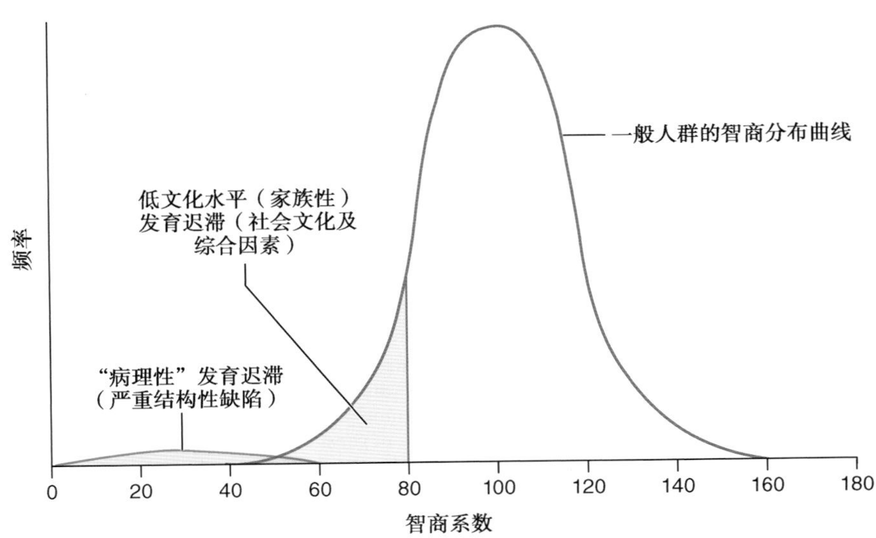

图 27-4　智力的高斯曲线或钟形曲线及其因脑部疾病智力发育迟滞的个体组的偏移。阴影区指示在这个范围内有迟滞的两组人群。最左侧的人群主要是那些有明显大脑病理改变的人,并想要说明他们与智力水平处于正态分布低端的人群有轻微的重叠。后一组被认为没有低智商的病理基础,过去称为"亚文化水平",正如在本章和第 37 章所讨论的

对于发育延迟的理解上,一个重要进展来自仔细的遗传学研究,这些研究已经确定了导致智能残疾的特定基因位点的缺失或重复。其中一些表现特定的综合征,例如患有孤独症或癫痫的认知延迟,然而同样的基因变化也可见于只有孤独症或精神分裂症的患者。虽然对这些不同疾病的统一解释还没有被定义,但它们可能有亚细胞和突触的共同变化,正如 Mefford、Batshaw、Hoffman 在他们推荐给读者的评论中总结的那样。

这两种较轻和较重类型的发育延迟与身体异常和脑部疾病,以及非畸形和遗传形式的发育延迟有关,在第 37 章中讨论。

（陈海波　译　王维治　校）

参考文献

Alvarez-Buylla A, Garcia-Verdugo JM: Neurogenesis in adult subventricular zone. *J Neurosci* 22:629, 2002.

Anderson LD: The predictive value of infancy tests in relation to intelligence at five years. *Child Dev* 10:203, 1939.

André-Thomas JM, Chesni Y, Dargassies Saint-Annes S: *The Neurological Examination of the Infant*. London, Medical Advisory Committee, National Spastics Society, 1960.

Andrews G, Harris M: *Clinics in Developmental Medicine: No 17. The Syndrome of Stuttering*. London, Heinemann, 1964.

Asperger H: Die "Autistischen Psychopathie" im Kindesalter. *Arch Psychiatr Nervenkr* 117:76, 1944.

Ayotte J, Peretz I, Hyde K: Congenital amusia. A group of adults afflicted with a music-specific disorder. *Brain* 1125:238, 2002.

Baker L, Cantwell DP, Mattison RE: Behavior problems in children with pure speech disorders and in children with combined speech and language disorders. *J Abnorm Child Psychol* 8:245, 1980.

Barlow C: *Mental Retardation and Related Disorders*. Philadelphia, Davis, 1978.

Bayley H: Comparisons of mental and motor test scores for age 1–15 months by sex, birth order, race, geographic location and education of parents. *Child Dev* 36:379, 1965.

Bender L: *A Visual-Motor Gestalt Test and Its Use*. New York, American Orthopsychiatric Association, 1938.

Benton AL: Right-left discrimination. *Pediatr Clin North Am* 15:747, 1968.

Benton AL: *Revised Visual Retention Test*. New York, Psychological Corporation, 1974.

Biederman J, Faraone SV: Attention-deficit hyperactivity disorder. *Lancet* 366:237, 2005.

Biederman J, Munir K, Knee D, et al: A family study of patients with attention deficit disorder and normal controls. *J Psychiatr Res* 20:263, 1986.

Birch HG, Belmont L: Auditory-visual integration in normal and retarded readers. *Am J Orthopsychiatry* 34:852, 1964.

Bond AM, Ming GL, Song H: Adult mammalian neural stem cells and neurogenesis: Five decades later. *Cell Stem Cell.* 17:385, 2015.
Byne W: The biological evidence challenged: A scientific American article. In: *The Scientific American Book of the Brain.* New York, Lyons Press, 1999, pp 181–194.
Canevini MP, Chifari R, Piazzini A: Improvement of a patient with stuttering on levetiracetam. *Neurology* 59:1288, 2002.
Capute AJ, Accardo PJ: *Developmental Disabilities in Infancy and Childhood.* Baltimore, MD, Brookes, 1996.
Casanova MF, Buxhoeveden DP, Cohen M, et al: Minicolumnar pathology in dyslexia. *Ann Neurol* 52:108, 2002.
Chugani HT: Functional brain imaging in pediatrics. *Pediatr Clin North Am* 39:777, 1992.
Conel J: *The Postnatal Development of the Human Cerebral Cortex.* Vols 1–8. Cambridge, MA, Harvard University Press, pp 1939–1967.
Cowan WM: The development of the brain. *Sci Am* 241:112, 1979.
Craig-McQuaide A, Akram H, Zrinzo L, Tripoliti E: A review of brain circuitries involved in stuttering. *Front Hum Neurosci* 8:884, 2014.
Critchley M, Critchley EA: *Dyslexia Defined.* Springfield, IL, Charles C Thomas, 1978.
Damon W: The moral development of children. *Sci Am* 281:72, 1999.
De Ajuriaguerra J: *Manuel de psychiatrie de l'enfant,* 2nd ed. Paris, Masson, 1974.
Denckla MB, Rudel RG, Chapman C, et al: Motor proficiency in dyslexic children with and without attentional disorders. *Arch Neurol* 42:228, 1985.
De Renzi E, Luchelli F: Developmental dysmnesia in a poor reader. *Brain* 113:1337, 1990.
Fantz RL: The origin of form perception. *Sci Am* 204:66, 1961.
Feess-Higgins A, Larroche J-C: *Development of the Human Fetal Brain.* Paris, Masson, 1987.
Fleet WS, Heilman KM: Acquired stuttering from a right hemisphere lesion in a right hander. *Neurology* 35:1343, 1985.
Fox P, Ingham R, Ingham JC, et al: Brain correlates of stuttering and syllable production. A PET performance-correlation analysis. *Brain* 123:1985, 2000.
Galaburda AM, Sherman CF, Rosen GD, et al: Developmental dyslexia: Four consecutive patients with cortical anomalies. *Ann Neurol* 18:222, 1985.
Gesell A (ed): *The First Five Years of Life: A Guide to the Study of the Pre-School Child.* New York, Harper & Row, 1940.
Gibson EJ, Olum V: Experimental methods of studying perception in children. In: Mussen P (ed): *Handbook of Research Methods in Child Development.* New York, Wiley, 1960, pp 311–373.
Gubbay SS, Ellis E, Walter JN, Court SDM: Clumsy children: A study of apraxic and agnosic defects in 21 children. *Brain* 88:295, 1965.
Hécaen N, De Ajuriaguerra J: *Left-Handedness.* New York, Grune & Stratton, 1964.
Hill JC, Schoener EP: Age-dependent decline of attention deficit hyperactivity disorder. *Am J Psychiatry* 153:1143, 1996.
Hinshelwood J: A case of dyslexia—a peculiar form of word blindness. *Lancet* 2:1454, 1896.
Humphreys P, Kaufmann WE, Galaburda AM: Developmental dyslexia in women: Neuropathological findings in three patients. *Ann Neurol* 28:727, 1990.
Hynd GW, Semrud-Clikeman M, Lorys AR, et al: Brain morphology in developmental dyslexia and attention deficit disorder/hyper-activity. *Arch Neurol* 47:919, 1990.
Illingworth RS: *The Development of the Infant and Young Child, Normal and Abnormal,* 3rd ed. Edinburgh, Churchill Livingstone, 1966.
Ingram TTS: Developmental disorders of speech. In: Vinken PJ, Bruyn W (eds): *Handbook of Clinical Neurology.* Vol 4: Disorders of Speech, Perception and Symbolic Behavior. Amsterdam, North-Holland, 1969, pp 407–442.
Irwin OC: Can infants have IQ's? *Psychol Rev* 49:69, 1942.
Kagan J, Moss HA: *Birth to Maturity: A Study of Psychological Development.* New York, Wiley, 1962.
Kanner I: Early infantile autism. *J Pediatr* 25:211, 1944.
Kempermann G: Adult neurogenesis: An evolutionary perspective. *Cold Spring Harb Perspect Biol* 8:a018986, 2016.
Kennedy CR, McCann DC, Campbell MJ, et al: Language ability after early detection of permanent childhood hearing impairment. *N Engl J Med* 354:2131, 2006.
Kessler RC, Adler L, Barkley R, et al: The prevalence and correlates of adult ADHD in the Unites States: Results from the National Comorbidity Survey Replication. *Am J Psychiatry* 163:716, 2006.
Kinsbourne M: Developmental Gerstmann's syndrome: A disorder of sequencing. *Pediatr Clin North Am* 15:771, 1968.
Kinsbourne M: Disorders of mental development. In: Menkes JH (ed): *Textbook of Child Neurology,* 5th ed. Baltimore, MD, Williams & Wilkins, 1995, pp 924–964.
Kinsey A, Pomeroy W, Martin C, Gebhard P: *Sexual Behavior in the Human Female.* Philadelphia, Saunders, 1948.
Kirby A, Sugden DA: Children with developmental coordination disorders. *J R Soc Med* 100:182, 2007.
Konopka G, Roberts TF: Insights into the neural and genetic basis of vocal communication. *Cell* 164:1259, 2016.
Kuhn HG, Eisch AJ, Spalding K, Peterson DA. Detection and phenotypic characterization of adult neurogenesis. *Cold Spring Harb Perspect Biol.* 8;a025981, 2016.
Landau WM, Kleffner FR: Syndrome of acquired aphasia with convulsive disorder in children. *Neurology* 7:523, 1957.
Lenneberg EH: *Biological Foundations of Language.* New York, Wiley, 1967.
Leonard CM, Voeller KKS, Lombardino LJ, et al: Anomalous cerebral structure in dyslexia revealed with magnetic resonance imaging. *Arch Neurol* 50:461, 1993.
LeVay S: A difference in hypothalamic structure between hetero-sexual and homosexual men. *Science* 253:1034, 1991.
LeVay S, Hamer DH: Evidence for a biological influence in male homosexuality. *Sci Am* 270:44, 1994.
Lewis EO: Types of mental differences and their social significance. *J Ment Sci* 79:298, 1933.
Livingstone MS, Rosen GD, Drislane FW, Galaburda AM: Physiological and anatomical evidence for a magnocellular defect in developmental dyslexia. *Proc Natl Acad Sci U S A* 88: 7943, 1991.
McCann BS, Roy-Byrne P: Screening and diagnostic utility of self-report attention deficit hyperactivity disorder scales in adults. *Compr Psychiatry* 45:175, 2004.
Mefford HC, Batshaw ML, Hoffman EP: Genomics, intellectual disability, and autism. *N Engl J Med* 366:733, 2012.
Minifie FD, Lloyd LL: *Communicative and Cognitive Abilities—Early Behavioral Assessment.* Baltimore, MD, University Park Press, 1978.
Moulton C: Perfect pitch reconsidered. *Clin Med* 14;517, 2014.
Orton ST: *Reading, Writing and Speech Problems in Children.* New York, Norton, 1937.
Ozeretzkii NI: Technique of investigating motor function. In: Gurevich M, Ozeretzkii NI (eds): *Psychomotor Function.* Moscow, 1930. Quoted by Luria AR: *Higher Cortical Functions in Man.* New York, Basic Books, 1966.
Packman A, Onslow M: Searching for the cause of stuttering. *Lancet* 360:655, 2002.
Paulesu E, Demonent J-F, Fazia F, et al: Dyslexia; cultural diversity and biological unity. *Science* 291:2165, 2001.
Piaget J: *The Psychology of Intelligence.* London, Routledge & Kegan Paul, 1950.
Prechtl HFR, Beintema D: *The Neurological Examination of the Full Term Newborn Infant.* Little Club Clinics in Developmental Medicine, no 12. London, Heinemann, 1964.
Prechtl HFR, Stemmer CJ: The choreiform syndrome in children. *Dev Med Child Neurol* 4:119, 1962.

Rabinowicz T: The differential maturation of the cerebral cortex. In: Falkner F, Tanner JM (eds): *Human Growth*. New York, Plenum Press, 1986.

Rakic P: Neurogenesis in adult primate neocortex: An evaluation of the evidence. *Nat Rev Neurosci* 3:55, 2002.

Rapin I, Allen DA: Developmental language disorders: Nosologic considerations. In: Kirk U (ed): *Neuropsychology of Language, Reading and Spelling*. New York, Academic Press, 1983, pp 155–184.

Rosenberger PB: Morphological cerebral asymmetries and dyslexia. In: Pavlidis GT (ed): *Perspectives on Dyslexia*. Vol 1. New York, Wiley, 1990, pp 93–107.

Rosenberger PB: Learning disorders. In: Berg B (ed): *Principles of Child Neurology*. New York, McGraw-Hill, 1996, pp 335–369.

Rumsey JM, Donohue BC, Brady DR, et al: A magnetic resonance imaging study of planum temporale asymmetry in men with developmental dyslexia. *Arch Neurol* 54:1481, 1997.

Rutter M, Martin JAM (eds): *Clinics in Developmental Medicine*. No 43. The Child with Delayed Speech. London, Heinemann, 1972, pp 48–51.

Saint-Anne Dargassies S: *Neurological Development in the Full-Term and Premature Neonate*. New York, Excerpta Medica, 1977.

Sandak R, Fiez JA: Stuttering: A view from neuroimaging. *Lancet* 356:445, 2000.

Scarr S, Webber RA, Weinberg RA, Wittig MA: Personality resemblance among adolescents and their parents in biologically related and adoptive families. *Prog Clin Biol Res* 69:99, 1981.

Schain RJ: *Neurology of Childhood Learning Disorders*, 2nd ed. Baltimore, MD, Williams & Wilkins, 1977.

Shaywitz SE: Dyslexia. *N Engl J Med* 338:307, 1998.

Shaywitz SE, Shaywitz BA, Fletcher JM, et al: Prevalence of reading disabilities in boys and girls. *JAMA* 264:998, 1990.

Simos PG, Fletcher JM, Bergman G, et al: Dyslexia-specific brain deterioration profile becomes normal following remedial training. *Neurology* 58:1203, 2002.

Spearman C: *Psychology Down the Ages*. London, Macmillan, 1937.

Staples R: Responses of infants to color. *J Exp Psychol* 15:119, 1932.

Swaab DF, Hofman MA: An enlarged suprachiasmatic nucleus in homosexual men. *Brain Res* 537:141, 1990.

Theusch E, Basu A, Gitschier J: Genome-wide study of families with absolute pitch reveals linkage to 8q24.21 and locus heterogeneity. *Am J Human Genetics* 85:112, 2009.

Thurstone LL: *The Vectors of the Mind*. Chicago, University of Chicago Press, 1953.

Tirosh E: Fine motor deficit: An etiologically distinct entity. *Pediatr Neurol* 10:213, 1994.

Travis LE: *Speech Therapy*. New York, Appleton-Century, 1931.

Turner G, Turner B, Collins E: X-linked mental retardation without physical abnormality: Renpenning's syndrome. *Dev Med Child Neurol* 13:71, 1971.

Vernes SC, Newbury DF, Abrahams BS, et al: A functional genetic link between distinct developmental language disorders. *N Engl J Med* 359:2337, 2008.

Weiss G, Hechtman L, Milroy T, Perlman T: Psychiatric status of hyperactives as adults: A controlled prospective 15-year follow-up of 63 hyperactive children. *J Am Acad Child Adolesc Psychiatry* 24:211, 1985.

Worster-Drought C: Congenital suprabulbar paresis. *J Laryngol Otol* 70:453, 1956.

Yakovlev PI, Lecours AR: The myelogenetic cycles of regional maturation of the brain. In: Minkowski A (ed): *Regional Development of the Brain in Early Life*. Oxford, UK, Blackwell, 1967, pp 3–70.

Zametkin AJ, Ernst M: Problems in the management of attention-deficit hyperactivity disorder. *N Engl J Med* 340:40, 1999.

第 28 章

衰老神经学

正如前一章所指出的，生长、发育和成熟的标准提供了一个参照框架，对生命早期的每一个病理过程都必须加以观察。然而，很少有人认识到，在生命周期的另一端，在正常衰老变化的背景下，神经系统缺陷也必须以同样的方式来进行判断。最早的这些变化在人们所承认的衰老期之前就开始了，并将持续整个余生。大多数作者把衰老（*aging*）和老化（*senescence*）这两个词交换地使用，但有些作者把衰老的纯被动和时间顺序的过程与反映这一过程特征的身体变化（老化），在语义上做了细微的区分。

生物学家已经测量了许多这些变化。表 28-1 列出了 30~80 岁之间随年龄增长而出现的结构和功能衰退的估计值。似乎所有的结构和功能都参与了衰老过程。有些人比其他人更能承受衰老的冲击，而这种对衰老影响的体质抵抗似乎是家族性的。也可以说，衰老的变化与阿尔茨海默病和其他退行性疾病无关，但总的来说，衰老的变化降低了从几乎任何疾病或创伤中恢复的能力。一个“虚弱”的机体被设想是由衰老晚期的多个器官系统衰竭的总和产生的。就神经系统而言，它会导致肌肉容积、力量和耐力的丧失，食欲下降，无意中的体重减轻，行动和平衡能力下降，除此之外，在老年人中还可能会出现不同程度的视力和听力下降。Fried 给出了虚弱（frailty）的工作定义，表 28-2 概述了这一定义。在过去，这被称为“成长失败”，一个从儿科学引进的术语。英国老年病学会（British Geriatrics Society）提出了一种简化的方法。他们制订了一份名为 PRISMA7 的调查问卷，确定了行走速度缓慢，即在 5 秒之内行走不超过 4 米，在 10 秒内不能从椅子上站起、行走 3 米再返回坐下，得分在 3 分或 3 分以上。该调查问卷主要用于 85 岁以上存在健康问题的老人，他们需要独自待在家里并需要拐杖、助行器或轮椅。英国老年病学会的论文和 Clegg 及其同事的评论都是关于这个问题的。

衰老对神经系统的影响

在所有与年龄有关的变化中，神经系统的变化是最为重要的。演员们把老年人演绎成的样子是虚弱、懒散、固执，喜欢追忆往事，手颤抖，声音颤抖，弯腰驼背，步伐缓慢、步幅缩短的样子。在这样表演的时候，他们选择了衰老对神经系统的一些最明显的影响。外行的观察者，与医学观察者一样，经常逗趣地把高龄的变化说成是一种第二个童年。阿里斯托芬（Aristophanes）（古希腊喜剧作家——译者注）说“老人又变成了男孩”（old men are boys again）。

Critchley 在 1931 年和 1956 年注意到他在 80 多岁的老人中观察到的一些神经系统异常，这些异常除了衰老本身的影响外，找不到其他原因。后来出现了一些关于这个主题的一些评论，特别是见于 Jenkyn，Benassi 和 Kokmen 及其同事（1977）的评论。最一致的神经系统衰老征象如下：

- 神经眼科（*neuro-ophthalmic*）：瞳孔逐渐变小，对光反应减弱，以及由于调节能力受损（老花眼）导致的远视眼（远视）、会聚功能不全、向上共轭注视范围受限、Bell 现象频繁丧失、暗适应能力减弱，以及对眩光敏感度增加等。
- 渐进性听力丧失（*progressive hearing loss*）［老年性聋（presbycusis）］，特别是高音调，以及语言辨别能力的相当程度下降。这些变化主要是由于 Corti 器毛细胞数量减少的结果。
- 嗅觉减退（*diminution in the sense of smell*），以及味觉的轻度减弱（见第 11 章）。
- 运动征象（*motor signs*）：运动活动的速度和量减少，反应时间减慢，良好的协调性和敏捷性受损，肌肉力量减弱（腿部重于手臂，近端肌肉重于远端肌肉），以及肌肉消瘦［肌少症（sarcopenia）］，特别是骨间肌、鱼际肌和胫前肌。前角细胞数量进行性减少是造成这些变化的部分原因，如下文所述。

• 腱反射和额部反射变化（*changes in tendon and frontal reflexes*）：脚踝部腱反射减弱与膝反射相比，70 岁以上的人经常观察到膝反射减弱，而 80 岁以上的人可见跟腱反射消失。噘嘴或掌颏反射，可在少部分健康成年人中检测到轻微的表现，在老年人中则很常见（据 Olney，在 60 岁以上的正常受试者中，有多达一半的人）。其他所谓的皮质释放信号，如吮吸和抓握反射，当表现突出时，提示额叶疾病，但有时仅被认为是衰老的结果。

• 足趾和踝部振动觉受损或丧失（*impairment or loss of vibratory sense*）。然而，本体感觉受到的损害很小，甚至完全没有受损。皮肤刺激的知觉阈值随着年龄而增加，但需要使用精细的检测方法来检测。这些变化与腓肠神经活检显示的感觉纤维丢失、感觉神经动作电位波幅降低相关，可能是后根神经节细胞丢失所致。

• 最明显的神经衰老变化是站立、姿势和步态（*stance，posture，and gait*），在第 6 章中和本章的后面有全面的描述。

表 28-1 80 岁时生理学和解剖学的退化

	下降百分比 /%
脑重量	10~15
脑血流量	20
运动后血液酸度恢复平衡速度	83
静息时心输出量	35
肾小球数量	44
肾小球滤过率	31
神经纤维数量	37
神经传导速度	10
味蕾的数量	64
运动时最大氧耗量	60
最大通气量	47
最大呼吸能力	44
握拳的力量	45
最大工作效率	30
基础代谢率	16
机体含水量	18
体重（男性）	12

Jenkyn 和同事们基于对年龄在 50~93 岁之间的 2 029 名个体的检查，确定了一些衰老常见的神经学征象的发生率。值得注意的是，在 80 岁以上的老年人中噘嘴反射和眉间反射发生率高，但约三分之一的人也出现向下凝视和向上凝视受限。表 28-3 总结了这些数据。

Kaye 和同事们报告说，关于那些 85 岁或 90 岁以上的“最高龄老人”的有趣人群，在平衡、嗅觉和

表 28-2 虚弱的标准（5 个特征中有 3 个或以上可用来定义虚弱）

男性		女性	
1. 体重下降			
近一年体重下降 5% 或 10 磅（约 4.5kg）以上。			
2. 步行 15 英尺（约 4.6 米）的时间			
身高 ≤ 1.73 米	≥ 7s	身高 ≤ 1.59 米	≥ 7s
身高 > 1.73 米	≥ 6s	身高 > 1.59 米	≥ 6s
3. 握力（磅）			
BMI ≤ 24	≤ 29	BMI ≤ 23	≤ 17
BMI 24.1~26	≤ 30	BMI 23.1~26	≤ 17.3
BMI 26.1~28	≤ 30	BMI 26.1~29	≤ 18
BMI > 28	≤ 32	BMI > 29	≤ 21
4. 体力活动量			
< 383kcal/ 周		< 270kcal/ 周	
5. 疲劳			
CES-D 量表中该项目任一问题得分 2 或 3 分			

BMI：体重指数（body mass index）；CES-D：流行病学研究中心抑郁量表（Center for Epidermiologic Studies Depression Scale）。

表 28-3 正常衰老中神经体征的频率（百分比）

体征	年龄（岁）			
	65~69	70~74	75~79	>80
眉间反射（不能抑制眨眼）	10	15	27	37
噘嘴反射	3	8	7	26
向上凝视受限	6	15	27	29
向下凝视受限	8	15	26	34
异常的视觉追随	8	18	22	32
张力异常性强直	6	10	12	21
不能回忆 3 个单词	24	28	25	55
不能倒拼 world 字母	10	12	18	21

视觉追踪方面的缺陷比较年轻的老年人明显地更严重。另一个有趣的现象是，van Exel 和同事们发现，这个年龄段的女性在认知测试中的表现要优于男性。

老年人研究的一个不足之处是在患者的选择上一直存在偏差。许多报道的观察是在居住在疗养院的人群中进行的。研究功能完整的老年人，其年龄相仿和能独立生活，如 Kokmen（1977）和 Benassi 及其同事所做的研究，显示出较少的缺陷，主要包括名字健忘、瞳孔小、会聚和向上共轭凝视受限、跟腱反射和足部振动觉减弱、驼背姿势，以及平衡、灵活性和步态障碍（如前文和下文所述）。

衰老对记忆和其他认知功能的影响

关于年龄对神经系统的影响，最详细的信息可能来自对认知功能的测量。在原始韦克斯勒-贝尔维尤智力量表（Wechsler-Bellevue Intelligence Scale）（1955）（即韦氏量表——译者注）进行标准化的过程中，对大样本人群的横断面研究表明，从 30 岁开始认知功能稳步下降，并逐步进入老年阶段。显然所有形式的认知功能都参与了这种衰退，尽管一般来说，言语量表的某些要素（词汇、信息量和理解力）比操作量表（方块设计、数字反转、图片排列、物体组合和数字符号任务等）更能承受衰老的影响。

然而，随着年龄的增长，认知功能线性回归的概念必须根据随后的纵向研究加以修正。如果对同一个人进行多年的测试，以语言能力测试来衡量，他的表现在大约 60 岁之前几乎没有下降。超过这个年龄，语言智力确实会下降，但是非常缓慢，在 60 多岁时平均下降不到 5%，在 70 多岁时平均下降不到 10%（Schaie and Hertzog）。此外，Smith 和同事（1992）对 460 名社区居民（55~95 岁）进行了一系列研究，结果发现，言语记忆和登记-注意（registration–attention）没有随年龄而显著下降，Petersen 和同事在 161 名 62~100 岁的正常社区居民中也发现了类似的结果。年龄最明确的影响是在学习、记忆和解决问题方面，认知障碍可能归因于处理信息的速度在逐渐下降。后者可能反映在事件相关的诱发电位的减慢和一些特殊的心理测试中（见 Verhaeghen et al）。

就这些认知功能而言，记忆、获取和保留新信息，回忆名字，以及避免一开始做事就分心等能力都会随着年龄的增长而减弱，特别是 70 岁以上的老年人。此外，虽然其他智力能力相对保持不变，但记忆功能可能会因此而受到干扰。典型的情况是，尽管对某一个经历本身或对一个人的许多特征的记忆被保存下来了，但仍难以回忆起一个名字或某一个经历的特定日期[情景记忆（episodic memory）]，这个人的名字暂时难以捉摸[戏称“舌尖综合征”（tip-of-the-tongue syndrome）]。另一个特征是对以后的日子里丢失的名称或信息的恢复不一致。然而研究发现，如果允许老年人很好地学习新知识，直到不出错，他们忘记这些信息的速度与年轻人相似。

Kral 在 50 年前第一次就这种记忆障碍写了文章，他将其称为老年人良性遗忘（*benign senescent forgetfulness*）。他指出，与 Alzheimer 病不同，这种记忆障碍在多年的时间里只会轻微恶化或根本不会恶化，并且不会严重干扰个人的工作能力或日常生活活动。Crook 和同事们改进了衰老性遗忘的诊断标准，并提出了年龄相关性记忆障碍（*age-associated memory impairment*，*AAMI*）的术语。AAMI 的诊断标准包括年龄在 50 岁或 50 岁以上，主观感觉记忆力下降，在记忆功能标准测试中表现受损（至少低于平均值一个标准差），以及没有任何其他的痴呆征象。目前的术语是轻度认知障碍（*mild cognitive impairment*，*MCI*），但是人们越来越认识到，Kral 最初关于良性状态的概念可能是不正确的，晚年的认知能力下降可能是阿尔茨海默病的先兆症状。

在判断认知能力下降的程度方面，已经开发了一些简短的心理状态测试，并具有实用价值（Kokmen et al，1991；Folstein et al），他们可以在诊室或在床边用 5~10 分钟进行。言语的重复项目，如一系列的数字，地点和时间定向，学习能力和提取几个物品，算术和计算（注意力）测试，以及特定的记忆测试（特别是延迟回忆或遗忘测试）区分了正常老年人与阿尔茨海默病患者的表现（Larrabee et al）。关于简易精神状态检查（*Mini-Mental Status Examination*，*MMSE*），评分范围为 0~30 分，得分越高意味着表现越好，Crum 及其同事对大城市人群的一项研究表明，年龄超过 80 岁接受过四年级教育的人中位数得分为 19~20 分，接受过大学教育的人中位数为得分 27 分（满分 30 分）。近年来，类似的蒙特利尔认知评估（*Montreal Cognitive Assessment*，*MoCA*）也开始流行起来，评分范围为 0~30 分，分数越高越好。已经设计了许多其他的量表来检测随着年龄增长而出现的认知能力下降，其中大多数是为了临床试验的目的而设计的，但它们在日常实践中并没有多大用处。

上述年龄对智力能力的影响是千变万化的。一些 70 岁的人在心理测试上比一些“正常的”20 岁的人表现得更好。还有一些人能保持非凡的智力，直到晚年还能从事创造性的工作。例如，威尔第(Verdi)(意大利歌剧作家，被誉为歌剧之王——译者注)在 73 岁时创作了《奥赛罗》(*Otello*)，79 岁时创作了《福斯塔夫》(*Falstaff*)。洪堡(Humboldt)在 76~89 岁之间写了 5 卷《宇宙》(*Kosmos*)；歌德(Goethe)在 70 多岁时完成了《浮士德》(*Faust*)的第二部；伽利略(Galileo)、拉普拉斯(Laplace)和谢林顿(Sherrington)在 80 多岁继续作出科学贡献；毕加索在 90 多岁时继续绘画。然而，必须指出的是，这些成就本质上是在成年早期已开始的努力路线的延续。事实上，从一般的观察可以得出结论，对于个人来说，真正新的和原创的东西很少是在 50 岁后开始的。高智商、有条理的工作习惯和良好的判断力弥补衰老带来的许多不断出现的缺陷。

老年人的人格改变

这些不像认知功能那样容易测量，但某些趋势仍然是可以观察到的，可能严重干扰老年人及其周围人的生活。许多老年人变得固执己见，反复重复，以自我为中心，思维僵化和保守等；在其他人可以观察到相反的品质，如过度顺从、优柔寡断和对想法不加批判地接受等。这些变化通常可以被认为是一生的个性特征的夸大。老年人往往变得越来越谨慎，他们中的许多人似乎缺乏自信，在承担某些任务之前，要求很有可能成功。这些变化可能会影响他们在心理测试中的表现。Kallman 对衰老的同卵双生子的研究表明，遗传因素在塑造这些特征方面比环境因素更重要。

衰老对站立、步态的影响及相关的运动障碍(另见第 6 章)

这些都是衰老过程中最明显的表现。事实上，运动灵活性在成年早期，甚至在 30 多岁时就开始下降了；它似乎与对神经肌肉控制的逐渐减少以及关节和其他结构的变化有关。这种运动功能衰退的现实最能被那些 35 岁左右退休的职业运动员们所理解，因为他们的腿脚能力已经用尽，无法通过训练恢复到最佳状态。他们不能像年轻运动员那样跑得那么好，尽管他们手臂的力量和协调性在独立于其他功能的测试中相对保留了下来。站立和步态的变化更加微妙和难以察觉，这是衰老的普遍特征(见第 6 章)。步距逐渐缩短，行走变慢，并有弯腰的倾向。上了年纪的人走起路变得不那么自信，越来越谨慎，并且习惯于在下楼梯时扶着扶手，以防失足。

与“正常”老年人普遍和细微的步态变化不同的是，有一小部分老年人群的步态在其他方面保持相对良好的情况下，却发生了更迅速的演变和过度的恶化。在所有的可能性中，后一种紊乱代表了一种与年龄关联的大脑退化性疾病，因为它的大多数情况迟早会伴随着精神变化。这种步态障碍的基础很可能是额叶 - 基底节联合变性，其解剖学基础一直没有完全阐明，如第 6 章“额叶步态障碍”中所讨论的。然而，在我们观察到的许多这样的患者中，额叶的血流量并没有出现不成比例的萎缩或减少，这使得步态障碍的原因不明。也有人推测，年龄相关的黑质改变是老年人的步态像帕金森病样的原因，但它对左旋多巴或任何其他治疗措施没有反应。一个重要的鉴别诊断的考虑是正常压力脑积水(*normal pressure hydrocephalus*，*NPH*)，有时可以通过脑室 - 腹腔分流术来矫正，这是导致一组老年患者步态障碍的原因，正如在第 6 章和第 29 章中所讨论的。帕金森病是另一种潜在的可治疗的步态障碍的原因。进行性核上性麻痹是一种早期且严重影响步态和稳定性的退行性过程。

尿失禁是老年人中常见的一种情况，其定义是一种不自主的尿液漏出的状态，是一个社会或卫生问题，并得到客观证明(Wells and Diokno)。毫无疑问，这种复杂的括约肌损害是基于上述脊髓、小脑和大脑的神经元丢失以及机械因素。

老年人跌倒

在没有明显神经系统疾病的老年人中，跌倒(falls)构成了一个主要的健康问题。大约 30% 的人每年都会摔倒一次或更多次，在 80 岁以上的老年人中，这一数字上升到 40%，在住在养老院的老年人中，这一数字超过 50%。根据 Tinetti 和 Speechley 的研究，10%~15% 的老年人跌倒会导致骨折和其他严重的损伤；据报道，它们是美国每年约 9 500 人死亡的潜在原因。

有几个因素，其中一些是前面提到的关于步态恶化的，是造成老年人异常高的跌倒率的原因。视觉功能损害，特别是前庭功能损害是正常老化时的重要贡献者。在一组 34 例没有神经系统疾病、体位性低血压和腿部变形的老年患者中，Weiner 和他的同事发现三分之二的人有中度或重度的体位反射损伤。在行走、变换姿势、下楼梯等日常活动的过程中，由于无法快速调整姿势，导致跌倒的发生，这仅仅是衰老的结果。体位性低血压，通常是由于抗高血压药物和使用镇静药物，是老年人跌倒的另一个重要原因。

当然，在某些与年龄有关的神经疾病中，如卒中、帕金森病、正常压力脑积水，以及进行性核上性麻痹等，跌倒是一个较为显著的特征。

老年人其他局限性运动异常

这些数量太多，以至于超出了分类。它们反映了运动系统可能恶化的许多方面。强迫性的、重复性的动作是最常见的，如口型动作，刻板的鬼脸，伸舌，头部的左右或前后震颤，奇特的声音，如嗅、喷鼻息和咩咩叫声。在某些方面，这些紊乱类似于抽动（准随意动作以减轻紧张），但仔细观察发现，它们并非真的是随意的。氟哌啶醇、丁苯那嗪和其他这类药物具有不可预测的治疗效果，有时部分原因似乎是由于药物引起的强直的叠加使患者受益。

老年总会被人们认为容易伴有震颤，而且确实，人们会看到有一定频率的这种关联。头部、下颌或双手颤抖，以及声音颤抖，但没有通常的动作迟缓和贫乏、面部冷漠或屈曲的姿势，这些都意味着是帕金森病。有些震颤的情况明显是家族性的，只是在生命晚期才出现或恶化。然而，颤抖与衰老的关系有时是值得怀疑的。夏科（Charcot）在对巴黎萨尔贝提耶尔医院（Salpêtrière Hospital）2 000 多名老年居民的调查中发现，只有大约 30 人出现震颤。有些病例可能代表夸大的或特发性震颤出现，但许多病例不能以此为基础加以解释。痉挛性构音障碍（spasmodic dysphonia）是一种中老年期的紊乱，特征是在想要说话时，喉部肌肉全部痉挛，这在第 4 章中讨论过。

随年龄增长所致的退行性骨科疾病引起的行动和步态受限是不能忽视的，特别是臀部、膝部和脊柱的活动范围受限。这些对上述老年人躯干和肢体控制的整体表现有很大的影响。一些特别的方面引起了我们的注意，因为它们模拟了神经系统的问题，包括“高个男子”综合征（“tall-man” syndrome）（电影人物——译者注），在这种情况下，绅士可能无法从椅子上站起来，因为膝盖不能充分弯曲，无法将脚放在躯干后面并撑着站立。

衰老神经系统形态和生理学变化

从人的第三个 10 年到第十个 10 年的开始（即 20 多岁到 90 多岁——译者注），男性大脑的平均重量从 1 394g 下降到 1 161g，减少了 233g。这种变化的速度，起初是很渐进式的，在第六个或第七个 10 年时加速了。脑重量的减少，与侧脑室增大和脑沟增宽大致是相关的，可能是神经元变性和替代性胶质增生的结果。即使使用了计算机辅助的自动化技术，脑皮质神经元的计数也充满了技术上的困难（见 Coleman 和 Flood 对神经元计数研究的重要评论）。然而，大多数研究指出，新皮质神经元数量的损耗，在第七、第八和第九个 10 年尤其明显。

边缘系统（海马体、海马旁回和扣带回）细胞丢失对记忆特别有意义。Ball 测量了海马体中神经元的丢失，记录了在 45 岁到 95 岁之间线性下降了 27%。Dam 报告了类似程度的细胞丢失和替代性胶质细胞增生。这些变化似乎与阿尔茨海默病神经原纤维改变和老年斑无关（Kemper）。然而，最近由 Morrison 和 Hof 总结的形态学研究表明，随着年龄增长的脑细胞损失并不像以前认为的那样明显。此外，正如 Morrison 指出的，海马体可能只有极小量的细胞损失。此外，这部分地是这一区域神经发生的结果。脑萎缩（brain shrinkage）的部分原因是大型神经元的体积缩小，而不是它们的消失。黑质、蓝斑和基底前脑核的神经元数量较明显地减少。通过区分特定区域的细胞丢失，有可能区分内侧颞叶的正常衰老与疾病（见 Small et al），但需要新的技术。

Mueller 和同事使用定量容积 MRI 技术对 46 例非痴呆的老年人进行了研究。他们发现，随着年龄的增长，脑容量会以很小的恒定速率减少。此外，在生命的最后几十年里，脑容量损失的速率并不比前几十年大，这表明老年人脑容量的巨大变化可归因于这一年龄期常见的痴呆性疾病。Rusinek 和同事们发现，老年人系列的 MRI 检查可以预测哪些人会出现不成比例的萎缩和痴呆。特别是，健康老年人的海马体萎缩以每年不到 2% 的速度增长，而早期阿尔茨海默病则以每年 4%~8% 的速度增长。这种纵向研究方法比横断面人口研究更敏感。

在腰骶部前角细胞、感觉神经节细胞，以及壳核和浦肯野（Purkinje）细胞中，青年与老年之间的神经元丢失最多达到 25%。并非所有的神经元群都同样易受影响。例如，如前所述，蓝斑和黑质失去了大约 35% 的神经元，而前庭核和下橄榄在整个生命过程中保持相当稳定的细胞数量。Morrison 证实，主要的神经细胞系统和脊髓的有髓纤维一个接一个地发生极细微的丢失。这在 60 岁之后加速了（Tomlinson and Irving）。

正如之前所描述的，在正常的衰老过程中，记忆力和一些认知功能会逐渐衰退。根据刚刚总结的研究,这些改变不再被认为是简单地归因于神经元的丢失。相反地,它们可能是由关键的皮质结构内突触连接性的改变引起的,至少部分是这样。

Scheibel 和同事们曾描述了衰老的脑中神经元树突的丢失,特别是新皮质的第 3 层和第 5 层的水平树突。然而,在这些研究中使用的高尔基(Golgi)方法,由于人工产物而难以解释。Buell 和 Coleman 的形态测量学研究表明,存活下来的神经元实际上呈现出扩张的树突树状结构,这表明即使是衰老的神经元也有能力通过发展新的突触来应对细胞的丢失。随着年龄的增长,非痴呆个体的脑中有越来越多的神经炎(淀粉样蛋白和神经原纤维的)斑块的趋势。一开始斑块出现在海马和海马旁回,但后来变得更广泛。这些是含有淀粉样蛋白的无定形嗜银物质的松散聚集物。随着年龄的增长,它们的数量不断增多,当人活到 90 岁时,几乎没有人的脑部没有这些改变。然而,Tomlinson 和同事(1968 年和 1970 年)指出,在心智完好的老年人的脑中出现的斑块相对较少,相比之下,老年阿尔茨海默病患者中则有大量的斑块(Roth et al)。更令人印象深刻的是神经纤维缠结与阿尔茨海默病的相关性。在心智健全的人的脑中很少发现这样的缠结,而那些被发现的缠结基本上局限在海马体和邻近的内嗅皮质中。相比之下,神经原纤维缠结在阿尔茨海默病患者中分布更加丰富和弥散。

通常认为,神经炎性斑块和阿尔茨海默型神经原纤维的变化只是代表脑的自然衰老过程的加速。大多数研究者更倾向于认为它们代表一种后天性与年龄相关的疾病,在这方面类似于某些脑血管疾病或骨关节炎。有一些观察结果支持后一种观点。首先,智人(homo sapiens)(指现代人类——译者注)是唯一的在衰老的脑中经常发现阿尔茨海默病神经原纤维变化和神经炎性斑块的动物物种。一些斑块样结构(但没有神经原纤维的变化)偶尔可见于年老的狗和猴子,但在小鼠或大鼠中没有。人类的衰老与其他所有动物物种的衰老有所不同,这似乎是荒谬的。其次,一些最严重的阿尔茨海默病发生在中年,远在老年之前。第三,这些组织病理学改变不同程度地出现在与衰老无关的疾病中,比如拳击员痴呆(dementia pugilistica)["拳击手醉酒状态"(punch-drunk state)]、唐氏综合征、脑炎后帕金森病和进行性核上性麻痹等。第四,神经原纤维缠结可以通过铝、长春新碱、长春碱、秋水仙碱等毒素在实验动物体内复制。最后,如第 38 章所述,有小部分阿尔茨海默病病例明确是家族性的。

实际上,细胞内的每个分子结构都受到与年龄相关的生化修饰,如羰基蛋白(carbonyl proteins)的形成、糖的糖基化和脂质的氧化变化等。其中一些亚细胞现象促进了这一衰老过程(详见 Mrak et al),线粒体 DNA 突变的积累和端粒长度的缩短也促进了衰老过程。可见的生化改变是神经元细胞质中脂褐素颗粒的积累不断增加,有时达到极端程度。此外,还有与年龄相关的铁和其他色素体在神经元的积累。无论个体的心智状态如何,颗粒空泡样变可规律地出现于衰老的海马中。在神经根周围及软脑膜下间隙弥散分布的含有糖原的结石的聚集(淀粉样小体)是另一种衰老效应,目前还不清楚其临床相关性。

当然,脑动脉粥样硬化在老年人中很常见,但它与衰老并没有任何精确的平行,如在 30~40 岁的个体中很严重,而在一些 80 多岁的人中几乎不存在。在血压正常的个体中,散在的、离散的斑块多出现在主动脉、颈动脉(颈动脉分叉处和更高的节段),以及大脑中动脉近端、椎基底动脉交界处和大脑动脉系统的基底部等。在高血压和糖尿病患者中,它更为弥散,并延伸到大脑动脉和小脑动脉的细小分支。在经过仔细尸检的 70 岁以上的人中,大约有 25% 的人发现一个或多个脑梗死。除了动脉粥样硬化疾病外,基底动脉在老年人中变得较大、较弯曲和不透明。

在老年人群中已对脑血流进行了广泛的调查。大多数研究表明,血流量随着年龄的增长而下降,脑代谢率也随之平行地下降。脑血管阻力的增加也与年龄有关。脑流量的下降在大脑皮质比白质更为明显,在前额区比大脑半球的其他区域更明显。Obrist 证实,到 80 岁时,大脑流量减少了 28%。然而,值得注意的是,每一个队列以这种方式进行测试的老年人,都有相当比例的人脑血流量与年轻对照组相当。事实上,在一组经过严格挑选排除了疾病的 72 岁男性中,Sokoloff 证明了脑血流量和耗氧量与 22 岁正常男性没有差别。然而,所有的老年人大脑糖代谢均降低。

随着年龄的增长,脑电图(EEG)有一个总体的趋势,普遍表现出一种倾向,显示 α 节律减慢,β 活动增加,慢波睡眠百分比下降,以及越来越多的 θ 节律侵入等,在颞叶尤其明显,虽然有很大的个体差异。

在神经递质方面，一般认为乙酰胆碱、去甲肾上腺素和多巴胺的浓度在正常衰老过程中呈下降趋势。此外，γ- 氨基丁酸（GABA）的浓度也随年龄增长呈下降趋势，特别是在额叶皮质（Spokes et al）。对人类和动物死后大脑分析未能证明血清素或其代谢物的浓度随着年龄的增长而下降（McEntee and Crook）。由于其他神经递质在尸检材料中具有明显的不稳定性，因此对它们的准确评估变得更加困难。大鼠实验数据表明，脑中的谷氨酸含量和 N- 甲基 -D- 天门冬氨酸（NMDA）受体的数量随年龄增长而减少，但这一发现的功能意义尚不清楚。与阿尔茨海默病的情况不同，正常的衰老只与海马和皮质的胆碱能神经支配的轻微异常有关，有时可不一致。这些区域的乙酰胆碱含量和胆碱乙酰转移酶（乙酰胆碱的合成酶）活性，以及麦纳特（Meynert）基底核（无名质）和基底前脑核的其他核中的胆碱能神经元的数量也有轻微改变（Decker）。此外，这些变化的重要性很难判断。它们可能反映随着衰老发生的细胞消耗。McEntee 和 Crook 曾对衰老脑中胆碱能和谷氨酸能功能的问题进行了严谨的综述。

肌肉和神经的衰老变化

随着年龄的增长，骨骼肌会丢失细胞（纤维），其重量也会逐渐减少，与脑的重量大致平行。肌肉萎缩及峰值力量和耐力的减少是这些变化的临床表现。许多过程促使这种年龄依赖性的肌肉质量丢失，称为肌少症（sarcopenia）。这些包括身体活动减少，食欲减退伴嗅觉丧失和缩胆囊素（cholecystokinin）水平升高，这是一种饱腹感激素，其他的内分泌变化，如生长激素和雄激素水平下降，以及（在脑中）亚细胞缺陷的积累，如先前提到的核和线粒体 DNA 突变。此外，随着年龄增长，运动神经元的缓慢丢失也促成失神经支配萎缩的部分原因。我们自己的观察，与 Adams RD 博士对神经病理材料的观察表明，消瘦包括几个过程，一些主要是肌病，另一些与运动神经元丢失导致的废用或失神经支配有关。在这一资料中，80% 的 70 岁以上的老年人可见腓肠肌失神经支配的萎缩。失去的肌纤维逐渐被肌内膜结缔组织和脂肪细胞所取代。残存的纤维通常比正常的纤维细（可能由于废用性萎缩），但有些会变大，导致纤维的大小比正常范围更大。在萎缩的相同时期的所有的纤维群无疑与运动神经支配的丧失有关。老年人运动神经电位传导速度减慢和波幅降低，在较大程度上是老年人感觉神经传导速度和振幅降低，可作为运动和感觉轴突丢失的其他指标。所有这些变化在腿部比在其他部位更明显。然而，Roos 和同事们检查了年轻人股四头肌的可收缩速度和放电频率，并将其与接近 80 岁的男性进行比较，他们发现尽管老年男性的肌肉产生的最大随意收缩力降低了 50%，但两者之间差别并不大。

人们已经多次观察到，在许多人类疾病中，年龄是一个重要的预后因素。这种效应是非常明显的，例如，在 Guillain-Barré 多发性神经病中，与年轻患者相比，年龄较大的患者康复速度明显较慢，而且不完全。一种假设是，周围神经老化的结构变化限制了髓鞘再生的程度，并降低了电传输失效的阈值。

老年神经病学

老年医学（*gerontology*）是研究衰老的学科，老年病学（*geriatrics*）则是研究衰老的紊乱，包括衰老本身和与衰老相关的疾病。老年神经病学（Geriatric neurology）已成为一种关注与年龄相关的神经系统疾病的亚专科（见 Stanton 对该领域的综述）。与小儿神经病学相比，这些学科并没有引起太大的兴趣，但在实践中看到的许多神经疾病患者都是老年人，尤其是那些脑血管疾病的患者。此外，他们的许多疾病是可预防或治疗可控的，如作为卒中原因的高血压、心房颤动和高胆固醇血症等。一些与年龄相关的营养和内分泌失调（如维生素 B 缺乏、糖尿病）和许多常见的局限性更年期变化（如老花眼）可以得到纠正。而且，总有必要就与健康和日常活动的有关问题向老年患者提供咨询。这一点甚至在西塞罗（Cicero）（古罗马的哲学家和思想家——译者注）时代就得到了赞赏。他在《论老年》（*De Senectute*）一书中敦促人们适度锻炼，对头脑给予应有的关注，必须保持头脑的活跃，否则它就会像一盏没有油的灯一样暗淡下来。

随着医学科学和公共卫生措施的实施，老年疾病和其他疾病得到了控制，老年人数量已经增加，并将继续增加。美国人口普查局的报告显示，从 2000 年到 2010 年，60 岁及以上的人口（4 580 万至 5 710 万）增长了 18.5%，70 岁及以上的人口（2 550 万至 2 780 万）增长了 9.0%。随着老年人数量的增加，照顾他们的需要将会占用医生越来越多的精力和整个社会的资源。

（陈海波 译 王维治 校）

参考文献

Ball MJ: Neuronal loss, neurofibrillary tangles and granulovacuolar degeneration in the hippocampus with aging and dementia. *Acta Neuropathol* 27:111, 1977.

Benassi G, D'Alessandro R, Gallassi R, et al: Neurological examination in subjects over 65 years: An epidemiological survey. *Neuroepidemiology* 9:27, 1990.

British Geriatrics Society. Fit for frailty. Consensus best practices guidelines for the care of older people living with frailty in community and outpatient settings. London. British Geriatrics Society, 2014. https://www.bgs.org.uk/resources/resource-series/fit-for-frailty. Accessed November 19, 2018.

Buell SJ, Coleman PD: Dendritic growth in the aged human brain and failure of growth in senile dementia. *Science* 206:854, 1979.

Clegg A: The frailty syndrome. *Clin Med (Lond)* 11:72, 2011.

Coleman PD, Flood DG: Neuron numbers and dendritic extent in normal aging and Alzheimer's disease. *Neurobiol Aging* 8:521, 1987.

Critchley M: The neurology of old age. *Lancet* 1:1221, 1931.

Critchley M: Neurologic changes in the aged. *J Chronic Dis* 3:459, 1956.

Crook T, Bartus RT, Ferris SH, et al: Age-associated memory impairment: Proposed diagnostic criteria and measures of clinical change—report of a National Institute of Mental Health Work Group. *Dev Neuropsychol* 2:261, 1986.

Crum RM, Anthony JC, Bassett SS, Folstein MF: Population-based norms for the mini-mental status examination by age and educational level. *JAMA* 18:2386, 1993.

Dam AM: The density of neurons in the human hippocampus. *Neuropathol Appl Neurobiol* 5:249, 1979.

Decker MW: The effects of aging on hippocampal and cortical projections of the forebrain cholinergic system. *Brain Res* 434:423, 1987.

Folstein MF, Folstein SE, McHugh PR: "Mini-mental state": A practical method for grading the cognitive state of patients for the clinician. *J Psychiatr Res* 12:189, 1975.

Fried LP: Frailty. In: Cassel C, Liepzig R, Cohen H, et al (eds): *Geriatric Medicine*. New York, Springer-Verlag, 2003, pp 1067–1074.

Jenkyn LR, Reeves AG, Warren T, et al: Neurologic signs in senescence. *Arch Neurol* 42:1154, 1985.

Kallman FJ: Genetic factors in aging: Comparative and longitudinal observations on a senescent twin population. In: Hoch PH, Zubin J (eds): *Psychopathology of Aging*. New York, Grune & Stratton, 1961.

Kaye JA, Oken BS, Howieson DB, et al: Neurologic evaluation of the optimally healthy oldest old. *Arch Neurol* 51:1205, 1994.

Kemper TL: Neuroanatomical and neuropathological changes during aging and dementia. In: Albert ML, Knoefel JE (eds): *Clinical Neurology of Aging*, 2nd ed. New York, Oxford University Press, 1994, pp 3–67.

Kokmen E, Bossemeyer RW Jr, Barney J, Williams WJ: Neurologic manifestations of aging. *J Gerontol* 32:411, 1977.

Kokmen E, Smith GE, Petersen RC, et al: The short test of mental status: Correlations with standardized psychometric testing. *Arch Neurol* 48:725, 1991.

Kral VA: Senescent forgetfulness: Benign and malignant. *Can Med Assoc J* 86:257, 1962.

Larrabee GH, Levin HS, High WM: Senescent forgetfulness: A quantitative study. *Dev Neuropsychol* 2:373, 1986.

McEntee WJ, Crook TH: Serotonin, memory, and the aging brain. *Psychopharmacology (Berl)* 103:143, 1991.

Morrison JH, Hof RP: Life and death of neurons in the aging brain. *Science* 278:412, 1997.

Morrison LR: *The Effect of Advancing Age upon the Human Spinal Cord*. Cambridge, MA, Harvard University Press, 1959.

Mrak RE, Griffin ST, Graham DI: Aging-associated changes in human brain. *J Neuropathol Exp Neurol* 56:1269, 1997.

Mueller EA, Moore MM, Kerr DC, et al: Brain volume preserved in healthy elderly through the eleventh decade. *Neurology* 51:1555, 1998.

Obrist WD: Cerebral circulatory changes in normal aging and dementia. In: Hoffmeister F, Muller C (eds): *Brain Function in Old Age*. Berlin, Springer-Verlag, 1979, pp 278–287.

Olney RK: The neurology of aging. In: Aminoff MJ (ed): *Neurology and General Medicine*, 3rd ed. New York, Churchill Livingstone, 2001, pp 939–952.

Petersen RC, Smith GE, Kokmen E, et al. Memory function in normal aging. *Neurology* 42:396, 1992.

Roos MR, Rice CL, Connelly DM, Vandervoort AA: Quadriceps muscle strength, contractile properties, and motor unit firing rates in young and old men. *Muscle Nerve* 22:1094, 1999.

Roth M, Tomlinson BE, Blessed G: Correlation between scores for dementia and counts of senile plaques in cerebral grey matter of elderly subjects. *Nature* 209:109, 1966.

Rusinek H, De Santi S, Frid D, et al: Regional brain atrophy rate predicts future cognitive decline: 6-year longitudinal MRI imaging study of normal aging. *Radiology* 229:691, 2003.

Schaie KW, Hertzog C: Fourteen-year cohort-sequential analyses of adult intellectual development. *Dev Psychol* 19:531, 1983.

Scheibel M, Lindsay RD, Tomiyasu U, Scheibel AB: Progressive dendritic changes in aging human cortex. *Exp Neurol* 47:392, 1975.

Small SA, Tsai WY, DeLaPaz R, et al: Imaging hippocampal function across the human life span: Is memory decline normal or not? *Ann Neurol* 51:290, 2002.

Smith GE, Malec JF, Ivnik RJ: Validity of the construct of nonverbal memory: A factor-analytic study in a normal elderly sample. *J Clin Exp Neuropsychol* 14:211, 1992.

Sokoloff L: Effects of normal aging on cerebral circulation and energy metabolism. In: Hoffmeister F, Muller C (eds): *Brain Function in Old Age*. Berlin, Springer-Verlag, 1979, pp 367–380.

Spokes EGS, Garrett NJ, Rossor MN, et al: Distribution of GABA in postmortem brain tissue from control, psychotic, and Huntington's chorea subjects. *J Neurol Sci* 48:303, 1980.

Stanton BR: The neurology of old age. *Clin Med (Lond)* 11:54, 2011.

Tinetti ME, Speechley M: Prevention of falls among the elderly. *N Engl J Med* 320:1055, 1989.

Tinetti ME, Speechley M, Ginter SF: Risk factors for falls among elderly persons living in the community. *N Engl J Med* 319:1701, 1988.

Tomlinson BE, Blessed G, Roth M: Observations on the brains of non-demented old people. *J Neurol Sci* 7:331, 1968.

Tomlinson BE, Blessed G, Roth M: Observations on the brains of demented old people. *J Neurol Sci* 11:205, 1970.

Tomlinson BE, Irving D: The numbers of limb motor neurons in the human lumbosacral spinal cord throughout life. *J Neurol Sci* 34:213, 1977.

Van Exel E, Gussekloo J, De Craen AJ, et al: Cognitive function in the oldest old: Women perform better than men. *J Neurol Neurosurg Psychiatry* 71:29, 2001.

Verhaeghen P, Marcoen A, Goossens L: Facts and fiction about memory aging: A quantitative integration of research findings. *J Gerontol* 48:157, 1993.

Weiner WJ, Nora LM, Glantz RH: Elderly inpatients: Postural reflex impairment. *Neurology* 34:945, 1984.

Wells TJ, Diokno AC: Urinary incontinence in the elderly. *Semin Neurol* 9:60, 1989.

4

第四部分

神经系统疾病的主要分类

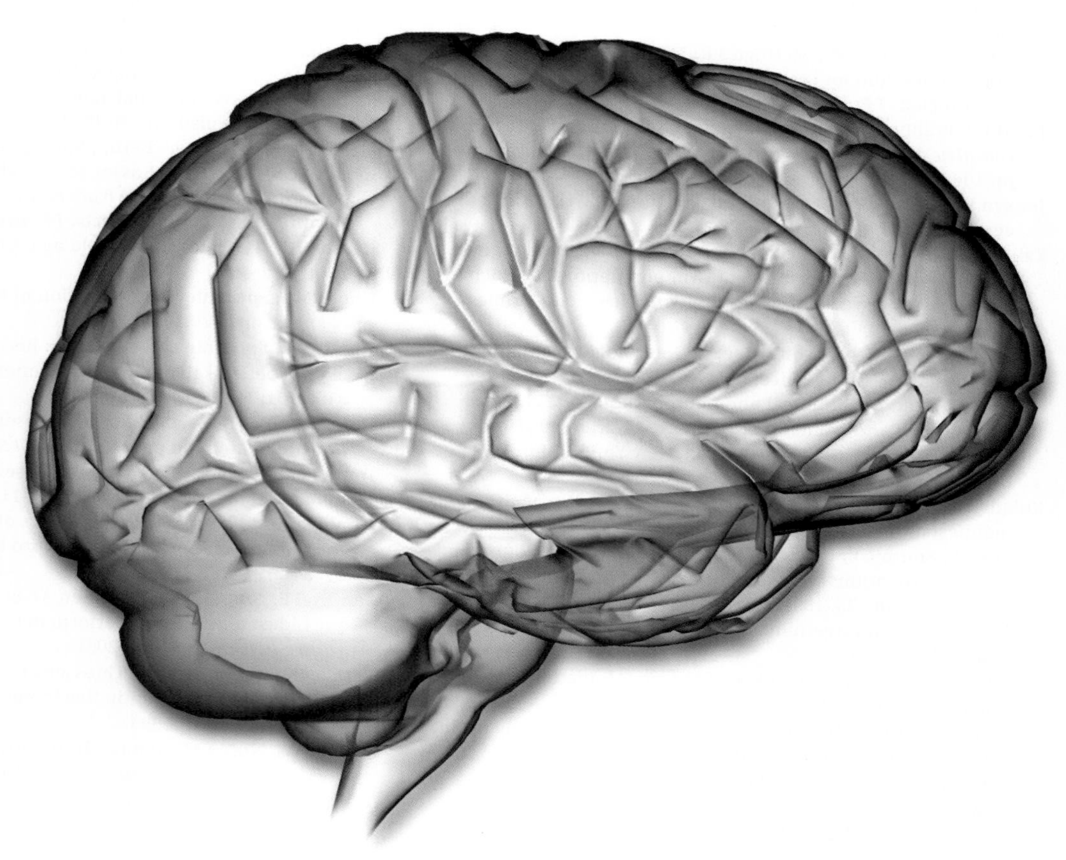

第 29 章

脑脊液紊乱，包括脑积水、假脑瘤和低颅压综合征

在这一章中，讨论脑脊液（cerebrospinal fluid，CSF）的变化对各种炎症和感染性、肿瘤性、脱髓鞘性和退行性疾病的基本病理过程方式的反映。在这些情况下脑脊液的改变导致许多重要的问题，我们认为有必要在这一章中讨论脑脊液的形成、循环和吸收的机制，特别是它们与颅内压（intracranial pressure，ICP）的变化有关。因此，也提出了这些机制紊乱所导致的疾病，即脑积水或假性脑瘤（pseudotumor cerebri），以及由脑脊液腔室压力降低所产生的综合征。关于 ICP 增高的管理，特别是它与创伤性脑损伤有关管理的更多信息，可以在第 34 章找到。第 2 章讨论了 CSF 作为神经病学诊断辅助的检查，第 31 章讨论脑室的软膜 - 蛛网膜的和室管膜的主要的感染性和非感染性炎症反应。

一些历史事件让人想起，我们对脑脊液生理、化学和细胞学的理解是一个世纪前引进的一项技术创新的结果。虽然 Quincke 在 1891 年就提出了腰椎穿刺术，但直到 1912 年 Mestrezat 才将疾病过程与 CSF 的细胞和化学变化联系起来。1937 年，梅里特（Merritt）和弗里蒙特 - 史密斯（Fremont-Smith）出版了一本关于脑脊液在多种疾病中的变化的专著。我们对 CSF 细胞学的知识是从 20 世纪 50 年代后期开始积累的，当时引进了膜过滤技术（特别是纤维素酯或微孔过滤器）。Dandy（1919）和 Weed（1935）的研究为我们了解脑脊液的形成、循环和吸收提供了基础。Pappenheimer 及其同事，以及 Ames 和同事们的重要研究，接着是 Pappenheimer 和 Davson 及其同事的专著，这些都是重要的现代著述（见第 2 章的参考文献）。在分析 CSF 中淋巴细胞和蛋白质组分以诊断癌症、免疫疾病诸如多发性硬化和各种感染等方面的最新研究成果，扩展了这个从血液学中发展起来的现代技术。

脑脊液的生理学

脑脊液的主要功能似乎是机械性的作用：作为脊髓和脑的一个水套，保护它们免受脊柱和颅骨的潜在的有害的撞击以及静脉压的急剧变化。同时给脑部提供浮力。正如 Fishman 所指出的，1 500g 重的大脑，其含水量约为 80%，在 CSF 中悬浮时仅重 50g，所以大脑实际上是漂浮在 CSF 中。以下所述的许多生理机制都致力于维持 CSF 相对恒定的容积 - 压力关系。此外，由于大脑和脊髓没有淋巴通道，CSF 通过一种“下沉作用”（sink action）来清除大脑的代谢废物，主要是二氧化碳、乳酸盐和氢离子等。血液成分发生很大的变化时脑脊液的成分仍维持在狭窄的范围内。因此，脑脊液的另一个主要功能是通过与脑部的细胞外腔室的接触，为神经元、星形胶质细胞和神经纤维维持一个稳定的化学环境。但是目前没有证据相信 CSF 主动参与了脑和脊髓细胞的新陈代谢。

成人的平均颅内容积为 1 700mL；脑容量 1 200~1 400mL，CSF 容量 70~160mL（平均 104mL），血容量约 150mL，此外，脊髓蛛网膜下腔容量 10~25mL。因此，CSF 最多只占颅内和椎管内的不到 10% 的空间体积。脑室中 CSF、脑池和脑沟在蛛网膜下腔中的比例随年龄而变化。Meese 和同事在 CT 扫描中绘制出了这些变化：在成年人的一生中，前角尾状核之间的距离逐渐扩大约 1.0~1.5cm，到 60 岁时，第三脑室的宽度从 3mm 增加到 6mm。

脑脊液的形成

50 多年前，Pappenheimer 及其同事引入了脑室 - 脑池灌注技术（ventriculocisternal perfusion technique），这

使得人们能够测量脑脊液的形成和吸收速率。他们发现CSF的平均生成速率为21~22mL/h(0.35mL/min),即约500mL/d;因此,整个CSF的体积每天更新4或5次。

CSF形成的主要部位是位于侧脑室、第三脑室和第四脑室底部的脉络丛(choroid plexuses)(有些CSF是在脉络丛被切除后由脑膜形成的)。神经丛的薄壁血管允许物质从血浆被动扩散到脉络膜细胞周围的细胞外间隙。脉络膜上皮细胞与其他分泌性上皮细胞一样,也含有细胞器,这表明它们具有一种依赖能量的分泌功能,即主动转运。室管膜下区域和软脑膜的血管也促使CSF形成,一些物质就像从脉络膜丛进入CSF一样从脑膜进入CSF。因此,在脑室和蛛网膜下腔的所有部位,电解质和葡萄糖与CSF达到平衡。钠离子是CSF的主要阳离子,它的运输是通过脉络丛细胞顶端的钠钾离子交换泵的作用完成,其能量由三磷酸腺苷(ATP)提供;抑制ATP系统的药物由此减少CSF的形成(Cutler and Spertell)。电解质进入脑室要比进入蛛网膜下腔容易一些(水则相反)。我们还知道,某些药物和代谢物进入CSF(和脑部)与它们的脂溶性直接相关。离子化的化合物,如已糖和氨基酸,由于不溶于脂质,会缓慢地进入CSF,除非通过膜运输系统。这种易化(载体)扩散是立体定向的;也就是说,载体(一种特定的蛋白质或蛋白脂质)只与具有特定结构的溶质结合,并将其穿过膜,在膜上释放到CSF和细胞间液。

被动扩散梯度似乎决定了血清电解质和一些小蛋白进入CSF,以及二氧化碳的交换。水和钠很容易以相反的方向从血液扩散到CSF和细胞间隙。这解释了静脉注射低渗和高渗液体对CSF钠和水的快速作用。

使用放射性同位素示踪技术的研究证实,CSF的主要成分(见表2-2)与血液处于动态平衡状态。同样,脑室和蛛网膜下腔的CSF与大脑、脊髓、嗅觉和视神经的细胞间液处于平衡状态。维持这种平衡的某些结构和生理机制被归入"血脑屏障"(blood-brain barrier)一词,它被用来表示血液、脑部、脊髓和CSF之间的所有界面。屏障的部位因血浆成分的不同而不同。一个是脉络膜和脑部毛细血管的内皮;另一个是这些血管的浆膜和外膜[鲁捷细胞(Rouget cells)];第三个是星状细胞的毛细血管周的足突。像白蛋白这样的大分子会被毛细血管内皮组织阻止进入,而这也是一些分子的屏障,这些大分子会附着在苯胺染料(台盼蓝)、胆红素和许多药物上。其他小分子被毛细血管浆膜或星形胶质细胞的主动机制阻止进入脑部。

神经系统代谢活动中形成的物质迅速扩散到CSF中。因此,正如所提到的,CSF有一种"下沉作用(sink action)",用达夫森(Davson)的术语来说,就是当CSF被吸收时,大脑新陈代谢的产物转移到血液中。

脑脊液循环

哈维·库欣(Harvey Cushing)恰当地把脑脊液称为"第三循环",相当于血液和淋巴液。CSF从它生成的主要部位侧脑室脉络丛,顺序地向下流经第三脑室、导水管、第四脑室,以及延髓底部的Magendie孔(内侧的)和Luschka孔(外侧的),到延髓周围和脊髓周围的蛛网膜下腔,从那里环绕脑干周围以及基底池和环池的吻端,通过小脑幕缝隙,最后到达大脑半球的外侧和上部表面,在此大部分被吸收(图29-1)。CSF腔的压力在脑室最高,并沿蛛网膜下腔通道依次减小。脉络膜丛的动脉搏动有助于从脑室系统向远处离心地驱动液体。

脑脊液是与脑部和脊髓的细胞外液处处接触的,但正常情况下CSF通过脑实质的整体流量较小。脑室周围组织对CSF入口有相当大的阻力,虽然脑室与整个半球凸面的蛛网膜下腔之间的压力差[白质穿通压力(transmantle pressure)]大于零,但开放的脑室-孔-蛛网膜下通路引导大部分CSF向这个方向流动。只有当这条导管被阻塞时,穿脑室壁压力才会升高,从而压迫脑室周围组织,导致脑室增大,即脑积水,并使得CSF经室管膜流入。

脑脊液吸收

CSF的吸收主要通过蛛网膜绒毛。这些是蛛网膜的微观赘生物,它们穿透硬脑膜,突出到上矢状窦和其他静脉结构。在这些部位聚集了多数绒毛,形成巴基奥尼(Pacchionian)式颗粒或小体,其中一些大到足以缩进颅骨的内板。随着年龄的增长,这些小体的大小可能会增加,而大的小体(直径3.0~9.5mm)可能很少会通过骨缺损突出并侵蚀颅骨,为从耳朵进入的微生物提供了一个入口,从而导致脑膜炎(Samuels et al)。

蛛网膜绒毛(arachnoid villi),在上矢状窦两侧数量最多,也存在于脑的基底部和脊神经根周围,被认为起到功能瓣膜的作用,使得单向大流量的CSF

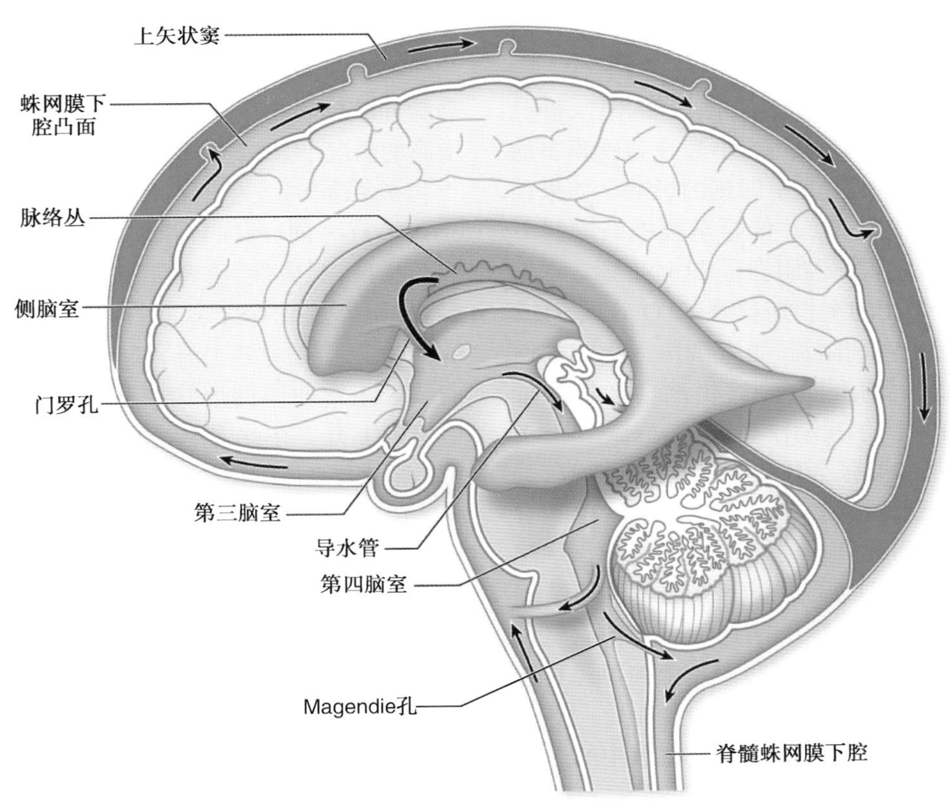

图 29-1　脑脊液从侧脑室经第三和第四脑室，从基底孔（Luschka 孔和 Magendie 孔）向外大量流出，围绕脑干和基底池向上至两个半球的凸面，再向下至脊髓蛛网膜下腔的示意图。大部分吸收被认为发生在大脑的凸面，毗邻矢状窦

进入血管腔。然而，电镜研究显示蛛网膜绒毛有连续的膜状覆盖物。这一层非常薄，当 CSF 压力超过 $68mmH_2O$ 时，CSF 以线性增加的速度通过绒毛。这种被动的途径并不是 CSF 水和其他物质成分运输的唯一方式。Tripathi 和 Tripathi 在一系列电子显微照片中发现，蛛网膜绒毛的间皮细胞不断地形成巨大的胞质空泡，能够进行跨细胞的大量运输。某些物质，如青霉素和有机酸和碱，也被脉络丛细胞吸收；这些细胞的双向作用类似于肾脏的小管细胞。一些物质也被证明可以通过室管膜细胞之间，进入室管膜下毛细血管和小静脉。

在控制的条件下，通过注入和抽吸 CSF，可以计算出 CSF 的吸收阻力和置换率。CSF 进入静脉系统的阻力被称为 R0，可以用类似于欧姆定律（E = IR）明确地表示，电压（E）反映了 CSF 与静脉系统之间的压力差（P_{CSF}–P_V），这一压力驱动 CSF 进入硬膜窦，电流的当量，表示为 If，代表 CSF 的流速。在稳定状态下，该流速等于 CSF 产量速率（0.3mL/min）。R0，即在正常情况下约为 2.5 的吸收阻力，在 CSF 循环受阻时上升。因此，CSF 压力方程可以表示为 $P_{CSF}-P_V = I_f \times R_0$；当重新排列后，$P_{CSF} = P_V + I_f \times R_0$。由于 $I_f \times R_0$ 的乘积仅为 0.8mmHg，因此可以理解，脊椎穿刺测量的 CSF 压力的主要贡献是静脉压力 P_V。重申一下，颅内压和 CSF 压力处于平衡状态，主要是由血管压力而不是 CSF 流出阻力造成的。然而，在病理性情况下，如细菌性脑膜炎和蛛网膜下腔出血，R_0 可能上升到阻碍 CSF 循环、升高颅内压的水平。

脑脊液的容量和压力

在仰卧位时，颅内压（ICP），也就是 CSF 压力通常约为 8mmHg 或 $110mmH_2O$（1mmHg 等于 $13.7mmH_2O$），根据 Huh 和同事的说法，它的正常上限在儿童比成年人高。随着头部和躯干的逐渐升高，CSF 的压力值逐渐增加到腰椎蛛网膜下腔的压力，颅内 CSF 压力相应降低，站立时接近于零。如上所述，CSF 压力与毛细血管压力和静脉前的血管压力处于平衡状态，这些压力主要受改变小动脉张力的循环变化的影响。由于脑血管自身的调节作用，全身动脉压升高几乎不会引起毛细血管水平的血压升高，因此 CSF 压力几乎不会升高。然而，在平均 40mmHg 的范围内的极低的血压（BP）是无法代偿的，相应地降低了 CSF 压力(因此,当心脏停止跳动时,CSF 压力为零)。

与动脉血压变化所造成的有限影响相比,静脉压力的增加通过增加大脑静脉、小静脉和硬膜窦的血容量,对 CSF 压力产生几乎即刻的影响。如果颈静脉受压,就有 ICP 增高,并传导至腰椎蛛网膜下腔(除非有脊髓蛛网膜下腔阻滞)。这就是第 2 章中提到的现在很少使用的奎根斯德测试(Queckenstedt test)的基础。对于脊髓阻滞,腹壁的压力影响蛛网膜下腔阻滞点以下的脊髓静脉,仍然会增加腰椎 CSF 的压力。瓦尔萨尔瓦动作(*Valsalva maneuver*),以及咳嗽、打喷嚏和紧张会导致胸膜腔内压升高,胸膜腔内压先传递到颈静脉,然后再传递到大脑和脊柱静脉,再通过椎间孔直接传递到 CSF 间隙。颈静脉瓣可以防止胸膜腔内压不受阻碍地传递到颅静脉,但如果颈静脉和中央静脉的压力显著升高,就可能超过这个阈值。纵隔肿瘤通过阻塞上腔静脉具有同样的效应。

吸入或滞留二氧化碳(CO_2)会使血液中的二氧化碳分压(PCO_2)升高,相应地降低 CSF 的 pH 值。这种 CSF 的酸化作为一种强效的脑血管扩张剂,通过一种尚不完全了解的机制,引起脑血流量和血容量的增加,从而导致颅内压增高。过度通气减少了 PCO_2,却产生了相反的效果;增加 pH 值和脑血管阻力,从而降低 CSF 压力;这种通过过度通气来降低动脉血 CO_2 含量的方法被用于治疗急性颅内压增高。

CSF 压力、容量和循环障碍

颅内压增高

生理学基础

完整的颅骨和椎管,加上相对缺乏弹性的硬脑膜,形成了一个坚硬的容器,因此任何容量的增加,包括大脑、血液或 CSF 都会导致 ICP 升高。此外,其中任何一个组成部分的增加都必须以另两个组成部分的损失为代价,这种关系称为门罗 - 凯利模型(Monro-Kellie model)。由于 CSF 从颅腔进入椎管的位移具有抵消缓冲作用,所以脑容量的微小增加不会立即引起 ICP 升高。在较小的程度上,有脑部变形,相对不易弯曲的硬脑膜,特别是大脑半球之间的大脑镰和大脑半球与小脑之间的幕的内折被拉伸。一旦这些补偿措施被用尽,一个硬膜腔内的肿块会导致脑组织从硬膜腔内移位或“疝出”到相邻的硬膜腔内。任何脑容量的进一步增加必然会减少静脉和硬膜窦中颅内血液的容量。此外,在颅内压增高的情况下,CSF 形成较慢。这些可调节的体积 - 压力关系同时发生,并归入颅内弹性(intracranial elastance)一词(颅内容量变化引起颅内压的变化,或其相反,顺应性,后者常用于临床工作)。随着脑容量、血容量或 CSF 容量的持续增加,调节机制失效,ICP 以指数方式上升,如一种理想弹性(顺应性)曲线。正常曲线的形状在 ICP 约为 25mmHg 时开始急剧上升。在此之后,颅内容量的微小增加导致 ICP 显著升高。

ICP 与脑血管内平均血压的数值差称为脑灌注压(cerebral perfusion pressure,CPP)。除了前面提到的脑组织移位,在第 16 章中更详细地讨论了它与昏迷和其他临床体征的关系,ICP 增高接近全身平均血压的水平,最终导致大脑血流的广泛减少。在最严重的情况下,这将导致全脑缺血和脑死亡。ICP 较轻程度的增高和脑灌注的减少导致相对不严重但仍然广泛的脑梗死,类似于心搏骤停后出现的情况。无论在何种情况下,脑灌注减少的严重程度、速度和持续时间都是脑损伤程度的主要决定因素。这些是指导实践的理论模型,但在临床工作中常常被发现是不精确的。

伦德伯格(Lundberg)被认为是记录和分析脑肿瘤患者在长时期的脑室压力的专家。他发现 ICP 受周期性自发波动的影响,他描述了三种类型的压力波,分别为 A、B 和 C(图 29-2)。B 波是血压波之后的弹道波形,是血液进入基底脑血管的结果(关于 B 波的进一步评论见下文)。C 波是在呼吸周期之后,由从胸腔到脊髓液间隙的几个传导压力的复合结果。

只有 A 波已被证明与动脉(B 波)和呼吸(C 波)的搏动完全分离,并且是最具有临床后果。它们包括 ICP 的长时间有节奏的波状升高,高达 50mmHg,每 15~30 分钟出现一次,持续约 1 分钟,或更小但更持久的升高。只有当 ICP 趋势被监测超过数分钟或更长时间时,它们才会明显。这些高原波,正如人们所知道的,与颅内血容量的增加相一致,可能是由于脑血管自动调节暂时失败的结果。Rosner 和 Becker 多年前就观察到,高原波前有时会出现短暂的轻度全身低血压。在他们看来,这种轻微的低血压会引起脑血管舒张以维持正常的血流。血压恢复后,脑血管张力的反应延迟,从而使颅内血容量在扩张的血管床中积累，并以高原波的形式升高 ICP。支持这一解释的是，观察到短暂的诱发血压升高反而恢复了正常的脑血管张力，并导致平台波的突然停止。

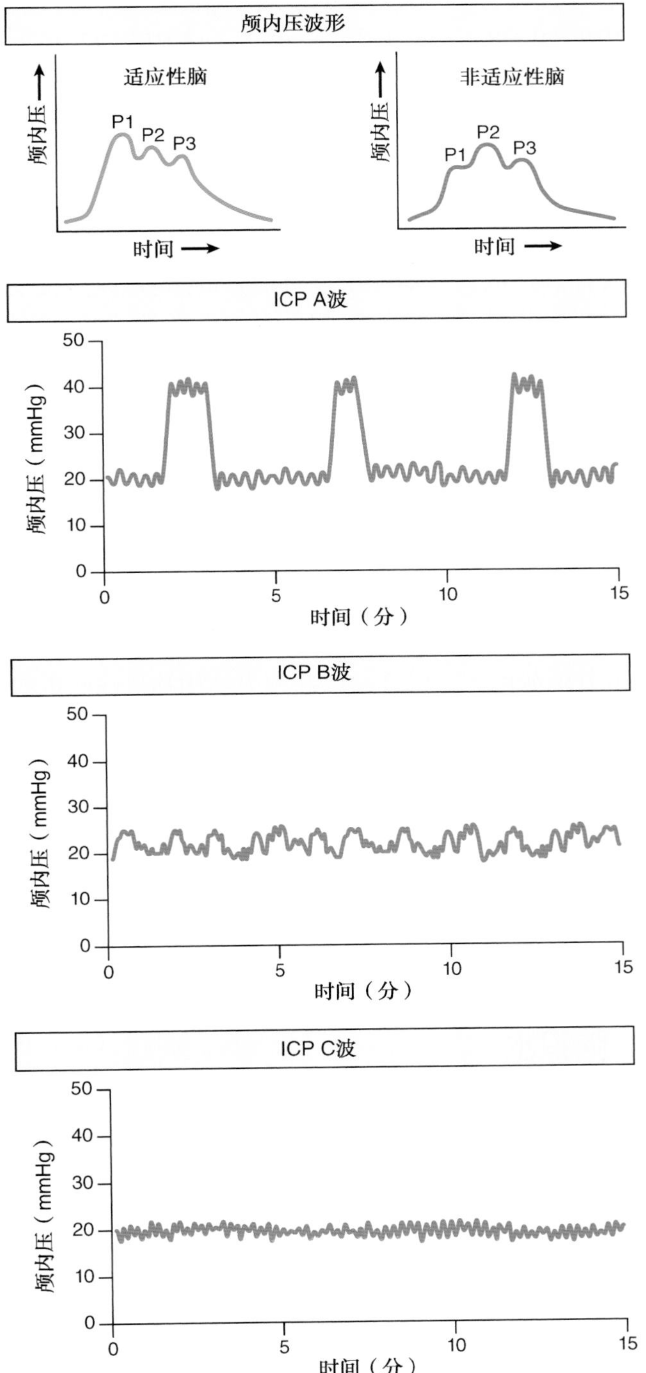

图 29-2　伦德伯格（Lundberg）波的示意图，可通过颅内压记录看到。A 波（高原波）只在压力趋势记录上被识别，由自发或诱导的压力升高到 25~50mmHg 组成，开始时间不到 1 分钟，持续几分钟后才下降到基线值。B 波是反映心脏收缩期血液进入主要基底动脉和传导血管的射程偏转。插入图显示了 B 波中的双重的和偏离的“切迹”（P1、P2 和 P3 并非总是可见）；P2 波幅高于 P1 表明颅内顺应性降低

伦德伯格 B 波（Lundberg B-waves）是一种弹道的 ICP 波形，与收缩期脑血管流入相对应，它的结构提供了一些大脑动力学的感觉。它们有重搏切迹，就像血液压力波，以及两个小峰，为了方便起见称为 P1 和 P2（有些人发现一个 P3），给出一个近似的大脑顺应性（或弹性）的指标，较高的 P2 对应的颅内内容物顺应性较差（见图 29-2 上插图）。

与急性脑占位病变相关的高死亡率和发病率，部分与无法控制 ICP 升高有关。如前所述，休息和斜倚的成年人的 ICP 一般为 3~7mmHg（当直立时较低）。在临床试验和研究中，15mmHg 以上的水平被认为是不正常的，但本身没有危险；事实上，在血压正常的情况下，40mmHg 的 ICP 可以维持足够的脑灌注。较高的 ICP 或较低的血压可能联合降低 CPP，引起弥漫性缺血性损伤。

颅内压增高的病因

在临床实践中，ICP 升高有几种机制：

1. 大脑或脑外的肿块，诸如脑瘤，脑梗死伴水肿，创伤性挫伤，脑实质的、硬膜下或硬膜外血肿，或脓肿，所有这些都是局部的，但使邻近的脑部变形。脑部的变形是被分隔开来的，或被坚硬的硬脑膜分区包绕着包含肿块的间隔所限制。

2. 广泛性脑肿胀，如发生在缺血 - 缺氧状态、急性肝功能衰竭、高血压脑病、高碳酸血症，以及瑞夷肝脑综合征（Reye hepatocerebral syndrome）。在这些疾病中，压力的增加可以减少脑灌注，但组织移位是最小的，因为加于脑部占位效应是均匀分布在整个颅腔内的。

3. 由于大脑静脉窦血栓形成、心力衰竭或上纵隔或颈静脉阻塞引起的静脉压力增高。

4. CSF 的流动和吸收受阻。如果阻塞发生在脑室或颅底的蛛网膜下腔，就会导致脑积水。广泛的脑膜疾病可由几种潜在原因（传染性、癌症性、肉芽肿性、出血性）所致，这是 CSF 流动受阻的另一种机制。如果受阻是局限于邻近大脑凸面和上矢状窦的 CSF 吸收部位，则脑室的大小保持正常或仅略有增大，因为对凸面的压力近似于侧脑室的压力（见下文）。

5. 任何扩大 CSF 体积的疾病（脑膜炎、蛛网膜下腔出血）或已增加了 CSF 产生的疾病（脉络丛肿瘤）。在这种情况下，大脑与脊髓的间隙之间可能存在压力梯度，从而导致脑积水。

颅内压增高的临床特征（另见第 16 章）

儿童和成人 ICP 增高的典型临床表现是头痛、

恶心和呕吐、嗜睡、眼肌麻痹，以及视盘水肿。视盘水肿可能导致周期性视觉模糊，如果持续下去，可能导致视神经萎缩和失明（视盘水肿和视神经萎缩的深入讨论见第 12 章）。在颅腔内插入压力装置监测 ICP 的实践已经允许在临床征象与 ICP 水平之间建立近似的相关性。然而，如下文和第 16 章和第 34 章所讨论的，颅内大肿块的神经学征象，即瞳孔扩张、展神经麻痹、嗜睡，以及库欣反应（Cushing response），不是由于压力升高，而是由于脑组织移位引起的，因此它们与 ICP 没有严格的关系。一般来说，血压正常的患者，当 ICP 上升到 25~40mmHg 时仍保持清醒，除非脑组织同时移位压迫脑干。换句话说，昏迷一般不能单独归因于 ICP 升高。只有当 ICP 超过 40~50mmHg 时，大脑血流量才会减少到导致意识丧失的程度。紧随其后是全脑缺血和脑死亡。根据我们自己的观察，导致占位病变一侧瞳孔扩张的脑移位和脑疝通常发生在 ICP 在 28~34mmHg 时（再次强调，这不是 ICP 升高的直接影响）。ICP 与临床征象之间分离的情况是引人注目的，例如，在内侧颞叶紧邻动眼神经的一个占位病变，当 ICP 几乎没有升高时有时会压迫该神经，而随着病变慢慢增长，使 ICP 缓慢升高，允许代偿很少引起临床征象。同样，一侧或两侧的展神经麻痹与 ICP 增高的程度并没有一致的关系。相反地，当 ICP 增高是由于扩散分布的脑肿胀、脑积水、脑脊膜炎过程，或假性脑瘤所致时，可发现展神经麻痹。

颅内压增高的后果在婴幼儿中表现出特殊的特征，他们的颅缝没有闭合。头会变大，眼睛可能凸出。然后，临床问题涉及到与其他类型的伴有或不伴有脑积水的头部肿大区分，如体质性巨颅或脑肿大［巨脑畸形，或遗传性代谢性疾病，如克拉贝病（Krabbe disease）、亚历山大病（Alexander disease）、泰 - 萨克斯病（Tay-Sachs disease）、卡纳万脑海绵状变性（Canavan spongy degeneration of the brain）等］，以及由硬膜下血肿或水囊瘤（hygroma）、新生儿脑室出血、各种囊肿和肿瘤引起。

颅内压监测

有证据表明，主要来自对创伤性脑损伤患者的回顾性队列研究，如果 ICP 维持在远低于危及脑灌注的水平，颅内占位病变患者的预后会较好。低于 15 或 20mmHg 的 ICP 通常被用作治疗靶点，因为弹性曲线在此水平之上变得陡峭，脑容量的微小增加就可能导致血压的大幅升高。然而，通过 ICP 的直接测量来指导治疗并没有产生有益的结果，典型的例子是 BEST-TRIP 试验（Chesnut et al），经过几十年的普及，这种装置相对于增加占位效应的临床和影像学指标的优势还不确定。在创伤性损伤后通过颅骨切除术降低 ICP 和减压确实可以降低 ICP（DECRA trial，Cooper et al；and RESCUEICP，Hutchinson et al），或卒中引起的脑肿胀，显著降低了死亡率，并已被认为是减低 ICP 的结果。然而，很难将减压的这种效果与颅内组织移位的平行改善相分离。（应该注意的是，死亡率的降低通常是以增加植物人或残疾的存活人数为代价的。）然而，对于因诱发性麻痹或镇静而无法进行检查的患者，或将接受有进一步升高 ICP 风险的手术的患者，监测似乎是合理的。

证明监测的好处可能部分是制订治疗的 ICP 水平和适当选择患者进行治疗的问题。有助于做出建立监测的决定包括改善基础病变的预期、患者的年龄，以及相关的内科疾病等。尽管前面提到了一些令人沮丧的试验，我们的做法是在其他方面可救治的昏迷或非昏迷的患者，用一种留置的纤维光学监测器或脑室内导管测量颅内压，在这些患者外伤性或其他颅内占位病变已引起颅内结构移位或严重的广泛性脑肿胀。已发表的指南建议，对 40 岁以上、格拉斯哥昏迷评分低于 9 分（见第 34 章）的严重创伤性脑损伤患者应进行监测。监视器通常放置在与占位病变相同的一侧。

在第 33 和第 34 章中对 ICP 增高的急诊处理进行了更详细的讨论，其中讨论了与卒中和脑外伤相关的主题。

脑积水

这是一种由于 CSF 正常流动受阻而导致脑室增大的疾病。梗阻部位可能位于第三脑室、中脑导水管（aqueduct of Sylvius），或位于延髓 Luschka 和 Magendie 孔（图 29-1），或位于脑基底或凸面的蛛网膜下腔。由于阻塞、CSF 在脑室内积聚、压力增高、脑室增大，以及大脑半球扩张。如前所述，在婴幼儿中，由于大脑半球的扩张将颅骨的缝分开，导致头部增大。

关于术语方面，脑积水（hydrocephalus）一词［字面意思是“脑进水了”（water brain）］经常被错误地用于任何的脑室扩大，即使是由脑萎缩引起的，亦即脑外积水（hydrocephalus ex vacuo）（指非梗阻性——译者注），或由于脑发育失败的脑室扩大，一种被称为空洞脑（colpocephaly）的状态。把这些情况称为脑积水是很常见的，以至于不大可能改变；使用“张力性脑积水”（tension hydrocephalus），虽然没有被广泛采用，但区分由于脑室被动扩张的压力引起的扩大可能是有用的。

1914 年，Dandy 和 Blackfan 提出了交通性和非交通性[梗阻性（obstructive）]脑积水的概念，虽然有些模糊，但现在已经得到了广泛的认可。交通性脑积水（communicating hydrocephalus）的概念是基于这样的观察：注入侧脑室的染料很容易向下扩散到腰椎蛛网膜下腔，注入腰椎蛛网膜下腔的空气向上进入脑室系统；换句话说，脑室与脊髓蛛网膜下腔是相通的。如果在脑室注射染料后，腰椎液仍然是无色的，则脑积水被认为是梗阻性的或非交通性的。事实上，这两种类型的区别并不是绝对的，因为所有形式的真正的脑积水在某种程度上都是阻塞的，而阻塞实际上是不完全的。

脑积水的病理机制

脑脊液的流动易受几个部位的阻滞。一个是门罗孔（foramen of Monro），可能被一个肿瘤或由于一个大的占位病变使中央脑结构水平位移引起阻塞。脑积水一个重要的、也许是不言而喻的方面是，CSF 的聚集和脑室系统的扩张是单向的，这意味着脑室靠近梗阻处扩张，而不是梗阻的远端扩张。Ayer 曾说过一句有价值的话，离阻塞最近的脑室最大；这意味着，例如，基底的脑脊液通道的闭塞导致第四脑室不成比例地增大，而第四脑室内的占位病变导致第三脑室比侧脑室扩张更明显。

一些例子足以说明梗阻部位与随之引起的脑积水形态之间的关系。梗阻可导致一侧的侧脑室或部分侧脑室扩张。第三脑室内的肿瘤（如胶样囊肿）阻断 CSF 从双侧 Monro 孔流出，导致双侧脑室扩张。Sylvius 导水管可能被许多发育性或获得性病变（如先天性闭锁或分叉、围生期获得性胶质增生、室管膜炎、出血或肿瘤）堵塞而开始狭窄，导致第三侧脑室和双侧脑室扩张。如果梗阻是在第四脑室，则扩张包括导水管。脑室传导通路中 CSF 阻塞的其他部位是在 Luschka 和 Magendie 孔（例如，先天性孔开放失败、Dandy-Walker 综合征）。更常见的是由炎症性或成纤维性脑膜炎引起的围绕脑干的蛛网膜下腔中 CSF 流动受阻。这种阻塞导致整个脑室系统，包括第四脑室的增大。

另一个可能的梗阻部位是在大脑凸面的蛛网膜下腔。在实践和理论上都有相当大的价值的问题是，在蛛网膜绒毛处的脑膜阻塞，或吸收 CSF 的静脉窦阻塞，是否会导致脑积水。Russell 在她广泛的神经病理学资料和文献综述中，没有找到一个关于这两种病因的充分证据的记录，我们的同事 Adams RD 收集的病理资料也是如此。此外，在动物实验中，所有的引流静脉都被阻塞，只有少数病例出现侧脑室增大的张力性脑积水。更常见的情况是，脑膜炎或蛛网膜下腔出血的梗阻部位是在基底池。然而 Gilles 和 Davidson 已经指出，儿童脑积水可能是先天性缺失的结果，或者是蛛网膜绒毛的数量不足，Rosman 和 Shands 已经报告了一例他们认为是颅内静脉压力增加的实例。我们在接受这样的病例时的不确定性，源于病理学家在判断基底蛛网膜下腔的通畅性时遇到的困难。这在放射学上所看到的比神经病理学上更可靠。从理论上说，如果梗阻是在上矢状窦附近（或在其内），CSF 应该在外部压力以及脑内的压力下积聚，因此从脑室到大脑半球实质的覆盖层之间没有梯度，脑室完全不应该扩大，或者只是轻微地扩大，而且要经过很长一段时间。

不常遇到的大脑半球上方和半球之间蛛网膜下腔增大的影像学图像，加上侧脑室的适度增大，被称为外部性脑积水（external hydrocephalus）。虽然这种情况确实存在，但许多这样诊断的病例已被证明是硬膜下水囊瘤（subdural hygromas）或蛛网膜囊肿的例子。这种情况现在可以在偏侧颅骨切除术后看到，如果颅骨没有被替换。

蛛网膜下腔出血，或脑出血，或脑脓肿等破裂进入脑室，并迅速扩大 CSF 容量的过程是急性脑积水最显著的表现形式。在这些情况下，在脑室系统内或在基底的脑膜也可发现 CSF 通路的阻塞。急性脑积水相应的临床综合征描述如下。

脑脊液形成速度的增加或吸收速度的降低可能会导致 CSF 的积聚和颅内压的升高，但 CSF 过量生成的唯一的例子是脉络丛的乳头状瘤（papillomas），而即使在这种情况下，通常也会有相关的脑室梗阻，不管是第三脑室或第四脑室或一个侧脑室。有时在这些病例中，脑室和基底池普遍扩张（可能是由于 CSF 容量增加），而侧脑室不对称性扩张则是由于一个 Monro 孔阻塞所致。

脑积水综合征

脑室扩张会引起各种综合征，取决于患者的年龄和进展的速度。发生在生命早期，在颅缝融合之前的类型，导致头部增大。如果颅缝已经融合，脑脊液的积聚非常缓慢，头部大小仍然保持正常，脑室增大可能仍无症状，或者在以后的生活中导致步态、排尿和认知困难。后者的一种特殊形式是成年晚期的迟发性或代偿性脑积水，这是正常压力性脑积水的原因之一，在第 6 章和在下文中讨论。

先天性或婴儿脑积水

颅骨在第 3 年末融合；为了头部扩大，张力性脑积水（tension hydrocephalus）必须在此之前发展。它可能在子宫内开始，但通常发生在生命的最初几个月。即使到了 5 岁（很少超过这个年龄）ICP 明显增高，特别是如果它进展迅速，可能会使新形成的颅缝分开［脱骱（diastasis）］。脑积水，即使是轻微的脑积水，也会在生命早期塑造头骨的形状，而且在放射线片上，颅骨内板不均匀地变薄，这种外观被称为“打银”（beaten silver），或者是脑回或手指的标记。额部颅骨区异常地突出（隆起），颅骨倾向于头臂畸形，但丹迪 - 沃克综合征（Dandy-Walker syndrome）除外，后者由于后窝增大导致枕部隆起，使头部变为长头型（dolichocephalic）。由于颅骨明显增大，脸看起来相对较小且被挤压，颅骨上面的皮肤密而薄，可见明显扩张的静脉。这种疾病的常见病因是：①早产儿脑室内基质出血，②胎儿和新生儿感染，③ Chiari 畸形 Ⅱ 型，④导水管闭锁畸形和狭窄，⑤ Dandy-Walker 综合征。在先天性脑积水（congenital hydrocephalus），头部通常迅速增大，并很快超过第 97 百分位。即使当患儿在直立时，前囟和后囟也会紧张。婴儿烦躁不安，喂养不良，并可能经常呕吐。随着脑的不断增大，婴儿开始不活泼，显得无精打采，对周围的环境不感兴趣，也无法维持活动。而后，上眼睑后缩，眼睛往下转；有向上凝视麻痹，虹膜上方的巩膜清晰可见。这是“落日征”（setting-sun sign），它曾被错误地归因于额叶在眶顶部的向下压力。它在侧脑室和第三脑室分流时消失，这一事实表明它是由在中脑被盖受压引起的脑积水。逐渐地，如果不治疗，婴儿会采取弯曲手臂和弯曲或伸展腿的姿势。通常是可引出皮质脊髓束损伤的征象。动作微弱，有时两个手臂发抖。视盘变得萎缩、苍白、视力下降，但无乳头水肿。

如果脑积水得到控制，婴儿或儿童通常运动功能发育延迟，但通常口语表达却出人意料。在极端的情况下，患儿的头可能太大，以至于不能把它举起来，必须待在床上。如果头部只是中等增大，孩子可能只能坐而不能站，或者只能站而不能走。脑积水或发热性疾病的急性加重可引起呕吐、昏睡或昏迷。

先天性脑积水与 Chiari 畸形、导水管闭锁和狭窄，以及 Dandy-Walker 综合征相关的特殊特征将在第 37 章讨论。这里还提到了一种罕见的被称为“泡泡头”综合征（“bobble head” syndrome）的疾病，它是由视交叉上蛛网膜囊肿或第三脑室增大引起的，如第 30 章所讨论的。这些病变导致患儿的头部以约 2~3Hz 的频率持续地或间歇地向前后移动或左右移动。这与另一种有节奏的头部运动，点头痉挛（spasmus nutans）（在一些书中被列为“变形”）或在第 13 章中描述的跷跷板眼震（*seesaw nystagmus*）没有直接的联系，但致病的病变部位是在第三脑室及其附近，在所有这些部位都表现相似。

隐匿性儿童期脑积水

对这一疾病，只有在颅缝闭合后，脑室扩大才变得明显（图 29-3）。CSF 流动受阻的原因是多种多样的，虽然有些明显是先天性的，但症状可能延迟到青春晚期或成年早期，甚至更晚。在某些情况下，这种情况会导致正常压力脑积水，如下文和第 6 章所讨论的。隐匿性脑积水（occult hydrocephalus）的临床特征和病程各不相同。我们曾见过一些成人的病例，他们因先天性导水管狭窄而引起步态障碍，突然地发病足以给人造成小脑或额叶卒中的印象。由于不明的原因，先前隐匿性脑积水的症状也可能在轻微颅脑损伤后突然出现。吮吸反射以及手和脚的抓

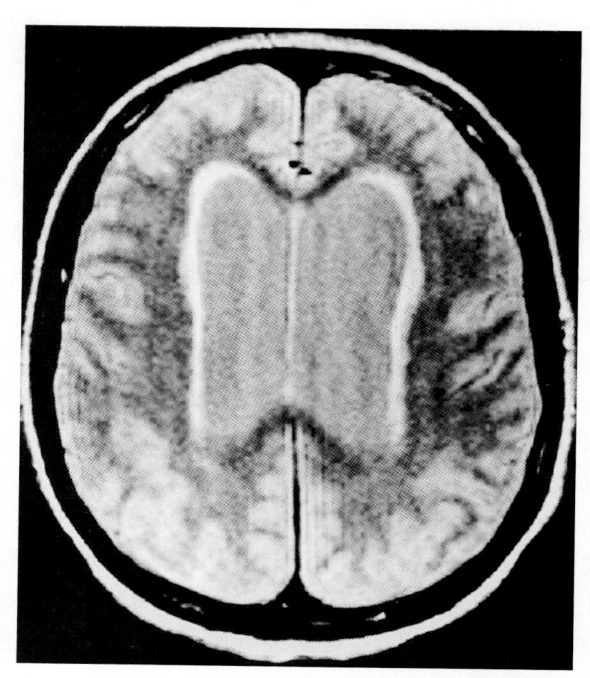

图 29-3　成人张力性脑积水的 MRI 表现，由先天性大脑导水管狭窄所致。有水经室管膜运动，在侧脑室周围的边缘表现为 T2 信号。第三脑室，而不是第四脑室增大

握反射是多样的；足底反射有时是伸性的。最后，可能有尿急导致括约肌失禁，患者往往并没有意识到。

第 30 章讨论了由于颅内肿瘤生长引起的隐匿性脑积水。

急性脑积水

令人惊讶的是，尽管急性脑积水(acute hydrocephalus)在临床实践中很常见，但关于它的文献却很少。它在动脉瘤破裂的蛛网膜下腔出血最常见，由于动静脉畸形出血或脑室出血不太常见。它也可能是由于肿瘤或小脑 - 脑干出血阻塞了第四脑室的 CSF 通路，或由于发生在基底池内的脑膜肿瘤浸润，尽管这最后一个过程往往呈亚急性进展。患者主诉头痛程度不一，并可出现视觉模糊、呕吐，然后在数分钟或数小时内变得昏昏欲睡或昏睡。可见双侧 Babinski 征，而且是在晚期，与昏迷相关，有下肢的张力增高和伸肌姿势。在此过程的早期，瞳孔大小正常，眼睛可以水平转动；随着脑室继续扩大，瞳孔变小，然后眼球停止转动，保持一直向前的姿势，或可能有双侧外展麻痹和向上的凝视受限。脑积水的发展速度决定了是否伴有视盘水肿。

如果这种情况不予治疗，瞳孔最终会对称地扩大，眼球对头眼动作不再有反应，四肢也会变得松弛。或者，即使在脑积水发展的早期，也会出现预料之外的心脏或呼吸停止；这种并发症在患有肿块的儿童中尤其常见，特别是在枕骨大孔处，并且可以通过影像学检查发现在中脑环池水平的脑部受压来预测。

治疗方法是 CSF 引流，通常用脑室导管有效，如果所有脑脊液腔室之间确实是交通的，则通过腰椎穿刺进行。腰穿可能会有一些风险，如果脑脊液被迅速抽出，或通过硬脊膜穿刺点有一个相当大的液体泄漏，从而造成了一个大脑与脊髓区域之间的压力梯度。

脑积水的神经病理效应

侧脑室的扩张往往在前角最大，这就解释了在许多形式的脑积水中，脑积水对额叶功能、基底节 - 额叶运动和步态活动的损害。中央白质受到压力的影响，而皮质的灰质、丘脑、基底节和脑干结构相对不受影响。侧脑室附近组织间质液含量增加(室管膜外流动)，MRI 可轻易检测到(图 29-3)。有髓鞘纤维和轴突受到损伤，但程度不像人们从压迫的程度可以预料的那样严重；受影响组织中轻度星形细胞的胶质增生和少突胶质细胞丢失在脑室外呈递减趋势，这代表了大脑的慢性脑积水性萎缩。脑室的特征是室管膜剥离，脉络丛变平，呈纤维状。在组织活检中，据称脑毛细血管腔狭窄，这是一个很难评估的发现。

正常压力脑积水

在脑膜和室管膜疾病中可能出现脑积水并达到稳定状态。在 CSF 的形成与吸收达到平衡的意义上，它被称为“补偿”。一旦达到平衡，ICP 逐渐下降，但仍保持从脑室到基底池到大脑蛛网膜下腔的梯度。当 CSF 压力达到 150~200mmH_2O 的正常高水平时，患者就进入了一个最终仍表现出脑积水状态的脑效应。这种情况由 Adams 及其同事以及 Hakim 和 Adams 命名为正常压力脑积水(normal pressure hydrocephalus，NPH)。

关于老年人中出现这种情况的频率仍然存在争议，甚至有合理的论据质疑这种实体作为一种连贯的疾病或综合征的存在，以回应美国神经病学学会发布的治疗指南(Halperin et al)，肯定存在意见分歧(Saper)。至于这种疾病的发生频率，估计有很大的差异，并取决于研究的年龄组，但 Jaraj 及其同事使用 4 个队列，估计在 70~79 岁人群中患病率为 0.2%，在 80 岁以上人群中患病率为 5.9%。

NPH 的特征包括三方面的临床表现：一种缓慢进展的步态障碍通常是最早的特征，其次是精神功能障碍，最后是括约肌失禁。读者应该注意到这样一个事实，即完全发展的三主征通常不会出现在疾病的早期阶段。足部的抓握反射和跌倒发作也可能发生，但没有 Babinski 征。头痛是罕见的主诉，并且没有视盘水肿。

伴随 NPH 的步态障碍可能有几种不同的类型，如第 6 章所述。这些很难分类，只能模糊地模拟在帕金森病或小脑共济失调中观察到的模式，但某些特征占主导地位。最常见的是不稳定、平衡障碍和步长缩短，最大的困难是遇到楼梯和路缘石(Fisher，1982)。尽管检查未发现瘫痪或共济失调，但下肢乏力和疲劳是常见的主诉。帕金森病的印象可能是通过短小步伐、轻微弯腰、前倾姿势来传达，但这种相似是表面的，因为没有典型拖曳，也没有慌张步态、僵硬、交替动作缓慢或震颤等。有些患者出现原因不明的跌倒，通常是无助地后退，但在随机的检查中，步态可能显示出很少有异常，除了步长略有缩短和总体缓慢。当这种情况仍未得到治疗时，走路的距离会缩短，伴有更频繁的拖曳和跌倒；最终，站立和坐着，甚至在床上翻身都变得不可能。Fisher 将这种晚级状态称为“脑积水的站立不能 - 步行不能”(hydrocephalic astasia-abasia)。

我们所遇到的精神变化，广义地说，是具有“额叶的”特性，主要表现为思维和行动上的冷漠、迟钝，以及轻微的注意力不集中。记忆障碍最终成为整体问题的一个组成部分，在某些病例中是主导的，因此在发现脑积水之前，有时会考虑阿尔茨海默病的诊断，但作为一条准则，当记忆功能严重受损时，NPH 的步态紊乱是相当明显的。通常有一定程度的情感冷漠，但患者很少表现出情绪障碍。患者表现明显的步态困难，并伴明显的、渐进性的语言、图形和计算困难的患者更有可能发生退行性或脑血管疾病。在这些病例中，行走和稳定性困难表面上是额叶疾病的结果，或为退行性或梗死，如第 6 章所述。遗憾的是，除了上述的常规检查可引起的缺陷外，我们还没有发现神经心理检查在诊断 NPH 方面有很大价值。

尿路症状出现在疾病的相对较晚期。最初，它们包括尿急和尿频。而后，尿急伴有尿失禁，最终导致额叶尿失禁，在这种情况下，患者对他的失禁漠不关心，排便控制也同样出现紊乱。

在大多数情况下，NPH 综合征的病因不能确定，在无力的基础上，常假定存在无症状的纤维化脑膜炎(fibrosing meningitis)。不确定比例的病例可以追溯到先天性导水管狭窄，这使得进入成年期后脑功能正常，而由于未知的原因失代偿；我们的一些患者在轻微的头部创伤后出现症状。这可能是该综合征最常被归因的原因，但也是不确定的原因。动脉瘤破裂引起的蛛网膜下腔出血、已治愈的急性脑膜炎或慢性脑膜炎(结核性、真菌性、梅毒性，或其他)，颅底佩吉特(Paget)病，脑膜黏多糖贮积症(mucopolysaccharidosis of the meninges)，软骨发育不全可引起相同的综合征。

Fisher 的观察(2002)支持脑室扩大对邻近大脑的机械作用是导致该综合征的原因，由硬膜下集合的外部压迫引起的脑室缩小与临床改善有关。有人认为主要的临床特征是由于机械压力或扭曲导致的额叶及其与纹状体的连接功能障碍，但这只是推测。

NPH 的诊断

证实 NPH 的诊断，以及脑室 - 心房或脑室 - 腹腔分流术患者的选择仍然存在困难。如图 29-4 所示，CT 扫描显示脑室增大，不伴有脑回的萎缩。脑室系统的扩大相对于皮质萎缩程度的这种不成比例，是通过 CT 和 MRI 表现来判断的，但对其判断尚无广泛一致的方法。已经设计了各种难以处理的公式来评估这个比率。作为一个群体，对脑脊液分流引流有持续反应的患者，如下所述，有临床三联征的前两个要素(在我们成功治疗的患者中，只有不到

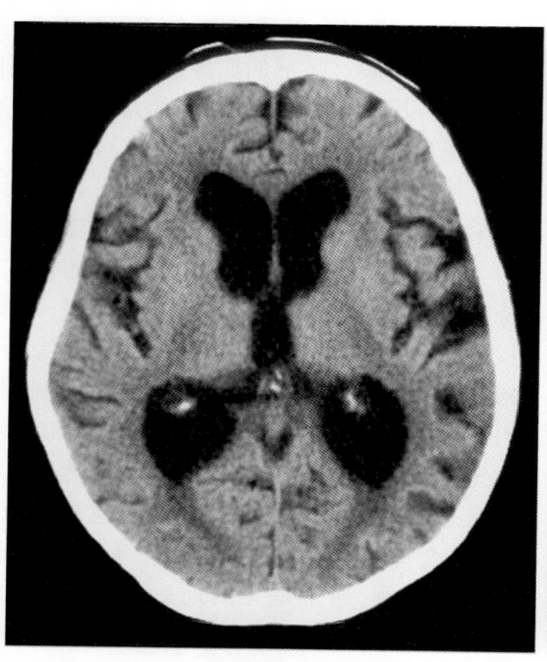

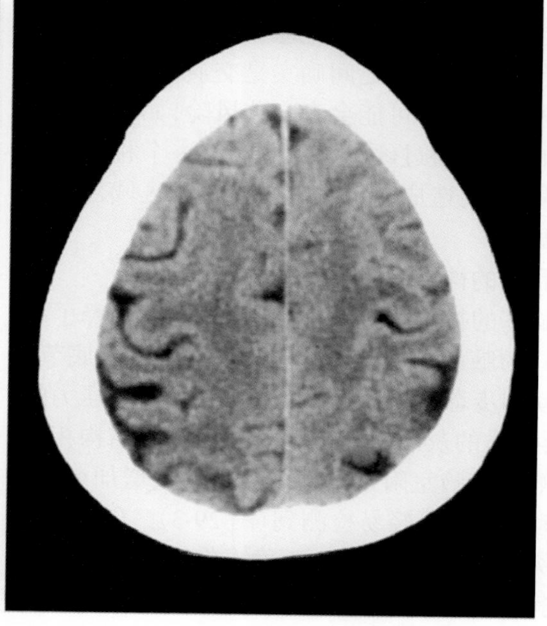

图 29-4 一例正常压力性脑积水的 CT 表现。所有的脑室都增大，尤其是侧脑室的前角(左)，与皮质萎缩(右)大致不成比例。前角跨度超过 39mm。人们设计了各种公式来量化成像特征，但这些公式难以应用

一半达到了尿失禁的程度）和侧脑室前角水平的跨度已超过大约 39mm（真正的尺寸计算来自 CT 或 MRI 扫描）。MRI 可能显示脑室周围有一定程度经室管膜的水溢出，但这种情况并不常见，有时很难与老年人普遍存在的脑室周围白质改变相鉴别。可能有迹象表明，CSF 的脉动流量不足，通过导水管的 MRI 的 T2 加权像会有所了解。

腰椎穿刺通常是为了诊断目的和仔细测量压力，但在这方面，也没有一致同意的方法。在大多数 NPH 病例中，患者完全放松时 CSF 压力高在 150mmH$_2$O 以上，但是疾病已经发生，至少从分流改善判断是如此，在压力较低时，在少数情况下低至 120mmH$_2$O。通过腰椎穿刺引流大量脑脊液（20~30mL 或更多），通常导致站姿和步态的临床改善持续数日，一般是在穿刺后几小时或一天后，所以必须依靠患者和家属来报告这些变化，而这些报告往往过于乐观。脊柱引流术后步态的客观改善，通过缩短行走预定距离的时间和比引流前少走的步数来衡量，是在临床表现不完全清楚的情况下选择分流手术患者的一种方法，但即使这种测试也不是绝对可靠的。几个小的系列表明，阴性试验并不排除分流的益处（Walchenbach et al）。然而，在同一系列中，放出脑脊液后的改善对分流的成功有很高的预测价值。

当对腰椎穿刺的效果存有疑问时，一个适当的过程是让患者住院，插入腰椎引流达到 3 天，每天移除约 50mL 脑脊液，以观察步态和心理状态的反应。在腰椎穿刺或引流术之前，有必要对步态的速度和熟练程度进行 2~3 次量化，并在术后几天内定期进行这项测试，以确定有确实的改善。更有说服力的是几天后步态的明显改善。

在一天或更长的时间内监测 CSF 压力可能会显示出间歇性压力升高，可能与伦德伯格（Lundberg）的 A 波相对应，但这项工作通常不实际，现在只有少数几个中心在做。根据 Katzman 和 Hussey 的研究，将生理盐水以 0.76mL/min 的速度注入 NPH 患者的腰椎蛛网膜下腔，会使压力升高到 300mmH$_2$O 以上，这在正常人中是没有观察到的。理论上，这个测试或其衍生品，例如 Børgesen 和 Gjerris 提出应该反映的脑脊液吸收的充分性，但它们也有产生了不可预知的结果。放射性核素脑池造影术（radionuclide cisternography）过去曾被用来证明脑室中脑脊液标记的持久性，尽管我们仍然偶尔在不确定的 NPH 病例中使用它，但不再认为它是一个令人信服的测试。

成人 NPH 的治疗

单向阀脑室分流管的研制为成功治疗脑积水开辟了道路。CSF 直接分流到腹腔（脑室 - 腹腔分流术），或不太常使用的，脑室 - 心房或脑室 - 胸膜分流术。这种阀门可以选择所需的固定开启压力，也可以插入可变阀门，通过外部磁性装置进行调整。通过安装分流器，患者通常可以在几周或几个月后完全或几乎完全恢复精神功能和步态，从而获得可喜的成功。

在少数病因可以确定的患者中（蛛网膜下腔出血、慢性脑膜炎或第三脑室肿瘤），取得了最一致的改善。如前所述，其他成功的预测因素包括：与皮质萎缩程度相比，脑室明显增大，CSF 压力在 150mmH$_2$O 以上，以及脊椎穿刺后的改善等，但这些都不是完全可靠的。

与典型综合征的偏离，诸如发生痴呆而没有步态障碍或存在失用症、失语症，以及其他局灶性大脑体征与分流术后较差的预后相关。Fisher 在分析了成功分流的病例后指出，几乎毫无例外，步态障碍是一个早期和突出的症状。由于经常伴有退行性痴呆和血管性病变，诊断的不确定性随着年龄的增长而增加。然而，根据 Fisher 的经验，单独年龄不能排除 NPH 是步态障碍的原因，步态症状的长期存在并不排除分流的有益预后。对于那些不愿意接受分流术的患者，或者那些身体状况不允许进行手术的患者，通过每隔几周重复大量的液体引流，有时可以使步态得到合理的改善。一般情况下，为了适应分流或腰椎穿刺，暂时停用抗凝药物是可行的，但必须考虑到房颤或心脏瓣膜疾病患者发生卒中的小风险。

在许多报道的采用分流术治疗的 NPH 系列中，转归差异很大，几乎可以肯定部分地取决于最初诊断的准确性和症状的持续时间。例如，Shaw 及其同事报告的 45 例患者，其中 69% 的患者步态速度改善，63% 的患者在 MMSE（简易精神状态检查）中至少提高了 2 分，69% 的患者在 UPDRS（帕金森病评估的标准总分）中得到了改善（第 38 章）。在多项测试中，只有 38% 的人得到了改善，只有 15% 的人从未得到改善。这些都是有代表性的或优于其他可比的系列。很难判断分流术后尿失禁的情况，也没有什么信息，但我们有晚期疾病患者报告说有一些改善，这与通常的结论相反。不是所有的神经科医生都同意这样一个乐观评估分流的好处，他们还指出，在病例系列中疗效的耐久性有限，例如 Kahlon 及其同事进行的长期随访，以及并发症发生率高，在某些系列中约为 10%。（见 Saper 回应 AAN 指南的评论。）

如果患者的临床特征不符合典型的综合征，或其疾病已发展到长期失禁或痴呆的阶段，就必须预料到分流的潜在失败。在某些情况下，缺乏改善，或亚急性恶化后的明显改善，可以用减压不足来解释，这就需要调整分流管或向下调整可变的压力阀。过度引流引起的头痛可能是慢性的或直立性的，并可能与少量硬膜下积液有关。这些液体聚集或水囊瘤，是由脑脊液和从血液制品中提取的含蛋白质的液体组成的，通常是无害的，不要求引流年龄，除非它们扩大或引起局灶性神经症状，或极少地，癫痫发作。

虽然分流术作为一种手术操作相对简单，但也存在并发症，主要是术后硬膜下血肿（桥接硬膜下静脉牵张和破裂，但对于分流后必须服用抗凝药物的患者，已经安全地进行了这种手术），阀门和导管感染，有时出现脑室炎，偶尔出现菌血症；导管顶端在脑室内闭塞；特别是婴儿和儿童，出现“裂隙脑室综合征”（slit ventricle syndrome）（见下文）。直立性头痛（orthostatic headaches）可以通过提高分流阀的开启压力来克服。导管放置不当可能罕见地会切断深部半脑白质束，造成严重的神经功能缺失，主要是偏瘫。我们的印象是，当导管从后部而不是通过额叶或顶叶区域插入时，这种情况更常见。导管堵塞的发生率通过将其放置在脑室前角（通常用右侧）而减少，因为那里没有脉络膜丛。精心的无菌技术和术前、术后使用抗生素显著降低了分流感染的发生率，但后者难以规定。大多数成年人的分流术是在腹膜内终止的（脑室 - 腹腔分流术）。发生胃或肠穿孔是可能的。脑室 - 心房分流术的罕见并发症是肺动脉高压和肺动脉栓塞及肾炎，是由分流管轻度感染葡萄球菌引起的。

应用内镜技术的第三脑室底穿刺[第三脑室造口术（third ventriculostomy）]已被探索作为分流的替代方法，特别是在先天性导水管狭窄的患儿。Cinalli 及其同事提出，根据我们有限数目的成年患者的经验，第三脑室造口术有时是分流失败的一种有效治疗方法，但 Sankey 等将该方法作为主要方法时，其长期结果令人失望。

脑脊液一旦分流，即使脑积水已存在一年或一年以上，脑室也可能在一两周内缩小。这表明脑积水压迫至少是部分可逆的。事实上，在 Black 的研究中，他的 11 例分流患者中，只有 1 例的脑室没有恢复正常，而且这例患者没有任何临床改善。临床改善发生在几周内，步态障碍的逆转比精神障碍慢。由阿尔茨海默病和相关疾病引起的脑萎缩症状不会因为分流而改变，但是这种治疗退行性痴呆的方法已经被轮番地、不明智地重新使用，正如 Silverberg 及其同事讨论的。

使用乙酰唑胺（Acetazolamide）降低 CSF 容量和压力在治疗成人 NPH 中已经流行了一段时间（关于它在儿童中使用的评论见下文），而 Alperin 等已显示脑室周围白质改变减少，推测是跨室管膜水侵（transependymal transgression）的反映，但是我们的患者的临床效果很小。几个病例系列，例如，据 Aimard 及其同事报道，这样做是有益的。

婴儿和儿童期脑积水的治疗

婴儿和儿童脑积水治疗遇到的困难比治疗成人障碍更多。脑室导管可能移位或阻塞，需要维修。可能形成腹膜假性囊肿（大多数儿童的分流是脑室腹膜的）。另一个意想不到的并发症是脑室的塌陷，即所谓的裂隙脑室综合征（slit ventricle syndrome）（脑室在影像学检查中呈裂隙状）。这种情况在幼儿中更常见，尽管我们在成人中也能观察到。这些患者出现颅内压降低综合征，无论坐起或站立时都会有严重全头痛，通常伴有恶心和呕吐。有些患儿会变得共济失调、易怒，或迟钝，或反复呕吐。CSF 压力极低，CSF 体积显著减少。在婴儿中，即使脑的大小正常，颅骨也可能无法生长。在大多数裂隙脑室综合征分流患者中，直立位的 ICP 降低至 $30mmH_2O$。为了纠正这种情况，可以想象用另一个在更高压力下开启的分流阀或提高可调阀的开启压力就足够了。事实上，这可能会成功。但一旦情况确定，最有效的措施是放置一个防虹吸装置，防止患者站立时瓣膜流动。（有关成人颅内压降低的讨论见下文。）

是否所有的脑积水婴儿出生后不久就进行分流手术是一个有争议的问题。在几个用这种方法治疗的病例系列中，幸存的具有正常心理功能的人数很少（见 Leech 和 Brumback 的综述）。Dennis 及其同事的报告具有代表性。他们检查了 78 例分流的脑积水的患儿，发现 56 例患儿（72%）的智商在 70~100 之间；22 例患儿智商在 100~115 之间；3 例低于 70；3 例高于 115。在各个水平上，心理功能的改善不均衡，在各个层面上，表现得分也落后于语言能力。

使用碳酸酐酶抑制剂乙酰唑胺或其他利尿剂来抑制脑积水患儿脑脊液的形成，在我们的同事中尚未取得成功，但是一些作者认为，通过口服乙酰唑胺，每天 250~500mg，分流可以避免成人正常压力脑积水和婴儿脑积水（Aimard et al; Shinnar et al）。

脑积水和分流后的帕金森综合征和中脑综合征

通常在因导水管狭窄所致的成人脑积水的情况下，会出现一种罕见但独特的帕金森综合征，可能对左旋多巴有反应（Zeidler）。如果在脑积水分流后和没有替换颅骨瓣时，特别容易发生。该综合征通常表示分流失败。MRI 有时显示导水管周围和背侧中脑水肿，包括在黑质区（见图 29-5），这些变化的机制尚不清楚。[18]F-DOPA 正电子发射计算机断层扫描（PET）显示了尾状核和壳核摄取减少的证据，提示黑质纹状体多巴胺系统的功能衰竭（Racette）。在儿童，凭借向上凝视麻痹［“落日征”（“setting-sun sign”）］或甚至背侧中脑（Parinaud）综合征，包括异常的视盘反应、上睑退缩、会聚麻痹、反向偏斜（skew deviation）和辐辏 - 回缩性眼震（convergence-retraction nystagmus）等预示分流功能障碍的来临。分流或分流校正通常导致这两种综合征的逆转，但可能会有数日或数周的延迟，而且通常很难找到理想的阀门压力设置。

脑静脉阻塞引起的颅内压增高

主要的硬膜静脉窦阻塞（上矢状窦和侧窦）导致颅内压增高。考虑到静脉阻塞对 CSF 压力的直接影响，这并不奇怪。一种由侧窦血栓形成引起的脑积水被西蒙兹（Symonds）称为“中耳炎性脑积水”（otitic hydrocephalus），他后来承认这个名字是不准确的，因为在这种情况下脑室并没有扩大。静脉充血使心衰和上纵隔梗阻复杂化，也会使 CSF 压力升高，但脑室不会增大。这也可能发生在脑部大的、高流量的动静脉畸形。大脑静脉闭塞的影响在假性脑瘤（下文）和第 33 章大脑静脉窦血栓形成的背景下将进一步讨论。大静脉通道的压迫在肿块引起的 ICP 增高的病例中所起的作用尚未得到充分的探讨，但它可以解释这些病例中一些难治的方面。

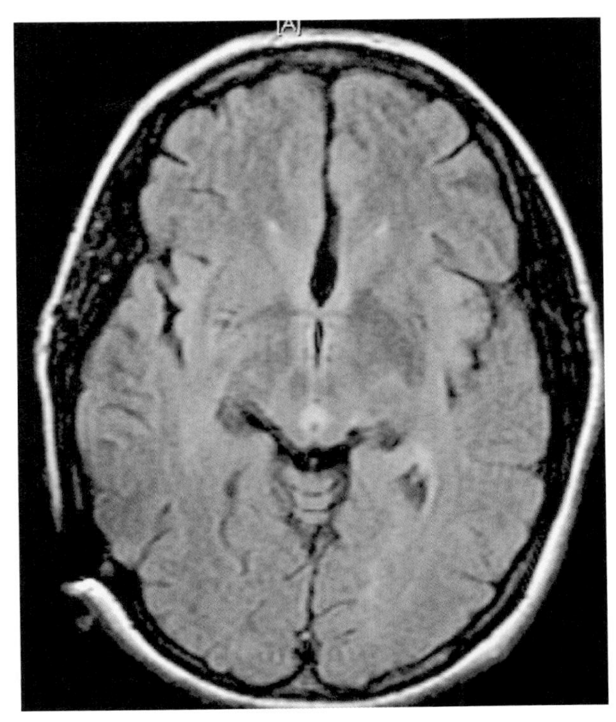

图 29-5　液体衰减反转恢复（FLAIR）MRI 序列，显示一例男性脑积水，分流失败和左旋多巴反应性帕金森综合征患者的表现。背侧中脑和导水管周围区有信号改变。

假性脑瘤

假性脑瘤（pseudotumor cerebri）这一术语由 Nonne 于 1914 年创造，至今仍然是特指一个综合征的有用的方式，包括头痛、视盘水肿（单侧或双侧）、轻微的或没有局灶性神经体征、CSF 成分正常，所有的都发生在无脑室扩大或 CT 扫描或 MRI 检查无颅内肿块的情况下。作为一种综合征而不是一种疾病，假性脑瘤有许多病因或发病机制的关联。然而，该综合征最常见的形式没有确定的病因，也就是说，它是特发性的，通常被称为特发性颅内压增高（idiopathic intracranial hypertension）。

1897 年，昆克（Quincke）将这种综合征称为浆液性脑膜炎（serous meningitis），这种情况在超重的少女和年轻妇女中尤为常见，这一群体的发病率为每 10 万人中 19~21 例，而一般人群的发病率为每 10 万人 1~2 例（Radhakrishnan et al）。颅内压增高的特征是在数周或数月的时间发展的。相对持续但波动性头痛，描述为钝痛或有压迫感是主要的症状；它可能主要是在枕部，全头痛或有点不对称。其他不太常见的主诉是视力模糊、模糊的头晕、轻微的水平性复视、短暂的眼前发黑，通常与头痛、肩颈痛的峰值强度同时出现，或有一侧面部轻微麻木。正如 Clarke 及其同事所指出的，很少出现的症状可能是脑脊液鼻漏（nasal CSF leak）。一些患者曾报告有可听到的杂音，这是由于颅静脉与颈静脉压力差造成的紊乱血流所致。

然后，患者被发现有明显的视盘水肿，引起了对脑瘤的恐慌。极少数情况下，视盘水肿只是发展的最轻微或未出现，或者相反，单独的视盘水肿而无头痛，是该病仅有的表现。视力丧失的风险和头痛的严重程度使得以前使用的良性颅内压增高一词不再那么恰当。

通过腰椎穿刺可以发现 CSF 压力升高，通常在 250~450mmH_2O 的范围内，目前尚不清楚大脑本身是否肿胀，或者更有可能的是，压力升高是 CSF 与静脉腔隙内压力变化的结果。当对 CSF 压力进行数小时的监测时，会出现波动，这些波动的形式是不规律的高原波，持续 20~30 分钟，然后突然下降到接近正常水平（Johnston and Paterson）。

除了视盘水肿外，在神经学检查中几乎没有其他明显的发现，可能有轻微的单侧或双侧外展性麻痹，远侧凝视时有细微的眼球震颤，或者在面部或躯干有轻微的感觉改变。视野测试通常显示轻微的外周缩小和盲点的扩大。随着这一过程的持续，会发现更严重的视野缩小，伴有较大的鼻侧或鼻下部视野缺失，对患者常常是不可避免的。这些问题在下文详细说明。盲点的扩大是视网膜从肿胀的圆盘边缘移位的结果。最初中心视力不受影响，在晚期病例中，患者只剩下一个保留中心视力的孤岛。这些患者特别有失明的危险。Bruce 及其同事对 66 例患有假瘤的男性（占总人数的 9%）进行的一项研究表明，他们视力下降的风险高于女性。严重的视盘水肿，明显的早期视力丧失，可能是非裔美国人的后代视力丧失的其他风险。

在特殊情况下，尤其是儿童，可能会发生典型的 Bell 麻痹（Chutorian et al）。患者的心理状态和警觉性都得到了保留，除了头痛之外，患者的状况似乎出奇的好。头痛的程度很少严重到足以限制日常活动的程度。

CT 和 MRI 检查显示脑室大小正常或小一些。蝶鞍可能增大并充满脑脊液（见第 30 章“空蝶鞍”）。球后部可能受压，视神经周围的蛛网膜下腔可能扩大。横窦的可变衰减也被指出（Friedman and colleagues）。这些都是有帮助的，但不是该综合征不可或缺的特征。MRI 未见脑密度改变，但视神经可见水肿。

近年来，人们注意到假瘤过度诊断率明显很高，例如 Fisayo 及其同事在一家大型神经眼科门诊中发现。近 40% 的病例可能有其他的诊断，主要的错误来源包括对视神经很差的或错误的检眼镜检查。当采用严格的假瘤诊断标准时，许多肥胖妇女病例被发现原因是良性头痛。

如上所述，大多数受影响的患者是体重超重、身材矮小的年轻女性，通常伴有月经失调，但这种情况也发生在儿童或青少年中，在他们中没有明确的性别优势，也发生在男性中（Digre and Corbett）。我们有几个家族性假瘤的经验，例如，影响母亲和女儿。在没有假瘤综合征的肥胖妇女中，CSF 压力通常与正常个体没有差异（Corbett and Mehta）。

一些内分泌和月经异常（尤其是闭经），以及使用口服避孕药被认为是诱因，但没有一个被证实。有一些在怀孕期间的病例报告，包括那些在怀孕期间第一次出现症状的患者，以及一大批怀孕仍正在进行的假瘤患者。尽管从理论上讲，将内分泌和怀孕的其他变化与 ICP 升高联系起来很有吸引力，但没有发现合适的关联，也没有证据表明早产或妊娠终止能改善假瘤。然而，我们的产科同事经常建议，如果母亲的视力受到威胁，在胎儿安全的情况下进行分娩。下面详细介绍的大多数标准治疗方法在怀孕期间都有一定的益处，正如 Huna-Baron 和 Kupersmith 所报道的系列。

病理生理学

该紊乱的特发形式的 CSF 压力升高的机制仍不清楚，但一些经验表明，至少在某些情况下，存在静脉窦流出功能障碍。Karahalios 和同事及其他人发现，在假性脑瘤中，脑静脉压升高；在他们一半的患者中，静脉造影显示静脉流出阻塞，压力梯度贯穿静脉窦变窄的部位。Fishman（1984）在一些病例中指出的一个相关发现是，一种侧窦的部分阻塞是由扩大的帕基奥尼（Pacchionian）颗粒引起的（在常规血管造影的静脉期可见）。在这里，关于假瘤的静脉原因的证据是最有说服力的。一些作者提出，静脉高压增加了对脑脊液吸收的阻力，是最贴近假瘤的机制。同样，Farb 及其同事使用复杂的 MRI 静脉造影术，在 29 例假瘤患者中发现了 27 例静脉狭窄（在 59 例对照患者中发现了 4 例）。在这两项研究和其他类似的研究中，梗阻的性质并不清楚，但在某些病例中是双侧的和局灶性的，这一事实表明狭窄并非单纯的 ICP 升高的被动结果。如下所述，这个问题还没有解决。

在明显梗阻部位进行静脉窦支架术的介入治疗可以改善临床症状，降低 CSF 压力。例如，Higgins 希金斯及其同事治疗的 12 例患者中有 5 例无症状，但这是通过静脉造影时侧窦的局部压力梯度证明而选择的特定人群。Karahalios 及其同事在几个患者身上也取得了类似的成功。目前尚不清楚的是，这些部分静脉阻塞有多普遍，以及它们的确切性质是什么(如果不是简单的增大的颗粒)。在一些系列中，在 10%~25% 的无任何假瘤特征的患者中发现了这种异常(Leach et al)。我们曾见过一例身材矮小的肥胖患者，他表现为典型的大假性脑瘤，但发现他还有抗心磷脂抗体(anticardiolipin antibodies)，导致右横窦血栓形成；溶解血块导致假瘤综合征消失。

为了解决静脉狭窄的作用，King 及其同事测量了特发性假性脑瘤患者从颈蛛网膜下腔采取脊髓液时的颅内静脉压力。他们观察到 CSF 压力降低后颅内静脉压立即下降，支持静脉压升高是继发性的观点。此外，他们还描述了假瘤患者矢状窦和横窦的静脉压力正常。Walker 回顾了目前所提出的关于假性脑瘤病因的所有理论都不能令人满意，目前我们阅读的文献表明，由于形成颗粒或某些尚未确定的功能变化导致的静脉狭窄，可能是以前被认为是特发性病例的一部分。静脉变化与肥胖和性别之间的关系也不清楚。也许有些人有先天性的静脉窦结构异常，由于肥胖和全身静脉压升高会使异常加重。

关于脑脊液流量和压力的生理变化与假瘤其他机制的一些额外的评论可能是有益的。Mann 和同事通过持续输注压力测量法证明，蛛网膜绒毛的吸收功能受损导致 CSF 流出阻力增加。其他作者将颅内静脉高压归因于腹部和心脏充盈压力升高，这是肥胖的机械结果(Sugermanetal，1995)。在非结论性证据中，良性颅内压增高在过去被归因于由于颅内细胞外液或血容量过多而引起的脑容量增加(Sahs and Joynt，Raichle et al)。一个有趣的相关发现是 CSF 中抗利尿激素水平升高，但血液中没有(Seckl and Lightman)。在山羊中，这种肽引起 ICP 升高和 CSF 吸收减少，增加了这种假瘤状态可能是由于水在大脑中的传输异常引起的可能性。

最后，Jacobson 和同事们观察到，假瘤患者血清维生素 A 水平(以视黄醇的形式)比预期高出 50%，这一差异不能用肥胖来解释。由于维生素 A 过多症合并有症状的假瘤患者维生素 A 水平远远低于维生素 A 过多症的患者(见下面的小节)，因此这些发现的意义尚不明确。

假性脑瘤的症状性病因(见表 29-1)

在没有颅内肿块的情况下，颅内压普遍升高和视盘水肿的主要考虑的因素，首先是硬膜静脉窦的隐性闭塞，然后是一系列不太常见的情况，包括脑胶质瘤病，隐匿性动静脉畸形，癌性、感染性或肉芽肿性脑膜炎等。虽然硬膜静脉窦及其大的引流静脉阻塞有时等同于假瘤，但这些病例当然不是特发性的。当视盘水肿发生在持续性头痛的情况下，特别是如果头痛集中在头顶部或内侧顶叶区域，或如果有癫痫发作，很可能是静脉阻塞。静脉窦血栓形成在大多数情况下可以通过 MRI 的 T1 加权或 CT 增强扫描中仔细观察上矢状窦和横窦的外观来发现，正如第 33 章“大脑静脉和静脉窦血栓形成”中讨论的那样。在大脑凸面孤立的皮质静脉血栓形成不会导致假瘤(但会诱发癫痫发作)。

表 29-1 假性脑瘤的病因和相关性

Ⅰ. 特发性颅内压增高
Ⅱ. 颅内静脉压增高(由脑血管成像诊断)
  A. 上矢状窦或横窦阻塞
    1. 高凝状态(肿瘤、口服避孕药、脱水、抗磷脂抗体)
    2. 创伤性
    3. 手术后
    4. 感染(主要是由乳突炎造成的横窦感染)
  B. 由于高流量动静脉畸形，硬脑膜瘘，以及其他血管畸形引起的血容量增加
Ⅲ. 脑膜疾病(通过 CSF 检查诊断)
  A. 癌性脑膜炎和淋巴瘤性脑膜炎
  B. 慢性感染和肉芽肿性脑膜炎(真菌、结核、螺旋体、结节病)
Ⅳ. 脑胶质瘤病
Ⅴ. 中毒性
  A. 维生素 A 过多症(尤其异维甲酸用于治疗痤疮)
  B. 铅中毒
  C. 四环素，米诺环素，多西环素
  D. 毒性药物罕见的特质效应(胺碘酮、喹诺酮、磺胺类抗生素、雌激素、吩噻嗪类、锂剂)
Ⅵ. 代谢紊乱
  A. 皮质类固醇使用或撤药
  B. 肾上腺功能亢进或减退
  C. 黏液水肿
  D. 甲状旁腺功能减退
Ⅶ. CSF 中蛋白显著升高
  A. Guillain-Barre 综合征
  B. 脊髓少突胶质细胞瘤
  C. 系统性红斑狼疮

大的脑动静脉畸形(AVM),通过引起静脉压和脑血容量的增加,可引起假性肿瘤综合征。在我们的一些病例中,这些脑循环生理学上的变化通过血管造影中早期出现静脉血流或上矢状窦血栓形成而变得明显。

与CSF蛋白浓度升高相关的几种全身性疾病可引起假性肿瘤综合征,包括Guillain-Barré综合征、全身性狼疮和脊柱肿瘤,特别是少突胶质细胞瘤。在Guillain-Barré综合征中,CSF压力升高被认为是由于富含蛋白质的液体阻碍了CSF的吸收,但这一机制从未被证实,也无法解释少数情况下假瘤综合征伴有CSF中接近正常的蛋白含量。如果我们回忆一下,就会发现大脑间隙中液体的蛋白质浓度远低于脊椎间隙中液体的蛋白质浓度,那么这种解释就更没有说服力了。此外,正如我们指出的,如果计算正确,无论是对CSF吸收的抵抗,还是由CSF中蛋白质含量增加引起的胶体渗透效应,都不足以解释压力升高(Ropper and Marmarou)。这种假性肿瘤综合征的发病机制目前尚不清楚。

除了机械因素,许多中毒性和代谢紊乱可能导致假性肿瘤综合征。在儿童中,随着慢性糖皮质激素疗法的停用,可能会有一段时间的头痛、视盘水肿和ICP增高,侧脑室很少或没有扩大。儿童铅中毒可表现为脑肿胀和视盘水肿。过量的四环素(特别是过期的药物)和维生素A(特别是异维甲酸,一种用于治疗严重痤疮的口服维生素A衍生物)也被证明会导致儿童和青少年的ICP增高。猎人们摄取了大量的熊肝脏,这是另一个令人好奇的维生素A中毒潜在性假瘤的来源。个别的肾上腺功能减退或肾上腺功能亢进、黏液水肿和甲状旁腺功能减退的情况与CSF压力和视盘水肿有关,而偶尔使用雌激素、吩噻嗪类、锂剂、抗心律失常药物胺碘酮,以及喹诺酮类抗生素也有同样的后果,但原因尚不清楚。

鉴别诊断的第一步是排除潜在的肿瘤或引起ICP升高的非肿瘤性原因,主要是硬膜静脉阻塞和脑膜炎症。这可以通过CT和MRI来实现,但应记住,某些引起头痛和视盘水肿的慢性脑膜反应(如结节病或结核性或癌性脑膜炎引起的)有时可能无法通过这些影像学检查发现。然而,在这些情况下,腰椎穿刺将揭示诊断。需要强调的是,当脑脊液含量异常时,不应接受特发性假性脑瘤的诊断。

假性脑瘤的视觉丧失

在诊断出特发性假性脑瘤后,需要对视野和视力进行仔细的评估。反复检查视觉功能,最好是与眼科医生合作,这是发现早期和潜在的可逆视力损失的关键。同时,必须承认,对视力(和对面的视野)的测量是检测早期视力丧失的相对不敏感的手段,这些测试的异常表明视盘已经受到了损害。定量视野测量,使用动力学戈尔德曼(Goldmann)技术,比其他方法更有价值。神经科医生很可能被建议将患者转诊作视野检查作为辅助检查。眼底照片也是评估视盘水肿病程的一种合理方法。以前正常的视力下降到20/20以下,盲点扩大,或出现扇形视野缺损,通常是鼻下部的,是迅速治疗ICP升高的指征。如果ICP增高和视神经盘水肿不加以治疗或对下列措施没有反应,视神经纤维受压和视网膜中央静脉受压可能造成永久性视力丧失。Corbett及其同事对一组57例患者进行了5~41年的跟踪调查,发现其中14人有严重的视力障碍;而Wall和George采用精确的视野计测量法报告了更高的视力丧失的发生率。此外,患有假瘤的儿童与成人有同样的视觉风险(Lessell和Rosman)。有时,视力突然丧失,可能发生在没有警示的情况下,或者在单眼或双眼视觉模糊的一次或多次发作之后。

假性脑瘤的治疗

已证明假性脑瘤的治疗是困难的,并提出了各种各样的方法。正如前面提到的,主要的关切是预防视力丧失,但头痛可能足以使人丧失需要特别关注的能力。大多数特发性颅内压增高的患者最初会发现,除了视盘水肿外没有或仅有轻微的视觉变化;头痛和腰椎穿刺测压可以指导治疗。除了头痛症状减轻外,主要的问题是视力丧失的进展。至少有四分之一的患者在经过反复的腰椎穿刺和引流足够的CSF,以保持正常或接近正常水平压力($<200mmH_2O$)的治疗后6个月内恢复。腰椎穿刺开始时是每日或隔日进行,然后根据压力水平间隔更长的时间。虽然烦琐,有时不切实际,但显然至少在几个月可能足以恢复CSF形成与吸收之间的平衡。与此同时,鼓励患者减重,并在减重成功后,报告了最好的结果(关于减重见下文)。

乙酰唑胺和渗透剂

乙酰唑胺和渗透剂(osmotic agents)已被认为是

治疗那些没有迅速失去视力患者的第一步。乙酰唑胺（acetazolamide）需要使用大剂量，范围是 1~5g/d，而预期的副作用如感觉异常和恶心可能无法耐受。持续服用这种药物有患肾结石的风险。口服高渗剂，例如甘油（glycerol）15~60mg，每日 4~6 次，或呋塞米 20~80mg，每日 2 次，以减少脑脊液的形成，都有其提倡者，但一般对视力和头痛只有短期的影响。

减重

如果患者明显超重，但很难做到减重时，我们总是建议这样做。在两例病理性肥胖的患者中，我们采用了手术治疗肥胖的方法，这对假瘤有很好的治疗效果，但是会让患者有一段时间的胃肠紊乱，这通常会使手术复杂化。Sugerman 和同事（1999）研究了 24 例患有假性肿瘤的肥胖妇女，她们都接受了手术，并在几年的时间里发现了令人满意的结果。我们的两例患者在手术后出现了感觉性神经病。目前，肥胖治疗程序的使用正在进行重新评估，但在假瘤伴有视力丧失的情况下，这是一个合理的选择。在体重较轻的个体中，减重的影响是不确定的。

腰椎 - 腹膜分流术

对于那些对通常的治疗措施（主要是乙酰唑胺和减重）没有反应的头痛患者，一种可能取得相当的暂时成功的疗法是腰椎 - 腹膜分流术（lumbar-peritoneal shunting）。我们的患者只有少数接受过这种手术。这是一种相对安全有效的方法，但由于肥胖患者的分流管有堵塞或移位的倾向，有时会引起背部或坐骨神经痛，因此这种手术的吸引力不如以前。Burgett 等用这种方法治疗了 30 例患者，几乎所有患者的头痛症状都得到了缓解，70% 的患者视力得到了改善。尽管有缺点，这种手术可能比下面描述的视神经开窗术更好。我们不必采用以前在视力受到威胁时使用的颅部颞下减压术（cranial subtemporal decompression）。

糖皮质激素

大多数权威医生都避免使用糖皮质激素（corticosteroids），并强烈反对在本书前几版中将其作为治疗假瘤的手段。然而，给予泼尼松（40~60mg/d）后，我们偶尔观察到视盘水肿逐渐消退和 CSF 压力下降，但这种反应并不一致或持续，很难确定是否代表了疗效还是自然病程的影响。Greer 报告了 110 例患者，其中 11 人使用这些药物治疗，他认为这些药物没有价值。此外，如果患者的视盘水肿在糖皮质激素的影响下似乎消退了，那么当药物逐渐减少时总是有复发的危险。考虑到糖皮质激素潜在的不良副作用，我们已经非常谨慎地使用它们，而且是在为患者准备更明确的治疗时，只使用了很短的时间。

视神经鞘开窗术

对于失去视力的患者，单侧视神经鞘开窗术（fenestration of the optic nerve sheath）是一些眼科医生青睐的手术方法。据 Corbett 及其同事说，这项手术，包括部分眶顶去除术，在视神经周围的硬膜 - 蛛网膜鞘上开一个眶内的窗口有效地保留或恢复了 80%~90% 患者的视力。即使手术仅在一侧进行，其对视力的影响也往往是双侧的，约三分之二的患者头痛也有一定程度的缓解，尽管在我们大多数患者中疗效是暂时的。

然而，这一手术有相当高的眼眶血管阻塞和单侧视力丧失的风险，就像我们的 2 例患者一样。据各种报道，术后视力丧失的原因包括视网膜中央动脉或静脉阻塞、脉络膜梗死、视神经损伤、神经鞘出血和感染等。在过去的几十年里，人们对这种手术的热情在发表了几个系列文章后有所下降，其中有 2%~11% 的患者出现了视力丧失。一些来自鞘开窗术治疗缺血性视神经病的研究数据提示，这是一种不能与假性肿瘤的视盘肿胀相比的情况。随访研究表明，ICP 的降低仅限于 1 年或更短时间。由于最近对该手术的并发症的重新检查，认为发生率低于过去。人们对腰腹膜分流术重新产生了兴趣。

解除静脉阻塞

尽管有上述治疗，但一些患者的 CSF 压力仍然升高，视盘水肿变为慢性。这组患者的管理是最困难和最有争议的。然后应仔细查找可能导致脑静脉硬膜窦疾病的解剖学和血液学原因。有时使用介入血管技术治疗静脉阻塞是有效的。在静脉血栓形成、抗磷脂抗体综合征、镰状细胞病、激素引起的凝血和相关疾病的病例中，可以首先尝试药物治疗，但血管内溶栓仍是一种选择。

更复杂的决策是应用支架通过大量的帕基奥尼（Pacchionian）颗粒治疗部分横窦闭塞，可能应遵循药物治疗不能充分控制 CSF 压力，或缓解对视力的威胁的同样的原则。在一个系列的 10 例 CSF 压力顽固性升高和静脉窦形态学阻塞的患者中，Donnet 及其同事通过支架植入，有 6 例患者获得了完全缓解，2 例获得了部分缓解，随访时间从 6 个月到 36 个月不等。Arac 及其同事在一篇发表的病例总结和一系列静脉窦狭窄血管内支架治疗的假性脑瘤患者中得出结论，大约 80% 的患者的主要症状得到缓解，有相似比例的患者视盘水肿得到缓解或改善。

这是一组经过挑选的患者。

总之，对于假性脑瘤的治疗过程，临床医生仅有不完整的指南。在没有视力损伤和中度头痛的病例中，我们推荐积极减重、乙酰唑胺和反复腰椎穿刺。对于更严重的病例，我们进行仔细的血管成像检查和纠正静脉窦闭塞，如上所述。如果不能做到这些，建议将腰椎管引流至腹膜。如果视力受到严重威胁，视神经鞘开窗术可能是最好的治疗方法。

我们对一些患者持续复杂的偏头痛或紧张性头痛印象较为深刻，他们通过反复的腰椎穿刺、分流术或视神经开窗术已使 CSF 压力充分降低。在确认血压没有升高后，这些头痛可以用一种类似于第 9 章所述的常见慢性头痛的治疗方法，特别是使用托吡酯（topiramate），它有促进减重的潜在好处。Brazis 最近发表了一篇关于手术治疗的综述并被广泛引用。他不能断定哪一种方法是更好的。

颅腔积气

颅腔积气（pneumocephalus，pneumocranium）是空气进入脑室系统或蛛网膜下腔，这些疾病与颅脑损伤和术后状态有关（见第 34 章）。在颅腔积气的情况下，空气的聚集可能会像团块一样压迫邻近的脑组织，需要通过吸气来缓解。

颅内压降低（另见第 9 章低颅压和腰穿头痛）

腰椎穿刺后，这种综合征通常是由于 CSF 通过针道漏入椎旁肌肉引起的 ICP 降低所致。头痛可能持续数日，少数也可能持续几周。最典型的特征是头部疼痛与直立姿势的关系，以及在仰卧位后的片刻内缓解。事实上，这种综合征不仅包括头痛。可能有颅后窝底部、颈后和上胸椎疼痛，颈肩轻度僵硬，以及恶心和呕吐等。有时，脑膜刺激征象非常明显，从而引起腰椎穿刺后脑膜炎的怀疑，尽管无发热通常排除了这种可能性。除了低的或不可测的 CSF 压力外（CSF 压力在 0~60mmH_2O 的范围内），偶尔有几个到十几个 CSF 白细胞，这可能进一步提示对脑膜炎的鉴别。在婴幼儿中，颈部僵硬可能伴有易怒、不愿意移动和拒绝进食等。如果头痛持续，卧位仍可使之减轻，但可能仍有钝压感，患者还会报告为疼痛。许多患者还报告说，摇头会导致头痛。偶尔会出现单侧或双侧展神经麻痹或颅内静脉系统紊乱引起的自发性耳鸣。听力丧失是一种不太常见的并发症（见第 2 章）。Wicklund 及其同事描述了一种罕见的综合征，该综合征是由脑脊液压力低的情况下，额叶下垂引起的［“脑下沉综合征”（brain-sagging syndrome）］。患者缺乏兴趣，缺乏抑制，并有明显的白天嗜睡，作者将其比作额颞叶痴呆。

人们已认识到，减低的 CSF 压力与 MRI 上不同程度的硬膜钆增强相关（图 29-6），当症状持续和严重时，可能会有小的硬膜下积液（见下文）。在服用华法林的老年患者中，可能发现硬膜下血肿。

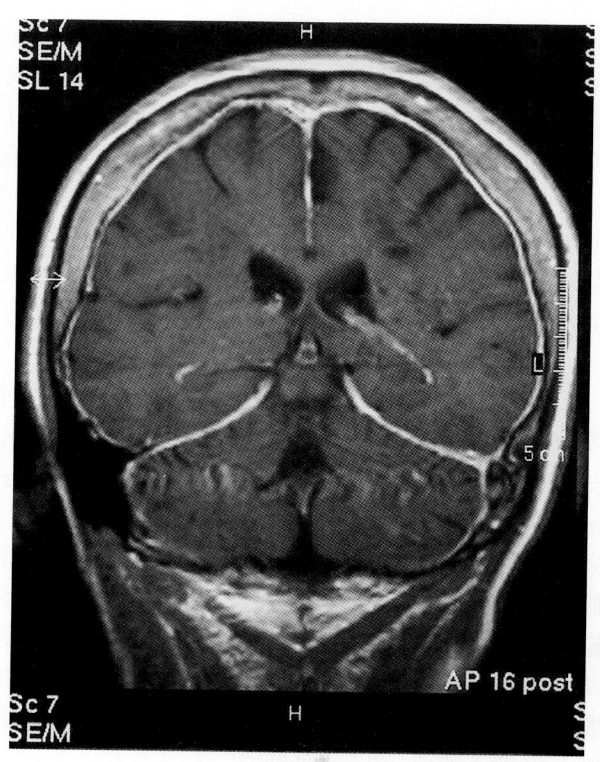

图 29-6 MRI 的 T1 序列显示广泛的硬脊膜增强，这是腰椎穿刺后低脑脊液压力、自发性脑脊液渗漏或分流过度引流的典型表现。类似的变化在硬脊膜上也可发现

使用 22~24 号针和一个的清洁的穿刺套针（非创伤性的），似乎可以减少腰椎穿刺后头痛，如第 2 章所述。虽然强制平卧一段时间内被广泛用作预防头痛的一种手段，但可能不会降低它的发生率（Carbaat and van Crevel）。通常建议摄入大量液体，输注 5% 的葡萄糖 1 000~2 000mL，以及各种形式的咖啡因（见下文），但效果不确定。

最可靠的治疗方法是“血液补片”（blood patch），在脊髓硬膜外注射约 20mL 患者自家血。根据 Safa-Tisseront 和同事的研究，至少 75% 的患者因此缓解了头痛；他们报告说，在第 2 次注射后，97% 的人出现了好转。许多患者在血液补片后有短暂的背痛或神经根痛（坐骨神经痛）。奇妙的是，即使在距离最初的穿刺有一段距离的地方注射血液，头痛也常常几乎立即得到缓解（尽管这一操作通常与之前的脊椎穿刺是在同一水平上进行的）。此外，注射的血液量，通常为 20mL，与成功的概率无关。因此，这种快速好转的机制可能不仅仅是硬膜泄漏的堵塞。一些患者没有受益或只有短暂的影响。现在还不清楚重复这一过程是否有帮助。服用咖啡因 - 麦角胺制剂或静脉注射咖啡因也可能对直立性头痛有良好的效应，尽管是暂时的。如果患者必须起床照顾自己或出行，就需要加大止痛药物治疗。在长期的情况下，需要耐心，因为大多数的头痛将在 2 周或更短的时间恢复。

从机制上推测，疼痛可能是由于牵拉脑静脉或采取直立姿势所致。Panullo 和同事还发现，当患者采取直立位时，上部脑干和颅后窝内容物向下移位；但是，正如第 16 章所指出的，只有在极少数情况下才有脑疝的相关征象，例外情况是下面讨论的一些不常见的情况。Miyazawa 及其同事提出，CSF 的低容量，而不是降低的压力，是导致大脑向下移位和大脑和脊髓硬膜外静脉扩张的原因。他们提出，在这些情况下，CSF 提供的浮力消失了。

与腰椎穿刺后出现的同样的低压问题，也可能发生在扭伤、非伤害性跌倒或不明原因之后。主要特征是直立性头痛，很少伴有其他神经系统疾病，诸如展神经麻痹引起的复视或可听到的杂音。在这些情况下，CSF 压力较低（60mmH_2O 或以下）或无法测量；这种液体可能含有一些单个核细胞，但通常是正常的。少数病例表现为昏睡，是间脑区经小脑幕向下移位（Pleasure et al）或由于脊髓的向下变形和移位引起的上颈部的脊髓病的结果（Miyazaki et al）。

一些调查表明，结缔组织结构紊乱的患者比其他人有更大的自发性脑脊液漏的风险。Schievink 总结的危险因素包括如马方（Marfan）综合征、埃勒斯 - 丹洛斯综合征（Ehlers-Danlos syndrome）以及常染色体显性遗传性多囊性肾等。

在许多表面上特发性低脑脊液压力综合征患者中，神经根周围脆弱的蛛网膜有一个裂口，脑脊液持续渗出。渗漏的部位难以确定，除非它发生在鼻旁窦（引起脑脊液鼻漏）。在一个系列的 11 例自发性低颅压患者中，通过放射性核素脑池造影术或脊髓 CT 造影术（许多临床医生的首选方法），发现假定的渗漏在颈段或颈胸交界处为 5 例患者，在胸段 5 例，以及在腰段 1 例（Schievink et al）。在接受手术修补的患者中，发现渗漏的脑膜憩室（meningeal diverticulum）（Tarlov 囊肿）并可以结扎。这似乎是最常见的结构性原因。出于此病因，我们通常首先进行脊柱 MRI 检查作为隐匿性漏诊的首要检查。如上所述，血液补片可能是有用的，而在进行囊肿手术修复之前应尝试使用血液补片。除了我们遇到的少数病例外，所有的病例在血液补片治疗后都没有复发。然而，其他人曾报告反复出现直立性头痛。有时 ICP 降低的病例会变成慢性，然后头痛对卧床不再有反应。Mokri 及其同事（1998）也指出，直立性头痛和 MRI 上弥漫性硬脑膜增强也可能发生在脑脊液压力正常的情况下。

与 ICP 降低最显著相关的症状综合征之一是腰椎手术后借助腰椎伤口的吸力引流。患者可能无法从麻醉中醒来，或出现瞳孔不对称或癫痫发作等症状。影像学检查显示的特征通常与全脑缺氧缺血有关，包括基底节、丘脑和深部小脑核的信号改变。如果出现 CSF 硬脊膜外漏和大量 CSF 通过抽吸装置排出（Parpaley et al），就会出现这一综合征。它的机制尚不清楚，但与大脑静脉淤血有关。

如前所述，脑脊液压力降低的一个有用的诊断标志是 MRI 上可见明显的钆增强硬膜（见图 29-6），Fishman 和 Dillon 将这种现象归因于硬膜静脉扩张；这一发现可能延伸到颅后窝的硬脑膜和颈椎。根据 Mokri 及其同事（1995）的研究，在这些病例中，硬脑膜及其下面的脑膜活检显示成纤维细胞增生和新生血管形成，伴有难以解释的未成形的硬膜下积液。在大脑凸面、颞叶、视交叉或小脑扁桃体可能有额外的硬膜下积液和占位效应。Chen 及其同事用超声波描述了眼上静脉增大，血管血流速度增加，这两者在治疗成功后都恢复正常。垂体腺通常也是充血的。

在最严重的颅内压综合征病例中，整个的大脑向下下垂，伴有昏睡，如第 17 章所述，或伸展的 Galen 静脉和引起的静脉引流的损伤可能导致致命的间脑和中脑结构的肿胀（Savoiardo et al and Schievink）。

使用单向分流阀治疗脑积水可能伴有脑脊液压力过低的症状。已有文献提及这一综合征，以及接受脑积水治疗的狭缝脑室（slit ventricles）的患儿，和由脑移位引起的中脑综合征（见图 29-5）。通常阀门设置太低，调整后保持较高的压力是正确的。

这里还应该提到的是发生在颅部、鼻部，或脊柱手术后发生的脑脊液漏。这些都是怀疑在术后期，虽然确切的起源泄漏可能很难确定，但它们引起了一些最棘手的低颅压综合征，必须通过放射学和核素检查确定。根据我们的经验，几例这样的泄漏是间歇性的，从而增加了诊断的难度。

自发性低颅压的治疗方法与前面提到的腰椎穿刺后头痛的治疗方法相似。Kantor 和 Silberstein 指出，对有些对卧床休息、腹部黏合剂、补液、咖啡因、茶碱，以及糖皮质激素等保守治疗无效，腰硬膜外血液补片也无效的患者，颈部硬膜外血液补片可能有效。这应该由那些熟练使用补片并意识到脊髓受压风险的医生来实施。

特殊的脑膜和室管膜疾病

细菌侵入软膜 - 蛛网膜、脑脊液蛛网膜下腔、脑室和室管膜的影响见第 31 章，并总结在表 31-1。这里要说明的是，这些结构也可能与许多非感染性过程有关，有些是起源不明的。

由于脑室和蛛网膜下腔是连续的，人们会认为进入任何一部分的有害物质都会贯穿脑脊液通路。情况并非总是如此。较下部的脊神经根或脊髓本身可能与“脊髓蛛网膜炎”有关。类似的过程可能只影响视神经和视交叉，即视交叉性蛛网膜炎(opticochiasmatic arachnoiditis)(见下文)。即使在弥漫性脑脊膜反应的病例中，这些基底部或颈部结构的主要定位也可能是明显的，这可能是由于有毒物质的浓度不均匀所致。这些脑膜反应影响实质结构(大脑、脊髓和神经根)的机制尚不完全清楚。脑积水最明显的后遗症是脑脊液流动受阻；在这里，病因是单纯的纤维性脑脊液循环通道狭窄所致。另一种可能机制是神经根和脊髓的逐渐收缩，也就是这些结构的绞窄，但很难将血管因素从机械因素中分离出来。由于蛛网膜下腔的任何毒性物质或炎症反应都可通过魏尔啸 - 罗宾间隙(Virchow-Robin spaces)自由进入，从而到达大脑和脊髓的表面，可能随之发生直接的实质损伤。如同在感染过程中一样，视神经和脊髓的血管周围反应可能是一种损伤机制，在视神经和脊髓中，有髓纤维的长束紧靠软脑膜。

局灶性蛛网膜炎

局灶性蛛网膜炎(regional arachnoiditis)是指局限于腰骶神经根的蛛网膜炎，是在椎间盘破裂、脊髓造影和脊柱手术后发生的。通常会出现坐骨神经痛和腰部和下肢的慢性疼痛，但腿部的感觉运动和反射变化是可变的。MRI 显示神经根不规则地增强和蛛网膜增厚；脊髓造影可见造影剂的不连续的囊袋。这一疾病在第 10 章进一步讨论。

另一种形式的脊髓蛛网膜炎是一种罕见的但众所周知的，通常是特发性疾病，它的脊髓和神经根都包裹在增厚的软膜蛛网膜中，有时伴有蛛网膜 - 硬膜粘连。脊髓疾病也包括在这种疾病之中(见第 43 章)。虽然在过去有注入碘苯酯(pantopaque)脊髓造影和皮质类固醇(用于疼痛或多发性硬化)以及其他刺激物(特别是化学污染的脊髓麻醉剂)灌注后发生的病例，但其病因一直非常难以确定。我们的同事看到了 40 多例后一种类型的病例，现在已经很少见了，这可以追溯到麻醉药的安瓿被储存在洗涤剂消毒溶液中的时候，注入麻醉剂随后立即出现腰部疼痛和快速进展的腰骶神经根综合征(无反射性麻痹、腿部感觉缺失和括约肌麻痹)。在我们最近的经验中，有几个病例是在长时间的脊椎麻醉后，患者取卧位，通常用于矫形手术，但由此导致的脊髓病或马尾神经根病很难与麻醉的直接毒性作用分开。在蛛网膜下腔注射毒品促发的病例中，CSF 蛋白迅速升高，但 CSF 淋巴细胞增多却很少。在其他情况下，持续数日至数周的腰部疼痛是麻醉后唯一的反应，但在数月或数年后，会出现进行性脊髓病。这表现为脊髓蛛网膜炎与共济失调性轻截瘫和感觉障碍、脑积水，或视交叉蛛网膜炎的组合形式。需要指出的是，向蛛网膜下腔注入任何外源性制剂总是有一定的风险的。

视交叉蛛网膜炎

在神经梅毒(neurosyphilis)还是一个常见疾病的时期，神经科医生对视交叉蛛网膜炎(opticochiasmatic arachnoiditis)这一病症非常熟悉。它发生在多年的慢性梅毒性脑膜炎之后，有时与脊髓痨或脊膜脊髓炎同时发生。然而，总是有些非梅毒病感染的病例，其原因从未确定。视野缩小，通常为双侧的和不对称性(极少有盲点)，通常不知不觉地出现。病理上，视神经被包裹在增厚的、不透明的软膜 - 蛛网膜中。外观可见视神经萎缩。特发性病例很可能与多发性硬化混淆。

硬脑膜炎

硬脑膜炎(pachymeningitis)这一术语是指硬脑膜的慢性炎症性增厚。该术语有点令人困惑，因为在一定程度上软脑膜和蛛网膜可能同样参与了炎症性增厚，而且所有的三层膜都被紧密的纤维粘连捆绑在一起。这种类型的脑膜反应现在很少见，最初由 Charcot 和 Joffroy 描述。它主要发生在颈部，因此得名为肥厚性颈部硬脑膜炎（pachymeningitis cervicalis hypertrophica），被归因于梅毒。事实上，在某些情况下有硬膜的树胶肿增厚。颈神经根受累和脊髓受压可引起不同程度的轻截瘫，伴有神经根痛、感觉异常、感觉丧失，以及上肢肌萎缩等。在现代，类风湿关节炎（图 29-7）、结节病，以及慢性局部感染如真菌性、结核性（见第 32 章）已经是主要原因，但许多病例仍未得到解释。特发性肥厚性硬脑膜炎（idiopathic hypertrophic pachymeningitis）仍时有报道。Dumont 及其同事和 Jimenez-Caballero 及其同事对已发表的病例和两个个人研究案例进行了总结。

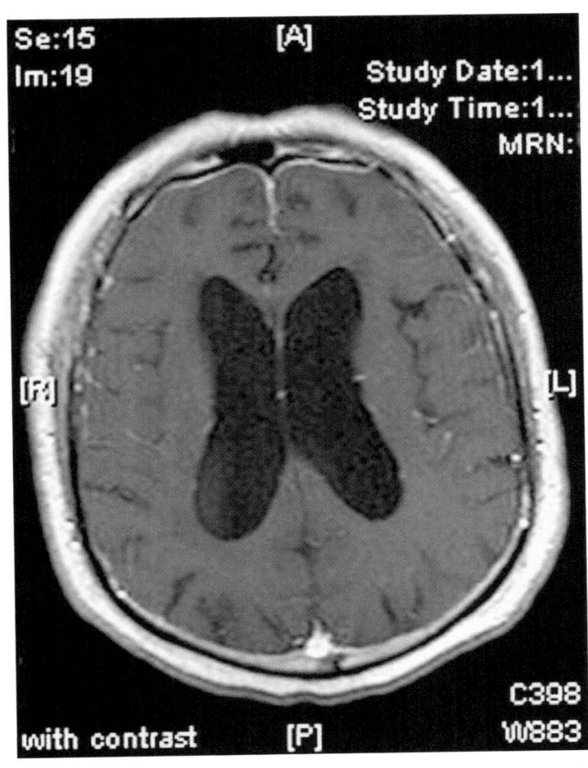

图 29-7　钆输注 MRI 显示，弥漫性类风湿性硬脑膜炎（pachymeningitis）的较大年龄的男性，伴有轻微的系统性疾病。他患有严重的头痛、脑积水和智力迟钝

据报道，一种与含有 IgG-4 受体的浆细胞增殖有关的疾病涉及硬脑膜炎。这一过程与类风湿肉芽肿浸润的表现相似，且对糖皮质激素有反应。除了在成像研究中硬脑膜的明显增厚和钆增强，其特征是血清和脑脊液中的 IgG 分数升高，以及脑膜组织被具有 IgG-4 标记物的均一的浆细胞浸润（在此情况下 CSF 中浆细胞不明显；它们在其他疾病也有发现，如李斯特菌脑膜炎和神经梅毒）。这一过程已知发生在如唾液腺、肺和肾脏等其他器官。根据 Lindstrom 及其同事报告的病理标本病例系列，它往往发生在男性四五十岁时。

硬膜下间隙和硬脑膜可以通过从蛛网膜的病理过程的延伸而参与，特别是在婴儿和儿童，他们的硬膜下水囊瘤（subdural hygromas）通常伴随于脑膜炎。构成硬脑膜的纤维结缔组织在黏多糖贮积症（mucopolysaccharidosis）的病程中也可能会有明显的增厚，尤其是在成纤维细胞参与的情况下。基底部的软膜 - 蛛网膜可能受到影响，导致阻塞性脑积水。以前的医学文献经常提到的梅毒性颅部脑硬膜炎，后来证明是硬膜下血肿的增厚的膜。硬脑膜和脑膜的新生血管反应和纤维化是由低 CSF 压力引起的，在 CT 增强扫描和 MRI 上表现与硬脑膜炎相同，本章前面已经讨论过。

脑膜表面铁沉积症

脑膜表面铁沉积症（superficial siderosis of the meninges）是脑膜被血液反复污染的结果（McDougal and Adams；Fishman，1993）。在我们的经验中，渗漏性血管畸形、先前的蛛网膜下腔出血或肿瘤是常见的原因，认识有些病例无法找到血液来源，而在这些病例中，头部创伤史是常见的。红细胞被吞噬，形成含铁血黄素，铁色素和铁蛋白逐渐释放到 CSF 中。因此，小脑、脊髓、海马和嗅球的表面被染成橙棕色。有毒的铁色素和铁蛋白通过软脑膜逐渐扩散到小脑、第八对脑神经和脊髓的表面部分，破坏神经细胞并刺激神经胶质反应。在铁染色的显微切片中，组织细胞 - 小胶质细胞含有铁和铁蛋白，在软膜下几毫米处可以看到铁颗粒附着在神经和神经胶质细胞上。

脑膜铁质沉积临床综合征主要是由进行性共济失调和神经性耳聋组成，有时还加上痉挛性轻截瘫，很少有精神损害，很可能由于脑积水所致。由于铁具有强顺磁性，MRI 很容易观察到含铁血黄素和铁质染的脑膜。所有的含铁组织在 T2 加权像呈现低信号。Koeppen 及其同事将听神经的易损性归因于，在获得成纤维细胞的神经束膜和神经外膜之前扩大的脑膜暴露。本病除了寻找脑膜出血的来源，以及防止进一步出血和治疗脑积水外，没有其他的治疗方法。Kumar 和 Fishman（1993）对表面铁质沉积病的问题做了有益的回顾。奇怪的是，全身性疾病，血色素沉着病(hemochromatosis)并不影响脑或脑膜。

眼软脑膜淀粉样变性

甲状腺素运载蛋白淀粉样变性(transthyretin amyloidosis)可以表现为淀粉样变性导致的软脑膜浸润(Blevins et al)。眼软脑膜淀粉样变性(oculoleptomeningeal amyloidosis)临床综合征包括痴呆、癫痫发作、卒中样发作、蛛网膜下腔出血、共济失调、脊髓病、耳聋、神经根病，以及眼淀粉样变，通常累及玻璃体。在MRI上可见软脑膜钆增强，CSF蛋白升高，其他方面无特殊表现。目前还没有经证实的治疗方法，但从理论上讲，肝移植可能是有效的。

(管宇宙　陈红媛　译　王维治　校)

参考文献

Adams RD, Fisher CM, Hakim S, et al: Symptomatic occult hydrocephalus with "normal" cerebrospinal fluid pressure: A treatable syndrome. *N Engl J Med* 273:117, 1965.

Aimard G, Vighetto A, Gabet JY, et al: Acetazolamide: An alternative to shunting in normal pressure hydrocephalus? Preliminary results. *Rev Neurol* 146:437, 1990.

Alperin N, Oliu CJ, Bagci AM, et al: Low-dose acetazolamide reverses periventricular white matter hyperintensities in iNPH. *Neurology* 82:1347, 2014.

Ames A, Sakanoue M, Endo S: Na, K, Ca, Mg and Cl concentrations in choroid plexus fluid and cisternal fluid compared with plasma ultrafiltrate. *J Neurophysiol* 27:672, 1964.

Arac A, Lee M, Steinberg GK, et al: Efficacy of endovascular stenting in dural venous sinus stenosis for the treatment of idiopathic intracranial hypotension. *Neurosurg Focus* 27:1, 2009.

Black PM: Idiopathic normal pressure hydrocephalus: Results of shunting in 62 patients. *J Neurosurg* 53:371, 1980.

Blevins G, Macauley R, Harder A, et al. Oculoleptomeningeal amyloidosis in a large kindred with a new transthyretin variant Tyr69His. *Neurology* 60:1625, 2003.

Børgesen SE, Gjerris F: The predictive value of conductance to outflow of CSF in normal pressure hydrocephalus. *Brain* 105:65, 1982.

Brazis PW: Clinical review: the surgical treatment of idiopathic pseudotumor cerebri. *Cephalalgia* 28:1361, 2008.

Bruce BB, Kedar S, Van Stavern GP, et al: Idiopathic intracranial hypertension in men. *Neurology* 72:304, 2009.

Burgett RA, Purvin VA, Kawasaki A: Lumboperitoneal shunting for pseudotumor cerebri. *Neurology* 49:734, 1997.

Carbaat P, Van Crevel H: Lumbar puncture headache: Controlled study on the preventive effect of 24 hours' bed rest. *Lancet* 2:1133, 1981.

Chen CC, Luo CL, Wang SJ, et al: Colour Doppler imaging for diagnosis of intracranial hypotension. *Lancet* 354:826, 1999.

Chesnut RM, Temkin N, Carney N, et al: A trial of intracranial-pressure monitoring in traumatic brain injury. *N Engl J Med* 367:2471, 2012.

Chutorian AM, Gold AP, Braun CW: Benign intracranial hypertension and Bell's palsy. *N Engl J Med* 296:1214, 1977.

Cinalli G, Sainte-Rose C, Simon I, et al: Sylvian aqueduct syndrome and global rostral midbrain dysfunction associated with shunt malfunction. *J Neurosurg* 90:227, 1999.

Clarke D, Bullock P, Hui T, Firth J: Benign intracranial hypertension: A cause of CSF rhinorrhea. *J Neurol Neurosurg Psychiatry* 57:847, 1994.

Cooper DJ, Rosenfeld JV, Murray L, et al: Decompressive craniectomy in diffuse traumatic brain injury. *New Engl J Med* 364:1493, 2011.

Corbett JJ, Mehta MP: Cerebrospinal fluid pressure in normal obese subjects and patients with pseudotumor cerebri. *Neurology* 33:1386, 1983.

Corbett JJ, Nerad JA, Tse DT, Anderson RL: Results of optic nerve sheath fenestration for pseudotumor cerebri. *Arch Ophthalmol* 106:1391, 1988.

Corbett JJ, Thompson HS: The rational management of idiopathic intracranial hypertension. *Arch Neurol* 46:1049, 1989.

Cutler RWP, Spertell RB: Cerebrospinal fluid: A selective review. *Ann Neurol* 11:1, 1982.

Dandy WE: Experimental hydrocephalus. *Ann Surg* 70:129, 1919.

Dandy WE, Blackfan KD: Internal hydrocephalus: An experimental, clinical, and pathological study. *Am J Dis Child* 8:406, 1914.

Davson H, Welch K, Segal MB: *Physiology and Pathophysiology of the Cerebrospinal Fluid*. New York, Churchill Livingstone, 1987.

Dennis M, Fritz CR, Netley CT, et al: The intelligence of hydrocephalic children. *Arch Neurol* 38:607, 1981.

Digre KB, Corbett JJ: Pseudotumor cerebri in men. *Arch Neurol* 45:866, 1988.

Donnet A, Metellus P, Levrier O, et al: Endovascular treatment of idiopathic intracranial hypertension. *Neurology* 70:641, 2008.

Dumont AS, Clark AW, Sevick RJ, Miles T: Idiopathic hypertrophic pachymeningitis: A report of two cases and review of the literature. *Can J Neurol Sci* 27:383, 2000.

Farb RI, Vanek I, Scott JN, et al: Idiopathic intracranial hypertension. The prevalence and morphology of sinovenous stenosis. *Neurology* 60:1418, 2003.

Fisayo A, Bruce BB, Newman NJ, Biousse V: Overdiagnosis of idiopathic intracranial hypertension. *Neurology* 86:341, 2016.

Fisher CM: Hydrocephalus as a cause of disturbances of gait in the elderly. *Neurology* 32:1358, 1982.

Fisher CM: Reversal of normal pressure hydrocephalus symptoms by subdural hematoma. *Can J Neurol Sci* 29:171, 2002.

Fishman RA: *Cerebrospinal Fluid in Diseases of the Nervous System*. 2nd ed. Philadelphia, Saunders, 1992.

Fishman RA: Superficial siderosis. *Ann Neurol* 34:635, 1993.

Fishman RA: The pathophysiology of pseudotumor cerebri: An unsolved puzzle (editorial). *Arch Neurol* 41:257, 1984.

Fishman RA, Dillon WP: Dural enhancement and cerebral displacement secondary to intracranial hypotension. *Neurology* 43:609, 1993.

Friedman DI, Liu GT, Digre KB: Revised diagnostic criteria for the pseudotumor cerebri syndrome in adults. *Neurology* 81:1159, 2013.

Gilles FH, Davidson RI: Communicating hydrocephalus associated with deficient dysplastic parasagittal arachnoid granulations. *J Neurosurg* 35:421, 1971.

Greer M: Benign intracranial hypertension. In: Vinken PJ, Bruyn GW (eds): *Handbook of Clinical Neurology*. Vol 16. Amsterdam, North-Holland, 1974, pp 150–166.

Hakim S, Adams RD: The special clinical problem of symptomatic hydrocephalus with normal cerebrospinal fluid pressure. *J Neurol Sci* 2:307, 1965.

Halperin JJ, Kurlan R, Schwalb JM, et al: Practice guideline: Idiopathic normal pressure hydrocephalus: Response to shunting and predictors of response: Report of the Guideline Development, Dissemination, and Implementation Subcommittee of the American Academy of Neurology. *Neurology* 85:2063, 2015.

Higgins JNP, Cousings C, Owler BK, et al: Idiopathic intracranial hypertension: 12 cases treated by venous sinus stenting. *J Neurol Neurosurg Psychiatry* 74:1662, 2003.

Huh JW, Boswinkel J, Ruppe MD, et al: Reference range for cerebrospinal fluid opening pressure in children. *N Engl J Med* 363:891, 2010.

Huna-Baron R, Kupersmith MJ: Idiopathic intracranial hypertension in pregnancy. *J Neurol* 249:1078, 2002.

Hussey F, Schanzer B, Katzman R: A simple constant-infusion manometric test for measurement of CSF absorption: II. Clinical studies. *Neurology* 20:665, 1970.

Hutchinson P, Kolias A, Timofeev I, et al: Trial of Decompressive Craniectomy for Traumatic Intracranial Hypertension. *New Engl J Med* 375:1119,2016.

Jacobson DM, Berg R, Wall M, et al: Serum vitamin A concentration is elevated in idiopathic intracranial hypertension. *Neurology* 53:1114, 1999.

Jaraj D1, Rabiei K, Marlow , et al: Prevalence of idiopathic normal-pressure hydrocephalus. *Neurology* 82:1449, 2014.

Jimenez-Caballero PE, Deamontopoulos Fernandez J, Camacho-Castaneda I: Hypertrophic cranial and spinal pachymeningitis: A description of four cases and a review of the literature. *Rev Neurol* 43:470, 2006.

Johnston I, Paterson A: Benign intracranial hypertension. *Brain* 97:289, 301, 1974.

Kahlon B, Sjunnesson J, Rehncrona S, et al: Long-term outcome in patients with suspected normal pressure hydrocephalus. Neurosurgery 60:327, 2007.

Kantor D, Silberstein SD: Cervical epidural blood patch for low CSF pressure headaches. *Neurology* 65:1138, 2005.

Karahalios DG, Rekate HL, Khayata MH, Apostolides PJ: Elevated intracranial venous pressure as a universal mechanism in pseudotumor cerebri of varying etiologies. *Neurology* 46:198, 1996.

Katzman R, Hussey F: A simple constant-infusion manometric test for measurement of CSF absorption: I. Rationale and method. *Neurology* 20:534, 1970.

King JO, Mitchell PJ, Thomson KR, Tress BM: Manometry combined with cervical puncture in idiopathic intracranial hypertension. *Neurology* 58:26, 2002.

Koeppen AH, Dickson AC, Chu RC, Thach RE: The pathogenesis of superficial siderosis of the nervous system. *Ann Neurol* 34:646, 1993.

Kumar N: Superficial siderosis: Associations and therapeutic implications. *Arch Neurol* 64:491, 2007.

Leach IL, Jones BV, Tomsick TA, et al: Normal appearance of arachnoid granulations on contrast enhanced CT and MRI of the brain: Differentiation from dural sinus disease. *AJNR Am J Neuroradiol* 17:1523, 1996.

Leech RW, Brumback RA: *Hydrocephalus: Current Clinical Concepts*. St. Louis, MO, Mosby-Year Book, 1990, pp 86–90.

Lessell S, Rosman P: Permanent visual impairment in childhood pseudotumor cerebri. *Arch Neurol* 43:801, 1986.

Lindstrom KM, Cousar JB, Lopes MB: IgG4-related meningeal disease: Clinico-pathologic features and proposal for diagnostic criteria. *Acta Neuropathol* 120:765, 2010.

Lundberg N: Continuous recording and control of ventricular fluid pressure in neurosurgical practice. *Acta Psychiatr Scand* 36(Suppl 149):1, 1960.

Mann JD, Johnson RN, Butler AB, Bass NH: Impairment of cerebrospinal fluid circulatory dynamics in pseudotumor cerebri and response to steroid treatment. *Neurology* 29:550, 1979.

McDougal WB, Adams RD: The neurological changes in hemochromatosis. *Trans Am Neuropathol Soc* 9:117, 1950.

Meese W, Kluge W, Grumme T, Hopfenmuller W: CT evaluation of the CSF spaces in healthy persons. *Neuroradiology* 19:131, 1980.

Merritt HH, Fremont-Smith F: *The Cerebrospinal Fluid*. Philadelphia, Saunders, 1937.

Mestrezat W: *Le liquide cephalo-rachidien normal et pathologique*. Paris, Maloine, 1912.

Miyazaki T, Chiba A, Nishina H, et al: Upper cervical myelopathy associated with low CSF pressure: A complication of ventriculoperitoneal shunt. *Neurology* 50:1864, 1998.

Miyazawa K, Shiga Y, Hasegawa T, et al: CSF hypovolemia vs intracranial hypotension in "spontaneous intracranial hypotension syndrome." *Neurology* 60:941, 2003.

Mokri B, Hunter SF, Atkinson JL, Piepgras DG: Orthostatic he adaches caused by CSF leak but with normal CSF pressures. *Neurology* 51:786, 1998.

Mokri B, Parisi JE, Scheithauer BW, et al: Meningeal biopsy in intracranial hypotension: Meningeal enhancement on MRI. *Neurology* 45:1801, 1995.

Panullo SC, Reich JB, Krol G, et al: MRI changes in intracranial hypotension. *Neurology* 43:919, 1993.

Pappenheimer JR, Heisey SR, Jordan EF, Downer J: Perfusion of the cerebral ventricular system in unanesthetized goats. *Am J Physiol* 203:763, 1962.

Parpaley Y, Urbach H, Kovacs A, et al: Pseudohypoxic brain swelling (postoperative intracranial hypotension-associated venous congestion) after spinal surgery: Report of 2 cases. *Neurosurgery* 68:E277, 2011.

Pleasure SJH, Abosch A, Friedman, et al: Spontaneous intracranial hypotension resulting in stupor caused by diencephalic compression. *Neurology* 50:1854, 1998.

Quincke H: Die Lumbarpunktion des Hydrocephalus. *Klin Wochenschr* 28:929, 965, 1891.

Racette BA, Esper GJ, Antenor J, et al: Pathophysiology of parkinsonism due to hydrocephalus. *J Neurol Neurosurg Psychiatry* 75:1617, 2004.

Radhakrishnan K, Ahlskog JE, Garrity JA, Kurland LT: Idiopathic intracranial hypertension. *Mayo Clin Proc* 69:169, 1994.

Raichle ME, Grubb RL, Phelps ME, et al: Cerebral hemodynamics and metabolism in pseudotumor cerebri. *Ann Neurol* 4:104, 1978.

Ropper AH, Marmarou A: Mechanism of pseudotumor in Guillain-Barré syndrome. *Arch Neurol* 41:259, 1984.

Rosman NP, Shands KN: Hydrocephalus caused by increased intracranial venous pressure: A clinicopathological study. *Ann Neurol* 3:445, 1978.

Rosner MJ, Becker DP: Origin and evolution of plateau waves. *J Neurosurg* 60:312, 1984.

Russell DS: *Observations on the Pathology of Hydrocephalus*. London, His Majesty's Stationery Office, 1949.

Safa-Tisseront V, Thromann F, Malassine P, et al: Effectiveness of epidural blood patch in the management of postdural puncture headache. *Anesthesiology* 95:2, 2001.

Sahs A, Joynt RJ: Brain swelling of unknown cause. *Neurology* 6:791, 1956.

Samuels MA, Gonzolez RG, Yim AY, Stemmer-Rachaminov A: Cabot Case 34-2007: A 77-year-old man with ear pain, difficulty speaking, and altered mental status. *N Engl J Med* 357:1957, 2007.

Sankey EW, Jusué-Torres I, Elder BD, Goodwin CR, et al: Functional gait outcomes for idiopathic normal pressure hydrocephalus after primary endoscopic third ventriculostomy. *J Clin Neurosci* 22:1303, 2015.

Saper CB: The emperor has no clothes (editorial). *Ann Neurol* 79:165, 2016.

Savoiardo M, Minati L, Farina L, et al: Spontaneous intracranial hypotension with deep brain swelling. *Brain* 130:1884, 2007.

Schievink WI: Spontaneous spinal cerebrospinal fluid leaks and intracranial hypotension. *JAMA* 295:2286, 2006.

Schievink WI, Meyer FB, Atkinson JL, Mokri B: Spontaneous spinal cerebrospinal fluid leaks and intracranial hypotension. *J Neurosurg* 84:598, 1996.

Seckl J, Lightman S: Cerebrospinal fluid neurohypophysial peptides in benign intracranial hypertension. *J Neurol Neurosurg Psychiatry* 51:1538, 1988.

Shaw R, Everingham E, Mahant N, et al: Clinical outcomes in the surgical treatment of idiopathic normal pressure hydrocephalus. *J Clin Neurosci* 29:81, 2016.

Shinnar S, Gammon K, Bergman EW Jr, et al: Management of hydrocephalus in infancy: Use of acetazolamide and furosemide to avoid cerebrospinal fluid shunts. *J Pediatr* 107:31, 1985.

Silverberg GD, Levinthal E, Sullivan EV, et al: Assessment of low-flow CSF drainage as a treatment for AD: Results of a randomized pilot study. *Neurology* 59:1139, 2002.

Sugerman HJ, Demaria EJ, Sismanins A: Gastric surgery for pseudotumor cerebri associated with obesity. *Ann Surg* 229:634, 1999.

Sugerman HJ, Felton WL, Salvant JB, et al: Effects of surgically induced weight loss on idiopathic intracranial hypertension in morbid obesity. *Neurology* 45:1655, 1995.

Symonds CP: Otitic hydrocephalus. *Brain* 54:55, 1931.

Tripathi BS, Tripathi RC: Vacuolar transcellular channels as a drainage pathway for CSF. *J Physiol* 239:195, 1974.

Walchenbach R, Geiger E, Thomeer RJ, et al: The value of temporary external lumbar CSF drainage in predicting the outcome of shunting on normal pressure hydrocephalus. *J Neurol Neurosurg Psychiatry* 72:503, 2002.

Walker RWH: Idiopathic intracranial hypertension: Any light on the mechanism of raised pressure? *J Neurol Neurosurg Psychiatry* 71:1, 2001.

Wall M, George D: Visual loss in pseudotumor cerebri. *Arch Neurol* 44:170, 1987.

Weed LH: Certain anatomical and physiological aspects of the meninges and cerebrospinal fluid. *Brain* 58:383, 1935.

Wicklund MR, Mokri B, Drubach DA, et al: Frontotemporal brain sagging syndrome. An SIH-like presentation mimicking FTD. *Neurology* 76:1377, 2011.

Zeidler M, Dorman PJ, Furguson IT, Bateman DE: Parkinsonism associated with obstructive hydrocephalus due to idiopathic aqueductal stenosis. *J Neurol Neurosurg Psychiatry* 64:657, 1998.

第 30 章

颅内肿瘤和副肿瘤性疾病

中枢神经系统肿瘤是神经医学中非常重要的一章。它们的重要性来自它们极大的多样性，由于肿瘤的大小、部位和侵袭性特征引起许多神经症状，对其所在组织的破坏和移位，肿瘤引起的颅内压（ICP）增高，以及最重要的，是它们的致死率。由于麻醉学、立体定向和显微神经外科技术、精确聚焦放射治疗的进步，以及新的化疗药物的使用，脑肿瘤治疗的性质正在发生变化。此外，我们对脑肿瘤遗传方面的认识正在发生巨大的变化，这为新的治疗方法提供了前景。

对临床医生来说，几个概括为理解中枢神经系统肿瘤构建了一个有用的框架。首先，许多类型的原发性和继发性肿瘤，发生在颅腔内和椎管内的，但某些类型的肿瘤比其他类型更为常见，且更容易发生在特定的年龄组。例如，在成人中，继发性转移瘤比原发性脑肿瘤更常见，而在儿童中则相反。此外，某些癌症（乳腺癌、肺癌、黑色素瘤、肾细胞癌）有发生中枢神经系统转移的倾向，而其他许多癌症则很少转移至 CNS。其次，一些原发性颅内和椎管肿瘤，例如颅咽管瘤、脑膜瘤和神经鞘瘤具有在颅腔的特定部位生长的倾向，从而产生特征性的神经综合征。再次，免疫抑制状态的存在，如艾滋病或癌症化疗，特殊的遗传性疾病如神经纤维瘤病，以及暴露于辐射等都易于发生神经系统的肿瘤。最后，肿瘤的生长速度和侵袭性都各不相同。一些肿瘤如胶质母细胞瘤是高度恶性、侵袭性的，以及快速进展的；而另一些肿瘤如脑膜瘤，通常为良性的、缓慢进展的，以及压迫性的。这些不同的性质具有实质性的临床意义，经常提供缓慢或快速发展的临床状态的解释，以及潜在的手术治疗可能和预后。

此外，一种特殊类型的疾病是由于自身抗体的产生而引起的，这种抗体是由系统性的、非神经肿瘤所产生的，这些抗体以大脑和脊髓神经元为靶点。这些被称为副肿瘤性的远端效应，通常构成潜在肿瘤的最初或唯一的临床表现。除此之外，治疗系统性癌症还会对神经系统产生许多直接和间接的影响。

关于脑肿瘤和癌症对神经系统影响的综合参考文献是 Kaye 和 Laws 编辑的文本，还有一个是 DeAngelis 和 Posner 编辑的文本。

中枢神经系统肿瘤的发病率及其类型

目前，美国每年估计有 60 万人死于癌症。其中，死于原发性脑部肿瘤的患者数量相对较少（约 2 万，其中一半是恶性神经胶质瘤），但另有大约 13 万患者在死亡时大脑受到转移的影响。因此，大约有 25% 的癌症患者的大脑或其覆盖物在病程中的某个时间会被肿瘤累及。在成年人颅内疾病的死因中，肿瘤的发生率仅次于卒中，而在儿童中，原发性脑肿瘤是最常见的实体瘤，占所有儿童期肿瘤的 22%，发生率仅次于白血病。从另一个角度看，在美国，每年涉及大脑的所有肿瘤的发病率是 46/10 万，原发性脑肿瘤的发病率是 15/10 万。在某种程度上，与过去的年代相比，目前脑肿瘤的高发病率很可能是由于颅脑成像的可用性和高应用率的结果。

颅内肿瘤的类型很难得到准确的统计，因为这些数据大多来自有专业化癌症和神经外科中心的大学医院。几十年前的一个观点来自 Posner 和 Chernik 的数据，从此可推断继发性脑肿瘤的数量显著超过原发性脑肿瘤。在市级医院的尸检统计中，这里会有更多病例的自然选择，转移性肿瘤的数据差异很大，从 20% 到 42% 不等（Rubinstein，1972）。即使这些估计也可能低估了发病率，特别是转移性疾病的发病率。

表 30-1 中的数据来自美国全国脑肿瘤登记中心（Central Brain Tumor Registry of the United States，CBTRUS），对于所有中枢神经系统肿瘤是具有当今时代的代表性，再次提醒我们转移性肿瘤比原发性脑肿瘤数量多。在大多数系列中，最常见的颅内肿瘤是脑膜瘤，但它只占死亡的很小一部分。在频率上紧随其后的是垂体瘤，这是一种特殊情况，不属于真正的脑肿瘤，除了它们都是在颅内。然而，最严重的原发性脑肿瘤是胶质细胞起源的，即胶质细胞瘤，包括星形细胞瘤（它发生在几个等级的恶性肿瘤中）、少突胶质细胞瘤、室管膜瘤（它可能同时具有胶质细胞和上皮细胞的特性），以及一些较罕见的类型。其他脑肿瘤起源于淋巴细胞（中枢神经系统淋巴瘤），或起源于神经元前体细胞（神经母细胞瘤、髓母细胞瘤），生殖细胞（生殖细胞瘤、颅咽管瘤、畸胎瘤）。值得注意的是，在所有已发表的系列中，某些肿瘤诸如儿童期的髓母细胞瘤发病率高。

表 30-1　原发性脑和中枢神经系统肿瘤的发病率，CBTRUS 研究获取的统计报告数据，2008~2012（N = 356 858）

肿瘤种类	百分比（%）
脑膜瘤	36
垂体瘤	15.5
胶质瘤[a]（全部）	23.5
多形性胶质母细胞瘤	15
星形胶质细胞瘤	5.7
室管膜瘤	1.9
少突胶质细胞瘤	1.6
神经鞘瘤（施万细胞瘤）	8
颅咽管瘤，皮样，表皮样，畸胎瘤	4
淋巴瘤	2
混杂的（松果体瘤、脊索瘤、肉芽肿瘤、淋巴瘤）[b]	11.7

CBTRUS，美国全国脑肿瘤登记中心。

[a] 儿童的脑肿瘤发病比例与成人不同。髓母细胞瘤在儿童更为常见，70% 的儿童胶质瘤发生在幕下，70% 的成人胶质瘤发生在幕上。颅咽管瘤也主要发生在较年轻的年龄组。

[b] 当收集这些系列病例时，淋巴瘤的发病率可忽略不计，但自那以后淋巴瘤的发病率显著增加（见正文）。

自 1977 年本书第一版以来最主要的变化之一是原发性中枢神经系统淋巴瘤发病率的增加。在当时，这种以前被称为网状细胞肉瘤的肿瘤的发病率是微不足道的。在过去的 40 年里，我们医院的病例数量增加了两倍多；在专门的医疗中心，如纪念斯隆 - 凯特琳癌症中心（Memorial Sloan-Kettering Cancer Center），这一增长更为显著（DeAngelis）。现在，原发性 CNS 淋巴瘤占所有脑肿瘤的 2%~3% 以上，在收治大量艾滋病患者的机构中比例甚至更高。然而，这种增加只是部分地归因于免疫抑制个体，特别是艾滋病患者的增加，因为即使在免疫功能正常的人群中，这种肿瘤的发病率似乎也在增加。

神经系统肿瘤的分类和分级

颅内肿瘤的分类和分级系统多种多样，而且常常使神经科医生感到困惑，部分原因是在较老的（组织学的）和较新的（遗传学的）系统中，存在分类系统与预测系统之间的相互交联。直到最近，分类都是基于推测的肿瘤的细胞来源，而分级系统被认为是对生长速度和临床行为的估计，但两者通常是一致的。在过去，被广泛使用和被文献引用的是 Daumas-Duport 及其同事的数值分级系统（也称为 St. Anne-Mayo 系统）和 Ringertz 的三层分级系统（与临床生存关系最密切）。尽管有不同的分类系统，但很明显，用额外的分子学方法对肿瘤进行分类有实际的和预后的作用，可以预测转归和治疗反应（见下文）。

世界卫生组织（WHO）最新的肿瘤分类（2016 年第五次修订版）与之前的分类体系有所不同，因为它在很大程度上依赖于肿瘤的遗传特征。表 30-2 显示了 WHO 分级系统的主要特征，使用Ⅰ～Ⅳ标记表示肿瘤的分级和推测的生物学行为，包括组织学肿瘤类型和主要遗传特征。关于这一系统的讨论可见 Louis 及其同事的文章（2016）。下面讨论了每一种主要的肿瘤类型，但如果没有别的，表 30-2 显示了发生在脑内的及其周围的各种肿瘤。神经胶质瘤是这个系统的基础，它的遗传特征的更多细节也可以在后面的“神经胶质瘤”部分中找到。

星形细胞瘤（*astrocytic tumors*）是神经胶质瘤最常见的形式，传统上一直被细分为弥漫型的高分化星形细胞瘤（Ⅱ级）、间变性星形细胞瘤（Ⅲ级）以及胶质母细胞瘤（多形性胶质母细胞瘤，或“GBM”，Ⅳ级）。这些组织学分级代表其生长潜能谱（核异型性、细胞结构、核分裂象和血管增殖程度等）以及预后。在传统的神经病理学术语中，胶质母细胞瘤（glioblastoma）在很大程度上是以坏死和非神经成分的间变如血管增生为特征的，其与间变性星形细胞瘤的区别不仅在于两者的组织学特征不同，而

表 30-2 WHO 中枢神经系统肿瘤分级

肿瘤类型和遗传学特征	分级
弥漫型星形细胞和少突胶质细胞肿瘤	
弥漫型星形细胞瘤（IDH- 突变型）	Ⅱ
间变性星形细胞瘤（IDH- 突变型）	Ⅲ
胶质母细胞瘤（IDH- 野生型）	Ⅳ
胶质母细胞瘤（IDH- 突变型）	Ⅳ
少突胶质细胞瘤（IDH- 突变型和 1p/19q 共敲除型）	Ⅱ
间变性少突胶质细胞瘤（IDH- 突变型和 1p/19q 共敲除型）	Ⅲ
毛细胞型星形细胞瘤	Ⅰ
室管膜肿瘤	
室管膜下瘤（结节性硬化）	Ⅰ
黏液乳头型室管膜瘤（脊髓）	Ⅰ
室管膜瘤	Ⅱ
室管膜瘤（RELA 融合基因阳性）	Ⅱ或Ⅲ
神经元和混合型神经元 - 胶质瘤	
胚胎发育不良型神经上皮肿瘤	Ⅰ
节细胞瘤	Ⅰ
神经节瘤	Ⅰ
小脑发育不良性神经节细胞瘤（Lhermitte-Duclos 病）	Ⅰ
松果体区肿瘤	
松果体细胞瘤	Ⅰ
松果体实质瘤	Ⅱ或Ⅲ
松果体母细胞瘤	Ⅳ
乳头状松果体瘤	Ⅱ或Ⅲ
胚胎性肿瘤	
髓母细胞瘤	Ⅳ
中枢神经系统胚胎性肿瘤，全部类型	Ⅳ
脑神经和脊神经肿瘤	
神经鞘瘤	Ⅰ
神经纤维瘤	Ⅰ
恶性外周神经鞘肿瘤	Ⅱ，Ⅲ，或Ⅳ
脑膜瘤	
脑膜瘤	Ⅰ
非典型脑膜瘤	Ⅱ
间变性（恶性）脑膜瘤	Ⅲ
鞍区肿瘤	
颅咽管瘤	Ⅰ
颗粒细胞瘤	Ⅰ
垂体细胞瘤	Ⅰ

注：级别越高表明肿瘤恶性度越高或侵袭性行为越强，通常预后越差。

来源：根据 2016 年 WHO 标准，改编自美国全国脑肿瘤登记中心，1995-1999。

且在于它们比星形细胞瘤发病的年龄更晚和病程更短。星形细胞瘤Ⅰ级是一组相对良性的肿瘤，包括毛细胞型星形细胞瘤（pilocytic astrocytomas）（分化良好的肿瘤，主要发生在儿童和年轻人）、多形性黄色星形细胞瘤（pleomorphic xanthoastrocytoma）（充满脂质细胞），以及室管膜下巨细胞星形细胞瘤（subependymal giant cell astrocytoma）（与结节性硬化相关）。星形细胞瘤Ⅰ级与其他级别胶质瘤的区分是因为它们不同的生长模式、病理特征和较好的预后。

少突胶质细胞瘤（*oligodendroglioma*）是不同于星形细胞瘤的另一类独特的胶质瘤类型。有结合两者的混合型，这意味着治疗和预后。此外，恶性星形细胞瘤的病理标准并不适用于少突胶质细胞瘤，原因会进一步阐述。它们再被分为纯少突胶质细胞成分和星形胶质细胞与少突胶质细胞混合成分。

然而，正如前面所强调的，我们将在后面更详细地讨论，现代分类不仅取决于这些肿瘤的组织病理学特征，也很大程度上取决于它们的基因构成。在某种程度上，初步的研究数据表明，治疗反应和潜在的预后可能与肿瘤的分子特征更有关联，而不是与肿瘤的外观。尤其是 p53、1p/19q 基因共缺失，IDH1、TERT 和其他几个基因中获得性体细胞突变的存在，导致了脑肿瘤的重新分类，特别是那些同时具有星形细胞系和少突胶质细胞瘤遗传元素的脑肿瘤。

室管膜瘤（*ependymomas*）被进一步分为细胞型、黏液乳头型、透明细胞型和混合型等，间变性室管膜瘤和室管膜下室管膜瘤（subependymoma）也是不同的状态。

脑膜瘤（*meningiomas*）根据其细胞结构和遗传学起源被分为几类，总结于表 30-3。松果体肿瘤包括生殖细胞肿瘤、罕见的松果体细胞瘤和松果体母细胞瘤，在早期的分类中不包括。髓母细胞瘤（*medulloblastoma*）已与其他推测源自神经外胚层的肿瘤，即神经母细胞瘤、视网膜母细胞瘤、神经上皮瘤，以及室管膜母细胞瘤等重新分类。来自脉络膜丛的肿瘤可分为几类，松果体瘤包括乳头状瘤和松果体细胞瘤，但松果体也可发生转移癌（表 30-3）。

单独分类的还有颅内中线结构的生殖细胞肿瘤，如生殖细胞瘤、畸胎瘤、绒毛膜癌，以及一组神经节瘤和神经上皮肿瘤。另一组混杂的类别包括中枢神经系统淋巴瘤、血管母细胞瘤、脊索瘤和血管外皮细胞瘤。

表 30-3 WHO 脑肿瘤的主要分类

Ⅰ. 星形细胞肿瘤

A. 非侵袭性：毛细胞型星形细胞瘤、室管膜下巨细胞星形细胞瘤、多形性黄色星形细胞瘤（Ⅰ级）

B. 弥漫型星形细胞瘤（Ⅱ级）

C. 间变性星形细胞瘤（Ⅲ级）

D. 多形性胶质母细胞瘤（Ⅳ级）

Ⅱ. 少突胶质细胞肿瘤

A. 少突胶质细胞瘤（Ⅱ级）

B. 间变性（恶性）少突胶质细胞瘤（Ⅲ级）

Ⅲ. 室管膜细胞肿瘤

A. 室管膜瘤（Ⅱ级）

B. 间变性室管膜瘤（Ⅲ级）

C. 黏液乳头型室管膜瘤

D. 室管膜下瘤（Ⅰ级）

Ⅳ. 混合型胶质瘤

A. 混合型少突星形细胞瘤（Ⅱ级）

B. 间变性（恶性）少突星形细胞瘤（Ⅲ级）

C. 其他（如室管膜星形细胞瘤）

Ⅴ. 起源不定的神经上皮肿瘤

A. 极性胶质母细胞瘤（Ⅳ级）

B. 星形母细胞瘤（Ⅳ级）

Ⅵ. 脉络丛肿瘤

Ⅶ. 神经元和混合型神经元 - 胶质瘤

A. 节细胞瘤

B. 小脑发育不良性神经节细胞瘤（Lhermitte-Duclos）

C. 神经节瘤

D. 间变性（恶性）节细胞胶质瘤

E. 婴儿促纤维增生型节细胞胶质瘤

F. 中枢神经细胞瘤

G. 嗅神经母细胞瘤（异细胞瘤）

Ⅷ. 松果体实质肿瘤

A. 松果体细胞瘤

B. 松果体母细胞瘤

C. 混合型松果体细胞瘤 / 松果体母细胞瘤

Ⅸ. 神经母细胞或胶质母细胞成分的肿瘤（胚胎性肿瘤）

A. 多向分化潜能的原始神经外胚层肿瘤

1. 髓母细胞瘤

2. 大脑原始神经外胚层肿瘤

B. 神经母细胞瘤

C. 视网膜母细胞瘤

D. 室管膜母细胞瘤

其他中枢神经系统肿瘤

Ⅰ. 鞍区肿瘤

A. 垂体腺瘤

B. 垂体腺癌

C. 颅咽管瘤

Ⅱ. 造血系统肿瘤

A. 原发性恶性淋巴瘤

B. 浆细胞瘤

C. 粒细胞肉瘤

Ⅲ. 生殖细胞肿瘤

A. 生殖细胞瘤

B. 胚胎癌

C. 卵黄囊瘤（内胚窦瘤）

D. 绒毛膜癌

E. 畸胎瘤

F. 混合性生殖细胞肿瘤

Ⅳ. 脑膜肿瘤

A. 脑膜瘤

B. 非典型脑膜瘤

C. 间变性（恶性）脑膜瘤

Ⅴ. 脑膜的非脑膜上皮细胞肿瘤

A. 良性间叶肿瘤包括脂肪瘤

B. 恶性间叶肿瘤包括血管周细胞瘤

C. 原发性黑色素细胞病变

D. 造血系统肿瘤 - 恶性淋巴瘤

E. 组织来源不明的肿瘤

血管母细胞瘤（毛细血管性血管母细胞瘤）

Ⅵ. 脑神经和脊神经肿瘤

A. 神经鞘瘤（神经束瘤）

B. 神经纤维瘤

C. 恶性外周神经鞘肿瘤（恶性神经鞘瘤）

Ⅶ. 区域性肿瘤的局部延伸

A. 副神经节瘤（化学感受器瘤）

B. 脊索瘤

C. 软骨瘤

D. 软骨肉瘤

E. 癌

Ⅷ. 转移性肿瘤

Ⅸ. 囊肿和肿瘤样病变

A. Rathke 囊肿

B. 表皮样

C. 皮样

D. 第三脑室胶样囊肿

E. 下丘脑神经元错构瘤

脑神经和周围神经肿瘤分为三种主要类型：神经鞘瘤、神经纤维瘤和神经纤维肉瘤。该类肿瘤大多数是散发的，但神经纤维瘤在神经纤维瘤病中是特别重要的。

神经系统肿瘤生物学

考虑到这一问题，首先要解决的问题之一是肿瘤的定义。众所周知，许多病变在临床表现和组织学外观上可能模仿脑肿瘤，但实际上是发育性的错构瘤，而不是真正的肿瘤。错构瘤(hamartoma)是一种"以发育不良为基础的肿瘤样构造"(Russell)，它在宿主的一生中几乎不发生任何变化。结节性硬化症和 von Recklinghausen 神经纤维瘤病都会发现错构瘤和肿瘤，这很好地解释了很难将其与真正的肿瘤区别开来，真正肿瘤的组成细胞的增殖不受限制。类似地，在一些占位性病变中，如某些小脑星形细胞瘤、脑桥和视神经的双极星形细胞瘤、von Hippel-Lindau 小脑囊肿，以及松果体畸胎瘤等，明确区分肿瘤和错构瘤通常是不可能的。

对脑肿瘤发病机制的理解已经有了很大进步。约翰内斯·穆勒(Johannes Müller，1838)在他的《肿瘤的结构和功能》(*Structure and Function of Neoplasms*)的图谱中首次阐述了肿瘤可能起源于发育过程中留在大脑中的胚胎细胞这一吸引人的观点。1878 年，科恩海姆(Cohnheim)详细地阐述了这一观点，并假设肿瘤的来源是胚胎原基异常。里伯特(Ribbert)在 1904 年扩展了这一假设，假设这些干细胞的分化可能有利于胚细胞瘤的生长，这个观点现在又被重新提出。

多年来，对原发性中枢神经系统肿瘤发病机制的思考，始终以贝利(Bailey)和库欣(Cushing)的组织发生学理论为主导，该理论基于对神经和胶质细胞胚胎学的假设。虽然这一理论已不被大家所认同，但 Bailey 和 Cushing 附加母细胞瘤(blastoma)的后缀来表示所有由原始样细胞组成的肿瘤，如胶质母细胞瘤(glioblastoma)和髓母细胞瘤，一个重要的理论是，大多数肿瘤是由成熟的成体细胞的肿瘤转化(去分化)引起的。正常的星形胶质细胞、少突胶质细胞、小胶质细胞或室管膜细胞转化为肿瘤细胞，当它增殖时，子细胞发生各种间变，随着恶性程度的增加而更明显。(间变指的是较原始的未分化状态的细胞组成。)

事实上，主要类型的脑肿瘤的起源细胞还没有明确地确定，或者，在许多情况下它们似乎来自存留在大脑中的多能干细胞，这一概念在 Bailey 的时代并不为人所知。如果情况确实如此，那么起源细胞和肿瘤细胞的明显去分化可能不是脑肿瘤的基本属性。

年龄的因素在脑肿瘤的生物学中起着核心的作用。髓母细胞瘤、视神经胶质瘤和松果体瘤主要发生在 20 岁之前，脑膜瘤和胶质母细胞瘤最常见于 50 多岁。一些突变，有些是体细胞突变，有些是遗传突变，是某些肿瘤发生的基础，特别是视网膜母细胞瘤、神经纤维瘤和血管母细胞瘤等。与神经纤维瘤病、结节性硬化症和 von Hippel-Lindau 小脑血管母细胞瘤相关的神经胶质瘤是种系决定因子的最好例证。多发性内分泌肿瘤和多发性错构瘤的罕见的家族性疾病分别与垂体前叶肿瘤和脑膜瘤的发病率增加有关。胶质母细胞瘤和大脑星形细胞瘤也偶见于一个家系内多个成员发病的报告，到目前为止只有 POT1 一个例外(Bainbridge et al)；对这些家系的研究，尚未揭示可识别的遗传因素的作用机制。

虽然只有间接证据表明，病毒与神经系统的某些原发肿瘤有关，但从人乳头状瘤病毒、乙型肝炎病毒、Epstein-Barr 病毒，以及人类嗜 T- 淋巴细胞病毒研究中获得的流行病学和实验数据表明，它们可能参与或作为某些人类癌症的危险因素。例如，Epstein-Barr 病毒(EBV)的基因被整合到许多大脑淋巴瘤的 DNA 中。在转基因小鼠中，某些病毒能够诱发嗅神经母细胞瘤和神经纤维瘤。这些病毒每一种都拥有少量的基因被整合到神经系统的细胞组成部分中(通常是分裂细胞，如星形胶质细胞、少突胶质细胞、室管膜细胞、内皮细胞或淋巴细胞等)。病毒被认为可以迫使细胞从其正常活动进入不受限制的复制周期。由于病毒这种转化细胞基因组的能力，病毒产物被称为癌基因(oncogene)；这样的癌基因能够使受刺激的细胞永生，也就是说，形成肿瘤。癌基因也存在于正常的细胞中，可能包含突变，或可被细胞和环境(表观遗传)事件激活，如下文所述。

脑肿瘤的分子和遗传特征(*molecular and genetic features of brain tumors*) 上面的概念已经显著扩展了出现在神经系统的肿瘤细胞的某些基因畸变的识别。从这些研究中得到的观点是，脑肿瘤的生物学成因和进展是细胞周期调控缺陷的结果。一些分子缺陷促使肿瘤生成，另一些缺陷是后续进展和加速恶变转化的基础，还有一些缺陷可能影响化疗药的敏感性或耐药性。这一模型假定，随着时间的推移获得多个遗传缺陷，除了特殊的遗传疾病如神经纤维瘤病、共济失调毛细血管扩张症,以及少数其他疾病,这些不是生殖细胞发生突变,而是肿瘤发生过程中的获得性体细胞突变事件。

通常,遗传性突变只影响两个肿瘤抑制基因拷贝中的一个,而该基因本身不会导致癌症。然而,如果该基因的第二个拷贝发生了突变(例如由化学毒素或辐射导致),该基因的抑瘤功能就丧失了,细胞就有可能发生肿瘤转化。这些观点与观察结果一致,即许多易患癌症的基因缺陷主要是遗传性的。最近,单核苷酸多态性已经被确认,在组合中具有对某些儿童期肿瘤的易感性,如神经母细胞瘤,或各种肿瘤更侵袭性的类型。

在神经胶质瘤肿瘤系列中,IDH1、EGFR、ATRX和TERT的体细胞(获得性)突变已被证明可以预测肿瘤行为和预后。另一个类似的例子是,当少突胶质细胞瘤患者存在染色体1p和19q合并缺失(共缺失)时,就会表现对化疗反应良好,这是一种提高生存率的特性(Reifenberger and Louis; Louis et al, 2002)。神经外胚层起源的儿童肿瘤似乎是极具吸引力的探索遗传学改变的模型,事实上,各种基因变化,如神经母细胞瘤和髓母细胞瘤的癌基因MYCN扩增,与肿瘤的侵袭性临床病程和不良预后相关。

关于与神经胶质瘤相关的遗传学详细信息在后面的小节中描述。

在这些分子信息的基础上,对肿瘤发病机制的新认识正在不断被阐明。这些新数据的一些细节将在以下关于特定肿瘤类型的讨论中提出。更广泛的概述可在Osborne及其同事的文章中,以及Kaye和Laws的著述找到。

脑肿瘤的病理生理学

由肿瘤生长所产生的症状是由某些力学和生理学原理控制的,其中一些已在第16和29章中讨论过。在那里曾指出,颅腔容积是有限的,其中包含三个内容物,脑(约1 200~1 400mL)、脑脊液(70~140mL)和血液(150mL),相对地,但不是完全不可压缩的,特别是脑实质,而且每一种物质都会因局部的占位性病变而移位。根据蒙罗-凯利(Monro-Kellie)的学说,颅腔三个内容物的总体积始终不变,其中任何一个内容物体积增加,都要付出其他内容物体积减小的代价,如在第29章所讨论的。在脑的某一部位生长的肿瘤会挤压周围的脑组织,取代部分CSF和血液;一旦达到这种调节的极限,ICP-就会升高。ICP和视神经周围压力的升高损害视神经轴突转运,以及阻碍从视神经头和视网膜的静脉引流,表现为视盘水肿。

只有一些脑肿瘤引起视盘水肿,而许多其他的脑肿瘤,通常是大的肿瘤,不会导致视盘水肿。因此,人们可能会质疑Monro-Kellie学说,它的颅内体积与CSF压力简单的隐含关系是否能完全解释脑肿瘤时ICP增高的发展和视盘水肿。出现这种差异的部分原因是,在一个缓慢的过程中,比如肿瘤的生长,脑组织在某种程度上是可压缩的,正如人们可以从巨大的脑膜瘤造成的脑部大的凹痕中推测的。

多数肿瘤生长缓慢,使得脑部能够适应脑血流和ICP的变化。只有在肿瘤生长的晚期,补偿性机制才会失效,CSF压力和ICP升高,第29章描述了这一临床后果。一旦颅内某一特定腔室的压力升高,肿瘤首先会在局部和距离肿瘤较远的部位引起组织移位,导致一些假性定位体征,包括第16章所述的昏迷。事实上,小脑幕裂孔疝、克尔诺汉(Kernohan)和沃特曼(Woltman)的反常皮质脊髓束征、外展神经和动眼神经麻痹、枕叶梗死、中脑出血,以及继发性脑积水等最初都是在脑肿瘤病例中描述的(见下文"脑移位和脑疝")。

脑水肿

脑水肿(brain edema)是脑肿瘤的一个显著的特征,这里是一个合适的地方来总结对它的了解。随着肿瘤的生长,邻近于肿瘤的脑组织内的小静脉被压缩,从而导致毛细血管压力升高,特别是在水肿最明显的脑白质。

目前已经认识到,导致外周水肿的情况,如低蛋白血症和全身静脉压升高,对脑部并没有类似的影响。相比之下,改变血脑屏障的病变会导致脑组织迅速肿胀。Klatzo将水肿规定为两类:血管源性(vasogenic)和细胞毒性(cytotoxic)。Fishman补充了第三类水肿,称为间质性(interstitial)水肿。间质性水肿的一个临床实例就是发生在梗阻性脑积水的水肿,特别是当室管膜的内层被破坏,CSF渗入到细胞与髓鞘之间的脑室周围组织的间隔。大多数神经病理学家使用"间质(interstitial)"一词来指脑的血管外和细胞间室的任何增加,既包括血管源性水肿,也包括间质性水肿。

血管源性水肿(*vasogenic edema*)发生在肿瘤生长和其他局部病变的附近,以及血管的较弥漫性损伤(如铅毒性脑病、恶性高血压)。它实际上局限于白质,可以通过CT上衰减降低,以及MRI T2加权像呈高信号和MRI弥散加权上弥散性增高(各向异性降低）来证明。据推测，毛细血管内皮细胞的通透性增加，使血浆蛋白渗出到细胞外间隙（图 30-1A）。这种渗透性的提高是由于内皮细胞紧密连接的缺陷，但目前的证据表明，水通过内皮细胞的活跃膜泡转运是一个更重要的因素。

微血管渗漏因子（microvascular transudative factors），如肿瘤细胞释放的蛋白酶，通过放松血脑屏障和允许血液蛋白通过而促发血管源性水肿。由蛋白酶活性产生的小蛋白质片段在通过脑白质扩散时可能发挥渗透作用。这是肿瘤周围局部肿胀或局部脑水肿（*localized cerebral edema*）的假设基础。实验表明，渗透率的增加已被证明与各种标志物的分子量成反比；例如菊粉（分子量 5 000）相比白蛋白（分子量 70 000）更容易进入细胞间隙。

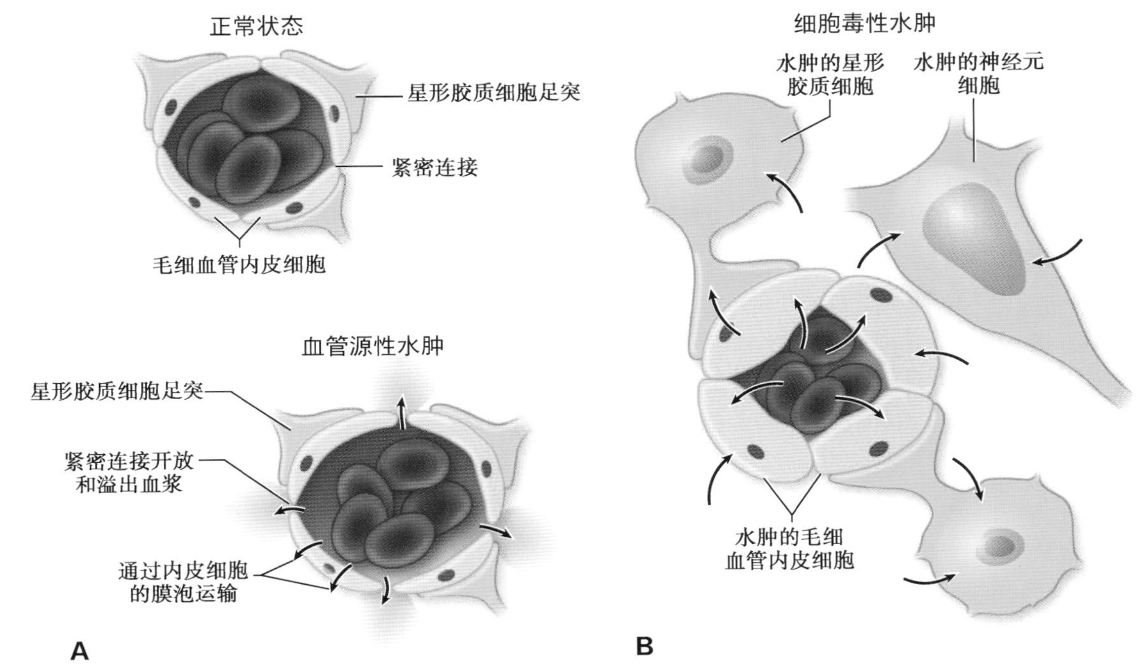

图 30-1　A. 在正常状态（上图）和血管源性水肿（下图）时的星形胶质细胞和毛细血管内皮细胞的示意图。血管源性水肿渗透性增高部分地是内皮细胞紧密连接缺陷的结果，但主要是由于跨内皮细胞活性膜泡运输。B. 细胞（细胞毒性）水肿，显示内皮细胞、胶质细胞和神经元细胞肿胀，损害了脑的细胞外液空间（经 Fishman 允许后转载）

脑白质容易受到血管源性水肿的影响尚不完全了解，可能它松散的结构组织在压力下对流体的阻力比灰质小。白质毛细血管也可能有特殊的形态特征。具有高蛋白质含量的血浆滤液在细胞外间隙和髓鞘层之间的积累，可能会改变神经纤维的离子平衡，损害它们的功能，但这还没有得到令人满意的证明。

相比之下，在细胞毒性水肿（*cytotoxic edema*）中，所有的细胞成分（神经元、胶质细胞和内皮细胞）都随着液体而膨胀，而细胞外液间隙会相应地减少。由于水发生从细胞外腔到细胞内腔转移，与血管源性水肿发生的血管渗漏相反，因此对质量的影响相对很小。这种细胞性水肿通常发生在缺氧 - 缺血性损伤，但它也可能导致急性血浆渗透压降低、急性肝性脑病、抗利尿激素分泌不当，以及血液透析引起的渗透失衡综合征等（见第 39 章，低钠血症和“透析失衡综合征”的讨论）。氧耗竭效应是细胞内三磷酸腺苷（ATP）依赖性钠泵衰竭的原因，钠在细胞中积聚，也导致水的积聚（图 30-1B）。细胞水肿（cellular edema）一词可能比细胞毒性水肿更为可取，因为它强调细胞内的离子运动，而不是毒性因子的参与。

血管源性水肿导致 CT 表现为低密度，而 MRI T2 加权像呈高信号。细胞毒性水肿在 MRI 弥散加权上显示弥散率降低（各向异性增加）；最初在 CT 和 MRI T2 加权像上变化不大。

Fishman 所定义的间质性（脑积水）水肿［*interstitial*（*hydrocephalic*）*edema*］是一种可识别的状况，但可能比细胞毒性或细胞性水肿的临床意义小。在张力性脑积水中，水肿可从脑室壁延伸至 2~3mm。然而，MRI 提示脑室周围水肿比病理观察到的更广泛。也有实验数据表明，脑积水时可经室管膜或脑室周围途径吸收 CSF（Rosenberg et al）。

脑水肿和颅内压增高的治疗（见第 34 章“颅内压增高的管理”）

脑水肿和颅内压（ICP）增高的治疗取决于引起 ICP 增高的基础疾病的治疗（肿瘤的切除、颅内感染的治疗、放置脑脊液分流器等）。这里我们考虑的治疗措施，可以直接针对水肿本身和上升的 ICP，因为它们适用于脑肿瘤。

使用高效能的糖皮质激素对与肿瘤相关的血管源性水肿，包括原发性和转移性肿瘤都是有效的，有时会在数小时内开始。这些类固醇可能直接作用于内皮细胞，降低其渗透性。类固醇还会收缩正常的脑组织，从而降低整体的 ICP。地塞米松等药物也可减少与脑脓肿和颅脑损伤相关的血管源性水肿，但它们在这些脑肿瘤病例以及大面积脑梗死、脑挫伤和脑出血中的作用尚不清楚；事实上，除了脑瘤以外，大多数试图证明对所有情况都有好处的尝试都被证明是消极的。激素可使坏死组织周围的肿胀减轻，然而，没有证据表明糖皮质激素对细胞毒性或细胞水肿有作用。

对于脑肿瘤患者，通常的做法是最初使用地塞米松的剂量约 4mg，6 小时一次，或使用同等剂量的甲泼尼龙。虽然少数患者需要一个严格的用药时间表，用餐和就寝时服药一次，通常足以抑制头痛和局灶性肿瘤体征。对于大的肿瘤和明显的继发性水肿的患者，有时给予极大剂量的地塞米松，总剂量在短时间内达到 100mg/d 或更多，有时可获得更好的疗效。最初的剂量可以静脉注射。始终要记住的是持续使用类固醇，即使是标准剂量水平都可能带来潜在的严重副作用。罕见的并发症，如髋关节无菌性坏死有时是特质性的；因此，时间表应该围绕预期的临床效果来安排。也普遍认识到，这些药物会干扰脑肿瘤患者常用的某些抗惊厥药物的代谢。

对于有脑水肿且需要静脉输液的脑肿瘤患者，应该避免使用含有不等量钠的水（“自由水”）溶液。最好选用生理盐水（314mOsm/L），乳酸林格液（渗透压 289mOsm/L）也是可以接受的，但应避免单独使用葡萄糖溶液，任何浓度（D5/NS 除外），因为它们是低渗浓度。

注射用的高渗溶液，大脑对它只是部分地渗透（甘露醇、高张盐、尿素、甘油），通过将水从脑组织转移到血浆，是一种迅速减少脑容量和降低 ICP 的有效手段，如第 34 章更广泛的讨论，我们在别处做的与创伤相关的回顾总结（Ropper）。这些药物在紧急情况下是有用的，但在几天内效果会逐渐减弱。然而，水肿实际上很少受到其余的正常大脑收缩的影响，而产生大部分内部减压。

甘露醇（mannitol）是应用最广泛的渗透剂，25% 的溶液以 0.5~1.0g/kg 体重的剂量在 2~10 分钟内静脉注射给药。克分子数相等的高强盐溶液（3%、7% 或 23%）同样是有效的。定期地重复使用可导致头痛减轻和稳定一些肿瘤的有害影响。利尿剂，特别是乙酰唑胺（acetazolamide）和呋塞米（furosemide），可能有助于在特殊情况下（间质性水肿、脑假瘤）通过形成高渗状态和减少 CSF 的生成。然而，它们的效应通常是轻微和短暂的。

高渗透性的溶质，如葡萄糖对减少脑容积几乎没有作用，因为它们不能形成一个渗透梯度，将水从脑部转移到血管结构。此外，反复使用甘露醇等高渗溶液或使用利尿剂，脑组织渗透压也会逐渐增加，这是细胞内溶质增加的结果，因此，这些制剂不适合长期使用。高渗制剂可能通过收缩正常脑组织而增大组织移位的观点尚未得到证实。高渗疗法的净效应大致可通过获得的高渗透压和高钠血症的程度来反映。

控制过度通气是另一种通过产生呼吸性碱中毒和脑血管收缩而迅速减少脑容量的方法；它主要用于脑损伤伴 ICP 增高的病例（见第 34 章），颅内手术时以及因肿瘤的占位效应而迅速昏迷患者的治疗，但其作用是短暂的。

脑移位和脑疝（另见第 16 章）

了解 ICP 升高、局部血管源性水肿、脑组织移位和脑疝的影响，对于理解任何类型的颅内肿瘤和占位病变的临床行为都是绝对必要的。颅内肿瘤的症状通常更多的是与这些影响有关，而不是肿瘤对神经结构的侵袭或破坏。一些“假定位”征象（昏迷、一侧或两侧展神经麻痹、瞳孔改变、一侧或两侧皮质脊髓束征等）也可归因于这些力学改变和脑组织位移。第 16 章讨论了这个问题的主要方面，特别是昏迷产生的机制。来自任何一个硬脑膜腔内的肿块所产生的压力都会导致脑组织向压力较低的相邻腔室移位或疝出。最有名的三种脑疝是大脑镰下疝（*subfalcial*）、小脑幕切迹疝（*transtentorial*）和小脑枕大孔疝（*cerebellar-foramen magnum*）（见图 16-1），还有几种不太常见的脑疝：小脑幕上行疝（*upward cerebellar-tentorial*）、间脑 - 蝶鞍疝（*diencephalic-sella turcica*），以及眶额回 - 颅中窝疝（*orbital frontal-middle cranial fossa*)，后者经蝶骨翼（transalar）疝出。与颅脑创伤或外科开颅手术相关的颅骨获得性缺损导致的脑肿胀疝是另一种（经颅）的脑疝类型。

大脑镰下疝（*subfalcial herniation*）常发生在扣带回被推挤压到大脑镰下，但其临床表现除了可能有大脑前动脉闭塞和导致的额叶梗死外，我们所知甚少。小脑 - 枕大孔疝或压力锥（*the cerebellar-foramen magnum herniation or pressure cone*）由 Cushing 在 1917 年描述，是小脑半球中下部（主要是腹侧旁绒球或扁桃体）通过枕骨大孔向下移位到颈髓背外侧。临床表现不如颞叶 - 小脑幕疝描述得详尽。Cushing 认为，小脑疝的典型征象是出现间歇性颈部和背部强直性伸展和拱起，四肢伸展和内旋，伴有呼吸障碍、心脏不规则（心动过缓或心动过速），以及意识丧失等。

颅后窝的亚急性进展性肿块的其他征象包括颈部疼痛、颈项僵硬、头部倾斜、肩部感觉异常、吞咽困难，以及上肢腱反射消失。头倾斜、颈僵硬、颈部拱起和肩部感觉缺失是由于小脑扁桃体疝入枕骨大孔所致，而四肢和躯体的强直性伸肌痉挛（又称小脑发作）和昏迷是由于小脑肿块对延髓结构的压迫或脑积水对脑干上部结构的压迫。在任何情况下，呼吸骤停（*respiratory arrest*）都是小脑压力锥对延髓压迫导致的可怕的和往往是致命的后果。它可能会突然发生，没有上述额外的征象。小脑占位性病变时，小脑也可能通过小脑幕切迹向上方疝出。临床效应还没有明确地确定，但 Cuneo 及其同事已经将去脑姿势和瞳孔变化，最初两侧瞳孔均缩小，但光反应仍存在，逐渐进展到瞳孔不等大和扩大，归因于这种类型的脑位移。

脑肿瘤的临床和病理特征

应该指出的是，大脑肿瘤在发展的早期可以几乎没有任何症状。轻微的思维混乱、理解缓慢或持续性精神活动能力减弱，可能是仅有的不同于正常状态之处，局灶性大脑疾病征象完全缺乏。另一些患者，在许多脑肿瘤患者脑疾病的早期指征表现为进行性轻偏瘫、癫痫发作、失语症，或行为改变如抑制解除，发生在先前健康的人身上。在第三组中，因为出现持续性清晨头痛、呕吐、复视或间歇性视物模糊等 ICP 增高的征象，很容易考虑到脑肿瘤的诊断。而在另一组患者中，其症状非常典型，以至于不仅可能存在颅内肿瘤，而且可能定位于某个特定区域。这些局部肿块产生了一些很少由其他疾病引起的综合征。

以下将进一步阐述，与颅内肿瘤相关的这些常见的临床表现模式：

1. 患者表现为局灶性大脑体征和广泛的脑功能受损、头痛或癫痫发作。

2. 患者表现为 ICP 增高的证据。

3. 患者表现为特定的颅内肿瘤综合征。

表现全面和局灶性脑功能损害、头痛或癫痫发作的患者

神经心理功能改变、头痛、头晕和癫痫发作是这组患者的常见表现。在现代影像技术问世之前，这些患者在诊断上遇到了最大的困难，对他们做出的决定往往有很大程度的不确定性。患者最初的症状很模糊，直到一段时间过后才会出现局灶性脑疾病的体征，而当它们出现时，并不总是能提供准确的定位价值。

心理功能变化

患者缺乏坚持完成日常任务的能力，过度易怒，情绪不稳，精神迟钝、洞察力失误、健忘、精神心理活动范围缩小（根据询问患者的内省能力，并从其谈话中进行判断）、对常见的社会现象漠不关心、缺乏主动性和自发性，所有上述症状都可能被误认为是焦虑或抑郁的表现，造成了这种临床情况下的认知和行为异常。过度嗜睡、困倦或冷漠可能是突出的。我们试图为这些复杂的症状寻找一个使用方便的术语，这些症状可能是神经系统疾病最常见的精神心理症状，但未找到一个完全适当的用词。这既是思想和行动数量的减少，也是反应时间变慢。MacCabe 称这种情况为“精神衰弱”，其优点是可以与抑郁相区分。

大部分的行为改变都被患者忍耐地接受了，如果有任何抱怨，那就是无力、疲倦或头晕（非眩晕）。在几周或几个月内，这些症状变得更加突出。当询问患者时，每次回答前都要停顿很长时间[意志缺乏（abulia）]，有时甚至可能完全没有反应。或者，有时检查者认为患者没有听到问题，准备重复提问时，患者通常用三言两语就做出适当的回答。此外，考虑到患者迟钝的精神状态，这些反应往往比人们预期的更聪明。许多这些特征将被认为是额叶综合征的组成部分，但肿瘤通常位于其他部位，或者是弥漫性浸润。此外，还有一些患者明显精神错乱或痴呆。如果疾病仍然没有治疗，迟钝和嗜睡会逐渐加重，最

后随着ICP增高，患者进展为木僵或昏迷。

头痛（另见第9章“脑肿瘤的头痛”）

头痛（headache）是脑肿瘤患者的早期症状，远少于25%的脑肿瘤患者早期出现头痛，且这种头部不适症状的性质是多种多样的。有时，头痛是轻微的、钝痛的和阵发性的；在另一些患者，头痛是严重的，或为钝痛或为锐痛，但也是间歇性的。如果这种头痛有什么特征的话，那就是它在夜间出现或在第一次醒来时出现，而且可能是脑深部的、非搏动性头痛。然而，这些都不是特异性的，因为偏头痛和高血压性血管性头痛也可能发生在清晨或醒来时。如果头痛高峰期时出现呕吐，脑肿瘤的可能性更大，正如后面提到的。枕项部的头痛伴有呕吐提示小脑和枕骨大孔或其附近的肿瘤，也是儿童脑肿瘤的一种典型表现。

脑肿瘤患者并不总是抱怨头部疼痛，即使它确实存在，但患者可能会将手放在头上，看起来很痛苦，从而显露出头痛存在的迹象。当头痛出现在精神运动性衰弱综合征（psychomotor asthenia syndrome）的过程中，它有助于明确诊断，但不像癫痫发生的那样多（见下文）。

头痛的发病机制尚不完全清楚，可能有多种病理生理学原因。在大多数情况下，在头痛开始的最初几周内CSF压力是正常的，头痛只能归因于局部组织肿胀，以及覆盖肿瘤的硬脑膜血管扭曲变形。后来，头痛可能与ICP增高有关，因此清晨头痛出现在卧位和呕吐后，如第9章所讨论的。幕上肿瘤会引起肿瘤一侧及附近的头痛，位于眶额部、颞部或顶部区域；颅后窝的肿瘤通常引起同侧耳后或枕部头痛。ICP升高时，不论肿瘤位于何处，双额或双枕部头痛都是常见的。

呕吐和头晕

在肿瘤综合征患者中，呕吐出现的次数相对较少，头痛严重通常发生呕吐。头痛在颅后窝肿瘤中更为常见。我们观察到的最持久的呕吐（持续数周）发生在下位脑干胶质瘤、第四脑室室管膜瘤和幕下脑膜瘤患者。有些患者可能会在事先没有恶心的情况下意外地、强行地呕吐（“喷射性呕吐”），这是儿童肿瘤比较特有的症状，但其他人会感到恶心和严重不适。呕吐通常与摄入食物无关，通常发生在早餐前。

头晕（*dizziness*）的主诉也不少见。一般来说，它不能被准确地描述，被形容为一种头部不正常的感觉，伴有头部位置改变时一种奇怪的不安全的感觉。位置性眩晕可能是颅后窝肿瘤影响前庭结构的一种症状，但也有许多其他更常见的良性原因（见第14章）。

癫痫发作

局灶性或全面性癫痫发作是脑肿瘤除了精神功能迟缓和局灶性脑损伤征象以外的另一个主要表现。在各种类型的脑肿瘤患者中，有20%~50%的患者出现了抽搐发作。在成年期的首次癫痫发作往往提示脑肿瘤引起的，根据作者的经验，癫痫发作是原发性和转移性脑肿瘤最常见的初始临床表现。第15章讨论了癫痫发作类型的定位意义。脑肿瘤引起的癫痫发作最常见是局灶性开始的，可继发全面性发作。可能发作一次或多次，发作可能在其他症状之后或在其他症状之前数周或数月，特别是在低级别星形细胞瘤、少突胶质细胞瘤或脑膜瘤患者中，发作可长达数年。癫痫持续状态作为脑肿瘤的早期事件是罕见的，但我们的一些患者确实有发生。一般来说，癫痫发作对标准的抗癫痫药物有反应，并且可能在肿瘤切除手术后得到改善。

脑肿瘤的局灶体征

在大多数脑肿瘤患者中，局灶性脑部征象迟早都会被发现。最常见的局灶性体征一开始是轻微且不易察觉的，但一些患者表现出这样的体征。在对各种脑部主诉都会普遍进行成像检查的现今时代，CT或MRI通常在局灶性脑部体征或ICP升高的临床表现变得明显之前就可发现肿瘤。

最有可能产生衰弱、头痛、癫痫发作或局灶性体征等综合征的脑肿瘤，是下面讨论的这些。

神经胶质瘤及相关的肿瘤

胶质母细胞瘤和间变性星形细胞瘤

胶质母细胞瘤（glioblastoma）和间变性星形细胞瘤（anaplastic astrocytoma）是高级别胶质瘤，约占所有良性和恶性颅内肿瘤总数的20%，占成人大脑半球胶质瘤的80%以上。虽然发生部位主要在大脑，但也可能发生在脑干、小脑或脊髓。发病率高峰是在中年人（胶质母细胞瘤平均发病年龄约为60岁，间变性星形细胞瘤平均发病年龄为46岁），但任何年龄均可发病。男性发病率较高（男女比率约为1.6∶1）。几乎所有高级别胶质瘤都是散发性的，没有家族性的倾向。

胶质母细胞瘤自Virchow时代就已为人所知，

由 Bailey 和 Cushing 确定为胶质瘤，并在他们的组织发生分类中占有一席之地。目前在 WHO 分类中将其列为Ⅳ级胶质瘤，并根据 IDH 基因型进行划分。多数胶质母细胞瘤是深部白质区的异质性占位病变，并快速而广泛地浸润脑组织，有时在临床发现时，肿瘤体积已很大。

脑脊液一般正常，但 CSF 蛋白可增高（多数情况下超过 100mg/dL），以及 CSF 细胞数 10~100 个或更多，主要是淋巴细胞，可能是肿瘤扩展至脑膜表面或脑室壁引起。脑脊液中携带的恶性细胞，罕见的情况下可形成远端脊神经根的肿瘤病灶或引起广泛的脑膜胶质瘤病。胶质母细胞瘤很少出现涉及骨骼和淋巴结的神经系统外转移，一般情况下，只有开颅手术后才可能出现肿瘤的神经系统外转移。大约 50% 的胶质母细胞瘤占据半球的一个以上的脑叶，3%~6% 的胶质母细胞瘤为多中心生长，因此很像脑转移瘤。一个合理的问题是，胶质母细胞瘤是不是多中心起源，还是肿瘤通过 CSF 播散而表现为多病灶生长。我们的印象是，第一个表现确实存在，但并不常见。

肿瘤的影像学表现通常是一个不均匀的肿块，病灶中心区低信号，没有强化，边缘区不规则强化，并被非强化的水肿性脑组织包围，包括浸润性肿瘤细胞和血管源性水肿（图 30-2）。与原发病灶相邻但又与原发病灶不同的小结节增强病变并不少见。一侧侧脑室的一部分常变形，两侧的侧脑室和第三侧脑室可移位。在影像学检查上出现坏死和有时呈囊性区。由 Ulmer 和同事进行的一系列 MRI 研究显示，70% 的患者在术后肿瘤周围出现小范围的扩散受限区，这些区域很可能代表肿瘤细胞密集区或坏死前缺血。

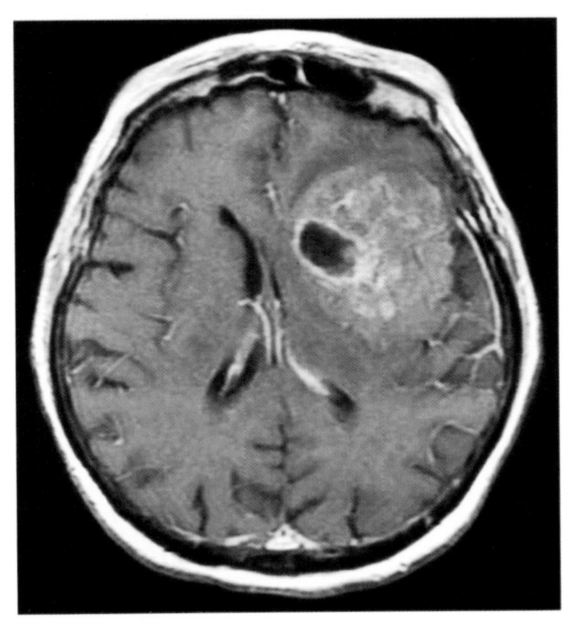

图 30-2 胶质母细胞瘤。对比增强的 MRI T1 加权像显示，左侧大脑半球深部有一个巨大的不规则增强肿瘤并伴有内部坏死

肿瘤呈现杂色外观，呈斑驳的灰色、红色、橙色或棕色，取决于坏死程度、是否有出血和出血的新旧。胶质母细胞瘤的组织学特征是，细胞过多伴细胞多形性和核的异型性，在许多病例中可识别的有纤维星形胶质细胞与原始形态结合在一起，肿瘤巨细胞和有丝分裂细胞，小血管内皮细胞增生，血管坏死、出血和血栓形成等。这种斑驳外观可区分胶质母细胞瘤与间变性星形细胞瘤，后者可见频繁的核分裂象和非典型的细胞形成特征，但没有严重的坏死或出血区。血管结构和成纤维细胞可发生肉瘤性转变，使肿瘤呈现混合性外观，称为胶质肉瘤（*gliosarcoma*）。胶质母细胞瘤的组织学分级可能因瘤内的不同部位而异，常见低级别星形细胞瘤和胶质母细胞瘤共存于同一个瘤体内，在一些高级别肿瘤中甚至存在分化良好的星形细胞瘤的部位。这涉及一个问题是，根据单一的小的活检样本解释肿瘤诊断会有失偏颇。公平的说法是，最具侵袭性的成分决定了肿瘤的行为。

最初，胶质母细胞瘤被认为来源于原始胚胎细胞，并由它组成的，或者，在 20 世纪最后 10 年，认为通过成熟星形细胞间变产生。然而，这些观点受到了质疑，因为神经干细胞或胶质前体细胞（glial progenitor cells）的恶性转化模型解释了许多胶质瘤的许多特征和行为。这些肿瘤的位置、细胞和遗传异质性，以及生长和扩散方式与原始细胞的起源是一致的。Sanai 及其同事总结了干细胞起源的情况，但这一概念并没有被普遍接受，Reid 和同事注意到该理论的潜在缺陷。至今仍不清楚，是否存在可能的遗传或表观遗传事件导致祖细胞发生恶性转化。一些内容将在下文讨论。具有讽刺意味的是，这是 20 世纪早期认为胶质瘤是由胚胎起源的观点的回归。此外，有一种基因标记构型可以促进低级别胶质瘤向胶质母细胞瘤的转变。

未经治疗的胶质母细胞瘤的自然史是非常有特点的。只有不到 20% 的患者在出现症状后能存活 1 年，只有大约 10% 的患者能活过 2 年（Shapiro）。年龄是重要的预后因素，不足 10% 的 60 岁以上患者的生存期可达 18 个月，而三分之二的 40 岁以下患者可达到这个生存期。间变性星形细胞瘤的生存率稍好一些，一般为3~5年。脑水肿和ICP升高通常是死亡的原因。治疗的生存率将在下文中讨论。

间变性星形细胞瘤代表了一种高级别（间变性）胶质瘤，没有胶质母细胞瘤的许多特殊组织学特征。这些星形细胞瘤的自然进展是发展成胶质母细胞瘤，可能会有特定的突变群促进这种转变。

诊断这两大类肿瘤类型，必须通过立体定向活检或开颅术来确认，开颅术的目的是尽可能多地同时切除肿瘤。

胶质瘤的遗传学（*genetics of gliomas*）　在胶质母细胞瘤中最早可检测到的变化是肿瘤细胞分裂过程中获得的突变，使17p染色体上的抑癌基因*p53*失活，超过50%的星形细胞瘤在这一基因中有缺失。其他早期的变化包括控制生长因子或其受体的基因的过表达，如下所示。肿瘤发生后，缺陷导致表皮生长因子基因过表达，可诱发更恶性级别的星形细胞瘤或胶质母细胞瘤。事实上，令人吃惊的是，对某些肿瘤中这些缺陷模式的分析与这些肿瘤的分期和侵袭性特征具有相关性。导致其聚积的事件并不清楚，如下所述。此外，编码异柠檬酸脱氢酶（IDH1和2）的基因突变在胶质瘤和少突胶质细胞瘤中很常见，它们的存在与较缓慢的肿瘤进展有关。

此外，在成对的1p/19q区突变，EGFR、ATRX、TERT等基因启动子突变，以及许多其他辅助基因突变，都会影响胶质瘤的行为和治疗反应（见下文），并极大地改变了肿瘤的现代分类，上文已经提及。如下所述，肿瘤的表观遗传学特征，特别是MGMT甲基化，也与抗肿瘤药物特别是替莫唑胺（temozolomide）的治疗反应有关。图30-3显示了理解这些突变的系统方法。在现代的概念中，有一个决定肿瘤行为的突变等级。

诊断　对临床上和影像学上被认为是胶质母细胞瘤的病变进行活检应该谨慎。活检的组织不仅能提供有关预后的潜在信息，在某种程度上指导治疗，而且获取组织的主要原因是排除其他肿瘤的可能性或非肿瘤的诊断，诸如淋巴瘤、脑脓肿或其他感染（见第31章）、假瘤性多发性硬化（见第35章）、梗死、脑炎，以及其他疾病等。

大多数病变都可以通过立体定向技术采样，但所获取病变组织的体积和质量受到限制，并排除了外科医生对肿块的直接可视性。在立体定向活

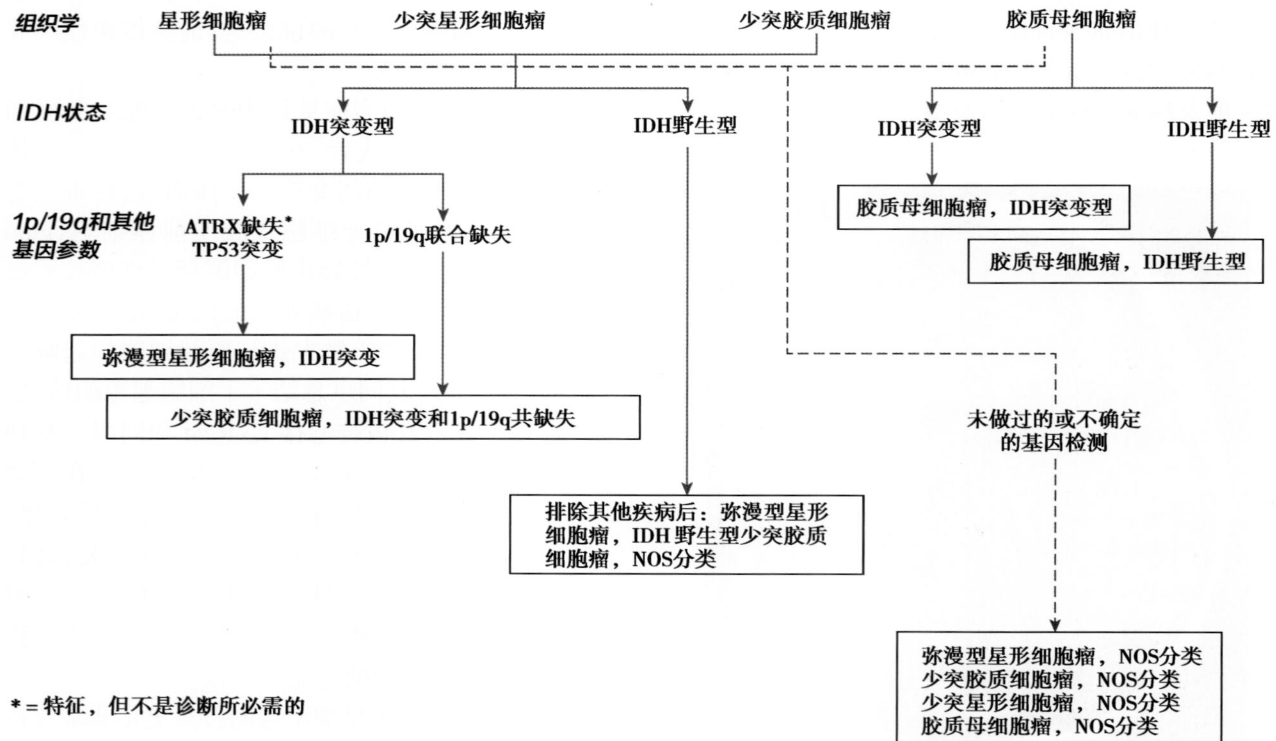

图30-3　IDH，简化的神经胶质瘤的分子遗传学分析，作为组织分类的补充。IDH，异柠檬酸脱氢酶；TP53，肿瘤抑制蛋白53；ATRX，X连锁的地中海贫血/智力迟钝综合征（Louis DN，Ohgaki H，Wiestler OD，Cavenee WK：*World Health Organization Histological Classification of Tumours of the Central Nervous System.* France，International Agency for Research on Cancer，2016. 经David N. Louis，MD. 允许转载）

检中，以及开放式手术中，都有取样偏差的风险，这意味着肿瘤的某些部分可能显示出更高的恶性度变化。

治疗　手术时通常只能切除部分肿瘤，肿瘤的多中心性和广泛浸润的特性使手术刀无法使用。然而，部分切除肿瘤（“减瘤”）似乎可以延长生存期，如下所述。神经外科医生已经研发出很多皮质电生理图记录技术和影像技术，以促进最大的切除肿瘤而不伤及邻近的脑组织。

在短期内使用糖皮质激素，通常是地塞米松（dexamethasone）以 4~10mg 剂量，每 6~12 小时 1 次，如果有占位效应症状，如头痛或嗜睡是有帮助的，对局灶性症状和瘤周水肿也有改善的趋势。除非有癫痫发作，否则不需要抗癫痫药物。虽然一些神经科医生和神经外科医生仍会为了预防癫痫发作而使用抗癫痫药物，但已经有几个系列研究发现，预防性抗癫痫药物治疗是不必要的（例如，见 Glantz et al）。服用苯妥英（phenytoin）和同时接受颅内放射治疗的患者，可能发生严重的皮肤反应，如多形性红斑和史蒂芬 - 强森综合征（Stevens-Johnson syndrome）（Delattre et al）。最大限度地切除肿瘤，如上述的减瘤术，结合放疗和化疗。颅脑照射总剂量为 6 000cGy，平均可使生存期增加 5 个月（见下文）。根据 Keime-Guibert 和他的同事进行的一项试验，即使是只做过活检而没有切除肿瘤的老年人也有效。在许多中心，采用聚焦或立体定向放疗作为部分放射治疗的“助推剂”传递，特别是当肿瘤足够小时，足以被放疗术野所覆盖。近距离放射治疗（植入碘 -125 或铱 -193 珠或针）和大剂量聚焦放射治疗（立体定向放射外科）迄今没有显著改变生存时间，需要继续研究。这些方法曾经盛行过一段时间，但目前很少使用，部分原因是它们会导致局部放射性坏死。

几十年来人们一直认为，添加亚硝基脲类化疗药物，如卡莫司汀（BCNU）或洛莫司汀（CCNU）可能略微提高生存率。顺铂（cisplatin）和卡铂（carboplatin）提高生存率的疗效有微小的改善，稍好于通过减瘤和放射治疗获得的疗效。然而，一些随机试验未能显示化疗的实质性好处，但胶质瘤荟萃分析试验组（Glioma Meta-analysis Trialists，GMT）在 2002 年得出结论，化疗明确有效，但效果甚微。

一项试验证实，早期使用贝伐珠单抗（bevicizumab）联合替莫唑胺和放射治疗，可有 3 个月无进展生存的获益，但对总生存期没有好处（Gilbert et al）；该方法的使用在很大程度上只限于临床试验。这种抗 VEGF 疗法能改善肿瘤的影像学表现（减轻水肿，缩小强化区），但不能抑制肿瘤播散。在试验性治疗领域，将已经在白血病和淋巴瘤治疗中获得成功的过继性 T 细胞（adoptive T cells）疗法（嵌合抗原受体 -T 细胞疗法，CAR-T），在极少数转移性胶质母细胞瘤的研究病例中显示出了效果（Brown et al）。

甲基化制剂替莫唑胺，以口服前药的形式给予，具有较低的毒性，并已在几项试验中显示产生略优于上述药物的结果。在 Stupp 及其同事进行的一项大型试验中，放疗和替莫唑胺的中位生存期为 14.6 个月，而纯放疗的中位生存期为 12.1 个月，但 2 年生存期从 10% 增加到 27%，增加了一倍多。每日给药（$75mg/m^2$）与放疗同时进行，停药 4 周后，每 28 天给药 5 天，共 6 个周期。替莫唑胺的主要并发症是，5%~10% 的患者出现血小板减少或白细胞减少，以及罕见的卡氏肺孢子虫（*Pneumocystis carinii*）肺炎病例。此外，在一些胶质母细胞瘤中，高水平的甲基转移酶蛋白（MGMT）导致对化疗药物耐药。Hegi 及其同事发现，MGMT 基因启动子的表观遗传沉默（“甲基化状态”）与对替莫唑胺的治疗反应相关。事实上，在他们的研究中，几乎所有的药物的边际效益都可以归因于这组显示出甲基化基因的患者的存活率提高。然而，替莫唑胺在非甲基化肿瘤中仍有活性，它几乎在所有病例中都有应用。此外，MGMT 甲基化与其他基因（如 IDH1）突变之间可能存在相互作用（Wick et al）。

现已开发了酪氨酸激酶抑制剂，如厄洛替尼（erlotinib）、吉非替尼（gefitinib），以应对先前提到的 EGFR 的上调。在一项初步但具有争议性的研究中，Mellinghoff 及其同事发现，这一蛋白基因的缺失突变和肿瘤抑制蛋白 PTEN 的表达预测了复发性胶质瘤对 EGFR 激酶抑制剂治疗有效。这代表与肿瘤遗传学相关的治疗反应的正不断发展的预测领域的一个实例；然而，Ⅲ期酪氨酸激酶抑制剂的研究未能改善的转归（Bode et al）。

复发性胶质母细胞瘤或间变性星形细胞瘤在手术和放疗等治疗后几乎不可避免地发生，它的治疗是有争议的，必须根据肿瘤生长的位置和模式，以及患者的年龄和相对健康状况来指导。几乎所有的胶质母细胞瘤在其原发部位 2cm 内复发，10% 的肿瘤在远隔部位出现新的复发病灶。局部复发有时可再次手术。最激进的方法是第二次手术和化疗，已被证明是有效的，而且通常用于 40 岁以下的患者，他们最初的手术是在几个月前。如果前面讨论的

PCV 方案尚未被使用，一些神经肿瘤科医生就会使用该组合或新的、耐受性更好的烷化剂替莫唑胺（如果之前使用过 PCV 方案，也可使用替莫唑胺）。这些化疗药物可延长无症状的间隔期，但对生存期影响不大。治疗复发性恶性胶质瘤的一种有前途的方法是使用针对肿瘤血管系统的药物。最近的一项来自回顾性病例系列的初步观察表明，接受缬更昔洛韦（Valganciclovir）治疗的胶质母细胞瘤患者，表现同时合并巨细胞病毒（CMV）感染，其生存率优于未接受该药物治疗的患者（Söderberg-Nauclér 及其同事）。

如上所述，采用积极的手术切除和放射治疗，胶质母细胞瘤患者的中位生存期约为 12 个月，而不采用这种治疗的患者为 7~9 个月。

低级和中级星形细胞瘤

在目前 WHO 的分类中，弥漫性星形细胞瘤（diffuse astrocytoma）被认为是Ⅱ级，而间变性星形细胞瘤（anaplastic astrocytoma）被认为是Ⅲ级，如表 30-2 所示。低级星形细胞瘤在成人肿瘤中占少数，但在儿童（幕下的）肿瘤中占较大的比例。间变性星形细胞瘤的中位生存期比胶质母细胞瘤要长得多，成人的中位生存期为 2~5 年，通常更长。成人容易发生于大脑，而儿童易于发生在小脑、下丘脑、视神经和视交叉，以及脑桥等。大脑半球的星形细胞瘤主要发生于 20 多岁和 30 多岁的成人或年龄更轻时，星形细胞瘤分布于神经系统的其他部位，特别是颅后窝和视神经，在儿童和青少年中更为常见。这些肿瘤根据其组织学特征被进一步分类：原浆型或纤维型；肥胖型（细胞因玻璃样和嗜酸性物质而膨胀）；毛细胞型（伸长的双极细胞）；以及混合的星形细胞瘤 - 少突胶质细胞瘤类型；目前的术语见表 30-2，其中，这些肿瘤被归入更大的星形细胞瘤的分类。最常见的类型由分化良好的纤维型星形细胞组成。肿瘤细胞含有胶质纤维酸性蛋白（GFAP），是活检标本中有用的诊断标志物。一些大脑星形细胞瘤表现为混合的星形细胞瘤和胶质母细胞瘤。最常见的低级别纤维细胞型（Ⅱ级）与较良性的 WHO 分级Ⅰ级的毛细胞瘤型（预后非常好）和罕见的多形性黄色星形细胞瘤（pleomorphic xanthoastrocytoma）有所区别。这些区别在一定程度上与星形细胞瘤的生物学行为相关，因此具有重要的预后价值，但被上述讨论的某些遗传特征所掩盖。

大脑星形细胞瘤是一种具有浸润性特征的缓慢生长的肿瘤，在某些情况下有形成大的空腔或假性囊肿的趋势。其他星形细胞瘤是非空腔的，呈灰白色，质地坚实，血管相对较少，肿瘤与白质细微地融合在一起，与正常白质几乎无法区分。肿瘤的某些部位可能沉积有细小的钙颗粒，但缓慢生长的脑肿瘤的钙颗粒是少突胶质细胞瘤较典型的特征。CSF 细胞数不增加，在某些情况下，唯一的异常是压力和蛋白质含量增加。肿瘤可使侧脑室和第三脑室变形，并使邻近的脑血管移位（图 30-4）。在临床或影像学基础上，可能无法区分低级别胶质瘤与一些罕见的儿童期肿瘤，诸如下面讨论的胚胎发育不良的神经上皮瘤（dysembryoplastic neuroepithelioma，DNET）。

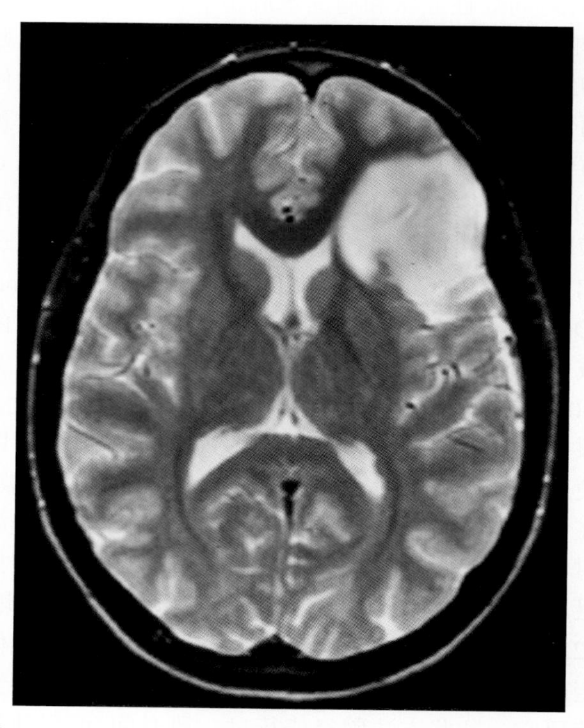

图 30-4　左侧额叶的星形细胞瘤；MRI T2 加权像显示浸润性肿瘤，伴轻微占位效应和轻度水肿。肿瘤的强化程度不一，但通常低于胶质母细胞瘤

在大约三分之二的星形细胞瘤患者中，首发症状是局灶性或全面性癫痫发作，60%~75% 的患者在其病程中会反复发作。其他轻微的大脑症状会在几个月甚至几年之后出现。头痛和 ICP 增高是相对较晚出现的症状。

在 MRI T1 加权像上，星形细胞瘤呈现为等信号或低信号，在 T2 序列是高信号，并在钆灌注后肿瘤实体部分有不同程度的强化。常见囊肿形成和少量钙化，尤其是在小脑肿瘤。其他低级别星形细胞瘤在 T1WI 上呈现为一种较均质的低信号和 T2WI

的高信号浸润性肿块，边界不清，增强小或不增强。

在儿童中，星形细胞瘤通常出现在小脑，并通过步态不稳、一侧的共济失调，以及 ICP 升高（头痛、呕吐）等症状的某些组合表现出来。

治疗　在低级别大脑肿瘤的治疗上，更有趣的发展之一是，Jakola 及其同事对挪威两个中心的临床治疗进行了比较。一个中心当他们发现可触及的肿瘤时，采用积极的切除方法；而另一个中心，通过连续成像来观察患者，以确定肿瘤是否已转变为更具侵袭性的模式。虽然这是一个小样本、非随机的试验，但手术切除可以延长患者的生存时间。切除部分大脑星形细胞瘤可提高生存期，多年保持功能良好的生存状态。现代脑功能区成像（brain mapping）技术使得可能切除更大的这些肿瘤，安全性也更高。Sanai 及其同事提供了这方面的一个实例，他们在大量连续系列的胶质瘤患者中绘制了语言区的映像图。

小脑的囊性星形细胞瘤（cystic astrocytoma）在总体生物学行为上是相对良性的。在这种情况下，切除肿瘤结节对于延迟或防止复发是非常重要的。在临床病例系列中，手术成功后 5 年生存率超过 90%（Pencalet et al）。当肿瘤也累及脑干和不能安全切除时，转归就不太可靠了。

低级别胶质瘤的自然史是生长缓慢和最终发生恶性转化。在这种恶性变发生之前的进展期和现代治疗复发的潜伏期可能会延长很多年。一项对这些低级别幕上肿瘤转归的调查显示，如果术后给予 5 300cGy 的适形治疗（conformal therapy）（聚焦于肿瘤的放疗，而非全脑放疗），术后 10 年生存率为 11%~40%（Shaw et al）。当然，这与胶质母细胞瘤的数据形成了鲜明的对比。反复手术可延长部分患者的生命。

对于较年轻的患者，特别是神经系统检查正常或接近正常，放射可以延迟，并且肿瘤的状态可以通过连续成像进行评估。许多研究已经得出结论，延迟对年轻患者的放射治疗可能避免痴呆和垂体功能低下的后果（Peterson and DeAngelis），但其他人认为，与大剂量放射治疗相比，肿瘤本身和抗癫痫药物造成的危害更大。一项广泛的成人早期放射治疗的随机试验表明，早期放射治疗使中位无进展生存期延长到 5.3 年；相比较仅进行观察，当有病情进展迹象出现时就开始进行放疗，中位无进展生存期为 3.4 年，但两组的总体生存时间未受影响，平均生存时间均超过 7 年（Van den Bent et al）。由于对生存没有任何明显的益处，在我们看来，最初放射治疗可能采取保留态度。癫痫发作的增加或神经征象恶化时会迫使人们转向放疗或进一步手术治疗。

虽然化疗在低级别纯星形细胞瘤的治疗中的地位还不明确，但含有少突胶质成分的星形细胞瘤对用于间变性少突胶质细胞瘤的联合化疗方案反应良好。一项随机试验显示，对脑部放疗通过增加化疗，包括丙卡巴肼（procarbazine）、洛莫司汀（CCNU）、长春新碱（vincristine），称为 PCV 方案，对整体生存率的提高有轻度的获益（中位生存期 13.8 年 vs 7.8 年）（见 Buckner et al）。在许多肿瘤治疗中心，替莫唑胺已取代了 PCV 方案。

本章将进一步讨论脑桥、下丘脑、视神经和视交叉等部位的星形细胞瘤的特殊特征，这些特征会产生高度特征性的临床综合征，不像大脑肿块那样的表现。

大脑胶质瘤病

目前，大脑胶质瘤病（gliomatosis cerebri）这个有趣的高级别胶质瘤变异型不再是世界卫生组织（WHO）2016 年分类的一部分。然而，它的生物学行为和在影像学上的外观，以及肿瘤胶质细胞的弥漫性浸润的性质，影响一侧或两侧大脑半球的大部分，没有一个离散的肿瘤团块，使它为临床诊治目的建立了一个有用的概念。这种“胶质瘤病”类型是指多中心起源的肿瘤转化，或者直接来自一个或多个小肿瘤病灶的播散尚不清楚。由于这些和其他原因，对该肿瘤不可能使用传统的脑肿瘤方案进行分类（或分级）。如前所述，在高级别胶质瘤中发现的遗传和分子改变也见于一些大脑胶质瘤病。

自从内文（Nevin）在 1938 年引入大胶质瘤病这一术语以来，已经有许多小样本的大脑胶质瘤病被报道，但是还没有表现出真正独特的临床征象（Dunn and Kernohan）。智力障碍、头痛、癫痫发作和视盘水肿是其主要临床表现，在临床基础上并不能将这些病例与恶性星形细胞瘤区分开来，在恶性星形细胞瘤可能比肉眼可见的表现更广泛。根据我们的经验，如果有一种综合征可能与胶质瘤病早期相关，那就是一种难以描述的额叶行为综合征，有时会被误诊为抑郁症或亚急性痴呆，或假性延髓麻痹可能是最初的表现。预后是可变的，但一般较差，从诊断时计算几个月到几年。

CT 和 MRI 检查显示小脑室，以及一个或多个大的信号汇合区改变（图 30-5）。影像学检查显示特征性的肿瘤穿过胼胝体并使之增厚。造影强化很少，该肿瘤要与大脑淋巴瘤区分，否则可能有类似的外观。随着肿瘤进展，可出现增强结节，提示出现高级别胶质瘤病灶。

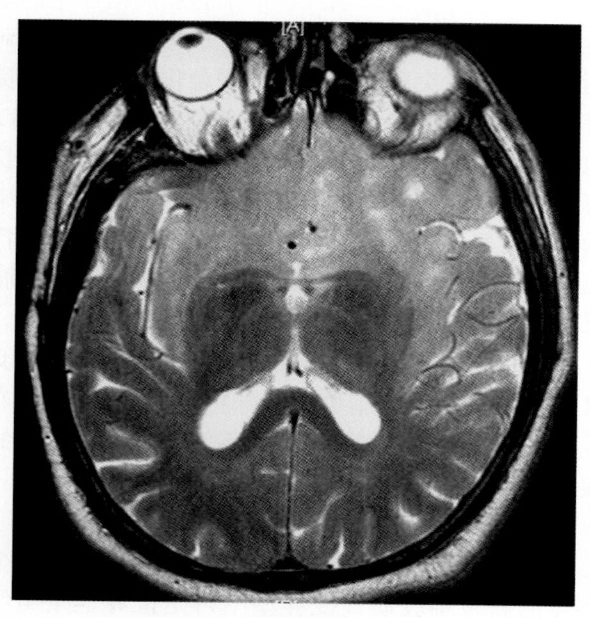

图 30-5　大脑胶质瘤病侵袭双侧大脑半球。MRI T2 加权像显示额叶大片融合区受累，伴有覆盖的皮质沟消失。钆输注后沿病灶边缘有轻微强化。患者精神迟钝，但没有其他神经体征

治疗　这些肿瘤罕见，以至于不能进行治疗的分类评估，但是对所有抗肿瘤治疗的总体反应一直令人失望，而且如前所述，预后很差，生存时间通常以月来计算。皮质类固醇几乎没有临床效果，可能是由于缺乏血管源性水肿。大多数试验表明对放射治疗是获益的，但延长绝对生存期只有几周时间（Leibel et al）。当考虑生存一年时，增加化疗可能会带来额外的边际效益。小样本的患者接受替莫唑胺治疗表明，它可能是治疗大脑胶质瘤病的一种有前途的药物，但考虑到它的罕见性，很难进行随机试验。当一个大的区域，特别是颞叶被浸润时，手术切除部分肿瘤可延长生命，但除此之外，手术是无用的，除了获得了诊断。通常进行立体定向活检。

少突胶质细胞瘤

少突胶质细胞瘤（oligodendroglioma），是贝利（Bailey）和库欣（Cushing）于 1926 年首次发现的，而在 1929 年 Bailey 和 Bucy 对其进行了更详尽的描述。少突胶质细胞瘤来源于少突胶质细胞或它们的前体细胞，并可以发生在任何年龄，最常发生在 20 多岁和 30 多岁，更早的高峰出现在 6~12 岁。它相对不常见，约占所有的颅内胶质瘤的 5%~7%。从最初的描述，少突胶质细胞瘤被认为比恶性星形细胞瘤更良性。男性的发病率是女性的 2 倍。在某些病例中，肿瘤在手术中可通过粉红 - 灰色外观和多小叶形态、相对无血管和质地坚实（比周围的脑组织略硬），以及形成囊腔和形成钙和小囊肿的倾向而被识别。然而，大多数少突胶质细胞瘤在大体上与其他胶质瘤很难区分，而在一些系列中，高达一半的是混合型少突星形细胞瘤（*oligoastrocytomas*），这表明前体细胞具有多能性。

肿瘤性少突胶质细胞有小而圆的核和未染色的细胞质晕（“煎蛋”样外观）。细胞突起少而短粗，仅在碳酸银染色可见。一些少突胶质细胞对 GFAP 染色有强烈的免疫反应，类似于正常的髓鞘 - 形成少突胶质细胞。显微镜下经常可见到钙化，在肿瘤内和紧邻的脑组织中都可见。

遗传学　在了解这些肿瘤中发生的获得性体细胞突变的遗传畸变，以及这些变化与预后和治疗反应的关系方面已取得了显著的进展。具体来说，染色体 1p 上某些等位基因的丢失已经预示了对以下描述的 PCV 化疗方案的高反应性，而染色体 19q 上类似的丢失则与更长的生存期相关。目前的分类方案要求有 IDH 基因家族突变（见 Yan et al）和 1p 和 19q 共缺失（1p/19q），但儿童期的一些肿瘤没有这些变化。如前所述，更重要的是，这些基因改变可预测治疗反应和更长的生存期（见下文）。

这种肿瘤最常见的部位是额叶和颞叶（40%~70%），通常位于白质深处，有一条或多条钙条纹，但周围很少或没有水肿。它很少在神经系统的其他部分被发现。肿瘤通过向软脑膜或室管膜壁延伸，可在脑室和蛛网膜下腔向远处转移。在 Polmeteer 和 Kernohan 报道的胶质瘤系列中占 11%（没有髓母细胞瘤和胶质母细胞瘤常见，也见 Yung et al）。该肿瘤不容易达到任何的分级标准，但在低级别（Ⅱ级）与间变性伴退变之间可以做出区分，证据是较大的细胞和大量异常的核分裂（Ⅲ级），约三分之一病例在肿瘤的小区域内可发生坏死。在少突星形细胞瘤（oligoastrocytomas）中，任何一种细胞类型都可能是间变细胞。

典型的少突神经胶质瘤生长缓慢。与星形细胞瘤一样，超过半数患者的第一症状是局灶性或全身性癫痫发作，发作通常会持续多年，然后才出现其他症状。大约 15% 的患者有 ICP 升高的早期症状和体征，较少数的患者有局灶性大脑体征（如轻偏瘫）。单侧的锥体外系强直、小脑性共济失调、帕里

诺(Parinaud)综合征、肿瘤内出血,脑膜少突胶质细胞增生(脑神经 - 脊神经麻痹、脑积水、CSF 可见淋巴细胞和肿瘤细胞)等是很少见的症状。

影像学检查表现是多种多样的,但最典型的是靠近皮质表面的低密度(CT)或 MRI T2 高信号非均质肿块,边界相对清楚(图 30-6)。一半以上的病例可以看到瘤内钙化,这是一种有用的诊断征象,但在癫痫发作的情况下,这一发现也增加了动静脉畸形或低级别星形细胞瘤的可能性。大约一半的少突胶质细胞瘤表现有一定程度的强化,并可以看到肿瘤附近的软脑膜增强,但是很罕见。

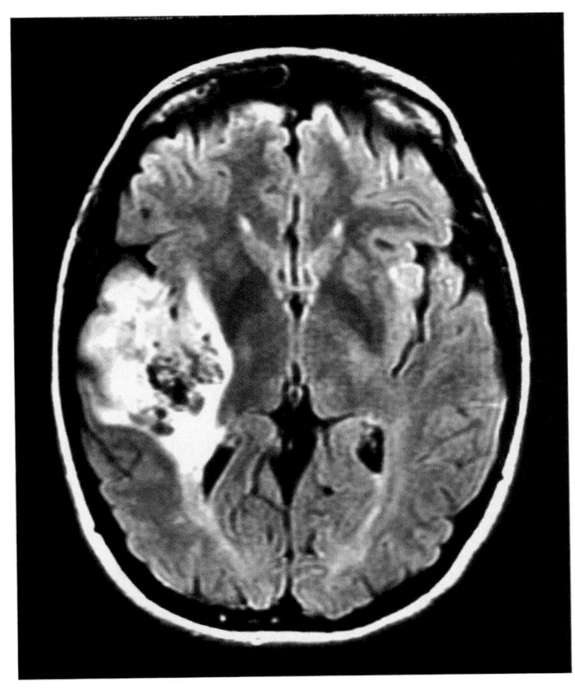

图 30-6 右侧额颞区的部分囊性少突胶质细胞瘤。没有异常造影剂强化

治疗 手术切除后放射治疗是少突神经胶质瘤的常规治疗方法。然而,由于许多报告病例的组织学分型不确定,放射治疗是否能延长生存率尚不清楚。如果癫痫发作得到很好的控制并且没有神经功能缺失,高分化少突胶质细胞瘤可能不应该接受放疗。如前所述,在 Cairncross 和 MacDonald 的发现中相当重要的是,许多少突胶质细胞瘤,特别是间变性的以及那些有 IDH 突变和 1p/19q 共缺失的少突胶质细胞瘤,对化疗药物的反应非常好。对 PCV 方案(丙卡巴肼、环磷酰胺、长春新碱)大约 6 个周期的用药已进行了研究,但也适用于使用耐受性更好的替莫唑胺,这已成为首选治疗方法。

混合型少突胶质细胞瘤和星形细胞瘤一般应像星形细胞瘤一样治疗,但替莫唑胺可能对这两种瘤细胞成分都有效。尚有待对替莫唑胺与 PCV 进行充分的直接比较。

室管膜瘤(另见下文“主要表现颅内压增高征象患者”)

早在 1863 年,菲尔绍(Virchow)就正确地诊断了室管膜瘤(ependymomas),Mallory 首先指出该肿瘤是起源于室管膜细胞,他发现了典型的毛基体(blepharoplasts)(在电子显微镜下看到的纤毛的基底体,是小的、深染色的细胞质点)。Bailey 和 Cushing 认为有两种类型:一种是室管膜瘤,另一种是室管膜母细胞瘤(ependymoblastoma),具有更强的恶性度和侵袭性,现在被认为是一种间变性室管膜瘤(anaplastic ependymoma)。不到 10% 的颅内胶质瘤是室管膜瘤,这一比例在儿童中稍高。大约 40% 的幕下室管膜瘤发生在 10 岁以内的儿童,少数是在 1 岁以内。幕上室管膜瘤在各年龄组分布较均匀,但总体上各年龄发病率低于其他恶性胶质瘤。

还有一种黏液乳头状(myxopapillomatous)室管膜瘤类型,无一例外地位于脊髓终丝,后面进一步讨论。这种黏液乳头状的室管膜瘤导致一种特殊综合征,该综合征结合了脊髓圆锥和马尾的各种症状和体征,如坐骨神经痛或股神经痛、膀胱功能障碍、鞍区感觉缺失,以及痉挛性下肢无力等。

室管膜瘤来源于室管膜细胞,亦即排列在脑室和脊髓中央管的细胞,室管膜瘤是最常见的脊髓胶质瘤。室管膜细胞兼有胶质细胞和上皮细胞的特征。正如人们所预料的,肿瘤不是生长到脑室,就是生长到邻近的脑组织。最常见的大脑部位是第四脑室,在侧脑室或第三脑室发生得较少。大体上,第四脑室的室管膜瘤呈灰粉色,质地坚实,菜花样生长;大脑内的室管膜瘤起源于侧脑室壁,瘤体可能很大(直径几厘米),呈灰红色,比星形细胞瘤更软,与邻近组织的界限更清楚,但不被包裹。肿瘤细胞往往形成带有中心腔的玫瑰花环,或更常见的是围绕血管的环形排列(假菊形团)。一些室管膜瘤是密集细胞的,其他的形成乳头状突起。一些分化良好的第四脑室肿瘤可能来自室管膜下的星形胶质细胞(见本章后面)。

间变性室管膜瘤通过它的高度有丝分裂活性和内皮细胞增殖、核异型性和坏死来加以识别。然而,组织病理学特征与临床转归之间的相关性尚未明确。

在大多数儿童幕上的室管膜瘤中出现了一种基

因畸变，即RELA基因融合到11号染色体开放阅读框（RELA-融合阳性）。

室管膜瘤的症状取决于它的部位。对第四脑室肿瘤的临床表现作了进一步的描述，这里要指出的是频繁发生的脑积水和ICP升高的征象（儿童表现为嗜睡、恶心、呕吐和视盘水肿）。大脑室管膜瘤的临床表现在其他方面与其他胶质瘤相似，约有三分之一的病例发生癫痫发作。

其影像学特征与其他肿瘤的特征有较大的差异。在CT上观察到边界清晰的不均匀的高密度肿块，增强后强化相当均匀。幕上室管膜瘤常见钙化和一定程度的囊变，但幕下室管膜瘤较少。在MRI上表现为混合信号特征，T1序列一般为低信号，T2序列多为高信号。脑室内位置有助于室管膜瘤的诊断，但脑膜瘤和许多其他肿瘤也可发生于脑室内。与肿瘤间变的变化一致，在大多数恶性类型中，从最初症状到诊断的时间间隔从4周到7~8年不同。

治疗和转归　在挪威的一个101例随访研究中，室管膜瘤占全部原发性颅内肿瘤的1.2%（占椎管内肿瘤的32%），术后生存率很低。在一年之内，47%的患者死亡，尽管13%的患者活了10年。预后无疑取决于肿瘤细胞间变的程度（Mørk and Løken）、肿瘤的位置，以及是否可手术切除，但前面已提到，这些说法缺乏确定性。治疗采取手术切除辅以放疗，特别是处理脑室和脊柱轴播种率高的肿瘤。在间变性室管膜瘤的治疗中，抗肿瘤药物常与放射治疗联合使用。

脑膜瘤

脑膜瘤（meningiomas），最早在1787年由马修·贝利（Matthew Bailie）在他的《病理解剖学》（*Morbid Anatomy*）一书中描述，而在1831年由布莱特（Bright）正确地认定，它是起源于硬脑膜或蛛网膜。哈维·库欣（Harvey Cushing）从各个角度对它进行了分析，这也是他最重要的专著之一的主题（Cushing，1962）。下面进一步讨论关于肿瘤特定的起源部位。

脑膜瘤约占所有的原发性颅内肿瘤的三分之一，女性比男性更常见（2∶1），在50多岁至60多岁的人群中发病率最高。部分是家族性的。有证据表明，接受过头皮或颅骨放射治疗的人们容易发生脑膜瘤，而且这些人的肿瘤出现的年龄较早（Rubinstein et al）。接触便携式移动电话设备的射频能量与脑膜瘤（或胶质瘤）的发病率升高没有关联。也有一些报告脑膜瘤发生在以前的创伤部位，如颅骨骨折线，但两者之间的关联不确定。

脑膜瘤最常见的获得性遗传缺陷是22q染色体上神经纤维瘤病2基因（merlin）的截断（失活）突变。绝大多数的某些脑膜瘤（如成纤维细胞型和过渡型）都存在这种基因突变，但其他脑膜瘤不存在。merlin基因缺失可能在22号染色体长臂缺失的情况下也起一定的作用。在散发性脑膜瘤和神经纤维瘤病2型（NF2）还可发现其他体细胞基因缺陷，包括染色体1p、6q、9p、10q、14q和18q上的缺失。

脑膜瘤也可产生多种可溶性蛋白，其中一些如血管内皮生长因子（VEGF）是血管生成的蛋白，可能与这些肿瘤的高度血管化性质及肿瘤周围区域的明显水肿有关（详见Lamszus）。一些脑膜瘤含有雌激素和孕激素受体。这些发现可能与女性肿瘤发病率的增加、妊娠期肿瘤增大的趋势以及乳腺癌相关。

脑膜瘤的确切细胞来源仍未确定。Rubinstein提出，它们可能来自硬膜成纤维细胞，但我们的同事Adams RD认为，它们更明显地来自蛛网膜的（脑膜上皮）细胞，特别是那些形成蛛网膜颗粒的细胞。因为在静脉窦附近，大量的蛛网膜细胞簇穿透硬脑膜，因此是脑膜瘤的好发部位。大体上，肿瘤坚固，呈灰色，边界分明，呈现生长空间的形状；因此，有的肿瘤呈扁平和斑块状，其他的呈圆形和分叶状。它们可以使脑组织缩进并获得软膜-蛛网膜的覆盖，作为其被膜的一部分，但它们与脑组织（轴外）分界清楚，除非在恶性侵袭性脑膜瘤的特殊情况下界限不清。少数情况下，它们起源于脉络膜丛内的蛛网膜细胞，形成脑室内脑膜瘤。

脑膜瘤的细胞相对均匀，核呈圆形或长形，可见胞质膜，具有特征性的相互环绕的倾向，形成漩涡和砂粒体（*psammoma bodies*）（层状钙化的结石）。一个显著的电子显微镜特征是，瘤细胞之间形成非常复杂的交互指状突起和存在桥粒（Kepes）。Cushing和Eisenhardt以及最近世界卫生组织（Lopes et al）根据脑膜瘤的间质变异、基质特征及其相对血管分布等，将脑膜瘤划分为许多亚型，但这种分类的价值存在争议。目前，神经病理学家认为脑膜上皮（合胞体）形式是最常见的。它很容易与其他类似的非脑膜上皮肿瘤，如血管外皮细胞瘤、成纤维母细胞瘤和软骨肉瘤区分开来。

脑膜瘤发生于硬膜皱襞部位，最常见的是在额顶叶矢状窦旁的凸面、大脑镰、小脑幕、蝶骨嵴、嗅沟和鞍结节等。90%的脑膜瘤是幕上的，而大部分幕下脑膜瘤发生在脑桥小脑角。一些脑膜瘤，如嗅沟、蝶骨嵴和鞍结节的脑膜瘤，表现为高度独特的综合征，几乎可以诊断，这些在本章进一步描述。罕见地，脑膜瘤是多发的。由于脑膜瘤从硬脑膜表面延伸，它通常会刺激邻近的骨发生骨增生，而在更恶性的病例中，会侵袭和侵蚀颅骨或激发成骨反应，导致颅骨外表面的外生骨疣。下面的大部分评述适用于矢状窦旁、外侧裂和其他大脑表面的脑膜瘤。

小的脑膜瘤，直径小于 2.0cm，经常在中年和老年人尸检中发现，没有出现临床症状。只有当肿瘤超过一定的大小并压缩大脑或引起癫痫发作时，才使它们影响功能。在出现症状前，肿瘤的大小必须随着肿瘤生长空间的大小和周围的解剖结构而变化。局灶性癫痫发作是在大脑上的脑膜瘤的早期征象。矢状窦旁的额顶叶脑膜瘤可引起一条腿，以及后来两条腿缓慢进行性痉挛性无力或麻木，以及疾病晚期阶段的尿失禁。较大的外侧裂的肿瘤表现为与其位置一致的各种不同的运动、感觉和失语症障碍，并表现癫痫发作。

在脑成像技术被广泛应用之前，脑膜瘤经常在经历了多年的神经系统征象后才得到诊断，证明它的生长速度缓慢。即使是现在，一些脑膜瘤在患者接受治疗前已经生长到很巨大，甚至达到引起视盘水肿的程度。许多是在无关的神经疾病个体在做 CT 检查时无意发现的。通过增强 CT 和 MRI 检查，脑膜瘤清晰可见（图 30-7 和图 30-8），可显示其钙化和明显的血管分布趋势，使之诊断非常容易。这些改变反映在均匀的造影强化和血管造影上的“肿瘤充盈”（tumor blush）。典型的，脑膜瘤呈现平滑轮廓的肿块，有时呈分叶状，一侧边缘沿着硬脑膜紧贴于颅骨内表面。在平扫 CT 上，脑膜瘤表现为等密度或稍高密度，常见肿瘤外表面钙化或肿块各处不均匀的钙化。肿瘤周围的水肿程度变化很大，可能与局部脑症状的程度有关。CSF 蛋白通常升高。

治疗　对于大多数有症状的且可进入的肿瘤，手术切除应可提供长期的或永久的治愈。如果切除不完全，可能出现复发，这是常有的情况，但有些脑膜瘤生长极为缓慢，可能有很多年或几十年的潜伏期。少数肿瘤具有恶性性质，亦即有高有丝分裂指数，核异型，明显的核与细胞多形性，以及脑的侵袭性等。如果没有完全切除，它们的再生会很快。位于下丘脑下方、蝶骨内侧和鞍旁区或脑干前方的肿瘤是最难手术切除的。由于侵犯邻近的骨，当肿瘤未被完全切除或显示出恶性特征时，精心计划的放射治疗，包括各种形式的立体定向治疗，在无法手术的情况下是有益的。

颅骨底部较小的肿瘤可以通过聚焦放射治疗消除或缩小，其风险可能与手术的风险相当或更小（见 Chang 和 Alder 的讨论）。传统的化疗和激素疗法可能是无效的，但后者是一个有趣的主题。目前正在对复发肿瘤的抗血管生成抗体进行研究。

原发性中枢神经系统淋巴瘤

原发性中枢神经系统淋巴瘤（primary central nervous system lymphoma），在过去的几十年里，它的重要性越来越大，因为它在艾滋病患者和其他免疫抑制状态下的发病率越来越高。艾滋病患者在其

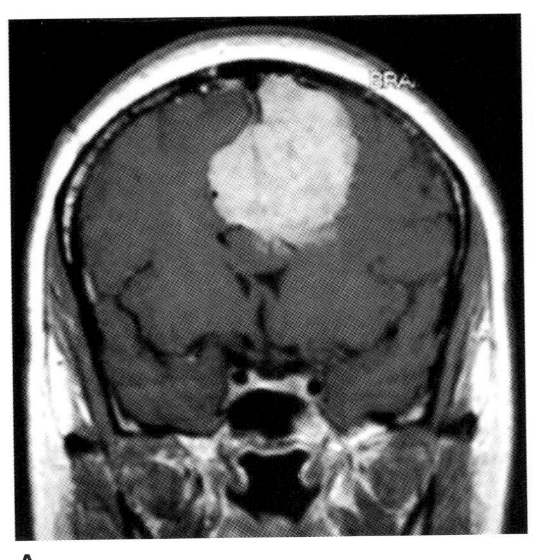

A

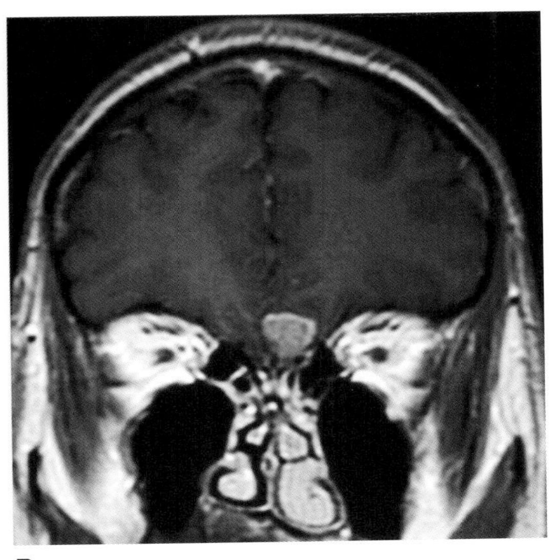

B

图 30-7　A. 大脑镰旁脑膜瘤。冠状位 MRI 钆增强成像。注意，大脑前动脉向右移位（低信号流空），陷入肿瘤右侧缘与右内侧额叶之间。B. 小的和无症状的左嗅沟脑膜瘤，MRI 钆增强

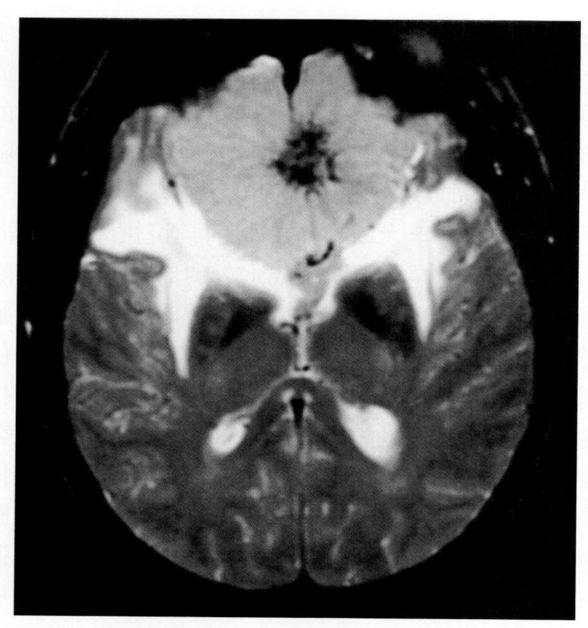

图 30-8　脑膜瘤的钆增强 MRI。巨大的额叶下的轴外的肿块，伴有中央钙化和周围的血管源性水肿。均质性强烈的增强是脑膜瘤的特征

40 多岁至 60 多岁时，或在 20 多岁至 30 多岁时发病率最高，而且发病率的增加并不依赖于这种形式的免疫抑制。

多年来，该肿瘤的细胞来源被归于网状细胞，这是淋巴结生发中心的一种组织细胞成分，产生了淋巴结的网状基质，该肿瘤被称为“网状细胞肉瘤”（reticulum cell sarcoma）。脑膜组织细胞和小胶质细胞在脑中与网状细胞等效的细胞，被认为是该肿瘤的来源。后来，人们认识到该恶性肿瘤细胞是淋巴细胞和淋巴母细胞，因此将其重新分类为淋巴瘤（弥漫性大细胞型）。免疫细胞化学研究表明，该肿瘤细胞是 B 淋巴细胞。起源于成纤维细胞的网状细胞与小胶质细胞或组织细胞之间存在细微的网状反应。过分强调这种网状基质部分原因是染色方法给淋巴细胞带来缓解。B 淋巴细胞或母淋巴细胞是肿瘤细胞，而精细的网状组织和小胶质细胞是次级的间质反应。

相反地，神经系统的 T 细胞淋巴瘤是罕见的，但确实发生在免疫功能正常和免疫抑制的患者。因为大脑没有淋巴组织，所以不确定这种肿瘤是如何产生的；一种理论认为，它代表了一种系统性淋巴瘤，具有向神经系统转移的特殊倾向。这在作者看来似乎不太可能，一般类型的系统性淋巴瘤很少转移，在“系统性淋巴瘤影响神经系统”题目下进一步讨论。

原发性 CNS 淋巴瘤可发生在大脑、小脑或脑干的任何部位，其中 60% 发生在大脑半球，它们可能是孤立的，也可为多灶性。位于脑室周围是常见的。玻璃体、葡萄膜和（眼球）视网膜受累的病例占 10%~20%，玻璃体活检可用于诊断，但是不常进行。（三分之二的眼部淋巴瘤患者将在一年内发生脑病变。）Lai 及其同事们已经提供了证据，证明在尸检的晚期病例中，显微镜下的肿瘤沉积物会到达大脑的许多区域，而不仅仅是在 MRI 上的结节增强所显示的区域。这是否表明脑淋巴瘤的广泛分布还是多灶性起源，尚不清楚。

软膜和蛛网膜可受到肿瘤细胞浸润，B 细胞淋巴瘤的脑膜形式影响周围神经和脑神经也为人所知。系统性淋巴瘤可能发生或不发生称为神经淋巴瘤病的情况，因此，原发性神经淋巴瘤病（*neurolymphomatosis*），表现为各种疼痛，主要是运动性多发性神经根病。淋巴瘤转移到相同的区域可能比孤立的周围神经和脑膜形式更常见，但引起类似的多发性神经根病综合征。我们的一个这样的患者出现了弛缓性轻截瘫，腰痛和坐骨神经痛，MRI 显示肿瘤浸润马尾神经根和相邻的脊膜。

该肿瘤在脑内形成灰粉红色、柔软的、界限不清的浸润性肿块，有时难以与星形细胞瘤区分。瘤细胞沿血管周围和脑膜播散，导致细胞脱落进入 CSF，这可能解释许多病例肿瘤多灶性表现的原因。肿瘤细胞高度密集，在血管周围或进入血管（“血管中心”模式），但没有坏死的倾向。瘤细胞核呈椭圆形或豆形，胞质少，有大量的有丝分裂象。B 细胞标志物用于固定肿瘤组织将淋巴细胞群定义为单克隆，并识别肿瘤细胞类型。网状组织和小胶质细胞的染色性也可以在显微镜下区分这一肿瘤。肿瘤不累及脑外组织。

我们的一些脑膜和脑神经淋巴瘤的病例是慢性淋巴细胞白血病的并发症，与原发性 CNS 淋巴瘤有相似的组织学特征，这是一种所谓的 Richter 转化。

累及大脑半球的原发性淋巴瘤最初所表现的临床病程与胶质瘤有些相似，但对治疗反应却截然不同。表现为以行为和人格改变、精神错乱、头晕和局灶性大脑体征为主，比头痛和 ICP 升高更为突出。可能发生癫痫发作，但在我们的经验中，与作为胶质瘤的开始特征相比，癫痫发作较少见。大多数病例发生在成人，但也有一些在儿童中观察到，在儿童中该肿瘤可能模拟髓母细胞瘤的小脑症状。

CT 和 MRI 上的特征性表现是一个或几个致密的（细胞过多的）、均质性的、增强的、浸润性的、非坏死的、非出血的脑室周围的肿块（图 30-9）。然而，边

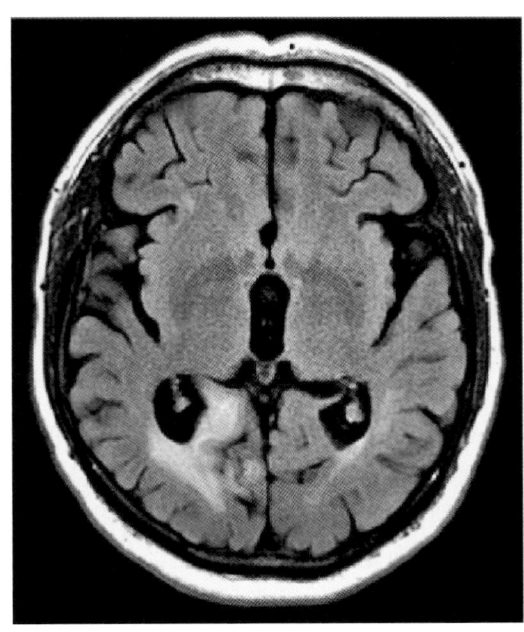
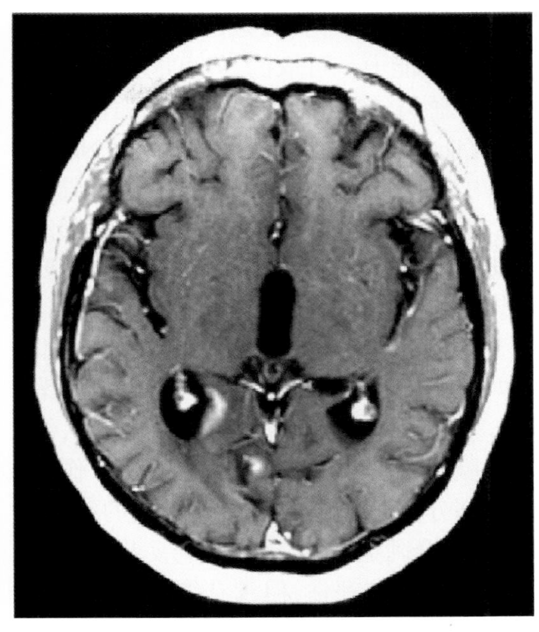

图 30-9　原发性中枢神经系统淋巴瘤。左图：轴位 T2-FLAIR MRI 显示右侧脑室周围白质高信号，无占位效应。右图：对比增强 MRI 显示两个结节形实质性强化病灶

缘强化也会发生，而且大脑的任何部分都可能受累。由于肿瘤细胞的致密性，在 MRI 上弥散常受到限制。免疫抑制患者的放射学表现较难以预测，可能难以与弓形体病、进行性多灶性白质脑病（PML）或其他与淋巴瘤共存的疾病区分开来。

在某些病例中，可见大量深部脑白质病变，有些病灶呈放射状分布，因此与多发性硬化类似。与多发性硬化的急性病灶相比，肿瘤造影剂增强更加明显和均质性。类似的多结节的外观发生在下文讨论的血管内淋巴瘤中。原发性中枢神经系统淋巴瘤的特征是在成像上病灶消失或对皮质类固醇反应的造影增强完全但短暂性消退。

CSF 淋巴细胞和单个核细胞增多比胶质瘤和转移瘤更常见，发生在多达一半的病例。CSF 中单克隆淋巴细胞或 β2 微球蛋白增高的免疫组化证据，提示肿瘤播散至软脑膜（Li et al），但通常不能通过脑脊液细胞学检查做出诊断。单克隆细胞群中的基因重排，特别是免疫球蛋白重链基因（IGH）重组是一种比 CSF 细胞学更敏感的诊断测试。这些发现发生在大约四分之一证实的中枢神经系统淋巴瘤患者，如前所述，它反映了淋巴细胞的单克隆性。

罹患艾滋病和不太常见的免疫缺陷状态的患者，如维斯科特 - 奥德里奇综合征（Wiskott-Aldrich syndrome）和共济失调 - 毛细血管扩张症，以及长期接受免疫抑制药物，如肾移植的患者，特别容易发展为这类的淋巴瘤。免疫抑制患者的许多肿瘤包含 EBV 基因组，提示该病毒的致病作用（Bashir et al）；然而，EBV 基因组也在少数免疫功能正常患者的肿瘤中被发现（Hochberg and Miller）。有时，表现为某一不明原因疾病的合并症，如唾液腺和泪腺肥大［米库利奇综合征（Mikulicz syndrome）］和相关的干燥综合征。另一种疾病，淋巴瘤样肉芽肿病（lymphomatoid granulomatosis）（有几个不同的命名）也是由 EBV 病毒引起的，与中枢神经系统淋巴瘤的表现有相似之处，在后面的小节中概述。

在散发性病例中，立体定向穿刺针活检是建立组织学诊断的首选方法。针对免疫抑制状态患者脑内疑似淋巴瘤的孤立的脑结节的鉴别诊断，可根据对弓形虫病治疗有无反应来鉴别，主要的替代诊断（见第 31 章“弓形虫病”）。如果使用了抗微生物药物，病变的大小减小，则无须进行活检。

治疗　由于肿瘤位置深在且常多中心的，手术切除是无效的。经颅脑放射和皮质类固醇治疗，通常会产生部分或短暂的完全缓解，但 90% 以上的患者肿瘤复发。有时，对皮质类固醇的反应是极为显著的，甚至消除了肿瘤的影像学和组织病理学证据，使得诊断困难。矛盾的是，临床医生用这种戏剧性的消失作为存在中枢神经系统淋巴瘤的暗示证据，尽管其他疾病如脱髓鞘疾病可能有同样的表现。

直到几十年前，患者的中位生存期为 10~18 个月，而艾滋病患者和其他免疫功能低下患者的中位生存期更短。对艾滋病患者的 CNS 淋巴瘤的治疗

与免疫功能良好的患者不同，因为化疗增加了感染的风险。恢复免疫能力是可取的，但可能与免疫抑制相关的机会性感染进行性多灶性白质脑病（PML）相反，几乎没有证据表明这种恢复可以改善 CNS 淋巴瘤。例如，中枢神经系统淋巴瘤患者一直回避使用氨甲蝶呤，但氨甲蝶呤已开始在抗逆转录病毒治疗的艾滋病患者身上进行了试验。颅部照射是主要的治疗方法。

目前对于中枢神经系统淋巴瘤的最佳治疗还没有共识，但以氨甲蝶呤（methotrexate）为基础的方案是最有效的。单次、大剂量静脉治疗被广泛使用，但多次给药与全脑放疗相结合的方案也在应用。作为最初治疗的一部分，对颅脑照射进行了不同的研究。最近，氨甲蝶呤联合阿糖胞苷，或联合利妥昔单抗和替莫唑胺的联合用药被评估，但没有统一实施。在这些不同的治疗方案中，尽管初始反应率很高，生存率最多接近 50%。艾滋病患者的生存期要短得多，但可随着积极的抗逆转录病毒治疗的开始而得到改善。

眼淋巴瘤只有采用放射疗法才能根除。随时可添加皮质类固醇来控制神经系统症状。非艾滋病患者用这种方法单独给予静脉注射氨甲蝶呤的中位生存时间为 3.5 年，如果随后进行放射治疗，中位生存期可达 4 年或更长时间。有些患者活了 10 年。

颅内转移癌

颅内转移癌（intracranial metastatic cancer）远比原发性脑肿瘤更常见。与原发性肿瘤相比，出现颅内多发性病灶更提示转移瘤。在继发性颅内肿瘤中，高发生率的只有转移性癌。淋巴瘤和白血病的发病率比癌症要低得多，而且它们扩散到脑部或其覆盖层的倾向较少。偶尔会遇到横纹肌肉瘤、尤因肿瘤、类癌，以及其他已转移的肿瘤，但这些肿瘤的发病率很低，脑转移很少成为一个诊断问题。转移癌有趣的病理生物学，复杂的生物机制控制着肿瘤细胞从原发生长细胞分离，转移到远处的组织，并将其植入最终生长的特定器官的毛细血管内皮细胞，是值得研究的兴趣所在。一言以蔽之，肿瘤细胞黏附分子、脉管系统和许多其他细胞事件参与了本质上是肿瘤栓子的植入。

尸检研究发现，大约 25% 的癌症死亡患者存在颅内转移（Posner and Chernik 1978）。大约 80% 的转移瘤位于大脑半球，20% 位于颅后窝结构，大致与脑部这些部分的相对大小和重量以及它们的血流量相对应。颅内转移主要有三种类型，一种是转移到颅骨和硬脑膜，一种是转移到大脑本身，另一种是通过脑脊髓膜弥漫性扩散［软脑膜转移，包括癌性脑膜炎（脑膜癌病）和淋巴瘤性脑膜炎］。与颅内转移一样常见的是转移到脊柱，最终导致脊髓和神经根受压的情况较为常见。这个单独的问题在 42 章中讨论。脊髓内本身的转移瘤并不常见，但也不时可见，然而，脊髓转移瘤比另一种与癌症相关的脊髓病变，即副肿瘤性坏死性脊髓病（paraneoplastic necrotic myelopathy）更常见（见下文）。

颅骨和硬膜转移（*metastases to the skull and dura*）见于任何可发生骨转移的肿瘤，但这种情况在乳腺癌和前列腺癌，以及多发性骨髓瘤的特殊病例中特别常见。瘤细胞的继发性沉积通常不转移到大脑本身，而是到达颅骨，或是经由体循环（如在乳腺癌时）或是经由巴特森（Batson）椎静脉丛，这是一个无静脉瓣的静脉系统，从骨盆静脉到颅部的大静脉窦走行脊柱的全长，绕开了体循环（可能是前列腺癌的转移途径）。颅骨凸面的转移瘤通常是无症状的，但在颅底的转移瘤可累及脑神经根或垂体腺。各种影像技术很容易识别骨转移瘤。偶尔，癌瘤转移到硬膜下表面并压迫脑部，类似于硬膜下血肿。颅骨和硬脑膜的许多转移可能大多数是无症状的。

除此之外，大多数癌瘤是通过血行播散到达脑部的。近三分之一转移到脑部的肿瘤起源于肺，这个数字的一半来自乳房，在大多数系列中黑色素瘤（melanoma）是第三个最常见的来源，而胃肠道（特别是结肠和直肠）和肾脏是其次最常见的，在一定程度上反映了这些肿瘤的患病率也因为神经系统的转移取向，如下文所述。其余的来自胆囊、肝脏、甲状腺、睾丸、子宫、卵巢、胰腺等的癌。起源于前列腺、食管、口咽和皮肤的肿瘤（黑色素瘤除外）仅有极少转移到脑部。从另一个角度来看，某些肿瘤特别容易转移到脑部，根据 Posner 和 Chernik 的研究，75% 的黑色素瘤、55% 的睾丸肿瘤和 35% 的支气管癌（其中的 40% 是小细胞癌）都是如此。他们在 47% 的病例中描述了孤立的转移，这个数字比我们在实践中观察到的和其他人报告的数字稍高一些（见 Henson 和 Urich）。转移性肿瘤最可能是单一的来自肾脏、乳腺、甲状腺和肺腺癌。小细胞癌和黑色素瘤通常是多发的，但也有例外。所有这些关于各种来源的转移的比例和一个特定肿瘤转移到大脑的倾向的评论都与最近的调查结果相似。

一般而言，脑转移瘤形成边界明确的肿块，通常为实性肿块，但有时呈环状（即囊性的），很少引起胶质细胞反应,但多有局部血管源性水肿。在影像学检查中,水肿通常是很明显的,直到增强后才显露了小的肿瘤结节(图 30-10)。黑色素瘤和绒毛膜上皮癌的转移通常是出血性的,但起源于肺、甲状腺和肾脏的肿瘤表现出这种特征并不罕见。在一些这样的病例中,四分之一的转移首先表现为瘤内出血。肺癌的相对发病率使其成为最常见的出血的转移性肿瘤,尽管只有小部分会发生出血。

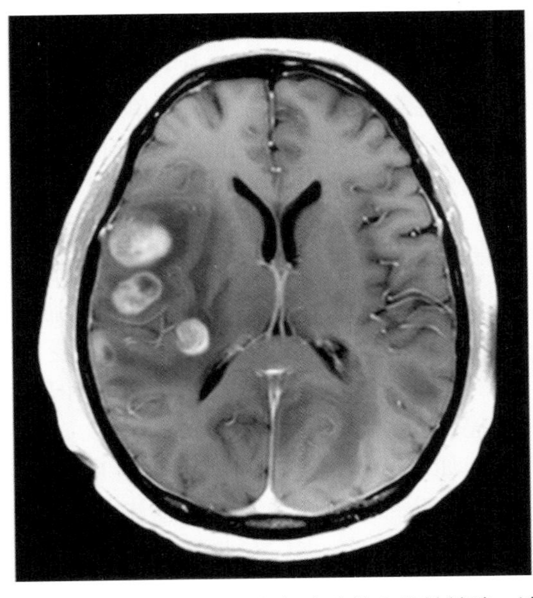
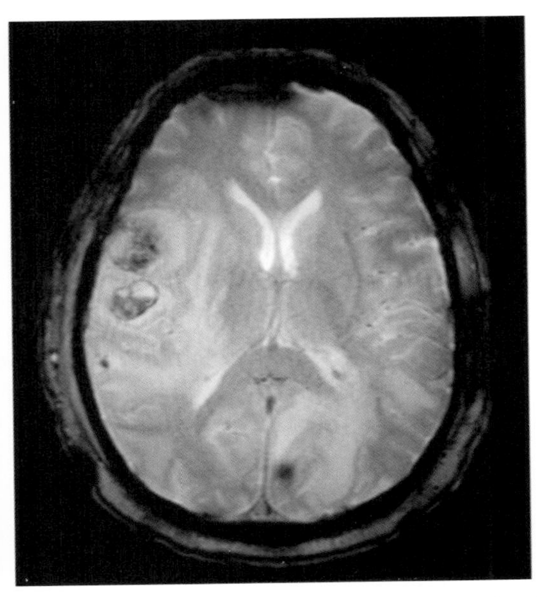

图 30-10 MRI 增强(左图)显示,肾细胞癌的多发性转移。注意每个病灶周围广泛的低信号水肿。右图为梯度回波 MRI,其中血液成分为低信号(暗)。此序列可以帮助检测小的或非强化的出血性转移瘤,如左侧枕叶病灶

脑转移癌通常的临床表现是癫痫发作、头痛、局灶性无力、精神和行为异常、共济失调、失语症或 ICP 升高的征象,所有这些症状都持续进展数周或数月。此外,还可能出现一些不寻常的综合征。在诊断上特别困难的是弥漫性大脑紊乱,伴头痛、紧张、情绪低落、颤抖、精神错乱和健忘,类似退行性疾病引起的相对快速的痴呆。小脑转移(*cerebellar metastasis*)表现头痛、头晕和共济失调(后者需要患者走路才能发现)是另一种难以诊断的情况。脑干转移通常起源于肺,虽然罕见但表现独特,导致复视、失衡和面瘫,如 Weiss 和 Richardson 描述的典型病例。

脑转移的症状有时会突然出现,甚至像“卒中样”,而不是隐袭起病。一些突然发病的病例可以解释为肿瘤出血,其他可能是肿瘤栓塞阻塞脑血管。在大多数情况下,这种时间变化的解释是不得而知的。此外,当癌症患者发生卒中样事件时,必须怀疑非细菌性血栓性(消耗性)心内膜炎伴发脑栓塞。临床上并不罕见的是,在发现胰腺癌、肠癌、胃癌、乳腺癌或肺癌之前,就出现了一个或另一个的这些神经系统表现。

当转移瘤引起的几种临床综合征中任何一种得到充分发展时,诊断是相对容易的。如果只出现头痛和呕吐,常见的问题是将其归因于偏头痛或紧张性头痛。患者表现出转移瘤的这些情况之一的标准症状时才会引出这样的解释。CT 增强检查几乎可以发现所有大小(1cm)的转移瘤,然而钆增强的 MRI 要敏感得多,特别是对小脑病变和 1cm 以下的病变,并可显示相关的软脑膜病变。脑内肿瘤的多发结节状沉积物在影像学上最能清楚地区分转移癌与其他肿瘤,但这种特征也可能发生在脑脓肿、脑淋巴瘤和胶质母细胞瘤等。

孤立的转移性疾病必须与脑原发性肿瘤、中枢神经系统淋巴瘤、肿瘤样脱髓鞘病变(见第 35 章),以及感染性脑脓肿相鉴别。多发性脑转移不应与有时伴随癌的副肿瘤性神经综合征的相关综合征混淆。后者包括感觉性神经元病和 Lambert-Eaton 肌无力综合征(通常伴有肺癌)、小脑变性(卵巢和其他癌和霍奇金病)、坏死性脊髓病(罕见)、边缘性脑炎,以及斜视眼阵挛 - 肌阵挛综合征等。这些副肿瘤综合征在“肿瘤对神经系统的远程效应(副肿瘤疾病)”题目下进一步讨论。

除了上述情况，有许多癌症患者表现出精神状态改变的症状，但没有转移的证据或可识别的副肿瘤疾病。这些症状通常有全身性代谢紊乱（特别是高钙血症）、药物和心理反应的基础，其中一些还没有清楚地阐明。在纪念斯隆 - 凯特琳癌症中心（Memorial Sloan-Kettering Cancer Center）（Clouston et al）就诊的癌症患者中，这种类型的问题占很高比例，而我们医院的病房中几乎每天都能看到。一旦进行了化疗或脑辐射治疗，这些治疗的副作用会使情况变得更糟。

治疗 神经系统转移性肿瘤的治疗经历了频繁的变化。目前的方案利用糖皮质激素、放射治疗（局部或全脑放疗）、手术切除、化疗和免疫调节治疗等各种组合。糖皮质激素可迅速改善症状，可能通过减轻病灶周围区域水肿而起效，但激素的副作用和最终疗效的丧失限制了它的持续使用。大多数多发性转移的患者也可以暂时受益于使用全脑照射，通常在大约 2 周的时间内进行多剂量照射。各种研究报告了 50%~70% 的多发性转移患者有短暂的治疗反应，尽管是暂时的，但是肿瘤的类型也决定了缓解反应的可能性。大剂量聚焦放射治疗（放射外科）现在被认为是单一或几个脑转移的主要选择。

一项随机试验，比较 1~4 个转移瘤病灶患者仅使用立体定向放射治疗或者联合全脑放射治疗，发现存活率没有差异，但当增加全脑放射治疗时，脑的其他部位的复发频率有所降低（Aoyama et al）。其他几项研究表明，聚焦放射治疗能更好地控制与转移有关的局部症状。然而，除了小细胞肺癌的单一病变外，任何一种方法似乎都没有优势。如已采用了聚焦放射治疗，在复发时仍可进行全脑放疗。目前尚不清楚，是否有证据表明常规执行这一方法是正确的，特别是在生活质量的总体衡量没有普遍改善的情况下。随着术野的演进，对 4 个转移瘤的立体定向治疗出现了一个任意的限制，但结果似乎是相似的，甚至在有更多的转移瘤时。

在某些肿瘤，特别是小细胞肺癌的情况下，对整个颅部进行预防性放射治疗仍是一个有争议的问题。信息来自 Slotman 和同事们的一项试验，以及 Auperin 和他的同事更早的一项试验，小细胞肺癌患者对化疗反应表明，预防性放射能延长患者的存活时间 1.5 个月，并显著减少后期出现的脑转移。评论者指出，随着最近存活率的提高，脑辐射对以后认知能力的影响可能会变得明显。

单一的脑实质转移的患者（钆增强 MRI 显示孤立的病灶），只要原发肿瘤的生长和全身转移得到了很好的控制，且转移病灶能被外科医生接近，又不位于大脑的运动或语言的关键区，就可以进行手术切除。通常，切除后会对整个大脑进行放射治疗。Patchell 及其同事已经证明，用这种方法治疗的患者的存活时间和治疗与复发之间的间隔时间更长，生活质量也比单独接受全脑放疗的患者更好。肾细胞癌、黑色素瘤和胃肠道腺癌的单个或两个脑转移瘤病灶最适合手术切除，正如 Bindal 和同事在配对队列研究中所实施的。

越来越多的证据表明，一些转移性脑肿瘤对化疗药物敏感，特别是如果化疗对原发瘤也同样治疗有效时。鞘内和脑室内化疗被认为在脑实质转移的治疗中没有价值。免疫疗法尚未广泛应用于脑转移，但这一情况正在迅速改变，例如用于黑色素瘤和肺癌。

如前所述，一般不推荐预防性应用抗癫痫药物，因为预防性应用似乎不能阻止首次癫痫发作。几项研究证实了这一点，有些是经过良好控制的，如第 15 章所讨论的。

尽管采取了所有这些措施，治疗也只能轻微延长患者的生存率。脑转移患者的平均生存期，即使接受治疗，也只有 6 个月左右，但差异很大，主要取决于其他全身转移的程度。15%~30% 的患者存活了 1 年，5%~10% 的患者存活了 2 年；然而，对于某些放射敏感的肿瘤（淋巴瘤、睾丸癌、绒毛膜癌、某些乳腺癌），存活时间可能更长。有人说，骨转移患者比脑转移和脑膜转移患者存活的时间更长些，但没有有力的证实。

癌性和淋巴瘤性脑膜炎

癌性和淋巴瘤性脑膜炎（carcinomatous and lymphomatous meningitis），肿瘤细胞在脑膜和脑室广泛扩散的一种特殊形式的转移性癌症，大约 5% 的乳腺癌、肺癌和胃肠道腺癌、黑色素瘤、儿童白血病和全身性淋巴瘤等都是这种类型。这是神经学诊断中最具有迷惑性的一个。对于某些癌，特别是胃癌，癌性脑膜炎可能是肿瘤的第一个表现，虽然更多的情况下，原发肿瘤已经存在并正在治疗过程中发生癌性脑膜炎。

头痛和腰背痛，有时伴有坐骨神经痛，是常见的，但并非一定出现。多发性神经根病（特别是马尾）、多发性脑神经麻痹，以及意识模糊状态是主要的表现，许多病例局限于这些表现之一。只有少数患者有简单的脑膜综合征，表现为头痛、恶心和脑膜刺激征，但这些特征在许多病例中会在几周内出现。谵妄、昏睡和昏迷会随之而来。局灶性神经体征和癫痫可能有关联，略少于一半的患者发展为脑积水。脑神经病（cranial neuropathy），诸如单侧面神经麻痹、听力丧失（警示淋巴瘤）或眼运动性麻痹，与双侧非对称性肢体无力的症状组合，对癌性脑膜炎特别具有特征性。所有的这些综合征的演变通常是亚急性的，持续数周，随着病情进展进入快速阶段。

癌性脑膜炎在影像学上的表现具有特征性模式，尤以脑或脊椎的钆增强 MRI 更为特异。可见软脑膜增厚，并有不同程度的增强，有时看似结节样病灶，但经常有光滑的邻近受累区。脑基底部、脑神经的脑池段周围和覆盖小脑叶部分是这些表现的易发区域（图 30-11），可能有脑积水，但罕见。

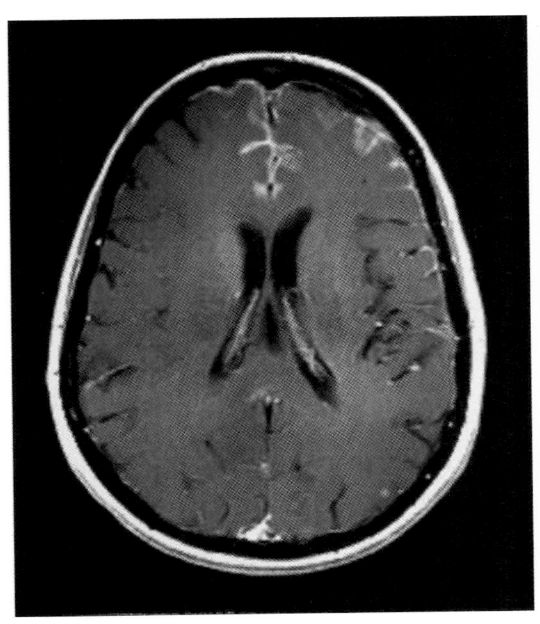
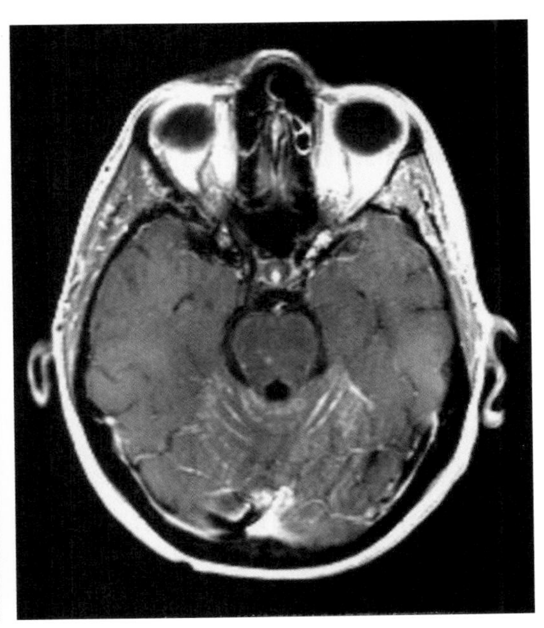

图 30-11　乳腺癌引起的脑膜癌病，钆增强的轴位 T1 加权 MRI 显示，皮质和小脑的蛛网膜下腔浸润。脑桥被盖部有一个小的转移灶

诊断是通过细胞学和流式细胞术技术鉴定 CSF 中的肿瘤细胞。除了非交通性脑积水的情况外，我们一般会进行 CSF 检查。在非交通性脑积水时，可能已经放置了脑室引流，CSF 可以从引流获得。可能需要使用大量的 CSF 进行一次以上的检查。蛛网膜下腔压力升高，CSF 蛋白升高，葡萄糖水平低，以及 CSF 淋巴细胞增多（可高达 100 个细胞，但通常会少得多）是其他常见的发现。然而，在少数患者中，CSF 检查始终保持正常。CSF 中某些癌症生化标志物的测定，如乳酸脱氢酶、β- 葡糖醛酸酶、$β_2$- 微球蛋白，以及癌胚抗原（CEA）等提供了另一种做出诊断和跟踪治疗反应的方法。这些标志物在血液恶性肿瘤中最有可能异常，但在一些颅内感染和实质性脑转移病例中也可能发生改变（Kaplan et al）。许多脑膜癌病（meningeal carcinomatosis）的病例中也有脑实质转移。

还有一种罕见的脑膜原发性恶性黑色素瘤（primary malignant melanoma of the meninges），其作用方式与恶性脑膜炎相似，但具有显著的血性 CSF（红细胞 1 000~10 000 个 /mm^3），肿瘤起源于脑膜中天然的黑色素细胞。正如 Liubinas 等所讨论的，该病的预后与转移性癌性脑膜炎一样惨淡。

恶性脑膜炎的治疗和转归　恶性脑膜炎（malignant meningitis）的治疗主要包括对有症状的区域（颅部、颅后窝或脊柱）进行放射治疗，然后在某些选择的病例中在脑室内注射氨甲蝶呤（methotrexate），但这些措施很少能使神经症状稳定几周或几个月以上。氨甲蝶呤通常通过奥马耶（Ommaya）储液囊（12mg 用不含防腐剂的盐水稀释）注入侧脑室，或通过腰椎穿刺针注入腰椎蛛网膜下腔。已经设计了几种方案，包括放疗后每日输注氨甲蝶呤，持续 3~4 天；或在放疗后第 1、第 4、第 8、第 11 和第 15 天注入氨甲蝶呤。

由于颅部脑膜广泛浸润引起脑神经受累或脑病一直采用全脑放射治疗，每天给予 30cGy，疗程共 10 天。脊髓根浸润对脊柱放射治疗有效，区域性放疗可能暂时帮助控制腰神经根的局部种植。通过注射放射性核素剂来研究CSF流动，可能有助于确定是否有阻碍氨甲蝶呤循环的流动或使某一区域暴露于过度的毒性。在对特定的化疗敏感的肿瘤中，全身给药可能是有效的，这取决于血脑屏障对这些药物的渗透性，例如，在某些形式的乳腺癌中，全身使用检查点（细胞周期，例如PD-1）抑制剂正在研究中。

在Wasserstrom及其同事报告的大系列中，脑膜癌诊断后的中位生存时间是6个月，而在Sorenson和同事的系列报告中只有43天。然而，我们有乳腺癌转移至脑膜和腰神经根的患者存活1年以上伴有稳定的神经功能缺失的经验。广泛的肿瘤浸润或脑积水引起的脑病是一个高度关注的和通常是死亡前的终末征象。

鞘内注射氨甲蝶呤联合放射治疗后的白质脑病在后面描述。有些患者活不到他的症状显现出来的时候。最佳的治疗反应发生在淋巴瘤、乳腺癌和小细胞肺癌患者身上，其他肺癌、黑色素瘤和腺癌的脑膜浸润病例，治疗效果则不太好。

白血病累及神经系统

在尸检时，几乎三分之一的白血病患者，特别是儿童期白血病患儿，有软脑膜、脑神经和脊神经根弥漫性浸润的证据（Barcos et al）。急性白血病的发病率高于慢性白血病，淋巴细胞白血病的发病率高于髓细胞性白血病；如前所述，它在儿童中也比在成人中更常见。儿童急性淋巴细胞（淋巴母细胞）白血病的发病率最高，在联合化疗治疗后复发（死亡时有60%~70%）。在这些病例中，脑膜疾病可能是暴发性的。脑膜白血病（meningeal leukemia）的临床和CSF表现与之前讨论的脑膜癌病有许多相似之处，即白血病细胞更容易在CSF细胞学检查中被发现。这两种疾病的治疗方法也类似。

Price和Johnson的研究表明，中枢神经系统白血病主要是一种软脑膜疾病。白血病最早的证据是在软脑膜的静脉壁检出白血病细胞，CSF中有或没有游离的白血病细胞。在我们的病理材料中，白血病的浸润已经扩展到血管周围间隙的深部，在血管间隙中，软脑膜-神经胶质膜经常限制瘤细胞浸润，在这个阶段，CSF中始终含有白血病细胞。根据脑膜受累的严重程度，最终会发生软脑膜-胶质膜的越界，并伴有白血病细胞聚集形成不同程度的浅表实质的浸润。不同大小的出血是另一种常见的并发症，有时是致命的。绿色瘤（chloroma）是一种由髓性白血病细胞形成的实性的绿色肿块，可浸润硬脑膜，少数情况下可浸润大脑，但是明显地不常见。

鞘内氨甲蝶呤联合颅部照射后的白质脑病［详见下文“辐射毒性”（Radiation Toxicity）］ 颅部放射治疗，联合鞘内或静脉注射氨甲蝶呤在预防和治疗儿童期白血病的脑膜受累方面是有效的。然而，在相当多数量患者中，在最后一次使用氨甲蝶呤后数日到数周内，这种联合用药会导致明显的急性坏死性白质脑病（*acute necrotizing leukoencephalopathy*）（Robain et al）。这种情况已经区别于后面讨论的较传统的脑放射性坏死的形式。当所有的三种治疗方式，即颅部照射、鞘内和静脉注射氨甲蝶呤在儿童中应用时，白质脑病发生得最频繁和最严重。年龄差异可能解释了这种情况在成年人中不常见的原因。最初的症状包括冷漠、嗜睡、意识低落和行为障碍等，在几周后发展为包括小脑性共济失调、痉挛状态、假性延髓麻痹、锥体外系运动异常，以及无动性缄默症等。

在急性和暴发型白质脑病中，CT上出现大小不一的大的低密度区，并可能有类似于肿瘤的影像增强和水肿。这不同于常见的肿瘤周围或远隔部位的局部辐射改变。MRI表现为T2高信号，边界界限不清。在少数患者中，这种进展性病程稳定或有改善，伴有增强和水肿相应的消退。（脑肿瘤的“假性进展”的概念已经被引入来表示模拟肿瘤生长的辐射变化。）患者通常留下严重的持续性后遗症，或很少水肿进展并导致死亡。

除辐射损伤外，暴发性综合征发生的重要因素是患者的年龄（许多患者小于5岁）。为解决白血病患儿全脑放疗引起的长期认知障碍后遗症，Pui及其同事进行了一项研究，发现如果所有其他方面的治疗都得到优化，就可以安全地度过。

系统性淋巴瘤累及神经系统

硬膜外压迫脊髓或马尾是所有类型淋巴瘤最常见的神经并发症，其结果是脊柱或椎旁淋巴结的扩展。治疗方法是对受影响的神经轴（neuraxis）的部分进行放射治疗，如果压迫是很急性发生的，并引起严重的脊髓病，则进行手术减压。系统性淋巴瘤（systemic lymphoma）很少转移到脑部。在马洛里（Mallory）病理学研究所对100多例尸体解剖的回顾中，我们的同事Adams RD只观察到6例淋巴瘤患者在大脑中有肿瘤细胞沉积，而这些病例中没有一例是多发性骨髓瘤（Sparling et al）。在Levitt和同事的系列研究中，包括592例非霍奇金淋巴瘤患者，只有8例出现了脑内转移。

非霍奇金淋巴瘤（non-Hodgkin lymphoma）在脑膜、邻近神经根和周围神经（前面提到的神经淋巴瘤病的一种形式）的表现，与原发性 CNS 淋巴瘤不同，后者只有实质病变而没有全身性疾病。临床和 CSF 的表现与之前描述的脑膜白血病和脑膜癌病相似。在罕见的累及脑膜的霍奇金淋巴瘤（Hodgkin lymphoma）病例中，可能有 CSF 嗜酸性粒细胞增多。软脑膜扩散几乎只发生在淋巴结弥漫性（而不是结节性）改变的高级别淋巴瘤。脑神经麻痹很常见，好见于第八对脑神经；大多数患者最终会出现马尾受累。最佳的处理方法尚未确定。放射治疗、全身和脑室内化疗在小样本的研究中都获得了一定程度的成功。

血管内淋巴瘤和相关疾病（包括淋巴瘤样肉芽肿病和 Castleman 病）

血管内淋巴瘤等这些疾病与其他形式的淋巴瘤一起出现，尽管他们的临床行为与血管炎或淋巴瘤前病变非常一致。虽然我们认为很少见，但我们在临床中，每年都会遇到几个新病例。其命名法很混乱，最初的术语，淋巴瘤样肉芽肿病（*lymphomatoid granulomatosis*）和卡斯尔曼病（Castleman disease）并不等同于最近阐明的血管内淋巴瘤的过程，更准确的说法是将前两个病变看作淋巴瘤前的过程。正如 Liebow 及其同事所描述的，淋巴瘤样肉芽肿病是一种系统性疾病，具有明显的肺结节性病变、真皮和淋巴结改变，在约 30% 的病例中累及中枢神经系统。小部分患者病变局限于神经系统。根据 Katzenstein 及其同事的研究，在这类患者中，有 12% 会出现全身性恶性淋巴瘤。在大约一半的病例中，Castleman 病是由 HHV-8 病毒感染引起的，淋巴瘤样肉芽肿病有类似的病毒起源，但主要来自 EBV。

另一方面，血管内淋巴瘤（*intravascular lymphoma*）被认为是一种大的间变性单克隆淋巴细胞浸润血管壁和周围区域的多灶性肿瘤（Sheibani et al）。肿瘤细胞在血管内生长，引起小的和中等大小的血管闭塞，可能导致大脑或脊髓，以及其他器官小的梗死。该疾病可与原发性 CNS 淋巴瘤区别，后者也是典型的“血管中心性”，即以血管为中心分布，但不选择性侵犯和闭塞血管结构。在一半的病例中，脑膜血管受累，在少数病例中，累及周围神经，或者更特别的是，脊髓根内的神经内膜血管被肿瘤所累及，在此基础上我们见过 2 例弛缓性截瘫的病例。

血管内间变性细胞的淋巴样来源是明确的，主要种类是单克隆 B 细胞和有 T 细胞反应的成分。在一些原发性 CNS 淋巴瘤的病例中，Epstein-Barr 病毒（EBV）的部分基因组偶尔会从恶性 B 细胞中分离出来。有人提出，这些病例中的紊乱表现为 EBV 诱导的 B 细胞增殖，并伴有显著的炎性 T 细胞反应（Guinee et al）。

由于该病神经系统病变的位置和大小不一致，没有统一的临床综合征，但是亚急性脑病和局灶性脑、脊髓或神经根病变的患者应怀疑血管内淋巴瘤的可能。在某些病例中，头痛是一个突出的早期的症状表现。我们的一例患者，在出现意识模糊和进行性脑病前的 3 个月内有间歇性癫痫发作。在 Beristain 和 Azzarelli 的病例回顾和 Glass 和同事（1993）的文章中都强调了该病临床表现的多样性。所有的患者都有局灶性脑部征象，其中 7 例有痴呆，5 例有癫痫发作，2 例有脊髓病。如上所述，我们的一些患者也曾因马尾神经根浸润而出现弛缓性截瘫；其他作者也曾评论过这种周围神经受累的情况。只有少数患者会有结节状或多发浸润性肺部病变、皮肤病变或腺病；几乎我们所有的病例都局限于脑部和脊髓，但其他的报告显示系统性疾病的比例很高，包括肾上腺的浸润。

MRI 显示整个脑部白质的 T2 加权像多发的结节或杂色斑驳的异常，大多数病变呈现钆增强，还有一些由于微血管闭塞和梗死导致的 DWI 弥散受限。在我们研究的一个病例中有大量的出血病灶。通过涉及肺、皮肤、肾脏或神经组织的活检，证明含有足够数量的内生性血管，可以做出明确的诊断。在某些情况下，其特征可能是存在对核质抗原的抗体（antibodies to nuclear cytoplasmic antigens，c-ANCA），就像它们在许多其他血管炎和肉芽肿的过程中一样。我们不确定 c-ANCA 的频率。如前所述，我们的少数患者也有肾上腺或肾脏肿大，可能是由于肿瘤浸润了这些器官的血管。CSF 可见不同程度的淋巴细胞增多和蛋白增高，但没有发现恶性细胞。据报道，大多数患者血沉增快，血清乳酸脱氢酶（LDH）升高，但根据我们的经验，并不总是这样。

与脱髓鞘和淋巴瘤样病变类似，脑内的这些异常可随着糖皮质激素治疗的反应，在影像学上可暂时地消退，并有相应的临床改善。此外，一些病变可能遵循小卒中预期的时间进程。病程往往会在几个月内波动，虽然我们的一例患者尽管经过治疗仍在几周内死亡。在少数病例中，全脑照射成功地延长了存活时间，但在大多数情况下前景并不乐观。

血管内淋巴瘤患者中罹患艾滋病的数量不详，尽管我们还没有遇到这种情况。该病必须与多发性硬化、原发性 CNS 淋巴瘤、大脑胶质瘤病，以及与之非常相似的疾病，结节病（引起脑和肺部病变），还有大脑血管炎和白塞病相鉴别，但是血管内淋巴瘤比大多数这些疾病的进展更快。

颅部和脑的肉瘤

颅部和脑的肉瘤（sarcomas of the cranium and brain）来源于结缔组织成分（成纤维细胞、横纹肌细胞、脂肪细胞、成骨细胞、平滑肌细胞）。它们的名称来源于其组织发生的衍生，即纤维肉瘤、横纹肌肉瘤、成骨肉瘤和软骨肉瘤，有时来源于含有细胞所属的组织，如外膜肉瘤和血管外皮细胞瘤。

所有这些肿瘤都很罕见。它们占到颅内肿瘤的 1%~3%，这取决于选择的肿瘤范围有多广（见下文）。偶尔，这些类型的肿瘤的脑沉积物也会发生像是从另一个器官的肉瘤转移。几乎所有的其他肿瘤都是原发于颅腔，并以其独特的特性之一表现为有向非神经组织转移的倾向，这在原发性胶质瘤中是罕见的。一个令人不安的事实是，一些肉瘤在颅脑照射后 5~10 年发生的，或者在 Adams RD 的 3 000 例与我们有联系的患者中，有一例是在质子束照射脑部后罹患肉瘤。纤维肉瘤发生在垂体腺瘤和成骨肉瘤放疗后，在其他类型的放疗后，出现的肉瘤都局限于骨或脑膜。我们对血管外皮细胞瘤的经验是，3 例表现类似脑膜瘤的颅内病变，2 例病灶在高位颈髓，导致亚急性四肢瘫，最初被误诊为急性多发性神经病。

在文献中被描述为肉瘤的许多其他脑肿瘤，可能是其他类型的肿瘤。快速生长、高度恶性的 Zulch 的“怪物细胞肉瘤”（monstrocellular sarcoma）或 Kernohan 和 Uihlein 的“巨细胞纤维肉瘤”（giant cell fiber sarcoma），因其多核巨细胞而命名，被 Rubinstein（1972）重新解释为巨细胞胶质母细胞瘤或混合性胶质母细胞瘤和纤维肉瘤。“软脑膜的血管外皮细胞瘤”也被 Kernohan 和 Uihlein 分类为大脑肉瘤的一种形式，Rubinstein（1972）认为是血管母细胞脑膜瘤的一种变异型。

在世界卫生组织（WHO）的分类中，胶质肉瘤（gliosarcoma）与其他胶质瘤被归为一类，而粒细胞肉瘤（granulocytic sarcoma）被归属于造血肿瘤，但限制这些术语并不能完全反映大多数颅骨肉瘤的范围和异常行为。

起初表现颅内压增高征象的患者（髓母细胞瘤、第四脑室室管膜瘤、小脑血管母细胞瘤、松果体瘤、第三脑室胶样囊肿和罕见的相关肿瘤）

部分脑肿瘤患者最初表现为 ICP 升高的特征性症状和体征，即周期性双额部和双枕部头痛使患者夜间痛醒，或都在觉醒时出现，喷射性呕吐、精神不振、步态不稳、括约肌失禁，以及视盘水肿等。在上面所列的肿瘤中，大多数症状和相关的 ICP 增高是脑积水的结果，而不是肿瘤肿块引起的。

在 ICP 增高症状患者伴或不伴局灶性体征时，诊断问题通过 CT 或 MRI 检查即得到了解决。除了在上面标题所列出的肿瘤外，其他可能以这种 ICP 增高方式出现的肿瘤还包括中枢神经细胞瘤、颅咽管瘤，以及高位脊髓肿瘤、颈髓延髓交界肿瘤等。此外，在前面部分中讨论的一些胶质瘤，ICP 增高症状偶尔会先于第一个局灶性脑部征象出现。

髓母细胞瘤、神经母细胞瘤和视网膜母细胞瘤

髓母细胞瘤（*medulloblastoma*）是一种侵袭性快速生长的肿瘤，主要发生在儿童期，多发于儿童小脑蚓部后部和第四脑室神经上皮的顶部。它占儿童期脑部肿瘤的 20%。罕见情况下，它出现在成人小脑的其他部位或大脑的其他部位（Peterson and Walker）。

髓母细胞瘤的起源在很长一段时间内仍然是一个疑问，而且仍然没有完全解决，但最近的一些见解是值得注意的。贝利（Bailey）和库欣（Cushing）介绍了髓母细胞瘤（*medulloblastoma*）这个名称，尽管髓母细胞从未在胎儿或成人的大脑中被发现；虽然如此，这个术语被保留下来并没有别的原因，只是因为对它已很熟悉。目前对该肿瘤的看法是，它起源于多能干细胞，这些干细胞可以分化为神经元或胶质细胞成分，并被阻止成熟到正常的生长阻滞状态。因此，较新的（WHO）分类将其与原始神经外胚层肿瘤（primitive neuroectodermal tumors，PNETs）归为一类。

该肿瘤可分化为单一或多向潜能的，每个病例各不相同，并可解释公认的组织学变异型，从未分化的髓母细胞瘤和扩展到髓母细胞瘤伴有胶质的、神经元的或甚至成肌细胞的成分。菊形团形成（rosette formation），是下文描述的神经母细胞瘤的高度特征性表现，在一半的髓母细胞瘤中可见到。髓母细胞瘤与视网膜母细胞瘤和松果体细胞瘤在分子、基因上有一定的相似性，很少与常染色体显性疾病，如痣样基底细胞癌（nevoid basal cell carcinoma）有关。对髓母细胞瘤的染色体研究显示，17 号染色体上 p53 区域远端缺失。Schmidek 提出，这解释了小脑干细胞在分化为肿瘤细胞的不同阶段的肿瘤转化。同样值得注意的是，髓母细胞瘤也见于 Gorlin 综合征和 Turcot 综合征，戈林综合征（Gorlin syndrome）是由编码“补丁”的基因突变引起的，编码的蛋白是音猬因子（sonic hedgehog）（重要的信号转导分子——译者注）配体的受体；蒂尔柯综合征（Turcot syndrome）是 DNA 修复基因突变所致（Louis et al）。基因表达谱显示，转录因子 MYCN（N-MYC）的放大或过表达与较差的预后有关（如同神经母细胞瘤一样）。染色体 6q 和 17q 拷贝数的畸变似乎对肿瘤的行为也有预测价值。Maris 回顾了肿瘤复杂的遗传方面，并提出了常见变异的组合可能是肿瘤发展的危险因素的可能性。另一项研究初步推测是 JC 病毒，是导致进行性多灶性白质脑病（PML）的同一种病原体（见第 32 章）。这一病毒的基因组序列已在某些系列高达 72% 的肿瘤中被发现（Khalili et al），在一个表达 JC 蛋白的实验性转基因模型中，表现以一种类似髓母细胞瘤的小脑肿瘤为特征。

大多数受影响的患者是 4~8 岁的儿童，在大多数报道的病例系列中，男性人数比女性多，为 3∶2 或 3∶1。通常情况下，在确诊之前症状已经存在了 1~5 个月。临床表现相当独特，源于继发性脑积水和由于第四脑室阻塞而引起的 ICP 升高。典型症状是，患儿变得无精打采，反复呕吐，以及有清晨头痛等。最初的诊断可能提示是胃肠道疾病或腹型偏头痛。然而，很快地出现蹒跚的步态，频繁的跌倒，以及复视和斜视，使得神经学检查时发现视盘水肿和展神经麻痹。然而，当肿瘤位于小脑或大脑外侧时，就像通常发生在成人身上的那样，ICP 升高的征象可能会被延迟。因而有频繁的头晕（体位性）和眼球震颤。小部分患儿有一侧面部的轻微的感觉缺失和轻微的面部无力。头部倾斜、枕部向后倾斜，远离肿瘤的一侧，表明正在发生的小脑 - 枕大孔疝。罕见的情况下，在小脑的征象出现之前就出现了脊神经根和蛛网膜下腔转移的征象。

神经系统外的转移（颈淋巴结、肺和肝脏，特别是骨骼）也会发生，但通常只发生在开颅手术后，开颅手术可使肿瘤细胞到达头皮淋巴管。罕见的情况下，肿瘤细胞可能是自发血源性并转移到肺或肝。去大脑发作（“小脑发作”）出现在疾病的晚期阶段。

髓母细胞瘤有独特的影像学外观，在 MRI T1 增强和 T2 加权像上都显示高信号，不均匀增强，当然，典型的位置靠近并延伸到第四脑室。肿瘤经常充满第四脑室并浸润其底部（图 30-12）。肿瘤的播种可发生在大池的室管膜和脑膜表面以及在脊髓的周围。肿瘤为实性，呈灰粉红色，与邻近脑组织界限清晰。肿瘤很富有细胞，细胞小而密集，细胞核浓染，胞质少，核分裂象多，易形成团簇和假球形。间质组织稀疏。

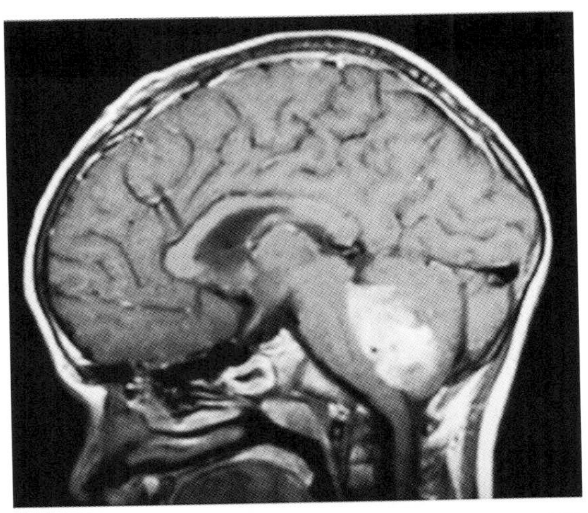

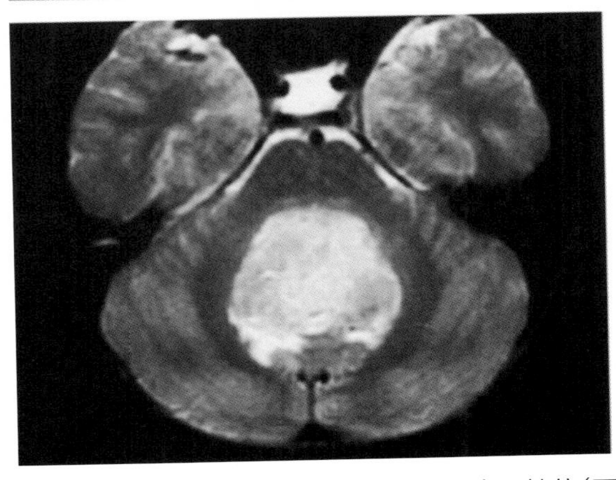

图 30-12 髓母细胞瘤。MRI 矢状位（上图）和轴位（下图）显示，小脑蚓部受累和第四脑室被肿瘤闭塞

治疗 目前建议最大程度地切除肿瘤。增加对整个神经轴的化疗和放疗，即使诊断时肿瘤已非常广泛的患儿，也能提高生存率和无病生存期（Packer）。手术、整个神经轴的放疗和化疗的结合可以使 80% 以上的患儿存活 5 年。

对经常受髓母细胞瘤影响的幼童来说，由于担心辐射导致的认知障碍，因此探索了术后化疗作为不进行放疗的替代方案。Rutkowski 和他的同事们已经报告了一些有希望的结果，特别是在肿瘤全切除后，但是仍然有大量的患儿得了据说是无症状的白质脑病。促结缔组织增生的特性（如结缔组织形成）的存在与较好的预后相关，而与类型或治疗无关。手术后仍残留肿瘤的患儿，以及更多有转移的患儿预后就差得多。任何脑干受到侵犯、脊髓蛛网膜下腔转移的特征，以及非常早的发病年龄（小于3岁），都极大地缩短了生存期。对预后有影响的肿瘤细胞的获得性遗传改变已在前文中做了总结。一种髓母细胞瘤细胞异常刺猬（hedgehog）通路的新型抑制剂，在一例成人患者中有显著的疗效（Rudin et al）。

神经母细胞瘤（*neuroblastoma*）　这是儿童期最常见的实体肿瘤，是与髓母细胞瘤不同的实体，但具有几乎相同的组织学外观，起源于肾上腺髓质，有时广泛转移。即使它侵入颅腔和脊髓腔，但通常仍在硬膜外。它主要的神经学兴趣是多发性肌阵挛伴斜视眼阵挛和共济失调（*polymyoclonus with opsoclonus and ataxia*）综合征，这是作为一种副肿瘤的并发症发生的，如下文所讨论的。在成人中，一种罕见的原始神经母细胞的髓母细胞瘤（neuroblastic medulloblastoma）往往是较良性的（Rubinstein，1985）。

Attiyeh和他的同事认为，在这一大类肿瘤中，与预后一致的遗传决定因素是，染色体1和11上某些位点杂合性的缺失与较差的转归有关。转录因子MYCN的放大或过表达是一个不良的预后因素，就像在髓母细胞瘤中一样。各种获得性染色体缺失和获得也可能具有重要的预测意义。更令人激动的发现是，根据6p染色体的多态性提示侵袭性肿瘤的出现。Maris提供了一个有趣的肿瘤遗传学方面的回顾。

神经母细胞瘤的几个分期系统已经改进了，儿童肿瘤学小组已经建立了一个基于风险的系统，包括染色体改变的状态（17q，1p，11q），但这些方法正在频繁修订中。

治疗是以临床分期为基础，由于一些病灶会自行退行，最低的风险类别允许进行观察。中度风险的患者接受化疗，而高危的患儿接受手术切除和强化的化疗、放疗，并在某些情况下接受造血干细胞移植。这较好的两个风险阶层的存活率超过90%，但最高风险群体的存活率为30%。

视网膜母细胞瘤（*retinoblastoma*）　是另一种密切相关的肿瘤。视网膜母细胞瘤已被证明是婴儿和儿童期最常见的颅外的恶性肿瘤之一。80%的患儿童在5岁前发病。这是一种有神经纤维的小细胞肿瘤，像神经母细胞瘤一样，有形成菊形团的倾向。肿瘤在眼内生长，它所引起的失明可能被婴幼儿忽略。检眼镜检查很容易发现，因为它起源于发育中的视网膜细胞。一种由生长抑制基因或促肿瘤基因（Rb）编码的异常蛋白已被确认，该基因与前文所述的脑肿瘤遗传学有关。据推测，遗传突变会影响正常基因的一个等位基因，只有伴随的突变消除了第二个等位基因的功能，肿瘤才会发生。早期识别和放疗或手术治疗可治愈。

第四脑室室管膜瘤

室管膜瘤（ependymomas），正如本章前面指出的，起源于脑室壁内衬的室管膜细胞。根据Fokes和Earle的研究，大约70%起源于第四脑室（图30-13）。尸检发现，一些室管膜瘤，如果很小，突出到第四脑室，从未产生局部症状。然而，幕上的室管膜瘤在所有的年龄都有发生，而第四脑室的室管膜瘤主要出现在儿童期。在Fokes和Earle的大样本（83例）中，33例发生在10岁以内，6例发生在11~20岁，44例发生在20岁以后。男性被罹患儿乎比女性常见2倍。

大脑室管膜瘤（cerebral ependymoma）通常起源于第四脑室底部，并延伸到卢施卡-马让迪孔（foramina of Luschka and Magendie），后期可侵犯延髓。这些肿瘤产生的临床综合征与髓母细胞瘤很相似，除了病程较长和缺乏早期小脑体征。此肿瘤的组织学特征在本章的前面已经描述过。间变的程度各不相同，具有预后的意义。最具有间变的形式是室管膜母细胞瘤（*ependymoblastoma*），是一种高度侵袭性肿瘤，属于原始神经外胚层肿瘤谱系之列（见下文）。

在诊断之前，症状可能已经存在1~2年。大约三分之二的患者是由于ICP增高而引起注意；在其余患者中，呕吐、吞咽困难、四肢感觉异常、腹痛、眩晕，以及颈部屈曲或头部倾斜是突出的表现。一些即将发生小脑-扁桃体疝的患者不喜坐位，并有垂直的下跳性眼震。手术切除是唯一的存活希望。增加放射治疗和脑室-腹腔分流术可能延长生命。脊髓和丝状组织的黏液乳头状室管膜瘤（myxopapillary ependymomas）在第42章与脊髓肿瘤进一步讨论。

脉络丛乳头状瘤（*papillomas of the choroid plexus*）的发生率约为室管膜瘤的五分之一。主要发生在侧脑室和第四脑室，偶尔也发生在第三脑室。两项权威研究（Laurence et al；Matson and Crofton）给出了该肿瘤在侧脑室/第三脑室/第四脑室的比率为

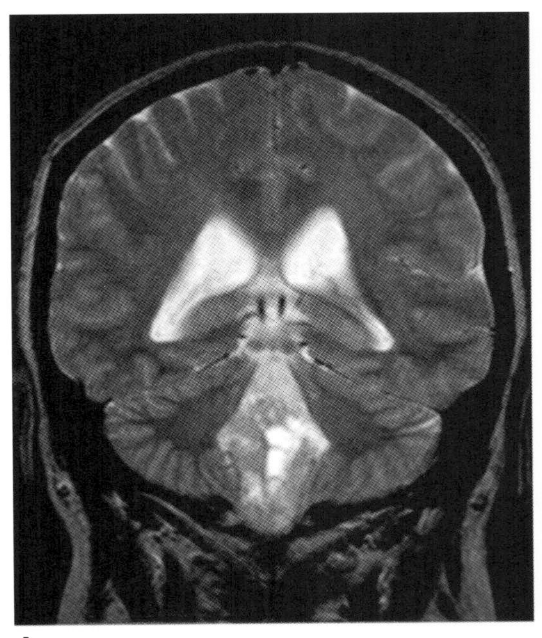

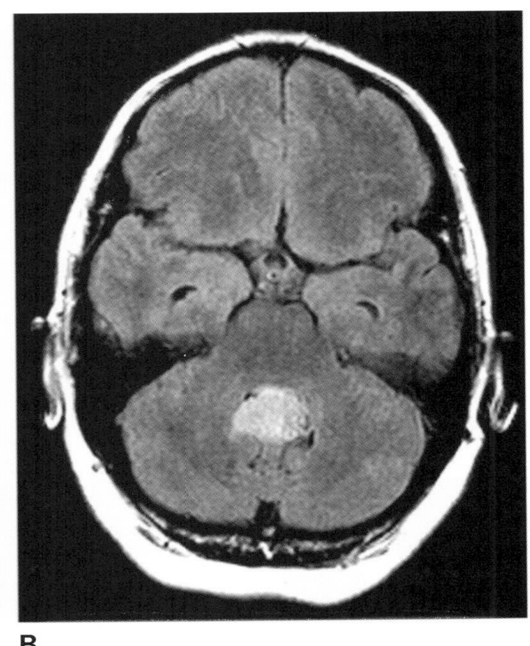

图 30-13 第四脑室的室管膜瘤。A. 冠状位 MRI T2 显示一个生长在第四脑室的室管膜瘤。B. 轴位 MRI T2 FLAIR 显示，肿瘤使第四脑室完全消失

50∶10∶40。这一肿瘤呈巨大的脉络膜丛状，其细胞成分为脉络丛的立方上皮，在胚胎学上与室管膜密切相关。SV40 病毒的一种癌基因 T［肿瘤（tumor）］抗原可能参与了肿瘤诱导（见 Schmidek）。脉络丛乳头状瘤本质上是儿童期的肿瘤。有 50% 的人在出生后第一年出现症状，75% 在生后的第一个 10 年出现症状。在年轻患者中，脑积水通常是出现的综合征，有时因出血而严重加重；可能有视盘水肿，这在脑积水伴头围扩大的婴儿是一个不寻常的发现。头痛、嗜睡、昏睡、双腿痉挛性无力、步态不稳，以及复视等在年长儿中更为常见。起源于脉络膜丛并投射到第四脑室侧隐窝的肿瘤可以表现为脑桥小脑角综合征（见下文）。该肿瘤的一个后果（相当不确定或不一致）可能是 CSF 的形成增加，这会促使脑积水。一些脉络丛乳头状瘤具有更恶性的特征（核分裂、异型核），并向周围脑组织浸润，瘤体外观与癌相同，可能被误认为是颅外来源的上皮细胞性转移癌。

手术切除治疗通常是可治愈的，但如果患者的病情不允许手术，则可能首先需要进行姑息性脑室分流术。罕见的脉络丛癌的预后较差。

原始神经外胚层肿瘤

这一术语是由 Hart 和 Earle 在 1973 年提出的，用于描述具有髓母细胞瘤的组织学特征但发生在幕上的肿瘤。过去，婴儿和儿童期发病的各种分化不良或胚胎性肿瘤都包括在这一组中，如髓母细胞瘤、神经母细胞瘤、视网膜母细胞瘤、室管膜母细胞瘤和松果体母细胞瘤等（下文描述）。后来的作者已扩展了 PNETs 的范畴，包括所有起源于神经外胚层的 CNS 肿瘤。随着免疫组化技术的出现，许多低分化的婴儿肿瘤被认为是小细胞胶质瘤（Friede et al）；其他的，经过超微结构的研究，可以归类为其他类型的原始肿瘤。对一些病理学家来说，原始神经外胚层肿瘤（primitive neuroectodermal tumors，PNETs）这一术语很有吸引力，但对我们理解其未分化的胚胎来源几乎没有帮助。目前的分类再次将这些胚胎性肿瘤归为一类，包含髓母细胞瘤的一组。实际上，不管它们被称作什么，所有这些肿瘤的预后和治疗方法几乎都是一样的（见 Duffner and Cohen）。特定的基因表达模式可被用来区分这组肿瘤与组织学上相似的髓母细胞瘤。

小脑血管母细胞瘤

小脑血管母细胞瘤（cerebellar hemangioblastoma）通常与希佩尔 - 林道病（von Hippel-Lindau disease）有关，是该病的基本组成部分。头晕，步态或一侧肢体共济失调，第四脑室受压引起的 ICP 增高的症状和体征，以及在某些情况下与之相关的视网膜血管瘤或肝脏和胰腺囊肿（通过 CT 或 MRI 发现）构成 von Hippel-Lindau 综合征。晚期有发展为恶性肾肿瘤或肾上腺肿瘤的趋势。许多患者都有红细胞增多

症，这是肿瘤诱发红细胞生成因子的结果。

发病年龄通常在15~50岁之间，黑种人、白种人和亚洲人均可发病。von Hippel-Lindau病的显性遗传特性是众所周知的。Seizinger及其同事报道，与肾细胞癌和嗜铬细胞瘤相关的病例中定位了一种肿瘤抑制基因缺陷（称为VHL；见第37章）。

本病的诊断可以从CT或MRI的表现推断出来，小脑囊肿囊壁上有增强的结节病变。通常，相关的视网膜血管瘤将通过同样的成像程序被发现。血管造影图像也具有特点，一簇小血管形成直径1.0~2.0cm的肿块（图30-14）。开颅手术开放小脑囊肿和切除附壁的血管母细胞瘤结节通常是可治愈的，但如果整个肿瘤，包括结节没有被完全切除，复发率就很高。在Boughey及其同事的系列中，80%患者的病灶被成功切除，15%的患者仅部分切除了孤立的小脑病变，发展为复发性肿瘤。最近，有几个小组在手术前使用血管内栓塞治疗血管结节，但这是否能降低复发的发生率尚不清楚。聚焦放射治疗也在进行中，特别是对于多病灶或手术无法接近的病灶，使用立体定向放射治疗、外部或质子束放射治疗的几个病例系列表明其结果可能与常规治疗相当。

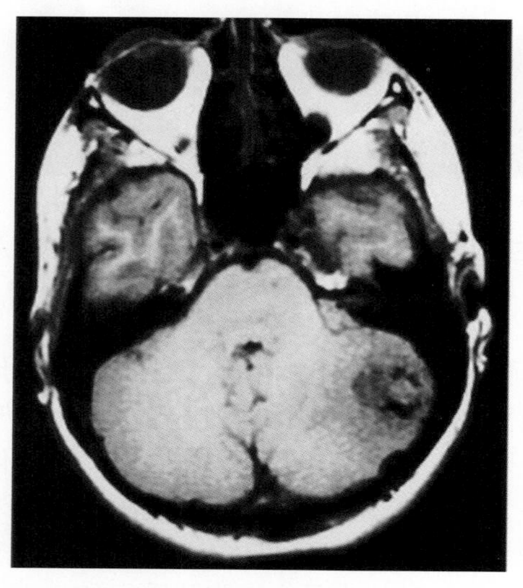

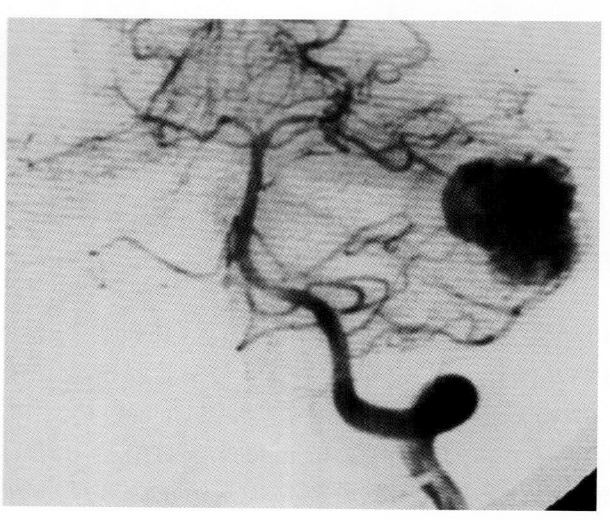

图30-14　血管母细胞瘤。（左图）增强MRI轴位显示左侧小脑半球的血管肿瘤。（右图）选择性左侧椎动脉造影显示一个有扩张引流静脉的富含血管的结节

脊髓的血管母细胞瘤经常伴发脊髓空洞的病变（超过70%的病例）；这种病变可能是多发的，主要位于后柱。视网膜血管母细胞瘤可能是最初的发现，如果不治疗会导致失明。在患者接受观察期间，新的视网膜病变会在数年的时间内继续形成。父母患有小脑血管母细胞瘤的孩子，应该定期检查眼部病变和肾细胞癌，在某些情况下基因检测是适宜的。

松果体肿瘤

关于松果体肿瘤（pineal tumor）的正确分类一直都没有定论。最初它们都被认为是由松果体细胞组成，因此，它们被归类为真正的松果体瘤（*pinealomas*），这一术语是由Krabbe提出的。Globus和Silbert认为，这些起源于胚胎松果体细胞，但Russell后来指出，松果体区域的一些肿瘤实际上是类似于睾丸精原细胞瘤的非典型畸胎瘤。现已确认四种类型的松果体肿瘤：生殖细胞瘤（*germinoma*）、非生殖细胞瘤性生殖细胞肿瘤（nongerminatous germ cell tumors）、松果体瘤（*pinealoma*）（松果体细胞瘤、非典型松果体细胞瘤和松果体母细胞瘤），以及起源于松果体内星形胶质细胞的胶质瘤（*glioma*）。有人在这一组中可能包括了畸胎瘤。目前，松果体肿瘤被分为四个亚型，从Ⅰ级（松果体细胞瘤）到Ⅳ级（松果体母细胞瘤）。

在四组松果体肿瘤中，大约50%是生殖细胞瘤。松果体瘤、松果体母细胞瘤和胶质瘤比较少见。儿童、青少年和青年人，男性多于女性受到影响。很少能见到30岁后发病的松果体肿瘤患者。

松果体生殖细胞瘤（pineal germinoma）起源于生殖细胞，因此在松果体肿瘤的分类中，与起源于松果体细胞的肿瘤（松果体细胞瘤和松果体母细胞瘤）分开。它是一个坚实的、离散的肿块，通常达到3~4cm的最大直径。它压迫上丘，有时也压迫小脑的上表面，并使脑导水管变窄。通常肿瘤向前延伸到第三脑室，然后可能压迫下丘脑。生殖细胞瘤也

可能出现在鞍上区。显微镜下,这些肿瘤由大的球形上皮细胞组成,由网状结缔组织的网络分隔,内含许多淋巴细胞。

松果体细胞瘤(*pineocytoma*)、非典型松果体细胞瘤(*atypical pineocytoma*)和松果体母细胞瘤(*pineoblastoma*),再现了松果体的正常结构。这些肿瘤使腺体增大,具有局部侵袭性,并可能延伸至第三脑室,沿着神经轴播种。在细胞学上,松果体细胞瘤是一种中等分化程度的细胞性肿瘤,没有组织学的间变特征。肿瘤细胞倾向于形成圆形排列,即所谓的松果体细胞瘤菊形团(pineocytomatous rosettes)。松果体细胞可能被碳酸银染色法浸渍,有些含有感光细胞的视网膜 S 抗原。松果体母细胞瘤是高度细胞化的,由小的、未分化的细胞组成,与髓母细胞瘤有一些类似之处。

松果体的畸胎瘤(*teratoma*)、皮样(*dermoid*)和表皮样囊肿都没有特别的特征,有些肿瘤良性程度很高。松果体胶质瘤通常具有不同程度恶性星形细胞瘤的形态学特征。在一些病例中,几种类型松果体肿瘤的临床综合征仅仅由 ICP 增高的症状和体征组成。除此之外,最特征性的定位体征是不能向上看,瞳孔轻微扩大,瞳孔光反射消失而调节反射存在[帕里诺综合征(Parinaud syndrome)]。有时在病程的晚期阶段会出现四肢共济失调、舞蹈性动作或痉挛性无力。目前还不清楚眼部和运动体征是由于肿瘤压迫上位中脑结合臂和其他被盖结构引起的,还是由于脑积水(第三脑室后部扩张)引起的。可能这两种机制同时都起作用。

性早熟(precocious puberty)发生在藏有生殖细胞瘤的男性身上。虽然松果体是褪黑素(melatonin)的来源,但正如第 26 章"松果体与褪黑素"中所讨论的,这些肿瘤患者的睡眠并没有受到任何重要影响。CSF 或血清褪黑素的测定主要用于检测手术摘除后肿瘤的复发。生殖细胞肿瘤患者的 CSF 或血清可能显示 β- 人类促绒毛膜性腺激素(β-HCG)或甲胎蛋白(AFP)水平升高。诊断是根据神经影像学检查做出(图 30-15)。CSF 中可能检测到肿瘤细胞和淋巴细胞,但也可能完全正常。

治疗　松果体病变以前被认为是不能手术的。然而,由于手术显微镜的使用,现在可以通过小脑上或小脑幕裂孔入路切除肿瘤。由于每一种类型的松果体肿瘤必须以不同的方式处理,因此建议手术的目的既是切除肿瘤,也能明确组织学诊断。此外,偶尔也会遇到蛛网膜囊肿,只需切除即可。生殖细胞肿瘤应尽可能切除,对生殖细胞瘤应进行脑室区放疗,而对非生殖细胞瘤性病变应进行全神经轴治疗。使用化疗联合放疗,或化疗替代全脑放疗的方法仍在评估中。我们的几个患者在松果体胶质瘤切除后存活了 5 年以上。

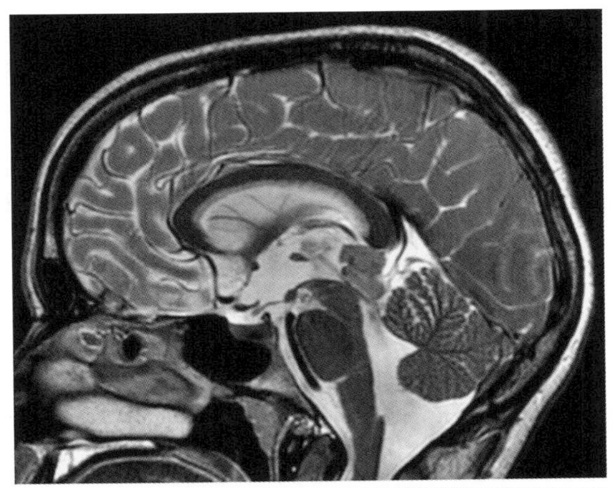

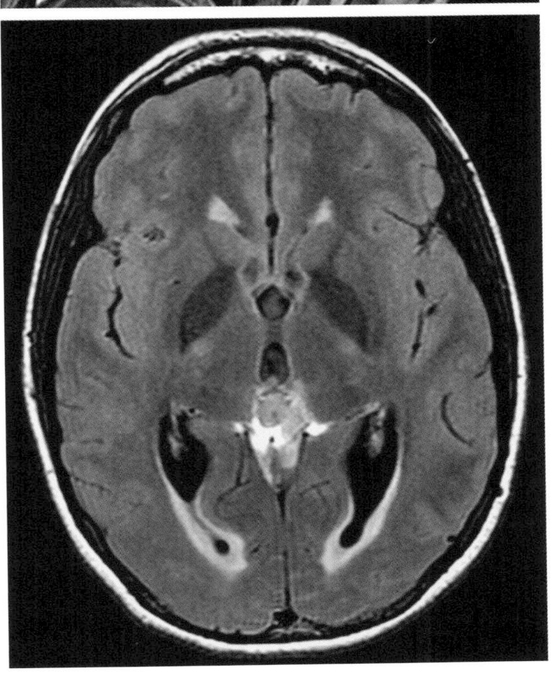

图 30-15　松果体肿瘤。(上图)矢状位 MRI T2 加权显示,松果体肿瘤压迫顶盖区和大脑导水管。(下图)轴位 T2 FLAIR MRI 显示肿瘤和脑积水的表现,以及由于导水管受压,CSF 穿过室管膜从侧脑室流出

神经上皮性肿瘤(DNET)、生殖细胞瘤、神经节细胞瘤、混合性神经元 - 胶质肿瘤和 Lhermitte-Duclos 病

发生在松果体以外部位的恶性生殖细胞瘤,通常在鞍上间隙被发现,而罕见地,见于第三脑室顶。如上所述,生殖细胞瘤是这组罕见肿瘤中最常见的一种,它还包括绒毛膜癌、胚胎细胞癌、内皮窦肿瘤

和恶性畸胎瘤等。这些肿瘤的某些生化标志物是兴趣所在和临床用途的兴趣点，因为它们可以在血液和CSF样本中检测到。人绒毛膜促性腺激素（hCG）的β亚单位是由绒毛膜癌和甲胎蛋白，以及由内皮窦肿瘤和未成熟畸胎瘤形成的。典型的生殖细胞瘤几乎没有hCG和甲胎蛋白的升高。大多数情况下，这些标记表明存在复杂的混合生殖细胞肿瘤。

神经节胶质瘤（*gangliogliomas*）和混合性神经元-胶质瘤（*mixed neuronal-glial tumors*）是一种特殊类型的肿瘤，更常见于年轻人，变化多端，但通常是低级别的恶性肿瘤。它们由分化的胶质细胞（通常是星形胶质细胞）和分化程度不同的神经元构成。后者可能类似于胶质细胞，可以通过Nissl染色、银染，以及对细胞骨架蛋白的免疫化学反应来识别。这些肿瘤的实质和邻近部位常见炎症反应，如果只取有限的活检样本，就会导致对非肿瘤性炎症情况的错误诊断。

这些之中有些发育性肿瘤很难与错构瘤（hamartomas）或结节硬化（tuberous sclerosis）的结节分开。在错构瘤的情况下，可能很难确定肿瘤或相关发育异常是否为癫痫发作的原因。有些这类肿瘤呈缓慢生长的巨大囊性病变。

神经节细胞瘤（*gangliocytoma*）是这组肿瘤中罕见但最具特征性的类型，这是一种发生在肾上腺、腹膜后和胸交感神经链、内耳道和脊髓的肿瘤。该病的一种表现形式是小脑发育不良性神经节细胞瘤（dysplastic gangliocytoma），即莱尔米特-杜卡罗斯病（Lhermitte-Duclos disease）。Lhermitte-Duclos病是一种缓慢发展的病变，在小脑形成肿块，它由颗粒细胞、浦肯野细胞和胶质细胞构成。小脑的结构以一种无组织的方式复制在其中，它与正常结构的小脑组织没有清晰的平面。Lhermitte-Duclos病与其他小脑肿瘤区别的重要性在于，它缺乏生长潜力和良好的预后。然而，如果有症状，就应予切除。影像学表现具有高度的特征性，由于小脑畸形细胞层间的交替，导致小脑半球被一团模糊不清的“虎纹”样团块所占据（图30-16）。这个肿瘤令人感兴趣之处是它与生殖细胞的肿瘤抑制蛋白PTEN基因突变有关，这一突变将Lhermitte-Duclos病与其他神经节细胞瘤，多个皮肤错构瘤和妇科癌、乳腺癌、甲状腺癌的Cowden综合征关联在一起，而Cowden综合征可能包括Lhermitte-Duclos病作为其组成部分。*PTEN*基因敲除小鼠有突触结构异常和小脑颗粒细胞发育异常。

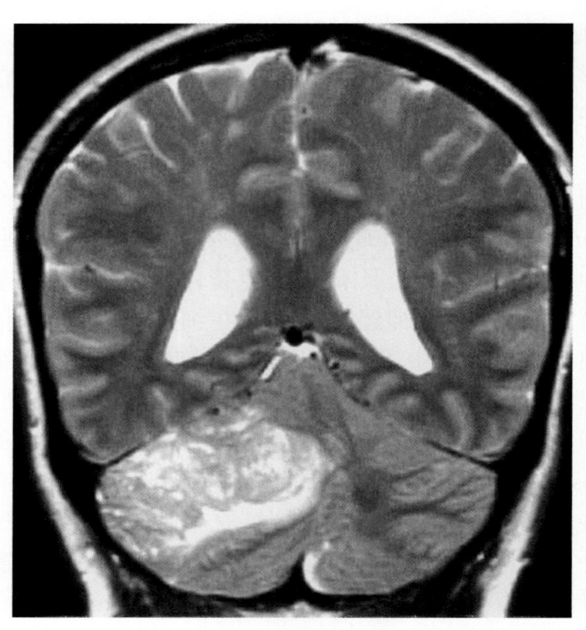

图30-16　莱尔米特-杜卡罗斯（Lhermitte-Duclos）病。MRI T2加权像显示，右侧小脑半球的这一错构瘤的特征性“虎纹”外观

其他形式的神经节胶质瘤包括促纤维增生性婴儿神经节胶质瘤（*desmoplastic infantile ganglioglioma*）、某些黄色星形细胞瘤（*xanthoastrocytomas*），以及胚胎发育不良性神经上皮瘤（*dysembryoplastic neuroepithelioma tumor*，DNET），并不是所有的这些肿瘤都包括在较新的分类中。

这些肿瘤的最后一种，即DNET，是值得评论的，因为它经常引起癫痫发作，在儿童中可能难以控制。我们在年轻的成年人中遇到过这种情况，主要是在单一的发作后或在MRI上的偶然发现。虽然肿瘤可能位于脑部的任何部位，但有一种在颞叶外侧或内侧浅表（近皮质或皮质内）部位的倾向。放射学表现通常是结节或小囊肿，而对DNET更特征性的，表现为几个相邻的小囊性病灶集合成簇，一般无强化，MRI的T2加权像呈高信号（图30-17）。肿瘤生长非常缓慢，如果位置合适，可能会改变眶顶或颅骨的骨质。肿瘤起源于胚胎生发基质中的发育不良细胞，这些细胞在向皮层迁移的过程中受阻；它们通常与相邻区域的皮质异位有关。组织学外观各不相同，但其主要成分是神经上皮细胞的集合和具有多结节结构的少突胶质细胞簇，在某些病例中可形成黏液囊肿。当病灶是单一的，且没有特异性影像学外观时，需要进行活组织检查或切除以将其与低级别胶质瘤或少突胶质细胞瘤鉴别。单独活检可能会仅显示邻近的炎症，有时炎症明显到看起来几乎就是肉芽肿，从而误导诊断。切除是治愈性的，经常能消除癫痫发作，但对无症状性病变的最佳治疗方案尚不清楚。

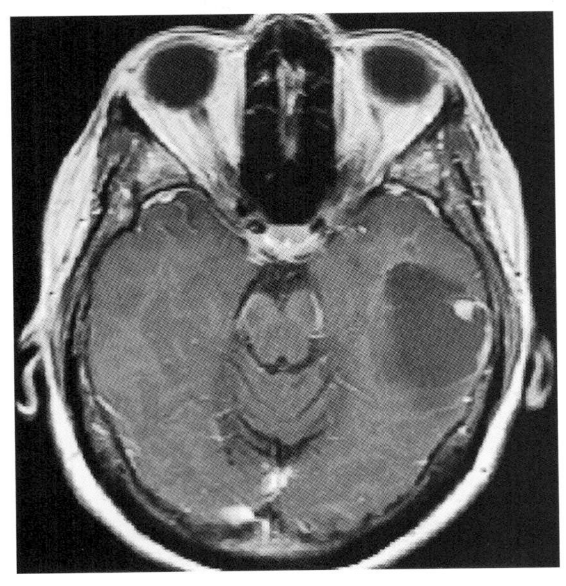

图 30-17 MRI 增强显示一例成人患者曾有一次癫痫发作，其左侧颞叶有囊性和结节性胚胎发育不良性神经上皮肿瘤（DNET），结节有炎症性成分，手术切除后癫痫发作停止

在这一组中另一种可能要考虑的肿瘤是室管膜下巨细胞星形细胞瘤（subependymal giant cell astrocytoma），它在高达 20% 的结节性硬化患者中被发现。这些是生长非常缓慢的肿瘤，大多是在芒罗孔（foramen of Munro）附近。由于肿瘤位于侧脑室 CSF 出口处，有时需要反复切除以治疗脑积水。Krueger 和同事，以及随后的其他人曾报道了一种 mTOR 复合物的抑制剂依维莫司（everolimus），它在斑痣性错构瘤病（*phakomatosis*）中被破坏，可以缩小肿瘤的体积和缓解癫痫发作。前面提到的其余的肿瘤是罕见的，并主要影响儿童，因此，我们不做进一步讨论。在罗素（Russell）的专著、鲁宾斯坦（Rubinstein）的专著（1972），莱文（Levine）的专著（1993 年的两篇文章）、Schmidek 的专著，以及 Zentner 和同事的论文中都有描述。

第三脑室胶样囊肿和其他肿瘤

第三脑室肿瘤最重要的是胶样瘤（colloid tumor），它起源于残余的第三脑室结构的室管膜细胞，称为“脑旁体（*paraphysis*）”。在这一结构中形成的囊肿通常总是位于第三脑室前部室间孔之间，并附着于脑室顶（图 30-18）。其直径从 1cm 到 4cm 不等，呈椭圆形或圆形，外表面光滑，囊内充满含各种黏多糖成分的胶状物质。囊壁由一层上皮细胞构成，一些上皮细胞有纤毛，周围有纤维结缔组织的包膜。该病虽为先天性疾病，但实际上直到成年时才会出现囊肿，当囊肿阻塞 CSF 通过 Monro 孔流出时，就会产生梗阻性脑积水。

怀疑此肿瘤时，可能出现间歇性、严重的双额 - 双枕部头痛，有时因体位改变（“球阀”阻塞），或有头痛和意识浑浊危象，尿失禁，步态不稳、双侧感觉异常、视线模糊，以及下肢无力，突然跌倒，但没有失去意识（跌倒发作）。弯腰可能导致头痛加重或发作以及失去平衡。然而，这种间歇性阻塞性综合征在我们的经验中并不常见。更常见的，患者没有头痛，

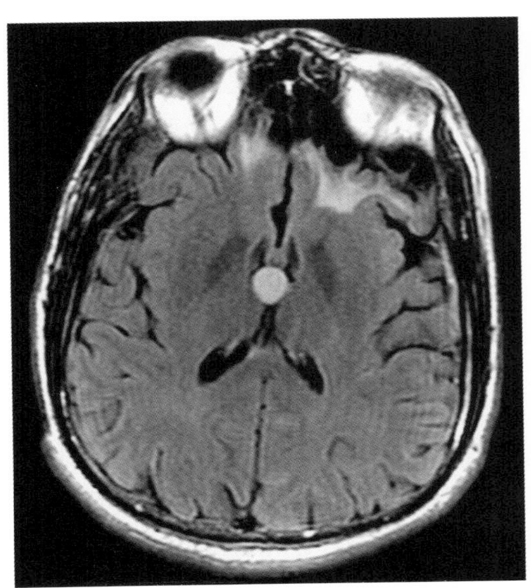

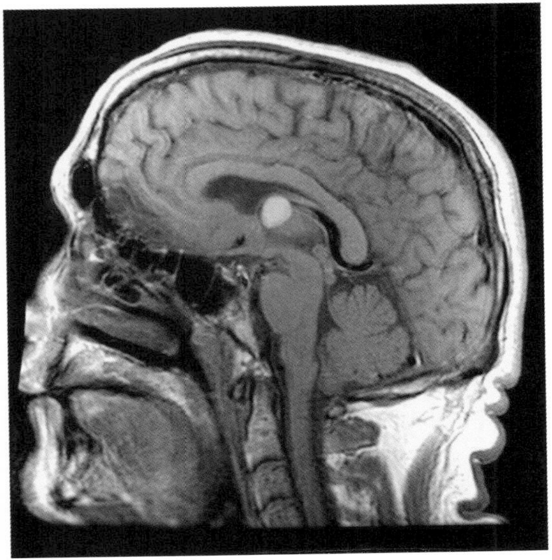

图 30-18 第三脑室的胶样囊肿。轴位和矢状位 MRI，室间孔阻塞可发生脑积水，但这里并不明显

表现出与正常压力脑积水相似的症状，或者经常是，在CT或MRI上偶然发现了肿瘤。在CT和MRI上，病变的密度取决于黏多糖（mucopolysaccharides）的水化状态。这些病变不限制造影剂的扩散或增强。Lobosky和他的同事强调，轻微的行为变化是常见的，少数患者会经历轻微的精神错乱和人格变化，这些变化可能会达到精神病行为的极端程度。我们对这组表现没有经验，很难从病灶的部位或脑积水来了解它；根据我们的经验，患者通常有慢性头痛或步态困难。

多年来的治疗方法一直是手术切除，手术会有一定的风险，但比过去要少得多，脑室-腹腔CSF分流术也取得了令人满意的结果，即使不切除囊肿。在立体定向控制下抽吸的囊肿减压术也成为一种普遍应用的治疗方法。

在第三脑室发现的主要引起阻塞性症状的其他肿瘤包括颅咽管瘤（见下文）、脉络膜丛乳头状瘤，以及室管膜瘤等（上文讨论过）。

蛛网膜囊肿

蛛网膜囊肿（arachnoid cyst），这种充满CSF的病变，可能是先天性的，任何年龄均可出现临床症状，但只有在成年时才会变得明显，当它引起ICP升高的症状，有时会出现局灶性大脑或小脑体征，会模拟颅内肿瘤表现。癫痫可能会发生，但不是特征性的。在婴幼儿中，巨颅和广泛的单侧透光是特征性表现。这些囊肿通常覆盖于外侧裂或颞极，偶尔它们位于额叶下方的大脑半球间，或位于松果体区或小脑下方。它们可能会变得很大，以至使颅中窝扩大的程度，重构抬高了蝶骨的小翼，但它们不与脑室连通。罕见的情况是，其中一个囊肿可能覆盖整个大脑半球表面，造成所谓的外部性脑积水（external hydrocephalus）。

这些囊肿在非增强的CT或MRI上很容易被识别（通常是偶然发现），显示出一个充满液体的边界组织缺损，呈现CSF的密度（Gandy and Heier）。如果这些囊肿是完全无症状的，就不应予以处理；如果有症状，就要进行额外的MRI检查，以免忽略了慢性硬膜下血肿，这种血肿通常会伴发，而在非增强CT可能看不到。鞍上的蛛网膜囊肿在“空蝶鞍综合征”题目下进一步讨论。

治疗不断扩大的和有症状的囊肿采用袋形缝合术（marsupialization），或者，不太理想的，通过从囊肿到蛛网膜腔隙的分流。

颅底和其他区域颅内肿瘤综合征（前庭神经鞘瘤、脑桥小脑角的其他肿瘤、颅咽管瘤、垂体瘤、蝶骨嵴和嗅沟脑膜瘤、视神经胶质瘤、脑桥胶质瘤、脊索瘤、软骨肉瘤、颈静脉球瘤、颈动脉体瘤、鼻咽癌）

在这组颅底和其他区域颅内肿瘤综合征（skull base and other regional intracranial tumor syndromes）的肿瘤中，一般脑损伤和ICP增高的症状和体征出现较晚或根本不出现。相反地，出现针对特定颅内病灶的特殊综合征并进展缓慢。正确的诊断方法是根据神经学上的发现准确定位病变，并推理出病因必定是肿瘤性疾病，因其无发热和稳定的进展性。CT、MRI及其他特殊检查通常可证实其临床影像。

最常见的引起这些独特颅内综合征的肿瘤包括上面列出的肿瘤类型以及其他一些侵蚀颅底的肿瘤。上述的髓母细胞瘤、血管母细胞瘤和第四脑室室管膜瘤可表现一种相似的局灶性临床特征。

前庭神经鞘瘤（听神经瘤）

前庭神经鞘瘤（vestibular schwannoma）也称为听神经瘤（acoustic neuroma），1777年，Sandifort首次将其描述为一种病理实体；1890年，由Oppenheim做出了临床诊断；在20世纪初，该肿瘤被认为是一种可以通过手术治疗的疾病。Cushing的专著（1917）成为该病的一个里程碑，House和Hitselberger、Ojemann及其同事的论文，对现代影像技术出现之前的时代进行了有价值的描述。

在美国，每年诊断的听神经瘤的新病例约有3 000例（发病率为每年1/10万人）。听神经瘤偶尔是von Recklinghausen神经纤维瘤病的一个组成部分，这种情况下，它表现为两种形式之一。在经典的von Recklinghausen病（外周的或神经纤维瘤病1型）中，神经鞘瘤偶尔累及前庭蜗神经，通常见于成人，但也可能累及任何其他脑神经（特别是三叉神经）或脊神经根。双侧听神经瘤（*bilateral acoustic neuromas*）很罕见，如果有的话，就发生在这种神经纤维瘤病的形式。然而，双侧听神经瘤是遗传上独特的2型神经纤维瘤病（NF2）的金标准，几乎总是发生在21岁之前，并表现出强烈的（常染色体显性）遗传（图30-19）。神经鞘瘤与神经纤维瘤（由施万细胞和成纤维细胞组成）的不同是在1型von Recklinghausen病的周围神经发现。小部分的神经纤维瘤变成恶性，这在神经鞘瘤中是极不寻常的现象。

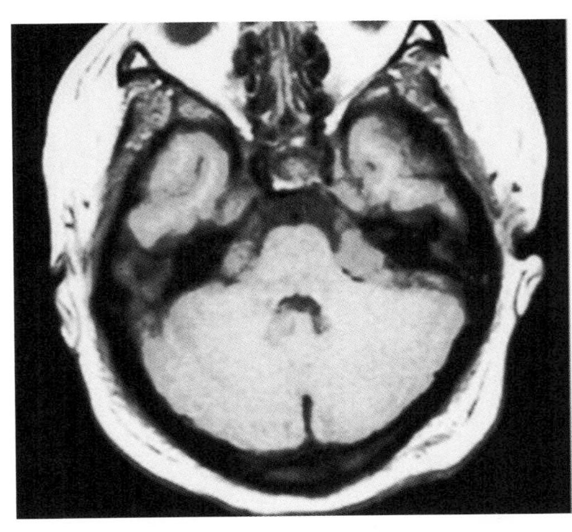
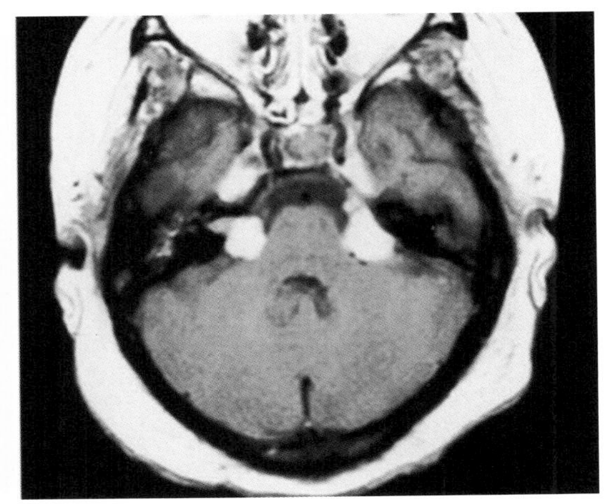

图 30-19　神经纤维瘤病 2 型的双侧前庭神经鞘瘤。轴位 MRI T1 加权像增强之前(左)和增强之后(右)

在此背景下,应提到一种罕见的家族性神经鞘瘤病(familial schwannomatosis)形式,以多发性神经鞘瘤为特征,但无听神经瘤,基因定位于 22 号染色体,但与 NF2 不同。尽管已经在一些患者中发现了 22 号染色体位点 *SMARCB1* 基因突变,这种家族性神经鞘瘤病的主要基因缺陷尚未确定(MacCollin et al)。

典型的成人前庭神经鞘瘤表现为一个孤立的肿瘤。作为神经鞘瘤,它起源于听神经。对小的肿瘤检查显示,它们实际上总是起源于前庭神经而不是第Ⅷ对脑神经的耳蜗部分,只是在内耳道内(图 30-19)。随着第Ⅷ对脑神经鞘瘤的生长,肿瘤延伸到颅后窝,占据了小脑与脑桥之间的角(脑桥小脑角)。在这个侧位上,它所处的位置可以压迫第Ⅶ、第Ⅴ脑神经,很少压迫第Ⅸ和第Ⅹ脑神经,这些神经涉及不同的组合。随后,它移位并压迫脑桥和延髓外侧,阻塞 CSF 循环;在罕见的情况下,它是蛛网膜下腔出血的来源。

某些生物学和临床资料具有临床重要性。发病率最高的是在 40 多岁和 50 多岁,男女患病率相同。家族性发病通常是 von Recklinghausen 病的一个标志。在 Ojemann 和同事数十年的但很有教益的病例系列中,46 例患者报告的早期症状是听力丧失(46 例患者中 33 例)、头痛(4 例)、平衡感障碍(3 例)、步态不稳(3 例),面部疼痛、耳鸣和面部无力各 1 例。有些患者在最初症状出现后不久就来看医生,有些则在出现了其他症状后才就诊。三分之一的患者患有眩晕,伴有恶心、呕吐和耳部压迫感。眩晕的症状与梅尼埃病(Ménière disease)症状的不同之处在于,由正常状态分隔的间歇性发作罕见的。眩晕或多或少伴有听力丧失和耳鸣(最常见的是单侧高调的铃声,有时是机械般的轰鸣或嘶嘶声,像开水壶的声音)。我们的一些患者忽略了他们的耳聋长达数月或数年,这类患者发现肿瘤的第一个征兆通常是在打电话时,必须换用过去不习惯使用的另一侧耳(通常从右耳到左耳)。另一些人则完全忽略了这些症状,直到由因脑干受压和继发性脑积水而导致出现心理障碍、平衡障碍和括约肌失禁时。

在上述系列检查时神经学表现是,第Ⅷ对脑神经受累(听神经和前庭神经,46 例患者中 45 例),面部无力包括味觉障碍(26 例),面部感觉缺失(26 例),步态异常(19 例),单侧肢体共济失调(9 例)。只有少数患者出现腱反射不对称,第Ⅺ对和第Ⅻ对脑神经麻痹。ICP 增高的征象出现较晚,在我们的患者中出现的不足 25%。这些数据与 House 和 Hitselberger 多年前的报告,以及较近期的 Harner 和 Laws 的报告比较类似。近年来,随着对单侧听力障碍患者常规进行脑成像检查,如果在脑成像中偶然发现的话,往往在肿瘤形成症状之前就可以发现这些肿瘤。

对比剂增强的 CT 几乎可以检测到所有直径大于 2.0cm 并向脑桥小脑角突出超过 1.5cm 的前庭神经鞘瘤。小得多的内耳道内肿瘤(即局限于内耳道内)可以通过钆增强 MRI 可靠地检测出来(图 30-20)。专门的薄层 MRI 序列,如稳态自由进动(steady-state free precession)成像,可以高分辨率地确定肿瘤与邻近脑神经和血管之间的解剖关系。

听力学和前庭评估包括各种测试已在第 14 章中描述,而脑干听觉诱发反应可能是对听觉神经鞘瘤最敏感的检查。各种方法相互结合,可以将耳聋和前庭神经紊乱定位到听神经和前庭神经,而不是耳蜗和前庭器官。三分之二的患者 CSF 蛋白增高(三分之一的患者 CSF 蛋白含量超过 100mg/dL);临

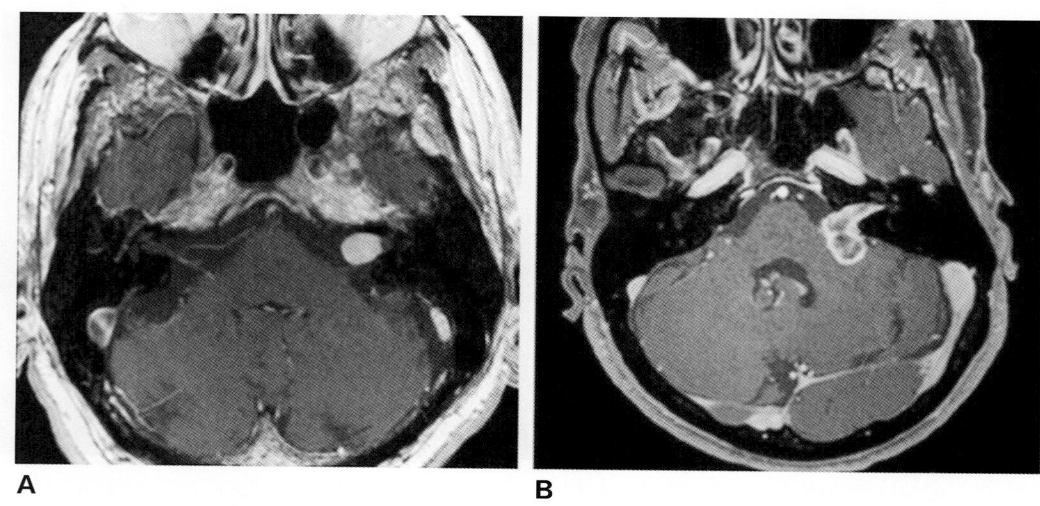

图 30-20　A. MRI 显示一个来自左外耳孔的小前庭神经鞘瘤，钆增强呈典型的均质钆强化。B. 一个较大的不典型的前庭神经鞘瘤，边缘强化，引起左侧小脑中脚受压

床症状不明显的听神经鞘瘤，是因其他原因进行腰椎穿刺检查而意外发现 CSF 蛋白增高的病因之一。

治疗　对于大多数有症状的听神经鞘瘤病例，首选治疗方法是手术切除。对这些肿瘤有丰富经验的神经外科医生乐于选择从枕下经内听道入路的显微外科手术（Martuza and Ojemann）。术中监测脑干听觉反应和面神经肌电图（EMG）通常可以保留面神经；在有经验的医生，大约有三分之一的肿瘤直径小于 2.5cm 的患者可以保留听力。如果没有试图挽救听力，小的肿瘤可以通过经迷路入路安全地切除。

手术的另一种选择是聚焦放射治疗，可控制许多较小肿瘤的生长。在接受放射外科治疗的大样本患者中，75% 的患者保留了面部运动和感觉功能，在 28 个月的观察后，没有发现新的神经功能缺失（Kondziolka et al）。这种方法适用于症状较轻的老年患者，但正被越来越多地应用于其他患者。听力丧失、面部麻木和无力等的发生率与手术相当或比手术低，但大多数系列的随访期都不足 5 年（Flickinger et al）。在复发肿瘤的病例中，伽马刀或质子束的聚焦放疗似乎比手术更可取。抗血管生成药物贝伐珠单抗（bevacizumab）在 NF2 患者中缩小了肿瘤的大小（Plotkin et al）。

对于偶然发现的肿瘤，目前还没有统一的处理方法，但在此基础上采用听力图（audiograms）和连续成像检查是合理的。一些权威意见认为，直径小于 2cm 的病变有一半不会进展，或者进展缓慢，使得听力和平衡都不会受损。然而，比 2cm 大的病变与更多的手术并发症有关，使保留听力的可能性更小。

其他脑桥小脑角肿瘤

三叉神经（半月）神经节［*trigeminal*（*gasserian*）*ganglion*］或相邻脑神经的神经鞘瘤（*neurinoma*）或施万细胞瘤（*schwannoma*），以及脑桥小脑角（*cerebellopontine angle*）脑膜瘤，在某些情况下，可能与前庭神经鞘瘤难以区分。如果耳聋、耳鸣和对冷热水刺激无反应（“死迷路”）不是脑桥小脑角综合征的初始症状，则应考虑三叉神经肿瘤。真正的胆脂瘤（*cholesteatoma*）［表皮样囊肿（*epidermoid cyst*）］是一种相对罕见的肿瘤，最常见于脑桥小脑角，与听神经鞘瘤非常相似，但通常会引起较严重的面部无力。囊肿内容物的溢出可产生强烈的化学性脑膜炎。其他应予鉴别诊断的疾病包括颈静脉球瘤（见下文）、转移癌、肿瘤性脑膜炎（特别是淋巴瘤性）、梅毒性脑膜炎、蛛网膜囊肿，以及岩骨的硬膜外浆细胞瘤。所有上述疾病都可能导致脑桥小脑角综合征，包括平衡障碍和单侧听力丧失，但它们更可能导致多发性后组脑神经病，而其时间进程与前庭神经鞘瘤不同。偶尔地，起源于脑桥或第四脑室的肿瘤（室管膜瘤、星形细胞瘤、乳头状瘤、髓母细胞瘤）或鼻咽癌等，也可能表现为脑桥小脑角综合征。

颅咽管瘤（鞍上区表皮样囊肿、拉克囊肿或垂体管肿瘤、釉质瘤）

颅咽管瘤（craniopharyngioma）也称为鞍上区表皮样囊肿（epidermoid cyst）、拉克囊肿或釉质瘤（enamel tumor），这是一种组织学良性的上皮样肿瘤，一般认为它起源于漏斗茎与垂体交界处的静息细胞，即拉克（Rathke）氏囊或腺垂体憩室的残余细胞。

当肿瘤达到直径 3~4cm 时，它几乎都是囊性的，并有部分钙化。通常肿瘤位于蝶鞍之上，压迫并抬高视交叉并向上延伸到第三脑室。较少见的是膈下，也就是蝶鞍内的肿瘤压迫垂体并侵蚀蝶鞍壁的一部分或一侧床突，它很少像垂体腺瘤那样使蝶鞍膨胀。大的肿瘤可能阻碍 CSF 的流动。

肿瘤呈椭圆形、圆形或分叶状，表面光滑。囊肿壁和肿瘤实体部分由条索样和螺纹状上皮细胞（通常有细胞间桥和角质透明蛋白）组成，被疏松的星状细胞网格分隔开。如上皮起源的肿瘤细胞间有细胞间桥，这种肿瘤过去曾被归类为釉质瘤（*adamantinoma*），这一术语在最近的分类中没有使用。囊肿中含有暗色的含白蛋白的液体、胆固醇结晶和钙沉积；70%~80% 的病例在鞍上的 X 线片或 CT 上可以看到钙化。肿瘤下方的蝶鞍趋于变平和增大。大多数患者是儿童，但肿瘤在成人中并不少见，我们也遇到过 60 岁以上的颅咽管瘤患者。

颅咽管瘤表现的综合征可能是 ICP 增高，但更多地表现为垂体 - 下丘脑 - 视交叉神经紊乱组合的形式。这些症状通常很轻微，而且会持续很长时间。在儿童中，视力下降和尿崩症是最常见的表现，在少数病例中随后出现肥胖、身心发育迟缓、头痛和呕吐等。正如 Kennedy 和 Smith 很久以前所强调的，视觉障碍表现为视力模糊、视交叉性视野缺损、视神经萎缩或视盘水肿。在成人，通常表现为性欲减退、闭经、一侧或两侧下肢轻度痉挛性无力、头痛不伴视盘水肿、视力下降、精神迟钝和意识模糊。在我们的经验中一个典型病例是一位中年护士，在工作中变得心不在焉和效率低下，而且几个月来一直被认为是抑郁所致。通常可以观察到后来患者出现困倦、眼肌麻痹、尿崩症和体温调节紊乱（表明下丘脑受累）。囊性病变的自发性破裂可引发严重的无菌性脑膜炎，有时伴有 CSF 中葡萄糖含量下降，这与先前描述的胆脂瘤破裂引起的综合征类似。

在几种颅咽管瘤综合征的鉴别诊断中，仔细的临床分析往往比实验室检查提供更多的信息。在辅助检查中，MRI 可能提供最有用的信息。通常由于胆固醇含量高，肿瘤在 T1 加权图像上为高信号。通常囊肿本身是等信号的，就像 CSF 信号，但偶尔 T2WI 可能为低信号。

治疗　现代显微外科技术，加上术前和术后皮质类固醇治疗，以及术后对体温和水平衡的小心控制，在大多数病例中可以成功全部或部分切除肿瘤。尽管较小的肿瘤可以经蝶窦入路切除，但由于肿块经常与周围结构粘连（Fahlbusch et al），以及术后囊肿内容物可能导致化学性脑膜炎，因此完全切除肿瘤需要开颅手术，并仍然是一个挑战。实际上，部分切除通常能确保肿瘤在 3 年内复发，而再次手术的风险相当大（大的病例系列死亡率为 10%）。立体定向抽吸术有时是一种有用的姑息手术，就像对不能切除的实体瘤患者的聚焦放射治疗和脑室分流术一样。内分泌替代治疗需要无限期地使用。在肿瘤切除后，我们曾多次看到过一种持续但可逆的谵妄综合征。

副神经节瘤

颈静脉球瘤（*glomus jugulare tumor*）　是一种相对少见的肿瘤，但对神经科医生来说很感兴趣。它是副神经节瘤（paragangliomas）的一种，因其位于交感神经系统的副神经节上，因此被分类，从而与下面讨论的颈动脉体瘤关联。肿瘤呈紫红色，是高度血管化的肿瘤，由大的上皮样细胞组成，呈肺泡状排列，具有丰富的毛细血管网。肿瘤被认为是来源于微小的簇状的非嗜铬性副神经节瘤细胞（球样小体），主要见于紧靠中耳底下面的颈静脉球穹隆［颈静脉球（*glomus jugulare*）］的外膜，以及在颞骨内和颞骨周围的多个部位。这些细胞簇是化学感受器系统的一部分，化学感受器系统还包括颈动脉、迷走神经、睫状神经和主动脉体等。生活在高海拔的个体比生活在海平面地区的居民有更高的发病率，这是由于缺氧刺激化学感受器。大约四分之一是家族性的，已经发现了几种基因。

充分发展综合征包括部分性耳聋、面部麻痹、吞咽困难，单侧的舌萎缩伴有外耳道的血管息肉，以及乳突下方或前部一个可触及的肿块，偶尔会有患者可听到的杂音（“自身可闻及的杂音”）。其他神经系统表现包括膈神经麻痹、面部麻木、Horner 综合征、小脑性共济失调，以及颞叶癫痫等。与前庭神经鞘瘤一样，MRI 的临床应用使这些肿瘤得以早期被发现。

颈静脉孔被肿瘤侵蚀，CSF 蛋白可能升高。女性患病率高于男性，且发病高峰为中年期。肿瘤在多年的时间内缓慢生长，有时是 10 年到 20 年或更久。过去的治疗包括根治性乳突切除术和尽可能多地切除肿瘤，然后进行放射治疗。联合的颅内和颅外二期手术已治愈许多病例（Gardner et al）。现在采用肿瘤切除前的栓塞。关于这个肿瘤的详细描述可以在 Kramer 的文章中找到。

颈动脉体瘤（*carotid body tumor*）通常是良性

的，但潜在的恶性肿瘤，起源于神经外胚层型副神经节瘤细胞的小集合体。正常颈动脉体较小（最大直径 4mm，体重 10mg），位于颈总动脉分叉处。感受器细胞大小一致，具有丰富的胞质，富含 P 物质，对 PO_2、PCO_2 和 pH 值的变化敏感（即它们是化学感受器，不要与压力感受器混淆）。由这些细胞产生的肿瘤在外观上与其他化学受体器官的肿瘤，如上文所述的颈静脉球瘤（副神经节瘤）相同。有趣的是，它们在生活在高海拔地区的个体中出现的频率要高很多倍。

本病通常表现为颈外侧部下颌角下方的无痛性肿块，因此，必须与鳃裂囊肿（branchial cleft cyst）、唾液腺混合瘤，以及这一区域的癌症和动脉瘤鉴别。随着肿瘤的增长（估计每 5 年直径增长 2.0cm），它可能影响交感神经、舌咽神经、迷走神经、脊髓副神经和舌下神经等（腮腺后间隙综合征，见第 47 章）。在一些病例中会出现听力丧失、耳鸣和眩晕。在 600 例或更多的病例中，颈动脉体肿瘤是 5%~15% 的短暂性缺血发作的来源。最有趣的表现之一是睡眠呼吸暂停，特别是双侧肿瘤（见下文）；呼吸抑制以及血压不稳定是术后常见的问题。5% 的颈动脉体瘤发生恶性转化。

类似的迷走神经的副神经节瘤（*paraganglioma of the vagus nerve*）已有报道。它通常发生在颈静脉神经节或结状神经节，但也可能出现在沿迷走神经路径的任何部位。这些肿瘤在大约 5% 的病例中还可能发生恶性转化、转移或侵入颅底等。

颈动脉体瘤曾见到与 1 型 von Recklinghausen 神经纤维瘤病（NF1）和 von Hippel-Lindau 病同时组合出现。已知有家族性病例，特别是双侧的颈动脉体瘤（大约 5% 的这些肿瘤是双侧的）。治疗方法是手术切除，预先做或不做血管内栓塞，没有建议放射治疗。

垂体腺瘤（另见第 26 章“垂体功能不全”）

起源于垂体前叶（anterior pituitary）的肿瘤是神经科医生非常感兴趣的，因为它们经常在内分泌失调变得明显之前引起视觉和其他与蝶鞍相邻结构受累相关的症状。垂体瘤与年龄有关联。每过 10 年，发病数量就会越来越多。到了 80 岁时，20% 以上的脑垂体会出现小腺瘤。在某些病例中，对腺瘤形成明显的刺激因素是内分泌终末器官衰竭，如卵巢萎缩时引起的嗜碱性腺瘤。只有小部分（6%~8%）使得蝶鞍扩大，也就是说，大多数是“微腺瘤”，如下文所讨论的。

根据传统的苏木精 - 伊红染色法（hematoxylin-eosinstaining methods）（即 HE 染色——译者注），正常的垂体腺多年来一直被分类为嫌色性（chromophobe）、嗜酸性（acidophil）和嗜碱性（basophil）细胞，细胞数比例为 5∶4∶1。垂体腺瘤最常由嫌色细胞构成（是嗜酸性细胞腺瘤的 4~20 倍），嗜碱性细胞腺瘤的发病率尚不明确。目前的组织学研究是基于免疫过氧化物酶染色技术，该技术确定了正常腺体和垂体腺瘤中垂体细胞内激素的性质。这些方法表明，无论是嫌色细胞还是嗜酸性细胞都可以产生催乳素（prolactin）、生长激素（growth hormone，GH）和促甲状腺激素（thyroid-stimulating hormone，TSH），而嗜碱性细胞可以产生促肾上腺皮质激素（ACTH）、β- 促脂素（β-lipotropin）、促黄体生成素（luteinizing hormone，LH）和卵泡刺激素（follicle-stimulating hormone，FSH）。

血清中垂体激素敏感的测量方法的进步，使得在腺瘤发病的早期阶段发现和根据内分泌紊乱的基础上确定垂体腺瘤的几种类型成为可能。用于检测垂体腺瘤的激素测试，最好在内分泌门诊进行，列于表 30-4。60%~70% 的男性和女性中肿瘤是分泌催乳素的。大约 10%~15% 分泌生长激素，少数分泌促肾上腺皮质激素（ACTH）。分泌促性腺激素和促甲状腺激素（TSH）的肿瘤罕见。这些肿瘤可能是单激素或多激素的，大约三分之一是由无功能的（无效）细胞组成的。

表 30-4　检测垂体腺瘤的激素试验

激素	测试
催乳素	血清催乳素水平，氯丙嗪或 TRH 激发试验，左旋多巴抑制试验
生长激素（GH）	血清 GH 水平，胰高血糖素，左旋多巴，葡萄糖 -GH 抑制试验，生长调节素 C
促肾上腺皮质激素	血清皮质醇，尿皮质醇，甲吡酮试验，地塞米松抑制试验
促性腺激素	血清 FSH，LH，雌二醇，睾丸激素，GnRH 刺激试验
促甲状腺激素	TSH，T_4，TRH
血管升压素	限制水摄入后的尿和血清渗透压测定，评价有无激素缺乏；尿和血清渗透压测定，评价有无激素过多

FSH，卵泡刺激素；GH，生长激素；GnRH，促性腺激素释放激素；LH，黄体生成素；T_4，甲状腺素；TRH，促甲状腺激素释放激素；TSH，促甲状腺激素。

垂体瘤（pituitary tumors）通常是以垂体腺前部［腺垂体（adenohypophysis）］的分离性结节的形式出现的。它们呈红灰色、质软（几乎为凝胶状）、通常部分为囊性，有时可见边缘区钙化。腺瘤细胞呈弥漫性或多种模式的排列，肿瘤组织的基质少，血管少；较少见的是窦状或乳头状结构。核结构的变异性，染色过深，细胞多形性和有丝分裂象被解释为恶性肿瘤的征象，这是罕见的。直径小于 1cm 的肿瘤称为微腺瘤（microadenomas），最初局限于蝶鞍。随着肿瘤的生长，它首先挤压垂体腺；然后，当肿瘤向上生长延伸出蝶鞍时会压迫视交叉；后来随着肿瘤持续生长，它可能延伸到海绵窦、第三脑室、颞叶或颅后窝。识别一个腺瘤仍然局限于蝶鞍，具有重要的实际意义。因为在此阶段，采用经蝶窦垂体瘤切除术或某些形式的立体定向放射外科技术，可完全消除肿瘤，从而防止进一步损害正常腺体结构和视交叉。肿瘤突破蝶鞍膈膜和侵犯鞍区周围结构会使治疗更加困难。

垂体腺瘤由于内分泌的或视觉的异常而引起医学的关注。据报道，近半数的垂体大腺瘤患者有头痛，但不明确是否为该综合征的部分表现。视力障碍通常被证明为完全性或部分性双颞侧偏盲（*complete or partial bitemporal hemianopia*），这种偏盲呈渐进性发展，对患者来说可能不明显（见第 12 章“视力下降的神经学原因”中的视交叉综合征的描述）。早期，视野的上部可能主要受影响，因为这些纤维沿视神经和视交叉走行。少数患者的一只眼几乎失明，而另一眼表现为颞侧偏盲。双颞侧中心偏盲性暗点是较少见的发现。后置的（位于相对后部位置）视交叉可能受到压迫，以致有一些鼻侧的视网膜纤维中断，当它们交叉时，投射到对侧视神经的基底部（Wilbrand 膝）；关于人类这种投射的有效性的争论在第 12 章中已提到。除了经典的颞侧视野缺损外，这还会导致一侧或两侧的中心暗点［交界综合征（junctional syndrome）］（见图 12-3）。

如果视觉障碍是长期的，会发生视盘萎缩。在 5%~10% 的病例中，垂体腺瘤延伸至海绵窦，引起眼球运动麻痹的一些组合以及颈内动脉海绵窦段的潜在受压。其他罕见的神经异常包括内侧颞叶的压痕导致的癫痫发作，蝶鞍受侵蚀引起的 CSF 鼻漏，以及尿崩症、体温过低和下丘脑压迫引起的嗜睡等。

在鉴别诊断方面，双颞侧偏盲而蝶鞍大小正常提示病因可能是 Willis 动脉环的囊状动脉瘤或鞍结节的脑膜瘤；多发性硬化也可能表现为这种模式；严重脑积水的第三脑室的突出是一个不确定的原因（见第 12 章）。特发性“空蝶鞍”综合征也可引起双颞侧偏盲，在下文中讨论。

与垂体腺瘤相关的主要内分泌综合征在下文中作简要描述。它们的功能分类可以在 Kovacs 和 Asa 主编的专著中找到。关于激素分泌性垂体腺瘤的诊断和管理的详细讨论在 Klibanski 和 Zervas 以及 Pappas 和同事的综述中讨论；还有一篇由 Anderson 及其同事撰写的详细介绍垂体腺瘤的神经学特征的文章可予推荐。值得强调的是下文中对垂体卒中（pituitary apoplexy）的灾难性综合征的讨论。

闭经溢乳综合征（*amenorrhea-galactorrhea syndrome*） 通常情况下，这种综合征在育龄期间会表现出来。病史通常会发现患者月经初潮的年龄是正常的，原发闭经很罕见。一个常见的既往史是患者曾服用了避孕药，但停药后发现月经周期并没有自行恢复。检查时，除了溢乳外，可能没有其他异常。血清催乳素浓度升高（通常超过 100ng/mL）。一般来说，闭经时间越长，血清催乳素水平越高，肿瘤［催乳素瘤（prolactinoma）］就越大。升高的催乳素水平可将催乳素瘤与特发性溢乳症区分开来，后者血清催乳素浓度是正常的。

男性催乳素分泌肿瘤很少有溢乳症，通常表现为较大的肿瘤，并主诉诸如头痛、阳痿和视觉异常等症状。正常人在给予氯丙嗪（chlorpromazine）或促甲状腺激素（TRH）后血清催乳素水平显著升高，催乳素分泌肿瘤患者则没有这种反应。大的肿瘤压迫正常垂体组织，甲状腺和肾上腺功能也会受到损害。应该强调的是，大的、无功能的垂体腺瘤也会通过压迫扭曲垂体柄，减少向催乳素 - 生成细胞的多巴胺传递而引起适度的高催乳素血症。

肢端肥大症（*acromegaly*） 这一疾病包括肢端增大、下颌前突，并伴有脏器肿大、头痛，以及几种内分泌功能紊乱（代谢亢进、糖尿病）。高度特征性的面部和身体的外观是所有医生都熟悉的，是由于青春期后生长激素（GH）过度产生所致；在青春期前，GH 过度分泌会导致巨人症。在少数肢端肥大症患者中，GH 和催乳素都过度分泌，明显地来自两种不同的肿瘤细胞群。这种疾病的诊断往往延迟很长时间，它的诊断是根据特征性的临床变化，发现血清 GH 值升高（0.10ng/mL），以及血清 GH 浓度在给予葡萄糖或 TRH 后不能下降。新的生长激素受体拮抗剂培维索孟（pegvisomant），被引入临床以减轻肢端肥大症的许多表现(见 Melmed 的综述)。

库欣病(*Cushing disease*) 由 Cushing 在 1932 年做了描述,这种疾病的发生频率只有肢端肥大症的四分之一。在第 26 章中对库欣病与库欣综合征进行了区分。库欣病一词专门用于垂体的 ACTH 过度分泌而导致肾上腺增生的病例,通常的基础是垂体腺瘤。库欣综合征(*Cushing syndrome*)是由几种原因中的任何一种导致皮质醇增多引起的,如过度使用类固醇(最常见的原因),肾上腺皮质腺瘤,产生 ACTH 的支气管癌,以及在极少数情况下产生 ACTH 的其他癌症。所有这些疾病的临床表现都是相同的,包括躯干肥胖、高血压、近端肌无力、闭经、多毛、腹纹症、高血糖、骨质疏松,以及在某些病例中出现的特征性精神障碍(见第 49 章“库欣病和皮质类固醇性精神障碍”)。

虽然 Cushing 最初将此疾病称为垂体嗜碱性细胞增多症,并归因于嗜碱性腺瘤(basophil adenoma),但其病理改变可能仅包括嗜碱性细胞增生或非嗜碱性微腺瘤。蝶鞍很少变大。因此,由于视神经或视交叉受累以及向海绵窦延伸而引起的视觉症状或体征也很少见。库欣病的诊断是根据血浆和尿液中皮质醇浓度升高,且不被相对小剂量的地塞米松(0.5mg qid)所抑制,但可被大剂量地塞米松(8mg/d)所抑制。血液中低水平的 ACTH 和高水平的皮质醇,尿液中游离皮质醇含量增加,以及使用大剂量的地塞米松不能抑制肾上腺功能,是肾上腺来源的 Cushing 综合征的证据,通常是一种肾上腺的肿瘤,较少情况是肾上腺的小结节增生。

垂体腺瘤的诊断 当视交叉综合征合并垂体功能减退型或垂体功能亢进型内分泌综合征时,这一诊断几乎是肯定的。如上所述,证实内分泌紊乱的实验室数据,以及有时在颅骨 X 线平片上偶然发现蝶鞍气球样扩大。怀疑有垂体腺瘤的患者应该用钆增强 MRI 检查,此程序可以看到直径为 3mm 的垂体腺瘤,并显示肿瘤与视交叉的相互关系(图 30-21)。这也为跟踪肿瘤对治疗的反应提供了手段。需要注意的是,垂体组织通常在 CT 和 MRI 上增强,显示小肿瘤为相对低增强信号的结节。

垂体腺瘤以外的肿瘤和病变有时也会使蝶鞍扩张。扩张可由于鞍内的颅咽管瘤、脑膜瘤、颈动脉瘤或垂体囊肿等引起。蝶鞍内上皮细胞的囊肿是罕见的病变。它们起源于拉克(Rathke)氏囊的顶端,可作为脑垂体前叶与后叶之间的裂隙持续存在。更为罕见的是无上皮细胞覆盖的鞍内囊肿,内含浓稠的深褐色液体,是间歇性出血所遗留的。两种类型的鞍内囊肿都可能压迫垂体,并模仿垂体腺瘤的内分泌抑制效应。起源于鼻咽部或鼻窦的肿瘤可能侵袭蝶鞍和垂体腺,大脑底部的结节样病变也可侵袭这些结构。此外,垂体腺和漏斗(以及视交叉)还可能发生转移瘤,大多数转移来自肺和乳腺(Morita et al);它们可引起尿崩症、垂体功能不全或眶部疼痛,而罕见地,可能是全身性肿瘤的第一个症状。

空蝶鞍综合征(*empty sella syndrome*) 比上述情况更常见的是一种非肿瘤性的蝶鞍增大[空蝶鞍(empty sella)]。这是由硬脑膜鞍膈膜缺陷引起的,膈膜缺陷可能没有明确的病因,也可能伴有 ICP 增

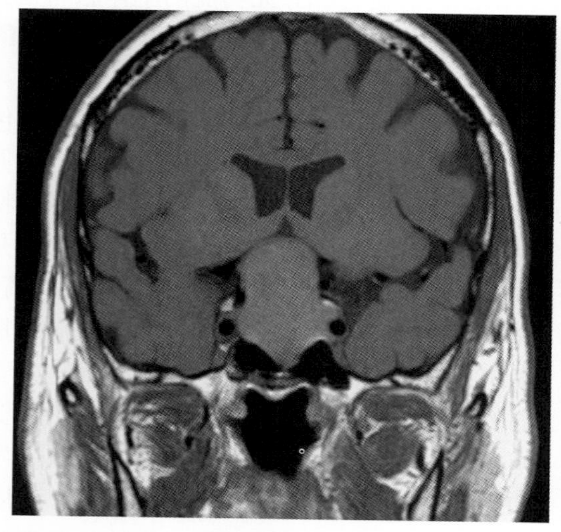

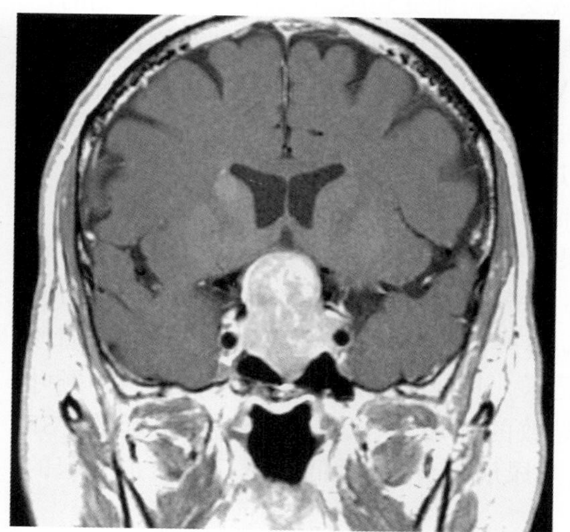

图 30-21 垂体大腺瘤。冠状位 MRI T1 增强前(左)和增强后(右)影像。一个起源于蝶鞍和突入鞍上池的均质性增强的肿块,使视交叉和下丘脑下部移位。病变也延伸到邻近的海绵窦

高状态如脑假瘤(见第 29 章)或脑积水,还可能发生于垂体腺瘤或鞍结节脑膜瘤切除术后或垂体卒中后(见下文)。覆盖在鞍膈膜上的蛛网膜会通过硬脑膜缺损向下膨出,蝶鞍随后逐渐增大,可能是由于 CSF 的压力和脉动作用于蝶鞍壁。在这个过程中,垂体腺变得扁平,有时达到极端的程度;然而,腺体的功能通常没有受到损害。在许多病例中,垂体变平先于蝶鞍骨的扩张。蝶鞍底部不发生侵蚀或开裂,而出现鞍底部受累变化意味着空蝶鞍以外的其他类型病变。偶尔会发生视交叉向下疝出,可能导致类似垂体腺瘤的视觉障碍(Kaufman et al)。如前所述,双颞侧偏盲而蝶鞍大小正常,通常是由原发性鞍上病变(颈动脉远端囊性动脉瘤、脑膜瘤或颅咽管瘤)引起的。

治疗 治疗因垂体瘤的类型和大小,内分泌和视觉系统的状况,以及患者的年龄和生育计划而不同。多巴胺受体激动剂溴隐亭(bromocriptine)(抑制催乳素)的初始剂量为每日 0.5~1.25mg(与食物同服),对于小的或甚至大的催乳素瘤(prolactinomas)可能是唯一需要的疗法,并且是治疗闭经 - 溢乳综合征的有用的辅助用药。用药剂量应每隔几天缓慢增加 2.5mg 或更少,直到获得治疗反应。在溴隐亭的影响下,肿瘤在数日内变小,催乳素水平下降,视野缺损改善。

一些肢端肥大症患者对使用溴隐亭也有疗效,但使用奥曲肽(octreotide)的疗效更好,这是一种生长抑素的类似物。奥曲肽的初始剂量为 200mg/d,分次加量至 1 600mg,每周增加 200mg。在 Lamberts 的肢端肥大症患者系列中,15 例中有 12 例生长激素水平恢复正常,体积缩小。溴隐亭和奥曲肽的治疗必须持续用药,以防复发。已研发新一代缓释剂型生长抑素类似物和长效多巴胺受体激动剂如卡麦角林(cabergoline),用于常规药物治疗无效的患者(Colao and Lombardi)。

如果患者无法耐受药物治疗(或在肢端肥大症患者不能耐受奥曲肽和新药物治疗),可以采用经蝶窦入路的显微外科手术治疗,并力求完全切除肿瘤和保留正常垂体功能。遗憾的是,大约 15% 的生长激素分泌肿瘤和催乳素瘤会在 1 年后复发。因此,对肿瘤切除不完全或肿瘤复发(或肿瘤对激素治疗无反应)应采用放射治疗。

鞍内肿瘤另一种主要的治疗方法是立体定向放射外科,前提是视力没有受到威胁,也没有其他迫切需要的手术指征。这些形式的辐射可以精确地聚焦在肿瘤上并摧毁它。Kjellberg 和 Kliman 在过去的几十年里使用质子束辐射治疗了 1 100 多例垂体腺瘤,没有死亡,并发症也很少(Kliman et al)。只要简单地一次照射就足够了。大多数情况下会出现内分泌功能不足,必须通过激素替代疗法加以纠正。一些等效的方法(如伽马刀,射波刀)更容易获得并已被广泛地应用。这些放射疗法的优点是肿瘤极少复发。缺点是辐射效果要几个月后才能见效。Estrada 和同事们还报告了 Cushing 病经蝶窦手术治疗不成功后,可以采用外部射线照射治疗。经过大约 3 年半的放射治疗后,83% 的患者没有出现肿瘤生长的迹象。然而,也有一些报告显示,所有类型的放射治疗都导致记忆能力的下降。

当垂体生长有大的蝶鞍外扩展时必须通过开颅手术切除肿瘤,通常采用经额叶入路,术后放射治疗。术后视野缺陷通常仍然存在,但视力的一些改善是可以预期的。

垂体卒中(*pituitary apoplexy*) Brougham 及其同事最早描述了这一综合征,它是由于腺瘤生长过快超出自身血液供应能力,出现瘤体梗死所致。它的特征是急性起病的严重头痛,可能是眶后、额部、双颞部的,或全面性眼肌麻痹,双侧视力丧失,以及在严重的病例,出现嗜睡或昏迷,伴有蛛网膜下腔出血或 CSF 淋巴细胞数增多,蛋白含量升高。CT 或 MRI 显示肿瘤的梗死,通常在增大的蝶鞍内或蝶鞍上方出血。除非氢化可的松治疗了急性艾迪生状态(acute addisonian state),否则垂体卒中可能威胁生命。失明是另一个可怕的并发症。如果 24~48 小时后仍无改善,或视力明显受损,应行经蝶窦的蝶鞍减压术。可能诱发垂体瘤坏死或出血的因素有抗凝治疗、垂体功能检测、放射治疗、溴隐亭治疗和头部外伤等,然而,大多数病例是自发的。一些垂体腺瘤因这次意外事件而治愈。

垂体的缺血性坏死,没有肿瘤存在,随之而来的垂体功能减退,可能发生在各种情况下,最常见的是在分娩或产后期,即希恩综合征(Sheehan syndrome)。

蝶骨嵴脑膜瘤

蝶骨嵴脑膜瘤(meningioma of the sphenoid ridge)在本章前面已提到,它位于蝶骨的小翼上。当肿瘤生长时,可向内侧扩张,累及海绵窦壁的结构,或向前进入眶内,或向外侧进入颞骨。75% 的肿瘤发生在女性身上,平均发病年龄为 50 岁。最显著的症状是缓慢发展的单侧眼球突出,颞骨轻度隆起,以及蝶骨小翼增厚或侵蚀的影像学证据。临床综合征的变异型包括嗅觉丧失、眼球运动麻痹、痛性眼肌麻痹(眶上裂和 Tolosa-Hunt 综合征,见表 44-2)、单眼失明和视神经萎缩,有时可伴有另一只眼视盘水肿(Foster Kennedy 综合征)、精神改变、癫痫发作[钩回发作(uncinate fits)],以及 ICP 增高等。罕见地,血管丰富的肿瘤可以闻及颅部杂音。鉴别诊断需考虑来自颅骨的肉瘤、转移癌、眶筛骨瘤、良性巨细胞骨囊肿、视神经肿瘤,以及眶部血管瘤等。神经影像学对比增强提供明确的诊断。如肿瘤未侵犯骨质,则可予以切除,而不会对视神经造成进一步损伤。

嗅沟脑膜瘤

嗅沟脑膜瘤(meningioma of the olfactory groove)起源于筛状板上的蛛网膜细胞。诊断依赖于发现同侧或双侧嗅觉丧失或同侧或双侧失明,通常伴有视神经萎缩和精神改变。肿瘤可能在医生注意到之前就已经很大了,但也有许多是小的,并且是偶然在脑部成像中发现的(见图 30-7B)。如果是单侧嗅觉丧失,则患者很少会有主诉。单侧视力障碍可能包括一个缓慢发展的中央暗点。由于下部额叶受压引起的常见的精神障碍,包括意志缺失、意识模糊、健忘和不适当的滑稽(witzelsucht)(见第 21 章)。患者可能对失明漠不关心,或者拿自己的失明开玩笑。通常沿筛状板有 X 线的改变。钆增强的 MRI 检查有诊断价值。除了体积巨大和侵袭性极强的脑膜瘤,通常都可以手术切除。

鞍结节脑膜瘤

Cushing 是第一个描述鞍结节脑膜瘤(meningioma of tuberculum sella)引起的综合征的人。他的 23 例患者都为女性。出现的症状是视力障碍,表现一种缓慢进展的双侧偏盲,而蝶鞍的大小正常。视野缺损通常是不对称的,提示视交叉 - 视神经同时受累。一般没有下丘脑或垂体功能缺失。如果肿瘤不是太大,完全切除是可能的。如果切除不完全或肿瘤复发或发生恶性变化,则需要一种或另一种类型的放射治疗。这样,前景是谨慎的乐观,我们的患者中有几例在几年内死亡。

脑干胶质瘤

脑干的星形细胞瘤是相对生长缓慢的肿瘤,它浸润传导束和神经核。它们在延髓、脑桥或中脑的位置不同,会产生不同的临床表现。最常见的,这种肿瘤在儿童期起病(发病高峰年龄为 7 岁),80% 出现在 21 岁之前。症状通常出现 3~5 个月后才会来就诊。在大多数患者中,最初的表现是单发或多发性脑神经麻痹,通常为一侧的展神经和面神经麻痹,随后出现的是长束体征,如轻偏瘫、单侧共济失调、步态的共济失调、轻截瘫,以及偏身感觉障碍和凝视障碍,此外还有假性延髓麻痹和构音障碍。在其余的患者中,出现临床症状的顺序相反,即长束体征在脑神经异常之前出现。这后一组患者的存活时间比那些由脑神经麻痹开始的患者更长。可能出现头痛、呕吐和视盘水肿,通常是在疾病晚期。病程在数年内缓慢进展,除非肿瘤的某些部分变得更加恶性(间变性星形细胞瘤或多形性胶质母细胞瘤),或少见情况下,肿瘤扩散到脑膜(脑膜胶质瘤病),在这种情况下,患者可能在几个月内死亡。

诊断上的主要问题是将本病与脑桥型多发性硬化、脑桥血管畸形(通常为海绵状血管瘤)或脑干脑炎等区分开来,并区分胶质瘤的局灶型或弥漫型(见下文)。MRI 增强扫描对诊断和评估预后帮助最大(图 30-22)。

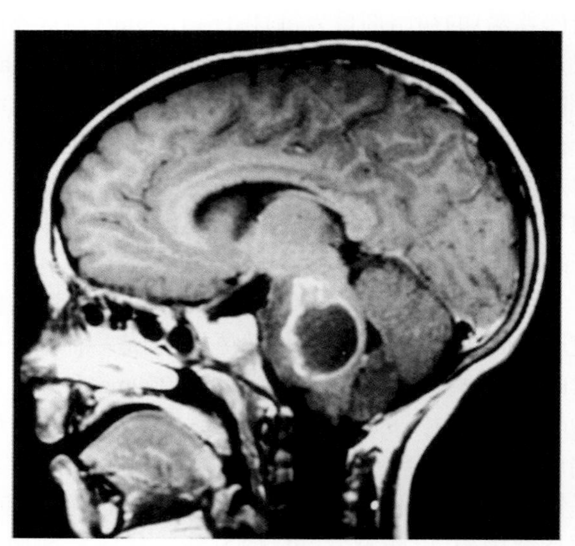

图 30-22　脑桥胶质瘤。MRI T1 增强显示一个肿块,边缘有显著不规则的强化。患儿是一名 3 岁的男童,临床表现为进行性脑神经和长束功能缺失。

Barkovich 及其同事对 87 例患者的研究强调了区分弥漫性浸润性肿瘤和局灶性结节性肿瘤的重要性。在较常见的弥漫性型中,MRI 表现为占位效应,在 T1 加权 MRI 上呈低信号,T2 信号呈不均匀的高信号,反映了水肿和肿瘤浸润。这些弥漫性浸润性肿瘤,通常表现为脑桥不对称的肿大,预后较局灶性或结节性肿瘤差,局灶性或结节性肿瘤多发生于脑干背侧,常表现为外生性突出方式。在少数弥漫性脑干胶质瘤病例中,手术探查是必要的,以确定诊断(观察和可能的活检)。然而,肿瘤的一分钟活检标本的组织学特征并不是特别有助于判断预后或治疗，而一般的做法是避免手术，除非肿瘤表现出不寻常的临床行为或不符合典型的 MRI 扩散类型的外观。

治疗　弥漫性浸润型的治疗是放射治疗，如果由于脑积水而引起 ICP 增高，进行 CSF 脑室分流术就很必要。辅助化疗没有帮助。Pollack 及其同事治疗的 16 例患者的系列强调，局灶型和外生型脑干肿瘤几乎都是低级别星形细胞瘤；与弥漫性肿瘤相比，由于只是缓慢地复发和不发生恶性转化，这些肿瘤患者通常对部分切除有较好的反应并能够长期生存。神经节细胞瘤或混合型星形神经节细胞瘤表现颇似脑干结节性胶质瘤。较罕见的脑干囊性胶质瘤（见图 30-22）是一种毛细胞肿瘤，类似于小脑毛细胞瘤，可通过切除壁结节治疗，如前所述，预后很好。Landolfi 及其同事强调，与儿童相比，成人脑桥胶质瘤患者生存期更长（中位 54 个月）。大多数我们熟悉的脑桥肿瘤患者最后被证实为恶性胶质瘤。

视神经和视交叉胶质瘤

视神经和视交叉胶质瘤（optic nerve and optic chiasmatic glioma），如同脑干胶质瘤，最常发生在儿童和青少年期。在 85% 的病例中，出现在 15 岁之前（平均 3.5 岁），而女孩的发病率是男孩的 2 倍（Cogan）。最初的症状是视力模糊伴视野缩小，后来出现同向性、异向性双侧视野缺损，有时出现双颞侧视野缺损，并进展为失明和视神经萎缩，伴或不伴视盘水肿。由于眶部占位的眼球突出是另一个主要特征。偶尔会出现下丘脑的征象（肥胖、多尿、嗜睡和生殖器官萎缩等），是肿瘤向近端扩展的结果。CT、MRI 和超声检查通常可发现肿瘤，而 X 线片可显示视神经孔增大（大于 7.0mm）。这一发现以及没有蝶鞍气球样扩大或鞍上的钙化，将排除垂体腺瘤、颅咽管瘤、汉德 - 舒勒 - 克里斯蒂安病（Hand-Schüller-Christian disease）和结节病。在青少年和年轻人中，蝶骨内侧、嗅沟和眶内脑膜瘤（视神经鞘脑膜瘤）是引起单眼失明和眼球突出的其他肿瘤。如整个肿瘤是在视交叉前的（不太常见的形态），手术切除可以治愈。对于肿瘤已浸润视交叉或引起局部症状和脑积水，就只能采取部分切除加放疗的方法。视神经的胶质瘤和非肿瘤性胶质病变（错构瘤）都可能发生于 von-Recklinghausen 病，后者有时不能与视神经胶质瘤区分，应密切随访。

脊索瘤

脊索瘤（chordomas）是一种质地柔软的、灰红色、胶冻样的生长物，起源于原始脊索的残余部分。它最常位于斜坡内（从鞍背到枕骨大孔）和骶尾骨区。男性发病率高于女性，通常在成年早期或中期，是影响多个脑神经或马尾综合征的罕见原因之一。大约 40% 的脊索瘤发生在神经轴的首尾两端，其余的则见于两个椎体之间的任何一点。肿瘤由细胞质中含有糖原颗粒的束状或团状的大细胞构成，常有多个核和细胞内黏液物质。脊索瘤具有局部浸润性，尤其是对周围的骨质，但不发生转移。

脊索瘤引起的脑神经综合征是值得注意的，因为从一侧或两侧的第Ⅱ至第Ⅻ脑神经的全部或任何组合都可能受累。在 Kendall 和 Lee 的系列中相关的征象是面部疼痛、传导性耳聋和小脑性共济失调，是脑桥延髓和小脑受压导致的。颈部屈曲时颈部疼痛放射到颅顶是一个特征性临床表现。颅底肿瘤可破坏斜坡，并向鼻咽部膨隆，引起鼻塞和流涕，有时还会出现吞咽困难。肿瘤延伸至颈椎硬膜外间隙可导致脊髓受压。因此，脊索瘤是表现颅内和颅外占位的病变之一，其他如脑膜瘤、神经纤维瘤、颈静脉球瘤和鼻窦或咽部癌也是如此。颅底 CT 有助于明确肿瘤的骨性边缘，而 MRI 可以识别受累或相邻的神经和血管结构。中线部位（Wegener）肉芽肿、组织细胞增生症、厄德海姆 - 切斯特病（Erdheim-Chester disease），以及结节病等也可作为鉴别诊断。斜坡的软骨肉瘤也可表现出类似的临床综合征。

脊索瘤的治疗是手术切除和放射治疗（聚焦放射治疗）。这种形式的治疗在大约 80% 的患者中实现了 5 年无复发的生存。

侵蚀颅底的鼻咽部肿瘤（鼻咽部移行细胞癌，Schmincke 肿瘤）

侵蚀颅底的鼻咽部肿瘤，如鼻咽部移行细胞癌，施米尼克肿瘤（Schmincke tumor）在综合医院是常见的；它们起源于鼻旁窦的黏膜或咽鼓管附近的鼻咽部，也就是罗森穆勒（Rosenmüller）窝。除了可能有不明显的鼻咽或鼻窦疾病症状外，还可能出现面部疼痛和麻木、展神经和其他脑神经麻痹。诊断依赖于鼻咽部肿块或受累颈部淋巴结的检查和活组织检查，以及颅底侵蚀的放射学证据。检查有助于诊断（见图 44-5）。治疗方法包括手术切除和放射治疗，但化疗也正在逐渐增多。筛窦癌或蝶窦癌和放射后神经病发生在鼻咽部肿瘤治疗数年后，可能产生相似的临床表现而难以鉴别。鼻咽部肿瘤引起的综合征在第 47 章“脑神经疾病”中讨论。

其他颅底肿瘤

罕见肿瘤来源于颅底组织和鼻旁窦、耳和其他结构，出现独特的临床综合征。这类肿瘤包括骨瘤、软骨瘤、骨化性纤维瘤、骨巨细胞瘤、脂肪瘤、表皮瘤、畸胎瘤、腮腺混合瘤，以及鼻窦和眶部的血管瘤和柱状瘤（唾液腺起源的腺样囊性癌）等，结节病肉芽肿也可能有同样的临床表现。大多数这些肿瘤是良性的，但也有发生恶性变的潜能。这组肿瘤还须包括鼻腔神经胶质瘤（*esthesioneuroblastoma*）（鼻腔），向颅前窝扩展；所有这些中最常见的也许是全身性恶性肿瘤向颅底骨质转移（前列腺癌、肺癌和乳腺癌是最常见的来源）；或者作为一个多中心肿瘤过程的一部分，例如，原发性淋巴瘤、多发性骨髓瘤、浆细胞瘤，以及淋巴细胞性白血病等影响颅底组织。

鞍上蛛网膜囊肿（suprasellar arachnoid cysts）也发生在这一区域。CSF 从脚间池向上流动，但被蝶鞍上增厚的蛛网膜［利耶奎斯特膜（membrane of Liliequist）］所阻挡。随着 CSF 积聚，它形成一个囊肿，侵袭第三脑室，囊肿穹隆可间歇性地阻塞 Monro 孔并引起脑积水（见 Fox and Al-Mefty）。患有这种疾病的儿童表现出一种奇怪的头部来回摆动和点头，就像一个用螺旋弹簧支撑着一个加重头部的洋娃娃。Benton 和同事们称之为芭比娃娃头综合征（Barbie doll head syndrome），可以通过排空囊肿来治愈。这些鞍上病变也可能导致跷跷板和其他钟摆样以及急跳型眼球震颤。

表 30-5 和表 44-1 改编自柏林，宾格斯（Bingas）大型神经外科服务，总结了关于颅底病变的局灶性综合征；他的权威论文以及 Morita 和 Piepgras 的最近的论文，都在《临床神经病学手册》（*Handbook of Clinical Neurology*）中是推荐的参考文献。

表 30-5　颅底肿瘤引起的临床综合征

病灶部位	其他名称	临床综合征	病因[a]
颅底前部		嗅觉障碍（单侧或双侧嗅觉缺失），可能有精神障碍、癫痫发作	肿瘤从额窦、鼻腔或筛骨侵袭颅底前部，或者是骨瘤。嗅沟脑膜瘤
眶上裂	Rochon-Duvigneau 综合征；翼腭窝（Behr）和眶底（DeJean）综合征，从上颌骨和翼突病变开始，发展为眶上裂综合征	第Ⅲ对、Ⅳ对、Ⅵ对脑神经和三叉神经第一支的病变，临床表现为眼肌麻痹、疼痛和三叉神经第一支区域的感觉障碍；常有眼球突出和自主神经功能紊乱	肿瘤：脑膜瘤、骨瘤、皮样囊肿、巨细胞瘤、眼眶肿瘤、鼻咽部肿瘤；相对少见的有视神经胶质瘤、嗜酸性肉芽肿、血管瘤、局部或邻近组织的感染、外伤
眶尖部	Jacod-Rollet（常合并眶上裂综合征）；Dandy 氏床突下综合征	视觉障碍、中央暗点、视盘水肿、视神经萎缩；偶发眼球突出、球结膜水肿	视神经胶质瘤、颈内动脉床突下动脉瘤、外伤、眼眶肿瘤、Paget 病
海绵窦	Foix-Jefferson 综合征，即蝶岩裂综合征（Bonnet and Bonnet），部分对应于 Raeder 海绵窦综合征	常常由第Ⅲ、Ⅳ、Ⅵ和第Ⅴ脑神经损伤引起的眼肌麻痹；眼球突出；自主神经紊乱。Jefferson 将其分为三种类型：(1) 前上型，对应眶上裂综合征；(2) 中间型，引起眼肌麻痹和三叉神经第一、二支病变；(3) 尾侧型，还影响全部第Ⅴ对脑神经	鞍区和鞍旁区域的肿瘤、颈内动脉的床突下动脉瘤、鼻咽部肿瘤、海绵窦瘘和颈动脉瘘（外伤性）、颅中窝肿瘤如软骨瘤、脑膜瘤和神经鞘瘤
颞骨岩尖	Gradenigo-Lannois	第五和第六脑神经损伤，伴神经痛、感觉和运动障碍、复视	炎症过程（中耳炎），肿瘤如胆脂瘤、软骨瘤、脑膜瘤、三叉神经根和半月节的神经鞘瘤、颅底原发和继发性肉瘤
蝶骨和岩骨（岩蝶综合征）	Jacod	第Ⅲ对、Ⅳ对、Ⅵ对脑神经功能丧失引起的眼肌麻痹、黑矇、可能伴感觉体征的三叉神经痛	蝶鞍、颞骨和颅中窝的肿瘤、鼻咽部肿瘤、转移瘤
颈静脉孔	Vernet	第Ⅸ对、Ⅹ对、Ⅺ对脑神经病变伴吞咽障碍；软腭下垂；舌、软腭、咽和喉的感觉障碍；声音嘶哑；胸锁乳突肌和斜方肌无力	颈静脉球瘤；第Ⅷ对、Ⅸ对、Ⅹ对、Ⅺ对脑神经的神经鞘瘤；软骨瘤、胆脂瘤、脑膜瘤、鼻咽部和耳部肿瘤；感染、血管瘤和罕见的外伤

续表

病灶部位	其他名称	临床综合征	病因[a]
前枕髁	Collet-Sicard（Vernet-Sargnon）	颈静脉孔综合征，第Ⅻ对脑神经功能丧失（丧失舌的正常运动能力）	颅底、耳、腮腺的肿瘤；白血病浸润；动脉瘤、血管瘤和炎症
腮腺后间隙（咽后综合征）	Villaret	尾组脑神经病变（Collet-Sicard）和 Bernard-Horner 综合征伴上睑下垂和眼裂缩小	腮腺后间隙的肿瘤（癌，肉瘤）、外伤、炎症
半颅底	Garcin（Guillain Alajouanine-Garcin）；1904 年 Hartmann 描述	一侧的全部 12 个脑神经功能丧失；许多病例中，仅有某些脑神经可能单独幸免；很少有 ICP 增高或锥体束损害的症状	鼻咽部肿瘤、原发性颅底肿瘤、白血病浸润颅底脑膜、外伤、转移瘤
脑桥小脑角		第Ⅷ脑神经功能丧失（听力丧失、眩晕、眼震）；小脑功能障碍；第Ⅴ、第Ⅶ，可能还有第Ⅸ和第Ⅹ脑神经损伤。ICP 增高体征和脑干症状	听神经瘤（脑脊液蛋白质含量增高）、脑膜瘤、胆脂瘤、转移瘤、小脑肿瘤、尾组脑神经和三叉神经的神经鞘瘤，血管成分如血管瘤、基底动脉瘤等

[a] 转移性病灶可引起上述任何一种综合征

来源：改编自 Bingas。（另见表 44-1 和表 44-2）

现代影像技术现在可用来澄清许多由这些肿瘤引起的诊断问题。MRI 在描绘大脑底部和上颈部区域的结构方面特别有用。CT 也能够确定肿瘤本身的吸收值和骨侵蚀的位置。当采用这种方式分析病变时，病因诊断往往成为可能。例如，脂肪瘤组织的吸收值与脑组织、胶质瘤、血液和钙的吸收价值不同。骨扫描（锝和镓）可显示活跃的破坏性病变，保真度很高，但在某些情况下，即使已通过各种检查发现了肿瘤，也很难获得满意的活检标本。

枕大孔区肿瘤

枕大孔区肿瘤（tumors in the region of the foramen magnum）非常重要，因为需要将它与多发性硬化、Chiari 畸形、脊髓空洞症，以及颅颈交界的骨异常等疾病区分开来。未能识别这些肿瘤是一个影响后果的问题，因为它们大多数是良性肿瘤和髓外肿瘤，也就是说，是可以切除和治愈的。如果未被识别，它们会引起延髓和高位颈髓受压，最终导致死亡。

尽管枕大孔区肿瘤并不常见（大约占所有颅内和椎管内肿瘤的 1%），一些临床医生已收集了相当多的病例（完整的参考文献见 Meyer et al）。在所有的病例系列中，脑膜瘤、神经鞘瘤、神经纤维瘤和皮样囊肿是最常见的类型，其他罕见的有畸胎瘤、皮样瘤、肉芽肿、海绵状血管瘤、血管母细胞瘤、血管外皮细胞瘤、脂肪瘤和硬膜外癌等。

枕下或颈后区疼痛，主要是在肿瘤一侧，通常是第一个也是迄今最主要的主诉。在某些情况下，疼痛可延伸到肩部甚至手臂。手臂分布的疼痛更常见于椎管内肿瘤向颅内蔓延，而非颅内肿瘤向椎管内延伸。由于不确定的原因，疼痛可能会向下放射到背部，甚至下部脊柱。脊柱和神经根痛都可能被识别出来，神经根痛是由于 C_2 或 C_3 神经根受累或两者均受累所致。

有一种模式是肩部和手臂无力，逐渐发展到同侧的腿，然后再发展到对侧的腿和手臂（“顺时针”瘫痪），如在第 3 章讨论的。另一种形式是三肢瘫，这是一种特征性的但不是固定不变的事件序列，由肿瘤侵犯枕骨大孔处交叉的皮质脊髓束引起。偶尔双上肢单独受累；令人惊讶的是，可能出现手或前臂，甚至肋间的萎缩性无力，并伴有远低于肿瘤水平的腱反射减弱，这是 Oppenheim 最初的观察。也可累及感觉传导束，更多的情况下，一侧或两侧的后柱感觉受损，进展模式与运动瘫痪的形式相似。强烈的颈肩部寒冷感，是另一个意想不到的主诉，还有围绕颈部和头后部的感觉过敏“带”。双臂节段性感觉丧失在一些病例中曾被证明，Lhermitte 征（实际是一种症状）是在屈曲颈部时被告知沿脊柱向下和四肢出现电击样感觉。脑神经征象最常合并和指示枕骨大孔肿瘤的颅内扩展是吞咽困难、发音困难、构音障碍，以及肩下垂（因迷走神经、舌下神经和脊髓副神经受累)；不太常见的包括眼球震颤和偶发性复视，面部感觉丧失，单侧或双侧的面部无力，以及霍纳综合征等。

这种病变的临床病程往往长达数年之久，具有迷惑性和无法解释的波动。重要的诊断程序是造影剂增强的 MRI(图 30-23)。在 Adams 和 Wegner 报告的病例中，高颈区皮样囊肿(*dermoid cysts*)可出现四肢轻瘫，可完全和长期缓解。

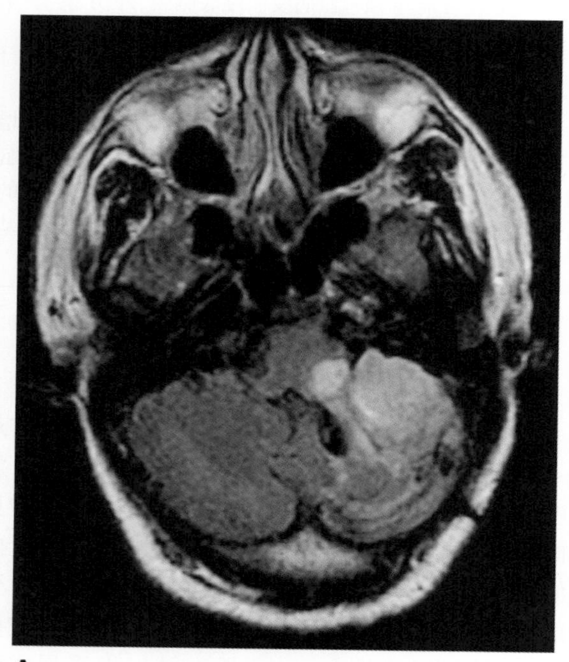

A

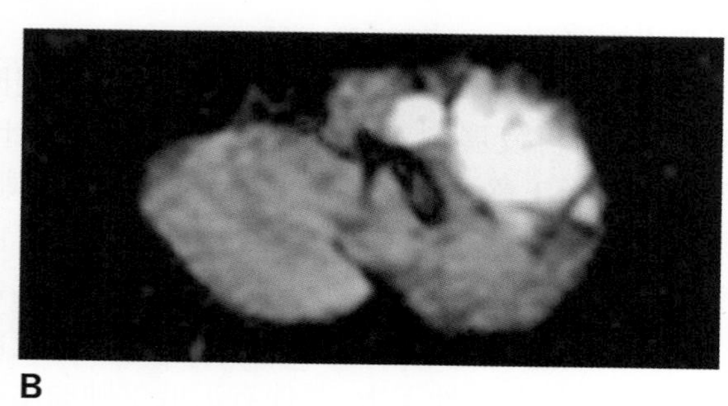

B

图 30-23　MRI 显示，恰在枕大孔上方，左侧脑桥小脑角的表皮样囊肿。(A)在 T2 加权 MRI 上囊肿呈异质性和高信号；(B)显示弥散受限，是囊肿的特征性表现

如上所述，枕骨大孔肿瘤应与脊髓或脑干小脑的多发性硬化、伴有瘘管 Chiari 畸形，以及骨性压迫相鉴别。伴有枕骨大孔综合征的持续性枕神经痛特别提示该部位的肿瘤。早期的枕项疼痛必须与普通的颈椎骨关节炎鉴别。治疗方法是手术切除肿瘤(Hakuba et al)，如果切除不完全，肿瘤已知具有放射敏感性，则术后进行聚焦放射治疗。

肿瘤对神经系统的远隔影响(副肿瘤性疾病)(表 30-6)

在过去的 50 年里，在全身性肿瘤患者曾被描述发生一组神经疾病，虽然神经系统不是肿瘤的转移部位，也不是肿瘤直接侵犯或压迫的部位。这就是所谓的副肿瘤性疾病，它们不是特异的，也不局限于癌症，但是这些疾病的关联要比偶然性发生常见得多。该组疾病具有特殊的重要性，因为在许多情况下，神经系统综合征在发现潜在肿瘤之前就已经很明显了。副肿瘤神经系统疾病非常多样的临床表现可以从 Graus 及其同事早期报告的 200 例患者系列中得到理解，感觉神经病，占 54%；小脑性共济失调，占 10%；边缘性脑炎，占 9%；以及其他表现包括多部位受累，占 11%。一些影响神经和肌肉的副肿瘤性疾病，即多发性神经病、多发性肌炎和 Lambert-Eaton 肌无力 - 肌病综合征，这些在后面的章节中这些主题下描述。在这里我们介绍涉及脊髓、小脑、脑干和大脑半球的副肿瘤过程。

对副肿瘤性疾病的全面描述可以在 Darnell 和 Posner 以及 Dalmau 和 Rosenfeld 的著作中找到。许多副肿瘤综合征与免疫球蛋白 G(IgG)的自身抗体有关，但应该指出的是，尽管某些抗体与特定的综合征有关，但这些抗体并不一定与特定的癌症有关，反之亦然。此外，有时在没有明显肿瘤的情况下也会出现同样的综合征和抗体，在某些情况下还会出现多种自身抗体。梅奥诊所 Pittock 及其同事们在调查中强调了这一点，他们发现三分之一的副肿瘤神经疾病患者的血清含有不止一种抗体。他们认为这反映了肿瘤表达了大量免疫源性神经肿瘤蛋白。因此，特定的抗体与表 30-6 列出的临床综合征之间的关系应视为近似的，或非排他性的。自身抗体的存在并不一定意味着神经元功能障碍的作用，而某些自身抗体可能存在于健康个体的血清中(见 Dahm et al)。尽管如此，某些综合征似乎与特定的抗体不成比例地经常发生。小细胞肺癌(见 Gozzard et al)，乳腺和卵巢的腺癌，胸腺瘤(见 Evoli and Lancaster)，以及霍奇金病是最常见的与这些副肿瘤性疾病相关的肿瘤，但是副肿瘤神经综合征只在非常小的比例的这些肿瘤患者中发生。

肿瘤产生远隔效应的机制尚不完全清楚。也许最可信的理论，正如上面所暗示的，是肿瘤有其自身免疫基础。根据这一理论，抗原分子被某些肿瘤和

表 30-6　主要的副肿瘤性疾病及其相关的自身抗体[a]

神经系统疾病	临床特征	主要的自身抗体	肿瘤
小脑性变性	共济失调，亚急性	抗浦肯野细胞抗体：Anti-Yo，Anti-P/Q 钙离子通道，Anti-CRMP5，Anti-Ma，Anti-Ri，Anti-Zik4	卵巢，输卵管，肺，霍奇金病（anti-Tr）
脑脊髓炎，包括边缘叶性和脑干脑炎	亚急性意识模糊，脑干体征，脊髓炎	Anti-Hu（ANNA 1） Anti-Ma，Anti-CRMP-5，Anti-VGKC（incl Anti-LGI 1 and Anti-Caspr2）	小细胞肺癌，神经母细胞瘤，前列腺，乳腺，霍奇金病，睾丸（Ma）
	精神异常，癫痫发作，交感亢进状态	Anti-NMDA，Anti-mGluR5	卵巢（及其他部位）畸胎瘤
斜视性眼阵挛 - 肌阵挛 - 共济失调	眼球运动障碍，步态共济失调	Anti-Ri（ANNA 2）	乳腺、输卵管、小细胞肺癌
视网膜变性	暗点，失明，视盘水肿	Antirecoverin（Anti-CAR）	小细胞肺癌，胸腺瘤，肾细胞癌，黑色素瘤
亚急性感觉神经病和神经元病	远端或近端感觉丧失	Anti-Hu（ANNA-1），Anti-CRMP-5	小细胞肺癌，霍奇金病，其他淋巴瘤
Lambert-Eaton 肌无力综合征	近端疲劳无力，自主神经症状（口干）	Anti- 电压门控（VGCC）钙离子通道	小细胞肺癌，霍奇金病，其他淋巴瘤
僵人综合征和神经肌强直	肌肉痉挛和强直	Anti-amphiphysin，Anti-Caspr2，Anti-GAD	乳腺，肺
舞蹈症	双侧舞蹈手足徐动症	Anti-Hu，Anti-CRMP-5	肺，霍奇金病，其他
视神经病	失明	Anti-CRMP-5	肺

[a] 在许多情况下，一种特定的自身抗体与一种特定的肿瘤类型有关，而不是与临床综合征有关（例如，小细胞肺癌和多发性神经病与 ANNA 1，乳腺癌与抗浦肯野细胞抗体，睾丸肿瘤与 anti-Ma 有关）。类似于上述症状的临床综合征可能发生在非小细胞肺癌和淋巴瘤，但最常见的情况是检测不到抗体。

中枢或外周神经元共享。然后，免疫反应就针对肿瘤和神经系统中的共同抗原。这种自身免疫机制的证据最清楚地体现在 Lambert-Eaton 综合征中，即来自肿瘤的抗体结合了神经肌肉接头处的电压门控钙通道（见第 46 章）。

此外，在某些类型的副肿瘤疾病中，有令人兴奋的证据表明，刺激肿瘤表达表面抗原和抗体的自行结合可能抑制肿瘤生长。这可能解释了在某些副肿瘤综合征的基础上发现微小的小细胞肺癌的困难。然而，值得注意的是，没有证据表明抑制或去除抗体会导致肿瘤生长。

与癌症相关的脑脊髓炎和“边缘性脑炎”

几位作者描述了与肿瘤相关的局部和双侧的脑脊髓炎的改变（Corsellis et al；Henson and Urich；Posner，1995）。在大多数报告的病例中，脑炎的进程与支气管癌有关，通常是小细胞型，但所有类型的肿瘤，包括霍奇金病都有涉及。组织学上，这组副肿瘤性疾病的特征是广泛的神经元丧失，伴小胶质细胞增生，小片状坏死，并有血管周围淋巴细胞和单核细胞明显的袖套。在邻近下软脑膜也可见局灶性淋巴细胞浸润。这些病理变化可广泛累及脑和脊髓，但更常见的情况是，这些病变主要是在神经系统的特定部分，特别是在内侧颞叶和相邻的核（“边缘性脑炎”，图 30-24），在脑干、小脑（见上文）或脊髓的灰质。当然，症状将取决于炎症变化的部位和严重程度，并可能有重叠。大多数病例是亚急性的，这意味着病情会在几周或几个月内进展，但是轻微形式的主要症状通常在几天内就会显现出来。罕见的缓解病例也有报告。

副肿瘤性边缘性脑炎（*paraneoplastic limbic encephalitis*）最显著的特征包括一种精神错乱 - 躁动状态、记忆缺失（Korsakoff 综合征）、癫痫发作、幻觉，以及痴呆等，单一的或不同的组合，并呈亚急性进展（Gultekin et al）。遗忘的成分几乎是普遍的，在大多数病例中是核心的特征。

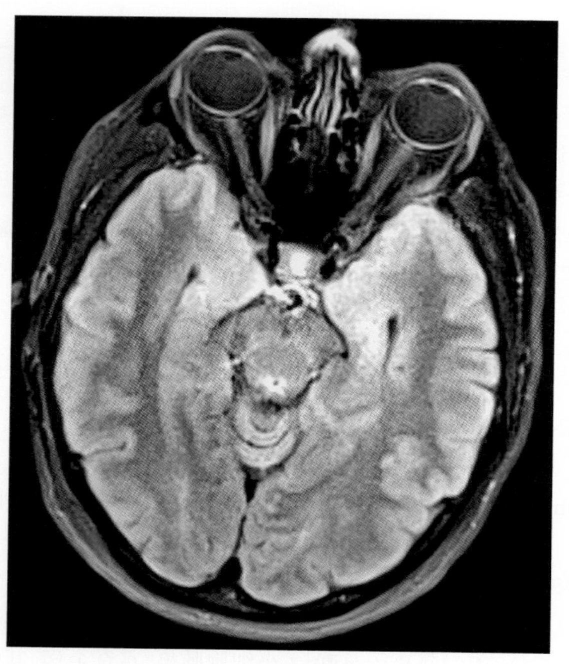

图 30-24　轴位 T2 FLAIR MRI 显示，一例抗电压门控性钾通道（VGKC）与甲状腺癌相关的副肿瘤性边缘叶脑炎女性。海马和杏仁核可见异常 T2 高信号

眩晕、眼球震颤、共济失调、恶心和呕吐，以及各种眼球运动障碍和凝视麻痹等反映了副肿瘤性脑干脑炎（*paraneoplastic brainstem encephalitis*）的不同进程。如上所述，这些症状可能加入小脑性共济失调，另一些患者可能还合并感觉性神经病。我们所见的这种情况的实例仅累及中脑，而其他的只涉及延髓，后者表现不寻常的呼吸模式，包括喘息、吸气憋气，以及发声 - 呼吸不协调，还有其他病例有舞蹈症和其他基底节的特征。病理研究已经部分阐明了这种副肿瘤疾病的形式。在某些病例中，脑部几乎没有明显的变化，即使在生活期间有明显的痴呆。相反地，虽然有广泛的炎症变化，但在生活中可能发现没有临床异常的记录。

在大多数这些病例中，MRI 显示病变区域异常的 T2 高信号和水肿，偶尔脑部表现正常。在严重的病例中，可以看到局灶性坏死区。奇特的癫痫发作，包括局灶性癫痫连续状态，在这一疾病已观察到，但癫痫一定是罕见的。感觉症状可能与前面提到的脊髓后角或后根神经节的神经元丢失有关，将进一步讨论。

许多小细胞肺癌患者和任何类型的副肿瘤性脑脊髓炎已经发现存在循环多克隆 IgG 抗体［抗 -Hu，或抗神经元核抗体 1 型（ANNA 1）］，这些抗体已绑定到脑和脊髓多个区域的神经元的核、后根神经节细胞，外周的自主神经元。这些抗体与某些核的 RNA 结合蛋白发生反应。前列腺癌、乳腺癌和神经母细胞瘤可能很少产生类似的抗体。CSF 中抗体滴度比血清中的高（如在下面讨论的副肿瘤性小脑变性中的抗 - 浦肯野细胞抗体、抗 -Yo 抗体），表明在神经系统内的抗体生成。在大约 15% 的神经系统正常的小细胞癌患者中发现低滴度的抗 -Hu，这可能是因为这些肿瘤只表达被抗 -Hu 抗体识别的低水平抗原。针对电压门控钾通道（VGKC）抗体及其相关的富亮氨酸胶质瘤失活蛋白 1（leucine-rich glioma inactivated 1，LGI 1）和接触素相关蛋白 2（contactin-associated protein 2，CASPR 2）抗体已在未患癌症或较少患癌症的边缘性脑炎患者中被鉴定出来（Vincent et al and van Sonderen et al）。

治疗　对于副肿瘤性脑炎，除了识别和治疗潜在的恶性肿瘤外，还使用血浆置换或静脉注射丙种球蛋白，其临床转归有很大的不同，最有可能反映不可逆的神经元丢失的程度。

抗电压门控钾通道（VGKC）和相关蛋白

从抗 -VGKC 抗体以及相关蛋白 LGI 1 和 CASPR 2 抗体的作用中观察到几种不同寻常的模式。大约半数的 LGI 1 抗体的患者临床除了边缘性脑炎外，还可见面臂肌张力障碍性癫痫发作（faciobrachial dystonic seizures）。VGKC 和 CASPR 2 抗体除了边缘性脑炎外，还与周围运动神经过度兴奋有关（在第 46 章中进一步讨论）。

抗 NMDA 脑炎

抗 NMDA 脑炎是指抗 N- 甲基 -D- 天门冬氨酸（NMDA）受体脑炎，是一种副肿瘤性脑炎形式，Vitaliani 及其同事描述了 4 例卵巢畸胎瘤的女性患者，表现为急性或亚急性精神综合征，包括幻觉、惊恐、妄想和思维不连贯等症状的各种组合，伴有癫痫发作、记忆障碍和低通气等。许多患者有无法描述的前驱症状如不适、疲劳、头痛、过度嗜睡或低热等。Dalmau 及其同事（2007）证明，这种综合征与抗 NMDA 受体组分的抗体有关。其中他们的一例患者的畸胎瘤位于纵隔而不是卵巢，而罕见的病例发生小细胞肺癌，男性也有患病。Dalmau 系列的 100 例患者（2008）有指导意义，因为他们主要是 20 多岁的女性，表现有精神症状或记忆力衰退，但很多人有运动障碍、癫痫发作或低通气。几乎所有患者的 CSF 都有数个或数十个白细胞，大多数有寡克隆带，而 MRI 显示内侧颞叶 T2 的异常高信号，类似于抗 -Hu 抗体的边缘性脑炎。

这种综合征患者的自主神经过度活动也被很好地描述。高血压、心动过速和出汗的发作可能非常明显，过度流涎、瞳孔扩大及其他交感神经功能障碍的症状可单独或同时出现。

Dalmau 及其同事们已经确定抗体的靶点是 NMDA 受体 NR1 的亚单位。有足够的理由确定该抗体是致病性的。

治疗 对于这种疾病的早期诊断，以及快速切除包含畸胎瘤的卵巢或切除其他潜在刺激的肿瘤，可使治疗额外获益。阴道超声对显示卵巢病变可能是必要的，但需要做更全面的检查，如利用 CT 或 PET 发现其他的肿瘤。肿瘤切除后症状改善与抗体滴度在数周内的下降有关，而在大多数病例中出现良好的转归。考虑到年轻女性卵巢切除后生育能力降低，有关卵巢切除术的决定是很困难的。

很明显，有相当一部分循环中抗 NMDA 抗体阳性的病例并没有可以检测到的肿瘤，因此可以使用静脉滴注丙种球蛋白等免疫治疗。对症状明显的患者，在等待肿瘤切除术期间，开始这些相同的免疫治疗是合理的。

副肿瘤性感觉神经元病（神经节病）（另见第 43 章）

副肿瘤性感觉神经元病（paraneoplastic sensory neuronopathy）也称为神经节病（ganglionopathy），这是一个独特的综合征，在大多数情况下与抗 -Hu 抗体相关。需要强调的是，一种无明显体征的，主要是感觉神经病是全身性癌症的一种常见伴随症状，它可能与抗 -Hu 抗体相关或不相关。正如第 43 章中进一步讨论的，由化疗药物引起的感觉性多发性神经病，特别是铂类药物和长春新碱，也需要与抗 -Hu 神经病综合征（anti-Hu neuropathy syndrome）区分开来。

感觉神经元病（sensory neuronopathy）和神经病是由丹尼 - 布朗（Denny-Brown）在 1948 年首先描述的，值得注意的是，他们引入了当代的副肿瘤性神经疾病的概念。感觉神经元病和神经病这两个过程最初的症状是一个肢体或双脚的麻木或感觉异常，有时是疼痛。开始时可能是刺痛。在某些病例中持续几天，但更典型的是持续几周，最初的局灶性症状变成双侧，并可能扩散到四肢及其近端部分，然后再扩散到躯干。正是这种广泛和近端分布以及面部、头皮、口和生殖器黏膜受累，标志着这种病变是一种感觉性神经节炎和神经根炎；当亚急性病程时，则高度提示副肿瘤性病变。

随着病情的进展，所有形式的感觉都显著减弱，导致伸出手臂时出现严重的共济失调（*ataxia*）和假性手足徐动性动作（*pseudoathetoid movements*）。腱反射消失，但并不总是在开始发病时，肌力会相对保留。有时伴有自主神经障碍（*autonomic dysfunction*），包括便秘或肠梗阻、干燥综合征、瞳孔反射消失，以及直立性低血压等。此外，一种几乎纯外周自主神经衰竭已被记录为副肿瘤现象，即副肿瘤性自主神经功能障碍（*paraneoplastic dysautonomia*）。我们的一例感觉神经元病患者，在呕吐后出现胃弛缓伴致命的误吸，另一例患者死于意外的心律失常。在疾病最早期，电生理检查可能是正常的，但很快就会出现所有的感觉电位丧失，有时还伴有轻度运动神经病的征象。

通常 CSF 蛋白含量增高，有少量淋巴细胞。与副肿瘤性脑脊髓炎一样，大多数与小细胞肺癌相关的病例都证明有抗 -Hu 抗体。少数但不确定比例的这种感觉综合征是由抗 -CRMP5 抗体引发的，通常与小细胞肺癌有关。如上所述，神经病和脑脊髓炎经常同时发生。与干燥病（Sjögren disease）相关的感觉神经元病 - 神经节病（sensory neuronopathy-ganglionopathy）和一种没有这一抗体的特发性变异型，使其成为感觉神经病患者罹患肺癌的可靠标志物。多发性神经病与感觉性神经元病几乎对所有形式的治疗都是难治性的，或有短暂的疗效，大多数患者发病后几个月内死亡，但有报告在疾病早期使用血浆置换和静脉滴注丙种球蛋白可短暂缓解。切除肿瘤可以阻止神经疾病的进展。

副肿瘤性小脑变性

多年来，副肿瘤性小脑变性（paraneoplastic cerebellar degeneration）被认为罕见，但它可能是具有最典型特征的副肿瘤综合征。在 1970 年早期版本的教科书中，回顾这一问题时，Adams 和 Victor 只发现了 41 例经病理验证的病例；在随后的综述中（Henson and Urich），只增加了几个病例。该病实际的发病率远高于这些报告所显示的。在克利夫兰大都会综合医院，在对 1 700 名成人进行的一个系列的连续尸检中，发现了 5 例与肿瘤相关的小脑变性。根据 Henson 和 Urich 的经验，大约有一半的非家族性、晚发的小脑变性患者迟早会被证实患有肿瘤。梅奥诊所（Mayo Clinic）和纪念斯隆 - 凯特琳癌症中心（Memorial Sloan-Kettering Cancer Center）都报告了大量病例（Hammack et al and N. E. Anderson et al,

分别报道)。我们每年都见到几例这样的病例,但也遇到过许多没有明显癌症征象和没有抗体的相同综合征,这可能是第 5 章和表 5-1 中总结的各种原因造成的结果。

在大约三分之一的小脑变性病例中,潜在的肿瘤位于肺(最常见是小细胞癌),这一数字反映了这种肿瘤导致的高发病率。然而,卵巢癌和淋巴瘤,特别是霍奇金病分别约占小脑变性病例的 25% 和 15%,远高于这些恶性肿瘤发病率的预期。乳腺癌、肠癌、子宫癌和其他脏器癌症占剩余病例的大部分(Posner,1995)。

小脑症状呈亚急性起病,在数周至数月的时间里稳定进展;在一半以上的病例中,小脑的征象在检出相关的肿瘤之前被发现。步态和四肢对称共济失调,影响手臂和腿的程度大致相同,构音困难和眼球震颤是常见的表现;有些患者有眩晕。在完全发育的病例中,共济失调的严重程度令人震惊,几乎没有其他疾病可以与之匹敌。偶尔,可能会伴有肌阵挛、斜视眼阵挛(opsoclonus)或一种或快频率肌阵挛性震颤[跳舞眼 - 跳舞足(*dancing eyes-dancing feet*),如下文所述]。此外,还经常有不是严格小脑性质的症状和体征,尤其是复视、眩晕、Babinski 征(在我们的病例中常见)、感音神经性听力丧失、眼球运动障碍,以及情感和精神状态改变等,征象表现可用于将副肿瘤性与酒精性和其他小脑变性变异型区分开来。众所周知,Lambert-Eaton 综合征作为副肿瘤性疾病发生在小脑变性时,一般与抗电压门控钙通道(VGCC)抗体有关。在 Anderson 和同事收集的 47 例患者和 Peterson 等收集的 55 例患者的数据都很好地强调了这些非小脑的神经学特征。

CSF 可见轻度的淋巴细胞增多(少数患者高达 50 个 /mm^3)和蛋白增高,或者完全正常。病程早期 CT 和 MRI 未见异常,但数月后可出现脑干和小脑萎缩。在少数病例中,T2 加权 MRI 显示小脑白质信号增强(Hammack et al),但这与我们的经验并不一致,而且与存在浦肯野细胞丢失或其程度也不相关(图 30-25)。在 MRI 发现改变之前,FDG-PET 可能显示小脑的低代谢。

病理上,小脑皮质和小脑深部核团有弥漫性退行性改变。浦肯野细胞受累明显,而且部分小脑皮质也受累及。脊髓的退行性改变,包括后柱和脊髓小脑束却极少被发现。小脑神经元变性通常伴有血管周围和脑膜炎性细胞簇。Henson 和 Urich 认为,炎症变化是一个独立的过程,是亚急性副肿瘤性脑

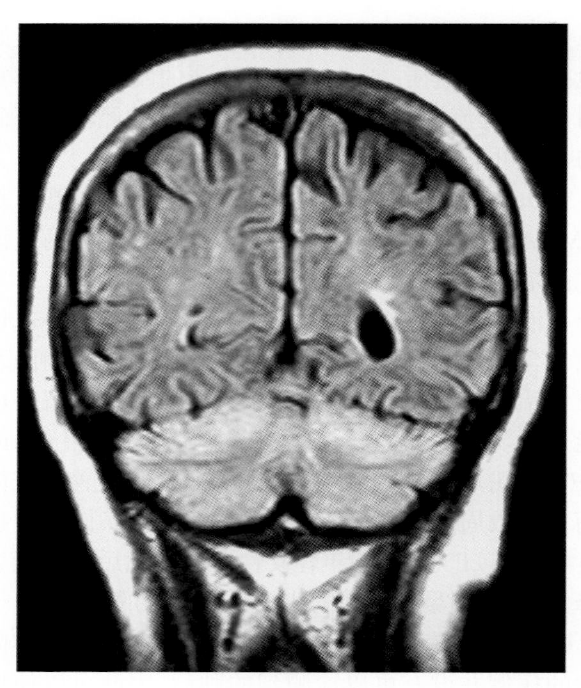

图 30-25　副肿瘤性小脑变性。冠状位 T2 FLAIR MRI 显示,小脑皮质呈轻度弥漫性异常 T2 高信号

脊髓炎的部分表现(见下文)。支持这一观点的发现是,小脑变性相关的特异性抗体与神经系统其他部位的副肿瘤性炎性病变中发现的抗体不同。

抗浦肯野细胞抗体(称为抗 -Yo)可在大约一半的副肿瘤性小脑变性患者、大多数乳腺癌或女性生殖器官癌症患者的血清中发现,临床综合征与这种抗体有密切的关联。也可能存在抗核抗原,称为抗 -Hu 抗体;它们与下文讨论的副肿瘤性脑脊髓炎有较密切的联系。(Hu 和 Yo 取名自首次发现该抗体的患者的名字。)在梅奥诊所的 32 例副肿瘤性小脑变性病例系列中,16 例有抗 -Yo 抗体,全部都是女性,其中大多数人患有乳腺癌或卵巢癌。Anderson 及其同事报告了相似比例的抗体,但指出除了高度特征性的浦肯野抗体外,还可能发现其他几种抗浦肯野抗体(见表 30-6)。患者在 4~18 个月内死亡。在同样数量没有抗体的病例中,一半是患有肺癌的男性,其中一些人存在抗 -Hu 抗体。这就留下了一部分没有循环抗体但却被发现有隐藏肿瘤的人,必须通过其他辅助检查,包括身体的 CT 或正电子发射断层扫描(PET)来寻找肿瘤。在另外小部分患者中,必须承认,尽管进行了广泛的检查,仍然有甚至在尸检中也没有发现潜在的肿瘤。这些病例的生存期从 6 个月到几年不等,取决于潜在肿瘤的生物学行为。

抗 -Yo 抗体是否仅仅是一种潜在肿瘤的标志物,还是破坏浦肯野细胞的因子还不清楚。抗 -Yo 抗体与原癌基因(C-myc)蛋白结合,引发浦肯野细胞的变性。不管这些抗体的致病意义如何,它们在典型的神经疾病患者的存在具有相当大的诊断意义。如上所述,它们通常表明有潜在的乳腺癌或卵巢癌,可能是无症状的,小到可以完全切除。除了抗 -Yo 抗体和抗 -Hu 抗体外,偶尔也会发现其他抗体,例如霍奇金病患者的抗谷氨酸受体的抗体(Smitt et al)。亚急性小脑共济失调的鉴别诊断很广泛,如表 5-1 所示。主要考虑的是感染后小脑炎、非副肿瘤性自身免疫性小脑炎(存在常规抗体,无肿瘤存在)、一种罕见的克雅病的变异型,以及各种中毒等。

治疗 据报道,在出现神经系统症状的病程早期给予血浆置换或静脉滴注免疫球蛋白治疗,显示有一定的益处,但不应认为这种方法会对大多数患者有效。在这方面我们自己的经验一直是疗效不佳的。早期识别和切除肿瘤可以产生最好的结果,然而大多数患者会遗留严重的神经功能缺失。

斜视眼阵挛 - 肌阵挛 - 共济失调综合征

在儿童中,斜视眼阵挛 - 肌阵挛 - 共济失调综合征(opsoclonus-myoclonus-ataxia syndrome)通常是神经母细胞瘤的表现;但它较常见和发生在成年人中与乳腺癌和小细胞肺癌有关。神经母细胞瘤的特征是在大多数儿童和一些成人中,这一综合征对皮质类固醇和促肾上腺皮质激素(ACTH)的治疗有反应,而切除神经母细胞瘤后神经体征消退。乳腺癌的一个亚组产生一种与抗 -Hu 抗体不同的针对各种 RNA 结合抗原的抗神经元抗体,因此它被称为抗 -Ri,即抗神经元抗体 2 型(*antineuronal antibody type 2*,*ANNA 2*)。该抗体在神经母细胞瘤的斜视眼阵挛 - 共济失调综合征中未发现,仅罕见地出现在小细胞肺癌伴斜视眼阵挛 - 共济失调综合征中。在小细胞肺癌患者中更常见的是甘氨酸受体自身抗体,尽管这些抗体也可见于没有斜视眼阵挛 - 肌阵挛的患者中(见 Armangué et al)。在眼阵挛儿童中也有少量的血清学检查呈阳性,显然没有潜在的肿瘤。少数这样的患者 CSF 中有轻度淋巴细胞增多;MRI 检查通常正常。抗 -Ri 抗体较复杂的综合征已有报道,除了斜视眼阵挛和共济失调的核心表现,还表现为僵直和强烈的刺激 - 敏感性肌阵挛。

神经病理学改变无特异性;在浦肯野细胞层、下橄榄核脑干中曾描述轻度细胞丢失,伴有轻微的炎症性变化(Luque et al)。

除了与乳腺癌相关外,我们还曾观察到一例支气管癌中年妇女和一例男性胃癌的斜视眼阵挛 - 肌阵挛综合征。小脑共济失调和不规则震颤都有类似的情况发生,我们将其解释为肌阵挛的特征。这些患者发现齿状核有明显的变性。这种综合征的预后比其他的副肿瘤疾病要略好一些,但除了类固醇激素、血浆置换或静脉滴注免疫球蛋白试验治疗外,几乎无其他方法,只能寻找肿瘤并尽可能切除。

副肿瘤性脊髓病和运动神经元病

副肿瘤性脊髓病和运动神经元病(paraneoplastic myelopathy and motor neurone disease),除了可能与副肿瘤小脑变性相关的脊髓传导束亚急性变性(见上文),还有一种更广泛的脊髓变性的快速进展形式曾被描述(Mancall and Rosales)。脊髓病的特征是迅速上升的感觉运动功能缺失,最终在几周内死亡。脊髓大部分的灰质和白质均有大致对称的坏死。这种坏死性脊髓病(*myelopathy*)罕见,发病远不如没有癌症压迫脊髓那么常见,甚至不如髓内的脊髓转移那样常见。Flanagan 和同事总结了他们的一个大系列病例,并描述了各种各样的临床表现,包括在影像学检查纵向的广泛受累,颇似在第 35 章和第 42 章中所描述的德维克(Devic)病的抗水通道蛋白抗体的模式。因此,可以说有一种副肿瘤类型的视神经脊髓炎(neuromyelitis optica,NMO)。他们的大多数病例有 CSF 淋巴细胞数增多,一半病例有寡克隆带,在大多数病例中发现了一种已知的副肿瘤的自身抗体。

更好的定义是亚急性运动神经元病(*subacute motor neuronopathy*),它是作为支气管肺癌、霍奇金病和其他淋巴瘤的远隔效应而发生的,如前面讨论脑脊髓炎时所提到的(Schold et al)。有些病例表现为相对良性的纯肢体运动无力的形式,其病程和严重程度与基础肿瘤无关。其他病例是严重的和进行性的,导致呼吸衰竭和死亡,从而模拟肌萎缩侧索硬化(ALS);其中一些患者会有抗 -Hu 抗体(Verma et al; Forsyth et al)。基本的神经病理改变是前角细胞耗竭,如同慢性脊髓灰质炎中的炎症性变化和噬神经细胞现象。少数尸检病例显示后柱胶质细胞增生,提示初级感觉神经元的无症状性受累,以及浦肯野细胞数量减少。

Forsyth 及其同事将他们的副肿瘤性运动神经元综合征(*paraneoplastic motor neuron syndromes*)病例分为三组：①快速进行性肌萎缩和肌束颤动，伴或不伴腱反射活跃，他们所有的 3 例患者有抗 -Hu 抗体，2 例为小细胞肺癌，1 例为前列腺癌；②皮质脊髓综合征主要影响口咽或肢体肌肉组织，没有明确的失神经支配证据，因此类似于原发性侧索硬化，所有的均为乳腺癌患者，且均未检测到抗神经元抗体；以及③ 6 例乳腺癌或小细胞肺癌、霍奇金病、卵巢癌患者的组成的一种综合征，与肌萎缩侧索硬化(ALS)没有区别，他们均无抗神经元抗体。在后两组中，人们不能确定这种情况不是偶然发生的特发性运动神经元病。然而，这是运动神经元病的一种罕见的原因，在典型的 ALS 病例中不需要对肿瘤进行评估。

一种罕见的脊髓肌阵挛伴强直性痉挛的副肿瘤综合征也可能发生，并被认为是由脊髓灰质的炎症引起的，如第 4 章和第 42 章所讨论的。

其他副肿瘤性疾病

一些最近发现的抗体，如 CRMP-5，即脑衰蛋白反应调节蛋白(collapsin-responsive mediator protein)和抗 Ma1 和抗 Ma2 抗体，已在脑干脑炎包括眼肌麻痹病例中检出，但也与边缘叶和间脑综合征以及运动减少的帕金森综合征的表现相关(Dalmau et al 2004)。anti-Ma 抗体与睾丸抗原发生交叉反应，应筛查睾丸肿瘤(Voltz et al)。虽然罕见，但与抗 -Ma 抗体和睾丸肿瘤相关的临床综合征是多种多样的，如边缘叶、脑干或下丘脑的炎症，以及较经典的抗 -Ri 抗体的共济失调 - 斜视眼阵挛综合征(见上文)。

在一些系列报道中，CRMP-5 抗体的频率仅次于抗 -Hu 抗体。在 Yu 和同事的病例系列中，肺癌一直是最常见的来源，胸腺瘤、肾细胞癌和其他肿瘤占少数病例。临床表现与抗 -Hu 抗体综合征一样多种多样，包括癫痫发作、痴呆、精神错乱、抑郁，以及各种外周神经病和脑神经病，以及 Lambert-Eaton 综合征等。

一种与抗 -NMDA 抗体引起疾病类似的疾病被称为奥菲莉娅综合征(Ophelia syndrome)，据报道是一种由抗代谢型谷氨酸受体 mGluR5 抗体引起的副肿瘤综合征(见 Lancaster et al)。

副肿瘤性视神经病

副肿瘤性视神经病(paraneoplastic optic neuropathy)，如 Cross 及其同事所描述的，这种视神经病可能是与 CRMP-5 抗体最特异性相关的综合征，患者有亚急性视力丧失、视盘肿胀和玻璃体内细胞反应。大多数患者有其他副肿瘤综合征的特征。一些作者指出，舞蹈症作为一种表现症状连同 MRI 上基底节的改变一起出现。除了视神经病(实际上是一种视神经炎)外，我们很难理解其临床特征，但它们似乎可与抗 -Hu 抗体综合征的静脉周围炎性脑炎和神经炎相比较。据推测，这种抗 -Hu 抗体解释了一些以前被认为是抗体阴性的古怪的亚急性进展的综合征，当怀疑有不寻常的副肿瘤综合征时，可对该抗体进行检测。抗体对这些表达蛋白反应的异质性可能解释了免疫过程的不同临床表现，但还没有确定的证据表明它们的致病作用。

副肿瘤性视网膜病

副肿瘤性视网膜病(paraneoplastic retinopathy)，近年来，视网膜病作为一种副肿瘤综合征已有报道，但它与上述的视神经病不同。小细胞肺癌是最常见的潜在恶性肿瘤。在大约一半的报告病例中，视网膜症状比发现肿瘤早几个月。病变是在感光细胞上，抗视网膜抗体[针对钙结合蛋白，即恢复蛋白(recoverin)]已经在血清中鉴定出来。主要的临床特征是光敏性、环形暗点和视网膜小动脉变少，Jacobson 及其同事认为这些表现构成了诊断的三联征。

副肿瘤性僵人综合征及相关的神经肌肉疾病(见第 46 章)

僵人综合征(stiff person syndrome)偶尔会作为一种副肿瘤性疾病出现。轻度的不明原因的轻微僵直不时可以看到，可能是脊髓中间神经元丢失的结果。Folli 及其同事描述了 3 例乳腺癌女性患者，她们发生了一种全身性运动亢奋和僵直状态。这些患者一般没有谷氨酸脱羧酶(GAD)抗体，如同僵人综合征的散发病例，可能有针对其他突触蛋白的抗体。

Morvan 的纤颤性舞蹈症(chorée fibrillaire)是一种连续的肌肉纤维活动、失眠和幻觉的特殊紊乱，这可能是由抗电压门控钾通道的副肿瘤性抗体引起的，如第 46 章所讨论的。这种相同的抗体，以及乙酰胆碱受体抗体，已被发现与副肿瘤神经性肌强直[艾萨克综合征(Isaac syndrome)]有关，见于肺癌、淋巴瘤和胸腺瘤的病例。这些连续性肌纤维活动综合征的微妙鉴别在第 46 章中讨论。

兰伯特 - 伊顿综合征(*Lambert-Eaton syndrome*)可能是最常见的副肿瘤神经系统综合征，如前所述，它与针对钙通道的抗体有关。这种疾病可能与其他的副肿瘤综合征同时发生，如小脑性共济失调，在第 46 章中讨论。正如已经指出的，基底节综合征，特别是舞蹈症与抗 -Hu 抗体和 CRMP-5 抗体有关。肌阵挛综合征不伴共济失调或斜视眼阵挛，在文献中不时会有报道，它可能是一种较有特征的抗体疾病的模拟表现。

辐射毒性

辐射毒性（radiation toxicity）是辐射对中枢神经系统的损伤，在这里进行适当的讨论，因为它主要发生在脑肿瘤的治疗中。辐射损伤综合征主要包括三类：急性反应、早期延迟反应和晚期延迟反应，尽管这三类综合征经常混合在一起。急性反应可在一系列分级治疗的后期或在治疗后不久开始。可能有癫痫发作，肿瘤症状的短暂恶化，或有 ICP 增高的征象。虽然这种情况被归因于脑水肿，但这并不总是在 MRI 上可见的，它的发生机制尚不明确。症状会在几天到几周内消退。通常使用类固醇皮质激素，但除了明显水肿的病例外，其效果还不确定。一种偏头痛样头痛和局灶性神经功能缺失的新的辐射损伤综合征，通常在全脑放疗多年后发生，在下文作详细描述。

根据我们的经验，早期放射综合征比非常急性的形式更严重。在急性综合征时，肿瘤的局灶性症状可能加重，如 MRI 所示（图 30-26），肿瘤体积增大，肿瘤进一步生长的可能性加大；但这些症状通常反映广泛的髓鞘脱失，超过肿瘤范围的少突胶质细胞丢失，以及不同程度的组织坏死等。使用地塞米松或类似的皮质类固醇药物可能加速这种情况的缓解。

迟发性反应过程是最严重的放射并发症。在大脑肿瘤的邻近结构、垂体或头颈部的其他结构中发现了脑白质坏死，有时出现脑干的坏死。在某些区域，组织发生软化和液化，甚至形成空洞。损伤的程度较轻，主要是脱髓鞘的过程，轴突被部分保留。后来的反应被认为是由于辐射照射引起的弥漫性血管变化。内皮细胞增殖是常见的，由于电离辐射损伤分裂细胞，血管是最脆弱的。结果导致血管的透明样增厚伴纤维样坏死和广泛的微血栓形成。胶质细胞受到的损伤程度较轻。神经元相对具有抵抗性，尽管它们可能受到神经胶质支持丧失和组织灌注减少的继发性影响。

放射治疗后 3 个月至多年出现的迟发性损伤症状，或者是亚急性演变的肿块，难以与肿瘤生长的肿块区分，或者是一种亚急性痴呆。临床模式因病变部位的不同而异，如局灶性或全面性癫痫发作、精神功能损害，有时伴有 ICP 增高。对转移性肿瘤或急性淋巴细胞白血病的全脑放疗可导致脑白质的多灶性坏死区和全半球的海绵样变，伴有弥漫性大脑萎缩和脑室增大。进行性痴呆、共济失调和尿失禁是这种状态的主要临床特征（DeAngelis et al）。在最温和的迟发性反应形式，除了肿瘤没有影像学改变，但患者变得精神迟钝，轻微地失抑制，而且经常在一天的大部分时间里昏昏欲睡。全脑放射治疗的另一个

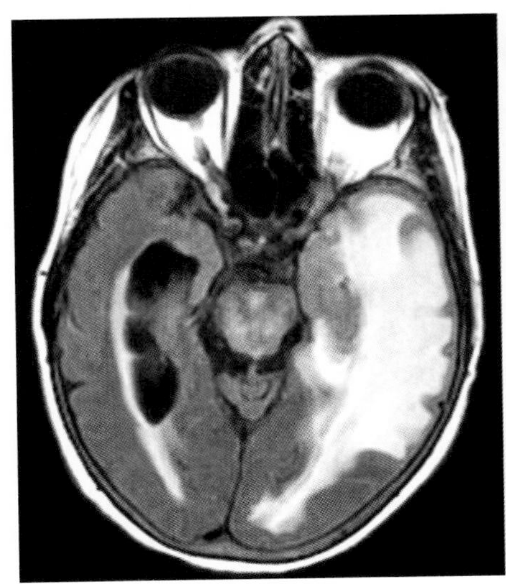

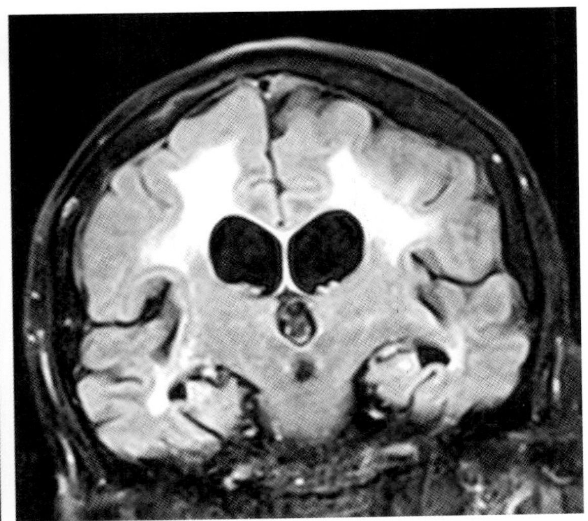

图 30-26 放射性白质脑病。（左图）一例左乳突区癌患者在质子束放射治疗后数年出现放射性坏死，出现癫痫发作。左侧大脑半球有广泛的水肿，右侧脑室阻塞性脑积水。（右图）另一例肺癌患者接受预防性全脑放疗后数年，出现步态障碍和认知能力下降，并发现有广泛的对称性白质脑病伴代偿性脑室扩张

并发症是全垂体功能减退(panhypopituitarism),特别是在儿童,他们也可能出现生长迟缓。脊髓的放射性坏死在第42章中描述。

在放射坏死的产生中,辐射的总剂量和分剂量以及进行治疗的时间显然是重要的因素,但无法估量引起放射损伤的确切剂量。接受剂量接近6 000cGy的大场强辐射是可以接受的,条件是在6周内每周给予5天的小剂量(200~300cGy)。其他尚未确定的因素必定会发挥一定的作用,因为类似的放射治疗的疗程可能对一个患者造成损伤,而对另一个患者却没有影响。放疗联合使用氨甲蝶呤(鞘内注射和静脉注射)引起的严重坏死性脑病在前面讨论过,在"白血病中的神经系统受累"题目下,其中的这种情况是第一次被描述,而且以前是很普遍的。

CT和MRI显示增强病灶,通过血管造影可见无血管肿块。小的钙化可能出现在放疗后多年。MRI在鉴别放射性坏死与肿瘤及瘤周产物方面更为敏感,但PET是鉴别这两者的最可靠的方法,或许可以避免活检(Glantz et al,1991)。单光子发射断层扫描(SPECT)对鉴别诊断也有意义(Carvalho et al)。CT或MRI灌注成像也可用于鉴别放射性坏死与肿瘤进展;前者脑血容量减少,后者通常增加。

治疗包括使用糖皮质激素,这可能导致症状和病灶周围水肿消退。非常大的剂量可能是必要的,如每天40mg或更大剂量的地塞米松或其等效物。很少尝试手术切除水肿性坏死肿块,这只有在消除严重的肿块效应或疝出时才会考虑。

放疗后卒中样偏头痛发作(*SMART*)综合征 颅部放疗后难以分类的偏头痛样综合征已被Partap及其同事和Pruitt及其同事所描述。综合征的首字母缩写为SMART,意思是放疗后卒中样偏头痛发作(*stroke-like migraine attacks after radiation therapy*)。典型的病例是一个年轻人,他在儿童期因颅内肿瘤接受了放射治疗,数年或数十年后,出现了严重的头痛发作,同时还有如失语、轻偏瘫或偏盲等症状,有时持续数日。可能会有独立的头痛提示为偏头痛。该综合征可以发生在没有颅内恶性肿瘤的情况下,支持该综合征是单纯接触辐射的结果这一观点。

在许多病例中,在跨越几个动脉供血区的大的皮质区有弥漫性脑回样增强和水肿(图30-27)。灌注成像检查表明,在这些影像学异常和癫痫发作等附带现象之前有一段短暂的局部高灌注期(Olsen et al)。这表明辐射诱导的内皮损伤导致脑血管自身调节功能受损是潜在的病理基础。在局灶性高灌注状态的早期阶段,可能不出现头痛和癫痫。临床症状和影像学异常通常会在几周到一个月或两个月的过程中消失。SMART综合征可能会复发,每次发作时大脑皮质的不同部位可能会受到影响。皮质类固醇治疗在某些病例中似乎是有效的。

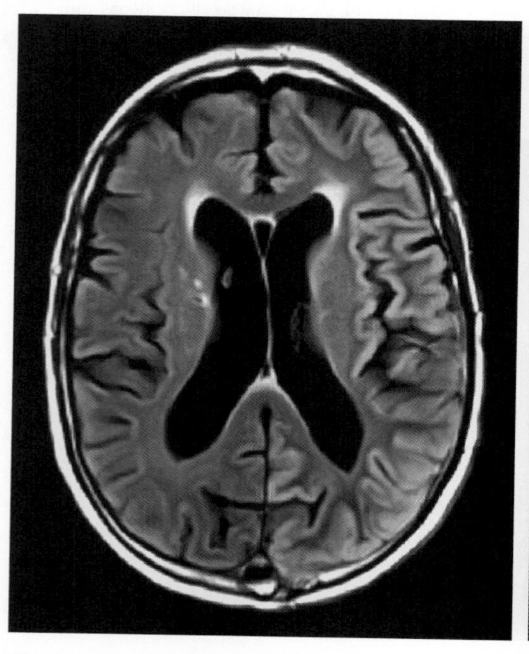

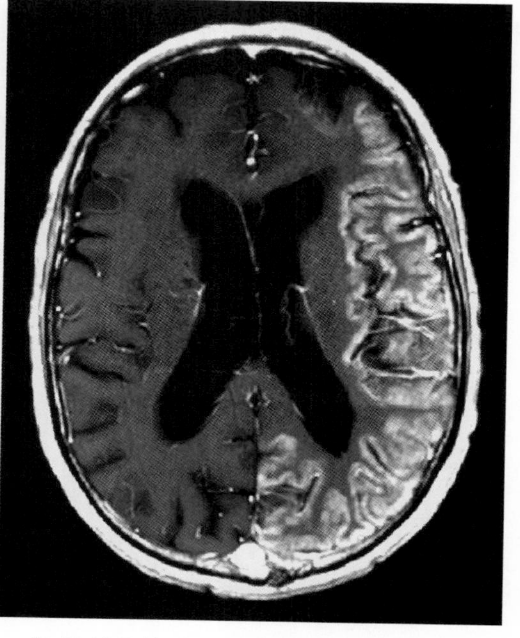

图30-27 放疗后卒中样偏头痛发作(SMART)。一名68岁男性,曾接受预防性颅脑放射治疗,数年后出现吞咽困难和右侧偏瘫。MRI显示T2异常高信号(左),左侧半球皮质强化更明显(右),这些影像学异常在几周后消退(图片来自Olsen等,经Wolters Kluwer许可)

如前所述，肿瘤，通常是肉瘤可以由辐射诱发，这是众所周知的（Cavin et al)。虽然有很好的记录，但这种情况却很少发生，而且只在间隔多年后才会发生。我们已遇到过 2 例病例在乳房肿瘤的照射野出现臂丛区纤维肉瘤（Gorso et al)。辐射诱发的肿瘤一般出现在初次治疗后 10 年以上，记录的许多病例潜伏期甚至更长。

脊髓肿瘤和周围神经肿瘤分别在第 42 章和第 43 章中讨论。化疗对全身性肿瘤，特别是多发性神经病的各种神经效应，在第 43 章中讨论。移植物抗宿主病（graft-versus-host disease）对神经系统的影响这一有趣的问题在第 35 章中与其他炎症性因素一起讨论。

（汤 颖 译 王维治 校）

参考文献

Adams RD, Wegner W: Congenital cyst of the spinal meninges as cause of intermittent compression of the spinal cord. *Arch Neurol Psychiatry* 58:57, 1947.

Anderson JR, Antoun N, Burnet N, et al: Neurology of the pituitary gland. *J Neurol Neurosurg Psychiatry* 66:703, 1999.

Anderson NE, Rosenblum MK, Posner JB: Paraneoplastic cerebellar degeneration: Clinical-immunologic correlations. *Ann Neurol* 24:559, 1998.

Aoyama H, Shirato H, Tago M, et al: Stereotactic radiosurgery plus whole-brain radiation therapy vs stereotactic radiosurgery alone for treatment of brain metastases. *JAMA* 295:2683, 2006.

Armangué T, Sabater L, Torres-Vega E, et al: Clinical and immunological features of opsoclonus-myoclonus syndrome in the era of neuronal cell surface antibodies. *JAMA Neurol* 73:417, 2016.

Attiyeh EF, London WB, Mossé YP, et al: Chromosome 1p and 11q deletions and outcome in neuroblastoma. *N Engl J Med* 353:2243, 2005.

Aupérin A, Arrigada R, Pignon JP, et al: Prophylactic cranial irradiation for patients with small-cell lung cancer in complete remission. *N Engl J Med* 341:476, 1999.

Bailey P, Bucy PC: Oligodendrogliomas of the brain. *J Pathol Bacteriol* 32:735, 1929.

Bailey P, Cushing H: *A Classification of Tumors of the Glioma Group on a Histogenetic Basis with a Correlated Study of Prognosis*. Philadelphia, Lippincott, 1926.

Bainbridge MN, Armstrong GN, Gramatges MM, et al: Germline mutations in shelterin complex genes are associated with familial glioma. *Natl Cancer Inst* 107:384, 2014.

Barcos M, Lane W, Gomez GA, et al: An autopsy study of 1,206 acute and chronic leukemias (1958-1982). *Cancer* 60:827, 1987.

Barkovich AJ, Krischer J, Kun LE, et al: Brainstem gliomas: A classification system based on magnetic resonance imaging. *Pediatr Neurosurg* 16:73, 1993.

Bashir RM, Harris NL, Hochberg FH, Singer RM: Detection of Epstein-Barr virus in CNS lymphomas by in situ hybridization. *Neurology* 39:813, 1989.

Benton JW, Nellhaus G, Huttenlocher PR, et al: The bobble-head doll syndrome. *Neurology* 16:725, 1966.

Beristain X, Azzarelli B: The neurological masquerade of intravascular lymphomatosis. *Arch Neurol* 59:439, 2002.

Bindal RK, Sawaya R, Leavens ME, et al: Surgical treatment of multiple brain metastases. *J Neurosurg* 79:210, 1993.

Bingas B: Tumors of the base of the skull. In: Vinken PJ, Bruyn GW (eds): *Handbook of Clinical Neurology*. Vol 17. Amsterdam, North-Holland, 1974, pp 136-233.

Bode U, Massimino M, Bach F, et al: Nimotuzumab treatment of malignant gliomas. *Expert Opin Biol Ther* 12:1649, 2012.

Boughey AM, Fletcher NA, Harding AE: Central nervous system hemangioblastoma: A clinical and genetic study of 52 cases. *J Neurol Neurosurg Psychiatry* 53:644, 1990.

Brougham M, Heusner AP, Adams RD: Acute degenerative changes in adenomas of the pituitary body—with special reference to pituitary apoplexy. *J Neurosurg* 7:421, 1950.

Brown CE, Alizadeh D, Starr R, et al: Regression of glioblastoma after chimeric antigen receptor T-cell therapy. *New Engl J Med* 375:2561, 2016.

Buckner JC, Shaw EG, Pugh SL, et al: Radiation plus procarbazine, CCNU and vincristine in low-grade glioma. *New Engl J Med* 374:1344, 2016.

Cairncross JG, MacDonald DR: Chemotherapy for oligodendroglioma: Progress report. *Arch Neurol* 48:225, 1991.

Carvalho PA, Schwartz RB, Alexander E, et al: Detection of recurrent gliomas with quantitative thallium-201/technetium-99m HMPAO single-photon emission computerized tomography. *J Neurosurg* 77:565, 1992.

Cavin LW, Dalrymple GV, McGuire EL, et al: CNS tumor induction by radiotherapy: A report of four new cases and estimate of dose required. *Int J Radiat Oncol Biol Phys* 18:399, 1990.

Chang SD, Alder JR: Treatment of cranial base meningiomas with linear accelerator radiosurgery. *Neurosurgery* 41:1019, 1997.

Clouston PD, DeAngelis LM, Posner JB: The spectrum of neurological disease in patients with systemic cancer. *Ann Neurol* 31:268, 1992.

Cogan DG: Tumors of the optic nerve. In: Vinken PJ, Bruyn GW (eds): *Handbook of Clinical Neurology*. Vol 17. Amsterdam, North-Holland, 1974, pp 350-374.

Colao A, Lombardi G: Growth-hormone and prolactin excess. *Lancet* 352:1455, 1998.

Corsellis JAN, Goldberg GJ, Norton AR: Limbic encephalitis and its association with carcinoma. *Brain* 91:481, 1968.

Cross SA, Salomano DR, Parisi JE, et al: Paraneoplastic autoimmune optic neuritis with retinitis defined by CRMP-5-IgG. *Ann Neurol* 54:38, 2003.

Cuneo RA, Caronna JJ, Pitts L, et al: Upward transtentorial herniation. Seven cases and literature review. *Ann Neurol* 36:618, 1979.

Cushing H: *Intracranial Tumors: Notes upon a Series of 2000 Verified Cases with Surgical-Mortality Percentages Pertaining Thereto*. Springfield, IL, Charles C Thomas, 1932.

Cushing H: Some experimental and clinical observations concerning states of increased intracranial tension. *Am J Med Sci* 124:375, 1902.

Cushing H: *The Pituitary Body and Its Diseases*. Philadelphia, Lippincott, 1912.

Cushing H: *Tumors of the Nervus Acousticus and Syndrome of the Cerebellopontine Angle*. Philadelphia, Saunders, 1917.

Cushing H, Eisenhardt L: *Meningiomas*. New York, Hafner, 1962.

Dahm L, Ott C, Steiner J, et al: Seroprevalence of autoantibodies against brain antigens in health and disease. *Ann Neurol* 76:82, 2014.

Dalmau J, Gleichman AJ, Hughes EG, et al: Anti-NMDA-receptor

encephalitis: Case series and analysis of the effects of antibodies. *Lancet Neurology* 7:1091, 2008.
Dalmau J, Graus F, Villarejo A, et al: Clinical analysis of anti-Ma1 associated encephalitis. *Brain* 127:1831, 2004.
Dalmau J, Rosenfeld MR: Paraneoplastic syndromes of the CNS. *Lancet Neurol* 7: 327, 2008.
Dalmau J, Tüzün E, Wu H, et al: Paraneoplastic anti-*N*-methyl-D-aspartate receptor encephalitis associated with ovarian teratoma. *Ann Neurol* 61:25, 2007.
Darnell RB, Posner JB: Paraneoplastic syndromes involving the nervous system. *N Engl J Med* 349:1543, 2003.
Daumas-Duport C, Scheithauer B, O'Fallon J, Kelly P: Grading of astrocytomas: A simple and reproducible method. *Cancer* 62:2152, 1988.
DeAngelis LM: Current management of primary central nervous system lymphoma. *Oncology* 9:63, 1995.
DeAngelis LM, Delattre J-Y, Posner JB: Radiation-induced dementia in patients cured of brain metastases. *Neurology* 39:789, 1989.
DeAngelis LM, Posner JB: *Neurologic Complications of Cancer*. Oxford. Oxford University Press, 2009.
Delattre J-Y, Safai B, Posner JB: Erythema multiforme and Stevens Johnson syndrome in patients receiving cranial irradiation and phenytoin. *Neurology* 38:194, 1988.
Duffner PK, Cohen ME: Primitive neuroectodermal tumors. In: Vecht CJ, Vinken PJ, Bruyn GW (eds): *Handbook of Clinical Neurology*. Vol 28. Amsterdam, Elsevier, 1997, pp 221-227.
Duffner PK, Cohen ME, Myers MH, Heise HW: Survival of children with brain tumors: SEER program, 1973-1980. *Neurology* 36:597, 1986.
Dunn J, Kernohan JW: Gliomatosis cerebri. *AMA Arch Pathol* 64:82, 1957.
Estrada J, Boronat M, Mielgo M, et al: The long-term outcome of pituitary irradiation after unsuccessful transsphenoidal surgery in Cushing's disease. *N Engl J Med* 336:172, 1997.
Evoli A, Lancaster E: Paraneoplastic disorders in thymoma patients. *J Thoracic Oncology* 9:S143, 2014.
Fahlbusch R, Honegger J, Paulus W, et al: Surgical treatment of craniopharyngiomas: Experience with 168 patients. *J Neurosurg* 90:237, 1999.
Fishman RA: *Cerebrospinal Fluid in Diseases of the Nervous System*, 2nd ed. Philadelphia, Saunders, 1992.
Flanagan EP, McKeon A, Lennon VA, et al: Paraneoplastic isolated myelopathy. Clinical course and neuroimaging. *Neurology* 76:2089, 2011.
Flickinger JC, Kondziolka D, Niranjan A, et al: Results of acoustic neuroma radiosurgery: An analysis of 5 years' experience using current methods. *Neurosurgery* 94:1, 2001.
Fokes EC Jr, Earle KM: Ependymomas: Clinical and pathological aspects. *J Neurosurg* 30:585, 1969.
Folli F, Solimena M, Cofiell R, et al: Autoantibodies to a 128-kD synaptic protein in three women with the stiff-man syndrome and breast cancer. *N Engl J Med* 328:546, 1993.
Forsyth PA, Dalmau J, Graus F, et al: Motor neuron syndromes in cancer patients. *Ann Neurol* 41:722, 1997.
Fox JL, Al-Mefty O: Suprasellar arachnoid cysts: An extension of the membrane of Liliequist. *Neurosurgery* 7:615, 1980.
Friede RL, Janzer RC, Roessmann U: Infantile small-cell gliomas. *Acta Neuropathol* 57:103, 1982.
Gandy SE, Heier LA: Clinical and magnetic resonance features of primary intracranial arachnoid cysts. *Ann Neurol* 21:342, 1987.
Gardner G, Cocke EW Jr, Robertson JT, et al: Combined approach surgery for removal of glomus jugulare tumors. *Laryngoscope* 87:665, 1977.
Gilbert MR, Dignam JJ, Armstrong TS, et al: A randomized trial of bevacizumab for newly diagnosed glioblastoma. *New Engl J Med* 370:699, 2014.
Glantz MJ, Cole BF, Friedberg MH, et al: A randomized, blinded, placebo-controlled trial of divalproex sodium in adults with newly discovered brain tumors. *Neurology* 46:985, 1996.
Glantz MJ, Hoffman JM, Coleman RE, et al: Identification of early recurrence of primary central nervous system tumors by fluorodeoxyglucose positron emission tomography. *Ann Neurol* 29:347, 1991.
Glass J, Hochberg FH, Tultar DC: Intravascular lymphomatosis. A systemic disease with neurologic manifestations. *Cancer* 71:3156, 1993.
Glioma Meta-analysis Trialists (GMT) Group: Chemotherapy in adult high-grade glioma: A systematic review and meta-analysis of individual patient data from 12 randomised trials. *Lancet* 359:1015, 2002.
Globus JH, Silbert S: Pinealomas. *Arch Neurol Psychiatry* 25:937, 1931.
Gorson KC, Musaphir S, Lathi ES, Wolfe G: Radiation-induced malignant fibrous histiocytoma of the brachial plexus. *J Neurooncol* 26:73, 1995.
Gozzard P, Woodhall M, Chapman C, et al: Paraneoplastic neurologic disorders in small cell lung carcinoma. *Neurology* 85:235, 2015.
Graus F, Keime-Guibert F, Rene R, et al: Anti-Hu-associated paraneoplastic encephalomyelitis: Analysis of 200 patients. *Brain* 124:1138, 2001.
Guinee D Jr, Jaffe E, Kingma D, et al: Pulmonary lymphomatoid granulomatosis. *Am J Surg Pathol* 18:753, 1994.
Gultekin SH, Rosenfeld MR, Voltz R, et al: Paraneoplastic limbic encephalitis: Neurologic symptoms, immunological findings and tumor association in 50 patients. *Brain* 123:1481, 2000.
Hakuba A, Hashi K, Fujitani K, et al: Jugular foramen neurinomas. *Surg Neurol* 11:83, 1979.
Hammack JE, Kimmel DW, O'Neill BP, et al: Paraneoplastic cerebellar degeneration: A clinical comparison of patients with and without Purkinje cell antibodies. *Mayo Clin Proc* 65:1423, 1990.
Harner SG, Laws ER: Clinical findings in patients with acoustic neurinoma. *Mayo Clin Proc* 58:721, 1983.
Hart MN, Earle KM: Primitive neuroectodermal tumors of children. *Cancer* 32:890, 1973.
Hegi ME, Diserens A, Gorlia T, et al: MGMT gene silencing and benefit from temozolomide in glioblastoma. *N Engl J Med* 352:997, 2005.
Henson RA, Urich H: *Cancer and the Nervous System*. Oxford, England, Blackwell, 1982.
Hochberg FH, Miller DC: Primary central nervous system lymphoma. *J Neurosurg* 68:835, 1988.
House WF, Hitselberger WE: Acoustic tumors. In: Vinken PJ, Bruyn GW (eds): *Handbook of Clinical Neurology*. Vol 17. Amsterdam, North-Holland, 1974, pp 666-692.
Jacobson DM, Thirkill CE, Tipping SJ: A clinical triad to diagnose paraneoplastic retinopathy. *Ann Neurol* 28:162, 1990.
Jakola AS, Myrmel KS, Kloster R, et al: Comparison of a strategy favoring early surgical resection vs a strategy favoring watchful waiting in low-grade glioma. *JAMA* 308:1881, 2011.
Kaplan JG, DeSouza TG, Farkash A, et al: Leptomeningeal metastases: Comparison of clinical features and laboratory data of solid tumors, lymphoma, and leukemias. *J Neurooncol* 9:225, 1990.
Katzenstein AA, Carrington CB, Liebow AA: Lymphomatoid granulomatosis. A clinicopathologic study of 12 cases. *Cancer* 43:360, 1979.
Kaufman B, Tomsak RL, Kaufman BA, et al: Herniation of the suprasellar visual system and third ventricle into empty sellae: Morphologic and clinical considerations. *AJR Am J Roentgenol* 152:597, 1989.
Kaye AH, Laws ER: *Brain Tumors. An Encyclopedic Approach*, 3rd ed. London, Elsevier, 2011.
Keime-Guibert F, Chinot O, Taillandier L, et al: Radiotherapy for glioblastoma in the elderly. *N Engl J Med* 356:1527, 2007.
Kendall BE, Lee BCP: Cranial chordomas. *Br J Radiol* 50:687, 1977.
Kennedy HB, Smith RJ: Eye signs in craniopharyngioma. *Br J Ophthalmol* 59:689, 1975.
Kepes JJ: *Meningiomas: Biology, Pathology, and Differential*

Diagnosis. New York, Masson, 1982.
Kernohan JW, Uihlein A: *Sarcomas of the Brain*. Springfield, IL, Charles C Thomas, 1962.
Kernohan JW, Woltman HW: Incisura of the crus due to contralateral brain tumor. *Arch Neurol Psychiatry* 21:274, 1929.
Khalili K, Krynska B, Del Valle L, et al: Medulloblastomas and the human neurotropic polyomavirus JC virus. *Lancet* 353:1152, 1999.
Kjellberg R, Kliman B: Bragg peak proton treatment for pituitary-related conditions. *Proc Roy Sco Med* 67:32, 1974.
Klatzo I: Neuropathological aspects of brain edema. *J Neuropathol Exp Neurol* 26:1, 1967.
Klibanski A, Zervas NT: Diagnosis and management of hormone-secreting pituitary adenomas. *N Engl J Med* 324:822, 1991.
Kliman B, Kjellberg RN, Swisher B, Butler W: Proton beam therapy of acromegaly: A 20-year experience. In: Black PM (ed): *Secretory Tumors of the Pituitary Gland*. New York, Raven Press, 1984, pp 191–211.
Kondziolka D, Lunsford D, McLaughlin MR, Flickinger JC: Long-term outcomes after radiosurgery for acoustic neuroma. *N Engl J Med* 339:1426, 1998.
Kovacs K, Asa SL: *Functional Endocrine Pathology*. Boston, Blackwell Scientific, 1991.
Kramer W: Glomus jugulare tumors. In: Vinken PJ, Bruyn GW (eds): *Handbook of Clinical Neurology*. Vol 18. Amsterdam, North-Holland, 1975, pp 435–455.
Krueger DA, Case MM, Holland K, et al: Everolimus for subependymal giant-cell astrocytomas. *N Engl J Med* 363:1801, 2010.
Lai R, Rosenblum MK, DeAngelis LM: Primary CNS lymphoma. A whole brain disease? *Neurology* 59:1557, 2002.
Lamberts SWJ: The role of somatostatin in the regulation of anterior pituitary hormone secretion and the use of its analogs in the treatment of human pituitary tumors. *Endocr Rev* 9:417, 1988.
Lamszus K: Meningoma pathology, genetics, and biology. *J Neuropathol Exp Neurol* 63:275, 2004.
Lancaster E, Martinez-Hernandez E, Titulaer MJ, et al: Antibodies to metabotropic glutamate receptors in the Ophelia syndrome *Neurology* 77:1698, 2011.
Landolfi JC, Thaler HT, DeAngelis LM: Adult brainstem gliomas. *Neurology* 51:1136, 1998.
Laurence KM, Hoare RD, Till K: The diagnosis of choroid plexus papilloma of the lateral ventricle. *Brain* 84:628, 1961.
Leibel SA, Scott CB, Loeffler JS: Contemporary approaches to the treatment of malignant gliomas with radiation therapy. *Semin Oncol* 21:198, 1994.
Levine AJ: Tumor suppressor genes. In: Levine AJ, Schmidek HH (eds): *Molecular Genetics of Nervous System Tumors*. New York Wiley-Liss, 1993, pp 137–143.
Levine AJ: The oncogenes of the DNA tumor viruses. In: Levine AJ, Schmidek HH (eds): *Molecular Genetics of Nervous System Tumors*. New York, Wiley-Liss, 1993, pp 145–151.
Levitt LJ, Dawson DM, Rosenthal DS, Moloney WC: CNS involvement in the non-Hodgkin's lymphomas. *Cancer* 45:545, 1980.
Li C-Y, Witzig TE, Phyliky RL, et al: Diagnosis of B-cell non-Hodgkin's lymphoma of the central nervous system by immunocytochemical analysis of cerebrospinal fluid lymphocytes. *Cancer* 57:737, 1986.
Liebow AA, Carrington CR, Friedman PJ: Lymphomatoid granulomatosis. *Hum Pathol* 3:457, 1972.
Liubinas SV, Maartens N, Drummond KJ: Primary melanocytic neoplasms of the central nervous system. *J Clin Neurosci* 17:1227, 2010.
Lobosky JM, Vangilder JC, Damasio AR: Behavioural manifestations of third ventricular colloid cysts. *J Neurol Neurosurg Psychiatry* 47:1075, 1984.
Lopes MBS, Vandenberg SR, Scheithauer BW: The World Health Organization classification of nervous system tumors in experimental neurooncology, in Levine AJ, Schmidek HH (eds): *Molecular Genetics of Nervous System Tumors*. New York Wiley-Liss, 1993, pp 1–36.
Louis DN, Perry A, Reifenberger G, et al: The 2016 WHO classification of tumors of the central nervous system. *Acta Neuropathol* 131:803, 2016.
Louis DN, Pomeroy SL, Cairncross JG: Focus on central nervous system neoplasia. *Cancer Cell* 1:125, 2002.
Luque FA, Furneaux HM, Ferziger R, et al: Anti-Ri: An antibody associated with paraneoplastic opsoclonus and breast cancer. *Ann Neurol* 29:241, 1991.
MacCabe JJ: Glioblastoma. In: Vinken PJ, Bruyn GW (eds): *Handbook of Clinical Neurology*. Vol 18. Amsterdam, North-Holland, 1975, pp 49–71.
MacCollin M, Willett C, Heinrich B, et al: Familial schwannomatosis: Exclusion of the NF-2 locus as the germline event. *Neurology* 60:1968, 2003.
Mancall EL, Rosales RK: Necrotizing myelopathy associated with visceral carcinoma. *Brain* 87:639, 1964.
Maris JM: Recent advances in neuroblastoma. *N Engl J Med* 302:2202, 2010.
Martuza RL, Ojemann RG: Bilateral acoustic neuromas: Clinical aspects, pathogenesis and treatment. *Neurosurgery* 10:1, 1982.
Matson DD, Crofton FDL: Papilloma of choroid plexus in childhood. *J Neurosurg* 17:1002, 1960.
Melmed S: Acromegaly. *N Engl J Med* 355:2558, 2006.
Mellinghoff IK, Wang WY, Vivanco I, et al. Molecular determinants of the response of glioblastomas to EGFR kinase inhibitors. *N Engl J Med* 353:2012, 2005.
Meyer FB, Ebersold MJ, Reese DF: Benign tumors of the foramen magnum. *J Neurosurg* 61:136, 1984.
Morita A, Meyer FB, Laws ER: Symptomatic pituitary metastases. *J Neurosurg* 89:69, 1998.
Morita A, Piepgras DG: Tumors of the base of the skull. In: Vinken PJ, Bruyn GW, Vecht C (eds): *Handbook of Clinical Neurology*. Vol 68. Amsterdam, Elsevier, 1997, pp 465–496.
Mørk SJ, Løken AC: Ependymoma—a follow-up study of 101 cases. *Cancer* 40:907, 1977.
Nevin S: Gliomatosis cerebri. *Brain* 61:170, 1938.
Ojemann RG, Montgomery W, Weiss L: Evaluation and surgical treatment of acoustic neuroma. *N Engl J Med* 287:895, 1972.
Olsen AL, Miller JJ, Bhattacharyya S, et al: Cerebral perfusion in stroke-like migraine attacks after radiation therapy syndrome. *Neurology* 86:787, 2016.
Osborne RH, Houlsen MP, Tijssen CC, et al: The genetic epidemiology of glioma. *Neurology* 57:1751, 2001.
Packer RJ: Chemotherapy for medulloblastoma/primitive neuroectodermal tumors of the posterior fossa. *Ann Neurol* 28:823, 1990.
Pappas CTE, White WL, Baldree ME: Pituitary tumors: Anatomy, microsurgery, and management. *Barrow Neurol Inst Q* 6:2, 1990.
Partap S, Walker M, Longstreth WT, Spence AM: Prolonged but reversible migraine-like episodes long after cranial irradiation. *Neurology* 66:1105, 2006.
Patchell RA, Tibbs PA, Walsh JW, et al: A randomized trial of surgery in the treatment of single metastases to the brain. *N Engl J Med* 322:494, 1990.
Pencalet P, Maixner W, Sainte-Rose C, et al: Benign cerebellar astrocytoma in children. *J Neurosurg* 90:265, 1999.
Peterson K, DeAngelis LM: Weighing the benefits and risks of radiation therapy for low-grade glioma. *Neurology* 56:1225, 2001.
Peterson K, Rosenblum MK, Katanider H, Posner JB: Paraneoplastic cerebellar degeneration: I. A clinical analysis of anti-Yo antibody-positive patients. *Neurology* 42:1931, 1992.
Peterson K, Walker RW: Medulloblastoma/primitive neuroectodermal tumor in 45 adults. *Neurology* 45:440, 1995.
Pittock SJ, Kryzer TJ, Lennon VA: Paraneoplastic antibodies coexist and predict cancer, not neurological syndrome. *Ann Neurol* 56:715, 2004.
Plotkin SR, Stermer-Rachaminov AO, Barker FG, et al: Hearing improvement after bevicizumab in patients with neurofibromatosis type 2. *N Engl J Med* 361:358, 2009.

Pollock BE, Huston J: Natural history of asymptomatic colloid cysts of the third ventricle. *J Neurosurg* 91:364, 1999.

Polmeteer FE, Kernohan JW: Meningeal gliomatosis. *Arch Neurol Psychiatry* 57:593, 1947.

Posner J, Chernik NL: Intracranial metastases from systemic cancer. *Adv Neurol* 19:575, 1978.

Posner JB: Primary lymphoma of the CNS. *Neurol Alert* 5:21, 1987.

Price RA, Johnson WW: The central nervous system in childhood leukemia: I. The arachnoid. *Cancer* 31:520, 1973.

Pruitt A, Dalmau J, Detre J, et al: Episodic neurologic dysfunction with migraine and reversible imaging findings after radiation. *Neurology* 67:676, 2006.

Pui CH, Campano D, Pei D, et al: Treating childhood acute lymphoblastic leukemia without cranial irradiation. *N Engl J Med* 360:2730, 2009.

Reid T, Hedegus B, Wechsler-Reya R, Gutman DH: The neurobiology of neurooncology. *Ann Neurol* 60:3, 2006.

Reifenberger G, Louis DN: Oligodendroglioma: Toward molecular definitions in diagnostic neuro-oncology. *J Neuropathol Exp Neurol* 62:111, 2003.

Ribbert H: *Geschwulstlehre*. Bonn, Verlag Cohen, 1904.

Ringertz N: Grading system of gliomas. *Acta Pathol Microbiol Scand* 27:51, 1950.

Robain O, Dulac O, Dommergues JP, et al: Necrotising leukoencephalopathy complicating treatment of childhood leukaemia. *J Neurol Neurosurg Psychiatry* 47:65, 1984.

Ropper AH: Hyperosmolar therapy for raised intracranial pressure. *N Engl J Med* 367:746, 2012.

Rosenberg GA, Saland L, Kyner WT: Pathophysiology of periventricular tissue changes with raised CSF pressure in cats. *J Neurosurg* 59:606, 1983.

Rubinstein LJ: Embryonal central neuroepithelial tumors and their differentiating potential. *J Neurosurg* 62:795, 1985.

Rubinstein LJ: Tumors of the central nervous system: Fasc 6, 2nd series, in *Atlas of Tumor Pathology*. Washington, DC, Armed Forces Institute of Pathology, 1972.

Rubinstein AB, Shalit MN, Cohen ML, et al: Radiation-induced cerebral meningioma: A recognizable entity. *J Neurosurg* 61:966, 1984.

Rudin CM, Hann CL, Laterra J, et al: Treatment of medulloblastoma with hedgehog inhibitor GDC-0449. *N Engl J Med* 361:1173, 2009.

Russell DS: Cellular changes and patterns of neoplasia. In: Haymaker W, Adams RD (eds): *Histology and Histopathology of the Nervous System*. Springfield, IL, Charles C Thomas, 1982, pp 1493–1515.

Rutkowski S, Bode U, Deinlein F, et al: Treatment of early childhood medulloblastoma by postoperative chemotherapy alone. *N Engl J Med* 352:978, 2005.

Sanai N, Alvarez-Buylla A, Berger MS: Neural stem cells and the origin of gliomas. *N Engl J Med* 353:811, 2005.

Sanai N, Mirzadeh Z, Berger MS: Functional outcome after language mapping for glioma resection. *N Engl J Med* 358:18, 2008.

Schmidek HH: Some current concepts regarding medulloblastomas. In: Levine AJ, Schmidek HH (eds): *Molecular Genetics of Nervous System Tumors*. New York, Wiley-Liss, 1993, pp 283–286.

Schold SC, Cho E-S, Somasundaram M, Posner JB: Subacute motor neuronopathy: A remote effect of lymphoma. *Ann Neurol* 5:271, 1979.

Seizinger BR, Roulean GA, Ozelius LJ, et al: Von Hippel–Lindau disease maps to the region of chromosome 3 associated with renal carcinoma. *Nature* 332:268, 1988.

Shapiro WR: Therapy of adult malignant brain tumors: What have the clinical trials taught us? *Semin Oncol* 13:38, 1986.

Shaw EG, Daumas-Duport C, Scheithauer BS, et al: Radiation therapy in the management of low-grade supratentorial astrocytomas. *J Neurosurg* 70:853, 1989.

Sheibani K, Battifora H, Winberg CD, et al: Further evidence that "malignant angioendotheliomatosis" is an angiotropic large-cell lymphoma. *N Engl J Med* 314:943, 1986.

Slotman B, Faivre-Finn C, Kramer G, et al: Prophylactic cranial irradiation in extensive small-cell lung cancer. *N Engl J Med* 357:664, 2007.

Smitt PS, Kinoshita A, Leeuw B, et al: Paraneoplastic cerebellar ataxia due to autoantibodies against a glutamate receptor. *N Engl J Med* 342:21, 2000.

Söderberg-Nauclér C, Rahbar A, Stragliotto G: Survival in patients with glioblastoma receiving valgangciclovir. *N Engl J Med* 369:985, 2013.

Sorenson SC, Eagan RT, Scott M: Meningeal carcinomatosis in patients with primary breast or lung cancer. *Mayo Clin Proc* 59:91, 1984.

Sparling HJ, Adams RD, Parker F: Involvement of the nervous system by malignant lymphoma. *Medicine* 26:285, 1947.

Stupp R, Mason W, van den Bent M, et al: Radiotherapy plus concomitant and adjuvant temozolomide for glioblastoma. *N Engl J Med* 352:987, 2005.

Ulmer S, Braga TA, Barker FG, et al: Clinical and radiographic features of peritumoral infarction following resection of glioblastoma. *Neurology* 67:1688, 2006.

Van den Bent MJ, Afra D, de Witte O, et al: Long-term efficacy of early versus delayed radiotherapy for low-grade astrocytoma and oligodendroglioma in adults: The EORTC 22845 randomised trial. *Lancet* 366:985, 2005.

Van Sonderen A, Thijs RD, Coenders EC, et al: Anti-LGI1 encephalitis: Clinical syndrome and long-term follow-up. *Neurology* 87:1449, 2016.

Verma A, Berger JR, Snodgrass S, Petito C: Motor neuron disease: A paraneoplastic process associated with anti-Hu antibody and small-cell lung carcinoma. *Ann Neurol* 40:112, 1996.

Vincent A, Buckley C, Schott JM, et al: Potassium channel antibody-associated encephalopathy: A potentially immunotherapy-responsive form of limbic encephalitis. *Brain* 127:701, 2004.

Vitaliani R, Mason W, Ances B, et al: Paraneoplastic encephalitis, psychiatric symptoms, and hypoventilation in ovarian teratoma. *Ann Neurol* 58:594, 2005.

Voltz R, Gultekin SH, Rosenfeld MR, et al: A serologic marker of paraneoplastic limbic and brain-stem encephalitis in patients with testicular cancer. *N Engl J Med* 340:1788, 1999.

Wasserstrom WR, Glass JP, Posner JB: Diagnosis and treatment of leptomeningeal metastases from solid tumors: Experience with 90 patients. *Cancer* 49:759, 1982.

Weiss HD, Richardson EP: Solitary brainstem metastasis. *Neurology* 28:562, 1978.

Wick W, Meisner C, Hentschl B, et al: Prognostic or predictive value of MGMT promoter methylation in gliomas depends on IDH1 mutation. *Neurology* 81:1515, 2013.

Yan H, Parsons DW, Jin, GJ, et al: IDH1 and IDH2 mutations in gliomas. *N Engl J Med* 360:765, 2009.

Yu Z, Kryzer TJ, Griesmann GE, et al: CRMP-5 neuronal antibody: Marker of lung cancer and thymoma-related autoimmunity. *Ann Neurol* 49:164, 2001.

Yung WA, Horten BC, Shapiro WR: Meningeal gliomatosis: A review of 12 cases. *Ann Neurol* 8:605, 1980.

Zentner J, Wolf HK, Ostertun B, et al: Gangliogliomas: Clinical, radiological, and histopathological findings in 51 patients. *J Neurol Neurosurg Psychiatry* 57:1497, 1994.

Zülch KJ: *Brain Tumors, Their Biology and Pathology*, 3rd ed. New York, Springer-Verlag, 1986.

第 31 章

神经系统的细菌、真菌、螺旋体和寄生虫感染

本章主要涉及中枢神经系统（CNS）的细菌感染，特别是细菌性脑膜炎、脓毒性血栓性静脉炎、脑脓肿、硬膜外脓肿和硬膜下脓肿。对 CNS 的肉芽肿性感染，特别是结核病、梅毒及其他螺旋体感染，以及某些真菌感染也作了一些详细的讨论。此外，还考虑了由立克次体、原虫、蠕虫和蜱传播的感染。

神经系统的许多其他重要的感染性疾病在本书的其他章节中讨论。病毒性感染，因其发病率和重要性，将单列一章讨论（见下面的第 32 章）。由细菌外毒素引起的疾病，如白喉、破伤风、肉毒杆菌与其他影响神经系统的毒素一起讨论（见第 41 章）。麻风病，本质上是一种周围神经疾病，在第 43 章中描述，而旋毛虫病，主要是一种肌肉疾病，在第 45 章中描述。

中枢神经系统的细菌感染

这些感染进入颅内结构通过两种途径：一种通过血源性播散（细菌的栓子或感染栓子），或是通过脑部毗连的颅部结构（耳、鼻旁窦、颅骨骨髓炎病灶、贯通性颅部或先天性窦道）扩散（见 Durand et al. 和 Thigpen et al. 对该问题的总结）。在许多病例中，感染是医源性的，在大脑或脊柱手术过程中，脑室 - 腹腔分流的放置，或者极少数是由腰椎穿刺针引起。越来越多地，颅脊髓感染是院内感染的，亦即院内获得性；正如 van der Beek 及其同事在综述中所指出的那样，在城市医院中，目前院内感染的脑膜炎与非医院获得性脑膜炎的发病频率一样常见。

出人意料的是，人们对血源性播散的机制所知甚少，在动物实验中，将有毒细菌注射到血液中，却得到了一些相互矛盾的结果。在大多数菌血症或败血症病例中，神经系统似乎并未受到影响；然而，有时由肺炎或心内膜炎引起的菌血症是脑膜炎的唯一明显的前期征象。在脑脓肿的形成方面，脑组织对感染有明显的抵抗能力。将有毒细菌直接注射到动物的大脑中很少会导致脓肿的形成。事实上，只有在同时注入细菌与培养基，或者在接种细菌时造成组织坏死的情况下才能形成脑脓肿。在人类中，由于动脉阻塞（血栓形成或栓塞）或静脉阻塞（血栓性静脉炎）引起的脑组织梗死可能是坏死性病灶的一种常见的、也许是必要的前提条件。

中耳和鼻旁窦感染引起脑膜炎和脑脓肿的机制较容易理解。与脊髓硬膜外腔相比，颅内硬膜外腔和硬膜下腔实际上从来不是血源性感染的部位，而脊髓硬膜外腔则是通过血行播散或相邻骨髓炎引起的感染。此外，颅骨和硬脑膜（本质上构成颅骨内骨膜）保护颅腔免受细菌的侵入。如果在中耳、乳突细胞、额窦、筛窦和蝶窦发生化脓，这种保护机制可能会失效。已经证明了从这些来源的两种途径：感染的血栓可能在板障静脉（diploic vein）中形成，并沿着这些血管播散到硬脑膜窦（板障静脉流入其中），并从那里以逆行方式沿着脑膜静脉进入脑部；以及骨髓炎的病灶可能侵蚀颅骨内侧面并侵入硬脑膜、硬膜下腔、软膜 - 蛛网膜，甚至大脑。作者在硬膜外脓肿、硬膜下积脓、脑膜炎、脑静脉窦炎伴发脑膜血栓性静脉炎，以及脑脓肿的死亡病例中观察到了这些途径。然而，在许多尸检病例中，感染途径无法确定。

在菌血症的血行感染的过程中，通常有一种毒性细菌进入颅腔。在成人中，最常见的自发或社区获得性致病菌是肺炎链球菌［肺炎链球菌（*streptococcus pneumoniae*）］、脑膜炎球菌［脑膜炎奈瑟菌（*Neisseria meningitidis*）］、B 组链球菌、单核细胞增生李斯特菌（*Listeria monocytogenes*），以及葡萄球菌等；在新生儿中，最常见的是大肠埃希菌（*Escherichia coli*）和乙型链球菌；在婴儿和未接种

疫苗的儿童中，最常见为流行性感冒嗜血杆菌（*H. influenzae*）。相比之下，当败血性物质从被感染的肺、肺动静脉瘘或先天性心脏病变处发生栓塞，或直接从耳或鼻窦扩散时，可能会传播这些部位常见的一种以上的细菌菌群。这种“混合感染”给治疗带来了难题。偶尔在后一种情况下，病原微生物的培养可能不成功，甚至从脓肿的脓液中培养（主要是因为培养厌氧微生物有困难，而且先前使用了抗生素）。神经外科手术或颅内器械植入后的感染通常是葡萄球菌或厌氧革兰氏阴性菌引起的；少数是混合菌群，包括厌氧菌群，或一种肠道微生物所致。在确定最有可能入侵的病原体时，必须考虑到患者的年龄，感染的临床环境（社区获得性、术后或医院内感染），患者的免疫状态，以及全身性和局部性颅脑疾病的证据等。

急性细菌性脑膜炎（软脑膜炎）

细菌性脑膜炎的生物学

细菌或其他微生物在蛛网膜下腔的即时效应引起了软脑膜和蛛网膜以及脑脊液（CSF）的炎症反应。由于蛛网膜下腔在脑部、脊髓和视神经周围是连续的，一个感染因子进入蛛网膜下腔的任一部分，都能使之迅速地扩散到整个下腔，甚至是最远的深部；换句话说，脑膜炎始终是脑脊髓炎。感染也可通过脉络膜丛直接到达脑室，或通过马让迪孔（foramina of Magendie）和卢什卡孔（foramina of Luschka）反流到脑室（即第四脑室内侧孔和外侧孔—译者注）。

对细菌或其毒素的第一反应是脑膜小静脉和毛细血管充血，并且这些血管的通透性增加，随后很快蛋白渗出和中性粒细胞迁移进入软脑膜和蛛网膜下腔。蛛网膜下腔渗出物迅速增加，特别是在大脑基底部，它延伸到脑神经和脊神经鞘，并在很短的距离内进入皮质的血管周围间隙。在最初的几天，成熟和未成熟的中性粒细胞是主要的细胞，其中许多含有吞噬的细菌。数日内，淋巴细胞和组织细胞数量逐渐增加。在此期间，纤维蛋白原渗出，数日后转化为纤维蛋白。在第二周后半段，浆细胞出现，随后数量增加。大约在同一时间，细胞渗出物被排列成两层：外层，位于蛛网膜下方，由中性粒细胞和纤维蛋白组成；而内层，靠近软脑膜，主要由淋巴细胞、浆细胞和单个核细胞或巨噬细胞组成。虽然脑膜成纤维细胞在早期就开始增生，但直到后期参与渗出物组织时才明显，导致蛛网膜的纤维化和渗出液囊腔形成。

在消散的过程中，炎性细胞消失的顺序与它们出现的顺序几乎相反。中性粒细胞在第4~5天开始消散，此后不久，通过治疗，没有新的细胞出现。淋巴细胞、浆细胞和巨噬细胞消失较慢，少数淋巴细胞和单个核细胞可以少量保留数月。炎症完全消散取决于感染被抑制的阶段。如果脑膜炎在早期被控制，蛛网膜可能不会有任何残留的变化。感染持续数周后，脑膜会有永久性的纤维性增生，并导致蛛网膜增厚、浑浊或不透明，通常在软脑膜与蛛网膜之间，甚至在蛛网膜与硬脑膜之间会有粘连。

从脑膜炎的最早期阶段开始，在小和中等口径的蛛网膜下的动脉也可发现改变。内皮细胞膨胀、增殖并向管腔内聚集。这种反应会在48~72小时内出现，并在随后的几天内加剧。外膜的结缔组织鞘被中性粒细胞浸润，有时会出现动脉壁坏死灶。中性粒细胞和淋巴细胞从外膜迁移到内膜下，通常形成一个可见的层。后来出现内膜下纤维化。这种血管反应是几乎所有类型的亚急性和慢性脑膜感染的一个显著特征，但最明显的是结核性和梅毒性脑膜炎［赫伯纳动脉炎（Heubner arteritis）］。在静脉中，也可出现内皮细胞肿胀和外膜浸润。在静脉中没有观察到在小动脉中发生的内膜下分层，但可能在整个血管壁有弥漫性浸润。它是在静脉中受累明显，以至于血管壁的局灶性坏死和附壁血栓是最常见的。较大的皮质静脉的血栓性静脉炎可能是这一过程的一部分，通常不会在感染的第2周结束前发生。

血管改变的异常特点可能与其解剖学特征有关。蛛网膜下的血管外膜，包括小动脉和小静脉，实际上是由蛛网膜封闭而形成的，蛛网膜始终参与感染过程。因此，在某种意义上，外血管壁从一开始就受到炎症过程，即感染性血管炎的影响。静脉血栓形成比动脉血栓发生率高得多，其原因可能是静脉的血管壁较薄，以及血流速度较慢。

虽然脊髓和脑神经从感染开始时就被脓性渗出物所包围，但是神经束膜鞘在几天后才会被炎性细胞浸润。在例外的情况下，有神经内膜的浸润和有髓纤维的退变，导致脂肪巨噬细胞和成纤维细胞的出现。更常见的是，穿经蛛网膜下腔的神经纤维很少或没有急性损伤。偶尔在视神经或嗅球可见细胞浸润。

蛛网膜往往是阻止感染扩散到邻近的硬膜下腔的有效屏障，然而，在这个空间仍然可能发生一些继发性反应［硬膜下渗出（subdural effusion）］。硬膜下积液在婴儿中的发生率远高于成人；根据 Snedeker 及其同事报告，大约 40% 的 18 个月以下脑膜炎患儿会出现渗液。通常情况下，没有硬膜下脓液，也没有细菌，只有无菌的淡黄色渗出物。在一定比例的病例中，在包括硬脊膜在内的显微镜切片中，可发现少量纤维渗出物。

在脑膜炎的早期阶段，几乎检测不到大脑实质的变化。中性粒细胞出现在魏尔啸 - 罗宾血管周围间隙（Virchow-Robin perivascular spaces），但只有在坏死时才进入大脑。几天后，小胶质细胞和星形胶质细胞的数量增加，最初在皮质的外层，后来在皮质的所有层次。相关的神经细胞变化可能非常轻微。显然，皮质神经元的某些紊乱必定是从感染开始就发生的，可解释有时观察到的昏睡、昏迷和抽搐，但必须经过几天时间才能在显微镜下显示有任何变化。目前还不确定这些皮质变化是来自受感染脑膜的毒素扩散、循环系统紊乱，还是其他的因素，如颅内压升高或皮质静脉血栓形成所致。因此，早期的皮质变化并不是由于细菌对大脑实质的侵入，因此应该被视为一种非感染性脑病，而不是真正的感染性脑膜脑炎，这在本章后面讨论。当巨噬细胞暴露于内毒素时，它们合成并释放细胞因子，其中包括白细胞介素 -1 和肿瘤坏死因子。这些细胞因子被认为可以刺激和调节局部免疫反应，但也可能影响神经元。

室管膜和室管膜下组织最初也几乎没有变化，但在脑膜炎的后期，总会发现明显的变化。最突出的发现是脑室管膜下血管周围间隙的细胞浸润，通常，邻近的脑组织中有中性粒细胞，后来有淋巴细胞和浆细胞浸润。小胶质细胞和星形胶质细胞增殖，后者有时过度生长并掩埋室管膜衬里的残余。细菌可能穿过室管膜衬里，并引起这一炎症反应，部分原因是这一系列的事件有利于发展中的脑积水，它会牵拉和破坏室管膜衬里。室管膜下星形胶质细胞开始向脑室突出，形成粒状室管膜炎，如果突出，可能会使中脑导水管（aqueduct of Sylvius）变窄和堵塞。当脑膜炎变得更慢性时，软膜 - 蛛网膜渗出物往往聚集在大脑基底部［基底脑膜炎（basilar meningitis）］，阻碍 CSF 的流动，并引起脑积水。在一项关于社区获得性细菌性脑膜炎的调查中，脑积水发生率仅为 5%，但它与不良预后相关（Kasanmoentalib et al）。

读者可能会对这一题外话产生疑问，因为它涉及的问题更多的是病理性的，而不是临床的，但了解脑膜炎的形态学特征及其时间序列，有助于理解其临床状态及其后遗症。细菌感染引起的脑膜和室管膜反应及其临床相关性总结于表 31-1。

表 31-1　急性、亚急性和慢性脑膜反应的病理 - 临床相关性

Ⅰ. 急性脑膜炎症

A. 纯软脑膜 - 蛛网膜炎：头痛、颈部僵硬、Kernig 和 Brudzinski 征。

B. 软脑膜下脑病：意识混乱、昏睡、昏迷和抽搐。在某些病例中因皮质静脉血栓形成导致的脑梗死可能是这些症状的基础。

C. 脑神经根的炎症或血管受累：眼肌麻痹，面部无力和耳聋是主要征象。耳聋也可能由中耳感染、脑膜感染扩展到内耳，或抗菌药物的毒性反应引起。

D. 脑膜静脉血栓形成：局灶性癫痫发作，局灶性大脑功能缺失如轻偏瘫、失语症（很少明显的），最常见于第 1 周后。

E. 室管膜炎和脉络丛炎：如有任何可识别的临床反应，应予警惕。

F. 小脑或大脑半球疝出：肿胀导致上颈髓受压伴四肢瘫或中脑动眼神经受压。

Ⅱ. 亚急性和慢性型脑膜炎

A. 脑积水：起初是由大脑底部周围的脓性渗出物引起，后来由脑膜纤维化引起，而极少由导水管狭窄引起。

B. 硬膜下积液：儿童警觉性受损、拒绝进食、呕吐、少动、囟门膨出、尽管 CSF 变清，仍发热不退。

C. 静脉或动脉梗死：单侧或双侧偏瘫、去皮质或去大脑强直、皮质盲、昏睡或昏迷伴或不伴癫痫发作。深部梗死可能由脑底部感染性血管炎所致。

Ⅲ. 晚期效应或后遗症

A. 视神经周围或脊髓和神经根周围脑脊膜纤维化：失明和视神经萎缩，痉挛性轻截瘫伴身体下部感觉丧失（分别为视交叉蛛网膜炎和脑脊髓膜炎）。

B. 慢性脑膜脑炎伴脑积水：痴呆、昏睡或昏迷，以及麻痹（例如，精神错乱的麻痹性痴呆）。如腰骶后根长期受损，脊髓痨综合征。深部梗死等。

C. 儿童持续性脑积水：失明、精神活动停止、双侧痉挛性偏瘫。

细菌性脑膜炎的类型

几乎所有进入人体的细菌都可能引起脑膜炎，但最常见的是肺炎链球菌（*streptococcus pneumoniae*）、脑膜炎奈瑟菌（*Neisseria meningitidis*）、B 组链球菌、流行性感冒嗜血杆菌（*H. influenzae*）、单核细胞增生李斯特菌（*Listeria monocytogenes*）等。正如 Thigpenand 及同

事所指出的，这些加在一起约占散发病例的 75%。如引言所述，以下是较不常见的原因：金黄色葡萄球菌（*Staphylococcus aureus*），A 组产脓链球菌（*streptococcus pyogenes*）和 D 组链球菌，通常与脑脓肿、硬膜外脓肿、头部创伤、神经外科手术或颅部血栓性静脉炎有关；新生儿与大肠埃希菌（*Escherichia coli*）和 B 组链球菌有关。假单胞菌（*Pseudomonas*）和肠道细菌，如克雷伯菌属（*Klebsiella*）、变形杆菌（*Proteus*），通常是由腰椎穿刺、脊椎麻醉或分流手术减轻脑积水引起的。较少见的脑膜病原体包括沙门菌（*Salmonella*）、志贺菌（*Shigella*）、梭状芽孢杆菌（*Clostridium*）、淋病奈瑟菌（*Neisseria gonorrhoeae*）、蜡样芽孢杆菌（*Bacillus cereus*）和醋酸钙不动杆菌（*Acinetobacter calcoaceticus*）。在流行地区，分枝杆菌感染（*mycobacterial infections*）（将进一步讨论）与其他细菌微生物引起的感染一样常见，随着免疫抑制人数的增加，目前分枝杆菌感染有更大的重要性。

流行病学

肺炎链球菌型、流行性感冒杆菌型［流行性感冒嗜血杆菌（*H. influenzae*）］和脑膜炎球菌型脑膜炎在世界范围内都有分布，主要发生在冬季和早春，前两种也发生在秋季，男性稍占优势。虽然脑膜炎球菌性脑膜炎流行似乎大约以 10 年为一周期，但每一种脑膜炎的发病率相对恒定。耐药菌株出现的频率各不相同，从美国疾病预防控制中心（Centers for Disease Control and Prevention，CDC）发布的监测报告，以及当地卫生机构和医院感染监测报告中收集到的这类信息具有重要的实际意义。

由于疫苗接种计划的结果，以前主要在婴儿和幼儿中出现的流行性感冒嗜血杆菌（*H. influenzae*）脑膜炎，在这一年龄组中几乎已被消灭。值得注意的是 Schuchat 及其同事的报告，他们发现 1995 年，在引进结合型流行性感冒嗜血杆菌疫苗约 5 年后，美国细菌性脑膜炎的发病率下降了一半。然而，这种微生物引起的脑膜炎的发病在发展中国家仍然很常见，目前在那里成年人中发病率越来越高。脑膜炎球菌性脑膜炎（*meningococcal meningitis*）最常见于儿童和青少年，但在整个成年生活中也经常发生，50 岁以后发病率急剧下降。肺炎球菌性脑膜炎（*pneumococcal meningitis*）主要发生在年轻人和老年人中。细菌性脑膜炎流行病学的最大变化，除了与流行性感冒嗜血杆菌（*H. influenzae*）疫苗接种有关之外，可能是医院内感染发病率的增加，几乎占大的城市医院病例的 40%（Durand et al）；其中葡萄球菌和革兰氏阴性杆菌占这些病例的很大比例。

责任致病菌的年发病率大致如下：肺炎链球菌（*S. pneumoniae*），1.1/10 万人；脑膜炎奈瑟菌（*N. meningitidis*），0.6/10 万人；B 组链球菌群（主要是新生儿），0.3/10 万人；单核细胞增生李斯特菌（*L. monocytogenes*），0.2/10 万人；流感嗜血杆菌（*H. influenzae*），0.2/10 万人。在 1998~2007 年美国细菌性脑膜炎的流行病学调查中，Thigpen 及其同事们发现，各种微生物的相对顺序基本相同，并再次强调，该病发病率下降主要是由于流感嗜血杆菌疫苗接种计划。他们估计，最近美国细菌性脑膜炎的总发病率为每年 4 100 例，导致 500 人死亡。他们的论文被推荐用于年龄、种族和潜在的医疗状况的详细分析。

发病机制

最常见的脑膜病原体在相当一部分人群中是鼻咽部的正常定植菌，依赖于被感染宿主组织中的抗吞噬囊或表面抗原生存。它们的致病性在很大程度上是通过细胞外增殖来表达的。从检测载体状态的频率可以明显看出，鼻定植并不能充分解释脑膜感染。这些细菌到达脑膜的通常途径是侵入血流，而使定植的患者易于侵入血流的因素还不清楚，但包括上呼吸道先前的病毒感染，或肺炎链球菌的肺感染病例。一旦血源传播，肺炎链球菌、流行性感冒嗜血杆菌和脑膜炎球菌对脑膜有易感性，尽管决定这种趋向性的确切因素尚不清楚。这些病原微生物是否通过脉络丛或脑膜血管进入 CSF 也不清楚。曾有不同的假设，认为细菌进入蛛网膜下腔是由于创伤、循环内毒素或最初的病毒感染脑膜使血 -CSF 屏障破坏造成的。这些微生物在大多数人身上都是共生的，人体能产生免疫力，但细菌仍可能穿透黏膜。这些微生物的某些特征增强了它们引起感染的能力，脑膜炎球菌尤其如此（Rosenstein et al）。

除了血流外，细菌还可以通过其他途径进入脑膜，包括先天性神经外胚层缺陷，开颅和脊柱手术部位，中耳和鼻旁窦疾病，特别是淋巴管周围的瘘管，颅骨骨折，在反复感染的病例中，由于远端轻微或严重创伤而导致硬脑膜撕裂。偶尔，脑脓肿可能破裂进入蛛网膜下腔或脑室，从而感染脑膜。从 CSF 中分离出厌氧链球菌、拟杆菌（*bacteroides*）、放线菌（*actinomyces*）或混合病原微生物，应提示脑脓肿伴发脑膜炎的可能性。

临床特征

成人和儿童

急性细菌性脑膜炎的早期临床症状是发热、头痛，通常较严重，以及颈部僵硬（前屈时对被动运动的抵抗），而早期较少出现全身抽搐和意识障碍（即神志不清、嗜睡、昏睡和昏迷）。髋部和膝部的屈曲引起颈部前屈反应（Brudzinski 征），以及对髋部屈曲的腿部完全伸展的抵抗（Kernig 征）与颈部僵硬具有同样的意义，但是不太容易被引出来。基本上所有这些体征都是屈肌保护性反射的一部分，用富尔顿（Fulton）的话来说，是一种伤害性反应。作为副强直的（paratonic）或锥体外系强直的一部分的颈部僵硬，不应该被误认为是脑膜刺激征。前者在所有运动方向上或多或少与脑膜炎相同，脑膜炎仅表现或主要表现为前屈僵硬。究竟僵硬是在颈部最初的几度弯曲，还是出现在运动的后续部分，这是脑膜炎更具体的问题，一直存在争议；我们的经验是，后部分更敏感，但也出现在其他疾病，因此，第一种可能（指前屈僵硬——译者注）对脑膜炎更有特异性。

当脑膜炎的最初表现仅仅是发热和头痛，颈部僵硬还没有出现，或仅在颈部或腹部疼痛，或一种发热性精神错乱或谵妄时，那么诊断脑膜炎可能很困难。此外，如前所述，在昏睡或昏迷患者，或在婴儿或老年人颈部僵硬可能不明显。

构成脑膜炎综合征的这些体征和症状在细菌性脑膜炎的三种主要类型中是常见的，但某些临床特征及其每一种发生的环境与一种类型的关联比另一种类型更紧密。

当病情进展非常迅速时（谵妄和昏睡可能在数小时内出现），当发病时出现瘀斑或紫癜性皮疹，或出现大面积瘀斑和身体下部皮肤出现瘀青，当有循环性休克，特别是在当地的脑膜炎暴发期间，应怀疑脑膜炎球菌性脑膜炎（*meningococcal meningitis*）。由于瘀斑皮疹（petechial rash）伴随着大约 50% 的脑膜炎球菌感染，它的存在指示立即使用抗生素治疗，即使类似的皮疹在某些病毒（埃可病毒血清型 9 和其他一些肠道病毒），立克次体以及金黄色葡萄球菌（*S. aureus*）感染中也可能观察到，而极少与其他细菌脑膜炎相关。

肺炎球菌性脑膜炎（*pneumococcal meningitis*）通常发生在肺部、耳、鼻窦或心脏瓣膜的感染。此外，在酗酒者、脾切除患者、高龄患者以及复发性细菌性脑膜炎、真皮窦道、镰状细胞贫血（“自体脾切除”），以及颅底骨折的患者中，应考虑肺炎链球菌的病因。另一方面，流感嗜血杆菌脑膜炎（*H. influenzae* meningitis）通常发生在未接种儿童的上呼吸道和耳部感染后。

其他特定的细菌性病因是由特定的临床情况提示的。在出现疖肿或神经外科手术后出现脑膜炎，应注意凝固酶阳性葡萄球菌感染的可能性。为了缓解脑积水而脑室分流或插入的引流尤其容易感染凝固酶阴性的葡萄球菌、痤疮固有杆菌（*proprionobacerium acnes*）和类白喉杆菌（*diphteroids*）。艾滋病毒感染，骨髓增生或淋巴组织增殖性疾病，颅骨缺损（肿瘤、骨髓炎），风湿病，转移性癌症，以及免疫抑制剂治疗等，是有利于病原体侵入的临床条件，包括肠道细菌、单核细胞增生李斯特菌、乙酸钙杆菌（*A. calcoaceticus*）、假单胞菌（*Pseudomonas*），以及偶尔的寄生虫等。在急性髓性白血病患者中，我们已看到几例致命的蜡样芽孢杆菌（*Bacillus cereus*）脑膜炎（Vodopivec et al）。

正如 Adams 及其同事（1948）所概述的，疾病早期阶段的局灶性脑征象，尽管都不太明显，但最常见于肺炎链球菌和流行性感冒嗜血杆菌脑膜炎。一些短暂的局灶性症状可能代表发作后现象（Todd 麻痹）；其他可能与严重的局灶性脑膜炎有关，例如，脓性物质在一侧外侧裂（sylvian fissure）聚集，癫痫发作最常发生于流行性感冒嗜血杆菌脑膜炎。虽然癫痫发作在婴儿和儿童中最为常见，但是很难判断它的临床意义，因为幼儿可能会因任何原因的发热而抽搐。持续性局灶性脑损伤或顽固性癫痫通常发生在脑膜感染的第 2 周，由感染性血管炎引起，如前所述，通常伴有表面脑静脉阻塞和随之而来的脑组织梗死。脑神经异常在肺炎链球菌性脑膜炎中尤为常见，原因是神经受到化脓性渗出物的侵犯，并可能在神经穿过蛛网膜下腔时受到缺血性损伤。当然，双侧外展肌无力可能是由于任何形式的脑膜炎引起的颅内压增高所致。

婴儿和新生儿

急性细菌性脑膜炎在出生后的第一个月据说比随后的任何一个 30 天的时期的发生都要高。它带来了一些特殊的问题。当然，婴儿不能抱怨头痛，可能缺乏颈僵直，只有全身性疾病的非特异性体征：发热、烦躁、嗜睡、呕吐、抽搐，以及提示存在脑膜感染的囟门膨出。脑膜刺激的迹象即使发生了，也只是在病程的晚期。高度怀疑和灵活使用腰椎穿刺是早期诊断的关键。腰椎穿刺最理想的是在对其他新生儿感染使用任何抗生素之前进行，或者至少在治疗前做血液培养。一个足以控制败血症的抗生素治疗方案，可能会导致脑膜感染在全身性感染的抗生素治疗已经停药后突然暴发。

关于新生儿脑膜炎的自然史，还有一些其他的事实值得注意。这在男性中比女性更常见。妊娠晚期的产科异常（早产、产程延长、胎膜早破）经常发生在出生后头几周发展为脑膜炎的婴儿的母亲身上。脑膜炎发病机制中最重要的因素是母体感染（通常是尿路感染或原因不明的产褥感染）。母亲和婴儿的感染最常见的是由革兰氏阴性肠杆菌，尤其是大肠埃希菌（*E. coli*）和 B 组链球菌引起的，较少发生于假单胞菌（*Pseudomonas*），李斯特菌（*Listeria*），金黄色葡萄球菌（*S. aureus*）或表皮葡萄球菌（*Staphylococcus epidermidis*）（以前称为白色葡萄球菌）和 A 组链球菌。对尸检材料的分析表明，在大多数情况下，感染发生在出生时或临近出生时，尽管脑膜炎的临床症状可能要数日或一周后才会变得明显。

在患有脑膜炎的婴儿中，无论细菌类型如何，都应准备好发现一种单侧或双侧的“交感性”硬膜下积液（*subdural effusion*）。Snedeker 及其同事认为，年龄小、疾病发展迅速、粒细胞计数低、CSF 中蛋白明显升高在某种程度上与积液的形成有关。此外，这些特征显著增加了脑膜炎与神经系统征象相关的可能性。颅骨透照是显示积液最简单的方法，但 CT 和 MRI 是最明确的诊断测试。当积液吸出，大部分积液被证明是无菌的。如果恢复延迟，神经症状持续，则需要连续抽吸。根据权威的资料来源，脑膜炎合并硬膜下积液的患儿并不比脑膜炎没有积液的患儿更可能出现残留的神经系统体征和癫痫发作。

脑脊液检查

如前所述，腰椎穿刺（lumbar puncture，LP）是检查有脑膜炎症状和体征的患者或怀疑有此诊断的任何患者时不可缺少的一部分。菌血症不是腰椎穿刺的禁忌证。如第 2 章和第 16 章所述，即使没有脑部占位，通过腰椎穿刺也有可能促进小脑幕疝或小脑疝出的风险，如果有合理的脑膜炎的怀疑，就有利于进行穿刺的决定。

腰椎穿刺风险的最高估计来自 Rennick 等的研究，他报告在 445 例诊断为急性脑膜炎而接受腰椎穿刺的患儿中，临床恶化的发生率为 4%；大多数其他系列研究报告的数字较低。必须指出的是，小脑扁桃体疝可能发生在暴发性脑膜炎，而不是在腰椎穿刺；因此，腰穿的风险可能比通常所说的更小。要想在腰椎穿刺前确定进行 CT 扫描的效用，Hasbun 和同事们能够确认几个临床特征，这些特征可能与疑似脑膜炎患者的 CT 扫描异常相关，这些包括最近的癫痫发作、昏迷或神志不清、凝视麻痹，以及其他表现等。在我们看来，这项研究的更显著的发现是，235 例患者中只有 2% 的患者有局灶性占位病变，被判断为腰椎穿刺的风险，而在腰穿后无一例发生脑疝；许多患者的 CT 表现令人感兴趣，包括一些弥漫性占位效应。这一研究并未完全阐明腰椎穿刺的安全性问题，但它强调，缺乏主要神经系统发现的患者不太可能在扫描中有排除腰椎穿刺的影像学发现。

因此，如果有局灶性病变伴有颅内压增高的临床证据，然后头部的 CT 或 MRI 扫描寻找占位性病变，有时可能是谨慎的第一步，但在大多数情况下，这是不必要的，也不应该延迟使用抗生素。

在疑诊细菌性脑膜炎时，只有相当大的脑脓肿或实质性脑肿胀，才完全禁止腰椎穿刺。此外，在许多细菌性脑膜炎致死病例中，脑疝导致死亡的事实当然并不意味着腰椎穿刺促成了死亡。当大脑图像上有即将发生脑疝的迹象或危险形态的指征时，人们可能希望通过血培养并进行经验性治疗，而不是冒着腰椎穿刺引起诱发脑疝的小风险。如果可能，任何被认为是腰椎穿刺出血并发症的凝血障碍应迅速被控制。

CSF 压力持续升高（高于 180mmH_2O），对疑似细菌性脑膜炎患者的首次腰椎穿刺时压力正常提示了另一种诊断，或增加了针头部分被阻塞或脊髓蛛网膜下腔被阻塞的可能性。压力超过约 350mmH_2O 表明有可能存在脑肿胀和小脑疝的可能性。一些神经科医生支持在压力如此高的情况下使用静脉滴注甘露醇，但是这种做法并不能保证可以避免脑疝。

CSF 淋巴细胞增多（*pleocytosis*）是脑膜炎的诊断指标。白细胞数在 250~100 000/mm^3 之间，但通常的数量是 1 000~10 000/mm^3。偶尔，在肺炎链球菌和流行性感冒性脑膜炎中，CSF 可能含有大量细菌，但在最初几小时中性粒细胞，即使有，也很少。细胞计数超过 50 000/mm^3，增加了脑脓肿破裂进入脑室的可能性。以中性粒细胞为主（占总数的 85%~95%），但随着感染持续数日，特别是在部分治疗的脑膜炎中，发现单个核细胞比例增加。在早期，仔细的细胞学检查可以发现，一些单个核细胞是骨髓细胞（myelocytes）或幼稚中性粒细胞。后来，随着治疗的起效，淋巴细胞、浆细胞和组织细胞的比例逐渐增加。然而，在明显的中性粒细胞减少和形成免疫抑制的情况下，在脑膜炎的 CSF 中存在少量或缺乏细胞数的特殊情况。

在脑膜炎中，CSF 中大量出血或大量红细胞并不常见，但是炭疽脑膜炎（见 Lanska），以及某些病毒感染，诸如汉坦病毒（hantavirus）、登革热、埃博拉病毒（Ebola virus）等，还有一些阿米巴脑膜脑炎病例除外。

在 90% 以上的病例中，CSF 蛋白（*protein*）含量高于 45mg/dL，大多数情况下，蛋白含量在 100~500mg/dL 之间。葡萄糖（*glucose*）含量减少［CSF 糖过少（hypoglycorrhachia）］，通常低于 40mg/dL，或低于血糖浓度的 40%（同时测量或在前 1 小时内测量），前提是血糖浓度低于 250mg/dL。然而，在非典型的或培养阴性的病例（*culture-negative cases*）中，应考虑与 CFS 葡萄糖降低相关的其他病症。这些包括任何原因引起的低血糖、中枢神经系统结节病、真菌性或结核性脑膜炎，以及一些蛛网膜下腔出血、脑膜癌病，由颅咽管瘤或畸胎瘤引起的化学性炎症，以及脑膜胶质瘤病等。在第 2 章中讨论了关于改变 CSF 葡萄糖浓度的因素，特别是在血糖极端异常的情况下。

一个特殊的问题涉及确定患有脑膜炎综合征和 CSF 细胞数增多的患者，他们实际上并没有细菌性脑膜炎，但可能有病毒或其他原因导致的综合征。这是出于避免使用强效的静脉注射抗生素的愿望，这种抗生素有潜在的危险，可能有副作用。为了解决这一问题，Nigrovic 及其同事们已经开发了一种临床预测规则，如果儿童有以下特征，他们罹患细菌性脑膜炎的风险非常低：CSF 革兰氏染色结果阴性，CSF 中性粒细胞绝对数低于 1 000/mL，CSF 蛋白低于 80mg/dL，外周的中性粒细胞绝对数低于 10 000/mL，以及在发病时或发病后无癫痫发作史。这一规律在一项包括 3 295 例患者的多中心回顾性队列研究中得到了验证。在风险极低的人群中，只有 2 例罹患了细菌性脑膜炎。当然，这样低的比例是否能证明停止使用抗生素是合理的，这要临床医生在床边做出判断。

在大多数细菌性脑膜炎患者中，对 CSF 沉淀物的革兰氏染色（*Gram stain*）往往能够鉴别病原体：肺炎链球菌和流行性感冒嗜血杆菌比脑膜炎球菌更容易发现。在白细胞中少量的革兰氏阴性双球菌可能与核碎片物质难以区分，核碎片也可能是革兰氏阴性的，形状与细菌相同。在这种情况下，一层未离心的 CSF 薄膜可能比一层沉积物涂片更容易用于形态学解释。在阅读 CSF 的革兰氏染色涂片时，最常见的错误是将沉淀染料或碎片误解为革兰氏阳性球菌，或将肺炎链球菌与流行性感冒嗜血杆菌混淆。流行性感冒嗜血杆菌在两极染色重，因此它们类似于革兰氏阳性双球菌，而老化的或快速繁殖的肺炎链球菌往往失去对革兰氏阳性染料着色的能力。

在 70%~90% 的细菌性脑膜炎病例中，脊髓液培养（*cultures of the spinal fluid*）呈阳性。通过在无菌管中收集脑脊液，并立即接种琼脂板可获得最佳结果；巯基乙酸盐试管（用于厌氧菌）；以及其他培养基。使用肉汤培养基的优点是可以对大量 CSF 进行培养。获得血培养的重要性在下文中叙述。

通过采用几种特别的实验室技术，可以克服不易培养的病原体的鉴别问题，特别是在已经接受了抗生素治疗的患者中。其中一种敏感的技术是反向免疫电泳法（CIE），大约 30~60 分钟可在 CSF 中检测到细菌抗原。它对过去经过部分治疗的脑膜炎患者，在 CSF 仍然含有细菌抗原，但在涂片菌检或培养中没有病原微生物生长的患者特别有帮助，但它已被下文中描述的更敏感的方法取代了。

其他几种血清学方法，放射免疫测定法（RIA）、乳胶颗粒凝集试验（latex-particle agglutination，LPA）和酶联免疫吸附试验（ELISA）具有比 CIE 更高的敏感性。有些人认为这些检测不具成本效益，因为实际上几乎所有可检出细菌抗原的病例，革兰氏染色也可以检测出这种致病微生物。利用聚合酶链反应（PCR）进行基因扩增技术是近年来发展起来的最敏感的方法。随着该方法在临床实验室的普遍应用，快速诊断已经变得更加容易，但是使用仔细的革兰氏染色制剂仍需受到鼓励。

在过去，有很多有趣的发现，在脑膜炎中，CSF 中氯化物浓度通常较低，这可能反映了脱水和低血清氯化物水平。相比之下，CSF 中乳酸脱氢酶（LDH）的测定，虽然很少测量，但具有诊断和预后意义。在细菌性脑膜炎患者中，也始终可观察到总 LDH 活性增加，这主要是来自粒细胞的 LDH 的 4 和 5 片段。LDH 的 1 和 2 片段可能来自脑组织，在细菌性脑膜炎患者中仅轻微升高，但在发生神经后遗症或后来死亡的患者中急剧升高。来自白细胞、脑膜细胞或浆细胞中的各种酶在脑膜炎中也可能增加，但其临床意义尚不清楚。CSF中乳酸水平（用气相色谱或酶分析法测定），在细菌性或真菌性脑膜炎中也升高（>35mg/dL），这可能有助于将这些疾病与乳酸水平保持正常的病毒性脑膜炎区分开来；然而，这些辅助检查在临床上较少使用。

其他实验室发现

除了CSF培养外，应尽可能获得血液培养（*blood cultures*），因为40%~60%的流行性感冒嗜血杆菌、脑膜炎球菌、肺炎链球菌脑膜炎患者的血液培养呈阳性，这可能为病原体提供决定性线索。由于肺炎链球菌、流行性感冒嗜血杆菌和脑膜炎球菌在健康人的咽喉中很常见，因此，口咽部的常规培养往往是有益的，但也容易引起误导。相反，鼻咽部的培养（*cultures of the nasopharynx*）可能有助于诊断，尽管经常不太及时；发现带荚膜的流行性感冒嗜血杆菌或聚集的脑膜炎球菌可能为脑膜感染的病因提供线索。相反地，在抗生素治疗之前没有这样的发现，就使流行性感冒嗜血杆菌和脑膜炎球菌的病因不太可能。血液中白细胞计数普遍增高，通常会出现未成熟细胞。脑膜炎发病数日后可以并发严重的低钠血症，往往是因抗利尿激素（ADH）分泌不当引起的。

影像学检查

在细菌性脑膜炎患者中，胸部X线片是必不可少的，因为它们可能发现肺炎或脓肿的区域。鼻窦和颅部X线片可能为颅部骨髓炎、鼻窦炎和乳突炎的存在提供线索，但这些结构在CT扫描上可以显示得更清楚，而且在大多数情况下，CT已经取代了传统的X线片检查。CT扫描在检测侵蚀颅骨或脊柱的病变，为细菌入侵提供途径，如肿瘤或窦壁缺陷，以及显示脑脓肿或硬膜下脓肿方面都特别有用。钆增强MRI可以显示脑膜渗出物和皮质反应，两种类型的成像，如使用适当的技术，将显示静脉闭塞和邻近的梗死。有关脑膜炎的脑脓肿和脑肿胀的问题已经被注意到，并将进一步讨论。我们发现获得一些这样的成像程序是有益的。

复发性细菌脑膜炎（见第32章）

复发性细菌脑膜炎（recurrent bacterial meningitis）最常见于因治疗脑积水采用某种类型的脑室分流术，或颅脑或脊柱术后采取不完全封闭的硬脑膜开放的患者。当脑膜炎复发起源不明时，应怀疑先天性神经外胚层窦（neuroectodermal sinus）或鼻窦与蛛网膜下腔之间的瘘管连接。后一种情况的瘘管通常是外伤性的，而不是先天性的（如以前的颅底骨折），尽管损伤与脑膜炎的初次发作之间的间隔可能是几年。创伤部位在额窦、筛窦或筛板，肺炎链球菌是常见的致病菌。它通常反映了鼻部细菌以肺炎链球菌为主。这些病例通常预后良好，死亡率远低于肺炎链球菌性脑膜炎的普通病例。神经管原肠囊肿（neurenteric cysts）虽然罕见，却是脑膜炎复发的另一个原因。

CSF鼻漏（*CSF rhinorrhea*）或耳漏（*otorrhea*）出现于一些创伤后脑膜炎的病例，但它可能是短暂的，很难发现。怀疑它的存在是由于最近开始的嗅觉缺失或出现了水状的鼻分泌物，味道是咸的，当头部下垂时体积增加。确认存在CSF渗漏的一种方法是测量鼻分泌物的葡萄糖浓度，正常情况下，CSF中葡萄糖含量较低，但CSF中葡萄糖含量与腰椎穿刺法接近（约为血糖水平的2/3）。用于检测尿糖含量的“试纸”有时是足够的，但遗憾的是，在普通医院病房中很少有这种试纸。另一种在病床边检测CSF鼻漏或耳漏的方法是评估液体中蛋白的含量。如液体中蛋白含量高，就足以使手帕在干燥时变硬，表明它来源于鼻黏膜。如果液体没有使手帕干燥时变硬，则可能是脑脊液漏（spinal fluid leak）。最特异和敏感的检测CSF耳漏或鼻漏的方法是在聚丙烯管收集的液体中检测到β_2-转铁蛋白（β_2-transferrin）（tau蛋白），它是一种除了CSF，其他体液中没有的物质。

CSF泄漏的位置，有时可以通过向脊髓蛛网膜下腔内注入染料、放射性物质（放射性核素）或水溶性造影剂，检测其在鼻分泌物中的外观或通过CT扫描观察其出口位置来确定。这种检查最好在急性感染消退后进行。持续的CSF鼻漏（CSF rhinorrhea）或脊柱CSF漏（spinal CSF leak）通常需要手术修复。

鉴别诊断

在有免疫能力的个体中，做出细菌性脑膜炎的诊断通常并不困难。病毒性脑膜炎（比细菌性脑膜炎要更加常见），蛛网膜下腔出血，化学脑膜炎（在腰椎穿刺、脊髓麻醉、脊髓造影术之后，或含有刺激性物质的颅内病变破裂后，如颅咽管瘤或皮样囊肿），结核性，钩端螺旋体，结节病的、真菌性脑膜脑炎，以及过敏-免疫反应等，例如由于某些药物治疗引起的，都需要进行鉴别诊断，在后面的部分中讨论。

危重症败血症本身，或它所引起的多器官功能衰竭，均可能引起脑病，但如果有脑膜炎，必须及早发现，以决定抗生素的选择。对于意识混乱的酒精中毒患者也需要尽早诊断脑膜炎。很常见地，这些症状被归因于酒精中毒或戒断，或肝性脑病，直到 CSF 检查时发现脑膜炎。虽然这种路径无疑会导致许多 CSF 检查阴性结果，但它比忽视细菌性脑膜炎的后果更可取。

当脑膜炎反复出现（*meningitis recurs repeatedly*）而所有的细菌培养均为阴性时，在鉴别诊断中应考虑许多非细菌性脑膜炎。其中包括 EB 病毒（Epstein-Barr virus，EBV）感染，以及白塞病（Behçet disease），它以反复发作的口咽部黏膜溃疡、葡萄膜炎、睾丸炎和脑膜炎为特征；莫拉里特脑膜炎（Mollaret meningitis），除了脑膜刺激征外，还包括反复发作的发热和头痛（许多病例由单纯疱疹引起，如第 32 章所述）；以及伏格特 - 小柳 - 原田综合征（Vogt-Koyanagi-Harada syndrome），其中复发性脑膜炎与虹膜睫状体炎与毛发和皮肤色素脱失［白发病（poliosis）和白癜风（vitiligo）］有关。在这些复发型脑膜炎的 CSF 中可能含有大量的淋巴细胞或多形核白细胞，但没有细菌，葡萄糖含量也没有降低（见第 32 章，慢性持续性和复发性脑膜炎的讨论）。这些复发性综合征极少以急性细菌性脑膜炎的暴发性方式出现，但是有时确实会出现，而且 CSF 表现也相似，包括葡萄糖浓度降低。在极少数情况下，脑血管炎的暴发性病例或血管内淋巴瘤可表现为头痛、发热和意识模糊，并伴有脑膜炎症性反应。

治疗

细菌性脑膜炎是医学急症。首要的治疗措施是维持血压和治疗感染性休克（补充血容量，升压治疗）。然后重点是选择一种已知的既能杀灭可疑的病菌，又能以有效的剂量进入 CSF 的抗生素。应在等待检验结果的同时即开始治疗，以后可根据实验室检查结果加以修正。鉴于以前青霉素足以治疗几乎所有院外感染的细菌性脑膜炎，但是随着脑膜炎的细菌的耐药株的出现，抗生素的最初选择变得越来越复杂。选择治疗院内感染的药物也存在特殊的困难。

近年来，许多报告表明，对青霉素有较高耐药性的肺炎球菌分离株（pneumococcal isolates）的发生率不断增加，在一些欧洲国家达到 50%。目前的估计是，在美国的一些地区，15% 的这些分离株在某种程度上对青霉素具有耐药性（大多数具有相对较低水平的耐药性）。在 20 世纪 70 年代，产生 β- 内酰胺酶的 B 型流行性感冒嗜血杆菌菌株被发现对氨苄青霉素和青霉素有耐药性。目前，30% 的流行性感冒嗜血杆菌分离株产生 β- 内酰胺酶，但几乎所有菌株对第三代头孢菌素（如头孢噻肟、头孢唑肟、头孢曲松）仍然敏感。

van de Beek 及其同事（2006）和 McGill 及其同事对脑膜炎的经验治疗机构的建议进行了审查，这些建议迄今经常更新，也经常需要更新，在表 31-2 中总结了修改后的形式。抗生素制剂的选择是根据流行病学、耐药性模式和地理区域而演变的，但这里提供的建议与发达国家目前的做法基本一致。

表 31-2　细菌性脑膜炎的经验治疗

患者年龄	抗生素治疗[a]
0~4 周	头孢噻肟 + 氨苄青霉素
4~12 周	三代头孢 + 氨苄青霉素（+ 地塞米松）
3 个月 ~18 岁	三代头孢 + 万古霉素（± 氨苄青霉素）
18~50 岁	三代头孢 + 万古霉素（± 氨苄青霉素）
50 岁以上	三代头孢 + 万古霉素 + 氨苄青霉素
免疫抑制状态	万古霉素 + 氨苄青霉素和头孢他啶
颅底骨折	三代头孢 + 万古霉素
头部创伤；神经外科手术	万古霉素 + 头孢他啶
CSF 分流术	万古霉素 + 头孢他啶

[a] 对于所有的年龄在 3 个月以上的患者，美罗培南 + 万古霉素是一种可以选择的治疗方案（不包括李斯特菌）。对于严重的青霉素过敏患者，可以考虑选用万古霉素 + 氯霉素（针对脑膜炎球菌）和甲氧苄啶 - 磺胺甲噁唑（针对李斯特菌）。对药物耐药的肺炎链球菌患者，使用氯霉素治疗报告的失败率极高。

在儿童和成人中，第三代头孢菌素如头孢曲松（ceftriaxone）联合万古霉素（vancomycin），很可能是社区获得性脑膜炎的三种主要类型最佳的初始治疗。在青霉素高度耐药的肺炎链球菌数量较少的地区，可以不合用万古霉素。在疑似李斯特菌脑膜炎的病例中，特别是免疫功能受损的患者，应在治疗方案中添加氨苄青霉素（ampicillin）。静脉吸毒者因金黄色葡萄球菌引起脑膜炎的发病率较高，应使用头孢吡肟（cefepime）或头孢他啶（ceftazidime）加万古霉素治疗。当对青霉素或头孢菌素严重过敏而不能使用时，氯霉素（chloramphenicol）在某些地区是一种合适的替代，但不适合于李斯特菌。

从耐药个体的血液或 CSF 中分离的菌株需要使用头孢曲松，并添加万古霉素和利福平（rifampin）。

脑膜炎奈瑟菌,至少在美国仍然对青霉素和氨苄青霉素高度敏感。感染微生物的区域差异和正在发生的由抗生素引起的变化强调对医生所在地区耐药性的持续认识的必要性,特别是在肺炎链球菌感染的情况下。在整个治疗过程中,有必要有一个可利用的实验室,可以进行快速和详细的耐药性测试。

院内感染的脑膜炎(*nosocomial meningitis*) 对于凝固酶阳性的金黄色葡萄球菌引起的脑膜炎,包括在神经外科手术或严重头部损伤后发生的脑膜炎,使用万古霉素加第三代头孢菌素(如头孢吡肟、头孢他啶或美罗培南)是一个合理的首选方法。如果认为可能是假单胞菌感染,如在神经外科手术后,应加用抗假单胞菌的头孢菌素如头孢他啶或头孢吡肟等。一旦确定了个体的药物敏感性,治疗方案可能需要改变,或者简化为单独使用万古霉素或萘夫西林(nafcillin)。van de Beek 及其同事(2010) 对这些方法进行了综述。他们指出,在脑室导管相关性脑膜炎病例中,CSF 细胞计数可能较低。他们还提出了在颅底骨折后预防性使用抗生素的建议,这是一个有争议的问题,在第 34 章中进行了综述。

表 31-3 列出了最常用抗生素的大致剂量,表 31-4 给出了治疗特定细菌分离株的抗生素合理选择。

治疗的持续时间 大多数细菌性脑膜炎患者应接受 10~14 天的治疗,除非有持续的副脑膜病灶感染(耳炎或鼻窦源性感染),在这种情况下可能需要更长时间的治疗。在整个治疗期间,抗生素应以足剂量口服(最好静脉滴注)。某些药物治疗失败,特别是氨苄青霉素,可能是因口服或肌内注射,导致 CSF 浓度不足。只要有渐进的临床改善,就不必要反复地腰穿评估治疗效果。在其他感染征象已经消退后,CSF 中的葡萄糖含量可能会在许多天内保持在较低水平,只有在体液中存在细菌且患者仍有发热和不适症状时,才应予注意。

如有持续的发热或晚期出现嗜睡、轻偏瘫或癫痫发作,应怀疑有硬膜下积液、乳突炎、静脉窦血栓形成、皮质静脉或颈静脉炎,或脑脓肿等;所有上述情况需持续治疗更长的时间。停止治疗后细菌复燃,应重新进行治疗,并找出持续性的副脑膜炎病灶感染,例如在脊柱。

糖皮质激素 几十年前的对照研究未能证明糖皮质激素在治疗细菌性脑膜炎方面有益的效应。最近的研究为地塞米松在儿童和成人脑膜炎治疗中的价值提供了另一个视角。在儿童方面,虽然在 Lebel 及其同事进行的研究中,对死亡率没有影响,但发热消退得更快,以及感觉神经性耳聋及其他神经系统后遗症的发生率降低了,特别是在患有流行性感冒嗜血杆菌脑膜炎的患儿中。在此基础上,已推荐儿童脑膜炎的治疗包括大剂量的地塞米松(dexamethasone)0.15mg/kg,每日 4 次,共 4 天,并尽快开始。

尽管早期对成人的糖皮质激素的研究结果相互矛盾,但 DeGans 和 Van de Beck 的试验表明,如果在第一次使用抗生素前给予地塞米松 10mg,然后每

表 31-3 肝肾功能正常的成人细菌性脑膜炎患者抗生素推荐剂量 [a]

抗生素	每日总量	用药间隔(小时)
阿米卡星 [b]	15mg/kg	8
氨苄青霉素	12g	4
头孢吡肟	4~6g	8~12
头孢噻肟	12g	4~6
头孢他啶	6g	8
头孢曲松	4g	12~24
氯霉素 [c]	6g	6
环丙沙星	800~1 200mg	12
庆大霉素 [b]	5mg/kg	8
利奈唑胺	1 200mg	12
美罗培南 [d]	3~6g	8
萘夫西林	9~12g	4
苯甲异噁唑青霉素	9~12g	4
青霉素 G	24 万 u	4
奎奴普丁 - 达福普汀	22.5mg/kg	8
利福平 [e]	600mg	24
妥布霉素 [b]	5mg/kg	8
甲氧苄啶 - 磺胺甲噁唑 [f]	20mg/kg	6~12
万古霉素 [b,g]	2~4g	6~12

[a] 除非标明,应选择静脉给药。

[b] 不能单独使用氨基糖苷类药物治疗脑膜炎。应监测药物最高和最低血药浓度。

[c] 肺炎链球菌性脑膜炎推荐的较高剂量。

[d] 使用美罗培南有癫痫发作风险。

[e] 口服。

[f] 剂量根据甲氧苄啶成分含量。

[g] 重症患者应监测 CSF 中药物浓度。可用于耐甲氧西林葡萄球菌感染,但尚未对葡萄球菌脑膜炎进行充分研究的新药物包括:利奈唑胺、奎奴普丁 - 达福普汀、达普霉素。

表 31-4　急性脑膜炎的特异性抗菌药物治疗

微生物	标准疗法	替代疗法
流行性感冒嗜血杆菌		
β- 内酰胺酶（–）	氨苄青霉素	三代头孢[a]；氯霉素
β- 内酰胺酶（+）	三代头孢[a]	氯霉素；头孢吡肟
奈瑟菌脑膜炎	青霉素 G 或三代头孢[a]	氯霉素
肺炎链球菌		
青霉素 MIC<0.1μg/mL（敏感）	青霉素 G 或氨苄青霉素	三代头孢[a]；氯霉素；万古霉素 + 利福平
青霉素 MIC 0.1~1.0μg/mL（中度敏感）	三代头孢[a]	万古霉素；美罗培南
青霉素 MIC ≥ 2.0μg/mL（耐药）	万古霉素 + 三代头孢[a]	美罗培南
肠道杆菌	三代头孢[a]	美罗培南；氟喹诺酮；甲氧苄啶 - 磺胺甲噁唑或头孢吡肟
铜绿假单胞菌	头孢他啶或头孢吡肟[b]	美罗培南；氟喹诺酮[b]；哌拉西林
单增李斯特菌	氨苄青霉素或青霉素 G[b]	甲氧苄啶 - 磺胺甲噁唑
无乳链球菌	氨苄青霉素或青霉素 G[b]	三代头孢[a]；万古霉素
金黄色葡萄球菌		
甲氧苯青霉素（敏感）	萘夫西林或苯甲异噁唑青霉素 + 三代头孢	万古霉素
甲氧苯青霉素（不敏感）[d]	万古霉素[c] + 三代头孢	利奈唑胺，奎奴普丁 - 达福普汀，替加环素
表皮葡萄球菌	万古霉素[c]	利奈唑胺，替加环素

MIC= 最小抑制浓度。

[a] 头孢噻肟或头孢曲松。

[b] 应用时可以考虑增加氨基糖苷类。

[c] 应用时可以考虑增加利福平。

[d] 利奈唑胺、奎诺普斯汀 - 达尔福普立斯汀和达普霉素是较新的治疗耐甲氧西林葡萄球菌的替代药物，但很少有病例被研究。

6 小时 1 次，共 4 天，患者死亡率就会降低，总体预后也会改善。这种改善主要发生在感染肺炎链球菌的患者身上。由于使用糖皮质激素，癫痫和昏迷的发生率降低了，但神经后遗症的发生率，如听力损失并未降低。根据一些小样本的研究，细菌性脑膜炎领域的权威机构已批准按上述剂量使用地塞米松，特别是如能在使用抗生素之前就开始使用地塞米松，同时在发达国家中，怀疑感染肺炎链球菌的患者也应使用（Tunkel and Scheld）。然而，他们也建议，对于发生感染性休克的患者不要使用这种药物。

在发展中国家，特别是艾滋病感染率高的国家，辅助性使用地塞米松治疗是否有益处还不清楚。改善的存活率仅限于那些最终从 CSF 中分离出细菌的患者，而那些疑似脑膜炎但培养阴性的患者则与之相反。尽管如此，耳聋的发病率还是降低了（Nguyen et al；Scarborough et al）。

其他治疗方法　没有证据表明，一种以前的做法，反复引流 CSF 对治疗是有效的。实际上，在细菌性脑膜炎急性期 CSF 压力升高在很大程度上是脑水肿的结果，在这种情况下，腰椎穿刺可能容易促发小脑的疝出。如前所述，用第二次腰椎穿刺来评估治疗的有效性通常是没有必要的，但如果患者病情恶化而不能解释，此时腰椎穿刺可能是有价值的。甘露醇和尿素已被用于严重脑肿胀伴有异常高的初始 CSF 压力（400mmH_2O）的情况，获得明显的成功。作为渗透性利尿剂，这些药物进入脑组织速度缓慢，但它们的净效应是能减少脑组织中含水量。然而，应用甘露醇或者尿素治疗脑膜炎未进行对照研究。应该给予适当而不过量的生理盐水静脉注射（避免用不含盐液体）。对儿童应特别小心，避免低钠血症和水中毒，这是脑肿胀的潜在原因。抗癫痫药物不需要常规使用，但如果发生癫痫或有皮质静脉阻塞的证据即应给药。

预防 对脑膜炎球菌性脑膜炎患者的家庭接触者应给予抗生素治疗保护。对于青少年和成年人发生继发性病例的风险很小，但5岁以下儿童的继发性病例风险为2%~4%，而在老年人中可能更高。单一剂量的环丙沙星（ciprofloxacin）即是有效的。另一种选择是每日口服剂量利福平，成人每12小时600mg，儿童每12小时10mg/kg，持续2天。如果已经过去2周或更长时间，因为索引病例被发现，就不需要预防。

如前所述，针对流行性感冒嗜血杆菌的免疫接种正在使该病菌引起的脑膜炎的发病率稳步降低。此外，许多为年轻人提供住房的机构，如大学和军队，已经制定了针对脑膜炎奈瑟菌的免疫计划。

脑膜炎的预后和后遗症

如果不进行治疗，细菌性脑膜炎通常是致命的。经治疗的流行性感冒嗜血杆菌和脑膜炎球菌性脑膜炎的死亡率多年来一直保持在5%左右；肺炎链球菌性脑膜炎的死亡率要高得多(约15%)，这可能与受影响的老年人和病情较重的人群有关。暴发性脑膜炎球菌血症（fulminant meningococcemia），无论是否患有脑膜炎，由于与肾上腺皮质出血［沃特豪斯-弗里德里克森综合征（Waterhouse-Friderichsen syndrome）］相关的休克，死亡率也很高。婴儿和老年人死于脑膜炎的人数不成比例。新生儿的死亡率最高，在几个报道的系列中从40%到75%不等，至少有一半的康复者表现出严重的神经后遗症。在成人中，出现菌血症、昏迷、癫痫，以及各种伴随疾病，包括酒精中毒、糖尿病、多发性骨髓瘤和头部创伤，均使预后恶化。肺炎球菌性脑膜炎、肺炎和心内膜炎［奥斯勒三联征（Osler triad）］具有特别高的致死率。

令人惊讶的是，往往不能解释脑膜炎患者的死亡，或者至少不可能将其追溯到单一的特定机制。来势凶猛感染的影响，伴有菌血症和低血压，或脑肿胀和小脑疝出（see Rennick），在最初48小时内明显与一些患者有关。这些事件可能发生在任何病因的细菌性脑膜炎中；然而，它们在脑膜炎球菌和肺炎链球菌感染中更为常见。在病程后期发生的一些死亡可归因于呼吸衰竭，通常是吸入性肺炎的结果。

已经指出，从脑膜炎球菌性脑膜炎中恢复的成人患者中，出现残留神经系统功能缺失的相对较少，而这种缺失至少在25%的流行性感冒嗜血杆菌性脑膜炎儿童和高达30%的肺炎链球菌性脑膜炎儿童和成人患者中存在。Kastenbauer和Pfister在报告成人肺炎链球菌性脑膜炎病例时强调，死亡率仍然很高，而且几乎三分之一的病例发生了脑静脉或动脉血栓形成，这将进一步讨论。他们还有2例伴发脊髓炎的患者。在细菌性脑膜炎中，我们已经见过几例上部颈髓和下部延髓梗死的病例；四肢瘫痪和呼吸衰竭是由于下降的小脑扁桃体压迫的结果（Ropper and Kanis）。如前所述，腰椎穿刺在诱发小脑疝并发症中的作用尚未被阐明。

在流行性感冒嗜血杆菌脑膜炎存活下来的婴儿中，Ferry及其同事对50个病例进行了一项前瞻性研究，发现其中大约一半是正常的，而9%有行为问题，约30%有神经功能缺失（癫痫发作或听力、语言、心理状态和运动功能受损）。在一份185例从细菌性脑膜炎恢复的患儿报告中，Pomeroy及其同事们发现，在1个月结束时，69名患儿神经系统出现了异常；然而，一年后，只有18人有听力缺陷，13人癫痫发作较晚，8人有多重听力缺陷。存在持续的神经功能缺失是晚期癫痫发作的唯一独立的预测因素。Dodge及其同事在过去几十年里发现，31%的肺炎链球菌性脑膜炎患儿遗留有持续性感觉神经性听力丧失，而脑膜炎球菌性脑膜炎和流行性感冒嗜血杆菌性脑膜炎的发病率分别为10.5%和6%。这些事件现在似乎较少出现，特别是在发达国家，但仍然反映了在世界上条件较差的地区，这些后遗症的严重性。

如果发生耳聋以外的脑神经麻痹，往往会在几周或几个月后消失。这些感染中的耳聋是化脓性耳蜗破坏的结果，或者现在不太常见了，是氨基糖苷类抗生素的耳毒性作用所致。细菌主要通过耳蜗导水管到达耳蜗，导水管连接着蛛网膜下腔和鼓膜阶。这发生在感染过程的早期，在脑膜炎发病的一天内听力明显下降；在大约一半或大多数这样的病例中，急性耳聋会消退。脑积水是一种罕见的并发症，可能在治疗几个月后变得明显，如果步态或心理状态受到影响，然后就需要作分流术。从临床角度很难确定残留的不平衡状态是由脑积水引起的还是由第八对神经损伤所致。细菌性脑膜炎的急性并发症、中间期和晚期神经后遗症，以及这些影响的病理基础总结于表31-1。

细菌感染引起的脑炎

除了急性和亚急性细菌性心内膜炎，它可能

会导致脑栓塞和脑部特征性炎症反应(见下文),还有一些全身性细菌感染,并发一种特殊类型的脑炎或脑膜脑炎。三种常见的感染是肺炎支原体(*Mycoplasma pneumoniae*)、单核细胞增生李斯特菌脑膜脑炎(*L. monocytogenes meningoencephalitis*)、军团菌病(*Legionnaire disease*)。莱姆疏螺旋体病很可能也应列于其中,但是它的表现更慢性,在本章的螺旋体感染中有进一步叙述。立克次体脑炎(rickettsial encephalitides)[特别是Q热(Q fever)],与细菌性脑膜脑炎相似,也在本章后面叙述。猫抓病(cat scratch disease)是细菌性脑膜脑炎的另一种罕见的病因。由布鲁菌病(Brucellosis)引起的脑膜脑炎在美国罕见。稍后讨论的惠普尔病(Whipple disease)似乎是一种不寻常的细胞内细菌对脑的局灶性侵入,这是一种奇怪的疾病,但也属于这一类。

肺炎支原体

肺炎支原体(*mycoplasma pneumoniae*)感染占所有社区获得性肺炎的10%~20%,与许多神经综合征相关。Guillain-Barré 多发性神经炎、脑神经炎、急性肌炎、无菌性脑膜炎、横断性脊髓炎、全脑炎(global encephalitis)、癫痫发作、小脑炎、急性播散性(感染后)脑脊髓炎,以及急性出血性白质脑炎(Hurst disease)等均报告与肺炎支原体有关,或可以检出近期感染的血清学证据(Westenfelder et al; Fisher et al; Rothstein and Kenny)。我们观察了几例在患支原体肺炎或气管支气管炎期间或病后不久出现显著的脑、小脑、脑干或脊髓综合征的患者。除了在临床上与水痘后的疾病相似的小脑炎外,在一些病例中也报道了不常见的脑炎综合征,表现舞蹈手足徐动症、癫痫发作、谵妄、轻偏瘫,以及急性脑肿胀(Reye 综合征)等。据估计,这些并发症的发生率为每 1 000 例支原体感染病例中有 1 例,但如果在流行期间进行更仔细的监测,其发生率可能接近 5%。在我们观察到的大多数病例中都出现了严重的前驱期头痛。在出现神经系统症状时,可能很少有肺炎的迹象,在一些患者中,只发生上呼吸道综合征。

肺炎支原体感染合并脑损伤的机制尚不明确,但有证据表明,在急性疾病期间,该病原体可以存在于 CNS 内。据我们所知,这种微生物只在 1 例死亡患者的脑中培养出来,但 PCR 技术已从几例患者 CSF 中检测到支原体 DNA 片段(Narita et al)。在其他病例中,其神经系统并发症的性质及其与支原体感染的时间关系清楚地表明,继发性自身免疫性因素在起作用。也就是说,这些病例是感染后脑脊髓炎(如第 35 章所述,感染性脑脊髓炎是急性播散性脑脊髓炎的一种类型)。这几乎肯定是支原体感染后 Guillain-Barrè 综合征的发病机制。大多数感染这种支原体的患者已痊愈,很少或没有后遗症,但偶有死亡病例报道。

CSF 通常含有少量的淋巴细胞和其他的单个核细胞,以及蛋白含量增加。诊断可以根据呼吸道微生物培养(很困难),血清中补体固定 IgG 和 IgM 抗体的滴度升高,血液和 CSF 中的冷凝集素抗体,以及根据 CSF 中 DNA 检测技术来确定。

治疗　大环内酯类抗生素,如阿奇霉素(Azithromicin)、克拉霉素(Clarithromicin)等,以及红霉素(Erythromycin)、四环素衍生物(Tetracycline derivatives)等降低发病率,主要通过根除肺部感染,但抗生素对神经系统并发症的影响尚不清楚。

李斯特菌单核细胞增多症

李斯特菌单核细胞增多症(*Listeria monocytogenes*)引起的脑膜脑炎最可能发生于免疫抑制和体质虚弱的个体,也是新生儿脑膜炎的一个众所周知、有时是致命的原因。脑膜炎是常见的神经系统表现,但是有大量的局灶性感染性脑炎报道。很少有正常的 CSF,大多数病例的 CSF 细胞数增多,最初是多形核细胞。从 1929 年发现这一微生物,到 1962 年 Gray 和 Killinger 收集了所有报道的病例,发现 35% 的患者以脑膜炎或脑膜脑炎为主要表现。

这种感染可能以脑干脑炎或称"菱脑炎"(rhombencephalitis)的形式出现,具体表现为持续数日的头痛、发热、恶心和呕吐,随后出现不对称性脑神经瘫痪、小脑功能障碍、轻偏瘫、四肢瘫或感觉丧失等特征。呼吸衰竭也曾有报告。Armstrong 和 Fung 在 25 年前报告的 62 例李斯特菌(*Listeria*)脑干脑炎的病例中,8% 发生于免疫抑制患者,然而,在当今时代,只有 20% 或更少的患者具有免疫能力。在老年人中,似乎不需要额外的免疫紊乱原因。在上述的病例组中,只有一半的患者出现脑膜征象,而脊髓液常表现出易引起误导的轻度异常。只有 40% 的 CSF 培养可产生李斯特菌(*Listeria*)(血液培养正常更多见)。与我们的经验一致,早期 CT 扫描通常是正常的,然而,MRI 扫描显示脑干实质中的异常信号。

单核细胞增多症是该微生物名称的一部分,指的是兔外周血中的反应,但在患者血液和 CSF 中反应并不显著。从某些病例的临床表现来看，感染似乎同时影响脑干实质和后组脑神经的轴外部分。Lechtenberg 及其同事描述的一个患者被证实患有脑脓肿，其他病例有多发性小脓肿（Uldry et al），但不清楚这是不是这种疾病的一个统一特征，从而解释了菱脑炎。

治疗 使用氨苄青霉素（2g，静脉滴注，每 4 小时 1 次）联合庆大霉素（5mg/kg，静脉滴注，每日 3 次）。如果宿主的病情恶化，结果往往是致命的，但我们大多数没有合并严重内科疾病的患者通过治疗已经完全和迅速恢复了。

类鼻疽

在印度和东南亚，特别是柬埔寨和泰国，一种脑干、小脑的脑膜炎疾病，与李斯特菌（*Listeria*）感染引起的脑膜炎相似，结果却是由类鼻疽（melioidosis）［类鼻疽伯克霍尔德菌（*Burkholderia pseudomallei*）］引起的。典型的表现是多发性小脓肿，好发于大脑和小脑的白质束（图 31-1）。从该地区返回的旅行者应该怀疑这一疾病，当然，在该病流行地区的医生对这种病都很了解。糖尿病患者尤其容易受到这种感染。CSF 显示一到几十个白细胞和蛋白升高，但葡萄糖可能正常。通常伴随肺部感染，但这可能是轻微的，而体温升高的程度不同。因为它不是一种正常的人体共生细菌，因此可以从 CSF、咽部、血液、尿液或痰中等身体部位进行微生物培养来做出诊断。血琼脂和含有庆大霉素的特殊培养基都是培养所必需的。有一个商品化的血清学测试，但在流行地区有高背景阳性率。

治疗 治疗分为两个阶段，一是持续的根除部分，应用静脉滴注剂量的头孢他啶（Ceftazidime）（或几个等效的方案）10~14 天，然后是一个根除阶段，这是防止复发所必需的，可以单独使用复方新诺明（甲氧苄啶 / 磺胺甲噁唑）或合用多西环素。

军团病

军团病（legionella）是可能致命的呼吸系统疾病，是由革兰氏阴性杆菌嗜肺军团菌（*Legionella pneumophila*）引起的，它于 1976 年 7 月首次引起医学界注意，当时美国退伍军人协会的许多成员在费城举行的年度大会上病倒了。死亡率很高。除了明显的肺部感染症状外，还定期观察到与 CNS 和其他器官有关的表现。Lees 和 Tyrrell 描述了严重的和弥漫性大脑受累的患者，而 Baker 和同事以及 Shetty 和同事描述了小脑和脑干综合征的其他患者。临床细节各不相同。其中一组包括头痛、意识不清、急性精神错乱或谵妄伴有高热，以及肺窘迫的证据；另一种表现为震颤、眼球震颤、小脑性共济失调、眼外肌麻痹和凝视麻痹，以及构音障碍等。

还观察到其他神经系统异常，如 ADH 分泌不当，或者类似于支原体（*Mycoplasma*）感染的更弥散的脑脊髓炎或横贯性脊髓炎综合征。CSF 通常正

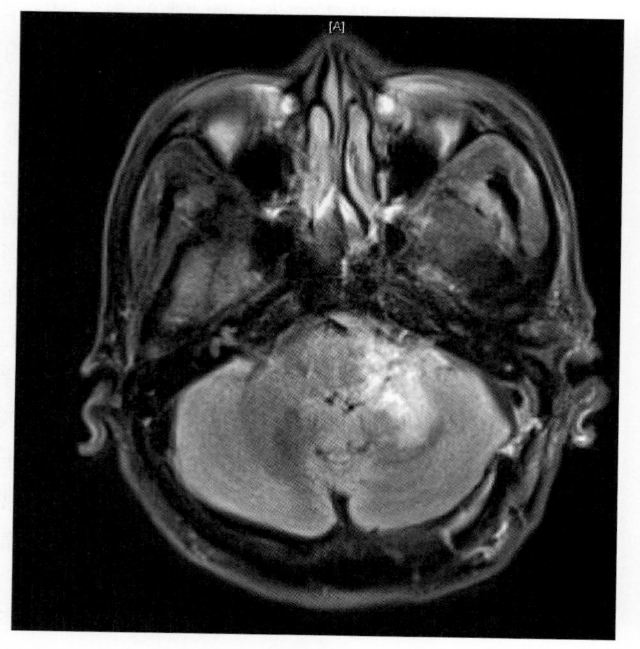

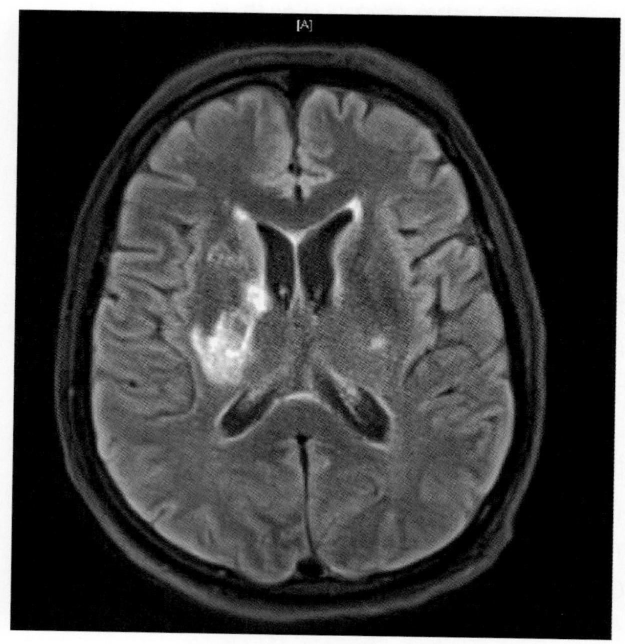

图 31-1 MRI，FLAIR 序列显示类鼻疽引起的微脓肿在深部小脑（左图）和大脑白质（右图）的一些典型部位

常，脑部CT扫描是阴性的，这使得诊断很困难。根据接触或存在非典型肺炎而怀疑本病，应立即进行尿抗原检测和血液及CSF培养。血清学试验是可行的，但需要配对血清，对临床决策影响不大。在大多数患者中，CNS紊乱的症状迅速而彻底地消失，尽管曾有报告遗留记忆损害和小脑性共济失调。迄今为止，军团杆菌很少从脑组织或脊髓液中分离出来。

治疗　成人治疗用药包括左氧氟沙星（levofloxacin）、莫西沙星（moxifloxacin）或阿奇霉素（azithromycin）之一，利福平有时也可使用。过去常使用红霉素（erythromycin），0.5~1.0g静脉注射，每6小时1次，7~10天。

猫抓热

在医学文献中已经出现了100例猫抓热（cat scratch fever），亦即猫抓病（cat scratch disease）引起脑炎的报道，多年来在我们的医疗过程中也有过几例，因此我们认为这种情况并不罕见。致病微生物是一种革兰氏阴性杆菌，现在称为翰斯勒巴尔通体（*Bartonella henselae*），以前称为亨氏罗卡利马体菌（*Rochalimaea henselae*）。这种疾病开始为单侧腋窝或颈部腺病，发生在被感染的猫看似无害的抓伤（很少是咬伤）后。我们所熟悉的病例开始时是脑病和高热（体温高于大多数能够引起细菌性脑炎的其他病原微生物），然后是癫痫发作或癫痫持续状态。在HIV患者中，这种微生物还会引起局灶性脑血管炎，在免疫功能低下和免疫功能正常的患者中，还会引起视神经炎和视神经视网膜炎。显示补体固定滴度升高，通过PCR技术检测和手术切除的淋巴结组织的银染色发现病原微生物，都具有诊断意义。单独的抗体滴度的升高不足以支持诊断。

治疗　一线治疗药物是阿奇霉素或多西环素（doxycycline），有时在一些顽固性病例也可使用利福平。红霉素使用得较少。大多数患者可以完全康复，但是我们的一个患者和其他报告了几例患者已经死亡。

炭疽

炭疽（anthrax）这种罕见的脑膜脑炎类型之所以被收入在这章里，是由于目前对炭疽杆菌（*Bacillus anthracis*）作为生物武器的兴趣。Lanska从文献中收集了70例脑膜感染的病例，其中大部分是脑病患者。他估计，只有不到5%的受感染者会患上脑膜脑炎。在2001年美国暴发的一次疫情中，11例炭疽肺炎病例中只有1例出现了这种并发症。大多数病例起源于皮肤炭疽热，反映了自然感染的主要部位。在前驱症状1或几天后，除了典型的暴发性病程外，特别的特征是出血和炎症性的脊髓液。尸检资料中有明显的蛛网膜下腔出血，可能反映了炭疽杆菌（*B. anthracis*）的毒性作用导致血管壁坏死。

治疗　虽然天然分离株对青霉素敏感，但生物工程菌株对青霉素具有耐药性；因此，治疗起始推荐用环丙沙星与克林霉素、利福平或美罗培南（meropenem）联合治疗。一旦发生脑膜脑炎，特异性抗毒素的效果是不明确的。

最近，在免疫抑制患者中，出现了极其类似的由蜡样芽孢杆菌（*Bacillus cereus*）引起的脑膜炎和蛛网膜下腔出血的病例。

布鲁菌病

布鲁菌病是一种全球范围的家畜疾病，经常在动物传染病流行地区传染给人类。在美国，这显然是罕见的，自1980年以来，每年报告的病例数为200例或更少，有些是屠宰场的工人。在20世纪50年代，很多人把它作为慢性疲劳的原因。在中东，由于饮用生牛奶，布鲁菌（*Brucella*）的感染仍很常见。例如，在沙特阿拉伯，al Deeb及其同事们报告了一组400例布鲁菌病，其中13例脑部受累（急性脑膜脑炎、视盘水肿和颅内压增高，以及脑膜血管表现等）。CSF显示淋巴细胞增多和蛋白含量增加。血液和CSF抗体滴度分别高于1∶640和1∶128。还可以表现为结核样骨髓炎，可引起脊髓受压。

治疗　长期治疗使用多西环素与链霉素或庆大霉素联合，另一种选择是使用多西环素加利福平抑制感染。

惠普尔病

惠普尔病（Whipple disease）是一种罕见但经常被讨论的疾病，主要见于中年男性。常见的全身症状包括体重减轻、发热、贫血、脂肪泻、腹痛和腹胀、关节痛、淋巴结病和色素沉着等。较少的情况下，感染伴有许多神经系统综合征。它是由一种革兰氏阳性杆菌，即惠普尔养障体（Tropheryma whippplei）引起的，它主要存在于肠道中。空肠黏膜活检显示，巨噬细胞内充满过碘酸-Schiff（PAS）染色阳性的病原微生物，有诊断意义。在CSF，以及在脑室周围、下丘脑和结节核也发现PAS染色阳性的组织细胞，并弥散地分布于脑组织内。

神经学表现通常以缓慢进展的记忆丧失或亚急性或早期慢性进展性痴呆的形式出现。还发现有核上性眼肌麻痹、共济失调、癫痫发作、肌阵挛、眼球震颤，以及一种高度特征性的运动，被描述为眼咀嚼肌律(oculomasticatory myorhythmia，OMM)(我们看似节律性肌阵挛)，发生率比痴呆综合征低。节律性肌阵挛或痉挛以同步爆发的形式出现，累及几个邻近的区域，主要是眼睛、下颌和面部。这种运动障碍相当特殊，但对惠普尔病不敏感，只有大约 10% 的患者会发生。正如 Matthews 及其同事所指出的，虽然对脑部惠普尔病，小脑性共济失调显然不是太特异的，但却非常常见，在记录的病例中大约有一半发生。几乎所有的肌律都伴有核上性垂直凝视麻痹，它有时也影响水平眼球运动。据推测，神经系统并发症是由于病原微生物浸润脑组织的结果，但这一点尚未得到令人满意的证实。

大约半数的患者有 CSF 细胞数轻度增多，其中一些患者 CSF 中有 PAS 阳性物质。各种脑成像异常已被记录，没有特征性，但可见局部增强病灶或扫描正常。如前所述，诊断主要通过肠道(空肠)活检的 PAS 染色，并辅以肠道组织或来自脑或淋巴结的活检材料的 PCR 检测。如果在中年或老年男性的亚急性进行性肢体和步态共济失调的情况下，如果采用较少侵入性方法没有发现病因，进行这些检查是合理的(见第 5 章)。极少数情况下，神经系统症状可能在没有胃肠道疾病的情况下就出现了(Adams et al，1987)。在 Louis 及其同事对 84 例脑部惠普尔病患者进行的回顾中，71% 的患者有认知改变，半数有精神症状，31% 有肌阵挛，18% 患有共济失调，以及 20% 的患者患有眼咀嚼肌律和骨骼肌律(skeletal myorhythmia)(Schwartz et al)。

治疗　目前推荐的方案是，用青霉素或头孢曲松诱导 2 周，然后用复方新诺明(三甲氧苄啶)或多西环素继续诱导 1 年。另一种方法是头孢曲松治疗 2 周，随后用复方新诺明或四环素治疗一年。已知有抗生素耐药的病例和抗生素治疗后复发的情况。有关详情可参阅 Anderson 的综述。

急性中毒性脑病

我们不确定这个实体的状态，但已被证明了这种紊乱的假定情况，正如 Lyon 及其同事所描述的“儿童不明起源的急性脑病”，一种发热的、有时致命的疾病，不能归结为神经系统的直接感染。由这些作者引进的急性中毒性脑病(*acute toxic encephalopathy*)的术语仍然有一些用途，但必须仔细寻找发热性昏迷的更有特点的原因。在全身性细菌或病毒感染的高发期，儿童会陷入昏迷，癫痫发作不频繁，颈部柔软，CSF 没有变化或只有少量细胞。毫无疑问，这是一种病因多样的疾病，其中常见的有体液过多和电解质失衡、瑞氏(Reye)综合征等(见第 29 章)，以及最常见的可能是感染性脑炎后的免疫状况(见第 35 章)。尽管如此，病例继续被报道，如 Thi 和同事的那些病例，只能被归类为非感染性细菌性脑病或脑炎。来自安大略省伦敦市的研究小组强调了与成人“败血症性脑病”(septic encephalopathy)的相互关系，这是可能的，但尚未得到证实。已经报道的急性坏死性脑病(acute necrotizing encephalopathy)，特别是在亚洲儿童流行性感冒后，可能属于这一类，并包括 Mizuguchi 和同事讨论的一些疾病。

硬膜外和硬膜下颅内感染

硬膜下积脓

硬膜下积脓(subdural empyema)是发生于硬脑膜内表面与蛛网膜外表面之间的一种颅内的(有时椎管内)化脓性过程，主要发生在儿童，随着各种细菌感染的早期治疗使得该病越来越少见。感染通常起源于额窦或筛窦，较少的发生于蝶窦，以及中耳和乳突小房。在婴儿和儿童中，以及不太常见的，在成人中可能由脑膜炎播散而来，而然后的收集物通常是无菌的。其中硬膜下脓肿(*subdural abscess*)一词已适用于这种情况，但正确的名称是积脓(*empyema*)，表明化脓在一个预先形成的空间。潜在的皮质静脉和硬脑膜窦血栓形成是一种常见的伴随疾病。

通常病史包括涉及慢性鼻窦炎或乳突炎，伴有最近突然发作，引起局部疼痛和脓性鼻或耳分泌物增加。在鼻窦炎患者中，疼痛是在眉弓上方或两眼之间，伴有这些部位的压痛，有时还伴有眼眶肿胀。全身不适、发热和头痛，开始是局限性的，然后变得严重和全头痛，并伴有呕吐，是颅内扩散的最初征象。几天后，患者感到困倦和越来越昏睡，并迅速进展为昏迷。大约在同一时间出现局灶性神经体征，其中最重要的是一侧的运动性癫痫发作、偏瘫、偏身麻木、失语，以及侧向共轭注视麻痹。发热和白细胞增多始终存在，颈部通常僵硬。手术后的患者可能更懒惰。

CSF 检查常见压力升高，细胞增多达 50~1 000/mm^3 之间，其中多形核细胞占优势，蛋白质含量升高（75~300mg/dL），葡萄糖含量正常。脊髓液通常是无菌的，但有时也会培养出病原微生物。如果患者是昏睡或昏迷的，进行腰椎穿刺有一定的风险，应该首先进行影像学检查。通过成像，可以发现耳、鼻窦的病变或骨质侵蚀。通过 MRI 能更可靠地显示围绕积脓的膜增强和脓液聚集。儿童脑膜炎后的积脓往往局限于颞叶下表面，可能需要更好地观察冠状面。

发病机制　感染通过骨和硬脑膜扩展直接进入硬脑膜下间隙，或通过静脉窦，特别是上矢状窦的脓毒性血栓形成扩散。硬膜下感染由于肺部感染的血行播散而来很罕见。偶尔也见于从脑脓肿扩散。目前主要是由于鼻窦和颅骨的手术的结果。

在颅骨术后发生的病例中，也会感染葡萄球菌。如果鼻窦是感染源，链球菌［非溶血性和草绿色（*viridans*）］是最常见的病原微生物，其次是兼性厌氧链球菌［通常是米勒链球菌（*streptococcus milleri*）］或拟杆菌（*bacteroides*）。金黄色葡萄球菌（*Staphylococcus aureus*）、大肠埃希菌（*Escherichia coli*）、变形杆菌（*Proteus*）和假单胞菌（*Pseudomonas*）较少成为致病菌。在大约一半与手术无关的病例中，革兰氏染色无法培养或看到病原微生物。

病理学　硬膜下脓液的聚集可从几毫升到 100~200mL 不等，分布在大脑半球上。脓液可向半球间裂隙扩散或被局限于此，偶尔可在颅后窝发现，覆盖小脑。当渗出物清除后，可见蛛网膜混浊，可看到脑膜静脉的血栓形成。潜在性大脑半球受压，致死性病例通常有同侧的颞叶疝。显微镜检查发现在硬脑膜内表面不同程度的渗出物组织，以及下层的蛛网膜有少量中性粒细胞、淋巴细胞和单个核细胞浸润。脑静脉的血栓似乎开始于与硬膜下渗出物最邻近静脉的两侧。大脑皮质的浅层发生缺血性坏死，这很可能是局灶性癫痫和其他大脑功能紊乱体征的原因（Kubik and Adams）。

临床上有几种疾病必须与硬膜下积脓进行鉴别，包括治疗的亚急性细菌性脑膜炎、大脑血栓性静脉炎、脑脓肿（见下文）、单纯疱疹性脑炎（见第 32 章）、急性播散性脑脊髓炎和坏死性出血性白质脑炎等（见第 35 章），以及因细菌性心内膜炎导致的脓毒性栓塞（见本章下文）。

治疗　大多数硬膜下积脓在临床上被发现时，需要进行多个钻孔引流，或者在大脑半球间、颞下或颅后窝等部位行开颅手术。手术过程中应配合适当的抗生素治疗，一般应用第三代头孢菌素和甲硝唑。细菌学的检查结果或不寻常的假定来源可能提示使用不同的药物，特别是新一代头孢菌素。如果不进行这样的抗菌和手术治疗，一些患者会在 7~14 天内死亡。另一方面，及时接受治疗的患者可能会有惊人的良好恢复，包括他们的局部神经功能缺失的部分或完全消退。

与某些小的脑脓肿病例一样，在昏睡或者昏迷出现之前，通过 CT 或 MRI 确认少量的硬膜下积脓的患者，可能对单独使用抗生素治疗就有良好的反应。积脓是否消退通过脑部反复的影像学检查很容易确定（Leys et al）。

脑硬膜外脓肿

脑硬膜外脓肿（cranial epidural abscess）通常与颅骨骨髓炎、来源于耳部或鼻窦的感染，或是外科手术，尤其是额窦或乳突被手术打开或置入外源性器械有关。罕见地，感染是来自远处的来源或从硬脑膜窦血栓性静脉炎向外扩散。脓液和肉芽组织在硬脑膜的外表面聚集，将硬脑膜与颅骨分开。

症状包括局部炎症过程的表现，如额部或耳部疼痛，鼻窦或耳道脓性分泌物，发热和局部压痛。有时颈部会有些僵硬。通常没有局灶性神经体征。少数情况下，可能出现局灶性癫痫发作，或者颞骨岩部感染引起第Ⅴ和第Ⅵ脑神经受累。CSF 通常是透明的，压力正常，但可能含少量的淋巴细胞和中性粒细胞（20~100 个 /mL，少于硬膜下积脓），蛋白质含量轻度升高。

治疗包括抗生素，通常是万古霉素（Vancomycin）和头孢菌素，针对合适的病原体，通常是金黄色葡萄球菌（*S. aureus*）。此后，可能需要切除造成硬膜外感染的额窦或乳突部的病变的骨。治疗结果大多良好。

脊髓硬膜外和硬膜下脓肿（见第 42 章）

脊髓硬膜外和硬膜下脓肿（spinal epidural and subdural abscesses）具有独特的临床特征，并构成重要的神经内科和神经外科急症。它们在第 42 章，脊柱和脊髓的其他疾病中讨论。

颅内脓毒性血栓性静脉炎（另见第 33 章）

硬脑膜窦从全脑将血液引流到颈静脉中。其中最大和最重要的，以及通常涉及感染的是侧（横）窦、海绵窦、岩窦，以及不太常见的纵（矢状）窦。一个由较小的静脉窦和大脑静脉组成的复杂系统将这些大的静脉窦连接起来，并将他们与板障静脉、脑膜静脉以及面部和头皮的静脉相连接。基底部静脉窦与多个鼻窦和乳突小房相连。

通常有证据表明，大的硬脑膜窦的脓毒性血栓性静脉炎（septic thrombophlebitis）是由中耳、乳突小房、鼻窦或上唇、鼻子和眼周围的皮肤感染引起的。其他形式的颅内感染往往使这些病例复杂化，包括脑膜炎、硬膜外脓肿、硬膜下脓肿和脑脓肿。偶尔，感染可由大静脉或硬膜窦的直接损伤引起。各种各样的生物，包括通常栖息在鼻窦和鼻部、面部皮肤的微生物，都可能引起颅内血栓性静脉炎。链球菌和葡萄球菌是最常见的致病微生物。除了发热和预后较差外，以下讨论的脓毒性静脉炎相关的综合征与非感染性静脉血栓引起的综合征相似，如第 33 章，关于脑血管疾病中所讨论的。涉及每个主要静脉窦的综合征之间的一些细微差别在下文中详述。

脓毒性侧（横）窦血栓性静脉炎

脓毒性侧或横窦血栓性静脉炎（septic lateral or transverse sinus thrombophlebitis），通常发生在中耳、乳突或岩骨的慢性感染之后，随之出现耳痛、乳突触痛，一般在数日至数周后，出现全面性头痛，在某些情况下，还有视盘水肿。如果血栓性静脉炎仍然局限于横窦，则没有其他神经体征。如扩散到颈静脉球可引起颈静脉孔综合征（见表 44-1）并累及窦汇（torcula），导致颅内压增高。一侧横窦，通常为右侧，一般比另侧大，这可以解释当它被阻塞时，压力显著升高。然而，上矢状窦的连续受累和它引起皮质静脉的显现可能引起癫痫发作和局灶性大脑体征（见下文）。

当所有形式的脓毒性颅内血栓性静脉炎时，发热通常是存在的，但呈间歇性，而脓毒状态的其他征象可能是明显的。CSF 的压力增加，但成分含量通常正常，可能有少量细胞和蛋白含量适度升高。“耳炎性积水”一词是由 Sir Charles Symonds 引入的，给人以积水是颅内压升高的原因的错误印象。这里提到它是因为他的临床描述，就像许多其他情况一样，仍然是一个经典的来源。

MRI 和 CT 成像是确诊静脉窦血栓的主要手段。MRI 或 CT 也可以检测出在骨或软组织的局部感病灶以及其他继发性变化，如静脉梗死、脑水肿、脓肿和脑积水等。除非存在邻近的感染，否则很难区分脓毒性与无菌性静脉窦血栓形成。某些特征，诸如强烈的对比剂增强是提示感染的。

长期使用大剂量抗生素是治疗的主要方法。抗凝治疗，在小样本的无菌性静脉闭塞中是有益的，虽然价值不确定，但通常也可以使用。

脓毒性海绵窦血栓性静脉炎

脓毒性海绵窦血栓性静脉炎（septic cavernous sinus thrombophlebitis）通常继发于筛窦、蝶窦、上颌窦或眼鼻周围皮肤的感染，有时起源于看似无害的病变。除了头痛、高度波动性发热和全身的中毒征象，还有特征性的局部反应。眼静脉阻塞导致球结膜水肿、突眼，以及同侧眼睑、前额和鼻部水肿。视网膜静脉变得怒张，随后可能出现视网膜出血和乳头水肿。然而，但更常见的情况是，患眼的视力因球后视神经病而丧失，如下所示，眼底却无明显改变。位于海绵窦侧壁的第Ⅲ、第Ⅳ、第Ⅵ和第Ⅴ脑神经的眼支和上颌支受累（见第 33 章），导致上睑下垂、不同程度的眼肌麻痹、眼周疼痛，以及上颌和前额的感觉丧失。在数日内，通过环窦扩散到对侧的海绵窦从而导致双侧症状。海绵窦后部可经上、下岩静脉而被感染，无眼睑水肿或眼肌麻痹等症状，但多伴有展神经和面神经麻痹。CSF 通常正常，除非伴发的脑膜炎或硬膜下积脓。

对于与前部静脉窦血栓形成有关的暴发性变异型，唯一有效的治疗方法是对凝血酶阳性的葡萄球菌、可能革兰氏阴性病原体和厌氧菌使用大剂量的抗生素，如果有静脉窦炎的话。与脓毒性横窦静脉炎一样，抗凝药物已被使用，但其价值尚未得到证实。在我们观察的病例中，脑神经麻痹已有很大程度的消退，但若出现视力丧失，往往会继续存在，结果提示视神经后部的梗死。海绵窦血栓形成必须与静脉窦的毛霉菌病感染和眼眶蜂窝织炎区分开来，后者通常发生在未控制好的糖尿病患者中，并与其他的真菌感染［特别是曲霉菌（*aspergillus*）］、Tolosa-Hunt 综合征（见第 44 章）、海绵窦颈动脉瘘、韦格纳肉芽肿病（Wegener granulomatosis），以及蝶骨翼脑膜瘤等鉴别。

上矢状窦脓毒性血栓形成

上矢状窦脓毒性血栓形成（septic thrombosis of the superior sagittal sinus），这种疾病现在不像由于不受控制的耳和鼻窦感染较常见时导致的脓毒性横窦血栓那么常见了。这种疾病表现为发热、头痛、一侧的抽搐(腿部最常见或最突出),以及无力等,先是在身体的一侧,然后在另一侧,是由于血栓性静脉炎延伸到引流入静脉窦的皮质静脉所致。伴随这些征象的是视盘水肿和颅内压增高。严重的全头痛和头顶痛是一种典型的主诉,但并不是不变的。由于皮质的功能定位是由静脉窦引流的,这种无力可能表现为足的(小腿)单瘫的形式,或者不太常见的,表现为截瘫。感觉丧失可能发生在相同的分布区。也可能看到同向性偏盲或象限盲、失语症、共轭性凝视麻痹,以及尿失禁等(在双侧的病例)。

与无菌性血栓形成的情况一样,MRI 显示上矢状窦血液流空效应的消失证明有血凝块。在 CT 增强扫描的轴位图像上也可以看到类似的变化,通过改变观察窗,以显示矢状窦后部的血栓。在疾病早期进行的 CT 扫描在没有注射造影剂的情况下,通常也能显示出皮质静脉内的高密度血凝块,但只有通过改变观察窗口才能进行仔细研究。

治疗包括大剂量抗生素和延迟治疗,直到血栓再通。虽然没有被证实的益处(就像平淡的脑静脉血栓形成一样),我们还是在这些情况下使用了肝素,除非是有非常大的双侧顶叶的出血性梗死。由于静脉梗死伴随的高度的致痫源性,我们也预防性应用了抗癫痫药物,但还没有临床研究来指导临床医生。瘫痪可完全恢复,或者患者可能会留下癫痫发作和不同程度的下肢痉挛。

所有类型的血栓性静脉炎,特别是那些与耳部、鼻窦感染有关的,可能同时伴有其他形式的颅内化脓性感染,即细菌性脑膜炎,硬膜下积脓或脑脓肿。治疗这些复杂形式的感染必须是个性化的。一般来说,最好的方案是对颅内疾病进行抗生素治疗,并在病情得到控制后决定是否有必要对患病的耳或鼻窦进行手术。不鼓励在抗生素治疗之前对主要病灶进行手术治疗。在合并细菌性脑膜炎的病例中,后者的治疗通常优先于手术治疗脑脓肿和硬膜下积脓等并发症。

颅内静脉窦和脑静脉的无菌性血栓(*aseptic thrombosis of intracranial venous sinuses and cerebral veins*)在第 33 章,关于脑血管病中讨论;与颅内压有关的方面在第 29 章,关于 CSF 循环中讨论。

脑脓肿

除了少数(约 10%)由外部感染(如颅骨复合性骨折、颅内手术、子弹伤)外,脑脓肿是继发于菌血症和身体其他部位的细菌病灶。化脓性肺部感染(肺脓肿、支气管扩张)和细菌性心内膜炎是现代脑脓肿发生最多的原因。目前脑脓肿的比例下降与鼻窦、中耳和乳突小房疾病有关。在起源于耳部的脓肿中,约三分之一位于小脑半球的前外侧,其余位于颞叶的中部和下部。最常累及的鼻窦是额窦和蝶窦,由此产生的脓肿分别位于额叶和颞叶。

发病机制

耳源性和鼻源性脓肿通过直接蔓延进入神经系统,其中中耳或鼻窦骨成为骨髓炎的发源地,穿透硬脑膜和软脑膜,感染可沿主要的颅内静脉扩散。软脑膜静脉和硬脑膜窦的血栓性静脉炎,通过脑组织梗死,使脑组织更容易受到感染性物质的侵袭。侧(横)窦与小脑的紧密的解剖学关系解释了脑的这一部分通过静脉路径感染的频繁。沿着静脉通道的扩散也解释了脓肿有时如何在离中耳或鼻旁窦的原发病灶相当远的距离形成。

如前所述,大多数脑脓肿是转移性的,即血行性的。正如前面所指出的,这些通常可溯源到细菌性心内膜炎或肺部或胸膜的原发的脓毒症灶。偶有盆腔器官、皮肤、扁桃体、牙齿脓肿和非颅骨骨髓炎的感染。

患有先天性心脏缺损伴有右至左分流或肺动静脉畸形[包括奥斯勒 - 韦伯 - 朗迪畸形(Osler-Weber-Rendu malformations)]的患者,可使感染的栓子绕过肺循环到达大脑,尤其容易发生脑脓肿。在大约 20% 的病例中,来源无法查明。

由血行播散引起的转移性脓肿通常位于大脑中动脉的远端(图 31-2),有时可以是多发的,与耳源性和鼻源性脓肿相反。此外,几乎所有的深部脑脓肿都有全身性感染来源。还应该注意的是,孤立性脓肿的临床和影像学特征与脑肿瘤相似。小的粟粒性脓肿可以发展为大的脓肿。

过去曾对由不同病原体引起的心内膜炎的神经病理学效应进行过区分。以前被划分为急性细菌性心内膜炎(ABE)和亚急性细菌性心内膜炎(SBE),现在已经被病原体的毒力特征所代替。例如,由于低毒力链球菌(α 和 γ 链球菌)植入脑部而引起的心内膜炎,或以前因风湿热而受损的心脏瓣膜上的类似病原体很少引起脑脓肿。相比之下,诸如金黄色葡萄球菌(*Staphylococcus aureus*)和革兰氏阴性细菌等病原体有引起脓肿的倾向。所有形式的心内膜

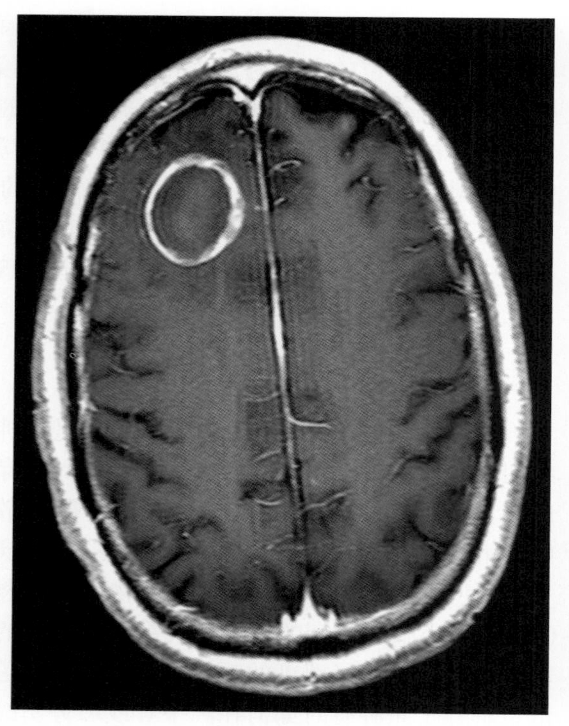
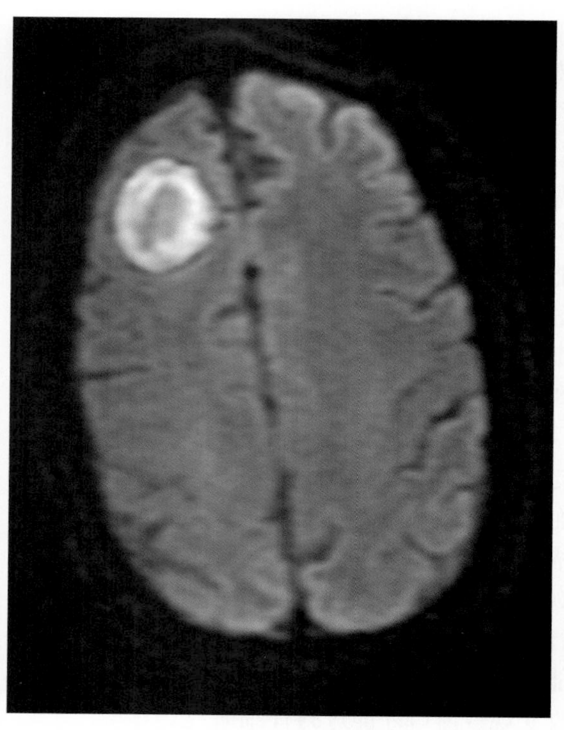

图 31-2 MRI 显示一例 55 岁男性右额叶脑脓肿，合并细菌性心内膜炎（金黄色葡萄球菌）。可见特征性边缘钆强化（左图）和脓肿内弥散受限（右图）

炎所致的脑损伤都是由赘生物碎片和细菌栓塞血管引起的，这导致脑组织梗死和受累血管和覆盖的脑膜周围的局限性炎症反应（脑炎）。这是该过程的后续演变，取决于病原微生物侵入内在趋势。因此，以前区分急性与亚急性细菌性心内膜炎的方法已变得不太有用了。卒中的脑综合征可能是该病的第一个临床表现。随着时间的推移，有时在几天内，但通常更长时间，发炎的动脉可能形成动脉瘤［霉菌性动脉瘤（mycotic aneurysm）］，随后会引起脑实质或蛛网膜下腔出血（见第 33 章）。细菌性脑膜炎极少并生脓肿，大多数情况下 CSF 是无菌的，但也有例外。

急性心内膜炎患者出现快速进展的大脑体征通常是由脓毒性栓塞性梗死或出血引起的，而不是由脓肿引起的。抗凝并没有显示可以降低心内膜炎栓塞的发生率；诱发出血的风险是不确定的，但是过去出血率可能被高估。对于在人工心脏瓣膜上发生心内膜炎的患者，可继续进行抗凝治疗，但如果出现出血性脑梗，则需暂停治疗。目前进行的抗凝治疗不需要撤销，除非脑出血进展了。

估计约有 5% 的先天性心脏病（*congenital heart disease*）患者并发脑脓肿（Cohen；Newton）。从另一个角度看，在儿童中，60% 以上的脑脓肿与先天性心脏病有关。脓肿通常是孤立的，这一事实，加上潜在的可纠正的心脏异常，使得认识在先天性心脏病中的脑脓肿具有相当重要的实际意义。由于某些未知的原因，与先天性心脏病相关的脑脓肿在 3 岁之前是罕见的。法洛四联症是涉及的最常见的异常，但脓肿可发生在任何从右到左的心内分流或肺分流，使静脉血返回心脏进入体循环，而不是首先经过肺。肺栓子，通过增加右心背压，可以打开一个隐匿的卵圆孔。肺动静脉畸形也有类似的效应。近一半报告的肺动静脉瘘病例有遗传性出血性毛细血管扩张症（Osler-Weber-Rendu 病）。当肺部的过滤作用被绕过时，各种来源的化脓性细菌或受感染的栓子可能会进入大脑，在那里，在静脉淤滞和可能梗死的辅助作用下，形成了脓肿。

病因

引起细菌性脑脓肿最常见的微生物是剧毒性链球菌，其中有许多是厌氧或微需氧菌。这些病原体通常与其他厌氧菌（多种微生物）组合出现，特别是拟杆菌（*Bacteroides*）、梭杆菌（*Fusobacterium*）和普雷沃菌（*Prevotella*），和不太常见的，丙酸杆菌（*Propionibacterium*）（类白喉菌），以及可能与嗜血杆菌种（*Hemophilus species*）、肠杆菌科，如大肠埃希菌（*E. coli*）和变形杆菌（*Proteus*）结合。葡萄球菌通常也可引起脑脓肿，但是肺炎双球菌、脑膜炎球菌和流感嗜血杆菌（*H. influenzae*）极少引起。此外，革兰氏阳性高等细菌如放线菌（*Actinomyces*）和诺卡菌（*Nocardia*）以及某些稍后讨论的真菌，特别是念珠菌（*Candida*）、毛霉菌（*Mucor*）和曲霉菌（*Aspergillus*），在某些病例中被分离出来。

病原体的类型往往因脓肿来源不同而各异，葡萄球菌脓肿通常是意外创伤或手术创伤的结果，有时是心内膜炎的结果，特别是在静脉吸毒者中，由耳部感染引起的脓肿通常含有口咽部菌群，包括厌氧菌和肠道菌；而厌氧链球菌通常是从肺和鼻旁窦转移来的。肺部诺卡菌感染是引起诺卡菌脑脓肿的诱因，常见于免疫抑制患者；这一诊断是可疑的，因没有肺浸润。在免疫抑制患者中，脑脓肿通常来自非细菌微生物，真菌和寄生虫（弓形体）最多见，虽然分枝杆菌很常见，但也有李斯特菌和类鼻疽呈现，但是构成了伴有小脓肿的脑病的特殊病例。因此，在等待细菌和真菌培养结果的同时，了解以前的病史使患者得到适当的治疗。

病理

局部的炎性渗出物、脓毒性血管的血栓形成，以及退化的白细胞聚集代表脑对细菌入侵的早期反应。坏死组织周围是巨噬细胞、星形胶质细胞、小胶质细胞和许多小静脉，其中一些显示内皮增生，含有纤维蛋白，并有多形核白细胞套袖反应。白质周围有间质性水肿。在这个阶段，很少有尸体解剖的观察，病变边界不清，往往由于炎症病灶的合并而扩大。“大脑炎”（cerebritis）一词泛指局部化脓性脑炎或未成熟的脓肿。

几天内，炎性反应的强度开始减弱，感染趋于局限化。脓肿的中心呈现出脓液的特征，在外周，成纤维细胞从新生血管外膜开始增生并形成肉芽组织，在感染发生 2 周内病理上容易识别，但在 MRI 上较早表现明显的扩散受限（见图 31-2）。当脓肿变得较慢性时，肉芽组织被胶原结缔组织替代。在实验动物和人类中也注意到，脓肿的囊厚度不均匀，通常是内侧壁（脑室旁）较薄。这些因素解释了脑脓肿倾向于深入白质并产生了脓肿或一连串脓肿和广泛的周围脑水肿。在某些情况下，这一过程会导致灾难性地破入脑室。

临床表现

头痛可能是颅内脓肿最常见的初始症状，但这有所不同，相当多病例是被偶然发现的。其他早期症状，大致按其频率排序是，困倦和精神错乱，局灶性或全面性癫痫发作，以及局部的运动、感觉或言语障碍。发热和白细胞增多并不会持续存在，这取决于脓肿出现时的发展阶段（见下文）。在隐匿慢性耳、鼻窦、肺部感染的患者中，近期感染症状加重常早于脑症状的出现。在没有明显感染病灶的患者中，头痛或其他大脑症状可能在轻度一般健康不良或先天性心脏病的背景下突然出现。在一些患者中，细菌侵犯脑部可能是无症状的，或者可能只伴有一种暂时性的局灶性神经紊乱，如脓毒性栓子短暂停留在脑动脉中。有时颈部僵硬伴全面性头痛，提示脑膜炎的诊断（特别是部分治疗的患者）。

局部神经体征迟早会变得明显，然而，就像视盘水肿一样，它们在病程中出现得相对较晚。局灶性神经系统缺失的性质，自然是取决于脓肿的部位，如在第 21 章中详细说明的。在小脑脓肿（*cerebellar abscess*）中，头痛一般是在耳后或枕后，这些迹象是大脑这部分疾病的征兆。

脑脓肿的危险之处在于，全身感染的征象可能完全不存在。脑感染的侵袭阶段可能如此不明显，病程如此迁延，以至于整个临床表现可能与恶性脑肿瘤没有什么不同。虽然轻微发热（*fever*）是脑脓肿早期侵袭期的特征，但当脓肿被包裹时，体温可恢复正常，白细胞增多变为正常。沉降速度通常增快。虽然不推荐腰椎穿刺，但在脓肿形成的早期，CSF 压力适度升高；CSF 细胞数轻到中度增高，10%~80% 是中性粒细胞；蛋白质含量适度升高，但很少超过 100mg/dL。糖含量不降低，CSF 是无菌性的，除非有伴发的细菌性脑膜炎。如前所述，脑脓肿与急性细菌性脑膜炎一起出现是罕见的。在有些患者中，脑脓肿合并硬膜下积脓；这些病例的临床表现可能非常复杂，尽管还是以头痛、发热和局灶性体征为主。在少数病例，特别是部分治疗的病例，没有 CSF 异常，并且血沉也可能是正常的。

从这一概述中可以明显看出，脑脓肿的临床表现远非是定型的。虽然头痛是大多数患者最显著的特征，在另一些患者中，癫痫或某些局灶性体征可能为主，而相当数量的患者仅表现为颅内压升高的征象。在某些情况下，症状在一周内迅速发展，新的症状一天天地增加。在这种情况下，只有当进行脑成像评估头痛或其他症状时发现环状增强肿块，脓肿才会变得明显。即便如此，成像识别也不总是那么简单，通常取决于成熟脓肿典型的均匀增强的包膜的存在(见下文)。脑脓肿的一个令人印象深刻的特征是其症状发展的不可预测性,特别是在儿童中。因此,一个临床状况似乎已经稳定的患者,可能会在几小时或一两天内发展到不可逆转的昏迷状态。通常是由于脓肿破裂进入蛛网膜下腔或脑室的CSF中。

诊断

CT和MRI是最重要的诊断工具。在CT扫描,显示脓肿的包囊强化,脓肿的中心和周围水肿的白质呈低密度。在MRI检查时,在T1加权像,包囊增强,脓肿内部低密度和显示弥散受限;在T2加权像,周围水肿明显,包囊为低信号,病变内有不同的弥散限制(图31-2,右图)。朝向侧脑室的一侧脓肿包膜往往是较薄的。脑炎表现为密度降低的点状区域,并呈现钆增强。几乎所有大于1厘米的脓肿都能得到阳性扫描。如果CT和MRI增强检查为阴性,就几乎不可能是脑脓肿。血液培养、血沉和胸部X线片在脑脓肿的完整诊断中是必不可少的,尽管必须承认,血液培养除了急性心内膜炎的情况可能是无结果的。

如果没有明显的感染源,而只有肿块病变的征象和症状,鉴别诊断包括结核或真菌脓肿、胶质瘤、转移癌、弓形体病、硬膜下血肿、基底节或丘脑亚急性梗死,以及正在消退的脑出血或梗死。有时只有手术探查才能解决这个问题,但是当只获得炎症性和胶质组织,在解释特别是立体定向活检时必须谨慎,因为这些改变可能出现在脓肿或肿瘤附近。

治疗

在脑炎和早期脓肿形成的阶段,它基本上是急性局灶性脑炎,颅内手术完成得很少,很可能只增加进一步的损伤和脑组织的肿胀,并可能扩散感染。在这一阶段,一些病例可以通过适当使用大剂量抗生素治愈。即使在对脑内肿块进行细菌学检查之前,也可以使用某些抗生素,并根据敏感情况进行选择(万古霉素,第二代或第三代头孢菌素,如头孢曲松等,以及或美罗培南或甲硝唑等)。如果怀疑或分离出青霉素或苯唑西林(oxacillin)敏感菌,这些药物优于万古霉素,这些药物每日分次静脉注射。甲硝唑被胃肠道很好地吸收,可口服给药,剂量为每6小时500mg。

抗菌药物的这种选择是基于这样一个事实,即厌氧链球菌和拟杆菌(*Bacteroides*)经常是病原体,而且大多数脓肿是多种微生物。如果最近有过神经外科手术或头部创伤,或有这种微生物的明显的细菌性心内膜炎,就可为推测葡萄球菌感染的证据。由口腔源性细菌引起的脓肿必须考虑有革兰氏阴性菌的高频率;青霉素和甲硝唑通常是足够的,但第三代或第四代头孢菌素,诸如头孢噻肟(cefotaxime)或头孢吡肟(cefepime)静脉注射也经常使用。在牙源性脓肿中,用头孢菌素覆盖革兰氏阴性菌可能是不必要的。在所有病例中,建议进行数周的治疗。

ICP的初始升高和危险的颞叶或小脑疝可以通过静脉注射甘露醇(或高渗盐水)和地塞米松6~12mg,每6小时1次,来控制。如果病情没有开始迅速好转,就必须进行立体定向抽吸脓肿或通过开放性手术切除脓肿,这也可经革兰氏染色和培养做出准确的病因诊断。是否穿刺抽吸或切开取出脓肿的决定,取决于脓肿的部位、临床体征的过程以及重复扫描显示的占位效应和周围水肿的程度等。

只有当脓肿是孤立的、表浅的、包膜完好或伴有异物时,才应尝试进行全切除;如果脓肿位置较深,目前选择的方法是进行立体定向抽吸,必要时可反复进行。如果脓肿所处的位置导致梗阻性脑积水,例如,在邻近第三脑室的丘脑或者在小脑,建议切除或抽吸肿块,并在有限的时间内进行脑室外引流。虽然对于颅后窝和真菌性脓肿,我们通常推荐或者完全切除,或如果脓肿深在就进行抽吸,但对于最佳手术入路仍缺乏一致意见。一些神经外科医生在抽吸后向脓腔内灌注抗生素,但这种治疗的疗效很难判断。

如果患者在治疗前开始进入昏迷状态,效果是很不满意的;在过去,超过50%的此类患者会死亡。如果在患者清醒时开始治疗,死亡率为5%~10%不等,甚至多发性转移性脓肿也可能有反应。约30%的幸存患者会留下神经系统后遗症,其中,局灶性癫痫是最麻烦的。先天性心脏病患者的脑脓肿在成功治疗后,应是纠正心脏异常的指征,以防止复发。如果脓肿没有其他明显的原因,甚至可以考虑使用介入或开放手术方法关闭卵圆孔未闭。

亚急性和慢性脑膜炎

有许多感染过程可诱发软脑膜的炎症,比先前描述的急性形式程度轻,但更慢性的形式。包括一些细菌性和大多数真菌性感染、结核病、梅毒、莱姆病、艾滋病毒(HIV)感染,以及假定的非传染性原因,诸如淋巴瘤、结节病、韦格纳(Wegener)肉芽肿和其他疾病。正如 Ellner 和 Bennett 在几十年前所指出的,慢性脑膜炎的临床综合征包括意识模糊或认知能力下降、癫痫发作,不出现大脑的偏侧体征和局灶性体征,伴或不伴有头痛,以及轻度的颈部僵硬。在大多数情况下,很少或没有发热或其他的感染表现。CSF 通常不会检出病原体,因为这些微生物通常在本质上很难以检测和培养。亚急性和慢性脑膜炎的主要可识别形式描述如下。第 32 章提出了解决慢性非细菌性脑膜炎(无菌性脑膜炎)的复杂问题的方法,在这种情况下无法找到病因,应与本小节一起参考。

结核性脑膜炎

在美国和大多数西方国家,结核性脑膜炎(tuberculous meningitis)的发病率自第二次世界大战以来一直在稳步显著地下降,直到最近,结核性脑膜炎的发病率一直与全身性结核病的发病率相当。大约从 1985 年开始,美国全身性肺结核(和结核性脑膜炎)的发病率出现了中等度的增长,每年增长 16%,而在此之前的 30 年平均每年下降 6%(Snider and Roper)。这部分地由于艾滋病毒的出现。事实上,结核病可能是 HIV 感染的第一个临床表现(Barnes et al);在艾滋病毒携带者中,结核病的发病率几乎是一般人群的 500 倍(Pitchenik et al)。在发展中国家,特别是在撒哈拉以南的非洲,最近估计的结核病发病率表明是美国的 25 倍,这在很大程度上也是因为艾滋病毒感染的流行。在艾滋病毒得到更好控制的地区,结核病发病率上升的趋势最近已得到了扭转。

发病机制

结核性脑膜炎通常由抗酸微生物结核分枝杆菌(*Mycobacterium tuberculosis*)引起,特别是牛分枝杆菌(*Mycobacterium bovis*)、禽分枝杆菌(*Mycobacterium avian*)、堪萨斯分枝杆菌(*Mycobacterium kansasi*)和偶发分枝杆菌(*Mycobacterium fortuitum*)(最后一种发生在神经外科手术和颅脑创伤后)。艾滋病毒的出现导致由主要微生物 HIV 和非典型分枝杆菌引起的病例显著增加。在 70 年前的一篇专著中,它的信息如同今天一样,Rich 描述了结核性脑膜炎发病的两个阶段:首先一种细菌在脑膜的播种和在软脑膜下区域形成结节,随后是一个或多个结节破裂和细菌进入蛛网膜下腔。认为结核性脑膜炎总是起源于结节(例如,粟粒性疾病的一部分),与其他细菌性脑膜炎血行性植入的传统观念相比,这一观点一直存在争议。

病理表现

小的、离散的白色结节散布在大脑半球的底面,而在凸面较少。病理过程主要集中在基底部脑膜,表现为浓稠的凝胶样渗出液积聚,脑桥池和脚间池消失,并延伸到围绕延髓、第三脑室底和丘脑下部区,视交叉,以及颞叶的底面等的脑膜。可能有多个小脓肿(图 31-3)或在软脑膜有较均匀的渗出物(图 31-3)。相比之下,凸性几乎不受影响,可能是因为相关的脑积水使大脑蛛网膜下腔消失。在镜下,脑膜结节与身体其他部位相似,由中央干酪样区组成,周围环绕类上皮细胞和一些巨细胞、淋巴细胞、浆细胞和结缔组织等。渗出物由纤维蛋白、淋巴细胞、浆细胞、其他单个核细胞,以及一些多形核白细胞组成。室管膜和脉络膜丛布满了微小的闪亮的结节。渗出液也包绕在脊髓周围。与典型的细菌性脑膜不同,这种疾病的过程并不局限于蛛网膜下腔,而是经常穿透脑膜和室管膜并侵入底层脑组织,因此这一过程是真正的脑膜脑炎(*meningoencephalitis*)。

其他病理变化取决于这一疾病过程的长期性,并总结发生在亚急性和慢性阶段的其他细菌性脑膜(见表 31-1)。炎症渗出物穿过蛛网膜下腔时经常累及脑神经,实际上,比典型的细菌性脑膜炎更常见。动脉可能发生炎症和闭塞,伴有脑梗死。基底池的阻塞经常导致脑膜的梗阻性脑积水;明显的室管膜炎伴有导水管或第四脑室 CSF 阻塞是较少见的原因。有时渗出物以脊髓周围为主,导致多发性脊髓

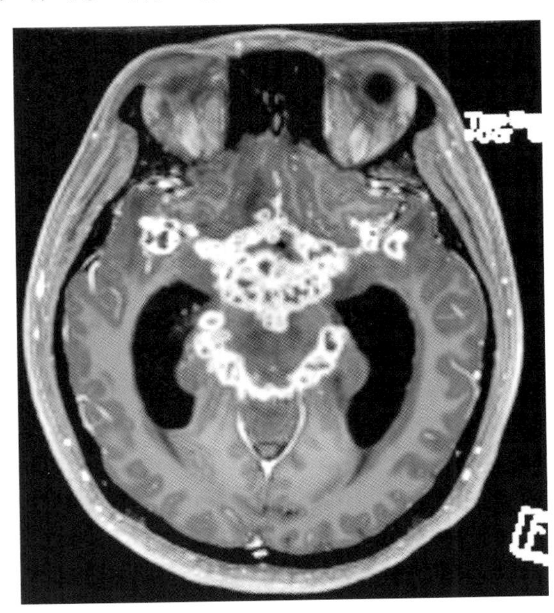

图 31-3 结核性脑膜炎的 MRI 显示基底脑膜的钆强化,反映多发脓肿,伴脑积水和脑神经麻痹

神经根病和脊髓压迫。

临床特征

结核性脑膜炎发生于所有年龄段的人。以前，它在幼儿中较常见，但现在它在成年人中更为常见，至少在美国是这样。早期表现通常是低热、周身不适、头痛（超过 50% 的病例）、无精打采、精神错乱，以及颈部僵硬（75% 的病例），伴有 Kernig 征和 Brudzinski 征。结核性脑膜炎的特征是这些症状的发展比细菌性脑膜炎要慢得多，通常需要一周或两周的时间，有时更长。在幼儿和婴儿中，冷漠、应激性过度、呕吐和癫痫发作是常见症状，然而，颈部强直可能不明显或完全不存在。

由于本病固有的长期性，在确认感染时（20% 的病例）可能存在脑神经受累的征象（通常是眼肌麻痹，面瘫或耳聋不太常见）和视盘水肿。偶尔，本病可因出血性梗死而迅速发生局灶性神经功能缺失，伴有颅内压增高的征象或脊髓和神经根的症状。低体温和低钠血症是我们发现的几个脑膜炎病例时的附加特征。

大约三分之二的结核性脑膜炎患者在其他部位证明有活动性结核，通常在肺部，偶尔在小肠、骨骼、肾脏或耳。然而，在一些患者中，只发现了肺部非活动性结核，而在另一些患者中，没有神经系统之外结核的证据。如上所述，在我们的成人患者中，结核性脑膜炎现在主要出现在艾滋病毒携带者身上，但也见于酗酒者，以及从亚洲、非洲、印度和苏联某些地区移民的人。除了出现耐药结核菌外，HIV 感染似乎对结核性脑膜炎的临床表现或转归没有太大改变。然而，另一些持反对观点的人指出，艾滋病患者的细菌感染过程加速，更多地累及肺以外的器官。无论艾滋病毒感染是否改变结核性脑膜炎的自然史，对艾滋病毒感染的治疗是至关重要的，建议应在开始抗结核治疗后 2 周内开始治疗。

如果结核性脑膜炎未经治疗，其病程特征是意识混乱和逐渐加深的昏睡和昏迷，并伴有脑神经麻痹、瞳孔异常、局灶性神经功能缺失、颅内压升高，以及去大脑姿势，通常如果不进行治疗，发病后 4~8 周内就会出现致命的结局。

实验室检查

最重要的诊断试验是腰椎穿刺，最好在使用抗生素前进行。CSF 压力通常增高，很少超过 50~500/mm^3 白细胞。在疾病早期可能有或多或少同样数量的多形核白细胞和淋巴细胞，但在大多数病例，几天后淋巴细胞就占优势。然而，在一些病例中，结核分枝杆菌（*Mycobacterium tuberculosis*）引起持续的多形核的 CSF 白细胞增加，这种 CSF 反应模式的其他原因是诺卡菌（*Nocardia*）、曲霉菌（*Aspergillus*）和放线菌（*actinomyces*）（Peacock）。CSF 蛋白含量总是升高，大多数病例在 100~200mg/dL 之间，但如果 CSF 在脊髓周围流动受阻，其含量会更高。糖含量常降至 40mg/dL 以下，但很少降至常规细菌性脑膜炎观察到的极低值，糖含量下降缓慢，可能在患者入院后几天才明显下降。在大多数情况下，血清钠通常减少，是由于抗利尿激素（ADH）分泌不当或肾上腺结核引起的艾迪生病（*Addison disease*）状态所致。在过去，大部分是由低浓度的 CSF 氯化物组成。

大多数（85%）结核性脑膜炎患儿的结核菌素皮肤测试呈阳性，但在携带或不携带 HIV 的成年人中，这个比率要低得多，最多为 40%~60%。在当今时代，γ- 干扰素释放试验被用来记录以前或现在的结核病感染。Sali 和同事指出，这种血液检测似乎高度敏感，但并不完美，对脑膜炎患者的活动性结核感染有 90% 的特异性，但在高阳性率的流行地区必须谨慎。该测试已在 CSF 中使用，结果类似，但尚不清楚作为常规试验是否有价值。

以前使用的常规方法证明 CSF 中结核分枝杆菌的不一致，而且往往太慢，无法立即做出治疗的决定。齐 - 尼（ZiehlNeelsen）染色法对 CSF 沉积物涂片中结核分枝杆菌的传统鉴定的成功不仅与病原菌的数量有关，而且与寻找它们的持久性有关。虽然有培养结核菌的有效方法，然而由于细菌数量通常很少，必须注意适当的技术。送检 CSF 的数量至关重要，培养数量愈大，获取病原体的机会愈多。除非使用一种新的技术，否则在培养基中 3~4 周是看不到生长的。

目前，广泛使用的聚合酶链反应（PCR）从 CSF 中扩增，它能够快速地检测少量结核分枝杆菌。据称该测试的灵敏度接近 80%，但有 10% 的假阳性率。还有一种快速培养技术，可以在不到一周的时间内鉴定出这些微生物。然而，即使是这些新的诊断方法也可能产生不确定的结果，或者需要几天的时间来证明该微生物，而且不能指望它们来排除诊断。基于这些原因，如果推定疑诊为结核性脑膜炎，并合理地排除了隐球菌病及其他真菌感染和脑膜瘤，就可以及时进行治疗，而不必等到细菌学检查的结果。

影像学检查对存在或发生颅内压升高、脑积水或局灶性神经功能缺失的患者是有用的。可以见到一个或多个结核瘤（图 31-3 和图 31-4），或者 Willis

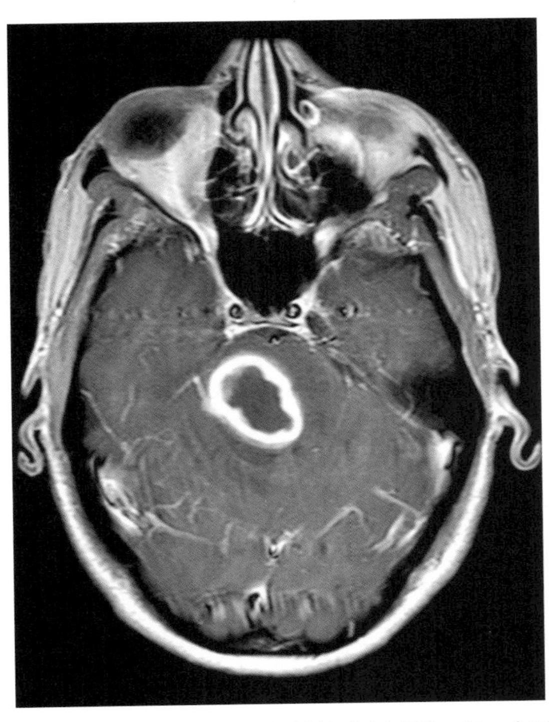
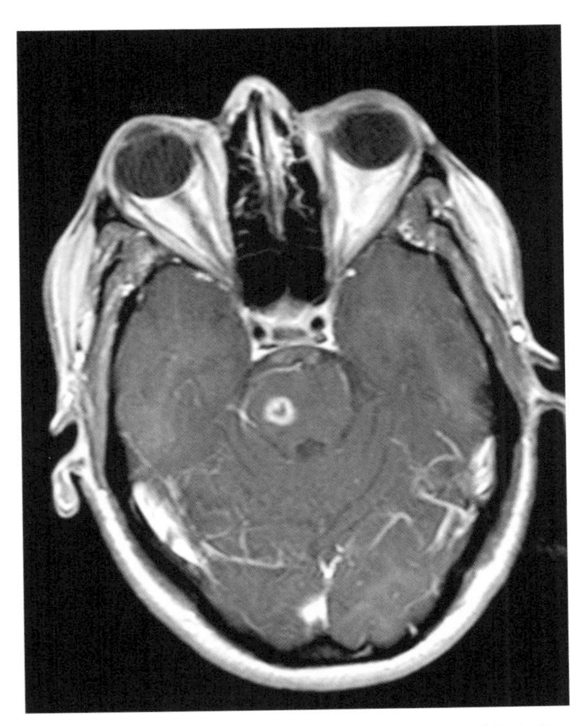

图 31-4　在钆增强 MRI 上的脑桥结核瘤（左图）。有一个厚的、均匀的强化边缘。该肿块临床上好像一个恶性脑瘤。右图显示抗结核治疗后的同一病灶

环或主要分支血管闭塞导致的深部脑梗死。MR 或 CT 血管造影可显示肉芽肿浸润动脉壁而引起的血管闭塞性病变。

其他类型中枢神经系统结核

结核性浆液性脑膜炎

结核性浆液性脑膜炎（tuberculous serous meningitis）的疾病本质是一种自限性脑膜炎，在结核病流行的国家较常见。CSF 在一些病例，而非全部病例中显示白细胞数适度增加，蛋白含量正常或升高，糖含量正常。在一些病例中出现头痛、嗜睡和意识模糊，并有轻微的脑膜刺激征。第一个注意到这一综合征的 Lincoln，认为这是对邻近结核病灶的脑膜反应，没有进展为明显的脑膜炎。

结核瘤

结核瘤（tuberculoma）的结核性肉芽组织的肿瘤样团块，最常见是多发的，但也有单独发生的，在脑实质中形成，直径 2~12mm 不等（见图 32-4）。大的结核瘤可能会产生占位病变症状，而脑室周围的结核瘤可能会引起梗阻性脑积水，但许多不伴有局灶性脑疾病的症状。在美国，结核瘤很罕见；然而，在发展中国家，它们占所有颅内占位病变的 5%~30%。在一些热带国家，小脑结核瘤是儿童最常见的颅内肿瘤。由于它邻近脑膜，CSF 通常含有少量的淋巴细胞和蛋白升高（浆液性脑膜炎），但糖含量不降低。除了在艾滋病患者，真正脑部的结核性脓肿是罕见的。我们的 2 例患者表现为脑干结核瘤，有浆液性脑膜炎，发展为致死性广泛性结核性脑膜炎。

脊髓神经根炎

在结核感染的病程中，脊髓可能受到几种方式的影响。除了压迫脊神经根和脊髓[脊髓神经根炎（myeloradiculitis）]，引起脊髓休克，炎性脊膜渗出物还可侵犯其下面的脊髓实质，引起脊髓后侧索和脊神经根疾病的体征。脊髓综合征还可能伴发脊柱的结核性骨髓炎，伴有脊髓受到硬膜外脓肿、肉芽组织团块[波特病（Pott disease）、波特截瘫（Pott paraplegia）]的压迫，或不太常见的，受到脊柱成角的机械作用的压迫。Pott 病是一种脊柱结核性骨髓炎，导致椎体受压，并在胸椎或上腰椎水平出现高度特征性的后凸畸形，在第 42 章中讨论。

中枢神经系统结核性感染的治疗

结核性脑膜炎的治疗包括在前 2 个月联合使用 4 种药物，即异烟肼（INH）、利福平（RMP）、乙胺丁醇（EMB）和 / 或吡嗪酰胺（PZA）。一些治疗方案省略了最后一种药物 PZA，但最近来自美国各学会的推荐更愿意使用 4 种药物的组合。替代方案是 INH、PZA、大剂量 RMP 和莫西沙星（moxifloxacin）。所

有这些药物都有穿透血脑屏障（BBB）的能力，而 INH 和 PZA 在这方面更优于其他药物。结核分枝杆菌的耐药菌株正在出现，需要使用二线药物。已经指出，来自某些地区的个体有较高的 INH 耐药率，有时还出现耐 EMB 耐药株。在这些多药耐药的病例中，必须添加乙硫异烟胺（ethionamide，ETA）作为第 5 种药物。抗生素必须长期使用，如已给予一线治疗，则必须使用 9~12 个月（尽管可能没有必要在整个疗程中全都使用 3 或 4 种药物）。

异烟肼是唯一最有效的药物。它可以单一剂量给药，成人每日剂量为 5mg/kg，儿童为 10mg/kg。它最重要的副作用是神经病和肝炎，特别是对酗酒者。每天服用 50mg 吡哆醇可以预防神经病。对于出现肝炎症状或肝功能检查异常的患者，应停用 INH。RMP 通常的剂量是为成人每天 10mg/kg，儿童每天 15mg/kg。乙胺丁醇（EMB）每日单剂量为 15mg/kg。乙硫异烟胺（ETA）的剂量为成人每天 15~25mg/kg，由于它可能刺激胃，在餐后分次服用。后两种药物（EMB 和 ETA）可能引起视神经病，因此服用这两种药物的患者应定期进行视力检查和红绿颜色辨别。乙胺丁醇在使用剂量超过 20mg/kg 时，会引起视神经病，这是发展中国家可预防的视神经病的主要原因。肾衰竭和体重下降是药物毒性水平的风险。吡嗪酰胺（PZA）每日 1 次，剂量为 20~35mg/kg。皮疹、胃肠紊乱和肝炎是主要的不良反应。除了 INH，所有这些药物只能口服或胃管给药。INH 和利福平可静脉给药。

糖皮质激素（*corticosteroids*）可用于那些因蛛网膜下腔阻塞或颅内压升高而危及生命的患者，但只能与抗结核药物联合使用。在越南进行的一项随机研究，包括感染人类免疫缺陷病毒患者和没有感染的患者，显示添加静脉滴注地塞米松（每天剂量 0.4mg/kg，使用 1 周，然后逐渐减少剂量维持 3~6 周），使死亡率从 41% 下降到 32%，但对后遗的残疾没有影响（Thwaites et al）。

颅内结核瘤也需要如上所述的类似的抗生素治疗。在这些药物的影响下，结核瘤可能变小，而小的结核瘤最终会消失或钙化，通过 CT 扫描可以判断；如果没有变小，特别是如果有“占位效应”，切除可能是必要的。脊柱骨髓炎或局部肉芽肿合并脊柱不稳定或脊髓受压（Pott 截瘫）患者应在化疗初期疗程后进行手术探查，并应尝试做结核病灶切除。然而，我们已经通过硬项圈固定使患者制动和口服三联药物治疗（在患者的父亲的建议下，他是一名印度内科医生），一旦确定脊柱稳定，项圈就可以摘除。因此，如果能安全地获取屈曲 - 伸展位的 X 线片，则是有价值的。

预后

中枢神经系统结核患者的总体死亡率仍然很高（约 10%），婴儿和老年人的风险最大。在艾滋病毒感染者中，结核性脑膜炎的死亡率要高得多（在 Berenguer 等的系列中为 21%），这是诊断延迟的结果，更重要的是，一些患者对抗结核药物产生耐药性（Snider and Roper）。在发达国家，大多数耐药结核病是间歇性无效治疗的结果。因此，直接观察的治疗至少要 2 个月，“短期疗程”（DOTS）已成为许多地区患者的常规治疗。（另见第 42 章中，“结核性脊髓炎”。）早期诊断，正如所预期的那样，提高了生存的机会。在病情晚期接受治疗的患者中，当随后发生昏迷时，死亡率接近 50%。20%~30% 的幸存者表现出各种各样的神经后遗症，其中最重要的是智力功能减退、精神障碍、反复的癫痫发作、视力和动眼障碍、耳聋，以及轻偏瘫。Wasz-Hockert 和 Donner 对此做了详细的描述。

神经梅毒

神经梅毒（neurosyphilis）的发病率，像中枢神经系统结核一样，在第二次世界大战后的几十年里随着青霉素的出现而急剧下降。例如，在美国，因神经梅毒而第一次入院的精神病患者比率从 1946 年的每 10 万人 4.3 人下降到 1960 年每 10 万人 0.4 人。然而，近年来，无论是无免疫功能受损的个体，还是艾滋病毒感染者中，报告的早期梅毒病例数量增加了。值得注意的是，神经梅毒的临床表现从实质的损害，现在已相当罕见，转变为一种慢性脑膜血管疾病，特别是在 HIV 感染的患者。先天性梅毒是一个特殊的问题，在第 37 章中，与发育性疾病一起讨论。

病因和发病机制

梅毒是由苍白密螺旋体（*Treponema pallidum*）引起的，螺旋体是一种细长的、螺旋状可活动的生物。图 31-5 总结了从原发性感染到各种形式的神经梅毒疾病。

神经梅毒感染的初始事件是脑膜炎，大约 25% 的梅毒病例发生脑膜炎。密螺旋体通常在接种人体后的 3~18 个月内侵入 CNS。如果第 2 年的年底前神经系统没有受到影响，患者由于最初的感染而患上神经梅毒的概率只有二十分之一。5 年后，罹患

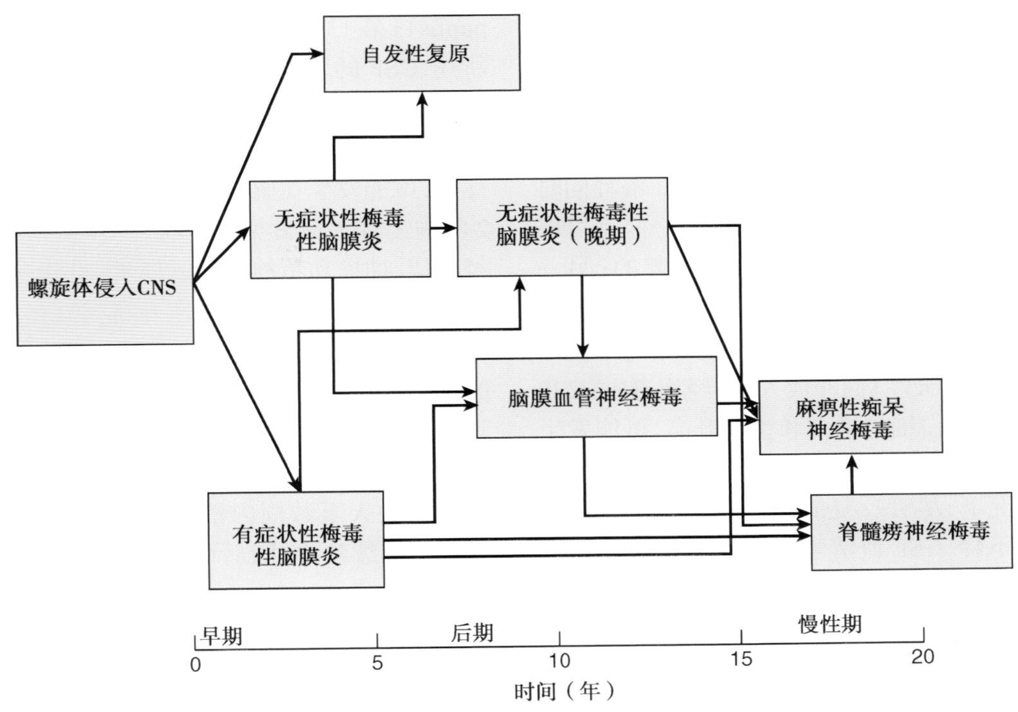

图 31-5　神经梅毒的演化图

神经梅毒的可能性降至 1%。通常脑膜炎是无症状的，只能通过腰椎穿刺发现。特别地，它更严重会引起脑神经麻痹、癫痫发作、卒中，以及颅内压升高的症状。在当今时代，临床医生忽视了考虑神经性梅毒伴有这些综合征的可能性，是可以理解的。脑膜炎可能以无症状的状态持续，并最终在一段时间后，可导致实质的损害。然而，在某些情况下，脑膜炎会自然消退。

所有形式的神经梅毒都是从脑膜炎（和脑膜的炎症）开始的，脑膜炎是所有形式的神经梅毒必然的伴发症状。早期临床综合征是无菌性脑膜炎和脑膜血管梅毒；晚期（继发性）综合征是血管梅毒（1~12 年），随后更晚期是三期梅毒，麻痹性痴呆（general paresis）、脊髓痨（tabes dorsalis）、视神经萎缩或亚急性脊髓炎等。在所有的三期神经梅毒病例中，其病理反应序列是由慢性梅毒脑膜炎和小胶质细胞和其他炎症细胞的软膜下的募集引起的。临床综合征是对亚邻近神经元和支持组织慢性进行性损伤的结果。从持续性无症状的梅毒性脑膜炎或复发性脑膜炎转变为晚期实质性神经梅毒的中间机制尚不清楚。

从临床的角度来看，无症状的神经梅毒可能是最重要的形式，因为如果发现和适当的治疗，症状的变异型在大多数情况下是可以预防的。无症状的神经梅毒只能通过 CSF 的变化来识别。

临床综合征（*clinical syndromes*）如梅毒性脑膜炎、脑膜血管梅毒、麻痹性痴呆、脊髓痨、视神经萎缩和脊膜脊髓炎常以混合形式存在。由于所有这些综合征似乎都有一个共同的慢性脑膜炎起源，因此通常有两种或两种以上综合征的组合，其中一种占主导地位，例如，脑膜炎与血管性梅毒、脊髓痨和麻痹性痴呆等。尽管患者的症状可能只涉及神经系统的一个部分，但尸检通常会发现脑和脊髓的弥漫性改变，其严重程度不足以在临床上被发现。

先天性梅毒（*congenital syphilis*）的临床综合征和病理反应与晚期获得性梅毒相似，只是在发病年龄上有不同。所有上述生物学事件同样适用于先天性和儿童期神经梅毒。

CSF 是存在活跃的神经梅毒感染的一个敏感的指标。CSF 异常包括：①白细胞增多，可达 100 个 /mm^3，有时更高，主要为淋巴细胞和少数浆细胞及其他单个核细胞（在艾滋病和白细胞减少症患者的计数可能较低）；②总蛋白含量由 40mg/dL 增高到 200mg/dL；③ γ- 球蛋白（IgG）增高，通常伴有寡克隆条带；以及④梅毒血清学检查阳性。CSF 中升高的 γ- 球蛋白是在鞘内产生，并已被证明吸附于梅毒螺旋体（*T. pallidum*）（Vartdal et al）。因此 γ- 球蛋白代表了对这种病原体的一种特异性抗体反应。葡萄糖含量通常正常。

以后,CSF 的变化可能会有所不同。无论是由于自发的还是治疗性疾病缓解,细胞首先消失;接着,总蛋白恢复正常;然后 γ- 球蛋白的浓度就降低了。血清学阳性是最后才恢复正常的。在解释同时感染艾滋病毒患者的 CSF 结果时,谨慎一些是可取的。一方面,无菌反应可能是由 HIV 引起的;另一方面,那些严重白细胞减少或 T- 细胞缺乏的患者可能在 CSF 中表现出很少或没有细胞反应(see Katz and Berger)。在先天性(而非成人)神经梅毒中,CSF 最早的变化,包括白细胞增多和蛋白升高,可能发生在感染的最初几周,在血清学检查呈阳性之前。

通常情况下,尽管反复的治疗疗程和所有炎症反应的指标下降,CSF 血清学仍然是阳性的。当这种情况发生时,可以有把握地得出结论,神经系统中的梅毒性炎症已经消失,疾病的进一步发展可能不会发生。如果治疗使 CSF 恢复正常,特别是使细胞计数和蛋白恢复正常,那么临床症状几乎总是会停止。在临床复发之前或复发伴随有细胞和蛋白升高。

梅毒血清学诊断(*serologic diagnosis of syphilis*)这取决于两种抗体之一的显示:非特异性或非密螺旋体(反应素,RPR)抗体和特异性密螺旋体抗体。常用的反应素(reagin)试验,使用快速的补体固定技术,以及性病研究实验室(VDRL)载玻片试验使用絮凝技术。反应素试验,如果 CSF 呈阳性,实际上可以诊断神经梅毒。单独血清反应表明过去曾接触过该病原体,并不意味着存在神经梅毒。然而,相当大比例的晚期梅毒患者,特别是神经梅毒患者[血清阴性梅毒(*seronegative syphilis*)]中,血清反应素试验呈阴性。在这类患者中(以及血清中疑似假阳性患者中),必须对针对密螺旋体抗原的抗体进行特定的检测。后者在几乎所有神经梅毒病例的血清中都呈阳性。荧光密螺旋体抗体吸收(FTA-ABS)试验在大多数临床情况下是足够的。梅毒螺旋体(*T. pallidum*)固定试验(TPI)是最可靠的方法,但成本昂贵、操作困难,而且只有少数实验室可以使用。

神经梅毒的主要类型

无症状性神经梅毒

无症状性神经梅毒(asymptomatic neurosyphilis),是指没有任何症状或体征,只有在极少数情况下,瞳孔异常,表现对光无反应,但作为近反应(会聚适应)的部分反应而收缩,即阿 - 罗瞳孔(Argyll Robertson pupils)(第 13 章)。诊断完全基于 CSF 的所见,如上所述,CSF 的表现各不相同。

脑膜梅毒

脑膜梅毒(meningeal syphilis)表现脑膜受累的症状,可能发生在感染后的任何时候,但通常在最初 2 年内出现。最常见的症状是头痛、颈部僵硬、脑神经麻痹、抽搐和精神错乱。偶尔,头痛、视盘水肿、恶心和呕吐,由于存在颅内压升高而引起的,也添加到临床症状中。与结核性脑膜炎不同,患者是无发热的。CSF 总是有淋巴细胞反应,比无症状的梅毒脑膜炎更严重。显然,脑膜炎在症状型中更严重,可能与脑积水有关。经过适当的治疗,预后良好。症状通常在数天至数周内消失,但如果 CSF 仍然异常,如果不继续治疗,随后可能会发展为其他形式的神经梅毒。

脑膜血管梅毒

脑膜血管梅毒(meningovascular syphilis),如前所述,这种临床综合征现在可能是神经梅毒最常见的形式。然而,过去由梅毒脑膜炎引起的卒中只占神经梅毒综合征的 10%,而现在估计其发生率为 35%。脑膜血管梅毒最常发生的时间是最初感染后 6~7 年,但也可能早于 9 个月或晚于 10~12 年。因此,它是所谓的"二期梅毒"的主要表现。

CSF 几乎总是显示出一些异常,通常是细胞、蛋白含量和丙种球蛋白增加,以及血清学检查呈阳性。

这种疾病的病理改变不仅包括脑膜浸润,还包括小动脉的炎症和纤维化(Heubner 动脉炎),这导致狭窄,最终阻塞。脑梗死多发生在起源于大脑中、前动脉主干的豆纹动脉中、小直径分支的远端供血区。最典型的可能是内囊病变,延伸到邻近的基底节。另一种常见的模式是在侧脑室附近出现多个小而不相邻的病变。小的、无症状的病变常见于尾状核和豆状核。我们的几个患者有短暂的前驱性神经症状。

6 个月后仍然存在的神经体征通常是永久性的,但适当的治疗可以防止进一步的血管发作。如果充分的治疗后仍有反复的卒中发生,应考虑脑部非梅毒性血管疾病的可能性。

麻痹性神经梅毒(麻痹性痴呆)

麻痹性神经梅毒(paretic neurosyphilis)也称为麻痹性痴呆(general paresis; dementia paralytica),这种形式的脑梅毒的一般背景是长期存在的脑膜炎,因此,它与脊髓痨,是一种三期梅毒(tertiary syphilis)形式。如上所述,大约 15~20 年的时间通常将麻痹性痴呆的发病与原发的感染区分开来。这种疾病的历史与神经精神病学的许多重大历史事件交织在一起。哈斯拉姆(Haslam)在 1798 年和埃斯基罗尔(Esquirol)在大约同一时间首次描述了这一临床状态。贝尔(Bayle)在 1822 年发表了关于蛛网膜炎和脑膜炎的评论,Calmeil 评论了脑炎病变。Nissl 和 Alzheimer 为病理描述增加了细节。在肖丁恩(Schaudinn)和霍夫曼(Hoffman)发现螺旋体之前,拉塞格(Lasegue)、福涅尔(Fournier)和其他人都曾怀疑过梅毒的性质;1913 年,野口(Noguchi)最终确认了这一说法。Kraepelin 的专著《麻痹性痴呆》(1913 年)是经典的评论之一(见 Merritt et al 的这些和其他历史文献)。

曾经是各种精神疾病的主要原因,约占收容所入院人数的 4%~10%(因此有了"精神病的麻痹性痴呆"(general paresis of the insane,GPI)一词),麻痹性痴呆现在已经不太常见了。由于梅毒主要是在青春期晚期和成年早期获得的,所以通常在中年(35~50 岁)出现麻痹痴呆症状。在艾滋病毒感染者中,这种情况并不多见,可能是免疫缺陷改变了机体的生物学反应。

完全发展形式的临床表现包括进行性痴呆、构音障碍、肌阵挛性抽搐、动作震颤、癫痫发作、反射亢进、Babinski 征,以及阿 - 罗(Argyll Robertson)瞳孔。然而,早期诊断的重要性更大,因为很少有明显的表现。记忆缺陷的隐袭发病,推理障碍,执行功能减低,以及行为举止的轻微异常,易怒,对个人形象不感兴趣等,与第 20 章和第 38 章描述的一般痴呆症综合征,尤其是额颞叶痴呆变异型没有太大的区别。人们可以理解这种疾病在其早期演化的任何一个阶段都是何等难以捉摸。事实上,鉴于目前对该病的怀疑指数较低,在这一精神错乱前阶段的诊断往往是偶然的,而不是深思熟虑的。

虽然以前的著述强调了妄想系统的发展,最明显的是在躁狂的方面,这种症状在早期或麻痹前期是个别的。更常见的是简单痴呆症,如智力下降、健忘、说话和书写障碍,以及对健康模糊的担忧等。如前所述,在少数患者中,梅毒脑炎的第一个征兆可能是面部颤抖,双手发抖,模糊,急促的言语,肌阵挛,以及癫痫发作等,让人想起谵妄或急性病毒性脑炎。随着病情继续恶化到麻痹性阶段,智力功能渐进性衰退,而失语症、失认症和失用症也随之出现。

躯体障碍过程同时发生,如站立和步态受损,虚弱,不稳,构音障碍,以及舌和手的颤抖。所有这些残疾最终导致卧床不起状态,因此有了麻痹一词。其他症状是偏瘫(麻痹一词的由来)、偏盲、失语症、脑神经麻痹,以及伴有明显单侧额叶或颞叶疾病灶性征象的癫痫发作,是一种在病理学上称为利绍尔大脑硬化(Lissauer cerebral sclerosis)综合征。

躁动、谵妄、抑郁和精神分裂性精神病是特殊的精神综合征,可通过在原发性精神障碍中缺乏智力下降、神经体征和 CSF 表现来与麻痹性痴呆区分开来。这种疾病的神经精神特征与大多数退行性疾病不同,一个明显的例外是,它可能模拟退行性额颞叶痴呆,如第 38 章中提到和讨论的。值得记住的是,我们关于脑和心智的许多观点都是由这个疾病在历史上形成的。

病理改变　这包括脑膜增厚、脑萎缩、脑室增大,以及颗粒状室管膜炎等。在显微镜下,血管周围间隙充满淋巴细胞、浆细胞和单个核细胞;神经细胞已经消失;在被神经元丢失破坏的皮质部分,存在大量杆状小胶质细胞和肥大的星形胶质细胞;铁在单个核细胞中沉积;通过特殊染色,在皮质中可以看到螺旋体。这种变化在额叶和颞叶最为明显。室管膜表面布满颗粒状突起,突出于室管膜细胞之间,即颗粒性室管膜炎(granular ependymitis)。脑膜纤维化伴梗阻性脑积水在许多病例中都存在。

治疗　在过去,早期应用抗生素治疗的患者预后相当好。35%~40% 的患者进行了一些职业调整,在另外的 40%~50% 的患者中,疾病被控制住了,但患者却无法独立生活。如不进行下面讨论的治疗,患者的智力会逐渐下降,并在 3~4 年内死亡。

脊髓痨性神经梅毒(脊髓痨)

脊髓痨性神经梅毒(tabetic neurosyphilis)亦即脊髓痨(tabes dorsalis),杜兴(Duchenne)在他的经典专著《渐进性运动共济失调》(*L'ataxie locomotrice progressive*,1858)中做过描述,通常在感染开始后发展 15~20 年。主要症状是电击痛、共济失调和尿失禁;主要体征为膝反射和踝反射缺失,足部和腿部振动和位置感觉受损,以及 Romberg 征等。共济失调是纯感觉缺失的结果。相比之下,力量在大多数情况下是完全保留的。在超过 90% 的病例中瞳孔异常,通常是 Argyll-Robertson 型(见第 13 章)。常见视神经萎缩。刺痛或电击痛(出现在 90% 以上的病例),顾名思义,就像电击一样,尖锐、刺痛和短暂性。它们在腿上出现的频率比其他部位都要多,但从面部到脚在身体各处游荡,有时,就像威尔逊(Wilson)所说,会在一个地方持续地演奏,"就像小提琴的琴弦不断地发出的声音"。它们发作一次可能会持续数小时或数日。感觉"如坐针毡"、寒冷、麻木、刺痛和其他感觉异常也会出现,并且总是与触觉、疼痛和热觉损伤有关。膀胱不敏感和张力低,导致无法预测的溢出性尿失禁。便秘、巨结肠、勃起功能障碍是骶神经根和神经节功能障碍的其他表现。

在疾病的晚期,共济失调是最显著的特征,现在很少见到。龙贝格征(Romberg sign)是非常明显的。患者站立和行走时身体都摇摇晃晃,在轻微的形式下,最好是让患者在障碍物之间行走或沿着直线行走,突然转弯或突然停止时进行观察。为了矫正这种不稳定,患者将脚和腿分开,身体轻微弯曲,并在摇摆时反复收缩双脚的伸展肌[肌腱之舞(la danse des tendons)]。在向前走时,患者突然甩动他僵硬的腿,脚重重地跺在地板上,发出一声响亮的撞击声,这与小脑疾病的共济失调所见的情形很不一样。患者眼睛盯在地板上,咔嗒咔嗒地走路。如果患者的视力受阻,他就会变得无助。当共济失调严重时,即使腿部肌肉力量相对正常,但走路却变得不可能。

营养损害、足部穿孔溃疡和夏科关节是脊髓痨状态(tabetic state)的典型并发症。传入神经阻滞的夏科关节(Charcot joints)畸形出现在不到10%的脊髓痨患者(目前最常见的原因是糖尿病神经病,也是刺痛的原因之一)。最常见的是臀部、膝部和脚踝受到影响,但偶尔也会影响腰椎或上肢。这一过程通常以骨关节炎开始,伴随着对不敏感关节的反复损伤,进展到关节表面的破坏。骨结构解体,伴有骨折、脱位和半脱位,只有部分会引起不适。关节病已经被观察到经常发生在消耗期,与活动期发生频率相同;因此,它只是间接地与梅毒过程有关。虽然基本的异常表现感觉缺失关节的反复损伤,但此过程不一定是无痛的。据推测,深部和不完全的痛觉减退和自主功能丧失足以干扰保护机制。夏科关节将在第43章,在感觉性多发性神经病的背景下讨论。

内脏危象(visceral crises)是这种疾病的另一种有趣的表现形式,现在很少见到。胃危象(gastric crises)是最有名的。患者突然感到上腹部疼痛,并扩散到全身或胸部上方。可能会有胸闷、恶心和呕吐的感觉,呕吐会反复出现,直到只有带血的黏液和胆汁上升。症状可能会持续几天,吞钡检查有时表现幽门痉挛。发作来得快去得也快,使患者精疲力竭,上腹壁皮肤疼痛。肠危象(intestinal crises)伴有肠绞痛和腹泻,咽喉危象(pharyngeal and laryngeal crises)伴有吞咽运动和呼吸困难发作,直肠危象(rectal crises)伴有里急后重疼痛,而泌尿生殖危象(genitourinary crises)伴痛性尿淋漓和排尿困难,都是不常见的,但有充分证据证明的类型。

在现在看到的大多数病例中,第一次检查时CSF是正常的(所谓的消耗性脊髓痨)。它不正常的情况比麻痹性痴呆要少。

病理 病理研究显示后根明显变薄和变灰,主要是腰骶部,脊髓变薄主要是由于后柱的华勒变性(Wallerian degeneration)所致。在背根神经节中只观察到少量的神经元突起,周围神经基本正常。多年来有一个争论,梅毒螺旋体是否首先攻击脊髓的后柱,穿过软脊膜攻击后根,越是神经根神经的远端部分,螺旋体获得它的蛛网膜和硬脑膜的鞘,或后根神经节细胞。我们的同事对罕见的活动性病例的观察显示,炎症沿着整个后根,轻度的后根神经节细胞丢失和后柱变性被认为是继发性的。

肌张力低下、反射消失和共济失调与感觉神经根的本体感受纤维的破坏有关。膀胱的肌张力低下和不敏感是由S2和S3水平的去传入神经引起的;阳痿和顽固便秘也是如此。电击痛和内脏危象不能完全解释,但可能是由于不同程度的后根损伤不完全所致。引起Charcot关节的痛觉缺失和关节不敏感与神经根的A和C纤维的部分损失有关。

治疗 如果CSF血清学呈阳性,且患者以前没有接受过治疗,则应使用青霉素治疗,如下所述(CSFVDRL可能在治疗后多年仍呈阳性)。然而,如果CSF血清学呈阴性,没有CSF白细胞增多,CSF蛋白含量正常,没有心血管或其他类型梅毒的证据,可能就没有必要进行抗梅毒治疗。我们不确定对感染了艾滋病毒几十年的脊髓痨患者的正确治疗过程。在所有活动的神经梅毒感染症状消失后,电击痛、胃危象、夏科关节或尿失禁等残留症状往往会持续很长时间。这些应进行对症治疗,而不是使用抗梅毒药物。

梅毒性视神经萎缩

梅毒性视神经萎缩(syphilitic optic atrophy)表现为进行性失明,从一只眼开始,然后累及另一只眼,可能在原发性感染的几个月内发生,作为脑膜血管梅毒的一部分,或作为一种后来的表现。常见的症状是视野狭窄,但也有少数病例出现盲点。视盘呈灰白色。CSF几乎都是异常的,尽管在某些病例中异常的程度可能很轻微。如果两眼视力严重下降,预后很差。如果只有一只眼睛受到严重影响，另一只眼睛的视力通常可以得到挽救。在特殊情况下，即使在 CSF 呈阴性后，视力损害也会进展。病理改变包括视神经周围脑膜炎（perioptic meningitis），即视神经、视交叉和视束周围的炎症反应，伴软膜下胶质增生和纤维化取代退行性的神经纤维。特别有血管病变伴神经中央部分梗死。

脊髓梅毒

脊髓梅毒（spinal syphilis）有几种类型，除了脊髓痨，其中两种是梅毒性脊膜脊髓炎（*syphilitic meningomyelitis*）（以前称为 Erb 痉挛性截瘫，因为其主要表现为双侧皮质脊髓束征），以及脊髓血管性梅毒（*spinal meningovascular syphilis*），虽然比脊髓痨少，但也时有发生。脊髓脑膜血管梅毒有时表现为脊髓前动脉综合征。在脊膜脊髓炎中，慢性纤维化脑膜炎的直接结果是软膜下髓鞘纤维的丢失和神经胶质增生。脊膜和脊髓的树胶肿（gumma）很少发现。在 Merritt 和 Adams 的脊髓梅毒研究中，没有一例出现这种情况。进行性肌萎缩症［梅毒性肌萎缩（syphilitic amyotrophy）］是一种很罕见的可疑的梅毒病因；大多数病例是退行性改变（见第 38 章）。同样罕见的还有梅毒性肥厚性硬脊膜炎或蛛网膜炎，据称这些疾病会引起神经根痛，手部肌萎缩，以及腿部长束受累的体征［梅毒肌萎缩伴痉挛性共济失调性轻截瘫（*syphilitic amyotrophy with spastic-ataxic paraparesis*）］。在所有这些综合征中，CSF 都是异常的，当然，除非神经梅毒感染已经消失。

脊髓神经梅毒的预后尚不确定。在大多数情况下病情会有所改善或至少得到控制，虽然少数患者在开始治疗后病情会有轻微的进展。在 CSF 阴性的情况下，病情的稳步发展通常意味着存在继发性缩窄性脊髓病，或者最初的诊断是不正确的，患者患有其他的疾病，例如，作为退行性疾病的多发性硬化的脊髓形式。

梅毒性神经性耳聋和前庭病

梅毒性神经性耳聋和前庭病（syphilitic nerve deafness and vestibulopathy）可能发生在早期或晚期的梅毒脑膜炎，并可能与其他梅毒综合征合并。由于这可能会导致一种可治疗的眩晕的前庭综合征，伴或不伴有听力丧失，因此应对隐蔽性前庭功能障碍患者进行梅毒血清学检测。前庭神经梅毒的一些特征与梅尼埃病相同，包括间歇性功能丧失（Baloh and Honrubia）。奇怪的是，很少有明确的原发性梅毒感染史。病理上主要是耳蜗和迷路动脉内膜炎，与较常见的先天性梅毒耳聋相同，后者在第 37 章中描述。

神经梅毒的治疗

所有这些形式的神经梅毒的治疗包括静脉滴注青霉素 G，1 800 万 ~2 400 万单位（每 4 小时 300 万 ~400 万单位），持续 10~14 天。美国疾病控制与预防中心（CDC）推荐普鲁卡因青霉素和丙磺舒（probenecid），如果对任何一种药物过敏，头孢曲松（ceftriaxone）可以替代青霉素。青霉素是如此受欢迎，以至于这些患者都对这种药物理想地脱敏。第一次使用青霉素后出现的雅里施 - 赫克斯海默反应（Jarisch-Herxheimer reaction）是原发性梅毒治疗中值得关注的问题，但对神经梅毒的影响不大；它通常只包括轻微的温度升高和全身白细胞增多。

对于神经梅毒并同时感染艾滋病毒的患者，建议对复发进行更长时间的治疗和监测，在这一组患者中比没有感染艾滋病毒的患者更为常见，建议这些患者使用多西环素口服 30 天，来替代青霉素。

神经性梅毒的某些症状，特别是脊髓痨神经性梅毒的治疗效应是不可预测的，青霉素治疗对其影响很小，他们需要对症治疗措施。电击痛可能对加巴喷丁或卡马西平有反应。止痛剂可能有用，但一般应避免使用阿片类药物。神经病性（夏科）关节需要支撑或融合。阿托品和吩噻嗪衍生物据说对内脏危象的治疗是有用的。

在所有形式的神经梅毒中，患者应该在治疗后每 3~6 个月重新检查一次，CSF 应该在间隔 6 个月后重新检查一次。如果 6 个月后患者无症状和 CSF 异常已逆转（细胞消失以及蛋白、丙种球蛋白和血清学效价降低），则无须进一步治疗。随访应包括大约 12 个月的临床检查和另一次腰椎穿刺。如果仍存在 CSF 白细胞增多，应每 6 个月重复上述步骤检查。大多数专家认为，在细胞和蛋白水平恢复正常后，持续的血清学弱阳性（VDRL）测试并不意味着需要进一步治疗。这种 CSF 结果可以确保疾病处于静止状态或得到控制。另一些人不相信这个概念的可靠性，更愿意给予更多青霉素。如果在 6 个月后，CSF 中细胞数和蛋白含量仍然升高，则应给予另一个疗程的青霉素。临床复发几乎总是伴随着细胞的复发和蛋白水平的升高。当 CSF 呈阴性时，快速的临床进展表明存在脑或脊髓的非梅毒性疾病。

莱姆疏螺旋体病（莱姆病）

莱姆病（Lyme disease）是一种伯氏疏螺旋体病（Borreliosis），直到最近，西方世界的神经学家对非性病螺旋体(nonvenereal spirochetes)很少感兴趣。雅司病(Yaws)、平塔病(pinta)和地方性梅毒很少影响神经系统。钩端螺旋体病本质上是一种急性肝病,只有一种变异型导致非黄疸性淋巴细胞性脑膜炎;蜱和虱子传播的回归热(relapsing fever)是医学上的奇闻趣事,神经学家对此并不感兴趣。然而,在20世纪70年代末,美国东部发现了一种具有突出神经学特征的多系统疾病(它在北欧已为人所知)。它是以康涅狄格州莱姆镇的名字命名的,1975年,在那里首次发现了一批病例。这种疾病的早期皮肤表现以前在西欧被描述为慢性移行红斑(*erythema chronicum migrans*)。1982年,Burgdorfer和同事们发现了致病性螺旋体物质,伯氏疏螺旋体(*Borrelia burgdorferi*)。这种疾病后来的表现形式是急性神经根性疼痛,接着是慢性淋巴细胞性脑膜炎,经常伴有周围神经病和脑神经病,在欧洲长期以来被称为班沃斯综合征(Bannwarth syndrome)或加林 - 伯雅杜综合征(Garin-Bujadoux syndrome)。这些疾病的身份已经确定,以及它们与回归热的密切关系,回归热也是一种由伯氏疏螺旋体(*Borrelia*)引起的疾病,由蜱传播。这整个的群体现在被归类为伯氏疏螺旋体病(Borreliosis),但在美国与欧洲的疾病变异型之间有显著的临床和血清学差异。

在人类中,所有这些螺旋体病,如果不治疗,会诱发分期不明的亚急性或慢性疾病,包括早期螺旋体血症(spirochetemia)、许多器官的血管损伤,以及高度的亲神经性。与梅毒一样,神经系统在早期以无症状脑膜炎的形式受到侵犯。后来,神经系统出现异常,但这类病例中只占很小比例。早期神经系统并发症主要是脑膜炎衍生的。与梅毒不同的是,周围神经和脑神经通常受到损害(见下文和第43章)。免疫因素在该病的晚期和神经综合征的发展中可能是重要的。

莱姆病的急性程度不如钩端螺旋体病[威尔病(Weil disease)],慢性程度不如梅毒。它先后影响皮肤、神经系统、心脏和关节结构超过一年或更长的时间,尽管某一方面或另一方面可能占主导地位。正如前面所述,致病的生物是莱姆病伯氏疏螺旋体(*B. burgdorferi*),而美国的病媒是常见的鹿蜱[达米尼硬蜱(Ixodes dammini)]。感染螺旋体的确切作用,它所诱导的抗体,以及人类宿主反应在产生临床症状和体征中的其他特征尚不完全清楚,但Pachner及其同事建立的动物模型表明,可能存在一种慢性形式的伯氏疏螺旋体感染。

莱姆病(Lyme borreliosis)在世界范围内分布,但典型的神经表现在欧洲和美洲略有不同,正如Garcia-Monico和Benach在综述中强调的那样(血清学检测也是如此)。在美国,每年大约有15 000个病例报告,这种疾病主要发生在美国东北部和中北部各州。大多数感染是在5月到7月之间获得的。在60%~80%的病例中,蜱叮咬部位的皮肤病变(慢性移行性红斑或移行性红斑)是最初的表现,发生在接触蜱后30天内。它是一个孤立的、扩大的环状红斑病变,可能被环形的卫星病变所包围。通常疲劳和流感样症状(肌痛、关节痛和头痛)是相关的,这些症状似乎在北美[伯氏疏螺旋体(*B. burgdorferi*)]比欧洲形式的疾病,如阿非泽利疏螺旋体[(*Borrelia afzelii*)]和加里疏螺旋体(*Borrelia garinii*)更为突出,可能归因于一种毒性更强的螺旋体(Nadelman and Wormser)。这可能对在世界其他地区已经患病的患者来说是很重要的,如果不寻找针对该地区病原体的特异性抗体,可能会错过正确的诊断。欧洲变异型有可能引起痛性淋巴细胞性脊膜神经根炎、Bannwarth综合征,正如Pachner和Steiner在综述中所总结的。

数周至数月后,分别有15%和8%的病例出现神经或心脏症状。再晚些时候,如果患者仍未接受治疗,大约60%的病例会出现关节炎,或者更准确地说是滑膜炎。这种疾病不会导致死亡,因此,人们对其病理学知之甚少。如果疾病没有得到识别和治疗,将会有很长一段时间的残疾。

在该病流行地区的夏季,当所有临床表现都存在时,诊断并不困难。但是,在某些情况下,皮肤损伤没有被观察到,或可能已经被遗忘,或可能只有少数或没有继发性损伤,第一次看到患者是在疾病的神经阶段。那么临床诊断可能会很困难。

神经系统表现

通常的神经系统受累模式是无菌性脑膜炎或一种波动性脑膜脑炎伴脑神经炎或周围神经炎,持续数月(Reik)。当神经功能紊乱出现时,全身症状和皮肤损伤可能早已消退,通常消退数周或数月。心脏疾病可能伴随或独立于神经系统改变而发生,表现为心肌炎、心包炎或房室传导阻滞。

最初的神经系统症状是相当不特异的。它们包括头痛,轻度颈部僵硬、恶心和呕吐、不适,以及慢性疲劳等,在数周至数月的时间里波动。在此综合征的早期可见轻度假性脑膜炎(meningism),不伴CSF细胞数增多,在高度可疑的病例中,重复这些检查可能是值得的。这些症状与脑膜炎有关。CSF 淋巴细胞增多，细胞计数为 50~3 000/mL，蛋白水平为 75~400mg/dL，但这两个值一般都处于较低的范围。多形核细胞可能在疾病的早期表现突出。通常葡萄糖含量正常。嗜睡、易怒、记忆缺陷、情绪低落和行为改变被解释为脑炎的征象，但很难将其与脑膜炎的影响区别开来。癫痫发作、舞蹈动作、小脑性共济失调，以及痴呆等曾有报道，但很少见。一种骨髓炎综合征，引起四肢轻瘫，也是另一种罕见的表现。

在大约一半的病例中，脑神经病在脑膜炎病变发病数周内变得明显。最常见的是一侧或双侧的面神经麻痹，但其他脑神经受累，包括展神经和视神经也已观察到，通常与脑膜炎有关。三分之一到一半的脑膜炎患者有多个不同组合的神经根或周围神经病。这些在第 43 章中描述。除了面瘫之外，马尾的严重和痛性脊膜神经根炎（Bannwarth 综合征）特别具有特征性，似乎在欧洲比在美国更常见（这种综合征还有其他原因，包括疱疹病毒和巨细胞病毒）。在莱姆病感染后也有一种罕见的 Guillain-Barré 综合征，这在欧洲显然更常见，但没有理由相信，这种疾病与其他许多感染后发生的急性炎症性脱髓鞘性多发性神经病有所不同。

由于尸检资料的缺乏，对莱姆病脑炎性质的认识仍然不精确。现有的病理资料显示，软脑膜的血管周围淋巴细胞炎症过程，以及皮质下和脑室周围的脱髓鞘性病变的存在，好像多发性硬化的表现。Oksi 及其同事已从受累的区域找到了伯氏疏螺旋体（*B. burgdorferi*）的 DNA，表明脑炎是由螺旋体的直接入侵引起的。

在周围神经（见第 43 章），有散在性淋巴细胞浸润，无血管炎。在我们看来，这种病原体最终会在神经组织中被发现，作为疾病的原因，因为在 CSF 中有活跃的抗体产生。

莱姆病的一个不确定的方面与一些患者出现轻度慢性脑病伴疲劳有关。毫无疑问，莱姆病发作后可能会出现这种紊乱。然而，如果没有特征性皮疹、关节炎或无菌性脑膜炎的病史，只是将疲劳归因于莱姆病或其他各种模糊的精神症状，例如难以集中注意力，这几乎总是错误的，即使有暴露于螺旋体的血清学证据。大量患者被说服认为各种症状是莱姆病感染的结果，并寻求和接受不必要的治疗，这是有保留的说法。下面是就莱姆病的影像学表现的评论。

实验室诊断

在涉及脊神经根或脑神经根或脊髓的急性和亚急性病例中，CSF 通常显示淋巴细胞增多（20~250 淋巴细胞 /mm^3），蛋白含量中度升高；葡萄糖浓度通常正常，但可能略有降低。大多数单独面瘫的病例与 CSF 的表现有关，但也有例外。

血清学测试很有价值，但如果没有移行性红斑、关节炎或蜱叮咬的煽动性临床综合征，则必须谨慎解释。最有价值的初步筛选是用酶联免疫吸附试验（ELISA）进行的；如果对急性期和恢复期血清进行检测，大约 90% 的患者都有 IgM 阳性反应。在最初的数周后，大多数患者对伯氏疏螺旋体的 IgG 抗体反应升高（Berardi et al）；这种性质的测试阳性可能仅仅反映了先前的接触。在神经莱姆病的病例中，鞘内抗伯氏疏螺旋体抗体与血清的比值大于 2；在欧洲，这种高比值是诊断该病的必要标准。然而，Blanc 和同事们研究了 123 例有神经系统受累临床征象的连续患者，发现该指数的敏感性只有 75%，特异性为 97%。这些作者提出了更实用的神经莱姆病的诊断标准，但有些人为成分，包括以下 5 项中的 4 项：没有神经莱姆病的过去史来解释血清阳性，活动性 CSF ELISA 血清试验，抗伯氏疏螺旋体的抗体指数大于 2，特定的抗生素治疗后转归良好，以及排除其他的诊断。假阳性测试会发生在某些条件下，如对梅毒反应素的反应；对伯氏疏螺旋体特异性抗体反应也可在 CSF 中发现（这些也反映存在寡克隆带）。

对于临床不确定的病例，ELISA 检测阳性，应进一步进行免疫印迹（Western blot）或免疫印迹分析或其他更特异性的血清学测试。虽然这些后面的检测很难进行，而且还没有完全标准化，但 IgG 和 IgM 抗体的存在对最近的感染具有强烈的支持作用，而 IgG 在较晚期病例中是有用的。Steere 和他的同事（2016）讨论了这些实验室诊断问题。如果怀疑是欧洲莱姆病的变异型，就需要进行不同的血清测试，但一般诊断原则与美国和其他地方的病例相同。

只有大约 30% 的病例可以通过 PCR 技术在 CSF 中检测到这种微生物，通常是在神经疾病的早期。神经莱姆病没有特征性的影像学表现。在一些急性病例中，可以发现受影响的脑神经或脊神经根的增强。在该病的慢性期，CT 和 MRI 可能显示多灶性和脑室周围的脑病变，但这些不是莱姆病特有的，因为它们也会出现在许多其他疾病。当这些病变发生在莱姆病时，其与脑病的关系尚未得到证实。

治疗

在疾病的第一阶段推荐的治疗，主要是指最初的皮疹和随后仅出现的面部或其他脑神经麻痹，口服多西环素（100mg，每日 2 次）持续 14 天。替代疗法包括阿莫西林 500mg，每日 3 次，有时用于儿童，或头孢呋辛酯（cefuroxime axetil）500mg，每日 2 次。因此，几乎所有的中枢神经系统心脏病和关节炎疾病都可以预防。因此，人们有理由怀疑那些接受了充分早期治疗的患者患有"晚期莱姆病"。一旦涉及脑膜和中枢或周围神经系统，美国的治疗方法是用头孢曲松，每日 2g，通常静脉滴注，持续 4 周。在其他地区，也曾使用口服治疗。

四环素，500mg，每日 4 次，持续 30 天，推荐给予静脉滴注药物过敏的患者。其他替代药物包括头孢噻肟 2g，静脉滴注，每 8 小时 1 次，以及青霉素 G，每日 1 800 万 ~2 000 万单位，每 4 小时 1 次。对于表面上归因于莱姆病的晚期或持续的临床表现，抗生素并没有被证明是有效的。然而，无论给予何种类型的治疗，大多数症状都趋向于消退。

根据 Kaiser 的研究，超过 90% 的亚急性神经病和面神经麻痹在治疗后 1 年就会消失，但是一小部分痉挛性和共济失调性脊髓病的病例得到了改善。在其他研究中，五分之一的面部麻痹儿童会有残余的无力。

钩端螺旋体病

钩端螺旋体病（leptospirosis）是一种全身性螺旋体感染，由致病性钩端螺旋体（*Leptospira interrogans*）引起，主要以肝炎为特征，但在双相疾病的第二阶段也可能包括无菌性脑膜炎。起初有高热、肌肉酸痛、胸痛和腹痛以及咳嗽。一种极端形式（威尔病）包括肝脏和肾脏衰竭。突出的结膜充血和畏光是钩端螺旋体病的典型症状，应引起诊断的注意，但引起脑膜炎的病毒感染也能产生同样的眼部征象。脑膜炎期的 CSF 大约含有 100 个淋巴细胞 /mm^3，但曾报告细胞数超过 10 000 个，蛋白浓度可能达到很高的水平。可能由血管发炎引起的蛛网膜下腔出血和脑出血是常见的。诊断是通过血清学方法（ELISA、间接血凝试验、特异性凝集试验和培养）做出的。

治疗　抗生素治疗似乎只有在初始发热阶段进行是有效的。青霉素、多西环素或头孢曲松已被使用。脑膜炎通常是自限性的。

神经系统真菌感染

下面描述的是一些感染性疾病，比细菌性感染要少见得多，其中全身性真菌感染继发地影响中枢神经系统。对于神经科医生来说，诊断取决于两条临床信息：肺、皮肤或其他器官感染的证据和亚急性脑膜的或多灶性脑炎疾病的表现。虽然许多真菌疾病可能影响神经系统，但只有少数规律地发生。Walsh 及其同事收集的 57 例病例中，念珠菌病 27 例，曲霉菌病 16 例，隐球菌病 14 例。在机会性真菌病中（见下文），大多数是曲霉菌（*Aspergillus*）和念珠菌（*Candida*）。毛霉菌病（Mucormycosis）和球孢子菌病（Coccidioidomycosis）较少见，而芽生菌病（Blastomycosis）和放线菌病（Actinomycosis）[诺卡菌（*Nocardia*）]只发生在个别病例中。然而，在所有这些感染中，可能发生在具有免疫能力的患者身上的隐球菌脑膜炎，由于与艾滋病毒有关而更为常见，并可见于服用免疫抑制药物的患者中。

CNS 的真菌感染可能在没有明显诱因的情况下发生，但它们通常会使某些抑制免疫功能的其他疾病过程复杂化，如艾滋病毒（HIV）、癌症化疗、器官移植、严重烧伤、白血病、淋巴瘤或其他恶性肿瘤、糖尿病、风湿病或长期糖皮质激素治疗等。他们被称为机会主义的。在这些临床情况下起作用的因素是干扰身体的正常菌群和受损的 T 细胞和体液反应。因此，真菌感染往往发生在白细胞减少、T 淋巴细胞功能不足或抗体不足的患者身上。在这些情况下，其他感染性病原体，包括细菌，如假单胞菌（*Pseudomonas*）和其他革兰氏阴性细菌，单核细胞增生李斯特菌（*Listeria monocytogenes*）、原虫[弓形体（*Toxoplasma*）]，以及病毒（巨细胞病毒、单纯疱疹病毒和水痘带状疱疹）也可能是机会性感染，在上述临床情况下也应该考虑。

一般特征

真菌性脑膜炎（fungal meningitis）通常在数日或数周隐袭地发展，类似于结核性脑膜炎，其症状和体征也与结核感染非常相似。与所有慢性脑膜炎一样，多发性皮质及皮质下微脓肿累及几个脑神经、动脉炎合并血栓形成、脑梗死，以及脑积水经常使真菌性脑膜炎病程复杂化，就像所有慢性脑膜炎一样。有时患者没有发热或只有间歇性发热。

真菌性脑膜炎的 CSF 改变与结核性脑膜炎相

似。压力升高到不同程度，CSF 细胞数中度增多，以淋巴细胞为主。特别地，在急性病例中，可以观察到 CSF 细胞数超过 1 000/mm^3，并以多形性核反应为主(也见于细菌感染、诺卡菌和放线菌病)。另一方面，在 HIV 感染患者或因其他原因的明显白细胞减少患者中，CSF 白细胞增多现象可能很少或甚至没有。葡萄糖低于正常水平，蛋白升高，有时甚至达到很高的水平。

特异性诊断是通过 CSF 沉积物的涂片、培养和通过免疫扩散、乳胶颗粒凝集试验或类似的抗原识别试验来证明抗原的。CSF 检查还应包括结核分枝杆菌和异常白细胞的检查，因为真菌感染与结核病、白血病或淋巴瘤并发并不罕见。

一些比较常见的真菌感染的特定的特征将在后面说明。

隐球菌病

隐球菌病(cryptococcosis；torulosis)也称为欧洲芽生菌病(European blastomycosis)，是一种较常见的中枢神经系统的真菌感染，它发生在正常和免疫功能缺陷的宿主。致病微生物通常是新型隐球菌(*cryptococcus neoformans*)，但也会涉及加蒂隐球菌(*cryptococcus gattii*)。隐球菌是一种常见的土壤真菌，常见于鸟类，特别是鸽子的栖息地。通常以呼吸道为入口，以皮肤和黏膜为入口的较少。病理改变为肉芽肿性脑膜炎，此外，脑皮质内可能有小的肉芽肿和囊肿，而在脑深部有时可见较大肉芽肿和囊性结节(隐球囊瘤)。皮质囊肿含有凝胶状物质和大量微生物；实体性肉芽肿性结节由成纤维细胞、巨细胞、微生物聚集体，以及坏死的区域组成。

隐球菌性脑膜炎表现为一种不明显的临床综合征。像其他真菌感染和结核病一样，大多数病例都是亚急性进展。在大多数病例中，完全没有头痛、发热和颈部僵硬，由于脑积水(其中半数患者有视盘水肿)，患者表现颅内压逐渐升高的症状，或伴有意识模糊状态、痴呆、小脑共济失调或痉挛性轻截瘫，通常没有其他局灶性神经功能缺失。有几个病例是爆发性发作，使患者在一天内就病情严重。大组的受影响的患者表明，20%~40% 的患者在第一次检查时没有发热(这一数字适用于无 HIV 的患者)。脑神经瘫痪并不常见。极少数情况下，在脑的某一部位形成肉芽肿性病变，而大脑占位病变的病因的唯一线索就是肺部病变和 CSF 的异常。

脑膜血管性病变，表现为与脑膜血管梅毒相同方式的小的深部卒中，可能叠加在临床表现上。纯运动性偏瘫，就像由高血压性腔隙引起的那样，在我们的经验中是最常见的卒中类型。

这类疾病的进程是多变的。如果不治疗，可能会在数周内死亡。更常见的情况，它在数周或数月的时间内稳步进展，在少数患者中，它可能表现明显的隐袭，持续数年，在此期间可能有临床改善和 CSF 正常的时期。淋巴瘤、霍奇金病、白血病、癌症、结核病，以及其他免疫反应改变的衰弱性疾病是多达一半的患者的诱发因素。正如已经强调的，人类免疫缺陷病毒感染者特别容易受到隐球菌感染；据估计，6%~12% 的 HIV 患者罹患隐球菌性脑膜脑炎。

CSF 显示不同水平的淋巴细胞增多，通常少于 50 个细胞 /mm^3，但在 HIV 感染的患者可能很少或没有细胞(2/3 的患者有 5 个或更少的细胞 /mm^3)。最初的 CSF 表现可能显示多形核细胞，但它迅速转变为淋巴细胞为主。在 3/4 的病例中血糖降低(而它在 HIV 患者中可能是正常的)，蛋白可能达到高水平。

在发达地区的特异性诊断依赖于在 CSF 中发现新生代抗原(*C. neoformans antigens*)。这种微生物可以被看作是球形细胞，直径 5~15μm，保留革兰氏染色，被一层厚的、可折射的荚膜包围。印度墨汁染色制剂是独特的，在经验丰富的人手中具有诊断意义(腰椎穿刺时使用的手套脱落的碎片和滑石颗粒可能被误认为是微生物)，但在最佳环境下的阳性检测率为 75%。染料中的碳颗粒不能穿透荚膜，在微生物的双折射壁周围留下一个宽的光晕。可能需要大量的(20~40mL)CSF 才能找到这种病原体，但在其他地方，这种微生物会大量繁殖。查找这些微生物对艾滋病患者尤为重要，他们的 CSF 中细胞、葡萄糖和蛋白含量可能完全正常，但由于难以解释印度墨汁染色的制备，使得它的使用减少了。

目前，一种用于 CSF 中隐球菌多糖抗原的乳胶凝集试验(latex agglutination test)已广泛可以使用，并能快速得到结果。后一种测试如为阴性，则排除了 HIV 患者中约 90% 的隐球菌脑膜炎的可靠性，在其他患者中可靠性稍低(Chuck and Sande)。在大多数情况下，这些微生物在室温和 37℃ (98.6℉)的萨布罗(Sabouraud)葡萄糖琼脂中很容易生长，但这些结果可能几天后才会出现。较新的酶联免疫吸附试验(ELISA)正在使用。

诊断时要考虑的主要疾病是结核性脑膜炎，肉芽肿性脑血管炎(CSF 葡萄糖含量正常)，无法识别的病毒性脑膜脑炎类型(CSF 葡萄糖含量正常)，结节病,以及脑膜淋巴瘤病或癌病(CSF 中肿瘤细胞)。

治疗 对未感染 HIV 的患者,这包括静脉注射两性霉素 B(Amphotericin B),剂量为 0.7~1.0mg/(kg·d),或两性霉素 B 脂质体(liposomal amphotericin),3~4mg/(kg·d)。除了静脉路径,鞘内给药似乎是不必要的。如果血中尿素氮水平达到 40mg/dL,应停止用药,并在降到正常水平后恢复给药。肾小管性酸中毒也经常使两性霉素 B 治疗复杂化。在两性霉素 B 中加入氟胞嘧啶(flucytosine)100mg/(kg·d),比单独使用两性霉素 B 可减少失败或复发,更快速地杀菌 CSF,并减少肾毒性。这两种药物通常持续至少 6 周,如果 CSF 培养呈阳性,则持续时间更长。

然而,这一方案在免疫功能正常的患者中成功率为 75%~85%,在 HIV 感染者中已证明效果差得多。在这种情况下推荐的治疗方法是,两性霉素辅以氟胞嘧啶治疗 2 周。随后,口服氟康唑(fluconazole),一种三唑类抗真菌制剂,或不太理想的,口服伊曲康唑(itraconazole),长达 1 年或无限期地预防复发(Saag et al; Powderly et al)。如果 CD4 超过 100/mm^3,且 HIV 病毒载量被抑制,即可停用这种药物治疗。这些药物最适当的使用尚未确定,一些试验在 HIV 和其他患者身上都产生了不明确的结果。Day 及其同事给出了一项 HIV 的随机试验的细节,将两性霉素与附加氟胞嘧啶进行比较。与单用两性霉素相比,两种药物的初始治疗方案并没有什么优势。

即使在没有艾滋病毒或其他疾病的情况下,隐球菌性脑膜脑炎的死亡率也很高。

念珠菌病

念珠菌病(candidiasis; moniliasis)可能是最常见的机会性真菌感染。念珠菌(*Candida*)败血症的显著前因是严重烧伤和使用全肠外营养,尤其是在儿童。尿液、血液、皮肤,特别是心脏(心肌和瓣膜)和肺(肺泡蛋白沉积症)是常见的原发性感染部位。没有特殊的特征将这种真菌感染与其他感染区分开来;脑膜炎、脑膜脑炎和脑脓肿,通常是多发性的和小的,是临床表现的主要模式。一般来说,CSF 包含数百个(多达 2 000 个)细胞 /mm^3。在直接显微镜下,在一半的病例中可以看到酵母菌。即使进行治疗(静脉注射两性霉素 B),预后也很严重。

曲霉菌病

在大多数情况下,曲霉菌病(aspergillosis)感染表现为慢性鼻窦炎(特别是蝶窦),伴有颅底骨髓炎或作为中耳炎和乳突炎的并发症。邻近于感染的骨或鼻窦的脑神经可能受累。我们也观察到脑脓肿和颅骨和脊椎硬膜肉芽肿。我们的一例患者,曲霉菌(*Aspergillus*)病原体形成了一个压迫颈髓的肉芽肿占位。曲霉菌病不表现为脑膜炎,但可发生菌丝侵犯脑血管,伴有血栓形成、坏死和出血,即感染性血管炎。在某些情况下,感染是在医院获得的,而在大多数情况下,它之前即有肺部感染,对抗生素无反应。通常可以通过在活检标本中找到该病原体或直接从病变中培养来诊断。此外,在血液中可以检测到特定的抗体和半乳甘露聚糖(galactomannan)。

治疗 在某些情况下,推荐使用脂质体两性霉素联合伏立康唑(Voriconazole)和棘白菌素(Echinocandins),但这种治疗方案对曲霉菌病不如对隐球菌病有效。建议免疫力低下的患者加用伊曲康唑,200mg,每日 2 次。如果在手术切除感染部分后给予两性霉素 B,一些患者可以康复。

毛霉菌病(接合菌病,藻菌病)

毛霉菌病(mucormycosis)也称为接合菌病(zygomycosis)、藻菌病(phycomycosis),是一种软组织或鼻窦的侵袭性感染,扩散至脑血管,属于毛霉菌目家族之一。它是糖尿病患者的一种罕见的并发症,特别是在糖尿病酸中毒时,吸毒者、白血病和淋巴瘤患者中,尤其是那些用糖皮质激素和细胞毒性药物治疗的患者。

脑部感染开始于鼻甲和鼻旁窦,然后沿着受感染的血管向眶后组织和海绵窦扩散(在那里导致眼球突出、眼肌麻痹、眼睑和视网膜水肿),然后扩散到邻近的脑部,引起出血性梗死。血栓和血管壁内有大量菌丝,常侵犯周围的脑实质。脑型毛霉病通常在短时间内是致命的。快速纠正高血糖和酸中毒,用脂质体两性霉素或白沙康唑治疗,已使得一些患者康复。为了控制局部感染,清创术,甚至是摘除的程度都是必要的。鉴别诊断包括在糖尿病患者的其他形式的脓毒性海绵窦血栓形成。

球孢子菌病、组织胞浆菌病、芽孢杆菌病和放线菌病

球孢子菌病(*coccidioidomycosis*)是美国西南部的一种常见的感染。它通常只引起良性的流行性感冒样疾病,肺部浸润类似于非细菌性肺炎的表现,但在少数个体(0.05%~0.2%)中,该病呈播散形式,脑膜炎可能是其中的一部分。脑膜和 CSF 的病理反应和临床特征与结核性脑膜炎非常相似。粗球孢子菌(*Coccidioides immitis*)很难从 CSF 中恢复,但从肺、淋巴结和溃烂的皮肤病变中恢复很容易。诊断是从 CSF 血清学做出的。

治疗包括静脉注射两性霉素 B，并将奥马耶贮液器（Ommaya reservoir）植入侧脑室，使得注射药物持续数年。通过反复的腰椎穿刺滴注药物是另一种选择，尽管操作繁琐。即使采用最有效的治疗方案，也只有大约一半的脑膜感染患者存活下来。

类似的脑膜炎类型偶尔可能使组织胞浆菌病（*histoplasmosis*）、芽生菌病（*blastomycosis*）和厌氧菌放线菌病（*actinomycosis*）复杂化。这些慢性脑膜没有特殊的特征，除了放线菌病，如某些结核病和诺卡菌病，可引起持续性多形核 CSF 细胞数增多（*persistent polymorphonuclear pleocytosis*）（见第 32 章“慢性持续性和复发性脑膜炎”）。在少数患者中，CSF 产生一种微生物，因此诊断取决于神经外部位的培养、脑脓肿的活检，如果有的话，以及这些真菌的流行病学知识。慢性脑膜炎患者，如果没有发现病因，也应检测 CSF 中申克孢子丝菌（*Sporothrix schenckii*）抗体，这是一种很难培养的不常见的真菌。Swartz 和 Dodge 在论文中讨论了在慢性脑膜炎的诊断中必须考虑的几种更罕见的真菌。

治疗 目前首选的治疗方法是氟康唑和两性霉素 B，其他的则使用辅助抗真菌药物。复发的患者通过储液器鞘内使用两性霉素。

立克次体、原虫和蠕虫引起的感染

立克次体病

立克次体（Rickettsias）是专性细胞内寄生虫，在显微镜下表现为多形性球杆菌（pleomorphic coccobacilli）。在自然界中，主要的微生物是通过包括动物宿主、昆虫媒介（虱子、跳蚤、螨和蜱），以及人类的一个循环来维持的。流行性斑疹伤寒是一个例外，只涉及虱子和人类，Q 热可能是通过吸入感染。在第一次世界大战期间，立克次体疾病，特别是斑疹伤寒是非常普遍的，而且极为严重。在东欧，在 1915 年与 1922 年之间，估计有 3 000 万例斑疹伤寒，而有 300 万人死亡。现在，立克次体病已经不那么重要了，这是二氯二苯三氯乙烷（DDT）和其他化学物质控制昆虫的结果，以及广谱抗生素的治疗效果。在美国，这些疾病相当罕见，但它们具有重要意义，因为在某些类型中，高达三分之一的患者有神经系统表现。在美国，每年大约有 2 000 例落基山斑点热（最常见的立克次体疾病）发生，死亡率为 5% 或更低。神经系统表现发生在一小部分，神经科医生在一生的实践中或许不会遇到一个病例。由于这一原因，立克次体疾病只是被罗列在此。

以下是主要的立克次体病：

1. 流行性斑疹伤寒（*epidemic typhus*），在世界许多发展中国家都存在小范围的斑疹伤寒。它由虱子传染给人类，也可由人传染给人。

2. 鼠（地方性）斑疹伤寒［*murine*（*endemic*）*typhus*］，与落基山斑点热出现在同一地区（见下文）。它是通过跳蚤从鼠传染给人。

3. 丛林斑疹伤寒（*scrub typhus*）或恙虫热（*tsutsugamushi fever*），这种病仅局限于亚洲东部和东南部。它是由受感染的啮齿动物或人类通过螨虫传播的。

4. 落基山斑点热（*Rocky Mountain spotted fever*）首次在蒙大拿州被描述，在长岛、田纳西州、弗吉尼亚州、北卡罗来纳州和马里兰州以及西南部最常见。它是通过特殊种类的蜱传播的。

5. Q 热，分布在世界各地（除了斯堪的纳维亚国家、新西兰和热带地区）。在自然界中它由蜱传播，但也通过吸入灰尘和处理病原体或接触被微生物伯纳特立克次体（*Coxiella burnetii*）污染的物品后感染。

除 Q 热外，立克次体疾病的临床表现和病理效应基本相同，只是严重程度不同。斑疹伤寒可以作为原型。潜伏期从 3 天到 18 天不等。发病通常很突然，在数日内发热达到极端的程度，头痛，常常很严重，而且虚脱。黄斑皮疹，类似于麻疹，累及躯干和四肢，出现在发热的第 4 天或第 5 天。丛林斑疹伤寒的一个重要诊断征象是感染螨附着部位的坏死性溃疡和焦痂。谵妄，随后是进行性昏睡和昏迷、持续发热，以及偶尔有局灶性神经体征和视神经炎，是未治疗病例的特征。颈部僵硬的情况极少会见到，CSF 可能完全正常或仅表现出轻度的淋巴细胞增多。

在致命的病例中，立克次体病变弥散于整个脑部，影响灰质和白质的情况一样。这种变化包括小血管内皮细胞的肿胀和增生以及小胶质细胞反应，并形成所谓的斑疹伤寒结节。

Q 热，与其他的立克次体病不同，与发疹无关。在我们所熟悉的少数病例中，主要症状是一种轻度脑膜炎的表现。脑炎、小脑炎和脊髓炎等罕见的情况也有报道，可能是感染后的并发症。通常有气管支气管炎或非典型肺炎（从痰液中不能培养出微生物）和严重的前驱性头痛。在这些方面，肺部和神经系统疾病与引起非典型肺炎的其他主要原因肺炎支原体（*M. pneumoniae*）相似。如果伴随有呼吸道和脑膜脑炎疾病，并接触过分娩的动物、牲畜［包括屠宰场工人，他们也接触过布鲁菌（*Brucella*）和炭疽］，或接触过野鹿或野兔，则应怀疑是 Q 发热病原体［柯克斯体属（*Coxiella*）］。诊断可以通过发现特异性免疫固定抗体增加数倍来做出。病愈后的患者通常可以完全康复，少数患者会留下残余的神经体征。

治疗

治疗包括给予多西环素或氯霉素，它们对所有立克次体疾病都非常有效。如果在皮疹出现的同时早期给予这些药物，症状就会显著减轻，几乎不需要进一步治疗。在病程晚期发现的病例需要相当大的支持治疗，包括使用糖皮质激素、维持血容量以克服败血症毒性反应和低蛋白血症的影响。

原虫病

弓形体病

弓形体病（toxoplasmosis）是由刚地弓形虫（*Toxoplasma gondii*）引起的，它是一种微小的（2~ 5μm），专性细胞内寄生虫，在莱特（Wright）或吉姆萨（Giemsa）染色制备中很容易识别。近几十年来，它的重要性越来越大，因为它经常影响到艾滋病患者的脑部。事实上，弓形体病的表现取决于宿主免疫系统对感染的反应。人类感染要么是先天性的，要么是后天获得的。先天性感染是由于母亲在最初感染弓形体（*Toxoplasma*）（无症状）时，恰好怀孕而引起的寄生虫血症（parasitemia）。（因此，可以向接受治疗的母亲保证，几乎不存在产生第二个感染婴儿的携带风险。）最近获得的弓形体的几种传播方式被描述为食用生牛肉、处理未煮熟的羊肉（在西欧），以及最常见的与猫的粪便接触，猫是弓形体的天然宿主。大多数艾滋病毒感染者是在没有明显来源的情况下感染的。

如第 37 章所述，先天性感染（*congenital infection*）因其对新生儿脑部的严重的破坏性影响而引起注意。活动性感染的症状，如发热、皮疹、癫痫发作、肝脾肿大，在出生时就可能出现。更常见的是，脉络膜视网膜炎（chorioretinitis）、脑积水或小头畸形、大脑钙化，以及精神运动发育迟滞是主要表现。这些症状可能在出生后不久就显现出来，或者更常见的情况是，感染是无症状的，只是在几个月或几年后出现脉络膜视网膜炎。大多数的婴儿死亡，其他存活遗留上述的不同程度的异常。

血清学调查表明，成年人接触弓形体病的情况很普遍（大约 40% 的美国城市居民有特异性抗体）；然而，临床上明显活动性感染的病例是罕见的。令人感兴趣的是，在艾滋病流行之前的 1975 年，医学文献中只有 45 例有充分记录的获得性成年弓形体病病例（Townsend et al）；此外，其中一半的病例存在潜在的全身性疾病（恶性肿瘤、肾移植、风湿性疾病），这些疾病曾使用免疫抑制剂强化治疗。现在，由于获得性弓形体病是 HIV 患者局灶性脑损伤的最常见原因，已经出现了数不清的病例（见第 33 章）。通常，弓形体（*Toxoplasma*）感染的症状和体征被归为与弓形体病相关的原发性免疫抑制疾病，或其他引起脑肿块的疾病。

流行的问题，也是本章最感兴趣的一个问题，是 HIV 患者脑弓形体病（cerebral toxoplasmosis）（图 31-6）。临床特征通常是单次的癫痫发作、局灶性神经综合征或头痛或颅内压升高的其他症状。在脑成像检查中，弓形体病的边缘强化脑损伤或多发病灶也可能被偶然发现。这些病变可能很难与免疫抑制患者中较少见的 CNS 淋巴瘤区分。一般来说，脑弓形体病发生在 HIV 和 CD4 计数低于 100 个 /μL 的患者中，而其他机会性感染和淋巴瘤可能发生在 CD4 细胞计数较高的患者中。在许多情况下，脑弓形体综合征界定了从艾滋病毒感染到艾滋病的转变。

全身性弓形体病的临床表现各不相同。最常见的是亚临床过程或表现为无痛性淋巴结病，单个核细胞增多症样综合征，或急性脉络膜视网膜炎。有一种罕见的暴发性、广泛播散性感染，表现立克次体样皮疹、脑炎、心肌炎以及多发性肌炎等。有时，也有脑膜脑炎的征象，即癫痫发作、神经错乱、脑膜刺激征、昏迷，以及 CSF 淋巴细胞增多和 CSF 蛋白增高。在这种情况下，脑内可见一个或多个炎性坏死灶，实质上是脓肿（见图 31-6），游离的和包囊的刚地弓形体（*T. gondii*）散布在整个白质和灰质中。在罕见情况下，大面积坏死表现为一个或多个肿块。

在免疫功能正常的患者中，IgG 抗体滴度升高或显著升高或 IgM 间接荧光抗体阳性或其他血清学检测都是有用的。然而，艾滋病毒感染者和其他免疫功能受损的患者可能不会表现抗体反应或滴度升高。

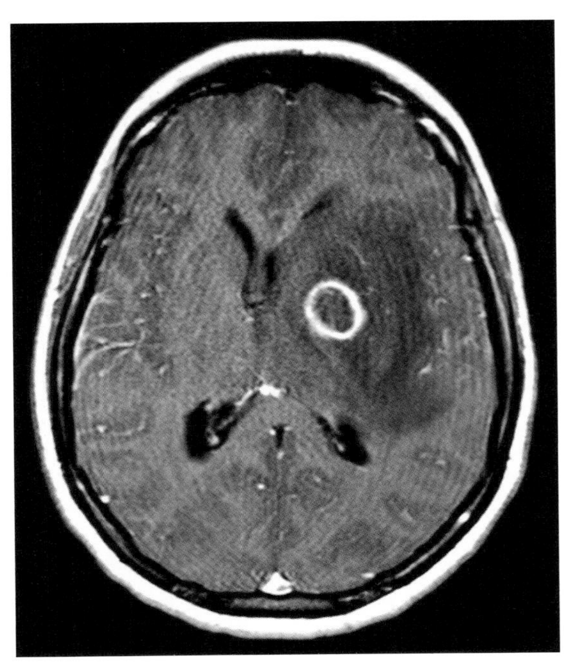

图 31-6　MRI 显示一例艾滋病患者左侧大脑半球深处有一个边缘增强的弓形体脓肿。有占位效应和周围水肿，其特征是可变性的

对艾滋病毒感染者可在临床基础上做出推定诊断，并在确认性检测之前开始进行经验性治疗。如果在一个疗程的抗生素治疗后，临床和影像学上没有改善，就要进行脑淋巴瘤和其他脑肿块的评估。

治疗　推定诊断为脑弓形体病的患者，给予口服磺胺嘧啶（sulfadiazine）（最初 4g，然后每日 4~6g）和乙胺嘧啶（pyrimethamine）（最初 200mg，然后每日 50~100mg）治疗，或者如果成本或供应存在问题时，使用磺胺甲噁唑（sulfamethoxazole）和甲氧苄啶（trimethoprim）的联合用药。应给予亚叶酸，每日 15~20mg，以抵消乙胺嘧啶的抗叶酸作用。治疗必须持续至少 6 周。对于艾滋病毒感染患者，小剂量的治疗将持续到 CD4 细胞计数超过 200~250/μL 为止，持续 6 个月或更长时间；否则，必须终身治疗以防止复发。开始 HIV 的治疗可能促使寄生虫脓肿周围出现强烈的炎症反应，即免疫重建炎症综合征（*immune reconstitution inflammatory syndrome*，IRIS）。

阿米巴性脑膜脑炎

阿米巴性脑膜脑炎（amebic meningoencephalitis）是由自由生活的鞭毛阿米巴原虫（flagellate amoebae）引起的，通常是纳格里（*Naegleria*）属，较少见于棘阿米巴（*Acanthamoeba*）属和巴拉姆希（*Balamuthia*）属。纳氏虫是在有温暖淡水的池塘或湖泊中游泳获得的。这些都是罕见但致命的疾病，过去十年美国发生了几十起病例，大多数病例发生在东南部各州。

纳格里病的发病通常是突然的，伴有严重的头痛、发热、恶心和呕吐，以及颈部僵硬。病程进展是不可避免的，伴随着癫痫发作、昏睡和昏迷的不断加重，以及局灶性神经体征，其转归几乎总是致命的，通常在发病一周之内。CSF 的反应类似于急性细菌性脑膜炎，压力升高、大量的多形核白细胞（不是嗜酸性粒细胞，如下文在寄生虫感染中讨论的），以及蛋白增加和糖含量降低等。CSF 中可能有大量的红细胞，反映出一些阿米巴脑病变的出血和坏死性质。这一诊断的根据是曾在温暖的淡水中游泳史，特别是长时间在水下游泳，以及在未冲洗 CSF 的湿制品中发现可存活的滋养体（trophozoites）。革兰氏染色和普通培养均未显示病原体。

尸检发现化脓性脑膜炎和在皮质和白质下许多小肉芽肿的微脓肿。

阿米巴的亚急性和慢性肉芽肿性脑膜脑炎（*subacute and chronic granulomatous meningoencephalitis*）是一种罕见的人类疾病。在虚弱的和免疫缺陷患者中有孤立的报道（Gonzalez et al）。这种微生物可能难以从 CSF 中培养出来，大多数诊断都是通过活检做出的。我们有一个致死的病例，一个白细胞减少的患者接受了粒细胞刺激因子治疗，在 1 个多月的亚急性病程中，出现头痛、轻度发热、昏睡和 CSF 糖含量异常低无法测出的情况，直到临终（Katz 等）。最初，在 MRI 上有散在的、圆形的增强病灶，在糖皮质激素治疗后消失，很像淋巴瘤；后来，有更多不规则的融合性白质病灶。脑组织活检显示阿米巴很容易被误认为巨噬细胞或细胞碎片，这种微生物被证实是巴氏阿米巴（*Balamuthia*）。

用通常的抗原虫药物治疗基本上无效。由于纳氏虫（*Naegleria*）对两性霉素 B 在体外的敏感性，这种药物已经被使用，与治疗隐球菌性脑膜炎的方案相同。其他建议的方案是各种药物的组合，如复方新诺明（trimethoprim-sulfamethoxazole）、利福平，以及抗真菌药物米替福辛（Miltefosine）等，一种新的药物正在独立研究，并与其他药物联合治疗纳格里和棘阿米巴。

疟疾

其他许多原虫疾病在热带地区也很重要。这里主要关注的是脑型疟疾（*cerebral malaria*），它使大约 2% 的恶性疟疾（*falciparum malaria*）病例复杂化。据估计，全世界每年约有 2 亿疟疾病例，约有 50 万人死于疟疾。这是一种快速致命性的疾病，以头痛、癫痫发作和昏迷为特征，伴有弥漫性脑水肿，局灶性症状极为罕见，诸如偏瘫、失语症、偏盲或小脑共济失调等。磨牙和打嗝已被评论为病例报告的常见特征。脑毛细血管和小静脉充满寄生的红细胞，脑内布满小的坏死灶，周围被神经胶质（Dürck 结节）包围。一种视网膜病（retinopathy）由黄斑白化、视网膜血管的橙色或白色变，以及视网膜内斑点型出血组成，已经被 Beare 和同事总结为严重疟疾的可靠征象。

这些发现是几个假说的基础（其中一个假说将大脑症状归因于血管的机械性阻塞），但没有一个是完全令人满意的。此外，免疫机制的紊乱似乎不太可能直接与发病机制有关（见 Newton et al 的综述和 Turner 的当前假设的讨论）。在 Seydel 及其同事的一项研究中，MRI 上出现的脑肿胀与致命的转归有关。他们发现大脑中有各种信号变化，这些变化在患者中不一致，但包括不同程度的脑水肿和弥散受限。

通常，神经系统症状出现在感染的第 2 或第 3 周，但它们可能是最初的表现。高流行地区的儿童最容易感染脑型疟疾。在非流行地区的成年人中，只有孕妇和停止预防性药物治疗的非免疫个体才可能涉及中枢神经系统（Toro and Roman）。有用的实验室发现是贫血和被寄生的红细胞。CSF 可能处于压力升高状态，有时含有少量白细胞，葡萄糖含量正常。在间日疟原虫（*Plasmodium vivax*）感染的情况下，患者可能会出现嗜睡、神志不清和癫痫发作，而没有被这种寄生虫侵入大脑。

治疗　如果脑症状不明显，奎宁（quinine）和青蒿琥酯（artesunate）及相关药物是可以治愈的，但一旦出现昏迷和抽搐，20%~30% 的患者无法存活。甲氟喹（mefloquine）、青蒿素甲醚（artemether）和本芴醇（lumefantrine），以及阿托喹酮（atovaquone）正在越来越多地被使用。已有人指出，一旦出现脑部症状，立即给予大剂量的地塞米松可能会挽救生命，但大多数研究表明，糖皮质激素是无效的。在病情严重的情况下，输血或交换输血可能会给生存带来一定的好处。

锥虫病

锥虫病（trypanosomiasis）是赤道非洲、中美洲和南美洲的一种常见疾病。有两种类型，非洲型，“昏睡病”（sleeping sickness）是由布鲁锥虫（*Trypanosoma brucei*）、罗得西亚锥虫（*Rhodesiense*）和冈比亚锥虫（*Gambiense*）引起的，由几种采采蝇（tsetse fly）传播。第二种类型是查加斯病（Chagas disease），主要见于南美洲（也称为南美锥虫病——译者注）。在美国，大多数病例都发生在从非洲狩猎归来的旅行者身上。在过去的几十年里，撒哈拉以南非洲的锥虫病发病率一直在惊人地上升，但现在，由于积极的控制干预措施，报告的病例已不到几千例。感染开始于接种部位的下疳和局限性淋巴结病。后颈部腺病是继发性中枢神经系统感染的特征性表现［温特伯顿征（Winterbottom sign）］，另一个感兴趣的神经征象是轻微损伤部位的明显疼痛，称为克兰德尔感觉过敏（Kerandel hyperesthesia）。随后，出现寄生虫血症（parasitemia）发作，而在传播阶段的某个时候，通常在感染的第 2 年，锥虫可引起弥漫性脑膜脑炎。后者在临床上表现为一种慢性进行性神经系统综合征，包括昼夜睡眠节律逆转或紊乱（因此称为“昏睡病”）、面部表情呆滞，在某些病例中出现上睑下垂和眼肌麻痹、构音障碍，然后是缄默、癫痫发作、进行性冷漠、昏睡和昏迷等。

南美锥虫病，也称为查加斯病（Chagas disease），是由克氏锥虫（*Trypanosoma cruzi*）引起的，通过猎蝽科的昆虫（reduviid bugs）叮咬从受感染的动物传播给人类。也有输血和器官移植的罕见病例。局部淋巴结病、血行播散和慢性脑膜炎的发生顺序与非洲锥虫病相似。当然，南美锥虫病还有许多其他方面，包括食管和结肠动力障碍以及心脏病。在免疫抑制的宿主中，特别是艾滋病毒携带者，表现可能包括脑膜脑炎和脑脓肿。因器官移植而接受免疫抑制的患者可能有感染的再激活。可用血清学试验来确认诊断。

治疗　过去的治疗是使用五价砷化物，主要是美拉胂醇（melarsoprol），这种药物在非洲比在南美洲的这种疾病更有效，但是有毒的。［历史上有趣的是，埃利希（Ehrlich）寻找锥虫病的药物使他找到了五价苯酚砷的“灵丹妙药”洒尔佛散（Salvarsan），这是第一种治疗梅毒真正有效的药物。］在接受砷化物治疗期间，10% 的患者发生了脑病，其中一半是致命的。正如 Braakman 及其同事所指出的，砷剂脑病（arsenical encephalopathy）的特征是多发性白质病变，有时伴有出血，病情往往相当严重，致死率在 50%~75% 之间。较新的药物或联合用药，特别是依氟鸟氨酸（eflornithine）和硝呋莫司（nifurtimox）正在用于治疗冈比亚锥虫病。目前，喷他脒（pentamidine）和苏拉明（suramin）用于非洲型的早期阶段，但如果有神经系统的表现，效果较差。南美锥虫病的治疗药物是一种呋喃妥因，硝呋莫司(nifurtimox)，以及一种硝基咪唑衍生物，苄硝唑(benznidazole)。Kennedy 对锥虫病这一主题进行了回顾，Bern 特别对南美锥虫病进行了回顾。

线虫引起的疾病(见表 31-5)

在线虫(nematodes)引起的疾病中，旋毛虫病(trichinosis)对神经科医生来说是最重要的。其他蛔虫的感染，如广州管圆线虫(*Angiostrongylus*)，会引起嗜酸性粒细胞性脑膜炎，将在下文讨论。

旋毛虫病(另见第 45 章)

旋毛虫病(trichinellosis，trichinosis)是由肠内旋毛虫(*Trichinella spiralis*)线虫引起的。人体感染是由于摄入了含有旋毛虫(*T. spiralis*)幼虫的生的或未煮熟的猪肉(有时是熊肉)。幼虫通过胃液从包囊中释放出来，在十二指肠和空肠中发育成为成年雄性和雌性蠕虫。受精后，雌虫钻入肠道黏膜，在那里连续产下几批幼虫。它们按自己的方式，通过淋巴管、区域淋巴结、胸导管和血流进入身体的各个部位。新的幼虫可穿透所有的组织，但只能在横纹肌中存活，在那里它们被包裹并最终钙化。动物被感染的方式与人类相同，只有当一个新的宿主摄入被包囊的幼虫时，这个循环才能重复。古尔德(Gould)对这个问题写了一篇权威性的评论。

表 31-5　中枢神经系统损害的寄生虫病因

疾病(病原体)	临床特征	放射学特征
绦虫(绦虫)		
囊虫病(猪绦虫)和多头蚴病(多头绦虫)	具备成熟病变的癫痫、脑水肿、脑室和多发蛛网膜下腔种植	带有头节的绦虫囊、迟发性钙化
裂头蚴病(迭宫绦虫属)	皮下结节、癫痫	迁移性肉芽肿或占位
包虫病(棘球绦虫)	局灶性脑表现，颅内压升高	大的充满液体的囊肿，硬甲壳瘤
线虫(蛔虫)		
旋毛虫病	皮肤病变、严重的肌炎、脑病损、嗜酸性粒细胞增多症、脑膜炎、脑炎(少见)	肉芽肿
血管类圆线虫病(广州管圆线虫)	脑膜脑炎、嗜酸性粒细胞增多症	肉芽肿、结节和迁移性窦道
颚口线虫病(棘颚口线虫)	嗜酸性脑膜炎	
贝蛔虫病(浣熊贝蛔虫病)	嗜酸性脑膜炎(被浣熊咬伤致病)	
类圆线虫病(肠类圆线虫病)	脑炎、脊髓炎和癫痫	不规则结节强化病变，可以改变位置
内脏幼虫移行综合征(犬弓首线虫、猫弓首线虫)	嗜酸性脑膜脑炎	
吸虫(吸虫病)		
血吸虫病(日本血吸虫、曼氏血吸虫、埃及血吸虫)	脊髓病、癫痫、肿瘤综合征、游泳痒	单个肉芽肿，可以很大
肺血吸虫	癫痫、脑膜脑炎、肺部病变	单个肉芽肿
其他热带和寄生虫感染		
弓形虫病(弓形体病)	癫痫、局灶性脑表现	单发或多发强化病灶
阿米巴病	肝脾病、肉芽肿、脑病、脑膜脑炎、癫痫	脓肿、脑膜脑炎
溶组织阿米巴病、福(勒)氏耐格里阿米巴病，Balamuthia mandrallis	原发性阿米巴脑膜脑炎、癫痫(游泳后)肉芽肿性脑炎	多发小脓肿病变
结核瘤(结核分枝杆菌和不典型的结核瘤)	癫痫	肉芽肿

这种病的早期症状出现在吃猪肉后的一两天，表现为轻度胃肠炎。随后的症状与幼虫侵入肌肉相吻合。后者大约在第一周末开始，可能持续 4~6 周。轻度低热，肌肉疼痛和压痛，结膜特别是眼睑水肿，疲劳是常见的表现。旋毛虫感染的肌病方面在第 45 章中有充分的论述。

特别严重的感染可能与幼虫在没有包囊形成的情况下通过神经系统迁移引起的 CNS 紊乱有关。常见的症状有头痛、颈部僵硬和轻微的混乱状态。谵妄、昏迷、偏瘫和失语症有时也被观察到。CSF 通常是正常的，但可能含有适量的淋巴细胞，以及罕见寄生虫。

当肌肉受到侵犯时，通常出现嗜酸性粒细胞增多。血清学（沉淀素）试验在第 3 周早期呈阳性。心脏常受累，表现为心动过速和心电图改变；心肌炎可导致无菌性脑栓塞。这些发现可能有助于诊断，这可以通过在肌肉活检中发现幼虫得到证实，使用低功率扫描技术可对压在两个玻片之间的湿组织进行扫描。

旋毛虫病很少是致命的。大多数患者可以完全康复，但肌痛可能会持续几个月。一旦出现反复的癫痫发作和局灶性神经功能缺失，它们可能会无限期地持续下去。功能缺失是由于罕见的旋毛虫脑炎（trichina encephalitis）（可见于脑毛细血管和脑实质中的丝状幼虫）和由受感染的心肌产生的附壁血栓的栓子所致。

治疗（另见第 45 章） 在严重旋毛虫病的治疗中，一种驱肠虫药阿苯达唑（albendazole）和糖皮质激素是有价值的。这种药物可以防止幼虫繁殖，因此对已知摄入旋毛虫肉类的患者很有用。它还干扰肌肉寄生幼虫的新陈代谢。泼尼松（每天 40~60mg）的抗炎和免疫抑制作用，对发热、肌痛和嗜酸性粒细胞增多有良好的反应，并对心脏和神经系统并发症也有有益的作用。

其他线虫，主要是弓蛔虫（toxocara）（幼虫在内脏迁移的原因）、类圆线虫（strongyloides），以及血管类圆线虫（angiostrongyloides）可能很少迁移到大脑，但每一种线虫都以系统性疾病为特征，这比神经系统疾病要常见得多。寄生性脑膜炎在稍后讨论。

绦虫引起的疾病

囊虫病（见表 31-5）

囊虫病（cysticercosis），也称为猪囊尾蚴病，是猪肉有钩绦虫（*Taenia solium*）感染猪带绦虫的幼虫或中间阶段。在中美洲和南美洲以及非洲和印度部分地区，囊虫病是引起癫痫和其他神经紊乱的主要原因。由于来自这些流行地区的大量移民，现在在以前不知道这种疾病的国家中经常看到囊虫病患者。通常可以通过脑的 CT 或 MRI 诊断，但也可以通过在大腿、小腿、肩部肌肉，以及大脑中出现多发性钙化病灶来诊断。

囊虫病的大脑表现多种多样，与幼虫在脑实质、蛛网膜下腔和脑室内的包囊及随后的钙化有关（图 31-7）。病变通常是多发的，但也可能是孤立的；在美国和非流行国家，单发性囊肿更为常见。在囊肿退化并最终钙化之前，CT 扫描和 MRI 实际上可以显示头节。大多数神经系统疾病表现为癫痫发作，但许多患者完全无症状，而囊肿是在放射学上发现的。只有当囊肿退化，在最初感染数月或数年后，才会引起炎症和肉芽肿反应，并出现局部症状。

在一些患者中，巨大的蛛网膜下腔囊肿或脑室内囊肿可能会阻碍 CSF 的流动，在这种情况下，需要手术切除囊肿或进行分流手术。然而，Proano 及其同事们曾报告一组囊肿直径超过 5cm 的病例，并对其进行了药物治疗。在一种较恶性的疾病形式中，囊尾蚴位于颅底的蛛网膜下腔，在那里诱发强烈的炎症反应，导致脑积水、血管炎和卒中，以及脑神经麻痹等。使用吡喹酮或其他治疗方法（Estanol et al）几乎不会改变疾病的总体形式，治疗效果不如囊虫病好。

治疗 关于脑囊虫病的全面治疗，读者可以参考 Nash 及其同事们的综述。以下是对当前治疗原则的总结。近年来，由于 CT 和 MRI 的应用，以及阿苯达唑或吡喹酮（praziquantel）的使用，大大改善了这种疾病的治疗，这二者都是抗蠕虫药物，对所有种类的血吸虫也有活性。阿苯达唑（albendazole）5mg/kg，每日 3 次，服用 15~30 天。最初，治疗似乎加重了神经症状，CSF 中细胞和蛋白增加，但随后患者病情好转，并可能无症状，在 CT 扫描上囊肿的大小和数量显著减少。通常在开始进行抗蠕虫治疗时使用糖皮质激素，特别是当单个大病变因其占位效应而引起的症状。

其他绦虫感染

其他绦虫感染（other cestode infections），如棘球绦虫（*echinococcus*）感染偶尔影响大脑。通常的感染源是被犬类粪便污染的水和蔬菜。它们被摄入后，卵孵化和脱落的胚胎会迁移，主要是肺和肝，但有时也会迁移到大脑（大约 2% 的病例），在那里可能形成一个巨大的单发包虫（棘球蚴）囊肿。典型的病

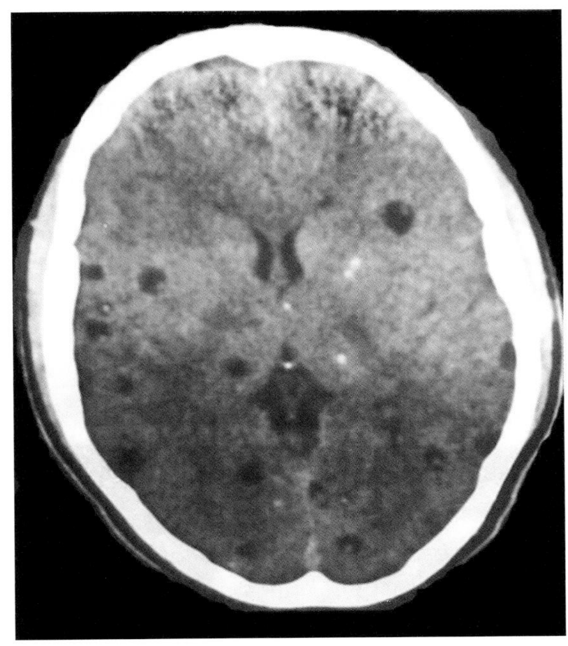
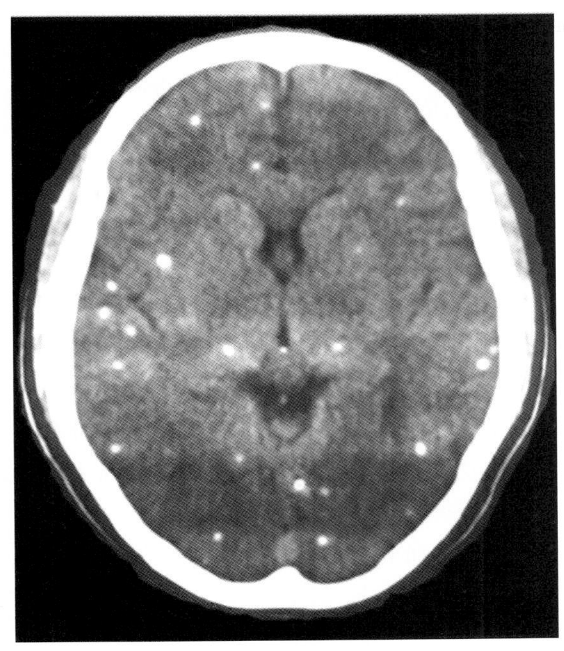

图 31-7　在未增强 CT 上的脑囊虫病。多发的囊性病变，有些可见头节，无占位效应（左图），在 2 年后变为钙化灶（右图）

变是一个大的充满液体的囊肿，通过成像检查可见寄生虫，但是一个实性结节性脑损伤，也会发生“几丁质瘤”（chitinoma）。我们也观察到压迫性脊髓损伤。当手术不可行时，建议使用阿苯达唑或甲苯达唑（mebendazole）治疗。

大脑多头蚴病［大脑多头蚴（*coenurus cerebralis*）］是一种少见的多头绦虫（*Taenia multiceps*）幼虫感染。它主要发生在有许多狗的养羊地区，狗是最终宿主。幼虫形成葡萄样囊肿，最常见于颅后窝，阻碍脊髓液通道，导致颅内压升高。手术切除是可行的。

另一种绦虫，曼氏裂头绦虫（*Spirometra mansoni*），可能会在大脑内迁移，在迁移过程中留下可见的轨迹。皮下结节是最常见的病变。这种寄生虫主要分布在远东地区。

神经系统也可能被某些蠕虫，如蛔虫（*Ascaris*）、丝虫（*filaria*），以及吸虫，如血吸虫（*Schistosoma*）、并殖吸虫（*Paragonimus*）直接侵入。这些疾病在美国几乎不存在，除了那些最近从流行地区回来的人。然而，血吸虫病非常重要，经常以其特有的方式侵入神经系统，因此下文将对其进行详细讨论。

吸虫引起的疾病

血吸虫病（见表 31-5）

吸虫（*trematodes*）卵很少涉及神经系统，但当涉及神经系统时，感染的微生物通常是日本血吸虫（*Schistosoma japonicum*），少数情况下是埃及血吸虫（*Schistosoma haematobium*）或曼氏血吸虫（*Schistosoma mansoni*）。据说日本血吸虫（*S. japonicum*）有在大脑半球定位的倾向，而曼氏血吸虫（*S. mansoni*）有在脊髓定位的倾向，但也有许多例外。脑病变形式与直接寄生在血管中的虫卵沉积有关，并表现为混合的坏死性和缺血性实质病灶，并被嗜酸性粒细胞和巨细胞浸润（图 31-8）（Scrimgeour and Gajdusek）。病变不钙化。

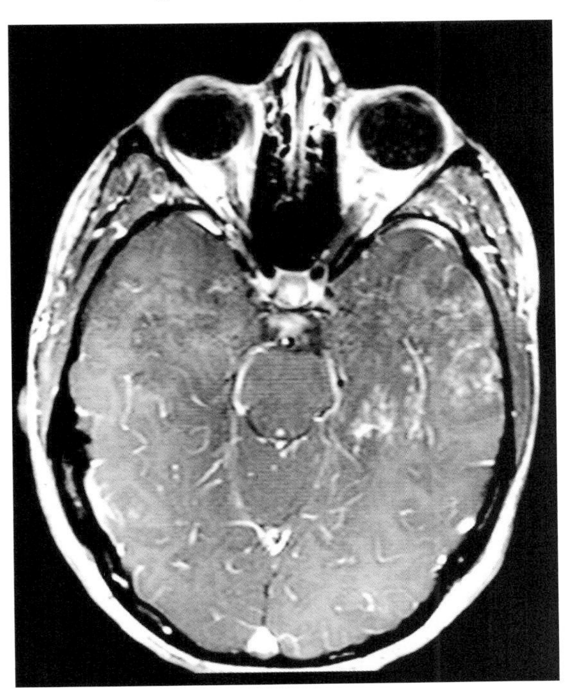

图 31-8　在一名从加纳返回的旅行者，MRI 显示血吸虫病（曼氏血吸虫），左颞叶可见片状的钆增强病灶

血吸虫病在热带地区广泛传播，80%的病例发生在撒哈拉以南的非洲。北美的神经科医生几乎没有接触过它，除了那些在湖泊或河流中沐浴过的旅行者，在那里蜗牛寄生着大量这种寄生虫。最初的表现可能是寄生虫侵入部位的局部皮肤刺激（游泳者的瘙痒），或躯干出现大面积匐行的荨麻疹，即片山热（Katayama fever），尤其可能发生在之前的接触，但患者通常不会提供这种信息，除非寻求。小部分患者在接触后几个月出现神经系统症状。头痛、抽搐（局灶性或全身性），以及其他脑部征象，若病灶较大时，可出现视盘水肿，类似脑肿瘤。据推测，旅行者更容易发生有症状的神经系统疾病，因为所沉积的卵周围有强烈的炎症反应。

有些类型的血吸虫（*Schistosoma*）感染，也称为血吸虫病（*Bilharzia*），主要是曼氏血吸虫，倾向于定位于脊髓，引起集中在脊髓圆锥的急性或亚急性脊髓炎。临床表现是亚急性进展的横断性脊髓损害。往往有先前的腿部或神经根疼痛和膀胱控制显著受影响。我们在从非洲返回的学生中观察到了一些病例，他们的病变位于圆锥部。除非立即治疗，否则可能会因脊髓下部的炎症和微血管破坏而导致腿部和膀胱的永久性瘫痪。

嗜酸性粒细胞增多症在有症状的个体中很常见，有一种血清学检查，但通常在最初感染后不久就变成阴性。在脊髓炎的CSF检查显示白细胞增多，有时伴有嗜酸性粒细胞增多（超过一半的患者），蛋白含量增加，以及颅内压增高。诊断是通过在粪便或尿液中发现虫卵。血清学可能更敏感。另一种主要的吸虫，并殖吸虫（*Paragonimus*），已知在多达四分之一的病例中侵入大脑，形成一种类似于血吸虫病的单发性肉芽肿结节。

治疗　口服吡喹酮，剂量为20mg/kg，每日3次。在一组病例中，9例脑血吸虫病引起的癫痫患者中，8例经吡喹酮治疗后癫痫发作消失。有时需要手术切除脊柱肉芽肿性肿瘤，但结果难以预料。糖皮质激素经常同时使用。

寄生虫引起的嗜酸性细胞脑膜脑炎和脑膜炎

嗜酸性细胞脑膜脑炎（eosinophilic meningoencephalitis），通常伴有脑神经症状和痛性多发性神经根表现，已报告有广州管圆线虫（*Angiostrongylus cantonensis*）、颚口线虫（*Gnathostoma*）、并殖吸虫（*Paragonimus*），以及犬和猫的弓蛔虫（*Toxocara canis and cati*）感染。在广州管圆线虫感染中，蜗牛、淡水对虾和未洗的生菜携带这种线虫。由此引起的疾病可能持续数周至数月，主要表现为疼痛、感觉异常、感觉运动异常，以及一种混乱状态等。Cook回顾了这些和其他CNS的原虫和蠕虫感染。Slom及其同事描述了从牙买加返回美国的一群医学院学生中发生的一次有趣的疫情暴发，他们强调有感觉异常和感觉迟钝，但只有一半的患者血液或CSF中嗜酸性粒细胞增多。脑膜霍奇金病、其他淋巴瘤和胆固醇栓子偶尔也会引发嗜酸性脑膜炎。

关于神经系统寄生虫病的更详细的描述可以在比亚（Bia）和古铁雷斯（Gutierrez）的专著中找到。

（赵钢　译　王维治　校）

参考文献

Adams RD, Kubik CS, Bonner FJ: The clinical and pathological aspects of influenzal meningitis. *Arch Pediatr* 65:354, 1948.

Adams M, Rhyner PA, Day J, et al: Whipple's disease confined to the central nervous system. *Ann Neurol* 21:104, 1987.

Al Deeb SM, Yaqub BA, Sharif HS, Phadke JG: Neurobrucellosis: Clinical characteristics, diagnosis, and outcome. *Neurology* 39:498, 1989.

Anderson M: Neurology of Whipple's disease. *J Neurol Neurosurg Psychiatry* 68:1, 2000.

Armstrong RW, Fung PC: Brainstem encephalitis (rhombencephalitis) due to *Listeria monocytogenes*: Case report and review. *Clin Infect Dis* 16:689, 1993.

Baker P, Price T, Allen CD: Brainstem and cerebellar dysfunction with legionnaires' disease. *J Neurol Neurosurg Psychiatry* 44:1054, 1981.

Baloh RW, Honrubia V: *Clinical Neurophysiology of the Vestibular System*. Oxford, Oxford University Press, 2001, pp 232–234.

Bannwarth A: Chronische lymphocytare Meningitis, entzundliche Polyneuritis und "Rheumatismus." *Arch Psychiatr Nervenkr* 113:284, 1941.

Barnes PF, Bloch AB, Davidson PT, Snider DE Jr: Tuberculosis in patients with human immunodeficiency virus infection. *N Engl J Med* 324:1644, 1991.

Beare NAV, Taylor TE, Harding SP, et al: Malarial retinopathy: A newly established diagnostic sign in malaria. *Am J Trop Med Hyg* 75:790, 2006.

Berardi VE, Weeks KE, Steere AC: Serodiagnosis of early Lyme disease: Evaluation of IgM and IgG antibody responses by antibody capture enzyme immunoassay. *J Infect Dis* 158:754, 1988.

Berenguer J, Moreno S, Laguna F, et al: Tuberculous meningitis in patients infected with the human immunodeficiency virus. *N Engl J Med* 326:668, 1992.

Bern C: Chagas' disease. *New Engl J Med* 373:456, 2015.

Bia F (ed): Parasitic diseases of the nervous system. *Semin Neurol* 13(2):1, 1993.
Blanc F, Jaulhac B, Fleury M, et al. Relevance of the antibody index to diagnose Lyme neuroborreliosis among seropositive patients. *Neurology* 69:953, 2007.
Braakman HM, van de Molengraft FJJ, Hubert WW, et al: Lethal African trypanosomiasis in a traveler: MRI and neuropathology. *Neurology* 66:1094, 2006.
Burgdorfer W, Barbour AG, Hayes SF, et al: Lyme disease CA tick-borne spirochetosis. *Science* 216:1317, 1982.
Chuck SL, Sande MA: Infection with *Cryptococcus neoformans* in the acquired immunodeficiency syndrome. *N Engl J Med* 321:794, 1989.
Cohen MM: The central nervous system in congenital heart disease. *Neurology* 10:452, 1960.
Cook GC: Protozoan and helminthic infections. In: Lambert HP (ed): *Infections of the Central Nervous System*. Philadelphia, Decker, 1991, pp 264-282.
Day JN, Chau TTH, Wolbers M, et al: Combination antifungal therapy for cryptococcal meningitis. *N Engl J Med* 368:1291, 2013.
deGans J, van de Beck D, et al: Dexamethasone in adults with bacterial meningitis. *N Engl J Med* 347:1549, 2002.
Dodge PR, Davis H, Feigin RD, et al: Prospective evaluation of hearing impairment as a sequela of acute bacterial meningitis. *N Engl J Med* 311:869, 1984.
Durand ML, Calderwood SB, Weber DJ, et al: Acute bacterial meningitis: A review of 493 episodes. *N Engl J Med* 328:21, 1993.
Ellner JJ, Bennett JE: Chronic meningitis. *Medicine (Baltimore)* 55:341, 1976.
Estanol B, Corona T, Abad P: A prognostic classification of cerebral cysticercosis: Therapeutic implications. *J Neurol Neurosurg Psychiatry* 49:1131, 1986.
Ferry PC, Culbertson JL, Cooper JA, et al: Sequelae of *Haemophilus influenzae* meningitis: Preliminary report of a long-term follow-up study. In: Sell SH, Wright PF (eds): *Haemophilus Influenzae—Epidemiology, Immunology and Prevention of Disease*. New York, Elsevier, 1982, sec 3, pp 111-116.
Fisher RS, Clark AW, Wolinsky JS, et al: Postinfectious leukoencephalitis complicating *Mycoplasma pneumoniae* infection. *Arch Neurol* 40:109, 1983.
Garcia-Monico JC, Benach JL: Lyme neuroborreliosis. *Ann Neurol* 37:691, 1995.
Gonzalez MM, Gould E, Dickinson G, et al: Acquired immunodeficiency syndrome associated with *Acanthamoeba* infection and other opportunistic organisms. *Arch Pathol Lab Med* 110:749, 1986.
Gould SE: *Trichinosis in Man and Animals*. Springfield, IL, Charles C Thomas, 1970.
Gray ML, Killinger AH: *Listeria monocytogenes* and *Listeria* infections. *Bacteriol Rev* 30:309, 1966.
Gutierrez Y: *Diagnostic Pathology of Parasitic Infections with Clinical Correlations*, 2nd ed. New York, Oxford University Press, 2000.
Hasbun R, Abrahams J, Jekel J, Quagliarello VJ: Computed tomography of the head before lumbar puncture in adults with suspected meningitis. *N Engl J Med* 345:1727, 2001.
Kasanmoentalib ES, Brouwer MC, vander Ende A, von de Beek D: Hydrocephalus in adults with community-acquired bacterial meningitis. *Neurology* 75:918, 2010.
Kastenbauer S, Pfister HW: Pneumococcal meningitis in adults. Spectrum of complications and prognostic factors in a series of 87 cases. *Brain* 126:1015, 2003.
Katz DA, Berger JR: Neurosyphilis in acquired immunodeficiency syndrome. *Arch Neurol* 46:895, 1989.
Katz JD, Ropper AH, Adelman L, et al: A case of *Balamuthia mandrillaris* meningoencephalitis. *Arch Neurol* 57:1210, 2000.
Kennedy PGE: The continuing problem of human African Trypanosomiasis (sleeping sickness). *Ann Neurol* 64:116, 2008.
Kubik CS, Adams RD: Subdural empyema. *Brain* 66:18, 1943.
Lanska DJ: Anthrax meningoencephalitis. *Neurology* 59:327, 2002.
Lebel MH, Freij BJ, Syrogiannopoulos GA, et al: Dexamethasone therapy for bacterial meningitis. Results of two double-blind trials. *N Engl J Med* 319:964, 1988.
Lechtenberg R, Sterra MF, Pringle GF, et al: *Listeria monocytogenes*: Brain abscess or meningoencephalitis? *Neurology* 29:86, 1979.
Lees AW, Tyrrell WF: Severe cerebral disturbance in legionnaires' disease. *Lancet* 2:1331, 1978.
Leys D, Destee A, Petit H, Warot P: Management of subdural intracranial empyemas should not always require surgery. *J Neurol Neurosurg Psychiatry* 49:635, 1986.
Lincoln EM: Tuberculous meningitis in children. Serous meningitis. *Annu Rev Tuberculosis* 56:95, 1947.
Louis ED, Lynch T, Kaufmann P, et al: Diagnostic guidelines in central nervous system Whipple's disease. *Ann Neurol* 40:561, 1996.
Lyon G, Dodge PR, Adams RD: The acute encephalopathies of obscure origin in children. *Brain* 84:680, 1961.
Matthews BR, Jones LK, Saad DA, et al: Cerebellar ataxia and central nervous system Whipple disease. *Arch Neurol* 62:618, 2005.
McGill F, Heyderman RS, Panagiotou S, et al: Acute bacterial meningitis in adults. *Lancet* 388:3036, 2016.
Merritt HH, Adams RD, Solomon H: *Neurosyphilis*. New York, Oxford University Press, 1946.
Mizuguchi M, Yamanouchi H, Ichiyama T, et al: Acute encephalopathy associated with influenza and other viral infections. *Acta Neurol Scand* 115:45, 2007.
Naber SP: Molecular pathology—diagnosis of infectious disease. *N Engl J Med* 331:1212, 1994.
Nadelman RB, Wormser GP: Lyme borreliosis. *Lancet* 352:557, 1998.
Narita M, Matsuzono Y, Togashi T, et al: DNA diagnosis of central venous system infection by *Mycoplasma pneumoniae*. *Pediatrics* 90:250, 1992.
Nash TE, Singh G, White AC, et al: Treatment of neurocysticercosis: current status and future research needs. *Neurology* 67:1120, 2006.
Newton CRJ, Hien TT, White N: Cerebral malaria. *J Neurol Neurosurg Psychiatry* 69:433, 2000.
Newton EM: Hematogenous brain abscess in cyanotic congenital heart disease. *Q J Med* 25:201, 1956.
Nguyen TH, Tran TH, Thwaites G, et al: Dexamethasone in Vietnamese adolescents and adults with bacterial meningitis. *N Engl J Med* 357:2431, 2007.
Nigrovic LE, Kuppermann N, Macias CG, et al: Clinical prediction rule for identifying children with cerebrospinal fluid pleocytosis at very low risk of bacterial meningitis. *JAMA* 297:52, 2007.
Peacock JE: Persistent neutrophilic meningitis. *Infect Dis Clin North Am* 4:747, 1990.
Pitchenik AE, Fertel D, Bloch AB: Mycobacterial disease: Epidemiology, diagnosis, treatment, and prevention. *Clin Chest Med* 9:425, 1988.
Pachner AR, Steiner I: Lyme neuroborreliosis: Infection, immunity, and inflammation. *Lancet Neurol* 6:544, 2007.
Pomeroy SL, Holmes SJ, Dodge PR, Feigin RD: Seizures and other neurologic sequelae of bacterial meningitis in children. *N Engl J Med* 323:1651, 1990.
Proano JV, Madrazo I, Avelar F, et al: Medical treatment for neurocysticercosis characterized by giant subarachnoid cysts. *N Engl J Med* 345:879, 2001.
Rennick G: Cerebral herniation during bacterial meningitis in children. *BMJ* 306:953, 1993.
Rich AR: *The Pathogenesis of Tuberculosis*, 2nd ed. Oxford, England, Blackwell, 1951.
Ropper AH, Kanis KB: Flaccid quadriplegia from tonsillar herniation in pneumococcal meningitis. *J Clin Neurosci* 7:330, 2000.
Rosenstein NE, Perkins BA, Stephens DS, et al: Meningococcal disease. *N Engl J Med* 344:1378, 2001.

Rothstein TL, Kenny GE: Cranial neuropathy, myeloradiculopathy, and myositis: Complications of *Mycoplasma pneumoniae* infection. *Arch Neurol* 36:476, 1979.

Saag MS, Powderly WG, Cloud GA, et al: Comparison of amphotericin B with fluconazole in the treatment of acute HIV-associated cryptococcal meningitis. *N Engl J Med* 326:83, 1992.

Sali M, Buonsenso D, Goletti D, et al: Accuracy of QuantiFERON-TB Gold Test for Tuberculosis Diagnosis in Children. *PLoS One* 10:e0138952, 2015.

Scarborough M, Gorodon SB, Whitty CJ, et al: Corticosteroids for bacterial meningitis in adults in sub-Saharan Africa. *N Engl J Med* 357:2441, 2007.

Schuchat A, Robinson K, Wenger JD, et al: Bacterial meningitis in the United States. *N Engl J Med* 337:970, 1997.

Schwartz MA, Selhorst JB, Ochs AL, et al: Oculomasticatory myorhythmia: A unique movement disorder occurring in Whipple disease. *Ann Neurol* 20:677, 1986.

Scrimgeour EM, Gajdusek DC: Involvement of the central nervous system in *Schistosoma mansoni* and *S. haematobium* infection. *Brain* 108:1023, 1985.

Seydel KB, Kampondeni SD, Valim C, et al: Brain swelling and death in children with cerebral malaria. *N Engl J Med* 372: 1126, 2014.

Shetty KR, Cilvo CL, Starr BD, Harter DH: Legionnaires' disease with profound cerebellar involvement. *Arch Neurol* 37:379, 1980.

Slom TJ, Cortese MM, Gerber SJ, et al: An outbreak of eosinophilic meningitis caused by *Angiostrongylus cantonensis* in travelers returning from the Caribbean. *N Engl J Med* 346:688, 2002.

Snedeker JD, Kaplan SL, Dodge PR, et al: Subdural effusion and its relationship with neurologic sequelae of bacterial meningitis in infancy: A prospective study. *Pediatrics* 86:163, 1990.

Snider DE, Roper WL: The new tuberculosis. *N Engl J Med* 326:703, 1992.

Steere AC, Strle F, Wormser GP, et al: Lyme borreliosis. *Nat Rev Dis Primers* 2:1, 2016.

Swartz MN: "Chronic meningitis"—many causes to consider. *N Engl J Med* 317:957, 1987.

Swartz MN, Dodge PR: Bacterial meningitis: A review of selected aspects. *N Engl J Med* 272:725, 779, 842, 898, 1965.

Symonds, C: Hydrocephalic and focal cerebral symptoms in relation to thrombophlebitis of the dural sinuses and cerebral veins. *Brain* 60:531, 1937.

Thi VA, Nordmann P, Landrieu P: Encéphalopathie associée aux infections bactériennes sévères de l'enfant: ("encéphalite presuppurative" ou "syndrome toxi-infectieux"). *Rev Neurol* 158:709, 2002.

Thigpen MC, Whitney CG, Messonnier et al: Bacterial meningitis in the United States, 1998-2007. *N Engl J Med* 364:2016, 2011.

Thwaites GE, Bang ND, Dung NH, et al: Dexamethasone for the treatment of tuberculous meningitis in adolescents and adults. *N Engl J Med* 351:1741, 2004.

Toro G, Roman G: Cerebral malaria. *Arch Neurol* 35:271, 1978.

Townsend JJ, Wolinsky JS, Baringer JR, Johnson PC: Acquired toxoplasmosis. *Arch Neurol* 32:335, 1975.

Tunkel AR, Scheld WM: Corticosteroids for everyone with meningitis? *N Engl J Med* 347:1613, 2002.

Turner G: Cerebral malaria. *Brain Pathol* 7:569, 1997.

Uldry PA, Kuntzer T, Bogousslavsky J, et al: Early symptoms and outcome of *Listeria monocytogenes* rhombencephalitis: 14 adult cases. *J Neurol* 240:235, 1993.

van de Beek D, de Gans J, Tunkel AR, Wijdicks EFM: Community-acquired bacterial meningitis in adults. *N Engl J Med* 354:44, 2006.

van de Beek D, Drake JM, Tunkel AR: Nosocmial bacterial meningitis. *N Engl J Med* 362:146, 2010.

Vartdal F, Vandvik B, Michaelsen TE, et al: Neurosyphilis: Intrathecal synthesis of oligoclonal antibodies to *Treponema pallidum*. *Ann Neurol* 11:35, 1982.

Vodopivec I, Rinehart EM, Griffin GK, et al: A Cluster of CNS Infections Due to B. cereus in the Setting of Acute Myeloid Leukemia: Neuropathology in 5 Patients. *J Neuropathol Exp Neurol* 74:1000, 2015.

Walsh TJ, Hier DB, Caplan LR: Fungal infections of the central nervous system: Comparative analysis of risk factors and clinical signs in 57 patients. *Neurology* 35:1654, 1985.

Wasz-Hockert O, Donner M: Results of the treatment of 191 children with tuberculous meningitis. *Acta Paediatr* 51(Suppl 141):7, 1962.

Westenfelder GO, Akey DT, Corwin SJ, Vick NA: Acute transverse myelitis due to *Mycoplasma pneumoniae* infection. *Arch Neurol* 38:317, 1981.

第32章

神经系统病毒感染和朊蛋白病

病毒性脑炎和脑膜炎

许多病毒都有一种主要影响人类神经系统的独特倾向。在某些情况下，病毒感染的全身影响是微不足道的；正是这种神经紊乱引起了医学上的关注，也就是说，病毒是嗜神经的。这类病毒包括人类免疫缺陷病毒（HIV-1 和 HIV-2），人类疱疹病毒，包括单纯疱疹病毒（HSV-1 和 HSV-2）、带状疱疹病毒或水痘 - 带状疱疹病毒（VZV）、爱泼斯坦 - 巴尔病毒（Epstein-Barr virus，EBV）、巨细胞病毒（CMV）、脊髓灰质炎病毒、狂犬病毒，以及几种季节性虫媒传播性病毒［虫媒病毒（flaviviruses）］。其中一些表现出对某些类型的神经元的亲和力，例如脊髓灰质炎病毒与运动神经元，VZV 与周围感觉神经元，以及狂犬病毒与脑干神经元等。还有一些病毒攻击非神经元支持的神经胶质细胞；约翰·坎宁安病毒（John Cunningham，JC）引起进行性多灶性白质脑病（progressive multifocal leukoencephalopathy），就是一个主要的例子。对于其他许多病毒来说，亲和力的选择性较小，因为神经系统的所有要素都参与其中。例如，单纯疱疹病毒可以破坏颞叶的内侧部分，破坏神经元、胶质细胞、有髓神经纤维，以及血管等，艾滋病毒（HIV）可能诱发整个大脑的多灶性组织坏死。这些关系和许多其他的病毒关系是本章的主题，在医学上引起广泛的兴趣。

感染途径

病毒通过几种途径中之一进入人体。腮腺炎病毒、麻疹病毒和水痘 - 带状疱疹病毒（VZV）通过呼吸道进入，脊髓灰质炎病毒和其他肠道病毒通过口 - 肠途径进入，而单纯疱疹病毒（HSV）主要通过口腔或生殖器黏膜途径进入。其他病毒是通过接种，如由于动物（例如，狂犬病）、蜱虫、螨虫或蚊虫的叮咬（节肢动物传播或虫媒病毒感染）而获得的。胎儿可能经胎盘感染风疹病毒、巨细胞病毒和艾滋病毒。在所有这些病例中，病毒血症（viremia）是播散至大脑或 CSF 的中间步骤。

另一种感染途径是沿周围神经，病毒的向心运动是通过逆行轴浆运输系统完成的。HSV、VZV 和狂犬病病毒利用这种周围神经通路，这就解释了为什么狂犬病的最初症状出现在局部，与动物咬伤相对应的段水平。有实验表明，HSV 可能通过影响鼻黏膜中的嗅觉神经元而扩散到中枢神经系统（CNS），这些细胞的中枢突起是通过筛板的开口与嗅球神经元发生突触的。另一个潜在的途径是三叉神经和半月神经节，然而这些途径在人类感染中的作用还不确定。在不同的感染途径中，血源性途径对大多数病毒来说是最重要的。

此外，VZV 位于感觉神经节，在以后的生活中会被再次激活，在初次感染水痘几十年后引起带状疱疹。JC 病毒也潜伏在组织中，可能是肾脏和骨髓，只有在免疫抑制的情况下重新出现，并感染脑部。

病毒感染的机制

病毒一旦侵入神经系统，就产生许多临床和病理效应。造成这种多样性的一个原因是 CNS 内不同的细胞群对不同病毒感染的易感性不同。对病毒易感，宿主细胞的细胞质膜上必须有病毒附着的特定受体位点。因此，一些感染仅限于脑膜细胞，肠道病毒是最常见的，在这种情况下，临床表现为无菌性脑膜炎。其他病毒涉及脑或脊髓的特定类别的神经元，引起更严重的疾病，如脑炎和脊髓灰质炎。病毒或其核衣壳（nucleocapsid）必须能够穿透细胞，主要是通过内吞过程，并释放其保护性核蛋白包被。要发生病毒复制，细胞必须有转录和翻译病毒包被蛋白质的代谢能力，复制病毒的核酸，并在病毒基因组的指导下组装病毒粒子（virions）。某些病毒依靠细胞表面的受体进入细胞，这些关联具有潜在的治疗价值，例如，JC 病毒进入少突胶质细胞的血清素受体。

病毒对细胞易感性的病理作用差别很大。急性脑炎时，病毒直接侵入神经元，使细胞发生溶解。产生相应的胶质反应和炎症反应。噬神经细胞现象（neuronophagia）（通过小胶质细胞吞噬受影响的神经元及其退变产物）是这种现象的标志。在进行性多灶性白质脑病（PML）中，有选择性少突胶质细胞溶解，导致脱髓鞘病灶。在某些先天性感染中，例如麻疹和风疹，病毒会在神经组织中存活数月或数年。在其他情况下，病毒感染可能在神经系统中存在很长一段时间，才刺激炎症反应，例如，亚急性硬化性全脑炎（SSPE）；在这些情况下，疾病可能表现如此的慢性过程，而颇似神经退行性疾病。

胎儿大脑的分化细胞有特殊的弱点，合并病毒感染可能导致畸形和脑积水，腮腺炎病毒造成室管膜破坏和导水管狭窄就是一个实例。

在实验动物中，当某些病毒基因组与宿主细胞的 DNA 结合时可以诱发脑肿瘤。有提示性证据表明，这种机制与 EB 病毒在脑 B 细胞淋巴瘤中的作用有关。朊蛋白（prions）还有其他不符合传统感染概念的影响细胞的手段，将在本章后面的小节中讨论。

临床综合征

大量病毒能够影响神经系统。仅在肠道病毒中，就有近 70 种不同的血清型类型与 CNS 疾病有关，这一病毒家族中的其他类型和其他的病毒仍在被发现中。它们在临床上的表现方式有限，不能单独加以考虑：①急性无菌性（“淋巴细胞性”）脑膜炎；②较少见的复发性脑膜炎；③急性脑炎和脑膜脑炎；④神经节炎（带状疱疹）；⑤逆转录病毒对神经组织的慢性侵袭，即 HIV 和热带痉挛性截瘫（HTLV-Ⅰ）；⑥急性脊髓前角灰质炎；⑦慢性病毒感染的重新激活，包括引起 PML 和 SSPE 的病毒。

急性无菌性脑膜炎

无菌性脑膜炎（aseptic meningitis）这一术语最初是用来指一种被认为是特殊的疾病的——“无菌性”是因为细菌培养是阴性的。这一术语现在用于由许多感染因子中的任何一种产生的症状复合体，其中大多数是病毒，但少数是细菌（支原体、Q 热、其他立克次体感染），其中一些是免疫性或对化学刺激物的反应。因为无菌性脑膜炎很少致命，确切的病理变化尚不确定，但可能仅限于脑膜。可以想象，潜在的大脑本身可能有一些细微的变化，但这些变化的严重程度不足以引起神经系统的症状和体征，或者在影像学检查中显示出变化。

无菌性脑膜炎的临床综合征包括发热、头痛、脑膜刺激征，以及 CSF 细胞数增多，以淋巴细胞为主，糖含量正常。通常急性起病，体温升高，从 38℃至 40℃（100.4℉至 104℉）。比其他发热状态更严重的头痛是最常见的症状。可出现不同程度的嗜睡、易怒和困倦，但通常是轻度的。畏光和眼球运动疼痛是常见的附加症状。颈部和脊柱前屈时僵硬证明存在脑膜刺激［假性脑膜炎（meningismus）］，但起初可能很轻微，以至于不被注意。当伴有神经系统征象时，也倾向于轻度或转瞬即逝，肢体感觉异常，或不稳定的 Babinski 征等。

除了发热之外，全身的症状和体征并不常见，主要取决于入侵病毒的一般影响；这些症状和体征包括咽喉疼痛、恶心和呕吐、虚弱无力、背部和颈部疼痛、结膜炎、咳嗽、腹泻、呕吐、皮疹、瘀斑、肝炎、淋巴结肿大或脾大。与脑膜炎和脑炎（水痘、风疹、腮腺炎）相关的儿童期皮疹会产生众所周知的出疹和其他特征性体征。局限于头部和颈部或全身性非瘙痒性红斑丘疹也可能是某些埃可病毒和柯萨奇病毒感染的一个突出特征，特别是在儿童。成年人也可能表现出非特异性皮疹，但这一发现不是特异的。一种黏膜疹［疱疹性咽峡炎（herpangina）］表现为一种颊黏膜水疱溃疡性出疹，也可能发生在这些病毒感染。

在病情较轻的病例中，在发病的最初几个小时或一天内，CSF 可能没有异常，患者可能被错误地认为罹患由全身感染性疾病引起的偏头痛或头痛。微生物不能通过常规的涂片或培养检测出来，但可以通过聚合酶链式反应检测，最后这种技术主要用于隐蔽的病例。一般来说，CSF 葡萄糖含量是正常的，但由腮腺炎、HSV-2、淋巴细胞性脉络丛脑膜炎或 VZV 引起的脑膜炎出现 CSF 葡萄糖轻度下降（很少低于 25mg/dL）的情况并不常见。

无菌性脑膜炎是一种常见的疾病，每年发病率约为每 10 万人中 20 例（Beghi et al；Ponka and Pettersson）。

大多数是由病毒感染引起的。其中最常见的是肠道病毒，主要是埃可病毒和柯萨奇病毒。在可以确定的特定病毒病因的病例中，这类病例占 80%。在成人中，HSV-2 的发病率仅次于水痘、艾滋病、儿童流行性腮腺炎、淋巴细胞性脉络膜脑膜炎（lymphocytic choriomeningitis，LCM）、HSV-1 和腺病毒感染等。其余的原因是多种病原体，包括 EBV（传染性单核细胞增多症）、巨细胞病毒（CMV）、钩端螺旋体和细菌等。肺炎支原体（*mycoplasma pneumoniae*）（见第 31 章）、流行性感冒病毒，以及在世界的一些地区的蜱传播的脑炎和疏螺旋体（*Borrelia*），包括莱姆病（Kupila et al）。在任何地方的局部暴发期间，主要病原体通常是黄病毒家族中的虫媒病毒之一。

人们还认识到，HIV 感染可能表现为急性、自限性无菌性脑膜炎伴传染性单核细胞增多症样临床表现。虽然人类免疫缺陷病毒是在疾病的急性期从 CSF 中获得的，但是血清转化只发生在脑膜炎康复期之后［见 HIV- 获得性免疫缺陷综合征（AIDS）］。已经从复发性良性无菌性脑膜炎［莫拉里特脑膜炎（Mollaret meningitis）］患者的 CSF 中分离出 HSV-2 和 HSV-1，但这一发现并不一致（Steel et al）。正如第 44 章所讨论的，现在认为一种病毒，特别是单纯疱疹病毒 1 型（HSV-1），传统上也被认为是特发性 Bell 麻痹等许多病例的基础。

应当注意无菌性脑膜炎病毒学的另外两个方面。首先，在病毒分离实验室已公布的大多数系列病例中，在三分之一或以上被推测为病毒来源的病例中，常规检测无法确定具体原因；其次，大多数能够产生无菌性脑膜炎的病原体有时也会引起脑炎。当然，由于大多数无菌性脑膜炎是自限性和相对良性的，就没有必要对病因学进行广泛的检测。

病毒性脑膜炎病因的鉴别诊断

无菌性脑膜炎的许多病毒性病因之间的临床区分不能够可靠性地做出，但注意临床病史和体格检查的某些细节可以获得有用的线索。应询问近期的呼吸道或胃肠道症状、免疫接种、过去的传染病病史、家庭暴发、昆虫叮咬、与动物接触以及最近的旅行地区等。当地流行病的存在、疾病发生的季节，以及地理位置等也是有用的数据。

由于常见的肠道病毒，包括脊髓灰质炎，生长在肠道内，主要通过粪 - 口途径传播，家庭暴发很常见，感染在儿童中最常见。许多埃可病毒和柯萨奇病毒（特别是 A 组）感染与出疹有关，可能与口腔疱疹性咽峡炎的灰白色水疱病变有关。胸膜痛、臂神经炎、心包炎和睾丸炎是 B 组柯萨奇病毒感染病例的特征，当然还有其他原因。背部、颈部和肌肉疼痛应提示脊髓灰质炎或登革热（dengue fever）。下运动神经元无力可能发生与埃可（echo）、西尼罗（West Nile）和柯萨奇病毒（Coxsackie virus）感染有关，但通常是轻微和短暂性的。肠道病毒感染的高峰期是在 8 月和 9 月。

流行性腮腺炎性脑膜炎（*mumps meningitis*）在全年中散发地发生，但发病率最高的是在冬末和春季。男性感染的频率是女性的 3 倍。腮腺炎感染的其他表现，如腮腺炎、睾丸炎、乳腺炎、卵巢炎和胰腺炎等可能存在，但大多数情况下不存在。值得注意的是，睾丸炎（orchitis）不是腮腺炎所特有的，偶尔会发生在 B 组柯萨奇病毒感染、传染性单核细胞增多症和淋巴细胞性脉络膜脑膜炎等。明确的腮腺炎既往史可以排除该病，因为一次发病可获得终身免疫。

淋巴细胞性脉络膜脑膜炎病毒（*LCM virus*）的自然宿主是普通家鼠、小家鼠（*Mus musculus*）。人类是通过接触受感染的仓鼠（hamsters）或被老鼠排泄物污染的灰尘而感染。处理啮齿动物的实验室工作人员可能会接触到 LCM。脑膜炎发病之前可能有呼吸道症状，有时伴有肺浸润。这种感染在深秋和冬季特别常见，可能因为那时老鼠进入人们的居所。

细小病毒（*parvovirus*）在幼儿中引起第五种疾病，以高热、明显的脸颊潮红为特征，但除了易怒和有时的发热性癫痫外，没有其他的神经学症状。然而，当成年人从儿童身上感染时，会出现各种神经症状，如臂神经炎。已经有关于 B-19 菌株引起的脑炎和脑膜炎的报告，特别是在儿童和有时在免疫功能改变的个体中。由于一个难以理解的并发症，一些患者因细小病毒感染而发生卒中，Douvoyiannis 及其同事在综述中对此进行了讨论。

HSV-2 和 HIV 可能与马尾神经炎（cauda equina neuritis）和脑膜炎有关。就 HSV 而言，通常在感染前会有生殖器病毒感染（见第 42 章）。咽喉痛、全身性淋巴结病、短暂性皮疹和轻度黄疸提示由 EB 病毒感染引起，有时是由 CMV 感染引起的传染性单核细胞增多症。黄疸是病毒性肝炎和一些血清型钩端螺旋体病，有时是 Q 热的突出表现。在无菌性脑膜炎综合征的细菌性和螺旋体性病因中，钩端螺旋体病（*leptospirosis*）、肺炎支原体（M. pneumoniae）和莱姆疏螺旋体病（*Lyme borreliosis*）是值得注意的，已如前一章所述。

某些形式的脑炎，特别是发生在因 HIV、肿瘤化疗、器官移植，或血液和淋巴系统恶性肿瘤的免疫抑制个体中。通常表现为脑炎，但也会发生无菌性脑膜炎。主要病原体为 HHV-6、CMV 和 VZV。

实验室检查结果表明，微生物是无菌性脑膜炎的病因。传染性单核细胞增多症的大多数病例可以通过血液涂片和特定的血清学测试（嗜异细胞或其他细胞）来鉴别。如果 CSF 淋巴细胞明显增多，则应怀疑淋巴细胞性脉络膜脑膜炎（LCM）。CSF 细胞计数超过 1 000/mm^3，特别是都是淋巴细胞时，最常见的病因是 LCM，但偶尔也可能发生于腮腺炎或埃可病毒 -9。在这最后一种病原体中，中性粒细胞可能在 CSF 中占主导地位达一周或更长时间。CSF 中葡萄糖的轻度降低，与腮腺炎症性脑膜炎和前面提到的病毒一致，但这更多的是细菌性或真菌性感染的指征。

许多 EBV 感染和钩端螺旋体感染患者的肝功能检查异常；目前还不知道肝炎病毒会导致脑膜炎。在大多数肺炎支原体（*M. pneumoniae*）感染的患者中，在发病的第一周末，血清中出现冷凝集素。

可以获得引起无菌性脑膜炎的主要病毒的血清学测试集，大多数采用补体结合或酶联免疫吸附试验（ELISA）技术。从急性期到恢复期，至少相隔 10 天，血清滴度增加了 4 倍，从而证明感染，但这些检测只是在疾病大部分过去后确认诊断。在某些情况下，针对病原体的特异性 IgM 抗体的升高是有用的。梅毒的 CSF 血清学反应应予谨慎解释，因为许多类型的炎症，包括传染性单核细胞增多症可以产生假阳性反应。近年来，聚合酶链反应（PCR）被应用于神经系统病毒感染的诊断，其中包括巨细胞病毒（CMV）和 HSV。该检测在病毒复制的活跃期最为敏感，而血清学检测在感染后期更为准确。对巨细胞病毒的 PCR 检测有大量的假阴性和较少的假阳性，但它们在某些情况下仍然是有用的，例如早期诊断艾滋病患者的暴发性巨细胞病毒感染（见本章的后面部分）。最近一些时候，CSF 的 DNA 测序，可以比较各种感染性生物的参考来源，并在几天或更短的时间内确定不明显的感染（Wilson and Tyler），然后这些发现可以通过 PCR 得到确认。在大多数情况下，在临床实践中既不需要血清学检测，也不需要 PCR 检测。

慢性持续性和复发性脑膜炎（表 32-1）

慢性和复发性脑膜炎总会有诊断的问题。这些患者可能有低热、不同程度的头痛、颈部僵硬，以及以 CSF 单个核细胞增多症为主，有时伴有 CSF 压力的轻度升高。可能有局灶性神经体征，如轻微的旋前肌偏移（pronator drift）或 Babinski 征。通常怀疑是病毒或其他类型的感染性炎症，但通过培养方法和血清学检查通常得到阴性结果。疱疹病毒已被证实是少数病例的原因，如稍后讨论的复发性 Mollaret 型脑膜炎。这一过程往往在几个月或一年或更长时间内没有查明原因的情况下得到改善；在其他情况下，最终找到原因。只有少数人死亡。

表 32-1 慢性和复发性无菌性脑膜炎的病因

感染性
结核病和非典型分枝杆菌
真菌（隐球菌、球菌、组织胞浆菌、芽生菌等）
诺卡氏菌属
HIV
疱疹 2 型（复发性 Mollaret 脑膜炎）
莱姆病
梅毒
布鲁菌病
硬膜外脓肿或血肿
不完全治疗的细菌性脑膜炎
肉芽肿性和血管性
结节病
韦格纳肉芽肿
白塞病
血管炎
IgG-4 硬脑膜炎
肿瘤性
癌性
淋巴瘤性
白血病的
过敏
非甾体抗炎药
静脉注射用免疫球蛋白
抗生素
其他药物
化学药品
从表皮样瘤、皮样囊肿、颅咽管瘤或畸胎瘤的渗漏
通过腰椎穿刺、脊髓麻醉或手术滴注刺激物质
特发性
Vogt-Kayanagi-Harada 病
三分之一的病例没有确定原因

在梅奥诊所(Mayo Clinic)研究的一组此类患者中,39 例中有 33 例自然痊愈,2 人死亡;14 人在报告发表时仍有症状(Smith and Aksamit)。在另一组来自新西兰的 83 例患者中,Anderson 和 Willoughby 最终发现结核病是最常见的可确认病因,较小的一部分是肿瘤和隐球菌性脑膜炎;有三分之一的患者无法确定病因。Charleston 及其同事报告了一组对类固醇有反应的患者,在 17 例患者中,只有 7 例最终可以停药而不复发,4 例需要无限期治疗,其余 6 例在数月或数年后死亡。我们的患者对类固醇的反应和结果大致相同。这些系列排除了化学性或刺激性脑膜炎,如果进行过脊柱手术或向脊柱间隙注入甚至明显无害的物质,应考虑这种可能。

慢性中性粒细胞脑膜炎(*chronic neutrophilic meningitis*)的特殊问题已在前一章中提到,与诺卡菌(*nocardia*)、曲霉菌(*aspergillus*)、放线菌(*actinomyces*)或某些分枝杆菌属(mycobacterium species)有关;其他原因包括球孢子菌病(coccidioidomycosis)、组织胞浆菌病(histoplasmosis)、芽生菌病(blastomycosis)(见 Peacock,引自第 31 章)。同样令人感兴趣的,是一组不同寻常的脑膜炎,嗜酸性粒细胞数量不成比例(相当于外周血)。这包括寄生虫病、霍奇金淋巴瘤浸润脑膜、广泛的胆固醇栓子,而有时,有时还会出现过敏性脑膜炎,与服用布洛芬等非甾体消炎药有关。

慢性脑膜炎患者的一个合理方法是多次重复进行腰椎穿刺,以获得所有培养物,包括真菌和 CSF 细胞学,使用标记物检测来检测统一的 B 和 T 淋巴细胞和肿瘤细胞,对肿瘤性脑膜炎敏感的生化检测,如 β_2- 微球蛋白、乳酸脱氢酶(LDH),以及疱疹病毒的 PCR 扩增,血清学测试主要用于 HIV、梅毒、球孢子菌病、布鲁菌(*Brucella*)和莱姆病等。还应进行脑和脊髓的 MRI 与钆增强检查,以发现脑膜旁的聚集(parameningeal collections)。如果出现脑积水,应该按照第 29 章所描述的方法来处理。

尽管我们在最后几例患者身上取得了有限的成功,但在培养为阴性之前,广谱抗生素的试验治疗可能是合理的。如果诊断在 6~12 个月内仍未明确,或发热性脑膜炎持续数周以上,我们有时在额叶凸面或显示浸润或明显强化的部位对脑膜进行活检,但对这些组织的检查已证明价值有限。在 Anderson 等(1995)的系列中,25 例患者中有 5 例活检确诊。最后,如果细菌和真菌感染,包括结核,已经被合理地排除,可以给予几周的糖皮质激素,然后在同时观察患者和重新取样 CSF 时逐渐减量。

许多其他慢性或急性复发性脑膜炎(*chronic or acutely recurring meningitides*)的 CSF 成分与无菌性脑膜炎的成分相当。这些包括:①沃格特 - 小柳 - 原田综合征(Vogt-Koyanagi-Harada syndrome),特征是虹膜睫状体炎,浓密头发脱色[局限性灰发症(poliosis circumscripta)]和皮肤脱色、白癜风、睫毛脱落、听觉障碍和耳聋等各种组合(该综合征的病理基础尚不清楚)。② Mollaret 复发性脑膜炎,许多病例与 HSV-1(Steel)和其他(可能大多数)HSV-2 感染有关(Cohen et al)。这一综合征的特点是急性脑膜炎发作,伴有严重头痛,有时还伴有低热,持续时间约 2 周,经数月或数年的时间复发。在我们的一些患者中,CSF 中没有发现病毒,抗病毒治疗取得了一定的成功,尽管糖皮质激素似乎减轻了急性发作的严重程度。在这些病例中,有一部分是在生殖器疱疹发作而来的,个别病例曾报告 EBV、儿童的疱疹 -6 和其他病毒。与 HSV-2 相关的一种特殊综合征是无菌性脑膜炎和膀胱功能衰竭,以及生殖器疱疹发作后阴道或外阴疼痛[埃尔斯伯格综合征(Elsberg syndrome),Ellie 及其同事曾有综述]。③在一些患者中,反复发作与脑病和头痛有关;这可能与被 Gomez-Arandaetal 等称为“假性偏头痛伴短暂的神经症状”,以及 Bartleson 等早些时候描述的疾病相同。这种疾病,也被称为 HaNDL 综合征[“头痛神经功能缺失和 CSF 淋巴细胞增多”(headache neurologic deficit and lymphocytic pleocytosis)],与头痛综合征有密切的相关性,如第 9 章讨论和引用的。④过敏性或超敏性脑膜炎,过去发生在血清病的过程中,现在更常见的是自身免疫性疾病,如红斑狼疮,以及与某些药物,如非甾体抗炎药物和静脉注射免疫球蛋白有关。⑤白塞病,是一种重要的急性、复发性炎症性 CNS 疾病,尤其见于中东人。它本质上是一种小血管的弥漫性炎症性疾病,具有其他几个特征性特征,如口腔和生殖器溃疡,更适合在第 33 章中与血管炎一起考虑。

无菌性、慢性和复发性脑膜炎的其他原因

除了上述可引起无菌性脑膜炎的细菌感染外,几种其他类型的疾病也可导致软脑膜无菌性、主要为淋巴细胞或单个核反应:①邻近脑膜的细菌感染,如脊髓或颅硬膜外脓肿[邻近脑膜的感染(parameningeal infection)];②部分治疗的细菌性脑膜炎;③难以或不可能分离的脑膜感染,真菌性和结核性脑膜炎有时属于这一类,寄生虫感染属于这一类;④肿瘤侵犯软脑膜(淋巴瘤和癌性脑膜炎);⑤肉芽肿性、血管炎或其他炎症性疾病，如结节病、白塞病、肉芽肿性血管炎；⑥化学刺激引起的急性或慢性复发性脑膜炎，包括因颅咽管瘤或其他含有蛋白质液体的囊性结构破裂引起的无菌性化学性脑膜炎（*chemical meningitis*），这些在前面“慢性持续性和复发性脑膜炎”部分已有描述；⑦罹患一般感染性疾病的儿童很少出现脑膜征象和轻度CSF细胞增多，这是无菌炎症的结果，不涉及微生物对脑膜的侵袭，细菌性心内膜炎也可能发生同样的情况；⑧如前所述，一种特质的、可能是免疫性脑膜炎可能由于使用非甾体抗炎药、静脉注射免疫球蛋白（可能是溶液中的一种载体化学物质）以及少见地，包括某些抗生素在内的其他药物，都可能引起。系统性红斑狼疮患者对抗炎药物治疗引起无菌性脑膜炎反应的风险增加。

就前两类而言，由于硬膜外或硬膜下延伸至颅内腔室，即类脑膜炎和部分治疗的细菌感染，阴燃的鼻窦炎或乳突炎可产生无菌性脑膜炎的脑脊液表现；全部脑膜炎综合征很少出现。单纯的鼻窦炎不会单独引起脑膜反应。

对全身感染或肺部感染给予抗生素治疗可抑制细菌性脑膜炎，使其达到单个核细胞占优势、葡萄糖接近正常的程度，并且不能从CSF中培养出病原体，尽管革兰氏染色仍可明显发现。仔细注意最近的抗菌治疗史可以识别这些病例。

梅毒、隐球菌病和结核病是引起无菌性脑膜炎的第三类病因的重要部分，其中的微生物可能难以培养，详见第31章。在结核性脑膜炎的初期，可能伪装成无害的无菌性脑膜炎，诊断可能被延迟。同样，对隐球菌病、其他真菌感染或诺卡菌病的诊断有时也会被忽略，因为这些微生物的数量可能很低，以至于在涂片检查中被忽略，特别是在HIV患者中。布鲁菌病（地中海热、马耳他热）是一种罕见的疾病，可表现为急性脑膜炎或脑膜脑炎，CSF表现为无菌性脑膜炎。诊断依赖于使用ELISA或血清凝集试验检测血清高抗体滴度和布鲁菌（*Brucella*）特异性免疫球蛋白。还有先前提到的一种新的基因检测技术，可能会揭示原本不为人知的脑膜炎的病因（Wilson et al）。

在肿瘤组中，白血病和淋巴瘤是脑膜浸润最常见的来源。在儿童中，可能发生白血病性“脑膜炎”，CSF中含有成千上万的细胞（淋巴母细胞或成髓细胞）。在软脑膜转移（癌性脑膜炎）中，肿瘤细胞扩散至整个软脑膜，并累及脑神经和脊神经根，产生脑脊膜神经根炎的表现，CSF葡萄糖正常或降低。也有一种原发性中枢神经系统淋巴瘤性脑膜炎（primary CNS lymphomatous meningitis）。伴有脑神经麻痹的淋巴细胞性脑膜炎，如果患者有发热和CSF葡萄糖含量低（或在流行地区甚至没有这些症状），可能被证明是结核性脑膜炎；如果患者无发热，而CSF葡萄糖含量正常或轻度降低，则可能是肿瘤性脑膜炎。浓缩的细胞学制备和肿瘤细胞标记物可以鉴别肿瘤细胞。第30章详细讨论了肿瘤性脑膜炎。

许多大脑的小血管的胆固醇栓塞也可能刺激脑膜血管的反应和CSF淋巴细胞增多，包括嗜酸性粒细胞增多。

综上所述，该病的时间进程病史、相关的临床表现和实验室检查通常为非病毒性和无菌性脑膜炎慢性形式的诊断提供线索。记住肿瘤、HIV、结核、隐球菌病、结节病、梅毒、莱姆疏螺旋体病、过敏反应、类脑膜炎聚集，以及细菌性脑膜炎治疗不当的可能性是有用的，这些每一种都是亟须诊断的问题。

急性脑炎

从前面的讨论可以看出，无菌性脑膜炎临床综合征与脑炎的区分并不总是明确的。在一些无菌性脑膜炎患者中，可能出现轻度嗜睡或意识模糊，提示大脑受累。通常的做法是假设病毒性脑膜炎只引起发热、头痛、颈部僵硬和畏光，如果合并任何其他的CNS症状，通常被称为脑膜脑炎（*meningoencephalitis*）。正如所强调的那样，同样的病毒谱会引起脑膜炎和脑炎。我们的印象是，许多肠道病毒病例以及几乎所有的流行性腮腺炎和LCM脑病病例都不过是脑的软膜下表面发炎的严重脑膜炎的例子。它们很少造成可证实的死后脑损伤，幸存的患者没有残留的神经体征。相反，一些病原体，特别是虫媒病毒，可以引起只有轻微脑膜症状的脑炎病变。

脑炎综合征（*encephalitis syndrome*）的核心是急性发热性疾病，伴癫痫发作、谵妄、精神错乱、昏睡或昏迷的各种组合症状，失语症、轻偏瘫伴肌腱反射不对称和Babinski征、不自主运动、共济失调和肌阵挛抽搐，以及眼球震颤、眼肌麻痹和面部无力。脑脊膜炎部分可能很明显，有轻微的表现，如头痛，或完全不明显。CSF始终或最终显示出细胞反应，蛋白质轻微升高。脑影像学检查通常正常，但可显示皮质弥漫性水肿或强化，在某些感染中，可累及皮质下和深部核团，以及在 HSV 脑炎的特殊病例中，可选择性损伤颞叶内侧和额叶。

病毒性脑炎与感染后脑炎的鉴别（另见第 35 章） 上述急性脑炎综合征可能有两种形式：更常见的直接侵犯大脑和脑膜（真正的病毒性脑炎）和感染后脑脊髓炎，可能是基于对全身性病毒感染的自身免疫反应，但病毒并不存在于神经组织。区分感染后脑脊髓炎和感染性脑炎可能是困难的，特别是在感染后有发热倾向的年轻患者中。后者称为急性播散性脑脊髓炎（acute disseminated encephalomyelitis，ADEM），在数天的潜伏期后发生，因为感染性疾病正在消退。表现为低热和脑部症状，如神志不清、癫痫发作、昏迷或共济失调等。CSF 显示轻微炎症和蛋白质升高，有时表现为更强烈的反应，在影像学上，脑白质通常有特征性的融合、散在的双侧病变，这些发现与病毒性脑炎不同。如果没有脑炎同时流行来提示诊断，或者不存在之前的全身性疾病或不清楚，仅凭临床背景可能无法区分这两种疾病。感染性疾病通常发热更高，但即使这种差异也不一定适用于患有 ADEM 的幼儿。在某些儿童期皮疹（发疹后）和任何年龄的疫苗接种后发生的脑炎是 ADEM 的基本形式。

因为 ADEM 主要是一种炎症和脱髓鞘过程，我们在这里提到它，但在第 35 章会更全面地讨论它的临床特征和影像学，与其他脱髓鞘疾病，如多发性硬化，有一些共同的特征。我们还进一步将目前罕见的传染性后急性脑病伴肝衰竭的 Reye 综合征，以及其他病毒感染和感染性后小脑炎进行特殊分类。

病因学

虽然许多病毒、细菌、真菌和寄生虫等病原体被认为是引起脑炎综合征的病因，但这里只考虑病毒性病原，因为它们是最常见的，当使用脑炎（*encephalitis*）一词时，通常指的是这些病原。非病毒形式（支原体、立克次体、莱姆病等）在第 31 章“细菌感染引起的脑炎”下已讨论，并在本小节中复习。

根据疾病控制和预防中心的数据，美国每年报告大约有 2 万例急性病毒性脑炎。这些患者中有 5%~20% 死亡，在另外大约 20% 的患者中可见遗留征象，诸如智力衰退、失忆缺陷、人格改变、反复发作癫痫，以及轻偏瘫等。然而，这些总体数字未能反映不同病毒感染后死亡率和残余神经异常的大不相同。例如，在单纯疱疹病毒性脑炎中，大约 50% 的患者死亡或遗留下一些损伤，而在东部马脑炎中，这个数字甚至更高。另一方面，只有 5%~15% 的西部或东部马脑炎和西尼罗病毒感染者出现死亡和严重的神经系统后遗症，委内瑞拉（Venezuelan）脑炎、圣路易斯（St. Louis）脑炎和拉克罗斯脑炎（La Crosse encephalitides）患者则较低。

具有临床重要性的病毒性脑炎的发生率相对较低。单纯疱疹病毒（HSV）是迄今为止脑炎最常见的散发性病因，没有季节性或地理优势。其年龄分布略有偏斜和双相性，主要影响年龄在 5~30 岁的人和 50 岁以上的人。许多其他病毒，如虫媒病毒性脑炎（arboviral encephalitides），具有典型的地理和季节性发病率。其中最重要的是日本脑炎血清群[黄病毒（flaviviruses）]，目前常见的西尼罗病毒就是其中的一员。在美国最近暴发的疫情中，西尼罗病毒比其他任何虫媒病毒都更为频繁，并且具有广泛的地理分布（Solomon）。在美国，东部马脑炎病毒，顾名思义，主要分布在东部各州以及大西洋和海湾沿岸。西部马脑炎在密西西比河以西地区分布相当均匀。圣路易斯脑炎，另一种由节肢动物传播的夏末脑炎，在全国范围内都有发生，但在南方的密西西比河沿岸尤为严重；疫情发生在 8 月至 10 月，比其他虫媒病毒通常的时间稍晚。委内瑞拉马脑炎在南美洲和中美洲很常见；在美国，它实际上局限于佛罗里达州和西南部各州。加利福尼亚病毒性脑炎主要分布在中西部和东北部各州。继西尼罗病毒之后，拉克罗斯病毒在过去曾是美国最常见到的虫媒病毒性脑炎。

狂犬病感染在世界各地都有发生，但在美国，狂犬病主要发生在中西部和西海岸。日本乙型脑炎（Japanese B encephalitis）（可能是北美洲以外最常见的脑炎，Solomon et al）、俄罗斯春夏季脑炎（Russian spring-summer encephalitis）、墨莱谷脑炎（Murray Valley encephalitis）（澳大利亚 X 疾病），以及几种不太常见的病毒性脑炎在美国并不常见，或者像西尼罗热和寨卡（Zika）病毒的情况一样，直到最近才出现。随着旅行的便利和迅速，其中许多将毫无疑问地在北美和欧洲部分地区增加，这些地方迄今为止还没有出现过。

传染性单核细胞增多症，是 EBV 的一种原发性感染，在少数病例中并发脑膜炎、脑炎、面神经麻痹或 Guillain-Barré 型的多发性神经炎。如果没有感染性单核细胞增多症的特征性发热、咽炎和淋巴结病，这些神经系统并发症的每一种都可能发生。肺炎支原体（*M. pneumoniae*）也是如此。在这两种疾病中，如第31章所讨论的，它们是不是真正的感染性脑炎或感染性后并发症仍不确定。在一些病例中，脑脊液PCR检测的证据与直接感染是一致的。水痘带状疱疹和巨细胞病毒是其他可引起脑炎的疱疹病毒。对它们的讨论与它们发生的特定临床背景有关。自1930年以来，没有发现急性形式的"流行性脑炎（epidemic encephalitis）"［嗜睡性脑炎（encephalitis lethargica）］的病例；在过去，残余帕金森综合征的特征性症状在神经科门诊曾被看到过。然而，包括帕金森病在内的各种运动障碍被认为是黄病毒引起脑炎的遗留症状。从感染到这些并发症的潜伏期是短暂的，或者可能从一开始就存在，这与嗜睡性脑炎很不一样。也可能有一种中脑脑炎的这种感染后免疫的变异型。

最近，一种有时难以控制的脑炎被认为是流行性感冒感染的一种罕见表现，特别是H1N1毒株，它主要感染东南亚国家的儿童，但也有其他血清型流行性感冒，包括每年导致暴发的普通流行性感冒病毒。这种疾病在研究出版物中被称为"脑病（encephalopathy）"，但抽搐、谵妄和昏迷表明神经学方面的症状是脑炎。

神经系统各种病毒感染的相对发病率可以从几项研究中得出。沃尔特里德陆军研究所（Walter Reed Army Institute）早期的一系列研究纳入1 282例患者，特别值得注意，因为实验室诊断为阳性的病例占60%以上（Buescher et al），这一比例几乎高于后续任何类似规模的研究。除了脊髓灰质炎病毒（部分数据是在1959年之前收集的），无菌性脑膜炎和脑炎的常见感染病原体依次为B组柯萨奇病毒、埃可病毒、流行性腮腺炎病毒、淋巴细胞性脉络丛脑膜炎病毒、虫媒病毒、单纯疱疹病毒和钩端螺旋体属（*leptospira*）。在随后的一项前瞻性病毒学研究中，对梅奥诊所1974年至1976年检查的所有儿童进行了研究，其中42例儿童被诊断为无菌性脑膜炎、脑膜脑炎或脑炎，其中30例患儿被确定了感染源（Donat et al）。19例病例分离出加利福尼亚病毒，在8例病例中分离出一种肠道病毒（埃可病毒19、16、21型或柯萨奇病毒），在个别病例中检出了腮腺炎、麻疹、单纯疱疹、腺病毒3型和肺炎支原体（*M. pneumoniae*）（一些患者有合并感染的证据）。如前所述，最近暴发的西尼罗病毒，在美国每年有接近3 000例病例，使它比这里列出的一些病毒感染更流行。与之相关的日本脑炎病毒在世界范围内更为普遍，每年在亚洲造成1万人死亡。

在一个更现代和令人印象深刻的，一系列神经系统病毒感染的大型研究来自英国，涉及超过2 000例患者，CSF中病毒识别试图通过PCR方法，但阳性结果只有7%，其中一半是各种肠道病毒（Jeffery et al）。其他常见的病毒有HSV-1，其次是VZV、EBV和其他疱疹病毒。然而，在HIV患者中，引起脑膜脑炎的微生物的相对频率有很大的不同，并包括特殊的临床表现；这特别适用于神经系统的CMV感染，如下文"HIV的中枢神经系统的机会性感染和肿瘤"中所述。根据在新英格兰的实践经验，我们的个人经验主要偏重HSV脑炎、东部马脑炎或西尼罗脑炎的季节性暴发，以及HIV的相关病例。

虫媒病毒性脑炎

在美国引起脑炎的常见节肢动物传播的病毒［虫媒病毒（arboviruses）］及其地理范围已经在前面提到过。大多数病原体属于黄病毒（flaviviruses）。在蚊子与脊椎动物宿主之间存在病毒感染的交替循环；蚊子通过吸食病毒宿主（马或鸟）的血液被感染，并向宿主，包括人类注射病毒。这些感染的季节性发病影响范围实际上仅限于蚊子叮咬的夏季和初秋。在马脑炎中，马的区域性死亡通常先于人类流行病。对于圣路易斯脑炎（St. Louis encephalitis）来说，城市中的鸟类、动物或者可能是人类成了中间宿主。在西尼罗疫情暴发之前，乌鸦和松鸡等常见鸟类会发病。圣路易斯、加利福尼亚和拉克罗斯病原体在美国是流行性的，因为小啮齿动物的感染周期。根据Tavakoli及其同事的报告，来自鹿蜱的波瓦桑（Powassan）病毒已被列入北美黄病毒脑炎的病因清单。

虫媒病毒感染的临床表现似乎彼此几乎没有区分，尽管它们随着患者的年龄有所不同。蚊子或蜱叮咬后的疾病传播潜伏期为5~15天。可能有短暂的前驱发热，伴关节痛或皮疹（例如，西尼罗热）。婴儿可能只会突然出现发热和抽搐，而年龄较大的儿童和成人的发病通常不那么突然，常以头痛、无精打采、恶心或呕吐、嗜睡、发热等为主诉，持续数日才来求医；接着抽搐、意识模糊、昏睡、颈部不同程度僵硬等变得明显。可观察到畏光、弥漫性肌痛和震颤（或为动作性或意向性）。腱反射不对称、轻偏瘫、伸性跖反射征、肌阵挛、舞蹈症，以及吸吮和抓握反射也可能发生。McJunkin 和同事描述了 10 多年来在他们的医疗中心观察到的 127 例拉克罗斯(La Crosse)感染患者的临床特征,他们的描述也代表了其他虫媒病毒感染。除了病毒性脑炎的典型特征之外,他们还强调了一些出现在部分患者身上的症状,如低钠血症、颅内压(ICP)增高伴脑肿胀,对我们来说最值得注意的是,MRI 信号变化模拟了疱疹性脑炎。

由西尼罗病毒(West Nile virus)感染引起的一种发热、软弱、麻痹性脊髓灰质炎的特殊综合征现在也已众所周知。它会在几天内发展,在少数情况下还会伴有面瘫(Jeha et al)。一些病例有早期锥体外系综合征,这些特征中的任何一个都可能与其他黄病毒一起发生。

除非发生死亡或破坏性的 CNS 改变,否则虫媒病毒性脑炎的发热和神经系统症状在 4~14 天后消退。没有已知的抗病毒药物是有效的,我们必须完全依靠支持性措施。有时,脑肿胀达到了需要特殊治疗的程度,正如在第 16 章"急性昏迷患者的处理和 ICP 升高的处理"中所述的。

在美国的虫媒病毒感染中,东部马脑炎(eastern equine encephalitis,EEE)是最严重的感染之一,因为大部分感染者会发展成脑炎;大约三分之一的人死亡,还有类似数量的人,更多的是儿童会留下残疾异常,智力发育迟滞、情感障碍、反复的癫痫发作、失明、耳聋、偏瘫、锥体外系运动异常,以及言语障碍。虽然接触者中只有一小部分受到感染,如前所述,黄病毒引起的脊髓灰质炎和帕金森综合征可能是永久性后遗症(Solomon)。在另一个极端,主要影响儿童的拉克罗斯(La Crosse)脑炎几乎都是良性的预后。在虫媒病毒感染中,从无症状的发热性病毒综合征发展为脑炎的比率同样很低,在不同的暴发中,死亡率从 2% 到 12% 不等。

诊断

CSF 的表现与无菌性脑膜炎(淋巴细胞增多、蛋白轻度升高、葡萄糖值正常)相似。偶尔,早期的 CSF 采样可能显示很少或没有细胞,随后的检查可能是较典型的炎症性疾病。从血液或脑脊液中获得病毒通常是不可能的,PCR 检测通常只在局部流行期间用于检测疱疹病毒。最近,已经有可能使用下一代测序技术来确定脑炎的不明原因。然而,抗病毒免疫球蛋白 IgM 抗体存在于有症状的疾病的最初几天的血清和 CSF 中,可以通过 ELISA 检测和定量,这使得它比其他检测血清学的特异性诊断更可取。有些患者在入院时,尚未产生抗体,因此可能需要在几天内重复检测。MRI 可能正常或显示皮质、基底节或丘脑的信号改变和水肿,水肿在日本乙型病毒组、西尼罗病毒、东部马脑炎(EEE)和狂犬病中被特别描述。

病理

淋巴细胞、其他单个核白细胞和浆细胞形成血管周围袖套,以及类似细胞在脑膜的斑片状浸润是病毒性脑炎的通常的组织病理学特征。可见广泛的单个神经细胞变性,伴有噬神经细胞现象以及影响灰质和白质的炎症性坏死的散在病灶。脑干相对不受损伤。在东部马脑炎的一些病例中,破坏性的病变可能是巨大的,累及脑叶的大部分或半球,很容易被 MRI 显示出来,但在其他虫媒病毒感染中,病灶的大小在显微镜下是可见的(Deresiewicz et al)。如前所述,西尼罗病毒可产生影响脊髓前角细胞的区域性神经元损伤形式,即脊髓灰质炎。我们的同事和其他人已经提供了这个过程的病理描述(Asnis et al)。

单纯疱疹病毒性脑炎

在常见的病毒性脑炎中,单纯疱疹病毒性脑炎(herpes simplex encephalitis)可能是最严重的,也是目前为止最常见的。HSV 脑炎全年都有零星发生,在世界各地的所有年龄的患者中都有发生。美国每年大约有 2 000 例脑炎病例,约占脑炎病例总数的 10%(每年每百万人口中有 2~4 例)。在过去,有 30%~70% 的患者是致命的,许多存活下来的患者都遗留严重的神经系统异常,在有效抗病毒治疗时代之前,情况更是如此。它几乎都是由 HSV-1 引起,这也是常见的口腔黏膜疱疹病变的病因;然而,只有很少的情况下,口腔和脑炎病变同时发生。2 型疱疹病毒也可引起急性全面性脑炎,通常发生在新生儿,并与母亲的生殖器疱疹感染有关。2 型感染在成人中通常引起无菌性脑膜炎,有时引起多发性神经根炎或脊髓炎,也与最近的生殖器疱疹感染有关。罕见的情况,成人局限性脑炎是由 2 型病毒引起的,而弥漫性新生儿脑炎是由 1 型病毒引起的。

临床特征

症状会持续几天,在大多数情况下都像任何其他急性脑炎一样,即有发热、头痛、癫痫发作、意识模糊、昏睡和昏迷等。在一些患者中,这些表现之前出现的症状和所见暴露出这一疾病倾向于额叶的下内侧部或外侧部,以及颞叶和岛叶。这些症状和发现包括嗅幻觉或味幻觉、颞叶癫痫、人格改变、怪异的或精神病行为或谵妄、失语症,以及偏瘫等。虽然在发病时出现几次癫痫发作并不罕见,但癫痫持续状态却是罕见的。记忆功能紊乱通常可以被识别出来，但通常只有在患者从昏睡或昏迷中苏醒过来的恢复期后期才会变得明显。可能发生出血性肿胀和一侧或双侧颞叶通过小脑幕裂孔疝出，导致在发病的最初几天内昏迷，这是一个预后不良的征象。

CSF 通常是压力升高的，并几乎总是显示淋巴细胞增多(范围为 10~200 细胞 /mm^3，偶尔大于 500/mm^3)。这些细胞大部分是淋巴细胞，但在早期可能有大量的中性粒细胞。在少数情况下，在一些大型病例系列中，有 3%~5% 的病例，在发病的最初几天 CSF 是正常的，但在重新检查时就变得异常。这一感染时出血性的脑组织破坏很少反映在 CSF 中。事实上，只在少数病例中，红细胞有时多达数千个，但通常要少得多，也可发现黄变症(xanthochromia)。蛋白质含量在大多数情况下是增加的。极少数情况下，CSF 葡萄糖水平可降至略低于 40mg/dL，造成与结核性和真菌性脑膜炎混淆。脑成像的表现具有高度特征性，在后面“诊断”的小节中讨论。

病理学

病变表现为下部和内侧颞叶以及额叶的眶内侧部严重的出血性坏死形式。坏死区域可沿扣带回向上延伸，有时可至岛叶或颞叶外侧，或向尾端达到中脑，但始终与颞叶内侧坏死区连续。颞叶病变通常是双侧的，但不对称。病变的这种分布特征是如此明显，以至于通常可以通过肉眼观察或通过影像学检查的部位和外观做出诊断。在过去几年被描述为“急性坏死性脑炎”和“包涵体脑炎”的病例很可能是 HSV 脑炎。在急性期，除了常见的急性脑炎和出血性坏死的显微镜下异常外，在神经元和神经胶质细胞中还发现核内嗜酸性包涵体。针对病毒不同部位抗体的特异性细胞内染色可能是该疾病最确切的证明。

这一疾病病变的特征性定位推测可以用病毒进入 CNS 的途径来解释。有人提出了两条这样的途径(Davis and Johnson)。例如，病毒可能潜伏在三叉神经节，通过重新激活，感染鼻腔，然后感染嗅神经束。另外，随着三叉神经节的重新激活，感染可能沿着支配颅前窝和颅中窝软脑膜的神经纤维传播。在多达 40% 的致死性病例中，嗅球没有损伤(Esiri)，这一点更支持第二种途径。

诊断

急性单纯疱疹病毒性脑炎必须与其他类型的病毒性脑炎，与急性出血性白质脑炎、副肿瘤性脑炎和其他形式的边缘叶脑炎，肿瘤，脑脓肿，大脑静脉血栓形成，以及脓毒性栓塞等区别开来(见第 31 章)。当失语症是疾病的最初表现时，可能被误认为是卒中。CSF 的表现已经提到，是典型的脑膜脑炎。含有大量红细胞的 CSF 可能被误认为是囊状动脉瘤破裂所致。脑电图(EEG)的变化，包括颞区单侧的周期性高电压尖波和 2~3s 规律间隔的尖慢复合波，在适当的临床背景下具有高度提示性，虽然它们对这种疾病没有特异性，而且它们的敏感性还没有确定。

CT 显示约三分之二的病例受影响的颞叶区域呈低密度，而 MRI 显示几乎所有病例都有信号改变(T2 加权像高信号，图 32-1)。T1 加权像显示周围水肿的低信号区，有时在额叶和颞叶下部有散在的出血区。在灌注造影剂或钆后，病变几乎都有一定程度的增强，提示皮质和软脑膜的血脑屏障异常。值得注意的是，这些破坏性病变及其确定的程度在病毒性脑炎中几乎是独一无二的，在其他的脑部病毒感染中只是偶尔出现。

A

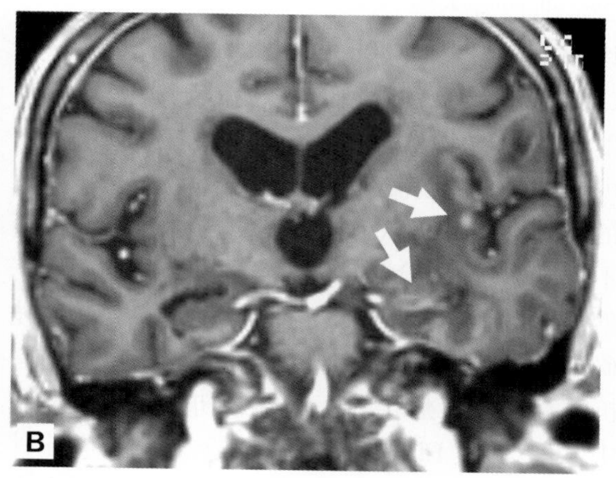

图 32-1　单纯疱疹病毒性脑炎。A. MRI 的 T2-FLAIR 像冠状面，摄于疾病急性期。左半球颞叶下、内侧和岛叶皮质信号增高。B. 注入钆后的 T1- 加权图像显示左侧岛叶和颞叶皮质增强(箭头)

中和抗体的滴度升高从急性期到恢复期都可以被证明,但这对急性患病的患者诊断没有帮助,对口腔黏膜复发性疱疹感染的患者可能没有意义。通过 PCR 检测 CSF 中 HSV 抗原的试验已经开发出来,当病毒在发病最初几天复制时,它对诊断很有用(Rowley et al)。据报道,这项技术的改进(Aurelius 和同事描述的巢式 PCR 测试)具有 95% 的敏感性,并且在患病的前 3 周很少有假阳性测试。根据 Lakeman 及其同事的经验,在经脑活检样本培养证实的病例中,该检测结果为 98% 阳性,假阳性率为 6%。抗病毒治疗似乎没有影响结果。假阴性测试最有可能发生在发热感染的最初 48 小时。当临床特征与疾病一致,PCR 检测为阴性时,建议在几天内重复检测,并进行 HSV-2 的 PCR 检测,同时继续抗病毒治疗。

建立急性单纯疱疹病毒性脑炎诊断的替代方法是通过荧光抗体研究或脑组织活检获得的脑组织培养。随着 PCR 应用的方便,活检作为一种诊断性检测的方法现在已经很少被使用。我们发现只有在特殊情况下才有必要进行活检。

治疗

直到 20 世纪 70 年代末,对于单纯疱疹病毒性脑炎还没有特异性治疗。由美国国立卫生研究院(NIH)赞助的一项合作研究和瑞典的一项试验表明,抗病毒药物阿昔洛韦(acyclovir)显著降低了该病的死亡率和发病率(Whitley et al; Sköldenberg et al)。因此,在进行确认性检测时开始治疗已成为一种普遍做法。阿昔洛韦以 30mg/(kg·d) 的剂量静脉滴注,持续 14~21 天,以防止复发。阿昔洛韦的风险很有限,如果进一步的临床或实验室特征指向另一种诊断,就可以停用。该药物引起的主要问题是静脉输注的局部刺激、转氨酶轻度升高或短暂的肾功能损害。少数患者出现恶心、呕吐、震颤或一种与脑炎本身难以区分的脑病。

当大量脑组织受累时,出血性坏死和周围水肿就像一个增大的肿块,需要单独加以关注。昏迷和瞳孔变化不应归因于占位效应,除非脑成像显示上部脑干受到明显的压迫,因为感染能够从毗邻的深部颞叶扩散到中脑,从而通过直接的破坏作用导致昏迷。用于处理肿块引起的脑水肿的所有措施在这里都适用,但是没有足够的数据来判断其有效性。关于糖皮质激素可能加重感染的担忧尚未得到临床经验的证实,但其不利影响不能被忽视,其价值也不确定。我们的经验(Barnett et al 报告)和 Schwab 及其同事的经验是,在疾病早期出现 ICP 升高预示着预后不良。癫痫发作通常通过大剂量的传统抗癫痫药物控制。这些药物预防癫痫发作的价值尚未得到确认。

阿昔洛韦治疗后复发(*relapse after treatment*)的问题已经被公认,特别是在儿童中。Tiege 和同事曾提出了一些潜在的机制,包括免疫介导的炎症反应,但治疗剂量过低或治疗时间过短无疑是成人罕见复发的主要原因。在儿童中,第二个疗程的阿昔洛韦通常是成功的。在大约 20% 的患者中有一个奇怪的发现,即随后出现抗 NMDAR 抗体,这一发现在抗体介导的边缘性脑炎中更为典型;儿童可能有运动障碍或癫痫发作,成人可能有谵妄,通常在感染后一个月以上发生。表面上脑炎的复发被归因于这些抗体,但也可以是无症状性的,正如 Armangue 等作者所指出的。

预后　这种疾病的转归,无论是死亡率还是发病率,在很大程度上取决于患者的年龄和意识状态,特别是在接受阿昔洛韦治疗时。如果患者是无意识的(除了在抽搐后),结果通常很差。然而,如果清醒的患者在发病 4 天内开始治疗,存活率就会超过 90%(Whitley 1990)。治疗 2 年后对患者的评估显示,38% 的患者正常或接近正常,而 53% 的患者死亡或严重受损。神经系统后遗症通常是最严重的类型,包括科尔萨科夫遗忘症缺陷(Korsakoff amnesic defect)或全面性痴呆、癫痫发作和失语症等,正如 Drachman 和 Adams 在可以获得治疗之前的时代所描述的。如果在急性疾病期间出现癫痫发作,建议继续服用抗癫痫药物一年或更长时间,然后根据进一步的癫痫发作、脑电图,以及患者所处的危险环境的情况(如驾驶),来判断停用抗癫痫药物的风险。除了前面提到的罕见的复发病例外,感染不再复发。

干细胞移植中 HHV-6 脑炎

人类疱疹病毒 6 型(HHV-6),这种病原体是引起玫瑰疹[幼儿急疹(exanthema subitum)]的原因,在一些急性发热性神经疾病中作用一直有争议,包括婴幼儿的发热性癫痫,随后的颞叶癫痫,脑神经麻痹和其他情况。然而,Seeley 和同事总结说,它是成年患者同种异体造血干细胞骨髓移植后发生内侧颞叶(边缘叶)脑炎的确切原因。他们所有的患者都出现了移植物抗宿主反应(graft-versus-host reaction)。临床和影像学特征与轻度疱疹性脑炎非常相似,但与副肿瘤性和抗电压门控钾通道边缘叶脑炎更为相似,在第 30 章中讨论。预后远好于疱疹性脑炎。在这里提到,在骨髓移植病例中,一般的腺病毒也可以引起严重的内侧颞叶脑炎,在我们的一例患者中与脊髓灰质损伤有关。

在干细胞和器官移植患者中出现的其他引起脑炎的病毒包括细小病毒、巨细胞病毒、EBV、腺病毒、HSV 和水痘带状疱疹病毒等。通常,这些感染只是多器官病毒感染的一个组成部分。其中一些病原体还可引起周围神经和脑神经感染的表现。

狂犬病

狂犬病(rabies)由于接种病毒后的潜伏期及其惊人的独特的临床和病理特征,它也有别于其他急性病毒感染。这种疾病的人类病例在美国很少见,在 1980 年至 1997 年期间,已知的病例只有 34 例,自 1960 年以来,在任何一年内都不超过 5 例。在一些地区(澳大利亚、夏威夷、英国和美国斯堪的纳维亚半岛),从未报告过本土病例。相比之下,印度的发病率较高。这种疾病的重要性来自这样一个事实,即一旦出现典型的临床特征,它几乎总是致命的,使受感染个体的生存依赖于感染在变得临床上明显之前采取的具体治疗措施。此外,每年有 20 000~30 000 人用狂犬病疫苗治疗,这些人被可能患狂犬病的动物咬伤,虽然新的狂犬病疫苗注射的并发症的发生率比以前低得多,但仍然会遇到一些严重的反应(见下文和另见第 35 章)。

病因学

几乎所有的狂犬病病例都是动物咬伤后经皮接种病毒的结果。在狂犬病相对常见的发展中国家,最常见的来源是患狂犬病的狗。在西欧和美国,最常见的狂犬病物种是野生动物中的浣熊、臭鼬、狐狸和蝙蝠,以及家养动物中的狗和猫。因为狂犬病动物通常会无缘无故地咬人,所以应该确定有攻击性。此外,动物狂犬病毒在美国的流行程度差别很大,在当地存在这种疾病有助于评估风险。因吸入蝙蝠散发的病毒而引发的病例罕见;洞穴探险史提示这种获得感染的方式。在少数情况下,可能无法辨别感染源。Fishbein 和 Robinson 对狂犬病的流行病学和公共卫生方面进行了综述。

临床特征

潜伏期通常为 20~60 天,但也可能短至 14 天,特别是在涉及面部和颈部周围多个深部咬伤的情况下。即使在伤口愈合后,被咬部位仍有刺痛或麻木感也是一种特征。这被认为反映了病毒到达感觉神经节时引发的炎症反应。

在 2~4 天的前驱期的发热、头痛和不适之后,出现主要的神经症状,包括忧虑、构音障碍、精神运动过度活跃等,随后是吞咽困难(因此出现流涎和“口吐白沫”),因吞咽水而引起的喉部肌肉痉挛或少数情况下只要看到水[恐水症(*hydrophobia*)]、构音困难、面部麻木、复视,以及面部肌肉痉挛等。这些特征表明累及延髓被盖核团。随后可能出现全面性癫痫发作、错乱性精神病和躁动状态。由脊髓感染引起的一种不太常见的麻痹形式[较早的文献中的“早瘫性”狂犬病(dumb rabies)],区别于上述的(“狂暴”形式)可能伴随或取代兴奋的状态。麻痹形式最可能发生在被蝙蝠咬伤或在过去服用狂犬病疫苗后。在急性脑炎症状后逐渐出现昏迷,除下文所述的罕见例外情况外,在 4~10 天内死亡,或出现更长时间的麻痹形式。

病理特征

该病的特点是存在胞质嗜酸性包涵体,即内基小体(Negri body)。它们在海马体的锥体细胞和浦肯野细胞中最为显著,但在整个脑和脊髓的神经细胞中也可以看到。此外,还有广泛的血管周围的袖套和脑膜的淋巴细胞和单个核细胞浸润,以及小灶炎症性坏死,如在其他病毒感染中所见到的。脑干的炎症反应最为强烈。该病中小胶质细胞的局灶性聚集被称为巴比什结节(Babes nodules)(以罗马尼亚微生物学家 Victor Babes 命名)。

治疗

被可能患有狂犬病的动物咬伤和抓伤后,应该用肥皂和清水彻底清洗,并在所有的肥皂都被除去后,用烷基二甲基苄基氯化铵(Zephiran)清洗,它已被证明可以灭活病毒。皮肤破损的伤口也需要预防破伤风。

被看似健康的动物咬伤后,对其进行为期 10 天的监视是必要的。如果动物出现了疾病的迹象,就应将其杀死,并把它的大脑冷藏送到政府指定的实验室进行适当的诊断检测。如果捕捉到了野生动物,应该杀死它们,用同样的方法检查它们的大脑。

如果动物被荧光抗体或其他测试发现有狂犬病,或如果患者被逃跑的野生动物咬伤,应采取暴露后预防(*postexposure prophylaxis*)措施。人狂犬病免疫球蛋白(human rabies immune globulin, HRIG)按体重 20U/kg 注射(一半浸润在伤口周围,一半肌内注射)。这提供了 10~20 天的被动免疫,使得有时间获得主动免疫。此前曾为此目的使用鸭胚疫苗(duck embryo vaccine,DEV),并大大降低了严重过敏性脑脊髓炎的危险,从大约 1 000 例中 1 例(以前使用的马疫苗)降至 25 000 例中 1 例,它仍然在世界上许多地方使用。最近在人类二倍体细胞系开发的狂犬病疫苗,即人类二倍体细胞疫苗(human diploid cell vaccine,HDCV)已将所需剂量从 DEV 所需的 23 剂减少到 5 剂,在接触的当天以及第一次注射后的第 3 天,第 7 天,第 14 天和第 28 天注射 1mL。HDCV 疫苗提高了抗体反应率,并通过消除外来蛋白进一步减少了过敏反应。在已经出现症状的患者中对这种新型抗病毒药物进行彻底的试验还没有进行。有狂犬病风险的人,如动物处理人员和实验室工作人员,应接受接触前的 HDCV 疫苗接种。一种预防性的 DNA 狂犬病疫苗已经通过基因工程得到,目前正在对其进行测试,以便在动物饲养者和其他高危人群中使用。

有了现代重症监护技术,已经有了一些脑炎疾病的幸存者,他们都接受了接触后免疫治疗。除了机械呼吸支持外,还必须处理一些继发性异常,包括 ICP 升高、抗利尿激素过度释放、尿崩症,以及极度自主神经功能障碍,特别是高血压和低血压。Willoughby 和同事们成功地治疗了一名没有接种疫苗的 15 岁女孩,他们采用了一种氯胺酮和咪达唑仑辅以利巴韦林和金刚烷胺诱导昏迷的经验方法。目标是支持患者达到抗体反应成熟时。据传闻,至少有两个用类似方式治疗的病例没有存活下来。

急性小脑炎(儿童期急性共济失调)

急性小脑炎(acute cerebellitis)也称为儿童期急性共济失调(acute ataxia of childhood),这是一个关于急性共济失调的戏剧性的综合征,主要发生在儿童的感染性疾病的背景下。这种综合征最初在 1872 年被威斯特法尔(Westphal)描述为成人感染天花和伤寒之后,但巴滕(Batten)引起了人们对常见的儿童感染,诸如麻疹、百日咳和猩红热之后较常见的共济失调疾病的关注。目前,儿童期急性共济失调最常与水痘相关(Connolly 等报告的 73 个连续病例中约有四分之一),但是它可以发生在任何童年皮疹期或之后,以及与肠道病毒(主要是柯萨奇病毒)、EBV、支原体、巨细胞病毒、Q 热、牛痘、各种疫苗接种引起的感染相关,极少在 HSV 之后,还有无特征的呼吸道感染后发生(见 Weiss and Guberman)。如上所述,这种情况在成年人中并不常见,但我们每隔几年就会在青少年和 20 多岁的年轻人中遇到一例;除了我们在 25 岁患者中观察到的一例水痘外,这些个体中最常见的前病原体就是 EBV 和支原体(*Mycoplasma*)。

这种疾病,本质上是一种"脑膜小脑炎"(meningocerebellitis),在一天左右的时间里较突然出现,包括肢体和步态共济失调,并经常出现构音障碍和眼球震颤,但是不一致。其他征象包括四肢张力增高、Babinski 征或意识模糊。最初感染的发热可能已经减轻,也可能持续到共济失调疾病的早期阶段。通常有轻度的淋巴细胞增多,CSF 蛋白升高或可能正常。大多数病例 MRI 正常,但有些表现为小脑皮质带钆增强。大多数患者恢复缓慢,但会遗留永久性残疾。由于该病的良性性质阻碍了广泛的病理研究,因此对于这些共济失调性疾病的感染性或感染性后的性质仍不确定。一些病例显示了炎症病理,这很可能是感染后的过程(见第 35 章),但是,至少在某些情况下,通过 DNA 扩增技术在 CSF 中发现的 VZV 和支原体基因组片段支持原发性感染性脑炎。

带状疱疹综合征

带状疱疹(herpes zoster),"shingles"与"zona"也是带状疱疹之意,是一种常见的神经系统病毒感染,每年每 1 000 人中有 3~5 例感染,在老年人中发病率较高。带状疱疹在儿童期非常罕见。带状疱疹综合征(syndromes of herpes zoster)的临床特征是神经根性疼痛、皮区模式的水疱性皮疹,以及不太常见的,节段性感觉丧失和延迟性运动丧失。病理改变包括孤立的脊髓或脑神经感觉神经节的急性炎症反应,以及在后根和前根、脊髓后部灰质和邻近的软脑膜的较轻度反应。

早在 1831 年,理查德·布莱特(Richard Bright)就认识到皮疹的节段性分布的神经学含义。1862 年,冯·巴伦斯普朗(von Barensprung)首次描述了相应神经节和脊神经相关部分的炎症变化。水痘和带状疱疹是由同一种病原体引起的概念是由冯·博凯(von Bokay)于 1909 年提出的,随后由韦勒(Weller)和他的同事确立。常见的病原体是水痘或 VZV,这是一种 DNA 病毒,在结构上与单纯性疱疹病毒相似。丹尼 - 布朗(Denny-Brown)等和韦勒(Weller)等对带状疱疹的这些和其他历史特征进行了综述。

病理和发病机制

水痘 - 带状疱疹病毒（VZV）感染的病理改变包括以下一种或多种情况：①脊神经或脑神经的几个单侧相邻的感觉神经节的炎症反应，强度通常大到足以导致神经节的全部或部分坏死，伴或不伴出血；②与受累神经节毗邻的脊髓根和周围神经的炎症反应；③一种不常见的脊髓灰质炎，与急性脊髓前角灰质炎类似，但根据其单侧性、节段性和更多地累及后角、后根和神经节，有时伴有坏死等很容易区分；以及④相对轻微的软脑膜炎，主要局限于受累的脊神经或脑神经段和神经根。这些病理变化是由于VZV 感染和感染后出现的神经痛性疼痛、CSF 淋巴细胞增多和局部瘫痪的基础。还可能有迟发性脑血管炎［见带状疱疹血管炎（zoster angiitis）］。

至于发病机制（*pathogenesis*），带状疱疹代表一种自发的 VZV 感染的再激活，VZV 在原发性水痘感染后潜伏在感觉神经节神经元中（Hope-Simpson）。这种机制与水痘与带状疱疹的临床表现不同是一致的，尽管两者都是同一种病毒引起的。水痘通过呼吸道气溶胶具有高度传染性，有明显的季节性发病率（冬季和春季），并往往以流行病发生。另一方面，带状疱疹是非传染性的（没有出过水痘的人除外），在全年中零星地发生，在水痘流行期间发病率没有增加。在带状疱疹患者中，几乎总是有水痘的病史。在罕见的婴儿带状疱疹病例中可能缺乏这样的病史，但在这些病例中，孕妇通常在产前与VZV 有过接触。

VZV DNA 主要定位于三叉神经节和胸神经节细胞，对应于水痘病变最大和最常被 VZV 累及的皮节（Mahalingam et al）。推测病毒从水痘的皮肤小疱沿着感觉神经进入神经节，在那里病毒一直潜伏直到被激活，然后沿着轴突进入皮肤。病毒在表皮细胞中的增殖引起肿胀、空泡化和细胞边界的溶解，导致小泡和所谓的 Lipschutz 包涵体的形成。另外，神经节可能在水痘病毒血症期间被感染，但是接下来必须解释为什么只有一个或几个感觉神经节被感染。病毒的复活归因于免疫力的下降，这可以解释带状疱疹的发病率随着老年以及因淋巴瘤、使用免疫抑制药物、艾滋病毒，以及放疗后而增加。单克隆抗体和其他免疫抑制药物已越来越多地与带状疱疹的复发有关，主要是皮肤带状疱疹，但在极端情况下，也表现为全身性疾病或皮疹。

Gilden 及其同事回顾了带状疱疹的发病机制的主题（2000），在 Rentier 的专著中，他描述了与 VZV 有关的分子和免疫研究。

临床特征

如上所述，带状疱疹的发病率随着年龄的增长而增加。霍普 - 辛普森（Hope-Simpson）估计，如果一组 1 000 人的队列活到 85 岁，其中一半的人会患一次带状疱疹，而 10 个人会患两次。虽然带状疱疹的反复发作是罕见的，而且大多数局部反复的疱疹是由单纯疱疹病毒（HSV）引起的，但是认为一次带状疱疹发作就能获得终身免疫的观点是错误的。两性受到的影响是一样的，身体的每一侧也是如此。多达 10% 的淋巴瘤患者和 25% 的霍奇金病患者会出现带状疱疹，尤其是那些接受了脾切除术或放疗的患者。相反，大约 5% 的带状疱疹患者被发现并发恶性肿瘤（大约是预期数字的两倍），如果有两个以上的相邻皮节受累，这个比例似乎更高。

水疱疹通常在发病前持续数天，在受累的皮节有发痒、刺痛或烧灼感，有时还伴有不适和发热。或者有严重的局部或神经根疼痛，可能会被误认为胸膜炎、阑尾炎、胆囊炎、肌肉劳损，或者经常被误认为椎间盘破裂，直到出现小疱（几乎总是在 72~96 小时内）才能澄清确诊。

皮疹由红斑基底上密集的透明小疱组成，几天后变得混浊（是由于炎症细胞聚集的结果），5~10 天后变得干燥、结痂和鳞片状。在少数患者中，囊泡融合和出血，愈合被延迟数周。对于大部分病例，疼痛和感觉迟钝持续 1~4 周，但另一些患者（在不同系列中 7%~33%），这种疼痛会持续数月，或者以不同的形式持续数年，这是管理方面的一个难题。受累皮节的浅表感觉损害是常见的，大约 5% 的患者还会出现节段性无力和萎缩。在大多数患者中，皮疹和感觉运动体征局限于单个的皮节范围内，但在一些患者中，特别是那些累及颅部或肢体的患者，会影响两个或更多的相邻的皮节。

罕见的（通常与恶性肿瘤有关），皮疹是全身性的，就像水痘，或完全没有［无疹性带状疱疹（*zoster sine herpete*）］，在这种情况下，疼痛通常被归因于另一个更普通的过程，如坐骨神经痛。

在超过一半的病例中，CSF 显示轻度细胞增加，主要是淋巴细胞，以及蛋白质含量轻度增加（虽然腰椎穿刺不能确定诊断）。皮疹的疱疹性质可使用 VZV 抗体，通过皮肤活检病灶的直接免疫荧光检测，或通过早期在囊泡底部刮屑中发现多核巨细胞确认（Tzanck 涂片）。根据 Haanpää 和同事的一项前瞻性研究，通过 PCR 检测，35% 的病例的 CSF 中还含有病毒抗体或微生物的证据。

实际上，带状疱疹可以累及任何皮节，但有些部位比其他部位更常见。胸段皮节，特别是 T5~T10 是最常见的部位，占所有病例的三分之二以上，其次是头颈区。在后一种情况下，该病往往更严重，伴有更剧烈的疼痛、更常见的脑膜征象，并累及黏膜。另一种罕见的带状疱疹并发症，表现为肢体或躯干部分的亚急性肌萎缩形式［带状疱疹轻瘫（*zoster paresis*）］，可能与 VZV 脊髓炎的局限形式有关。

眼部疱疹　有两种比较典型的颅部疱疹综合征（cranial herpetic syndromes），即眼部疱疹和膝状疱疹（geniculate herpes）。眼部疱疹（*ophthalmic herpes*）占所有带状疱疹病例的 10%~15%，其疼痛和皮疹在三叉神经第一分支分布区，病理改变集中在半月神经节。这种疾病的主要危害是疱疹累及角膜和结膜，导致角膜感觉缺失和残留瘢痕。常伴有眼外肌麻痹、上睑下垂和瞳孔扩大，提示除了半月神经节外，第Ⅲ、第Ⅳ和第Ⅵ脑神经也受到影响。

拉姆齐·亨特综合征（*Ramsay Hunt syndrome*）是一种不太常见但具有特征性的脑神经综合征，包括面神经麻痹合并外耳道疱疹，有时伴有耳鸣、眩晕和耳聋等。拉姆齐·亨特（他的名字就被附于这一综合征上）将这种疾病归因于膝状神经节的疱疹。Denny-Brown 等发现，一名男子的膝状神经节只受到轻微影响，他在所谓的 Ramsay Hunt 综合征发病 64 天后死亡（在此期间患者已从面神经麻痹中恢复），然而，面神经有炎症。

颈枕部疱疹（*herpes occipitocollaris*）　上腭、咽部、颈部和耳后区的带状疱疹（颈枕部疱疹）是由上部颈神经根和迷走神经及舌咽神经的神经节疱疹感染引起的。这种带状疱疹的分布也可能与 Ramsay Hunt 综合征有关。带状疱疹在这些躯干皮节中分布的相对频率和面部出疹的倾向提示，如果神经节与皮肤的距离较短，就更容易发生疱疹性神经综合征。

带状疱疹脊髓炎（*herpes zoster myelitis*）　Devinsky 及其同事报告了他们发现的 13 例节段性带状疱疹后的带状疱疹性脊髓炎（所有患者均为免疫功能低下），并对相关文献进行了回顾。脊髓受累的征象在皮疹发生后 5~21 天出现，然后在类似的时间内进展。不对称的轻截瘫和感觉丧失、括约肌功能障碍，以及不太常见的脊髓半切综合征（Brown-Séquard syndrome）是通常的临床表现。CSF 表现比无并发症的带状疱疹（淋巴细胞增多和蛋白升高）更加异常，但其他方面相似。病理改变，表现为坏死性炎症性脊髓病和血管炎的形式，不只是累及后角，还包括邻近的白质，主要在同侧和相同节段，如受累的后根、神经节和后角。早期使用阿昔洛韦的治疗干预似乎是有益的。我们在这个问题上的经验包括一例没有免疫抑制的老年男子，他仍遗留几乎完全横贯性脊髓病。

脑炎（*encephalitis*）和脑血管炎（*cerebral angiitis*）是罕见的，但有很好描述的颅颈带状疱疹的并发症，如下文所讨论的，局限的而破坏性脊髓炎是一种同样罕见的，但通常相当严重的胸部带状疱疹的并发症。带状疱疹发作后的局部亚急性肌萎缩症如上所述。

带状疱疹脑炎（*zoster encephalitis*）　许多关于带状疱疹脑炎的文章给人的印象是一种严重的疾病，它发生在离免疫抑制患者发生带状疱疹侵袭较久的时间。事实上，此类病例已在艾滋病毒患者中报道过，并可能与下面所述的小血管炎同时发生。然而，我们的经验更符合 Jemsek 和同事以及 Peterslund 的经验更加一致，他们描述了一种在免疫系统正常的患者中不太严重的脑炎。我们的几例这类患者都是老年女性，在带状疱疹发病后期发展为自限性脑炎。他们神志不清，嗜睡，伴有低热，但很少有假性脑膜炎，少数患者有癫痫发作。恢复完全，MRI 正常，与血管痉挛综合征不同。在一些报道的病例中，已从 CSF 中分离出 VZV，并在 CSF 和血清中发现 VZV 膜抗原（VAMA）的特异性抗体，虽然它几乎不需要在诊断中应用。对这些老年患者的鉴别诊断还包括因服用麻醉药物控制疼痛而引起的昏睡精神错乱状态。水痘小脑炎（*varicella cerebellitis*）是一种感染后疾病或类感染疾病，在本章前面已经讨论过。

最后，如前所述，由疱疹性神经节炎引起的面瘫或三叉神经或节段性神经（通常是腰神经或肋间神经）分布区疼痛可能极少不伴皮肤受累出现，即无疹性带状疱疹（*zoster sine herpete*）（见 Gilden et al 1994）；可能被疑诊为腰椎间盘突出症。在少数这样的病例中，发现了对 VZV 的抗体反应（Mayo and Booss）。Dueland 和同事描述了一例免疫缺陷患者，在没有皮肤病变的情况下进展为病理和病毒学上证实的带状疱疹感染。同样，Gilden 和同事（2002）从 2 例其他方面健康的免疫功能正常的男性患者提取了 VZV DNA，他们发生过慢性神经根疼痛，但没有带状疱疹。但实际上，没有一例贝尔麻痹、三叉神经痛和肋间神经痛与 VZV 激活的血清学证据相关（贝尔麻痹与 HSV 相关，如第 44 章所述）。

带状疱疹血管炎

偶尔合并 VZV 感染的脑血管炎在组织学上与肉芽肿性伴多血管炎［以前称为韦格纳（Wegener）肉芽肿］相似。典型的情况是，在眼部带状疱疹发病后 2~10 周后，患者出现急性轻偏瘫、偏身麻木、失语症或其他局灶性神经或视网膜功能缺损，伴有 CSF 中单个核细胞增多和 CSF-IgG 指数升高。Nagel 和同事们发现，CSF 中针对病毒的特异性抗体对这种疾病诊断比检测病毒 DNA 更敏感。CT 或 MRI 扫描显示，面部带状疱疹暴发的同侧大脑半球有小而深的梗死。血管造影显示，邻近于神经节的颈内动脉狭窄或闭塞，但在某些病例中，血管炎是比较弥漫的，甚至累及对侧半球（Hilt et al）。

是否像 Linnemann 和 Alvira 所假设的那样，血管炎是病毒感染通过邻近神经直接传播所致，还是代表从带状疱疹恢复期间的过敏反应，目前尚无定论。在血管壁上发现了 VZV 样颗粒，表明是一种直接感染，在少数病例中从受感染的血管中提取了病毒 DNA。因为确切的发病机制还不确定，静脉注射阿昔洛韦和糖皮质激素治疗可能是合理的。在躯干皮节的带状疱疹后偶尔有发生脑血管炎的情况。

一种完全不同类型影响小血管的迟发性血管炎（*vasculitis*），我们对这方面的经验有限，在 HIV 和其他形式的免疫抑制患者中曾有报告。在这种情况下，在一次或多次带状疱疹发作数周或数月，随之出现了亚急性脑炎，包括发热和局灶性征象。有些病例发病表面上没有皮疹，但是在 CSF 中发现了病毒 DNA 和针对 VZV 的抗体。MRI 显示多发性皮质和白质病变，白质病变比进行性多灶性白质脑病的病灶更小，融合较少。通常有轻度的 CSF 淋巴细胞增多。几乎所有的病例都以死亡告终。Gilden 和同事（2002）曾回顾了带状疱疹的血管炎和其他神经并发症。Gilden 的实验室的 Nagel 及其同事也发现了颞动脉中含有 VZV 颗粒的病例，他们认为这种病毒引起的血管变化可能是颞动脉炎的原因。

治疗

带状疱疹的一个重要开端是可用于 60 岁以上成年人的减毒活疫苗。它已被证明可以减少带状疱疹的出现，并降低三分之二的带状疱疹后并发症的发生率（Oxman et al）。

在带状疱疹的急性期，镇痛剂和干燥剂以及舒缓的洗液，如炉甘石（calamine），有助于减轻疼痛。神经根阻滞可以提供暂时的缓解，但不经常使用。在病变变干之后，反复使用辣椒素软膏（辣椒提取物）可在某些病例中通过诱导皮肤麻醉缓解疼痛。然而，如果在急性期后过早使用，辣椒素具有高度的刺激性，应该谨慎使用。

如果在皮疹出现后大约 48 小时（有些权威人士说 72 小时）内开始治疗（McKendrick et al, 1986），阿昔洛韦（acyclovir）可以缩短急性疼痛的持续时间，并加速疱疹的愈合。一些研究表明，在急性期通过使用泛昔洛韦（famciclovir）或伐昔洛韦（valacyclovir）治疗也可缩短带状疱疹后神经痛的持续时间，但对这一并发症的发生率无明显影响。泛昔洛韦（500mg，3 次 /d，持续 7 天）或吸收更好的伐昔洛韦（2g 口服，4 次 /d）可能是比以前喜欢使用的阿昔洛韦更好的替代品（见下文关于疱疹后神经痛的主题）。其他研究表明，在急性期开始服用三环类抗抑郁药可以有效预防带状疱疹后疼痛。

所有眼部带状疱疹患者均应口服阿昔洛韦或伐昔洛韦；此外，一些眼科医生建议阿昔洛韦在眼睛局部应用，以 0.1% 的溶液每小时 1 次，或者 0.5% 的软膏每天 4 或 5 次。免疫功能不全或已经播散的带状疱疹患者（病变在 3 个皮节以上）一般应该静脉注射阿昔洛韦 10 天。现在（从国家卫生机构）可获得一种 VZV 免疫球蛋白（VZV immune globulin，VZIG），它可以防止免疫抑制患者的播散，但不适用于已确定的疾病。虽然它可以降低疱疹后神经痛的发生率（Hugler et al），但这并不是它的主要目的，也不能预防或改善中枢神经系统并发症。

带状疱疹性脊髓炎和脑炎的治疗还不确定，但静脉注射伐昔洛韦，伴或不伴糖皮质激素已经被使用。

疱疹后神经痛（另见第 7 和第 9 章）

这种严重疼痛综合征发生于 5%~10% 带状疱疹后的患者，但在 60 岁以上的个体中发生率几乎是普通患者的 3 倍。上述提到了急性治疗对疱疹后神经痛严重程度的可能影响，但疫苗的潜在预防更有吸引力。

对患者和医生来说，对疱疹后疼痛（*postherpetic pain*）和感觉障碍的处理都是一个棘手的问题。神经冲动的不完全中断很可能导致一种痛觉过敏状态，表现为每一种刺激都使人感到疼痛。在一些对照研究中，阿米替林被证明是一种有效的治疗措施。最初，在睡前服用剂量约为 50mg；如有需要，剂量可逐渐增加到每日 125mg。加用卡马西平、加巴喷丁、普瑞巴林、丙戊酸或一种 5- 羟色胺再摄取抑制剂可以进一步缓解疼痛，特别如果是刺痛型。

如上所述，辣椒素软膏（Capsaicin ointment）可以用于疼痛的皮肤。据称两片阿司匹林碾碎后与冷霜或氯仿（15mL）混合，涂抹在疼痛的皮肤上，可成功地缓解疼痛数小时之久（King）。神经根阻滞的效果是不一致的，但是这个程序可以提供暂时的缓解。在一项随机试验中，皮疹发生时优先使用硬膜外类固醇的效果微乎其微（van Wijck et al）。应该强调的是，即使在最严重和持续的病例中，疱疹后神经痛最终也会消退，但当疼痛严重时，短期使用麻醉剂是合适的。在疼痛消退之前，医生必须锻炼技巧和耐心，避免让患者接受针对这种疾病所诱惑的众多手术措施之一（关于疼痛管理的进一步讨论，见第 7 章）。一些患者的抱怨最持续，超过 1 年，会出现抑郁状态的症状，抗抑郁药物治疗会对其有所帮助。

人类免疫缺陷病毒及其他逆转录病毒神经疾病和继发性机会性感染

逆转录病毒（retroviruses）是一大类 RNA 病毒，之所以这样称呼是因为它们含有逆转录酶（enzyme reverse transcriptase），这种酶能使遗传信息从 RNA 逆向流向 DNA。已知有两个家族的逆转录病毒感染人类：①慢病毒（*lentiviruses*），其中最重要的是人类免疫缺陷病毒（HIV），是艾滋病的原因；以及②嗜癌病毒（*oncornaviruses*），其中包括人类嗜 T 淋巴细胞病毒 - Ⅰ型（HTLV- Ⅰ），是诱发慢性 T 细胞白血病和淋巴瘤（HTLV- Ⅱ）以及热带痉挛性截瘫（HTLV- Ⅰ）的病原体。

HIV 获得性免疫缺陷综合征（艾滋病）

1981 年，医生们开始意识到，在其他方面都健康的年轻同性恋男性中，频繁发生罕见的机会性感染和肿瘤，特别是卡氏肺孢子虫（*Pneumocystis carinii*）肺炎和卡波西肉瘤。通过对这些患者的研究，人们发现了一种由 HIV 病毒引起的新型病毒疾病，艾滋病。

HIV 感染的特征是一种获得性的，通常是细胞介导的免疫的严重抑制所致，表现为皮肤功能减退，淋巴细胞减少，辅助性 T 细胞与抑制性 T 细胞，更准确地说，是 $CD4^+/CD8^+$ 淋巴细胞比例逆转，这是 $CD4^+$ 细胞减少的结果，以及抑制体外对各种抗原和有丝分裂原的淋巴增殖反应。正是这种免疫功能紊乱，解释了广泛的机会性感染和不寻常肿瘤的发展。此外，神经系统易受一些由艾滋病毒感染直接导致的不寻常综合征的影响。几乎所有的器官系统都是易受到攻击的，包括 CNS 的所有部分，周围神经和神经根，以及肌肉等。艾滋病（AIDS）目前的定义是，由于艾滋病毒（HIV）导致的 $CD4^+$ 低于 200 个细胞 /μL，或者存在与 HIV 免疫缺陷相关的机会性感染，这代表了 HIV 感染的最晚期。

流行病学

在 45 年的时间里，HIV 感染和艾滋病已达到流行的程度。在撰写本文时，据世界卫生组织（WHO）估计，世界范围大约有 3 700 万人受到感染，在美国，大约有 100 万成人对这种病毒呈血清阳性反应，每年约有 40 000 例新病例，这个数字正在缓慢下降。疾病控制和预防中心（CDC）进一步估计有 18% 的感染还没有被诊断出来。虽然发病率正在下降，但撒哈拉以南的非洲和东南亚的数据尤其令人吃惊，WHO 估计，那里大约有 2 000 万成年人（几乎占成年人口的 9%）受到感染。在东非的一些地区，30% 的成年人感染了这种病毒。

在美国，HIV 感染者主要是同性恋和双性恋男性[现称为“与男性发生性行为的男性”（men who sex with men，MSM），占所有新病例的三分之二]，以及男性和女性吸毒者（几乎占三分之一的病例）。有不到 2% 的高危患者是血友病患者和其他接受感染血液或血液制品的人，这种疾病也发生在携带艾滋病毒的母亲所生的婴儿身上。此外，该病毒可能由无症状和仍然具有免疫能力的母亲传播给其后代。通过异性接触传播的疾病约占 5% 的病例，但这一数字正在逐渐增加，部分是通过静脉注射毒品使用者的活动。相比之下，估计有 80% 的非洲艾滋病患者是通过异性接触感染的。

与 HIV-2 感染相关所导致的疾病一般不像 HIV-1 那么严重，也不常见，但可能包括以下描述的几乎任何特征，包括痴呆。目前，该病毒在巴西、佛得角和西非国家最为猖獗。通常的 ELISA 检测结果呈阳性，而使用免疫印迹试验等传统方法时，结果为阴性或不确定，这使得诊断变得复杂。一种特异的免疫印迹试验可用于 HIV-2 测试。

高效抗反转录病毒抗逆转录病毒治疗的开始，

极大地改变了与HIV感染有关的所有疾病的频率和表现，其中最重要的是神经疾病。

临床特征

HIV感染会产生一系列的疾病，从临床无抗体的血清转化（*clinically inevident seroconversion*）到广泛的淋巴结病和其他全身性表现，如腹泻、不适和体重减轻，包括病毒对所有器官系统的直接影响，以及继发性寄生虫、真菌、病毒、细菌感染和许多肿瘤的复杂影响，所有这些都需要细胞介导免疫来抑制。直到最近出现了多种抗病毒药物治疗，一旦确立了艾滋病的表现，一半的患者在1年时死亡，大部分在3年死亡。在未接受治疗的艾滋病患者中，约有三分之一的患者发现有神经系统异常，但在尸检中，几乎所有患者的神经系统都受到了影响。表32-2列出了使艾滋病复杂化的主要神经系统感染和肿瘤病变。

已经提到，HIV感染可以表现为急性无症状脑膜炎（*asymptomatic meningitis*），伴有CSF轻度淋巴细胞增多和CSF蛋白轻度升高。急性疾病也可以表现为脑膜脑炎（*meningoencephalitis*），或甚至脊髓病（*myelopathy*）或神经病（*neuropathy*）（见见脊髓病、周围神经病和肌病）。大多数患者从最初的急性神经疾病中恢复，由于这些疾病在临床上是非特异性的，可能在血清转换之前或与之同时发生，因此它们与HIV的关系可能不被识别。一旦发生血清转化，患者就容易受到所有HIV感染的所有晚期并发症的影响。在成年人中，从感染到发展成艾滋病之间的间隔时间从几个月到15年甚至更长；婴儿的平均潜伏期为8~10年，以及1年或更短时间。

HIV-2可能表现出特殊的亚急性精神错乱-痴呆伴有深部白质和基底节损伤的疾病特征。

表32-2 艾滋病的神经系统并发症

脑部

- 脑炎
  - 艾滋病毒脑炎
  - 巨细胞病毒脑炎
  - 水痘-带状疱疹病毒脑炎
  - 单纯疱疹病毒脑炎
- 局灶性病变
  - 脑弓形虫病
  - 脑淋巴瘤
  - 进行性多灶性白质脑病
  - 隐球菌病
  - 细菌性脑脓肿
  - 结核瘤
- 脑血管疾病——非细菌性心内膜炎、与血小板减少相关的脑出血，以及血管炎
- 艾滋病痴呆

脊髓

- 空泡性脊髓病
- 单纯疱疹或带状疱疹性脊髓炎

脑膜炎

- 急性和慢性淋巴细胞性脑膜炎
- 隐球菌和其他真菌类型
- 结核性
- 梅毒性
- 带状疱疹性

周围神经和神经根

- 远端感觉性多发性神经病
- 带状疱疹
- 巨细胞病毒腰椎多发性神经根病
- 急性和慢性炎症性多发性神经炎
- 多发性单神经炎
- 感觉运动性脱髓鞘性多发性神经病
- 弥漫浸润性淋巴细胞综合征（DILS）
- 麻风病

肌肉

- 多发性肌炎和其他肌病（包括药物引起的）

艾滋病毒性脑病-痴呆

在HIV感染的后期，最常见的神经并发症是亚急性或慢性艾滋病毒性脑炎（HIV encephalitis），以痴呆的形式出现；以前它被称为艾滋病性脑病或艾滋病痴呆复合体，但它现在通常被称为艾滋病毒性脑病（HIV encephalopathy）。据估计，只有3%的HIV病例以这种方式出现，但在确定了艾滋病的固有症状和机会性感染后，出现这种情况的频率要高得多，接近三分之二。在患有艾滋病的儿童中，痴呆症比所有机会性感染都要常见，超过60%的儿童最终会受到影响。

成年人的这种疾病以缓慢或亚急性进行性痴呆的形式出现（记忆力丧失、注意力不集中、语言障碍和冷漠），并伴有不同程度的运动功能异常（见Navia and Price）。患者抱怨说，他们跟不上谈话，完成日常任务需要更长的时间，而且变得健忘。肢体不协调，步态共济失调，以及眼球平稳跟踪受损和扫视性眼球运动可能是痴呆的早期伴随症状。肌腱反射增强、Babinski征、抓握和吸吮反射、腿部无力发展为截瘫、膀胱和排便失禁反映脊髓或大脑受累，以及在疾病晚期表现突出的意志力丧失或缄默症等。在未

经治疗的病例中，痴呆在几周或几个月的时间内发展；痴呆发病后的生存期在过去一般是 3~6 个月，但如果开始治疗，存活时间就长得多。抗逆转录病毒药物治疗可以改善认知能力。人们对抗逆转录病毒药物无法渗透到中枢神经系统的罕见病例很感兴趣，这使得病毒复制和重新出现，尽管从外周血中消除了艾滋病毒。

精神运动速度的测试似乎在痴呆的早期阶段是最敏感的[如连线试验(trail making)、钉板测试和符号-数字测试]。Epstein 和同事曾描述了一种儿童的类似的疾病，作为 HIV 的主要表现发展为进行性脑病。这种儿童疾病的特征是认知功能受损和痉挛性无力，其次是大脑发育受损。

CSF(包括那些没有 HIV 其他表现的)可能是正常的，或者只有蛋白含量轻度升高，以及在较少见的情况下，轻度的淋巴细胞增多。HIV 可以从 CSF 中分离出来。CT 扫描可见脑沟增宽、脑室增大；MRI 可显示斑片状但融合性或弥漫性白质改变，边界不清，一般显示大脑萎缩(图 32-2)。这些发现对于诊断是有用的，尽管在 HIV 患者脑 CMV 感染产生类似的 MRI 表现，如下文所述。

痴呆的病理基础似乎是大脑白质弥漫性和多灶性的疏松，伴有血管周围少量淋巴细胞浸润、少量泡沫状巨噬细胞、小胶质细胞结节和多核巨细胞的聚集(Navia，Chos，Petito et al)。可以增加 CMV 感染的证据，但不断积累的病毒学证据表明，艾滋病毒脑病是直接感染 HIV 的结果。还没有确定这些变化中哪一个与痴呆的存在和严重程度最密切相关。

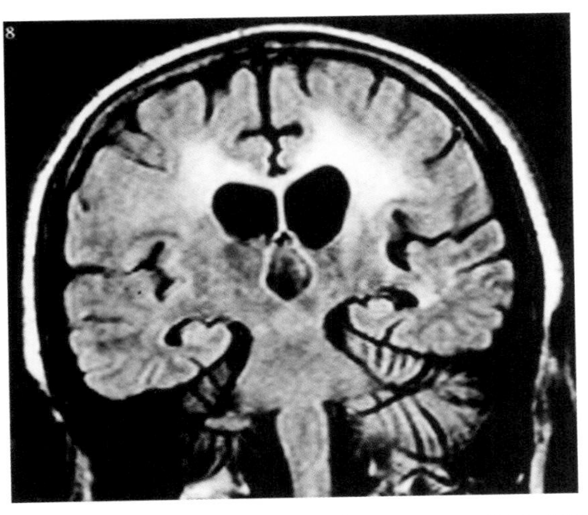

图 32-2 HIV 白质脑病的 MRI 表现。有大面积的白质变化，皮质萎缩和脑室扩大明显，是一种形式的艾滋病痴呆的基础

HIV 痴呆的病理变化实际上并不像这里描述的那样一致。在一组患者中，大脑白质呈弥漫性苍白，以髓磷脂染色最为明显，并伴有反应性星形胶质细胞和巨噬细胞，髓鞘苍白似乎反映了血脑屏障的破坏。

在这一过程的另一种形式中，过去被称为“弥漫性大脑灰质营养不良”(diffuse poliodystrophy)，在大脑皮质内有广泛的星形细胞增多和小胶质细胞激活，可识别的神经元丢失很少。在其他患者中，可观察到小的或大的血管周围脱髓鞘病灶，如感染后脑脊髓炎病灶，这种弥漫性白质病变的性质尚不清楚。这些形式的病理变化可能单独发生，也可以同时发生，所有这些都与痴呆症的严重程度关系不大。进行性多灶性白质脑病也发生在艾滋病患者中，并与原发性白质脑病相似。这个重要的疾病在下文中讨论。

HIV 脊髓病、周围神经病和肌病

一种脊髓病，表现为空泡变性，病理上与亚急性联合变性(由于维生素 B_{12} 缺乏)有明显的相似性，有时与艾滋病痴呆复合体(AIDS dementia complex)有关；或者脊髓病可能单独发生，作为疾病的主要表现(Petito et al)。这种脊髓的障碍在第 42 章中进一步讨论。

正如第 43 章所讨论的，艾滋病也可能因为几种形式的周围神经病(*peripheral neuropathy*)而变得复杂化。一种远端对称性、轴索性多发性神经病主要表现为感觉和感觉障碍型，是最常见的神经病的类型。HIV 病毒已经从周围神经和神经节被分离出来。事实上，这是第一个被证实的人类病毒性多发性神经炎(带状疱疹更像是一种神经节病)。在其他患者中，出现一种痛性多数性单神经病(*mononeuropathy multiplex*)，似乎与局灶性血管炎有关，或可能有亚急性炎症性马尾综合征(一种多发性神经根炎[polyradiculitis])，它通常是由伴随的 CMV 感染引起的(Eidelberg et al)。Cornblath 和同事已经证明了，在其他方面无症状的 HIV 感染患者中发生炎症性脱髓鞘性周围神经病(*inflammatory demyelinating peripheral neuropathy*)，包括急性(Guillain-Barré 型)和慢性型。大多数这些患者除了 CSF 蛋白含量升高外，还有轻度的淋巴细胞增多。典型的是，炎症性脱髓鞘性神经病患者已经康复，或是自发的，或是对血浆交换的反应，提示一种类似于 Guillain-Barré 综合征的免疫发病机制。Cornblath 和同事建议，现在应对所有炎症性脱髓鞘性多发性神经病的患者进行HIV感染检测。已知还会发生神经节神经炎。面神经麻痹(*facial palsy*)作为艾滋病毒的一个特征,越来越频繁地被报道;它与艾滋病的广泛性多发性神经炎的关系还不清楚。

在一种罕见的艾滋病周围神经病,称为弥漫浸润性淋巴细胞增多综合征(*diffuse infiltrative lymphocytosis syndrome*,*DILS*),各种临床综合征已被描述,包括通常的HIV多发性神经病的所有形式。艾滋病患者的一些多发性神经病可能是由于疾病晚期的特征性营养消耗和治疗药物的作用所致。这些与HIV相关的神经病在第43章中讨论,Wulff和Simpson对它做过总结。

一种原发性肌病(*myopathy*),以炎症性多发性肌炎的形式出现,已经在HIV患者的任何疾病阶段中做过描述(Simpson and Bender)。在其中一些病例中,肌病用糖皮质激素治疗得到了改善。最初的抗艾滋病药物齐多夫定(zidovudine,AZT)曾引起一种肌病,可能是因为它对线粒体的影响,但一些研究者认为几乎所有这种病例都可归因于人类免疫缺陷病毒本身(见第45章"HIV和HTLV-Ⅰ肌炎")。显然,这仍然是一个有争议的领域。

HIV的机会性感染和中枢神经系统肿瘤

除了HIV感染对神经系统的直接影响外,如表32-2所示,这类患者还会出现各种局部和全身性机会性疾病。如前所述,最近使用抗逆转录病毒药物治疗已降低了这些并发症的发生率。有趣的是,似乎对某些疾病有一定的易感性,如弓形虫病、CMV感染、原发性B细胞淋巴瘤、隐球菌病,以及进行性多灶性白质脑病等(在带状疱疹综合征下讨论),大约按照这一顺序的频率排列(Johnson)。本章前面提到的VZV感染的局灶性脑炎和血管炎,以及不寻常类型的结核和梅毒是艾滋病的其他常见的机会性感染。通常卡氏肺孢子虫(*Pneumocystis carinii*)感染和卡波西肉瘤不会扩散到神经系统。在几乎所有的这些类别中,感染过程因HIV感染的存在而加速或加剧。

弓形虫病和CNS淋巴瘤　在局灶性感染并发症中,脑弓形体病(cerebral toxoplasmosis)是最常见的,也是可治疗的(见第31章)。在Navia、Petito、Gold以及同事们的尸检系列报告中,发现大约13%的病例有弓形虫引起的炎症性坏死区(见图31-6)。腰椎穿刺、CT增强扫描和MRI对诊断是有帮助的。CSF蛋白含量增高通常在50～200mg/dL之间,三分之一的患者CSF淋巴细胞增多。因为这种疾病通常代表先前弓形虫感染的再激活,所以重要的是在艾滋病病程早期识别弓形虫血清阳性(*Toxoplasma-seropositive*)患者,并用口服乙胺嘧啶(pyrimethamine)(起始200mg,然后每天50mg)和磺胺类药(每天4~6g,分4次服用)治疗。奇怪的是,弓形虫病在艾滋病患者的大脑中很常见,但并不像在未感染艾滋病毒的个体中那样经常引起这些患者的肌炎。

就HIV的弓形虫病而论,主要临床挑战是其与脑淋巴瘤的区别,这在第30章中也讨论过。在抗逆转录病毒疗法前的时代,在约翰·霍普金斯的一个系列中(见Johnson,1998),大约11%的艾滋病患者发展成原发性中枢神经系统淋巴瘤(*primary central nervous system lymphoma*)。在一个有脑结节的患者中,如果对抗生素没有反应(见下文),立体定向脑活检可能对诊断淋巴瘤是必需的。在艾滋病患者中,这种类型的CNS淋巴瘤与爱泼斯坦-巴尔病毒(Epstein-Barr virus)有关。艾滋病患者大脑淋巴瘤的预后远不如非艾滋病患者,对放射治疗、氨甲蝶呤和糖皮质激素治疗的反应是短暂的,生存期通常以月为单位衡量。

可以进行弓形虫病的抗体检测;IgG抗体的缺乏使感染不太可能,就更会考虑脑淋巴瘤的可能。此外,如果用乙胺嘧啶和磺胺嘧啶抗弓形虫治疗在几周内未能缩小病灶,应寻找其他病因,同样主要是淋巴瘤。对于那些不能耐受乙胺嘧啶或磺胺类药物常见副作用(皮疹或血小板减少)的患者,克林霉素(clindamycin)可能是有价值的。最近,有人提出正电子发射型计算机断层显像(PET)和其他代谢成像技术可以确定淋巴瘤是HIV患者肿块病变的原因。如果这些途径都不允许做出可靠的诊断,应记住结核性或细菌性脑脓肿较少发生的可能性。

进行性多灶性白质脑病(progressive multifocal leukoencephalopathy,PML)　这种重要的脑部JC病毒感染经常出现在HIV患者中,通常当$CD4^+$计数低于50个细胞/μL。在过去,这种疾病一直与医源性免疫抑制密切相关,主要是血液的恶性肿瘤和实体器官移植,具有讽刺意味的是,现在这种情况越来越多。顾名思义,大脑脱髓鞘区有少突胶质细胞的特征性改变。本章将进一步讨论这一疾病。

巨细胞病毒(*cytomegalovirus*)　在艾滋病的非局灶性神经并发症中,最常见的是巨细胞病毒(CMV)和隐球菌(*cryptococcal*)感染。在尸检中,大约三分之一的HIV患者被发现感染了CMV。然而,这种感染对整个临床表现的作用往往是不确定的。尽管存在这种不确定性，但某些表现已作为艾滋病患者巨细胞病毒脑炎的典型特征出现。根据 Holland 和他的同事说，在艾滋病的病程晚期，通常会同时发生巨细胞病毒性视网膜炎，脑病会在 3~4 周内进展。其临床特征包括急性精神错乱状态或谵妄，少数病例伴有脑神经征象，包括眼肌麻痹、眼球震颤、上睑下垂、面神经麻痹或耳聋等。在我们的一个患者中，有进行性眼球运动麻痹，开始是对光线固定的瞳孔。

病理标本和 MRI 显示病变过程集中在脑室边缘，T2 信号在这些区域特别明显。少数病例的病变可向相邻白质扩散，并伴有脑膜的钆增强。也曾报告广泛的破坏性病变，我们自己的两个病例就是这样。这种病变除了表现出炎症性反应外，还可能伴有 CSF 中出血性改变。CMV 在艾滋病患者中也可引起痛性腰骶多发性神经根炎（第 43 章）。

在生活中诊断 CMV 感染往往是困难的。CSF 培养通常为阴性，IgG 抗体滴度非特异性升高。新的 PCR 方法在这里被证明是有用的。在强烈怀疑诊断的情况下，推荐使用抗病毒药物更昔洛韦和膦甲酸钠（foscarnet）治疗，但正如 Kalayjian 和同事指出的，当患者服用这些药物作为维持治疗时，CMV 疾病可能会发展和进展。

隐球菌感染（*cryptococcal infection*） 这种真菌引起的脑膜炎和较少见的孤立的隐球性肉芽肿（*solitary cryptococcoma*）是 HIV 感染最常见的真菌并发症。可能没有脑膜炎或脑膜脑炎的明显症状，CSF 在细胞、蛋白和糖方面可能很少出现异常。由于这些原因，应该通过抗原检测和真菌培养积极寻找 CSF 隐球菌感染的证据。印度墨汁染色仍然是有价值的和快速的方法，但是目前在许多医院执行的不够一致，也不够好，以至不完全可靠。治疗方法与第 31 章概述的方法一致。

水痘带状疱疹（*varicella zoster*） 这种病毒引起的大脑感染是艾滋病不太常见的并发症，但一旦发生，往往会很严重。它们表现为大脑白质的多灶性病变，有点像进行性多灶性白质脑病（PML），一种伴有偏瘫的脑血管炎（通常与眼部带状疱疹有关），或罕见的，伴有一种脊髓炎。在艾滋病患者的脑部也发现了 HSV-1 和 HSV-2 引起的脑炎，但临床相关性尚不清楚。已知几个相邻皮节的带状疱疹会发生在如在其他免疫抑制条件下，CD4 计数低于 500 的艾滋病毒感染时。水痘已在本章前面讨论过。

结核病（*tuberculosis*） 两种特殊类型的分枝杆菌感染易使 HIV 复杂化，即结核分枝杆菌（*Mycobacterium tuberculosis*）和鸟型 - 胞内分枝杆菌（*mycobacterium avium-intracellulare*）。在发展中国家，结核病在吸毒者和艾滋病毒感染者中占主导地位，而这些免疫功能受到抑制的人患结核性脑膜炎的比例高于正常人群。诊断和治疗方法与非艾滋病患者相同。神经系统的结核病将在第 31 章中讨论。

神经梅毒（*neurosyphilis*） 梅毒性脑膜炎（*syphilitic meningitis*）和脑膜血管梅毒（*meningovacular syphilis*）在 HIV 患者中发病率增高。CSF 细胞计数作为活动的征象是不可靠的，诊断完全依赖于血清学试验。HIV 有可能导致梅毒的假阳性测试。HIV 感染的存在似乎加速了梅毒向晚期的过渡，包括神经系统的感染。事实上，已经出现了一类“四期梅毒”（quaternary syphilis），它包括一种侵袭性的、迅速进展的坏死过程，由于累及脑实质和血管而导致卒中和痴呆。梅毒的复发率和对常规剂量抗梅毒药物的耐药性可能会随着 HIV 的合并感染而增加。然而，目前还不清楚典型的三期梅毒、麻痹性痴呆和脊髓痨的发病率是否因为 HIV 而增高；它们可能需要脑膜血管梅毒的长期进展。读者可参阅第 31 章以及 Marra 的综述。

其他罕见的微生物，例如引起猫抓热的汉赛巴尔通体（*Bartonella henselae*）在艾滋病患者中很少被发现，并与脑炎有关。

治疗

与任何威胁生命的慢性疾病一样，HIV 感染和艾滋病的治疗是困难的。需要使用几种抗逆转录病毒药物进行治疗，不仅是为了控制逆转录病毒感染的神经学表现，而且也是为了控制继发性感染。关于 HIV 感染的药物疗法的建议变化得很快（Rubin and Young），读者已在参考任何现代来源的治疗细节，包括《哈里森内科学原理》（*Harrison's Principles of Internal Medicine*）。人们相信，这些方法将延长生存期，但也可能会增加艾滋病的神经系统并发症的患病率，发现了每一种并发症都需要治疗。HIV 抗逆转录病毒治疗的一个特殊结果可能诱发对共存感染的强烈炎症反应。这种并发症，即免疫重建炎症综合征（immune reconstitution inflammatory syndrome，IRIS），可能与后面讨论的进行性多灶性白质脑病最有关联。

热带痉挛性轻截瘫

热带痉挛性轻截瘫（tropical spastic paraparesis，TSP）也称为 HTLV-Ⅰ脊髓病，是许多热带和亚热带国家特有的神经系统疾病。它的病因一直被忽视，直到 1985 年，Gessain 和同事在马提尼克岛(Martinique)68% 的热带痉挛性轻截瘫(TSP)患者的血清中发现了人类嗜 T 淋巴细胞病毒 - Ⅰ型(HTLV- Ⅰ)的 IgG 抗体。随后在牙买加和哥伦比亚的 TSP 患者的 CSF 中，以及在日本南部温带地区类似的神经系统疾病患者的 CSF 中，也发现了相同的抗体。后者最初被称为 HTLV- Ⅰ相关性脊髓病(HTLV- Ⅰ -associated myelopathy，HAM)，但现在被认为与 HTLV- Ⅰ阳性 TSP 相同(Roman and Osame)。这种疾病的一个奇怪的特征是，只有小部分的 HTLV- Ⅰ感染者(估计为 2%)发展成脊髓病。现在西方国家的许多地方都报告了散发的病例。病毒通过以下几种途径传播，如垂直传播、通过胎盘传播或通过母乳传播，通过静脉注射毒品或输血传播，通过器官移植或性接触传播。发病年龄是在中年人，女性比男性更常见，比例为 3∶1。

这种疾病的临床和病理特征在第 42 章和几篇综述中有描述(Rodgers-Johnson 等以及最近的 Gessain 和 Mahieux)。其主要特征是一种非常缓慢的进行性痉挛性步态，伴早期括约肌控制困难，后来有一定程度的本体感觉丧失和 Romberg 征。可能与进行性脊髓型多发性硬化、遗传性痉挛性轻截瘫、亚急性联合变性混淆，需要与之鉴别。与 HIV 感染直接引起的脊髓病也有临床和病理上的不同。虽然有零散的报告糖皮质激素或静脉滴注免疫球蛋白可能会暂时阻止这种疾病的进展，但是没有任何形式的治疗证明能够有效地逆转这种疾病。最近，一种用于治疗 T 细胞淋巴瘤的药物，抗 CCR4 抗体，即莫格利珠单抗(mogamulizumab)已被发现具有抗病毒活性，并可能在 HTLV- Ⅰ脊髓病的 1~2 期临床试验中有效。

HTLV- Ⅱ脊髓病　逆转录病毒 HTLV- Ⅱ不如 HTLV- Ⅰ常见，但两者在病毒学上非常相似。在同时感染艾滋病毒的吸毒者中，HTLV- Ⅱ的感染率很高。在 HTLV- Ⅱ感染的患者中已经报告了少数脊髓病的病例，在各方面都与 HTLV- Ⅰ相关性脊髓病相似(Lehky et al)。

发育中的神经系统病毒感染(见第 37 章)

胎儿的病毒感染，特别是新生儿的风疹、巨细胞病毒、HIV、带状疱疹病毒、EB 病毒和单纯疱疹病毒(HSV)感染是 CNS 异常的重要原因。这一主题在第 37 章“宫内和新生儿感染”中有详细论述。

急性脊髓前角灰质炎

在过去，急性脊髓前角灰质炎(acute anterior poliomyelitis)综合征几乎总是由三种脊髓灰质炎病毒之一感染前角细胞所致(“polio”指脊髓灰质炎)。然而，临床上类似脊髓灰质炎病毒感染的疾病可以由其他肠道病毒，如柯萨奇 A 组、B 组和流行性乙型脑炎，以及西尼罗病毒等引起。出血性结膜炎(hemorrhagic conjunctivitis)的流行(由肠病毒 70 引起，以前在亚洲和非洲很常见)，已经很可能的，肠病毒 68 也可能与类似脊髓灰质炎的下运动神经元麻痹有关(Wadia et al)。在脊髓灰质炎疫苗接种计划取得成功的国家，这些其他病毒现在是脊髓前角灰质炎综合征(anterior poliomyelitis syndrome)最常见的病因。在某些情况下，由这些病毒引起的疾病是良性的，伴随的瘫痪并不严重。西尼罗病毒是一个例外，它与一种严重和持续的不对称弛缓性脊髓灰质炎有关。

然而，这一类别中重要的麻痹性疾病仍然是脊髓灰质炎。尽管在常规接种疫苗的地区已不再流行，但在 20 世纪 50 年代行医的医生们的记忆中，它致命的、造成严重后果的影响仍然历历在目。1955 年夏天，新英格兰经历了最后一次大流行，仅在马萨诸塞州就报告了 3 950 例急性脊髓灰质炎，而 2 771 例发生瘫痪。Pope 和同事描述的这种流行病的细节值得任何一个学习这种疾病的学生去回顾。脊髓灰质炎在美洲已基本消失，目前仅有的病例是输入性病例。在过去的几十年里，脊髓灰质炎活疫苗曾是导致大约 150 例病例的来源，但美国现在已不再使用。

当然，由于急性脊髓灰质炎具有高度传染性，在世界上还不能大规模、周期性接种疫苗的地区，急性脊髓灰质炎仍然会发生。在最近的一年里，世界上只有不到 2 000 例病例，但有周期性小规模的暴发。由于这些原因，又因为它是嗜神经病毒感染的原型，神经科医生应该了解这种疾病的主要特征。

以前的流行造成的麻痹后遗症仍然可以看到。在这些病例中，可能在急性麻痹性疾病的多年之后出现肌无力的延迟进展，这种情况称为脊髓灰质炎后综合征(postpolio syndrome)。

病因学

脊髓灰质炎病原体是一种小的 RNA 病毒，属于小核糖核酸病毒(picornavirus)家族的肠道病毒群。已经确定了三种不同的抗原性类型,其中一种类型的感染不能预防其他类型的感染。脊髓灰质炎是一种高度传染性疾病。感染的主要宿主是人体肠道(人类是唯一已知的自然宿主),感染的主要途径是粪 - 口,也就是说,与其他肠道病原体一样,是手到口。这种病毒在咽部和肠道繁殖。在 1~3 周的潜伏期内,病毒可以从这两个部位复苏。只有小部分受感染患者的神经系统受到侵犯。95%~99% 的感染者没有症状或只有非特异性发热或脊膜炎性疾病。在病毒从一个人传播到另一个人的过程中,后一种类型的患者,即带有隐性感染的携带者才是最重要的。

临床表现

在隐性感染和只有咽炎或胃肠炎的轻微全身性症状的感染者中,被称为顿挫型脊髓灰质炎(*abortive poliomyelitis*)。轻度症状与病毒血症期和病毒传播期相对应;在大多数情况下,它们产生有效的免疫反应,这一特征解释了没有引起脑膜炎或脊髓灰质炎的原因。在神经系统受到侵犯的相对少数患者中,该病的严重程度从轻度无菌性脑膜炎[非麻痹性(*nonparalytic*)或麻痹前脊髓灰质炎]到最严重的麻痹性脊髓灰质炎。

非麻痹性脊髓灰质炎(*nonparalytic poliomyelitis*)前驱症状包括精神萎靡、非搏动性全头痛、发热 38~40℃(100.4~104℉)、肌肉僵硬和酸痛、无上呼吸道感染时的咽痛、纳差、恶心和呕吐等。这些症状可在不同程度上消退,3~4 天后出现头痛和发热的复发以及神经系统受累的症状;更常见的是,疾病的第二阶段与第一阶段混合在一起。肌肉的压痛和疼痛、腿筋的紧绷(痉挛),颈部和背部的疼痛变得越来越突出。神经系统受累的其他早期表现包括易怒、烦躁和情绪不稳定;这些往往是瘫痪的前奏。除了这些症状外,还有颈部前屈时僵硬,以及无菌性脑膜炎特有的 CSF 表现。这可能构成整个的疾病,另一种情况是,麻痹可能在麻痹前的症状之后出现。

麻痹性脊髓灰质炎(*paralytic poliomyelitis*) 无力在发热达到高峰时变得明显,或者,随着体温下降,一般的临床症状似乎有所改善时也会发生同样的情况。肌肉无力可能迅速发展,在 48 小时或更短的时间内达到最严重程度;或者它可能发展得更慢或在一周内以断续的方式发展,罕见地甚至更长时间。一般情况下,在体温正常 48 小时后,没有肌无力的进展。脊髓麻痹的分布是很多变的,极少会有像在 Guillain-Barré 综合征那样,出现躯干和四肢肌肉的急性对称性麻痹。在无症状感染期间,过度的体力活动和局部注射被认为有利于运动或注射的肢体发生瘫痪。

肌肉无力时可见粗大的束颤,它们通常是短暂的,但偶尔会持续下去。随着无力的发展和瘫痪的肌肉变得松弛,腱反射减弱或消失。患者经常抱怨患肢感觉异常,但却很少能证实客观的感觉丧失。尿潴留在成年早期患者是经常发生的,但很少持续。出现麻痹后 3 周内可发现肌肉萎缩,12~15 周时是最明显的,而且是永久性的。

延髓性麻痹在年轻人中较常见,但这类患者通常也有脊髓受累。最常受影响的颅肌是吞咽肌,反映了疑核的受累。延髓疾病的其他重大危险是呼吸紊乱和血管舒缩控制障碍,如呃逆、呼吸表浅和进行性变慢、发绀、缺氧引起的烦躁和焦虑、高血压,以及最终的低血压和休克等。当这些障碍加上膈肌和肋间肌瘫痪时,患者的生命就受到威胁,急需开始进行辅助呼吸和重症监护。

病理改变与临床病理关系

在致命感染中,在大脑前中央回(运动区)(通常严重程度不足以引起症状)、脑干和脊髓中发现病变。在这些病例中,疾病的主要影响是由下丘脑、丘脑、脑干运动核和周围的网状结构,前庭核和小脑顶核,以及主要是脊髓前角和中间灰质神经元承担的。在这些区域,神经细胞被小胶质细胞破坏和吞噬[噬神经细胞现象(neuronophagia)]。局部白细胞反应只出现几天,但单个核细胞在血管周围聚集持续几个月。未见包涵体。脊髓前角最早的组织病理学改变是神经细胞的中央染色质溶解伴有炎症反应。这些变化与病毒在 CNS 的增殖有关,在被感染的猴子中,这些变化比出现瘫痪早一天或几天。

在博迪安(Bodian)的实验材料中,受感染的运动神经元继续发挥功能,直到达到严重的染色质溶解阶段。此外,如果对细胞的损伤仅达到中心染色质溶解阶段,则可以预期完全的形态学恢复,这一过程需要一个月或更长的时间。此后,瘫痪和萎缩的程度与运动神经细胞被破坏的数量密切相关;在四肢萎缩和瘫痪的部位,相应的脊髓节段中只有不到 10% 的神经元存活。脑干运动核团的病变与相应肌肉的瘫痪有关。如前所述,吞咽、呼吸和血管舒缩控制障碍与延髓网状结构的神经元损伤有关,这些损伤集中在疑核区域。

躯干和四肢肌肉的萎缩、无反射性瘫痪,当然与脊髓灰质相应节段前角和中间神经元的破坏有关。受影响的区域可能是非常局限的或分散的，例如，导致一个肢体的永久性瘫痪。颈部和背部的僵硬和疼痛，归因于“脊膜刺激”，可能与脊膜中轻度的炎症渗出物和后根神经节及后角一般轻度病变有关。这些病变也解释了后来变成瘫痪部位的肌肉疼痛和感觉异常。自主神经功能异常是由脑干网状结构和脊髓侧角细胞的自主神经通路病变引起的。

令人感兴趣的是，脊髓灰质炎病毒已很容易从致命病例的 CNS 组织中分离出来，但在临床疾病期间很难从 CSF 中复苏。这与紧密相关的柯萨奇病毒和埃可微小核糖核酸病毒形成对比，后者在神经系统疾病期间经常从 CSF 中分离出来。

治疗

疑似急性脊髓灰质炎的患者，需要仔细观察吞咽功能、肺活量、心率和血压，以预防呼吸和循环并发症。四肢肌肉麻痹时，踏足板、手臂夹板、膝部和大转子旋转可以防止足下垂和其他畸形。频繁的被动运动可以预防挛缩、关节僵直和压疮等。

由于肋间肌和膈肌瘫痪或脑干呼吸中枢抑制而导致的呼吸衰竭，需要使用正压呼吸器，而在大多数患者中，还需要气管切开术。正是在 20 世纪中叶的流行时期，饮酒者的“铁肺”得到了广泛的使用。肺部和循环系统并发症的处理与重症肌无力和 Guillain-Barré 综合征等疾病的处理没有区别，最好在特殊的呼吸或神经重症监护病房进行。最好在特别呼吸或神经系统重症监护单元进行。

作者们知道对这种疾病还没有抗病毒药物效力的系统研究。

预防

当然，预防已被证明是现代医学的杰出成就之一。脊髓灰质炎病毒在人类胚胎组织和猴肾细胞培养中的培养，这一 Enders 和同事的成就，使有效疫苗的开发成为可能。第一种是可注射的索尔克（Salk）疫苗，含有三种病毒血清型的福尔马林 - 灭活毒株。接下来是沙宾（Sabin）疫苗，它由减毒活病毒组成，每隔 8 周口服两剂；在 1 岁和开始上学之前需要增强剂量。自 1965 年以来，美国报告的脊髓灰质炎年发病率一直低于 0.01/10 万人（相比之下，1951 年至 1955 年的发病率为 24/10 万）。在过去，接种减毒活病毒后出现脊髓灰质炎罕见（每 100 万剂疫苗中有 0.02~0.04 例）。美国只使用灭活疫苗，脊髓灰质炎在美洲基本上被根除了。在其他地方消灭这种疾病的唯一障碍是疫苗利用不足。可以想象，随着不发达国家越来越缺乏免疫力［所谓的群体免疫（herd immunity）］，脊髓灰质炎可能会再次发生。

预后

急性麻痹性脊髓灰质炎的死亡率在 5%~10% 之间，老年人和幼儿的死亡率较高。如果患者在急性期存活下来，呼吸和吞咽麻痹通常会完全恢复，只有小部分这样的患者需要慢性呼吸护理。许多患者也能从早期的肌无力中完全康复，即使是最严重的瘫痪也会有一定程度的改善。肌力恢复主要发生在前 3~4 个月，可能是部分受损的神经细胞形态恢复的结果。完整运动细胞轴突的分支与失神经运动单位的肌肉纤维的侧支神经再支配也可能起一定作用。轻微的缓慢恢复可能会持续一年或更长时间。脊髓灰质炎后综合征在第 38 章“ALS 的鉴别诊断”中和第 45 章简要讨论。

非脊髓灰质炎病毒性脊髓灰质炎

如前所述，一些通常引起普通上呼吸道或肠道感染的 RNA 病毒，现在是散发型脊髓灰质炎综合征的主要原因，亦即非脊髓灰质炎病毒性脊髓灰质炎（nonpoliovirus poliomyelitis）。疾病控制中心在 4 年的时间里记录了 52 例这样的病例。大多数是由一种埃可病毒引起的，少数是柯萨奇肠道病毒，还有 68、70 和 71 菌株。埃克病毒病几乎不会遗留瘫痪，但在美国、保加利亚和匈牙利的几次暴发中对柯萨奇病毒的研究却有不同的影响。肠道病毒 70 型在有限的流行中引起急性出血性结膜炎，其次是脊髓灰质炎，每 10 000 例中就有 1 例并发。欧洲暴发的肠道病毒 71 型，在美国被认为是引起手足口病（hand-foot-and mouth disease）和无菌性脑膜炎的一个原因，已导致脊髓灰质炎型瘫痪，包括一些致命的延髓病例（Chumakov et al）。在最近台湾地区暴发的肠病毒 71 型，Huang 和同事描述了脑干脑炎伴肌阵挛和脑神经受累的患者比例很高。西尼罗病毒导致脊髓灰质炎的趋势已经被提到。最近，68 型肠病毒引起的呼吸道疾病集群暴发与类似脊髓灰质炎的疾病有关，但很难确定因果关系。病例对照研究支持这种联系，但病毒分离被证明是难以捉摸的。

我们自己对这种形式的脊髓灰质炎的经验包括多年来转诊的几例患者，他们最初被认为是 Guillain-Barré 综合征的瘫痪性疾病（Gorson 和 Ropper）。在每个病例中，疾病以发热和无菌性脑膜炎（CSF 中有 50~150 个淋巴细胞 /mm^3）开始，随后出现腰痛和广泛的、相对对称的麻痹，包括 2 例的口咽肌麻痹和 2 例手臂局限的非对称性无力。没有感觉上的变化。其中一例患者有轻度并发脑炎疾病，几个月后死亡。不断发展的肌电图改变表明，瘫痪是由于前角细胞的丢失，而不是由运动神经病或纯粹的运动神经根病变引起，但这种区别并不总是确定的。MRI 显示脊髓灰质明显改变，主要是在腹侧(图 32-3)。CSF 中未分离出病毒，我们的患者血清学检查未发现任何常见的脑炎 RNA 病毒，包括脊髓灰质炎病毒。这些患者已经接种了抗脊髓灰质炎病毒的疫苗。

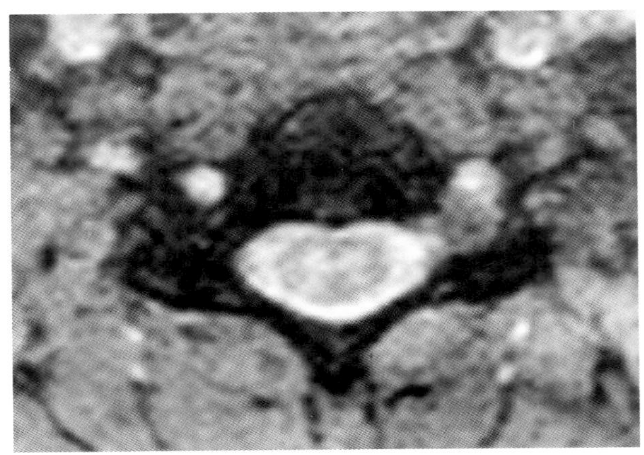

图 32-3　一例非脊髓灰质炎病毒性脊髓灰质炎患者的颈髓 MRI，表现不对称的弛缓性双臂瘫痪。在脊髓灰质前区有 T2 信号改变

亚急性和慢性病毒感染

自 20 世纪 20 年代以来，病毒感染可能导致慢性疾病，特别是神经系统慢性疾病的概念一直受到重视，但直到几十年后才被牢固地确立。这组疾病的特征是，从最初感染到病毒再次出现造成临床影响之间有很长一段潜伏期，一旦出现症状则演变缓慢。间接和直接的证据支持这一观点：①昏睡性脑炎发作很久之后，黑质神经元出现缓慢进行性非炎症性退化；②在亚急性和慢性硬化性脑炎病例中发现包涵体；③在绵羊身上发现由传统 RNA 病毒引起的慢性神经系统疾病[绵羊脱髓鞘性脑白质炎(visna)]，Sigurdsson 和 Rida 首次使用慢病毒感染(*slow virus infection*)这一术语来描述动物表现良好的长潜伏期；以及④电子显微镜显示了在进行性多灶性白质脑病病变中的病毒颗粒，以及随后从病变中分离出病毒。关于小儿麻痹症(脊髓灰质炎后综合征)后进行性无力的晚期起病可能代表慢性感染的说法从未得到证实。多年来，关于多发性硬化、肌萎缩性侧索硬化症和其他退化性疾病的病毒性病因主张也被提出过许多次，但是所有的证据都是值得怀疑的。

常规病毒引起的已确立的人类慢性神经系统感染包括亚急性硬化性全脑炎(麻疹病毒)、进行性风疹全脑炎(progressive rubella panencephalitis)和进行性多灶性白质脑病(PML)(JC 病毒)。这些疾病，除了 PML，都是罕见的。它们是由病毒引起的，不要与一组亚急性和慢性神经系统疾病混淆，这些疾病是由朊病毒引起的，这是一种完全不同的可传播性媒介。这些在本章后面单独一节中描述。

进行性多灶性白质脑病

进行性多灶性白质脑病(progressive multifocal leukoencephalopathy，PML)是由 JC 病毒引起的，1952 年 Adams 首次做了临床观察，Åstrom 和同事于 1958 年对其形态学进行了描述，然后 Richardson 于 1961 年对其进行了更大范围的研究。它的特征是广泛的脱髓鞘病变，主要发生在大脑半球，但有时也发生在脑干和小脑，很少发生在脊髓。病变大小和严重程度有很大的差异，从显微镜下的脱髓鞘病灶到大量的髓鞘和轴突破坏的多病灶区，累及大脑或小脑半球的大部分。神经胶质细胞的异常是明显的。病变中许多反应性星形胶质细胞体积巨大，含有变形奇异的核和有丝分裂象，这些变化只有在恶性胶质瘤中才能看到。此外，在病灶周围，少突胶质细胞的细胞核显著增大，并包含异常包涵体。许多这些细胞被破坏，导致了脱髓鞘。血管缺乏改变，可见炎症变化，但通常不明显，除了少数有趣的病例，其中抗逆转录病毒药物治疗艾滋病的免疫重建导致强烈的炎症的出现。

临床特征

PML 通常发生在肿瘤患者，主要是淋巴瘤和慢性粒细胞白血病(CML)，或免疫缺陷状态。大多数病例是在 HIV 患者中观察到的，他们的 PML 发病率接近 5%，但这种疾病越来越多地发生在由于各种原因受到免疫抑制的患者中，包括一些治疗多发性硬化的有效药物。其他重要的关联是非肿瘤性肉芽肿病，如结核病或结节病。Jamilloux 和同事描述了 PML 在结节病中一系列有趣的表现。

人格改变和智力障碍可能会引起神经系统综合征，然后在几天到几周的时间内进展。临床表现为轻偏瘫发展为四肢瘫、视野缺损、皮质盲、失语症、共济失调、构音障碍、痴呆、精神错乱状态和昏迷的任何一种或几种的组合。我们观察到的一些病例主要是不对称的小脑综合征。癫痫发作并不频繁，只有大约 10% 的病例会发生。如果不进行治疗，通常意味着免疫抑制没有得到改善，则会在神经症状出现后 3~6 个月内死亡，除非进行抗逆转录病毒治疗，否则在艾滋病毒患者中死亡的速度会更快。在当前时代，疾病的持续时间一般要长得多。

实验室检查　CSF 通常正常。CT 和 MRI 定位脱髓鞘病灶通常不增强，没有占位效应（图 32-4），但其大小、位置和多样性的差异使诊断更多地依赖于通过聚合酶链反应（PCR）从 CSF 中分离的病毒 DNA 以及免疫抑制的背景。高达 15% 的病灶有微弱的周边对比增强。我们的同事向我们指出，来自 CSF 的 PCR 的敏感性通常为 74%~92%，特异性为 92%~96%，但敏感性较低，在接受高度活性抗逆转录病毒治疗的艾滋病毒患者中大约为 60%。

一种相关的综合征，即围绕 PML 病灶的暴发性炎症反应与潜在免疫抑制状态的快速治疗有关，即免疫重建炎症综合征（immune reconstitution inflammatory syndrome，IRIS），在下文中讨论。

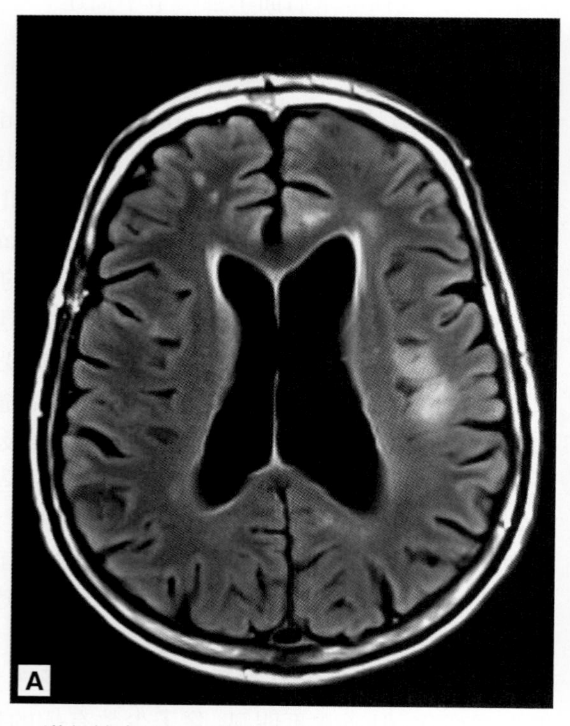

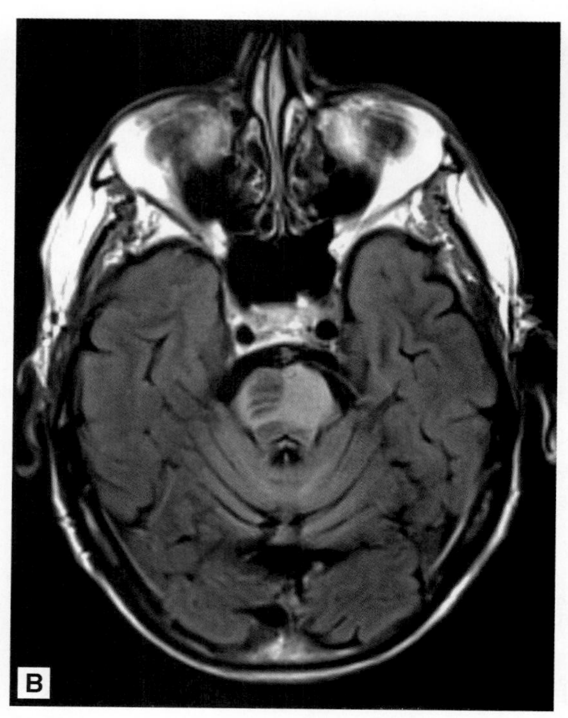

图 32-4　进行性多灶性白质脑病（PML）。MRI 的 T2-FLAIR 序列，一例 31 岁患艾滋病的男性，显示在双侧半球多处皮质下白质病变（A）和左侧脑桥（B）病变。病变没有强化。

发病机制

Waksman 最初提出的 PML 可能是由免疫反应受损患者的 CNS 病毒感染引起的观点（被 Richardson 援引）被证明是正确的。ZuRhein 和 Chou 在对 PML 患者脑损伤的电子显微镜研究中发现，在含有包涵体的少突胶质细胞中，类似乳多空病毒（papovaviruses）的粒子呈晶体排列。其特征是少突胶质细胞增大，有些形状怪异，有核内包涵体。从那时起，一种被称为"JC 病毒"（罹患霍奇金病的患者 John Cunningham 名字的首字母，病毒最初是从他身上分离出来的）的人类多瘤病毒（polyomavirus），或简称 JCV，已被证明是致病因子。从大约 70% 的正常成年人体内存在的病毒抗体来判断，JCV 是普遍存在的。JCV 被认为在肾脏或骨髓中处于休眠状态，直到免疫抑制状态允许其活跃复制。该病毒已经从尿液、血液淋巴细胞、骨髓和肾脏中分离出来，但是除了罕见的肾病病例外，没有任何临床证据表明神经以外的结构受损。促使病毒进入少突胶质细胞的表面受体已经被鉴定。

在多发性硬化免疫治疗的背景下，PML 的情况已引起了极大的兴趣，在第 35 章中讨论。

治疗

关于阿糖胞苷（cytosine arabinoside）、西多福韦（cidofovir）、米氮平（mirtazapine）、干扰素（interferon）和拓扑替康（topotecan）等各种药物疗效的传闻报道，或者没有经过验证，或者在大型试验中未能持续。在艾滋病毒患者中，使用抗逆转录病毒药物组合，包括蛋白酶抑制剂等积极治疗，减缓了 PML 的进展，并使近一半的病例得到了缓解，正如 Antinori 和同事报道的大的病例系列结果。几个系列研究发现，PML 发生时 CD4 细胞计数低于 200 个细胞 /μL，大多数 CD4 细胞计数低于 50 个细胞 /μL，尽管高达 10% 的患者 CD4 值较高，但较高的计数使 PML 的诊断不太可能。Berger 和同事在一篇文章中回顾了这一主题，特别是与 HIV 和 PML 有关的内容。虽然标题像是一个指南，它包含广泛的权威的当前资料。

免疫重建炎症综合征（*immune reconstitution inflammatory syndrome*，*IRIS*）　在使用抗逆转录病毒药物治疗 HIV 感染初期，可能出现短暂但有时严重的 PML 临床恶化，对此应做出特别说明。这一综合征被归因于脱髓鞘病变周围出现急性炎症，这是免疫系统重建的结果，即免疫重建炎症综合征（IRIS），在 HIV 的治疗小节中已曾提到。在支持这一机制方面，MRI 上可见病灶呈平行显影，伴有钆增强。有人建议使用糖皮质激素治疗，据说可以使 PML 存活和暂时缓解，尽管我们至少看到了一个戏剧性的例外。明智地使用糖皮质激素是为了抑制这种反应。

亚急性硬化性全脑炎

亚急性硬化性全脑炎（*subacute sclerosing panencephalitis*，*SSPE*）　在 1934 年被道森（Dawson）首次以“包涵体脑炎”（inclusion body encephalitis）的名称描述，并被 Van Bogaert 广泛研究，他将其重新命名为亚急性硬化性全脑炎。它现在被认为是慢性麻疹病毒感染的结果。这种病从来都不是一种常见疾病，直到最近才以每年每 100 万儿童约 1 例的速度出现，现在，随着麻疹疫苗的引进和广泛使用，它实际上已经消失了。

这种疾病大部分是儿童和青少年受到影响，很少在 10 岁以后出现。典型的是，在很小的年龄就有原发性麻疹感染史，通常在 2 岁之前，然后是 6~8 年的无症状期。这种疾病经过几个阶段的演变。最初，在学校的学习能力下降，发脾气和其他性格上的变化，语言困难，对日常活动失去兴趣。这些很快就被严重的和进行性智力减退所代替，并伴有局灶性或全面性癫痫发作，广泛性肌阵挛，共济失调，有时还会出现进行性脉络膜视网膜炎引起的视力障碍。随着疾病的进展，出现强直、反射过度活跃、Babinski 征、进行性无反应，以及自主神经功能障碍征象。在最后阶段，孩子躺在那里失去知觉，实际是“去皮质”状态。

病程通常稳步进展，1~3 年内死亡。Prashanth 和同事报告了来自印度的 39 例此类成人病例，平均年龄为 21 岁，其中年龄最大的患者 43 岁。主要特征在大多数方面与儿童病例相似，除了几例有视觉障碍，而 2 例有锥体外系特征，这增加了朊蛋白病的可能性。26 例患者在疾病早期出现肌阵挛，后来所有的病例都出现，运动被描述为“缓慢”，这是在其他病例系列中提到的特征。2 例发生在孕妇，在视力模糊和四肢无力后继发不动性缄默症，没有肌阵挛或小脑共济失调的迹象。然而，进行性共济失调 - 肌阵挛性慢性痴呆（progressive ataxic-myoclonic chronic dementia）在患儿是非常典型的，通常可以在床边诊断。

脑电图呈现一种特征性的异常，包括周期性（每 5~8 秒）2~3 次 /s 的高电压波暴发，随后是一种相对平坦的模式。CSF 中细胞数少或没有细胞，但蛋白含量增加，特别是丙种球蛋白组分增加，琼脂糖凝胶电泳显示 IgG 寡克隆带。这些蛋白已被证明代表麻疹病毒特异性抗体（Mehta et al）。MRI 改变开始于皮质下白质，并扩散至脑室周围区域（Anlar et al）。

组织学上，病变累及大脑皮质和双侧半球及脑干的白质。通常不影响小脑。淋巴细胞和单个核细胞对神经细胞的破坏、噬神经细胞现象和静脉周围袖套表明了病毒感染的性质。白质中有髓质纤维（包括髓鞘和轴突）变性，伴血管周围单个核细胞袖套和纤维胶质增生，因此称硬化性脑炎（*sclerosing encephalitis*）。在神经元和胶质细胞的细胞质和细胞核中发现嗜酸性包涵体，这是本病的组织病理学的金标准。在电子显微镜下检查的包涵体细胞中观察到病毒粒子，认为是麻疹核衣壳（nucleocapsids）。

在一个看似正常的幼儿身上，一种无处不在的短暂的病毒感染是如何导致多年后发生罕见脑炎的，这是一个值得思考的问题。Sever 认为，在最初感染期间免疫反应的发展有延迟，随后免疫反应不足，无法清除被抑制的感染。

SSPE 的鉴别诊断包括儿童期和青少年的痴呆疾病，如脂质贮积病（见第 36 章）、朊蛋白病（克 - 雅病）和席尔德（Schilder）型脱髓鞘性疾病（见第 35 章）。在疑似 SSPE 的临床病例中，EEG 出现周期性复合波，CSF 中 γ 球蛋白升高和寡克隆带，以及血清和 CSF 中麻疹抗体滴度升高，这些都足以做出诊断。

目前没有有效的治疗方法。一些研究者发现服用金刚烷胺和异丙肌苷(inosine pranobex)(以前称为 inosiplex)可以改善并延长生存期,但这些作用尚未得到证实。

亚急性麻疹脑炎伴免疫抑制

虽然 SSPE 发生在以前正常的儿童中,但另一种罕见的麻疹脑炎已被描述同时影响儿童和成人的细胞介导免疫反应缺陷(Wolinsky et al)。在这一类型中,麻疹或麻疹暴露比脑炎早 1~6 个月。癫痫发作(通常是部分癫痫持续状态)、局灶性神经体征、昏睡和昏迷是神经疾病的主要特征,并可在几天至几周内导致死亡。CSF 可能正常,麻疹抗体水平不增加。Aicardi 和同事已从这样一例患者的大脑中分离出麻疹病毒。病变与 SSPE 的表现相似(神经元和神经胶质中有坏死程度不同的嗜酸性包涵体),只是没有炎症改变。从某种意义上说,这种亚急性麻疹脑炎是免疫缺陷患者的一种脑部机会性感染。这种亚急性麻疹脑炎与 SSPE 和麻疹后(感染后)脑脊髓炎的区别在于,从暴露到神经疾病发病的时间间隔相对较短,病程迅速,以及缺乏抗体等(见第 35 章)。

进行性风疹全脑炎

进行性风疹全脑炎(progressive rubella panencephalitis),与先天性脑风疹感染相关的缺陷至少在出生后的第二年或第三年是不会进展的。然而,也有先天性风疹综合征儿童的描述,他们在稳定 8~19 年后发生进行性神经系统恶化(Townsend et al; Weil et al)。1978 年,Wolinsky 描述了 10 例风疹,其中一些明显与后天风疹有关,而不是先天性风疹。从那时起,这种后期出现的进行性综合征似乎已经消失,在过去的 30 年里没有明确的新病例报告,但它仍然是一个生物学上的兴趣。

临床综合征相当一致。在先天性风疹特征的背景下,10 年之后,行为和学习成绩出现恶化,通常与癫痫发作有关,并在不久之后,出现智力功能进行性损害(痴呆)。步态笨拙是早期症状,随后是明显的步态共济失调,然后是四肢共济失调。痉挛状态和其他皮质脊髓束征象、构音障碍,以及吞咽困难随之发生。

昏睡性脑炎

昏睡性脑炎(encephalitis lethargica)也称为冯·埃科诺莫病(von Economo disease)和睡病(sleeping sickness),虽然嗜睡性 - 眼肌麻痹脑炎的例子在早期医学文献中很常见(如 nona、fébre lethargica、Schlafkrankheit),但是这种疾病在第一次世界大战的流行性感冒大流行之后才出现,并且持续出现了大约 10 年。病毒病原体从未被确定,但临床和病理特征是典型的病毒感染。然而,最近对存档的脑材料的检测未能发现流行性感冒 RNA,因此昏睡性脑炎可能被认为是一种推定的病毒性疾病。另一种关于免疫发病机制的观点如下所示。

昏睡性脑炎的重要性与它独特的临床综合征和后遗症,以及它作为人类神经系统中第一个被确认的“慢病毒感染”(具有讽刺意味的是,没有确定病原体)的地位有关。眼肌麻痹和明显的嗜睡是其独特的症状,这种疾病由此得名。一些患者过度活跃,而第三组表现是运动迟缓形式、全身僵硬、缄默症、舞蹈症或肌阵挛等运动障碍。半数患者 CSF 中可见淋巴细胞增多,并有 CSF 蛋白含量不同程度的升高。20% 以上的受害者在几周内死亡,许多幸存者留下了不同程度的精神功能损伤。然而,最不寻常的特征是在间隔几周或几个月(有时是几年)后,在很大比例的幸存者中出现帕金森综合征。肌阵挛、肌张力障碍、动眼危象(第 13 章)和其他肌肉痉挛、暴食症、肥胖、睡眠模式的逆转,以及在儿童中,一种人格改变伴强迫行为的变化[有机驱动性(organic driveness)]是其他令人痛苦的后遗症。这并不是已知引起这种延迟性锥体外系综合征的唯一形式的脑炎(在日本乙型脑炎和其他虫媒病毒性脑炎之后可能出现类似但不完全相同、潜伏期短得多的综合征)。其病理是典型的病毒感染,主要局限于中脑、丘脑底部和下丘脑。在那些几年后死去的帕金森综合征患者中,主要的发现是由于神经细胞的破坏导致黑质和蓝斑的色素脱失。还描述了黑质、动眼神经核及邻近的神经核存活的神经细胞的神经原纤维改变,与进展性核上性麻痹的改变没有区别。与特发性帕金森病相比,没有发现路易体。自 1930 年以来,美国和西欧只发现少数脑炎后型的新发病例。

目前最常见的,一种感染后锥体外系综合征被认为是循环自身抗体所致。Dale 和他的同事仔细研究了这个问题,并提出了 20 个与 von Economo 描述的病例非常相似的病例,尽管这些病例的源头不一定是病毒,但在这里总结他们的发现还是很合适的。一半的患者有先前的咽炎,其中一半的患者有咽炎,随后出现嗜睡或病理性失眠、帕金森综合征、运动障碍和精神症状。许多人在 CSF 中有寡克隆带，有些人在 MRI 上有基底节的改变。他们的独特发现是 95% 的人有针对基底节神经抗原的血清自身抗体（三分之二的人还具有抗链球菌溶血素 O 抗体）。其中一例的病理检查显示为血管周围炎症。因此，长期以来的观点是，这种形式的脑炎是一种病毒性疾病可能会受到挑战。散发病例，如 Howard 和 Lees 报告的 4 例，可能是这种疾病的例子，但没有办法证明他们的一致性。Dale 和同事评论说，von Economo 和他的同时代人实际上怀疑此病与流行性感冒有联系。

朊蛋白病

朊蛋白病（prion diseases）这类感染包括四种人类疾病，即克 - 雅病（Creutzfeldt-Jakob disease）（以及一种感染奶牛的变异型，可能很少传染给人类）、Gerstmann-Sträussler-Scheinker 综合征、库鲁病，以及致死性家族性失眠症。

虽然这类疾病已收入关于影响神经系统的病毒一章讨论，但一段时间以来，很明显，这些疾病的病因既不是病毒也不是类病毒（viroid）（只有核酸，而没有衣壳结构）。朊蛋白的可传播性或“传染性”是由吉布斯（Gibbs）和加久塞克（Gadjusek）在新几内亚的弗尔（Fore）部落发现的，他们举行食人的祭祀仪式，并吃死者的大脑。由此产生的疾病，库鲁病，被进一步描述，但重要的是，上述研究人员能够经过多年的潜伏期将疾病传染给黑猩猩。普鲁西纳（Prusiner）因坚持不懈地研究这一问题而获得诺贝尔生理学或医学奖。他（1993，1994，2001）提出的证据表明，传染性病原体是一种缺乏核酸的蛋白质侵染粒子，能抵抗破坏 RNA 和 DNA 的酶的作用，不能产生免疫反应，电子显微镜下不具有病毒的结构。为了将这种病原体与病毒和类病毒区分开来，Prusiner 引入了“朊蛋白”（prion）这一术语。

同样的朊病毒蛋白（PrP）通常由人类 20 号染色体短臂上的一个基因编码。家族性克 - 雅病和 Gerstmann-Sträussler-Scheinker 综合征（在下文中描述）患者 PrP 基因突变的发现证明了朊蛋白疾病可能具有遗传性和传染性。这是朊蛋白在所有病原体中独一无二的另一种方式。现在，利用从白细胞中提取的 DNA，可以检测出在活体中朊蛋白疾病的遗传类型。散发性海绵状脑病中朊蛋白是如何出现的还不完全清楚。正常细胞蛋白转化为感染性蛋白涉及蛋白结构的构象变化，正如 Prusiner 在 2001 年的综述中所述。值得注意的是，正如下面讨论的，目前的理论认为异常折叠的朊蛋白可以作为一个模板，将正常的 PrP 转化为 PrPsc（后者指羊瘙痒病朊蛋白；见发病机制）。这里对人类朊蛋白病进行了描述，其中最重要的是克 - 雅病。

克 - 雅病（亚急性海绵状脑病）

克 - 雅病（Creutzfeldt-Jakob disease）也称为亚急性海绵状脑病，这些术语指的是一种独特的大脑疾病，在这种疾病中，快速或亚急性进行性和深度的痴呆伴有弥漫性肌阵挛性抽动和各种其他神经系统异常，主要是视觉的或小脑的。主要的神经病理改变发生在大脑和小脑皮质，突出的特征是广泛的神经元丢失和胶质增生，伴有受累区域明显的空泡化或海绵状状态，因此过去更常用的名称是亚急性海绵状脑病（*subacute spongiform encephalopathy*，*SSE*）。广泛使用的术语克 - 雅病（CJD）可能不是一个完全合适的名称，因为 Creutzfeldt 描述的患者和 Jakob 描述的 5 例患者中至少 3 例与我们现在认识的亚急性海绵状脑病不是同一种病。然而，使用几十年的名称使它几乎不可能被取代。

朊蛋白概念发展过程中一个比较有趣的方面是假设许多条件，大多数是退行性神经疾病，以淀粉样蛋白、tau 蛋白、突触核蛋白和泛素等特定蛋白的积累为特征，在蛋白质聚集的连续构象改变中可能有类似的机制。

流行病学

这种疾病在世界各地和所有季节都有发生，每年发病率为每百万人口中 1~2 例。利比亚裔以色列人、北非到法国的移民，可能还有斯洛伐克人的发病率较高。城市的海绵状脑病的发病率略高于农村地区，但至少在美国还没有观察在时间或空间上一致的病例聚集。

所有的病例系列中有一小部分是家族性的，从 Cathala 和同事报告的 5% 到 Masters 和同事分析的 1 435 例中的 15%（1979）。出现在不是同一家庭的家族性病例可能表明对感染的遗传易感性。还有少数夫妻病例的报告表明可能有共同接触。然而，通常类型的 CJD 唯一明确显示的传播机制是医源性的，有少数病例发生在从感染者身上移植角膜或硬脑膜后，植入受感染的脑电图深部电极后，以及注射从混合尸体来源制备的人体生长激素或促性腺激素后（见 Gibbs et al 1985）。已知至少有一名神经外科医生得了这种病。令人感兴趣的是，Zanusso 和同事在所有 9 例散发性疾病患者的鼻黏膜中发现了感染性朊蛋白。这表明异常朊蛋白进入神经系统的一条途径，也是一种潜在的诊断测试。变异型 CJD 感染患者的扁桃体也可显示朊蛋白的免疫染色（见 Hill et al）。

人们已经注意到在不列颠群岛奶牛中暴发的朊蛋白病，"疯牛病"（mad cow disease），即牛海绵状脑病（bovine spongiform encephalopathy，BSE）。其他地方的奶牛也偶尔被发现受到感染。这种小流行病开始于 1986 年，据推测有 24 人感染了这种疾病。与典型 CJD 患者（平均发病年龄 65 岁）相比，这些患者更年轻（平均发病年龄 27 岁），以精神症状和感觉症状的表现为首发征象，即使疾病进展到晚期，他们也没有表现出通常的脑电图结果（Will et al）。这就是所谓的新克 - 雅病变异型（new variant Creutzfeldt-Jakob disease，vCJD）。对这种疾病进行冗长解释的一个原因是，这种病例在未来几年可能会出现。研究表明，感染患者体内的朊蛋白毒株与感染牛体内的朊蛋白毒株相同，与引起散发性 CJD 的朊蛋白毒株不同。这种传播方式，被认为是摄入受感染的肉类，使人想起了库鲁病在新几内亚通过仪式摄入受感染者脑组织的传播，开启了对朊蛋白病了解的时代。

发病机制

目前所有类型的朊蛋白（海绵状）脑病都与正常细胞蛋白（PrPc）向异常亚型（PrPsc）的转化密切相关。这种转变涉及蛋白质物理构象的改变，其螺旋比例减少，β 折叠片的比例增加（见 Prusiner 的综述）。目前的理解是，朊蛋白的"传染性"及其在脑组织中的传播，是由于与异常蛋白的物理接触导致天然 PrP 易于改变形状，即所谓的构象疾病（conformational disease）。构象改变的朊蛋白有聚集的趋势，这可能是导致神经元疾病的细胞破坏模式。相反地，家族性朊蛋白病的病例被认为是 PrPc 编码区域的几种基因畸变的结果之一。

随着引起散发性疾病的朊蛋白亚型的特征已被确定，临床模式或多或少成为某些蛋白质构型及其潜在基因型的典型特征。主要的分类体系是基于：(a) 朊蛋白密码子 129 的变异，特征是有甲硫氨酸（M）或缬氨酸（V）的属性，以及 (b) 基于蛋白酶裂解产生的片段的两种物理化学特性（称为 1 型或 2 型）中的哪一种（见 Parchi et al）。大多数研究中最常见的变异型是 MM，最不常见的变异型是 VV，1 型比 2 型更常见；MM1 和 MV1 是所有之中最常见的类型，存在于约三分之二的散发病例中。然而，有些脑样本显示不止一种类型的蛋白质，使得分类变得复杂。虽然一些研究在这些方面存在分歧，但典型的脑电图模式在至少有一个甲硫氨酸的 1 型病例中最常见，而 MV2 型病例最有可能有 MRI 改变（见实验室诊断）。一些研究表明，MV2 亚型，包括一小部分病例，可能表现为共济失调、精神改变、脑电图缺少正向尖波、疾病持续时间延长，但这些区别都不是绝对的。关于基因型与下面讨论的诊断试验的敏感性之间的关系也存在争议。这些假定关联的细节可以在一项广泛的国际研究中找到，该研究由 Collins 和同事报告，涉及 2 541 例经病理证实的 CJD 病例。

临床特征

朊蛋白脑病虽然发生在年轻人，但在大多数情况下是在中年晚期自发性发生的疾病。两性受到的影响是平等的。在 Brown 和他的同事所报告的大量经病理证实的病例中，约有三分之一的患者出现了前驱症状，包括持续数周的疲劳、抑郁、体重减轻、睡眠障碍和食欲紊乱等。

神经系统疾病的早期阶段的特点是种类繁多的临床表现，但最常见的是行为、情感反应和智力功能的变化，通常随之而来的是共济失调和视力异常，如物体形状和排列的扭曲或视力受损。典型的，该病的早期阶段主要表现精神错乱、幻觉、妄想和躁动等。在其他情况下，小脑性共济失调［布朗内尔 - 奥本海默（Brownell-Oppenheimer）变异型］或视觉障碍［海登海因（Heidenhain）变异型］先于精神改变之前，可能是几个月内最显著的特征。一些患者主诉头痛、眩晕和感觉症状，但很快就会被痴呆和缄默症所掩盖。

一般来说，疾病进展迅速，因此每周，甚至每天都可能看到明显的恶化。在几乎所有的病例中，或迟或早都会出现各种肌群的肌阵挛性收缩，起初可能是单侧的，而后来就变为全身性的。或者，很少情况下，肌阵挛可能在最初的精神变化后几周或几个月都不会出现。在少数患者中，一段短暂时间内可诱发的惊吓反应是肌阵挛的唯一表现。一般来说，肌阵挛抽动是由各种突然的感官刺激引起的，是一种惊吓反应（对噪声、强光、触摸），但它们也会自发地发生。个别手指的抽搐是典型的，但应该强调的是，形式完整的癫痫发作不是这种疾病的组成成分。这些变化逐渐由一种哑的状态、昏睡和昏迷所代替，但肌阵挛性收缩可能会持续到最后。随着疾病的发展，在少数患者中出现锥体束或前角细胞变性的征象，会聚和向上凝视麻痹，以及锥体外系征象等。

生活期间的临床诊断主要依赖于对一个典型临床特征群的识别，特别是痴呆的快速进展的特殊速度，比常见的退行性疾病要快得多，连同刺激敏感的肌阵挛和在大多数患者出现的特征性的 MRI 和 EEG 改变（见下文）。

在另一个极端，一小部分患者据报道已经存活了 2~10 年，但是这些报告应该谨慎看待；在其中一些病例中，这种疾病似乎叠加在阿尔茨海默病或帕金森病或其他早于朊蛋白疾病的慢性疾病上。

这种疾病总是致命的，通常在几个月，几乎总是在不到一年的时间。在大约 10% 的患者中，这种疾病开始时几乎像卒中一样突然，并在几周内迅速发展。在另一个极端，据报道，少数患者存活了 2~10 年，但对这些报告应谨慎接受；在其中一些病例中，这种疾病似乎与 Alzheimer 病或帕金森病或其他一些早于朊蛋白病的慢性疾病叠加在一起。

实验室诊断

常规 CSF 和其他实验室测试是正常的，这是有用的结果，因为它们排除了一些慢性炎症导致的痴呆，如神经梅毒。在大多数患者中，脑电图模式是独特的，在病程中从一种弥漫性和非特异性慢波转变为一种定型的高电压慢波（1~2Hz），以及在越来越慢和低电压背景下的尖慢复合体波（图 2-5G）。高电压尖波，表现出周期性（它们一直被称为假周期的），与肌阵挛同步，但在没有肌阵挛时可持续存在。

当病情完全确定时，脑部 MRI 就会在 T2 加权像上显示豆状核高信号，以及弥散加权像上显示基底节和皮质高信号（图 32-5）。皮质的长段连续部分，以及基底节的不同部分，都显示出这种典型的改变，可能只会被误认为弥漫性脑缺氧。据 Shiga 和同事说，90% 的病例中都有这种变化（皮质比尾状核或豆状核更常见，有时两者都有），这使得它们可能成为对这种疾病最敏感的检测方法但在我们的患者中比例较低。日本报告了几例尸检证实的病例中有广泛的白质病变，使得对该病 MRI 表现的解释更加复杂（Matsusue et al）。

有一些有用的确认性实验室检测，但它们并不总是必要的。Hsich 和同事描述了通过免疫分析法发现正常脑蛋白的多肽片段，被称为“14-3-3”。这项检测有助于区别克 - 雅病与其他慢性非炎症性痴呆性疾病，但有时给出假阳性和假阴性结果而令人失望。一份总结性发布表明，汇总报告的总体敏感性为 92%，特异性为 80%（美国神经病学学会指南制定委员会的报告）。14-3-3 检测已被实时震动

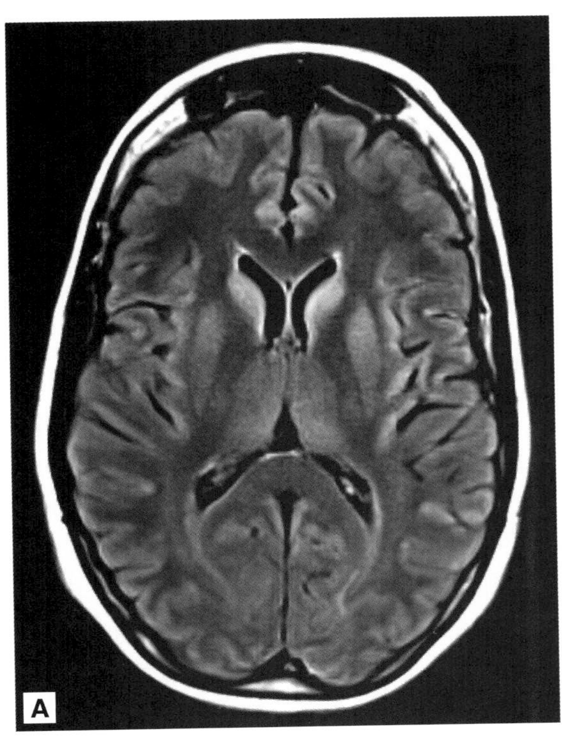

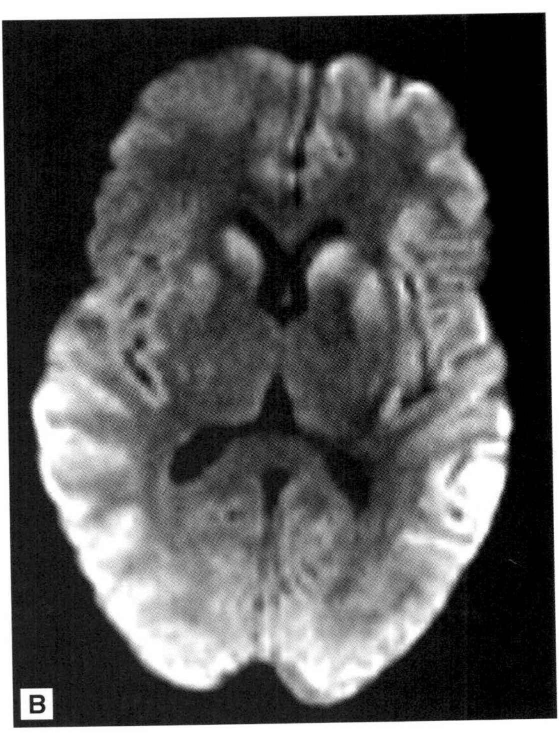

图 32-5　散发 CJD 患者（左）MRI 显示纹状体 T2 信号改变，病程 1 个月。（右）同一病例 MR 弥散加权成像（DWI）序列显示大脑皮质相邻条带和纹状体的弥散受限。

诱导转化(real-time quaking induced conversion,RT-QuIC)所取代,RT-QuIC 是一种基于重组朊蛋白接种技术的蛋白质扩增技术(见 McGuire et al)。可用于 CSF、刷鼻黏膜(Orru et al),或其他组织。在变异型 CJD 患者的尿液中检测到朊蛋白(Moda et al)。

在凯斯西储大学(Case Western Reserve University)建立的国家朊蛋白病病理监测中心(National Prion Disease Pathology Surveillance Center),可以通过执行各种免费的特定诊断测试来协助临床医生。

病理　该病主要影响大脑和小脑皮质,通常是弥漫性的,尽管在某些病例中顶枕叶区域几乎完全受到波及,如 Heidenhain 所描述的。在其他一些病例中,如 Brownell 和 Oppenheimer 之前提到的病例,小脑受到的影响最为广泛,早期就出现明显的共济失调。神经细胞的变性和消失与广泛的星形胶质细胞增生有关;超微结构研究表明,显微镜下的空泡位于胶质细胞的细胞质突起和神经细胞的树突内,使组织具有典型的海绵状外观。根据 Tschampa 和同事的研究,丘脑网状核中特定抑制神经元的损失似乎与脑电图中肌阵挛和正相尖波的出现相对应。尽管事实上这种疾病是由传染性病原体引起的,但是病变没有显示炎症反应的证据,也没有看到病毒颗粒。

鉴别诊断　如果识别出疾病进展迅速和肌阵挛,大多数病例的诊断都没有困难。然而,我们常常会惊讶地发现一个"典型的"病例竟然是某些其他疾病。锂中毒,桥本脑病(正如 Seipelt 和同事所强调的,他们在 SSE 的流行病学调查中发现了许多这样的病例;第 39 章),惠普尔病(Whipple disease)(见第 31 章),血管内淋巴瘤,以及癌性脑膜炎等,所有这些疾病的特征都是肌阵挛和痴呆,在疾病的最初几周可能模仿 CJD 的表现。相反,SSE 的早期精神改变可能被误解为一种非典型的或异常强烈的情绪反应,作为一种主要的精神病,被误认为一种不寻常的阿尔茨海默病伴肌阵挛、皮质基底变性(见第 38 章),或误认为路易体病。克 - 雅病虽然被确认为进行性痴呆,但它即使与快速发展的阿尔茨海默病的相似之处也只是表面的。此外,对于出现头晕、步态障碍、复视或视觉障碍的患者,诊断可能很困难,直到迅速发展的临床表现澄清了这个问题。亚急性硬化性全脑炎(SSPE)(见本章前面)以其充分发展的形式可能类似于 CJD,但 SSPE 主要是儿童或年轻人的疾病,CSF 显示丙种球蛋白(IgG)升高,而 CJD 本质上是一种中年和早老期的疾病 CSF 是正常的。在鉴别诊断中还包括隐匿性肿瘤和 HIV 痴呆患者的边缘叶 - 脑干 - 小脑脑炎(前面讨论过)。儿童或年轻人的脑脂质沉积症(cerebral lipidosis)可以导致类似的肌阵挛与痴呆的组合,但这种病例的临床病程极其缓慢,而且视网膜改变在海绵状脑病中是不会发生的。形式完整的惊厥发作应注意其他的诊断。

管理　目前还没有特异性治疗方法。抗病毒药物一直是无效。鉴于该病可从人传染给灵长类动物,以及通过受感染的物品医源性地人传人,在治疗和处理受感染患者的物品时应采取一些医学防护措施。没有必要设立专门的隔离室,而且可以向受感染患者的家属和护理人员保证,偶然接触不会带来危险。针头穿刺和割伤被认为不会造成风险,但仍有一些不确定性。这种可传播的病原体耐煮沸,耐福尔马林和酒精处理以及耐紫外线辐射,但可通过高压灭菌法,132℃(269.6℉)、15lb/in^2 持续 1 小时,或在 5% 次氯酸钠(漂白剂)中浸泡 1 小时而灭活。接触过受感染材料的工人(屠夫、屠宰场工人、医护人员)应该用普通肥皂彻底清洗。针头、玻璃器皿、针电极和其他器械应小心处理,并浸泡在适当的消毒剂中、高压灭菌或焚烧。正如 Brown 所述,进行脑活检或尸检需要遵循一套特殊的预防措施,但由于有更多的诊断工具可以应用,这种外科手术并不必要。显然,这样的患者或其他已知罹患痴呆的人都不应成为器官或角膜移植或输血的捐赠者。

格斯特曼 - 施特劳斯勒 - 沙因克尔综合征

格斯特曼 - 施特劳斯勒 - 沙因克尔综合征(Gerstmann-Sträussler-Scheinker syndrome)是一种罕见的、强烈的家族遗传性疾病,呈常染色体显性特征。它在中年时开始隐匿起病,并呈慢性病程(平均持续时间 5 年)。其主要特征是进行性小脑共济失调、皮质脊髓束征、构音障碍,以及眼球震颤。通常伴有痴呆,但相对较轻。

Arata 和同事们曾强调,腿部的感觉迟钝和近端无力是早期的特征。细节可以参考他们报告的 11 例经充分研究的病例。MRI 通常正常,随着病情进展,可发现全身性萎缩。

脑组织有特征性的海绵状变化,如同 CJD 的表现。当把这种疾病患者的脑组织接种到黑猩猩后,会产生一种海绵状脑病(Masters et al,1981)。对受感染家庭成员的分子遗传学研究表明,朊蛋白基因发生了突变。这一综合征应被认为是一个缓慢进展型 SSE 的小家族亚群。

致死性失眠症(家族性和散发性)

致死性失眠症(fatal insomnia)是海绵状脑病组中另一种罕见的和通常是家族性的疾病。其特征是顽固性失眠、交感神经过度活跃和痴呆等,导致在7~15 个月后死亡(另见第 18 章)。病理改变包括神经元丢失和胶质细胞增生,主要见于丘脑内侧核团。一些家族的研究表明,朊蛋白基因发生了突变,脑部物质被发现含有一种抗蛋白酶形式的基因,其特征是,在密码子 178 处朊蛋白基因发生突变,同时在 20 号染色体上的密码子 129 处出现甲硫氨酸,后者是散发性 CJD 的一个特征。通过接种受感染的脑组织来传播该病的研究尚未完成(Medori et al)。这种疾病还有一种罕见的散发性,朊蛋白的构型改变与家族变异型不同。

库鲁病

库鲁病(Kuru)只发生在新几内亚高地土著居民的福尔(Fore)语系人群中,它之所以被包括在这里是因为它的历史意义,是迄今有文献记载的第一种由非常规传播媒介引起的人类慢性感染。这种病被称为"笑病"(laughing sickness),因为它会诱发患病个体病态的大笑。本病临床上表现为无发热,进行性小脑共济失调的形式,伴有眼外肌运动异常,无力进展到不能活动,晚期尿失禁,在发病后 3~6 个月内死亡。在某些方面,它类似于 CJD 的共济失调变异型(Brownell-Oppenheimer)。1959 年,Hadlow 指出了库鲁病与羊瘙痒病(scrapie)在流行病学和病理学上的显著相似性,他认为库鲁病有可能传播给类人的灵长类动物。这是由 Gajdusek 和同事在 1966 年完成的,将感染人类的大脑物质给黑猩猩接种,经过 18~36 个月的潜伏期后在黑猩猩产生了类似库鲁病综合征。从那时起,这种疾病通过神经组织和非神经组织从一只黑猩猩传播到另一只黑猩猩和其他灵长类动物。从组织学上看,整个脑部都有非炎症性神经元丢失和海绵状改变,但主要在小脑皮质,伴星形胶质细胞增生和过碘酸希夫染色(periodic acid-Schiff)阳性星状斑块的淀粉样物质("库鲁斑块")。然而,没有看到传染性病原体。

因为传播这种疾病的食人仪式的终止,库鲁病已经逐渐消失。在这个仪式中,受感染的脑组织被摄入并涂抹在离世者亲属(女性和男女性幼童)的身体上,使得传染性病原体通过结膜、黏膜和皮肤擦伤吸收。

(卢晓宇 译 王维治 校)

参考文献

Adams H, Miller D: Herpes simplex encephalitis: A clinical and pathological analysis of twenty-two cases. *Postgrad Med J* 49:393, 1973.

Aicardi J, Gouthieres F, Arsenio-Nunes HL, Lebon P: Acute measles encephalitis in children with immunosuppression. *Pediatrics* 55:232, 1977.

Anderson NE, Willoughby EW: Chronic meningitis without predisposing illness—a review of 83 cases. *Q J Med* 63:283, 1987.

Anderson NE, Willoughby EW, Synek BK: Leptomeningeal and brain biopsy in chronic meningitis. *Aust N Z J Med* 26:703, 1995.

Anlar B, Saatçi I, Köse, et al: MRI finding in subacute sclerosing panencephalitis. *Neurology* 47:1278, 1996.

Antinori A, Cingolani A, Lorenzini P, et al: Clinical epidemiology and survival of progressive multifocal leukoencephalopathy in the era of highly active antiretroviral therapy: Data from the Italian Registry Investigative Neuro AIDS (IRINA). *J Neurovirol* 9(Suppl 1):47, 2003.

Arata H, Takashima H, Hirano R, et al: Early clinical signs and imaging findings in Gerstmann-Sträussler-Scheinker syndrome (Pro102Leu). *Neurology* 66:1672, 2006.

Armangue T, Leypoldt F, Málaga I, et al. Herpes simplex virus encephalitis is a trigger of brain autoimmunity. *Ann Neurol* 75(2):317-323, 2014.

Asnis DS, Conetta R, Teixeira AA, et al: The West Nile virus outbreak of 1999 in New York: The flushing hospital experience. *Clin Infect Dis* 30:413, 2000.

Åstrom KE, Mancall EL, Richardson EP Jr: Progressive multifocal leukoencephalopathy. *Brain* 81:93, 1958.

Aurelius E, Johansson B, Sköldenberg B, et al: Rapid diagnosis of herpes simplex encephalitis by nested polymerase chain reaction assay of cerebrospinal fluid. *Lancet* 337:189, 1991.

Barnett GH, Ropper AH, Romeo J: Intracranial pressure and outcome in adult encephalitis. *J Neurosurg* 68:585, 1988.

Bartleson JD, Swanson JW, Whisnant JP: A migrainous syndrome with cerebrospinal fluid pleocytosis. *Neurology* 31:1257, 1981.

Beghi E, Nicolosi A, Kurland LT, et al: Encephalitis and aseptic meningitis, Olmstead County, Minnesota, 1950-1981: Epidemiology. *Ann Neurol* 16:283, 1984.

Berger JR, Askanit AJ, Clifford DB: PML diagnostic criteria. Consensus statement from the AAN Neuroinfectious Disease Section. *Neurology* 80:1430, 2013.

Bodian D: Histopathologic basis of clinical findings in poliomyelitis. *Am J Med* 6:563, 1949.

Brown P: Guidelines for high risk autopsy cases: Special precautions for Creutzfeldt-Jakob disease. In: *Autopsy Performance and Reporting*. Northfield, IL, College of American Pathologists, 1990, pp 67-74.

Brown P, Cathala F, Castaigne P, et al: Creutzfeldt-Jakob disease: Clinical analysis of a consecutive series of 230 neuropathologically verified cases. *Ann Neurol* 20:597, 1986.

Brownell B, Oppenheimer DR: An ataxic form of subacute presenile polioencephalopathy (Creutzfeldt-Jakob disease). *J Neurol Neurosurg Psychiatry* 20:350, 1965.

Buescher EL, Artenstein MS, Olson LC: Central nervous system infections of viral etiology: The changing pattern. In: Zimmerman HM (ed): *Infections of the Nervous System*. Baltimore, Williams & Wilkins, 1968, pp 147-163.

Cathala F, Brown P, Chatelain J, et al: Maladie de Creutzfeldt-Jacob en France: Intérêt des formes familiales. *Presse Med* 15:379, 1986.

Charleston AJ, Anderson NE, Willoughby EW: Idiopathic steroid responsive chronic lymphocytic meningitis: Clinical features and long term outcome in 17 patients. *Aust N Z J Med* 28:784, 1998.

Chumakov M, Voroshilova M, Shindarov L, et al: Enterovirus 71 isolated from cases of epidemic poliomyelitis-like disease in Bulgaria. *Arch Virol* 60:329, 1979.

Cohen BA, Rowley AH, Long CM: Herpes simplex type 2 in a patient with Mollaret's meningitis: Demonstration by polymerase chain reaction. *Ann Neurol* 35:112, 1994.

Collins SJ, Sanchez-Juan P, Masters CL, et al: Determinants of diagnostic investigation sensitivities across the clinical spectrum of sporadic Creutzfeldt-Jakob disease. *Brain* 239:2278, 2006.

Connolly AM, Dodson WE, Prensky AL, Rust RS: Cause and outcome of acute cerebellar ataxia. *Ann Neurol* 35:673, 1994.

Cornblath DR, McArthur JC, Kennedy PGE, et al: Inflammatory demyelinating peripheral neuropathies associated with human T-cell lymphotropic virus type III infection. *Ann Neurol* 21:32, 1987.

Dale RC, Church AJ, Surtees RA, et al: Encephalitis lethargica syndrome: 20 new cases and evidence of basal ganglia autoimmunity. *Brain* 127:21, 2004.

Davis LE, Johnson RT: An explanation for the localization of herpes simplex encephalitis. *Ann Neurol* 5:2, 1979.

Dawson JR: Cellular inclusions in cerebral lesions of epidemic encephalitis. *Arch Neurol Psychiatry* 31:685, 1934.

Denny-Brown D, Adams RD, Fitzgerald PJ: Pathologic features of herpes zoster: A note on "geniculate herpes." *Arch Neurol Psychiatry* 51:216, 1944.

Deresiewicz RL, Thaler SJ, Hsu L, et al: Clinical and neuroradiologic manifestations of eastern equine encephalitis. *N Engl J Med* 336:1867, 1997.

Devinsky O, Cho E-S, Petito CK, Price RW: Herpes zoster myelitis. *Brain* 114:1181, 1991.

Donat JF, Rhodes KH, Groover RV, et al: Etiology and outcome in 42 children with acute nonbacterial encephalitis. *Mayo Clin Proc* 55:156, 1980.

Douvoyiannis M, Litman, Goldman, DL: Neurologic manifestations associated with parvovirus B-19 infection. *CID* 48:1713, 2009.

Drachman DA, Adams RD: Herpes simplex and acute inclusion-body encephalitis. *Arch Neurol* 7:45, 1962.

Dueland AN, Devlin M, Martin JR, et al: Fatal varicella-zoster virus meningoradiculitis without skin involvement. *Ann Neurol* 29:569, 1991.

Eidelberg D, Sotrel A, Vogel H, et al: Progressive polyradiculopathy in acquired immune deficiency syndrome. *Neurology* 36:912, 1986.

Ellie E, Rozenberg F, Dousset V, Beylot-Barry M. Herpes simplex virus type 2 ascending myeloradiculitis: MRI findings and rapid diagnosis by the polymerase chain method. *J Neurol Neurosurg Psychiatry* 57:869, 1994.

Enders JF, Weller TH, Robbins FC: Cultivation of Lansing strain of poliomyelitis virus in cultures of various human embryonic tissues. *Science* 109:85, 1949.

Epstein LG, Sharer LR, Choe S, et al: HTLV-III/LAV-like retrovirus particles in the brains of patients with AIDS encephalopathy. *AIDS Res* 1:447, 1985.

Esiri MM: Herpes simplex encephalitis: An immunohistological study of the distribution of viral antigen within the brain. *J Neurol Sci* 54:209, 1982.

Fauci AS, Lane HC: Human immunodeficiency virus (HIV) disease: AIDS and related disorders. In: Fauci A, Braunwald E, Kasper D, et al (eds): *Harrison's Principles of Internal Medicine*, 17th ed. New York, McGraw-Hill, 2008, pp 1137-1204.

Fishbein DB, Robinson LE: Rabies. *N Engl J Med* 329:1632, 1993.

Gajdusek DC, Gibbs CJ Jr, Alpers M: Experimental transmission of a kuru-like syndrome to chimpanzees. *Nature* 209:794, 1966.

Gessain A, Barin F, Vernant JC, et al: Antibodies to human T-lymphotropic virus type-I in patients with tropical spastic paraparesis. *Lancet* 2:407, 1985.

Gessain A, Mahieux R: Tropical spastic paraparesis and HTLV-1 associated myelopathy: Clinical, epidemiological, virological and therapeutic aspects. Paraparésie spastique tropicale: Aspects clinique, épidémiologique, virologique et thérapeutique. *Rev Neurologique* 168:257, 2012.

Gibbs CJ Jr, Gajdusek DC, Asher DM, Alpers MP: Creutzfeldt-Jakob disease (spongiform encephalopathy): Transmission to the chimpanzee. *Science* 161:388, 1968.

Gibbs CJ, Joy A, Heffner R, et al: Clinical and pathological features and laboratory confirmation of Creutzfeldt-Jakob disease in a recipient of pituitary derived growth hormone. *N Engl J Med* 313:734, 1985.

Gilden DH, Klein Schmidt-DeMasters BK, Laggard JS, et al: Neurologic complications of the reactivation of varicella-zoster virus. *N Engl J Med* 342:635, 2000.

Gilden DH, Lipton HL, Wolf JS, et al: Two patients with unusual forms of varicella-zoster virus vasculopathy. *N Engl J Med* 347:1500, 2002.

Gilden DH, Wright RR, Schneck SA, et al: Zoster sine herpete, a clinical variant. *Ann Neurol* 35:530, 1994.

Gomez-Aranda F, Cañadillas F, Martí-Massó JF, et al: Pseudomigraine with temporary neurological symptoms and lymphocytic pleocytosis: A report of 50 cases. *Brain* 120:1105, 1997.

Gorson KC, Ropper AH: Nonpoliovirus poliomyelitis simulating Guillain-Barré syndrome. *Arch Neurol* 58:1460, 2001.

Haanpää M, Dastidar P, Weinberg A, et al: CSF and MRI findings in patients with acute herpes zoster. *Neurology* 51:1405, 1998.

Hadlow WJ: Scrapie and kuru. *Lancet* 2:289, 1959.

Heidenhain A: Klinische und anatomische Untersuchungen uber eine eigenartige organische Erkrankung des Zentralnervensystems im Praesenium. *Z Gesamte Neurol Psychiatry* 118:49, 1929.

Hill AF, Butterworth J, Joiner S, et al: Investigation of variant Creutzfeldt-Jakob disease and other human prion diseases with tonsil biopsy samples. *Lancet* 353:183, 1999.

Hilt DC, Buchholz D, Krumholz A, et al: Herpes zoster ophthalmicus and delayed contralateral hemiparesis caused by cerebral angiitis: Diagnosis and management approaches. *Ann Neurol* 14:543, 1983.

Holland NR, Power C, Mathews VP, et al: Cytomegalovirus encephalitis in acquired immunodeficiency syndrome (AIDS). *Neurology* 44:507, 1994.

Hope-Simpson RE: The nature of herpes zoster: A long-term study and a new hypothesis. *Proc R Soc Med* 58:9, 1965.

Howard RS, Lees AJ: Encephalitis lethargica: A report of four cases. *Brain* 110:19, 1987.

Hsich G, Kenney K, Gibbs CJ, et al: The 14-3-3 brain protein in cerebrospinal fluid as a marker for transmissible spongiform encephalopathies. *N Engl J Med* 335:924, 1996.

Huang CC, Liu CC, Chang YC, et al: Neurologic complications in children with enterovirus 71 infection. *N Engl J Med* 341:936, 1999.

Hugler P, Siebrecht P, Hoffman K, et al: Prevention of postherpetic neuralgia with use of varicella-zoster hyperimmune globulin. *Eur J Pain* 6:435, 2002.

Jamilloux Y, Neel A, Lecouffe-Desprets M, et al: Progressive multifocal leukoencephalopathy in patients with sarcoidosis. Neurology 82:1307, 2014.

Jeffery KJ, Read SJ, Petro TE, et al: Diagnosis of viral infections

of the central nervous system: Clinical interpretation of PCR results. *Lancet* 349:313, 1997.
Jeha LE, Sila CA, Lederman RJ, et al: West Nile virus infection. A new acute paralytic illness. *Neurology* 61:55, 2003.
Jemsek J, Greenberg SB, Taber L, et al: Herpes zoster associated encephalitis: Clinicopathologic report of 12 cases and review of the literature. *Medicine (Baltimore)* 62:81, 1983.
Johnson RT: Arboviral encephalitis. In: Warren KS, Mahmoud AAF (eds): *Tropical and Geographical Medicine*. New York, McGraw-Hill, 1990, pp 691–699.
Johnson RT: Selective vulnerability of neural cells to viral infections. *Brain* 103:447, 1980.
Johnson RT: *Viral Infections of the Nervous System*, 2nd ed. Philadelphia, Lippincott-Raven, 1998.
Kalayjian RC, Coehn ML, Bonomo RA, et al: Cytomegalovirus ventriculoencephalitis in AIDS: A syndrome with distinct clinical and pathological features. *Medicine (Baltimore)* 72:67, 1993.
King RB: Concerning the management of pain associated with herpes zoster and of post-herpetic neuralgia. *Pain* 33:73, 1988.
Kupila L, Vuorinen T, Vanjonpää R, et al: Etiology of aseptic meningitis and encephalitis in adult population. *Neurology* 66:75, 2006.
Lakeman FD, Whitley RJ: Diagnosis of herpes simplex encephalitis: Application of polymerase chain reaction to cerebrospinal fluid from brain-biopsied patients and correlation with disease. *J Infect Dis* 171:857, 1995.
Lehky TJ, Flerlage N, Katz D, et al: Human T-cell lymphotropic virus type II-associated myelopathy: Clinical and immunologic profiles. *Ann Neurol* 40:714, 1996.
Linnemann CC Jr, Alvira MM: Pathogenesis of varicella-zoster angiitis in the CNS. *Arch Neurol* 37:239, 1980.
Mahalingam R, Wellis M, Wolf W, et al: Latent varicella-zoster viral DNA in human trigeminal and thoracic ganglia. *N Engl J Med* 323:627, 1990.
Marra CM: Update on neurosyphilis. *Curr Infect Dis Rep*. 11: 127-34. 2009.
Masters CL, Gajdusek DC, Gibbs CJ Jr: Creutzfeldt-Jakob disease virus isolations from the Gerstmann-Sträussler syndrome. *Brain* 104:559, 1981.
Masters CL, Harris JO, Gajdusek C, et al: Creutzfeldt-Jakob disease: Patterns of worldwide occurrence and the significance of familial and sporadic clustering. *Ann Neurol* 5:177, 1979.
Matsusue E, Kinoshita T, Sugihara S, et al: White matter lesions in panencephalopathic type of Creutzfeldt-Jakob disease: MR imaging and pathologic correlation. *AJNR Am J Neuroradiol* 25:910, 2004.
Mayo DR, Booss J: Varicella zoster-associated neurologic disease without skin lesions. *Arch Neurol* 46:313, 1989.
McGuire LI, Peden AH, Orrú CD: RT-QuIC analysis of cerebrospinal fluid in sporadic Creutzfeldt-Jakob disease. *Ann Neurol* 72:278, 2012.
McJunkin JE, De los Reyes E, Irazuzta JE, et al: La Crosse encephalitis in children. *N Engl J Med* 344:801, 2001.
McKendrick MW, McGill JI, Wood MJ: Lack of effect of acyclovir on postherpetic neuralgia. *BMJ* 298:431, 1989.
Medori R, Tritschler HJ, LeBlanc A, et al: Fatal familial insomnia: A prion disease with a mutation at codon 178 of the prion protein gene. *N Engl J Med* 326:444, 1992.
Mehta PD, Patrick BA, Thormar H: Identification of virus-specific oligoclonal bands in subacute sclerosing panencephalitis by immunofixation after isoelectric focusing and peroxidase staining. *J Clin Microbiol* 16:985, 1982.
Moda F, Gambetti P, Notari S, et al: Prions in the urine of patients with variant Creutzfeldt-Jakob disease. *N Engl J Med* 371:530, 2014.
Nagel MA, Bennett JL, Khmeleva N, et al: Multifocal VZV vasculopathy with temporal artery infection mimics giant cell arteritis. *Neurology* 80:2017, 2013.
Nagel MA, Forghani B, Mahalingam R, et al: The value of detecting anti-VZV IgG antibody in CSF to diagnose V2V vasculopathy. *Neurology* 68:1069, 2007.
Navia BA, Chos E-S, Petito CK, et al: The AIDS dementia complex: II. Neuropathology. *Ann Neurol* 19:525, 1986.
Navia BA, Petito CK, Gold JWM, et al: Cerebral toxoplasmosis complicating the acquired immune deficiency syndrome: Clinical and neuropathological findings in 27 patients. *Ann Neurol* 19:224, 1986.
Navia BA, Price RW: The acquired immunodeficiency syndrome dementia complex as the presenting or sole manifestation of human immunodeficiency virus infection. *Arch Neurol* 44:65, 1987.
Orru CD, Bongianni M, Tonoli G, et al: A test for Creutzfeldt-Jakob disease using nasal brushings. *N Engl J Med* 371:519, 2014.
Oxman MN, Levin MJ, Johnson GR, et al: A vaccine to prevent herpes zoster and postherpetic neuralgia in older adults. *N Engl J Med* 352:2271, 2005.
Parchi P, Giese A, Capellari S, et al: Classification of sporadic Creutzfeldt-Jakob disease based on molecular and phenotypic analysis of 300 subjects. *Ann Neurol* 46:224, 1999.
Peterslund NA: Herpes zoster associated encephalitis: Clinical findings and acyclovir treatment. *Scand J Infect Dis* 20:583, 1988.
Petito CK, Navia BA, Cho E-S, et al: Vacuolar myelopathy pathologically resembling subacute combined degeneration in patients with acquired immunodeficiency syndrome (AIDS). *N Engl J Med* 312:874, 1985.
Ponka A, Pettersson T: The incidence and aetiology of central nervous system infections in Helsinki in 1980. *Acta Neurol Scand* 66:529, 1982.
Pope AS, Feemster RF, Rosengard DE, et al: Evaluation of poliomyelitis vaccination in Massachusetts. *N Engl J Med* 254:110, 1956.
Prashanth LK, Taly AB, Ravi V, et al: Adult onset subacute sclerosing panencephalitis: Clinical profile of 39 patients from a tertiary care centre. *J Neurol Neurosurg Psychiatry* 77:630, 2006.
Prusiner SB: Genetic and infectious prion disease. *Arch Neurol* 50:1129, 1993.
Prusiner SB: Prion diseases and the BSE crisis. *Science* 278:245, 1997.
Prusiner SB: Shattuck Lecture—neurodegenerative diseases and prions. *N Engl J Med* 344:1516, 2001.
Prusiner SB, Hsiao KK: Human prion disease. *Ann Neurol* 35:385, 1994.
Rentier B: Second International Conference on the varicella-zoster virus. *Neurology* 45(Suppl 8):S18, 1995.
Report of the Guidelines Development Committee of the American Academy of Neurology: Evidence-based guideline: Diagnostic accuracy of CSF 14-3-3 protein in sporadic Creutzfeldt-Jakob disease. *Neurology* 79:1499, 2012.
Richardson EP Jr: Progressive multifocal leukoencephalopathy. *N Engl J Med* 265:815, 1961.
Rodgers-Johnson PE: Tropical spastic paraparesis HTLV-1 associated myelopathy: Etiology and clinical spectrum. *Mol Neurobiol* 8:175, 1994.
Roman GC, Osame M: Identity of HTLV-I associated tropical spastic paraparesis and HTLV-I associated myelopathy. *Lancet* 1:651, 1988.
Rowley AH, Whitley RJ, Lakeman FD, Wolinsky SM: Rapid detection of herpes-simplex-virus DNA in cerebrospinal fluid of patients with herpes simplex encephalitis. *Lancet* 335:440, 1990.
Rubin RH, Young LS: *Clinical Approach to Infection in the Compromised Host*, 4th ed. New York, Kluwer Academic, 2002.
Sato T, Ariella LG, Coler-Reilly BA, et al: Mogamulizumab (Anti-CCR4) in HTLV-1-Associated Myelopathy. *New Engl J Med* 378:529, 2018.
Schwab S, Jünger E, Spranger M, et al: Craniectomy: An aggressive treatment approach in severe encephalitis. *Neurology* 48:413, 1997.
Seeley WW, Marty FM, Holmes TM, et al: Post-transplant acute limbic encephalitis. Clinical features and relationship to HHV-6. *Neurology* 69:156, 2007.

Seipelt M, Zerr I, Nau R, et al: Hashimoto's encephalitis as a differential diagnosis of Creutzfeldt-Jakob disease. *J Neurol Neurosurg Psychiatry* 66:172, 1999.

Shiga Y, Miyazawa K, Sato S, et al: Diffusion-weighted MRI abnormalities as an early diagnostic marker for Creutzfeldt-Jakob disease. *Neurology* 63:443, 2004.

Sigurdsson B: Rida: A chronic encephalitis of sheep, with general remarks on infections which develop slowly and some of their special characteristics. *Br Vet J* 110:341, 1954.

Simpson DM, Bender AN: Human immunodeficiency virus-associated myopathy: Analysis of 11 patients. *Ann Neurol* 24:79,1988.

Sköldenberg B, Forsgren M, Alestig K, et al: Acyclovir versus vidarabine in herpes simplex encephalitis: Randomised multicentre study in consecutive Swedish patients. *Lancet* 2:707, 1984.

Smith JE, Aksamit AJ: Outcome of chronic idiopathic meningitis. *Mayo Clin Proc* 69:548, 1994.

Solomon T: Flavivirus encephalitis. *N Engl J Med* 351:370, 2004.

Solomon J, Dung NM, Kneen R, et al: Japanese encephalitis. *J Neurol Neurosurg Psychiatry* 68:405, 2000.

Steel JG, Dix RD, Baringer JR: Isolation of herpes simplex virus type I in recurrent Mollaret meningitis. *Ann Neurol* 11:17, 1982.

Tavakoli NP, Wang HW, Dupuis M, et al: Fatal case of deer tick encephalitis. *N Engl J Med* 360:2099, 2009.

Tiége XD, Rozenberg F, Des Portes V, et al: Herpes simplex encephalitis relapses in children. Differentiation of two neurologic entities. *Neurology* 61:241, 2003.

Townsend JJ, Baringer JR, Wolinsky JS, et al: Progressive rubella panencephalitis: Late onset after congenital rubella. *N Engl J Med* 292:990, 1975.

Tschampa HJ, Herms JW, Scholz-Schaffer WJ, et al: Clinical findings in sporadic Creutzfeldt-Jacob disease correlate with thalamic pathology. *Brain* 125:2558, 2002.

van Bogaert L: Une leocoencephalite sclerosante subaigue. *J Neurol Neurosurg Psychiat* 8:101, 1945.

van Wijck AJM, Opstelten W, Moons KG, et al: The PINE study of epidural steroids and local anesthetics to prevent postherpetic neuralgia. *Lancet* 367:219, 2006.

von Economo C: *Encephalitis Lethargica*. New York, Oxford University Press, 1931.

Wadia NH, Katrak SM, Misra VP, et al: Polio-like motor paralysis associated with acute hemorrhagic conjunctivitis in an outbreak in 1981 in Bombay, India: Clinical and serologic studies. *J Infect Dis* 147:660, 1983.

Weil ML, Itabashi HH, Cremer NE, et al: Chronic progressive panencephalitis due to rubella virus simulating subacute sclerosing panencephalitis. *N Engl J Med* 292:994, 1975.

Weiss S, Guberman A: Acute cerebellar ataxia in infectious disease. In: Vinken PJ, Bruyn GW (eds): *Handbook of Clinical Neurology*. Vol 34. Amsterdam, North-Holland, 1978, pp 619-639.

Weller TH, Witton HM, Bell EJ: Etiologic agents of varicella and herpes zoster. *J Exp Med* 108:843, 1958.

Whitley RJ: The frustrations of treating herpes simplex virus infections of the central nervous system. *JAMA* 259:1067, 1988.

Whitley RJ: Viral encephalitis. *N Engl J Med* 323:242, 1990.

Whitley RJ, Alford CA, Hirsch MS, et al: Vidarabine versus acyclovir therapy in herpes simplex encephalitis. *N Engl J Med* 314:144, 1986.

Will RG, Zerdler M, Stewart GE, et al: Diagnosis of new variant Creutzfeldt-Jakob disease. *Ann Neurol* 47:575, 2000.

Willoughby RE, Tieves KS, Hoffman GH, et al: Survival after treatment of rabies with induction of coma. *N Engl J Med* 352:2508, 2005.

Wilson M, Tyler KL: Emerging diagnostic and therapeutic tools for central nervous system infections. *JAMA Neurol* 73:1389, 2016.

Wolinsky JS: Progressive rubella panencephalitis. In: Vinken PJ, Bruyn GW (eds): *Handbook of Clinical Neurology*. Vol 34. Amsterdam, North-Holland, 1978, pp 331-342.

Wolinsky JS, Swoveland P, Johnson KP, Baringer JR: Subacute measles encephalitis complicating Hodgkin's disease in an adult. *Ann Neurol* 1:452, 1977.

Wulff EA, Simpson DM: Neuromuscular complications of the human immunodeficiency virus type 1 infection. *Semin Neurol* 19:157, 1999.

Zanusso G, Ferrari S, Cardone F, et al: Detection of pathologic prion protein in the olfactory epithelium in sporadic Creutzfeldt-Jakob disease. *N Engl J Med* 348:711, 2003.

Zeidler M, Stewart GE, Barraclough CR, et al: New variant Creutzfeldt-Jakob disease: Neurological features and diagnostic tests. *Lancet* 350:903, 1997.

Zerr I, Bodemer M, Otto M, et al: Diagnosis of Creutzfeldt-Jakob disease by two-dimensional gel electrophoresis of cerebrospinal fluid. *Lancet* 348:846, 1996.

ZuRhein GM, Chou SM: Particles resembling papova-viruses in human cerebral demyelinative disease. *Science* 148:1477, 1965.

第 33 章

卒中和脑血管疾病

在成人一生所有的神经系统疾病中，卒中的发生率和重要性居于首位。卒中（*stroke*）的常见表现形式是相对突然发生的局灶性神经功能缺失。卒中大致可分为缺血性和出血性，缺血性卒中（*ischemic stroke*）是由于大脑血管闭塞并引起脑梗死。了解卒中综合征、每支血管供应的脑部区域相对应的体征和症状，可以在一定程度上精确地确定闭塞的特定血管，并从综合征的时间演变，可以推断出血管闭塞的潜在病因。

缺血性卒中是根据血管阻塞的基本病因分类的。三种主要的过程之一通常在起作用：①动脉粥样硬化合并血栓影响大脑的或脑外的大血管，②脑栓塞，③脑实质内大脑的小血管闭塞。还有许多其他导致缺血性脑损伤的病理过程，并非都与血管闭塞相关，包括动脉夹层、炎症疾病如血管炎、大脑静脉和硬膜窦的血栓形成，高凝状态所致的大的或小的大脑血管的原位血栓形成，多种机制引起的血管痉挛，某种不常见的栓子，如脂肪、肿瘤、胆固醇，以及几种涉及脑血管的独特的疾病（见下文）。与缺血性卒中密切相关的是短暂性缺血发作（transient ischemic attack，TIA），这是一种由脑血管疾病引起的短暂性神经功能缺失，不遗留任何临床或影像学痕迹。卒中的病因众多，表 33-1 列出的清单只能为本章其余部分提供指南。了解各年龄段卒中的主要病因，特别是对儿童和年轻人的了解是有帮助的，这一主题将在后面的部分中讨论，并总结在表 33-2 中。

第二大类是出血（*hemorrhage*），它发生于脑实质内，称为脑出血，或血液在蛛网膜下腔中，称为蛛网膜下腔出血（SAH）。脑出血的病因较多，包括长期高血压、内源性或抗凝药物引起的凝血病、脑血管畸形、颅脑损伤，以及发生在缺血性卒中区域内的出血。蛛网膜下腔出血的基本病因较少，最常见于起源于 Willis 环上的发育性动脉瘤破裂，也包括大脑创伤和动静脉畸形，以及其他罕见的原因。

表 33-1　缺血性和出血性卒中的病因

1. 动脉粥样硬化血栓形成
2. 短暂性缺血发作
3. 脑栓塞
4. 高血压性脑出血
5. 破裂或未破裂的囊状动脉瘤或动静脉畸形
6. 动脉炎
   a. 脑膜血管梅毒、化脓性和结核性脑膜炎继发动脉炎、罕见感染性类型（斑疹伤寒、血吸虫病、疟疾、毛霉菌病等）
   b. 自身免疫性血管病（结节性多动脉炎、红斑狼疮）、坏死性动脉炎。韦格纳动脉炎、颞动脉炎、高安（Takayasu）病、主动脉肉芽肿性或巨细胞性动脉炎、大脑动脉的巨细胞肉芽肿性血管炎
7. 脑血栓性静脉炎：继发于耳、鼻旁窦、面部等感染；伴脑膜炎和硬膜下积脓；体弱状态、产后、术后、心力衰竭、血液病（红细胞增多症、镰状细胞病），以及病因不明等
8. 血液疾病：抗凝和溶栓药物、凝血因子疾病、红细胞增多症、镰状细胞病、血栓性血小板减少性紫癜、血小板增多症、血管内淋巴瘤等
9. 颈动脉和基底动脉的损伤和夹层
10. 淀粉样血管病
11. 主动脉夹层动脉瘤
12. 动脉造影术后并发症
13. 复杂性偏头痛伴持续功能缺失
14. 小脑天幕疝、枕大孔疝和大脑镰下疝
15. 其他类型：肌纤维发育不良，颈动脉、大脑中动脉或椎基底动脉局部夹层，X 射线照射，闭合性脑损伤的不明原因的大脑中动脉梗死，未破裂的囊状动脉瘤压迫，口服避孕药并发症，烟雾病
16. 儿童和年轻人及其他人的遗传因素

表 33-2 各年龄段特征性脑血管疾病

1. 产前循环系统疾病导致的
   a. 脑穿通畸形
   b. 积水性无脑畸形
   c. 缺氧缺血性脑损伤
   d. 单侧脑梗死
2. 围产期和产后循环障碍导致的
   a. 心脏呼吸衰竭和全面缺血 - 大理石状态（état marbre）
   b. 侧脑室旁梗死
   c. 早产儿基质出血和缺血性病灶
   d. 新生儿出血性疾病
3. 婴儿期和儿童期：血管疾病与之相关
   a. 缺血性梗死
   b. 先天性心脏病和反常栓塞
   c. 烟雾病
   d. 细菌性心内膜炎、风湿热、红斑狼疮
   e. 镰状细胞贫血
   f. 线粒体疾病（MELAS）
   g. 高胱氨酸尿症和法布里（Fabry）血管角化症
4. 青春期和成年早期：血管闭塞或出血相关的
   a. 妊娠和产褥期
   b. 雌激素相关卒中
   c. 偏头痛
   d. 血管畸形
   e. 过早的动脉粥样硬化
   f. 动脉炎
   g. 瓣膜性心脏病
   h. 镰状细胞贫血
   i. 抗磷脂动脉病，血浆蛋白 C 缺乏和其他凝血障碍
   j. 烟雾病，Takayasu 病
   k. 动脉夹层
   l. 淀粉样脑血管病
5. 中年
   a. 动脉粥样硬化血栓形成和栓塞
   b. 心源性栓塞
   c. 原发性（高血压）脑出血
   d. 囊状动脉瘤破裂
   e. 动脉夹层
   f. 肌纤维发育不良
6. 成年晚期
   a. 动脉粥样硬化性血栓闭塞性疾病
   b. 栓塞性疾病
   c. 腔隙性卒中
   d. 多原因的脑出血
   e. 多发梗死性痴呆
   f. Binswanger 病

卒中的性质和病因

卒中严重程度不尽相同，所有类型的卒中最基本的特征是突发性神经功能缺失，通常是在数秒钟内发生，表明这种疾病是血管源性。在最严重的形式，卒中患者演变为偏瘫甚至昏迷，一种如此引人注意的事件，以至于在过去曾被生动地命名为卒中（*apoplexy*）、脑血管意外（*cerebrovascular accident*，CVA）或休克（*shock*）（非正式名词）。然而，卒中是人们喜欢使用的术语。最轻微的形式，卒中可仅表现为微不足道和短暂的神经紊乱，不足以让患者去看医生。更常见的是一种很容易识别的神经功能缺失。

血管闭塞，作为缺血性卒中的基本原因，它可以是起源于远离卒中区域的心血管系统形成的栓塞栓子，也可以是血栓形成性的，血栓在靠近梗死区域的血管内形成。大多数栓塞性卒中起病突然，神经功能缺失症状即刻达到高峰。血栓形成性卒中症状往往发展较慢些，数分钟或数小时甚至几天的时间内进展，在后一种情况下，卒中的过程通常是跳跃式进展的，也就是说按一系列步骤，而不是平稳的。在脑出血，也是突然发病，神经功能缺失症状可能是几乎静止的或在数分钟或数小时稳步进展，而蛛网膜下腔出血几乎是瞬时出现的。因此，在数天或数周逐渐下降的过程通常可以追溯到非血管性疾病。然而，也有许多例外，如多重血管闭塞的叠加效应，以及由大面积梗死和脑出血周围继发性脑水肿引起的进展症状。一种局灶性卒中综合征，在数分钟或至多 1 小时的时间内症状完全恢复，被称为 TIA。首要的是区分缺血性与出血性卒中，后者的特征诸如发病时头痛和呕吐，迅速进展为昏迷，以及严重的高血压，这在后一部分的脑出血中强调。然而，两者的区别往往不是很清晰，因为突然发作的局灶性神经缺失是这两个过程的核心症状。

卒中的第二个基本特征是局灶性缺损征象。神经功能缺失反映梗死或出血的位置和大小。无论病变在大脑半球还是在脑干，偏瘫都是卒中最典型的征象，但还有许多其他的表现，以可识别的组合形式出现。这些包括一侧身体多种类型的瘫痪、麻木和感觉缺失、失语症、视野缺陷、复视、头晕、构音障碍等。神经血管综合征使得医生能够定位损伤部位，有时甚至可以精确到某动脉分支，还可

定性为梗死还是出血。这些综合征将在下面的部分中描述。这组疾病也为神经病学的定位提供了最具有指导意义的方法。正如我们的同事Fisher CM恰如其分地评论,神经病学就是一招一式地学习的。局灶性缺血性损伤已经泄露了我们关于人类的脑功能的一些最重要的思想。目前,各种形式的脑成像技术已经超越了传统的、仔细的临床方法,来缩短诊断时间并使血管闭塞得以急性治疗。

卒中功能缺失的严重程度可能部分地独立于这些因素。相反,它可能反映梗死与缺血的某种组合,但尚未达到梗死的组织。这一缺血的部分被称为半暗带(*penumbra*),而目前对急性卒中的治疗主要是确定可逆的缺血区域的大小,并通过重建血流来使缺血逆转。

对卒中的分析包括以下几个步骤。第一,临床医生必须明确该事件是不是卒中,而不是其他可能有类似突然发作的过程,如偏头痛、癫痫或晕厥。第二,如果该事件被认为可能是卒中或TIA,就必须确定其病理生理学(例如,来自心脏或近端动脉的脑栓塞、大血管粥样硬化血栓闭塞、静脉闭塞性疾病)。第三,如果适当,启动急性期治疗,如组织纤溶酶原激活剂溶栓或血管内治疗。第四,制订预防未来卒中的计划。

在过去的几十年里,已经引进了成像技术,使医生能够对正常的、缺血的和梗死的脑组织进行生理学上的区分。这种方法可能会指导下一代的卒中治疗,并且已对该领域的研究方向产生了显著的影响。这些方法均可能描绘出脑卒中急性期可抢救的脑组织。识别这种缺血但尚未梗死的组织,正是现代急性卒中医学的一个主要目标。

急性脑卒中的有效治疗方法的引入在很大程度上依赖于复杂的成像技术,但作者认为,神经科医生仍然有必要了解脑血管解剖学的细节和相应的卒中综合征。这有几个原因,成像技术虽然越来越精确,但并不是完美无瑕的。如果影像上没有显示卒中时,临床医生仍然需要依赖于仔细的病史和神经学检查。此外,在世界上许多地方,成像技术还不能达到进行卒中急性期治疗所需的速度要求。最后,了解详细的解剖结构有助于神经科医生理解神经系统的功能,而这也适用于除了卒中以外的许多其他种类疾病。尽管在卒中神经病学方面有这些有价值的成像和治疗进展,但仍有三点需要指出。首先,所有的医生都可以通过倡导减少危险因素,如高血压、吸烟和高脂血症,以及识别潜在的卒中的征兆,诸如短暂性缺血发作、心房纤颤和颈动脉狭窄等,在预防卒中方面发挥作用。其次,仔细的临床评估结合最新检测技术仍然是治疗这类疾病最有效的方法。最后,对个体的患者进行系统的临床病理研究,曾经是我们理解脑血管疾病的基础,现在已经有所偏离。越来越多的随机试验,涉及数百甚至数千名患者,并在数十家机构同时进行,已在引领这一领域的研究活动。这些多中心试验产生了关于各种脑血管疾病治疗的高度有价值的信息,包括有症状的和无症状的。然而,这种方法却有许多固有的局限性,其中最重要的是,从一群患者中获得的均质的数据很难应用到你所面临的具体病例中,或者无法获得数据来解决每个患者特定的问题。大多数大型研究表明,治疗组与对照组之间只有轻微或边缘的差异,但却在相应地指导大群体的治疗。这些多中心研究将在随后讨论中适当的地方给予批判的评估。

卒中与其他神经系统疾病的鉴别

对血管病变的诊断基本上有赖于对卒中综合征的认识,没有这方面证据,诊断就必然会有疑问。应再次强调确定卒中的三个标准:①临床综合征的时间变化分布,②局灶性脑疾病的证据,以及③临床背景,所说的临床背景是指栓塞的潜在原因或其他类型的卒中,如心房颤动。时间轮廓分布的含义需要有前兆现象、发病模式,以及神经紊乱的演变与患者医疗状况的关系的清晰病史。在这里,不完整的病史是诊断错误最常见的原因。如果这些数据缺乏,卒中的概貌仍然可以通过延长数日或数周的观察期来确定,以确定时间模式是否更符合进展性疾病,如脑瘤,因此,这正应了一条临床规则,医生最好的诊断工具就是第二次和第三次诊查。

有几种类型的神经疾病,其时间演进模式与脑血管疾病相似。偏头痛就可能如此,但询问病史通常会得出诊断。癫痫发作后会有较长时间的局灶性功能缺失[陶德麻痹(Todd paralysis)],但极少是卒中的首发事件,这些症状发生的背景及其后续的过程会使临床情况变得明朗。肿瘤、感染、炎症、变性和营养缺乏都不可能突然出现,而原发或转移性脑肿瘤极少产生突发的局灶性神经功能缺失(见下文)。当然,创伤是突然发生的,但在诊断上通常不会有问题。在多发性硬化和其他脱髓鞘性疾病中,可能会有症状突然出现或恶化，但大多数情况下，它们是发生在不同的年龄组和临床背景下。相反地，在年轻人中出现大脑症状的卒中样起病要想到脱髓鞘性疾病的可能。在两周或更长时间内缓慢的、逐渐的、每况愈下的过程表明病变很可能不是血管病变，而是肿瘤、脱髓鞘性、感染性（脓肿），或肉芽肿或硬膜下血肿等。

就脑血管疾病的局灶性神经功能缺失（*focal neurologic deficits*）而言，许多非血管性疾病也可能产生与之相似的症状，而诊断不能仅仅依赖于临床表现这一方面。尽管如此，特定的神经体征模式是血管闭塞具有高度的特征性，例如延髓外侧综合征，它将疾病确定为卒中。相反地，某些紊乱几乎不能归因于缺血性卒中，例如，尿崩症、发热、双眼颞侧偏盲、帕金森综合征、全面肌阵挛、反复跌倒和孤立的脑神经麻痹，而这些症状可能有助于排除脑血管疾病。最后，脑血管疾病的诊断始终应以阳性临床资料为依据，而不是排除性诊断。

有几种疾病经常与脑血管疾病混淆，因此值得进一步评论。偶尔被认为是卒中的杂症是偏头痛，贝尔（Bell）麻痹，Stokes-Adams 晕厥发作，严重迷路眩晕发作，糖尿病性眼肌麻痹，急性尺神经、桡神经或腓神经麻痹，肢体栓塞，颞动脉炎伴发失明，所有这些在本章后面讨论。

脑肿瘤，特别是生长迅速的胶质母细胞瘤或淋巴瘤，可迅速引起严重的偏瘫。此外，由转移到脑部的癌症引起的神经系统功能缺失可能会以卒中样的速度迅速进展。还有，在脑肿瘤的罕见病例，在偏瘫之前可能出现短暂的神经功能缺失发作，与 TIAs 难以区分。肿瘤的存在及其对大脑的影响可能使患者难以清晰地表达病史。缺乏详细的病史也可能导致相反的诊断错误，亦即，将进展相对缓慢的卒中（通常是由颈内动脉或基底动脉闭塞引起的）误诊为肿瘤。CT 和 MRI 检查通常能解决这一问题。脑脓肿或炎性坏死损伤，例如，疱疹性脑炎或弓形虫病也可能迅速进展。

相反，卒中的某些表现可能被不适当地解释为其他一些神经紊乱的证据。头痛（*headache*）有时很严重，经常作为血栓性卒中或蛛网膜下腔出血的前驱症状出现，除非这一点得到重视，否则就可能诊断为偏头痛。由脑干血管疾病引起的头晕、眩晕、呕吐或短暂的间歇性平衡失调（*dizzy spells*，*vertigo*，*vomiting*，*or brief intermittent lapses of equilibrium*），都可能归因于前庭神经炎、梅尼埃病、斯托克 - 亚当斯（Stokes-Adams）晕厥或胃肠炎所致。详细地描述这些发作通常可以避免这一误诊。一种值得注意的局灶性脑源性单瘫只引起手或手臂无力或足下垂，常被误诊为周围神经病或神经丛病。

卒中的流行病学

卒中危害性在于它的高致死率和它所造成的残障。卒中是美国仅次于心脏病、肿瘤和意外事故的最常见的死亡原因。在美国，每年大约有 70 万例卒中病例，约有 60 万例缺血性卒中和 10 万例脑出血或蛛网膜下腔出血，这些原因加起来的死亡人数有 17.5 万人。自 1950 年以来，随着对高血压和高脂血症的有效治疗方法的引入，卒中的发病率有了显著降低。男性和女性的发病率都有所下降。在此期间，冠状动脉疾病和失控的高血压发生率也显著下降。相比之下，动脉瘤破裂的发生率没有变化。根据美国心脏协会（American Heart Association）的数据，卒中的死亡率下降了 12%，但卒中的总数可能会再次上升。

从全球角度来看，卒中负担具有更广泛的含义。据估计，脑血管疾病每年在全世界造成 780 万人死亡，约占所有死亡原因的 13%。在全球疾病负担研究中，发达国家的卒中死亡率仅次于缺血性心脏病，接近于癌症总和（主要是肺癌）的死亡率。在世界卫生组织（WHO）最近的一次综合评估表明，卒中仍然是大多数国家每个收入阶层的五大死亡原因之一。在 1990 年至 2016 年期间，195 个国家的缺血性卒中的累积终生风险估计为 18%，出血性卒中为 8%。卒中造成幸存者严重的身体、情感和认知障碍，占全部残疾调整生命年（disability-adjusted life years，DALYs）的 3.6%，因此，无论国家的发展状况如何，卒中都位列残疾的十大主要原因之一（在 Feigen et al 的论文中可找到 203 种卒中的全球疾病负担）。

卒中的危险因素

这是一个具有重大公共卫生重要性的领域，因为已知的若干可变因素会增加卒中的风险。其中最重要的是高血压、心房颤动、糖尿病、吸烟以及高脂血症等。其他因素，如与高凝状态相关的全身性疾病和使用避孕药也起作用，但只是在特殊情况下才起作用。高血压也是原发性脑出血发生中最容易识别的因素。高血压的卒中潜能似乎是收缩压升高，也是舒张压升高的产物（Rabkin et al）。退伍军人管理局的合作研究(见 Freis et al)和 Collins 及其同事的报告(整理了 14 项抗高血压药物的随机试验)令人信服地表明,长期控制高血压降低了缺血性梗死和脑出血的发生率。研究发现,诸如使用氢氯噻嗪等简单措施控制血压,总体上可能是最有效的。充血性心力衰竭和冠状动脉粥样硬化的存在也增加了卒中的可能性。至于栓塞性卒中,最重要的危险因素是心律失常,主要是心房颤动,这会使卒中的发生率增加约 6 倍。结构性心脏病也会增加卒中的风险,当合并心房颤动时,就像过去在风湿性瓣膜疾病常见的,卒中风险比一般人群增加了 18 倍。

糖尿病会加速大动脉和小动脉的动脉粥样硬化进程。Weinberger 的团队和 Roehmholdt 的团队发现,糖尿病患者罹患卒中的可能性是年龄匹配的非糖尿病组的 2 倍。长期吸烟对颈动脉粥样硬化发展的重要性早已为人所知,并由 Ingall 及其同事进行了量化。一方面,糖尿病与高血压之间的相互作用,另一方面,脑出血与动脉粥样硬化性血栓形成脑梗死之间的相互作用,以及心脏病与脑栓塞之间的联系,将在下面脑血管疾病分类有关章节进一步阐述。许多临床试验也表明,使用降胆固醇药物可以显著降低卒中的发病率。与冠状动脉疾病的情况一样,低密度脂蛋白(LDL)胆固醇水平对卒中发病率的影响最大,但甘油三酯升高也可能带来风险。在几项研究中,包括我们参与的一项研究,辅助因素,诸如钾摄入量低和血清钾水平降低与卒中发生率增加有关,但这种影响的机制尚不清楚(Green et al);可能是对高血压有不利的影响。旨在发现和减少上述危险因素的公共卫生措施为预防脑血管疾病提供了最明智的长期方法。

最后,与人类疾病中的遗传风险因素这一新出现的领域相一致的是,人们发现了几个可能在不同人群中传递卒中风险的基因位点。Ikram 及其同事报道的一项大型研究表明,在 12 号染色体上存在基因多态性,包括几个可能与血管性疾病有关的基因。然而,其他组织,如国际卒中遗传学联盟不能证实这一点。如果要发现卒中的遗传危险因素不仅仅是血管病(vasculopathy)的标记,诱发疾病如糖尿病、高脂血症和高血压等,那么似乎有必要对卒中亚型进行更精细的定义,并对局限的人群进行仔细的基因分型。当然,有一些由遗传决定的疾病,如镰状细胞贫血和法布里病(Fabry disease),会显著增加卒中的风险。

缺血性卒中的主要病因

缺血性卒中有两个突出的病因,大脑的和脑外的血管的动脉粥样硬化 - 血栓形成性疾病以及脑栓塞。了解这两个过程的生物学特征对于分析卒中的临床、实验室和影像学特征及其治疗至关重要。所有其他的血管闭塞的原因加在一起,导致的卒中要少得多。这些其他的原因也很重要,在本章后面的部分中进行阐述。

脑栓塞

脑栓塞(cerebral embolism)是缺血性卒中最常见的原因,在所有类型的卒中当中,脑栓塞发展最快,犹如“晴天霹雳”。通常情况下,完整的临床表现在几秒钟内就演变形成,是卒中的理想化的时间样貌的例证。虽然卒中时突然发生和没有前驱症状,强烈地提示栓塞,但诊断是基于总体的临床情况。栓塞在年轻人中总是值得仔细考虑的,下面讨论的动脉粥样硬化在他们中不太常见。只是偶尔地,症状会以更渐进的方式显露出来,持续几小时,并有一些症状波动。在这些病例中,可能栓子在闭塞的血管中开始了一个扩散的血栓形成过程。

在大多数情况下,栓塞的物质是由心脏内脱落的血栓或从心腔或瓣膜各自的心内膜表面的碎片构成的(心源性栓子)。较少见的是,栓子来源于闭塞或严重狭窄的颈动脉或椎动脉管腔内的一个远端的血栓,即“动脉 - 动脉栓子”,或者起源于全身静脉系统并通过心壁的一个开口的血块,例如卵圆孔未闭,或者栓子的起源可能是主动脉中大的动脉粥样斑块。血栓形成的或感染性物质(心内膜炎),黏附在主动脉瓣或二尖瓣上并破裂游离,也是众所周知的栓塞来源,来自人工心脏瓣膜的凝块也是如此。由脂肪、肿瘤细胞(心房黏液瘤)、纤维软骨、羊水或空气引起的栓塞只有在特定的情况下才能作为卒中的鉴别诊断。

栓子通常在颅内血管腔内自然狭窄的分叉处或其他部位滞留。导致的梗死是苍白的、出血性的或混合性的;出血性梗死几乎总是表明栓塞,正如费舍尔(Fisher)和亚当斯(Adams)最初以一种模糊的抽象指出的那样,并在 1987 年他们在弗兰(Furlan)的书中一章中作了详细的阐述(尽管静脉性闭塞也能起到同样的作用)。脑部的任何区域都可能受到影响,大脑中动脉的供血区,特别是上部分支最常受到累及。两侧的大脑半球大致同样地受影响。大的栓子血栓可以阻塞大的血管,而较小的碎片可以到达直径只有 0.2mm 的血管，通常症状不明显。栓塞的物质可能会继续滞留，并牢牢地堵塞管腔，但更多的时候，它会分裂成碎片进入更小的血管，以至于即使仔细的病理检查也无法显示其最终的位置。在这种情况下，临床症状可能减弱。由于栓塞性闭塞发展迅速，有用的侧支循环没有建立起来。因此，对闭塞部位远端脑部供血区的保留通常不像发展较慢的血栓形成那样明显。

根据弗雷明汉心脏研究（Framingham Heart Study）（Framingham 是美国马萨诸塞州东部的城镇——译者注），慢性心房颤动患者易患卒中风险大约是年龄匹配的正常心律人群的 6 倍（Wolf et al，1983），如果还有风湿性瓣膜疾病，风险就高得多，现在风湿性瓣膜疾病远没有过去那么多。此外，心房颤动的存在引发的卒中风险因年龄而异，65 岁以下的人每年为 1%，有其他风险因素的 75 岁以上的人每年高达 8%。这些风险水平对于确定长期抗凝的潜在益处至关重要，如后面的讨论。阵发性房颤或扑动的病例也可能发生栓塞，各种研究表明，卒中的风险甚至比慢性心律失常更大。更令人烦恼的是，间歇的和无症状的心房颤动，除非进行长时间的节律监测，否则很难发现。例如，在 Healy 及其同事对植入起搏器或除颤器但不知道有心房颤动的患者进行的一项研究中，发现了大量的房性心律失常，使卒中的风险增加了 5 倍。Gladstone 及其同事（2014）和 Sanna 及其同事的相关研究表明，使用各种类型的监测记录较长时间的心律，并不令人惊讶，可将阵发性房颤的检出率从常规 Holter 监测的约 3% 提高到约 15%。在隐源性卒中（cryptogenic stroke）的评估中，长程监测现已在常规的实践中采用。

已经开发了几种评分系统来评估未来心房颤动导致卒中的可能性。CHADS2 及相关系统是量化影响心房颤动且无瓣膜疾病患者卒中风险的简捷方法。这一系统的改进方法，CHA2DS2-VASc 旨在改善这些预测，但是在这两种量表中，预测值的点估计值的置信区间是相当宽的，在使用时必须进行临床判断。这在一定程度上反映在这样的观察中，得分越高，得分每一次增加，卒中的风险并不会以一种持续的方式增加。分数如表 33-3 所示，分数可以用以后的分数代替。此外，大多数这些评分系统的目标是选择华法林或类似的抗凝药物，以预防本章后面讨论的心律失常引起的栓塞性卒中，或者根据相关情况，识别出患者卒中风险很低，以至于抗凝的风险可能是不合理的。流行病学和临床方面的抗凝保护作用有其自身的不精确性。

表 33-3　预测心房颤动患者卒中风险的评分系统（$CHADS_2$ 和 CHA_2DS_2-VASC）

$CHADS_2$	每项的指定分数	凭总分预测每年卒中风险
充血性心力衰竭	1	0%~1.9%
高血压	1	1%~ 2.8%
既往有卒中和 TIA	2	2%~ 4.0%
血管性疾病	1	3%~ 5.9%
糖尿病	1	4%~ 8.5%
女性	1	5%~ 12.5%
年龄（岁）		
<65	0	4%~ 8.5%
66~74	1	5%~ 12.5%
>75	2	6%~ 18.2%
CHA_2DS_2-VASC	**指定分值**	**预测每年卒中风险**
心力衰竭或射血分数<35%	1	1%~1.3%
高血压	1	2%~2.2%
年龄（岁）		
<65	0	3%~3.2%
66~74	1	4%~4.0%
>75	2	5%~6.7%
既往有卒中或 TIA	2	6%~9.8%
糖尿病	1	7%~6.9%
冠心病或周围血管疾病	1	8%~6.7%
女性	1	9%~15.5%

感染性和非感染性（消耗性）心内膜炎的赘生物可引起几种不同的脑病变，如第 31 章所述。附壁血栓沉积在覆盖左心室心肌梗死受损的心内膜上，特别是如果有动脉瘤样扩张，是脑栓塞的一个重要来源；与无心房颤动的严重二尖瓣狭窄相关的血栓也是如此，现在这种情况比风湿热流行时要少得多。栓子可能发生在急性心肌梗死后的最初几周，但 Loh 及其同事发现，较低程度的风险可以持续长达 5 年。心导管置入术或外科手术，特别是瓣膜成形术，可能会散布血栓或钙化瓣膜的碎片。如上所述，二尖瓣和主动脉瓣是栓塞的另一个重要来源。心内膜下纤维弹性组织增生症、特发性心肌肥大、心脏黏液瘤，以及旋毛虫病的心肌病变是另外一些罕见的心源性栓塞的原因。

栓塞的另一个来源是颈动脉或椎动脉，在溃疡性动脉粥样硬化斑块上形成的凝块可能脱落并带到颅内的分支，形成动脉 - 动脉栓塞。类似的现象也发生在动脉夹层中，在后面的小节“缺血性脑血管疾病的不太常见的原因”中讨论，有时还会出现颈动脉或椎动脉的纤维肌性疾病（fibromuscular disease）。

升主动脉粥样硬化斑块（*atheromatous plaques in the ascending aorta*）已被认为是比以前更常见的栓塞来源。Amarenco 及其同事报告，在一组没有可识别的栓塞性卒中原因的患者中，多达 38% 的患者在主动脉弓有厚度大于 4mm 回声的动脉粥样硬化斑块，这一大小在统计学基础上被发现与卒中有关。已知来自主动脉弥散的胆固醇栓子出现在脑循环中，也可能散布到其他器官；罕见的情况下，这足以严重到引起脑病和 CSF 中淋巴细胞增多。

同样令人感兴趣的是，栓子穿越大血管时引起的症状。这种迁移或移动栓子综合征（*migrating or traveling embolus syndrome*）在大脑后动脉闭塞的病例中最为明显，其原因可能是心源性的，也可能是椎动脉近端的血栓（“动脉 - 动脉栓塞”）（见 Koroshetz and Ropper）。在偏盲发生前几分钟或更长时间，患者表述有短暂的头晕或眩晕、复视或构音障碍，这是由于血栓物质穿过基底动脉时，穿支血管的起始端暂时闭塞的结果。在 MRI 或尸检中可以看到脑干或小脑内小面积的梗死残留区，一些脑干梗死的征象可能会持续存在。基底动脉特别容易发生这种综合征，因为椎动脉的口径比基底动脉小，使得血块可以缓慢地穿过较大的血管；此外，基底动脉中的血块容易堵塞向脑干供血的动脉的开口。

反常栓塞（*paradoxical embolism*）发生于当心脏左右两侧之间存在不正常的交通，特别是卵圆孔未闭（PFO）或通过肺动静脉瘘替代途径时。来源于下肢或骨盆的静脉或全身静脉循环中其他部位的栓子可绕过肺循环到达大脑的血管。肺动脉高压（通常由既往的肺动脉栓塞引起的）有利于反常栓塞的发生，但即使没有肺动脉高压，这些卒中也会发生。几项研究表明，邻近于未闭合孔存在小的房间隔动脉瘤增加了卒中的可能性。在 Mas 及其同事系列报告（2001）中，对 18~55 岁的卒中患者进行了长达 4 年的随访；第二次卒中的风险在那些只有 PFO 的人中是 2%，在那些既有 PFO 又有房间隔动脉瘤的人中是 15%（奇怪的是，在没有先天性异常的人中为 4%，高于单纯 PFO 患者）。这一机制主要在考虑年轻患者卒中的原因时发挥作用，但 Handke 及其同事发表了一系列文章，其中 55 岁以上并 PFO 的患者卒中的风险略有增加。然而，必须强调，在所有年龄组中，大约有三分之一的患者会发现罹患 PFO，对于 55 岁以上的患者，抗凝或修复这些病变并不能作为预防卒中的手段（见下文 PFO 治疗的讨论）。

二尖瓣脱垂，过去被认为是栓子的常见来源，特别是在年轻患者中，现在不再被认为是一个重要的来源。认为这种异常是栓子来源的最初推动来自 Barnett 及其同事（1980）对 60 例 TIA 或小卒中患者的研究，他们年龄在 45 岁以下，在 24 例患者中发现了二尖瓣脱垂（通过超声心动图和特征性的收缩中期滴答声），但在 60 名年龄匹配的对照组中只有 5 人检测到二尖瓣脱垂。然而，随后几项大型研究（Sandok and Giuliani；Jones et al）发现，年轻患者中只有很小一部分卒中可归因于二尖瓣脱垂；即便如此，这种联系也是通过排除其他卒中原因而推断出来的。事实上，在一项使用超声心动图诊断脱垂的严格标准的研究中，Gilon 及其同事无法确定其与卒中的关系。通常情况下，当瓣膜脱垂与卒中相关时，一般都是严重的，伴有瓣膜气球样膨胀和瓣膜后面聚集凝块的倾向。有趣的是，Rice 及其同事描述了一个与瓣膜脱垂相关的早发卒中的家庭，也曾报道双胞胎也有类似的关系；同样的情况也可能发生在埃勒斯 - 丹洛斯病（Ehlers-Danlos disease）中。

肺静脉（*pulmonary veins*）是脑栓塞的潜在来源，但并不常见，这可以从与肺部感染性疾病相关的脑脓肿的发生（以及继发于肺癌的脑沉积的高发生率）反映出来。在奥斯勒 - 韦伯 - 朗迪病（Osler-Weber-Rendu disease）中，肺分流术可作为栓子的管道。甲状腺切除术后发生了一种罕见的栓塞，即甲状腺上动脉残端的血栓形成向近端延伸，直到一段突出到颈动脉管腔的凝块被带入脑循环。

在脑动脉造影（*cerebral arteriography*）中，栓子可能来自导管的末端，或者导管的操作可能会将动脉粥样硬化物质从主动脉、颈动脉或椎动脉中脱离，而导致这一过程中的一些卒中。经颅多普勒超声对脑动脉的监测表明，在血管造影过程中经常会出现细小的栓子。例如，Bendszus 及其同事的一项研究发现，100 例连续的患者脑动脉造影，有 23 例就在脑动脉造影后的弥散加权 MRI 上显示出新的皮质病变。然而，这些患者都没有症状，而且技术条件良好，由于血管导管的栓塞很少见。

特殊类型的脑栓塞一定总是发生在继发性转移

瘤沉积在脑内时，但肿瘤细胞的肿块很少会大到足以阻塞大脑动脉，产生卒中的表现。然而，瘤栓伴发卒中是由心脏黏液瘤和纤维弹性瘤引起的，偶尔也有其他肿瘤，甚至全身肿瘤；在一些这样的病例中，正是原发性病变中的血栓是栓塞的来源。这种综合征必须与恶性肿瘤并发的非细菌性心内膜炎引起的栓塞相区别（非细菌性血栓性心内膜炎将进一步讨论）。这种特殊的脑栓塞来源是高凝状态的一个组成部分，特别是伴发于腺癌和恶病质。

弥漫性大脑的脂肪栓塞（*fat embolism*）与严重骨创伤有关。一般来说，栓子很小且分布广泛，首先引起肺部症状，然后出现多处真皮的（腋前皱褶及其他部位）和脑内点状出血。因此，临床表现更常见的是一种脑病，并不像卒中那样有严格的局灶性，尽管在某些情况下可能有局灶性特征。脑空气栓塞（*air embolism*）是一种罕见的并发症，见于流产、水肺潜水，或者颅脑、颈部或胸部手术涉及大静脉结构或静脉导管插入；它以前是作为气胸治疗的并发症而见到的。临床上，大脑空气栓塞可能很难与空气栓塞经常并存的低血压或缺氧后的缺陷区分开来。如果及早实施高压氧治疗可能有效。

尽管有大量的已确定的栓子来源，但在推定为栓塞性卒中的20%~30%或甚至更多的情况下，无法确定栓子的起始部位。在这种情况下，栓子很可能起源于心腔内的血栓或隐匿性心律失常，但没有留下残余的凝块，即使通过复杂的方法，如经食管超声心动图和较新的磁共振技术，都可能无法检测到。其他病例可能是主动脉的动脉粥样硬化物质或反常栓塞引起的。如果广泛的评估不能揭示来源，则可能性仍然倾向于左心来源。通常，脑栓塞的诊断是在没有找到来源时在尸检中做出的。在这些病例中，推测对血栓性病灶的寻找可能不够彻底，在心耳、心内膜（在心脏乳头肌之间）、主动脉及其分支，或肺静脉中的小血栓可能被忽略了。然而，在一些病例中，栓塞物质的来源没有被发现。

动脉粥样硬化血栓形成

动脉粥样硬化（atherosclerosis）通常是局部血管血栓形成的潜在的病理基础。脑血栓形成的临床现象的演变，无论是颅内大血管（基底动脉、颈动脉）或颅外大血管（颈动脉、椎动脉），还是小血管（腔隙），都要比栓塞和出血的变化更大。在许多情况下，血栓是一个血管闭塞的最终事件，但导致卒中的原因可能是通过狭窄或闭塞的血管的血流量减少，或是由于从血栓到远端供血区的栓塞机制。小血管和大血管闭塞甚至可以同时发生，因为大的母血管（parent vessel）的动脉粥样硬化阻塞了较小的分支血管的开口。

在一些动脉粥样硬化血栓形成（atherothrombosis）患者中，卒中之前会有轻微的体征或一次或多次局灶性神经功能障碍的短暂发作，亦即TIA，在后面讨论。这些短暂的前驱症状发作（*prodromal episodes*）可能预示着动脉粥样硬化血栓性卒中引起的即将到来的血管事件。偶尔栓塞之前会出现一过性神经紊乱，但TIA通常被认为与动脉粥样硬化血栓性卒中关系更密切。然而，人们已经认识到，栓塞性卒中可能会导致短暂的神经综合征，但重复的刻板的TIA通常是动脉粥样硬化血栓性血管疾病的信号。

血栓性卒中综合征，代表了低血流量和相关现象的结果，它以几种方式之一进展。可能有一次单一的发作，但通常整个卒中在几分钟或几小时内演变。其特征表现为神经功能缺失的断续的或间歇性进展。这与本章前面讨论的栓塞机制特征的突发性卒中截然不同。在血栓形成中，可能会发生部分卒中，甚至暂时消退几小时，之后会迅速进展到完全性功能缺失，或者几次短暂的发作之后可能会有一次更长的发作，而在数小时或一两天后，可能会有一次大卒中。身体的几个部分可能会同时受到影响，或者只有一个部分会受到影响，如一侧肢体或一侧面部，其他部分会以分步的方式连续受累，直到发展为完全性卒中。或者，持续5~10分钟的手或手臂的无力或不自主运动或视力模糊的发作，是自发发生的，或是站立或行走引起的。每次的局灶发作都可以再现卒中表现的缩影。换句话说，间歇性的原则似乎是血栓形成过程的特征。

在许多，但并非所有的病例中，动脉粥样硬化血栓事件的另一个特征是在睡眠中发生卒中；患者在夜间或早晨醒来时出现瘫痪。患者没有意识到有任何困难，他起身迈第一步时可能无助地跌倒在地板上。这是许多血栓性卒中患者以及一些栓塞性卒中患者经历的故事。

最具迷惑性的是少数几个例子，其中神经紊乱演变非常缓慢，持续几天或更长时间［“慢卒中”（slow stroke）］。最初的想法是诊断脑瘤、脓肿或硬膜下血肿。对病程的仔细分析发现一种不均衡的、跳跃式的进展。也有一些情况下，血栓性卒中的演变在一段时间内是均匀进展的。动脉粥样硬化斑块上血栓的突然发展也可能导致相当突然的或至少是快速的卒中进展，从而模拟栓塞，但这不是特征性的。

动脉粥样硬化斑块优先形成于脑动脉的分叉点和弯曲处。最常见的部位是：①颈内动脉（*internal carotid artery*）从颈总动脉的起始部；②椎动脉的颈段或在锁骨下动脉起始部，以及两侧交汇形成基底动脉处（*cervical part of the vertebral arteries or at their origins at the subclavian vessels, and at their junction to form the basilar artery*）；③大脑中动脉主干或主要分叉处（*stem or at the main bifurcation of the middle cerebral arteries*）；④近端大脑后动脉（*posterior cerebral arteries*）环绕中脑处；⑤近端大脑前动脉（*anterior cerebral arteries*）向前穿过胼胝体转弯处。后两个部位比前三个部位少见。大脑动脉形成明显斑块进而发展成卒中的概率较低，小于 Willis 环后的第一级主要分支的概率。此外，小脑动脉和眼动脉出现动脉粥样硬化性受累也很少见。颈总动脉和椎动脉起始部是动脉粥样硬化沉积的另一个常见部位，但由于有丰富的侧支动脉通路，这些部位的闭塞较少出现脑缺血症状，如后面讨论的。亚裔血统的人有罹患颅内动脉粥样硬化的倾向，而非颅外动脉。

动脉粥样硬化血栓形成可能通过几种方式导致脑梗死。最明显的是，闭塞的斑块或斑块上形成的血栓占据了大脑内主要血管，如大脑中动脉的管腔，并阻断供应的相应大脑区域血流。这一机制的另一种变化是由更近端的血管，如远端颈动脉的动脉粥样硬化导致的闭塞。这可能会引起颈内动脉循环的主要分支之间的供血区梗死，这些分支最容易受到血流减少的影响，称为边缘带（borderzone）或动脉末端梗死，或不太准确的，分水岭梗死（watershed infarction），这取决于侧支血管的丰富程度。或者，近端血管动脉粥样硬化血栓病变可能是栓子形成的孳生地，在该血管的其中一个供血区出现卒中，称为动脉 - 动脉栓塞（心因性卒中较常见）。一个有关的单独的机制是，当 Willis 环的大血管动脉粥样硬化斑块阻塞小穿透血管的开口时，最常见于大脑中动脉的豆纹分支或大脑后动脉的丘状纹状体血管，并导致大脑深部小的或融合性卒中。

目前尚不清楚，斑块破裂是否像在冠状动脉一样在血管闭塞或血栓形成中起作用。在颈动脉，Hosseini 及其同事使用特殊的 MRI 技术发现了斑块内出血的证据，并发现这些变化可以预测动脉远端分布区的卒中。参考文献中引用的 Fisher 和 Ojemann 之前的工作，涉及手术中切除的颈动脉斑块的连续切片，提出并非如此。很明显，局灶性动脉粥样硬化越严重，发生血栓并发症的可能性就越大。有溃疡的颈动脉斑块，其复杂性是不是构成卒中风险因素的重要组成部分，比如可产生小的栓子，目前还没有定论。同样，最有可能与血管远端区域的卒中相关的是颈动脉的高度狭窄，通常超过原始管腔的 90%，或残余管腔不到大约 2mm。

在饮食和降脂药物的控制下，动脉粥样硬化病变可能会有一定程度的缓解。Hennerici 及其同事对一系列颈动脉狭窄患者进行了 18 个月的追踪调查，并观察到近 20% 的病变自发消退。然而，在绝大多数病例中如果没有控制好潜在的危险因素，如高脂血症、吸烟、糖尿病和高血压等，动脉粥样硬化将是一种进展性疾病。

在血管内产生血栓的止血成分，包括凝血因子和血小板是复杂的，一直是深入研究的对象（见 Furie 和 Furie 对这一领域的讨论）。然而，如同冠心病一样，血栓的发展和扩大往往是脑血管闭塞和缺血性卒中的最终因素。动脉粥样硬化性血栓性卒中的时间分布反映了血管内凝块的聚积，这似乎是合理的，尽管还没有得到充分的研究。这些生物学机制关系到脑卒中的治疗和预防。

短暂性缺血发作（TIAs）

短暂性缺血发作（transient ischemic attack，TIA）是一种符合血管分布的局灶性神经发作，突然出现，并在几分钟内停止。以前，基于临床的定义扩展到持续到 24 小时的时间，后来采用了较短的时间范围，而现在，没有留下临床或影像学梗死的迹象事件被认为是 TIA。由于应用更复杂的技术，人们已经认识到，许多 TIA 以前被归因于动脉粥样硬化血栓形成，却是真正的栓塞性卒中，临床症状可能消失。这些发作可反映几乎任何大脑动脉的受累情况，如颈总动脉或颈内动脉，大脑中、大脑后或大脑前动脉、眼动脉、椎动脉、基底动脉或小脑动脉，或到内囊、丘脑或脑干的穿支动脉。因此，TIAs 本身可能表现为一侧身体的一过性轻偏瘫、失语、麻木或刺痛、构音障碍、复视、共济失调、视野模糊或其组合，由此产生卒中综合征。甚至肢体颤动也可代表 TIA（Yanagihara et al）。虽然几乎可以肯定 TIAs 是由短暂的局灶性缺血引起的，但其机制尚不完全清楚。

短暂性缺血发作须与其他短暂的神经发作相鉴别，包括癫痫发作、偏头痛及其变异型、短暂性全面遗忘症、晕厥、迷路疾病引起的眩晕，以及要进一步强调的心因性发作等。TIAs 与其他类似的短暂性发作的区别并不总是那么明显，需要引起神经科医生极大的关注，这些鉴别对TIAs的评估和治疗有重要意义。

在临床分析TIAs时，将单次的短暂性发作与所有的均一型的重复发作加以分开是有用的。后者更多的是对即将到来的血管闭塞的警告，特别是颈内动脉，而前者，特别是当延长的时候，通常又是由栓子引起的，但未留下持久的临床症状。长时间波动的TIAs结果是不好的。TIAs之后约20%的梗死发生在首次发作后的1个月内，大约50%发生在1年内（Whisnant et al）。为了提供一种预测工具，设计了各种量表，其中包括由罗斯维尔（Rothwell）及其同事设计的ABCD系统（2005）以及该量表的衍生工具。将血压、一侧肢体无力、言语障碍，以及症状持续时间（均小于1小时）相加，得出1周内卒中的预测分数。在最初的研究之后已给出了可变的敏感性，因此这个有趣的方法必须考虑临床背景。在最初的研究中，单侧无力和持续时间超过1小时是预测卒中最重要的因素。关于确定延长的TIA原因问题已经提及，其中许多病例是因栓子引起的。

不足为奇的是，心肌梗死和其他动脉粥样硬化事件如心肌梗死的发生率在TIAs患者中很高，在某些系列中超过了卒中的风险。大约三分之二的TIAs患者是患有高血压的男性，反映了这一群体中动脉粥样硬化较高的发病率。偶尔，在年轻人中，TIAs可能作为相对良性的现象发生，没有可识别的动脉粥样硬化特征或其危险因素。这些患者可能患有偏头痛（见下文）；其他此类病例是特殊的血液学疾病的结果，例如那些导致血液过度黏滞或淤血的疾病（真性红细胞增多症、镰状细胞病、血小板增多症、白血病和高球蛋白血症等）也可能导致卒中前的TIAs。

人们已经认识到，由脑部穿支小血管的闭塞引起的卒中，即腔隙，在发病时有间歇性（间断性）的倾向，偶尔可在不连续的发作之间几乎功能完全恢复。这是否构成一种腔隙性TIA，一直存在争议，但在我们看来，更重要的问题是我们无法区分小血管的短暂性闭塞与大血管的短暂性闭塞。Donnan及其同事（1993）提到了一种"内囊预警综合征"（capsular warning syndrome），我们已经见过多次了，包括面部、手臂和腿部不断进展的无力发作，最终出现内囊的腔隙性卒中（capsular lacunar stroke）。尽管如此，轻型的小的深部卒中的基本模式仍然可以辨认；模拟皮质的TIA的部分综合征不太常见。腔隙性卒中在下文广泛讨论。

短暂性单眼失明

在眼部的短暂性缺血发作，短暂性单眼盲（*transient monocular blindness*，*TMB*），也称为一过性黑矇（*amaurosis fugax*）是常见的症状。大多数视觉发作演变迅速，超过5~30秒，并被描述为水平阴影平稳地下落（或上升）覆盖视野，直到眼睛完全但无痛地失明。发作缓慢而均匀地消失。有时这种发作表现为楔形视力丧失，突然的全视野模糊，或者是灰暗或明亮的光线模糊了视力。单眼失明的一过性发作通常比半球发作更具有反复发作的刻板性。由同向性偏盲组成的TIAs应该提示大脑后动脉的狭窄，但是对患者来说，通常很难与单眼失明区分开来。

一些研究者已经评估了一过性黑矇的含义，发现不像半球TIAs（诸如轻偏瘫、偏侧感觉症状、失语症）那样的不祥，特别是在较年轻的患者中。正如Benavente及其同事所指出的，如果没有如糖尿病等其他问题，发作后3年内的卒中风险低至2%，但在有动脉粥样硬化风险因素的老年患者中，这一风险可能高达24%。很明显，特别是在年轻患者中，动脉粥样硬化以外的其他机制是可操作的，如偏头痛或抗磷脂抗体（下文讨论）。

短暂性单眼失明后发生卒中的风险低于颈动脉粥样硬化性疾病所致的大脑的TIAs，这也许并不奇怪。阻塞眼动脉及其分支血管的颗粒物质的大小很小，以至于大脑半球发生类似事件时不太可能产生症状。此外，视网膜缺血会产生患者难以忽视的症状。虽然短暂性单眼失明（TMB）还有其他潜在的原因，但这些概念结合在一起可以解释传统的TIA与TMB之间风险差异的很大一部分原因。

TIA的发病机制

短暂性缺血发作的可能原因是血流量减少或栓塞的颗粒。很明显，许多单次的短暂性发作情况都有栓塞机制。相比之下，反复产生相同或相似的临床综合征的重复的TIAs，在大多数情况下与血管狭窄有关，导致供应大脑局部区域的血流量减少。单次的TIAs可以由血管狭窄引起，当然，在第一次TIA发生时一般不可能确定来源。为了支持TIAs的栓塞原因这一概念，在Pessin及其同事（1977）的系列研究中，几乎五分之一的前循环（颈动脉供血区）TIAs，以及在Ueda及其同事报告的病例中有更大比例的病例，都没有颈动脉狭窄或溃疡。这些缺血性发作，可能来自心脏或包括主动脉弓在内的大血管，持续时间超过1小时，提示为栓塞；但也有少量短暂的缺血发作，即使在动脉造影后也无法解释。

一般来说，当颈内动脉管腔缩小到 2.0mm 或更小时（正常直径 7.0mm；范围 5~10mm，女性为该范围的下限），视网膜或大脑循环的血流动力学改变就会表现出来。这相当于与颈动脉较远端部分的正常横截面的面积相比，血管横截面面积减少了 95% 以上。可能引起 TIAs 的确切狭窄程度和轻度及中度狭窄时的卒中风险是有争议的，后面进一步讨论。

在一些推测为栓塞的病例中，神经状态从正常到异常反复波动长达 36 小时，出现 TIAs 表现（间断性 TIA）；在另一些病例中，出现持续几个小时的功能缺失，符合 TIAs 的传统标准（现已放弃 24 小时的持续时间）。如上所述，腔隙性梗死之前会发生同样的事件，而在这种情况下，似乎更有可能是局部血流量减少的结果，而不是复发的栓子。

在短暂性单眼失明发作期间，视网膜血管的检眼镜观察可能偶尔显示视网膜动脉血流中断，以及静脉柱破裂形成“车箱”状，或者零星的白色物质暂时阻塞视网膜动脉。这些观察表明，在某些涉及视网膜血管的缺血性发作病例中，局部会出现暂时的、完全的或相对完全的血流中断。这是由于血小板或纤维蛋白栓塞，还是由于灌注压降低导致血小板原位聚集，目前尚无定论。

运动或采取直立姿势时出现的 TIAs 特别提示主动脉分支狭窄，就像在大动脉炎（Takayasu disease）（见下文）和颈动脉或主动脉弓夹层中出现的。过度通气引发的 TIAs 据说是烟雾病的特征，烟雾病（moyamoya disease）是一种进行性的颅内血管的狭窄，将在后面的部分讨论。

在严重贫血状态，红细胞增多症、血小板增多症、重度高脂血症，由巨球蛋白血症引起的高黏血症，镰状细胞贫血，以及高血糖症或低血糖症等，可能出现与血液流变学或其他变化有关的短暂性神经功能缺失。在其中一些病例中，代谢或流变学改变似乎引起了大血管或小血管狭窄的症状，但通常情况下，血管系统是正常的。具有抗磷脂抗体的患者可能存在 TIAs，其机制尚不清楚。

一些发生在颈动脉闭塞后的 TIA 病例可能是由于血栓的栓塞引起的，通常是急性血栓远端的血管腔。通常是急性的，位于血栓的远端血管腔内。在其他情况下，Barnett 及其同事（1978）假设，在颈动脉被血栓阻塞后发生的 TIA 甚至可能出现在血栓的近端。在这种情况下，栓塞物质是由颈外动脉通过眼动脉逆行进入脑血管。他称之为残端栓塞（stump embolism），这个术语经常被不注意地用来描述闭塞血管远端的栓塞。

TIA 的鉴别诊断

短暂的局灶性神经症状在神经病学实践中是普遍存在的。它们可能是癫痫发作、偏头痛（见 Fisher 对晚年偏头痛伴发症的分析，1980）、晕厥或其他情况如短暂性全面遗忘症的结果（见第 20 章），偶尔会出现在多发性硬化和某些系统性代谢紊乱的患者中，如严重的高血糖症。它们发生的临床背景有助于明确发作的性质。此外，在脑膜瘤、胶质母细胞瘤、位于或邻近皮质的转移性脑肿瘤，甚至硬膜下血肿患者中，都会出现短暂性和可逆性局灶性脑症状的发作，与 TIAs 难以区分。虽然不常见，但这些发作的重要性主要是因为在其中某些情况下，抗凝剂的使用是相对禁忌的。我们主要见到过脑膜瘤和硬膜下血肿，症状包括短暂性失语症或言语中断 2 分钟至数小时，但也曾报告感觉症状，伴或不伴向全身扩散，手臂无力，以及轻偏瘫等。一些显著的脑膜瘤病例数十年来涉及反复的短暂性发作。在这些病例中通常疑似为癫痫发作，但很少能得到证实。据推测，某种局部血管紊乱是起作用的，但机制尚不清楚。我们能确定的是，占位病变并不引起类似后循环 TIA 的发作。

关于眩晕单独作为 TIA 的一种表现，可归因于基底动脉或椎动脉的不确定性问题，在第 14 章中讨论。偶尔会有多次短暂的眩晕发作，持续 1 分钟或更短时间，有强度波动，其间可能穿插有脑干缺血的其他征象。仔细询问患者通常可以明确问题，但在不确定性仍然存在时，成像检查可能是必要的。即便如此，较多的眩晕病例被归因于后循环血管狭窄。在一些患者中，非眩晕性“头晕”的主诉将被证明是颈动脉 TIA 的一部分，尽管这种情况并不常见。罗斯·罗素（Ross Russell）认为，所谓的猝倒发作（drop attacks）（见第 6 章），已经在 10%~15% 的患者中记录有椎基底动脉供血不足，但是我们从未观察到这种发作是一种反复的缺血现象或其他形式的脑血管病的表现，而这种综合征通常是由于晕厥、癫痫发作或原因不明。

缺血性梗死的病理生理

脑梗死基本上包括两个病理生理过程：一是继发于血管闭塞导致的氧和葡萄糖供应的丧失，另一个是由于能量产生过程的崩溃导致细胞代谢的一系列变化，最终导致细胞结构和细胞膜的解体，这个过程被称为坏死（necrosis）。潜在的治疗重要性是观察到一些导致神经元死亡的细胞过程并非不可改变的，可以通过早期干预来逆转，或者通过恢复血流，或者通过阻止钙离子流入细胞，或者通过阻断参与细胞死亡的中间过程。

缺血性卒中的中心是梗死区。坏死组织迅速肿胀，主要是因为细胞内含水量过高导致细胞毒性水肿（cytotoxic edema）。因为缺氧也会导致脑组织的坏死和肿胀，缺氧肯定是梗死和缺氧性脑病的共同因素。缺血的影响，无论是功能性的和可逆的，还是结构性的和不可逆的，都取决于其程度和持续时间。梗死以外的边缘是充血的，由脑膜的侧支供血，这里只有很小的或没有实质损伤。

在缺血性卒中及其治疗的讨论中，隐含的是存在一个“半暗带”（*penumbra*），亦即处于边缘性灌注但仍存活的神经元。据推测，这一区域存在于梗死的边缘，在它的核心有注定要坏死不可挽回的受损组织。使用不同的方法，可以证明这样的半暗带可与部分但不是全部梗死相关，而可逆组织损伤的程度很难确定，但最近正在用成像技术证明。半暗带中的神经元被认为是中度缺血导致的生理上的“昏迷”（stunned），如果在一定时间内恢复血流，就会得到挽救。Olsen 及其同事证实了低灌注的半暗带区，但有趣的是，他们发现邻近的区域是高灌注的。这些概念在试图通过灌注和梗死（通过 MRI 扩散加权图像检测的）的成像匹配来证明急性卒中模式时发现是平行的，如治疗部分所讨论的。通过血液稀释提高全身血压或改善小血管中血液的流变特性可以改善半暗带区的血流；然而，在临床工作中使用这种方法的尝试取得了好坏参半的结果。然而，通过清除闭塞的血块再灌注半暗带区域在改善卒中后的预后方面是成功的。

血管因素

局灶性动脉闭塞对脑组织的影响取决于闭塞的位置以及可用的侧支和吻合通道。在颈部颈内动脉闭塞时，可能有吻合支的血流从颈外动脉、眼动脉或其他较小的颈内 - 颈外动脉连接，通过 Willis 环的前交通动脉和后交通动脉（图 33-1）。椎动脉阻塞时，吻合的血流可通过颈深动脉、甲状颈动脉或枕动脉，或从另一条椎动脉逆行，再经后交通动脉连通。如果闭塞位于一条脑动脉的主干部分，即 Willis 环的远侧，一系列脑膜动脉间的吻合可以将足够的血液输送到受损区域，以减轻缺血性损伤（图 33-2）。相邻的动脉分支之间也有毛细血管吻合系统，虽然它可以缩小缺血区的大小，但通常不足以预防梗死。因此，在大动脉主干闭塞的情况下，梗死的范围从完全没有到该血管的整个供血区梗死。介于这两个极端之间的是，不同程度梗死范围和完整性的表现，在某些病例中还包括半暗带。

在此对脑血管的自动调节（*autoregulation*）现象作适当介绍。在平均血压约为 50~150mmHg 的范围内，软脑膜小血管能够舒张和收缩，以便将脑血流量（CBF）维持在相对较窄的范围内。这种调节最终在血压达到一定极限时会失调，之后 CBF 被动地跟随全身压力变化，或急剧下降，或上升到破坏小血管壁的水平。超过自动调节极限的情况是极端的高血压脑病和循环衰竭，这两种情况将在本章后面的部分讨论。

如果在动脉闭塞的实验环境中观察到脑组织，由于脱氧血红蛋白的增加，静脉血液首先会变暗。血液的黏度和流动阻力都会增加，血管内形成的血液成分会产生淤积。组织变得苍白，动脉和小动脉变窄。在闭塞的动脉中重建血流时，变化的顺序相反，可能会有轻微的充血。

代谢和生理因素

与脑血流有关的许多因素，Heiss、Siesjo 和其他人在很多年前研究过了。在包括猕猴和沙土鼠在内的几种动物中，已经确定了发生功能损害的 CBF 临界阈值。脑梗死的临界值约为 23mL/（100g·min）（正常为 55mL/（100g·min））；如果在短时间内 CBF 量恢复到正常水平，功能损害是可以逆转的。CBF 量降低到 10~12mL/（100g·min）以下会导致梗死，几乎与其持续时间无关。因此，丧失功能并导致组织损伤的低灌注临界水平是 CBF 在 12~23mL/（100g·min）之间，但完全梗死的可能性也取决于缺血的持续时间。现代技术，如 CT 和 MR 灌注成像，能够在临床卒中工作中提供可比较的价值。

在这些血流水平时，脑电图（EEG）活动变慢，低于这个水平时，EEG 就会变为等电位。在边缘灌注区，由于受伤的去极化细胞导致钾流出增多，使血钾水平增加，三磷酸腺苷（ATP）和磷酸肌酸（CK）被耗尽。如果循环迅速恢复正常，这些生化异常是可逆的。钙离子动态平衡的紊乱和游离脂肪酸的积累干扰了细胞的完全恢复。CBF 量为 6~8mL/（100g·min）时，细胞内 ATP 明显耗竭，细胞外钾增加，细胞内钙增加，以及细胞酸中毒，均可导致组织学上的坏死征象。这些变化在几小时内不会变得明显。游离脂肪酸（以磷脂酶的形式）被激活后破坏神经元膜的磷脂类。前列腺素、白三烯和自由基积

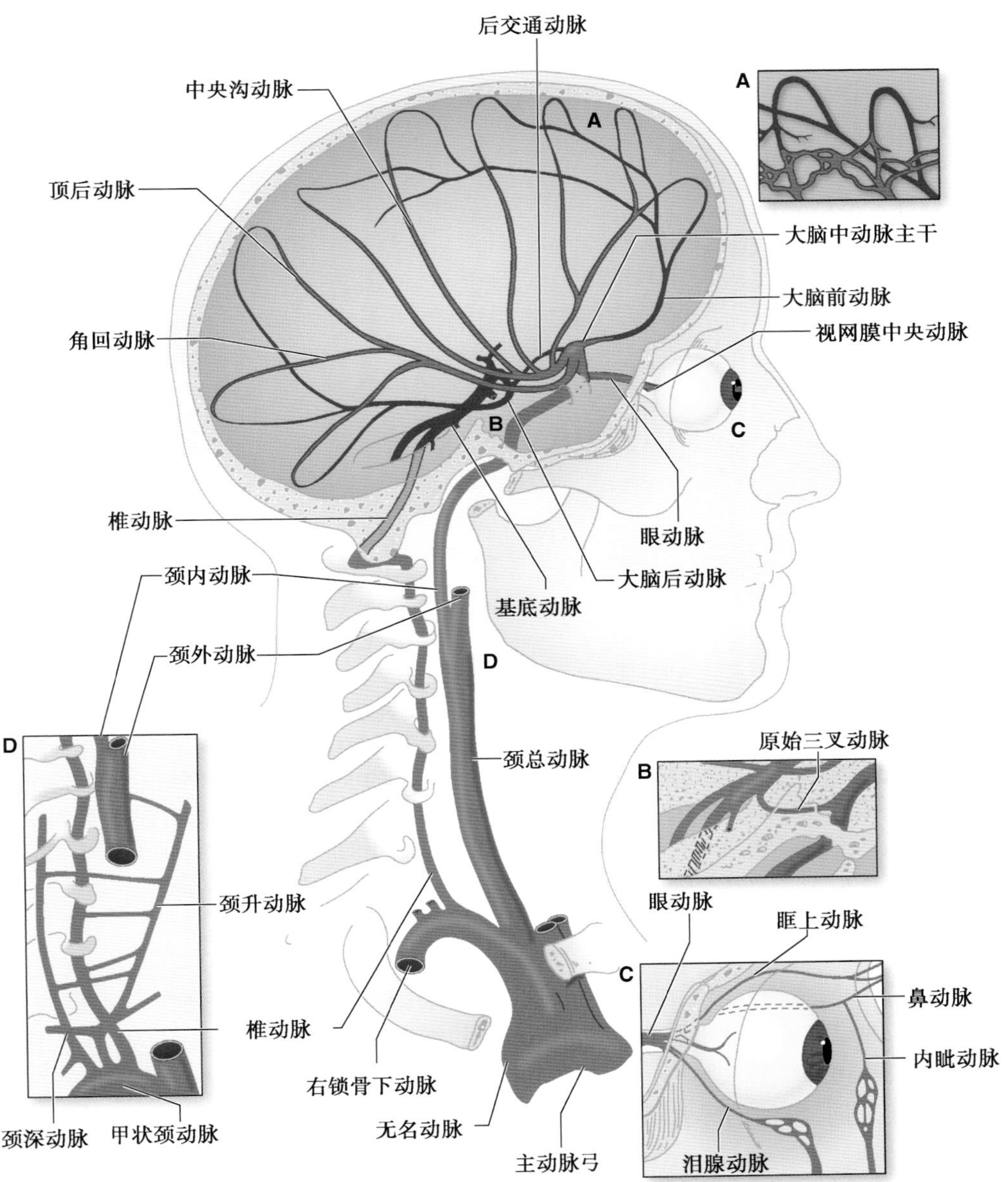

图 33-1　右侧主要动脉的配置，将血液从心脏输送到大脑。还显示了可以缓和脑缺血影响的侧支血管。例如，后交通动脉连接颈内动脉与大脑后动脉，并可能在颈动脉与基底动脉系统之间提供吻合。在大脑凸面上方，显示蛛网膜下动脉间的吻合连接大脑中动脉、大脑前动脉和大脑后动脉，如插图 A 所示，说明这些吻合是一个连续的微小动脉网络，形成了主要大脑动脉供血区之间的分水岭区。插图 B 显示，偶尔有一条原始的三叉动脉连接颈内动脉与 Willis 环近端的基底动脉。颈内动脉与颈外动脉经眼眶部血管形成吻合，如插图 C 所示。从颈动脉肌支到椎动脉和颈外动脉完整的颅外吻合见插图 D

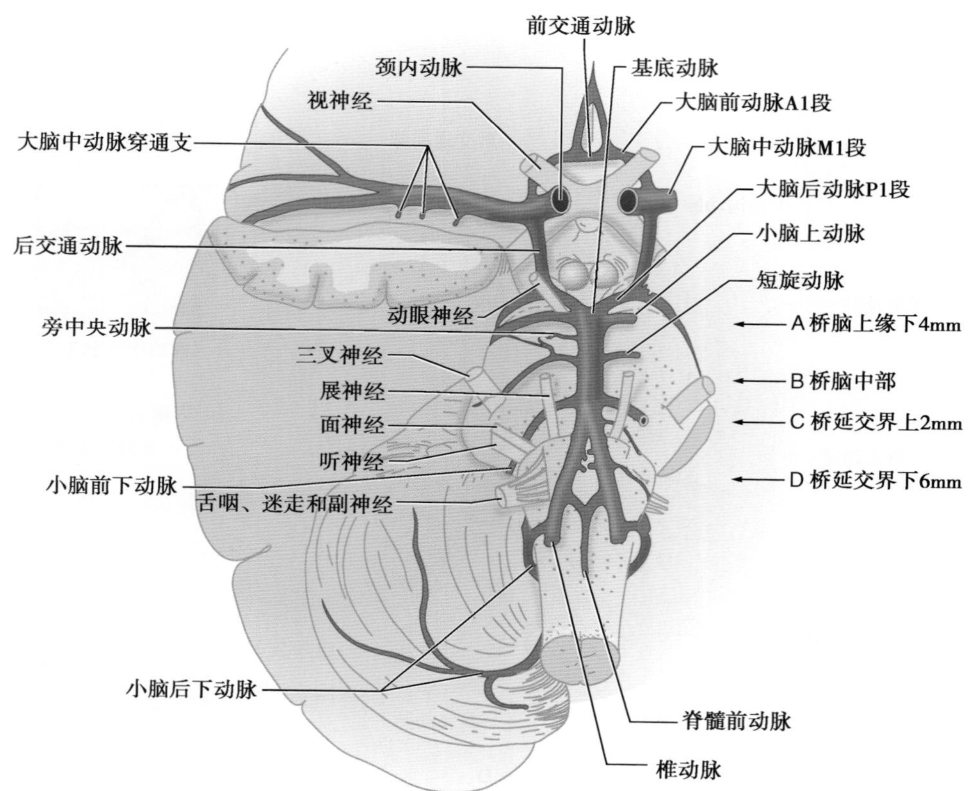

图 33-2　显示椎基底动脉系统的主要血管脑底部示意图(Willis 环及其主要分支)。M1 是指大脑中动脉的起始段(主干);A1 是指大脑前动脉起始段,邻近前交通动脉;A2 是指前交通动脉后部共有段;而 P1 和 P2 分别是指大脑后动脉的相应的前交通动脉段和后交通动脉段。右侧的字母和箭头指示以下四个横截面的水平:A= 图 33-16;B= 图 33-15;C= 图 33-14;D= 图 33-13。尽管脑桥和延髓的血管综合征是由轮廓明显的阴影区所表示的,但我们必须意识到,因为令人满意的临床病理研究是很少的,这些图示并不总是代表已确定的事实。必须强调,梗死不能产生公认的综合征的频率和综合征相互合并的特殊趋势

累,以及细胞内蛋白质和酶变性。然后细胞肿胀,这一过程称为细胞性水肿或细胞毒性水肿(*cellular*,or *cytotoxic*,*edema*)(见第 30 章"脑水肿")。甚至在其他细胞发生明显变化之前,类似的异常就会影响线粒体。

关于脑的缺氧性损伤,Ames 和 Nesbett 研究了一个历史上很有趣的现象。他们发现细胞能够承受完全没有氧气达 20 分钟,并假设与在活体相比,视网膜神经元在体外对完全缺氧的长期耐受性,与他们所谓的无回流现象(no-reflow phenomenon)(毛细血管内皮细胞肿胀,阻止循环的恢复,如最初由 Ames 等描述的)有关。

一个感兴趣的领域集中在兴奋性神经递质在卒中中的作用,特别是谷氨酸和天冬氨酸,它们是由 Krebs 循环的糖酵解中间产物形成的。这些由缺血细胞释放的神经递质,刺激神经元,并产生钠和钙的细胞内流。这些变化在一定程度上造成不可逆的细胞损伤,但这一阐述肯定是过于简单化了。例如,目前的一些治疗尝试通过阻断谷氨酸受体,特别是 NMDA(*N*- 甲基 -D- 天冬氨酸)通道来限制梗死的范围,NMDA 通道是几种钙通道之一,在缺血的条件下打开,并启动一系列细胞事件,最终导致神经元死亡[凋亡(*apoptosis*)]。然而,即使完全阻断 NMDA 通道也不能阻止细胞死亡,这可能是因为其他几种类型的钙通道的功能障碍仍在继续,并允许钙离子内流。缺血还必定诱发其他的生化事件,包括自由基的产生,自由基会导致外部细胞和线粒体膜的过氧化和破坏。显然,导致神经元死亡的一连串细胞内事件可能比目前预想的得要复杂得多。

神经组织功能障碍的程度并不仅仅取决于神经元中这些机制的激活。现在已经明确,在缺血期间

白质中的少突胶质细胞和支持神经元的星形胶质细胞会受到毒性影响。此外，神经元和星形胶质细胞的损伤都会因炎症反应而加剧，这种炎症反应激活内皮细胞表达细胞黏附分子，吸引更多的炎症细胞，并上调炎症蛋白酶（如金属蛋白酶）和细胞因子（如白细胞介素和趋化因子）的水平。Lo 和同事在一篇综述中总结了这些事件。

Myers 和 Yamaguchi 表明，在心搏骤停诱导之前注射葡萄糖的猴子比禁食或注射盐水的动物遭受更多的脑损伤。他们认为，在无氧条件下，大脑葡萄糖水平过高会导致缺血期间糖酵解增加，积累的乳酸具有神经毒性。在这些观察的基础上，Plum 提出，严格控制血糖可能会减少糖尿病患者的脑梗死面积。这一想法在临床上的实施仍有待确定，但高血糖程度与梗死面积和进展之间存在相关性。尽管如此，这些神经元损伤的多个分子途径为治疗干预提供了契机。

血液学因素

血栓形成的过程涉及许多抗凝因子（anticoagulant factors）的变化，诸如肝素辅因子 2、抗凝血酶Ⅲ、蛋白 C，以及蛋白 S 等。其中一些是血管外源性的，因此，即使没有先前的血管损伤也可能导致一个或多个部位的血栓形成。这些 Furie 和 Furie 做过论述。蛋白 C 是一种维生素 K 依赖的蛋白酶，与它的辅因子蛋白 S 和抗凝血酶Ⅲ结合可抑制凝血。这些因素中的任何一个的遗传缺陷都可能导致动脉或静脉系统的原位血栓形成，也是年轻人原因不明的卒中的一个原因。例如，蛋白 C 缺乏（每 16 000 个体中就有一个杂合突变）是静脉和动脉血栓形成的原因；对活化蛋白 C 的抵抗也有过描述（几乎只导致静脉血栓形成）。

抗磷脂抗体（antiphospholipid antibody）是血管闭塞的另一个原因，显然不是由血管壁的损伤引起的（见本章后面）。一些代谢性疾病如法布里病（Fabry disease）的代谢紊乱也有利于脑血管的凝血。众所周知，患有炎症性肠病（溃疡性结肠炎、克罗恩病）的人容易发生血栓性卒中。身体其他部位的炎症是否容易导致脑血管闭塞仍是一个悬而未决的问题。奇怪的是，某些癌症引起的高凝状态［特鲁索综合征（Trousseau syndrome）］通常不会导致原位动脉闭塞，但它确实会导致心脏瓣膜上的血栓性赘生物，从而导致卒中，并易导致脑静脉血栓形成，如后面讨论的。血红蛋白病（hemoglobinopathies），如镰状细胞病也被认为是受影响的个体的卒中原因。除此之外，还有许多其他血液病，如血小板增多症、红细胞增多症（原发性或继发性），以及由副蛋白血症引起的高黏血症等。

这些血液学因素，当儿童或年轻人发生不明原因的卒中，在经常发生卒中的家庭成员中，在孕妇或产妇中，在偏头痛患者或服用避孕药的妇女中，应该予以寻找。根据 Markus 和 Hambley 对这一主题的综述的建议，对狼疮抗凝物质、抗心磷脂抗体、蛋白 C 和蛋白 S 缺陷，以及抗凝血酶Ⅲ的筛查可能是合理的，但主要是在这些特殊情况下。这一特殊类型的血管血栓在后面的小节中涉及，包括动脉与静脉凝血之间的区别。

卒中影像学技术

技术的进步不断促进对卒中患者的临床研究，它们能够同时显示大脑病变和受影响的血管。CT 显示并准确定位即使小量出血、出血性梗死、蛛网膜下腔出血、动脉瘤内和周围的血凝块、动静脉畸形，以及已确定的梗死区和邻近区域的缺血（半暗带）组织。

磁共振成像（MRI）显示血管内血流流空、含铁血黄素和铁色素，以及缺血性坏死和胶质增生引起的改变。MRI 在显示脑半球深部小的腔隙性病变和脑干异常（在 CT 上被邻近的骨骼遮蔽的区域）方面特别有优势。弥散加权磁共振技术对于检测卒中后几分钟内的梗死特别有用，也就是说，比 CT 和其他 MRI 序列要早得多（图 33-3）。用于卒中诊断和判断卒中各个时期的各种 MRI 成像序列在下文和第 2 章以及表 33-4 中讨论。

通过数字化处理图像增强的动脉造影技术，可以准确地显示颅内和颅外血管的狭窄和闭塞，以及动脉瘤、血管畸形和其他血管疾病，如动脉炎和血管痉挛等。传统的对比剂血管造影术已在很大程度上被磁共振动脉造影（MRA）、磁共振静脉造影（MRV）以及 CT 血管造影术（CTA）所取代，用于大的颅内动脉和静脉的可视化（见图 2-2J 和 K）。这些技术具有相对安全的优势（CT 血管造影需要注射造影剂），但不能提供较小血管的精细图像。MRA 描述的是血液通过血管的时间飞跃（time of flight），在测量大脑的或颅内血管内病变的程度和形态方面不如 CTA 准确。

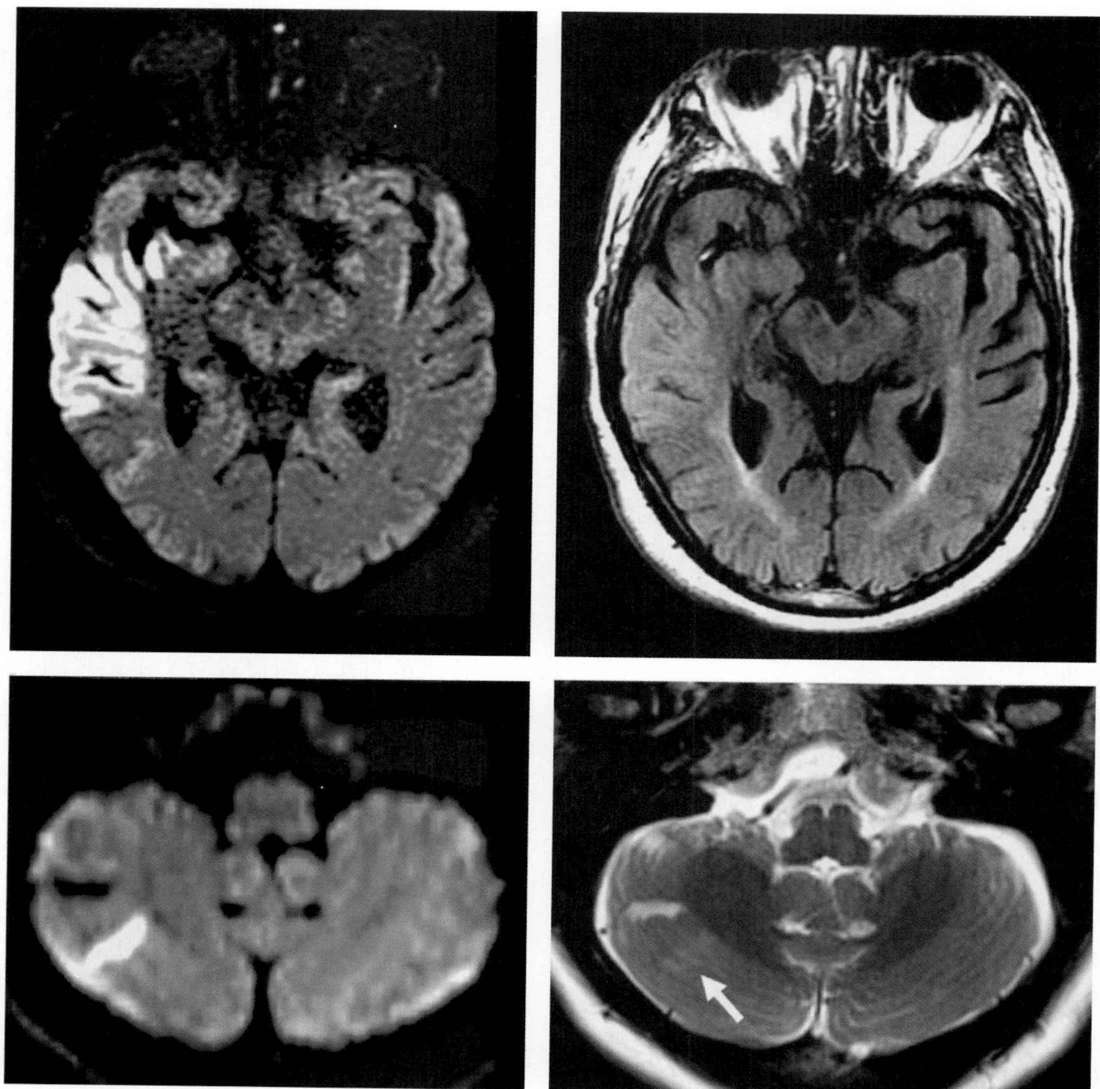

图 33-3　MRI 显示急性脑梗死。上图示右侧大脑中动脉梗死，左上图示弥散加权像（DWI）显示亮部。右上图 T2-FLAIR 序列呈轻微的高信号，代表早期血管源性水肿。下图所示小脑后下动脉（PICA）供血区急性小脑梗死，左下图是在 DWI 上的亮部，而右下图箭头所示 T2-FLAIR 稍亮信号。在急性小脑卒中之前也有梗死，由于胶质细胞增生 DWI 呈暗色，T2 呈亮色

表 33-4　诊断卒中时 MRI 序列

序列	回波时间（TE）	重复时间（TR）	优势	高信号（亮）	低信号（暗）
T1W	<50	<1 000	亚急性出血，挫伤，脑脊液紊乱	脑脊液、骨、水肿、脱氧血红蛋白、矿物质	
T2W	>80	>2 000	梗死、炎症、肿瘤	脑脊液、液体、水肿	固体物质、钙
质子（自旋）密度	<50	>2 000		“多数病变”	脂肪、水、急性出血
液体衰减反转恢复序列（FLAIR）	>80	>10 000	水肿、炎症	水肿、炎症、神经胶质细胞增生	脑脊液、其他同 T2W
弥散加权成像（DWI）			急性梗死		出血后数天
磁敏感序列			出血、钙化		血液
短时间反转恢复序列（STIR）			观察脊髓和眼眶病变（抑制脂肪信号）		

在一定程度上，由于血管内血栓清除术的使用和可用性的增加，确定脑部是否存在缺血但尚未梗死的区域就变得有用。主要技术是 CT 灌注和 MR 灌注。两者都涉及造影剂通过组织时图像的快速采集。推导出时间 - 强度曲线，该曲线可以显示血流量、血容量和通过时间的图像（图 33-4）。缺血半暗带区（penumbral-ischemic region）是通过相对维持血容量的通过时间增加（或血流量减少）来确定的。相比之下，梗死组织是通过低于不可逆组织损伤阈值的血容量减少来识别的，这一区域应该与弥散加权成像（diffusion weighted imaging，DWI）的结果相对应。

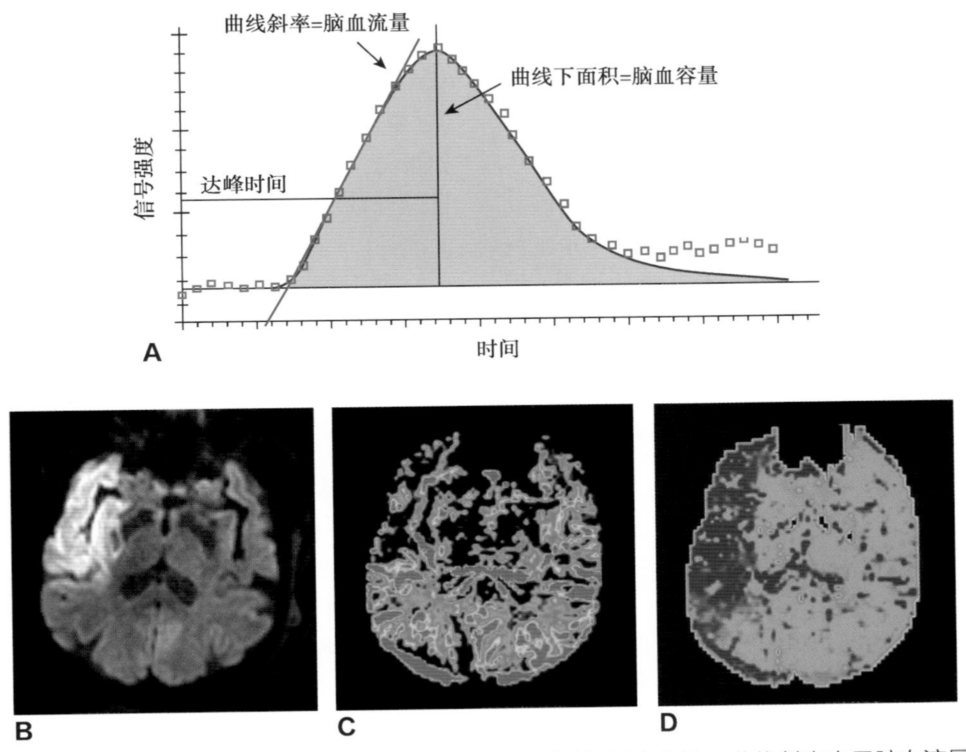

图 33-4 在灌注成像中，时间 - 强度曲线（A）是通过测量对比剂通过脑组织产生的。曲线斜率表示脑血流量，曲线下面积表示脑血容量。体素测量这些参数被转换成彩色图像，表示通过大脑中的血流量、血流容积和对比剂通过时间。动脉闭塞通过使曲线的斜率变平或减少曲线下的面积来改变时间 - 强度曲线。例如，右侧大脑中动脉近端急性闭塞，弥散加权成像（B）上产生一个信号异常区域，其大小与血容量减少区域（C）相匹配。这个区域代表梗死组织。血流瞬时通过时间延长区域（D）较大的供血区，尤其是在后部。此区域与梗死区之间的差异代表缺血半暗带，常被称为弥散 - 灌注不匹配

脑血管疾病的其他检查包括多普勒超声血流检查，它显示大血管的动脉粥样硬化斑块和狭窄，特别是颈动脉和椎 - 基底动脉。经颅多普勒技术已经达到了一定的精确度，可以检测和粗略量化 Willis 环的主要血管的闭塞或痉挛。应用正电子发射断层扫描（PET）和放射性核素成像测量局部血流的各种方法在本章适当部分讨论的特殊实例中查找到使用。

脑电图（EEG）和腰椎穿刺在卒中诊断中已失去了优势，但 EEG 在一侧大脑半球缺血后作为一种现成的检测皮质梗死的手段，可能还未得到充分利用。由于深部腔隙性卒中的局灶性 EEG 异常是分散的或不存在的，因此它可以区分小血管和大血管的闭塞。该技术在区分癫痫发作与局灶性缺血发作引起的短暂性神经功能改变方面有更多的用途。

神经血管的体格检查

虽然大多数大脑动脉只能间接地评估，但更直接的临床体检手段可以用来评估颈部的颈总动脉和颈内动脉。在颈动脉窦水平的严重动脉粥样硬化性狭窄，听诊时会闻及杂音（*bruit*），最好是把听诊器的钟罩紧贴在皮肤上形成密封（压力过大会在皮肤上形成隔膜，过滤了典型的颈动脉狭窄杂音的低音频率）。有时，下颌角处的杂音是由颈外动脉起始部的狭窄引起的，或者由主动脉瓣处产生的杂音放射至此，这可能会有误导性。若下颌角处杂音很大，狭窄部位多位于颈内动脉近端，如果在颈部下方听到，则

位于颈总动脉或锁骨下动脉，或可能从主动脉瓣放射而来。罕见地，椎动脉狭窄或脑底部的血管畸形产生杂音可以在颈后部被听到。

颈部杂音的存在是脑血管疾病的一个指征，但它的检测与通过超声或血管造影评估的严重狭窄病变的存在并没有高度相关性。在过去，医生几乎完全依赖于杂音性质的细节，但现在对这些细节的兴趣有限。颈动脉闭塞的另一个虽然不常见的征象是在对侧的颈动脉上存在杂音，通过将听诊器的钟罩放在眼球上能听到（眼部杂音）。正如 Pessin 及其同事（1983）所指出的，这种杂音通常是由开放血管的血液循环增加引起的，但在我们的经验中也曾有许多不同的病例，眼部杂音反映了同侧颈动脉颅内部分的狭窄。这些和其他评估颈动脉血流的测试已经被超声检查和颈动脉成像所取代，但视网膜检查仍然很有价值，因为它可能显示视网膜动脉内栓子，外观呈亮白色或微红色；这是颈动脉疾病的另一个重要标志［结晶胆固醇，称为伦赫斯特（Hollenhorst）斑块，是从动脉粥样硬化性溃疡脱落的］。

缺血性卒中综合征

任何一条动脉闭塞导致的临床表现在不同的患者之间有细微的不同，但有足够的一致性来证明将一个典型的综合征分配到每一条主要的大脑动脉上。通过仔细的检查来识别这些症状是临床神经科医生的基本技能之一。下面的描述特别适用于由栓塞和血栓引起的缺血和梗死的临床表现。虽然特定的血管供血区内的出血可能会引起许多相同的反应，但总体临床表现是不同的，因为它通常涉及一条以上动脉供血区，由于其深度延伸和压力效应，引起头痛、呕吐和高血压等继发性特征，以及一系列的假定位体征，如第 16 章和第 30 章所述。

颈动脉综合征

颈动脉系统由三条主要动脉组成：颈总动脉、颈内动脉和颈外动脉。如图 33-1 所示，右侧颈总动脉在胸锁切迹水平起自无名动脉（头臂干），而左侧颈总动脉直接来自主动脉弓。颈总动脉在颈部上升到 C4 水平，恰在下颌角下方，每个动脉都分出颈外和颈内分支，有时分叉位置略高或低一点。这一部分脑外循环对于理解卒中是必不可少的。颈动脉血管容易发生动脉粥样硬化性狭窄、动脉粥样硬化性血栓闭塞、动脉夹层，以及罕见的其他过程，如各种形式的血管炎等。颈动脉狭窄引起的缺血性症状有两种方式，主要的一种是动脉粥样硬化和起源于动脉的血小板 - 纤维蛋白物质的栓塞，另一种较少见的是同侧的大脑半球低灌注所致。

颈总动脉闭塞在颈动脉综合征（carotid artery syndrome）病例中所占比例不到 1%，其余的是由于颈内动脉本身的疾病。然而，颈总动脉可被起源于胸腔的动脉粥样斑块阻塞，在左侧较常见。颈总动脉中段的动脉粥样硬化性狭窄或闭塞也可能在喉癌、甲状腺癌或其他头颈癌放射治疗数年后发生。如果分叉是开放的，几乎不会出现任何症状，因为来自颈外动脉的逆行血流可维持颈内动脉的血流和脑的灌注。

剩下的讨论是关于颈内动脉（*internal carotid artery*）的疾病。图 33-1 和图 33-2 显示了颈内动脉及其主要分支的供血区域。在颈动脉闭塞的情况下，受脑血流减少影响的区域高度依赖于 Willis 环的模式。例如，当前交通动脉非常小时，同侧的大脑前动脉供血区也会受到影响。在极端情况下，Willis 环不能与闭塞的颈动脉的一侧沟通，从而使半脑与其他血流隔离，导致累及大脑前三分之二或全部大脑半球的大面积梗死。如果两条大脑前动脉发自一侧的共同干，则可能在两条血管的供血区发生梗死。如果大脑后动脉是由颈内动脉而不是基底动脉供血的（反映大脑后动脉的残留胎儿起源的结构），则大脑后动脉的供血区域也将包括在内。颈内动脉的动脉粥样硬化性血栓形成性疾病的临床表现是任何脑血管综合征中变异性最大的，因为颈内动脉不是终末血管。在大多数个体中，颈内动脉与 Willis 环血管和眼眶的血管是连续的，脑的任何部分都不完全依赖它。因此，最常见的闭塞发生在紧邻颈动脉分叉之后的颈内动脉的第一段，通常是无症状的。

如果一条颈内动脉较早地闭塞了，另一条闭塞可能导致双侧脑梗死。在这种情况下的临床表现可能包括昏迷伴四肢瘫痪，以及持续的水平性节律性共轭眼球运动。

颈内动脉远端颅内段“T”型部分闭塞，例如，栓塞后出现类似于大脑中动脉闭塞的临床症状，如优势半球受累时出现对侧偏瘫、偏身感觉减退和失语症等。当累及大脑前区时，还包括小腿瘫痪等临床表现，如下所述。如此大面积梗死患者通常会立即昏昏欲睡或昏睡，因为对网状激活系统的影响不明确定。

通常位于梗死一侧的眉弓上方的头痛,可能会发生在颈动脉的血栓形成或栓塞时,但颅痛并不是一成不变的,通常是轻微的。与大脑中动脉闭塞相关的头痛倾向于偏向更外侧的颞部;大脑后动脉闭塞的头痛位于眼内或眼后部。

当一侧的颈动脉循环不完全受损时,该侧大脑中和大脑前动脉供血区血流减少,最大的缺血区位于这两个血管区之间,即"皮质分水岭"(cortical watershed),或者,另一种可能是位于半球的深部,在豆纹动脉与脑凸面深穿支供血区之间,即"内部或深部分水岭"(internal or deep watershed)。首先,梗死最多是位于高位顶叶和额叶皮质以及邻近的皮质下白质区域。梗死的大小取决于侧支血管是否充足。往往出现肩部和髋部无力,而不是手和面部。长期颈动脉狭窄时,皮质分水岭区向大脑中动脉供血区的外侧裂周围区域下移,甚至达到卒中可能会出现面部无力或非流利性失语的程度。深部分水岭区的灌注受损时,在半卵圆中心的额叶下部和顶叶下部出现大小不等的梗死灶。

在心搏骤停引起的全身循环衰竭的病例中,情况可能有所不同,在这种情况下,不仅大脑中动脉与前动脉之间的分水岭区灌注减少,而且大脑中动脉与后动脉之间的分水岭区灌注也减少。此外,双侧梗死灶位于一个区域内,该区域呈宽度可变的镰刀形条带,从额叶皮质凸面经过高位顶叶延伸到枕顶叶交界处。较深部的梗死也可能发生,但较常见的形式是刚描述的皮质梗死连续延伸到下面的白质。在低灌注状态后,可能会出现几个单独的梗死灶,但这些梗死灶通常是较大的边缘带病变的影像学上可见的部分。

颈内动脉也供应视神经和视网膜。由于这个原因,在 10%~25% 的症状性颈动脉闭塞病例中,短暂性单眼盲(*transient monocular blindness*,*TMB*)发生在卒中发病之前。然而,视网膜中央动脉(central retinal artery)缺血是颈动脉闭塞的一种相对罕见的表现,可能由于眼球有效的侧支循环代偿。

颈动脉阻塞的体征包括短暂性单眼失明或视力丧失,或者因运动、暴露在强光下或采取直立后出现视力模糊,视网膜萎缩和色素沉着,虹膜萎缩,视网膜乳头周围的动静脉吻合,以及下颌肌跛行等。然而,颈内动脉的狭窄、溃疡和夹层的主要临床体征是 TIAs。这是一个有争议的主题,无论这些是纤维蛋白血小板栓子还是血流量减少的结果。TIAs 在前面已经讨论过,但这里可再次指出,它们代表了卒中的一个重要的危险因素。

大脑中动脉卒中综合征

大脑中动脉(middle cerebral artery,MCA)发出大脑半球的浅支和深支,共同供应大脑半球的最大部分。通过其皮质分支(*cortical branches*),它供应大脑半球的外侧(凸面)部分(见图 33-2 和图 33-5),包括:①额叶外侧和下部的皮质和白质,包括运动 4 区和 6 区,侧视的对侧中心和 Broca(优势半球)运动语言区;②顶叶的皮质和白质,包括初级和次级感觉皮质区以及角回和缘上回;以及③颞叶和岛叶的上部,包括 Wernicke 感觉语言区。MCA 的深穿支或豆纹动脉(*penetrating* or *lenticulostriate branches*)供应壳核、尾状核头部和体部的大部分(与 Heubner 动脉共同供应,见下文),外侧苍白球,内囊后肢,以及放射冠等(见图 33-6)。

MCA 主干(M1)闭塞综合征

MCA 可能被阻塞在它的纵向部分,或靠近它的分叉(术语 M1 用于表示这部分血管)的干部。这一部位的闭塞阻断了小的深穿支和皮质浅支血管的血流。主干的远端闭塞只阻断外侧裂动脉分支的开口,而不影响深穿支血管。主干完全闭塞的典型表现是对侧偏瘫(由于内囊后肢梗死而累及面部、手臂和腿部),偏身感觉缺失,并可包括同向性视野缺损(由于外侧膝状体梗死)伴有头眼向病变侧偏斜。此外,左半球病变有一种可变的,但通常是完全性失语症,右半球病变有疾病感缺失和形态综合不能(见第 21 章)。部分性综合征是常见的,可包括这一整体的几个部分。在卒中发病时,患者可能会因不明确广泛的神经功能麻痹而昏昏欲睡。如果半球表面有丰富的侧支血管,可能只有那些涉及深层结构的卒中成分可能是明显的(主要包括对侧肢体和面部偏瘫),如下文所述,而失语症、失认症和失用症等皮质成分则不出现或很轻微。

MCA 主干的闭塞通常是由栓子引起的,少数情况下是由于附加在局部动脉粥样硬化斑块上的血栓所致。以往"大脑中动脉血栓形成"被认为是卒中最常见的原因,而多年来的研究已证实,大多数颈动脉闭塞是血栓形成,而大部分大脑中动脉闭塞是栓塞性的(Fisher,1975;Caplan,1989)。栓子可能停留在主干中,或如下所述,更常见的是移行到皮质分支,栓子很少单独进入主干的深穿支和引起小的深部梗死(腔隙)。

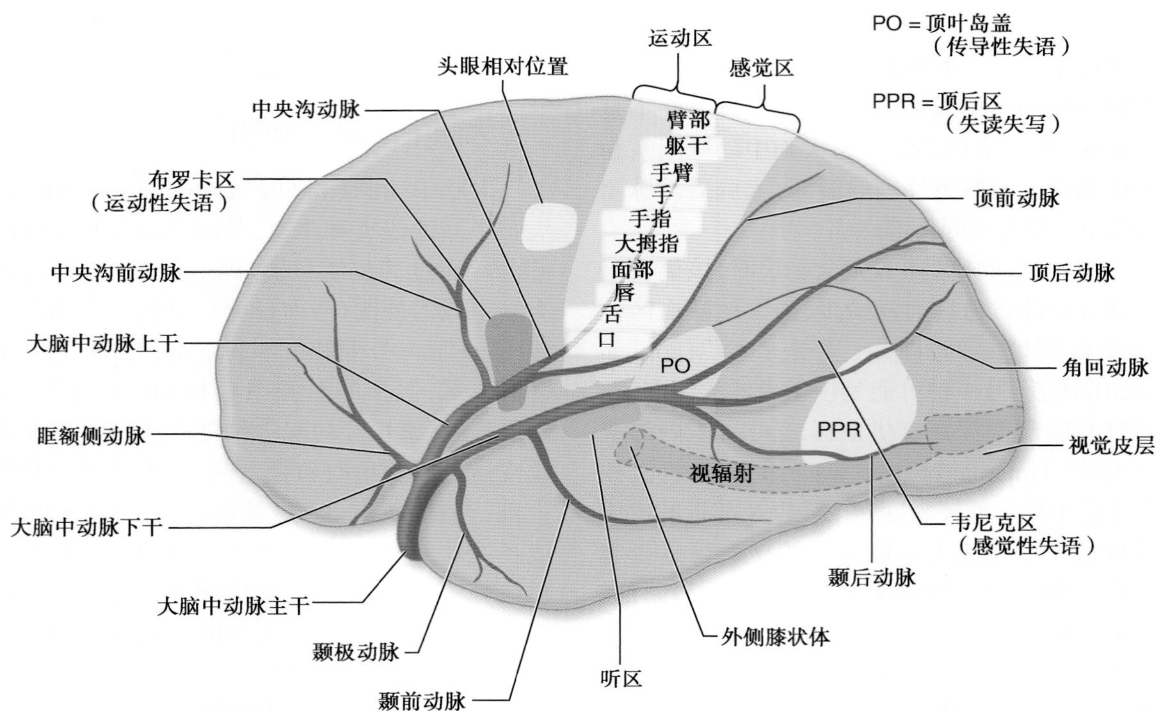

图 33-5　左侧大脑半球侧面图，显示大脑中动脉及其分支的走行和大脑定位的主要区域。下方是该动脉供血区梗死的临床表现和大脑损伤的相应区域

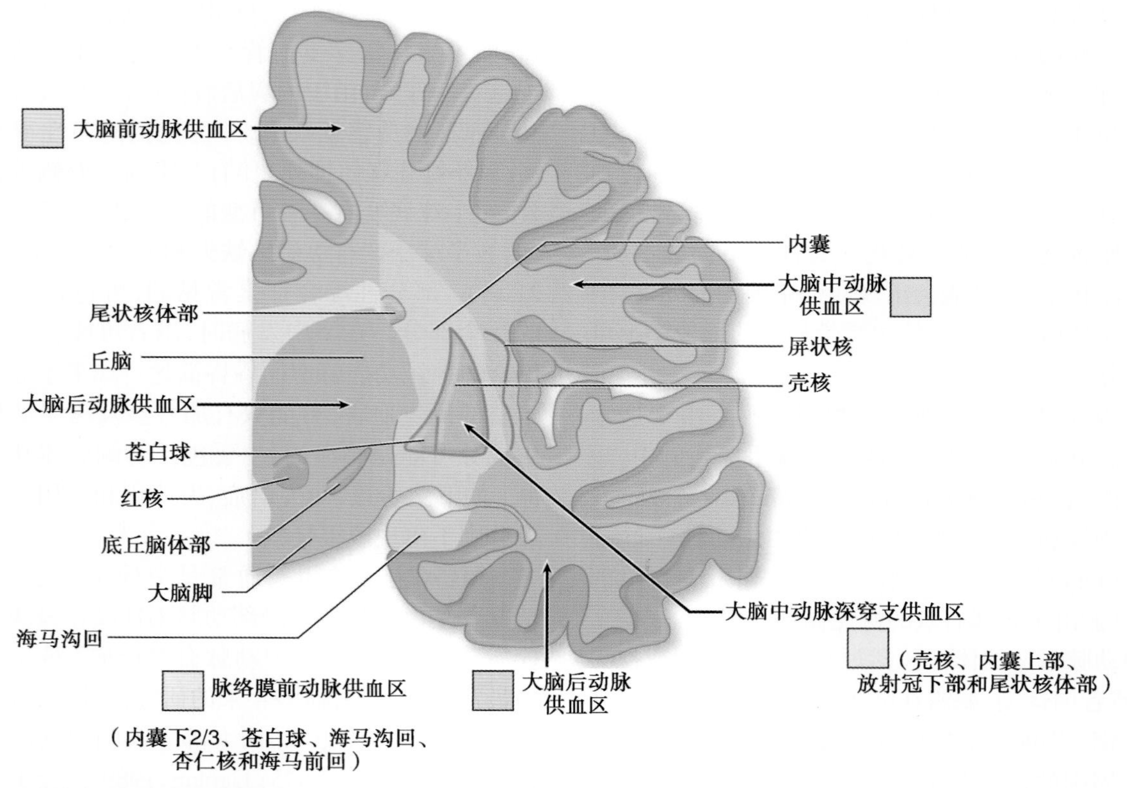

图 33-6　大脑半球冠状切面示意图，显示主要的大脑血管的供血区域

在MCA狭窄的不太常见情况下，血管由于叠加的血栓而闭塞，卒中前通常会出现TIA，产生类似于颈动脉狭窄的表现（见Caplan，1989）。这种情况下不会发生短暂性单眼失明，因为闭塞是眼动脉的远端。在流行病学研究中，某些人群如亚洲人不成比例地受到这种形式的颅内动脉粥样硬化的影响，糖尿病患者也是如此。

纹状体内囊梗死（*striatocapsular infarction*）　一些有趣的综合征发生在MCA深穿支血管的供血区的深部病变，统称为豆状核纹状血管或深穿支血管（见图33-6和图33-8）。如上所述，大多数栓子都停留在主要血管的主干，尽管影像学检查可能显示大脑中动脉是开放的，这意味着栓子已经向前移动。其他的无疑是前面提到的动脉粥样硬化性血栓形成。如前所述，这些在放射冠的病变比典型的腔隙性梗死要大（见下文），但可能有相似的病理生理。

虽然梗死的中心在深部白质，大多数综合征包含一种皮质卒中的模式在下文描述。最常见的类型是大纹状体内囊梗死（*large striatocapsular infarction*），与Weiller及其同事所描述的类似。他们所有的患者都有不同程度的偏瘫，五分之一的患者有失语症或偏侧忽视。如果出现失语，往往只是Broca失语的形式，而且通常是短暂的。较小的深部卒中，仅影响手臂和手的不完全运动综合征，不伴语言障碍或忽视是常见的，这些很难与小的栓塞性皮质卒中相鉴别。

同侧偏盲是一种少见的内囊后部损害，但当它发生时，可能是由于外侧膝状核和视辐射区的损伤所致，但它是罕见的，必须与对侧空间的视觉忽视相鉴别。双侧脑梗死主要影响岛叶-外侧裂周围（前盖）区，表现为面部、舌和咀嚼肌双侧瘫，导致构音障碍不伴失语（see Mao et al and Bakar et al）。

大脑中动脉分支综合征

上干分支（*superior division*）　进入大脑中动脉的栓子最常停留于两个主要分支之一，上干分支（供血颞前中央区和前运动区）或下干分支（供血外侧颞叶和顶下小叶），有时统称为M2段，见图33-2和图33-7。这些血管的动脉粥样硬化血栓形成性闭塞并不常见。

上干分支供血区完全性梗死引起对侧明显的面部、手臂感觉运动缺失，但腿部的程度较轻，以及头眼的同侧偏斜。也就是说，它与MCA主干闭塞综合征的区别在于，小腿和足部功能部分地幸免，而与手臂和面部相比，无力很少受到影响，即表现面臂麻痹（brachiofacial paralysis）或臂手麻痹（chierobrachial paralysis）；没有意识损害。范围不太广泛的卒中比这一上干原型更为常见，相应的功能缺失也较轻。如果闭塞持续时间很长（不只是短暂的缺血伴有栓子崩解），会有缓慢的改善；几个月后，患者可以用痉挛的腿行走，但手臂和面部的运动功能缺失可能仍然存在。感觉缺失可能很严重，类似于一种丘脑梗死（如第8章所述）但更多见的没有严重运动障碍，表现为实体觉缺失、图形觉障碍，位置觉、触觉定位和两点辨别觉受损，以及触觉、痛觉和温度觉不同的变化（见第21章）。左侧病变最初可能有严重失语症，达到哑的程度，或主要是非流利性布罗卡失语，表现为费力的、犹豫的、语法上简化和语言错误和韵律不良的言语（见第22章）。

局限于上干远端分支（*distal branches of the superior division*）的栓塞性闭塞，可能是临床实践中最常见的卒中，产生一个较局限的梗死，是上述综合征的进一步细分。额升支闭塞时，运动障碍局限于面部和手臂，腿部无力很轻微或没有，而如腿部无力，也会很快恢复。左侧病变时，会有不流利的和语法错乱的言语，而理解正常（Broca失语症）。左侧前中央回支（rolandic branch）单独地栓塞性闭塞导致感觉运动性轻瘫，伴严重的构音障碍，但几乎没有失语症的证据。皮质-皮质下分支闭塞可能仅引起臂部单瘫或手无力，类似于周围神经系统受损症状。顶升支和上干分支的其他后部分支的栓塞性闭塞可能不会引起感觉运动功能缺失，而只出现传导性失语（见第22章）和观念运动性失用症。

还有许多其他局限性卒中综合征或上述与额叶、顶叶或颞叶小区域损伤有关的功能缺失的组合。其中包括格斯特曼综合征（Gerstmann syndrome）和各种形式的失认症（在一些患者中，这些可能是在下面讨论的MCA下干分支供血区）。其中大部分在第21章中讨论了，它详细描述了大脑特定部位病变的结果。如前所述，由于体循环衰竭，大脑中动脉的远端供血区也可能发生缺血，特别是如果颈动脉狭窄时，这种情况可能类似于栓塞性分支闭塞。

下干分支（*inferior division*）　MCA的下干分支闭塞没有上干分支闭塞那样常见，但也几乎都是栓塞的结果。左侧病变的通常表现是韦尼克失语症（*Wernicke aphasia*），它一般会持续数日或数周，之后可望有所改善。由于选择性远端分支闭塞（顶上小叶、角回或颞后回）导致的范围较小的梗死中，口语和书面语言理解缺陷可能特别严重。如同上干分支

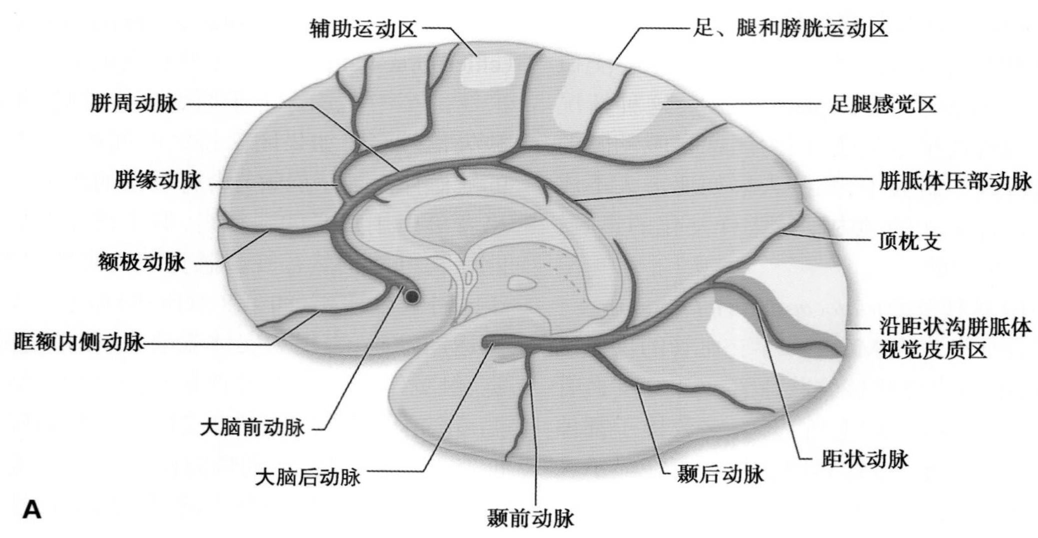

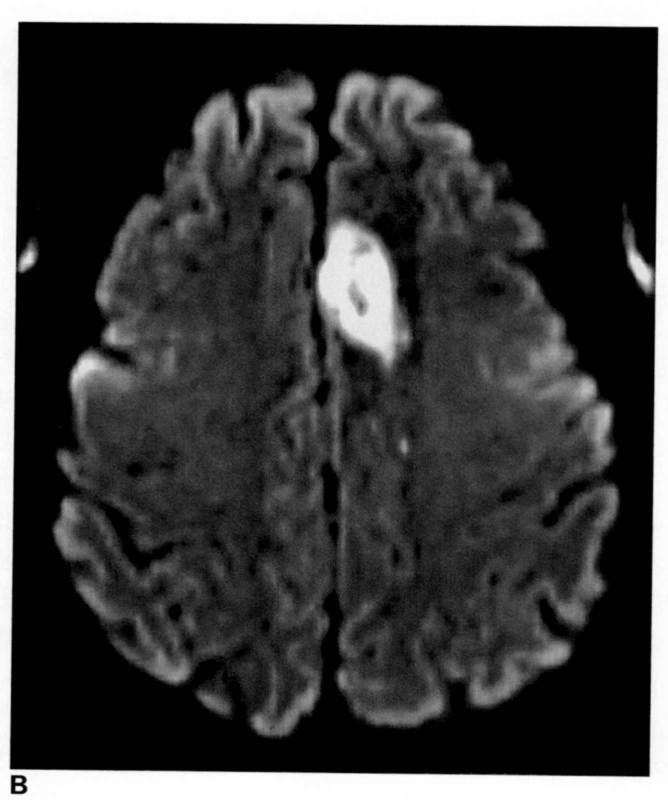

图 33-7 A. 右侧大脑半球内侧面示意图，显示大脑前动脉的分支和分布以及大脑定位的主要区域。下方是该动脉供血区域梗死及相应脑损伤区域的临床表现。还显示了大脑后动脉的主要分支在大脑半球内侧的走行。注意：不出现偏盲；经皮质性失语症很少发生（语言区域的隔离）（见第 22 章）。B. MRI 轴位弥散加权显示在大脑前动脉供血区急性缺血性梗死

卒中一样，开始时可能会沉默，但两者的区别在于，在下干分支梗死时有严重的语言接受障碍。几个月后，这些障碍通常会有所改善，通常达到只有在自己努力阅读和抄写视觉呈现的词或短语时才明显表现出来。无论右半球或左半球病变，通常都会出现上象限盲或同向性偏盲，而右半球病变会出现左侧视觉忽视（*superior quadrantanopia or homonymous hemianopia* and，*with right-sided ones*，*a left visual neglect*）和其他形态综合不能的征象可能是明显的（见第 21 章）。少数情况下，焦虑不安的精神错乱状态可能是非优势半球病变的一个突出的特征，有时是优势半球病变的特征。一些符合于角回和缘上回

的综合征可能发生于下干分支卒中，取决于血管的个体分布。

大脑前动脉卒中综合征

大脑前动脉（anterior cerebral artery，ACA）通过其皮质分支供应额叶内侧面的前四分之三的血液，包括它的眶内侧面、额极、大脑半球沿其上缘外侧面的一条，以及胼胝体的前五分之四等。大多数卒中是栓塞性的，很少是动脉粥样硬化性的，偶尔也有其他的原因，如血管痉挛或血管炎。在 Willis 环附近（前交通动脉近端和远端）发出的深穿支供应内囊前肢、尾状核头的下部和苍白球的前部（图 33-6 和图 33-7）。

最大的深穿支血管是休布纳动脉（artery of Heubner），也称为 Heubner 返动脉（图 33-8）。Heubner 动脉，实际上可能多达 4 条小血管，与大脑中动脉发出的前置豆纹动脉共享它的供血区。这一供血区的卒中引起尾状核头部和邻近白质的梗死。在过去，这是脑膜血管梅毒引起的一种常见的卒中综合征。

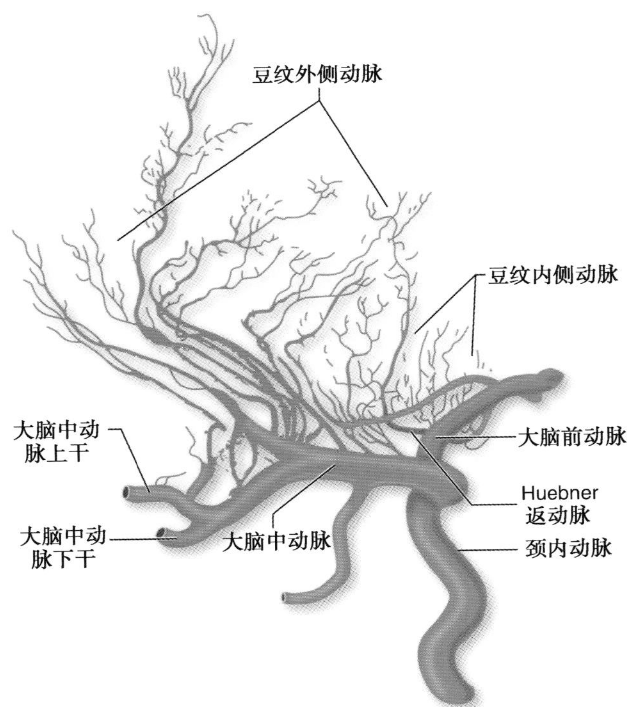

图 33-8　用塑形剂制成的模型显示大脑前动脉和大脑中动脉的深穿支。图中所示内侧豆纹动脉和外侧豆纹动脉被标注，连同 Heubner 返动脉（经允许，转载自 Krayenbuhl 和 Yasargil）

大脑前动脉卒中的临床表现将取决于梗死的位置和大小，而梗死的大小又与闭塞的部位（前交通动脉的近端或远端）、Willis 环的模式，以及前面提到的其他缺血可控因素（ischemia-modifying factors）有关。大脑前动脉供血区梗死研究充分的病例并不多，因此，这一综合征尚并未完全阐明（见 Brust 的文献综述和动脉发育异常描述）。

大脑前动脉主干，近端与邻近前交通动脉连接处（神经放射学术语 A1 段）的闭塞通常耐受性很好，因为对侧的大脑前动脉或大脑动脉提供了充足的侧支血流。最大的障碍发生在两条动脉从一个大脑前干发出时，在这种情况下，两个大脑半球的前部和内侧面都发生梗死，导致截瘫、尿便失禁、意志缺乏和非流利失语综合征，以及额叶人格改变等（见第 21 章）。

一侧大脑前动脉在前交通动脉（A2 段）远端闭塞导致的完全性梗死，导致对侧的足和小腿感觉运动功能缺失，肩部和手臂功能受损较轻，手和面部功能保留（其分布如图 33-7 的 MRI 所示）。这是大脑中动脉上干分支模式的补充。与髋部和大腿相比，足和小腿的运动障碍更为明显。感觉丧失，当它发生时，主要是辨别的形式，但它可以很轻微或不存在。头和眼可能偏向病变的一侧。尿失禁、对侧抓握反射，以及对侧肢体的伸展过度性强直（paratonic rigidity），或称为非自主抗拒（gegenhalten）可能很明显。如第 3 章和 21 章所述，左侧闭塞时可出现左臂和左腿的“交感性失用症”（sympathetic apraxia）或左臂（异己的手臂或手）的不自主的错位运动。

在大脑前动脉供血区卒中时，可能发生语言障碍，特别是经皮质运动性失语症（见第 22 章）。在大脑前动脉闭塞的病例中，行为障碍（*disorders of behavior*）可能被忽视，患者表现意志缺失，或所有的反应迟钝和缺乏自发性，沉默或倾向于低声说话，以及注意力不集中等。大脑前动脉的分支闭塞只会产生整个综合征的部分症状，通常是对侧足和小腿的痉挛性无力或关联的感觉丧失。

大脑前动脉深穿支（*penetrating branches of the ACA*）闭塞时，以 Heubner 动脉闭塞为代表，通常累及内囊前肢和尾状核。在 Caplan 及其同事收集的一个系列 18 例单侧尾状核区梗死病例中，13 例出现一过性轻偏瘫。构音障碍，以及意志缺失或焦躁不安和多动也很常见。其中 2 例左侧病变出现口吃和语言困难，而 3 例右侧病变出现视空间忽视。Alexander 和 Schmitt 列举了 ACA 近端闭塞的病例，包括 Heubner 动脉闭塞，导致右侧偏瘫（主要在小腿部），伴右手的抓握和摸索反应，以及口面失用症，伴随着自发言语减少或缺乏、失写症，命名物体和排列单词表的能力受限，但重复口语和书面句子的能力（即经皮质运动性失语）显著地保留。双侧尾状核梗死时，可观察到一种综合征，包括注意力不集中、意志缺乏、健忘，有时会出现烦躁不安和精神错乱等。短暂的舞蹈手足徐动症和其他运动障碍（我们见过2 例投掷症）也被归因于尾状核和前部基底节的缺血，有时发生在长时间站立和锻炼的情况下（Caplan and Sergay; Margolin and Marsden）。

脉络膜前动脉卒中综合征

脉络膜前动脉（anterior choroidal artery）是一条狭长的动脉，发自颈内动脉，恰在后交通动脉起始部的远端。它供血苍白球的内侧部和内囊的后肢，以及几个毗连的结构，包括（在大多数患者中）视束（图 33-6和图 33-9）。然后它穿过侧脑室的颞角，在那里供应脉络丛并与脉络膜后动脉吻合。这是一个小口径的分支，这一区域的卒中大多数是由糖尿病患者的原位动脉粥样硬化引起的，但可能会被栓子堵塞血管的开口，这是颈动脉上游动脉瘤夹闭术的已知并发症。

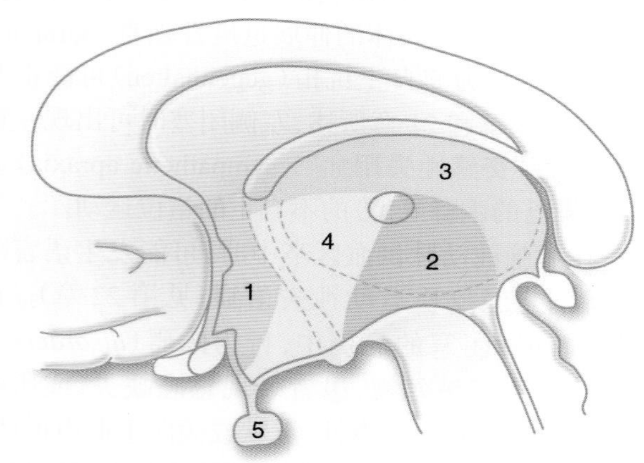

图 33-9　间脑的血液供应区域图。(1) 大脑前动脉，(2) 大脑后动脉，(3) 前和后脉络膜动脉，(4) 后交通动脉，以及 (5) 颈内动脉的分布（经允许，转载自 Krayenbuhl 和 Yasargil）

只有少数完整的临床病理研究对这一动脉闭塞引起的独特的综合征进行了研究。Foix 及其同事发现，由于内囊后肢和膝状体距状束（geniculocalcarine tract）穿过的内囊后外侧白质，以及外侧膝状核受累，导致对侧偏瘫、偏身感觉减退和同向性扇形偏盲（*contralateral hemiplegia*，*hemihypesthesia*，and *homonymous sectorial hemianopia*）。关于外侧膝状体的血管解剖供应，已有相当多的讨论；一些作者提出，脉络膜前动脉供应外侧膝状体核的外侧和内侧部分，此处病变导致同向性上部和下部视野的象限盲，但保留了位于沿着赤道的一个扇形（巧妙地称为“四象限盲”）。外侧膝状体的附加性卒中（complimentary stroke）是由于后外侧脉络膜动脉闭塞引起的，它供血核团的中间部分，并引起位于沿着赤道视野的扇形缺损（see Frisen et al，and Osborne et al）。这种广泛的一侧运动、感觉和视觉损害的组合在一个语言和认知保存良好的个体身上，将这种卒中综合征与更常见的影响主要大脑动脉的卒中综合征区分开来。Decroix 及其同事报告了 16 例（通过CT 确认的）病例，其病变似乎位于这一动脉的血管供血区。在他们的大多数病例中，临床综合征没有达到预期的解剖依据或有额外的特征。

在右侧病变时，可能有左侧空间忽略和结构性失用，左侧病变可能伴有轻微的口语和语言障碍。Hupperts 及其同事已经讨论了关于该动脉闭塞影响的争议，特别是它供血的放射冠的后部脑室周围区和邻近区域的变异性。他们还通过对 CT 图像分析得出结论，认为此血管闭塞没有统一的综合征，而在大多数情况下，它的供血区是与周围的小血管重叠的。人们可能还记得，有一段时间，为了消除一侧帕金森病的震颤和僵硬，对前脉络膜动脉进行了手术结扎，而没有产生这些的其他影响。

尽管该血管直径较小且深层结构的血液供应较少，但该血管闭塞最常见的原因是栓塞（Leys and colleagues）。

大脑后动脉卒中综合征

在大约 70% 的个体中，两条大脑后动脉（posterior cerebral artery，PCA）都是由基底动脉的分叉部分出的，细小的后交通动脉将这个系统连接到颈内动脉。在 20%~25% 的病例中，一条大脑后动脉像往常一样起源于基底动脉，而另一条则起源于颈内动脉，这是一种持续的胎儿循环模式（胚胎型 PCA）；不到5% 的人具有两条 PCA 都来自相应的颈动脉的不寻常结构。这一供血区大多数卒中都是栓塞源性，或为心源性栓塞，或来自更近端血管中的血栓，但也有一些人容易在大脑后动脉近端发生动脉粥样硬化。

大脑后动脉的近段（*proximal segment of the posterior cerebral artery*）（P1 段）的形态和分支如图33-8 和图 33-10 所示。恰起自基底动脉分叉部上方的脚间支（*interpeduncular branches*）为红核、双侧黑

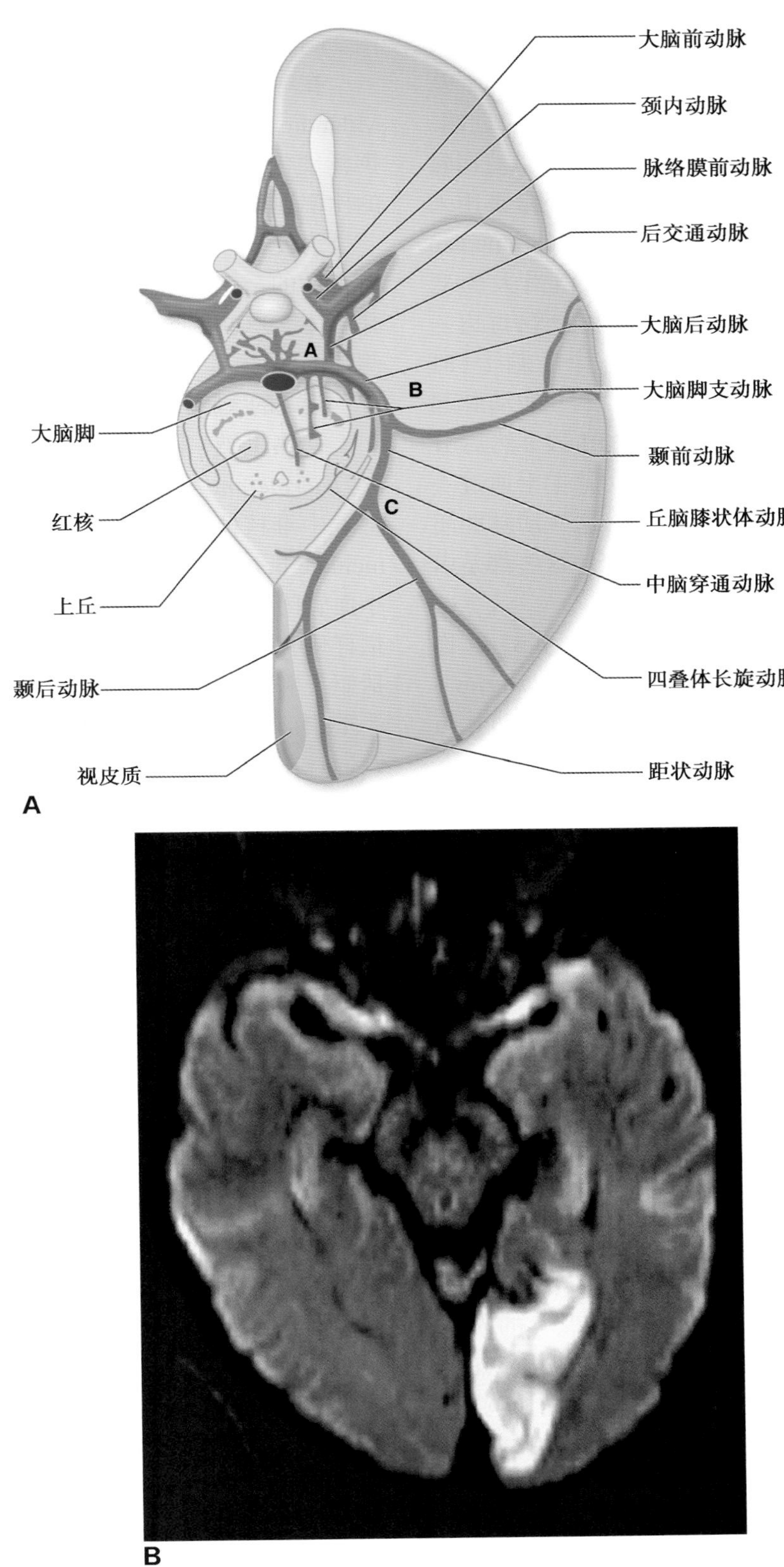

图 33-10　A. 左侧大脑半球底面观，显示大脑后动脉的分支和分布以及供应的主要解剖结构。该血管是从其近端和远端供血区的角度显示的。以下是这些区域梗死的临床表现及相应的损伤区域。静止时的震颤因为它发生在大脑后动脉综合征中的不确定，在此已被省略。大脑脚性幻觉可出现在丘脑 - 下丘脑缺血性病变，但病变的确切部位尚不清楚。B. MRI 轴位弥散加权显示大脑后动脉供血区急性缺血性梗死

质、大脑脚内侧部、动眼和滑车神经核及神经、上位脑干网状结构、小脑上脚的交叉、内侧纵束，以及内侧丘系等供血。大脑后动脉的P1部分是起源于基底动脉的末端一段，位于后交通动脉开口的近端。它发出脚间支，脚间支是复杂多变的。正如帕切隆(Percheron)所指出的(Percheron的名字经常被用来指这些最大的血管)，中脑旁中线动脉(paramedian mesencephalic arteries)的动脉形态有相当大的变异，在某些情况下，对称地出现两条小血管，每边一条；在其他病例中，单动脉起源于一个后脑干(P1近端)，然后分叉。在后一种情况下，单一的动脉起源于一个大脑后动脉主干(近端的P1段)，然后分叉。在后一种情况下，一个大脑后动脉主干通过一条小动脉供应两侧内侧丘脑供血区，这一动脉的闭塞在间脑内侧部产生双侧蝴蝶状病变。这些都是由Castaigne等详细阐述和说明的。

丘脑穿通支(*thalamoperforate branches*)也称为丘脑旁正中动脉(*paramedian thalamic arteries*)，起源于大脑后动脉主干稍远端，靠近大脑后动脉与后交通动脉的交界处(动脉的P2段)，为丘脑的下部、内侧和前部供血。面对外侧膝状体的丘脑膝状体(*thalamogeniculate*)支发出得更远，供应膝状体和丘脑的中央和后部。内侧支由环绕中脑的大脑后动脉发出，供应大脑脚外侧部、外侧被盖、四叠体和松果体等。后脉络膜支延伸至后上部丘脑、脉络丛、海马后部和海马连合(psalterium)(深部白质穹窿交叉)。

非常重要的是大脑后动脉的皮质支(*cortical branches of the posterior cerebral artery*)或终末支，供应颞叶的内下侧部和内侧枕叶，包括舌叶、楔叶、楔前叶，以及视觉Brodmann 17,18和19区(见图33-6、图33-10和图33-11)。

大脑后动脉的闭塞产生丰富的临床表现，因为充满重要结构的双侧的上位脑干，以及颞叶的内下部和枕叶都在其供血范围内。闭塞的部位与Willis环的类型在很大程度上决定了梗死的位置和范围。在很大程度上将决定由此产生梗死的位置和范围。例如，当Willis环侧支循环丰富时，后交通动脉近端的闭塞可能是无症状或只有短暂的影响(见图33-2、图33-10和图33-11)。

在较老的大脑后动脉卒中的系列中，例如Milandre及其同事研究的系列，其原因主要是动脉粥样硬化。我们的经验有所不同，推测栓塞性闭塞的比率远高于其他原因。

为便于阐述，将大脑后动脉综合征分为三组是有帮助的：①近端(累及脚间支、丘脑穿通支和丘脑膝状体支)，②皮质(下部颞叶和内侧枕叶)，以及③双侧性的。

近端的大脑后动脉综合征(见图33-10和图33-11)

德热里纳-鲁西丘脑综合征(*thalamic syndrome of Dejerine and Roussy*)(另见第7章)出现在丘脑感觉中继核梗死后，是由丘脑膝状体支(thalamogeniculate branches)闭塞所致。导致供应这些区域的小血管闭塞最常见的原因是大脑后动脉的原位动脉粥样硬化血栓形成或栓塞性闭塞。身体的对侧，包括躯干和面部有深部和皮肤的感觉丧失，通常程度严重，有时还伴有一过性轻偏瘫。可能合并同向性偏盲。在某些情况下，有分离性感觉丧失，痛温觉比触觉、振动和位置觉受影响更大，或者可能只有身体的一部分感觉缺失。最显著的特征是感觉丧失总是包括直到中线的整个半身。过一段时间后，感觉开始恢复，患者在受影响的部位可出现疼痛、感觉异常和痛觉过敏。这种痛苦的感觉异常综合征可能会持续数年。也可能会有味觉扭曲、手的手足徐动姿势，以及情绪变化等。在间脑和邻近结构的梗死偶尔会出现躁狂和抑郁，但资料通常不完整。

中央中脑和丘脑下部综合征(*central midbrain and subthalamic syndromes*)是由大脑后动脉的脚间支(Percheron血管)闭塞引起的。临床综合征包括垂直凝视麻痹、昏睡或昏迷。包括大脑后动脉近端在内的旁正中动脉(*paramedian arteries*)综合征主要特征是病变侧动眼神经麻痹伴有对侧偏瘫，即韦伯综合征(*Weber syndrome*)，对侧的共济失调性震颤，即克劳德综合征(*Claude syndrome*)，或对侧的共济失调和偏瘫，即贝内迪克特综合征((*Benedikt syndrome*)，如表33-5所总结的。

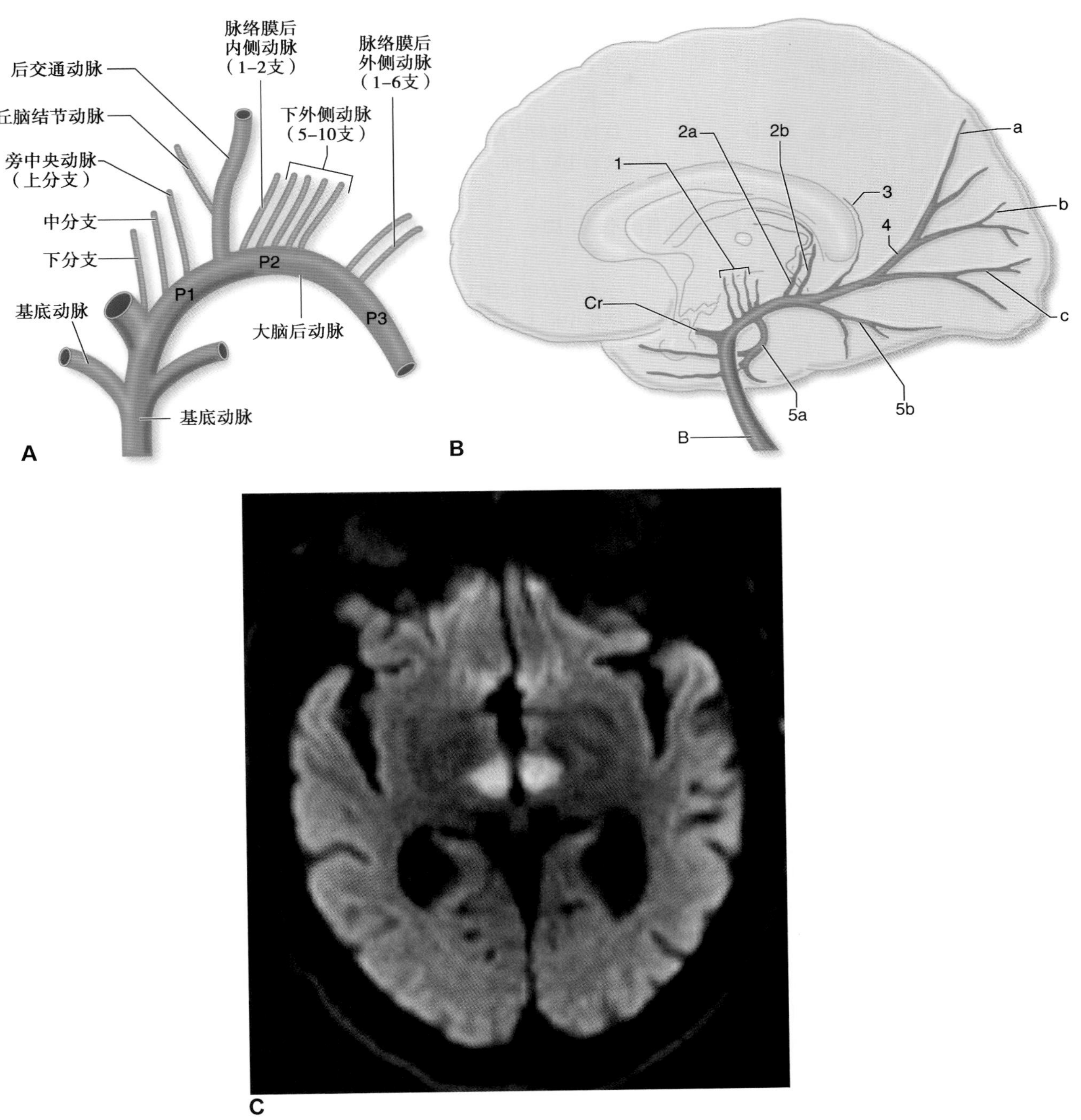

图33-11　大脑后动脉和基底动脉。A. 基底动脉的末端和起源于P1至P3段的分支。（经允许，转载自 *Stroke* 34：2264，2003）。B. 脑的内侧面观，显示大脑后动脉的分支。（经允许，转载自Krayenbuhl和Yasargil）。C. MRI轴位弥散加权显示，由于帕切隆（Percheron）动脉闭塞导致急性缺血性梗死，Percheron动脉是一种解剖学变异，一个不成对的旁正中动脉供应两侧的丘脑后内侧部

表 33-5 脑干综合征[a]

人名名称[b]	部位	受累脑神经	受累传导束	体征	常见病因
Weber 综合征	中脑基底部	Ⅲ	皮质脊髓束	动眼神经麻痹伴交叉瘫	血管阻塞、肿瘤、动脉瘤
Claude 综合征	中脑被盖	Ⅲ	红核、交叉后小脑上脚	动眼神经麻痹伴对侧小脑共济失调和震颤	血管阻塞、肿瘤、动脉瘤
Benedikt 综合征	中脑被盖	Ⅲ	红核、皮质脊髓束、交叉后小脑上脚	动眼神经麻痹伴对侧小脑共济失调、震颤和皮质脊髓受损体征，可伴有舞蹈徐动症	梗死、出血、结核瘤、肿瘤
Nothnagel 综合征	中脑顶盖	单侧或两侧Ⅲ	小脑上脚	眼肌麻痹(Ⅳ)、凝视麻痹、眼球震颤、共济失调	肿瘤
Parinaud 综合征	中脑背侧		导水管灰质周围其他结构中向上凝视核上性结构	向上凝视和会聚麻痹、瞳孔固定	松果体瘤和其他中脑背侧病变、脑积水
Millard-Gubler 综合征和 Raymond-Foville 综合征	脑桥基底部	Ⅶ通常合并Ⅵ	皮质脊髓束	面神经、展神经麻痹及对侧肢体偏瘫、有时向病变侧凝视	梗死和肿瘤
Avellis 综合征	延髓被盖	Ⅹ	脊髓丘脑束；有时伴有瞳孔下行纤维、Horner 综合征	软腭、声带麻痹及对侧偏身感觉障碍	梗死和肿瘤
Jackson 综合征	延髓被盖	Ⅹ, Ⅻ	皮质脊髓束	Avellis 综合征表现加上同侧舌肌麻痹	梗死和肿瘤
Wallenberg 综合征	延髓背外侧	Ⅴ, Ⅸ, Ⅹ, Ⅺ	脊髓丘脑侧束、瞳孔扩大下行纤维、脊髓小脑束和橄榄小脑束	同侧Ⅴ、Ⅸ、Ⅹ、Ⅺ脑神经麻痹、霍纳综合征、小脑共济失调、对侧痛觉和温度觉丧失	椎动脉或小脑后下动脉闭塞

[a] 另见表 44-1，它列出了由于延髓外侧病变引起的脑干综合征。

[b] 见 Wolf JK: *The Classical Brainstem Syndromes*. Springfield, IL, Charles C Thomas, 1971, for translations of original reports（翻译的原始报告）。

前内侧下丘脑综合征(*anteromedial-inferior thalamic syndromes*)发生在丘脑穿通支(*thalamoperforate branches*)闭塞后。这里最常见的影响是锥体外系的运动障碍(偏侧投掷症或偏身舞蹈手足徐动，或不太常见的，扑翼样震颤)。深感觉缺失、偏侧共济失调或震颤等可能加入不同的组合。偏侧投掷症(hemiballismus)通常是由于供应丘脑底核(路易斯体)或其与苍白球连接的一个小分支阻塞所致。供应背内侧核的丘脑旁正中支(paramedian thalamic branches)闭塞是健忘综合征(Korsakoff syndrome)的公认原因；这模拟了大脑后动脉的内侧颞支闭塞引起的海马梗死，但不太常见，如下所述。

大脑后动脉皮质综合征

由于颞叶分支和枕叶分支闭塞，累及初级视觉感受区(距状皮质或纹状皮质)或膝状体距状束传导纤维，导致同向性偏盲。偏盲可能是不完全的，视野的上象限受影响比下象限更多(见第 12 章)。由于枕极接受来自大脑中动脉(罕见为大脑前动脉)的远端分支的供应，黄斑或中心视力通常被保留，即黄斑回避(macular sparing)。在少数情况下，可以看到的其他特征是在视野盲区的视幻觉(Cogan)或视物变形症(metamorphopsia)和复视(palinopsia)(Brust and Behrens)。优势半球的枕叶梗死可导致失读症，不伴失写、命名障碍[遗忘性失语(amnesic aphasia)]、各种视觉失认症，以及罕见的某种程度的记忆受损。当出现命名不能时，对颜色的命名是最严重的，但对其他视觉呈现的材料，如图片、数学符号和可操作的物体的命名也可能受损。患者可能对这些物体很熟悉，也就是说，描述它们的功能并正确使用它们，但却不能说出它们的名字。颜色命名障碍[一种中枢性全色盲(central achromatopsia)形式]和健忘性失语症在这种综合征中比失读症更常见。保持性记忆缺陷的严重程度不同，随着时间推移可能改善，也可能不改善。这些综合征在第 21 章和 22 章中描述。

近端动脉完全闭塞可导致一种综合征，它把皮质综合征与前部近端综合征部分或全部地结合。如前所述，血管病变可能是栓塞，也可能是动脉粥样硬化性血栓所致，但是前者更多见。

双侧的大脑后动脉卒中综合征

这些综合征是由于连续的梗死或由基底动脉上段单一的栓塞性或血栓性闭塞所致，特别是如果后交通动脉异常细小或缺失时，或由于全身循环衰竭。

枕叶的双侧病变，如果范围广泛，引起“皮质盲”(cortical blindness)，亦即实际上的双侧同向性偏盲，有时伴有未形成的视幻觉。瞳孔反射被保留下来，视盘看似正常。有时患者未意识到自己失明，即使向他指出这个问题，他也会否认，即安东综合征(Anton syndrome)。更常见的情况是，损伤是不完全的，通常在一侧仍有部分视力完好。当视觉残留较小时，患者试图捕捉完整视觉岛中的图像时，其视觉似乎会随时发生波动，这种情况下可能会错误地推断为癔症。在局限于枕极的双侧病变中，可能只有中心视力丧失，即同向性中央盲点(homonymous central scotomas)。在枕极的较前置的病变时，可能会有同向性旁中央盲点(homonymous paracentral scotomas)，也可能保留枕极，使患者只有中心视力(双侧中心或黄斑回避)。水平性或高度性视野同向性缺损通常是由于类似的局限性病变影响到距状裂的上岸或下岸(本质上是象限盲)。巴林特综合征(Balint syndrome)(见第 21 章)是双侧枕顶交界区病变的结果。

在影响颞叶内下部双侧病变时，包括海马及其相关结构，记忆损害可能是严重的，导致柯萨可夫遗忘状态(Korsakoff amnesic state)。在我们的几例患者中，单独的左侧颞叶内下部梗死损害了保持记忆。双侧近颞枕叶(mesiotemporal-occipital)病变也会导致面孔识别不足，即面容失认症(prosopagnosia)。这些和其他颞叶和枕叶病变的影响在第 12 章和 22 章中讨论。

椎动脉卒中综合征

椎动脉是延髓的主要动脉，每条椎动脉通过小脑后下动脉供应延髓椎体的下四分之三，内侧丘系，所有或几乎所有的橄榄后(延髓外侧)区，绳状体，以及小脑半球的后下部(图 33-2 和图 33-12)。椎动脉的相对大小差别很大，在大约 10% 的病例中，一条血管非常小，以至于另一条基本上是脑干唯一的供血动脉。优势的椎动脉通常可以通过基底动脉的凸度来识别，基底动脉的摆动方向远离优势的椎动脉。这可能有助于临床医生识别优势椎动脉是否闭塞。如果颈动脉系统没有经 Willis 环的侧支血流，一条功能性椎动脉闭塞相当于基底动脉的闭塞(见下文)。小脑后下动脉(posteroinferior cerebellar artery，PICA)通常是椎动脉的一个分支，但可以与小脑前下动脉(anterior inferior cerebellar artery，AICA)在基底动脉上有共同的起源，并形成一个袢。在考虑椎动脉闭塞的影响时，有必要记住这些解剖学上的变异。

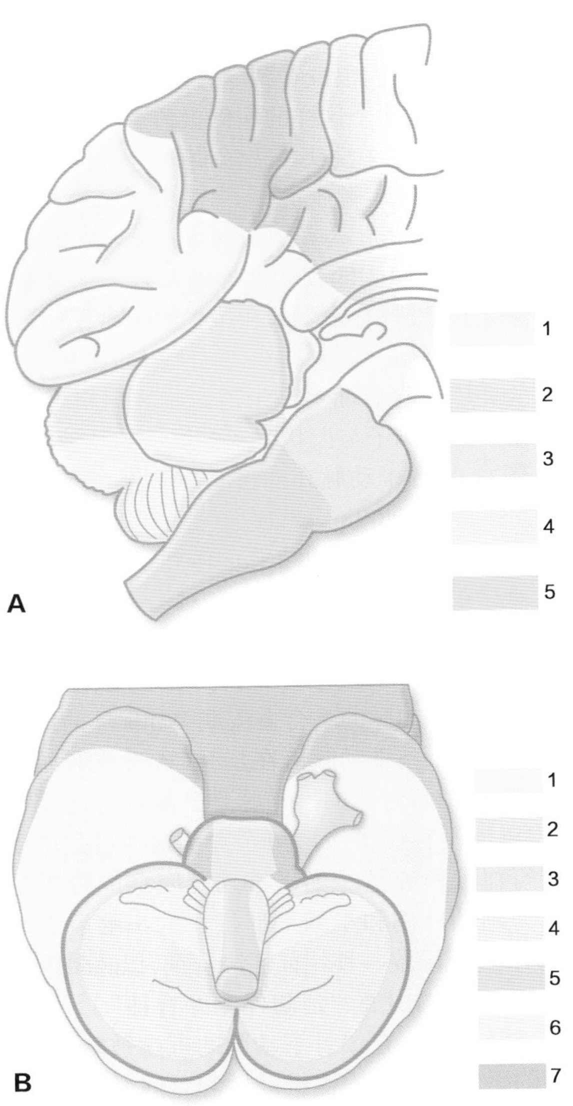

图 33-12 Willis 环后段的供血区域，侧位观(A)和底面观(B)。A.(1)大脑后动脉；(2)小脑上动脉；(3)基底动脉和小脑上动脉；(4)小脑后下动脉；(5)椎动脉(小脑后下动脉、脊髓前动脉、脊髓后动脉)。B.(1)大脑后动脉；(2)小脑上动脉；(3)基底动脉的旁中线支和脊髓动脉；(4)小脑后下动脉；(5)椎动脉；(6)小脑前下动脉；(7)脊髓后动脉(经允许，转载自 Krayenbuhl 和 Yasargil)

为了便于说明，椎动脉被指定为四个数值段。它们是：V1，从起点到第一个进入颈椎横突孔（通常为C6）；V2，从横突孔到最上部横突孔（在C1）；V3，从这一位置到枕骨大孔处穿透硬膜；以及V4，从硬膜入口到与对侧椎动脉连接处和基底动脉的起点。

椎动脉可能在其颅内部分或在锁骨下动脉或主动脉弓的起源处被动脉粥样硬化血栓所阻塞。由于椎动脉在颅外的走行较长，通过颈椎的横突，从C6开始，向C1椎体上行，再进入颅腔，容易受到创伤、颈椎病压迫，以及各种其他椎体疾病的影响。根据我们的经验，除动脉夹层外，造成血管闭塞的其他原因并不常见。我们很少看到令人信服的颈椎病闭塞的例子，但有过几个这样的病例报道。颈部过伸，如人们在美发沙龙中洗头或做瑜伽姿势时，可能会导致椎动脉供血区短暂症状。

椎动脉夹层（*dissection of the vertebral artery*）表现为与夹层同侧的颈枕部疼痛和脑干功能缺失。值得注意的是，曾有剧烈的和持久的咳嗽发作，或有颈部或头部创伤时应想到椎动脉夹层的诊断。颅外血管的夹层将在后面更详细地讨论。据报道，儿童后循环卒中的例子与齿状突发育不良和其他寰枢椎脱位有关，导致椎动脉在通过C1-C2横突的行程中被拉伸或扭结（Phillips et al）。

急性椎动脉闭塞的结果是多种多样的，如果一条椎动脉在颅外闭塞，且有来自对侧椎动脉或其他侧支的足够的供血，则可能没有症状。颈部低位椎动脉闭塞时，通常通过经由甲状颈干、颈深动脉和枕动脉等上部动脉的吻合血流或Willis环的反流来补偿。如果一条椎动脉恰在其PICA分支起始处的近端被闭塞，而对侧的椎动脉是开放而且是足够大的，则可能没有症状，因为PICA仍被通过其椎动脉的逆行血流所充盈。如果椎动脉闭塞的位置足以阻塞为延髓外侧和小脑下部供血的小脑后下动脉（PICA），就会导致一种特征性综合征，以眩晕为突出症状（见下文描述的“延髓外侧综合征”）。如果左侧椎动脉起始部在锁骨下动脉的近端被阻塞，活动该侧的手臂可能从右侧椎动脉和基底动脉盗血，向下逆行到左侧椎动脉和进入左侧锁骨下动脉远端，有时会导致基底动脉供血不足的症状。Reivich及其同事在1961年描述了这种现象，Fisher（1961）将其称之为锁骨下动脉盗血（*subclavian steal*）。它最显著的特征是眩晕和其他脑干体征，加上左臂运动时的一过性无力。也可能出现头痛、跛行或手臂疼痛等。

较少的情况下，椎动脉或其内侧分支的闭塞引起梗死，范围涉及延髓锥体、内侧丘系和发出的舌下神经纤维；由此导致的综合征包括对侧手臂和腿部瘫痪（面部保留），对侧位置觉和振动觉消失，以及同侧瘫痪和舌萎缩，此为延髓内侧综合征（*medial medullary syndrome*）（图33-13）。由于椎动脉发出的一条脊髓动脉的闭塞引起较有限的病变，导致对侧偏瘫（罕见为四肢瘫），面部不受影响。当到脊髓前动脉的椎动脉分支被阻塞时，从另一（相应的）分支的血流通常足以避免颈髓的梗死，但我们和其他作者已描述了单独的锥体梗死伴偏瘫或四肢瘫而不影响面部（Ropper et al）。

延髓外侧综合征

延髓外侧综合征（lateral medullary syndrome）也称为瓦伦贝格综合征（Wallenberg syndrome）（他在1895年描述了一个病例），这种常见的卒中是由位于下橄榄核后部的外侧延髓的楔形梗死引起的（见图33-2、图33-12和图33-13）。Fisher及其同事（1961）概述的完整综合征包括：(a)源于前庭神经核团的症状（眩晕、眼球震颤、振动幻视、呕吐）；(b)脊髓丘脑束（对侧，或较少见同侧半身痛温觉受损）；(c)下行性交感神经束（同侧Horner综合征：瞳孔缩小、上睑下垂、出汗减少）；(d)第Ⅸ和Ⅹ脑神经发出纤维，舌咽、迷走神经受损（声音嘶哑、吞咽困难、呃逆、同侧软腭和声带麻痹、咽反射减弱）；(e)椭圆囊核（垂直复视、视觉倾斜错觉和垂直子午线旋转，罕见的严重到产生颠倒视觉）；(f)橄榄小脑、脊髓小脑纤维，绳状体和小脑下脚（同侧肢体共济失调、同侧的跌倒或倾倒，以及横行感）；(g)第Ⅴ对脑神经下行束和核（同侧半面部疼痛、烧灼和感觉受损）；(h)孤束核和束（味觉丧失）；以及罕见的(i)楔束核和薄束核（同侧肢体深感觉障碍）。不完全性综合征更为常见，尤其是在卒中发病时。这些亚综合征（subsyndromes）主要由眩晕组成，但也可能包括上睑下垂、倾倒和垂直复视，声音嘶哑和平衡失调，或其他不包括整个综合征的组合。虽然眩晕是最常见的特征，但它本身通常不是延髓外侧梗死的指征。我们所遇到的最小的梗死仅仅引起横行和同侧轻度肢体共济失调的症状，但有一例MRI上有非常小的脑桥延髓梗死区、眩晕，以及伴有步态困难。

延髓外侧梗死的眼部征象也是多种多样的，也相当有趣。眼球震颤几乎总是出现的。（不同的凝视位置时）眼球震颤的方向变化是一个有用的特征，提示为脑干形式的眼球震颤（见第13章）。可能有

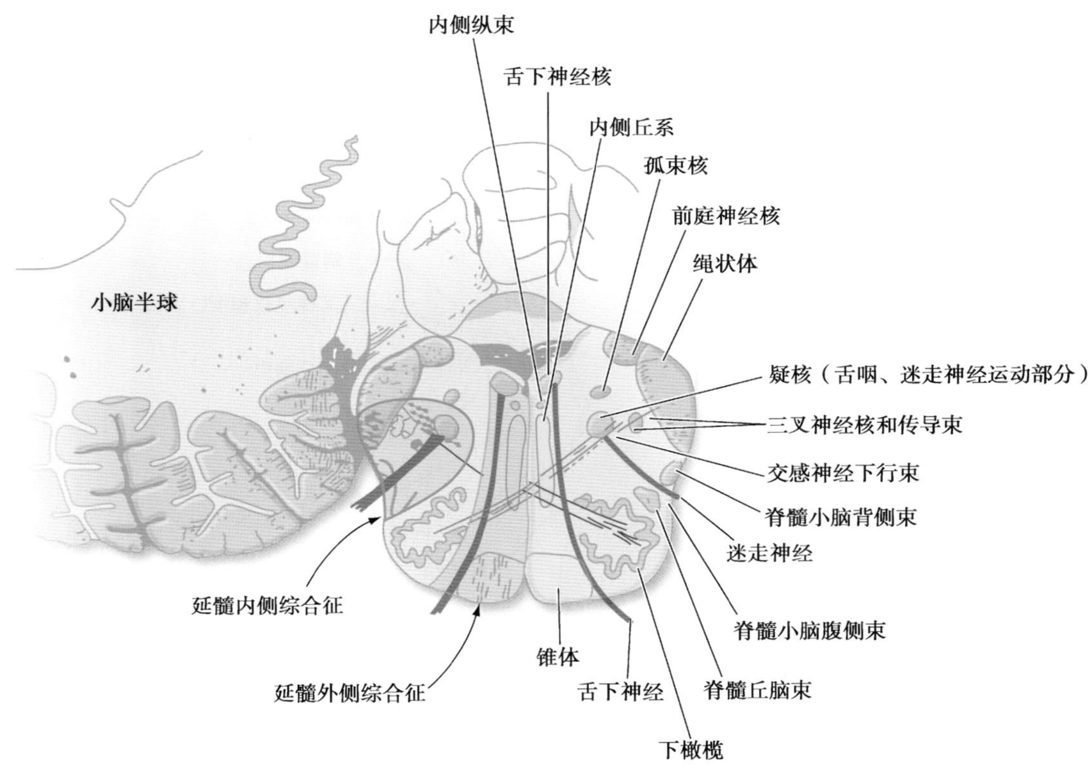

图 33-13　上段延髓的横切面，反映椎动脉及其分支的供血区

核间性眼肌麻痹的片段或反向偏斜（skew deviation）（卒中的一侧下斜视）。可能会有向病灶侧相反方向的低速扫视（hypometric saccades）。

完全的延髓外侧综合征是神经病学中最显著的表现之一，通常是由梗死引起的，只有少数病例是由于出血、脱髓鞘或肿瘤所致。如前所述，虽然它传统上被认为是由于小脑后下动脉（PICA）闭塞所致，但仔细的研究表明，大多数病例是由于动脉粥样硬化血栓形成导致椎动脉闭塞；在其余的病例中，或为小脑后下动脉闭塞，或为其中一支延髓外侧动脉被动脉粥样硬化血栓所阻塞。PICA 栓塞是一种较少见的原因。如果栓子移行到 PICA 的延髓支的远端，可能单独影响下部小脑，引起呕吐、眩晕和共济失调，伴有枕项部的头痛，但不伴 Horner 综合征、呃逆、腭麻痹，以及其他延髓梗死的特征。

近年来，我们曾有过一些患者的经验，他们起初在患病的前几天和几周内从延髓外侧梗死中恢复得相当好，但是由于突发呼吸或心搏骤停而导致猝死，甚至在没有小脑肿胀或基底动脉血栓形成的情况下。Norrving 和 Cronqvist 已回顾了这种性质的病例。椎动脉或 PICA 闭塞后小脑肿胀的相关的和重要的问题，以及手术减压的必要性在本章的后面讨论。

基底动脉卒中综合征

基底动脉的分支可以原则性地做如下分组：①旁正中（paramedian）动脉，7~10 对，在脑桥的中线两侧楔形供血；②短旋（short circumferential）动脉，5~7 对，供应脑桥外侧的 2/3 小脑的中脚、上脚；③长旋动脉（long circumferential），两侧各 2 支（小脑上动脉和小脑前下动脉），围绕脑桥向外侧延伸至小脑半球（见图 33-2、图 33-12，以及图 33-14 至图 33-16）；以及④基底动脉分叉处的几个旁正中分支（脚间支），以及供应高位中脑和内侧丘脑下部区域的大脑后动脉的起点。这些大脑后动脉的脚间支及其他短近端支已在本章前面描述过。

基底动脉闭塞，通常是由于在已有动脉粥样硬化斑块的基础上继发了局部血栓形成，可以以几种方式发生：①基底动脉本身的闭塞，通常在动脉粥样硬化斑块部位的下 1/3 或中 1/3 处；②如上所述的两条椎动脉的闭塞，如果 Willis 环侧支循环不足，就会产生相当于基底动脉的闭塞；以及③当一侧的椎动脉是唯一足够口径的，发生闭塞时，血栓通常滞留在基底动脉的末端分叉处，如 Caplan 在 1980 年所阐述的基底动脉尖综合征（top of the basilar syndrome），或停留在一条大脑后动脉上；如果血栓

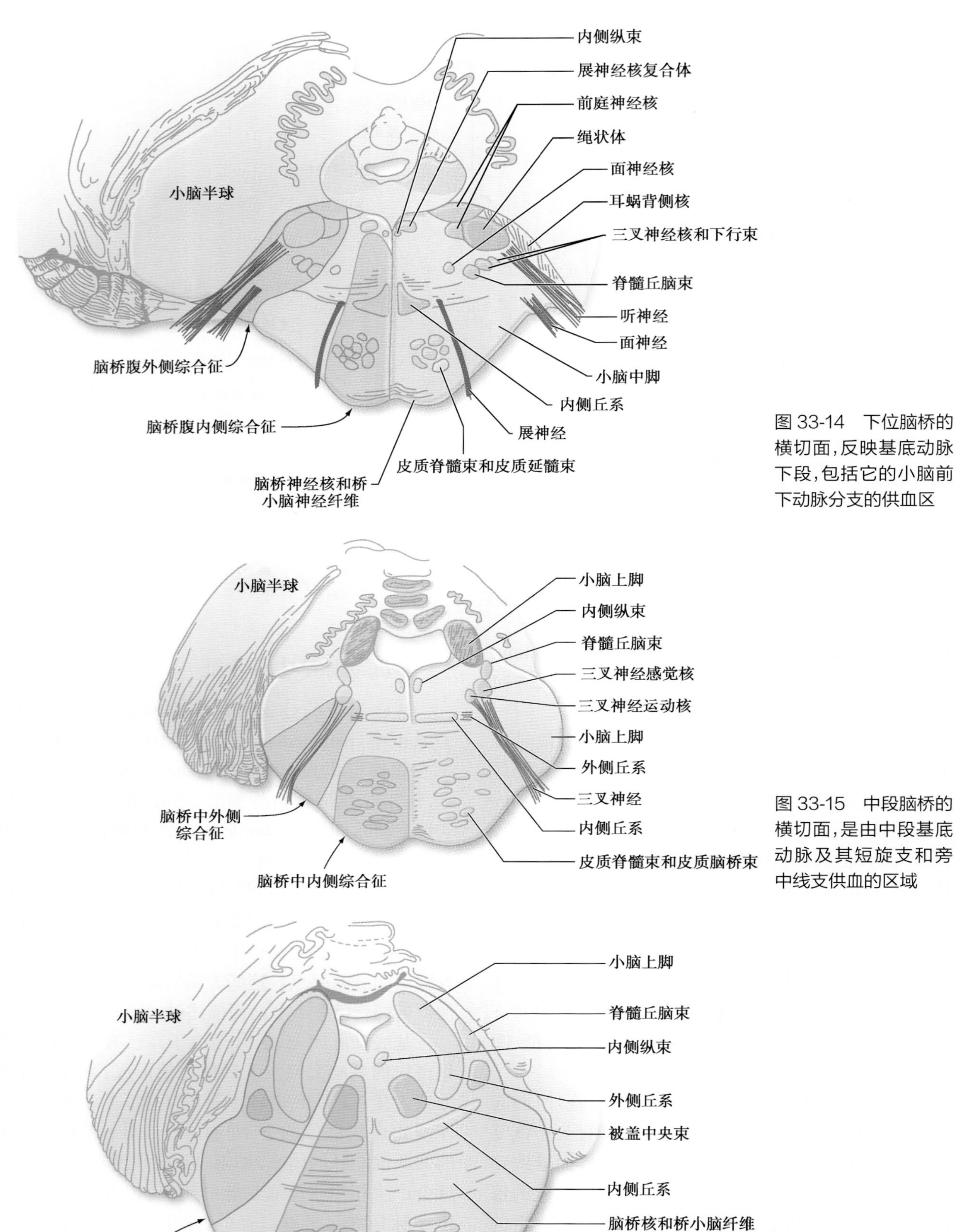

图 33-14 下位脑桥的横切面，反映基底动脉下段，包括它的小脑前下动脉分支的供血区

图 33-15 中段脑桥的横切面，是由中段基底动脉及其短旋支和旁中线支供血的区域

图 33-16 上位脑桥的横切面，是由上段基底动脉及其小脑上动脉支供血的区域

足够小，能通过椎动脉，则很容易穿过基底动脉的长度，因为基底动脉的直径比任何一条椎动脉都大。此外，动脉粥样硬化血栓形成可能累及基底动脉的某个分支，而不是主干，亦即基底动脉分支闭塞（*basilar branch occlusion*）。

Kubik 和 Adams 描述的基底动脉闭塞综合征（图 33-2）反映了大量双侧结构的受累，如皮质脊髓束和皮质脑干束、小脑、小脑中脚和上脚、内侧和外侧丘系、脊髓丘脑束、内侧纵束、脑核、前庭神经核和蜗神经核、下行的下丘脑脊髓交感神经纤维，以及第Ⅲ至第Ⅷ对脑神经（脑干中的神经核及其节段）。因此，完整的综合征包括双侧长束体体征（感觉和运动），伴有不同的小脑、脑神经和其他脑干的节段性异常。

另一个重要的综合征是基底动脉远端闭塞的结果，通常由栓子所致，包括由于高位中脑网状激活系统梗死引起的昏迷。这种基底动脉尖闭塞的特征是短暂的意识丧失，眼球运动障碍（眼球转动或眼球向下和向内看，不能反射性地引起向上的运动），偏盲，双侧上睑下垂，以及瞳孔扩大，伴对光反应保留。可能出现自发性血管再通，但以一种延迟的方式，梗死已经形成。MRI 显示了几种中央中脑、双侧后部丘脑的特征性模式之一，典型的为蝶形，以及更多样化的一侧或两侧大脑后动脉供血区梗死，如下所述。

另一种形式，是中段基底动脉（midbasilar artery）闭塞所致，导致闭锁综合征（locked-in syndrome），患者表现缄默和四肢瘫，但有意识，反映了脑桥基底部下行运动通路的中断，但网状激活系统保留（见第16章，“闭锁综合征”）。水平眼球运动不能，但垂直眼球运动和一些上抬眼睑的能力被保留。瞳孔变得极小，但对光仍有一些反应。如果后交通动脉不足以灌注远端基底动脉供血区，中段基底动脉疾病也可能引起昏迷。

在基底动脉闭塞完全综合征出现昏迷、四肢瘫和眼肌麻痹时，通常不难做出正确的诊断。然而，目标应是在达到基底动脉供血不足阶段之前很长时间就能识别。早期表现（以 TIAs 的形式）在许多组合中出现，后面详细描述。

基底动脉分支闭塞

基底动脉的分叉处（尖）分支的闭塞导致许多的复杂综合征，如嗜睡或昏迷、记忆缺失，无动性缄默症，视幻觉，上睑下垂，眼球运动障碍（辐辏痉挛、垂直性凝视麻痹、退缩性眼球震颤、假性展神经麻痹、上睑退缩、眼球反向偏斜），烦躁不安的精神错乱状态，以及视野缺损等，包括在各种组合中。Petit 及其同事和 Castaigne 等已总结了这些表现，并被归类为旁正中丘脑的、下丘脑的和中脑综合征，并被 Caplan（1980）列为上述“基底动脉尖综合征”的一部分。脑干一侧局限的小梗死通常是由起源于基底动脉的小穿支血管闭塞所致。流经基底动脉的栓子也可以阻塞几个小穿支血管的开口，并引起较大的不均等的梗死。一条旋支血管供血区的较大的梗死，可能是由于栓子或来自上游基底动脉的动脉粥样硬化斑块所致。临床上的区别在于起病的速度和危险因素的存在，诸如引起栓塞的心房颤动或引起小血管闭塞的糖尿病和高血压。

小脑上动脉（*superior cerebellar artery*）是基底动脉最上端长旋支血管，闭塞的主要征象是同侧肢体的小脑性共济失调（涉及小脑中脚和上脚）、恶心和呕吐、口齿不清，以及身体对侧的痛温觉消失（脊髓丘脑束）。同侧上肢的静止性震颤、同侧 Horner 综合征，以及腭肌阵挛等也有过报告。

小脑前下动脉（*anterior inferior cerebellar artery*，AICA）闭塞时，梗死的范围是非常不同的，因为这条动脉的大小和它供血的区域与 PICA 的大小和供应区域成反比。主要的表现是眩晕、呕吐、眼球震颤、耳鸣，有时还包括单侧耳聋，面部无力，同侧小脑性共济失调（小脑下脚或中脚），同侧 Horner 综合征和共轭侧视麻痹，以及对侧手臂、躯干和腿部痛觉和温度觉丧失（脊髓丘脑侧束），如图 33-15 所示。如果有耳鸣，可能是不会间断的，被我们的一些患者称为“尖叫”。如果闭塞靠近动脉的起始部，皮质脊髓纤维也可能受到影响，导致偏瘫；如果闭塞是在远端，可能有耳蜗和迷路梗死。在 Amarenco 和 Hauw 收集的 20 例 AICA 供血区梗死中并没有出现小脑肿胀，但是这在我们的资料中较常见。

所有这些基底动脉分支卒中的最典型表现是交叉性脑神经与长束感觉或运动功能缺失，反映脑干的一侧的节段性梗死。这些综合征，可能涉及Ⅲ至Ⅻ对脑神经，列于表 33-5，并在第 44 章中讨论。虽然发现双侧的神经体征强烈提示脑干受累，但这些体征也可能局限于身体的一侧。

内囊与脑桥偏瘫鉴别（*Distinguishing capsular from pontine hemiplegia*） 通常不能区分起源于脑桥的偏瘫与起源于大脑深部的偏瘫，除非有相关的脑神经麻痹将病变定位到脑干的具体部位。在这两种情况下，面部、手臂、手、腿部和脚都会受到影响，因为下行性运动纤维的部位在两个结构中都是一小节段区域。脑干病变时,就像大脑病变一样,弛缓性瘫痪会在几天或几周后转变为痉挛性瘫痪,而有些病例从卒中开始就出现痉挛状态,尚无满意的解释。在同侧肢体也可能合并轻偏瘫和共济失调。然而,在脑桥起源的偏瘫,两眼可能向瘫痪侧偏斜,也就是说,与幕上病变出现的情况相反。感觉障碍的模式也可能是有帮助的。在同侧面部与对侧半身的分离性感觉障碍通常表明下位脑干病变,而包括面部并涉及所有形式的偏身感觉丧失则表明上位脑干、丘脑或顶叶白质深部病变。当位置觉、两点辨别觉和触觉的定位受到的影响相对大于痛觉或温度觉和触觉时,提示大脑的病变;反之则表明脑干定位。双侧的运动和感觉体征几乎是病变位于脑干的肯定证据。当偏瘫或轻偏瘫与感觉丧失并存时,病变通常位于幕上。强烈倾向于脑干部位的其他表现是眩晕、复视、小脑性共济失调、Horner 综合征,以及耳聋等。许多脑干综合征说明了重要的一点,即小脑通路、脊髓丘脑束、三叉神经核,以及交感神经纤维可以在不同的首 - 尾水平上受累,因此需要"邻近"现象来确定梗死的确切位置。

如表 33-5 和表 44-1 所示,大量的专有名词已被用于脑干综合征。它们之中的许多最初被描述与肿瘤、创伤和其他非血管性疾病有关。对这些人名名词综合征的了解并不能极大地促进对这一脑部供血区血管疾病的诊断,高度熟悉脑干的解剖结构会更有好处。

综上所述,需要识别的主要综合征是完全基底动脉、椎动脉 - 小脑后下动脉、小脑后下动脉、小脑前下动脉、小脑上动脉、桥延综合征,以及内侧延髓综合征。图 33-12 至图 33-16,最初由费舍尔(Fisher CM)提供,并在本书的前几版中使用。其他综合征通常可以确定为主要综合征的片段或组合。

腔隙性卒中(lacunar stroke)

正如人们所推测的那样,大脑动脉的小深穿支可能会被阻塞,结果导致的梗死可能非常小或处于很好的位置,以至于未引起任何症状。当被软化的组织被巨噬细胞移除时,留下一个小腔或腔隙。在 20 世纪早期,皮埃尔·玛丽(Pierre Marie)就把这种病称为腔隙状态(*état lacunaire*)[1843 年,杜兰特 - 法德尔(Durant-Fardel)首次描述了这种病变]。玛丽为了将这些病变与进入前后穿孔间隙的增厚小血管周围组织的疏松区分开来,他将这种变化称为筛状状态(état criblé)(筛状改变)。病理学家对这些区分并不认同,但我们坚持 Fisher 的观点,即腔隙通常是由直径 50~200μm 的小动脉闭塞,而筛状改变,只不过是增厚的血管和其周围组织的结构,即扩张血管周围间隙[魏尔啸 - 罗宾间隙(Virchow-Robin spaces)],它没有相应的神经疾病。

在几乎所有的临床和病理资料中,腔隙状态与长期高血压,以及糖尿病和高脂血症有很强的相关性。Sacco 及其同事(1991)在明尼苏达州罗切斯特市进行的一项基于人群的研究中发现,81% 的腔隙性梗死患者也患有高血压。腔隙性梗死似乎有三种机制,但动脉粥样硬化血栓形成的变异型是最重要的。第一种,也是传统上最特征性的腔隙,是一种局部类型的纤维透明蛋白样小动脉硬化(fibrohyalinoid arteriolar sclerosis),它影响小的穿支血管的开口或近端部分(脂质透明变性如下所述)。第二种是大的主干血管的动脉粥样硬化,它同样阻塞了这些小血管的开口。这容易累及几条相邻的血管,有时会导致较大的腔隙或动脉粥样硬化从主干血管延伸到较小的血管。第三种是小的栓塞物质进入其中一条血管。这三种病理的相对频率尚不清楚,但第一种似乎是最常见的,在 Willis 环的主干血管中没有发生病理改变,而栓塞型最不常见。当 Fisher(1975)在连续切片上检查了一系列这样的病变时,从母血管基底动脉到腔隙,在大多数病例中,他能够证实在小血管的初始行程中血管壁的脂质透明变性和闭塞。在某些情况下,脂质透明变性改变导致了假性动脉瘤形成,类似于夏克 - 布夏(Charcot-Bouchard)动脉瘤,是导致脑出血的另一种与高血压相关的变化(见下文)。在一个系列连续的 1 042 例成人的大脑尸检中,Fisher(1965b)观察到 11% 的人中有一个或多个腔隙,但这肯定反映了当时缺乏足够的高血压和高脂血症治疗。他在任何给定的脑样本中都发现了 4~6 个,有时多达 10~15 个腔隙。近年来,更好的高血压治疗显著地减少了腔隙性梗死的数量和总体发生频率,至少从 MRI 上来看是这样的。

腔隙好发部位依次为壳核和尾状核、丘脑、脑桥基底部、内囊,以及中央半球白质深部。空洞的直径从 3mm 到 15mm 不等,是否会引起症状完全取决于它们所在的位置。

例如,腔隙性卒中通常进展迅速,但往往不像栓塞那样突发。这些临床方面在前面的"腔隙性短暂性缺血发作(TIA)"中已经广泛地讨论过。从广义上讲,这些深部卒中的基本特征是明显缺少皮质的功能缺失，即癫痫发作、失语症或健忘症（除了少数情况下的小的丘脑梗死）、失认症、失用症、书写困难、失读症，以及一些认知变化等。多发的深部卒中可能导致第 20 章所讨论的痴呆类型。此外，由于卒中的体积较小，某些可能由深部病变引起的临床症状，如偏盲等也不会发生。Fisher 在几篇论文（1965a，1967，1979）和 1965b 的一篇综述中，描绘了腔隙性卒中最常见的症状形式：

1. 纯运动性轻偏瘫
2. 纯感觉性卒中
3. 手笨拙 - 构音障碍
4. 同侧轻偏瘫 - 共济失调

在豆纹动脉供血区的腔隙，即在内囊或邻近的放射冠部位，通常会导致高度特征性的纯运动性轻偏瘫（*pure motor hemiplegia*）综合征，累及对侧的面部、手臂、手、腿和脚，其程度大致相同。位于脑桥腹侧的腔隙引起相同的综合征，如前面部分所讨论的（图 33-17）。大多数情况下，症状突然开始，但不像栓塞性梗死那样迅速，或在几小时内演变；在极少数情况下，神经功能缺失的演变是渐进的，相对缓慢，特别是会长达 2~3 天的时间。我们的经验倾向于较短的时间模式，大多数患者报告，全部功能缺失不是瞬间出现的，而是在几分钟内出现的。恢复可能在数小时、数日或数周内开始，有时即使初始卒中是严重的，也能几乎完全恢复。然而，许多患者的受累一侧会遗留一定程度的笨拙或运动迟缓。

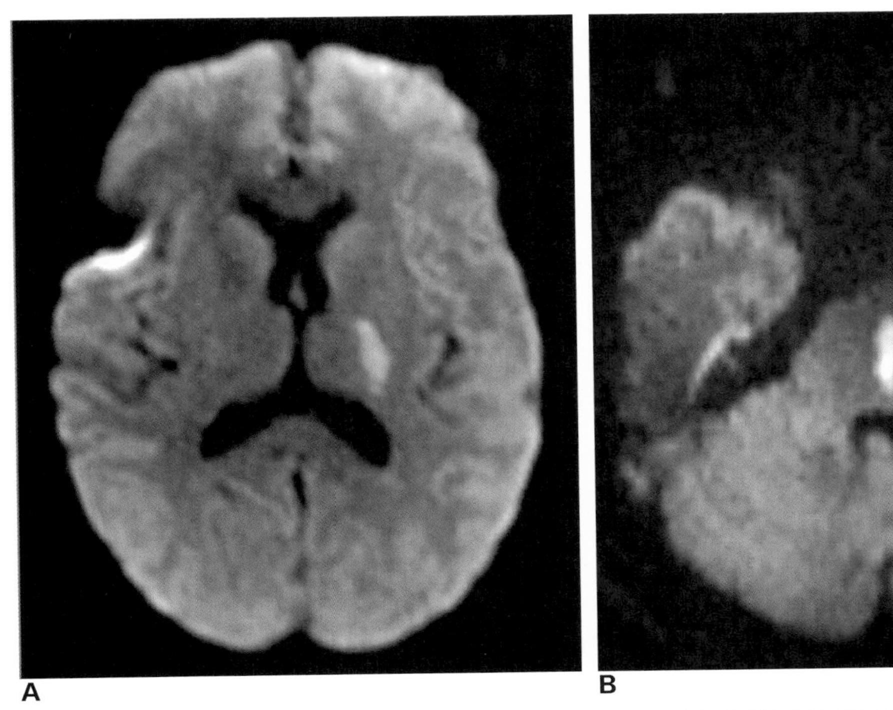

图 33-17　急性腔隙性梗死的 MRI 轴位弥散加权。A. 左侧内囊梗死引起右侧纯运动性偏瘫。B. 左侧脑桥梗死导致手笨拙 - 构音障碍综合征

运动障碍可能表现为面部和手臂，或手臂和腿的轻偏瘫，或者主要是手臂和近端的腿部无力；这些支离破碎的模式表明，病变位置高于内囊，是在半卵圆中心，在这些情况下，卒中类似于影响皮质的栓塞性卒中。

外侧丘脑或（不太常见的深部顶叶白质）的腔隙是偏身感觉缺失的原因，影响肢体、面部和躯干，延伸至中线，不伴运动或语言障碍，是一种纯感觉性卒中（*pure sensory stroke*）。部分性感觉综合征只影响偏身的一部分，与运动腔隙卒中相比较少见。其发生率、病程和转归与纯偏瘫性大体相同。

如前所述，在腹侧脑桥，腔隙综合征可能是一种纯运动性偏瘫（pure motor hemiplegia），颇似内囊梗死，但有时面部相对保留，而在部分病例出现同侧的共轭凝视麻痹；或者还有另一种高度特征性的腔隙综合征，也就是构音障碍和手笨拙（*dysarthria and clumsiness*）的组合。这种“笨手 - 构音障碍”卒中通常位于旁正中的中段脑桥或患肢对侧的内囊后部。偶尔脑桥、中脑、内囊或顶叶白质的腔隙性梗死可在无力的同侧引起同侧共济失调性轻偏瘫（*hemiparesis with ataxia*）（Fisher，1965a；Sage and Lepore）。部分脑干综合征可能与基底动脉分支综合

征混杂在一起。

还有许多其他不太常见的腔隙性卒中形式，但可以通过它们与一种原型综合征（archetypal syndromes）的相似性来识别；它们往往影响一个有限的系统，或者是一个典型综合征的片段。事实上，Fisher（1982）描述了 20 种这样的变异型和几种混合的模式。其中一些是很难接受的，如纯运动性轻偏瘫伴精神错乱和记忆丧失，但我们也曾遇到许多其他的表现，诚然很少见，包括纯构音障碍、偏侧投掷症、双侧脑桥基底腔隙的虚拟闭锁综合征，以及纯运动性偏瘫伴第Ⅵ脑神经麻痹等。

一些带有“腔隙”一词的卒中，仅仅是沿着前面讨论过的纹状体内囊卒中路线的较大的深部脑梗死的结果。为了保持它的临床实用性，腔隙一词可能最好用于小的深部病变，它是相应的小血管闭塞的结果，而不是由几个相邻小血管开口闭塞所致，以及典型由母血管中较大的动脉粥样硬化引起的。

影响到皮质脊髓束和皮质延髓束的多发性腔隙性梗死，是临床上假性延髓麻痹的常见原因（其后是肌萎缩侧索硬化和浸润性肿瘤）。毫无疑问，两侧大脑半球深部腔隙的积累可引起步态障碍，还会导致智力迟钝，有时被称为多梗死性痴呆（multiinfarct dementia）（见下文和第 20 章）。主要的鉴别诊断考虑包括正常压力脑积水（见第 29 章），以及影响额叶和基底节的常见的退行性脑疾病（见第 38 章）。

如前所述，MRI 在显示腔隙病变方面比 CT 更可靠。最初，腔隙在 MRI 的 T2、液体衰减反转恢复（FLAIR）像表现为深部椭圆形或线形区域，特别是弥散加权信号异常；后来它们变成空洞。典型的腔隙性梗死如图 33-17 所示。EEG 虽然现在很少用于这一目的，但在负面意义上可能是有帮助的；在脑桥或内囊有腔隙的情况下，一侧瘫痪或感觉丧失与受影响半球上可以忽略不计的电变化之间存在着显著的差异，即使在大脑深部的腔隙，与功能缺失相比，任何 EEG 变化都是不成比例的轻微的。

缺血性卒中的治疗

这些形式的缺血性脑血管疾病的主要目标是改善现有的功能缺失和预防未来的卒中。通过控制可改变的危险因素来降低一般人群的卒中发病率是目前全科医学的一个主要目标。除了减少已知的危险因素，如高血压、吸烟和糖尿病患者的血糖控制，一些研究表明，广泛使用降胆固醇的他汀类药物可以降低卒中的发病率［一级预防（primary prevention）］以及卒中的复发［二级预防（secondary prevention）］。心房颤动患者使用抗凝剂预防卒中是一级预防的一个组成部分。虽然复发性卒中的风险取决于潜在的机制，但 Amarenco 及其同事通过对轻度卒中患者的队列研究或被认为是现代高风险的 TIA 患者研究（2016 年和 2018 年），已经获得了一些见解。他们估计 90 天的复发率约为 4%，1 年复发率约为 5%，第 1 年末至第 5 年期间另有 6% 的复发率。卒中的治疗可分为三个主要部分，急性期的管理，通过恢复血液循环和阻止病理过程，物理治疗和康复，以及预防进一步卒中和血管疾病进展的措施。

急性期管理

随着卒中溶栓药物的问世和血管内取栓技术的进步，急性卒中治疗已发展为强调通过闭塞的脑血管迅速恢复灌注。目前，这一过程中的主要步骤是快速确定患者是否符合静脉和动脉内血运重建治疗的条件，而这些步骤的时机已经从一系列随机临床试验中得出来了。目前的做法是，如果 CT 上没有脑出血，就在 3 小时内进行静脉溶栓（*intravenous thrombolysis*）治疗，如有另外的条件，最多在卒中发作的 4.5 小时内进行静脉溶栓（Hacke et al，2008）。如果在静脉溶栓治疗期间或之后进行的血管成像显示大血管闭塞（远端颈内动脉或近端大脑中动脉），患者适合于接受血管内取栓或溶栓治疗。如果此时的血管成像显示近端动脉没有闭塞，就不采取血管内手术。发病超过 4.5 小时（时间窗外），不使用静脉溶栓。如果出现大血管闭塞，而患者在卒中发病 4.5~6 小时之间就诊，则根据包括 SWIFT-PRIME 在内的几项试验进行血管内治疗（见 Saver et al）。如果卒中发病后 6 小时以上，延长到至少 18 小时，甚至可能到 24 小时，包括如果患者从睡眠中醒来时卒中（最后看到时很好），并且血管成像显示有大血管闭塞，那么血管内治疗是可能的，但只有先进的成像技术才能显示梗死的大小（弥散体积）与缺血的低灌注区，但还没有梗死组织（灌注缺损）之间的不匹配。这就产生了一种概念，即灌注不良的成像显示可能比从症状出现到预测治疗反应的时间间隔更好。还有一些临床和实验室特征排除了这些步骤，如下所述。医疗系统必须适应开展这些治疗的资源需求。

静脉溶栓药物

组织纤溶酶原激活剂(tissue plasminogen activators(recombinant tPA)(重组的 tPA)将纤溶酶原转化为纤溶酶。这些药物在证明它们对冠状动脉闭塞有效的几十年后被证明对卒中有效。阿替普酶(alteplase)和替奈普酶(tenecteplase)是纤溶酶原激活剂的主要基因工程药物。与阿替普酶相比,替奈普酶具有更高的纤维蛋白特异性和更长的作用时间。在下面的讨论中,我们使用 tPA 代表所有的组织纤溶酶原激活剂。

这项由国家神经和沟通障碍与卒中研究所组织的基准研究(见参考文献中的 NINCDS 和卒中 rtPA 卒中研究小组)提供了静脉 tPA(*intravenous tPA*)获益的证据。在出现症状后 3 小时内进行治疗,患者在卒中后 3 个月进行检查时,仍有很少或没有神经功能缺失的患者数增加了 30%;在 Kwiatkowski 及其同事的研究中,这种益处在 1 年后的评估中持续存在。有两个方面值得注意,对所有类型的缺血性卒中都有益处,包括那些由小血管阻塞(腔隙)引起的缺血性卒中,而且只有当患者在 3 个月后接受检查时可见疗效,在治疗后几天内改善并不明显。

我们在这里评论历史上重要的开创性的 NIH 研究,在此研究中,tPA 的剂量为 0.9mg/kg,其中 10% 作为初始剂量推注,然后在 1 小时内持续滴注剩余剂量,最大剂量为 90mg,低于用于心肌梗死的剂量。相对改善神经功能状态带来 6% 的症状性脑出血风险和 4% 的见于影像学上的不明显出血,也就是说,与之前大多数研究相比,出血率较低,但是未溶栓情况下预期出血率的两倍(部分出血发生在梗死区,但没有引起症状加重)。如果患者有大面积梗死(包含超过三分之二的大脑中动脉供血区),在美国国立卫生研究院(NIH)研究设计的临床卒中量表中得分较高,有未控制的高血压,年龄超过 80 岁,或最近接受过抗凝剂(阿司匹林除外),则被排除在研究之外。对 NINCDS 试验的进一步分析显示,在 3 小时的时间范围内最早接受治疗的患者比较晚接受治疗的患者受益更多;实际上,在卒中后 2.5~3 小时之间输注 tPA 的获益更低。一项试验表明,在以亚洲患者为主的人群中,较低剂量的 tPA(0.6mg/kg)疗效并不次于标准剂量(Anderson et al 2016)。

替奈普酶,溶栓剂量分别为 0.25mg/kg 和 0.4mg/kg,取得了可比性的结果。Logallo 报道了一项较大剂量的替奈普酶与阿替普酶比较试验表明,两组之间的临床转归没有差异,但其他试验,如 Parsons 等和 Campbell 等的试验显示,取栓术前的血管再通率有所提高,替奈普酶组为 22%,而相比使用较低剂量 0.25mg/kg 的阿替普酶的比率为 10%。

试图通过 tPA 溶栓治疗使患者缺血症状得到较长时间获益,其成功程度各不相同,但效果可达 4.5 小时,如下所述。在一些基底动脉闭塞和短暂昏迷的患者以及那些没有广泛血栓形成的患者中,及时的 tPA 治疗有时也会导致神经功能的全面改善,但也有许多例外。根据美国心脏协会(AHA)发布的指南,使用静脉输注 tPA 的普遍纳入和排除标准如表 33-6 所示。当然,颅内和全身性出血是最令人担忧的,而一个次要但有趣的问题是,一些接受血管紧张素转换酶抑制剂(ACEI)治疗高血压的患者似乎表现出血管神经性水肿,是 tPA 的副作用。

表 33-6 缺血性卒中患者在症状出现 3 小时内静脉 rtPA 溶栓的纳入和排除标准

纳入标准
诊断为缺血性卒中,引起可测量的神经功能缺失
症状开始 3h 内接受治疗,年龄 ≥ 18 岁
排除标准
既往 3 个月内头部严重外伤或卒中病史
症状提示可能有蛛网膜下腔出血
过去 7d 内非压迫部位动脉穿刺
既往颅内出血病史
颅内占位,动静脉畸形或动脉瘤
近期颅内或脊髓手术
血压增高(收缩压> 185mmHg 或舒张压>110mmHg)
活动性出血
易发生急性出血的危险因素,包括但不限于:
血小板计数<100 000/mm³
48h 内使用肝素,且 aPTT 值超过正常高限
目前使用抗凝治疗且 INR>1.7 或 PT>15s
目前使用直接抗凝血酶抑制剂或Ⅹa 因子抑制剂,且实验室敏感指标增高(如 aPTT,INR,血小板计数,ECT,TT 或Ⅹa 因子活性监测)
血糖<50mg/dL(2.7mmol/L)
CT 显示多个脑叶梗死(低密度面积> 1/3 大脑半球面积)

续表

相对排除标准
根据近期经验，在经过仔细权衡风险与受益后，某些情况下即使患者有 ≥1 项禁忌证，仍可以接受溶栓治疗。若患者有以下相对禁忌证，需谨慎考虑静脉 rt-PA 治疗的风险与获益
小卒中或快速恢复的卒中症状（自发性）
怀孕
癫痫发作并遗留有神经损伤
既往 14d 内接受重大手术或受严重外伤
近期胃肠道或泌尿道出血（过去 21d 内）
近期急性心肌梗死（既往 3 个月内）

检查列表包括某些 FDA 批准的急性缺血性卒中使用静脉 rt-PA 的适应证和禁忌证。最近修订的指南对 FDA 批准的原始适应证进行了修改。有经验的临床专科医师在急性卒中治疗中可修改表中内容。

发病时间定义为看到症状开始的时间，或如果没有看到症状开始，则为最后已知正常的时间。

在近期未使用口服抗凝药或肝素的患者，可在获得凝血象检查结果前开始静脉 rt-PA 溶栓治疗，但若 INR＞1.7 或根据实验室标准，PT 异常地增高，则应停止溶栓治疗。

若患者无血小板减少症的病史，可在获得血小板计数结果前即可开始静脉 rt-PA 溶栓治疗，但若血小板计数＜100 000/mm³ 则应停止治疗。

注：aPTT，激活部分凝血活酶时间；CT，计算机断层扫描；ECT，蛇静脉酶凝结时间；FDA，美国食品药品管理局；INR，国际标准化比值；IV，静脉注射；PT，部分凝血活酶时间；rt-PA，重组的组织型纤溶酶原激活剂；TT，凝血酶原时间。

经允许，复制自 Jauch EC，Saver JL，Adams HP Jr，et al：Guidelines for the early management of patients with acute ischemic stroke：A guideline for healthcare professionals from the American Heart Association/American Stroke Association. *Stroke* 44：870，2013.© 2013 American Heart Association，Inc.

被排除溶栓治疗的患者通常包括功能缺失很轻（例如，仅影响手部，单独的构音障碍，轻度失语等），症状迅速改善，或更重要的是，缺血范围太大以至几乎影响整个大脑中动脉供血区。许多中心已经将它们的适应范围扩展到超出了 NIH 最初研究的范围，治疗 80 岁以上的患者和一些严重卒中的患者。同样模棱两可的是用 tPA 治疗急性卒中患者，这些患者的脑血管是完全开放的。通常情况下，血管的通畅程度是未知的。

公共卫生教育应增加寻求早期治疗的脑卒中患者的数量，从而提高符合 tPA 治疗条件的比例。

动脉内取栓术和溶栓治疗

动脉内注射溶栓药物，即溶栓（thrombolysis），或机械分离血管内凝块，即取栓术（thrombectomy），在某些情况下可以恢复大脑中动脉和基底动脉的血流量。治疗后的血管有再闭塞的发生率。最新的方法包括使用一种设备从血管腔内取出凝块。虽然最初的试验是在卒中后 6 小时内的患者进行的，但最近，通过适当选择患者，这一治疗窗已被延长到 16~24 小时。在这些试验中选择接受取栓术治疗的患者的主要标准是：存在颅内颈内动脉、大脑中动脉或前动脉闭塞，根据临床或影像学标准判断，卒中功能缺失的范围与缺血而尚未梗死的组织的体积不匹配（Albers et al，Kidwell et al，and Nogueira et al）。症状性颅内出血的发生率与静脉溶栓相似，大约为 6%。由于所有这些试验都招募了前循环卒中的患者，因此通过取栓术来逆转急性基底动脉血栓形成所致的神经功能缺失的问题正在研究之中。

急性外科血管重建

急性外科血管重建（acute surgical revascularization）指的是卒中后立即开通闭塞的颈动脉，以改善临床预后；动脉内膜剥脱术预防未来卒中的问题则是另一回事，并在后面的部分叙述。在过去的几十年里，对于立即手术从颈动脉中取出血块或进行搭桥以恢复功能的经验有限。Ojemann 及其同事（1995）对 55 例这样的患者进行了紧急手术；其中 26 例患者血管狭窄，29 例患者血管急性血栓形成。后者中有 21 例恢复循环，16 例取得良好临床效果。在 26 例颈动脉狭窄患者中，19 例的结果是优良或良好。通常确定诊断时几个小时已经过去了。如果间隔时间超过 12 小时，打开闭塞的血管通常没有什么价值，可能会带来额外的危险。无论如何，这种方法在很大程度上已被上述血管内技术所取代，其结果普遍不佳。在颈动脉内膜剥脱术后，血管立即关闭或导致栓子再次手术是一种特殊情况，在这种情况下，快速清除血栓或修复内膜撕裂或多或少都是例行进行，在后面的小节中也会提到。再作进一步讨论。

临床通常需要数小时才能诊断明确，当间隔时间超过 12 小时时，血管再通不仅收益甚少，而且存在其他风险。目前外科血管重建治疗因其风险和预后，早已被血管内介入治疗所取代。存在一种特殊情况，颈动脉内膜剥脱术后立即出现血管闭塞或血栓形成，需快速手术及时清除血栓或修复血管内膜撕裂时，往往会再次手术，该内容将在后续部分提及并进一步讨论。为了方便起见，这里单独讨论颅内动脉粥样硬化的血管内治疗问题。颅内血管的操作风险是显而易见的，特别是位于蛛网膜下腔内而没有周围组织的 Willis 环的血管。为了确定支架和血管成形术是否会改善因颅内狭窄而发生 TIA 或轻微卒中的患者的预后，Chimowitz 及其同事（2011）报告，他们的试验被迫提前终止，因为与药物治疗相比，支架治疗组的结果较差。因此，症状性颅内动脉粥样硬化的治疗仍然存在问题的，并有赖于后面讨论的抗血小板药物和降脂药物。

急性卒中抗凝治疗

在讨论卒中的抗血小板或抗凝剂治疗（这里指的是改变凝血级联反应的药物）的规范和选择时，需要考虑几个因素。第一是用于防止急性卒中进展的抗凝治疗和预防未来卒中的预防性使用抗凝治疗之间的区别。第二，预防进一步卒中的关键问题是卒中或短暂性缺血发作（TIA）是动脉粥样硬化血栓性还是心源性栓塞性的。正如下文所讨论的，几项研究最终指出，抗凝在急性卒中的作用是对某些心源性栓塞，特别是心房颤动，而在急性卒中的适应证还不太确定。

急性进展性卒中时肝素治疗（*heparin treatment during an acute evolving stroke*） 临床实践中最支持立即使用肝素或等效剂如依诺肝素（Enoxaparin）的两种情况是，基底动脉血栓形成伴有波动性神经功能缺失，以及由于血栓形成或动脉夹层而即将发生的颈动脉闭塞。在这些情况下，可以在病情性质尚不清楚时开始使用肝素；如果发现有新的禁忌证，就停止用药。目前还没有令人满意的临床研究支持这种急性抗凝治疗，大多数权威作者也没有发现在这些情况下使用肝素的证据（例如，见 Coull 等撰写的联合卒中指南制定委员会的报告）。一个事实似乎相当清楚，一旦卒中进展完全，抗凝剂的应用对于急性改善没有太大的价值。大多数临床试验很少有这样的病例来评估治疗的结果。

Swanson 回顾性分析了几项评估肝素的试验（包括国际卒中试验和 TOAST 研究），表明肝素治疗急性卒中没有净效益，因为脑出血过多。然而，在这些系列中，未治疗组在脑梗死后前几周的卒中复发率较低，估计为2%。如此低的早期卒中复发率几乎排除了使用肝素或肝素类药物的益处。在等待口服抗凝剂效果确定的同时，近期心源性栓塞的脑梗死患者皮下注射肝素或低分子量肝素的问题，特别是作为一个“桥梁”将进一步解决。一些临床医生也使用肝素治疗间断性小血管腔隙性卒中，但效果尚不确定。

在使用肝素的情况下，假设在24小时内未使用tPA，可以静脉注射肝素，开始一次剂量为100U/kg，然后持续滴注（1 000U/h），并根据部分凝血活酶时间（PTT）进行调整。当 PTT 大于预处理水平的3倍时，任何器官都可能出血。当 PTT 超过100秒时，最好停止输注，检查凝血值，然后根据测试结果以较低的速率重新输液（而不是简单地降低输液速度）。在波动的基底动脉缺血的情况下，我们的做法是允许 PTT 值较高。

在症状出现的前48小时内皮下给予低分子量肝素（依诺肝素或那屈肝素）的疗效不确定。在一项有限的试验中，与安慰剂治疗相比，缺血区的出血转化率没有增加（Kay et al）。因为在这项研究中的转归测量是粗略的（卒中后6个月死亡或依赖），需要对这一方法进行进一步的探讨。我们只能推断使用低分子量肝素似乎是安全的，但没有令人信服的证据支持它们在急性缺血性卒中的使用。

缺血性卒中后脑肿胀（水肿）和颅内压增高治疗（另见34章）

在大面积脑梗死后的前几天，坏死组织的脑水肿可能会威胁生命。最常见的是大脑中动脉供血区的完全性梗死，也就是说，包括深穿支和远端血管供血区。在发病之初24小时内，CT 可出现一定程度明显的占位效应。附加大脑前动脉供血区的梗死（完全颈动脉闭塞）会使病情加重。临床恶化通常发生在第3~5天，有时更晚，但极少在发病后几个小时快速发展（图 33-18）。临床病情恶化的指标包括，嗜睡，瞳孔固定（不一定散大），脑梗死侧（健侧肢体）Babinski 征和呼吸模式改变，以及特征性影像学征象，所有都是继发性组织移位的结果，如第16章和第29章所述，而在 Hacke 及其同事（1996）以及 Ropper 和 Shafran 的研究中有详细的描述。Frank 的研究表明，临床恶化并不总是与 ICP 的初始升高相关。目前对于在选定的病例中，在开始积极的医疗方案降低压力之前直接测量 ICP 尚有争议。

这种重度脑肿胀的机制尚不清楚，但可能与梗死区血管内皮屏障的破坏，以及水和电解质的被动转移进入脑组织相关。据推测，脑肿胀的主要因素是水肿而不是血容量的增加。Kimberly 等指出梗死的大小比供血区的再灌注重要，他们分析了一项较大的血管内取栓术试验中的患者，发现成功的再灌注与较轻的水肿相关。

静脉注射甘露醇（*intravenous mannitol*）剂量为1g/kg，然后每2或3小时静脉注射50g，或高渗盐水可以预先阻止病情的进一步恶化，但大多数这些患者，一旦昏迷，如果不采取果断措施，如偏侧颅骨切除术（hemicraniectomy），很可能会死亡。在这种情况下，可控制的过度换气作为一种临时性操作可能是有用的。糖皮质激素没有什么价值，几项试验都未能证明它们的有效性。

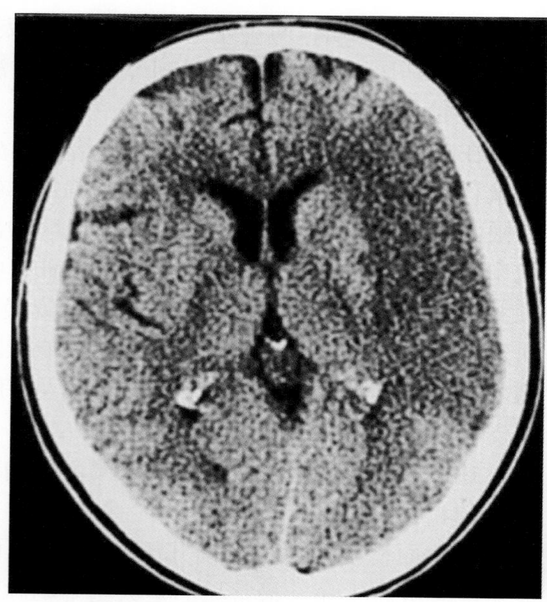
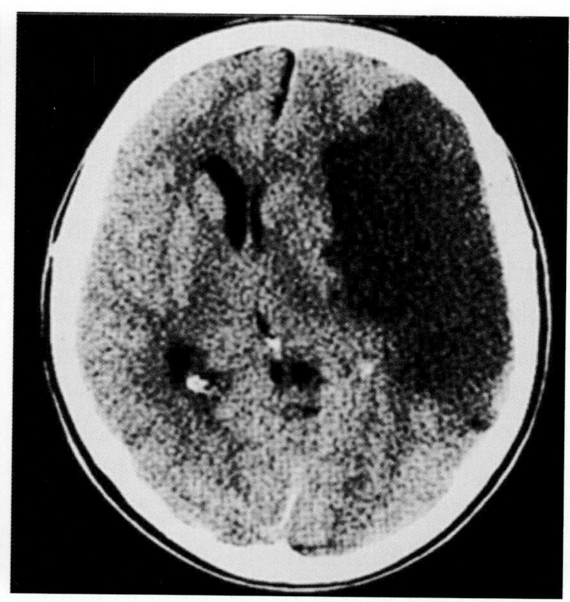

图 33-18　左侧大脑半球大面积缺血性梗死主要是在大脑中动脉上部分支供血区，在出现卒中症状后 24h（左）和 72h（右）脑 CT 如图，复查 CT（右）提示梗死组织明显肿胀，中线结构向右侧移位

过去数十年中，去骨瓣减压术已开始作为在这些极端情况下减轻占位效应和降低颅内压的有效措施（见 Schwab et al）。一种有利的方法是在脑肿胀病程早期，在发病前 2 或 3 天，当患者嗜睡而在昏迷来到之前进行去骨瓣减压术。基于这一前提，Vahedi 及其同事对三个随机试验进行了汇总分析。排除年龄 60 岁以上的患者，共有 93 例未完全清醒的患者纳入该分析。在 48 小时内手术组的存活率更高。关于幸存者的功能状态一直存在争议，这涉及改良的 Rankin 量表得分为 4 的患者的意愿问题，意味着他们要依赖他人的个人护理。一项在 60 岁以上患者中进行的对照试验证实了去骨瓣减压术在预防卒中后脑肿胀死亡方面的有益效果。然而，不足为奇的是，在这组老年患者中，功能预后良好的幸存者比例并不像年轻患者那样高。

一种做法是等待病情恶化的迹象出现，通常只有不到一半的 MCA 供血区大面积卒中患者需要接受手术，而且一般是在第 3 天到第 5 天进行手术。家属必须了解所涉及的风险和卒中功能缺失将会持续存在的可能性，以至于约三分之一的幸存患者将依赖于护理。如果患者从昏睡状态进展到昏迷，成像检查显示占位效应加重，则应进行去骨瓣减压术联合硬脑膜成形术。前颞叶切除术是否会有额外的效益尚未可知，但现在很少被考虑在内。手术减压的价值并不局限于右半球卒中患者，轻度或中度失语症患者也可能是合适的候选者。经过长时间的昏迷，双眼瞳孔扩大，或者有证据表明中脑受到了不可挽回的损伤，此时手术可能是徒劳的。

在大面积小脑梗死（*cerebellar infarctions*）的特殊情况下，通常由于椎动脉闭塞所致，肿胀可能在几小时或几天内压迫下脑干。这种并发症有呼吸骤停的风险。小脑肿胀可能伴或不伴延髓外侧卒中出现，这种情况与小脑出血引起的延髓受压相似。脑积水通常是作为病情恶化的前奏发生，表现为嗜睡和昏睡、下肢肌张力增高和 Babinski 征，脑干受压的其他前哨体征是凝视麻痹、第Ⅵ脑神经麻痹，或与共济失调同侧的轻偏瘫（Kanis and Ropper）。有时很难将脑积水加重的效应与基底动脉血栓延长导致脑干梗死的影响相区分（Lehrich et al）。一旦小脑水肿临床上变得明显，出现脑积水或脑干体征时，就应对梗死和肿胀的组织进行手术减压，因为可以预测进一步的肿胀。如果第四脑室和脑干环池是开放的，且患者清醒，那么在接受手术前进行一段短暂的观察并非不合理。甘露醇可以用于患者的手术准备，或者如果预期有一段时间的观察，但其价值尚不清楚。如同小脑出血的情况一样，单独的脑室引流通常是不充分的，而且在任何情况下，如果通过去骨瓣减压术和切除梗死的组织来缓解压力，则不必要脑室引流。

卒中后医疗管理（Medical Management After Stroke）

将重症急性卒中患者安置于特殊的卒中单元

的相对优势一直是许多研究的课题。这些患者在发病率和死亡率方面的结果得到改善，尽管差异很小而且难以记录。然而，这个组织计划并没有被广泛实施，相反，快速评估卒中的方案和卒中神经学专业的出现已经激增。不出意外的话，这是因为人们普遍认识到，卒中和心肌梗死一样，需要特殊的专业知识和关注。预防溶栓治疗后过度高血压的方案最好在人员配置模式熟悉这些方案和其他方案的单位制定。正如已强调的，通过识别有风险的患者，预防吸入性肺炎是至关重要的。处于高风险的患者也从系统的应用方案中受益，预防下肢深静脉血栓形成、肺栓塞和冠状动脉综合征也值得重视。一些卒中单元发现，在缺血性卒中后的最初几小时或一天内，建议患者保持仰卧，主要是为了预防低血压和脑灌注不足，这种方法还没有得到系统的研究。当开始坐着和走路时，要特别注意保持正常的血压。各项试验表明卒中后难以严格控制血糖水平，但通常需谨慎将血糖保持在合理的正常水平。

尽管有相互矛盾的证据，但目前的做法鼓励维持正常血糖。缺血性卒中的实验模型确定地支持避免高血糖。糖尿病作为卒中的一个危险因素，需要对血糖控制做出决定，这使情况变得复杂起来。在急性期过于严格的血糖控制可能没有好处。

几项研究证实，缺血性卒中后立即出现新的或升高的高血压水平的高患病率，以及随后几天即使未经药物治疗，高血压水平也有下降的趋势。以前未被识别的高血压的治疗最好推迟到神经功能缺失稳定下来。正如 Britton 和同事建议的那样，在最初几天避免服用降压药是谨慎的，除非有活动的心肌缺血表现，或者血压高到足以对其他器官特别是肾脏构成风险，或者使用溶栓药物有特别的脑出血风险。

其他形式的内科治疗　在过去，血液稀释治疗是由 Wood 和 Fleischer 的研究普及的，他们的研究表明，当血细胞比容降低到大约 33% 时，症状短期改善的概率很高。降低血液黏度可以改善心脏局部血流这一事实早已为人所知，CBF 研究也证明了对大脑的类似影响。早期的观察显示，总体神经功能缺失有所减少，但是几乎所有的大型随机试验，包括在许多背景下的患者，在卒中后 48 小时内在不同的时间接受治疗，都未能证实任何这种获益，这种治疗方法的使用实际上已经被放弃。旨在通过增加心输出量(氨茶碱、升压药)，改善微循环(甘露醇、甘油、右旋糖酐)或通过使用大量血管扩张药物(见下文)来改善血流的治疗方法未能显示出持续的疗效，但有几种仍在研究之中。常压给氧和高压氧可暂时减轻缺血性改变，但无持久作用。一项在 8 000 多例患者中进行的试验未能证明急性背景下给予小流量吸氧的效益(Roffe et al)。诱导低温限制了缺血性卒中的范围，但技术上很难管理，而且往往有严重的副作用。在过去，人们对卒中急性期的头部和身体定位给予了很大的关注，但在一项随机试验中，坐起的姿势并没有比仰卧的姿势更有优势(Anderson et al)。

用于心脏病的钙通道阻滞剂可增加卒中患者的脑血流量，减少乳酸酸中毒。然而，几项比较钙通道阻滞剂与安慰剂的多中心临床试验并未发现两组间存在预后差异。正如本章前面提到的，人们也对抑制兴奋性氨基酸递质和自由基清除剂，如二甲基亚砜(dimethyl sulfoxide，DMSO)和生长因子等药物感兴趣，但迄今为止，这些药物尚未成功应用于人类。

尽管一些实验证据表明，某些血管扩张剂，如 CO_2 和罂粟碱(Papaverine)可以增加脑血流量，但在仔细研究 TIA 阶段、血栓形成阶段或确诊卒中的人类卒中病例，没有一种被证明是有益的。血管扩张剂实际上可能是有害的，至少在理论上是这样，因为通过降低全身血压或扩张正常脑组织中的血管(在梗死灶内的血管失去了自我调节机制)，它们可能会减少颅内吻合支的血流。此外，在梗死边缘(边缘带)的血管已经最大限度地扩张了。关于一氧化氮在血管控制中的作用的新发现很可能会产生需要评估的新的药理学药物。缺血的代谢应激和破坏性氧自由基的产生前面已经提到。在众多的试图缩小梗死范围的脑保护剂中，某些药物在大型随机试验中的结果不稳定。例如，两项试验最初给出了有希望的结果，但后来证明无效(Shuaib et al)。这些药物之所以让人们感兴趣，是因为它们可以在卒中长达数小时后给药(持续到 72 小时)。到目前为止，神经保护剂治疗卒中的结果令人沮丧。

缺血性卒中的一级和二级预防

除了降低众所周知的血管疾病的危险因素外，某些措施已经被证明可以降低随后发生卒中的风险，并预防首次卒中。许多这些方法都需要进行大型的随机试验，有时是在选定的人群中进行，以证明与不治疗组或与不同的对象比较的显著差异。由于这一原因，如何将这些发现应用到个别的患者身上往往是不确定的，但他们已经找到了进入指南的方法。

卒中一级预防的抗凝治疗(见表 33-3)

在一级卒中预防方面,1990 年波士顿地区心房颤动的抗凝剂试验(Boston Area Anticoagulant Trial for Atrial Fibrillation)提供了令人信服的证据,支持抗凝剂在心房颤动患者预防栓塞的效果。最初,在这项试验和其他试验中,年龄在 65 岁以下的患者对长期预防性抗凝治疗没有明显的受益,除非有额外的脑血管风险因素,如糖尿病、高血压、充血性心力衰竭或心脏瓣膜疾病,但新的研究已经将这一年龄范围扩大到那些患有心房颤动的人。[那些年龄在 65 岁以下且没有此类额外特征的人,以前称为孤立的房颤者(*lone fibrillators*),约占成年人心房颤动的 1/3,卒中的风险较低]。为了评估心房颤动的卒中风险,包括年龄作为一个因素来处理那些小于 65 岁的人,65 岁以下的人,已经开发了称为 CHADS 评分的两种不同模式,总结在表 33-3 中。

阿司匹林在减少心房颤动的主要卒中风险方面,似乎没有提供和抗凝治疗相同程度的保护作用,一些研究表明,如果没有其他卒中风险因素,服用阿司匹林可能比不治疗更好地降低卒中的风险。对于 65 岁以下且没有其他卒中危险因素的患者,通常反映为 CHADS 评分较低,阿司匹林可能是合理的预防措施。阿司匹林的合适剂量尚未确定,但以前试验的非常大的剂量,例如每日 1g,会带来出血的风险。

在开始华法林治疗之前,需要测定凝血酶原和部分凝血活酶活性,但条件不允许时,如果没有临床证据表明体内存在出血或近期手术的情况,通常可安全给予华法林抗凝的初始剂量。华法林(Warfarin)从 5~10mg/d 开始,是相对安全的,只要国际标准化比值(international normalized ratio,INR)只降到 2~3(以往用凝血酶原时间 16~19 秒之间评估),并定期测定这一水平(大致计划是前 5 天每天一次,然后每周 2~3 次,持续 1~2 周,最后每几周测定一次)。

许多药物可能改变香豆素类(coumarins)的抗凝作用或增加出血的风险,其中最重要的是阿司匹林、消胆胺(cholestyramine)、酒精、卡马西平、头孢菌素和喹诺酮类抗生素、磺胺类药物,以及大剂量青霉素等。出血性皮肤坏死是一种罕见而危险的并发症。这是皮肤血管自相矛盾的微血栓形成的结果,容易发生在内源性凝血蛋白(S 和 C)缺乏的患者身上。虽然皮肤坏死的播散形式发生在开始华法林治疗的几天内,但我们已看到一例患者经过几个月的治疗后在局部皮肤损伤后出现了这种形式的病变。

Ⅹa 因子抑制剂的引入为使用维生素 K 拮抗剂华法林提供了替代药物,用于降低心房颤动患者卒中的主要风险。在 Granger 及其同事为此目的使用阿哌沙班(apixaban)的一项研究中,当保持华法林的预期目标是 INR 在 2~3 之间时,卒中和脑出血均比华法林略少。达比加群(dabigatran)和利伐沙班(rivaroxaban)在减少心房颤动的卒中发生率方面与阿哌沙班和华法林相似(c.f.,Patel et al)。与华法林相比,这些药物的优点是不需要定期进行血液测试来测量 INR,且药物相互作用较少。然而,尽管与华法林相比,它们的半衰期较短,但在停药后药效仍存在数小时,而且如果出现全身或脑出血,抗凝是不容易逆转的。逆转这些新药的抗凝作用的药物已经上市或正在开发中。(我们在这里提到,例如,用维生素 K,甚至用凝血因子逆转华法林的效果也不是很快)。

一个常见的临床问题出现在心房颤动的老年患者中,他有可能因许多原因中的任何一种而发生跌倒,包括卒中本身。在对选择的管理数据库记录回顾中,Gage 及其同事得出结论,使用华法林治疗的老年心房颤动患者引发脑出血的总体风险低于卒中复发的风险。然而,在那些在接受华法林治疗时出血的患者中,他们更有可能是致命的。当然,关于抗凝的决定必须根据个别患者的情况而定。

对于新近发病的心房颤动患者,应尝试通过心脏电复律或抗心律失常药物试验来恢复正常的窦性心律。如果这些治疗失败,建议进行预防性抗凝治疗。在尝试对较长期存在的心房颤动进行心脏复律前,最好进行几天或更长时间的抗凝治疗以减少栓子。

急性心肌梗死患者也可能需要至少几周的抗凝治疗,特别是在心脏左侧受累时。在这些情况下还没有制定指南;心肌梗死后一种或多种血小板聚集抑制剂药物的新的普遍使用可能会排除同时使用华法林的可能性。细菌性心内膜炎合并脑栓塞时,由于有脑出血的危险,应谨慎使用抗凝治疗,最好使用抗生素。一般来说,我们没有对这些患者进行抗凝治疗。

卒中二级预防的抗血小板药物

事实证明,阿司匹林(*Aspirin*)在预防血栓形成,以及可能的栓塞性卒中方面是最有效的药物,但在大型试验中,无论是在一级预防还是降低卒中复发风险方面,其效果都很小。阿司匹林的乙酰基部分与血小板膜结合，抑制血小板环氧合酶，从而阻止血栓素 A2（一种收缩血管的前列腺素）和前列腺素（一种舒张血管的前列腺素）的产生。目前受欢迎的一种方法，部分基于 WARSS 试验，是在所有急性卒中病例中简单地给予阿司匹林。这一方法进一步得到了 WASID 试验的支持，该试验比较了阿司匹林（1 300mg/d）和华法林对颅内动脉狭窄的治疗，因为华法林在预防卒中方面并没有更好的效果，而阿司匹林较少出现胃肠道出血且总体病死率较低。这一方法也被 IST 和 CAST 试验所证实，如果在卒中后 48 小时内给予阿司匹林，可以适度降低病死率和卒中复发。小剂量阿司匹林（50~100mg）或大剂量（1 000~1 500mg）是否提供等效的保护仍不确定。

对阿司匹林不能耐受的患者，可以用血小板聚集抑制剂氯吡格雷（clopidogrel）或类似的药物替代（见下文）。根据临床试验，噻氯匹定（ticlopidine）和氯吡格雷在预防卒中方面被认为与阿司匹林相当或略胜于阿司匹林。此外，这两种药物都有潜在的副作用，噻氯匹定可能导致中性粒细胞减少症，氯吡格雷可能导致血栓性血小板减少性紫癜。大剂量双嘧达莫（dipyridamole）在我们的许多患者中耐受性不佳，因为外周血管扩张引起头晕。

卒中后数天或数周联合使用双重抗血小板聚集药物（与阿司匹林），通常被证明在二级卒中预防方面略优于单独使用阿司匹林，但在一些试验中，伴有脑出血的风险增加。在大多数大型试验中，在阿司匹林中添加这些其中一种药物的增量效益约为 1%~3%（见 ESPRIT 研究，Bhatt 等和 Saco 等的试验，一项试验未能显示在阿司匹林中添加双嘧达莫缓释剂的获益）。王（Wang）及其同事报道的一项 CHANCE 随机试验，有来自中国的 5 000 多例患者参与，在第一次轻微卒中或 TIA 后的最初 90 天里，服用阿司匹林添加氯吡格雷 75mg 或 300mg，确实证明可减少卒中的复发，而没有增加大的全身出血或颅内出血。当双重抗血小板药物的使用扩展到更大的非亚洲人群时，在 POINT 试验中（Johnston et al），与单独使用阿司匹林相比，出现了过多的大的全身性出血（不是脑出血），而与 CHANCE 试验相比，卒中发生率的降低有点小，但是治疗对于降低 90 天复发性卒中风险仍然是有效的。权衡卒中减少与大的全身出血的总体风险 - 收益比被判断为是有利的。这两项抗血小板试验招募了轻微卒中或 TIA 患者，TIA 根据 ABCD2 评分判定，被认为是随后的卒中的高风险。因此，抗血小板聚集适合于不打算进行溶栓、取栓或抗凝治疗的患者。在理解出血率时需要考虑的因素是，第一个试验只使用了 3 周的双重抗血小板药物，而第二个试验持续了 90 天的双重治疗，这可能解释了出血率的差异。

在比较阿司匹林与抗凝治疗心房颤动的卒中二级预防的试验中，抗凝治疗仍然具有优势（见 ACTIVE 写作组）。尽管有这些研究，阿司匹林的治疗效果仍然相当微弱，在几年的观察中，对不适合使用华法林的患者，阿司匹林加用氯吡格雷可以减少卒中，但增加了大出血的风险，因此联合用药不能得到支持（ACTIVE 研究者）。此外，在每项试验中，即使在接受阿司匹林治疗的患者中，也发生相当数量的后续的缺血性卒中。

卒中二级预防的 HMG-CoA 还原酶抑制剂（他汀类）

在一项他汀类药物的试验中，在 5 年的时间里，大剂量的药物将 TIA 或首次卒中随后的卒中发生率降低了 2%，参见通过积极降低胆固醇预防卒中（Stroke Prevention by Aggressive Reduction in Cholesterol）研究者（SPARCL 试验）。其他使用小剂量他汀类药物的大型研究没有显示出这种效果。目前，这些大剂量的药物已被应用到日常实践中。最近的指南支持使 LDL 浓度低于 70mg/dL 用于二级卒中预防。

卒中二级预防的抗凝治疗

急性卒中后早期抗凝治疗带来了缺血性梗死的出血转化（hemorrhagic transformation）的不确定风险。特别是，非常大面积的脑梗死有深部（基底节）组织损伤的患者，尤其合并高血压的患者，可能存在抗凝剂相关性出血转化为急性梗死，即出血性转化（hemorrhagic conversion）的风险（Shields et al）。

当有一个令人信服的理由，在非心房颤动患者栓塞卒中后对患者抗凝进行卒中二级预防时（例如机械心脏瓣膜、已知左心室血栓、高凝状态，或有卵圆孔未闭伴深静脉血栓形成），对于抗凝剂的使用和开始使用的确切时间，人们意见不一。在一例最近发生栓塞性卒中的心房颤动患者，由于担心缺血区出血转化的风险，会导致开始治疗的时间推迟了长达几周。在这些情况下，如果卒中病灶较小，许多临床医生会在急性期开始抗凝。有关心房颤动的抗凝治疗的详细信息，可以在前面“卒中一级预防的抗凝治疗”标题下找到。

虽然抗凝治疗被确定为栓塞性卒中合并房颤的一级和二级预防，而其他卒中，包括那些被推测为栓塞性卒中,但情况尚不清楚,称为“来源不明的栓塞性卒中”。例如,Hart 及其同事(2018)进行的一项试验表明,利伐沙班在预防被推定为栓塞性卒中后的第二次卒中方面并不比阿司匹林更有效,但不是由于心房颤动或颅外血管疾病。

在过去,当华法林开始用药时(由于 S 蛋白的上调)有瞬态高凝状态的理论风险受到关注;这一点,以及对快速抗凝的愿望,导致了一种策略,即在等待华法林疗效显现的同时,使用肝素或低分子量肝素进行桥接。这种风险似乎没有临床意义。基于上述急性抗凝试验显示,早期复发性卒中的发生率仅为 1%~2%,大多数临床医生都避免使用“桥接”方法。反对肝素或类似的桥接抗凝剂的观点也是基于 Hallevi 和同事的一项回顾性研究,并得到 Whiteley 及其同事报告的一项荟萃分析的支持,该分析发现,使用桥接策略会导致脑或全身的症状性和严重出血概率更高。

在一般医学中一个常见的问题是,在心房纤颤患者必须进行侵入性诊断程序或手术时需要停用华法林。除了 Douketis 及其同事进行的一项随机试验表明,前述的低分子量肝素临时抗凝并不比前述的桥接治疗差,此外几乎不能提供任何指导。

抗凝剂预防动脉粥样硬化性疾病的复发性卒中　有一种观点认为,华法林在动脉粥样硬化性疾病引起的缺血性卒中发病后最初的 2~4 个月具有一定的价值。然而,对照研究的结果表明,在动脉粥样硬化血栓性卒中的病例中,华法林比阿司匹林更受青睐是没有理由的。这在 Mohr 及其同事(2001)报告的华法林 - 阿司匹林复发性卒中研究(Warfarin-Aspirin Recurrent Stroke Study,WARSS)(不包括心源性卒中)中得到了充分的证明;在 2 年的时间里,两组的卒中复发率约为 16%,而令人惊讶的是,脑出血的比率相似(接近 2%)。同样,对于 TIA 或卒中的特殊病例,被证明是由于颅内动脉粥样硬化,Chimowitz 和同事在华法林 - 阿司匹林症状性颅内疾病(Warfarin-Aspirin Symptomatic Intracranial Disease,WASID)试验中的提出,在预防后续的脑血管事件方面,华法林没有提供比阿司匹林更好的益处,但如下所述,华法林有更多的风险。正如 Koroshetz 指出的那样,WASID 试验不仅暴露了华法林在预防卒中方面存在不足,也揭示了它在临床使用的困难。

当抗血小板药物与华法林联合使用时,出血的必然性和额外风险尚未被量化。如果小剂量(81mg)阿司匹林包括在华法林治疗心房颤动的方案中,风险似乎相对较小。除此之外,几乎没有权威的说法,但我们个人的经验,肯定受到可用性启发式所产生的弱点的影响,在使用一种或多种药物的老年患者中,无论是否有跌倒,硬膜下血肿都大量存在。即使使用维生素 K 和一种凝血因子制剂或新鲜血浆相对较快地逆转抗凝作用,也只能让手术更安全地清除脑内凝块。某些情况,如慢性肾衰竭,使用任何一种药物可能会增加脑出血的风险,但与 Olesen 及其同事在流行病学研究中描述的肾功能正常的患者相比,心房颤动导致的卒中风险也增加了。

卵圆孔未闭的封堵

卵圆孔未闭(patent foramen ovale,PFO)在卒中的病因中是否具有隐源性作用,几十年来一直是一个争论的问题。当然,在某些情况下,如一个年轻人腿部或骨盆的静脉系统有明确的血块,或者最近发生了肺栓塞,这种机制就成了一个有吸引力的解释。正如本章前面提到的,几项流行病学和其他研究已经证明,在存在 PFO 的情况下,PFO 与卒中之间存在统计学的相关性。心脏缺损的大小或存在相关的房间隔动脉瘤的是否会增加卒中的风险也一直是有争议的。即使在较年轻的患者中,仅仅通过超声心动图检查、注射搅拌盐水或类似的方法发现 PFO,突显出物质从右心房进入左心房的可能性,但也不能完全证明其致病机制。

此外,抗凝的价值,无论是单独抗凝还是与 PFO 封堵相比,一直是不确定的。2014 年前的三项试验表明,在卒中后封堵 PFO 几乎没有任何获益,但 2017 年发表的三项后续试验表明,与抗血小板或抗凝治疗相比,FPO 封堵后复发性缺血性卒中大幅降低(见 Ropper 2017 年对这些试验的总结)。需要指出的是,在过去的三个阳性试验中,人群仅限于年轻的患者和那些由中到大的经过缺损分流或房间隔动脉瘤的患者。

颈动脉狭窄

关于在卒中后不久开放闭塞的颈动脉已有过评论。在这里,我们讨论了有 TIA 或轻度卒中并已度过急性期患者的卒中二级预防。颈动脉窦是最常进行内膜剥脱术或支架植入术的血管段(颈内动脉恰在颈总动脉起始部上方的球状扩张),因为这是发生动脉粥样硬化性狭窄的部位。其他适合手术或血管内治疗的部位包括颈总动脉、无名动脉,以及锁骨下动脉近端。正如本章前面提到的,颈动脉疾病最常导致卒中和单次或反复的 TIA，但也可能由于严重狭窄远端的低血流量而导致半球的低灌注综合征（hypoperfusion syndrome）。

手术和支架植入目前主要适用于症状性的颈动脉狭窄组患者（无症状的患者在下文讨论），这些患者有大量的颅外狭窄但未完全闭塞，在特殊情况下，也适用于有非狭窄性溃疡斑块的患者。在以前收集的队列中，颈动脉狭窄在所有的 TIA 患者中占比不到 20%（Marshall）；但从介入治疗的角度看，症状性一词既包括 TIA，也包括与狭窄同侧的大卒中或小卒中，其中一些可能只有在脑成像上才能看明显。

有证据表明，在适当选择的病例中进行良好的手术或支架植入可以阻止 TIA 和降低未来卒中的风险。这些观点最初得到了两项经常被引用的随机研究的强烈肯定，即北美症状性颈动脉内膜剥脱术试验（North American Symptomatic Carotid Endarterectomy Trial，NASCET）和欧洲颈动脉手术试验（European Carotid Surgery Trial，ECST）。在这些研究中得出的结论是，对于直径大于 70%~80% 狭窄程度的症状性病变，颈动脉内膜剥脱术可以降低同侧半球卒中的发生率，并且随着狭窄程度的增加显示出更大的获益。该结果一般只适用于手术并发症率低于 3% 的情况。这两项试验在估计狭窄程度的方法上有所不同，但当进行调整时，结果具有可比性（Donnan et al，1998）。Gasecki 及其同事进一步分析北美试验指出，如果有对侧颈的动脉狭窄，在症状性狭窄侧的脑梗死风险增加，但手术的患者（在症状性狭窄一侧）仍然比仅用药物治疗的患者有较少的卒中。在双侧颈动脉疾病患者中，2 年后卒中的风险为 69%，而如果手术，风险为 22%。至于动脉内膜剥脱术的时机，意见存在分歧，但一项由 Rothwell 及其同事（2004）报道的荟萃分析表明，如果在 TIA 或轻微卒中后 2 周内进行手术，获益最大。

颈动脉血管成形及支架置入术（*carotid angioplasty and stenting*）为颈动脉内膜剥脱术提供了另一种选择。已经在几个有组织的试验中进行了直接比较，这些试验最初是在病情太严重而不能进行内膜切除术的患者中进行的，但随后在更多有症状的患者中进行。在一项由 CAVATAS 研究者报告的早期试验中，即颈动脉和椎动脉腔内血管成形术研究（Carotid and Vertebral Artery Transluminal Angioplasty Study）中，血管成形术和支架植入患者的轻微（非卒中）并发症的发生率低于手术患者。此外，两组的卒中复发率相似，均为 10%。在 Mas 及其同事报道的试验（2006）和在 SPACE 试验中，对血管成形术与外科动脉内膜剥脱术进行了有益的比较。虽然第一个试验倾向于对严重的症状性狭窄进行手术治疗，而第二个试验给出了相当的结果，任一种手术方法的卒中和死亡率总和约为 6%。随后的试验，诸如 CREST（Brott et al，2010）和 SAPPHIRE（Yadav et al），都有大约一半的无症状的颈动脉狭窄患者，得出了类似的结果，即动脉内膜剥脱术与支架置入术的卒中复发率相似。对 CREST 试验患者的长期随访表明，两组之间的卒中发生率在长达 10 年的时间里仍然保持相似（两组中约有 7% 的患者发生了罹患颈动脉疾病同侧的卒中）。

归根结底，手术或药物治疗（抗凝或阿司匹林）的相对获益主要取决于手术风险，包括外科医生个人的记录。如果已确定的手术并发症发生率低于 3%，则可以建议对症状性颈动脉狭窄大于 70% 患者进行手术。这种获益也适用于老年患者，事实上，统计学分析表明，75 岁以上的患者获益最明显（见 Alamowitch et al 对 NASCET 数据的析因分析）。

在一项对完全性颈内动脉粥样硬化闭塞患者的试验中，采用颅外至颅内动脉旁路术（COSS，Powers 和 associates 报道），未能证明手术优于药物治疗。这种类型的旁路手术在下文和烟雾病小节中讨论。

在手术或支架置入前，必须确定颈动脉病变的存在及其范围。CTA 和 MRA 已经成为以前使用的基于导管成像的替代方法（图 33-19）。严重狭窄也间接地反映在大脑中动脉分支变混浊之前，颈外动脉远端分支充盈，这与通常的模式相反。做出颈动脉狭窄的初步诊断越来越多地采用侵入性较小的方法，但应用超声检查很难对严重狭窄进行量化，并将它与完全性颈动脉闭塞分开。

在少数病例中，动脉内膜剥脱术后可能会出现新的偏瘫或失语症，在术后数小时内表现得很明显，通常是在患者到达术后恢复室时。在这些情况下，外科医生更愿意让患者回到手术室并打开动脉，如前面所讨论的。在内膜切除术的远端通常会遇到内膜瓣和近端不同数量的新鲜血栓，但在移除和修复血管后，卒中的影响如果已经发生，通常不会得到改善。颈动脉内膜剥脱术的术后护理重点在于逆转由于颈动脉壁暴露在高灌注压下而引起的反射性低血压。这种现象可以通过在术前用麻醉剂浸润颈动脉窦来减轻。颈动脉内膜剥脱术后几天至一周内会出现一种罕见但相当显著的高灌注综合征（*hyperperfusion syndrome*）。其特征是头痛、局灶性

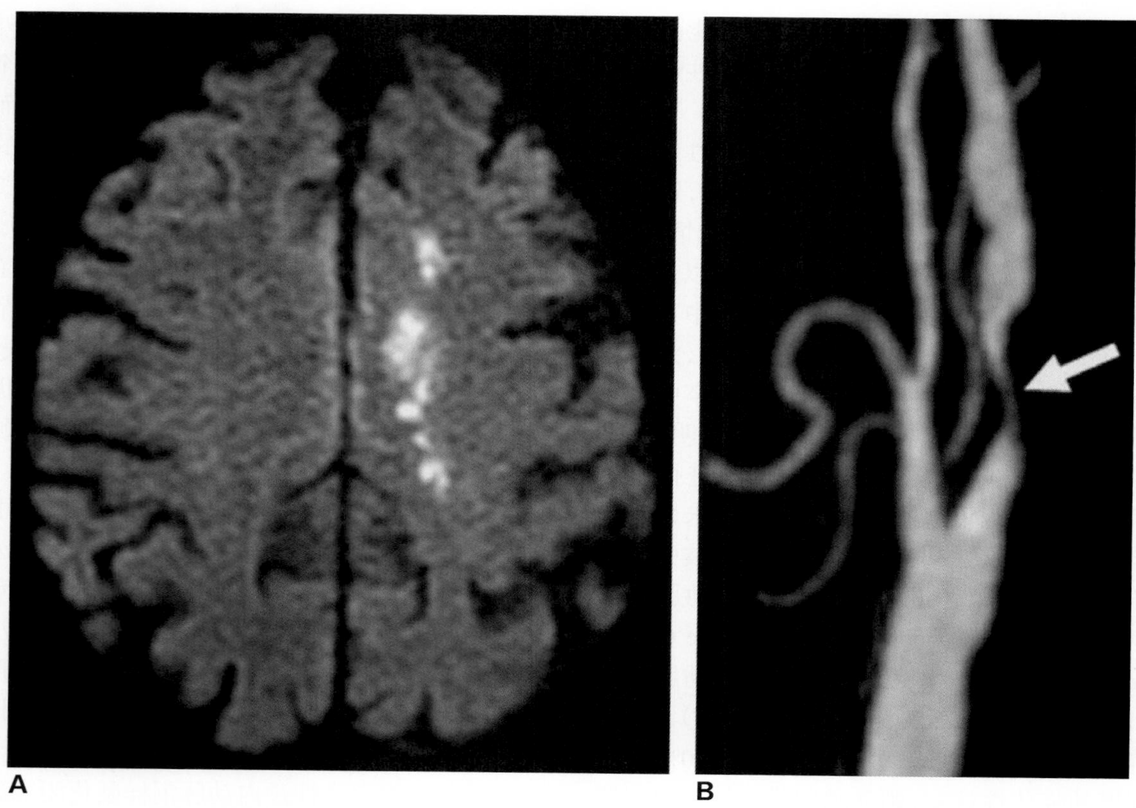

图 33-19　A. MRI 轴位弥散加权显示，在左侧大脑前动脉 - 大脑中动脉交界（分水岭）区的多灶性急性梗死；B. MRA 显示左颈内动脉严重狭窄（箭头），恰在颈总动脉分叉处的上方

神经功能缺失、癫痫发作、脑水肿或脑出血等。这些被认为反映了当突然恢复正常血压和灌注时脑血管结构的自动调节的失效。在对狭窄的颈动脉进行长时间的自动调节代偿之后，正常脑灌注压可能导致内皮细胞不能通过血脑屏障渗漏水。单侧的剧烈头痛是最常见的症状，也可能是唯一的表现。有时，脑水肿严重到可导致死亡（Breen et al）。治疗方法是控制高血压；如果有癫痫发作也是该综合征的一个组成部分，还不清楚是否需要抗癫痫药物治疗。我们在这里提到，在偏头痛患者（不包括那些接受过动脉内膜剥脱术的患者），有一种相同的局灶性脑功能缺失综合征和脑水肿，也许除了癫痫发作外，很少会自发出现，也没有任何其他解释，包括我们护理的两例患者。

对于延伸到虹吸部和远端的颅内的颈内动脉闭塞，过去曾采用一种经颅的吻合术（颞浅动脉 - 大脑中动脉），并曾引起卒中。虽然这种手术在技术上是可行的，但它的治疗价值受到 EC/IC 搭桥研究组（1985）的多中心研究的质疑，他们发现手术并没有减少 TIA、卒中或死亡。这项研究因有患者的选择偏差而受到批评，而几项规模较小和非对照性试验表明，该手术可能会使一些患者受益。后来的一项试验（Chimowitz 及其同事在 2011 年报道的 SAMMPRIS）表明，颅内支架置入术与内科治疗相比效果更差。然而，在某些特殊情况下，使用支架置入是合理的；例如，当出现与直立姿势相关的持续的 TIA 或轻度低血压发作时。

当有进行性的颅内颈动脉狭窄时，旁路手术及其改良术式，如颞动脉 - 软脑膜血管连通术（temporal-pial synangiosis），对重建大脑半球的血流可能是有用的。证明搭桥手术成功的证据是烟雾病的症状和侧支血管网络的消退（见下文）。

无症状性颈动脉狭窄

最后，还有一个问题是，在进行超声检查或其他诊断程序时，在颈动脉发现无症状的杂音，或者偶然地发现颈动脉狭窄。杂音通常对应于动脉管腔直径缩小到 2mm 或更小，虽然在大部分严重狭窄的患者中发现，但它不是特异性的，而且在多达 10% 的几乎没有狭窄的老年患者中可以听到杂音。Heyman 及其同事在 40 多年前进行的人口研究揭示了这一点。他们发现，不出所料，男性的颈部杂音构成了因缺血性心脏病的死亡风险，而男性（但不是女性）出现无症状的杂音会略微增加卒中的风险。值得注意的是，随后的卒中通常在血管解剖位置和偏侧性上与颈部杂音并不一致，因此无症状狭窄在短期内是动脉粥样硬化的一般标志，而不是最近的卒中标志。其他调查人员也报告了类似的发现。另一方面，Wiebers 及其同事(1990)发现，随访 5 年的无症状性颈动脉杂音的患者，罹患缺血性卒中的可能性大约是年龄和性别匹配的无颈动脉杂音人群样本的 3 倍。所有这些队列都是在攻击性危险因素降低的时代，特别是使用他汀类药物之前进行的。

当常规检查中发现颈动脉杂音时，适当的步骤可能是进行超声检查，对狭窄的存在和程度进行量化，并根据下面讨论的检查，谨慎地做出后续的决定。我们通常也会获得脑成像，以确定是否有一侧的颈动脉疾病导致卒中，这有助于做出治疗决定。

这里要注意的是自闻杂音(*self-audible bruit*)，它偶尔提示颈动脉狭窄、血管夹层或纤维肌发育不良，但通常后果不严重，而在某些情况下，与增大的和位于颈静脉球上的一个良性的解剖变异有关，在 CT 上可以识别(Adler and Ropper)。

为了阐明通过颈动脉内膜剥脱术纠正无症状性颈动脉狭窄的作用，曾经进行了许多尝试。无症状性颈动脉粥样硬化研究(Asymptomatic Carotid Atherosclerotic Study，ACAS)发现，如果狭窄程度超过 60%(直径)，通过去除斑块，卒中的频率可以在 5 年内从 11% 减少到 5%。这些结论已经被对 ACAS 数据的重新分析所调整，在此数据中，几乎一半的卒中是腔隙性或心源性栓塞(Inzitari et al)。来自一项欧洲的试验，纳入了 3 120 例患者[MRC 无症状性颈动脉手术试验(MRC Asymptomatic Carotid Surgery Trial，ACST)协作组]，数据表明，在 5 年内，超过 70% 的无症状颈动脉狭窄每年的卒中风险为 2%，而动脉内膜剥脱术将风险降低到 1%。结论是，对于这种程度的无症状性颈动脉狭窄的男性(不包括女性)，动脉内膜剥脱术可能是合理的，但要获得良好的结果，需要审查手术风险低于 3%(就像对有症状的颈动脉狭窄)。然而，所有这些试验都是在普遍使用他汀类药物之前进行的，他汀类药物似乎可以稳定颈动脉斑块。有一些比较动脉内膜剥脱术与支架置入术的试验，其中一些在早些时候被评论过，包括无症状的患者，但可供得出结论的证据太少，至于有症状的病例，他们是在进展性的危险因素管理时代之前进行的。在一项涉及无症状的严重颈动脉狭窄患者的试验中(平均直径狭窄 74%)，且手术并发症的风险不高，比较动脉内膜剥脱术与使用捕获栓塞物质的装置的支架置入术，两组患者的 5 年卒中发生率都约为 7%(见 Rosenfield et al 的报道)。

这些试验都没有明确解决是否干预无症状的颈动脉狭窄的问题。从这些试验和其他试验中可以推断，动脉内膜剥脱术是否能降低无症状颈动脉狭窄且管腔狭窄小于正常直径的 60%~70% 的患者卒中发生率尚不确定。对于那些狭窄程度较大的患者，获益很小，可能主要适用于老年男性。目前尚不清楚溃疡斑块或重度钙化的存在是否会改变这一观点，但很可能不会。这些评论也适用于即将接受心脏搭桥术等大手术的无症状颈动脉狭窄患者，但目前还没有对此进行充分的研究。正如已经提到的，任何建议都应该根据特定机构的手术风险进行调整。我们对无症状病例的常规做法是开始使用他汀类药物治疗，同时戒烟、阿司匹林治疗和血糖控制，并每隔 6~12 个月对颈内动脉管腔进行重新评估(使用超声检查)。如果狭窄进展或狭窄至约 2mm 或更小，或者如果存在可解释为狭窄侧 TIA 的事件，则考虑手术或血管内治疗。

这些评论反映美国心脏协会(AHA)在 2011 年提出的无症状颈动脉狭窄指南，但必须仔细评估每个患者的情况，特别是动脉内膜剥脱术的医疗风险，并且认识到，在上述研究和临床实践中，残余管腔直径和狭窄百分比是通过不同的技术以不同的方式测量的。

缺血性卒中病程和预后

公平地说，目前还没有制定能够预测卒中早期或晚期病程的规则。轻度瘫痪可能会变成灾难性的偏瘫，或者患者的病情可能只会暂时加重。在基底动脉闭塞的情况下，头晕和吞咽困难可能在几天内进展到全身瘫痪和深昏迷。或者，在这两种情况下，功能缺失可能会完全消退。抗凝和溶栓或血管内治疗可能改变病程，但脑血栓形成通常是进展性的。

1970~1974 年期间，在明尼苏达州罗切斯特市，94% 的缺血性卒中患者存活了 5 天，84% 的患者存活了 1 个月(Garraway et al，1983a and b)。3 年生存率(*survival rate*)为 54%，7 年生存率为 40%。这比 1965~1969 年期间的情况要严重得多。这些数据是回顾性收集的，与 Bamford 及其同事最近报告的来自 20 世纪 80 年代卒中患者的数据相当。脑梗死后的死亡率(没有把血栓与栓塞类型之间分开)在 1 个月末为 19%，而在 1 年末为 23%。在幸存者中，65% 的人能够独立生活。在每一个研究系列中，在长期存活者中，心脏病是比再发卒中更常见的死亡原因。已经多次指出，吞咽障碍导致的肺炎是生存的主要决定因素；关于卒中后误吸问题的进一步讨论在本章的后面几节可以找到。

其他几种情况影响脑梗死的早期预后（*early prognosis*）。在大脑中动脉供血区非常大的梗死的情况下，可能发生梗死组织的肿胀，随后出现中线结构移位，经小脑幕疝，患者在几天后死亡。这有时可以通过梗死的体积来预测，通常在卒中后一天内的 CT 或 MRI 扫描上表现明显。小脑下表面较小的梗死也可能导致致命的枕骨大孔疝。根据 2~3 天时的影像学检查，这两种卒中的轻度脑肿胀和颅内压升高可能会进展，但没有证明是致命的。[见前面关于“缺血性卒中后脑肿胀（水肿）和颅内压升高的治疗。]

在基底动脉闭塞引起广泛的脑干梗死伴深昏迷时，早期死亡率接近 40%，但其中一些是自行实现的，因有时放弃了支持治疗。在任何类型的卒中，如果从一开始就出现昏迷或昏睡，存活在很大程度上取决于能否保持气道畅通，防止吸入性肺炎，控制脑肿胀，以及保持液体和电解质平衡，如下文所述。对于较小的血栓性梗死，死亡率为 3%~6%，其中大部分死于心肌梗死和吸入性肺炎。

至于神经功能缺失的最终预后（*eventual prognosis*），一般情况下会有所改善。腔隙性梗死的患者通常恢复良好，但可能需要几个月才能得到最大程度的改善。对于其他小梗死，恢复可能在一两天内开始，在一周内可能完成恢复或接近恢复。在严重功能缺失的情况下，可能不会有显著的恢复；经过几个月艰苦的康复治疗后，患者可能仍然丧失言语和理解能力，上肢仍然不能使用，在试图行走时下肢只能作为不确定的支撑。在这两个极端之间，恢复有不同的分级。通过磁刺激测量中枢运动传导在某种程度上可以预测运动恢复，但还未广泛应用于临床工作。如果临床恢复没有在 1 或 2 周内开始，运动和语言功能的前景都会较差。结构性失用症，无节制的愤怒（伴有左侧颞叶病变，很少伴右侧颞叶病变），无意义的多语癖（logorrhea）和平静，对瘫痪和忽视（非优势侧顶叶病变）的不觉察，以及精神错乱和谵妄（非优势侧颞叶病变）都有减少的趋势，并可能在几周内消失。虽然阅读和辨色能力可能会持续改善，但几周后还没有完全消除的偏盲通常是永久性的。在延髓外侧梗死时，吞咽困难可以持续 8 周或更长的时间，但几乎每例患者最终都能恢复相对正常的功能。失语症、构音障碍、小脑性共济失调和行走等可能会在一年或更长时间内有所改善，但从所有实际目标来看，我们可以说，在 5~6 个月后无论运动和语言能力仍有缺陷，都将是永久性的。

特征性的是，在卒中后的最初几天或几周内，瘫痪的肌肉是松弛的；腱反射通常没有变化，但可能会轻微地增强或减弱。逐渐出现痉挛状态，腱反射变得更加活跃。手臂倾向于呈弯曲内收姿势，而腿是伸展的姿势。痉挛状态缓慢演变后，功能很少会恢复；然而，使用肉毒毒素（botulinum toxin）可能对减轻痉挛状态有相当大的帮助。相反，手臂痉挛状态的早期发展或抓握反射的早期出现可能预示着一个有利的结果。在一些颞顶叶的广泛病变的患者中，偏瘫仍然是弛缓性的；手臂悬挂着，松弛的腿必须支撑起来才能站立。这一现象的生理学解释仍然不清楚。如果卒中影响豆状核或丘脑，而内囊没有完全被阻断，瘫痪可能表现为偏侧舞蹈手足徐动症、偏瘫震颤或偏侧共济失调等方式，这取决于病变特定的解剖结构。肠和膀胱控制通常会恢复，括约肌障碍仅在少数病例中持续存在。物理治疗应及早开始，以防止在肩部、肘部、腕部、指关节、膝和踝部的肌肉假性挛缩和关节囊炎。这些是常见的并发症，通常是疼痛和附加残疾的来源，特别是肩部。偶尔，手部的骨萎缩和疼痛可能伴随肩部疼痛[肩手综合征（shoulder-hand syndrome）]。在脑干梗死引起前庭系统受损后，恼人的头晕和不稳定通常持续存在。

与栓塞性皮质梗死相比，癫痫发作是血栓性卒中的一种相对少见的后遗症，在一些报告中，高达 10% 的患者出现癫痫发作，在我们的经验中，这一比例要少得多。这些癫痫病例的 EEG 甚至在卒中后几个月也不恢复正常，并且在梗死区显示出尖波活动（见下文卒中后癫痫发作治疗）

许多患者抱怨疲倦和情绪沮丧，在影响左侧额叶的卒中后可能更严重（Starkstein et al），其他研究表明大脑任何一侧的梗死都可能出现。这些症状的解释还不确定，有些肯定是反应性抑郁症的表现。正如 Chen 及其同事在综述中所描述的，几个小的系列病例表明，使用抗抑郁药的预防性治疗可以降低抑郁症的发生率，但这些药物的常规服用在临床上还不普遍。只有少数患者在卒中后出现严重的行为问题或是精神错乱，但可能出现偏执倾向、困惑、固执和易怒等，或者随之而来的是冷漠状态。大的病变影响注意力以及综合和执行的精神功能，大致与病变的大小成比例；这些全面的精神变化与语言功能的干扰无关。

如果在数月或数年内发生多次脑梗死，可能会发展成特殊类型的痴呆和步态障碍。在一些病例中，主要病变影响白质和保留的部分，相对来说，累及皮质和基底节较轻，病变可能是腔隙性的或较大的梗死。这种疾病过去被称为动脉硬化性痴呆和宾斯万格皮质下白质脑病（*Binswanger subcortical leukoencephalopathy*），可能代表了多发性白质梗死和腔隙的积累（见下文以及 Babikian 和 Ropper）。被破坏的白质往往位于穿皮质动脉和基底节动脉之间的交界区。大片状的皮质下髓鞘脱失和神经胶质增生，合并小的皮质和皮质下梗死，在脑成像中很明显。这一过程与组织学上相似但生物学上独特的白质的遗传性疾病，称为 CADASIL，即常染色体显性遗传性脑动脉病伴皮质下梗死和白质脑病（*cerebral autosomal dominant arteriopathy with subcortical infarct and leukoencephalopathy*），将在下文讨论。

物理治疗与康复

除了最严重的患者，从卒中后的几天内开始，瘫痪的肢体最好每天进行几次全方位的被动运动。目的是避免挛缩（和关节囊炎），特别是肩部、肘部、髋部和脚踝。瘫痪肢体的酸痛和疼痛在可能的范围内不应影响锻炼。一旦卒中结束和血压稳定，应立即将患者从床上移到椅子上。如果患者不能起来活动，用加压靴或抗凝剂预防深静脉血栓形成是合适的。在康复期间应及早评估吞咽困难，如果有误吸风险，应插入鼻胃管进行饮食调整。几乎所有的偏瘫患者都能在一定程度上恢复行走能力，通常在 3~6 个月的时间内，这应该是康复的主要目标。除了偏瘫外，深度感觉丧失或疾病感缺失是主要的受限因素。通常需要一个短的或长的腿支具。通过教授小脑性共济失调患者新的方法，平衡和步态障碍可减少致残。随着运动功能的改善和心态的保持，日常生活活动的指导和各种特殊设备的使用可以帮助患者在家里至少部分自理。无论关于卒中康复效果的研究有多少，都表明更大强度的物理治疗确实能在行走能力和灵巧度的某些指标上取得更好的成绩。在一项随机试验中，Kwakkel 及其同事们通过在常规物理治疗或集中治疗的基础上，每周 5 天，持续 20 周，每天额外给腿部或手臂加 30 分钟的治疗，从而取得了这些结果。其他研究已经清楚地证明了卒中后用夹板固定肢体的不良影响。

在猴子身上的实验研究和来自患者的有限数据表明，可以通过限制正常肢体并强迫没受损的肢体活动而获得改善。在一项随机试验中，Wolf 及其同事（2006）通过迫使患者在健侧手戴上手套，同时在整个 2 周时间内用偏瘫肢体进行超过 90% 的清醒时的持续锻炼，能够证明从这种形式的“约束疗法”（*constraint therap*）中获益。这可能反映了皮质运动代表区的功能扩展到邻近未受损的皮质区，表明了与临床恢复相对应的某种程度的重组的可能性。一种相关的方法，“镜像疗法”（“*mirror therapy*”）让患者面对一面镜子，当正常的一侧被激活时，就会产生移动偏瘫一侧的错觉。Cochrane 对 14 项此类研究的荟萃分析表明，对运动功能恢复有一定的益处，对缓解疼痛和提高生活质量有更显著的益处（Thieme and colleagues）。

卒中后改善的神经基础刚刚开始研究。大量的临床经验和生理数据，如 Luft 及其同事所报告的，已经证明受伤的大脑具有一定程度的可塑性；即使在大面积卒中后几个月，训练也可能发生脑组织的重塑和神经功能的重组。

如上所述，言语和语言治疗在识别误吸风险方面特别有价值。在适当的情况下，应该给予特殊的治疗，并肯定会提高患者和家人的信心。关于这类治疗进一步的评论可见第 22 章。

广泛性脑缺血缺氧（另见第 39 章）

广泛性脑缺血缺氧（generalized brain ischemia and hypoxia）是由心搏骤停或其他形式的长时间低血压或缺氧引起的一种特殊类型的梗死。影像学上最典型的表现是广泛性皮质梗死，也可影响深部核团，即大脑半球代谢最活跃的区域。远端栓塞的部位末梢动脉分布与两个或多个末梢区域间低血流量区这两个概念存在重要的区别，后者在任何形式的全脑血流回流障碍都可能受到损害。在极端低血压的情况下，会出现脑的完全性梗死伴有脑死亡临床综合征。如果大脑半球的血流量减少，局灶性梗死发生在主要表浅动脉之间血流量最低的区域，被称为分水岭梗死（这可能不太合适，因为分水岭是集水区）。

纯低氧 - 缺氧不伴低血压在氧输送减少的易受影响区域产生另一种类型的损伤，主要影响海马；导致 Korsakoff 综合征。大多数情况下，缺血与缺氧状态并存，并产生复杂的脑损伤模式，这一主题在第 39 章中充分讨论。在“心脏手术卒中”一节中进一步讨论使用旁路泵心脏手术期间的脑缺血的特殊问题。

缺血性脑血管疾病的较少见病因

纤维肌发育不良

纤维肌发育不良(fibromuscular dysplasia)是一种节段性、非动脉粥样硬化、非炎症性动脉疾病,病因不明,主要发生于中年妇女。本病并不常见(在So等的一组61 000例动脉造影中仅占0.5%),但由于动脉造影技术的改进,它的报告例数越来越多。根据我们的经验,多为无症状的个体因其他原因进行血管成像时偶然发现。据报道,约有10%病例是家族性的,在一些患者中发现与磷酸酶和肌动蛋白调节因子1基因(PHACTR1)的变异有关。

Leadbetter和Burkland在1938年首先在肾动脉中作了描述,现在已知纤维肌肉发育不良会影响包括脑颈部血管在内的其他血管。颈内动脉受累最多,其次是椎动脉和脑部动脉。影像学图像显示动脉一连串横向狭窄,表现为不规则的串珠或光滑的管状狭窄,在双侧颈动脉中高达75%的病例可观察到。通常仅累及颈动脉的颅外部分。占据部分颈动脉腔的单一横纤维网可能是纤维肌病的变异型,也可能是一种完全不同的先天性静态病变。在Houserd及其同事的研究中,44例患者中42例是女性,大多数年龄超过50岁。So和同事报告的所有患者都是女性,年龄自41岁至70岁不等。脑缺血可能与本病发生过程有关,但是该并发症的发生率尚未确定,我们临床初步印象是发生率很低。在Corrind及同事的研究中,在79名未经治疗的无症状患者中平均随访5年,其中3例在最初诊断后4~18年内发生脑梗死。此外,7%~20%患者存在颅内囊状动脉瘤(很少为巨大动脉瘤),这可能是蛛网膜下腔出血原因,而高达12%的患者发生动脉夹层,如下所述。

狭窄的动脉节段显示弹性组织变性,黏液基质中纤维和平滑肌组织排列不规则。散在性扩张是血管壁外膜萎缩的结果。在一些血管有动脉粥样硬化改变,在另一些血管有轻微的动脉夹层。虽然有明显的狭窄,但通常不存在血管闭塞。Schievink及其同事总结了这种疾病的病理改变。在某些情况下,缺血性脑损伤的机制不明,但推测是来自血管囊袋中小栓子或与腔内间隔有关。

这种疾病不适于动脉内膜切除术。因此,So及其同事建议,如果缺血性神经症状与颈动脉受影响的节段有关,则切除该节段;如果纤维肌发育不良是造影偶然发现的和无症状的,则建议保守治疗。现在已有可能通过血管内介入技术扩张受累血管,有几个病例报告表明,与手术切除相比,这种方法的风险更低。如上所述,可能伴随本病出现颅内囊状动脉瘤,应用动脉造影、CT或MRA检查寻找,如动脉瘤大小合适则行手术治疗。目前尚不清楚抗凝或抗血小板治疗是否能预防卒中的发生,但抗血小板治疗经常被采用。

颈动脉和颅内动脉夹层

颈内动脉夹层

长期以来人们认识到,以前称为Erdheim囊性主动脉中层坏死是主动脉夹层的主要原因,它可能单独累及或延伸到颈总动脉,使其闭塞,并导致大脑半球大面积梗死。1944年,Weisman和Adams在他们的主动脉夹层动脉瘤的神经学研究中引用过这样的例子,Chase及其同事在他们研究的16例病例中详细描述了临床病理学特征。这两个系列的主要神经学特征是晕厥、偏瘫或昏迷。主动脉夹层并发卒中的发生率是10%~50%不等,脊髓卒中发生率约为10%(见第44章)。

近年来,自发性或外伤性颈内动脉夹层(dissection of the internal carotid artery)作为青壮年非动脉粥样硬化性卒中的重要原因受到越来越多的关注,动脉夹层不一定与血管壁本身疾病有关。Ojemann及其同事(1972)以及Mokrid及其同事(1986和1988)分别在不同的研究中报道了大量此类病例。虽然这种疾病在女性中很多见,但在男性中也经常发生,在两性中通常是在30多岁或40多岁。它是一种自发的事件,或与甩鞭伤、一阵剧烈的咳嗽,或头或颈部直接创伤有关,这些创伤可能并不严重,例如,被高尔夫球或网球击中颈部。我们遇到过在怀孕期间和分娩后立即发生的病例。事实上,大多数颈动脉夹层是否真正是“自发的”是值得怀疑的,因为许多夹层可能与一些剧烈的活动有关,但通常只是假设与创伤有关。在过去的几年里,我们的3例患者在钝性头部损伤后几天内出现颈动脉夹层,并表现为偏瘫,但并未累及颈部。

如前所述,少数患者患有纤维肌发育不良。埃勒斯-丹洛斯综合征(Ehlers-Danlos syndrome)(又称先天性结缔组织发育不全综合征——译者注)和马方综合征(Marfan syndrome),成骨不全症,洛伊-迪茨综合征(Loeys-Dietz syndrome)(转化生长因子

TGF 受体突变),以及 α1- 抗胰蛋白酶缺乏症也与血管夹层风险增加相关。如果多个颅外血管发生自发性夹层动脉瘤,或者关节和皮肤松弛或广泛血管迂曲(颈部和胸部外伤或主动脉弓夹层是引起多发性颅外动脉夹层的较常见的原因),则需考虑这些之中的一种情况。

少数颈动脉夹层患者之前有持续几天的一侧颅或面部疼痛,随后发生颈内动脉供血区的卒中。疼痛是隐隐作痛,严重程度时有波动,最常集中在夹层侧的眼眶内和眼周围,额或颞区,下颌角或高位颈动脉的颈前部。年轻人服用糖皮质激素后疼痛迅速明显缓解可能是一种有用的诊断特征(见下文)。通常还会出现夹层部位的颈部疼痛,然而也可能没有颈痛,特别是如果夹层发生在靠近颅底的部位。

局部缺血表现为颈内动脉供血区的短暂性缺血发作,随后常出现半球的卒中征象,可能是突发的,也可能在数分钟到数小时或在数天内以波动或阶梯式方式平稳进展。经常出现一侧的 Horner 综合征。患者有时能听到颈部血管杂音,一过性黑矇、虚弱和晕厥,以及面部麻木等较少见的症状。Mokri 及其同事(1986)所描述大多数患者表现两种明显综合征之一:①一侧头痛伴同侧 Horner 综合征,本质为雷德尔综合征(*Raeder syndrome*);或②一侧头痛和迟发性局灶性脑缺血症状。值得注意的是痛性霍纳综合征(*painful Horner syndrome*)通常由潜在结构性病变所致。一些患者有颈动脉夹层一侧的一个或多个迷走神经、脊髓副神经或舌下神经受累的证据,这些神经靠近颈动脉,是由颈动脉上的小分支供血滋养的。

多数情况下,颈内动脉夹层可以由超声波检出,MRI 和 CTA 可证实,轴位 MRI 切片显示血管内双管腔(图 33-20)。任何方法的动脉造影术,包括常规血管造影术,通常会显示一个拉长的,但长度可变的、不规则的狭窄的染料柱,通常开始于颈动脉分叉上方 1.5~3cm,一直延伸到颅底,这种图像被称为线样征(*string sign*)。在这条线的上端可能有特征性逐渐变小的闭塞或是外翻。闭塞部位和形状有助于识别夹层。在少数情况下,夹层局限在颈中段区,它偶尔会延伸到颈内动脉或甚至大脑中动脉,或影响到对侧颈动脉或椎动脉和基底动脉。MRI 的 T1WI 和抑脂序列轴位像能很好地显示假腔,并经常被用于诊断小的夹层。

自发性颈动脉夹层发病机制目前尚不清楚。在大多数报告病例中,在受累动脉的显微镜检查中并没有发现囊性中层坏死。除了已知的结缔组织疾病和纤维肌发育不良外,似乎有些病例与血管内膜变薄的基因改变有关。在一些病例中,出现了血管中层和内弹力层紊乱,但这些变化的具体程度尚不确定,正如 Ojemann 及其同事(1972)在他们的一些对照病例中注意到的类似变化。如前所述,有少数病例中存在纤维肌发育不良的改变。几个研究小组发现,夹层患者的皮肤活检中发现了结构性胶原异常,但仍需要对这些血管病变进行更深入的研究。

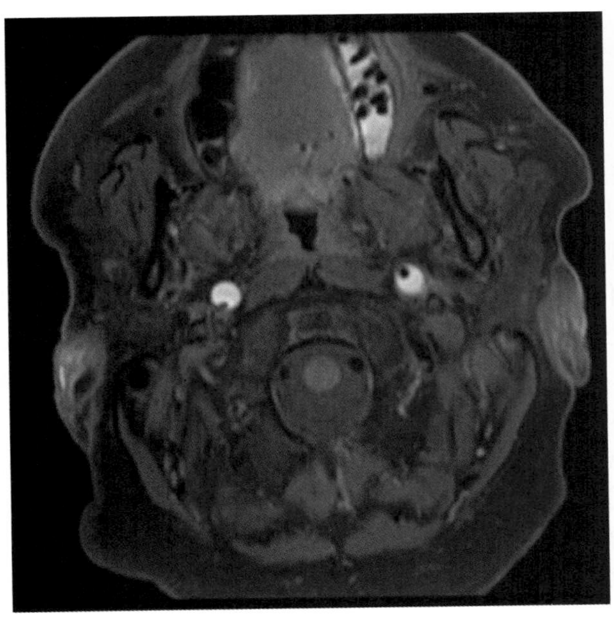

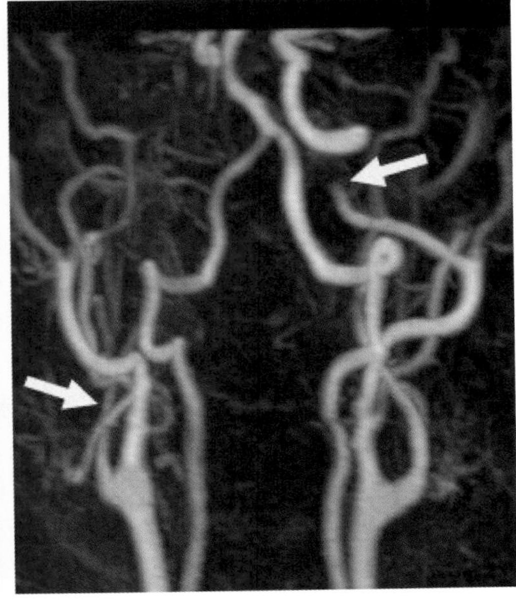

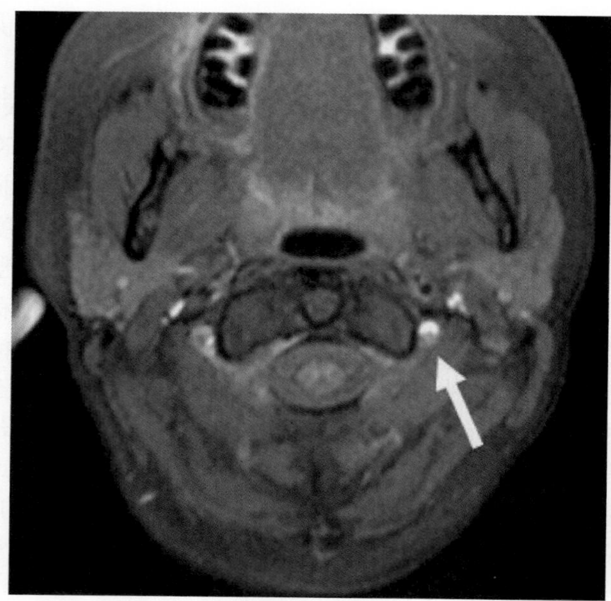

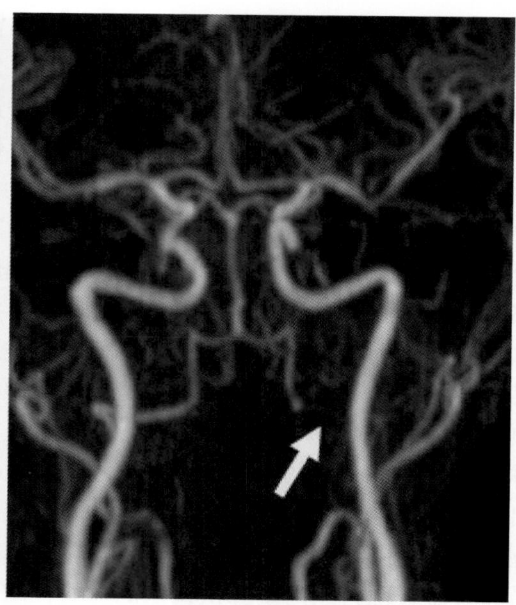

图 33-20　颈动脉夹层。MRI T1 脂肪饱和（左）和磁共振血管造影（右）。上图为双侧颈内动脉夹层（箭头）。下图显示左侧椎动脉夹层（箭头）。左上图和左下图中显示的 T1 高信号是血管假腔内血栓

椎动脉夹层

椎动脉夹层（vertebral artery dissection）可能起源于颈部并延伸至血管的颅内段，也可能孤立于以下所示的任何一段。在这两种情况下都有形成假性动脉瘤的倾向，大多为颅内型，后一类型有通过外膜破裂导致蛛网膜下腔出血的危险。颈部快速和极端的旋转运动是椎动脉夹层最常见的可识别原因，如倒车转头或脊椎推拿手法时。伸长脖子去洗头，挥动高尔夫球杆，以及直接的颈部创伤也都是诱因。剧烈的咳嗽也可能引起夹层，就像在颈动脉血管中一样。女性没有明显的优势（在颈动脉夹层中可能有），但先前提到的 Ehlers-Danlos 病和纤维肌发育不良的血管壁的固有弱点是危险因素。

椎动脉夹层最常见于该血管的颈椎 C1~C2 节段，血管在这里是可移动的，但当它离开轴位的横突孔和急剧转向入颅时却是被栓系的。其症状主要是眩晕，是延髓外侧综合征的部分表现，常伴有涉及脑桥或中脑的其他特征，特别是复视和构音障碍。依据我们的经验，临床表现在数分钟和数小时内波动，很不像通常的椎基底动脉 TIA。

较少见的卒中包括大脑后动脉供血区的动脉 - 动脉栓塞，或者是在过去几年里多次引起我们注意的一种综合征，即颈髓中央梗死伴有双臂无力，可能是由于脊髓前动脉闭塞所致。椎动脉夹层另一个有趣但罕见的与夹层相关的是可逆性脑血管收缩综合征（reversible cerebral vasoconstriction syndrome，RCVS）。Mawet 及其同事报告了他们从经历中提取的 20 个病例，但是不能确定哪个过程首先发生，只能推测它们之间的关系。椎动脉夹层比颈动脉夹层与 RCVS 的关联更常见。

如果以下的已知诱因，诸如颈部推拿手法、头部创伤或 Valsalva 拉紧动作或咳嗽活动等后引起持续的枕项疼痛和眩晕或相关的延髓症状等，应怀疑椎动脉夹层的诊断，但是在延髓或小脑卒中充分发展被确定之前，夹层也可能逃过了检测。卒中可能在诱发因素之后数日、数周甚至更长的时间出现，使这种相关性变得模糊。MRI 轴位像，特别是 T1 加权序列，显示夹层血管中的双腔，就像前面在颈动脉夹层时所描述的，熟练的超声检查也可以证实。一些患者可能会被发现有多根颅外血管自发性或创伤性夹层的证据，这也是胸部外伤引起主动脉弓夹层的后果。

目前还没有设计出一种公认方法来检测夹层引起的罕见蛛网膜下腔出血，腰椎穿刺检查不是常规操作。CT 可能足以满足此目的，但必须承认，它也不经常能获取，除非高度怀疑夹层已延伸到蛛网膜下腔，同时被后组脑神经麻痹所证明。

一旦发生卒中，即使栓塞性见于大多数情况，及时重新开通血管有时会被证明是有益的，目前是通过血管内介入技术实现的。大多数神经科医生采用的方法是通过 DSA 或 MRA 显示颈动脉管腔开放，或者管腔缩小至少不超过正常管径的 50%，且管壁

光滑，多选择使用华法林，如果使用可在数月或 1 年后停药。

尽管许多文献证明，熟练的操作者可以通过血管内治疗重新开通夹层血管，但是还没有充分的研究证据判断其急性介入治疗的价值。如前所述，糖皮质激素对颈部和颅内血管夹层可以缓解疼痛，具有诊断和治疗价值。位于颈部血管的假性动脉瘤一般不需要特殊治疗。Benninger 及其同事研究收集了一组 38 例病例是有启发性的，对患者随访的数年后没有一例动脉瘤破裂，其中一例出现迟发性缺血性卒中。

Mokri 及其同事（1988）研究报告称，85% 的颈动脉夹层血管造影征患者获得了完全或良好的恢复，这些主要是有波动性缺血性症状但没有发生卒中的患者，最近的系列报告具有可比性的结果。当患者合并卒中时，预后就会差得多。大约 25% 的这样的患者死亡，其他大多数患者仍严重受损。如果发现闭塞动脉的早期再通（通过超声检查确定），也可能有良好的功能恢复。在少数患者中会有局部假性动脉瘤形成，通常不需要手术修复，同时不排斥给予谨慎的抗凝治疗。透壁破裂引起的蛛网膜下腔出血是椎动脉夹层的主要并发症，下文讨论。

颅内动脉夹层

颅内动脉夹层（dissections of intracranial arteries）远不如颅外动脉夹层常见，并以几种不同寻常的方式出现。很多时候，我们会错误地解释基底动脉或大脑中动脉近端的一小段狭窄的动脉造影表现，以为这些改变是栓塞或动脉炎，而实际上却被证明是血管壁的夹层。在大脑中动脉和基底动脉的纯颅内夹层的病例中，通常没有先期创伤史，但有少数患者有轻微头外伤、剧烈咳嗽或最近 Valsalva 手法产生的事件，如分娩后，或使用过可卡因等。典型的表现是涉及受影响循环的波动症状和闭塞侧的剧烈头痛，在大脑中动脉夹层为眶后疼痛，在基底动脉夹层为枕部，在椎动脉夹层为枕部连同眶上疼痛（见上文）。少数患者出现突发性卒中提示栓塞性梗死，而少数患者出现蛛网膜下腔出血。这些病例很少有病理证实，诊断多是根据影像学检查的管腔结构推测的，但很难证实。

颈动脉夹层的治疗

作为对颈动脉夹层总体评估，治疗主要是使用抗凝或抗血小板药物，持续数周或数月，然后进行某种形式的动脉造影检查。对于阿司匹林和华法林之间的选择还没有被明确，因为卒中发生率低，约 5% 或更低的范围内，而且选择任一种药物都是如此（Georgiadis and colleagues）。如果夹层已经产生了血管完全闭塞，抗凝的疗效就不太明显了，血管内血运重建已被尝试，但结果不一。同样地，双串联病变，即颈动脉剥离和下游的颅内栓子，已经通过支架植入术和溶栓术或取栓术治疗，但结果仍难以判断。

与治疗相关的一个重要问题是，确定是否存在颅内腔室突入蛛网膜下腔的夹层和蛛网膜下腔出血的风险。对于颈动脉夹层，如果病变超出海绵窦，这种延伸似乎会带来蛛网膜下腔出血的风险。在海绵窦内，任何出血都会造成海绵窦 - 颈动脉瘘，这通常不会致命。在椎动脉夹层中，当假腔超过血管的硬膜入口，延伸到枕骨大孔时就会出现蛛网膜下腔出血风险。

虽然没有数据确定在这些涉及蛛网膜下腔出血风险情况下急性治疗的适当方法，一般我们会短期使用肝素、华法林，随后使用阿司匹林，因为更多地关注栓塞，除非 CT 扫描存在蛛网膜下腔出血或在夹层的颅内部分存在一个假性动脉瘤（见 Metso et al）。一些卒中专家建议在开始抗凝治疗前进行腰穿检查，但我们通常不这样做。

烟雾病

烟雾病（*moyamoya disease*）中的 moyamoya 在日语中是“薄雾”“一阵烟雾”之意，它被用来指一个广泛的大脑基底小血管网（*extensive basal cerebral rete mirabile*），在颈动脉造影上可见脑底部小的吻合血管网在 Willis 环周围和远端，与双侧颈内动脉的颅内末端闭塞或节段性狭窄有关（图 33-21）。这种形式的脑血管疾病主要发生在日本人中，但并非仅限于日本人。作者与美国、西欧和澳大利亚的其他作者一样，定期地观察这类患者。某些血红蛋白病，特别是镰状细胞贫血可能会引起类似烟雾病的血管闭塞情况，这可能由于床突上段颈动脉的滋养血管红细胞的镰状化所致。烟雾病、唐氏综合征和某些人类白细胞抗原（HLA）类型之间关联支持有一种遗传基础（Kitahara et al）。长期以来，一直怀疑存在家族遗传成分，但只有 10% 的病例可以确定，可能是由于染色体 17q 上的一个位点涉及一个可能的基因座，导致不完全外显率的常染色体显性遗传模式。此外，在亚洲人或欧洲人群中，颅内远端颈动脉粥样硬化闭塞的罕见情况，可导致深部侧支血管扩张和模拟烟雾病外观。因此，烟雾病可以被认为是一种影像学模式，也可认为是疾病发展过程。

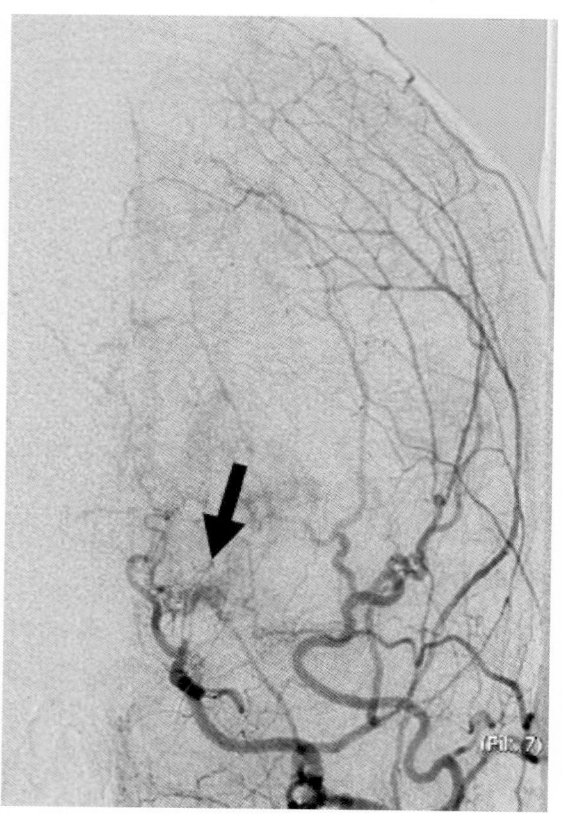
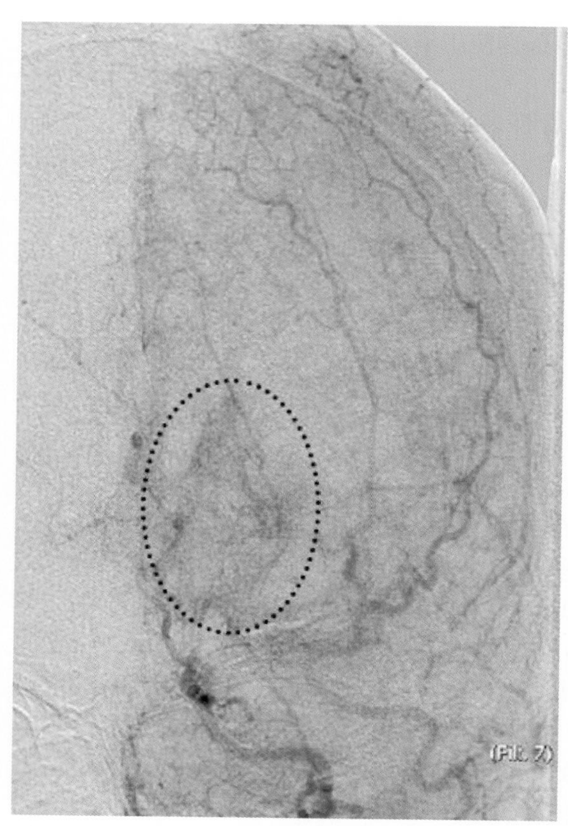

图 33-21　烟雾病。左侧颈总动脉在冠状面上进行数字减影血管造影。在左图中，左侧颈内动脉末端附近有闭塞，并有异常血管增生影响豆纹动脉的证据（箭头）。颈外动脉分支充盈正常。右图显示在毛细血管早期阶段同样的显影剂注入，被一股“烟雾”包围的典型特征

Nishimoto 和 Takeuchi 报告了符合上述两个主要放射学标准选择的 111 例病例。这种情况主要发生在婴儿、儿童及青少年，半数以上患者年龄小于 10 岁，仅 4 例大于 40 岁。他们所有的病例都是日本人，这种疾病在日本人中似乎不成比例地患病，男性和女性都受到影响，其中 8 例为兄弟姐妹。导致医学检查的症状通常是一侧的一个手臂、一条腿或这两者的突然无力。症状往往迅速消失，但在某些情况下复发。头痛、抽搐发作、头脑清晰度受损、视觉障碍和眼球震颤不太常见。在老年患者中，蛛网膜下腔出血是最常见的初始表现。其他症状和体征包括言语障碍、感觉障碍、不自主运动和步态不稳。在其他系列中所看到的特征包括长时间的 TIA（这与我们的经验一致），特征性的是由过度通气或体温过高引起的实质出血而不是蛛网膜下腔出血（大多数位于基底神经节或丘脑），以及一个不寻常的“重构”脑电图现象（“rebuildup” EEG phenomenon），表现过度换气结束后 5 分钟再次出现高电压慢波。

对烟雾病病例的尸检显示出相当清晰的颅内远端颈动脉病变。狭窄或闭塞动脉的外膜、中层和内弹性层均正常，但内膜因纤维组织而明显增厚。病变血管未见炎性细胞或动脉粥样斑块，少数病例中曾描述血管发育不全缺乏肌层。Yamashita 及其同事观察，丰富的细小血管网（rete mirabile）是由在脑基底表面的精细的血管网络（在软脑膜 - 蛛网膜中）组成的，显示了由于内弹性层的脆弱和血管壁薄而形成的微动脉瘤。微动脉瘤是蛛网膜下腔出血的来源。因此，一部分症状与颈内动脉远端狭窄有关，另一部分症状与血管网的破裂相关。对于脑基底的细脉网是否代表先天性血管畸形（胚胎期血管网的持续存在）或是一种继发于先天发育不全、获得性狭窄或早期颈内动脉闭塞的丰富侧支血管形成，意见不一。

治疗：烟雾病治疗效果远不能令人满意，已经采取了一些外科手术措施，包括将包含颞浅动脉血管肌皮瓣、大网膜或蒂移植到额叶颞叶软膜血管吻合术，以期建立皮质凸面的新血管形成。据报道，这些措施可降低缺血发作的次数，但是否能改变疾病的自然史还不能说明。考虑到脑出血的可能性，抗凝被认为是危险的，但目前还没有系统的研究。读者可参阅 Scott 和 Smith 对本病临床特征和外科治疗的综述。

皮质下动脉硬化性脑病

皮质下动脉硬化性脑病（subcontical antenoscleratic encephatopathy），也称为宾斯旺格病（Binswanger disease），在讨论动脉粥样硬化血栓性梗死的病程和预后时被简要提及，在第20和38章中作为痴呆的一个原因，但它在文献中出现的频率越来越低。这一术语是指广泛的脑白质变性，有血管性的病因，在高血压、小血管动脉粥样硬化和多发性卒中的背景下会观察到。在许多病例中都可见轻偏瘫、构音障碍、TIA，以及典型的腔隙性或皮质性卒中等。这一病变与反映白质信号融合区变化的一种特殊的影像学表现有关。脑白质疏松（*leukoaraiosis*）一词是指脑室周围组织低密度的影像学表现，可能是慢性缺血所致。脑白质疏松很可能与Binswanger病并存，许多有这些变化的老年人表现出认知障碍，如下所述。深部白质中多数离散的腔隙是否构成Binswanger病可能是一个语义问题，但我们坚持认为，前者的特征是深部白质中较广泛的缺血性和胶质细胞改变。

痴呆、假性延髓麻痹和步态障碍，单独或联合出现，是Binswanger病患者的主要特征。病变被归因于缺血性变化产生白质变性的累积效应。这种临床病变的病理基础可能是小动脉硬化，但令人惊讶的是，正如Fisher的综述（1989）指出的，血管腔是开放的。然而，另一个问题是区分这种状态与由大量较大的腔隙的累积效应所产生的功能缺失，一个世纪以来，这些已被认为是导致上述的痴呆、步态障碍和假性延髓麻痹综合征的原因。有时，脑成像检查发现，在没有高血压的情况下，有大面积白质改变或出现多发性梗死，这类病例应如何分类尚不清楚。有些被证明是脱髓鞘性或代谢性髓鞘形成障碍的区域，其他病例是线粒体疾病，也许有些与下面讨论的家族性CADASIL综合征或苏萨克综合征（Susac syndrome）有关。法布里病（Fabry disease）也可以作为大脑的多发性小梗死的鉴别诊断，这些梗死可能合并为白质区的损伤。读者可以参考Babikian和Ropper，Caplan（1995）关于这个主题的综述，以及Fisher CM所作的评论。

家族性皮质下梗死（CADASIL和CARASIL）

一种在影像学上表现为大量融合性脑白质病变，有点类似于Binswanger白质脑病，已被确认为一种常染色体显性家族特征，在几个家族中与19号染色体的一个错义突变有关。在过去，它被描述为许多名字，包括遗传性多发梗死性痴呆（*hereditary multiinfarct dementia*）。现在使用首字母缩写词CADASIL，即常染色体显性遗传性脑动脉病伴皮质下梗死和白质脑病（*cerebral autosomal dominant arteriopathy with subcortical infarct and leukoencephalopathy*）。这些患者在成年早期开始复发小卒中，并最终出现皮质下痴呆（参阅第20章）。偏头痛通常在卒中发生的前几年即有伴发神经系统症状出现，并可能误将各种TIA归因于偏头痛。另外，部分患者临床症状很轻，而另一些患者则是精神错乱或类似腔隙卒中。Schon及其同事描述的脑病和昏迷伴有发热已被归因于这种情况，对此我们无法做出评论。

这一病变的家族性质可能不会被意识到，因为在60岁以前基因的外显率都不完全。在MRI上，临床上未受影响的家庭成员可能在卒中或痴呆发生之前就显示出白质的实质性变化（图33-22）。一种早期脱发、腰椎病合并CADASIL典型的脑白质病变的综合征已被确认为隐性遗传疾病，即常染色体隐性遗传性脑动脉病伴皮质下梗死和白质脑病（*cerebral autosomal recessive arteriopathy with subcortical infarct and leukoencephalopathy*），下文单独讨论。

MRI和CT表现为多个大小不一的融合性脑白质病变，许多病变很小且集中在基底节和脑室周围。侧脑室颞角前部的病变是本病的特征性表现，当病灶分布不对称和在脑室周围时，很难与多发性硬化的病灶区分。在Jung及其同事研究的尸检病例中，在脑白质和基底节中发现了大量的局部空腔梗死。梗死区域的这些小血管，直径100~200mm，在中膜含有嗜碱性颗粒沉积，平滑肌纤维变性。白质病变的原因是这些血管的改变，这与Binswanger病的原因是相同的，特别是考虑到被检查材料中许多小血管的大部分是通畅的。尽管如此，CADASIL可能是散发性Binswanger病患者的主要原因，否则被认为是Binswanger病；然而，前颞叶改变是前者的典型表现。另外，偏头痛不是Binswanger病的组成部分。

Joutel及其同事已确认，突变是19号染色体上的*NOTCH 3*基因的一个错义突变，与家族性偏瘫型偏头痛基因位于同一基因位点，这提供了一种可以在血液或皮肤上进行的诊断测试。现已可以在商业

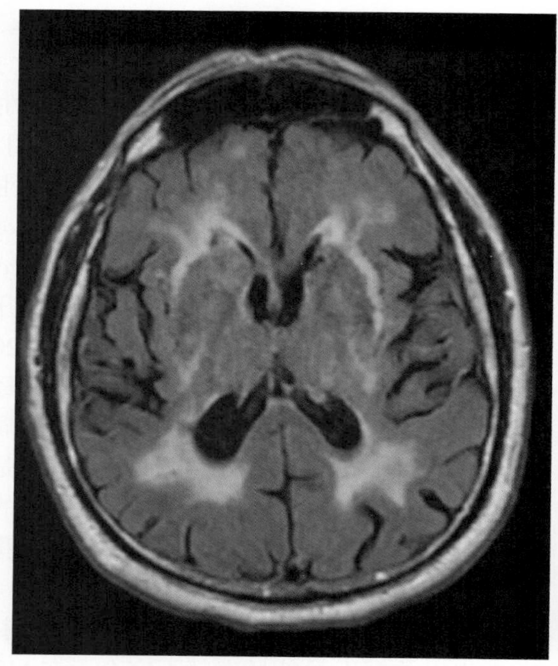
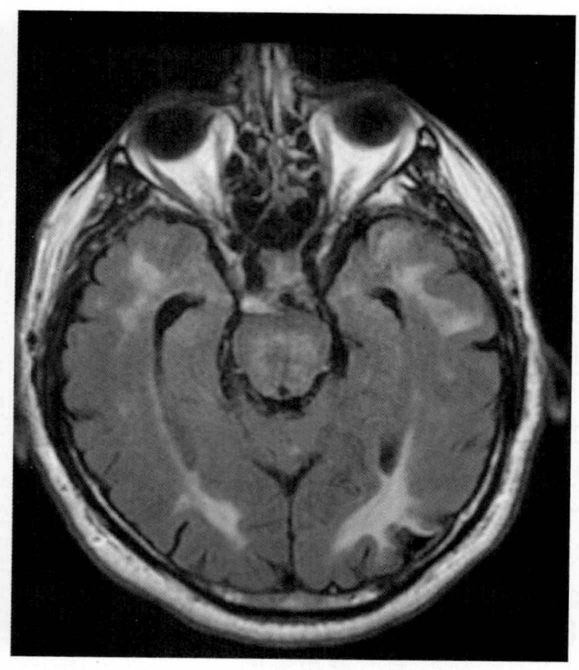

图 33-22　MRI 轴位 T2-FLAIR 显示常染色体隐性遗传性动脉病伴有皮质下梗死和白质脑病（CADASIL）。在脑室周围白质和内囊及外囊内有融合的对称的异常高信号（左），以及在前部颞叶也有对称的高信号（右）

实验室中对这种基因进行测序。通过在皮肤活检中发现小动脉中嗜酸性包涵体（电镜下嗜高渗性）也可以确诊。

日本报道了一种完全不同的血管病，伴有广泛脑白质信号改变。偏头痛不是这一综合征的组成部分，与 CADASIL 相关的 *NOTCH* 基因检测是正常的。遗传是一种隐性方式（因此，是 CARASIL），是由于 *HTAR1* 基因突变所致（见 Hara et al）。结果是大脑血管的内弹力层碎裂和重叠，并使其管腔变窄。有趣的是，由于这一突变与骨样生长相关，导致严重的腰椎管狭窄和脱发。

4 型胶原的 *COL4A1* 基因的一个有趣突变导致小鼠和人类的家族性小血管疾病和脑出血（Gould et al）。更常见的情况是，如 Verreault 及其同事所描述的那样，有大量的白质梗死不能用高血压来解释，通过 MRI 检查可以在家庭成员中发现类似的病变。

在 HERNS，即遗传性血管内皮病、视网膜病、肾病和卒中（hereditary endotheliopathy，retinopathy，nephropathy，and strokes），以及 CRV，即脑视网膜血管病（cerebroretinal vasculopathy）的术语下，已经描述了罕见的染色体显性遗传性疾病，推测在微血管闭塞的基础上引起皮质下白质变性。眼部症状和视网膜病是本病主要特征和神经方面表现。对这些血管形式的白质变性的认识，增加了第 37 章所讨论的遗传性白质脑病的列表，而这些牵涉到的基因的作用揭示了小脑血管损伤的新机制。

儿童和年轻人卒中

如前面的表 33-2 所示，子宫内可发生脑组织缺血性坏死。由此引起的卒中通常被称为先天性偏瘫（*congenital hemiplegia*），但有各种各样的原因，在大多数情况下，无法辨别潜在的血管疾病。邻近的脑室区倾向于扩展到卒中腔内，并可能引起脑室穿通性囊肿（porencephalic cyst）。

婴儿和儿童的急性偏瘫是一种罕见但被验证的现象。在波士顿儿童医疗中心（现为波士顿儿童医院）进行的 555 次连续的尸检中，有 48 例（8.7%）闭塞性脑部血管疾病（Banker）。神经病理学研究表明，闭塞是栓塞性的（主要与先天性心脏病有关）和血栓性的，而血栓性实际上在静脉中比在动脉中更常见。

同样地，卒中在年轻人（15~45 岁）中也很常见，估计在典型病例研究中占脑梗死的 3%；就病因而言，这一组患者也具有显著的异质性。在 144 例这样的患者中，超过 40 种可能的病因被 Adams HP 及其同事鉴别出来。尽管如此，大多数卒中原因可归为三种类型：①动脉粥样硬化性血栓性梗死，通常有公认的危险因素；②心源性栓塞（尤其与既往罹患风湿性心脏病，感染性和非感染性心内膜炎，卵圆孔未闭和其他心脏缺陷，以及人工瓣膜引起的反常性栓塞有关)；以及③几种非动脉粥样硬化性血管病之一(动脉创伤、颈动脉夹层、烟雾病、系统性红斑狼疮、药物性血管炎)。血液系统相关疾病，如使用口服避孕药(后面进一步讨论)、产后状态和其他高凝状态等可能是 15% 的患者的病因。存在抗磷脂抗体或抗心磷脂抗体[狼疮抗凝物(lupus anticoagulant)]可解释其中一些病例的病因，在"卒中作为血液疾病的并发症"的小节中进一步讨论，这些患者大部分是三十多岁的女性，没有明确的系统性红斑狼疮。

尽管最近在青少年期和青年期卒中的原因方面已经得到重视，但是自然产生的抗凝血因子遗传缺陷所致的卒中发生率很低。

表 33-7　遗传疾病相关的卒中

	基因	遗传方式	受累结构	普通人群(%)	伴脑血栓形成(%)
动脉或静脉梗死的病因					
活化蛋白 C 抵抗	凝血因子 V 基因突变	AR	v	2~15	5~20
凝血酶原 20210	凝血酶原	AR	v	0.1	1~5
蛋白 C 缺乏症	蛋白 C 基因	AR	v	0.2~0.4	3~6
蛋白 S 缺乏症	蛋白 S 基因	AR	v	0.03~0.13	1~5
Ⅷ因子增多	vWF 因子缺乏	AR	v	10	25
抗凝血酶Ⅲ缺乏	抗凝血酶Ⅲ	AR	v	罕见	3~8
纤溶酶原缺乏	纤溶酶原激活物 1	AR	v		
脂蛋白(a)	载脂脂蛋白(a)	AR	v		
马方综合征	原纤维蛋白 1		v，h，ao	0.03	
Fabry 病	α- 半乳糖苷酶	AR	v		
镰状细胞综合征	珠蛋白基因		v，a		
肝素辅因子Ⅱ	肝素辅因子Ⅱ	AR	v	罕见	? -5
血小板胶原受体	血小板胶原受体	AR	v		
抗凝因子 Ⅻ	抗凝因子Ⅻ	AR	v		
磷酸二酯酶 4D	磷酸二酯酶 4D	复合突变	a		
CADASIL	Notch 3	AD	a		
CARASIL	HTAR1	AR	a		
高同型半胱氨酸血症	亚甲基四氢叶酸还原酶	AR	a	罕见	20，在年轻人中
同型半胱氨酸	胱硫醚 β- 合酶	AR	a		
同型半胱氨酸	同型半胱氨酸甲基转移酶	AR	a		
Ehlers-Danlos 病	Ⅲ型胶原蛋白，大量突变	主要 AD	a		
MELAS(线粒体)	mtDNA	母系			
与先天性疾病相关的脑出血病因					
von Hippel-Lindau (见 30 章)	pVHL	AD		出血	
海绵状畸形	脑海绵状畸形(CCM1)	AD		出血	
脑淀粉样变性	载脂蛋白 E_4	复合突变		出血	
脑出血伴淀粉样变				出血	
荷兰型	淀粉样前蛋白	AD		出血	
冰岛型	胱抑素 C	AD		出血	
遗传性出血性毛细血管扩张症	内皮糖蛋白	AD		出血	
遗传性出血性毛细血管扩张症	活化素受体样激酶(ALK-1)	AD		出血	
多囊性肾病	多囊肾蛋白抗体 1，2	AD		出血	

a 动脉；AD 常染色体遗传；ao 主动脉；AR 常染色体隐性遗传；h 心脏；v 静脉。

表 33-7 总结了主要的遗传性血栓前凝血缺陷。它们主要倾向于脑静脉血栓形成。大多数来自部分蛋白质缺乏，由于在凝血级联中编码蛋白质（抗凝血酶Ⅲ、蛋白质 S 和 C）基因的杂合突变，以及干扰凝血平衡的蛋白质（抗活化蛋白 C 或因子Ⅴ莱登突变，凝血酶原突变以及Ⅷ凝血因子过多）（见 Brown 和 Bevan 的讨论）。当基因为纯合时，这些突变可能与致命性新生儿出血疾病有关。部分病例系列报告的年轻人卒中病例，如 Becker 及其同事所报告的多达半数的卒中病例有其中的一个障碍。最常见的是因子Ⅴ莱登突变，但其他学者研究发现这种突变频率不太高，这更符合我们的经验。然而，在儿童病因不明的卒中，尤其是静脉性的，或有家族史的生命早期的卒中，特别是如果以前有血栓形成或卒中复发，建议进行全面的卒中相关血液学检查，包括抗磷脂抗体（一种获得性缺陷）的检测，如后面的小节中“抗磷脂抗体［休斯（Hughes）］综合征”的描述。建立血栓前凝血基因变异的诊断具有更大的意义，因为卒中容易发生在附加风险因素的情况下，如使用口服避孕药和吸烟。在成人中，对遗传性凝血缺陷的评估效果较差。此外，应该记住，蛋白质 C 和 S 以及抗凝血酶的水平在卒中后会暂时降低，因此任何检测到的异常都必须在几个月后，在没有抗凝的情况下确诊。

如第 9 章中所述，持续性脑缺血和梗死有时会使年轻人的偏头痛复杂化。Wolf 及其同事发现，在有偏头痛病史的年轻女性中，长时间偏头痛先兆作为卒中的危险因素，其中大多数发生在后循环。如下所述，偏头痛合并口服避孕药是特别危险的。尽管二尖瓣脱垂在年轻人中很常见，但它可能很少是卒中原因（见前面的评论）。在年轻人中，由动脉或静脉闭塞引起的卒中偶尔会与炎症性肠病发生联系。有证据表明在肠炎加重期间，血液处于高凝状态，但尚未发现凝血功能存在明确障碍。这一年龄组还应考虑脑膜血管性梅毒、真菌性和结核性脑膜炎以及其他形式的慢性脑基底部脑膜炎。卒中通常是腔隙性梗死，多由小的基底血管炎症性闭塞引起。

镰状细胞贫血（sickle cell anemia）是非洲裔儿童卒中一种罕见而重要的病因，急性偏瘫是最常见的表现，但也可看到其他所有类型的局灶性脑症状。病理表现为大小不一的梗死，其基础被认为是与镰状突起相关的血管阻塞。镰状细胞贫血与烟雾综合征的相关性已在前面提及，并可通过经颅多普勒监测鞍上颈内动脉狭窄的进展。交换输血可阻止或延迟烟雾病的形成，Adams RJ 及其同事报告指出，如果检测到动脉病变，交换输血可能会降低卒中风险。颅内出血（硬膜下、蛛网膜下腔和脑出血）和大脑静脉血栓形成也可能使镰状细胞贫血病情复杂化，而且可能由于自体脾切除术，出现肺炎球菌性脑膜炎发病率明显增加。因此基于可能的红细胞淤积，通过静脉补液和输血治疗脑循环障碍。由各种原因引起的幼儿和新生儿脑静脉窦血栓形成是一个特殊问题，该病难以诊断，且预后较差（见 deVeber et al）。

某些遗传性代谢性疾病，如高胱氨酸尿症（*homocystinuria*）和法布里血管角化病（*Fabry angiokeratosis*），以及线粒体疾病 MELAS（线粒体脑病、乳酸性酸中毒和卒中样发作）可能导致儿童或年轻人卒中；如果上述的凝血障碍被已排除或如果有家族史，就会对这些原因进行调查。则会对这些病因进行调查。图 33-23 展示了一个与 MELAS 相关的卒中实例。

总的来说，在患有缺血性卒中的儿童和年轻人中，主要考虑的诊断是颈动脉和椎动脉的夹层、药物滥用（主要是可卡因）、由避孕药雌激素引起的血栓形成（见下文）、抗磷脂抗体综合征以及包括卵圆孔未闭（PFO）在内的心脏病。偏头痛也可能包括在其中，但是在这些情况下和在 CADASIL 时，它是一种排除性的诊断，尽管这种情况很少见，如果在卒中之前出现偏头痛和 TIA，也应考虑这些诊断。遗传性血栓前状态，诸如由上面讨论的各种凝血因子缺陷等原因引起的 Fabry 病、烟雾病和高安大动脉炎（Takayasu arteritis）等，出现在较年轻的年龄组，如果临床情况提示在不寻常的 TIAs（如直立性、过度换气或发热诱发的）、唐氏综合征或明显的青年卒中家族史基础上的这些病变之一，就需进一步地查明。

口服避孕药、雌激素和脑梗死

Longstreth、Swanson 和 Vessey 及其同事的早期研究表明，在育龄期服用口服避孕药的女性，尤其是年龄 35 岁以上且吸烟者，患有高血压病或患有偏头痛，其罹患脑梗死的风险增加。在这些病例中，卒中通常是脑动脉闭塞所致，发生在颈内动脉 - 大脑中动脉和椎 - 基底动脉供血区，有时是由于大脑静脉闭塞。在大多数报告的死亡病例中，血栓形成的血管并没有发生动脉粥样硬化或其他疾病。Irey 及其同事研究了口服避孕药女性导致脑血栓形成的血管病变。其表现为偏心分布的结节状内膜增生、酸性黏多糖增加和内弹力层的复制。在妊娠期以及接受

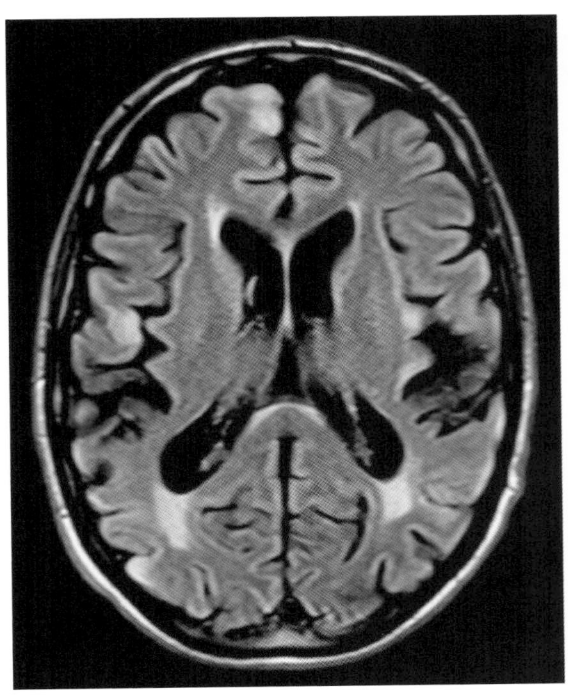
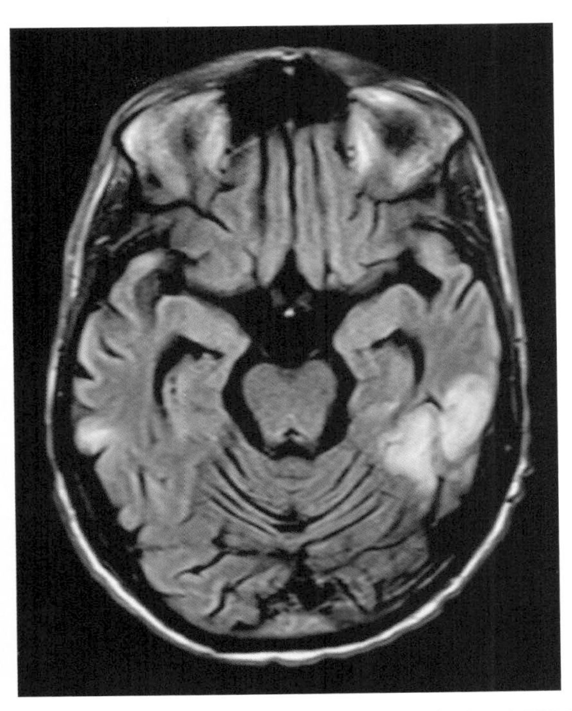

图 33-23 MRI T2-FLAIR 的两个轴位相，线粒体脑病伴乳酸性酸中毒和卒中样发作（MELAS）；可见皮质和皮质下不对称的多灶性 T2 高信号区

包括雌激素等外源性类固醇的人和动物身上也发现了类似的变化。这些观察，连同雌激素改变血液凝血能力的证据，表明高凝状态是发生避孕药相关性梗死的重要因素。

增加卒中风险的主要是女性服用大剂量(0.5mg)雌激素(estrogen)药丸，近年来，降低雌激素含量显著降低了脑梗死的风险，但没有完全消除。迄今为止，仅使用孕激素单药丸或皮下植入含孕酮的胶囊不会增加脑梗死风险(Petitti et al)。Lidegaard 及其同事进行的流行病学研究将激素避孕的风险放在正确的角度；在一个大的丹麦队列中，服用含雌二醇化合物 15 年以上发生血栓性卒中和心肌梗死的风险非常低，但风险随着年龄和雌二醇的剂量而增加了。同样明显的是，服用口服避孕药的脑静脉血栓患者凝血酶原基因的突变比普通人群更常见。Martinelli 及其同事提出，这些基因异常占脑静脉血栓特发性病例的 35% 并认为避孕药会使这种风险增加 20 倍。

妊娠和产后期卒中

除了子痫 - 高血压状态外，妊娠和产后期间脑血管事件的发生率也在增加。脑梗死和脑出血的风险似乎主要发生在分娩后 6 周，而不是怀孕期间(Kittner et al)。Fisher(1971) 回顾文献并分析了 12 例产后、9 例产褥期和 14 例避孕的病例，以及 9 例接受雌激素治疗的患者，半数的这些病例显示动脉血栓形成。大多数局灶性血管病变是妊娠中期和晚期妊娠和产后第一周动脉闭塞的结果。静脉闭塞往往发生在产后 1 至 4 周。在纽约州的罗切斯特，怀孕期间卒中的发病率为 6.2/10 万，但随着年龄递增，从 25 岁到 29 岁，30 岁到 39 岁以及 40 岁到 49 岁，卒中发病率增加了 1 倍(Wiebers et al 1985)。在过去大多数病例系列中都包括心脏疾病，特别是瓣膜相关的栓塞。令人惊讶的是，蛛网膜下腔出血在分娩的瓦尔萨尔瓦手法中并没有更常见。颈动脉夹层也可能发生在妊娠晚期或分娩后不久。

由于骨盆和腿部静脉有形成血凝块的倾向，连同右心的压力增高，反常栓子的发生一直是妊娠期需要考虑的因素。羊水栓塞很少以这种方式引起卒中，在曾有子宫撕裂的经产妇中应予以怀疑；几乎无一例外地，由于同时有肺血管栓塞，患者会出现急性肺部疾病的征象。一种罕见的围产期心肌病是栓塞性卒中的另一来源。

心脏手术卒中

在发生心搏骤停和进行心脏搭桥手术时，有全身和局灶性脑缺血的风险。手术技术改进减少了这些并发症的发生，但它们仍令人苦恼地频繁出现。

幸运的是，大多数都是暂时的。在近端主动脉被钳夹时，动脉粥样硬化斑块可能脱落，是脑栓子的重要来源。在过去的十年中，在数千例患者大的病例系列调查中发现，与心脏手术相关的卒中发生率已下降到 2%~3%（Libman et al；Ahlgren and Arén）。在各种报告中，高龄、充血性心力衰竭，以及较复杂的手术都被列为卒中的危险因素。

具有代表性的是 Dashe 及其同事的一项回顾性研究，其中 2% 的人发生了卒中，大多数是轻微的，但在颈动脉狭窄的一侧风险显著增加。奇怪的是，在一些病例系列中，几乎五分之一的术后卒中是腔隙性梗死。在一项对 2 108 例在几家机构接受过冠状动脉手术的患者进行的前瞻性研究中，有 3% 的患者出现了卒中或 TIA，不良反应主要发生在老年患者，而且症状是短暂的（Roach et al）。Mohr 和同事（1978）检查了 100 例连续的术前和术后病例，观察了两种类似卒中的并发症，一种是在手术后立即发生的，另一种是在手术后几天或几周后发生的。即时的神经紊乱包括从麻醉中苏醒的延迟，随后出现了思维迟缓、迷失方向、烦躁不安、好斗、视幻觉，以及对所发生的事情不清楚和回忆。这些症状有时以一种接近谵妄或急性精神病的混乱状态的形式出现，通常在 5~7 天内消除，但是有些患者在几周后精神状态仍不能完全恢复正常。随着精神错乱的消除，大约一半的患者被发现有小的视野缺损、计算障碍、巴林特（Balint）综合征（见第 21 章）、失读症或提示顶枕区病变的感知缺失。直接的影响归因于低血压和各种类型的栓塞（动脉粥样硬化、空气、硅油、脂肪、血小板）。延迟效应的栓塞性较明显，特别是在人工瓣膜置换或其他瓣膜修复的患者中更为常见。

除了仅通过影像学检测到的明显的和隐匿性卒中外，部分接受冠状动脉旁路移植术的患者可能会出现一定程度的认知能力下降和抑郁症状。据报道，这些变化的发生率在 40%~70%。我们的印象是，许多神经系统并发症，包括小卒中和认知异常，在许多心脏外科中心都被忽略了。在 McKhann 及其同事的研究中强调了这一点，他们进行了几种神经心理测试，发现只有 12% 的患者没有出现早期认知问题。然而，他的研究小组和其他研究人员，如 Mulges 及其同事们，已经证明只有小部分（后一组的 13%）在手术 5 年后仍能保持永久性效果。其他人报告的发生率更高，但很明显，大多数患者的认知问题会随着时间的推移而改善。

大脑中动脉使用多普勒超声正在研究检测瞬态信号，称为 HIT［高强度瞬变（high-intensity transients）］，作为手术中小栓子的表现，但对于脑动脉造影中经常发现的瞬变，这些栓子的临床重要性尚不清楚。为了避免体外循环相关的神经并发症，非体外循环冠状动脉旁路术已在许多中心得到推广。不幸的是，大多数研究发现，与传统冠状动脉搭桥手术相比，认知并发症并未减少（如见 Shroyer et al）。这与体外循环设备是问题的原因的观点相悖。心脏手术的神经系统并发症问题可以总结为，由主动脉引起的卒中是认知障碍的主要原因。临床综合征似乎陷于连续性，少数卒中（小于 3%）可识别明显的功能缺失（如偏瘫），相反，许多卒中有多个小栓子，在影像学上很明显，这些表现为急性脑病。当栓子的负荷较低时，急性期不会发现功能缺失。很有可能，在有发病前症状的阿尔茨海默病患者中，精神错乱和痴呆是由心脏手术的压力表现出来的，然后将这种表面上新出现的问题归因于外科手术（见 Samuels）。

与人造瓣膜有关的其他特殊的卒中问题，主要是引起栓塞性卒中的感染性心内膜炎和抗凝剂相关的脑出血，在本章后面的小节中描述。

脑出血

脑出血（intracerebral hemorrhage，ICH）是卒中的第三个最常见的原因，仅次于脑栓塞和血栓性疾病。虽然表 33-8 列出十多种非创伤性颅内出血原因，但高血压性原发性（“自发性”）脑出血、囊状动脉瘤破裂和血管畸形，以及与使用抗凝剂相关的出血占大多数。脑血管淀粉样变（cerebrovascular amyloidosis）和后天或先天性出血性疾病占较小的比例。继发于颞叶脑疝和脑干受压的脑干小量出血［迪雷出血（Duret hemorrhages）］、高血压脑病，以及脑紫癜（brain purpura）可能属于这一组，但它们不同于卒中。

表 33-8　脑出血病因（包括脑出血、蛛网膜下腔出血和脑室出血）

1. 原发性（高血压）脑出血
2. 囊状脑动脉瘤破裂
3. 动静脉畸形破裂；静脉和硬脑膜血管畸形不太常见
4. 海绵状血管瘤
5. 创伤，包括创伤后迟发性卒中
6. 出血性疾病：白血病、再生障碍性贫血、血小板减少性紫癜、肝脏疾病、抗凝或溶栓治疗并发症、低纤维蛋白原血症、血友病等

续表

7. 原发性或继发性脑肿瘤性出血
8. 脓毒性栓塞,真菌性动脉瘤
9. 动脉或静脉性出血性梗死
10. 动脉或静脉炎症性或感染性疾病
11. 脑血管淀粉样变性
12. 垂体卒中
13. 开颅术后或脑活检
14. 原发性脑室内出血
15. 各种少见的类型:血管加压药、可卡因、烟雾病、单纯疱疹性脑炎、脑膜黑色素瘤病、急性坏死性出血性脑炎(赫斯特病)、兔热病、炭疽等

原发性脑出血

原发性脑出血(primary intracerebral hemorrhage)通常是致命性"自发性"脑出血。它仍然主要是高血压和脑动脉退行性改变的结果。近几十年来,随着人们对需要控制血压意识的增强,由高血压以外的原因引起的出血比例,主要是抗凝剂,已显著地增加,目前我们在临床看到的脑这类出血有超过半数发生在血压正常的人群中,而且出血更多地出现在非典型的高血压性脑出血部位。然而,高血压脑出血可以作为理解和管理其他脑出血的一个模型。

按粗略的频率排序,脑出血最常见的部位是:①壳核和邻近的内囊(50%);②颞叶、顶叶、额叶的中央白质(脑叶出血,与高血压没有严格的相关);③丘脑;④一侧或双侧小脑半球;以及⑤脑桥。破裂并引起出血的血管通常是起源于较大动脉干的小穿支动脉。大约 2% 的原发性脑出血是多发性的,几乎同时出现的多发性脑出血多见于脑淀粉样血管病或出血性疾病(见下文),常见的高血压性脑出血导致血压升高,进而导致一个或多个其他部位的出血,也可能发生。

血液溢出到脑实质形成一个大致圆形或椭圆形的肿块,并破坏脑组织,如果出血继续则血肿体积增大,邻近的脑组织被扭曲和受压。如果出血较大,中线结构移位到颅部的另一侧,网状激活系统和呼吸中枢受损,导致昏迷和死亡,如第 16 章所述。长期以来认为脑干受压程度取决于血肿的大小和位置,这一点早就被 Andrew 及其同事所证实。血液可破入脑室,或者很少地渗入到蛛网膜下腔表面,在这种情况下 CSF 呈血性。在出血后的最初几小时和几天内,血肿周围可出现不同程度水肿,加重了占位效应。在脑室系统出血或第三脑室受到压迫时可能发生脑积水。

血液外渗后会经历一系列可预见的变化。一开始是液体的,几小时内形成血凝块。在血凝块形成前,红细胞附着在血肿区,并与上层的血浆形成新月形,这特别容易发生在抗凝剂引起的出血。由此产生的液 - 液水平可以在 CT 和 MRI 上观察到("血细胞压积效应")。在尸检材料中,发现血肿中仅含有大量的红细胞和蛋白质,很少看到被破坏的脑组织的残余。血肿经常被撕裂的小动脉和小静脉的点状出血所包围。在几天内,血红蛋白产物开始出现,主要是含铁血黄素(hemosiderin)和类胆红素(hematoidin)。含铁血黄素在有吞噬红细胞(RBCs)的组织细胞中形成,并以铁蛋白颗粒的形式呈现,对铁进行阳性着色。当氧合血红蛋白从 RBCs 中释放出来并变为脱氧后,高铁血红蛋白(methemoglobin)就出现了。这种情况在脑出血几天内开始发生,并使血块外围呈现棕色。红细胞吞噬作用在 24 小时内开始,含铁血黄素在 5~6 天内第一次在凝块边缘观察到。血凝块在几周后逐渐从暗红色变为浅红色,金棕色含铁血黄素的边缘变宽。脑水肿可在数天或数周后消失。2~3 个月后,较大的血块充满了铬色的浓稠液体,慢慢被吸收后,留下光滑的腔或黄褐色的瘢痕。铁色素,即血色素(hematin)变得分散并固定于邻近的星形胶质细胞和神经元上,并在出血边缘持续存留数年。

成像技术演示了如图 33-24 所示的可预测的变化序列。在 CT 上,新鲜血液一旦流出,就可以看到一个白色的团块。在 CT 血管造影时出血内的造影剂表现为"斑点征"(spot sign),与血肿的高扩张率有关。在 CT 上显示占位效应、周围渗出的血清和脑水肿呈低密度。脑出血 2~3 周后,周围脑组织水肿开始消退,血肿密度自外周开始下降。血凝块逐渐与脑组织呈等密度。充满含铁血黄素的巨噬细胞和形成出血包膜的反应细胞可能形成环形强化。在脑出血数周后的某个时候,成像外观可能短暂地与脑肿瘤或脓肿类似。脑出血后 2~3 天后,MRI 在常规 T1 或 T2 加权像上不易识别出血,因氧合血红蛋白呈反磁性,最多为轻度低信号,仅可见占位效应。显示磁敏感区域的 MR 梯度回波序列或等效序列能显示较早期出血,甚至在数年后仍可检测到残留含铁血黄素沉积。

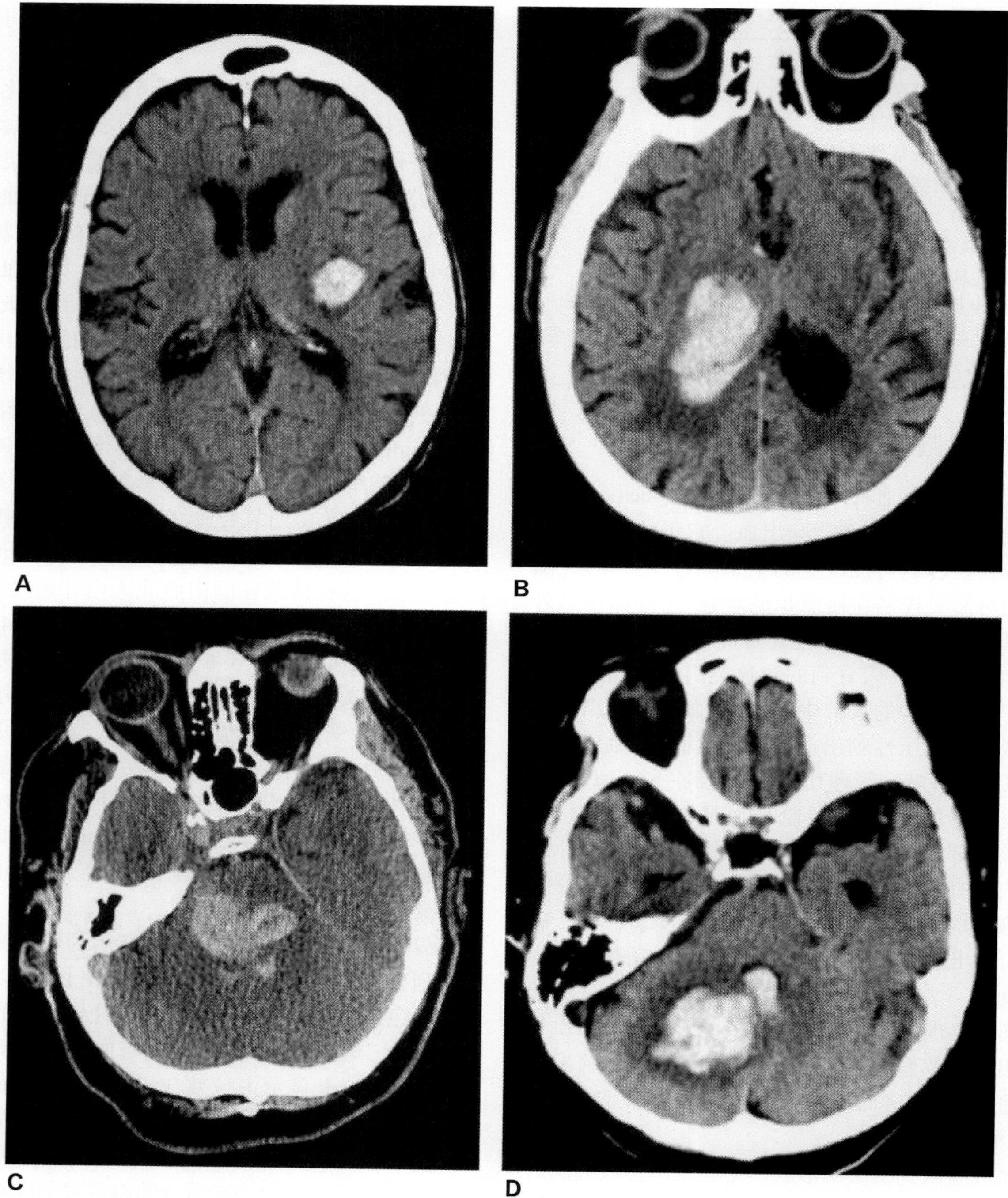

图 33-24　CT 平扫显示壳核（A）、丘脑（B）、脑桥（C）和小脑（D）高血压性出血；丘脑出血（B）破入右侧脑室后角，小脑出血（D）已扩展到第四脑室

数天后，在 T2 加权像上周围水肿呈高信号，当脱氧血红蛋白和高铁血红蛋白形成时，血肿信号在 T1WI 上变亮，在 T2WI 上变暗。然后血肿呈亚急性，低信号逐渐变亮。当高铁红蛋白消失，仅残留含铁血黄素时，残存物质在 T2WI 上都呈低信号，周围的铁沉积物也是一样。脑出血量大小差异较大，大量出血是指直径数厘米的脑出血，通常大于 50mL；少量出血是指血肿直径为 1~2cm，体积小于 20mL。脑出血量和位置与患者预后和初始的神经功能缺失表现相关。

发病机制

在大多数情况下，导致小动脉破裂的高血压血管病变似乎是由于高血压的作用改变了动脉壁，即上一小节中提到的节段性脂质透明变性和以夏科（Charcot）和布沙尔（Bouchard）的名字命名的假性动脉瘤（微动脉瘤）。罗斯·罗素（Ross Russell）研究了这些微动脉瘤与高血压和高血压出血的关系，以及它们的常见部位是在基底节区、丘脑、脑桥和皮质下白质的穿支动脉和小动脉上。然而，Fisher CM (1959) 在连续切片检查的少数出血中，出血并不能追溯到 Charcot-Bouchard 动脉瘤。Takebayashi 及其同事在电子显微镜研究中发现，在多个部位血管弹性层都有断裂，几乎总是在小血管的分叉处。这些可能是血肿扩大所致的小血管撕裂继发性破裂出血。淀粉样蛋白浸渍血管壁是血管破裂的另一种机制，见下文的讨论。

临床综合征

在所有的脑血管疾病中，脑出血是最引人注目的，自古就有它自己的名字"卒中"。原型是一例肥胖、多血症的高血压病男性，他毫无知觉地倒在地上，呼之、摇动和掐捏均无反应，呼吸急促，几个小时后就死亡了。尸检时大量的血凝块从脑中流出。当出血量较小时，临床表现更类似于卒中的瞬时特征表现，即症状突然发作，在几分钟或几小时内逐渐进展和稳定，这取决于出血的速度和扩展的程度。

在大多数情况下，脑出血发生在患者亢奋和活动时，睡眠中发病不常见。除了平均发病年龄低于血栓性梗死，成人患者中发病年龄没有偏好，性别也没有差异。高血压性脑出血在非裔美国人中的发病率高于白种人，在日裔人群中发病率更高。

应强调脑出血的几个一般特征。急性反应性高血压(*acute reactive hypertension*)，远远超过患者高血压的水平，是一个在卒中的背景下提示脑出血的特征，尤其是见于深部区域的中到大量的血块。呕吐在脑出血发病时要比脑梗死常见得多，同样提示出血是急性轻偏瘫的原因。在许多病例中，剧烈头痛通常被认为是脑出血的伴随症状，在许多病例中确实如此，但在几乎一半的病例中没有头痛或很轻微。颈项强直(*nuchal rigidity*)是罕见的。如果有颈部强直，其特征是随着昏迷加深而消失。或者，第一次看到患者时，患者可能是警觉的并做出准确的反应。只有当大量出血破入脑室或中脑严重变形时才导致昏迷。

癫痫发作(*seizure*)，通常是局灶性的，只有 10% 的幕上出血病例发生在发病的最初几天，很少发生在发病时，更常见的是在脑出血后数月或数年的延迟发作。根据 Claassen 及其同事的研究，在重症监护病房(ICU)接受 EEG 动态监测的脑出血患者中，癫痫发作的频率可能更高，可高达三分之一，其中半数为纯脑电图监测。这一发现很有趣，但似乎不能证明常规脑电图监测是正确的。

眼底检查通常显示高血压性小动脉变化。偶尔可能发生视网膜前(玻璃体下)出血，但更常见的是动脉瘤破裂、动静脉畸形或严重的颅脑创伤。因此，头痛、急性高血压和呕吐伴有偏瘫是大脑半球出血病例的主要特征，也是在临床基础上区分出血性与缺血性卒中最可靠依据。在颅内出血的定位中，眼部体征可能特别有用。在壳核出血时，两眼向瘫痪的对侧偏斜；在丘脑出血时，最常见的眼部异常是两眼向下偏斜，瞳孔可能无反应的；在脑桥出血时，眼球固定，瞳孔小但是有反应；而在大量小脑出血时，眼睛可能向病变对侧偏斜，并可能出现眼球浮动(在清醒的小脑出血患者中通常没有眼部体征)。

在某些脑区的少量出血可能会逃过临床检测。通常没有警示症状或前驱症状，头痛、头晕、鼻出血或其他症状发生得也不一致。

长期以来的概念是，急性高血压可促发出血。这是根据在极度惊吓、愤怒或强烈的兴奋时发生脑出血的轶事，可能是因为血压突然升高，超过了长期升高的水平。同样地，出血也被描述与服用拟交感神经药如苯丙醇胺(Kernan et al)、麻黄属或可卡因，以及许多其他高血压的情况有关。然而，根据 Caplan(1993) 的研究，在 90% 的病例中，脑出血发生在患者平静、没有压力的情况下。在脑出血病程早期，血压升高，但之前的高血压通常属于"本质特征"型。然而，高血压的原因必须查明，如肾脏疾病、肾动脉狭窄、子痫、嗜铬细胞瘤、醛固酮增多症、促肾上腺皮质激素或皮质类固醇过量，当然还有前面提到的交感神经活性药物等。

经连续 CT 检查证实，在许多情况下，有血肿扩大。在 Brott 及其同事(1997) 的系列报告中，25% 的患者在第一个小时会扩大，另外 12% 的患者在第一天会扩大。一项回顾性研究发现，血肿扩张时会伴有 CTA 检查后造影剂外渗到相邻的脑部，即前面提到的"斑点征"(Goldstein et al)，但没有其他明确的预测血块扩张的因素。脑组织中的血液在数月后被缓慢地吸收，在此期间症状和体征消退。因此，神经功能缺失在脑出血中不会是暂时性的，而在短暂性缺血发作或栓塞中却是很常见的。

脑出血的主要类型和部位如下所述，并如图 33-24 所示。长期高血压与壳核、丘脑、脑桥和小脑出血相关。其他部位的脑出血，如"脑叶出血"有许多原因。

壳核出血

最常见的综合征是由壳核出血(*putaminal hemorrhage*)扩展至邻近的内囊引起的(见图 33-24A)。神经系统症状和体征因出血外溢的准确部位和大小而略有不同，但因内囊破坏引起的偏瘫是中等大小和大量出血的一致特征。约半数的患者出现呕吐。头痛是常见的，但不是一成不变的。当大量出血时，患者几乎立即陷入昏睡状态伴有偏瘫，病情随着时间的推移明显地恶化。通常会有头痛或其他异常的头侧感觉。在几分钟或更短的时间内，出现一侧面部下垂，说话变得含糊不清或有失语症，手臂和腿无力和变得松弛，两眼往往偏离瘫痪的肢体侧。这些事件在几分钟或更长的时间内逐渐发生，强烈提示脑出血。较晚期的特征是上部脑干受压的征象（昏迷）、双侧 Babinski 征、不规则或间歇性呼吸、血肿侧瞳孔散大和固定，以及去大脑强直等。

神经影像检查已经揭示经常发生许多较小的壳核出血，在过去几年可能被误诊为栓塞性或血栓性卒中。根据 Caplan（1993）研究，当出血仅局限于壳核前段时，偏瘫和腱反射亢进往往不那么严重，并能较快地消除。也有明显的意志力丧失、运动不耐受、短暂性偏侧忽视，以及在左侧病变时出现非流利性失语和书写困难。在小的壳核后部病灶时，肢体无力也较轻，伴有感觉丧失、偏盲、对侧视觉追踪受损、Wernicke 型失语症（左侧病灶），以及病觉缺失（右侧病灶）等。

相对纯尾状核血肿（*caudate hematoma*）的影响一直很难界定，那些向外侧和向后扩展到内囊的血肿表现得很像大的壳核出血。那些向内侧扩展至侧脑室的血肿会引起嗜睡、昏睡，以及意识混乱和缺少活动，或坐立不安和躁动等。

丘脑出血

丘脑出血（thalamic hemorrhage）的主要特征是整个对侧的身体严重的感觉丧失。如果丘脑出血是大量或中等量时也会压迫或破坏邻近的内囊，导致偏瘫或轻偏瘫（见图 33-24B）。感觉缺失影响全部对侧半身，包括躯干，并可能超过了运动无力。在优势侧病变时可能出现流利性失语症或命名障碍，而非优势侧病变时出现对侧忽视。如果存在同向性视野缺损，通常会在几天内恢复。

丘脑出血，由于它扩展到丘脑底部和高位中脑，也可能引起一系列的眼部障碍，如假性展神经麻痹，伴一眼或两眼不对称地向内或稍向下转动，垂直或侧向凝视麻痹，两眼用力向下偏斜，两侧瞳孔不等大，光反应消失，眼球反向偏斜（skew deviation），出血同侧的眼位可能高于对侧眼位，同侧的眼睑下垂和瞳孔缩小（Horner 综合征），眼球不能会聚，退缩性眼球震颤，以及上眼睑收缩。可以观察到颈部的伸长。压迫邻近的第三脑室导致侧脑室增大，可能需要暂时引流。小量和中等量的出血破入第三脑室与较少的神经功能缺失和较好的转归相关，但早期脑积水是常见的。

脑桥出血

脑桥出血（pontine hemorrhage）几乎总是数分钟内出现深昏迷，其他临床表现主要是四肢完全性瘫痪伴双侧 Babinski 征、去大脑强直，以及小的瞳孔（1mm），对光有反应。通过转头或冷热水试验诱发的眼球侧向运动是受损或消失的。死亡通常会在数小时内发生，但也有例外，在后一种情况下，意识仍被保留，临床表现表明脑桥被盖的较小病灶（侧向眼球运动障碍、交叉性感觉或运动障碍、瞳孔变小和脑神经麻痹等），此外，还有双侧皮质脊髓束受累的征象。我们的一些局限性被盖部出血患者，CSF 中也有血液，已存活下来，而且功能恢复良好。在 Nakajima 回顾的 60 例脑桥出血患者中，有 19 例幸存（其中 8 例仍保持清醒）。同样地，Wijdicks 和 St. Louis 报告 21% 的患者恢复良好，大部分是入院时意识清醒者。图 33-24C 显示典型的脑桥出血。

小脑出血

小脑出血（cerebellar hemorrhage）通常在 1 小时或更长的时间内进展，而在发病时意识丧失并不常见。反复呕吐是其显著特征，伴有枕部头痛、眩晕，以及不能坐、站立或行走。这些通常都是唯一的异常，所以必须让患者尝试走动，否则检查可能会被误认为是正常的。在疾病的早期阶段，小脑疾病的其他临床征象通常很轻微或缺乏，只有少数病例显示有眼球震颤或小脑性肢体共济失调，尽管这些体征必须始终查找。轻度同侧面部无力，角膜反射减弱，向出血侧的共轭凝视麻痹，或同侧的第Ⅵ对脑神经麻痹，出现在小脑大量出血压迫脑桥或扩展至小脑脚时。构音障碍和吞咽困难在某些病例中可能很明显，但通常不出现。其他不常见的眼部体征包括眼睑痉挛、一只眼不自主闭合、眼球反向偏斜、眼球浮动，以及小的瞳孔通常不等大，这些现象一直持续到疾病的很晚期。如果延髓相对于斜坡有明显的移位和受压时，会出现对侧偏瘫和同侧面肌无力。

偶尔在发病时出现痉挛性轻截瘫或四肢瘫痪，但意识保留。在早期阶段跖反射是屈性，但晚期变为伸性。当这些征象出现时，通常会发现脑积水，可能需要引流。在圣路易斯及其同事收集的病例系列中，小脑蚓部血肿伴脑积水的患者处于病情快速恶化较高风险。随着时间的推移，偶尔会出现意外情况，患者因脑干受压而呈昏睡，然后昏迷，或突然呼吸暂停，此时即使通过手术治疗，也很少能成功逆转该综合征。

正如后面讨论的，小脑出血是最容易手术清除的，效果良好。图 33-24D 是典型病例的影像学表现。

脑叶出血

除上述区域以外的出血，特别是在大脑半球一个脑叶的皮质下白质出血，与高血压没有严格的关联。许多其他原因都与之有关，主要是抗凝或溶栓治疗、获得性凝血障碍、颅脑创伤、动静脉畸形（后面讨论）、创伤，以及老年人的脑血管淀粉样变性。抗血小板药物在诱发脑出血中的作用一直是一个争论的问题，许多调查和研究对较大的、扩展的或更具有临床破坏性的血肿给出了不同的结果。

大多数脑叶出血（lobar hemorrhages）是球形或卵圆形，但也有少数沿皮质下白质束的轮廓出现狭缝出血，即皮质下裂隙出血（subcortical slit hemorrhage），给我们的印象是，其中许多是凝血异常所致，如血小板减少症。

在 26 例连续的脑叶出血病例中，我们发现 11 例位于枕叶，引起同侧眼球周围疼痛和一种严重的同向性偏盲；7 例在颞叶，产生耳内或耳前部疼痛、部分性偏盲和流利性失语；4 例在额叶，伴有额叶头痛和对侧偏瘫，以手臂为主；3 例在顶叶表现为前颞部头痛和对侧偏身感觉缺失（Ropper and Davis）。较小的血肿表现颇似同一区域的栓塞性卒中。出现进行性加重的头痛、呕吐或嗜睡连同上述任何一种这些综合征，实际上都是具有诊断性的，当然，未增强的 CT 可以很容易地证实脑叶出血的存在。在我们的 26 例患者中，14 例血压正常，在一些致命的病例中，受影响的血管有淀粉样变性，2 例患者接受抗凝治疗，2 例有动静脉畸形，1 例有转移性肿瘤。同样，Kase 及其同事报告的 22 例脑叶血块的患者中，55% 的患者血压正常，转移性肿瘤、动静脉畸形和血液恶病质等分别在 14%、9% 和 5% 的患者中被发现。淀粉样血管病在老年患者脑叶出血中的影响，下文进一步讨论。

脑出血的实验检查所见

在脑出血的快速诊断中，脑成像占据首要位置（见图 33-24）。它对于检测小于 1.0cm 直径的脑出血是可靠的。很小的脑桥出血可能被忽略，因为邻近的骨质会造成伪影。上述在 CT 血管造影上的斑点征与血肿扩张有关。同时，共存的脑积水、肿瘤、脑肿胀和颅内内容物的移位是易于鉴别的。MRI 在显示脑干出血和残留出血方面特别有用，这些出血在 CT 上不再能检测到（4~5 周后）时仍然是可见的。含铁血黄素和铁色素有特征性的表现，如上文和在第 2 章所述。

一般来说，腰椎穿刺检查是不明智的，因为它可能促成或加重中线结构移位和脑疝形成。外周血中白细胞计数可能会短暂上升至 15 000/mm^3，高于血栓形成时的白细胞数，但这通常是正常的。在一些患者中，红细胞沉降率可能轻度升高。建议测定 INR、部分凝血活酶时间和血小板计数。

病程和预后

大量、中等大小脑血凝块的近期预后严重，大约 30%~35% 的患者在 1~30 天内死亡。在这些病例中，出血可能已破入脑室系统，或者颅内压升高到阻止正常脑灌注的水平。或者出血渗入到重要的中枢，如下丘脑或中脑。Broderick 及其同事（1993）设计了一个基于血块大小预测出血转归的公式，它主要适用于壳核和丘脑的血块。通过各种 CT 方法计算，血块体积小于或等于 30mL 时，提示一般预后良好；在 71 例血块大于 30mL 的患者中，只有 1 例在 1 个月后恢复了独立的功能。相比之下，血块 60mL 或更大和初始的格拉斯哥昏迷评分（Glasgow Coma Scale）为 8 分或更低的患者，死亡率为 90%（该评分详见表 35-1）。如前所述，血肿的位置，而不仅仅是血肿的大小决定临床效果。一个体积为 60mL 的血块，如果位于基底节区几乎都是致命的，但如果是位于额叶或枕叶，则可能有相当好的结果。来自 Diringer 及其同事（1998）的研究表明，脑积水也是不良预后的一个重要预测因子，这与我们的经验相符。及时的脑室引流可能明显地改善临床状态。

其他几个旨在预测预后的评分系统已经被设计和验证。表 33-9 中所示的是 Rost 及其同事制作的“FUNC”，它的两种主要用途，其中包括患者的年龄、血肿的大小和位置、既往是否存在认知障碍，以及 Glasgow 昏迷评分（见第 16 章）；还有 Hemphill 和同事设计的“ICH 评分”，它使用的指标是 GCS、血肿体积、是否存在脑室出血、幕上和幕下的位置，以及年龄 80 岁以上或以下等。这些评分价值在于能够向家人提供适当强度的医疗保健建议，但必须认识到，这些基于数字分数的结果的点估计有很大的置信区间。事实上，在所有脑血管疾病中，脑出血最初的临床表现可能是最令人沮丧的，但却有一个合理的临床转归，这种评分必须通过临床经验来调整。

在存活下来的患者中，功能的恢复程度可能令人惊讶，因为与梗死不同，出血在某种程度上是把脑组织推到一边，而不是将其破坏。然而，功能恢复非常缓慢，因为渗出的血液需要一段时间才能从组织中清除。撞击皮质的愈合瘢痕容易引起致痫性发作，每种类型的出血后癫痫发作的频率还没有确定，但它比缺血性卒中要低。除非发生了癫痫，否则没有必要使用抗惊厥药物治疗。

表 33-9　脑出血转归预测评分系统（ICH 和 FUNC 评分）

出血（ICH）评分量表			
GLASGOW 昏迷量表	已分配点	死亡率点估计预测	
3~4	2	5+	100%
5~12	1	4	97%
13~15	0	3	72%
血肿量（mL）		2	26%
≥30	1	1	13%
<30	0	0	0%
年龄 / 岁			
≥80	1		
<80	0		
幕下的部位	1		
脑室内出血	1		

功能（FUNC）评分量表			
GLASGOW 昏迷量表		功能独立性 90 天点估计	
≥9	2	0~4	0%
<9	0	5~7	13%
血肿量 /mL		8	42%
<30	4	9~10	66%
30~60	2	11	82%
≥60	0		
年龄 / 岁			
<70	2		
70~79	1		
≥80	0		
出血部位			
脑叶的	2		
深部	1		
幕下的	0		
出血前认知障碍			
是	1		
否	0		

ICH 评分量表来自 Hemphill Hemphill and colleagues；FUNC 量表改编自 Rost et al。

前面已提及，除了最小的脑桥出血外，其他所有的脑桥出血预后都很差。小脑出血存在一些特殊的问题，将在下面讨论。

脑出血治疗

大量脑出血和昏迷患者的管理包括保持足够的通气，选择性急性使用控制性过度通气，以维持二氧化碳分压（PCO_2）达到 25~30mmHg，在某些情况下，需监测颅内压并使用组织脱水剂如甘露醇（渗透压维持在 295~305mOsm/L，血钠维持 145~150mmol/L）控制之，并限制静脉输注生理盐水。Qureshi 的研究小组提供的数据表明，积极降低颅内压能够挽救生命，甚至对小脑幕切迹疝的患者也能取得良好的转归。根据我们临床经验，这种类型的恢复是例外的，但是在医疗条件允许的患者内科治疗颅内压升高可能是合理的。

如上所述，大多数脑出血在卒中后立即出现高血压，这是由于一种广泛的交感肾上腺性反应。正常的趋势是血压会在几天内自然下降，因此，在急性期积极治疗一直是一个有争议的问题。不建议迅速降低中度升高的血压（收缩压在 140~160mmHg）来减少进一步出血，因为在颅内压升高的情况下降低血压可能会损害脑灌注。另一方面，持续的平均血压超过 110mmHg（通常收缩压超过 160mmHg）可能会加重脑水肿，并可能增加血凝块扩展的风险。大约在这一水平的急性高血压，推荐使用 β 受体阻滞剂（艾斯洛尔、拉贝洛尔）或血管紧张素转换酶（ACE）抑制剂。主要的钙通道阻断药很少用于这一目的，因为曾报道过对颅内压的不良反应，尽管这些信息主要来自脑肿瘤患者。Hayashi 及其同事发现，虽然硝苯地平在脑出血后降低了血压，但提高了颅内压，导致了对脑灌注压净降低的不利。

在一项快速降低急性脑出血患者血压的随机试验中，Anderson 及其同事（2013）发现，在 1 小时内将目标的收缩压水平降到 140mmHg 以下，会导致总体临床转归和死亡率与指南推荐的收缩压控制在 180mmHg 以下结果相似。由于认识到它们可能进一步提高颅内压，在极端情况下可以使用更快速的和可滴定的药物，如硝普盐（nitroprusside）。

虽然从直观上看，血肿清除可能是获益的，但手术结果并没有被发现优于单独的医疗措施（Waga and Yamamoto；Batjer et al；Juvela et al；Rabinstein et al）。Mendelow 及其同事报告一项在脑出血手术试验（Surgical Trial in Intracerebral Haemorrhage，STICH）研究的主持下，纳入 1 033 例幕上出血患者的多中心随机研究，未能显示早期手术对 6 个月生存率或神经功能有益处。这一阴性结果几乎扩展到所有的神经功能缺失的水平和所有的年龄组。在一项事后分析中，靠近脑表面的小血块可能从手术中获益。因此，直接手术方法已经比过去使用的频率更低，但我们承认，在少数情况下，一些持续恶化年轻患者的血肿从皮质表面很容易进入，我们已要求我们的神经外科同事进行血肿清除。

当脑出血是由抗凝剂引起时，有几种选择可供选择。除了可能不会立即起作用的维生素K之外，华法林相关的出血可以用新鲜冷冻血浆治疗，虽然可能需要6~8个单位，而这对于老年患者或充血性心力衰竭患者来说，输注量较大。已经使用了含有不同数量的维生素K依赖因子（Ⅱ、Ⅶ、Ⅸ、Ⅹ），特别是Ⅶ的蛋白质复合浓缩液，但很难证明它们比其他方法的优越性。口服Ⅹa因子抑制剂和直接凝血酶抑制剂，现在有特定的解毒剂。脑出血伴严重血小板减少症通常采用输注血小板治疗，但由于引起血小板减少症的潜在疾病往往是决定因素，所以它的结果是不同的。对于正在接受抗血小板治疗的患者使用血小板一直存在争议，如果患者接受了双重抗血小板治疗，特别是有血肿扩大的迹象时，我们通常会进行几个单位的治疗。组织纤溶酶原激活物相关的脑出血一般用纤维蛋白原浓缩液治疗。Mayer及其同事研究了在自发性脑出血4小时内给予凝血因子Ⅶ的有效方法。在一项初步研究中，生存率得到了改善，血肿扩大的情况有所减少，但随后的试验未能证实对生存率的益处。

如果急性脑积水是由于中心部位出血或血液破入脑室系统造成的，脑室外引流可能是需要的。这些充满血液的引流管经常凝结，在一项通过脑室导管注入组织纤溶酶原激活剂的研究中，没有发现整体功能结果的差异（Hanley et al），但通常情况下，除此之外，只有有限的选择来保持装置开放以引流血性脑脊液。一段时间以来，脑出血的脑室内扩展通常意味着较差的预后。一个例外可能是小的丘脑出血。

一旦幕上出血的患者进入深度昏迷状态，伴有瞳孔散大固定，恢复的机会是微乎其微的。甚至在一些以临床恶化为手术原因的回顾性研究中，如Rabinstein及其同事所做的研究，也只有25%的患者达到了功能独立的状态，而他们所有失去脑干反射和有伸性姿势的患者都在手术后死亡，对于这种观察也有少数例外。在一些系列的脑出血患者的死亡率中，有一部分无疑是由于在看似无望的情况下放弃治疗而自行实现的。

在有大出血的昏迷患者中，放置颅内压监测装置使临床医生能够更精确地使用医疗措施，如第16章所述，但没有证据表明结果有显著改善（Ropper and King）。就像在大面积卒中时，偏侧颅骨切除术是否有价值目前尚不清楚，但似乎意义不大。小脑出血是神经外科的一个特例，在下面评论。

在由于华法林出血的患者中，重新开始抗凝的适当时间经常会出现问题。在某些情况下，如人工心脏瓣膜需要华法林，通常会在1~2周后重新用药。然而，对于这种药物较常见的适应证，即心房纤颤，从不同的调查中有不同的建议。在一项经常被引用的研究中，Majeed及其同事对近3 000例患者进行了为期6年的回顾性研究，结果表明，在首次卒中后10~30周内重新使用华法林导致再次出血的风险相当高。

小脑血肿手术清除是一种目前普遍接受的治疗方法，由于血肿靠近脑干，有突发呼吸衰竭的危险，因此手术清除是一项紧急处理。此外，第四脑室受压引起的脑积水经常使临床表现复杂化，并进一步使颅内压升高（St. Louis et al）。直径小于2cm的小脑血肿会使大多数患者清醒，偶尔会导致病情恶化，因此，一般不需要手术。最大直径为4cm或4cm以上的血肿，尤其是位于蚓部的血肿，有很大的风险，一些外科医生建议无论患者的临床状况如何，都应将这种大小的血肿手术清除。在决定患者是否需要手术清除，我们一直遵循根据患者的意识状态，随着成像上可视化的血块引起的占位效应（特别是如Taneda及其同事们指出的，四叠体池受压的程度），以及是否存在脑积水作为指导。评估可能需要每天进行或甚至较频繁的CT检查。对于昏迷或出现呼吸不规律的患者最好是气管插管，并在数小时或更短时间内进行手术治疗。一旦发生昏迷和瞳孔改变，即使做了手术，也很少有患者能存活下来，然而，在一些病例中，使用甘露醇和过度通气进行快速医疗干预，然后在昏迷开始后数小时内进行外科血肿清除术和脑室引流可能挽救生命。昏昏欲睡的患者和小脑半球有直径2~4cm血肿的患者在决定是否和何时手术时是最困难的。如果患者有意识水平波动或中脑周围池阻塞，特别是合并脑积水时，患者手术风险可能会比病情突然恶化风险低。只有非常有限的患者，我们发现只进行扩大的脑室引流术是可行的，尽管一些作者仍然喜欢这一手术，而避开了颅后窝手术。根据我们的经验，清除血肿比减少脑积水更为重要。

自发性蛛网膜下腔出血和囊性动脉瘤破裂

自发性蛛网膜下腔出血(spontaneous subarachnoid hemorrhage),是第四大常见的脑血管疾病,仅次于脑栓塞、动脉粥样硬化血栓形成包括腔隙,以及原发性脑出血等,但它往往是灾难性的。囊状动脉瘤(saccular aneurysms)也被称为"浆果型"动脉瘤,因为它们以薄壁小泡的形式从Willis环或其主要分支动脉突出。它们会在高血压下破裂导致蛛网膜下腔充血。通常,动脉瘤位于血管分叉和分支处(图33-25),一般认为是由于动脉中膜和弹性层发育缺陷造成的。另一种理论认为,动脉瘤的形成过程是由分叉顶端的血流动力引起内部弹性膜的局部破坏所致(Ferguson)。由于血管壁的局部薄弱,内膜向外突出,仅被外膜覆盖,然后囊逐渐增大,最终可能破裂。脑动脉瘤从2mm到2~3cm的直径大小不等,平均为7.5mm(Wiebers et al,1981 and 1987)。那些破裂的动脉瘤通常直径为10mm或以上,在那些较小的动脉瘤,虽然较少出现,但破裂也会发生。动脉瘤的形态变化很大。有的呈圆形,通过一根细柄与母动脉相连;另一些基底较宽,没有茎蒂;还有一些呈现窄的圆柱体的形式。破裂部位通常在动脉瘤的圆顶部,它可能有一个或多个继发囊状囊肿。Schievink对这一问题的回顾提供了这个广泛研究课题的进一步细节。

常规尸检中未破裂动脉瘤的发生率几乎为2%,不包括3mm或以下的小动脉隆起。此外,20%的患者的动脉瘤是多发的。在过去,估计有40万美国人隐藏有未破裂的动脉瘤,每年有26 000例动脉瘤性蛛网膜下腔出血(Sahs et al,1981 and 1984)。儿童期囊状动脉瘤破裂是罕见的,在这个年龄段的常规尸检中也很少发现,在儿童期之后,发病率逐渐增加,在35岁至65岁之间达到高峰。因此,动脉瘤不能被视为典型的先天性畸形;相反,它们似乎是在发育性动脉缺损或后天性动脉缺损的基础上经过多年发展起来的。在囊状动脉瘤患者中,多囊肾、颅外动脉纤维肌发育不良、烟雾病、脑动静脉畸形,以及主动脉缩窄的发病率增加,反之亦然。在大约5%的脑动静脉畸形病例中发现伴有囊状动脉瘤,通常位于该畸形的主供血动脉上。

大量的报告曾记录了家族性发生的囊状动脉瘤,支持了遗传因素在其发展中起作用的观点。已有许多基因关联的报道,但没有一个完全令人信服。在大多数系列中,发现隐藏未被怀疑的动脉瘤的一级亲属大约占4%。根据对蛛网膜下腔出血患者亲属的磁共振血管造影术的研究,由于发现的动脉瘤中有一半是很小的,加上手术的并发症,这种低发生率使得对破裂动脉瘤患者的兄弟姐妹、子女和父母的常规筛查无法实现。然而,由于家族性动脉瘤破裂时往往比散发性动脉瘤体积更大、数量更多,但对

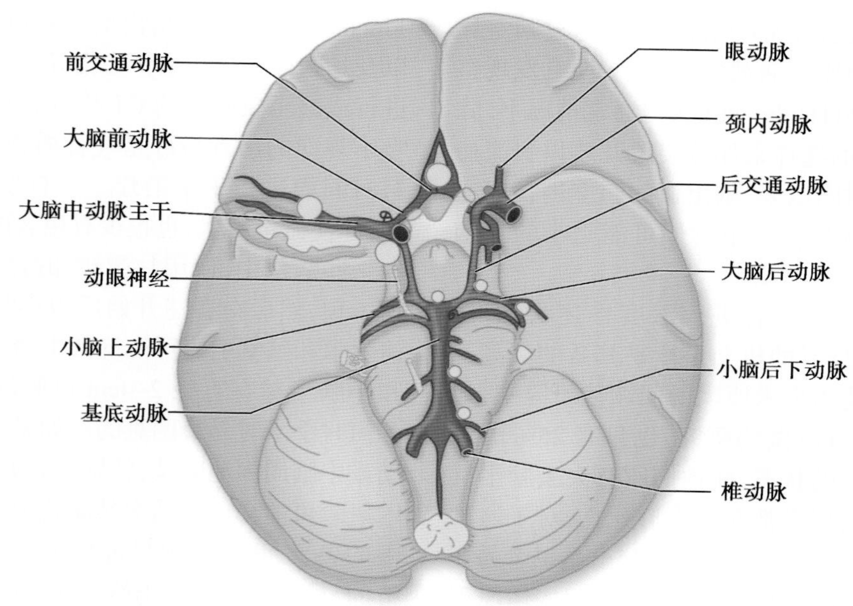

图33-25 显示颅内动脉瘤的主要部位的Willis环图解;约90%动脉瘤起源于前循环的分支,所示的动脉瘤的大小大致与这些部位的发生频率相对应

这种说法有例外（Ruigrok et al），毫无疑问，在临床实践中，动脉瘤破裂患者近亲属要求并接受了动脉瘤筛查。苏格兰的一项调查显示，一级亲属一生中出血的风险只有 4.7%，二级亲属只有 1.9%（Teasdale et al）。从几个系列来看，很明显，有两个或更多一级亲属的人患病风险最高，而有一个二级亲属的个体风险可以忽略不计。

虽然高血压比一般人群更容易出现，但动脉瘤最常发生在血压正常的人身上。怀孕似乎与动脉瘤破裂发生率的增加没有关系，尽管理论上一直存在自然分娩紧张时诱发出血的可能性的担忧。虽然动脉粥样硬化存在于一些囊状动脉瘤的壁上，但可能与囊状动脉瘤的形成和增大无关。

约 90%~95% 囊状动脉瘤位于 Willis 环前部（见图 33-25）。四个最常见的部位是：①前交通动脉近端部分，②在后交通动脉从颈内动脉主干起始处，③在大脑中动脉第一个主要分支处，以及④在颈内动脉至大脑中动脉或大脑前动脉分叉部。其他部位包括颈内动脉海绵窦段、眼动脉起始处、后交通动脉与大脑后动脉交界处、基底动脉的分叉和小脑动脉的起始部。颈内动脉的动脉瘤在海绵窦段破裂可能会引起动静脉瘘（见下文）。

除了囊状动脉瘤外，还有几种类型的动脉瘤，例如霉菌性、梭形、弥散性和球形动脉瘤。真菌性动脉瘤（mycotic aneurysm）是由脓毒性栓子引起的，脓毒性栓子削弱了它所驻留的血管壁，几乎总是在远端脑血管的某个部位，远离 Willis 环。这些损害将在本章后面的部分单独讨论。其他的动脉瘤则以其主要的形态特征而命名，包括受累血管的整个周长的扩大或扩张，通常是颈内动脉、椎动脉或基底动脉。梭状畸形或动脉瘤也被称为动脉硬化性动脉瘤，因为它们经常表现为在动脉壁上粥样硬化性沉积，但很可能至少部分是发育性的。一些是非常大的（所谓的巨大动脉瘤），压迫邻近的结构或被血栓所阻塞，但它们破裂的频率很低（如后面所讨论的）。

临床综合征

动脉瘤破裂时，在高压下的血液被迫地流入蛛网膜下腔，由此产生的临床症状表现是以下三种模式之一：①患者遭受难以忍受的全头痛和呕吐，几乎立即陷于昏迷不醒；②剧烈的全头痛以同样的瞬间方式发生，但患者仍然保持相对清醒，伴有不同程度的颈部强直，这是最常见的综合征；③罕见地，患者意识丧失非常之快，以至于事先没有任何不适的主诉。如果出血严重，就可能在几分钟或几小时内死亡，因此，在猝死的鉴别诊断中必须考虑动脉瘤破裂。相当一部分这样的患者可能还未到达医院就诊。出血时可出现去脑强直和短暂的四肢阵挛性抽搐，总是伴有意识不清。持续性深度昏迷伴有不规则呼吸，伸肌强直发作，最后呼吸骤停和循环衰竭。在这些快速进展的病例中，蛛网膜下腔的血液使颅内压剧增到接近动脉压的水平，并导致脑灌注明显减少。在某些情况下，出血已分开脑组织并进入脑部或脑室系统。

动脉瘤的破裂通常发生在患者活动时而不是睡眠时，而在少数实例中，发生在性交过程中，排便用力，举起重物或其他持续用力的情况下（见第 9 章“与性活动相关的头痛”）。短暂的 Valsalva 动作，如在咳嗽或打喷嚏时通常不会引起动脉瘤破裂（它可能引起动脉夹层）。在初次破裂后存活下来的患者中，最担心的并发症是再破裂，这种情况可能随时发生，从几分钟到 2~3 周不等。

在较轻的情况下，如果意识丧失，可在数分钟或数小时内恢复，但会留有嗜睡、意识混乱和失忆，并伴有严重的头痛和颈部僵硬，持续至少几天。由于大多数病例的出血局限于蛛网膜下腔，因此可几乎无局灶性神经体征。也就是说，没有偏瘫、偏盲和失语症等。有时，动脉瘤破裂喷出的血液会进入邻近的脑部或脑岛池，并引起轻偏瘫或其他局灶性综合征。这种情况在动脉瘤过去曾有出血的情况下更为常见，出血后动脉瘤会附着在脑部，因此在以后破裂时容易导致脑出血的倾向。

然而，有一种短暂的局灶性急性综合征，它偶尔发生在载瘤动脉的区域。这种表现的发病机制尚不完全清楚，但人们推测是动脉瘤远端循环压力的短暂下降或某种形式的急性短暂性血管痉挛。一个完全独立的问题的迟发性血管痉挛（delayed vasospasm），是导致几天后出现病灶性体征的原因，如下所述。当出现暂时性功能缺失时，可以作为判断破裂动脉瘤部位的可靠指标（见下文）。

根据 Hart 及其同事（1981）的研究，在 10%~25% 的病例中发生抽搐发作，通常是短暂的和全面性的，与急性出血或再出血有关（但远比我们经验中少得多）。这些早期癫痫发作与动脉瘤的部位无关，也不会改变预后。

囊状动脉瘤在破裂之前通常是无症状的。例外地，如果它大到足以压迫到痛敏结构时，就可能引起局部的颅痛。动脉瘤位于海绵窦或大脑中动脉前外侧第一个部分，疼痛可投射到眶部。小脑后下或小脑前下动脉的动脉瘤可引起一侧枕部或颈部疼痛。出现部分性动眼神经麻痹伴瞳孔扩大，可能指示后交通动脉与颈内动脉连接处或后交通动脉与大脑后动脉连接处动脉瘤。偶尔地，恰位于海绵窦前方的大动脉瘤可压迫视神经或视交叉、第Ⅲ对脑神经、下丘脑或垂体腺等。单眼的视野缺损也可发生于大脑前动脉与大脑中动脉分叉部，或眼动脉与颈内动脉分叉处的床突上动脉瘤。在海绵窦，动脉瘤可能压迫第Ⅲ、第Ⅳ或第Ⅵ对脑神经，或第Ⅴ对脑神经的眼支。

从动脉瘤中流出的少量血液是否可以作为随后发生更灾难性破裂的预警信号[预警渗漏(warning leak)]一直存在争议。一种称为"前哨头痛"(sentinel headache)的情况曾被不精确地用于指蛛网膜下腔出血前的头痛和在严重破裂前的小渗漏。头痛是普遍存在的症状，许多甚至是严重的头痛，都与蛛网膜下腔出血有关。真正的增温泄露(warming leaks)的频率尚不清楚，但不可能很高。我们曾见过几个急性和严重的劳力性或自发性头痛的病例，并发现伴有小量蛛网膜下腔出血，经腰椎穿刺发现；更多的情况下，头痛与出血无关，而可归因于偏头痛。这种"霹雳样头痛"(thunderclap headache)可能是偏头痛变异型，或者不太常见的，是脑静脉血栓形成、弥散性血管痉挛[可逆性脑血管收缩综合征(reversible cerebral vasoconstriction syndrome，RCVS)，以前称为考尔 - 弗莱明综合征(Call-Fleming syndrome)]，或者更少见的，如垂体卒中、高血压脑病、颅内压低，以及颅内或颅外动脉夹层等。

在决定采取治疗方案前，参照由 Botterell 及其同事引入并由 Hunt 和 Hess 改进的广泛使用的量表评估患者是有用的，如下所示：

Ⅰ级　无症状或伴有轻微头痛和颈部僵硬

Ⅱ级　中度至重度头痛和颈部僵直，但无局灶性或定位性神经体征

Ⅲ级　嗜睡、意识模糊，以及轻度局灶性神经功能缺失

Ⅳ级　持续性昏睡或半昏迷，早期去大脑强直或自主神经功能紊乱

Ⅴ级　深昏迷和去大脑强直

实验室检查

影像学在蛛网膜下腔出血的诊断中发挥了比过去更为突出的作用，但当时腰椎穿刺是非常有用的。在 90% 以上的病例中，CT 可以检测到蛛网膜下腔或在脑或脑室系统中的局部的或弥漫性血液，以及几乎所有的出血严重到足以导致瞬间或持续丧失意识的病例(图 33-26)。MRI 还能检测出质子密度序列中的血液，一天过后，这在 FLAIR 序列上也可证实，还有一些组 MRI 检查要优于 CT。血液可沿着小脑幕或在外侧裂和邻近的脑裂呈现出一种细微的阴影，在非增强检查中更容易鉴别。如上文所述，大量局部聚积的蛛网膜下腔血液或在脑组织或脑侧裂内的血肿表明了动脉瘤的邻近位置和随后血管痉挛的可能区域。当看到两个或两个以上的动脉瘤时，CT 可以识别出被周围的血块包裹的那个。此外，还可发现同时共存的脑积水。如果 CT 明确证实蛛网膜下腔出血，则无须进行腰椎穿刺。

在疑诊蛛网膜下腔出血而影像学检查不明显时，应进行腰椎穿刺检查。通常脑脊液在出血后 30 分钟内或更早会出现大量出血，红细胞计数高达 100 万 /mm^3 甚至更高，然而，出血后几分钟腰椎穿刺不易发现出血。CSF 在最初几天处于高压下，高压高达 500mmH_2O，但通常接近 250mmH_2O，这是区分自发性蛛网膜下腔出血与外伤性穿刺的重要表现。相对轻微的出血时，可能只有几千个细胞，但由蛛网膜下腔出血引起的严重的头痛综合征通常至少有几百个细胞。如果动脉瘤完全破裂进入脑组织而没有一些血液漏入蛛网膜下腔，这也是不可能的。换句话说，只要在发病 30 分钟后进行腰穿检查，如果 CSF 中没有血液，就基本上排除了囊性动脉瘤破裂的诊断。如果从发病那一刻起已经过了数小时或更长时间，离心 CSF 后会发现黄变症(xanthochromia)。在一例报告的头痛与蛛网膜下腔出血一致的患者，但在发病几天前，CT 可能是正常的，CSF 黄变是唯一的诊断依据。为确定是否存在黄变，须将新鲜的 CSF 在一个圆锥底试管中离心，然后在良好的光线下将上清液与清水进行比较，或者最好用分光光度法检查。根据我们的经验，大多数医院的实验室不能仅凭肉眼检查就给出准确的结果。几天后，使用 FLAIR 序列的磁共振成像也有助于显示蛛网膜下腔出血(质子 - 密度序列在第一天即对血液较敏感)。

损伤性腰穿(traumatic tap)的问题经常使早期诊断变得模糊，在第 2 章中讨论了几种检测这种误导性实验室结果的辅助方法。在这里重申，除了在没有黄变症的情况下，指示腰椎穿刺针进入硬膜外腔中小静脉造成出血假象的最重要的特征是，当继

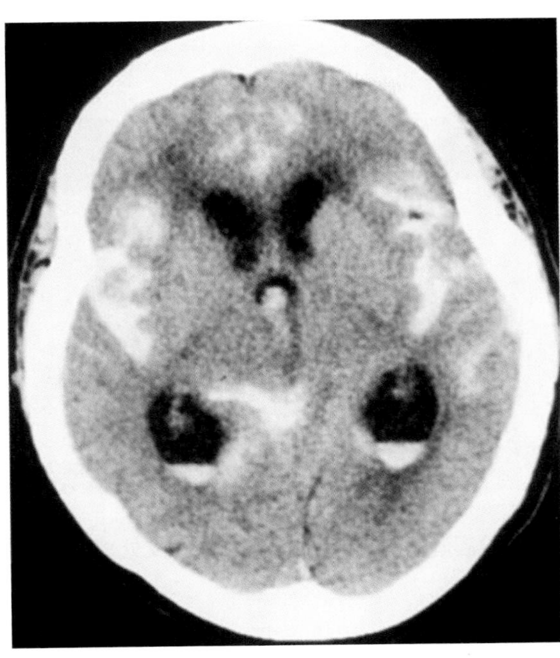
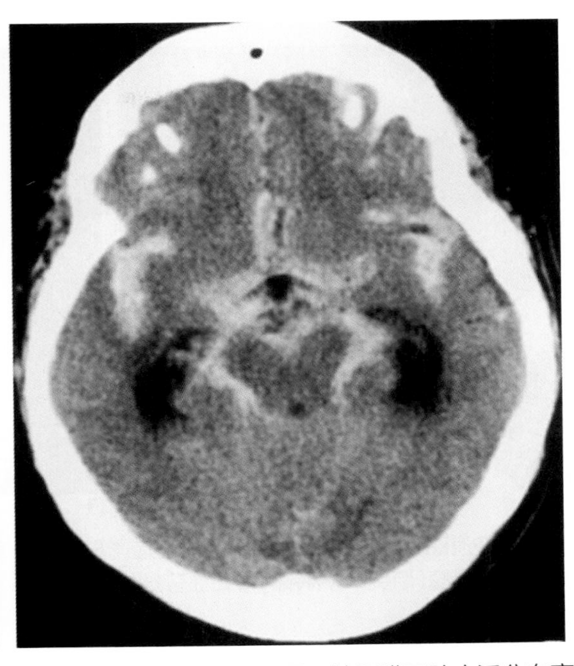

图 33-26　由于基底动脉瘤破裂而引起的蛛网膜下腔出血。左图：侧脑室水平轴位 CT 显示蛛网膜下腔广泛分布高密度血液，并在脑室内分层导致脑积水。侧脑室后角存在血液 -CSF 水平，是近期出血的典型表现。右图：在基底池水平，血液可见于脑干周围、前外侧裂和前纵裂周围；侧脑室颞角扩大，反映急性脑积水

续收集 CSF 即可清除穿刺出血，RBC 数量在后面连续几管 CSF 中显著减少。正常的 CSF 初压也提示局部的血管刺破，而不是动脉瘤破裂出血。蛛网膜下腔出血与损伤性腰穿并存时通常需要进行血管成像程序来解决可能存在再破裂的动脉瘤问题。损伤性腰穿和蛛网膜下腔出血早期，CSF 中白细胞和红细胞的比例通常与血液循环中是一样的（约 1∶700），但在一些真正的下腔出血患者中，48 小时内可出现 CSF 白细胞增多，有时达到 1 000 个 /mm^3 以上。在某些病例中，CSF 蛋白质轻度或中度升高，葡萄糖会下降，有时会急剧下降。CSF 压力升高已被认为是支持真正的出血，而非穿刺损伤性腰穿。

双侧颈动脉、椎动脉注射造影剂的数字减影血管造影（DSA）是显示动脉瘤最敏感的方法。除了其他原因的蛛网膜下腔出血，大约有 5%~10% 明显动脉瘤破裂的患者却没有明显的动脉瘤。其中一些病例可能是由于在破裂过程中病变发生了闭塞造成的。有自发性蛛网膜下腔出血典型临床表现的患者，其血管造影不能显示动脉瘤或动静脉畸形，它的预后优于那些能显示病变的患者（Nishioka et al）。在一个 323 例平均随访 10 年的血管造影阴性病例系列中，只有 12 例再出血（Hawkins et al）。22 年后，69% 的患者仍存活下来。如果第一次血管造影没有显示出动脉瘤，人们习惯在数周内重复这项检查，部分原因是人们认为血管痉挛可能较早地掩盖了动脉瘤。即使没有看到血管痉挛，偶尔会有第二次检查时显示病变的情形。如果第一次检查涉及到所有的脑血管，并使用基础循环的几个视图，那么根据我们的经验是，第二次动脉造影就很少能显示出来，但我们会遵循一般惯例并重复检查。在这些情况下，脊髓血管成像很少显示出来源，在 Germans 及其同事报告的一个系列中，75 例患者中有 3 例。

目前尚未充分确定是否采用其他成像方式，即 CT 和 MRI 血管造影像传统的血管造影，在排除动脉瘤方面一样地可靠，但几个系列的研究表明，它们可能不能完全替代。即使 MR 血管造影显示了动脉瘤，如果计划手术，外科医生通常也需要通过传统的数字减影血管造影术能更好地获得的那种解剖学结构。CT 和 MRI 血管造影在多视图显示病变与邻近的脑、软组织和骨的关系方面具有潜在的优势（图 33-26，图 33-27）。

正如 van Gijn 和同事所描述，另一种预后良好的临床情况是局限的中脑周围出血（*perimesencephalic hemorrhage*）。环绕中脑和上位脑桥的池被对称性地充满了血液，头痛轻微，没有血管痉挛的征象。在这一区域，即基底动脉的顶部，没有在预期的出血部位发现动脉瘤。患者通常情况良好，可能不需要再做动脉造影。据推测，出血是由静脉而不是由动脉性的动脉瘤引起的。

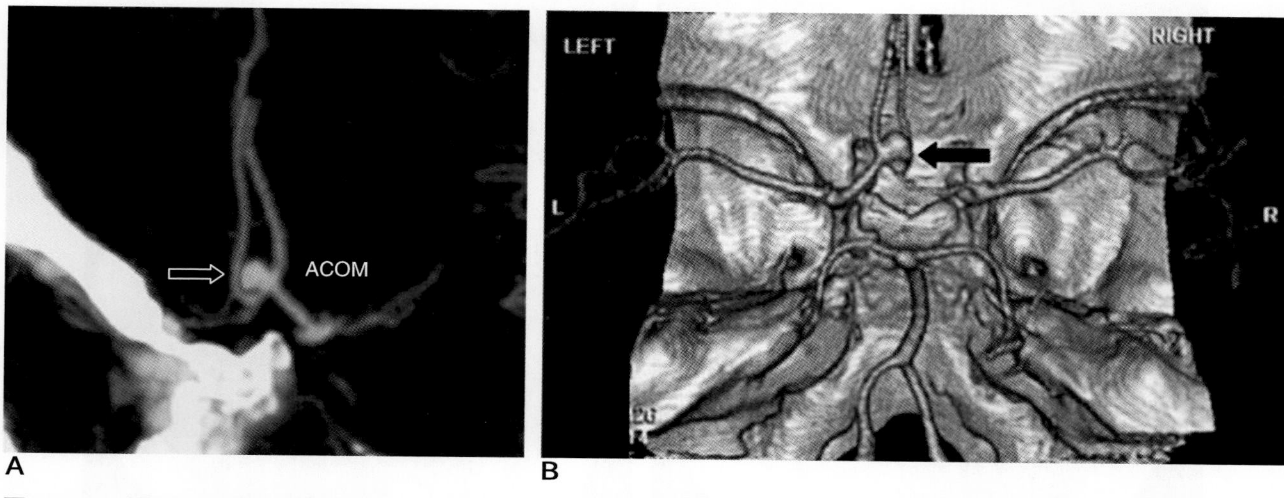

图 33-27 前交通动脉的动脉瘤。A：CT 血管造影显示动脉瘤（箭头）起源于前交通动脉与 A1 段分叉处；B：CT 血管造影重建图像显示动脉瘤（箭头）与相邻的骨和血管结构的关系

再出血（*rebleeding*） 如前所述，再出血突出的特点是三分之一以上的患者可能在同一部位再次出血的趋势，通常是致命性的。这种威胁影响了所有的预后，并主导了现代治疗策略，包括通过手术或血管内治疗早期夹闭动脉瘤。目前还没有可靠的方法来确定哪些患者会再次出血。复发性出血的原因尚不清楚，但与血凝块溶解的自然发生机制有关，可能是由于脑脊液的因素，在最初破裂的部位，通常在动脉瘤的顶部。再出血率和时间在“预后”中进一步讨论。

脑血管痉挛（*vasospasm*） 由于局灶性血管痉挛引起的迟发性偏瘫和其他功能缺失通常出现在动脉瘤破裂后 3~10 天，很少在破裂之前或之后出现。Fisher 和同事（1980）证实，最严重的血管痉挛发生在 24 小时后被凝结的蛛网膜下腔血液包围的动脉中。这些作者设计了一个广泛使用的量表，对残余血凝块的范围和位置进行评估。血管口径变小（血管痉挛）似乎是某些血液产物对邻近的动脉外膜的直接影响，但究竟是何种血液成分或其他机制，几十年来一直未被阐明。其机制被认为是血管痉挛区远端的纯血流减少，但因此受到全身血压和皮质侧支循环的影响。Hijdra 及其同事认为，缺血性病变通常是多发的，过去发生的频率比现在高，可能是由于 ICUs 对出血总体治疗管理。

几天之后，慢性痉挛的动脉发生一系列的形态学变化。中膜平滑肌细胞坏死，外膜被中性粒细胞、肥大细胞和红细胞浸润，其中一些已经迁移到内皮下的位置。目前的一种观点认为，这些变化是由溶血的产物从蛛网膜渗出进入动脉肌层引起的。

迟发性脑血管痉挛的临床特征取决于受影响的血管，但典型的症状包括波动性轻偏瘫或失语和意识模糊加重，必须将其与脑积水的影响区别开来（见下文）。过去，需要通过动脉造影来证实诊断，但现在不常这样做，因为血管痉挛加重的相关风险很小，而且通过它的临床表现可容易识别。严重的血管痉挛也可通过 MRA 和 CT 技术发现（图 33-28）。经颅多普勒超声测量提供了一种间接的方法，通过观察血流速度来跟踪颅底主要血管的口径，但为此目的，它们有些不精确。几乎所有患者在出血后的几天内都能通过超声检测到病变血管的血流速度显著加快。然而，任何一条血管流速的逐渐升高（特别是超过 175cm/s 时）表明发生了局灶性血管痉挛。这些结果与血管痉挛的影像学表现有一定的相关性，但缺血的临床表现取决于附加因素，如侧支循环的血供和脑灌注压等。

脑积水（*hydrocephalus*） 如果大量的血液破裂进入脑室系统或充溢于基底部的蛛网膜下腔，它可能通过 Luschka 和 Magendie 孔进入脑室。由于急性脑积水（*acute hydrocephalus*），患者会变得神志不清或失去知觉。临床征象通过脑室引流可以逆转，无论是通过体外脑室造口术，还是在某些选择的病例中，通过腰椎穿刺，但是对于蛛网膜下腔出血后常规使用脑室引流，人们的看法并不一致。

由于 CSF 通路被血液堵塞所致的迟发性和亚急性脑积水（*subacute hydrocephalus*）可在 2~4 周后出现，治疗方法类似。后一种情况很多都有所改善。

如第 29 章所述，在蛛网膜下腔出血数月或数年后，还有一些长时间迟发性脑积水的病例表现为正常压力脑积水（normal-pressure hydrocephalus，NPH）。

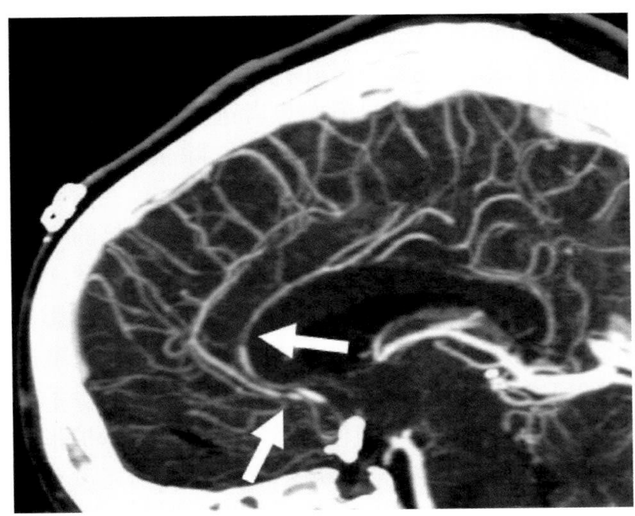

图 33-28　前交通动脉瘤破裂所致蛛网膜下腔出血并出现血管痉挛。矢状位 CT 血管造影显示大脑前动脉的多灶性狭窄（箭头）

动脉瘤的解剖 - 临床相关性

在大多数患者中，神经学的表现并不能指出动脉瘤的确切位置，但通常可以从 CT 上的主要血凝块的位置推断出来。前半球间裂内血液聚集表明前交通动脉瘤的破裂；外侧裂积血提示大脑中动脉的动脉瘤破裂；前脚间池积血是后交通动脉或基底动脉远端动脉瘤破裂。在其他情况下，临床体征为它提供定位线索，如下所示：①动眼神经麻痹（上睑下垂、复视、瞳孔散大和外斜视等），表明后交通动脉与颈内动脉交界处动脉瘤，因为动眼神经就走行于这个交界处的外侧或位于大脑后动脉与后交通动脉交界处；②出血时出现一侧或两侧下肢的短暂性轻瘫提示前交通动脉瘤，已干扰大脑前动脉循环；③轻偏瘫或失语症指示大脑中动脉第一主干分叉处的动脉瘤；④单侧失明提示动脉瘤位于 Willis 环的前内侧（通常位于眼动脉的起始部或颈内动脉的分叉处）；⑤表现无动性缄默症或意志力缺失的意识保留状态，支持前交通动脉瘤的部位；⑥动脉瘤所在的一侧可表现为一侧的头痛优势，或一侧的视网膜前（玻璃体）积血（Terson 综合征），发生单眼疼痛，或罕见地，在动脉瘤破裂时听到偏侧性颅内声音。第六对脑神经麻痹，单侧或双侧的，通常归因于颅内压升高，而很少有定位价值。

其他临床资料可能有助于取得正确的诊断。偶尔就在破裂后出现收缩压达到 200mmHg 的血压水平，但通常血压仅适度升高，并随着头部的疼痛程度而波动。颈项强直通常会出现，但有时不出现，疼痛的主诉可能是在肩胛间区，甚至是腰部，而不是头部。眼底检查经常发现表面光滑、轮廓清晰的覆盖在视网膜血管上的血凝块，即视网膜前或玻璃体积血（Terson 综合征），偶尔可见罗斯斑（Roth spots）。如果存在脑积水时，通常动脉瘤破裂起初几天可出现双侧 Babinski 征。发病第一周可能发热最高达 39℃（102.2℉），但大多数患者无发热。少数情况下，流出的血液可进入硬膜下腔并形成血肿，血肿的清除可能可以挽救生命。

综上所述，突发的剧烈头痛、呕吐、昏倒，意识相对保留伴有很少的或无偏侧体征，以及颈项强直，这些临床表现可诊断囊状动脉瘤破裂引起的蛛网膜下腔出血。血管痉挛、脑积水，尤其是再破裂，对存活者预后有重要作用。

伴随蛛网膜下腔出血的系统性变化

急性蛛网膜下腔出血与体循环、水平衡和心脏功能的几种特征性反应有关。心电图的变化包括对称性大的尖峰 T 波（“脑 T 波”）和其他改变提示心内膜下或心肌缺血。肌钙蛋白和肌酸磷酸激酶（CPK）心肌条带轻度升高。在一些患者，心功能障碍严重到严重降低射血分数，并导致心力衰竭。有发生低钠血症的倾向（Wijdicks et al），这种异常及其与血管内容量耗尽的相关性在治疗中发挥关键的作用，如在后面所讨论的。蛋白尿和糖尿可能持续数天，急性期很少出现尿崩症，但水潴留或尿钠增多更为常见。白细胞增多可达 15 000~18 000/mm^3，但是红细胞沉降率和 C 反应蛋白通常是正常的，或者其中某个升高归因于其他原因。

预后

关于动脉瘤性出血的预后，几十年前 McKissock 及其同事发现，患者在动脉造影时的意识状态是最好的预后指标，这在今天仍然基本上是正确的。他们的数据，代表了 20 世纪 50 年代动脉瘤管理的状态，而且符合现代外科和重症监护技术出现前的自然史，表明每 100 例到医院接受动脉造影的患者中，有 17 人人事不省或昏迷，83 人似乎正在从发作中恢复。6 个月后，每 100 例患者中有 8 例死于初始的出血，59 例有复发（40 例死亡），总共 48 例死亡，

52 例存活。关于出血的复发，发现 50 例患者是在起病的第一天，5 例再出血发生于第 1 周（全部死亡），8 例发生于第 2 周（5 例死亡），6 例发生于第 3、第 4 周（4 例死亡）以及在接下来 4 周中有 2 例复发（2 例死亡），8 周内共计 21 例复发（16 例死亡）。

在一份关于颅内动脉瘤和蛛网膜下腔出血的合作研究（Cooperative Study of Intracranial Aneurysms and Subarachnoid Hemorrhage）的报告中（Sahs et al，1984），包含了对本病自然史的全面的和具有指导意义的长期分析，但现在已过时了。这项研究是基于在 1958 年至 1965 年期间对 568 例动脉瘤出血患者的长期观察，这些患者只接受内科保守治疗。在 1981 年和 1982 年进行的后续调查发现，378 例患者（占患者总数的三分之二）已经死亡，起病 6 个月内死亡率为 40%，存活者在接下来 20 年中存活率显然比匹配的正常人群低得多。起病后第一个十年的每年再出血率为 2.2%，第二个十年的每年再出血率为 0.86%，其中 78% 病例死亡。尽管这些统计数据只是反映了现代显微外科手术和神经病学重症监护管理之前的结果，但目前的数据也仅略微好些。关于再出血，所有的病例系列都表明第一天的风险最大，但会延长数周。Aoyagi 和 Hayakawa 的观察是其他病例系列的代表，他们发现 20% 的患者在 2 周内出现再出血，在首次发作后 24 小时内发生率最高。手术治疗的主要目的是减少这种并发症。

在 1990 年由国际合作研究进行的一项前瞻性临床试验中，基于对 3 521 例患者（83% 的患者接受了手术）的观察，在 6 个月的评估中发现 26% 的患者死亡，58% 的患者恢复良好（Kassell et al）。血管痉挛和再出血是那些在初次出血后存活的患者的发病率和死亡率的主要原因。最近的系列，通常来自一个国家或一个中心，总体地反映了这些统计数据，除了由于更早的干预措施被广泛应用，使再次出血的频率有所降低。

治疗

治疗受到患者的神经系统和一般身体状况以及动脉瘤的位置和形态的影响。理想情况下，所有的患者都应闭塞动脉瘤的囊，但如果患者处于昏睡或昏迷（Hunt 和 Hess 分级Ⅳ或Ⅴ级），死亡率就很高。

急性期的一般医疗管理包括卧床休息、输液维持正常水平以上的循环血容量和中心静脉压；使用弹性长袜和通便软化剂，使用钙通道阻滞剂减少血管痉挛引起的梗死（见下文），另外使用 β- 肾上腺素能阻滞剂静脉注射硝普钠或其他药物治疗降低过高的血压，将收缩压维持 150mmHg 或以下；以及缓解头痛的药物（这一项单独通常可降低高血压）。预防全身静脉血栓形成至关重要，它通常是通过使用循环式充气的全腿紧身靴来完成的。抗癫痫药物的使用是有争议的，许多神经外科医生为了防止癫痫引起的再出血风险，很早就对患者进行了治疗。几项小型研究表明，它们可能是有害的，除非已出现了癫痫发作，否则我们一般都避免使用。

钙通道阻滞剂用于减少血管痉挛引起的卒中的发生率。目前最常使用尼莫地平 60mg 口服，每 4 小时一次。尽管钙通道阻滞剂不能改变血管造影显示的血管痉挛的发生率，但在由 Allen 及其同事进行的研究开始，在 5 项随机研究中，它们都减少了卒中的数量。有几个小组使用血管成形术技术扩张血管痉挛的血管，并报告症状改善，但是目前还没有足够的控制数据来判断这种手术的优点和安全性。

本病最显著的进展是动脉瘤早期夹闭技术，特别是手术显微镜和血管内介入治疗，以及循环容量的管理等。在大多数患者中，血管内容量在蛛网膜下腔出血后的几天内消耗减少。这反过来又明显增加了血管痉挛引起的缺血性梗死的机会。在某种程度上，这种容量减少可被归因于卧床休息，但钠流失可能是由心钠素（atrial natriuretic factor，ANF）释放造成的，它是一种强力的寡肽刺激肾小管钠流失的因子，也可能是一个因素。低钠血症发生在出血后的第一周，但尚不清楚这是否是由于 ANF 的利钠作用，还是抗利尿激素引起水潴留的作用。Diringer 及其同事（1988）的研究表明，这两种机制都起作用，但最大的临床后果是血容量不足，而不是低钠血症本身。

动脉瘤再次破裂的风险和一些由蛛网膜下腔血液引起的继发性问题都可以通过早期夹闭动脉瘤来避免。由于水平衡的改变和血管痉挛引起的迟发性卒中的风险，一直强调早期扩大血容量和通过静脉输注晶体钠的补充，如 Solomon 和 Fink 指出的，只要让血压最低限度地升高，就可以不用担心动脉瘤破裂。当然，如果动脉瘤已经手术夹闭，补液和适度提高血压是完全安全的。由于目前采用的是早期消除动脉瘤的方法，以往普遍使用的抗纤溶药物作为阻碍动脉瘤破裂部位凝块溶解的手段已被普遍摒弃。腰椎穿刺反复引流 CSF 也不再是常规做法。如果 CT 检查结果是不确定的，一般会进行一次腰椎穿刺；此后，CSF 引流仅用于缓解顽固性头痛或检测出血复发。如前所述，严重脑积水的昏睡或昏迷患者通常可以从脑室系统减压中获益。最初这是通过外引流完成的，如果脑积水复发，可能需要永久性分流。引流轻度脑积水的一般做法没有被证明是有益的。采用这种方法或腰椎穿刺快速移除 CSF 可能有一定的风险，但仍有一些中心采取这种方法。如果放置超过 3 天，外部分流管感染的风险是很高的。更换新的引流管，最好是在另一个部位，可以减少这种风险。

动脉瘤夹闭术（*obliteration of the aneurysm*）　目前采取的方法是对 Hunt 和 Hess Ⅰ级和Ⅱ级患者，尽早地，对于 Hunt and Hess 分级为Ⅰ级和Ⅱ级的患者，目前的治疗方法是尽早，尽可能在 24 小时内通过血管内方式手术或切除动脉瘤，然后增加血管内容积，维持正常或高于正常的血压。这排除了高死亡率的再出血，并改善了由血管痉挛引起的第二大死亡率的原因即卒中。

对于Ⅲ级患者，手术或血管内治疗的时机仍有争议，但如果他们的医疗条件允许，患者也可能从同样早期积极治疗中受益。对于Ⅳ级患者，无论采取什么治疗方法，其预后通常是不佳的，但我们通常建议不要早期手术，一些神经外科医生不同意。将引流管置入脑室两侧额角，偶尔可以改善严重脑积水的病情，并促进早期手术。在经验丰富的麻醉师和脑血管外科医生手中，手术死亡率，即使是Ⅲ级和Ⅳ级患者，现在也已经降低到 2%~3%。

为此目的，通常使用几种替代方法。动脉瘤腔内闭塞术已成为大多数动脉瘤的首选治疗方法，尤其适用于那些不容易通过手术到达的动脉瘤，如海绵窦段颈内动脉瘤，以及患者身体状况不良、不能耐受开颅手术者。在几项比较外科手术与血管内动脉瘤内放置弹簧圈的试验中，大多数显示动脉瘤弹簧圈栓塞治疗有同等疗效或略有优势。例如，在 Molyneux 和同事报告的国际蛛网膜下腔动脉瘤试验组（International Subarachnoid Aneurysm Trial Group），将 2 000 多例患者随机分配进行手术或释放弹簧圈治疗，血管内治疗组在 1 年时总死亡率或依赖率为 24%，而手术组为 31%，这一差异在随访 2 年后仍存在。血管内组 1 年的总死亡率或依赖率为 24%，手术组为 31%，这一差异在 2 年随访时仍然存在。Spetzler 及其同事（2013）报道的一项单中心试验，其入组标准限制较少，但起病后 1 年时结果总体上倾向于接受血管内治疗；3~6 年后，手术组和血管内治疗组的临床转归相似。动脉瘤的某些特性决定手术或血管内治疗是不可能的，因此，最好选择其他替代治疗。不言而喻，外科医生或介入医生的技能和术后护理的质量是决定结果的主要因素。

未破裂的颅内动脉瘤

通常在临床实践中，脑血管造影、MRI、MRA 或 CT 在不相关的原因下会发现存在未破裂的囊状动脉瘤。或者，在血管造影检查评估破裂的动脉瘤时发现第二个或第三个动脉瘤。关于这些病变的自然史，现在有一个合理的健全的信息体。Wiebers 及其同事（1987）对 65 例一个或多个未破裂动脉瘤的患者进行了 5 年或更长时间的观察。与破裂相关的唯一显著特征是动脉瘤的大小，在直径<10mm 的 44 例动脉瘤中，均未发生破裂，而动脉瘤 ≥ 1cm 的 29 例中有 8 例破裂，其中 7 例死亡。两项大型研究试图完善这些统计数据。在早期的颅内动脉瘤合作研究中，直径<7mm 的动脉瘤没有一个"有进一步的烦恼"。一项最近和巨大的专项合作为期 5 年，由未破裂颅内动脉瘤研究者的国际研究（International Study of Unruptured Intracranial Aneurysms Investigators）执行，发现了极低的破裂率，直径<7mm 的动脉瘤破裂每年约为 0.1%，直径在 7~10mm 的动脉瘤每年约为 0.5%，直径在 13~24mm 的动脉瘤每年约为 0.6%~3.5%（取决于动脉瘤的位置）。对于直径>25mm 的动脉瘤，这种风险高达 10%。如果之前有其他部位出血，所有类别的年度破裂率都较高。病灶部位对破裂风险也有很大的影响，年龄的增加也是如此；值得注意的是，椎基底动脉和大脑后动脉的动脉瘤出血速度是其他部位动脉瘤的数倍。这些数据有助于比较手术与血管内治疗的风险，例如，对于颈动脉循环中的小动脉瘤，手术和血管内治疗的风险超过了 5 年内出血的风险。在几乎所有其他情况下，消除未破裂的动脉瘤总体上是有益的。

一个特殊的问题是动脉瘤内的血块会导致短暂性缺血发作或在远端血管区域的小卒中。这种并发症的发生频率尚不清楚，有时在血管造影中没有明显的腔内的血块。

巨大的脑动脉瘤

巨大的脑动脉瘤（giant cerebral aneurysms）即使在动脉瘤壁有相当大的动脉粥样硬化，仍被认为是先天性异常。它们可能变得很巨大，根据定义直径超过 2.5cm，但有时是两倍或更大。大多数位于颈动脉、基底动脉，大脑前或大脑中动脉，但也见于椎动脉（图 33-29）。由于血管腔内血凝块的积聚，或者由于小的渗漏形成表面的血凝块，它们的生长缓慢。在某一时刻，它们可能压迫邻近的结构，如海绵窦、视神经或后组脑神经。中段基底动脉的巨大梭形动脉瘤是一种相对常见的形式，伴有脑干缺血和后组脑神经麻痹的征象。动脉瘤内的凝血可能在其供血区域内引起缺血性梗死，这在浆果动脉瘤（berry aneurysms，也称囊状动脉瘤）的例子中已经提到。巨大动脉瘤也可能破裂并引起蛛网膜下腔出血，但是没有囊状动脉瘤那样常见。这些临床观察得到了上述的国际研究的证实。

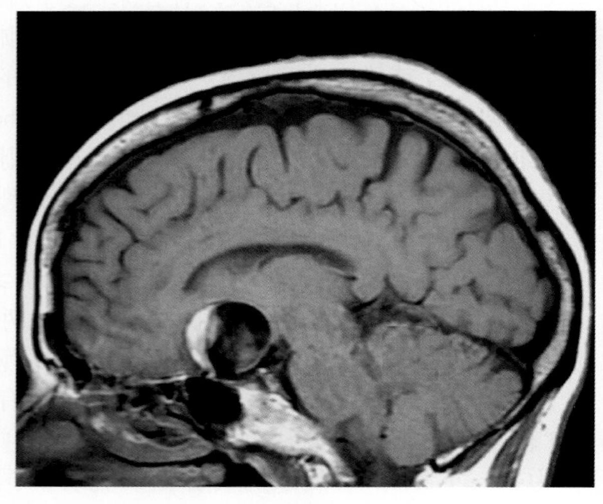

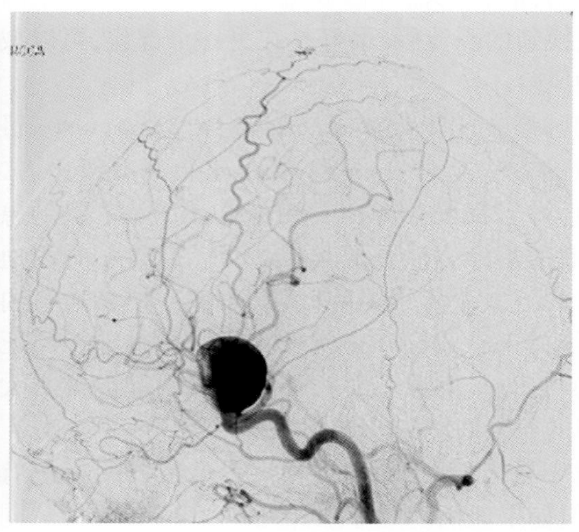

图 33-29　大脑前动脉的巨大动脉瘤。左：无钆剂显影的 MRI T1 加权像，白色信号是动脉瘤前部的血栓，病灶内较暗的信号表明内有血流。右：脑血管造影，左颈总动脉注射，侧位图，显示动脉瘤的后方残余血流的变化

中段基底动脉的巨大梭状动脉瘤是一种相对常见的形式，具有脑干缺血和下位脑神经麻痹的征象。动脉瘤内的凝血可引起其供血区域的缺血性梗死，如上文提到的浆果动脉瘤的实例。巨型动脉瘤也可能破裂并引起蛛网膜下腔出血，但不像囊状动脉瘤那么常见。前面提到的国际研究证实了这些临床观察结果。

如果病变有症状且可接近，囊状动脉瘤则采用手术治疗；如果病变位于椎动脉或中段基底动脉，则采用血管内技术。在脑血管神经外科医生的手中，管腔闭塞连同血管搭桥手术是非常成功的，但患病率很高。一些巨大的动脉瘤可以在瘤颈上结扎，另一些可以通过动脉瘤孤立术（trapping）或使用血管内可分离球囊（intravascular detachable balloon）。Drake 总结了他过去几年中治疗 174 例此类病例的手术经验。一些梭状动脉瘤（fusiform aneurysms）可用纱布或类似的材料包裹，结果好坏参半。我们曾经随访一例 35 年前由 Sundt T 医生做过手术的患者。目前正在研究利用血管内支架固定动脉瘤扩张的方法。

真菌性动脉瘤

真菌性动脉瘤（*mycotic aneurysm*）是指由动脉局部细菌性或真菌性炎症引起的动脉瘤。（Osler 引入了误称的真菌性动脉瘤来描述血管壁的一种感染性过程。）随着抗生素的应用，真菌性动脉瘤的发生频率有所降低，但在细菌性心内膜炎和静脉吸毒的患者中仍可看到。外周动脉受累比颅内动脉多，颅内真菌性动脉瘤中约有三分之二与链球菌感染引起的细菌性心内膜炎有关。近年来，葡萄球菌感染和急性心内膜炎引起的真菌性动脉瘤已有增多。通常的致病顺序是一个小动脉栓塞性闭塞，临床可能表现为缺血性卒中伴有脑脊液中的白细胞。后来，或有时作为第一个表现，脆弱的血管壁破裂并引起蛛网膜下腔出血或脑出血。重要的一点是，动脉瘤可能在血管播种后的几天内出现并随时破裂，尽管伴蛛网膜下腔出血破裂率很低。

真菌性动脉瘤可能只出现在一条或几条动脉上，如果发生出血，可能会复发。关于真菌性动脉瘤的治疗目前尚未取得共识。潜在的心内膜炎或菌血症要求用适当的抗生素治疗，在至少 30% 的病例中，仅用抗生素治疗可以在连续的动脉造影中观察到动脉瘤的愈合。抗生素或抗真菌治疗通常持续至少 6 周。一些神经外科医生喜欢切除可接近的动脉瘤，如果它是孤立的，并且系统感染得到控制。许多

真菌性动脉瘤不会出血，在我们看来，药物治疗比手术治疗更重要。

半球凸面蛛网膜下腔出血

半球凸面蛛网膜下腔出血（convexity subarachnoid hemorrhage），是在大脑半球的凸面发现出血，通常是对突发头痛进行评估时发现的，这已成为一种相对常见的现象。造成这种出血的原因有很多，最明显的是颅脑创伤，但可能有多种过程，包括大脑淀粉样血管病、可逆性脑血管收缩综合征、皮质静脉血栓形成、使用可卡因、海绵状血管瘤、硬膜动静脉瘘，以及后部可逆性白质脑病等。有趣的是，这个疾病清单与前面和第 9 章中讨论的“霹雳样头痛”的病因有很大的重叠。当然，在适当的临床情况下，破裂的动脉瘤和真菌性动脉瘤仍然值得关注。Kumar 及其同事进行的一项调查显示，年轻患者突然出现头痛，以及年长的患者出现 TIA 样症状，影像学表现与脑淀粉样血管病一致。更值得注意的是，由于这些病变后来出现脑膜含铁血黄素，特别是在脑淀粉样血管病时（见 Linn 及其同事）。

脑动静脉畸形

动静脉畸形（arteriovenous malformation，AVM）是由一团扩张的血管构成，形成了动脉与静脉系统之间的异常交通。这些是发育性异常，代表了胚胎血管模式的持续，而不是新生物，但血管的组成成分可能会随着时间的推移而增生和扩大。静脉畸形，是由白质深处纯扩张的静脉组成，是一个单独的实体；它们可能是癫痫发作和头痛的病因，但很少会引起出血。当出现小量出血时，通常是由所谓海绵型的相关畸形引起的，这些小错构瘤病变的多个并列排列的内皮腔，没有中间神经组织。这些在下文讨论。

真正的血管畸形在大小上各不相同，从一个位于皮质或白质的直径几毫米的小点状物，到一个巨大的弯曲的管道的团块，足以构成一个增加心输出量的房室分流器。可见肥厚扩张的动脉供血器靠近主要病变，并分裂成薄壁血管网，与引流静脉直接相连。引流静脉通常形成明显扩张的搏动通道，带走动脉血液。介于动静脉之间的血管异常菲薄，而且没有正常的动静脉的结构。AVMs 发生在大脑、脑干和小脑（以及脊髓）的所有部位，但较大的 AVM 常见于大脑半球的中央，通常形成从皮质延伸至脑室的楔形病变。有些位于脑或脊髓的硬膜表面，但更多的是直接的动静脉瘘，如后面所讨论的。

当 AVM 发生出血时，典型表现为脑内病变的形式，导致轻偏瘫、偏瘫等，甚至死亡。血液可以进入蛛网膜下腔，产生与囊状动脉瘤破裂几乎相同的表现，但一般没有那么严重。AVMs 的发生率大约是囊状动脉瘤的十分之一，男性和女性的发生率大致相同。在大约 5% 的病例中，AVM 和囊状动脉瘤（位于 AVM 的主要供血动脉上）这两种病变是相关的，这种连接性随着 AVM 大小的增加和患者年龄的增长而增加（Miyasaka et al）。AVMs 很少发生在同一世代或连续世代中一个家族的多个成员身上。对于 AVMs 形成的胚胎学理论的回顾，读者可以直接读 Fleetwood 和 Steinberg 的文章。然而，Nikolaev 及其同事发现，大约一半的患者样本中的畸形的内皮细胞 KRAS 的体细胞突变（而不是种系突变），并有一些证据表明是血管生成上调的结果。

临床特征

出血或癫痫发作是 AVM 的主要临床表现形式。大多数 AVMs 临床上长时间是无症状的。虽然病变从出生开始就存在，但出现症状最常见于 10~30 岁之间，偶尔会推迟到 50 岁或甚至 50 岁以上。在近一半的患者中，首次临床表现为大脑蛛网膜下腔出血；在 30% 的人中，癫痫发作是第一个也是唯一的表现；而在 20% 的人中，唯一的症状是头痛。大约 10% 的患者存在进行性轻偏瘫或其他局灶性神经功能缺失症状。第一次出血可能是致命的，但在 90% 以上的情况下，出血停止，患者得以幸存下来。大多数情况下，破裂前没有症状。慢性、复发性头痛可作为主诉，通常它是一种难以描述的类型，但经典的偏头痛伴或不伴神经系统体征出现在约 10% 的患者中，可能比一般人群中的偏头痛频率高。大多数与偏头痛样头痛相关的血管畸形发生在一侧大脑半球的顶枕区，大约三分之二的此类患者有偏头痛的家族史。

巨大的 AVMs 可能会产生缓慢进展的神经功能缺失，这是由于不断增大的血管团块对邻近结构的压迫，以及通过显著扩张的血管通道的血液分流。还有人提出，“脑内盗血”（intracerebral steal）可能导致周围脑部低灌注（Homan et al）。当 Galen 静脉因从邻近的 AVM 引流而增大时，可能会导致脑积水，特别是在儿童。当 AVM 是中等大小或较大时，一侧或两侧的颈动脉经常在颈部特别剧烈地搏动。青年人在颈部听到颈动脉上收缩期杂音，或者在乳突或眼球上的杂音提示 AVM。然而，在我们的患者中只有不到 25% 的人能听到这种杂音。如果在静止时没有杂音，运动，诸如反复下蹲，以增加脉压，可能会产生杂音。AVM 的存在或它的破裂与高血压无关（脑动脉瘤也是如此）。

对眼底的检查很少会发现视网膜血管畸形，它与视神经和脑基底部的类似病变是同时存在的。皮肤、眼眶和鼻咽部 AVMs 偶尔也会发现与大脑的病变有关。颅骨 X 线片很少显示在大的血管畸形上的新月形的线性钙化。

为了手术规划的大脑 AVM 的大小、部位和静脉引流特点，Spetzler 和 Martin 设计了一种广泛使用的分级量表。总体评分对手术切除的难度有指导作用，并与病灶的临床行为有一定的关系。1~3cm 的病灶考虑为小的，评为 1 分；3~6cm 为中等大小，为 2 分；6cm 以上为大的，为 3 分；在功能区部位给 1 分，深静脉的静脉引流再加 1 分（总分在 1 到 5 之间）（这里原文均误标为 mm）。使用这个量表来计划治疗在下一小节中讨论。

据估计，已知的 AVM 出血的风险约为每年 3%，但这一比率随病变的部位和过去是否有过出血而变化。在一些系列中，与出血风险相关的特征是 AVM 位于深部或脑干部位的或深静脉引流通道，以及 Stapf 及其同事总结的以前的出血史。Ondra 及其同事已研究了 AVMs 的自然史，他们在 30 年的时间里在芬兰提出了大量和全面的未经治疗的血管畸形，英国的 Crawford 和同事也报告了另一个类似的系列。如前所述，数十年来，大多数病例系列的再出血率为每年 2%~4%，但在第一次出血后的一年内可能高达 6%~9%。我们的同事 Adams RD 研究了以 AVM 质子束辐射为主转诊的 1 000 例患者，其中 464 例以出血为首发表现，218 例为癫痫发作（主要伴有额叶和额顶叶病变）。在因进行性神经功能缺失而引起注意的少数 AVMs 中，大多数位于颅后窝或大脑轴向。在 Adams 的系列中，长期的头痛、癫痫发作和进行性功能缺失的结合几乎总是表明一个巨大的畸形。关于妊娠期间 AVM 破裂风险增加的问题一直存在争议。大量的证据表明，单单怀孕并不能显著提高破裂风险。

如果做造影剂灌注的 CT 检查，可发现 90% 以上的 AVMs，而 MRI 检查发现的数量更多（图 33-30）。磁敏感 MRI 显示 AVMs 周围既往的小范围出血。为了确定诊断，动脉造影通常是必要的，并将显示直径大于 5mm 的 AVMs，MRI 显示更小的病变可能遗漏。动脉造影的另一个价值是，特别是如果与快速序列和延迟图像进行时，能够确定所有的供血动脉、存在相关的动脉瘤和引流静脉的通道等，而所有的这些可以通报未来出血的预期，以及夹闭病变的最明智方法。决定获得成像来检测 AVM 的典型脑出血病例，在前面小节中讨论的类型是基于诸如年轻的年龄（童年期和青春期发病特别具有提示性），不寻常的偏侧头痛综合征病史，局灶性癫痫发作障碍，没有其他明显的原因（如凝血障碍疾病、高血压、转移性肿瘤）等因素，但最重要的是，复发性出血是在脑的一个部位。

治疗

关于 AVM 的最佳治疗方式，如手术切除、立体定向放射治疗、血管内栓塞（或这些方法的结合），还是不治疗，一直存在相当大的争议。在 Solomon 和 Connolly 的综述中讨论了这些选择的复杂性。Mohr 和同事（2014）报告的唯一充分随机的试验 ARUBA，将任何形式的干预和预期治疗进行比较，发现预期治疗组死亡或卒中发生率为 10%，而接受干预组为 31%。主要的批评是 33 个月的随访时间太短，无法确定再出血的风险，或是否适合手术或其他类型的治疗。这引起了相当大的争议和批评，但是当建议患者时必须考虑到。在一项对 13 698 例患者的荟萃分析中，大约 7% 的患者接受了手术切除，5% 的患者接受了立体定向放射治疗后，仍然遗留神经功能缺失（van Beijnum et al）。

Spetzler-Martin 量表使用了大小（1~3 分）、部位（功能区与非功能区）和引流静脉（深和浅）的分值来指导手术难度和手术风险。Ⅳ级和Ⅴ级通常代表大的和深部病变，通常不予切除；Ⅲ级病变，典型的是中型、大型病变，可以通过手术切除，但通常需要先对部分病灶进行介入栓塞。约有 20%~40% 的 AVM 可以接受阻断切除，手术死亡率为 2%~5%，复发率为 5%~10%。对于无法接近的病灶，已尝试通过结扎供血动脉或使用液体黏合剂或颗粒材料的血管内栓塞来消除畸形的血管，这些材料是通过球囊导管进入供血血管。这些方法通常不可能完全消除大的 AVM，但可有效缩小术前 AVM 体积。

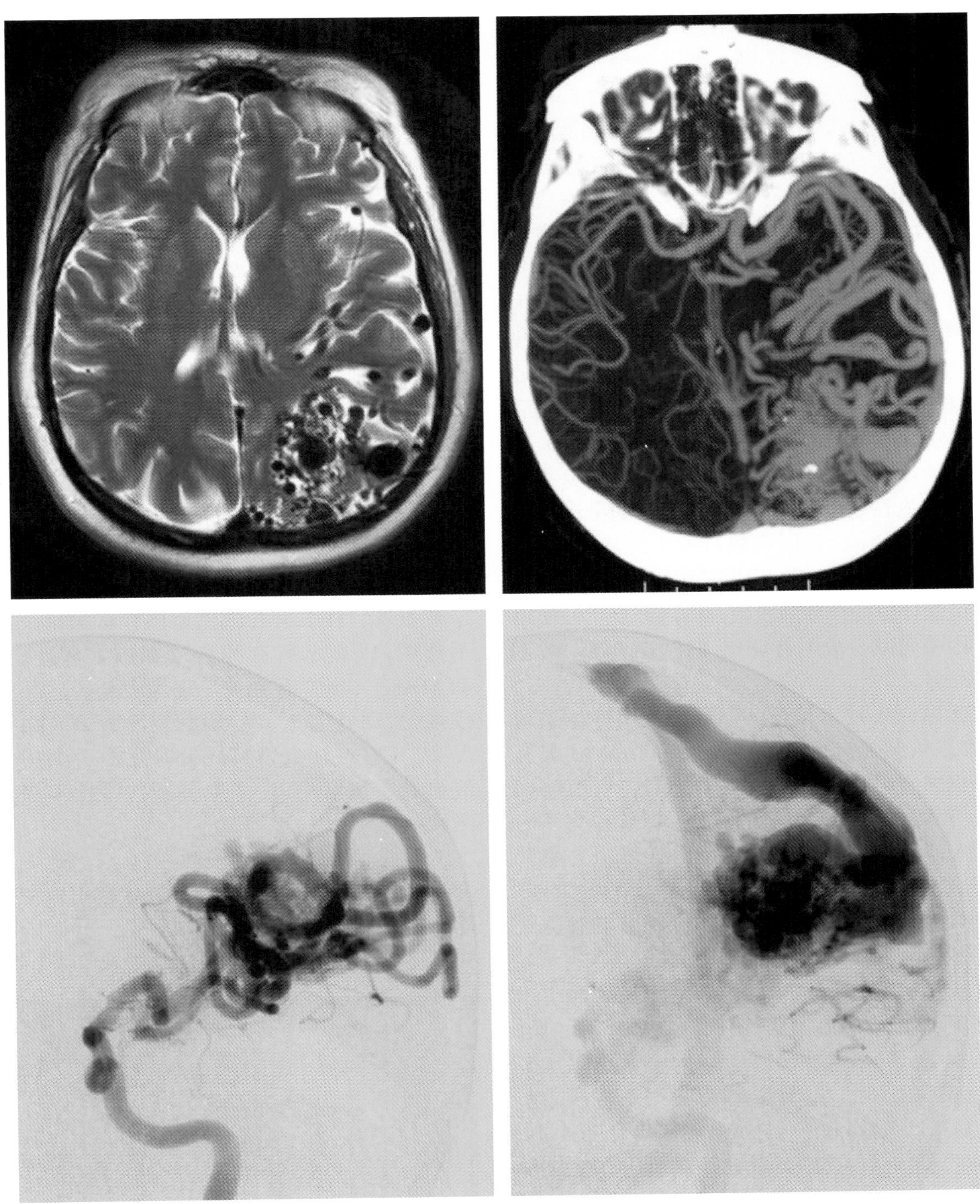

图 33-30　左顶叶动静脉畸形。左上：MRI T2 加权像显示在整个顶叶有一团杂乱的血管，最粗血管是扩张的引流静脉；右上：CT 血管造影显示整个左半球异常增强的血管，AVM 主要是由左侧 MCA 的分支供养的。脑血管造影。左颈内动脉注入造影剂显示供血动脉（左下）和早期异常充盈的扩张的引流静脉（右下），因血液绕过毛细血管床所致

几种放射外科模式被用来缩小病灶的大小，尽管会有实质的延迟。这种方法最常用于位于某个脑区的 3cm 或更小的 AVMs，手术切除很可能产生严重的神经功能残疾。Kjellberg 和 Chapman 率先使用单剂量的次坏死级的立体定向质子辐射治疗 AVMs。立体定向放射外科技术已经开始使用光子辐射源，如直线加速器、γ 射线（Karlsson et al）和其他聚焦 X 线放射，作为手术替代治疗，适用小病灶或深部病变，如脑干、丘脑或皮质的“重要功能”区域。放射外科的主要缺陷是闭塞 AVM 发生得较迟，通常在治疗后至少有 18~24 个月的潜伏期，在此期间患者没有保护措

施避免再出血。成功的放射治疗可能性和风险的性质取决于 AVM 的位置和大小以及给予的放射剂量。在 2 年后，75%~80% 的直径小于 2.5cm 的 AVMs 已被清除。即使对于那些没有完全消除的 AVMs，辐射效应似乎也能提供一些防止出血的长期保护。在较大的 AVMs 中，大多数会皱缩或显得不那么致密。有一定比例的较大 AVM 闭塞之后，后来又会再通，其中许多随后会出血。在 250 多例质子束治疗后 AVMs 消失的患者中，10 年内没有发生出血复发（Chapman，个人通信）。聚焦放射治疗的结果也大致相同。在一项研究中，放疗使血管畸形闭塞期间出血风险下降 54%，此后降低至 88%（Maruyama et al）。

放射治疗的两种并发症的发生率约为 2%~4%。第一种是迟发性放射坏死，可根据放射剂量进行预测，第二种是治疗后数周或数月发生的静脉充血。后者表明畸形血管的血栓形成的预期效果。这两种情况都可能导致持续数周或数月的局部症状。使用皮质类固醇可减少放射性坏死，但血管问题一般不会得到改善。

血管内介入技术治疗 AVMs 被应用得越来越多，但尚未得到充分的评估。几乎每个 AVM 都有若干条供血动脉，有些是导管无法到达的，有些在治疗后仍然存在。在大多数系列中，25% 或更多的 AVMs，大部分是中小型的，已经完全消失，死亡率低于 3%，再发率为 5%~7%，两者都比手术的结果好。这些技术特别适用于在供血血管上 AVM 与动脉瘤合并的病变。

在过去的几年里，联合治疗开始于血管内病灶病变，然后手术或放射治疗被认为是很好的。使用这种方法，超过 90% 的病灶可以在数年内以非常低的再出血率被消除。很明显，针对每个患者的计划必须根据患者的病灶大小、位置、供血血管的性质、是否存在其他血管病变（动脉瘤或其他 AVM），以及患者的年龄等进行个体化。另一种治疗Ⅳ级和Ⅴ级病灶的策略是按照 Sirin 和同事的描述，进行放射外科手术，以依次减少部分病灶，否则这是无法治疗的。即便如此，根据当地的资源和经验，也会有不同的意见。

最后，如果主要问题是反复的癫痫发作时，消除血管畸形往往能在很大比例的病例中减少或停止癫痫发作，但一些病例系列观察表明并非如此。在这段时间内，需要服用抗癫痫药物，而且在消除 AVM 后可能需要几年的时间。

硬脑膜动静脉瘘

硬脑膜动静脉瘘（dural arteriovenous fistula，DAVF），这些奇怪的血管异常，发生在硬脑膜和硬脊膜，在每个部位有不同的表现。脊髓型在一般经验中比较常见，在第 42 章脊髓其他疾病中讨论。随着对脑血管成像的不断完善，颅脑型被发现的频率越来越高，但其发病率和发病机制尚不完全清楚。本病的特征是影像学表现为动静脉分流异常的动脉和静脉的病灶完全包含在硬脑膜的小叶内。病灶通常由来自颅内循环的硬膜动脉血管供血，更常见的是来自颅外循环（颈外动脉和椎动脉的肌支）。这些病灶的静脉引流通常是复杂的，而且大部分是导向硬脑膜静脉窦（图 33-31）。经过硬脑膜瘘快速通过注射的血管造影染料解释了引流静脉结构的早期浑浊。在高流量连接的情况下，除非在注入后立即拍摄图像，否则可能看不到这种表现。许多潜在的供血血管必须每个都显示不透明，以显示所有的管道都进入病灶。在 CT 和 MRI 上，瘘管有时被发现为硬脑膜区域的增厚或强化，通常靠近大的硬脑膜静脉窦。在其他情况下，只有在注入染料或钆时才能看到扩张的引流血管。很可能，许多患者靠这些技术都无法检测到。

根据病灶引流的性质和方向，已经建立了几种分类系统。根据分类系统总结，这些引流模式的性质与临床表现之间有一些联系。

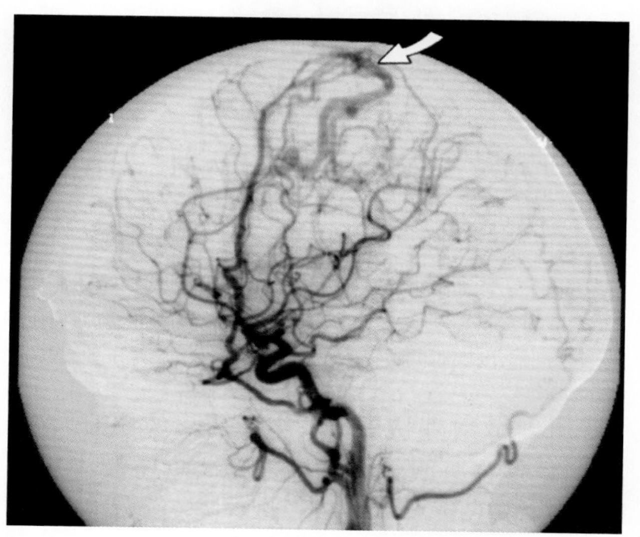

图 33-31　大脑硬脑膜动静脉畸形的脑血管造影。病灶位于大脑的凸面（箭头）。造影剂注射入一侧颈内动脉后，脑静脉系统迅速回流显影

硬脑膜动静脉瘘的起源尚不清楚，可能涉及多种机制。大多数证据表明，至少有一部分不像传统的大脑 AVMs 和动脉瘤，都不是发育性的起源。获得性瘘管最典型的例子是发生在静脉窦血栓形成附近或与血管闭锁相关的瘘管，多发生在横乙状窦或邻近海绵状窦。然而，静脉窦的异常是硬脑膜瘘的原因还是结果还不是非常清楚。在许多病例中，硬脑膜瘘出现在强力的颅脑损伤后，通常发生在远离撞击部位的区域。另一个小群体是较明显发育性的，与 Klippel-Trenaunay 综合征或 Osler-Weber-Rendu 综合征相关，这些疾病与 AVMs 同时发生是众所周知的。（在第一种情况下，或者也可能伴有包含畸形肢体的增大。）通常，这些病因可以通过体格检查和无家族史被排除，而多数仍是特发性的。

对于理解硬脑膜瘘的一个主要障碍是，这种病变的临床表现各不相同。最常见的是，有一个波动的缺血样的功能缺失，在相应的大脑或脊髓部位病变的下面或者在脊髓病变的情况下有一定的距离。脊髓病变的表现是复杂的，在第 42 章中讨论。硬膜下出血是一种罕见的但引人注目的表现形式，有时会产生一个大的致命的血块；另一种综合征是大脑 - 蛛网膜下腔出血，尽管它的发生频率和严重程度与脑 AVMs 的出血不太一样。事实上，硬脑膜瘘出血的风险和这些病变的演变远不如脑 AVMs 所了解的。硬脑膜瘘最容易出血的是位于颅前窝和小脑幕切迹的病变。癫痫发作并不常见。另一种与硬脑膜的 AVMs 相关联的特殊综合征，尽管它也可能发生在高流量的大脑血管畸形，表现为头痛、呕吐和视盘水肿，即假性脑瘤（*pseudotumor cerebri*）（见第 29 章）。一种罕见的综合征是丘脑静脉充血引起的痴呆综合征。颅内压升高是动静脉瘘的原因还是结果尚不确定，但缓解静脉功能不全可能导致瘘管的消退。颅部杂音，无论是检查者或患者能听到的，很少发生在动静脉瘘时，但可以寻找。在低龄儿童中，高流量病灶可能分流过多的血液，导致充血性心力衰竭，类似于 Galen 静脉的动静脉畸形症状。

治疗是通过手术切除病灶或血管内栓塞，因为有大量潜在的供血血管，有时这是一个艰苦细致的操作过程。较小的病灶似乎宜手术治疗，较大的和难以接近的病灶宜栓塞治疗。引流血管畸形的静脉窦血流缓慢导致静脉血栓形成的风险，但在这种情况下抗凝的可行性仍然不确定。

海绵状畸形（海绵状血管瘤）

血管畸形主要是由薄壁的静脉丛组成，没有重要供血动脉，而且很少或没有介于其间的神经组织，构成了值得注意的一组，约占大脑 AVMs 的 7%~8%。这一组传统的细分为海绵状、静脉和毛细血管扩张型并未被证明是有用的。大多数临床医生粗略地把它们归为海绵状畸形（*cavernous malformations*），有一些特征将它们与其他血管畸形区别开来。它们的出血倾向可能不少于较常见的 AVMs，但更常见的是，出血少，临床上不明显。出血的发生率是不确定的，但估计每年每个病变不到 1%，但通常是多个病变，因此任何一个患者的累积风险是较高的。Flemming 及其同事们在一项 292 例患者的调查中，平均随访将近 10 年，发现无症状性病变的年发病率为 0.3%，并发现既往有出血史或有一个以上病变的个体再次出血的可能性要比其他出血高出 2.5 倍。当然，出血的部位，特别是如果在脑干，可能会有重大的临床后果。

如前所述，约 10% 的这些病变是多发性的，5% 是家族性的。在我们随访的一个家族中，三代有 29 个受影响的成员，遗传遵循常染色体显性模式。目前已经鉴定出几个基因，特别是 KRIT1 可能在单个家族中有致病性。Labauge 及其同事指出，这一组的一个有趣的特征是随着时间的推移，三分之一的患者会出现新的病变。我们的一些患者的随访证实了这一点。

本病诊断主要根据临床表现和 MRI 检查，在 T1 加权图像上显示被低信号铁蛋白带包围的一簇血管团（图 33-32），这是以前少量出血的产物。影像学检查显示邻近的深静脉异常与不确定层数有关，这些在下面单独的小节中讨论。

大约一半的海绵状血管瘤位于脑干，在过去 MRI 可用之前，许多海绵状血管瘤被误诊为多发性硬化，因为随着每次出血，神经功能缺失症状逐步累积。Porter 及其同事已经描述了脑干大量的海绵状畸形，大部分在脑桥。他们描述了一种比报告的类似的大脑半球畸形更高的出血率畸形，常见的邻近的静脉异常，以及手术切除结果良好。他们估计出血率为每年 5%，再出血率接近每年 30%。

治疗　脑表面的海绵状血管瘤（cavernous angiomas），在神经外科医生可以接近的范围内，即使是那些位于脑干的部位，也可以像黑莓一样被拔出，其发病率和死亡率都很低。Kjellberg 及其同事们用

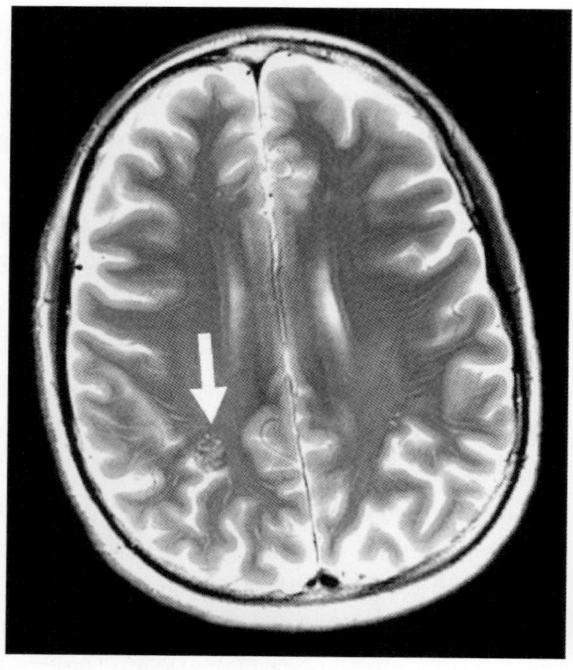

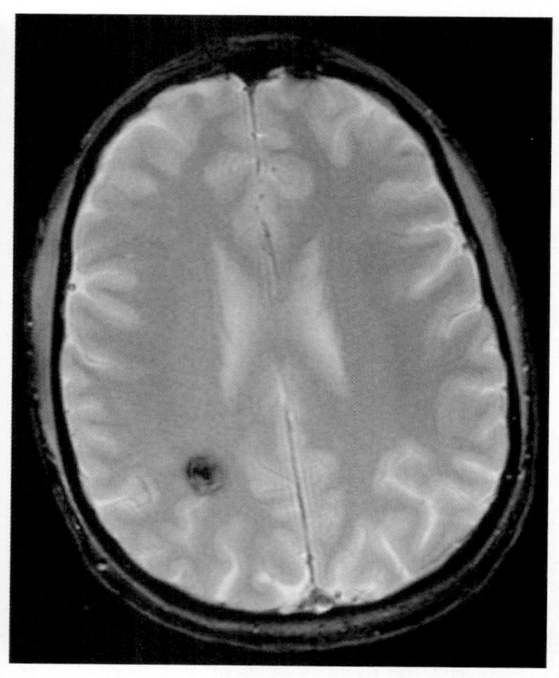

图 33-32　右顶叶海绵状畸形。MRI T2 加权像(左)显示圆形病变,其内是混杂不均的高低信号;这种现象是由于血管通道彼此连接紧密,没有穿插正常脑组织,含有不同溶解阶段血液产物。MRI T2-GRE 序列(右)显示病变同样因所含血液呈低信号

低剂量的质子辐射治疗了 89 例位于深部的海绵状血管瘤,但是我们的印象是,这些血管畸形,像血管母细胞瘤,对放射治疗反应很差,而且不适合血管内技术的治疗。

引起复发性出血且手术可接近的、风险很小的病灶通常会被切除,但偶然发现血管瘤,即使它们造成了小量出血也可切除,那些无法接近的病灶可不予处理。虽然通常采用这种保守的方法,但目前还没有足够的数据说明出血的发生率和风险,以确定正确的治疗方案。

深静脉(发育性)异常

深静脉发育性异常(deep developmental venous anomaly)可能是最常见的血管畸形,估计发生在大约 3% 的大型尸检系列中。与海绵状血管瘤一样,这些病变在脑成像中经常被发现而无临床症状。其主要特征表现为"水母头"样流入小的集合静脉。引流静脉本身通常最容易看到,并与正常大脑同时充盈造影剂(图 33-33)。如前所述,高达 40% 海绵状血管畸形(可能更少)合并相关的深静脉畸形。虽然与这些异常有关的卒中风险很低,每年不到 1%,深静脉异常周围的小出血或梗死可由集合静脉的急性血栓形成引起。Ruiz 及其同事总结了静脉畸形的临床和影像学特征。他们回顾了文献中报告的有趣的血管畸形中血栓形成病例,并讨论了静脉与海绵状血管畸形形成之间可能的病理生理关系。

尽管根据相关病变性质,如海绵状血管畸形和反复出血的发生,已经采用了多种形式的手术、栓塞或聚焦放射治疗,但发育性静脉畸形的处理方法尚未明确。一般来说,偶然发现的病变只需在合理的时间间隔进行影像学追踪检查。

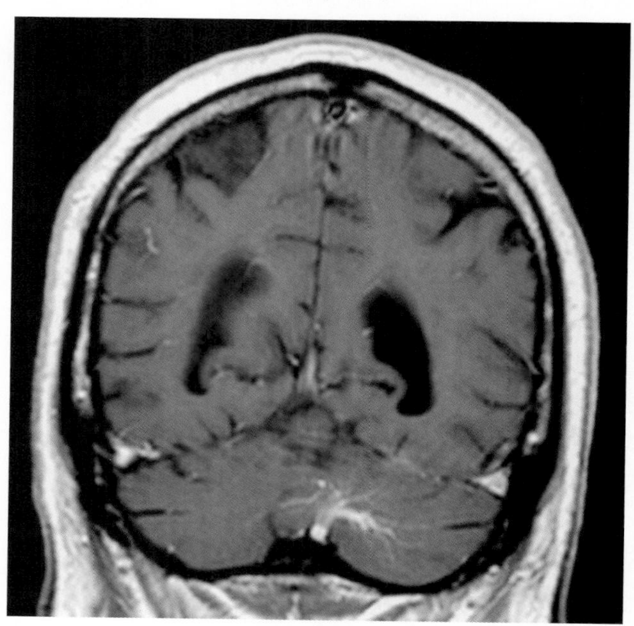

图 33-33　MRI TI 加权像增强,显示左侧小脑一个发育性静脉畸形(developmental venous anomaly,DVA)及其集合静脉

颅内出血和多发性脑出血的其他原因

颅内出血和多发性脑出血（intracranial bleeding and multiple cerebral hemorrhage），其频率仅次于高血压，抗凝治疗（*anticoagulant therapy*）是目前脑出血的最常见原因。虽然出血有时发生在高血压性出血的好发部位，但更有可能发生在其他部位，主要是在脑叶。抗凝或抗血小板药物的逆转在前面的“脑出血的治疗”小节中讨论过。当出血与阿司匹林治疗或其他影响血小板功能的药物有关时，可使用新鲜血小板输注，通常是大量输注，以控制出血；然而，它们在脑出血治疗中的有效性一直受到质疑。

在老年人中，淀粉样血管病（*amyloid angiopathy*）似乎是脑叶出血的主要原因，但更典型的是小的、多发的和连续的区域性出血。我们的几例患者后来证明有淀粉样血管病，在出血前几周有轻微的头部创伤。这个主题将在后面的小节中讨论，典型的多发点状出血如图 33-34 所示。

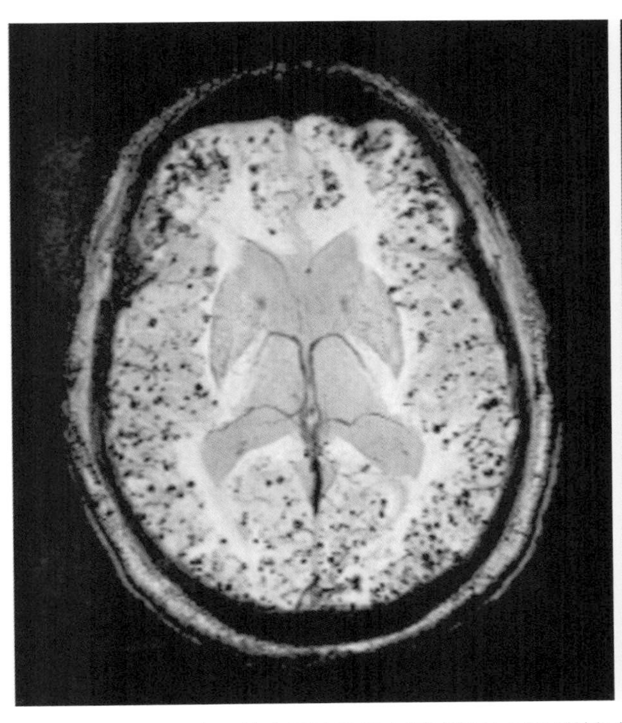

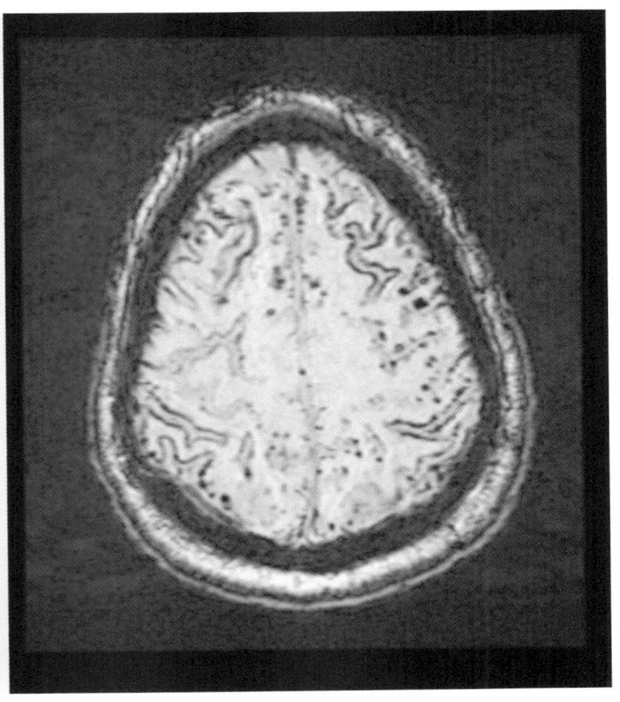

图 33-34 一例 65 岁男性大脑淀粉样血管病轴位 MR 磁敏感序列；左侧图像显示无数的皮质和皮质下微出血灶；右图显示皮质沟回状含铁血黄素沉着，伴有皮质和皮质下微出血

一些原发性血液疾病（*primary hematologic disorders*）也因脑部的出血而复杂化。最常见的是白血病、再生障碍性贫血和各种原因的血小板减少症引起的出血。通常会引起多发性颅内出血，有些发生在硬膜下和蛛网膜下腔。通常情况下，这种并发症预示着一个致命的后果。其他不常见的脑内出血原因有晚期肝病（*liver disease*）、正在接受透析治疗的尿毒症和淋巴瘤等。通常有几个因素在这些血液病中起作用：凝血酶原或其他凝血成分（纤维蛋白原、凝血因子 V）减少，抗肿瘤药物对骨髓的抑制，以及弥散性血管内凝血等。脑的任何部分都可能受到影响，而出血病变通常是多发的。通常在脑出血发生时，其他部位（皮肤、黏膜和肾脏）也有异常出血的迹象。用于治疗重症肌无力和 Guillain-Barré 综合征的血浆置换显著降低了血清纤维蛋白原，但我们在 500 多例采用血浆置换治疗的患者中未见一例出现脑出血。

有时，颅内出血的起源不能从临床上或病理上确定。在一些死后病例中，仔细的显微镜检查会发现一个小的动静脉畸形，这是我们怀疑这种被忽视的病变可能是在其他情况下脑出血的原因的基础。原发性脑室内出血（*primary intraventricular hemorrhage*）在成人中是罕见的，有时可追溯到脉络膜丛或一支脉络膜动脉的血管畸形或肿瘤；更常见的是，这样的出血通常由内侧丘脑出血引起脑室周围出血的结果，其中血液进入脑室没有产生大的脑实质的血凝块。

原发性或继发性脑肿瘤出血（*hemorrhage into primary and secondary brain tumors*）并不少见。当

这是肿瘤首发的临床表现时，诊断可能较困难。绒毛膜癌、黑色素瘤、肾细胞癌和支气管肺癌、垂体腺瘤、甲状腺癌、多形性胶质母细胞瘤、血管内淋巴瘤、类癌和髓母细胞瘤都可能以这种方式出现，但出血是前三种类型肿瘤最典型的特征。经过仔细的询问通常会发现与颅内肿瘤生长相容的神经学症状在出血之前就已经出现，或之前就可发现原发性肿瘤。毋庸置疑，在这种情况下，必须彻底检查颅内肿瘤或在其他器官特别是肺部存留的继发性肿瘤。

许多不同的疾病可能导致一批同时发生的或至少短暂的一连串的脑出血。如前所述和在图 33-34 中所示，最常见的原因是脑血管淀粉样变（淀粉样血管病），这些与血液疾病和凝血疾病有关，特别是进展迅速的疾病，如白血病，但几乎包括任何的凝血障碍，包括那些由使用药物引起的。在我们的经验中，最压倒性的例子发生在注射 tPA 治疗急性卒中后的几小时。严重的颅脑损伤本身可能产生一串散在的挫伤，其中一些表现为球形出血，但大多数是沿受力线出现的（见第 34 章）。大脑静脉阻塞，特别是上矢状窦阻塞，可导致一些双顶叶出血。

多发性小出血，脑“微出血”（microbleeds），通常被认为是血管淀粉样变所致，如下一小节所讨论的，但根据 Cordonnier 和同事的工作，也可能与高血压相关，但我们无法从我们自己的资料证实后一种观点。通常，这些几十个小区域的残留血液产物或急性出血不会引起症状，而是在 MRI 上显示出来，通过梯度回波和其他敏感序列进行检查（图 33-34）。当然，在这些患者中发现了不成比例的其他形式的脑血管疾病，几个系列表明，它们代表了未来的出血或缺血性卒中，包括腔隙的风险。多发性海绵状血管瘤、早期描述的淀粉样血管病、CADASIL、细菌性心内膜炎、烟雾病，以及影响血管完整性的突变也可能参与其中，但在任何个别病例的病因仍不确定。

脑紫癜（*brain purpura*）是一个病理实体，是毛细血管周脑出血（pericapillary encephalorrhagia）之意，被错误地称为“出血性脑炎”，包括分散在整个脑白质的多发性瘀点出血。临床表现如同弥漫性脑病，但诊断基本上是病理性的。CSF 中没有血液，这种情况不应与卒中混淆。病理表现具有高度的特征性。脑紫癜的病变较小，直径为 0.1~2.0mm，局限于脑白质，特别是胼胝体、卵圆中心和小脑中脚。每个病变位于小血管周围，通常是毛细血管。在外膜旁的区域，髓鞘和轴突均被破坏，虽然病变通常不总是出血性的。未见纤维蛋白渗出、炎症细胞的血管周围和脑膜浸润，以及广泛的组织坏死等。在这些方面，脑紫癜根本不同于急性坏死性出血性白质脑炎。患者通常表现昏睡和昏迷而不伴局灶性神经体征。

脑紫癜的病因还很模糊，可能有几种原因。它可能并发病毒性肺炎、尿毒症、早幼粒细胞白血病、砷中毒，以及罕见的代谢性脑病和败血症，也可能没有相关疾病。淀粉样血管病和一种非特征性脑小血管疾病也引起这种多发性小出血的表现。原发性或继发性血栓性血小板减少性紫癜（TTP）可能是该病的最终常见表现。

在急性出血性白质脑炎［赫斯特型（Hurst type）］，这代表急性播散性脑脊髓炎的暴发型（见第 35 章），以及在疱疹性脑炎（见第 32 章）可能会有一定程度的脑出血。在表 33-8 中列出的其他罕见的出血类型是不言而喻的。

椎管内（*intraspinal*）起源的出血虽然罕见，可能是由外伤、AVM（非创伤性脊髓血肿最常见的原因）、硬脊膜动静脉瘘、脊髓前动脉动脉瘤或肿瘤出血如血管母细胞瘤所致。由 AVM 引起的脊髓蛛网膜下腔出血可模拟颅内的蛛网膜下腔出血，引起颈部僵硬、头痛，甚至玻璃体下出血。以肩胛间或颈部疼痛为主的蛛网膜下腔出血，应怀疑脊髓前动脉动脉瘤或脊髓 AVM 或海绵状血管瘤所致。脊神经根血管和脊髓前动脉从椎动脉的起源的造影检查可以揭示出血的来源。硬膜外和硬膜下脊髓外渗可能是自发性的（有时与类风湿关节炎有关），但更多的是由创伤、抗凝剂或两者同时引起的。硬膜外脊髓出血导致快速进展的截瘫或四肢瘫，如果想通过手术引流血肿来抢救脊髓功能，必须及时诊断。这些疾病在第 42 章进一步讨论。

大脑淀粉样血管病

大脑淀粉样血管病（cerebral amyloid angiopathy），这种淀粉样蛋白沉积在小血管的中膜和外膜，主要分布在脑膜、皮质和皮质的穿透血管。脑内血管淀粉样蛋白沉积的尸检发生率与研究人群的年龄相关，在 85 岁以上的患者中，这一比例为 12%；在超过 25% 的阿尔茨海默病患者中也存在同样的变化，但两种情况下淀粉样蛋白（纯脑血管形式的 Aβ 40）的性质是不同的。这种沉积的结果是不同年龄的几个大的或许多小的脑出血。脑后部有出血的倾向。Greenberg 及其同事们（1995）发现与纯合子的 APOEε4/ε4 基因型相关，但其他人发现与 E2 等位基因有关。正如在之前关于脑出血的小节中提到的，脑淀粉样血管病是导致老年人多发性脑出血的其他方面不能解释的原因之一。

由多个小的和大的出血引起的含铁血黄素沉积用梯度回波或磁敏感加权 MRI 序列最能显示清楚，在这两个序列上，它们都表现为异常低信号的局部斑点（图 33-34）。微小的出血可能只能在这些序列上被看到，而在 MRI 的 T1 或 T2 序列或 CT 上是看不到的。脑淀粉样血管病的出血部位，最常在脑后部的皮质下，有时在软脑膜下，表现一种独特的成像模式，是本病的特征，与高血压病中聚集在基底节、丘脑和脑桥的小出血模式完全不同。在脑淀粉样血管病除了可见局灶性微出血外，还常伴有皮质回状含铁血黄素沉着，反映与软膜或软膜下出血相关的血液生成物的渗出。

Viswanathan 和 Greenberg 曾对脑血管淀粉样蛋白的生物学进行了总结。在我们的材料中，只有血管被淀粉样蛋白严重浸渍和血管壁中纤维蛋白样改变与出血相关（Vonsattel et al）。与之前的结论相反，手术抽出这些血凝块的风险可能不会比其他脑出血的情况更大，但大多数血块的大小允许保守治疗，如前所述，目前还缺乏手术改善转归的证据。报告曾强调了多种 TIA 样综合征，有些伴有偏头痛特征，如播散性感觉症状，这可能是该疾病过程中最可识别但不一致存在的特征。它们与可见的缺血性病变的关系并不一致，可能与微出血和弥漫性白质改变有关。在某些病例中，有的相当快的进展到痴呆，但这是更典型的炎症类型的脑血管淀粉样蛋白变性在下面讨论。

我们的同事 Greenberg SM（1993）及其他人强调了与炎症型脑血管淀粉样变性相关的某些临床特征（见 Kinnecom et al and Eng et al），这被称为脑淀粉样血管病 - 相关炎症。临床表现包括脑病、癫痫发作、头痛和局灶性脑症状如失语症等。MRI 表现为大的皮质下和皮质斑块，异常 T2 高信号提示脑水肿。研究结果与在一些阿尔茨海默病患者中发现的主要是白质脑炎相似，这些患者接受了针对 Aβ 淀粉样蛋白的单克隆抗体治疗。与脑淀粉样血管病相比，该疾病亚型的发病年龄要小得多，并且与 APOE ε4/ε4 基因型密切相关。采用大剂量皮质类固醇或其他形式的免疫抑制治疗，虽然结果可能不理想，但预期会有一些改善。

一种明显独立的肉芽肿性或非肉芽肿性血管炎已被报道，主要作为一种病理实体，但其临床特征与炎症类型相似。这种实体与原发性中枢神经系统肉芽肿性血管炎的关系尚不清楚。

有一个单独的家族性淀粉样疾病，表现为弥漫性白质变性伴有痴呆，在一些家系中与枕叶钙化有关，而上述的 *COL4A* 基因突变引起小血管破坏，可导致小量脑出血，它与典型的脑血管淀粉样变性的出血相似。

高血压脑病和可逆性后部脑病综合征

临床特征

高血压脑病是一个用于相对快速进展的严重高血压综合征的术语，通常收缩压在 195mmHg 以上，伴有头痛、恶心和呕吐、视力障碍、意识模糊，以及在晚期出现昏睡和昏迷。可发生多次癫痫发作，且在身体一侧可能较明显。在特殊情况下，血压的绝对水平似乎不那么重要，因为在子痫和接触某些药物时发生的是血压迅速上升。神经综合征的通常以枕区和邻近的顶区的症状为主域。可能有视野缺损、幻觉、巴林特综合征和皮质盲等。如第 41 章和表 41-1 所述，在使用多种主要为癌症的化疗药物时，也会出现影像学特征相似的难以区分的综合征。视盘水肿和视网膜出血是常见的伴发症状，曾一度认为，如果没有这些症状，就不应做出诊断。

弥漫性脑功能障碍可伴有局灶性或偏侧性神经体征，无论是暂时性还是持续性的，均可能提示脑出血或脑梗死，即严重的高血压最常见的脑血管并发症。多发性微梗死和瘀点出血（高血压脑病的基本神经病理改变）在一个区域聚集，偶尔可能导致轻度的偏瘫、失语症或快速进展或上述的视力障碍等。

在典型的高血压急骤升高的情况下，当神经系统表现出现时，高血压通常已经达到恶性阶段，舒张压超过 125mmHg，视网膜出血、渗出、视盘水肿，并有肾脏和心脏疾病的证据。然而，在低颅压下的脑病是常见的，特别是当血压骤然升高时（见下文）。如果血压升高的速率足够高，就会出现血压接近正常范围的脑病综合征。据推测，这些情况与脑血管通透性的改变有关，这是在特殊情况，诸如子痫和溶血、转氨酶升高，以及后面提及的低血小板计数（HELLP）综合征等的部分表现。高血压脑病（*hypertensive encephalopathy*）这一术语可能只适用于上述综合征，不应用于指可能与血压升高相关的慢性复发性头痛、头晕、癫痫发作、TIA 或卒中等。

脑病可因任何原因的极度高血压而复杂化，包括肾脏疾病、肾动脉狭窄、急性肾小球肾炎、急性毒血症、嗜铬细胞瘤、库欣综合征，以及可卡因或服用氨茶碱或去氧肾上腺素等药物，导致恶性高血压，但它最常发生于快速恶化的“原发性”高血压患者。

从神经学角度来看，子痫（*eclampsia*）可被认为是高血压脑病的一种特殊形式；而在急性肾病（*acute renal disease*）中，尤其是在儿童，脑病症状可在血压水平明显低于“原发性”类型高血压脑病时出现。子痫性视网膜病变和大脑病变与恶性肾硬化的并发性病变相同；在这两种情况下，大脑的小动脉的自我调节功能衰竭。关于惊厥性癫痫发作的讨论可以在第 15 章关于这个主题的小节中找到。

影像学特征

高血压脑病以 CT 和 MRI 已提示的改变为特征。病变可显示大面积脑白质水肿的信号改变，但有在几周后恢复正常的明显趋势。正如 Hauser 及同事总结，其主要特征是 MRI 上双侧脑白质 T2WI 高信号，CT 上表现相应的密度降低，多集中于大脑半球后部（见图 33-35）。因此，这种情况是可逆性后部白质脑病（reversible posterior leukoencephalopathy）的病因之一。这些影像学特征是液体聚集的结果，但不像创伤、肿瘤或卒中的水肿，占位效应很小或没有，而且水不会沿着白质束如胼胝体流动。此外，散在的皮质病变可能以血管分水岭分布的形式出现，很可能与小的梗死相对应。这些在脑白质和皮质同样的表现也可见于惊厥和拟交感神经药和 5- 羟色胺能药物引起的弥漫性血管痉挛的病例中，见下文讨论。

许多病例还伴有脑血管口径的局灶性或弥漫性缩小，特别是在脑凸面的表面，这些部位是下面讨论的可逆血管收缩综合征的特征。高血压脑病或子痫可引起额外的局部蛛网膜下腔出血。大多数此类病例不是由颅内动脉瘤破裂引起的，也不像动脉瘤出血那样严重；事实上，与可逆性脑血管收缩综合征相关的头痛往往比动脉瘤破裂更轻微，而且可能不存在。如 Shah 所述，如果发生出血，则主要是 MRI 检查中发现的一个特征。其机制尚不清楚。

在许多但不是全部的情况下，CSF 压力和蛋白质含量均升高，后者达到 100mg/dL 以上水平，但没有细胞反应。除了排除原发性蛛网膜下腔出血外，无须腰椎穿刺确定诊断。

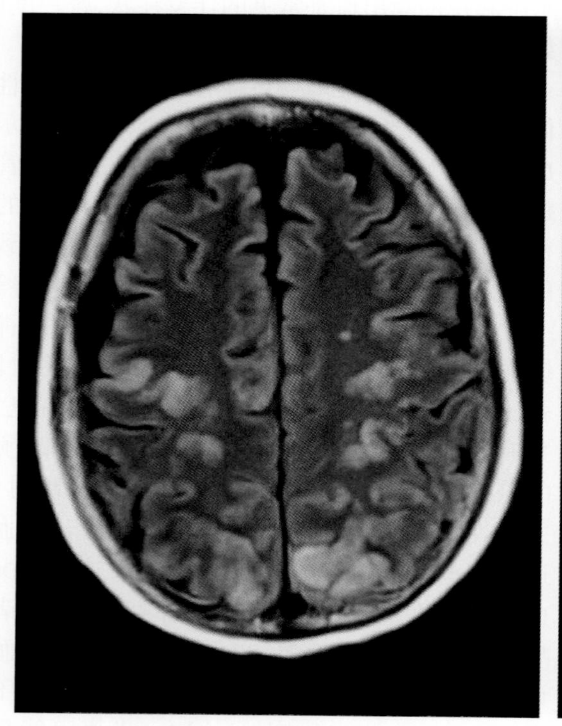
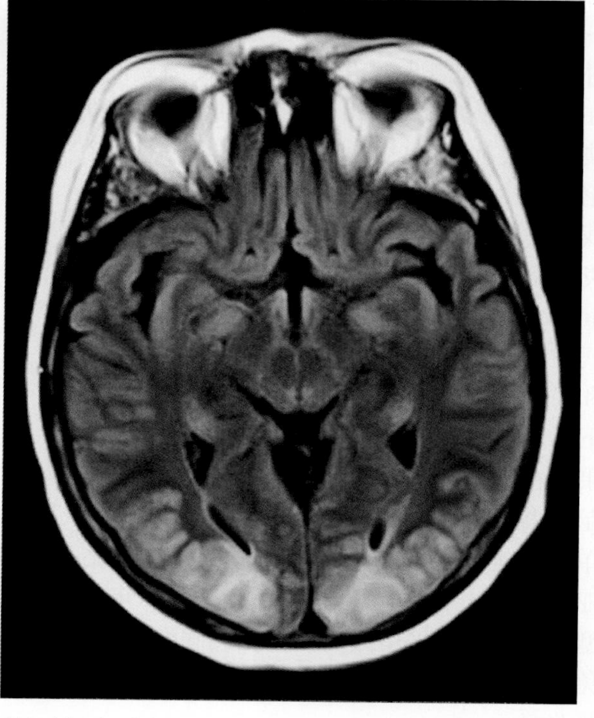

图 33-35　高血压脑病。MRI T2-FLAIR 像显示主要在顶枕叶相当对称性异常高信号。病变见于皮质和皮质下白质，几乎无占位效应。在严重的病例中，大脑皮质可能有出血和不均匀的梗死。子痫患者也可能出现同样的影像学表现（另见第 41 章）

病理生理

神经病理学检查显示一个相当正常的大脑，但在某些情况下大脑肿胀，各种大小的出血，或两者都能发现。在极端情况下，小脑压迫圆锥（cerebellar pressure cone）反映了组织体积的增加和颅后窝压力增高，腰椎穿刺促发死亡似乎只是很罕见的。显微镜下可见脑内广泛的微小梗死灶，其结果是小动脉和毛细血管壁纤维蛋白样坏死，以及纤维蛋白血栓导致管腔闭塞（Chester et al）。这通常与脑水肿区有关。在其他器官中也发现了类似的血管变化，特别是在视网膜和肾脏。

Volhard 最初将高血压脑病的症状归因于血管痉挛。这一观点被 Byrom 进一步证实，他在大鼠实验中证明了大脑和视网膜小动脉节段性收缩和扩张是对严重高血压的反应。然而，Byrom 和其他人的观察表明，小动脉的过度扩张（小动脉失去了其适应能力），而不是过度收缩，可能是导致血管壁坏死的原因（见 Auer 和 Chester et al 的综述）。脑水肿是水的主动胞外分泌的结果，而不是简单地受到高血压的作用从血管被动外渗。在毒血症或子痫中，抗血管生成蛋白内皮素（antiangiogenic proteins endoglin）、血管内皮生长因子和胎盘生长因子的升高水平被认为起了一定的作用（Levine et al，2006），但这尚未得到充分证实。最终的结果是各种形式的内皮功能障碍，可能包括在大脑中的。

使我们印象深刻的是，病变在 MRI 上的分布在子痫患者和老年高血压患者之间是不同的，提示一些病理生理学上的差异，或者可能只是高血压在后一组易于发生枕部病变。由化疗和其他药物诱发的 PRES 的形式更为复杂，在第 41 章中讨论。少数子痫患者会出现溶血、肝功能衰竭和血小板减少症，即 HELLP 综合征，一种与血栓性血小板减少性紫癜（TTP）和溶血性尿毒症综合征（hemolytic uremic syndrome，HUS）相似的疾病。子痫与 HELLP 综合征之间的相互作用与脑病变的关系是复杂的，并没有完全了解。

治疗

在过去，如果没有有效的治疗，结果往往是致命的。用降压药来降低血压可能会在一两天内扭转这种情况。子痫的女性应用硫酸镁可以达到同样的效果。然而，抗高血压药物的使用必须谨慎，安全目标是血压降至 150/100mmHg 或平均压力降低 20%。可使用硝普钠 0.5~0.8mg/（kg·min）静脉滴注；钙通道阻滞剂，如硝苯地平，10~20mg 舌下含服；或静脉注射 β- 肾上腺素能阻滞剂（拉贝洛尔 20~40mg 静脉注射，随后静脉滴注 2mg/min，或用艾司洛尔更合适）。长效抗高血压药物，如 ACE 抑制剂和钙通道阻滞剂，必须遵循这些降压原则。如果已经有脑水肿和颅内压升高的证据，有时会加用地塞米松，每 6 小时 4~6mg，但其效果，以及使用高渗治疗的效果，都尚未进行系统研究；我们的临床印象是它们的作用不大。

弥漫性脑血管痉挛（可逆性脑血管收缩综合征，Call-Fleming 综合征）

弥漫性脑血管痉挛（diffuse cerebral vasospasm）也称为可逆性脑血管收缩综合征（reversible cerebral vasoconstriction syndrome，RCVS）或考尔 - 弗莱明综合征（Call-Fleming syndrome），是脑血管及其分支口径广泛的多灶性或弥漫性缩小构成了一种特殊综合征，它由多种原因引起。当然，如上所述，血管痉挛是蛛网膜下腔出血的一个众所周知的并发症。但是正在讨论的过程有不同的特点。如上面指出的，在高血压脑病和子痫中可见到一定程度的大脑血管的衰减，但由于表 33-10 中总结的各种原因，血管口径可更广泛、持续地降低。主要特征是剧烈头痛，通常为第 9 章所描述的“霹雳样头痛”类型，伴有不太明显的或频繁的，波动但突然出现的局灶性神经体征，癫痫或意识混乱，可进展为多灶性脑梗死，几乎都是专门发生在大脑半球。女性比男性更容易受到影响。Call 等指出的识别特征，是一种显著的广泛的节段性脑血管痉挛。主要影响大脑中动脉及其分支，血管造影表现可能被误认为是动脉炎（图 33-36）。

表 33-10　与弥漫性或广泛性脑血管痉挛相关情况

特发性
产后状态
子痫
高血压脑病
大量蛛网膜下腔出血
麦角类、拟交感神经药物和 5- 羟色胺能药物，包括曲普坦和可卡因
“霹雳样头痛”（见第 9 章）
头部创伤
颈部血管夹层，主要是椎动脉
急性卟啉病
高钙血症
偏头痛？

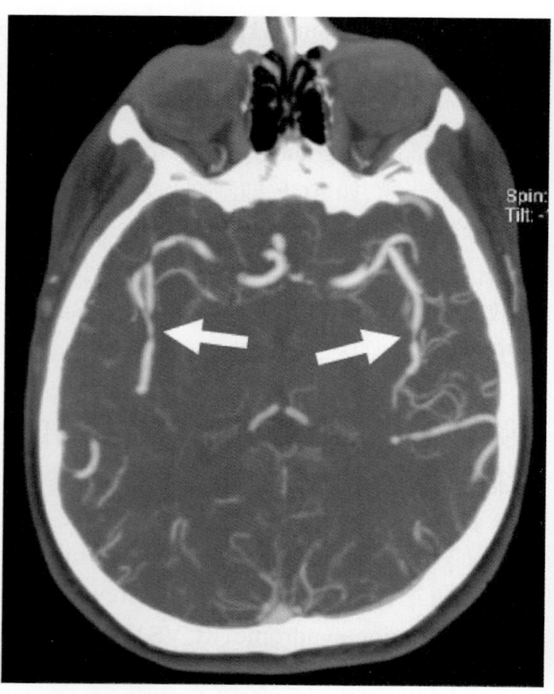
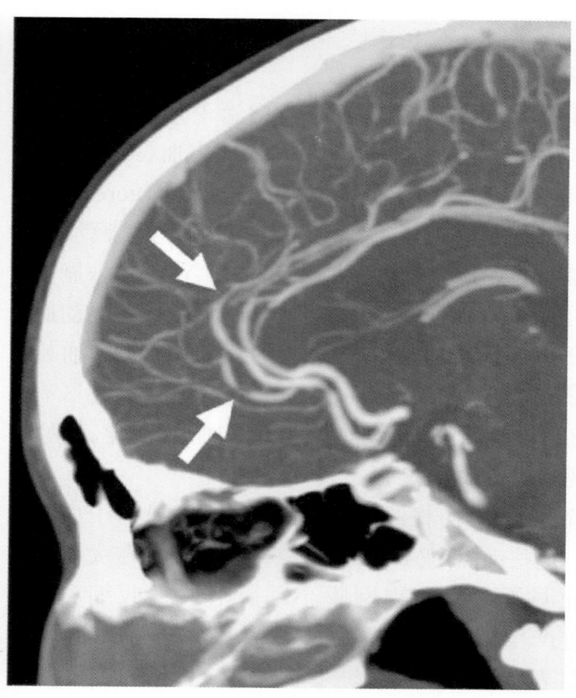

图 33-36 可逆性脑血管收缩综合征。轴位(左)和矢状位(右)CT 血管造影显示,大脑中动脉和大脑前动脉分支节段性狭窄(箭头)

可能存在与上文讨论的高血压脑病类似的后部白质脑病或局灶性脑水肿。有时头痛是轻微的,在因其他原因所做的成像中发现了血管的衰减。与高血压脑病一样,CSF 是正常的,除了可能有血压升高和偶尔的红细胞数量比浆果动脉瘤破裂时少。

我们所见过的可逆性脑血管收缩综合征(RCVS)患者,在经历了几天或几周的局部神经系统症状剧烈波动和致残性头痛后,已经完全或几乎完全康复,但有几例有小卒中。在我们的患者中,最长的恢复时间是 12 周,是一个特发性病例。这种综合征据说会有复发,但我们的 2 例患者间隔数年,曾有一次以上的发作。

我们的许多患者都有偏头痛的病史,而且这种综合征一开始经常被误认为是偏头痛发作。其他人收集的病例系列显示偏头痛的发病率约为 25%。这种类型的血管病仅是由拟交感神经药物引起,如保健食品添加剂中的麻黄类、苯丙醇胺、伪麻黄碱、甲基苯丙胺和可卡因等,但很少有研究充分的案例。

由于使用可卡因造成的脑血管问题是多种多样的。癫痫发作和死亡可能是谵妄和极端高热综合征的结果。与本章更相关的是在使用可卡因期间和之后出现的卒中。这里,正如 Levine 及其同事多年前(1991)所强调的,应该对可卡因盐酸盐(通常可食用的可卡因形式)与生物碱形式,即“快克可卡因”(crack cocaine)的并发症进行区分。盐酸可卡因在静脉注射时比在鼻内使用时更容易由于急性高血压而引起脑出血,类似于其他拟交感神经药,如安非他明和苯丙醇胺可能诱发的出血。蛛网膜下腔出血和脑出血都可能发生。或者,高血压脑病的特征被表现出来,包括大脑半球后部白质的改变,这在影像学检查中是如此引人注目(如前面讨论的 PRES)。然而,快克可卡因引发的卒中更多的是局部缺血性,通常影响到大血管的区域。一些含糊的问题涉及由快克可卡因、盐酸可卡因和安非他明引发的血管病,特别是快克可卡因。确实存在真正的大脑炎症性血管炎的实例,也许是一种超敏性的类型,如 Krendel 和同事,Merkel 和同事,以及其他人所报告的活检所证实的。

Singhal 及其同事以及其他人已注意到 5- 羟色胺能药物可能会产生可逆性多灶性血管痉挛、剧烈头痛和卒中。其中有一例患者服用抗偏头痛药物舒马曲坦(sumatriptan);另一些人在服用 5- 羟色胺再摄取抑制剂抗抑郁药,此外,还服用了非处方感冒药,包括伪麻黄碱和右美沙芬等,我们还注意到其他类似的情况。这些作者提出,在这些案例中出现了“血清素综合征”,类似于这类抗抑郁药物过量所看到的表现。

令人困惑的是,许多病例在血管造影上表现正常,在其他病例中出现大血管闭塞,而病理改变却是集中在小的皮质血管上。许多病例似乎是完全不同的类型，在血管造影中显示长段的血管衰减，而在活检或尸检材料中没有炎症过程的证据。除了降低血压，尚无确切治疗方法。使用强效大麻类（*high-potency cannabinoids*）（如 K-2 粉）会导致类似明显的血管痉挛，包括卒中。

药物诱导的血管炎，典型的是摄入拟交感神经化合物所致，很难与更常见的局灶性或弥漫性血管痉挛状态相区别，后者也可能由这些药物引起。这一过程的性质尚不确定，但可能与循环免疫复合物在脑血管壁的沉积有关。

如在几篇文章中所提示的，在摄入可卡因后发生脑出血的患者中，是否有动静脉畸形和脑动脉瘤发病率增加尚不明确，但无论如何，拟交感神经药可能由于潜在的发育性血管病变而促发出血（Fessler et al）。

快克可卡因还可能引起舞蹈症样紊乱（“霹雳舞”），与抗磷脂抗体相关没有什么不同，但是全身性的而不是局部的（见下文）；通常在基底节有小梗死，但也提示有免疫机制参与。

当没有高肾上腺素能的起因、创伤或动脉夹层时，弥漫性血管痉挛的性质尚不清楚。这是 Call 等注意到的过程。与高血压脑病或延迟的产后子痫的关联，被认为是由于上述广泛的脑血管痉挛可能出现在子痫的女性，甚至那些血压轻微升高的患者。我们的 2 例在产后期的患者，以及其他这样的患者在分娩后的前 3 周曾被描述。Kheir 和同事在一个尸检研究的病例中发现，除了致命的脑水肿，一些血管的脑实质改变，主要是纤维蛋白样坏死、血管周围出血以及渗出物等，所有的特征都在高血压脑病中发现。

上文提到的治疗方法很难确定。全身给予钙通道阻滞剂或镁的效果好坏参半，但是经常被使用。一些小组已经开始动脉注射这些药物。星状交感神经节阻滞也已尝试。全身性糖皮质激素已经被试用过，但回顾性单一中心病例系列提示它们可能是不利的（Singhal and Topcuoglu）。Ducros 对这一主题进行了回顾。这一过程与脑血管的真正脑血管炎的关系尚不确定，而血管炎最常见是由接触药物引起的，下面在“潜在系统性疾病的症状性动脉炎和拟交感神经药物摄入”下分别讨论。

脑血管炎

感染性动脉炎

由感染源引起的血管炎症性疾病及其对神经系统的影响在第 31 章中详细论述。有人指出，脑膜血管性梅毒、结核性脑膜炎、真菌性脑膜炎，以及细菌性脑膜炎的亚急性形式（未经治疗或部分治疗的）可能伴有穿过蛛网膜下腔的血管壁的炎性变化，并导致动脉或静脉闭塞。例如，小的深部卒中是慢性基底部脑膜炎的第一个临床体征，但更常见的情况，它在脑膜症状确定后表现得很明显。有的脑血管炎很少伴随 HIV，它的性质尚不清楚。独立于这种可能的机制之外，HIV 患者卒中发病率增加已经引起了相当多的关注，例如，由 Ovbiagele 和 Nath 进行的流行病学调查显示，近十年来，因卒中住院的艾滋病患者增加了 60%。然而，Connor 和同事进行的尸检研究强调，卒中的原因是在其他人身上的常见类型，虽然在小血管中看到一些无特征的血管病，但这与血管炎无关。

斑疹伤寒、血吸虫病、毛霉菌病、曲霉菌病、疟疾和旋毛虫病　是引起炎症性动脉疾病的罕见病因，它们与上述的感染不同，这些不是继发于脑膜感染。在斑疹伤寒和其他立克次体病患者，在脑内可发现毛细血管和小动脉的改变以及血管周围的炎症细胞；推测它们是这些疾病出现癫痫发作、急性精神病、小脑综合征，以及昏迷等神经紊乱特征的原因。糖尿病患者可能会继发性出现颈内动脉闭塞，这是眶部和海绵窦感染合并毛霉菌病（*mucormycosis*）的部分表现。在旋毛虫病（*trichinosis*），大脑症状的原因尚未明确确定。在患者脑中发现了寄生虫，在我们的一例患者的大脑病变是由起源于心脏的栓子产生，且与严重的心肌炎有关。在脑型疟疾（*cerebral malaria*）患者中，抽搐发作、昏迷，以及有时局灶性症状似乎是由于大量寄生的红细胞阻塞了毛细血管和前毛细血管。血吸虫病可侵入大脑或脊髓动脉。

另一个单独的类别是大脑内各种不同大小血管的栓塞性细菌栓子，在血管内引起局灶性，有时是坏死性血管炎。可能引起梗死、局部出血和真菌性动脉瘤等。在过去，细菌性心内膜炎是主要原因，但其他各种原因菌血症现在占主导地位。这些疾病将在第 31 章进一步讨论。

颅动脉非感染性炎症性疾病

包括在这个标题下的是一个不同的动脉炎组，除了它们以多病灶的方式累及脑血管系统之外，几乎没有共同点。一组影响大口径血管，包括巨细胞动脉炎（giant cell arteritis），即颅外的颞动脉炎；脑部的肉芽肿性动脉炎以及主动脉分支动脉炎，其中有一类型称为高安病(Takayasu disease)。一种特殊情况是淋巴瘤细胞浸润血管,即血管内淋巴瘤,在下文讨论。

第二组影响中、小口径血管,包括结节性多动脉炎、许尔-施特劳斯(Churg-Strauss)型动脉炎、韦格纳(Wegener)肉芽肿病、系统性红斑狼疮、白塞病、过敏性血管炎、科尔迈耶-德戈斯病(Kohlmeier-Degos disease),以及苏萨克综合征(Susac syndrome)的小血管病变。免疫学研究表明,在大多数这些过程中,有一种补体-固定免疫复合物在内皮细胞上的异常沉积,导致炎症、血管闭塞或破裂和小量出血。在某些情况下,最初的炎症事件被认为是由病毒、细菌或药物引起的,但这些很少在任何一种情况下得到证实。一些免疫学家推测,在肉芽肿性动脉炎(*granulomatous arteritides*)中不同的发病机制在起作用,即一种外源性抗原诱导抗体以免疫复合物的形式附着在主要靶向组织(血管壁)上,破坏血管壁,并吸引淋巴细胞和单个核细胞。巨细胞在残余的血管壁周围形成。Wegener 肉芽肿病可能适合这一模式。急性坏死性脑血管炎有时合并溃疡性结肠炎,对泼尼松和环磷酰胺治疗有反应,它也可能属于这一类。混合性原发性冷球蛋白血症(mixed essential cryoglobulinemia)是一种较常影响周围神经系统而不是中枢神经系统的血管炎性疾病,但可能会导致脑病。

另一种完全不同类型的小血管动脉炎是以一种过敏现象发生的。通常与一种过敏性皮肤病变,即史蒂文斯-约翰逊血管病(Stevens-Johnson vasculopathy)或一种白细胞破碎性血管炎(leukocytoclastic vasculitis)有关。临床表现不像结节性多动脉炎,但中枢或周围神经系统受到影响的情况很少见。对糖皮质激素的反应非常好。第30章讨论了模拟脑血管炎的血管内淋巴瘤的特殊情况。

颞动脉炎(巨细胞动脉炎)(另见第9章)

颞动脉炎(temporal arteritis)也称为巨细胞动脉炎(giant cell arteritis)、脑动脉炎(cranial arteritis)等。本病在老年人中很常见,颈外系统的动脉,特别是颞动脉的分支是出现亚急性肉芽肿性炎症渗出物的部位,由淋巴细胞和其他单个核细胞、中性粒细胞以及巨细胞组成。动脉最严重的受累部位通常会有血栓形成。沉降速率是以高于80mm/h为特征,有时超过120mm/h,但少数病例的沉降率数值低于50mm/h。本章中之所以包括这一疾病,是因为它罕见地影响颅外的颈内动脉和椎动脉,并可能在缺血闭塞或继发性栓子的基础上导致卒中。然而,由颞动脉炎引起的颅内动脉(*intracranial arteries*)的明显炎症性受累是不常见的,可能是因为相对缺乏弹性组织。

局部或双侧的头痛或头部疼痛是患者的主诉,肢体近端肌肉可能出现剧烈疼痛、触痛和僵硬,并伴有明显的血沉增快。因此,其临床表现与第9章所讨论的风湿性多肌痛(*polymyalgia rheumatica*)有重叠。眼动脉的分支(主要是供应前部视神经的后睫状动脉和脉络膜动脉的分支)会导致单眼或双眼失明,是最可怕的和通常难以预料的并发症。这是第12章讨论的前部缺血性视神经病的主要形式之一。在少数情况下,失明之前会出现短暂的视力丧失,从而模拟TIA(短暂性单眼失明)。其他症状包括咬肌缺血引起的下颌跛行(jaw claudication)。偶尔也累及动眼神经动脉,引起各种眼侧麻痹。治疗给予泼尼松50~75mg/d口服,可以在几天甚至几小时内显著缓解头痛和多发性肌痛症状,还可以预防失明。药物治疗必须在几个月或更长时间内根据症状和血沉沉降速度,逐步减少用药剂量。血沉可在治疗几天内即开始下降,但很少降至低于25mm/h。这些问题在第9章详细讨论。

颅内肉芽肿性动脉炎

颅内肉芽肿性动脉炎(intracranial granulomatous arteritis)　近年来,零星的病因不明的中小口径的血管的巨细胞性动脉炎病例引起了医学界的关注。临床表现是多种多样的,有时表现为低级别、非热病性脑膜炎,伴有无菌性CSF,随后出现大脑或小脑一个或几个部位的梗死。在其他情况下,它会经过数周时间的演变,导致卒中或不常见的痴呆。头痛(在我们的经验中程度不同,有时是严重的),局灶性逐渐演变的大脑或小脑体征(偶尔类似卒中样的),精神错乱和记忆丧失,CSF淋巴细胞增多和CSF蛋白升高,以及颅内压增高导致的视盘水肿等(约半数的报告病例,但在我们的经验要少得多)构成了最常遇到的综合征。这些症状通常会持续数月。与颞动脉炎相比,其血沉一般正常或仅略有升高。由Kolodny及其同事们提供的广泛的早期报告,仍然是一个有用的参考。

大约一半的患者可以通过血管造影诊断,血管造影显示不规则狭窄,以及在一些病例中显示一些中等大小的脑动脉末端圆钝(图33-37)。CT和MRI表现为多发不规则的白质和皮质改变以及小的皮质病变,有时这些不能与肿瘤或脱髓鞘或感染过程区分。如果白质病变为融合性的，其影像学表现类似于宾斯旺格（Binswanger）病。诊断是从影像和 CSF 检查中推断，但通常是通过脑活检做出的，包括脑膜和血管标本，但即使是组织取样，大约一半的疑似病例显示典型的组织病理学改变。然而，血管造影正常的患者在活检时发现典型的动脉炎表现并不罕见。在手术（或脑活检）中因疑似脑肿瘤、淋巴瘤或白质疾病而切除的组织，在一些患者显示为特征性血管炎；而在其他患者只有在尸检时才做出诊断，其结果显然令人吃惊。

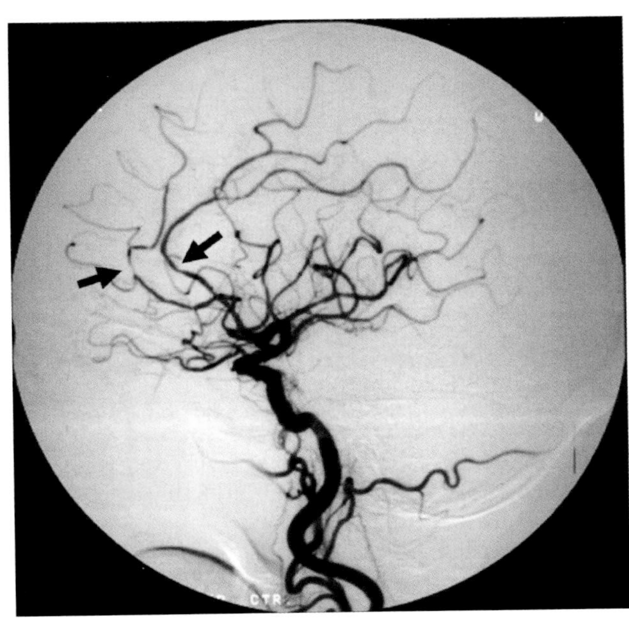

图 33-37　脑部的肉芽肿性血管炎。颈总动脉注射的大脑动脉造影，侧位投影，显示许多不规则狭窄区域（箭头），而在某些区域，特别是在大脑前动脉，有连续的轻微扩张（“串珠样”）

受累的血管主要分布在管径 100~500μm 的动脉和小动脉中，周围被淋巴细胞、浆细胞和其他单个核细胞浸润，并有小量的巨细胞分布于中膜、外膜或血管周围的结缔组织中。脑组织的梗死可以追溯到这些血管中广泛的血栓形成。脑膜上有不同程度的炎性细胞浸润。有时，只有大脑的一部分在临床上受到了影响，在我们的一个病例是在小脑，在另一个病例是在额叶和对侧的顶叶。

本病最重要的考虑是三叉神经的眼支水痘 - 带状疱疹病毒引起的脑动脉炎；影像学表现类似肉芽肿性动脉炎和巨细胞性动脉炎。有时，血管内淋巴瘤可能呈现类似的表现，如前所述，拟交感神经药物引起的一种血管病具有脑血管节段性狭窄，也有许多相似之处。脑动脉炎的临床和影像学的表现也提出了结节病的问题，结节病（sarcoidosis）有时局限于神经系统，以及 CADASIL、抗磷脂抗体综合征，或由 Churg 和 Strauss 描述的多动脉炎［过敏性肉芽肿性血管炎（allergic granulomatous angiitis）］等问题。然而，与其中一些疾病不同的是，肺部和其他器官得以幸免，没有全身性嗜酸性粒细胞增多、血沉增快、抗中性粒细胞胞浆抗体（antineutrophil cytoplasmic antibodies，ANCA）或贫血等。（一般译为胞浆抗体）

一些神经系统孤立性血管炎患者表现为无菌性脑膜炎和多发性脑梗死，对糖皮质激素和环磷酰胺治疗有反应（Moore，1994），我们从明确诊断起就采用了这种联合治疗方法。本病的严重程度和临床表现是非常多变的，以至于很难判断治疗的效果，但我们的患者在没有治疗的情况下，病情恶化或死亡。

高安（Takayasu）病

高安病（Takayasu disease）也称为无脉症（pulseless disease），是主要累及主动脉、主动脉弓等大血管的慢性非特异性炎症性动脉炎。本病在某些方面与巨细胞动脉炎相似，但是它倾向于累及主动脉的近端分支而不是远端分支。本病的名字来自 Takayasu 在 1908 年的一篇报告。大多数患者是年轻的亚洲女性，但也有许多来自美国、拉丁美洲和欧洲的报告。病因尚未确定，但怀疑是自身免疫机制。

本病通常表现为身体不适、发热、厌食、体重减轻和盗汗等体质性症状，在疾病早期和活跃期血沉增快。后来出现头臂干、锁骨下动脉、颈动脉、椎动脉和其他动脉闭塞的证据，可以是无症状的或引起神经系统缺血症状。受影响的动脉不再有搏动，因此称为无脉性疾病（*pulseless disease*）。当肾动脉受累时，就会导致高血压，并可能导致冠状动脉闭塞，这可能是致命的。累及肺动脉可导致肺动脉高压。手温冰凉和桡动脉搏动微弱是这种疾病的常见指征，而且头痛也很常见。视力模糊，特别是在身体活动或发热时，头晕、轻偏瘫和偏身感觉综合征是常见神经系统表现（Lupi-Herrera et al）。已强调姿势性诱发神经系统症状的频率，以及发生重大卒中的频率相对较低，虽然有多发性 TIA 样的发作。使用放射性核素镓的扫描可以显示胸腔中发炎的血管。病理检查显示大血管的动脉周围炎，常伴有巨细胞和可修复性纤维化。

许多患者在 3~5 年内死亡。Ishikawa 及其同事指出，在急性炎症阶段使用糖皮质激素可以改善预后。血管重建手术已经帮助了一些本病的晚期患者。

结节性多动脉炎和变应性肉芽肿性血管炎

在结节性多动脉炎(polyarteritis nodosa),其全身动脉和小动脉的炎性坏死很少影响中枢神经系统(相对于经常影响周围神经系统)。肺通常是幸免的,这是将多动脉炎血管炎与变应性肉芽肿性血管炎(Churg-Strauss granulomatous angiitis)区别的基础。据估计,在这两种任何一个疾病过程中,只有不到5%的病例涉及脑部,并表现为一个或多个微梗死的形式,肉眼可见的梗死是罕见的。临床表现多样,包括头痛、意识混乱和波动性认知障碍、抽搐发作、偏瘫,以及脑干体征。我们也曾观察过一例急性脊髓病变。脑出血是罕见的,通常发生在极端的肾性高血压的情况下。如第43章所讨论的,这两种疾病在血管炎性神经病(vasculitic neuropathy)领域中占有重要地位。

韦格纳肉芽肿(肉芽肿性多血管炎)

韦格纳肉芽肿病(Wegener granulomatosis)也称为肉芽肿伴多血管炎(granulomatosis with polyangiitis),是一种原因未明的罕见的全身性疾病,通常影响成人,男性发病稍多。它的主要特征是亚急性演变的血管炎伴上和下呼吸道的坏死性肉芽肿,随后发生坏死性肾小球肾炎。神经并发症后来在1/3~1/2的病例中出现,表现为两种形式:①一种周围性神经病,或以多发性神经病的一种模式,或更常见的,以一种多数性单神经病的模式(见第43章中讨论);以及②多发性脑神经病(multiple cranial neuropathies),由于鼻和鼻窦肉芽肿直接扩展到相邻的上部脑神经,以及从毗邻咽部病变扩展到下部脑神经(见第44章)。我们曾看到这一疾病产生发作性偏侧颅痛综合征,并伴有眶周瘀斑。颅底部可能被侵蚀,肉芽肿扩散到颅腔和较远的部位。脑血管事件、癫痫发作和大脑炎较少见,但神经系统并发症有很好的描述。有时可见痉挛性轻截瘫、颞动脉炎、Horner综合征和视盘水肿,但很少见(见Nishino et al)。20%的患者眼眶受到波及,病变的临床和影像学的表现类似于眶部假瘤、蜂窝织炎或淋巴瘤。肺部肉芽肿也很常见,通常无症状,但在胸部CT上很明显。

血管炎可以同时累及小动脉和静脉。血管壁有纤维素样坏死、中性粒细胞和组织细胞浸润。血沉增快、类风湿因子和抗球蛋白因子也升高。已发现在血液中存在胞质型抗中性粒细胞胞质抗体(cytoplasmic antineutrophil cytoplasmic antibodies,cANCA)对韦格纳病有相对的特异性和敏感性,但它也可能存在于血管内淋巴瘤患者。

Wegener肉芽肿以往是一种致死性疾病,目前使用环磷酰胺、苯丁酸氮芥、利妥昔单抗(Rituximab)或硫唑嘌呤在治疗方面取得了一定程度的疗效。环磷酰胺每天口服1~2mg/kg,可使90%~95%的病例得到缓解。氨甲蝶呤、硫唑嘌呤和利妥昔单抗在系统研究中很少被使用。一个例外是Guillevin及其同事进行的试验,在该试验中,在ANCA阳性的血管炎患者使用环磷酰胺和糖皮质激素缓解后,利妥昔单抗在减少复发方面优于硫唑嘌呤。他们的约40%的患者有神经系统表现。对于应用于神经症状方面的剂量和轶事效应,可以参考文献。在急性病例中,快速作用的类固醇,如泼尼松50~75mg/d通常与免疫抑制剂联合使用。

系统性红斑狼疮

系统性红斑狼疮(systemic lupus erythematosus)的一个重要方面是神经系统的参与,但可参照的综合征却是完全不同的。在Johnson和Richardson报告的病理和临床病例系列中,75%的病例有中枢神经系统(CNS)受累,但我们最近的经验表明,临床表现的频率较低,特别是如果将轻微的神经症状,如头痛排除在外时。精神功能紊乱,包括意识改变、癫痫发作和涉及脑神经的体征是常见的神经学表现,这些症状通常发生在疾病的晚期,但也可能发生在早期,而且可以是轻度的和短暂的。轻偏瘫、轻截瘫、失语症、同向性偏盲、运动障碍(舞蹈症),以及下丘脑功能紊乱都有发生,但在我们的经验中并不常见。较大的梗死通常可追溯到Libman-Sacks心内膜炎(一种非细菌性血栓性心内膜炎形式)的栓子。

在某些病例中,中枢神经系统表现类似多发性硬化,特别是当有视神经炎或脊髓病时。值得注意的是,有两种表现是模拟德维克(Devic)病的"纵向扩展的脊髓病",以及大脑半球的白质改变伴有不同的临床表现,即"干燥硬化"(Sjogren sclerosis)或"狼疮硬化"(lupus sclerosis)。这些在第35章,多发性硬化(MS)和模拟MS的疾病中讨论。血清抗核抗体的存在有助于红斑狼疮的鉴别,但其本身并不能确立这一诊断。抗双链DNA(anti-dsDNA)抗体是本病的敏感指标。CSF正常,或仅表现为轻度淋巴细胞增多和蛋白质含量略有增加,但在一些患者,主要是周围神经病和脊髓病患者,CSF蛋白含量可显著增加。

一些神经学表现可以被解释为大脑皮质和脑干广泛的微梗死,这些反过来又与小动脉和毛细血管的破坏性和增生性变化有关。急性病变是很轻微的，它不像高血压脑病那样，血管壁是典型的纤维蛋白样坏死，没有细胞浸润。免疫复合物附着在内皮细胞上是血管损伤的假定机制。因此，这些变化并不代表严格意义上的血管炎。然而，对于一些白质和脊髓病变也有免疫成分参与，不需要涉及血管病（见第 35 章）。

我们还不完全清楚，狼疮的脑血管特征中有多大比例可以用凝血障碍或 Libman-Sacks（非细菌性血栓性）心内膜炎来解释。其他神经学表现与高血压有关，高血压经常伴发此病，可能诱发脑出血；心内膜炎，可引起脑栓塞；血栓性血小板减少性紫癜，通常会使疾病的终末期复杂化（Devinsky et al）；而使用糖皮质激素治疗，它可能促使或加重肌无力、癫痫发作和精神病等。在其他病例中，类固醇似乎可以改善这些神经表现。一组类似的神经问题的出现涉及抗磷脂抗体综合征，这可能是狼疮的特征或独立出现的［见抗磷脂抗体（休斯，Hughes）综合征］，以及一个特殊的舞蹈症综合征，伴其他一些狼疮的全身表现出现，可能是基于自身免疫机制。

苏萨克（Susac）综合征

苏萨克综合征（Susac syndrome）是另一种鲜为人知的血管炎形式，主要由影响脑部和视网膜的微血管病（microangiopathy）组成（Susac and colleagues，1979）。临床表现为精神症状、头痛、痴呆、感觉神经性耳聋、眩晕和视力障碍等。本病常见于年轻患者，女性居多，表现为一种不完全综合征，没有耳聋、视网膜分支动脉闭塞或脑病等一项或多项核心特征。检眼镜检查显示多发的视网膜动脉分支闭塞，视网膜血管造影显示多处额外的梗死和内皮损伤引起的弥散性血管渗漏的证据。MRI 检查可显示特征性的白质病变，特别是在胼胝体的中央部分（图 33-38）（见 Susac and colleagues，2003）。Magro 及其同事在他们的许多病例中发现了内皮细胞抗体。这些患者似乎对类固醇治疗有反应，而且大多数病例是单一发作，不会复发，但是也有例外。

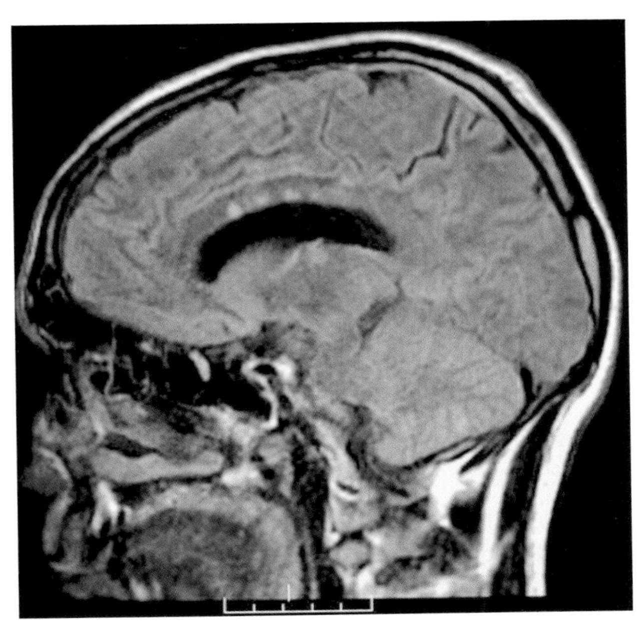

图 33-38 MRI T2 FLAIR 像矢状位显示，Susac 综合征在胼胝体中央部的典型病变，这些异常区域可能表现为弥散受限

白塞病

白塞病（Behçet disease）是一种累及小血管的慢性复发性血管炎，并有突出的神经表现，因此在这里考虑这种疾病是适当的。此病最常见于土耳其，它首先在那里被描述，也在其他地中海国家和日本，但它发生在整个欧洲和北美，影响男性多于女性。该病最初是以复发虹膜睫状体炎，以及复发性口腔和生殖器溃疡等三联征为特征，但现在被认为是一种具有更广泛症状的全身性疾病，包括结节性红斑、血栓性静脉炎、多发性关节炎、溃疡性结肠炎和一些神经系统表现，其中一些表现为脑炎或脑膜炎。最可靠的诊断标准，是根据国际研究小组（International Study Group）收集了来自 7 个国家的 12 个医疗中心的 914 例病例为复发性口疮或疱疹样口腔溃疡、复发性生殖器溃疡、前或后葡萄膜炎、玻璃体中的细胞或视网膜血管炎，以及结节性红斑或丘疹脓疱性病变等。

在大约 30% 的白塞病患者中神经系统受到影响（Chajek and Fainaru），临床表现为复发性脑膜脑炎、脑神经麻痹（尤其是展神经）、小脑性共济失调、皮质脊髓束征，以及静脉闭塞性疾病等。也可能出现间脑和脑干功能障碍的发作，类似于小卒中。一些尸检发现这些小的坏死灶与血管炎有关，包括血管周围和脑膜的淋巴细胞浸润。也可能有脑静脉血栓形成。神经系统症状通常有突然发病，并伴有 CSF 活跃的淋巴细胞增多（淋巴细胞或中性粒细胞可能占多数），连同蛋白含量升高，但葡萄糖值正常（在我们的一例患者中，急性脑膜炎发病时发现中性粒细胞为 3 000/mm^3）。一般情况下，神经系统症状会在几周内完全消失，但有复发的趋势，有些患者会留下持续的神经功能缺失。罕见的，临床表现渐进式的精神错乱状态或痴呆（详见 Alema、Lehner 和 Barnes 述评）

白塞病的病因尚不清楚。过敏反应性皮肤测

试，即在针刺处形成无菌脓疱，已被国际研究小组列为一种重要的诊断试验，但是基于公认的美国有限的经验，我们和我们的同事发现它的价值值得怀疑。根据自身免疫性病因的假设，使用糖皮质激素是常用的治疗方法。因为疾病的发作会自然消退和复发，所以对治疗评估是困难的。

脑静脉和静脉窦血栓形成

脑静脉窦血栓形成（thrombosis of the cerebral venous sinuses），特别是上矢状窦或侧窦以及皮质分支静脉和深静脉的血栓形成，导致许多重要的神经综合征。如第 31 章所述，脑静脉血栓形成可能与邻近耳部和鼻旁窦感染或与细菌性脑膜炎有关。更常见的是非感染性静脉阻塞，是由下面讨论的多种高凝状态之一造成的。

硬脑膜窦分支的皮质静脉闭塞，表现为静脉梗死性卒中的形式。确定血栓是起源于硬脑膜窦并向皮质支静脉传播，还是相反，是很难的。除非在某些已知有利于静脉血栓形成的临床情况下，如服用避孕药或产后和术后状态，通常以血小板增多和高纤维蛋白原血症为特征，否则诊断是困难的。高凝状态也可能发生在癌症（特别是胰腺和结肠以及其他的腺癌）、青紫型先天性心脏病、婴儿恶病质、镰状细胞病、抗心磷脂抗体综合征、上述的白塞病、因子Ⅴ莱登突变、蛋白 S 或蛋白 C 缺乏症、抗凝血酶Ⅲ缺乏症、活化蛋白 C 抵抗、原发性或继发性红细胞增多症和血小板增多症，以及阵发性夜间血红蛋白尿等。

使用诸如他莫昔芬（tamoxifen）、贝伐珠单抗（bevacizumab）和促红细胞生成素（erythropoietin）等药物，甚至与血小板减少有关的肝素高凝反应都被认为是脑静脉血栓形成的危险因素。

Martinelli 及其同事的研究在本章前面提到，将在使用口服避孕药的情况下 35% 的脑静脉血栓形成归因于Ⅴ因子或凝血酶原基因突变。Averback 报告了 7 例年轻人静脉血栓形成，强调了临床原因的多样性。他的两例患者患有乳腺癌，一例患有溃疡性结肠炎。少数病例发生在头部损伤或仍原因不明。

在罹患上述任何一种全身性疾病的患者的卒中，都应提示静脉血栓形成，尽管在某些情况下，例如，产后卒中，动脉与静脉一样经常发生闭塞。一种缓慢演变的临床卒中综合征，存在多发性脑损害不在动脉供血区，以及有惊厥发作和出血的特征，均支持静脉血栓形成而不是动脉血栓。

这些临床特征及其变化的原因，以及与动脉闭塞引起的缺血性脑损伤的区别，将在下面的讨论中变得明晰。Stam 对这一主题曾做过一篇综述。

皮质静脉血栓形成

某些综合征的发生有充分的规律性，提示某一特定静脉或静脉窦的血栓形成。孤立的浅表皮质静脉血栓形成（*thrombosis of superficial cortical veins*）的特征是存在大的浅表的（皮质和下面的白质）出血性梗死和明显的局灶性癫痫发作倾向。根据雅各布（Jacobs）及其同事的意见，轻偏瘫、不完全偏盲和失语症也是典型症状，任何的这些症状都可能在几天内出现波动。这些多变的综合征反映了主要浅表静脉的部位不固定。拉贝（Labbé）静脉的血栓形成导致上部颞叶下面的梗死，而特鲁拉德（Trolard）静脉阻塞则会影响到顶叶皮质。需要关注的是血凝块可扩展到更大的引流静脉或硬脑膜窦。

根据我们的经验，很多时候，局灶性功能缺失在一次局灶性发作后会立即恶化。当硬膜静脉窦被阻塞时，颅内压不升高。诊断是通过仔细的 MRV 检查或凭借传统血管造影的静脉期做出的。在一侧大脑半球出现多发性出血性梗死，而没有栓塞或动脉粥样硬化血栓形成的来源时，应怀疑皮质静脉血栓形成。

硬脑膜窦血栓形成

上矢状窦和横（侧）窦血栓形成　在矢状窦血栓形成（*sagittal sinus thrombosis*）的病例中，颅内压增高表现头痛、呕吐和视盘水肿，可构成全部的综合征，这是与脑假瘤鉴别诊断的主要考虑因素（见第 9、12 和 29 章），或者也可合并出血性脑梗死。只有当血栓扩展到表面静脉时，才会发生轻截瘫、轻偏瘫、波动的单侧或双侧感觉症状，或失语症等。局灶性或古怪的感觉或运动性癫痫发作也会在相同的基础上发生，但不像皮质静脉血栓那样常见。

横窦通常是不对称的，略多于一半的个体有一条优势右侧静脉，大约四分之一的人是对称的（较大的横窦对应于该侧较小的枕叶）。非优势侧横窦的单侧闭塞可能没有症状，而优势侧血栓形成通常会引起与矢状窦堵塞相同的综合征。在上矢状窦、颈总静脉（main jugular vein）和横窦或窦汇血栓形成时，出现颅内压升高，但不伴脑室扩张。

上矢状窦闭塞导致的常见影像学特征是双侧旁正中的表浅的顶部或额叶的出血性梗死或水肿性静脉充血。在 CT 轴位图像输注造影剂时，通过仔细调整观察窗口，可观察到后矢状窦内没有染色混浊（“空三角征”）。CSF 压力升高，液体可能有轻微血性。横窦血栓形成引起颞叶凸面的出血性梗死，通常伴有一定程度的血管源性水肿。增强的 CT、动脉造影（静脉期）和 MRV 检查（图 33-39）通过显示静脉窦不出现浑浊或有时静脉内血凝块，直接观察到静脉阻塞而促使确诊。一旦确定了静脉血栓形成已持续数天或更长的时间，在血管造影的静脉期，分支浅部静脉呈现“螺旋样”即可确定。

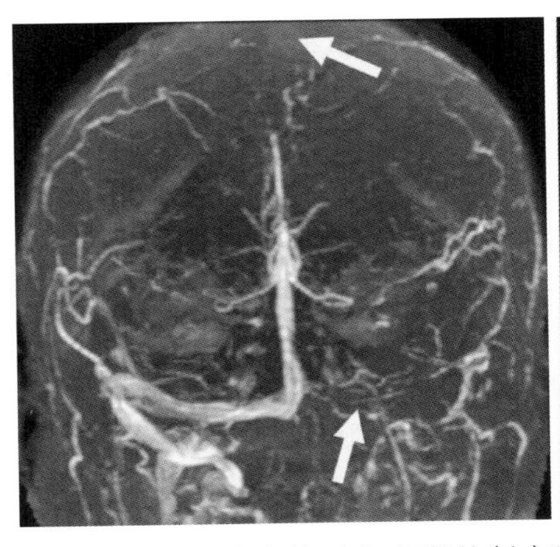
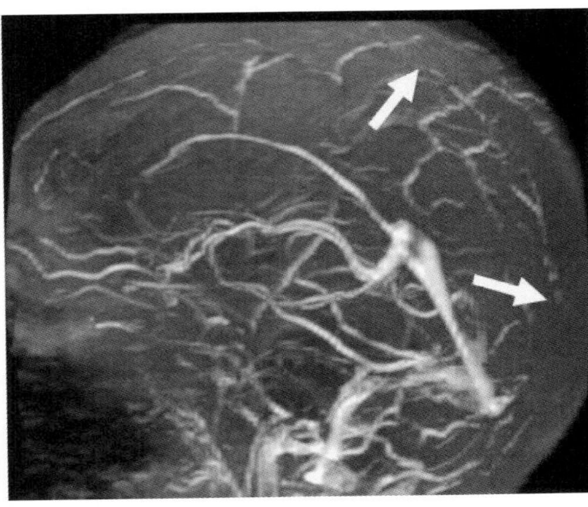
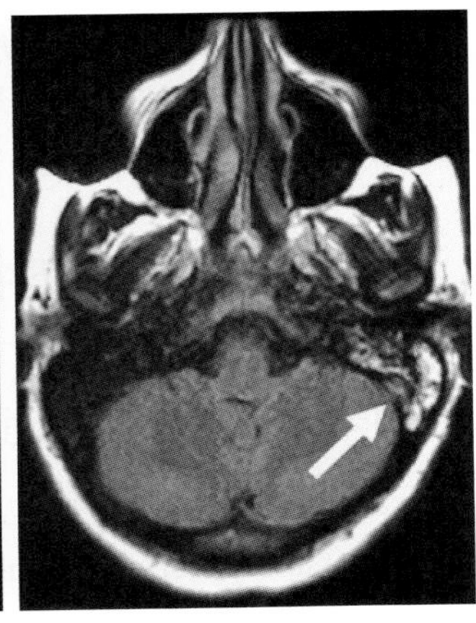

图 33-39 静脉窦血栓形成；冠状位（左）和矢状位（中）磁共振静脉造影（MRV）显示上矢状窦和左侧横窦（箭头）无血流。注意，直窦和右侧横窦保持通畅。MRI T2-FLAIR 轴位像显示左耳乳突炎，它是广泛的静脉血栓形成的病因。MRI 检查可见血栓（右）（箭头）

海绵窦血栓形成（*cavernous sinus thrombosis*） 如第 12 和第 13 章所指出的，在海绵窦血栓形成的情况下，可能会有明显的球结膜水肿和眼球突出，相应于海绵窦前部的血凝块，可能有第Ⅲ、Ⅳ和Ⅵ对脑神经的功能障碍，而当海绵窦后部受累时出现第Ⅴ对脑神经的眼支受损。如果血凝块扩散到岩下窦，则可能导致脑神经Ⅵ、Ⅸ、Ⅹ和Ⅺ麻痹。岩上窦（*superior petrosal sinus*）也受累时，可伴有第Ⅴ对脑神经麻痹。

静脉窦血栓形成对新生儿的诊断提出特殊的问题。在 deVeber 及其同事所报告的系列中，各种围产期并发症，包括全身性疾病，如严重脱水或感染，是常见的先决条件，预后很差。在幼儿中，危险因素有所不同，在结缔组织和血栓前期疾病以及头颈部感染中是较常见的。

大脑深静脉血栓形成

大脑深静脉血栓形成（deep cerebral vein thrombosis），是指盖伦（Galen）静脉和大脑内静脉的闭塞，是最不常见且临床最模糊不清的静脉综合征。

从已被研究的少数病例中，出现了双丘脑梗死，有时是可逆的，在 Benabdeljili 和同事报告的病例中主要包括注意力不集中、空间忽视和健忘症，在 Gladstone 及其同事报告的病例中主要包括不动性缄默和淡漠。van den Bergh 和同事们的一系列病例强调了诊断这种性质的部分综合征的困难。在大多数这种情况的报告中，强调的是神经心理方面。其他病例表现为昏迷和瞳孔改变，与缺血性间脑和中脑头侧病变有关。也许最令人震惊的是 MRI，它显示了围绕丘脑的大的双枕叶区域的信号变化。大部分信号改变可能代表可逆的水肿和静脉充血，因为可能发生实质性的临床改善。诊断需要血管造影术来确认，最常见的是用磁共振静脉造影。

脑静脉血栓形成的治疗

抗凝治疗（anticoagulant therapy）先用肝素或相当的药物治疗几天，然后用华法林（warfarin），如果静脉阻塞是感染性的（最近很少见），则合用抗生素，在某些情况下可挽救生命。尽管如此，总体死亡率仍然很高，在 10%~20% 的病例中发现大的出血性静脉梗死。由 Einhaupl 及其同事进行的临床试验显然只解决了急性治疗更倾向于使用肝素的问题，因为这些阳性结果不能被 de Bruijn 和 Stam 证实，他们发现，接受低分子量肝素治疗与接受安慰剂治疗的患者均口服抗凝药 3 个月，他们之间仅存在微小差异。在某些情况下正在考虑使用更新的抗凝剂。

大多数接受治疗的患者病情好转，但头痛缓解可能需要数周的时间，尽管肝素治疗有时会缓解头痛。另一方面，昏迷和多发性脑出血通常是致命的。

局部输注 tPA 已被使用，但是没有进行同样的随机试验。局部静脉或全身输注的溶栓疗法（thrombolytic therapy）在少数病例中是成功的，例如 DiRocco 及其同事用尿激酶和肝素治疗的 5 例患者。对于硬脑膜窦血栓形成的极端患者，表现昏睡或昏迷和 CSF 压力显著增高，我们没有进行溶栓治疗。

高凝状态引起的卒中

非细菌性血栓性（消耗性）心内膜炎

无菌性疣状赘生物，也称为非细菌性血栓性心内膜炎（nonbacterial thrombotic endocarditis），是由纤维蛋白和血小板组成，松散地附着于二尖瓣、主动脉瓣以及毗邻的心内膜上。它们是脑栓塞的常见来源（根据 Barron 等的数据，几乎占所有脑栓塞病例的 10%，但低于其他系列的经验）。在过去的病例系列中，几乎一半的患者有与恶性肿瘤相关的赘生物，其余的发生在因其他疾病导致虚弱的患者（Biller et al）。最近的经验表明，大多数是与全身性癌症有关。

非细菌性心内膜炎栓塞发生的背景是独特的。也可能有一些原型的临床特征，可以区别于其他形式的脑栓塞。特别是，卒中可能是多次的，连续几天或几周，而且通常是小的，给人以不完全卒中综合征叠加脑病的印象。栓塞性功能缺失的突发性有助于将这一过程与通常形式的脑转移区分。

本病本质上是下面讨论的慢性弥散性血管内凝血（DIC）的一种表现，因此，发现类似的实验室变化也就不足为奇了，这些变化包括循环纤维蛋白裂解产物增高，特别是 D- 二聚体，以及血液涂片中微血管病溶血的标志。有典型的中度血小板减少。超声心动图常被获得，但它是不敏感的。

对于广泛性恶性疾病的重症患者，使用抗凝剂的危害可能会超过这种治疗的获益，但是对于这种情况，防止血小板聚集的药物虽然可能有帮助，但还未进行过系统研究。尽管接受了治疗，栓塞性卒中仍然经常发生。

作为血液疾病并发症的卒中

脑部受到了许多血液病的过程的影响，其中一些已被提到。这里讨论一些更典型的特征。

弥散性血管内凝血（DIC）

弥散性血管内凝血（disseminated intravascular coagulation，DIC）可能是影响神经系统的最常见和最严重的凝血障碍。其基本过程依赖于从受损组织中释放出的促凝血物质，导致凝血过程的激活和形成纤维蛋白，在此过程中，凝血因子和血小板被消耗。实际上，任何造成组织损伤的机制都可能导致组织促凝血酶原激酶（thromboplastins）释放到循环系统中。因此，DIC 使各种临床情况变得复杂化，如严重的败血症、大的创伤、心胸外科手术、中暑、烧伤、血型不相容输血和其他免疫复合物疾病、糖尿病酮症酸中毒、白血病、产科并发症、发绀型先天性心脏病，以及多种原因的休克等。

DIC 的主要病理改变是在小血管中发生广泛的纤维蛋白血栓，导致包括大脑在内的许多器官的大量小梗死。有时 DIC 表现为出血素质，在小的穿支血管周围出现瘀点出血。在某些情况下，脑出血是相当广泛的，类似于原发性高血压出血。出血的主要原因是在纤维蛋白形成的过程中血小板及各种凝血因子的消耗，此外，纤维蛋白降解产物本身也有抗凝特性。

神经系统损伤的弥漫性可能提示脑的代谢紊乱，而不是血管紊乱。在缺乏明确的代谢性、感染性，或肿瘤原因引起的脑病时，急性发病和波动性局灶性神经系统异常或在重症病程中出现广泛性和有时是终末期神经系统恶化应引起对 DIC 的怀疑，应测量凝血因子和纤维蛋白裂解产物。血小板计数始终下降，并有纤维蛋白原和其他凝血因子消耗的证据，指示凝血酶原和部分凝血酶时间延长。

在先前关于高血压和子痫性脑病小节中提到的相关疾病，简称为 HELLP，子痫女性会发生肝功能衰竭和血小板减少症；这种有限形式的 DIC 对神经系统的子痫效应的贡献还没有被证实（见前面关于子痫的讨论）。

抗磷脂抗体（休斯）综合征

抗磷脂抗体综合征（antiphospholipid antibody）也称为休斯综合征（Hughes syndrome），这种发生在年轻人的 TIAs 或卒中、偏头痛和血小板减少症的疾病，已经在“儿童和年轻人的卒中”中讨论过。磷脂是影响凝血的脂蛋白家族。一些与抗体发生反应的磷脂与凝血因子，特别是凝血酶原共享。自身抗体针对磷脂的结合蛋白，从而诱发凝血。第一个被描述的抗体是狼疮抗凝物（*lupus anticoagulant*）

和抗心磷脂（*anticardiolipin*）。抗磷脂综合征的大多数分类还包括抗体的主要靶点 2- 糖蛋白 1（2-glycoprotein 1），它是一种可能对抗心磷脂抗体的结合和促凝作用的必要蛋白。对于卒中研究，该综合征正式的诊断标准要求缺血性事件同时至少间隔 6 周两次检测到自身抗体。大约四分之一的狼疮患者有抗磷脂蛋白（antiphospholipid proteins），而妊娠并发症的女性中有高达 6% 的人有此抗体。一些调查显示，在 50 岁以下的卒中患者中，有 17% 发现了这一抗体。

除了对脑血管的影响外，皮肤网状青斑，静脉血栓形成，通常发生在双腿，以及妊娠晚期流产也是其他特征。子痫、先兆子痫以及妊娠期间 HELLP 综合征也是由自身抗体所导致的。在评估部分凝血活酶时间（PTT）升高或血小板减少时，通常在无症状患者中发现抗磷脂综合征；然而，血小板计数严重减少（低于 20×10^9/L）并不常见。

对这种疾病的测试包括检测这三种主要磷脂（狼疮抗凝物、抗心磷脂和 2-GP 1）的 IgM、IgG 和混合抗体，在许多患者中存在部分重叠，其中不止一种抗体亚类针对不止一种脂蛋白，80% 的狼疮抗凝物患者有抗心磷脂抗体，但只有不到 50% 的抗心磷脂抗体患者有狼疮抗凝物。β2- 糖蛋白 1 抗体对本病最具有特异性。然而，该疾病的主要实验室特征是部分凝血酶活时间延长。抗心磷脂抗体滴度与血栓形成风险普遍相关，并且对该综合征的特异性 IgG 高于 IgM 自身抗体。偏头痛发病率的增加一直在讨论和有争议。Levine 及其同事（1990）回顾了这种疾病的卒中，Garcia 和 Erkan 综述了这一主题在一般医学中的应用。

这些评论主要是针对该病的一种“原发的”特发性自身免疫形式，但发生的病例仅次于红斑狼疮、Sjögren 病，使用神经安定药诸如吩噻嗪类、丁苯酮和其他药物，以及某些感染等。

最常见的神经异常是短暂性缺血发作（TIA），经常表现为一过性黑矇（amaurosis fugax）的形式，伴或不伴视网膜小动脉或静脉闭塞（Digre et al）。卒中样现象在偏头痛、高脂血症或抗核抗体的患者，以及那些吸烟或服用避孕药的患者中更为常见。Levine 及其同事（1990）报告的 48 例患者中，几乎有三分之一的患者患有血小板减少症，23% 的患者的性病研究实验室（VDRL）检测呈假阳性。血管病变主要集中在脑白质和主要是梗死灶，MRI 清晰可见。血管造影显示不常见部位的动脉闭塞（Brey et al）。脑卒中的机制尚不完全清楚，可能源自二尖瓣叶上的栓子，类似于非细菌性血栓性心内膜炎；或者，在我们看来更有可能的是，有一种中等口径脑血管的非炎性原位血栓形成，正如 Briley 及其同事研究的有限的病理材料所提示的。

这些循环抗体可能与一种短暂的双侧舞蹈症或偏瘫舞蹈症有关，一些患者还有轻偏瘫或其他轻微的局灶性体征。我们所见的几乎所有受影响的患者都是患有血小板减少症的女性，其中大多数可能患有系统性狼疮，至少在实验室研究中是这样的。在西德纳姆舞蹈症（Sydenham chorea）提出的关联可与舞蹈症综合征与此抗体的直接联系比较，可能是有意义的，但尚未得到证实。一些病例显示基底节的微梗死，可能是瓣膜上疣状赘生物引起的。这些患者服用含雌激素的避孕药可诱发舞蹈性综合征，而皮质类固醇或抗血小板药物通常能迅速改善。在此综合征中运动障碍已由 Asherson 及其同事进行了综述。

斯内登综合征（*Sneddon syndrome*）（由他在 1965 年的一篇论文中描述）是一种可引起网状青斑（livedo reticularis）和葡萄状青斑（livedo racemosa）的深蓝 - 红色皮肤病变的动脉病，与多发性缺血性卒中有关。伴多发脑梗死的动脉病变。许多，但不是所有的患者有高滴度的抗磷脂抗体。虽然皮肤病变显示一种非炎性血管病与内膜增厚，但尚未对闭塞性疾病的病理进行充分研究。Stockhammer 及其同事对 17 例这类患者的报告中，其中 8 人发生卒中，16 例患者 MRI 显示有病变。卒中患者的年龄为 30~35 岁；因此，在年轻人的脑血管疾病中需考虑这一综合征。许多 MRI 上的病变是小的、深部的和多发的。虽然卒中有复发的趋势，但许多患者在一次卒中后多年仍然很好。皮肤活检有助于诊断。

在有些情况下，由抗磷脂综合征的复发性小梗死引起的放射学改变很难与多发性硬化鉴别，正如在第 35 章，关于脱髓鞘性疾病的几个部分中讨论的。抗磷脂综合征与横贯性脊髓炎（见第 42 章）、听力丧失，以及一些其他过程的关联一直被怀疑但未被证实。

治疗　在通过重复抗体测试确定诊断期间，或在仅仅发生了一次动脉缺血性卒中之后，共识小组已经指出，使用抗血小板或抗凝剂治疗这些患者是合理的（见 Lim 及其同事）。静脉血栓形成开始就用肝素治疗。华法林，也许是更明确的治疗，改变了抗体测试和一些指南建议确认抗体的存在后，应间隔 2 周后开始治疗。然而,华法林的使用有最大的好处,我们有时曾在怀疑该综合征时开始这种药物治疗。Khamashta 及其同事发现,为了有效地预防卒中,必须将 INR 维持在接近于 3 的水平。根据 Crowther 及其同事们进行的这项研究,INR 为 2~3 与较高水平的 INR 对血栓形成的保护程度相同,但两组血栓事件的数量都很低,在大约 3 年的时间里 114 例患者中只有 1 例发生卒中。患有严重血小板减少症和其他内源性凝血障碍的患者应慎用华法林治疗。虽然 INR 被用作抗凝水平的测量标准,但它也被抗体所改变,目前还没有一种理想的方法来监测这种治疗。阿司匹林,基于不确定的理由,被认为对卒中没有保护作用,但只有少数几个小的病例系列分析了它的效果。在反复卒中的"灾难性"情况下,静脉注射免疫球蛋白和血浆置换已取得一定效果。

免疫抑制剂诸如硫唑嘌呤、利妥昔单抗和麦考酚酯(mycophenolate)已经被尝试治疗,显示成功与副作用参半的结果。依库丽单抗(Eculizumab)是一种抗 C5(补体 -5)抗体,已被用于灾难性病例,以及正在探索对肾脏疾病和肾移植失败患者 m-TORC 通路的抑制。使用他汀类药物有理论的基础,但尚未广泛试验。戒烟和避免使用含雌激素化合物是重要的,因为这些化合物会显著增加这种综合征的卒中风险。

Garcia 已对全身性抗磷脂抗体疾病及其治疗的主题进行了综述。

血栓性血小板减少性紫癜和溶血性尿毒症综合征

血栓性血小板减少性紫癜(thrombotic thrombocytopenic purpura,TTP)也称为莫斯科维茨综合征(Moschcowitz Syndrome),以及溶血性尿毒症综合征(hemolytic uremic syndrome)都是小血管的严重疾病,合并微血管病性溶血性贫血,其特征是广泛性小动脉和毛细血管闭塞,几乎影响到身体的所有器官,包括脑。它被 Adams 及其同事描述(1948),并命名为血小板性肢端血管血栓形成(thrombocytic acroangiothrombosis)。纤维蛋白成分已通过免疫荧光技术鉴定,一些研究者已经证实了弥散性血管内血小板聚集而不是纤维蛋白血栓。散发性 TTP 是由冯·维勒布兰德裂解因子蛋白酶(von Willebrand factor-cleaving protease)的一种获得性循环 IgG 抑制物引起的,称为"一种具有血栓蛋白 1 型基序的解聚素和金属蛋白酶,成员 13"(a disintegrin and metalloproteinase with thrombospondin type 1 motif, member 13, ADAMTS13)。一种较罕见的家族型,即阿普肖 - 舒尔曼综合征(Upshaw-Shulman syndrome),是由 ADAMTS13 基因缺陷引起的。

在临床上,本病的主要表现是发热、贫血、肾病和肝病症状,以及血小板减少,血小板减少可引起常见的出血性表现(皮肤的瘀点和瘀斑、视网膜出血、血尿、消化道出血等)。神经系统的症状几乎总是存在,并且有大约一半的病例是这种疾病的最初表现。精神错乱、谵妄、癫痫发作和轻偏瘫,有时症状呈现间歇性或波动性,是神经系统紊乱的常见表现,并且很容易用脑内广泛的微小的缺血病灶来解释。Garrett 及其同事曾强调 TTP 中的非惊厥性癫痫持续状态的表现,我们已经遇到了两个这样的病例。没有观察到大面积梗死。在大多数存活的患者中,除非在 CT 或 MRI 上有可识别的梗死,否则局灶性神经功能缺失的恢复是可以预期的。CSF 是正常的,除了某些病例有蛋白升高。据我们所知,多数性单神经炎并不会发生。

诊断是通过在特征性临床表现的背景下,发现微血管病性溶血性贫血而做出的。可用酶联免疫吸附试验(ELISA)测定 ADAMTS13 的活性,但通常不能等待诊断确认后才开始治疗。在 TTP、溶血性尿毒症综合征(HUS)、妊娠毒血症、HELLP 综合征(溶血性贫血伴肝功能测试和血小板计数升高)、高血压脑病,以及其他原因引起的后部可逆性白质脑病综合征(PRES,见前面的讨论)之间有重要的重叠。在所有这些情况中,中枢神经系统问题都是由内皮功能障碍伴有血脑屏障破坏所介导的。TTP 推荐的治疗是血浆置换或血浆输注。更多的细节可查阅《哈里森内科学》(*Harrison's Principles of Internal Medicine*)。

真性红细胞增多症、血小板增多和血小板增多症(Thrombocytosis, and Thrombocythemia)

真性红细胞增多症(polycythemia vera)是一种原因不明的骨髓增生性疾病,其特征是红细胞和血容量显著增加,通常伴有白细胞和血小板增多。这种情况必须与许多继发性或症状性红细胞增多症(polycythemia, erythrocytosis)区别开来。在红细胞增多症中,血小板和白细胞保持正常。真性红细胞增多症患者中有很高比例的 JAK2 基因突变。原发性红细胞增多症中血栓形成发病率稍有增高的原因是血液黏度高、血管充盈和血流速度减慢。大多数患者的脑血管表现是 TIAs 和小卒中,但我们曾见过一例矢状窦血栓形成。由于血细胞比容很高,视网膜血管中可见红细胞沉积。本病中脑出血的原因尚不清楚，但已描述过血小板功能和凝血功能的一些异常（见 Davies-Jones et al）

血小板计数超过 800 000/mm^3 被认为是骨髓增生性疾病与真性红细胞增多症共病的一种形式。在一些患者中，会出现脾脏增大、红细胞增多症、慢性粒细胞性白血病或骨髓硬化症等。在我们的几例患者中，没有解释发现的血小板增多。患者表现为复发的大脑和全身血栓形成发作，通常是轻微和短暂的。细胞净化减少血小板，以及抗血小板药物，如羟基脲阿那格雷（hydroxyurea anagrelide）抑制巨核细胞形成，可有助于缓解神经系统症状。在我们随访的病例中有一例患者，有几个小的病变，可能是梗死，位于白质而颇似多发性硬化。另一例原发性血小板增多症患者，当血小板计数超过 1 000 000/mm^3 时，出现了伴有先兆的戏剧性新的偏头痛，文献对此现象进行了评论。

多种出血性疾病，如白血病（*leukemia*）、再生障碍性贫血（*aplastic anemia*）、血小板减少性紫癜（*thrombocytopenic purpura*）和血友病（*hemophilia*）也可能引起脑出血。许多罕见的出血疾病形式可能并发出血性表现，这些是由 Davies-Jones 及其同事综述的。

镰状细胞病

镰状细胞病（sickle cell disease，SCD），这种遗传性疾病与红细胞中存在异常的血红蛋白 S 有关。临床的异常主要发生在镰状细胞病患者，即纯合状态中，而不是发生具有镰状细胞性状患者中，镰状细胞性状代表杂合状态。我们在杂合的混合血红蛋白病患者中，如镰状 - 地中海贫血、镰状 S 型和镰状 D 型患者见过神经系统症状，但都没有镰状细胞贫血那样严重，也没有那样常见。这种疾病实际上仅限于中非和某些地中海血统的人，它在生命早期开始，以感染的“危象”（特别是肺炎球菌性脑膜炎）、四肢和腹部疼痛、慢性腿部溃疡，以及骨骼和内脏器官梗死为特征。脑的缺血性病变，无论大小，都是最常见的神经并发症，但也可发生脑出血、蛛网膜下腔出血和硬膜下出血，血管闭塞可以是动脉或静脉。镰状细胞贫血患者可能发生床突上段的颅内颈动脉的进行性狭窄，随之形成侧支血管，产生类似本章前面所述烟雾病的综合征。这些脆弱的侧支血管可能破裂导致颅内出血。

DeBaun 及其同事发现，定期输血可以在 3 年内将镰状细胞病的发病率或复发性卒中从 14% 降低到 6%。Lee 及其同事证明了交换输血可以降低这一重要的神经并发症的风险，而此风险可通过经颅多普勒检查大脑中动脉血流速度监测。在镰状细胞贫血的卒中预防试验中，63 名接受定期输血的儿童首次卒中的风险比仅接受支持性治疗的 67 名儿童降低了 90%。

脑血管疾病的特殊临床问题

不可避免的是，大多数患者的首诊临床医生可能并不精通脑血管疾病的所有细节。在这种情况下，必须对关于抗凝、进一步的实验室检查，以及给予家属的建议和预后等做出关键的决策。以下是作者遇到的一些情况，可能对学生、住院医生和该领域的非专业人员是有价值的。

有缺血性发作或小卒中既往史的患者

在检查时，患者可能功能正常，但根据病史或放射学检查已确定过去曾发生过卒中或短暂性缺血发作。问题是应该采取什么措施来减少更多的卒中风险。这是特别不确定的，即使是计划外科手术。短暂的局灶性 TIA，持续时间几分钟或更短，或许多的刻板发作，通常代表患侧大脑半球的颈内动脉严重狭窄。如果症状最近才出现，这可能是完全闭塞的前兆。如果 TIA 发生在很久以前，也就是发生在几周以前，那么闭塞的直接风险就会降低。最初的方法是通过超声或 MRA 来确定颈动脉的通畅性。如果与相邻的正常血管节段相比，直径缩小超过 70%，并且可能有严重的溃疡，但没有严重的狭窄斑块，颈动脉手术（或支架血管成形术）是可取的。如果单次的 TIA 持续超过 1 小时，或神经学检查发现轻微的征象，可归因于受 TIA 影响的大脑半球区域，就应寻找栓子的来源。适当的诊断检查包括心电图（ECG）、经食管超声心动图、心律失常监测、颈动脉超声检查，以及 CT 或 MRI 检查，如果这二者还没有做的话。控制升高的血压和解决高胆固醇水平是辅助步骤。错误在于忽略了先前的小卒中或 TIA 的潜在意义。

近期卒中可能未达到高峰的患者

如果从出现卒中的第一个症状已过去了几小时，但这一临床综合征还在波动或进展，最基本的问题是，血栓性梗死（静脉性或动脉性）是否会扩散并波及更多的脑组织；如果是栓塞性，缺血组织是否会出血或发生另一个栓塞；或是否有动脉夹层，是否会产生栓子。在大多数这些情况下，治疗方法是有争议的。如前所述，在一些中心通过使用肝素（或低分子量肝素），随后使用华法林来防止血栓的传播是一种方法。一些卒中功能缺失随着血压波动，提示颈动脉或其他大血管的闭塞。注意充分的脑灌注，避免患者常用的降压药治疗，确保充分的补液，避免血液浓缩，并可能采用头低位姿势，这些都有助于稳定病情。

脑血管疾病临床症状隐匿或误诊

虽然偏瘫是卒中的典型表现，但脑血管疾病可能表现为不影响运动通路的征象，但具有同样重要的诊断和治疗意义。以下的卒中综合征往往被忽视。

有时被忽视的是一种动脉瘤渗漏，表现为突然的而剧烈的全头痛，持续数小时或数天，且与以往的任何头痛都不同。检查可能发现除了轻微的颈部僵硬和血压升高外，没有任何异常。如果不能通过成像程序和 CSF 检查来调查这样的病例，可能会导致后来大量蛛网膜下腔出血的发生。小的脑出血、硬膜下血肿和脑肿瘤都可以通过 CT 或 MRI 确诊，而进行鉴别诊断。

第二种不明显的卒中是由大脑后动脉闭塞引起的，通常是栓塞性的。除非在床边仔细检查患者的视野，否则可能无法识别。患者自己可能没有意识到这种困难，或者只会抱怨视力模糊或需要佩戴新眼镜。伴随的缺陷是不能说出颜色或识别可操纵的物体或识别面孔，阅读困难等。MRI 或 CT 检查通常可证实临床诊断，治疗是针对血栓进一步栓塞事件或血栓的扩大。

一种可能被误认为是精神疾病的隐性卒中，是由于左侧大脑中动脉分支的栓塞性闭塞所致的错语性言语（paraphasic speech）发作。患者说话的时候总是说些毫无意义的话，显得很困惑，也不能完全理解别人对他说的话。他可能会在表面上表现得令人满意，并做出社交适当的问候和手势。只有仔细审视语言功能和行为才能做出正确的诊断。优势侧或非优势侧颞叶梗死和罕见的尾状核梗死可引起患者激越性谵妄，很少有局灶性表现。这可能会被误认为中毒或戒断状态。

任何一侧的顶叶梗死（通常为非优势半球）经常会被忽略，因为患者完全没有意识到问题或者症状只造成了一种微妙的精神错乱状态、嗜睡，或者只是在计算、拨打电话、准确地拿东西，或失去书写能力方面出现了微妙的问题。双侧呈现的视觉或触觉刺激消失提供一个线索，视动性眼球震颤（optokinetic nystagmus）反应的明显不对称有时是唯一明确的体征。

小脑出血一开始可能难以识别发生卒中。枕部头痛和抱怨头晕伴有呕吐可以解释为迷路功能障碍、胃肠炎或心肌梗死。轻微的肢体共济失调，不能坐或站，以及轻微的凝视麻痹可能没有得到适当的检测或被忽视。如果没有让患者下床行走，整个综合征可能就会被忽略。早期手术干预可能挽救生命，但是一旦综合征发展到昏迷伴有瞳孔异常和双侧 Babinski 征的程度，手术通常不太可能得到良好的转归。类似地，延髓外侧梗死引起连续的呕吐和头晕，除非发现有眼球震颤和步态共济失调，否则可能被误认为胃肠炎。

昏迷的卒中患者

血管性昏迷最常见的原因是颅内出血，通常在大脑半球深部，而小脑或脑干出血，广泛的蛛网膜下腔出血，以及基底动脉闭塞等不太常见。发病几天后，大脑中动脉供血区的大面积梗死或邻近于出血周围的脑水肿都可能压迫中脑，产生同样导致昏迷的效应。在这种情况下仍可采取一些补救的手术措施，如脑室血液引流，由于第三脑室或导水管阻塞继发性脑积水时进行脑室分流术，最近陷入昏睡和昏迷的患者血肿抽吸术，以及大面积卒中水肿病例的偏侧颅骨切除术等。此外，溶栓治疗和抗凝药物有时能成功逆转基底动脉血栓形成的进展，基底动脉血栓由于上部脑干的缺血或梗死而引起昏迷。

卒中后癫痫发作

除了脑静脉阻塞引起的梗死外，卒中后的惊厥发作并不是一个很大的问题。正如前面和本书其他章节中所提到的，癫痫发作作为缺血性卒中的最初表现是不是很常见的，当癫痫发作以这种方式发生时，栓子通常是病因机制。更常见的是，它们延迟到梗死或出血后数月或数年才出现。Lamy 及其同事提供的数据（他们正在研究卵圆孔未闭的年轻患者的卒中），当癫痫发作不是出现在发病之初，而是在卒中后第一周发生时，2%~4% 的病例都是这样，大约一半的患者在接下来的几年里会有再一次发作，通常是单次的发作。然而，对于那些在一周后第一次发作的患者也是如此。出血性卒中的癫痫发作率比缺血性卒中要高，这可能并不令人惊讶。对于缺血性卒中，较大的皮质卒中更有可能导致癫痫发作紊乱。从 Beghi 及其同事的报告中可以了解到，在卒中后不久发生癫痫发作频率较低的概况，大约为 6%。

还没有令人满意的研究来确定这些患者是否从抗癫痫治疗中受益，以防止第二次或随后的癫痫发作。按照大多数其他神经科医生的做法，只有在有癫痫发作时，我们才会开一种主要的癫痫药物，并且持续 12 个月。如果在此时的脑电图显示局灶性尖波或其他癫痫样活动，我们就会继续用药；如果没有，我们可能会停止用药。同样清楚的是，对所有的卒中患者预防性抗惊厥治疗是不必要的。

脑血管疾病痴呆

阿尔茨海默型痴呆通常会被归咎于多次小卒中的发生，这是由于不充分和不正确的概念造成的。如果是由血管性病变所致，急性卒中发作和局灶性神经功能缺失至少是部分综合征的明显证据。然而，有一个过程是在血管性疾病的基础上弥漫性白质改变导致认知功能轻微跳跃性下降，即血管性痴呆。血管性和 Alzheimer 病的病变经常共存，并可能相互依赖，使得这一综合征的理解变得复杂化。很难确定两者中每一种在多大程度上对神经功能缺失有影响。一些研究表明，如果同时合并血管病变，阿尔茨海默病的发病率明显增加或加速。

（柯先金 译 王维治 校）

参考文献

ACTIVE Investigators: Effect of clopidogrel added to aspirin in patients with atrial fibrillation. *N Engl J Med* 360:2006, 2009.

ACTIVE Writing Group, The: Clopidogrel plus aspirin versus oral anticoagulation for atrial fibrillation in the atrial fibrillation clopidogrel trial with Irbesartan for prevention of vascular events (ACTIVE W)—a randomized trial. *Lancet* 367:1903, 2006.

Adams HP Jr, Butler MJ, Biller J, Toffol GN: Nonhemorrhagic cerebral infarction in young adults. *Arch Neurol* 43:793, 1986.

Adams RD: Mechanisms of apoplexy as determined by clinical and pathological correlation. *J Neuropathol Exp Neurol* 13:1, 1954.

Adams RD, Cammermeyer J, Fitzgerald PJ: The neuropathological aspects of thrombotic acroangiothrombosis. *J Neurol Neurosurg Psychiatry* 11:1, 1948.

Adams RJ, McKie VC, Hsu L, et al: Prevention of first stroke by transfusion in children with sickle cell anemia and abnormal results on transcranial ultrasonography. *N Engl J Med* 339:5, 1998.

Adler JR, Ropper AH: Self-audible venous bruits and high jugular bulb. *Arch Neurol* 43:257, 1986.

Ahlgren E, Arén C: Cerebral complications after coronary artery bypass surgery and heart valve surgery: Risk factors and onset of symptoms. *J Cardiothorac Vasc Anesth* 12:270, 1998.

Alamowitch S, Eliasziw M, Algra A, et al: Risk, causes, and prevention of ischaemic stroke in elderly patients with symptomatic internal-carotid-artery stenosis. *Lancet* 357:1154, 2001.

Albers GW, Marks MP, Kemp S, et al: Thrombectomy for stroke at 6 to 16 hours with selection by perfusion imaging. *New Engl J Med* 378:708, 2018.

Alema G: Behçet's disease. In: Vinken PJ, Bruyn GW (eds): *Handbook of Clinical Neurology: Infection of the Nervous System.* Vol. 34: Part II. Amsterdam, North-Holland, 1978, pp 475-512.

Alexander MP, Schmitt MA: The aphasia syndrome of stroke in the left anterior cerebral artery territory. *Arch Neurol* 37:97, 1980.

Allen GS, Ahn HS, Preziosi TJ, et al: Cerebral arterial vasospasm: A controlled trial of nimodipine in patients with subarachnoid hemorrhage. *N Engl J Med* 308:619, 1983.

Amarenco P, Cohen A, Tzourio C, et al: Atherosclerotic disease of the aortic arch and the risk of ischemic stroke. *N Engl J Med* 331:1474, 1994.

Amarenco P, Hauw J-J: Cerebellar infarction in the territory of the anterior and inferior cerebellar artery: A clinicopathological study of 20 cases. *Brain* 113:139, 1990.

Amarenco P, Lavallee P, Lereuche J, et al: One-year risk of stroke after transient ischemic attack or minor stroke. *N Engl J Med* 374:1533, 2016.

Amarenco P, Lavallee P, Tavares LM, et al: Five-year risk of stroke after TIA or minor ischemic stroke. *N Engl J Med* 378:2182, 2018.

Ames A, Nesbett FB: Pathophysiology of ischemic cell death: I. Time of onset of irreversible damage: Importance of the different components of the ischemic insult. *Stroke* 14:219, 1983.

Ames A, Nesbett FB: Pathophysiology of ischemic cell death: II. Changes in plasma membrane permeability and cell volume. *Stroke* 14:227, 1983.

Ames A, Nesbett FB: Pathophysiology of ischemic cell death: III. Role of extracellular factors. *Stroke* 14:233, 1983.

Ames A, Wright RL, Kowada M, et al: Cerebral ischemia: II. The noreflow phenomenon. *Am J Pathol* 52:437, 1968.

Anderson CS, Arima H, Lavados P: Cluster-randomized, crossover trial of head positioning in acute stroke. *N Engl J Med* 376:2437, 2017.

Anderson CS, Heeley E, Huang Y, et al: Rapid blood-pressure lowering in patients with acute intracerebral hemorrhage. *N Engl J Med* 368:2355, 2013.

Anderson CS, Robinson T, Lindley RI, et al: Low-dose versus standard-dose intravenous alteplase in acute ischemic stroke. *N Engl J Med* 374:2313, 2016.

Andrew BT, Chiles BW, Olsen WL, et al: The effects of intracerebral hematoma location on the risk of brainstem compression and clinical outcome. *J Neurosurg* 69:518, 1988.

Aoyagi N, Hayakawa I: Analysis of 223 ruptured intracranial aneurysms with special reference to rerupture. *Surg Neurol* 21:445, 1984.

Asherson CR, Tikly FJ, Chamorro PL, et al: Chorea in the antiphospholipid syndrome. Clinical, radiologic, and immunologic characteristics of 50 patients from our clinics and the recent literature. *Medicine (Baltimore)* 76:203, 1997.

Auer LM: The pathogenesis of hypertensive encephalopathy. *Acta Neurochir Suppl* 27:1, 1978.

Averback P: Primary cerebral venous thrombosis in young adults: The diverse manifestations of an unrecognized disease. *Ann Neurol* 3:81, 1978.

Babikian V, Ropper AH: Binswanger's disease: A review. *Stroke* 18:2, 1987.

Bakar M, Kirshner HS, Niaz F: The opercular-subopercular syndrome: Four cases with review of the literature. *Behav Neurol* 11:97,1998.

Bamford J, Sandercock P, Dennis M, et al: A prospective study of acute cerebrovascular disease in the community: The Oxfordshire Community Stroke Project. 1981-1986. *J Neurol Neurosurg Psychiatry* 51:1373, 1988; also 53:16, 1990.

Banker BQ: Cerebral vascular disease in infancy and childhood: I. Occlusive vascular disease. *J Neuropathol Exp Neurol* 20:127, 1961.

Barnett HJM, Boughner GR, Cooper PF: Further evidence relating mitral-valve prolapse to cerebral ischemic events. *N Engl J Med* 302:139, 1980.

Barnett HJM, Peerless J, Kaufmann JCE: "Stump" of internal carotid artery—a source for further cerebral embolic ischemia. *Stroke* 78:448, 1978.

Barron KD, Siqueira E, Hirano A: Cerebral embolism caused by non-bacterial thrombotic endocarditis. *Neurology* 10:391, 1960.

Batjer HH, Reisch JW, Allen BC, et al: Failure of surgery to improve outcome in hypertensive putaminal hemorrhage. *Arch Neurol* 47:1103, 1990.

Becker S, Heller CH, Gropp F, et al: Thrombophilic disorders in children with cerebral infarction. *Lancet* 352:1756, 1998.

Beghi E, D'Allessandro R, Beretta S, et al. Incidence and predictors of acute symptomatic seizures after stroke. *Neurology* 77:1785, 2011.

Benabdeljlil M, El Alaoui Faris M, Kissani N, et al: Troubles neuro-psychologiques apres infarctus bi-thalamique par thrombose veineuse profonde. *Rev Neurol (Paris)* 157:62, 2001.

Benavente O, Eliasziw M, Streifler JY, et al: Prognosis after transient monocular blindness associated with carotid-artery stenosis. *N Engl J Med* 345:1084, 2001.

Bendszus M, Koltzenberg M, Burger R, et al: Silent embolism in diagnostic cerebral angiography and neurointerventional procedures: A prospective study. *Lancet* 354:1594, 1999.

Benninger DH, Gandjour J, Georgiadis D, et al: Benign long-term outcome of conservatively treated cervical aneurysms due to carotid dissection. *Neurology* 69:486, 2007.

Bhatt DL, Fox KA, Hacke W, et al: Clopidogrel and aspirin versus aspirin alone for the prevention of atherothrombotic events. *N Engl J Med* 354:1706, 2006.

Biller J, Challa VR, Toole JF, Howard VJ: Nonbacterial thrombotic endocarditis. *Arch Neurol* 39:95, 1982.

Boston Area Anticoagulation Trial for Atrial Fibrillation Investigators: The effect of low-dose warfarin in the risk of stroke in patients with nonrheumatic atrial fibrillation. *N Engl J Med* 323:1505, 1990.

Botterell EH, Lougheed WM, Scott JW, Vandewater SL: Hypothermia, and interruption of carotid or carotid and vertebral circulation, in the surgical management of intracranial aneurysms. *J Neurosurg* 13:1, 1956.

Breen JC, Caplan LR, DeWitt D, et al: Brain edema after carotid surgery. *Neurology* 46:175, 1996.

Brey RL, Hart RG, Sherman DG, Tegeler CH: Antiphospholipid antibodies and cerebral ischemia in young people. *Neurology* 40:1190, 1990.

Briley DP, Coull BM, Goodnight SH: Neurological disease associated with antiphospholipid antibodies. *Ann Neurol* 25:221, 1989.

Britton M, DeFaire U, Helmers C: Hazards of therapy for excessive hypertension in acute stroke. *Acta Med Scand* 207:352, 1980.

Broderick JP, Brott TG, Buldner JE, et al: Volume of intracerebral hemorrhage. A powerful and easy-to-use predictor of 30-day mortality. *Stroke* 24:987, 1993.

Brott T, Broderick J, Kothari R, et al: Early hemorrhage growth in patients with intracerebral hemorrhage. *Stroke* 28:1, 1997.

Brott TG, Hobson RW, Howard G, et al: Stenting versus endarterectomy for treatment of carotid-artery stenosis. *N Engl J Med* 363:11, 2010.

Brown MM, Bevan D: Is inherited thrombophilia a risk factor for arterial stroke? *J Neurol Neurosurg Psychiatry* 65:617, 1998.

Brust JCM: Anterior cerebral artery disease. In: Barnett HJM, Mohr JP, Stein BM, Yalsu FM (eds): *Stroke: Pathophysiology, Diagnosis, and Management*, 2nd ed. New York, Churchill Livingstone, 1992, pp 337-360.

Brust JCM, Behrens MM: "Release hallucinations" as the major symptom of posterior cerebral artery occlusion: A report of 2 cases. *Ann Neurol* 2:432, 1977.

Byrom FB: The pathogenesis of hypertensive encephalopathy. *Lancet* 2:201, 1954.

Call G, Fleming M, Sealfon S, et al: Reversible cerebral segmental vasoconstriction. *Stroke* 19:1159, 1988.

Campbell B, Mitchell PJ, Churilov L, et al: Tenecteplase versus alteplase before thrombectomy for ischemic stroke. *New Engl J Med* 378:1573, 2018.

Caplan LR: Binswanger's disease—revisited. *Neurology* 45:626, 1995.

Caplan LR: Intracranial branch atheromatous disease: A neglected, understudied, and overused concept. *Neurology* 39:1246, 1989.

Caplan LR: *Stroke: A Clinical Approach*, 2nd ed. Boston, Butterworth-Heinemann, 1993.

Caplan LR: "Top of the basilar" syndrome. *Neurology* 30:72, 1980.

Caplan LR, Schmahmann JD, Kase CS, et al: Caudate infarcts. *Arch Neurol* 47:133, 1990.

Caplan LR, Sergay S: Positional cerebral ischemia. *J Neurol Neurosurg Psychiatry* 39:385, 1976.

Castaigne P, Lhermitte F, Buge A, et al: Paramedian thalamic and midbrain infarcts: Clinical and neuropathological study. *Ann Neurol* 10:127, 1981.

CAVATAS Investigators: Endovascular versus surgical treatment in patients with carotid stenosis in the carotid and vertebral artery transluminal angioplasty study (CAVATAS): A randomised trial. *Lancet* 357:1729, 2001.

Chajek T, Fainaru M: Behçet's disease: Report of 41 cases and a review of the literature. *Medicine (Baltimore)* 54:179, 1975.

Chase TN, Rosman NP, Price DL: The cerebral syndromes associated with dissecting aneurysms of the aorta. A clinicopathologic study. *Brain* 91:173, 1968.

Chen Y, Patel NC, Guo JJ, Zhan S: Antidepressant prophylaxis for poststroke depression: A meta-analysis. *Int Clin Psychopharmacol* 22:159, 2007.

Chester EM, Agamanolis DP, Banker BQ, Victor M: Hypertensive encephalopathy: A clinicopathologic study of 20 cases. *Neurology* 28:928, 1978.

Chimowitz MI, Lynn MJ, Derdyn CP, et al, for the SAMMPRIS Trial investigators. Stenting versus aggressive medical therapy for intracranial arterial stenosis. *N Engl J Med* 365:993, 2011.

Chimowitz MI, Lynn MJ, Howlett-Smith H, et al: Comparison of warfarin and aspirin for symptomatic intracranial arterial stenosis. *N Engl J Med* 352:1305, 2005.

Churg J, Strauss L: Allergic granulomatosis, allergic angiitis and periarteritis nodosa. *Am J Pathol* 27:277, 1951.

Claassen J, Jetté N, Chum R, et al: Electrographic seizures and periodic discharges after intracerebral hemorrhage. *Neurology* 69:1356, 2007.

Cogan DG: Visual hallucinations as release phenomena. *Graefes Arch Clin Exp Ophthalmol* 188:139, 1973.

Collins R, Peto R, MacMahon S, et al: Blood pressure, stroke, and coronary heart disease. *Lancet* 335:827, 1990.

Connor MD, Lammie GA, Bell JE, et al: Cerebral infarction in adults AIDS patients. Observations from the Edinburgh HIV autopsy cohort. *Stroke* 31:2117, 2000.

Cordonnier C, Salman RA, Wardlaw J: Spontaneous brain microbleeds: Systematic review, subgroup analyses and standards for study design and reporting. *Brain* 130:198, 2007.

Corrin LS, Sandok BA, Houser W: Cerebral ischemic events in patients with carotid artery fibromuscular dysplasia. *Arch Neurol* 38:616, 1981.

Coull BM, Williams LS, Goldstein LD, et al: Anticoagulants and antiplatelet agents in acute ischemic stroke. *Neurology* 59:13, 2002.

Crawford PM, West CR, Chadwick DW, et al: Arteriovenous malformations of the brain: Natural history in unoperated patients. *J Neurol Neurosurg Psychiatry* 49:1, 1986.

Crowther MA, Ginsberg JS, Julian J, et al: A comparison of two intensities of warfarin for the prevention of recurrent thrombosis in patients with antiphospholipid antibody syndrome. *N Engl J Med* 349:1133, 2003.

Dashe JF, Pessin MS, Murphy RE, Payne DD: Carotid occlusive disease and stroke risk in coronary artery bypass graft surgery. *Neurology* 49:678, 1997.

Davies-Jones GAB, Preston FE, Timperley WR: *Neurological Complications in Clinical Haematology*. Oxford, England, Blackwell, 1980.

de Bruijn SF, Stam J: Randomized, placebo-controlled trial of anticoagulant treatment with low-molecular-weight heparin for cerebral sinus thrombosis. *Stroke* 30:484, 1999.

DeBaun MR, McKinstry RC, Noetzel MJ, et al: Controlled trial of transfusions for silent cerebral infarcts in sickle cell anemia. *N Engl J Med* 371:699, 2014.

Decroix JP, Graveleau R, Masson M, Cambier J: Infarction in the territory of the anterior choroidal artery. *Brain* 109:1071, 1986.

deVeber G, Andrew M, Adams C, et al: Cerebral sinovenous thrombosis in children. *N Engl J Med* 345:417, 2001.

Devinsky O, Petito CK, Alonso DR: Clinical and neuropathological findings in systemic lupus erythematosus: The role of vasculitis, heart emboli, and thrombotic thrombocytopenic purpura. *Ann Neurol* 23:380, 1988.

Digre KB, Durcan FJ, Branch DW, et al: Amaurosis fugax associated with antiphospholipid antibodies. *Ann Neurol* 25:228, 1989.

Diringer MN, Edwards DF, Zazulia AR: Hydrocephalus: A previously unrecognized predictor of poor outcome from supratentorial intra-cerebral hemorrhage. *Stroke* 29:1352, 1998.

Diringer MN, Ladenson PW, Stern BJ, et al: Plasma atrial natriuretic factor and subarachnoid hemorrhage. *Stroke* 19:1119, 1988.

DiRocco C, Ianelli A, Leone G, et al: Heparin-urokinase treatment in aseptic dural sinus thrombosis. *Arch Neurol* 38:431, 1981.

Donnan GA, Davis SM, Chambers BR, Gates PC: Surgery for prevention of stroke. *Lancet* 351:1372, 1998.

Donnan GA, O'Malley HM, Quang L, et al: The capsular warning syndrome: Pathogenesis and clinical features. *Neurology* 43:957, 1993.

Douketis JD, Spyropoulos AC, Kaatz S, et al: Perioperative bridging anticoagulation in patients with atrial fibrillation. *N Engl J Med* 373:823, 2015.

Drake CG: Giant fusiform intracranial aneurysms: Review of 120 patients treated surgically from 1965 to 1992. *J Neurosurg* 87:141, 1997.

Ducros A: Reversible cerebral vasoconstriction syndrome. *Lancet Neurol* 11:906, 2012.

Einhaupl KM, Villringer A, Meister W: Heparin treatment in sinus venous thrombosis. *Lancet* 358:597, 1991.

Eng JA, Frosch MP, Choi K, Rebeck GW, Greenberg SM. Clinical manifestations of cerebral amyloid angiopathy-related inflammation. *Ann Neurol* 55:250, 2004.

ESPRIT Study Group, The: Aspirin plus dipyridamole versus aspirin alone after cerebra ischemia of arterial origin (ESPRIT): Randomized controlled trial. *Lancet* 367:1665, 2006.

European Carotid Surgery Trialists' Collaborative Group: Risk of stroke in the distribution of an asymptomatic carotid artery. *Lancet* 345:209, 1995.

Feigen V, Roth GA, Naghavi M, et al: Global burden of stroke and risk factors in 188 countries, during 1990–2013: A systematic analysis for the Global Burden of Disease Study 2013. *Lancet Neurol* 15:913, 2016.

Ferguson GG: Physical factors in the initiation, growth, and rupture of human intracranial saccular aneurysms. *J Neurosurg* 37:666, 1972.

Fessler RD, Esshaki CM, Stankewitz RC, et al: The neurovascular complications of cocaine. *Surg Neurol* 47:339, 1997.

Fisher CM: A lacunar stroke: The dysarthria-clumsy hand syndrome. *Neurology* 17:614, 1967.

Fisher CM: A new vascular syndrome: "The subclavian steal." *N Engl J Med* 265:912, 1961.

Fisher CM: Binswanger's encephalopathy: A review. *J Neurol* 236:65, 1989.

Fisher CM: Capsular infarct: The underlying vascular lesions. *Arch Neurol* 36:65, 1979.

Fisher CM: Cerebral ischemia—less familiar types. *Clin Neurosurg* 18:267, 1971.

Fisher CM: Homolateral ataxia and crural paresis: A vascular syndrome. *J Neurol Neurosurg Psychiatry* 28:48, 1965a.

Fisher CM: Lacunar strokes and infarcts: A review. *Neurology* 32:871, 1982.

Fisher CM: Late-life migraine accompaniments as a cause of unexplained transient ischemic attacks. *Can J Neurol Sci* 7:9, 1980.

Fisher CM: Small deep cerebral infarcts. *Neurology* 15:774, 1965b.

Fisher CM: The anatomy and pathology of the cerebral vasculature. In: Meyer JS (ed): *Modern Concepts of Cerebrovascular Disease*. New York, Spectrum, 1975, pp 1–41.

Fisher CM: The pathologic and clinical aspects of thalamic hemorrhage. *Trans Am Neurol Assoc* 84:56, 1959.

Fisher CM, Adams RD: Observations on brain embolism with special reference to hemorrhagic infarction. In: Furlan AJ (ed): *The Heart and Stroke: Exploring Mutual Cerebrovascular and Cardiovascular Issues*. Berlin, Springer-Verlag, 1987, pp 17–36.

Fisher CM, Karnes WE, Kubik CS: Lateral medullary infarction—the pattern of vascular occlusion. *J Neuropathol Exp Neurol* 20:323, 1961.

Fisher CM, Kistler JP, Davis JM: Relation of cerebral vasospasm to subarachnoid hemorrhage visualized by CT scanning. *Neurosurgery* 6:1, 1980.

Fisher CM, Ojemann RG: A clinico-pathologic study of carotid endarterectomy plaques. *Rev Neurol* 142:573, 1986.

Fleetwood IG, Steinberg GK: Arteriovenous malformations. *Lancet* 359:863, 2002.

Flemming KD, Link MJ, Christainson TJH, Brown RD: Prospective hemorrhage risk of intracerebral cavernous malformation. *Neurology* 78:632, 2012.

Foix C, Chavaney JA, Levy M: Syndrome pseudothalamique d'origine parietale. *Rev Neurol* 35:68, 1927.

Frank JI: Large hemispheric infarction, deterioration, and intracranial pressure. *Neurology* 45:1286, 1995.

Freis ED, Calabresi M, Castle CH, et al: Veterans Administration Cooperative Study Group on Antihypertensive Agents: Effects of treatment on morbidity in hypertension II: Results in patients with diastolic blood pressure averaging 90 through 114 mm Hg. *JAMA* 213:1143, 1970.

Frisen L, Holmegaard L, Rosencrantz K: Sectorial optic atrophy and homonymous, horizontal sectoranopia: A lateral choroidal artery syndrome? *J Neurol Neurosurg Psychiatry* 41:374, 1978.

Furie B, Furie BC: Mechanism of thrombus formation. *N Engl J Med* 359:938, 2009.

Gage B, Birman-Deych E, Kerzner R, et al: Incidence of intracranial hemorrhage in patients with atrial fibrillation who are prone to fall. *Am J Med* 118:612, 2005.

Garcia D, Erkan D: Diagnosis and management of antiphospholipid syndrome. *N Engl J Med* 378:2010, 2018.

Garraway WM, Whisnant JP, Drury I: The changing pattern of survival following stroke. *Stroke* 14:699, 1983a.

Garraway WM, Whisnant JP, Drury I: The continuing decline in the incidence of stroke. *Mayo Clin Proc* 58:520, 1983b.

Garrett WT, Chang CW, Bleck TP: Altered mental status in thrombotic thrombocytopenic purpura is secondary to nonconvulsive status epilepticus. *Ann Neurol* 40:245, 1996.

Gasecki AP, Eliasziw M, Ferguson GG, et al: Long-term prognosis and effect of endarterectomy in patients with symptomatic severe carotid stenosis and contralateral carotid stenosis or occlusion: Results from NASCET. *J Neurosurg* 83:778, 1995.

Georgiadis D, Arnold M, von Buedingen HC, et al: Aspirin vs anticoagulation in carotid artery dissection: A study of 298 patients. *Neurology* 72:1810, 2009.

Germans MR, Coert BA, Majoic C, et al: Yield of spinal imaging in nonaneurysmal, nonperimesencephalic subarachnoid hemorrhage. *Neurology* 84:1337, 2015.

Gilon D, Buonanno FS, Joffe MM, et al: Lack of evidence of an association between mitral-valve prolapse and stroke in young patients. *N Engl J Med* 3:41, 1999.

Gladstone DJ, Silver FL, Willinsky RA, et al: Deep cerebral venous thrombosis: An illustrative case with reversible diencephalic dysfunction. *Can J Neurol Sci* 28:159, 2001.

Gladstone DJ, Spring M, Dorian P, et al: Atrial fibrillation in patients with cryptogenic stroke. *N Engl J Med* 370:2467, 2014.

Goldstein JN, Fazen LE, Snider R, et al: Contrast extravasation on CT angiography predicts hematoma expansion in intracerebral hemorrhage. *Neurology* 68:889, 2007.

Gould DB, Phalan C, van Mil S, et al: Role of COL4A1 in small vessel disease and hemorrhagic stroke. *N Engl J Med* 354:1489, 2006.

Granger CB, Alexander JH, McMurray JJV, et al: Apixaban versus warfarin in patients with atrial fibrillation. *N Engl J Med* 365:981, 2011.

Green DM, Ropper AH, Kronmal RA, et al: Serum potassium level and dietary potassium intake as risk factors for stroke. *Neurology* 59:314, 2002.

Greenberg SM, Rebeck GW, Vonsattel JP, et al: Apolipoprotein E e4 and cerebral hemorrhage associated with amyloid angiopathy. *Ann Neurol* 38:254, 1995.

Greenberg SM, Vonsattel JP, Stakes JW, et al: The clinical spectrum of cerebral amyloid angiopathy: Presentations without lobar hemorrhage. *Neurology* 43:2073, 1993.

Guillevin L, Pagnoux C, Karras a, et al: Rituximab versus azathioprine for maintenance in ANCA-associated vasculitis. *N Engl J Med* 371:1771, 2014.

Hacke W, Markku K, Bluhmki E, et al: Thrombolysis with alteplase 3 to 4.5 hours for acute stroke. *N Engl J Med* 359:1317, 2008.

Hacke W, Schwab S, Horn M, et al: "Malignant" middle cerebral artery territory infarction: Clinical course and prognostic signs. *Arch Neurol* 53:309, 1996.

Hallevi H, Albright KC, Martin-Schild S, et al: Anticoagulation after cardioembolic stroke: To bridge or not to bridge? *Arch Neurol* 65:1169, 2008.

Hallevi H, Albright KC, Martin-Schild S, et al: The complications of cardioembolic stroke: Lessons from the VISTA database. *Cerebrovasc Dis* 26:38, 2008.

Handke M, Harloff A, Olschewski M, et al: Patent foramen ovale and cryptogenic stroke in older patients. *N Engl J Med* 357:2262, 2007.

Hanley DF, Lane K, McBee N, et al: Thrombolytic removal of intraventricular haemorrhage in treatment of severe stroke: Results of the randomised, multicentre, multiregion, placebo-controlled CLEAR III trial. *Lancet* 389:603, 2017.

Hara K, Shiga A, Fukutake T, et al: Association of HTRA1 mutations and familial ischemic cerebral small-vessel disease. *N Engl J Med* 360:1729, 2009.

Hart RG, Byer JA, Slaughter JR, et al: Occurrence and implications of seizures in subarachnoid hemorrhage due to ruptured intracranial aneurysms. *Neurosurgery* 8:417, 1981.

Hart RG, Coull BM, Hart D: Early recurrent embolism associated with nonvalvular atrial fibrillation: A retrospective study. *Stroke* 14:688, 1983.

Hart RG, Sharma M, Mundl H, et al: Rivaroxaban for stroke prevention after embolic stroke of undetermined source. *N Engl J Med* 378:2191, 2018.

Hauser RA, Lacey M, Knight R: Hypertensive encephalopathy: Magnetic resonance imaging demonstration of reversible cortical and white matter lesions. *Arch Neurol* 45:1078, 1988.

Hawkins TD, Sims C, Hanka R: Subarachnoid haemorrhage of unknown cause: A long-term follow-up. *J Neurol Neurosurg Psychiatry* 52:230, 1989.

Hayashi M, Kobayashi H, Kanano H, et al: Treatment of systemic hypertension and intracranial hypertension in cases of brain hemorrhage. *Stroke* 19:314, 1988.

Healy JS, Connolly SJ, Gold MR, et al. Subclinical atrial fibrillation and the risk of stroke. *N Engl J Med* 366:120, 2012.

Heiss WD: Flow thresholds of functional and morphological damage of brain tissue. *Stroke* 14:329, 1983.

Hemphill JC III, Bonovich DC, Besmertis L, et al: The ICH score: A simple, reliable grading scale for intracerebral hemorrhage. *Stroke* 32:891, 2001.

Hennerici M, Trockel U, Rautenberg W, et al: Spontaneous progression and regression of carotid atheroma. *Lancet* 1:1415, 1985.

Heyman A, Wilkinson WE, Hurwitz BJ, et al: Risk of ischemic heart-disease in patients with TIA. *Neurology* 34:626, 1984.

Hijdra A, VanGijn, Stefanko S, et al: Delayed cerebral ischemia after aneurysmal subarachnoid hemorrhage: Clinicoanatomic correlations. *Neurology* 36:329, 1986.

Homan RW, Devous MD, Stokely EM, Bonte FJ: Quantification of intracerebral steal in patients with arteriovenous malformation. *Arch Neurol* 43:779, 1986.

Hosseini AA, Kandiyil N, MacSweeney STS, et al: Carotid plaque hemorrhage on magnetic resonance imaging strongly predicts recurrent ischemia and stroke. *Ann Neurol* 73:774, 2013.

Houser OW, Baker HL Jr, Sandok BA, Holley KE: Fibromuscular dysplasia of the cephalic arterial system. In: Vinken PJ, Bruyn GW (eds): *Handbook of Clinical Neurology*. Vol 11. Vascular Disease of the Nervous System. Part 1. Amsterdam, North-Holland, 1972, pp 366–385.

Hunt WE, Hess RM: Surgical risk as related to time of intervention in the repair of intracranial aneurysms. *J Neurosurg* 28:14, 1968.

Hupperts RMM, Lodder J, Meuts-van Raak EPM, et al: Infarcts in the anterior choroidal artery territory: Anatomical distribution, clinical syndromes, presumed pathogenesis, and early outcome. *Brain* 117:825, 1994.

Ikram MA, Seshadri S, Bis JC, et al: Genomewide association studies in stroke. *N Engl J Med* 360:1718, 2009.

Ingall TJ, Homer D, Baker HL Jr, et al: Predictors of intracranial carotid artery atherosclerosis: Duration of cigarette smoking and hypertension are more powerful than serum lipid levels. *Arch Neurol* 48:687, 1991.

International Stroke Genetics Consortium and Wellcome Trust Case-Control Consortium-2: Failure to validate association between 12p13 variants and ischemic stroke. *N Engl J Med* 362:1547, 2010.

Inzitari D, Eliasziw M, Gates P, et al: The causes and risks of stroke in patients with asymptomatic internal-carotid-artery stenosis. *N Engl J Med* 342:1693, 2000.

Irey NS, McAllister HA, Henry JM: Oral contraceptives and stroke in young women: A clinicopathologic correlation. *Neurology* 28:1216, 1978.

Ishikawa K, Uyama M, Asayama K: Occlusive thromboaortopathy (Takayasu's disease): Cervical arterial stenoses, retinal arterial pressure, retinal microaneurysms and prognosis. *Stroke* 14:730, 1983.

Jacobs K, Moulin T, Bogousslavsky J, et al: The stroke syndrome of cortical vein thrombosis. *Neurology* 47:376, 1996.

Johnson RT, Richardson EP: The neurological manifestations of systemic lupus erythematosus. *Medicine (Baltimore)* 47:337, 1968.

Johnston SC, Easton JD, Farrant M, et al: Clopidogrel and aspirin in acute ischemic stroke and high-risk TIA. *New Engl J Med*

379:215, 2018.
Jones HR, Naggar CZ, Seljan MP, Downing LL: Mitral valve prolapse and cerebral ischemic events: A comparison between a neurology population with stroke and a cardiology population with mitral valve prolapse observed for five years. *Stroke* 13:451, 1982.
Joutel A, Vahedi K, Corpechot C, et al: Strong clustering and stereotyped nature of Notch 3 mutations in CADASIL patients. *Lancet* 350:1511, 1997.
Jung HH, Bassetti C, Tourier-Lasserve E: Cerebral autosomal dominant arteriopathy with subcortical infarcts and leukoencephalopathy: A clinicopathologic and genetic study of a Swiss family. *J Neurol Neurosurg Psychiatry* 59:138, 1995.
Juvela S, Helskanen O, Poranen A, et al: The treatment of spontaneous intracerebral hemorrhage. *J Neurosurg* 70:755, 1989.
Kanis K, Ropper AH: Homolateral hemiparesis as an early sign of cerebellar mass effect. *Neurology* 44:2194, 1994.
Karlsson B, Lindquist C, Steiner L: Prediction of obliteration after gamma knife surgery for cerebral arteriovenous malformations. *Neurosurgery* 40:425, 1997.
Kase CS, Williams JP, Wyatt DA, Mohr JP: Lobar intracerebral hematomas: Clinical and CT analysis of 22 cases. *Neurology* 32:1146, 1982.
Kassell NF, Torner JC, Haley EC Jr, et al: The International Cooperative Study on the Timing of Aneurysm Surgery: Part 1. Overall management results. *J Neurosurg* 73:18, 1990; Part 2: Surgical results. *J Neurosurg* 73:37, 1990.
Kay R, Wong KS, Ling YL, et al: Low-molecular-weight heparin for the treatment of acute ischemic stroke. *N Engl J Med* 333:1588, 1995.
Kernan WN, Viscoli CM, Brass LM, et al: Phenylpropanolamine and the risk of hemorrhagic stroke. *N Engl J Med* 343:1826, 2000.
Khamashta MA, Cuadro MJ, Mujic F, et al: The management of thrombosis in the antiphospholipid syndrome. *N Engl J Med* 332: 993, 1995.
Kheir JN, Lawlor MW, Ahn E, et al: Neuropathology of a fatal case of posterior reversible encephalopathy syndrome. *Pediatr Dev Pathol* 13:397, 2010.
Kidwell CS, Jahan R, Gornbein J, et al. A trial of imaging selection and endovascular treatment for ischemic stroke. *N Engl J Med* 368:914, 2013.
Kimberly WT, Dutra BG, Boers AM, et al: Association or reperfusion with brain edema in patients with acute ischemic stroke. *JAMA Neurol* 75:453, 2018.
Kinnecom C, Lev MH, Wendell L, et al: Course of cerebral amyloid angiopathy-related inflammation. *Neurology* 68:1411, 2007.
Kitahara T, Okumura K, Semba A, et al: Genetic and immunologic analysis on Moyamoya. *J Neurol Neurosurg Psychiatry* 45:1048, 1982.
Kittner SJ, Stern BJ, Feeser BR, et al: Pregnancy and the risk of stroke. *N Engl J Med* 335:768, 1996.
Kjellberg RN, Hanamura T, Davis KR, et al: Bragg-peak proton-beam therapy for arteriovenous malformations of the brain. *N Engl J Med* 309:269, 1983.
Kolodny EH, Rebeiz JJ, Caviness VS, Richardson EP: Granulomatous angiits of the central nervous system. *Arch Neurol* 19:510, 1968.
Koroshetz WJ: Warfarin, aspirin, and intracranial vascular disease. *N Engl J Med* 31:1368, 2005.
Koroshetz WJ, Ropper AH: Artery to artery embolism causing stroke in the posterior circulation. *Neurology* 37:292, 1987.
Krayenbühl H, Yasargil MG: Radiological anatomy and topography of the cerebral arteries. In: Vinken PJ, Bruyn GW (eds): *Handbook of Clinical Neurology*. Vol 11. Vascular Diseases of the Nervous System. Part 1. Amsterdam, North-Holland, 1972, pp 65-101.
Krendel DA, Ditter SM, Frankel MR, et al: Biopsy-proven cerebral vasculitis associated with cocaine abuse. *Neurology* 40:1092, 1990.
Kubik CS, Adams RD: Occlusion of the basilar artery—a clinical and pathological study. *Brain* 69:73, 1946.
Kwakkel G, Wagenaar RC, Twisk JW, et al: Intensity of leg and arm training after primary middle-cerebral-artery stroke: A randomised trial. *Lancet* 354:191, 1999.
Kwiatkowski TG, Libman RB, Frankel M, et al: Effects of tissue plasminogen activator for acute ischemic stroke at one year. *N Engl J Med* 340:1781, 1999.
Labauge P, Brunereau L, Laberge S, et al: Prospective follow-up of 33 asymptomatic patients with familial cerebral cavernous malformations. *Neurology* 57:1825, 2001.
Lamy C, Domingo V, Samah F, et al: Early and late seizures after cryptogenic ischemic stroke in young adults. *Neurology* 60:400, 2003.
Lee MT, Piomelli S, Granger S, et al: Stroke prevention trial in sickle cell anemia (STOP) extended follow-up and final results. *Blood* 108:847, 2006.
Lehner T, Barnes CG (eds): *Behçet's Syndrome: Clinical and Immunological Features*. New York, Academic Press, 1980.
Lehrich J, Winkler G, Ojemann R: Cerebellar infarction with brainstem compression: Diagnosis and surgical treatment. *Arch Neurol* 22:490, 1970.
Levine RJ, Lam C, Qian C, et al: Soluble endoglin and other circulating antiangiogenic factors in preeclampsia. *N Engl J Med* 355:992, 2006.
Levine SR, Brust JCM, Futrell N, et al: A comparative study of the cerebrovascular complications of cocaine: Alkaloidal versus hydrochloride—a review. *Neurology* 41:1173, 1991.
Levine SR, Deegan MJ, Futrell N, Welch KMA: Cerebrovascular and neurologic disease associated with antiphospholipid antibodies: 48 cases. *Neurology* 40:1181, 1990.
Leys D, Monuier-Vehier F, Lavenu I, et al: Anterior choroidal artery territory infarcts: study of presumed mechanisms. *Stroke* 25:837, 1994.
Libman RB, Wirkowski E, Neystat M, et al: Stroke associated with cardiac surgery: Determinants, timing, and stroke subtypes. *Arch Neurol* 54:83, 1997.
Lidegaard Ø, Løkkegaard E, Jensen A, et al: Thrombotic stroke and myocardial infarction with hormonal contraception. *N Engl J Med* 366:2257, 2012.
Lim W, Crowther MA, Eikelboom JW, et al: Management of antiphospholipid antibody syndrome: A systematic review. *JAMA* 295:1050, 2006.
Linn J, Halpin A, Demaerel P, et al: Prevalence of superficial siderosis in patients with cerebral amyloid angiopathy. *Neurology* 74:1346, 2010.
Lo EH, Dalkara T, Moskowitz MA: Mechanisms, challenges, and opportunities in stroke. *Nat Rev Neurosci* 4:399, 2003.
Logallo N1, Novotny V2, Assmus J, et al. Tenecteplase versus alteplase for management of acute ischaemic stroke (NOR-TEST): a phase 3, randomised, open-label, blinded endpoint trial. *Lancet Neurol* 16:781, 2017.
Loh E, Sutton M, Wun C, et al: Ventricular dysfunction and the risk of stroke after myocardial infarction. *N Engl J Med* 336:251, 1997.
Longstreth WT, Swanson PD: Oral contraceptives and stroke. *Stroke* 15:747, 1984.
Luft AR, McCombe-Waller S, Whitall J, et al: Repetitive bilateral arm training and motor cortex activation in chronic stroke: A randomized controlled trial. *JAMA* 292:1853, 2004.
Lupi-Herrera E, Sanchez-Torres G, Marcushamer J, et al: Takayasu's arteritis: Clinical study of 107 cases. *Am Heart J* 93:94, 1977.
Magnetic Resonance Angiography in Relatives of Patients With Subarachnoid Hemorrhage Study Group, The: Risks and benefits of screening for intracranial aneurysms in first-degree relatives of patients with sporadic subarachnoid hemorrhage. *N Engl J Med* 341:1344, 1999.
Magro CM, Poe JC, Lubow M, Susac JO: Susac syndrome: An organ-specific autoimmune endotheliopathy syndrome associated with anti-endothelial cell antibodies. *Am J Clin Pathol* 136:903, 2011.
Majeed A, Kim Y-K, Roberts RS, et al: Optimal timing of resump-

tion of warfarin after intracranial hemorrhage. *Stroke* 41:2860, 2010.

Mao C-C, Coull BM, Golper LAC, Rau MT: Anterior operculum syndrome. *Neurology* 39:1169, 1989.

Margolin DI, Marsden CD: Episodic dyskinesias and transient cerebral ischemia. *Neurology* 32:1379, 1982.

Markus HS, Hambley H: Neurology and the blood: Haematological abnormalities in ischaemic stroke. *J Neurol Neurosurg Psychiatry* 64:150, 1998.

Marshall J: Angiography in the investigation of ischemic episodes in the territory of the internal carotid artery. *Lancet* 1:719, 1971.

Martinelli I, Sacchi E, Landi G, et al: High-risk of cerebral-vein thrombosis in carriers of a prothrombin gene mutation and in users of oral contraceptives. *N Engl J Med* 338:1793, 1998.

Maruyama K, Kawahara N, Shin M, et al: The risk of hemorrhage after radiosurgery for cerebral arteriovenous malformations. *N Engl J Med* 352:146, 2005.

Mas JL, Arquizan C, Lamy C, et al: Recurrent cerebrovascular events associated with patent foramen ovale, atrial septal aneurysm, or both. *N Engl J Med* 345:1740, 2001.

Mas JL, Chatellier G, Beyssen B, et al: Endarterectomy versus stenting in patients with symptomatic severe carotid stenosis. *N Engl J Med* 355:1660, 2006.

Mawet J, Boukobza M, Franc J, et al: Reversible cerebral vasoconstriction syndrome and cervical artery dissection in 20 patients. *Neurology* 81:821, 2013.

Mayer SA, Brun NC, Begtrup K, et al: Efficacy and safety of recombinant activated factor VII for acute intracerebral hemorrhage. *N Engl J Med* 358:2127, 2008.

McKhann GW, Goldsborough MA, Borowicz LM, et al: Cognitive outcome after coronary artery bypass: A one-year prospective study. *Ann Thorac Surg* 63:510, 1997.

McKissock W, Paine KW, Walsh LS: An analysis of the results of treatment of ruptured intracranial aneurysms: A report of 722 consecutive cases. *J Neurosurg* 17:762, 1960.

Mendelow AD, Gregson BA, Fernandes HM, et al: Early surgery versus initial conservative treatment in patients with spontaneous supratentorial intracerebral hematomas in the International Surgical Trial in Intracerebral Haemorrhage (STICH): A randomized trial. *Lancet* 365:387, 2005.

Merkel PA, Koroshetz WJ, Irizarry MC, et al: Cocaine-associated cerebral vasculitis. *Semin Arthritis Rheum* 25:172, 1995.

Metso TM, Metso AJ, Helenius J, et al: Prognosis and safety of anticoagulation in intracranial artery dissections in adults. *Stroke* 38:1837, 2007.

Milandre L, Brosset C, Botti G, Khawl R: A study of 82 cerebral infarctions in the area of posterior cerebral arteries. *Rev Neurol* 150:133, 1994.

Miyasaka K, Wolpert SM, Prager RJ: The association of cerebral aneurysms, infundibula, and intracranial arteriovenous malformations. *Stroke* 13:196, 1982.

Mohr JP, Caplan LR, Melski JW, et al: The Harvard Cooperative Stroke Registry: A prospective registry of patients hospitalized with stroke. *Neurology* 28:754, 1978.

Mohr JP, Paridis MK, Stapf C, et al: Medical management with or without interventional therapy for unruptured brain arteriovenous malformations (ARUBA): A multicenter, randomized trial. *Lancet* 383:614, 2014.

Mohr JP, Thompson JL, Lazar RM, et al: A comparison of warfarin and aspirin for the prevention of recurrent ischemic stroke. *N Engl J Med* 345:1444, 2001.

Mokri B, Houser W, Sandok BA, Piepgras DG: Spontaneous dissections of the vertebral arteries. *Neurology* 38:880, 1988.

Mokri B, Sundt TM Jr, Houser W, Piepgras DG: Spontaneous dissection of the cervical internal carotid artery. *Ann Neurol* 19:126, 1986.

Molyneux A, Kerr R, Stratton I, et al: International Subarachnoid Aneurysm Trial (ISAT) Collaborative Group: International Subarachnoid Aneurysm Trial of neurosurgical clipping versus endovascular coiling in 2143 patients with ruptured intracranial aneurysms: A randomised trial. *Lancet* 360:1267, 2002.

Moore PM (ed): Vasculitis. *Semin Neurol* 14:291, 1994.

MRC Asymptomatic Carotid Surgery Trial (ACST) Collaborative Group: Prevention of disabling and fatal strokes by successful carotid endarterectomy in patients without recent neurological symptoms: Randomized controlled trial. *Lancet* 363:1491, 2004.

Mülges W, Babin-Ebel J, Reents W, Toyka KV: Cognitive performance after coronary bypass grafting: A follow-up study. *Neurology* 59:741, 2002.

Myers RE, Yamaguchi S: Nervous system effects of cardiac arrest in monkeys. *Arch Neurol* 34:65, 1977.

Nakajima K: Clinicopathological study of pontine hemorrhage. *Stroke* 14:485, 1983.

National Institute of Neurological Disorders and Stroke rt-PA Stroke Study Group: Tissue plasminogen activator for acute ischemic stroke. *N Engl J Med* 333:1581, 1995.

Nikolaev SI, Vetiska S, Bonilla X, et al: Somatic activating *KRAS* mutations in arteriovenous malformations of the brain. *N Engl J Med* 378:250, 2018.

Nishimoto A, Takeuchi S: Moyamoya disease. In: Vinken PJ, Bruyn GW (eds): *Handbook of Clinical Neurology*. Vol 12. Vascular Diseases of the Nervous System. Part 2. Amsterdam, North-Holland, 1972, pp 352–383.

Nishino H, Rubino FA, DeRemee RA, et al: Neurological involvement in Wegener's granulomatosis: An analysis of 324 consecutive patients at the Mayo Clinic. *Ann Neurol* 33:4, 1993.

Nishioka H, Torner JC, Graf CJ, et al: Cooperative study of intracranial aneurysms and subarachnoid hemorrhage: A long-term prognostic study: II. Ruptured intracranial aneurysms managed conservatively. *Arch Neurol* 41:1142, 1984.

Nogueira RG, Jadhav AP, Haussen DC, et al: Thrombectomy 6 to 24 Hours after stroke with a mismatch between deficit and infarct. *New Engl J Med* 378:11, 2018.

North American Symptomatic Carotid Endarterectomy Trial Collaborators: Beneficial effect of carotid endarterectomy in symptomatic patients with high-grade carotid stenosis. *N Engl J Med* 325:445, 1991.

Norrving B, Cronqvist S: Lateral medullary infarction: Prognosis in an unselected series. *Neurology* 41:244, 1991.

Ojemann RG, Fisher CM, Rich JC: Spontaneous dissecting aneurysms of the internal carotid artery. *Stroke* 3:434, 1972.

Ojemann RG, Ogilvy CS, Crowell RM, Heros RC: *Surgical Management of Neurovascular Disease*, 3rd ed. Baltimore, Williams & Wilkins, 1995.

Olesen J, Lip GYH, Kamper A-L, et al: Stroke and bleeding in atrial fibrillation with chronic kidney disease. *N Engl J Med* 367:625, 2012.

Olsen TS, Larsen B, Herning M, et al: Blood flow and vascular reactivity in collaterally perfused brain tissue. *Stroke* 14:332, 1983.

Ondra SL, Troupp H, George ED, Schwab K: The natural history of symptomatic arteriovenous malformations of the brain: A 24-year follow-up assessment. *J Neurosurg* 73:387, 1990.

Osborne BJ, Liu GT, Galetta, SL, et al: Geniculate quadruple sectoranopia. *Neurology* 66;E41-E42, 2006.

Ovbiagele B, Nath A. Increasing incidence of ischemic stroke on patients with HIV infection. *Neurology* 16:444, 2011.

Parsons M, Spratt N, Bivard A, et al: A randomized trial of tenecteplase versus alteplase for acute ischemic stroke. *N Engl J Med* 366:1099, 2012.

Patel MR, Mahaffey KW, Garg J, et al and the ROCKET AF Steering Committee for the ROCKET AF Investigators: Rivaroxaban versus warfarin in nonvalvular atrial fibrillation. *N Engl J Med* 365:883, 2011.

Percheron G: Les artéres du thalamus humain: II. Artéres et territoires thalamiques paramédians de l'artére basilaire communicante. *Rev Neurol* 132:309, 1976.

Pessin MS, Duncan GW, Mohr JP, Poskanzer DC: Clinical and

angiographic features of carotid transient ischemic attacks. *N Engl J Med* 296:358, 1977.

Pessin MS, Panis W, Prager RJ, et al: Auscultation of cervical and ocular bruits in extracranial carotid occlusive disease: A clinical and angiographic study. *Stroke* 14:246, 1983.

Petit H, Rousseaux M, Clarisse J, Delafosse A: Troubles oculo-cephalomoteurs et infarctus thalamo-sous-thalamique bilateral. *Rev Neurol* 137:709, 1981.

Petitti DB, Sidney S, Bernstein A, et al: Stroke in users of low-dose oral contraceptives. *N Engl J Med* 335:8, 1996.

Phillips PC, Lorentsen KJ, Shropshire LC, Ahn HS: Congenital odontoid aplasia and posterior circulation stroke in childhood. *Ann Neurol* 23:410, 1988.

Plum F: What causes infarction in ischemic brain? The Robert Wartenberg lecture. *Neurology* 33:222, 1983.

Porter RW, Detwiler PW, Spetzler RF, et al: Cavernous malformations of the brainstem: Experience with 100 patients. *J Neurosurg* 90:50, 1999.

Powers WJ, Clarke WR, Grubb WL, et al for the COSS Investigators: Extracranial-intracranial bypass surgery for stroke prevention in hemodynamic cerebral ischemia: The Carotid Occlusion Surgery Study: A Randomized Trial. *JAMA* 306:1983, 2011.

Qureshi AI, Geocadin RC, Suarez JI, Ulatowski JA: Long-term outcome after medical reversal of transtentorial herniation in patients with supratentorial mass lesions. *Crit Care Med* 28:1556, 2000.

Rabinstein AA, Atkinson JL, Wijdicks EFM: Emergency craniotomy in patients worsening due to expanded cerebral hematoma: To what purpose? *Neurology* 58:1367, 2002.

Rabkin SW, Mathewson FAL, Tate RB: Long-term changes in blood pressure and risk of cerebrovascular disease. *Stroke* 9:319, 1978.

Reivich M, Holling HE, Roberts B, Toole JF: Reversal of blood flow through the vertebral artery and its effect on cerebral circulation. *N Engl J Med* 265:878, 1961.

Rice GPA, Boughner DR, Stiller C, Ebers GC: Familial stroke syndrome associated with mitral valve prolapse. *Ann Neurol* 7:130, 1980.

Roach GW, Kanchuger M, Mangano CM, et al: Adverse cerebral outcomes after coronary bypass surgery. *N Engl J Med* 335:1857, 1996.

Roehmholdt ME, Palumbo PJ, Whisnant JP, Elveback LR: Transient ischemic attack and stroke in a community-based diabetic cohort. *Mayo Clin Proc* 58:56, 1983.

Roffe C, Nevatte T, Sim J, et al: Effect of routine low-dose oxygen supplementation on death and disability in adults with acute stroke: The Stroke Oxygen Study Randomized Clinical Trial. *JAMA* 318:1125, 2017.

Rosenfield K, Matsumura JS, Chaturvedi S, et al: Randomized trial of stent versus surgery for asymptomatic carotid stenosis. *N Engl J Med* 374:1011, 2016.

Ropper AH: Tipping point for patent foramen ovale closure. *N Engl J Med* 377:1093, 2017.

Ropper AH, Davis KR: Lobar cerebral hemorrhages: Acute clinical syndromes in 26 cases. *Ann Neurol* 8:141, 1980.

Ropper AH, Fisher CM, Kleinman GM: Pyramidal infarction in the medulla. A cause of pure motor hemiplegia sparing the face. *Neurology* 21:91, 1979.

Ropper AH, King RB: Intracranial pressure monitoring in comatose patients with cerebral hemorrhage. *Arch Neurol* 41:725, 1984.

Ropper AH, Shafran B: Brain edema after stroke: Clinical syndrome and intracranial pressure. *Arch Neurol* 41:26, 1984.

Rost NS, Smith EE, Chang Y, et al: Prediction of functional outcome in patients with primary intracerebral hemorrhage: The FUNC score. *Stroke* 39:2304, 2008.

Rothwell PM, Eliszіw M, Gutnikov SA, et al: Endarterectomy for symptomatic carotid artery stenosis in relation to clinical subgroups and timing of surgery. *Lancet* 363:915, 2004.

Rothwell PM, Giles MF, Flossman E, et al: A simple score (ABCD) to identify individuals at high risk of stroke after transient ischemic attack. *Lancet* 366:29, 2005.

Ruigrok TM, Rinkel GJ, Algra A, et al: Characteristics of intracranial aneurysms in patients with familial subarachnoid hemorrhage. *Neurology* 62:891, 2004.

Ruiz DSM, Yilmaz Y, Gailloud P: Cerebral developmental venous anomalies: Current concepts. *Ann Neurol* 66:271, 2009.

Sacco RL, Diener HC, Yusuf S, et al: Aspirin and extended-release dipyridamole versus clopidogrel for recurrent stroke. *N Engl J Med* 359:1238, 2008.

Sacco RL, Ellenberg JH, Mohr JP, et al: Infarcts of undetermined cause: The NINCDS stroke data bank. *Ann Neurol* 25:382, 1989.

Sacco SE, Whisnant JP, Broderick JP, et al: Epidemiological characteristics of lacunar infarcts in a population. *Stroke* 22:1236, 1991.

Sage JI, Lepore FE: Ataxic hemiparesis from lesions of the corona radiata. *Arch Neurol* 40:449, 1983.

Sahs AL, Nibbelin KDW, Torner JC (eds): *Aneurysmal Subarachnoid Hemorrhage*. Baltimore, Urban & Schwarzenberg, 1981.

Sahs AL, Nishioka H, Torner JC, et al: Cooperative study of intracranial aneurysms and subarachnoid hemorrhage: A long term prognostic study. *Arch Neurol* 41:1140, 1142, 1147, 1984.

Samuels MA: Can cognition survive heart surgery? *Circulation* 113:2784, 2006.

Sandok BA, Giuliani ER: Cerebral ischemic events in patients with mitral valve prolapse. *Stroke* 13:448, 1982.

Sanna T. Diener H-C, Passman RS, et al: Cryptogenic stroke and underlying atrial fibrillation. *N Engl J Med* 370:2478, 2014.

Saver JS, Goyal M, Bonafe A, et al: Stent-retriever thrombectomy after intravenous t-PA vs. t-PA alone in stroke. *N Engl J Med* 372:2285, 2015.

Schievink WI: Intracranial aneurysms. *N Engl J Med* 336:28, 1997.

Schievink WI, Bjornsson J, Parisi JE, Prakash UB: Arterial fibromuscular dysplasia associated with severe alpha 1-antitrypsin (alpha 1-AT) deficiency. *Mayo Clin Proc* 69:1040, 1994.

Schon F, Martin RJ, Prevett M, et al: "CADASIL coma": An underdiagnosed acute encephalopathy. *J Neurol Neurosurg Psychiatry* 74:249, 2003.

Schwab S, Steiner T, Aschoff A, et al: Early hemicraniectomy in patients with complete middle cerebral artery infarction. *Stroke* 29:1888, 1998.

Scott RM, Smith ER: Moyamoya disease and moyamoya syndrome. *N Engl J Med* 360:1226, 2009.

Shah AK: Non-aneurysmal primary subarachnoid hemorrhage in pregnancy-induced hypertension and eclampsia. *Neurology* 61:117, 2003.

Shields RW Jr, Laureno R, Lachman T, Victor M: Anticoagulant-related hemorrhage in acute cerebral embolism. *Stroke* 15:426, 1984.

Shroyer AL, Grover FL, Hattler B, et al: On-pump versus off-pump coronary bypass surgery. *N Engl J Med* 361:1827, 2009.

Shuaib A, Lees KR, Lyden P, et al: NXY-059 for the treatment of acute ischemic stroke. *N Engl J Med* 357:562, 2007.

Siesjo BK: Historical overview: Calcium, ischemia, and death of brain cells. *Ann N Y Acad Sci* 522:638, 1988.

Singhal AB, Caviness VS, Begleiter AF, et al: Cerebral vasoconstriction and stroke after use of serotonergic drugs. *Neurology* 58:130, 2002.

Singhal AB, Topcuoglu MA: Glucocorticoid-worsening in reversible vasoconstriction syndrome. *Neurology* 88:228, 2016.

Sirin S, Kondziolka D, Niranjan A, et al: Prospective staged volume reduction for large arteriovenous malformations: Indications and outcomes in otherwise untreatable patients. *Neurosurgery* 58:17, 2006.

Sneddon JB: Cerebrovascular lesions and livedo reticularis. *Br J Dermatol* 77:180, 1965.

So EL, Toole JF, Dalal P, Moody DM: Cephalic fibromuscular dysplasia in 32 patients: Clinical findings and radiologic features.

Arch Neurol 38:619, 1981.
Solomon RA, Connolly ES: Arteriovenous malformations of the brain. *N Engl J Med* 376:1859, 2017.
Solomon RA, Fink ME: Current strategies for the management of aneurysmal subarachnoid hemorrhage. *Arch Neurol* 44:769, 1987.
Spetzler RF, Martin NA: A proposed grading system for arteriovenous malformations. *J Neurosurg* 65:476, 1986.
Spetzler RF, McDougall CG, Albuquerque FC, et al. The Barrow Ruptured Aneurysm Trial: 3-year results. *J Neurosurg* 119:146, 2013.
Stam J: Thrombosis of the cerebral veins and sinuses. *N Engl J Med* 352:1791, 2005.
Stapf C, Mast H, Sciacca RR, et al: Predictors of hemorrhage in patients with untreated brain arteriovenous malformations. *Neurology* 66:1350, 2006.
Starkstein SE, Robinson RG, Price TR: Comparison of cortical and subcortical lesions in the production of post-stroke mood disorders. *Brain* 110:1045, 1987.
St. Louis, Wijdicks EF, Li H: Predicting neurologic deterioration in patients with cerebellar haematomas. *Neurology* 51:1364, 1998.
Stockhammer G, Felber SR, Zelger B, et al: Sneddon's syndrome: Diagnosis by skin biopsy and MRI in 17 patients. *Stroke* 24:685, 1993.
Stroke Prevention by Aggressive Reduction in Cholesterol Levels (SPARCL) Investigators, The: High-dose atorvastatin after stroke or transient ischemic attack. *N Engl J Med* 355:549, 2006.
Susac JO, Hardman JM, Selhorst JB: Microangiopathy of the brain and retina. *Neurology* 29:313, 1979.
Susac JO, Murtagh R, Egan RA, et al: MRI findings in Susac's syndrome. *Neurology* 61:1783, 2003.
Swanson RA: Intravenous heparin for acute stroke: What can we learn from the megatrials? *Neurology* 52:1746, 1999.
Takayasu M: A case with peculiar changes of the central retinal vessels. *Acta Soc Ophthalmol Jpn* 12:554, 1908.
Takebayashi S, Sakata N, Kawamura A: Reevaluation of miliary aneurysm in hypertensive brain: Recanalization of small hemorrhage? *Stroke* 21(Suppl):1, 1990.
Taneda M, Hayakawa T, Mogami H: Primary cerebellar hemorrhage: Quadrigeminal cistern obliteration as a predictor of outcome. *J Neurosurg* 67:545, 1987.
Teasdale GM, Wardlaw JM, White PM, et al: The familial risk of subarachnoid hemorrhage. *Brain* 128:1677, 2005.
The EC/IC Bypass Study Group. Failure of extracranial-intracranial arterial bypass to reduce the risk of ischemic stroke: Results of an international randomized trial. *N Engl J Med* 313:1191, 1985.
Thieme H, Mehrholz J, Pohl M, et al: Mirror therapy for improving motor function after stroke. *Cochrane Database Syst Rev* 14:3, 2012.
Ueda K, Toole JF, McHenry LC: Carotid and vertebral transient ischemic attacks: Clinical and angiographic correlation. *Neurology* 29:1094, 1979.
Vahedi K, Hofmeijer J, Juettler E, et al: Early decompressive surgery in malignant infarction of the middle cerebral artery—a pooled analysis of three randomized controlled trials. *Lancet Neurol* 6:215, 2007.
van Beijnum J, van der Worp HB, Buis DR, Treatment of brain arteriovenous malformations: A systematic review and meta-analysis. *JAMA* 306:2011, 2011.
van den Bergh WM, van der Schaaf I, van Gijn J: The spectrum of presentations of venous infarction caused by deep cerebral venous thrombosis. *Neurology* 65:192, 2005.
van Gijn J, Van Donegen KJ, Vermeulen M, et al: Perimesencephalic hemorrhage: A nonaneurysmal and benign form of subarachnoid hemorrhage. *Neurology* 35:493, 1985.
Verreault S, Joutel A, Riant F, et al: A novel hereditary small vessel disease of the brain. *Ann Neurol* 59:353, 2006.
Vessey MP, Lawless M, Yeates D: Oral contraceptives and stroke: Findings in a large prospective study. *Br Med J* 289:530, 1984.
Viswanathan A, Greenberg SM: Cerebral amyloid angiopathy in the elderly. *Ann Neurol* 70:871, 2011.
Volhard F: Clinical aspects of Bright's disease. In: Berglund H, et al (eds): *The Kidney in Health and Disease*. Philadelphia, Lea & Febiger, 1935, pp 665–688.
Vonsattel JP, Myers RH, Hedley-Whyte ET, et al: Cerebral amyloid angiopathy without and with cerebral hemorrhages: A comparative histological study. *Ann Neurol* 30:637, 1991.
Waga S, Yamamoto Y: Hypertensive putaminal hemorrhage—treatment and results: Is surgical treatment superior to conservative? *Stroke* 14:480, 1983.
Wang Y, Wang Y, Zhao X, et al for the CHANCE Investigators: Clopidogrel with aspirin in acute minor stroke or transient ischemic attack. *N Eng J Med* 369:11, 2013.
Weiller C, Ringelstein B, Reiche W, et al: The large striatocapsular infarct. A clinical and pathophysiological entity. *Arch Neurol* 47:1085, 1990.
Weinberger J, Biscarra V, Weisberg MK: Factors contributing to stroke in patients with atherosclerotic disease of the great vessels: The role of diabetes. *Stroke* 14:709, 1983.
Weisman AD, Adams RD: The neurological complications of dissecting aortic aneurysm. *Brain* 67:69, 1944.
Whisnant JP, Matsumoto N, Elveback LR: Transient cerebral ischemic attacks in a community: Rochester, Minnesota, 1955 through 1969. *Mayo Clin Proc* 48:194, 1973.
White HD, Simes JS, Anderson NE, et al: Pravastatin therapy and the risk of stroke. *N Engl J Med* 343:317, 2000.
Whiteley WN, Adams, HP, Bath MWP, et al: Targeted use of heparin, heparinoids, or low-molecular-weight heparin to improve outcome after acute ischaemic stroke: An individual patient data meta-analysis of randomised controlled trials. *Lancet Neurol* 12: 539, 2013.
Wiebers DO: Ischemic cerebrovascular complications of pregnancy. *Arch Neurol* 42:1106, 1985.
Wiebers DO, Whisnant JP, O'Fallon WM: The natural history of unruptured intracranial aneurysms. *N Engl J Med* 304:696, 1981.
Wiebers DO, Whisnant JP, Sandok BA, O'Fallon WM: Prospective comparison of a cohort with asymptomatic carotid bruit and a population-based cohort without carotid bruit. *Stroke* 21:984, 1990.
Wiebers DO, Whisnant JP, Sundt TM, O'Fallon WM: The significance of unruptured intracranial saccular aneurysms. *J Neurosurg* 66:23, 1987.
Wijdicks EF, St. Louis E: Clinical profiles predictive of outcome in pontine hemorrhage. *Neurology* 49:1342, 1997.
Wijdicks EFM, Ropper AH, Hunnicut EJ, et al: Atrial natriuretic factor and salt wasting after subarachnoid hemorrhage. *Stroke* 22:1519, 1991.
Wolf ME, Szabo K, Griebe M, et al: Clinical and MRI characteristics of acute migrainous infarction. *Neurology* 76:1911, 2011.
Wolf PA, Kannel WB, McGee DL, et al: Duration of atrial fibrillation and imminence of stroke: The Framingham Study. *Stroke* 14:664, 1983.
Wolf SL, Winsten CJ, Miller JP, et al: Effect of constraint-induced movement therapy on upper extremity function 3 to 9 months after stroke. *JAMA* 296:2095, 2006.
Wood JH, Fleischer AS: Observations during hypervolemic hemodilution of patients with acute focal cerebral ischemia. *JAMA* 248:2999, 1982.
Yamashita M, Oka K, Tanaka K: Histopathology of the brain vascular network in moyamoya disease. *Stroke* 14:50, 1983.
Yanagihara P, Piepgras DG, Klass DW: Repetitive involuntary movement associated with episodic cerebral ischemia. *Ann Neurol* 18:244, 1985.

第34章

颅脑创伤

在众多的神经系统疾病中，脑创伤（cerebral trauma）的发生率和严重程度都是排在前面的。在美国，创伤是45岁以下的人群死亡的主要原因，其中半数以上的死亡是头部受伤造成的。据美国创伤学会（American Trauma Society）估计，每年约有50万美国人因脑创伤而入院治疗；在这些人中，有75 000~90 000人死亡，而甚至更多的人，他们大多数是年轻人和其他健康的人存活下来，遗留终身残疾。在40岁以上的成年人中，大约20%能回忆起在他们的一生中会有一次任何严重程度的头部创伤（NHANES-Schneider A）。

颅脑创伤（craniocerebral trauma）的基本问题既简单又复杂：简单是因为确定病因没有困难，即头部受到打击或在某些情况下头部遭受爆炸的冲击波，而复杂是由于损伤涉及脑部和颅骨许多即刻的和延迟的影响。对于创伤本身我们无能为力，因为它在医生或其他人到达现场之前就已经形成了。最多可以对直接脑损伤进行全面评估，对导致并发症和进一步损伤的因素进行评估，并制订避免额外问题出现的措施。具体来说，颈部可以得到稳定和足够的灌注，特别是氧合可以得到保证。细胞生物学的新技术正在揭示由神经细胞和胶质细胞的创伤性损伤导致的暴露现象。其中一些变化可能是可逆的，尽管已有大量的动物实验，但目前对其认识是有限的。

人们普遍错误地认为，颅脑损伤只与神经外科医生有关，而与普通内科或神经内科医生无关。实际上，80%的头部损伤是由内科医生在急诊科首先发现的，只有不到20%的头部损伤需要任何形式的神经外科干预，而且这个数字还在下降。神经内科医生必须熟悉原发性脑损伤的临床表现、自然转归及其并发症，并掌握其潜在的生理机制。这些知识必然与对CT和MRI的解释有关，两者都增强了我们应对创伤性脑损伤（traumatic brain injury）的能力。本章回顾了有关颅脑损伤的重要因素，并概述了作者多年来发现的行之有效的临床解决方法。与脊柱损伤有关的问题通常与头部创伤同时存在，在第42章中讨论。

定义和机制

人们在讨论某些类型头部损伤所使用的语言本身就暴露了从前几代医生那里继承来的许多错误观念。某些术语已经进入了医学词汇，而且在它们所代表的观点被驳倒之后很长时间仍被保留着，这证明了过早采用解释性术语而不是描述性术语的缺点。例如，脑震荡（*concussion*）一词意味着大脑的剧烈摇晃或震动，并由此导致短暂的功能损伤。然而，尽管神经细胞、轴突或髓鞘的物理变化（振动效应、细胞内囊泡形成）可能伴随脑震荡同时发生，但在人类和实验动物身上证实它们的存在是困难的。

在所有试图分析闭合性或钝性（*closed or blunt*）[非贯通性（*nonpeneyrating*）]头部损伤机制中，有一个事实是很明显的：必须有一个相当大的物理力突然作用于头部。除非头部受到撞击，否则脑部不会受到任何伤害，除非发生了罕见的颈部剧烈的屈伸，即甩鞭伤（whiplash），以及可能在爆炸伤中伴有大气压力的突然急剧增加。在军事医学实践中，爆炸伤具有重要的意义，在理论上对闭合性颅脑损伤中许多意识丧失概念提出了挑战；也就是说，颅部没有发生接触，也没有突然的加速或减速。脑损伤中重要的机械因素是头部与颈部，以及颅骨中的脑的差异性运动，上位脑干的栓系使得大脑半球围绕脑干的顶端运动，部分脑部撞击硬脑膜和颅骨的骨性突起。至于脑震荡损伤，有必要指出，脑震荡通常涉及一种向静止头部施加运动的物理作用力，或更常见的是坚硬的表面阻止了头部运动，也就是说，如果头部完全保持静止,就不会发生脑震荡。头颅的突然减速或加速是大多数人头部损伤的机制,它主要有两个明显的表现:可以诱发暂时的意识丧失,即使颅骨没有被穿透,也可导致脑部受到严重的损伤,如挫伤、裂伤、出血和肿胀等。在过去的几十年里,脑震荡的定义已经扩展到包括任何头部受撞击后的神经系统现象,如后面所讨论的,人们对脑震荡后的退行性变化重新产生了兴趣,尤其是多年或几十年来反复发生的脑震荡。目前还没有形成一个理论,能够将所有这些机体的和大体神经病理变化及其与脑震荡和昏迷的关系联系起来。正如本章其他部分所述,一些退化性神经系统疾病被归因于反复的创伤性脑损伤,其中最常见的似乎是由于 tau 蛋白在皮质引起的"慢性创伤性脑病"(chronic traumatic encephalopathy)。然而,流行病学研究在其他情况是否与先前的头部损伤有关方面存在冲突。例如 Crane 等对 3 个大型前瞻性队列的报告中,其中只发现与路易体病和帕金森病进展相关,其他类似的调查得出了不同的结论。

与闭合性头部损伤相比,高速子弹穿透头骨和颅腔,或者少见的颅骨在两股会聚力之间被压缩,挤压大脑而不会造成头部或大脑的明显移位。在这种情况下,患者遭受严重甚至致命的伤害而不会失去意识。出血和脑组织破坏,如果患者存活一段时间,脑膜炎或脓肿是这些类型的损伤造成的主要病理变化。我们理解这些没有什么困难。图 34-1 说明了这些不同类型的头部损伤。

颅骨骨折(*skull fracture*)与脑损伤之间的关系在整个研究的历史中一直被认为是不断变化的。20 世纪前半叶,骨折占据医学界的主流思想,脑损伤被认为是次要的。后来人们认识到,尽管头颅很硬,但它仍有足够的柔韧性,可以承受对大脑的打击,而不会造成骨折。因此,骨折的存在,虽然是对大脑暴露在外力的一个粗略测量,但并不是脑损伤存在的可靠指标(见进一步讨论脑震荡成像异常的预测特征)。即使是立即致命性头部损伤,尸检也显示 20%~30% 病例的颅骨完整无损。当然,许多患者颅骨骨折后并没有严重或长期的脑功能紊乱,部分原因是打击的能量在骨折中消散了。事实上,这种打击能量的扩散的确可能减少潜在的脑损伤。

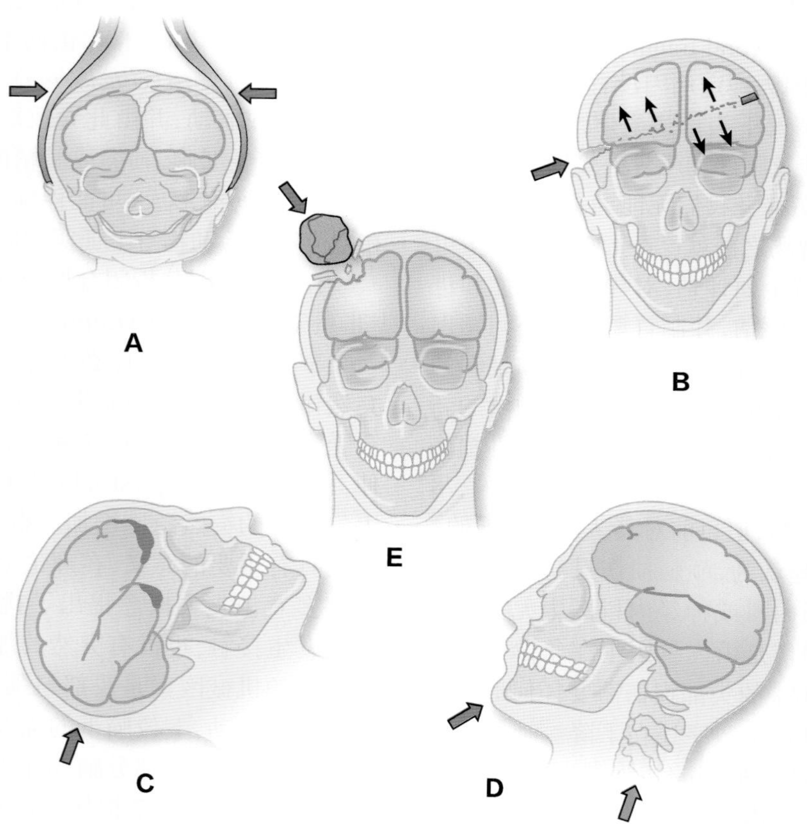

图 34-1　颅脑损伤的机制。A. 颅骨被产钳扭曲(产伤)。B. 脑部枪击伤。C. 摔倒(也见于交通事故)。D. 击打下颌(被打得头晕眼花)。E. 坠落物伤及颅骨和脑部(来自 Courville)

然而，由于几个原因，在没有进一步评论的情况下，我们不能忽视这些骨折。总的来说，颅骨骨折的脑损伤发生率估计是无颅骨骨折的 5~10 倍，严重和多发骨折脑损伤发生率可能是无颅骨骨折的 20 倍。骨折在解释脑神经麻痹、为细菌和空气的进入或脑脊液的流出［脑脊液漏（CSF leak）］创造潜在的通道方面更有重要性。在这些方面如接下来所示，通过颅底的骨折具有特殊的意义。

颅底骨折和脑神经损伤

图 34-2 显示了颅底骨折的主要部位和方向。人们很容易就能察觉到脑神经受到损伤的可能性。颅底骨折很难在普通的颅骨 X 线片中发现，也可能被其他的成像技术所忽略，但在出现一些特征性临床症状时，应该怀疑它们的存在。岩部椎体骨折常使外耳道变形或鼓膜撕裂，导致脑脊液漏［耳漏（otorrhea）］；或血液聚集在完整的鼓膜后使其变色。如果骨折再向后方延伸，损伤了乙状窦，耳后和乳突上方的组织就会出现肿胀和变色［耳后淤血斑（Battle sign）］。前颅底骨折也可能导致血液漏入眶周组织，呈现典型的“浣熊”或“熊猫”样外观。任何这些迹象的存在都需要进行颅底骨窗的 CT 扫描来发现骨折。

颅底骨折的存在也可以通过脑神经损伤的迹象来判断。嗅神经、面神经和听神经是最容易受损伤的神经，但任何一个脑神经，包括第 12 脑神经都可能受到损伤。嗅觉缺乏（anosmia）和味觉的明显丧失（*apparent loss of taste*）（实际上是失去了对芳香味道的感知，因为味觉的基本模式是完好无损的）是头部损伤的常见后遗症，特别是后头部着地的跌倒。在大多数情况下，嗅觉丧失是永久性的。如果是单侧的丧失，患者不会注意到。然而，这些干扰的机制被认为是脑部的移位和嗅神经丝在筛状板内或附近的撕裂，而不是由于骨折所致。蝶鞍内或附近的骨折可撕裂垂体柄，从而导致尿崩症（*diabetes insipidus*）。罕见的情况下，这样的骨折可能会因先前存在的垂体腺瘤而引起出血，并产生垂体卒中综合征（syndrome of pituitary apoplexy）（见第 30 章）。蝶骨骨折可能会撕裂视神经，从而一开始就失明。瞳孔对直接的光刺激没有反应，但对侧眼的光刺激仍有反应（间接对光反射）。视盘在经过几周的间隔后变得苍白，即萎缩。视神经的部分损伤可导致出现盲点和令人烦恼的视力模糊。

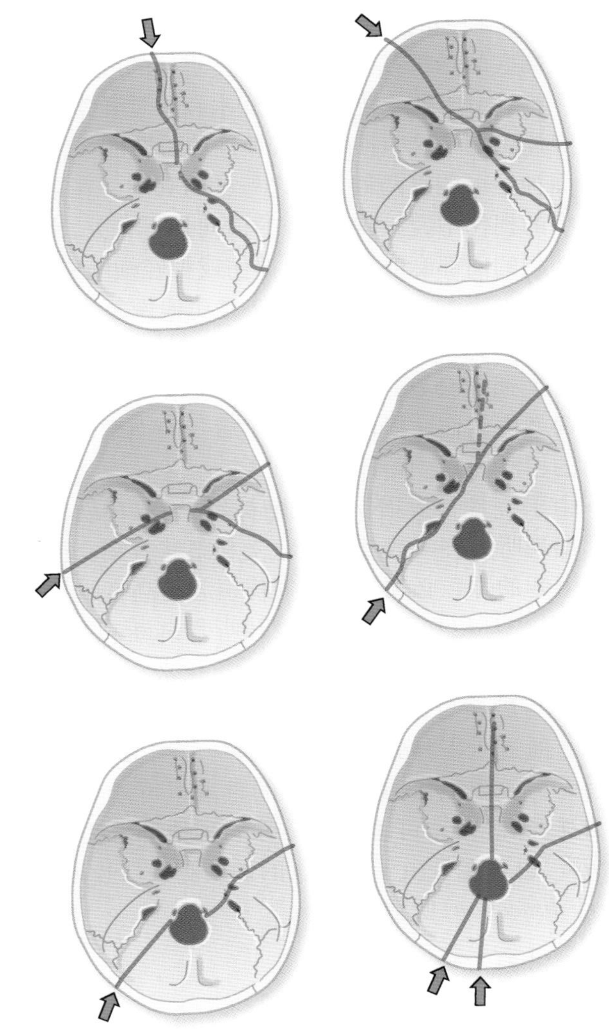

图 34-2 贯穿颅底的骨折线。箭头表示施力点和力的作用方向（来自 Courville）

如第 12 章所述，完全性动眼神经损伤的特征是上睑下垂和复视，双眼球分离伴受累眼球处于外展和轻微向下的位置，眼球向内和大部分垂直运动丧失，瞳孔固定扩大。最常见的症状是复视，特别是向下看时，以及头部代偿性倾斜提示滑车神经损伤。在一组 60 例头部损伤患者中，Lepore 证实，滑车神经麻痹是复视最常见的原因，单侧的发生率是双侧的 2 倍，其次是单侧或双侧动眼神经损伤，然后最不常见的，是单侧或双侧展神经麻痹。在他的患者中，有 5 人的麻痹反映不止一条脑神经损伤，而 7 人有核上性会聚障碍。滑车神经路径长，在蛛网膜下腔走行通常被认为是其频繁损伤的原因，但这一机制从未被证实。这些视神经和眼运动神经障碍须与眼球移位或眼眶直接损伤导致眼外肌嵌压引起的障碍区分开来。

对三叉神经的眼支和上颌支的损伤可能是由穿过颅中窝底的骨折或是对神经分支直接的颅损伤造成的。神经分支所支配的皮肤麻木和感觉异常或慢性神经痛可能是这些损伤令人烦恼的后遗症。

面神经可能以两种方式之一参与其中。在第一种类型的损伤中，与通过岩骨的横向骨折有关，出现一种即刻的面部麻痹，可能由挫伤或神经横断引起。在这种情况下，手术吻合有时能成功地恢复神经功能。第二种更常见的类型与岩骨的纵向骨折有关，面部瘫痪通常会延迟几天，这一续发事件可能会被误认为颅内创伤性损伤的进展。后一种类型通常是短暂的，其机制尚不清楚。

由于桡骨骨折损伤第八脑神经，导致在创伤后立即出现听力丧失或姿势性眩晕和眼球震颤。神经损伤引起的耳聋必须与耳蜗损伤引起的高音听力损失，以及中耳出血引起的耳聋和听骨链断裂[传导性耳聋(*conductive deafness*)]区分开来。此外，眩晕必须与后面讨论的创伤后头晕的常见症状区分开来。通过舌下神经管的骨折的罕见情况，导致一侧舌无力。应记住，对上颈部的重击也可能导致下位脑神经麻痹，这可能是因其外周延伸部分受到直接伤害，也可能是由于在颈段的颈动脉夹层(*carotid artery dissection*)所致。

颈动脉 - 海绵窦瘘

通过蝶骨的颅底骨折可能撕裂颈内动脉或它位于海绵窦的一个海绵窦内的分支。在数小时或一两天内，当动脉血液直接进入窦腔，并扩张上眼静脉、下眼静脉进入窦腔时，就会发生容貌受损的搏动性眼球突出。眼眶会感到紧绷和疼痛，由于穿经海绵窦的眼神经受到压迫，眼球可能部分或完全不动(见图 13-5)。展神经通常受累最多，动眼神经、滑车神经受累较少。另外，由于视神经和视网膜的缺血也可能导致视力丧失，尽管机制尚不完全清楚；视网膜静脉充血和青光眼是导致视力下降的潜在因素。眼睛上通常有很容易听到的杂音。约 5%~10% 的瘘管可自行消退，但其余的必须通过介入放射学手段，通常是一个可拆卸的球囊，或直接手术修补瘘管来消除(见 Stern)。

并非所有的颈动脉 - 海绵窦瘘(carotid-cavernous fistulas)都是创伤导致的。它们可能偶尔发生在海绵窦内囊状动脉瘤破裂，或者结缔组织有缺陷的埃勒斯 - 丹洛斯病(Ehlers-Danlos disease)中；或者原因可能无法解释。偶尔在损伤后的海绵窦区域会出现硬脑膜 - 动静脉瘘，它比颈动脉 - 海绵窦瘘引起更少的征象，如眼眶肿胀等。

颅腔积气、气肿和鼻漏(脑脊液漏)

如果覆盖于颅骨骨折处的皮肤被撕裂，以及下面的脑膜被撕裂，或者骨折穿经鼻旁窦的内壁，细菌可能进入颅腔，导致脑膜炎或脑脓肿的形成。漏入鼻窦的脑脊液表现为水样排出物从鼻腔流出[脑脊液鼻漏(*CSF rhinorrhea*)]。用糖尿病试纸(黏液不含葡萄糖)检测葡萄糖，或者用荧光素或放射性核素标记的染料注入腰椎蛛网膜下腔，其可被放置在鼻腔内的脱脂棉吸收，由此可判断鼻腔内液体是否为脑脊液。当黏液被纱布吸收并晾干后会使之变硬，而脑脊液则不会。一个更精细的测试是检测排出物中的 tau 蛋白；它只存在于脑脊液中而不存在于黏液或血液中。急性脑脊液鼻漏大多可自行痊愈，持续数日的腰大池引流可能有助于这一过程，但这种方法只在小规模试验中进行了测试。比如 Albu 及其同事进行的试验，在此试验中 CSF 鼻漏只持续了两天，但未能避免脑膜炎。如果这种情况持续或并发脑膜炎，则需要手术修复撕裂的硬脑膜，有时可以通过内镜方法进行修复。预防性使用抗生素以预防脑脊液鼻漏患者的脑膜炎存在争议，但许多神经外科医生继续这种做法，特别是在儿童。

颅腔内空气聚集[气颅(pneumocephalus)]是颅骨骨折或任何神经外科手术后常见的现象。CT扫描显示，在大脑凸面或半球之间的硬膜外或硬膜下间隙有明显的空气囊，这只是警示细菌进入颅内的潜在途径。少量的空气聚集通常被吸收而无事故发生，但大量的空气可能会形成一个占位的效应，并在损伤后引起临床恶化[张力性颅腔积气(tension pneumocranium)](图 34-3)。吸入 100% 的氧气有轻微的益处，但如果积气引起临床症状，则需要抽吸空气。

只有当硬脑膜被撕裂或大脑被骨压痕压迫时，凹陷性颅骨骨折才有意义。然后经手术将其抬高，最好在伤后 24~48 小时内进行。

脑震荡

关于闭合性颅脑损伤中脑震荡(concussion)的机制已经有很多著述，而其定义也经历了一系列的修订。在过去，头部受到打击后短暂的意识丧失和失忆被认为是诊断脑震荡的必要条件，但现在较小程度的轻微的意识混乱、不协调或甚至轻度头部损伤后的头痛和疲劳等症状也包含其中。所有的这些问题是否都源自同一个机制，还不能肯定地说。

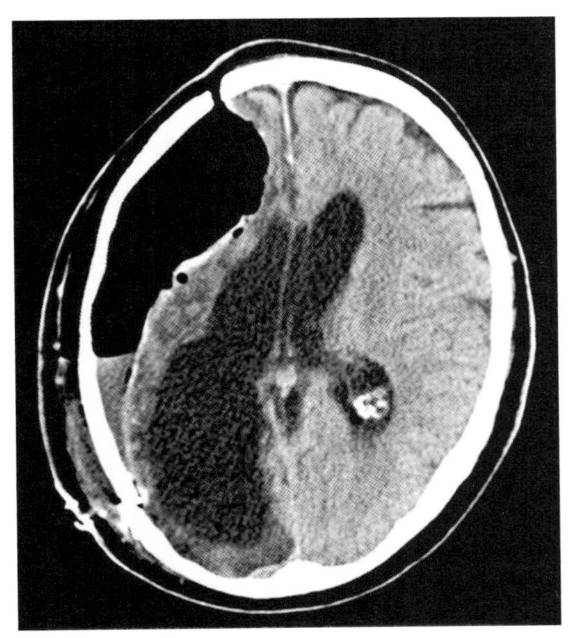

图 34-3　术后张力性颅内积气的 CT 表现，导致进行性嗜睡，并需要抽吸清除。空气是明显的极低密度的集合，压缩右侧的额叶

脑震荡概念的历史　震荡性“脑性瘫痪（cerebral paralysis）”的机制在整个医学史上都是根据某一特定时期的知识状况，以不同的方式进行解释的。在大半个世纪里，最通行的假说是“血管麻痹（vasoparalysis）”（1870 年由 Fischer 提出），或因颅内压（ICP）瞬间升高而导致血液循环停滞（1864 年由 Strohmeyer 提出，1932 年由 Trotter 推广）。Jefferson 在他的论文《脑震荡的本质》（1944）中，令人信服地驳斥了这些血管假说等。随后，Shatsky 及其同事使用高速血管荧光电影摄影术，发现头部撞击后血管移位，但没有立即阻止血液循环。

从 1941 年 Denny-Brown 和 Russell 的工作开始，人们仔细分析了头部和大脑损伤的物理因素。这些研究人员在猴子和猫身上证明，当自由移动的头部被重物撞击时就会产生脑震荡。如果头部在撞击时被阻止移动，那么同样程度的力必然不会产生脑震荡。头部运动的重要性得到了 Gennarelli 和同事的证实，他们能够通过快速加速自由移动的头部而不造成冲击来诱发灵长类动物的脑震荡，而这种情况很少发生在人类身上。

剑桥大学物理学家 Holbourn 从研究明胶模型模拟头部创伤的条件，推断当头部受到撞击时，部分被束缚但悬空的脑部运动总是滞后（由于惯性），但脑部不可避免地会运动，当它要运动时，它必须以弧线旋转，因它是连接于颈部的。Ommaya 和 Gennarelli（1974）在头部撞击时通过透明的颅骨拍摄脑部，证明了这一假设的正确性。因此，脑部主要受到矢状面旋转力的作用而产生的应力，集中在中脑上部的栓系点上。如下文所述，网状结构上部水平的扭矩可以解释立即出现的意识丧失。Shaw 对脑震荡的病理生理学进行了广泛的学术性的回顾（尽管我们不确定他关于癫痫发作 - 脑震荡机制的观点是否正确）。

脑震荡的机制　意识丧失或意识混乱的核心特征，值得注意的是创伤后立即出现（甚至没有延迟几秒钟），而且在很大程度上是可逆的。在这个意义上，脑震荡被用来表示可逆性创伤性神经功能麻痹（*reversible traumatic paralysis of nervous function*），任何对该综合征的生理学解释都必须包含这个时间序列。然而，脑震荡对大脑功能的影响可能持续一段可变的时间（秒、分钟、小时或更长时间），并对症状消失的持续时间设定任意的限制。也就是说，将短暂的症状消失视为脑震荡，而长期消失视为脑挫伤或其他创伤性脑损伤，从生理上是不可靠的。正如 Symonds 指出的，任何这种差异都是量而不是质的。的确，昏睡或昏迷的时间越长，发生脑出血和挫伤的机会就越大，这无疑会导致昏迷的持续和不可逆转变化的可能性。最后，原本由 Denny-Brown 和 Russell 证明产生脑震荡的最佳条件是头部动量的突然变化；也就是说，要么击打静止的头部动作，要么是头部的运动被坚硬不动的表面所阻挡。

脑部的旋转运动也为发生在特定位置的表面损伤提供了合理的解释，也就是说，在旋转的大脑与颅骨内表面骨突起（岩骨和眼眶的嵴、蝶骨翼）接触的部位发生，以及向大脑镰冲击，导致胼胝体损伤。

这些机制都不能很好地解释爆炸伤（*blast injuries*）后的脑震荡，这是军事医学中的一个严重问题。这一综合征可能会让人们重新认识到，冲击波会穿过脑部，破坏整个大脑半球或中脑网状结构的神经功能。

这些关于脑震荡的部位和机制的观点还没有被完全接受，但已被一些生理学的观察所支持。1956 年，Foltz 和 Schmidt 提出上位脑干的网状结构是脑震荡损伤的解剖部位。他们发现，在脑震荡的猴子中，通过脑干丘系的感觉传递没有改变，但其激活网状结构的作用被阻断，并且内侧网状结构的电活动被抑制的时间更长，比大脑皮质的电活动抑制更严重。

更值得注意的是，在大多数这些以及 Jellinger

和 Seitelberger 报道的病例中，在网状激活系统区域存在额外的损伤，胼胝体、小脑上脚以及中脑被盖背外侧有小的出血性软化。如前所述，Strich（1956）解释了广泛的白质病变，包括两侧大脑半球和上位脑干，代表神经纤维的退变，这些神经纤维在头部旋转加速过程中受到了剪应力的牵拉或撕裂，正如 Holbourn 之前所假设的。她认为，如果神经纤维被牵拉而不是撕裂，损伤可能是可逆的，并可能在脑震荡机制中起作用。Symonds 详细阐述了这一观点，并在剪应力中发现，当大脑半球在相对固定的上位脑干上旋转时，剪应力最大，这即脑震荡的解释。

这些机械因素如何直接与短暂性精神错乱、共济失调，或脑震荡的视觉损害或脑震荡随后的头痛和注意力不集中相关，目前尚不清楚。我们也不知道反复的脑震荡是如何导致某些个体的 tau 蛋白沉积和归于"慢性创伤性脑病"（chronic traumatic encephalopathy）的退行性改变（见下文）。

脑震荡的临床表现

脑震荡的脑损伤，它的最完全的临床征象是在受撞击的片刻，意识立即丧失、支持性反射抑制（如站立就倒在地上）、短暂的呼吸停止、短暂的心动过缓，以及血压瞬间上升后下降等。极少情况下，如果这些异常足够强烈，死亡可能在撞击的瞬间发生，推测是由于呼吸停止导致。在其最轻微的类型，没有明显的意识丧失或倒地，只有短暂的晕眩、迷惑、蹒跚和失忆，在这期间，人表面看起来很正常。生命体征通常会在几秒钟内恢复正常并稳定下来，即使患者仍然没有意识。

肢体短暂的强直性伸展，持续约 20 秒的阵挛性抽搐动作，以及其他特殊动作可在失去意识后立即发生。这些"脑震荡性惊厥"很可能没有什么预后意义，也没有显示出会增加日后癫痫发作的风险。McCrory 和 Berkovic 注意到，在运动、抽搐动作与面部撞击之间的联系，我们已经在青少年追逐球时发生碰撞多次看到这种现象。

在患者失去知觉的期间和之后的小段时间，跖反射是伸性的。经过一段不同的时间，患者开始活动和睁开眼睛。角膜、咽部和皮肤的反射最初是受抑制的，后来恢复了，四肢不再受到痛苦刺激。逐渐地，患者与环境接触，开始服从简单的指令，对问题的反应缓慢。在此期间记忆还未形成；患者甚至可能会进行对话，但他后来回忆不起来。该综合征的这方面与第 20 章讨论的一种不明原因的短暂性全面遗忘症（*transient global amnesia*，*TGA*）极为相似。最后，当患者能够对当前经历形成连续性的记忆时，神经系统表面上已经完全恢复了。

患者通过这些阶段的恢复所需要的时间可能只有几秒或几分钟、几小时，也可能只有有限的几天；但在这两个极端之间似乎只有数量上的差异。对观察者来说，这些患者只有从受伤的那一刻起直到睁开眼睛开始说话才是无反应的；然而，对于患者来说，从一个有限的角度来看，无意识的时间是从损伤发生前的一点开始［逆行性遗忘（*retrograde amnesia*）］直到顺行性遗忘（*anterograde amnesia*）结束时能够形成连续的记忆。遗忘期的持续时间，特别是顺行性遗忘，只是判断脑震荡损伤严重程度的一个指标。如前所述，虽然没有失去意识的瞬间"头晕目眩"代表最轻微的脑震荡，但它是否与明显的意识丧失有相同的机制尚不清楚。脑震荡在引起焦虑、睡眠障碍、精神模糊、认知困难和头晕等的后果对两者是共同的，并将进一步讨论。

运动性脑震荡

这是一个当前感兴趣的话题，关于重返竞技的各种指南已经出版。可以参考美国神经病学会（American Academy of Neurology）的一份摘要（Giza 和同事们撰写），也可参考国际脑震荡会议的经常被引用的共识声明（McCrory et al，2009）。对职业运动员老年痴呆和其他神经退行性疾病的晚年发展也作了进一步的讨论。许多有用的观察来自运动员头部受伤后的研究。这些观察中最重要的是，在同一赛季中，脑震荡的运动员比其他运动员更有可能发生另一次脑震荡（Guskiewicz et al）；这是运动不协调的反映，还是一个人的竞技风格或其他因素，尚不清楚。其次，大多数前瞻性研究显示，脑震荡后反应时间及其他神经心理测试下降，在几天或几周后恢复到基线水平。第三，从国家大学体育协会和美国橄榄球联盟的运动员中发生的几组的脑震荡表明，脑震荡的次数与神经心理测试损伤程度成正比（McCrea et al，2003）。类似的结果也在其他的项目中被发现，例如马球（Wall et al），但是很少有充分的前瞻性研究。

退出运动的适当时期一直是许多项目的主题，但很大程度上是任意的。脑震荡和遗忘症的最初症状消失的持续时间，以前是决定是否重返赛事的主要因素。目前的指导方针侧重于关注回答问题的速度慢、竞技或比赛任务的不确定性、运动技艺慢、笨拙，伴或不伴意识丧失或健忘症。所有这样的运动员都将退出比赛。大多数规则的基础是适当的保守主义，这就要求在休息和逐渐增加的身体体能测试，如跑步或重复下蹲时都不出现大脑症状。在医学评估（可能包括影像和神经心理学测试）后，是一个身体和认知的“放松”程序，会在观测下逐步进行身体和精神活动，如果出现症状，则会恢复到较低的水平（McCrory et al，2003）。具体来说，轻度有氧运动之后是专项运动训练和非接触训练，然后是接触训练。

严重头部损伤的病理变化

与脑震荡不同，在致命性或非常严重的创伤性脑损伤病例中，脑部被挫伤、肿胀或撕裂，脑膜和脑内都有出血，以及缺氧 - 缺血性损伤。大多数头部受伤后昏迷超过 24 小时的患者被发现有脑内血肿和挫伤。在这些病变中，最常见的是撞击点下的脑表面挫伤［冲击伤（*coup lesion*）］，有时在撞击点对侧有更广泛的撕裂伤和挫伤［对冲伤（*contrecoup lesion*）］，如图 34-4 所示。对前头部的重击可能主要导致冲击伤，而对后头部的重击可能主要导致对冲伤。对头部侧面的打击会造成冲击伤或对冲伤，或两者都有。无论撞击的部位如何，常见的大脑挫伤的部位在额叶和颞叶，如图 34-4 和图 34-5 所示。可塑性大脑的惯性使得它被抛向被撞击的头骨的一侧，从对侧被拉开，被撞击到颅腔内的骨性突起，这就解释了这些冲击 - 对冲伤模式。正如 Courville 所指出的，枕叶在冲击 - 对冲伤中相对的保留是由于枕骨光滑的内表面和邻近的小脑幕。

挫伤的皮质弥漫性肿胀和出血，大部分的血见于脑实质的血管周围。在 CT 上，病变表现为皮质水肿区和皮质下白质与密度增高的渗血区的混合（图 34-6）。出血点可能合并，在皮质和紧邻的白质中形成单一的血块。这些病变好发于放射冠证明了它们的创伤来源（被抛向覆盖的颅骨），并将它们与脑血管和其他类型的脑病变区分开来。半球内可能有球形出血，它与下面所述的挫伤无关。毫不奇怪，这种深部出血在接受抗凝或抗血小板药物治疗的患者中很常见。

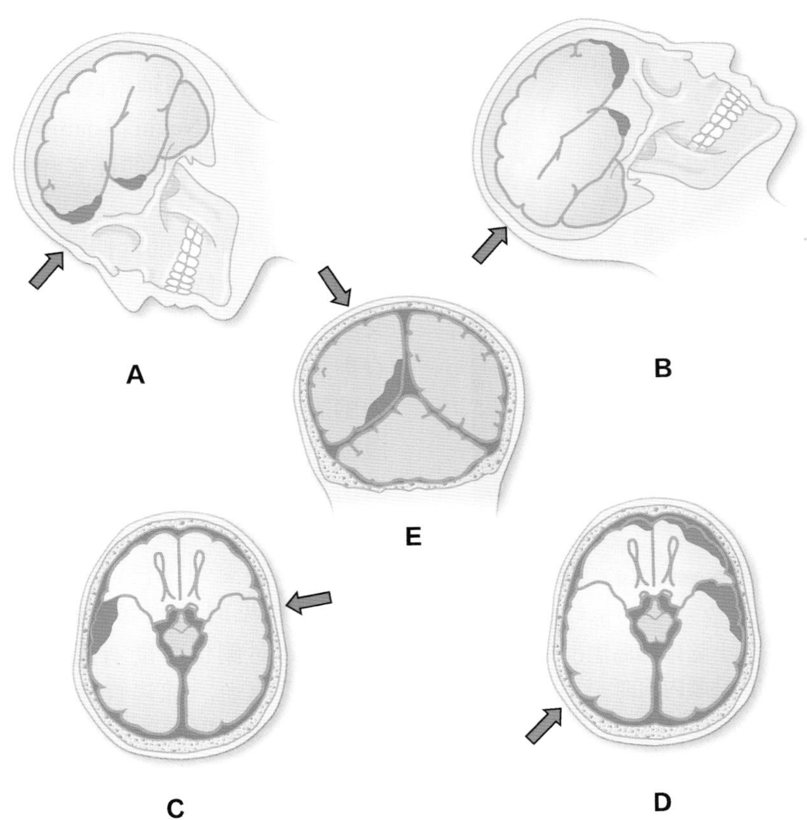

图 34-4　脑挫伤的机制。箭头表示施力点和力的方向；暗红色区域表示挫伤的位置。A. 额部创伤引起的额颞部挫伤。B. 枕部创伤后额颞部挫伤。C. 对侧创伤导致颞叶挫伤。D. 对侧颞枕部创伤导致额颞部挫伤。E. 由头顶部打击引起的弥漫性颞枕部正中挫伤（来自 Courville）

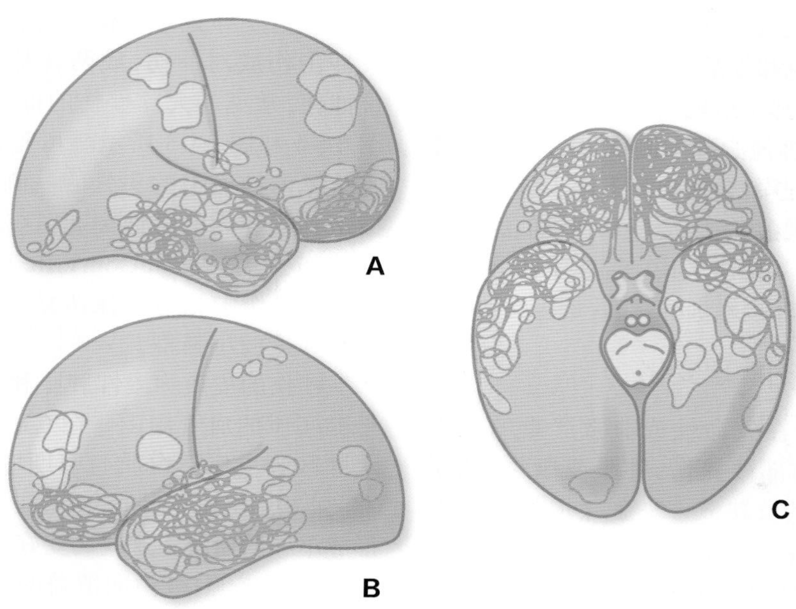

图 34-5 在考维尔（Courville）连续收集的 40 例尸检中，挫伤的分布强调额叶和额颞叶的部位（来自 Courville）

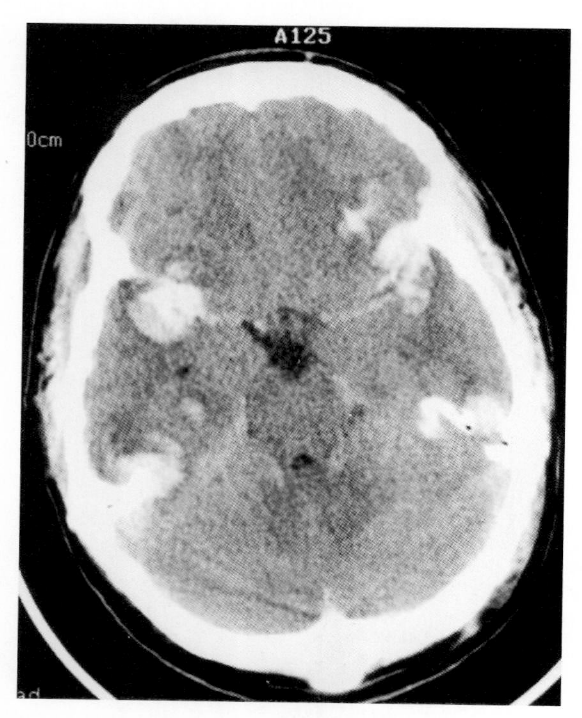

图 34-6 未增强的轴位脑 CT 显示，多个高密度的出血挫伤区域毗邻于颅底的骨突。沿小脑幕和岛池也有不太明显的蛛网膜下腔血，是典型的创伤性颅内出血

同样重要的是轴索损伤，它发生在撞击时或在之后不久就会发生。斯特里奇（Strich，1961）描述了在严重的闭合性头部损伤数月后死亡患者的神经病理发现，这些损伤导致了患者立即和长期的昏迷。在她所有的病例中，没有颅骨骨折、颅内压增高或大量蛛网膜下腔出血的迹象，她观察到脑白质不均匀但弥漫性变性，这已成为随后所有弥漫性轴突剪切，即弥漫性轴索损伤（*diffuse axonal injury*，*DAI*）研究的基础。在存活时间较短的病例中（最长存活 6 周），她观察到轴索圆柱的充气和中断。这些发现随后得到了 Nevin、Adams 和其同事（1982），以及 Gennarelli 及其同事的证实和扩展，后者也对猴子进行了研究。

Strich 的概念的延伸，假设弥漫性轴索损伤贯穿大脑白质作为持续意识不清的主要原因已被广泛接受。在脑震荡方面，严重损伤时中脑和下位丘脑也有剪切伤，为这些区域的神经元功能障碍提供了作为脑震荡原因的一些证据，而不是如下文所述的弥漫性白质损伤。这个问题还没有解决，这两种类型的伤害可以同时发生。

在大多数严重颅脑损伤的病例中，胼胝体因撞击大脑镰而受到损伤；CT 检查有时可见坏死和出血，而且可见向两侧邻近的白质扩散（图 34-7）。从撞击点到对侧也可能有沿着作用力线分布的散在的脑白质出血。弥漫性轴索损伤引起的白质变性可能有明显的弥漫性，与局灶性破坏病变无明显关系，但是将其与起源于表面或胼胝体挫伤的继发性华勒改变区分开来是很困难的。如 Kampfl 及其同事所做的一系列 MRI 研究表明，弥漫性轴索损伤可能是持续性植物状态的基础。然而，在大多数严重颅脑损伤和长时间昏迷的病例中，主要损伤部位是在中脑和丘脑底部，亦即承受最大扭矩的区域，这些部位的损伤在持续昏迷和植物状态可能是关键的(Adams et al，2000；Ropper and Miller)。Jellinger 和 Seitelberger 所描述的持续性昏迷病例就是如此。值得注意的是，这些深部病变与可逆的脑震荡的瘫痪推测的位置是一致的。

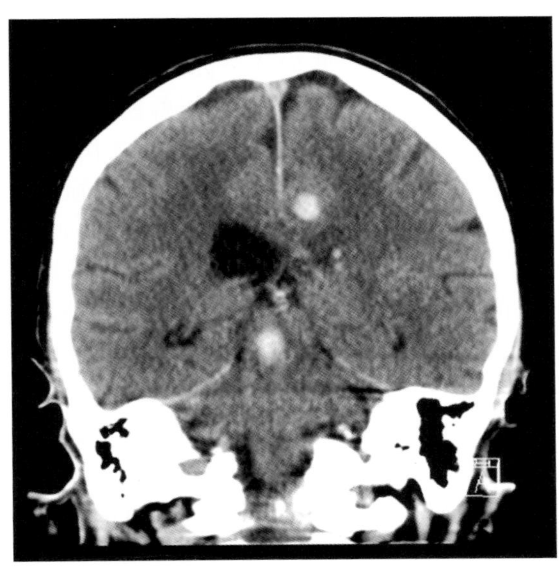

图34-7 未增强冠位CT显示，胼胝体和中脑小灶出血，被认为是弥漫性轴索剪切损伤的部分表现

原发性脑干出血是因撞击时组织的扭转和撕裂引起，与继发性脑干出血不同，继发性是脑干向下移位的结果。Duret 最初强调这些继发性出血的髓质部位，但杜雷特出血(Duret hemorrhage)一词现已成为当有占位效应使脑干变形时所有的脑干出血的标志。

除了挫伤以及硬膜外血肿、硬膜下血肿、蛛网膜下腔出血和脑出血外，闭合性头部损伤还可引起不同程度的血管源性脑水肿，在最初 24~48 小时内水肿加重，有时小范围梗死被认为是基底血管周围的蛛网膜下腔血引起的血管痉挛所致。这种类型的继发性脑梗死的发生频率和重要性一直存在争议。Marino 和其同事进行的一项回顾性影像学研究发现，89 例患者中有 17 例在中度或重度头部损伤后出现脑卒中，Adams 和其同事已经指出了这一特征。大多数分布在主要分支或穿通支脑血管或在分水岭区。

颅内压增高的存在也与较高的梗死发生率有关。Marmarou 及其同事证明，脑损伤后的脑肿胀(*brain swelling*)本质上是水肿的结果，而不是像长期以来推测的脑血容量增加。在儿童和一些成年人，脑水肿可能很严重并导致继发性脑干受压。

脑脂肪栓塞

大骨的骨折，特别是股骨骨折，无论有无头部损伤，在 24~72 小时后可能会出现急性肺症状(呼吸困难和呼吸急促)，随后出现昏迷伴或不伴局灶性体征或癫痫发作。这个过程是全身脂肪栓塞的结果，首先是肺部，然后是脑部。颅脑创伤并非必须出现。在一些病例中，肺部症状的出现与胸部瘀点皮疹有关，尤其是在腋窝，也包括结膜，据说三分之一的病例在尿液中有脂肪球，最后一项发现的特异性受到了质疑。呼吸窘迫是脂肪栓塞综合征(fat embolism syndrome)最重要的特征，通常是唯一的特征，胸片上表现为双肺绒毛状浸润；然而，已报道的病例没有涉及呼吸系统。

在脑部，多个小的脂肪栓子导致了广泛的瘀点出血和小的梗死，包括白质和灰质以及一些较大的梗死。尽管死亡率高达 10%，但是大多数脂肪栓塞患者在 3~4 天内可自行恢复，通常与潜在的全身和骨骼损伤有关。除了呼吸支持治疗，其他治疗都是支持性的，过去曾使用过的肝素被认为是无效的。

接诊头部创伤患者

医生首先要检查闭合性头部损伤患者，通常会发现如下标题所示的三种临床情况中的一种，每种情况的处理方式不同。通常可以通过首次观察患者并进行精神和神经状态评估，以及事故发生后的时间间隔来对患者进行分类。为了达到这一快速评估的目的，格拉斯哥昏迷量表(Glasgow Coma Scale)已经使用了近 50 年(表 34-1)，但它不能替代更全面的神经系统检查。该量表记录了神经功能的三个方面：睁眼、语言反应和对各种刺激的运动反应。量表采用 3~15 分的总分；7 分或更低的分数被认为反映了严重的创伤和较差的临床状态，8~12 分提示中度损伤，较高的分数显示轻度损伤。这个量表提供的分数与我们后面讨论的头部损伤的预后大致相符，但它的主要用途是用一种易于学习和复制的工具记录患者临床状态的顺序变化。

表 34-1　格拉斯哥昏迷量表(总分用于系列评估和预后)

睁眼	
从不睁眼	1
疼痛刺激时睁眼	2
声音刺激时睁眼	3
自动睁眼	4
最佳言语反应	
无反应	1
可发出无法理解的声音	2
可说出不恰当的单字	3
所答非所问	4
说话有条理	5
最佳肢体运动	
无运动	1
肢体伸直(去大脑强直)	2
肢体弯曲(去皮质强直)	3
肢体回缩	4
定位疼痛	5
可依指令动作	6
总分	3~15

有意识或快速恢复意识的患者(脑震荡和轻微头部损伤)

这是最常遇到的临床情况。在这类患者中,大致可以识别出两种程度的功能障碍。一种是,患者只是暂时被打晕,“满眼冒金星”或短暂地失去了方向感。从生死和脑损伤的角度来判断,这种损伤是无关紧要的,尽管如我们进一步指出的那样,仍然有可能发生颅骨骨折,或后来出现硬膜外血肿或硬膜下血肿的小的可能。此外,一些患者容易出现比较棘手的创伤后综合征(posttraumatic syndrome),包括头痛、头晕、思维不清晰、疲劳、失眠,以及紧张等各种组合,这些症状可能在受伤后不久或几天内出现。这个问题将在后面的部分中讨论。在意识暂时消失几秒钟或几分钟的情况下,恢复可能已经完成,或者患者可能处于医生第一次遇到时描述的部分恢复阶段。即使患者头脑清醒,也会对受伤前后发生的事情失忆。后者产生一种局限的精神错乱状态,通常局限于注意力不集中,在患者第一次检查时可能仍在进行。它的特征是患者被发现时,对其周围的环境感到茫然并反复提出问题。

在大多数这样的轻微病例中,对精神清晰度、无力、眼部异常以及巴宾斯基征进行简单评估是适宜的,没有必要做广泛的神经咨询和住院治疗,前提是一个负责任的家庭成员可以报告临床状态的任何变化。只有少部分患者,主要是那些意识恢复缓慢或有严重头痛、呕吐或颅骨骨折的患者,存在脑出血或其他迟发性并发症的显著风险。如果有任何颈部受伤的可能性也应保持谨慎。

在这样的患者中,是否进行头部常规成像是一个未解决的问题。在我们这个诉讼社会里,医生倾向于做 CT 扫描。如果成像显示无蛛网膜下腔出血(一种常见的发现)或脑实质内凝块或挫伤,而且患者神志清楚,则几乎不可能发生硬膜外出血。骨折的存在可能增加这些概率,但大多数研究,如 Lloyd 及其同事已经发现,儿童存在颅骨骨折被证明是颅内损伤的一个相对较差的指标。唯一的例外是通过鳞骨和脑膜中动脉沟的骨折,这意味着动脉出血和硬膜外出血的风险。

随着当前对辅助检查的成本 - 效益使用的关注,在轻微的头部创伤后需要进行头颅 CT 检查的标准已制定出来,下一段将对此进行讨论。一般情况下,我们建议对于意识丧失(超过 1 分钟),严重且持续的头痛、恶心和呕吐,精神错乱状态,以及任何新的客观的神经体征相关的头部损伤病例进行 CT 检查,但这些都是公认的随意标准。CT 扫描在轻微头部创伤的老年患者可能是特别重要的,在这些患者中出现颅内病变(主要是硬膜下血肿)可能无法通过临床体征预测,当然,如果患者正在服用抗凝剂或小剂量阿司匹林以外的任何类型抗血小板药物,影像学检查是可取的。在儿童中放宽扫描标准可能是明智的。Simon 及其同事对 215 例轻微头部创伤儿童的研究结果也强调了这一点,34 名儿童没有意识丧失,格拉斯哥昏迷评分为 15 分,但仍显示出颅内损伤,其中 3 名需要手术治疗。

一些成人的研究在选择成像的患者方面提供了广泛的指导,即新奥尔良标准(New Orleans Criteria)和加拿大头部 CT 规则(Canadian CT Head Rule)(表 34-2)。它们包括对颅内损伤敏感但非特异性特征,如年龄 60 岁以上、中毒、逆行性遗忘超过 30 分钟、可疑的颅骨骨折、癫痫发作、抗凝,以及损伤的危险机制等(Smits et al; Stiell et al)。协助这两个验证方案的确定需要在急诊科的 CT 扫描,包括供读者参考,但它们应被视为指南,因为在 CT 上重要病变有相当高的灵敏度,但特异性较低,因此在这些忠告下进行的大多数 CT 扫描应该是正常的。这些问题在 Ropper 和 Gorson 的综述中得到了解决。

轻微的和看似无关紧要的头部损伤有时会伴随一些令人困惑和担忧的临床现象，其中一些是不明显的，而另一些则是严重的，表明除了脑震荡以外还有其他的病理过程。后面将描述后者。当它们发生时，需要进行神经病学或神经外科学评估。

表 34-2 新奥尔良标准和加拿大脑震荡后 CT 临床决策规则

新奥尔良格标准[a]——格拉斯哥昏迷量表评分 15 分
头痛
呕吐
年龄>60 岁
药物或酒精中毒
持续性顺行性遗忘症（短期记忆缺失）
锁骨以上创伤性软组织或骨损伤的证据
癫痫发作
加拿大头部 CT 规则[b]——格拉斯哥昏迷量表评分：16 岁及以上患者为 13~15 分
神经外科干预的高风险
术后 2 小时内格拉斯哥昏迷评分<15 分
疑似颅骨开放或凹陷性颅骨骨折
有任何颅底骨折的征象
2 次或以上的呕吐
年龄>54 岁
CT 检测到中度脑损伤风险
逆行性遗忘症≥30 分钟
危险的机制

[a] 改编自 Haydel et al.

[b] 改编自 Stiell et al.

困倦、头痛和困惑 这些症状最常发生在儿童身上，他们在脑震荡性头部损伤后几分钟或几小时，似乎就与以前判若两人。他们躺着，昏昏欲睡，抱怨头痛，并可能呕吐，这些症状表明存在颅内出血。在 MRI 上可见撞击点附近轻度的局灶性水肿，通常没有颅骨骨折，但是，正如 Nee 和同事指出的，呕吐与颅骨骨折发生率的增加有关，新奥尔良和加拿大 CT 规则发现，呕吐是与颅内出血相关的因素（见表 34-2）。症状在几小时后消退则证明在大多数情况下病情是良性的，但仍需要某种形式的脑成像检查。

短暂性截瘫、失明和偏头痛现象 跌倒或头部受到打击时，两腿可能会变得短暂性无力和麻木，伴有摇摆，双侧巴宾斯基征，以及有时伴括约肌失禁。在枕骨上的撞击可能导致暂时性失明。几小时后症状消失。这些短暂的症状似乎可能是一种直接的局部脑震荡效应，或可能由于颅骨凹陷，或可能是由于这些部分的大脑受到颅骨内表面的撞击造成的，但不能排除血管机制。失明和截瘫通常出现在血管搏动性头痛之后。短暂的偏头痛视觉现象、失语症或轻偏瘫，随后出现头痛，有时可在参加接触性运动的运动员发生轻微脑震荡后观察到。可能所有这些现象都是由于头部受到撞击而引起偏头痛发作的结果。这些局灶性综合征在几小时内可能令人困惑和非常担忧，特别是如果这是儿童偏头痛的首次发作。要记住可能性，特别是在急性四肢瘫痪的病例中，是外伤性脊髓压迫或较少见的颈髓的软骨性栓塞（cartilaginous embolism）（见第 42 章，纤维软骨性栓塞）。脊髓颈部部分的震荡是暂时性截瘫的另一种可能机制。

Haas 和 Ross 已描述了轻微头部损伤后短暂性全面遗忘症（*transient global amnesia*，*TGA*）的发作，但如第 20 章所述，但也提到了将脑震荡性遗忘（concussive amnesia）与 TGA 区分开来的困难。他们都有关于定向的重复刻板的询问的征象，这是两个过程共同的。Haas 和 Ross 认为，TGA 的持续时间为 2~24 小时，且具有重复询问的特征，可以区分这两种情况，但以此为基础区分并不能令人信服。

迟发性偏瘫 迟发性偏瘫（delayed hemiplegia）的主要原因是硬膜外或硬膜下迟发性血肿，在更严重的损伤中，则是脑出血，其中大多数都与意识水平从一开始就下降有关，但也有例外。

迟发性偏瘫也应考虑到颈内动脉的夹层。这种夹层可能发生在颈动脉的颅外或颅内的部分，如果偏瘫没有其他原因，应通过血管成像检查来寻找原因。在其他情况下，除了头部受到重击，偏瘫没有明确的解释，这可能与前面描述的偏头痛现象有关。

严重脑损伤伴有清醒间隔

这一组数量比其他两组小，但很重要，因它包括不成比例数目的急需手术治疗的患者。脑震荡导致的最初意识丧失可能只持续了几分钟，或特殊情况下，可能根本没有无反应期，在这种情况下，人们可能会错误地得出结论，认为没有脑震荡，几乎不可能发生创伤性出血或其他类型的脑损伤。表现出这一连串事件的患者，过去曾被 Marshall 及其同事（1983）生动地称为“说话和死亡”（talk and die），由于硬膜下血肿的扩大、挫伤周围脑水肿的恶化或硬膜外血块的延迟出现而出现晚期恶化。在创伤性昏迷数据库中的34例有这样的清醒间隔的患者,大多数在最初的CT扫描中显示出明显的中线偏移,反映了早期脑水肿和挫伤的存在(Marshall et al,1983)。与此相关的迟发性脑内血肿[晚期卒中(*spät apoplexie*)]是一种更严重的颅脑损伤的特征,通常从发病时起就会发生昏迷。前面提到的脑脂肪栓塞的问题,应该考虑出现在这些延迟恶化的情况中,特别是如果有间断性呼吸衰竭。

头部受伤后仍处于昏迷状态的患者

Symonds在这里提出的核心问题是,脑震荡和脑挫伤以及其他形式的持续性脑结构损伤之间的关系。由于意识在受伤的那一刻就已丧失,人们在这种情况下,几乎不会质疑脑震荡的存在;但当数小时过去而意识没有恢复时,通常脑震荡定义的后半部分,即大脑功能的中断是短暂的,就不能满足了。对这些病例的病理检查通常会发现颅内压升高、脑挫伤、蛛网膜下腔出血、脑梗死区,以及分散的颅内出血,损伤是在创伤侧(冲击伤)和在对侧(对冲伤),在胼胝体,以及影响这些点之间沿着作用力的线。在一些患者中,弥漫性轴索损伤较为突出,或如前所述,在上部中脑和下部丘脑区域存在分离的,但极其重要的缺血性和出血性损伤。蛛网膜下腔和硬膜下腔有不同数量的血液。可能出现丘脑和中脑的移位,对侧大脑脚压在小脑幕的游离缘,以及继发性中脑出血和坏死区;在某些病例中会发生小脑幕切迹疝。

严重的头部损伤通常与呼吸骤停有关,有时还伴有缓慢心律失常和心搏骤停。这些全身变化对大脑的直接影响可能本身就足以引起昏迷。颅内压几乎总是升高,脑成像显示不同程度的脑肿胀、脑室受压和中线结构移位。此外,头部损伤常常使酒精和药物摄入复杂化,因此,必须始终考虑中毒或代谢性脑病作为昏迷原因(或促成原因)的可能性。

在所有这些患者中,在初始稳定期之后,关注的事是临床和影像学评估,目的是发现可手术修复的病变,即硬膜下、硬膜外血肿或可治疗的明确的脑实质内血肿而不只是挫伤。在大多数情况下,发现这样的占位病变需要手术切除。然而,除非它是唯一的损伤,否则手术通常被证明是不够的,而且由于相关的脑损伤,昏迷可能会持续。对这些血肿的识别和处理将作进一步阐述。

在创伤性昏迷数据库中,包括1 030例格拉斯哥昏迷量表评分为8分或8分以下的重伤患者,21%有硬膜下血肿,11%有脑内血块,5%有硬膜外血肿。然而,值得注意的是,半数患者在CT扫描中未发现占位病变。在此基础上,这些患者被认为是弥漫性轴索损伤。然而,Rowbotham在早期总结的50例严重创伤患者连续尸检中,除了2例外,其余均出现肉眼可见的变化,说明CT分析相对不可靠。这些病例的病变包括表面挫伤(48%)、大脑皮质撕裂(28%)、蛛网膜下腔出血(72%)、硬膜下血肿(15%)、硬膜外出血(20%),以及颅骨骨折(72%)。如图所示,在同一患者中发现了多个病理改变。

有一小部分严重脑损伤的患者,他们的生命体征已恢复正常,但意识从未完全恢复,这让人很苦恼。几周时间过去了,前景变得更加暗淡。这样的患者特别是儿童,可能在6~12周或更长时间后仍能够从昏迷中醒来,恢复得相对较好,尽管通常不完全恢复。有些人能长时间存活下来,他们会睁开眼睛,左右转动着头和眼睛,但没有迹象表明他们看到或认出了家人,甚至最亲密的家庭成员。他们不会说话,只能做出原始的姿势或反射性的退缩动作。Jennett和Plum将此称为"持续性植物状态"(*persistent vegetative state*,*PVS*)(这一主题的完整讨论,见第16章)。在创伤性昏迷数据库中,14%的患者仍处于这种状态。偏瘫或四肢瘫通常伴有不同程度的去脑或去皮质姿势。有时因某些内科并发症,生命有时会在几个月或几年后结束,但也有患者可能活了几十年。我们的同事亚当斯(Adams RD)检查了14例昏迷和处于植物状态1~14年的患者的大脑。所有病例均显示上部脑干有大面积坏死和出血区。Adams JH及其同事(2000)发现,在那些幸存下来并一直保持植物状态直至死亡的患者中,80%的人有丘脑损伤,71%有弥漫性轴索损伤。此外,颅外器官和组织的创伤是常见的,并明显促使致命的预后。最近的功能研究表明,有限程度的植物状态或处于最低意识状态的患者,可以有目的地被训练参与大脑的部分活动。

在概括这类头部损伤时,挫伤、出血和脑肿胀的影响往往在损伤后18~36小时内变得明显,然后可能会持续几天。如果一个伤员能活过这段时间,他死于这些影响的并发症的概率就会显著降低。进入医院的昏迷伤员的死亡率约为20%,大多数死亡发生在最初的12~24小时内,这是由于脑部的直接损伤与其他非神经损伤共同造成的。在那些活到24

小时的伤员中,总死亡率下降到 7%~8%;48 小时后,只有 1%~2% 的伤员死亡。有一些证据表明,将这类患者转移到重症监护病房,那里有处理头部损伤经验的人员可以对他们进行监测,从而提高了生存的机会(见下文)。

Giacino 及其同事们进行的一项随机试验,显示金刚烷胺(amantadine)略微加速了从植物人或最低意识状态的出现,这在创伤性无反应的治疗方面取得了一定的进展;在受伤后第 4 和第 12 周之间给药 4 周,100mg,每日 2 次,增加到 200mg,每日 2 次。这种效果在 6 周后就不那么明显了,但这种药物和其他激活剂似乎是一种很有前途的方法,在过去的几年里,这种方法时兴时衰。在长期持续的病例中,在过去几十年里,对丘脑核团的脑深部电刺激已有所探索,并取得了一些成功。其他类型的行为激活程序的主张还没有得到证实。

特殊创伤性颅脑损伤(表 34-3)

在所有的严重颅脑损伤病例中,要考虑以下的病变。它们都有各自的临床和影像学特征,但它们可能是混合的,在决定采取处理步骤之前,必须评估各自对临床状态的影响。

表 34-3 主要创伤性脑损伤的临床及影像学特征

	硬膜外血肿	急性硬膜下血肿	慢性硬膜下血肿	挫伤/实质出血	脑室内血肿	蛛网膜下腔出血	硬脑膜下水瘤	弥漫性轴索损伤
致伤因素	脑膜中动脉或硬脑膜窦裂伤	桥静脉和动脉撕裂	创伤危险因素(可能无或极少):凝血病和严重脑萎缩	脑实质血管剪切危险因素:凝血病和淀粉样血管病	脑实质血管剪切;排除血管缺陷	排除潜在动脉瘤破裂	蛛网膜撕裂,脑膜炎后	减速或旋转力
典型部位	一侧大脑凸面	一侧大脑凸面	一侧大脑凸面,可以是双侧	前额叶和颞叶	侧脑室和第三脑室充血	基底池	一侧大脑凸面	深部白质、胼胝体、背外侧脑桥
演变	数小时	数小时以上	数日到数周	超过 12~48 小时	迅速	数分钟到数小时	数日到数周	从损伤时起
临床表现	通常清醒间期接着昏迷,但变化更大;瞳孔扩张伴对侧肢体和双侧肢体无力;神志不清缓慢发展,然后昏迷	嗜睡,昏迷;瞳孔扩张伴对侧肢体和双侧肢体无力;进行性神志不清,然后昏迷	头痛,精神状态的渐进性改变 ± 局灶性神经征象	神志不清到昏迷、瞳孔扩大、进行性偏瘫、痉挛状态	脑积水的进展症状	头痛、脑膜炎、迟发性表现、血管痉挛状态	类似慢性硬膜下血肿	昏迷,姿势 posturing,颅内压正常
危险年龄	儿童,青年人	任何年龄	老年人	任何年龄	任何年龄	任何年龄	婴儿、儿童、成人	任何年龄
放射学特征	以颅缝为界的急性硬膜外血肿膨胀,呈透镜状	大脑凸面急性血性边缘宽阔区	单侧或双侧高密度或等密度	多个水肿的汇合区与局灶性急性血液混合	脑室内的局灶性急性血液;可能因重力分层	蛛网膜下腔沿皮质的急性血线	局灶,脑脊液密度,液体集合	CT 可能正常;MRI 显示有小的深部挫伤
外科干预	紧急去除血肿	如果大到引起症状需紧急去除血肿	在某些情况下需去除血肿	如量大,需去除血肿	引流	可能引起继发性血管痉挛或迟发性脑积水	抽吸液体	无

急性硬膜外出血

一般来说,硬膜外血肿(epidural hematoma)发生于颞骨或顶骨骨折以及脑膜中动脉或静脉撕裂伤。不太常见的情况,硬脑膜静脉窦有撕裂时。这种损伤,即使是在颅骨骨折情况下,最初也可能不会造成昏迷,也可能是严重颅脑损伤的一部分。一个典型的例子是,一个孩子从自行车上或秋千上摔了下来,或者头部受到了其他的重击,暂时失去了知觉。几小时后(例外的是,静脉出血时,间隔可能是数日或一周),头痛加重,出现呕吐、嗜睡、神志不清、失语、癫痫发作(可能是一侧的)、轻偏瘫,伴有腱反射略亢进和 Babinski 征。随着昏迷的发展,偏瘫可能会让位于双侧肢体的痉挛状态和 Babinski 征。由于收缩压升高[库欣效应(Cushing effect)],心率经常是跳跃变化的,血肿的一侧瞳孔可能扩大。通过 CT 和 MRI 检查,发现具有光滑内边缘的透镜状血块,可以快速确诊(图 34-8)。如果扩张的血块没有通过手术去除,死亡是很常见的,它发生在昏迷期结束时,是呼吸停止的结果。看到经过脑膜中动脉沟的骨折线,以及弄清楚头部哪一侧被撞击(血凝块在该侧),有助于对病变的诊断和定侧。然而,有时脑膜血管可能被撕裂而没有骨折。

硬膜外血肿的治疗　紧急情况下,在急诊室或床边进行钻孔,或最好是做开颅术,引流血肿,并识别和结扎出血血管。手术效果非常好,但硬膜外血肿可能是双侧而非单侧,扩大的骨折和硬膜静脉窦撕裂伤除外。如果术前出现昏迷、双侧 Babinski 征、痉挛状态或去脑强直,通常意味着已发生中枢结构移位、中脑受压;预后很差,但如果手术没有太大延迟,少数患者会好起来。小的硬膜外出血可通过连续的 CT 扫描跟踪,可观察到一周或两周逐渐扩大,然后被吸收。对于还没有任何症状或体征的患者,清除这些小血块的益处存在争议;通过连续的临床和影像学监测,可以不受干扰。

急性和慢性硬膜下血肿

急性和慢性硬膜下血肿产生的问题是完全不同的,必须分开考虑。急性硬膜下血肿(*acute subdural hematoma*)可能是单侧的,也可能是双侧的,在头部受到重击与出现昏迷之间可能有一段短暂的清醒期。更常见的情况是,伤者从受伤时就处于昏迷状态,而且昏迷的程度逐渐加深。急性硬膜下血肿可合并硬膜外出血、脑挫伤或撕裂伤。这几种病变的临床表现难以区分,有少数伤者术前无法判断凝块部位是在硬膜外还是硬膜下。在超过 90% 的病例中,硬膜下血块厚度超过几毫米可以被 CT 扫描精确地显示出来,但窗口设置必须适当,以避免相邻的骨使血块模糊(图 34-9)。一个大的急性血凝块引起中线结构移位,并明显压迫一侧的侧脑室;但如果有双侧的血凝块,则可能没有移位,脑室可能出现对称性受压。

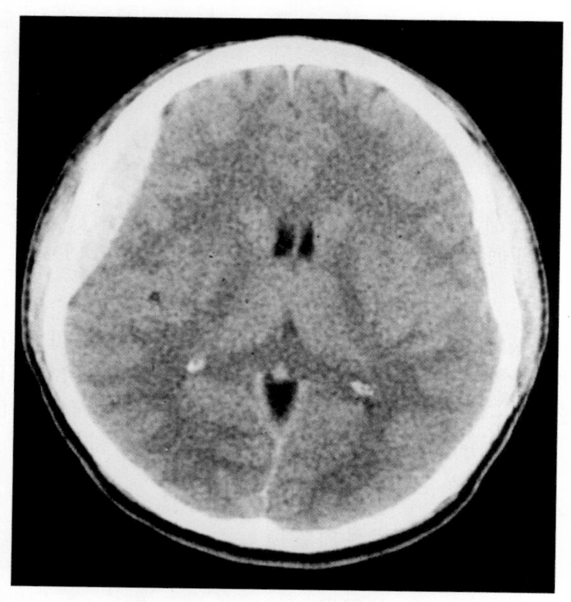

图 34-8　急性硬膜外血肿。非增强的 CT 扫描显示,典型的透镜状的额部硬膜外血肿,位于撕裂的脑膜中动脉下方

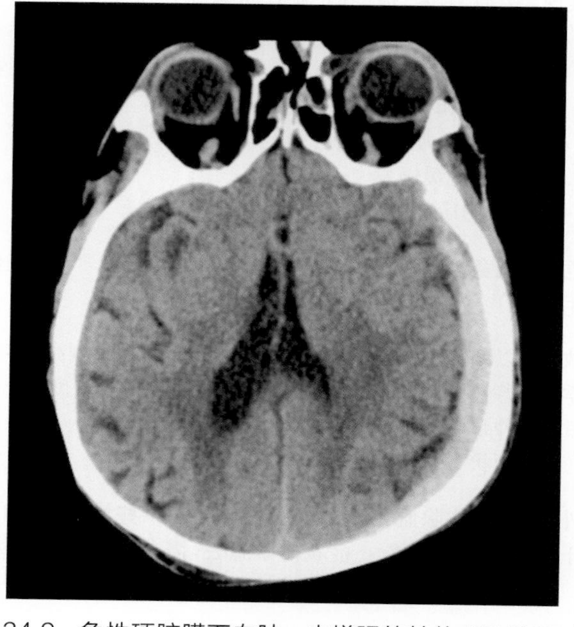

图 34-9　急性硬脑膜下血肿。未增强的轴位 CT 显示,左侧颞叶覆盖一个高密度凹形血肿

快速发展的硬膜下血肿通常是桥静脉(bridging veins)撕裂的结果,症状是由邻近的脑和深部结构受压引起的。与硬膜外动脉出血是稳定进展的不同,颅内压升高通常会阻止静脉出血。

特殊情况下,在颅后窝(*posterior fossa*)形成的硬膜下血肿,引起头痛、呕吐、瞳孔不等大、吞咽困难、脑神经麻痹,而极少数情况下,如果患者的状况足够好,可以进行这些功能测试,可见颈部僵硬,以及躯干和步态的共济失调。由于颅后窝血凝块与骨的位置相近,沿小脑幕硬脑膜呈轴向排列,在CT扫描中容易被忽略。

在慢性硬膜下血肿(*chronic subdural hematoma*)中,创伤的病因往往不太清楚。头部损伤,特别是老年人和服用抗凝药物的患者,创伤可能是微不足道的和被遗忘。接下来的几周,主要症状是头痛(不是一成不变的)、头重脚轻、思维迟钝、冷漠和困倦、步态不稳,以及偶尔发作的癫痫。最初的印象可能是患者有血管病变或脑瘤,或正在经受药物中毒、抑郁症或阿尔茨海默病。可能由于血肿逐渐扩大的几种机制之一,下文讨论认为会导致症状的进展。与急性硬膜下血肿一样,精神状态和意识障碍(嗜睡、注意力不集中和意识混乱)比局灶性或偏侧性体征更为突出,而且可能会有波动。如存在局灶性体征,包括轻偏瘫,以及极少的失语症。同向性偏盲少见,很可能由于膝距通路(geniculocalcarine pathway)较深不易受到压缩所致;同样,偏瘫即一只手臂和一条腿完全瘫痪,通常表明大脑半球内的病变,而不是表面的压迫性病变。硬膜下血肿导致的轻偏瘫有时可能是同侧的血凝块,使对侧的大脑脚挤压在小脑幕的游离缘所致,即克诺汉-沃尔特曼征(Kernohan-Woltman sign)(见第16章,“脑移位和疝的病理解剖”)。如果病情进展,患者会变得神志不清或昏迷,但这一过程经常被意识的剧烈波动所打断。

无论是大的急性和慢性血肿,同侧瞳孔的扩大都是血肿侧的一个相当可靠的指标,尽管这一体征可能有误导性,根据Pevehouse及其同事的研究,10%的病例发生在相反的一侧。抽搐偶尔可见,最常见于酗酒者或脑挫伤患者,但不能视为硬膜下血肿的主要征象。罕见的核间性眼肌麻痹和舞蹈症的病例曾有报道,但在我们的资料中没有发生。它们可能是深层结构变形的结果。此外,慢性血肿也可能发生短暂的、自限性神经功能紊乱,类似短暂性缺血发作(TIAs);其机制尚不确定,但它们似乎并不代表癫痫发作。在婴儿和儿童中,头部膨大、呕吐和抽搐是硬膜下血肿的突出表现。

CT和MRI是最可靠的诊断方法。在CT扫描上,急性血凝块最初是高密度的,但在1周或更长时间后逐渐变成等密度(图34-10)。在这个阶段,除了由它引起的组织移位外,可能很难检测到。然后在2~6周内,液体收集逐渐变成低密度(相对于邻近的大脑皮质)。MRI信号变化的演变与实质血肿的序列成像变化相似。急性血肿在T2加权像上呈低信号,反映了去氧血红蛋白的存在。在接下来的几周里,由于高铁血红蛋白的形成,所有的图像序列都呈高信号。最终,慢性血块在T1加权像上再次变成低信号。通过注射对比剂,两种成像方法通常都能显示血肿周围的血管和反应性界限。通常在第4周,有时更晚,血肿密度变得非常低,导致慢性硬膜下积液,与特发性积液难以区分,特发性积液可能是由于蛛网膜撕裂导致脑脊液溢到硬膜下腔,如下文所述。

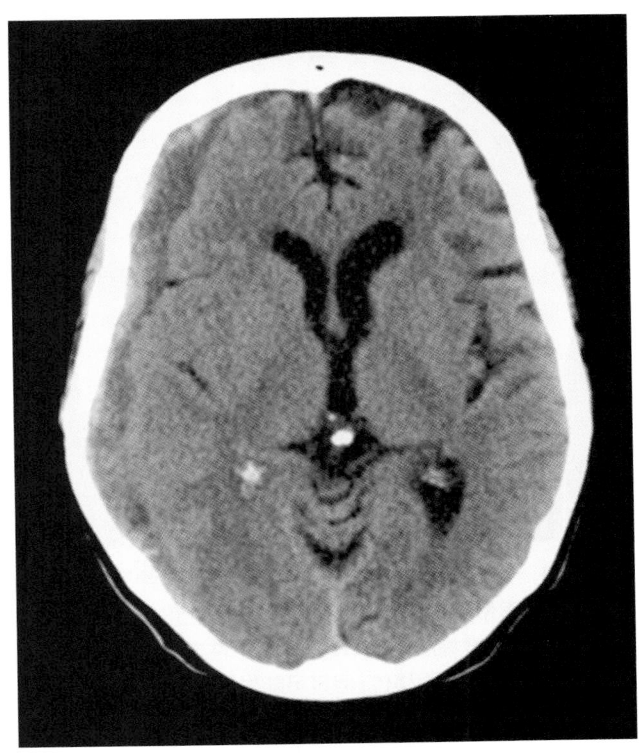

图34-10 亚急性硬脑膜下血肿。未增强的轴位CT显示,右半球上有等密度的凹状血肿。注意其下的皮质沟消失和脑室受压

慢性硬膜下血肿逐渐被硬脑膜生长的纤维膜[假膜(pseudomembranes)]所包裹。有些血肿,可能是那些最初出血轻微的血肿(见下文)会自行吸收。另一些缓慢地膨胀并出现占位效应(图34-11)。Gardner在1932年首次提出假设,即血肿的逐渐扩

大是由于液体特别是 CSF 的进入，随着红细胞溶血和蛋白质的释放，因渗透张力增加使 CSF 被吸进出血性囊肿。这一已被广泛接受的假设并没有得到现有数据的支持。现已证明，红细胞的破坏对硬膜下腔积液的影响很小，如果有的话，就是硬膜下积液。后者认为，硬膜下液体膨胀的最重要因素是血肿外伪膜的毛细血管的病理通透性增加。CSF 在这一过程中并没有发挥明显的作用，这与 Munro 和 Merritt 最初的观点相反。Labadie 和 Glover 的实验观察表明，原始血块的体积是一个关键因素：它的初始体积越大，就越有可能扩大。由血凝块中血液成分分解产物引发的炎症反应，似乎是一个额外的刺激生长，以及新膜的形成和血管化的因素。无论如何，随着血肿的增大，压迫效应逐渐增大。

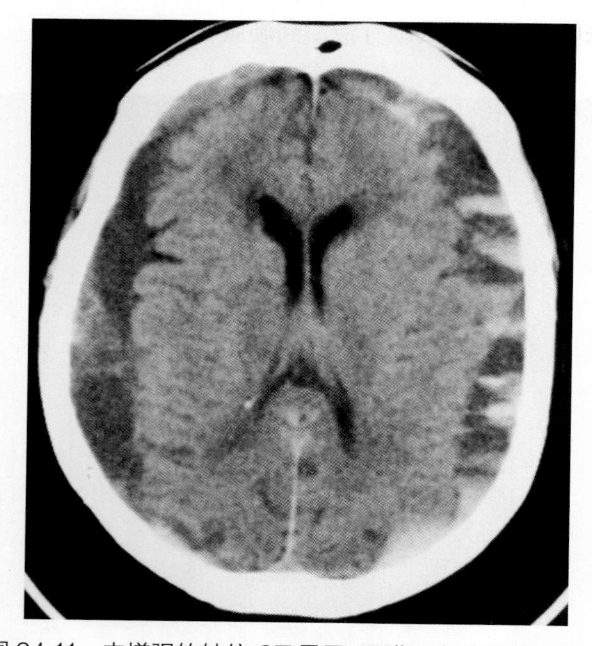

图 34-11　未增强的轴位 CT 显示，硬膜下血肿覆盖两侧大脑半球，脑室系统未移位。慢性血肿呈低密度外观。左侧血肿内可见高密度物质，提示较近期的急性血液聚集。双侧相称的肿块导致无水平移位，但其可能导致向下压迫上部脑干

硬膜下血肿的治疗　在大多数急性血肿病例中，在发生昏迷之前，颅部钻孔和排出血块就足够了。大血肿的治疗，尤其是在几个小时后血液已经凝固，治疗包括开颅手术，以控制出血和清除血块。正如人们所预料的那样，意识丧失与手术引流血块之间的时间间隔可能是决定严重病例预后的最重要因素。可能会看到薄的新月形血肿，可以随访几周，只有当局灶性体征或颅内压升高迹象（头痛、呕吐和心动过缓）出现时才进行手术。小的硬膜下血肿不引起症状，随后的 CT 扫描会自行吸收，只留下一层深黄色的有时是钙化的膜附着在硬膜内表面。如果急性血凝块太小，以至于无法解释昏迷或其他症状，很可能存在广泛的大脑挫伤或其他损伤。

为了清除较慢性的血肿，必须进行开颅手术，并尝试剥离血块周围的膜。据说这可以减少液体再积累的可能性，但并不总是成功的。手术失败的其他原因是术后受压的半球肿胀或去除大血块后半球不能扩张。处理这些患者的手术难度不应被低估。老年患者在去除慢性血肿后可能恢复缓慢，或可能有一段长时间的意识混乱。术后的脑部扩张后可进行一系列 CT 扫描，可能需要数周的时间。小的、无症状的慢性血肿通常不予处理，随后连续进行临床和 CT 检查，开始间隔几周检查，然后是较长的间隔。

虽然糖皮质激素不再是一种常见的治疗方法，但在亚急性和慢性硬膜下血肿的患者中，如症状轻微或有手术禁忌使用激素是手术切除之外的另一种选择。这一方法在几十年前，由 Bender 和 Christoff 进行了回顾，但没有被系统地研究，但是在我们的一些患者中已经取得了成功，当然他们可以在不依赖类固醇的情况下已得到改善。

硬膜下水瘤

这是一种在硬膜下腔中薄的包裹的透明或微黄变液体的聚合；这种聚合在受伤后，以及在脑膜炎后（婴幼儿）形成。通常情况下，硬膜下水囊瘤（subdural hygromas）的出现没有起因，可能是由于蛛网膜撕裂的球 - 阀效应（ball-valve effect），使得脑脊液能够聚集在蛛网膜与硬脑膜之间的空间；脑萎缩有利于这个过程。偶有水瘤起源于蛛网膜囊肿的撕裂。长期存在的硬膜下血肿与水瘤可能很难以区分，而一些慢性硬膜下血肿很可能是由水瘤膜上反复小出血引起的。脑室 - 腹腔分流术后脑积水的脑收缩也有利于硬膜下血肿或水瘤的形成，在这种情况下，当硬膜下的液体被吸出或排出时，嗜睡、神志不清、易怒和低热会得到缓解。低颅压是硬脑膜下水瘤的另一个原因。成人的硬脑膜下水瘤通常无症状，不需要治疗；它们只是偶尔引起癫痫发作。

脑挫伤与创伤性脑出血

严重闭合性脑损伤几乎普遍伴有皮质挫伤和周围水肿。挫伤性肿胀的占位效应如果足够大，会成为组织移位和颅内压升高的主要因素。挫伤的 CT 表现已有描述（见图 34-4 和图 34-5）。在受伤后的

最初几小时内，挫伤部位的出血点可能很小，而且无大碍。然而，主要的问题是在受伤后的最初几天里，挫伤区有肿胀或发展成血肿的趋势。这可能会导致延迟的临床病情恶化，有时发病突然，同时在CT上出现损伤区肿胀。据称，在不确定的基础上，急性挫伤区域的肿胀是由于过量静脉输液引起的（本章将进一步讨论液体管理）。对于某些颅内压升高的病例，开颅减压对肿胀的大脑可能有好处，但对局灶性神经功能缺失没有影响。

一个或多个脑内出血可能在脑损伤后立即出现，或不常见地，出血可能延迟几天发生［前面提及的晚期卒中(*spät apoplexie*)］。出血发生在大脑一个脑叶的皮质下白质或更深的结构，如基底节或丘脑。这种损伤几乎总是很严重的，血管和皮质组织被撕裂。

创伤性脑出血的临床表现与高血压性脑出血相似，深度昏迷伴有偏瘫、瞳孔扩大、双侧Babinski征，以及呼吸困难和呼吸不规则。额外的占位效应可能表现为血压和颅内压的突然升高。

开颅术清除急性或延迟性血凝块在一些病例取得了成功，但手术的可行性是由几个因素决定的，包括意识水平，从初始损伤开始的时间，以及影像学检查显示的相关损伤（挫伤、硬膜下和硬膜外出血）。伤后定期进行颅内压监测和CT扫描有助于诊断。Boto及其同事发现，神经节出血在闭合性脑损伤后一两天内容易扩大，而那些容量大于25mL的出血患者，10例中有9例是致命的。

值得一提的是，不同程度的颅脑损伤后，一定程度的蛛网膜下腔出血是很常见的。在出现挫伤和蛛网膜下腔出血的病例中，有时会出现一个问题，即动脉瘤破裂可能是最初的原因，由此引起的跌倒可能导致挫伤。如果蛛网膜下腔的血液集中在Willis环的一条主要血管周围，血管造影可以排除后一种可能性。同样在老年患者中，很难确定跌倒是蛛网膜下腔出血或脑出血的原因或结果。这些问题将在第33章进一步讨论。

儿童急性创伤性脑肿胀

这种情况出现在受伤后的最初几小时，可能很快就会致命。CT扫描显示左右半球增大，基底池和脑室受压。早期通常没有视盘水肿，在此期间，患儿表现呼吸急促、呕吐和伸肌姿势。推测是，这代表了大脑血流量调节的缺失和大脑血容量的大量增加。静脉输液中过量的水可能会促发这一问题，应予避免。抗利尿激素分泌不当也会加剧一些患儿的肿胀。我们没有在成人中观察到这种并发症。对脑震荡后二次撞击造成的严重脑肿胀的恐惧已经被作为阻止青少年重返运动的基本理由，但正如McCrory和Berkovic所指出的，只有有限的证据表明成年人存在这种症状。

“摇晃婴儿”综合征

婴儿这种形式的颅脑损伤在大型急救实践中被发现，但现在被忽视比过去更少了，因为当婴儿或儿童受伤时，医生们已经敏感地认为这是一种虐待儿童的形式。顾名思义，摇动创伤(inciting trauma)通常是剧烈地摇动婴儿的身体或头部，导致颅脑的快速的加速和减速运动。这种类型的损伤的存在是从影像学检查或尸检中损伤的分布和类型推断出来的，但由于其法医学和法律上的意义，检查的准确性至关重要。如Bonnier及其同事的总结，诊断的依据是硬膜下血肿和视网膜出血的组合。有时会有隐匿性颅骨骨折，但更多的情况是极少或没有直接的颅脑损伤。弥散加权MRI上可见更多的明显病变，尤其是胼胝体白质和颞-枕-顶区。这种综合征对阻碍认知发育带来了很大的风险；在极端的情况下，可能会出现获得性小头畸形(microcephaly)，反映了由挫伤和梗死引起的脑萎缩。格拉斯哥昏迷量表评分低、视网膜出血和颅骨骨折与预后不良有关。身体其他部位的旧的和新近的骨折应该引起对这一综合征的怀疑。

贯通伤和爆炸伤

飞弹和碎片

前几页中的描述适用于颅部的钝性、非贯通性损伤及其对大脑的影响。在过去，贯通性颅脑损伤(penetrating craniocerebral injuries)的救护主要是军医的职责，但随着社会暴力犯罪的不断发生，这类病例在综合医院的急症病房中也变得司空见惯了。

在平民生活中，火器伤(*missile injuries*)基本上是由步枪或手枪高速发射的子弹造成的。子弹前面的空气被压缩，因此子弹在进入组织时产生爆炸效应，并对子弹轨道周围相当长的一段距离造成损害。来自炮弹、地雷、手榴弹或炸弹的子弹碎片(*missile fragments*)或弹片(*shrapnel*)是战时贯通性颅脑损伤的常见原因。由子弹和弹片造成的颅脑损伤被Purvis分类为切向损伤，包括头皮撕裂、颅骨凹陷骨折、脑膜和大脑撕裂，极速的金属颗粒、毛发、皮肤和骨碎片导致的贯通性损伤，以及贯穿伤口(through wounds)。

在大多数由高速飞弹造成的贯通性损伤中，物体（如子弹）会造成高温凝固性损伤，这种损伤是无菌的。如果子弹离开颅骨，则不需要手术，在这些情况下，主要考虑的是感染或脑脊液漏的发展，或在长期内，可能会出现癫痫或远端血管动脉瘤。后者被认为是局部高能冲击波破坏血管壁的结果。

如果脑部在脑干的较低水平被穿透，由于呼吸和心搏骤停，就会即刻导致死亡。即使是大脑较高水平的贯通性伤口，由于脑组织中的能量耗散，也可能对重要的中枢造成足以立即或在几分钟内死亡的损害。

一旦最初的并发症得到处理，手术问题，如 Meirowsky 所述，就会减少到三个方面：通过清创术预防感染，同时使用广谱抗生素；通过清除血凝块、使用甘露醇或其他脱水剂来控制颅内压增高和中线结构移位；以及预防危及生命的全身并发症。

大多数贯通性大脑损伤患者刚被发现时处于昏迷状态。一小块金属碎片可能穿透了头骨而没有造成脑震荡，但高速弹片通常不是这样。在 Frazier 和 Ingham 分析的一组 132 例患者中，最初有 120 人失去了意识。昏迷的深度和持续时间似乎取决于脑坏死、水肿和出血的程度。在创伤性昏迷数据库系列中，163 例最初因颅部枪伤昏迷的患者的死亡率为 88%，是头部严重钝伤死亡率的 2 倍多。从昏迷中醒来后，患者会经历神志不清、混乱和健忘的状态，这与严重闭合性头部损伤的情况很相似。局灶性或全面性癫痫发作发生在损伤的早期，约占 15%~20%。

恢复可能需要几个月。Frazier 和 Ingham 评论说："记忆丧失、大脑迟钝、冷漠、轻度抑郁、无法集中注意力、疲劳感、易怒、血管舒缩和心脏不稳定、频繁的癫痫发作、头痛和头晕，所有这些都让人联想起严重的闭合性头部挫伤的残留症状。"局灶性脑症状的每一种可能的组合都可能是由这些病变引起的。Feiring、Davidoff、Russell 和 Teuber 的优秀的早期论文仍然是关于这一问题的非常有用的参考资料。

癫痫是最棘手的长期后遗症，将有进一步的描述。Ascroft 和 Caviness 在回顾第二次世界大战的病例时发现，大约有一半的子弹或弹片伤口穿透硬脑膜的患者最终发展成为癫痫发作，大多数是局灶性的；《洞穴》（*Caveness*）杂志报道的朝鲜战争老兵的数据大致相同。

脑脊液鼻漏（*CSF rhinorrhea*），如前所述，在第 29 章中，可作为贯通性损伤的急性表现，通过额骨、筛骨或蝶骨骨折而发生。凯恩斯（Cairns）在他的脑脊液鼻漏分类中，将这些急性病例单独列为一组，其他的是：①颅脑损伤后延迟型，②鼻窦和颅脑手术后类型，③自发性鼻漏。气颅（*pneumocephalus*）即空气由自发地打喷嚏或擤鼻涕进入大脑蛛网膜下腔或脑室，是从鼻旁窦经硬脑膜开放的证据，如前所述，与颅骨骨折有关（见图 34-3）。

爆炸损伤

爆炸装置如炸弹的冲击波可以将物体推进到颅骨，但也有一种直接形式的器官损伤，是由于发生在不同密度组织界面的能量耗散造成的。这种形式的气压伤（barotrauma）经常会导致鼓膜破裂，是爆炸损伤（blast injury）的一个标志征象（Xydakis et al）。耳聋、耳鸣和眩晕是耳蜗震荡（cochlear concussion）的常见的伴随症状，其次最常见的是肺部。

可能会发生意识丧失，但除了传统的压力波对头骨的抛掷外，人们对其机制知之甚少。正如一位作者在一篇评论中总结的那样，最初的冲击波之后是超声速的爆炸气浪（blast wind）和一个反向的延长的前低压。当能量在空气与液体之间的界面耗散时，会引起声阻抗的变化，从而损伤组织。随后的爆炸气浪是单独伤害的来源，把人抛向固定的物体，并分散穿透身体的弹片。爆炸力对颅内容物传导的潜在方式包括：冲击波经过头部时的加速和减速，这基本上导致了脑震荡；挤压颅骨使脑部变形；冲击波通过肺部的间接通道；以及冲击波通过颅顶的开口进入，特别是通过耳道、视神经管和枕骨大孔。

在军事医学文献中也有关于急性脑血管气体栓塞的报道。DePalma 及其同事，以及 Ropper 也对爆炸损伤进行了回顾，但神经系统的文献相当缺乏，无法确定冲击波是否能通过直接"脑震荡"导致意识丧失（指这一术语的原始含义），引起脑组织"振动"或短暂的脑血流停止。

头部创伤的后遗症

创伤后癫痫（另见第 15 章）

癫痫发作（*seizure*）是颅脑创伤最常见的迟发性后遗症，在闭合性颅脑损伤患者中总发生率约为 5%，而在合并颅骨骨折和直接脑损伤的患者中发生率为 50%。致病基础几乎总是皮质挫伤或撕裂，正如人们所预料的那样，发生创伤后癫痫的风险也与闭合性颅脑损伤的总体严重程度有关。在 Annegers 及其同事描述的 2 747 例头部损伤患者的平民队列中(1980),严重头部受伤(定义为意识丧失或失忆超过24小时,包括硬膜下血肿和脑挫伤)后癫痫发作的风险在1年内为7%,5年内为11.5%。如果只是中度损伤(昏迷或失忆30分钟至24小时,或只引起颅骨骨折),风险分别降至0.7%和1.6%。轻度损伤后(意识丧失或失忆少于30分钟),癫痫发作的发生率并不显著高于一般人群。在随后的一项研究中,Annegers和其同事(1998)扩大了原始队列,纳入了4 541例儿童和成人脑创伤患者,结果与第一项研究的结果基本相同,只是轻度闭合性头部损伤的患者发生癫痫的风险有轻微的升高,这种风险直到损伤后的第5年才有所升高。据说顶叶和后部额叶病变发生癫痫的可能性更大,但大脑皮质任何区域的病变均可能引起。此外,如前所述,贯通性颅骨损伤后癫痫发作的频率也相当高。

头部受伤和第一次癫痫发作之间的时间间隔变化很大,少数患者在受伤的瞬间即可出现抽搐动作[即刻癫痫(*immediate epilepsy*)]。通常情况下,这表现为四肢短暂的强直性伸展,伴有脑震荡后立即出现的轻微抖动,然后在轻微的混乱状态中醒来。这代表一种真正的癫痫发作现象,或似乎更可能是脑血流停止或短暂脑干功能障碍的结果,目前还不清楚。大约4%~5%的头部受伤住院患者据说在受伤后的第一周内会有一次或多次癫痫发作[早期癫痫(*early epilepsy*)]。受伤即时发作的患者预后良好,我们往往不把它们视为癫痫;另一方面,在受伤后第一周出现癫痫的患者中(不包括受伤后立即抽搐;Jennett),迟发性癫痫更为常见。根据我们的经验,在完全清醒的患者受伤几分钟或几小时后发生的癫痫发作有时是做作的。

创伤后癫痫(posttraumatic epilepsy)一词通常指晚期癫痫,亦即在闭合性头部损伤后数周或数月(大多数情况下为1~3个月)发生的癫痫发作。受伤后大约6个月,一半的癫痫患者出现了第一次发作;2年后,这个数字上升到80%(Walker)。一项对严重的(贯通性)脑损伤军人的15年研究得出的数据表明,受伤后1年内没有癫痫发作的患者,不发生癫痫的概率可以达到75%;2年内未发作的患者,90%不会发生癫痫;在3年内未发作的患者,95%不会发生癫痫。对于较轻的损伤(主要是闭合性头部损伤),相应的时间为2~6个月、12~17个月、21~25个月(Weiss et al)。尽管如此,毫无疑问,成年后癫痫发作的原因,除了几十年前形成的一种小的创伤性皮质挫伤外,并没有其他解释。据说,儿童头部受伤与癫痫发作之间的间隔较长。

随着时间的推移,创伤后癫痫发作(包括局灶性和全身性)的频率往往会降低,而且相当数量的患者(根据Caviness的数据,有10%~30%)最终会停止发作。癫痫持续状态不常见,早期发作(受伤后1周内)的患者比受伤后1年左右发作的患者更容易完全缓解,低频率的发作是另一个预后良好的征象。酒精中毒被认为对癫痫发作状态有不良的影响,但目前还没有系统的研究。我们的同事Victor M观察了大约25例创伤后癫痫患者,他们的癫痫发作已经完全停止了好几年,但由于饮酒而复发。在这些患者中,癫痫发作是在周末甚至是一个晚上的酗酒后突然发作的,而且通常不是在患者喝醉的时候发作,而是在戒断期发作。

致痫性病变的本质在大多数情况下是皮质瘢痕,但在某些情况下特别是在酗酒者中却一直是难以确定的。从对旧的皮质挫伤[营养缺乏斑(*plaques jaunes*)]的检查中,人们不能从形态学上判断病变是否具有致痫性。旧的创伤病灶附近区域的皮质脑电图显示瘢痕附近有许多自发的电活动区域。

治疗和预防

使用抗癫痫药物来预防创伤后癫痫发作和闭合性或贯通性颅脑损伤后癫痫,有人支持,也有怀疑论者。在一项研究中,接受苯妥英(phenytoin)治疗的患者在第一年结束时癫痫发作的次数比安慰剂组要少,但停药一年后,两组的发病率相同(而且相当低)。Temkin及其同事进行的一项广泛的随机研究表明,如果在受伤后的一天内服用苯妥英钠,并持续服用2年,那么在第一周,苯妥英可以减少第一周的癫痫发作,但在之后就不会了。此外,在一项针对大量贯通性头部损伤患者的研究中,预防性使用抗癫痫药物治疗在预防早期癫痫发作方面无效(Rish and Caveness),这反映在当前的指南中(Chang and Lowenstein)。随后的研究也得出了大致相同的结论。

通常情况下,持续性癫痫可以由单一的抗癫痫药物来控制,而且相对较少的癫痫发作是顽固性的,以至于需要切除癫痫病灶。在这一小组中,手术结果因患者的选择方法和手术技巧的不同而异。在40年前的神经外科条件下,通过仔细选择病例,拉斯穆森(Rasmussen),也包括彭菲尔德(Penfield)和贾斯帕(Jasper),能够通过切除病灶根除50%~75%

的癫痫发作；目前的结果要更好一些。

自主神经功能紊乱（“风暴”）综合征

严重的头部损伤一个令人担忧的后果，它是在一些昏迷的患者，特别是在植物人中观察到的，是一种间歇性强力的伸肌姿势、大量出汗、高血压和持续数分钟到1小时的心动过速综合征，伴随这些发作还有轻微的发热。患者家属和护理人员对这种表现经常深感不安，特别是当患者愁眉苦脸表明他很痛苦时。这些过度的交感神经活动和姿态的发作可能是由疼痛刺激或内脏膨胀引起的，但它们往往是自发产生的。该综合征经常被错误地认为是癫痫发作，在许多文本中仍被称为间脑癫痫（diencephalic epilepsy），但它更有可能是由于消除了抑制自主神经结构的皮质影响，使下丘脑功能独立于正常的抑制机制之外。Baugley及其同事对35例这样的患者进行了调查，发现弥漫性轴索损伤和一段时间的缺氧是主要的损伤原因，这也是我们的经验。

麻醉剂如吗啡（morphine）和苯二氮平（benzodiazepines）等具有轻微的有益的作用，但溴隐亭（bromocriptine）与镇静剂或小剂量吗啡合用，根据Rossitch和Bullard的说法是最有效的。

脑创伤后锥体外系和小脑功能障碍

脑创伤与帕金森病（Parkinson disease）发病之间的因果关系，多年来一直是一个有争议的话题，通常的结论是这种情况并不存在，任何明显的关联，尤其是在一次脑损伤之后，都是巧合。一些这样的患者很可能因为头部受伤而显露出帕金森病的早期症状。然而，也有一些病例，如Doder及其同事所报道的，在豆状核和尾状核的创伤性坏死6周后，主要出现对侧的帕金森病症状，包括震颤，进展缓慢，对左旋多巴（L-dopa）无反应。在严重闭合性头部损伤和植物人状态之后，也存在着不容置疑的帕金森病的病例（Matsuda et al）。这些说法的一个例外可能是，在拳击手和其他头部经常受轻伤的人的帕金森综合征，作为一种拳击受伤综合征（punch-drunk syndrome）的表现，现在被归为慢性创伤性脑病（chronic traumatic encephalopathy）。还有一种可能是，颅脑损伤会引发一系列细胞事件，导致异常结构蛋白，如突触核蛋白（synuclein）的沉积（见下文）。

小脑性共济失调是颅脑损伤的另一种罕见后果，通常无法解释，但也可能并发脑缺氧（引起共济失调伴肌阵挛）或在深部中脑或小脑的重要部位出血。当小脑性共济失调是由创伤本身引起时，它往往是单侧的，而且是小脑上脚损伤的结果。我们有一例严重共济失调患者的经验，他由于头部受伤，在双侧急性硬脑膜下血肿后，只有小脑的小的损伤。步态的“失用症”也可能反映了交通性脑积水的存在（见下文和第29章）。

急性和慢性创伤性脑病

急性创伤性脑病　在几乎所有的脑震荡损伤的患者中，都存在记忆的空白［创伤性失忆（traumatic amnesia）］，如前所述，它跨越从事故发生前到之后的不同时期。这个缺口是永久性的，只能由患者被告知的内容来填补。此外，如本节的导言所述，在中度至重度脑损伤后，即使患者已达到形成连续记忆的阶段，较高皮质功能的某种程度的损伤仍可能持续数周（或永久）。在精神活动减退期间，记忆障碍是最突出的特征；在此方面，这种状态类似于酒精性Korsakoff失忆状态，并与短暂性全面遗忘症状态有一些相似之处（见第20章）。

通过更仔细的测试，其他认知障碍通常是显而易见的。脑震荡患者在创伤后失忆期间很少虚构。头部受伤的患者除了在地点和时间上失定向外，还表现出注意力缺陷，以及显示注意力不集中、持续语言，以及不能合成感知数据。在失忆期，判断和执行功能可能受到轻微的损害，极少严重损害。执拗的倾向会干扰行动和思想，例如，Leininger及其同事发现53例在交通事故中头部受轻伤的患者中，大多数人在心理测试（类别测试、听觉语言学习、复杂图形的复制）方面的表现不如对照组。事实是，那些仅有头晕的人与那些脑震荡的人表现得一样差，而且在某些病例中还会涉及诉讼，使得人们对这些结果质疑。也许最受影响的，也是对高级功能个体最明显的，是归因于额叶执行功能缺陷导致的总体规划和一致性问题。

一般来说，受伤后格拉斯哥昏迷量表（Glasgow Coma Scale）评分越低（见表34-1），创伤后新记忆形成的间隔越长（顺行性遗忘），患者越有可能罹患一些永久性认知和人格变化。Jennett和Bond认为，恢复良好的患者在6个月内达到了最大程度的改善。另一些研究发现，在一段较长的时间内长期进行详细和重复的心理测试，即使是相对轻微的脑损伤患者也能在长达12~18个月的时间里显示出明显的改善。

还有其他更微妙类型的精神和行为异常仍然

是严重脑损伤的后遗症。随着创伤后痴呆阶段的逐渐消退,患者可能会发现无法工作或无法适应其家庭环境。这样的患者通常是异常唐突,易于争论和怀疑。与上述具有一定一致性的脑震荡后综合征不同,这些特征随着患者的年龄、过去的经历以及环境压力而变化。在我们的经验中,极端年龄在我们的经历中非常重要。Bowman 及其同事所描述的儿童最显著的行为异常是人格的改变。他们会变得冲动、缺乏耐心、不能安静地坐着,或者对自己行为的后果漠不关心,缺乏对社会规范的认识,就像过去那些从昏睡性脑炎中恢复过来的人一样。一些青少年或年轻人表现出普遍缺乏与额叶疾病有关的抑制和冲动。在老年人中,智力功能的损害更为突出。在大多数情况下,这些更严重的行为变化可以追溯到前额叶和颞叶的挫伤。在没有明显脑结构损伤的病例中,创伤后认知功能障碍被广泛认为是弥漫性轴索损伤(*diffuse axonal injury*)所致。用扩散张量成像等现代技术来进行验证的尝试已经取得了一些成功,如 Kraus 及其同事所描述的系列。

许多这样的症状有缓慢消退的趋势,尽管并不总是完全消退,即使是在那些因事故而引发精神错乱直接爆发的人身上(就像双相情感障碍或偏执型精神分裂症患者发生的情况一样)。一个世纪前,著名的神经精神病学家阿道夫·迈耶(Adolf Meyer)首次分析了这些过去被生动地称为创伤性精神错乱(traumatic insanity)的形式。

慢性创伤性脑病　重复的或甚至单一的脑损伤的累积效应,构成了一种直到最近都难以分类的脑损伤类型。这是一种迟发性神经退行性脑疾病,它是经过多年的轻微创伤性脑损伤后发生的,是通过对长期参加多次拳击比赛的拳击手的长期评价的情况的阐述而适当引入的。这一历史上很重要的综合征为其他职业运动员引入了最近被强调和似乎普遍存在的慢性脑病。它是指在多年后出现的构音障碍性言语、一种健忘状态、思维迟钝,以及痴呆的其他征象。运动是缓慢、僵硬和不稳定的,特别是涉及腿部的动作,呈现拖步、宽基底步态。换句话说,显现帕金森综合征和痴呆综合征的迹象,有时出现中度失能的共济失调,但不能把这些误认为是特发性帕金森病或阿尔茨海默病。足底反射可能为一侧或两侧的伸性。Roberts 及其同事重新分析了这一临床综合征,他们发现,在他们调查的 224 名职业拳击手中,有 37 人一定程度上出现了这种症状。最近的研究表明,在所有现役和退役拳击手中,约有一半的人CT 扫描显示脑室扩张、脑沟增宽和透明隔间腔(透明隔间腔表面上是一种发育异常,但为何在拳击手中比例过高,原因尚不清楚)。这些解剖异常在许多年前就已通过气脑造影证实,并被发现与拳击的回合有关(Ross et al; Casson et al)。

Corsellis 及其同事对这一拳击手特有的疾病进行了病理学研究。他们检查了 15 名表现拳击受伤综合征(punch-drunk syndrome)的退休拳击手的脑,确认了一组大脑的变化,似乎可以解释这些临床发现。所有病例均有侧脑室轻度至中度扩大和胼胝体变薄。此外,正如所提到的,几乎所有的显示出一个扩大的透明隔间腔和隔叶开窗。容易识别的胶质瘢痕区域位于小脑皮质的下表面。在这些区域以及更远的区域,浦肯野细胞丢失,颗粒细胞层变薄。令人惊讶的是,大脑皮质挫伤只在少数实例中发现。值得注意的是,也没有之前出血的证据,但 Martland 早期的研究强调,点状出血是主要发现(他可能已经把这个术语从拳击场引为医学用语,他的论文语言丰富)。在 Corsellis 检查的 15 例拳击手中,11 例黑质和蓝斑色素细胞不同程度丢失,其余的细胞有许多可见阿尔茨海默神经原纤维改变,但是未见路易体。神经纤维改变弥漫地分散于整个大脑皮质和脑干,但在颞中部灰质最明显。值得注意的是,用常规染色方法,这种取材中没有离散的淀粉样蛋白斑(amyloid plaques);然而,所有病例都显示广泛的 β 淀粉样蛋白免疫反应沉积[弥漫性斑块(diffuse plaques)]。

然而,这些研究是在现代免疫组织化学技术出现之前进行的。McKee 和她的同事们已对尸检材料中 tau 蛋白的沉积予以了注意,这已成为慢性创伤性脑病的定义。他们发现一个相当一致的神经病理学模式,主要由血管周围的高磷酸化 tau 蛋白组成,这种蛋白嵌入星形细胞或神经原纤维缠结(neurofibrillary tangles)中,倾向于额叶和颞叶的脑沟深部,也包括皮质的其他领域、丘脑和脑干,最终广泛出现在内侧颞叶。例如,在 85 例患有重复性轻度创伤性脑损伤的受试者中,他们发现其中 68 例有不同程度的变化。大多数患者的头痛、抑郁、冲动和攻击性,与病理变化的严重程度只是大致地成比例。另一些人在执行功能和记忆方面的认知表现也明显较差。只有那些 tau 蛋白沉积最广泛、最密集的患者才出现明显的精神错乱,其中许多人有步态障碍。其中一些也有帕金森病的表现。此外,还提出了反复的创伤与运动神经元病之间的假定关系。这种形式的慢性脑病和 tau 蛋白沉积已经引起了人们对各级运动员在运动中脑震荡的极大兴趣。

创伤后脑积水

创伤后脑积水(posttraumatic hydrocephalus)是一种罕见的并发症,但常被认为是严重的头部损伤。它通常符合第 29 章所讨论的正常压力脑积水(normal pressure hydrocephalus,NPH)的类型,但也可见一种前空泡型脑室扩大,特别是在慢性酗酒者。间歇性头痛、呕吐、神志不清和嗜睡是其最初的表现。后来,出现精神迟钝、冷漠和精神运动迟滞;此时脑脊液压力可能已降至正常水平(正常压力脑积水)。在一些病例的尸检中发现粘连性基底蛛网膜炎。早期蛛网膜下腔出血可能参与了这一机制。脑室 - 腹腔分流术的反应可能是戏剧性的。Zander 和 Foroglou 已就这一情况做了详细描述。

脑震荡后综合征

脑震荡后综合征(postconcussion syndrome)这一棘手的问题在本章前面的几个地方已经提及,在第 10 章中也提到与头痛关系。当这一综合征长期存在时,神经科医生就会被这种情况所困扰,焦虑的患者和家人会加剧这一情况。它与创伤后应激障碍(posttraumatic stress disorder,PTSD)有一些相似之处,过去曾被查尔斯·西蒙兹爵士(Sir Charles Symonds)等恰当地称为"创伤后神经不稳定综合征(posttraumatic nervous instability syndrome)" 和"创伤性神经衰弱(traumatic neurasthenia)",头痛、头晕、耐力差和思维不清晰是其主要症状。

颅部疼痛或为全面的,或局限于被打击的部位,并有各种不同的描述,如疼痛、搏动、撞击痛、刺痛、压迫痛或条带状疼痛等;它在个体患者中的差异是显著的。由精神和体力的消耗、紧张、弯腰和情绪激动使头痛和其他症状加剧是它的特征;休息和安静往往可以使之缓解。头痛可能是康复的主要障碍。

头晕(dizziness)是另一个突出的症状,通常不是真性的眩晕,而是眼花或头晕目眩。患者可能感到不稳定、头昏、虚弱或昏倒。然而,一定数量的患者描述的症状至少与迷路紊乱相一致;环境中的物体会瞬间移动,向上或向旁边看可能会造成不平衡感。迷路测试可能显示前庭器官一侧的反应性较差,但更常见的情况是没有发现异常。McHugh 发现,经眼震电图检查,无论是脑震荡患者还是颈部甩鞭伤患者,轻微异常的发生率都很高;但是我们发现很多数据很难解释。特别是,伴有迷路和耳蜗的兴奋性降低(失聪),人们可能认为第八对脑神经或末梢器官有直接损伤,一些患者报告有酒精不耐受。

对大多数患者来说,这些躯体症状在几周内就会消失。当症状持续时,患者会变得无法忍受噪声、情绪激动和人群。临床表现包括紧张、不安、片段睡眠、不能集中注意力、忐忑不安、疲劳、担心、忧虑以及无法耐受正常的酒精摄入量等。这些症状与焦虑、抑郁以及其他形式的创伤后应激障碍有明显的相似之处。

脑震荡后综合征使所有类型的头部损伤都变得复杂化,轻微的和严重的都有。一旦形成,可能会持续数月甚至数年,而且患者往往会抵制各种治疗。与前面所述的慢性创伤性脑病之间的任何关系都不确定。奇怪的是,这种症状在 6 岁以下的儿童中几乎不存在。其特点通过补偿和诉讼等方面问题增加了这种综合征的持续时间和强度,表明这是一种心理因素。这些问题在社会结构中不那么突出的国家,创伤后综合征的发生率要低得多。环境压力也很重要,因为如果受伤后不久对患者要求太多,易怒、失眠和焦虑等就会加剧。在这方面,Mittenberg 及其同事进行了一个有趣的实验(1992)。一组没有亲身经历或对头部损伤一无所知的受试者被要求从脑震荡头部损伤后可能出现的症状列表中进行选择。他们选择了一组与脑震荡后综合征几乎相同的特征。脑震荡后综合征各组成部分的高背景发生率使其似乎比实际情况更为普遍。Meares 及其同事进行的这项前瞻性研究发现,与一组非颅脑创伤患者相比,该综合征的特征发生率是相同的,而对它的发生的最强的预测因子是先前的焦虑症。然而,毫无疑问,这些症状发生在适应良好、功能良好的个体中,不应简单地将其视为焦虑而不予考虑。

进一步给出了一种治疗脑震荡后症状的方法。也有报道称,经历过任何程度头部受伤的军人比其他身体受伤的军人更易患创伤后应激障碍(osttraumatic stress disorder,PTSD)。同样的疾病也可以在受伤后的平民身上发现,然后会很明显地融合到先前描述的脑震荡后综合征中。

头部受伤后出现的歇斯底里症状,无论是认知上的还是躯体上的,似乎都比身体其他部位受伤后出现的症状更为常见。这些症状将在第 47 章中讨论。它们可能是即时的或延迟的,从健忘到失明、瘫痪、口吃、无法站立,甚至是紧张症等。

头部创伤的治疗

脑震荡和短暂性症状患者

简单的脑震荡损伤的患者在医院就诊时已经恢复意识，而且神经系统检查正常，在处理上没有什么困难。如有需要，在做出适当的检查（CT扫描、颅骨X线片）的决定及结果证实为阴性之前，不应让他们出院。此外，在恢复连续记忆的能力并安排家属观察可能的（尽管不太可能）迟发性并发症（硬膜下和硬膜外出血、脑出血和水肿）征象之前，患者不应该出院。由Mittenberg及其同事们（2001）制订的一项计划表明，对脑震荡损伤和预期后果的确认和解释可以降低6个月后脑震荡症状的发生率。大多数这类患者变得神志清楚，头痛轻微或不头痛，而且神经系统检查正常。他们不需要住院或特殊的检查，但在目前美国的诉讼气氛下，仍然经常要做某些形式的脑成像，正如前面小节中讨论的。

目前，运动损伤造成的脑震荡要求从比赛中退出，要进行正式的评估，以及之前提到的活动分级计划。介绍了许多检测方法和康复方案，其中许多是专有的，在这里叙述用处不大。

持续头痛、头晕和紧张不安的患者是最难以处理的。主要的方法是在症状消失时对患者进行咨询，同时根据患者的耐力水平减少精神和体力上的消耗。方案必须根据基本问题来规划。“认知休息”（cognitive rest）的概念已经被引入，但它的有效性很难衡量。当然，年轻人和青少年很难集中精力做家庭作业和其他事情，强迫他们去做似乎没有什么好处。恢复的时间范围和症状的严重程度，诸如“精神模糊”（mental fog）和嗜睡是宽泛的。例如，如果工作或学校学习导致头痛，就应该制订计划减少工作。半职工作可能适合一些人，但不适合另一些人。同样地，一些体力活动是应该鼓励的，但导致头痛或精神错乱或恶化的活动应该减少。与此同时，卧床不起或待在家里的状态会使人感到沮丧，患者可以步行、上网、看电视或阅读，直到引起疲劳的程度。然后，这些活动中的每一项都以渐进的速度增加。在所有情况下，都应该保证这些症状在几周或更长的时间内会改善，以免让患者在头部受伤后内化为慢性痴呆的概念，这在大众媒体中很普遍。一些精力充沛的患者回到工作中，却发现头痛、精神错乱和疲劳以一种使人丧失能力的方式复发，必须重新开始减少努力的循环。

如果主要是焦虑性抑郁症，有时会给予抗抑郁药物治疗，但这不是我们通常的做法，它们的效果往往令人失望。头痛应给予普通止痛药，如对乙酰氨基酚或非甾体抗炎药。任何的头痛加剧、呕吐或难以唤醒患者，应立即返回急诊科。一份有预期症状的书面说明和关于返回检查的明确建议是非常有用的。

诉讼应尽快了结，延迟解决通常对患者不利。长时间的观察、大量测试的重复和等待只会加重患者的担忧和恐惧，降低他们重返工作岗位的动力。神经心理学测试可能对那些持续认知困难的人群有用，但是对结果的解释应该谨慎，因为抑郁和动力不足会降低患者表现。

严重的头部损伤患者

如果医生到达事故现场，发现一个失去知觉的患者，应该在患者被转移之前进行快速检查。首先，必须确定患者是否有呼吸，是否呼吸道畅通，可测得脉搏和血压，是否有头皮撕裂伤或内脏受伤出血。严重的头部损伤会导致呼吸停止，紧接着是心功能的停止。这种规模的伤害往往是致命的；如果复苏措施不能在4~5分钟内恢复和维持心肺功能，大脑通常会受到不可修复的损伤。头皮出血通常可以用压力绷带来控制，除非动脉断开需要缝合。复苏措施（人工呼吸和心脏按压）应持续进行，直至由救护人员接手为止，之后应该给予吸氧。

在任何严重的头部损伤时，都有颈椎骨折脱位的可能性，是在固定颈部和移动患者时要采取防范措施的原因。在清醒的患者中，颈部疼痛引起了对这种并发症的注意。应该指出的是，即使在没有脊柱骨折的情况下，脊髓也可能受到韧带损伤（有半脱位的危险）所造成的不稳定性的威胁。在Demetriades及其同事对292例外伤性颈椎损伤患者的研究中，有31例（11%）患者表现为半脱位不伴骨折，11例（4%）脊髓损伤既无骨折也无半脱位。联合使用标准颈椎片和颈椎CT扫描检测所有颈椎损伤。在严重的头部或颈部损伤后，即使没有对颈部造成直接的影响，也建议在监护下获得标准的前后位、侧位和斜位颈部片，并对颈部进行额外的轻微弯曲（20度）和伸展（30度）检查，并进行颈部CT扫描。如果这些是正常的，很少或没有颈部疼痛，就不再需要颈圈。如果在这些检查之后，或无法获得这些结果，或如果头部运动引起了明显的持续疼痛或其他神经系统症状，则建议进行颈部 MRI 检查。如果有脊髓病的征象，如腿的弛缓或尿失禁，建议立即进行 MRI 检查。

在医院中，第一步是清理气道，必要时通过气管插管确保充分的通气。必须寻找其他损伤，特别是腹部、胸部、脊柱和长骨。Chesnut 等(2012)在分析创伤性昏迷数据库的数据时发现，持续的早期低血压(收缩压< 90mmHg)与两倍的死亡率相关，如果患者在急诊病房出现休克，死亡率为 65%。虽然大多数损伤后的低血压是血管抑制反应，通常在没有用升压药物的情况下在大约 1 小时内得到控制，但仍应插入一条大的畅通的静脉导管。仅由于头部受伤而引起持续性低血压是不常出现的情况，应始终提出对胸腹内出血、广泛的骨折、颈髓损伤或尿崩症的怀疑。最初，输入的液体应是生理盐水，避免使用过量的“游离水”，因它对脑水肿有不利的影响。应继续给氧，直到可以表明动脉血氧饱和度是正常的。

然后可以进行快速的神经学调查，注意昏迷的深度、瞳孔大小及其对光反应、眼球运动、角膜反射、做鬼脸时的面部运动、吞咽、发声、呕吐反射、肌肉张力和四肢运动、主要的姿势、对按压的反应，以及反射等。颞部或耳后区淤血斑[耳后淤血斑(Battle sign)]、鼻或耳部出血，以及广泛结膜水肿和出血是潜在的颅底骨折的有用的信号。然而，应该记住的是，鼓膜破裂或鼻部受到打击也可能导致这些部位出血。眶骨骨折可使眼球移位，导致斜视；颌骨骨折会导致咬合错位和想要张嘴时不适。如果尿潴留和膀胱扩张，应留置导尿。每小时应检查体温、脉搏、呼吸、血压、动脉血氧饱和度，以及意识状态。格拉斯哥昏迷量表(Glasgow Coma Scale)，如前所述，提供了一种实用的方法，通过它可以频繁地评估意识受损的状态(见表 34-1)，但它不应该被认为是一种更完整的神经学检查的替代品。

颅骨的 CT 和 MRI 检查在这些关键时刻具有重要意义。一个大的硬膜外、硬膜下或脑内血肿是立即手术的一个指征。存在脑挫伤、脑水肿和中心结构的移位，需要采取措施监测这些病变的进展并控制颅内压(ICP)。这些措施最好在重症监护病房实施。

颅内压增高的处理

有一种推测应是合理的，即在颅脑损伤后高水平的 ICP 是有害的，颇似在涉及颅内占位的其他过程中一样。争论的焦点是损伤发生的精确压力，降低 ICP 是否能改善预后，哪种治疗是最好的，以及监测在指导治疗中的作用等。当然，神经元和星形胶质细胞中有许多生物学过程对创伤性脑损伤后的预后有很大的影响，其中许多在撞击时就开始运动，并没有涉及 ICP 增高。有时，这压倒了 ICP 所引起的变化，但它们并不是特别可补救的，因此强调降低 ICP 作为预防继发性脑损伤的一种手段。本文介绍了一种 ICP 治疗方法，并在关于昏迷的第 16 章和关于脑肿瘤的第 30 章中讨论。

颅内压监测(*ICP monitoring*)　在中度和重度颅脑损伤的病例中，插入可连续记录 ICP 的几种设备之一是大多数 ICU 治疗的惯例。这样做的理由表面上是为了控制继发性脑损伤的可补救原因，尤其是如果患者的神经学检查减少到一些哨兵征象(sentinel signs)，如瞳孔扩大，或因服用镇静剂治疗而使检查模糊不清。脑室导管被认为是压力测量的“金标准”，因为它直接与脑脊液腔相连，这应能最好地反映颅骨内的累计压力。它的另一优点是提供治疗性脑脊液引流，以降低 ICP。在昏迷患者中，监测 ICP 可以避免过度补液，细化用于降压的渗透剂和高渗盐水的用量，建立理想的过度通气水平。在这些方面，监测有助于指导治疗，避免颅脑创伤治疗对 ICP 的不利影响。

然而，很少有关键数据支持 ICP 监测的常规使用。当然，如果患者只是昏昏欲睡或在 CT 上只显示出很小的占位效应，通常是没有必要的。由美国神经外科医生协会和联合组制定指南是这样的，如果格拉斯哥昏迷评分在 3~8 分之间，以及 CT 扫描有异常，或如果 CT 上没有异常，但患者具有年龄超过 40 岁，或收缩压低于 90mmHg 的二者之一，监测是合适的。他们将理想的 ICP 水平设定在 20mmHg 以下，这加强了 ICP 监测在头部创伤管理中的作用。

在随机试验中对 ICP 监测有效性的重新评估得出了相反的结论，即所获得的信息并不比临床观察和 CT 扫描成像有优势。这项试验是由 Chesnut 及其同事在发展中国家进行的(称为 BEST：TRIP)，并将 ICP 增高定义为 20mmHg，曾被批评这一水平过低。尽管如此，该研究表明，采用临床方法处理升高的 ICP 与采用基于直接 ICP 测量的方案是一样可行的。这并不否定将 ICP 控制在任一水平的可取性；它只是对直接监测作为管理指导的必要性存在疑问。以下详细介绍了两项减压性颅骨切除术(称为 DECRA 和 RESCUEicp)的试验，试验持续使用 ICP 作为外科治疗的指标，在这种情况下，ICP 监测当然是必要的。

作为一个实际的问题，如果患者不能进行有效的检查或显示在CT扫描上的占位效应的证据反应性较差，我们在我们的单元中使用ICP监测，以警示即将恶化的脑水肿或出血。虽然使用脑室导管的感染风险很低，低于3%，但长期使用可能合并细菌性脑膜炎。如果临床状态和ICP稳定24~48小时，导管可以放置3~5天或更短的时间。目前的ICP监护仪使用光纤测量仪，可以直接插入大脑皮质而没有明显的损伤。

一般措施　降低ICP升高的第一步是控制升高压力的偶然因素，如缺氧、高碳酸血症特别是高热，头部位置不适当压迫颈静脉，以及正压通气导致的高平均气道压力[见Ropper及其同事的专著(2004)和第29章的更多细节]。避免低钠血症和血清低渗透压使水进入大脑并增加其体积，这是通过输注等渗或高渗溶液如生理盐水来实现的。由于可扩散的溶质如葡萄糖浓度过高导致血清渗透压升高，对降低颅内容积没有作用，因为它们不会造成水和溶质在整个脑血管系统中的梯度。因此，避免使用5%葡萄糖水(Dextrose)、0.5%生理盐水(Normal saline)或5%葡萄糖水与0.5生理盐水混合液；允许使用乳酸林格液；无论是否添加葡萄糖，生理盐水都是理想的。在一项对一组严重受伤患者的事后研究中，发现与盐水相比，用白蛋白复苏对患者有损害(SAFE Investigators)。

高渗疗法(*hyperosmolar therapy*)　这类治疗的基础是从大脑到血液创造一个水浓度梯度，从而减小大脑体积。甘露醇、甘油(glycerol)和尿素(urea)在降低ICP方面是有效的，它们首先产生血清高渗，然后引起利尿，维持这种状态，继而引起高钠血症和低血容量。相比之下，高渗盐水可直接提高血清钠含量，扩大血管内体积。

甘露醇(mannitol)的作用对于治疗头部创伤的人来说是非常有意义的，但其使用的理想方案尚未确定。如ICP超过预定水平，例如，按照上述治疗创伤性脑损伤指南推荐的20mmHg，每3~6小时给予20%甘露醇，0.25~1g/kg，使血清钠维持在约142mEq/L以上，渗透压为290~315mOsm/L。即使未使用ICP监测，如果在CT扫描中发现脑挫伤和脑肿胀，也可以尝试在受伤后的最初几天内维持这一水平的血清渗透压。

大量甘露醇可能导致肾衰竭，几乎都是可逆的，但其机制尚不明确，可能与肾脏血流有关。有限的证据表明，这种并发症只发生在每天使用超过200g甘露醇的情况下。

经常会讨论高渗盐水和甘露醇的相对优缺点，我们中的一个同事对此进行了回顾(Ropper，2012)。在回顾中提到，几个小系列对这些制剂进行了比较，结果显示差异太小，以至于无法在这两个制剂之间进行选择。本地经验和对每种方法的副作用的全面评估通常主导实践。高渗盐水(浓度为3%~23%)在治疗ICP升高方面与甘露醇的效果相当，并且具有避免严重脱水的优点，因为它直接增加了渗透压，而不是通过利尿。反之亦然，即心排血量低的患者可能在高容量高渗盐水的作用下发生充血性心力衰竭。利尿剂已被用来减轻这种影响。在糖尿病患者中，特别是在老年人和接受糖皮质激素治疗的患者中，这两种制剂都能产生高血糖、高渗状态。

3%高渗盐水，每次可用150mL；7.5%的溶液，每次给药75mL；而23%的溶液，给药的体积约30mL；除了最低浓度的生理盐水外，其他都需要经过中心静脉导管给药来防止静脉硬化。与甘露醇相同的钠浓度水平被用来作为指导逐步增加钠摄入量的参考，与甘露醇相同的钠浓度水平被用来作为指导逐步增加钠摄入的参考，而血清钠高于156mEq/L的情况很少出现，从而进一步降低ICP。

过度通气引起的低碳酸血症　机械通气引起的低碳酸血症(hypocarbia)可引起CSF碱中毒和脑血管收缩，相应降低脑血容量和ICP。它在一段有限的时间内有作用，因CSF的酸碱度通过脉络丛中氨离子的精细化调节在几个小时内即可达到平衡，使脑血容量恢复到原来的水平。PCO_2的单一步骤的降低通常会将ICP降低维持约20~40分钟。通过静脉注射氨缓冲液来延长低碳酸血症和碱中毒效果的尝试取得了成败参半的结果。

有意见认为，过度通气可能对一些头部受伤的患者有害，因为会使大脑血流量减少，但风险如果有的话，这种风险似乎是最小的，至少在成年人中是这样。在儿童中，Skippen及其同事甚至在适度的低碳酸水平下也证明了脑血流的减少，而四分之三的人在PCO_2低于25mmHg时表现出轻微的脑缺血。由于这些原因，低碳酸血症主要用于急性情况下的头部外伤，而被避免用于慢性情况。尽管采取了这些措施，如果颅内压继续升高，脑肿胀继续发展，生存的前景就很差。值得一提的是，许多患者，特别是儿童，在头部创伤后会自发地换气过度。

低体温(*hypothermia*)　低体温和巴比妥酸盐(Barbiturate)麻醉都相当一致地降低了ICP，但这些措施对相对较少的患者长期有效，他们的临床预后并没有改善。除了难以维持较低的体温外，主要的问题是，复温会导致脑肿胀和 ICP 恢复到先前的水平或更高。一项早期的随机对照试验对严重闭合性脑损伤（Glasgow 昏迷量表评分为 3~7 分）的成年患者进行了 33℃（91.4℉）24 小时的降温，结果显示，这项试验似乎加速了神经系统的恢复，并可能略微改善了结果（Marion et al）。Clifton 进行了一项规模更大、执行更好的研究表明，在受伤后 8 小时内达到 33℃（91.4℉）的低温并不能改善结果，这种方法不能被认可，除非在特殊情况下。Andrews 及其同事报告的一项试验得出了相同的结论，即将 32~35℃ 的低温加入 ICP 升高的标准治疗中。对儿童的研究也显示出同样的效果缺乏（Hutchinson et al，2008）。

虽然巴比妥酸盐能降低 ICP，但它们也能降低血压；因此，它们可能减少脑灌注。然而，Marshall 及其同事（1979）的一个不受控制的系列声称，即使 ICP 超过 40mmHg 的情况下，也可以使用巴比妥类药物来提高存活率。Eisenberg 及其同事进行的更明确的随机研究表明，头部创伤患者没有从巴比妥酸盐诱导的麻醉中受益，这类药物除了短暂地紧急控制 ICP 外，已基本上被放弃了，同时正在制订其他措施。

糖皮质激素　几项对照研究已经证实，大剂量类固醇并不会改善重型颅脑损伤的临床预后。与之前的小型研究相比，设计良好的抗纤溶药物的临床随机化（Clinical Randomization of an Antifibrinolytic in Significant Hemorrhage，CRASH）试验显得更为重要，该研究在 1 万多名成年人中进行，并根据格拉斯哥昏迷评分和影像学特征对不同程度的损伤进行了控制。甲泼尼龙输注 2g，随后 0.4g/h，持续 48h，对未接受治疗的患者的存活率却有微弱但明显的优势，这导致了目前的建议，即头部受伤后不要常规使用类固醇。

血压管理　创伤后系统性高血压的治疗是一个难题。头部受伤后数小时内，交感肾上腺反应和血压升高会在数小时或数日内自发地消退。除非血压升高非常严重（高于 180/95mmHg），否则在早期可以忽略不计。在动物实验中已经发现，严重的高血压会导致大脑灌注增加，并会增加挫伤和出血周围的水肿。如前所述，水肿是大多数头部受伤患者脑肿胀和颅内压升高的主要原因（Marmarou et al），这反映了自动调节的血管机制失败，从而导致大脑受损区域的水肿。高血压的控制必须与降低脑灌注压的风险相平衡，观察发现即使是短暂的轻度低血压也可能诱发脑血管扩张、脑血容量增加，以及以高原波形式出现的颅内压升高的循环（Rosner and Becker）。诸如此类的观察强调了对头部严重受伤患者立即纠正低血压的必要性。

由于大多数治疗颅内压升高的疗法会使患者脱水或降低心脏充盈压力，从而导致低血压，因此避免严重高血压与任何程度低血压的中庸之道似乎是最好的折衷方案。在降低高水平的血压时，通常使用利尿剂、肾上腺素能阻断剂或血管紧张素转换酶抑制剂，而不是潜在地扩张脑血管的药物［硝化甘油（nitroglycerin）和硝普盐（nitroprusside）、氢丙嗪（hydralazine），以及一些钙通道阻滞剂可能存在这种风险］。低血压应通过去氧肾上腺素（phenylephrine）或去甲肾上腺素（norepinephrine）等血管加压药来纠正。达到治疗的精确血压水平必须根据 ICP 和存在高原波来判断，目标是维持正常的脑灌注压为 60~80mmHg，以及患者以前的血压水平；器官衰竭的证据，无论是高血压或低血压，如心脏或肾脏缺血，也必须考虑到。

一般内科措施

如果昏迷持续超过 48 小时，应给予鼻胃管，并通过这一途径给予液体和营养。颅底骨折，特别是如有脑脊液漏，可能会排除这一途径，并被迫直接使用胃管。通过胃管使用减少胃酸产生的药物，或同等的抗酸剂使胃酸保持在 pH 值 3.5 以上，对预防胃出血有价值。如前所述，在"创伤后癫痫"（posttraumatic epilepsy）中预防性使用抗癫痫药物最近受到青睐，但没有证据表明延迟性癫痫发作有所减少（Chang and Lowenstein），只有在癫痫发作时才使用抗癫痫药。

躁动可由地西泮（diazepam）、异丙酚（propofol）或类似药物控制，但只有在精心护理仍不能使患者安静下来和一次睡眠达不到几个小时的情况下才使用。依托咪酯（etomidate）和右美托咪定（dexmedetomidine）可能是更好的减少躁动的药物，因为它们具有最低限度的镇静作用。发热可以用退热剂如对乙酰氨基酚（acetaminophen），必要时可使用降温毯来退热。使用吗啡或溴隐亭（bromocriptine）来治疗严重的伸肌姿势和伴随肾上腺素能活动的发作已经被提及。

手术减压

创伤后急性期是否需要手术治疗取决于两个因素：患者的临床状况和影像学检查结果。硬膜下或硬膜外血块的存在导致了大脑中线结构的改变，因此需要抽取血肿，这些病变的治疗方法已在前面讨论过。如果升高的 ICP 对该程序或之前概述的标准渗透剂和其他医疗措施没有反应，或患者的状况和生命体征开始恶化（心率加快、体温升高或降低到正常水平以下、意识状态恶化，偏瘫，跖反射明显伸性），就必须重新寻找是否存在迟发性脑出血。通常在这些临床情况下，CT 扫描会显示新的或扩大的硬膜外血肿、硬膜下血肿或脑内血肿，或恶化的脑水肿。如果要避免死亡或严重残疾，在这些病例中，手术必须在出现脑干压迫的晚期征象，诸如去脑或去皮质姿势、高血压、心动过缓出现之前进行。

对进行性和顽固性创伤性脑肿胀患者进行去骨瓣减压术（*decompressive craniectomy*），在几十年前几乎被放弃之后，现又重新引起了人们的兴趣。Guerra 及其同事报告了 57 例这样的患者，大多数是年轻人，他们接受了广泛的额颞部颅骨切除术，其中 31 例是单侧的，26 例是双侧的，其中 58% 的患者获得了令人惊讶的康复状态。这些作者认为，这些结果表明比这一特定组患者预期的转归有显著的改善。Aarabi 及其同事进行了一项类似的公开试验，结果显示 40% 的人都取得了良好的效果。Polin 及其同事在儿童身上也报告了类似的结果。我们所涉及的少数病例，大多数是儿童的晚期手术，情况并不那么令人鼓舞。然而，在 Cooper 及其同事进行的随机 DECRA 试验，或 Cooper 及其同事报告的试验中，都不能证实这些普遍有利的结果。正如期望那样，手术减压确实降低了颅内压，此时颅内容物暴露于大气压，但手术并没有改善转归，而在后一项试验中，减压后的转归更差。Hutchinson 及其同事（2016）对难治性颅内压增高患者的研究也对这些试验进行了总结，这显示出较高的存活率，但减压后植物状态的发生率也较高。手术的细节和选择实施手术的 ICP 水平在这些试验中都受到了批评，但它们仍然是迄今为止最好的信息，而且广泛但矛盾的是，它们不赞成不加选择地减压来降低 ICP。Stochetti 和 Maas 在 DECRA 试验后不久提出了一篇颅内压增高的回顾。

与长时间昏迷有关的一般内科疾病的治疗在第 16 章中概述。每个患者都有自己独特的问题。

预后

正如所暗示的那样，严重损伤的结果尤其令人沮丧，尤其是随着年龄的增长。预后的一些方面已在前面提到，但以下的一般评论有助于概括问题。在欧洲脑损伤联盟（European Brain Injury Consortium）的大型调查中，是由 10 005 例成年患者组成，31% 的患者被证明是致命的；3% 的人处于持续的植物状态，16% 的人仍有严重的神经系统残疾（Murray et al）。根据 Marshall 及其同事（1983）的报道，来自广泛分析的创伤性昏迷数据库（Traumatic Coma Data Bank）的数据具有可比性。局灶性脑疾病的征象，无论是由于闭合性脑损伤还是开放性和贯通性脑损伤，往往会随着时间的推移而改善。偏瘫通常会被减少到最低程度的轻偏瘫，或者由于反射过度和一侧的模棱两可的 Babinski 征导致的随意运动功能障碍，失语症会逐渐转变为口吃，或犹豫不决的错语或诵读障碍，而不是致残。脑干疾病的许多征象（脑神经功能障碍和共济失调）也会有所改善，通常是在受伤后的前 6 个月内（Jennett and Bond），而且往往达到令人惊讶的程度。大多数昏迷数小时或数日的患者，也就是说那些大脑严重损伤的患者会留下记忆障碍和其他的认知缺陷，并伴有人格改变。如前所述，这些可能是唯一持久的后遗症。Jennett 和 Bond 认为，就社会适应而言，这些精神和人格的变化比局部的神经学变化是更大的障碍。在开放性头部创伤和贯通性脑损伤中，Grafman 和同事发现组织损伤的大小和损伤的部位是影响预后的主要因素。

如前所述，脑损伤的预后受多种因素的影响。患者的年龄是最重要的因素（Vollmer et al）。年龄的增长降低了生存和良好恢复的机会。年龄较大的患者往往仍然残疾，特别是涉及补偿时。中青年患者的情况要好一些，特别是如果他们没有资格获得补偿的话。

一般来说，儿童比成人更容易康复。Russell 很久以前就指出，以创伤性失忆（*traumatic amnesia*）的持续时间来衡量创伤的严重程度是一个有用的预后指标。在失忆症持续时间不到 1 小时的患者中，95% 的人在 2 个月内恢复了工作；如果失忆持续超过 24 小时，只有 80% 的人在 6 个月内重返工作岗位。然而，大约 60% 的患者在 2 个月后仍有症状，40% 的患者在 18 个月后仍有症状。在受伤最严重的人中（那些昏迷了数日的人），许多人仍然是终身残疾。然而，复苏的程度往往比人们预期的要好；运动障碍、失语症和痴呆倾向于减轻，有时会消失。改善可能会持续 3 年或更长时间。显然，多器官损伤，尤其是损伤后数小时内的低血压，不仅对存活率有重大影响，而且在一些研究中，对神经认知和行为转归也有重大的影响。

植物人或处于最低意识状态的患者大脑皮质部分的主动激活的显著发现，在前面和第 16 章中已经提到。这是给神经科医生的一个警告，只有在仔细的和最好是反复检查之后，才能下植物人状态和最低意识状态的诊断，然后通过适当程度的不确定性来缓和与家人和其他医生的沟通。尽管如此，大多数在颅脑损伤后 6 个月或更长时间处于植物人状态的患者将无法恢复到有意义的独立生活。

（郭 冕 译 王维治 校）

参考文献

Aarabi B, Hesdorffer DC, Ahn ES, et al: Outcome following decompressive craniectomy for malignant swelling due to severe head injury. *J Neurosurg* 104:469, 2006.

Adams JH, Graham DI, Jennet B: The neuropathology of the vegetative state after an acute brain insult. *Brain* 123:1327, 2000.

Adams JH, Graham DI, Murray LS, Scott G: Diffuse axonal injury due to nonmissile head injury in humans: An analysis of 45 cases. *Ann Neurol* 12:557, 1982.

Albu S, Florian IS, Bolboaca SD: The benefit of early lumbar drain insertion in reducing the length of CSF leak in traumatic rhinorrhea. *Clin Neurol Neurosurg* 142:43, 2016.

Andrews PJ, Sinclair HL, Rodriguez A, et al: Hypothermia for intracranial hypertension after traumatic brain injury. *N Engl J Med* 373:2403, 2015.

Annegers JF, Grabow JD, Groover RV, et al: Seizures after head trauma: A population study. *Neurology* 30:683, 1980.

Annegers JF, Hauser A, Coan SP, Rocca WA: A population-based study of seizures after traumatic brain injuries. *N Engl J Med* 338:20, 1998.

Ascroft RB: Traumatic epilepsy after gunshot wounds of the head. *Br Med J* 1:739, 1941.

Baugley IJ, Nicholls JL, Felmingham KL, et al: Dysautonomia after traumatic brain injury: A forgotten syndrome. *J Neurol Neurosurg Psychiatry* 67:39, 1999.

Bender MB, Christoff N: Nonsurgical treatment of subdural hematomas. *Arch Neurol* 31:73, 1974.

Bonnier C, Nassogne MC, Saint-Martin C, et al: Neuroimaging of intraparenchymal lesions predicts outcome in shaken baby syndrome. *Pediatrics* 112:808, 2003.

Boto GR, Lobato RD, Rivas JJ, et al: Basal ganglia hematomas in severely head injured patients: Clinicoradiological analysis of 37 cases. *J Neurosurg* 94:224, 2001.

Bowman KM, Blau A, Reich R: Psychiatric states following head injury in adults and children. In: Feiring EH (ed): *Brock's Injuries of the Brain and Spinal Cord and Their Coverings*, 5th ed. New York, Springer-Verlag, 1974, pp 570–613.

Cairns H: Injuries of frontal and ethmoid sinuses with special reference to CSF rhinorrhea and aerocele. *J Laryngol Otol* 52: 289, 1937.

Casson IR, Sham RAJ, Campbell EA, et al: Neurological and CT evaluation of knocked-out boxers. *J Neurol Neurosurg Psychiatry* 45:170, 1982.

Caveness WF: Onset and cessation of fits following craniocerebral trauma. *J Neurosurg* 20:570, 1963.

Caveness WF: Post-traumatic sequelae. In: Caveness WF, Walker AE (eds): *Head Injury*. Philadelphia, Lippincott, 1966, pp 209–219.

Caviness VS Jr: Epilepsy and craniocerebral injury of warfare. In: Caveness WF, Walker AE (eds): *Head Injury*. Philadelphia, Lippincott, 1966, pp 220–234.

Chang BS, Lowenstein DH: Practice parameter: Antiepileptic drug prophylaxis in severe traumatic brain injury. Report of the Quality Standards Subcommittee of the American Academy of Neurology. *Neurology* 60:10, 2003.

Chesnut RM, Marshall SB, Piek J, et al: Early and late systemic hypotension as a frequent and fundamental source of cerebral ischemia following severe brain injury in the Traumatic Coma Data Bank. *Acta Neurochir (Wien)* 59(Suppl):121, 1993.

Chesnut RM, Temkin N, Carney N, et al: A trial of intracranial-pressure monitoring in traumatic brain injury. *N Engl J Med* 367:2471, 2012.

Clifton GL, Miller ER, Choi SC, et al: Lack of effect of induction of hypothermia after acute brain injury. *N Engl J Med* 344:556, 2001.

Cooper DJ, Rosenfeld JD, Murray L, et al: Decompressive craniectomy in diffuse traumatic brain injury. *N Engl J Med* 364:1493, 2011.

Corsellis JAN, Bruton CJ, Freeman-Browne D: The aftermath of boxing. *Psychol Med* 3:270, 1973.

Courville CB: *Pathology of the Central Nervous System*: Part 4. Mountain View, CA, Pacific, 1937.

Crane PK, Gibbons LE, Dams-O'Connor K, et al: Association of traumatic brain injury with late-life neurodegenerative conditions and neuropathologic findings. *JAMA Neurology* 73:1062, 2016.

CRASH Trial Collaborators: Effect of intravenous corticosteroids on death within 14 days in 10008 adults with clinically significant head injury (MRC CRASH trial: randomized placebo-controlled trial). *Lancet* 364:1321, 2004.

Demetriades D, Charalambides K, Chahwan S, et al: Non-skeletal cervical spine injuries: Epidemiology and diagnostic pitfalls. *J Trauma* 48:724, 2000.

Denny-Brown D, Russell WR: Experimental cerebral concussion. *Brain* 64:93, 1941.

DePalma RG, Burris DC, Champion HR, et al: Blast injuries. *N Engl J Med* 352:1335, 2005.

Doder M, Jahanshahi M, Turjanski N, et al: Parkinson's syndrome after closed head injury: A single case report. *J Neurol Neurosurg Psychiatry* 66:380, 1999.

Eisenberg HM, Frankowski HF, Conant LP, et al: High dose barbiturate control of elevated intracranial pressure in patients with severe head injury. *J Neurosurg* 69:15, 1988.

Feiring EH, Davidoff LM: Gunshot wounds of the brain and their complications. In: Feiring EH (ed): *Brock's Injuries of the Brain and Spinal Cord and Their Coverings*, 5th ed. New York, Springer-Verlag, 1974, pp 283–335.

Foltz EL, Schmidt RP: The role of reticular formation in the coma of head injury. *J Neurosurg* 13:145, 1956.

Frazier CH, Ingham SD: A review of the effects of gunshot wounds of the head based on the observation of 200 cases at US Army General Hospital, No 11, Cape May, NJ. *Trans Am Neurol Assoc* 45:59, 1919.

Gennarelli TA, Thibault LE, Adams JH, et al: Diffuse axonal injury and traumatic coma in the primate. *Ann Neurol* 12:564, 1982.

Giacino JT, Whyte J, Bagiella E, et al: Placebo-controlled trial of amantadine for severe traumatic brain injury. *N Engl J Med* 366:819, 2012.

Giza CC, Kutcher JS, Ashwal S, et al: Summary of evidence-based guideline update: Evaluation and management of concussion in sports. Report of the Guideline Development Subcommittee of the American Academy of Neurology: Summary of evidence-based guideline update: Evaluation and management of concussion in sports. *Neurology* 80:2250, 2013.

Grafman J, Jonas BS, Martin A, et al: Intellectual function following penetrating head injury in Vietnam veterans. *Brain* 111:169, 1988.

Graham DI, Adams JH, Doyle D: Ischemic brain damage in fatal non-missile injuries. *J Neurol Sci* 39:213, 1978.

Guerra WK, Gaab MR, Dietz H, et al: Surgical decompression for traumatic brain swelling: Indications and results. *J Neurosurg* 90:187, 1999.

Guskiewicz KM, McCrea M, Marshall SW, et al: Cumulative effects associated with recurrent concussion in collegiate football players. *JAMA* 290:2549, 2003.

Haas DC, Ross GS: Transient global amnesia triggered by mild head trauma. *Brain* 109:251, 1986.

Haydel MJ, Preston CA, Mills TJ, et al: Indications for computed tomography in patients with minor head injury. *N Engl J Med* 343:100, 2000.

Holbourn AHS: Mechanics of head injury. *Lancet* 2:438, 1943.

Hutchinson JS, Ward RE, Lacroix J, et al: Hypothermia therapy after traumatic brain injury in children. *N Engl J Med* 358:2447, 2008.

Hutchinson PJ, Kolias AG, Timofeev IS: Trial of decompressive craniectomy for traumatic intracranial hypertension. *N Engl J Med* 375:1119, 2016.

Jefferson G: The nature of concussion. *Br Med J* 1:1, 1944.

Jellinger K, Seitelberger F: Protracted post-traumatic encephalopathy: Pathology, pathogenesis and clinical implications. *J Neurol Sci* 10:51, 1970.

Jennett B: *Epilepsy after Non-Missile Head Injuries*, 2nd ed. London, Heinemann, 1975.

Jennett B, Bond M: Assessment of outcome after severe brain damage. *Lancet* 1:480, 1975.

Jennett B, Plum F: Persistent vegetative state after brain damage, A syndrome in search of a name. *Lancet* i:743, 1972.

Kampfl A, Franz G, Aichner F, et al: The persistent vegetative state after closed head injury: Clinical and magnetic resonance imaging findings in 42 patients. *J Neurosurg* 88:809, 1998.

Kraus MF, Susmaras T, Caughlin BP, et al: White matter integrity and cognition in chronic traumatic brain injury. *Brain* 130:2508, 2007.

Labadie EL, Glover D: Physiopathogenesis of subdural hematomas. *J Neurosurg* 45:382, 393, 1976.

Leininger BE, Gramling SE, Farrell AD, et al: Neuropsychological deficits in symptomatic minor head injury patients after concussion and mild concussion. *J Neurol Neurosurg Psychiatry* 53:293, 1990.

Lepore FE: Disorders of ocular motility following head trauma. *Arch Neurol* 52:924, 1995.

Lloyd DA, Carty H, Patterson M, et al: Predictive value of skull radiography for intracranial injury in children with blunt head injury. *Lancet* 349:821, 1997.

Marino R, Gasparotti R, Pinelli L, et al: Posttraumatic cerebral infarction in patients with moderate or severe head trauma. *Neurology* 67:1165, 2006.

Marion DW, Penrod LE, Kelsey SF, et al: Treatment of traumatic brain injury with moderate hypothermia. *N Engl J Med* 336:540, 1997.

Marmarou A, Fatouros PP, Barzo P, et al: Contribution of edema and cerebral blood volume to traumatic brain swelling in head-injured patients. *J Neurosurg* 93:183, 2000.

Marshall LF, Smith RW, Shapiro HM: The outcome with aggressive treatment in severe head injury: Part II. Acute and chronic barbiturate administration in the management of head injury. *J Neurosurg* 50:26, 1979.

Marshall LF, Toole BM, Bowers SA: The National Traumatic Coma Data Bank: Part 2. Patients who talk and deteriorate: Implications for treatment. *J Neurosurg* 59:285, 1983.

Martland HS: Punch drunk. *JAMA* 91:1103, 1928.

Matsuda W, Matsumara A, Komatsu Y, et al: Awakenings from persistent vegetative state: Report of three cases with parkinsonism and brain stem lesions on MRI. *J Neurol Neurosurg Psychiatry* 74:1571, 2003.

McCrea M, Guskiewicz KM, Marshall SW, et al: Acute effects and recovery time following concussion in collegiate football players. The NCAA concussion study. *JAMA* 290:2556, 2003.

McCrory P, Meeuwisse W, Johnston K, et al: Consensus statement on concussion in sport. 3rd international conference on concussion in sport held in Zurich, November 2008. *Clin J Sport Med* 19:185, 2009.

McCrory PR, Berkovic SF: Second impact syndrome. *Neurology* 50:677, 1998.

McCrory PR, Berkovic SF: Video analysis of acute motor and convulsive movements in sport-related concussion. *Neurology* 54:1488, 2000.

McHugh HE: Auditory and vestibular disorders in head injury. In: Caveness WF, Walker AE (eds): *Head Injury*. Philadelphia, Lippincott, 1966, pp 97–105.

McKee AC, Stein TD, Nowinski CJ, et al: The spectrum of disease in chronic traumatic encephalopathy. *Brain* 136:43, 2013.

Meares S, Shores EA, Taylor AJ, et al: Mild traumatic injury does not predict acute postconcussion syndrome. *J Neurol Neurosurg Psychiatry* 79:300, 2008.

Meirowsky AM: Penetrating craniocerebral trauma. In: Caveness WF, Walker AE (eds): *Head Injury*. Philadelphia, Lippincott, 1966, pp 195–202.

Meyer A: The anatomical facts and clinical varieties of traumatic insanity. *Am J Insanity* 60:373, 1904.

Mittenberg W, Canyock EM, Condit D, Pottor C: Treatment of post-concussion syndrome following mild head injury. *J Clin Exp Neuropsychol* 23:829, 2001.

Mittenberg W, DiGiulio DV, Perrin S, Bass AE: Symptoms following mild head injury: Expectations as aetiology. *J Neurol Neurosurg Psychiatry* 55:200, 1992.

Munro D, Merritt HH: Surgical pathology of subdural hematoma based on a study of 105 cases. *Arch Neurol Psychiatry* 35:64, 1936.

Murray GD, Teasdale GM, Braakman, et al: The European Brain Injury Consortium survey of head injuries. *Acta Neurochir (Wien)* 141:223, 1999.

Nee PA, Hadfield JM, Yates DW, Faragher EB: Significance of vomiting after head injury. *J Neurol Neurosurg Psychiatry* 66:470, 1999.

Nevin NC: Neuropathological changes in the white matter following head injury. *J Neuropathol Exp Neurol* 26:77, 1967.

Ommaya AK, Gennarelli TA: Cerebral concussion and traumatic unconsciousness: Correlations and experimental and clinical observations on blunt head injuries. *Brain* 97:633, 1974.

Penfield W, Jasper HH: *Epilepsy and Functional Anatomy of the Human Brain*. Boston, Little, Brown, 1954.

Pevehouse BC, Blom WH, McKissock KW: Ophthalmologic aspects of diagnosis and localization of subdural hematoma. *Neurology* 10:1037, 1960.

Polin RS, Shaffrey ME, Bogaev CA, et al: Decompressive bifrontal craniectomy in the treatment of severe refractory posttraumatic cerebral edema. *Neurosurgery* 41:84, 1997.

Purvis JT: Craniocerebral injuries due to missiles and fragments. In: Caveness WF, Walker AE (eds): *Head Injury*. Philadelphia, Lippincott, 1966, pp 133–141.

Rasmussen T: Surgical therapy of post-traumatic epilepsy. In: Walker AE, Caveness WF, Critchley M (eds): *Late Effects of Head Injury*. Springfield, IL, Charles C Thomas, 1969, pp 277–305.

Rish BL, Caveness WR: Relation of prophylactic medication to the occurrence of early seizures following craniocerebral trauma. *J Neurosurg* 38:155, 1973.

Roberts GW, Allsop D, Bruton C: The occult aftermath of boxing. *J Neurol Neurosurg Psychiatry* 53:373, 1990.

Ropper AH: Brain injuries from blasts. *N Engl J Med* 364:2156, 2011.

Ropper AH, Gorson KC: Concussion. *N Engl J Med* 356:166, 2007.

Ropper AH, Gress DR, Diringer MN, et al (eds): *Neurological and Neurosurgical Intensive Care*, 4th ed. Baltimore, MD, Lippincott Williams & Wilkins, 2004.

Ropper AH: Hyperosmolar therapy for raised intracranial pressure. *N Engl J Med* 367:746, 2012.

Ropper AH, Miller D: Acute traumatic midbrain hemorrhage. *Ann Neurol* 18:80, 1985.

Rosner MJ, Becker DP: Origin and evolution of plateau waves. *J Neurosurg* 60:312, 1984.

Ross RJ, Cole M, Thompson JS, Kim KH: Boxers—computed tomography, EEG, and neurological evaluation. *JAMA* 249:211, 1983.

Rossitch E, Bullard DE: The autonomic dysfunction syndrome: Aetiology and treatment. *Br J Neurosurg* 2:471, 1988.

Rowbotham GF (ed): *Acute Injuries of the Head*, 4th ed. Baltimore, MD, Williams & Wilkins, 1964.

Russell WR: *The Traumatic Amnesias*. London, Oxford, 1971.

SAFE Investigators: Saline or albumin for fluid resuscitation in patients with traumatic brain injury. *N Engl J Med* 357:874, 2000.

Schneider AL, Wang, D, Ling G, et al: Prevalence of and risk factors for self-reported previous head injury in the United States. *New Engl J Med* 379:1176, 2018.

Shatsky SA, Evans DE, Miller F, Martins AN: High speed angiography of experimental head injury. *J Neurosurg* 41:523, 1974.

Shaw NA: The neurophysiology of concussion. *Prog Neurobiol* 67:281, 2002.

Simon B, Letourneau P, Vitorino E, et al: Pediatric head trauma: Indications for computed tomographic scanning revisited. *J Trauma* 51:231, 2001.

Skippen P, Seear M, Poskitt K, et al: Effect of hyperventilation on regional cerebral blood flow in head-injured children. *Crit Care Med* 25:1402, 1997.

Smits M, Dippel DW, de Haan GG, et al: External validation of the Canadian CT head rule and the New Orleans Criteria for CT scanning in patients with minor head injury. *JAMA* 294:1519, 2005.

Stern WE: Carotid-cavernous fistula. In: Vinken PJ, Bruyn GW (eds): *Handbook of Clinical Neurology*. Vol 24. Amsterdam, North-Holland, 1975, pp 399-440.

Stiell IG, Clement C, Rowe BH, et al: Comparison of the Canadian CT Head Rule and the New Orleans Criteria in patients with minor head injury. *JAMA* 294:1511, 2005.

Stochetti N, Mas AI: Traumatic intracranial hypertension. *N Engl J Med* 370:2121, 2014.

Strich SJ: Diffuse degeneration of the cerebral white matter in severe dementia following head injury. *J Neurol Neurosurg Psychiatry* 19:163, 1956.

Strich SJ: The pathology of severe head injury. *Lancet* 2:443, 1961.

Symonds CP: Concussion and contusion of the brain and their sequelae. In: Feiring EH (ed): *Brock's Injuries of the Brain and Spinal Cord and Their Coverings*, 5th ed. New York, Springer-Verlag, 1974, pp 100-161.

Temkin NR, Dikman SS, Wilensky AJ, et al: A randomized double-blind study of phenytoin for the prevention of seizures. *N Engl J Med* 323:497, 1990.

Teuber H-L: Effects of brain wounds implicating right or left hemisphere in man. In: Mountcastle VB (ed): *Interhemispheric Relations and Cerebral Dominance*. Baltimore, MD, Johns Hopkins University Press, 1962, pp 131-157.

Trotter W: Certain minor injuries of the brain. *Lancet* 1:935, 1924.

Vollmer DG, Torner JC, Jane JA, et al: Age and outcome following traumatic coma: Why do older patients fare worse? *J Neurosurg* 75(Suppl):S37, 1991.

Walker AE: Post-traumatic epilepsy. In: Rowbotham GF (ed): *Acute Injuries of the Head*, 4th ed. Baltimore, MD, Williams & Wilkins, 1964, pp 486-509.

Wall SE, Williams WH, Cartwright-Hatton S, et al: Neuropsychological dysfunction following repeat concussions in jockeys. *J Neurol Neurosurg Psychiatry* 77:518, 2006.

Weiss GH, Salazar AM, Vance SC, et al: Predicting posttraumatic epilepsy in penetrating head injury. *Arch Neurol* 43:771, 1986.

Xydakis MS, Bebarta VS, Harrison CD, et al: Tympanic membrane perforation as a marker of concussive injury in Iraq. *N Engl J Med* 357:830, 2007.

Zander E, Foroglou G: Post-traumatic hydrocephalus. In: Vinken PJ, Bruyn GW (eds): *Handbook of Clinical Neurology*. Vol 24. Amsterdam, North-Holland, 1976, pp 231-253.

第 35 章

多发性硬化和其他炎症性脱髓鞘疾病

在神经病学的术语中，脱髓鞘疾病（*demyelinating disease*）一词有着特殊的含义。要精确地定义这些疾病是困难的，原因很简单，在任何疾病中，髓磷脂的破坏可能都不是唯一的病理变化。脱髓鞘病公认的病理标准是：①神经纤维的髓鞘受到破坏，而神经组织的其他成分，亦即轴突、神经细胞和支持结构等相对保留，受到的影响较小；②炎性细胞浸润，尤以静脉周围分布为主；③病变主要是在白质，或为多发的小播散灶，或由一个或多个中心扩散的较大的病灶。在大多数脱髓鞘疾病中，从早期的描述就已经知道存在一定程度的神经元和轴突变性，但正是因为髓磷脂的病变最为突出，因此以脱髓鞘疾病来定义这组疾病。最常见和重要的炎症性脱髓鞘疾病是多发性硬化（multiple sclerosis，MS）。

炎症性脱髓鞘疾病的大致分类见表 35-1。正如所有未基于病因学的分类一样，这一分类也有其局限性。例如，在这里归类为脱髓鞘疾病的一些疾病，特别是坏死性出血性白质脑炎和一部分多发性硬化病例，炎症过程可能非常强烈，以至于导致包括血管和轴突在内的某个区域的所有组织遭到破坏。

与脱髓鞘疾病相反，脱髓鞘在其他一些情况中也很突出，但不被认为是最典型的特征，未被归类于脱髓鞘疾病的分类中。例如，在一些缺氧性脑病的病例中，位于大脑皮质深层或脑回和中央白质的界限不清的斑块的放射状神经纤维的髓鞘被破坏，而轴突在大多数情况下得以保留。相对选择性的髓鞘变性也可能是血管闭塞或较大的缺血区域融合的结果，就像在宾斯万格病（Binswanger disease）的情况（见第 33 章）。在脊髓亚急性联合变性（subacute combined degeneration，SCD）和热带痉挛性轻截瘫（tropical spastic paraparesis，TSP）中，髓鞘可能比轴突受到的影响更早，程度更严重。进行性多灶性白质脑病（progressive multifocal leukoencephalopathy，PML）、渗透性脱髓鞘（也称为脑桥中央髓鞘溶解症）和 Marchiafava-Bignami 病也是如此。

这些疾病以及一些其他疾病未被归类为原发性脱髓鞘病。此外，在随后的讨论中就会明白其中的原因，儿童和青少年期的慢性进行性脑白质营养不良（例如，球形细胞、异染性和肾上腺脑白质营养不良），虽然有明显的髓鞘病变，但由于它们独特的遗传学和形态学特征而被区分开来，被称为髓鞘形成障碍（*dysmyelinating*）而不是脱髓鞘病变（在第 36 章中讨论）。

与风湿性疾病相关的或针对 DNA 或磷脂自身抗体的脱髓鞘病变在这一疾病分类学中的地位尚无法确定。中枢神经系统（CNS）病变可以是多种多样的，很难通过影像学特征与多发性硬化区分开来，以至于有些病变带有“狼疮性硬化”（lupus sclerosis）这样的非正式名称。

多发性硬化

研究史　多发性硬化，通常被称为 MS，在英国被称为“播散性硬化”（disseminated sclerosis），在法国被称为“硬化性斑块”（sclérose en plaques）。早在 19 世纪初，这种广泛播散的病变就已被病理学家所知晓，特别是如同卡斯韦尔（Carswell）、克吕维耶（Cruveilhier）以及后来的弗雷里克斯（Frerichs）所描述的。然而，在 19 世纪后期，第一次对这一疾病的临床和病理进行了严谨的研究应被公正地归功于在巴黎萨尔贝提耶尔医院（Salpêtrière Hospital）工作的夏科（Charcot JM）。他收集了 34 个病例，为了解这种疾病奠定了基础。多发性硬化与神经梅毒形成了早期临床病理关联性和神经病学临床方法的基础。虽然最近在认识该病的免疫病理基础方面取得了相当大的进展，但令人沮丧的是，对其病因的确切了解仍然难以捉摸。Cruveilhier(大约在 1835 年)在对这一疾病的最初描述中,将其归因于汗液抑制,从那时起,关于其病因的推测就层出不穷。虽然许多早期的理论以今天的观念来看是不合时宜的,但其他的理论仍然令人感兴趣。在 Compston 及其同事的文章中,从历史的层面进行了回顾。

引言　多发性硬化是一种慢性疾病,典型特征是视神经、脊髓和脑的局灶性功能障碍发作(attacks),可有不同程度的缓解,在长达数年的时间内可出现复发,通常导致进行性功能缺失。神经系统的表现是由脱髓鞘病灶的不同部位和不同范围决定的。尽管如此,病变对中枢神经系统的某些部分有一定的易感性,导致症状、体征及影像学表现的复杂性,通常可被认为是 MS 的特征,如在下文中详细讨论的。

表 35-1　炎症性脱髓鞘疾病的分类

Ⅰ. 多发性硬化
- A. 复发 - 缓解型
- B. 继发进展型
- C. 原发进展型
- D. 急性多发性硬化(Marburg 病和肿瘤样多发性硬化)
- E. 弥漫性脑硬化(Schilder 病和 Balo 同心圆硬化)

Ⅱ. 视神经脊髓炎(Devic 病,NMO)和进展性坏死性脊髓病

Ⅲ. 急性播散性脑脊髓炎(ADEM)和急性出血性脑炎(Weston Hurst 病)

Ⅳ. 自身免疫性疾病相关的脱髓鞘(系统性红斑狼疮、干燥综合征及相关疾病)

Ⅴ. 结节病相关性脱髓鞘病变

Ⅵ. 移植物抗宿主病

MS 的典型特征,无论是急性发作还是发作后的静止期残余,包括无力、轻截瘫、感觉异常、视力丧失、复视、眼球震颤、构音障碍、震颤、共济失调、深感觉障碍,以及膀胱功能障碍等。在发病时和在疾病的早期,当症状和体征仅指向神经系统单一部位病变时,临床的诊断可能是不确定的。后来,随着疾病复发和在整个中枢神经系统的播散,诊断变得更加确定。从一开始轻微的症状,它甚至可能不会引起医疗注意,到随后出现更多的特征性症状之间,可能有一个较长的潜伏期(1~10 年或更长)。在大多数情况下,一开始都有一个复发 - 缓解(*relapsing-remitting*)的模式,即体征和症状部分或完全改善,然后在一个不同的时间间隔后,在神经系统的其他部分出现相同的异常或新的异常表现。通常情况下,最初复发的情况在疾病的后期阶段逐渐变得稳定进展[继发进展型 MS(*secondary progressive MS*)],而在少数患者中,特别是发病时超过 40 岁的患者,该疾病从最初的表现开始就有一个稳定的进展过程[原发进展型 MS(*primary progressive MS*)]。

过去指导临床医生的一条规则是,除非有缓解和复发的病史,并在检查时有显示 CNS 有一个以上不连续的病变的证据,否则是没有把握诊断 MS 的,这样的病变被概括为“在时间与空间上分离的病变”。MRI 的出现以及它识别无临床证据的病变和不同时期病变的能力已经取代了单纯依赖临床诊断标准。

病理表现

在进行切片之前,大脑和脊髓通常看不到疾病的迹象,但脊髓的表面可能出现和感觉凹凸不平。脑和脊髓的切片显示出许多散在的斑块,在这些斑块中,组织在切面以下略微凹陷,并由于其粉灰色(髓鞘缺失的结果)而从周围的白质中突出出来。这些病变的直径可能从不到 1mm 到几厘米不等,它们主要影响脑和脊髓的白质,并且不会超出脑神经和脊神经根进入的区域。正是由于它们的清晰轮廓,被法国病理学家称为斑块(*plaques*)。几乎所有目前被描述为新发现的病理特征都是由亚当斯(Adams)和库比克(Kubik)在半个多世纪前描述的。

病变的定位是值得注意的。脑室周围的病变具有特征性,但仅限于沿着脑室排列的室管膜下静脉处(主要邻近侧脑室体部和前角)。其他容易受累的结构是视神经和视交叉(但很少影响视束)以及脊髓,邻近于软脑膜静脉或在脊髓白质内。病变随机地分布于脑干、脊髓和小脑脚,不涉及特定的纤维系统,但总是主要局限于白质。在大脑皮质和脊髓结构中,急性病变破坏髓鞘,但神经细胞基本完好无损。然而,严重的和较慢性的病变可能破坏受累区域的轴突和神经元,但主要病变仍然是脱髓鞘。

病变的组织学表现取决于其新旧程度。相对新近的病变显示,髓鞘部分或完全破坏和丢失,而整个一个区域髓鞘丢失是由许多小的、主要是静脉周围病灶汇合形成的,在同一区域的轴突相对保留或影响较小。少突胶质细胞有不同程度的,但通常是轻微的变性(见下文),存在不同程度的星形胶质细胞反应,血管周围和外膜周围单个核细胞和淋巴细胞浸润,将在下文进一步讨论。随后,大量的小胶质吞噬细胞(巨噬细胞)浸润病灶,病灶内及周围的星形胶质细胞数量增多,体积增大。长期存在的病变,由

厚的层层交叠的、相对无细胞的胶质组织组成，偶见血管周围的淋巴细胞和巨噬细胞，在这样的病变中，仍然可以发现少量完整的轴突。在轴突中断的陈旧性病变中，脊髓内的长纤维束可能发生向下和向上的沃勒变性（Wallerian degeneration）。部分髓鞘再生被认为发生在未损伤的轴突，并解释不完全脱髓鞘的"影斑"（shadow patches）（Prineas and Connell）。少数最严重的更陈旧的病变会出现空洞，这表明这一过程不仅影响了髓鞘和轴突，也影响了支持组织和血管。在这两个极端情况之间的各种不同程度的组织病理学改变的分级可以在不同大小、形状和新旧的病变中发现。

MS 斑块相对无效的髓鞘再生使薄髓鞘下的轴突裸露，形成了刚才提到的影斑。组织学证据表明，一些少突胶质细胞在活动性脱髓鞘区被破坏，但仍有残留的少突胶质细胞几乎没有增殖能力。取而代之，有少突胶质前体细胞的内流，它们成熟为少突胶质细胞，并为剩余的轴突提供新的髓鞘。损伤区域的星形胶质细胞畸形生长和持续的炎症反应可能是修复过程不完全的部分原因（Prineas et al）。

大多数数据表明，抗体和补体介导的髓鞘吞噬作用是 MS 脱髓鞘的主要机制。Lucchinetti 及其同事（2000）对 MS 患者尸检和脑组织活检标本进行了分析，这有助于深入了解免疫病理过程的复杂性。他们将病变分为四个组织学亚型：仅由 T 细胞和巨噬细胞组成的炎症性病变（模式 Ⅰ）；由免疫球蛋白和补体介导的自身抗体病变（模式 Ⅱ）；以少突胶质细胞凋亡，免疫球蛋白或补体缺失，以及部分髓鞘再生为特征的病变（模式 Ⅲ）；以及只显示少突胶质细胞营养不良，而没有髓鞘再生的病变（模式Ⅳ）。这里有两个有趣的特性。首先，每种情况仅表现出一种病理模式，提示每个患者可能有不同的病理生理过程。此外，最后两种组织病理类型被认为代表了一种原发性少突胶质细胞变性。在少突胶质细胞中主要过程的一些确认是来自 Barnett 和 Prineas 报道的新症状病变的资料，在这些病变中这些细胞丢失了。此外，已经发现早期病变包括在大脑皮质内的脱髓鞘区，这些区域通常与脑膜炎症性浸润或淋巴滤泡相邻（Lucchinetti et al，2011；Howell et al）。

总体来看，慢性进展型 MS 的病理特征可能不同于典型的复发型 MS（见下文）。

病因学和流行病学

正如许多其他推测的自身免疫性和炎症性疾病一样，MS 的发病率在女性中是男性的 2 或 3 倍，但这一事实的根据尚不清楚。儿童的发病率非常低，只有 0.3%~0.4% 的病例出现在 10 岁前。在对少数儿童发病病例的分析中，Hauser 及其同事们（1982）发现，儿童和成年病例之间没有表型差异，但 Renoux 及其同事们进行了一项队列研究，纳入 394 例 16 岁或以下发病的 MS 患儿，发现这些患儿需要更长的时间才会达到不可逆的残疾状态，但这些患者比成年发病的 MS 患者在更年轻时达到这种状态。儿童期以后，首次出现该病症状的风险随着年龄增长而急剧上升，在大约 30 岁时达到高峰，在 30~40 岁仍然很高，然后急剧下降，在 50~60 岁变得很低。在此基础上指出，MS 具有与感染性和结缔组织疾病相似的单峰型的年龄特异性发病曲线。

在较少数人中，这种疾病似乎是发生在成年后期（50 岁后期和 60 岁）。在这些患者中，早期症状可能已经被遗忘，或者可能从未在临床上宣称过自己有症状（我们曾多次在没有神经系统疾病史的老年人尸检中发现典型的 MS 病变）。Gilbert 和 Sadler 报告了 5 例这样的病例，从他们的病理结果来看，MS 的真实发病率可能是报道值的 3 倍。

虽然 MS 的病因仍未确定，但已经确定了许多流行病学事实，并最终将被纳入各种假说。该疾病在赤道地区的患病率低于 1/10 万；在美国南部和南欧是（6~14）/10 万；而在加拿大、北欧和美国北部是（30~80）/10 万。Mayr 及其同事报告，在明尼苏达州的奥姆斯特德（Olmstead）县，发病率为 8/10 万，患病率为 177/10 万；这一患病率已经稳定了大约 30 年。在南半球存在一个不太明确的发病梯度。Kurland 的研究表明，在新奥尔良（北纬 30 度）与温尼伯（北纬 50 度）之间，患病率增加了 3 倍，死亡率增加了 5 倍。在日本，虽然纬度梯度不太明显，但也有相似之处（日本 MS 的患病率远低于北美和北欧的相应的纬度）。

在 Kurtzke（1975）的工作之后，许多流行病学家证实，随着纬度的升高和降低，发生多发性硬化的风险也在增加。在美国，非洲裔美国人无论在哪个纬度，患病风险都低于白种人，但两个种族的患病风险都呈现出相同的南到北向的梯度，这些发现唤起了一个与遗传倾向无关的环境因素。Kurtzke 和 Hyllested 对北大西洋法罗群岛（Faroe Islands）多发性硬化"流行"的描述支持了这一观点。他们发现，这种疾病的发病率远远高于预期，在 1943 年至 1973 年期间，这种疾病以三次单独暴发的形式出现，而且暴发程度不断下降（应指出，最大的暴发只有 21 例）。他们的论点得到了 Poskanzer 及其同事的证实，即这种疾病是英国军队引入的一种不明感染的结果，这些英国军队在疾病暴发前的几年中大量占领了这些岛屿。Kurtzke 及其同事（1982）还描述了在冰岛类似的战后的流行。这些地理分布的原因已从移民和群体遗传学的角度被重新解释，而不是其他一些推测的原因，但它们仍然令人感兴趣（见 Comston 和 Confavreux 的全面讨论）。

维生素 D 和日晒的作用是相关流行病学研究的另一个领域。一些数据表明，MS 的风险一定程度上是由于缺乏对这两种相关环境特征的接触（Munger et al；van der Mei et al）。这是否在一定程度上解释了纬度梯度的风险，目前还不清楚。所观察到的确诊的 MS 病变活动的季节性波动可能有类似的基础。

一些研究表明，从高风险地区移民到低风险地区的人至少带有部分地带有他们出生国家地理位置和遗传构成的风险，即使这种疾病可能在移民 20 年后才会变得明显。这种模式在南非和以色列都已得到了证明。Dean 确定，在南非本土出生的白种人罹患多发性硬化的患病率是（3~11）/10 万，而来自北欧的移民的患病率约为 50/10 万，仅略低于这些国家的非移民的本国人。Dean 和 Kurtzke 的数据进一步表明，在 15 岁以前移民的人面临的风险与南非本地出生的人类似；而在 15 岁以后移民的人面临的风险与其出生地类似。Alter 及其同事们发现，在以色列出生的欧洲移民后代中，罹患 MS 的风险较低，与其他土生土长的以色列人相似，而在最近的移民中，每个种族群体的发病率接近出生地的发病率。同样，移民的关键年龄似乎是 15 岁左右。这些较早的流行病学研究和其他研究表明，MS 与特定地区有关，而不是与这些地区的特定族裔群体有关，并且涉及环境因素，但不排除遗传易感性。然而，目前更多的研究表明相反的情况：种群中的遗传因素占主导地位。

MS 的家族聚集现在已经很明确。大约 15% 的 MS 患者有一个受影响的亲属，在患者的兄弟姐妹中观察到同时发生的风险最高（Ebers，1983）。在一项由 Sadovnick 和他的同事（1988）在不列颠哥伦比亚省进行的基于人群的大型研究中，发现近 20% 的索引病例有一个受影响的亲属，同样在兄弟姐妹中风险最高。在随后的一项研究中，Sadovnick 及其同事（1996）试图确定 MS 的遗传率的程度，通过比较受影响个体的半同胞（同父或同母）的疾病风险与全同胞的风险，全同胞的风险是半同胞风险的 2~3 倍，他们将这些结果解释为明显的遗传基础。

通过双胞胎的研究进一步支持了遗传可能性，每对双胞胎的其中之一已知罹患 MS。在这些研究中数量最大的是 Ebers 等的研究，在 35 对同卵双胞胎中验证了 12 对（34%），而 49 对异卵双胞胎中仅有 2 对（4%）。此外，在另外两组临床正常的同卵双胞胎中，MRI 检查发现了病变。异卵双胞胎的共患率与非双胞胎的共患率相似。尽管有这些令人兴奋的发现，但是并没有出现一致的孟德尔遗传模式。当然，人们不能假定家族发病率增加的所有疾病都是遗传性的，因为在一个家庭的几个成员中出现同样的情况可能只是反映接触了共同的环境因素。例如，麻痹性脊髓灰质炎在直系亲属中的发病率大约是一般人群的 8 倍。

遗传因素在 MS 病因中作用的进一步证据是，发现某些组织相容性位点抗原（histocompatibility locus antigens，HLAs）在 MS 患者中比在对照组中更常见。与 6 号染色体上的 DR 位点呈强相关。其他在 MS 中过量表达的 HLA 单倍型（HLA-DR2 和较小程度上的 -DR3、-B7 和 -A3）被认为是 MS 的易感基因的标记，也可能是一种免疫应答基因。存在一种这些标记就增加了一个人罹患 MS 风险的 3~5 倍。这些抗原可能确实与疾病的发生频率有关，但它们的存在并不是一成不变的，它们的确切作用也远不清楚。除了先前确定的 HLA 基因位点之外，一项全基因组关联研究，除了先前确定的 HLA 位点，还鉴定了白细胞介素（IL）-2Rα 和 IL7Rα 等几个等位基因，作为 MS 可遗传的危险因素（国际多发性硬化遗传学联盟）。这些发现，虽然只适用于少数人，但支持免疫反应失调是发生 MS 危险因素的观念。

另一方面，MS 患者配偶的低发病率表明，任何常见的暴露因素，如刺激性感染或环境因素都必须在生命早期出现。为了验证这一假设，Schapira 及其同事们确定了有 2 例或更多病例的家庭成员的共同暴露期（共同居住期）。由此，他们计算出 14 岁之前的平均共同暴露量，潜伏期约为 21 年，这些数据与上述移民研究得出的数据基本一致。

来自北欧和加拿大的一些研究表明，农村居民罹患 MS 的可能性要比城市居民大一些；对美国陆军人员的研究表明情况正好相反（Beebe et al）。英国的一些调查表明，这种疾病在社会经济地位较高的群体中比在社会经济地位较低的群体中更为常见。然而在美国，MS 并没有明显的社会经济地位的关系。许多其他的环境因素（外科手术、创伤、麻醉、接触家养宠物、维生素 B_{12} 缺乏或抵抗，牙齿内银汞合金填充物中的汞）已经被提出，但是没有坚实的证据支持，可能是虚假的联系。

发病机制

这些流行病学数据指出，遗传易感性和一些儿童时期接触到的环境因素，经过多年的潜伏期而引发了疾病。多年来，支持感染的数据有过一段支持期（见上文）。已经收集了大量间接证据支持这一观点，这些证据主要基于体液免疫和细胞免疫对病毒因子的改变。然而，到目前为止，还没有从 MS 患者的组织中始终能分离出任何病毒（包括所有已知的人类逆转录病毒家族成员）。此外，还没有实验建立令人满意的 MS 病毒模型。细菌性病原体肺炎衣原体（*Chlamydia pneumoniae*）和伯氏疏螺旋体（*Borrelia burgdorferi*）（莱姆病的病原体），以及疱疹病毒 6 型等，通过在 MS 斑块中发现了它们的基因组物质也有类似的牵连，但目前它们直接参与该病的证据尚不能令人信服。

如果某些不明的感染确实是多发性硬化发生的初始事件，那么在以后的生活中一定有一个继发因素在起作用，重新激活疾病并导致病情恶化。一种观点认为，这种继发性机制是一种攻击某些髓鞘成分的自身免疫反应，并以其最强烈的形式，破坏包括轴突在内的所有组织成分。为了支持这一观点，已经提出了几条论据。人们倾向于将 MS 的病变与急性播散性脑脊髓炎（acute disseminated encephalomyelitis，ADEM）的病变进行类比，ADEM 几乎可以肯定是一种迟发性超敏型自身免疫性疾病（见下文）。支持这种可能性的还有在 MS 患者血清和脑脊液（CSF）中发现的特异性髓磷脂蛋白抗体，例如髓磷脂碱性蛋白（MBP），这些抗体，以及对 MBP 和其他髓磷脂含脂质蛋白（myelin proteolipids）反应的 T 细胞，随着疾病活动而增加；此外，MBP 与麻疹病毒抗体有一定程度的交叉反应。然而，认为慢性病毒感染重新激活疾病并使疾病持续存在的观点，不如那些认为病毒在易感人群启动疾病过程中发挥作用的观点更有说服力。

体液因子和细胞因子在 MS 斑块形成中的相关作用还未完全清楚。免疫球蛋白在急性和复发 - 缓解型疾病患者的斑块中沉积，不是在进展型 MS 患者的斑块中沉积，前面已被提及。体液免疫系统参与其中是显而易见的，因为大多数患者脑脊液中都存在由 CNS 内的 B 淋巴细胞产生的寡克隆免疫球蛋白抗体（称为“条带”）。MS 患者（和一些正常对照组）的血清，如果添加到有补体存在的新生小鼠神经系统组织的培养物中，可以破坏髓磷脂，抑制髓鞘再生，并阻断轴突传导。在一些研究中，高达 90% 的患者的血清中存在少突胶质细胞抗体，但在一些研究中这种抗体存在频率要低得多。

已发现针对髓鞘少突胶质细胞糖蛋白（myelin oligodendrocyte glycoprotein，MOG）和 MBP 抗体是不一致的。研究还表明，通过 MBP 和 MOG 激活 T 细胞亚群（CD41 Th2 细胞）来激活 B 细胞，产生寡克隆带和膜攻击复合物（membrane attack complexes），释放细胞因子，如肿瘤坏死因子 -α（TNFα）、白细胞介素、干扰素 -γ（IFNγ）。炎症过程侵蚀血脑屏障（blood-brain barrier，BBB），最终破坏少突胶质细胞和轴突。最终的功能转归既反映了炎症级联反应的激活，也反映了轴突损伤的程度。在其他没有明显炎症的情况下，少突胶质细胞功能受损和轴突变性程度可能会较轻。有许多次，一个实验室已通过免疫学技术发现了一个或另一个假定的抗原靶点，但却不能被另一个实验组重复。这些都不能为这种疾病提供一个统一的病因，但体液方面可能提供一些见解，特别是对少突胶质细胞变性的轻微 - 炎症类型，如在病理小节中讨论的。

尽管如此，目前大多数免疫学家认为，MS 是由 T 细胞对髓磷脂某些成分的致敏作用介导的。这一观点得到了大量证据的支持，其中包括 T 细胞启动了实验性变态反应性脑脊髓炎（experimental allergic encephalomyelitis，EAE）病变的观察，正如 Waksman 和 Adams 最初提出的，EAE 被认为是一个近似 MS 的动物模型。然而，很难造成一种可以模拟 MS 的疾病复发性实验形式。尽管自身反应性 T 细胞进入 CNS 导致血管周围炎症反应，但其与 MS 的关系尚不清楚。可以想象，强烈的 T 细胞刺激本身就足以诱发脱髓鞘，但也有可能免疫反应的主要目标是髓鞘或其中的某些成分，而 T 细胞浸润是对脱髓鞘的反应。大多数研究者认为，如 EAE 动物模型所示，还需要进一步的损伤，在 EAE 动物模型中，单独的髓磷脂并不是一个充分的因素，总是需要辅助的免疫刺激。EAE 显然是一个不完善的模型，它不是一种自然发生的疾病，而是一种由自身髓磷脂抗原在一次单一事件中诱发易感动物导致 CNS 脱髓鞘的疾病。EAE 中的诱导抗原是已知的,而 MS 中的假定抗原则是未知的。

免疫发病机制的大多数理论还包括血脑屏障(BBB)的改变,以神经系统中淋巴细胞与内皮细胞的黏附为代表。这究竟是主动的相互作用还是抗原吸引引起的被动事件尚不清楚;尽管如此,这些细胞 - 血管相互作用已被纳入病原学理论,并成为 MS 新治疗方法的基础。正如之前小节所述的那样,遗传易感性总是存在于背景机制中,可能使某些个体更易发生这些免疫事件。

尽管有上述数据,MS 的免疫机制尚未完全阐明,自身免疫假说也并非毫无争议。值得注意的是,在某些系列研究中,在 MS 患者中假定自身免疫起源的其他疾病的患病率并不高于一般人群(De Keyser)。然而,各种流行病学研究在这一点上存在差异,有些研究发现,自身免疫性疾病在受影响的患者及其家庭中有所增加。

脱髓鞘的生理效应

脱髓鞘的主要生理作用是阻止钠离子通道集中的郎飞结(node of Ranvier)的一个神经冲动向下一个郎飞结的跳跃性传导。据认为,中枢和外周神经脱髓鞘疾病所导致的大部分功能异常都是由电传导失败引起的。例如,视神经的电传导性延迟(在 MS 患者通过使用模式转换视觉刺激发现)提出了许多关于脱髓鞘病理生理学观点。当脱髓鞘过程是急性的,在几天内可逆,显然神经纤维传导阻滞是生理性的,而不是病理性的;在如此短的时间内,恢复不太可能是髓鞘再生的结果,而可能是水肿消退和病灶内及周围急性炎症变化的结果。髓鞘再生可能会发生,但它是一个较缓慢的过程,而且充其量只是部分恢复,它在 CNS 中的功能影响可能表现为神经传导的减慢,如果在视力正常的眼睛中存在这种现象,可能解释了闪烁融合和多种视觉刺激感知的减少(Halliday and McDonald)。然而,很明显,在 MRI 上看到的大脑半球中许多斑块没有伴随相应的症状。要么在这些斑块中已经有完全的髓鞘再生,足以支持临床功能,或者要么在急性期,斑块可能代表水肿而不是脱髓鞘。

MS 的另一个典型特征是由于热或运动可暂时诱发症状,诸如单侧视觉模糊(Uhthoff 现象)或肢体的刺痛和无力(前几年使用的热浴盆测试的基础)。这已被实验证明,表现出脱髓鞘神经纤维传导对温度升高有极端的敏感性。仅 0.5℃(0.9℉)的升高就可以阻断薄的有髓纤维或脱髓纤维的电传导。同样地,过度通气会减慢视觉诱发反应的传导,这种效果很少被患者察觉到。脱髓鞘和髓鞘再生区域对细微的代谢和环境变化具有显著的敏感性,这解释了一些患者症状的迅速出现和 MS 的明显波动性,对此没有实验室证据显示 CNS 有活跃的炎症变化。吸烟、疲劳、换气过度和环境温度升高会使神经功能短暂恶化,并很容易与疾病的复发相混淆。

临床表现

早期症状和体征

大约半数患者最初的症状是一个或多个肢体的无力或麻木,有时两者兼有。四肢刺痛感和躯干或四肢周围的紧束感的症状通常是相关的,可能是脊髓后柱受累的结果。这些症状通常持续数小时或数日,有时是微不足道的,因而被忽视,而有时则出现得非常剧烈和突出,以至于将患者紧急送到医生那里。由此产生的临床综合征各不相同,从一条腿或双腿单纯拖曳或控制不良到痉挛性或共济失调性轻截瘫皆有可能。肌腱反射被保留,后来与足底伸肌反射一同变得过度活跃;可伴有不同程度的深浅感觉丧失。一个有用的格言是,MS 患者往往表现为一条腿的症状,但是有两条腿的体征;患者会主诉一个肢体无力、不协调,或麻木和刺痛,却可能被证明有双侧巴宾斯基征,以及双侧的皮质脊髓束和脊髓后索受累的其他证据。

此外,还有几种典型的多发性硬化综合征,可能是其最初的表现。这些常见的发病模式是:①视神经炎,②横贯性脊髓炎,③小脑性共济失调,④脑干综合征(眩晕、面部疼痛或麻木、构音障碍、复视等)。当这些症状与 MS 的其他特征不同时出现时,它们被称为临床孤立综合征(clinically isolated syndrome,CIS),但通常也是已确诊疾病的组成部分。在疾病的初始阶段,他们可能会提出诊断问题,因为他们也肯定会发生在许多 MS 以外的疾病中。

颈部的弯曲可能会引起刺痛,像电流一样的感觉从肩膀和背部向下窜,较少的情况是窜到大腿前部。这种现象被称为莱尔米特征(*Lhermitte sign*),尽管更多的是一种症状而不是一个体征,最初由 Babinski 在一例颈髓损伤的病例中描述了这种现象。Lhermitte 的贡献是提请注意这种现象在 MS 中经常出现。这很可能是由于脱髓鞘的轴突对颈部屈曲引起的脊髓拉伸或压力的敏感性增加，但它也可发生在其他情况下，诸如颈椎病。

McAlpine 及其同事（1972）分析了 219 例 MS 患者的发病模式，发现在 20% 的患者中神经症状在几分钟内就完全发生，相似数量的患者在几小时内完全发生。在大约 30% 的患者中，症状发展较缓慢，经过一天或几天的时间，而在另外 20% 的患者中，症状发展更缓慢，在几周到几个月的时间。在剩余的 10% 患者中，这些症状隐匿发病，在数月和数年中缓慢、稳定或间歇性进展。典型的复发 - 缓解型疾病更可能出现在 40 岁以下的患者中。某些阵发性症状和体征可能出现在疾病的确定阶段，将在下文中讨论。MS 的炎症过程除了 CNS 外，对其他的器官系统都没有影响。

视神经炎（见第 12 章）

在大约 25% 的 MS 患者中（儿童中的比例可能更大），最初的表现是视神经炎（*optic neuritis*）的发作。我们记得，视神经实际上是大脑的一个束，因此视神经受累符合 MS 的病变局限于 CNS 的规律。典型的是，在几天的时间里，一只眼睛会部分或全部丧失视力。许多患者，在视力丧失前一两天，会出现眼眶内疼痛，并因眼球运动或触诊而加重。极少数情况下，视力丧失会在几周内稳定进展，很像视神经压迫性病变或内在的肿瘤（intrinsic tumor）（Ormerod and McDonald）。通常可见一个累及黄斑区的盲点（scotoma）和暗点（中心性盲点），但也可能会出现多种情况的视野缺损，罕见的情况下甚至出现偏盲（有时同向性）。在一些患者中，两侧视神经同时受累，或更常见的，在数日或数周内相继受累，并且至少有 1/8 的患者会反复发作。

检查可以发现约 1/10 到 1/3 的患者视盘肿胀或水肿（乳头炎）的证据。更常见的是，视盘在视神经炎的急性期表现正常，这代表球后视神经炎（*retrobulbar neuritis*）。是否存在可见的视盘肿胀取决于脱髓鞘病变与视盘的邻近的程度。正如在第 12 章中强调的，乳头炎（papillitis）须与颅内压增高引起的视盘水肿（papilledema）相区别，只有前者才伴有严重的急性视力丧失。视神经受累的细微表现，如瞳孔传入障碍、视网膜神经纤维萎缩、视网膜静脉护套和视觉诱发反应异常等可在没有视觉主诉但怀疑 MS 的患者中发现。视觉诱发电位（visual evoked potentials，VEP）和光学相干断层扫描（optical coherence tomography，OCT）在发现既往视神经炎形成的病变可能是有用的，正如后面的小节和第 2 章中讨论的。

如在第 12 章中所述，约一半的视神经炎患者可完全恢复，剩下的大多数患者显著好转，即使那些最初出现了严重视力丧失的患者（Slamovitis et al）。眼睛周围的疼痛是短暂的，而持续的疼痛应考虑对局部疾病的评估。在一项纳入 397 例视神经炎治疗试验（Optic Neuritis Treatment Trial）的队列研究中，在首次发作 5 年后进行检查，视力恢复到 20/25 或更好的患者占 87%，恢复到 20/40 或更好的患者占 94%，即使在 5 年期间有过视神经炎的复发。此外，治疗方式似乎并不影响最终的视力转归。色觉障碍（dyschromatopsia）和对比敏感度受损的情况经常会持续存在，就像普尔弗里奇（Pulfrich）效应一样，在普尔弗里奇效应中，垂直于患者视线的摆锤等物体似乎会以三维的圆形轨迹运动。

视力改善通常在发病 4 周左右时开始，大多数 MS 的急性表现都是如此，使用糖皮质激素治疗可能更快改善。一旦神经功能开始改善，它可能会持续几个月。

一半以上的表现视神经炎的成年患者最终会出现 MS 的其他征象。里佐（Rizzo）和莱斯尔（Lessell）的前瞻性调查显示，74% 的女性和 34% 的男性在发生视力丧失后的第 15 年罹患了 MS，而视神经炎研究组（Optic Neuritis Study Group）也报告了类似的结果（Beck et al，2003）。如果视神经炎的首次发作发生在儿童期，那么患病的风险要低得多（26% 发生在随访 40 年后）（Lucchinetti et al，1997），表明儿童期疾病的某些情况可能是一种不同的类型，可能是病毒性或感染后的。观察的时间越长，对发现轻微病例给予的关注越多，发现出现 MS 征象的患者比率就越大；然而，大多数患者是在最初发作的 5 年内出现 MS 征象的（Ebers，1985；Hely et al）。事实上，在许多临床孤立的视神经炎患者中，MRI 发现了大脑白质病变，提示虽然无症状，但播散已经发生了，从而确定了 MS 的诊断（Jacobs et al，1986；Ormerod et al）。视神经炎研究组指出了这一点，神经病学家们也众所周知，视神经炎的复发（recurrence）极大地增加了发生 MS 的机会。在 Beck 及其同事（2003）的研究中，有实用价值的是，如果最初的大脑 MRI 检查没有发现其他脱髓鞘病变，那么复发 - 缓解型 MS 的风险也会大大降低（在 10 年时为 22%）。

目前还不清楚，单独发生的视神经炎不伴其他脱髓鞘疾病证据，是否仅仅是 MS 的一种限制性形式,或是某些其他疾病过程的一种表现,诸如感染后脑脊髓炎。

迄今为止,视神经病(optic neuropathy)最常见的病理基础是脱髓鞘疾病,虽然已知血管病变或视神经被肿瘤或黏液囊肿压迫可能导致中心暗点或盲点,这与视神经炎的功能缺失难以区分。此外,可能有一种特殊形式的慢性复发性视神经炎,正如 Kidd 及其同事提出的,可能是由不明确的肉芽肿性病变,诸如结节病所引起。葡萄膜炎(uveitis)和视网膜静脉护套是 MS 患者发生的其他眼部疾病,发病率高于预期。视网膜血管护套是由 T 细胞浸润引起的,与典型的斑块相同,但这是一种不常见的情况,因为视网膜通常不含有髓鞘纤维(Lightman et al)。当然,视神经炎是视神经脊髓炎(Devic 病)的一种常见的特征,将在后面的小节中讨论。

急性脊髓炎(横贯性脊髓炎)(见第 42 章)

这是一种急性进展的脊髓炎症性脱髓鞘病变的常见名称,它已被证明在很多情况下是,但不是所有的 MS 的一种表现。在这个意义上,脊髓炎的病变类似于视神经炎。与脊髓炎有关的横贯性(*transverse*)一词不太确切,这意味着受累节段的脊髓中所有元素都受累及,通常在较短的垂直范围内。然而,在 MS 中,脊髓体征是不对称的和不完全的,而只涉及长的上行和下行神经传导束的一部分,也就是说,截瘫和完全的感觉丧失是不常见的。

临床上,这种疾病的特征是快速进展的(数小时或数日)对称或不对称性轻瘫或轻截瘫,上升性感觉异常,足部深感觉丧失,躯干的感觉平面,括约肌功能障碍,以及双侧 Babinski 征等。脑脊液显示一定数量的淋巴细胞和总蛋白增高,但两者在疾病早期可能是正常的。多达三分之一的患者在出现神经系统症状前几周报告有感染性疾病,在这种情况下,可能导致脊髓炎的是单相性的感染后脱髓鞘疾病,而不是多发性硬化。MRI 通常显示在脊髓的适当水平的局灶性脱髓鞘的指征,注入钆可以有增强,但这些发现都不是一成不变的。如图 35-1 所示(右下),病灶与感染后脊髓炎的病变几乎无法鉴别。在与 MS 有关的脊髓炎的病例中,即使没有先前的症状,大脑半球的 MRI 也会显示出与脱髓鞘相符的病变;然而,如果没有这种病变,并不能确保这种脊髓炎性疾病是单相的和不会演变成 MS。一些病例进展为坏死性脊髓病(necrotic myelopathy),伴或不伴有视神经病,这是视神经脊髓炎(neuromyelitis optica,NMO)的一种表现,正如后面小节中所讨论的。

不到一半的患者有证据表明,在神经系统的其他部位出现无症状性脱髓鞘病变,或有在急性脊髓炎首次发作后 5 年内出现播散的临床证据(Ropper and Poskanzer)。Beck 及其同事(2002)进行的一项干扰素治疗试验对亚组的分析与我们的经验不完全一致,其中 2 年后发生多发性硬化的累积概率与视神经炎或横贯性脊髓炎相似。我们的体会是,急性横贯性脊髓炎作为 MS 的首发表现比视神经炎要稍微少一些。

在脊髓的同一个水平出现的复发性脊髓炎(*recurrent myelitis*)患者出现了一个特殊的问题,通过仔细的临床检查或 MRI 检查也不能发现其他的脱髓鞘疾病的征象。其中的一些病例甚至可能在 CSF 中有寡克隆带,这通常与 MS 有关(见下文)。我们已经注意到足够多的这种局限性的病例,从而得出一个初步的结论,即有一种脊髓 MS 的复发型,其脑部播散是不常见的(Tippett et al)。孤立的复发性脊髓炎或脊髓病也可发生在红斑狼疮、结节病、干燥综合征、混合性结缔组织病,抗磷脂综合征或其他自身抗体存在的情况下,以及硬膜、脊髓血管瘘和动静脉畸形。类似的情况发生在一些视神经炎患者,即反复发作,但仍局限于视神经。另一个相对孤立的综合征,主要发生于老年妇女,是一个缓慢进展的颈脊髓病(cervical myelopathy)伴有无力和共济失调。这与颈椎病(cervical spondylosis)特别难以区分。

横贯性脊髓炎的其他方面在第 42 章和本章的后面讨论。

急性发作的其他临床特征

与上述发病模式一样,MS 的其他早期表现可能是步态不稳,脑干症状(复视、眩晕、呕吐),感觉异常或整个手臂或腿的麻木,面部疼痛常模拟三叉神经痛,以及排尿障碍等。中枢型眩晕也是多发性硬化的常见首发征象,但更常见于确诊的病例。离散的表现,诸如偏瘫、疼痛综合征、面神经麻痹、耳聋或癫痫发作等只发生在少数的病例中,提示 MS 的另一种紊乱状态。大多数情况下,MS 几乎同时或迅速相继地出现上述一种以上的症状。

这种疾病的一个显著特征就是眼球震颤(*nystagmus*)和共济失调(*ataxia*),伴或不伴四肢的无力和痉挛,这是一种反映小脑和皮质脊髓束受累

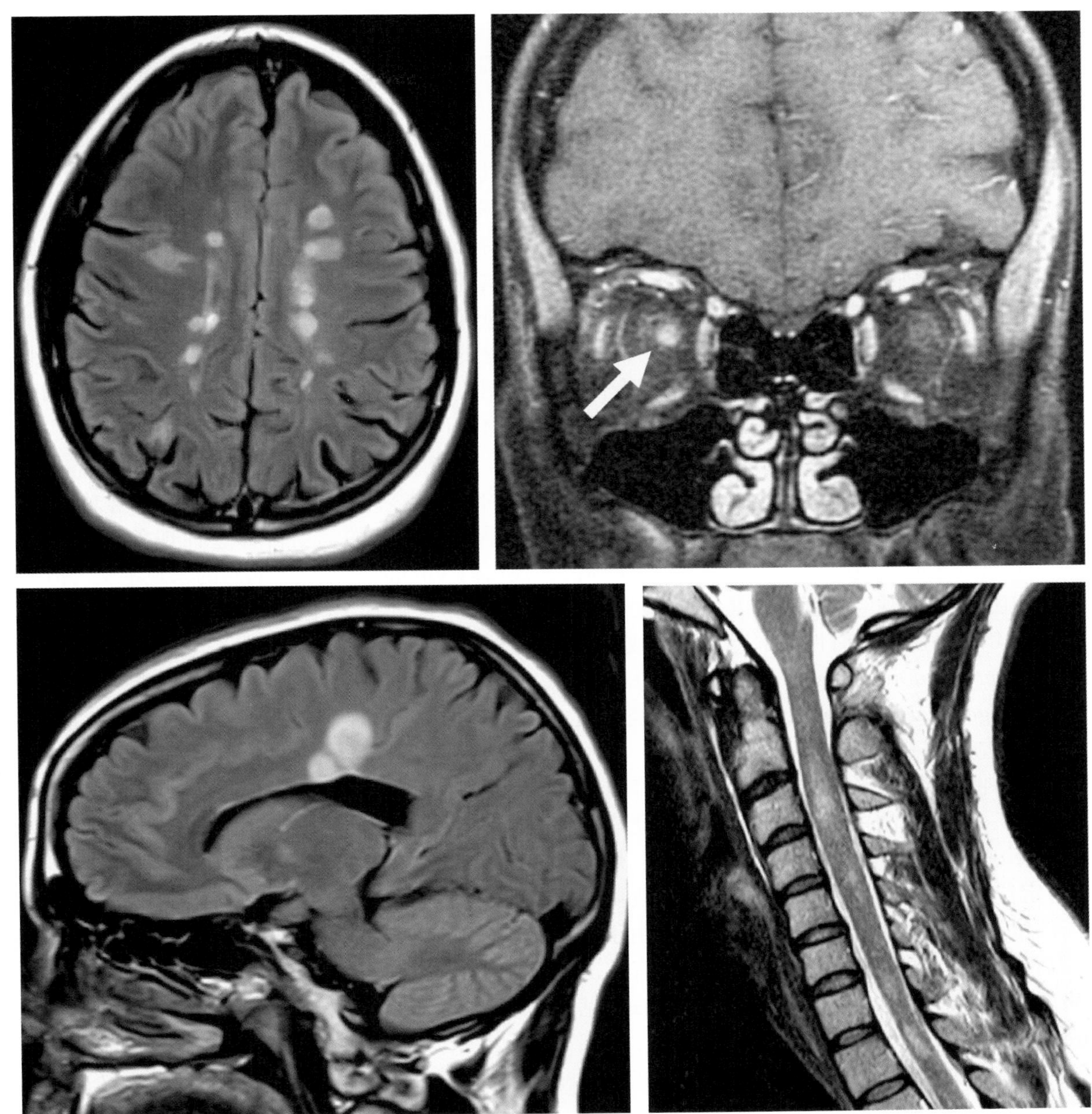

图 35-1　MS 患者的 MRI。左上，轴位 T2-FLAIR 图像显示多个离散的脑室周围高信号斑块，以及右侧额叶和顶叶的两个皮质下的斑块。右上，冠状位钆增强后 T1 影像显示在一例急性视神经炎病例右侧视神经的异常强化（箭头）。左下，矢状位 T2-FLAIR 图像显示两个高信号斑块，从胼胝体放射性发出（Dawson 指征）。右下，矢状位 T2 MRI 显示颈髓内多发的离散的高信号斑块。C3 的病变是急性的伴有脊髓肿胀。T1 水平的病变是慢性的，并表现脊髓萎缩

的综合征，通常并不少见。小脑型共济失调可以通过断续语言，头部和躯干的节律性不稳定，手臂和腿部的意向性震颤，以及随意动作和步态的不协调来识别，如在第 5 章中所述。眼球震颤、断续性语言和意向性震颤的组合被称为夏科三联征（*Charcot triad*）。虽然这组症状经常见于疾病的晚期，但大多数神经科医生都认为这不是一种常见的表现方式。小脑性共济失调最严重的表现是，只要想动一下躯干或四肢，就会引起剧烈的、无法控制的共济失调性震颤，见于长期多发性硬化的患者。责任病灶很可能位于中脑的被盖，并涉及齿状核红核丘脑束及其邻近结构。小脑性共济失调可合并感觉性共济失调，由于累及脊髓的后柱或脑干的内侧丘系。在大多数这类病例中，脊髓受累的体征最终占主导地位；在其余病例中，小脑的体征更为突出。

复视(*diplopia*)是另一个常见的主诉(Prasad and Galetta)。最常见为内侧纵束受累,导致核间性眼肌麻痹(*internuclear ophthalmoplegia*,*INO*)(见第13章)。体征特征是想要侧向凝视时出现内直肌麻痹,伴外展侧眼球粗大的眼球震颤;在MS患者中,这种异常通常是双侧性的,不像小的脑桥梗死,它引起单侧的核间性眼肌麻痹(INO)。作为一个推论,年轻人双侧核间性眼肌麻痹(*bilateral internuclear ophthalmoplegia*)的存在,实际上可以诊断为MS。偶尔,向一侧注视的核间性眼肌麻痹合并向另一侧注视的水平性眼肌麻痹,尽管这种"一个半综合征"(one-and-a-half syndrome)更典型的是见于脑干卒中(Frohman)。其他的凝视麻痹(由于核上连接中断所致)或个别的眼肌麻痹(因眼球运动神经在髓内的径路受累)也可以发生,但不太常见。脑干受累的其他表现包括面肌颤搐或面肌麻痹、耳聋、耳鸣、眩晕等,如上所述,呕吐(前庭神经的联系),以及极少见的昏睡和昏迷。年轻人出现暂时性面部感觉减退或感觉消失(*transient facial hypesthesia or anesthesia*),或三叉神经痛(*trigeminal neuralgia*),涉及三叉神经的髓内纤维受累,应始终提示MS的诊断。

下背部钝痛、疼痛,除此之外其他方面难以描述的疼痛是一种常见的主诉,它与多发性硬化病变的关系尚不确定。在少数情况下,会有尖锐的、烧灼的、不易定位的,或神经根性刺痛,位于肢体或躯干的分离部位。然而,这些类型的疼痛,可能是由于涉及脊髓后根入路的脱髓鞘病灶引起的,已经有几次是该病出现的特征,或者以后在确诊病例中出现(见Ramirez Lassepas等对MS疼痛的讨论)。

已确诊疾病的症状和体征

当MS的诊断已经临床确诊的后期,观察到许多综合征的发生是有规律的。大约一半的患者表现为混合型(*mixed type*)或全身型(*generalized type*)临床表现,其体征受累指向视神经、脑干、小脑和脊髓,特别是与后索和皮质脊髓束相关的体征。另外30%~40%的患者只会出现不同程度的四肢痉挛性共济失调和深感觉变化,也就是说,这种疾病本质上是一种脊髓型的疾病。在任何一种情况下,一种不对称的痉挛性轻截瘫伴有一定程度的关节位置觉和振动觉受损很可能是进展型MS最常见的表现。以小脑(*cerebellar*)或脑干-小脑(*brainstem-cerebellar*)为主的疾病形式出现在大约5%的病例中。因此混合型和脊髓型至少占了我们临床资料的80%。

已经很明显,一定程度的认知障碍,以及很可能认知功能逐步下降,可能存在于半数的长期病程的MS患者中。这个过程以注意力下降,处理速度和执行技能下降,以及记忆力下降为特征,而语言技能和其他智力功能得以保留,这些特征被归入了"皮质下痴呆",正如在第20章所讨论的。其他的精神障碍,诸如保持性记忆的丧失、全面性痴呆,或是一种错乱的精神病状态,也会出现在疾病晚期的有限数量病例中,但我们已发现这种程度的恶化是极为罕见的。认知功能的下降与可量化的MRI测量结果相关,特别是白质体积的减少、胼胝体变薄以及脑萎缩等(见Bobholz和Rao综述)。

一些MS患者表现出异常的欣快感,一种病理性的愉快或兴奋,这在面对明显的神经功能缺失时似乎是不适宜的。夏科称这种现象是"愚蠢的冷漠",而Vulpian称之为"病态的乐观主义",但"美好的漠视"一词在20世纪最为流行。近年来,这与多发性硬化的联系已基本消失。

类似的表现为不适当的笑(或哭泣)可以表现为假性延髓性麻痹综合征的一部分,是由于长期的多发性硬化的结果。然而,大量的MS患者是抑郁、易怒和暴躁的,有时作为疾病的残疾表现的反应,但也显然作为主要影响大脑的疾病,据估计,抑郁症的发病率在某些系列中高达25%~40%。Dalos及其同事将MS患者与一组外伤性截瘫患者进行比较,发现MS组患者情绪障碍的发生率显著增高,特别是在复发期间。如上所述,认知障碍与"皮质下痴呆"(subcortical dementia)是一致的(见第20章),但皮质层的脱髓鞘现已被公认为MS痴呆的重要基础。例如,灰质体积的减少似乎与中央白质的减少一样,都是预测痴呆的指标。两者均可引起全脑萎缩。

膀胱功能障碍(*bladder dysfunction*)的症状,包括排尿踌躇、尿急、尿频和尿失禁,通常发生在控制排尿的大脑区域下行纤维中断,特别是在脊髓受累的情况下。尿潴留,由于脊髓骶段损伤所致的发病率较低(见图25-4)。这些症状通常与勃起功能障碍有关,除非在这方面特别询问,否则患者可能不会报告这种症状。

阵发性发作的神经功能缺失(*paroxysmal attacks of neurologic deficit*),持续几秒钟或几分钟,有时每天反复发作多次,是MS一个相对罕见但公认的特征(见Mathews,也见Osterman和Westerberg)。发作通常发生在疾病复发和缓解阶段,很少作为首发的表现。这些临床现象可涉及 CNS 的任何部分，但在个体患者中往往是刻板式的。最常见的现象是构音障碍和共济失调，肢体阵发性疼痛和感觉异常，闪光感，阵发性瘙痒，或强直性“癫痫发作”，表现为手、腕部和肘部屈曲（肌张力障碍性）痉挛和下肢伸展。阵发性症状，特别是强直性痉挛，可由感觉刺激所激发，或可被过度通气引起。在少数情况下，我们已经看到手肌张力障碍和手臂痉挛作为首发症状出现，在对侧内囊发现急性斑块。在晚期病例中，痉挛可累及四肢，甚至可导致一定程度的角弓反张。造成阵发性发作现象的原因还不确定。Halliday 和 McDonald 将其归因于病灶内相邻脱髓鞘轴突之间的突触传递［“串扰”（cross-talk）］。

这些短暂的症状突然出现，可能在几天或几周内频繁发作，有时更长的时间，然后完全缓解，也就是说，他们表现出复发或恶化的短暂症状。有时很难确定它们是代表加重还是一个新的病变。几年前，Thygessen 在对 60 例患者的 105 次加重的分析中指出，只有 19% 的患者出现了新的症状；其余的患者只是旧病复发。另一个问题是，原来的病变可能是无症状的，只出现发热或一次医学上的应激。这是最明显反映在许多患者被发现有视觉诱发反应受损，但从未有视觉变化的症状。因此，新的症状和体征可能是先前形成但没有症状的斑块的表现。然而，Prineas 和 Connell 的观察表明，症状和体征可能在没有新斑块出现的情况下继续进展。这些及其他因素在评估疾病的临床病程和治疗方案的效果时需要考虑（见 Poser，1980）。卡马西平通常可以有效地控制这种自发性发作，而乙酰唑胺可阻止因过度换气引起的痛性强直性痉挛。

异常严重的疲劳（*fatigue*）是 MS 的另一个特有的症状，它往往是短暂的，更有可能发生在发热或有其他疾病活动的证据时，但它可以是一个持续的主诉和相当大的痛苦来源。抑郁症可能在这些顽固的病例中起一定的作用，尽管对药物的反应表明这两个方面的疾病是分离的。因此，抗抑郁药物通常不能改善疲劳，而那些可以缓解疲劳的药物，如莫达非尼和金刚烷胺，却不能起到抗抑郁药的作用。

多年来，MS 的其他一些有趣的表现引起了人们的注意，也给诊断带来了困难。在年轻患者中发生典型的三叉神经痛（*tic douloureux*）已被提及，只有他们的年轻和其中一些患者的双侧性疼痛引起了对 MS 的怀疑，后来通过面部感觉丧失和其他神经体征所证实。然而，值得注意的是，与贝尔麻痹症相似的面部麻痹几乎从来都不是 MS 的征兆。臂部、胸部或腰骶部疼痛主要是由热觉和痛觉异常引起的，在我们的几例患者中，这种疼痛一直困扰着他们，直到出现其他病变。在我们的 2 个病例中，相对急性发生的右侧偏瘫和失语首先提示脑血管病变的可能性；在另一些病例中，较缓慢进展的偏瘫最初被诊断为脑肿瘤。有几次我们在长期 MS 患者复发时看到过昏迷，包括在儿童身上，并且每个病例都继续发展到死亡，但那是在积极治疗炎症性脱髓鞘病变之前的年代。其中一例发生在一位 64 岁的妇女身上，她在 30 岁和 44 岁时曾有过两次非致残性脊髓 MS 的表现。在另一例患者，最初的症状是昏睡状态伴有恍惚，后来我们看到他的小脑和脊髓出现了复发。

在 MS 患者中，癫痫发作的发生率可能略有增加，但在不同研究中癫痫发作的频率差异很大。应强调的是，癫痫发作通常与一个明显的脑损伤和迁延多年的晚期疾病有关。在疾病早期发作几乎总是归因于以前的头部损伤、特发性癫痫或停止服用睡眠药物，而不是多发性硬化。

急性发作的诱发因素

毫无疑问，像泌尿系统感染这样的发热性疾病可以扩大或暴露 MS 已有的症状，但是诸如感染或创伤等可能的诱发因素能否引发新的复发仍有争议。呼吸道、泌尿道或胃肠道病毒感染在疾病发作或恶化前的发生率在不同研究中有很大的差异，从 5% 到 50% 不等；然而，在我们看来，这些都不能令人信服地与增加 MS 新发作的风险联系起来。我们有 2 例患者的经验，每次在唇部生殖器疱疹暴发后，他们 MS 的病情都有急性加重。1976 年末，美国给 4 500 万人接种了猪流行性感冒疫苗，引起了 Guillain-Barré 综合征发病率略有上升，但 MS 的发病率没有上升（Kurland et al），而最近的免疫项目调查，例如 Confavreux 及其同事（2001）的调查也显示了类似的结果。

创伤在诱发 MS 中的可能作用更难以评估。McAlpine 和 Compston 发现，在 MS 发病前 3 个月期间的创伤发生率略高于住院患者的对照组。此外，损伤部位和最初症状部位之间似乎存在一种关系，特别是在损伤一周内出现症状的患者。我们认为这一证据不足以令人信服，特别是作为对多次复发的解释。在神经系统疾病发作后出现的其他形式的创伤（包括腰椎穿刺和普通外科手术）并没有显示对疾病的病程有不利影响。Matthews 对头部贯通伤的幸存者有着丰富的个人经验，但在他们当中没有发现一例 MS。关于 MS 与身体损伤的关系，最有意义的前瞻性研究之一是由 Sibley 及其同事所做的，他们对 170 例 MS 患者和 134 例对照者进行了平均 5 年的跟踪研究，在此期间他们记录了所有的（1 407 次）创伤事例，并测量了它们对病情加重率和病情进展的影响。除了 1 例或 2 例电击伤外，创伤事件发生与疾病加重之间没有相关性。

某些其他的流行病学数据也与这一问题有关。在美国，医生诊断的 MS 病例有 25 万到 35 万例（Anderson et al）。此外，美国国家卫生统计中心的一项研究表明，每年有三分之一的美国人（约 8 300 万人）遭受可在定期健康检查中回忆的创伤事件。另外，MS 患者遭受身体伤害的频率是正常人的 2~3 倍（Sibley et al）。根据这些数据，在很偶然的情况下，创伤事件与疾病加重有时碰巧同时发生，这也许并不奇怪。目前关于这个问题的权威观点是，创伤与新的或加重的 MS 的巧合是偶然的。

多发性硬化的变异型

MS 的几个变异型提出了一些特殊的问题，这将在本节和后面小节中讨论。

急性和肿瘤样（Tumefactive）多发性硬化（Marburg 变异型）

极少情况下，MS 呈快速进展和高度恶性的形式，这种变异已被冠以马尔堡（Marburg）的名字。大脑、脑干和脊髓的表现的组合在几周内进化，使患者出现嗜睡、昏迷或去大脑状态伴有突出的脑神经和皮质脊髓束异常。死亡可能在数周到数月内结束疾病，不出现任何缓解，也可能有部分恢复，如下文所述。尸检的病变是肉眼可见的，本质上是 MS 非常大的急性斑块。与 MS 通常形式的斑块的唯一区别是许多斑块的新旧程度相同，并且脱髓鞘在许多静脉周围汇合区域更为明显。这种迅速致命形式的两个最显著的例子是一例 6 岁女孩和一例 16 岁男孩，两人都在出现症状后 5 周内死亡。另一例 30 岁的男性，他活了 2 个月。在这些患者中，没有一人在发病前出现过疹病或曾接种疫苗，或者出现过任何提示脱髓鞘疾病的症状。通常脑脊液呈现细胞反应，但没有寡克隆带。其中一些患者在几个月后出现了惊人的恢复，一些人此后还可保持良好状态达到 25~30 年。其他患者会复发，而随后的临床过程是典型的 MS。

在这些病例中，出现大的急性斑块，伴有占位效应和强化，在影像学上与肿瘤相似，即肿瘤样多发性硬化（*tumefactive MS*）（如 Kepes 所描述的，以及图 35-2 所示）。肿瘤样病变也可独立地发生在新的或已确诊的疾病中，演变的方式是更符合典型的 MS。

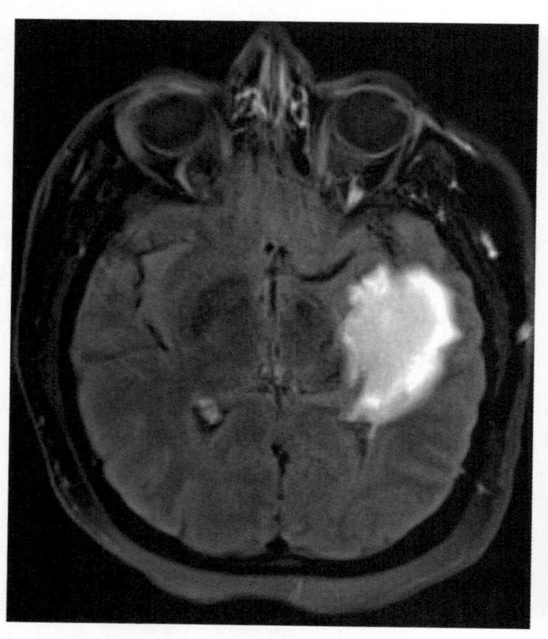

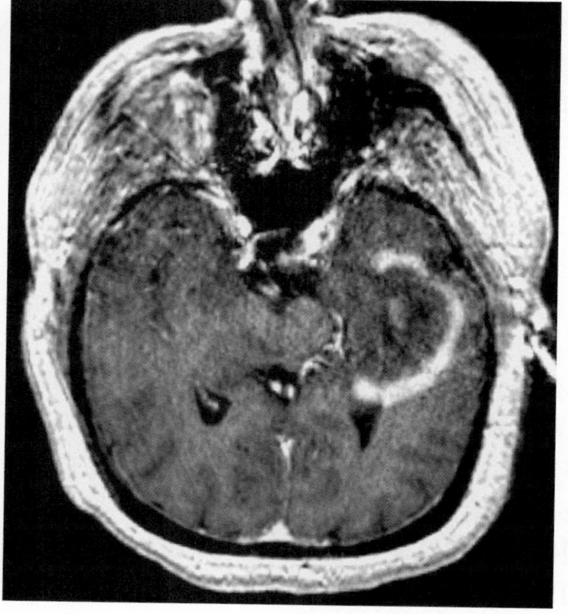

图 35-2 左侧，轴位的 T2-FLAIR 图像，左侧颞叶肿瘤样 MS 病变。右侧，钆增强后 T1 序列，显示的异常对比强化的“开环征”，是急性脱髓鞘斑块常见的影像特征，它在肿瘤或脓肿中不太典型

Balo 和 Schilder 病

Balo 同心圆硬化(*concentric sclerosis of Balo*)的显著特征是髓鞘的破坏与保留的交替条带大致呈一系列同心环状,这些同心环代表髓鞘丢失和保留区域交替出现。这种模式下病变的结构表明某些损伤髓鞘的因素会离心扩散。虽然这种模式通常是急性疾病的一部分,但类似的病变偶尔也可在慢性复发型 MS 病例中见到,尽管范围不太广泛。一些研究发现在菲律宾发病率较高。

一个相关的但令人困惑的疾病,是弥漫性硬化,或称为 Schilder 病,它在 20 世纪早期曾经是许多讨论的主题。在这些特殊病例中,儿童和青少年比成年人更常见,大脑出现弥漫性和大量脱髓鞘病变。尽管这类病例的发生是毋庸置疑的,但将其称为 Schilder 病是指一个模棱两可的临床疾病实体。弥漫性硬化(*diffuse sclerosis*)一词最早由斯图吕贝尔(Strümpell)在 1879 年用来描述从一名酗酒者身上摘除的新鲜脑组织上的硬质结构,后来这一术语被用来描述由于任何原因引起的广泛的大脑胶质增生(cerebral gliosis)。1912 年,Schilder 描述了一例他认为是“弥漫性硬化”的病例。这个病例是一个 14 岁的女孩,她出现进行性智力衰退,伴有颅内压增高征象,最终在 19 周后死亡。尸检发现两个大脑半球的白质中有大面积的界限分明的脱髓鞘区,以及一些较小的脱髓鞘病灶,类似于 MS 的常见病变。由于病理变化与 MS 的病理改变相类似(炎症反应突出,轴突相对保留),Schilder 将这种疾病称为弥漫性轴周性脑炎(*encephalitis periaxialis diffusa*),与 Marburg 用来描述急性 MS 病例的硬化性轴周性脑炎(*encephalitis periaxialis scleroticans*)相一致。不幸的是,在随后的出版物中,Schilder 对其他两个不同类型的其他情况使用了相同的术语。其中一例似乎是发生在一个男孩身上的家族性脑白质营养不良(很可能是肾上腺脑白质营养不良),而另一例则与前 2 例中的任何一例完全不同,提示为浸润性淋巴瘤。后面的 2 例报告严重混淆了主题,多年来,Schilder 病和弥漫性硬化这两个术语被不加区分地应用在完全不同的情况下。

如果不考虑遗传性代谢性脑白质营养不良和其他儿童期脑白质疾病,仍有一组与 MS 相关的典型病例,这些病例确实符合 Schilder 最初的大的肿瘤样脱髓鞘病变的描述。它们最常见于儿童或青少年。就像 Ellison 和 Barron 报道的病例一样,这种疾病可能遵循 MS 的病程,或者是稳定而不断地进展,或者是被一系列迅速恶化的症状所打断。脑脊液可能表现出类似于 MS 慢性复发的变化,大多数患者在几个月或几年之内死亡,但有些患者可以存活 10 年或更长时间。在鉴别诊断中,弥漫性大脑肿瘤(胶质瘤或淋巴瘤)、肾上腺脑白质营养不良和进行性多灶性白质脑病(第 32 章)是主要考虑的因素。在组织学上,大的单个病灶,以及较小的播散性病灶都显示了 MS 的特征性表现。这些特征被 Poser 及其同事在后来(1986)对这一问题的综述中详细阐述。

多发性硬化合并周围神经病

罕见的 MS 患者同时患有多发性神经病或多数性单神经病,这种关系总是引起猜测和争议,特别是一些尸检病例已显示 CNS 白质,以及分散在周围神经的脱髓鞘病变。然而,这种组合的罕见性,暗示了一种纯粹的巧合,也许能用另一种潜在的疾病作为解释(例如莱姆病、艾滋病)。Thomas 及其同事和 Mendell 等提出的另一种观点是,自身免疫性脱髓鞘已在脊髓和周围神经中被激发,后者以慢性炎性多发性神经根神经病(chronic inflammatory polyradiculoneuropathy)的形式出现。当然,髓鞘形成是由 CNS 的少突胶质细胞和周围神经系统的施万细胞提供的,这意味着在抗原上存在区别,而这些抗原通常将 MS 和 CIDP 分开。在 MS 中更常见的是,神经根和神经病的症状是脊髓神经根进入区有髓纤维或从腹侧白质传出纤维参与的结果。

典型多发性硬化的实验室所见

脑脊液

在约三分之一的 MS 患者中,特别是急性发作或加重的患者,可能有轻度至中度的 CSF 单个核细胞增多(mononuclear pleocytosis)(通常范围在 6~20 之间,实际上几乎总是少于 50 个 /mm^3)。在快速进展的 NMO 病例(见下文)和某些严重的脑干脱髓鞘疾病的病例中,总细胞数可能达到或超过 100 个,而在极少数超急性病例中,可达到 1 000 个 /mm^3。

有研究表明,MS 患者 CSF 中丙种球蛋白是在 CNS 中合成的(Tourtellotte and Booe),并在琼脂糖电泳中迁移为异常的分离条带。这些 CSF 中寡克隆带(*oligoclonal bands*)(与血清中可能存在的单克隆蛋白进行比较)在某些人群 90% 以上的 MS 病例中都可检测到,但在亚洲国家中比例较低。此外,寡克隆带并非 MS 特异的,这种区带也出现在梅毒、莱姆病和亚急性硬化性全脑炎等疾病患者 CSF 中。

根据 Moulin 及其同事和其他人的研究，MS 首次发作时出现的条带预示着一个慢性复发的过程。如果寡克隆带多于 1 个，通常报道为存在，单个条带的意义尚不清楚，我们将此结果作为阴性处理。正如要指出的，坏死性脊髓病和 NMO 一般缺乏寡克隆带。

此外，在大约 40% 的患者中，CSF 总蛋白含量增加。然而，这种增高是轻微的，浓度超过 100mg/dL 是非常不常见的，应考虑另一种诊断的可能性。有时使用的另一种诊断试验是测量 CSF 中 IgG 和 IgG 指数。后者是指丙种球蛋白(主要是 IgG)占 CSF 总蛋白的比例；大于总蛋白的 12% 被认为是阳性结果。上述的与寡克隆带相关的疾病也可使 IgG 指数增高。

使用灵敏的放射免疫分析也表明，在 MS 急性加重期，许多患者的 CSF 中含有高浓度的 MBP，在缓慢进展的 MS 中，MBP 浓度较低或正常，而在疾病缓解期正常。其他破坏髓鞘的病变(例如脑梗死)也会增加 CSF 中 MBP 水平。因此，该方法并不能作为特异性诊断试验，可能只是反映中枢的髓鞘的破坏。

当细胞、总蛋白、丙种球蛋白和寡克隆带都被考虑在内时，绝大多数已确诊的 MS 患者都会发现 CSF 的异常。目前，CSF 中寡克隆带是 MS 脑脊液检查中应用最广泛的，特别是在急性加重后或疾病慢性进展期有一段间隔。更复杂的实验室检测，如检测 CSF 球蛋白生成或 MBP 几乎没有增加敏感性。

影像学

目前人们普遍认为，MRI 是诊断 MS 最有帮助的辅助检查，因为它能够显示大脑、脑干、视神经和脊髓中的有症状和无症状的斑块(见图 35-1)。大多数的经验表明，大脑和脊髓 MRI 病变的发生率在已确诊的 MS 病例中高于 90%。虽然大多数大脑病变往往是无症状的，但是脊髓损伤几乎总是有症状的。

MS 病变的一些 MRI 表现是特征性的。一般来说，在 T2 加权像上 MS 斑块呈高信号(白色)，在 T2 液体衰减反转恢复(T2-FLAIR)像上更为明显。T2 序列在检测脑干、小脑和脊髓病变时特别敏感。急性病变往往表现由于水肿引起组织扩张，呈明显的 T1 低信号和 T2 高信号。在慢性病变通常在 T2 序列上表现为缩小和高信号。T1 低信号的存在取决于病变髓鞘再生的程度。如果没有髓鞘再生或再生不足，慢性病变的中心就出现一个“黑洞”(black hole)。根据尸检的组织学评估和 MRI 检查，T1 低信号是与髓鞘再生程度成反比的(Barkhof et al)。

虽然 MRI 发现的单个脑部病变并不总是能够确诊 MS，但发现多灶的、边界清楚的、邻近脑室表面的椭圆形或线形、垂直方向的病灶对典型的复发 - 缓解型 MS 来说具有相当的特异性(图 35-1，左侧)。当在矢状位像观察时，病灶从胼胝体以线状方式延伸，被称为“道森指征”(Dawson fingers)。这些病变的放射状方向与包含在大脑白质内的小静脉走行一致。除了这些脑室周围的病变，经常可见皮质下和幕下的病变，在白质束中最常见，如大脑和小脑脚以及内侧纵束。MS 的病变不符合脑血管的分布，并缺乏典型栓塞性脑梗死的楔形。MS 病灶的扩散性是可变的，但可以是较大的急性病灶的特征。

在 MS 病变的演变早期，血脑屏障被破坏，可能是炎症的结果。MRI 表现与这种炎症有关是在注入钆后显示异常的增强。钆增强可持续数周。一个特征性模式是异常的 C 形部分强化或开环强化，这有助于 MS 斑块与其他病变，如脓肿和肿瘤的鉴别。环的开口段通常是位于中间。表 2-3 和图 35-1 显示了这些成像的许多特性。

在晚期 MS 病例中，脑室周围的病变可能融合，通常在脑室的两极。罕见的是，大的急性病变可能有占位效应和环状边缘增强，然后类似于胶质母细胞瘤或梗死，以前称为“肿瘤样”(tumefactive)病变(见图 35-2)。

正如下面所讨论的，在最近的诊断标准中，MRI 对于证明无症状的病变是非常有价值的，它与 MS 作为一种“时间与空间播散性”疾病的传统概念保持一致。在单一的临床发作患者中只有发现这些额外的病变才能确诊为多发性硬化。同样地，对 MS 的未被怀疑的诊断可通过一次 MRI 上检出一个或多个急性、强化的病变，再加上其他未强化的病变而被揭示。正如 Bot 及其同事所讨论的，在脊髓中也可能发现一些无症状的病变。此外，连续的磁共振成像显示 T2 高强度病变随时间积累越来越多与诊断是一致的。与其他实验室检测一样，当 MRI 改变与临床表现一致时，它的意义是最大的。

与多发性硬化的局灶性病变相比，大多数病例伴发的进行性脑萎缩不太明显。这种变化很可能反映了神经胶质细胞的丢失，更重要的是，也反映了由急性炎症和其他神经退行性变的较慢性过程引起的沃勒变性和轴突丢失(Miller et al，2002)。一些研究表明，慢性进行性脑萎缩是 MS 的一个特征，通过 MRI 对皮质覆盖(cortical mantle)、深部核团和白质的体积测量来判断。这在疾病的早期和晚期均可证实，并与认知障碍相关。

MS 的脊髓病变只占脊髓横截面的一部分，最常见的是位于软膜下的白质束。病变很少纵向延伸超过 3 个相邻的椎体节段(见图 35-1)。与下面讨论的 NMO 的病变不同。如上所述,急性病变可引起脊髓局灶性扩张,对比剂增强,而慢性病变往往导致脊髓萎缩。

需要强调的是,脑室周围 T2 高信号的病灶可在多种病理过程中被观察到,甚至在正常人中,特别是在老年人中。与 MS 的病变不同,这些脑室周围病变通常平行于脑室表面,其轮廓比 MS 病变更平滑,并已被归因于微血管的变化(如第 33 章讨论的)。大脑病变缺乏特异性,这同样适用于脊髓病变。

CT 也可能显示脑部病变,有时是出乎意料的,但敏感性远低于 MRI。CT 值得注意的两点是,急性斑块可以表现为强化的环形病变,与脓肿或肿瘤类似,而一些对比增强的脑室周围病变经类固醇治疗后在放射学上显示疗效明显。

诱发电位及其他测试

当临床和影像学数据指示 CNS 只有一个明确的病变时,如在疾病早期或脊髓的形式常发生的,许多其他敏感的生理测试可能会确定额外的无症状病变的存在。这些包括视觉、听觉和体感诱发反应,瞬目反射的肌电图评估,以及主观视觉闪烁融合(subjective visual flicker fusion)的测量。视觉诱发反应的异常可见于约 70% 的有明确 MS 临床特征的患者,以及 60% 的很可能或可能的 MS 患者。相应的数据,对于体感觉诱发反应分别为 60% 和 40%,而脑干听觉诱发反应(通常间波潜伏期延长或第 5 波波幅降低)分别为 40% 和 20%(见第 2 章)。过去这些测试使用得较频繁,现在大部分已被 MRI 取代,以检测分散的脱髓鞘病变。

光学相干断层扫描(*optical coherence tomography*, *OCT*)是一种测量近红外光后向散射的技术,可以产生视神经和视网膜的极其高分辨率的横断面图像。可以自动分割视网膜神经纤维层厚度,可准确、可靠地量化视神经炎发生后随着时间演变出现的轴索的丢失和变薄。

抗水通道蛋白 4(anti-aquaporin 4,anti-AQP4)抗体和髓鞘少突胶质细胞糖蛋白(anti-MOG)抗体在 Devic 病和急性播散性脑脊髓炎的关联性将进一步讨论。

多发性硬化的诊断标准

建议临床医生尽可能根据最可靠的依据对 MS 进行诊断,并保留判断余地,除非临床与实验室特征相结合,达到了这种确定性的程度。在过去,通过一段时间观察明确病情是必要的,但目前,人们认为最好在出现第一症状时使用 MRI 和其他测试试图来确定诊断。当然,这一疾病很可能以一种常见的综合征发生在一个较年轻的人身上,如视神经炎、双侧的脑干症状,或横贯性脊髓炎等。然而,由麦卡尔平(McAlpine)及其同事(1972)提出的诊断标准经过了时间的考验,但仍然有效,它要求的“在时间和空间上分离的”几个病灶,通过非临床手段检测脱髓鞘病变的能力已被显著地拓宽了。从本质上讲,这一径路预测了临床孤立综合征(clinically isolated syndrome,CIS)在时间和空间上播散的可能性,并符合 MS 的诊断。

Polman 及其同事在 2011 年根据以前的共识(2001,2005 和 2010 年),也包括 McDonald 等在 2001 年将 MRI 的变化纳入标准,并进一步修订提高了诊断的敏感性(表 35-2)。这些标准是为读者提供的,因为读者经常引用,但这些对于日常临床工作可能并不便利,而且毫无疑问将经常更新。据说我们的同事 Kurtzke 曾经戏谑地说:“多发性硬化症是有经验的神经学家所说的那样。”所有这些标准也与预测疾病的病程有关,这将在下文中讨论。

表 35-2　MS 的诊断标准

临床表现	实验室证据
≥2 次临床发作;≥2 个病灶的客观临床证据(见正文)	—
≥2 次临床发作;1 个病灶的客观临床证据	4 个 CNS 典型病灶区域(脑室旁、近皮质、幕下和脊髓)中至少 2 个区域有病灶或 T2 高信号
1 次临床发作;≥2 个病灶的客观临床证据	时间播散:4 个 CNS 典型病灶区域(脑室旁、近皮质、幕下和脊髓)同时出现钆增强和非增强病灶,或随访影像检查有新发的 T2 高信号
1 次临床发作;1 个病灶的客观临床证据(临床孤立综合征见正文)	空间播散:4 个 CNS 典型病灶区域(脑室旁、近皮质、幕下和脊髓)中至少 2 个区域有病灶或 T2 高信号 时间播散:上述 4 个位置同时出现钆增强和非增强病灶,或随访影像检查有新发的 T2 高信号
进展型,非复发型,伴符合 MS 表现的功能缺损	疾病进展 1 年;如上述的空间播散表现;脑脊液寡克隆区带阳性 / IgG 指数升高。

改编自 Polman 等,2011。

临床病程和预后

临床表现间歇性,疾病在一系列的发作中进展,每一次都会有缓解,可能是大多数MS患者最重要的临床特征。有些患者在首次发作后临床症状会有完全缓解,或可能出现一系列加重,但每次都完全缓解;在罕见情况下,这种恶化可能严重到足以导致四肢瘫痪和假性延髓性麻痹。根据McAlpine和Compston的计算,每年的平均复发率为0.3~0.4次,但首发症状与第一次复发之间的时间间隔变化很大。McAlpine的病例中30%在1年内复发,另外的20%的病例在2年内复发。还有另外20%的病例在5~9年内复发,另外的10%病例在10~30年内复发。不仅是这个间隔的长度,而且基本的病理过程可以在如此长的时间内保持潜在的活性都是值得注意的。

Weinshenker及其同事(1989)在对1 099例MS患者进行了12年的观察的基础上,确定了一些早期临床过程的特征,这些特征大体上可以预测疾病的转归。他们发现,根据库兹克残疾状态量表(Kurtzke disability Status Scale)的测量,高残疾程度的患者发病次数较多,首次发病间隔较短,以及达到中度残疾状态的时间也较短,这也许并不令人意外。Kurtzke早些时候曾报道,最能预测长期残疾的特征是从第一个症状开始的5年的残疾程度。Confavreux及其同事(2000)分析了一个1 844例MS患者的队列,发现复发对不可逆残疾的进展没有显著影响,这颇令人惊讶。此外,大群体研究(Pittock et al,2004; Tremlett et al)表明,许多患者在长期随访后仅出现轻度残疾(即所谓的良性MS)。无论发病年龄如何,大约20%的患者即使在患病几十年后仍未致残。这些数据应为下文讨论的长期疾病缓和疗法(disease-modifying therapies,DMT)的使用提供参考,但正如Sayao及其同事指出的那样,目前还没有可靠的标准来确定那些注定要积累轻微或没有残疾的患者,但目前正在寻找这些标准。

在许多年以后,由于病变数量增加的累积效应,患者逐渐进入神经功能的缓慢、稳定或波动的恶化阶段,如引言部分所述的,继发进展型MS(*secondary progressive MS*)。然而,在大约10%的病例中,临床过程缺乏周期性复发,并且几乎是从一开始就是均匀进展的,即原发性进展型MS(*primary progressive MS*)(Thompson et al)。在后一种情况下,这种疾病通常表现为慢性不对称的痉挛性轻截瘫形式,很可能代表最常见的诊断MS的困难类型。在Thompson对原发进展型MS的回顾中,随着时间的推移,MRI检查结果几乎没有变化,对治疗的反应微乎其微,预后不良。急性MS融入进展型的频率已经强调过(见MS的类型之间病理区分的早期评论)。

多发性硬化的妊娠(*pregnancy in MS*)通常与临床稳定性甚至改善有关(正如在许多自身免疫性疾病的妊娠)。确诊病例的平均复发率每三个月都会下降,到妊娠晚期达到了不到预期复发率的三分之一水平。然而,在产后的最初几个月里,病情恶化的风险似乎增加了2倍(Birk and Rudick)。Confavreux及其同事们对269例妊娠进行了广泛的研究(1998),发现每个孕妇在怀孕前的复发率为0.7次/年,第一胎的复发率为0.5次/年,第二胎的复发率为0.6次/年,第三胎的复发率为0.2次/年,产后前3个月的复发率大幅上升至1.2次/年。

本病在死亡前的病程变化很大。少数患者在发病后几个月或几年内死亡,但这种疾病的平均持续时间超过30年。对美国明尼苏达州罗切斯特市的患者进行了60年的评估显示,74%的MS患者存活了25年,而普通人群中这一比例为86%。在25年后,三分之一的存活患者仍在工作,三分之二的患者仍然可以走动(Percy et al)。其他的统计分析给出了不那么乐观的预测,这些都是Matthews回顾的。当然,轻度和静止型的患者不太可能被纳入此类调查。尽管极为例外,我们的一例患者在30年后复发并进展为大面积的脑干脱髓鞘和昏迷(经尸检证实),而许多年后出现侵袭性脊髓病的情况是众所周知的。

已知没有任何环境、饮食或活动相关的变化会改变疾病的进程。

鉴别诊断

在MS的常见形式中,亦即那些有复发与缓解病程以及有CNS播散性病灶证据的患者中,诊断很少受到怀疑。血管畸形,如脑干或脊髓海绵状血管瘤伴有多次出血,脑淋巴瘤,红斑狼疮,抗磷脂抗体综合征,以及Behet病等都可模拟复发的MS,每一种都有自己的特点和诊断特征。这还包括糖皮质激素反应性血管内淋巴瘤,以及在MRI上多种、界限清楚的白质异常的其他众多的原因,诸如栓塞性梗死、进行性多发性白质脑病(PML)、偏头痛相关的白质病变(migraine-associated white matter lesions)、莱姆病、结节病、苏萨克综合征(Susac syndrome),以及肿瘤等。当缺乏诊断MS的标准的临床标准时,最可能出现诊断困难,如在该病的急性初始发作和隐匿起病、缓慢而稳定进展的病例中。在诊断 MS 时需要注意的其他特征包括:无视神经炎的症状和体征,出现广泛的肌萎缩,眼球运动完全正常,偏侧视野缺损,疼痛作为主要症状,或在年轻时开始的进行性非缓解性疾病等。其他不支持 MS 的症状包括发热和非神经性症状,如关节炎症、皮疹、干燥综合征(Sicca syndrome)或周围神经病的证据。与 Devic 病的鉴别在下文讨论。

如前所述,MS 的初始发作(*initial attack*)(临床孤立综合征)可能类似于急性迷路性眩晕或痛性痉挛(三叉神经痛)。对这类患者进行仔细的神经学检查通常会发现脑干病变的其他征象;在这些情况下,脑脊液检查可能特别有帮助。亚急性进展的广泛的脑干脱髓鞘,连续地累及神经传导束和脑神经,可能被误诊为脑桥胶质瘤。对于急性发作的脑干症状,可能难以区分 MS 斑块与基底动脉分支闭塞导致的小梗死。在我们观察的几例患者中,由海绵状血管畸形和脑干小的动静脉畸形的反复出血在临床上颇似 MS。只有通过 MRI 显示小血管病变周围的血液形成物,才可以明确诊断。连续的 MRI 检查和疾病的病程通常可以解决这一问题。

急性播散性脑脊髓炎(acute disseminated encephalomyelitis,ADEM)(见后文)是一种急性疾病,伴有广泛分散的小的脱髓鞘病变,但它是自限性的和单相的。此外,重症病例的发热、昏睡和昏迷等特征在 MS 患者中罕有发生。然而,脑脊髓炎可能会进展数周,也使之与 MS 的区分变得困难。

与系统性自身免疫性和炎症性(风湿性)疾病相关的白质病变

在系统性红斑狼疮和其他自身免疫性疾病(混合性结缔组织病、干燥综合征、硬皮病)中,可能有多个 CNS 白质病变。这些可能与潜在的免疫疾病的活动或自身抗体水平相平行,特别是那些针对天然 DNA 或磷脂的自身抗体,但已知的脊髓炎或大脑半球病变发生在其他器官系统受到影响之前。相反地,5%~10% 的 MS 患者有抗核或抗双链 DNA 抗体,但是没有狼疮的迹象,但这一发现的意义并不清楚。此外,正如引言部分所述,某些系列 MS 患者的亲属中各种类型的自身抗体发生率高于预期,这表明系统性自身免疫性疾病和 MS 之间存在尚未证实的联系。

在 MRI 上,狼疮和抗磷脂综合征的病变看起来类似斑块,而视神经(罕见)和脊髓都可能受到影响,甚至反复多次,类似于 MS 的一连串发作。病变可能很小,为单一的、多发的,或大的病灶的汇合(Akasbi)。然而,部分病灶表现为小范围的梗死坏死,而不是脱髓鞘,并可追溯到小血管闭塞。其他病变可能是炎症性和脱髓鞘,而这些影响大脑白质的风湿病性过程仍然难以理解,而也正是这些情况最接近天然的 MS。目前最好将这些视为狼疮或类似 MS 的相关疾病的特殊表现。神经科医生在开始一些 MS 的治疗时应该谨慎,比如干扰素,因为它们可能会使系统性自身免疫性疾病恶化。

结节性动脉周炎(periarteritis nodosa)或局限于神经系统的血管炎可能产生类似 MS 的多灶性病变。在罕见的血管炎过程中,鉴别可能特别困难,神经表现形式为复发性或类固醇反应性脊髓炎。在这些病例中,CSF 可能含有 100 个或更多的白细胞 /mm^3,而且在神经系统的其他部位可能没有疾病的迹象。偶尔,一个罹患莱姆病的年轻人可能有过度疲劳和不确切的神经症状相关的主诉,伴有脑 MRI 的 T2 加权高信号病变。密切关注其特征性病史(皮疹,关节炎等)和血清学结果可以区分 MS 与莱姆病或其他的系统性疾病。白塞病(Behçet)的显著特征是反复发作的虹膜睫状体炎和脑膜炎,口腔和生殖器黏膜溃疡,以及关节、肾、肺和多灶性的脑部疾病的症状。

在地中海地区的慢性布鲁菌病(Brucellosis)和整个北美和欧洲的莱姆疏螺旋体病(Lyme borreliosis)可能导致脊髓病或脑病,伴有影像学检查中多数白质病变,但在每个病例中,病史和其他疾病特征有助于确定传染性疾病(见第 31 章)。最后,一种罕见的大脑淀粉样蛋白的炎症性变异型(*inflammatory variant of cerebral amyloid*)可以产生少量或过多的白质病变,表面上类似 MS,但表现为快速痴呆和短暂性缺血发作(TIA)或卒中样症状。

脊髓型多发性硬化

纯脊髓型多发性硬化(*purely spinal form of MS*),表现为进行性痉挛性轻截瘫、轻偏瘫,或者,在我们的一些病例中,表现一个下肢的痉挛性单瘫,伴有不同程度后索受累,是诊断困难的一类特殊来源。影响老年女性的一种趋势已经被提及。这些患者需要仔细评估是否存在肿瘤或颈椎病导致的脊髓压迫。硬脑膜动静脉瘘也是一个考虑因素,如下所述。神经根性疼痛在某些方面是这些疾病的常见表现,而在 MS 中较少见。由脊神经根受累导致的颈部疼痛、颈椎活动受限和严重的肌肉萎缩有时可见于脊髓病中,而在 MS 中几乎不为人所知。然而,第一背侧骨间肌的肌萎缩在颈椎病中是常见的表现，也可见于MS。一般来说，腹壁反射消失、勃起功能障碍和膀胱功能障碍发生在脱髓鞘脊髓病的病程早期，但在颈椎病中发生较晚或根本不发生。在颈椎病中，常伴有脑脊液蛋白升高，但未见寡克隆条带和IgG升高。

当影像学检查显示脊髓局部肿胀提示存在肿瘤时，提出一个特殊的问题。在亚急性、跳跃性脊髓病患者，有此发现和局限于几个相邻水平(通常是胸部)，可能需要寻找动静脉血管畸形或硬脑膜瘘。在我们的一些患者中，这一发现导致了对脊髓活检的失策的尝试。影响脊髓的结节病(sarcoidosis)也有类似的问题；类固醇反应的结节性肉芽肿病变(granulomatous lesions of sarcoid)，在大脑中遵循一种静脉模式，MRI检查时可能与MS混淆。脑膜下钆增强对鉴别结节病有帮助。

慢性脊髓型MS与TSP(人类嗜淋巴病毒，HTLV-1型脊髓炎)和进行性家族性痉挛性截瘫(progressive familial spastic paraplegia)的鉴别偶尔也会出现这样的问题(第32章)。肌萎缩侧索硬化(ALS)和脊髓亚急性联合变性(SCD)也可能与MS混淆，但ALS可以通过出现肌萎缩、肌束颤动和无感觉受累来鉴别，而SCD的特征是脊髓后索和外侧索对称性受累。有报道称，部分MS患者的维生素B_{12}水平略微偏低，这表明存在同型半胱氨酸代谢障碍，但这一点尚未得到证实(Vrethem et al)。

在脊髓型MS的鉴别诊断中，也应该考虑到扁平颅底(platybasia)和颅底内陷(basilar impression of the skull)，但这些疾病的患者通常有特征性的颈部缩短，颅底图像具有诊断意义。由Chiari畸形、脊髓空洞症、上颈段类风湿性破坏，以及枕骨大孔、桥小脑角、斜坡和颅后窝其他部位的肿瘤引起的神经综合征在临床上可能被误诊为MS，但影像学上可以鉴别。在这些情况下，一个孤立的、重要部位的病变可能会引起各种神经系统症状和体征，这些征象与下位脑干、脑神经、小脑以及上部颈髓有关，给人一种播散性病变的印象。当患者的所有症状和体征都可以用神经轴一个区域的单一病变来解释时，做出MS的诊断应该谨慎，这是一个可靠的临床准则。

有时，慢性进展型MS可能与遗传性共济失调相混淆，特别是脊髓小脑型。后者通常可以通过其家族发病率和其他相关的遗传特征，隐匿发病，缓慢的、稳定的进展，以及相对对称性和刻板性的临床模式加以区分。腹壁反射和括约肌功能不受损，以及存在高弓足、脊柱侧凸和心脏疾病是支持遗传变性疾病诊断的其他特征(见第38章)。

多发性硬化的治疗

在夏科(Charcot)等对MS的早期临床病理描述后的一个多世纪里，对MS的主要治疗方法纯粹是针对由这种疾病引起的各种症状。1969年首次研究了MS的促肾上腺皮质激素(ACTH)疗法，显示能很快从急性临床复发中恢复。这种治疗最终被放弃，因为它的疗效与内源性糖皮质激素的升高成正比，而这一效应更容易通过口服或静脉使用糖皮质激素获得。在20世纪90年代和21世纪初，主要的药物是皮下或肌内注射干扰素或一种叫作醋酸格拉默(glatiramer acetate)的化合物，这是一种具有免疫调节作用的合成多肽混合物。2006年，静脉注射的单克隆抗体那他珠单抗(Natalizumab)开始投入使用，并被证明是相当有效的，但是它的使用受到了机会性感染与JC病毒引起的进行性多灶性白质脑病(PML)风险的限制。从2010年开始，许多口服的疾病修饰药物开始出现。此外，近年来又研发了新的单克隆抗体治疗方法。

一系列治疗方案选择的可用性已经改变了大多数MS患者的临床进程，复发减少，慢性残疾的发生率虽不确定，但明显降低。成功的长期治疗MS的关键是适当平衡风险、获益、依从性、便利性以及个体患者治疗所需的花费。一般来说，很少有情况要求立即进行疾病缓和治疗(DMT)，我们会给患者足够的时间考虑替代方案，有时还鼓励患者进行系列的检查和MRI检查来确定疾病的病程。此外，应该承认的是，复发的次数与最终残疾之间的相关性在患者中并不完全匹配。

除了下面讨论的现有治疗方法外，国家多发性硬化协会(National Multiple Sclerosis Society)还保留着一份目前的临床试验清单。

糖皮质激素(*glucocorticoid*)　在糖皮质激素的影响下，急性发作，包括视神经炎的发作恢复似乎加快了。然而，大量急性恶化的患者没有反应；在另一些情况下，疗效在疗程结束后1个月或更长时间内不明显，而且很难与疾病的自然病程区分开。除了对复发的持续时间有短暂影响外，长期服用类固醇通常对这一疾病的最终病程或防止复发没有显著影响。虽然这一策略应该只适用于少数患者，但有趣的是，在一项研究中，甲泼尼龙(methylprednisolone)每月静脉滴注1g/d，每月5天，连续5年，结果表明残疾程度减轻，以及 MRI 的 T1 加权像显示脑萎缩程度和低信号病变总体积减小（Zivadinov et al）。

至于急性发作时糖皮质激素的剂量，似乎一开始大剂量更有效，但这还有争议，如下文所述。一项比较口服与静脉滴注甲泼尼龙治疗急性复发性 MS 的随机试验表明，静脉滴注方案没有明显的优势（Barnes et al），但许多 MS 专家对这一发现表示质疑。促肾上腺皮质激素（ACTH）在 20 世纪 70 年代很流行，但现在已经基本被放弃了，尽管最近又出现了一种新的制剂。

使用大剂量甲泼尼龙静脉滴注，每日剂量 500~1 000mg，连续 3~5 天，然后大剂量泼尼松（Prednisone）口服，从每日 60~80mg 开始，逐渐减至较低剂量，12~20 天；通常在缩短 MS 或视神经炎的急性或亚急性恶化是有效的。是否有必要逐步减少口服药疗程还不清楚。如果滴注甲泼尼龙的管理不切合实际，可以替代口服甲泼尼龙，单日剂量 48mg，连续 1 周，随后每天 24mg，连续 1 周，最后每天 12mg，连续 1 周或用等量的泼尼松（Barnes et al）。

短期使用糖皮质激素一般不会产生什么不良反应，但有些患者会诉说失眠，而少数患者可能出现抑郁或躁狂症状。因停药后临床复发而需要口服激素治疗数周以上的患者会受到皮质醇增多症的影响，包括库欣综合征（Cushing syndrome）的面部和躯干的改变、高血压、高血糖和糖尿病控制不稳定、骨质疏松、股骨头缺血性坏死，以及白内障等；较少的情况下可能会出现消化道出血，结核病或肺囊虫的激活等。

正如在“急性多发性硬化”中提到的，在暴发性病例中，血浆置换（plasma exchange）可能有作用（Weinshenker et al，1999；Rodriguez et al），免疫球蛋白或许也有作用。一项有限的试验已表明，对于复发 - 缓解型病程患者，每月静脉滴注免疫球蛋白（0.2g/kg），连续 2 年，可能有轻微的益处（Fazekas et al）。

视神经炎的治疗（见第 12 章）　Beck 及其同事们报道的视神经炎治疗试验（Optic Neuritis Treatment Trial），告诫人们在治疗急性视神经炎（acute optic neuritis）时不要使用口服泼尼松（另见 Lessell）。在这项研究中，发现静脉滴注甲泼尼龙和口服泼尼松确实可以加速视力丧失的恢复，尽管在 6 个月时，以这种方法治疗的患者与那些用安慰剂治疗的患者的视力结果几乎没有差别。他们报告说，单独使用口服泼尼松治疗会轻微增加视神经炎新发作的风险。在 Sellebjerg 及其同事随后进行的随机试验中，发现口服甲泼尼龙 500mg，连续 5 天，在 1 周和 3 周时对视觉功能有良好的影响。然而，在第 8 周时，与安慰剂治疗组相比，就不再有任何效果，对随后的复发率也没有影响。口服糖皮质激素对视神经炎复发的有害影响的推测一直存在争议，大多数临床医生认为，口服糖皮质激素与静脉滴注对本病的影响是相当的。

β- 干扰素　干扰素（Interferon）和格拉默（Glatiramer）是继 ACTH 和糖皮质激素之后首次引入治疗 MS 的主要的疾病缓和疗法（disease-modifying therapies，DMT）。这些注射药物，在某些情况下仍然在使用，适度地改变了复发 - 缓解型 MS 的自然病程。IFN-β-1b，一种氨基酸序列与天然 IFN-β 相同的非糖基化细菌细胞产物，是所有这些制剂第一个被测试的药物（Arnason）。一些试验表明，这种药物每隔一天皮下注射一次，连续使用 5 年，可以使复发的频率和严重程度降低近三分之一，并使连续的 MRI 中出现新的或扩大的病变的数量［病变负荷（lesion burden）］减少。一项大规模试验（欧洲研究组，PRISMS 研究小组）将 IFN-β-1b 的观察范围扩大到继发进展型 MS 患者；在 2~3 年的研究期间，疾病的进展被延迟了 9~12 个月。每周一次肌内注射 IFN-β-1a 治疗复发 - 缓解型 MS 同样有效。

长期使用干扰素的一个问题是产生药物的抗体。这种抗体的出现率随着干扰素使用频率增加而增加。用药几年后，30% 每天用药的患者出现抗体，18% 隔天用药的患者检测出抗体，不到 5% 的每周用药患者检测出抗体。干扰素制备更新后已经将使用一年后产生抗体的比率降至仅为 2%。有证据表明，这些抗药抗体的存在会降低干扰素的疗效。

总的来说，干扰素治疗 MS 的副作用不大，主要包括注射后几小时开始的流行性感冒样症状、出汗和不适，并持续长达 14 小时。在治疗前后应用非甾体抗炎药可使其减少，而持续使用这些药物则倾向于使之减轻。在严重情况下，在注射前一小时服用泼尼松 10mg，注射后再服用 10mg 可能有效。然而，有些患者不能耐受干扰素。少数偏头痛患者主诉头痛加剧。在接受干扰素治疗的易感患者中也可能存在抑郁倾向，而根据我们的经验，当与患者公开讨论这些信息时，往往会影响患者对治疗选择的决定。一个罕见但值得注意的问题是，接受干扰素治疗的单克隆丙种球蛋白病（monoclonal gammopathy）患者可能会诱发“系统性毛细血管渗漏综合征”（systemic capillary leak syndrome）。当每周使用超过一次时，可能会出现肝功能酶升高。

是否使用干扰素开始疾病缓和治疗(DMT)的问题,在高危受试者阿沃纳斯(Avonex)多发性硬化对照性预防研究(Controlled High Risk Subjects Avonex Multiple Sclerosis Prevention Study,CHAMPS)中得到了解决,该研究对首发视神经炎和在MRI上至少2个与MS相符的病变患者验证了干扰素(每周1次)的效应。3年以后,患者的临床进展或复发比例从37%略微下降至28%;如果将更多的MRI病变用作临床进展的证据,则与安慰剂治疗的差别更大。

格拉默(*Glatiramer*) 合成的共聚物Ⅰ(Copolymer Ⅰ)(醋酸格拉默)是为了模拟MS中假定的自身抗原MBP的作用,每日皮下注射20mg。针对Glatiramer不会发生抗体,这已被强调是有关相对优势的药物。接受醋酸格拉默治疗的患者应该被告知可能有脸红、胸闷、呼吸困难、心悸和严重的焦虑等反应。这两类药物都会发生注射部位反应,但如果注射部位不断轮换,就很少会有麻烦。干扰素与格拉默合用的试验并没有比单独使用任一种药物产生更好的疗效(Lublin and colleagues)。

单克隆抗体(*monoclonal antibodies*) 一种治疗方法是针对炎症反应的各种成分使用单克隆抗体。那他珠单抗(natalizumab)是针对α整合素的抗体,以阻断淋巴细胞和单核细胞与内皮细胞的黏附及其通过血管壁的迁移。它已经被用于治疗类风湿性关节炎和瘘管性克罗恩病(Crohn disease)。在一项为期6个月的研究中,Miller及其同事(2003)能够证明复发的次数减少和MRI病变累积的减缓。在942例复发-缓解型MS患者的双盲、安慰剂对照研究中(Polman et al,2006; the AFFIRM study),显示1年后复发减少了68%,MRI上新的或扩大的T2脑病变减少了80%,而钆增强病变减少了96%。与干扰素和醋酸格拉默相比,这代表疗效提高了2倍。过敏反应发生率为2%。另一项研究表明,使用干扰素和那他珠单抗可能会产生更好的效果(Rudick et al,2006; the SENTINEL study),但由于2例接受联合治疗的患者出现了进行性多灶性白质脑病(PML),这项研究被提前终止了。

那他珠单抗的优势是每月一次静脉治疗和几乎没有急性副作用。然而,PML(如在第32章讨论的)病例的出现导致其使用受到限制。由于如及时停药并通过血浆置换移除药物,PML是可能恢复的,因此已经制定了促进PML早期检测的方案。然而,检测感染和预测哪些患者会出现症状的方法是不完善的。

可以说,尿液中既没有JC病毒,血清中也无JC病毒抗体,PML不太可能发生,但仍可能有罕见的病例。在那些有抗JC病毒抗体的患者中,风险取决于使用那他珠单抗的持续时间(特别是超过24个月),以及之前或同时使用其他免疫抑制药物治疗。这两个因素都存在时,PML的风险大约是每1 000个患者中有11人(Bloomgren et al)。对考虑使用那他珠单抗治疗的所有患者进行血清JC病毒抗体ELISA检测;定期复检对减少假阴性结果或检测血清转化有重要意义,但复检的最佳频率尚不清楚。

一个值得注意的发现是,在与使用那他珠单抗相关的PML病例中,血浆置换可以迅速清除已逆转的临床综合征,并导致JC病毒从脑脊液中消失。在置换后不久可能有免疫重建炎症综合征(*immune reconstitution inflammatory syndrome*)(IRIS),使用糖皮质激素可能改善(Wenning et al; Lindå et al)。在Vermersch及其同事报道的一系列病例中,有71%的患者使用这种方法存活了下来,这与其他情况下几乎一致的病死率形成了鲜明的对比。

除了停用那他珠单抗或其他治疗MS的疾病缓和药物(disease modifying drug)之外,PML的潜在的治疗在第32章中做了回顾。利妥昔单抗(rituximab)是一种小鼠单克隆抗体,以CD20淋巴细胞为靶点删除B细胞,已在多项试验中得到验证,发现在4年中它能有效地减少复发-缓解型病例的复发和MRI病变的累积,但长期安全性仍有待确定(Hauser et al,2008)。一种类似的,完全人源化的抗CD20药物,奥瑞珠单抗(ocrelizumab)已经被引入,并具有类似于利妥昔单抗的效果(Kappos et al,2011)。除了对复发-缓解型MS的适应证之外,它已经初步被证明对原发进展型MS有一定的效果。患者的适当使用应平衡考虑他的风险,包括机会性感染和恶性肿瘤。

另一种用于治疗MS的单克隆抗体是阿仑单抗(alemtuzumab),它以在T和B淋巴细胞上表达的CD-52抗原为靶点,从而减少循环B细胞的数量,并在较长时间内减少T细胞的数量。它的用法是每年一次的静脉注射,连续5天。一项为期36个月的随机试验,比较该药与IFN-β-1a,发现它在预防复发和减少残疾积累方面更有优势(CAMMS223 Trial Investigators)。随后的一系列试验证实了它与干扰素相比的有效性(Cohen et al)。该药可产生特发性血小板减少性紫癜和自身免疫性甲状腺炎,导致甲状腺功能亢进或减退。在撰写本文时,它正在欧洲被使用,但尚未在美国获得批准用于MS患者。它与感染和自身免疫性疾病的风险增加有关，包括甲状腺功能失调和免疫性血小板减少性紫癜（immune thrombocytopenic purpura，ITP）。

口服疗法（*oral therapies*）　自 2010 年以来，一些新型的口服药物已经可以用于治疗 MS。许多新近诊断 MS 的患者现在正在使用这些口服药物中的一种治疗。虽然这些药物有特殊的副作用，但大多数情况下，耐受性和依从性是患者首选更喜欢口服药而不是注射药物的主要原因。

富马酸二甲酯（dimethyl fumarate）是一种作用模式不确定的口服药物，可将年复发率降低约三分之一到一半，但有胃肠道副作用以及引起脸红（Gold et al）。它对 MS 的作用是在治疗银屑病的过程中偶然发现的。

芬戈莫德（fingolimod）是鞘氨醇 -1 磷酸酯 1（S1P1）受体类似物，干扰成熟淋巴细胞从淋巴结外出。两项大型的Ⅲ期临床试验（FREEDOMS 和 TRANSFORMS）显示，对 MRI 病变负荷和复发率的显著影响，可与可注射制剂相媲美或优于可注射制剂（Cohen and colleagues，2010；Kappos and colleagues，2006 and 2010）。在这 2 年的试验中，经批准的 0.5mg 每日剂量显示，复发率降低了 54%，残疾进展的风险降低了 17%。芬戈莫德的全身副作用可能与 S1P1 在几种非神经组织中失活的后果有关。有时需要停药，因为有心动过缓或房室传导阻滞、黄斑水肿、疱疹感染、出现黑色素瘤或肝功能测试升高等极端情况，肝功能变化见于约 10% 的患者。在第一次给药后 6 小时监测患者是否发生缓慢心律失常，包括观察期前后的心电图检查。开始用药前和用药后 3 个月应进行眼科检查以筛检黄斑水肿。

特立氟胺（teriflunomide）是一种口服药物，通过抑制二氢乳清酸脱氢酶（dihydro-orotate dehydrogenase）和抑制 DNA 嘧啶碱基的合成来抑制免疫系统。在 TEMSO 试验中，该药的年度化复发风险降低了 31%、残疾进展风险降低 30%（O'Connor and colleagues，2011）。报告的严重不良反应包括鼻咽炎、腹泻、转氨酶升高和头发稀疏等。它被认为是致畸的（妊娠分级 4），考虑怀孕的患者不能使用。

其他治疗 MS 的免疫抑制药物　如硫唑嘌呤（azathioprine）和环磷酰胺（cyclophosphamide），以及全淋巴样组织照射和骨髓移植，已经用于少数患者，似乎已改善了一些患者的临床疗程（Aimard et al；Hauser et al，1983；Cook et al）。然而，长期使用免疫抑制药物的风险，包括可能发生肿瘤性改变和感染的机会，通常阻碍了它们的广泛使用。英国和荷兰多发性硬化硫唑嘌呤试验组进行的研究认为，使用这种药物治疗没有显著优势。

对于这一疾病的慢性进展期，一个 MS 研究组报告，经过 2 年的泼尼松龙和环磷酰胺的试验后，该疾病的进展出现了一定程度的延迟，但同时也注意到这种方法潜在的严重毒性。至少在随后的一项盲法、安慰剂对照研究中，没有显示出使用环磷酰胺的任何益处，但许多研究组仍在对顽固性和严重急性病例使用环磷酰胺。在一项涉及慢性进展型 MS 患者的试验中，与对照组相比，每周口服小剂量氨甲蝶呤（methotrexate）导致轻度改善差异，而在 MRI 上产生一定程度的脑病灶体积的减小（Goodkin et al，1996）。因为这种方案耐受性良好，它可能仍会偶尔使用。在这些更强力的药物中，米托蒽醌（mitoxantrone）是一种具有广泛免疫抑制和细胞毒性作用的药物，曾一度引起人们的兴趣，但是受到心脏毒性的限制（Hartung et al）。麦考酚酯（mycophenolate）和类似的药物已被试验过，并取得了不同程度的成功。

MS 治疗的一般措施

疲劳（fatigue）是 MS 患者的一种常见的主诉，特别是在急性发作时，对金刚烷胺（amantadine）（100mg，早晨和中午），莫达非尼（modafinil）（200~400mg/d），匹莫林（pemoline）（20~75mg，每天早晨），哌甲酯（methylphenidate）或右旋安非他命（dextro-amphetamine）有一定程度的反应。对于与该病相关的抑郁，似乎没有任何更好的抗抑郁药，多奈哌齐（donepezil）也尚未发现对认知问题有帮助。

诸如 4- 氨基吡啶等药物通过阻断钾通道来改善脱髓鞘的中枢神经纤维的传导。在一些患者身上，这些药物已经显示出对步态有明显改善。这类药物是促惊厥药，有癫痫发作危险的人应避免服用。

膀胱功能障碍可能引起严重的管理问题。如果主要的障碍是尿潴留时，氯贝胆碱（bethanechol chloride）是有帮助的。在这种情况下，监测和减少残留尿量是预防感染的重要手段，残留尿量达到 100mL 通常耐受性良好。一些严重膀胱功能障碍的患者，特别是尿潴留的患者，可以从间歇性导尿中获益，他们可以学会自行导尿，从而减少留置导尿的经常感染的风险。更常见的问题是尿急和尿频［痉挛性膀胱（spastic bladder）］，在这种情况下，使用溴丙胺太林或奥昔布宁（oxybutynin，ditropan）可以起到放松逼尿肌的作用（第 25 章）。这些药物最好间断使用。严重便秘最好使用粪便软化剂和适当间隔的灌肠剂。性功能障碍已使用西地那非(sildenafil)及类似药物治疗。当疼痛是一种显著的症状时,它的处理遵循第7章所述的疼痛管理的一般原则。卡马西平(carbamazepine)或加巴喷丁(gabapentin)常有助于减轻MS的阵发性症状,特别是躯干伸肌痉挛。

口服巴氯芬(baclofen)或替扎尼定(tizanidine)常用于减轻MS患者的痉挛,但必须限制剂量以避免过度镇静。对于严重痉挛性瘫痪和腿部痛性屈肌痉挛的患者,局部注射肉毒杆菌毒素(botulinum toxin)可能是非常有效的。在这些病例中,也可以考虑通过留置导管和植入式泵鞘内注射巴氯芬。替扎尼定可以替代口服巴氯芬。

由肢体最轻微的运动引起的严重的和致残性震颤,如果是单侧的,可以通过腹外侧丘脑切开术,或者治疗帕金森病的植入式刺激器来控制。大多数外科手术病例报告,约三分之二的患者达到了减轻意向性震颤的满意效果(Critchley and Richardson; Geny et al)。在其他人的经验中,结果并不是那么可靠。在Hooper和Whittle的系列报道中,10例因严重震颤而接受丘脑切开术的MS患者,只有3例得到了持续的改善。Hallilett及其同事报告说,这种严重的姿势性震颤可通过服用异烟肼(Isoniazid),300mg/d,每周增加300mg,直到1 200mg/d,以及维生素B_6,100mg/d来改善。异烟肼是如何产生有益作用尚不清楚,同时需要仔细监测肝脏功能。卡马西平或氯硝西泮(clonazepam)也可能取得不同程度的疗效。

除了共聚物外,没有有效的研究来证实合成多肽的价值,以及高压氧、低脂肪和无麸质饮食或亚油酸盐饮食补充剂的价值,MS患者通常不禁止接种必要的疫苗。

在治疗慢性和潜在的导致功能丧失的神经系统疾病患者时,一位通情达理和富有同情心的医生的重要性怎么强调都不过分,因为他需要在许多这类药物中进行选择。现有治疗选择的进步已经改变了大多数患者的预后。通过临床仔细地跟踪患者的临床病程和连续成像,临床医生可以以个性化的方式平衡现有治疗的益处和相关风险。以这种方式,临床医生可以对患者的生活质量产生影响。

此外,争取物理治疗师、职业治疗师、访问护士和社会工作者的支持也同样重要。从一开始,当患者第一次询问疾病的性质时,他们需要关于日常生活、婚姻、怀孕、药物使用、预防接种等方面的建议。如前所述,在诊断确定之前,不应该使用MS这一术语,然后应该对症状进行对比性的解释,并始终强调疾病的乐观方面。大多数患者都希望对自己的病情和预后进行诚实的评估;有些人认为预后的不确定性比最终残疾更糟糕。

视神经脊髓炎(Devic病)(另见第42章)

视神经脊髓炎(neuromyelitis optica,NMD)也称为德维克病(Devic disease),以视神经和脊髓同时或相继的严重受累为特征。1870年,克利福德·阿尔布特(Clifford Albutt)注意到了这一症状结合,1894年,高尔特(Gault)在他的老师德维克(Devic)的激励下,以这一主题完成了论文。随后Devic努力使一种被称为视神经脊髓炎的疾病的医学思想具体化。它的主要特征是单眼或双眼的急性或亚急性失明,在此之前或之后数日或数周内发生严重的横贯性或上行性脊髓炎(Mandler et al,1998)。

尽管NMO以前被认为是MS的一种变异型,但现在它被认为具有独特的临床、病理和免疫学特征。梅奥中心的研究组发现了一种针对水通道蛋白4(aquaporin-4)的特异性循环自身抗体,这是对Devic病的独特的洞察力。Lennon及其同事报告说,在大多数病例中,这种抗体是NMO的一种标志物,而它在MS中实际上不存在。在Wingerchuk及其同事的资料中,该抗体存在的敏感性是76%,特异性是94%。通过使用以下两种附加标准,敏感性和特异性分别达到99%和90%,标准是纵向广泛的脊髓病变,抗体阳性和最初的MRI不具有MS特征。

这种抗体破坏的部位是星形胶质细胞,而不是像在传统的MS中发生在少突胶质细胞或其延伸的髓鞘。部分其他方面与NMO相似的患者没有特征性抗体,最近用髓鞘少突胶质细胞糖蛋白(myelin oligodendrocyte glycoprotein,MOG)抗体来解释,MOG是在髓鞘外薄层上表达的一种分子。经过几十年的争论,这些发现在很大程度上解决了关于Devic病作为一个有别于MS的独立疾病的争论。

抗MOG抗体疾病作为一种独特的临床疾病的位置正在被阐明。这些抗体似乎主要与儿童有关,并与一个主要的单相病程或者几个序贯的单相发作相关,临床上将它们与ADEM联系起来,将进一步讨论。这些抗体的一个有趣的特征是,它们识别MOG糖蛋白的天然形式,可能多年来一直无法理解,因为用于抗体检测的却是变性形式。

这些免疫学发现导致了这样的结论,即Devic病的病理过程是体液性的,与针对MS主要是细胞免疫机制不同(Lucchinetti et al,2002)。Pittock及其同事研究了这种抗体的分布，发现它位于星形胶质细胞的端足（astrocytic end feet），与脊髓中央管周围的室周区域的毛细血管、软脑膜和魏尔啸 - 罗宾间隙（Virchow-Robin spaces）紧邻。NMO-IgG 与 AQP4 的结合通过抗体依赖性的细胞介导的细胞毒性作用和补体途径的激活引起星形胶质细胞损伤。这些信号通路吸引炎症细胞，包括 T 和 B 淋巴细胞、巨噬细胞、中性粒细胞和嗜酸性粒细胞等。

NMO 在不同人群中的患病率为每 10 万人中 0.5~4.4 例（Pandit and colleagues）。它在美国和欧洲国家相对少见，患病率是 MS 的 1/100~1/50（Mealy et al）。然而，在亚洲人或非洲人后裔中，NMO 的患病率仅是 MS 的患病率的 1/4~1/2，这主要是因为 MS 在这些人群中不太常见。这种疾病在女性中的发病率是男性的 3~7 倍，典型的发病年龄大约比 MS 晚 10 年（中位数年龄为 33~46 岁，而 MS 为 28~31 岁）。病以前被称为“亚洲视神经 - 脊髓型 MS”，几乎可以肯定代表 Devic 病，并在大多数病例中出现这种抗体。大多数 NMO 病例由于其独特的临床和病理特征而有别于 MS，主要表现为容易累及视神经、脊髓和脑部特定区域，包括延髓最后区（area postrema）和下丘脑；脑脊液中缺乏寡克隆带；CSF 淋巴细胞增多的趋势大于 MS，病变具有坏死和空洞的性质，影响白质和灰质，同时伴有明显的血管增厚，但炎症浸润极少。MS 累及脊髓的几个相邻的纵向节段是相当罕见的，但这在 Devic 病中是常见的表现（图 35-3）。

正如预期的那样，与典型的脱髓鞘病变相比，与 NMO 严重的、破坏性病变相关的临床效应更有可能是永久性的。与 NMO 相关的视神经炎通常的特征是，严重的视力丧失、视力恢复不良、双眼同时或迅速的相继受累、视交叉损伤，以及光学相干断层扫描检出的严重的视网膜神经纤维层丧失等。

在 2015 年诊断标准被修订之前，NMO 的确定诊断要求同时具有视神经炎和横贯性脊髓炎。这些综合征可能同时发生，也可能相继出现，间隔数日到数年。由于对 NMO-IgG 检测的特异性认识越来越深入，Wingerchuk 及其同事在 2007 年提出了视神经脊髓炎谱系疾病（*NMO spectrum disorders*，NMOSD）的概念，以描述这一具有 NMO-IgG 血清阳性的临床局限型疾病。这些诊断标准被更新，反映 NMO-IgG 血清状态在其他临床情况下的重要性，超越了孤立的横贯性脊髓炎或视神经炎的局限形式（Wingerchuk and colleagues，2015）。

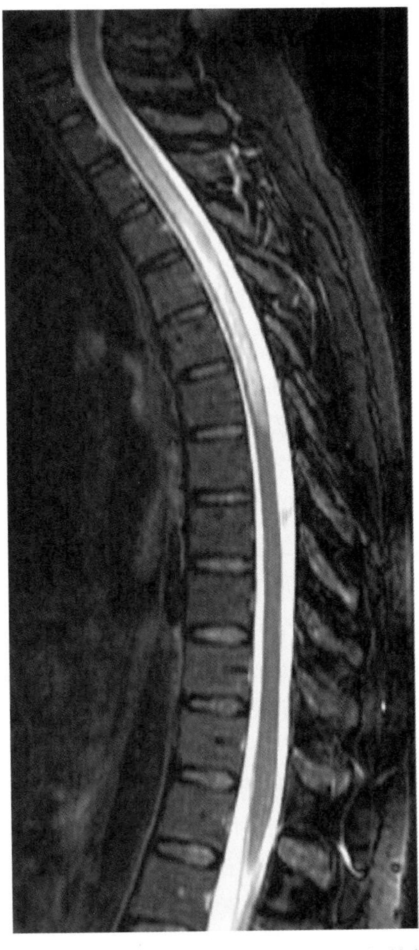

图 35-3　视神经脊髓炎的脊髓 MRI 表现。矢状位 T2 像显示一个高信号、纵向延伸的、融合的颈胸髓病变

在 NMO-IgG 阳性的患者中，具有以下 6 个临床标准之一，包括视神经炎、横贯性脊髓炎、极后区综合征（以打嗝或呕吐为特征）或脑干、间脑、其他大脑大的病灶，即可被诊断为 NMO。另一方面，对于尚未知血清阳性的患者，诊断仍需要 3 个典型特征中的 2 个：视神经炎、广泛性横贯性脊髓炎或最后区综合征伴有呕吐。

偶尔，NMO 发生在风湿性疾病的背景下，如干燥综合征（Sjögren syndrome）或狼疮，这些患者中的许多人有这一相同的循环抗水通道蛋白抗体。Pittock 及其同事们（2008）报道，在系统性自身免疫性疾病和有 Devic 病临床特征的患者中这些抗体的出现频率大约为三分之一。NMOSD 与癌症共存的病例报告表明，这种疾病偶尔也可能是一种副肿瘤性免疫现象。

鉴别诊断　除了之前描述的脊髓炎外，还有一种进行性，有时是跳跃的亚急性坏死性脊髓病（*subacute necrotic myelopathy*）不伴视神经炎，与 Devic 病有共同的特征，但没有视神经病的特征，在我们看来，它们很可能代表同一个疾病实体（Katz and Ropper）。鉴别诊断较广泛，包括脊髓或硬脊膜的血管畸形以及脊髓梗死或肿瘤。在我们所研究的病例中，在早期 MRI 上可见脊髓肿胀，水肿通常在原发疾病区的上下延伸许多节段，后来逐渐萎缩，与 Devic 疾病中报道的情况相似。CSF 细胞数通常多达 50 个 /mm^3，蛋白增高，但在临床稳定期间 CSF 可能正常。在这些病例中有几个（但不是全部）NMO IgG 抗体阳性（见上文），进一步支持大多数这些侵袭性的、纯脊髓的病例是与 Devic 病同源的观点。

治疗　虽然还没有进行充分的随机治疗试验，但回顾性和开放标签的非对照性研究数据，使人们得出关于使用免疫调节疗法治疗急性发作和预防今后复发的若干初步结论。确诊的或疑似的 NMOSD 的急性加重患者已及时使用大剂量静脉滴注糖皮质激素治疗。随后几个月的糖皮质激素可以考虑逐渐减量。血浆置换（plasma exchange）常被推荐用于严重发作时，无论是与糖皮质激素合用或紧接着一个疗程的糖皮质激素。1999 年，Weinshenker 及其同事（1999）对 22 例脱髓鞘疾病患者进行了随机、假对照的双盲临床试验，其中 2 例为 NMO，结果支持了该疗法的使用。回顾性研究也表明，急性 PLEX 治疗比单纯使用糖皮质激素对视力预后有更好的影响（Merle）。静脉滴注免疫球蛋白治疗似乎也有好处，虽然可能不如 PLEX。

长期免疫抑制治疗被认为对减少出现 NMO 的复发可能是有价值的。在回顾性研究和前瞻性开放性标签系列研究中评估的主要药物包括硫唑嘌呤、吗替麦考酚酯和利妥昔单抗（Mealy et al）。较少使用的药物包括氨甲蝶呤、米托蒽醌和环磷酰胺等。NMO 的准确诊断对指导最佳治疗决策是重要的，因为几种用于 MS 治疗的疾病缓和药物，包括 β- 干扰素（IFN-β）、那他珠单抗和芬戈莫德，可能对 NMO 患者的复发率有不良的影响。各个患者的 NMO 病程可能无法预测，关于预防性治疗的最佳持续时间的建议也尚未确定。

急性播散性脑脊髓炎；感染和接种后脑脊髓炎

有些术语，原本是用来指示感染性发热的神经后遗症，在 19 世纪晚期被引入医学，但直到 20 世纪 20 年代后期，Perdrau、Pette、 Greenfield 和其他作者才确定了一种病理反应类型，常见于发疹和疫苗接种后的单相性炎症综合征。目前的观点是，这种被称为急性播散性脑脊髓炎（acute disseminated encephalomyelitis，ADEM）的疾病，是由散布在整个脑部和脊髓的许多脱髓鞘病灶在病理上加以区分的。这些病变的直径从极微小到几毫米（融合时）不等，并总是围绕着中小静脉。轴突和神经细胞基本保持完整。静脉周围炎症反应主要由淋巴细胞和单个核细胞组成。邻近是白质区域受到相应于脱髓鞘区单核细胞和小胶质细胞的侵袭。多灶性脑膜浸润是另一个不变的特征，但很少是严重的。除了最后一个特征外，ADEM 在组织病理学基础上与急性 MS 是难以区分的。能使它们区别开来的主要特征是感染后的情况和时间进程。另一方面，即使是单相性的 ADEM 也受到了 Schwarz 及其同事的质疑，他们发现 40 例最初被诊断为 ADEM 的成年人中有 14 例后来出现了明显的 MS 症状，通常在一年之内。Koelman 及其同事对 228 例脑脊髓炎患者进行的一项更大的较近期的回顾性研究同样表明，25% 的患者有多相病程，与 ADEM 患儿相比，在成年 ADEM 患者（特别是女性）中复发病程更有可能对应于向 MS 的转化。典型的 ADEM 患儿向 MS 的转变并不常见。

这种类型的急性脑炎、脊髓炎或脑脊髓炎的过程在许多临床情况下都能观察到，在儿童中更为常见。根据我们的经验，儿童的疾病是在发热性疾病后数日，或少数情况下可长达 2 周，这种情况在成年人中较少发生。在最初的描述形式中，它发生在麻疹、风疹、天花或水痘等发疹后的几天内。在广泛开展麻疹免疫接种之前，大城市的一场疫情可能导致 10 万例麻疹，临床明显的神经系统并发症的发病率为 1/800~1/2 000。

有这些并发症患者的死亡率在 10%~20% 之间；大约同样数量的患者留下了持续的神经功能损伤。麻疹的神经系统并发症本身就足以为麻疹的免疫接种提供充分的理由。水痘和风疹后脑脊髓炎发病率较低，而腮腺炎后脑脊髓炎发病率更低。过去在接种狂犬病和天花疫苗后观察到类似的疾病，据报道，也可发生在注射破伤风抗毒素（罕见）后，下文进一步讨论。然而，现在大多数病例，在临床和病理上与这两种类型的 ADEM 难以区分，似乎是在看似平常的呼吸道感染后和有记录的 EB 病毒、巨细胞病毒、肺炎支原体（*M. pneumoniae*），以及甚至艾滋病毒感染后发生的（Narisco et al）；偶尔没有非常明确的前期疾病或接种史。许多，如果不是大多数，急性横贯性脊髓炎可能代表相同的感染后过程。神经系统疾病可能与感染的后期表现相吻合，在这种情况下，副感染（*parainfectious*）一词可能是适当的。

无论发生在何种临床情况下，播散性脑脊髓炎的严重形式都具有重要意义，因为存活下来的患者中神经功能缺失的发生率很高。在儿童中，从急性期恢复后有时伴随着永久性的行为障碍、发育延迟或癫痫，但在较轻的疾病中也有许多例外；矛盾的是，大多数成年人都能恢复得很好。水痘和其他感染后的小脑炎（*cerebellitis*）和急性共济失调更为良性，通常几个月后就会痊愈，这可能代表不同的过程，将进一步讨论。

发病机制

播散性脑脊髓炎的发病机制仍不清楚，尽管它与前驱的病毒感染有明显的关联。在发疹后的病例中，播散性脑脊髓炎的发病与开始皮疹之间通常有一个确定的间隔，此外，病理变化与病毒感染的变化有很大的不同，而且如果播散性脑脊髓炎患者已从脑脊液或脑组织恢复，但病毒很罕见。基于这些原因，这一疾病被认为是一种免疫介导的感染并发症，而不是中枢神经系统的直接感染，这一过程类似于 Guillain-Barré 综合征。然而，正如第 32 章所述，新的分子技术已经被用于检测脑脊液中水痘带状疱疹病毒、支原体及其他微生物的 DNA 片段，因此，发病机制的问题还不能得到最终答案。然而，Waksman 和 Adams 发现在这两种情况下，即感染后脱髓鞘病变与 CNS 直接病毒感染的病理改变有很大的不同。

该病的实验室模型 EAE（实验性自身免疫性脑脊髓炎），通过给动物接种无菌脑组织和佐剂已经建立。这种实验性疾病最常出现于致敏后的第 8 天至第 15 天之间（见下文），其特征与在人类疾病中观察到的一样，即同样的静脉周围脱髓鞘和炎症性病变。推测这些病变是 T 细胞介导的对髓鞘素或少突胶质细胞成分的免疫反应的结果。抗体结合、补体激活和嗜酸性细胞浸润的证据导致了 ADEM 是一种体液性免疫疾病的观点，这与已经提出的 MS 的细胞机制相反，但这一概念还需要确认（Lucchinetti et al，2000 and 2002）。此外，一部分病例检测显示前面提到的抗 MOG 抗体，然而，这些抗体的滴度在急性发作后迅速下降，因而它在发病机制中的作用还不确定。

EAE 与播散性脑脊髓炎具有相似发病机制的观点得到了 Johnson RT 及其同事的观察的支持。他们研究了 19 例感染后脑脊髓炎合并自然麻疹病毒感染的患者。脑脊液中 MBP 的存在证实了早期髓磷脂的破坏，17 例患者中有 8 例发现了淋巴细胞对 MBP 的增殖反应。在接种狂犬病疫苗以及水痘和风疹病毒感染后的脑脊髓炎患者中也观察到类似的反应，提示一种共同的免疫介导的发病机制。此外，麻疹后脑脊髓炎患者鞘内缺乏抗麻疹病毒抗体的合成，表明这种神经系统疾病不依赖于病毒在 CNS 内的复制。

临床特征

脑炎的形式在儿童中比在成人中表现得更充分。当急性感染性疾病正在消退，或在潜伏数日或更长的时间之后，会有突然发病，持续数小时或一两天后，出现意识混乱、嗜睡，有时还会有抽搐伴头痛、发热和不同程度的颈部僵硬。共济失调是常见的，而肌阵挛性运动和舞蹈手足徐动症并不常见。在严重的病例中，昏睡，昏迷，有时去大脑强直可迅速连续发生。在许多病例中，这种疾病不那么严重，患者表现为短暂的脑炎性疾病，伴有头痛、意识混乱和轻微的脑膜刺激征象。

对于 ADEM 诊断来说，从感染到最初的神经系统症状之间的潜伏期是一个有争议的问题，但这是可以接受的，但有令人信服的病例（发疹后），疾病的两个阶段间隔 3 或 4 周，间隔几天是比较典型的，如下所述。奇怪的是，在脑炎的形式中，从发病后长达 2~3 周可能会持续出现新的症状。在 Hynson 及其同事收集的一系列患病的儿童中强调了这一点。影像学的变化也可能显示延迟的或连续的演变。这些作者指出，共济失调是他们病例中最常见的首发特征，这与我们的经验并不完全一致。

在脊髓炎型［感染后脊髓炎（*postinfectious myelitis*），急性横贯性脊髓炎（acute transverse myelitis）］中，存在部分性或完全性截瘫或四肢瘫，腱反射减弱或消失，感觉障碍，以及不同程度的膀胱和肠道麻痹。在我们的经验中，一种模拟脊髓前动脉阻塞的综合征（痉挛性截瘫和躯干一个平面以下痛觉丧失，但是倾向于保留大纤维的敏感性）并不少见。此外，我们还治疗了少数的感染后脊髓炎患者。背部中线疼痛可能是突出的首发症状。

在脑炎和脊髓炎两种类型中，可能有轻微发热，特别是较侵袭性的病例和较年轻患者中，但我们也曾见到体温达到 39.4℃（103℉），如果最初的感染已经消退，外周血白细胞计数是正常的。我们的一些患者血沉升高，但不知道是否反映了诱发感染。尽管如此，区分这两个疾病可能是困难的，特别是在出现发热和抽搐的趋势较大的 ADEM 患儿中。这两种过程都可能与无菌性脑膜炎有关。

脑脊液显示淋巴细胞和蛋白含量略有增加，但这些都是可变的，我们的一些患者只有蛋白增加，没有细胞增加，而其他人有多达几百个细胞。MRI 显示在 ADEM 病程的早期，双侧大脑半球有多个两侧融合的白质病变（图 35-4），当这些病变较大且数量众多时，诊断就更为确切。所有的病变似乎都新旧程度相似，但我们无法解释我们所见的几个病例，在这些病例中，如前所述，连续的 MRI 显示新的病变在 2 或 3 周内不断累积。新的病变累计超过 2 或 3 个星期，如前所述。此外，正如 Honkaniemi 及其同事们指出的那样，从临床表现到首次出现 MRI 改变之间可能会延迟几天，我们也可证实这一情况。MRI 上的单一病变是否与 ADEM 一致尚不清楚。

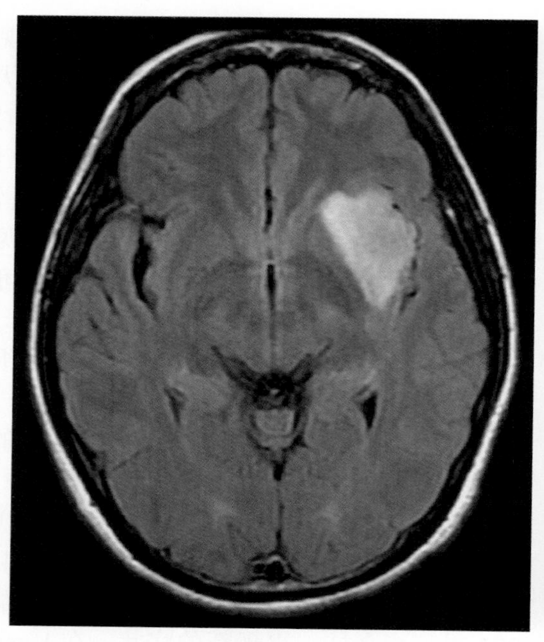

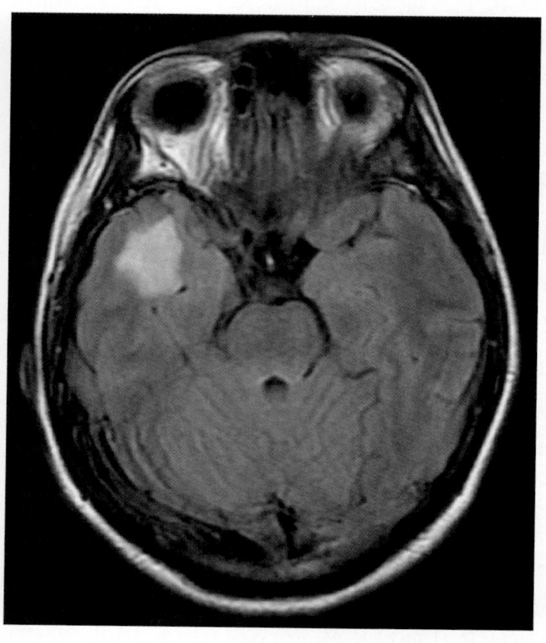

图 35-4　急性（感染后）播散性脑脊髓炎（ADEM）。MRI 的轴位 T2-FLAIR 图像显示左下额叶（左图）和右前颞叶（右图）水肿性病变

在发疹后脑脊髓炎（postexanthem encephalomyelitis）时，临床综合征一般在皮疹出现后 2~4 天发生。通常情况下，当皮疹正在消退，其他症状正在改善时，患者，通常是儿童，突然出现再次发热、抽搐、昏睡，以及有时昏迷。不太常见的是，患者可能进展为偏瘫或几乎纯小脑综合征，如下文所述（特别是在水痘后），偶尔还会发展为横贯性脊髓炎、括约肌功能障碍或其他脊髓受累的迹象。舞蹈手足徐动的动作不常见。同样地，视神经炎也不常见，但它确实会发生。

一种可能感染后脑脊髓炎相关的变异型仅累及或主要累及小脑，值得特别讨论。通常情况下，在一次儿童期发疹后数日内，或在 Epstein-Barr 病毒、支原体、军团菌和巨细胞病毒感染后，以及在多次接种疫苗和无症状的呼吸道感染后，出现轻度共济失调伴不同程度的皮质脊髓束或其他体征。这在第 32 章中详细描述了，因为它与某些病毒，特别是水痘有密切的关系，这表明，即使不是大多数，也有一些病例是由感染性脑膜脑炎引起的。其他的，例如，在支原体感染后，发生在一个长潜伏期之后，并显示与感染后脱髓鞘病变一致的病理变化。因此，可能存在两种类型的急性小脑炎，一种是副感染或感染后的，另一种是由脑和脑膜的直接感染引起的。疾病的良性性质使其无法进行充分的病理检查，因此，其中有些说法是推测性的。

并非麻疹以及其他发疹疾病和急性病毒感染的所有神经系统并发症都是感染后脑脊髓炎的表现。如前所述，这种疾病有时很难与病毒性脑膜脑炎区分开来。传染性单核细胞增多症、单纯疱疹、支原体感染和其他形式的脑炎都可能模拟感染后脑脊髓炎的变异型。瑞夷综合征（Reye syndrome）通常不难与感染后脑脊髓炎区分，即使在水痘或病毒性流行性感冒之后也是如此，因为脑脊液正常，以及血清转氨酶和氨含量较高（见第 32 章）。

血管内淋巴瘤和进行性多灶性脑白质病变（PML）（第 31 章），以及一种罕见的吸入海洛因蒸气后引起的白质脑病（第 41 章）也可导致大面积的或多灶性脑白质损害的 MRI 发现。

接种后急性播散性脑脊髓炎 ADEM(*postvaccinal ADEM*) 自 19 世纪末叶以来,人们已经知道,一种严重的脑脊髓炎可能使注射狂犬病疫苗出现复杂问题[神经麻痹意外(neuroparalytic accident)]。直到最近,常用的狂犬病疫苗均由在兔脑组织中生长的灭活病毒制成。在 750 例接种了这种疫苗的患者中,大约有 1 例发生脑脊髓炎,而大约 25% 的这种并发症被证明是致命的。由受固定的病毒感染的鸭蛋胚胎(以及后来来自人类二倍体细胞)制成的替代疫苗,含极少或几乎不含神经组织,而且几乎没有神经并发症。在发展中国家,低成本的基于脑组织培育的疫苗仍在使用,神经麻痹意外仍然在继续发生。Hemachudha 及其同事的观察表明,在神经麻痹事故中起作用的免疫机制改变与麻疹后脑脊髓炎和实验性变态反应性脑脊髓炎的改变相同。

有许多记录的例子表明,旧的狂犬病疫苗(带有神经组织)诱发了后来看似 MS 的发作。Shiraki 和 Otani 报告了日本发生的这类病例。症状的演变是亚急性的,持续时间为 2~4 周,脱髓鞘病变是肉眼可见的,直径可达 1~2.0cm,但由融合性静脉周围病变组成。这种疾病可以在狗身上复制,这是有说服力的证据,表明急性 MS 的一种形式是 ADEM 的变异型。天花疫苗接种后的脑脊髓炎从 1860 年就已被发现,大约每 4 000 次接种中就发生一次。这种疾病现在只具有历史意义,因为天花作为一种人类疾病已经消失了。

神经系统疾病与疫苗接种的时间关联会支持诊断,而脑炎与脊髓炎的特征性组合有助于该病与脑膜炎、病毒性脑炎和脊髓灰质炎的鉴别。病毒性脑炎和脊髓灰质炎。罕见的是,一个非典型的病例可能会模仿这些疾病中的任何一种。有时,该病可能累及神经根和周围神经,类似于急性炎症性多发性神经炎(Guillain-Barré 综合征)。事实上,在南美洲生产的来自哺乳小鼠大脑的狂犬病疫苗引起这种类型的周围神经疾病比脑脊髓炎更常见。

从监测研究来判断,像流行性感冒或肝炎这样的普通接种肯定有非常小频率的 ADEM;Ascherio 及其同事在 2 项接受乙型肝炎疫苗的护士的大型研究中没有发现病例有任何增加。多发性硬化与疫苗接种之间缺乏明确的联系已经被提及。

过去,接种后脑脊髓炎的死亡率很高,在 30%~50% 之间。一旦出现恢复,它可能会出乎意料地完全。然而,相当比例的患者表现出残留的神经体征,主要表现为癫痫发作、智力障碍或行为异常。

治疗

神经系统体征出现后立即给予糖皮质激素,可能会改变实验性变态反应性脑脊髓炎(experimental allergic encephalomyelitis,EAE)的严重程度;这为激素在人类对应的疾病中使用提供了合理性,但是还没有进行对照性试验。我们通常使用大剂量甲泼尼龙静脉滴注,3~5 天。血浆置换和静脉注射免疫球蛋白在一些暴发性病例中也取得了明显的成功(Kanter et al; Stricker et al),但是这很难证实。

急性坏死性出血性脑脊髓炎

急性坏死性出血性脑脊髓炎(acute necrotizing hemorrhagic encephalomyelitis)也称为韦斯顿·赫斯特急性出血性白质脑炎(acute hemorrhagic eeukoencephalitis of Weston Hurst),是脱髓鞘疾病最暴发性的形式,几乎可以肯定代表了 ADEM 谱系严重的一端。它主要影响年轻人和儿童。它通常先有一段持续时间不等的(1~14 天)呼吸道感染,有时由肺炎支原体引起,但更常见的是由一种一般感染或不确定的原因引起。神经系统症状突然出现,开始是头痛、发热、颈部僵硬和精神错乱。紧随其后的是一侧或两侧大脑半球和脑干的疾病的征象,如局灶性癫痫、偏瘫或四肢瘫、假性延髓性麻痹,以及逐渐加深的昏迷。通常可见外周血白细胞增多,有时达到 30 000 个 /mm^3,血沉增快。CSF 常常是压力增高;细胞数量不一,从少量淋巴细胞增多到多核细胞增多达 3 000 个 /mm^3;可能存在不同数量的红细胞,蛋白含量增加,但糖含量正常。CT 扫描和 MRI 检查对诊断有很大的帮助,显示双侧大脑白质不对称的、大的、融合的、水肿的病变,伴有灰质和白质的大量点状出血(图 35-5)。病灶的大小、其出血性的特征,以及周围水肿的程度使之与典型的感染后 ADEM 可区分开来。除了其病情的严重程度,在许多其他方面,它们都很相似。许多病例在 2~4 天内死亡,但其他病例,存活时间会长一些。临床表现相似的患者,经脑活检检查被认为患有相同的疾病,已经恢复且几乎没有残留症状。在 Adams 及其同事报告的一例死亡病例中,在 2~3 周的时间里,病情较缓慢进展,而另一例患者在 12 小时内死于颞叶疝。在我们的一例患者,观察到在间隔 2 年后出现一次复发。

脑脓肿、硬膜下积脓、局部栓塞性脑软化,以及急性脑炎,特别是 1 型单纯疱疹病毒引起的脑炎,是鉴别诊断需要着重考虑的。

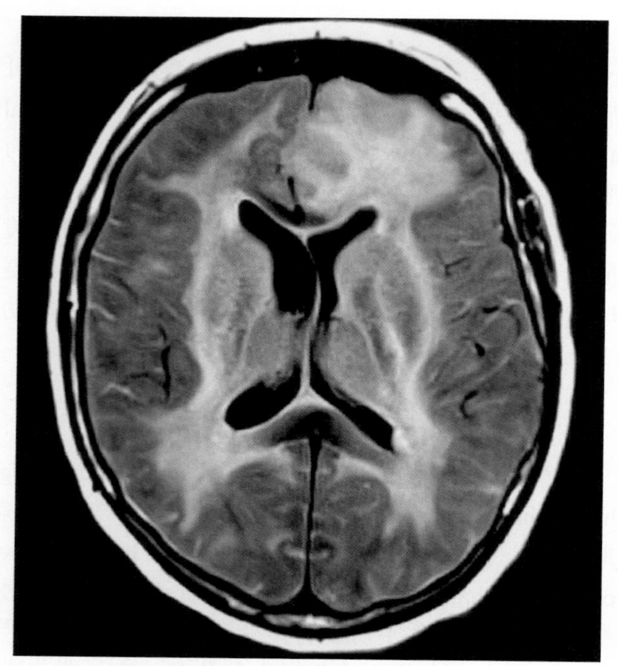

图 35-5 急性坏死性出血性白质脑炎。MRI 轴位 T2-FLAIR 序列显示整个大脑半球白质以及深部灰质核团内广泛的异常高信号。皮质沟另外的信号异常是由于蛛网膜下腔出血

病理所见是独特的。在脑部切片时,一侧或两侧半球的白质几乎被破坏到液化的程度。受累组织呈粉红色或黄灰色,伴有多发性瘀斑出血形成的斑点。类似的变化常见于脑干和小脑脚,也可能见于脊髓(一种急性坏死性脊髓炎形式和 Devic 病)。在组织学检查中,发现小血管和血管周围脑组织广泛坏死,伴有强烈的细胞浸润,多发的小出血,以及不同强度的脑膜炎症反应。病理表现在其血管周围分布上类似播散性脑脊髓炎,并具有较广泛的坏死和病变在大脑半球形成大病灶趋势的附加特征。血管损伤导致特征性的纤维蛋白渗出进入血管壁和周围组织。某些重度脊髓炎的患者可能罹患相似类型的坏死性病变,但支持这一观点的病理证据很难获得。在 Adams 及其同事检查的一例急性致死性出血性脊髓炎(acute fatal hemorrhagic myelitis)出现纤维蛋白渗出。我们也遇到过这种性质的病例,病情经过几个月的逐步演变,最终导致死亡,在几次腰穿中,每次 CSF 都出现细胞反应。具有部分性类固醇治疗效应。

这种疾病的病因仍不清楚,但应该强调它与其他炎症性脱髓鞘疾病的相似之处。组织学改变与上面提到的播散性脑脊髓炎的相似性,表明这两种疾病是同一基本过程的相关形式。事实上,结合这两种类型的病理改变的病例已经被描述过(Fisher et al)。值得注意的是,在少数从典型的坏死性出血性脑炎中恢复过来的患者中,有少数继续发展成典型的 MS。

赫斯特(Hurst)病的治疗

大剂量糖皮质激素静脉滴注一般用于治疗急性坏死性出血性脑病,并可能产生良好的效果。血浆交换和静脉滴注免疫球蛋白,如果早期开始,显然是会成功的。

移植物抗宿主病

移植物抗宿主病(graft-versus-host disease)的脑部炎症,与骨髓移植的特殊情况有关,该病由于缺乏更好的分类来与之匹配,所以被包括在这里。它表现为在移植后的数月或数年,出现亚急性偏瘫、癫痫发作、行为改变或共济失调,可能归因于进行性多灶性白质脑病(PML),一种白质的病毒性感染(第 33 章),或已知在免疫抑制情况下发生的另一种病毒疾病。MRI 显示白质病变符合 MS 样的脑室周围取向或较融合性白质脑病。接受我们治疗的一例患者显示胼胝体压部病变延伸至邻近的半卵圆中心(图 35-6)。一些报告强调在白质病变区域内存在轻微的血管炎(Padovan et al)。几乎所有受影响的患者都同时出现轻度红斑性斑疹,这是急性移植物抗宿主病的典型特征。移植物抗宿主病也有罕见的、但特征明显的神经肌肉并发症(第 43 章)。

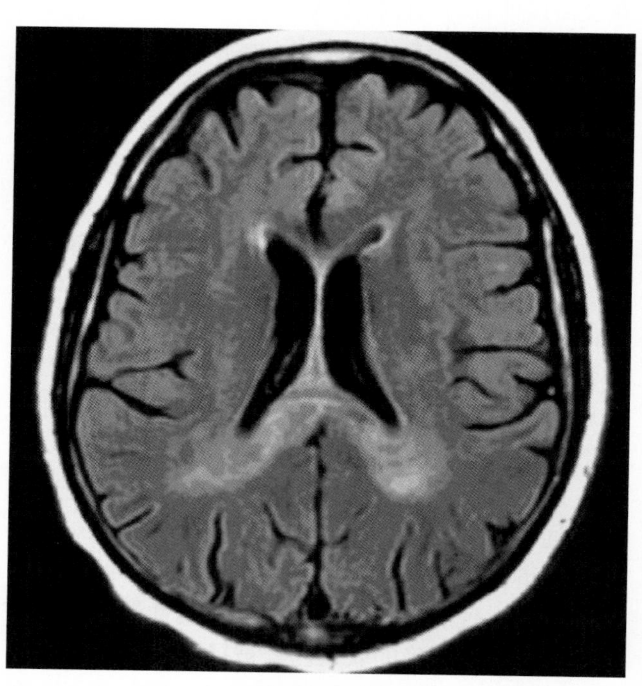

图 35-6 同种异体骨髓移植 2 年后,MRI 显示移植物抗宿主病患者胼胝体压部的 T2 异常高信号

(杨 丽 译 王维治 校)

参考文献

Adams RD, Cammermeyer J, Denny-Brown D: Acute hemorrhagic encephalopathy. *J Neuropathol Exp Neurol* 8:1, 1949.

Adams RD, Kubik CS: The morbid anatomy of the demyelinating diseases. *Am J Med* 12:510, 1952.

Aimard G, Confavreux C, Ventre JJ, et al: Etude de 213 cas de sclerose en plaques traites par l'azathiaprine de 1967-1982. *Rev Neurol* 139:509, 1983.

Akasbi M, Berenguer A, Saiz A, et al: White matter abnormalities in primary Sjögren syndrome. *QJM* 105:433, 2012.

Alter M, Halpern L, Kurland LT, et al: Multiple sclerosis in Israel. *Arch Neurol* 7:253, 1962.

Anderson DW, Ellenberg JH, Leventhal CM, et al: Revised estimate of the prevalence of multiple sclerosis in the United States. *Ann Neurol* 31:333, 1992.

Arnason BGW: Interferon beta in multiple sclerosis. *Neurology* 43:641, 1993.

Ascherio A, Zhang SM, Hernan MA, et al: Hepatitis B vaccination and the risk of multiple sclerosis. *N Engl J Med* 344:327, 2001.

Barkhof F, Bruck W, De Groot CJ, et al: Remyelinated lesions in multiple sclerosis: Magnetic resonance image appearance. *Arch Neurol* 60:1073, 2003.

Barnes D, Hughes RAC, Morris RW, et al: Randomised trial of oral and intravenous methylprednisolone in acute relapses of multiple sclerosis. *Lancet* 349:902, 1997.

Barnett MH, Prineas JW: Relapsing and remitting multiple sclerosis. Pathology of the newly forming plaque. *Ann Neurol* 55:458, 2004.

Beck RW, Chandler DL, Cole SR, et al: Interferon β-1a for early multiple sclerosis: CHAMPS trial subgroup analysis. *Ann Neurol* 51:481, 2002.

Beck RW, Cleary PA, Anderson MM Jr, et al: A randomized controlled trial of corticosteroids in the treatment of acute optic neuritis. *N Engl J Med* 326:581, 1992.

Beck RW, Trobe JD, Moke PS, et al: High- and low-risk profiles for the development of multiple sclerosis within 10 years after optic neuritis: Experience of the optic neuritis treatment trial. *Arch Ophthalmol* 121:944, 2003.

Beebe GW, Kurtzke JF, Kurland LT, et al: Studies on the natural history of multiple sclerosis: 3. Epidemiologic analyses of the Army experience in World War II. *Neurology* 17:1, 1967.

Birk K, Rudick R: Pregnancy and multiple sclerosis. *Arch Neurol* 43:719, 1986.

Bloomgren G, Richman S, Hotermans C, et al. Risk of natalizumab-associated progressive multifocal leukoencephalopathy. *N Engl J Med* 366:1870, 2012.

Bobholz JA, Rao SM: Cognitive dysfunction in multiple sclerosis: A review of recent developments. *Curr Opin Neurol* 16:283, 2003.

Bot JC, Barkhof F, Polman CH, et al: Spinal cord abnormalities in recently diagnosed MS patients. Added value of spinal MRI examination. *Neurology* 62:226, 2004.

British and Dutch Multiple Sclerosis Azathioprine Trial Group: Double masked trial of azathioprine in multiple sclerosis. *Lancet* ii:179, 1988.

CAMMS223 Trial Investigators et al: A randomized, rater-blinded, trial of alemtuzumab versus interferon beta-1a in early, relapsing remitting multiple sclerosis. *N Engl J Med* 359:1786, 2008.

CHAMPS Study Group: Interferon beta-1a for optic neuritis patients at high risk for multiple sclerosis. *Am J Ophthalmol* 132:463, 2001.

Cohen JA, Barkhof F, Comi G, et al; TRANSFORMS Study Group: Oral fingolimod or intramuscular interferon for relapsing multiple sclerosis. *N Engl J Med* 362:402, 2010.

Cohen JA, Coles AJ, Arnold DL, et al: Alemtuzumab versus interferon beta 1a as first-line treatment for patients with relapsing-remitting multiple sclerosis: A randomised controlled phase 3 trial. *Lancet* 380:1819, 2012.

Collongues N, de Seze J: Current and future treatment approaches for neuromyelitis optica. *Ther Adv Neurol Disord* 4:111, 2011.

Compston A, Confavreux C: The distribution of multiple sclerosis. In: Compston A, Lassman H, McDonald I, et al (eds): *McAlpine's Multiple Sclerosis*, 4th ed. New York, Churchill Livingstone, 2006, pp 69-112.

Compston A, Lassmann H, McDonald I: The history of multiple sclerosis. In: Compston A, Lassman H, McDonald I, et al (eds): *McAlpine's Multiple Sclerosis*, 4th ed. New York, Churchill Livingstone, 2006, pp 3-68.

Confavreux C, Hutchinson M, Hours MM, et al: Rate of pregnancy related relapse in multiple sclerosis. *N Engl J Med* 339:285, 1998.

Confavreux C, Suissa S, Saddier P, et al: Vaccinations and the risk of relapse in multiple sclerosis. *N Engl J Med* 344:319, 2001.

Confavreux C, Vukusic S, Moreau T, Adeleine P: Relapses and progression of disability in multiple sclerosis. *New Engl J Med* 343:1430, 2000.

Cook SD, Devereux C, Troiano R, et al: Effect of total lymphoid irradiation in chronic progressive multiple sclerosis. *Lancet* 1:1405, 1986.

Critchley GR, Richardson PL: Vim thalamotomy for the relief of the intention tremor of multiple sclerosis. *Br J Neurosurg* 12:559, 1998.

Dalos NP, Robins PV, Brooks BR, et al: Disease activity and emotional state in multiple sclerosis. *Ann Neurol* 13:573, 1983.

Dean G: The multiple sclerosis problem. *Sci Am* 233:40, 1970.

Dean G, Kurtzke JF: On the risk of multiple sclerosis according to age at immigration to South Africa. *Br Med J* 3:725, 1971.

DeJong RN: Multiple sclerosis: History, definition and general considerations. In: Vinken PJ, Bruyn GW (eds): *Handbook of Clinical Neurology*. Vol 9. Amsterdam, North-Holland, 1970, pp 45-62.

De Keyser J: Autoimmunity in multiple sclerosis. *Neurology* 38:371, 1988.

Ebers GC: Genetic factors in multiple sclerosis. *Neurol Clin* 1:645, 1983.

Ebers GC: Optic neuritis and multiple sclerosis. *Arch Neurol* 42:702, 1985.

Ebers GC, Bulman DE, Sadovnick AD: A population-based study of multiple sclerosis in twins. *N Engl J Med* 315:1638, 1986.

Ellison PH, Barron KD: Clinical recovery from Schilder's disease. *Neurology* 29:244, 1979.

European Study Group: Interferon β-1b in secondary progressive MS. *Lancet* 352:1491, 1998.

Fazekas F, Deisenhammer F, Strasser-Fuchs S, et al: Randomised placebo-controlled trial of monthly intravenous immunoglobulin in relapsing-remitting multiple sclerosis. *Lancet* 349:589, 1997.

Fisher RS, Clark AW, Wolinsky JS, et al: Post-infectious leukoencephalitis complicating *Mycoplasma pneumoniae* infection. *Arch Neurol* 40:109, 1983.

Frohman TC, Galetta S, Fox R, et al: The medial longitudinal fasciculus in ocular motor physiology. *Neurol* 2008;70:e57-e67.

Geny C, Ngeyen JP, Pollin B, et al: Improvement in severe postural cerebellar tremor in multiple sclerosis by thalamic stimulation. *Mov Disord* 11:489, 1996.

Gilbert JJ, Sadler M: Unsuspected multiple sclerosis. *Arch Neurol* 40:533, 1983.

Gold R, Kappos L, Arnold DL, et al: Placebo-Controlled Phase 3 Study of Oral BG-12 for Relapsing Multiple Sclerosis. *N Engl J Med*; 367:1098, 2012.

Goodkin DE, Rudick RA, Medendorp V, et al: Low-dose oral methotrexate in chronic progressive multiple sclerosis. *Neurology* 47:1153, 1996.

Hallett M, Lindsey JW, Adelstein BD, Riley PO: Controlled trial of isoniazid therapy for severe postural cerebellar tremor in mul-

tiple sclerosis. *Neurology* 35:1314, 1985.
Halliday AM, McDonald WI: Pathophysiology of demyelinating disease. *Br Med Bull* 33:21, 1977.
Hartung HP, Gonsette R, Konig H, et al: Mitoxantrone in progressive multiple sclerosis: A placebo-controlled, double-blind randomised, multicentre trial. *Lancet* 360:2018, 2002.
Hauser SL, Bresnan MJ, Reinherz EL, Weiner HL: Childhood multiple sclerosis: Clinical features and demonstration of changes in T-cell subsets with disease activity. *Ann Neurol* 11:463, 1982.
Hauser SL, Dawson DM, Lehrich JR: Intensive immune suppression in progressive multiple sclerosis: A randomized three arm study of high-dose intravenous cyclophosphamide, plasma exchange and ACTH. *N Engl J Med* 308:173, 1983.
Hauser SA, Waubant E, Arnold DL, et al: B-cell depletion with rituximab in relapsing-remitting multiple sclerosis. *N Engl J Med* 358:676, 2008.
Hely MA, McManis PG, Doran TJ, et al: Acute optic neuritis: A prospective study of risk factors for multiple sclerosis. *J Neurol Neurosurg Psychiatry* 49:1125, 1986.
Hemachudha T, Griffin DE, Giffels JJ, et al: Myelin basic protein as an encephalitogen in encephalomyelitis and polyneuritis following rabies vaccination. *N Engl J Med* 316:369, 1987.
Honkaniemi J, Dastidar P, Kahara V, et al: Delayed MR imaging changes in acute disseminated encephalomyelitis. *AJNR Am J Neuroradiol* 22:1117, 2001.
Hooper J, Whittle IR: Long-term outcome after thalamotomy for movement disorders in multiple sclerosis. *Lancet* 352:1984, 1998.
Howell OW, Reeves CA, Nicholas R, et al: Meningeal inflammation is widespread and linked to cortical pathology in multiple sclerosis. *Brain* 134:2755, 2011.
Hynson JL, Kornberg AJ, Coleman LT, et al: Clinical and neuroradiologic features of acute disseminated encephalomyelitis in children. *Neurology* 56:1308, 2001.
International Multiple Sclerosis Genetics Consortium: Risk alleles for multiple sclerosis identified by a genomewide study. *N Engl J Med* 357:851, 2007.
Jacobs L, Kinkel PR, Kinkel WR: Silent brain lesions in patients with isolated idiopathic optic neuritis. *Arch Neurol* 43:452, 1986.
Johnson RT, Griffin DE, Hirsch RL, et al: Measles encephalomyelitis: Clinical and immunologic studies. *N Engl J Med* 310:137, 1984.
Kanter DS, Horensky D, Sperling RA, et al: Plasmapheresis in fulminant acute disseminated encephalomyelitis. *Neurology* 45:824, 1995.
Kappos L, Antel J, Comi G, et al: Oral fingolimod (FTY720) for relapsing multiple sclerosis. *N Engl J Med* 355:1124, 2006.
Kappos L, Li D, Calabresi PA, et al: Ocrelizumab in relapsing-remitting multiple sclerosis: A phase 2, randomised, placebo-controlled multicentre trial. *Lancet* 378:1779, 2011.
Kappos L, Radue EW, O'Connor P, et al; FREEDOMS Study Group: A placebo-controlled trial of oral fingolimod in relapsing multiple sclerosis. *N Engl J Med* 362:387, 2010.
Katz J, Ropper AH: Progressive necrotic myelopathy: Clinical course in 9 patients. *Arch Neurol* 57:355, 2000.
Kepes JJ: Large focal tumor-like demyelinating lesions of the brain: Intermediate entity between multiple sclerosis and acute disseminated encephalomyelitis: A study of 31 patients. *Ann Neurol* 33:18, 1993.
Kidd D, Burtan B, Plant GT, et al: Chronic relapsing inflammatory optic neuropathy. *Brain* 126:276, 2003.
Koelman DL, Chahin S, Mar SS, et al: Acute disseminated encephalomyelitis in 228 patients: A retrospective, multicenter US study. *Neurology* 31:2085, 2016.
Kuhle J, Pohl C, Mehling M, et al: Lack of association between antimyelin antibodies and progression to multiple sclerosis. *N Engl J Med* 356:371, 2007.
Kurland LT: The frequency and geographic distribution of multiple sclerosis as indicated by mortality statistics and morbidity surveys in the United States and Canada. *Am J Hyg* 55:457, 1952.
Kurtzke JF: A reassessment of the distribution of multiple sclerosis. *Act Neurol Scand* 51:110, 1975.
Kurtzke JF, Gudmundsson KR, Bergmann S: Multiple sclerosis in Iceland: I. Evidence of a post-war epidemic. *Neurology* 32:143, 1982.
Kurtzke JF, Hyllested K: Multiple sclerosis in the Faroe Islands: II. Clinical update, transmission, and the nature of MS. *Neurology* 36:307, 1986.
Lennon VA, Wingerchuk DM, Kryzer TJ, et al: A serum autoantibody marker of neuromyelitis optica: Distinction from multiple sclerosis. *Lancet* 364:2106, 2004.
Lessell S: Corticosteroid treatment of acute optic neuritis. *N Engl J Med* 326:634, 1992.
Lightman S, McDonald WI, Bird AC, et al: Retinal venous sheathing in optic neuritis. *Brain* 110:405, 1987.
Lindå H, von Heijne A, Major EO, et al: Progressive multifocal leukoencephalopathy after natalizumab monotherapy. *N Engl J Med* 361:1081, 2009.
Lublin FD, Cofield SS, Cutter GR, et al: Randomized study combining interferon and glatiramer acetate in multiple sclerosis. *Ann Neurol* 73:327, 2013.
Lucchinetti CF, Brück W, Parisi J, et al: Heterogeneity of multiple sclerosis lesions: Implications for the pathogenesis of demyelination. *Ann Neurol* 47:707, 2000.
Lucchinetti CF, Kiers L, O'Duffy A, et al: Risk factors for developing multiple sclerosis after childhood optic neuritis. *Neurology* 49:1413, 1997.
Lucchinetti CF, Mandler RN, McGovern D, et al: A role for humoral mechanisms in the pathogenesis of Devic's neuromyelitis optica. *Brain* 125:1450, 2002.
Lucchinetti CF, Popescu BF, Bunyan RF, et al: Inflammatory cortical demyelination in early multiple sclerosis. *N Engl J Med* 365:2188, 2011.
Mandler RN, Ahmed W, Dencoff JE: Devic's neuromyelitis optica: A prospective study of seven patients treated with prednisone and azathioprine. *Neurology* 51:1219, 1998.
Mathews WB: Paroxysmal symptoms in multiple sclerosis. *J Neuro Neurosurg Psychiat* 38:617, 1975.
Mayr WT, Pittock SJ, McClelland RL, et al: Incidence and prevalence of multiple sclerosis in Olmsted County, Minnesota, 1985–2000. *Neurology* 61:1373, 2003.
McAlpine D, Compston MD: Some aspects of the natural history of disseminated sclerosis. *Q J Med* 21:135, 1952.
McAlpine D, Lumsden CE, Acheson ED: *Multiple Sclerosis: A Reappraisal*, 2nd ed. Edinburgh, UK, Churchill Livingstone, 1972.
McDonald WI, Compston A, Edan G, et al: Recommended diagnostic criteria for multiple sclerosis: Guidelines from the International Panel on the diagnosis of multiple sclerosis. *Ann Neurol* 50:121, 2001.
Mealy MA, Wingerchuk DM, Palace J, Greenberg BM, Levy M. Comparison of relapse and treatment failure rates among patients with neuromyelitis optica: Multicenter study of treatment efficacy. *JAMA Neurol* 2014;71:324–330.
Mendell JR, Kolkin S, Kissel JT, et al: Evidence for central nervous system demyelination in chronic inflammatory demyelinating polyradiculoneuropathy. *Neurology* 37:1291, 1987.
Merle H, Olindo S, Jeannin S, et al: Treatment of optic neuritis by plasma exchange (add-on) in neuromyelitis optica. *Arch Ophthalmol* 2012;130:858–862.
Miller DH, Barkhof F, Frank JA, et al: Measurement of atrophy in multiple sclerosis: Pathological basis, methodological aspects and clinical relevance. *Brain* 125:1676, 2002.
Miller DH, Khan OA, Sheremata WA, et al: A controlled trial of natalizumab for relapsing multiple sclerosis. *N Engl J Med* 348:15, 2003.
Moulin D, Paty DW, Ebers GC: The predictive value of CSF electrophoresis in "possible" multiple sclerosis. *Brain* 106:809, 1983.
Munger KL, Levin LI, Hollis BW, et al: Serum 25-hydroxyvitamin D levels and risk of multiple sclerosis. *JAMA* 296:2832, 2006.
Narisco P, Galgani S, Del Grosso B, et al: Acute disseminated encephalomyelitis as manifestation of primary HIV infection. *Neurology* 57:1493, 2001.
National Center for Health Statistics, Collins JG: *Types of Injuries*

and Impairments due to Injuries. United States Vital Statistics. Series 10, no 159, DHHS, no (PHS) 871587. Washington, DC, U.S. Public Health Service, 1986.

O'Connor P, Wolinsky JS, Confavreux C, et al; TEMSO Trial Group: Randomized trial of oral teriflunomide for relapsing multiple sclerosis. *N Engl J Med* 365:1293, 2011.

Optic Neuritis Study Group: The five-year risk of MS after optic neuritis. *Neurology* 49:1404, 1997.

Ormerod IEC, McDonald WI, DuBoulay GH, et al: Disseminated lesions at presentation in patients with optic neuritis. *J Neurol Neurosurg Psychiatry* 49:124, 1986.

Osterman PO, Westerberg CE: Paroxysmal attacks in multiple sclerosis. *Brain* 98:189, 1975.

Padovan CS, Bise K, Hahn J, et al: Angiitis of the central nervous system after allogenic bone marrow transplantation? *Stroke* 30:1651, 1999.

Pandit L, Asgari N, Apiwattanakul M, et al. Demographic and clinical features of neuromyelitis optica: A review. *Multiple Sclerosis* 21:845, 2015.

Percy AK, Nobrega FT, Okazaki H: Multiple sclerosis in Rochester, Minnesota: A 60-year appraisal. *Arch Neurol* 25:105, 1971.

Pittock SJ, Lennon VA, de Seze J, et al: Neuromyelitis optica and non organ-specific autoimmunity. *Arch Neurol* 65:78, 2008.

Pittock SJ, Mayr WT, McClelland RL, et al: Disability profile of MS did not change over 10 years in a population-based prevalence cohort. *Neurology* 62:601, 2004.

Pittock SJ, Weinshenker BG, Lucchinetti CF, et al: Neuromyelitis optica brain lesions localized at sites of high aquaporin 4 expression. *Arch Neurol* 63:964, 2006.

Polman CH, O'Connor PW, Havardova E, et al: A randomized, placebo-controlled trial of natalizumab for relapsing multiple sclerosis. *N Engl J Med* 354:899, 2006.

Polman CH, Reingold SC, Banwell B, et al: Diagnostic criteria for multiple sclerosis: 2010 revisions to the McDonald criteria. *Ann Neurol* 69:292, 2011.

Poser CM: Exacerbations, activity and progression in multiple sclerosis. *Arch Neurol* 37:471, 1980.

Poser CM, Goutieres F, Carpentier M: Schilder's myelinoclastic diffuse sclerosis. *Pediatrics* 77:107, 1986.

Poskanzer DC, Schapira K, Miller H: Multiple sclerosis and poliomyelitis. *Lancet* 2:917, 1963.

Prasad S, Galetta SL. Eye movement abnormalities in multiple sclerosis. *Neurol Clin* 28:641, 2010.

Prineas JW, Barnard RO, Kwon EE, et al: Multiple sclerosis: Remyelination of nascent lesions. *Ann Neurol* 33:137, 1993.

Prineas JW, Connell F: The fine structure of chronically active multiple sclerosis plaques. *Neurology* 28:68, 1978.

PRISMS Study Group: Randomized double-blind placebo-controlled study of interferon β-1a in relapsing/remitting multiple sclerosis. *Lancet* 352:1498, 1998.

Ramirez-Lassepas M, Tullock JW, Quinones MR, Snyder BD: Acute radicular pain as a presenting symptom in multiple sclerosis. *Arch Neurol* 49:255, 1992.

Renoux C, Vukusic S, Mikaeloff Y, et al: Natural history of multiple sclerosis with childhood onset. *N Engl J Med* 356:2603, 2007.

Rizzo JF III, Lessell S: Risk of developing multiple sclerosis after uncomplicated optic neuritis: A long-term prospective study. *Neurology* 38:185, 1988.

Rodriguez M, Karnes WE, Bartelson JD, Pineda AA: Plasmapheresis in acute episodes of fulminant inflammatory demyelination. *Neurology* 43:1100, 1993.

Ropper AH, Poskanzer DC: The prognosis of acute and subacute transverse myelitis based on early signs and symptoms. *Ann Neurol* 4:51, 1978.

Rudick RA, Stuart WH, Calabrese PA, et al: Natalizumab plus interferon beta-1a for relapsing multiple sclerosis. *N Engl J Med* 354:911, 2006.

Sadovnick AD, Baird PA, Ward RH: Multiple sclerosis: Updated risks for relatives. *Am J Med Genet* 29:533, 1988.

Sadovnick AD, Ebers GC, Dyment DA, et al: Evidence for a genetic basis for multiple sclerosis. *Lancet* 347:1728, 1996.

Sayao A-L, Devonshire V, Tremlett H: Longitudinal follow-up of "benign" multiple sclerosis at 20 years. *Neurology* 68:496, 2007.

Schapira K, Poskanzer DC, Miller H: Familial and conjugal multiple sclerosis. *Brain* 86:315, 1963.

Schilder P: Zur Kenntniss der sogennanten diffusen Sklerose. *Z Gesamte Neurol Psychiatry* 10:1, 1912.

Schwarz S, Mohr A, Knauth M, et al: Acute disseminated encephalomyelitis. A follow-up study of 40 adult patients. *Neurology* 56:1313, 2001.

Sellebjerg F, Nielsen S, Frederikson JL, et al: A randomized controlled trial of oral high-dose methylprednisolone in acute optic neuritis. *Neurology* 52:1479, 1999.

Shiraki H, Otani S: Clinical and pathological features of rabies postvaccinal encephalomyelitis in man. In: Kies MW, Alvord EC Jr (eds): *"Allergic" Encephalomyelitis*. Springfield, IL, Charles C Thomas, 1959, pp 58–129.

Sibley WA, Bamford CRF, Clark K, et al: A prospective study of physical trauma and multiple sclerosis. *J Neurol Neurosurg Psychiatry* 54:584, 1991.

Slamovitis S, Rosen CE, Cheng KP, et al: Visual recovery in patients with optic neuritis and visual loss to no light perception. *Am J Ophthalmol* 111:209, 1991.

Stricker RD, Miller RG, Kiprov DO: Role of plasmapheresis in acute disseminated (postinfectious) encephalomyelitis. *J Clin Apher* 7:173, 1992.

Thomas PK, Walker RWH, Rudge P, et al: Chronic demyelinating peripheral neuropathy associated with multifocal central nervous system demyelination. *Brain* 110:53, 1987.

Thompson AJ, Polman CH, Miller DH, et al: Primary progressive multiple sclerosis. *Brain* 120:1085, 1997.

Thygessen P: *The Course of Disseminated Sclerosis: A Close-Up of 105 Attacks*. Copenhagen, Rosenkilde and Bagger, 1953.

Tippett DS, Fishman PS, Panitch HS: Relapsing transverse myelitis. *Neurology* 41:703, 1991.

Tourtellotte WW, Booe IM: Multiple sclerosis: The blood-brain barrier and the measurement of de novo central nervous system IgG synthesis. *Neurology* 28(Suppl):76, 1978.

Tradtrantip L, Zhang H, Saadoun S, et al: Anti-aquaporin-4 monoclonal antibody blocker therapy for neuromyelitis optica. *Ann Neurol* 71:314, 2014.

Tremlett H, Paty D, Devonshire V; Disability progression in multiple sclerosis is slower than previously reported. *Neurology* 66:172, 2006.

van der Mei IA, Ponsonby AL, Dwyer T, et al: Vitamin D levels in people with multiple sclerosis and community controls in Tasmania, Australia. *J Neurol* 254:581, 2007.

Vermersch F, Kappos L, Gold R, et al: Clinical outcomes of natalizumab-associated progressive multifocal leukoencephalopathy. *Neurology* 76:1697, 2011.

Vrethem M, Mattsson E, Hebelka H, et al: Increased plasma homocysteine levels without signs of vitamin B_{12} deficiency in patients with multiple sclerosis assessed by blood and cerebrospinal fluid homocysteine and methylmalonic acid. *Mult Scler* 9:239, 2003.

Waksman BH, Adams RD: Studies of the effect of the Schwartzman reaction on the lesions of experimental allergic encephalomyelitis. *Am J Pathol* 33:131, 1957.

Weinshenker BG, O'Brien PC, Petterson TM, et al: A randomized trial of plasma exchange in acute central nervous system demyelinating inflammatory disease. *Ann Neurol* 46:878, 1999.

Weinshenker BG, Rice GP, Noseworthy JH, et al: The natural history of multiple sclerosis: A geographically based study: 2. Predictive value of the early clinical course. *Brain* 112:1419, 1989.

Wenning W, Haghikia A, Laubenberger J, et al: Treatment of progressive multifocal leukoencephalopathy associated with natalizumab. *N Engl J Med* 361:1075, 2009.

Wingerchuk DM, Banwell B, Bennett JL, et al. International consensus diagnostic criteria for neuromyelitis optica spectrum disorders. *Neurology* 85:177, 2015.

Wingerchuk DM, Lennon VA, Lucchinetti CF, Pittock SJ,

Weinshenker BG. The spectrum of neuromyelitis optica. *Lancet Neurol* 6:805, 2007.

Wingerchuk DM, Lennon VA, Pittock SJ, et al: Revised diagnostic criteria for neuromyelitis optica. *Neurology* 66:1485, 2006.

Zivadinov R, Rudick RA, De Masi R, et al: Effects of IV methylprednisolone on brain atrophy in relapsing-remitting MS. *Neurology* 57:1239, 2001.

第 36 章

神经系统遗传代谢性疾病

生物化学和分子遗传学的进步已导致了如此大量的神经系统代谢性疾病的发现，只是要记住它们的名字，大脑都会负担沉重。由于本章所述疾病的病因和发病机制越来越多地以分子遗传学的方式来表达，通过介绍的方式简要地考虑一些与神经疾病的遗传有关的基本事实似乎是适当的。读者可以参考不断更新的数据库，在线人类孟德尔遗传（*Online Mendelian Inheritance in Man*）(OMIM)。该资源包含所有已知的孟德尔遗传疾病和超过 15 000 个基因的概述，可以用来对疾病、基因甚至单一症状及其相关遗传变异进行相互参照。

脑比其他任何器官更容易受到基因异常的影响，这很可能是因为脑的发育涉及大量的基因（约占人类基因组的三分之一）。大约三分之一的遗传性疾病在某些方面是神经系统疾病，如果加上影响肌肉组织、骨骼、眼及耳的遗传性疾病，这一数字就会上升到 80%~90%。据估计，住院儿童所患疾病中大约 7% 可归因于单基因缺陷，而 0.4%~2.5% 可归因于染色体异常。另外 22%~31% 的人所患的疾病推测是由多态性引起的，其中的大部分尚有待明确。线粒体遗传性突变不太常见，但会导致几种独特的疾病。

尽管只有少数遗传性疾病被确定为酶病（enzymopathy），但此类疾病却是孟德尔遗传病表现为蛋白质原发缺陷的最典型代表。这些只占已知的隐性遗传（常染色体及 X 染色体连锁）疾病的三分之一。大多数酶病在婴儿期和儿童期显现出来，只有少数会晚到青春期或成年后才出现。许多神经系统损伤非常严重，以至于无法存活到成年，也不能生育，有些甚至在子宫内死亡。作为一个整体，这些疾病，连同先天性畸形（见第 37 章）、产伤、癫痫、发育不协调，以及学习困难（见第 27 章），构成了儿科神经科医生必须应对的大量的临床问题。

基因畸变和遗传的方式

本章所列出的疾病，以及下一章所列的许多疾病，代表了四种特殊类型的基因异常：①单基因疾病（monogenic disorders）是由孟德尔遗传模式下的单个突变决定的。这些突变可能是单个碱基对［点突变（point mutation）］、核苷酸的插入或缺失，或 DNA 序列的结构重排，如易位（translocation）或倒位（inversion）；因为其中最重要的突变涉及 DNA 的蛋白质编码区域（外显子），它们可能会扰乱酶或细胞结构蛋白的结构和功能；这种“外显子组”（exome）占整个基因组的 1%。②一种单基因突变类型以基因或部分染色体的复制或缺失为特征，称为拷贝数变异（*copy number variations*）；在常见疾病的遗传病因中占一定比例。③单核苷酸多态性（*single nucleotide polymorphism*, *SNP*），它们是来自最常见的“野生型”基因序列的变异，按照惯例在人群中出现的频率大于 1%；这些在疾病的发生中起作用，但并不一定导致身体失常，或者它们与外源性环境因素相互作用。以及④线粒体基因突变，它是非孟德尔遗传，主要为母系遗传方式。此外，某些疾病的表达可能受到基因表达的表观遗传学改变的调控，这方面的研究尚未充分进行。

疾病的遗传分析已经从将染色体上的位点与疾病关联的早期方法，演进到全基因组序列分析（genome-wide array analysis，GWAS），它将基因变异与大量具有某种性状的人匹配起来，这是一种识别基因组候选变异的方法，以及外显子组测序（exome sequencing），研究占全基因组 1% 的表达部分，这种方法对确定存在于少数个体中与罕见的孟德尔疾病相关的遗传变异是有效的。Yang 及其同事总结了全外显子测序在诊断罕见的遗传性疾病中的应用。在他们 250 例患者的队列中，有四分之一的患者得以明确了病因，包括常见的和罕见的疾病，其中一些是神经系统疾病。

常染色体和性连锁遗传

传统上，识别遗传决定的疾病的广泛分类依赖于它们在家系中的发生模式，根据孟德尔遗传分为常染色体显性、常染色体隐性和性连锁遗传。如前所述，核 DNA 突变解释了本章所述的常染色体遗传和性连锁疾病，它们具有显著的多样性。有些是致命的，因此不会传给后代；另一些危害较小，可能符合经典的孟德尔模式之一。该突变可能很大，并导致染色体的一个主要部分或甚至整个基因的复制（二倍体或三倍体）或缺失［单倍体（haploidy）］。其他的突变非常小，只涉及一个碱基对（点突变）。在这两个极端之间的是，包括一个基因的一部分、一个完整的基因或相邻的基因的缺失或复制，如上所述。

导致基因突变的因素目前所知甚少。亲代年龄增长与某些突变有重要关系；基因的大小、结构和在染色体上的位置在其他方面也很重要。生殖细胞 DNA 的突变使个体的体细胞表型保持不变，但它可能对后代产生毁灭性的影响。相反，体细胞的 DNA 突变只影响部分细胞群，可能会改变携带它的个体，但不会遗传给后代。这种同时有正常细胞和含有突变基因细胞的个体，被称为嵌合体（*mosaic*）。体细胞的突变与癌症和衰老最相关。

在这三种孟德尔模式的单基因遗传（monogenic inheritance）中，突变通常引起单个的蛋白质异常。它可能涉及一种酶、肽类激素、免疫球蛋白、胶原蛋白、膜通道或凝血因子。这种单一基因的异常已经在几百种疾病中被分离出来，但是对它们的蛋白质产物仍知之甚少。这些疾病中约有四分之一在出生后不久就显现出来，而超过 90% 在青春期前。其中一半以上影响一个以上的器官。每 1 000 个活产婴儿中有 10 个患有单基因疾病，其中 7 个是显性遗传，2.5 个是隐性遗传，其余的是性连锁遗传。

常染色体显性突变通常在杂合子（heterozygote）中引起显性疾病，但基因异常的大小变化可产生几种表型的任何一种。这对当前疾病的临床和病理分类提出了挑战。此外，同一种临床综合征可以追溯到两个不同染色体上的基因。更令人惊讶的是，在所有基因位点中约 28% 具有多态效应，而不是单态效应，也就是说，同一个突变有几种不同的表型表达。另一个问题是区分显性遗传和隐性遗传。在小家系中，若只有一个后代发病，而父母看上去是正常的，人们可能会错误地判定为隐性遗传。突变性疾病的其他特征是外显率（penetrance），一种对具有特定基因型的个体显示出的表现型比例的测量，以及表现度（expressivity），指的是受影响个体疾病的严重程度。不同程度的外显率和表现度是显性遗传模式的特征，而不是隐性遗传的特征。显性遗传疾病还有一个普遍趋势是在出生后很长时间才首次出现。

与显性疾病不同，常染色体隐性遗传形式的代谢性疾病只发生在纯合（homozygous）状态（两个等位基因均异常）。它们通常以出生后不久发病为特征。本章讨论的遗传性疾病的基本异常通常是一种酶缺陷，而不是其他一些蛋白质的异常。

在 X 连锁基因紊乱中，它的突变基因主要影响一个性别，如果一个 X 染色体失活，女性将会像男性一样患病，就像在胚胎发育期间大多数细胞发生的情况一样［里昂现象（Lyon phenomenon）］。然而，即使异常的 X 染色体没有广泛表达，女性携带者仍然可能表现出轻微的异常。在后一种情况下，性连锁遗传变得很难与显性遗传区分开来。此外，当一种疾病对某一性别致命时，性别连锁也难辨真假。与常染色体隐性突变不同，这种异常更多的是一种基本蛋白，而不是一种酶的缺乏。

多因素遗传病也可能是家族性的。它们可能表现为体质障碍（constitutional disorders），由于位于多条染色体上［多基因的（polygenic），或复杂遗传学（complex genetics）］的基因异常，或者可能由单核苷酸多态性或拷贝数目变异引起。在此，遗传和环境影响的相对贡献是高度可变的。许多疾病的发生表现出高度的家族发病率，如精神分裂症和抽动秽语综合征，但并不严格遵循经典的遗传规律，均已归因于此类复杂遗传学。

将遗传代谢性疾病与退行性疾病（见单独的章节）分开可能会使读者感到不安，因为两类疾病之间有很多重叠之处。当前这样分类是可行的，直到将来所有的退行性疾病被证明有一个可理解的发病机制。

线粒体疾病遗传学

一种与线粒体 DNA 有关的完全不同的基因遗传类型已经被阐明。线粒体含有自己的染色体外 DNA，不同于细胞核 DNA。线粒体 DNA（“另一个人类基因组”）是一种双链环状分子，编码的蛋白质亚基主要供翻译位于线粒体内膜上的蛋白所需。在 37 个线粒体基因中，与细胞核 DNA 相比数量很少，其中 13 个参与了细胞内氧化磷酸化和三磷酸腺苷

(ATP)的产生过程。细胞核中的少数基因也编码相当数量的线粒体氧化酶,但它们的遗传遵循孟德尔模式;因此,线粒体疾病可能不表现为母系遗传,而母系遗传是线粒体突变的特征,如下所述。

每个线粒体中包含多达 10 个环状 DNA 分子,当然,每个细胞也包含许多线粒体。在细胞中,携带突变基因的线粒体可能与正常线粒体[异质性(*heteroplasmy*)]毗邻存在,这种状态使得原本致命的突变得以持续存在(Johns)。完全正常或完全突变的线粒体 DNA 的存在被称为同质性(*homoplasmy*)。线粒体基因及其所受到的突变的基本特征是,它们几乎完全是通过母系(*maternal*)遗传的。原因是受精时实际上所有线粒体均由卵子传递。此外,线粒体 DNA 不会重组,所以突变可通过母系遗传而累积。同时,在细胞分裂过程中,线粒体 DNA 的复制和分配并不遵循细胞核有丝分裂周期,而是由不同的线粒体将基因提供给子代细胞。既有异质性状态,又向子细胞随机分配[复制分离(replicative segregation)],故线粒体突变在不同组织和神经系统不同部位的表达程度存在差异。

线粒体病的遗传缺陷多为导致单个氨基酸改变的单点突变(single-point mutation),但也有单一或多发的线粒体基因缺失或重复,并不遵循母系遗传,因为多发缺失或重复是由核 DNA 缺陷引起的。需要注意的是,大约 85% 的呼吸链蛋白成分由核 DNA 编码、转运到线粒体中;如前所述,这种情况使部分线粒体疾病遵循孟德尔遗传模式,而不是母系遗传。线粒体遗传的另一个普遍规律可以举一种婴儿肌病——细胞色素氧化酶缺陷(cytochrome oxidase deficiency)为例,这种疾病通常是致命的,但也可能症状较轻、起病较晚;在起病较早的病例中,正常线粒体 DNA 的数量要比发病较晚的病例少。

线粒体的独特功能是通过氧化磷酸化产生 ATP,因此线粒体中包含的许多基因编码呼吸链中的蛋白质也就不足为奇了。然而,线粒体基因组突变与导致疾病的酶缺陷之间并不总是一致的。在构成呼吸链的 5 个复合体中,细胞色素 c 氧化酶(cytochrome-*c* oxidase)(复合体Ⅳ)是最常出现紊乱的一个,其功能缺陷常导致乳酸酸中毒(lactic acidosis),这是许多线粒体疾病的共同特征(见下文)。与这类疾病易变的特性相一致,推断部分复合体Ⅳ缺陷病例为常染色体传递的。由线粒体基因突变导致的复合体Ⅰ缺陷可见于如 Leber 视神经萎缩(Leber optic atrophy)。对线粒体呼吸链紊乱的更完整的阐述可在 Leonard 和 Schapira 的综述中找到。

正如人们所料,普遍存在的产生能量的线粒体功能异常导致了骨骼肌以外的许多器官的疾病(例如,糖尿病和其他内分泌疾病及轻微畸形可见于数种线粒体疾病)。然而,大多数线粒体紊乱主要影响神经系统,有时是唯一影响的。两个可追溯到线粒体异常的特征特别常见,一是肌纤维的一种特殊变化,称为破碎红纤维(*ragged red fibers*),是肌纤维中线粒体的堆积,将进一步详细描述,而另一种是全身性乳酸酸中毒。除此之外,每一种线粒体疾病都有其独有的特征,而且在其主要成分上彼此不相似。主要综合征是 MELAS 和 MERRF(缩略语定义见下文)、Leber 遗传性视神经萎缩、进行性眼外肌瘫痪,以及 Leigh 综合征等。这些疾病在本章的最后部分详细描述。

遗传代谢性疾病的诊断特征

在临床实践中,当出现以下证据时,应考虑遗传代谢性疾病的可能:

1. 在兄弟姐妹或近亲中存在类似类型的神经疾病
2. 无新生儿缺氧缺血时,婴儿或幼儿反复发作的非惊厥性意识丧失或顽固性癫痫,或婴儿痉挛症(infantile spasms)和进行性肌阵挛癫痫(progressive myoclonic seizures)
3. 以下表现出现两种以上:不明原因的对称性或全身性痉挛性肌无力(spastic weakness)、小脑性共济失调、锥体外系疾病、耳聋或失明等
4. 神经系统疾病在数月或数年内持续进展,也可根据达到发育里程碑和后来又出现发育倒退来判定,如第 27 章所概述
5. 患儿出现发育延迟(developmental delay),而其兄弟姐妹或近亲中无先天畸形或发育迟滞

若见到这些临床信息,应对患者的血、尿及脑脊液(CSF)进行适当的生化分析,进行脑 MRI 检查和基因检测。

除了对有症状的个体进行调查外,现有的一系列基因和生化检测方法,也使得对新生儿进行大规模筛查以发现先天性代谢缺陷成为可能。新的诊断技术还帮助我们发现了一些前所未知的疾病,并进一步阐明了已知疾病的生化机制。因此,神经科医生的职责正在发生变化。我们不能再等到神经系统疾病出现典型的症状和体征才进行诊治,因为到那时潜在的病变往往已经不可逆。现在有可能找到那些虽然没有症状但有风险的患者,并采取饮食和其

他治疗措施来防止神经系统损害。这一点对于已有发病患儿的家庭来说尤为重要。为了充分承担这一新的责任，需要具备遗传学、生化筛查方法和公共卫生措施等方面的知识。

先天性代谢缺陷表现为许多不同的临床综合征，与生化缺陷的性质和代谢异常表现出来时神经系统所处的发育阶段有关。例如苯丙酮尿症(phenylketonuria)对脑白质有特殊的影响，主要发生在活跃的髓鞘形成期，一旦髓鞘形成过程完成，生化异常的危害就微乎其微了，如第 27 章中的详述。从神经科医生的角度来看，更重要的是发病时神经系统发育所达到的功能水平。新生儿或婴儿由于大部分的大脑尚未发育完全，其功能紊乱远不如年龄较大的儿童明显。此外，随着疾病的发展，临床表现一直会受神经系统未受累部分继续发育成熟的影响。这些相互作用可能给人一种神经功能退化、发育过程停止(发育迟滞)的印象，抑或因神经系统正常部分不断成熟而导致功能改善。

由于年龄是最重要的影响因素，并且某些病理过程在特定的生命阶段更容易出现，在作者看来，似乎合乎逻辑的是，对遗传代谢性疾病的分类不像其他章节一样依据主要的临床表现综合征，而依据其最容易发病的年龄段：新生儿期(the neonatal period)、婴儿期(infancy)(1~12 月龄)、儿童早期(early childhood)(1~4 岁)、儿童晚期(late childhood)、青少年期(adolescence)和成年期(adult life)。只有在最后两个年龄段中，我们才回到临床上更实用的按综合征分类的方法。在采用按年龄细分类方法时，我们意识到某些遗传代谢缺陷虽然在某个特定生命阶段表现最典型，但并不一定局限于这一时期，也可能发病较晚，有时表现为变异型。此类变异将在适当的地方加以讨论。

新生儿期代谢性疾病

少数进行性代谢性疾病在出生后数日内发病。这类疾病的重要性并不在于其发病率(它们在新生儿累及神经系统功能的疾病中仅占一小部分)，而在于必须迅速识别以防止婴儿早夭或终生承受严重的发育迟滞。这种与生俱来的威胁给新生儿神经病学带来了紧迫性。识别这类疾病对家庭和产前检测的目的也很重要。

新生儿代谢性疾病的诊断有两种方法：一种是用一系列血液和尿液的生化测试对每个新生儿进行筛查；另一种是在生后几天内对新生儿进行详细的神经系统评估，以发现疾病的最早期征象。然而，并非所有的生化检测都简便易用，适合作为大规模筛查项目，而且许多目前常用的临床检测还不能有效地作为疾病的标志物。同时，有许多生化检测费用昂贵，诸如成本效益之类的现实问题令儿科医生难于采用。引入串联质谱法(tandem mass spectrometry)对血液和尿液进行评估部分缓解了后一种担忧。不同国家筛查范围不同。在美国，筛查内容包括与神经系统发育相关的几类疾病，包括内分泌异常(特别是甲状腺功能减退)，氨基酸、有机酸、脂肪酸、黏多糖代谢异常等疾病。听力筛查通常也是新生儿出院前必须进行的。上述检查是由州一级组织和实施的。

新生儿代谢性疾病的神经学评估

正如第 27 章所述，新生儿神经系统的功能基本处于脑干 - 脊髓水平。苍白球及视觉运动皮质才刚开始髓鞘化，它们对新生儿的整体行为不可能发挥很大作用。因此，为了提供有用的信息，神经系统查体应注意评估间脑 - 中脑、小脑 - 下位脑干和脊髓的功能。如第 27 章所述，可靠地评估新生儿这些功能的完整性应注意以下的内容：

1. 下丘脑 - 脑干功能：控制呼吸和体温，调节口渴、体液平衡和食欲

2. 脑干 - 小脑功能：某些基本的自主功能，如吸吮、觅食、吞咽、抓握等

3. 下位脑干(网状脊髓束)、小脑和脊髓功能：颈部、躯干、四肢的运动及姿势，如支撑反应、颈部和躯干的伸展、屈曲运动和迈步等

4. 脊髓神经元和神经肌肉的功能：四肢及躯干的肌张力

5. 中脑被盖和脑桥的功能：反射性眼球运动(在生后第 3 天即可发现视动性眼震改善)

6. 中脑 - 间脑功能：警觉性和注意力(对刺激的反应和检查者进行沟通的能力)，以及睡眠 - 觉醒和脑电图模式

7. 上位脑干 - 脊髓功能伴可能的皮质易化：某些反射性反应，如惊吓(Moro)反应和放置足和手的反应

这些功能紊乱表现为警觉性和觉醒受损，肌张力低下，眼球活动障碍(眼球摆动、眼球震颤、前庭刺激如婴儿直立旋转时眼球张力性共同偏视丧失)，喂养困难，震颤，阵挛性抽搐，强直性痉挛，角弓反张，肢体自主活动减少或消失，呼吸不规则或混乱，低体温或体温不恒定，心动过缓，循环障碍，面色苍白，以及癫痫发作等。

在大多数新生儿代谢性疾病中，母亲的怀孕及分娩均顺利进行。通常为足月分娩，婴儿身长、体重符合孕周，也没有发育异常的征象[少数情况下胎儿略小，在 G_{M1} 神经节苷脂贮积病可能有一种假性赫勒病样表现（pseudo-Hurler appearance），见下文]。此外，各项功能在生后的头几天仍然正常。最先提示患病的线索可能是出现喂养困难，如食物不耐受、腹泻和呕吐。患儿烦躁不安，体重不增加，发育停滞，这些都提示氨基酸、氨或有机酸代谢紊乱。

神经系统功能紊乱的第一个明确的指征可能是出现癫痫发作。通常表现为一侧肢体无规律的阵挛性或强直性收缩，或双侧肢体非同步收缩，呼吸骤停，头眼向一侧偏转，或者手和面部抽搐。一部分不良的癫痫发作可能会进展为全面性。发作可单次或成簇出现，后一种情况可伴随反应消失、不动以及呼吸停止。

运动方面其他的临床异常，根据 Prechtl 和 Beintema 等权威意见大致可分为三组，每组构成一种综合征：①运动增多 - 肌张力增高（hyperkinetic-hypertonic），②淡漠 - 肌张力低下（apathetic-hypotonic），③单侧或偏侧综合征。Prechtl 和 Beintema 对 1 500 多名新生儿进行研究，发现若体格检查提示上述三种综合征中的任何一种，则在 7 年内出现明显神经系统异常的可能性为三分之二。研究还发现某些神经系统体征，如面瘫、不能抓握、肌张力低下、吸吮困难，尽管有时可能提示严重的神经系统疾病，但较不可靠；而且这些体征很罕见，只能识别出少数脑损伤的婴儿。诊断神经系统异常最可靠的线索并不是单一的神经系统体征，而是这些体征的组合，上述三种综合征便是重要的组合，尽管其解剖及生理基础尚未完全阐明。

在低钙 - 低镁血症（hypocalcemia-hypomagnesemia）的病例中，以运动增多 - 肌张力增高综合征为主。其他大多数疾病更易导致淡漠 - 肌张力低下综合征，但运动增多 - 肌张力增高综合征可能出现在疾病初期；淡漠 - 肌张力低下状态往往预后更差，表明病情更严重，无论病因如何。代谢疾病中第三组假定的单侧异常综合征较少见，也较难识别。这些综合征常重叠存在，且均可出现癫痫发作。其中一些神经学异常的解剖关联可通过 MRI 观察到。显然，我们需要一种更明确的新生儿神经征象学，充分利用许多刺激 - 反应测试，包括安德烈·托马斯（Andre Thomas）和达伽西斯（Dargassis）所描述的那些。

新生儿代谢性疾病及其估算的发病率

在新英格兰，对所有新生儿进行代谢性疾病筛查已实行了近 50 年。我们的同事，波士顿儿童医院的列维（Levy HL）曾对神经系统相关疾病的数据进行了整理，并将其汇总在表 36-1 中。以前部分疾病是通过对尿液色度化学测试（colorometric chemical tests）做出诊断的（表 36-2）。这在很大程度上被串联质谱法取代。

本组疾病还应加上遗传性高氨血症（inherited hyperammonemic syndromes）、维生素反应性氨基酸病（vitamin-responsive aminoacidopathies），如吡哆醇依赖症（pyridoxine dependency）和生物蝶呤缺乏症（biopterin deficiency），以及在新生儿期出现的某些非家族性代谢障碍如低钙血症、甲状腺功能减退和克汀病（cretinism）、低镁血症伴手足搐搦（tetany），以及低血糖等。

需要强调的是，这三种最常见的遗传代谢性疾病，即苯丙酮尿症（*phenylketonuria*，*PKU*）、高苯丙氨酸血症（*hyperphenylalaninemia*）和先天性甲状腺功能减退（*congenital hypothyroidism*）等在新生儿期并不表现出临床症状，故将在本章后面部分和第 39 章（先天性甲状腺功能减退的讨论）中讨论。这是幸运的，因为可以在症状出现前采取预防措施。还有许多代谢紊乱可通过筛查或早期症状来识别，概述如下。

表 36-1 新英格兰新生儿筛查发现的代谢性疾病

疾病种类	每 10 万新生儿中病例数
生物素酶缺乏症	5.4
半乳糖血症	1.5
戊二酸尿症Ⅰ型	0.4
丙酸尿症	0.3
甲基丙二酸尿症（变位酶缺陷）	0.5
钴胺素缺乏症	1.3
枫糖尿病	0.4
异戊酸血症	0.8
苯丙酮尿症	6.6
同型胱氨酸尿症	0.4
酪氨酸血症Ⅰ型	0.3
鸟氨酸氨甲酰基转移酶	0.8
肉碱棕榈酰转移酶	0.1
瓜氨酸血症Ⅰ型	0.3
精氨酰琥珀酸尿症	1.0
戊二酸尿症Ⅱ型	0.6
极长链酰基辅酶 A 脱氢酶	3.3
肉碱棕榈酰转移酶 2 型	0.5
长链羟基酰基辅酶 A 脱氢酶	0.8

来源：由 Dr. Inderneel Sahai 提供。New England Newborn Screening Program，MA. Screening done by tandem mass spectrometry of dried blood spot. 略去了没有神经学意义或发病率极低的异常。

表 36-2 以前使用的代谢性疾病的尿液筛查方法

疾病	三氯化铁反应	DNPH	本尼迪特(Benedict)反应	硝普盐反应
苯丙酮尿症	绿色	+	–	–
枫糖尿病	海军蓝	+	–	–
酪氨酸血症	浅绿色(一过性)	+	–	+
组氨酸血症	棕绿色	±	–	–
丙酸血症	紫色	+	–	–
甲基丙二酸尿症	紫色	+	–	–
同型胱氨酸尿症	–	–	–	+
胱氨酸尿症	–	–	–	+
半乳糖血症	–	–	+	–
果糖不耐受	–	–	+	–

DNPH,二氨基苯肼(diaminophenylhydrazine)。串联质谱法已基本取代传统的新生儿代谢性疾病筛查方法。

维生素反应性氨基酸病

维生素反应性氨基酸病(vitamin-responsive aminoacidopathies)包括一组疾病,其治疗不是通过饮食限制某种特定的氨基酸,而是对口服补充某种特定的维生素有反应。已知大约有 30 种维生素反应性氨基酸病(它们都很罕见,相对常见的列在表 40-3 中),其中许多疾病导致中枢神经系统(CNS)的损伤。

吡哆醇依赖性癫痫(*pyridoxine-dependent seizures*) 吡哆醇依赖虽然是一种罕见疾病,但它是遗传性维生素依赖性生化代谢障碍的典型范例。吡哆醇依赖性癫痫是一种常染色体隐性遗传性状,以早期惊厥为特征,有时甚至在子宫内发生;发育停滞,肌张力过高 - 运动过多,易激惹,颤抖样动作[“神经过敏的婴儿”(jittery baby)];过度的听觉惊吓(听觉过敏);如果不治疗后来将出现精神运动迟滞(psychomotor retardation)。特异的实验室异常是在色氨酸负荷下黄尿酸的排泄增加。患者脑组织中 5- 磷酸吡哆醛(pyridoxal-5-phosphate)和 γ- 氨基丁酸(gamma-aminobutyric acid)(GABA)水平降低。致病突变位于 *ALDH7A1* 基因。

目前仅有少量病例的神经病理研究。我们的同事 Adams RD 报道了一例新生儿期患病的 13.5 岁男孩,处于智力迟钝状态,并有视盘苍白,双下肢痉挛;大脑重量比正常水平低 350g。大脑半球的中央白质减少,丘脑核团和小脑的神经元丢失,伴胶质增生(Lott et al)。最重要的是,吡哆醇缺乏时给予维生素 B_6 50~100mg,可控制癫痫发作,每天 40mg 可使患儿正常发育。

生物蝶呤缺乏症

一些生物蝶呤缺乏症(biopterin deficiency)患者在新生儿期血清苯丙氨酸(phenylalanine)浓度升高,对降低苯丙氨酸的疗法没有反应,通常发现它们在生物蝶呤代谢方面有缺陷。这种缺陷通常是由四氢生物蝶呤(tetrahydrobiopterin)或 BH4 基因突变所致。如果这种疾病没有得到及时的诊断和治疗,会导致肌阵挛发作和后来的大发作,伴有反应下降和全身性肌张力低下。吞咽困难是另一个突出症状。在数月内发育延迟会变得明显。与苯丙酮尿症(PKU)不同,本病的苯丙氨酸羟化酶(phenylalanine hydroxylase)水平正常,但缺乏作为苯丙氨酸羟化酶辅助因子的四氢生物蝶呤。治疗包括给予四氢生物蝶呤 7.5mg/(kg·h),并配合低苯丙氨酸饮食。关键在于通过检测尿蝶呤(urine pterins)早期诊断本病,并在不可逆性脑损伤发生之前启动适当的治疗。此外,还有报道表现为昼夜波动性肌张力障碍(diurnally fluctuating dystonia)的晚发型,但性质尚不明确。

半乳糖血症

半乳糖血症(galactosemia)是常染色体隐性遗传,其生化异常在于半乳糖 -1- 磷酸尿苷转移酶(galactose-1-phosphate uridyl transferase)缺陷,由 GALT 基因突变所致。这种酶催化半乳糖 1- 磷酸酯(galactose-1-phosphate)转化为尿苷二磷酸半乳糖(uridine diphosphate galactose),在新生儿筛查中包括这种酶的三种形式。根据生化代谢阻滞的程度,已报道了几种类型的半乳糖血症,其中一些是由于半乳糖代谢通路中其他基因突变所致。典型(重度)患儿在生后第一天摄入母乳后即发病,出现呕吐和腹泻,之后出现发育停滞。嗜睡、注意力不集中、张力减退和新生儿自发动作的活力减弱随后变得明显。可出现囟门突出、肝脾大、皮肤黄染(超出一般新生儿黄疸的程度)以及贫血等。少数患儿可有血小板减少伴脑出血。半乳糖醇在晶状体内聚积可导致白内障。对存活婴儿转归的研究表明,婴儿表现为精神运动发育延迟(IQ 约 85)、视力受损、骨质疏松、卵巢功能衰竭、残余肝硬化,有时伴脾大和腹水。这些情况似乎即使经过治疗也会发生。然而,尚不清楚的是,这些患者的治疗是否一直贯穿关键的发育阶段。在一例 8 岁死亡的患儿,大脑的主要变化是轻度小头畸形伴有白质纤维胶质增生,以及小脑浦肯野细胞和颗粒细胞部分丢失,也有胶质增生(Crome)。实验室诊断发现是血半乳糖水平升高、葡萄糖水平降低、半乳糖尿(galactosuria),以及红细胞、白细胞和肝细胞中相关酶的缺乏。治疗基本上是通过饮食,使用代乳品;如果能早期开始,可以保护大脑免受损害。

Friedman 及其同事还在一些从婴儿期疾病中存活下来的半乳糖血症患者中观察到一种迟发性神经系统综合征。这些患者到青春期晚期表现出认知发育迟缓;有些出现小脑性共济失调、肌张力障碍和失用。其中一例患者是中年人。

婴儿有机酸尿症

婴儿有机酸尿症(organic acidurias of infancy)分为酮症型和非酮症型。大多数有机酸尿症都已包括在新生儿的筛查中。酮症型(*ketotic types*)中最主要的是丙酸血症(*propionic academia*)。丙酸血症是一种常染色体隐性遗传病,由原发性有机酸代谢缺陷所致,临床表现为发作性呕吐、嗜睡、昏迷、惊厥、肌张力增高和呼吸窘迫等。发病是在新生儿或婴儿早期,随着时间的推移,精神运动发育迟滞变得明显。即使经过饮食治疗,患儿也常在几个月内死亡。血清中丙酸、甘氨酸、各种脂肪酸和丁酮的水平升高。与其他酮症型有机酸尿症一样,高蛋白摄入会诱发酮症发作。严格限制饮食中的蛋白质(特别是亮氨酸)可以防止酮症酸中毒的发作,还可以使得精神运动发育相对良好。

许多其他的酮酸尿症也发生在婴儿期。其中最重要的是甲基丙二酸血症(methylmalonic acidemia)、异戊酸血症(isovaleric academia)、β- 酮酸血症(beta-keto academia)和乳酸血症(lactic academia)。这些疾病的每一种都可以表现为严重的代谢性酸中毒和间歇性嗜睡、呕吐、呼吸急促、震颤、抽搐、惊厥和昏迷,大约一半的患者过早死亡,幸存者发育迟缓。甲基丙二酸血症的罕见亚型对维生素 B_{12} 治疗有反应。异戊酸血症的特点是特别明显的汗臭味,因此给它起了个“汗脚综合征(sweaty foot syndrome)”的别名。许多代谢缺陷可造成乳酸和丙酮酸堆积,最常见的是丙酮酸脱羧酶(pyruvate decarboxylase)和丙酮酸脱氢酶(pyruvate dehydrogenase)缺乏。异戊酸血症的酶缺陷也被证实可出现在一种反复发作的小脑性共济失调和手足徐动症中,以及一种持续性的线粒体脑病[利氏病(Leigh disease)](亚急性坏死性脑脊髓病——译者注)中,将在本章后面述及。

还有另一种罕见的芳香族 L- 氨基酸脱羧酶(aromatic L-amino acid decarboxylase)缺乏症已被描述,其化学特征是几乎所有儿茶酚胺水平均降低。这种缺陷与一种特殊的运动障碍有关,表现为眼动危象、肌张力障碍、手足徐动和自主神经功能衰竭等(Swoboda et al)。

Ⅱ型戊二酸血症(type Ⅱ glutaric acidemia)也可见于新生儿期,引起发作性酸中毒伴呕吐和高血糖,可合并多种先天性脑和躯体结构发育异常以及心肌病。在饮食上推荐减少特定毒性氨基酸,补充肉碱和核黄素,但其效果尚不明确。

在高甘氨酸血症的非酮症型(*nonketotic form of hyperglycinemia*)中,甘氨酸(glycine)水平增高,但不出现酸中毒。值得注意的辅助检查发现脑脊液中甘氨酸水平增高,较血液中升高几倍,对神经系统的影响比酮症型更具破坏性。在已报道的病例中(作者和我们的同事已经看到了几例),新生儿表现为肌张力低下、无精打采、呼吸困难,伴有眼球协同运动障碍、角弓反张、肌阵挛,以及癫痫发作等。少数这样的新生儿存活到婴儿期,但是认知能力严重受损,极度依赖照料。在非酮症及酮症型的高甘氨酸血症患者中,都观察到脑的海绵样变性(Shuman et al)。严重的病例没有有效的治疗方法。对于不典型的轻型患者,即婴儿后期或儿童期才表现出神经系统异常者,减少膳食中的蛋白质、服用苯甲酸钠(sodium benzoate)250mg/(kg·h),有助于改善病情。有报道使用右美沙芬(dextromethorphan)阻断甘氨酸受体对于预防癫痫发作和昏迷有效。

遗传性高氨血症

遗传性高氨血症(inherited hyperammonemias)是由克雷伯 - 亨塞利特尿素循环(Krebs-Henseleit urea cycle)中的酶先天缺陷所致的一组疾病,包括六种:N- 乙酰谷氨酸合成酶(N-*acetyl glutamate synthetase*)缺乏症、氨基甲酰磷酸合成酶(*carbamoyl phosphate synthetase*,CPS)缺乏症、鸟氨酸氨基甲酰转移酶(*ornithine transcarbamylase*,OTC)缺乏症、精氨酸琥珀酸合成酶(*argininosuccinic acid synthetase*)缺乏症[瓜氨酸血症(*citrullinemia*)]、精氨酸琥珀酸酶缺乏症(*argininosuccinase deficiency*)和精氨酸酶缺乏症(*arginase deficiency*)。高鸟氨酸血症 - 高氨血症 - 高瓜氨酸血症(hyperornithinemia-hyperammonemia-homocitrullinemia,HHH)与内源性蛋白质不耐受密切相关。发现血氨水平持续性或发作性升高可识别出这类疾病。这些遗传性高氨血症综合征在 Brusilow 和 Horwich 的综述中有详细的阐述。

除了鸟氨酸氨基甲酰转移酶(OTC)缺乏症是X连锁显性遗传外,其余的遗传性高氨血症均为常染色体隐性遗传。它们的临床表现都是由于氨或者尿素循环中间产物在脑中的积累引起的,只是严重程度不同而已,这取决于酶缺乏的完全程度和患者的年龄。唯一的例外是精氨酸酶缺乏症,通常发病于儿童晚期,表现为进行性痉挛性截瘫伴智能迟钝。临床上为了方便,将高氨血症分为两组,一组在新生儿期发病,另一组在生后几周或几个月发病。这是人为的区分,因为临床表现本质上更像是上述生物因素所控制的连续谱系,个别罕见的病例甚至在成年期才出现第一个症状。

在最严重的高氨血症中,婴儿在出生时、出生后的一两天内没有症状,然后出现拒食、呕吐,很快变得活动少、嗜睡,不久陷入不可逆的昏迷状态。在病程中可观察到大量出汗、局灶性或全身性癫痫发作、强直伴角弓反张、低体温和过度通气。这些症状需要急诊处置,但即使采取措施降低血氨,本病通常仍是致命性的。

在病情较轻的婴儿中,高氨血症出现于出生几个月后、增加蛋白质喂养时。患儿出现生长发育停滞,在试图强制喂食或在便秘期间喂食(两者都会增加肠内氨的产生)时可能会导致发作性呕吐、嗜睡、过度兴奋和尖叫。呼吸性碱中毒是一个持续的特征。其他表现包括间断肌张力升高与肌张力低下交替出现、癫痫发作、共济失调、视力模糊、意识混乱、昏睡和昏迷。昏睡发作通常由脱水、食物蛋白质负荷增多或小手术引起,在此期间,CT 和 MRI 检查可显示脑水肿;反复发作后,脑水肿被脑萎缩取代,表现为脑白质对称性信号减低区。在发作间期,尿素循环酶部分性缺乏的患者可能表现正常或只有轻微的高胆红素血症(DiMagno et al; Rowe et al)。随着失代偿,胆红素升高,血氨也升高,但两者都没有达到极高的水平。在反复发作后,运动和精神发育迟滞的迹象变得明显,患者易反复感染。我们治疗的 2 例成年男性患者,均已婚,但患有无精子症(azoospermia),这在该病中常见,从事技术要求很高的工作,因出现发作性视物模糊,随后数小时内出现昏睡而就诊(Shihetal et al,1999)。他们在儿童时就表现出厌恶蛋白质和奶制品,在后来的生活中高蛋白膳食后出现脑病表现,其中一例有严重的脑肿胀。晚发性高氨血症的表型之间几乎没有差异,除了精氨基琥珀酸尿症(*argininosuccinic aciduria*),以头发极度干燥和脆弱为显著特征[结节性脆发症(trichorrhexis nodosa)],以及之前提到的精氨酸酶缺乏症(*arginase deficiency*),伴有痉挛性双侧瘫。

诊断是建立在检出高氨血症(*hyperammonemia*)的基础上,血氨往往高达 1 500mg/dL。精确的诊断需要基因检测。原发性高氨血症须与有机酸尿症区分开来,包括甲基丙二酸尿症(*methylmalonic aciduria*)(见上文),其中高氨血症可作为继发性代谢异常而出现。

在所有的新生儿高氨血症中,常见肝脏肿大及肝细胞代谢功能不足,但是酶缺乏或其他氨基酸代谢紊乱如何影响脑部尚不清楚。推测在某些患者中,脑组织中氨的饱和会损害大脑神经元的氧化代谢,当血液中的氨含量增加时(由蛋白质摄入、便秘等诱发),会发生发作性昏迷或病程较慢的大脑功能损害,就像患有肝硬化和门静脉系统脑病的成人一样。在急性致死病例中,可见脑组织肿胀和水肿,星形胶质细胞弥漫性增多增大。神经元是正常的。星形细胞肿胀被认为是由于谷氨酸合成酶受抑制继发谷氨酸累积所致。在动物实验中,注射氯化铵后也观察到这些改变。当高氨血症突然发生且很严重时,可导致脑病、脑肿胀和呼吸性碱中毒的组合,类似瑞夷综合征(*Reye syndrome*)(见第 39 章“Reye-Johnson 综合征”)。

像各种肝脏疾病一样,丙戊酸(valproic acid)和其他肝脏毒素可能会进一步损害尿素循环酶而导致肝昏迷。值得注意的是,少数遗传性高氨血症病例在儿童或成年期使用上述某一种药物之后才发现。大多数 OTC 缺乏症病例在新生儿期出现高氨血症，但较轻的类型可能发病较晚，表现为昏睡、共济失调和癫痫等发作性症状。其他特征已在上文提及。

高氨血症综合征的治疗 急性高氨血症综合征的治疗旨在降低氨水平，最初可通过血液透析、换血，以及给予苯乙酸和苯甲酸钠，可从尿素循环转移氮或作为氨清除剂。一份关于苯乙酸（或苯丁酸）和苯甲酸治疗 299 例患者的报告显示总体存活率为 84%，其中大部分为入院时处于昏迷状态的儿童（Enns et al）。急性症状缓解后，应对患者进行系统化管理，如 Brusilow 及其同事、Msall 及其同事所概述的，应在饮食中添加精氨酸（Arginine）50~150mg/kg，因为精氨酸缺乏可能是与这种天然紊乱相关的智能迟钝和皮疹的原因。在较慢性的病例中，治疗包括限制蛋白饮食以及口服抗生素和乳果糖（Lactulose）来减少氨负荷。在先天性尿素生成障碍的婴儿中，一直有高氨血症和昏迷反复发作的危险，特别易出现在感染时。少数患者通过对代谢异常的精心管理可以使精神运动发育正常。肝移植治疗是有效的。

支链氨基酸代谢病（枫糖尿病）

支链氨基酸代谢病（branched-chain amino-acidopathies）也称为枫糖尿病（maple syrup urine disease），是由缺乏 α- 酮酸脱氢酶（α-keto acid dehydrogenase）引起的，导致亮氨酸、异亮氨酸和缬氨酸等支链氨基酸以及相应的支链 α- 酮酸的累积，可以在血浆和尿液中检测到。大多数新生儿筛查项目中包含此项检测。枫糖尿病可以作为这类疾病的原型（prototype）。枫糖尿病的遗传模式是常染色体隐性遗传，目前已发现至少有三种类型，每一种都有不同的遗传位点。发病率最高的是阿米什人、门诺派教徒和犹太人。

最严重的新生儿型在出生时表现正常，但到生后第一周末出现喂养不良、间断性肌张力增高、角弓反张和呼吸不规律。随后患儿出现自主活动减少、惊厥、严重的酮症酸中毒，通常在第 2 周至第 4 周末时昏迷和死亡。本病是婴儿早期恶性癫痫综合征（malignant epileptic syndrome）的病因之一（Brett）。该病已描述了四种较轻的类型。在这些慢性发病的病例中，喂养困难出现得稍晚，在婴儿期早期开始。患儿表现为反复感染、发作性酸中毒、昏迷、生长和精神运动发育迟缓。其中一些患儿可能在 1 岁时出现四肢轻瘫或共济失调；或者可能只有非特异性的精神发育迟滞。该病的名字来源于患儿尿液中葫芦巴内酯（sotolon）产生的枫糖浆气味，这种化学物质对 2，4- 二硝基苯肼（2，4-dinitrophenylhydrazine）测试呈阳性反应。

除了血浆和尿液中亮氨酸、异亮氨酸、缬氨酸和酮酸浓度升高外，其他重要的实验室检查结果还有 γ- 羟基丁酸衍生物的继发性累积。神经病理学的发现是不确定的。在第一个报道的急性病例中，仅观察到脑间质水肿；但在更多的慢性病例中，可见出生后髓鞘化的大脑白质在部分区域髓鞘苍白、丢失和胶质增生。在 CT 和 MRI 上可显示这些病变。

通过严格限制含有支链氨基酸（亮氨酸、异亮氨酸和缬氨酸）的食物来治疗可以在一定程度上保证智力发育正常，但这种饮食限制必须从新生儿期开始，并维持终生。Prensky 和 Moser 报道过一种变异型病例，酮酸组成模式略有不同，对硫胺素（thiamine）30~300mg 治疗有不同反应。对危及生命的急性发作，需要腹膜透析以去除可能的有毒代谢物；给予不含支链酮酸的葡萄糖 - 氨基酸混合物可改善症状。肝移植有可能治愈本病，从而避免终生严格的饮食限制。

其他有机酸血症

除枫糖尿病外，还有一些其他的代谢紊乱在新生儿期或婴儿期起病，且以有机酸血症为特征，其中一些是线粒体起源的。如果病情严重，婴儿出生后不久就会出现代谢性（乳酸）酸中毒，伴有嗜睡、喂养困难、呼吸急促和呕吐。或者可能有烦躁不安、四肢抽搐和肌张力增高。后来表现为喂养困难、反复呕吐、肌张力低下和发育停滞等。随着时间的推移，精神运动发育迟缓和耐药性癫痫发作日渐明显。代谢性应激，例如并发感染或外科手术可能诱发乳酸或酮症酸中毒发作。对这些患者的急性期护理非常重要。Lyon 及其同事们对此有更详细的描述。罕见的情况，特别是生物素酶缺乏症（biotidinase deficiency），可在成年早期发病。

生化检测可发现生物素酶缺乏、甲基丙二酸尿症、戊二酸血症、甲基戊二酸血症或许多其他有机酸异常。这些疾病都可通过已发现的致病基因来确诊。如上所述，其中一些酶与特定的维生素辅助因子联合作用，因此准确诊断非常重要。不同的有机酸血症可能对补充某种维生素或辅助因子有反应，如，生物素酶缺乏症每天 10mg 生物素（Biotin）；甲基丙二酸血症给予维生素 B_{12}，1~2mg/d；枫糖尿病给予硫胺素（thiamine）10~20mg/d；Ⅰ型和Ⅱ型戊二酸血症给予核黄素(riboflavin)300mg/d。此外,给予肉碱(carnitine)可以协助有毒代谢物的清除。

亚硫酸盐氧化酶缺乏症伴/不伴钼辅助因子缺乏

亚硫酸盐氧化酶缺乏症(sulfite oxidase deficiency)伴/不伴钼辅助因子缺乏是罕见的常染色体隐性遗传性硫代谢障碍,由 SUOX 基因突变造成,表现为新生儿期出现癫痫发作、轴性肌张力低下、反应水平下降以及痉挛伴角弓反张。还可能伴有晶状体脱位、失明、眼组织缺损和眼球内陷,连同严重的精神发育迟滞和面部畸形(双眼间距过大、长脸和人中长、面颊肿胀等)。纯亚硫酸盐氧化酶缺乏症与亚硫酸盐氧化酶缺乏症伴钼辅助因子缺乏在临床表现上无明显差异。存活至婴儿期后,患儿的发作性精神错乱和昏睡减轻,代之以出现癫痫发作、精神发育迟滞和共济失调。我们的一个病例由 Shih 和同事在 1977 年报道,患儿出现偏瘫和失语的卒中样综合征,在 4 岁半时复发;另一个病例在 8 个月时出现晶状体半脱位和舞蹈手足徐动症。

该病的生化异常是由于酶缺乏导致的亚硫酸盐(sulfite)和可能的硫酸酯酶(sulfatase)累积。一项尸检研究发现大脑萎缩,伴白质和灰质(大脑皮质、基底节和小脑核团)的丢失和破坏。增加钼的摄入或减少饮食中含硫氨基酸的摄入量是一种尚未充分评估的治疗可能性。

新生儿代谢性疾病的诊断

为诊断提供重要线索的当然是新生儿期疾病的历史,在兄弟姐妹或母系的一个男性亲属中曾有不明原因的早期死亡。婴儿如有拒食蛋白质食物的病史,甚或亲属中有不喜欢蛋白质食物或婴儿期喂养困难的病史,都应该怀疑遗传性高氨血症或有机酸血症。血氨、血乳酸、尿酮和尿还原性物质(与硫酸铜反应)检测是关键的实验室检查。广谱的筛选程序可能揭示生化异常,是诊断这类疾病时最理想的情况,特别是这类筛查还可提供症状出现前的信息。

许多非遗传性代谢性疾病须与在这一时期的遗传性疾病相鉴别。低钙血症(*hypocalcemia*)是新生儿癫痫发作最常见的原因之一,通常有手足抽搐、痉挛和震颤的动作,其原因尚不清楚,但这种疾病很容易纠正,预后非常好。症状性低血糖反应(*hypoglycemic reactions*)在新生儿常见。早产儿是最易受影响的。足月儿血糖水平低于 30mg/dL、早产儿血糖水平低于 20mg/dL 时会出现惊厥发作、震颤和嗜睡。母亲的毒血症和糖尿病也容易使新生儿发生低血糖。其他引起低血糖的原因包括肾上腺功能不全、半乳糖血症、特发性胰岛细胞增生、可治疗的脂肪酸 β 氧化障碍,以及先天性 CSF 葡萄糖转运不足,这些会引起持续性脑脊液糖过低(hypoglycorrhachia)和难治性癫痫,除非血糖保持在较高水平。Koivisto 及其同事们详细记录了未经治疗的低血糖的破坏性影响。现在还确定了一种脑脊液丝氨酸转运障碍,表现为生长停滞、严重的发育障碍伴痉挛和难治性癫痫。该病是通过检测 CSF 氨基酸水平来诊断的,治疗是给予大剂量口服丝氨酸。克汀病(*Cretinism*)和特发性高钙血症(*idiopathic hypercalcemia*)是这一时期出现的其他可识别的疾病。

Aicardi 描述了新生儿肌阵挛综合征(neonatal myoclonic syndrome),Ohtahara 描述了恶性新生儿癫痫发作紊乱(malignant neonatal seizure disorder)。在一些病例中,新生儿综合征后来并入了 West 型婴儿痉挛症(West type of infantile spasms)和伦诺克斯-加斯托综合征(Lennox-Gastaut syndrome)(见第 15 章)。部分病例有大脑发育异常,并导致严重的发育迟缓。在其他这类病例中,家族成员的同时发病是一个特征;在这些病例中曾怀疑有代谢缺陷,但从未得到证实。

遗传性代谢性疾病还必须与出生时或生后很快发病的许多其他急危重症相鉴别,诸如窒息、围产期脑室出血伴肺透明膜病的呼吸窘迫综合征(respiratory distress syndrome of hyaline membrane disease)、其他缺血-缺氧状态、胎儿成红细胞增多病(erythroblastosis fetalis)伴核黄疸、新生儿细菌性脑膜炎、脑膜脑炎(单纯疱疹病毒、巨细胞包涵体病、李斯特菌病、风疹、梅毒和弓形体病),以及新生儿出血性疾病。这些将在第 37 章发育性疾病中描述。

婴儿遗传代谢性疾病

在婴儿期影响神经系统的遗传代谢性疾病的特征是不能达到精神感觉运动的里程碑(*failure to achieve psychosensorimotor milestones*),或者出现先前习得行为的消退(*regression of previously attained behaviors*)。然而,在 1 岁内发病的患儿在神经学诊断方面存在特殊的问题。如果婴儿在生后前几个月发病，在婴儿还没有发育出正常的复杂行为系统之前，疾病最初的征象可能表现为发育成熟过程的细微延迟，而不是精神运动退化（psychomotor regression）。不正常的表现包括：对周围环境缺乏兴趣、视觉参与缺乏、头部控制能力差、坐起时间延迟、手眼协调能力差，以及持续性婴儿自动症（infantile automatisms）。当然，脑的胚胎发育不良也可能会有类似的表现（第 37 章），而全身性疾病和其他内脏器官畸形，如囊性纤维化、肾脏疾病、胆道闭锁（biliary atresia）及先天性心脏病、慢性感染、营养不良，以及癫痫发作（使用药物治疗）等都可能会阻碍精神运动发育。在出生第一年的下半年，特别是如果上半年发育进展正常的话，诊断就会变得相对容易。此时，一些善于观察的父母，通常是已育有一个孩子的父母，便可以察觉到某些早期习得能力的丧失，这也证明了疾病的进展性。

脑白质营养不良和溶酶体贮积病是这类神经系统疾病中最独特的疾病。脑白质营养不良（*leukodystrophy*）是一组神经系统的遗传代谢性疾病，其特征是进行性、对称性，通常有脑白质的大量破坏，也有时是脊髓破坏；每一种类型的脑白质营养不良都以一种特定的髓磷脂代谢基因缺陷为特征。在溶酶体贮积病（*lysosomal storage diseases*），胞质内溶酶体中特定糖苷或肽键降解所必需的酶（通常是一种或多种酸性水解酶）具有遗传缺陷，使得底物不能被降解而堆积在神经细胞内，这些代谢物最终会引起神经细胞或其髓鞘的损伤。

这些疾病大多数都被归类为鞘脂沉积病（*sphingolipidoses*）。1966 年，Brady 观察到在这些疾病中，大脑和其他组织中沉积的鞘脂量均增多。鞘脂（sphingolipid）是一类细胞内脂质，以神经酰胺为基本结构，但每一种都附着有不同的寡糖或磷酸胆碱。本病中，鞘脂类的合成速率正常，它们的累积是由于一种特定的溶酶体酶（lysosomal enzyme）缺陷造成的，这些酶通常可分别去除糖蛋白（glycoproteins）、糖脂（glycolipids）和黏多糖（mucopolysaccharides）的一个单糖或硫酸盐部分而使之降解。正是酶缺乏的种类不同、累积的代谢物不同，以及不可降解底物在组织中的分布不同，使得这类疾病各自具有独特的生化和临床特征。

1965 年，埃尔（Hers）提出了溶酶体贮积病的概念，因为它为产前诊断和检测携带者提供了可能，当时引起了极大的兴趣。利用 CT、MRI 和诱发反应等技术可证实脑白质营养不良的存在，电镜检查皮肤、直肠或眼结膜的活检标本、循环淋巴细胞和培养的羊水细胞可发现非神经细胞中溶酶体贮积物质，也为诊断这类疾病提供了便利。

目前已确定了 40 多种溶酶体贮积病的生化异常，表 36-3 列出了其中的主要部分，这原本是根据 Kolodny 和 Cable 的综述改编的。每种类型都有确定的致病基因。除了鞘脂沉积病，它是最有可能在生后第一年发生的溶酶体贮积病，表中还列出了临床发病较晚（在儿童期和青春期）的溶酶体贮积病，将在本章后面讨论。Meikle 及其同事对澳大利亚人口的大规模研究得出了各种溶酶体贮积病的发生频率，与下面的排序基本一致。从澳大利亚国家参考实验室（Australian national referral laboratory）的报告中，可以看出溶酶体疾病总体发生率情况，在 16 年间共发现 545 例（其中 75 例为产前诊断），计算出的频率为每 7 700 个活产儿中有 1 例。这一数据与美国的估算相近，即约每 5 000 个新生儿中有 1 例。

溶酶体贮积病较常见的类型如下：

1. 泰 - 萨克斯病（Tay-Sachs disease）（G_{M2} 神经节苷脂贮积病）和变异型，如桑德霍夫病（Sandhoff disease）
2. 婴儿戈谢病（infantile Gaucher disease）
3. 小儿尼曼 - 皮克病（infantile Niemann-Pick disease）
4. 婴儿 G_{M1} 全身性神经节苷脂贮积病（infantile G_{M1} generalized gangliosidosis）
5. 克拉伯球状体脑白质营养不良（Krabbe globoid-body leukodystrophy）
6. 法伯脂肪肉芽肿病（Farber lipogranulomatosis）
7. 佩利措伊斯 - 梅茨巴赫病和其他嗜苏丹性脑白质营养不良（Pelizaeus-Merzbacher and other sudanophilic leukodystrophies）
8. 海绵样变性［卡纳万 - 范博尔加特 - 伯特兰病（Canavan-van Bogaert-Bertrand disease）］
9. 亚历山大病（Alexander disease）
10. 泽尔韦格脑病（Zellweger encephalopathy）
11. 劳氏眼肾脑病（Lowe oculorenal-cerebral disease）

我们在下文中总结了上述各种疾病的临床和病理特征，特征性的临床症候群和确证的实验室检查标为黑体。可能出现在此年龄组的利氏病（Leigh disease）将与线粒体疾病在本章中进一步描述。

表 36-3 溶酶体贮积病[a]

疾病	原发缺陷	累积的代谢物
鞘脂沉积病		
G_{M1} 神经节苷脂贮积病	β- 半乳糖苷酶	G_{M1} 神经节苷脂、半乳糖低聚糖、硫酸角质素
G_{M2} 神经节苷脂贮积病		
泰 - 萨克斯病	N- 乙酰己糖胺酶 α 亚基	G_{M2} 神经节苷脂
桑德霍夫病	N- 乙酰己糖胺酶 β 亚基	G_{M2} 神经节苷脂、寡糖、糖胺聚糖
激活物缺陷	G_{M2} 激活物	G_{M2} 神经节苷脂
异染性脑白质营养不良	芳基硫酸酯酶 A（硫苷脂酶）、硫苷脂激活物（鞘脂激活蛋白 B）	半乳糖硫苷脂、乳糖硫硫苷脂
克拉伯病	半乳糖脑苷脂酶	半乳糖脑苷脂
法布里病	α- 半乳糖苷酶 A	三己糖神经酰胺
戈谢病	葡萄糖脑苷脂酶	葡萄糖脑苷脂、糖肽类
尼曼 - 皮克病		
A 型和 B 型	鞘磷脂酶	鞘磷脂、胆固醇
C 型	胆固醇酯化物	游离胆固醇、双单酰基甘油磷酸酯
法伯病	神经酰胺酶	神经酰胺
辛德勒病	α- 半乳糖苷酶 B	α-N- 乙酰半乳糖胺低聚糖和糖肽类
神经元蜡样脂褐质沉积病		
婴儿型（Haltia-Santavuori）	棕榈酰蛋白硫酯酶	粒状嗜锇沉积物
晚期婴儿型（Jansky-Bielschowsky）	三肽基肽酶 I	曲线体、线粒体 ATP 合成酶亚基 C
青少年型（Spielmeyer-Sjögren）	438- 氨基酸膜蛋白	曲线和层压（指纹）体、线粒体 ATP 合成酶亚基 C
成人型（库夫斯病）	未知	混合型嗜锇沉积物和板层状包涵体
糖蛋白贮积病		
天冬氨酰葡糖胺尿症	天冬氨酰氨基葡糖苷酶	天冬氨酰葡糖胺
岩藻糖苷贮积病	α-l- 岩藻糖苷酶	岩藻糖低聚糖、岩藻糖基神经鞘脂类
半乳糖唾液酸贮积症	保护蛋白（β- 半乳糖苷酶和 α- 神经氨酸酶）	唾液酸低聚糖、半乳糖低聚糖
α- 甘露糖苷贮积病	α- 甘露糖苷酶	α- 甘露糖低聚糖
β- 甘露糖苷贮积病	β- 甘露糖苷酶	β- 甘露糖低聚糖
黏脂贮积病		
唾液酸沉积病（黏脂贮积病 I 型）	α- 神经氨酸酶	唾液酸低聚糖、唾液酸糖肽类
黏脂贮积病 Ⅱ 型（细胞内含物病）	UDP-N- 乙酰葡萄糖胺：溶酶体酶，N- 乙酰葡萄糖胺 -1- 磷酸转移酶	唾液酸低聚糖、糖蛋白、糖脂
黏脂贮积病 Ⅲ 型（假性赫勒型多发性营养不良）	与上述相同的磷酸转移酶	唾液酸低聚糖、糖蛋白、糖脂
黏脂贮积病Ⅳ型	黏蛋白 -1	神经节苷脂、磷脂、黏多糖
其他溶酶体疾病		
酸性脂肪酶缺乏症		
沃尔曼病	酸性脂肪酶	胆固醇酯、甘油三酯
胆固醇酯贮积病	酸性脂肪酶	胆固醇酯、甘油三酯
糖原贮积症 Ⅱ 型（庞贝病）	α- 葡糖苷酶（酸性麦芽糖酶）	糖原
唾液酸贮积症		
婴儿型	唾液酸转运体	游离唾液酸
萨拉病	唾液酸转运体	游离唾液酸
黏多糖贮积症（见表 36-7）		

[a]遗传学命名见正文。

泰 - 萨克斯病（G_{M2} 神经节苷脂贮积病）

泰 - 萨克斯病（Tay-Sachs disease）也称为 G_{M2} 神经节苷脂贮积病，己糖胺酶 A 缺乏，HEXA 突变，是一种常染色体隐性遗传病，多见于东欧（德系犹太人）背景的犹太婴儿。英国眼科医生 Tay 于 1881 年，以及美国神经科医生 Sachs 于 1887 年对此病做了首次描述，他们将其称为家族性黑矇性痴呆（amaurotic family idiocy）。此病在生后的前几周和几个月，几乎总是在第 4 个月内症状变得明显。最初的表现是运动活动退化和对声音刺激的异常惊吓，伴有精神萎靡、易激惹和对视觉刺激反应不良。随后出现进行性精神运动发育延迟（*delay in psychomotor development*）或退化（4~6 个月时），不能翻身和坐下。起初，有明显的轴性肌张力低下，后来痉挛状态及其他皮质脊髓束征，以及视功能障碍变得明显。黄斑细胞变性暴露出其下方的红色脉络膜，周围环绕着一圈灰白色的视网膜细胞，因神经节苷脂沉积而膨胀。眼底出现樱桃红斑伴视神经萎缩（图 36-1）。90% 以上的患儿在视网膜上可观察到这些变化，也是其他贮积病的特征（见表 36-4）。第 2 年，患儿出现强直 - 阵挛发作或较轻的运动性癫痫发作，头部体积增大，颅缝分离而脑室大小相对正常；第 3 年，临床表现为痴呆、去大脑姿势和失明。恶病质逐渐加重，在 2~4 岁死亡。早期脑电图即出现异常（阵发性慢波伴多棘波）。偶可见白细胞内嗜碱性颗粒和淋巴细胞内空泡。光镜病理检查未见内脏器官、骨骼及骨髓异常。

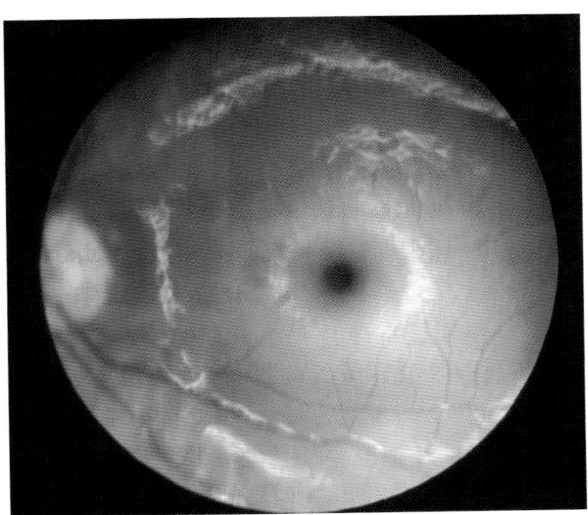

图 36-1　泰 - 萨克斯病患儿视网膜樱桃红斑。白色环围绕黑暗的黄斑。在这个黑皮肤的患儿中，黄斑是黑暗的而非淡红色（由 Dr. Shirley Wray 提供）

此病是因缺乏 β- 己糖胺酶 A（*deficiency of beta hexosaminidase A，HEXA*）所致，该酶可从神经节苷脂（gangliosides）上裂解 N- 乙酰半乳糖胺（N-acetylgalactosamine）。这种缺陷导致 G_{M2} 神经节苷脂在大脑皮质神经元、浦肯野细胞、视网膜神经节细胞中堆积，亦可在脑干及脊髓的较大神经元中堆积，但程度略轻。这种酶缺乏可在血清、白细胞和培养的皮肤或羊水成纤维细胞中检测到，如果在羊水成纤维细胞中发现，父母可以选择终止妊娠来预防这种目前无法治愈的致命疾病。通过己糖胺酶 A 酶活性测定也可发现杂合突变携带者。这种酶缺陷的检测比较复杂，因为在编码 β- 己糖胺酶 α 亚基的 HEXA 基因中，目前已发现了 50 多种突变，且有一种类型为酶激活物缺陷所致，该酶本身是正常的。在犹太裔患者常见的疾病类型中，98% 的病例仅由 3 个热点突变导致。

表 36-4　显示有樱桃红色黄斑的疾病

G_{M1} 神经节苷脂贮积病
G_{M2} 神经节苷脂贮积病（泰 - 萨克斯病和桑德霍夫病）
唾液酸沉积病
尼曼 - 皮克病 A 至 D 型（非 E、F 型）；环可能是弥漫、模糊的
法伯脂肪肉芽肿病
异染性脑白质营养不良
神经元蜡样脂褐质沉积病，晚期婴儿型（牛眼样黄斑病，非真性樱桃红斑）

患者的脑体积很大，有时可达到正常重量的 2 倍。此外，还存在神经元丢失和反应性胶质增生；整个 CNS 残余的神经细胞被糖脂所填充而膨胀。直肠黏膜活检显示奥尔巴赫（Auerbach）丛神经节细胞也有糖脂沉积而膨胀，这在过去曾作为一种诊断方法，但目前已被产前及新生儿筛查所替代。在电镜下，贮积物的颗粒呈现为膜性胞浆体。如上所述，视网膜神经节细胞也被相同的物质所填充，与充满脂肪的组织细胞一起，围绕在没有神经细胞的中央凹周围形成灰白色环。

泰 - 萨克斯病无法治愈，但通过在所有犹太裔个体中检测隐性性状，可以预防发病。在实行筛查的地方，这种疾病已基本消失。

桑德霍夫病（*Sandhoff disease*）发生于非犹太血统的婴儿中，患者己糖胺酶 A 和 B 均缺乏，肝脾中度肿大，骨髓组织细胞中可见粗颗粒。除了内脏器官也存在脂质沉积，其余的临床表现和病理改变与泰 - 萨克斯病相同。在个别患者中，受累的内脏器官没有肿大。

近年来，已发现许多种己糖胺酶 A 和 B 缺乏的疾病变异型。它们与泰 - 萨克斯病的临床表现不同，起病较晚，脑部受累不太广泛（皮质神经元相对保留，而基底节、小脑和脊髓神经元受累严重）。因此这些变异型在儿童、青少年和成年期发病，临床表现形式为手足徐动症、肌张力障碍、共济失调和运动神经元瘫痪，精神心理功能可以正常。少数先天性病例中也可发现婴儿小头畸形，病情呈快速进行性衰退过程。

婴儿戈谢病

婴儿戈谢病（infantile Gaucher disease）也称为Ⅱ型神经病，为葡萄糖脑苷脂酶缺乏，GBA 突变，是一种常染色体隐性遗传病，发病率没有种族差异，由 Gaucher 在 1882 年首次描述。神经型通常在生后 6 个月，甚至 3 个月以前发病。与泰 - 萨克斯病相比，其临床进程更快（大多数婴儿戈谢病患儿存活期不足 1 年，90% 不足 2 年）。早期症状为眼动失用和双侧斜视，伴有头部控制、翻身、坐下和四肢自主运动能力的急剧丧失，以及情感淡漠、易激惹、频繁哭泣、吮吸及吞咽困难等。在某些病例中，病程进展较缓慢，生后第 1 年学会说单个字，伴双侧皮质脊髓束征（Babinski 征和腱反射亢进）、持续性颈部后屈，以及斜视等。临床表现还包括：喉鸣、牙关紧闭、对刺激反应减弱、头小，偶见癫痫发作，眼底正常，脾大（*enlarged spleen*）、肝脏轻度肿大，营养不良、皮肤及巩膜略黄染，骨质疏松、椎体压缩骨折和脊柱后侧凸，有时伴淋巴结病。脑脊液检查正常；脑电图异常，但无特异性。

该病重要的实验室检查发现是血清酸性磷酸酶升高（*increase in serum acid phosphatase*），以及骨髓涂片和肝脾活检标本中出现特征性组织细胞（*characteristic histiocytes*）［戈谢细胞（*Gaucher cells*）］。白细胞与肝细胞中葡萄糖脑苷脂酶缺乏（*deficiency of glucocerebrosidase*，*GBA*）具有诊断意义；葡萄糖脑苷脂（glucocerebroside）在受累的组织中积聚。典型的病理特征是 Gaucher 细胞，直径为 20~60μm，胞质皱缩，细胞核偏心分布。这些细胞可见于骨髓、肺以及其他脏器中；神经元贮积物少见。脑部的主要病变是神经细胞丢失，特别是在延髓的神经核，也见于基底节、皮质和小脑，以及一种延伸到白质的反应性胶质增生。

与上述的Ⅱ型病变形式相反，Ⅰ型戈谢病是一种非神经病性、病情相对良性的类型。Ⅲ型戈谢病较少见，是神经病性的，在童年晚期或青春期发病，表现为缓慢进展的精神衰退、癫痫发作和共济失调，继而出现痉挛性力弱和脾大，视觉和视网膜正常。如果发现随意性侧方凝视缺陷（眼动失用），而头眼反射［玩偶眼现象（doll's-head）］中动作完全，对本病有高度的诊断价值。这些体征有助于将戈谢病与尼曼 - 皮克病鉴别开来，后者眼球垂直运动消失（见下文）。1987 年 Tsuji 等发现，Ⅰ型戈谢病葡萄糖脑苷脂酶克隆基因的核苷酸序列与Ⅱ、Ⅲ型不同。Ⅱ、Ⅲ型戈谢病尚无治疗方法。

婴儿尼曼 - 皮克病

婴儿尼曼 - 皮克病（infantile Niemann-Pick disease）为鞘磷脂酶缺乏（sphingomyelinase deficiency），NPC 突变，也是一种常染色体隐性遗传病。其中 2/3 的患婴为德系犹太人的后代。A 型为常见型，通常在生后 3~9 个月之间起病，经常以肝脏、脾脏和淋巴结明显增大，以及肺部浸润开始；很少有黄疸和腹水。大脑异常在 1 岁内就可以出现，通常会更早。常见表现为自主运动丧失，对周围环境缺乏兴趣，中轴肌张力降低伴双侧皮质脊髓束征，失明和黑蒙性眼球震颤（amaurotic nystagmus），以及黄斑处的樱桃红斑（见于约 1/4 的患儿）。可出现癫痫发作，但相对较晚。患儿没有听觉刺激诱发的惊吓或肌阵挛，头部大小正常或稍小。曾有报道腱反射消失和周围神经传导速度减慢，但很少见。眼球突出、眶距轻度增宽、口腔黏膜轻微淡黄色素沉着以及牙釉质发育不良也有过报道，但罕见。大多数患者在 2 岁内死于并发感染。

骨髓中的空泡组织细胞（*vacuolated histiocytes*）［"泡沫细胞（*foam cells*）"］和空泡血淋巴细胞（*vacuolated blood lymphocytes*）是重要的实验室发现。白细胞、培养的成纤维细胞和肝细胞中鞘磷脂酶缺乏（*deficiency of sphingomyelinase*）具有诊断意义。病理检查显示神经元数量减少；残余的神经元许多呈灰白色、气球状，胞质中有颗粒。最显著的神经元改变见于中脑、脊髓和小脑。白质几乎不受影响。视网膜神经细胞的变化与大脑的变化相似。充满脏器的空泡组织细胞［尼曼 - 皮克细胞（Niemann-Pick cells）］含有鞘磷脂和胆固醇，而膨大的神经细胞主要含有鞘磷脂。

也有不太严重的晚期婴儿型和青少年 - 成人型

的尼曼 - 皮克病，即 C 型和 D 型，将在本章的后面部分讨论。

婴儿全身性 G_{M1} 神经节苷脂贮积病 Ⅰ 型

婴儿全身性 G_{M1} 神经节苷脂贮积病（infantile generalized G_{M1} gangliosidosis）为 β- 半乳糖苷酶缺乏（β-galactosidase deficiency）、GLB1 突变，可能是一种常染色体隐性遗传病，发病率没有种族差异，也称为假性赫勒病（pseudo-Hurler disease）。患病婴儿在生后即出现异常。像黏多糖病（mucopolysaccharidoses）患儿一样，本病也有面部畸形（*dysmorphic facial features*）：鼻梁低平增宽、额部隆起、眶距增加、眼睑水肿、上唇长、牙龈和牙槽肥大、巨舌和耳位低等。这些特征，加上下文提到的骨骼改变，称为假性赫勒病样表现。此病的其他指征包括：生后前几天或几周内出现意识障碍和反应能力减弱；3~6 个月后精神运动发育（*psychomotor development*）停止；肌张力低下，后期出现肌张力增高伴腱反射活跃和 Babinski 征。癫痫发作频繁。患儿头部大小不一，小头畸形比大头畸形更常见。其他重要的临床表现包括视力丧失（*loss of vision*）、粗大眼球震颤（*coarse nystagmus*）和斜视（*strabismus*）、黄斑部樱桃红斑（*macular cherry-red spots*）（见于半数病例）、肘膝部屈曲假性挛缩、脊柱后侧凸、肝大，有时伴有脾大。影像学异常包括骨膜下骨形成、长骨中段扩大和脱矿质，以及胸腰椎发育不全和喙状突起。10%~80% 的血淋巴细胞和尿沉渣中的泡沫细胞可见空泡。

本病特征性的生化异常是 β- 半乳糖苷酶的部分或完全缺乏（*a partial or complete deficiency of beta-galactosidase*），以及 GM1 神经节苷脂（G_{M1} ganglioside）在脏器和整个 CNS 神经元和胶质细胞中的聚积。此外，肾小球上皮细胞、脾组织细胞和肝细胞中含有修饰的硫酸角蛋白和含半乳糖的寡糖。骨骼改变也与黏多糖病中的赫勒型相似。具有黏多糖病的面部特征和严重早发性神经异常的婴儿，应怀疑此病（*the disease should be suspected in an infant having the facial features of mucopolysaccharidosis and severe early-onset neurologic abnormalities*）。

本病有一种非常良性的变异型，也呈常染色体隐性遗传，在儿童晚期开始发病，但进展缓慢，可存活到成年。Goldman 及其同事报道的 2 例的特征是肌张力障碍、肌阵挛、癫痫发作、视力损害，以及黄斑部红斑等。

球形细胞脑白质营养不良（克拉伯病）

球形细胞脑白质营养不良（globoid cell leukodystrophy）即半乳糖脑苷脂酶缺乏（galactocerebrosidase deficiency），GALC 突变，是一种常染色体隐性遗传病，发病率没有种族差异，1916 年由丹麦神经病学家 Krabbe 首次描述，故又称为克拉伯病（Krabbe disease）。通常在生后第 6 个月前甚至第 3 个月前发病（10% 在 1 年后发病）。早期临床表现为全身僵硬（*generalized rigidity*）、失去头部控制、警觉性降低、频繁呕吐、易激惹和莫名其妙的哭泣发作，以及受到刺激时出现痉挛。随着肌张力的增加，逐渐出现颈部和躯干角弓反张样（*opisthotonic*）的反向屈曲。后来出现体征如腿的内收与伸展、手臂屈曲、拳头紧握、腱反射亢进以及 Babinski 征。再后来，腱反射减低或消失，但 Babinski 征仍存在，表明皮质脊髓束损伤叠加了周围神经病（neuropathy）。这一表现也见于其他一些脑白质营养不良中，具有诊断价值。随后出现失明和视神经萎缩。亦可发生惊厥，但很少发生，且很难与强直性痉挛区别开来。部分病例可出现听觉刺激引起的肌阵挛。头颅大小一般正常，极少数会轻度增大。疾病终末期阶段可能出现在发病一至数月后，患儿失明，通常伴有失聪、角弓反张、易激惹及恶病质。大多数患儿在生后 1 年内死亡，存活超过 2 年者少见，但也有相当一部分晚发型病例的报道（见下文）。

脑电图表现为无棘波的非特异性慢化，CSF 蛋白通常升高（70~450mg/dL）。影像学检查显示内囊和基底节对称性高信号区，病变不强化。随着疾病进展，脑白质及脑干的更多部位受到累及（图 36-2）。另一个可在许多病例中见到的特征是视交叉前的视神经增粗，也如图 36-2 所示。周围神经病是大多数病例的特征，但除了腱反射减低或消失外，其他临床体征可能很难检出；但有证据显示失神经支配以及运动和感觉神经传导速度减慢（*evidence of denervation and slowed motor and sensory nerve conduction velocities*），提示脱髓鞘性多发性神经病（见下文对晚发病例的讨论）。

在克拉伯病中，缺乏的溶酶体酶是半乳糖脑苷脂酶（*galactocerebrosidase*，*GALC*），亦称为半乳糖神经酰胺 β- 半乳糖苷酶（galactosylceramide beta-galactosidase）；该酶可将半乳糖脑苷脂（galactocerebroside）降解为神经酰胺和半乳糖。它的缺乏可导致半乳糖脑苷脂的聚积；一种毒性代谢物鞘氨醇半乳糖苷(psychosine)可引起少突胶质细胞的早期破坏和脑白质中脂质的耗竭。然而,球状细胞反应表明半乳糖脑苷脂的分解代谢受损也起重要作用。脑组织大体检查显示大脑白质明显减少,触之坚实且有弹性。镜下可见广泛髓鞘变性,少突胶质细胞缺失,大脑、脑干、脊髓和神经中星形胶质细胞增生。特征性的球形细胞(globoid cells)是一些大的组织细胞,含有累积的代谢物。电镜下施万细胞内可见管状或结晶状包涵体。

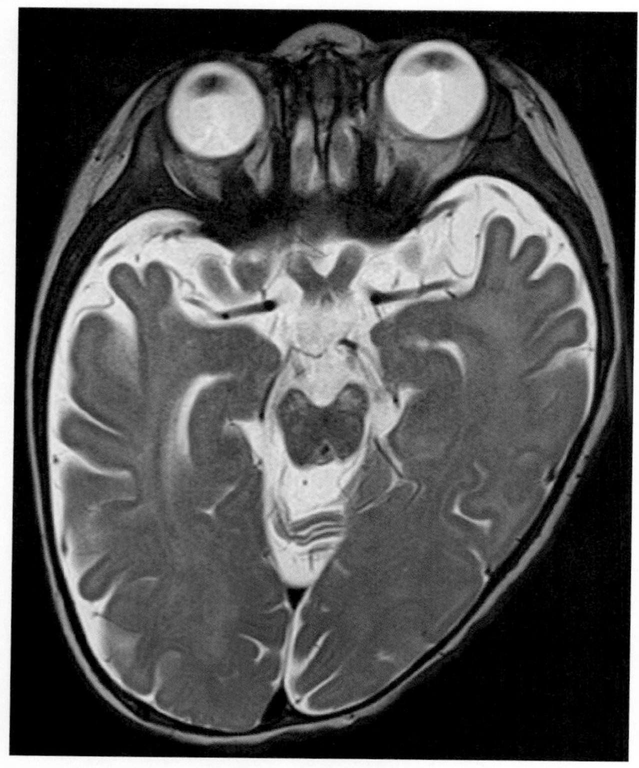

图 36-2　克拉伯病。一个 6 月龄患儿 MRI 轴位 T2 加权像,3 个月时出现喂养困难、易激惹、上肢张力增高和下肢张力减低。实验室检查证实白细胞半乳糖脑苷脂酶活性低。大脑脚可见异常高信号(皮质脊髓束萎缩),以及视交叉前的视神经增粗。丘脑低信号也是常见的表现,此图未显示(影像图由 Drs. Edward Yang 和 Sanjay Prabhu 提供)

目前,已报道了约 12 种球形细胞脑白质营养不良的变异型,其中许多类型的患者可存活多年。在这些类型中,神经系统退化开始于 2~6 岁的时期。早期发现是视力减退伴视神经萎缩,而视网膜电图正常。而后出现共济失调,以及下肢痉挛性无力、智力衰退,最后出现去大脑状态。在 Adams RD 观察到的 3 例患者中,临床表现包括进行性四肢轻瘫伴轻度假性延髓性麻痹体征、缓慢进展的记忆及其他认知功能受损,双臂肌张力障碍姿势,而括约肌功能保留。这些患者分别在 9 岁、12 岁和 16 岁时依然存活。我们发现了另外一种罕见的变异型,在成年期起病,患者有四肢痉挛性轻瘫(不对称)和视神经萎缩。精神活动基本正常,影像学显示大脑病变呈局限性。与典型的克拉伯病不同,这些 CNS 异常不伴有脑脊液的任何变化。晚发型病例的神经传导速度可以正常,也可以异常。

Kolodny 及其同事报告了 15 例更晚发病的病例(年龄 4~73 岁),主要特征是弓形足、视盘苍白、进行性痉挛性轻截瘫、脱髓鞘性感觉运动神经病,以及对称性顶枕部白质病变(见于影像检查)。半乳糖脑苷脂酶水平没有低至婴儿型的水平;这些晚发变异型可能是由该酶的结构突变所致(Farrell and Swedberg)。

在这一疾病,以及本章所描述的其他疾病中可以清楚地看到,同一种酶或代谢途径的不同突变可以产生截然不同的疾病表型,而且某些过去认为仅见于婴儿期和儿童早期的疾病,近来发现起病年龄可以有很大的范围。

治疗

Escolar 及其同事们报道了脐带造血干细胞移植在无症状克拉伯病患儿中的成功应用,被认为可能是儿童代谢病治疗方面的一个突破。出现症状后才接受治疗的患者没有获益,但 14 个产前或生后不久即被诊断的患者表现出神经系统的进行性髓鞘形成、血半乳糖脑苷脂酶活性正常化,并获得了正常的视觉、发育及认知功能。供者与患者的人类白细胞抗原(HLA)仅为部分匹配,需要应用大量的抗排斥药物。

白质消融性白质脑病(eIF2B 突变)

消融性白质脑病(vanishing white matter disease)是一种最近才被描述的、命名独特的疾病,起病年龄不一,但在此婴儿期年龄组中的表现最典型。患儿经过一段时间的正常发育,有时因感染或发热而促发,出现进行性加重的脑病,且间断出现发作性急性加重。核心症候群表现为易激惹、失明、癫痫发作、共济失调和昏迷,有时可恢复至残疾状态。本病名称所示的特征是一种对称性脑白质营养不良,白质逐渐消失,由脑脊液或神经胶质增生所替代。这一基本的性状似乎主要由遗传因素所致,大多数病例是由 eIF2B 基因的 5 个突变之一引起的。我们在这一节介绍此病,是因为发热诱发恶化提示存在代谢障碍,与一些线粒体病相似(Leegwater et al)。

脂肪肉芽肿病(法伯病)

脂肪肉芽肿病(lipogranulomatosis)是一种由ASAH1突变引起的罕见常染色体遗传病,也称为法伯病(Farber disease)。在出生后几周内发病,因喉软骨固定导致哭声嘶哑,伴呼吸窘迫及关节敏感,随后出现特征性的关节周围和皮下肿胀(*periarticular and subcutaneous swellings*)和进行性关节病(*progressive arthropathy*),最终导致关节强直。此病常有严重的精神运动发育延迟,但少数患者神经系统正常。在生后 2 年内,因营养不良和反复感染而死亡。诊断异常是一种神经酰胺酶缺乏(*deficiency of ceramidase*),导致神经酰胺(ceramide)累积。病理上可见神经元内广泛脂质贮积、皮肤肉芽肿,关节周围及内脏组织过碘酸希夫(periodic acid-Schiff,PAS)反应阳性巨噬细胞聚集。

佩利措伊斯 - 梅茨巴赫病和其他嗜苏丹性脑白质营养不良症

佩利措伊斯 - 梅茨巴赫病(*Pelizaeus-Merzbacher disease*)属于嗜苏丹性脑白质营养不良症(*Sudanophilic Leukodystrophies*),这是一组异质性疾病,它们的共同特征是大脑、脑干、小脑、脊髓及周围神经髓鞘形成障碍。根据形态学及遗传学特征,一组特定的类型被划分出来,称为 Pelizaeus-Merzbacher 病;其他类型则被人为地划定;结果便引入了嗜苏丹性这样一个相对无意义的术语。嗜苏丹性(*sudanophilic*)指对苏丹染料着色的特性,是髓鞘的脂肪成分被分解的标志。

该病主要是一种婴儿期、儿童期和青春期的X- 连锁疾病,也包括其他与不同的遗传方式密切相关的病理实体。本病的致病基因编码含脂质蛋白(proteolipid protein,PLP),这是两种髓鞘碱性蛋白之一。Koeppen 及其同事证实本病存在该蛋白的合成缺陷。一组 PLP 突变导致 Pelizaeus-Merzbacher 病,另一组则引起婴儿痉挛性截瘫。

此病常在生后的前几个月出现症状,其他病例在儿童期较晚开始。最初的体征包括眼球的异常运动(*abnormal movements of the eyes*)[快速、不规则、经常不对称的摆动性眼球震颤(*pendular nystagmus*)],极度侧视时的急跳性眼震,向上凝视时的上跳性眼震,以及扫视欠射(hypometric saccades)(Trobe et al)。还有四肢痉挛性无力,视神经萎缩(常伴无法解释的瞳孔对光反射保留),肢体运动共济失调及意向性震颤,手臂的舞蹈样或手足徐动样运动,以及精神运动发育缓慢,表现为坐起、站立和行走的延迟。偶尔出现癫痫发作。在晚发病例中,主要的临床表现是摆动性眼球震颤、舞蹈手足徐动、皮质脊髓束征、构音障碍、小脑性共济失调和智能倒退。亦有程度较轻的晚发病例,表现为行为怪异和腱反射消失,偶见纯痉挛性轻截瘫。

影像证实存在广泛和对称的白质受累。在最严重的病例中,Seitelberger 观察到少突胶质细胞和有髓神经纤维的缺失。据推测,含脂质蛋白(PLP)在少突胶质细胞的内质网中累积,从而导致细胞凋亡。患者可存活至 10 余岁或 20 余岁。其中一组病例与科凯恩综合征(Cockayne syndrome)相似,表现为皮肤光过敏、侏儒症、小脑性共济失调、皮质脊髓束征、白内障、视网膜色素变性和耳聋等。病理上,保留的岛状髓鞘,使变性的与完整的髓鞘形成“虎斑样”图案。Seitelberger 证实成年开始发病的患者也存在这种病理改变。本病与科凯恩综合征是仅有的两种必有眼球震颤的脑白质营养不良。

Koeppen 和 Robitaille 在一篇关于 Pelizaeus-Merzbacher 病发病机制的综述中,总结了支持髓磷脂蛋白的错误折叠是其根本原因这一概念的证据。

还有其他类型的脑白质营养不良可能具有这种嗜苏丹性病理改变,但是不表现为 Pelizaeus-Merzbacher 病。这些疾病的特征也表现为精神运动倒退、痉挛性瘫痪、运动不协调、失明和视神经萎缩、癫痫发作(罕见)以及严重的小头畸形。主要病理改变是有髓神经纤维弥漫变性(在 MRI 上可见),伴随髓鞘嗜苏丹产物的吞噬现象和胶质增生。

婴儿海绵样变性(卡纳万病)

婴儿海绵样变性(spongy degeneration of infancy)也称为卡纳万 - 范博尔加特 - 伯特兰病(Canavan-van Bogaert-Bertrand disease)或卡纳万病(Canavan disease),是一种常染色体隐性遗传的脑白质营养不良,为 ASPA 突变所致。1931 年,Myrtelle Canavan 将其作为希尔德病(Schilder disease)的一种类型进行报道(见第 35 章),但后来 van Bogaert 和 Bertrand 将其归类为一种特殊的海绵样脑变性。在 Banker 和 Victor 报道的 48 个受累家庭中,28 个是犹太血统。起病早,常在生后前 3 个月甚至新生儿期的前几周发病。临床表现包括精神运动发育停滞或急剧的精神运动功能退化(*regression of psychomotor function*),失明(*loss of sight*)和视神经萎缩(*optic atrophy*),昏睡,吮吸困难,易激惹,运动减少,肌张力降低、继之出现四肢痉挛状态伴皮质脊髓束征,以及头部增大(大头畸形)。未发现内脏与骨骼的异常,但发现了不同程度的感音神经性耳聋(Ishiyama et al)。一些病例出现癫痫发作。此病有一个有趣的现象,在受影响的成员中出现了金色头发和浅色肤色,而他们的正常兄弟姐妹则是深发色和深肤色(Banker and Victor),原因尚不清楚。

CSF 检查通常正常,但一些病例蛋白含量略有升高。此病的特征是尿中 N- 乙酰 -L- 天冬氨酸(N-acetyl-L-aspartic acid)(NAA)的排泄增加,可以被用作一种生化标志物,在脑的磁共振波谱上也很明显。这反映了本病的基本酶学异常,即氨基酰化酶Ⅱ缺乏(deficiency of aminoacylase Ⅱ),该酶可催化 NAA 的分解(Matalon et al)。在 CT 上,可见脑部增大而脑室大小相对正常,大脑和小脑白质有密度衰减。MRI(图 36-3)表现为 T2 加权像上弥漫的、略不均匀的高信号改变。脑白质营养不良(leukodystrophy)伴行为退化、头部增大、典型的 MRI 异常,以及尿 NAA 显著增高,诊断本病几乎没有疑问。与本病表型最接近的是泰 - 萨克斯病。

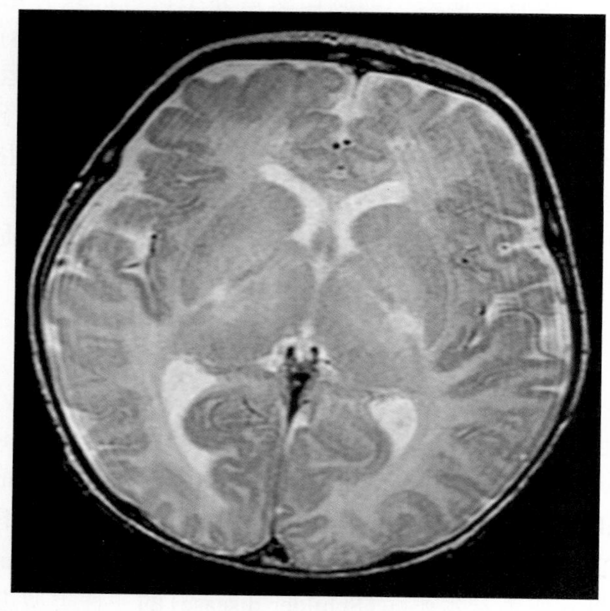

图 36-3 婴儿海绵样变性(卡纳万 - 范博尔加特 - 伯特兰病)。这是一张 5 周龄患儿的轴位 T2 加权像,表现为肌张力增高、眼球震颤和巨头畸形。在苍白球、腹外侧丘脑及内囊有异常高信号。异常的白质高信号延伸到大脑皮质,弓状纤维亦未幸免。磁共振波谱(未显示)可见 N- 乙酰天冬氨酸峰明显升高(图片由 Drs. Edward Yang 和 Sanjay Prabhu 提供)

典型的病理改变是脑体积(和重量)增加,大脑皮质深层和皮质下白质海绵样变性,髓鞘广泛丢失、脑回处受累重于中央白质,浦肯野细胞丢失,以及整个大脑皮质和基底节阿尔茨海默Ⅱ型星形胶质细胞增生。Adachi 及同事已证明,在星形胶质细胞中和分裂的髓鞘板层间存在异常的液体空泡聚集,他们认为髓鞘的丢失是继发于这些变化。

这一疾病的脑部增大在临床上必须与 G_{M2} 神经节苷脂贮积病、亚历山大病、克拉伯病和非进行性巨头畸形相鉴别,病理上应与各种以神经组织空泡形成为特征的疾病鉴别。本病没有治疗方法。

亚历山大病(GFAP 突变)

亚历山大病(Alexander disease)在临床和病理上与脑白质营养不良以及灰质疾病[灰质营养不良(poliodystrophies)]都有一些共同特征。婴儿期起病,表现为生长发育停滞(*failure to thrive*)、精神运动发育迟滞(*psychomotor retardation*)、颅脊肌肉组织痉挛状态(*spasticity of the craniospinal musculature*),以及癫痫发作(*seizures*)等。早发的进展性大头畸形(*progressive macrocephaly*)是一种始终存在的特征。Alexander 是第一个引起大家注意脑部扩大,脑白质的广泛损失,以及高度特征性的星形胶质细胞中和软脑膜下和脑室周围区的包涵体(下面所提到的所谓罗森塔尔纤维)。

在病理上,大脑白质出现严重的破坏性改变,尤以额叶为著。独特的嗜酸性透明小体在软脑脊膜下和血管周围最显著,可见于整个大脑皮质、脑干和脊髓。这种小体被称为罗森塔尔纤维(Rosenthal fibers),很可能代表胶质细胞的降解产物。

正如 Gorospe 及其同事们所描述的,星形细胞的变化可以追溯到胶质纤维酸性蛋白(glial fibrillary acidic protein,GFAP)的突变。它通常以常染色体显性方式遗传,在星形胶质细胞中产生中间丝蛋白,推测也产生罗森塔尔纤维包涵体。在此基础上和相关基因突变的基础上,曾报道在青少年和成年人中亚历山大病的明显较轻的形式。其临床表现的不同是没有大脑的白质脑病。相反地,在青春期长时间的便秘、睡眠障碍和直立性低血压之后,在成年期逐渐出现延髓症状(构音障碍、发声困难和吞咽困难),癫痫发作,以及部分患者出现共济失调。尸检证实了在 MRI 所见的髓鞘改变和延髓萎缩,而在 2 例尸检均发现罗森塔尔纤维或 GFAP 纤维。

Alpers 病(POLG 突变)

阿佩尔病(Alpers disease)是一种进行性大脑灰质疾病,也称为婴儿进行性大脑灰质营养不良或婴儿弥漫性大脑变性(*progressive cerebral poliodystrophy or diffuse cerebral degeneration in infancy*)。目前已报道了一种家族性发病的类型(可能为常染色体隐性遗传)和许多散发性病例。两组患者的临床特征有一定的一致性,即在婴儿早期发病,出现微笑不能、对周围环境缺乏兴趣、出汗发作、癫痫发作,以及扩散性肌阵挛性抽动(*diffuse myoclonic jerks*),随后出现运动不协调;肢体、躯干和颅肌进行性痉挛状态,失明和视神经萎缩,生长迟缓和小头畸形渐进加重(*increasing microcephaly*);最后成为去皮质状态(见 Alpers 的原始描述)。在某些病例中,可见到晚发性黄疸和肝脏的脂肪变性或肝硬化[阿佩尔-胡滕洛赫尔综合征(Alpers-Huttenlocher syndrome)]。到 4 岁时,这些患者出现肌张力降低、贫血和血小板减少。他们也有脆性毛囊,毛发在增厚结节处易断裂[结节性脆发症(trichorrhexis nodosa)]。

本病肝-脑变性合并的性质导致脑电图异常、CT 上进行性萎缩(尤其是枕叶)、视觉诱发电位消失以及肝功能异常。虽然 POLG 突变位于细胞核内,但该病的主要超微结构改变是大脑、肝脏和肌肉中线粒体的耗竭。神经病理学检查显示大脑脑回和小脑皮质显著萎缩,伴神经细胞丢失和纤维胶质增生["核桃脑"(walnut brain)]。大脑白质和基底节是相对保留的。在某些病例中,可见类似于克雅病(Creutzfeldt-Jakob disease)的脑灰质海绵状空泡化。该病的诊断需要与低血糖、缺氧性脑病和低血压性脑病等鉴别,但通常可通过了解发病时的临床情境予以排除。

在 Alpers 病患者中已发现多种生化异常,包括丙酮酸脱氢酶缺乏、丙酮酸利用率降低、柠檬酸循环功能障碍以及细胞色素 a 和 aa_3 减少,这些都与利氏病(Leigh's disease)的线粒体功能缺陷相似。

先天性乳酸酸中毒

先天性乳酸酸中毒(congenital lactic acidosis)是一种罕见的疾病,在新生儿期和婴儿早期出现,有很多生化病因。症状包括精神运动退化(*psychomotor regression*)、发作性过度通气(*episodic hyperventilation*)、肌张力低下(*hypotonia*)和惊厥(*convulsion*),发作间期表现正常。在少数病例中可见舞蹈徐动症(*choreoathetosis*)。患儿通常在 3 岁前死亡。重要的实验室检查发现是酸中毒伴阴离子间隙与血清乳酸水平升高(*acidosis with an anion gap and high serum lactate levels*),以及高丙氨酸血症(hyperalaninemia)。可发现丙酮酸脱氢酶复合体和电子传递链复合体存在缺陷,它们在丙酮酸氧化脱羧为乙酰辅酶 A(CoA)的过程中发挥作用,因而该病与线粒体呼吸链酶缺陷有关。实际上,乳酸酸中毒是本章后面要讨论的几种线粒体病的一个特征。尸检的病例显示苍白球和大脑白质坏死和空洞化。此病可能是 Leigh 病的一个变异型。须与伴有继发性乳酸酸中毒的几种婴儿期疾病相鉴别,尤其是有机酸病(organic acidopathies)。良性短暂性婴儿乳酸酸中毒(benign transient infantile lactic acidosis)已有病例报道,但病因尚不清楚。

脑肝肾(泽尔韦格)病与过氧化物酶体病(PEX1 等突变)

脑肝肾(泽尔韦格)病(Zellweger cerebrohepatorenal disease)是一种常染色体隐性遗传病,估计每 10 万个新生儿中约有 1 例发病。它在新生儿期或婴儿早期发病,通常导致在几个月内死亡。常见的临床表现包括运动不活跃及肌张力低下,颅和面部的畸形改变(前额高、眼眶浅、眶距大、腭弓高、耳螺纹异常、下颌后缩等),固视不良,多灶性癫痫发作,吞咽困难,四肢固定的屈曲姿势,白内障,异常视网膜色素沉着,视神经萎缩,角膜混浊,肝肿大和肝功能不全。髌骨和大转子的斑点状、不规则钙化具有高度的特征性。病理上有大脑皮质发育异常、白质变性以及一些内脏器官异常,如肾皮质囊肿、肝纤维化、肝内胆管发育不良、胸腺发育不全和网状内皮系统铁贮积等。

关于生化异常,1984 年 Moser 及其同事对 35 例泽尔韦格病患儿的血浆及培养的皮肤成纤维细胞进行检测,发现极长链脂肪酸尤其是二十六烷酸(hexacosanoic acid)含量增加了 5 倍。在有生育泽尔韦格病患儿风险的妇女培养的羊水细胞中也发现了相似的异常,从而使产前诊断成为可能。Moser 及其同事在 1984 年的发现与目前关于泽尔韦格综合征基本异常的认识是一致的,即此病是由肝过氧化物酶体(胞质内含有氧化酶的膜包裹的细胞器)缺乏引起的,而极长链脂肪酸通常在过氧化物酶体中被氧化（Goldfischer et al）。

目前已识别出至少12种过氧化物酶体功能障碍所致的疾病，它们都以参与脂肪酸氧化的过氧化物酶体酶（peroxisomal enzyme）缺乏为特征。泽尔韦格综合征最常见的一种形式是由PEX1突变导致的。然而，最广为人知的过氧化物酶体疾病（peroxisomal disorders）是肾上腺脑白质营养不良（adrenoleukodystrophy）和雷夫叙姆病（Refsum disease），但泽尔韦格脑肝肾综合征可作为这些疾病的一个原型。每一种变异型都可以通过其升高的长链和极长链脂肪酸的特征谱系来辨别，并且可以通过培养的成纤维细胞或羊水细胞的酶学检查来确定其特异性诊断。这些疾病中有一部分发病年龄较晚，会在后面进一步讨论。对于过氧化物酶体生物起源的权威性讨论，读者可以参考Gould和Valle的论文。

劳氏眼脑肾综合征（OCRL1突变）

劳氏眼脑肾综合征（Lowe oculocerebrorenal syndrome）可能是X连锁隐性遗传病，但也有女童的散发病例报道。异常基因位于染色体Xq25.26上。临床异常表现包括双眼白内障（*bilateral cataracts*）（可能在出生时即存在），青光眼，大眼伴大角膜和牛眼症，角膜混浊与失明，摆动性眼球震颤，肌张力低下，腱反射减弱或消失，皮质脊髓束征不伴瘫痪，手的运动缓慢，发怒和攻击性行为，高调哭声，偶发的癫痫发作，以及精神运动退化。随后出现额骨突出和眼窝凹陷。典型的生化异常为肾小管性酸中毒（*renal tubular acidosis*），死亡原因常为肾功能不全（*renal failure*）。其他的实验室检查结果包括骨质脱矿和典型的佝偻病样畸形、贫血、代谢性酸中毒和全氨基酸尿症。神经病理改变无特异性，表现不一的脑萎缩和髓鞘形成不良已在脑中被描述，而肾小管异常在肾脏中被描述。基本遗传缺陷位于编码高尔基复合体的肌醇多聚磷酸酯酶（inositol polyphosphate phosphatase of the Golgi complex）的基因。鉴别诊断主要是与泽尔韦格病区分。治疗方案包括应用抗癫痫药物治疗、纠正电解质紊乱和摘除白内障等。

门克斯病（卷发或钢发病）

门克斯病（Menkes disease）是一种罕见的疾病，为性连锁隐性遗传，也称为卷发病（kinky-hair disease）、钢发病（steely-hair disease）或毛发灰质营养不良（trichopoliodystrophy）。我们所知的病例大多数为早产儿。在婴儿早期，喂养困难、体重不增、体温不稳定［主要是低体温（*hypothermia*）］，以及癫痫发作变得明显。头发在出生时是正常的，但生后长出的头发无光泽且脱色，触之如钢丝感；毛发很容易断裂，显微镜下观察呈扭曲状（扭曲发（*pili torti*））。影像学检查显示干骺端骨刺形成（*metaphysial spurring*）（主要是股骨），以及骨干的骨膜下钙化。动脉造影显示大脑和全身动脉迂曲延长（*tortuosity and elongation of the cerebral and systemic arteries*），部分动脉闭塞。脑出血和干骺端骨刺的组合可能被解释为“拐角骨折（corner fractures）”，在某些病例中，被误诊为儿童虐待。患儿几乎见不到神经系统发育，而且未经治疗的患儿很少能活过第2年。我们对其中3个病例进行了尸检（Williams et al），可见丘脑中继核团、大脑皮质和小脑（颗粒细胞和星状细胞）的神经元弥漫性丢失，以及运动皮质的残余神经元和浦肯野细胞树突状分支弥漫丢失。

这种疾病的临床表现可归因于铜转运三磷酸腺苷酶（copper-transporting adenosine triphosphatase）（ATP酶）ATP7A大量已知的突变之一，该突变造成铜经胃肠道吸收不能（*failure of absorption of copper from the gastrointestinal tract*），组织中铜严重缺乏（Danks et al）。此外，由于铜不能穿过胎盘，导致出生时大脑和肝脏中的铜含量明显减少。从这个意义上说，此病的铜代谢异常与威尔逊病（Wilson disease）是相反的。尽管如此，威尔逊病与门克斯病之间在遗传层面上的关系是显而易见的，因为它们是由编码两种不同的铜转运蛋白的基因引起的，这两种蛋白均为ATP酶。然而，实际情况可能更加复杂，因为肠组织标本中可见铜聚积，这表明问题可能是在铜从肠道向血液转运的环节中。其他铜依赖的酶显示功能受损，如细胞色素氧化酶（cytochrome oxidase）。为早期诊断，Kaler及其同事利用了另一种活性降低的铜依赖酶，多巴胺-β-羟化酶（dopamine-β-hydroxylase）检测血浆中它的底物，多巴胺和二羟基苯乙酸（DOPAC）含量升高的水平，以及酶产物去甲肾上腺素和二羟基苯乙二醇（DHPG）含量降低的水平。他们的研究证明，多巴胺与去甲肾上腺素的比值、二羟基苯乙酸与二羟基苯乙二醇的比值是早期检测中最敏感和特异的指标。这使育有患儿的家庭可以在新生儿期即发现病例，一些患儿在生后前几周即接受铜治疗，从而获得了正常的神经系统发育。这同一组研究者还发现，只有那些保留了一定铜转运活性的ATP7A突变才与较好的转归相关。

肠外使用铜盐，通常由父母皮下注射组氨酸铜（Copper histidine），每天 2 次，可恢复血清和肝中的铜含量，如前所述，有可能使一些患儿得到正常发育，但若治疗开始得较晚，则不会对神经系统症状产生显著的影响。无论如何，早期治疗的病例即使仅表现出有限的神经发育，也可以存活下来，并有一些神经系统的进步，而不像过去的经验，认为很少能存活过 5~6 年。

婴儿遗传代谢性疾病的诊断

从前面的概述中可以看出，婴儿遗传代谢性疾病中许多神经系统表现是非特异性的，并在这组中的大多数甚至全部疾病中都是常见的。一般来讲，在所有这些疾病的早期阶段，都存在姿势性张力丧失和运动减少，但不伴瘫痪和反射消失；后来出现痉挛状态伴反射亢进和 Babinski 征。同样非特异的表现还有易怒，长时间哭泣等特征，喂养困难，吞咽困难，营养不良和发育迟缓；眼球固视和视跟踪运动不能（常被误认为失明）；强直性痉挛，阵挛性抽动，以及局灶性和全面性癫痫发作。

婴儿的遗传代谢性疾病的鉴别主要依赖于四种类型的资料：①少数高度特征性的神经学征象和眼征；②肝和 / 或脾大；③面部的畸形特征；以及④几项相对简单的实验室测试结果，诸如胸腰椎、髋部和长骨的成像，外周血和骨髓涂片，CSF 检查，以及某些尿液检查和其他生化指标（血清乳酸、血糖、血氨、尿酮体、氨基酸和有机酸等）。出于鉴别诊断的目的，我们发现由我们的同事 Kolodny EH 构建的流程图非常有用。一个这样的图解，如图 36-4 所示，将患者分为三组：①畸形的，②脏器肿大的，以及③纯神经系统的。只有极少数遗传性代谢病会被划入不止一个类别。在开始诊断过程时，将该综合征归类为脑白质营养不良或灰质营养不良（疾病主要影响神经元，见下文）也有相当大的价值，尽管这种区别在年龄较大的患儿中才更容易做出。

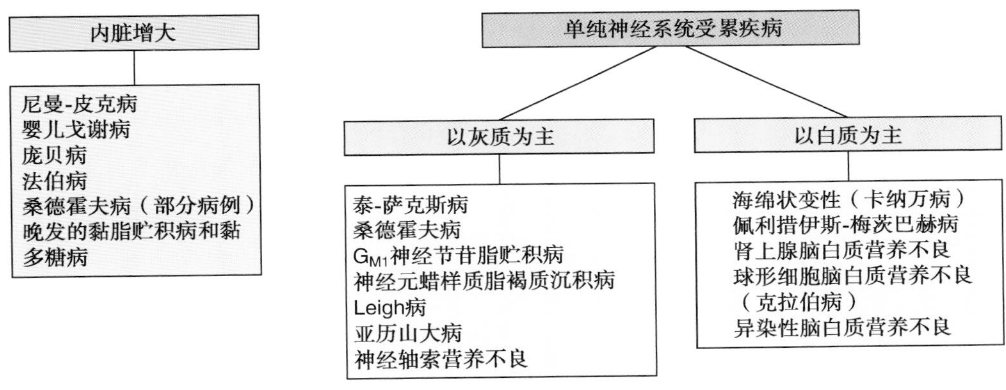

图 36-4 婴儿遗传代谢性疾病诊断流程示意图（由 Dr. Edwin Kolodny 提供）

一旦确定了疾病的主要类别，便可依据下表所示的特定的临床和实验室特征做出正确诊断（表 36-5 和表 36-6）。当然，在当今时代，基因检测揭示了大多数此类疾病的诊断，但除非计划进行全外显子测序，否则临床医师必须对可能的诊断有所了解。现有的基因芯片已可检测 100 多个与脑白质营养不良有关的核基因和线粒体基因。

对某些代谢性疾病或多或少特定的神经体征如下：

1. 声运动强制性惊吓（acousticomotor obligatory startle）：泰 - 萨克斯病

2. 腱反射消失，伴明确的 Babinski 征：球形细胞（Krabbe）脑白质营养不良（克拉伯病），偶见于利氏病（Leigh disease），以及异染性脑白质营养不良（婴儿期以后）

3. 独特的眼球运动、摆动性眼球震颤和头部滚动：佩利措伊斯 - 梅茨巴赫病，Leigh 病；较晚发病的高胆红素血症和莱施 - 尼汉（Lesch-Nyhan）高尿酸血症（见下文）

4. 明显的僵硬、角弓反张和强直性痉挛：克拉伯病，阿佩尔（Alpers）病，或婴儿戈谢病（经典三联征：牙关紧闭、斜视、角弓反张）

5. 难治性癫痫和全身性或多灶性肌阵挛：Alpers 病

6. 间歇性过度换气：Leigh 病和先天性乳酸酸中毒（也见于非进展性家族性小脑蚓部发育不全）

7. 斜视、肌张力低下、癫痫发作、脂肪营养不良：碳水化合物缺乏糖蛋白综合征（carbohydrate-deficient glycoprotein syndrome）

表 36-5 婴儿灰质营养不良的鉴别诊断

	泰 - 萨克斯病	尼曼 - 皮克病	戈谢病	阿佩尔病	亚急性坏死性脑病
发病年龄	4~6 月龄	小于 6 月龄	小于 6 月龄	小于 1 岁	小于 1 岁，儿童晚期罕见
进展速度	快 2~3 岁死亡	快 3 岁前死亡	很快 2 岁前死亡	快 3 岁前死亡	通常快 3 岁前死亡
种族	几乎全为犹太人	50% 为犹太人			
遗传方式	隐性	隐性	隐性		隐性
头部大小	晚期增大	正常	正常	晚期缩小	正常
皮肤和 / 或系统性病变	正常	肝脾大，皮肤黄色瘤，罕见	肝脾大	正常	正常
眼	樱桃红黄斑 视神经萎缩	樱桃红黄斑 视神经萎缩	正常	正常	视神经萎缩
癫痫发作	常见，但晚发	罕见	罕见	以此起病 肌阵挛型或其他型	癫痫发作晚，罕见
神经系统症状	早期：弛缓性轻瘫 晚期：痉挛性瘫痪 痴呆：早期听觉过敏伴肌阵挛	痉挛性瘫痪 早期：痴呆	早期：头部后屈，痴呆 斜视 延髓麻痹 痉挛性瘫痪	痉挛性瘫痪 痴呆 皮质盲和聋	延髓麻痹 无力，哭得少 弛缓性轻瘫伴不动
血液检查	果糖 1- 磷酸醛缩酶缺乏 SGOT ↑ 空泡淋巴细胞 ↑	血脂 ↑ SGOT ↑ 空泡淋巴细胞 ↑	总酸性磷酸酶 ↑（前列腺酸性磷酸酶正常）	正常	正常
尿液检查	正常	正常	正常	正常	正常
脑脊液检查	正常	正常		正常	正常
活检	直肠	骨髓“泡沫细胞”	骨髓戈谢细胞		
X 线片		弥漫性肺部浸润 骨骼脱矿			

视网膜电图：正常。

诊断性生化异常：见正文。

SGOT，血清谷草转氨酶。

来源：自 Drew AL Jr 改编。The degenerative and demyelinating diseases of the nervous system. In：Carter S，Gold AP（eds）：*Neurology of Infancy and Childhood.* New York，Appleton-Century-Crofts，1974，pp 57-89.

表 36-6 婴儿脑白质营养不良的鉴别诊断

	克拉伯病	异染性脑白质营养不良	海绵样变性	佩利措伊斯 - 梅茨巴赫病	希尔德病；嗜苏丹性和肾上腺脑白质营养不良
发病年龄	3~6 月龄	1~2 岁，儿童期罕见	0~4 月龄	6~24 月龄	5~10 岁
进展速度	快 2 岁死亡 一些更晚更慢	慢 3~5 岁死亡	快 3 岁死亡	慢 可存活至成年	起病急骤 数月至数年内死亡

续表

	克拉伯病	异染性脑白质营养不良	海绵样变性	佩利措伊斯 - 梅茨巴赫病	希尔德病；嗜苏丹性和肾上腺脑白质营养不良
性别或种族			大多数为犹太人	主要为男性	
遗传方式	隐性	隐性	隐性	性连锁隐性	肾上腺脑白质营养不良：X 连锁隐性
头部大小	正常	晚期增大	早期增大	正常	正常
皮肤或系统性病变	正常	正常	正常	正常	皮肤青铜色伴肾上腺萎缩
眼	晚期：视神经萎缩	晚期：视神经萎缩	视神经萎缩，失明	慢性视神经萎缩	视神经炎或视神经萎缩
癫痫发作	强直痉挛	罕见	不常见	晚期出现	罕见，晚期出现
神经系统体征	痉挛性瘫痪 眼球震颤 缩头 延髓麻痹 痴呆	步态改变 共济失调 上下运动神经元联合体征 延髓麻痹 失明 聋 痴呆	肌张力低下→痉挛性双侧瘫→去大脑强直 晚期	摆动性眼球震颤 儿童早期出现头部发颤和其他小脑体征 儿童晚期出现痉挛型双侧瘫 慢性痴呆	早期痉挛性瘫痪 痴呆 晚期：皮质盲、聋、失语，假性延髓麻痹
其他	神经传导速度慢（罕见）	神经传导速度慢			脑电图见弥漫性 δ 波
血液检查	正常	正常	N- 乙酰 -L- 天冬氨酸（NAA）↓	正常	正常或皮质醇↓
尿检查	正常	异染性小体	正常	正常	正常
脑脊液检查	蛋白↑（150~300mg/dL）	正常或蛋白↑，可达 200mg/dL	压力↑ 蛋白↑，可达 200mg/dL	正常	正常或 γ- 球蛋白↑
活检	脑	腓肠神经	脑		
X 线片		胆囊不充盈	颅缝分离		
诊断性生化异常：见正文					

来源：由 Drew Al Jr 改编。The degenerative and demyelinating diseases of the nervous system. In：Carter S，Gold AP（eds）：*Neurology of Infancy and Childhood.* New York，Appleton-Century-Crofts，1974，pp 57-89.

这一年龄组具有特殊诊断价值的眼部异常如下：

1. 快速摆动性眼震：佩利措伊斯 - 梅茨巴赫（Pelizaeus-Merzbacher）病，罕见于克拉伯（Krabbe）脑白质营养不良、科克因（Cockayne）综合征（较晚发病）

2. 黄斑部樱桃红斑：泰 - 萨克斯病和桑德霍夫（Sandhoff）变异型，部分婴儿尼曼 - 皮克病，罕见于脂褐质沉积病（lipofuscinosis）（见表 36-4）

3. 角膜混浊：劳氏（Lowe）病，婴儿 G_{M1} 神经节苷脂贮积病；较晚发病的，黏多糖贮积症

4. 白内障：半乳糖血症，Lowe 病，泽尔韦格病（也见于先天性风疹）

其他一些具有特定的诊断价值的医学发现包括：

1. 面部畸形：全身性 G_{M1} 神经节苷脂贮积病，Lowe 综合征和泽尔韦格综合征，以及一些黏多糖贮积症和黏脂贮积病的早期病例

2. 肝脾大：婴儿戈谢病和尼曼 - 皮克病，一种类型的高血氨症，桑德霍夫病；较晚发病的，黏多糖贮积症和黏脂贮积病

3. 头部增大（大头畸形）不伴脑积水：婴儿卡纳万（Canavan）海绵样变性，泰 - 萨克斯病的部分病例，亚历山大病

4. 放射线片椎体喙状突起：G_{M1} 神经节苷脂贮积病，以及年龄更大者见于黏多糖贮积症、岩藻糖苷贮积病、甘露糖苷贮积病和黏脂贮积病

5. 多发性关节病和声音沙哑发音困难：法伯病

6. 贮存颗粒和空泡的淋巴细胞：尼曼 - 皮克病，全身性 G_{M1} 神经节苷脂贮积病

7. 骨髓涂片异常组织细胞：戈谢细胞，尼曼 - 皮克病中的泡沫组织细胞，全身性 G_{M1} 神经节苷脂贮积病及与其密切相关的疾病，法伯病

8. 头发无色、质脆：门克斯病

儿童早期遗传代谢性疾病

这里包括在 1~4 岁之间变得明显的疾病。与新生儿和幼婴相比，诊断不那么困难。神经系统的病理过程可以通过神经功能障碍的明显进展，如行走和说话能力丧失，且通常伴随其他高级（准智力）功能退化可靠地确定。如果在生后头一两年精神运动发育是正常的，可比较明确地排除胚胎异常、产前疾病和产伤。以癫痫发作和肌阵挛为特征的疾病可能更难解释，因为癫痫发作可出现于任何年龄，由各种直接或间接的病因导致，如果频繁发作，还可能对精神运动功能产生严重损害。抗惊厥药物的影响可能会加重皮质功能的损伤。不幸的是，大多数在生后第二年进展缓慢的代谢性疾病产生的影响可能是难以觉察的，以至于在一段时间内，医生可能无法确定是发生了智力功能的退化，还是精神发育迟滞或孤独症第一次表现出来。一个额外的难题是，遗传性代谢异常多年来可能只是减缓了发育。重复进行检查和测试通常可以解决这个问题。出现某些眼部、内脏及骨骼异常时应高度怀疑进展性脑病，如下文所述。

一旦确立了神经系统综合征的诊断，明确其主要特征反映的是大脑白质（少突胶质细胞和髓鞘）还是灰质（神经元）的病变就变得十分有用。主要表现为白质受影响［脑白质营养不良（*leukodystrophy*）或白质脑病］的指征是早期发生四肢的痉挛性瘫痪，伴或不伴共济失调，以及视觉损害伴视神经萎缩而视网膜正常。癫痫发作和智力衰退是晚期事件。MRI 通常可证实白质受累。灰质病变［灰质营养不良（*poliodystrophy*）或灰质脑病］的指征是早期发病的癫痫发作、肌阵挛、失明伴视网膜改变，以及心智退化等。舞蹈样手足徐动和共济失调、痉挛性瘫痪，以及感觉运动传导束受累的体征出现较晚。在 MRI 上仅能看到广泛的萎缩和脑室扩大。

神经元贮积疾病（neuronal storage diseases），如上一节所述的疾病，以及神经轴性营养不良和脂褐质沉积病，符合灰质疾病的模式（见表 36-5）。异染性脑白质营养不良、球形细胞病（克拉伯病）、嗜苏丹性脑白质营养不良以及婴儿海绵样变性（Canavan 病）等是白质疾病的典型例子（见表 36-6）。虽然这种分类模式很有帮助，但也有一定程度的重叠；例如，泰 - 萨克斯病作为一种灰质营养不良，也会导致白质病变，而异染性脑白质营养不良可能会伴有一定程度的神经元贮积。

以下是在婴儿晚期和儿童早期出现明显临床表现的遗传代谢性疾病：

1. 许多较轻度氨基酸代谢紊乱
2. 异染性及其他脑白质营养不良
3. 晚发婴儿型 GM1 神经节苷脂贮积病
4. 晚发婴儿型戈谢病及尼曼 - 皮克病
5. 神经轴索营养不良
6. 黏多糖贮积症
7. 黏脂贮积病
8. 岩藻糖苷贮积病
9. 甘露糖苷贮积病
10. 天冬氨酰葡糖胺尿症
11. 蜡样质脂褐质沉积症（Jansky-Bielschowsky 病）
12. 科凯恩综合征

氨基酸病（氨基酸尿症）

在 Rosenberg 和 Scriver 列出的 48 种遗传性氨基酸病（aminoacidopathies）中，至少有一半与可识别的神经系统异常相关。其他 20 种氨基酸病导致氨基酸在肾脏的运输中的缺陷，其中一些会继发神经系统损害。通常当神经系统受累时，唯一的临床表现仅仅是精神运动发育滞后，若病变轻微，在生后 2~3 年甚至更晚才会变得明显。与其他遗传性代谢紊乱一样，氨基酸尿症（aminoaciduria）不损害胎儿的生长、发育或成熟，也不影响分娩（因为母体血液的供应决定了宫内的氨基酸平衡）。在生后前几个月，没有任何体征提示疾病的存在。唯一可能的检

测手段是对所有新生儿进行筛查。表 36-1 列出了这些疾病的相对发病频率，表 36-2 总结了识别这些疾病可用的筛查方法。

这里描述 3 种婴儿晚期和儿童早期的氨基酸病：苯丙酮尿症、酪氨酸血症和哈特纳普病，因为它们具有重要的临床意义，而且它们是不同类型生化缺陷的例证。还会提及在本章第一部分描述过的其他几种氨基酸尿症，它们与哈特纳普病一样，与间歇性共济失调有关。对于其他的氨基酸尿症，它们罕见，或者对神经系统仅有不确定的影响，我们只做一些粗略的评论。这些疾病的详细介绍可以查阅 Scriver 及其同事的专著。

苯丙酮尿症（苯丙氨酸羟化酶缺乏，PAH 突变）

苯丙酮尿症不仅是最常见的氨基酸尿症，而且具有特殊的历史意义。自 1934 年 Følling 发现此病以来，它一直是氨基酸尿症的典型例子，体现了医学遗传学的 3 个原则：第一，它作为一种常染色体隐性性状被遗传；第二，它例证了 Garrod 有关基因作用的基本原理，即遗传因素决定了个体的化学反应和生物化学特性；第三，苯丙酮尿症仅在含有丰富 L-苯丙氨酸的环境中表达。因此，如 Galton 预测，个体的最终表型是“先天和后天”（nature and nurture）结合的产物（Scriver and Clow）。

苯丙酮尿症（phenylketonurias，PKU）一词必须以复数形式表示，因为存在多种类型：①常见的类型以及几种轻微和严重的变异型，如果疾病在生命早期没有得到治疗，所有这些变异型均会出现精神发育迟滞；②其他类型，推测为等位基因突变所致，存在高苯丙氨酸血症（hyperphenylalaninemia）而无苯丙酮尿症，亦无神经系统受累；③一种罕见的成人型，伴有进展性痉挛性下肢轻瘫，或没有神经系统表现。也有少数的患者（在我们的病例中占 3%）不能通过降低血苯丙氨酸水平来阻止神经病变的进展。

典型的 PKU 患儿在出生时，一般认为神经系统是正常的。仅在神经系统长期暴露于苯丙氨酸（phenylalanine，PA）之后，此病才会出现，因为纯合子患儿缺乏保护神经系统的手段。然而，如果母亲是怀孕期间血液高 PA 水平的纯合子患者，胎儿的神经系统在宫内即可受损，杂合子患儿从出生起就有智力缺陷。

在典型的 PKU 中，精神运动发育障碍（*impairment of psychomotor development*）通常可在生后第一年的下半年观察到，这时预期的表现出现延迟。未经治疗的患儿到 5~6 岁时，可以评估其智商，通常低于 20，偶可为 20~50，仅有个别可超过 50。主要的临床表现是多动（*hyperactivity*），攻击性，自残行为，包括严重地损伤眼睛，步态笨拙、双手细微震颤、协调性差、姿势怪异、重复的手指习惯动作（*repetitious digital mannerisms*）和其他所谓的节律性动作，以及轻微的皮质脊髓束征等。手足徐动、肌张力障碍和明显的小脑性共济失调亦有报道，但实属罕见。此外，少数病情严重的患者会出现癫痫发作，先是出现屈肌痉挛，以后出现失神发作及大发作。大部分 PKU 患者为蓝眼睛，皮肤和头发呈浅色，皮肤粗糙干燥，易患湿疹。常可闻及发霉的体臭［由于苯乙酸（phenylacetic acid）排泄所致］。三分之二的患者是轻度小头畸形。眼底正常，无内脏肿大或骨骼异常。

社区中有一部分无症状的 PKU 患者，智力正常。成人出现症状的 PKU 病例罕见，但由于完全出乎意料的诊断而引起人们的兴趣。Kasim 及其同事报道总结了少数这样的病例，包括他们自己的一个病例，出现了进行性痉挛性轻截瘫，部分伴有轻度痴呆。苯丙氨酸水平是反映全部或部分酶缺乏的值。

血清苯丙氨酸水平升高（15mg/dL 以上），以及血液、脑脊液与尿液中苯丙酮酸（phenylpyruvic acid）水平升高，对 PKU 具有诊断意义。其水平在出生时是正常的，只是在几天后便会升高。但通过格思里（Guthrie）（氯化铁）试验筛查能可靠地鉴定出有风险的患者。在 1mL 尿液中加入 3~5 滴 10% 三氯化铁是一种简单有效的检测方法，过去曾在新生儿或儿童床边使用。反应产生一种翠绿色，3~4 分钟达到最强，20~40 分钟内褪色。相反，组氨酸血症患者尿液中的棕绿色是持续存在的。在枫糖尿病中，三氯化铁试验出现海军蓝色；在丙酸血症和甲基丙二酸血症中，以及尿液中存在酮体或水杨酸时，则出现紫色。

本病的基本生化异常是转氨酶苯丙氨酸羟化酶（phenylalanine hydroxylase hydroxylase）缺乏；苯丙氨酸无法转化为酪氨酸（tyrosine），导致患者排泄苯丙酮酸。在复杂的苯丙氨酸羟化反应中，出现差错的精确步骤仍不清楚。

病理检查示大脑半球髓鞘染色不良。MRI 可在未经治疗的患儿中观察到这种变化。另一个有提示意义的特征是色素核团，如黑质（substantia nigra）、蓝斑（locus ceruleus）、迷走神经背核（dorsal vagal motor），由于神经黑色素（neuromelanin）生成受阻，而无法被染成深色。据报道，在某些病例中，可明显见到皮质神经元及其树突分枝的尺寸缩小。

治疗 如果从婴儿期就开始低苯丙氨酸(PA)饮食,而不完全缺乏 PA,可以改善智力发育(血 PA 水平应维持在 5~10mg/dL)。在细心的饮食管理下,智力发育可能会完全正常。一旦神经系统发育完全,饮食对精神状态的影响可能微乎其微,但对行为可能有改善。延长饮食治疗有许多不良反应,应由有经验的医师和营养学家监督执行;如果限制过度,可能会阻碍患儿生长。这一点是特别重要的,因为研究表明,智力受损最严重的是那些最早放弃饮食限制的患儿,其 PA 浓度可以升至 15mg/dL 以上,而受损最轻的是那些最长时间维持饮食限制的患儿(Holtzman et al)。持续的饮食治疗可能是必要的,但一旦神经系统完全发育,对苯丙氨酸的限制程度可有所放松。饮食中苯丙氨酸究竟可以限制到什么程度尚不清楚,但许多患儿在低 PA 饮食的环境中长大,在成年后保持这些限制几乎没有困难。

随着 PKU 筛查的广泛开展以及出生后饮食控制的早期开始,这种代谢性脑部疾病在新英格兰诸州几乎已经消失了。接受治疗的育龄期女性应特别注意饮食限制,因为高水平的苯丙氨酸对正常胎儿是有害的。轻微的 PKU 病例已成功地使用辅因子四氢生物蝶呤(Tetrahydrobiopterin)治疗(Muntau et al)。

枫糖尿病(maple syrup urine disease)的晚发型和羟脯氨酸血症(hydroxyprolinemia)的发展与 PKU 非常相似,在诊断和治疗方面也有类似的问题。组氨酸血症(histidinemia)可通过筛查检测出来,但目前认为它是一种良性的生化变异型。

少数婴儿患有一种 PKU 的变异型,限制苯丙氨酸的饮食并不能防止神经系统受累。在一些这样的婴儿中,一种肌张力障碍性锥体外系强直(dystonic extrapyramidal rigidity)[僵婴综合征(stiff-baby syndrome)]早在新生儿期就可以出现,Allen 及其同事表明,该病对生物蝶呤(biopterin)有反应。这样的婴儿肝脏中苯丙氨酸羟化酶水平正常。该病的缺陷是由于二氢蝶啶还原酶(dihydropteridine reductase)不足或无法合成生物蝶呤,导致不能合成有活性辅因子四氢生物蝶呤(见"生物蝶呤缺乏")。儿茶酚胺和 5- 羟色胺的尿代谢物减少,对低苯丙氨酸饮食治疗无反应。有些证据表明,使用左旋多巴(L-dopa)和 5- 羟色氨酸(5-hydroxytryptophan)可纠正潜在的神经递质缺陷(Scriver and Clow)。

遗传性酪氨酸血症

遗传性酪氨酸血症(hereditary tyrosinemia)是一种罕见的、以皮肤受累为主的氨基酸病,也称为眼皮肤型酪氨酸血症(oculocutaneous tyrosinemia)、里希纳 - 汉哈特病(Richner-Hanhart disease),存在三种类型,每一种都有潜在的突变(FAH、TAT 和 HPD),超过半数的患儿存在发育迟缓。这些基因编码的蛋白产物与酪氨酸分解有关。此外,与其他一些氨基酸病一样,可能有自残及肢体运动不协调的表现。语言功能缺陷十分突出。到 1 周岁或 2 周岁时,会出现流泪、畏光和眼睛发红(角膜糜烂所致)。随后角膜出现新生血管和混浊。掌角化症和足底角化症伴有多汗症和疼痛,通常是结晶性酪氨酸沉积的炎症反应所致(也是角膜改变的病因)。血液和尿液中酪氨酸水平升高(>0.18mM)有诊断意义。最严重的形式(1 型)是由编码延胡索酰乙酰乙酸水解酶(fumarylacetoacetate hydrolase)的基因(FAH)突变所致,这种酶参与酪氨酸代谢的最后一步酶促反应,其缺陷导致酪氨酸及其代谢物的沉积。

采用低酪氨酸及低苯丙氨酸饮食,优化后能保证生长发育,可使症状迅速改善,但必须尽早开始。口服维甲类化合物(retinoids)可改善皮肤病变。新生儿酪氨酸血症可致肝功能衰竭和夭折。本病可以与克罗斯综合征(Cross syndrome)(白化病伴有精神发育迟滞、生长障碍、痉挛性力弱和碱中毒)以及瓦登伯格眼白化病综合征(Waardenburg ocular albinism syndrome)(白额发、眶距大、耳聋)区分开来。白化病综合征(albinism syndromes)的详细讨论可见 Oetting 和 King 的文章。

酪氨酸羟化酶缺乏症(TH 突变)

酪氨酸羟化酶缺乏症(tyrosine hydroxylase deficiency)可导致进行性婴儿脑病;该病格外令人关注,因为酪氨酸是左旋多巴和其他儿茶酚胺类物质的前体。脑中这些化学物质的水平显著降低。因此,脑病的表现形式主要是波动的锥体外系体征,同时伴有眼部及自主神经症状。左旋多巴可部分改善运动症状(见 Hoffmann et al)。此病与青少年多巴反应性肌张力障碍(juvenile dopa-responsive dystonia)有相似之处,后者对左旋多巴治疗极为敏感(见第 38 章讨论);与上文所述的 L- 氨基脱羧酶缺乏也有相似之处,这种缺陷也会导致儿茶酚胺水平降低及运动障碍。

哈特纳普病(SLC6A19 突变)

哈特纳普病(Hartnup disease)是一种氨基酸代谢障碍病,是以其最初被观察到的家族命名的,很可能是以常染色体隐性方式传递的。患儿在出生时是正常的,在婴儿晚期或儿童早期出现症状。临床特征包括在面部、颈部、手及腿部出现间歇性红色鳞状皮疹(*intermittent red*, *scaly rash*),类似于糙皮病(pellagra)。它通常合并发作性人格障碍(episodic personality disorder),表现为情绪不稳、脾气失控和精神错乱-幻觉性精神病;发作性小脑性共济失调(*episodic cerebellar ataxia*)(步态不稳、意向性震颤和构音障碍);偶尔还会出现痉挛状态、眩晕、眼球震颤、上睑下垂和复视等。疾病的发作是由于暴露在阳光下、情绪紧张和磺胺类药物引起的,持续约2周,随后出现长短不一的相对正常的间期。发作频率随年龄增长而减少,但有些患儿生长发育迟缓,且伴有轻度的持续性精神发育迟滞。

本病的代谢缺陷是中性氨基酸通过肾小管运输错误(transport error)所致,这些氨基酸在尿液和粪便中排泄量显著增加。特别是有大量糖苷的排泄,主要为硫酸吲哚酚(indoxyl sulfate),尤其是在口服L-色氨酸后;以及非羟基吲哚代谢物的异常高排泄。色氨酸在肠道中的转运受损和从尿液中丢失,使其在烟酸合成过程中可利用的量减少,导致糙皮病样皮肤改变。此病的病理基础尚未确定。它必须与许多儿童期间歇性和进展性小脑性共济失调鉴别,详见下文。

治疗包括避免暴露于阳光和磺胺类药物。由于糙皮病和Hartnup病有相似之处,通常的做法是每日给予烟酰胺(nicotinamide)50~300mg剂量。皮肤病损消失,有共济失调和精神病性行为减轻的报告。然而,治疗结果并不一致。予左旋色氨酸乙酯(L-tryptophan ethyl ester)20mg/kg tid,可能获得更好的反应。

其他代谢性疾病伴发作性或持续性共济失调、癫痫发作和发育迟滞

除了哈特纳普(Hartnup)病外,许多其他的代谢性疾病也会导致儿童早期共济失调的间歇性发作,这些疾病是:①轻型枫糖尿病和先天性高氨血症(Ⅱ型高氨血症、瓜氨酸血症、精氨基琥珀酸尿症、高鸟氨酸血症),在本章的前面已有描述;②亚急性坏死性脑脊髓病(Leigh病),将在下文叙述;③高丙氨酸血症(hyperalaninemia)和高丙酮酸血症(hyperpyruvic acidemia)(Lonsdale et al; Blass et al);以及④常染色体显性遗传乙酰唑胺反应性共济失调(autosomal dominant, acetazolamide-responsive ataxia),可在儿童期发病,但通常较晚出现(Griggs et al);⑤家族性低β脂蛋白血症,即Bassen-Kornzweig病。

在所有这些疾病中,共济失调是小脑型,是随着时间变化的,可能跟随在一次突发的癫痫发作之后出现(如出现在精氨酸琥珀酸尿症中)。癫痫发作使用抗癫痫药物治疗,这些药物最初可能被认为是导致共济失调的原因。然而,随着时间的推移可发现,共济失调会持续一两周,与抗惊厥治疗并无关系。事实上,癫痫发作和共济失调都是共同的生化异常的结果。在所有的间歇性共济失调中,在两次发作之间,患者的运动相对正常,但大多数患儿有不同程度的学习障碍。

儿童早期进行性小脑性共济失调

儿童期共济失调的鉴别是困难的。这个问题有两个方面:首先,要确定是否存在共济失调;其次,将小脑性共济失调与周围神经疾病的感觉性共济失调与全身性震颤和多肌阵挛区分开来。因为小脑性共济失调更多的是一种自发性运动障碍,而不是姿势性运动障碍,它的存在通常是无法确定的,直到有意的(投射性)动作活动成为孩子的运动表现的一部分。如第27章所述,症状最早表现在婴儿的手臂运动上,当婴儿伸手去拿一个物体并把它送到嘴边或传递给他人时就会表现出来。那时会出现一个急促、摇摆、颤抖的动作;坐着的时候,头部的摇晃和躯干的颤动是很明显的。一旦开始走路,除了通常蹒跚学步的孩子的笨拙之外,还有类似的动作不协调。感觉性共济失调总是难以区分,但在这个年龄是罕见的,通常伴无力和腱反射消失。到了四五岁时,便可以进行更详细的感觉检查,以确定是否存在本体感觉障碍与Romberg征。

持续性和进行性小脑性共济失调(cerebellar ataxia)的患者表现是多种多样的,并有不同的病因;其中一些合并有Friedreich共济失调、莱维-鲁西神经病(Levy-Roussy neuropathy),以及其他青少年-成人退行性遗传性共济失调。这些疾病在第38章中讨论。还有许多儿童期共济失调可能属于退行性病变范畴,有些以小脑性共济失调为最突出的表现,有些则是神经系统的其他异常更为突出。在一本关于神经病学原理的书中详细描述每一种疾病是不切实际的;因此,非Friedreich共济失调仅在此列出。

1. 小脑性共济失调伴双侧瘫、肌张力低下和精神发育迟滞[也称为福斯特无张力性双侧瘫(*atonic diplegia of Foerster*)];这是脑性瘫痪的一种形式。

2. 小脑发育不全:早期小脑性共济失调(伴或不伴精神发育迟滞)和间歇性过度通气;这一组疾病包括蚓部选择性发育不全即朱伯特综合征(Joubert syndrome)。

3. 小脑性共济失调伴白内障和智力低下:从儿

童期（主要）到晚至成年期［马里内斯库 - 舍格伦病（Marinesco-Sjögren disease）］不等。

4. 家族性小脑性共济失调和视网膜变性［贝尔病（Behr disease）］。

5. 家族性小脑性共济失调伴白内障和眼肌麻痹，或伴白内障和智力及身体发育迟滞。

6. 家族性小脑性共济失调伴瞳孔散大。

7. 家族性小脑性共济失调伴耳聋和失明和类似的症状组合，称为视网膜耳蜗齿状核变性（retinocochleodentate degeneration），涉及这三个结构的神经元丢失。

8. 家族性小脑性共济失调伴舞蹈手足徐动、皮质脊髓束征，以及智力和运动发育迟滞。

上述所有的综合征都没有发现明确的生化异常，因此它们的代谢性质只是属于推测。然而，电子传递链的紊乱有时可以表现为上面提到的 Marinesco-Sjögren 疾病表型。

已证实具有代谢缺陷或相关突变的儿童期持续性小脑性共济失调疾病如下：

1. 雷夫叙姆病（Refsum disease）
2. 无 β 脂蛋白血症［巴森 - 科恩兹威戈综合征（Bassen-Kornzweig syndrome）］
3. 共济失调 - 毛细血管扩张症（见第 37 章）
4. 半乳糖血症
5. Friedreich 共济失调

Bassen-Kornzweig 综合征（发病更常在儿童晚期而非早期）在本章下面的部分描述。共济失调 - 毛细血管扩张症在下文介绍。

一般来说，把这些疾病与主要发生在儿童身上的获得性感染后疾病区分开来并不困难（见第 36 章）。

异染性脑白质营养不良（MLD，芳基硫酸酯酶缺乏，ARSA 突变）

异染性脑白质营养不良（metachromatic leukodystrophy，MLD），是另外一种溶酶体（鞘脂类）贮积病（见表 36-3 和表 36-6）。其异常是芳基硫酸酯酶 A（enzyme arylsulfatase A，ARSA）的基因突变，可阻断硫苷脂（sulfatides）向脑苷脂（髓磷脂的主要成分）的转化，从而导致硫苷脂积聚。这是一种常染色体隐性遗传性状传递，通常在 1~4 岁之间发病（变异型可在胎儿期、儿童晚期甚至成年期发病）。不同的疾病类型是由不同的基因突变导致。一种不太常见的形式是由于 PSAP 突变，亦导致硫苷脂无法被分解。

本病在这一年龄组临床上以进行性运动功能障碍（步态障碍、痉挛状态），伴有言语输出减少和精神衰退为特征。起初腱反射通常是活跃的，但后来随着周围神经受累加重，腱反射减退，最终消失。亦可能一开始就有不同程度的肌张力低下和反射消失，或者整个病程中一直存在痉挛状态，但伴有反射减退和神经传导速度减慢。精神退化（mental regression）的征象可能自起病时就出现，或在出现运动障碍后才变得明显。后来出现视力障碍，有时伴有斜视和眼球震颤；手臂的意向性震颤和构音障碍，吞咽困难和流涎；以及视神经萎缩（1/3 的患者），有时伴黄斑周围灰白色变性（*grayish degeneration around the maculae*）。癫痫发作罕见，亦没有躯体的异常。头部大小通常是正常的，但偶有大头畸形。在 1~3 年的时间里，可进展至卧床不起的四肢瘫状态，不能说话，也不能理解，晚发型患者的进展要慢一些。脑脊液蛋白升高。

在大脑（图 36-5）、小脑、脊髓和周围神经中有髓纤维广泛变性。神经胶质细胞和胀大的吞噬细胞中出现异染性颗粒是其特征，因而可通过周围神经活检做出诊断。所贮积的物质是硫苷脂（*sulfatide*），可被苯胺染料染为棕橙色，而非紫色。硫苷脂在冷冻切片上亦呈 PAS 反应阳性。

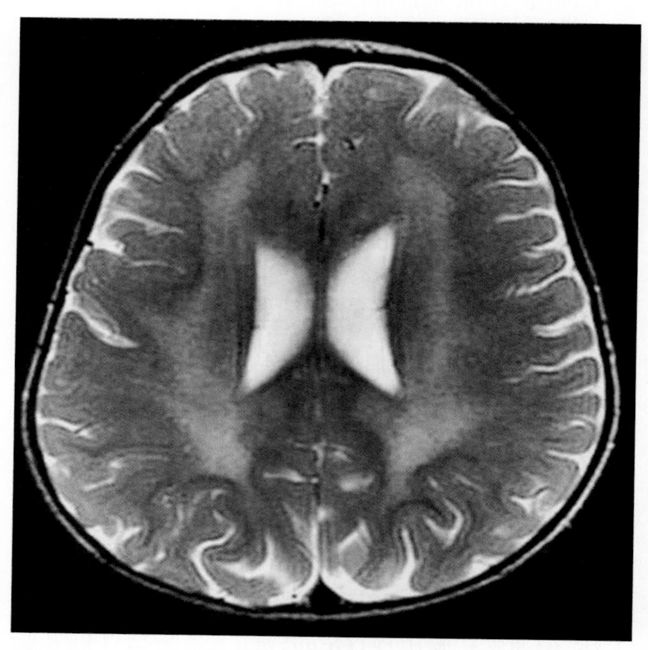

图 36-5　异染性脑白质营养不良。MRI 轴位 T2 加权像，一名 2 岁女孩出现发育倒退，肌电图有弥漫性运动和感觉神经脱髓鞘的证据。可见异常的对称性中央白质高信号，皮质下弓状纤维未受累（图片由 Drs. Edward Yang 和 Sanjay Prabhu 提供）

基因检测现已广泛应用，但除了 MRI 和组织学变化外，实验室诊断检查结果是脑脊液蛋白升高（*elevated CSF protein*）（75~250mg/dL），尿中硫苷脂显著增加（*marked increase in sulfatide in urine*），以及白细胞、血清与培养的成纤维细胞中芳基硫酸酯酶 A 缺乏（*absence of arylsulfatase A*）。检测培养的成纤维细胞和羊水细胞的芳基硫酸酯酶 A 活性，可以鉴定出携带者，并可进行产前诊断，但已发现这种酶存在假缺陷（*Pd* 等位基因变异）。在这种情况下，测定的酶活性是正常的 10%，但没有临床表现。

目前正在尝试用酶替代或骨髓移植进行治疗。一旦患者出现症状，骨髓移植似乎没有什么获益，但是在疾病的早期，以及在先证者的无症状同胞中应用可能是有效的。

这种脑白质营养不良的鉴别诊断包括神经轴索营养不良（见下文）、早发型遗传性多发性神经病的病例、晚发型克拉伯（Krabbe）病，以及儿童型戈谢病和尼曼 - 皮克病等。1973 年 Austin 描述了一种异染性脑白质营养不良的变异型（*variant of metachromatic leukoencephalopathy*），由芳基硫酸酯酶 A、B 和 C 的同工酶缺乏引起，称为多种硫酸酯酶缺乏症（*multiple sulfatase deficiency*）。其神经系统的表现类似于异染性脑白质营养不良，但除此之外，还有与黏多糖病相似的面部与骨骼改变。某些病例还会出现耳聋、肝大、鱼鳞癣和腰椎的喙状突起。尿沉渣中可发现异染性物质。在病理上，除了变性的大脑白质和周围神经的异染性外，还可能有贮积物（硫酸糖脂类），类似于神经节苷脂贮积病中在神经元，以及在肝脏、胆囊和肾脏中发现的贮积物质。颗粒可明显地见于中性粒细胞中。还有一种被称为"芳基硫酸酯酶假缺陷（arylsulfatase pseudodeficiency）"的状态，这种状态在大约 7% 的欧洲人中以多态性的形式存在，表明仅有酶水平的低下不足以呈现异染性脑白质营养不良的表型。

成年型异染性脑白质营养不良在下文讨论。

神经轴索营养不良（神经轴突变性；PLA2G6 突变）

神经轴索营养不良（neuroaxonal dystrophy）是一种罕见的疾病，作为常染色体隐性性状遗传，也称为神经轴突变性（neuroaxonal degeneration）。在最大的一组病例（Aicardi 和 Castelein 收集的 77 例患者）中，50 例患者的发病时间接近生后第 2 年年初，所有患者的发病时间都在生后第 3 年之前。临床表现包括精神运动功能退化（坐、立和说话能力丧失），显著的肌张力低下而反射活跃，Babinski 征阳性，以及进行性失明伴视神经萎缩而视网膜正常。癫痫发作、肌阵挛和锥体外系体征罕见。后来在一些病例中发现感觉丧失。最后，通常随之出现球部征象、痉挛状态，以及去大脑强直。病程是极度进展性，3~8 年后出现致死性事件及去皮质状态。肝脾无异常，无面部和骨骼改变。

病理检查在后柱及薄束核与楔束核、Clarke 柱、黑质、丘脑底核、脑干中央核和大脑皮质中发现了肿胀轴浆的嗜酸性球状体（eosinophilic spheroids）。存在小脑萎缩，主要影响颗粒细胞层，以及基底节中含铁色素增加（类似在 PANK2 突变型铁沉积所观察到的，在下文中讨论）。

CT 和 CSF 检查均正常，未见生化及血细胞异常。MRI 可显示双侧苍白球信号减低，与铁沉积相对应。有些报告易引起混淆，报道一个高信号周围的坏死区域，这是上述 PANK2 突变的特征，它与之有重叠的临床和病理特征。然而，2 岁后，脑电图呈现出特征性高波幅快节律（16~22Hz）。诱发反应可能是不正常的。神经传导速度正常，尽管肌电图有失神经支配证据。根据皮肤和结膜神经电镜检查见到特征性轴突内球状体，可在生前做出可靠的诊断。

此病有一种晚发型，病程更长，神经系统表现（强直和痉挛状态、小脑性共济失调和肌阵挛）都更明显。在这些病例中，精神退化是缓慢的。视力可以保留，但文献已记载视网膜变性。一些晚发病例与 PKAN 病［旧称哈勒沃登 - 施帕茨病（Hallervorden-Spatz disease）］难以区分。

在早期婴儿型中，溶酶体水解酶（lysosomal hydrolase）发生突变。婴儿型的主要突变是在 PLA2G6 基因。

婴儿晚期和儿童早期戈谢病

如前所述，戈谢病（Gaucher disease）通常发生在婴儿早期，但有些病例，即所谓的戈谢病Ⅲ型，可能在 3~8 岁的儿童期开始。其临床表现多样，既结合了婴儿戈谢病的特征，如展神经麻痹、吞咽困难、牙关紧闭、四肢强直，以及痴呆等，又具有儿童晚期 - 成人早期戈谢病的特征，如水平凝视麻痹、弥漫性肌阵挛、全面性癫痫发作，以及慢性病程等。确诊的依据包括脾大（splenomegaly）、戈谢细胞（Gaucher cells）、葡萄糖脑苷脂贮积，白细胞或培养的成纤维细胞中葡萄糖脑苷脂酶（glucocerebrosidase）活性缺乏。

婴儿晚期和儿童早期尼曼 - 皮克病

尼曼 - 皮克病(Niemann-Pick disease)是一种亚急性或者慢性的神经内脏贮积病,早期征象为肝脾大,晚期(2~4 岁)表现为神经系统损害。这些晚发型称为 C 型和 D 型,以前称为Ⅲ型和Ⅳ型,以区别于前面讨论的婴儿型。神经系统病变包括进行性痴呆、构音障碍、共济失调、罕见的锥体外系征象(舞蹈手足徐动),以及水平和垂直凝视麻痹,后者是晚发型的一个有鉴别意义的特征。在试图看向侧方时,一些患者会做出头部推挤运动,这一动作与共济失调毛细血管扩张症和科根眼动失用症(oculomotor apraxia of Cogan)中观察到的相同。眼球的侧向运动在头部被动运动(头眼反射)时是充分的。眼球会聚亦有困难。一种亚型被称为青少年张力障碍性脂质贮积病(*juvenile dystonic lipidosis*),特征是锥体外系症状和眼球垂直运动麻痹。"海蓝色组织细胞"综合征(the syndrome of the "sea-blue histiocyte")(肝、脾和骨髓内有含海蓝色颗粒的组织细胞)可能是另一种变异型,表现为精神和运动发育迟滞、黄斑灰色变性,而在少数病例中,还有后柱和锥体束变性。

其诊断依赖于培养的皮肤成纤维细胞胆固醇酯化缺陷(defect in cholesterol esterification)的测定。

婴儿晚期和儿童期 G_{M1} 神经节苷脂贮积病(GLB1 突变)

2 型或者所谓的青少年 G_{M1} 神经节苷脂贮积病(juvenile G_{M1} gangliosidosis)在 12~24 月龄间发病,存活期为 3~10 年。第一个征象通常是行走困难(*difficulty in walking*),频繁跌倒,随后是手臂动作笨拙、语言功能丧失、严重的精神衰退,逐渐进展的痉挛性四肢瘫和假性延髓性麻痹(构音障碍、吞咽困难、流涎),以及癫痫发作。视网膜改变是多样的,尽管通常不存在,但在 10~12 岁时可能出现黄斑部红斑;视力通常保留,但斜视是常见的。有面部畸形,与赫勒综合征(Hurler syndrome)类似,肝脾增大。重要的实验室发现是胸腰椎体发育不全、轻度髋臼发育不全,以及骨髓中组织细胞有透明空泡或褶皱的细胞质。正如对泰 - 萨克斯(Tay-Sachs)病的讨论中所指出的,白细胞和培养的皮肤成纤维细胞中 β- 半乳糖苷酶(beta-galactosidase)活性减退或缺乏。G_{M1} 神经节苷脂在大脑神经元中积聚。

婴儿眼阵挛肌阵挛综合征

尽管严格来说,婴儿眼阵挛 - 肌阵挛综合征(infantile opsoclonus-myoclonus syndrome)并不是一种代谢障碍性疾病,在这一标题下,Kinsbourne 描述了一种广泛的、持续的肌阵挛形式(深睡眠时除外),影响男性和女性婴儿,发育一直是正常的,直到 9~20 月龄时发病。因此,本病可能与其他形式的儿童和婴儿肌阵挛有关,如第 30 章中与副肿瘤性疾病一起讨论的。肌阵挛在 1 周甚至更短时间内进展,影响身体的所有肌肉,严重干扰儿童的所有的自然肌肉活动。眼球明显地受到快速的(高达 8 次 /s)、不规则的共轭运动[眼阵挛型"跳舞的眼睛"("dancing eyes" of an opsoclonic type)]的影响。患儿容易发怒,说话也会停止。所有的实验室测试都是正常的。

治疗　地塞米松(dexamethasone)剂量 1.5~4.0mg/d 抑制肌阵挛,使发育得以进步。一些患者已从肌阵挛中恢复,但遗留精神迟钝和轻度共济失调。其他患者需要 5~10 年的皮质类固醇治疗,一停药就会复发。普通的抗惊厥药似乎没有效果。病理改变尚未确定。

在儿童神经母细胞瘤(neuroblastoma)和年轻人的一种不明原因的短暂疾病(可能是病毒性或感染后)中也观察到一种类似的综合征(Baringer et al)。在成年人中的类似情况被认为是一种副肿瘤性疾病,合并了卵巢癌、乳腺癌、胃癌或支气管癌和其他隐匿性肿瘤。

在一项较广泛的关于小儿眼阵挛 - 肌阵挛综合征的调查中,Pranzatelli 及其同事报告了他们在 27 例病例的经验,有些病例伴神经嵴肿瘤(neural crest tumors),另一些伴病毒感染或缺氧损伤(意向性肌阵挛)。几乎所有患者都有小脑性共济失调和精神障碍,10% 的患者有癫痫发作。脑脊液正常。研究者强调了发病机制的异质性,并确定了一种罕见的 5-羟色胺能类型(CSF 中 5- 羟色氨酸和高香草酸呈低水平),对 5- 羟吲哚乙酸治疗有反应。

神经元蜡样脂褐质沉积病(巴藤病)

目前已经鉴定出了 4 种类型的神经元蜡样质脂褐质沉积症(neuronal ceroid lipofuscinoses),过去主要依据发病年龄界定:桑塔沃里 - 哈尔蒂亚(Santavouri-Haltia)芬兰婴儿型,扬斯基 - 别尔朔夫斯基(Jansky-Bielschowsky)早期儿童型,沃格特 - 斯皮埃尔迈耶(Vogt-Spielmeyer)青少年型和库夫斯(Kufs)成人型。它们被统称为巴藤病(Batten disease),尽管这个术语已经被应用于青少年型。神经元细胞质中的贮积物由两种色素脂质组成，推测是蜡样质（ceroid）和脂褐质（lipofuscin），它们都是多不饱和脂肪酸的交联聚合物，具有自体荧光性。

较新的分类混淆了临床表现，使用编号命名法，从NCL1到NCL10；旧分类法接近于1到4型，大多是由CLN突变导致，不太常见的是TPP1或PPT1突变。除少数成人病例外，均为常染色体隐性遗传，可根据基因检测做出诊断。突变的类型（无义突变、移码突变、错义突变）也会对导致的临床综合征产生影响（Wisniewski et al）。该病所有的婴儿型和其中一种青少年型是由影响溶酶体棕榈酰蛋白硫酯酶（palmitoyl-protein thioesterase）的基因突变导致的。其余的青少年型和成年型存在其他溶酶体酶的异常。这些疾病中的每一种类型将与各个年龄段的其他代谢性疾病进行更详细的讨论。

在桑塔沃里-哈尔蒂亚婴儿型（*infantile Santavuori-Haltia form*）（NCL1，PPT1突变）中，3~18月龄的婴儿在经过一段正常发育期后，会出现精神运动退化，伴共济失调、肌张力低下和广泛性肌阵挛（*widespread myoclonus*）。可见视网膜病变伴视网膜电图消失，脑电图节律减慢伴棘波和慢波放电，最后呈等电位记录。患儿可在几年内出现失明、痉挛性四肢瘫和小头畸形，最终死亡。

在扬斯基-别尔朔夫斯基晚期婴儿-青少年型（*late infantile-juvenile Jansky-Bielschowsky type*）（NCL2，TPP1突变）中，在2~4岁之间出现症状，此前发育正常或稍慢，可存活至4~8岁。最初的神经系统表现通常为癫痫发作（小发作或大发作）和肌阵挛性抽搐（*myoclonic jerks*），可由本体感觉和其他感觉刺激诱发，包括自主运动和情绪激动。可出现动作不协调、震颤、共济失调，痉挛性力弱伴腱反射活跃和Babinski征，智力衰退，构音障碍，进而发展为痴呆，乃至最终为缄默症。在相对发病较晚的患者中，进行性痴呆（progressive dementia）是主要表现。在一些病例中，可能会因为视网膜变性（*retinal degeneration*）（视杆细胞和视锥细胞）与色素沉积而早期出现视力障碍，另一些病例视力正常。当视力受到影响时，视网膜电图呈等电位改变。异常的包涵体（半透明空泡）可见于10%~30%的循环淋巴细胞，中性粒细胞可见嗜天青颗粒。光刺激可诱发高电压的脑电棘波。只有早发病例才有小头畸形。正是在这一类型的巴藤（Batten）病中，Schulz及其同事通过脑室内灌注进行了酶替代治疗［蜡脂酶α（Cerliponase Alpha）］，与历史对照相比，在降低认知功能下降的程度与速度方面取得了巨大成功，代价是出现了严重的不良事件，很多是由脑室内置管造成的。

在青少年型（juvenile form）（NCL3，CLN3突变）中，主要表现是视力丧失、癫痫发作和共济失调。在库夫斯成人型（adult Kufs type）（NCL4，CLN6和其他突变）中，表现多种多样，包括痴呆等，在下文中讨论。

病理检查显示大脑和小脑皮质（颗粒细胞和浦肯野细胞）神经元丢失，以及在残余的神经元中可见曲线形贮存颗粒和嗜锇颗粒。在皮肤神经末梢和血管内皮细胞中也可见包涵体，这些发现允许在活体通过电子显微镜对皮肤、结膜或直肠黏膜活检进行诊断。

在许多脂褐质沉积病患者中，诊断可通过检测最近发现的几个基因突变之一来证实。血液及尿液中没有明确的标志物，但在一些患者中，线粒体的一种结构成分（所谓的C片段）被大量排出。

关于鉴别诊断，必须考虑晚期婴儿型G_{M1}神经节苷脂贮积病、特发性癫痫、Alpers病和其他类型的神经元蜡样质脂褐质沉积病。

黏多糖贮积症（表36-7）

黏多糖贮积症（mucopolysaccharidosis）是一组疾病，同时存在神经元内脂质贮积和结缔组织中多糖贮积。因此，本病同时存在神经系统和骨骼的异常，这实际上是它独一无二的特征。由于骨骼畸形、脑底结缔组织增厚和增生，导致蛛网膜下腔闭塞、阻塞性脑积水或颈髓受压，使得神经系统也可能继发地受累。根据Meikle及其同事们的研究，黏多糖病的总体患病率大约为每8 000个新生儿中有1例。根据内脏骨骼和神经系统改变的程度来划分，至少可以识别出7种不同的临床亚型（见表36-7）。

本病的基本异常是一种酶缺陷，阻断了酸性黏多糖【现称为糖胺聚糖（*glycosaminoglycans*）】的降解。在血清、白细胞或培养的成纤维细胞中可检测到酸性黏多糖含量增加。贮积物同样存在于脑、脊髓、心脏、内脏器官、骨和结缔组织的溶酶体中。本病的所有类型都是常染色体隐性遗传，除了亨特综合征（Hunter Syndrome）是以性连锁方式遗传的。超过50年的研究已证实，每种类型的黏多糖贮积症都是由不同的酶缺陷引起的，并且随着该领域的进展，每种疾病类型的突变都已经确定。

表 36-7　黏多糖贮积症的分类

编号	人名名称	临床表现	酶缺陷	糖胺聚糖
MPS Ⅰ[a]	赫勒（Hurler）	角膜混浊，严重的骨骼改变和 DD，器官肿大，心脏病	α-L- 艾杜糖醛酸酶	硫酸皮肤素、硫酸乙酰肝素
MPS Ⅱ	亨特（Hunter）	骨发育障碍，角膜正常，DD，关节僵硬，脑积水，身材矮小，器官肿大	艾杜糖醛酸硫酸酯酶	硫酸皮肤素、硫酸乙酰肝素
MPS Ⅲ	桑菲利波（Sanfilippo）	DD，轻度或无躯体改变，多动，肝脾大	乙酰肝素 N- 硫酸酯酶	硫酸乙酰肝素
MPS Ⅳ	莫奎奥（Morquio）	独特的骨骼异常，轻微角膜混浊，齿状突发育不全，智力正常，肝大	半乳糖 6- 硫酸酯酶	硫酸角蛋白、6- 硫酸软骨素
MPS Ⅴ	不再使用			
MPS Ⅵ	马罗泰厄 - 拉米（Maroteaux-Lamy）	骨发育障碍，角膜混浊，智力正常，脊髓受压，器官肿大	N- 乙酰半乳糖胺，4- 硫酸酯酶（芳基硫酸酯酶 B）	硫酸皮肤素
MPS Ⅶ	斯莱（Sly）	骨发育障碍，肝脾大，严重程度不一，角膜混浊	β- 葡糖醛酸酶	硫酸皮肤素、硫酸乙酰肝素、4- 硫酸软骨素

[a] 不太严重的表型称为施艾（Scheie）综合征或赫勒 - 施艾（Hurler-Scheie）综合征。

DD，发育延迟（developmental delay）。

来源：经允许，修改自 Neufeld 和 Muenzer。

赫勒病（黏多糖贮积症Ⅰ型）

赫勒病（Hurler disease）是黏多糖贮积症的经典型，也称为黏多糖贮积症Ⅰ型（MPS Ⅰ），临床上在 1 周岁时开始发病。存在严重的精神发育迟滞（*mental retardation*）和明显的骨骼畸形（*skeletal abnormalities*），后者表现为侏儒症，石像鬼面容（gargoyle facies），大头伴矢状缝骨性结合，驼背，双手宽而手指短粗，膝和肘关节屈曲挛缩等。常有传导性耳聋和皮质脊髓束征。其他表现包括腹部膨隆、疝气、肝脾大、瓣膜性心脏病、慢性鼻炎、反复呼吸道感染和角膜混浊等。生化异常包括组织内硫酸皮肤素（*dermatan*）和硫酸乙酰肝素（*heparan sulfate*）（糖胺聚糖类）积聚和在尿液中排泄，这可能是 α-L- 艾杜糖醛酸酶（α-l-iduronidase，IDUA）活性缺乏所致。此外，这些患者大脑神经细胞中神经节苷脂含量增加。在较轻度赫勒病的施艾（Scheie）变异型（黏多糖贮积症Ⅴ型）中，智力和寿命是正常的。在美国，一些新生儿筛查项目可对婴儿血液进行检测以发现黏多糖贮积症Ⅰ型。

治疗　可使用酶替代治疗［拉罗尼酶（laronidase）］。这种酶是由重组技术生产的，以前通过白细胞或其他输液提供酶的尝试是无效的，而这种方法取得了成功。骨髓造血干细胞移植（无血缘关系供者的脐带血）也被应用（见 Staba et al）。为了保证疗效，治疗必须在糖胺聚糖类积聚和神经功能下降之前开始。与赫勒病相关的眼和骨骼恶化没有得到改善。在轻症的施艾型（*Scheie form*）和伴有 CNS 受累的患儿中，骨髓移植没有帮助，推荐进行酶替代治疗。在早期病例中，亦尝试过酶疗法与骨髓移植同时进行。这些方法在亨特病和桑菲利波病（Sanfilippo disease）中无效，下文讨论。

亨特病（黏多糖贮积症Ⅱ型，IDS 突变）

与赫勒病及其他类型不同，亨特病（Hunter disease），也称为黏多糖贮积症Ⅱ型（MPS Ⅱ），是以一种 X 连锁特征（*X-linked trait*）性状传递的。赫勒病与亨特综合征的临床表现相似，除了 Hunter 型相对较轻：发育延迟没有 Hurler 型那么严重，耳聋不太常见，角膜混浊通常不存在。这一综合征可能有两种类型：一种较严重，患者活不过青少年期；另一种则较轻，智力相对正常，可存活至中年。过量的硫酸皮肤素和硫酸乙酰肝素从尿液中排泄。最基本的异常是艾杜糖醛酸硫酸酯酶缺乏（*deficiency of iduronate sulfatase，IDS*）。每周静脉注射艾杜硫酸酯酶（idursulfase）进行酶替代治疗，可延迟此病的一些症状。

桑菲利波病（黏多糖贮积症Ⅲ型，涉及多个基因）

桑菲利波病（Sanfilippo disease），也称黏多糖贮积症Ⅲ型（MPS Ⅲ），在 2~3 岁之间出现临床症状，伴有进行性智力衰退。患者身材矮小，但在其他方面的身体变化比亨特综合征和赫勒综合征更少和不严重。根据桑菲利波病的酶缺陷，将它分为 A、B、C 和 D 四种类型。所有的亚型在表型上都是相似的，也都会在尿液中排泄过量的硫酸乙酰肝素。

莫奎奥病（黏多糖贮积症Ⅳ型，GALNS 和 GLB1 突变）

莫奎奥病（Morquio disease），即黏多糖贮积症Ⅳ型（MPS Ⅳ），其特征是典型的侏儒症（*dwarfism*）和骨质疏松（*osteoporosis*）。由于齿状突发育不全、寰枢椎脱位、颈髓周围与小脑下表面的硬脑膜增厚，骨骼畸形和脊髓及延髓受压是持续存在的威胁。智力只受到轻微的影响，或根本不受影响。可能出现角膜混浊。患者尿液中排泄大量的硫酸角质素（keratan sulfate）；目前已经发现了两种酶缺陷。用依洛硫酸酯酶（elosulfase）进行酶替代治疗部分有效，干细胞移植和基因治疗正在研究中。

马罗泰厄 - 拉米病（黏多糖贮积症Ⅵ型，ARSB 突变）

马罗泰厄 - 拉米病（Maroteaux-Lamy disease），即黏多糖贮积症Ⅵ型（MPS Ⅵ），表现包括严重的骨骼畸形（身材矮小、椎体前缘喙状突起），但智力正常。我们的同事观察到一些患者在成年期间出现颈部硬脊膜炎（cervical pachymeningitis），伴有脊髓受压和脑积水。颈椎减压术可改善脊髓功能，脑室心房分流术可改善脑积水（Young et al）。常出现肝脾大。由于芳香基硫酸酯酶 B 缺乏（*arylsulfatase B deficiency*），大量硫酸皮肤素从尿液中排出。可使用加硫酶（Galsulfase）进行酶替代治疗。

β- 葡糖醛酸酶缺乏症（斯莱病，黏多糖贮积症Ⅶ型，GUSB 突变）

β- 葡糖醛酸酶缺乏症（β-glucuronidase deficiency）是一种罕见的黏多糖贮积症，也称为黏多糖贮积症Ⅶ型（MPS Ⅶ），斯莱病（Sly disease），临床特征尚不完全明确。主要的临床特征包括身材矮小、进行性胸腰驼背、肝脾大和多发性骨发育障碍（dysostosis multiplex）的骨改变（如同赫勒病）。由于 β- 葡糖醛酸酶（β-glucuronidase）缺乏，患者硫酸皮肤素和硫酸乙酰肝素过量排泄。用酶替代疗法、骨髓移植和转基因技术治疗这种黏多糖贮积症的尝试正在进行中。可使用维曲尼酶（vestronidase）进行酶替代治疗。

黏脂贮积病和其他复杂碳水化合物疾病（唾液酸沉积病；寡糖贮积病）（见表 36-3）

迄今已报道了数种存在黏多糖、鞘脂和糖脂在内脏器官、间质和神经组织中异常积聚的疾病，均由 α-N- 乙酰神经氨酸酶（α-N-acetylneuraminidase）缺陷导致。某些类型还有 β- 半乳糖苷酶的缺乏。所有这些都是常染色体隐性遗传病，表现出很多赫勒病的临床特征，但与黏多糖贮积症相反，尿中黏多糖的排泄量是正常的。上文所述的 GM1 神经节苷脂贮积病也常被归类为黏脂贮积病。这一类别的其余疾病概述如下和列于表 36-3 中。目前还没有针对这些疾病的特异性治疗方法。

黏脂贮积病

黏脂贮积病（mucolipidoses）目前已经报道了至少三种甚至四种密切相关的形式。黏脂贮积病Ⅰ型［脂黏多糖贮积症（*lipomucopolysaccharidosis*）］的形体特征与脂肪软骨营养不良（gargoylism，石像鬼样）相同，伴有缓慢的进行性发育障碍。在一些患者中发现了黄斑部樱桃红斑、角膜混浊和共济失调。病理上可见淋巴细胞、骨髓细胞、肝细胞和肝脏库普弗（Kupffer）细胞中空泡形成，腓肠神经呈异染性改变。

在最常见的黏脂贮积病，黏脂贮积病Ⅱ型（*mucolipidosis Ⅱ*）（细胞内含物病），通常早期出现精神运动迟缓，但一些病例直到 10 多岁或 20 多岁时才会出现。特征性表现是面部异常（*abnormal facies*）和骨膜增厚（*periosteal thickening*），即多发性骨发育障碍（*dysostosis multiplex*），如 G_{M1} 神经节苷脂贮积病和赫勒病中所见。牙龈增生明显，肝脾大；但未发现耳聋，角膜混浊的形成也较缓慢。年龄较大的患者常出现强直 - 阵挛发作。大多数病例因心力衰竭死于 3~8 岁之前。可见典型的淋巴细胞、库普弗细胞和肾小球细胞空泡形成。骨髓细胞也可见空泡形成，内含折光性的胞质颗粒，故而得名为细胞内含物病（*Inclusion-cell，or I-cell disease*）。目前已发现几种溶酶体酶的缺陷，这些酶是黏多糖、糖脂和糖蛋白分解代谢所必需的。

黏脂贮积病Ⅲ型（*mucolipidosis Ⅲ*），也称为假性赫勒型多发性营养不良（*pseudo-Hurler polydystrophy*）的生化异常与细胞内含物病相似，但临床表现有差异。在假性赫勒型中，症状直到 2 岁甚至更晚才出现，且相对较轻。主要表现为生长迟缓、轻微的角膜混浊和瓣膜性心脏病。

还报道过另一种变异型，黏脂贮积病Ⅳ型（mucolipidosis Ⅳ）（see Tellez-Nagel et al）。此病中，生后不久即可观察到角膜混浊，1 岁时就可出现明显的发育迟滞。未见骨骼畸形、肝脾增大、癫痫发作或其他神经系统异常。结膜和皮肤成纤维细胞的超微结构检查显示，溶酶体内含有与脂质和黏多糖相似的物质，有待进一步研究。

甘露糖苷贮积病（MAN2B1 突变）

甘露糖苷贮积病（mannosidosis）是另一种罕见的遗传性疾病，症状很难鉴别，但具有一些畸形特征，如鼻子宽、鼻梁塌陷、嘴唇厚和吐舌。该突变的基因编码溶酶体 α- 甘露糖苷酶（lysosomal alpha mannosidase）。在 2 岁以内发病，出现赫勒病样面部及骨骼畸形、精神发育迟滞和轻度的运动障碍。可能出现皮质脊髓束征、听力丧失、不同程度的牙龈增生和晶状体辐条样混浊（但无弥漫的角膜混浊）。部分病例肝脾增大。X 线片显示椎体的喙状突起和长骨骨小梁形成不良。存在空泡淋巴细胞和颗粒白细胞有助于诊断。尿黏多糖正常。甘露糖苷尿症（*mannosiduria*）具有诊断意义，是由 α- 甘露糖苷酶缺乏导致。含甘露糖的寡糖在神经细胞、脾脏、肝脏和白细胞中积聚（Kistler et al）。

岩藻糖苷贮积病（FUCA1 突变）

岩藻糖苷贮积病（fucosidosis）也是一种罕见的常染色体隐性遗传病，通常于 12~15 月龄开始出现神经系统退化，逐渐进展为痉挛性四肢瘫、去大脑强直、严重的精神运动退化，在 4~6 年内死亡。受累的基因编码 α-L- 岩藻糖苷酶（alpha-l-fucosidase，FUCA）。主要特征包括肝大（*hepatomegaly*）、脾大、唾液腺增大、皮肤增厚、大量出汗、正常面容或典型的石像鬼面容、椎体的喙状突起（*beaking of the vertebral bodies*），以及空泡性淋巴细胞。这一疾病的一种变异型曾被描述过，进展较缓慢，可存活至儿童晚期和青春期，甚至到成年期（Ikeda et al）。特征是精神和运动发育迟滞，伴有角膜混浊、面容粗糙、脂肪软骨营养不良的骨骼畸形，以及法布里病（Fabry disease）样的皮肤改变［弥漫性体部血管角化瘤（angiokeratoma corporis diffusum）］，但没有肝脾大。两种类型的发病机制均为溶酶体 L- 岩藻糖苷酶缺乏，导致富含岩藻糖的鞘脂、糖蛋白和低聚糖在皮肤、结缔组织和直肠黏膜的细胞内积聚。

天冬氨酰葡糖胺尿症（AGA 突变）

天冬氨酰葡糖胺尿症（aspartylglycosaminuria）的特征是早期开始的精神运动退化；言语功能延迟、不全；严重的行为异常如多动发作（*bouts of hyperactivity*），间或伴有情感淡漠和少动或精神病性表现；进行性痴呆，动作笨拙，皮质脊髓束征；角膜混浊（罕见）；视网膜异常和白内障，面容粗糙，包括低鼻梁、内眦赘皮、嘴唇和皮肤增厚，肝脏肿大，部分病例可见腹部疝气。X 线片显示微小的椎体喙状突起，血液淋巴细胞可见空泡形成。

如前所述，这组疾病的遗传模式可能为常染色体隐性遗传。目前正在开发适用于羊水和羊水细胞的诊断方法，以便使产前诊断成为可能，这往往是由于该病在儿童早期发病。神经元内空泡形成，而不是充满颗粒，与淋巴细胞和肝细胞很相似。已知的特异性生化异常列于表 36-3。目前仍没有特异性治疗方法，但已有骨髓移植的研究。

科凯恩综合征（ERCC 突变）

科凯恩综合征（Cockayne syndrome）是作为一种常染色体隐性性状遗传的。发病是在婴儿晚期，此前发育完全正常。主要的临床表现是生长发育障碍（*stunting of growth*），在 2~3 岁时变得明显；皮肤光过敏，小头畸形，视网膜色素变性、白内障、失明，以及摆动性眼球震颤，神经性耳聋，精神运动和言语发育延迟；痉挛性力弱，四肢和步态共济失调，偶有手足徐动；肌萎缩伴反射消失及神经传导速度减慢；面容干瘪、眼窝凹陷、鼻子突出、下颌前突、无汗和泪少［类似于早衰症（progeria）和鸟头侏儒症（bird-headed dwarfism）］。有些病例可见基底节钙化。脑脊液检查正常，没有诊断性的生化检测。

病理检查显示脑体积小、纹状体和小脑钙化，脑白质营养不良类似于佩利措伊斯 - 梅茨巴赫病（Pelizaeus-Merzbacher disease），以及严重的小脑皮质萎缩。周围神经的改变是原发性节段性脱髓鞘。

现已明确科凯恩综合征是由介导 DNA 修复的基因突变引起的，与共济失调 - 毛细血管扩张症（ataxia-telangiectasia）类似。至少已发现三种不同形式的科凯恩综合征，分别由不同的突变导致。

婴儿晚期和儿童早期的其他代谢性疾病

球形细胞脑白质营养不良（克拉伯病）、亚急性坏死性脑脊髓病（Leigh 病）和戈谢病也可能在婴儿晚期或儿童早期发病，在本章前面部分中已有描述。家族性纹状体小脑钙化［法尔病（Fahr disease）］和莱施 - 尼汉病（Lesch-Nyhan disease）也可能在这一年龄段表现出来，但通常发病时间更晚，因此将在下一节儿童晚期疾病中描述。

这组代谢性疾病在诊断上具有许多与婴儿早期相同的问题。图 36-6 所示的流程图将这些疾病分为畸形、内脏肿大以及纯神经学表现三组，在两个年龄组的鉴别诊断中都同样有用。与婴儿早期疾病一

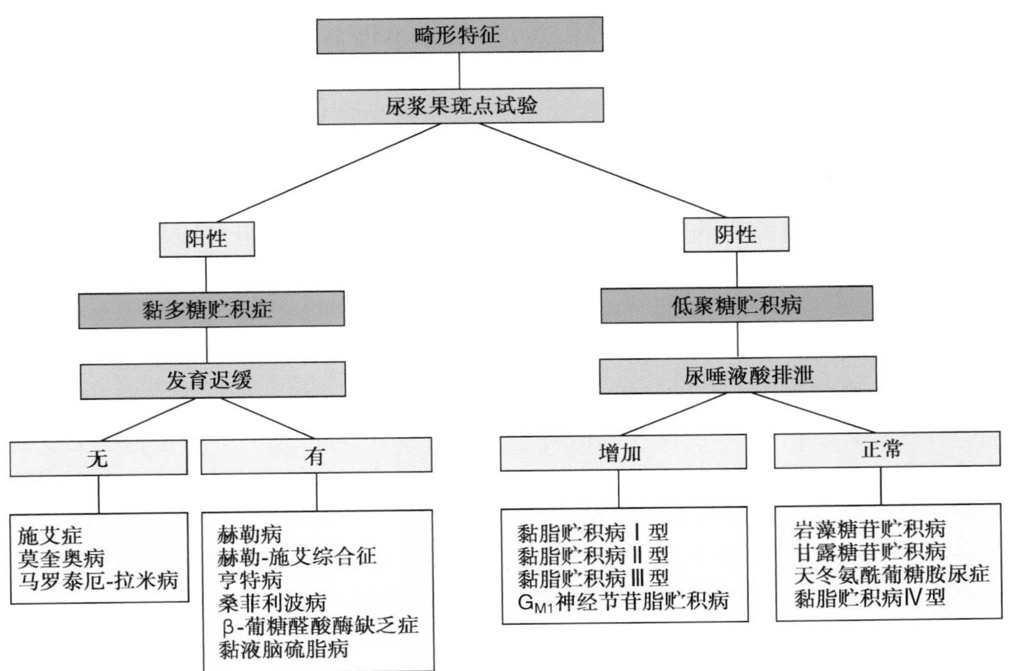

图 36-6　黏多糖贮积症与低聚糖贮积病的鉴别诊断(图片由 Dr. Ed Kolodny 提供)

样，某些神经系统、骨骼、皮肤、眼科和实验室发现的组合具有高度特异性，常可用来鉴别某一特定的疾病。这些征象列举如下：

1. 周围神经受累的证据(肌力弱、肌张力低下、反射消失、感觉丧失、传导速度减慢)与 CNS 病变同时存在，提示异染性脑白质营养不良、克拉伯脑白质营养不良、神经轴索营养不良和 Leigh 病等

2. 眼部征象

a. 角膜混浊：提示几种黏多糖贮积症(赫勒病、施艾症、莫奎奥病、马罗泰厄 - 拉米病)，黏脂贮积病，酪氨酸血症，天冬氨酰葡糖胺尿症(罕见)

b. 黄斑部樱桃红斑：提示 G_{M2} 神经节苷脂贮积病，G_{M1} 神经节苷脂贮积病(半数病例)，脂黏多糖贮积症，偶可见于尼曼 - 皮克病

c. 视网膜变性伴色素沉积：提示 Jansky-Bielschowsky 脂质贮积病，G_{M1} 神经节苷脂贮积病，海蓝色组织细胞综合征

d. 视神经萎缩和失明：提示异染性脑白质营养不良，神经轴性营养不良

e. 白内障：提示 Marinesco-Sjögren 综合征，法布里病，甘露糖苷贮积病

f. 眼球失用：提示共济失调 - 毛细血管扩张症，尼曼 - 皮克病

g. 垂直眼球运动障碍：提示晚期婴儿型尼曼 - 皮克病、青少年张力障碍性脂质贮积病、海蓝色组织细胞综合征、威尔逊病(Wilson disease)

h. 急跳眼球运动、外展受限：提示晚期婴儿型戈谢病

3. 锥体外系体征：晚发型尼曼 - 皮克病(僵硬、姿势异常)，青少年张力障碍性脂质贮积病(肌张力障碍、舞蹈样手足徐动)，雷特(Rett)病，共济失调 - 毛细血管扩张症(手足徐动)，桑菲利波(Sanfilippo)黏多糖贮积症，Ⅰ型戊二酸血症，Wilson 病，濑川型(Segawa)多巴反应性肌张力障碍

4. 面部畸形：赫勒(Hurler)病，施艾(Scheie)症，莫奎奥(Morquio)病和马罗泰厄 - 拉米(Maroteaux-Lamy)型黏多糖贮积症，天冬氨酰葡糖胺尿症，黏脂贮积病，G_{M1} 神经节苷脂贮积病，甘露糖苷贮积病，岩藻糖苷贮积病(部分病例)，多种硫酸酯酶缺乏症(Austin)，某些线粒体病

5. 侏儒症、脊柱畸形、关节病：提示赫勒(Hurler)病，莫奎奥(Morquio)病和其他黏多糖贮积症，科克因(Cockayne)综合征

6. 肝脾增大：提示尼曼 - 皮克病，戈谢病，所有黏多糖贮积症，岩藻糖苷贮积病，黏脂贮积病，G_{M1} 神经节苷脂贮积病

7. 皮肤改变：光过敏提示科凯恩综合征和一种卟啉病；丘疹痣和血管角化瘤提示法布里(Fabry)病、岩藻糖苷贮积病；耳、结膜、胸部毛细血管扩张提示共济失调 - 毛细血管扩张症；鱼鳞癣提示 Sjögren-Larsen 病，由脂肪醇脱氢酶缺乏所致；斑片样皮损可见于亨特(Hunter)综合征

8. 胸腰椎体喙状突起：提示所有黏多糖贮积症，黏脂贮积病，甘露糖苷贮积病，岩藻糖苷贮积病；天冬氨酰葡糖胺尿症，多种硫酸酯酶缺乏症

9. 耳聋：提示黏多糖贮积症，甘露糖苷贮积病，科凯恩综合征

10. 牙龈增大：提示黏脂贮积病，甘露糖苷贮积病

11. 空泡淋巴细胞：提示所有黏多糖贮积症，黏脂贮积病，甘露糖苷贮积病，岩藻糖苷贮积病

12. 中性粒细胞的颗粒：提示所有黏多糖贮积症，黏脂贮积病，甘露糖苷贮积病，岩藻糖苷贮积病，多种硫酸酯酶缺乏症

在这一年龄期最困难的诊断问题之一是鉴别神经轴索营养不良、异染性脑白质营养不良、亚急性坏死性脑脊髓病（Leigh 病）、某些脂褐质沉积病和晚发型 G_{M1} 神经节苷脂贮积病等。这些疾病的临床表现都不是一成不变的。临床医生通过注意在 1~2 岁时出现严重的肌张力低下，反射保留，伴 Babinski 征，早期视觉受累而无视网膜改变，无癫痫发作，脑脊液正常，发现肌肉失神经支配的生理学证据，EEG 呈快速频率，CT 检查正常等，有助于识别神经轴索营养不良，但最终的诊断是通过每个人的基因特征来确定的。如果脑脊液蛋白正常，且神经传导速度正常，可排除异染性脑白质营养不良。类似的标准可以排除 G_{M1} 神经节苷脂贮积病。线粒体疾病（Leigh 病）可能在同一年龄起病；在许多病例中，发现乳酸酸中毒和丙酮酸脱羧酶缺陷可证实诊断。如下文所述，线粒体基因检测可在大多数病例中明确诊断。此外，与神经轴索营养不良的 CT 正常相比，在 Leigh 病中，脑部影像学检查还可见到基底节和脑干的低密度灶。在异染性脑白质营养不良中，脑白质呈弥漫性低信号，MR 成像改变十分明显。脂褐质沉积病并不总能得到准确诊断；皮肤活检在神经末梢与内皮细胞中见到曲线体（curvilinear bodies）以及发现基因突变是最有意义的实验室检测。

儿童晚期和青春期遗传代谢性脑病

不可避免地，我们必须在这里提到某些已经描述过的遗传代谢性疾病，这些疾病可以存活到儿童期晚期和青春期，以及可以在儿童期生长发育正常，在青春期或成年期开始的疾病。它们有一种不太严重和进展不太快的趋势，这是许多显性遗传模式疾病所共有的特征。然而，也有一些疾病，如威尔逊病（Wilson disease），神经系统症状在 10 岁以后才出现，罕见的情况下，在 30 岁以后才发病，遗传方式是常染色体隐性遗传。然而，在后一种情况下，基本的异常从儿童早期就已存在，以血浆铜蓝蛋白（ceruloplasmin）缺乏，伴早期肝硬化和脾大的形式出现，只有神经系统病变是晚期发生的。这给我们揭示了另一个原则：除了潜在的生物学异常，大脑损伤的发病机制可能还涉及一个或多个因素。

遗传异质性在临床和生化表现方面提出了另一个问题。一个单一的临床表型，如在赫勒病（Hurler）中的表型，可以是一个特定基因突变的多个不同等位基因的表达结果。相反，许多不同的临床表型可能由同一种酶不同程度的缺乏所引起。因此，不能仅仅靠临床表现来诊断，而始终应将临床表现结合基因检测进行确认。

与上文所述的疾病相比，这个类别的疾病可能会使神经科医生更感兴趣，因为它们更常导致熟悉的神经系统异常，如癫痫、多肌阵挛、痴呆、小脑性共济失调、舞蹈手足徐动症、肌张力障碍、震颤、痉挛性共济失调性轻截瘫、失明、耳聋，以及卒中等。这些表现在儿童晚期及青春期与他们在成年期的表现大致相同，对于主要接诊成年患者的神经科医生，处理起来会感到得心应手。

这一年龄期的疾病表现多种多样，然而每一种疾病的神经系统表现往往具有某种特征性的模式，似乎其发病机制对特定的神经元系统有更选择性的作用。疾病过程与特定解剖结构之间的这种密切关系可引出特异感受性（*pathoclisis*）的问题，即特定的神经元系统对某些致病因子具有特殊的易感性。换句话说，每种疾病都有一种常见的、相对固定的临床综合征和少量的变异型；相反地，某些其他症状和综合征则很少能在这种疾病中观察到。然而，与此同时，一种综合征显然可以由不止一种疾病引起。

根据这些原理，本节中的疾病将按其最常见的临床表现形式来分组，如下：

1. 儿童期和青少年期进行性小脑性共济失调
2. 家族性多肌阵挛和癫痫
3. 帕金森型锥体外系综合征
4. 肌张力障碍和全身性舞蹈手足徐动综合征
5. 双侧偏瘫、皮质盲和耳聋综合征，以及其他局灶性大脑紊乱表现
6. 与遗传代谢病相关的卒中
7. 代谢性多神经病

8. 作为遗传代谢病表现的人格改变和行为障碍

熟悉这些分组是有用的。与发病年龄以及早发的灰质与白质疾病的区别一样，这一方案有助于临床诊断。必须注意的是，不要错误地认为这些类别的疾病只影响神经系统的一个特定部分，或者认为它们专门影响神经系统。一旦发现生化和遗传学异常，通常可发现它们也会影响某些非神经组织的细胞；这种影响的效应是否会出现症状通常是一个量化的问题。此外，还会遇到一些混合的神经系统综合征，其中震颤、肌阵挛、小脑性共济失调、癫痫发作，以及舞蹈手足徐动症以不同的组合形式出现，这时便难以确定某种运动障碍属于哪种类型。

儿童晚期和青春期进行性小脑性共济失调

在前面的部分，曾指出有一大类疾病，有些具有已知的代谢基础，其中急性、间歇性或慢性小脑性共济失调（cerebellar ataxia）在儿童早期就表现出来。在这里，继续讨论小脑性共济失调在儿童晚期和青春期起病的类型。在这些较晚的年龄期，证实为代谢型的共济失调数目明显减少。它们中大多数呈慢性进行性，属于晚发脂质贮积病（late-onset lipid storage diseases）。在儿童晚期和青春期的其他小脑性共济失调中，只有 Bassen-Kornzweig 棘红细胞增多症、晚发型 G_{M2} 神经节苷脂贮积病、雷夫叙姆病、共济失调 - 毛细血管扩张症，以及一种维生素 E 代谢的遗传缺陷属于真正的代谢性疾病。雷夫叙姆病（Refsum disease）是一种明显的多发性神经病（只有例外的病例中才有小脑的特征），在第 43 章中讨论。共济失调 - 毛细血管扩张症通常发生在儿童晚期，但共济失调可能早在 2 岁时就开始了，因此已在前一节儿童早期共济失调中描述。

在许多其他代谢性疾病的临床表现中可以见到小脑性共济失调。其中一些疾病可伴随多肌阵挛和黄斑部樱桃红斑（主要是唾液酸沉积症及 α- 神经氨酸酶缺乏症，见下文）。小脑性共济失调是翁韦里希特 - 伦德堡病（Unverricht-Lundborg disease）［也称为波罗的海病（Baltic disease）］和拉福拉小体病（Lafora-body disease）的突出特征（见第 15 章）。科克因（Cockayne）综合征和马里内斯库 - 舍格伦病（Marinesco-Sjögren disease）可持续到儿童晚期和青春期，或甚至可能在这个较晚的年龄期才发病。在脑腱黄瘤病（cerebrotendinous xanthomatosis）（见下文）中，痉挛性力弱和假性延髓麻痹合并小脑性共济失调。普瑞德 - 威利（Prader-Willi）综合征患儿除了肥胖、生殖器缺陷和糖尿病外，还有宽基底步态和动作笨拙。与高尿酸血症相关的一些疾病包括嘌呤和嘧啶代谢缺陷，也属于这类疾病；然而，酶缺陷所致的莱施 - 尼汉（Lesch-Nyhan）病不属于此类。Marsden 及其同事们在 1982 年观察到肾上腺脑白质营养不良可表现出儿童晚期起病的小脑性共济失调（见下文）。包括神经病、共济失调和视网膜色素变性（neuropathy，ataxia，and retinitis pigmentosa，NARP）的家族性综合征是由线粒体基因组突变导致的，使 ATP 合成酶受损，可引起共济失调，与 Marinesco-Sjögren 综合征非常相似。

毫无疑问，许多小脑性共济失调的进行性形式现在被归类为变性疾病，在第 38 章中描述，将会证实其存在潜在的生化异常或类似的亚细胞发病机制，从逻辑上应归入这里的代谢性疾病之列。目前，当面对小脑型进行性共济失调时，即使是年轻患者，读者也应同时查阅本章和第 38 章。

发生在儿童晚期和青春期的小脑性共济失调的急性形式基本上都是非代谢性的，病因可追溯到感染后脑脊髓炎（见第 35 章），或缺氧后、脑膜炎后或过高体温后状态，以及某些药物中毒等。对这一年龄期相对纯的小脑性共济失调，感染后小脑炎、小脑肿瘤［髓母细胞瘤、星形细胞瘤、血管母细胞瘤和莱米尔特 - 杜克洛（Lhermitte-Duclos）神经节瘤］均应考虑进鉴别诊断中。MRI 检查可确定正确的诊断。

Bassen-Kornzweig 棘红细胞增多症（无 β 脂蛋白血症；MTTP 突变）

巴森 - 科恩茨韦格棘红细胞增多症（Bassen-Kornzweig acanthocytosis）也称为无 β 脂蛋白血症（abetalipoproteinemia），是一种罕见的脂蛋白代谢性疾病，由 Bassen 和 Kornzweig 在 1950 年首次描述，可导致共济失调、感觉神经病和红细胞的棘形变（acanthocytic deformity）。它引起了人们极大的兴趣，使人看到了在“退行性”疾病这一迄今仍鲜为人知的领域取得突破的希望。遗传方式是常染色体隐性遗传，这种突变影响了一种载脂蛋白转运蛋白（apolipoportien transfer protein），它损害产生极低密度脂蛋白（very low density lipoprotein，VLDL）的能力。

最初的症状出现在 6~12 岁之间（范围 2~20 岁），可见四肢力弱伴反射消失和感觉（脊髓痨）型共济失调，后来加入小脑的成分（这两方面与周围神经病相关，在第 43 章中讨论）。脂肪泻（steatorrhea）通常出现在行走力弱和步态不稳之前，往往疑诊为乳糜泻（口炎性腹泻）。之后，一半以上的患者因视网膜变性（类似于视网膜色素变性）出现视力下降。其他临床表现包括脊柱后侧凸、弓形足和 Babinski 征。神经系统病变的进展相对缓慢，通常在十几岁至二十几岁前出现卧床不起。

诊断性实验室检查可发现带刺或棘状红细胞［棘红细胞（acanthocytes）］、血沉减慢，以及血清低密度脂蛋白显著降低（低密度脂蛋白胆固醇、磷脂和β- 脂蛋白水平均低于正常）。检测特征性的畸形红细胞需要特殊的处理方法，将新鲜血液用等渗盐水稀释，由经验丰富的技术人员镜检。尽管红细胞存在异常，但患者不出现贫血。

病理检查可见肠黏膜中存在泡沫状、空泡形成的上皮细胞（导致吸收障碍）；腓肠神经活检可见有髓神经纤维数量减少；小脑各部分浦肯野细胞和颗粒细胞减少；脊髓后柱和脊髓小脑束纤维丢失；脊髓前角细胞、视网膜神经节细胞以及肌纤维丢失，以及心肌纤维化等。

有人提出，此病的基本缺陷在于小肠黏膜脂肪吸收障碍（impaired absorption of fat）导致机体不能合成细胞膜中的蛋白质。吸收不良所致的维生素 E 缺乏（vitamin E deficiency）可能是一个致病因素，因为根据 Illingworth 及其同事的研究，低脂肪饮食和大量维生素 A、E 摄入可以阻止神经紊乱的进展，但其中的病理生理学机制似乎复杂得多。

经常与棘红细胞增多症一起提到的是一种与之相关的罕见疾病，麦克劳德综合征（McLeod syndrome），表现为进行性肌萎缩、癫痫发作、不自主运动和血清肌酸激酶（CK）升高等的不同组合。这一疾病的棘红细胞增多是红细胞表面的凯尔抗原（Kell antigen）（Kx，编码蛋白 XK）异常所致。

家族性低 β 脂蛋白血症

家族性低β脂蛋白血症（familial hypobetalipoproteinemia）是另一种罕见但定义明确的疾病，类似于无β- 脂蛋白血症，表现为低胆固醇血症（hypocholesterolemia）、棘红细胞增多（acanthocytosis）、视网膜色素变性（retinitis pigmentosa）和苍白球萎缩（pallidal atrophy），故称为 HARP 综合征。遗传方式为常染色体显性，杂合子可能表现出部分的综合征。许多病例由编码 β- 脂蛋白 B（β-lipoprotein B）的基因突变所致。空肠黏膜可见脂肪滴，提示吸收不良。欧洲、亚洲和美国均有病例报道。治疗包括限制饮食中脂肪的摄入和补充维生素 E。已发现数个基因与此病相关。

一种与上述几种疾病无关的成人型棘红细胞增多症，与遗传性舞蹈症和肌张力障碍有关，但缺乏脂质吸收障碍的证据。此病在第 38 章中描述。

家族性多肌阵挛

如第 4 章所述，肌阵挛（*myoclonus*）一词被用于很多疾病中，这些疾病完全不同而都具有同一临床特征，即部分肌肉、整块肌肉或者肌群的大量极短暂的、随机的、无节律的抽搐。肌阵挛性抽搐（myoclonic jerks）与舞蹈症的不同之处在于它的短暂性（15~50ms）。值得注意的是，这两种现象都被认为是“灰质”疾病，即“灰质脑病”（polioencephalopathies）的症候。

在某些疾病中，肌阵挛或者多肌阵挛（polymyoclonus）可作为一个相对纯的综合征独立存在。在其他大多数病例中，它们与癫痫或手足徐动和肌张力障碍共同出现，在下文讨论。通常来说，肌阵挛与小脑性共济失调有关；因此它被归入这里的进行性小脑性共济失调。许多获得性的多肌阵挛，如亚急性硬化性全脑炎（subacute sclerosing panencephalitis）已在第 4 章中提及。本章只涉及那些已知的或可推测的代谢性病因。

儿童晚期和青春期家族性多肌阵挛（familial polymyoclonus）的五种主要类型已被阐明：①拉福拉类淀粉小体型，②青少年脑视网膜变性，③樱桃红斑肌阵挛（唾液酸沉积病或 α- 神经氨酸酶缺乏症），④线粒体脑病，以及⑤一种较良性的退行性疾病，即亨特肌阵挛性小脑协调不能（dyssynergia cerebellaris myoclonica of Hunt）。家族性肌阵挛也可能是另外两种疾病的突出表现，即 G_{M2} 神经节苷脂贮积病和戈谢病，这两种疾病偶可在这个年龄段发病。

拉福拉小体多肌阵挛伴癫痫

拉福拉小体多肌阵挛伴癫痫（Lafora-body polymyoclonus with epilepsy）是一种常染色体隐性遗传病，1911 年 Lafora 根据在齿状核、脑干和丘脑神经元中发现大嗜碱性胞质体（large basophilic cytoplasmic bodies）首次确定了这种病。横井（Yokoi）及其同事已证明，这些内含物是由葡萄糖聚合物，即异常形状的糖原分子葡聚糖（polyglucosan）构成的。Unverricht 和 Lundborg 报道的家族性肌阵挛性癫痫病例中可能有部分属于这一类型，但由于这些作者没有提供病理学资料，因此无法确定。这种疾病是 EPM2A 或 NHLRC1 基因突变的结果，这两个基因编码 laforin 蛋白和 malin 蛋白，调控糖原的生成。

儿童晚期和青春期（11~18 岁）开始发病，在以前正常的个体中，出现癫痫发作，突发的肌阵挛抽搐，或二者都出现。在约半数的病例中出现了局灶性（通常是枕叶的）发作。此病一开始可能会被误认为普通癫痫，但几个月后便会发现，很明显发生了一些严重的情况。肌阵挛变得广泛，可由噪声惊吓、突然的触觉刺激（甚至叩诊锤的敲击）诱发，也可于情绪激动或某些持续性运动活动时出现。诱发的一连串肌阵挛抽搐可能会演变为全面性发作伴有意识丧失。随着疾病进展，肌阵挛越来越多地干扰患者的运动活动，直到患者的自主功能严重受损。言语功能可能受损，与舞蹈症情况相似。细致检查还可发现肌张力的变化和轻度的小脑性共济失调。此时，甚或在肌阵挛和癫痫发作出现之前，患者可能经历视幻觉或表现出易怒、性格怪异、不受约束或冲动的行为，最终演变为所有认知功能的进行性衰竭。耳聋是一些病例的早期征象。晚期表现包括肌强直或肌张力低下、腱反射受损、手足发绀，偶见皮质脊髓束征。最后，患者呈恶病质、卧床不起，并发感染而死亡。大多数患者无法存活至 25 岁。尽管如此，在一些拉福拉小体病的个案报道中，症状迟至 40 岁才出现，50 岁才死亡。这些晚发病例可能构成了一种单独的遗传类型。

没有发现血液、尿液及脑脊液的生化异常。遗传学已被提及，基因检测可用于确诊。皮肤活检发现拉福拉小体（Lafora bodies）有助于诊断，特别是在没有检测到已知突变的情况下。EEG 示弥漫性慢波和棘波，以及局灶性或多灶性放电爆发。在该病的症状前和症状阶段均观察到了异常的肝细胞，其细胞核被均质的 PAS 阳性小体取代。尽管肝功能检查是正常，但在皮肤和肝活检中也发现了这些包涵体。神经病理学检查显示，除 Lafora 小体外，在齿状核、内侧苍白球和大脑皮质有颗粒细胞和浦肯野细胞轻度丢失，以及神经元的丢失。Lafora 小体亦可见于视网膜、大脑皮质、心肌和横纹肌中。抗癫痫药物，特别是甲琥胺（methsuximide）和丙戊酸（valproic acid）有助于控制癫痫发作，但对疾病的基本进程没有影响。

青少年型蜡样质脂褐质沉积病（巴藤病，CLN3 突变）

如前所述，青少年型蜡样质脂褐质沉积病（juvenile ceroid lipofuscinosis）是脂质沉积病中最多变的形式之一，也称为巴藤病（Batten disease），这种晚期发病类型的显著临床特征是严重的肌阵挛、癫痫发作和视力丧失。在青少年型中，最先出现的损害是在黄斑，它表现为黄灰色的变性区，与泰 - 萨克斯病的樱桃红斑和围绕的白环形成鲜明的对比。起初，视网膜色素颗粒很细小，如同灰尘；而后聚集在一起，更像视网膜色素变性中所见的骨性微粒形状。肝和脾没有增大，也没有骨质改变。Sjögren 研究了瑞典大量的晚期婴儿型和青少年型的病例，概述了本病上述表现的通常发展和其他的表现。他将本病分为几个阶段，先是视力受损，一般随后 2 年内出现全面性发作和肌阵挛，常伴有易怒、情绪控制不佳、口吃和言语不清，然后智力逐渐衰退，并增添小脑性共济失调和意向性震颤，在这方面逐渐变得与威尔逊病相似。最终，患者蜷缩于床上，失明、说不出话，伴伸性跖反射强阳性，偶呈肌张力障碍性姿势。通常生存 10~15 年。

如前所述，在这组脂质沉积病中，大多数神经元蜡样质脂褐质沉积症亚型的遗传学基础已被确定（Mole and Cotman）。这些基因被命名为 CLN1~9，它们包含了 100 多种不同的突变。Batten 病由 CLN3 突变所致，它编码 battenin 蛋白，是一种溶酶体跨膜蛋白，其功能目前尚不清楚。

在早期阶段，EEG 见到随机的、高电压、三相波模式有诊断意义；后来，随着癫痫发作和肌阵挛抽搐变得不太频繁以至最后消失，只剩下 δ 波。一旦视网膜受累，视网膜电图的波形就会消失。在 CT 和 MRI 上可见侧脑室轻度扩张。CSF 检查正常。电子显微镜下观察活检组织，特别是皮肤外泌汗腺，可以通过曲线形“指纹”模式的包涵体的出现明确诊断。

青少年晚期和成人蜡样质脂褐质沉积病（库夫斯病）

青少年晚期和成人蜡样质脂褐质沉积病（*late juvenile and adult ceroid lipofuscinosis*）也称为库夫斯病（Kufs disease），发病较晚（15~25 岁或者更晚），往往不出现视力或视网膜病变，进展较缓慢。它被放在此处讨论是为了便于阐述，但它主要与成年早期的痴呆疾病相关。人格改变或痴呆为一组临床表现，另外的表现是肌阵挛性癫痫发作伴有随后的痴呆，以及更晚的锥体和锥体外系征象。随着疾病的进展，可出现小脑性共济失调、痉挛状态、强直或手足徐动，或多种表现混合出现，并伴有痴呆。作为临床表现可变性的反映，我们最近的一例患者在 51 岁时出现视物模糊，而后在5年多的时间内进展为痉挛性四肢轻瘫，伴行为不受抑制。有关此病不常见表现的其他评论，可以在“成人型遗传代谢性疾病”标题下找到。van Bogaert向我们的同事Adams RD指出，这些患者的亲属可能在没有神经系统伴发症状的情况下发生视网膜病变。上面已经提到了引起这种和相关疾病的基因突变。Berkovic及其同事(2016)讨论了在成人痴呆患者中做出此病诊断的困难。

在所有脂质沉积病中，这些脑视网膜变性(cerebroretinal degenerations)数十年来一直没有统一的生物化学定义。我们很难去理解这些疾病，因为它们不只存在酶学缺陷，还有结构蛋白的功能障碍。在少数儿童早期的类型中，已经确定数种溶酶体酶中的一种发生了突变。Zeman及其同事们发现胞质内包涵体具有自发荧光性，对蜡样质和脂褐质二者的组织化学反应都呈阳性，但这种物质在生化上与积聚于衰老细胞中的脂质并无不同。除了在神经元及其他组织细胞胞浆中存在曲线体(curvilinear bodies)外(有些呈指纹样)，还可发现轴突远端的Ⅱ型突触减少。所有这些改变都发生在神经细胞丢失之前。遗传学机制(CLN突变)已在上文讨论过。

儿童或青少年 G_{M2} 神经节苷脂贮积病

G_{M2} 神经节苷脂贮积病(G_{M2} gangliosidosis)的隐性遗传类型的实例可能在这一年龄期发病。Meek及其同事们从医学文献中收集了24个这样的病例(来自20个家系)。共济失调和构音障碍是常出现的症状，其次是痴呆、吞咽困难、痉挛状态、肌张力障碍、癫痫发作和肌阵挛等。前角细胞变性伴进行性肌萎缩可能是一个特征，尽管这在成人发病的变异型中更具有特征性(见下文)。在一些患者中观察到不典型的樱桃红斑。生化异常，即己糖胺酶A缺乏(deficiency of hexosaminidase A)，与泰-萨克斯病相同，但没有那么严重或广泛。疾病的发展是缓慢的，要经过许多年的时间。

晚发型戈谢病伴多肌阵挛

戈谢病(Gaucher disease)的一种类型偶可在儿童晚期、青春期或成年期出现癫痫发作、严重的弥漫性肌阵挛、核上性凝视障碍(扫视缓慢、水平扫视和跟踪性凝视麻痹)，以及小脑性共济失调等。病程进展缓慢。智力相对不受影响。脾脏增大。病理和生化异常与早发型戈谢病的表现相同。

樱桃红斑-肌阵挛综合征(1型唾液酸沉积病，α-神经氨酸酶缺乏；NEU1突变)

樱桃红斑-肌阵挛综合征(cherry-red spot-myoclonus syndrome)是一种在遗传学上十分独特的疾病，也称为1型唾液酸沉积病(Sialidosis Type 1)，特征为神经组织内唾液酸化糖肽类物质(sialylated glycopeptides)贮积。它是由神经氨酸酶缺乏(deficiency of neuraminidase)所致，这是一种溶酶体酶。部分患者于儿童晚期或青春期发病，其他的则更晚。除了Rapin及其同事最初报道的病例外，医学文献中已有几十例类似的病例。

在Rapin及其同事描述的病例中，最初的表现为视力损害伴黄斑部樱桃红斑，与泰-萨克斯(Tay-Sachs)病相似，而与GM1神经节苷脂贮积病、尼曼-皮克病和异染性脑白质营养不良不太一致。在一个病例中，天气炎热时手、腿和脚会出现剧烈的阵发性疼痛，让人想到法布里(Fabry)病。随后可在几年内出现多肌阵挛，同时有小脑性共济失调，可使患者残疾。精神功能保持相对正常。肝脏和脾脏未见增大，但在库普弗细胞、肠肌间丛神经元和大脑神经元中可见贮积物，推测在小脑及视网膜神经元中也存在。

Thomas及其同事报道的病例均为年轻成年人，属于同一代人，表现为构音障碍、意向性肌阵挛、小脑性共济失调和樱桃红色黄斑病变。与Rapin及其同事报道的一样，遗传为常染色体隐性。尿液中有唾液酸化低聚糖(sialylated oligosaccharides)排泄，培养的成纤维细胞中存在唾液酸酶缺乏(sialidase deficiency)。Tsuji及其同事在1982年描述的2例患者值得注意，因为他们的年龄分别为50岁和30岁。除了黄斑病变、多肌阵挛和小脑性共济失调外，还存在石像鬼面容、角膜混浊和椎体发育不良。这些患者也存在神经氨酸酶(neuraminidase)[部分为β-半乳糖苷酶(beta-galactosidase)]缺乏。

齿状核红核小脑萎缩伴多肌阵挛

齿状核红核小脑萎缩伴多肌阵挛(dentatorubral cerebellar atrophy with polymyoclonus)是一种小脑-齿状核传出系统的进行性退化，最初由拉姆齐·亨特(Ramsay Hunt)以肌阵挛性小脑协调不能(*dyssynergia cerebellaris myoclonica*)为名首次描述，但没有一个不确定的含义。本病被归类为拉姆齐亨特综合征1型(Ramsay Hunt syndrome type 1)，以区别于也带有他的名字的更常见的耳带状疱疹综合征(herpes zoster oticus syndrome)。本病可能应被认为是脊髓小脑性共济失调的一种罕见形式。在儿童晚期发病，男女均易感，可能有不止一个原因。在Hunt的病例中，进行性共济失调伴有明显的动作性肌阵挛。癫痫发作不常见，智力也相对保留。齿状核神经元及其上行和下行的脑干轴突逐渐丢失。Berkovic 及其同事研究了 84 例多肌阵挛，有 13 例与亨特综合征相符，其中 9 例证明存在线粒体脑肌病。然而，另外一些报道中（Tassinari et al）肌肉活检未发现线粒体异常。Marsden 及其同事（1990）报道的一组 30 例患者，大多在 21 岁前发病。在每次肌阵挛性抽搐前都可记录到皮质电信号发放［皮质性肌阵挛（cortical myoclonus）］。有近一半的病例不能做出生物化学支持的诊断。

另一种线粒体疾病，肌阵挛性癫痫伴破碎红纤维（myoclonic epilepsy ragged red fiber，MERRF）病，在十几岁或更晚以肌阵挛和共济失调起病，需与本组疾病进行鉴别。线粒体病将作为一组疾病在本章的最后部分讨论。

遗传代谢性疾病的癫痫（见第 15 章）

惊厥性发作（*convulsive seizure*）可使几乎所有的遗传代谢疾病复杂化。癫痫发作可出现于所有年龄段中，但在新生儿、婴儿及幼儿中，比在较大的儿童或青少年中更常见。癫痫发作有多种形式，如第 15 章所述。最常见的是全面性癫痫大发作或局灶性发作，典型的小发作不太可能发生。有些疾病可能会先引起局灶性发作，包括简单或复杂部分性发作，之后才变为全面性发作。一系列多肌阵挛性抽搐进展为全面性运动发作总是高度提示是一种遗传代谢性疾病。另一种十分重要的表现形式是感觉诱发的癫痫发作（sensory evoked seizures）。

遗传代谢性疾病的锥体外系综合征

帕金森综合征

在典型的帕金森综合征（parkinsonian syndrome）中，以强直、震颤和运动迟缓为特征，虽然力量仍相对正常，无皮质脊髓束征，但运动的效果仍受到损害，由于患者不愿使用受影响的肢体（运动减少或运动不能），缓慢（运动迟缓），而且伴强直和震颤（见第 4 章）。这一类型的其他临床综合征包括手足徐动症、肌张力障碍和凝视痉挛（spasms of gaze）等。

帕金森综合征或其部分表现在成年中晚期起病时，通常提示为特发性帕金森病（idiopathic Parkinson disease）或相关的多系统形式。在儿童晚期和青春期出现这样的锥体外系运动障碍则提示威尔逊病、青少年亨廷顿舞蹈症、哈勒沃登 - 施帕茨病、濑川型左旋多巴反应性肌张力障碍，以及其他所谓的 parkin 基因突变所致的疾病（见第 38 章）。

肝豆状核变性（威尔逊病，ATP7B 基因突变）

肝豆状核变性（hepatolenticular degeneration）又称为威尔逊病（Wilson disease），Wilson 对“进展性豆状核变性（progressive lenticular degeneration）：一种与肝硬化相关的家族性神经系统疾病”的描述在 1912 年出现。类似的神经系统疾病既往也曾被报道，Gowers（1906）称之为“破伤风样舞蹈症（tetanoid chorea）”，Westphal（1883）和 Strümpell（1898）称之为“假性硬化症（pseudosclerosis）”。然而，这些作者都没有认识到该病与肝硬化的关系。Hall（1921）的临床研究和 Spielmeyer（1920）的组织病理学研究重新检查了 Westphal 和 Strümpell 病例的肝和脑切片，证实这些作者描述的假性硬化症与 Wilson 描述的是同一种疾病。有趣的是，包括 Wilson 在内的所有作者都没有注意到金棕色角膜环，即凯塞尔 - 弗莱舍环（Kayser-Fleischer rings），简称 K-F 环，这是能确定该病诊断的一种病征。早在 1913 年，Rumpell 就证明了患者肝脏和脑中铜含量显著增加，但该发现一直未受重视，直到 Mandelbrote（1948）偶然发现威尔逊病患者尿中铜排泄量显著增加，而且肌内注射螯合剂二巯基丙醇（British anti-Lewisite，BAL，“抗路易士药剂”）后尿排泄增加更多，该现象才得到关注。1952 年，Scheinberg 和 Gitlin 发现了一种与铜结合的血清蛋白，铜蓝蛋白（ceruloplasmin）含量减少（见 Scheinberg 和 Sternlieb 的综述，以获得完整的历史记录和参考文献）。Denny-Brown 证实长期使用 BAL 治疗可以缓解症状。

Wilson 病的患病率尚无准确的数据，大约是一般人群的 1/5 万 ~1/10 万。该病为常染色体隐性遗传病。致病基因是 *ATP7B*-［与导致门克斯病（Menkes disease）的 *ATP7A* 基因同源］，编码一种位于细胞膜的铜结合 ATP 酶（copper-binding ATPase）。这种疾病的遗传学的一个奇怪的方面是，这种基因内的大量突变导致了这种疾病，但没有一个突变占据超过 30% 的病例。ATP 酶功能缺陷以某种方式减少了胆汁中铜的排泄。如下文所述，肝移植可阻止疾病进展，表明基因突变导致的基本生物化学效应是在肝脏而不是神经系统。

基因突变主要引起两方面的铜代谢紊乱：①铜与铜蓝蛋白的结合率降低，②铜经胆汁排泄减少。该病几乎所有的表现，肝硬化、溶血性贫血、肾小管病变、K-F 环，以及很有可能也包括大脑损害，都是由于铜在组织中的沉积所导致的，如下文所讨论的。

临床特征

神经系统症状的出现通常是在 10~20 岁，较少出现在 20~30 岁，但超过这一年龄段的很少。有一半的患者在 15 岁前出现症状，但是特殊的病例，包括我们治疗过的 2 例患者，直到 50 多岁才首次出现临床症状。在所有病例中，最初的事件是铜在肝脏沉积，导致急性或慢性肝病，最终导致多小叶肝硬化和脾大（Scheinberg and Sternlieb）。在儿童期，肝脏疾病通常表现为黄疸发作，不明原因的肝脾大，或脾功能亢进伴血小板减少和出血等。极少有明确的单一的肝硬化证据。肝脏异常可能是无症状的（除了血清转氨酶升高），在这种情况下，最先出现的是神经学症状。在某些病例中，最先被关注到的可能是溶血性贫血，少数情况下可能是肾小管性酸中毒。

首发的神经系统表现通常是锥体外系的，有影响口咽部肌肉组织的倾向。典型表现是四肢或头部震颤和全身性运动缓慢（即帕金森综合征），或舌、嘴唇、咽部、喉部和下颌运动缓慢，导致构音障碍、吞咽困难和声音嘶哑，或者手指运动缓慢，偶尔出现四肢舞蹈样动作或肢体的肌张力障碍性姿势。通常在疾病早期，嘴是微微张开的。特殊情况下，可能先出现行为异常（好争辩、冲动、过度情绪化、抑郁、妄想），或智力能力逐渐下降，比其他的神经学体征早 1 年或更长时间（Starosta-Rubinstein et al）。

随着疾病的进展，演变为“经典综合征”，表现为吞咽困难和流口水，四肢僵硬和运动缓慢；肢体呈屈曲姿势；面部肌肉固定嘴巴不断张开，类似咧嘴笑或“空洞的微笑”（vacuous smile）；构音障碍或假性讷吃[球部锥体外系综合征（bulbar extrapyramidal syndrome）]；当四肢伸展成粗大的“展翅”动作时，静止性震颤会加重。眼球扫视运动减慢和上视受限也是该病特征性表现。一个显著的特征是运动障碍有向球部肌肉组织集中和向尾端发展的趋势。因此，该综合征不同于典型的帕金森综合征。通常，小脑性共济失调和不同程度的意向性震颤的成分在疾病的某个阶段会加入进来。大约 6% 的患者出现癫痫发作（Dening et al）。随着强直和震颤逐渐进展，残疾逐渐加重。患者变得哑、不能动、极度僵硬、肌张力障碍，以及精神迟钝，后者通常是疾病晚期的表现。

由于神经疾病的进展，K-F 环变得更加明显（见图 36-7），它表现为角膜最深层（后弹力膜）的新月状锈褐色变化。在疾病的纯肝脏阶段，K-F 环可能不明显（在 25% 的病例），一旦神经系统征象出现，K-F 环实际上总是存在的（如仔细观察）。为了早期检出 K-F 环，裂隙灯检查是必要的，特别是对于棕色眼睛的患者。但在大多数有神经学体征的患者中，肉眼即可看到 K-F 环，也可借助于间接检眼镜聚焦观察角膜缘。

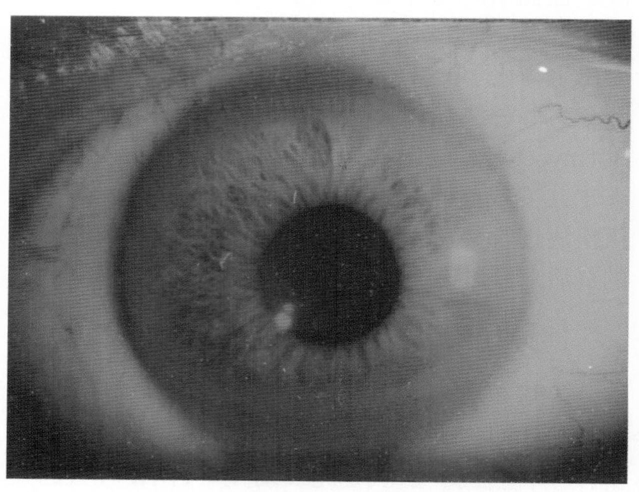

图 36-7　威尔逊病的 K-F 角膜环。角膜缘附近可见棕色改变，代表后弹力膜中的铜沉积（复制自 Mackay D, Miyawaki E: Hyperkinetic Movement Disorders. ACP Medicine，Online S12C17，Topic ID 1271.© Decker Intellectual Properties. 图片由 Drs. Edison Miyawaki 和 Donald Bienfang 提供）

当患者兄弟姐妹中有类似的综合征，或这种类型的锥体外系运动障碍伴有肝脏疾病和 K-F 环时，诊断几乎是肯定的。作者观察到的上述综合征的变异型是早发的手足徐动症（如 Sydenham 舞蹈症），显著的肌张力障碍性姿势，小脑性共济失调伴最轻微的僵直，动作粗大，或类似齿状核红核变性的动作性和意向性震颤综合征，一种不动的哑状态伴明显僵硬，以及痴呆、性格改变或精神障碍伴相对少的锥体外系体征。动作性肌阵挛作为早期的突出表现也已有报道。该病的帕金森样表现对左旋多巴（L-dopa）治疗无反应。

实验室发现　虽然目前在该病的典型和变异形式中，是通过测序 ATP7B 基因特定的突变来确立诊断，发现血清铜蓝蛋白（ceruloplasmin）水平降低（80%~90% 的患者低于 20mg/dL）、血清铜降低（3~10mmol/L；正常 11~24mmol/L），以及尿铜排泄增加（超过 100mg Cu/24h）等就可能做出诊断。由于 90% 的铜是由铜蓝蛋白携带的，后者在 Wilson 病中通常会减少，血清铜水平本身正常可能是误导性的。过去，病程早期可靠的发现是肝组织活检高铜含量（超过 200μg Cu/g 干重），不能用标记的 ^{64}Cu 结合到铜蓝蛋白。然而，后一种测试不能把无症状携带者与受累个体可靠地区分开来。使用青霉胺后测量增加的尿铜，与测定未服用青霉胺的 24 小时尿铜相比，也没有显示前者诊断敏感性提高。

大多数患者，但并非所有患者出现持续的氨基酸尿症，反映肾小管功能异常。肝功能检测通常不正常，一些患者出现黄疸，在疾病晚期还可出现其他肝功能衰竭征象。在这些患者中，随着饮食蛋白的增加，血氨可能升高，症状可能加重。肝硬化在肝活检中并非总能见到（有些再生结节较大，活检可能取自其中一处）。另一方面，患儿的诊断可能是在采取肝脏活检评估肝硬化时被证明的。

现已确定，肝脏的铜沉积是最初的紊乱，随着时间的推移，它导致肝硬化。因此，如前所述，该病的肝脏阶段早于神经系统受累。脑 CT 即使在肝脏阶段也是异常的，当随后出现神经系统紊乱时则均为异常。侧脑室轻度扩张，第三脑室通常有轻度扩张，大脑和小脑的脑沟增宽，脑干看似萎缩，以及豆状核后部、红核和齿状核呈低密度（Ropper et al）。随着治疗，这些成像改变逐渐变得不太明显（Williams and Walshe）。MRI 是一种观察结构变化更敏感的方法，特别是皮质下白质、中脑、脑桥和小脑等的结构变化（Starosta-Rubinstein et al）。在 Saatci 及其同事的 MRI 调查中，壳核是最常见的受累部位（尽管并非总是如此），呈现出一种对称的板层状 T2 信号，在整个基底节区，特别是苍白球，T1 信号也有增加。在屏状核几乎普遍可发现异常信号，中脑（黑质致密部）、小脑齿状核、脑桥和丘脑也可见到。我们印象深刻的是，在一些病例中，大脑半球白质在 T2 加权像和液体衰减反转恢复（FLAIR）序列显示玻璃样弥漫和融合性信号异常，曾被误诊为多发性硬化。

神经病理学改变　神经病理改变因疾病的进展速度而变化。特殊地，在快速进展和致死性病例中，在豆状核（壳核和苍白球）有明显的空洞，如同在威尔逊病原始病例中观察到的。在更慢性的形式中，这些结构仅有萎缩和浅棕色变色。在豆状核、黑质和齿状核通常可见到明显的神经细胞丢失和一定程度的有髓纤维变性。部分病例可见皮质下髓鞘变性。然而，更突出的是大脑皮质、基底节、脑干核和小脑的原浆星形胶质细胞（protoplasmic astrocytes）（Alzheimer Ⅱ型细胞）明显增生，几乎可以肯定是肝衰竭和高氨血症的反应。

治疗　理想情况下，应在出现神经系统征象之前就开始治疗，如此进行，就能在很大程度上预防神经系统的恶化。治疗包括：①减少膳食铜的摄入，减至 1mg/d 以下，通过避免摄入富含铜的食物（肝脏、蘑菇、可可、巧克力、坚果和贝类）一般可以达到，以及②口服铜螯合剂 D- 青霉胺（D-penicillamine）1~3g/d，分次服用。为了预防贫血，应加用吡哆醇（pyridoxine）25mg/d。青霉胺的使用涉及不少问题。20% 的患者对药物有过敏反应（如皮疹、关节痛、发热、白细胞减少），需要暂时减少用药剂量，或服用一段时间泼尼松（prednisone），以控制症状。其后应重新开始用药，先给予较小的剂量，250mg/d，再小剂量、长间隔地增加剂量。如果患者仍然对 D- 青霉胺过敏，或出现严重反应（狼疮样或肾病综合征，或重症肌无力），应停用该药物，可用另一种螯合剂替代，如三乙烯四胺（triethylene tetramine）即曲恩汀（trientine），或四硫代钼酸铵（ammonium tetrathiomolybdate）。锌剂能阻止铜在肠道内的吸收，也是一种合适的治疗方法，但单独使用效果不佳。以醋酸锌（Zinc acetate）的形式给药，100~150mg/d，分 3~4 次，饭前至少 1 小时服用（Hoogenraad et al）。药物调整适当后患者需终生服药。有报道一些妇女在怀孕期间神经系统症状有所改善，但这个时期铜代谢并没有明显变化。在大多数患者中，神经系统体征在驱铜治疗后可得到改善。虽然铜代谢异常并未改变，但是 K-F 环消失，肝功能测试可能恢复正常。在中重度和晚期病例中，即使服用足量的 d- 青霉胺，也可能在几个月内都见不到临床症状开始改善，在这段潜伏期内避免停药非常重要。

众所周知，启动青霉胺治疗也可能会引起神经系统体征的突然恶化，我们见过几个这样的病例，包括一例致命的心律失常。此外，在许多这样的患者中，已丧失的神经功能无法重新恢复。这种恶化推测是由于铜从肝脏快速转移并重新分布到脑部的结果。青霉胺缓慢增量可能会避免这种并发症。一旦神经系统的恶化变得明显，就应尽快开始加用锌剂或上述的一种新药。至少一个病例报告称，有的威尔逊病患者在接受足量的 D- 青霉胺治疗、已见到良好的肝脏脱铜效果时，又出现了新的病灶（MRI 显示）（Brewer et al）。在少数出现癫痫发作的患者中，症状可能在治疗开始后不久变得明显。

许多晚期肝病的威尔逊病患者接受了肝移植，

这对潜在的代谢缺陷是有疗效的。神经系统的改善程度各不相同,在一些病例中,这一结果是显著和持久的,证实肝脏缺陷是原发性的,脑部是继发性受累。Schilsky 及其同事认为,移植的主要适应证是严重的和进行性肝损伤,但该手术也已成功地用于一些具有顽固的神经系统恶化而仅有轻微肝病症状的患者。

治疗的一个重要方面是筛查可能受影响的亲属中血清铜和铜蓝蛋白的异常。如果发现任何亲属患有这一疾病,应给予青霉胺终身治疗,以预防出现神经症状。必须充分告知患者停用药物的危险,并可能必须对依从性进行监测。

遗传性铜蓝蛋白缺乏症(无铜蓝蛋白血症、CP 突变)

遗传性铜蓝蛋白缺乏症(hereditary deficiency of ceruloplasmin)也称为无铜蓝蛋白血症(aceruloplasminemia),是一种罕见病,在生化方面类似于威尔逊病,发生在罹患铜蓝蛋白缺乏的隐性遗传的患者;本病不是威尔逊病的杂合子形式(两者突变涉及不同的基因)。肝硬化和 K-F 环不是这一疾病的特征,但糖尿病是常见的,锥体外系征象可能出现,也可能不出现。脑和肝脏中存在铁的沉积,而不是铜(见 Logan 的讨论)。少数几例研究充分的病例主要来自日本,以共济失调为主要表现(Miyajima et al)。

低铜性脊髓神经病

低铜性脊髓神经病(hypocupric myeloneuropathy)将在第 42 章进行更广泛的讨论,此处仅简略提及。本病是特发性进行性后侧索脊髓病(posterior and lateral column myelopathy),它与 B_{12} 缺乏的亚急性联合变性(subacute combined degeneration)非常相似。该病与血清铜水平降低有关,通常是特发性的,但有时是由吸收不良或服用锌剂引起的,锌剂被当作预防感冒或改善嗅觉和味觉的非处方添加剂,但会抑制肠道对铜的吸收。

脑铁沉积神经变性(PANK 突变)

脑铁沉积神经变性(neurodegeneration with brain iron accumulation)曾命名为哈勒沃登 - 施帕茨病(Hallervorden-Spatz disease),由于与 Hallervorden 和 Spatz 不光彩的名字关联(二人在二战期间为纳粹从事优生学研究——译者注),最近被重新命名,也被称为苍白球色素变性(*pigmentary degeneration of the globus pallidus*)。它是以一种常染色体隐性性状遗传的,在所有经典病例中都是由编码泛酸激酶 2(pantothenate kinase,*PANK2*)的基因缺陷引起的,通常为错义突变。症状的发病是在儿童晚期或青少年早期,在 10 年或更长的时间里进展缓慢。早期的征象是高度可变的,但主要是运动症状,包括皮质脊髓束(痉挛状态、腱反射活跃、Babinski 征)和锥体外系(强直、肌张力障碍和舞蹈手足徐动)体征。可连带有全面的智力衰退。在个别病例中,共济失调和肌阵挛可出现于疾病的某些阶段。痉挛状态和强直在腿部最为突出,但某些病例中,它们从延髓肌开始,干扰言语和吞咽功能,就像在威尔逊病中那样。我们观察的患者,在多年的时间里只表现出舌肌张力障碍、眼睑痉挛或驼背。这种局限性的形式和完整综合征的关系仍不明确。最终,患者变得完全口齿不清,不能行走和使用手臂。Hayflick 和同事发现,只有三分之一的不典型的该病患者携带 *PANK2* 基因突变。此外,变异型病例往往没有下文描述的特征性 MRI 改变。

血液中 PANK2 水平降低证实诊断,但这项测试只能在对这一疾病感兴趣的研究实验室进行。基底节特征性铁沉积与血清铁或铁代谢的明显异常无关。然而,有报道静脉注射标记的柠檬酸亚铁后,基底节区的放射性铁摄取增加(Vakili et al; Szanto and Gallyas)。CT 显示豆状核的低密度区,类似于肝豆状核变性(也包括亚硫酸氧化酶缺乏症、戊二酸血症和 Leigh 病),虽然在此病一例经尸检证实的病例中报告了高密度病灶(Tennison et al)。MRI 改变非常引人注目(图 36-8),在 T2 加权图像中,苍白球的边缘呈深黑色(铁沉积),内部有一小块白色区域,代表坏死区,即“虎眼”征(eye-of-the-tiger sign),亦可见 Savoiardo 等。

神经病理学表现被证明是该疾病最显著的特征。苍白球、黑质(尤其前内侧部)和红核可见深棕色色素沉着。铁与钙混的颗粒和较大的无定形沉积物散布于小血管壁上,或游离于组织中。受损最严重的区域会出现神经元和有髓纤维丢失。另一个独有的特征是存在肿胀的轴突碎片,这类似于神经轴性营养不良(neuroaxonal dystrophy)。铁沉积的意义很难以判定。在其他的退行性疾病中也存在一定程度的基底节铁含量增加。例如,在 Parkinson 病和纹状体黑质变性中,铁沉积量是正常人的 2~3 倍,推测是那些已知富含铁的组织退化的结果。

本病尚无有效的治疗方法,但已有治疗方法可以改善肌张力障碍和震颤。我们的一些患者对 L-dopa 有短期的反应,但是疗效不明显。使用螯合剂减少铁沉积没有效果。

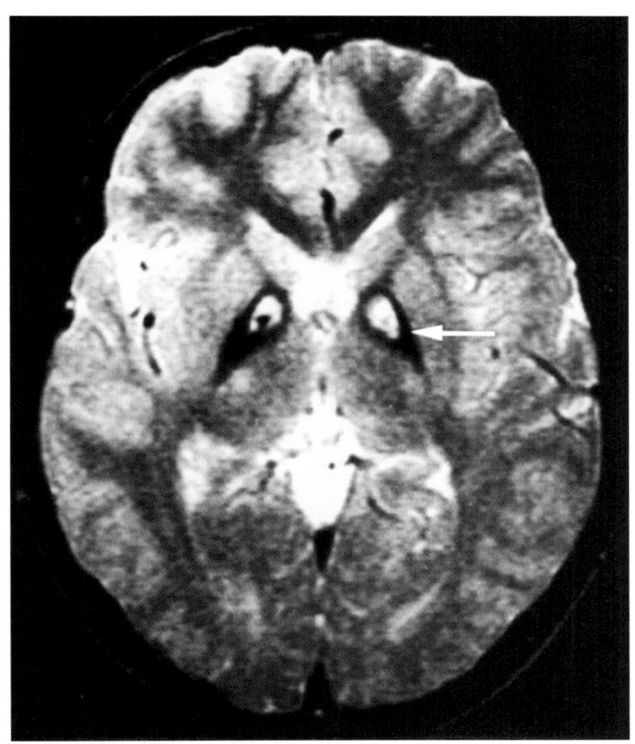

图 36-8　泛酸激酶相关性神经变性(哈勒沃登 - 施帕茨病)。MRI 的 T2 加权序列显示双侧苍白球信号减低区(对应于铁沉积),以及因坏死而形成的中央的高信号区(“虎眼征”)(经允许复制自 Lyon et al,由 Dr. Gillain C 提供)

莱施 - 尼汉综合征(HPRT1 突变)

莱施 - 尼汉综合征(Lesch-Nyhan syndrome)是一种罕见的代谢性疾病,它是以 X 连锁隐性性状遗传的。虽然它有 Lesch 和 Nyhan 的名字(见他们 1964 年的描述),但卡特兰·施密特(Cateland Schmidt)较早就描述了儿童早期出现高尿酸血症伴痉挛状态和舞蹈手足徐动。从本质上说,这是一种带有自残和高尿酸血症的遗传性舞蹈手足徐动症(hereditary choreoathetosis)。受影响的患儿出生时表现正常,通常在 3~6 月龄之前均正常发育。后来开始出现成熟延迟,起初伴肌张力低下,后来变成了肌张力增高。此外,患儿行为变得异常,具有攻击性和强迫行为。早期(在 2 周岁和 3 周岁)出现无法控制的自残行为,主要伤害嘴唇,较晚出现痉挛状态、舞蹈样手足徐动和震颤。大多数孩子可学会行走。言语发育延迟,即便学会说话也发音不清,且终生如此。精神发育迟滞为中度严重性。在 10 岁以上的患儿中,耳部会出现痛风石(gouty tophi),并且罹患痛风性肾病的风险增加。血清尿酸水平在 7~10mg/dL 的范围。

该病的所有典型病例中都发现了次黄嘌呤 - 鸟嘌呤磷酸核糖转移酶(hypoxanthine-guanine phosphoribosyl transferase,HPRT)缺乏。HPRT 基因位于 X 染色体上(Xq26-q27),通过遗传分析可以对受影响的男性和携带者进行准确诊断。由于这种酶的缺乏,次黄嘌呤只能排出体外或分解为黄嘌呤和尿酸。导致 CNS 功能障碍的生化异常的细节尚不清楚。

在鉴别诊断时,必须考虑有咬手和其他自残行为的非特异性智力迟钝或孤独症,产伤导致的手足徐动,以及伴有慢性肾脏疾病的脑病。在一个脊髓小脑性共济失调合并耳聋的家系,以及另一个患有孤独症合并精神发育迟滞的家系中,也均报道了高尿酸血症,但他们都没有 Lesch-Nyhan 病的酶缺陷。如前所述,还有其他一些嘌呤和嘧啶代谢障碍紊乱,其中一些伴有高尿酸血症,表现为类似 Lesch-Nyhan 的神经学综合征。

治疗　使用黄嘌呤氧化酶抑制剂,别嘌醇(allopurinol),它阻断尿酸合成的最后一步,降低了 Lesch-Nyhan 病的尿酸水平,预防尿酸性肾病,但似乎对 CNS 症状没有影响。Lesch-Nyhan 病中缺乏的鸟苷 5- 单磷酸和肌苷 5- 单磷酸已被替代治疗,但患者并未获益。5- 羟色氨酸与 L-dopa 合用也可暂时控制症状。有报道使用氟非那嗪(Fluphenazine)即氟奋乃静(Prolixin)可抑制自残行为,通常用于氟哌啶醇(Haloperidol,Haldol)失效后。行为矫正程序可能有些价值。肌张力障碍可对症治疗。

基底节和小脑血管钙化

在许多表现正常的老年人(和其他哺乳动物)可出现基底节血管的轻微铁沉积和钙化。随着 CT 和 MRI 的广泛应用,基底节和小脑血管钙化(calcification of vessels in basal ganglia and cerebellum)被发现得越来越多(图 36-9)。钙化通常被认为是一种无临床意义的老化现象而被忽略。当它发生在生命早期或者较晚,并伴有锥体外系症状,以及其程度足以在颅骨 X 线片上可见时,就必须始终将其视为异常。

法尔(Fhar)病(家族性特发性基底节钙化)　Fhar 描述了一个成年家族性特发性基底节钙化(familial idiopathic basal ganglia calcification)病例,因此他的名字有时与本病相关联。这是一种特发性的,有时是家族型的基底节和小脑钙化,舞蹈样手足徐动和强直是突出的后天的临床特征。临床还可表现为帕金森综合征或双侧手足徐动症。我们有 2 例患者出现单侧舞蹈手足徐动症,逐渐转变为帕金森综合征;在另一散发病例中,患者最初表现为单侧肌张力

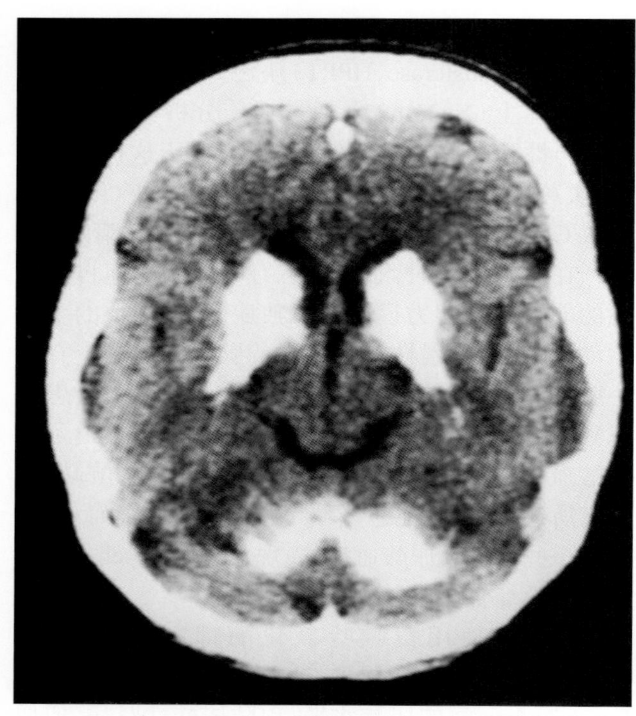

图 36-9　一例 54 岁女性，表现为缓慢进展的强直性帕金森综合征，可见特发性基底节和小脑钙化

障碍，且对 L-dopa 反应良好。有些患者发育迟缓，但大多数智力正常。上述疾病的血清钙水平通常是正常的，钙化现象无法解释。有一半的病例是由于 *SLC20A2* 基因突变，它编码一种与磷酸盐转运有关的蛋白，较少的病例由 *PDGFRB* 基因突变导致。两者均为常染色体显性遗传。少数患者发现了其他不常见的突变。

甲状旁腺功能减退症（*hypoparathyroidism*）　在甲状旁腺功能减退症（特发性或获得性）和假性甲状旁腺功能减退症（pseudohypoparathyroidism）（一种罕见的家族性疾病，由终末器官对甲状旁腺激素不敏感导致，伴有独特的骨骼和发育异常）中，血清游离钙的减少不仅会引起手足搐搦和癫痫发作，还会引起舞蹈手足徐动症。舞蹈手足徐动症可能是基底节钙化所致，出现于约半数的患者中，但其机制尚不明确。此外，在某些病例中可见到小脑病变的体征。假性假甲状旁腺功能减退症（pseudopseudohypoparathyroidism）可出现类似于假性甲状旁腺功能减退症中所见到的骨骼异常，但它的钙代谢正常，且无神经系统表现。

骨硬化症

Sly 及其同事描述了一组家族性发生的（12 个家族的 21 例患者）尾状核、豆状核、丘脑，以及额叶白质的钙化，与骨硬化症（osteopetrosis）［“大理石骨病”（marble bones）］和肾小管性酸中毒有关。临床上有多脑神经麻痹，包括视神经萎缩，以及精神运动延迟和学习障碍，但无锥体外系体征。脑神经麻痹是神经孔内骨性侵犯的结果，严重程度远低于致命的骨硬化型。本病的遗传模式是常染色体隐性遗传，（偶见 X 连锁），而其基本异常是红细胞碳酸酐酶Ⅱ（carbonic anhydrase Ⅱ）缺乏，亦可出现于肾脏和脑部。该病的几种类型已知与相应的突变有关，主要是在 CLCN7 中。

与舞蹈手足徐动和肌张力障碍有关的其他代谢紊乱

需要强调的是，获得性锥体外系疾病远比代谢性疾病更常见。例如，手足徐动症可能继发于新生儿缺氧性脑病，或继发于 Rh 与 ABO 血型不相容和胎儿成红细胞增多症引起的核黄疸。遗传性高胆红素血症（hereditary hyperbilirubinemia）的 Crigler-Najjar 型也是如此，核黄疸（伴有共济失调或手足徐动）可能晚至儿童期或青春期才罕见地出现，其缺陷是葡糖醛酸 - 胆红素结合。青年以后发病者，更常见的原因是药物治疗、非法药物滥用、局灶性脑损伤、高渗性非酮症状态、抗磷脂抗体综合征，以及第 4 章中讨论的许多其他原因。此外，一些只能被归类为家族遗传变性的其他罕见疾病也可被列入舞蹈手足徐动症或肌张力障碍综合征的鉴别诊断，并将在第 39 章中进行讨论。扭转型肌张力障碍（torsion dystonia）是最好的例子。

至于更罕见的代谢性病因，库夫斯（Kufs）型蜡样脂褐质沉积病、GM1 神经节苷脂贮积病、晚发型异染性脑白质营养不良、尼曼 - 皮克病（C 型）、PKAN 病、舞蹈症 - 棘红细胞增多症，以及威尔逊病等可以出现一种肌张力障碍或手足徐动是重要组成部分的综合征。通常情况下，临床表现中还会有其他症候，因此，很少有长时间不能得到正确诊断的。dal Canto 及其同事描述了神经元蜡样脂褐质沉积病的一种变异型，一对非近亲的非犹太父母的儿子和女儿，在 6~7 岁时出现了严重的舞蹈手足徐动和肌张力障碍。智力恶化、步态异常和癫痫发作也加入临床症状中。大脑活检显示由曲线体（curvilinear bodies）组成的神经元内包涵体。这些观察支持非糖脂神经元贮积病（nonglycolipid neuronal storage disorders）之中的疾病分类学异质性的观点。

戊二酸血症（*glutaric academia*）（Ⅰ型）是另一种罕见的代谢性疾病，表现为进行性舞蹈手足徐动症和肌张力障碍，合并间歇性酸血症。在某些病例中，还会出现运动共济失调和不同程度的精神发育迟滞。尿液中可检出戊二酸，以及其代谢产物 3- 羟基戊二酸和谷氨酸。最基本的缺陷是戊二酰辅酶 A 脱氢酶（glutaryl CoA dehydrogenase）缺乏，它已在白细胞、肝细胞和成纤维细胞中被发现。神经病理学上，在尾状核、壳核和苍白球有神经元的丢失，伴有胶质增生。有报道称白质会出现海绵样改变。

戊二酸血症的患婴常会突然出现酸中毒、昏迷和全身松软。MRI 上的信号改变，与基底节神经细胞急性坏死相对应。如果在神经系统症状出现之前明确诊断，这些危象是可以预防的，婴儿可以正常发育。例如，在患此病的较大儿童的兄弟姐妹中做出诊断，可给予低蛋白饮食治疗，特别是低色氨酸和赖氨酸饮食（Cho et al）。

脑白质营养不良：双侧偏瘫、失明和神经病综合征

本章列出的是家族性脑白质营养不良（familial leukodystrophies）的晚期表现。在晚发性脑白质营养不良的几个变异型中，有些毫无疑问是代谢性来源。异染性（*metachromatic*）、嗜苏丹性（*sudanophilic*）、正染性（*orthochromic*）等术语，是指某种脑白质营养不良髓鞘变性的独特产物及白质的染色特性（或缺乏某种染色的特性）。如前面所强调的，这些疾病与大脑灰质疾病［灰质营养不良（poliodystrophies）］不同，后者有不同的表现模式，而以癫痫、肌阵挛、舞蹈症、舞蹈样手足徐动，以及震颤等为著。相反地，整体上脑白质营养不良的识别是基于症状和体征，包括由传导束（皮质脊髓束、皮质延髓束、小脑脚、感觉性）和视觉通路（视神经、视束、膝状体距状束）的中断所致，以及很少或没有癫痫发作、肌阵挛和棘慢波 EEG 异常等。当然，这种区分并不是绝对可靠的，特别是在疾病的晚期。

进行性痉挛状态和强直伴痉挛性构音障碍和假性延髓麻痹综合征是一个很难诊断的问题。人们首先会想到假定存在皮质脊髓束的疾病，特别是在腱反射活跃时，但跖反射通常是屈性的，面部反射也没有增强［“假 - 假性延髓麻痹”（pseudo-pseudobulbar palsy）］现象，由 Marsden 提出的术语。此外，还可能出现不同寻常的姿势和更具可塑性的强直，这与锥体外系的情况一致。肾上腺脊髓神经病（adrenomyeloneuropathy，AMN）是另一种综合征，既有腱反射减低或消失，又有 Babinski 征，表明同时具有皮质脊髓束和周围神经病变，这是异染性白质脑病的高度特征性表现。

只有在生命较晚期症状才变得明显的白质营养不良又带来了另一个问题，即临床和影像学上与大脑型多发性硬化的鉴别。有助于识别髓鞘代谢性疾病的特征包括：临床体征相对对称性和稳定进展有助于鉴别，早期发生认知损害（这不是多发性硬化的特征），以及大脑白质对称的和大面积的变性（与不对称和多病灶的脱髓鞘疾病不同）。在生命的不同时期，特别是在年轻的个体中，CADASIL（伴有皮质下梗死和白质脑病的常染色体显性遗传性脑动脉病）常需要进行鉴别诊断（见第 33 章）；在晚年，将代谢性髓鞘疾病与宾斯万格病（Binswanger disease）的皮质下多发性梗死和大脑的脑室周围广泛的白质疏松区域区分开来可能是一个问题。大脑胶质瘤病、脑淋巴瘤、中毒性脑白质营养不良和进行性多灶性白质脑病都会影响深部的大脑或白质结构，与它们的鉴别不太困难。

肾上腺脑白质营养不良（ABCD1 突变）

肾上腺脑白质营养不良（adrenoleukodystrophy，ALD）传统上是脑白质营养不良与艾迪森病（Addison disease）结合，最初包括在希尔德病（Schilder disease）下，但现已作为一种有特定的遗传学病因的代谢性脑病被独立出来。该病以 X 连锁隐性性状传递，在男性新生儿中发病率为 1/20 000。它的基本缺陷是极长链脂肪酸（very-long-chain fatty acids，VLCFAs）的过氧化物酶体氧化的损伤，导致 VLCFAs 在大脑和肾上腺中积聚（见 Moser HW 和 Igarashi 及其同事的论文）。缺乏的膜蛋白是一种过氧化物酶体膜转运体（peroxisomal membrane transporter）（*ABCD1*），是由 X 染色体 X28 区的一个基因编码的。该基因位于色觉基因附近。在典型的 X 连锁的肾上腺脑白质营养不良（ALD）中，VLCFAs 无法代谢，但让人惊讶的是，这种疾病不是酶缺乏引起的。在当前的分类中，该病被归类为一种过氧化物酶体紊乱，过氧化物酶体是包含许多酶的亚细胞细胞器，这些酶均未受累。与肾上腺脑白质营养不良一样，泽尔韦格（Zellweger）综合征和雷夫叙姆病（Refsum disease）也属于过氧化物酶体病。

该病通常在 4~8 岁起病，有时较晚；在本病最常见的类型中，只有男性会出现所有的表现（女性携带者可表现为特殊类型的脊髓病，下文讨论）。肾

上腺功能不全或大脑病变的征象可能是最先出现的。在 Siemerling 和 Creutzfeldt 描述的病例中，记录了本病第一个实例，患者 4 岁时双手皮肤变为青铜色，到 7 岁时四肢轻瘫，伴构音障碍和吞咽困难（即假性延髓性麻痹）变得明显，8 岁时出现一次癫痫发作，9 岁时，也就是死亡前不久，出现去大脑状态（*decerebrate*），呼之不应。在笔者观察的病例中，患者最早在 9~10 岁出现异常，表现为发作性呕吐、学习成绩下降，伴人格改变，莫名地发笑或哭泣。一段时间后，出现严重的呕吐和循环衰竭发作，后来步态变得不稳，手臂共济失调伴意向性震颤。直到此时，才会出现明显的艾迪森病样色素沉着，口腔黏膜和乳晕、肘部、膝部、阴囊皮肤的色素增加。在某些病例中，随后会出现皮质盲（*cortical blindness*）。晚期主要表现以双侧偏瘫（起初是不对称的）、假性延髓麻痹、失明、耳聋，以及所有的高级皮质功能受损为特征。

该病的严重程度各不相同。我们诊治过大脑症状轻微的成年男性患者，可以达到较高的认知水平，只有一些性格怪异，伴轻微的痉挛性步态、排尿困难、睾丸功能障碍和秃顶等。每个家庭都有兄弟姐妹在童年期夭折，表面上看似肾上腺功能不全。

Griffin 及同事描述了该病的一种脊髓神经病形式（spinalneuropathic form），即肾上腺脊髓神经病（adrenomyeloneuropathy，AMN）。在他们的患者中，自童年早期就已存在肾上腺功能不全的证据，但直到 20 多岁才出现进行性痉挛性截瘫和相对较轻的多发性神经病。应注意的是，痉挛偶尔是不对称的，步态可能带有一些共济失调的特征。这种神经学的表现是温和的形式，没有肾上腺功能不全，也是这一疾病出现在异常基因的女性携带者中的方式（见下文）。与肾上腺脑白质营养不良相似，肾上腺脊髓神经病典型也是 X 连锁遗传病，只有男性发病。然而，我们曾遇到过一例肾上腺脊髓神经病的大家系，男女均发病，提示为显性遗传模式。在受影响的个体中，VLCFAs 仅轻度升高，没有大脑受累的证据。

Moser 及其同事，在 1980 年使用临床和生化标准，确定 ALD 以下的临床亚型，均由相似的突变所致：

1. 年轻男性，进行性大脑白质变性，常伴有皮质盲，经典型，占所有的病例的一半（图 36-10）
2. 青少年或年轻男性，中间型，大脑和脊髓受累（占 5% 的病例）
3. 成年男性，进行性脊髓传导束变性（占 25%）

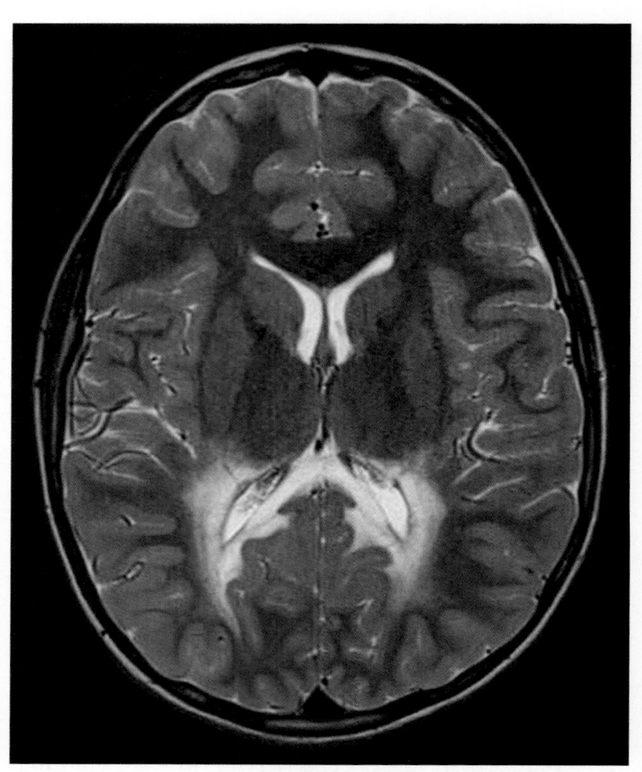

图 36-10　肾上腺脑白质营养不良。8 岁患头痛男童的 MRI 轴位 T2 加权像。可见后部脑室周围白质异常高信号，横跨胼胝体的压部。实验室检查证实肾上腺功能不全（影像图片由 Drs. Edward Yang 和 Sanjay Prabhu 提供）

4. 杂合的女性携带者（*heterozygous female carriers*），慢性、轻度、无进展性痉挛性轻截瘫（占 10% 的病例）
5. 男性，家族性发病的艾迪森（Addison）病，无神经系统受累（占 10% 的病例）
6. 很可能，男婴，一种从出生时就有的形式，如泽尔韦格病（Zellweger disease）

Marsden 及其同事在 1982 年，以及随后的 Kobayashi 及其同事描述了一种家族性脊髓小脑综合征，Ohno 等报道了一例散发的肾上腺脑白质营养不良，表现为橄榄脑桥小脑萎缩，表明该病在不同家系间表现的多样性。Moser 发现 30% 的患者仅为脑型，20% 的患者仅为肾上腺脊髓神经病，其余的一半患者为儿童期兼有脑型和脊髓型的病例。

女性杂合子（*female heterozygotes*）　多达 50% 的女性携带者会出现神经系统表现，但据我们的罹病患者的兄弟姐妹的观察经验，这一数字低了一些。痉挛性轻截瘫（*spastic paraparesis*）发病通常在生命后期，一般在 20~40 岁，常伴步态共济失调和尿失禁，进展倾向于缓慢，但也有暴发性起病的报道（见

第 42 章及 Engelen et al)。如前所述,多发性硬化是主要考虑的鉴别诊断,特别是 20% 的杂合子脑 MRI 可见到白质病变。明显的肾上腺功能不全在女性携带者中罕见,但头发稀少可作为一种轻微的肾上腺功能减退表现。

经典的 X 连锁病例的病理改变是大量髓鞘变性,通常不对称地出现在大脑、脑干、视神经等不同部位,有时也出现在脊髓(见图 36-10)。在最近的病变中,在巨噬细胞可见到髓鞘的变性产物,称为嗜苏丹性脱髓鞘(sudanophilic demyelination)。有广泛的星形胶质细胞增生。轴索也受损,但程度较轻。肾上腺皮质萎缩,腺细胞和浸润的组织细胞内含有异常脂质。睾丸出现明显的间质纤维化和曲细精管(seminiferous tubules)萎缩。在电子显微镜下,脑和肾上腺的巨噬细胞及睾丸间质细胞均含有特征性层状胞质包涵体(lamellar cytoplasmic inclusions)。

实验室诊断　该病可以通过基因测序做出诊断,但特异性的实验室标志物是过量的 VLCFAs,特别有三个衡量标准是有价值的:血浆、红细胞、白细胞或培养的成纤维细胞中二十六烷酸(hexacosanoic acid,C26)的绝对水平,C26 与二十二碳六酸(docosahexanoic acid,C22)的比值(C26∶C22),二十四酸(tetracosanoic acid,C24)与二十二碳六酸的比值(C24∶C22),详见 Moser 及其同事的报道(1999)。这反映了本病的基本生化缺陷,即过氧化物酶体内的脂肪酸氧化缺陷。如果同时进行皮肤成纤维细胞和血浆的检测,93% 的女性携带者中可见到异常的 VLCFA。脑 MRI 在大部分有脑症状的患者和部分其他患者中是异常的。

其他实验室检查可发现血清钠、氯水平降低,钾水平升高,反映肾上腺萎缩。肾上腺萎缩导致皮质类固醇分泌减少,血清皮质醇水平降低,在促肾上腺皮质激素(ACTH)刺激后 17- 羟基酮类固醇水平不升高。CSF 蛋白水平可能升高。Öz 及其同事发现,磁共振波谱作为一种研究工具,可测量数种代谢产物的浓度,用于指示疾病的进展程度,并可用于协助评估新疗法的效果。

治疗　肾上腺替代疗法可延长患者的寿命,偶尔也会导致部分神经系统症状缓解。6 岁前应用富含单不饱和脂肪酸和缺乏长链脂肪酸的饮食被认为可延缓疾病进展。迄今为止,在 50 多名儿童中进行的骨髓移植是唯一显示出能稳定病情并逆转某些 MRI 改变的治疗方法。然而,如 Eichler 及其同事的初步报告所述,用含有 *ABCD1* 互补 DNA 的转导的自体 $CD34^+$ 细胞(用慢病毒载体在体外完成)进行基因治疗,如果在疾病早期开始,可以防止症状的出现。

青少年和成年异染性脑白质营养不良

异染性脑白质营养不良(metachromatic leukodystrophy,MLD)与婴儿晚期和儿童早期的遗传代谢紊乱有关,在前面的章节曾有描述。本节介绍青少年和成年异染性脑白质营养不良,以强调该病几乎可以在任何年龄发病。青少年型可以在 4~12 岁之间起病,成年型则可在 15~70 岁起病。各种类型的致病基因都是芳基硫酸酯酶(aryl sulfatase)基因突变,在上文的异染性脑白质营养不良(MLD)的部分已有描述。一些报告的成年散发病例很有可能是大脑多发性硬化的实例,但我们和其他研究者都见到过迟至中年才发病的 MLD。在几乎所有的病例中,临床表现都如 Turpin 和 Baumann 所述,呈现缓慢进展的智力衰退或行为异常,随后出现痉挛性力弱、反射亢进、Babinski 征,以及僵硬、小步幅步态,伴或不伴多发性神经病。如果没有表现出神经学体征,常被误诊为精神疾病。疾病进展 3~5 年后,可能会丧失视力和语言能力,后来丧失听力,最终实际上是一种去大脑状态。

在某些病例中,脑白质疾病很难与前一小节所述的佩利措伊斯 - 梅茨巴赫(Pelizaeus-Merzbacher)病和科克因(Cockayne)综合征区分开来。

正染性脑白质营养不良

正染性脑白质营养不良(orthochromatic leukodystrophies)是一组异质性疾病,也称为非异染性脑白质营养不良(nonmetachromatic leukodystrophy),尚未发现明确的酶缺陷,也没有发现其脑白质变性的特异性染色特征。此外,多数病例是散发的,模糊了这一疾病的分类学。一种类型与小脑性共济失调和痴呆有关;另一些成年病例表现为癫痫伴额叶痴呆。一个令人吃惊的特征是,诸如 Letournel 等报道的病例,其 MRI 表现正常,即便是更敏感的 FLAIR 序列。通过全外显子测序,已有超过三分之一的病例可发现基因突变,例如 Vanderver 及其同事所描述的。不出所料,这些病例确实包含了一组异质性疾病,通常限于单一的家系,其白质破坏或髓鞘形成障碍的机制也大多不明。

脑腱黄瘤病(CYP27A 突变)

脑腱黄瘤病(cerebrotendinous xanthomatosis)是一种罕见的疾病,是以常染色体隐性遗传的方式传递的,由于胆固醇代谢通路中一种羟化酶的编码基因 CYP27A 突变，导致胆甾烷醇（cholestanol）过量。通常发病于儿童晚期，伴有白内障及腱鞘和肺的黄瘤（xanthomas）。随着病情进展，出现学习困难、保留记忆障碍、注意力和视觉空间感知缺陷（最早出现的神经学表现），逐渐演变为痴呆、共济失调或共济失调 - 痉挛步态、构音障碍、吞咽困难，以及多发性神经病等。在疾病晚期（5~15 年之后），患者常卧床不起，不能自理；在 20~30 岁死亡。另一些病例的临床过程则要良性得多。神经病理检查可见大量胆固醇结晶出现在脑干、小脑中，有时也见于脊髓，受累区域伴有对称性髓鞘破坏。脑 CT 和 MRI 可见到白质病变。

其基本的功能缺失是初级胆汁酸合成过程缺陷，导致肝脏产生的胆固醇和胆甾烷醇增多，在脑部和肌腱中蓄积。在大多数病例中，血清胆固醇水平正常，但有些病例可能高达 450mg/dL。据 Moser 及其同事的研究（1984），腱黄瘤含有胆固醇，其中 4%~9% 是胆甾烷醇（二氢胆固醇）。血清和红细胞内胆甾烷醇水平升高。在杂合子中也发现了同样的升高水平。致病突变位于 CYP27A。

治疗　据 Berginer 及其同事报道，在 17 例长期使用鹅去氧胆酸（chenodeoxycholic acid）750mg/d 治疗随访的患者中，有 10 例患者的皮质脊髓束和小脑体征及痴呆症状消退。该药物可纠正胆汁酸合成缺陷，使降低的鹅去氧胆酸水平恢复正常。最好在神经系统症状出现之前即开始治疗（Meiner et al）。通常添加他汀类药物。

与遗传代谢性疾病相关的卒中

第 33 章提到，卒中在儿童和青年期时有发病，经常由于凝血系统的遗传性变异，典型以蛋白 C 缺乏所致，但也可能由许多其他代谢紊乱导致，包括线粒体病 MELAS（线粒体脑肌病伴乳酸酸中毒和卒中样发作）。在众多病因中，有三种代谢性疾病，同型胱氨酸尿症（*homocystinuria*）、法布里病（*Fabry disease*）、亚硫酸盐氧化酶缺乏症（*sulfite oxidase deficiency*）是这类病例的诊断中必须考虑的。其他不太常见的病因包括丹吉尔病（*Tangier disease*）和家族性高胆固醇血症（*familial hypercholesterolemia*）。年轻人的卒中也是线粒体病 MELAS 的核心特征，在本章下文中讨论，以及遗传决定的微血管病 CADASIL 的核心特征（见第 33 章“家族性皮质下梗死”部分）。

同型胱氨酸尿症（CBS 突变）

同型胱氨酸尿症（homocystinuria）是一种氨基酸尿症（aminoaciduria）的典型形式，是以常染色隐性性状遗传的，与马方病（Marfan disease）类似。患者典型的骨骼特征是体型高瘦，四肢修长，有时伴脊柱侧凸和蜘蛛指（手指、足趾细长如蜘蛛样），肌肉瘦弱，膝外翻，高弓足和驼背等。常见的皮肤表现包括毛发稀疏、色浅、易断裂，颧颊潮红，以及网状青斑等，亦可出现单侧或双侧晶状体脱位（通常向下脱位，与马方综合征相反），使得虹膜呈颤动的外观[虹膜震颤（iridodonesis）]。本病唯一的神经系统异常是精神发育迟滞，通常程度较轻，这使得可与马方综合征相鉴别，后者智力未受损害。在 CBS 的几种突变中，编码胱硫醚 β 合成酶（cystathionine beta-synthase）的基因是最常受影响的，其他的突变影响甲硫氨酸转化为半胱氨酸，更少见的影响同型胱氨酸转化为甲硫氨酸。

疾病后期往往会出现冠状动脉、大脑动脉和肾动脉管壁增厚和纤维化等血管改变。已观察到血小板异常，易于形成血凝块和大脑动脉的血栓形成。一些患者在青春期死于冠状动脉闭塞，而心肌病变可能是脑动脉栓子的来源。

患者血和 CSF 同型半胱氨酸（homocysteine）升高，尿同型胱氨酸（homocystine）升高。这是因为一种遗传性胱硫醚合成酶缺陷（cystathionine synthase deficiency），导致胱硫醚（cystathionine）合成不足，而胱硫醚是包括脑在内的许多组织所必需的物质。这也许可以解释患者的发育延迟。血浆甲硫氨酸（methionine）水平也升高。脑梗死显然与血栓和栓塞性动脉闭塞有关。应用大剂量吡哆醇（pyridoxine）（胱硫醚合成酶辅酶）50~500mg、叶酸（folate）5mg/d 和钴胺素（cobalamin）（维生素 B_{12}）1 000μg/d 可减少同型胱氨酸的排泄。如果已出现血管损伤，抗凝药物可能阻止进一步闭塞。

高同型半胱氨酸血症（homocysteinemia）和同型胱氨酸尿症也可能是 5，10- 亚甲基四氢叶酸还原酶（5，10-methylenetetrahydrofolate reductase）缺乏的表现。此外，临床表现包括多发脑血管病变、痴呆、癫痫，以及多发性神经病。多发性神经病一般认为是同时缺乏叶酸所致，但在某些病例中，可能是长期使用苯妥英的结果（Nishimura et al）。

目前认为，在其他方面均正常的个体中，血清同型胱氨酸的轻度升高会增加冠脉疾病和卒中的风险。

法布里病（参见第 33，43 章）

法布里病（Fabry disease）也称为安德森 - 法布里病（Anderson-Fabry disease），弥漫性体部血管角化瘤（*angiokeratoma corporis diffusum*），它以一种 X 连锁隐性性状遗传。在男性患者中出现所有症状，而在女性携带者中表现为不完整的症状。主要由于 α- 半乳糖苷酶 A（alpha-galactosidase A，GLA）缺陷，导致三己糖酰基鞘氨醇（ceramide trihexoside）的积聚，包括在血管内皮、外膜细胞和平滑肌细胞，以及在肾小管、肾小球和其他内脏细胞，还有神经系统多个部位的神经细胞（下丘脑和杏仁核、黑质、脑干网状核及其他核、脊髓前角和中间外侧角，交感和背根神经节）等。

该病在儿童或青少年期开始出现临床症状，表现为间歇性四肢刀割样疼痛和感觉障碍。这些疼痛的一个显著特征是可由发热、炎热的天气和剧烈的运动诱发。通常没有感觉丧失，但我们的一组病例中曾记录到自主神经紊乱。多年后出现弥漫性血管病变，导致高血压、肾损害、心脏肥大和心肌缺血。脑部的血栓性脑梗死发生在成年早期。偶有病例在成年期发现，MRI 上显示脑白质融合性病变，并出现如构音障碍的进行性症状。

特征性的血管角化瘤（angiokeratoma）趋向于在脐周最为明显，与小血管瘤相似，受压时略有消退。Desnick 及其同事回顾了本病的神经病学、神经病理学和生物化学方面的发现，Cable 等就自主神经方面进行了报道。

治疗　现在可以通过输液进行酶替代治疗。Pastores 和 Thadhani 在一篇评论中总结了这种疗法的两项主要试验，每项试验的实施方式都不一样。两项研究结果均显示出肾脏和其他器官功能的改善，但只有一项试验显示神经病性疼痛减轻，两项试验均未研究卒中的风险。如同戈谢病的酶替代疗法一样，长期治疗是非常昂贵的，但上述试验的一些证据表明，这种疾病的某些方面是可逆的。

痛性神经病的特征，引起了我们对一些病例的注意，在第 43 章，与多发性神经病一起讨论。

亚硫酸盐氧化酶缺乏症

亚硫酸盐氧化酶缺乏症（sulfite oxidase deficiency）已与新生儿代谢性疾病简要地讨论过。我们的同事 Shih 等（1977）记录到卒中可作为该病的并发症的发生。一名 4 岁半的患儿自出生以来发育迟滞（癫痫发作和角弓反张一直存在），后来出现偏瘫。另一名无血缘关系的患儿 2 岁之前应该是正常的，但因发热、意识不清、全面性发作、右侧偏瘫及失语（婴儿偏瘫）而入院，后来发现晶状体半脱位（向上）。血液中亚硫酸盐、硫代硫酸盐水平升高，以及出现一种异常的氨基酸，S- 磺酰半胱氨酸（S-sulfocysteine）。其中一个患儿似乎对低硫氨基酸饮食有反应。

遗传代谢性疾病的行为和智能改变

某些代谢性疾病甚至在青少年期和成年早期就可能导致严重的认知功能和行为障碍。这些代谢病的诊断和治疗是不同寻常的，作一些特别的评论是适当的。当它们在青春期和成年期较晚出现时，病情进展比儿童期发病者更缓慢。最明显和最容易发现的异常出现在认知领域，即记忆力、计算力、解决问题能力和语言能力等。最麻烦的行为异常是冲动、自制力丧失和反社会行为。这些异常表现均有各自的大脑定位基础，如在第 21 章中所指出的，而痴呆状态包括这些不同程度的异常和组合。

在儿童早期很难精确地评估智力功能。学习和习得语言功能的迟钝在学校表现得很明显，当时可以被粗略地解释为发育延迟。直到学龄期前，这些智力功能还没有得到充分的发展，无法认识到它们的退化过程。直到儿童晚期，才能用标准化测试明确地区分和测量。在人格和行为上的细微变化远没有那么明显。

识别患有代谢性脑疾病的青少年的一个有用的原则是，这种情况迟早会导致认知和智能倒退。双相情感障碍、反社会人格和性格障碍不会导致神经功能丧失。对智能衰退的代谢原因的认识，取决于证明记忆衰退、思维受损、学习能力丧失、语言和算术能力丧失等，其中许多是通过智力测试定量测量的。如出现锥体束征、失语症、失用症、共济失调或反射消失，则可进一步鉴别出来。

如果回顾一下本章所描述的所有疾病，并选择了那些在成年人认知功能退化伴有人格改变和行为变化的疾病，在一段时间内可能不伴有其他神经系统异常，以下的代谢性疾病按照大致的相对重要性的顺序值得特别考虑：

1. 威尔逊病
2. 肾上腺脑白质营养不良
3. 异染性脑白质营养不良
4. PKAN 色素变性
5. 晚发的神经元蜡样脂褐质沉积病（库夫斯型）
6. 青少年和成人戈谢病（Ⅲ型）

7. 某些黏多糖贮积症

8. 成人 G_{M2} 神经节苷脂贮积病

9. 黏脂贮积病Ⅰ型（Ⅰ型唾液酸贮积症）

10. 拉福拉小体（Lafora-body）肌阵挛性癫痫

11. 非威尔逊病的铜代谢障碍（nonwilsonian copper disorder）［遗传性铜蓝蛋白缺乏症（hereditary ceruloplasmin deficiency）］

在这些疾病中，痴呆和人格障碍可能会逐渐进展，并持续数月甚至一两年才出现其他神经系统体征。必须仔细寻找运动障碍和其他神经系统异常的早期征象，这极大地澄清了诊断问题。普遍使用抗精神病药物导致迟发性运动障碍和帕金森病样征象，是在这些表面的精神状态下确定是否有神经学特征的一个障碍。

成人的遗传代谢性疾病

随着生化和细胞学检测的范围不断扩大，精确度不断提高，发现了许多可在成年期起病的遗传代谢性疾病。这些疾病虽然并不常见，但仍十分重要，因为它们在变性疾病的鉴别诊断时必须加以考虑。鉴别诊断中需要考虑的还有一系列线粒体疾病，本章将进一步讨论。

在过去的 30 年中，作者亲自观察或通过其他方式了解到以下的成年期发病的代谢性疾病的病例：

1. 异染性脑白质营养不良

2. 肾上腺脑白质营养不良

3. 球形细胞脑白质营养不良（克拉伯病）

4. 神经元蜡样脂褐质沉积病，库夫斯型

5. G_{M2} 神经节苷脂贮积病

6. 威尔逊病

7. 戈谢病

8. 尼曼 - 皮克病

9. 肉碱棕榈酰转移酶缺乏症（carnitine palmityl transferase deficiency）

10. 黏多糖脑病（mucopolysaccharide encephalopathy）

11. 黏脂贮积症Ⅰ型

12. 多发性神经病（安德雷德病，法布里病，卟啉病，雷夫叙姆病）

13. 线粒体病，特别是进行性眼外肌瘫痪和 Leigh 病

在晚发的代谢性脑病和线粒体脑病中，通常在症状已出现数月或数年后才能做出诊断，之前一直被误诊为某些其他疾病，特别是抑郁症或变性病痴呆。甚至明显的精神病也可能与这些疾病有关，不过这种情况确实很少见。例如，我们有一例异染性脑白质营养不良的患者，30 岁的男性，大学期间开始学习受挫，后来由于工作中的粗心和错误，对批评漠不关心、易怒和固执，也没能保住工作（显然可追溯到轻度痴呆）。只是在查出 Babinski 征和下肢腱反射消失，才第一次得到正确诊断。到那时他已患病将近 10 年了。Bosch 和 Hart 曾描述一例 62 岁以痴呆起病的患者，并引起了对另外 27 例类似的成年期起病的异染性脑白质营养不良病例的注意（另见 Turpin 和 Baumann 报告的 7 例）。在这些成年起病的病例中，通常缺乏明显的神经病体征，但肌电图和腓肠神经活检会发现特征性的异常。

我们的一例成年 Wilson 病患者曾因偏执倾向和与家人打架被送到精神病医院，出现震颤和轻度四肢僵硬，起初被认为是因吩噻嗪类药物所致。在 Griffin 的肾上腺脊髓神经病的一些病例中，主要的临床表现是两腿的痉挛性力弱和感觉性共济失调，在数年内逐渐进展，曾疑诊为脊髓小脑变性。我们的一例患有库夫斯脂质贮积病（Kufs lipid storage disease）的患者，在成年早期就开始出现精神衰退，而很长时间之后才表现出越来越严重的僵直，伴肢体手足徐动姿势和行走困难，在他 10 多年的病征之后终于去世。最近另一名库夫斯病患者在 51 岁时出现视物模糊困难，随后 6 年内出现两腿的痉挛状态、行为去抑制，以及痴呆。Josephs 及其同事报告了 5 例成年发病的 Niemann-Pick 病 C 型，其中 2 例以精神病起病，发病年龄分别为 61 岁和 27 岁（另见 Sevin et al）。

我们曾观察患有 G_{M2} 神经节苷脂贮积病（G_{M2} gangliosidosis）变异型的青少年和成年患者的小脑性共济失调、多肌阵挛和进行性失明，黄斑樱桃红斑可为诊断提供线索。在过去的 10 年中，已经报道了几个这样的病例，特别是在日本人中（Miyatake et al）。Wilner 及其同事描述了成年起病的脊髓小脑性共济失调伴痴呆或精神病的 9 例患者。我们也诊治过 2 例进行性脊肌萎缩（progressive spinal muscular atrophy）的成年患者，他们也被证实患有同样的 G_{M2} 己糖胺酶缺乏；在临床上其病程与一个非常缓慢进展的运动神经元疾病的下运动神经元型几乎难以区别，但他们没有黄斑病变，并显示出共济失调和间歇性和非典型的精神病的附加特征。在我们的一例克拉伯（Krabbe）病女性患者中，不对称的皮质脊髓综合征伴有反射消失，进展十分缓慢，在 60 多岁才出

现残疾。

我们的另一例青少年患者，表现为严重的弥漫性肌阵挛和癫痫发作，以及轻度智力衰退，几年后被发现患有戈谢（Gaucher）病的一种罕见的变异型。另一例患有痴呆、僵硬、舞蹈手足徐动、轻度小脑性共济失调，以及 Babinski 征，被证明是尼曼 - 皮克（Niemann-Pick）病的一种变异型。罕见的，戈谢病可以伴有早发的和严重的帕金森综合征。Kalimo 及其同事报告过成年起病的家族性利氏病（Leigh disease）的病例。有报告曾提及，肾上腺脑白质营养不良在成年期可表现为脊髓小脑综合征或橄榄脑桥小脑综合征。

这些遗传代谢性疾病的罕见形式，以其病程长期性和最终出现显著的、特定的神经系统症状或综合征为特征。然而，一旦疾病被确诊，几乎总是有多个神经元系统受累的证据，反映在难以捉摸的或明显的痴呆、性格紊乱，或涉及皮质脊髓束、小脑、锥体外系、视觉和周围神经结构受累体征。这种神经元系统参与的多样性更多的是遗传代谢性疾病，而不是退行性疾病的特征，发现这种牵连应促使寻找遗传代谢的紊乱。

为了重申临床方面，谨记上述名言，传导束受累（皮质脊髓束、小脑、大脑脚、感觉、视神经）表明脑白质营养不良（leukodystrophy），而“灰质”征象（癫痫发作、肌阵挛、痴呆、视网膜病变）提示灰质营养不良（poliodystrophy），这主要是在疾病的早期有用。一些溶酶体贮积病既影响半乳糖脂（半乳糖脑苷脂和硫酸脑苷脂），也影响神经节苷脂，因此，白质和灰质均受到影响。Turpin 和 Baumann 的论文从严格的精神病学角度来看待这组疾病是很有趣的。

某些显著的临床症状更常被考虑为成人神经系统的常见疾病，诸如多发性硬化和动脉粥样硬化，但有时却是一种代谢的先天性缺陷。表 36-8 对这些不常见表现按主要特征进行了分类，该表改编自 Grey 等。

表 36-8　主要的成年起病的遗传代谢性疾病综合征

痴呆和精神障碍（*dementia and psychosis*）
库夫斯病
尼曼 - 皮克病 C 型
威尔逊病
肾上腺脑白质营养不良
异染性脑白质营养不良
无铜蓝蛋白血症
运动神经元病（*motor neuron disease*）
G_{M2} 神经节苷脂贮积病
葡聚糖病
舞蹈手足徐动（*choreoathetosis*）
威尔逊病
G_{M1} 神经节苷脂贮积病
尼曼 - 皮克病 C 型
Fahr 病
共济失调（*ataxia*）
无铜蓝蛋白血症
无 β 脂蛋白血症
G_{M2} 神经节苷脂贮积病
哈特纳普病
唾液酸贮积症
尼曼 - 皮克病 C 型
脑白质营养不良（*leukodystrophy*）
克拉伯病
异染性脑白质营养不良
肾上腺脑白质营养不良
正染性脑白质营养不良
卒中（*strokes*）
法布里病
同型胱氨酸尿症
MELAS，线粒体脑肌病伴乳酸酸中毒和卒中样发作（*mitochondrial encephalomyopathy，lactic acidosis，and stroke-like episodes*）

从另一个角度看，患者有时被转诊来评估大脑弥漫性白质疾病，这是在目标性检查中已被发现的。正如 Eldridge 等所指出的，多发性硬化及其变异型会立即出现在脑海中，但是，如第 35 章所讨论的那样，除了 MS 之外的其他疾病更有可能导致深部半球弥漫的、对称性双侧病变，这些疾病包括 CADASIL、苏萨克（Susac）综合征（视网膜、耳蜗、脑微血管病——译者注）、浸润性肿瘤诸如淋巴瘤、大脑胶质瘤病，以及继发影响白质的自身免疫系统疾病，可能通过微血管炎的机制。然而，本章所讨论的脱髓鞘性脑白质营养不良可能发病较晚，成为这种影像学表现需要考虑的鉴别诊断。为了指导这类病例的评估，Schiffmann 和 van der Knaap 提出了一份广泛的疾病的清单，并以存在的 MRI

特征作为其特征，特别是存在白质髓鞘形成不良（*hypomyelination*），即在T1加权像中白质与皮质相比呈高信号或等信号（而T2高强度比其他白质病变少）。他们进一步根据多灶性分布的融合特点，将没有髓鞘形成不良的一组进行了划分。他们提供的方法可以指导临床医生选择合适的实验室计划。

在结束这一讨论时，本章根据遗传性单基因代谢性疾病的临床特征对它进行分类，读者会领会到它的人为特点。几乎每一种疾病的每一个类别都可能出现一些神经系统异常是我们没有强调的，所以变化的潜在数量几乎是无限的。然而，这里参照年龄段和综合征来考虑这些疾病的方案是具有启发性的，并有助于临床研究这一极其困难的神经医学部分。

线粒体疾病

与神经系统的代谢紊乱一样，本节讨论的线粒体疾病（mitochondrial disorders）包括的种类如此多样，可能涉及神经系统的许多部分，因此在本书的任何一部分中都不可能很容易地讨论它们所依据的临床实体。然而，线粒体病之间常存在重叠，不像核基因突变所致的较独立的临床疾病。它们的多样性不仅表现在临床表现的细节上，而且表现在症状首次显现的年龄上，最有趣的是，有时表现为神经系统症状的突然发作。从本章导论部分概述的线粒体基因遗传学的原理中，可以理解大多数表现的可变性。特别重要的是，线粒体在细胞内和细胞与细胞之间的嵌合现象，以及该细胞器在支持所有器官细胞功能的氧化能量代谢中所起的关键作用。虽然线粒体疾病不同组织的受累似乎可以用普遍存在的代谢紊乱来解释，但具体机制还有待阐明。

对临床医生来说幸运的是，最重要的线粒体病表达在几种易于识别的核心综合征中，其中有少数变异型，而且都是单基因病。主要的线粒体综合征是以主要临床特征的首字母缩写来命名的：MERRF是指肌阵挛性癫痫伴破碎红纤维（myoclonic epilepsy with ragged red fibers），MELAS是指线粒体脑肌病伴乳酸酸中毒和卒中样发作（mitochondrial encephalomyopathy，lactic acidosis，and stroke-like episodes），PEO是指进行性眼外肌瘫痪（progressive external ophthalmoplegia），NARP是指近端肌无力神经病、共济失调和视网膜色素变性（neuropathy with proximal weakness，ataxia，and retinitis pigmentosa，NARP）等，如表36-9所示。有助于这类疾病诊断的表现还有：某些轻微的畸形特征，包括身材矮小；内分泌疾病，特别是糖尿病；以及一些其他的系统性异常，如乳酸性酸中毒（下文进一步讨论）。

表36-9　线粒体疾病的常见类别

综合征	常见的线粒体基因突变位点	破碎红纤维	乳酸酸中毒
破碎红纤维多发性肌病	3250点突变	+	–
进行性眼外肌瘫痪（PEO）和Kearns-Sayre变异型	异质性片段缺失或3243点突变	–	–
Leigh综合征，致死性乳酸酸中毒，近端肌无力神经病、共济失调和视网膜色素变性（NARP）	8993点突变	–	+
肌阵挛性癫痫伴破碎红纤维（MERRF）	8344点突变	+（通常情况）	±
线粒体脑肌病伴乳酸酸中毒和卒中样发作（MELAS）	3243点突变	+	+
Leber视神经病	3460，4160或11778点突变	–	–
肌神经-胃肠脑病	未知（母系遗传）	+	–

+：存在；–：不存在。

这些疾病是线粒体基因组突变的结果，线粒体基因组是由细胞器内包含的16 569个碱基对和37个基因组成的环状DNA，或者是一些编码线粒体某个组成部分的核基因突变。迄今为止，已经发现了100多个点突变和200多个缺失、插入和重排突变。据估计，三分之二的点突变影响线粒体的转运RNA，三分之一影响呼吸链的多肽单位，少数影响线粒体核糖体RNA。这大致相当于参与这些功能的基因所占的比例。Dimauro和Schon以及Koopman及其同事写了一些关于线粒体基因组学和最相关疾病的综述，感兴趣的读者可以查阅。

这组疾病中第一个被描述和最有特征的是一种

对称性近端肌病，它作为一种孤立的疾病或与任何主要的线粒体综合征合并发生。1966 年，Shy 和同事描述了一种儿童肌病中肌肉线粒体的组织化学和电子显微镜异常，他们称之为巨锥样（*megaconial*）（意为线粒体显著增大）或多锥样（*pleoconial*）（意指线粒体数目增多）。后来这种病变被称为“破碎红纤维（ragged red fibers）”，由于冰冻肌肉切片 Gomori 三色染色可见 1 型肌纤维（红肌）肌膜下和肌原纤维间聚集了膜性物质（线粒体），因此得名。这种形态学改变可能是线粒体疾病的一种无症状伴随现象，或者相反地，一种 CNS 的线粒体疾病可能不存在肌肉的组织学或超微结构异常。

这些疾病的第二个共同特征是血液和 CSF 中乳酸浓度或乳酸 / 丙酮酸比值增高，这是呼吸链异常的结果。这些增高在运动、感染、发热或摄入酒精后最明显，在某些情况下可能诱发反复的酮症酸中毒性昏迷（ketoacidotic coma），这可能是线粒体疾病的主要表现。利氏综合征（Leigh syndrome）和 MELAS 尤其有出现乳酸升高的趋势；然而，乳酸水平正常，即使是在运动诱发后仍正常（见下文关于乳酸升高测试的描述），均不能排除这一诊断。使用磷磁共振扫描（phosphorus MRI scans），可以比较肌肉中无机磷酸盐和磷酸肌酸的水平；在几种类型的遗传性肌肉疾病中，这个比例会增加，但在线粒体起源的疾病中最高。

虽然线粒体疾病在这里被认为是一组，但是由于个别的疾病有突出的特征，在其他章节中有必要提到。因此，以癫痫、耳聋、发育延迟伴破碎红纤维组合的综合征（肌阵挛性癫痫伴破碎红纤维，或 MERRF），在第 15 章关于癫痫中讨论。进行性眼外肌瘫痪（PEO）综合征与其他肌肉障碍引起的眼球运动异常被归为一起（见第 45 章）；乳酸酸中毒和卒中样发作（MELAS）在第 33 章中，与脑血管疾病一起讨论；而 Leber 遗传性视神经病变与其他原因的视力丧失一起讨论（见第 13 章和第 38 章）。Leigh 综合征是一种对称性亚急性坏死性脑脊髓病，通常伴乳酸酸中毒，同样有许多复杂的临床表现，在一些疾病的鉴别诊断中都有提及。在上述鉴别过程中，凭借广泛的临床经验将会弄清患者个体或家系中某种奇特的综合征是与线粒体疾病关联的。此外，两种主要的综合征可能共存于同一个体中，并已出现了残缺不全的综合征，发病时间从儿童期到成年早期的任何时候。因此，对所有这些关联发病进行分类几乎没有用处。这里只描述表 36-9 中列出的最具特征的疾病类型。线粒体综合征最常见的组合是 Kearns-Sayre 综合征与 MELAS 或与 MERRF，进行性眼肌麻痹与 MERRF，以及 MERRF 与 MELAS 等。

我们更愿意回避一种“线粒体疾病”的定义的问题，它的遗传缺陷、生化紊乱或临床综合征。临床医生使用这个术语指代线粒体 DNA 突变与某些临床特征的组合，这些构成一种可识别的综合征；生化改变可作为线粒体能量产生机制紊乱的标志。线粒体功能障碍也成为各种神经变性疾病，诸如阿尔茨海默病和帕金森病的关注焦点，但是目前所知的线粒体基因组突变中，没有一个与这些疾病明确相关。

线粒体肌病

线粒体疾病引起的最轻微的肌肉紊乱是一种良性的、相对静止的近端无力，往往在手臂更严重。超过半数的这些患者报告仅有运动耐受不良。有成人发病的病例，但如果仔细询问往往会发现一些终生伴随的症状（无力、耐力差、不适感、劳力性呼吸困难，以及心动过速等），这些症状可能非常轻微，而且进展缓慢，所以患者几十年来一直过着相对正常的生活。肌肉疾病的较少见的类型包括面肩肱型或肢带型无力，以及偶尔的劳力性肌红蛋白尿（myoglobinuria）的发作。有些患者在肢体无力几年后变得明显，发展为 PEO。几种突变与纯肌病综合征或肌病为主的综合征有关，最常见一种位于线粒体基因组的 3250 位点。罕见的变异型，如合并骨骼肌无力和心肌病，涉及其他位点。

在线粒体肌病（mitochondrial myopathies）谱系的另一端是一种婴儿肌病（infantile myopathy），其无力和乳酸酸中毒在出生后第一周就会变得明显，并在 1 岁时死亡。许多患该病的婴儿及其家族中的一些成员有肾功能不全伴早发性无力的病史。肌肉组织出现许多破碎红纤维，而细胞色素氧化酶活性几乎不存在。DiMauro（1983）和其他人已描述了一种值得注意的部分可逆形式，患儿早期需要通气支持和胃管喂养，但随着年龄的增长，临床上有所改善，乳酸酸中毒在 2~3 岁时消失。在这些严重的儿童期病例中，细胞色素氧化酶缺乏表明线粒体基因存在缺陷，但突变位点尚未发现。

如上所述，线粒体肌病共有的组织学特征是存在破碎红纤维。有这一发现可指示线粒体疾病的诊断，在任何病例如有无力伴运动不耐受和血乳酸水平升高，特别如有类似问题的家族史应考虑之。此外，破碎红纤维的存在将线粒体肌病与糖原贮积病(glycogenoses)区分开来，但值得强调的是，破碎红纤维在婴幼儿中很罕见，即使已确诊为线粒体疾病的婴幼儿。

进行性眼外肌瘫痪和卡恩斯-塞尔综合征(另见第45章)

进行性上睑下垂伴对称性眼肌麻痹是线粒体疾病的常见表现。通常没有复视或斜视，最多只有短暂的复视，尽管会有轻微的共轭凝视不良。在患者眼外肌中可发现线粒体异常。令人印象深刻的是，患者因这种疾病去看医生时常常已发病很长时间了。该病需要与重症肌无力(MG)鉴别，MG的特征是易疲劳性无力和对胆碱能药物有反应，两者都不是线粒体病的特征。在我们的经验中，几乎所有的进行性眼外肌麻痹(*progressive external ophthalmoplegia*)病例都是由于线粒体疾病，但非常罕见的，遗传性肌营养不良也可能有类似的表现，包括眼咽型肌营养不良和一种与面肩肱肌营养不良有关联而没有其他部位力弱的类型(第45章)。

PEO与卡恩斯-塞尔综合征(Kearns-Sayre syndrome)有密切的关系，它表现为视网膜色素变性(20岁前发病)、共济失调、心脏传导阻滞及其他传导缺陷，以及CSF蛋白升高，可能还有感音性神经性耳聋、癫痫发作或锥体束征(临床描述见第45章)。CNS综合征MELAS或MERRF(见下文)也可能与PEO合并存在。

亚急性坏死性脑脊髓病(Leigh病)

亚急性坏死性脑脊髓病(subacute necrotizing encephalomyelopathy)也称为利氏病(Leigh disease)，是一种家族性或一种散发出现的线粒体疾病，具有广泛的临床表现。只有一部分病例显示出母系遗传的特征。有一半以上的患者在出生后第一年内出现神经系统症状，多数是在6个月之前；但已知有晚发型患者，到成年早期才起病，临床表现有很大的异质性。神经系统症状通常表现为亚急性或突然起病，有时由发热性疾病或外科手术诱发。在我们看来，与其他线粒体疾病相比，Leigh病起病迅速的特征更明显，这一疾病被称为“急性坏死性脑脊髓病(acute necrotizing encephalomyelopathy，ANE)”可能更合理，这是一个用于日本和中国的类似疾病的术语。

在婴儿中，通常的临床表现包括失去头部控制和其他近期习得的运动，肌张力低下，吮吸困难，厌食和呕吐，烦躁和持续哭泣，全面性癫痫发作，以及肌阵挛性抽搐等。如果在出生第2年发病，会有行走延迟、共济失调、构音障碍、精神运动退化、强直性痉挛，特征性呼吸紊乱(阵发性过度通气，特别是在感染期间，呼吸暂停，喘息和安静抽泣)，眼外肌瘫痪、眼球震颤和凝视障碍(类似Wernicke病的表现)，吞咽麻痹，以及四肢的异常运动(特别是肌张力障碍，也有抽动和舞蹈样运动)。轻症病例，主要表现为发育延迟，可被误诊为脑瘫。部分病例可见周围神经受累(反射消失、无力、萎缩和周围神经传导速度减慢)；在少数病例中，以自主神经功能衰竭为最突出的特征。有些患儿的疾病是发作性的，另一些患儿疾病是呈间断的进展和相当持久的，伴有与非特异性感染相关的神经系统症状的恶化。脑脊液通常是正常的，但蛋白含量可能增高。

病理改变表现为在丘脑、中脑、脑桥、延髓和脊髓的双侧对称性海绵状坏死灶，伴髓鞘变性、血管增生和胶质增生。在急性起病的病例中，可能有轻微的出血变化。基底节受累具有特征性，但并不总是受到影响。此外，可能有脱髓鞘型周围神经病。CNS病变的分布和组织学外观，与Wernicke病(由硫胺素缺乏引起)相似，但Leigh病的病变范围更广，有时涉及纹状体，而乳头体不受累。

这些病变，特别是豆状核和脑干的病变，可以在CT上看到，而在MRI上被清晰地证明。肌肉的组织化学外观是正常的，但电镜下可以看到线粒体数量增加。

Leigh病的临床界限尚未被精确地界定。一种婴儿和儿童早期的家族性疾病，被称为双侧纹状体坏死(*bilateral striatal necrosis*)，表现为肌张力障碍、视力障碍和其他神经系统缺陷，很可能是Leigh病的一种变异型。一种大约在成年起病的进行性痴呆综合征同样可能为Leigh病的变异型，它由丘脑病变引起，表现为丘脑坏死、血管增生和胶质增生。前面提到，一种在儿童感染性疾病后出现的，最近被称为急性坏死性脑脊髓病也与此病有相似之处。

线粒体基因8993点突变与Leigh病相关，见于20%的病例，下面还将讨论它与NARP综合征的关系。这两种疾病之间的密切关系再次强调了一点，即一些线粒体突变会导致坏死性脑病的临床和病理表现。然而最近有人指出，Leigh病的许多病例与核基因突变有关，包括编码核膜孔(nuclear pore)成分的*RANBP2*基因。

神经病、共济失调、视网膜色素变性综合征（NARP）

如上所述，Leigh 综合征在很大程度上体现了异常的异质性，这些异常可能与单个的线粒体基因突变引起的细胞色素氧化酶缺乏（cytochrome oxidase deficiency）有关。一个微小的转位错误，即线粒体 DNA 中一个核苷酸在 8993 位的替代，也就是与 Leigh 综合征相关的那个位置，也导致了感觉性 NARP 的母系遗传综合征，即指代神经病、共济失调、视网膜色素变性综合征（neuropathy，ataxia，retinitis pigmentosa syndrome，NARP）。该突变导致线粒体呼吸链复合体 V 的 ATP 酶 -6 功能缺陷。某些 NARP 病例的表现还包括发育迟缓、癫痫发作和近端肌无力等。

NARP 综合征的严重程度是与线粒体基因组中异常 DNA 的数量相对应的，突变涉及 90% 以上的线粒体 DNA 会产生坏死性脑病（necrotizing encephalopathy）更严重的表型。

Santorelli 及其同事发现，在来自 10 个家系的 50 例 Leigh 综合征患者中，有 12 例出现 8993 位点突变。在一个家系中，线粒体异常可能表现不同，从轻微的发育延迟到 NARP 综合征，再到完全发展的 Leigh 综合征，或因乳酸酸中毒导致的早期死亡。这些严重程度上的差异被认为是由线粒体遗传的嵌合性所导致，特别是即使只有少量的正常线粒体基因组也会起到保护作用。该病的第一次表现可能要到成年期才出现，尽管仅有罕见的病例在 20 岁后起病。

许多 Leigh 综合征患者存在丙酮酸脱氢酶（pyruvate dehydrogenase）（通常为 X 连锁）或丙酮酸脱羧酶（pyruvate decarboxylase）缺乏，或细胞色素氧化酶缺乏，使得这一疾病的临床分类更进一步混淆。这些缺陷是很多线粒体疾病常见的，通常是作为一种常染色体隐性性状遗传的。然而，患有 Leigh 综合征和 8993 位点突变的患者往往没有这些酶的缺乏。将这些复杂病例与典型病例联系起来的实例是细胞色素氧化酶缺乏伴有精神运动发育迟滞、生长缓慢，以及乳酸酸中毒等，许多病例没有 Leigh 综合征的纹状体或脑干脊髓坏死。

先天性乳酸性酸中毒和复发性酮症酸中毒

某些发生在婴儿早期的有机酸血症（organic acidemia）的某类型和未经证实的遗传病因已经被提及。这里讨论先天性乳酸性酸中毒和复发性酮症酸中毒（congenital lactic acidosis and recurrent ketoacidosis）是少数与线粒体 DNA 缺失有关的病例。这一综合征包括精神运动退化（*psychomotor regression*）和偶发的过度通气（*episodic hyperventilation*）、肌张力低下，以及惊厥发作，在中间有正常阶段。在少数病例中，还增加了舞蹈手足徐动症或进行性眼外肌瘫痪。该型的大多数病例可能是由线粒体呼吸链功能紊乱引起的，特别是丙酮酸 - 脱羧酶复合体（pyruvate-decarboxylase complex）功能障碍。有些患儿出现畸形，如鼻梁宽大、小颌畸形、耳朵后旋、短臂和短指，以及其他类似的但轻微的畸形特征。De Vivo 和同事曾对本病进行了概述。患儿通常在 3 岁前死亡。重要的实验室发现是高乳酸水平酸中毒和高丙氨酸血症（hyperalaninemia）。少数做了尸检病例发现苍白球和大脑白质的坏死和空洞，如在亚急性坏死性脑脊髓病（subacute necrotizing encephalomyelopathy，SNE）的所见。肌肉活检发现破碎红纤维或检测酶活性可以做出诊断。这一疾病必须与一些并发乳酸酸中毒的婴儿期疾病相鉴别。

伴有破碎红纤维的肌阵挛性癫痫（MERRF）

伴有破碎红纤维的肌阵挛性癫痫（myoclonic epilepsy with ragged red fibers，MERRF）表现为进行性肌阵挛性癫痫或肌阵挛性共济失调（myoclonic ataxia）。如第 5 章所述，这种疾病必须与几种类似的临床疾病相鉴别，如青少年肌阵挛性癫痫、翁弗里希特 - 伦德伯格（Unverricht Lundborg）病、拉福拉小体（Lafora-body）病、波罗的海肌阵挛（Baltic myoclonus），以及神经元蜡样脂褐质沉积病，本章前面已讨论过。Tsairis 及其同事首次描述家族性肌阵挛性癫痫与肌肉线粒体变化之间的联系，自他们的报告以来，已经发现了许多变异型。

儿童或年轻人的肌阵挛（myoclonus）是最典型的特征，由惊吓或肢体的随意运动诱发。癫痫发作的性质各不相同，但包括跌倒发作、局灶性癫痫或强直阵挛发作，其中有些是光敏性的。共济失调有进行性加重的趋势，在某些病例中取代肌阵挛和癫痫发作，而在另一些病例中一直是次要的症状。肌病通常导致不明显或轻微的无力，但存在肌肉线粒体异常是临床诊断的必要条件。除此之外，还有已被指出的线粒体疾病的其他症状，包括耳聋（见于我们的病例）、智力下降、视神经萎缩、眼肌麻痹、颈部脂肪瘤、身材矮小，或有神经病等。

大多数病例是家族性的，表现为母系遗传，但发病年龄可能不同，有患者晚至 50 多岁才出现症状的报道。几乎总是发病较晚的患者病情最轻，只出现肌阵挛性癫痫。相反地，10 岁前发病的患者往往病情较重，在 30 岁前死亡。与其他线粒体疾病一样，突变线粒体 DNA 数量负担与发病时间和疾病的严重程度有一定相关性。80% 的 MERRF 患者的线粒体基因组在 8344 位点有一个点突变，该位点编码一种转运 RNA（transfer RNA）；反过来，大多数具有该突变的患者最终均会表现出 MERRF 的部分或全部的临床特征，有些患者可叠加 Leigh 综合征的特征。

线粒体脑肌病、乳酸性酸中毒伴卒中样发作（MELAS）

线粒体脑肌病、乳酸性酸中毒伴卒中样发作（mitochondrial encephalomyopathy，lactic acidosis，and stroke-like episodes，MELAS）综合征的患者早期发育正常，随后出现生长不良，局灶性或全面性癫痫发作，以及类似卒中或持续时间延长的短暂性缺血发作（TIA）的反复急性发作。卒中的功能缺失通常会改善，但在部分病例导致进展性脑病。有些患者出现偏侧的头痛，与偏头痛无法区分，还有一些患者出现反复呕吐或间歇性乳酸酸中毒。如果有一个特征性的表现，那就是局灶性癫痫的不寻常的临床模式，有时持续很长时间，预示着卒中（见 Pakrakis et al），并产生一种不寻常的梗死的影像学模式，涉及皮质和紧邻的皮质下白质。CT 也可以显示许多低密度区，但没有临床相关性。大多数患者肌肉中可见破碎红纤维，但极少出现无力或运动不耐受。

大约 80% 的 MELAS 病例与出现在线粒体基因 3243 位点的线粒体突变有关，或者在少数病例中，与编码转运 RNA 片段的其他位点的突变有关。该病通常为母系遗传，也有很多散发病例。在 Hammans 及同事的调查中，只有一半的 3243 点突变携带者表现为 MELAS 综合征。脑血管内皮和平滑肌中发现线粒体基因组异常被认为是卒中和偏头痛的发病基础。

线粒体疾病的诊断

线粒体疾病典型的神经系统征象可分为以下几大类：①共济失调、癫痫发作和肌阵挛的组合，以 MERRF 综合征为代表；②偏头痛样头痛、复发性小卒中，以及前驱的癫痫发作，以 MELAS 综合征为代表；③眼肌麻痹（进行性眼外肌瘫痪）、视网膜色素变性、多发性神经病或耳聋的组合（Kearns-Sayre 综合征）；④视神经萎缩（Leber 型）；以及⑤一种缓慢进展或严重程度波动的肌病。这些表现可以合并痴呆、乳酸酸中毒、身材矮小、糖尿病、上睑下垂、心脏传导阻滞以及多发的对称性脂肪瘤等。在这些疾病中，虽然周围神经受累是很常见的，但通常无症状；自主神经功能衰竭也可能是一种罕见的临床表现。各种脏器功能障碍有时与神经学特征有关，包括铁粒幼细胞贫血的骨髓病变，肾小管功能障碍，内分泌病（主要是糖尿病，但也有甲状腺功能减退或生长激素缺乏），肝病，心肌病，以及假性肠梗阻的反复呕吐。糖尿病已经是我们所见到的一些早发型 MELAS 和 MERRF 病例的一个标志，但在成年发病者中不太常见。

对于疑似线粒体疾病患者的调查，首先要询问是否有不寻常的儿童疾病的家族史，包括新生儿死亡、不明原因癫痫，以及前面已描述的进行性神经功能缺失类型。家庭成员中原因不明的耳聋或糖尿病也可能增加对线粒体疾病的怀疑。当具有这些特征的疾病以一种表明母系遗传的模式出现时，应该疑诊线粒体疾病。然而，如本章导论部分所述，也会遇到呈孟德尔遗传模式的家系，是由核基因缺陷导致的。对于白细胞中较常见的线粒体 DNA 点突变位点（3243、8993 和 8344），进行商业化测试是可行的。检测线粒体 DNA 缺失需要对肌肉组织进行分析。这些检测对诊断有用，但仅在少数病例中显示异常，约有 15% 的病例具有这类疾病的指示性特征，即破碎红纤维；在诸如 MERRF 和 MELAS 等典型临床表型的病例中，其发生率较高。休息和运动后乳酸和丙酮酸的测定是有帮助的，但这种有氧能力的测试有局限性。Taivassalo 及其同事最近的研究表明，测量缺血运动后前臂静脉血的氧分压（缺血前臂试验），虽然数值范围很宽，仍可能有助于区分线粒体疾病患者与正常受试者。在患者中，Po_2 的平均值矛盾地从 27mmHg 升高到 38mmHg，而正常人该数值下降。

肌肉活检可以发现一些基本的异常；采用改良的 Gomori 染色对冷冻切片进行染色，并对琥珀酸脱氢酶和细胞色素氧化酶的缺乏进行适当的组织化学染色。可以看到破碎红纤维。在疑诊 Leigh 综合征或 MELAS 的病例中，CT 或 MRI 可显示一些特征性的大脑病变；在其他线粒体疾病中，MRI 的 T2 加权像常有难以描述的局灶性高信号，以及萎缩、透亮或钙化。绒毛膜活检进行产前诊断可发现突变的线粒体 DNA，但结果并不完全可靠。

从前面的讨论中可以明显看出，任何这些测试的正常结果，包括肌肉活检，均不能除外线粒体疾病。归根结底，只有临床综合征、家族史，以及线粒体功能障碍或其遗传学表现的确凿证据具有诊断意义。Jackson 及其同事提出，一些孤立的现象，诸如痴呆、肌无力、癫痫、神经性耳聋、偏头痛伴有卒中、身材矮小、肌阵挛性癫痫，以及心肌病等，在没有其他明显的原因解释时，应该立即考虑线粒体疾病的可能。

（冷颖琳 王朝霞 译 王维治 校）

参考文献

Adachi M, Torii J, Schneck L, Volk BW: Electron microscopic and enzyme histochemical studies of the cerebellum in spongy degeneration. *Acta Neuropathol* 20:22, 1972.

Aicardi J: Early myoclonic encephalopathy. In: Roger J, Dravet C, Bureau M, et al (eds): *Epileptic Syndromes in Infancy, Childhood, and Adolescence*. New York, Demos, 1985, pp 13–23.

Aicardi J, Castelein P: Infantile neuroaxonal dystrophy. *Brain* 102:727, 1979.

Allen RJ, Young W, Bonacci J, et al: Neonatal dystonic parkinsonism, a "stiff-baby syndrome," in biopterin deficiency with hyperprolactinemia detected by newborn screening for hyperphenylalaninemia, and responsiveness to treatment. *Ann Neurol* 28:434, 1990.

Alpers BJ: Diffuse progressive degeneration of cerebral gray matter. *Arch Neurol Psychiatry* 25:469, 1931.

Austin J: Studies in metachromatic leukodystrophy: XII. Multiple sulfatase deficiency. *Arch Neurol* 28:258, 1973.

Banker BQ, Victor M: Spongy degeneration of infancy. In: Goodman RM, Motulsky AG (eds): *Genetic Diseases Among Ashkenazi Jews*. New York, Raven Press, 1979, pp 210–216.

Baringer JR, Sweeney VP, Winkler GF: An acute syndrome of ocular oscillations and truncal myoclonus. *Brain* 91:473, 1968.

Bassen FA, Kornzweig AL: Malformation of the erythrocytes in a case of atypical retinitis pigmentosa. *Blood* 5:381, 1950.

Berginer VM, Salen G, Shefer S: Long-term treatment of cerebrotendinous xanthomatosis with chenodeoxycholic acid. *N Engl J Med* 311:1649, 1984.

Berkovic SF, Andermann F, Carpenter S, et al: Progressive myoclonus epilepsies and specific causes and diagnosis. *N Engl J Med* 315:296, 1986.

Berkovic SF, Staropoli JF, Carpenter S, et al: Diagnosis and misdiagnosis of adult neuronal ceroid lipofuscinosis (Kufs disease). *Neurology* 87:579, 2016.

Blass JP, Avigan J, Uhlendorf BW: A defect in pyruvate decarboxylase in a child with intermittent movement disorder. *J Clin Invest* 49:423, 1970.

Bosch EP, Hart MN: Late adult onset metachromatic leukodystrophy. *Arch Neurol* 35:475, 1978.

Brady RO: The sphingolipidoses. *N Engl J Med* 275:312, 1966.

Brett EM (ed): *Pediatric Neurology*, 3rd ed. New York, Churchill Livingstone, 1997.

Brewer GJ, Terry CA, Aisen AM, Hill GM: Worsening of neurologic syndrome in patients with Wilson's disease with initial penicillamine therapy. *Arch Neurol* 44:490, 1987.

Brusilow SW, Danney M, Waber LJ, et al: Treatment of episodic hyperammonemia in children with inborn errors of urea synthesis. *N Engl J Med* 310:1630, 1984.

Brusilow SW, Horwich AL: Urea cycle enzymes. In: Scriver CR, Beaudet AL, Valle D, Sly WS (eds): *The Metabolic Basis of Inherited Disease*, 8th ed. New York, McGraw-Hill, 2001, pp 1909–1963.

Cable WJ, Kolodny EH, Adams RD: Fabry disease: Impaired autonomic function. *Neurology* 32:498, 1982.

Catel W, Schmidt J: On familial gouty diathesis associated with cerebral and renal symptoms in a small child. *Dtsch Med Wochenschr* 84:2145, 1959.

Cho CH, Mamourian AC, Filiano J, Nordgren RE: Glutaric aciduria: Improved MR appearance after aggressive therapy. *Pediatr Radiol* 25:484, 1995.

Crome L: A case of galactosaemia with the pathological and neuropathological findings. *Arch Dis Child* 37:415, 1962.

dal Canto MC, Rapin I, Suzuki K: Neuronal storage disorder with chorea and curvilinear bodies. *Neurology* 24:1026, 1974.

Danks DM, Cartwright E, Stevens BJ, Townley RRW: Menkes' kinky-hair disease: Further definition of the defect in copper transport. *Science* 179:1140, 1973.

Dening TR, Berrios GE, Walshe JM: Wilson's disease and epilepsy. *Brain* 111:1139, 1988.

Desnick RJ, Ioannou YA, Eng CM: α-Galactosidase A deficiency: Fabry disease. In: Scriver CR, Beaudet AL, Valle D, Sly WS (eds): *The Metabolic and Molecular Bases of Inherited Disease*, 8th ed. New York, McGraw-Hill, 2001, pp 3733–3774.

De Vivo DC, Haymond MW, Obert KA, et al: Defective activation of the pyruvate dehydrogenase complex in subacute necrotizing encephalomyelopathy (Leigh disease). *Ann Neurol* 6:483, 1979.

DiMagno EP, Lowe JL, Snodgrass PJ, et al: Ornithine transcarbamylase deficiency: A cause of bizarre behavior in a man. *N Engl J Med* 315:744, 1986.

DiMauro S, Nicholson JF, Hays A, et al: Benign infantile mitochondrial myopathy due to reversible cytochrome c oxidase deficiency. *Ann Neurol* 14:226, 1983.

DiMauro S, Schon EA: Mitochondrial respiratory-chain diseases. *N Engl J Med* 348:2656, 2003.

Eichler F, Duncan C, Musolino P, et al: Hematopoietic stem-cell gene therapy for cerebral adrenoleukodystrophy. *N Engl J Med* 377:1630, 2017.

Eldridge R, Anayiotos CP, Schlesinger S, et al: Hereditary adult-onset leukodystrophy simulating chronic progressive multiple sclerosis. *N Engl J Med* 311:948, 1984.

Engelen M, Barbier M, Dijkstra EM, et al: X-linked adrenoleukodystrophy in women: a cross-sectional cohort study. *Brain* 137:693, 2014.

Enns GE, Berry SA, Berry GT, et al: Survival after treatment with phenylacetate and benzoate for urea-cycle disorders. *New Engl J Med* 356:2282, 2007.

Escolar ML, Poe MD, Provenzale JM, et al: Transplantation of umbilical cord blood in babies with infantile Krabbe's disease. *N Engl J Med* 352:2069, 2005.

Fahr T: Idiopathische Verkalkung der Hirngefasse. *Zentralbl Allg Pathol* 50:129, 1930–1931.

Farrell DF, Swedberg K: Clinical and biochemical heterogeneity of globoid cell leukodystrophy. *Ann Neurol* 10:364, 1981.

Følling A: Über Ausscheidung von Phenylbrenztraubensaure in den Harn als Stoffwechselanomalie in Verbindung mit Imbezilitat. *Hoppe Seylers Z Physiol Chem* 227:169, 1934.

Friedman JH, Levy HL, Boustany R-M: Late onset of distinct neurologic syndromes in galactosemic siblings. *Neurology* 39:741, 1989.

Goldfischer S, Moore CL, Johnson AB, et al: Peroxisomal and mitochondrial defects in the cerebro-hepato-renal syndrome. *Science* 182:62, 1973.

Goldman JE, Katz O, Rapur I, et al: Chronic GM1 gangliosidosis presenting as dystonia: Clinical and pathological features. *Ann Neurol* 9:465, 1981.

Gorospe JR, Naidu S, Johnson AB, et al: Molecular findings in symptomatic and presymptomatic Alexander disease patients. *Neurology* 58:1494, 2002.

Gould SJ, Valle D: Peroxisome biogenesis disorders: Genetics and cell biology. *Trends Genet* 16:340, 2000.

Grey RGF, Preece MA, Green SH, et al: Inborn errors of metabolism as a cause of neurological disease in adults: An approach to investigation. *J Neurol Neurosurg Psychiatry* 69:5, 2000.

Griffin JW, Goren E, Schaumburg H, et al: Adrenomyeloneuropathy: A probable variant of adrenoleukodystrophy. *Neurology* 27:1107, 1977.

Griggs RC, Moxley RT, LaFrance RA, McQuillen J: Hereditary paroxysmal ataxia: Response to acetazolamide. *Neurology* 28:1259, 1978.

Hammans SR, Sweeny MG, Hanna MG, et al: The mitochondrial DNA transfer RNA Leu (44R) A G (3243) mutation: A clinical and genetic study. *Brain* 118:721, 1995.

Hayflick SJ, Westaway SK, Levinson B, et al: Genetic, clinical and radiographic delineation of Hallervorden-Spatz syndrome. *N Engl J Med* 348:33, 2003.

Hers HG: Inborn lysosomal diseases. *Gastroenterology* 48:625, 1965.

Hoffmann GF, Assmann B, Bräutigan C, et al: Tyrosine hydroxylase deficiency causes progressive encephalopathy and dopa-nonresponsive dystonia. *Ann Neurol* 54(Suppl 6):S56, 2003.

Holtzman NA, Kronmal RA, van Doorninck W, et al: Effect of age and loss of dietary control on intellectual performance and behavior of children with phenylketonuria. *N Engl J Med* 314:593, 1986.

Hoogenraad TU, Van Hattum J, Van Den Hamer CSA: Management of Wilson's disease with zinc sulfate: Experience in a series of 27 patients. *J Neurol Sci* 77:137, 1987.

Hunt JR: Dyssynergia cerebellaris myoclonica. *Brain* 44:490, 1921.

Igarashi M, Schaumburg HH, Powers J, et al: Fatty acid abnormality in adrenoleukodystrophy. *J Neurochem* 26:851, 1976.

Ikeda S, Kondo K, Oguchi K, et al: Adult fucosidosis: Histochemical and ultrastructural studies of rectal mucosa biopsy. *Neurology* 34:451, 1984.

Illingworth DR, Connor WE, Miller RG: Abetalipoproteinemia: Report of two cases and review of therapy. *Arch Neurol* 37:659, 1980.

Ishiyama G, Lopez I, Baloh R, Ishiyama A: Canavan's leukodystrophy is associated with defects in cochlear neurodevelopment and deafness. *Neurology* 60:1702, 2003.

Jackson MJ, Schaefer A, Johnson MA: Presentation and clinical investigation of mitochondrial respiratory chain disease. *Brain* 118:339, 1995.

Johns DR: Mitochondrial DNA and disease. *N Engl J Med* 333:638, 1995.

Josephs KA, Van Gerpen MW, Van Gerpen JA: Adult onset Niemann-Pick disease type C presenting with psychosis. *J Neurol Neurosurg Psychiatry* 74:528, 2003.

Kaler SG, Goldstein DS, Holmes C, et al: Neonatal diagnosis and treatment of Menkes disease. *N Engl J Med* 358:605, 2008.

Kalimo H, Lundberg PO, Olsson Y: Familial subacute necrotizing encephalomyelopathy of the adult form (adult Leigh syndrome). *Ann Neurol* 6:200, 1979.

Kasim S, Moo LR, Zschocke J, et al: Phenylketonuria presenting in adulthood as progressive spastic paraparesis with dementia. *J Neurol Neurosurg Psychiatry* 71:795, 2001.

Kinsbourne M: Myoclonic encephalopathy in infants. *J Neurol Neurosurg Psychiatry* 25:271, 1962.

Kistler JP, Lott IT, Kolodny EH, et al: Mannosidosis. *Arch Neurol* 34:45, 1977.

Kobayashi T, Noda S, Umezaki H, et al: Familial spinocerebellar degeneration as an expression of adrenoleukodystrophy. *J Neurol Neurosurg Psychiatry* 49:1438, 1986.

Koeppen AH, Robitaille Y: Pelizaeus-Merzbacher disease. *J Neuropathol Exp Neurol* 61:747, 2002.

Koeppen AH, Ronca NA, Greenfield EA, Hans MB: Defective biosynthesis of proteolipid protein in Pelizaeus-Merzbacher disease. *Ann Neurol* 21:159, 1987.

Koivisto M, Blenco-Sequiros M, Krause U: Neonatal symptomatic hypoglycemia: A follow-up of 151 children. *Dev Med Child Neurol* 14:603, 1972.

Kolodny EH, Cable WJL: Inborn errors of metabolism. *Ann Neurol* 11:221, 1982.

Kolodny EH, Raghavan SS, Krivit W: Late-onset Krabbe disease (globoid cell leukodystrophy): Clinical and biochemical features in 15 cases. *Dev Neurosci* 13:232, 1991.

Koopman WJH, Willems PHG, Smeitink JAM: Monogenic mitochondrial disorders. *N Engl J Med* 366:1132, 2012.

Leegwater PA, Pronk JC, van der Knaap MS: Leukoencephalopathy with vanishing white matter: From magnetic resonance imaging pattern to five genes. *J Child Neurol* 18:639, 2003.

Leonard JV, Schapira AHV: Mitochondrial respiratory chain disorders I and II. *Lancet* 355:299, 389, 2000.

Lesch M, Nyhan WL: A familial disorder of uric acid metabolism and central nervous system function. *Am J Med* 36:561, 1964.

Letournel F, Etcharry-Bouyx F, Verny C, et al: Two clinicopathologic cases of a dominantly inherited adult onset orthochromatic leucodystrophy. *J Neurol Neurosurg Psychiatry* 74:671, 2003.

Levy HL: Screening of the newborn. In: Tausch HW, Ballard RA, Avery ME (eds): *Diseases of the Newborn*. Philadelphia, Saunders, 1991, pp 111–119.

Logan JI: Hereditary deficiency of ferroxidase (aka ceruloplasmin). *J Neurol Neurosurg Psychiatry* 61:431, 1996.

Lonsdale D, Faulkner WR, Price JW, Smeby RR: Intermittent cerebellar ataxia associated with hyperpyruvic acidemia, hyperalaninemia and hyperalaninuria. *Pediatrics* 43:1025, 1969.

Lott IT, Coulombe T, DiPaolo RV, et al: Vitamin B_6-dependent seizures: Pathology and chemical findings in brain. *Neurology* 28:47, 1978.

Lundborg H: *Die progressive Myoklonus-epilepsie* (*Unverricht's Myoklonie*). Uppsala, Sweden, Almqvist and Wiksell, 1903.

Lyon G, Kolodny EH, Pastores GM: *Neurology of Hereditary Metabolic Diseases of Children*, 3rd ed. New York, McGraw-Hill, 2006.

Marsden CD, Harding AE, Obeso JA, Lu C-S: Progressive myoclonic ataxia (the Ramsay Hunt syndrome). *Arch Neurol* 47:1121, 1990.

Marsden CD, Obeso JA, Lang AE: Adrenoleukomyeloneuropathy presenting as spinocerebellar degeneration. *Neurology* 32:1031, 1982.

Matalon R, Michals K, Sebesta D, et al: Aspartoacylase deficiency and *N*-acetylaspartic aciduria in patients with Canavan disease. *Am J Med Genet* 29:463, 1988.

Meek D, Wolfe LS, Andermann E, Andermann F: Juvenile progressive dystonia: A new phenotype of G_{M2} gangliosidosis. *Ann Neurol* 15:348, 1984.

Meikle PJ, Hopwood JJ, Clague AE, Carey WF: Prevalence of lysosomal storage diseases. *JAMA* 281:249, 1999.

Meiner V, Meiner Z, Reshef A, et al: Cerebrotendinous xanthomatosis: Molecular diagnosis enables presymptomatic detection of a treatable disease. *Neurology* 44:288, 1994.

Miyajima H, Kono S, Takahashi Y, et al: Cerebellar ataxia associated with heteroallelic ceruloplasmin gene mutation. *Neurology* 57:2205, 2001.

Miyatake T, Atsumi T, Obayashi T, et al: Adult type neuronal storage disease with neuraminidase deficiency. *Ann Neurol* 6:232, 1979.

Mole SE, Cotman SL: Genetics of the neuronal ceroid lipofuscinoses (Batten disease). *Biochim Biophys Acta* 1852:2237, 2015.

Moser AB, Kreiter N, Benzman L, et al: Plasma very long chain fatty acids in 3,000 peroxisome disease patients and 29,000 controls. *Ann Neurol* 45:100, 1999.

Moser AB, Singh I, Brown FR III, et al: The cerebrohepatorenal (Zellweger) syndrome. *N Engl J Med* 310:1141, 1984.

Moser HW: Adrenoleukodystrophy: Phenotype, genetics, pathogenesis and therapy. *Brain* 120:1485, 1997.

Moser HW, Moser AB, Kawamura N, et al: Adrenoleukodystrophy: Elevated C26 fatty acid in cultured skin fibroblasts. *Ann Neurol* 7:542, 1980.

Mount LA, Reback S: Familial paroxysmal choreoathetosis: Preliminary report on a hitherto undescribed clinical syndrome. *Arch Neurol Psychiatry* 44:841, 1940.

Msall M, Batshaw ML, Suss R, et al: Neurologic outcome in children with inborn errors of urea synthesis. *N Engl J Med* 310:1500, 1984.

Muntau AC, Röschinger W, Habich M, et al: Tetrahydrobiopterin as an alternative treatment for mild phenylketonuria. *N Engl J Med* 347:2122, 2002.

Nishimura M, Yoshimo K, Tomita Y: Central and peripheral nervous system pathology due to methylenetetrahydrofolate reductase deficiency. *Pediatr Neurol* 1:375, 1985.

Oetting WS, King RA: Molecular basis of albinism: Mutations and polymorphisms of pigmentation genes associated with albinism. *Hum Mutat* 13:99, 1999.

Ohno T, Tsuchida H, Fukuhara N, et al: Adrenoleukodystrophy: A clinical variant presenting as olivopontocerebellar atrophy. *J Neurol* 231:167, 1984.

Ohtahara S: Seizure disorders in infancy and childhood. *Brain Dev* 6:509, 1984.

Öz G, Tkác I, Charnas LR, et al: Assessment of adrenoleukodystrophy lesions by high field MRS in non-sedated pediatric patients. *Neurology* 64:434, 2005.

Pastores GM, Thadhani R: Enzyme-replacement therapy for Anderson-Fabry disease. *Lancet* 358:601, 2001.

Pavlakis SG, Phillips PC, DiMauro S, et al: Mitochondrial myopathy, encephalopathy, lactic acidosis, and stroke-like episodes: A distinctive clinical syndrome. *Ann Neurol* 16:481, 1984.

Pranzatelli MR, Huang Y, Tate E, et al: Cerebrospinal fluid 5-hydroxy indoleacetic acid in the pediatric opsoclonus-myoclonus syndrome. *Ann Neurol* 37:189, 1995.

Prechtl H, Beintema D: *The Neurological Examination of the Full-Term Newborn Infant*. London, Spastics Society, 1964.

Prensky AL, Moser HW: Brain lipids, proteo-lipids and free amino acids in maple syrup urine disease. *J Neurochem* 13:863, 1966.

Rapin I, Goldfischer S, Katzman R, et al: The cherry-red spot-myoclonus syndrome. *Ann Neurol* 3:234, 1978.

Ropper AH, Hatten HP, Davis KR: Computed tomography in Wilson disease: Report of two cases. *Ann Neurol* 5:102, 1979.

Rosenberg LE, Scriver CR: Disorders of amino acid metabolism. In: Bondy PK, Rosenberg LE (eds): *Metabolic Control and Disease*, 8th ed. Philadelphia, Saunders, 1980, pp 583–776.

Rowe PC, Newman SL, Brusilow SW: Natural history of symptomatic partial ornithine transcarbamylase deficiency. *N Engl J Med* 314:541, 1986.

Saatci I, Topcu M, Baltaoglu FF, et al: Cranial MRI findings in Wilson's disease. *Acta Radiol* 38:250, 1997.

Santorelli F, Shanske S, Macay A, et al: The mutation at nt 8993 of mitochondrial DNA is a common cause of Leigh's syndrome. *Ann Neurol* 34:827, 1994.

Savoiardo M, Halliday WC, Nardocci N, et al: Hallervorden-Spatz disease: MR and pathologic findings. *AJNR Am J Neuroradiol* 14:155, 1993.

Scheinberg IH, Gitlin D: Deficiency of ceruloplasmin in patients with hepatolenticular degeneration (Wilson's disease). *Science* 116:484, 1952.

Scheinberg IH, Sternlieb I: *Wilson's Disease: Major Problems in Internal Medicine*. Vol 23. Philadelphia, Saunders, 1984.

Schiffmann R, van der Knaap MS: An MRI-based approach to the diagnosis of white matter disorders. *Neurology* 72:750, 2009.

Schilsky ML, Scheinberg IH, Sternlieb I: Liver transplantation for Wilson's disease: Indications and outcome. *Hepatology* 19:583, 2001.

Schulz A, Ajayi T, Specchio N, et al: Study of intraventricular cerliponase alfa for CLN2 disease. *N Engl J Med* 378:1898, 2018.

Scriver CR, Clow CL: Phenylketonuria: Epitome of human biochemical genetics. *N Engl J Med* 303:1335, 1980.

Seitelberger F: Pelizaeus-Merzbacher disease. In: Vinken PJ, Bruyn GW (eds): *Handbook of Clinical Neurology*. Vol 10. Amsterdam, North-Holland, 1970, pp 150–202.

Sevin M, Lesca G, Baumann N, et al: The adult for of Niemann-Pick disease type C. *Brain* I130:120, 2007.

Shih VE, Abrams IF, Johnson JL, et al: Sulfite oxidase deficiency. *N Engl J Med* 297:1022, 1977.

Shih VE, Safran AP, Ropper AH, Tuchman M: Ornithine carbamoyl transferase deficiency: Unusual clinical findings and novel mutation. *J Inherit Metab Dis* 22:672, 1999.

Shuman RM, Leech RW, Scott CR: The neuropathology of the nonketotic and ketotic hyperglycinemias: Three cases. *Neurology* 28:139, 1978.

Shy GM, Gonatas NK, Perez M: Two childhood myopathies with abnormal mitochondria: I. Megaconial myopathy. II. Pleoconial myopathy. *Brain* 89:133, 1966.

Siemerling E, Creutzfeldt HG: Bronzekrankheit und sklerosierende encephalomyelitis (diffuse sklerose). *Arch Psychiatr Nervenkr* 68:217, 1923.

Sjögren T: Die juvenile amaurotische Idiotie: Klinische und erblichkeitsmedizinische Untersuchungen. *Hereditas* 14:197, 1931.

Sly WS, Whyte MP, Sunderam V: Carbonic anhydrase II deficiency in 12 families with the autosomal recessive syndrome of osteopetrosis with renal tubular acidosis with cerebral calcification. *N Engl J Med* 313:139, 1985.

Staba SL, Escolar ML, Poe M, et al: Cord-blood transplants from unrelated donors in patients with Hurler's syndrome. *N Engl J Med* 350:1960, 2004.

Starosta-Rubinstein S, Young AB, Kluin K, et al: Clinical assessment of 31 patients with Wilson's disease. *Arch Neurol* 44:365, 1987.

Swoboda KJ, Saul JP, McKenna CE, et al: Aromatic L-amino acid decarboxylase deficiency. Overview of clinical features and outcomes. *Ann Neurol* 54(Suppl 6):S49, 2000.

Szanto J, Gallyas F: A study of iron metabolism in neuropsychiatric patients: Hallervorden-Spatz disease. *Arch Neurol* 14:438, 1966.

Taivassalo T, Abbott A, Wyrick P, et al: Venous oxygen levels during aerobic exercise: An index of impaired oxidative metabolism in mitochondrial myopathy. *Ann Neurol* 51:38, 2002.

Tassinari CA, Michelucci R, Genton P, et al: Dyssynergia cerebellaris myoclonica (Ramsay Hunt syndrome): A condition unrelated to mitochondrial encephalomyopathies. *J Neurol Neurosurg Psychiatry* 52:262, 1989.

Tellez-Nagel I, Rapin I, Iwamoto T, et al: Mucolipidosis IV. *Arch Neurol* 33:828, 1976.

Tennison MB, Bouldin TW, Whaley RA: Mineralization of the basal ganglia detected by CT in Hallervorden-Spatz syndrome. *Neurology* 38:155, 1988.

Thomas PK, Abrams JD, Swallow D, Stewart G: Sialidosis type I: Cherry-red spot-myoclonus syndrome with sialidase deficiency and altered electrophoretic mobilities of some enzymes known to be glycoproteins. *J Neurol Neurosurg Psychiatry* 42:873, 1979.

Trobe JD, Sharpe JA, Hirsch DK, Gebarski SS: Nystagmus of Pelizaeus-Merzbacher disease: A magnetic search-coil study. *Arch Neurol* 48:87, 1991.

Tsairis P, Engel WK, Kark P: Familial myoclonic epilepsy syndrome associated with skeletal muscle abnormalities. *Neurol-*

ogy 23:408, 1973.
Tsuji S, Choudary PV, Martin BM, et al: A mutation in the human glucocerebrosidase gene in neuronopathic Gaucher's disease. *N Engl J Med* 316:570, 1987.
Tsuji S, Yamada T, Tsutsumi A, Miyatake T: Neuraminidase deficiency and accumulation of sialic acid in lymphocytes in adult type sialidosis with partial β-galactosidase deficiency. *Ann Neurol* 11:541, 1982.
Turpin JC, Baumann N: Manifestations psychiatriques ou cognitves inaugurales dans les neurolipidoses de l'adulte. *Rev Neurol* 159:637, 2003.
Vakili S, Drew AL, von Schuching S, et al: Hallervorden-Spatz syndrome. *Arch Neurol* 34:729, 1977.
van Bogaert L: Contribution clinique et anatomique a l'etude de la paralysie agitante juvenile primitive. *Rev Neurol* 2:315, 1930.
van Bogaert L: Le cadre des xanthomatoses et leurs differents types: Xanthomatoses secondaires. *Rev Med (Paris)* 17:433, 1962.
van Bogaert L, Bertrand I: Sur une idiotie famaliale avec dégénérescence spongieuse du neuraxe. *Acta Neurol Belg* 49:572, 1949.
Vanderver A, Simons C, Helman G, et al. Whole exome sequencing in patients with white matter abnormalities. *Ann Neurol* 79:1031, 2016.
Williams FJB, Walshe JM: Wilson's disease: An analysis of the cranial computerized tomographic experiences found in 60 patients and the changes in response to treatment with chelating agents. *Brain* 104:735, 1981.
Williams RS, Marshall PC, Lott IT, et al: The cellular pathology of Menkes steely hair syndrome. *Neurology* 28:575, 1978.
Wilner JP, Grabowski GA, Gordon RF, et al: Chronic G_{M2} gangliosidosis masquerading as atypical Friedreich's ataxia: Clinical, morphologic, and biochemical studies of nine cases. *Neurology* 31:787, 1981.
Wilson SAK: Progressive lenticular degeneration: A familial nervous disease associated with cirrhosis of the liver. *Brain* 34:295, 1912.
Wisniewski KE, Zhong N, Phillipart M: Pheno/genotypic correlations of neuronal ceroid lipofuscinosis. *Neurology* 57:576, 2001.
Yang Y, Muzni DM, Reid JG, et al: Clinical and whole-exome sequencing for the diagnosis of medelian disorders. *New Engl J Med* 369:1502, 2013.
Yokoi S, Nakayama H, Negeshi T: Biochemical studies on tissues from a patient with Lafora disease. *Clin Chim Acta* 62:415, 1975.
Young RR, Kleinman G, Ojemann RG, et al: Compressive myelopathy in Maroteaux-Lamy syndrome: Clinical and pathological findings. *Ann Neurol* 8:336, 1980.
Zeman W, Donahue S, Dyken P, Green J: The neuronal ceroid-lipofuscinoses (Batten-Vogt syndrome). In: Vinken PJ, Bruyn GW (eds): *Handbook of Clinical Neurology*. Vol 10. Amsterdam, North-Holland, 1970, pp 588-679.

第 37 章

神经系统发育性疾病

神经系统发育性疾病(developmental diseases),在这个宽泛的标题下包含了大量的由基因驱动的发育畸形,以及在子宫内或新生儿早期的获得性疾病。根据戴肯(Dyken)和克拉维茨基(Krawiecki)的列表,它们的数目有数百种,但其中许多是罕见的,如果不是大多数的话。从分类学上讲,它们构成了两大类。第一类包括特定的基因缺陷,基因突变、缺失或部分基因重复(拷贝数变化),或导致发育异常或发育延迟的单核苷酸多态性等。第二类包括在胚胎期、胎儿期和围产期等不同时间作用于未成熟的神经系统的各种环境和感染因子。

一般原则

关于畸形发生的频率,有几点需要注意。Jones 在 Smith 的专著中指出,在 14% 的新生儿中会出现一种通常没有临床意义的轻微畸形。在 0.8% 的新生儿中出现两种畸形,在这一组中,严重缺陷的发生率是正常人群的 5 倍。0.5% 的新生儿有 3 种或 3 种以上的畸形,而在 3 种以上畸形组中,超过 90% 的新生儿有一种或多种严重影响生存能力或身体健康的主要畸形。Kalter 和 Warkany 汇编的主要先天畸形的数据具有可比性,但是略高一些。对于神经科医生来说,重要的是神经系统与大多数有重要畸形的婴儿有关。事实上,约 40% 的产后第一年的死亡与产前的中枢神经系统畸形相关。

某些原则适用于所有的畸形人群。首先,神经系统异常通常伴有其他一些结构或器官(眼、鼻、颅部、脊柱、耳和心脏)的异常,这些异常与胚胎发生的某个特定时期相关联。相反地,这些非神经组织畸形的存在,表明神经系统的相关异常是发育性的。例如,心脏、肢体、肠道和膀胱异常与神经系统紊乱的组合表明了损伤发生的时间,心脏异常发生在第 5 周至第 6 周之间,膀胱外翻发生于 30 天之内,十二指肠闭锁在 30 天内,并指畸形在 6 周内;脊髓脊膜膨出在 28 天内,无脑畸形发生在 28 天内,唇裂在 36 天内,并指畸形、独眼畸形和前脑无裂畸形在 23 天内。每一种都在本章中讨论。这一原则并非不变的,在肯定起源于胚胎期的某些脑发育不良,所有其他器官都是正常的。我们可以假设,大脑比任何其他器官更容易受到产前和出生时的影响。这可能因为在所有的器官系统中,神经系统的发育和成熟需要最长的时间,在此期间它对疾病是易感的。低出生体重和孕龄表明早产,会增加认知或感觉发育延迟、癫痫发作和脑瘫的风险。

与前一章所讨论的大多数婴儿代谢性疾病相比,无论何种原因导致的发育不良在出生时就应该存在,并在出生后保持稳定,也就是说,是非进展性的。然而,这一原则需要有限定的条件,即这种异常可能影响了出生时尚未成熟的脑的部分,因此产后一定要经过一段时间,缺陷才能表现出来。

有许多引起出生缺陷的畸形疾病未被识别,因为它们最终以自然流产告终。例如,由染色体异常引起的缺陷出现在大约 0.6% 的活婴中,但是这种缺陷在 5~12 周胎龄的自然流产中被发现超过 5%。

关于畸形和发育延迟的遗传原因,虽然我们已了解了很多,但对这些疾病的遗传影响的全面表现仍然了解不完整。全染色体核型分析可以识别诸如唐氏(Down)综合征及其与整个 21 号染色体三倍体之间(21 三体)关联等情况。随着更精细技术的应用,如高分辨率条带,染色体结构的微小缺失等细微变化都变得明显了,如发生在安格尔曼综合征(*Angelman syndrome*)和普拉德 - 威利综合征(Prader-Willi syndrome)和脆性 X 综合征的变化。后来,通过利用连锁分析和其他遗传技术,阐明了与畸形或发育延迟有必然联系的单基因突变;在第 36

章中讨论的大多数婴儿和儿童期遗传代谢性疾病都属于这种类型，但也有某些严重的脑部畸形，如无脑回畸形，在后面讨论。

这些都是完全不同类别的技术创新的先驱，以桑格法（Sanger method）及其衍生物对部分基因的短片段进行测序的原始方法为基础。随着聚合酶链反应和自动化方法的发展，已可以对越来越长的基因序列进行研究。这使得可进行大规模的人群研究，与统计学方法相结合，揭示可能导致疾病的受影响个体的基因，而这些基因在一般人群中出现的频率不高。在此基础上，能够并行分析数千个 DNA 片段，并将大量序列与 DNA 参考文库进行比较的技术快速发展，揭示了单碱基对，单核苷酸多态性（*single nucleotide polymorphism*，*SNP*）的分辨率上的变异。直到最近，对人类疾病的大多数探索都是基于“常见疾病 - 常见变异”（common disease-common variant）的模型，在该模型中，一种疾病可归因于 1%~5% 以上的人口中有限数量变异。例如，有 5 种多态性，每一种都会使黄斑变性的风险增加 2 倍或 3 倍。然而，这些变异体中的大多数可能本身并不会导致这种疾病。

这些类型的基因变化似乎不能解释大多数的各种发育性疾病。基因部分重复或缺失的相对新的概念，拷贝数变异，作为某些疾病，如孤独症的解释出现，在后面讨论。有趣的是，拷贝数变异可能会产生几种类似的疾病表型，这与传统的孟德尔突变完全不同。这表明拷贝数变异，如同 SNPs，很可能通常不是一种疾病的直接原因，而是调节表达蛋白的其他功能。这是许多发育异常形式的情况，诸如一般的认知发育延迟、孤独症，以及某些精神疾病等。

分子诊断技术的不断进步使整个外显子组测序成为评估与神经发育疾病相关的突变或其他异常的遗传密码的一种手段。Sherr 和他的同事，Srivastava 和他的同事，以及 Fogel 回顾了这些技术及其在临床实践中的应用。与此同时，对表观遗传现象的调查，即对 DNA 或 RNA 的遗传改变，不影响遗传密码本身（如 DNA 甲基化、组蛋白修饰、非编码蛋白 RNA），为进一步了解各种神经发育和神经退行性疾病的机制提供了新的线索（见 Klein and Benarroch）。

一本关于神经学原理的教科书不可能把影响神经系统的所有遗传性和先天性发育异常都罗列出来。对于这些细节，有兴趣的读者应参考几本优秀的专著。笔者参考的三本书分别是布瑞特的《儿科神经病学》（Brett's *Pediatric Neurology*），伯格的《儿童神经病学原理》（Berg's *Principles of Child Neurology*），以及 Lyon 和 Evrard 的《神经儿科学》（Lyon and Evrard's *Neuropediatrie*）。这些还补充特殊的先天性畸形图谱，后面会提到。在这一章中，我们只概述主要的群组，并详细讨论了一些比较常见的疾病。表 37-1 按照主要的表现异常进行分类。这里列举了一些导致家庭寻求儿科神经病学医生咨询的常见问题：①颅骨、脊柱、四肢的结构缺陷，以及眼、鼻、耳、颌骨和皮肤的结构缺陷；②运动功能紊乱，表现为发育延迟或运动异常形式；③癫痫；以及④发育延迟 - 精神迟滞等。下面的讨论主要针对这些临床状态。

表 37-1　先天性神经系统疾病的分类

Ⅰ. 与颅脊髓畸形相关的神经疾病
- A. 头部增大（另见表 37-2）
  1. 脑积水
  2. 无脑水肿
  3. 大头畸形
- B. 颅狭窄
  1. 塔状头
  2. 舟状头
  3. 短头畸形
- C. 神经元形成和迁移障碍
  1. 无脑
  2. 无脑回畸形、前脑无裂畸形和脑回畸形
- D. 小头畸形
  1. 原发性（Vera）
  2. 继发于脑病
- E. 脑、颅和其他异常的组合
  1. 先天性颅脑畸形
  2. 其他颅面畸形
  3. 眼脑缺陷
  4. 眼耳脑畸形
  5. 侏儒症
  6. 头颅皮肤畸形
- F. 裂口
  1. 头侧和脊髓脑膜膨出、脑膜脑膨出、Dandy-Walker 综合征、脑膜脊髓膨出
  2. Chiari 畸形
  3. 扁平苔藓和颈椎 - 脊柱异常（参见第 42 章）
- G. 染色体异常

Ⅱ. 晶状体瘤病（见表 37-4）
- A. 结节性硬化症
- B. 神经纤维瘤病
- C. 皮肤血管瘤病伴中枢神经系统异常

续表

Ⅲ. 神经系统发育异常受限
A. 局灶性皮质发育不全
B. Möbius 综合征
C. 先天性凝视失用症
D. 其他受限先天性异常（Horner 综合征、单侧上睑下垂、瞳孔不等等。）
Ⅳ. 先天性运动功能异常（脑瘫）
A. 室管膜下（基质）出血
B. 脑痉挛性双侧瘫
C. 婴儿偏瘫、双偏瘫和四肢瘫痪
D. 先天性锥体外系疾病（双手足徐动症；胎儿成红细胞增多症和核黄疸）
E. 先天性共济失调
F. 弛缓性麻痹
Ⅴ. 产前和围产期感染
A. 风疹
B. 巨细胞包涵体病
C. 先天性神经梅毒
D. HIV 感染
E. 弓形体病
F. 先天性寨卡病毒感染
G. 其他病毒和细菌感染
Ⅵ. 婴儿和儿童期癫痫
Ⅶ. 发育延迟

与颅脊髓畸形相关的神经疾病

这一组的大多数疾病是遗传错误的结果，包括那些具有特定的染色体异常的疾病。我们只要去过一个为发育迟滞设立的公共机构，就能体会到伴随神经系统异常的畸形有惊人的数量和多样性。Smith 在他的关于人类畸形模式的专著的第 3 版中，列出了 345 种独特的综合征；在第 4 版（由 Jones KL 主编，1988）中增加了许多新的综合征。事实上，一个外表正常和严重认知障碍的个体在人群中会很显眼，而且经常会被发现有遗传代谢缺陷或出生损伤。

颅骨的生长和发育与脑的生长和发育之间的密切关系可能是导致发育不良的许多关联的原因。在胚胎生命中，神经管最快速生长的部分诱导了上覆的中胚层的独特变化，并同时受到其影响（这个过程称为诱导）；因此，颅骨、眼眶、鼻和脊柱的形成异常通常与脑和脊髓的异常有关。在胎儿早期，颅骨和椎弓环绕和保护正在发育中的脑和脊髓。在大脑快速生长的整个过程中，由于压力施加于颅骨的内板，内板适应脑体积的不断增大。这种适应是由膜性囟门促进的，它一直保持开放，直到达到最大的脑生长，只有此时，它们才会骨化（关闭）。此外，身高显然是由神经系统控制的，这一事实表明，大多数智力迟钝的人也有不同程度的身体发育不良。因此，颅部脊椎的发育障碍之所以重要，不仅是因为身体上的缺陷，还因为它们常常反映潜在的脑和脊髓的异常，从而成为发育不良的主要诊断标志。

出生时和婴儿期早期颅骨畸形

婴儿、儿童或甚至成人头部大小和形状的某些改变，总是意味着在出生前或婴儿期早期影响脑部的病理过程。因为颅骨的大小反映了脑的大小，卷尺测量是儿童神经病学中最有用的工具之一，如果不做头围的测量，对神经系统受影响的儿童的检查是不完整的。Nellhaus 编制了从出生到 18 岁的男性和女性的头围图表，当然，这对儿科医生非常有用。如果新生儿的头围低于年龄和性别的第三百分位（即 100 人中最小的 3 人——译者注），而且囟门闭合，那么就可以判定为脑发育异常。如果一个人的头部在出生时大小正常，但不能跟上身体长度的增长速度（小头畸形），反映了后期大脑半球发育和成熟的失败［脑过小（microencephaly）］。

头部增大（巨头畸形）

头部增大（enlargement of the head）也称为巨头畸形（macrocephaly），可能是由脑组织的外部因素引起的，如脑积水和积水性无脑畸形（hydrancephaly）（如下文定义），或过度的脑生长（巨大脑或巨脑畸形）（表 37-2）。脑积水的头部有几个特征，如额部突起或膨出，眼睛向下转的趋势，使得在上眼睑与虹膜之间可见巩膜清晰（日落综合征），头皮变薄和头皮静脉突出，颅缝分离，以及叩击颅骨时发出“破壶音”。婴儿脑积水通常是由于颅骨扩大超过年龄的正常大小而引起医生关注。常见的原因有 Chiari 畸形Ⅱ型、遗传性导水管狭窄和产前感染等，例如弓形体病。这些疾病在后面讨论。

表 37-2 大头畸形的原因

1. 脑积水
2. 积水性无脑畸形
3. 巨脑（脑体积增大）
a. 亚历山大病
b. Canavan 病
c. Tay-Sachs 病
4. 胼胝体发育不全
5. 硬膜下血肿
6. 全身（家族性）大头畸形
7. 半巨脑

积水性无脑畸形(*hydranencephaly*),定义为脑积水和部分大脑发育的破坏或失败,通常与颅骨扩大有关。当在黑暗的房间里用强光手电筒照射颅骨时,颅骨充满液体的区域会像南瓜灯一样发光。它可能是由于子宫内血管闭塞引起的脑梗死,或是由于弓形体病和巨细胞病毒(CMV)等疾病引起的,这些疾病会破坏大脑半球的一部分。脑组织缺乏降低了对脑室内压的抵抗,使得两个侧脑室明显增大;当CSF循环受到干扰而使得脑积水状态加重时,这种情况尤为明显。这种类型的脑覆盖物的破坏在胚胎期可能导致形成大的脑缺陷,伴有脑室和脑膜表面的缺损[脑穿通畸形(*porencephaly*)],以及随后导致这部分脑的发育失败。Yakovlev 和 Wadsworth 将局部外翻的发育失败称为脑裂畸形(*schizencephaly*),并假设这是由大脑覆盖物的外壁局部发育缺陷造成的。他们的解释基于在缺陷边缘发现畸形的皮质(与脑穿通畸形不同),但这可能只是表明病变发生在神经元迁移之前。Levine 和同事们将其归因于在妊娠前几周发生的一种破坏性的,可能是缺血性病变,当时神经元的迁移还不完全。然而,至少有一些形式已经被追溯到遗传缺陷,如下文详述的。

巨头(*macrocephalic head*)是指大头而脑室正常或只有轻微增大,可能提示进展性代谢性疾病,使脑部增大,如亚历山大病、卡纳万(Canavan)婴儿期海绵状变性,以及家族黑矇性痴呆(*Tay-Sachs disease*)晚期,所有这些都在第 36 章中描述。胼胝体发育不全(*agenesis of the corpus callosum*)是一种常见的先天性缺陷,可能与巨头畸形和不同程度的智力损害、视觉缺陷和癫痫发作有关。在一个 56 例胼胝体发育不全患者的系列中,Taylor 和 David 报告有 32 例出现癫痫,28 例出现不同程度的发育延迟,只有 9 例没有可识别的神经功能缺失。此外,还发现在这些患者中精神障碍的发生率很高。在这类病例中,CT 和 MRI 显示特征性的"蝙蝠翼"畸形的脑室。在脑电图上,两个大脑半球的电活动也是不同步的。在其中少数患者中,发现了常染色体显性遗传(Lynn et al)。胼胝体发育不全也是艾卡尔迪综合征(*Aicardi syndrome*)(见下文)和安德曼综合征(Andermann syndrome)的一部分,在一些非酮症性高甘氨酸血症的病例中也发现胼胝体发育不全,但还缺乏解释。

硬膜下血肿(*subdural hematomas*)也会使儿童头部增大,导致囟门膨出和骨缝分离。婴儿通常易激惹,无精打采,营养不良。患有神经纤维瘤病、成骨不全症和软骨发育不全的婴儿和儿童也有头部增大,在最后一种情况下,某种程度的脑积水似乎也是原因。可以在产前和新生儿期间进行超声检查,通常对这些颅脑扩大有诊断意义。此外,MRI 和 CT 可发现脑室的大小和硬膜下血液或液体[水囊瘤(*hygroma*)]的存在。

除了这些处于疾病状态的患者,还有一些个体的头部和脑部增大,但其他方面正常。他们中的许多人来自大头的家庭。Schreier 和同事们在几个家族的三代中追踪了这种情况,并认为这是一种常染色体显性遗传性状。根据 Lorber 和 Priestley 的说法,在 557 名因颅部肿大而转诊到门诊的患儿中,这一群体占了 20%。

偏侧巨脑畸形(*hemimegalencephaly*) 这一术语是指由于发育异常导致一个大脑半球明显增大。脑皮质的灰质,有时基底神经节的体积和重量都明显增加。小脑、脑干和脊髓保持正常的尺寸。颅骨可能是残缺的或增大的,但在某些病例中大小正常。在极少数情况下,面部和身体在大脑半球增大的一侧也增大。巨大的大脑半球的皮质厚而组织紊乱。神经元混乱不堪,有些变大了,在一些部位,大脑皮质的自然分层消失了。原因尚不清楚,但很明显胚胎发生在成神经细胞形成阶段已被打乱了。

临床上,这些个体认知能力迟缓,有些患有癫痫发作。可能存在一定程度的轻偏瘫,但一般没有严重的半球神经功能缺失报告。然而,在一些没有智力或神经功能缺失的少数尸检中曾经发现了偏侧巨脑畸形。

颅缝早闭

颅缝早闭(craniosynostoses),一些最令人吃惊的颅骨畸形是由于颅骨缝(颅骨间的膜性连接)过早闭合引起的。据估计,每 1 000 个新生儿中就有 1 个出现这种情况,男性居多(Lyon and Evrard)。颅骨的生长在垂直于受累的缝线方向上被抑制,在开放的缝线允许的其他维度上产生代偿性增大。例如,当人字缝和冠状缝都受到影响时,生长中的脑推力使头部在垂直方向上增大,称为塔状颅(*tower skull*),或尖形头(*oxycephaly*),也称为尖头畸形(*turricephaly*)和塔头畸形(*acrocephaly*)。眼眶较浅,眼睛凸出,颅骨成像显示骨质变薄的岛屿状(*lückenschädel*)。只有累及矢状缝时,头部变得长而窄[舟状头(*scaphocephalic*)],闭合缝在中线处呈龙骨状突起。由于冠状缝过早闭合,导致头部过宽、过短[短颅的(*brachycephalic*)]。这些限制性颅缝早闭患者中,神经系统通常正常。如果在 3 月龄之前发现这种情况,外科医生可以进行人工缝合,使头部的形状变得更正常(Shillito and Matson)。一旦脑的发育已经完成,除了复杂的重建手术外就没什么办法了。当一些缝(通常是冠状缝和矢状缝)闭合时,使颅部容量缩小,颅内压可能增加,引起头痛、呕吐和视盘水肿。然后就需要手术来增加颅部的容量。

无论因为什么原因,当婴儿躺着时头总是偏向一侧,通常是由于胸锁乳突肌先天缩短("斜颈")或偏盲引起的,例如,该侧的枕骨随着时间推移而变得扁平,对侧的额骨也是如此。其他枕骨和额骨隆起,使颅骨的最大长度不在矢状面,而在对角线平面。这种情况被称为斜头畸形(*plagiocephaly*)或歪头(*wry head*)。冠状缝的一半的颅骨狭窄也可能以这种方式扭曲颅骨。

在尖颅并指畸形中,颅缝早闭合并并指(融合的,或蹼状的手指或脚趾)。通常还有其他并发症,如认知障碍、耳聋、惊厥发作,以及继发于乳头状水肿的视力丧失。所谓的三叶草形的颅骨是颅缝早闭中最严重和致命的,因为它与相关的大脑发育异常相关(见下文)。

FGFR(成纤维细胞生长因子受体)基因复合体的多种突变与颅缝早闭综合征伴不同的手足畸形有关。例如,阿佩尔综合征(Apert syndrome),一种常染色体显性遗传疾病,在大多数情况下是由 *FGFR2* 基因的单核苷酸突变引起的。

神经元迁移和皮质发育障碍

神经胚胎学研究已经确定了神经母细胞形成、迁移、皮质组织构成、神经元分化和连接的几个重要节点。某些发育异常可追溯到妊娠期前 3 个月细胞发生和组织发生的其中一个阶段,以及在妊娠中期和晚期发生的生长和分化。在妊娠的前 3 个月,有丝分裂后的神经元将最终驻留在大脑皮质中,并出现在邻近脑室的脑室区。神经元通过微管沿着放射状胶质细胞支架迁移形成多层的皮质。有趣的是,沿支架向上移动的神经元必须穿过已经在皮质中就位的神经元,这导致了"由内而外"的分层,在分层中,最近出生和到达的神经元位于形成皮质的最外表面。正如 Shibata 和他的同事们总结的,这一过程复杂的遗传和表观遗传调控是一个活跃的研究领域。

最初有过多的神经元,其中许多在发育过程中退化,这是一个被恰当地称为细胞凋亡的过程。在有些情况下,神经母细胞和神经元不能完全生成。在极端情况下,可能不会出现两个单独的大脑半球[前脑无裂畸形(holoprosencephaly)],或者双半球的脑可能仍然很小[小头畸形(microcephaly)]。在其他情况下,神经元数量的减少并不像它们不能迁移到皮质的表面那么明显;它们仍然以薄片状和异位聚集的形式散布在外套层中。Desikan 和 Barkovich 综述了各种皮质发育畸形的遗传基础,不足为奇的是,许多相关基因参与了调节神经发生、细胞复制和微管形成的途径。

多小脑回(*polymicrogyria*)是指过多数量的异常小脑回。它表现为一种认知障碍、癫痫发作、言语迟缓和运动异常综合征。皮质可能没有形成沟状,也就是说,它是缺少脑回或为缺陷的卷曲,形成小脑回和厚脑回(宽脑回)模式。然而,在其他的脑部,大部分神经元的迁移是正常的,但特定区域的一小群神经元可能滞后或出现局部的异位(局灶性发育不全)(图 37-1)。这些迁移障碍,特别是异位症(heterotopias),现在更经常被 MRI 所识别,并被发现在癫痫中有功能意义,但也可能在非特异性发育延迟的状态以及在阅读障碍中有功能意义。最后,皮质可正常形成和结构化,但皮质内和皮质间以及两半球间连接的分化失败,最明显的一种是胼胝体发育不全。

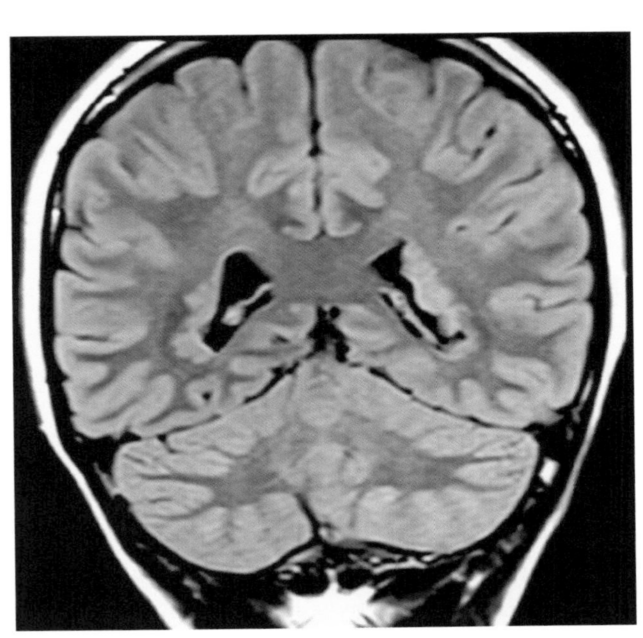

图 37-1　局灶性皮质发育不良。一例癫痫患者冠状位 MRI 的 T2-FLAIR 相。在邻近侧脑室的白质深处,是灰质的多灶性异位聚集,在左半球更明显

在引言中说明了主要内脏器官的胚胎发生时间和同时发生的神经管闭合阶段。考虑到这些神经胚胎学的基本事实，对以下临床状态的基础就很容易形成概念，如无脑畸形、无脑回畸形、前脑无裂畸形、多小脑回和巨脑回畸形、小头畸形，以及颅脑畸形合并躯体畸形等。下面对每种情况进行描述。

就脑发育障碍而言，也有一些肿瘤是神经元或神经胶质发育异常的后果。这些被称为神经节瘤，或神经节细胞瘤、胚胎发育不良性神经上皮瘤(DNETs)，以及低级别星形细胞瘤。有时它们在出生后第一年甚至在出生前就显现出来。它们相对缓慢的生长和良性特征表明，其中一些是错构瘤而不是真正的肿瘤(见第30章)。在成人中遇到的是发育不良性小脑神经节细胞瘤的莱尔米特-杜克洛(Lhermitte-Duclos)型，在MRI上表现为“虎斑状”改变(见图30-16)。

大脑神经元迁移障碍的遗传学(*genetics of cerebral disorders of neuronal migration*)(表37-3)　因为大脑发育的每个阶段都受基因的控制，所以异常发育可能有遗传基础也就不足为奇。在这一领域的一个非凡的进展是已经识别了大量的遗传缺陷，这些缺陷是神经元迁移障碍的基础。这些突变，以及已知的它们对神经系统发育的影响，被Mochida和Walsh，Kato和Dobyn，以及Barkovich和同事们广泛地研究过，摘要见表37-3。读者会注意到，几个完全不同的突变可能导致同一类型的发育畸形，而任何特定的基因都可能导致不同程度的畸形，但在大多数情况下，受影响的基因活跃在脑发育的一个阶段，使得畸形的本质可以理解。

表37-3　与神经元迁移障碍和皮质发育不良相关的突变

疾病	基因	基因功能
无脑回畸形		
无脑回畸形伴小脑发育不全	*RELN*(reelin)	细胞外基质蛋白
无脑回畸形(Miller-Dieker)或孤立的脑回畸形	*LIS1*	微管调节子
X-连锁无脑回畸形伴性腺功能减退(Partington综合征)	*ARX*(无芒)	转录因子
肌肉-眼-脑病	*POMGNT1*	糖基转移酶
沃克-沃伯格	*POMT1*	糖基转移酶
前脑无裂畸形	*SHH*(音猬因子)	转录因子
双皮质		
双皮质或X-连锁无脑回畸形	*DCX*(双皮质素)	微管相关蛋白
异位症		
脑室周围结节异位症	*FLNA*(细丝蛋白A)	肌动蛋白结合蛋白
结节性硬化症	*TSC1*(错构瘤素)	肿瘤抑制
结节性硬化症	*TSC2*(结核菌素)	肿瘤抑制
福山肌营养不良	*FCMD*(fukutin)	可能的糖基转移酶
脑裂畸形		
脑裂畸形	*EMX2*	转录因子
小头畸形		
小头畸形	*MCPH1*(microcephalin)	
小头畸形	*MCPH5 ASPM*	细胞进展为有丝分裂

同时应该注意的是，代谢紊乱也可能导致大脑发育畸形。例如，在他们对遗传性代谢缺陷的综述中，指出这些缺陷与大脑发育不良有关。Nissenkorn和他的同事指出，诸如齐韦格综合征(Zellweger syndrome)和脂肪氧化紊乱、苯丙酮尿症，高甘氨酸血症，以及丙酮酸脱氢酶缺乏症等疾病会引起胼胝体神经元异常迁移和发育不全。

无脑畸形

无脑畸形(anencephaly)，是最常见也是最可怕的先天性脑畸形之一。其发病率为每1 000个新生儿中0.1~0.7人，在不同研究系列中，女性占多数，比例在3∶1~7∶1之间。无论同卵和异卵双胞胎畸形的一致性率都很低，但如果同胞中有一个孩子受到影响，畸形的发生率会是预期比率的几倍。无脑畸形在某些地理区域也更为常见，例如爱尔兰，人们假设了对人群遗传学和环境暴露的各种解释。

在无脑畸形病例中，缺少的是大部分头皮、颅骨和脑组织，包括大脑皮质和白质。剩下的只是神经、胶质和结缔组织的出血性小结。脑干、小脑和脊髓虽然存在，但通常也是畸形的，心脏和其他器官也是如此（15%~40% 的病例）。在存活数天的无脑儿中（65% 死于宫内，几乎 100% 死于产后第一周内），可能观察到惊吓反应，以及四肢运动、自主呼吸、瞳孔对光反应、眼球运动和角膜反射等。在少数病例中，可以引出回避反应、哭泣和进食反射，表明这些功能仅需要最基本的脑部结构。

如果母亲的血清甲胎蛋白和乙酰胆碱酯酶水平升高，就可以预测这种情况，或与之相关的情况，如果羊水中甲胎蛋白和乙酰胆碱酯酶水平升高，则可以更可靠地预测。发现测试异常通常会对胎儿进行超声成像。羊水过多是常见的。

无脑畸形的原因是多方面的，包括染色体异常、母亲体温过高，以及叶酸、锌和铜缺乏等［见无脑畸形医学工作组（Medical Task Force on Anencephaly）］。其中，有证据表明在怀孕的前 3 个月（即从受孕开始）补充叶酸摄入可降低无脑畸形和脊髓脊膜膨出的发生率。关于无脑畸形的其他论述将在本章的“神经管闭合不全，或脊柱裂”（神经管未融合）小节中进一步阐明。

无脑回畸形（无脑回）、前脑无裂畸形和脑回畸形

在无脑回畸形、前脑无裂畸形和脑回畸形（gyral malformations）这一标题下，包括几种形式的脑沟形成缺陷。在无脑回畸形（lissencephaly）中，可能完全没有皮质卷曲，有几种类型的成神经细胞缺乏的形态学证据。这类病例因其相关的躯体畸形而引起新生儿学家的特别关注，尽管神经功能受损的程度很少使他们长久存活。癫痫发作、体温调节不良、不能接受营养，以及呼吸暂停发作结合起来会缩短生命。

脑沟形成失败的严重程度各不相同。神经元可能无法形成或无法沿着神经胶质的突出迁移到皮质的较浅层［这种情况过去称为比尔朔夫斯基（Bielschowsky）型］；或者除了齿状回和海马体［沃克 - 沃伯格（Walker-Warburg）型］外，皮质、脑膜和眼睛可能无法正常分化；或者可能有其他较轻微的局部皮质迁移紊乱和白质神经元的异位分层。

在完全无脑回畸形中，侧脑室和第三脑室因缺乏正常数量的周围大脑组织而增大（即上面提到的积水性无脑畸形）。小脑皮质也不正常。在一些无脑回畸形的脑中有轻微的脑沟，表现为异常宽或窄的脑回卷曲，有厚的、分层不良的皮质，它们分别被称为脑回肥厚（*pachygyrias*）或小脑回（*microgyrias*），但基本的迁移异常基本上是相同的。小脑也不正常，通常表现为小脑蚓部或新小脑发育不全或不发育。

在严重的缺陷中，颅骨在出生时很小。有一种类型是常染色体隐性遗传性状，有微妙的颅面部特征（短鼻子、小下颌骨、耳朵异常）以及先天性心脏病。在另一组中，有一种相关的家族性先天性肌营养不良症，介于福山综合征（Fukuyama syndrome）与沃克 - 沃伯格综合征（Walker-Warburg syndrome）之间（见第 45 章“先天性肌营养不良”）。

无叶型和有叶状型前脑无裂畸形（alobar and lobar holoprosencephalies）是脑沟形成缺陷伴有颅面畸形的另一例子，在妊娠的第 5 周和第 6 周，发育出现了偏差（见 Volpe，1995）。在这些亚型中，两个大脑半球，或完全或仅部分，形成一个单独的端脑块。在几乎所有病例中，大脑缺损均可通过单眼（独眼畸形）和鼻子缺失，表现出令人惊异的诊断性外观。

大多数严重的疾病是散发性的，婴儿很少能长时间存活。在少数的畸形中，与巨细胞病毒（CMV）或风疹病毒先天性感染有关（Hayward et al）。

丹迪 - 沃克综合征（Dandy-Walker syndrome）代表一种更受限制的迁移形式和神经管缺陷。有小脑蚓部发育不全伴有或不伴脑积水，而在某些病例中，增加了胼胝体发育不全伴大脑皮质发育不全（Landrieu）。这种由第四脑室囊性增大所确定的缺陷，下面与神经管闭合不全的缺陷一起讨论。

一些无脑回畸形的例子是有遗传基础的，这一点已提到过（见表 37-3）。已经鉴定出两个修饰微管功能的基因，即 *LIS1* 和“双皮质素”（doublecortin *DCX*）。跨越 *LIS1* 的大染色体缺失引起米勒 - 迪克尔综合征（Miller-Dieker syndrome），其中无脑回畸形与明显的面部异常相关；同一基因中的小缺陷只引起无脑回畸形。无脑回畸形伴有小脑发育不全是由人类“摇晃蛋白”（reelin）基因（*RELN*）突变引起的，类似于摇晃小鼠有缺陷的基因（它有蹒跚步态和皮质神经元分层异常）。转录因子 ARX 的缺陷与 X 连锁的无脑回畸形、胼胝体发育不全和性腺功能减退相关。脑室周围结节异位症（periventricular nodular heterotopia）是由另一种基因缺陷引起的，即X染色体上的细丝蛋白A基因。前脑无裂畸形（holoprosencephaly）的一些病例被追溯到有音猬因子基因（sonic hedgehog gene）的突变。

小头畸形

在上述的大多数大脑发育不良中，颅骨和脑都很小，但也有一种原发型遗传性小头畸形，称为真性小头畸形（microcephaly vera），其头部大小惊人地缩小（成人的周长小于45cm，比均值低5个标准差）。相比之下，面部大小正常，前额狭窄且急剧锐减，枕部扁平。脑的重量通常不足300g（正常成人范围为1 100~1 500g），并且只显示有少量的初级和次级脑沟。大脑皮质很厚且未分层，神经元严重缺乏。当然，目前对母亲的寨卡（Zika）病毒感染的原因，人们一直都很感兴趣。

少数病例伴有小脑发育不全或婴儿肌萎缩。身高通常会适度降低。这样的个体在出生时可以通过类人猿的外貌来识别，而后来可以通过他们笨拙的步态、严重的认知障碍和缺乏交流的言语来识别。视觉、听觉和皮肤感觉都没有受到影响。在我们的同事研究的一个病例中，使用操作性条件反射的艰苦训练能够教会患者简单图形的拼图。颅骨X线片显示颅缝是存在的，同样可见在颅骨内板上的脑回标志。

较轻程度的小脑畸形（microencephal）一直与进行性运动神经元病和黑质变性相关联（Halperin et al）。Evrard和他的同事描述了另一种罕见类型的小头畸形（microcephaly），他们称之为"放射状微脑"（radial microbrain）。脑沟的模式是正常的，大脑皮质的神经元排列也是正常的。这种缺陷似乎是在少数神经元中产生的，而不是发生在它们的迁移过程中。

软脑膜表面疾病

软脑膜表面疾病（disorders of the pial surface），这类发育不良的特征是神经元不适当地迁移到软脑膜表面，导致表面结节化，描述为"鹅卵石"样外观。在有这种病理发现的三种疾病中，临床表现为发育迟延连同先天性肌营养不良。三种已确认的基因缺陷被认为改变了大脑和骨骼肌中关键蛋白的糖基化。这些基因包括福山肌营养不良（Fukuyama muscular dystrophy）中的fukutin基因（见第45章中"先天性肌营养不良"）、肌肉-眼-脑病（muscle-eye-brain disease）中的*POMGNT1*基因，以及沃克-沃伯格综合征（Walker-Warburg syndrome）中的*POMT1*基因，如表37-3所示。

大脑、颅部和躯体联合异常

大脑-躯体异常如此之多，以至于人们很难记住它们的视觉图像，更不用说回忆起所有已知医生的名字了。根据四肢、面部、眼睛、耳朵和皮肤是否与大脑缺陷相关，对这些异常进行分组具有很大的优势。这些异常的数量和种类只允许列举较常见的异常及其最明显的身体特征。不幸的是，除了某些遗传联系外，关于它们的起源还没有任何有用的线索。必要时，人们不得不求助于图集，其中最详尽的一份是由霍姆斯（Holmes）和同事们编撰的，其临床资料大部分来自马萨诸塞州的弗纳尔德学院（Fernald School）和尤尼斯K.施赖弗中心（Eunice K. Shriver Center）。读者也可以从戈林（Gorlin）和他的同事以及琼斯（Jones）的文章中获取具体信息。旧版的《福特婴儿、儿童和青少年神经系统疾病》（*Ford's Diseases of the Nervous System in Infancy, Childhood, and Adolescence*）仍然是一本有价值的参考书，雅布隆斯基（Jablonski）的《综合征和同名疾病字典》（*Dictionary of Syndromes and Eponymic Diseases*）也同样有参考价值。

并指-颅脑畸形（尖头并指畸形）

并指-颅脑畸形（syndactylic-craniocerebral anomalies），也称为尖颅并指畸形。两个手指或两个脚趾的融合或出现一个代表额外指趾的皮肤标签在出生时可在其他方面正常的个体中也可看到。然而，当并指畸形（syndactylism）较严重并伴有颅缝早闭时，神经系统通常也被证明是异常的。尖颅并指畸形（*acrocephalosyndactyly*）是用来描述颅缝早闭和面部畸形以及指趾融合等几种组合的一般术语。其中一些疾病是编码两种成纤维细胞生长因子或相关蛋白之一的基因突变的结果。以下描述仅包括主要特征，除此之外，大多数患者的眼眶、耳朵和上腭都有明显的畸形。

1. 尖头并指畸形Ⅰ型和Ⅱ型（*acrocephalosyndactyly types I and Ⅱ*），也称为典型和非典型阿佩尔综合征（*typical and atypical Apert syndrome*）。超短头颅，手足并趾畸形，如"连指手套手"（mitten hands），"袜脚"（sock feet），中度至重度精神发育迟滞。

2. 尖头并指畸形Ⅲ型（*acrocephalosyndactyly Ⅲ*），也称为Saethre-休特森综合征（*Saethre-Chotzen syndrome*）。各种类型的颅缝早闭，指趾近端融合

和缩短，中度精神发育迟滞。以常染色体显性性状遗传。

3. 尖头并指畸形Ⅳ型（*acrocephalosyndactyly Ⅳ*），也称为法伊弗综合征（*Pfeiffer syndrome*）。超短头颅，宽而增大的拇指和大脚趾，部分屈曲的肘关节（肱桡骨或尺桡骨的骨性连接），轻度和可变的认知障碍，常染色体显性遗传。

4. 尖头并指畸形Ⅴ型（*acrocephalopolysyndactyly Ⅴ*），也称为卡彭特综合征（*Carpenter syndrome*）。所有颅骨缝线过早融合，伴有尖头畸形、鼻梁扁平、内眦向外侧移位、多指趾和并指趾、认知障碍等。

5. 尖头并指畸形伴指趾缺如（*acrocephalosyndactyly with absent digits*）。高而双颞部扁平的头，无脚趾和手指并指，中度认知障碍。

6. 尖头畸形伴唇腭裂、桡骨发育不全和指趾缺如（*acrocephaly with cleft lip and palate，radial aplasia，and absent digits*）。因狭颅症、唇腭裂、桡骨骨缺如、重度认知障碍导致的小短头畸形。

7. 软骨发育不良、面部异常和多并指趾畸形（*dyschondroplasia，facial anomalies，and polysyndactyly*）。表现通过前额中心的龙骨形颅骨和脊（ridge）（额中缝），短臂和短腿，轴后的多指趾畸形和短指趾，中度认知障碍。

上述所有类型的并指现象和颅骨异常，均可视为一种常见综合征的变异型，由于头部畸形、眼球突出和手脚异常，一眼就能确诊。认知延迟的程度被证明是可变的，通常是中度到重度，但偶尔认知是正常或接近正常。脑部只在少数情况下被进行检查，并没有以一种方式充分显示出这种发育异常的类型和程度。

其他颅脑 - 骨骼畸形

在其他颅脑 - 骨骼畸形这组患者中，颅骨、面部和其他部位有明显的异常，但颅缝早闭并不是一个一致的特征。

1. 颅面骨发育不全（*craniofacial dysostosis*），也称为克鲁松综合征（*Crouzon syndrome*）。不同程度的颅缝早闭，前额宽且前囟门区突出，眼眶浅而突出，面部中线发育不全，上唇短，听道和耳畸形，软腭高而窄；中度精神发育迟滞。如上所述，约三分之一与其他畸形无关的病例是由成纤维细胞生长因子受体的基因缺陷引起的（Moloney et al）。大多数病例是常染色体显性遗传。

2. 正中裂面部综合征（*median cleft facial syndrome*），也称为额鼻发育不全（*frontonasal dysplasia*），格雷格器官过距（*hypertelorism of Greig*）。眼间距宽，宽鼻根，鼻裂和前上颌裂，V 形额部发际，异型额前囟门（中线颅骨缺损）；轻度至重度认知障碍。

3. 先天性钙化脂肪软骨营养不良（*chondrodystrophia calcificans congenita*），也称为点状软骨发育不良（*chondrodysplasia punctata*）、康拉迪 - 亨莱曼综合征（*Conradi-Hünermann syndrome*）。突出的前额，扁平鼻，眼距宽，短颈和躯干后侧凸畸形，皮肤干燥、鳞状和萎缩，瘢痕性脱发，椎体不规则变形，认知障碍罕见。在一些病例中可见严重的肢体缩短。

4. 口面指综合征（*orofaciodigital syndrome*）。所有患者均为女性，她们有累及下颌骨、舌、上颌骨和上腭的假裂，颊系带肥大，舌错构瘤，头皮头发稀疏；半数患者有认知障碍。

5. 骨发育障碍矮小症（*pyknodysostosis*）。大头和额 - 枕骨突出，面骨发育不全，小颌畸形，牙齿未露和畸形，致密的和有缺陷的长骨伴四肢短，手指和脚趾末端短而宽，四分之一的病例有认知障碍。

6. 颅小管骨发育不良和骨肥大（*craniotubular bone dysplasias and hyperostosis*）。在这个标题下包括了几种不同的遗传性骨疾病，特征是管状骨和颅骨的建模错误。额骨和枕骨的骨肥大，面骨过度生长，长骨增宽以不同的组合出现。器官过距、鼻根宽大、鼻塞、癫痫发作、视力障碍、耳聋、下颌前突，以及发育延迟等是其主要特征。

眼脑（颅眼）缺损

眼脑缺损（oculoencephalic defects）也称为颅眼缺损（cranio-ocular defects），在这类畸形中，眼和脑的发育同时失败或不完全。这组畸形中的一个成员，即劳氏的眼脑肾综合征（oculocerebrorenal syndrome of Lowe）曾被提到过，当然，许多黏多糖病的特征是角膜浑混，骨骼改变，以及精神运动退化，在第 36 章中分别论述。此外，先天性梅毒、风疹、弓形体病和巨细胞病毒（CMV）包涵体疾病可能会影响视网膜和脑部，出生时需要氧气治疗的缺氧可能会损伤大脑，导致网膜晶状体后纤维发育不良（retrolental fibrodysplasia）。这一组真正的发育缺陷如下：

1. 无眼畸形伴精神发育迟滞（*anophthalmia with mental retardation*）。是性连锁隐性遗传。没有眼球，眼眶和上颌骨发育不充分，但眼附件组织（眼睑）完好；认知障碍。一些无眼畸形病例被归因于编码转录因子的基因，这些转录因子在神经轴(neuraxis)发育中发挥作用(SOX2，RAX，RAX6)。

2. 诺里病(*Norrie disease*)。也是性连锁隐性遗传；一些病例可能在出生时就出现视力问题，后来眼睛变得收缩和深陷下去[眼球痨(phthisis bulbi)]；有些人有短小的手指，会突然暴怒，出现幻觉，可能出现精神运动功能退化。这与X染色体上的NDP基因突变有关。

3. 眼脑综合征伴色素减退(*oculocerebral syndrome with hypopigmentation*)。常染色体隐性遗传，伴毛发和皮肤色素缺乏，小的、混浊的、有血管的角膜和小眼球[小眼球畸形(microphthalmia)]，明显的认知障碍，肢体的手足徐动性运动。

4. 小眼畸形伴角膜混浊、瞳孔偏心、痉挛状态，以及严重的认知障碍(*microphthalmia with corneal opacities, eccentric pupils, spasticity, and severe cognitive impairment*)。

5. 艾卡尔迪综合征(*Aicardi syndrome*)(见Aicardi et al)。表现脉络膜视网膜病(chorioretinopathy,)、视网膜陷窝、角膜葡萄肿、视神经残缺、小眼球、认知障碍、婴儿痉挛和其他形式的癫痫、胼胝体发育不全和皮质异位症等。第三脑室和侧脑室的"蝙蝠翼"畸形和非同步爆发抑制和睡眠纺锤波是具有诊断意义的。这种情况只在女性中被发现，它的基础可能是干扰素调节失调。

6. 沃克-沃伯格型无脑回畸形(*lissencephaly of the Walker-Warburg type*)。这种异常已经被提到，它还与先天性肌营养不良有关。它是常染色体隐性遗传。眼部病变是一种常见的特征，但类型不同(如视网膜发育不良、小眼球、眼组织残缺、白内障、角膜混浊)。可能有脑积水，CT和MRI显示缺乏脑沟(无脑回畸形)。异常的眼球和眼眶以及小脑蚓部缺失具有诊断意义(见表37-3)。

7. 先天性毯层视网膜变性(*congenital tapetoretinal degeneration*)，也称为莱伯黑矇(*Leber amaurosis*)。从出生时视力丧失，中度至重度认知障碍，以及小头畸形。早发性失明和视网膜电图(ERG)上电位缺失可与晚发性Leber视神经萎缩(later-onset Leber optic atrophy)区分开来，后者是一种线粒体疾病(见第12及第36章)。

8. 视隔发育不良(*septooptic dysplasia*)，也称为德莫西尔综合征(*de Morsier syndrome*)。表现视力下降，小视盘，透明隔缺失，以及性早熟。可能存在不同程度的垂体功能不全，需要内分泌替代。

眼耳颅畸形

眼耳颅畸形(oculoauriculocephalic anomalies)，从神经学的角度来看，这些并不那么重要，认知障碍只在某些病例中出现。

1. 下颌面骨发育障碍(*mandibulofacial dysostosis*)，也称为特雷彻-柯林斯综合征(*Treacher-Collins syndrome*)、弗兰切斯凯蒂-兹瓦伦-克莱恩综合征(*Franceschetti-Zwahlen-Klein syndrome*)。

2. 眼耳廓椎体发育不良(*oculoauriculovertebral dysplasia*)，也称为戈登哈尔综合征(*Goldenhar syndrome*)。

3. 眼下颌畸形伴稀毛症(*oculomandibulodyscephaly with hypotrichosis*)，也称为哈勒曼-斯特雷夫综合征(*Hallermann-Streiff syndrome*)。

侏儒症

侏儒症(dwarfism)既可以指成比例的，也可以指不成比例的身材矮小。成年人成比例的身材矮小(一般低于147cm，或4英尺10英寸)，身体的尺寸减小是一致的，这要么是遗传性状(父母身材矮小)的结果，像生长激素缺乏这样的内分泌病(endocrinopathy)，如生长激素缺乏，要么是发育过程中营养不良。在不成比例的身材矮小中，躯干或四肢被选择性地缩短，其根本原因是软骨发育不全(由FGFR3基因突变导致，是约70%的侏儒病病例的原因)或其他结缔组织疾病。在成比例的侏儒症中，认知能力是正常的，而不成比例的侏儒症患者的认知能力差异很大。应该说，在这一身材矮小组中，大多数严重认知延迟的患者在身高和体重上都远低于平均水平下降，但有一小部分人的成人身高完全达到了135cm(4英尺6英寸)以下，他们仅凭这一点就与众不同(见Jones对Smith侏儒症的分类的表述)。侏儒症的主要综合征的类型如下：

1. 小头侏儒症(*nanocephalic dwarfism*)，也称为塞克尔鸟头侏儒症(*Seckel bird-headed dwarfism*)。鸟头这一贬义词被用来形容那些具有小头、大眼球、鹰钩鼻、下颌发育不全的个体。这种面貌不是任何疾病所特有的，但是当与侏儒症结合时，它或多或少地包括了一些特殊综合征。截至1976年，已报告了约25例，其中一些伴有其他骨骼和泌尿生殖器异常，例如，中指内侧弯曲，偶有脚趾并指，肘部、髋部和膝关节脱位，颅缝早闭，以及马蹄内翻足畸形。这些人出生时就很矮小，并直到青春期或成年期一直如此。患者认知障碍严重。原因是RAD3-相关蛋白的纯合子或复合杂合子突变，这也与共济

失调 - 毛细血管扩张症有关。脑的尸检发现呈现一种简化的脑回模式，我们的一例患者有一种类似于佩利措伊斯 - 梅茨巴赫病（*Pelizaeus-Merzbacher disease*）的髓磷脂变性。

2. 罗素 - 西尔弗综合征（*Russell-Silver syndrome*）。这可能是常染色体显性遗传模式，产前出现身材矮小，颅面骨发育不全（克鲁松综合征），手臂短，先天性偏身肥大（一侧的手臂和腿较大、较长些），假性脑积水的头部（颅骨大小正常而面骨小），三分之一的病例出现生殖器发育异常，囟门闭合和骨骺成熟延迟，尿促性腺激素升高。有些病例似乎是由基因的非突变的修饰引起，尽管如此，这些基因仍然是遗传的［印记（imprinting）］。

3. 史密斯 - 莱姆莉 - 奥皮茨综合征（*Smith-Lemli-Opitz syndrome*）。常染色体隐性遗传，表现为小头畸形、宽鼻尖和鼻孔前倾、眼距宽、内眦赘皮、上睑下垂、小下颌、低位耳、上颌牙槽嵴增大、皮肤并指趾、男孩尿道下裂、身材矮小、新生儿活动不正常，而氨基酸和血清免疫球蛋白正常。年长的幸存者失去了语言能力，出现轻截瘫，伴有反射亢进和 Babinski 征。髋部通常脱臼。致病的突变是在 DHCR7。脑部很小，但还没有被完全检查。我们的两例患者是同胞姐妹。

4. 鲁宾斯坦 - 泰比综合征（*Rubinstein-Taybi syndrome*）。小头畸形，但没有颅缝早闭，眼睑向下倾斜，浓眉，鹰钩鼻，鼻中隔延伸至鼻翼以下，轻度下颌后缩，“扮鬼脸样微笑”（grimacing smile），斜视，白内障，鼻泪管阻塞，宽大拇指和脚趾，手指弯曲变形，指趾重叠，毛发过度生长，肌张力低下，韧带松弛，僵硬步态，癫痫发作，腱反射过度活跃，胼胝体缺如，精神发育迟滞，以及身材矮小等。这种显性遗传性疾病是由所谓的 CREB- 结合蛋白的破坏造成的，这是一种由环腺苷酸（cAMP）调节的基因表达所必需的核蛋白。

5. 皮埃尔 - 罗宾综合征（*Pierre Robin syndrome*）。可能为常染色体隐性遗传模式，表现小头畸形，但无颅缝早闭，小而对称后退的下颌，舌下垂（舌向后落到咽喉部），腭裂，扁平鼻梁，低位耳，认知障碍，以及一半病例有先天性心脏病。常见肢体弯曲（骨弯曲）和变形弯曲的侏儒症（短肢）等。

6. 德朗格综合征（*DeLange syndrome*），也称为科妮莉亚德朗格综合征（*Cornelia DeLange syndrome*）。这种表型表现出一定程度的可变性，但基本的诊断特征是宫内生长迟滞，以及身高在所有年龄都低于第三百分位（the third percentile），小短头畸形，全身性多毛症和连眉（眉毛跨中线相交），鼻孔前倾，上唇长，骨骼异常，诸如肘部屈曲，第二和第三趾蹼，第五指手指弯曲变形，通贯手（transverse palmar crease）。所有的患者都有中度或严重的认知障碍，伴有上述的颅面异常时具有诊断意义。有人说过，以及我们的经验表明，许多这些患者倾向有坏脾气，表现为咬人和吐痰。超过一半的病例是由于 *NAPBL* 基因突变造成的，其他包括 *SMC1A* 或 *SMC3* 突变。

7. 史密斯 - 马吉利综合征（*Smith-Magenis syndrome*）。这是由 17 号染色体缺失引起的，其中包括学习障碍、严重的行为问题（暴力和自残）、多动症、耳聋，以及眼部异常。

神经皮肤异常伴发育延迟

皮肤和神经系统都有损害发育的病理状态，这并不奇怪，因为两者都有共同的外胚层来源。然而，很难在影响两个器官的疾病中找到一个共同的主题。在一些情况下，很明显，外胚层从早期的宫内生活时就已造成畸形；在其他情况下，一些非发育性获得性皮肤病可能是叠加的。由于本章后面将讨论的原因，神经纤维瘤病、结节性硬化症和斯特奇 - 韦伯脑面血管瘤病（Sturge-Weber encephalofacial angiomatosis）必须被归为一类特殊的疾病，称为斑痣性错构瘤病（*phakomatosis*）。

皮肤血管瘤无疑是在出生时最常见的皮肤异常，通常是完全无害的。许多人在出生后的头几个月就消退了。然而，位于三叉神经区域广泛的血管痣，有时也会出现在身体其他部位，可导致永久性外形受损，通常预示着一种相关的、定位上潜在的大脑病变（Sturge-Weber 综合征）。

其他神经皮肤疾病总结如下。戈麦斯（Gomez）在 1987 年的专著中对这些疾病进行较全面的综述。识别皮肤异常的重要性通常与神经系统会发生异常的这一事实有关，而且皮肤病变往往在神经症状被检测出来之前就出现了。因此，皮肤损伤成为潜在神经系统受累的预测因子。

基底细胞痣综合征（*basal-cell nevus syndrome*）。这种疾病是以常染色体显性遗传的性状传递的，以手掌和脚底的浅凹陷为特征，出现在婴儿期或幼儿期的头部、面部和颈部的多发实性或囊性肿瘤，在某些病例存在认知障碍，额顶隆起，眼距过宽，脊柱后侧凸畸形等。

先天性鱼鳞病，性腺功能减退和智力迟滞（*congenital ichthyosis*，*hypogonadism*，*and mental retardation*）。这种疾病是作为一种性连锁的隐性性状遗传的。除了异常特征性的三联征外，没有特殊的特征。

着色性干皮病（*xeroderma pigmentosum*）。遗传方式为常染色体隐性遗传。皮肤损害出现在婴儿期，表现为暴露在阳光下的红斑、水疱、鳞屑、瘢痕和色素沉着，旧病灶毛细血管扩张，呈羊皮纸样，被细鳞片覆盖，皮肤癌可能发展较晚；睫毛脱落、球结膜干燥，小头畸形、性腺功能减退和认知障碍（50% 的病例）。神田（Kanda）和同事们将这种疾病与过去被称为"干皮病性白痴"（xerodermic idiocy）的桑蒂斯 - 卡基奥尼综合征（DeSanctis-Cacchione syndrome）进行了分类，并认为其基本机制是 DNA 的错误修复。他们描述了两个智力低下，有脊髓退化和周围神经病的年轻人。周围神经病变与淀粉样变、赖利 - 戴综合征（Riley-Day syndrome）和法布里病（Fabry disease）相似，主要是小纤维损失。对其他变异型也做了描述。众所周知，DNA 修复基因突变是着色性干皮病的病因。

舍格伦 - 拉尔森综合征（*Sjögren-Larsson syndrome*）。常染色体隐性遗传，先天性鱼鳞病样红皮病，头皮毛发正常或稀疏，有时牙釉质缺陷，视网膜色素变性，腿痉挛，以及认知障碍。

先天性皮肤异色病（*poikiloderma congenitale*），也称为罗斯芒 - 汤普森综合征（*Rothmund-Thompson syndrome*）。常染色体隐性遗传，出生后 3~6 个月出现皮肤变化，脸颊呈弥漫性粉红色，扩散至两耳和臀部，随后被黄斑和网状皮肤萎缩所取代，并混杂着纹状、毛细血管扩张和色素沉着，一半的病例头发稀疏，白内障，小生殖器，手脚不正常，身材矮小，以及认知障碍等。

线状皮脂腺痣综合征（*linear sebaceous nevus syndrome*）。一侧面部和躯干有一个线状痣，球结膜上的脂皮样增生，角膜血管化，智力迟钝，局灶性癫痫发作，以及 EEG 的棘慢波。导致病突变发生在 *HRAS*、*KRAS* 和 *NRAS* 致癌基因中，有趣的是，这些突变发生在受精后（即它们是不遗传的），并且只存在于某些细胞中（嵌合现象）。

色素失调症（*incontinentia pigmenti*），也称为布洛赫 - 苏兹伯格综合征（*Bloch-Sulzberger syndrome*）。只影响女性，在生命最初几周出现皮肤病变，出现小疱和大疱，随后出现角化过度、色素条纹、头皮瘢痕和脱发，齿列异常，轻偏瘫，四肢轻瘫，癫痫发作，认知障碍，以及血液中有高达 50% 的嗜酸性粒细胞。目前已知这种疾病是由 NEMO（NF-κb 必需调节剂）基因突变引起的。

局灶性皮肤发育不全（*focal dermal hypoplasia*）。也是一种仅限于女性的疾病。真皮发育不全区域有皮下脂肪突出，色素沉着减少和色素沉着过度，脊柱侧弯，少数有并指趾畸形，身材矮小，体型瘦小。偶尔会有认知障碍。

其他罕见的疾病有神经皮肤黑化病（neurocutaneous melanosis），神经外胚层黑素溶酶体病（neuroectodermal melanolysosomal disease） 伴智力发育延迟，早衰症，科凯恩综合征（Cockayne syndrome），以及共济失调 - 毛细血管扩张症等（见下文，另见 Gomez，1987）。

神经管闭合不全或脊柱裂：脑膜膨出、脑膨出和脊柱裂

神经管闭合不全（dysraphism）或脊柱裂（rachischisis），在这一标题下包括大量原始神经管背侧中线结构融合障碍，这一过程发生在后概念生命（postconceptual life）的前 3 周。外源性因素被认为在大多数情况下起作用，但也有遗传形式。如前所述，最极端的形式是无脑畸形，它的特征是出生时没有整个头盖骨，而未发育的大脑位于颅底部，是一个没有可识别的神经结构的小血管团。

脑组织及其覆盖物穿过颅骨中线未愈合的缺损向外突出称为脑膨出（*encephalocele*）。额叶脑膨出可使前额变形或表现隐匿。额叶皮质、胼胝体前部、视 - 下丘脑结构的相关缺陷，以及脑脊液漏入额窦或筛窦，都有引起脑膜炎的危险。其中一些患儿的认知功能相对正常。更严重的是后部脑膨出，其中一些巨大，并伴有严重的神经缺陷，如失明、共济失调和认知障碍。然而，较轻微的缺陷是众所周知的，可能很小或隐藏性的，诸如一个脑膜脑膨出通过颅骨上的一个小开口与脑的其他部分相连。小的鼻脑膨出（nasal encephaloceles）可能不会引起神经系统征象，但如果它们被误认为鼻息肉而切除，则可能导致脑脊液鼻漏。

前面提到的小脑中线部分发育失败，形成了丹迪 - 沃克综合征（*Dandy-Walker syndrome*）的基础（图 37-2）。代表第四脑室极大扩张的囊肿样结构，在中线扩张导致枕骨向后隆起，使小脑幕和环向上移位。此外，小脑蚓部发育不全，胼胝体可能有缺陷或

缺失，导水管以及第三脑室和侧脑室扩张。

更常见的是椎弓闭合异常。这些表现为腰骶或其他区域的隐性脊柱裂、脊膜膨出和脊膜脊髓膨出。在隐性脊柱裂（*spina bifida occulta*），脊髓仍然留在椎管内，没有外部囊，但皮下脂肪瘤或上覆皮肤上的凹陷或一缕毛发可能标志着病变部位。在脊膜膨出（*meningocele*），仅有硬脊膜和蛛网膜通过椎板缺损突出，通常在腰骶部形成囊性肿胀，但脊髓仍留在椎管内。脊膜脊髓膨出（*meningomyelocele*）比脑膜膨出常见 10 倍，脊髓（更常见的是马尾）也被挤压出来，紧贴在囊性肿胀的底部。

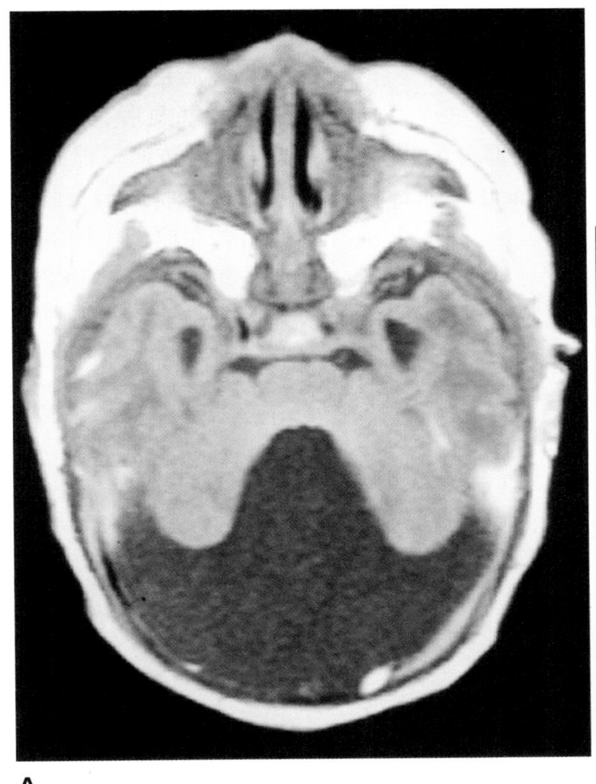

A

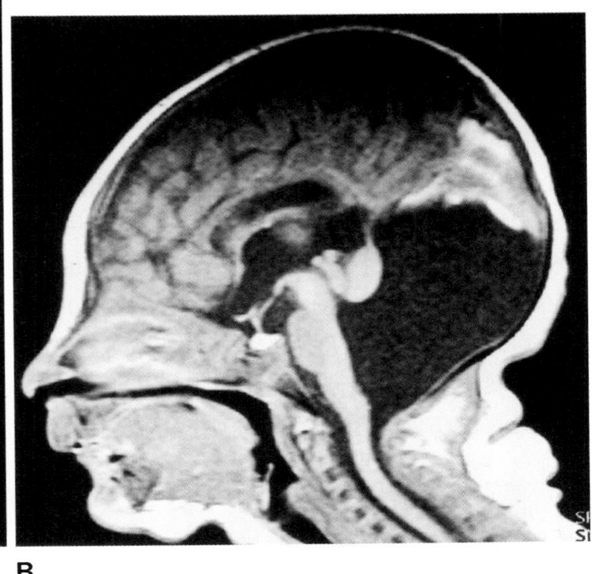

B

图 37-2　丹迪 - 沃克综合征（Dandy-Walker syndrome）。MRI 显示中线小脑发育不全和大的中线囊肿，表现为极为扩张的第四脑室，几乎占据了整个颅后窝 A. 轴位。B. 矢状位

脊髓神经管闭合不全（spinal dysraphism）或脊髓裂（myeloschisis）的发病率，与无脑畸形一样，在不同的区域差异很大，而且如果家庭中有一个患儿，那么这种疾病更可能发生在第二个孩子身上（发病率从 1/1 000 上升到 40/1 000~50/1 000）。

病因学　外源性因素，例如，爱尔兰的马铃薯枯萎病（potato blight）多次与脊髓裂和无脑畸形发生率的增加有关，但饥饿和维生素缺乏的影响永远不能与毒性因素的潜在影响分开。许多病例对照和随机治疗试验已经证实，妊娠早期叶酸摄入量不足与这些畸形的风险增加有关。在怀孕 28 天之前服用叶酸具有保护作用，维生素 A 也可能有轻微的保护作用。在怀孕期间接触某些抗癫痫药物，特别是丙戊酸和卡马西平也发现有不确定的类似的关联。Mitchell 及其同事总结说，在一些流行病学研究中，孕产妇糖尿病和肥胖可能是危险因素。然而，最大的风险，几乎高出 30 倍，尤其是前一次妊娠发生有脊柱裂。

诊断　与无脑畸形一样，诊断通常可以从羊水（在妊娠 15~16 周时取样）中存在甲胎蛋白和子宫超声检查确认的畸形中推断出来。血液污染是甲胎蛋白测试错误的一个来源（Milunsky）。对羊水进行乙酰胆碱酯酶免疫测定是证实神经管缺陷的另一种可靠方法。

在脊膜脊髓膨出的病例，婴儿出生时腰骶部就有一个外露的大囊，上面覆盖着娇嫩的、渗出的皮肤。缺损可能在宫内或出生时破裂，但更常见的是覆盖物完好无损。囊内包含有严重功能障碍的马尾神经根或脊髓圆锥。轻按囊部可能会引起腿部的不自主运动。通常情况下，腿部静止不动，尿液滴漏使

患儿总是在湿润状态，针刺腰骶部皮区无反应，腱反射消失。相反，颅颈部结构正常，除非伴有 Chiari 畸形，这种情况经常发生（见下文）。根据病变的水平不同，神经系统的表现可以发现差异。如果病变完全是在骶骨，则膀胱和肠括约肌受影响，但腿部豁免；如果是下腰椎和骶骨，臀部、腿和脚比髋屈肌和股四头肌受损更严重；如果是在上腰椎，足部和腿有时不受影响，踝反射保留，可能存在 Babinski 征。这些严重脊柱缺损的两个常见并发症是脑膜炎和由 Chiari 畸形引起的进行性脑积水（见下文）。Botto 和同事以及 Mitchell 和同事对脊柱裂和神经管缺陷的主题进行了综述。

治疗　在怀孕期间服用叶酸预防显然是最重要的。关于正确处理既定病变的意见有很大的不同。如果目的是防止致命的脑膜炎，建议在出生后的最初几天切除和关闭脊膜脊髓膨出的覆盖物。几个星期或几个月后，脑积水表现为头部迅速增大和脑室增大，就需要做脑室 - 腹腔分流术。这些之中只有不到 30% 的患儿能活过 1 年，长期治疗这些患儿的结果并不令人满意。Lorber 报告说，在一个 270 名患儿的系列研究中，80%~90% 的幸存患儿都有一定程度的发育延迟，并且有截瘫。采取相当艰巨的外科手术的决策正在受到越来越多的质疑。意想不到的是，脊膜脊髓膨出患儿和大多数腰椎脊膜膨出患儿认知功能是正常的。

其他发育性脊髓缺陷包括脊髓栓系

脊膜脊髓膨出及其并发症主要是儿科和外科的问题，在治疗脑膜感染，或因脑积水失代偿而分流失败的病例，除了对患者进行初步评估，神经科医生很少介入。神经科医生更感兴趣的是一系列密切相关的异常，这些异常在儿童晚期、青春期甚至成年生活中首次出现症状。这其中包括复发性脑膜感染的窦道、脊髓低栓系的腰骶脂肪瘤［脊髓栓系（tethered cord）］，引起一种儿童早期或延迟的神经根或脊髓综合征，脊髓纵裂（diastematomyelia）、囊肿或肿瘤合并脊柱裂和进行性脊髓神经根病变，以及在青春期或成年期首次出现的 Chiari 畸形和脊髓空洞症。这些异常情况描述如下。

另一类疾病包括隐匿性腰骶神经管闭合不全（lumbosacral dysraphism），这不是遗传性的，而是位于后神经孔尾端的细胞块发育不良（通常在胚胎生命的第 28 天前闭合）。这种类型的隐匿性脊柱闭合不全也与脊膜膨出、脂肪瘤和骶尾部畸胎瘤有关。另一个公认的异常是骶骨发育不全，而有时是下腰椎发育不全［尾部退化综合征（*caudal regression syndrome*）］。有趣的是，在这样的病例中，15% 的母亲是糖尿病患者（Lyon and Evrard）。有下肢弛缓性麻痹，常伴有关节挛缩和尿失禁。感觉丧失不那么突出，智力功能发育正常，无脑积水。

腰骶部或枕区的窦道（*sinus tracts*）是很重要的，因为它们可能是任何年龄的细菌性脑膜炎的来源。它们经常被皮肤上的一个小浅窝或沿着身体后面中线的一簇毛发所暴露。（毛窦不应包括在这组中。）窦道可导致终末期脊髓囊肿，并伴有窦道中央部分的皮样囊肿或纤维脂肪瘤。泄殖腔缺损（cloacal defects）（没有腹壁，以及膀胱与直肠之间没有分隔）可合并前脊膜膨出。对原因不明的脊膜炎应寻找窦道的证据，特别是在反复感染或培养的微生物是医院感染的皮肤来源的。

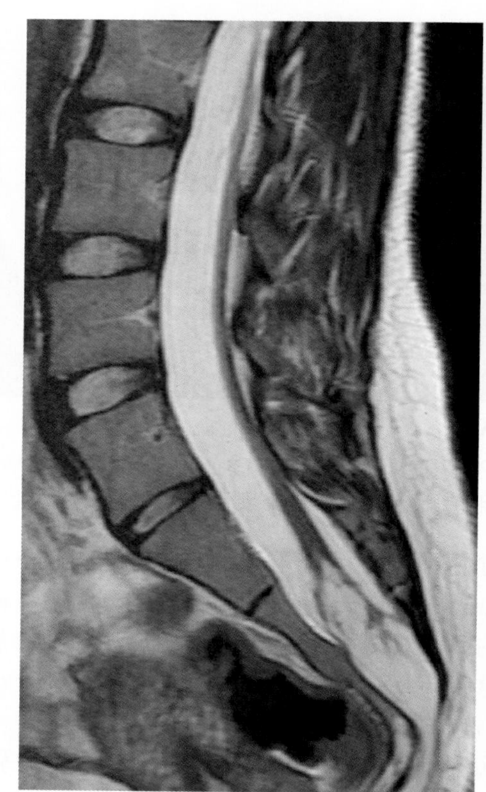

图 37-3　一例脊髓栓系伴有典型尾部脂肪瘤的成人 MRI 矢状位 T2 加权。没有神经管闭合不全。主要临床表现是膀胱弛缓，足部不对称性无力和萎缩，以及两腿的痉挛状态

最令人感兴趣的是先天性囊肿（*congenital cysts*）和肿瘤，特别是脂肪瘤和皮样囊肿，它们起源于终丝并将脊髓连接（栓系）到骶骨上。随着脊柱在发育过程中伸长，从而拉伸尾端固定的脊髓，会产生进行性症状和体征（图 37-3）。其中一些患儿出生后不久

就会出现膀胱和腿部无力。其他的则在较晚的时候（一般在 2 岁到 16 岁之间，有时更晚，见下文）才出现神经功能恶化。从 10 多岁或 20 多岁开始的复杂的膀胱功能紊乱可能是唯一的临床表现，它产生尿急和尿失禁，或者膀胱症状可能合并阳痿（男性）以及脚和腿麻木或足下垂（Pang and Wilberger）。我们的一些成年患者有不寻常的内脏反射反应，如刺激腹部或会阴引起的不自主排便或阴茎异常勃起。根据大多数外科医生的说法，引起症状的不是脊髓脂肪瘤，而是脊髓栓系；除非脊髓同时与骶骨分离，否则切除肿瘤几乎没有什么好处。这可能是困难的，因为脂肪瘤可能与脊髓的背侧表面融合。

脊髓纵裂（*diastematomyelia*）是另一种不寻常的脊髓异常，常伴有脊柱裂。此处有一骨针或纤维带从一个胸椎或上腰椎体突入椎管，并以不同的垂直程度将脊髓分成两半。在极端的情况下，脊髓的分裂可能是完全的，每一半都有自己的硬膜囊和整套的神经根。脊髓的这种纵向裂开和翻折被称为脊髓纵裂畸形（*diplomyelia*）（即双干脊髓之意——译者注）。随着身体的生长，骨针产生的限制导致牵引脊髓病（*traction myelopathy*），表现为疼痛和进行性感觉、运动和膀胱症状，有时晚至成年。在某些病例中，去除纤维性骨针和解除脊髓的栓系是有益的。

脊髓空洞症（*syringomyelia*）（另见第 42 章）是颈髓内的一个发育性空腔，向尾端或吻端延伸不同的距离，通常伴发 Arnold-Chiari 畸形，如下所述。在高颈椎区有多种其他的神经发育性脊柱异常，如寰枕融合或颈椎融合（Klippel-Feil 综合征）、先天性齿状突寰椎脱位、扁平颅底，以及颅底凹陷症等。这些异常在第 42 章与其他脊髓疾病一起讨论。

小脑扁桃体下疝畸形

小脑扁桃体下疝畸形（Chiari malformation），这一术语包含了一系列与脑基底部相关的先天性异常，其中最一致的是：①小脑组织的小舌向延髓和脊髓后方延伸至颈椎管；②延髓尾端和第四脑室下部移位进入颈椎管；以及③常与脊髓空洞症或脊髓发育异常有关联，但并非一成不变。这些和相关的异常最初是由 Chiari（1891）清楚地描述的。他的原著被翻译了好几种，但都被批评不准确。Arnold 的名字与这种综合征联系在一起，但他对我们理解这些畸形的贡献相对来说是微不足道的。使用基亚里 - 阿诺德畸形（*Arnold-Chiari malformation*）这一双重名字的使用是如此根深蒂固，以至于关于它是否恰当的争论都毫无用处。Chiari 认为有四种类型的异常。近年来，这一术语已被逐渐局限于 Chiari 畸形Ⅰ型和Ⅱ型，亦即分别指没有脊膜脊髓膨出和有脊膜脊髓膨出的小脑延髓下降。Chiari 畸形Ⅲ型仅为高颈椎或枕颈部的脊膜脊髓膨出合并小脑疝，Ⅳ型仅为小脑发育不全，可能与其他类型无关。

从尸检系列和最近在影像学检查中偶然发现的小脑扁桃体下降中得出的成人的发病率约为人群的 0.6%。应该强调的是，一部分正常人的小脑后部有一个小舌，突出到枕骨大孔下唇下方几毫米，这通常是没有意义的，并不能作为 Chiari 畸形的证据。关于这一畸形的临床、病理和影像学方面，以及它相关观念的演变，Bejjani 曾作过历史性的叙述。

其他几种形态表现是真性 Chiari 畸形的特征。延髓和脑桥被拉长，导水管变窄。移位的组织（延髓和小脑）阻塞了枕骨大孔，小脑的其余部分也被移位，虽然很小，也导致枕大池阻塞。卢施卡（Luschka）孔和马让迪（Magendie）孔常通向颈管，疝出的脑干和小脑周围的蛛网膜组织是纤维性的。所有这些因素都可能在产生脑积水中起作用，而往往总是伴发脑积水。就在小脑组织疝出的尾端下方，脊髓中有一个扭结或刺，它被第四脑室的下端向后推。在这种畸形完全的表现形式中，几乎总会发现脊膜脊髓膨出。应再次强调的是，脊髓积水或颈髓空洞症是常见的关联性表现，而后者的主要病因理论是，Chiari 畸形的产生是基于脑脊液动力学的变化。

大脑的发育异常，特别是多小脑回可能不经常并存，而脊髓的下端可能延伸到与骶骨一样低的位置（即脊髓栓系）。通常还有颅骨异常。颅后窝很小，枕骨大孔扩大并向后方形成凹槽。Nishikawa 和他的同事认为，颅后窝的狭小并有过度拥挤是导致脑部畸形的主要异常。颅底经常被颈椎压扁或折叠，即颅底凹陷症（basilar impression）。

临床表现

在较少见但更重要的 Chiari 畸形Ⅱ型（伴有脊膜脊髓膨出）中，问题变成了进行性脑积水。在婴儿出生后的最初几个月里，小脑的征象是无法被觉察的。然而，下部脑神经异常，如喉鸣，舌肌束震颤，胸锁乳突肌麻痹（当患儿从躺着被拉到坐位时引起头部滞后），面部无力、耳聋、双侧展神经麻痹等可能以不同的组合形式出现。如果患儿存活到儿童后期或青春期，Ⅰ型畸形的一种更典型的综合征可能会变得明显。

在更常见的 Chiari 畸形Ⅰ型中(没有脊膜膨出或神经管闭合不全的其他体征),神经症状可能直到青春期或成年才会出现。这些症状包括:①颅内压升高,以头痛为主;②进行性小脑性共济失调;③进行性痉挛性四肢瘫;④下跳性眼球震颤;或⑤颈椎脊髓空洞症综合征(手和手臂节段性肌萎缩和感觉缺失,伴或不伴疼痛)。或者患者可能表现为后组脑神经、小脑、延髓和脊髓(感觉和运动传导束障碍)的紊乱的组合,通常伴有以枕部为主的头痛。这些症状的组合很容易被误认为多发性硬化或枕骨大孔肿瘤。这些症状通常是慢性的,但也可能在颈部持续或强力伸展后急性发作,例如,在长时间的牙科治疗、美发或脊椎按摩疗法后。这些患者的身体习惯可能是正常的,但大约 25% 的患者有阻塞性脑积水或短“牛颈”的迹象,当颅底凹陷症(一种先天性枕骨畸形,使后寰椎陷入颅腔)与 Chiari 畸形共存时,可能无法确定两者中哪一种导致临床表现。

把头痛的性质和严重程度理所当然地归因于基亚里(Chiari)畸形还不清楚。伴随咳嗽、体位改变或 Valsalva 手法的枕颈疼痛是最可靠的关联,但即使如此,减压也不能缓解症状。单纯劳累性头痛是一种值得怀疑的关联。只有大的和真正的畸形,而不是小的下降扁桃体即可被认为是致病的。较广泛的头痛可因发现 Chiari 畸形来解释,也可能不能解释,手术治疗的可行性取决于畸形的其他方面造成的残疾程度。该问题与头痛的关系的进一步讨论见第 9 章。

小脑组织的小舌和扭结的颈髓阻碍了 CSF 的流动,影像学特征具有高度特征性,尤其是在 MRI 矢状面上(图 37-4)。在枕骨大孔水平的轴位扫描切面上显示,上部颈椎管因下移位的小脑组织而变得拥堵,但必须注意小脑扁桃体在这个水平的正常位置的变化。小脑扁桃体的轻微下降是可逆的,也可以在低 CSF 压力下看到,并不提示 Chiari 畸形。最近的相位对比 MRI 技术(phase-contrast MRI technology)可以进行枕骨大孔区 CSF 流动成像,但是对于选择手术减压患者的相关性尚未阐明(见 Menick 的总结)。Chiari 畸形的 CSF 通常是正常的,但在某些情况下可能由于不明原因而显示压力和蛋白水平升高。

治疗

对 Chiari 畸形和任何相关的颅底凹陷症治疗都远不能令人满意。如果临床进展轻微或不确定,最好是不做处理。如果因痉挛状态、共济失调、肩部或手臂疼痛,或下位脑神经疾病使得残疾加重,应行上

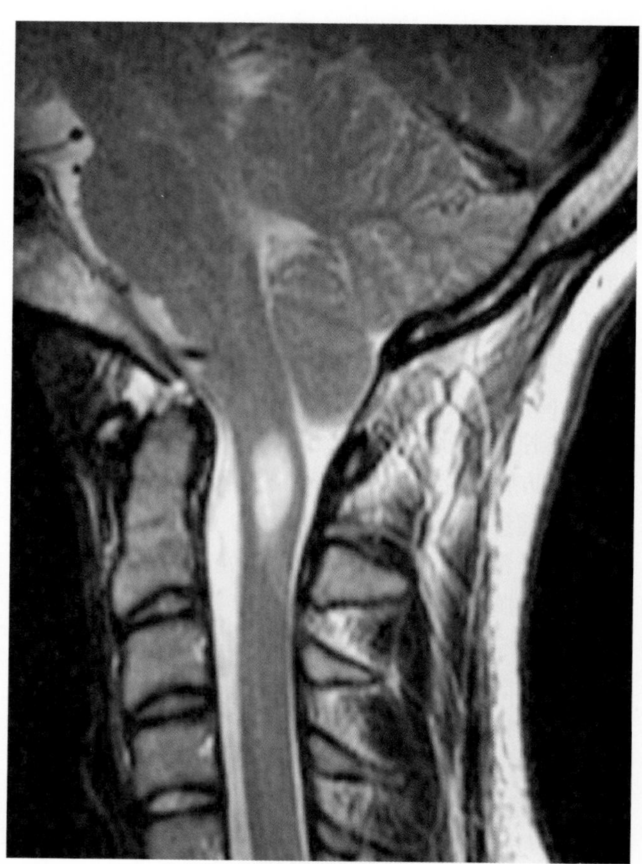

图 37-4　Chiari-Ⅰ型畸形和发育性脊髓空洞症。T2 加权 MRI 显示枕骨大孔下面和上颈髓后方的小脑扁桃体,以及上颈髓的空腔

颈椎板切除术和枕骨大孔扩大术。对于只有头痛的患者,正确的治疗方案尚不确定,但如果他们的头痛已是进展性的,或者如果由于咳嗽或类似的 Valsalva 动作而持续明显恶化,或者如果有昏晕或其他与 Chiari 畸形相关的症状,许多这样的患者都会接受手术治疗。根据我们的经验,当减压主要用于治疗顽固性头痛时,手术的结果并不令人满意,但也有例外,特别是当用力或 Valsalva 动作引起症状时。

基本手术方法是枕下和 C-1 减压,如果有脊髓空洞症(分流到邻近的蛛网膜下腔)或有脑积水,可以加做各种形式的分流。外科手术必须谨慎进行。打开硬脑膜、广泛地处理畸形或小脑疝切除可能会加重症状,但一些神经外科医生会做下脑干减压。通常,手术会阻止神经疾病的进展,阻止脑积水,或导致一些其他的临床改善。Alzate 和同事们报道的手术系列具有代表性。重点放在正确地选择患者,但是对 66 例的分析和其他大多数报告一样,是回顾性的。(这篇参考文献是一本信息量很大的专著

的一部分。）大多数系列报道显示，约 5% 的患者术后发生脑脊液漏。相关脊髓空洞症的预后一直不确定，但大多数系列报告的结果是乐观的。

正如之前提到的，在选择减压患者时，关于枕大孔周围 CSF 流动的相位对比 MRI 的作用尚不清楚。该区域相关的脊髓空洞症和其他发育异常的治疗在第 42 章“髓内脊髓空洞综合征”下进一步讨论。我们无法评论少数神经外科医生使用颅后窝减压术治疗慢性疲劳综合征和其他各种症状，只能说这是完全不合逻辑的，即使在发现 Chiari 畸形情况下也是如此。

染色体异常（核型染色体发育不全）

正如引言中所提到的，核型染色体发育不全（karyotypic chromosomal dysgeneses）是 20 世纪中叶的一项有重大意义的发现，人们认识到一组脑和其他器官的发育异常与常染色体和性染色体可证明的核型（karyotype）异常有关。雅各布斯（Jacobs）和勒热纳（Lejeune）在 1959 年几乎同时第一个注意到唐氏综合征 21 号染色体的三倍体，随后又发现了许多其他的三体型以及其他常染色体的缺失或易位和性染色体的缺失或过剩。这类事件必定发生在卵母细胞形成后的某个时候，也就是卵母细胞在卵巢中的长时间休眠期，或在受精、萌发和第一次细胞分裂的过程中。因此，胚胎中的所有细胞都可能携带异常的染色体，或者只有其中一些细胞携带了异常的染色体，后一种情况被称为嵌合体（*mosaicism*）。

染色体（chromosome）的三倍复制或其他一些缺陷能够破坏个体发生途径的精确方式还是一个谜。在某些情况下，染色体缺陷可能是由于缺乏某一基因或一个不稳定基因导致扭曲或破碎，如脆性 X 综合征。这些生殖细胞系的改变应与许多肿瘤中获得性体细胞突变引起的基因获得性部分复制和缺失，以及基因片段拷贝数的变化区分开来，这可能是对一些疾病的解释，例如孤独症。

某些染色体异常使生命不能存活，已发现许多流产和死胎的细胞显示异常的核型。相反地，有些个体可以存活而表现出许多综合征中的任何一种，以下是最常见的综合征：①唐氏综合征（Down syndrome）（21 三体）；② 13 三体，一种鼻脑畸形的类型（帕陶综合征）；③ 18 三体（爱德华综合征）；④猫叫综合征（5 号染色体短臂缺失）；⑤ 21 单体型；⑥环形染色体；⑦克兰费尔特（Klinefelter）综合征（XXY）；⑧特纳（Turner）综合征（XO）；⑨其他性染色体异常（XXXX，XXX，XYY，YY，XXYY）；⑩脆性 X 综合征，在许多调查中是遗传发育延迟最常见的可识别形式；⑪ 威廉姆斯（Williams）综合征；以及 ⑫ 普瑞德 - 威利（Prader-Willi）综合征和安格尔曼（Angelman）综合征。还有许多其他不太常见的类型，其中一些也将在下面讨论，因为它们有特殊的神经学兴趣。在活产婴儿中，染色体异常的总体发生率为 0.6%（见 Kalter 和 Warkany 的综述）。对于染色体 - 连锁疾病的全面描述，读者可以参考 Lemieux 的文章，对于发育延迟的遗传原因的性质的推测，可以在 Nokelainen 和 Flint 的文章中找到。

唐氏综合征（21 三体）

唐氏综合征（Down syndrome）（21 三体），在 1866 年由兰登·唐（Langdon Down）首次描述了这一现象，这无疑是最著名的染色体发育不全症。它的发生率为每 600~700 例新生儿中有 1 例，在每一大系列的严重智力迟钝的病例中，它约占所有病例的 10%。人们无法将具有 21 号染色体常见的三倍复制的唐氏综合征与由易位引起的单臂复制，特别是长臂的远端部分加以区分，这部分似乎包含了导致该综合征的区域。在该区域有两个基因最受关注：*DYRK1A* 和 *DSCR1*。

熟悉这种疾病外貌的人在其出生时就能被识别，但随着年龄的增长，身体的外观变得更加明显。圆圆的头，张开的嘴，粗短的手，倾斜的睑裂，以及矮小的身材显示出最具特征性的外观。耳朵低，椭圆形，有小的小叶。由于内侧的内眦赘皮皱襞的存在，它部分覆盖了内眦，睑裂略微向上和向外倾斜，因此旧的术语先天愚型（*mongolism*），被认为是贬义的，而不再使用。鼻梁发育不良，面部扁平（上颌骨发育不全）。舌头通常增大，严重裂纹和突出。在虹膜中可以看到灰白色的脱色素斑点［布鲁什菲尔德斑（Brushfield spots）］。小指通常短（中指骨发育不全）和弯曲（指弯曲）。囟门是打开的，且闭合较晚。手掌宽大，有一个横向的（猿类）掌纹和其他特征性皮肤标记。透镜状混浊和先天性心脏病变（隔膜和其他缺陷），以及胃肠道异常（十二指肠狭窄）很常见。Down 综合征患儿出生时略低于平均身高，长大后表现为身材矮小。成年人的身高很少超过 10 岁儿童的身高。

肢体张力减退是一个突出的表现。一开始，Moro 反应减少或消失，进食困难。大多数受影响的患儿直到 3~4 岁才会走路，他们的语言习得延迟，但超过 90% 的患儿到 5 岁时能够说话。智商的差异性较大，人群的智商遵循高斯曲线（Gaussian curve），智商的中位数是 40~50，范围是 20~70。大多数 Down 综合征患者是平静、温顺和充满感情的性格特征。高发生率的寰枢椎不稳定，使这些个体在运动项目中有遭受外伤性脊髓压迫的风险。

髓系细胞和淋巴细胞白血病发病率的增加造成了伤亡。一些患者有继发于心脏异常的栓塞性卒中和脑脓肿，而罕见的脑血管疾病如烟雾病的发生率则不均衡（见第 33 章）。由于到 40 岁时几乎都普遍罹患了阿尔茨海默病，预期寿命后来就缩短了。这可能与 21 号染色体含有淀粉样蛋白前体基因有关，而淀粉样蛋白是 Alzheimer 病发生的核心因素。随着 Alzheimer 病的发展，常见的临床表现为注意力不集中、言语减少、视空间定向障碍、记忆和判断力丧失，以及癫痫发作等。

三倍体主要出现在大龄母亲的后代中，而年轻和高龄妇女的后代中同样会发生较低频率的易位。在 Down 综合征的其他亚型中，被称为镶嵌体（mosaics），一些细胞有染色体异常，而有些细胞正常。受影响的个体表现不典型的综合征形式，而有些这样的个体智力正常。

导致大脑发育不良和畸形的身体特征的基因变化才刚刚开始被人们所了解。有人认为这与编码叶酸酶的基因有关（以及其他机制）。Roizen 和 Patterson 已经对遗传方面，以及与这些患者医疗护理有关的特征进行了很好的总结。他们强调了肠源性腹泻（乳糜泻）和甲状腺功能减退的高发生率，以及需要对这些情况进行筛查。

实验室和病理发现 唐氏综合征患者的脑重大约比平均水平低 10%。沟回分布模式不正常。额叶比正常人小，颞上回薄。有人认为脑白质的髓鞘形成延迟，也有未成熟和分化不良的皮质神经元。如上所述，Alzheimer 病的神经原纤维变化和神经炎性斑在 40 岁以上的唐氏综合征患者中几乎总是会发现。

通过证明羊水细胞中染色体异常可能作出唐氏综合征的诊断。大约三分之一的怀孕母亲在妊娠中期血清甲胎蛋白也有异常升高。胎儿唐氏综合征的其他独立预测因子是血清绒毛膜促性腺激素升高和雌三醇降低（Haddow et al）。通过产前筛查这些血清标志物和对检测阳性的妇女进行羊膜腔穿刺术以寻找染色体异常，可以发现相当大比例的唐氏综合征人群。早期检测有助于在 11~14 周时发现鼻骨成像缺失，此时通常可以检出鼻骨的缺失（Cicero et al）。

其他染色体发育不全

以下列出其他染色体发育不全（chromosomal dysgeneses），并简要描述它们的主要特性。

1. 13 三体（*Trisomy 13*），也称为帕陶综合征（Patau syndrome）。发病率为每 2 000 个活产婴儿中有 1 例，女性多于男性，母亲平均年龄 31 岁。小头畸形和额头倾斜，小眼，虹膜缺损，角膜混浊，嗅觉丧失，低位耳，唇裂和腭裂，毛细血管血管瘤，多指趾畸形，屈指，足跟后突，右位心，脐疝，听力受损，张力过高，严重的认知障碍，在儿童早期死亡。

2. 18 三体（*Trisomy 18*）。发病率为每 4 000 个活产婴儿中有 1 例，女性较多，母亲平均年龄 34 岁。生长缓慢，偶有癫痫发作，严重的认知障碍，肌张力过高，上睑下垂和眼睑异常，低位耳，小嘴巴，皮肤斑驳，握紧拳合并示指与中指重叠，并指趾畸形，摇椅底足（rockerbottom feet），大脚趾缩短，室间隔缺损，脐疝和腹股沟疝，胸骨短，小骨盆，小颌骨，在婴儿早期死亡。

3. 猫叫综合征（*Cri-du-chat syndrome*）（5 号染色体短臂缺失）。如小猫样异常哭叫，严重的认知障碍，器官距离过远，内眦皱襞，短头畸形，满月脸，反向先天愚型样眼裂向下向内倾斜，小颌畸形，肌张力低下，斜视等。

4. 环形染色体（*ring chromosomes*）。发育延迟，伴有多种身体异常。

5. 克兰菲尔特综合征（*Klinefelter syndrome*）（XXY）。只有男性受影响。阉割样外观，臂展增宽，面部和体毛稀疏，高音调，男性乳房发育，小睾丸，通常发育延迟但不严重，精神病、哮喘和糖尿病的高发病率。

6. 特纳综合征（*Turner syndrome*）。只有女性受影响。三角脸，小下颌，偶有眼距过远和内眦皱襞，乳头间距大，手指弯曲，肘外翻，指甲发育不全，身材矮小，蹼颈，性发育延迟，轻度发育延迟。如第 20 章所述，X 染色体的遗传方式可能对患者的人格和功能水平有影响。

7. 空洞脑（*colpocephaly*）。是一种罕见类型的脑畸形，包括侧脑室的枕角明显扩张，皮质灰质覆盖边缘增厚，以及白质变薄。相关的临床表现包括发育延迟、痉挛状态、癫痫发作和视觉异常（由于视神经发育不全）。这种疾病可能有多种原因，但在这里将其与染色体异常列在一起，因为有些病例与 8 三体嵌合体有关(Herskowitz et al)。空洞脑的术语经常被错误地用于指与脑的异常发育相关的所有形式的脑室扩大(包括脑积水)。

8. 脆性 X 染色体综合征(fragile X syndrome)(更多的临床细节见发育延迟部分)。这种异常是发育延迟最常见的遗传形式之一,估计每 1 500 名男性活产儿中就有 1 例,占男性严重发育延迟的 10%。有两条 X 染色体的女性,受该病影响的频率是男性的一半,而且程度也很轻微。随着染色体详细结构的新标记的出现,Lubs 观察到 X 染色体上一个不寻常的经常断裂(即"脆性")的异常部位,并将它与包括发育延迟、耳膨大、长脸、颅周长稍缩小、身高正常和大睾丸联系起来。最近,有报告成人中罕见的进行性共济失调存在染色体异常,表现轻微的或没有认知缺陷。

染色体的脆性似乎是由于在 X 染色体上可遗传的、不稳定的 CGG 重复序列所致。受影响的个体有超过 230 个重复,携带者有 60~230 个重复片段。延长的序列使一个基因(FMR1)失活,该基因编码一种 RNA 结合蛋白,该蛋白与脑功能的联系目前尚不清楚。Nokelainen 和 Flint 对这种和其他发育延迟的遗传学进行了综述。Rousseau 和他的同事们描述了一种简单而灵敏的测试,使用 DNA 分析来诊断产前和产后综合征。由于存在镶嵌现象,三联体重复序列的长度与认知障碍的表达程度不直接相关,在认知正常男性中偶尔会出现脆性 X 改变,在某些情况下,他们女儿的儿子也会患这种疾病。在我们曾观察的一些病例中,认知障碍的程度一直是轻微的,主要的异常表现是令人烦恼的行为、多言症、一种厌恶凝视和无社交活动的孤独症类型。Shapiro 已讨论过该综合征的这些和其他神经行为特征及其独特的遗传模式(它既不是隐性也不是显性遗传)。

9. 威廉姆斯综合征(Williams syndrome)。由 Williams JCP 和他的澳大利亚同事从主动脉瓣上狭窄的角度做了描述,一年后 Beuren 和他的同事从脑发育不良与心血管异常的独特结合,在大多数患者身上追溯到 7 号染色体上编码弹性蛋白基因区域的一个微缺失。该病的发病率是 1/20 000 个新生儿。关于这种综合征的临床特征在本章后面的部分进一步讨论。

10. 普拉德 - 威利综合征(*Prader-Willi syndrome*)和安格尔曼综合征(*Angelman syndrome*)。已经提到 Prader-Willi 综合征与下丘脑疾病(脂肪 - 生殖器营养不良,Froehlich 综合征)的摄食过多(hyperphagia)有关。这种情况并不少见(每 1/20 000 新生儿),男女患病概率均等。低张力(软性婴儿),无反射、身材矮小、畸形面容和生殖器发育不良十分明显,并且出生时可能存在关节弯曲。在第一年之后,发育延迟变得明显,肥胖,由于饮食过量而变得突出。患者被标注为"H3O"助记符,指的是智力减退(hypomentia)、张力减低(hypotonia)、性腺功能减退(hypogonadism)和肥胖(obesity)。该疾病与 15q11-q13 位点的缺失有关(一种所谓的微缺失,如威廉姆斯综合征),它可以通过细胞遗传学与 DNA 分析结合来识别。在 70% 的病例中,这种疾病是由父系 X 染色体的非遗传缺失引起的。

11. Angelman 综合征,是严重发育延迟的另一个原因,与 Prader-Willi 综合征中发现的完全相同的染色体异常有关,但通常有一种母系遗传的单基因缺陷。表型的差异源于一种复杂的遗传现象,称为空间受限印记(*spatially restricted imprinting*)。其表型包括严重的发育延迟、小头畸形、难治性癫痫、言语缺失、共济失调,不恰当的发笑,下颌突出,上唇薄和长舌头等。其临床表现中最突出的是一种不同寻常的牵线木偶样姿势,伴随着持续大笑和微笑的倾向,因此得名"快乐木偶综合征"(happy puppet syndrome)。

12. 瑞特综合征(*Rett syndrome*),后面讨论更充分,在此提及该病是因为它是 X 染色体的显性缺陷的结果。每 10 000~15 000 名女孩中就有 1 人患有此病。经过 6~18 个月的正常发育后,运动技能和心智能力似乎在缓慢退化。随着疾病的进展,患者出现某些焦虑和其他刻板的手部动作,并且是特征性的。这一疾病在本章后面有更广泛的讨论。

下面可以对这些染色体发育不全作几点概括。首先,常染色体发育不全通常是致命的(Rett 综合征是一个例外),无论婴儿是否存活,它们几乎总是对大脑的生长和发育具有毁灭性的影响。非神经异常与一定程度的外部可见的畸形结构经常出现,这种联系如此稳定,以至于人们可以可靠地预测一个正常发育的婴儿不会有可检测到的染色体缺陷。然而,只有 Down 综合征和 13 三体(以及可能的 18 三体)的外貌和身体形态具有高度的特征性。令人惊讶的是,一些最怪诞的外形缺陷,如无脑畸形和多种严重的先天异常并不与染色体的形态异常有关。相比之下,性染色体不全只会对脑产生微妙的影响,影响智力和个性，在某种程度上，对于额外增多的性染色体（如 XYY）也是如此。

在许多这些染色体发育不全中，引起发育延迟的脑的基本异常一直没有被查明。大脑略小，但在常规显微镜下仅能看到回旋模式和皮质结构的微小改变。迄今为止，神经细胞的方法学还不够先进，不足以揭示大脑的基本异常。

神经系统的致畸畸形

许多观察已经否定了以前的观点，即人类胚胎是自然地受到保护，而免受外部原因造成的发育不良。妊娠前 3 个月的辐射、风疹和巨细胞病毒感染，同一时期母亲严重的甲状腺功能减退，以及酒精、维生素 A 和沙利度胺等的作用，均已被观察到会导致严重的发育障碍。与神经科医生很有关联的是，在怀孕的最初几个月接受抗惊厥药物治疗的母亲的后代出现发育缺陷的风险略有增加（发生率约为 5%，而一般人群则为 3%，见第 15 章“抗癫痫药物治疗的致畸作用”）。唇裂和腭裂是抗惊厥药物所致的最常见的异常，其他的颅面缺损、脊柱裂、轻微心脏缺损和闭合不全的发生率也报告略有增加。人们对许多其他物质的致病性提出了索赔和反诉。这些数据主要来自动物，被给予的剂量远远超过任何可能用于人类的治疗剂量。来自人类的大量的这类物质的数据是如此贫乏，它们就不在这里讨论。读者可以参考 Kalter 和 Warkany 的文章以获得更多信息。

母斑病（先天性神经外胚层病）

如前所述，有两大类神经皮肤疾病。其中一类，在婴儿出生时即患有某种特殊类型的皮肤病，或在出生后的头几周内发病；在其他疾病形式中，皮肤异常，虽然出生时经常表现为轻微的程度，后来演变为准肿瘤性疾病。van der Hoeve 在 1920 年用术语 phakomatoses（来自希腊语，phakos 意为母斑、痣或雀斑）来命名这类病症，也就是结节性硬化症、神经纤维瘤病和皮肤血管瘤病伴有中枢神经系统（CNS）异常，这类疾病有许多共同特征：遗传性传递，涉及外胚层起源的器官（神经系统、眼球、视网膜和皮肤）、儿童期和青少年期病变的缓慢演变，易于形成错构瘤（由于发育不良而形成良性肿瘤样的形态），也有致命的恶性转化的倾向。这些疾病在下面讨论，并在表 37-4 中列出。

表 37-4 先天性神经皮肤病

母斑病
1. 结节性硬化症
2. 低神经纤维瘤病
皮肤血管瘤病伴有 CNS 异常
1. Sturge-Weber 综合征
2. 皮肤血管瘤伴脊髓血管畸形
3. 表皮痣（线性皮脂痣）综合征
4. Osler-Rendu-Weber 病
5. von Hippel-Lindau 病
6. 共济失调 - 毛细血管扩张症（Louis-bar 病）
7. 法布里病

结节性硬化症（Bourneville 病）

结节性硬化症（tuberous sclerosis），也称为伯恩维尔病（Bourneville disease），是一种遗传型的先天性疾病，其中由于外胚层和中胚层细胞增生受限，在皮肤、神经系统、心脏、肾脏等器官中出现各种病变。结节性硬化症以皮脂腺瘤、癫痫和发育延迟等三联征为特征。低黑素性皮肤斑点［“灰叶”病变（ash-leaf lesions）］和表皮下纤维变性的“鲨鱼皮斑”（shagreen patch）是诊断特征。

据称，魏尔啸（Virchow）在 19 世纪 60 年代认识到大脑硬化症，1862 年，冯·雷克林豪森（von Recklinghausen）报告了一个类似的病变并伴有心脏多发性肌瘤，但 Bourneville 在 1880 年至 1900 年之间发表的论文，第一次系统地提出该病的大脑病变与面部皮肤损害相关。1890 年，沃格特（Vogt）充分认识到神经皮肤关联的重要性，并正式阐明了面部皮脂腺瘤、癫痫和发育延迟等三联征。“Epiloia”（意指结节性硬化）是夏洛克（Sherlock）在 1911 年提出的关于该病的术语，但从未得到普遍接受。这些和其他历史方面在戈麦斯（Gomez）的专著中进行了评述。

流行病学

这种疾病在世界各地都有描述，并且在所有种族和两性中发病率相似。遗传只出现在少数病例中是不言而喻的，在某些系列中为 50%，而在 Bundag 和 Evans 的系列中仅为 14%（由 Brett 引用）。该病由两个常染色体显性基因决定（见下文），但据估计发病率在 1/20 000~1/300 000 之间。该疾病以常染色体显性方式遗传，但具有可变的外显率。异常基因可能是在两个位置之一：9 号染色体的长臂，被定

名为 *TSC1*（hamartin），或者在 16 号染色体的短臂，即 *TSC2*（tuberin），这是常见的。各种各样的突变已经被描述，而这两个等位基因都必须受到疾病表达的影响［“杂合性丧失”（loss of heterozygosity）］。大约 15% 的散发性病例没有表现出可识别的突变，而往往有较温和的表现，可能是基于嵌合体。Hamartin 和 tuberin 作为抑癌蛋白发挥作用，并相互作用抑制细胞生长。这可能部分地解释了发生各种生长和错构瘤的倾向。结节性硬化的大脑病变和三个相关的皮肤病变中的两个都属于这种类型。一些与神经元迁移或生长因子过度分泌有关的假设已经被提出，并将这些基因的失活与特征性病变的发病机制联系起来。许多探索这两种蛋白质功能及其在肿瘤形成中作用的研究已经在果蝇（*Drosophila*）中完成，并在 Crino 和同事的广泛综述中进行了总结。

除了皮肤和脑之外，这一疾病亦涉及许多器官，它可能表现为多种形式，其中最不严重的（即顿挫型）最难以诊断，因此，我们无法了解它的准确发病率。在医疗机构中，结节性硬化症在发育延迟中占 0.66%，而占癫痫患者的 0.32%。医学文献中包含了许多患者的报告，这些患者的认知功能被保存下来，而且从未发生过惊厥。

病因和发病机制

结节性硬化的脑病变内的细胞成分（称为结节，见下文）在数量、大小和方向上是不正常的。在不同器官中的肿瘤样生长可能包括不止一种类型的细胞（如成纤维细胞、心肌成肌细胞、成血管细胞、成胶质细胞和成神经细胞），而且它们在局部数量过多。在胚胎发育过程中，增殖过程似乎出现了一些问题，但它是在调控之下的，在此意义上，生长很少发生恶性转化。病变内高度特化的细胞可达到巨大的大小，在大脑硬化中可观察到 3~4 倍于正常大小的神经元。这些事实强调了该过程潜在的胚细胞瘤的特征。

手术切除的结节显示细胞大小控制通路的激活［哺乳动物靶位雷帕霉素（mammalian target of rapamycin, mTOR）］；这与 TSC 突变对这个级联的影响是一致的，并可能解释了 Kwiatkowski 和 Manning 所评论的巨大的神经元。

临床表现（表 37-5）

这种疾病在出生时可能就很明显（新生儿一直通过 CT 或 MRI 做出诊断），但更常见婴儿一开始被判断为正常。在大约 75% 的病例中是由于出现了部分性或全面性癫痫发作或表现精神运动发育缓慢而发现了本病。与任何导致发育延迟的情况一样，第一个怀疑是由于达到正常成熟阶段的发育延迟引起的。无论最初的症状如何，惊厥障碍和发育延迟在 2~3 年内会变得更突出。面部皮肤异常、皮脂腺瘤出现在儿童晚期，通常在 4~10 岁之间，并在之后逐渐发展。

表 37-5　结节性硬化症的表现

皮肤和外胚层的
鲨鱼皮斑
面部血管纤维瘤（皮脂腺瘤）
甲及甲下纤维瘤
脱色素皮肤斑（3 个以上）
多发牙釉质损害
骨囊肿
错构瘤直肠息肉
牙龈纤维瘤
视网膜脱色斑片
多发肾囊肿
心脏横纹肌瘤
肾血管平滑肌脂肪瘤
淋巴管瘤病
神经的
癫痫发作
发育延迟
皮质结节
室管膜下结节
室管膜下巨细胞“星形细胞瘤”
视网膜错构瘤

随着时间的推移，癫痫发作的模式会发生改变。在最初的一两年里，它们表现为大量的屈曲痉挛伴有高度失律（EEG 中出现不规则的高电压尖慢波的失律爆发）。多达 25% 的这些癫痫发作类型的患者被发现患有结节性硬化症。后来，癫痫发作转变为更典型的全面性运动和精神运动发作或非典型失神发作。任何一种发作类型都可能是短暂的，特别是当患者正在接受抗癫痫药物治疗时。局灶性神经异常，人们可能预期发生一定大小和部位的病变，却是明显不常见的。

认知功能继续缓慢恶化。特别是在有肢体的痉挛性无力或轻度舞蹈手足徐动症时，以及在少数病例中发生阻塞性脑积水。在任何严重发育延迟的状态下，都可以观察到各种非特异性的运动特征，如持续的哭闹、喃喃自语、刻板的摇动和摇摆动作，以及手指的呆板姿势。在近一半的病例中，情感和行为错乱，通常是多动和攻击性类型，伴有智力缺陷。

所有对该病有广泛经验的临床医生都会注意

到，在癫痫、认知缺陷和皮肤异常的严重程度上缺乏平行性。有些患者经历着反复的癫痫发作，但仍保持相对正常的心智功能，在其他患者中，轻微的皮肤病变或一个视网膜晶状体瘤（见下文），可能提示一个精神正常而很少有癫痫发作的人的诊断。在这种情况下，神经科医生和皮肤科医生可能无法识别。一般来说，癫痫的早期发作预示着发育延迟。Gomez 和同事们提出，癫痫发作会损伤脑组织，我们在某种程度上倾向于同意这一观点。然而，癫痫发作和发育延迟似乎都是结节性硬化症的病变严重累及大脑的产物。

由于篇幅限制，只能对结节性硬化症的其他内脏异常做一个概述。在大约一半的病例中，可能在视网膜、视盘或视盘附近或在远处发现灰色或黄色斑块（实际上是神经胶质瘤）。正是从这种称为晶状体瘤（*phakoma*）的病变中，van der Hoeve 衍生出了这个适用于所有这类神经皮肤疾病的术语。大约一半的良性心脏横纹肌瘤与结节性硬化症有关，如果病变位于心房壁上，则可能导致传导缺陷。在肾脏、肝脏、肺、甲状腺、睾丸和胃肠道中也发现了其他混合细胞型的良性肿瘤（血管平滑肌脂肪瘤）。胸膜或肺囊肿、指趾的骨囊肿，以及骨骼中大理石纹或骨质致密区是一些不常见的异常。

在大约 90% 的结节性硬化症患者中，先天性低黑素斑，即“灰叶”病变，往往在任何其他皮肤病变之前出现，以前被误认为部分白化病或白癜风（Fitzpatrick et al）。Gold 和 Freeman，以及 Fitzpatrick 和他的同事们，强调了这些白斑性病变的发生率，以及它们在其他特征性皮肤病变出现之前，在诊断婴儿期结节硬化中的价值。低黑素区在躯干或四肢上呈线性方式排列，其大小从几毫米到几厘米；它们的外形是椭圆形的，一端是圆形的，另一端是尖的，形状像白蜡树的叶子（灰叶）。一种伍德灯（Wood's lamp）只传输紫外线，因其没有黑色素细胞，通常吸收紫外线范围（360nm 波长）的光，便于显示灰叶病变。这些病变在摩擦后或其中含有汗腺时会变成粉色，它们通常不会出现在面部或头部。偶尔有一簇白色毛发（白发症）。电镜检查显示低黑素病变显示，黑色素细胞数量正常或减少，但其多巴反应下降，黑色素体很小。

发育良好的面部病变［普林格尔腺瘤（adenomas of Pringle）］是结节性硬化症的特异病理特征，出现在 90% 的 4 岁以上的患者中。虽然被称为皮脂腺瘤（*adenoma sebaceum*），但是这些结节实际上是血管纤维瘤，皮脂腺仅被动地受累（图 37-5）。结节呈红色或粉红色，表面光滑，多局限于鼻唇沟、面颊和下颌，有时波及前额和头皮。面部血管纤维瘤病的最早期表现可能是脸颊和前额的轻微红斑，哭闹时红斑会加剧。在额部出现结缔组织的大斑块通常是该病严重形式的表现。

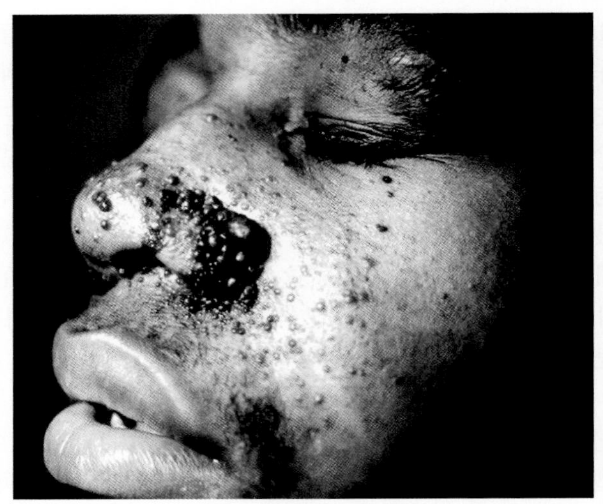

图 37-5　结节性硬化症的皮脂腺瘤

在躯干上，有诊断意义的病变是“鲨鱼皮斑”（shagreen patch）（实际上是一种表皮下纤维化斑块），最常见于腰骶部。它看似一个扁平的、稍微隆起的肉色的皮肤区，直径 1~10cm，具有“猪皮”“大象皮”或“橘皮”样外观（图 37-6）。纤维瘤的另一个常见的累及部位是甲床，指甲下纤维瘤通常出现于青春期，并随年龄增长而继续发展。其他常见的皮肤变化包括纤维上皮皮赘（软纤维瘤）、咖啡牛奶斑和葡萄酒血管瘤。

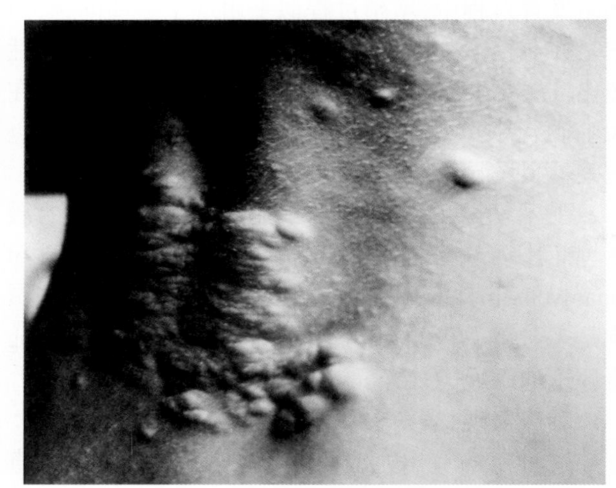

图 37-6　一名年轻的结节性硬化症患者腰部的鲨鱼皮斑

病理

脑部表现出许多有诊断意义的异常。某些脑回部分增宽，非自然的白色和硬度，没有其他疾病可以模拟。这种疾病就是以这些结节病变命名的。在脑部的表面，结节的宽度从 5mm 到 2cm 或 3cm 不等。结节的切面显示皮质与白质没有分界，并存在白色钙斑，这些在 CT 和 MRI 上很容易看到，被称为脑石(brain stones)（见下文和图 37-7）。侧脑室壁可包覆白色或粉白色肿块，类似蜡烛状沟槽。当钙化后，在 X 线片上表现为沿脑室轮廓的浑浊曲线。极少数情况下，在基底节、丘脑、小脑、脑干和脊髓中可观察到异常组织的结节。

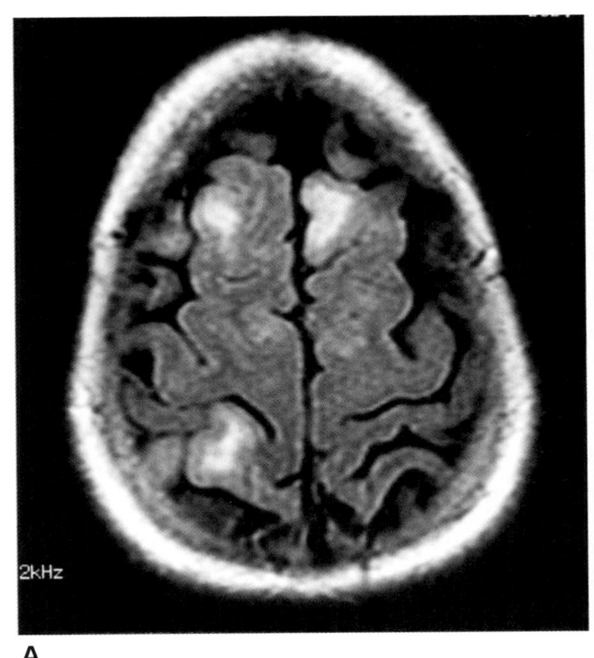

A

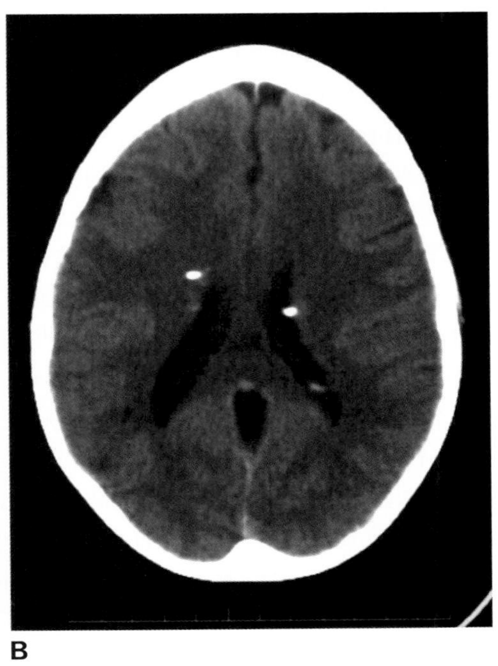
B

图 37-7　结节性硬化症。A. MRI 显示多发的错构瘤；B. CT 可见室管膜下结节，其钙化性质使其被称为“脑石”

在显微镜下观察，可见结节是由交错排列的丰满的纤维状星形胶质细胞组成（很像星形细胞瘤，但缺乏胶质纤维蛋白）。在大脑皮质和神经节结构中，结构的紊乱是由于出现异常外观的细胞，如巨大的“畸形”或“气球”神经元和神经胶质细胞，这两类细胞通常难以区分彼此。此外，移位的正常大小的神经元导致了混乱的组织学外观。神经胶质瘤的沉积物可阻塞室间孔或导水管或第四脑室底，进而导致脑积水。异常的胶质细胞的肿瘤转化，这种现象并不少见，通常以大细胞星形细胞瘤的形式出现，不太常见的是胶质母细胞瘤或脑膜瘤。最近，人们已发现了这种疾病的气球细胞与局灶性皮质发育不良中的类似细胞之间有一定的关联（详见 Crino）。

视网膜的晶状体瘤也主要由神经元和神经胶质成分构成，但偶尔也混有纤维组织。

诊断

当癫痫发作与智力和皮肤异常的全部组合都出现时，诊断是不言而喻的。正是疾病的早期阶段和顿挫形式会产生挑战，这时有经验的皮肤科医生可以有很大帮助。癫痫，即婴儿的屈曲痉挛，以及精神运动发育迟滞绝非结节性硬化症的诊断依据，因为它们也会发生在许多疾病中。正是在这些病例中，以及还有相当数量的癫痫或发育延迟的患者中，特别是在家族史不明确的情况下，寻找该病的皮肤病变的对应物，如低黑素性灰叶斑(hypomelanotic ash-leaf spots)、皮脂腺瘤、胶原皮肤斑、视网膜晶状体瘤，或指甲下或牙龈纤维瘤是有益诊断的。发现这些病变中的任何一个都有助于确认部分症状和不典型的病例。皮脂腺瘤有时开始单独出现，很容易与青少年的寻常痤疮混淆。癫痫病史或证明发育延迟是有帮助的，但两者都不是诊断结节性硬化症的必要条件（见 Gomez 的专著）。

证实该病最有用的实验室检测方法是 CT 和 MRI（见图 37-7）。钙化的结节病灶多位于脑室周围，在 CT 上显示尤为清晰，MRI 在检测室管膜下和皮质下错构瘤巨细胞病变时更敏感。周围组织没有水肿。罗奇(Roach)和他的同事曾指出，MRI 上显示的皮质病变越多，似乎越与神经功能受损增加有关。治疗大量这类患者的门诊建议对患者进行肾脏和肺部成像检查，对儿童建议超声心动图检查。对于 21 岁以下的患者，建议每年进行一系列检查，以发现室管膜下肿瘤的扩大，21 岁后每 2~3 年进行一次检查，但如果出现神经胶质瘤，最佳的治疗方案还不明确。

治疗

除了遗传咨询，还没有什么可以提供预防的方法。标准型的抗癫痫治疗对抑制惊厥倾向或多或少是有效的，应予以应用。促肾上腺皮质激素（ACTH）抑制婴儿期屈肌痉挛，使脑电图在一段时间内趋于正常。

通常不进行肿瘤切除，特别是在病情严重的患者（损害肾功能的肾错构瘤除外）。然而，抑制 mTOR 信号通路的雷帕酶素（sirolimus）会导致身体血管脂肪瘤的轻微消退（Bissler et al），而更让神经科医生和神经外科医生感兴趣的是，Franz 及其同事的一份报告显示，类似的药物西罗莫司（rapamycin）可以缩小一些患者的室管膜下巨细胞星形细胞瘤，其疗效得到了近期研究的支持。另一种 mTOR 抑制剂，伊维莫司（everolimus）也被发现以同样的方式抑制与某些结节性硬化症患者相关的癫痫持续状态（Krueger et al）。

由于美容的原因，一些患者接受了面部病变的磨皮术，但他们知道这些病变会慢慢再生。越来越多的神经外科医生会在其他方面相对正常的患儿切除单一的致痫性皮质结节。在美国有大约 15 个专门中心，在国外有几个，他们是照护这些患者和建立放射监测方案的专家。[国际结节性硬化症综合共识小组（International Tuberous Sclerosis Complex Consensus Group），了解更多包括测试、监测和管理指南的进一步信息。]

病程和预后

一般来说，该病进展非常缓慢，以至于必须经过多年才能确定病情的进展。在严重的病例中，大约 30% 的患者在 5 岁前死亡，50%~75% 的患者在成年前死亡。恶化主要发生在认知方面。在过去，癫痫持续状态曾导致许多病例死亡，但改进的药物治疗减少了这种危险。肿瘤的预后较差，作者已经有几例这样的患者死于纹状体丘脑区的恶性胶质瘤。

冯·雷克林豪森神经纤维瘤病（NF1 和 NF2）

冯·雷克林豪森神经纤维瘤病（neurofibromatosis of von Recklinghausen，NF）是一种较常见的遗传性疾病，其中皮肤、神经系统、骨骼、内分泌腺，以及有时其他器官均为各种先天性异常的部位，常表现为良性肿瘤的形式。典型的临床表现，通常一眼就能辨认出来，包括多个皮肤色素沉着增加的局限区域，并伴有各种类型的皮肤和神经肿瘤。

这种被称为多发性特发性神经瘤的疾病是史密斯（Smith R.W）在 1849 年的一篇专题论文的主题，即使在那时，他也参考了其他作者的例子。然而，冯·雷克林豪森（von Recklinghausen）在 1882 年对它做了临床和病理特征的明确描述。雅克夫列夫（Yakovlev）和格思里（Guthrie）、利希滕斯坦（Lichtenstein）、里卡尔迪（Riccardi）、马尔图扎（Martuza）和埃尔德里奇（Eldridge），以及最近克朗热（Créange）和他的同事对该病做了随后的研究，而克罗（Crowe）和他的同事，以及 Riccardi 和 Mulvihill 的综合专著提供了与该疾病有关的临床、病理和遗传数据的完整分析的参考信息。

流行病学　Crowe 和他的同事计算出，该病的流行率为每 10 万人中有 30~40 人患病，在 50 年前，预期每 2 500~3 300 名新生儿中有 1 人患病，而这些比率适用于当前时代的所有系列。他们的病例中大约有一半的患者有亲属罹患，在所有病例中，在一个家族内的病例分布都符合常染色体显性遗传模式。这种疾病在世界不同地区的所有种族中都观察到，男性和女性受到的影响大致相同。

病因和发病机制　一个世纪以来，NF 的遗传特性一直受到人们的重视。最近，已经确定 NF 由两种不同的疾病组成，它们的基因位于不同的染色体上。两者都是高度外显率的常染色体显性遗传方式，但一半的病例是自发突变的结果。多发性神经纤维瘤的经典形式如下所述，它是由位于 17 号染色体着丝粒附近的神经纤维瘤蛋白（neurofibromin）基因突变引起的（Barker et al）。第二种类型，其主要特征是双侧听神经瘤，后面描述，是由 *merlin* 基因，也称为神经鞘瘤素（*schwannomin*）基因突变引起。这两种形式的 NF 曾被分别笼统地称为外周型和中枢型，但术语神经纤维瘤病 1 型（*neurofibromatosis type 1*，*NF1*）和神经纤维瘤病 2 型（*neurofibromatosis type 2*，*NF2*）是不太容易混淆的（Martuza and Eldridge），并在下面的讨论中使用。

NF1 的基因较大（60 个外显子），它的广泛而分散的突变使基因检测变得复杂，但这样的检测是可行的。几乎所有的家族都表现出不同的突变，除了罕见的完全缺失导致早期发病的多发性神经纤维瘤、发育延迟和面部畸形外，特定的突变与表型特征之间没有明确的联系。

由于这两种疾病涉及的基因已被确定，其发病机制已不那么模糊。两者都涉及肿瘤抑制。与结节性硬化症一样，存在一种允许低级别的外胚层细胞增殖，而没有肿瘤转化疾病的迹象。来自神经嵴的细胞成分（即施万细胞、黑素细胞和神经内膜成纤维细胞，皮肤和神经的天然成分）在多个病灶过度增生，而黑色素细胞功能异常。激素和生长因子参与这个增殖过程，而它的发生机制，就像结节性硬化症一样还不清楚。然而，已知的是，在 NF1 基因的众多突变中，大多数会导致蛋白质合成的提前终止，从而导致"功能丧失"。这与该基因的抑癌特性以及表现纯合突变的肿瘤的出现是一致的。

神经纤维瘤病 1 型（经典的或外周的 NF）（表 37-6）

在大多数患者中，皮肤色素过度沉着点即咖啡牛奶斑病变，以及皮肤和皮下神经纤维瘤是临床诊断的基础。皮肤色素变化几乎总是在出生时就出现，但此时神经纤维瘤却很少见。在儿童晚期和青春期，这两种病变的数量和大小都会增加。在青春期或怀孕期间可能会突然出现新的病变。特殊情况下，在脊髓成像或神经外科治疗中发现脑神经或脊髓根神经纤维瘤（有时伴脊髓受压），可能是该疾病的最初表现。在一个大的神经纤维瘤病患者的系列中（Crowe et al），大约三分之一的患者发现只有皮肤表现，而且是在检查其他疾病的症状时发现的，也就是说，NF 是无症状的。通常这些患者有轻微程度的皮肤异常。在其余三分之二的患者中，大多数因为皮肤肿瘤造成的畸形或因一些神经纤维瘤产生了神经症状而去看医生。

表 37-6 神经纤维瘤病 1 型的表现

皮肤的和外胚层的
咖啡牛奶斑（通常有 6 个或更多，青春期前直径 >5mm，青春期后 >15mm）[a]
腋部和腹股沟的雀斑（克罗威征）[a]
Lisch 结节（虹膜的错构瘤）[a]
骨性病变，包括蝶骨发育不全、长骨皮质变薄、假关节[a]
慢性髓系白血病、神经纤维肉瘤（神经纤维瘤的恶性转化）、横纹肌肉瘤、嗜铬细胞瘤发生率增加
身材矮小
神经的
神经纤维瘤
皮肤（最常见）
皮下的
结节丛状的
弥散丛状的
癫痫发作
视觉通路胶质瘤
发生大脑星形细胞瘤、脑干胶质瘤的风险
高血压

[a] 表示除了有一级亲属受累外的主要诊断标准。

皮肤色素沉着斑，出现在出生后不久和发生在身体的任何地方，构成了该病最明显的临床表现。它们大致呈椭圆形，大小从 1~2 毫米到几厘米不等，颜色从浅棕色到深棕色（这才用了咖啡牛奶斑的术语），很少伴有任何其他的病理状态（图 37-8）。

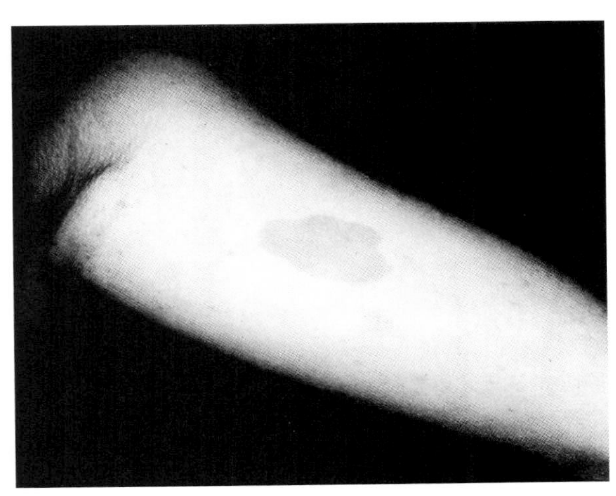

图 37-8 典型大的牛奶咖啡斑。出现 6 个或以上的色素沉着病变，每个咖啡斑在青春期后直径超过 1.5cm（青春期前大于 5mm），可诊断为神经纤维瘤病 1 型

皮损的数量似乎并没有伴随患者年龄的增长而变化，但在青春期它们会变大，颜色也会变深。在对皮肤色素点的调查中，Crowe 和他的同事发现，10% 的正常人群有一个或多个这种类型的斑，然而任何超过 6 个这样的斑点，有些在青春期后的个体直径超过 1.5cm（在青春期前的个体直径超过 0.5mm），几乎总是被证明患有神经纤维瘤病。在他们的 223 例 NF 患者中，95% 的患者至少有 1 个斑点，78% 的患者有 6 个以上的大斑点。正如 Crowe 指出的，腋窝和其他易摩擦的区域（腹股沟、乳房下）的雀斑样或弥漫性色素沉着，以及小而圆的白色斑点是特征性的；当连同有咖啡牛奶斑时，它们实际上就是这种疾病的特异病征。

在儿童后期或青春期早期出现多发的皮肤和皮下肿瘤是该病的另一个主要特征。皮肤肿瘤位于真皮，形成离散的软或硬的丘疹，大小从几毫米到 1cm 或更大（纤维软疣，图 37-9）。皮疹可有许多形状，如扁平的、无蒂的、带蒂的、圆锥形、分叶的等。呈肉色或紫罗兰色，顶部经常有黑头粉刺。当挤压时，这些柔软的肿瘤往往会通过皮肤上的一个小开口向内凹，给人一种无籽葡萄干或没有睾丸的阴囊的感觉。这种现象被称为"开扣眼"，有助于将本病的病变与其他皮肤肿瘤，如多发性脂肪瘤区分开来。患者可能有几个到几百个这样的皮肤肿瘤。

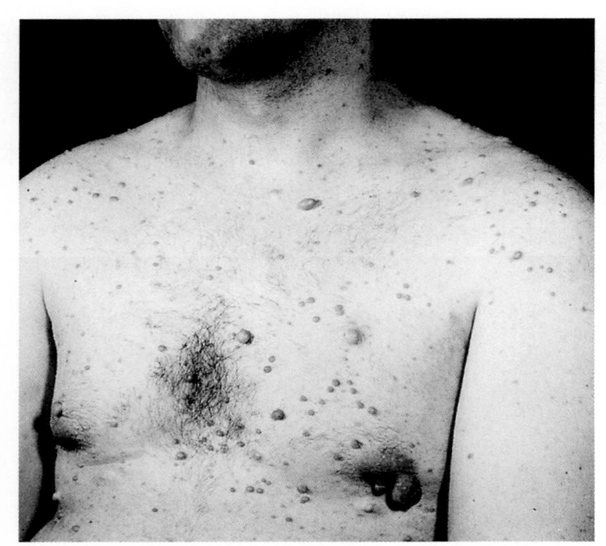

图 37-9 纤维软疣，von Recklinghausen 病的非神经性皮肤肿瘤

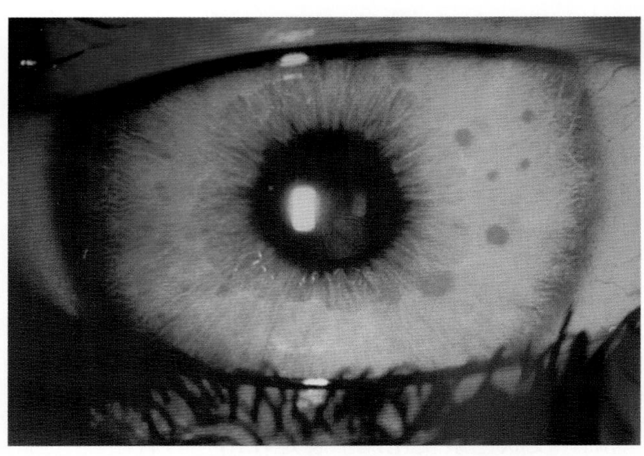

图 37-10 虹膜错构瘤（Lisch 结节），典型的神经纤维瘤病 1 型。【经允许，转载自 Damato BE，Spalton DJ: The uveal tract. In: Spalton DJ，Hitchings RA，Hunter PA (eds): *Atlas of Clinical Ophthalmology*，3rd ed. Oxford，Mosby Elsevier Ltd，2005】

皮下神经瘤也是多发的，表现为两种形式：①附着于神经上的坚实的离散的结节，或者②皮下组织过度生长，有时达到巨大的大小。后者称为丛状神经瘤（plexiform neuromas），也称为厚皮囊肿、神经瘤象皮病、大结节病，最常发生在面部、头皮、颈部和胸部，并可引起严重的毁容。当触诊时，它们就像一袋蠕虫或细绳，肿瘤下的骨骼可能变厚。神经纤维瘤很容易与脂肪瘤区分，脂肪瘤柔软，不附着于皮肤或神经，不伴有任何神经障碍。这最后的说明有一个例外，是罕见的多发性对称性脂肪瘤病伴有轴索性多发性神经病，即劳诺伊斯 - 邦索德病（Launois-Bensaude disease）。通常，先天性神经纤维瘤是富有血管的和高度侵袭性，特别是在眶部、眶周和颈区更明显。它们可能伴有身体某一节段的肥大，称为克利佩尔 - 特雷诺里 - 韦伯综合征（Klippel-Trenaunay-Weber syndrome），也是一种见于动静脉畸形的征象。当过度色素沉着病变覆盖丛状神经纤维瘤并延伸至中线时，应怀疑在该水平存在椎管内神经纤维瘤。

立舍结节（Lisch nodule）是另一个独特的发现。这是虹膜中一个小的白色斑（实际上是一个错构瘤），它出现于 94% 的里卡尔迪（Riccardi）1 型病例中，但在 NF2 患者或正常人中没有发现（图 37-10 和下文）。

根据 Créange 及其同事等对 158 例患者的调查，头痛、脑积水和涉及视神经通路的肿瘤，脑膜瘤，神经胶质瘤，以及恶性周围神经肿瘤很常见，即使在成年人中也很常见；此外，疼痛是成人的常见症状，通常与恶性周围神经鞘肿瘤有关。

与 NF1 型（外周性）关联不太一致的其他异常包括：骨囊肿、病理性骨折（假关节）、颅骨缺损伴搏动性眼球突出（蝶骨发育不全）、骨肥大、性早熟、嗜铬细胞瘤、脊柱侧凸、脊髓空洞症，脑和脊髓异常神经胶质细胞结节，以及巨头畸形等。由于导水管和第四脑室周围的神经胶质组织过度生长所致的阻塞性脑积水很罕见。一定程度的智力障碍是常见的，在 Riccardi 133 例患者的系列中，发现有 40%。但在我们的经验中，这个数字要低得多，而且损害通常也不严重。学习困难、发育障碍和多动是较常见的异常，发生在近 40% 的患者中。Rosman 和 Pearce 将 NF 的发育延迟归因于大脑皮质的先天性畸形（皮质发育不全）。癫痫发作的发生率大约比一般人群约高 20 倍，但这往往不是一个非常频繁或难以解决的问题。

特殊情况下，NF 会伴有腓骨肌萎缩症、先天性耳聋和部分白化病等（Bradley et al）。

在儿童期，渐进性失明是一种特别可怕的并发症，主要由星形胶质细胞（视神经胶质瘤）构成的肿块。肿瘤可累及一侧或两侧的视神经。当一个患儿有任何皮肤表现的 NF 和神经胶质瘤，就应立即想到这一诊断。关于它的性质的不确定性，是来自神经科医生可能无法决定是良性错构瘤还是 1 级星形细胞瘤。可能需要连续进行 MRI 扫描观察是否逐渐增大以确认其性质。

需要说明的是，脊神经根的神经纤维瘤在无 NF 的患者中会经常发生（见第 42 章和第 43 章）。多发的这类病变是否意味着 NF 尚不清楚。

神经纤维瘤病 2 型(听觉的,或中枢性 NF)

神经纤维瘤病 2 型(neurofibromatosis type 2, NF2)比 NF1 要少得多。这一类型没有或很少有皮肤病变。进行性耳聋,以及通过增强的 CT 或 MRI 证实双侧的听神经瘤,可以准确诊断(见图 30-18)。此外,发生在 30 岁之前的听神经瘤被怀疑是由 NF2 引起的。其他颅脑或脊髓神经纤维瘤、脑膜瘤(有时为多发性),以及胶质瘤可加入耳聋综合征中,或可能在其发病之前发生。在一些受影响的患者中可以看到皮质下或包膜下变异型的青少年白内障。

对 NF2 基因分析是可行的,而遗传学和受影响的蛋白(merlin 或 schwannomin)在上面的"病因和发病机制"中讨论过。

家族性神经鞘瘤病

家族性神经鞘瘤病(familial schwannomatosis)。正如在第 30 章中讨论听神经瘤所评论的,现在很明显,神经鞘瘤的倾向也可以作为一种显性特征遗传,而没有 NF2 特有的前庭肿瘤。这一特性定位到 22 号染色体上与 NF2 不同的一个基因位点上。据估计,在需要切除的神经鞘瘤中,有 2%~5% 来自这一疾病。诊断标准是基于在年龄超过 18 岁的个体中存在 2 个以上没有前庭神经肿瘤的神经鞘瘤,这是由 MacCollin 和他的同事在一篇全面的综述中,以及最近 Plotkin 和他的同事总结的。疼痛是该病的主要问题。

NF1 和 NF2 的病理学

皮肤肿瘤的特征是表皮很薄,它的基底层可能有也可能没有色素。真皮的胶原质和弹性蛋白被一种松散排列的长形结缔组织细胞所取代。由于缺乏正常真皮胶原蛋白的致密性,使皮肤有可触及的开口。色素沉着(咖啡牛奶斑)病变仅包含正常数量的黑色素细胞,皮肤的深色反而是黑色素细胞中过多的黑素体(melanosomes)的结果。有些异常大的黑素体测量直径可达几微米。

神经肿瘤由成纤维细胞和施万细胞混合组成(视神经肿瘤除外,它包含星形胶质细胞和成纤维细胞的组合)。这两种细胞在神经中具有非此即彼的优势是诊断神经纤维瘤或神经鞘瘤的基础。细胞核呈栅栏状,有时环绕细胞排列[维罗凯体(Verocay bodies)]是这两类肿瘤的特征(见第 30 章)。偶尔,沿着脊神经根或交感神经链,可以发现由部分或完全分化的神经细胞组成的肿瘤,即典型的神经节神经瘤(ganglioneuroma)。在脑和脊髓中可能会发现异常的胶质细胞簇,而且,根据 Bielschowsky 的说法,它们暗示着与结节性硬化症的联系,但从未被证实。从临床和遗传学角度来看,这两种疾病是完全独立的。

在 2%~5% 的病例中被发现肿瘤的恶变,在外周它们变为肉瘤,而在中枢,变成星形细胞瘤或胶质母细胞瘤(图 37-11)。

诊断

如果皮肤肿瘤和咖啡牛奶斑很多,虹膜上有 Lisch 结节,识别为神经纤维瘤病 1 型没有困难。既往史和旁系家庭成员的病史使诊断更加确定。怀疑最常见于双侧听神经瘤或其他颅脑或脊髓神经纤维瘤或神经鞘瘤患者,这些患者没有皮肤病变或只有少数随机的皮肤病变。众所周知,这些类型的 NF 很少有皮肤损害的趋势,但 1 型与 2 型的区别可能是不确定的,除非进行遗传学检测。丛状神经瘤由于神经受累和下面的骨骼异常而导致肌肉无力,这可能与其他肿瘤混淆,特别是在幼年儿童,他们往往有很少的咖啡牛奶斑和很少的皮肤肿瘤。肢体肥大需要与其他发育异常进行鉴别,包括 Klippel-Trenaunay-Weber 综合征。

正如已经提到的,Crowe 和他的同事们认为,80% 的 von Recklinghausen 病患者可以通过有 6 个以上的咖啡牛奶斑来诊断。在其余的 20% 中,那些大于 21 岁的患者被发现有多发性皮肤肿瘤、腋窝雀斑,以及少数色素斑;对于那些 21 岁以下,没有皮肤肿瘤,只有少量咖啡牛奶斑的患者,阳性家族史和骨囊肿的 X 线片表现在某些病例中是有帮助的。应该始终寻找咖啡牛奶斑和皮肤肿瘤,因为它们可以帮助神经科医生诊断其他方面不明确的进展性脊髓综合征、脑桥小脑角综合征、双侧耳聋、进展性失明,以及一个偶发的性早熟,脑积水或发育延迟的病例。

由于经典的 NF 伴随有许多潜在的危险疾病,最初的临床评估应辅以许多辅助检查,可包括 IQ 测试、EEG、虹膜裂隙灯检查、视觉和听觉诱发反应,以及颅脑的 CT 或 MRI,有时包括脊椎和纵隔。在 Duffner 和他的同事报告的系列中,74% 的病例在基底节、丘脑、下丘脑、脑干和小脑的 T2 加权像中有异常信号。25% 的 EEG 异常。如果怀疑有嗜铬细胞瘤,应检测 24 小时尿液中肾上腺素代谢产物。上述每一种检测不仅有助于诊断,而且对疾病的有效管理至关重要。

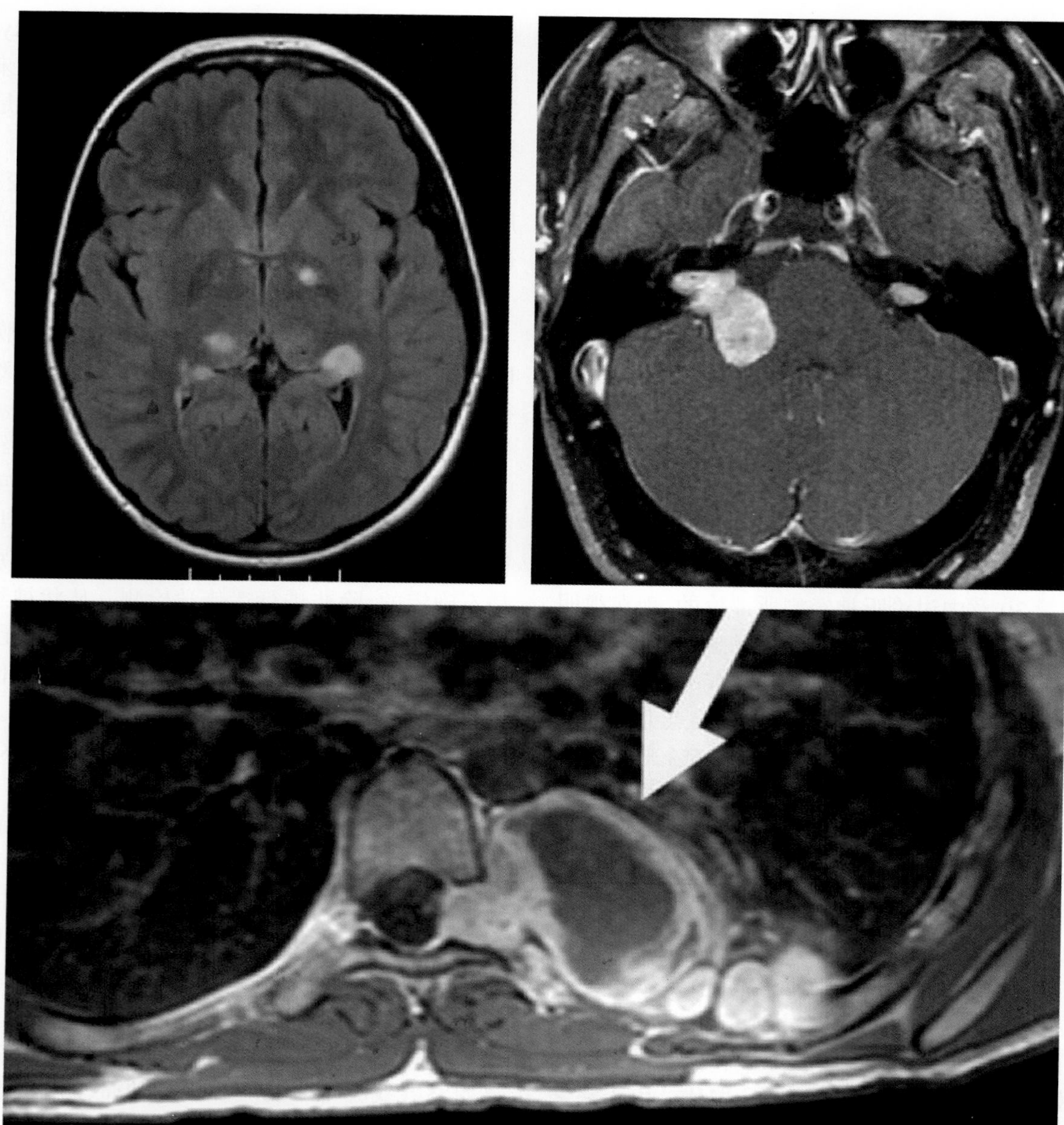

图 37-11　神经纤维瘤病。左上：在一例神经纤维瘤病 1 型患者，MRI 轴位 T2-FLAIR 显示多发的高信号病灶，推测为错构瘤。右上：在一例神经纤维瘤病 2 型患者，MRI 轴位 T1 钆增强显示双侧的神经鞘瘤（右侧比左侧大）。下图：在一例神经鞘瘤患者，胸段脊髓 MRI 轴位 T1 钆增强显示，一个起源于神经孔的巨大的左侧椎旁神经鞘瘤，注意病变周围椎骨的扩张和重塑（图片由 Scott R. Plotkin 博士提供）

治疗

皮肤肿瘤不应被切除，除非它们在外观上令人反感，或体积增大，提示恶性化。放射治疗对这些病变的影响是如此的微不足道，他们未证明暴露的风险。面部丛状神经瘤是一个特别困难的问题。在这种情况下，人们必须采取整形手术，但结果并不总是令人满意的，因为生长的东西可能包括脑神经远端分支（手术切除后有更大的瘫痪风险），或影响了其下方的骨骼，骨骼或因受到压迫而被侵蚀或因血供的增加变得肥大。颅脑和脊髓的神经纤维瘤是可以切除的，而胶质瘤和脑膜瘤通常也需要手术治疗。此时，错构瘤与诸如视神经、下丘脑或脑桥等结构的胶质瘤的鉴别可能比较困难。双侧视神经胶质瘤通常采用放射治疗，单侧则手术切除。周围神经肿瘤发生恶性（肉瘤性）变性会遇到特殊的外科手术问题。

受影响的个体应该接受遗传咨询。这种疾病似乎降低生育能力，尤其是男性。预后随着严重程度的不同而变化，只有少数病变的患者预后较好。但是这种疾病总是在不断进展，患者应继续接受监测。

伴 CNS 异常的其他皮肤血管瘤病

至少有 7 种其他疾病的皮肤或眼部血管异常与神经系统的异常有关联：①脑膜 - 或脑面（脑三叉神经）血管瘤病伴有大脑钙化（Sturge-Weber 综合征）；②皮肤血管瘤和脊髓血管畸形（有时伴肢体肥大，也发生在 Klippel-Trenaunay-Weber 综合征和神经纤维瘤病）；③表皮痣（线性皮脂痣）综合征；④家族性毛细血管扩张症（Osler-Rendu-Weber 病）；⑤小脑和视网膜的血管母细胞瘤（von Hippel-Lindau 病）；⑥共济失调 - 毛细血管扩张症（Louis-Bar 病）；以及⑦弥漫性体血管性角化病（Fabry 病）。最后 3 种疾病在其他地方讨论，共济失调 - 毛细血管扩张症和法布里病伴有遗传性代谢紊乱在第 36 章，而下面有 von Hippel-Lindau 病，以及血管母细胞瘤在第 30 章。

Sturge-Weber 综合征（脑膜或脑面血管瘤病伴大脑钙化）

斯特奇 - 韦伯综合征（Sturge-Weber syndrome），亦即脑膜 - 或脑面血管瘤病伴有大脑钙化（meningo- or encephalofacial angiomatosis with cerebral calcification）。这种疾病一直被称为 Sturge-Weber 综合征，是因为 W. Allen Sturge 在 1879 年描述了一个孩子有感觉运动发作和对侧面部的“红痣”，而 Weber 和 Parkes 第一个提供了在皮肤病变同侧的大脑半球萎缩和钙化的 X 射线证据。这个名字忽略了 Kalischer（1897，1901）重要的参与贡献，他首次描述了脑膜血管瘤连同面部血管瘤，Volland 证明了皮质内钙化沉积，还有 Dimitri 在 1923 年描述了其特征性双重轮廓的影像阴影。Krabbe 的结论是，钙化不在血管中，正如 Dimitri 和其他许多人的结论，而是在皮质的第二层和第三层中（见 Wohlwill 和 Yakovlev 的历史回顾和参考文献）。

出生时，可见血管痣覆盖一侧面部和颅骨的一大部分（在三叉神经眼支的分布区）。在四分之一的病例痣是双侧的。病变的范围各不相同，最局限的只涉及上眼睑和前额，最广泛的是整个头部甚至身体的其他部位。皮肤病变为深红色（红痣），而其边缘可能扁平或隆起，柔软或坚硬的丘疹，明显由血管组成，引起表面隆起和不规则。眶部组织，特别是上眼睑，几乎总是受累及；先天性眼积水可能在出生前使眼球增大，青光眼可能在较晚的时候发生，导致失明。有些病例出现脉络膜亦受累。皮肤的血管供应增多可能导致结缔组织和下面的骨骼过度生长，引起类似于 Klippel-Trenaunay-Weber 综合征的畸形。大脑疾病的指征早在 1 岁时或后来的儿童期就出现了，最常见的临床表现是一侧的癫痫发作，随后出现痉挛性轻偏瘫加重，手臂和腿部变小，偏身感觉缺失，以及同侧偏盲等，所有的都发生在三叉神经痣的对侧。颅骨 X 线片在出生时通常正常，第二年拍摄的颅骨片却显示出一种特征性的“电车轨道”钙化，它勾勒出涉及顶枕叶皮质的卷回。CT 和 MRI 显示了早年受累皮质的异常情况（图 37-12），且更为清晰。

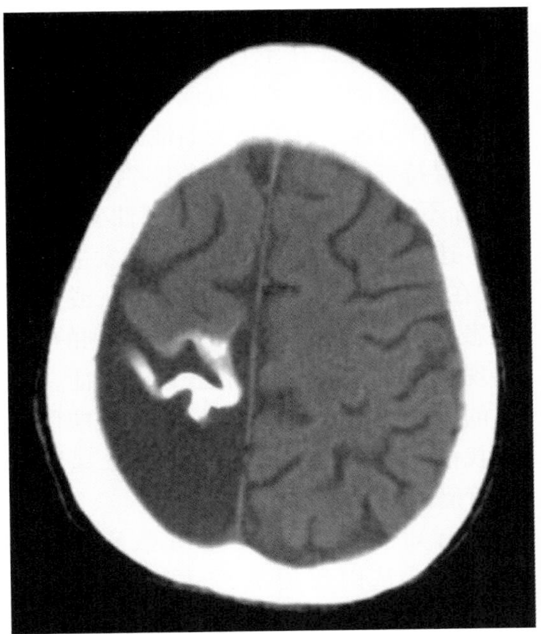
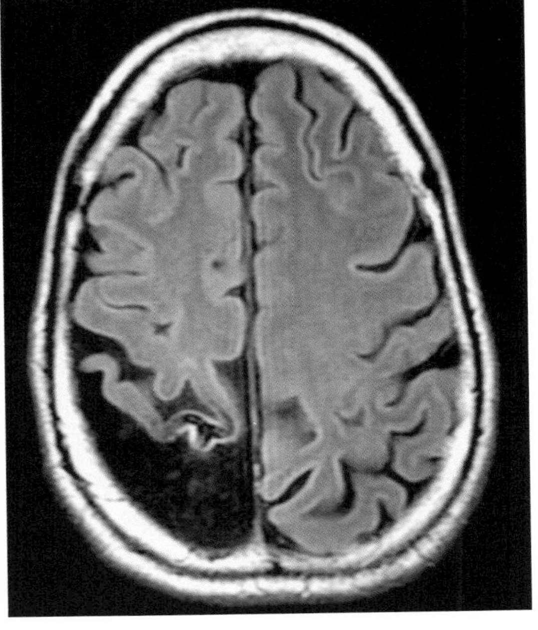

图 37-12　Sturge Weber 综合征。左图，轴位非增强的 CT 显示右侧顶叶血管畸形及其下面的皮质萎缩。右图，同一患者轴位 MRI，T2-FLAIR 显示明显的萎缩

并不是所有的颅脑血管瘤都会影响大脑,常见的面部痣,特别是扁平的中线痣和凸出的草莓痣,在神经学上没有明显意义。而且,脑-脑膜血管瘤病可能不出现皮肤病变。影响上睑是最重要的,因为几乎所有这类病例都与脑病变有关(Barlow)。胚胎的眼睑和前额血管丛的存留或发育不良与大脑的枕顶叶部分的发育不良之间似乎有密切的关系。当血管痣完全位于上眼睑下方或在头皮上方时,通常不存在大脑病变,尽管在少数情况下,这种血管瘤与覆盖在脑干和小脑上的脑膜血管畸形有关。在血管造影中,以静脉为主的异常脑膜血管很难被观察到,因此可以与真正的动静脉畸形区别开来。这些纯脑膜静脉痣很少是蛛网膜下腔出血或脑出血的来源,而且它们不会增大到形成一个肿块。然而,皮质病变破坏了皮质组织,被钙化的胶质组织所取代。一种解释认为,在癫痫发作期间,流向脑膜的血液会导致大脑皮质的进行性缺血。Barlow 曾指出,癫痫发作本身是导致渐进性神经功能缺失的原因,应该通过谨慎规范的药物治疗来努力预防癫痫发作。有时手术切除顽固性放电灶可能是必要的,但考虑到大脑病变的大小,这往往是不可行的。放射疗法过去在减少皮肤缺陷方面是不成功的,虽然在一些小型研究中,对治疗眼部脉络膜血管瘤和保护视力方面有一定的作用。相反,各种激光技术已经被用于皮肤病变,并取得了一定程度的美容成功。关于利用血管内技术治疗脑血管畸形的文献很少。

虽然家族遗传特征早已为人所知,但直到最近,Shirley 和同事才在近 90% 的具有该特征的个体以及相同数量的头盖骨非综合征性的红痣患者中发现了责任基因 GNAQ 的多态性。这种变异可能是一种嵌合型,只存在于受影响的组织中。这种基因的替代激活了细胞外信号调节激酶。已知类似的单核苷酸(SNPs)参与了其他以异常皮肤色素沉着为特征的疾病。

皮肤血管瘤伴脊髓血管畸形

正如 Cobb 首先指出的,脊髓血管瘤可能很少伴有相应的皮肤节段的血管痣。这些痣在手臂和躯干上最常见。当皮肤病变累及手臂或腿时,可能会出现整个肢体或手指的增大,同时伴有某些其他部位发育不全(Klippel-Trenaunay-Weber 综合征)。其中一些血管瘤综合征合并脊髓或视网膜-间脑动静脉畸形(AVM),并分别在躯干或面部出现血管痣。这样的病例提供了与常见的动静脉畸形的联系,在第 33 章中描述。

表皮痣综合征

表皮痣综合征(epidermal nevus syndrome)是一种与先天性神经皮肤疾病密切相关的疾病,它的特异性皮肤病变(表皮痣或线性皮脂腺痣)伴有多种偏侧颅部和神经系统异常。颅骨和脑部异常是在痣的同侧。一侧的颅骨增厚是特征性表现。发育延迟、癫痫发作和轻偏瘫是常见的神经系统表现,并以各种大脑病变为基础,如单侧脑萎缩、脑穿通性囊肿、软脑膜血管瘤、动静脉畸形和大脑动静脉闭锁。Solomon 和 Esterley 以及 Baker 和同事对这一综合征的躯体和神经系统异常进行了全面的综述。

遗传性出血性毛细血管扩张症(Osler-Rendu-Weber 病)

遗传性出血性毛细血管扩张症(hereditary hemorrhagic telangiectasia),也称为奥斯勒-朗迪-韦伯病(Osler-RenduWeber disease),这种血管异常是以常染色体显性方式传递的。迄今为止,两种突变基因已被确定为这种疾病的原因,即内皮素(endoglin)和新激酶(novel kinase)。小的动静脉畸形影响皮肤、黏膜、胃肠道和泌尿生殖道,肺部,偶尔也影响神经系统。基本病变可能是血管壁缺损,而主要并发症,出血被认为是血管机械脆性的结果。这些血管病变稀疏地分布在身体任何部位的皮肤上,最初出现在儿童期,在青春期扩大,可能呈蛛网状,类似于成年晚期肝硬化的皮肤毛细血管扩张。病变大小从针尖到 3mm 或更大,呈鲜红色或紫罗兰色,在受压下变白。

病变的意义在于它的出血倾向。成年后,病变可引起严重的反复鼻出血或胃、肠或尿路出血,并导致缺铁性贫血。肺瘘是全面性血管发育不良的另一个重要特征,有这种病变的患者特别容易发生脑脓肿,而不太容易发生轻微的栓塞性卒中。

这一疾病的血管瘤可能很少发生在脊髓或大脑中,在这里它们可以产生急性出血,或如同我们的一例患者,由于血管病变扩大或一系列的小出血,可能出现间歇性进行性局灶性丘脑综合征。反复不明原因的胃肠道、泌尿生殖系统、颅内或椎管内出血需要寻找很容易被忽视的皮肤小病变。星形病变往往在血管瘤闭塞后形成。

已知五种基因类型有数百种突变。内皮素(ENG)基因编码突变占大多数病例,激活素(ACVRL1)基因突变占较小比例,这两种蛋白质都参与血管生成,但血管畸形这一主要特征的实际形成机制尚不完全清楚。

von Hippel-Lindau 病

冯·希佩尔 - 林道病（von Hippel-Lindau disease）是一种多发肿瘤的遗传性疾病，特别是出现血管母细胞瘤，有时是多发性（这些在第30章中与其他脑肿瘤讨论）。大多数情况下肿瘤位于小脑，但也可能出现在脑干或脊髓。除了有囊肿内结节的特征性小脑肿瘤外，这些患者中有一半患有视网膜血管母细胞瘤，少数发展为肾细胞癌，更少的患者出现嗜铬细胞瘤、胰腺肿瘤或囊肿，或囊腺瘤。在少数病例中出现真性红细胞增多症是一种有趣的特征。我们曾遇到过表现蛛网膜下腔出血的罕见病例。

小脑血管母细胞瘤通常发生在30多岁时，并引起共济失调和头痛症状。在影像学检查，病变表现为一种明显的囊肿外观，囊壁内含有结节，血管造影显示该结节具有高度的血管性质，代表真正的肿瘤（见图30-13）。该疾病的其他识别特征，如视网膜血管瘤，较小，但难以从组织学上与颅脊髓血管瘤区分。血管瘤是多发的和双侧的，通常比小脑病灶出现得早，但仍然是无症状的，直到它们变得广泛（视网膜脱离是一个特征）。它们的诊断是通过检眼镜进行的，通过检眼镜检可以看到一个巨大的供血血管导致视网膜内不规则形状的卵形肿瘤。使用染色增强技术的颅部成像检查也会发现血管瘤。

遗传是常染色体显性方式，随着年龄增长具有可变的但高外显率。致病突变是在3号染色体上的*VHL*基因。这是一种肿瘤抑制基因，可被突变灭活，并可能通过增加血管有丝分裂因子，如血管内皮生长因子（VEGF）的表达来诱导肿瘤发生，但确切的机制尚不清楚。肾细胞癌是该病的一个严重组成部分，发病率高达60%，但肿瘤虽然是多发性的，但最初往往较小且恶性度较低。尽管如此，该病患者三分之一死于肾癌，其余大部分死于小脑肿瘤并发症。Losner和他的同事写了一篇关于这一主题的广泛综述。

这里提到的是莱尔米特 - 杜卡罗斯病（Lhermitte-Duclos disease）的小脑神经节细胞瘤。如在第30章所讨论的，没有皮肤畸形，但大脑和其他部位的小血管异常可能伴随小脑肿瘤（见图30-15）。

共济失调 - 毛细血管扩张症

共济失调 - 毛细血管扩张症（ataxia-telangiectasia），亦称为路易斯 - 巴尔综合征（*Louis-Bar syndrome*），在1941年Louis-Bar的报告之前，1926年由Sylaba和Henner首次描述。它合并进行性共济失调，伴有体液免疫缺陷和毛细血管扩张。就像着色性干皮病和科凯恩综合征（Cockayne syndrome），共济失调 - 毛细血管扩张症被认为是DNA修复缺陷所致。遗传模式是常染色体隐性方式，其临床表现有些异质性，正如Boder和Sedgwick所总结的，某些特征主要表现在一个特定的患儿和他的兄弟姐妹。成人型可能表现出很少的特征性毛细血管扩张。

这种疾病儿童在出生后最初几年表现几乎正常，后来出现一种共济失调 - 运动障碍综合征（ataxic-dyskinetic syndrome）。该病的发病或多或少地与行走能力的习得同时发生，行走能力是笨拙和不稳定的。后来，到了4~5岁时，肢体变得有共济失调，并有舞蹈手足徐动症，做鬼脸，还有构音障碍的言语。眼球运动变成急动性的，伴有缓慢和长潜伏期扫视，也有自主注视的失用症（患者想要看侧面时要转头，而不是转动眼球）。头部和眼睛的这种同步运动是这一过程中最具体的特征。视动性眼球震颤（optokinetic nystagmus）消失，阅读变得几乎不可能。严重的认知发育延迟并不常见，大约10%的患儿受到影响，但在受影响的患儿中，在9~10岁很明显，轻微的智力发育受限较常见。轻度多发性神经病的体征在这个年龄也很明显，表现为类似腓骨肌萎缩症（Charcot-MarieTooth）的表型。癫痫发作不是该综合征的一部分。

直到疾病晚期，肌肉力量不会明显减弱，但腱反射可能消失。特征性毛细血管扩张病变，主要是横向的乳突下静脉丛，在3~5岁或之后出现（有些患儿直到大约7岁时才比较明显），而最明显的是在球结膜的外侧部（图37-13），耳的上方、颈部裸露部分、鼻梁和脸颊处，呈蝴蝶状，以及在前臂的屈肌皱褶处。在一些老年患者中可以观察到白癜风、咖啡牛奶斑、皮下脂肪减少和头发过早变白等。许多患者有内分泌改变，如没有第二性征发育、葡萄糖耐受不良。该病呈渐进性，可能因并发支气管肺感染或肿瘤在10多岁时死亡，肿瘤发生在不到1/3的患者，通常是淋巴瘤，胶质瘤不太常见。

如上所述，成人形式的共济失调 - 毛细血管扩张症，其中一些缺乏的酶活性被保留（见下文），表现出少量的毛细血管扩张，但可能被一种儿童期和以后的锥体外系综合征所识别，轻度的共济失调如Verhagen和同事所总结的，可能有癌症的家族史。

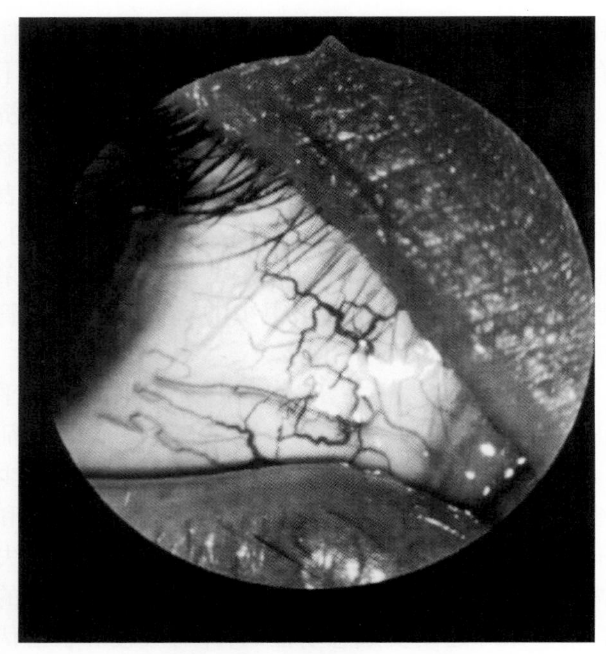

图 37-13 共济失调 - 毛细血管扩张症的眼部表现（经允许，转载自 Lyon G，Kolodny EH，Pastores GM：*Neurology of Hereditary Metabolic Diseases of Children*，3rd ed. New York，McGraw-Hill，2006）

CNS 显著的异常是小脑皮质的严重变性（在 MRI 上可见），后柱、脊髓小脑束和周围神经中髓鞘纤维的丢失，后根和交感神经节细胞的退行性变化，以及在脊髓各个水平的前角细胞丢失。在少数病例中，血管异常，就像皮肤黏膜异常一样，已发现在脑和脊髓白质中弥散分布，但它们的意义尚不明确。此外，在黑质和蓝斑可有色素细胞的丢失[与苯丙酮尿症（PKU）具有共同特征]，以及在残留的细胞中有细胞质包涵体（lewy 小体）（Agamanolis and Greenstein）。在早期发育过程中，有浦肯野细胞迁移异常和核大小变异。在后根神经节神经元的卫星细胞[被膜细胞（amphicytes）]中也发现了核内包涵体和奇异的核结构（Strich）。

几乎每个患者都有几种免疫球蛋白的缺失或减少，包括 IgA、IgE 和同型体，IgG_2，IgG_4 等。McFarlin 及其同事指出，这些缺陷是合成减少的结果，与胸腺发育不全、淋巴结滤泡丢失、迟发型超敏反应失败，以及淋巴细胞减少有关。这种免疫缺陷状态解释了这些患者对复发性肺部感染和支气管扩张的显著易感性。移植正常胸腺组织到患者体内和应用胸腺提取物并没有治疗价值。

缺陷基因（ATM）是一种激酶，它是 DNA 修复途径的换能器，能在 DNA 损伤后停止细胞周期。因此，在放射治疗后，DNA 会有错误的修复，并且极大地增加了罹患淋巴瘤、白血病和其他肿瘤的风险，以及某些特定的癌症治疗易感性。该蛋白通常普遍表达，而 90% 的患者没有 ATM 蛋白，这通常是因为突变基因中有一个终止密码子。

唯一的治疗方法以控制感染为中心。像维生素 E 这样的自由基清除剂，在没有证据证明其有效性的情况下已被推荐使用。由于有辐射敏感性，除非有令人信服的理由，否则即使是常规的诊断测试（牙科、胸部 X 线片检查）亦应避免。

神经系统的局限性发育异常

在临床实践过程中，人们会遇到大量的神经系统局限性疾病，其中许多是以孟德尔法则代代相传的，通常是显性方式。在比较严重的例子中，这里只描述了几个比较突出的例子。较轻度和较局限的疾病，如人群中普遍存在的口吃和阅读障碍，在第 27 章中描述。要寻找诸如遗传性单侧上睑下垂、遗传性霍纳综合征、瞳孔不等大、颌动瞬目（jaw winking），以及特定的骨骼肌缺失等古怪现象的解释，读者可以借助遗传学或畸形学方面的书籍。

双侧面瘫和展神经瘫（默比乌斯综合征）

先天性面部双侧瘫（congenital facial diplegia）综合征伴内斜视被称为莫比乌斯综合征（Möbius syndrome），尽管 Von Graefe 早前曾描述过。它在出生时表现缺乏面部运动和完全闭上眼睛，就会被发现。Henderson 撰写了一篇关于这一主题的英国文献综述，Harriëtte 和他的同事撰写了一份对 37 名受影响个体的最新分析报告。在 Henderson 的 61 例先天性面部双侧瘫综合征的研究中，45 例伴有外展肌麻痹，15 例完全性外眼肌麻痹，18 例舌瘫，17 例畸形足，13 例臂部障碍，6 例智力缺陷，8 例胸肌缺失。因此，与其他神经肌肉和中枢神经系统异常重叠是明显的。此外，根据电生理研究，至少有两种脑干功能障碍的构型已被提出，一种是由于缺少面神经核，另一种是由于缺少神经，可能是获得型的，但我们没有判断这种有效性的根据。Harriëtte 和同事强调了舌发育不全或发育不良、腭受累和普遍运动笨拙的发病率。他们认为，这种疾病代表了一种脑干发育不良的普遍形式。

小时候，患儿表现嘴巴张开，下唇外翻，吮吸有困难。这一综合征通常可以通过其双侧性和其他相关的无力与产钳的面瘫或分娩损伤相鉴别。偶尔，不止一个家庭成员受到影响(通常提示常染色体显性遗传模式)。造成这种特殊情况的原因尚不清楚。一些充分的病理研究已表明,脑干运动核中神经细胞稀少,这种变化也是第 45 章所讨论的法齐奥隆德(FazioLonde)型肌营养不良的特征。罕见的,可有面部肌肉发育不全。在第 44 章中也提到了 Möbius 综合征,它与肌病源性和核起源的局限性麻痹有关。

面部肌肉的部分瘫痪可以追溯到出生时,且不能归因于产科创伤,这种情况并不少见。常见的一种类型是,当孩子微笑或哭泣时,一侧的下唇不动,未受影响的一侧嘴唇向下和向外拉,导致下面部明显不对称。通常人们不知道哭泣时下垂的那一侧就是正常的那一侧(Hoefnagel and Penry)。

先天性侧视不能(科根动眼失用症)

先天性侧视不能(congenital lack of lateral gaze)也称为科根动眼失用症(Cogan oculomotor apraxia),患有这种先天缺陷的儿童不能自主地或在指令下将眼睛转向任何一侧。想要看向右边时,患儿把头转向右侧(他没有相关的转头失用症),但眼球却滞后和转向左侧。因此,患者必须超过转头的幅度,才能使眼睛注视。一旦眼球注视,头部就会回到最初的位置。为了弥补眼球运动的不足,患者的头部会出现抽动的推搡运动,这是所有自主凝视时尝试的特征。迷路冷热水刺激导致眼球的强直运动,但不是像正常人那样的眼球震颤。此外,亦不能诱发视动性眼球震颤。垂直眼球运动是正常的。类似的眼部征象在共济失调毛细血管扩张症和戈谢病也可能出现。患有动眼失用症的患儿走路缓慢;Ford 观察到这样一例患儿,他的兄弟姐妹小脑蚓部缺失。除这一观察外,该病的解剖学基础尚未被研究。

先天性运动功能异常(脑瘫)

先天性运动功能异常(congenital abnormalities of motor function)也称为脑瘫(cerebral palsy)。在这组先天性疾病中,主要的运动功能障碍,通常是非进行性的,从婴儿期或幼儿期就出现了。这些情况的流行术语是婴儿大脑麻痹(infantile cerebral paralysis)(Freud)和脑瘫。从医生的观点来看,脑瘫的名称既不合适也不实用,因为它是病因和解剖类型迥然不同的疾病,其中,遗传的、后天的、宫内的、出生的和出生后的疾病都失去了它们的特性。但这个名称已被全美各地的筹款协会和康复诊所用作口号,因此它不会很快从医学术语中消失。这一术语通常缩写为 CP,仍然被不加区分地用来指代任何原因导致的婴幼儿皮质脊髓的、锥体外系的、小脑的,以及甚至神经肌肉类型相关的认知和运动障碍。

先天性大脑运动障碍的病因

在生命早期就出现的运动异常的临床表现是多种多样的。早产是大部分病例中最明显的相关因素。每年大约有 5 万名体重低于 1 500g 的婴儿在美国出生,大约 85% 存活。其中,5%~15% 的人患有大脑源性的运动障碍,25%~30% 的人在学龄期发现智力障碍(Volpe,1995; also Hack et al)。根据运动异常的程度和性质对病例进行分类是有帮助的。必须仔细寻找产前、围产期或产后对发育中神经系统损伤的病史,以下概述了这些因素与神经功能缺损模式的某些相关性。大多数有这些运动异常的患者可存活至成年。除了运动异常外,许多人但不是所有的人还合并癫痫,而在考虑这三种临床状态的病因和机制时,不可避免地存在重叠。

以下从三个主要病因综合征的角度进行讨论,即未成熟婴儿基质出血、缺氧缺血性脑病,以及某些其他发育运动异常,包括由宫内卒中引起的异常。

早产儿生发基质(室管膜下)出血

早产儿生发基质(室管膜下)出血[germinal matrix(subependymal)hemorrhage in premature infants]。在低体重和未成熟的早产儿(胎龄 20~35 周)中,有时在出生后几天内会发生灾难性大脑功能下降,在此之前通常出现呼吸窘迫[透明膜病(hyaline membrane disease)],并伴有间歇性的发绀和呼吸暂停。脑干自动功能不足(吸吮和吞咽)、囟门膨出和血性脑脊液也很明显。如果婴儿变得完全失去反应,通常几天内就会死亡。尸检发现每侧大脑半球有一小片血湖(通常不对称性分布),占据着高细胞(室管膜下)生发基质区,靠近门罗(Monro)孔水平的尾状核。这一区域由豆纹动脉、脉络膜动脉和赫伯纳回返动脉(Heubner recurrent arteries)供血,并通过深静脉引流,深静脉进入盖伦静脉。在大约 25% 的病例中,血液仍分成小腔存留在基质区,而在大多数情况下,血液破入侧脑室或邻近的脑组织。在连续验尸的 914 例新生儿中,284 例(31%)发现室管膜下出血;根据 Banker 和 Bruce-Gregorios 的说法,几乎所有新生儿的出生体重都很低。

这种较轻程度的脑出血,现在可以通过超声检查(图 37-14)及 CT 检查发现,很明显,许多出血较小的婴儿存活下来。有些患儿迅速发展为梗阻性脑积水，需要进行脑室分流术。在另一部分患儿，脑积水较为稳定并有临床改善。数个幸存的病例系列已被追踪多年。那些出血较严重的患儿经常留下了运动和智力缺陷。

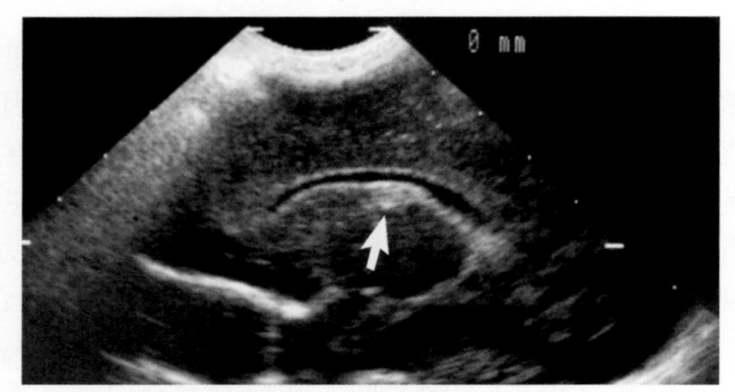

图 37-14　在一例早产儿超声显示的室管膜下基质出血(箭头所示)

从脑瘫的角度来看，在瑞典的哈格伯格(Hagberg)系列和 Hagberg 痉挛性双侧瘫的患者中，有超过一半的患者出现基质出血、白质增生(见下文)，或两者兼有。先天性偏瘫或四肢瘫被发现的频率较低。在另一组 20 例出血后脑积水病例中(Chaplin et al)，40% 的患者出现明显的运动功能缺失，超过 60% 的患者智商低于 85 分。在 12 例病情较轻的存活病例中(平均出生体重 1.8kg，胎龄 32.3 周)，Adams R.D 指出，只有 1 例有残留的痉挛性双侧瘫，9 例智商处于低于正常或正常范围(个人通信)。

基质出血的原因尚不完全清楚。在所有的可能性中，这与生发基质的薄壁静脉的压力显著增加，以及这些区域缺乏足够的支持组织有关。在未成熟婴儿的肺动脉或静脉压不稳定期间，这些薄壁血管破裂。这些婴儿还容易发展成另一种特征性的脑白质病变(脑室周围白质软化)(见下文)，而这两种病变引起的神经功能缺损可能是叠加的。

治疗　控制早产儿的呼吸窘迫可以降低基质出血和脑室周围白质软化的发生率。有人指出，在出生后 3 天内给予吲哚美辛止血敏(indomethacin ethamsylate)，(一种减少毛细血管出血的药物)和肌内注射维生素 E，以及可使用倍他米松或其他糖皮质激素，似乎对减少脑室旁出血的发生率是有价值的[关于控制新生儿期脑血流动力学和药物作用的讨论，见 Benson et al；Sinha et al；另见 Volpe(1989)]。乙酰唑胺(acetazolamide)和呋塞米(furosemide)可减少 CSF 的形成，已广泛用于治疗出血后脑积水。然而，在一项大规模的对照研究中，其效果可以忽略不计，需要置入 CSF 分流来控制脑积水症状恶化[见参考文献中国际 PHVD 药物试验组(International PHVD Drug Trial Group)]。

脑室周围白质软化

脑室周围白质软化(periventricular leukomalacia)，这些是指皮质和中央动脉深部白质的坏死区，它们位于侧脑室的外侧和后外侧，所处位置涉及枕叶的辐射和放射冠的感觉运动纤维(最先由 Banker 和 Larroche 描述；另见 Shuman 和 Selednik)。如上所述，大约三分之一的室管膜下出血病例会出现白质病变，但它们可能在患有低血压和呼吸暂停的早产儿和足月婴儿中独立发生。在一项对 753 名早产儿的研究中，那些出生于妊娠 28 周或更短时间的婴儿，罹患这种并发症的风险最高；宫内感染和胎膜早剥的组合的风险为 22%(Zupan et al)。幸存者常表现为大脑的偏瘫或双侧瘫，以及不同程度的认知障碍。运动障碍通常比认知及语言障碍更严重。越来越多地，这种性质的小病变正在通过包括超声在内的大脑成像在足月婴儿中被发现。

这种类型的脑室周围梗死的机制一直存有争议，由于其术语名称和临床特征与胚胎生发基质出血明显重叠，一直被混淆。近年来，大多数理论和实验证据一致认为这些区域代表静脉缺血和梗死。

缺氧缺血性损伤和新生儿脑病

据估计，每 1 000 名活产婴儿中就有 1~6 例出现新生儿脑病(neonatal encephalopathy)(引自 Ferriero 的综述)。新生儿的相关死亡率为 20%，幸存者的神经发育残疾率为 25%，这进一步强调了病情的严重性。利特尔(Little)在 1862 年提出的缺氧缺血型“出生损伤”的概念，多年来一直被重新审视。虽然很明显，许多新生儿遭受一定程度的围产期窒息，但似乎很少有脑损伤的表现。此外，许多(如果不是大多数)患有各种脑运动综合征的婴儿似乎都已顺利度过了分娩(围产)期，没有发生意外，这表明其他产前和产后致病因素更为重要。尽管如此，严重的足月或早产新生儿的窒息可能是痉挛、肌张力障碍和共济失调综合征的重要原因，常伴有癫痫发作和智力发育延迟。

这一领域因医疗事故诉讼的空前增加而受到污名化，部分原因是人们相信，如果能及早发现窒息和快速分娩，就可以避免因出生损伤造成的运动障碍、癫痫发作和认知问题。下面的评论和通过观察的结果强调了这一假设的谬误，即在过去几十年里，尽管建立了胎儿监测制度和较频繁的剖宫产手术，足月婴儿的脑瘫发病率并没有改变。

在人们的印象里，大脑在刚出生时比生活中任何时候都更能忍受缺氧和血流量减少。事实上，动物实验支持这一观点。直到动脉血氧分压急剧下降到正常水平的 10%~15%，才会发生脑损伤，即使这样，其他器官的功能受损也会造成脑损伤。从缺氧和缺血两方面考虑脑病可能是正确的，这两种情况通常发生在子宫内，并在出生后通过可识别的临床综合征表达出来。

Fenichel（1990）在 Sarnat 和 Sarnat 以及 Levene 及其同事的原始研究的基础上，发现根据严重程度将复杂分娩后的脑病划分为三个纯描述性的组是有帮助的，每个组都具有超过 Apgar 评分（the Apgar score）的预后价值：①轻度缺氧 - 缺血性脑病的新生儿，症状在最初 24 小时中最明显，表现为高度警觉、四肢和下颌震颤［“神经质婴儿”（jittery baby）］，以及 Moro 反应阈值降低的形式。除牵拉时头部滞后轻微加重外，四肢的张力通常正常。腱反射活跃，可能出现踝阵挛。前囟较软。EEG 正常。通常可以完全恢复，发生残疾的风险很低。②中度缺氧 - 缺血性脑病的新生儿，表现嗜睡、迟钝、低张力，运动正常。48~72 小时后，新生儿可能会改善（已经过了紧张多动期）或恶化，变得反应迟钝，由于肝损伤引起的惊厥、脑水肿、低钠血症和高氨血症有关。EEG 不正常。Fenichel 将癫痫样活动和电压抑制与不良预后联系起来。异常的视觉和听觉诱发电位是其他不良预后的征象。③严重缺氧 - 缺血性脑病的新生儿，从出生起就出现昏睡或昏迷，呼吸不规律，需要机械通气。在最初的 12 小时内通常会有抽搐。即使在试图引起 Moro 反应时，四肢仍处于低张力和不动。吮吸和吞咽被抑制或消失，但瞳孔反应和眼球运动起初可能被保留，只会随着昏迷加深而消失。

在第二类和第三类中，即中度至重度脑病的状态中，由于纠正呼吸功能不全和代谢异常可以存活，最终出现一些运动异常（皮质脊髓、锥体外系和小脑）和发育延迟。包括在严重缺氧 - 缺血性脑病范畴内的还有伴有各种脑和其他器官发育异常的新生儿。然而，大量脑瘫患儿没有出现围产期并发症，而且大量的正常婴儿在复杂分娩后出生，这使得因果关系问题变得模糊。值得注意的是，只有少数病例是由通常归咎于分娩时的因素引起的，如产钳分娩、臀位先露、脐带脱垂、胎盘早剥和产妇发热等。

此外，这些婴儿可能曾接触过某些产前危险因素（妊娠毒血症、产前子宫出血、母亲低血压，研究某些流行病学相关因素，如甲状腺功能减退或生育治疗等），或者他们的生长发育可能不正常（小产期婴儿）。这些婴儿中有些是足月出生的，有些是早产儿，出生过程可能是不正常的，也可能没有不正常。人们必须考虑一种可能性，即最初由西格蒙德·弗洛伊德（Sigmund Freud）指出的，出生过程的异常，并不是发病原因，实际上是产前病理的结果，后者可能包括早产的宫内缺氧 - 缺血。

Nelson 和 Ellenberg 还曾提供了脑瘫“病因”中多因素病因学的其他证据，他们发现母亲发育延迟、出生体重低于 2 000g 和胎儿畸形是主要的预测因素。臀位先露是另一个因素，而三分之一的这些病例也有一些非大脑的畸形。在他们的 189 名儿童的系列中，21% 的儿童也曾遭受过不同程度的窒息。其他决定因素包括母亲癫痫的发作，一个哥哥或姐姐的运动障碍，2 次或 2 次以上的先期胎儿死亡，母亲甲状腺功能亢进，子痫前期和子痫。在足月出生的大脑双侧瘫的患儿中，近一半手术的可能的影响因素包括妊娠毒血症、出生年龄的低体重、胎盘梗死和宫内窒息等。

以上列举的因素在不同程度上影响了妊娠的预后，但具有重要的信息意义，因为它们揭示了相当比例的大脑出生损伤的病例，其中低氧缺血、基质出血和白质软化不是手术造成的。在这一组中，可以包括对称的脑贯通畸形和积水性无脑儿。

因此，确定脑瘫病因的复杂性是显而易见的。关于下面讨论的运动障碍，围产期缺氧 - 缺血性损伤仍然是新生儿脑病最常见的特定原因，但通常与永久性脑瘫的缺陷无关。这一说法已被西澳大利亚州一项经常被引用的大型研究充分证实，该研究在 1 000 个足月活产儿中发现 3.8 个新生儿脑病，但仅能在 5% 的婴儿中可识别出导致脑病的分娩期致病因素（Badawi et al）。此外，根据 Evans 及其同事的研究，只有 10% 的新生儿脑病婴儿发展成痉挛性四肢瘫。

脑瘫的影像学研究越来越多地出现，甚至有人建议，也许是过度的积极性，所有这些儿童都要接受扫描检查。Cowan 和他的同事（2003）使用 MRI 来确定患有新生儿脑病的婴儿产前脑损伤的比例。除有重大先天性畸形或明显染色体异常者外，80% 的病例没有确定的病变或脑萎缩。相比之下，那些只有癫痫发作而没有新生儿脑病的人，69% 的病例在 MRI 上有产前损伤的证据，由亲血栓性疾病引起的梗死最常见。Bax 及其同事在欧洲脑瘫研究（The European Cerebral Palsy Study）中对脑瘫儿童进行的一项 MRI- 临床相关研究也得出了类似的结论，但发现，早产的脑室周围白质软化是最常见的 MRI 改变，出现在 42% 的婴儿中，其次的频率依次是基底节损伤（13%）、皮质 - 皮质下病灶（9%）、畸形（9%），以及局灶性梗死（7%）。这些作者发现了临床与 MRI 发现之间的一致性。这些研究表明，使用 MRI 在识别新生儿形式的脑病方面的实用性，并表明很少是由产科事故造成的。此外，围产期损伤的临床征象可能只有在生命后期神经系统的成熟过程中才会暴露出来，这一事实也造成了额外的困难。伍德沃德（Woodward）和他的同事认为，MRI 模式可以预测早产儿的发育结果，但这需要进一步证实。

治疗　新生儿重症监护的大部分资源用于维持血氧和血压，并降低早产儿和患病的足月婴儿的高胆红素血症。诸如早产时在分娩前给予糖皮质激素以促进肺部发育成熟，尝试在妊娠 34~36 周时早产，以及对孕产妇感染的治疗等技术都有助于改善儿童的预后。美国儿科学会（American Academy of Pediatrics），根据随机临床试验（如 Azzopardi et al and Shankaran et al）的系统综述提出的指南，认为低温是改善新生儿脑病神经系统预后的有效疗法。为了达到效果，必须遵循模拟这种干预临床试验中使用的患者登记标准，包括早期治疗机构［见参考文献中的胎儿和新生儿委员会（Committee on Fetus and Newborn）］。必须承认，临床试验给出了相互矛盾的建议，随访时间短，治疗组和未治疗组之间的差异很小。降温试验通常已排除了主要畸形的婴儿，这些畸形存在于大约三分之一的脑瘫患儿中，如上所述。

避免脑性瘫痪的表面原因已经在前面的章节中讨论过。没有一种通常指定的分娩损伤原因，特别是围产期的缺氧 - 缺血，可以解释大多数病例。

先天性痉挛性运动障碍临床综合征

先天性痉挛性运动障碍（congenital spastic motor disorders）临床综合征。其中，由新生儿四大类大脑疾病演变而来的最常见的运动障碍是痉挛性双侧瘫（spastic diplegia），也就是下肢严重但上肢较轻微的运动障碍；这四大类疾病包括基质出血、脑室周围白质软化症、缺氧 - 缺血性脑病、核黄疸等（后面讨论）。此外，足月或早产儿发生的缺氧 - 缺血性损伤可表现为偏瘫、双侧偏瘫（四肢瘫），或一种锥体束 - 锥体外系混合综合征或痉挛性 - 共济失调综合征。

第二种形式的运动障碍的特征是发生严重的痉挛性四肢瘫和发育延迟。主要的损伤通常是产时窒息和伴随的胎儿窘迫。通常这样的婴儿需要复苏，并会有 5 分钟阿普加评分（5-min Apgar scores）低和癫痫发作，在这种情况下具有重要的预测价值。第二组脑的病理学病变包括动脉血流远端区域的缺氧 - 缺血性梗死，主要发生在顶叶和后额叶的皮质和白质中，遗留一种瘢痕性硬化的皮质。

下面讨论的第三类，主要特征表现为锥体外系异常，合并不同比例的手足徐动症、肌张力障碍和共济失调。在回顾了几个大的系列的先天性和新生儿运动障碍的结果后，我们得出结论，痉挛性双侧瘫发生在 10%~33% 的病例中，痉挛性四肢瘫的发生率为 19%~43%，锥体外系的形式为 10%~22%，而混合形式为 9%~20%。

痉挛性双侧瘫（Little 病）　痉挛性双侧瘫（spastic diplegia）也称为利特尔病（Little disease），瘫痪的模式比痉挛性双瘫侧这一术语所暗示的更多变；实际上，可以区分为截瘫、双侧瘫、四肢瘫、假性延髓性麻痹，以及全身性瘫痪等几种亚型。纯截瘫型和假性延髓性麻痹型是相对罕见的。以人名命名的 Little 病，主要被用于痉挛型双侧瘫型，但在一些较早期著作中，它也曾与各种形式的运动性脑瘫联系在一起。

双侧瘫的真正含义是，通常四肢都受到影响，但腿远比手臂受累更重。肌张力低下，保留腱反射和活动减少，通常最初就出现了。只有在最初的几个月后才会出现明显的无力和痉挛状态，首先出现在腿的内收肌。正常婴儿的足底反射往往方向不明确，此时常为明显的伸性，这一发现在以后的任何年龄都是病理性的。此外，当婴儿由腋窝被举起时，两腿的动作僵硬、笨拙，保持伸展、内收的姿势，通常不会引起注意，直到几周或几个月后才引起注意。大约三分之一的病例出现癫痫发作，在所有的发育序列中观察到发育延迟并不罕见，特别是那些依赖运动系统的发育。

婴儿一旦尝试步行，一般比通常晚很多的时间，其特征的姿态和步态就会变得明显。略微弯曲的腿用小步僵硬地向前迈几步，每一步都描画出一个圆弧的一部分，大腿的内收通常是如此强大，以至于双腿实际上可能是交叉的［剪刀步态（scissors gait）］；足部弯曲并内翻，脚跟不着地。在青少年和成人，两腿往往短小，但肌肉不像脊髓性肌萎缩那样明显萎缩。肢体被动活动会发现伸肌和收肌呈痉挛状态，小腿肌肉轻微缩短。手臂可能只受轻微影响或根本不受影响,但手指可能笨拙和僵硬,而在少数人有明显的无力和痉挛状态。在伸手去拿一个物体时,手可能会过度内翻,而且抓起来可能很难松开。说话可能很清晰,也可能明显含糊不清,在某些情况下,脸上会出现痉挛性的微笑。脊柱侧弯是常见的,可能继发地引起神经根受压和呼吸功能受损。一般情况下,没有括约肌功能障碍,虽然获得自主排便和膀胱控制延迟是通常的情况。一些患者出现面部、舌和手的手足徐动姿势和运动,实际上可能掩盖了痉挛性无力。

痉挛性双侧瘫的一种亚型与头部大小和智力的相对轻微下降有关。如上所述,没有统一的神经病理改变,这种情况的发生独立于基质出血和脑室周围白质软化,以及这两者。与早产程度密切相关的大脑痉挛性双侧瘫的发病率自从引入新生儿重症监护设施以来已明显下降,有理由认为遗传因素更为重要。

婴儿偏瘫和四肢瘫(*infantile hemiplegia and quadriplegia*) 偏瘫是婴儿和幼儿期的一种常见疾病。两侧的功能差异可能在出生后不久就会被注意到,但更常见的情况是,母亲直到婴儿 4~6 个月时才发觉。在第二组中,患儿在偏瘫突然出现前一年或更长的时间是完全健康的(见下文)。在始于婴儿最早期的偏瘫中,也就是先天性偏瘫,父母最先注意到抓取与探索动作都是用一只手臂进行的。在很小的时候就有明显的手偏好,总会引起对一侧运动功能缺陷的怀疑。腿的影响通常是后来才认识到的,也就是说,在第一次尝试站立和行走时。坐和走路通常要推迟几个月。在较大的儿童,腱反射明显亢进,Babinski 征通常为阳性。手臂保持屈曲、内收和旋前,脚呈马蹄内翻足姿势。在一些患者中可以发现感觉缺失和视野缺损。认知缓慢可能伴有婴儿偏瘫,但与大脑双侧瘫相比,它不太常见,程度也较轻。也可能有语言延迟,无论哪一侧的病变,当这种情况出现时,通常会有发育延迟和双侧运动异常。35%~50% 的先天性偏瘫患儿会发生抽搐,这种情况可能会持续一生。它们可能是全身性的,但通常是单侧的和局限于偏瘫侧(如果偏瘫严重,则对侧亦受累)。在一连串的癫痫发作后,患侧无力会持续几个小时或更长时间(Todd 麻痹)。Gastaut 及其同事描述了一种半惊厥 - 偏瘫综合征(hemiconvulsive-hemiplegic syndrome),其中进行性麻痹和脑萎缩归因于抽搐。随着时间的流逝,偏瘫肢体的骨和肌肉的生长受到阻碍,导致身体明显的偏侧萎缩。

关于先天性偏瘫的病因,人们普遍认为围产期窒息只是其中的一种可能。在 Hagberg 和 Hagberg 收集的 681 例脑瘫患儿系列中,有 244 例偏瘫患儿,其中足月婴儿 189 例,早产儿 55 例。只有 45% 的婴儿发现了产前危险因素,而且大多数是早产儿。在将近一半的病例中,没有线索表明大脑病变发生在宫内期的时间里。

另一组是后天性婴儿偏瘫,通常是 3~18 个月大的正常婴儿或幼儿,在数小时内出现严重的偏瘫,伴或不伴有失语症。这种疾病通常开始于癫痫发作,直到癫痫消退,偏瘫才可能被识别出来。在 Banker 尸检病例的系列中,有一些病例有动脉或静脉血栓形成,但也有些病例未发现血管闭塞。一些未发现血管闭塞的病例,动脉造影是正常的,可能是栓塞性,并可能是心脏起源。最近一些年,影像学显示的大面积脑梗死与大脑中动脉供血区的卒中相一致(图 37-15)。如果卒中发生在年龄小时,言语可能会完全恢复,但学习能力仍然会有下降。运动功能的恢复程度各不相同。通常,当这种功能缺失消退时,手臂会出现手足徐动症、颤抖或共济失调性运动,偏瘫与手足徐动症之间可能有几个月或几年的间隔。

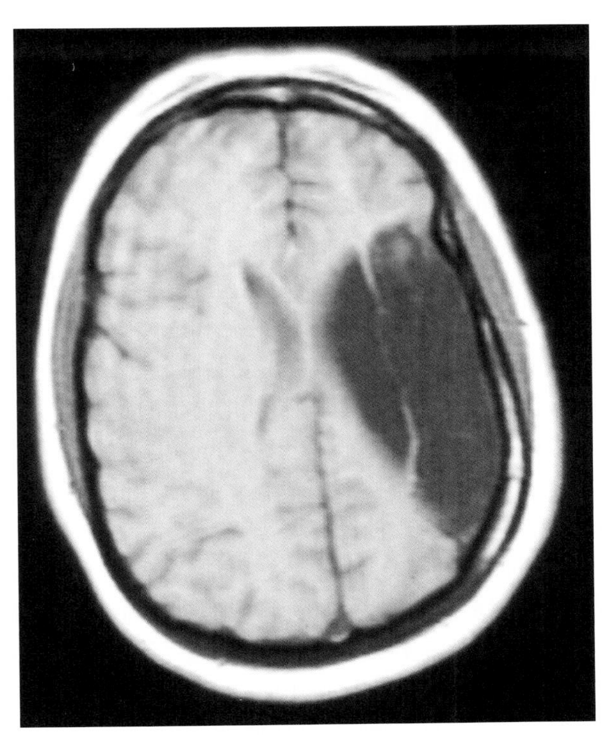

图 37-15 一例罹患先天性偏瘫成人的 MRI。有一个严重的囊性脑软化主要位于左侧大脑中动脉的供血区,整个左半球异常小,上覆的颅盖也小

破坏性病变是大多数婴儿偏瘫病例和一些双侧偏瘫病例(以及许多出生后最初几天发生癫痫的病

例)的基础病因。病理改变主要是缺血性坏死。在许多病例中,病变一定是在子宫内获得的。先兆分娩、胎儿窘迫和子宫内膜出血可能是这一过程的指征,而不是原因。最值得注意的是,缺血倾向于影响位于动脉的皮质边缘带的组织,也可能有静脉淤滞伴充血和出血,特别是发生在深部的中央结构,如基底节和脑室周围基质区。如果是纯缺氧,病变应该是双侧的。Myers 通过减少母体血液循环数小时,在刚出生的猴子身上重现了这样的病变。随着病变的愈合,猴子大脑皮质和白质中出现了同样的胶质变化(脑叶硬化)和“大理石纹”(état marbré),是痉挛性双侧瘫和双侧手足徐动症患者脑部的特征(见下文)。

四肢瘫痪状态与双侧偏瘫的不同之处在于,后者常影响延髓支配的肌肉组织和发育延迟更严重。双侧偏瘫比较罕见,通常是双侧大脑损伤的结果。然而,人们还应警惕高位颈髓病变的可能性。在婴儿中,这通常是由于臀位分娩难产引起的颈椎骨折脱位。同样地,在截瘫中,无力或瘫痪局限于腿部,损伤可能是大脑或脊髓。括约肌功能障碍和躯干某一水平以下的躯体感觉丧失总是指向脊髓定位。先天性囊肿、肿瘤和脊髓纵裂等是截瘫比四肢瘫更常见的原因。婴儿截瘫的另一个公认的原因是脐动脉导管的血栓形成并发症引起的脊髓梗死。

新生儿低血糖

新生儿低血糖(neonatal hypoglycemia),是临床上或遗传学上尚未完全阐明的一个复杂问题。令人担忧的是,持续低水平的葡萄糖会产生神经元损伤,就像在实验模型中那样。它最温和的形式是一种短暂的产后症状,发生在早产儿或胎龄较小的新生儿,通常在数小时内就会消失。婴儿出生时通过采足跟血检测,如葡萄糖浓度不低于 45mg/dL,往往需要重复取样并通过全血检测来确认。持续性低血糖可能表现为癫痫发作或神经紧张。

一种相关形式持续数天,可能需要静脉注射葡萄糖才能稳定。一些婴儿,其中有些是患有糖尿病的母亲,但大多数婴儿出生时体重低于 2 500g 左右,会持续低血糖几天或几周,如果情况严重,一般会用静脉注射葡萄糖或胰高血糖素治疗,并在新生儿重症监护病房进行监测。这些婴儿中有一部分会出现低血糖,持续时间只有几周或几个月,并且没有任何原因就消失了。这种情况是由于先天性高胰岛素血症引起的。当葡萄糖降至约 50mg/dL 以下时,后者可能表现为接近正常的胰岛素水平。患儿可以口服二氮嗪(diazoxide),一种以前用于静脉注射控制严重急性高血压的药物,但口服形式会阻断胰岛素的释放,或者用奥曲肽(octreotide)。治疗低血糖的适当阈值一直是一个有争议的问题。

当病情持续或对二氮嗪治疗没有反应时,常见的原因要么是在负责释放胰岛素或检测低水平血清葡萄糖的多个通道中有一个遗传缺陷,要么是胰岛 β 细胞增生,更符合原来的术语胰岛细胞增殖症(nesidioblastosis)(现已过时了),标志着这种过多的胰腺细胞。对于后者,几乎都进行全胰腺切除术,但是随后会出现糖尿病。

根据半个世纪前的研究,许多教科书对持续性新生儿低血糖的发展结局持悲观态度,几乎没有关键性检查确定结果;而且,如前所述,尚未确定代表风险的阈值。Mckinlay 和他的同事报告了一组新生儿出生体重大多低于 2 500g,葡萄糖可维持在 47mg/dL 以上的人群。他们在 2 岁时没有发育延迟。

基于半个世纪前的研究,许多教科书对持续性新生儿低血糖的发展转归描绘了一幅黯淡的画面,但很少有对结果的关键检查,正如前面提到的,代表风险的阈值尚未建立。McKinlay 和他的同事报告的队列,报告了一组出生体重大多在 2 500g 以下的人,他们的葡萄糖可以维持在 47mg/dL 以上。他们在 2 岁时没有发育延迟。此外,连续的间质组织葡萄糖监测显示,许多短暂的低血糖发作无法通过间歇性监测检测到,而这些发作的次数或严重程度也不能预测至少在 2 岁时的发育延迟。矛盾的是,那些快速纠正葡萄糖和大部分时间高血糖的人比那些在低血糖或正常范围的人有更多的发育延迟,这点需要确认。一些观察表明,视觉空间困难是一种可归因于低血糖的缺陷形式,在 MRI 上可以看到位于枕叶适当位置的病变。

锥体外系综合征

以上讨论的痉挛性大脑双侧瘫(spastic cerebral diplegias)几乎不知不觉地隐没于先天性锥体外系综合征(congenital extrapyramidal syndromes)中了。这些患儿在每个脑瘫诊所都能看到,而最终他们会被送到成人神经病学诊所。他们可能没有皮质脊髓束体征,而学生只熟悉纯痉挛性双侧瘫综合征,但总是对它们的分类感到困惑。一些锥体外系型病例无疑是由严重的围产期缺氧和其他疾病引起的,如胎儿的成红细胞增多症伴有核黄疸。要说明这些疾病可能的病理基础和未来的病程,将产前 - 出生来源的锥体外系综合征(通常在出生后第一年表现出来)与后天性或遗传性出生后综合征，诸如家族性手足徐动症、Wilson 病、变形性肌张力障碍，以及遗传性小脑共济失调分开是有用的，这些疾病的症状后来才表现出来。

双侧手足徐动症（*double athetosis*） 这可能是最常见的先天性锥体外系疾病。有两种类型比较突出，一种是高胆红素血症或 Rh 不相容（核黄疸，见下文）和缺氧 - 缺血性脑病引起的。随着新生儿高胆红素血症的控制（通过使用抗 Rh 免疫球蛋白、交换输血和光疗），核黄疸几乎已经消失，而严重的缺血 - 缺氧形式经常继续被看到。罕见地，一种先天性、非溶血性黄疸或葡糖 -6- 磷酸脱氢酶缺乏症会产生同样的综合征。

与痉挛状态一样，双侧手足徐动症在出生时可能无法被识别，而只有在几个月或一年后才能被发现。在某些病例中，舞蹈手足徐动症的出现由于不明的原因会延迟几年；它似乎在青春期甚至成年早期开始进展。因此，它必须与某些遗传代谢性和退行性锥体外系疾病区别开来。舞蹈症和手足徐动症是主要的临床表现，但不自主运动扑朔迷离的组合，包括肌张力障碍、共济失调性震颤、肌阵挛，以及偏侧颤搐可以在单一的病例中发现。有时，由于运动障碍的复杂性，我们无法对其进行分类。值得注意的是，几乎所有双侧手足徐动症的病例都伴有自主运动缺陷。

婴儿和儿童手足徐动症在严重程度上有很大差异。在一些病例中，异常动作非常轻微，以至于被误解为烦躁或“坐立不安”；在另一些病例中，每一次尝试自主行为都会引发剧烈的不自主的痉挛，使得患者几乎无助。舞蹈手足徐动症和其他不自主运动的临床特征在第 4 章中讨论。

早期肌张力低下，随后是运动发育延迟，是这些病例的规律。直立姿势和行走可能直到 3~5 岁时才会出现，有些患儿可能永远无法达到。强直性颈反射或或其碎片往往会持续存在，远远超过其通常的消失时间。跖反射通常为屈性，尽管由于脚趾的持续屈曲和伸展，反射可能难以解释。没有发现感觉异常。由于运动和言语障碍，患者经常被错误地认为是认知障碍。在某些病例中，这个结论无疑是正确的，但在其他情况下，认知功能可能不受影响。

人们尝试了各种康复措施，如物理疗法、外科手术、感觉统合疗法、渐进模式运动，以及各种未被证实的神经肌肉易化形式。我们同意 Hur 的观点，他对这个课题进行了批判性的审查，认为那些适当的对照研究并没有提供任何成功的证据。当然，随着成长和发育，获得了新的姿势和运动能力。受影响不太严重的患者能成功地进行职业调整。病情较严重的儿童很少能达到一定程度的运动控制能力，从而使他们能够独立生活。在公共场合，我们可以看到一些不幸的人艰难地摆动和扭转着身体行走。

影像学检查很少有诊断价值。在一些病例中可见轻度脑萎缩和基底节的体积减小，在一些严重的缺氧性脑病患者中可见空洞性病变。脑电图很少有用，除非有癫痫发作。

脑部最常见的病理发现是壳核、丘脑和大脑皮质的边缘带呈白色的大理石样外观。这些白色的条索代表神经细胞丢失和胶质细胞增生的病灶，伴有横断的有髓纤维带凝聚，称为大理石样病变（*status marmoratus*）[大理石状态（*état marbré*）]。如果损伤发生在婴儿期之后，即髓鞘形成完成它的早期发育周期后，就不会发生这种损伤。

核黄疸（*kernicterus*） 这是目前儿童和成人锥体外系运动障碍的一个罕见病因。这些病例是继发于 Rh 和 ABO 血型不相容或转氨酶葡糖醛酸基转移酶缺乏引起的胎儿成红细胞增多症的神经后遗症。黄疸的新生儿在出生后的第 2 天或第 3 天出现黄疸症状。婴儿变得无精打采，吮吸不良，出现呼吸困难，以及角弓反张（头部回缩），随着黄疸加剧而逐渐昏迷。血清胆红素通常大于 25mg/dL。在酸中毒和缺氧的婴儿（例如，低出生体重和透明膜病婴儿），核黄疸性病变在血清胆红素水平低得多就发生了。

一部分患这一疾病的婴儿在出生后的 1~2 周内死亡。许多存活下来的婴儿发育延迟，耳聋，张力低，完全不能坐、站或行走。然而，也有一些例外的患儿，他们的智力正常，或者至多只有轻微的局限。他们会产生各种持续性神经后遗症，如舞蹈手足徐动症、肌张力障碍和四肢僵硬，这种表现与大脑痉挛性双侧瘫伴有不自主运动没有太大的差异。如果锥体外系综合征伴有双侧耳聋和向上凝视麻痹，则应始终怀疑核黄疸。后来，在儿童期，牙釉质可能会出现绿色的色素沉着。

在出生后核黄疸的急性期死亡的新生儿表现出一种独特的黄色染色（黄疸）的核团，一度被称为“克恩核”（Kern nuclei），并将其命名为基底节、脑干和小脑的疾病。对于那些出生后的损伤存活下来的患者，病理变化包括丘脑底核、苍白球、丘脑、动眼神经核和耳蜗神经核中对称分布的神经细胞丢失和胶质增生，这些病变是高胆红素血症的结果。在 Adams RD 检查的 30 多个病例中，未发育成熟的大脑皮质包括海马体都幸免受累。在新生儿中，未结合的胆红素可以通过发育不良的血脑屏障进入这些核，推测它对这些核有直接毒性。酸中毒和缺氧加重这种毒性效应。同样在新生儿中，葡糖醛酸基转移酶的短暂缺乏加速了高胆红素血症的发展，而葡糖醛酸基转移酶是与胆红素结合所必需的。由这种酶缺乏引起的遗传性高胆红素血症（*hereditary hyperbilirubinemia*），也称为克里格勒-纳贾尔综合征（*Crigler-Najjar syndrome*），在婴儿晚期或儿童期对神经系统的影响可能与由于Rh不相容而引起的高胆红素血症相同。

免疫疗法、光疗和交换输血被设计用来防止高水平的未结合血清胆红素已经被证明可以保护神经系统免受胎儿成红细胞增多症的毒性作用。如果血胆红素水平可以控制在20mg/dL以下（早产儿10mg/dL），神经系统就可以避免围产期的损害。这些措施的有效使用实际上已经根除了这种疾病。

在临床上，核黄疸和缺血性大理石状态（ischemic état marbré）都必须与遗传性舞蹈手足徐动症、Lesch-Nyhan综合征，以及生命晚期，与共济失调-毛细血管扩张症和Friedreich共济失调相鉴别。

先天性和新生儿共济失调

先天性和新生儿共济失调（congenital and neonatal ataxias），在这些患儿中，站立和行走困难不能归因于痉挛状态或瘫痪。张力减低和运动贫乏是最初的运动异常，就像他们在手足徐动性脑瘫中一样。只有后来当患者开始坐、站和走路时，小脑的缺陷才会显现出来。在达到正常的运动发育重要节点上，可能会有也可能没有延迟。如果一开始就试图保持坐姿平衡，那么就会出现不稳定的现象，即使通过练习也无法很快克服。伸手去拿给予的玩具，完成的动作急促而不协调。正如预料的那样，最初的脚步是不稳定的，会有许多磕磕绊绊，但步态仍然很笨拙。躯干的不稳定可能伴随着类似的、或多或少有节奏的头部上下摆动运动。尽管共济失调很严重，但肌肉大小正常，尽管有些患者身体虚弱，但四肢都能自主运动。腱反射存在，而足底反射或为屈性或为伸性。在某些病例中，共济失调后来伴有肌痉挛状态，而不是伴有肌张力低下，即为痉挛性共济失调性双侧瘫（spastic-ataxic diplegia）。在以后的几年可能会有相对的改善。在较大的儿童中，小脑步态、肢体运动共济失调、眼球震颤和话语的不规则发音很容易与肌阵挛、舞蹈症、手足徐动症、肌张力障碍和震颤等区分开来。

只有少数病例进行了病理改变的研究。已观察到小脑发育不全或发育不良，但小脑硬化性病变较为常见。CT或MRI检查证实小脑萎缩。然而，在我们护理下的一些由新生儿损伤引起的成人小脑样震颤病例中，MRI并未显示小脑萎缩。先天性共济失调患者可能同时存在大脑和小脑病变，这就是大脑小脑双侧瘫（*cerebrocerebellar diplegia*）这一术语的原因。

在先天性共济失调中已经发现了几个危险因素。最重要的是，小脑性共济失调可能是新生儿缺血-缺氧最突出或唯一的影响。遗传因素在某些情况下起作用（Hagberg and Hagberg）。子宫内汞中毒是先天性共济失调的另一个原因。在我们的经验中，许多不是退行性疾病所致的病例仍然无法解释，其中一些如下文所述。

脑桥小脑发育不全（*pontocerebellar hypoplasias*）和朱伯特综合征（*Joubert syndrome*）　除了以上所述的先天性共济失调，还有几种小脑发育失败的罕见的家族形式与发育延迟有关。现在被称为朱伯特综合征的是一个家族，主要特征是蚓部发育不良、发育延迟、偶发性呼吸过度，不规则跳动眼球运动，以及6个兄弟姐妹中有4人步态不稳。在其他的报告中，脉络膜-视网膜缺损、多指趾畸形、隐睾症和下颌前突等都曾被提到过。对这些个体的大脑尚未进行详细检查，但MRI有一个特征性的“臼齿征”（molar tooth sign）结构，反映了由蚓部发育不全引起的深部内陷，小脑半球间有一个狭窄的裂口，小脑上脚增厚。涉及几个遗传位点，大多数作为隐性性状。

在吉莱斯皮综合征（*Gillespie syndrome*）中，一种无虹膜、小脑性共济失调和发育延迟的组合是它的共同特征。在佩恩综合征（*Paine syndrome*），一种发育延迟的家族性疾病，有小头畸形、痉挛状态、视神经发育不全，以及肌阵挛性共济失调，最后一种可能与小脑发育不全有关。瑞典报道的这些发育不全和失平衡综合征被统称为小脑性共济失调，在过去，他们被归类为共济失调性脑瘫（ataxic cerebral palsies）。影像学检查显示大脑小脑异常。遗传因素在某些方面起作用，但与病因有关的问题仍然不清楚（详见Harding的较老的专著）。一种纯非进行性先天性小脑发育不全已被定位到染色体Xq上的一个基因位点，它似乎与脆性X综合征没有关系，脆性X综合征可能导致成人共济失调和震颤，如下文所述。

先天性共济失调的鉴别诊断　先天性共济失调必须与进行性遗传性共济失调区分开来。后者的发病年龄可能比先天性的更晚。一些遗传性共济失调是间歇性或偶发性的，其中一种对乙酰唑胺(acetazolamide)有反应,是第 5 章中讨论的钙通道异常的结果。

与先天性和新生儿起源的共济失调相区别的,还有一种儿童期急性小脑性共济失调(*acute cerebellar ataxia of childhood*),它通常可以追溯到病毒感染或感染后脑炎,特别是水痘后。金斯波兰尼(Kinsbourne)的眼阵挛肌阵挛综合征(*opsoclonus-myoclonus syndrome*),也称为“舞蹈眼”(*dancing eyes*),是另一种儿童特有的感染后疾病(见第 14 章和第 39 章)。这种疾病的小脑性共济失调可能被多肌阵挛所掩盖,而多肌阵挛破坏了每一个尝试的运动。随着病情改善,在皮质类固醇的影响下,小脑性言语和运动障碍变得明显。大多数患者的疾病转为慢性(Marshall 等随访了 26 例中的 16 例),后来发现认知功能受损。这种疾病的病因一直尚未确定。偶尔会发现隐匿的神经母细胞瘤或其他肿瘤。在鉴别诊断这些急性形式的小脑共济失调时,不可忽视苯妥英、巴比妥酸盐或类似药物的中毒。

弛缓性麻痹和“松软婴儿”(*floppy infant*)(表 37-7;另见第 38 章和第 45 章)

一种罕见的全身性软弱的大脑形式,最初由福斯特(Foerster)描述,被称为大脑无张力性双侧瘫(*cerebral atonic diplegia*),在脑瘫的讨论中已经被提及。它通常可通过姿势反射保留(婴儿被从腋窝举起时两腿在膝部和髋部屈曲),腱反射保留,以及精神发育同步失败等与脊髓和周围神经起源的麻痹和先天性肌营养不良鉴别。在本章前面讨论的普拉德 - 威利综合征(Prader-Willi syndrome)最初也表现为全身性张力减退。

表 37-7　先天性张力减退的原因 - 婴儿松弛综合征

Ⅰ. 大脑的
- A. 大脑无张力性双侧瘫(Foerster)
- B. Prader-Willi 综合征
- C. 特发性松弛

Ⅱ. 脊髓的
- A. Werdnig-Hoffman 脊髓肌萎缩
- B. 脊髓出生损伤

Ⅲ. 肌病的
- A. 多肌病,如中枢核、尼莫林、棒 - 体、肌小管、纤维型不成比例
- B. 婴儿肌营养不良
- C. 肌强直性营养不良
- D. 多发性肌炎

Ⅳ. 神经病性
- 炎症性脱髓鞘性神经病

(另见第 45 章)

婴儿脊髓性肌萎缩(*infantile spinal muscular atrophy*)综合征,也称为韦德尼希 - 霍夫曼病(*Werdnig-Hoffmann disease*),是下运动神经元型弛缓性麻痹的主要例子。知觉敏锐的母亲可能意识到胎儿在子宫内运动减少,在大多数情况下,运动缺陷在出生后不久变得明显,或婴儿出生时患有关节挛缩畸形。其他一些类型的家族进行性肌萎缩已被描述在儿童早期或晚期、青春期或成年早期发病。无力、萎缩和反射消失,没有感觉改变是主要特征,在第 38 章中详细讨论。一些怀疑患有婴儿或儿童期肌萎缩的患儿,随着时间推移,证明只是不活跃的“松弛”儿童,他们的运动发育速度比正常的慢。另一些人可能一生都很虚弱,肌肉组织薄弱。这些和其他一些先天性肌病,如中央核(*central core*)、杆状体(*rod-body*)、线状体(*nemaline*)、线粒体(*mitochondrial*)、肌管(*myotubular*)和纤维型(*fibertype*)不均衡和优势在第 45 章中描述。与 Werdnig-Hoffmann 病不同,随着肌肉的自然生长,其中许多疾病的影响往往会减弱。罕见的是,多发性肌炎和急性特发性多神经炎表现为先天性张力减退综合征。

婴儿肌营养不良症(*infantile muscular dystrophy*)和脂质及糖原贮积病(*lipid and glycogen storage diseases*)也可能产生进行性肌萎缩和肌无力的临床表现。当进行性肌萎缩症伴有舌、心脏、肝或脾大时,应怀疑糖原贮积病(*glycogen storage disease*),通常为庞贝(Pompe)型。该病的运动障碍可能在某种程度上与骨骼肌中糖原的异常沉积有关,尽管它更可能是前角细胞变性的结果,这些前角细胞也因糖原和其他物质而膨胀。某些形式的肌营养不良(*muscular dystrophy*)(肌强直性营养不良和几种类型的先天性营养不良)也可能在出生时或出生后不久就显现出来。后者可能导致关节挛缩和畸形足(见第 45 章,先天性神经肌肉疾病的讨论)。

臂丛麻痹(*brachial plexus palsies*),是众所周知的难产并发症,通常是由臀位引产时通过肩部牵引强行取出胎儿,或在肩位引产时通过牵引头部倾斜引起的。这种伤害的影响有时是终生的。他们的新生儿发病是后来发现患肢体积小和骨发育不充分暴露的。上臂丛(第 5 和第 6 颈神经根)或下臂丛(第 7 和第 8 颈神经根和第 1 胸神经根)是受伤的主要部位。上臂丛损伤[厄尔布麻痹(Erb palsy)]比下臂丛损伤[克隆普克麻痹(Klumpke palsy)]发生的频率高 20 倍。有时整个神经丛都受到影响。更多细节见第 43 章。

面神经麻痹(*facial paralysis*),是新生儿的另一种常见的(通常是单侧的)周围神经受累,由于产钳损伤了紧邻面神经从茎乳孔出口的远端的面神经。一只眼睛闭不上和吮吸困难使这种情况容易识别。它必须与先天性面部双侧瘫鉴别,后者常伴有展神经麻痹,即本章前面讨论过的 Möbius 综合征。在由物理损伤引起的面神经麻痹的大多数病例中,功能会在几周后恢复;在某些情况下,面瘫是永久性的,并可能导致终身的面部不对称。

治疗

一旦确定了脑瘫的运动特征,辅助装置、物理治疗,以及用于关节稳定和缓解痉挛状态的常规骨科措施都是有用的。注射肉毒杆菌毒素(botulinum toxin)以缓解痉挛状态已得到广泛的青睐,目前在儿童早期就开始使用,以预防畸形。然而,这两种方法中任何一种的大多数已发表的试验都太少,无法得出关于治疗的长期持久性的确切结论。在有经验的人看来,选择性和部分切除脊髓后根对局部的痉挛状态有良好的效果。在 Collet 和同事进行的一项随机试验中,高压氧治疗脑瘫患儿无效,尽管不时有相反的说法。

总之,可以说所有这些形式的致残性运动异常在神经儿科中都是重要的问题。在预防方面,大多数医院都采取了识别和消除危险因素的步骤。事实上,优化产前护理,减少早产,以及在重症监护病房控制呼吸系统问题等,降低了这些疾病的发病率和患病率。

生理和心理治疗措施似乎都是可获益,但许多方法难于评估正在成熟和发展的神经系统。神经科医师可以通过将具有相同模式和病因的病例分组,并将表现迟缓的先天性组与该年龄段的可治疗获得性疾病区分开来,从而做出最大贡献。不幸的是缺乏重要的神经病理学研究支持。身体和心理的治疗措施似乎是有帮助的,但许多方法一直难以评价一个正在成熟和发育的神经系统。神经病学家可以通过区分相同模式和病因的病例群,以及在这个年龄段区分延迟表达的先天性组和可治疗的获得性疾病,最有可能做出成绩。令人遗憾的是,缺乏关键的神经病理学研究。

宫内和新生儿感染

在整个宫内期,胚胎和胎儿会受到特殊的感染。因为感染因子必须通过胎盘到达胎儿,显然,胎盘在妊娠不同阶段的通透性和母体机体的免疫状态是决定性的。我们在此讨论这些宫内感染,因为其中一些可能导致畸形或破坏性大脑损伤,在以后的生活中,必须与发育异常区别开来。

直到妊娠的第 3~4 个月,即使母体潜伏有感染,大的微生物,如细菌、螺旋体、原生动物和真菌等,也不能侵入胚胎。然而,病毒可能会进入,特别是风疹、巨细胞病毒、艾滋病毒,可能还有其他病毒。风疹病毒在妊娠前 3 个月进入胚胎组织,梅毒螺旋体在妊娠后 4~5 个月进入,弓形体是在此期间后进入。细菌性脑膜炎(由单核细胞增多性李斯特菌引起的脑膜炎除外,如下述)主要是在分娩期间或分娩后立即感染的围产期感染。新生儿单纯疱疹脑炎,如由 2 型疱疹(生殖器)病毒引起的,通常也是通过受感染的产道传播的。一些 HIV 感染病例可能是在分娩过程中感染的,但大多数是经胎盘传播的。

主要的新生儿感染,如弓形体病、风疹、巨细胞病毒和疱疹病毒,通常由首字母缩写为 TORCH,即弓形体病(toxoplasmosis)、其他感染(other infections)、风疹(rubella)、巨细胞病毒(cytomegalovirus)和单纯疱疹(herpes simplex)。随着李斯特菌(*Listeria*)的持续存在,艾滋病感染的增加,以及风疹感染的显著减少,使用包括李斯特菌和艾滋病毒在内的助记符的 LATCH 可能更合适。最近,孕期前 3 个月孕妇感染寨卡病毒(Zika virus)和婴儿发育延迟导致小头畸形引起了人们的关注,下面讨论。

患有上述任何一种感染的婴儿具有某些共同特征,如出生低体重、早产、先天性心脏病、紫癜、黄疸、贫血、小头畸形或脑积水、大脑钙化、脉络膜视网膜炎、白内障、小眼畸形,以及肺炎等,作为一个推论,如果这些特征的任何一个组合是明显的,人们应该怀疑这些感染因子之一,并采取措施来确认它。然而,所有这些临床表现不太可能出现在任何一个婴儿身上,在风疹和巨细胞病毒的病例中,只有很小比例的感染婴儿会出现主要的全身体征或症状。然而,仅从临床的角度来看,某些感染可以被识别,而其他感染可以被排除。例如,大脑钙化主要出现在弓形体病和巨细胞病毒脑病中,在风疹中罕见,在单纯疱疹病毒(HSV)脑炎中不存在,钙化在弓形体病中广泛分布(图 37-16),并在 CMV 感染中呈现脑室周围分布。心脏病变只出现在风疹时,耳聋仅发生在巨细胞病毒和风疹时。因此,有临床路径来指导临床医生选择适当的诊断测试。重要的是,在考虑新生儿感染时,还必须寻找其他不太常见的感染类型(见第 31 章和第 32 章)。

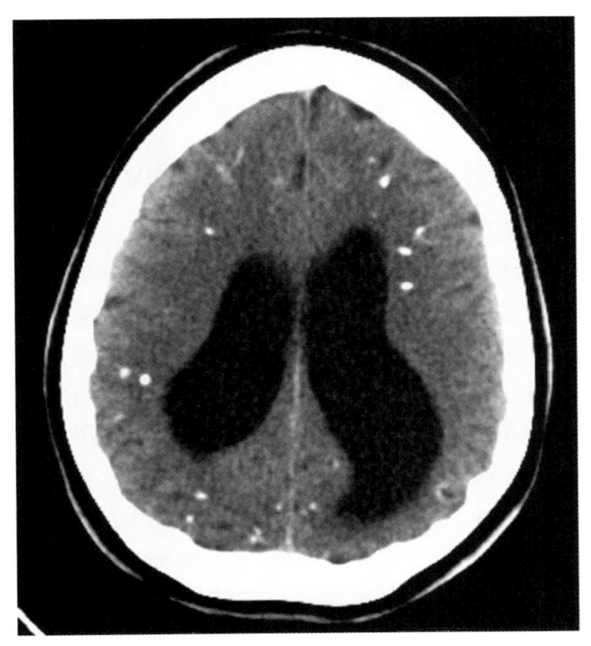

图 37-16 一例先天性弓形体病治愈后发育延迟成人的轴位 CT。有脑积水和白质内多发的钙化。与图 37-7 对比，此图显示结节性硬化症的脑室周围的钙化

当母亲完全没有症状时，就会增加胚胎和胎儿感染的诊断难度。从胎儿和新生儿组织中分离出病原体是可能的，但通常是无法做到的，而且由于感染的早期阶段或婴儿免疫反应的局限性，可能无法显示抗体或其他免疫反应。

先天性风疹

格雷格（Gregg）于 1941 年首次报道了母亲风疹与新生儿先天性白内障的关联。他的观察很快得到了证实，人们很快就了解到，白内障、耳聋、先天性心脏病，以及发育延迟等构成了这种疾病的一种四联体诊断。一种病毒可以影响如此多的组织，在本质上导致多器官的非炎症性发育障碍，这是一个新的概念，而且它提出了一个有趣的预期，其他病毒可能也有类似的效应。然而，令人惊讶的是，在胚胎发育神经病理学中只有巨细胞病毒（CMV）和可能的单纯疱疹病毒（HSV）有牵连。大量的其他病毒（例如流行性感冒、EB、肝炎病毒）与人类致畸形成有关，但没有一种病毒与致畸是毫无疑问的关系。

现在已经确定的是，大多数先天性风疹（congenital rubella）感染发生在妊娠的前 10 周，感染发生得越早，对胎儿的风险越大。然而，根据 Hardy 的说法，在孕期的前 3 个月之后，直到第 24 周可能还会有一些风险。

根据 1964 年和 1965 年大规模风疹流行的经验，先天性风疹综合征（congenital rubella syndrome）已经扩大到包括低出生体重，感音神经性聋，有时为单侧的（最常见的并发症），小眼球症，视网膜色素变性（盐 - 胡椒脉络膜视网膜炎），青光眼，角膜浑浊，以及特殊类型的白内障（后两者异常通常引起视力受损），肝脾大、黄疸，血小板减少性紫癜，动脉导管未闭或心室间隔缺损等。在不同的组合中，可能有一种、几种或多种这种异常。发育延迟很严重，可能伴有癫痫发作和运动功能缺失，如偏瘫或痉挛性双侧瘫，很少伴有癫痫发作。据说会出现一些类似孤独症的精神症状。

妊娠前 3 个月后胎儿感染导致的新生儿综合征症状较轻。婴儿可能看起来无精打采，不能茁壮成长。头颅小得不正常。只有心脏异常、耳聋或脉络膜视网膜炎才能提供诊断线索。CSF 后来可能出现单个核细胞（MNC）增多和蛋白增高。感染可能持续一年或更长的时间。钙化灶很罕见，CT 和 MRI 检查对诊断几乎没有帮助。母亲的感染可能是如此轻微，以至于被看作是小事，但是即使感染是明显的，大约 50% 的情况胎儿会幸免。通过证明病毒的 IgM 抗体，或通过从咽喉、尿液、粪便或 CSF 中分离病毒，可以在新生儿中证实诊断。此外，这种病毒也可从羊水中的细胞获得。在随后的妊娠中，胎儿在我们的经验中是正常的。

神经病理学是相当有趣的。在妊娠前 3 个月暴露于母亲风疹的胎儿的神经系统中，Adams R.D 在光学显微镜下没有发现任何可见的损伤，即使这种病毒已经被 Enders 从大脑中分离出来（个人通信）。在发育的这一阶段，由于胎儿没有多形核白细胞、淋巴细胞和其他单个核细胞，因此没有炎症反应。在出生时，大脑通常大小正常，可能没有显著的病变。脑膜可有轻度淋巴细胞浸润，少数坏死区和血管炎区伴后期的血管钙化，还有小出血，可能与血小板减少有关。在 1~2 岁死亡的患儿中观察到脑部小和髓鞘形成延迟。在 Adams 的系列中没有一例大脑发生畸形。风疹病毒在出生后至少 18 个月仍可从 CSF 中检出。儿童期迟发的进行性风疹脑炎的一种形式也是已知的，并在第 32 章“进行性风疹全脑炎”下做了描述。由于活动性感染没有治疗方法，解决先天性风疹感染问题的有效途径是确保每个育龄妇女在怀孕前都接种过抗风疹疫苗或因感染已产生了抗体。风疹疫苗的广泛使用降低了发生重大疫情的机会，但仍然可以看到零星感染，而在发展中国家仍继续流行规模的疫情发生。

先天性巨细胞病毒感染

多年来,人们都知道一些婴儿在出生后的头几个星期和几个月就死亡了,他们的组织中存在含有核内和胞质内包涵体的肿胀细胞。这种细胞学变化似乎与死亡有关。1956 年和 1957 年,三个不同的实验室分离出了后来的人类巨细胞病毒(CMV)(见 Weller)。CMV 已被证明是最常见的宫内病毒感染,在当前时代只有艾滋病毒(HIV)可与之匹敌。

巨细胞病毒疾病在一般人群中是广泛存在的。虽然宫颈炎很常见,但 CMV 也可通过胎盘传播给胎儿。胎儿的感染通常发生在怀孕的前 3 个月,有时是晚些时候,通过不明显的母体病毒血症和胎盘感染。新生儿也可在分娩过程中或后来通过母乳或输血感染。然而,只有小部分已知携带 CMV 的妇女生下的婴儿有活动性感染。如果血清抗体阴性的母亲在怀孕期间第一次被感染,胎儿被感染的可能性就会更大。在一项研究中,这种母亲所生的婴儿中,18% 在出生时就有症状,25% 在几年内呈现失明、失聪或认知能力受损(Fowler et al)。在复发性感染的母亲,婴儿出生时无症状,只有少数出现严重后遗症。显然,怀孕前母体抗体的存在可以防止先天性巨细胞病毒感染(congenital CMV infection)。

胎儿早期感染可能导致脑畸形,后来只在正常形成的部分脑内出现脑炎引起的炎性坏死。播散性炎性病灶见于大脑、脑干和视网膜。此处有淋巴细胞、单个核细胞和浆细胞聚集。单个核组织细胞(小胶质细胞)含有包涵体,一些星形胶质细胞也受到类似的影响。肉芽肿形成和后来发生钙化,特别是在脑室周围区。经常有脑积水。低出生体重或足月婴儿的临床表现包括黄疸、瘀点、呕血、黑便、直接高胆红素血症、血小板减少、肝脾大、小头畸形、智力缺陷,以及抽搐等。尿液中的细胞可表现巨细胞的改变。CSF 中有淋巴细胞增多和蛋白增高。

先天性 CMV 感染造成的问题比风疹大得多。没有方法在出生前就识别受感染的胎儿,也没有办法预防孕妇的隐性感染。如上所述,如果孕妇在受孕时有可检测到的 CMV 抗体滴度,她的婴儿就受到了相对的保护。此外,一些感染的婴儿(有病毒尿症)出生时可能表现正常,但几年后发展成神经性耳聋和发育延迟。受感染器官中病毒复制在一年后仍在继续,卫生工作者处于危险之中。第二个孩子可能会被感染。

目前还没有已知的治疗方法。产前诊断产妇感染的困难排除了计划流产。应对每一位育龄年轻妇女进行常规血清学检查。在获得有效疫苗之前,如果性伴侣被感染,应避免怀孕。

先天性人类免疫缺陷病毒(HIV)感染

在美国,大约 10% 的艾滋病(AIDS)病例发生在女性,她们几乎都是育龄妇女,而且她们中新病例的增长速度比男性快。在许多发展中国家,这一数字更高。在儿童中,几乎所有的艾滋病病例都来自感染 HIV 的母亲["垂直传递"(vertical transmission)]。感染可能在子宫中,在分娩时,或从母乳喂养获得。每种传递方式的相对重要性尚未确定。

据估计,HIV- 血清阳性的母亲所生的 15%~30% 的婴儿有 HIV 感染和艾滋病(见 Prober and Gerson)。受感染的婴儿在诊断方面有特殊困难,而且他们的感染过程比成人更快。在围产期,被感染和未被感染的婴儿很少能在临床中得到区分,实验室诊断由于存在母体源性 HIV 抗体而受到阻碍。最初的临床征象通常在出生后几个月内出现,几乎所有受感染的婴儿在一周岁之前就会发病,很少有超过 3 岁的婴儿没有症状。早期体征包括淋巴结肿大、脾大、肝大、发育停滞、口腔念珠菌病和腮腺炎。在欧洲合作的研究中,有 600 名儿童是由感染 HIV 的母亲所生的,83% 的受感染儿童在 6 个月前显示出感染 HIV 的实验室或临床特征。到 12 个月时,26% 的患儿有艾滋病的临床症状,17% 死于艾滋病相关疾病。一旦艾滋病在儿童中确诊,它与第 32 章描述的成年人综合征没有实质上的区别。

在达到精神运动发育重要节点方面通常会有延迟。或者经过一段时间的正常发育后,精神运动能力开始下降,伴有皮质脊髓束或周围神经的征象,通常伴有 CSF 淋巴细胞增多。典型的巨细胞艾滋病脑炎、神经炎和脊髓炎与 CMV 脑炎和弓形体病很容易鉴别。

受感染的儿童还会受到各种机会性感染,包括细菌性脑膜炎、弓形体病、CMV 脑炎、真菌感染(隐球菌病、曲霉菌病、念珠菌病)、单纯疱疹病毒、梅毒、带状疱疹病毒,以及分枝杆菌性脑膜炎等。也可能有血管病变,伴有梗死或出血和淋巴样肿瘤形成。这些问题在第 31 章和第 32 章中讨论。对接触艾滋病毒或艾滋病毒检测呈阳性的新生儿的治疗采用抗逆转录病毒药物疗法。

先天性寨卡病毒感染

先天性寨卡病毒感染(congenital Zika infection),

在妊娠前 3 个月感染这种黄病毒(flavivirus)与小头畸形和发育延迟密切相关,通常程度严重。在各种疾病暴发和模型中频率不等,从不到 1% 到超过 10%,但发病率最好的估计是在该范围的最低部分。临床感染通常是一种由蚊子传播的轻度发热型流行性感冒样疾病,一直被认为是罕见的,但血清学调查显示,世界上一些地区的接触率约为 6%。

令人有些意外的是,几年前密克罗尼西亚(Micronesia)和法属波利尼西亚(French Polynesia)的一场暴发疫情,随后在南美的部分地区,特别是巴西,以及非洲部分地区暴发了疫情,受感染母亲的后代患有严重的小头畸形。从受感染的母亲到儿童有病毒传递,估计有三分之一的婴儿受到小头畸形的影响。在婴儿的脑中发现了病毒基因组,而在目前仅有的几项尸检研究中,婴儿的脑非常小,脑回的回转也较少(Mlakar and colleagues)。在成年人中已证实与 Guillain-Barré 综合征的关联。

先天性弓形体病

刚地弓形体(*Toxoplasma gondii*)是一种微小的原生动物,自由地出现或以假囊肿的形式出现,是子宫内或围产期脑膜脑炎的常见原因。这种疾病在世界各地都存在,但在气候炎热潮湿的国家比在美国更常见。母亲最常因接触猫粪便、接触未煮熟的受感染肉类或食用部分煮熟的肉类而感染,但几乎总是无症状或只有轻度发热和颈部淋巴结病。

胎盘和胎儿受到侵犯的确切时间尚不清楚,但可能发生在妊娠晚期。临床综合征通常在出生后的最初几天和几周表现出来,出现癫痫发作、警觉性受损、张力减低、四肢无力、进行性脑积水,以及脉络膜视网膜炎等。视网膜病变由大面积被破坏的视网膜苍白区,周围有色素沉着组成。如果感染严重,黄斑就会被破坏,随后出现视神经萎缩和小眼球畸形。我们曾经多次观察到较大龄婴儿的偏瘫,先是在一侧,然后另一侧,紧接着是张力性脑积水。后者出现于约三分之一的病例中。

CSF 中含有中等数量的白细胞,以淋巴细胞和单个核细胞为主,蛋白含量在 100~400mg/dL 之间(即蛋白含量高于除了细菌性脑膜炎以外的所有新生儿感染)。葡萄糖值正常。只有不到 10% 的受感染儿童能够康复,其他儿童有不同程度的发育延迟,伴有癫痫发作和瘫痪。在出生时无感染症状者,预后较好。

肉芽肿肿块和炎性坏死区紧邻室管膜和脑膜。在病灶内和病灶附近可见这些长 6~7mm、宽 2~4mm 的病原体。也可以发现微囊,游离在组织中,没有周围的炎症反应。也可发现微囊肿游离于组织内,周围没有炎症反应。坏死灶迅速地钙化,几周或几个月后,很容易在颅骨 X 线片上看到。这些表现在脑室周围和脑的其他区域为多个结节密度(见图 37-16)。

在成年人中,通常与艾滋病毒有关,这种疾病表现为迅速演变的脑膜炎和多灶性脑炎的形式,并伴有心肌炎、肝炎和多发性肌炎等。

这一综合征在第 31 章中描述,并涉及诊断测试和当前治疗。在婴儿,风疹、梅毒、巨细胞病毒疾病,以及单纯疱疹等感染必须在鉴别诊断中加以考虑。最可靠的诊断方法是对脐带血进行 IgM 间接荧光抗体测试。IgG 抗体从母亲到胎儿发生被动转移,因此它在胎儿体内的存在并不能证明是主动感染。

对于在妊娠前 2~3 个月产生抗体的妇女,使用螺旋霉素(罗瓦霉素)[spiramycin(Rovamycine)]治疗可防止胎儿感染。一旦胎儿感染,必须使用乙胺嘧啶(pyrimethamine)和磺胺嘧啶(sulfadiazine)。以后的第二次怀孕就不会受到影响。

先天性神经梅毒

新生儿先天性神经梅毒(congenital neurosyphilis)的临床综合征和病理反应与成人的相似,如第 31 章所述。存在的这些差异主要是由螺旋菌侵袭时神经系统的不成熟所决定的。梅毒感染可在第 4 个月至第 7 个月的任何时候传递给胎儿。胎儿可能死亡,导致流产或死产,或者可能存活下来,或者只是存活到出生时伴有二期梅毒的复杂表现。螺旋体在全身的传播,继发性表现出现的时间,以及血液中抗梅毒抗体[反应素(reagin)]的形成时间等,都适用于成人梅毒相同的生物学原理。

在出生时,螺旋体血症可能没有时间引起梅毒抗体的出现,因此,脐带血的性病研究实验室检测(Venereal Disease Research Laboratory,VDRL)阴性反应并不能排除先天性梅毒。在未经选择的梅毒母亲群体中,25%~80% 的胎儿已被感染,而在 20%~40% 的这些感染的胎儿中,根据发现的异常 CSF 判断中枢神经系统被侵入。先天性神经梅毒的类型(无症状性和症状性脑膜炎、脑膜血管疾病、脑积水、全身轻瘫和脊髓痨)与成人的类型相同,除了脊髓痨罕见。经典的哈钦森三联征(Hutchinson triad)(牙齿畸形、间质性角膜炎和双侧耳聋)很少以完整的形式被观察到。

神经系统综合征的顺序也与成人相同,基本上都是由慢性螺旋体脑膜炎引起的。感染可在出生后的最初几周和几个月出现症状,脑膜血管病变和脑积水在9个月到6年期间达到最高频率。早期形式的梅毒脑膜脑炎可能发生在1~2岁,并导致严重的发育延迟。更常见的是,先天性轻瘫和脊髓痨通常出现在9~15岁之间。神经梅毒综合征的病理基础在第31章中讨论。

随着时间的推移,观察到的先天性神经梅毒病例越来越少,但在HIV感染的患者中可能会出现梅毒的复发。如果患有梅毒的母亲在怀孕第4个月前接受治疗,胎儿就不会受到感染。受影响的婴儿可能在出生时是正常的,或仅表现为黏膜皮肤病变、肝脾大、淋巴结病和贫血等。在新生儿期,没有脑膜浸润的征象,或者可能只有无症状的脑膜炎。如果后者进行积极治疗,直到CSF正常,就不会发生脑和脊髓的血管病变、脑积水、麻痹性痴呆和脊髓痨等。

虽然很罕见,先天性梅毒必须被认为是癫痫发作和发育延迟的一种潜在的原因。一旦梅毒感染在生命早期得到了治疗并使之失去活性(无细胞性CSF,蛋白正常),先天性感染的发生只能通过准确的病史,以及在眼、牙齿和耳朵上发现了梅毒红斑,或者CSF中阳性血清学反应来证实。

儿童梅毒的治疗方法与成人梅毒的治疗方法相同(见第31章),但根据儿童的体重适当调整剂量。

其他病毒和细菌感染

其他几种胎儿晚期或新生儿期感染仅在此提及,因为把它们全部描述出来是过度的,并不能阐明新的神经学原理。由于小的革兰氏阳性单核细胞增多性李斯特杆菌所致的脑膜炎可在通过受感染的产道时或在子宫内以通常的方式获得,这是由于这种微生物引起的母婴败血症的并发症。在后一种情况下,它会导致流产或早产。这种微生物引起的新生儿细菌性脑膜炎是一种特别有破坏性和往往致命的细菌感染,不容易诊断,除非儿科医生警惕每一例新生儿感染都有出现隐性脑膜炎的可能。柯萨奇病毒B型、脊髓灰质炎病毒、其他肠道病毒和虫媒病毒(西方马病毒)似乎能在妊娠晚期穿过胎盘屏障,在即将出生的胎儿中引起脑炎或脑脊髓炎,这与非常年幼的婴儿的疾病难以区分。带状疱疹可能发生在子宫内,留下皮肤瘢痕和阻碍发育。或者带状疱疹可能在出生后不久出现,感染来自母亲。只有在儿童后期,水痘才会引起自身免疫性静脉周围脱髓鞘和可能的直接感染,主要影响小脑(见第32章),或者它可能早于现在罕见的瑞氏综合征(Reye syndrome)。

EB病毒是脑膜脑炎的另一个常见病因。在某些情况下,可能表现为无菌性脑膜炎或Guillain-Barré型急性多发性神经炎。这种感染往往会影响儿童的神经系统,而不是成人,但这也有例外。据估计,大约2%的感染这种疾病的儿童和青少年有某种类型的神经功能障碍,罕见情况下,这将是该病的唯一表现。在Friedland和Yahr报告的病例中,昏睡、舞蹈症和无菌性脑膜炎是主要的神经学表现,在Erzurum和同事的病例中观察到急性小脑性共济失调和耳聋(另见第31和32章)。

婴儿和儿童期癫痫

癫痫的主要类型已经在第15章中详细讨论过了。在此再次提及,是由于人们颇为关注癫痫主要是一种婴儿期和儿童期疾病的事实。大约75%的癫痫患者都属于这个年龄段,而一些最有趣和最独特的癫痫发作类型是这一时期特有的。只是在婴儿和儿童中观察到的癫痫包括良性新生儿惊厥,婴儿良性肌阵挛性癫痫,发热性癫痫(遗传性和后天性),West婴儿痉挛症,失神发作,Lennox-Gastaut综合征,中央区和枕叶阵发,其他良性局灶性癫痫,以及青少年肌阵挛性癫痫等。

其中一个原则是,早期癫痫发作的形式在一定程度上与年龄有关。新生儿癫痫发作主要是部分性或局灶性,婴儿癫痫发作的形式是肌阵挛性屈肌痉挛,有时是伸肌痉挛,各种形式的小发作是儿童期(4~13岁)的主要疾病。幼儿癫痫发作的运动现象常被称为肌阵挛(*myoclonic*),但不应与其他具有相同名称的晚发性癫痫相混淆。此外,某些癫痫状态往往只出现在人生的特定时期,如一种类型的发热性癫痫从6个月到6岁,全面性或颞叶棘-慢波活动伴良性运动和复杂部分性发作从6岁到16岁,而青少年肌阵挛癫痫发生于青春期的中后期。一般来说,特发性癫痫,之所以如此命名是因为无法确定病因,主要是一种儿科的神经问题。这并不是说,不明原因的癫痫发作不会在成年后第一次出现,而是说这种癫痫发作在儿童期更为频繁，一旦到了成年期后往往会减少。

婴儿和儿童期癫痫的临床特征，包括这些癫痫的遗传学起源，在第 15 章中充分描述。

发育延迟不伴身体形态改变（非异形的发育延迟）

临床特征

发育延迟不伴身体形态改变，也称为非异形的发育延迟（nondysmorphic developmental delay）。两种临床类型可以根据运动技能的能力来识别，运动技能是与认知技能并行获得的。第一种类型，其基本特征是，几乎从出生起，婴儿在所有方面的发育都是滞后的。有一种睡眠较多的倾向，对营养的要求较少，比正常情况下活动更少，吮吸不良和反刍等。父母们会说他们的宝宝有多好，他的哭闹是多么少。几个月过后，每一个期望的成长都姗姗来迟。与正常婴儿相比，婴儿的张力通常更低，会翻来覆去，坐着没有支撑，走路也更晚。然而，尽管有这些明显的运动延迟，后来并没有瘫痪、共济失调、舞蹈症或手足徐动症的征象。这些婴儿在平常的时间不会微笑，也很少注意母亲或他周围的其他人或物体。他们对视觉刺激不太注意，通常也不注意听觉刺激，以至于可能会提出关于失明或失聪的问题。正常发育的某些阶段，比如注意手，可能持续到 6 个月以后，这时它们通常会被其他活动取代。口欲（把所有东西都放进嘴里）和流口水，这些应该在 1 岁时结束，也会持续存在。对玩具的兴趣转瞬即逝，注意力不持久变得越来越突出。发声很少，通常是喉音、刺耳的，或高音调和微弱的。发出咿呀学语声并不能被在平常时想要构词所取代。

在第二种类型中，早期的运动发育指标（支撑头，翻滚，独坐，站立和行走）大约是在正常的时间段达到的，但婴儿在学习通常的托儿所技巧时注意力不集中且缓慢。运动发育似乎在某种程度上逃脱了发育延迟的过程。然而，也可能出现无目的过度活动和持续的有节奏的运动，磨牙（磨牙症）和张力减低。

由于运动功能和语言发育的顺序可能是正常的，甚至到第一年结束时，婴儿已经学会了几个单词，检查者可能会被误导，认为延迟发育的婴儿一开始是正常的，后来就恶化了。在这样的婴儿中，甚至可以显示，随着年龄的增长（从 3 岁以后），各种测试程序的得分会降低，这并不是能力下降的结果，而是不同时期的测试不具有可比性的事实。在早期，这些测试侧重于感觉运动功能，而后来则侧重于感知、记忆和概念形成。有趣的是，语言的发育依赖于这两组功能，从一开始需要听觉和运动器官一定的成熟，以及认知技能高度专一才能持续发展。这些以及言语和语言发育的其他方面在本章的前面已经讨论过，在第 22 章和第 27 章作进一步评论。

这些轻度发育延迟个体的两组成员都表现出一些具有医学和社会意义的显著特征。虽然没有明显的畸形，并有一个正常的头围或正常偏小，他们的眼睛、脸、嘴、耳朵和手的轻微先天性异常的发生率高，他们往往多病，其中受影响较严重的是体质差，而且往往身材矮小。执拗行为经常发生，最常采取的形式是自控能力差和攻击性，特别是颞叶癫痫患儿表现更明显。其他的行为障碍包括烦躁不安、重复活动、暴怒反应和乱发脾气、刻板游戏，以及以不寻常的方式寻求感官体验。异食癖（强迫摄入非营养性物质）是 2~4 岁之间儿童的问题，但也见于被忽视的正常儿童。

无休止的辩论集中在因果关系问题上，即这类轻微的发育延迟是遗传影响的产物，还是社会歧视、缺乏训练和教育，连同营养不良、感染或其他外源性因素的影响。当然，这两个因素都在起作用，由于上面讨论的原因，遗传因素占主导地位，尽管每个因素的相对重要性已被证明很难确定。

大多数轻度发育延迟病例的病理基础尚未被确定，如果要将这些个体的大脑与正常儿童区分开来，将需要新的方法，可能与神经元连接有关。在丘脑核和皮质中的神经元数量、树突 - 轴突的连接或在突触表面的差异是可以预料的，这些都是传统的组织神经病理学技术无法检测的元素。Huttenlocher 在高尔基 - 考克斯（Golgi-Cox）标本中发现了稀疏的树突分支和紫癜，他发现皮质神经元的树突上缺少短而粗的棘以及其他树突棘的异常，这是在这个方向的第一步，但还需要证实。

非综合征性发育延迟的遗传学方面

性联系是某些类型的轻度发育延迟的一个显著特征。稍后讨论的脆性 X 综合征是这一组中最重要的，主要发生在男性，约占所有男性发育延迟病例的 10%。这些人除了大睾丸以外，身体可能是正常的。Renpenning 和同事们报告了一个加拿大家族的三代人中 21 名发育延迟的男性，他们都没有任何先天畸形，而且头部大小正常；Turner 和他的同事也描述了一个类似的澳大利亚人系列。其他 X 连锁的发育延迟类型很少或没有畸形特征，包括帕丁顿（Partington）综合征、劳氏（Lowe）综合征、莱希 - 尼汉（Lesch-Nyhan）综合征，以及门克斯（Menkes）综合征和肾上腺白质营养不良，除了发育延迟，每一种都有特殊特征，如第 36 章所讨论的。许多其他伴有严重的神经异常的 X 连锁发育延迟综合征已经被阐明，例如，一种是由寡膈蛋白（oligophrenin）基因突变引起的，表现有癫痫发作，另一种涉及小脑发育不全。智力一般与 X 染色体的关系在第 20 章中讨论。

然而，在控制突触功能如 SYNGAP1 和非畸形发育延迟的基因中，有新的信息与常染色体突变有关，而不是 X 连锁的，如 Hamdan 和同事在著述中详细描述的。大约有 30 个 X 连锁基因和 6 个常染色体隐性基因与非综合征性发育延迟相关，还有更多肯定会被发现。从另一个角度进行研究，de Ligt 和他的同事对 100 名智商低于 50 的个体的 21 000 多个基因编码区进行了测序，结果表明，存在大量涉及大脑功能发育的新生突变。综上所述的所有的基因改变、突变、较少的多态性和拷贝数变异，大约占了 15%~20% 的轻度、中度和重度发育延迟和孤独症病例。由于大多数是新生突变，这使得它们的发现非常困难。阐明它们在突触或亚细胞水平上干扰大脑发育的方式是一项巨大挑战。

诊断

如果婴儿有发育延迟的家族史、与妊娠期相关的低出生体重（出生日期的小婴儿）、明显的早产、母亲妊娠早期感染（特别是风疹）以及妊娠毒血症等，应考虑发育延迟的风险。在生命的最初几个月里，上述的某些行为特征对预测发育延迟很有价值。Prechtl 和他的同事发现，低的 Apgar 评分（特别是在分娩后 5 分钟，表 27-3），虚弱无力，不够活跃，以及不对称的神经体征是婴儿低常状态的最早指标。对新的听觉和视觉刺激的定向反应的缓慢习惯化和存在“精细运动功能缺失”（fine motor deficits）（如前面在“运动发育延迟”下讨论的）是发育延迟的其他早期警告。

在生命的前一两年中，对发育延迟的怀疑主要是基于临床印象，但它应该总是要通过心理测试程序来验证的。大多数小儿神经科医生使用一些由格塞尔（Gesell）和阿玛杜达（Amatruda）制定的标准，或者丹佛发育筛查量表（Denver Developmental Screening Scale），并以此计算出发育商（developmental quotient，DQ）。

对学龄前儿童的测试采用韦氏学龄前和初级智力量表（Wechsler Preschool and Primary Scale of Intelligence），对学龄儿童则采用韦氏智力量表（Wechsler Intelligence Scale）。对学龄前儿童智商测试须谨慎解释，因为他们对学业成绩的预测效度要比 6 岁以后使用的测试更低。然而，一般来说，这些测试的年龄正常分数基本上消除了发育延迟作为学业成绩差和学习障碍的原因，然而，特殊的认知缺陷可能会在某些子测试得分较低而显露出来。发育延迟的孩子不仅分数低，而且表现出更分散的子测试分数。此外，像精神错乱的成人一样，他们通常在表现方面比语言方面成绩更好。医生必须了解测试的情况，因为低分数可能是由于恐惧、动机不足、不能集中注意力、阅读障碍或轻微的听觉或视觉缺陷，而不是发育滞后所致。

脑电图除了可以发现无症状性癫痫的发作活动，还显示发育延迟儿童其他异常的高发生率。据推测，这可能是由于大脑在任何特定年龄都有较大程度的不成熟。然而，正常的 EEG 并不少见，对诊断帮助不大。此外，CT 和 MRI 检查对揭示本组患儿的异常也没有帮助。

在诊断轻度发育延迟缓时，应考虑到严重的营养不良、忽视和剥夺、慢性系统性疾病、碘缺乏、听力和视力受损，以及可能的儿童精神病的可能影响。特别重要的是，对一组出生后一段不同的时期表现正常，然后由于神经系统疾病出现进行性衰退的患者进行鉴别。这类疾病是第 36 章所讨论的遗传代谢性和退行性疾病组的代表。癫痫发作疾病（和抗癫痫药物治疗）可损害大脑功能，在这组患者中，一些特殊的儿童期癫痫发作疾病与精神功能的进行性下降有关（见第 15 章）。

轻度发育延迟的管理

由于在发育上或结构性损伤的神经系统，恢复其功能的可能性很小或根本不可能，因此医学目标是协助患者规划培训、教育以及社会和职业调整。正如伏尔泰（Voltaire）（18 世纪法国著名的思想家——译者注）很久以前所说的，指导比教育更需要。建议给予早期多学科干预，父母必须在既成现实的态度和期望方面得到劝告。心理咨询和社会咨询可以帮助家人保持对患者温和而坚定的支持，使患者能够最大限度地获得自助技能、自我控制能力、良好的工作习惯和性情相投的性格。

大多数 IQ 在 60 以上且没有其他障碍的人都可以独立生活。特殊的学校教育使这些患者能够充分发挥他们的潜力。如果可能，必须消除造成成绩不佳的社会因素。之后，还需要对可能的职业成绩提出建议。在决定体度化的问题上必须非常谨慎。虽然严重程度的认知障碍在第一年或第二年就很明显了，但较轻的程度的就很难在早期被识别出来。如上所述，单独的心理测试是不可靠的。Fernald 多年前提出的评估方法至今仍有一定的合理性。它包括：①身体检查，②家庭背景，③发育史，④学校进步（达到的年级），⑤学业成绩（阅读、算数测试等），⑥实践知识，⑦社会行为，⑧工作效率，⑨道德反应，以及⑩智力（通过心理测试衡量）。除了⑤和⑩，所有这些数据都可以由熟练的医生在最初的医学和神经学检查中获得，并用于指导家庭做出困难的抉择。

严重型的发育延迟

在第 27 章中介绍了发育延迟的主题，其中指出了这一障碍的两个主要类别已经做了阐述。在其中一组，也是迄今为止较常见的一组中，认知受限相对较轻，这使得个体能够通过治疗和教育获得成功，该病通常是家族性的，特征是缺乏明确的神经异常（除了癫痫的发生率可能较高）和没有神经病理学改变。这一组中的很大一部分，低于正常 IQ 均值 2~3 个标准差，很可能是在智力高斯曲线的较低端，它的反面就是天才。然而，这一组被混入了以较轻的形式发生的少数确定的神经系统疾病。在第二组中，发育延迟的程度通常较为严重（智商在 50~70 之间），而在第三组中则更严重（智商低于 50 或由于合作的限制或身体障碍而无法测量）。第二组和第三组中的大多数病例是非家族性的，具有明显的多种神经病理改变。这些细分并非绝对的，因为有些代谢性和发育性疾病的发育延迟是严重的，但没有躯体或神经的异常，而最重要的是，缺乏明确界定的神经病理改变。这里我们指的是瑞特综合征（Rett syndrome）、孤独症，以及 X 连锁发育延迟综合征（Renpenning 和脆性 X 型）。在本章中，描述这些严重发育迟滞（*severe developmental delay*）的主要类型。

严重发育延迟的总体频率不能精确地表述。粗略估计，这一数字占总人口的 0.2%~0.4%，占社会的一般发育延迟人群的 10%。重要的是要强调，在很大比例的严重发育延迟的个体中，一个特殊的先天性异常或发育异常目前不能追溯到前面部分回顾的任何障碍。更确切地说，当对这组严重受损的患者进行临床研究时，只在一半略多的患者中能对潜在的脑部疾病做出合理准确的病因诊断。根据 Penrose 的说法，染色体异常占 15%，单基因疾病占 7%，环境因素占 20%。最近报告，对染色体子端粒部分的研究在另外 7% 的严重弱智儿童发现异常（Knight et al）。其余的病例没有找到原因。男性比女性数量多 3 倍。

然而，从神经病理学的角度来看，利用传统组织病理学方法对严重发育延迟患者的大脑进行检查，可以发现约 90% 的病变，并且在整个组中有整整四分之三的患者可以确定病因诊断或暂时确定。在其余的 10% 中，许多患者没有明确的病理变化，但他们的脑要比同龄人的正常的脑轻 10%~15%。有趣的是，在这组严重受损个体中，血管性、缺氧 - 缺血性、代谢性和遗传性病变的比例与基于“脑瘫”选择的组的比例非常相似。

在此，有必要重复前面和第 27 章中提出的观点，少数严重残疾者和绝大多数轻度受累者没有可识别的大脑病理改变或表现出任何熟悉的和传统的大脑疾病征象。虽然较轻型的发育延迟往往是家族性的，但这本身并不能将它们与严重的发育延迟区分开来。有几种类型的遗传性发育延迟，其中认知障碍可能很严重，其中一些可能有大脑皮质发育不良。这些在后面讨论。

严重发育延迟的临床特征

严重发育延迟可分为四组：在一个大组，指定为畸形性发育延迟（*dysmorphic developmental delay*），各种身体畸形，包括小头畸形是常见的。在第二组，表现多系统发育迟滞（*multiple-system retardation*），发育延迟与非骨骼异常（如肝脾肿大、血液学和皮肤病）关联，这为潜在的躯体疾病提供了可靠的线索。在第三组，神经发育迟滞（*neurologic retardation*），缺乏躯体异常，但神经体征的配置导致诊断。在第四组，也是最难以澄清的一组，包括简单发育迟滞（*uncomplicated retardation*），没有或有轻微的躯体、内脏或神经异常。然后，人们被迫求助于发育延迟本身的特殊特征，以识别潜在的疾病。表 37-8 阐述了发育延迟类型的合理分类。

表 37-8　严重的发育延迟类型

Ⅰ. 畸形缺陷伴非神经结构的躯体发育异常

A. 影响颅骨结构的

1. 小头畸形
2. 巨头畸形
3. 脑积水（包括脊髓脊膜膨出伴 Chiari 畸形及相关的大脑异常）
4. Down 综合征
5. 呆小症（先天性甲状腺功能减退）
6. 黏多糖病（Hurler、Hunter 和 Sanfilippo 型）
7. 尖头并指趾畸形（狭颅症）和其他颅躯体畸形
8. 先天性多发性关节挛缩症（在某些情况下）
9. 罕见的特殊综合征，如 De Lange 综合征
10. 侏儒症、身材矮小，如 Russel-Silver 侏儒、Seckel 鸟头侏儒、Rubinstein-Taybi 侏儒、Cockayne-Neel 侏儒等
11. 器官间距过大、面中线裂综合征、胼胝体发育不全等

B. 影响非骨骼结构的

1. 神经皮肤综合征，如结节性硬化、Sturge-Weber 综合征、神经纤维瘤病等
2. 先天性风疹综合征（耳聋、失明、先天性心脏病及身材矮小等）
3. 染色体性疾病，如 Down 综合征、某些 Klinefelter 综合征（XXX）、XYY 综合征病例，偶有 Turner（XO）综合征及其他
4. 劳伦斯 - 穆恩 - 比德尔综合征（Laurence-Moon-Biedl syndrome）（色素性视网膜炎、肥胖、多指趾畸形）
5. 眼部疾病，如弓形体病（脉络膜视网膜炎）、半乳糖血症（白内障）、先天性风疹等
6. Prader-Willi 综合征（肥胖、生殖腺发育不全）

Ⅱ. 非畸形精神缺陷不伴躯体畸形，但伴大脑和其他神经异常

A. 大脑痉挛性双侧瘫

B. 脑性偏瘫，单侧或双侧

C. 先天性舞蹈手足徐动症或共济失调

1. 核黄疸
2. 大理石状态

D. 先天性共济失调

E. 先天性失张力性双侧瘫

F. 由低血糖、创伤、脑膜炎及脑炎引起的综合征

G. 伴其他神经肌肉异常（肌萎缩、小脑性共济失调等）

H. 脑变性疾病（脂质沉积症）

I. 与新生儿代谢缺陷相关（苯丙酮尿症、其他氨基酸尿症、有机酸尿症、Lesch-Nyhan 综合征）

J. 先天性感染（某些先天性梅毒、巨细胞病毒包涵体病的病例）

Ⅲ. 遗传性精神缺陷伴轻度或不伴躯体异常和神经障碍体征

婴儿孤独症、Renpenning 综合征、Williams 综合征、脆性 X 综合征、Partington 综合征和 Rett 综合征等

严重发育延迟的婴儿在生命早期就被发现了，因为他不会坐、站立或行走，智商几乎无法测试。如果这些运动活动中有任何一种是后天获得的，它出现得较晚，而且执行得不完美。语言从来都没有发育，患儿最多只能听懂几个单词或短语，说出的也更少，或者只能以一种毫无意义的方式发声。这样的婴儿甚至可能没有表现出对食物、饮水及排尿等身体需求。患儿通常一直无所事事，很少与人或物体互动。只有最原始的情绪反应才会被表现出来，往往与适当的刺激没有联系。通常身体发育延迟，营养不良，易受感染。括约肌控制可能永远无法达到，即使达到了，也不稳定。

当认知障碍不像以上描述的那么严重，智商范围在 20~45，或 45~70，可能会有躯体神经异常。如果不同时存在特定的运动缺陷，那么坐、站立和行走都可能实现，但不是在预期的时间。存在智力缺陷最明显的表现是精神运动发育延迟，以及出生后第 2 年或第 3 年不能说话。患儿不能像其他孩子一样进行日常的家庭活动和玩耍活动。然而，语言发育延迟本身不能被认为是发育延迟的标志，因为正如第 27 章所述，在一些儿童中，独特的言语延迟可能是一种孤立的异常，随后的言语和心智能力的发育正常。对于发育延迟的孩子来说，如厕的训练可能很难完成，但是，尿床可能是其他方面正常的孩子的一个问题。此外，聋哑儿童可能需要单独考虑，此时，明显的问题是对噪声的漠视和发声减少（刻板的咿呀学语）。

O'Connor 和 Hermelin、Pulsifer 等对中度认知障碍患儿的认知功能进行了更深入的分析。这些作者测量了视觉和听觉感知的效率，交流的充分性，语言发育与思维之间的关系，跨模感官编码，警觉性，注意力和记忆等。得出了这些功能都没有受到明确的损害的结论。相反，孩子不能正确地编码新信息，因为记忆系统和过去吸收的知识存量不足以提供一个项目和类别的框架，而使新信息整合起来。也许基于编码问题，一些患者似乎也无法从感知到的物质选择性特征中提取出可以解释的特征。此外，他们无法像正常儿童那样处理一系列感官体验。这些心理活动的复杂性，我们可将其归纳为统觉和整合的正常过程的全面性失败，被皮亚杰（Piaget）称为"同化作用和适应的失败"。然而，在发育延迟的范围内，除了认知障碍，甚至在那些智商或多或少相同的人身上，行为和性格上也存在着奇怪的差异。一些中等严重发育迟滞的人是愉快和和蔼可亲的，他

的社会适应能力是令人满意的。这在唐氏综合征和威廉姆斯综合征（Williams syndrome）患者中尤其明显。在行为量表的另一端是孤独症综合征、史密斯-麦金尼综合征（Smith-Magenis syndrome）和德兰吉综合征（DeLange syndrome），在这些综合征中，个体无法表现出正常的人际社会接触，包括交际语言。苯丙酮尿症患儿通常易怒、缺乏感情和难以相处，同样的情况也发生在某些其他形式的发育迟滞上，在前面关于侏儒症发育迟滞的小节中讨论过。

关于运动活动水平的差异，许多发育延迟的个体表现动作缓慢、笨拙，相对的运动不能。另一些人，多达一半，表现出连续的过度活跃，特征是焦躁不安，似乎好奇地搜寻环境。当受到挫折时，他们可能表现出较低的挫折容忍度。他们可能具有破坏性，做事鲁莽，鲁莽得无畏，不怕受伤的风险。有些人表现出一种特别的快感缺乏，使他们对惩罚和奖励都漠不关心。其他异常类型的行为，如暴力攻击和自残也很常见。

有节奏的摇晃，头部撞击，连续的手臂运动，所谓的节律或刻板动作（*rhythmias or movement stereotypies*）在大多数严重的和中度严重受损的患者中都可以观察到。这些运动持续了一小时又一小时而患者不会感到疲劳，并可能伴随着呼吸声、尖叫和其他惊呼。其中有一些在某些发育延迟的形式中特别常见，如孤独症患儿的拍手动作，Rett 综合征患者的绝望，以及 Down 综合征和其他疾病患儿的挥手。自我刺激，即使是伤害性的，比如击打前额或耳朵，咬手指和前臂，似乎都是强迫性的，或者可能是为了提供某种满足感。这并不是说这些节律动作本身就不正常，但正常婴儿的周期很短，也会持续。然而，许多中度发育延迟的人，当给他分配一个简单的任务，如把信封放入一个盒子里，可以在监督下继续这个活动几小时。

在最不严重的发育迟滞类型中，所有的智力活动是完整的，但低于正常水平。需要指出的是，智力生活、性格和举止的各个方面都受到轻微的不同程度的影响，而这些影响具有神经学基础。有更多的线索表明，在特定的疾病中，由于它们的解剖学、认知经验、情感生活以及行为受到特殊方式的影响。

中度发育延迟组与重度延迟组一样，可被分为躯体系统异常和神经系统异常，尽管它们所占的比例不同。畸形型比较少，而非畸形的和非神经组比较多。

严重发育延迟的病因

从表 37-1 可以明显看出，许多疾病都会阻碍脑的发育和成熟。其中有些是后天的，有些则是先天的和遗传的。一些疾病影响机体的所有部分，引起相关的真皮、骨骼和内脏异常，而另一些只以特定的模式影响神经系统。在迄今所研究的人群中，特别是较轻度发育迟滞（*milder degrees of developmental delay*），出生时体重极低的婴儿更有可能出现残疾、大脑异常、语言发育和学业成绩较差（见第 27 章）。正如苏格兰低出生体重研究所指出的，轻度发育延迟往往与较低的社会地位有关，这一定在某种程度上与生物学因素有关。病毒和螺旋体感染以及分娩事故是其他常见原因。它们的作用非常剧烈，理论上是可以预防的。

胎儿或婴儿期营养不良的因素作为严重发育延迟的一个原因，已受到相当多的关注，因为它是一个世界性的问题。Winick 和其他人的动物实验表明，生命早期严重的营养不良会导致行为异常以及脑的生化和形态变化，这种改变可能是永久性的（见第 40 章）。Galler 研究了 Barbados 的一组婴儿，这些婴儿在出生后的第一年严重营养不良，然后给予足够的饮食。这些孩子被追踪到成年期，并与正常营养的兄弟姐妹进行比较。没有观察到对身体发育的影响，但营养不良组中有 60% 的人持续存在注意力缺陷，而对照组中只有 15% 的人存在注意力缺陷。前者的智商分数也更低。不幸的是，遗传因素不能完全控制。一般说来，可以这样说，显示发育延迟是由营养不良引起的数据，虽然具有启发性，但远不能令人信服。

据报道，在生命的前 8 个月，严重的蛋白质-卡路里营养不良会诱发恶性营养不良病（kwashiorkor），从而阻碍智力发育。然而，据说这样的患者在进食后能恢复心智功能。作者对神经系统抵御营养缺乏影响的能力印象深刻，可能比其他任何器官都要好。

怀孕期间外源性毒素的作用是另一个需要考虑的因素。产妇的严重酗酒与畸形综合征和发育延迟一直有关联，但几项研究的结果并不一致（见第 41 章）；母亲服用抗惊厥药物也有类似的问题（见第 15 章）。令人惊讶的是，母亲对阿片类药物上瘾，虽然会导致婴儿几周甚至几个月的阿片类药物戒断（Wilson et al），但似乎不会对神经系统造成永久性损伤。暴露于环境中极少量铅的重要性也存在争议。

心理剥夺对认知发育的影响一直是人们感兴趣的问题。在观察到年轻的母猴完全隔离对它们以后的性行为和养育行为有毁灭性影响之后，这种剥夺可能导致人类错误的智力发育想法变得流行起来。

与那些不断受到关爱母亲刺激的婴儿相比，孤儿和被忽视的婴儿表现出怠惰和冷漠。但令人惊讶的是，经过一段时间的适当培养，这些婴儿很快就赶上了他们的同龄人。这种心理剥夺的普遍观念是许多针对被忽视儿童的有趣教育项目的基础。然而，直到今天，还没有证据表明，在人类身上观察到的某种程度的感官、情感和心理剥夺是严重发育延迟或反复学业失败的原因。关于早产、孕产妇高血压和子痫的影响的争议，通常与新生儿大脑病理改变和减慢的精神运动发育有关，已在本章的前面提到。这个问题很复杂，Haywood 和 Wachs 已阐述了赞成和反对的观点。

发育迟滞的临床路径

作为儿科医生和神经科医生的一个特别指南，谁来承担诊断和管理儿童的各种疾病和神经系统的发育不良，建议以下的临床方法。首先，正如前面所描述的，把那些只是轻度发育延迟的人与那些从生命早期开始就在精神运动发育上严重迟滞的人划分为一个大的群体是有好处的。对于前一组，没有明显的神经学体征或身体特征，但仍应着手寻找常见的代谢疾病、染色体病和感染性疾病。在这个大的群体中，我们必须确定他们的缺陷是普遍的，而不是听力、视力差或特殊的孤立语言和注意力缺陷。

对于中度严重和非常严重的认知缺陷患者，首先要进行仔细的体格检查，正如 Vasudevan 和 Suri 所总结的，特别是寻找躯体特征和神经体征。如表 37-8 所示，眼、鼻、嘴唇、耳、手指和脚趾的异常尤为重要，头围和各种神经系统异常也同样重要。这样获得的数据可以分为以下三类之一：

有躯体异常的患者组（有或没有明显的神经体征），人们认为脑发育不良可能是由染色体异常引起的。精神运动发育迟滞通常是严重的，往往是非遗传性的，通常有明确的神经病理特征。诊断是根据身体形态的完整性确定的。表 37-1 和表 37-8 概括了可能出现的各种各样的发育不良，一些主要异常在本章前面已经描述。必然地，人们求助于几个图谱来为这些综合征命名（Holmes et al；Jones）。

局限于神经系统异常组，被关注的疾病较多，很多是由外源性因素引起的，诸如围生期缺氧 - 缺血、产前或产后感染、创伤等。通常有明显的神经体征。发育延迟的程度是多样的，这取决于可证明的神经病变的部位和程度。通常没有家族史，但仔细询问父母关于怀孕、分娩和产后早期的情况，以及检查出生后的医院记录，可能会发现神经损伤的性质。

第三组是既无躯体异常也无局灶性神经体征，或者即使有，也是轻微的。在这一认知发育较严重延迟组中，以下列疾病状态为代表，如孤独症［阿斯伯格 - 坎纳综合征（Asperger-Kanner syndrome）］、Rett 综合征和 Williams 综合征，以及脆性 X 综合征和 Renpenning 综合征等。正如本章前面提到的，除了孤独症外，所有这些疾病都被认为有遗传基础，在下面一起描述。

这种临床方法的实际重要性在于，它指导了确认诊断的实验室程序的智能化使用。CT 和 MRI 有助于澄清发育不良和神经系统疾病，但对第三组病例很少有帮助。当发作性神经功能障碍的性质不确定时，EEG 可证实癫痫放电。染色体核型分析和遗传学研究对第一组（躯体异常伴或不伴明显的神经体征），以及少数情况下第二组（仅局限于神经系统异常）是有用的。Mefford 和他的同事们提供了一种用于评估智力残疾患者的基因检测算法。

这种临床方法的一个主要缺陷是将遗传代谢性疾病误认为发育性疾病。代谢疾病的表现通常不出现在生命的最初几天，它们出现的时间较晚，而且呈进行性，通常与特定的内脏异常有关，这一事实会有所帮助。然而，一些代谢性疾病进展非常缓慢，看起来几乎是稳定的，特别是晚发性疾病，如一种异染性白质营养不良、晚发性克拉贝（Krabbe）白质营养不良、成人肾上腺白质营养不良，以及成人氨基己糖苷酶缺乏症等（详见第 36 章）。

遗传性发育延迟

脆性 X 染色体综合征（见上文“其他染色体发育不全”讨论）

脆性 X 染色体综合征（fragile X syndrome）一直备受人们关注，一些遗传学家认为，这至少在一定程度上可以解释发育延迟的男性占多数的病因，而这些男性的病因以前尚未确定。1943 年，Martin 和 Bell 首次报道了一个大家族，他们的发育延迟是通过 X 连锁模式遗传的。1969 年 Lubs 正是在这样一个 X 连锁的发育延迟家族，发现在 X 染色体的长臂末端的一个脆弱位点，随后，如前所述，在该位点存在不稳定遗传 CGG 的重复序列，从而导致断裂。起初，人们认为脆性 X 综合征只是 Renpenning 综合征的一个例子（该综合征是一种 X 连锁遗传的男性发育延迟，见下文），直到有人指出，Renpenning 综合征患儿身材矮小，颅围缩小，并进一步明确了患者的 X

染色体正常。染色体断裂的本质可以归因于 FMR1 基因的三核苷酸重复序列的扩展和由此导致的蛋白质功能的丧失，在前面的"其他染色体发育不全"中讨论过。在某些研究序列中，发育延迟的男性中有整整 10% 的人有这种脆弱的 X 染色体异常，尽管根据其他的序列，2%~4% 更准确。女性有时也会受到影响，但她们的认知功能只是轻微下降。受影响的男性只有轻微的畸形面容(大耳朵，宽额头，拉长的脸和大睾丸)，这些特征可能直到青春期才会变得明显。躯体的其他方面是正常的。这样或那样的行为问题几乎是普遍的。推荐参考 Pulsifer 对发育延迟的神经心理学方面的综述，他列出了自伤、过度活跃和冲动行为是最常见的。可能看到拍手是孤独症的特征。

成人脆性 X 染色体前突变综合征　正如第 5 章所讨论的，成人脆性 X 染色体前突变综合征(*fragile X premutation syndrome of adults*)，如第 5 章所述，是一种奇特形式的成人进行性共济失调和震颤，以前被认为是一种退行性疾病，现已被发现是由脆性 X 基因的一种"前突变"引起的(50~200 个三核苷酸重复)，其中部分患者在 MRI T2 序列可见小脑中脚的特征性对称性信号改变。其他不常见的晚期表现也曾有描述，包括痉挛性轻截瘫不伴共济失调或震颤(Cellini et al)。Grigsby 和同事的一份报告表明，这些男性的认知功能可能会减弱，但只有在他们的教育水平进行调整后，才能与常模性数据相比；这一观察需要证实，任何关于脆性 X 前突变导致成人痴呆的建议都应谨慎接受。这种前突变扩展可能在女性中表现为卵巢功能早衰。与导致发育延迟的突变相反，这种疾病被认为在某种程度上与信使 RNA 的过量有关。有几篇论文认为，这种前突变也可能是一些轻度发育迟滞和孤独症样的行为的原因。

瑞特综合征

瑞特综合征(Rett syndrome)是发育延迟的另一种遗传形式，但它会影响女孩。在 Hagberg 和同事(1983)的广泛研究中，没有一例是男性。自发性责任突变被证明与染色体 Xq28 位点的缺陷有关，使其成为 X 连锁发育延迟之一。男孩由于严重的新生儿脑病的致命结局，解释了该病仅在女孩中表达，女孩是该突变的嵌合体。受影响的基因 *MECP2*，在发育的关键阶段负责抑制其他各种基因(见 Dunn and MacLeod)。它通过与甲基化的 DNA 结合产生这种效果。该基因的功能缺陷导致突触发生和神经连接的改变(Neul and Zoghbi)。基因表达的严重失活导致典型的 Rett 综合征，但很明显，不完全表达和嵌合现象会导致一些部分综合征，包括非特异性发育延迟、震颤、精神障碍，以及类似孤独症的表现。

来自瑞典的流行病学研究表明，每 10 000 名女孩中有 1 名女孩患病；因此，Rett 综合征比苯丙酮尿症更常见。虽然大多数病例似乎是散发的，但在同卵双胞胎中有很高的家族发病率和一致性。

该综合征通常以模仿孤独症的退缩行为特征，痴呆、共济失调、丧失有目的的手部运动，以及呼吸不规则等。最典型的特征是 6 ~18 个月的正常发育期，随后所有这些体征迅速出现和进展，之后是几十年的相对稳定期。痉挛状态、肌肉失用、脊柱侧弯和下肢畸形可能在疾病的晚期变得明显。绝望和类似的刻板印象是非常典型的特征(而与孤独症患儿的拍手动作有微妙的不同)。

Armstrong 和 Naidu 回顾了 Rett 综合征的神经病理学，他们注意到一些细微的皮质异常，其中大多数与出生后大脑发育的整合期的中断一致；然而，并不是所有的病例都表现出这些异常。一般来说，脑的体积会减小，最明显的是额叶。树突状分支减少也发生在多个脑区。MRI 检查显示，背侧顶叶灰质体积减小，枕叶体积保留，额叶体积减小与症状严重程度相关。

帕廷顿综合征

帕廷顿综合征(Partington syndrome)是另一种 X 连锁型的发育延迟，它的完全表现形式有明显的手的肌张力障碍，而有时是脚的肌张力障碍，或与共济失调有关。就像前面讨论的 Rett 综合征一样，基因表达的变异似乎会引起其他综合征，包括肌阵挛性癫痫、West 综合征、孤独症和非特异性发育迟滞，以及无脑回畸形等。这种突变基因被称为无芒相关同源框(Aristaless-related homeobox，ARX)，与蛋白质 -DNA 相互作用的调节有关。这一题目见 Sherr 的综述。

伦彭宁综合征

伦彭宁综合征(Renpenning syndrome)，是 Renpenning 和同事描述的一种类似遗传性的男性 - 性连锁的发育延迟类型(随后用 Renpenning 的名字命名)。最初描述的是加拿大西部门诺教派的一个家族，由两代 21 名男性组成，他们的智商在 30~40 之间。目前，已有来自 15 个家庭的至少 60 个个体被描述患有此病。与脆性 X 综合征一样，女性同胞可能表现出轻度的发育延迟。受影响的家庭成员表现身材矮小，轻度小头畸形，但无躯体和神经异常。该突变基因是 *PQBP1*，该多聚谷氨酰胺结合蛋白通过未知的方式产生了该综合征。

威廉姆斯（威廉姆斯 - 博伊伦）综合征

如前所述，威廉姆斯综合征（Williams syndrome）也称为威廉姆斯 - 博伊伦综合征（Williams-Beuren syndrome），这种发育延迟的遗传形式在男性和女性中都很明显，前面已经提到过。它的特征是轻度和可变的发育延迟，但有时具有惊人的记忆力，甚至早熟或优越的音乐天赋和社会亲和力。在某些情况下，一种保留的书写能力允许产生长时间的书面描述；但与此同时，这些人几乎无法画出简单的物体。孩子的身体发育缓慢，并有轻微而独特的躯体变化（宽嘴巴，杏仁眼，短而上翘的鼻子，扁平的鼻梁，长人中，精致的下颌，小而尖的耳朵等），整个地给人一种“精灵般的外貌”，尽管如此，在成年后，面部特征变得粗糙，就不那么明显了。对听觉刺激通常有一种不寻常的敏感性。交际语言习得的延迟，以及在视觉、空间和运动技能上的缺陷，使这些孩子看起来比他们实际缺陷更明显。出众的社交能力和同理心使得他们与众不同，在这方面，他们实际上代表了孤独症的反面。对乐谱的记忆，如听过一次就能记住整首交响乐的一部分，可能是惊人的。

通过使用高分辨率的细胞遗传学技术，在超过 90% 的病例中，这种疾病被追踪到控制弹性蛋白产生的 7 号染色体上的 *ELN* 基因缺失（Nickerson et al）。有趣的是，因为这些病例的一个指标特征是瓣膜上的主动脉狭窄和变异，而同样的基因也解释了家族性瓣膜上狭窄不伴发育延迟的病例。这种心血管疾病是这些人死亡的主要原因。

目前尚不清楚是否有特征性的脑病理，但 Golden 和他的同事检查了一例 35 岁的患者，发现除了阿尔茨海默病的改变，主要是内嗅皮质和杏仁核老年斑的形成外，没有大脑异常。实验室诊断可以通过使用 *ELN*- 特异性探针或只显示该基因的一个等位基因的其他技术来确定。Somerville 和他的同事发现的一个最有趣的相关现象是，Williams 综合征中 7 号染色体同一位置的重复可导致表达性语言的习得延迟。读者可参考 Pober 关于该综合征的极其全面的临床和遗传学综述。

双肾上腺皮质激素突变

双肾上腺皮质激素突变（doublecortin mutations）。在大脑的脑沟形成障碍中，无脑回畸形和皮质下带异位的相关障碍通常伴有严重的智力发育缺陷。然而，在女性携带者中，在 X 染色体上的双皮质激素基因（doublecortin gene，DCX）的其他突变引起轻度非异形的发育延迟和隐源性癫痫（见 Guerrini and colleagues）。因此，这种疾病加入了具有最小的异形特征的 X 染色体连锁发育延迟组，并对理解女性携带者的 X 染色体失活具有意义。

孤独症

孤独症（autism）也称为坎纳 - 阿斯伯格综合征（Kanner-Asperger syndrome）和孤独症谱系障碍（autistic spectrum disorders）。来自巴尔的摩的 Kanner（1943）和来自维也纳的 Asperger（1944）几乎同时描述了这种疾病。由于 Asperger 纳粹通敌的曝光，他的名字作为该综合征的命名现在正在接受审查，此外，他的描述很差，而且只有几个孩子。英国精神病学家洛娜·温（Lorna Wing）让 Asperger 的论文引起了医学界的注意，并支持这一范畴的疾病谱的概念。在一大组发育延迟的儿童中，Kanner 观察到一些特殊的患儿，他们表现得不合群，缺乏语言和非语言的交际技巧，并致力于重复的仪式行为。与此同时，某些智能能力，如集中注意力、保持记忆力、熟练的感觉和运动能力，以及视空间感知力等往往被保留或超常发育。换句话说，这种紊乱只存在于心智发育的某些方面。

正是这种负面的和正面的倾向的完全形态将这种综合征与其他类型的发育延迟区别开来。Kanner 错误地将这种情况归因于心理社会因素，比如冷漠的父母，并将其视为一种精神病。这些孩子在字面上是“孤独症”也就是说，他们有一个丰富的内在的精神生活或与现实无关的梦境世界，这是一个完全没有根据的假设。Asperger 的观察结果包括一些年龄稍大的儿童，他们的完全残疾程度较轻，后来他把这种发育迟滞（也是错误的）归因于一种代谢疾病，可能与高氨血症有关。关于严重的 Kanner 综合征与不太严重的 Asperger 综合征之间的关系，存在不同的意见。作者采用了更现代的观点，认为这些形式的孤独症代表一种不同严重程度的单一综合征，具有相似的病理基础，但可能有多种病因，包括遗传的。大约 1% 的孤独症儿童具有正常或更好的智力。

在我们看来，分类的首要问题是：①在大量以发育延迟为特征的综合征中存在或嵌入孤独症的特征，这种融合的例子包括如脆性 X 综合征、苯丙酮尿症和结节性硬化症等不同的疾病；以及②“孤独症谱系障碍”的诊断范围和界限。如果把大多数不善社交的儿童都包括在内，这种疾病就开始侵犯谱系人格结构，并在诊断和资源分配方面出现严重问题。关于第一个问题，孤独症元素是另一种定义明确的疾病的一部分，太容易把遗传学的发现归因于该综合征的特征，混淆了单独找出一种可明确识别的孤独症临床综合征的真正病因的问题。Baker 在一篇关于疾病定义历史的文章中采取了另一种观点，同时也评论了疾病标准手册（DSM）的分类。

尽管有许多相反的说法，但没有证据表明存在心理成因。然而，正如 Rapin 指出的那样，行为矫正和特殊教育对病情较轻的孩子是有益的。

据统计，孤独状态的总体患病率为每万人中 4.5~20 人。虽然过去有人说没有家族倾向，但这几乎肯定是不正确的，我们在同卵双胞胎和兄弟中都见过这种疾病，而且已知存在小的家族亚群。在兄弟姐妹和其他家庭成员中被发现没有完全综合征的孤独症特征的频率越来越高，表明这是一种多基因遗传。DeMyer 发现 11 对同卵双胞胎中有 4 对都患有孤独症，而兄弟姐妹发生孤独症的风险是正常儿童的 50 倍。Bailey 和他的同事以及 LeCouteur 和他的同事已经报告了在同卵双胞胎中孤独症谱系障碍（定义如下）的一致率为 71%，而在更广泛的表现型如社会交流障碍和刻板或强迫行为的一致性率为 92%。DeLong 曾发现，在一组孤独症儿童的家庭中双相情感障碍的发病率增高，而在其他家庭成员中，数学能力更强。

Weiss 和他的同事与孤独症联盟合作，对 16p 染色体内的微缺失和微重复的阐释是孤独症易感性基因位点的第一个线索。尽管这些变化个体的外显率很高，但这些发现的重要性是作为生物学研究方向，因为它解释了不到 1% 的病例。此外，某些多态性，特别是在 *SHANK3* 基因可能解释少数病例。Shank 蛋白在谷氨酸能突触的突触后膜上作为支架，在纹状体中高表达。这种基因也经常在精神分裂症中出现不成比例的变异，导致人们对共同的生物学过程的猜测。

临床特征

孤独症儿童出生时表面上看似正常，并且直到 18~24 个月之前可能继续保持正常的早期取得的行为序列。然后就出现令人震惊的倒退，有时是相当突然的。在某些情况下，这种异常甚至在孩子 1 周岁之前就出现了，母亲会以某种方式认定孩子的不同，或者，如果以前曾经有过孤独症的孩子，她就能识别出这种障碍的早期行为特征。表现活动水平降低或增加。他们可能不太哭闹，对周围环境明显地漠不关心。对玩具不理睬或者紧抓住不放。旋转的玩具或流动的水可能对孩子有一种奇怪的吸引力。拥抱可能会受到抵制。另一方面，运动发育正常进行，甚至可能早熟。后来，可能对所有的感觉刺激方式都有一种不寻常的敏感性。有时，这种发作似乎与受伤或令人沮丧的经历有关。

无论发病的时间和速度如何，孤独症儿童都表现出一种对他人的漠视，这通常是相当明显的，但在较轻型的病例中可能是微妙的。孩子很少或根本没有眼神的交流，他对另一个人就像对一件家具一样不感兴趣。给他的玩具可以巧妙地摆弄，排列整齐，或者丢弃掉。他坚持环境的稳定不变可能会达到这样的程度，即他所拥有的任何一件物品被从原来的地方移走，他也会变得心烦意乱，直到它被替换回来为止。如果语言有发育的话，都是无意识的（模仿语言的），不能有效地用于交流。一套精心安排的刻板动作，如旋转身体，摆弄一个物体，用脚尖行走，特别是拍手，都是特征性的。重要的是要指出，在任何数量相当大的孤独症患儿组中，都有社交能力、驱动力、情感和沟通（语言和手势行为）能力方面的广泛缺陷，从一种非语言的、完全孤立的状态到相当的语言技巧和对某些人的依恋能力以及学术成就。然而，大多数人的智商都在 70 以下，而 20% 的人低于 35；然而，有 1% 的人拥有正常或超常的智力。在这个高功能组中，以阿斯伯格（Asperger）综合征作为典型，患儿可能在阅读、计算、绘画或记忆方面有不寻常的天赋，甚至表现出众［“白痴学者”（idiot savant）］，但在社交和情感上适应他人以及理解他人行为方面仍有困难。许多人在体育活动中笨手笨脚。最低程度的缺陷可以让他们在职业领域取得成功，但在社会范畴里却有障碍。

我们目前对孤独症谱系障碍（*autistic spectrum disorders*）一词的强调反映了一个概念，即孤独症的每一个核心要素（在社会、语言、认知和行为领域）都可能以不同的严重程度出现。这一观点将该诊断扩展到除了有注视反感倾向和其他“软征象”外，其他功能都很好的许多孩子，统称为“普遍性发育障碍”（Filipek）。还有一些与可命名的发育延迟的交叉，如下所述。

Rapin 借鉴于大量的临床经验，曾仔细地记录了该综合征的语言、认知和行为特征。她使用语义 - 语用障碍（semantic-pragmatic disorder）这一术语来指明语言和行为的特征问题，并将孤独症与其他形式的发育障碍和发育延迟区分开来。患者有一种惊人的能力可以理解孤立的事实，但不能理解概念或概念组合，因此，这些儿童和成人似乎很难从一个概念进行归纳。坦普尔·葛兰汀（Temple Grandin）是一名患有高功能的Asperger型孤独症患者，她写了她的经历，并被Sacks描述过，表示她是用图片而不是用语义语言来思考的。她说自己被紧紧地包裹在襁褓中，有一种奇怪的舒适感，并且她对牛的体验有着高度发达的情感敏感性，这使她成功地改造和设计了屠宰场。艾森伯格（Eisenberg）说，他回顾了许多坎纳（Kanner）的原始病例，并追踪了许多其他进入成年生活的病例，三分之一的人从来不说话，仍然保持社会孤立，三分之一的人获得了一种缺乏交流价值的未发育语言，其余的人在不同程度上还能发挥作用，具有一种矫揉造作、生硬和乏味的口语。在代表孤独症程度最轻微的后一组中，人们会发现一些怪癖的、阴郁的、单调的性格，无法适应社会，习惯性地避免眼神接触，但有时在记忆、数学、事实知识、历史和科学方面具有某些不同寻常的天赋。在这个问题上写了大量文章的Rutter说，语言障碍和智力下降的程度预示着转归，那些到5岁时还不会说话的人就永远也学不好说话。

如前所述，孤独症的元素，但不是整个综合征有其积极和消极的属性，可能出现在干扰脑发育的其他疾病，特别是脆性X综合征和Rett综合征，以及在几个苯丙酮尿症、结节性硬化症、安格尔曼（Angelman）综合征，以及罕见的，在Down综合征患儿发现零碎的相似之处，但是这些患者很容易与那些更常见的孤独症患者区分开来。Bolton和Griffiths做了一个有趣的观察，结节性硬化症患者的孤独症的特征与颞叶中发现的结节相符，DeLong和Heinz指出，患有双侧（而不是单侧）海马硬化引发癫痫的患者可能无法发育（或可能失去）语言能力，也可能在经过一段时间的正常发育后无法获得社交技能，表现为与孤独症类似。

孤独症的病因和病理

儿童期孤独症的基础在今天还是一个谜，就像Kanner和Asperger描述它的时候一样。大多数的这些孩子身体上是正常的，除了平均来说头部稍大些，但没有其他躯体异常。尽管在某些情况下，精神和行为退化的发病似乎很突然，但没有环境因素，包括经常提到的麻疹-腮腺炎-风疹（MMR）疫苗接种、汞暴露和食物过敏，与孤独症有可靠的联系。先前所描述的基因微缺失和微重复几乎没有给出生物学原因的线索。EEG是正常的。生物学的解释已经取代了一度盛行的心理学的解释，这在很大程度上是由于多年前弗里斯（Frith）的努力。

早期与孤独症相关的神经解剖学异常的调查没有定论。最初由Courchesne和同事报道的小脑蚓部改变的意义仍然不确定（Filipek）。Bauman和Kemper对5个大脑进行了连续切片研究，观察到在内侧颞区（海马、下托、内嗅皮质），杏仁核和隔核，以及乳头体的神经元变小和堆积密度增加。在随后的神经病理学回顾中，Kemper和Bauman总结出三个明显的变化，即边缘系统神经元的正常发育受到限制，浦肯野细胞数量的减少似乎是先天性的，以及在Broca对角线带（位于额基部和间隔区）、小脑核和下橄榄核神经元大小和数量的年龄相关性变化。最后这种变化是通过对不同年龄死亡的孤独症患儿的脑研究推断出来的，这些患儿的脑呈现出一种进行性或持续的病理改变，这种病变一直延续到成年。这些发现与孤独症作为一种神经发育障碍的概念相符，但其只能作为推测该疾病临床特征的衍变。在许多但不是所有的患者中，都可以检测到血小板5-羟色胺浓度升高和血清5-羟色胺水平降低，以及血清催产素水平降低。这些发现的生物学意义尚不清楚。

最近，在患有孤独症的幼儿中发现了大脑过度生长和脑容量增加，特别是额叶但又不限于额叶。高分辨率成像技术与形态和体积分析已证实了这一点。这些异常可能很难或不可能通过常规CT或MRI检查发现。Stoner及其同事最近进行的一项神经解剖学调查，在孤独症儿童的前额叶和颞叶中发现了异常的皮质层结构和神经元组织紊乱。这些异常在皮质的第4层和第5层最为一致。这些发现再次支持孤独症是一种神经发育障碍的概念。

病程、治疗和预后

虽然一些患者随着年龄的增长，开始表现出额外的视觉或听觉缺陷，但这种疾病本质上是非进行性的。在典型的病例中，转归是暗淡的，尽管许多受影响较小的儿童在服用5-羟色胺再摄取抑制剂后，有时用很小的剂量，在社会关系和学业方面表现出改善（DeLong，Filipek，个人通信）。应用肽分泌素（peptide secretin）已产生了许多传闻的成功，但这不能在对照研究中复制。选择性5-羟色胺再摄取抑制剂（如氟西汀、西酞普兰）在控制重复行为和情绪波动方面也有一定的效应，因此这类药物治疗已被广泛应用于孤独症儿童。此外，严重的行为改变，如自残行为、攻击性和严重的发脾气，已经用如利培酮（risperidone）等药物进行治疗。这些均代表了治疗的进展，但 Hollander 和同事在他们关于孤独症药物治疗的评论中指出，被选择研究的患者是根据其症状的严重程度和类型进行的，因此这些药物不能指望对所有的孤独症个体都有帮助。

发育延迟的管理

由于大多数潜在的发育延迟疾病几乎没有或根本没有可能治疗，而且也没有办法恢复发育不正常的神经系统的功能，因此，我们的目标是协助为患者的护理、训练、教育和社会适应制定计划。必须引导患儿的父母形成现实的态度和预期。心理咨询和社会咨询可以帮助家人保持对患者温和而坚定的支持，以便使患者能最大限度地养成良好的工作习惯和适宜的性格。

大多数智商超过 60 且没有其他障碍的人都可以通过训练过上独立的生活，特殊学校教育可以使他们学到在职业中有用的技能。必须寻求和尽可能消除造成成绩不佳的社会因素。

如果智商低于 20，因为很少有家庭能够提供所需的长期监护，住进福利机构几乎是不可避免的。对于智商在 20~50 之间的人来说，接受机构的护理通常是必要的。这一组的患者，如果性情稳定，对社会的适应能力较好，可在监督下工作，但很少在职业上独立。对于受损较严重的人来说，可能最需要的是在卫生和自我护理方面的特殊培训。

在推荐制度化管理方面必须非常谨慎。虽然这种需要在出生第一年或第二年严重受损的人身上表现得非常明显，而对受影响不太严重的人在早年就很难评估。如前所述，单独的心理测试并不完全可信。最好对患者进行一段时间的观察。正如第 27 章所指出的，费尔纳德（Fernald）很久以前提出的评价方法虽然很陈旧，但还是很可靠的。它应包括观察①身体、医学和神经学的发现；②家庭背景；③发育史；④学校进步；⑤学业成绩；⑥实践知识；⑦社会行为；⑧产业效率（参与工作的能力）；⑨行为去抑制，它在 Fernald 时代被称为“道德行为”；⑩通过心理测试来衡量智力。

（耿 媛 王铭维 译 王维治 校）

参考文献

Aicardi J, LeFebvre J, Lerique-Koechlin A: A new syndrome: Spasm in flexion, callosal agenesis, ocular abnormalities. *Electroencephalogr Clin Neurophysiol* 19:609, 1965.

Alzate JC, Kothbauer KF, Jallo GI, et al: Treatment of Chiari type I malformation in patients with and without syringomyelia: A consecutive series of 66 cases. *Neurosurg Focus* 11(1): article 3, 2001.

Azzopardi DV, Strohm B, Edwards AD, et al: Moderate hypothermia to treat perinatal asphyxial encephalopathy. *N Engl J Med* 361:1349, 2009.

Armstrong DD: Review of Rett syndrome. *J Neuropathol Exp Neurol* 56:843, 1997.

Asperger H: Die "Autistischen Psychopathen" im Kindesalter. *Arch Psychiatr Nervenkr* 117:76, 1944.

Badawi N, Kurinezuk J, Keogh J, et al: Antepartum risk factors for new born encephalopathy. *Br Med J* 317:1549, 1988.

Bailey A, LeCouteur A, Gottesman A, et al: Autism as a strongly genetic disorder: Evidence from a British twin study. *Psychol Med* 25:63, 1995.

Baker AP: Autism at 70—redrawing the boundaries. *N Engl J Med* 369:1089, 2013.

Baker RS, Ross PA, Bauman RJ: Neurologic complications of the epidermal nevus syndrome. *Arch Neurol* 44:227, 1987.

Banker BQ: Cerebral vascular disease in infancy and childhood: 1. Occlusive vascular disease. *J Neuropathol Exp Neurol* 20:127, 1961.

Banker BQ, Bruce-Gregorios J: A neuropathologic study of diseases of the nervous system in the first year of life. In: Thompson GH, Rubin IL, Bilenker RM (eds): *Comprehensive Management of Cerebral Palsy*. New York, Grune & Stratton, 1982, pp 25-31.

Banker BQ, Larroche J-C: Periventricular leukomalacia of infancy. *Arch Neurol* 7:386, 1962.

Barker E, Wright K, Nguyen K, et al: Gene for von Recklinghausen neurofibromatosis in the pericentromeric region of chromosome 17. *Science* 236:1100, 1987.

Barkovich AJ, Kuzniecky RI, Jackson GD, et al: A developmental and genetic classification for malformations of cortical development. *Neurology* 65:1873, 2005.

Barlow CF: *Mental Retardation and Related Disorders*. Philadelphia, Davis, 1978.

Bauman M, Kemper TL: Histoanatomic observations of the brain in early infantile autism. *Neurology* 35:866, 1985.

Bax M, Tydeman C, Floodmark O: Clinical and MRI correlates of cerebral palsy. The European Cerebral Palsy Study. *JAMA* 296:1602, 2006.

Bejjani GK: Definition of the adult Chiari malformation: A brief historical overview. *Neurosurgery Focus* 11:1, 2001.

Benson JWI, Hayward C, Osborne J, et al: Multicentre trial of ethamsylate for prevention of periventricular hemorrhage in very low birth weight infants. *Lancet* 2:1297, 1986.

Berg BO (ed): *Principles of Child Neurology*. New York, McGraw-Hill, 1996.

Beuren AJ, Apitz J, Harmjanz D: Supravalvular aortic stenosis in association with mental retardation and a certain facial appearance. *Circulation* 26:1235, 1962.

Bielschowsky M: Über tuberose Sklerose and ihre Beziehungen zur Recklinghausenschen Krankheit. *Z Gesamte Neurol Psychiatr* 26:133, 1914.

Bissler JJ, McCormack FX, Young LR, et al: Sirolimus for Angiomyolipoma in Tuberous Sclerosis Complex or Lymphangi-

oleiomyomatosis. *New Engl J Med* 358:140, 2008.
Boder E, Sedgwick RP: Ataxia-telangiectasia: A familial syndrome of progressive cerebellar ataxia, oculocutaneous telangiectasia and frequent pulmonary infection. *Pediatrics* 21:526, 1958.
Bolton PF, Griffiths PD: Association of tuberous sclerosis of temporal lobes with autism and atypical autism. *Lancet* 349:392, 1997.
Botto LD, Moore CA, Khoury MJ, Erickson JD: Neural-tube defects. *N Engl J Med* 341:1509, 1999.
Bradley WG, Richardson J, Frew IJC: The familial association of neurofibromatosis, peroneal muscular atrophy, congenital deafness, partial albinism and Axenfeld's defect. *Brain* 97:521, 1974.
Brett EM (ed): *Paediatric Neurology*, 3rd ed. New York, Churchill Livingstone, 1997.
Cellini E, Forleo P, Ginestroni A, et al: Fragile X permutation with atypical symptoms at onset. *Arch Neurol* 63:1135, 2006.
Chaplin ER, Goldstein GW, Myerberg DZ, et al: Posthemorrhagic hydrocephalus in the preterm infant. *Pediatrics* 65:901, 1980.
Chiari H: Uber Veränderungen des Kleinhirns infolge von Hydrocephalie des Grosshirns. *Dtsch Med Wochenschr* 17:1172, 1891.
Cicero S, Curcio P, Papageorgiou A, et al: Absence of nasal bone in fetuses with trisomy 21 at 11-14 weeks of gestation: An observational study. *Lancet* 358:1665, 2001.
Cobb S: Haemangioma of the spinal cord associated with skin naevi of the same metamere. *Ann Surg* 62:641, 1915.
Cogan DC: A type of congenital ocular motor apraxia presenting jerky head movements. *Trans Am Acad Ophthalmol* 56:853, 1952.
Collet JP, Vanasse M, Marios P, et al: Hyperbaric oxygen for children with cerebral palsy: A randomised multicentre trial. *Lancet* 357:582, 2001.
Committee on Fetus and Newborn, Papile LA, Baley JE, et al: Hypothermia and neonatal encephalopathy. *Pediatrics* 133:1146, 2014.
Courchesne E, Yeung-Courchesne R, Press GA, et al: Hypoplasia of cerebellar vermal lobules VI and VII in autism. *N Engl J Med* 318:1349, 1988.
Cowan F, Rutherford M, Groenendaal F, et al: Origin and timing of brain lesions in term infants with neonatal encephalopathy. *Lancet* 361:736, 2003.
Créange A, Zeller J, Rostaing-Rigattierei S, et al: Neurologic complications of neurofibromatosis type 1 in adulthood. *Brain* 122:473, 1999.
Crino P: Bourneville and Taylor: A developing story. *Ann Neurol* 52:6, 2002.
Crino PB, Nathanson KL, Henske EP: The tuberous sclerosis complex. *N Engl J Med* 355:1346, 2006.
Crowe FW: Axillary freckling as a diagnostic aid in neurofibromatosis. *Ann Intern Med* 61:1142, 1964.
Crowe FW, Schull WJ, Neel JV: *A Clinical, Pathological and Genetic Study of Multiple Neurofibromatosis*. Springfield, IL, Charles C Thomas, 1956.
de Ligt J, Wilmensen MH, van Born BWM, et al: Diagnostic exome sequencing in persons with severe intellectual disability. *N Engl J Med* 367:1921, 2012.
DeLong GR: Autism: New data suggest a new hypothesis. *Neurology* 52:911, 1999.
DeLong GR, Heinz ER: The clinical syndrome of early-life bilateral hippocampal sclerosis. *Ann Neurol* 42:11, 1997.
DeMyer MK: Infantile autism: Patients and families. *Curr Probl Pediatr* 12:1, 1982.
Desikan RS, Barkovich AJ: Malformations of cortical development. *Ann Neurol* 80:797, 2016.
Duffner PK, Cohen ME, Seidel G, Shucard DW: The significance of MRI abnormalities in children with neurofibromatosis. *Neurology* 39:373, 1989.
Dunn HG, MacLeod PM: Rett syndrome: Review of biological abnormalities. *Can J Neurol Sci* 28:16, 2001.
Dyken P, Krawiecki N: Neurodegenerative diseases of infancy and childhood. *Ann Neurol* 13:351, 1983.
Eisenberg L: The autistic child in adolescence. *Am J Psychiatry* 112:607, 1965.
Erzurum S, Kalavsky SM, Watanakunakorn C: Acute cerebellar ataxia and hearing loss as initial symptoms of infectious mononucleosis. *Arch Neurol* 40:760, 1983.
European Collaborative Study: Children born to women with HIV-1 infection: Natural history and risk of transmission. *Lancet* 337:253, 1991.
Evans K, Rigby AS, Hamilton P, et al: The relationships between neonatal encephalopathy and cerebral palsy: A cohort study. *J Obstet Gynaecol* 21:114, 2001.
Evrard PH, De Saint-Georges P, Kadhim H, et al: Pathology of prenatal encephalopathies. In: French JH, Harel S, Casaer P (eds): *Child Neurology and Developmental Disabilities*. Baltimore, MD, Brookes, 1989, pp 153-176.
Fenichel GM: Hypoxic-ischemic encephalopathy in the newborn. *Arch Neurol* 40:261, 1983.
Fenichel GM: *Neonatal Neurology*, 3rd ed. New York, Churchill Livingstone, 1990.
Ferriero DM: Neonatal brain injury. *N Engl J Med* 351:1985, 2004.
Filipek PA: Quantitative magnetic resonance imaging in autism: The cerebellar vermis. *Curr Opin Neurol* 8:134, 1995.
Fitzpatrick TB, Szabo G, Hori Y, et al: White leaf-shaped macules, earliest visible sign of tuberous sclerosis. *Arch Dermatol* 98:1, 1968.
Fogel BL: Genetic and genomic testing for neurologic disease in clinical practice. *Handb Clin Neurol* 147:11-22, 2018.
Ford FR: *Diseases of the Nervous System in Infancy, Childhood and Adolescence*, 6th ed. Springfield, IL, Charles C Thomas, 1973.
Fowler KB, Stagno S, Pass RF, et al: The outcome of congenital cytomegalovirus infection in relation to maternal antibody status. *N Engl J Med* 326:663, 1992.
Franz DN, Leonard J, Tudor C, et al: Rapamycin causes regression of astrocytomas in tuberous sclerosis complex. *Ann Neurol* 59:490, 2006.
Freud S: *Infantile Cerebral Paralysis*. Russin LA (trans). Coral Gables, FL, University of Miami Press, 1968.
Friedland R, Yahr MD: Meningoencephalopathy secondary to infectious mononucleosis: Unusual presentation with stupor and chorea. *Arch Neurol* 34:186, 1977.
Frith U (ed): *Autism and Asperger Syndrome*. Cambridge, England, Cambridge University Press, 1991.
Galler JR: Malnutrition: A neglected cause of learning failure. *Postgrad Med* 80:225, 1986.
Gastaut H, Poirier F, Payan H, et al: HHE syndrome: Hemiconvulsion, hemiplegia, epilepsy. *Epilepsia* 1:418, 1960.
Gold AP, Freeman JM: Depigmented nevi, the earliest sign of tuberous sclerosis. *Pediatrics* 35:1003, 1965.
Golden JA, Nielsen GP, Pober BR, et al: The neuropathology of Williams syndrome: Report of a 35-year-old man with presenile beta/A4 amyloid plaques and neurofibrillary tangles. *Arch Neurol* 52:209, 1995.
Gomez MR: *Tuberous Sclerosis*. New York, Raven Press, 1979.
Gomez MR: *Neurocutaneous Disease (A Practical Approach)*. Boston, Butterworth, 1987.
Gomez MR, Kuntz NL, Westmoreland BF: Tuberous sclerosis, early onset of seizures, and mental subnormality: Study of discordant homozygous twins. *Neurology* 32:604, 1982.
Gorlin RS, Pindborg JJ, Cohen MM Jr: *Syndromes of the Head and Neck*. New York, McGraw-Hill, 1976.
Grandin T. *Thinking in Pictures: My Life with Autism*. Doubleday, New York, 1995.
Gregg NM: Congenital cataract following German measles in the mother. *Trans Ophthalmol Soc Austr* 3:35, 1941.
Grigsby J, Brega AG, Jacquemont S, et al: Impairment in the cognitive functioning of men with fragile X-associated tremor/ataxia syndrome (FXTAS). *J Neurol Sci* 248:227, 2006.
Guerrini R, Moro F, Andermann E, et al: Nonsyndromic mental retardation and cryptogenic epilepsy in women with *doublecortin* gene mutations. *Ann Neurol* 54:30, 2003.
Hack M, Taylor G, Klein N, et al: School-age outcomes in children

with birth weight under 750 g. *N Engl J Med* 331:753, 1994.

Haddow JE, Palomaki GE, Knight GJ, et al: Prenatal screening for Down's syndrome with use of maternal serum markers. *N Engl J Med* 327:588, 1992.

Hagberg B, Aicardi J, Dias K, et al: A progressive syndrome of autism, dementia, ataxia and loss of purposeful hand movements in girls: Rett's syndrome. *Ann Neurol* 14:471, 1983.

Hagberg B, Hagberg G: Prenatal and perinatal risk factors in a survey of 681 Swedish cases. In: Stanley FJ, Alberman ED (eds): *The Epidemiology of the Cerebral Palsies*. Vol 10. London, Spastics International, 1984, pp 116–134.

Halperin JJ, Williams RS, Kolodny EH: Microcephaly vera, progressive motor neuron disease and nigral degeneration. *Neurology* 32:317, 1982.

Hamdan FF, Gauhtier J, Spiegelman D, et al: Mutations in SYNGAP1 in autosomal nonsyndromic mental retardation. *N Engl J Med* 360:599, 2009.

Harding AE: *The Hereditary Ataxias and Related Disorders*. New York, Churchill Livingstone, 1984.

Hardy JB: Clinical and developmental aspects of congenital rubella. *Arch Otolaryngol* 98:230, 1973.

Harriëtte TF, van der Zwaag B, Cruysberg J, et al: Möbius syndrome redefined. A syndrome of rhombencephalic maldevelopment. *Neurology* 61:327, 2003.

Hayward JC, Titelbaum DS, Clancy RC, et al: Lissencephalypachygyria associated with congenital cytomegalovirus infection. *J Child Neurol* 6:109, 1991.

Haywood HC, Wachs TD: Intelligence, cognition and individual differences. In: Begab MJ, Haywood HC, Garber HL (eds): *Psychosocial Influences in Retarded Performance*. Vol I. Baltimore, MD, University Park Press, 1981, pp 95–126.

Henderson JL: The congenital facial diplegia syndrome: Clinical features, pathology and etiology. *Brain* 62:381, 1939.

Herskowitz J, Rosman P, Wheller CB: Colpocephaly: Clinical, radiologic and pathogenetic aspects. *Neurology* 35:1594, 1985.

Hoefnagel D, Penry JK: Partial facial paralysis in young children. *N Engl J Med* 262:1126, 1960.

Hollander E, Phillips AT, Yeh C: Targeted treatment for symptom domains in child and adolescent autism. *Lancet* 362:732, 2003.

Holmes LB, Moser HW, Halldórsson S, et al: *Mental Retardation: An Atlas of Diseases With Associated Physical Abnormalities*. New York, Macmillan, 1972.

Hur JJ: Review of research on therapeutic interventions for children with cerebral palsy. *Acta Neurol Scand* 91:427, 1995.

Huttenlocher PR, Hapke RJ: A follow-up study of intractable seizures in childhood. *Ann Neurol* 28:699, 1990.

Hutto C, Parks WP, Lai S, et al: A hospital-based prospective study of perinatal infection with human immunodeficiency virus type 1. *J Pediatr* 118:347, 1991.

International PHVD Drug Trial Group: International randomized controlled trial of acetazolamide and furosemide in posthemorrhagic ventricular dilatation in infancy. *Lancet* 352:433, 1998.

Jablonski S: *Dictionary of Syndromes and Eponymic Diseases*, 2nd ed. Malabar, FL, Krieger, 1991.

Johnson KP: Viral infections of the developing nervous system. In: Thompson RA, Green JR (eds): *Advances in Neurology*. Vol 6. New York, Raven Press, 1974, pp 53–67.

Jones KL: *Smith's Recognizable Patterns of Human Malformation*, 6th ed. Philadelphia, Elsevier Saunders, 2006.

Kalter H, Warkany J: Congenital malformations: Etiologic factors and their role in prevention. *N Engl J Med* 308:424, 1983.

Kanda T, Oda M, Yonezawa M, et al: Peripheral neuropathy in xeroderma pigmentosum. *Brain* 113:1025, 1990.

Kanner L: Autistic disturbances of affective contact. *Nerv Child* 2:217, 1943.

Kato M, Dobyn WB: Lissencephaly and the molecular basis of neuronal migration. *Hum Mol Genet* 12(Suppl 1):89, 2003.

Kemper TL, Bauman M: Neuropathology of autism. *J Neuropathol Exp Neurol* 57:645, 1998.

Kinsbourne M: Myoclonic encephalopathy of infants. *J Neurol Neurosurg Psychiatry* 25:271, 1962.

Klein CJ, Benarroch EE: Epigenetic regulation: basic concepts and relevance to neurologic disease. *Neurology* 82:1833, 2014.

Knight SJ, Regan R, Nicod A, et al: Subtle chromosomal rearrangements in children with unexplained mental retardation. *Lancet* 354:1676, 1999.

Krueger DA, Wilfong AA, Holland-Bouley K, et al: Everolimus treatment of refractory epilepsy in tuberous sclerosis complex. *Ann Neurol* 74:679, 2013.

Kwiatkowski DJ, Manning BD: Molecular basis of giant cells in tuberous sclerosis complex. *N Engl J Med* 371:778, 2014.

Landrieu P: Approches de la pathologic cerebelleuse chronique chez l'enfant. *Rev Neurol (Paris)* 149:776, 1993.

LeCouteur A, Bailey A, Goode S, et al: A broader phenotype of autism: The clinical spectrum in twins. *J Child Psychol Psychiatry* 37:785, 1996.

Lemieux BG: Chromosome-linked disorders. In: Swaiman K (ed): *Pediatric Neurology: Principles and Practice*, 2nd ed. St. Louis, Mosby, 1994, pp 357–419.

Levene MI, Grindulis H, Sands C, Moore JR: Comparison of two methods of predicting outcome in perinatal asphyxia. *Lancet* 1:67, 1986.

Levine DN, Fisher MA, Caviness VS Jr: Porencephaly with microgyria: A pathologic study. *Acta Neuropathol* 29:99, 1974.

Lichtenstein BW: Neurofibromatosis (Von Recklinghausen's disease of the nervous system). *Arch Neurol Psychiatry* 62:822, 1949.

Lorber J: Spina bifida cystica: Results of treatment of 270 cases with criteria for selection in the future. *Arch Dis Child* 47:854, 1972.

Lorber J, Priestley BL: Children with large heads: A practical approach to diagnosis in 557 children with special reference to 109 children with megalencephaly. *Dev Med Child Neurol* 23:494, 1981.

Losner RR, Glenn GM, Walther M, et al: von Hippel-Lindau disease. *Lancet* 361:2059, 2003.

Louis-Bar D: Sur un syndrome progressif comprenant des télangiectasies capillaires cutanée et conjonctivales symetrique a disposition naevoide et des troubles cérébelleux. *Confin Neurol* 4:32, 1941.

Lubs HA: A marker X chromosome. *Am J Hum Genet* 21:231, 1969.

Lynn RB, Buchanan DC, Fenichel GM, Freeman FR: Agenesis of the corpus callosum. *Arch Neurol* 37:444, 1980.

Lyon G, Evrard PH: *Neuropediatrie*. Paris, Masson, 1987.

MacCollin M, Chicca EA, Evans DG, et al: Diagnostic criteria for schwannomatosis. *Neurology* 64:1838, 2005.

Marshall PC, Brett EM, Wilson J: Myoclonic encephalopathy of childhood (the dancing eye syndrome): A long-term follow-up study. *Neurology* 28:348, 1978.

Martin JP, Bell JA: A pedigree of mental defect showing sex linkage. *J Neurol Neurosurg Psychiatry* 6:154, 1943.

Martuza RL, Eldridge R: Neurofibromatosis 2 (bilateral acoustic neurofibromatosis). *N Engl J Med* 318:684, 1988.

McKinlay CJ, Alsweiler JM, Ansell JM, et al: Neonatal glycemia and neurodevelopmental outcomes at 2 years. *N Engl J Med* 373:1507, 2015.

Medical Task Force on Anencephaly: The infant with anencephaly. *N Engl J Med* 322:669, 1990.

Mefford HC, Batshaw ML, Hoffman EP: Genomics, intellectual disability, and autism. *N Engl J Med* 366:733, 2012.

Menick BJ: Phase-contrast magnetic resonance imaging of cerebrospinal fluid flow in the evaluation of patients with Chiari I malformation. *Neurosurg Focus* 11(1): article 5, 2001.

Milunsky A: Prenatal detection of neural tube defects: VI. Experience with 20,000 pregnancies. *JAMA* 244:2731, 1980.

Mitchell LE, Adzick NS, Melchionne J, et al: Spina bifida. *Lancet* 364:1885, 2004.

Mlakar J, Korva M, Tul N, et al: Zika virus associated with microcephaly. *N Engl J Med* 374:951, 2016.

Mochida GH, Walsh CA: Genetic basis of developmental malformations of the cerebral cortex. *Arch Neurol* 61:637, 2004.

Moloney DM, Wall SA, Ashworth GJ, et al: Prevalence of Pro250Arg mutation of fibroblast growth factor receptor in coronal craniosynostosis. *Lancet* 349:1059, 1997.
Myers RE: Experimental models of perinatal brain damage: Relevance to human pathology. In: Glueck L (ed): *Intrauterine Asphyxia and the Developing Fetal Brain*. Bethesda, MD, Year Book, 1977, pp 37–97.
Naidu S: Rett syndrome: A disorder affecting early brain growth. *Ann Neurol* 42:3, 1997.
Nellhaus G: Head circumference from birth to 18 years. *Pediatrics* 41:106, 1968.
Nelson KB, Ellenberg JH: Antecedents of cerebral palsy. *N Engl J Med* 315:81, 1986.
Neul JL, Zoghbi HY: Rett syndrome: A prototypical neurodevelopmental disorder. *Neuroscientist* 10:118, 2004.
Nickerson E, Greenberg F, Keating MT, et al: Deletions of the elastin gene at 7q11.23 occur in approximately 90% of patients with Williams syndrome. *Am J Hum Genet* 56:1156, 1995.
Nishikawa M, Sakamoto H, Hakura A, et al: Pathogenesis of Chiari malformation: A morphometric study of the posterior cranial fossa. *J Neurosurg* 86:40, 1997.
Nissenkorn A, Michelson M, Ben-Zeev B, Lerman-Sagie T: Inborn errors of metabolism. A cause of abnormal brain development. *Neurology* 56:1265, 2001.
Nokelainen P, Flint J: Genetic effects on human cognition: Lessons from the study of mental retardation syndromes. *J Neurol Neurosurg Psychiatry* 72:287, 2001.
O'Connor N, Hermelin B: Cognitive defects in children. *Br Med Bull* 27:227, 1971.
Pang D, Wilberger JE: Tethered cord syndrome in adults. *J Neurosurg* 57:32, 1982.
Penrose LS: *The Biology of Mental Defect*. New York, Grune & Stratton, 1949.
Piaget J: *The Origins of Intelligence in Children*. New York, International Universities Press, 1952.
Plotkin SR, Blakeley JO, Evans DG, et al: Update from the 2011 International Schwannomatosis Workshop: From genetics to diagnostic criteria. *Am J Med Genet* Part A 161A:405. 2013.
Pober BR: Williams-Beuren syndrome. *N Engl J Med* 362:239, 2010.
Prober CG, Gerson AA: Medical management of newborns and infants born to human immunodeficiency virus-seropositive mothers. *Pediatr Infect Dis J* 10:684, 1991.
Pulsifer MB: The neuropsychology of mental retardation. *J Int Neuropsychol Soc* 2:159, 1996.
Purpura DP: Normal and aberrant neuronal development in the cerebral cortex of human fetus and young infant. In: Buchwald NA, Brazier MA (eds): *Brain Mechanisms in Mental Retardation*. New York, Academic Press, 1975, pp 141–171.
Rapin I: Autism. *N Engl J Med* 337:97, 1997.
Renpenning H, Gerard JW, Zaleski WA, et al: Familial sex-linked mental retardation. *Can Med Assoc J* 87:954, 1962.
Riccardi VM: Von Recklinghausen neurofibromatosis. *N Engl J Med* 305:1617, 1981.
Riccardi VM, Mulvihill JJ (eds): *Advances in Neurology*. Vol 29: Neurofibromatosis (Von Recklinghausen Disease). New York, Raven Press, 1981.
Roach ES, Williams OP, Laster DW: Magnetic resonance imaging in tuberous sclerosis. *Arch Neurol* 44:301, 1987.
Roizen HJ, Patterson D: Down's syndrome. *Lancet* 361:1281, 2003.
Rosman NP, Pearce J: The brain in neurofibromatosis. *Brain* 90:829, 1967.
Rousseau F, Heitz D, Biancalana V, et al: Direct diagnosis by DNA analysis of the fragile X syndrome of mental retardation. *N Engl J Med* 325:1674, 1991.
Rutter M: Infantile autism and other pervasive developmental disorders. In: Rutter M, Taylor EA, Hersov LA (eds): *Child and Adolescent Psychiatry: Modern Approaches*, 3rd ed. Oxford, England, Blackwell, 1994, pp 563–593.
Sacks O: *An Anthropologist on Mars. Seven Paradoxical Tales.* New York, Alfred Knopf, 1995.
Sarnat HB, Sarnat MS: Neonatal encephalopathy following fetal distress. *Arch Neurol* 33:696, 1976.
Schreier H, Rapin I, Davis J: Familial megalencephaly or hydrocephalus? *Neurology* 24:232, 1974.
Scottish Low Birthweight Study: II. Language attainment, cognitive status and behavioral problems. *Arch Dis Child* 67:682, 1992.
Shankaran S, Laptook A, Ehrenkranz RA, et al: Whole-body hypothermia for neonates with hypoxic-ischemic encephalopathy. *N Engl J Med* 353:1574, 2005.
Shapiro LR: The fragile X syndrome: A peculiar pattern of inheritance. *N Engl J Med* 325:1736, 1991.
Sherr EH: The ARX story (epilepsy, mental retardation, autism, and cerebral malformations): One gene leads to many phenotypes. *Curr Opin Pediatr* 15:567, 2003.
Sherr EH, Michelson DJ, Shevell MI, et al: Neurodevelopmental disorders and genetic testing: Current approaches and future advances. *Ann Neurol* 74:164, 2013.
Shibata M, Gulden FO, Sestan N: From trans to cis: Transcriptional regulatory networks in neocortical development. *Trends Genet* 31:77, 2015.
Shillito J Jr, Matson DD: Craniosynostosis: A review of 519 surgical patients. *Pediatrics* 41:829, 1968.
Shirley MD, Tang H, Gallione CJ, et al: Sturge-Weber syndrome and port-wine stains caused by somatic mutation in GNAQ. *N Engl J Med* 368:1971, 2013.
Shuman RM, Selednik LJ: Periventricular leukomalacia. *Arch Neurol* 37:231, 1980.
Sinha S, Davies J, Toner N, et al: Vitamin E supplementation reduces frequency of periventricular hemorrhage in very premature babies. *Lancet* 1:466, 1987.
Solomon LM, Esterley NB: Epidermal and other congenital organoid nevi. *Curr Probl Pediatr* 6:1, 1975.
Somerville MJ, Mervis CB, Young EJ, et al: Severe expressive-language delay related to duplication of the Williams-Beuren locus. *N Engl J Med* 353:1694, 2005.
Srivastava S, Cohen JS, Vernon H, et al: Clinical whole exome sequencing in child neurology practice. *Ann Neurol* 76:473, 2014.
Stoner R, et al: Patches of disorganization in the neocortex of children with autism. *N Engl J Med* 370:1209, 2014.
Taylor M, David AS: Agenesis of the corpus callosum: A United Kingdom series of 56 cases. *J Neurol Neurosurg Psychiatry* 64:131, 1998.
van der Hoeve J: Eye symptoms of tuberous sclerosis of the brain. *Trans Ophthalmol Soc UK* 40:329, 1920.
Vasudevan P, Suri M: A clinical approach to developmental delay and intellectual disability. *Clin Med* 17:558, 2017.
Verhagen MM, Abdo WF, Willemsen MA, et al: Clinical spectrum of ataxia-telangiectasia in adulthood. *Neurology* 73:430, 2009.
Volpe JJ: Intraventricular hemorrhage in the premature infant: Current concepts, parts I and II. *Ann Neurol* 25:3, 109, 1989.
Volpe JJ: *Neurology of the Newborn*, 3rd ed. Philadelphia, Saunders, 1995.
Weber F, Parkes R: Association of extensive haemangiomatous naevus of skin with cerebral (meningeal) haemangioma, especially cases of facial vascular naevus with contralateral hemiplegia. *Proc R Soc Med* 22:25, 1929.
Weiss LA, Shen Y, Kom J, et al: Association between microdeletion and microduplication at 16p11.2 and autism. *N Engl J Med* 358:667, 2008.
Weller TH: The cytomegaloviruses: Ubiquitous agents with protean clinical manifestations. *N Engl J Med* 285:267, 1971.
Williams JC, Barratt-Boyes BG, Lowe JB: Supravalvular aortic stenosis. *Circulation* 24:1311, 1961.
Wilson GS, Desmond MM, Verniand W: Early development of infants of heroin-addicted mothers. *Am J Dis Child* 126:457, 1973.
Winick M: *Malnutrition and Brain Development*. New York, Oxford University Press, 1976.
Wohlwill FJ, Yakovlev PI: Histopathology of meningofacial angio-

matosis (Sturge-Weber's disease). *J Neuropathol Exp Neurol* 16:341, 1957.

Woodward LJ, Anderson PJ, Austin NC, et al: Neonatal MRI to predict neurodevelopmental outcomes in preterm infants. *N Engl J Med* 355:685, 2006.

Yakovlev PI, Guthrie RH: Congenital ectodermoses (neurocutaneous syndromes) in epileptic patients. *Arch Neurol Psychiatry* 26:1145, 1931.

Yakovlev PI, Wadsworth RC: Schizencephalies: A study of the congenital clefts in the cerebral mantle. *J Neuropathol Exp Neurol* 5:116, 169, 1946.

Zupan V, Gonzalez P, Lacaze-Masmonteil T, et al: Periventricular leukomalacia: Risk factors revisited. *Dev Med Child Neurol* 38:1061, 1996.

第38章

神经系统变性疾病

形容词变性的(*degenerative*)对现代神经科医生没有多大吸引力。它意味着一种从先前的正常水平到较低的功能水平的无法解释的下降,是一种既不能让临床医生也不能让科学家们满意的含糊的疾病概念。此外,它对一个过程的基本因果关系没有给出任何提示,并且很可能在一个没有特征的术语下包含了许多机制。人们很容易把所有不明原因的神经系统的退行性疾病都归为变性。问题是许多变性疾病在一定比例的病例中是由种系遗传变化引起的。所有这些目前都被称为变性的,但这种疾病分类是一个过渡性的方法,是在等待更精确的理解和分类。

目前称之为神经系统变性疾病背后的原理,是一种功能相关的细胞,如基底节、小脑或大脑皮质等渐进式神经元丢失的模式。这些疾病在临床上可以通过受影响系统相关的神经功能或多或少平稳进展性丧失来识别,例如帕金森病特征、共济失调或痴呆等。许多这些疾病的特征是蛋白质异常沉积的积累。目前缺乏的是细胞丢失的精确的亚细胞机制,了解了蛋白质在细胞内或细胞间聚集并不等于知晓了疾病的原因。然而,变性(*degeneration*)被用作一个临床和病理的术语,指的是神经元、髓鞘或组织的破坏过程,它的降解产物引起吞噬反应和星形胶质细胞增生,但通常很少或没有炎症反应。

1902年,高尔斯(Gowers)提出了生活力缺失(*abiotrophy*)一词,来指代变性疾病,意思是受影响的神经元缺乏“至关重要的活力”(vital endurance),导致其过早地死亡。这一概念包含了一个未经证实的假设,即细胞的衰老和变性改变是基于相同的过程。可以理解的是,当代的神经病理学家不愿意将细胞疾病的各种不同过程都归因于简单的衰老,而这些疾病过程不断地被超微结构和分子遗传学技术揭示。越来越明显的是,这类疾病中的许多疾病是由遗传因素决定的。有些出现在同一个家族的一个以上的成员身上。甚至更多的疾病,在任何基本方面与变性疾病没有任何区别,只是偶尔地发生,即作为孤立的实例,但仍然有遗传因素,如单核苷酸多态性和拷贝数变异等往往参与发病机制,即使只是作为疾病的易感性。

在变性神经系统疾病中引入的一个核心概念是,大脑中某些类型的蛋白沉积对邻近的神经元是有毒性的。淀粉样蛋白、tau蛋白和突触核蛋白是最常被认为与这种方式有关。此外,通过物理化学相互作用(由Hardy和Revesz总结的)使有毒种类的正常蛋白质连续“扩散”,更典型的朊蛋白病的诱导也会涉及(第32章),并有人认为可能有错误折叠蛋白的跨突触扩散。毒性假说对阿尔茨海默病(AD)尤为重要,在AD中试图清除或减少相关淀粉样蛋白的产生,正在推动新药的临床试验。

衰老变化的基础可以在神经元水平上解释,但这些变化的性质尚不清楚。如前所述,一个基本问题是区分这些衰老的恶化与变性疾病。当一种退行性神经疾病出现在成年人的生活中,我们必须假设临床表现在一定程度上受到生命周期现象的影响,患者的功能是这两个过程的总和。然而,它们的分离在诊断和治疗中是至关重要的。人们必须接受这样一个事实,即大多数变性疾病在晚年才表现出来,从而得出一个暂时的结论,即衰老过程的某些方面与疾病的细胞退化交织。这给临床医生带来一个问题,他们可能倾向于将一个人的功能变化仅归因于单纯衰老,而不是寻找一种可以进行治疗或进行特定预测和咨询的疾病。此外,长期存在的不确定性与某些变性疾病有关,如阿尔茨海默病(Alzheimer disease)在老年期变得如此普遍,以至于有可能这种疾病是衰老过程中不变的一个方面,而不是细胞功能受到后天干扰。然而,对于大多数神经系统退行性疾病来说，随年龄增长，这种不可避免要发生的情况显然并非如此。例如，根据 Savva 及同事的研究发现，老年痴呆症的发生率在 75 岁以后就会减少。这在一定程度上是由于其他原因导致的死亡的风险。另一种可能性是这种疾病最年长的老年人中出现的频率较低。这一关于衰老和变性疾病的争论是不能解决的，并暴露了“疾病”术语的含义上的困难。如果人类寿命比当前的预期多活 50 年，所有的神经结构都会显示神经变性疾病的变化吗？答案可能是否定的，因为变性疾病有独特的细胞和亚细胞特征，这不同于衰老导致的单纯的程序性细胞丢失。

通过对退化性疾病的遗传形式的研究，已经获得了许多关于导致神经元死亡和功能障碍的生物学紊乱的新的和重要信息。分子遗传学技术的应用对这些疾病已经产生了惊人的成果。即使与散发性疾病相比，退行性疾病的遗传形式是罕见的，但对于这两种疾病的发病机制来说，已经揭示了一些普遍的原则。这种方法有望有效治疗迄今为止被认为是进展性和不可治愈的疾病。

有人提出，所有退行性疾病都应根据其遗传和分子生物学异常进行分类。然而，当人们注意到，病理变化的多样性可能伴随单一或似看似单一的基因异常，或反之亦然，基因缺陷的多样性可能是单一表型的基础，这种类型的分类不能证明对临床医生立即有帮助。换句话说，创建新的疾病类别来涵盖与特定类型的神经元变性相关的所有分子和病理变化的做法在实践中没有太大的优势。例如，某些疾病统一归属为蛋白沉积病，被称为“τ 蛋白病(tau 蛋白病)”(*tauopathies*)、“突触核蛋白病”(*synucleinopathies*)、“淀粉样蛋白病”(*amyloidopathies*)等。我们赞同一种更有用的临床方法，它基于对与特定神经系统变性相关的临床特征的认识。在了解变性神经系统疾病的病因之前，必须有一组疾病的名称和定位，这些疾病只能通过神经系统的某一部分或某些部分的逐渐恶化这一共同属性而结合在一起。

变性疾病的一般临床特征

如前所述，变性疾病有两个突出特征：①影响神经系统的特定部位或功能系统；②在神经系统功能长期正常之后，隐匿性起病并逐渐进展。通常无法指出明确的发病日期。患者或家人可能会提供患者突然出现残障的病史，特别是某些损伤、感染、外科手术、卒中或其他令人难忘的事件与最初的症状同时发生时。巧妙地采集病史会发现有一段时间出现了一些微妙的症状，但几乎没有引起人们的注意。一个戏剧性的生活事件是否真的能引发或加剧变性疾病，这是一个不能肯定回答的问题，这方面的证据大多是逸事趣闻。相反，这些变性疾病过程，就本质而言，似乎从一开始就是进展的，与已知的先前事件无关，而其症状表现是病理过程中的晚发事件，只有当神经元丢失的程度超过了系统功能在临床可接受的水平时才出现症状。神经退行性疾病的另一个常见特征是，临床表现的不可逆性和病情呈数月或数年持续进展。然而，其中一些疾病有时表现出相对稳定期。

虽然大多数变性疾病在家庭的其他成员中并未表现出来，但如前所述，变性疾病的家族性发生(*familial occurrence*)在临床和科学上都具有重要意义，但这些信息往往很难获得。家庭成员可能很少或很分散，因此患者不知道其他成员的健康状况。患者或患者的家人可能不愿意承认一种神经系统疾病已经影响到其他家庭成员。此外，如果家庭其他成员的病情比患者严重得多或轻得多，或与该患者表现不同的疾病形式，就可能没有意识到疾病是遗传的。或者父子关系可能存在问题。有时，只有通过对其他家庭成员的仔细检查才能发现遗传性疾病的存在。此外，还应记住，一种疾病的家族性发生并不一定意味着它就是遗传性的，也可能表明一个家庭中有不止一个成员曾接触过同一种传染性或毒性介质。

神经变性疾病的许多症状，虽然目前无法治愈，但可以通过熟练的管理得到缓解。通过提供支持、观点和信息，医生的兴趣和建议对患者和他的家人来说是无价的。这与医生减轻患者痛苦能力的最高使命是一致的。

一般病理表现

正如前面一般性评论中所强调的，大多数变性疾病的特征是选择性地累及解剖和生理上相关的神经元系统。肌萎缩侧索硬化(*amyotrophic lateral sclerosis*，ALS)便是这一特征的例证。ALS 的病理过程实际上局限于大脑皮质、脑干和脊髓的运动神经元，以及在进行性共济失调中，只有小脑的浦肯野(Purkinje)细胞受到影响。还可以举出许多其他的例子，例如，弗里德赖希共济失调(Friedreich ataxia)、帕金森病(Parkinson disease)，其中离散的神经元系统解体，而其他的却完好无损。因此，这些退行性疾病在过去被称为系统萎缩(*system atrophies*)。某些神经元系统的选择性脆弱不是变性疾病的特有属性。几种已知原因的不同过程对神经系统有类似的局限效应。相反，在许多变性疾病中，病理改变的选择性较低，最终呈弥漫性。即便如此，早期还是有涉及特殊类别神经元的倾向。

正如人们所预料的，任何基于神经元的缓慢损耗和丢失的病理过程，不仅是细胞体，还有它们的树突、轴突和髓鞘也都丢失，并且不伴随强烈的组织反应或细胞反应。脑脊液（CSF）的蛋白含量几乎没有变化，或仅表现为轻微增加。此外，由于这些疾病总是导致组织损失，影像学检查可能没有改变或仅表现为组织体积减小（萎缩），伴有相应的脑室被动扩大。这些发现可以将神经元萎缩与其他大类别的神经系统进行性疾病，即肿瘤、感染和炎症性过程区别开来。

在细胞水平上，个别细胞的死亡特征有几个过程。在这些机制中，有一种是细胞凋亡（*apoptosis*），是一个借用自胚胎学的术语，用于说明导致神经元变性的机制。该术语的原意是指在发育过程中，由于基因的表达在短时间内驱使细胞自然死亡［即程序性细胞死亡（programmed cell death）］，不留下任何病理反应的痕迹。神经元变性的过程有很大的不同，它是指成熟神经元在一段时间内发生的一系列变化，这些变化导致细胞死亡，通常会留下一个离散的胶质瘢痕，而不是局部组织坏死。在一些变性疾病模型中，细胞丢失涉及特殊基因的激活，尽管在时间进程和细胞形态上不是原始意义上的凋亡。越来越明显的是，除细胞程序性死亡之外的其他机制将被证明是理解变性疾病的核心，而且这些疾病的临床特征甚至在细胞破坏发生之前就已经显现了。例如，干扰突触信号和支持性神经胶质细胞的功能障碍对形态学上的神经元死亡同等重要。

在接下来的讨论中将会清楚地看到，当前变性疾病研究的主题是正常细胞蛋白，诸如淀粉样蛋白、tau 蛋白、突触核蛋白、泛素蛋白和亨廷顿蛋白等在特定神经元内的聚集。在某些情况下，蛋白的过度产生是由于其相应基因的三倍化或过度活跃造成的。在其他情况下，酶对正常前体蛋白的裂解产生具有物理性质的产物，它导致其聚集（就像 Alzheimer 病中的淀粉样蛋白），或者可能是蛋白清除的正常机制失效，导致其过度聚集。如上所述，这导致了以蛋白质聚集的类型对疾病分组进行命名：τ 蛋白病（*tauopathies*）、突触核蛋白病（*synucleinopathies*）等。即使这是一个不确定的或中间分类，因为在大多数情况下，不知道聚集的蛋白是细胞损伤的原因还是结果，而且在任何情况下，细胞破坏的基本机制仍需要进一步确定。

另一个对变性疾病有指导意义的特征是，蛋白质聚集可能通过突触连接从一个区域"扩散"到另一个区域。在某些情况下，这会导致相邻区域连续受到影响，而在另一些情况下，功能集成的神经环路不一定受到持续影响。Braak 及其同事提出的这一地理机制符合某些病理观察，例如，突触核蛋白（synuclein）依次出现于嗅觉系统，然后出现在肠的迈斯纳 - 奥尔巴赫丛（Meissner-Auerbach plexus），接着是在迷走神经，影响延髓迷走神经核，经突触上升至脑桥和中脑核。这是否解释了在帕金森病中受累最严重的黑质等部位疾病的选择性，目前还不完全清楚。在任何情况下，这些聚集蛋白的生物学和理化学性质可能有非常重要的作用，它们干扰细胞功能并可能导致细胞死亡的机制是变性疾病研究的主要领域。

临床分类

因为在病因学上对变性疾病进行分类是不完全可能的，除非在某些疾病中可以识别遗传或遗传因素。基于这个原因，为了实际的需要，我们根据临床症状和病理解剖学来进行分类。虽然这是自然发生现象的最基本分类模式，但它是诊断和科学研究的必要前奏，对临床医生来说比纯粹的基因或分子分类更自然。这也是一种进步，因为最初是描述这些疾病的神经病学家或神经病理学家的名字随意列出的。由于本章的引言中给出的原因，这种方法在分析个别患者提出的问题时仍然有效。主要临床分类如下：

Ⅰ. 进行性痴呆综合征，无其他神经系统体征或不明显
- A. 阿尔茨海默病
- B. 路易体病的一些病例
- C. 额颞叶痴呆 - 皮克病，包括行为变异型、原发性进行性失语症（几种亚类）
- D. 后部皮质萎缩（视空间痴呆）

Ⅱ. 进行性痴呆综合征合并其他神经系统异常
- A. 亨廷顿病（舞蹈症）
- B. 路易体病（帕金森病特征）
- C. 皮质基底节变性（强直、肌张力障碍）
- D. 皮质 - 纹状体 - 脊髓变性（痉挛状态）

E. 额颞叶痴呆 - 肌萎缩侧索硬化复合征
F. 家族性痴呆伴痉挛性截瘫、肌萎缩或肌阵挛
G. 葡聚糖体病（神经病）

Ⅲ. 姿势和运动障碍综合征
A. 帕金森病
B. 多系统萎缩，MSA-P（纹状体变性、自主神经功能衰竭）
C. 进行性核上性麻痹
D. 变形肌张力障碍
E. 亨廷顿病（舞蹈症）
F. 棘红细胞增多症伴舞蹈症
G. 皮质基底节变性
H. 路易体病
I. 局限性肌张力障碍，包括痉挛性斜颈和 Meige 综合征

Ⅳ. 进行性共济失调综合征
A. 脊髓小脑性共济失调
1. Friedreich 共济失调
2. 非 Friedreich 共济失调（反射保留，震颤、性腺功能减退、肌阵挛及其他紊乱）
B. 小脑皮质共济失调
1. Holmes 型家族性纯小脑 - 橄榄体萎缩
2. 迟发性小脑萎缩
C. 复杂遗传性和散发性小脑共济失调（晚发性共济失调伴脑干及其他神经紊乱）
1. 多系统萎缩（MSA-C）
2. 齿状核红核变性（RamsayHunt 型）
3. 齿状核红核苍白球路易体萎缩（DRPLA）
4. Machado-Joseph 病，SCA-3（共济失调、基底节特征）
5. 其他复杂晚发性常染色体显性遗传共济失调，伴色素视网膜变性、眼肌麻痹、眼球运动缓慢、多发性神经病、视神经萎缩、耳聋、锥体外系征和痴呆

Ⅴ. 慢性进展肌无力和萎缩综合征
A. 运动障碍伴肌萎缩
1. 肌萎缩侧索硬化
2. 进行性脊肌萎缩症
3. 进行性延髓麻痹
4. 肯尼迪综合征及其他遗传性进行性肌萎缩和痉挛性截瘫
5. 运动神经元病伴额颞叶痴呆
B. 痉挛性截瘫不伴肌萎缩
1. 原发性侧索硬化
2. 遗传性痉挛性截瘫（Strümpell-Lorrain）

Ⅵ. 感觉和感觉运动障碍（神经病，见第 43 章）
A. 遗传性感觉运动神经病—腓骨肌萎缩症（Charcot-Marie-Tooth），肥厚性间质性多发性神经病（Dejerine-Sottas）
B. 纯或主要是感觉神经病或运动神经病
C. Riley-Day 自主神经变性

Ⅶ. 进行性失明综合征，伴或不伴其他神经疾病（见第 12 章）
A. 视网膜色素变性（色素性视网膜炎）
B. 斯塔格特病
C. 年龄相关性黄斑变性（ARMD）

Ⅷ. 变性感觉神经耳聋综合征（见第 14 章）
A. 纯感觉神经性耳聋
B. 遗传性听力丧失伴视网膜疾病
C. 遗传性听力丧失伴神经系统萎缩

主要以进行性痴呆为特征的疾病

阿尔茨海默病

阿尔茨海默病（Alzheimer disease）是脑的最常见和最重要的神经变性疾病，具有巨大的社会影响。这种疾病所带来的智能退化的一些特征在第 20 章“痴呆症的神经学”章节中曾有描述，这种疾病与衰老过程的关系在上面和第 28 章中也有提及。有人指出，随着年龄的增长，大脑的体积和重量不可避免地出现一定程度的缩小，即“萎缩”，但这些变化本身的临床意义相对轻微，结构基础不确定，例如，大脑重量的减少是否仅仅是神经元丢失的结果？相比之下，在几年内演变严重的弥漫性大脑萎缩与痴呆有关，在这些情况下，可能的病理改变最常见的是 Alzheimer 病。正如第 28 章中所评论的，大脑萎缩的速度，特别是海马体和颞叶内侧萎缩，在 Alzheimer 病早期阶段加速，而通过磁共振成像（MRI）的纵向研究可以确定哪些人随后会发展成疾病（Rusinick）。然而，随年龄增长，Alzheimer 病的病理标志物斑块的沉积和缠结并没有持续增加。

将 Alzheimer 病和老年痴呆作为单独疾病状态的进行划分已经过时，由于 Alois Alzheimer 于 1907 年最初研究的患者相对年轻（51 岁）。这种区分不再

成立，因为除了他们的发病年龄外，他们在临床上和病理上是无法区分的。考虑到这些相关和可分离的可能是有用的，下面讨论几种家族性 Alzheimer 病。

流行病学

虽然 Alzheimer 病在成人生活的每个阶段都有描述，但大多数患者都在 60 多岁以上，50 多岁或更年轻的相对较少。它是最常见的智力疾病之一，在辅助生活和熟练护理设施人员中占很大比例。全世界临床诊断的阿尔茨海默病的发病率相似，并且随着年龄的增长而增加，大约每年每 10 万名 60 岁以下的人中有 3 个新病例，60 岁以上的人群有令人震惊的 125 个新病例。在 60~69 岁人群中，每 10 万人中有近 300 人患此病，70~79 岁的人群有 3 200 人，80 岁以上的人群有 10 800 人患病。在 2015 年，全世界估计有超过 3 000 万人患有 Alzheimer 病。（应记住的是，这些都不是经过病理证实的病例，虽然作为一个近似值可能是正确的，但很可能与其他疾病合并在一起。）患病率也取决于总体死亡率，女性患病率约高 3 倍，尽管新病例的发生率在女性中只是稍微不成比例。然而，有一种迹象表明，痴呆症的发病率总体上正在下降（Satizabal et al），而且很可能大多数病例都是 Alzheimer 病引起的。Alzheimer 病患者的生存率降低到预期的一半，主要原因是呼吸道和心血管疾病原因和营养不良，但也有其他原因尚不完全清楚。

过去提出的几个推测的 Alzheimer 病的流行病学危险因素，诸如出生顺序、出生时母亲的年龄，以及唐氏综合征（Down syndrome）家族史等，但充其量似乎是边缘性的，在某些情况下，可能是选择偏倚的结果。抑郁和可能的头部损伤似乎会在以后的生活中增加某种程度的风险。低教育程度是不是 Alzheimer 病发展的风险因素，或者相反地，认知要求高的职业或更高的智力是否能预防痴呆症，目前仍在讨论中。第 20 章中给出了一些有争议的数据，表明先天的智力禀赋（认知储备）是十分重要的（Katzman; Cobb et al）。最后，一般来说，糖尿病或高血糖与痴呆之间的联系已经从流行病学研究中显现出来，例如 Crane 和同事的一篇报告，但是表面上这种疾病带来风险的机制（如果它是有效的）还没有被证实。在他们的报告中，在过去的 5 年里，高于平均水平的血糖会略微增加患痴呆症的风险，但不一定是 Alzheimer 病。

Alzheimer 病的家族性事件（*familial occurrence*）已被充分证实。在不到 1% 的此类病例中，显性遗传模式具有较高的外显率，并在年轻时发病（Nee et al; Goudsmit et al；见下文）。无特定遗传模式的大量痴呆家族聚集性报告也提示有一种以上的遗传因素在起作用。许多研究已证明，在 Alzheimer 病患者的一级亲属中，表面上散发性 Alzheimer 病的风险有所增加。这种风险在女性中更大，增加了女性患 Alzheimer 病的风险略高的证据（Silverman et al）。Li 及其同事（1995）提供的证据表明，早发性 Alzheimer 病（70 岁之前）患者比发病年龄较晚的患者更容易有亲属患病。基因研究很难进行，因为在给定的先证者中，这种疾病不会在同一年龄出现。即使是同卵双胞胎，其中一个可能在 60 岁时患病，另一个可能在 80 岁时患病。其他原因导致的死亡可能会阻止它的发现。在某些国家普遍存在的以遗传为主的类型，正被用作了解该病的遗传方面和治疗措施的模型。其他遗传因素对 Alzheimer 病发生的贡献将进一步讨论。

临床特征（另见第 20 章）

智力变化的开始通常很隐匿，以至于家人和患者都无法确定它开始的时间，并且大多数患者都是在精神衰退开始几个月或几年后才开始注意到。然而，有时这个过程会变得不寻常程度的精神错乱，与发热性疾病、手术、轻微头部损伤，或开始使用新药物有关。其他患者最初的主诉是头晕、精神模糊、难以描述的头痛，或其他表达模糊和可变化的躯体症状等。

逐渐发展的健忘是主要的症状。每天发生的小事都记不住。平时很少使用的名称变得特别容易忘。早年很少使用的词汇也容易丢失。约会被遗忘，物品被放错地方。问题被一遍又一遍地重复，患者已经忘记了刚才讨论的内容。据称远记忆被保存了下来，而近期的记忆则丢失［伯特的记忆法则（Ribot's laws of memory）之一］，这仅是相对真实的，很难检查遥远的个人记忆的准确性。例如，Albert 及其同事们测试了 Alzheimer 痴呆患者对过去和现在的政治事件和名人照片的认识，发现某种程度的记忆丧失会延伸到这个人的过去几十年的生活中（神经心理测试将在后面进一步讨论）。

一旦记忆障碍在原型障碍中变得明显，大脑功能的其他缺陷就变得越来越明显。这个患者说话不连贯，因为他说不出所需要的词。同样的困难也阻碍了写作。词汇表变得有限，表达的语言变得刻板和不灵活。对口语的理解起初被似乎保留，直到患者无法执行一个复杂指令才发现口语理解有问题；

即使这样，也不能确定指令未被理解是因为注意力不集中还是因为遗忘。这些语言障碍起初几乎无法察觉，但随着病情的发展，这些障碍变得越来越明显。词汇范围和拼写的准确性降低了。最后，在多年的疾病之后，不能说出完整的句子；找词需要不断地搜索；说的或写的东西很少被完全理解。有重复一个问题的倾向，然后，对每个口语短语可能会有一种相当戏剧性的重复［模仿言语（*echolalia*）］。到那时，言语技能的退化已经从摸索人名和普通名词发展为明显的命名性失语。接受性失语症和运动性失语症的其他因素后来增加进来，但是缺乏 Broca 型或 Wernicke 型的离散性失语的特征。一般来说，有言语的贫乏和精神活动量减少。

算术技能也出现了类似的退化。核对支票簿出错，计算商品价格和正确找零错误，所有这些和其他退化进展到患者不能再进行最简单的计算（失计算或计算障碍）。

在一些患者中，视空间的定向变得有缺陷。不能停放车辆；胳膊找不到夹克或衬衫的袖子；台布的角不能与桌角对齐。患者在回家的路上转错了方向或迷路。不能描述从一个地方到另一个地方的路线，也无法理解给出的方向。当这种状态恶化时，最简单的几何形式和模式就无法复制了。

在患病后期，患者会忘记如何使用常见的物品和工具，同时又保持这些活动所需的运动能力和协调能力。不会在脸上正确使用剃须刀；不会打开门的门闩；餐具的使用也很笨拙。最后，只有最习惯的和几乎自动的动作被保留下来。命令和演示动作的测试不能执行或模仿。观念性和观念运动性失用症（*ideational* and *ideomotor* apraxia）是用于描述这种运动能力丧失的晚期形式的术语，如第 3 章和第 21 章所述。

当这些失忆症（amnesic）、失语症（aphasic）、失认症（*agnostia*）和失用症（*apraxia*）缺陷出现时，患者起初在整体运动、行为、性情和行为方面似乎没有多大变化。社交礼仪，无论它们是什么，在疾病的初期阶段都保留下来，但这方面也会逐渐出现麻烦的改变。可能会做出轻率的交易。不安和躁动，或者相反，迟钝和平静变得很明显。忽视穿衣、刮胡子和洗澡。可能出现焦虑和恐惧症，尤其害怕独处。在一些患者中，白天和晚上的正常睡眠模式紊乱表现得很突出。一种组织不善的偏执妄想状态，有时伴有幻觉可能会变得明显。患者可能怀疑他年老的妻子与人有不正当关系，或怀疑他的子女偷了他的东西。一个稳定的婚姻可能会被患者对一个年轻人的迷恋或性行为的轻率所破坏，这可能会使社会震惊。患者的情感变得粗俗，他更以自我为中心，对他人的感受和反应漠不关心。有时会很贪吃，但更多的时候是忽视进食，导致体重逐渐下降。随后，很容易引出抓握和吮吸反射和额叶紊乱的其他征象（Neary et al），括约肌控制失调，患者陷入相对的无动和缄默状态，如第 20 章所述。

运动困难，是一种步子短而不稳定，但只有轻微的运动无力和僵硬，随后经常发生。疾病晚期患者可察觉到帕金森病的运动不能、僵直和细微的震颤。最终，患者失去站立和行走的能力，被迫一动不动地躺在床上，不得不喂食和帮助洗澡，腿蜷曲成固定的屈曲性截瘫姿势（本质上是一种持续性植物状态）。

这种疾病的症状病程变化很大，但通常延长到 5 年或更长时间，但从病理学研究判断，病理学病程有更长的无症状持续时间。临床前阶段的概念得到了 Linn 及其同事的详细研究的支持，他们发现在临床诊断之前，有一段时间（7 年或更长）记忆和注意力的逐步下降。在以遗传为主的疾病中，细致的 CSF 生物标志物和影像研究显示，这些变化发生在明显的临床症状出现之前的 15 年或更长时间（Bateman et al）。在此期间，皮质脊髓束和皮质感觉功能、视力、眼球运动和视野仍保持完整。如果有偏瘫，同向性偏盲，以及类似的情况，或者是 Alzheimer 病的诊断不正确，或者该疾病由于并发卒中、肿瘤或硬膜下血肿而变得复杂。这种说法很少有例外。腱反射几乎没有改变，足底反射几乎总是屈性。没有感觉性或小脑性共济失调。惊厥到疾病晚期才会出现，据报道晚期有 5% 的患者有不频发的癫痫发作。偶尔，在疾病晚期会观察到广泛的肌阵挛性抽搐或轻微的舞蹈手足徐动动作。最终，当患者处于卧床不起状态时，并发感染，诸如吸入性肺炎或某些其他疾病会仁慈地终止生命。

神经功能障碍的发生顺序可能不按照这个描述的次序，一个或另一个功能缺失可能捷足先登，大概因疾病进程的原因，在颞叶的记忆皮质表现变得明显后，影响联合皮质的特定部位在一个患者可能比另一个患者更早或更严重。这使得相对有限的功能缺失成为早期医疗主诉的来源，而早在痴呆的全部综合征表现出来之前。

至少有 5 种有限的功能缺失可能代表 Alzheimer 病的最初特征，但每一种单独的症状都可能轻微到足以被判定为轻度认知障碍（*mild cognitive impairment*，MCI）。Petersen 及其同事提出了这一概念，根据他们的定义，MCI 综合征是指在一个或所有领域存在认知困难，但这些困难并没有严重到足以影响日常生活。Alzheimer 病的早期表现可能主要表现为以下的综合征之一，第一，记忆功能障碍最常见，即使疾病的其他方面进展，它往往仍然是最突出的。

1. 遗忘症（*amnesia*）　Alzheimer 病的早期阶段通常以情景记忆（episodic memory）（自传式记忆）的不成比例的损害为主，而其他认知能力相对完整。遗忘可能是多年来唯一的困难。在这样的患者中，通过重复一系列数字或单词的能力来测试的即时记忆（immediate memory）（本质上是一种注意力的测量）是完整的；受损的是短期和长期（保持）记忆。记忆可能会受损，但举例来说，作为一个商业主管，如果工作使用长期建立的习惯模式和实践，个人可以继续做出可接受的决定。

2. 举名困难（*dysnomia*）　忘记单词，特别是专有名称，可能首先让患者看神经科。后来这一困难涉及普通名词，并发展到言语的流畅性严重受损的程度。每句话都被停顿打断，并寻找需要的单词；如果没有找到想要的单词，就会用迂回表达代替，句子无法完成。当让患者选择一个词，包括漏掉的那个词，可能有识别失败。患者重复别人说过的话，起初完全正常，后来出现了较小程度的同样的困难。即使在简单的测试中，命名缺陷也很明显，例如，要求患者列出一份农场动物或汽车品牌的清单，这个测试可能只能引起 3 或 4 个反应。更广泛的检查要求患者在 1 分钟内列出一个主题类别中尽可能多的项目，例如，蔬菜、工具或衣服。Alzheimer 病患者在任何一个类别中都远远低于 8 个项目，或者如果要求说出所有 3 个类别的名字，总共 25 个项目。

3. 视空间定向障碍（*visuospatial disorientation*）　在 Alzheimer 病病程中，有时顶枕叶功能紊乱，少数情况下可能顶枕叶功能丧失而其他功能相对保留（Mendez et al）。当发生纯视空间定向问题时，被称为后皮质萎缩（*posterior cortical atrophy*），这将在后面的小节中讨论（见 Renner et al）。如上和第 21 章所述，面孔失认症（prosopagnosia）（面部识别受损），在熟悉的环境中迷路或无法解释路线图，不能区分左右，或不能泊车或把车停在车库，以及难以摆放桌子或穿衣方面有困难，都是一种特殊障碍的表现，不能将身体与周围空间的图式协调。特别是，在一个视野中有刺激的忽略。在晚期，一些患者出现巴林特综合征（Balint syndrome）或格斯特曼综合征（Gerstmann syndrome）（Tang-Wai et al；McMonagle et al）。

4. 偏执和人格改变（*paranoia and personality changes*）　在 Alzheimer 病发展的某个阶段，偏执或古怪行为会显现出来。这可能出现在明显的记忆或语言缺陷之前。患者开始确信是亲属偷他的东西，或者是年迈甚至虚弱的配偶不忠。他可能把自己的东西藏起来，甚至是一些不太值钱的东西，然后开始监视家人。出现敌意，意愿可能会被非理性地改变。许多这样的患者总是担心、紧张和焦虑不安。当然，偏执妄想可能是抑郁性精神病和其他痴呆的部分表现，但大多数以偏执为主的老年患者似乎并不抑郁，他们的认知功能在一段时间内相对保持良好。社交上的轻率行为，拒绝老朋友，开始不谨慎地理财冒险，或者不符合性格的多情追求，都是这类行为改变的其他例子。

5. 执行功能障碍（*executive dysfunction*）　这可能是这种疾病最主要的致残方面，而当它早期出现，并不是 Alzheimer 病所特有的，因为它是影响额叶的其他几个过程的组成部分。这些患者在协调和计划任务以及遵循复杂的对话或指令方面表现出早期的困难。他们可能会变得不愿意参与社交活动，变得孤僻或比平时更安静。随着病程进展，以前简单的自主行为如驾驶，对患者来说就成了问题，洞察力受损程度各不相同。有些患者可以表达他们感到"困惑"，但更多的时候，是家庭引起了对这些变化的注意。

如果上述的局限性功能缺失在很长一段时间内仍然是简单的，人们有理由怀疑除 Alzheimer 病之外的其他原因，诸如某一脑叶萎缩如额颞叶痴呆（见下文）、Binswanger 病、脑积水，或颞顶叶栓塞性梗死等。上述的每一种局限性临床紊乱都是相对纯的受损。对智力功能进行仔细测试，这在诊断上很重要，经常会发现出一些认知域的细微异常。最初，大多数患者都有颞顶叶皮质不成比例的紊乱，反映在韦氏成人智力量表（*Wechsler Adult Intelligence Scale*，*WAIS*）的绩效部分早期损伤。在 1 或 2 年内，更普遍的智力衰退变得明显，而该综合征的失语 - 失认 - 失用方面变得越来越突出。虽然大多数 Alzheimer 病患者在疾病晚期都能正常行走，很少因步幅减小和步态不平衡而引起人们对该病的注意，并在认知表现变得明显前缓慢地恶化数年。第 20 章对伴随许多患者中晚期疾病的普遍衰老进行了评论。

为了研究目的和建立诊断 Alzheimer 病的纳入和排除标准，国家神经和交流障碍和卒中研究所（National Institute of Neurological and Communicative Disorders and Stroke，NINCDS）和阿尔茨海默病及相关疾病协会（Alzheimer's Disease and Related Diseases Association，ADRDA）的工作组在过去提出了以下标准：①通过临床检查确定的痴呆，通常采用简易智力量表（MMSE）、Blessed 痴呆量表或类似的精神状态检查，目前是阿尔茨海默病评估量表（Alzheimer Disease Assessment Scale，ADAS），其中有两个部分，一个是认知功能（ADAS-cog），另一个用于日常生活活动（ADAS-ADL）；②年龄大于 40 岁的患者；③两个或以上的认知功能缺陷，以及记忆力和其他认知功能（如语言、感知和运动技能）的渐进性恶化；④意识不受干扰；以及⑤排除其他脑部疾病（McKhann et al，1984；Tierney et al，1988）。这些标准在最近的共识小组中得到了重申（McKhann et al，2011）。使用这些方法，超过 85% 的患者都能得到正确的诊断，但这并不令人惊讶，因为 Alzheimer 病是成年人痴呆最常见的原因。大多数病例无须求助于这些限制性清单就是可识别的，特别是如果患者经过数月或数年的连续观察。人们对将生物标志物添加到该病的诊断标准中很感兴趣，如用 CSF 中淀粉样蛋白和 tau/ 淀粉样蛋白比值的正电子发射断层摄影（PET）配体，但诊断仍主要是临床诊断，辅以影像学和其他检测手段。

病理学

在疾病晚期，大脑呈现出弥漫性萎缩的外观，其重量通常减少 20% 或更多。脑回变窄，脑沟变宽。第三脑室和侧脑室均有不同程度的对称性增大。通常，萎缩过程涉及额叶、颞叶和顶叶，但情况差异很大。海马的极度萎缩是 MRI（主要是冠状位）上最显著的发现，在适当的临床情况下是具有诊断性的。

在显微镜下可见神经细胞广泛丢失。在疾病早期，这种现象在内嗅皮质的第二层最为明显。除了海马区明显的神经元丢失，内侧颞叶皮质的邻近部分，即海马旁回和海马下托（subiculum）也受到影响。丘脑前核、中隔核、Broca 斜带（diagonal band of Broca）、杏仁核，以及特别的脑干单胺能系统部分也被耗尽。麦内特（Meynert）基底核和蓝斑（locus ceruleus）的胆碱能神经元数量减少，这一发现引起人们极大兴趣，因为它假定胆碱能神经元在记忆功能中的作用（见下文）。在大脑皮质，细胞丢失主要影响大锥体神经元。残余的神经元可见体积缩小、核糖核蛋白丢失；由于突触和神经纤维网（neuropil）丢失，它们的树突减少并聚集在一起。星形细胞肥大（多于增生）是一种代偿性或修复性过程，在第Ⅲ和Ⅴ层最明显。

另外显微镜下的三个变化赋予了这种疾病独有的特征：①在神经细胞胞质中存在粗的、纤维样束样的银染物质，也以环状、螺旋或缠结团块的形式出现，即 Alzheimer 病的神经原纤维改变或“缠结”（图 38-1）。这些神经束是由一种过度磷酸化形式的微管蛋白，tau 蛋白组成的，当研究超微结构时，它们表现为成对的螺旋丝。②非晶态物质的球形沉积，分布于大脑皮质，很容易被过碘酸希夫反应（periodic acid-Schiff，PAS）发现；聚集物的核心是淀粉样蛋白，周围是变性的神经末梢[神经炎性斑（*neuritic plaques*）]，被银染色。淀粉样蛋白以一种新生的“弥漫的”形式散布于大脑皮质，没有组织或核心形成，主要通过免疫组化方法识别，淀粉样蛋白也沉积在小血管壁附近斑块上，即所谓的刚果红血管病（congophilic angiopathy）。③神经元的颗粒空泡变性（*granulovacuolar degeneration*），在海马的锥体层最明显。最后这个变化在诊断中是最不重要的，但它的性质是不确定的，曾被认为是一个简单的反应过程，但最近的研究表明，它反映了降解蛋白吞噬功能的缺失。

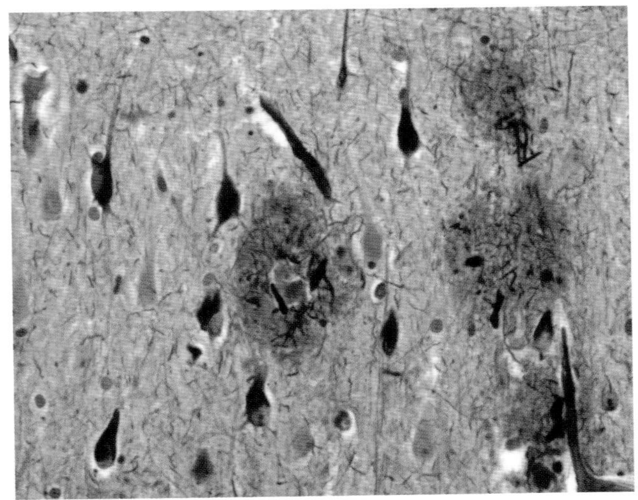

图 38-1 阿尔茨海默病淀粉样斑块和神经原纤维缠结的显微照片。比尔朔夫斯基（Bielschowsky）银染法

在大脑皮质的所有的联合区都可以发现神经炎性斑和神经原纤维的改变，但与痴呆严重程度最相关的是神经原纤维缠结和量化的神经元丢失，而不

是淀粉样斑块(Arriagada et al)。如果脑的任何部分受到这些变化不成比例的影响,那就是海马,特别是罗勒特·德·诺(Lorente de Nó)CA1 和 CA2 区,以及内嗅皮质、海马下托和杏仁核。这些部分与颞叶皮质的其他部分和海马齿状回有着丰富的联系,并无疑地解释了痴呆的遗忘成分。顶叶的联合区是另一个易受影响的部位。在下丘脑、丘脑、中脑导水管周围区、脑桥被盖,以及小脑的颗粒细胞层中只发现了少量的缠结和斑块。

经验丰富的神经病理学家发现了一种 Alzheimer 病,特别是在年龄较大的患者(超过 75 岁),他们有老年斑,但很少或没有神经原纤维缠结(Joachim 等报告的 150 例中约有 20%)。人们越来越多地认识到 Alzheimer 病的其他病理变化,斑块和缠结比预期的痴呆严重程度更少;特别是通过精密技术发现的路易小体。神经病理学家面临的另一个问题是区分正常年龄的脑与 Alzheimer 病的脑。正如前面提到的,这与理解衰老在这一疾病中所起作用的困难是一致的。在生活中表面上智力正常的人身上发现零星的老年斑并不罕见。Anderson 和 Hubbard 研究了 27 例年龄在 64~92 岁之间的痴呆患者和 20 例年龄相匹配的非痴呆对照组。在前者中,3%~38% 的海马神经元包含神经原纤维缠结;在所有的患者中,除了对照组的 2 例,海马神经元缠结的数量都低于 2.5%。此外,在老年人中增多的神经原纤维缠结与轻度认知功能障碍(mild cognitive impairment)有关,并且发展为 Alzheimer 病的可能性更高。

许多具有 Alzheimer 病的临床特征的痴呆患者,其大脑皮质和黑质有大量神经元丢失和路易小体,足以根据帕金森病的组织病理学诊断(见下文)。例如,Leverenz 和 Sumi 发现,他们的阿尔茨海默病患者中有 25% 表现出帕金森病的病理(和临床)变化,这一发病率远远高于可归因于偶然的发病率。同样,在 Gearing 及其同事报告的 11 例进行性核上性麻痹患者中(下文也有讨论),有 10 例患精神错乱,5 例有 Alzheimer 病的神经病理特征。这些混合病例不仅在分类方面存在问题,而且在理解这些变性疾病的神经生物学方面也存在问题。这一主题将在帕金森病部分进一步讨论。

有历史意义的是,Alzheimer 并不是第一个描述斑块的人,斑块是病理状态的标志之一。1892 年,粟粒状的病变已被 Blocq 和 Marinesco 在老年的大脑中观察到(Herdchen),并在 1910 年被 Simchowicz 命名为老年斑(*senile plaques*)。1907 年,Alzheimer 描述了一例 51 岁妇女的病例,她的特征是进行性痴呆,在患病 5 年后去世。Alzheimer 在整个大脑皮质发现了典型的斑块,但也注意到,由于使用了比尔朔夫斯基(Bielschowsky)新发明的银浸渍法,发现了神经元细胞质中纤维的聚集和扭曲,神经纤维的改变,即缠结(*tangles*),现在恰当地,冠以 Alzheimer 的名字。

发病机制

为了阐明 Alzheimer 病的机制,曾对斑块和神经原纤维进行了分析,但迄今为止,除了涉及其中一两种伴随的神经元变性之外,几乎没有什么发现。几种组织学技术有助于这一探索,包括对淀粉样蛋白及其主要成分[β 淀粉样蛋白(Aβ)]染色的精制银浸渍法,针对诸如泛素蛋白、神经元 tau 蛋白和淀粉样蛋白抗体的免疫染色,以及使用硫黄嘌呤 S 染色观察 β 蛋白折叠薄片,而在过去是通过紫外线和偏振光来观察刚果红染色。Tau 蛋白(化学成分是 β2- 转铁蛋白)是一种不连续的细胞骨架蛋白,可促进微管的组装,稳定微管结构,以一种不确定的方式参与突触可塑性。在 Alzheimer 病、进行性核上性麻痹和一种形式的额颞叶痴呆(见下文)的病理条件下,tau 蛋白过度磷酸化和聚集,导致成对的螺旋状细丝构成神经原纤维缠结。从电泳上看,tau 蛋白与 β2- 球蛋白一起移动,起到一种转铁蛋白的作用,也就是说,它与铁结合并将铁传递给细胞。它的浓度可以在 CSF 和血清中测量,但这还没有被明确证明是有用的诊断试验或提供对疾病发病机制的理解。

Aβ(β 淀粉样蛋白)是淀粉样前体蛋白(*amyloid precursor protein*,APP)这一较大实体的一小部分,APP 通常与神经元膜结合。如图 38-2 所示,Aβ 蛋白通过蛋白酶 α、β、γ 分泌酶的作用从 APP 中分离出来。目前的一种假说关注的是 APP 被这些酶切割产生不同长度的 Aβ 残基的方式。在正常细胞代谢过程中,APP 被 α 或 β 任何一种分泌酶切割。这个反应的产物后来被该酶的 γ 分泌酶同等型裂解。α 和 γ 的连续裂解产生对神经元没有毒性的微小碎片。然而,β 和之后 γ 的裂解会产生 40 个氨基酸的产物 Aβ40 和一个更长的 42 个氨基酸形式。后者 Aβ42 形式在几种 Alzheimer 病模型中都具有毒性,已经有人提出,Aβ42 和 Aβ40 的比例对淀粉样蛋白神经元的毒性是至关重要的。

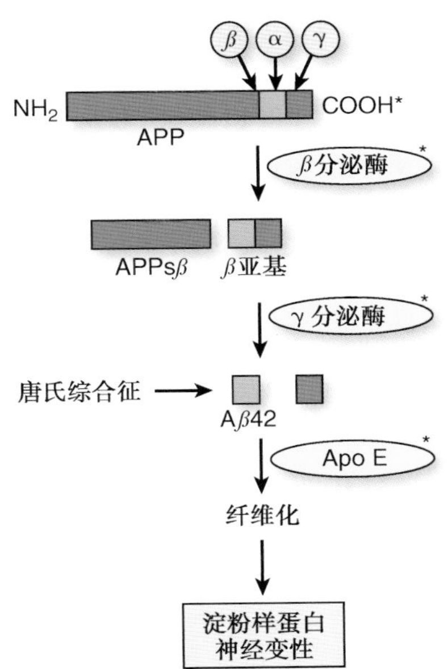

图 38-2　淀粉样前体蛋白(APP)蛋白水解。当 APP 被 β 分泌酶和 γ 分泌酶依次裂解，产生的淀粉样蛋白可分为 40(Aβ40)或 42(Aβ42)个氨基酸长度。后者更易于形成聚集性淀粉样蛋白(原纤维生成)，而不是正常的 APP 降解。淀粉样蛋白的纤丝状形式具有神经毒性，这种机制被认为是 Alzheimer 病细胞损伤的原因。Aβ42 的形成是 APP 基因本身突变或由早老素促进形成的。在唐氏综合征中，APP 及其产物 Aβ42 的过量产生由 21 号染色体长臂的三体化、APP 基因的定位引起。ApoE4 等位基因与 Aβ42 清除不足有关，是促进纤维化产生的另一个机制(经允许，修改自 Sisodia SS，St. George-Hyslop PH：γ-Secretase，notch，Aβ and Alzheimer disease：Where do the presenilins fit in？*Nat Rev Neurosci* 3：281-290，2002)

有几项证据支持 Aβ42 水平升高会导致淀粉样蛋白聚集，进而产生神经元毒性的观点。这是目前最常被引用的关于疾病起源的假说。可见 Aβ42 的弥漫性沉积先于明确的神经原纤维和斑块的形成。APP 的基因编码位于 21 号染色体上的事实，这是一个与一种类型的家族性 Alzheimer 病和唐氏综合征复制染色体联系的区域，其中，Alzheimer 病几乎不可避免地随着年龄增长而发生变化(见下文)，提示淀粉样蛋白及其所有的 Aβ 残基的过量产生是该病的致病因素。此外，在唐氏综合征中 Aβ42 与 Aβ40 的比值增加。另一个有启发性的联系是，发现在一些家族性 Alzheimer 病中，编码 APP 的基因和一对被称为早老素(*presenilin*)1 和 2 的细胞核内体蛋白(endosomal proteins)有遗传缺陷。早老素是 γ 分泌酶的催化成分，这种酶产生 Aβ42 片段。早老素 1 和 2 基因突变也增加了 Aβ42 的相对水平。值得注意的是，APP 和早老素基因的突变只解释很小一部分 Alzheimer 病病例(Terry)。表达人类 Alzheimer 病相关的 APP 或早老素基因突变的转基因小鼠出现 Aβ42 斑块，但没有神经原纤维缠结。图 38-2 所示的许多相互关联和机制来自对 Alzheimer 病遗传形式的理解，他们在多大程度上与主体疾病有关尚不清楚。然而，这些机制中可能会有某种形式的破坏。

在 Alzheimer 病中，淀粉样蛋白沉积与神经元丢失和脑萎缩之间的直接关联仍不确定。另外，Aβ 淀粉样蛋白的可溶性低聚物可能是毒性因子，而到目前为止，一直在强调不溶性粉样蛋白原纤维可见聚集的影响。类似地，TDP-43，这一前颗粒蛋白基因功能不足的产物也沉积在神经元中，可能对 Alzheimer 病表达的严重程度起重要作用；这种蛋白质与额颞叶痴呆和运动神经元病的发病机制有关，这两种疾病在本章后面讨论。还有人质疑淀粉样蛋白假说(*amyloid hypothesis*)，指出淀粉样蛋白沉积与神经元丢失之间的关系不确定，甚至提出聚集的淀粉样蛋白在某种程度上具有细胞保护机制。似乎很可能单独的淀粉样蛋白并不是 Alzheimer 病的唯一原因，特别是在老年期发病的病例中。淀粉样蛋白可能加速神经元的变性，而一旦痴呆形成，就可能很少有淀粉样蛋白的额外积累。

神经原纤维缠结的重要性也一直是一个被深入研究的问题，而淀粉样蛋白沉积与缠结形成有关的方式尚不清楚。某些病例中明显的老年斑形成，而其他病例中的神经原纤维缠结也是无法解释的。一种普遍的观点认为，缠结是一种继发的现象。然而，PET 研究，如 Wang 和同事们的一项研究表明，在下颞叶和顶叶皮质的 tau 沉积比淀粉样蛋白更明显，可以区分正常老年人与轻度认知障碍或 Alzheimer 病患者，而 tau 蛋白是与颞叶皮质萎缩更紧密关联的。这与神经病理学研究一致，神经病理研究表明，在这些状态下，弥漫性淀粉样蛋白沉积贯穿整个皮质，而更多的局灶性 tau 沉积与认知能力相对应。

该领域权威的研究者 Hardy 和 Selkoe 在他们的综述中指出，“尽管淀粉样蛋白假说为解释 AD 发病机制提供了一个广泛的框架，但目前还缺乏细节，某些观察结果也不容易与该假说的最简单版本相吻合。”

近年来，一些因细胞内或细胞外淀粉样蛋白的存在而被扰乱的亚细胞机制已被阐明。DeKosky 和 Scheff 及其他人在疾病早期发现受影响皮质突触数量减少和突触增大，这可能被解释为神经元死亡的第一个征象或神经元丢失的结果。淀粉样蛋白沉积是一种后来的继发现象。一种假说认为 Alzheimer 病是一种突触功能障碍。Querfurth 和 LaFerla 总结的一种假设是，Alzheimer 病是一种突触失效的紊乱。他们总结了一些亚细胞紊乱可能将淀粉样蛋白或 tau 蛋白沉积与神经元细胞丢失的机制相关联，其中包括钙调节异常、炎症、胰岛素信号、胆固醇代谢和异常的细胞周期重启。这些都是复杂和不确定的联系，但它们却是这个领域最有希望的研究发现。

Alzheimer 病很久以前就被证实不是由任何一种常见的动脉硬化引起的，这曾与当时流行的观点相反。另一方面，一些研究表明，在 Alzheimer 病患者的脑中，小或大的脑梗死和无法描述的缺血性白质疾病的存在加速了淀粉样蛋白的沉积和神经原纤维缠结的进展（见下文），但这些相互作用的机制尚不清楚。脑血管疾病加速了痴呆的进展速度和程度也不足为奇。这与动脉硬化（*arteriosclerotic*）、多发性梗死（*multiinfarct*）或血管性（*vascular*）痴呆有何关系还不完全清楚。毫无疑问，正如第 33 章所讨论的，多发性脑卒中会引起越来越多的缺陷，累积起来就像是痴呆。至少有一些促使认知综合征的局灶性病变在临床上可以被识别出来，而与卒中相对应的功能也会逐步下降。不可否认，当许多梗死是相对静息的腔隙型或弥漫性影响脑白质时，这种类型的血管性痴呆可能更难以识别，这类患者的心智能力可能会以一种渐进而持续的方式出现衰退，类似于 Alzheimer 病。通常，假性延髓麻痹状态或步态恶化最终伴随血管性痴呆。宾斯旺格病（Binswanger disease）的皮质下白质改变也会引起类似的诊断问题。我们倾向于在第 20 章中所表达的观点和 Jagust 评论中总结的，在 Alzheimer 病患者中，卒中与渐进性智力下降之间存在一种尚未明确的，或许是协同的相互作用。根据我们的经验，最常见的是，解释痴呆的正是 Alzheimer 的退行性疾病。Alzheimer 病与以前的颅脑损伤之间的类似关系是假设的，但已导致了几种类型的脑损伤有助于神经原纤维缠结和淀粉样蛋白沉积发展的猜测，似乎它们是修复反应的一部分。

目前尚不确定这与患病前的早年生活的人格特质之间的关系，但从被称为“修女研究”和其他几项类似研究的一个有趣发现表明，随着年龄的增长，早期生活中较差的语言能力与随着年龄增长的 Alzheimer 病的发展相对应（Snowden et al，1996）。在这项研究中，对 93 位修女在 20 多岁时写的自传做了语言和概念复杂性评分。在 14 名晚年去世的姐妹中，7 名自传中“思想频度”较低的人出现认知功能减退和神经病理学证实的 Alzheimer 病，而另外 7 名自传中认知较复杂的人并未出现相应改变。显然，这种类型的相关性可以有几种解释，但是，“认知储备（*cognitive reserve*）”的一般概念要么具有保护性质，要么只是隐藏了智力下降，这是从众多的其他研究中出现的。此外，有一种普遍的看法，如 Verghese 及其同事的研究，证实了积极的精神生活可能会减轻随着年龄增长的精神衰退的严重程度，但不能从现有的信息得出确切的因果关系结论。

神经递质异常　20 世纪 70 年代末，人们发现 Alzheimer 病患者海马和新皮质中胆碱乙酰转移酶（ChAT）和乙酰胆碱显著减少，引起人们极大的兴趣。这种胆碱能合成能力的丧失是由于基底前脑核（主要是 Meynert 基底核）的细胞数量减少所致，而这些细胞就是新皮质胆碱能末梢的主要来源（Whitehouse et al，1981）。然而，在像尾状核这样既不显示斑块也不显示缠结的区域，却发现 ChAT 活性减少了 50%。基底核胆碱能改变的特异性也因其他原因而受到质疑。举例来说，Alzheimer 病的脑也表现出单胺能神经元的丢失，以及受影响的新皮质中去甲肾上腺素能、γ- 氨基丁酸能和 5- 羟色胺能神经元功能减退。氨基酸递质的浓度，特别是谷氨酸，在皮质和皮质下区域也降低了（Sasaki et al），一些神经肽递质的浓度，特别是 P 物质、生长抑素和胆囊收缩素的浓度也同样降低，但尚未确定其中任何的生化异常，包括胆碱能性的，都是原发性或继发性的异质神经元的丢失。然而，使用胆碱类药物，无论是乙酰胆碱前体（如胆碱或卵磷脂）、降解抑制剂（如毒扁豆碱）或直接作用于突触后受体的毒蕈碱激动剂，都有轻微和不持续的治疗效果（见下文的“治疗”）。

铝在神经原纤维缠结形成中的作用，正如曾经提出的，但从未被证实。已有研究表明，绝经后妇女使用雌激素，或者男性或女性使用抗炎药物可延缓或减少该病的发病。

Alzheimer 病的遗传学方面（表 38-1）　前面提到的在遗传性 Alzheimer 病患者身上的一系列发现具有一定的重要性，包括定位于 21 号染色体上 β- 淀粉样蛋白基因附近编码错误的淀粉样蛋白前体（APP）的缺陷基因（St. George-Hyslop et al）。如上所述，这也为 Alzheimer 病的变化提供了一个解释，几乎所有 21 三体缺陷(唐氏综合征)患者的脑部特征都是存活到 20 岁多数,由于基因的三倍体,它们会过度产生淀粉样蛋白。但是,21 号染色体上的基因缺陷仅占家族性病例的小部分,而在整个疾病中所占比例极小。其他家族性 Alzheimer 病家系与 14 号染色体上早老素基因(早老素 1)罕见的显性突变有关联(Sherrington et al),在某些系列中家族性病例占 50% 以上,而在 1 号染色体上(早老素 2)基因突变可能占有许多剩余的病例(Levy-Lahad et al),这些都总结于表 38-1 中。与唐氏综合征病例相似,这些家族性疾病的发病年龄都比散发性病例早。这些患者的队列提供了从脑中出现淀粉样蛋白到发生临床疾病之间长时间(大约 10 年)病程的深刻见解,他们建议在疾病的前驱阶段化学生物标志物成像的潜在应用价值(The Dominantly Inherited Alzheimer Network; DIAN,见 Bateman et al)。

表 38-1 Alzheimer 病相关基因突变和调控因子

基因	蛋白	遗传	年龄	临床特征
APP	淀粉样前体蛋白	AD	早期	罕见,但临床上可模拟散发型 Alzheimer 病
PS1	早老素 1	AD	早期	同上
PS2	早老素 2	AD	早期	同上
Apo E	载脂蛋白 E	单倍体	晚期	改变 Alzheimer 病易感性; e4 等位基因代表风险
UBQLN1	泛素 1	SNP	晚期	仅为家族病例
TREM2	TREM2	SNP	晚期	作为 Apo E 的调节因子

AD,常染色体显性; SNP,单核苷酸多态性。

很明显,仅淀粉样蛋白过多或异常是对该病的不完全解释。正常基因中的某些序列变异会增加患此病的风险。第一个被发现的是载脂蛋白 E(Apo E),它是一种脂代谢调节剂,与 Alzheimer 病斑块中的 Aβ 有亲和力,已被发现可以改变 Alzheimer 病的患病风险。在 Apo E 的几种亚型中,E4(以及 19 号染色体上相应的等位基因 e4)的存在与发生散发性 Alzheimer 病的风险增加三倍有关(Roses; Strittmatter et al; Polvikoski et al)。这也是导致血清中低密度脂蛋白含量升高的等位基因。拥有两个 e4 等位基因实际上确保了那些活到 80 多岁人群的发病。e4 等位基因还可以改变某些家族性 Alzheimer 病的发病年龄。相比之下,e2 等位基因在 Alzheimer 病患者中占比很少。由于这些原因,有人提出,ApoE 通过与 APP 或 tau 蛋白以某种方式相互作用,影响斑块的形成。事实上,携带 e4 等位基因与脑中 Aβ 的沉积增加有关(McNamara)。正如 Hardy 指出的,Apo E 似乎在发病机制的某个时间点起作用,即在各种基因突变表面上导致 Alzheimer 病的细胞病理之后。然而,在一个特定的个体中,这些关系并不总是将等位基因与这种疾病联系在一起。换句话说,e4 等位基因并不是作为一种孟德尔性状起作用,而是作为一种易感性(风险)因素。由此可见,许多患 Alzheimer 病的人,如果不是大多数的话,并不具有风险等位基因。此外,许多携带 e4 等位基因的人活到七八十岁都没有患上 Alzheimer 病。但可以确定的是,平均而言,e4 等位基因的存在使 Alzheimer 病的出现加快了大约 5 年。

与上述的 ApoE 变异型相比,另一种位于 *TREM2* 上的基因多态性相当罕见,但具有相当的 Alzheimer 病风险,已在几个人群中得到了证实(Guerreiro et al and Jonsson et al)。在散发性 Alzheimer 病中,与 Alzheimer 病有关的 *TREM2* 多态性推测可能引起吞噬细胞清除淀粉样蛋白不充分。在家族性病例中已发现了另一种罕见的修饰基因,位于 *UBQLN1*(泛素 1)位点,编码一种与 PS1 和 PS2 相互作用的蛋白,并参与蛋白酶体的降解。

诊断性检查

CT 和 MRI 检查是有用的,但不是确定的辅助检查(图 38-3)。在 Alzheimer 病晚期患者中,侧脑室和第三脑室扩大到正常大小的两倍左右,而脑沟成比例地增宽,这都是大脑萎缩的结果。内侧颞叶的冠状位 MRI 显示,海马不成比例的萎缩和侧脑室颞角的相应扩大。然而,在疾病早期,这些影像学改变的程度并未超过许多精神健全的老年人。因此,医生不能仅依赖于影像学手段来诊断,而 CT 和 MRI 在排除诸如脑肿瘤、硬膜下血肿、脑梗死和脑积水等其他痴呆原因方面最有价值。EEG 出现轻度弥漫性减慢,但只是在病程的后期,这在排除癫痫发作或代谢性脑病的典型变化中表现出来的智力下降的其他原因方面也是有用的。CSF 也是正常的，虽然偶尔有总蛋白浓度轻度升高。利用患者的情况和疾病的时间进程，对阿尔茨海默型痴呆的诊断在 85%~90% 的病例中是正确的。

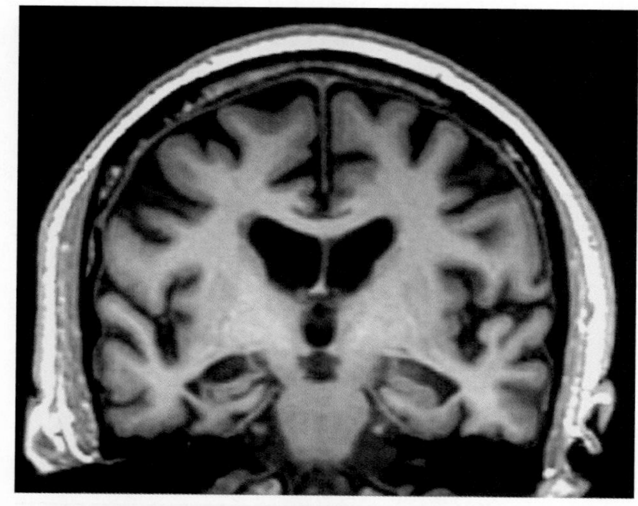

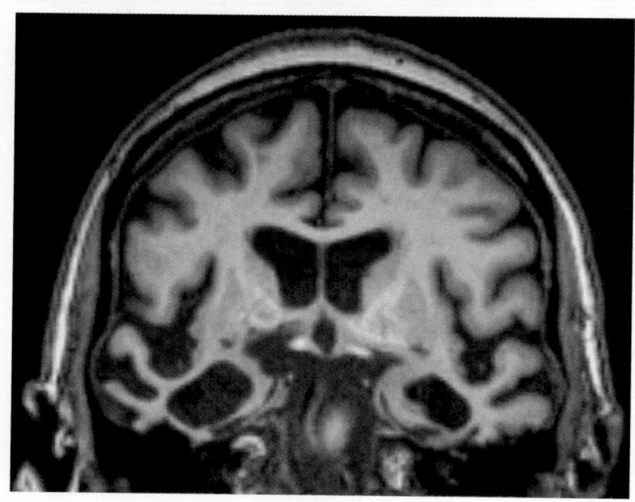

图 38-3　上图：一例 74 岁中度 Alzheimer 型痴呆男性患者冠状位 T1 加权的 MRI。可见弥漫性大脑和海马萎缩，伴空泡脑室和皮质沟扩张。下图：70 岁女性额颞叶痴呆行为变异型的冠状位 T1 加权 MRI。右侧颞叶萎缩重于左侧颞叶，颞叶萎缩与额叶和顶叶萎缩不成比例

对脑血流检查［单光子发射计算机断层扫描(SPECT)］和代谢检查［正电子发射计算机断层扫描(PET)］具有一定的价值，这些检查在疾病早期经常(但不总是)显示顶叶皮质联合区和内侧颞叶的活动减弱。在大多数病例中，当这些变化很明显时，就已经在临床的基础上做出诊断了。与淀粉样蛋白结合的更新型的 PET 配体(如匹兹堡化合物)和 tau 配体在识别和观察 Alzheimer 病的过程中更为敏感。它们的主要用途可能是在脑萎缩明显之前检测出它的变化，并识别出有 Alzheimer 病最早变化的患者，这些患者的病程可能会通过药物治疗来改变。它们目前被用作生物标志物，应用于各种减少或去除脑淀粉样蛋白的治疗试验中。

典型病例的神经心理测试显示，记忆力和语言表达能力出现了不成比例的下降。当能力连续下降时，这种测试尤其有用。Alzheimer 病中也显示了注意力和执行功能的某些方面的变化，Perry 和 Hodges 对此进行了综述。这些检查的使用在第 20 章中描述。

除了 PET 和相关的影像学检查外，还没有确定 Alzheimer 病的生物学标志物。CSF 中 tau 蛋白与 Aβ 42 蛋白的比值，即 tau 淀粉样蛋白比值(*tau amyloid ratio*)可能是个例外(在 Alzheimer 病中该比值低)。这种测试在一些门诊和临床试验中使用(Maddalena et al)。Schoonenboom 及其同事已经证明，将 CSF 磷酸化的 tau 蛋白(p-tau)与典型的 CSF 淀粉样蛋白 /tau 蛋白比值合并使用，可能在区分阿尔茨海默病与其他痴呆疾病方面提供额外的特异性。

阿尔茨海默病的鉴别诊断(另见表 20-3)

以前，几乎所有形式的痴呆症都是无法治疗的，确定这种大脑疾病的病因对患者或其家人都没有什么益处。现在，对于许多导致认知能力下降的疾病和状况，已经有了足够的治疗方法，因此正确的诊断更为重要。

目前可能治疗的痴呆形式是由正常压力脑积水引起的，以及慢性硬膜下血肿，HIV 副肿瘤性和相关的自身免疫性脑炎的痴呆；营养缺乏，如硫胺素 - 韦尼克 - 科萨科夫综合征(thiamine-Wernicke-Korsakoff syndrome)，马尔基亚法瓦 - 比格纳米病(Marchiafava-Bignami disease)(即原发性胼胝体变性——译者注)，糙皮病，维生素 B_{12} 缺乏等；慢性中毒，如酒精、镇静剂；多发性脑梗死；某些内分泌和代谢紊乱，如黏液水肿、桥本脑病；神经梅毒和其他慢性脑膜炎，库欣病，慢性肝性脑病，额叶和颞叶肿瘤，血管性痴呆，脑血管炎，结节病，进行性多灶性白质脑病(PML)，惠普尔病(Whipple disease)，多发性硬化，以及有时被忽视的，抑郁症的假性痴呆。通过仔细询问病史、连续的临床评估，以及血液和 CSF 测试，CT、MRI 和神经心理学测试，可以很容易地完成这些疾病的排除。在可行的情况下，我们在临床实践中可应用代谢脑成像(包括 FDG-PET 和淀粉样配体成像)以及 CSF 淀粉样蛋白 -tau 蛋白比值。

在特殊情况下，脑活组织检查在痴呆的诊断中可能是合理的，但几乎仅限于迅速进展的病例。Warren 和他的同事们通过 1989 年至 2003 年间进行的 90 例评估痴呆的连续脑活检，得出了一个观点，尽管这个观点来自过去的样本，不能推广到实践中。超过一半的人提供的诊断，主要是阿尔茨海默病、克雅病和炎症性疾病。然而，神经外科医生必须合理保证不可能是朊蛋白病。

鉴别诊断的一个特殊问题是老年抑郁症与痴呆症的区别，特别是两者都在某种程度上存在的时候。经过几周或更长时间的观察，以及患者的行为举止，可以使这种区别更加明显。多梗死性痴呆可能难以与 Alzheimer 病痴呆分开，如下面所讨论的。正常压力脑积水的痴呆也可能与 Alzheimer 病痴呆混淆(见第 29 章)。在实践中，将 Alzheimer 病与衰老有关的较“良性”形式的记忆衰退鉴别的问题经常出现。这些可治疗的情况在第 20 章、29 章和 33 章中讨论，而抑郁症的重要主题将在第 48 章中讨论。

我们经常在临床的基础上确信患者罹患 Alzheimer 病，但在尸检时发现其病因是进行性核上性麻痹、路易体病、皮克病、另一种额叶非 - 阿尔茨海默变性，或皮质 - 基底节变性等。所有这些在本章后面讨论。

治疗

没有证据表明，任何以前提出的治疗阿尔茨海默病的疗法，如脑血管扩张剂，兴奋剂，L-dopa，大剂量维生素 B、C 和 E，银杏叶制剂、高压氧治疗、静脉输注免疫球蛋白，以及许多其他药物有任何有益的效果。口服毒扁豆碱、胆碱和卵磷脂的试验大多得出阴性或无法解释的结果。

目前使用的胆碱能前体和激动剂物，以及乙酰胆碱酯酶抑制剂如多奈哌齐(donepezil)，效果不大。至于后一组药物，一些大型试验已经证明，患者维持独立生活的能力有轻微的延长，但这样的证据通常需要服用 6~12 个月的药物。例如，对这些药物进行的荟萃分析显示，在 70 分的阿尔茨海默病评估量表(Alzheimer Disease Assessment Scale)上，这些药物平均改善了 2~3 分，并使进展略有延迟。尽管一些试验未能证明这些药物的疗效(c.f.，AD 2000 合作小组)，但证据的权衡倾向于在实践中使用这些药物，但只适用于轻度或中度受影响的患者。

上述类药物的副作用可能包括恶心和较少见的呕吐。我们患者的家属不时报告说，药物引起的失眠或精神错乱增加。值得一提的是，在全身麻醉前使用乙酰胆碱受体拮抗剂琥珀酰胆碱(succinylcholine)时，服用上述药物的患者其药效可能会延长。当出现一些异常行为和幻觉时，曲唑酮(trazodone)、氟哌啶醇(haloperidol)、甲硫哒嗪(thioridazine)、利培酮(risperidone)和相关药物的使用可能会有抑制作用，使患者和家人的生活更舒适，但几项试验表明，一般使用这些药物引起的问题比解决的问题更多，而且由于不良反应，它们通常必须停止用药。Schneider 和同事们进行的随机试验发现，奥氮平(olanzapine)、喹硫平(quetiapine)和利培酮对治疗 Alzheimer 病患者的精神障碍、攻击性或躁动在缓解这些症状方面几乎与安慰剂一样好，但主要是因为这些药物不能耐受。在继续服药治疗的患者中，奥氮平要稍好一些。临床医生除了使用这类药物或氟哌啶醇来控制不好管理的行为外，几乎没有其他办法。小剂量的安定类药物，如劳拉西泮在睡眠严重紊乱时是有用的，但它们也经常增加精神错乱。

N- 甲基天冬氨酸(NMDA)谷氨酸能拮抗剂，尤其是美金刚(Memantine)每日 20mg，已被进行临床试验。在 Reisberg 和他的同事对 252 例患者(其中 187 人完成了试验)进行的一项美金刚研究中，与使用安慰剂相比，在反映功能性行为的几个量表上有更好的结果，但在认知表现的 3 个主要指标上没有变化。由于表面上看副作用很小，这种药物已被批准用于晚期 Alzheimer 病，并与胆碱能药物联合使用。然而，可能会出现幻觉或躁动，就需要停药。在中度至重度受累的患者中，盐酸美金刚与多奈哌齐联合使用并不比单独使用其中任何一种药物有效(Howard et al)。无论如何，这些药物在疾病后期的效果是微乎其微的。

一系列试验使用了 β- 分泌酶的小分子抑制剂(Doodyetal，2013)，或一种 β- 位点淀粉样蛋白前体裂解酶 1 抑制剂(BACE-1)(见 Egan et al)，或一种针对可溶性淀粉样蛋白的单克隆抗体索拉珠单抗(solanezumab)(Doody et al，2014)，甚至在 Alzheimer 病的早期阶段使用都未能证明有明显效益。目前正在探索的假设是，淀粉样蛋白在临床症状出现之前就已经沉积了，如果在疾病的症状前阶段就开始使用这种制剂可能会有用，但在疾病的这一阶段也有几次失败的试验。这是显性遗传性疾病研究的一个目标，在这一阶段，症状前的患者可以得到治疗。

一系列的动物实验证明了通过针对淀粉样蛋白斑块免疫清除的可能性，这导致了一种类似疫苗的人类研究。一项试验因在少数患者中出现免疫性脑炎而中止,但在尸检材料中有迹象表明,这种方法可能具有减少淀粉样蛋白沉积的理想效果(Orgogozo et al)。目前正在规划改进的疫苗,以进一步测试这种方法。

考虑到 Alzheimer 病的治疗现状,对痴呆患者的综合管理始终是很重要的,这应按照第 20 章所述的路线进行,关注医生的建议通常是家庭做出重要医疗和社会决定的主要来源。正如在一篇总结了欧洲痴呆症护理状况委员会审议情况的专论中指出的(Winblad et al),对罹病患者的护理“不容易适应通常的医疗保健供给系统”。很明显,社区、家庭和医疗资源很难协调,而生命的终点和决策资格是支离破碎的。考虑到这一问题的严重性,这是一个严重的社会断层。

相关的病理状态

如前所述,阿尔茨海默病的组织学变化有许多有趣的关联。淀粉样斑块和缠结沉积在帕金森病患者的脑中(20%~30%)比在年龄匹配的对照组的脑中更常见(Hakim and Mathieson)。这些发现在一定程度上解释了帕金森病患者痴呆的高发病率(见下文)。仍如前所述,随着 Alzheimer 病的进展,锥体外系特征可能出现。在这样的病例中,Burns 和他的同事们发现黑质发生了变化,包括代表路易小体的突触核蛋白和 tau 蛋白的聚集。这两种疾病之间的另一种关联在关岛帕金森病 - 痴呆复合征(*Guamanian Parkinson-dementia complex*)研究中也很明显,这也在下面讨论。在这一疾病实体中,痴呆和帕金森病的症状分别与大脑皮质和黑质的神经原纤维改变有关;老年斑和路易小体是不寻常的发现。从交叉综合征可以推断的是,多种退行性改变可以发生在这些疾病,并引起临床表现的异质性。

在拳击运动员发现神经原纤维缠结(以及少量的神经斑),即“醉拳”综合征(*punch-drunk syndrome*),或拳击手痴呆(*dementia pugilisticas*),PPA,以及在类似的情况下,如慢性创伤性脑病,是 Alzheimer 病过程的另一个有趣的分支,创伤似乎能够诱发疾病的核心特征之一,如第 34 章所讨论的。一些原发性进行性失语症(*primary progressive aphasias*,PPA)的病例(见下文),主要的病理改变是 Alzheimer 病的变化和淀粉样蛋白斑的沉积。还有其他不寻常的和有意义的关联,诸如运动神经元病的痴呆或由 Worster-Drought 和由 van Bogaert 及其同事报告的伴痉挛性截瘫的家族性痴呆病例(见本章后面)。在这些疾病中,神经原纤维的改变是最突出的特征,而淀粉样斑块数量可忽略不计或没有。

另一个令人兴奋的联系是已经提到的脑血管疾病与 Alzheimer 病之间的相互关系。这是一个复杂的领域,曾经一度认为这两个过程是密切相关的,而后来被否定了,只是现在以更清晰的焦点重新提出,如第 33 章所讨论的。

脑叶萎缩(额颞叶变性、原发性进行性失语症、后部皮质萎缩)

脑叶萎缩(lobar atrophies)包括额颞叶变性(frontotemporal degeneration,FTD)、原发性进行性失语症(primary progressive aphasia)和后部皮质萎缩(posterior cortical atrophy)等,这一广泛的疾病分类已经发生了演变,而疾病分类学是令人迷茫的,因为选择性脑叶萎缩的类型可能是由几种不同的组织病理学改变引起的。脑叶萎缩的概念是在 1892 年被引入的,当时布拉格的阿诺德·皮克(Arnold Pick)描述了一种特殊形式的大脑退化,萎缩表现为局限的(最常见于额叶或颞叶),同时累及灰质和白质;因此,他使用的术语是叶状(*lobar*)硬化而不是皮质(*cortical*)硬化。1911 年,阿尔茨海默首次展示了对显微镜变化的仔细研究,随后由当时著名的神经病理学家对病理变化进行了更全面的分析。相关的病理改变可能是以下几种类型中的任何一种,Pick 包涵体、神经原纤维缠结、其他包涵体,或除了神经元丢失外没有特征性变化。相反地,皮质的浅层中胶质增生和轻微的海绵样改变,甚至典型的斑块和缠结病变,都伴发于额叶或颞叶明显萎缩的综合征。自从 Pick 和 Alzheimer 的研究以来,发现脑叶萎缩具有不同的临床和病理特征。

与 Alzheimer 病脑萎缩是相对弥漫性的不同,脑叶萎缩的病理改变是局限性的,通常不对称。顶叶受累的频率小于额叶和颞叶。受影响的脑回变得像纸一样薄,在晚期阶段类似于干核桃仁。切面不仅显示明显的皮质带狭窄,而且显示下面的白质灰白色外观和体积减小。胼胝体和前连合也出现了萎缩,但几乎可以肯定是继发的现象。上面覆盖的软膜 - 蛛网膜通常增厚,脑室扩大。前中央回和后中央回、颞上回和枕回相对不受影响,并与萎陷的部分形成鲜明对比。

较常见的额颞叶变性(FTDs)(原来上面附有 Pick 的名字)可能显示几种病理变化中的任何一种,并反映不同的遗传病因,但在大多数病例中,tau 蛋白的沉积很可能是潜在的病理。例如，下面描述的 FTD 的行为或失语变异型，可能是最常见的 tau 蛋白沉积的结果，但也可能是颗粒蛋白前体、淀粉样蛋白或突触核蛋白沉积所致。除了由于胞质内嗜银包涵体［皮克小体（Pick bodies）］和弥漫性染色气球样神经元［皮克细胞（Pick cells）］沉积的不寻常类型外，我们尚不清楚"皮克病"（Pick disease）一词是否值得保留来表示一种独特的过程。在其他方面，它只是 FTD 大组中的一员。正是脑叶萎缩和下面的白质的明显变化构成了这组疾病的统一要素。

临床和病理特征

神经病学家和神经病理学家使用额颞叶萎缩和额颞叶痴呆的描述性术语来指称一种与额叶和颞叶变性相关的临床综合征。第 20 章讨论了额颞叶型痴呆的一些临床方面，但广义上讲，有两种主要类型：一种行为变异型和一种语言（失语症）变异型，后者被分为语义性痴呆、进行性非流利性失语和少词变异型（logopenic variant）（logopenic 来自希腊语，是取词困难之意——译者注），所有这些都在下面描述。

在一些关于这个主题的著述中，额颞叶痴呆一词的使用受到了高度的限制，被指定仅用于神经元中显示 tau 染色物质的病例中。许多病例是散发的，但下面提到的该病的遗传性行为变异型可以解释多达 40% 的病例，并与几个基因中的任何一个有关联，主要与 tau 蛋白有关，如微管相关蛋白（MAPT）、颗粒蛋白前体（GRN），这两个基因均位于 17 号染色体上，支持它的区别是作为一个单独的疾病实体；在这些病例中，包括在额颞叶皮质和黑质中，tau 蛋白的神经内沉积是最显著的。这些突变改变了 tau 蛋白不同亚型的比例，导致 tau 蛋白累积和它的过度磷酸化。事实上，许多额颞叶痴呆病例都与 tau 基因突变有关。然而，在几乎所有的神经退行性萎缩中都曾确认有 tau 蛋白的异常聚集，当然，它也是 Alzheimer 病的成对螺旋丝（神经原纤维缠结）的主要组成部分，而在进行性核上性麻痹中 tau 蛋白也大量富集，尽管其结构略有不同。从 Neary 及其同事的观察看，当 Pick 病严格由皮质白质变性和 Pick 包涵体来定义时，纯 tau 反应性病例的数量超过了 Pick 病。最后，FTD 的失语症变异型与阿尔茨海默病的变化一样，或者更经常地与阿尔茨海默病有关，这使得指导分类很困难。

额颞叶变性的行为变异型（*behavioral variant FTD*）　考虑有行为改变的患者表现出个性和相关的异常，包括冷漠、抑制解除、持续言语和动作、判断力差和抽象能力受限，同理心丧失，怪异情绪，饮食失调和全面脱离接触等。洞察力几乎总是受损，一些受试者变得欣快或表现出重复的强迫行为。初步诊断为抑郁症很常见。在疾病晚期，其他精神症状，如反社会和抑制解除行为如过度口欲、过度饮食可能成为主要表现。强迫使用行为（强迫使用摆在患者面前的器具和工具）也出现在晚期病例中。

CT、MRI 和功能成像显示额叶不成比例的萎缩和功能减退，通常是不对称的。这种类型的额颞叶痴呆患者中有一部分具有帕金森病的特征。在少数病例中，一种形式的运动神经元病也与额颞叶痴呆相关联。在关岛变异型，现在称为西太平洋（*western Pacific*）变异型遗传家族性额颞叶萎缩与 17 号染色体上的 TAU 突变相关联。

然而，在其他没有任何 tau 蛋白或突触核蛋白染色的神经元中，也观察到一种与 tau- 反应病例相同的额颞叶痴呆。

原发性进行性失语症（*primary progressive aphasias*，*PPA*）　局灶性障碍，特别是失语症和失用症，在某些脑叶变性患者中较早发生，而且是主要症状，表明是左额叶或颞叶的病变。另一角度看，几乎三分之二的颞叶萎缩患者都曾有过明显的语言障碍。

这种语言障碍有几种类型曾有过描述。第一种，进行性非流利性失语（*progressive nonfluent aphasia*），患者最初言语少，并有找词困难（命名障碍），但语言结构完整（Mesulam，1982），后来，他可能忘记和误用词汇，很快就不能理解听到或读到的大部分内容。句子很短，而讲话像发电报式。再后来，构音障碍和失用症变得明显，而最后，患者实际上是哑的，似乎没有说话的冲动，不能够形成词语（Snowden et al，1992）。

第二种类型，语义性痴呆（*semantic dementia*）［失语症（*aphasia*）］，其特征是早期难以说出物品、人物和单词，接着是语言的持续性问题，但仍然保持流利。在为给定类别的单词（如动物）生成列表时存在相当大的困难。这些人很清楚他们找不到合适的词。最终，患者不仅失去了对人名和物体名字的使用，而且也说不出它们的意义或这个词的概念性知识。一些人可能会发展成严重的面孔失认症（prosopagnosia），特别是如果萎缩以右侧脑叶为主时。但对日常事件的记忆被保存下来。

有人提出了第三种类型,即少词失语症(*logopenic aphasia*),它与非流利性失语症有很多相似之处,但词汇的意思被保留了下来。

根据 Mesulam(2003)对这种疾病曾进行的广泛研究,60% 的这些病例没有特征性的病理改变,20% 有 Pick 小体,还有类似比例的病例在受累皮质区显示出典型的阿尔茨海默病的变化。没有发现明显的家族倾向。有关失语障碍的详细信息可参考第 22 章。

后部皮质萎缩(*posterior cortical atrophy*) 在我们的临床经验中,这种局限性变异型的脑叶变性比原发性进行性失语症的发生率略低一些。其基本特征是逐渐丧失解释和使用视觉信息的能力。其结果是渐进性的,最终导致严重的视觉空间困难,但记忆相对保存。可出现面容失认症、色盲和诵读困难,或者可能有深度知觉困难、伸手取东西困难和对强光过度敏感等。我们治疗的患者最初有一种模糊的视觉定向障碍感,接下来的几个月里,他们很难看到或识别面前的物体。许多人患有失读症和失写症,而另一些人有失算症或格斯特曼综合征(*Gerstmann syndrome*)的其他表现。有些人最终变成了皮质盲。该综合征本质上是一种统觉性视觉障碍(apperceptive visual disturbance),包括巴林特综合征(*Balint syndrome*)和格斯特曼综合征的部分表现。平均发病年龄约为 60 岁。在大多数报告中最常见的病理改变是 Alzheimer 病的特征。

路易体痴呆(弥散性路易体病)

仅次于 Alzheimer 病,弥漫性路易体病,或称为路易体痴呆,已成为许多全球系列的痴呆患者中最常见的病理诊断。自从冈崎(Okazaki)和他的同事们 1961 年最早的通信以来,关于这种情况的报告一直在稳步增加(见 Kosaka 的评论)。该病被定义是皮质神经元因路易体包涵体(Lewy body inclusions)而弥漫性受累,但没有神经原纤维缠结和淀粉样斑块或数量不明显。在某种程度上,增进对这种疾病的认识是组织学技术改进的结果,特别是通过免疫染色检测路易体的主要成分泛素和突触核蛋白的能力。随着这种检测方法的改进,对该临床综合征以及它与 Alzheimer 病和其他痴呆症的区别有了更好的定义。由于大脑皮质神经元的路易小体(Lewy body)不像帕金森病病患者黑质中那样被明显的晕圈所环绕(见下文讨论和典型路易小体的显微图片),因此它们不容易被识别。聚集的 α- 突触核蛋白是路易体的主要组成成分,这一观察结果将会证明对理解帕金森病和路易体痴呆都很重要。

临床特征

这种疾病的典型表现是帕金森病特征、痴呆,以及一种发作性谵妄的倾向,特别是夜间谵妄,还有快速眼动(REM)期睡眠行为障碍(见下文和第 18 章)。一个工作组曾提出了诊断标准,要求符合以下三条中的两条,即帕金森综合征(通常是对称性的),行为和认知的波动,以及反复出现的幻觉(McKeith et al)。这个小组的最新标准强调了存在 REM 期睡眠行为障碍和对神经安定药物高度的敏感性。

多年来,人们已经认识到这一疾病的严重性。在一项对 34 例路易体痴呆的分析中,Burkhardt 和他的同事发现,最典型的综合征是一种老年患者的进行性痴呆,在许多病例中还有迟发性帕金森病。在 Lennox 对 75 例病例的总结中,帕金森病,一旦疾病完全发展,特别是肢体和轴向僵直在 90% 的病例中是一个突出的特征,而几乎一半的患者有帕金森病型的震颤(这与其他系列有所不同)。Byrne 和他的同事们,与许多其他人一样,指出情景性困惑、幻觉和偏执妄想是路易体痴呆的特征;这种精神方面通常对 Alzheimer 病和其他脑叶痴呆是非特征性的,而只有在晚期才会出现。在 Lennox 的回顾中,三分之一的患者有这些行为上的波动,但随着病情的发展,失忆、失计算、视觉空间定向障碍、失语症和失用症等与 Alzheimer 病的这些症状差异不大。在 Fearnley 和同事报告的病例中,有一种核上凝视性麻痹模拟进行性核上性麻痹的表现。这些重叠的临床特征使得诊断困难,除非情境性幻觉的特殊表现很明显。诊断困难的另一原因是帕金森病表现可能轻微的,也可能是明显的,可能是一种早期或晚期表现等。

帕金森病特征可以对 L-dopa 有良好的反应,但只是在有限的时间内,有时以引起躁动性谵妄或幻觉为代价,而这些对早期帕金森病是非特征性的(Hely et al);在另一些患者中,对 L-dopa 反应不一致或不明显。一些患者还出现直立性低血压,与之对应的脊髓中间外侧柱或交感神经节的细胞丢失和出现路易小体,从而模拟多系统萎缩 - 帕金森病型(MSA-P)(纹状体黑质变性,或 Shy Drager 综合征)(见下文)。许多作者曾评论过这些患者对神经安定药极度敏感,包括使精神错乱增强和使帕金森病显著恶化或发生神经安定药恶性综合征。

根据我们对路易体病的经验,帕金森病症状比进行性核上性麻痹更为突出，除了运动障碍和缓慢进展的痴呆之外，最典型的特征是一种空虚的焦虑状态，伴有间歇性的精神或谵妄行为。这种疾病给家庭和其他照护者带来的负担给我们留下了深刻的印象。

在诊断测试方面，与对照组相比，放射性标记的多巴胺转运体或多巴胺受体示踪剂的 SPECT 扫描显示豆状核和尾状体（纹状体）活动减少，通常是不对称的，这在帕金森病中也可看到，但与 Alzheimer 病不同。在路易体病和帕金森病中，FDG PET 在这些相同结构中的亲和性增加也是一种异常的和特征性的发现。使用放射性标记的多巴胺配体，PET 在路易体病显示这些区域的亲和力降低。因此，这些检测可以用来区分路易体病（伴帕金森病）与正常人和其他痴呆患者，包括 Alzheimer 病，但不能用来将两种帕金森病相互区分开来。人们对检测皮肤中的小神经（可能是自主神经）中磷酸化的 α- 突触核蛋白越来越感兴趣，已经发现这种测试可以区分路易体痴呆与其他痴呆症（Donadio et al）。它是否能区分这种路易体病伴帕金森病与帕金森病还不清楚。

治疗　路易体病的治疗已被证明是困难的，无论是如上所述的管理运动症状，还是治疗精神病方面。如果随后出现直立性低血压或血压大幅度波动，情况就会变得更加复杂。对于血压变化，通常会使用米多君（midodrine）；我们曾使用盐皮质激素不太成功。至少有一项随机试验描述了抗胆碱酯酶抑制剂卡巴拉汀（rivastigmine）在减少妄想、幻觉和焦虑方面的获益（McKeith and colleagues，2000）。匹莫范色林（pimavanserin）是一种选择性血清素 5-HT2A 反向激动剂，用于治疗帕金森病的精神症状，在一项路易体痴呆的试验中已显示对精神错乱和幻觉有一定疗效，但不加重运动症状（见 Cummings et al）。抗精神病药物如喹硫平和氯氮平也被使用，但因其风险和副作用而受到限制。

其他变性病痴呆

嗜银颗粒病

嗜银颗粒病（argyrophilic grain disease），这种模糊的疾病实体一直与老年痴呆症有关，这种痴呆症表现行为障碍先于记忆困难。作者尚不清楚，在内侧颞叶发现嗜银颗粒是否构成一种特定的疾病，既与负载 tau 蛋白的神经原纤维缠结不同，也与神经胶质包涵体不同（被认为是多系统萎缩的确定特征）。这一发现与其他物质的沉积重叠，这些物质，如磷酸化 tau 蛋白和路易小体与痴呆症有更密切的关联。Probst 和 Tolnay 指出，这些小的嗜银包涵体在非痴呆的个体中没有发现。这种情况不太可能在生活中被识别出来，如果它是一个真实的实体，就一定是罕见的。有兴趣的读者可以查阅 Ferrer 的评论。

神经丝氨酸蛋白酶抑制剂病

神经丝氨酸蛋白酶抑制剂病（neuroserpinopathy），曾有罕见的病例报告为显性遗传的，成人发病的痴呆，伴有暴发性进展，提示为脑病和特殊表现的癫痫。其显著特征是在尸检中发现大量嗜酸性、PAS 阳性的神经元内包涵体，其中含有神经丝氨酸蛋白酶抑制剂（neuroserpin）的聚集，因此，最初描述为“神经元包涵体家族性脑病”（familial encephalopathy with neuronal inclusion bodies）。Serpins 是一个蛋白酶抑制剂家族，包括神经丝氨酸蛋白酶抑制剂（neuroserpin），一种专门在神经元表达的蛋白，以及 α1- 抗胰蛋白酶（α1-antitrypsin）。神经元包涵体在皮质深层和黑质中最为密集。编码神经丝氨酸蛋白酶基因的错义突变已被确认为病因。Lomas 和 Carrell 综述了这一疾病实体。

伴其他突出的神经学特征的痴呆疾病

亨廷顿病（亨廷顿舞蹈症）

亨廷顿病（Huntington disease）也称为亨廷顿舞蹈症（Huntington chorea），这一疾病以显性遗传、舞蹈手足徐动症和痴呆等三联征为特征，以纪念乔治·亨廷顿（George Huntington）而命名，他是俄亥俄州波默罗伊（Pomeroy）市的一名开业医师。1872 年，他的论文在梅格斯和梅森医学院学报（*Meigs and Mason Academy of Medicine*）上发表，同年晚些时候发表在费城的《内科和外科通讯员》（*Medical and surgery Reporter*）上，Huntington 根据他父亲和祖父在长岛东汉普顿行医期间对患者的观察，对这种疾病进行了简洁而生动的描述。这种疾病的报告以前曾经出现过（历史背景见 DeJong），但是它们对亨廷顿病的描述缺乏完整性。1915 年，达文波特（Davenpor）证明了，在美国东部几乎所有这种疾病的患者都可以追溯到 1630 年从英格兰萨福克郡布雷斯的东盎格鲁村移民来的 6 个人。一个举世瞩目的家庭被追踪了 300 年，历经 12 代，每一代都有发病的患者。

引用Huntington的话，规则就是，当父母一方或双方都表现出这种疾病的症状时，如果一个或几个后代能活到成年，他们就必然会患上这种疾病。但是，如果这些孩子在整个一生中没有这种疾病，那么这根线就断了，而最初发病者的孙辈和曾孙辈就可以放心，他们没有疾病了。Vessie在对962例亨廷顿舞蹈症患者的一项回顾中，只发现5例患者的父母没有患病。在这5个患者中，可能有一个父母有这种特征，是非常轻微的形式，或者亲子关系有问题，因为自发突变很罕见。

在大学医院中心，这是一种经常观察到的遗传性神经系统疾病形式，是大多数年龄段进行性舞蹈症的主要原因。据估计，其总体发病率为每百万人4~5人，在北欧血统的白种人中为每百万人30~70人。通常的发病年龄是在30岁和40多岁，但3%~5%的人在15岁之前开始发病，而有些人甚至在儿童期开始发病，这表现出特殊的形式。在大约30%的病例中，症状在50岁后变得明显。老年患者的疾病进展通常较缓慢，如下所述。一旦发病，这种疾病就会不断地发展，直到只有有限的生存可能和一种疾病终止了生命。

许多年前详尽的家谱资料确定，其病因是一种常染色体显性基因，具有完全外显率。Koller和Davenport观察到，年轻的患者通常从他们的父亲那里遗传这种疾病，而年长的患者是从他们的母亲那里遗传。在同卵双胞胎中，几乎在相同的年龄就发现了这种现象。

关于对亨廷顿病的生物学理解，第一个重要成就是Gusella和他的同事们发现了一个标记，该标记与现在被称为亨廷顿基因（*huntingtin*）（也称为HTT）有关，位于4号染色体的短臂上。随后，这些研究人员和其他研究者确定该突变为基因内三核苷酸CAG的过长的重复，其长度（数量）不仅决定了疾病的存在，也决定了发病年龄，较长的重复长度与较早出现的体征有关。这种扩增的结果导致异常蛋白，也称为亨廷顿蛋白（*huntingtin*）的聚集。在亨廷顿基因位点，通常情况下有11~34（中位数19）次连续的重复。CAG三联体，每个编码谷氨酰胺。有35~39个CAG三联体的个体最终可能会表现出这种疾病，但往往发病较晚和程度较轻，或仅限于下面提到的“老年性舞蹈症”。那些重复次数超过42次的人，如果活得足够长的话，几乎总会有疾病的征象。罕见的替代突变，称为*HDL2*［亨廷顿病样-2（Huntington disease-like-2）］，与膜偶联的关键分子juntophilin-3基因的CATCG重复扩增有关，但这种突变是如此罕见，很少有临床医生会遇到它（Margolis et al）。

这些发现使开发一种用于测量重复长度的基因测试成为可能，测量这种重复序列长度可确认有症状患者的诊断，并可筛查无症状的个体。由于这种疾病没有治疗的方法，检测引起了某些伦理上的考虑，在使用之前必须解决这些问题。

临床特征

在较明显的认知功能恶化变得明显之前很长一段时间，精神障碍（*mental disorder*）就呈现出几种微妙的形式。在大约一半的病例中，轻微但令人讨厌的性格变化就最先表现出来。患者开始挑剔一切，不停地抱怨，并对家庭的其他成员唠叨不休，他们可能多疑、易怒、冲动、古怪、邋遢，或过分虔诚，或者可能表现出一种错误的优越感。自控能力差可能反映在脾气的爆发、沮丧的发作、懒散、酗酒或性滥交。情绪障碍，特别是抑郁是常见的（在某些系列中几乎占一半的患者），并可能构成疾病早期最突出的症状。智力迟早总会有全面衰退。患者变得不爱说话和社交退缩。情绪的紊乱和人格改变可能达到这样的程度，以至于构成带有迫害妄想或幻觉的实际上的精神病。

工作表现下降、无力承担管理家庭责任，以及睡眠障碍会促使患者就医。患者很难保持和集中注意力，以及吸收新知识方面有困难。心理适应性减弱。同时，精细的手工技能也会丧失（见下文）。韦氏成人智力量表（Wechsler Adult Intelligence Scale）的执行部分比语言部分表现出更大的丢失。记忆相对地保留。这种智力功能的逐渐衰退一直被描述为“皮质下痴呆”，即失语症、失认症和失用症的要素很少被观察到，记忆丧失不是很严重。通常这个过程非常缓慢，特别是在晚发的病例，以致相当程度的智力能力似乎被保留很多年。

运动异常（*abnormality of movement*）起初是微妙的，最明显的是在手和脸部，通常患者只被认为是烦躁、焦躁不安或“神经紧张”，手指和手的动作缓慢，手指敲击的速率降低，执行连续的手部动作困难都是早期征象。这些异常逐渐地变得明显，直到整个肌肉组织都参与到舞蹈症动作。眨眼频率增加（与帕金森病相反），随意的伸舌，就像其他试图保持姿势一样，经常被不必要的快速动作打断。在疾病的晚期阶段，患者很少静止超过几秒钟。舞蹈动作比西德纳姆舞蹈症（Sydenham chorea）的剧烈抽动和姿势失误要慢，而且涉及更多的肌肉。它们倾向于以刻板模式重复出现，但不像抽动症（tics）那样刻板。在晚期的病例中，表现为手足徐动样或肌张力障碍的特性。肌肉张力通常下降，直到疾病晚期，这时也可能有一定程度的僵硬、震颤和运动迟缓，提示帕金森病的要素。伴有僵直的帕金森综合征是威斯特法尔（Westphal）或“强直”变异型的特征，它以儿童期起病较常见，或前面提到的 HDL2 遗传变异型。有三分之一的患者中腱反射增强，但仅有少数患者 Babinski 征阳性。开始和执行自主运动比正常慢，但没有无力和共济失调，尽管由于舌与膈肌之间的不协调，说话变得构音障碍和爆破式，可能传达出小脑功能障碍的印象。不能维持舌头伸出是特征性的。在晚发病例中，舌头和口腔可能有几乎持续的快速运动，类似使用神经安定药后的迟发性运动障碍。这些 Huntington 舞蹈症特征性的运动障碍在第 4 章中更全面地描述。

大多数患者的眼球运动受到了微妙的影响（Leigh et al; Lasker et al）。追随和自主扫视动作的启动受损和缓慢，以及没有头部运动就不能进行自主扫视是特别具有特征性的。患者感到被迫去看外部的刺激，即使是在被特别指令忽略它们时。随着病情的发展，向上凝视通常会受到损害。

正如 Wilson 所说，舞蹈与精神症状之间的关系“不遵循一般的规则”。通常精神症状大多在舞蹈症之前出现，但精神症状也可伴随舞蹈症或跟随舞蹈症之后，有时长达数年。一旦运动障碍完全确立，几乎总是有一定程度的认知异常。例外的病例也曾有报告，表现为运动障碍存在 10~30 年而没有精神改变（Britton et al）；这可能是 CAG 重复次数较少的患者的最典型特征。更典型的是，在症状出现 10~15 年后，大多数患者恶化为一种植物状态，不能站立或行走，吃得很少；在这晚期阶段，可能出现轻度肌萎缩。值得注意的是，正如 Huntington 自己指出的高自杀率（也见 Schoenfeld et al）。由于颅脑创伤的发生率高于正常，慢性硬膜下血肿是尸检时另一常见的发现。

这种疾病的最初征象可能出现在儿童期，青春期之前（甚至小于 4 岁），几个系列的此类的早发病例已经有过描述（Farrer and Conneally; van Dijk et al）。在这个年龄的智力衰退更常伴有小脑共济失调、行为问题、癫痫发作、运动迟缓、强直，以及肌张力障碍等，而不是伴有舞蹈症（Byers et al）。然而，如上所述，本病的僵硬形式（Westphal 变异型）也会偶尔发生在成年人，在某些病例中，是由于 HDL2 所致。儿童的功能衰退比成年人快得多（Young et al）。

与晚发的（55~60 岁）患者相比，早发性痴呆的患者（15~40 岁）通常更为严重，相应地具有更长的重复长度。在发病早的成年患者，情绪障碍往往在发病之初就较突出，并在舞蹈症和智力丧失之前数年出现；随着发病年龄的增大，舞蹈样的特征成为最初最常见的组成部分；在中年期，痴呆与舞蹈症的发病年龄几乎相同。在年龄的另一个极端，第一个特征，即精神障碍可能在 70 多岁时变得明显，伴有口面或其他运动障碍，被错误地归因于使用了神经安定药或称为“老年性舞蹈症”（见第 4 章）。

病理和发病机制

双侧尾状核头和壳核的明显萎缩是特征性异常，通常伴有额叶和颞叶区域中度的脑回萎缩。尾状核萎缩改变了侧脑室额角的形态，使得下外侧缘没有显示由尾状核头部形成的惯例的隆起。此外，脑室弥漫性扩大（图 38-4），在 CT 扫描上，双尾状核 - 头颅的比值（bicaudate-to-cranial ratio）增加，这证实中度晚期病例的临床诊断。

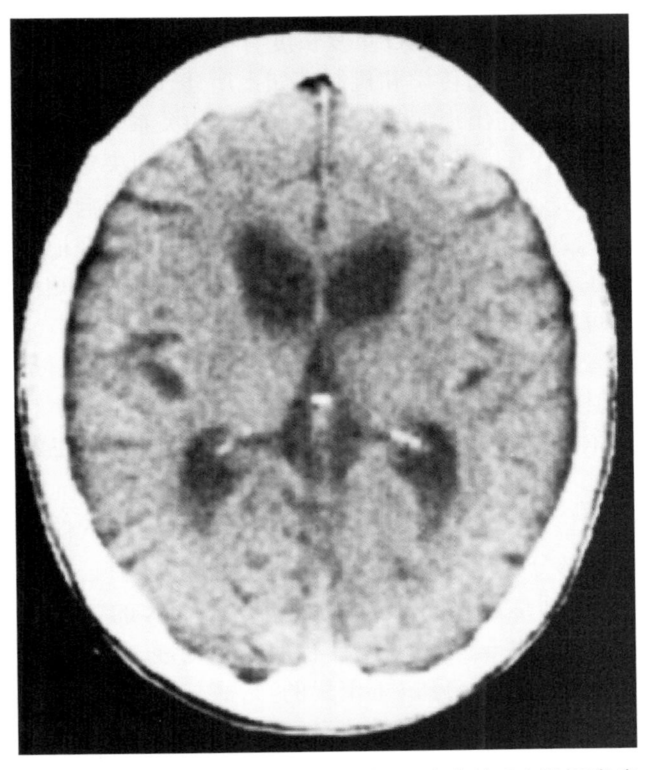

图 38-4 轴位 CT，一例有 10 年舞蹈症史的 54 岁轻度痴呆女性患者。正常情况的由尾状核头形成的侧脑室下外侧边缘的隆起部分消失。侧脑室呈弥漫性扩大

Alzheimer和邓拉普（Dunlap）的早期文章，以及Vonsattel和DiFiglia最近的文章都包含了对显微镜下变化最权威的描述。后者的作者曾经将该病分为早期、中晚期和极晚期。在5例早期但经遗传验证的病例中，没有发现纹状体病变，这表明最初的临床表现是基于生化或基础结构的改变。这一观点得到了亨廷顿病患者PET检查时发现尾状核葡萄糖代谢特征性减少的支持，这早于组织的体积丢失（Hayden et al）。纹状体变性始于尾状核的内侧并扩展，伏隔核不受影响。在纹状体的6种细胞类型中（基于大小、树突分支、棘状突起和轴突轨迹的区分），较小的神经元先于较大的神经元受到影响。小棘神经元的树突缺失是一种早期发现，而大细胞则相对保留，没有表现出特别的变化。

壳核和尾状核的前部比后部受影响更大。一些观察者已注意到苍白球、丘脑底核、红核、小脑和黑质网状部的变化。大脑皮质的第3、5和6层有轻度的神经元丢失，伴有替代的胶质增生。报告有典型的纹状体病变，但皮质正常的病例，仅在生命晚期出现了舞蹈症。在患有舞蹈症和行为障碍的亨廷顿病影响的儿童或年轻成人中，几位神经病理学家曾观察到丘脑底核明显的细胞丢失和胶质增生。然而，Hadzi和同事们已经确定，在纹状体和大脑皮质的病理变化不同，与CAG重复长度有单独的关系。

疾病的遗传学和机制　如上所述，CAG重复序列的数目与出现症状的年龄有普遍的关系。研究发现，两个等位基因中任何一个较长的序列决定了发病年龄，正常等位基因扩增的大小却没有影响（Lee et al，2012）。关于这一问题的早期著述中很好地描述了在连续几代中较早发病的预期，而现在已知的这可归因于CAG重复序列长度的增加。

从分子的角度来看，这种疾病的发病机制是上述的亨廷顿蛋白（*huntingtin*）的多聚谷氨酰胺（polyglutamine）区域扩增的直接结果，但人们仍知之甚少。研究表明，突变的亨廷顿蛋白在神经元的细胞核中聚集。此外，这种蛋白优先地在纹状体细胞和部分受亨廷顿病影响的皮质中聚集。有证据表明，特别是由Wetz提供的证据（在Bates的综述中引用），这些聚集物可能具有神经元毒性，无论是直接的还是以原纤维（未聚集的）形式。然而，情况可能更复杂，因为在皮质神经元中发现有大量的亨廷顿蛋白沉积，而神经元丢失主要纹状体。有一种理论支持这样的观点，即多聚谷氨酰胺复合物使某些类型细胞对谷氨酰胺介导的兴奋性毒性过于敏感。正如Greenamyre总结的，已经提出了两种机制。一是基于突变的亨廷顿蛋白与转录蛋白结合导致蛋白转录中断，另一种是线粒体功能障碍直接发生或通过相同的转录机制发生。由于多聚谷氨酰胺扩增与几种神经变性疾病（在本章相应小节中综述），阻断其对细胞功能影响的治疗可能在几种变性疾病中广泛地有效。

一种被称为亨廷顿病"表型复制"的疾病，但在亨廷顿病（HD）基因中没有过多数目的三核苷酸重复，已被发现是由于*C9orf 72*中的六核苷酸重复，在某些肌萎缩侧索硬化（ALS）病例中涉及同一个基因。临床特征包括舞蹈症和智力衰退，但也有许多其他特征，如肌阵挛。在Hensman Moss等报告的一个队列514例患者中，2%的病例有*C9orf72*扩增。

诊断

一旦这种疾病已被观察到它的完全发展的形式，就不需要非常敏锐的临床嗅觉来识别它。主要的困难出现在那些没有家族史，但表现出进行性舞蹈症、情绪障碍和痴呆的患者。自从这种基因突变被发现以来，这个问题很大程度上得到了解决。现在可以通过分析血液样本中的DNA来确认或排除诊断。存在36个CAG重复序列就有在某些时候出现临床表现的风险。那些具有36~40次重复的患者可能不会表现出这种疾病，特别是如果患者没活到表现出这种疾病的一天。大多数重复次数超过40次的人在中年时会表现出这种疾病。因此，重复片段的长度表明出现临床表现的可能性以及可能的发病年龄。然而，在委内瑞拉的多代同堂的大家庭中，估计大约40%的发病年龄的变异是由遗传因素，而不是这种三联体长度和环境因素造成的（见Wexler et al）。

晚年开始的舞蹈症（*chorea that begins in late life*），只有轻微或可疑的智力受损，而无类似疾病的家族史是诊断困难的一个来源。少数病例是前面提到的HDL2基因突变的结果，其他病例来自下面讨论的非主流的变性疾病。将这个问题称为"老年性舞蹈症"于事无补。事实上，老年性舞蹈症有很多病因。我们已经看到它出现在感染、高血糖、药物治疗、卒中和甲状腺毒症，仅几个星期后就消失。有几次我们曾遇到过这样的问题，一位老年患者表现为口舌运动障碍，这是服用神经安定药最典型的特征，但他并没有服用过这类药物的历史，检测通常会发现亨廷顿舞蹈症。

成年早期舞蹈症（*chorea in early adult life*），总

会提出晚期的 Sydenham 舞蹈症、红斑狼疮伴有抗磷脂抗体,或可卡因使用的问题,但在这些过程中既没有家族史,也没有智力退化的表现。一种"良性遗传性舞蹈症",是作为一种常染色体显性遗传性状而没有延长的三联体序列,已被追溯至 14q 染色体。它与亨廷顿病的区别是在 5 岁前发病,进展小,没有相关的智力退化(Breedveld et al)。其他以常染色体显性特征遗传并开始于青春期或成年期的进行性神经疾病(如伴或不伴共济失调的多肌阵挛、伴进行性舞蹈症的棘红细胞增多症,以及齿状核红核苍白球路易体变性)可与亨廷顿病非常相似,如下文所述;有时,只有遗传和病理发现才能解决问题。曾报告一种中年进行性舞蹈症不伴痴呆(随访超过 25 年后)并没有显示亨廷顿病基因型。在至少一个家族中,这种临床表现是显性遗传的,其基本缺陷是编码铁蛋白轻链的基因突变(Curtis)。受影响个体有苍白球轴突改变伴有肿胀,泛素 - 和 tau- 阳性聚集;血清铁蛋白水平可能降低。这种突变意味着铁代谢紊乱可能具有神经元毒性作用,这也是下面提到的 Hallervorden-Spatz 病的特征,此病现在称为 PANK(泛酸激酶相关的神经变性)病。

齿状核红核苍白球路易体萎缩(*dentatorubro-pallidoluysian atrophy*,DRPLA),有时在临床上被误诊为亨廷顿舞蹈症,Warner 和同事们在欧洲家系中对它进行了描述和进一步讨论。锥体外系表现包括舞蹈症、肌阵挛和强直。成人发病的舞蹈症和痴呆曾被描述为丙酸血症,丙酸在血浆、尿液和 CSF 中升高。这种疾病必须加入到第 36 章中所描述的其他代谢性疾病,如戊二酸血症、角蛋白硫酸盐尿症、基底节钙化、苯丙酮尿症和 PANK 病,才能成为儿童期舞蹈症和运动障碍的原因。

鉴别诊断中的其他疾病包括朊病毒病、威尔逊病(见第 36 章)、获得性肝脑变性(见第 39 章)、副肿瘤性舞蹈症(见第 30 章),以及最常见的和特别是迟发性运动障碍(见第 41 章)。除了 L-dopa 和抗精神病药物治疗的毒性作用外,还有许多药物偶尔也会引起舞蹈症,如安非他明、可卡因、三环类抗抑郁药、锂剂、异烟肼、利奈唑胺(Linezolid)等。高血糖 - 高渗状态以产生各种全身或局部运动障碍而为人熟知,其中最突出的是舞蹈症。

治疗

多巴胺拮抗剂氟哌啶醇(haloperidol),每日剂量 2~10mg 对抑制运动障碍有部分效果。由于迟发性运动障碍有叠加在慢性疾病上的危险,舞蹈症只有在功能致残时才能治疗,并使用尽可能小的剂量。氟哌啶醇也可能有助于减轻行为异常或情绪不稳,但它不能改变疾病的进展。作者对其他现有的药物治疗效果并不满意。L-dopa 和其他多巴胺激动剂使舞蹈症恶化,并在该病的僵硬形式下引发舞蹈症。耗竭多巴胺或阻断多巴胺受体的药物,诸如利血平、氯氮平,特别是丁苯那嗪(tetrabenazine),这是一种囊泡单胺氧化酶转运蛋白 2(VMAT2)的抑制剂,在一项亨廷顿研究组(Huntington Study Group)的对照性研究中已得到了验证,它在一定程度上抑制了舞蹈症,但副作用(嗜睡、静坐不能和迟发性运动障碍)往往超过预期的效果。氘代丁苯那嗪(deutetrabenazine)是一种较新的 VMAT2 抑制剂,它已被批准用于亨廷顿病。丁苯那嗪和氘代丁苯那嗪,这两种药物对于有主动自杀倾向或抑郁症治疗不充分的患者都是禁忌证。这种疾病的青少年(僵硬)形式可能最好用抗帕金森病药物治疗。将胎儿神经节组织移植到纹状体的初步研究取得了正反的两种结果。这种疾病的心理和社会后果需要支持性治疗,遗传咨询是必不可少的。由于抑郁症和自杀的发生率高,抗抑郁药得到广泛的应用,但其疗效尚不明确。亨廷顿病遵循一个稳步进展的病程,如前所述,平均在发病 15~20 年后死亡,有时更早或更晚些。

目前正在试验反义寡核苷酸形式的新型治疗药物。这些药物通过鞘内注射与中枢神经系统中的亨廷顿蛋白的 mRNA 结合。在早期的人类安全性和耐受性研究中,亨廷顿蛋白 mRNA 与蛋白减少呈现剂量依赖性。这种方法可与治疗脊髓性肌萎缩的方法相媲美(在本章后面讨论)。

家族性痴呆伴痉挛性轻截瘫

家族性痴呆伴痉挛性轻截瘫(familial dementia with spastic paraparesis),偶尔,作者也曾遇到一些家庭成员在中年期出现一种痉挛性轻截瘫和智力功能逐渐衰退。患者的精神范围逐渐变得狭小,高层次思维能力下降;此外,检查显示腱反射亢进、肌阵挛和 Babinski 征等。在一个这样的家庭中,已经在两代人中发病;在另一个家庭中,在一代人中有三个兄弟患病。Skre 描述了挪威两种隐性遗传类型的痉挛性截瘫,一种在儿童期发病,另一种在成人发病。与显性形式(见下文)相反,隐性类型显示了神经系统更广泛受累的证据,包括痴呆、小脑性共济失调和癫痫等。此外,Cross 和 McKusick 曾观察到一种隐性类型的截瘫，伴随青春期发病的痴呆。他们以这个罹病家族的名字命名为麦斯特综合征（Mast syndrome）。

Worster-Drought 等报道了 2 例这类病例的病理结果。除了斑块和神经原纤维改变外，有皮质下白质和胼胝体的脱髓鞘，以及“小动脉斑片状但明显的肿胀”，这导致淀粉样蛋白的染色反应（Scholz 的血管周围斑块）。范·博盖尔特（van Bogaert）和同事们发表了一个类似的病例，显示了 Alzheimer 病的典型病理特征。

家族性痉挛性截瘫的另一个有趣的关联是伴有进行性小脑共济失调。在我们所见到的这种痉挛性无力的病例中，足有三分之一的病例也是共济失调，应属于脊髓小脑变性的范畴。Farmer 及其同事还描述了这组疾病的另一个变异型，他们的病例应是常染色体显性遗传，主要临床特征是耳聋和头晕、共济失调、舞蹈症、癫痫发作和痴呆等，以这一顺序演变。2 例患者的尸检发现，在苍白球的钙化，齿状核的神经元丢失，以及半卵圆中心有髓神经纤维破坏等。

成人葡聚糖体病

成人葡聚糖体病（adult polyglucosan body disease），在这一标题下，Robitaille 和他的同事描述了一种成人的进行性神经系统疾病，其临床特征是痉挛状态、舞蹈症、痴呆，以及一种感觉为主的多发性神经病，在第 39 章进行更详细回顾。在中枢和外周神经过程（主要在轴突）以及星形胶质细胞中都发现了大量与拉弗拉小体（Lafora bodies）和淀粉样体（corpora amylacea）极为相似的结构。这些嗜碱性 PAS 阳性结构由葡萄糖聚合物（葡聚糖）组成，在腓肠神经活检中很容易被证实，因此可能最好将其称为葡聚糖体（*polyglucosan bodies*）。在心脏和肝脏中也发现了这些结构。

最近，Rifal 和同事们回顾了 25 例这种疾病的结果，一例是他们观察到的，而 24 例是以前报告的。痴呆症相对较轻，包括保留记忆受损、举名困难、计算障碍，以及有时伴非流利性失语和“视觉整合”缺陷；这会被四肢僵硬和痉挛状态以及周围神经障碍所掩盖。这些症状往往被四肢僵硬、痉挛和周围神经疾病所掩盖。膀胱功能障碍一直是许多患者的早期征象，包括我们治疗的一位中年女性，她的脑 MRI 仅有弥漫性白质改变和中度的感觉性神经病。神经传导速度减慢，腿部肌肉失神经支配。MRI 显示中度的广泛大脑萎缩、多灶性白质稀疏区，以及皮质脊髓系统变性等。有些病例模拟运动神经元病。活检神经中发现葡聚糖轴突包涵体可证实诊断。这种疾病有时曾被误解为肾上腺脑白质营养不良（*adrenoleukodystrophy*）。正如第 37 章和第 43 章所讨论的，这种疾病似乎是与安德森病（*Andersen disease*）有关联的一种糖原贮积病（glycogenosis）。

成人型的异染性脑白质营养不良（metachromatic leukodystrophy，MLD）、肾上腺脑白质营养不良、克拉伯病（Krabbe disease）和神经元蜡样脂褐质沉积病（Kufs 病）可能表现出一种与进行性痴呆相似的临床特征（见第 36 章），如惠普尔病（Whipple disease）（第 31 章）或韦尼克 - 科萨科夫病（Wernicke-Korsakoff disease）（第 20 章和第 41 章）可能出现的。相当罕见的成人发病的相同综合征实例，曾被证明是由苯丙酮尿症（phenylketonuria）或其他氨基酸代谢病引起的（见第 36 章）。

以姿势和运动异常为特征的疾病

帕金森病

这种自古以来就为人所知的常见疾病，在 1817 年由詹姆斯·帕金森（James Parkinson）首次进行了令人信服的描述。用他的话来说，它的特点是“不自主地震颤运动，肌肉力量减弱，有些部位没有动作，甚至在被支撑时，他们倾向于将躯干向前弯曲，并从走路转为跑步，而感觉和智力却未受伤害。”奇怪的是，他的论文没有提到僵硬或运动缓慢，而是过分强调了肌肉力量减弱。同样的批评也可能是针对帕金森病（*paralysis agitans*）一词，它在 1841 年首次出现在马歇尔·霍尔（Marshall Hall）的教科书《神经系统疾病和紊乱》（*Diseases and Derangements of the Nervous System*）中，而现在已经不再使用，但在文献中却是一个很常见的术语，所以这里也提到它。

这种疾病的自然史很有趣。一般来说，它开始于 45 岁至 70 岁之间，发病的高峰期在 50 岁到 60 岁。本病在 30 岁之前很少发生，而且在大多数病例系列中男性所占比例稍高。多年来，许多因素都被认为是导致这种疾病的易感因素，其中包括创伤、情绪烦乱、过度工作、暴露在寒冷中、“性格倔强”等，但没有证据支持这些说法。特发性帕金森病在所有国家、所有种族群体，以及所有的社会经济阶层都有发生，尽管非裔美国人的发病率低于白种人。与城市地区相比，农村地区的发病率可能有所增加，这暂且归因于接触杀虫剂，但并不始终如此。在亚洲，发病率是白种人的三分之一到二分之一。这种疾病在北美很常见，那里大约有 100 万罹病的患者，约占 65 岁以上人口的 1%。在保存重要统计数据的欧洲国家的发病率也是类似的。这可能与反复的颅脑外伤和“拳击 - 醉酒”综合征（punch-drunk syndrome），或者拳击手痴呆（dementia pugilistica）、慢性创伤性脑病（CTE）的关系是特别成问题的，尽管有几个著名的病例仍未解决（Lees），当然，大多数病例没有这种经历。一些流行病学研究表明，吸烟和喝咖啡具有保护作用，但作用的程度很小。

临床特征

帕金森病（*Parkinson disease*）的核心特征是一种四联症，包括运动迟缓、静止性震颤、姿势不稳和强直等。这些明显表现为无表情的面部、自主运动贫乏和缓慢，静止震颤、弯腰姿势、躯体轴向不稳、强直和慌张步态等。赫恩（Hoehn）和杨（Yahr）在 1967 年广泛使用 L-dopa 之前，发表了一篇被经常引用的研究，至今仍然可以从中获益良多。表 38-2 是从那篇论文中复制的，虽然经常使用更广泛的分级量表，如统一帕金森病分级量表（Unified Parkinson Disease Rating Scale，UPDRS）。由于后一种工具在临床试验中普遍使用，对临床医生来说，熟悉它的大致轮廓是适宜的。这一复杂的量表包含了运动和精神功能以及日常生活活动的子项，并给出了从 0 到 176 分的总分，分数越高，表示疾病表现越严重。

表 38-2　帕金森病患者的首发症状

震颤	70%
步态障碍	11%
僵硬	10%
缓慢	10%
肌肉疼痛	8%
灵活性丧失	7%
书写障碍	5%
抑郁、紧张、其他精神障碍	4%
言语障碍	3%

来源：改编自 Hoehn 和 Yahr 的 183 例特发性病例研究，1967。

这种疾病最有趣的临床特征之一是症状之间缺乏一致性，即以震颤为主的形式伴有一些其他症状的众所周知的，甚至运动减少（hypokinesia）（自然姿势缺乏变换和倾向于待着不动），甚至运动迟缓（bradykinesia）（指令的或意向的运动缓慢）在某些病例中似乎有些分离。基底节疾病的表现在第 4 章中有完整的描述，这里只需要考虑某些诊断问题和临床表现的变化。

早期症状可能难以察觉，而且往往被家人忽视，因为症状进展缓慢，往往被归咎于衰老的自然变化。言语变弱、单音调和杂乱。很长一段时间里，患者可能都意识不到疾病的侵袭。起初，唯一的主诉可能是背痛、颈痛、双肩痛或双髋部疼痛以及隐约的无力等。行走时轻微的僵硬和运动缓慢或一个手臂自然摆动减少被忽略，直到有一天医生或家人发现患者具有帕金森病的全部表现。正如皮埃尔·玛里（Pierre Marie）最初所指出的，眨眼较少是一个早期征象。帕金森病患者的眨眼频率从通常的 12 ~20 次 /min 降低到 5~10 次 /min，并伴有睑裂的轻微扩大，造成瞪视状。面部小肌肉运动的减少赋予了典型的无表情的“面具”外观[表情缺乏（hypomimia）]。坐着时，患者比正常人更少进行微小的移位和调整（上文提到的运动减少），手指伸直，在掌指关节处呈一种屈曲和内收姿势。

特征性的震颤，通常涉及一只手，经常被列为最初的征象，但在至少一半的病例中，善于观察的家人已经注意到患者行动相对缓慢。在大约四分之一的病例中，震颤是轻微的和间歇性的，或者只有一根手指或一只手有明显的震颤。如第 4 章所述，完全发展的病例的震颤有几种形式。拇指与示指大约每秒 4 次的“搓丸样”震颤，虽然是最典型的，但只有大约一半的患者能看到。它通常出现在手不动的时候，而不是随意运动时发生，因此常用术语是静止性震颤（*resting tremor*）。然而，完全放松能减少或消除震颤，因此“平静震颤”（tremor in repose）一词是一个更准确的描述。意志的运动可以暂时抑制震颤。这种节律性的拍打与肌电图（EMG）中主动肌与拮抗肌交替爆发的活动相吻合，有时检查者能触及；因此，应用了交替震颤的描述。手臂、下颏、舌、眼睑和足部较少受到影响。在强直部位被动运动时，即使是最轻微的震颤也能感觉到，即齿轮现象或内格罗征（Negro sign），或者至少这是对齿轮运动的表面解释，但我们的许多患者中，这两种征象是分离的。这种震颤表现出惊人的剧烈波动，并因行走和兴奋而加重，但其频率仍保持不变（Hunker and Abbs）。值得重复的是，身体的一侧通常比另一侧先发生震颤和强直，特别是随着疾病的发展，震颤仍然是不对称的。

Lance和他的同事们提醒人们注意，帕金森病中第二种主要类型震颤发生率高，即手指和手伸展时细微的、轻度不规则的动作性震颤，每秒7~8次。这种震颤不同于较慢的震颤，在整个自主运动过程中持续存在，在肢体处于静止位置时不明显，而且更容易通过放松来抑制。从肌电图上看，它缺乏典型震颤中所见的交替的动作电位爆发，与特发性震颤相类似，如果不是等同的话（见表4-1）。与用于治疗交替性帕金森病震颤的药物相比，它受到不同药物治疗的调节。患者可能有任何一种类型的震颤或两者兼有。

锥体外系型的强直在早期并不常见。一旦出现强直，它就会持续存在，即使患者放松时，也可以通过触诊的手指和肌群感觉到很明显。当测试者被动地移动肢体时，从一开始就会出现一个轻微的阻力（没有短的自由间隔，是痉挛状态的特征），它在屈肌群和伸肌群的整个运动中均匀地持续，仅因齿轮现象而在不同程度上被打断。肌强直及其齿轮样组成成分可以通过让患者执行一定专注度的运动任务来引出或加强，例如在空中画圆圈，或用其他四个手指触摸拇指，称为弗罗芒征（Froment sign）或Noika-Froment征（当患者被要求尽可能抬高另一只手臂时，但这个动作实际上最初是被用来在特发性震颤中引出齿轮样强直）。在躯干的肌肉中，屈肌群的姿势性张力过高占主导，并赋予患者特有的屈曲姿势。帕金森综合征的肌张力表现、姿势和步态的其他细节在第4章中详细讨论。帕金森病应该没有锥体束征，除非锥体束征是由于另一种疾病，如卒中或颈椎病等。

在这里，关于随意运动和姿势运动的特性，还有几点需要注意。患者在想要做出快速有力的打击时动作是缓慢和无效的，他不能完成快速的（弹道）运动。根据Hallett和Khoshbin的研究，在肌电图上，主动肌 - 拮抗肌 - 主动肌的正常单次爆发被几次连续的短暂爆发所取代。交替运动最初是正常的，如果重复进行，就会逐渐受阻，最后它们被完全受阻或采用患者的交替震颤的节律。患者同时执行两项运动动作有很大困难。在过去，运动能力受损一直被归因于僵硬，但观察到某些脑部手术损伤在不影响运动的情况下消除了僵硬，驳斥了这一解释。因此，缓慢和缺乏自然运动（分别是运动迟缓和运动减少）不是由强直引起的，而是疾病的独立表现。运动迟缓的缺陷是典型的运动缺乏的基础，也反映在吞咽频率少，咀嚼缓慢，身体和四肢对这些部位的移位做出姿势调整的能力有限，缺乏小的“协同动作”（如不先调整脚就从椅子上站起来），走路时没有摆动手臂，以及帕金森病的其他大部分特征。尽管感觉肌肉无力，患者能够在一秒钟或更长时间后产生正常或接近正常的峰值功率，特别是在大肌肉，然而，在小肌肉力量略有减弱。

随着运动障碍加重，所有的习惯活动都显示出影响。正如Charcot首先注意到的，字体变小［小写症（micrographia）］、颤抖和局促狭小。言语音调柔软和似乎急促、单音调和话语含糊（杂乱）。声音变得听不见，最后患者只能耳语。Caekebeke和同事们将这种言语障碍称为运动减少性构音障碍（*hypokinetic dysarthria*），并将其归因于呼吸、发声和发音的功能障碍。患者不能完全闭上嘴。吃一顿饭要花很长时间。每一口食物都必须咽下去，然后再吃下一口。

走路变成了一种拖步，患者经常失去平衡，在向前或向后行走时，似乎在“追逐”身体的重心，以一连串越来越快的短步伐，以避免摔倒，即慌张步态（festination）。防御和纠正反应出错。摔倒确实会发生，但考虑到姿势不稳的程度，令人惊讶的是很少发生。通过感觉引导而使步态改善，如托住患者的肘部。像门槛这样的障碍会产生相反效果，有时导致患者在原地“冻结”。进出汽车或者电梯，或者进一个房间，或者走进一个大厅变得特别困难。随着病情发展，在床上翻身困难也是一种类似的特征性表现，但是患者很少主动透露这一信息。我们的一些患者从床上掉下来的频率表明，这与他们活动能力下降、矫正或防御性姿势运动减慢或与REM期睡眠行为障碍有关。随着面部肌肉变得更固定和僵硬，剃须或涂口红困难。

脚趾的持续性伸展或抓挠、牙关紧咬，以及其他肌张力障碍的碎片，通常相当痛苦，可能进入临床表现，有时是早期发现。一些帕金森病患者会出现一种脊柱前屈症（camptocormia）的特殊问题，其中脊柱极度向前弯曲并出现严重的驼背。它似乎是一种发生在帕金森病的轴向肌张力障碍类型。当患者仰卧或向上推助行器手柄时，这种畸形就会消失。这种症状与许多其他疾病有关，其中一些不是肌张力障碍，而是由于轴性后部肌肉萎缩或无力。我们目前还没有看到L-dopa能够改善这些非常棘手的症状。为什么一些帕金森病患者极度弯腰驼背，而另一些则完全没有，原因尚不清楚。

如上所述，这些不同的运动障碍和震颤特征性地从一个肢体(较常见的是左侧)开始,然后扩散到一侧,后来扩散到两侧,直到患者非常无助。在一些不寻常的情况(如逃离火灾)的刺激下,除了最严重的患者之外,其他所有的患者都能够进行短暂但非常有效的运动[运动倒错(*kinesis paradoxica*)]。

至于其他可诱发的神经体征,如在叩击鼻梁或眉间时不能抑制眨眼[迈尔森征(Myerson sign)],但除非出现了痴呆,否则不会出现抓握和吮吸反射,而颊部和下颌反射很少亢进。通常有向上凝视和会聚障碍,如果在疾病早期就很突出或注意到,这一征象更多地提示进行性核上性麻痹的可能性。运动迟缓可以扩展到眼球运动,开始向一侧注视时有时间延迟,共轭运动减慢(最大扫视速度下降),低度的扫视,追随运动分解成小的扫视。

没有感觉改变,但常见各种各样的感觉异常和其他感觉的抱怨和不适。这些症状主要影响小腿和腹部,是最痛苦的非运动症状(*nonmotor symptoms*)之一。流涎是让人烦恼的,一般认为是唾液流得过多,但实际上问题可能是没有以正常的频率吞咽。皮脂溢和出汗过多也被认为是继发的,前者是由于未能充分清洁面部,后者是由于持续的运动活动的影响,但对我们来说似乎并不这样认为,自主神经紊乱更可信。其他非运动特征大多属于自主神经紊乱的范畴,包括最显著的便秘、腹痛或腰背痛和肌痉挛、勃起功能障碍、关节疼痛,以及患者可能难以描述的各种其他的感觉体验等。有些患者有直立性低血压倾向,有时出现晕厥,这被 Rajput 和 Rozdilsky 归因于交感神经节的细胞丢失。然而,这些特征以及 REM 睡眠行为障碍(第 18 章)并不像在多系统萎缩(Shy-Drager 综合征)或路易体痴呆(Lewy body dementia)中那样频繁。我们的几例年轻的帕金森病患者伴反复的晕厥被证明有心律失常,因此必须考虑昏厥的其他原因。任何与心脏去神经支配的关系,可以通过特殊测试检测,目前还不清楚。

姿势不稳定是疾病进展的核心特征,它可以通过从后面牵拉患者肩膀来诱发,并注意没有后退一步来保持平衡,通常会导致摔倒或开始向后摇晃。腱反射表现各异,就像正常人一样,从几乎不能被引出到活跃。即使当帕金森病的症状局限于身体一侧时,两侧的反射通常是相等的,而足底反射为屈性。例外的是,患侧的反射稍有活跃,这提出了皮质脊髓束受累的问题,但足底反射仍然是屈性的。在这些方面,临床表现与皮质基底节变性不同,皮质基底节变性表现为强直、腱反射亢进和 Babinski 征,合并失用症等(见下文)。

如前所述,帕金森病可能合并痴呆,是 Charcot 描述的一个特征。根据患者的选择和检测类型不同,报告的这种合并的频率有很大差异。一种 10%~15% 的估计(Mayeux,et al)是普遍接受的数字,符合我们的经验,但在某些系列中会更高些。发病率随年龄的增长和病程的延长而增加,在 80 岁以上的帕金森病患者中接近 65%,但 50 岁后的帕金森病患者智力可能明显下降。痴呆的病理基础在下面讨论。

这种疾病的整个病程变化很大。在大多数患者中,从开始发病到需要坐轮椅状态的平均时间为 7.5 年,但范围很广(Hoehn and Yahr; Martilla and Rinne)。有多达 10% 的病例病情仍然相对较轻,而且只是非常渐进的进展,这些患者可能在 10 年或更长时间内几乎保持稳定。这些轨迹已经被现代疗法改变了。

偏侧帕金森病 - 偏侧萎缩综合征(*hemiparkinson-hemiatrophy syndrome*)　这里所提到的是 Klawans 描述的一种罕见的综合征,并由 Wijemanne 和 Jankovic 在一个 30 例患者的系列中进行了阐述。典型病例表现为一个或多个身体部位萎缩,有时包括面部,通常从儿童期开始,通常变化很微妙。进行性帕金森综合征或肌张力障碍的体征开始于中年期萎缩的一侧,在大多数情况下,对 L-dopa 有反应,但有些患者,如 Klawans 的患者是 L-dopa 抵抗的。早期几种类型的脑损伤是该综合征的基础,但半数患者无明显的这类损伤。对特发性病例的了解有限。脑深部病变患者可能正在经历基底节通路的缓慢的变性。

诊断

两个主要困难是,区分典型的帕金森病与由其他变性疾病和由药物治疗或毒素引起的帕金森综合征(parkinsonian syndromes),以及区分帕金森病震颤与其他类型的震颤,尤其是特发性震颤。值得注意的是,帕金森病比任何类似的退行性综合征都要常见,但其诊断的准确性,尤其在病程的早期,与下面所述的病理证实相比一直很差。我们认为,这种差异在很大程度上就是由于检查不充分和随访不够。运动迟缓、四肢强直和轴性肌肉的强直是其他形式的帕金森综合征具有的共同症状,但它主要是在帕金森病中,人们观察到"静止"交替震颤的早期征象,在一只手臂上更为明显。主要症状对多巴胺能药物的反应（如下所述和详见下文）在几个系列中一直是准确诊断的最可靠特征。

根据我们的经验，如果按帕金森病的标准定义，即运动迟缓、运动减少、静止性震颤、姿势变化和不稳、齿轮样强直，以及 L-dopa 治疗有效等，诊断错误就很少。然而，Hughes 和同事对 100 个病例系列的临床和病理研究，其中 25% 的病例诊断不准确（另见 Adler et al）。这种困难表面上的解释是，约四分之一的帕金森病患者没有表现出典型的震颤，大约 10% 的患者据说对 L-dopa 没有反应。这些作者指出，出现早期痴呆和自主神经紊乱以及出现共济失调或皮质脊髓束体征是可供选择的诊断的可靠指标。

当并不是所有的典型症状都很明显时，就别无选择，只能每隔几个月重新检查一次，直到明确帕金森病的存在，或直到另一种变性过程的特征性表现变得明显；这些包括早期跌倒和垂直性凝视障碍的进行性核上性麻痹，多系统萎缩的自主神经异常伴昏晕、膀胱或声带功能障碍，路易体病早期和快速演变的痴呆或间歇性精神错乱，或皮质基底神经节变性的失用症等。非常对称的表现，特别是震颤，提示对特发性帕金森病的另一种选择，但要量化多少不对称是不可能的。此外，被称为“下半身帕金森病”的特征组合，包括纯步态和稳定性困难，这表明了一种不同于帕金森病的过程，如下文和第 6 章讨论的。

如果症状得到证实，对多巴胺或多巴胺激动剂的有益的和持续的反应也间接支持帕金森病诊断，虽然不是决定性的诊断依据（见下文）。其他的帕金森综合征大部分只有轻微改变，或只需几周或几个月的药物治疗。相反地，尽管一些专家不同意，我们坚持的观点是，在疾病早期对 L-dopa 完全抵抗使得诊断不太可能。此外，几乎所有特发性帕金森病患者最终对 L-dopa 的反应都会出现运动困难（dyskinesias），而在服用这个药物 3~5 年后完全没有这一体征，也给诊断带来了疑问。

模拟帕金森病的疾病　第一次世界大战后，昏睡性脑炎（encephalitis lethargica），即冯·伊克诺莫脑炎（von Economo encephalitis）在西欧和美国蔓延，此后留下了大量的帕金森病例。在 1914 年至 1918 年之前，这种形式的脑炎还没有确切的病例记录，而自 1930 年以来就很少出现了。因此，这种类型的脑炎后帕金森综合征就不再是一个诊断的选项。然而，帕金森病样综合征在其他形式的脑炎后被描述，特别是日本 B 型病毒、西尼罗病毒和东部马脑炎。在我们观察到的由这些病毒引起的少数病例中，有相当对称的僵硬、运动减少，以及很少或没有震颤。

一种“动脉病的”或“动脉硬化性”形式的帕金森病一度被诊断很多，但我们从来没有完全相信它的真实性，它是指由于血管疾病造成的黑质损伤，或动脉粥样硬化性脑白质损伤造成一种与帕金森病非常相似的综合征。尽管如此，一些权威的临床医生认为，血管性病因的患者主要患有“下半身”帕金森综合征，表现为拖曳步态、转弯时黏滞，以及跌倒与其他特征是不成比例的。没有震颤，对 L-dopa 的反应很少或没有反应（见 Winikates and Jankovic）。在这些病例中，MRI 显示两侧大脑半球都有明显的白质变化。在少数可归因于血管性帕金森综合征的病例中，我们已经注意到尸检材料，在适当的部位有路易小体。由一系列腔隙性梗死或由 Binswanger 病引起的假性延髓麻痹，可引起一种在某些方面颇似帕金森病的临床表现，但是单侧和双侧的皮质脊髓束征、面部反射过度活跃、痉挛性强哭和强笑，以及其他特征等可将痉挛性延髓麻痹与帕金森病区分开来。当然，老年帕金森病患者并非完全不受脑血管疾病的影响，而且两者叠加在一起，但要区分以步态或痴呆为主的广泛性血管性脑损伤与特发性帕金森病并不困难。

正常压力脑积水无疑地会产生一种类似帕金森病的综合征，特别是在步态和姿势不稳定方面，而且有时会延伸为运动迟缓；但僵硬的姿势，缓慢的轮替运动，运动功能减退的投掷运动，以及静止性震颤等并不是临床表现的一部分。步态往往是碎步，但不拖曳，而且比帕金森病患者更倾向于后退。有时腰椎穿刺会带来意想不到的获益，表明脑积水是导致运动迟缓和步态障碍的原因。

如前所述，特发性震颤可能造成诊断困难，但通过它的细小的、快速的特性，在自主运动时变得明显，在肢体处于休息位置时消失的趋势，以及没有相关的运动缓慢或屈曲姿势等可以区分。可能伴有轻度的齿轮样强直。特发性震颤患者的头部和声音比帕金森病更常见真性的震颤。一些较慢的交替形式的特发性震颤很难与帕金森病震颤区分，我们只能等待看其是不是帕金森病的第一个表现。明显不对称或单侧的震颤倾向于帕金森病。同样值得注意的，较快速的振荡（oscillation）经常与缓慢交替的帕金森病震颤混合在一起，但如第 4 章所讨论的，快频率震颤只是该病的一个偶尔的开始性的特征。

进行性核上性麻痹（*progressive supranuclear palsy*，*PSP*）（在后面的小节中讨论），以颈和肩部的强直和肌张力障碍姿势，一副目不转睛、一动不动的面孔，以及走路时跌倒的倾向为特征，所有这些都隐约地暗示着帕金森病。早期和频繁的跌倒特别提示这一疾病，直到晚期阶段才成为典型的帕金森病。在大多数病例中，不能产生垂直扫视，后来出现向上和向下凝视麻痹，最终失去侧向凝视，反射性眼球运动保留，从而确诊为 PSP。

在无活力的或运动减少型抑郁症患者中可以观察到缺乏运动、态度和姿势不变，以及轻度的强直和步态不平衡等。由于相当比例的帕金森病患者患有抑郁症，所以有时很难将这两种疾病分开。作者曾见过一些患者，他们被有经验的神经科医生诊断为帕金森病，但在服用抗抑郁药物或给予电休克治疗后其运动恢复正常。尽管如此，还有些这样的患者坚持认为，L-dopa 以某种难以描述的方式帮助他们。

快速发病的帕金森综合征应提示使用过抗神经安定类药物治疗（有时是使用止吐剂和胃动力药如甲氧氯普胺），罹患克 - 雅病（Creutzfeldt-Jakob disease）的一种变异型，一种不寻常的感染后或副肿瘤性疾病，或者病毒性脑炎等。与之相关的药物也可能引发一种内在的躁动不安，一种“肌肉的急躁”（muscular impatience），患者不能保持坐着不动，以及一种像帕金森病患者时常发生的到处走动的冲动（静坐不能）。即使是最新型的抗精神病药物，特别是因假定没有锥体外系副作用而被看好的药物也可能有问题。

严格遵循帕金森病的诊断标准也使得它与皮质纹状体脊髓变性、纹状体黑质变性、皮质基底节变性、基底节钙化、Wilson 病、反复肝昏迷的获得性肝豆状核变性、锰中毒，以及马查多 - 约瑟夫病（Machado-Joseph disease）等区分开来，所有这些在本章的其他部分讨论。

病理和发病机制

在特发性和脑炎后帕金森病中，最常见和最相关的发现是黑质和其他色素细胞核团（蓝斑、迷走神经背侧运动核）中的色素细胞丢失。黑质肉眼观察可见苍白，显微镜下色素细胞核显示细胞明显减少和替代以神经胶质增生，一些残余的细胞黑色素含量减少，这些发现使人能够自信地说患者必定已罹患了帕金森病。此外，许多色素细胞核的残余细胞含有嗜酸胞质内含物，被称为路易小体（*Lewy bodies*）的暗淡的晕圈所包绕（图 38-5）。这些几乎在特发性帕金森病的所有病例中都可以见到。路易小体在脑炎后的病例中通常不存在，但在该病的黑质细胞内存在神经原纤维缠结。这两种细胞异常在老年非帕金森病患者的黑质中偶尔出现。如果有路易小体的人能多活几年，可能就会发展成帕金森病。许多遗传性帕金森病也没有路易小体。

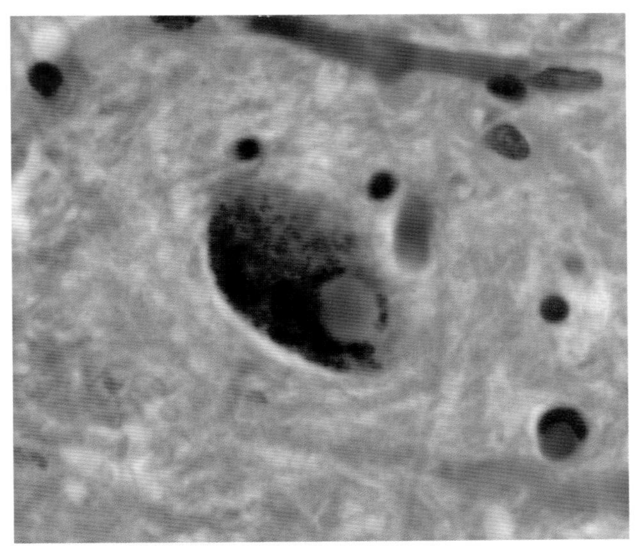

图 38-5　黑质神经元胞质中一个圆形的路易小体包涵体的显微照片（苏木精和伊红染色）【引自 Frosch MP，et al. The central nervous system. In Robbins SL，et al (eds): *Robbins and Cotran Pathologic Basis of Disease*, 8th ed. Philadelphia，Saunders/Elsevier，2010】

值得注意的是，McGeer 及其同事发现，黑质细胞通常随着年龄增长而减少，黑质细胞最大补充量约从 42.5 万到 80 岁时 20 万。合成多巴胺的限速酶酪氨酸羟化酶也相应减少。然而，这些作者和其他人已经发现，在帕金森病患者中，色素神经元的数量比年龄匹配的对照组减少 30% 或更少。使用更精确的计数技术，Pakkenberg 和同事估计，帕金森病患者的色素神经元平均总数为 550 000 个，绝对数量减少了 66%。（在帕金森病患者中，非色素神经元的数量仅减少了 24%。）因此，衰老对黑质细胞的丢失起重要作用，但在帕金森病中，细胞丢失更为明显，除了衰老以外，一定还有其他因素起作用。

如前所述，其他区域的神经元丢失是广泛存在的，但它们的意义尚不清楚。在靠近黑质的中脑网状结构中有神经元丢失。这些细胞投射到丘脑和边缘叶。在交感神经节内有轻度神经元缺失并可见路易小体。这在下脑干的着色核，以及壳核、尾状核、苍白球和无名质的神经元群也是如此。另一方面，投射到大脑皮质和边缘结构、尾状核和伏隔核，以及中脑导水管周围灰质和脊髓的多巴胺能神经元受到的影响很小或根本不受影响。纹状体或苍白球缺乏一致的病变是值得注意的。Braak 和 Tredici 提出的另一种假说是，黑质致密部只是在帕金森病的病理生物学晚期才受到影响，这在本章的前面小节提到过，都归功于 Braak 和 Braak。他们的研究发现，脑中最早的变化发生在舌咽迷走神经背核和前嗅核，后来才出现在中脑核。这一理论适应了多种临床特征和对疾病潜在的环境诱因，但曾被 Burke 和同事们(2008)及其他人质疑。一项关于接受迷走神经切断术的流行病学研究表明，与普通人群相比，接受手术的帕金森病发生率降低，已证实上述观点，表明该手术阻断了突触核蛋白进入脑干(Svensson et al)。Lang 认为，这种细胞丢失的分布解释了该病的一些非多巴胺能的特征，并为治疗提供了其他途径。

涉及帕金森病和阿尔茨海默病的统计数据很难以评估，因为一个系列与另一个系列的检查方法不同。然而，如本章前面所表明的，这两种疾病的重叠可能不仅仅是偶然的。大多数痴呆的帕金森病患者表现出一些阿尔茨海默病型的改变，但也有一些患者可以发现少量斑块或神经原纤维的改变，而不是表现为皮质神经元丢失伴广泛分布的路易小体，标志着这一过程为路易体痴呆而不是帕金森病。

有趣的是，在人类和猴子身上都观察到一种神经毒素，称为 MPTP(1-甲基-4-苯基-1,2,3,6-四氢吡啶)，产生不可逆的帕金森病的征象，并选择性地破坏黑质细胞。这种毒素是哌替啶(杜冷丁)的类似物，它可由成瘾者自己服用，与单胺氧化酶高亲和力结合，单胺氧化酶是一种神经外酶，将 MPTP 转化为毒性代谢物吡啶 MPP(1-甲基-4-苯基吡啶)。后者与多巴胺能的黑质神经元中的黑色素结合，其浓度足以破坏细胞。MPTP 产生帕金森综合征临床方面的机制尚不清楚。一种假设是，由于丘脑底核 γ-氨基丁酸(GABA)的影响减弱，使得苍白球内侧段变得异常活跃。MPTP 的发现刺激了一些其他环境毒素作为帕金森病的病因的概念(见 Uhl et al；另见 Snyder and D'Amato 综述)。例如，在一些流行病学研究中，帕金森病在工业化国家和普遍使用有机磷农药的农业地区的发病率稍高一些，但是它的普遍出现却驳斥了这一假设。尽管进行了广泛的研究，但还没有发现化学毒素、重金属或感染与这种疾病有因果关系。一些似是而非的理论认为，一种毒素可能只与易患疾病的遗传背景有关。MPTP 疾病作为一种由于黑质破坏发生帕金森病的神经生理和神经化学变化的模型，但在大多数其他方面，它并不能反映自然发生的障碍(包括没有路易小体)。

遗传方面

考虑到它的发生频率，在一个家庭中基于偶然的同时发生率可能高达 5%，然而，流行病学研究表明，一个家庭的发生率可能高达 15%。起初，对双胞胎帕金森病缺乏一致性，被认为是否定遗传因素的作用，但一项使用 PET 扫描的多巴胺代谢研究表明，75% 的无症状的双胞胎帕金森病患者有纹状体功能障碍的证据，而只有一小部分异卵双胞胎显示出这些变化(Piccini et al)。这些数据表明，遗传特征有相当大的作用，即使在表面上散发性帕金森病的病例中。

至少有 10 个基因突变(其中最重要的是 *SNCA*，*LRRK2*，*VPS35*，*Parkin*，*PINK1*，*DJ-1* 等)这些基因与典型的帕金森病或其“经典”形式有关，但只有 5% 的患者有单基因形式疾病。其中一些和其他一些只是暂时确定的，或是危险因素，而不是疾病专有的标志物。对于临床医生来说，更重要的是，大多数典型病例都与相当常见的序列变异的综合效应有关，数量太多，以至于无法在此列出。其中一些基因很突出，因为它们比其他基因更常见，或者为帕金森病的本质提供了生物学上的洞察(对这些基因更详尽的列举和解释，见 Lill 和 Klein 的综述)。

这些主要的遗传关联总结在表 38-3 中，下面讨论了较突出的病理生理意义。根据帕金森病定义工作组(Task Force on The Definition of Parkinson's Disease)(Berg et al)提出的方法，以责任基因为基础的 *PARK* 基因以前的加数字命名法已经进行更新和限定。很明显，许多其他基因与带有帕金森病特征的疾病有关，例如一些脊髓小脑性共济失调，但是它们本身并不是帕金森病，也不在这里讨论。一些遗传变异型也暂时与该疾病的非运动特征联系在一起。

表 38-3　与帕金森病相关的主要遗传缺陷

标记	基因(蛋白)	遗传	发病年龄	路易小体	特征
Park1 和 Park4	*SCNA*(α 突触核蛋白)	常染显性(AD)	30~40 岁	+	2 个主要突变 A53T,A30P 促 α 突触核蛋白寡聚化
Park2	*PARK2*(帕金蛋白)	常染隐性(AR)	20~40 岁	-	占早发遗传性 PD 的 50%;早发散发性 PD 的 20%
Park3	*PARK3*(未全明确)	AD	晚发	+	类似特发性 PD
Park5	*UCHL-1*(泛素酯酶)	单核苷酸多态性或 AD	50 多岁	+	2 种不同的多态性促发 PD 的风险;突变减少泛素单体的再循环
Park6	*PINK1*(PTEN 诱导激酶)	AR	多样性		线粒体基因
Park7	*PARK7*(DJ-1)	AR	30 多岁	?	缓慢进展,基因在对氧化应激细胞反应中起作用
Park8	*LRRK2*(富含亮氨酸重复激酶 2)	AD 或促发风险	晚发	±	阿什肯纳兹(指德国)犹太人;其蛋白也称 dardarin 蛋白,与 Gaucher 病相关
Park14	*PLA2G6*(磷酸酯酶 A2)	AR	晚发	-	肌张力障碍 - 帕金森综合征;晚发性;其他突变引起神经轴突营养不良
Park17	*VPS35*	AD			
Park19	*DNAJC6*	AR			
Park20	*SYNJ1*	AR			

正如已强调的,大量的观察已涉及核的和突触蛋白 α 突触核蛋白,在散发性和遗传性帕金森病以及路易体病中路易体的主要成分。突触核蛋白是突触的正常组成部分,以可溶性的未折叠形式存在,但高浓度下它聚集成细丝状,细丝是路易小体的主要(但不是唯一的)组成部分。免疫染色技术揭示了其他非特异性蛋白,如路易体内的泛素和 tau 蛋白。此外,在患有罕见的常染色体显性遗传的帕金森病家族中,4 号染色体上的几个不同的突变编码了一种异常形式的突触核蛋白,降低了它的稳定性并促进了它的聚集(Polymeropoulos et al)。还曾描述过一个家族,它的帕金森病的病因是一个额外的非突变的 α 突触核蛋白基因的拷贝(Singleton et al),类似于唐氏综合征的阿尔茨海默病中 21 号染色体的三倍体的情形。此外,一些家族性帕金森病的病例是经由蛋白酶体途径控制 α- 突触核蛋白从细胞中清除的基因突变引起的。总之,这些发现表明,α- 突触核蛋白的不稳定性或错误折叠或它的清除能力缺乏可能是该病的主要缺陷。这种蛋白的原纤维形式(即胞质中的可溶性蛋白)对多巴胺能神经元也有毒性。伴随突触核蛋白进出细胞的热休克蛋白缺陷加速了这些过程。奇怪的是,在大多数 Parkin 基因突变的患者并没有发现路易小体。

帕金蛋白(Parkin)是一种泛素蛋白连接酶,通过蛋白酶体系统参与去除细胞中不必要的蛋白(图 38-6)。Parkin 和泛素附着在胞质蛋白上被认为是蛋白酶体处理蛋白质的必要步骤。Parkin 基因突变或导致突触核蛋白不足或错误折叠,导致它的聚集,或破坏了多巴胺生成细胞中蛋白的加工处理。曾有报告帕金森病特征存在一个泛素羧基末端水解酶 L1(*Park5*,*UCHL-1*)的突变家族(表 38-3),进一步强调了泛素化通路在疾病中的重要性。图 38-6 说明了这些关联和突触核蛋白在细胞中的加工过程。必须强调,大多数阐明的机制是推测性的,或来源于家族性帕金森病的分子研究,因此可能不适用于散发过程。

上面提及的一个已引起关注的突变是 *LRRK2* [富亮氨酸重复激酶 2(leucine-rich repeat kinase 2)],因为它参与该病的遗传和散发两种形式,特别是在德系犹太人或北非血统的人群中。LRRK2 蛋白[震颤素(dardarin)]是一种广泛分布于脑和周围神经的细胞质组成成分。据估计,该基因(主要的一种常见基因,G2019S)突变造成了 1% 的散发病例,在有一级亲属患有该疾病的个体中发现了 5%~8% 的突变。该基因作为一种显性遗传特征,但缺陷的外显率随年龄增长而增加,70 岁时为 85%。因此,可能

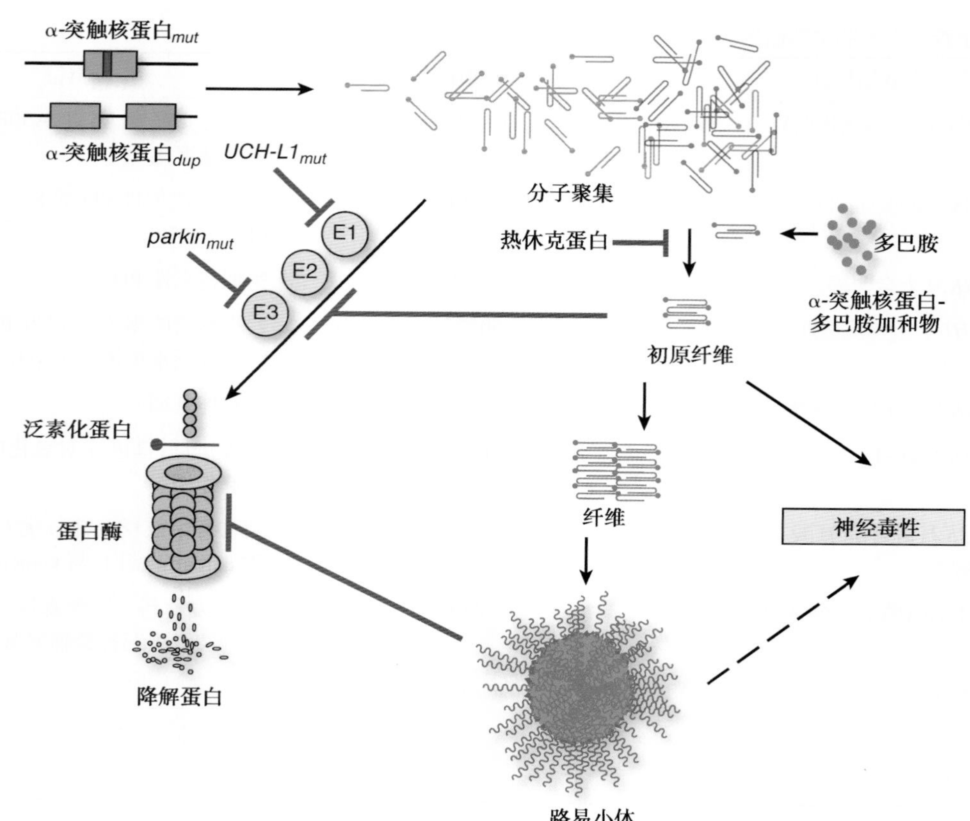

图 38-6　帕金森病 α-突触核蛋白毒性机制示意图。在此模型中，α-突触核蛋白水平升高，通过（a）复制 α-突触核蛋白基因的拷贝；（b）α-突触核蛋白基因点突变产生突触核蛋白过量累积；或（c）Parkin 和 *UCH-L1* 基因突变降低了蛋白酶体正常清除突触核蛋白的能力。过量的突触核蛋白聚合形成原纤维，这一过程由于热休克蛋白（Hsps）缺陷或与突触核蛋白结合多巴胺的作用得到加强。反过来导致路易小体的形成。该模型将神经毒性归因于原纤维或路易小体（经允许，改版自 Eriksen JL，Dawson TM，Dickson DW，Petrucelli L：Caught in the act：α-Synuclein is the culprit in Parkinson's disease. *Neuron* 40：453-456，2003）

没有明显的家族史。根据 Papapetropoulos 和同事们的研究，临床综合征在大多数方面与该病的散发形式颇为相似，但其他几个病例系列已经注意到没有震颤。这种疾病也被称为 *Park8*，Brice 已经对其遗传学进行了综述。

在家族性帕金森病中还涉及其他几个基因缺陷。一个是 *Nurr1* 基因的显性遗传突变，该基因的正常功能是识别多巴胺能神经元特征。另一种是由 *DJ-1* 基因缺陷引起的隐性遗传性帕金森病，DJ-1 是一种对正常神经元对氧化应激反应必需的蛋白质。此外，与 *Park6* 相对应的一种名为 *PINK* 的致病基因突变，编码一种线粒体激酶，因此在某些帕金森病中涉及了这种细胞结构（Valente et al）。据推测，多巴胺能神经元在某种方式因这些缺陷而受损。

研究还强调了所谓的 *Park2* 基因的 12 个外显子中，有 1 个发生了突变，该基因编码蛋白质 parkin（见表 38-3）。最常见的类型是第 7 号外显子的点突变或缺失，但其他外显子的异常表现出类似的综合征。纯合子突变通常导致早发性疾病，但某些杂合子的变化（在第 7 号外显子）与晚发型疾病有关。由此产生的综合征被称为帕金蛋白病（*parkin disease*），以区分于特发性帕金森病。据汗和他的同事估计，50% 的表现为帕金森病早期发病的家族和 18% 的早期发病的（40 岁以前）的散发病例携带这种基因突变。也许更大的临床意义是，发现高达 2% 的晚发病例与 parkin 基因突变有关，而 1% 由于上述的 *LRRK2* 基因的变化所致。这些基因的测序现在可以通过商业实验室获取，用于检测基因突变和多态性。

从临床角度来看，晚发型 parkin 基因突变病例的表现是相当多变的。总的来说，它们通常可以通过对 L-dopa 的极度敏感来识别，仅用小剂量的药物治疗就能维持几十年内几乎完全抑制症状；此外，它们对 L-dopa 引起的运动障碍的阈值较低。我们也可以从我们自己的患者经验中证实，震颤、姿势改变和运动迟缓等对抗胆碱能药物有极好的反应。第二个特点是，大多数患者的症状可以从睡眠中获得显著的恢复性益处，这形成了一种白天的症状模式。有几个病例系列，特别是 Lohmann 和同事们，以及 Khan 同事们的系列，已经表明可能有各种各样的附加特征，诸如反射亢进，颈、足或其他的局灶性肌张力障碍，有时由运动引起；以及不太常见的，自主神经功能紊乱、周围神经病和精神症状等。对药物治疗的敏感性和睡眠益处长期以来一直被认为是青少年起病的帕金森病伴多巴反应性肌张力障碍［濑川病（Segawa disease）］的要点，这在本章后面讨论。

同样有趣的是，在德系犹太人中，在葡糖脑苷脂酶（glucocerebrosidase）基因突变（它的其他突变导致戈谢病）之间，它作为一种调节因子，与本病的发生有很强的相关性，这一群体主要受 LRRK2 多态性的影响（Sidransky et al）。虽然人群研究只能得出有限的临床相关性结论，但葡糖脑苷脂酶突变在有家族史的患者中更常见，比基因正常的患者起病更早，且静止性震颤的发生率更低。在基因完全测序的帕金森病患者中有 7% 出现了突变，这使它成为该病的一种常见的遗传因素，特别是在这一人种学的人群中。

人们希望，引起帕金森病的基因突变能揭示该病的分子病理生理学机制。如前所述，有几个位点与家族性帕金森病有关，其中一些与编码路易体主要成分突触核蛋白的基因有关。

治疗

虽然目前还没有明确的治疗方法可以阻止或逆转帕金森病潜在的神经元变性，但目前已有的方法可以使得症状获得相当大的缓解。治疗可以是内科的或外科的，但是主要依赖药物，特别是 L-dopa（表 38-4）。为了使临床医生充分理解这些药物的使用、副作用和相互作用，以下部分必须详细说明。

表 38-4　帕金森病治疗的常用药物

药物	起始剂量	目标剂量	主要效益	副作用
左旋多巴				
L-dopa 卡比多巴	25/100mg tid	达 50/250mg q3h	减少震颤和运动迟缓；对姿势困难影响较少	恶心、运动障碍、直立性低血压，幻觉、意识混乱
L-dopa 卡比多巴控释剂	25/100mg tid	达 50/200mg q4h	可延长 L-dopa 效应	
多巴胺激动剂				
罗匹尼罗	0.25mg tid	9~24mg/d	各方面均有一定作用，减少 L-dopa 运动波动	直立性低血压、过度和突然嗜睡、意识混乱、幻觉
普拉克索	0.125mg tid	0.75~3mg/d	同上	
谷氨酸拮抗剂				
金刚烷胺	100mg/d	100mg bid-tid	平稳波动症状	腿部肿胀、充血性心力衰竭、前列腺尿道梗阻、意识混乱，幻觉、失眠
抗胆碱能类				
苯丙酮类	0.5mg/d	达 4mg/d	减少震颤，对其他表现影响较少	阿托品效应：口干，尿路流出道梗阻，意识混乱和精神症状。
苯海索	0.5mg bid	达 2mg tid	同上	同上
COMT 抑制剂 恩他卡朋	200mg 与 L-dopa 同服		延长 L-dopa 的效应	尿液变色，腹泻，运动障碍
MAO- 抑制剂				
雷沙吉兰	0.5mg	1mg daily	减少“关期”时间 潜在的神经保护	富含酪胺食品和拟交感神经药的高血压危象
司来吉兰	5mg	5mg bid	潜在的神经保护	

左旋多巴和左旋多巴修饰药物（*L-dopa and L-dopa–modifying drugs*）　目前，左旋 - 二羟基苯丙氨酸（L-dopa）是治疗帕金森病最有效的药物，即使是在那些病情严重的患者，其治疗效果也始终优于其他药物。这种药物有一段有趣的历史，包括许多早期试验都未能说服神经学家相信其有效性，有兴趣的读者可以参考巴尔博（Barbeau）关于这一历史主题的论文。大多数患者最初耐受药物，很少有严重的不良反应，并显示出不同程度的改善，有时是戏剧性的，特别是在几天后或更短时间使运动减退和震颤减轻。然而，随着药物治疗的继续和疾病的进展，L-dopa 的副作用和局限性变得相当大，如下所述。

L-dopa，或如下所述的一种多巴胺激动剂制剂，在症状开始干扰工作和社交生活，或跌倒成为一种威胁时就应予处分，然后以最低的有效剂量使用这些药物。使用这一化合物的理论基础是基于帕金森病患者纹状体的多巴胺耗尽的观察，但患病残存的黑质细胞仍能通过吸收它的前体 L-dopa 产生一些多巴胺。纹状体中的神经元数量没有减少，它们仍然能够接受通过残留的黑质神经元摄取的多巴胺。然而，随着时间的推移，剩余的黑质神经元数量变得不足，而纹状体靶神经元对多巴胺的接受性变得过度，可能是失神经支配超敏的结果；这导致了对 *L*-dopa 反应性下降，以及对每次剂量反常的和过度的运动（异动症）。

通过将 L-dopa 与不能穿透中枢神经系统（CNS）的脱羧酶抑制剂卡比多巴（carbidopa）或苄丝肼（benserazide）组合使用，在外周组织中 L-dopa 脱羧为多巴胺显著减少。这使得更大比率的 L-dopa 到达黑质神经元，而同时减少了 L-dopa 和多巴胺的外周副作用（恶心、低血压、精神错乱）。卡比多巴 -L-dopa 的组合可以得到一种 1∶10 或 1∶4 的比例配方，而苄丝肼 -L-dopa 的组合可以得到一种 1∶4 的比例配方。卡比多巴 -L-dopa 的初始剂量一般为 25/100mg 片剂中的半片到一片，每日 2~3 次给药，并缓慢增加剂量，直到达到最佳的改善，随着疾病的进展，通常高达每天 4 片，服用 5 次或更多次数，或使用类似剂量的 25/250mg 组合。

一类儿茶酚 -O- 甲基转移酶（COMT）抑制剂，以恩他卡朋（entacapone）为代表，通过阻止 L-dopa 的分解，延长 L-dopa 血浆半衰期和其作用持续时间（而不是像卡比多巴那样提高其生物利用度）。一种 L-dopa、卡比多巴和 COMT 抑制剂的组合已有单一制剂供应。

L-dopa- 卡比多巴的长效制剂可能为疾病晚期阶段的一些患者（Hutton and Morris）提供稍延长的疗效和减少异动症，但我们在疾病早期给予这些药物的经验却得出了难以预测的结果。长效药物的吸收率约为 70%，而且可能不一致，经常需要稍微增加总剂量。为了便于治疗晨僵和震颤，长效片可以在前一天晚上晚些时候给予。

对于因严重的运动波动和异动症而需要频繁但小剂量给药的患者，可以配制一种口服混悬液，以便口服或通过鼻胃管给予精确的剂量。典型的组成成分是 L-dopa 500mg（卡比多巴 -L-dopa 10/100 或 25/100），抗坏血酸 500mg 以稳定药物，以及水 250ml，产生一种 2mg/mL 浓度的 L-dopa，这是以少量给药。也有一种凝胶制剂可以通过十二指肠管输送。

每个患者都需要对用药剂量和用药时间进行经验性的调整，然后通过保持相对规律的用药时间表，并在需要时辅以小剂量的补充，通常会做得很好。L-dopa 的效应几乎是即时的（即在吸收后，发生在 30~40 分钟），但在持续给药的几天内还会有进一步的累积效应。指导调整剂量（剂末效应、异动症、冻结、精神错乱）的原则在下文讨论。

曾一度认为在疾病早期使用 L-dopa 可能会缩短它的有效期的观点已经在很大程度上被消除了，但一些神经学家仍坚持这一观点。Cedarbaum 和同事们回顾了在 7 年时间里 307 例患者的病程，没有发现证据表明早期开始使用 L-dopa 治疗易于发生运动反应波动或异动症和痴呆。事实上，帕金森研究组（The Parkinson Study Group，2004）进行的“Elldopa”试验发现，服用 40 周 L-dopa 后停药的患者的功能和其他指标都比未服药的患者更好。这一观点被暂时用来支持相反的观点，即 L-dopa 在某种程度上对疾病的进展起到保护作用，但另一种解释是，这种药物在停用后会有一种症状的延续效应。Verschuur 和同事们进行的一项试验进一步解决了这一问题，他们将接受 L-dopa 治疗 80 周的患者与那些开始治疗延迟了 40 周的患者进行了比较，发现在结局或症状进展速度没有差异。综上所述，这些结果表明，除了预期的症状改善外，该药物对潜在的疾病在任何方向上都没有影响。

对帕金森病患者大脑中黑质的神经病理学研究及其药物治疗历史都不能证实与 L-dopa 有关的色素神经元数量减少（Parkkinen et al）。此外，Diamond 和同事们的多中心研究报告表明，在疾病早期服用 L-dopa 的患者实际上比那些在疗程后期才开始服药的患者存活时间更长，残疾程度更轻；也就是说，L-dopa 本身可能具有神经保护作用。然而，对这些数据曾有许多不同的解释。L-dopa 与多巴胺激动剂的比较效果在下面讨论。

多巴胺激动剂（*dopamine agonists*）　这些药物对纹状体神经元有直接的多巴胺能效应，因此可以部分地绕过耗竭的黑质神经元。该药已经找到了它的治疗定位，既可作为最初的治疗，取代 L-dopa 初始治疗作用，也可在疾病后期调节 L-dopa 的作用。然而，多巴胺激动剂在管理帕金森病的主要表现方面没有 L-dopa 那样有效，而且在老年人中，剂量越大，它们就会产生不良的运动和认知的副作用（见下文）。它们之所以受到青睐，是因为它们与较少的异动症的并发症有关，或者至少可以延缓对 L-dopa 的需要及其异动症的效应。溴隐亭（*bromocriptine*）和麦角乙脲（*lisuride*）是合成的麦角衍生物，它们对帕金森病的作用是用直接刺激位于纹状体神经元的多巴胺 D_2 受体来解释的。非麦角多巴胺受体激动剂罗匹尼罗（*ropinirole*）和普拉克索（*pramipexole*）具有相似的类型和作用持续时间，并由于其最小的麦角样效应而得到更广泛的应用。培高利特（pergolide）和相关的药物卡麦角林（cabergoline）不再使用，因为存在心脏瓣膜损伤的风险，特别是在大剂量水平时。

多巴胺激动剂是逐渐引入的。例如，例如，普拉克索（pramipexole）的初始剂量为 0.125mg，每日 3 次，如果不使用 L-dopa，则每周剂量增加一倍，达到总剂量 3~4.5mg/d。如果一个人已经服用 L-dopa，这些激动剂通常允许逐渐减少 L-dopa- 卡比多巴剂量约 50%。它们的作用持续时间比 L-dopa 稍长，而且引起的恶心也更少。这些药物可能也有助于减少 L-dopa 的运动波动。

我们的经验与 Marsden 的经验基本一致，他发现在 263 例使用多巴胺激动剂作为唯一治疗的患者中，181 例在 6 个月后因疗效不佳或不良反应而放弃了药物治疗。然而，相当大比例的患者持续受益长达 3~5 年的事实表明，多巴胺激动剂的初始使用是有价值的（另见 Rascol et al）。一个让人感兴趣的进展是经皮吸收多巴胺激动剂，如罗替戈汀（rotigotine）。一些试验表明，透皮给药系统可以维持稳定的血浆药物水平。在 LeWitt 和同事们的研究中，主要的影响是在没有讨厌的异动症的情况下，“开期”时间增加了一倍。对帕金森病患者的生活质量产生了积极的影响，但程度上是轻微的。皮肤反应很常见，而在贴剂配方中使用的亚硫酸盐可导致敏感个体严重的全身反应。

多巴胺激动剂和 L-dopa 的相对优点很难以对比。帕金森病药物治疗试验（PD 药物治疗协作组）给出了一个见解，该试验以开放标签的方式比较了 L-dopa、多巴胺激动剂和单胺氧化酶 B 抑制剂（见下文）。与 UPDRS 量表或类似的仪器测量方法不同，本试验使用了患者生活质量问卷，发现 3 年后中位数得分 L-dopa 略高。更能说明问题的是，其他两种药物治疗的停药率要高得多，主要是由于心理上的副作用。

即使是小剂量的多巴胺能药物，当首次使用时，也可能引起直立性低血压，但大多数患者对它们能耐受或变得逐渐耐受。它们还可能产生突然的和不可预测的困倦，应该警告患者这种可能性影响到驾驶。在一些人，特别是老年人，多巴胺激动剂可能产生幻觉或意识混乱，这些问题在那些后来被确诊为路易体病的患者中最为严重（见下文）。过度的和功能失调的行为，特别是赌博（包括我们的一些患者中的在线赌博）和性欲亢进已经成为少数人的严重问题（另见下文）。

许多临床医生使用少量的多巴胺激动剂开始进行治疗，至少与开始使用 L-dopa 相比，使用激动剂可以明显延迟异动症的发生。另外，卡比多巴 / L-dopa，每日 3 次，可以作为初始治疗，并在 1 个月时用多巴胺激动剂补充治疗。用药的副作用和剂量的细节在上面的每一类药物的小节中说明。在疾病早期开始使用 MAO 抑制剂如雷沙吉兰（rasagiline）的问题放在下面讨论。

辅助药物治疗　由于 L-dopa 和多巴胺能药物的副作用，如患者处于疾病早期，而且帕金森病的症状不是那么令人烦恼时，一些神经科医生会避免使用药物治疗。当主要表现为震颤时，一些患者单独使用抗胆碱能药物长达数年，可获得非常满意的结果。抗胆碱能药物对体位、运动减少和其他帕金森病表现的影响有限。科勒（Koller）的研究量化了抗胆碱能药物治疗震颤的效果，并将其与 L-dopa 进行了比较，得出的结论是患者之间的反应存在相当大差异，但 L-dopa 的平均效果更明显。尽管如此，抗胆碱能药物长期以来一直用于治疗年轻患者的震颤，我们仍然偶尔使用它们，或与 L-dopa 联合使用，或用于不能耐受 L-dopa 的患者。最佳剂量水平是在可容忍的副作用范围内，主要是口干，使震颤达到最大的缓解。对于老年患者，必须警惕认知功能改变、幻觉和尿流出道梗阻等副作用。

目前有几种抗胆碱能药物的合成制剂可以使用，其中使用最广泛的是苯海索（trihexyphenidyl），起始剂量 1~2mg/d，几周后增加到 6~8mg/d，以及甲磺酸苯扎托品（benztropine mesylate），1~4mg/d，分次服用。一旦有了这种药物，我们还成功地使用了相关的药物普罗吩胺（ethopropazine），50~200mg/d，分次服用，但现在已经很难获得了。对震颤的影响是累积性的，可能几天效果都不明显。为了从使用这些药物中获得最大效益，应逐渐增加剂量，直至出现毒性效应，即口干（当流涎是一个问题时可能是有益的），瞳孔散大引起视力模糊，便秘，以及如上所述的尿潴留（尤其是前列腺病）。有闭角型青光眼是其用药的禁忌证。震颤在几天内减弱，我们的大多数患者在几周后对口干变得耐受。可以给予溴吡斯的明（pyridostigmine）、溴丙胺太林（propantheline）或格隆溴铵（glycopyrrolate）以减少口干。

在大剂量范围内，老年患者有精神迟钝、精神错乱状态、幻觉，以及记忆障碍，特别是在已有一定程度健忘时都是限制其有效性的副作用。偶尔，增加另一种抗组胺药，如苯海拉明（diphenhydramine）或苯茚胺（phenindamine）可能会进一步获益。

抗病毒药金刚烷胺（amantadine），100mg，每日2次，对震颤、运动减少和姿势异常症状有轻度或中度疗效。在一些患者中，它可以减少L-dopa引起的异动症（见下文），其作用机制尚不清楚，但已提出拮抗NMDA或释放储存的多巴胺的说法。需要注意的是，金刚烷胺通常会引起腿部肿胀，可能加重充血性心力衰竭，对青光眼有不良反应，以及加剧抗胆碱能药物引起的认知变化。使用中枢作用的胆碱酯酶抑制剂，多奈哌齐（donepezil）正在探索改善步态稳定性的可能作用，但需进一步研究。最后，单胺氧化酶-B抑制剂，如下所述作为假定的神经保护剂，对由L-dopa引起的运动波动显示有益的效应，并可能对几项试验中描述的主要的帕金森症状有轻微的有益作用，如Rascol及其同事报告的试验（2000年和2005年）。

神经保护剂　另一种方法是在疾病早期使用单胺氧化酶-B（MAO-B）抑制剂开始治疗，目的是减少多巴胺能神经元的氧化应激。帕金森研究组（1989）进行的DTAATOP试验报告了疾病进展的减缓，但后来的随访显示治疗组与未治疗组之间差异不大。这类药物中的其他药物，特别是雷沙吉兰，在简短的研究中给出了类似的混合结果，包括Olanow和同事报告的ADAGIO试验。评估这些药物疗效的困难在于它们对运动功能的轻微但明确的症状疗效。一项长期研究曾报告，早期开始使用溴隐亭治疗（现在很少使用）在14年内并没有降低死亡率或运动残疾，也没有维持运动并发症的任何减轻（Katzenschlager et al）。尽管如此，我们经常会在许多患者中使用一种MAO-B抑制剂。

按照同样的推理，一些仍有争议或未经证实的研究表明，罗匹尼罗、普拉克索，甚至L-dopa在帕金森病中都有“神经保护”作用。与L-dopa有关的问题在上文被提及。然而，通过各种量表的测量，症状进展的减缓尚未得到证实。在Wooten以及Clarke和Guttman的评论中讨论了解释这些结果的技术问题。这些不确定性与临床分级系统、功能成像技术以及与L-dopa治疗的比较点有关。最后，试图通过维生素抗氧化剂如维生素E来减缓这种疾病发生基本上是徒劳的。一个可能的例外是Shults和同事们对辅酶Q10的试验。大剂量的辅酶Q10，1 200mg/d，发现对6~18个月进展有边际性优势，这是根据总体日常功能的某些评分来衡量的，但不是根据大多数神经系统评分。

多巴胺治疗的副作用及其管理　L-dopa的副作用有时非常严重，以至于用药不能耐受继续使用。有些患者一开始会感到恶心，尽管这可以通过在进餐时服用药物来缓解。恶心通常在持续使用数周后消失，或可通过特定的多巴胺能化学受体拮抗剂多潘立酮（domperidone）缓解。少数有轻度直立性低血压发作。

随着疾病的发展，L-dopa最令人烦恼的影响通常是经过数年的治疗后，剂末效应疗效减低和诱发不自主的“异动症”运动，如坐立不安、摇头、扮鬼脸、舌-唇运动障碍、眼睑痉挛，以及特别是舞蹈手足动症和肢体、颈部和躯干肌张力障碍等。剂末疗效下降，通常为2~4小时，可以通过更频繁的给药、添加多巴胺能激动剂或一种COMT抑制剂来治疗。

开-关或关期现象（*on-off or off phenomenon*）是一种快速的且有时不可预测的变化，在几分钟内或从一小时到下一个小时内发生，从一种症状相对自由的状态到几乎完全不能动。大约75%的患者在5年内出现异动症和严重的“关”期。很少有患者能逃脱这些相反效应，迫使增加服药次数，通常要减少剂量。

如果不自主异动症的运动是由相对小剂量的L-dopa引起的，这个问题可以在一定程度上通过添加直接作用的多巴胺能制剂或通过同时服用金刚烷胺（见Verhagen et al），或通过使用前面提到的L-dopa口服混悬剂来抑制，在一定程度上控制这症状。使用小剂量的长效L-dopa制剂可能有助于减少异动症，而非典型抗精神病药据说对这一目的是有用的，但也有其自身的风险。

同时使用L-dopa或多巴胺激动剂出现精神症状也可能是一个问题，预计最终有15%~25%的患者会出现，特别是老年人。意识混乱和完全的精神病（*psychosis*）（幻觉和妄想）见于需要大剂量L-dopa的帕金森病晚期病例，疾病已经存在许多年。这首先可以通过减少药物剂量来治疗。如果不能耐受，可以给予小剂量非典型抗精神病药，如奥氮平、氯氮平、利培酮或喹硫平。这些药物的副作用包括嗜睡、直立性低血压和流涎。如上所述，氯氮平被认为在晚期帕金森病中有抑制异动症的额外益处，但其血液学风险限制了它的使用。虽然这些药物对治疗精神病患者有效，但一旦随后发生了痴呆，其疗效往往就会显著降低。抗癫痫药物丙戊酸据说在这种情况下也可能是有用的，但它不如氯氮平及相关药物有效。尽管奥氮平和其他类似的药物产生强直的倾向较小，但在大剂量时可能会轻微加重运动障碍。

抑郁症，虽然很常见，但只是偶尔才会成为严重的问题，甚至导致自杀的程度。妄想思维也可能发生在这些情况下。这种运动与精神障碍的组合很难治疗，人们所面临的是制定一种抗抑郁疗法，或者可能使用一种锥体外系副作用最小的新型抗精神病药物（见下文）。虽然选择性 5- 羟色胺再摄取抑制剂对淡漠性抑郁症病例一直是有用的，但它们可能造成帕金森病症状轻微恶化。曲唑酮（razodone）在治疗抑郁症和失眠中一直是有用的，失眠症也是一些患者的主要问题。少数人表现出兴奋和好斗。性欲的恢复可能会导致性自信。L-dopa 和多巴胺激动剂的过度驱动的其他奇特反应还有前面提到的病态赌博（*pathologic gambling*）（在不宁腿综合征的治疗中也曾见过同样的情况）和异装癖（*cross-dressing*）等古怪行为（Quinn et al，1983）。

晚期帕金森病患者一般不应突然停用抗胆碱能药物或 L-dopa。如果突然停药，患者可能会因突然和严重的震颤和僵直加重而完全不能活动；罕见地，这种撤药曾引起神经安定药综合征，有时甚至是致命的。通常在一周左右的时间内减少药物治疗的剂量就足够了。

随着黑质细胞的逐渐丢失，L-dopa 的存储能力越来越差，药物的有效作用时间变得更短。在某些情况下，患者对 L-dopa 非常敏感，以至于 50~100mg 就会诱发异动症；如果剂量降低相同的量，患者可能出现致残性强直。随着剂末疗效丧失和开关现象，这种现象随着时间的推移变得越来越频繁和不可预测，患者可能经历疼痛、呼吸窘迫、静坐不能、抑郁、焦虑，甚至幻觉等。有些患者早上的状态很好，而在下午就差多了，反之亦然。在这样的病例中，以及对于剂末现象和开关现象，可以滴定 L-dopa 的剂量，并在 24 小时内更多次使用；与多巴胺激动剂或长效制剂联合使用可能会有所获益。有时暂时撤掉 L-dopa，并同时替换为其他药物治疗可以减少这种开关现象。

基于从食物中提取的氨基酸会竞争 L-dopa 吸收的原理，低蛋白饮食被提倡作为控制运动波动的一种方法（Pincus and Barry）。有时可以通过从早餐和午餐中取消饮食蛋白质的简单权宜之计来减轻症状。此外，这种饮食方案可能使得患者能稍微减少每日 L-dopa 的总剂量。这种饮食控制值得在合适的患者身上尝试，它是无害的，我们的大多数坚持这种饮食的晚期疾病的患者都报告说，他们的症状有所改善或 L-dopa 的作用增强。Pierantozzi 和同事们的一项新观察发现，L-dopa 的吸收可能受到胃幽门螺杆菌感染的影响，而根除这种微生物与较长的“开期”时间有关。

脑深部电刺激和外科治疗

直到最近，L-dopa 治疗的成功已经完全取代了 50 年前由库珀（Cooper）开创的消融手术疗法。手术入路涉及主要在受累身体的对侧苍白球、丘脑腹外侧或丘脑底核进行病变定位。最好的结果在相对年轻的患者中获得，因这些患者主要是一侧的震颤或强直而不是运动不能。在 Cooper 的患者中对手术治疗反应最差的症状是姿势不平衡和不稳定，阵发性运动不能、膀胱和肠道功能紊乱、肌张力障碍，以及言语困难等。这些也仍然是现代外科技术最难以处理的症状。

正如 Laitinen 描述的，通过 Leskell 和其他人的研究，这一治疗模式已演进为立体定向引导程序，并通过将电刺激器植入胸壁的电极植入技术取得了进步，此为脑深部电刺激（deep brain stimulation，DBS）。为了治疗帕金森病，电极被放置在丘脑底核的后部和腹（内）侧部或在苍白球的内侧段。大多数 DBS 患者对 L-dopa 的反应增强，药物引起的异动症减少。双侧刺激丘脑底核对疾病的大多数特征产生了改善，包括运动迟缓，但在几年后就消失了，但如已提到的，对步态和平衡受损通常几乎没有获益（Limousin et al；Weaver et al，他们进行了较广泛的研究，但只进行了 6 个月）。一项针对帕金森病组患者的 DBS 研究表明，在双侧丘脑底核植入刺激电极后，至少对运动波动有短期的益处，而在后续的研究中，持续的 DBS 的有效年限为 2~7 年。

DBS 理想的对象是那些几年后药物治疗不能充分缓解症状，特别是如果有由 L-dopa 引起的难以处理的异动症的患者。再次强调，能从脑深部电刺激中获益的典型患者是那些为了保持活动能力，需要服用一定量的 L-dopa，而这一剂量会产生不可接受的异动症和经常在开期与关期之间循环。Deuschl 及其同事进行的一项随机、盲法试验证实了这种效果，并在6个月时显示出生活质量的全面提高。双侧苍白球刺激的效果基本上相当于丘脑底核刺激的效果（Follett et al）。肌张力障碍，当它作为原发病的一部分或作为药物治疗的一个结果出现时也可以从这种治疗中获益，也许对苍白球刺激更是如此。对非运动性症状，如疼痛的效应不太容易预测，但我们的患者并没有发现很大改善，除非疼痛由肌张力障碍引起的。Cury和同事们报告的一个小的系列得出了基本相同的结论。

一些研究小组曾指出，认知功能可能会因使用DBS而轻微下降，但在某些表现方面，如处理速度，采用苍白球刺激与丘脑底核刺激相比，认知功能下降并不那么明显。少数患者术后出现基底节出血和刺激器附近的局部感染。在一些试验中，抑郁症和自杀也被视为不良事件出现。一个有重度抑郁情绪状态和情感的典型病例，可以通过刺激来启动开期和关期；电极尖端已从丘脑底核的预定位置迁移到中脑，但其抑制的机制尚不清楚（Bejjani et al）。我们曾遇到了一些电极植入后严重谵妄的实例，如同在Carlson和同事报告的系列病例（如患者在术中是清醒的，就极少发生）。

最近，DBS已经在病程的早期被临床应用，当患者对L-dopa仍有很大的反应时，以及在严重的运动并发症如异动症出现之前。当然，这些患者比较年轻，病程时间也较短。在Schuepbach和同事们进行的一项试验中，患者的平均病程为7.5年，年龄为52岁，丘脑底核的DBS在生活质量测试、运动并发症和"开期"时间方面都有显著的和持续的获益。

刺激器插入在胸肌吻侧附近和锁骨下方形成的小袋中。外部调控器可对刺激器进行调节，使得在任意一侧的4个电极被激活，调控它们的极性，使用的电压，脉冲频率和脉冲持续时间等。植入电极的患者需经常与在刺激器编程方面有经验的医生进行联系。一些患者可以通过预先设定的限制来自行对刺激器进行微调或甚至关闭刺激器。刺激器电池必须定期更换，使用时间取决于一段时间内所使用的电压和其他使用参数。Okun对这一主题曾有过一个全面的综述，包括对刺激苍白球与丘脑底核在认知障碍差异和减少L-dopa剂量方面争议的评论。

据推测，DBS的机制是高频电脉冲干扰局部神经元的活动，产生相当于消融性毁损的功能，但脑深部电刺激的效应可能比通过刺激神经递质释放的方式更为复杂。

将胎儿多巴胺能组织植入大脑可以在一定的时间内对运动功能产生适度的改善（Spencer et al; Freed et al）。Freed及其同事进行的研究发现，在全球范围内，只有年轻患者测试的功能、心理和神经方面有小的改善，但效果在1年后逐渐减弱。这种效果并未得到令人满意的再现。这些手术受许多困难阻碍，主要是获取组织和移植物不能存活，也包括一些患者无法控制的异动症问题。另一种刺激的方法是直接或通过小导管在病毒载体中传递神经营养因子，至少有两项试验未能显示出获益。同样地，干细胞的植入也在探索之中，但仍有一些障碍。

聚焦超声能量技术对深部核团产生消融性毁损正在开发之中。迄今，他们已经找到了治疗特发性震颤的方法，例如Elias等进行的试验中应用丘脑毁损（腹中间核）。

辅助治疗　在对帕金森病患者的管理中，一定不能忽视通过运动、活动和休息程序来维持一般健康和神经肌肉效率。物理治疗和锻炼，如瑜伽所做的，可能有助于达到这些目标。催眠性抗抑郁药可能有助于睡眠。姿势不平衡和跌倒可以通过使用手杖或步行架显著地减轻。针对帕金森病患者，已经专门设计了许多优秀的运动项目，而诸如按摩和瑜伽等措施也有其拥护者。在已被系统研究的治疗方法中，太极拳（tai chi）已被发现会根据客观标准来改善平衡和减少摔倒（Li et al），表明这些方法具有相当好的价值。我们的一些患者开始跳舞，并报告说他们在日常环境中的平衡得到了改善。我们的观点一直是，任何让患者活动和投入的活动都是非常有价值的。言语练习对有动力的患者是有帮助的。

每天早晨服用氟氢可的松（fludrocortisone）、屈昔多巴（droxidopa）、溴吡斯的明（pyridostigmine）或米多君（midodrine）可以缓解低血压发作。压力袜和增加水盐的摄入也曾被推荐，但还没有得到充分的研究。Wu和Hohler对这一主题进行了综述。足部的局灶性肌张力障碍使用局部注射肉毒毒素可部分地治愈。此外，患者通常需要情感支持来应对疾病带来的压力，焦虑在某些患者中似乎是疾病不可缺少的一部分，尽管如此，他们仍需要理解未来，并勇敢地面对未来。

多系统萎缩（纹状体黑质变性、Shy-Drager综合征、橄榄脑桥小脑变性）

历史和背景

顾名思义，多系统萎缩（*multiple system atrophy*, *MSA*），这是描述一组主要以黑质、纹状体、自主神经系统和小脑神经元变性为特征的疾病。1964 年，在 Adams 和同事们报告了当时被称为纹状体黑质变性（*striatonigral degeneration*）的疾病后，许多患者被发现同时伴有纹状体黑质变性和橄榄脑桥小脑变性的变化，他们还有小脑性共济失调和帕金森病的症状和体征。在 4 例中年患者偶然发现的病理改变中，其中 3 例曾被临床描述为帕金森综合征，没有类似疾病的家族史。在身体一侧开始出现强直、僵硬和运动不能，然后扩散到另一侧，并在 5 年的时间内进展，但是有特发性帕金森病最轻微的特征性震颤。其他的临床要素是，躯干和四肢弯曲姿势，所有的动作迟缓，平衡不良，言语含糊不清，以及站立时容易昏倒的倾向等。在第四例患者中有早发性小脑共济失调，后来被帕金森综合征所掩盖。

尸检发现黑质致密带神经元大量丢失，但值得注意的是，在残存细胞中没有路易小体或神经原纤维缠结。更为引人注目的是壳核的退行性变化，而尾状核变化较轻。出现继发性苍白球萎缩（纹状体苍白球纤维丢失）。此外，在共济失调患者有脑桥、橄榄和小脑进行性变性（见下文）。班尼斯特（Bannister）和奥本海默（Oppenheimer）敏锐地将这种广泛的综合征命名为“多系统萎缩”。

临床特征

格雷厄姆（Graham）和 Oppenheimer 认识到纹状体黑质变性的临床和病理特征，伴或不伴自主神经功能障碍，都可以与橄榄脑桥小脑萎缩症共存，提出了多系统萎缩（*multiple system atrophy*，*MSA*）这一术语，并得到了广泛接受。这一复杂综合征的几个大的病例系列已经发表，提供了它的组成综合征的频率和性质的观点。不管是帕金森综合征还是小脑性共济失调可能为主导。它们被分别命名为 MSA-P 和 MSA-C，取决于它们主要表现为帕金森综合征还是小脑性共济失调。超过一半的纹状体黑质变性患者有直立性低血压（*orthostatic hypotension*），尸检证明这与中间外侧角细胞和脑干色素核丢失有关。这种帕金森综合征与自主神经紊乱的组合以前被称为夏伊 - 德雷格综合征（*Shy-Drager syndrome*），在第 17 章和第 25 章中提到过。现在被称为 MSA-A，是指多系统萎缩伴自主神经改变。MSA-P 的发生率高于 MSA-C，而且比孤立的 MSA-A 高得多。日本似乎是个例外，其小脑型比 MSA-P 更常见，也比世界其他地区更常见。

尽管在纹状体黑质变性、橄榄脑桥小脑变性和 Shy-Drager 综合征的临床特征有重叠，但这每种疾病几乎都以孤立的临床形式出现。因此，应提醒读者它们的原始名称。然而，有经验的临床医生会怀疑成人发病缓慢进行性共济失调是由于 MSA-C 引起的，或一种不寻常的帕金森综合征可能是 MSA-P，但只有在一段时间后出现自主神经表现时才能确定诊断。

除了直立性低血压外，任何变异型的自主神经功能衰竭的其他特征包括勃起功能障碍、出汗减少、口干、瞳孔缩小，以及尿潴留或失禁等。声带麻痹有时是这种疾病的最初表现，它可能引起发音困难或喘鸣和气道阻塞，需要气管切开术。克莱因（Klein）和同事们认为，手的颜色变暗是这种疾病的一个征兆，被归因于皮肤的血流控制不佳。随着疾病的进展，许多患者出现便秘、出汗减少和睡眠呼吸暂停。有一个诊断问题是，至少 15% 的帕金森病患者也观察到直立性低血压，并且在路易体病中可能有更大的比例，这一特征可能会被药物治疗夸大，但在这种形式的多系统萎缩患者中，血压下降的程度通常更大，也更频繁。这些非运动方面表现一直被称为“前驱症状”，但只是该病的最初表现。

在英国帕金森病协会脑组织库（Brain Tissue Bank of the Parkinson Disease Society of Great Britain）中，MSA 占了生前被确认为原发性帕金森病患者的 13%。这些病例代表了这一疾病的晚期形式，然而在此阶段，所有 MSA 患者都有一种或多种自主神经衰竭的症状（直立性低血压、尿急或尿潴留、尿便失禁、勃起功能障碍）以及发音困难或喘鸣。一半的患者有 Babinski 征，三分之一的患者出现小脑性共济失调。震颤很罕见。男性受累通常多于女性。Wenning 和同事们（1994）在对 100 例患者（男性 67 例和女性 33 例）进行的可比较的系列研究中，其中大约有一半患者疾病始于纹状体黑质 - 帕金森综合征，发病时往往是不对称的。在一些患者中可以检测到轻微震颤，但只有少数患者属于“静止性”或“搓丸样”帕金森病类型。在近一半的患者中，疾病以自主神经表现开始，几乎所有的患者最终都出现了直立性低血压，但只有少数患者发生了残疾。只有 5% 的患者在发病初期以小脑特征为主，但有一多半的患者最终出现了共济失调。多系统萎缩的共济失调临床表现将在退行性小脑共济失调小节中进一步阐述。

总的来说，锥体外系疾病最终比帕金森病更严重，因为超过 40% 的患者在 5 年内被限制在轮椅上或是其他方式的严重残疾。这些观察结果与奎恩(Quinn)和同事们描述的一组发现大体相符，但他们强调，60%的人有锥体束征。被认为不支持MSA诊断的特征包括：帕金森病典型的“搓丸样”震颤，并非药物治疗引起的幻觉(更符合路易体或帕金森病)，痴呆，或者共济失调或帕金森病的家族史等。

Colosimo和同事们回顾了16例经病理证实的MSA患者的临床表现，发现了一些征象，即体征相对的对称和病程快速，对L-dopa缺乏反应，无或有轻微震颤，以及早期存在自主神经紊乱，能可靠地将这一综合征与帕金森病区分开来。这些观察结果与我们的一致，我们想补充的是眼球运动异常在MSA中并不突出。在MSA中偶尔出现的其他特征在其他的系列中被提及，例如，颈前屈征或下面部肌肉的肌张力障碍在少数病例中很明显。值得注意的是，L-dopa几乎没有作用，或在疾病早期使这些患者恶化，但我们曾看到过例外情况。缺乏L-dopa效应可能归因于纹状体多巴胺受体的丧失。

MSA的诊断，特别是有共济失调的形式，已得到成像技术的辅助。在有小脑表现的患者中，MRI和CT扫描经常显示小脑和脑桥萎缩。在MRI T2加权像上壳核呈低信号，并可能显示在帕金森病型铁的沉积增加。在其小脑型中，MRI上显示“热十字面包征”(hot cross bun sign)，它反映脑桥小脑纤维萎缩，在萎缩的脑桥中表现出T2高信号。PET检查表明，纹状体中葡萄糖代谢受损，而额叶皮质受损的程度较轻，这无疑反映了这些部分功能神经元成分的丢失。

虽然这一过程的原因尚不清楚，而大多数病例是散发性的，多系统萎缩研究协作组(The Multiple-System Atrophy Research Collaboration)在一个日本队列中发现了*COQ2*突变，编码一种参与辅酶Q10合成的蛋白，在家族性病例和非常小比例的散发性病例中都是如此。这种突变在欧洲或北美的家族中尚未被发现。

病理学　近年来，在星形胶质细胞和少突胶质细胞以及一些神经元的胞质中出现的异常染色物质引起了人们的注意。这些细胞质的聚集物被称为神经胶质细胞质包涵体(*glial cytoplasmic inclusions*)(Papp et al)。虽然它们在形态上与其他被认为是某些退行性中枢神经系统疾病(如路易小体)的特征的离散的包涵体几乎没有相似之处，但它们是由α-突触核蛋白(路易小体的主要成分)组成的。根据Chin和Goldman以及根据Lantos的建议，这些已成为MSA的组织病理学标志物，但它们的存在并不具有特异性；它们几乎在每一种经过敏感的嗜银染色浸渍处理的退行性疾病中都已被确认。当然，许多类型的包涵体是非特异性的，例如，在一些神经变性综合征中都曾检测到α-突触核蛋白阳性包涵体。需要进行适当的对照研究，以确定在脑的非退行性病变(如在一个梗死灶边缘)中是否发现神经胶质包涵体。此外，还缺乏有关这些细胞质包涵体频率与大脑衰老相关的信息。

进行性核上性麻痹

历史方面和背景

1963年，Richardson、Steele和Olszewski阐明了一种临床病理实体的医学概念，即进行性核上性麻痹(progressive supranuclear palsy，PSP)，此前医学界对此只有模糊的认识。这种情况并不罕见，在每一个神经学实践中都可以看到这样的例子。到1972年，当斯蒂尔(Steele)回顾这一主题时，医学文献中已经描述了73例(22例经过了尸检)。大多数病例是散发的，但也有家族性聚集的描述，其中遗传模式与常染色体显性传递一致(Brown et al；de Yébenes et al)。Rojo和同事们描述了12个经病理证实的家系，并记录了这种疾病的可变的表型表达，即使是在单一的系谱内。没有中毒、脑炎、种族或地理因素的关联。

临床特征

该病通常在第6个10年时(范围45~75岁)开始发病，伴有以下的一些组合，如平衡困难，突然跌倒，视觉和眼球运动障碍(给予该综合征命名)，说话含糊不清，吞咽困难，有时还伴有人格上的模糊变化，包括忧虑和焦躁，暗示着一种激越性抑郁(agitated depression)。最常见的早期主诉是步态不稳和不明原因的跌倒而无意识丧失。患者很难描述他的身体不平衡，会使用诸如“头晕”“失平衡而坠落”(toppling)等词，或走路时出现模糊的问题。跌倒往往是向后的。起初，神经系统和眼科检查可能没有什么发现，出现特征性综合征可能需要一年或更长的时间，包括核上性眼肌麻痹、假性延髓麻痹，已经发展完全的轴性肌张力障碍。

眼球自主垂直运动困难，往往是向下但有时只是向上困难，以及后来在所有方向上的自主扫视受损是特征性的。一个相关的但更微妙的征象是，对视动鼓或条纹布垂直向一个方向移动的反应是可见低度眼球扫视(通常条纹向下移动时最容易看到)。

后来，两侧眼球追随和再注视运动延迟或幅度减小，最终所有的眼球自主运动都消失了，先是垂直眼球运动，然后是水平眼球运动也消失。然而，如果眼睛注视着一个目标，而头部缓慢转动，就可以获得完整的运动，显示出眼球追随麻痹的核上性、非麻痹性特征。其他凸出的眼球运动征象包括注视时眼球突然急跳、追随运动的"齿轮状"或扫视起伏，以及长时间的低度的扫视等（Troost and Daroff）。贝尔现象（Bell phenomenon）（用力闭合眼睑时反射性眼球上翻）和会聚能力最终也会丧失，以及瞳孔变小但仍为圆形，对光反射和调节刺激都有反应。上眼睑可能会退缩，以及眼睛睁大，不眨眼地瞪着，给人一种永远惊讶的表情。眼睑痉挛和不自主的闭眼在某些病例中很突出。在晚期阶段，眼睛可能固定在中央，所有的头眼和前庭反射消失。需要再次强调的是，有部分患者在发病后一年或更长时间内没有表现出这些眼征。我们也曾追踪了几例患者，他们在生活中没有眼球运动障碍，但在尸检中发现有 PSP 典型病理改变。有一例这样的患者有皮质下痴呆，另一例是局灶性肢体肌张力障碍和帕金森综合征。此外，其他变性疾病可以表现为核上性垂直凝视障碍，虽然从未达到在 PSP 所见的程度，这些包括皮质基底节变性、路易体病、帕金森病和惠普尔病（Whipple disease）等。

正如第 6 章所讨论的，步态障碍和反复跌倒已被证明是很难分析的。行走越来越笨拙和踌躇不决，患者有一种反复地蹒跚和跌倒的倾向，但没有步态或肢体共济失调，也没有表现闭目难立征（Romberg sign）或体位性震颤。有些患者倾向于向后倾斜和倒下，即后退步态（retropulsion）。我们的一例患者，一个身材高大的男性，反复地摔倒，当他跌倒时摔坏了家里的家具，但仔细检查却没有发现这种"跌倒"现象基本缺陷的线索。随着眼球运动和平衡障碍，颈部逐渐出现僵硬和伸展（我们的一例患者以一种始终驼背的方式急剧地弯曲），但这不是一个不变的发现。面部呈现出一种凝视的、"担心的"表情，加上紧锁的眉毛（这是由于降眉间肌紧张收缩的结果），由于缺乏眼球运动而更惹人注意。我们的一些患者曾表现出手或脚轻微的肌张力障碍姿势，特别是在病情进展时，但偶尔发生在早期。四肢可能轻微僵硬，少数病例有 Babinski 征。

强直、运动缓慢、难以转身和坐下，以及表情缺乏等可能提示帕金森病的诊断。然而，PSP 患者的面部表情更多是由于强直性扮鬼脸而不是缺乏运动，而且没有震颤，直立而非弯曲的姿势，以及眼球运动异常显著等有助于区分这两种疾病。假性延髓麻痹的体征最终会很明显，而这一特征连同眼球运动，使这一病变与其他变性疾病明显地区别开来。面部变得表情很少［面具脸（masked）］，说话以一种缓慢的痉挛方式，而变得含糊不清，与帕金森病完全不同，嘴巴往往张着，并有吞咽困难。许多患者主诉睡眠障碍。总睡眠时间和快速眼动（REM）期睡眠减少，夜间自发地醒来，比同龄的正常人更频繁和时间更长。在我们治疗的晚期病例中，尿频和尿急的主诉也一直很常见。Dubois 和同事们提出了一种"掌声征"（applause sign），作为这种疾病的特征，患者被要求仅拍 3 次手，但患者在 3 次后不能停止。

如果患者主要的眼部特征不突出，往往很难做出诊断。在某些病例中可以观察到其他特征，如震颤、言语重复、肌阵挛、舞蹈症、口面部运动障碍，以及前庭功能障碍等。最后，患者变得言语讷吃、动弹不得和非常无助。在许多病例中可能存在一定程度的痴呆，但大多数是轻微的。有些患者确实变得健忘，并表现出淡漠和思维迟钝，还有许多人易怒或有时很欣快。

在晚期病例中，通过 MRI 可以发现中脑背侧（上丘、红核）萎缩，形成一种"鼠耳征"（mouse ears）形状（图 38-7A），但在诊断最困难的疾病早期，这些变化可能并不明显。中脑萎缩的几种测量方法已被提出作为辅助诊断，例如，根据 Oba 和同事们的研究，PSP、多系统萎缩和帕金森病之间在中脑 - 脑桥交叉矢状区比值上几乎没有重叠。在正中矢状位上背侧中脑的明显的选择性萎缩被称为"蜂鸟征"（hummingbird sign）（图 38-7B）。然而，中脑萎缩必须是个体的患者在整体脑萎缩（及其症状）的背景下进行判断。CSF 仍保持正常。然而，诊断仍然取决于临床特征，主要影响眼球运动。

病理　尸检发现，在中脑导水管周围灰质、上丘、丘脑底核、红核、苍白球、齿状核、顶盖前区和前庭核，以及某种程度在动眼神经核中均有双侧神经元丢失和胶质增生。由这些核结构引起的髓鞘纤维束的预期损失也已被评论过。值得注意的发现是许多残余神经元的神经原纤维变性。神经原纤维缠结较粗，通常由单股，或扭曲或平行排列组成。在一些病例中大脑皮质的神经元参与其中（通过 tau 蛋白染色显示），但这些变化与痴呆并无关系。小脑皮质通常不受影响。

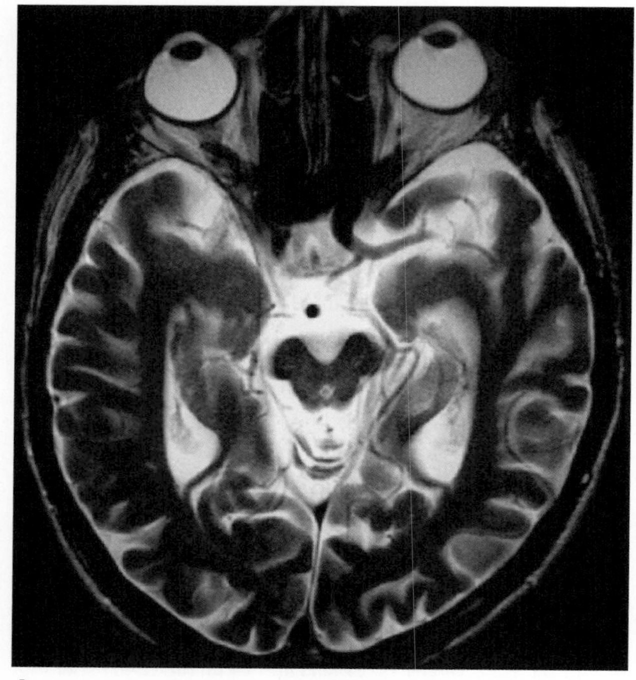

A

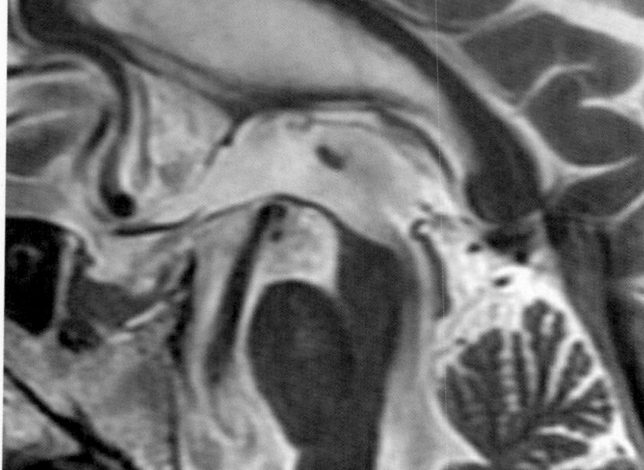

B

图 38-7 进行性核上性麻痹。A. T2 加权轴位 MRI 显示背侧中脑萎缩，形成“鼠耳征”（也称米老鼠耳）。B. 正中矢状位图像显示背侧中脑萎缩，给人以蜂鸟的外观

这种疾病的病因和本质仍不清楚。虽然可以看到一些临床和病理的异质性，但是大多数的 PSP 病例符合我们刚刚描述的典型模式。Williams 和 Lees 总结了这些有趣的诊断和临床病理方面。PET 研究表明，血流减少，最明显的是额叶，而中央结构的氧利用程度较低（Leenders et al）。与对照的数值相比，纹状体的多巴胺形成和储存显著降低。目前的研究热点一直是针对 PSP 的神经原纤维缠结和 tau 蛋白的沉积，以及在额颞叶痴呆和皮质基底节变性中显示的 τ 蛋白病理的潜在联系（见下文）。染色体 17p 上某些 tau 基因（*MAPT*）单倍型（涉及家族性额颞叶痴呆的同一位点）比未受影响的个体更常与 PSP 有关。最近一项使用功能成像对姿势不稳定机制的研究表明，步态不稳定与丘脑葡萄糖代谢和激活减少相关（Zwergal）。

当一个老年人莫名其妙地出现一种不平衡状态，频繁地跌倒而意识保留，以及各种锥体外系症状，特别是颈部肌张力障碍、眼肌麻痹或类似假性延髓麻痹的表现时，就应怀疑 PSP。如果存在典型的眼球运动异常，则诊断并不困难。当只有帕金森综合征而无震颤时，主要的诊断考虑纹状核黑质变性或皮质基底节综合征，如下所述。

治疗 在我们的一些患者中，L-dopa 有轻微的和不持续的效果，而在其他患者中，L-dopa 与抗胆碱能药物的组合则完全无效。当然，对这些药物的显著反应提示帕金森病的诊断。最近，药物唑吡坦（zolpidem），一种苯二氮䓬类受体的 GABA 能激动剂被报道可以改善 PSP 运动不能和强直（Daniele et al），然而，这些观察还需要证实。苯托品（benztropine）或苯海索（trihexyphenidyl）在减轻肌张力障碍方面有一定的帮助，但如果有局灶性体征，注射肉毒毒素可能是更好的选择。睡眠困难和尿失禁的治疗对患者和家属都有很大的帮助。在晚期病例，鼻饲管对于晚期的病例是很必要的。观察这些患者的功能衰退和治疗的局限性对所有的参与者都是令人沮丧的折磨。

皮质 - 基底节变性（CBGD）

大多数神经科医生观察到老年患者的基本异常是一种进行性不对称的锥体外系的强直伴有皮质脊髓疾病的征象。有时从一侧的轻微姿势动作性震颤开始，并加上提示帕金森病的某些方面表现。帕金森综合征通常对 L-dopa 无反应。这些病例被称为皮质基底节的（*corticobasal-ganglionic*）或皮质基底节变性（*cortical-basal degeneration*）或类似的术语。这些病例与下面描述的皮质纹状体脊髓变性，以及与额颞叶变性和进行性核上性麻痹的关系通过发现 tau 包涵体统一起来。

Wenning 和同事们（1994）描述了一个系列这样

的患者，其诊断经尸检被证实。最常见的早期症状是半数的患者有肢体不对称的笨拙，伴有僵硬，五分之一的患者伴有震颤，这些特征现在被认为是这一疾病过程最典型的早期特征。随病情的进展，几乎所有患者都出现了不对称的或一侧的运动不能 - 僵硬综合征（akinetic-rigid syndrome），这可能被认为是本病的基本运动障碍，以及各种形式的步态障碍和构音障碍。刺激诱发的或自发的肌阵挛和锥体体征，在其他报道中提到，在我们的病例中也经常出现，但在他们的病例系列中不突出；垂直凝视受限和额叶释放征最终在半数患者中变得明显。

最终，虽然这些患者能够有相当大的肌力，但不能有效地指导他们的自主行为。试图移动肢体来完成一些有目的行动却可能导致完全不合适的运动，总是伴有肢体和其他受影响部分极大的强直，或者，肢体可能会漂移，并摆出古怪的姿势，诸如在患者意识不到的情况下持续抬高手臂，这是一种僵硬症（catalepsy）。肢体功能障碍具有肢体运动性或观念运动性失用症的一些特征（见第 3 章），但手的姿势、不自主运动和音调变化有时更像描述为“异己手”的类型。有些患者表现出病感失认症、Babinski 征、眼睑或眼球运动受损（上视麻痹或异常扫视运动）、舌运动障碍、额叶释放征、肌阵挛或构音障碍等。

正如 Grimes 和同事们所描述的，另外一组患者的早期特征是痴呆，但智力衰退更常发生在晚期，可能不是所有患者都发生。还有一些罕见的患者早期表现为行为障碍或非流利性失语，这与额颞叶痴呆的亚型很难区分（Lee and colleagues，2011）。偶尔，也会累及下运动神经元，导致肌萎缩。我们的几例患者早期的特征是肌阵挛，其中一例只出现在一侧脸，另一例在手臂上。这种情况持续 5 年或更长时间，直到患者出现内科并发症。

由 Rebeiz 及其同事最初报告的患者尸检，揭示了将此疾病过程与其他神经退行性疾病区分开来的一组研究结果。皮质萎缩（主要在额叶前运动区 - 运动区和前顶叶）伴有黑质的变性，而在一个实例中伴有齿状核红核 - 丘脑纤维变性。神经细胞的丢失相当明显，但没有像皮克病中发生的大的脑叶萎缩。神经元变性在脑的一侧比另一侧更严重。在皮质和下面的白质中有中度的胶质增生。目前已明确认为本病与特定脑结构中 tau 蛋白沉积有关；然而，最初的作者对有偏心核的气球样和染色质色原溶解神经元（chromatolytic neurons）更关注，这种状态被称为神经元色素缺乏（*neuronal achromasia*）。虽然神经元内的圆形区域被染色为 tau 蛋白，类似于在阿尔茨海默病中偶尔发现的球状缠结[皮质基底小体（corticobasal bodies）]，这些存在于后额叶和顶叶神经元中无色细胞仍然被认为是该病的一个基本特征；通过这种方式，CBGD 被连接到其他与 tau 蛋白相关的神经变性疾病或称为“τ 蛋白病”（*tauopathies*）“。此外，邻近的神经胶质是充满了各种构型的 tau 蛋白，从而将本病与额颞叶变性和 PSP 连接起来。我们的同事 Feany，与 Dickson 曾经确定了其中一种类型的”斑块”，它由皮质中星形胶质细胞的远端突起中的 tau 蛋白聚集物组成的。

CT 和 MRI 都已显示不对称的大脑和脑桥萎缩，PET 检查显示了丘脑顶叶代谢的不对称，在最广泛病变一侧的葡萄糖代谢减少更多（Riley et al）。

至于这种疾病的发病机制还没有线索，有罕见的家族型，但明确的遗传原因还没有确定。除了中枢神经系统外，其他器官均未受影响。病情进展是不间断的。常规用于治疗痉挛状态、强直和震颤的药物均无疗效。

皮质纹状体脊髓变性

皮质纹状体脊髓变性（corticostriatospinal degenerations），包括在这一类中一组异质性的变性疾病，其中帕金森综合征与皮质脊髓变性的症状以不同的组合存在。构成这一组的一些疾病还没有被清晰地界定，而且很难相互区分。此外，这一疾病与上文解释得较明确的皮质基底变性的关系尚不确定。

1921 年，雅克布（Jakob）在“痉挛性假硬化症”（spastic pseudosclerosis）的标题下，描述了一种中晚年成人的慢性疾病，特征是行为和智力异常，四肢（主要是腿部）无力、共济失调和痉挛状态，锥体外系症状，如强直、运动迟缓、震颤、手足徐动性姿势、犹豫不定、构音障碍性言语，而 CSF 正常。病理改变呈弥漫性，主要包括额叶、颞叶，以及中央运动回、纹状体、丘脑腹内侧核和延髓运动核神经元的输出部分。在 Jakob 的一个病例中，脊髓的前角细胞和皮质脊髓束也有类似于 ALS 的明显变化。后面的这一发现，使 Wilson 提出了这一疾病的皮质纹状体脊髓变性（*corticostriatospinal degeneration*）的概念。一些局限的病例与发生运动神经元病的额颞叶痴呆的类型有相似之处。

这类疾病不断出现变异型，但都很罕见。作者曾观察到几例患者，在几年的时间里出现了极度的僵硬、皮质脊髓束征，但没有痴呆。在疾病的后期阶段，患者虽然是警觉的，但完全不能自理，不能说话、吞咽或移动四肢。只有眼球运动被保留，在晚期病例中，甚至眼球运动也会受到核上凝视麻痹的阻碍。在这一阶段，智力功能似乎比运动功能保存得更好，但很难评估。其他身体功能正常。该病的进程是缓慢进展的，在5~10年内死亡。没有类似疾病的家族史，也没有病因的线索。吉尔伯特（Gilbert）和他的同事们曾描述了有帕金森病、运动神经元病和痴呆的类似的病例，在他们的病例中，没有老年斑或路易小体。典型的运动神经元病与帕金森病的并存可能是巧合，但在Qureshi和同事们描述的13例患者中这两种临床现象都是在短时间内开始出现的，因此认为两者是相关的。在坦丹（Tandan）和同事们描述的变异型中，一种Charcot-Marie-Tooth多发性神经病的常染色体显性综合征合并上睑下垂、帕金森综合征和痴呆，同样没有路易小体或淀粉样斑块。Schmitt和同事们，以及Mata和同事们也曾描述了其他变异型。Hudson回顾了42例合并ALS-帕金森综合征-痴呆的散发性病例。

斯皮尔迈耶（Spielmeyer）认为，早先由Creutzfeldt曾描述的一种变性疾病和很可能家族性疾病与Jakob所描述的疾病非常相似，因此应该被命名为克罗伊茨费尔特-雅各布病（*Creutzfeldt-Jakob disease*）即克雅病。如第32章所讨论的，因为最初由Creutzfeldt和Jakob描述的疾病由于它的不确定的特征，一直是一个无休止的争议的来源。它与亚急性演进的肌阵挛性痴呆（myoclonic dementia）或亚急性海绵状脑病相混淆，现在已知亚急性海绵状脑病是由朊病毒引起的感染。后一种疾病充其量与Creutzfeldt和Jakob所描述的疾病只有表面上的相似之处，应该将这两种疾病区分开来。不幸的是，这种与朊病毒相关疾病以人名命名的用法是如此根深蒂固，以至于试图删除它是徒劳的，很可能是不必要的。然而，Jakob病这一术语一直被用于退行性类型的皮质纹状体脊髓变性。

关岛帕金森病-痴呆-肌萎缩侧索硬化复合征（*Guamanian Parkinson-dementia-ALS complex*）值得单独来讨论，因为已经有了许多经过仔细研究的病例具有几乎一致的临床和病理特征。这种疾病发生在关岛和马里亚纳群岛的土著查莫罗（Chamorro）人中，主要是在50~60岁的男性。进行性帕金森综合征和痴呆合并上或下运动神经元病（ALS在查莫罗人中也很常见），导致5年内死亡。Hirano和同事们描述的病理改变包括严重的皮质萎缩伴神经原纤维缠结和黑质的减少，但值得注意的是，即使用敏感的神经化学染色也没有发现路易小体或淀粉样斑块。肌萎缩的病例显示前角细胞丢失。关岛型多系统变性的原因尚不清楚，尽管有一些研究表明，在食物供应中存在一种或多种假定的神经毒素（见第41章）。该病与额颞叶痴呆合并运动神经元病的形式在临床和病理上有一些相似之处。

棘红细胞增多症伴舞蹈症（神经棘红细胞增多症）

与红细胞的棘红细胞增多症（acanthocytosis）相关的神经系统疾病有两类：一种是红细胞脂质膜缺陷，包括巴森-科恩茨韦格病（Bassen-Kornzweig disease）和称为HARP综合征的疾病（低β脂蛋白血症、棘红细胞增多症、视网膜色素变性和苍白球变性）（见第36章）；而第二组没有脂质异常。其主要是综合征，长期以来一直被人们称为神经棘红细胞增多症（*neuroacanthocytosis*），是由一种常染色体隐性突变引起。然而，现在有四种附加的亚型，一种是显性传递的，另一种是X连锁的（McLeod型），这在下面讨论。这些都与Bassen-Kornzweig病有区别，后者是由红细胞膜的脂质层缺陷引起的，从而导致红细胞畸形（见下文）。

在Hardie和同事报告的19例典型的神经棘红细胞增多症的病例系列中，表现包括肌张力障碍、局部抽搐、发声、强直和唇舌咬伤，超过一半的人有认知障碍或精神学特征。平均发病年龄32岁，19例中有7例为散发性。本病在几乎所有的家系中都与染色体9q有关，其中编码一种名为舞蹈蛋白（chorein）的大型蛋白（3 100个氨基酸）的基因发生了突变，该蛋白参与细胞蛋白质的分选和运输（Rampoldi）。一些具有显性遗传的神经棘细胞增多症的家族有chorein的基因突变。尾状核和壳核出现萎缩和胶质增生，但大脑皮质或脑的其他部位没有神经元的丢失。

根据Sakai及其同事（1991）的说法，棘红细胞增多症是红细胞膜蛋白中共价（紧密）结合的脂肪酸组成异常（棕榈酸和二十二碳六烯酸增加，硬脂酸减少）的结果。红细胞应该在等渗盐水中的新鲜制备的血液中进行检测，这在医院实验室的常规瑞氏染色中很可能被忽略。在受影响的个体中，超过5%的红细胞具有特征性的结构异常。棘红细胞增多症也可以通过扫描电子显微镜检测出来。由于对该基因的基因检测（见下文）不能广泛地得到，在具有该病的其他特征而原因不明的舞蹈症的病例中，基因检测可能是必要的。

第二种不太常见的神经性棘红细胞增多症应该与亨廷顿舞蹈症或不明原因的进行性舞蹈症进行鉴别诊断，而它的特征如下：①在青春期或成年早期出现的全身性不自主运动（描述为舞蹈症，但包括肌张力障碍和抽搐），通常以口面部运动障碍开始，并扩展到身体的其他部位和其他神经系统；②在部分，但并非全部病例中，有轻至中度精神恶化，伴有行为异常；③腱反射减弱或消失，并有慢性轴索性神经病和肌肉的失神经萎缩；以及④棘红细胞增多症的明确特征（红细胞呈多刺状或尖刺状）。

麦克劳德病（*McLeod disease*），是另一种伴棘红细胞增多症的疾病和中老年渐进性发展的舞蹈症，其特征是尾状核和壳核的变性和一种肌病［血清肌酸磷酸激酶（CPK）升高］。与神经性棘红细胞增多症患者相比，该病患者较少出现面部抽搐和口面部特征。麦克劳德综合征（McLeod syndrome）是由X染色体上一个编码KX蛋白的基因突变引起的，KX蛋白与红细胞上的表面Kell抗原（surface Kell antigens）结合。除了主要的*KX*基因突变外，这些患者红细胞表面Kell抗原表达也减少。

肌张力障碍疾病

肌张力障碍（dystonia）作为一种症状曾在第3章和第4章中进行了讨论。在这里我们讨论的是一种疾病或几种以肌张力障碍为主要表现的疾病。原发性肌张力障碍的广泛类别和所谓的"肌张力障碍叠加（dystonia-plus）"，意指附加的特征如帕金森综合征或震颤，现在以"DYT"后面加一个数字表示。了解每个临床疾病的基因关联更具有实用价值。其中最重要的是DYT1，或称为变形性肌张力障碍。

变形性肌张力障碍（扭转性肌张力障碍）

历史方面　1908年，施瓦尔贝（Schwalbe）描述了一个犹太家庭中的3个兄弟姐妹，他们都患有躯干和四肢的进行性不自主运动，这可能是对一种疾病的首次描述，严重的和进行性肌张力障碍是这种疾病的唯一表现。1911年，奥本海姆（Oppenheim）报告了其他病例，并创造了变形性肌张力障碍（*dystonia musculorum deformans*）这一术语，因为误认为这种疾病主要是一种肌肉疾病，总是与畸形联系在一起。同年，弗拉托（Flatau）和斯特林（Sterling）首次提出这种疾病可能有遗传基础，并给它起了更准确的名字，儿童期扭转性肌张力障碍（*torsion dystonia of childhood*）。起初，有些人认为这种情况是一种歇斯底里的表现；直到后来，人们才意识到这是一种神经系统疾病，偏爱于东欧犹太血统的个体。此后不久，人们观察到第二种遗传形式的扭转性肌张力障碍，影响非犹太人群。该病的隐性形式开始于儿童早期，在几年内呈渐进性进展，并仅限于犹太患者。显性形式发病较晚，通常在儿童晚期和青春期，进展较慢，并且不限于任何种族群体。

正如第4章所指出的，我们注意到的大多数特发性（原发性）肌张力障碍的实例，特别是节段性或局限性类型，不符合上述定义的典型遗传性疾病，尽管有些可能代表遗传性疾病的有限的变异型。一般来说，越局限的类型起病越晚和相对较轻，呈较缓慢的进展病程，倾向于仅累及中轴或远端区域。只是椎旁肌、颈肌或颅肌可能受到累及（局部性肌张力障碍包括斜颈和书写痉挛），年复一年变化不大。以成人起病为主的肌张力障碍的临床分类更为复杂，因为局限性和全身性肌张力障碍都可能是散发的或遗传性的。

遗传方面　分子遗传学的研究，虽然还不完善，但有希望澄清遗传性肌张力障碍的分类。6个基因已被确定为原发性肌张力障碍的病因，还有一些基因可能导致所谓的"肌张力障碍叠加"，因为它们包括震颤、帕金森病或肌阵挛。其中最重要的是染色体9q上的一个异常基因（*DYT1*，也称为*TOR1A*），该基因编码的蛋白，是犹太和非犹太家系中的扭转蛋白A（torsin A）。*DYT1*中最常见的突变是torsin A肽中一个单一的谷氨酸的缺失，这是大多数变形性肌张力障碍的病因。这种疾病是以一种常染色体显性模式遗传。虽然在这些家系中临床特征的外显率较低，但PET在所有突变基因携带者的小脑、豆状核和辅助运动皮质都呈现出高代谢。

扭转蛋白A的功能尚未完全明确。它存在于整个脑部的神经元中，并与三磷酸腺苷（ATP）结合，并定位于细胞核。它可能起到一种伴侣蛋白的作用，使其他蛋白质穿梭于细胞内外。目前的推测是，与其他变性疾病一样，缺乏torsin A会使神经元对氧化应激过度敏感（Walker and Shashidharan）。

虽然*DYT1*突变占全身性肌张力障碍的大多数遗传病例，但它们也与小部分局限性肌张力障碍有关，特别是睑痉挛（见下文）。在全身性肌张力障碍家系中，一些个体仅表现为局部形式（如书写痉挛或斜颈）。上述的一般规则仍然成立，即与*DYT1*相关的遗传变异(变形性肌张力障碍)在生命早期就表现出来,从一个肢体开始,然后扩展到身体的大部分肌肉,而在常见的肌张力障碍中(大多数是散发性,但有些是遗传性),疾病仍局限于颅颈或其他区域,而不是全身性,并有成人发病。

临床特征 全身性肌张力障碍的最初表现可能相当微妙。断断续续地,通常在活动后(当天的晚些时候),患者(通常是6~14岁之间的孩子,青少年通常较少),开始反转一只脚,以一种不自然的方式伸展一条腿和脚,或耸起一侧的肩膀,这提出了神经性抽搐的问题。随着时间推移,运动障碍变得更加持久,并越来越多地干扰患者的活动。很快,脊柱和肩胛带或骨盆带的肌肉就会牵涉到不自主的痉挛性扭转运动中。这些严重的肌张力障碍性肌肉收缩的主要特征是在一个关节的主动肌与拮抗肌的同时收缩。这些共同收缩痉挛起初是间歇性的,在没有肌张力障碍的间歇期,肌张力和随意运动都是正常的。在某些情况下,肌肉是张力减低的;渐渐地,痉挛变得更加频繁;最后,痉挛连续存在,身体可能会变得异常扭曲,如图4-5A所示。一侧的和旋转的脊柱侧弯均可导致继发性畸形。在一段时间内,平躺可以缓解痉挛,但后来体位就没有作用了。手很少受到影响,虽然有时手可能保持握拳姿势。颅部肌未能幸免,在少数情况下,最初的表现是含糊不清,断断续续地讲话。我们的一例患者最初的症状是不能控制的眼睑痉挛,另外两例患者的首发症状是严重构音障碍和吞咽困难,由舌、咽和喉部肌肉的肌张力障碍引起的。

其他表现包括斜颈、骨盆扭转(tortipelvis)、单峰驼步态(dromedary gait)、推进步态、动作震颤、随意运动时的肌阵挛性抽动,以及轻度的四肢舞蹈手足徐动症。兴奋会加重肌张力障碍,而睡眠会消除它。随着时间推移,姿势扭曲可能会固定到一个点,即使在睡眠中也不会消失。腱反射正常,没有皮质脊髓束征,也无共济失调、感觉异常、惊厥性疾病或痴呆等。

病理 关于该病的病理变化实质尚未达成共识。没有发现类似症状性肌张力障碍的任何病理特征,如PKAN(泛酸激酶相关性神经变性疾病)的铁钙质沉积(ferrocalcinosis)、Wilson病的病变、核黄疸、新生儿缺氧的大理石征(état marbré)或家族性纹状体坏死的空洞现象等。然而,在本小节的主题,遗传形式的肌张力障碍中,还不能确定任何特定的病变可以解释这些临床表现。脑的大体正常,脑室大小没有增加。Zeman回顾了1970年之前所有的尸检报告,他认为纹状体、苍白球或其他部位没有明显变化。这仅仅意味着所使用的技术(光镜下随机切片的定性分析)是不充分的,或者病变可能是亚细胞的。McNaught和同事们报告,通过特殊免疫染色方法发现中脑导水管周围神经元中存在核周包涵体是令人振奋的。人们对常染色体显性遗传性糖尿病患者多巴胺β-羟化酶升高有初步的兴趣,但这些发现的意义尚不清楚。

治疗 在病程早期,一些药物包括L-dopa、溴隐亭、卡马西平、地西泮和丁苯那嗪等似乎有帮助,但仅对少数患者有效,且效果并不持久。鞘内注射巴氯芬(baclofen)在儿童中比较成功。罕见的遗传形式的肌张力障碍-帕金森综合征(见下文)对小剂量L-dopa和多巴胺激动剂反应良好,在这方面是一个特例。Burke和同事们提倡使用很大剂量(高达每天30mg或更多)的苯海索(安坦)。显然,如果药物剂量逐渐增加,每周增加5mg,肌张力障碍儿童可以耐受这些大剂量的药物。在成人中,大剂量抗胆碱能治疗不太有效,但值得试验。氯硝西泮对某些节段性肌阵挛患者有效。

过去通过使用立体定向技术在丘脑外侧核或苍白球豆状核袢区进行的毁损术取得了显著的疗效。一些严重残疾的孩子,既不能坐也不能站,在一段时间后几乎恢复正常。Cooper在20世纪50年代的病例系列中,大约70%的患者通过单侧或双侧手术得到了中度或显著的改善,根据一项20年的随访研究,这种改善通常是持续的。最近的研究报告了一些不太有利但仍有明显的改善(见Tasker et al;Andrew et al,de Bie et al)。手术的主要风险是因损伤内囊而无意中产生的皮质脊髓束损伤。双侧损伤有时是灾难性的,可导致假性延髓麻痹。通过对苍白球内侧段的双侧刺激,产生的毁损已被取代,并在较长时间内取得疗效。

遗传性肌张力障碍-帕金森综合征(Segawa综合征,青少年多巴反应性肌张力障碍,*GCH1*突变)

遗传性肌张力障碍-帕金森综合征(hereditary dystonia-parkinsonism),也称为濑川综合征(Segawa syndrome)、青少年多巴反应性肌张力障碍(juvenile dopa-responsive dystonia)是*GCH1*突变所致。这一疾病在此描述,是因为它的主要特征是肌张力障碍对L-dopa有反应,但大多数病例也有帕金森综合征的特征,这就是在前面讨论中也曾提到的帕金森病的遗传类型,特别是在年轻的患者中。继Segawa和同事们在 1976 年描述这一综合征之后，其他人如 Allen 和 Knopp，Deonna，Nygaard 和 Duvoisin 等也关注到这一独特形式的遗传性肌张力障碍。其遗传方式为常染色体显性遗传，无种族偏好。Nygaard 及其同事在染色体 14q 上发现了一个与蛋白质 GTP 环水解酶 1 连锁的基因（*GCH1* 基因），该基因参与酪氨酸羟化酶（tyrosine hydroxylase）的辅助因子四氢生物蝶呤的合成。很可能这一突变损害了多巴胺的生成，这一假说符合帕金森综合征和肌张力障碍的表现对 L-dopa 的治疗反应。在一例意外死亡的尸检病例中，纹状体中酪氨酸羟化酶数量减少和色素脱失，但黑质中没有细胞丢失（Rajput et al）。纹状体中受影响的酶减少，多巴胺水平也降低。

肌张力障碍的表现通常在儿童期变得明显，通常在 4~8 岁之间，女性多于男性，比例为 3∶2。通常，腿部首先受到间歇性僵硬的影响，出现经常跌倒和奇特的姿势，有时脚会呈现一种马蹄内翻足姿势。手臂和躯干肌都逐渐受累，可能出现颈后倾或斜颈。在 4~5 年内，身体的所有部位，包括球部肌肉都会受到影响。轻度帕金森病特征（强直、运动迟缓、姿势不稳）通常在病程早期即可发现，但更特征性的症状是在几年后从增添到临床表现中。在我们自己的患者和 Deonna 的一些患者中，有四肢强直、运动迟缓和静止性震颤，所有的方面都更像是帕金森病而不是肌张力障碍。在另一些病例中，临床表现为大脑痉挛性双侧瘫（cerebral spastic diplegia）。

青少年肌张力障碍 - 帕金森综合征（*juvenile dystonia-parkinsonism syndrome*）的特点是肌张力障碍和帕金森病症状对 L-dopa 治疗有戏剧性的反应。只需用 20~200mg/d 即可消除运动障碍和获得正常功能。与特发性帕金森病不同的是，这种药物治疗可以无限期地持续使用，而不会产生耐药性、药效减退或异动症。濑川病（Segawa disease）的一些病例过去曾被报告为青少年帕金森病。它的另一特征是在睡眠一段时间后症状消失或明显消退，而随着白天的推进又加重。表 38-3 中列出的帕金森病的许多遗传性（和散发的）形式都有这种日间变化。在某些病例中，观察到随着运动、月经和怀孕第一个月的症状波动。

斜颈和其他局限性运动障碍和肌张力障碍（见第 4 章）

随着年龄的增长，各种局灶性或区域性运动障碍疾病开始显露出来。在第 4 章总结的各种不同的神经生理学异常都与此有关。在常见的局限性肌张力障碍中，邻近的局部肌群表现出失节律的共收缩性痉挛（即主动肌与拮抗肌同时被激活）。患者无法抑制肌张力障碍，并认识到它在很大程度上超出了自主控制的范围，这将其与抽搐、习惯性痉挛，以及第 4 章中描述的怪癖作态区分开来。如果肌肉收缩频繁且持续时间长，就会伴有疼痛感，这可能被误认为是由痉挛所致，并且受累肌肉可能会逐渐出现肥大。在兴奋和紧张状态下的恶化，以及在安静和放松时改善是这组疾病的典型特征，在过去，这导致了痉挛是由心因性起源的错误观念。

最常见和最熟悉的类型是斜颈（*torticollis*），在这种情况下，成年人，通常多见于女性，在走路时逐渐意识到头向一侧转动。通常这种情况会逐渐加重到一定程度，它可能或多或少是持续的，但在一些患者中，它仍然可以是轻微的或断续的，持续多年。当随访多年后，观察到这种情况仍然局限于同一肌肉（主要是斜角肌、胸锁乳突肌和上斜方肌）。极少数情况下，斜颈合并肩、臂和躯干的肌张力障碍，震颤，面部痉挛，或肌张力障碍性书写痉挛等。

其他局限性运动障碍包括颈部合并面部肌肉，眼轮匝肌（睑痉挛和睑阵挛），喉部和呼吸肌（痉挛性构音障碍、口面部运动障碍、呼吸和发声痉挛），手的作家痉挛［书写痉挛（graphospasm）］或音乐家和其他表演艺术家肌张力障碍，以及近端小腿和骨盆带肌因行走引发的肌张力障碍。这些情况及其治疗在第 4 章中充分讨论。

其他形式的遗传性肌张力障碍

几种家族性运动 - 诱发的［运动源性（kinesogenic）］肌张力障碍综合征和一种不是运动源性和在青春期突然出现的类型，有时伴有帕金森病的特征曾经被描述过。还有其他变性疾病合并遗传性肌张力障碍和神经性耳聋和智力障碍（Scribanu and Kennedy），以及呈截瘫分布的肌萎缩（Gilman and Romanul）。这些在第 4 章更详细地讨论，并使用 DYT 命名法进行命名。引起肌张力障碍的突变分布在整个基因组中，有显性的和少数隐性的或 X 连锁的遗传模式。

其他属于遗传性肌张力障碍类别的重要的症状性肌张力障碍，在第 36 章中描述。这些包括 PKAN（泛酸激酶相关性神经变性疾病）和基底节钙化，当然，Wilson 病也可能以肌张力障碍作为主要特征。许多锥体外系疾病，包括特发性帕金森病和进行性核上性麻痹，可能包含手、足、面部或眶周肌肉的零散的肌张力障碍。

进行性共济失调综合征

进行性共济失调综合征(*progressive ataxia syndrome*),Wilson 曾写道:"由共济失调的共同特征将一系列的变性疾病串联在一起,目前还没有一个非常合适的分类",这种说法在今天已经不像在 80 年前写的时候那么合适了。这一主题在第 5 章中已经介绍过来,这里还要提到一些先天性和急性获得性变异型。这里我们考虑慢性、进行性小脑疾病类型。虽然这些大多数是家族性的,而且或多或少地局限于神经系统的小脑部分,但其他一些系统也可能不同程度地受到影响。大多数慢性进行性小脑疾病都被归为"系统性萎缩(system atrophies)",但迄今为止,还没有一种旨在对这类疾病进行分类的方法被证明是令人满意的,而一种更可取的基因分类方法正在出现。

除了先天性类型的共济失调和由代谢紊乱引起的共济失调,Harding(1993)根据发病年龄、遗传模式和相关特征对共济失调进行了分类。在本章绪论中列出的对 Greenfield 和 Harding 分类的修改,仍然具有临床价值。它将进行性小脑综合征分为三大组:①脊髓小脑性共济失调,伴有明显的脊髓受累(Romberg 征、感觉丧失、腱反射减弱、Babinski 征等);②纯小脑性共济失调,不伴有其他相关的神经功能障碍;③复杂的小脑性共济失调,伴有各种锥体系、锥体外系、视网膜、视神经、动眼神经、听神经、周围神经和脑皮质的伴发病变,包括现在所说的多系统萎缩。

毫无疑问,近年来分子遗传学的进步已经极大地改变了我们对遗传性共济失调的理解,并已揭示了基因突变与其他神经和非神经疾病之间的大量意想不到的联系。这些数据包含在接下来的讨论和表 38-5 中的适当部分。早发性(20 岁之前)遗传性共济失调通常是隐性遗传,那些发病较晚的共济失调更可能罹患显性遗传模式,但也可能是常染色体隐性遗传。表 38-5 列出了几种有遗传基础的共济失调类型。在撰写本文时,在文献中已经列出了更多的类型,大多数的临床后果有限,发病率低。我们已经列举了临床医生可能感兴趣的主要变异型,因为这些类型会定期出现或对这类疾病提供了深入理解。同时,应该强调的是,许多慢性进行性共济失调患者并没有共济失调家族史,他们可能发生了自发性突变。即便如此,许多病例的基因方面仍未被阐明。

表 38-5 与脊髓小脑性共济失调相关的基因缺陷

标记	基因(蛋白)	遗传	发病年龄	除共济失调外的临床特征
进展性				
齿状核红核苍白球路易体萎缩(DRPLA)	*ATN1*(萎缩素 1,atrophin1)	AD[a]	儿童期	舞蹈症,肌张力异常,癫痫发作,痴呆
SCA1	*ATXN1*(脊髓小脑失调症蛋白 1 抗体)	AD[a]	不同	占显性共济失调的 10%~25%;痉挛状态,多发性神经病,眼肌轻度麻痹,痴呆
SCA2	*ATXN2*(脊髓小脑失调症蛋白 2 抗体)	AD[a]	青少年期	神经病,眼肌轻度麻痹,锥体外系表现
SCA3(马查多 - 约瑟夫)	*ATXN3*(脊髓小脑失调症蛋白 3 抗体)	AD[a]	青少年期	占显性共济失调的 25%;痉挛状态、神经病、锥体外系表现
SCA6	*CACNA1A*(α1A 钙通道)	AD[a]	成年期	占显性共济失调的 20%;构音障碍、眼球震颤、后索征(见下面发作性共济失调;基因涉及家族性偏瘫性偏头痛)
SCA7	*ATXN7*(脊髓小脑失调症蛋白 7 抗体)	AD[a]	青少年晚期 婴儿期	橄榄脑桥小脑萎缩和视网膜变性、听力丧失、眼肌麻痹、痉挛状态综合征;世代遗传预期 暴发性,有大量 CAG 序列扩增
SCA8	*ATXN8*(脊髓小脑失调症蛋白 8 抗体、未编码的 GTC 重复序列)	AD,AR,散发性	成年期	缓慢进行性感觉神经病;痉挛状态;已知的快速婴儿变异

续表

标记	基因(蛋白)	遗传	发病年龄	除共济失调外的临床特征
SCA10	*ATTCT* 重复序列(脊髓小脑失调症蛋白 10 抗体)	AD	青少年至成人期	癫痫发作,人格改变
SCA11	*TTBK2*(丝氨酸 / 苏氨酸激酶)	AD	成年期	轻程表型,眼球震颤,小脑共济失调,神经病,肌张力障碍
SCA12	*PPP2R2B*(蛋白质磷酸酶 2A) 非编码的 CAG 重复序列	AD	成年期	头和手部震颤
SCA13	*KCNC3*(Kv3.3 通道)	AD	儿童期	发育延迟
SCA14	*PRKCG*(蛋白激酶 Cγ)	AD	青少年至成人期	肌阵挛,震颤
SCA15 和 SCA16	*ITPR1*(ITPR1)	AD	不同	头和手部震颤,凝视性麻痹
SCA17	*TATA*(TATA 盒结合蛋白,TBP)	AD[a]	不同	认知功能减退,癫痫发作,锥体外系症状
SCA 伴震颤	成纤维细胞生长因子 14	AD	儿童期	震颤,认知障碍,面部运动障碍
Friedreich 共济失调	*FXN*(线粒体型共济失调蛋白抗体)	AR	青少年期	脊髓小脑共济失调,神经病,心肌病,心律失常
维生素 E 缺乏	*TTPA*(维生素 E 转运蛋白)	AR	儿童期	脊髓小脑共济失调,神经病,心肌病,心律失常
间歇性				
间歇性共济失调伴肌纤维震颤(EA1、EAM)	*KCNA1*(Kv1.1)	AD	青少年期	四肢僵硬,头晕,视觉模糊
阵发性发作性共济失调(EA2)	*CACNA1A*(Cav2.1)	AD	青少年期	眼球震颤,眩晕,无力
间歇性共济失调(EA5)	*CACNB4*(钙通道 β 亚基)	AD	青少年期	癫痫发作,肌阵挛,眼球震颤

[a]CAG 扩增,AD 常染色体显性;AR 常染色体隐性

弗里德赖希型共济失调(FXN 突变)

弗里德赖希型共济失调(Friedreich ataxia),这是所有形式的进行性脊髓小脑性共济失调(以脊髓束变性为主要征象的共济失调)的原型,并在大多数大型病例系列中约占所有的遗传性共济失调病例的一半(Sjögren 收集的 171 例患者中的 86 例);它在欧洲和北美的发病率是每年每 10 万人口中有 1.5 例。1861 年,海德堡的 Friedreich 开始报告他在附近村民中观察到的一种家族性进行性共济失调的形式。通过杜兴(Duchenne)的著作人们已经知道,运动性共济失调(locomotor ataxia)是脊髓梅毒的显著特征,这就是脊髓痨(tabes dorsalis),但 Friedreich 还证明了一种非梅毒遗传型。这一概念曾受到怀疑,但很快 Duchenne 自己证实了这种新疾病的存在,而且在英国、法国和美国也出现了其他的病例报告。1882 年,美国蒙彼利埃(Montpelier)的布鲁斯(Brousse)在有关这一主题的论文中,将 Friedreich 的名字用于命名这一疾病。

该病的遗传方式为常染色体隐性遗传。已经证明,在几乎所有的病例中,突变都是一个 GAA 三核苷酸重复序列在 *FXN* 内的扩增,FXN 基因编码这一蛋白质。(有趣的是,这一突变是在内含子内)。在一小部分病例中发生错义突变,而不是扩增。无论在哪种情况下,突变的结果都是共济蛋白(frataxin)的水平下降及其功能丧失。在突变允许某些残留蛋白存在的病例中,病情较温和。

在大多数患者中,在 frataxin 基因的内含子 1(非编码)的两个等位基因上均可发现 GAA 扩增。人们提出了许多机制来解释这种突变导致的功能丧

失。GAA 扩增的长度已被证实与疾病严重程度和开始出现症状相关。2 次扩增的较短的长度是最重要的预测因子。mRNA 产量的减少被认为是通过表观遗传机制基因的异常沉默而发生的。这可能是一个潜在的治疗靶点(见下文)。异常的 DNA 甲基化、组蛋白甲基化、反义转录和二级结构的形成都被证明参与了该基因的病理性沉默。

临床特征　步态共济失调几乎总是最初的症状。站立不稳和跑步困难是早期症状。典型发病年龄是在儿童期和青少年期。在步态障碍后几个月或几年,手通常会变得笨拙,并在手臂受累后出现构音障碍性言语(这极少是一种早期症状)。例外的是,共济失调在发热性疾病后相当突然地开始,其中一条腿变得更为笨拙。在一些患者中,弓形足和脊柱后侧凸(kyphoscoliosis)或脊柱侧凸(scoliosis)在神经症状出现之前就很明显,而另一些患者在神经症状出现几年后才出现。典型的足畸形表现为高足弓、跖趾关节处足趾回缩和趾间关节屈曲[槌状趾(hammertoes)]。

在完全发展的综合征中,步态异常是感觉和小脑混合型,被 Charcot 恰当地称为脊髓痨小脑的(*tabetocerebellar*)。根据该病的一本权威专著的作者 Mollaret 的说法,小脑的组成成分占有主导地位,但在我们相对较少的经验中,我们几乎认为感觉(脊髓痨的)方面同样很重要。患者两脚分开站立,要不断地变换姿势以保持平衡。Friedreich 将站立时的不断的摇晃和摇摆称为静态性共济失调(static ataxia)。在走路时,就像所有感觉共济失调一样,两腿的运动往往是唐突的,脚着地时发出不均匀和不规则的响声,闭眼导致患者跌倒(Romberg 征)。这是该病脊髓(后柱)损害的一个组成成分。试图纠正这种不平衡可能导致突然、胡乱地运动。通常有一种节律性头部震颤。最终,手臂出现剧烈的共济失调,动作性和意向性震颤都是明显的。言语缓慢,含糊不清,充满爆发力,而最后几乎不能理解。呼吸、说话、吞咽和笑可能如此不协调,以至于患者在说话时几乎窒息。Holmes(1907a)评论了一种呼吸的共济失调导致"奇怪的短吸气鸣叫"。面部、颊部和手臂肌肉可能出现震颤的动作,有时出现舞蹈样动作。

虽然患者的心理状态总体上不受影响,但情绪的不稳定性已足够突出,常引发评论。扭转性和垂直性眼球震颤罕见,但在疾病的早期阶段可见"方波急动"(square wave jerks)。水平性眼球震颤可能出现在病程晚期,而不是早期,但其振幅较小。眼球运动通常仍然是充分的,瞳孔反射正常。面肌可能似乎有些无力,吞咽功能可能变得受损。肌萎缩发生在疾病晚期,通常是轻微的,但在伴有相关的神经病的患者中可能是严重肌萎缩(见下文)。

腱反射在几乎所有病例中都消失,罕见地,当患者在疾病早期接受检查时,可能引出腱反射(见下文)。跖反射是伸性的,而屈肌痉挛即使在腱反射完全消失时也可能出现(脊髓成分的另一种表现)。腹壁反射通常持续到疾病晚期才消失。振动觉和位置觉的丧失从一开始就是不变的;后来,触觉、痛觉和温度觉也可能有一些减退。括约肌控制通常被保留。

半数以上患者的显著特征是心肌病。心肌纤维肥大,可能含有铁反应颗粒(Koeppen)。许多患者死于心律失常或充血性心力衰竭。因此,有必要对患者进行包括心电图和超声心动图在内的心脏学评估。Friedreich 病的心肌病可隐袭地发展,但有爆发性的后果。脊柱后侧凸和呼吸功能受限是导致死亡的其他重要促发原因。Harding 观察到这些患者中约有 10% 患有糖尿病,而糖耐量受损的比例更高,同时存在胰岛素缺乏和外周胰岛素抵抗。

弗里德赖希共济失调的变异型　在 Friedreich 共济失调的一个重要变异型中,其腱反射被保留,甚至过度活跃,四肢可能是痉挛性的。正是发现了异常的共济蛋白(frataxin)基因,才将这些不寻常的病例与 Friedreich 共济失调联系起来,有些与性腺功能减退有关。哈丁(Harding,1981)在伦敦国立医院的 200 例家族性共济失调患者中发现了 20 例这样的病例。然而,在临床上经典的 Friedreich 共济失调与保留腱反射的共济失调的区分是一件重要的事情,因为变异型不会发生脊柱后侧凸畸形和心脏病,而且预后更好。我们的两例 Friedreich 型患者偶尔有癫痫发作。脊髓小脑性共济失调还有许多其他的类型,主要表现为小脑萎缩,可能与 Friedreich 病类似,但是由不同的突变引起的。这些都在下面讨论。

实验室测试　具有诊断价值的实验室检查是测量感觉神经传导速度和波幅,这在大多数情况下是正常的,因为周围神经病不是这个过程的组成部分。心电图和超声心动图可显示心脏传导阻滞和心室肥厚。CT 和 MRI 很少显示明显程度的小脑萎缩,但脊髓很小。血液或 CSF 没有一致的异常,也没有发现生化异常。*FXN* 中 GAA 三核苷酸重复片段长度的基因检测是可用的。

病理　脊髓很薄。后柱、皮质脊髓束和脊髓小脑束的有髓纤维都脱失了，并有轻度的胶质增生，但这不能替代大量丢失的纤维。克拉克（Clarke）柱中的神经细胞和后根神经节的大神经元，特别是腰骶神经节细胞数量减少了，但可能还不足以完全解释后柱的变性。后根较薄。在一些病例中，贝茨（Betz）细胞数也减少，但皮质脊髓束向下到延髓 - 颈髓交界处相对完整，超过了这一点，就出现了变性，但程度比后柱轻。第Ⅷ、Ⅹ和Ⅻ脑神经核显示细胞减少。齿状核也可见轻至中度神经元丢失，而小脑的中脚和上脚体积都变小。还可见小脑上蚓部浦肯野（Purkinje）细胞的一些脱失和下橄榄核相应部位的神经元丢失。许多心肌纤维变性并被纤维结缔组织所取代。

通过探索临床表现的解剖学基础，发现弓形足与其他早发性神经肌肉疾病伴有足长伸肌和屈肌轻度张力亢进的患者并无不同。当骨骼仍有延展性时，也会引起足部固有肌的肌萎缩和足部的透视缩短。脊柱后侧凸畸形很可能是发育过程中椎旁肌的不平衡的结果。该病的脊髓痨表现可以用后根神经节中的大细胞变性，还有神经、后根以及高尔（Goll）和伯达赫（Burdach）柱中的大的感觉纤维变性来解释。感觉神经节中神经元的丢失也导致腱反射的消失。小脑性共济失调可归因于上蚓部与齿状红核束通路，还有与脊髓小脑束的不同组合的联合变性。皮质脊髓束病变是导致无力和 Babinski 征的原因，并促使形成弓形足。

诊断　弗里德赖希病（Friedreich disease）及其变异型必须与下面描述的家族性小脑皮质萎缩（familial cerebellar cortical atrophy）、家族性痉挛性轻截瘫伴共济失调（familial spastic paraparesis with ataxia），以及与腓骨肌萎缩症和莱维 - 鲁西综合征（Levy-Roussy syndrome）加以区分，这也在第 34 章中与遗传性神经病进行讨论。建议测定血清维生素 E 水平，因为一种罕见的（北非除外）但可治疗的遗传性维生素 E 运输蛋白缺乏会在儿童中引起一种脊髓小脑综合征伴反射消失，可与 Friedreich 病相类似（见第 40 章）。这种罕见的隐性脊髓小脑性共济失调与维生素 E 缺乏相关，源于编码 α 生育酚（维生素 E）转运蛋白的基因突变。在维生素缺乏的疾病中，没有构音障碍和骨骼或心脏异常可能是有帮助的。在特殊情况下，在维生素缺乏的情况下会出现心脏紊乱。一种慢性炎症性脱髓鞘多发性神经病形式早已取代了脊髓痨，成为最常见的无反射性共济失调类型。在生命早期发病时，它与 Friedreich 共济失调表面上相似，但缺乏构音障碍和 Babinski 征。Friedreich 病的晚发病例的鉴别诊断必须包括与成人嗜 T 细胞淋巴细胞病毒Ⅰ型（HTLV-Ⅰ）（第 32 章），即所谓的热带痉挛性截瘫（tropical spastic paraparesis）引起的一种形式的脊髓小脑变性，以及 HIV 的空泡性脊髓病、多发性硬化、脊髓空洞症、神经棘细胞增多症和颈椎病等。基因测试解决了这个问题。

治疗　在这一问题上无话可说，因为几乎没有有效的治疗方法。由 Trouillas 和同事们进行的一项双盲交叉研究发现，口服 5- 羟色胺可以改善小脑的症状。这还没有在其他研究中得到验证。除了这种我们没有经验的治疗方式外，目前还没有任何治疗措施可以改变疾病的病程。在几项小型试验中，一种抗氧化剂艾地苯醌（idebenone）（辅酶 Q10 的短链类似物）降低了左心室肥厚的进展，而左心室肥厚是这些患者心律失常和猝死的危险因素，但这在后续试验中无法得到证实。菲拉（Filla）和莫斯（Moss）在一篇文章中总结了这些结果。心力衰竭、心律失常和糖尿病通过常规医疗措施治疗，而值得重复的是，仔细评估心脏疾病可能防止过早死亡。手术治疗脊柱侧凸和足部畸形在某些病例中可能是有帮助的。

考虑到可能涉及假定的基因表观遗传沉默的机制，组蛋白去乙酰化酶抑制剂（histone deacetylase inhibitors）正在作为潜在的疾病缓和剂（disease modifying agents）进行研究。其中一种制剂是烟酰胺（nicotinamide），维生素 B_3 的一种形式。早期试验表明，Friedreich 共济失调患者使用烟酰胺治疗后，共济蛋白（frataxin）表达增加。基因治疗作为一种潜在的疾病缓和剂也正在研究之中，利用腺相关病毒将全功能的 frataxin 微基因（minigene）基因导入细胞中。

小脑皮质性共济失调（福尔摩斯型）

小脑皮质性共济失调（cerebellar cortical ataxias），也称为福尔摩斯型（Holmes type）。在 Friedreich 发表关于脊髓型遗传性共济失调的文章后不久，就开始出现一些不同的疾病报告，其中共济失调是与小脑和脑干的退行性变化有关，而不是与脊髓有关。其之所以独立于脊髓型主要是基于发病年龄较晚，更明确的遗传方式（通常为常染色体显性遗传），腱反射持续存在或过度活跃，以及与眼肌麻痹、视网膜变性和视神经萎缩的关联。这些临床特征中的一些，特别是敏捷的腱反射，与 Friedreich 共济失调的经典形式是不同的。

到了 1893 年，皮埃尔·玛里（Pierre Marie）认为，有必要建立一种新的遗传性共济失调分类，将所有非 Friedreich 病例包含其中。他整理了 Fraser、Nonne、Sanger Brown、Klippel 和 Durante 所描述的进行性共济失调的家族病例（见 Greenfield 和 Harding 的参考文献，1993），并提出所有这些病例都是一个实体的例子，他将其命名为遗传性小脑共济失调（*hérédo-ataxie cérébelleuse*）。Marie 的提议（见 Marie et al）几乎完全基于临床观察，不是他自己的，而是上述作者所做出的观察。后来，随着这些家系成员的死亡，尸检发现，Marie 的遗传性小脑共济失调包含不止一种，而是多种疾病。事实上，正如 Holmes（1907b）和格林菲尔德（Greenfield）后来所指出的，每 4 个家系中有 3 个家系的小脑根本不存在明显的病变。然而，当时已经毫无疑问的是，存在着一个以小脑萎缩为主的单独的分类，一些纯皮质性的，而另一些则与各种各样的非小脑疾病有关。

Holmes（1907a）描述了一个有 8 个兄弟姐妹的家庭，其中 3 个兄弟和 1 个姐妹患有进行性共济失调，开始是步态不稳，随后出现两手笨拙、构音障碍、头部震颤和易变的眼球震颤，但没有其他提示脊髓或脑干疾病的表现。它可作为纯小脑皮质变性的原型。与伴有小脑变性的多系统萎缩的主要区别是，Holmes 型不侵犯脑桥核。

临床特征

共济失调呈隐匿性起病，通常是在 30~40 岁之间，但发病年龄变化很大，并在多年后缓慢地进展。通常的临床表现是步态的共济失调、躯干不稳、手和头的震颤，以及说话语速稍慢和迟疑。眼球震颤很罕见，而智力通常不受影响。髌骨反射可能轻微亢进，但基于小脑疾病反射的摆动特征，这可能是明显的；跖反射是屈性的，踝反射也存在，但也有例外，可能标志着这一过程是另一种遗传性共济失调。

这一临床综合征可能是由几个基因所决定的过程引起的，其中一些基因在疾病进展时表现出非共济失调的特征性征象。非家族性病例的鉴别诊断范围更广，包括第 5 章中讨论的许多获得性共济失调类型（见表 5-3）。

病理　尸检的 Holmes 型病例显示，对称性小脑萎缩主要累及前叶和蚓部，而以蚓部受累较多。在上蚓的小舌、中央部和锥体中没有浦肯野细胞，而在方叶、绒球、二腹叶和锥体叶中浦肯野细胞数减少。其他小脑皮质神经元和颗粒细胞，以及下橄榄核的背侧和内侧部减少的程度较轻。髓鞘染色的白质略显苍白。在 MRI 上可清晰地看到小脑蚓部萎缩和邻近部位的萎缩（图 38-8）。

该病的病理（和临床）改变与酒精性小脑变性的不明确相似性是显而易见的，散发性病例应考虑是否存在酒精营养原因（见第 40 章）；在严重的酒精营养性疾病中，通常伴有多发性神经病和踝反射减弱。

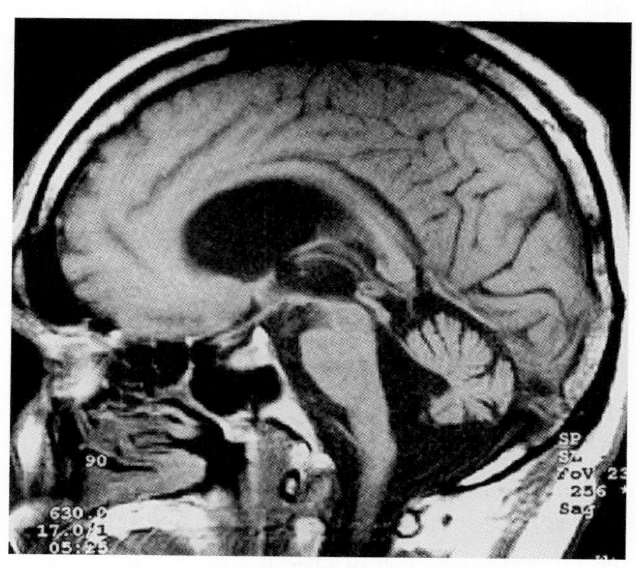

图 38-8　家族性小脑皮质萎缩。在矢状面的 MRI T1 加权像显示蚓部明显萎缩，第四脑室增大。脑干仅轻度萎缩，颅后窝大小正常。与图 38-9 相比，小脑和脑桥萎缩

脆性 X 染色体震颤 - 共济失调预突变综合征（FMR1 突变）

脆性 X 染色体震颤 - 共济失调预突变综合征（*fragile X tremor-ataxic premutation syndrome*）是 *FMR1* 突变。这种类型的发育延迟是由不稳定扩展的三核苷酸重复序列的和 X 染色体的断裂引起的，在第 36 章中讨论。这里我们讨论一种不寻常的变性疾病的变异型，发病于成年中后期，主要影响但不限于男性，包括步态或肢体共济失调和轻微震颤。这一过程影响“预突变”的携带者，他们在 *FMR1* 基因中有 50~200 个 CGG 重复序列，可能在晚年表现为震颤和共济失调。完全突变是男孩发育延迟和孤独症样综合征的众所周知的原因（第 37 章）。这种预突变的频率大约是 150~300 个女性中有 1 人，400~850 个男性中有 1 人。与 200 个以上的重复序列的完全突变对比的区别，在成人形式中，信使核糖核酸（mRNA）的明显积累以某种方式干扰了细胞功能。经过几代人预测的结果，发现脆性 X 染色体通

常出现在一个男孩身上，他的外祖父患有预突变-震颤综合征（premutation-tremor syndrome）。综合几项研究，在其他无法确定的成人共济失调病例中，这种遗传异常的发生率低于 10%。

整个临床的疾病谱还没有确定，但根据我们的经验，在 50 多岁时会表现轻度进行性步态共济失调，常被误认为正常压力脑积水和一种可能是共济失调性质的间歇性手震颤。一些报告曾包括帕金森综合征，以及更一致的，一种轻度额叶痴呆，使得与额颞叶痴呆的区分变得困难。许多病例还曾与多系统萎缩混淆。

MRI 显示小脑脚 T2 高信号是部分病例的特征性表现，但这在我们的病例中没有被发现，仅显示小脑中线萎缩。有发育延迟或孤独症谱系障碍的家族史可能是诊断的一个提示，而且有部分预突变的个体也有一种非进行性认知缺陷。

Greco 及其同事们的一项神经病理学研究显示，大脑和小脑的海绵状白质改变以及核内包涵体和星形细胞包涵体。他们的报告证实了三核苷酸重复的数量与包涵体的数量之间的对应关系。

小脑变性合并脑干和锥体外系特征（多系统萎缩；MSA-C）

1900 年，德热里纳（Dejerine）和安德雷-托马斯（André-Thomas）描述了一种与 Holmes 型的小脑皮质变性极其相似的偶发疾病，但还伴有脑干萎缩的额外特征，他们将其命名为橄榄脑桥小脑萎缩（*olivopontocerebellar atrophy*，OPCA）。随着收集的这类病例的增多，常染色体显性遗传模式在一些病例中很明显，并发现脊髓的一个或多个长束发生了变性。大约一半的患者后来发生了帕金森综合征，伴有黑质细胞变性，而在少数患者中，伴有纹状体细胞变性，从而标志着该病类似一种纹状体黑质变性的形式，它实际上是一种多系统萎缩（MSA-C）类型，如在前面的小节中和下面所详细讨论的。与 Holmes 型的主要区别是，MSA-C 包括脑桥小脑和橄榄小脑纤维变性。

在散发的和家族形式的小脑萎缩的许多变异型中，值得注意的发现是，小脑中脚、小脑白质和脑桥，橄榄核和弓状核的广泛变性，浦肯野细胞不同程度丢失。这种退行性变最可能代表小脑、脑桥和橄榄核轴突的一种"逆死性"，伴有继发性髓鞘变性。延髓橄榄核的极度萎缩在 MRI 上可以很明显，但通常比较微妙（图 38-9）。在一个亲自观察的 12 例确诊病例和大量 MSA-C 可疑病例的系列中，我们的同事 Schmahmann（Lin et al）描述了自主神经表现和 REM 期睡眠行为障碍，以及发病年龄较大，疾病进展较快，以区别于特发性-散发性晚发形式的小脑性共济失调，这两类疾病都可能有相关的锥体外系特征。他们系列出现症状的年龄在 55 岁左右，而泌尿和勃起功能障碍是特别常见的。

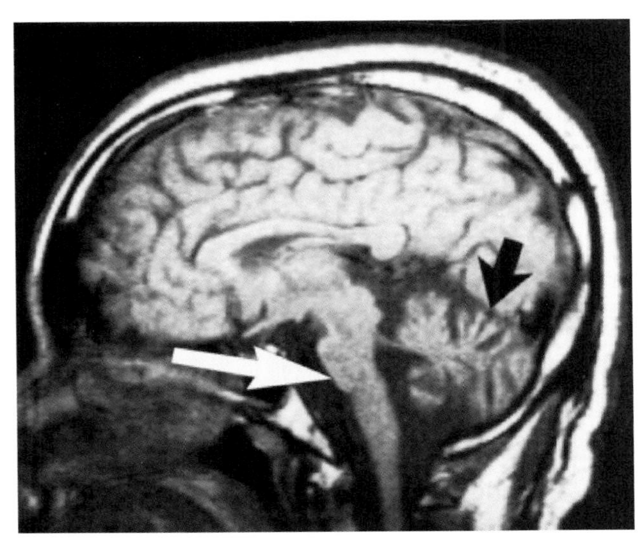

图 38-9　MSA-C，以前称为橄榄脑桥小脑萎缩。矢状面 MRI 显示蚓部萎缩（黑箭头）和脑桥变小（白色箭头）（经允许，转自 Bisese JH. *Cranial MRI*. New York，McGraw-Hill，1991）

其他复杂形式的小脑变性　某些临床荟萃是可识别的，在临床上是有用的。它们是由描述者或由一个特定的临床特征来命名的，但现在根据脊髓小脑共济失调（变性）及其基因来源分类（表 38-5）。例如，Konigsmark 和 Weiner 将这些疾病细分为几种类型，包括门泽尔（Menzel）显性遗传性 OPCA、菲克尔-温克勒（Fickler-Winkler）隐性类型、伴有视网膜变性的显性类型，痉挛性截瘫和无反射的显性类型，以及伴有痴呆、眼肌麻痹和锥体外系体征的类型等。除此之外，还有伴有神经病和眼球运动减慢的 OPCA 病例［瓦迪亚型（Wadia type）］，其中我们已见过 2 例，还有伴有肌张力障碍和各种其他临床表现的病例（偏身投掷症、手足徐动症、腿部挛缩、固定瞳孔、眼肌麻痹、上睑下垂、凝视麻痹、耳聋、视网膜变性、精神发育迟滞和癫痫、爪形足和脊柱侧凸、尿失禁、帕金森症状和体征，以及许多表现，包括新生儿型），大多数是单一家庭。下面详细介绍其中一些。

散发性橄榄脑桥小脑萎缩（*sporadic olivopontocerebellar atrophy*）的病例比家族性变异型更为常

见，且往往发生在老年人，通常不出现眼球震颤、视神经萎缩、视网膜变性、眼肌麻痹和尿失禁等。然而，有许多病例，包括轻度锥体外系和神经病体征、眼球运动缓慢、肌张力障碍、垂直性眼球扫视运动受损（从而模拟进行性核上性麻痹），声带麻痹，所有这些都标志着这一过程是多系统萎缩 - 小脑型（MSA-C）或 Machado-Joseph-Azorean 病（SCA3）（下文讨论），有些病例伴有耳聋。

MSA-C 的这一实体已在本章的前面，与基底节变性疾病一起做过讨论。这里指出，一些中晚期散发性进行性共济失调的病例可归于这一疾病过程，并被称为 MSA-C（多系统萎缩 - 小脑型），以表示其主要的小脑特征。该病的锥体外系、皮质脊髓束或自主神经方面通过持续的观察或病理检查可能变得明显，也可能不明显。Abele 及其同事们的研究对于 MSA 的频率作为在其他方面未分化的散发性共济失调的原因给出了一些指导，他们发现 MSA 占了近三分之一的病例，但由于没有进行病理检查，确切的数字还有待商榷。

Machado-Joseph-Azorean 病（SCA3，*ATXN3*）

马查多 - 约瑟夫 - 亚速尔病（Machado-Joseph-Azorean disease，SCA3），是 *ATXN3* 基因突变所致。这是一种有脑干和锥体外系体征的遗传性共济失调的特殊形式，已做过描述，主要发生于葡萄牙 - 亚速尔群岛（Portuguese-Azorean）血统人群，但也不完全如此。该疾的特征是一种常染色体显性遗传模式，在青春期或成年早期开始出现缓慢进行性共济失调，伴有构音障碍、反射亢进、锥体外系强直、肌张力障碍等一个或多个特征，随着病情的发展，出现球部体征、远端运动无力、多发性神经病或眼肌麻痹等。通常没有智力损害，在作者曾见的一个病例中，锥体外系症状主要是强直和运动迟缓。早期马查多 - 约瑟夫（Machado-Joseph）病是特征性地出现辨距不良性水平和垂直性扫视，甚至在共济失调明显之前（Hotson et al）。在 Machado-Joseph 病中，除了这种早年发病和在某些病例中突出的肌张力障碍、肌萎缩和眼肌麻痹外，帕金森综合征合并小脑共济失调提示 MSA-C。死后检查显示，齿状核和脊髓小脑束的变性，脊髓前角细胞以及脑桥、黑质和动眼神经核的神经元丢失。Cancel 和同事们在共济失调蛋白 -3 中发现了数量不稳定的 CAG 重复序列，并将这种疾病命名为脊髓小脑共济失调 3 型（SCA3）。

1976 年，Rosenberg 和同事们以常染色体显性纹状体黑质变性（*autosomal dominant striatonigral degeneration*）之名描述了一个名为约瑟夫（Joseph）的患病的亚速尔（Azorean）家系。使用神经系统亚速尔病（*Azorean disease of the nervous system*）一词，现在更广为人知的名字是马查多 - 约瑟夫病（*Machado-Joseph disease*），Romanul 及其同事们发现了另一个葡萄牙 - 亚速尔人后裔家族，该家系许多成员都受到一种综合征的影响，包括进行性步态共济失调、帕金森病特征、共轭凝视受限、肌束颤动、无腱反射、眼球震颤、共济失调性震颤，以及伸性跖反射等，这些病理变化与 Woods 和 Schaumburg 所描述的极其相似。Romanul 和同事们将他们的病例的遗传、临床和病理特征与其他在葡萄牙 - 亚速尔人家族的病例进行了比较，得出结论，他们都是具有可变表达的单一基因实体。Rosenberg 和 Fowler 的进一步观察证实了这种疾病的概念，他们在 10 年的时间里研究了 20 例 Machado-Joseph-Azorean 病患者，最近还通过了基因测试。

这种疾病并不仅限于亚速尔人。目前在非裔美国人、印第安人和日本家庭中都已观察到符合上述描述的病例（Sakai et al；Yuasa et al；Bharucha et al）。没有多发性神经病的征象，多发性神经病是在葡萄牙移民中由于淀粉样蛋白沉积引起的另一种疾病的主要特征，被中野（Nakano）和他的同事们描述为马查多病（Machado disease），这是患病家族祖先的名字。

在进展完全的病例中，MRI 表现为小脑上脚和中脚宽度变细，额叶和颞叶萎缩，脑桥和苍白球变小（Murata et al）。目前尚无有效的治疗方法。

齿状核红核苍白球路易体萎缩（DRPLA，*ATN1*）

齿状核红核苍白球路易体萎缩（*dentatorubro-pallidoluysian atrophy*，*DRPLA*）是一种罕见的家族性疾病，病例报告最多是在日本，而欧洲有少部分，表现为小脑性共济失调症状，连同舞蹈手足徐动症和肌张力障碍症状，某些病例有帕金森综合征、肌阵挛、癫痫发作或痴呆等。病理上有齿状核红核和苍白球路易体系统的变性。当舞蹈症是一个突出的特征时，主要应考虑该病与 Huntington 病的鉴别。DRPLA 的基因缺陷是 *ATN1* 基因中一个不稳定的 CAG 三核苷酸重复序列，它编码蛋白 atrophin 1。在世界各地患病的家庭中也发现了同样的突变（如 Warner et al）。临床表现通常与 48~93 次重复的三核苷酸有关，而相比之下一般人群中为 7~35 次。与亨廷顿舞蹈症一样（其扩增的多聚谷氨酰胺序列是在亨廷顿蛋白中），本病是以一种常染色体显性性状遗传的,并且在发病年龄与基因扩增的大小(预期)之间呈负相关。当舞蹈症在疾病早期占主导地位时,就很难区分DRPLA与亨廷顿病。Iizuka和他的同事总结了本病的病理。其诊断是通过对受影响的基因进行测序来确定的。

齿状核红核变性(*dentatorubral degeneration*) 这是一个罕见的且尚未阐明的病种,但它可能与DRPLA不同。它有一些具有启发性的特征,在这里列出部分地是出于历史的原因。1921年,拉姆齐·亨特(Ramsay Hunt)发表了一个6例患者的报告(其中2例是孪生兄弟),表现为肌阵挛合并进行性小脑性共济失调。4例非家族性病例的发病年龄为7~17岁,肌阵挛之后出现小脑性共济失调的间隔为1~20年。Hunt将这一疾病命名为肌阵挛性小脑协同失调(dyssynergia cerebellaris myoclonica)。双胞胎兄弟有Friedreich共济失调的征象,其中一例尸检显示小脑萎缩、脊髓后柱和脊髓小脑束变性,但皮质脊髓束没有变性。1947年,路易斯-巴尔(Louis-Bar)和范博盖尔特(van Bogaert)报告了一个类似病例,并注意到,除了上述发现外,还有皮质脊髓束的变性和后根纤维的丢失。因此,他们的病例除了齿状核的萎缩更严重,病理改变与Friedreich共济失调的病例是相同的。

早些时候(1914),以小脑进行性协同失调(*dyssynergia cerebellaris progressiva*)的标题下,Hunt就注意到了一种进展性疾病在年轻人身上的表现,他认为这是一种纯小脑综合征,但他的病例中有一例尸检时被发现是Wilson病。Hunt的报告强调,仅根据临床发现将小脑性共济失调进行分类是危险的,这一点Holmes的观点很有说服力。

阵发性共济失调(另见第5章)

两种成人形式的遗传性小脑共济失调在本质上是阵发性的。其中一种EA-2,即发作性共济失调2型,发作时没有原因,并持续数小时,眩晕是这种发作突出的特征。在发作之间,患者是正常的或仅有轻微的共济失调和眼球震颤(Griggs et al)。口服乙酰唑胺(acetazolamide)可显著地预防这些共济失调发作。这种疾病被发现是染色体19上的一个钙通道基因的突变,如表38-5所示。一种类似的但生理上和遗传上无关的阵发性共济失调(paroxysmal ataxias)(EA-1)的特征是,发作可能是由运动和发作之间存在肌纤维颤搐(myokymia)[涟漪(rippling)]引起的。不会发生眩晕,乙酰唑胺不太有效或完全没有作用。这种疾病是由染色体12上的钾离子通道基因的异常引起的(见表38-5)。

因此,这两种发作性共济失调(episodic ataxia)都是离子通道病(*ion channel diseases*)(与第46章讨论的肌肉疾病和神经肌肉疾病不同)。同样有趣的是,脊髓小脑萎缩6型,是一种进行性疾病,其突变一直追溯到与EA-2乙酰唑胺反应性阵发性共济失调有关的相同基因,但这种疾病不是阵发性的,而是导致进行性共济失调、构音障碍和本体感觉丧失。

成人退行性共济失调的鉴别诊断(另见表5-3)

成人散发形式的小脑共济失调在某些实例中可追溯到涉及小脑通路的卒中(Safe et al)。当然,这些都是急性起病的。一些共济失调的病例是由酒精-营养性来源的,少数病例与过度使用药物或治疗药物有关,特别是抗癫痫药物,在少数病例中它能导致缓慢进展性和永久性共济失调。小脑变性的副肿瘤性变异型通常被纳入鉴别诊断,它主要发生在罹患乳腺癌或卵巢癌的女性,并且进展速度比任何遗传变性形式都快得多。共济失调的发病越快,抗浦肯野细胞抗体(anti-Purkinje cell antibodies)(抗-Yo,见第30章“副肿瘤性小脑变性”)是识别这种疾病本质的关键。在成年人病例中,许多不能归因于副肿瘤性疾病或酒精-营养缺乏的实例被证明是,或至少被归因于多系统萎缩,小脑型。有机汞诱发亚急性小脑变性,而掺假的海洛因则引起更突发的和严重的共济失调综合征。如第5章所述,极少数共济失调的病例与乳糜泻、惠普尔(Whipple)病和甲硝唑有关。共济失调也可能是由朊病毒引起的克雅病(见第32章)或遗传代谢性疾病(见第36章)的早期和突出的表现。对于后者,晚发性GM2神经节苷脂贮积病可能模拟成人小脑变性。在成人期第一次出现的氨基酸缺陷病的罕见病例也引发了小脑综合征(见第36章)。

遗传性多肌阵挛

遗传性多肌阵挛(hereditary polymyoclonus)。第4章描述了一种肌肉或肌群快速、非节律性、不自主的单次或重复抽动的综合征,并指出这种情况有许多原因。第36章讨论了遗传代谢性疾病引起的疾病。家族形式的共济失调已为人所知,其中一种伴有小脑性共济失调已在前面讨论过了(Ramsay Hunt的肌阵挛性小脑协同失调)。但还有另一种疾病，称为遗传性原发性良性肌阵挛（*hereditary essential benign myoclonus*），它以相对纯的形式出现，不伴共济失调（称为原发性，或家族性肌阵挛）（见第 4 章）。这种情况下，很难评估其协调性，因为有意识的运动被肌阵挛干扰，可能被误认为意向性震颤。只有减慢随意运动才能减少或消除肌阵挛。这种肌阵挛性疾病是以常染色体显性特征遗传的。它在生命早期就变得明显，一旦发病，其严重程度在一生中几乎或没有变化，通常伴有相当小的残疾。根据其自然病程，它可以与一些遗传代谢性疾病鉴别，诸如翁弗里希特（Unverricht）型和拉福拉（Lafora）型肌阵挛性癫痫、脂质沉积、结节性硬化，以及在某些病毒感染和缺氧脑病引起的肌阵挛性疾病。有趣的是，这种形式的运动障碍对某些药物的反应，特别是氯硝西泮、丙戊酸，以及 5- 羟色氨酸（5-hydroxytryptophan），这是血清素的氨基酸前体，特别是当这些药物联合使用时（缺血后肌阵挛对同样的药物治疗有反应）。

另一种形式的非进行性肌阵挛是显性遗传，伴有肌张力障碍，是由于肌聚糖基因，*SGCE* 突变引起的。

主要的临床鉴别是青少年肌阵挛性癫痫（见第 15 章）、药物诱发的肌阵挛，特别是锂盐和阿片类制剂、肾衰竭和其他获得性代谢紊乱、扑翼样震颤，以及从惊吓反应和一些以这一体征为主要特征的疾病（见第 4 章）。克罗伊茨费尔特 - 雅各布（Creutzfeldt-Jakob）亚急性海绵状脑病可能会造成最初诊断困难，但病程很快就澄清了情况。肌阵挛也是皮质基底节变性中复杂运动障碍的一个组成部分，这在前面的部分中已经描述。

过度惊骇（hyperekplexias）（即惊跳症——译者注）在疾病分类学中的地位，特别是它们与肌阵挛的关系还不确定。

无感觉改变的肌无力和萎缩综合征

这里描述无感觉改变的肌无力和萎缩综合征（syndrome of muscular weakness and wasting without sensory changes）。

运动神经元病

运动神经元病（motor neuron disease）是一个总称，指的是一组在脊髓、脑干和运动皮质的运动神经元的进行性变性疾病，临床表现为肌无力、肌萎缩和皮质脊髓束征的多种组合。在大多数情况下，这是一种中年期疾病，在特殊情况下会在 2~5 年或更长时间内进展到死亡。

通常，运动系统疾病根据症状和体征被分为几个亚型。最常见的类型是肌萎缩侧索硬化（*amyotrophic lateral sclerosis*，*ALS*），表现为肌萎缩与腱反射亢进的组合，肌萎缩（*amyotrophy*）是指失神经性萎缩和肌无力的术语。不太常见的情况是，肌无力和肌萎缩单独发生，没有皮质脊髓束功能障碍的证据，对于这些病例，使用进行性肌萎缩（*progressive muscular atrophy*）的术语。当下部脑干运动核团支配的肌肉（即下颌、面部、舌、咽和喉部肌肉）出现无力和消瘦时，就是通常所说的进行性延髓麻痹（*progressive bulbar palsy*）。在一小部分患者中，临床表现主要是痉挛性肌无力、腱反射亢进和 Babinski 征，下运动神经元体征只是在疾病的后期才显现出来，或根本就不显现。这被称为原发性侧索硬化（*primary lateral sclerosis*，*PLS*），一种罕见形式的运动系统疾病，其变性过程仅局限于皮质脊髓通路，保留前角细胞（Pringle et al），它与 ALS 的关系一直是个不确定的问题。没有肌萎缩的纯痉挛性截瘫可能代表一种特殊的疾病类型，因此被分别加以描述。也有相对常见的痉挛性截瘫的家族形式，其病变局限于皮质脊髓束，或在某些病例中，合并后柱或其他神经体征。

此外，一组重要的特殊脊髓肌萎缩发生在婴儿和儿童期，是导致可遗传的婴儿疾病死亡率的主要原因，而这是在囊性纤维化之后，严重的儿童期常染色体隐性疾病最常见的形式（Pearn）。最著名的是 Werdnig-Hoffmann 型婴儿脊髓肌萎缩症（SMA Ⅰ型），但也有其他形式的 SMA 开始于童年后期、青春期或成年早期（SMA Ⅱ型和Ⅲ型，或 Wohlfart-Kugelberg-Welander 型）。尽管可遗传的儿童期脊髓肌萎缩的临床异质性，但它们都来自 *SMN* 基因的突变（见下文，见 Gilliam et al；Brzustowicz et al）。这组早发型脊髓肌萎缩在遗传上与 ALS 的家族型不同。

肌萎缩侧索硬化

历史　对肌萎缩侧索硬化的原始描述应归功于夏科（Charcot）。他在 1869 年与乔夫罗伊（Joffroy）和 1871 年与龚博（Gombault）一起研究了这种疾病的病理学方面。在从 1872 年至 1874 年的一系列讲座中，他清晰地叙述了临床和病理的发现。虽然该病在法国被称为夏科病（Charcot disease），但肌萎缩侧索硬化（Charcot 建议的术语）在英语国家中却一直是首选。杜兴（Duchenne）早在 1858 年就描述了唇舌咽麻痹(*labioglossolaryngeal paralysis*),1864 年瓦克斯穆特(Wachsmuth)将这一术语改为进行性延髓麻痹。1869 年,Charcot 提示人们关注进行性延髓麻痹的核起源,1882 年,德热里纳(Dejerine)确定了它与 ALS 的关系。大多数作者认为阿兰(Aran)和 Duchenne 最早描述了进行性脊髓肌萎缩,他们认为这是肌源性的。当然,这种解释是不正确的;几年后克吕韦耶(Cruveilhier)注意到这种细长的前根,此后不久,这种疾病就以脊髓性肌萎缩(spinal muscular atrophy)被归入了 ALS。在家族性运动神经元病的病例中,发现了超氧化物歧化酶(*SOD1*)基因突变,这一与该疾病相关的遗传学发现为了解该疾病开启了新的篇章。随后相继出现了其他几个零星的突变,都被认为可以解释一些被归类为散发病例的情况。

流行病学　这是一种神经科医生经常遇到的疾病,年发病率为每 10 万人中 0.4~1.76 人。男性患病率几乎是女性的两倍。大多数患者出现症状时的年龄大于 45 岁,发病率随着每 10 年生命期而增加(Mulder et al)。这种疾病在世界各地是以一种随机的模式发病,除了在日本基伊(Kii)半岛和关岛的居民中出现了大量的患者聚集,在这些地方,ALS 经常合并痴呆和帕金森综合征。在大约 10% 的病例中,这种疾病是家族性的,是以一种常染色体显性性状遗传,具有年龄依赖性外显率。家族性病例在其症状和临床病程上与非家族性病例不同,作为一个群体,他们发病年龄较早,男女分布相同,生存期略短。环境的关联不时被报告,例如,在不同地区服役并接触到诸如橙剂(agent orange)(包括落叶剂——译者注)等毒素的士兵。一些病例的创伤性来源已在美国和意大利足球运动员中发病率增加的情景证据的基础上被提出(Chio etal,2005),通常与 τ 蛋白病(tauopathy)、慢性创伤性脑病是一致的。这些流行病学的关联尚不确定,但有必要进一步探索。

临床特征　在最典型的疾病形式中,被患者所感知的发病表现为一个肢体的远端无力。这首先被注意到的是,由于轻微的垂足而无法解释的绊倒,或者在完成需要手指精细运动任务时表现笨拙(按钮操作和汽车点火钥匙),手指僵硬,以及一侧手部肌肉轻微无力或消瘦。换句话说,与上和下运动神经元变性(或两者)有关的特征可能在一个肢体上隐袭地出现。前臂、上臂和肩胛带的肌肉也可能出现超出正常范围的痛性痉挛和肌束震颤。这种疾病的下运动神经元部分的最早表现有时是自发性抽搐,例如,患者在清晨在床上翻身时小腿抽筋。

过了几周或几个月之后,另一只手和手臂也同样受到无力、僵硬、迟钝、萎缩或抽筋的影响。不久,手和前臂的萎缩性无力三联症,肌束震颤,手臂或腿的轻度痉挛状态和全身反射亢进,所有这些都没有感觉变化,使得诊断几乎没疑问了。肌肉力量和体积同时减小,或在疾病早期有力量的相对保存。尽管有肌萎缩,腱反射仍保持活跃而引人注意。Babinski 征和 Hoffmann 征不同程度地存在,令人惊讶的是,即使随着病情的发展,它们可能也未出现。手指和拇指的外展肌、内收肌以及伸肌往往在握力所依赖的长屈肌之前就变得更弱,而背侧骨间肌的空间变得中空,形成"尸体手"或"骨骼手"。上臂和肩带的肌肉通常较晚才受到累及。有一种总趋势是近端先于远端部分受累。当一个手臂是第一个受影响的肢体时,此时大腿和小腿的肌肉似乎还相对正常,在某些病例中,患者可能会用无用的、摇晃的手臂四处走动。随后萎缩性无力就扩散到颈、舌、咽和喉部肌肉,最终躯干和下肢的肌肉都受到疾病的影响。

受累的部位可能会感到疼痛和寒冷,但真正的感觉异常,除非姿势不佳和压迫神经造成,否则不会发生或很轻微。即使双腿都变得无力和痉挛后,括约肌的控制仍然保持良好,但许多患者在疾病晚期会出现尿急甚至大便急促。即使当足底反射为伸性时,腹壁反射也可能被引出。极端的痉挛状态很罕见。

粗大的肌束震颤(fasciculations)通常在无力的肌肉中很明显,但是在医生提醒患者注意之前可能并没有注意到。肌束震颤几乎从来不是 ALS 的唯一表现特征,这是一个临床常识,人们可以用它来消除医生和医学生的恐惧,根据在拇指、面部、足部、眼周或眶周肌肉持续的局部肌肉颤搐,从而认为自己患上了这一疾病。

这一疾病的病程,不论其特定的发病方式和演变方式,都是渐进性的。可能持续数周或数月时间,在此期间,患者没有观察到症状进展,但仍可发现临床变化。一半的患者在发病 3 年内死亡,90% 的患者在发病 6 年内死亡(Mulder et al)。以下描述几种规律性发生并具有明显临床特征的临床变异。

其他临床演变模式　除了后面讨论的特殊结构外,还有许多刚才描述以外的神经肌肉受累模式。腿可能比手先受到影响。足下垂伴胫前肌无力和消瘦可能被误认为腓神经压迫,直到腓肠肌和其他肌肉无力提示腰骶神经元更广泛的受累。根据我们的经验，这种小腿肌萎缩比手臂型肌萎缩更少见。另一种模式是早期膈肌无力，这种情况因呼吸衰竭而引起注意。一种在早年发病的对称性近端肢体或肩胛带肌萎缩是众所周知的，并模拟肌营养不良症，如沃尔法特 - 库格尔贝格 - 韦兰德病（Wohlfart-Kugelberg-Welander disease）（本章后面讨论）。我们有几次观察到一种模式，影响到同侧的手臂和腿，先出现痉挛状态，然后出现一定程度的肌萎缩，这曾称为偏瘫性或米尔斯变异型（*Mills variant*）。然而，这种临床表现往往是由于脊髓从外侧受压的多发性硬化的结果，如同在神经纤维瘤所发生的。

运动神经元病的最初和主要表现可能是腿部的痉挛性无力，在这种情况下，可先是做出了原发性侧索硬化的诊断（后面讨论）；只有在一两年后，手和手臂肌肉就会变得无力、消瘦和肌束震颤，很明显，表明上和下运动神经元都是有病的。早期，痉挛性延髓麻痹伴有构音障碍、吞咽困难、下颌反射和面部反射过度活跃，但没有肌萎缩，可能是疾病的初始阶段。

随着疾病的进展，在足部可以观察到非常轻微的远端感觉丢失，但如果感觉缺失是一个明确的早期特征，就必须对诊断提出疑问。5%~20% 之间的 ALS 病例可观察到合并额颞叶痴呆，据说尽管经过仔细的测试，仍有较大比例的执行功能或其他神经精神功能障碍，但很少与帕金森综合征有联系。

运动神经元病的实验室特征　即使在典型的临床综合征中，检测也提供了有用的确诊证据。正如预期的那样，EMG 显示广泛的纤颤（主动去神经支配的证据），肌束颤动和增大的运动单位（表示神经再支配），以及运动神经传导检查显示只有轻微减慢，没有局灶性运动传导阻滞。如果萎缩性瘫痪局限于手臂或手，那么可能是颈椎病，许多广泛分离的躯体节段性失神经支配的证据有利于 ALS 的诊断。在有疑问的病例中，应坚持至少 3 个肢体被证明去神经支配后才能断定为 ALS。（目前最受欢迎的用于临床研究目的的“El-Escorial”标准要求必须有这一发现。）椎旁肌和颏舌肌或面肌的广泛失神经支配也强烈地提示该病，但这些肌肉的肌电图的检测需要相当丰富的经验，而且患者会感到不舒服。肌肉活检有时有助于确证神经源性失神经支配。感觉神经动作电位应该是正常的，但波幅可能略低；运动神经传导速度测试正常，但波幅随着疾病的进展而变得逐渐降低，在早期阶段它们也可能正常。在典型的情况下，感觉神经动作电位波幅降低，通常有潜在的嵌压性神经病、糖尿病或其他晚年的神经病。感觉诱发电位在一定比例的患者中有轻度异常，但对这一发现的解释尚不清楚。（感觉的不适和最小的感觉丧失已在上面评论过了。）

CSF 蛋白通常正常或轻微升高。血清肌酸激酶在快速进行性肌萎缩和无力的患者可见中度升高，但通常是正常的。在有明显的皮质脊髓束征的患者，从皮质激发的运动诱发电位也会延长。在这一组中，MRI 可显示运动皮质轻度萎缩，以及运动传导束的沃勒变性（图 38-10）。这些改变在诊断上可能是有用的，表现为内囊后肢、脑干和脊髓的下行运动传导束的 FLAIR 和 T2 信号强度增强，所有这些变化都是微妙的，可能会被忽略。所有这些实验室的发现，特别是脊髓外侧柱的变性和内囊的改变，也适用于原发性侧索硬化，但要明显除外肌电图中失神经支配和肌酸激酶（CK）升高。

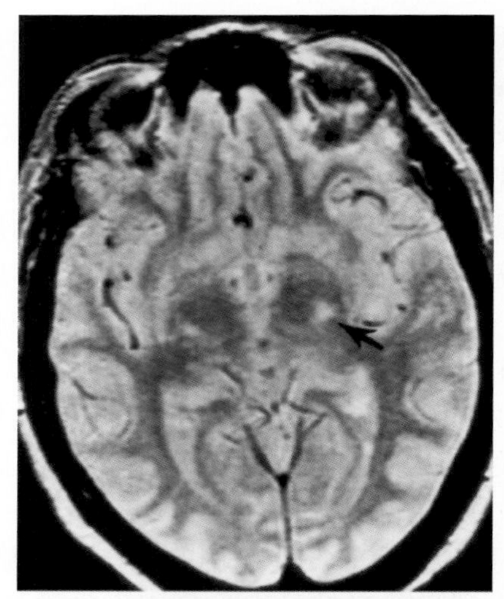

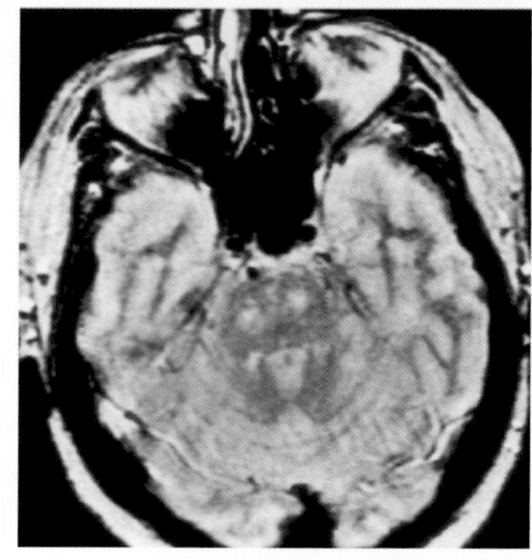

图 38-10　轴位 T2 加权 MRI 显示异常高信号，反映 ALS 患者在内囊（上图，箭头）和脑桥水平（下图）的皮质脊髓束的沃勒改变

病理 ALS 的主要发现是脊髓前角神经细胞和下部脑干运动神经核的丢失。前根较细，运动神经中有大的有髓纤维不成比例的丢失（Bradley et al）。肌肉表现出不同年龄的典型失神经萎缩。大的 α 运动神经元比小的 α 神经元更容易受到影响。除了神经元丢失外，还有轻微的胶质增生和小胶质细胞增生的证据。许多存活下来的神经细胞很小，皱缩，并充满了脂褐素。在受影响的神经元中，通过特殊染色检测到丝状、束状或密集聚集的泛素包涵体并不罕见。有时，在神经元和胶质细胞中还有另一种界限不清的胞质包涵体。大多数研究表明，这些是由 TDP-43 和泛素组成，如在"发病机制"是修改小节中所讨论的。表面上看，与反复创伤相关的病例（见上文）显示前角细胞中 tau 蛋白的聚积，类似于慢性创伤性脑病在大脑皮质的特征性表现。根据一些报告，近端轴突的肿胀是一个早期发现，可能早于细胞体本身可见的变化。在脊髓运动神经元消失的区域，毒蕈碱、胆碱能、甘氨酸能和苯二氮䓬受体的消耗是可以理解的。

皮质脊髓束变性在脊髓的下部最明显，但通过脂肪染色可被向上追溯到从脑干到内囊后肢和放射冠，显示巨噬细胞对慢性髓鞘变性反应的聚集。运动皮质有 Betz 细胞的丢失，在 MRI 上表现为轻微的额叶萎缩，但在大多数 ALS 病例中这不是一个显著的发现（Kiernan and Hudson）。前索和侧索的其他纤维耗竭，髓鞘染色呈现特有的苍白色。一些病理学家将此解释为非运动神经元受累的证据，因此反对运动系统疾病这一术语。然而，这种较弥漫性苍白的情况可能是促使固有层运动神经元侧支丢失的结果。在长期的脊髓灰质炎中观察到同样的效果。在 SOD1 基因突变导致的家族性 ALS 病例中，非运动系统似乎受到更大的影响（Cudkowicz et al）。

对 ALS 伴痴呆病例的神经病理学研究报告得越来越多，并进行了病理组织学研究。除了通常的运动神经元缺失，这些病例还表现出广泛的神经元缺失、胶质增生和空泡化，影响额叶前运动区，特别是额上回和颞叶的下外侧皮质。典型病例的神经元含有 TDP-43（泛素）。还没有见到 Alzheimer 病或 Pick 病的组织学改变，但已观察到神经原纤维变性（tau 蛋白），但与关岛型帕金森 - 痴呆 -ALS 复合征相比，这并不重要（Finlayson et al）。

进行性肌萎缩症

进行性肌萎缩（progressive muscular atrophy，PMA），这种纯下运动神经元综合征在男性中比女性更常见，据报道比例为 4∶1。它可能包含几种下运动神经元病，但其中的大多数与 ALS 有关。

这些纯下运动神经元肌萎缩往往以比通常的 ALS 病例较缓慢的速度进展，一些患者存活 15 年甚至更长时间。Chio 及其同事们（1985）在 155 例进行性肌萎缩症（PMA）患者中分析了预期寿命的影响因素，发现年轻患者有更良性的病程，50 岁以前发病的患者 5 年生存率为 72%，而 50 岁以后发病的 5 年生存率为 40%。一些最慢性的 PMA 的变异型是家族性的。据报道，William Osler 最初报告的这种疾病的家族变异型是在一个现在已知有 *SOD1* 基因突变的家族中，如前所讨论的。在大约一半的患者中，这种疾病表现为手内肌的一种对称的（有时不对称的）萎缩形式，缓慢地向手臂的更近端发展；较少的情况下，小腿和大腿是最初的萎缩性无力的部位；或者四肢的近端先于远端受到影响。肌肉抽搐和抽筋时有发生。出现不同程度的肌束颤搐和痛性痉挛。除此之外，它们与 ALS 的区别仅在于腱反射减弱或消失，而不能检出皮质脊髓束疾病的征象。然而，许多表面上的 PMA 病例在尸检时被发现有皮质脊髓束变性的指征（Ince et al）。

与进行性肌萎缩症鉴别的主要疾病是一种免疫介导的运动神经病（motor neuropathy），出现时伴或不伴有多灶性电传导性阻滞（见第 43 章），以及产生类似的无力模式的各种肌肉疾病，特别是包涵体肌病（inclusion body myopathy）和多发性肌炎（polymyositis）等。更广泛的 PMA 的鉴别诊断在后面讨论。

进行性延髓麻痹

进行性延髓麻痹（progressive bulbar palsy），这里提到的首要的和主要的症状与下部脑干的运动神经核支配的肌肉无力和松弛有关，亦即下颌、面部、舌、咽和喉的肌肉。这种肌无力导致发音的早期缺陷，在舌音（r，n，l），唇音（b，m，p，f），牙音（d，t）和腭音（k，g）的辅音发音有困难。随着病情的恶化，音节变得不清晰，而连在一起，直到最后，患者的言语变得难以理解。在其他患者中，口齿不清是由于舌、咽和喉的肌肉的痉挛状态所致，说话声音听起来好像患者正在吃太热的食物。通常这种声音是由萎缩性与痉挛性无力的结合而改变的。调节的缺陷与不同程度的刺耳声和鼻音是另一个特征。咽反射消失，而在尝试发声时，腭和声带运动不完全或完全不运动。咀嚼和吞咽变得受损，进食丸不能被控制，可能会卡在颊部和牙齿之间，而咽肌不能使它正确地进入食管。液体和小颗粒食物会进入气管或鼻子。面部肌肉,特别是下面部肌肉变得无力和下垂。肌束颤动和舌组织局部丢失通常是早期表现,最终舌头变得干瘪,瘫软于口腔底部,毫无用处。下颌也可能因肌束颤搐而颤抖,但是在没有肌无力和萎缩的情况下,不应仅根据肌束震颤而作出诊断。

当咀嚼肌明显无力时,可能存在下颌反射或亢进。事实上,下颌肌的痉挛状态可能非常明显,以至于最轻微的叩击下颏都会诱发阵挛和眨眼;罕见地,想要张开嘴时就诱发了一种"斗牛犬"(bulldog)反射(下颌不自主地突然合上)。口咽肌痉挛性无力可能是延髓麻痹的最初表现,有时可能超过了萎缩性无力的体征,假性延髓麻痹征(病理性强笑和强哭)可能达到极端的程度。这是临床上痉挛性与萎缩性延髓麻痹共存的唯一的表现。奇怪的是,眼肌总是逃避的。

与其他形式的运动系统疾病一样,延髓麻痹的病程不可避免地是进行性的。最终,无力扩散到呼吸肌,完全不能吞咽,患者通常在发病后 2~3 年内死于营养不良和吸入性肺炎。大约 25% 的运动系统疾病的病例是以延髓症状开始的,但进行性延髓麻痹作为一种独立的综合征运行它的病程是罕见的,如果有的话,也是零星的形式(成年纯遗传家族形式的进行性延髓麻痹是已知的,例如,肯尼迪病,在下面讨论)。一般来说,球部受累的时间越早,病程就越短。

原发性侧索硬化

尽管许多研究者将它归类为一种独特的变性过程,但这一疾病可被认为是运动神经元病的一种特殊形式。许多有皮质脊髓束变性征象提示存在 ALS 的患者,将会在 1 年内,通常更早出现下运动神经元疾病的指征。然而,大约 20% 的患者有一种缓慢进展的皮质脊髓束疾病,开始是一种纯痉挛性轻截瘫,后来手臂和口咽部肌肉也受累,这种疾病仍然仅局限于上运动神经元。这些病例具有独特的神经病理学特征,被称为原发性侧索硬化(*primary lateral sclerosis*,*PLS*),这一术语最初由厄尔布(Erb)在 1875 年提出。普林格尔(Pringle)及其同事们在他们的文章中对这一主题进行了历史回顾。

典型的病例是在 40~59 岁期间隐袭地出现,首先出现一条腿僵硬,后来另一条腿也受累;随着时间的推移,步态逐渐缓慢,痉挛取代无力占据了主导地位。在发病后的许多年,患者仍可借助拐杖行走,但最终会出现严重的痉挛性轻截瘫的特征。随着年龄的增长,手指运动变得缓慢,手臂变得痉挛,如果疾病持续几十年,说话就会像假性延髓麻痹的抑扬顿挫。患者没有任何感觉的症状或体征。经常会发现患者两条腿部出奇的强壮,运动困难归因于强直的痉挛状态。大约一半的患者最终会出现膀胱痉挛。Pringle 及其同事提出,这种疾病的诊断标准是在疾病进展 3 年没有出现下运动神经元功能障碍的证据。

数目有限病例的病理研究曾揭示了一种相对固定的模式,即额叶和前额叶运动皮质中的 Betz 细胞数量减少,皮质脊髓束变性,脊髓和脑干的运动神经元保留等(Beal and Richardson; Fisher; Pringle et al)。皮质脊髓束病变与典型的 ALS 病变是相同的。这些病例中是否有一些是晚发的家族性痉挛性截瘫的例子(见上文)还没有通过分子技术进行广泛探讨。

一些仅限于有双侧上运动神经元疾病征象的患者证实患有多发性硬化,由脊椎病或脑膜瘤引起的脊髓缓慢压迫,硬脊膜动静脉瘘,或者肾上腺白质营养不良的脊髓病类型等(受影响的男性或女性携带者)。在少数病例中,会发现热带痉挛性截瘫、HIV 脊髓病、铜缺乏性脊髓病或一种家族性痉挛性截瘫(下面描述)。特别的是,进行性痉挛性轻截瘫已被证实与成人起病的苯丙酮尿症或其他氨基酸病(aminoacidopathies)有关,与 B_{12} 缺乏或与脆性 X 染色体前突变综合征(fragile X premutation syndrome)有关。

肌萎缩侧索硬化的诊断

运动系统疾病的早期临床表现与中央型颈椎病或颈椎间盘破裂十分相似,但在这些情况时通常有颈和肩部疼痛、颈部活动受限和感觉改变,以及仅限于 1~2 个脊髓节段的下运动神经元改变等。EMG 对这些疾病的鉴别,即使不是决定性的,也会有帮助。由多发性硬化引起的轻偏瘫或单瘫,可能在一段时间内难以与早期 ALS 和原发性侧索硬化区分开来。进行性脊髓肌萎缩可与腓骨肌萎缩症(Charcot-Marie-Tooth 神经病)鉴别,如第 43 章所述,根据该病无家族史,完全没有感觉改变,以及不同的 EMG 模式。开始于近端肢体肌肉的运动系统疾病可能被误诊为炎症性肌病或肢带型肌营养不良。

与进行性延髓麻痹相关的主要鉴别是重症肌无力,以及不太常见的,炎症性肌病、肌营养不良,特别是下面讨论的遗传型延髓脊髓萎缩(Kennedy et al)。延髓麻痹的痉挛形式可能提示腔隙性疾病的假性延髓麻痹，并可能是本章前面描述的进行性核上性麻痹的一个重要部分。进行性肌萎缩症（PMA）的一个小腿的形式（crural form）可能会与糖尿病多发性神经根病或多发性肌炎相混淆。

一个主要的考虑是 PMA 与慢性运动性多发性神经病，特别是表现为多灶性传导阻滞的形式鉴别。广泛的神经传导检查和 EMG 检查对于区分这两个疾病是必要的，这些神经病的过程在第 43 章与周围神经病一起讨论。一种 IgM 单克隆副蛋白血症（IgM monoclonal paraproteinemia）或针对 GM1 神经节苷脂的特异性抗体的存在通常是免疫性运动神经病的指征，但在一半的病例中，这些实验室检测都是阴性的。在淋巴瘤或癌症患者中也有一种罕见的亚急性脊髓灰质炎（可能是病毒性），它会导致肌萎缩，在几个月内进展至死亡。第 30 章更详细地讨论这种运动系统疾病的副肿瘤变异型。

莱姆病感染有时被认为是在 ALS 的鉴别诊断之中，因为它可能产生运动为主的神经根病。一些门诊使用酶联免疫吸附试验（ELISA）和更敏感和特异的免疫印迹法（Western immunoblot）来筛查莱姆病抗体，但我们从未检出过这样的病例，并怀疑它们有很大的相似性。不太常见的，我们曾见过脊髓病的运动表现和运动神经根病伴维生素 B_{12} 缺乏（或铜缺乏），也有脊髓神经根病伴铅中毒的特殊报告，我们有时会对这些情况进行检测。另一种可能类似 ALS 的疾病是包涵体肌炎（inclusion body myositis，IBM），这是一种非典型肌病，开始时不对称和累及远端肌肉，血清 CPK 水平通常不太明显升高。在最近的一个 70 例 IBM 患者的系列中，13% 的患者最初被诊断为罹患 ALS（Dabby et al）。区分 IBM 病例的特征包括皮质脊髓束功能正常，在无力的肌肉中腱反射保留，以及手指屈肌无力等。从这一系列中可以得出结论，详细的、定量的 EMG 检查和可能情况下的肌肉活检是表现下运动运动神经元特征为主的病例的指征。完全发展的 ALS 很难与这些疾病相混淆。酸性麦芽糖酶缺乏症（acid maltase deficiency）[即庞贝病（Pompe disease）——译者注]也可模拟 ALS，引起疲劳和早期呼吸衰竭。

多年来，作者曾遇到过一些前臂局限性和不对称性肌萎缩的年轻男性，在 10 年或 20 年时就停止了和不再进展，即平山病（Hirayama disease）的典型症状。已有许多关于这类部分性颈髓肌萎缩的报告（Hirayama et al；Moreno Martinez et al）。在 Hirayama 及其同事们所描述的类型中，年轻男性患有前臂和手的进行性和不对称性肌萎缩，可追溯到椎管腹侧韧带肥大和紧扣作用。这导致颈髓灰质受压，可能是由于慢性缺血效应，如在第 42 章所详细讨论的。在一种纯局限性肌萎缩的家族变异型中，只有声带在成年后的一段时间内出现麻痹，直到后来手才受到影响。

一些从麻痹性脊髓灰质炎康复的患者可能在 30 或 40 年后发展为进行性肌无力，这种关联的本质尚不清楚。我们支持这样的解释，随着年龄的增长，前角细胞的萎缩显示出运动神经元细胞群严重耗竭（见下文）。即使有进展，似乎也很少。

一个有趣的观察是，在 GM_2 神经节脂肪贮积病患者中发现了一种进行性脊髓性肌萎缩症的形式，这种贮积病出现在婴儿期表现为泰 - 萨克斯病（Tay-Sachs disease）（Kolodny and Raghavan）。发病是在青春晚期和成年早期，萎缩性瘫痪进行性发展，因此这种情况常被误诊为沃尔法特 - 库格伯格 - 韦兰德病（Wohlfart-Kugelberg-Welander disease）或 ALS。通过溶酶体酶分析和目前的基因测试，在德系犹太人中发现了许多这种类型的病例。在本书的其他章节所讨论的罕见和不完全表征的葡聚糖病（polyglucosan disease）的实体，也与 ALS 类似。

纯痉挛状态的原发性侧索硬化的鉴别诊断是广泛的，并在之前已经被列出。上述所有替代诊断的频率的估计可能会从维瑟（Visser）和同事们的一项病例研究中得到鉴别，这些病例最初被认为是 PMA，但后来证明代表了另一种疾病。在 89 例患者中有 17 例被诊断为抗 GM1 运动传导阻滞、慢性炎症性脱髓鞘性多发性神经病，以及各种肌病等。尽管如此，ALS 或其他更为离散的运动系统疾病形式很少给诊断带来困难。

发病机制和遗传学

通过对大约 10% 的 ALS 家族性病例和可识别的零星突变引起的病例分析，对这种疾病的散发形式已经有了深入的了解。Brown 和 Al-Chalabi 总结了这些遗传和分子的影响。它们主要是一种常染色体显性方式遗传（表 38-6）。在已知家族史的这些形式中，大约 40% 与 *C9orf72* 基因的六核苷酸扩增有关。具有挑战性的是，5%~10% 推测的零星病例也有基因突变，然而，这些数字来自排除了家庭成员非运动表现的研究，即额颞叶痴呆；因此，由突变引起的 ALS 散发病例可能少于上面给出的 5%~10%。这种突变引起的运动神经元死亡的机制尚不清楚，但可能与 RNA 结合蛋白的不正确转运有关。

表 38-6　与肌萎缩侧索硬化相关的遗传缺陷

基因	蛋白	遗传	发病年龄	临床特征
SOD1	超氧化物歧化酶 1	AD	成年期	临床和病理上类似散发性 ALS
FUS	融合肉瘤	AD	成年期	ALS 伴额颞叶痴呆
TARDP5P		AD，AR 罕见	成年期	缓慢进展，伴延髓为主的表现
DCTN	动力蛋白激活蛋白	AD		
CytoC	细胞色素 c 氧化酶	线粒体遗传	成年期	突出的痉挛状态
ALS2	GEF/alsin	AR	青少年期	非常缓慢进展，皮质脊髓束为主
SETX	感觉神经素	AD	青少年期	非常缓慢进展
VAPB	囊泡相关膜蛋白	AD	成年期	类似于散发的 ALS

AD，常染色体显性；AR，常染色体隐性。

同样有趣的是 *TARDBP* 和 *FUS* 基因，它们分别与大约 5% 的家族性病例和 2% 的散发性病例有关联。它们可能通过改变蛋白质降解机制损伤运动神经元。*SOD1* 突变，第一个在家族性 ALS 中发现的突变，编码胞质酶 Cu-Zn 超氧化物歧化酶（*SOD1*）（Rosen et al），还与一小部分散发病例有关联。在这一组中还有其他突变与少量的散发性和遗传性病例有关联，但不一定是因果关系（表 38-7）。正如前面所述，上述三种基因都与退行性额颞叶痴呆和这一痴呆合并 ALS 有关。

表 38-7　脊髓肌萎缩症（SMA）的分类

类型	遗传	发病年龄	临床特征	预后
SMA Ⅰ（婴儿 Werdnig-Hoffmann）	常染色体隐性 2 种 SMN 2 拷贝	早期 ~6 个月	新生儿张力减低（松软婴儿），吸吮吞咽无力，可有关节挛缩，不能坐。	少数存活 1 年
SMA Ⅱ（中间型；Dubowitz 病）	常染色体隐性 至少 3 种 SMN2 拷贝	6~15 月龄	近端肢体无力，肌束颤动，手细颤，不能站立	多样性；死于呼吸合并症
SMA Ⅲ（Wohlfart Kugelberg-Welander）	常染色体隐性或显性遗传，至少 3 种 SMN2 拷贝	1 岁至青春期	运动发育延迟，腿近端无力	缓慢进展，预后多变
SMA Ⅳ	常染色体隐性 至少 4 种 SMN2 拷贝	30 岁后	近端肢体和膈肌无力	缓慢进展，最终坐轮椅，但正常预期寿命
肯尼迪综合征（延髓脊髓萎缩）	X- 连锁（AR 基因 CAG 重复扩增），常染色体显性较少	成年期早期	肩胛腓骨肌或远端肌萎缩，口咽无力，男乳女化，少精症	缓慢进展
Fazio-Londe 病	常染色体隐性，显性罕见，*SLC52A3* 基因	儿童期至青春期早期	进行性延髓麻痹和呼吸衰竭	存活数年，呼吸衰竭

一种罕见的、隐性遗传的运动神经元病的儿童期形式（影响皮质脊髓束多于脊髓运动神经元）曾被认为是由一种基因的突变，该基因编码的蛋白［阿尔辛（alsin）］是神经元细胞 - 信号通路的组成部分。然而，另一种罕见的儿童期发病的疾病形式是由 senataxin 基因突变引起的，senataxin 基因是一种 DNA 解旋酶（helicase），可能协助染色质折叠和展开。（有趣的是，同一基因的隐性遗传突变传递了一种具有动眼神经障碍的共济失调。）在几个家族中，已经检测到一种参与神经元中囊泡运输的蛋白质的突变。表 38-6 总结了一些已知的运动神经元疾病的遗传形式。

创伤，特别是一个手臂的牵拉伤，但也有反复的头部和脊柱损伤也曾偶有报告是 ALS 患者的先兆事件，但其因果关系尚未被确定。Younger 和同事们曾发现，运动系统疾病患者的低蛋白血症发生率高于机会性原因。许多免疫功能紊乱的其他例子已被描述过，但 ALS 作为一种自身免疫性疾病还没有出

随着时间的推移，无力和张力减退逐渐发展，并扩散到除了眼肌以外所有的骨骼肌。常见肋间肌麻痹伴有一定程度的胸廓塌陷。呼吸运动变得矛盾(腹部隆起伴胸部收缩)。患儿哭声变得微弱，吮吸和吞咽效率降低。如果没有支撑，这样的婴儿就无法坐起，没有支撑就不能抬起头，以及不能翻身或不能用他们的两脚支撑自身重量。他们的姿势很有特色，手臂外展在肘部屈曲，两腿以“蛙式”姿势下髋部外旋和外展，髋部和膝部屈曲。如果除去重力的影响，所有的肌肉继续收缩，也就是有局部麻痹，而不是瘫痪。直到疾病晚期，这些孩子看起来仍然眼睛明亮、警觉和反应敏捷。

与在子宫内或出生时患病的婴儿相比，在出生几个月后疾病才变得明显的婴儿，其病情衰退的速度不是太快。前者中有些婴儿能够坐和爬，甚至能在支撑下行走。如前面提到的，那些发作晚的婴儿可能存活数年，甚至可进入青春期或成年早期。

有验证价值的实验室数据很少。血清中肌酶通常正常或很少升高。如果在发育足够晚的阶段检测 EMG，显示肌纤维颤动，证明了这种力弱的失神经的基础。运动单位电位在数量上减少，而在进展缓慢的病例中，有些电位比正常电位增大(反映神经再支配的巨大或多相电位)。运动神经传导速度正常或下降至正常范围低值(婴儿的运动神经传导速度通常比成人慢)。在生命最初几个月进行的电生理检查可能会得出不明确的结果。

病理所见　1 月龄后的肌肉活检显示一种典型的肌群萎缩的表现，出生后不久，很难辨别出这种变化。除了失神经萎缩外，主要的异常是脊髓前角细胞和下部脑干运动神经核。神经细胞数量显著减少，剩余的许多神经细胞也处于不同的变性阶段，少数具有染色质溶解性并含有胞质包涵体。噬神经细胞现象并不少见。神经根和神经有替代的胶质细胞增生和继发性变性。其他神经元系统，包括皮质脊髓和皮质延髓系统，则完全不受影响。

鉴别诊断　诊断的主要问题是将韦德尼格 - 霍夫曼(Werdnig-Hoffmann)病与其他一系列引起新生儿和婴儿肌张力低下和运动发育延迟的疾病区分开来。类似脊髓肌萎缩的疾病清单构成了所谓的“松软婴儿(*floppy infant*)”鉴别诊断的很大一部分。先天性肌病(如第 45 章所描述的)、糖原代谢病(glycogenoses)、新生儿重症肌无力、普瑞德 - 威利综合征(Prader-Willi syndrome)(即隐睾 - 侏儒 - 肥胖 - 低智能综合征——译者注)，以及脂肪酸代谢紊乱经常以这种方式出现。后一种疾病腱反射保留和肌无力相对缺乏进展，可予鉴别。由于诊断的重要性，如果对脊髓性肌萎缩有任何怀疑，就应做基因检测或肌肉活检。如果检查适当，活检通常会得出正确的诊断。

在某些遗传代谢性疾病中，有时可能发现一定程度上与脊髓肌萎缩相似的临床疾病。例如，Johnson 和同事们曾描述了一例患者，他在青春期时开始经历两腿无力、抽筋和肌束震颤，最后被证明是氨基己糖苷酶 A(hexosaminidase A)(G_{M2})缺乏症的一种变异型，直肠黏膜活检显示，其神经细胞具有泰 - 萨克斯病(Tay-Sachs disease)的典型细胞质膜性小体。其他人也报告了类似的病例。在影响前角细胞的糖原储积病(glycogen storage disease)中也曾观察到进展性运动神经元或运动神经紊乱。运动神经纤维在异染性和球状体白质脑病中也会受到损伤。

某些形式的肌营养不良，特别是肌强直性营养不良，其发病率是 Werdnig-Hoffmann 病的 2 倍，可能在新生儿期表现出来，并干扰吸吮和运动发育(详见 45 章)。一般来说，这种虚弱不像 Werdnig-Hoffmann 病那样严重或弥散。其母亲，而不是患儿，可能表现出肌强直，可以是临床上可引出的，或者是更细微的，通过 EMG 记录。此外，一些多发性神经病可能引起儿童早期一种严重程度的无力。遗憾的是，对于后者，由于患者的年龄，不可能进行足够的感觉检查，但 CSF 蛋白经常升高。此外，一些多发性神经病可能在幼儿期导致严重的肌无力。不幸的是，后者由于患者的年龄问题，不可能进行充分的感觉测试，但 CSF 蛋白含量通常升高。同样，神经肌肉活检和神经传导速度的测定极大地促进了诊断。这些神经传导速度降低，但必须谨慎解释原因，因为出生后的前几个月里轴突和髓鞘发育都不完全。针极 EMG 检查显示了失神经支配的细微征象，很难与脊髓性肌萎缩的发现区分。对父母和兄弟姐妹的检查可能会发现临床上不明显的神经病。儿童期的多发性肌炎也可模拟肌营养不良和运动神经元病。最后，线状体和中央核肌病可在婴儿期和幼儿期表现得明显，导致一种松软儿童综合征(floppy child syndrome)。

发育延迟伴有一种弛缓的而不是痉挛性四肢无力，是另一类必须加以区分的主要疾病。这些疾病包括唐氏综合征(Down syndrome)、呆小病(cretinism)、普瑞德 - 威利综合征(Prader-Willi syndrome)，以及软骨发育不全(achondrodysplasia)。应该指出的是，患有乳糜泻、囊性纤维化和其他慢性疾病的重症儿童可能会出现张力减低，达到类似神经肌肉疾病的程度。通常言语不会延迟，腱反射在这些纯医学状态下得以保留，当医学问题得到纠正时，力量就会恢复。此外，某些脊髓灰质炎脑病和脑白质营养不良可能会使肌肉减弱和腱反射消失，但通常有大脑受累的证据。

在对"松软婴儿"进行深入研究之后，仍然有一组不能分类的肌张力低下和运动发育不全的病例。先天性肌张力不全(*amyotonia congenita*)(Oppenheim)这一术语曾一度用于这一整组疾病，但现在已过时就。沃尔顿(Walton)提出了"良性先天性张力减低"(*benign congenital hypotonia*)这一术语，指代那些在婴儿期表现四肢软弱无力，坐起和行走延迟，但渐进性改善的患儿，有些患儿完全好转，有些不完全。很可能在这组中有先天性肌病的例子，等待应用现代组织化学、超微结构和遗传技术来加以鉴别。

治疗　两种新的治疗方法在这个原本沉闷的领域取得了显著的进展。一种是诺西那生钠(nusinersen)注射液，是一种反义寡核苷酸，通过修改 *SMN2* 的剪接，从而增加运动神经元中 SMN 蛋白的产量，并补偿 *SMN1* 的突变(Finkel et al)。通过反复的鞘内注射来递送。如下文所述，它在晚发的 SMA(2 型和 3 型)中证明是有效的。第二种是用含有 *SMN1* 的腺相关病毒载体进行基因治疗，以单次静脉注射给药(Mendell et al)。这已诱导了 SMN 的表达。这两种方法已在少数患者身上进行过测试，在某些病例中，与历史的对照相反。

慢性儿童期和青少年近端脊髓性肌萎缩(Kugelberg-Welander 综合征和 Dubowitz 综合征)　慢性儿童期和青少年近端脊髓性肌萎缩(chronic childhood and juvenile proximal spinal muscular atrophy)，也称为库格尔贝格 - 韦兰德综合征(Kugelberg-Welander syndrome)，即 SMA3，以及杜波维茨综合征(Dubowitz syndrome)，即 SMA2。这是家族遗传性脊髓性肌萎缩的另一种不同形式，顾名思义，主要影响四肢的近端肌，只是缓慢地进展。在 20 世纪 50 年代中期，Wohlfart 等以及 Kugelberg 和 Welander 首次将它从其他形式的运动系统疾病和肌营养不良中分离出来。大约三分之一的病例在 2 岁前发病，一半的病例在 3~18 岁之间发病。男性患者居多，特别是在青少年和成人发病的患者中。通常的传递方式是常染色体隐性遗传模式，大多数病例是由 *SMN* 基因突变引起的；如前所述，*SMN2* 基因的多个拷贝部分地挽救了 *SMN1* 的丢失，导致了这种轻微的疾病形式。具有显性和性连锁遗传的家族也曾有过描述。

该病起病时很隐匿，骨盆带和腿近端肌肉无力和萎缩，随后影响到肩胛带和上臂肌肉。与脊髓性肌萎缩的散发形式不同，沃尔法特 - 库格伯格 - 韦兰德病(Wohlfart-Kugelberg-Welander disease)变异型(在其他书籍和专著中也以 Kugelberg-Welander 病列出)从一开始就是双侧对称的形式，只在一半的病例中看到了肌束震颤。最终，远端肢体肌肉受累，腱反射消失。虽然 Babinski 征和相关的眼肌麻痹(可能是神经麻痹)曾在罕见的病例中有报道，但延髓肌肉组织和皮质脊髓束未受影响。

存在肌束震颤以及 EMG 和肌肉活检的结果都显示神经萎缩的特征性异常，可与肌营养不良区分开来。尸检的病例显示前角细胞丢失和变性。

该病进展非常缓慢，一些患者活到老年而没有严重的残疾。一般来说，发病越早，预后越差；然而，即使是最严重的患者，在发病后至少 10 年仍能保持行走能力。诚然，在沃尔法特 - 库格伯格 - 韦兰德(Wohlfart-Kugelberg-Welander)病与某些病情较轻，在婴儿晚期和幼儿期发病，存活期较长的韦德尼格 - 霍夫曼(Werdnig-Hoffmann)病之间很难作出明确的区分(Byers and Banker)。

一种介于重度 Werdnig-Hoffman 型与较轻度 Wohlfart-Kugelberg-Welander 型之间的类型被称为杜波维茨(Dubowitz)综合征，即 SMA2。正是在这种疾病中，鞘内注射诺西那生钠(nusinersen)(上面提到的反义寡核苷酸)被证明是有效的(Mercuri et al)。

肯尼迪病(X 连锁延髓脊髓性肌萎缩，*AR* 突变)

肯尼迪病(Kennedy disease)，是肯尼迪及其同事们描述的一种不寻常模式的远端肌萎缩伴显著的延髓征象(*distal muscular atrophy with prominent bulbar signs*)，还有不太常见的眼肌麻痹。发病年龄从儿童期到成人各不相同，但症状通常在 20 多岁时开始。这种疾病具有 X 连锁遗传模式，女性携带者偶尔可有轻微症状。肌无力和萎缩最先影响近端肩部和髋部肌肉组织，接着约半数的患者出现构音障碍和吞咽困难。肌肉痉挛或颤搐通常要早于肌无力。面部肌束震颤和轻度无力是特征性的，可能是显著的。腱反射变得减弱和可能消失，几乎普遍存在一种轻度感觉性神经病。在 Kaeser 所描述的家族中，这是其他人所描述的疾病的代表，5 代人中有 12 名成员患病，肌无力的模式是肩 - 小腿（shoulder-shank），亦即肩胛腓骨型（scapuloperoneal），因此，它可能被误认为是肌肉肌营养不良症。三分之二的患者患有男子女性型乳房（gynecomastia），这一特征可能会首先在家人亲属中发现患病的男性；精子减少和糖尿病是另外的关联；因此，有真正的后代实际上就排除了一个男性的疾病。肌酸激酶水平升高，有时高达 10 倍，生理学检查显示失神经支配和神经再支配以及轻度感觉神经病的指征。

与亨廷顿病和某些脊髓小脑萎缩一样，其遗传缺陷是一种 CAG 扩增，在这种情况下是在编码 X 染色体短臂上雄激素受体的基因（*AR*）上（La Spada et al）（见表 38-7）。事实上，第一个报道的多聚谷氨酰胺病（polyglutamine disease）是肯尼迪综合征（Kennedy syndrome）。延长的序列与发病年龄的提前相关（如在亨廷顿病中的预期），但与疾病的严重程度无关。在脊髓运动神经元上已发现雄激素受体；对肯尼迪综合征和 ALS 易感的运动神经元亚群表达丰富的表面雄激素受体，但这一发现是否具有直接的致病意义尚不清楚。神经元包涵体已被描述过，它由与 CAG 扩增相对应的异常长的多聚谷氨酰胺蛋白序列聚集组成。通过对三核苷酸加长序列的基因检测可以确定诊断。这一方法也可对女性携带者进行产前诊断和鉴定。

儿童期进行性延髓麻痹

儿童期进行性延髓麻痹（*progressive bulbar palsy of childhood*）也称为法齐奥 - 隆德病（*Fazio-Londe disease*）。Fazio 在 1892 年，以及 Londe 在 1893 年描述的儿童、青少年和年轻成人进行性延髓麻痹的发展。患者有面、舌、咽、喉的进行性麻痹，有时有眼肌麻痹。该病通常表现为喘鸣和呼吸系统症状，随后出现面部双侧瘫、构音困难、吞咽困难和发音困难等。这些特征变得越来越明显，直到几年后死亡。少数患者皮质脊髓征出现较晚，有时出现眼肌麻痹。偶尔，出现下颌和动眼神经轻瘫，其中一例为进行性耳聋。这种疾病很罕见，到 1992 年，医学文献中只记录了几十例描述良好的实例（McShane et al）。遗传可能是常染色体显性方式，如 Fazio 的原始病例，很少有 X 连锁遗传，但更有可能是常染色体隐性遗传。病理检查已发现舌下神经核、疑核、面神经核和三叉神经运动核的运动神经元丢失。在少数病例中，眼球运动核的神经细胞也减少了。这种疾病，我们曾遇到过两次，它必须与重症肌无力、脑桥延髓胶质瘤，以及脑干多发性硬化加以鉴别。

这种疾病的原因是很有趣的，它是由一种核黄素（riboflavin）转运体 *SLC52A3* 的突变引起的，而服用核黄素（维生素 B_2）会产生一定的良好效果。这种疾病与布朗 - 维亚莱托 - 范莱尔综合征（*Brown-Vialetto-Van Laere syndrome*）是等位基因，后者的综合征是另一种运动神经元变性，症状包括耳聋。

痉挛性截瘫的遗传形式

遗传性痉挛性截瘫（Strümpell-Lorrain 病）

遗传性痉挛性截瘫（*hereditary spastic paraplegia*）也称为斯图吕贝尔 - 洛兰病（*Strümpell-Lorrain disease*），在 1874 年由西格米勒（Seeligmuller）描述，后来由德国的 Strümpell 和法国的 Lorrain 描述，现在几乎世界各地都发现了这种疾病。其遗传方式通常为常染色体显性遗传，隐性遗传较少（一个家族显示 X 连锁遗传），发病年龄可从儿童期到老年期。哈丁（Harding，1993）将这种疾病分为两组，较常见的一组在 35 岁以前发病，病程较长，另一组发病较晚（40~60 岁）。后一种类型通常表现为感觉丧失、泌尿系症状和动作性震颤等。

临床表现为逐渐发展的双腿痉挛性无力，伴有行走困难逐渐加重。腱反射过度活跃，跖反射为伸性。在本病的单纯形式中，感觉和其他神经功能完好无损。如果是在儿童期发病，会像许多病例一样，足弓变大，脚变短，小腿肌肉收紧[假性挛缩（pseudocontracture）]，迫使儿童或青少年“用脚趾走路”。这是一种常见的骨科问题，可能需要手术矫正。儿童的腿似乎发育不全，儿童和成人的腿都可能变得很瘦。有时膝部轻微弯曲，在其他时候，两腿完全伸展或过度伸展[膝反张（genu recurvatum）]并内收。无力是可变化的，很难以估计。括约肌功能通常是保留的。曾有报告脚部有轻微的感觉丧失。手臂不同程度地受到影响。在有些患者中，即使腱反射活跃，手臂似乎也未受影响。在另一些患者，双手僵硬，动作笨拙，言语轻微构音障碍。其他合并的表现，诸如眼球震颤、眼肌麻痹、视神经萎缩、色素性黄斑变性、共济失调（包括小脑性和感觉性）、感觉运动性多发性神经病、鱼鳞病（ichthyosis）、斑片状皮肤色素沉着、癫痫发作，以及痴呆等在单独的家族中都曾被描述过（见下文）。

现有少数可用的病理学研究表明，除了整个脊髓的皮质脊髓束变性外，主要是在腰骶区的 Goll 柱和脊髓小脑束也变薄，即使在生活中没有发现任何感觉异常。这是 Strümpell 在他原始的报告中(1880)描述的两兄弟痉挛性截瘫的病理发现,此外,其中一人还患有小脑综合征,但同样没有感觉异常。也曾有报告 Betz 细胞和前角细胞的数量减少。

遗传性痉挛性截瘫的遗传方面　这种疾病是由许多基因突变引起的。截至撰写本文之时,至少有 52 个遗传性痉挛性截瘫(HSP)位点,其中一些位点如表 38-8 所示。这些疾病类型在“SPG”(痉挛性截瘫)的名称下已被重新命名,并按相关基因的发现顺序编号。常见的不复杂的常染色体显性遗传疾病形式已与许多蛋白的突变联系起来,最常见的是(括号中的是蛋白)*SPAST*[痉挛蛋白(spastin)]和 *ALT1*[内质网膜融合蛋白(atlasttin)];常见的隐性变异型是 *SPG7*[截瘫蛋白(paraplegin)];以及 X 连锁的 *L1CAM* 和 *PLP1*[蛋白脂质蛋白(proteolipid protein)]。常见的痉挛蛋白(spastin)变异型,与染色体 2p 的一个突变相关,导致家族内和家族间的临床表现具有很大的变异性(见 Nielsen et al)。已经发现 *SPAST* 基因的部分缺失发生率较高。Blackstone 对这些突变导致皮质脊髓束变性的可能的亚细胞机制进行了综述。

鉴别诊断　在诊断这种疾病时,应该考虑一种无痛的脊髓或枕骨大孔肿瘤、颈椎病、脊髓型多发性硬化(这是 Strümpell 原始病例的临床诊断)、Chiari 畸形、各种颅颈交界处先天性骨畸形的脊髓受压,以及一些慢性脊髓炎,其中包括红斑狼疮、结节病、HIV 性脊髓病、肾上腺脊髓神经病、原发性侧索硬化(本章前面描述过)、低铜性脊髓病、脊髓动静脉硬脊膜瘘,以及特别是,热带痉挛性轻截瘫(HTLV-1 病毒引起,如第 32 章所讨论的)。

表 38-8　与遗传性痉挛性截瘫(HSP)相关的遗传缺陷

HSP 类型	基因(蛋白)	遗传方式	起病年龄	临床和其他特征
3A	*ATL1*(内质网膜融合蛋白)	AD	儿童期	鸟苷酸连接蛋白
4	*SPAST*	AD	20 多岁	40%~50% 的 HSP,连接微管
6	*NIPA1*	AD	青少年期	高尔基膜蛋白
10	*KIF5A*(驱动蛋白 1)	AD	儿童期	驱动蛋白重链 - 动力蛋白
13	*HSP*(热休克蛋白)	AD	成人	定位于线粒体基质
17	*BSCL2*(seipin)	AD	多变	Silver 综合征:HSP 伴手、足失用
7	*SPG7*(截瘫蛋白)	AR	成人	线粒体伴侣分子和金属蛋白酶;视神经萎缩;周围神经病、肌病
	痉挛蛋白(spastin)	AR		HSP 伴远端肢体、手、足失用
21	*SPG21*(maspardin)	AR	青少年晚期	参与蛋白转运的内吞体蛋白
1	*L1CAM*(L1 黏附分子)	XR	婴儿	发育延迟、脑积水、胼胝体发育不全、痉挛状态
2	*PLP*(含脂质蛋白)	XR	婴儿	认知损害、痉挛状态、共济失调

AD,常染色体显性;AR,常染色体隐性;XR,X 连锁隐性。

家族性痉挛性截瘫的变异型

文献中有大量关于家族性痉挛性截瘫(familial spastic paraplegia)合并其他神经异常的描述。有些综合征在生命早期就出现了,伴有中度发育延迟。在这些病例中,其余的神经表现在出生后很多年才出现,而且是渐进性的。Gout 和同事们在综述中表达了这些“遗传性截瘫叠加”综合征的数量和它们可能出现的不同组合的一些想法。同样,要以任何程度的细节描述这其中每一种症状几乎都是不可能的。下面的列出项包括了最知名的疾病,但都是罕见的。但是,如果遗传性痉挛性截瘫一词有任何神经学意义的话,它应该只适用于纯进行性综合征的形式。更常见的“非典型”或“综合征的”病例,表现为肌萎缩、小脑共济失调、震颤、肌张力障碍、手足徐动症、视神经萎缩、视网膜变性、失忆症和痴呆等应分门别类,并为疾病分类的目的保留他们的特征,直到有更多的与发病机制有关的其他生化和遗传的数据被提供出来。Fink 总结了一些变异类型中发现的基因突变,但是与所有类型的简单和复杂的遗传性痉挛性截瘫一样,神经元丢失的机制尚不清楚。要与这些病例分开的是所有的先天性非进展型痉挛性双侧瘫和手足徐动症。以下名单包括最知名的疾病:

1. 遗传性痉挛性截瘫伴共济失调（*hereditary spastic paraplegia with ataxia*），也称为弗格森 - 克里奇利综合征（*Ferguson-Critchley syndrome*），是 *SAX1* 突变。这一综合征是腿部痉挛状态和全身性共济失调综合征的一个集合，也可能以注视障碍或视神经萎缩为特征。最令人印象深刻的是在生命的第四和第五个 10 年时开始出现脊髓小脑共济失调表现，伴有两腿无力、情绪改变、病理性哭笑、构音障碍和复视、四肢感觉障碍，以及膀胱控制不良等。肌腱反射活跃，伴有双侧 Babinski 征。四肢远端感觉减退。整体情况类似多发性硬化的慢性进展型。在另一些病例中，在一个家族中经历了几代人，锥体外系特征更为显著，这些病例与下列一些综合征重叠。这种疾病的一种主要形式是 *SAX1* 突变。

2. 遗传性痉挛性截瘫伴锥体外系特征（*hereditary spastic paraplegia with extrapyramidal features*）动作性和静止性震颤，帕金森病僵直，舌肌张力障碍运动，四肢手足徐动症均与痉挛性截瘫合并。Gilman 和 Romanul 曾回顾了这一主题的文献。根据作者的经验，帕金森病伴有痉挛性无力和其他皮质脊髓束体征的表现是最常见的组合。

3. 遗传性痉挛性截瘫伴视神经萎缩（*hereditary spastic paraplegia with optic atrophy*），*OPA3* 突变，这被称为贝尔综合征（*Behr syndrome*）或视神经萎缩 - 共济失调综合征（*optic atrophy-ataxia syndrome*），因为通常合并小脑体征。有些患者还有手足徐动症。该综合征是以一种常染色体隐性遗传性状传递，在婴儿期发病并缓慢进展。这种突变是在 *OPA3*。这可能与一种视神经萎缩和白内障综合征［柯斯缇夫综合征（Costeff syndrome）］3- 甲基戊烯二酸尿症的排泄减少有关。

4. 遗传性痉挛性截瘫伴黄斑变性（*hereditary spastic paraplegia with macular degeneration*），也称为谢林综合征（Kjellin syndrome），*SPG11* 和 *SPG15* 突变。Kjelin 在 1959 年描述的该综合征是由痉挛性截瘫伴肌萎缩，智力发育不全和中央视网膜变性构成。虽然发育延迟是静止性的，但痉挛无力和视网膜改变是迟发和进展的。在 *SPG11* 和 *SPG15* 中发现基因突变。

5. 遗传性痉挛性截瘫伴发育延迟或痴呆（*hereditary spastic paraplegia with developmental delay or dementia*）许多进行性痉挛性截瘫患儿或从早年就有发育延迟，或随着其他神经症状的发展而出现智力衰退。这种综合征及其变异型的例子太多了，在这里无法讨论，但都包含在吉尔曼（Gilman）和罗曼努尔（Romanul）的综述中。舍格伦 - 拉森的常染色体隐性遗传综合征（*autosomal recessive syndrome of Sjögren-Larsson*），发病于婴儿期的两腿痉挛性无力伴发育延迟，由于伴有鱼鳞病，在这个大组中与其他疾病有所不同。后者的突变是编码脂肪醛脱氢酶的 *ALDH3A2* 基因。这与干性皮肤、瘙痒和皮肤褪色，以及以 Sjögren-Larsson 综合征为特征的髓鞘质病（myelinopathy）（意为脑白质变性——译者注）有关。

6. 遗传性痉挛性截瘫伴多发性神经病（*hereditary spastic paraplegia with polyneuropathy*）我们的同事曾经观察了几例感觉运动性多发性神经病合并明显的皮质脊髓病征象的患者。发病年龄是在儿童期或青少年期，而到成年早期残疾就发展到只能坐轮椅的程度。其中的 2 例腓肠神经活检显示典型的肥厚性多发性神经病；第 3 例仅显示大的有髓纤维耗竭。该综合征类似于肾上腺脑白质营养不良的脊髓神经病（myeloneuropathy）。

7. 痉挛性截瘫伴远端肌肉消瘦（*spastic paraparesis with distal muscle wasting*），也称为泰勒综合征（*Troyer syndrome*），是 *SPG20* 突变。这种疾病在阿米什（Amish）人群中以常染色体隐性性状传递。在儿童期发病，表现双手肌萎缩，随后出现痉挛状态和下肢挛缩。可能还有小脑体征（轻微）、手足徐动症和耳聋等。突变发生在 *SPG20*。

变性疾病的失明综合征（见第 12 章）

在儿童、青少年和成人中，有两大类进行性失明：进行性视神经病和视网膜变性［色素性视网膜炎（retinitis pigmentosa）和毯层视网膜黄斑变性（tapetoretinal macular degeneration）］。当然，有许多先天性异常和视网膜疾病在婴儿期就开始了，导致失明和小眼球。在第 12 章中，已简要地描述了与遗传性痉挛性截瘫有关的一些神经学问题。

Leber 遗传性视神经萎缩

历史　虽然家族性黑矇（familial amaurosis）在 18 世纪早期就为人所知，而在 1871 年，Leber 对这种疾病作出了明确的描述，并通过许多家系进行了追溯。Nikoskelainen 和同事们的家系研究表明，母亲携带者的所有女儿本身都成了携带者，这是一种由母亲缺陷的线粒体 DNA 遗传决定的传递类型

(Wallace et al)。所有病例的共同点是都存在致病性线粒体 DNA 异常(Riordan-Eva et al),但如第 36 章所讨论的,该缺陷可能发生在几个位点之一。因此,Leber 视神经萎缩已被添加到不断增长的线粒体疾病的清单中。大约有 20 个基因的变异已经被检测到,总共占了大约一半的病例。

莱伯遗传性视神经萎缩(*Leber hereditary optic atrophy*),这种线粒体疾病不应被误认为莱伯先天性黑矇(*Leber's congenital amaurosis*),这是一种 *RPE65* 基因突变的视网膜变性,影响光感受器和导致婴儿失明。后一种疾病之所以重要,部分原因是它已经有了一种已经确立的、有一定疗效的基因疗法。

临床特征　在大多数患者中,视力丧失开始于 18~25 岁之间,但发病年龄的范围要更广。通常视力丧失有相当快的起病和亚急性演变,提示为球后视神经炎,此外,在这些情况下,眼睛或眼眉部疼痛可能伴随视力丧失,就像它在脱髓鞘中的变化。有些人报告了主观的视觉现象。通常双眼同时受累,但在许多情况下,先有一只眼受累,隔几周或几个月再有另一只眼受累。几乎在所有的病例,第二只眼睛会在第一只眼睛受累的一年内受到影响。在未受损的眼中,视觉诱发电位的异常可能早于视力的受损(Carroll and Mastaglia)。

一旦开始,视力丧失在几周到几个月的时间里进展。特征性的是,中央视觉在周围视觉之前丧失,有一个阶段容易出现双侧中央暗点。在早期,对蓝黄色的感知是有缺陷的,而对红色和绿色的感知则相对保留。然而,到更晚阶段,患者就完全是色盲了。后来可能又有视野收缩。起初,可能有视盘的肿胀和充血,但很快就变得萎缩。乳头周围血管病(peripapillary vasculopathy),包括弯曲和动静脉分流是主要的结构改变,这也会出现在女性携带者的无症状的后代。

随着视觉症状的发展,荧光素血管造影显示异常的血管床分流,伴有乳头黄斑束(papillomacular bundle)的毛细血管充盈减少。虽然患者留下了致密的中央暗点,但重要的是,视力损害很少是完全的。在一些患者中,视觉功能相对稳定。在少数患者中,可能会有令人吃惊的改善。

视神经病变的检查显示,视神经的中央部分从视盘到外侧膝状体变性,亦即,乳头黄斑束特别受到影响。推测轴索和髓鞘一起发生变性,正如视网膜表层神经细胞丢失所预料的。星形胶质细胞和神经内膜成纤维细胞的结缔组织增多。对引起这种疾病的三种主要线粒体突变进行检测是可行的。

先天性视神经萎缩(已知有隐性和显性形式)、球后视神经炎,以及营养性视神经病是鉴别诊断的主要考虑因素。

色素性视网膜炎(另见第 12 章)

在 1851 年赫姆霍兹(Helmholtz)发明了检眼镜后不久,他就发现了这种值得注意的视网膜营养性衰竭,通常开始于儿童和青少年期。与只影响视觉神经元链第三个神经元的 Leber 视神经萎缩不同,色素性视网膜炎(retinitis pigmentosa)影响所有的视网膜层,包括神经上皮和色素上皮(见图 12-2)。这种疾病在男性中的发病率是女性的 2~3 倍。遗传更常见常染色体隐性而不是显性,在前者中,血缘关系起着重要作用,使疾病的可能性增加了约 20 倍。与性别相关的类型也是已知的。据估计,有 10 万美国人患有这种疾病。大约有 60 个基因突变与这种疾病有关联,但在常染色体显性遗传病例中最常见的突变是 *RHO*。在隐性病例中,是 *USH2A*,而在 X 连锁病例中,是 *RPGR* 和 *RP2*。

第一个症状通常是微光视力受损,即夜盲症(nyctalopia)。在昏暗光线下,视野趋于缩小;但慢慢地,随着病情的发展,在不同程度的照度下都有永久性视力损害。黄斑周围区往往是第一个和最严重的受累区,产生部分或完全的环状暗点。后来出现外周视野受损。通常两眼同时受到影响,但有记录的病例中,一只眼睛最先受到影响,而且更严重。检眼镜检查显示特征性色素沉积三联征(triad of pigmentary deposits),呈现骨小体(*bone corpuscles*)、血管变细和视盘苍白的形态。这种色素是由上皮细胞聚集引起的,当视杆细胞变性时,上皮细胞从色素层迁移到视网膜的浅层。这种色素的改变只保留了中央凹,因此患者最终感知的这个世界就像通过狭窄的管子看一样。

许多和不同的综合征可能与色素性视网膜炎有关,包括智力发育不全、肥胖、并指畸形和性腺功能减退[巴德 - 毕德综合征(Bardet-Biedl syndrome)],生殖腺发育不全(hypogenitalism)、肥胖和智力缺陷[劳伦斯 - 穆恩综合征(Laurence-Moon syndrome)],Friedreich 和其他类型的脊髓小脑和小脑性共济失调,痉挛性截瘫和四肢瘫伴 Laurence-Moon 综合征,神经源性肌萎缩、近视和色盲,多发性神经病和耳聋[雷夫叙姆病(Refsum disease)],聋哑症,科凯恩综合征（Cockayne syndrome）和巴森 - 科恩茨韦格病（Bassen-Kornzweig disease），以及一些线粒体疾病，特别是进行性眼外肌麻痹和卡恩斯 - 塞尔综合征（Kearns-Sayre syndrome）。

斯塔格特病

斯塔格特病（*Stargardt disease*）是一种双侧对称的、缓慢进展的黄斑变性。在 1909 年，由斯塔格特（Stargardt）从色素性视网膜炎中区分出来。在本质上，它是一种遗传性（通常是常染色体隐性）毯层视网膜变性或营养不良（Waardenburg 更喜欢后一个术语），发病年龄在 6~20 岁之间，很少再晚，并导致中心视力丧失。黄斑区变为灰色或黄褐色，伴色素斑，而视野呈现中央暗点。后来，视网膜的外周可能变得营养不良。通过荧光素血管造影可以很好地显示病变，它发现一种几乎能确定诊断的“暗脉络膜”（dark choroid）模式。视网膜电图中活动减弱或消失。无论是隐性遗传的 Stargardt 病，还是密切相关的锥 - 杆细胞营养不良，都与为光感受器的一种转运蛋白（称为 ABCR）前编码的 *ABCA4* 或 *ELOVL4* 基因突变有关。

这种疾病因其选择性丧失视锥细胞功能，某种意义上与色素性视网膜炎相反。Cohan 和同事们认为，它可能与癫痫发作、雷夫叙姆综合征（Refsum syndrome）、Kearns-Sayre 综合征、Bassen Kornzweig 综合征或 Sjögren-Larsson 综合征，或与脊髓小脑性和其他形式的小脑变性和家族性截瘫有关。

先天性或进行性耳聋综合征（见第 14 章）

有一组令人印象深刻的遗传性、进行性耳蜗前庭萎缩（cochleovestibular atrophies），与神经系统变性有关。这些都是科尼格斯马克（Konigsmark）的权威综述的主题，并总结如下。它的临床分类由于遗传学的发现已黯然失色，但仍然是一个有用的指南。这类的神经耳科综合征（neurotologic syndromes）必须与 5 种只专门影响听神经和前庭神经的疾病并列：显性进行性神经性耳聋，显性低频听力丧失，显性中频听力丧失、性连锁早发性神经性耳聋，以及遗传性发作性眩晕和听力丧失等。神经科医生对最后一个特别感兴趣，因为平衡和听力都受到了影响。

应该指出的是，在 70% 的遗传性耳聋病例中，没有其他的躯体症状或神经异常。迄今为止，至少有 3 个单独的常染色体突变已被确认伴发纯“非综合征”型遗传性耳聋，其中最常见的是连接蛋白（connexin）基因，如第 14 章所述。许多线粒体疾病都单独伴有耳聋，以及伴有一些特征明确的线粒体综合征（见第 34 章）。纯听力丧失形式的发病年龄是不同的，一直延续到成年。

遗传性听力丧失伴视网膜疾病

遗传性听力丧失伴视网膜疾病（hereditary hearing loss with retinal diseases），科尼格斯马克（Konigsmark）将这类疾病分为三个亚组：典型的色素性视网膜炎患者、Leber 视神经萎缩患者，以及其他视网膜病变患者。关于色素性视网膜炎（retinitis pigmentosa），有四种综合征被认定合并出现色素性视网膜炎，伴先天性聋，称为乌谢尔综合征（Usher syndrome）；伴多发性神经病，称为雷夫叙姆综合征（Refsum syndrome）；伴性腺功能减退和肥胖，称为奥斯龙综合征（Alstrom syndrome），以及伴有侏儒症（dwarfism）、智力迟钝、早衰和光敏性皮炎，称为科凯恩综合征（Cockayne syndrome）。

遗传性听力丧失与视神经萎缩形成 4 种特殊综合征的核心：显性视神经萎缩、共济失调、肌肉萎缩和进行性听力丧失，称为西尔威斯特病（Sylvester disease）；隐性视神经萎缩、多发性神经病和神经性听力丧失，称为罗森伯格 - 乔多里安综合征（Rosenberg-Chutorian syndrome）；视神经萎缩、听力丧失和青少年糖尿病，称为滕布里奇 - 佩利综合征（Tunbridge-Paley syndrome）；以及视神经耳蜗齿状核变性（opticocochleodentate degeneration）伴视神经萎缩、听力丧失、四肢轻瘫和发育延迟等，称为尼森 - 范博盖尔特综合征（Nyssen van Bogaert syndrome）。

听力丧失也曾在其他的视网膜改变中被观察到，其中的两种是诺里病（Norrie disease），表现为视网膜畸形、听力丧失和智力低下，称为眼耳大脑变性（oculoacousticocerebral degeneration）；以及斯莫尔病（Small disease），出现隐性遗传的听力丧失、智力低下、视网膜血管狭窄和肌萎缩等。在前者，婴儿出生时就失明，在透明的晶状体后面有白色带血管蒂的视网膜团块；后来晶状体和角膜变得不透明。眼睛很小，虹膜萎缩。在后者，眼底亢进血管扭曲、毛细血管扩张和视网膜脱离。进行性全身肌无力的性质尚未确定。

在这组疾病的广泛鉴别诊断中应该考虑苏萨克综合征（Susac syndrome）。这是一种微血管病，引起大脑半球白质特征性改变、视网膜血管病和进行性耳聋，如在第 34 章中所讨论的。在这一综合征和其他几种综合征中，耳聋的发病较晚和病情的进行性与下面讨论的一组典型的先天性耳聋形式不同。

遗传性听力丧失伴神经系统疾病（见表 14-1）

先天性耳聋伴随周围或中枢神经系统疾病的情况很多，大多数是在儿童期，包括发育异常。那些与线粒体脑病相关的疾病已经被提及。其他常染色体遗传包括以下的主要类型：

1. 遗传性听力丧失伴癫痫发作（*hereditary hearing loss with epilepsy*）：发作障碍主要是一种肌阵挛。在一种显性遗传形式中，光敏肌阵挛（photomyoclonus）伴有智力衰退、听力丧失和肾病，称为赫尔曼病（Hermann disease）。在梅 - 怀特病（May-White disease）中，肌阵挛和共济失调伴有听力丧失，也是以常染色体显性性状遗传的。还观察到隐性遗传性先天性聋和轻度慢性癫痫，即莱瑟姆 - 门罗病（Latham-Monro disease）。

2. 遗传性听力丧失和共济失调（*hereditary hearing loss and ataxia*）这里科尼格斯马克（Konigsmark）能够描述五种综合征，其中前两种表现为显性遗传模式，后三种表现为隐性遗传模式。包括斑状白化病（piebaldism）、共济失调和神经性听力丧失，称为特尔弗 - 休格 - 耶格综合征（Telfer-Sugar-Jaeger syndrome）；听力丧失、高尿酸血症和共济失调，称为罗森伯格 - 伯格斯托姆综合征（Rosenberg-Bergstrom syndrome）；共济失调和进行性听力丧失，称为利希滕斯坦 - 克诺尔综合征（Lichtenstein-Knorr 综合征）；共济失调、性腺功能减退、智力缺陷和听力丧失，称为理查兹 - 伦德勒综合征（Richards-Rundle syndrome）；共济失调、智能迟钝、听力丧失和皮肤色素变化等，称为热纳 - 托马西综合征（Jeune-Tommasi syndrome）。

3. 遗传性听力丧失和其他神经综合征（*hereditary hearing loss and other neurologic syndromes*）这些包括显性遗传的感觉神经根神经病（Denny-Brown）；进行性多发性神经病、脊柱后侧凸、皮肤萎缩、眼缺陷（近视、白内障、非典型性色素性视网膜炎）、骨囊肿和骨质疏松症，称为弗林 - 艾尔德综合征（Flynn-Aird syndrome）；慢性多发性神经病和肾炎，称为勒米厄 - 尼梅综合征（Lemieux-Neemeh syndrome）；先天性疼痛说示不能（congenital pain asymbolia）和听觉丧失，称为奥森托昆综合征（Osuntokun syndrome）；以及延髓脑桥麻痹（面部无力、构音障碍、吞咽困难和舌肌萎缩伴肌束震颤）伴有进行性神经性听力丧失。最后一个综合征的发病年龄是在 10~35 岁，遗传方式为常染色体隐性遗传。病情发展到死亡。除了进行性耳聋和前庭反应丧失外，它类似于 Fazio-Londe 进行性遗传性延髓麻痹。遗憾的是，在这些综合征中，大多数都没有关于迷路功能的资料。

当然，在这些疾病的遗传基础还未被发现之前的时代，科尼格斯马克（Konigsmark）的综述就包含了这许多综合征的细节。表 14-1 列出了主要的综合征，并对其做了如上的总结，以提高对大量遗传 - 变性神经疾病的认识，通过检测受损的听力和迷路功能可为这些疾病提供线索。

（潘晓东　陈晓春　译　王维治　校）

参考文献

Abele M, Bûrk K, Schöls L, et al: The aetiology of sporadic adult-onset ataxia. *Brain* 125:961, 2002.

AD 2000 Collaborative Group: Long-term donepezil treatment in 565 patients with Alzheimer's disease (AD2000): Randomised double-blind trial. *Lancet* 363:2105, 2004.

Adams RD, van Bogaert L, van der Eecken H: Striato-nigral degeneration. *J Neuropathol Exp Neurol* 23:584, 1964.

Adler CH, Beach TG, Hentz JG, et al: Low clinical diagnostic accuracy of early vs advanced Parkinson disease. *Neurology* 83:406, 2014.

Albert MS, Butters N, Brandt J: Patterns of remote memory in amnesic and demented patients. *Arch Neurol* 38:495, 1981.

Allen N, Knopp W: Hereditary parkinsonism-dystonia with sustained control by L-dopa and anticholinergic medication. In: Eldridge R, Fahn S (eds): *Advances in Neurology*. Vol 14: Dystonia. New York, Raven Press, 1976, pp 201–215.

Alzheimer A: Uber eine eigenartige Erkrankung der Hirnrinde. *Allg Z Psychiatr* 64:146, 1907.

Alzheimer A: Uber eigenartige Krankheitsfalle des spateren Alters. *Z Gesamte Neurol Psychiatr* 4:356, 1911.

Anderson JM, Hubbard BM: Definition of Alzheimer disease. *Lancet* 1:408, 1985.

Andrew J, Fowler CJ, Harrison MJ: Stereotaxic thalamotomy in 55 cases of dystonia. *Brain* 106:981, 1983.

Arriagada PV, Growdon JH, Hedley-Whyte ET, Hyman BT: Neurofibrillary tangles but not senile plaques parallel duration and severity of Alzheimer's disease. *Neurology* 42:631, 1992.

Bannister R, Oppenheimer DR: Degenerative diseases of the nervous system associated with autonomic failure. *Brain* 95:457,

1972.

Barbeau A: L-Dopa therapy in Parkinson's disease. *Canad Med Assoc J* 101:59, 1969.

Bateman RJ, Xiong C, Benzinger TLS, et al: Clinical and biomarker changes in dominantly inherited Alzheimer disease. *N Engl J Med* 367:367, 2012.

Bates G: Huntingtin aggregation and toxicity in Huntington's disease. *Lancet* 361:1642, 2003.

Beal MF, Richardson EP Jr: Primary lateral sclerosis: A case report. *Arch Neurol* 38:630, 1981.

Behr C: Die komplizierte, hereditar-familiare Optikusatrophie des Kindesalters: Ein bisher nicht beschriebener Symptomkomplex. *Klin Monatsbl Augenheilkd* 47(Pt 2):138, 1909.

Bejjani B, Damier P, Arnulf I, et al: Transient acute depression induced by high-frequency deep-brain stimulation. *N Engl J Med* 340:1476, 1999.

Bensimon G, Lacomblez L, Meininger V: A controlled trial of riluzole in amyotrophic lateral sclerosis: ALS/Riluzole Study Group. *N Engl J Med* 330:585, 1994.

Berg D, Postuma RB, Bloem B, et al: Time to redefine PD? Introductory statement of the MDS Task Force on the definition of Parkinson's disease. *Mov Disord* 29:454, 2014.

Bharucha NE, Bharucha EP, Bhabha SR: Machado-Joseph-Azorean disease in India. *Arch Neurol* 43:142, 1986.

Blackstone C: Cellular pathways of hereditary spastic paraplegia. *Ann Rev Neurosci* 35:25, 2012.

Bonduelle M: Amyotrophic lateral sclerosis. In: Vinken RT, Bruyn GW (eds): *Handbook of Clinical Neurology*. Vol 29. Amsterdam, North Holland, 1975, pp 281–338.

Braak H, Del Tredici K: Nervous system pathology in sporadic Parkinson disease. *Neurology* 70:1916, 2008.

Bradley WG, Good P, Rasool CG, et al: Morphometric and biochemical studies of peripheral nerves in amyotrophic lateral sclerosis. *Ann Neurol* 14:267, 1983.

Brandt S: *Werdnig-Hoffmann's Infantile Progressive Muscular Atrophy*. Thesis: Vol 22. Copenhagen, Munksgaard, 1950.

Breedveld GJ, Percy AK, MacDonald ME, et al: Clinical and genetic heterogeneity in benign hereditary chorea. *Neurology* 59:579, 2002.

Brice A: Genetics of Parkinson's disease: LRRK2 on the rise. *Brain* 128:2760, 2005.

Britton JW, Uitti RJ, Ahlskog JE, et al: Hereditary late-onset chorea without significant dementia. *Neurology* 45:443, 1995.

Brown R, Al-Chalabi A: Amyotrophic lateral sclerosis. *N Engl J Med* 377, 162, 2017.

Brown J, Lantos P, Stratton M, et al: Familial progressive supranuclear palsy. *J Neurol Neurosurg Psychiatry* 56:473, 1993.

Brun A, Passant U: Frontal lobe degeneration of non-Alzheimer type: Structural characteristics, diagnostic criteria, and relation to frontotemporal dementia. *Acta Neurol Scand* 168:28, 1996.

Brzustowicz LM, Lehner T, Castilla LH, et al: Genetic mapping of chronic childhood-onset spinal muscular atrophy to chromosome 5q11.2-13.3. *Nature* 344:540, 1990.

Burke RE, Dauer WT, Vonsattel JP. A critical evaluation of the Braak staging scheme for Parkinson's disease. *Ann Neurol* 64:485, 2008.

Burke RE, Fahn S, Marsden CD: Torsion dystonia: A double-blind, prospective trial of high-dosage trihexyphenidyl. *Neurology* 36:160, 1986.

Burkhardt CR, Filley CM, Kleinschmidt-Demasters BK, et al: Diffuse Lewy body disease and progressive dementia. *Neurology* 38:1520, 1988.

Burns JM, Galvin JE, Roed CM, et al: The pathology of the substantia nigra in Alzheimer disease with extrapyramidal signs. *Neurology* 64:1397, 2005.

Byers RK, Banker BQ: Infantile muscular atrophy. *Arch Neurol* 5:140, 1961.

Byers RK, Gilles FH, Fung C: Huntington's disease in children: Neuropathologic study of four cases. *Neurology* 23:561, 1973.

Byrne EJ, Lennox G, Lowe J, Godwin-Austen RB: Diffuse Lewy body disease: Clinical features in 15 cases. *J Neurol Neurosurg Psychiatry* 52:709, 1989.

Caekebeke JFV, Jennekens-Schinkel A, van der Linden ME, et al: The interpretation of dysprosody in patients with Parkinson's disease. *J Neurol Neurosurg Psychiatry* 54:145, 1991.

Cancel G, Abbas N, Stevanin G, et al: Marked phenotypic heterogeneity associated with expansion of a CAG repeat sequence at the spinocerebellar ataxia/3 Machado-Joseph disease locus. *Am J Hum Genet* 57:809, 1995.

Carlson JD, Neumiller JJ, Swain LD, et al: Postoperative delirium in Parkinson's disease patients following deep brain stimulation surgery. *J Clin Neurosci* 21: 1192, 2014.

Carroll WM, Mastaglia FL: Leber's optic neuropathy. *Brain* 102:559, 1979.

Cedarbaum JM, Gandy SE, McDowell FH: "Early" initiation of levodopa treatment does not promote the development of motor response fluctuations, dyskinesias, or dementia in Parkinson's disease. *Neurology* 41:622, 1991.

Chin SS-M, Goldman JE: Glial inclusions in CNS degenerative diseases. *J Neuropathol Exp Neurol* 55:499, 1996.

Chio A, Benzi G, Dossena M, et al: Severely increased risk of amyotrophic lateral sclerosis among Italian professional football players. *Brain* 128:472, 2005.

Chio A, Brignolio F, Leone M, et al: A survival analysis of 155 cases of progressive muscular atrophy. *Acta Neurol Scand* 72:407, 1985.

Clarke CE, Guttman M: Dopamine agonist monotherapy in Parkinson's disease. *Lancet* 360:1767, 2002.

Cobb JL, Wolf PA, Au R, et al: The effect of education on the incidence of dementia and Alzheimer's disease in the Framingham study. *Neurology* 45:1707, 1995.

Cohan SL, Kattah JC, Limaye SR: Familial tapetoretinal degeneration and epilepsy. *Arch Neurol* 36:544, 1979.

Colosimo C, Albanese A, Hughes AJ, et al: Some specific clinical features differentiate multiple system atrophy (striatonigral variety) from Parkinson's disease. *Arch Neurol* 52:294, 1995.

Cooper IS: 20-year follow-up study of the neurosurgical treatment of dystonia musculorum deformans. In: Eldridge R, Fahn S (eds): *Advances in Neurology*. Vol 14: Dystonia. New York, Raven Press, 1976, pp 423–453.

Crane PK, Walker R, Hubbard RA, et al: Glucose levels and risk of dementia. *N Engl J Med* 369:540, 2013.

Creutzfeldt HG: Uber eine eigenartige herdformige Erkrankung des Zentralnervensystems. *Z Gesamte Neurol Psychiatr* 57:1, 1920.

Cross HE, McKusick VA: The mast syndrome. *Arch Neurol* 16:1, 1967.

Cudkowicz ME, McKenna-Yasek D, Chen C, et al: Limited corticospinal tract involvement in amyotrophic lateral sclerosis subjects with the A4V mutation in the copper/zinc superoxide dismutase gene. *Ann Neurol* 43:703, 1998.

Cummings J, Isaacson S, Mills R , et al.: Pimavanserin for patients with Parkinson's disease psychosis: a randomised, placebo-controlled phase 3 trial. *Lancet* 383:533, 2014.

Curtis AR, Fey C, Morris CM, et al: Mutation in the gene encoding ferritin light polypeptide causes dominant adult-onset basal ganglia disease. *Nat Genet* 28:350, 2001.

Cury R, Galhardoni R, Fontoff ET, et al: Effects of deep brain stimulation on pain and other nonmotor symptoms of Parkinson disease. *Neurology* 83:1403, 2014.

Dabby R, Lange DJ, Trojaborg W, et al: Inclusion body myositis mimicking motor neuron disease. *Arch Neurol* 58:1253, 2001.

Daniele A, Moro E, Bentivoglio AR: Zolpidem in progressive supra-nuclear palsy. *N Engl J Med* 341:543, 1999.

Davenport CB: Huntington's chorea in relation to heredity and eugenics. *Proc Natl Acad Sci U S A* 1:283, 1915.

de Bie RAM, de Haan RJ, Nijssen PCG, et al: Unilateral pallidotomy in Parkinson's disease: A randomized, single-blind multicentre trial. *Lancet* 354:1665, 1999.

de Yébenes JG, Sarasa JL, Daniel SE, Lees AJ: Familial progressive supranuclear palsy. *Brain* 118:1095, 1995.

Deep-Brain Stimulation for Parkinson's Disease Group: Deep-brain stimulation of the subthalamic nucleus or the pars interna of the globus pallidus in Parkinson's disease. *N Engl J Med* 345:956, 2001.

DeJong RN: The history of Huntington's chorea in the United States of America. In: Barbeau A, Klawans HL, Paulson GW, et al (eds): *Advances in Neurology*. Vol 1: Huntington's Chorea, 1872–1972. New York, Raven Press, 1973, pp 19–27.

DeKosky ST, Scheff SW: Synapse loss in frontal cortex biopsies in Alzheimer's disease: Correlation with cognitive severity. *Ann Neurol* 27:457, 1990.

Deonna T: DOPA-sensitive progressive dystonia of childhood with fluctuations of symptoms—Segawa's syndrome and possible variants. *Neuropediatrics* 17:81, 1986.

Deuschl G, Schade-Brittinger C, Krack P, et al: A randomized trial of deep-brain stimulation for Parkinson disease. *N Engl J Med* 355:896, 2006.

Diamond SG, Markham CH, Hoehn MM, et al: Multi-center study of Parkinson mortality with early versus late dopa treatment. *Ann Neurol* 22:8, 1987.

Doody RS, Raman R, Farlow M, et al: A phase 3 trial of semagacestat for treatment of Alzheimer's disease. *N Engl J Med* 369:341, 2013.

Doody RS, Thomas RG, Farlow M, et al: Phase 3 trials of solanezumab for treatment of mild to moderate Alzheimer's disease. *N Engl J Med* 370:311, 2014.

Donadio V, Incensi A, Rizzo G, et al: A new potential biomarker for dementia with Lewy bodies. *Neurology* 89:318, 2017.

Dubois B, Slachevsky A, Pillon B, et al: "Applause sign" helps to discriminate PSP from FTD and PD. *Neurology* 64:2132, 2005.

Dunlap CB: Pathologic changes in Huntington's chorea, with special reference to corpus striatum. *Arch Neurol Psychiatry* 18:867, 1927.

Egan MF, Kost H, Tariot PN, et al: Randomized trial of Verubecestat for mild-to-moderate Alzheimer's disease. *N Engl J Med* 378:1691, 2018.

Elias WJ, Huss D, Tiffini Voss NCS, et al: A pilot trial of focused ultrasound for essential tremor. *N Engl J Med* 369:640, 2013.

Farmer TW, Wingfield MS, Lynch SA, et al: Ataxia, chorea, seizures, and dementia. *Arch Neurol* 46:774, 1989.

Farrer LA, Conneally M: Predictability of phenotype in Huntington's disease. *Arch Neurol* 44:109, 1987.

Feany MD, Dickson DW: Widespread cytoskeletal pathology characterizes corticobasal degeneration. *Am J Pathol* 146:1388, 1995.

Fearnley JM, Revesz T, Brooks DJ, et al: Diffuse Lewy body disease presenting with a supranuclear gaze palsy. *J Neurol Neurosurg Psychiatry* 54:159, 1991.

Ferrer I, Santpere G, van Leeuwen FW: Argyrophilic grain disease. *Brain* 131, 1416, 2008.

Filla A, Moss AJ: Idebenone for treatment of Friedreich's ataxia. *Neurology* 60:1569, 2003.

Fink JK: Hereditary spastic paraplegia: Clinico-pathologic features and emerging molecular mechanisms. *Acta Neuropathol* 126:307, 2013.

Finkel RS, Mercuri E, Darras BT, et al: Nusinersen versus sham control in infantile-onset spinal muscular atrophy. *N Engl J Med* 377:1723, 2017.

Finlayson MH, Guberman A, Martin JB: Cerebral lesions in familial amyotrophic lateral sclerosis and dementia. *Acta Neuropathol* 26:237, 1973.

Fisher CM: Pure spastic paralysis of corticospinal origin. *Can J Neurol Sci* 4:251, 1977.

Flatau E, Sterling W: Progressiver Torsionsspasmus bei Kindern. *Z Gesamte Neurol Psychiatr* 7:586, 1911.

Follett KA, Weaver FM, Stern M, et al: Pallidal versus subthalamic deep-brain stimulation for Parkinson's disease. *N Engl J Med* 362:2077, 2010.

Fowler HL: Machado-Joseph-Azorean disease: A ten-year study. *Arch Neurol* 41:921, 1984.

Freed CR, Greene PE, Breeze RE, et al: Transplantation of embryonic dopamine neurons for severe Parkinson's disease. *N Engl J Med* 344:710, 2001.

Gearing M, Olson DA, Wattis RL, Mirra S: Progressive supranuclear palsy: Neuropathologic and clinical heterogeneity. *Neurology* 44:1015, 1994.

Gilbert JJ, Kish SJ, Chang LJ, et al: Dementia, parkinsonism, and motor neuron disease: Neurochemical and neuropathological correlates. *Ann Neurol* 24:688, 1988.

Gilliam TC, Brzustowicz LM, Castilla LH, et al: Genetic homogeneity between acute and chronic forms of spinal muscular atrophy. *Nature* 345:823, 1990.

Gilman S, Romanul FCA: Hereditary dystonic paraplegia with amyotrophy and mental deficiency: Clinical and neuropathological characteristics. In: Vinken PJ, Bruyn GW (eds): *Handbook of Clinical Neurology*. Vol 22. Amsterdam, North-Holland, 1975, pp 445–465.

Goudsmit J, White BJ, Weitkamp LR, et al: Familial Alzheimer's disease in two kindreds of the same geographic and ethnic origin. *J Neurol Sci* 49:79, 1981.

Gout O, Fontaine B, Lyon-Caen O: Paraparesis spastique de l'adulte orientation diagnostiques. *Rev Neurol* 150:809, 1994.

Graham JG, Oppenheimer DR: Orthostatic hypotension and nicotine sensitivity in a case of multiple system atrophy. *J Neurol Neurosurg Psychiatry* 32:28, 1969.

Greco CM, Berman RF, Martin RM, et al: Neuropathology of fragile-X tremor/ataxia syndrome (FXTAS). *Brain* 129:243, 2006.

Greenamyre JT: Huntington's disease-making connections. *N Engl J Med* 356:518, 2007.

Greenfield JG: *The Spino-Cerebellar Degenerations*. Springfield, IL, Charles C Thomas, 1954.

Griggs RC, Moxley RT, LaFrance RA, et al: Hereditary paroxysmal ataxia: Response to acetazolamide. *Neurology* 28:1259, 1978.

Grimes DA, Lang AE, Bergeron CB: Dementia as the most common presentation of cortical-basal ganglionic degeneration. *Neurology* 53:1969, 1999.

Guerreiro R, Wojtas A, Bras J, et al: *TREM2* variants in Alzheimer's disease. *N Engl J Med* 368:117, 2013.

Gusella JF, Wexler NS, Conneally PM, et al: A polymorphic DNA marker, genetically linked to Huntington's disease. *Nature* 306:234, 1983.

Hadzi TC, Hendricks AE, Latourelle JC, et al: Assessment of cortical and striatal involvement in 523 Huntington brains. *Neurology* 79:1708, 2012.

Hakim AM, Mathieson G: Basis of dementia in Parkinson's disease. *Lancet* 2:729, 1978.

Hallett M, Khoshbin S: A physiological mechanism of bradykinesia. *Brain* 103:301, 1980.

Hardie RJ, Pullon HW, Harding AE, et al: Neuroacanthocytosis: A clinical, haematological, and pathological study of 19 cases. *Brain* 114(Pt 1A):13, 1991.

Harding AE: Clinical features and classification of inherited ataxias. In: Harding AE, Deufel T (eds): *Inherited Ataxias*. New York, Raven Press, 1993, pp 1–14.

Harding AE: Early onset cerebellar ataxia with retained tendon reflexes: A clinical and genetic study of a disorder distinct from Friedreich's ataxia. *J Neurol Neurosurg Psychiatry* 44:503, 1981.

Hardy J: Alzheimer disease: Genetic evidence points to a single pathogenesis. *Ann Neurol* 54:143, 2003.

Hardy J, Revesz T: The spread of neurodegenerative disease. *N Engl J Med* 366:2126, 2012.

Hardy J, Selkoe DJ: The amyloid hypothesis of Alzheimer disease: Progress and problems on the road to therapeutics. *Science* 297:353, 2001.

Hayden MR, Martin WRW, Stoessi AJ, et al: Positron emission tomography in the early diagnosis of Huntington's disease. *Neurology* 36:888, 1986.

Hely MA, Reid WGJ, Halliday GM, et al: Diffuse Lewy body disease: Clinical features in nine cases without coexistent Alzheimer's disease. *J Neurol Neurosurg Psychiatry* 60:531, 1996.

Hensmann Mosss DJ, Poulter M, Beck J, et al: *C9orf72* expansions are the most common genetic cause of Huntington disease phenocopies. *Neurology* 82:292, 2014.

Hirano A, Kurland LT, Krooth RS, Lessell S: Parkinsonism-dementia complex, an endemic disease on the Island of Guam: I. Clinical features. *Brain* 84:642, 1961.

Hirano A, Malamud M, Kurland LT: Parkinsonism-dementia complex on the Island of Guam: II. Pathological features. *Brain* 84:662, 1961.

Hirayama K, Tomonaga M, Kitano K, et al: Focal cervical poliopathy causing juvenile muscular atrophy of distal upper extremity: A pathological study. *J Neurol Neurosurg Psychiatry* 50:285, 1987.

Hoehn MM, Yahr MD: Parkinsonism: Onset, progression, and mortality. *Neurology* 17:427, 1967.

Holmes GM: A form of familial degeneration of the cerebellum. *Brain* 30:466, 1907a.

Holmes GM: An attempt to classify cerebellar disease with a note on Marie's hereditary cerebellar ataxia. *Brain* 30:545, 1907b.

Hotson JR, Langston EB, Louis AA: The search for a physiologic marker of Machado-Joseph disease. *Neurology* 37:112, 1987.

Howard R, McShane R, Lindesay J, et al: Donepezil and memantine for moderate-to-severe Alzheimer's disease. *N Engl J Med* 366:893, 2012.

Hudson AJ: Amyotrophic lateral sclerosis and its associations with dementia, parkinsonism and other neurologic disorders. *Brain* 104:217, 1981.

Hughes AJ, Daniel SE, Kilford L, Less AJ: Accuracy of clinical diagnosis of idiopathic Parkinson's disease: A clinico-pathological study of 100 cases. *J Neurol Neurosurg Psychiatry* 55:181, 1992.

Hunker CJ, Abbs JH: Frequency of parkinsonian resting tremor in the lips, jaw, tongue, and index finger. *Mov Disord* 5:71, 1990.

Hunt JR: Dyssynergia cerebellaris myoclonica—primary atrophy of the dentate system: A contribution to the pathology and symptomatology of the cerebellum. *Brain* 44:490, 1921.

Hunt JR: Dyssynergia cerebellaris progressiva: A chronic progressive form of cerebellar tremor. *Brain* 37:247, 1914.

Hunt JR: Progressive atrophy of the globus pallidus. *Brain* 40:58, 1917.

Hunt JR: The striocerebellar tremor. *Arch Neurol Psychiatry* 8:664, 1922.

Huntington G: On chorea. *Med Surg Rep* 26:317, 1872.

Huntington Study Group: Tetrabenazine as antichorea therapy in Huntington disease. A randomized controlled trial. *Neurology* 66:366, 2006.

Hutton JT, Morris JL: Long-acting carbidopa-levodopa in the management of moderate and advanced Parkinson's disease. *Neurology* 42(Suppl 1):51, 1992.

Iizuka R, Hirayama K, Maehara K: Dentato-rubro-pallidoluysian atrophy: A clinico-pathological study. *J Neurol Neurosurg Psychiatry* 47:1288, 1984.

Ince PG, Evans J, Kropp M, et al: Corticospinal tract degeneration in the progressive muscular atrophy variant of ALS. *Neurology* 60:1252, 2003.

Jagust W: Untangling vascular dementia. *Lancet* 358:2097, 2001.

Jakob A: Uber eigenartige Erkrankungen des Zentralnervensystems mit bemerkenswertem anatomischen Befunde (Spastische Pseudosclerose-Encephalomyelopathie mit disseminierten Degenerationsherden). *Z Gesamte Neurol Psychiatr* 64:147, 1921.

Jakob A: Uber eine der multiplen Sklerose klinisch nahestehende Erkrankung des Zentralnervensystems (Spastische Pseudosklerose) mit bemerkenswertem anatomischen Befunde. *Med Klin* 17:382, 1921.

Joachim CL, Morris JH, Selkoe DJ: Clinically diagnosed Alzheimer disease: Autopsy results in 150 cases. *Ann Neurol* 24:50, 1988.

Johnson WG, Wigger J, Karp HR: Juvenile spinal muscular atrophy: A new hexosamine deficiency phenotype. *Ann Neurol* 11:11, 1982.

Jonsson T, Stefansson H, Steinberg S, et al: Variant of associated with the risk of Alzheimer's disease. *N Engl J Med* 368:107, 2013.

Kaeser HE: Scapuloperoneal muscular dystrophy. *Brain* 88:407, 1965.

Katzenschlager R, Head J, Schrag A, et al: Fourteen-year final report of the randomized PDRG-UK trial comparing three initial treatments in PD. *Neurology* 71:474, 2008.

Katzman R: Education and the prevalence of dementia and Alzheimer's disease. *Neurology* 43:13, 1993.

Kennedy WR, Alter M, Sung JH: Progressive proximal spinal and bulbar muscular atrophy of late onset: A sex-linked recessive trait. *Neurology* 18:617, 1968.

Khan NL, Graham E, Critchley P, et al: Parkin disease: A phenotypic study of a large case series. *Brain* 126:1279, 2003.

Kiernan JA, Hudson AJ: Frontal lobe atrophy in motor neuron diseases. *Brain* 117:747, 1994.

Kjellin KG: Hereditary spastic paraplegia and retinal degeneration (Kjellin syndrome and Barnard-Scholz syndrome). In: Vinken PJ, Bruyn GW (eds): *Handbook of Clinical Neurology*. Vol 22. Amsterdam, North-Holland, 1975, pp 467–473.

Klawans HL: Hemiparkinsonism as a late complication of hemiatrophy: A new syndrome. *Neurology* 31:625, 1981.

Klein C, Brown R, Wenning G, et al: The "cold hands sign" in multiple system atrophy. *Mov Disord* 12:514, 1997.

Koeppen AH: The hereditary ataxias. *J Neuropathol Exp Neurol* 57:531, 1998.

Koller WC: Pharmacologic treatment of parkinsonian tremor. *Arch Neurol* 43:126, 1984.

Koller WC, Davenport J: Genetic testing in Huntington's disease. *Ann Neurol* 16:511, 1984.

Kolodny EH, Raghavan SS: G_{M2}-gangliosidosis hexosaminidase mutations not of the Tay-Sachs type produce unusual clinical variants. *Trends Neurosci* 6:16, 1983.

Konigsmark BW: Hereditary diseases of the nervous system with hearing loss. In: Vinken PJ, Bruyn GW (eds): *Handbook of Clinical Neurology*. Vol 22. Amsterdam, North-Holland, 1975, pp 499–526.

Konigsmark BW, Weiner LP: The olivopontocerebellar atrophies: A review. *Medicine (Baltimore)* 49:227, 1970.

Kosaka K: Diffuse Lewy body disease in Japan. *J Neurol* 237:197, 1990.

Kugelberg E: Chronic proximal (pseudomyopathic) spinal muscular atrophy: Kugelberg-Welander syndrome. In: Vinken PJ, Bruyn GW (eds): *Handbook of Clinical Neurology*. Vol 22. Amsterdam, North-Holland, 1975, pp 67–80.

Kugelberg E, Welander L: Heredofamilial juvenile muscular atrophy simulating muscular dystrophy. *Arch Neurol Psychiatry* 5:500, 1956.

La Spada AR, Wilson EM, Lubahn DB: Androgen receptor mutation in X-linked spinal and bulbar muscular atrophy. *Nature* 352:77, 1991.

Laitinen LV: Leksell's posteroventral pallidotomy in the treatment of Parkinson's disease. *J Neurosurg* 76:53, 1992.

Lance JW, Schwab RS, Peterson EA: Action tremor and the cogwheel phenomenon in Parkinson's disease. *Brain* 86:95, 1963.

Lang AE: The progression of Parkinson disease. A hypothesis. *Neurology* 68:948, 2007.

Lantos P: The definition of multiple system atrophy: A review of recent developments. *J Neuropathol Exp Neurol* 57:1099, 1998.

Lasker AG, Zee DS, Hain TC, et al: Saccades in Huntington's disease: Initiation defects and distractibility. *Neurology* 37:364, 1987.

Leber T: Ueber hereditare und congenital angelegte Sehnervenleiden. *Graefes Arch Clin Exp Ophthalmol* 17:249, 1871.

Lee J-M, Ramos EM, Lee- J-H, et al: CAG repeat expansion in Huntingon disease determines age at onset in a fully dominant fashion. *Neurology* 78:690, 2012.

Lee SE, Rabinovici GD, Mayo MC, et al: Clinicopathological correlations in corticobasal degeneration. *Ann Neurol* 70:327, 2011.

Leenders KL, Frackowiak SJ, Lees AJ: Steele-Richardson-Olszewski syndrome. *Brain* 111:615, 1988.

Lees AJ: Trauma and Parkinson's disease. *Rev Neurol* 153:541, 1997.

Leigh RJ, Newman SA, Folstein SE, et al: Abnormal ocular motor

control in Huntington's disease. *Neurology* 33:1268, 1983.
Lennox G: Lewy body dementia. *Baillieres Clin Neurol* 1:653, 1993.
Leverenz J, Sumi SM: Parkinson's disease in patients with Alzheimer's disease. *Arch Neurol* 43:662, 1986.
Levy-Lahad E, Wasco W, Poorkaj P, et al: Candidate gene for the chromosome familial Alzheimer's disease locus. *Science* 269:973, 1995.
LeWitt PA, Lyons KE, Pahwa R, et al: Advanced Parkinson disease treated with rotigotine transdermal system. PREFER study. *Neurology* 68:1262, 2007.
Li F, Harmer P, Fitzgerald K, et al: Tai chi and postural stability in patients with Parkinson's disease. *N Engl J Med* 366:511, 2012.
Li G, Silverman JM, Smith CJ, et al: Age at onset and familial risk in Alzheimer's disease. *Am J Psychiatry* 152:424, 1995.
Lill CM, Klein C: *Parkinson's Disease. Molecular Mechanisms Underlying Pathology. Chapter 1-The Neurogenetics of Parkinson's Disease and Putative Links to Other Neurodegenerative Disorders*, London. Academic Press, 2017, pp 1–40.
Limousin P, Krack P, Pollak P, et al: Electrical stimulation of the subthalamic nucleus in advanced Parkinson's disease. *N Engl J Med* 339:1105, 1998.
Lin DJ, Hermann KL, Schmahmann JD: The diagnosis and natural history of multiple system atrophy, cerebellar type. *Cerebellum* 15:663, 2016.
Linn RT, Wolf PA, Bachman DL: Preclinical phase of Alzheimer's disease. *Arch Neurol* 52:485, 1995.
Lohmann E, Periquet M, Bonifati V, et al: How much phenotypic variation can be attributed to parkin genotype? *Ann Neurol* 54:176, 2003.
Lomas DA, Carrell RW: Serpinopathies and the conformational dementias. *Nat Rev Genet* 3:759, 2002.
Louis-Bar D, van Bogaert L: Sur la dyssynergie cérébelleuse myoclonique (Hunt). *Monatsschr Psychiatr Neurol* 113:215, 1947.
Maddalena A, Papassotiropoulos A, Muller-Tillmanns B, et al: Biochemical diagnosis of Alzheimer disease by measuring cerebrospinal fluid ratio of phosphorylated tau protein to beta-amyloid peptide42. *Arch Neurol* 60:1202, 2003.
Margolis RL, O'Hearn E, Rosenblatt A, et al: A disorder similar to Huntington's disease is associated with a novel CAG repeat expansion. *Ann Neurol* 50:373, 2001.
Marie P: Sur l'hérédo-ataxie cérébelleuse. *Semin Med* 13:444, 1893.
Marie P, Foix C, Alajouanine T: De l'atrophie cérébelleuse tardive à prédominance corticale. *Rev Neurol* 38:849, 1082, 1922.
Marsden CD: Parkinson's disease. *J Neurol Neurosurg Psychiatry* 57:672, 1994.
Martilla PJ, Rinne UK: Disability and progression in Parkinson's disease. *Acta Neurol Scand* 56:159, 1967.
Mata M, Dorvovini-Zis K, Wilson M, Young AB: New form of familial Parkinson dementia syndrome: Clinical and pathologic findings. *Neurology* 33:1439, 1983.
Mayeux R, Chen J, Mirabello E, et al: An estimate of the incidence of dementia in idiopathic Parkinson's disease. *Neurology* 40:1513, 1990.
McGeer PL, McGeer EG, Suzuki J, et al: Aging, Alzheimer disease and the cholinergic system of the basal forebrain. *Neurology* 34:741, 1984.
McKeith I, Del Ser T, Spano P, et al: Efficacy of rivastigmine in dementia with Lewy bodies: A randomised, double-blind, placebo-controlled international study. *Lancet* 356:2031, 2000.
McKeith LG, Dickson DW, Low J, et al: Diagnosis and management of dementia with Lewy bodies: Third report of the DLB Consortium. *Neurology* 65:1992, 2005.
McKhann G, Drachman D, Folstein M, et al: Clinical diagnosis of Alzheimer's disease. *Neurology* 34:939, 1984.
McKhann G, Knopman DS, Chertkow H, et al: The diagnosis of dementia due to Alzheimer's disease: Recommendations from the National Institute on Aging-Alzheimer's Association workgroups on diagnostic guidelines for Alzheimer's disease. *Alzheimers Dement* 7:263, 2011.
McMonagle P, Deering F, Berliner Y, et al: The cognitive profile of posterior cortical atrophy. *Neurology* 66:331, 2006.
McNamara MJ, Gomez-Isla T, Hyman BT: Apolipoprotein E genotype and deposits of Abeta40 and Abeta42 in Alzheimer disease. *Arch Neurol* 55:1001, 1998.
McNaught K, Kapustin A, Jackson T, et al: Brainstem pathology in DYT1 primary torsion dystonia. *Neurology* 56:540, 2004.
McShane MA, Boyd S, Harding B, et al: Progressive bulbar paralysis of childhood: A reappraisal of Fazio-Londe disease. *Brain* 115:1889, 1992.
Mendell JR, Al-Zaidy S, Shell R, et al: Single-dose gene-replacement therapy for spinal muscular atrophy. *N Engl J Med* 377:1713, 2017.
Mendez MF, Mendez MA, Martin R, et al: Complex visual disturbances in Alzheimer's disease. *Neurology* 40:439, 1990.
Mercuri E, Darras BT, Chiriboga CA, et al: Nusinersen versus sham control in later-onset spinal muscular atrophy. *N Engl J Med* 378:625, 2018.
Mesulam MM: Primary progressive aphasia—a language-based dementia. *N Engl J Med* 349:1535, 2003.
Mesulam MM: Slowly progressive aphasia without generalized dementia. *Ann Neurol* 11:592, 1982.
Miller RG, Jackson CE, Kasarskis EJ, et al: Practice parameter update: The care of the patient with amyotrophic lateral sclerosis: Multidisciplinary care, symptom management, and cognitive/behavioral impairment (an evidence-based review): Report of the Quality Standards Subcommittee of the American Academy of Neurology. *Neurology* 73:1227, 2009a.
Miller RG, Jackson CE, Kasarskis EJ, et al: Practice parameter update: The care of the patient with amyotrophic lateral sclerosis: Drug, nutritional, and respiratory therapies (an evidence-based review): Report of the Quality Standards Subcommittee of the American Academy of Neurology. *Neurology* 73:1218, 2009b.
Mollaret P: *La Maladie de Friedreich*. Paris, Legrand, 1929.
Moreno Martinez JM, Garcia de la Rocha ML, Martin Araquez A: Monomelic segmental amyotrophy: A Spanish case involving the leg. *Rev Neurol (Paris)* 146:443, 1990.
Mulder DW, Kurland LT, Offord KP, Beard CM: Familial adult motor neuron disease: Amyotrophic lateral sclerosis. *Neurology* 36:511, 1986.
Multiple-System Atrophy Research Collaboration: Mutations in *COQ2* in familial and sporadic multiple-system atrophy. *N Engl J Med* 369:233, 2013.
Murata Y, Yamaguchi S, Kawakami H: Characteristic magnetic resonance imaging findings in Machado-Joseph disease. *Arch Neurol* 55:33, 1998.
Nakano KK, Dawson DM, Spence A: Machado disease: A hereditary ataxia in Portuguese emigrants to Massachusetts. *Neurology* 22:49, 1972.
Neary D, Snowden JS, Bowden DM: Neuropsychological syndromes in presenile dementia due to cerebral atrophy. *J Neurol Neurosurg Psychiatry* 49:163, 1986.
Nee LE, Eldridge R, Sunderland T, et al: Dementia of the Alzheimer type: Clinical and family study of 22 twin pairs. *Neurology* 37:359, 1987.
Nielsen JE, Krabbe K, Jennum P, et al: Autosomal dominant pure spastic paraplegia: A clinical, paraclinical and genetic study. *J Neurol Neurosurg Psychiatry* 64:61, 1998.
Nikoskelainen E, Savontaus ML, Wanne OP, et al: Leber's hereditary optic neuroretinopathy—a maternally inherited disease: A genealogic study in four pedigrees. *Arch Ophthalmol* 105:665, 1987.
Nygaard TG, Duvoisin RC: Hereditary dystonia-parkinsonism syndrome of juvenile onset. *Neurology* 36:1424, 1986.
Nygaard TG, Wilhelmsen KC, Risch NJ, et al: Linkage mapping of dopa-responsive dystonia (DRD) to chromosome 14q. *Nat Genet* 5:386, 1993.
Oba H, Yagashita A, Terada H, et al: New and reliable MRI diagnosis for progressive supranuclear palsy. *Neurology* 64:2050, 2005.
Okazaki H, Lipkin LE, Aronson SM: Diffuse intracytoplasmic ganglionic inclusions (Lewy type) associated with progressive dementia and quadriparesis in flexion. *J Neuropathol Exp*

Neurol 20:237, 1961.
Okun MS: Deep-brain stimulation for Parkinson's disease. *N Engl J Med* 367:1529, 2012.
Olanow CW, Rascol O, Hauser R, et al: A double-blind delayed start trial of rasagiline in Parkinson's disease. *N Engl J Med* 361:1268, 2009.
Oppenheim H: *Textbook of Nervous Diseases* (A. Bruce, transl). Edinburgh, Schulze, 1911, p 512.
Orgogozo JM, Gilman S, Dartigues JF, et al: Subacute meningoencephalitis in a subset of patients with AD after Abeta42 immunization. *Neurology* 61:46, 2003.
Pakkenberg B, Moller A, Gundersen HJG, et al: The absolute number of nerve cells in substantia nigra in normal subjects and in patients with Parkinson's disease estimated with an unbiased stereological method. *J Neurol Neurosurg Psychiatry* 54:30, 1991.
Papapetropoulos S, Singer C, Ross OA, et al: Clinical heterogeneity of the LRRK2 G2019S mutation. *Arch Neurol* 63:1242, 2006.
Papp MI, Kahn JE, Lantos PL: Glial cytoplasmic inclusions in the CNS of patients with multiple system atrophy (striatonigral degeneration, olivopontocerebellar atrophy and Shy-Drager syndrome). *J Neurol Sci* 94:79, 1989.
Parkkinen L, O'Sullivan SS, Kuoppamaki M, et al. Does levodopa accelerate the pathologic process in Parkinson disease brain? *Neurology* 77:1420, 2011.
PD Med Collaborative Group: Long-term effectiveness of dopamine agonists and monoamine oxidase B inhibitors compared with levodopa as initial treatment for Parkinson's disease (PD MED): a large, open-label, pragmatic randomised trial. *Lancet* 384:1196, 2014.
Pearn J: Classification of spinal muscular atrophies. *Lancet* 1:919, 1980.
Perry RJ, Hodges JR: Attention and executive deficits in Alzheimer's disease. *Brain* 122:383, 1999.
Petersen RC, Smith GE, Waring SC, et al: Mild cognitive impairment: clinical characterization and outcome. *Arch Neurol* 56:303, 1999.
Piccini P, Burn DJ, Ceravolo R, et al: The role of inheritance in sporadic Parkinson's disease: Evidence from a longitudinal study of dopaminergic function in twins. *Ann Neurol* 45:577, 1999.
Pick A: Uber die Beziehungen der senilen Hirnatrophie zur Aphasie. *Prager Med Wochenschr* 17:165, 1892.
Pierantozzi M, Pietroiosti A, Brusa L, et al: *Helicobacter pylori* eradication and L-dopa absorption in patients with PD and motor fluctuations. *Neurology* 66:1824, 2006.
Pincus JH, Barry K: Influence of dietary protein on motor fluctuations in Parkinson's disease. *Arch Neurol* 44:270, 1987.
Polvikoski T, Sulkava R, Haltia M, et al: Apolipoprotein E, dementia, and cortical deposition of β-amyloid protein. *N Engl J Med* 333:1242, 1995.
Polymeropoulos MH, Lavedan C, Leroy E, et al: Mutation in the alpha-synuclein gene identified in families with Parkinson's disease. *Science* 276:2045, 1997.
Pringle CE, Hudson AS, Munoz DG, et al: Primary lateral sclerosis: Clinical features, neuropathology, and diagnostic criteria. *Brain* 115:495, 1992.
Probst A, Tolnay M: La maladie des grains argyrophiles: Une cause fréquente mais encore largement méconne de démence chez les personnes agées. *Rev Neurol* 158:155, 2002.
Querfurth HW, LaFerla FM: Alzheimer's disease. *N Engl J Med* 362:329, 2010.
Quinn NP, Toone B, Lang AE, et al: Dopa dose-dependent sexual deviation. *Br J Psychiatry* 142:296, 1983.
Qureshi AI, Wilmot G, Dihenia B, et al: Motor neuron disease with Parkinsonism. *Arch Neurol* 53:987, 1996.
Rajput AH, Gibb WRG, Zhong XH, et al: Dopa-responsive dystonia: Pathological and biochemical observations in a case. *Ann Neurol* 35:396, 1994.
Rajput AH, Rozdilsky B: Dysautonomia in parkinsonism: A clinicopathologic study. *J Neurol Neurosurg Psychiatry* 39:1092, 1976.
Rampoldi L, Dobson-Stone C, Rubio JP, et al: A conserved sorting-associated protein is mutant in chorea-acanthocytosis. *Nat Genet* 28:119, 2001.
Rascol O, Brooks DJ, Korczyn AD, et al: A five-year study of the incidence of dyskinesias in patients with early Parkinson's disease who were treated with ropinirole or levodopa. *N Engl J Med* 342:1484, 2000.
Rascol O, Brooks DJ, Melamel E, et al: Rasagiline as an adjunct to levodopa in patients with Parkinson's disease and motor fluctuations: A randomized, double-blind, parallel-group trial. *Lancet* 365:947, 2005.
Rebeiz JJ, Kolodny EH, Richardson EP: Corticodentatonigral degeneration with neuronal achromasia. *Arch Neurol* 18:20, 1968.
Reisberg B, Doody R, Stoffler A, et al: Memantine in moderate-to-severe Alzheimer's disease. *N Engl J Med* 348:1333, 2003.
Renner JA, Burns JM, Hou CE, et al: Progressive posterior cortical dysfunction. *Neurology* 63:1175, 2004.
Richardson JC, Steele J, Olszewski J: Supranuclear ophthalmoplegia, pseudobulbar palsy, nuchal dystonia and dementia. *Trans Am Neurol Assoc* 88:25, 1963.
Rifal Z, Klitzke M, Tawil R, et al: Dementia of adult polyglucosan body disease. *Arch Neurol* 51:90, 1994.
Riley DE, Lang AE, Lewis A, et al: Cortical-basal ganglionic degeneration. *Neurology* 40:1203, 1990.
Riordan-Eva P, Sanders MD, Govan GG, et al: The clinical features of Leber's hereditary optic neuropathy defined by the presence of a pathogenic mitochondrial DNA mutation. *Brain* 118:319, 1995.
Robitaille Y, Carpenter S, Karpati G, Dimauro S: A distinct form of adult polyglucosan body disease with massive involvement of central and peripheral neuronal processes and astrocytes. *Brain* 103:315, 1980.
Rojo A, Pernaute RS, Fontan A, et al: Clinical genetics of familial progressive supranuclear palsy. *Brain* 122:1233, 1999.
Romanul FCA, Fowler HL, Radvany J, et al: Azorean disease of the nervous system. *N Engl J Med* 296:1505, 1977.
Rosen DR, Siddique T, Patterson D, et al: Mutations in Cu-Zn super-oxide dismutase gene are associated with familial amyotrophic lateral sclerosis. *Nature* 362:59, 1993.
Rosenberg RN: DNA-triplet repeats and neurologic disease. *N Engl J Med* 335:1222, 1996.
Rosenberg RN, Nyhan WL, Bay C, Shore P: Autosomal dominant striatonigral degeneration: A clinical, pathologic and biochemical study of a new genetic disorder. *Neurology* 26:703, 1976.
Roses AD: Apolipoprotein E gene typing in the differential diagnosis, not prediction, of Alzheimer's disease. *Ann Neurol* 38:6, 1995.
Rusinick H, De Santi S, Frid D, et al: Regional brain atrophy rate predicts future cognitive decline: 6-year longitudinal MR imaging study of normal aging. *Radiology* 229:691, 2003.
Safe AF, Cooper S, Windsor ACM: Cerebellar ataxia in the elderly. *Proc R Soc Med* 85:449, 1992.
Sakai T, Antoku Y, Iwashita H, et al: Chorea-acanthocytosis: Abnormal composition of covalently bound fatty acids of erythrocyte membrane proteins. *Ann Neurol* 29:664, 1991.
Sakai T, Ohta M, Ishino H: Joseph disease in a non-Portuguese family. *Neurology* 33:74, 1983.
Sasaki H, Muramoto A, Kanazawa I, et al: Regional distribution of amino acid transmitters in postmortem brains of presenile and senile dementia of Alzheimer type. *Ann Neurol* 19:263, 1986.
Satizabal CL, Beiser AS, Chouraki V, et al: Incidence of Dementia over Three Decades in the Framingham Heart Study. *N Engl J Med* 374:523, 2016.
Savva GM, Wharton SB, Ince PC, et al: Age, neuropathology, and dementia. *N Engl J Med* 360:2302, 2009.
Schmitt HP, Esmer W, Heimes C: Familial occurrence of amyotrophic lateral sclerosis, parkinsonism, and dementia. *Ann*

Neurol 16:642, 1984.
Schneider LS, Tarlot PN, Dagerman KS, et al: Effectiveness of atypical antipsychotic drugs in patients with Alzheimer's disease. *N Engl J Med* 355:1525, 2006.
Schoenfeld M, Myers RH, Cupples LA, et al: Increased rate of suicide among patients with Huntington's disease. *J Neurol Neurosurg Psychiatry* 47:1283, 1984.
Schoonenboom NSM, Reesink FE, Verwey NA, et al: Cerebrospinal fluid markers for differential dementia diagnosis in a large memory clinic cohort. *Neurology* 78:47, 2012.
Schuepbach WMM, Rau J, Knudsen K, et al: Neurostimulation for Parkinson's disease with early motor complications. *N Engl J Med* 368:610, 2013.
Scribanu N, Kennedy C: Familial syndrome with dystonia, neural deafness and possible intellectual impairment: Clinical course and pathologic features. In: Eldridge R, Fahn S (eds): *Advances in Neurology*. Vol 14: Dystonia. New York, Raven Press, 1976, pp 235–245.
Segawa M, Hosaka A, Miyagawa F, et al: Hereditary progressive dystonia with marked diurnal fluctuation. *Adv Neurol* 14:215, 1976.
Sherrington R, Rogaev EI, Liang Y, et al: Cloning of a gene bearing missense imitations in early-onset familial Alzheimer's disease. *Nature* 375:754, 1995.
Shults CW, Oakes D, Kieburtz K, et al: Effects of coenzyme Q10 in early Parkinson disease. Evidence of slowing of functional decline. *Arch Neurol* 59:1541, 2002.
Sidransky E, Nalls MA, Aasly JO, et al: Multicenter analysis if glucocerbroside mutations in Parkinson's disease. *N Engl J Med* 361:1651, 2009.
Silverman JM, Raiford K, Edland S, et al: The consortium to establish a registry for Alzheimer's disease (CERAD). *Neurology* 44:1253, 1994.
Singleton AB, Farrar M, Johnson J, et al: alpha-Synuclein locus triplication causes Parkinson's disease. *Science* 302:841, 2003.
Skre H: Hereditary spastic paraplegia in western Norway. *Clin Genet* 6:165, 1974.
Snowden DA, Kemper SJ, Mortimer JA, et al: Linguistic ability in early life and cognitive function and Alzheimer's disease in late life: Findings from the Nun study. *JAMA* 275:528, 1996.
Snowden JS, Neary D, Mann DMA: Progressive language disorder due to lobar atrophy. *Ann Neurol* 31:174, 1992.
Snyder SH, D'Amato RJ: MPTP: A neurotoxin relevant to the pathophysiology of Parkinson's disease. *Neurology* 36:250, 1986.
Spencer DD, Robbins RJ, Naftolin F, et al: Unilateral transplantation of human fetal mesencephalic tissue into the caudate nucleus of patients with Parkinson's disease. *N Engl J Med* 327:1541, 1992.
Spielmeyer W: *Histopathologie des Nervensystems*. Berlin, Springer-Verlag, 1922, pp 223–229.
St. George-Hyslop PH, Tanzi RE, Polinsky RJ, et al: The genetic defect causing familial Alzheimer's disease maps on chromosome 21. *Science* 235:885, 1987.
Stargardt K: Uber familiare, progressive Degeneration in der Maculagegend. *Graefes Arch Clin Exp Ophthalmol* 71:534, 1909.
Steele JC: Progressive supranuclear palsy. *Brain* 95:693, 1972.
Strittmatter WJ, Saunders AM, Schmechel D, et al: Apolipoprotein E: High avidity binding to β-amyloid and increased frequency of type 4 allele in late-onset familial Alzheimer disease. *Proc Natl Acad Sci U S A* 90:1977, 1993.
Svensson E, Horvath-Puho E, Thomsen RW, et al: Vagotomy and subsequent risk of Parkinson's disease. *Ann Neurol* 78:522, 2015.
Tandan R, Taylor R, Adesina A, et al: Benign autosomal dominant syndrome of neuronal Charcot-Marie-Tooth disease, ptosis, parkinsonism, and dementia. *Neurology* 40:773, 1990.
Tang-Wai DF, Graff-Radford NR, Boeve BF, et al: Clinical, genetic, and neuropathologic characteristics of posterior cortical atrophy. *Neurology* 63:1168, 2004.
Tasker RR, Doorly T, Yamashiro K: Thalamotomy in generalized dystonia. *Adv Neurol* 50:615, 1988.
Terry RD: The pathogenesis of Alzheimer disease: An alternative to the amyloid hypothesis. *J Neuropathol Exp Neurol* 55:1023, 1996.
Terry RD, Katzman R: Senile dementia of the Alzheimer type. *Ann Neurol* 14:497, 1983.
The Parkinson Study Group: Effect of deprenyl on the progression of disability in early Parkinson disease. *N Engl J Med* 321:1364, 1989.
The Parkinson Study Group: Levodopa and the progression of Parkinson's disease. *N Engl J Med* 351;2498, 2004.
Tierney MC, Fisher RH, Lewis AJ, et al: The NINCDS-ADRDA Work Group criteria for the clinical diagnosis of probable Alzheimer's disease: A clinicopathological study of 57 cases. *Neurology* 38:359, 1988.
Troost BT, Daroff RB: The ocular motor defects in progressive supra-nuclear palsy. *Ann Neurol* 2:397, 1977.
Trouillas P, Serratrice G, Laplane D, et al: Levorotatory form of 5-hydroxytryptophan in Friedreich's ataxia. *Arch Neurol* 52:456, 1995.
Uhl JA, Javitch JA, Snyder SN: Normal MPTP binding in Parkinson substantia nigra. *Lancet* 1:956, 1985.
Valente EM, Abou-Sleiman PM, Caputo V, et al: Hereditary early-onset Parkinson's disease caused by mutations in PINK1. *Science* 304:1158, 2004.
van Bogaert L, van Maere M, Desmedt E: Sur les formes familiales precoces de la maladie d'Alzheimer. *Monatsschr Psychiatr Neurol* 102:249, 1940.
van Dijk JG, van der Velde EA, Roos RAC, et al: Juvenile Huntington's disease. *Hum Genet* 73:235, 1986.
Verghese L, Lipton RB, Katz MJ, et al: Leisure activities and the risk of dementia in the elderly. *N Engl J Med* 348:2508, 2003.
Verhagen Metman L, Del Dotto P, van den Munckhof P, et al: Amantadine as treatment for dyskinesias and motor fluctuations in Parkinson's disease. *Neurology* 50:1323, 1998.
Verschuur C, Suwijn S, Boel J, et al: A randomized delayed-start trial of levodopa in Parkinson's disease. *N Engl J Med* 380:315, 2019.
Vessie PR: On the transmission of Huntington chorea for 300 years: The Bures family group. *J Nerv Ment Dis* 76:553, 1932.
Vidailhet M, Vercueil L, Houeto JL: Bilateral deep-brain stimulation of the globus pallidus in primary generalized dystonia. *N Engl J Med* 352:459, 2005.
Visser J, van den Berg-Vos RM, Franssen H, et al: Mimic syndromes in sporadic cases of progressive spinal muscular atrophy. *Neurology* 58:1593, 2002.
Vonsattel JP, DiFiglia M: Huntington disease. *J Neuropathol Exp Neurol* 57:369, 1998.
Waardenburg PJ: Uber familiar-erbliche Falle von seniler Maculade-generation. *Genetica* 18:38, 1936.
Wadia NH: A variety of olivopontocerebellar atrophy distinguished by slow eye movements and peripheral neuropathy. *Adv Neurol* 41:149, 1984.
Walker RH, Shashidharan P: Developments in the molecular biology of DYT1 dystonia. *Mov Disord* 18:1102, 2003.
Wallace DC, Singh G, Lott MT, et al: Mitochondrial DNA mutation associated with Leber's hereditary optic neuropathy. *Science* 242:1427, 1988.
Wang L, Benzinger TL, Su Y, et al: Evaluation of tau imaging in staging Alzheimer disease and revealing interactions between β–amyloid and tauopathy. JAMA Neurol 73:1070, 2016.
Warner TT, Williams LD, Walker RW, et al: A clinical and molecular genetic study of dentatorubropallidoluysian atrophy in four European families. *Ann Neurol* 37:452, 1995.
Warren JD, Schott JM, Fox NC, et al: Brain biopsy in dementia. *Brain* 128:2016, 2005.
Weaver FM, Follett K, Stern M, et al: Bilateral deep brains stimulation vs best medical therapy for patients with advanced Parkinson disease. *JAMA* 301:63, 2009.

Wenning GK, Ben-Shlomo Y, Magalhaes M, et al: Clinical features and natural history of multiple system atrophy: An analysis of 100 cases. *Brain* 117:835, 1994.

Wenning GK, Ben-Shlomo Y, Magalhaes M, et al: Clinicopathologic study of 35 cases of multiple system atrophy. *J Neurol Neurosurg Psychiatry* 58:160, 1995.

Wenning GK, Litvan I, Jankcovic J, et al: Natural history and survival of 14 patients with corticobasal degeneration confirmed at postmortem examination. *J Neurol Neurosurg Psychiatry* 64:184, 1998.

Wexler NS, Lorimer J, Porter J, et al: Venezuelan kindreds reveal that genetic and environmental factors modulate Huntington's disease age of onset. *Proc Natl Acad Sci* 101:3498, 2004.

Whitehouse PJ, Hedreen JC, White CL, et al: Basal forebrain neurons in the dementia of Parkinson disease. *Ann Neurol* 13:243, 1983.

Whitehouse PJ, Price DL, Clark AW, et al: Alzheimer disease: Evidence for loss of cholinergic neurons in nucleus basalis. *Ann Neurol* 10:122, 1981.

Wijemanne S, Jankovic J: Hemiparkinson's-hemiatrophy syndrome. *Neurology* 69:1585, 2007.

Williams DR, Lees AJ: Progressive supranuclear palsy: Clinicopathologic concepts and diagnostic challenges. *Lancet Neurol* 8:270, 2009.

Winblad B, Amouyel P, Andrieu S, et al: Defeating Alzheimer's disease and other dementias: A priority for European science and society. *Lancet Neurol* 15:455, 2016.

Winikates J, Jankovic J: Clinical correlates of vascular parkinsonism. *Arch Neurol* 56:98, 1999.

Wohlfart G, Fex J, Eliasson S: Hereditary proximal spinal muscular atrophy: A clinical entity simulating progressive muscular dystrophy. *Acta Psychiatr Neurol Scand* 30:395, 1955.

Woods BT, Schaumburg HH: Nigro-spino-dentatal degeneration with nuclear ophthalmoplegia. A unique and partially treatable clinico-pathological entity. *J Neurol Sci* 17:149, 1972.

Wooten GF: Agonists vs levodopa in PD. *Neurology* 60:360, 2003.

Worster-Drought C, Greenfield JG, McMenemey WH: A form of familial progressive dementia with spastic paralysis. *Brain* 67:38, 1944.

Wu CK, Hohler AD. Management of orthostatic hypotension in patients with Parkinson's disease. *Pract Neurol* 15:100, 2015.

Young AB, Shoulson I, Penney JB, et al: Huntington's disease in Venezuela: Neurologic features and functional decline. *Neurology* 36:244, 1986.

Younger DS, Rowland LP, Latov N, et al: Motor neuron disease and amyotrophic lateral sclerosis: Relation of high CSF protein content to paraproteinemia and clinical syndromes. *Neurology* 40:595, 1990.

Yuasa T, Ohama E, Harayama H, et al: Joseph's disease: Clinical and pathological studies in a Japanese family. *Ann Neurol* 19:152, 1986.

Zeman W: Pathology of the torsion dystonias (dystonia musculorum deformans). *Neurology* 20(No 11, Pt 2):79, 1970.

Zwergal A, la Fougere C, Lorenzl S, et al: Postural imbalance and falls in PSP correlate with functional pathology of the thalamus. *Neurology* 77:101, 2011.

第 39 章

神经系统获得性代谢紊乱

神经系统获得性代谢紊乱(acquired metabolic disorders)作为神经医学的一个重要部分,也是综合性医院中常见的一类疾病,是由其他器官或系统,诸如心脏与循环、肺和呼吸、肾脏、肝脏、胰腺和内分泌腺等衰竭导致的全脑功能性紊乱(脑病)。与第 36 章所讨论的疾病不同,它是遗传异常影响包括脑在内的许多器官和组织的代谢功能,本章讨论的大脑疾病是完全由于内脏器官本身的紊乱引起的。这些疾病处于内科学与神经病学的交界点上。

这一类型的,某些胸、腹或内分泌器官的后天性疾病与脑之间的关系,具有相当有趣的意义。首先,对神经综合征的识别可能可以指导全身性疾病的诊断;神经系统的症状的确可能比主要涉及器官的症状更能提供信息和更有意义。此外,如果全身性功能障碍得到控制,这些脑病通常是可逆的。因此,神经科医生必须了解潜在的内科疾病,因为这提供控制该疾病的神经系统部分的方法。换句话说,对于看似神经系统疾病的治疗完全是在内科领域,这也是为什么每一名神经科医生都应该接受良好的内科训练。更重要的是,对获得性代谢疾病的研究为脑的化学和病理学研究提供了全新的见解。每一种内脏疾病都会以某种不同的方式影响脑,由于发病机制在任何一种疾病中都没有被完全了解,因此对这些代谢性疾病的研究会给科学家带来丰厚的回报。

表 39-1 根据最常见的临床表现模式,列出了神经系统的主要获得性代谢疾病。不包括由营养不良引起的疾病以及外源性药物和毒素引起的疾病,这些可以认为是广义上的代谢,这些疾病将分别在第 40 章和第 41 章中讨论。

表 39-1 成人神经系统获得性代谢紊乱的分类

Ⅰ. 表现为意识模糊、昏睡或昏迷的代谢性疾病
- A. 缺血缺氧
- B. 高碳酸血症
- C. 低血糖
- D. 高血糖
- E. 肝衰竭
- F. Reye 综合征
- G. 氮质血症
- H. 血清钠、水平衡和渗透压紊乱
- I. 高钙血症
- J. 其他代谢脑病:糖尿病酮症酸中毒或肾衰竭(另见第 36 章,遗传型酸中毒),艾迪生病
- K. 桥本类固醇反应性脑病(炎症性)
- L. 黏液水肿

Ⅱ. 表现为进行性锥体外系综合征的代谢性疾病
- A. 获得性肝性脑病
- B. 高胆红素血症和核黄疸
- C. 甲状旁腺功能减退

Ⅲ. 表现为小脑性共济失调的代谢性疾病
- A. 甲状腺功能减退
- B. 高热
- C. 乳糜泻(炎症性)

Ⅳ. 引起精神病或痴呆的代谢性疾病
- A. 库欣病和类固醇脑病
- B. 甲状腺功能亢进、甲状腺功能减退(黏液水肿)
- C. 甲状旁腺功能亢进
- D. 胰性脑病

表现为意识模糊、昏睡或昏迷的疾病(代谢性脑病)

关于意识受损综合征,它的一般特征,用来描述它的术语,以及所涉及的机制等在第 16 章中进行了

讨论。有人指出，代谢紊乱是意识障碍的常见原因，在没有大脑疾病的局灶性体征，以及影像学检查和脑脊液（CSF）均正常时，必须始终考虑代谢紊乱的存在。

酒精和其他药物中毒在鉴别诊断中占有重要的地位。可逆性代谢性脑病的主要特征是意识混乱，以定向力障碍和注意力不集中为特征，在某些特殊病例中伴有扑翼样震颤、震颤和肌阵挛等，通常没有局灶性脑疾病的征象。这种状态可能会逐渐发展为昏睡或昏迷。脑电图（EEG）背景节律的减慢反映了代谢紊乱的严重程度。除了少数的例外，通常与脑水肿和某些肝性疾病或缺氧 - 缺血性脑病等情况有关，其影像学检查是正常的。癫痫可能发生，也可能不发生，大多数与脑病的某些潜在原因有关，如低钠血症和高渗透压等。

实验室检查对获得性代谢疾病的调查具有很高的信息价值。有提示代谢脑病症状的住院患者通常做以下的检测确诊：血清钠、钾、氯、钙、镁、葡萄糖、碳酸氢根（HCO_3），肾功能测试［血尿素氮（BUN）和肌酐］，肝功能测试［天冬氨酸氨基转移酶（AST）、谷丙转氨酶（ALT）、胆红素、NH_3］，甲状腺功能测试［T_4和促甲状腺激素（TSH）］和渗透压，以及在某些情况下，检测氧饱和度和血气分析。这些几乎总是通过毒理学测试和有关药物的血清浓度测量来补充，这将在下一章讨论。血清渗透压可被直接测定或由血清钠、葡萄糖、BUN 值（mg/dL）来计算，公式如下：

渗透压 =2 × 钠 + 葡萄糖 /18+ 血尿素氮 /3

正常血清渗透压为 270~290mOsm/L。当计算值与直接测量值（渗透压，或渗透压间隙）之间相差大于 10mOsm/L 时，可以推测循环中可能存在额外的离子。它们通常大多数来自外源性毒素或药物，如甘露醇，但肾衰竭、酮症，或血清乳酸增加可能导致小分子的积累，有助于测定血清渗透压。

需要记住的一点是，当患者接受检查时，血中化学成分的紊乱（如低血糖、缺氧）已经消失，但大脑可能被损伤，甚至达到不可修复的程度。

缺氧 - 缺血性脑病

缺氧 - 缺血性脑病（hypoxic-ischemic encephalopathy）的基础病变是脑缺氧和缺血，是心脏和循环衰竭或肺和呼吸衰竭的结果。通常，两者都有责任，很难说哪一个占主导地位；因此，在医疗记录中使用“缺氧 - 缺血性”脑病模棱两可的词。这种不同形式和严重程度组合的脑病（*encephalopathy*）是在所有的综合医院遇到的最常见和最致残的脑疾病之一。

简单地说，脑供氧不足是由脑灌注不足［缺血（*ischemia*）］或循环动脉中血氧减少、氧饱和度降低或血红蛋白不足［缺氧（*hypoxia*）］造成的。虽然缺血和缺氧常常同时发生，但它们对神经系统的影响却有细微的不同。最常导致缺血缺氧的医疗条件是：

1. 全脑血流量减少（心肌梗死、室性心律失常、主动脉夹层、外部或内部失血、感染性或创伤性休克）

2. 窒息引起的缺氧（溺水、窒息或吸入呕吐物、食物或血液，因肿块或出血压迫气管，异物气管阻塞，全身麻醉意外，麻醉药物过量，严重哮喘）

3. 作为上述的补充，使呼吸肌麻痹的疾病（Guillain-Barré 综合征、肌萎缩侧索硬化、肌无力，以及过去的，脊髓灰质炎）或损伤延髓导致呼吸衰竭

4. 一氧化碳（CO）中毒（非缺血缺氧）的特殊情况

血氧含量和心排血量的乘积是器官供氧充足的最终决定因素。当血流稳定时，输送氧气的最重要因素是血液中的氧含量。由血红蛋白浓度和血红蛋白分子中氧饱和度百分比决定。在正常温度和 pH 下，血红蛋白在 60mmHg 的氧分压下是 90% 氧饱和度，在 40mmHg 下仍有 75% 的饱和度；也就是说，众所周知，氧饱和度曲线不是线性的。

缺氧和缺血损伤的生理学

在缺血和缺氧的情况下，有许多具有稳态性质的生理机制保护着大脑。当脑灌注减少时，通过称为“自动调节（*autoregulation*）”机制，即阻力血管代偿性扩张来维持血流量稳定，如第 33 章所述。当大脑血压降至 60~70mmHg 以下时，通过增加氧气提取的形式得到额外的代偿，使正常的能量代谢得以继续。在全脑缺血时，脑组织在大约 5 分钟内会耗尽其能量来源，尽管在低温条件下可以耐受更长的时间。此外，由于缺氧引起的能量衰竭可以通过机体自动调节的增加脑血流量所抵消；当 PO_2 为 25mmHg 时，脑血流量增加了约 400%。类似的血流量增加发生在血红蛋白下降到正常水平的 20% 时。

如前所述，在大多数脑缺氧的临床情况下，有缺血和缺氧的组合，其中一种或另一种占主导地位。全身性低血压所致缺血性脑损伤的病理效应与纯缺氧所致脑损伤不同。在短暂缺血的情况下，一种损伤形式是以大脑主要动脉之间的边界区域不完全梗死的形式呈现（第 33 章）。而缺氧为主时，海马部分

和小脑深部叶的神经元易于受累。较严重的缺血或缺氧，或两者兼而有时，会导致某些皮质神经元选择性受损，如果缺血缺氧程度加深，则会导致全大脑皮质、深部核团和小脑的普遍损伤。脑干和脊髓的核结构对缺氧和低血压有相对较强的耐受力，只有在皮质受损严重时才会停止正常功能。

第33章中讨论了在缺血条件下神经元损伤的细胞病理生理。损伤的一个机制是维持克雷布斯(Krebs)［三羧酸(tricarboxylic acid)］循环和电子传递系统所必需的有氧代谢过程的中止。神经元如果完全失去了能量来源，就无法维持它的结构完整性并发生坏死。然而，神经元细胞的死亡是通过不仅一种机制发生的。细胞死亡的最急性方式是以神经元和非神经元细胞的大量肿胀和坏死［细胞毒性水肿(cytotoxic edema)］为特征的。除了立即发生缺血性坏死外，一系列内部程序化的细胞事件也可能以一种延迟的方式将细胞推向死亡，这一过程借用了胚胎学中的凋亡(apoptosis)一词。有实验证据表明，某些兴奋性神经递质，尤其是谷氨酸，在缺氧和缺血的条件下，可促进神经元的快速崩解(Choi and Rothman)；这些效应对临床情况的针对性还不确定。最终，这一过程可能受到大量钙通过许多不同的膜通道内流的影响，这些通道激活了参与细胞逐渐破坏过程的各种激酶。自由基的生成似乎在细胞膜的溶解过程中起重要作用。根据实验模型显示，缺血损伤不可逆的原因之一可能是内皮细胞肿胀和进入缺血脑组织的循环受阻，即Ames及其同事描述的"无回流(no-reflow)"现象。还有一种缺氧后神经功能延迟退化的现象没有得到很好的理解，这可能是在脑新陈代谢的恢复期间，某些酶的作用受阻或酶耗尽的结果。

缺氧性脑病的临床特征

轻度缺氧不伴意识丧失只会诱发注意力减退、判断力差和不协调等；根据我们的经验，在这种情况下，患者没有或只有很小的持续的临床效应，虽然霍恩拜因(Hornbein)和同事们发现，在一些早年攀登到海拔18 000~29 000英尺(1英尺=0.304 8m)的喜马拉雅山的登山者中，在视觉和语言的长期记忆方面有轻微的下降，以及有轻微的失语。这些观察表明，深度缺氧如果逐渐发生，是可以耐受的。例如，我们看到一些晚期肺部疾病的患者，当他们的动脉氧分压在30mmHg范围内时，他们是完全清醒的。这样的氧分压水平，如果突然发生，会导致昏迷。一个重要的附带观察是，在任何时候都不会完全丧失意识的缺氧程度，即使有，也极少会对神经系统造成永久性损伤。

在严重的全脑缺血伴长时间意识丧失(*severe global ischemia with prolonged loss of consciousness*)的情况下，临床效应可能会有很大的不同。例如，在心搏骤停后，意识在几秒钟内丧失，但如果呼吸、氧合作用和心脏活动在3~5分钟内恢复，则意识可以完全恢复。超过5分钟，通常会出现永久性损伤。然而，在临床上，往往很难判断缺血的确切程度和持续时间，因为轻微的心脏活动或难以察觉的血压可能在一定程度上维持着血液循环。因此，有些个体在脑缺血持续了8~10分钟甚至更长时间后仍可恢复得很好。体温过低，例如当身体浸泡在冰水中，可显著延长缺氧的可耐受期。这导致了心搏骤停后适度降温作为一种缓解脑损伤的技术的成功应用(详见缺氧-缺血性脑病治疗小节)。

一般来说，缺氧患者表现出完整的脑干功能，如正常的瞳孔光反射和睫脊反应(ciliospinal responses)，被动转头引起的反射性眼球运动［玩偶眼动作(doll's eye movements)］，以及其他前庭-眼球反射，对意识的恢复，甚至对所有智力的恢复都有较好的前景。相反地，这些脑干反射缺失，即使在循环和氧合作用已经恢复之后，特别是瞳孔对光反射消失，意味着预后很差，这还将进一步阐述。如果损伤几乎是完全的，昏迷持续存在，去大脑强直姿势可自发出现或是对疼痛刺激的反应，以及可引出双侧Babinski征。在最初的24~48小时内，在体温升高、昏迷加深、循环衰竭，或插入脑死亡综合征的情况下，死亡可能终止这种状态，如下文所述。

大多数严重但缺氧程度较轻的患者，在初次检查时呼吸和心脏活动已经稳定，然而他们却仍处于昏迷状态，眼球略有分离，一动不动，但有反应性瞳孔，四肢迟钝无力或极度僵硬，腱反射减弱。在心脏活动和呼吸恢复后的数分钟内，可能发生全身抽搐和孤立的或成组的肌阵挛性抽动。上述任意一种现象都是预后不良的征兆。当损伤程度严重时，大脑和小脑皮质以及部分丘脑出现部分或完全受损，但脑干-脊髓结构得以保存。不幸的是，个体可能在一种被称为皮质死亡、不可逆昏迷或持续性植物状态(*persistent vegetative state*，*PVS*)的状态下无限期存活(参见第16章对这些内容的讨论)。有些患者数周、数月或数年都保持缄默，没有反应、对周围的环境浑然不知。长期生存通常在一定程度上有所改善，但患者似乎对自己目前的情况一无所知，丧失了所有过去的记忆、认知功能，以及有意义的社会交往的能力和独立生存的能力，是一种最低的意识状态（*minimally conscious state*），实际上是一种严重的痴呆（见 16 章）。只要观察这些患者和他们的家人，就能体会到问题的严重性、家庭的痛苦，以及巨额的医疗费用。唯一没有表现出痛苦的人是患者。

较轻度缺氧 - 缺血性损伤（*lesser degrees of anoxic-ischemic injury*）时，患者在昏迷数小时甚至更短时间后会有所好转。其中一些患者很快就度过了这一急性缺氧后期，然后开始全面恢复；另一些患者则遗留不同程度的永久性残疾。

影像学检查结果各不相同。严重损伤的最常见的早期改变是大脑灰质与白质之间的界限消失（图 39-1）；有这一发现的患者总是昏迷不醒，很少有人醒来后有较好的神经转归。损伤不太严重和以低血压缺血性事件为主的患者，诸如心搏骤停，可在大脑前、大脑中与大脑后动脉的交界区见到明显的动脉边缘带［分水岭（watershed）］梗死（图 39-2）。与边缘带梗死相关的临床症状如下所述。然而，另一种脑损伤模式，有时也见于一氧化碳中毒，由纹状体损伤组成，其影像学表现比临床表现更为明显（图 39-3）。

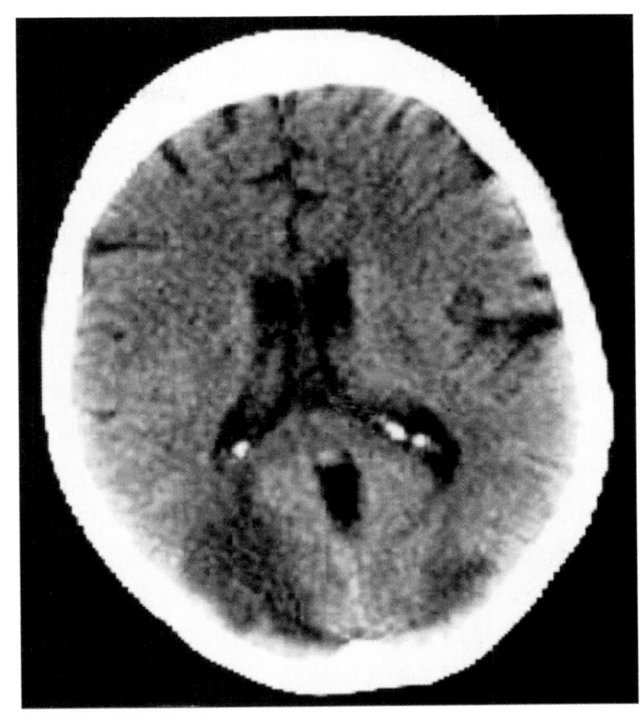

图 39-2　轴位脑 CT 平扫显示，短暂的心搏骤停后大脑中动脉和大脑后动脉交界区梗死。患者患有巴林特（Balint）综合征

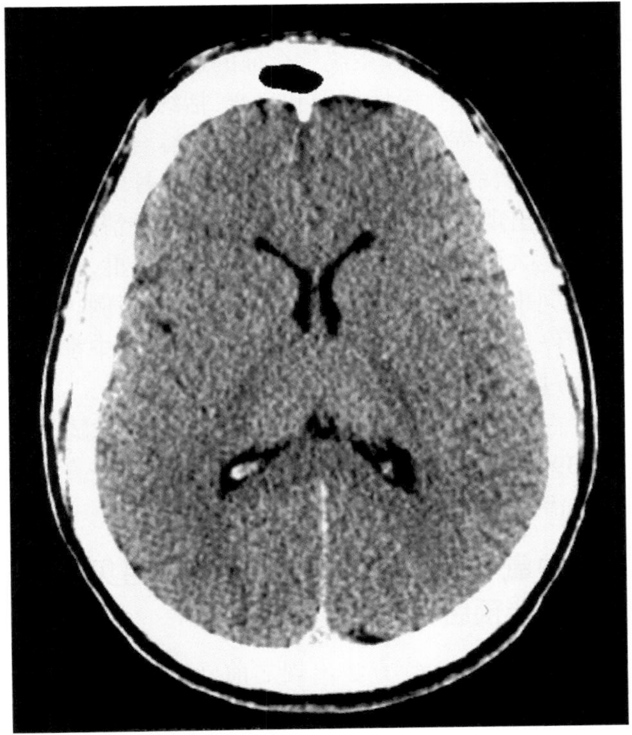

图 39-1　心搏骤停后 1 天进行无对比剂的脑 CT 轴位平扫，显示大脑半球灰质与白质结构的分界消失。患者仍处于昏迷状态和成为植物人

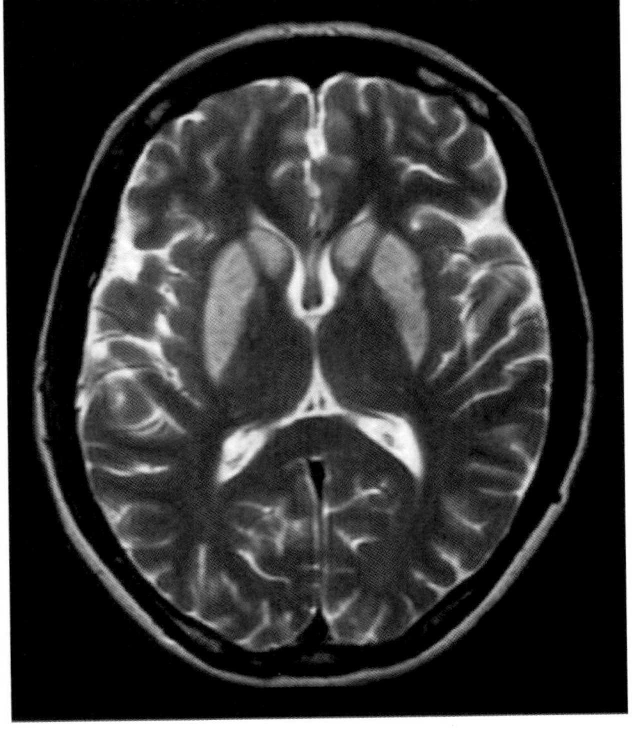

图 39-3　MRI 轴位 T2 加权显示窒息缺氧后的纹状体损伤。与典型的一氧化碳中毒病例相比（见图 39-5），苍白球病变相对保留

缺氧 - 缺血导致的脑死亡(详细讨论见第 16 章)

这代表了最严重的缺氧程度,通常由循环骤停引起;表现为完全无意识和无反应状态,伴有所有的脑干反射消失。不能维持自主呼吸,只维持心脏活动和血压。脑电图未见电活动(零电位差的)。尸检发现,大部分的(如果不是全部的话)大脑、小脑和脑干结构的灰质,以及在某些情况下,甚至是上段颈髓,已经严重受损。

在断定患者有这种形式的不可逆的脑损伤时,人们必须始终保持谨慎,因为麻醉、某些药物毒和体温过低也可能导致深昏迷和零电位差的脑电图,但最终患者可以恢复。因此,通常建议在一天左右的间隔后复查临床和实验室检测,在此期间也可得到毒物筛查的结果。作者的经验证实了一个普遍的观点,即在没有外部干预下,脑死亡综合征患者的生命功能通常无法维持数天以上。然而,在特殊情况下,提供足够的液体、血管加压药和呼吸支持可以使患者在昏迷状态下存活更长时间。这些问题在第 16 章中已详细讨论。

缺氧后神经综合征

最常见的永久性神经后遗症或缺氧后综合征(*posthypoxic syndromes*)如下:

1. 持续昏迷或昏睡(*Persistent coma or stupor*),如上所述

2. 较轻度的脑损伤,痴呆(*dementia*)伴或不伴锥体外系征象

3. 锥体外系(帕金森)综合征伴认知障碍[*extrapyramidal*(*parkinsonian*)*syndrome with cognitive impairment*)](有关 CO 中毒讨论)

4. 舞蹈徐动症(*choreoathetosis*)

5. 小脑性共济失调(cerebellar ataxia)

6. 意向性或动作性肌阵挛(兰斯 - 亚当斯综合征)(*intention or action myoclonus*[*Lance-Adams syndrome*])

7. 失忆状态(*amnesic state*)

如果低灌注(*hypoperfusion*)占主导,患者也可能表现为位于主要脑血管末端交界区域的分水岭梗死。在患者醒来后,主要综合征就变得明显,如下:

1. 视觉失认(*visual agnosia*)包括巴林特综合征(*Balint syndrome*)和皮质盲(*cortical blindness*),皮质盲也称为安东综合征(Anton syndrome)(见第 21 章),表现为大脑中动脉与大脑后动脉之间的分水岭梗死(见图 39-2)。

2. 近端手臂和肩无力(*proximal arm and shoulder weakness*),有时伴有臀部无力[称为“桶中人”综合征(person-in-the-barrel syndrome)],反映了大脑中动脉与前动脉之间区域梗死。这些患者能够行走,但他们的手臂摇晃摆动,臀部可能无力。

这两种分水岭综合征极少共存。感兴趣的读者可以参考 Ropper 及其同事关于神经病学重症监护的适当章节以了解更多的细节。在脊髓也有分水岭区域(见第 42 章)。

癫痫发作(*seizure*)可能是,也可能不是一个问题。形成完全的运动惊厥是罕见的。肌阵挛较常见,并可能与碎片性惊厥混杂。肌阵挛在大多数情况下是一种严重的症状,但通常在数小时或数天后消退。如后面所述,这些运动也难以抑制。

迟发性缺氧后脑病和白质脑病

迟发性缺氧后脑病(delayed posthypoxic encephalopathy)和白质脑病(leukoencephalopathy)是一个相对罕见和无法解释的现象。最初的改善看似完全,但在一段不同的时间之后(大多数情况为 1~4 周)又会复发,其特征是淡漠、意识模糊、易怒,偶尔还会出现躁动或躁狂。大多数患者在这第二阶段能存活,但也有一些患者会遗留严重的精神和运动障碍(Choi; Plum et al)。在其他的病例中,在 1~2 周后,出现最初的神经系统综合征的进展,还伴随有虚弱、蹒跚步态、弥漫性僵硬和痉挛、括约肌失禁、昏迷和死亡等。特殊情况下,还有另一种综合征,一次缺氧事件后,病情缓慢恶化,在数周至数月中进展,直至患者出现哑、僵硬和不能自理。在这种情况下,基底节比大脑皮质和白质受到的影响更严重,正如我们的同事 Dooling 和 Richardson 研究的病例。在心搏骤停、溺水、窒息和一氧化碳中毒的病例中都曾经发生过。

白质病变的影像学特征可以是相当显著的(图 39-4)。在不确定的基础上,线粒体疾病一直被认为是潜在的机制。

缺氧 - 缺血性脑损伤的预后(另见第 16 章“昏迷预后”)

在目前的治疗方法出现之前,已经建立起了几个模型,用以预测缺氧 - 缺血性昏迷转归。所有这些模型都以不同的组合包含了简单的临床特征,包括运动、语言和瞳孔功能丧失。过去最常被引用的关于心搏骤停后昏迷预后方面的研究是 Levy 和同事们对 210 例患者进行的,它提供了如下的指导原

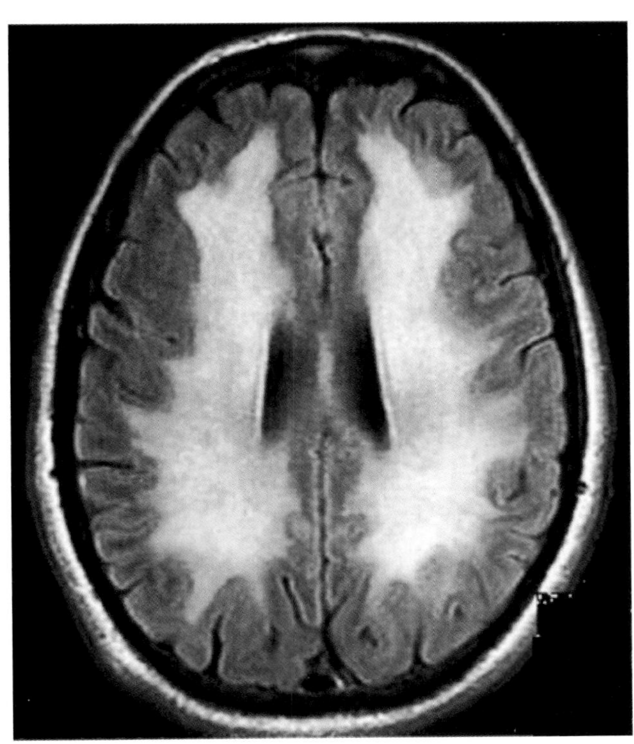

图 39-4　MRI 轴位 T2 液体衰减反转恢复(FLAIR)序列，显示一例溺水患者迟发性缺氧后白质脑病，他曾有好转，但 2 周后又出现恶化

则：13% 的患者在 1 年内达到了独立功能状态；在最初评估时，约 25% 的患者瞳孔对光反射消失，其中没有人恢复独立功能；相比之下，在近 50% 的病例中，入院时存在瞳孔反射、眼球运动和任何的运动反应，其中约 10% 的患者获得较好的预后。毫无疑问，在心搏骤停后的第 1 天，在这些神经功能领域的任何方面都没有功能与较差的预后有关。同样地，Booth 和同事们分析了之前发表的研究，确定了在心搏骤停后一天的 4 个临床征象预示着较差的预后或死亡：①角膜反应消失，②瞳孔反应消失，③对疼痛无退缩反应，以及④没有任何运动反应。在冷却疗法(colling therapy)时代，有些临床征象是无法观察到的。无论如何，必须排除并发的中毒。第 2 章和第 16 章讨论了体感诱发电位在昏迷预测中的应用。

如何治疗处于这种长期昏迷状态的患者，是一个医学问题，也是一个社会问题。神经科医生可根据他们自己和已发表的经验，合理地陈述脑损伤程度、意识水平状态、病因和预后。一旦确定了这种状态的性质，人们就会谨慎地避免采取英雄主义的、挽救生命的治疗措施。然而，一些患者在临床和脑电图中表现出对口头指令的大脑反应，将会有一定程度的恢复，但最常见是一种残疾状态。

缺氧 - 缺血性脑病的治疗

治疗的首要目的是预防进一步的缺氧损伤。确保呼吸道畅通，实施心肺复苏(cardiopulmonary resuscitation)，分秒必争。补充氧气在最初的几个小时内可能是有价值的，但在血液氧合充分后可能就没什么用了。有实验和临床证据表明，一旦心脏和肺功能恢复，通过诱导低温降低脑代谢需求对预后会有有益的影响，并可能防止上述的迟发性恶化。使用大剂量巴比妥类药物并不能得到相同的获益。

Bernard 和同事们进行的随机试验，以及心搏骤停后低体温研究组(Hypothermia After Cardiac Arrest Study Group)在心搏骤停后立即对无意识患者实施轻度低体温治疗引起了很大的关注。他们在心脏停搏后的 2 小时内，将核心温度降低到 33℃ (91℉)，并在第一次试验中维持这一水平达 12 小时，在第二次试验中维持在 32~34℃之间 24 小时。这两项试验都证明，与处于正常体温状态的患者相比，幸存者的存活率和认知预后都有所改善；这导致了指南的建立和 2002 年后美国和其他地方的临床实践的改变。转归通过粗略的神经功能测量进行评估。实施和维持低体温可以通过体外冷却、输注冷却的生理盐水，或利用静脉冷却装置等来完成，尽管这种轻度降温通常可以很好地耐受，但有时会出现低血压、出血、室性异搏和感染等医源性问题。Nielsen 和同事们进行的第三次更大的试验，对比了心搏骤停后温度维持在 33℃与 36℃的临床预后，发现两者在死亡率或神经功能恢复方面没有差异。这些结果是应该被解释为低温治疗无效，还是避免高温对恢复更有利，目前仍在讨论中。

Schenone 和同事们的一项基于试验数据和观察性研究的荟萃分析得出的结论是，心搏骤停后低温治疗有利于提高生存率和改善神经功能预后(指可重返工作岗位或中度残疾)，即使患者有心搏停止或无脉性电活动(pulseless electrical activity，PEA)、长时间的心搏骤停以及持久的休克。Arrich 和同事们的另一个系统综述也发现，诱导的轻度低温可改善心搏骤停后的神经功能预后，但没有足够的证据支持对在医院内发生心搏骤停、停搏或非心源性因素导致停搏的患者进行低温治疗。很难估计有多少人从濒死状态变成植物人或严重残疾。由于缺少其他已证实的神经保护干预，因此除非有绝对的临床禁忌证，否则我们通常赞成在心搏骤停后开始诱导低温治疗。

血管扩张剂、谷氨酸盐阻滞剂、阿片类拮抗剂和钙通道阻滞剂虽然在理论上有吸引力，并取得了一些实验上的成功，但并未证实明显获益。糖皮质激素表面上有助于减轻脑肿胀（可能是细胞性水肿），但它们的疗效在临床试验中并不明显。

癫痫发作应采用第 15 章所述的方法加以控制。如果惊厥严重、持续和对常规药物治疗无反应，则需要注射咪达唑仑（midazolam）或异丙酚（propofol）等药物，并最终使用神经肌肉阻滞剂抑制惊厥。通常癫痫在发作几小时后就会停止，取而代之的是多肌阵挛（polymyoclonus）。对后者，氯硝西泮每日 8~12mg，分次服用可能有效，但常用的抗癫痫药物效果甚微。自发的、刺激敏感性肌阵挛以及持续的肢体姿势通常预示着预后不良。患者从缺氧发作中醒来后出现的延迟运动诱导的肌阵挛和共济失调性震颤的显著障碍，即兰斯 - 亚当斯肌阵挛（*Lance-Adams myoclonus*）是一个特殊的问题，这在第 4 章中讨论过。它的治疗通常需要使用多种药物。发热可以用退热药或冷却毯合用神经肌肉麻痹剂治疗。

一氧化碳中毒

严格来说，一氧化碳（CO）是一种外源性毒素，但将它放在这一章中讨论，是因为它可导致一种特征性脑损伤，并经常与迟发性神经功能恶化有关。CO 对血红蛋白极强的亲和力（超过与氧气亲和力的 200 多倍），显著降低了血液中的氧含量，使大脑长期缺氧和酸中毒。其次是心脏毒性和低血压。CO 是否对神经元的成分也有直接的毒性作用尚未定论。它对大脑的影响在很大程度上类似于由心搏骤停引起的影响。神经科医生遇到一氧化碳中毒的情况可能包括，烧伤病房和企图自杀或意外暴露于有故障的火炉或封闭车库的汽车尾气中的患者。Weaver 对这一问题作了当代的评论。

早期症状包括头痛、恶心、呼吸困难、神志不清、头晕和笨拙。当碳氧血红蛋白（carboxyhemoglobin）水平达到总血红蛋白的 20%~30% 时，就会发生这种情况。由于有问题的火炉和汽油发动机而暴露于相对低水平的 CO 中，应该被怀疑是反复出现头痛和精神错乱的原因，这些症状在住院治疗或改变地点后就会消失。CO 中毒患者皮肤可能出现樱桃红色，但实际上这种情况并不常见，发绀更为常见。在碳氧血红蛋白水平稍高的情况下，可出现失明、视野缺损和视盘水肿，50%~60% 的 CO 水平与昏迷、去大脑或去皮质强直姿势有关，少数患者与癫痫发作，以及脑电图节律普遍变慢有关。最初的脑 CT 或 MRI 正常或轻度脑水肿；后来的扫描可能显示特征性苍白球病变，如下所述。只有当存在相关的低血压时，才会出现与心搏骤停后相同类型的分水岭区梗死。

在接触 CO 后 1~3 周（有时更长时间）出现迟发性神经功能恶化要比其他形式的脑缺氧更常见。在 Choi 的调查中，2 360 例 CO 中毒病例中有 3% 出现，在那些病情严重需住院治疗的患者中，有 12% 出现这种症状。锥体外系特征（帕金森步态和运动迟缓）为主。四分之三的患者在一年内康复。以双侧苍白球为中心的离散病变，有时也可累及内侧壳核，这是 CO 中毒导致昏迷的影像学特征（图 39-5），但在溺水、窒息和其他形式的缺氧后也可看到类似的局灶性破坏。延迟 - 复发患者的共同特征是较长时间的纯缺氧（在缺血发生之前）。即使没有发生迟发性神经后遗症，在 CT 上基底节病变也可能相当突出，但在发生迟发性锥体外系综合征的患者中，基底节病变总是在 1~4 周时出现。在病情较轻的患者中，我们曾看到这种病变在 CT 和 MRI 上可完全消失，也没有产生运动障碍。

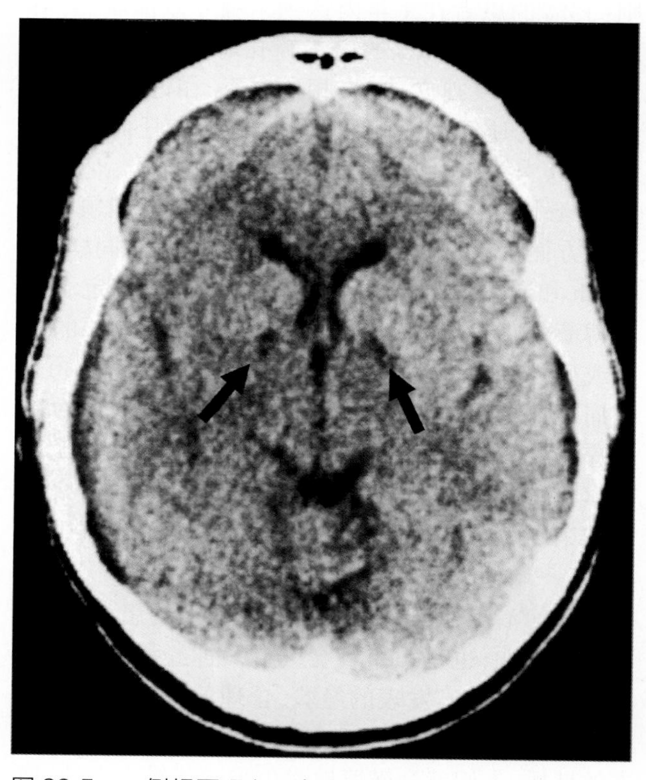

图 39-5 一例想要吸入一氧化碳自杀的 30 岁女性，轴位 CT 平扫。在两侧苍白球可见小面积低密度灶（箭头）。唯一的神经后遗症是储存记忆轻度受损

CO 暴露的初始治疗方案是吸入氧气。由于 CO 的半衰期(通常为 5 小时)会被给予 2 或 3 个大气压的高压氧显著缩短,因此,当碳氧血红蛋白浓度大于 40% 或处于昏迷或癫痫发作时,推荐使用高压氧治疗(Myers et al)。根据 Weaver 及其同事进行的一项试验,在接触 CO 的 24 小时内进行了 3 次高压氧治疗,这种疗法可将认知后遗症的发生率从 46% 降低到 25%。

高海拔(高原)病

急性高原病(*acute mountain sickness*)是大脑缺氧的另一种特殊形式。它发生在低海拔的居民突然上升到一个高海拔时。在海拔 8 000 英尺以上时出现头痛、厌食、恶心和呕吐、虚弱,以及失眠等,到达更高的海拔时,可能会出现共济失调、震颤、嗜睡、轻度意识混乱和幻觉等。根据 Griggs 和 Sutton 的研究,在 16 000 英尺高的地方,50% 的人会出现无症状的视网膜出血,而这表明这种出血也会发生在大脑白质中。极端的高原反应可导致致命的脑水肿。血管内皮生长因子(vascular endothelial growth factor,VEGF)原本是以其对血管通透性作用而闻名的蛋白,在 Schoch 及其同事的实验中,VEGF 过表达被认为是导致脑水肿的原因。随着在高海拔地区所处时间延长或海拔继续升高,受累个体会遭受精神损伤,并可能发展为昏迷。高海拔地区的低氧血症在睡眠期间会加剧,这是因为正常通气会减少,还会受到高原病的另一种表现形式,肺水肿的影响。Hornbein 及其同事早年曾观察到,即使是那些已经适应了高海拔环境数日的登山者,也会出现轻微但可能持续的记忆力损伤。Hackett 和 Roach 曾对高原病的治疗进行了回顾。

慢性高原病(*chronic mountain sickness*)也称为蒙格病(Monge disease)(以描述了秘鲁的安第斯山脉印第安人病情的医生的名字命名),常见于高海拔山区的长住居民。主要表现是肺动脉高压、肺心病和继发性红细胞增多症等。通常也有高碳酸血症(hypercarbia),伴有预期的轻度精神迟钝、缓慢、疲劳、夜间头痛,有时伴视盘水肿(见下文)。Thomas 及其同事提醒人们关注秘鲁高原地区的手足烧灼综合征(syndrome of burning hands and feet),这显然是对慢性缺氧的一种不适应反应。

镇静剂、酒精和血液中二氧化碳分压(P_{CO_2})的轻微升高都会降低对高海拔的耐受性。地塞米松和乙酰唑胺在一定程度上可预防和对抗高原病。最有效的预防措施是在中等海拔停留 2~4 天以适应环境。

高碳酸性肺病(hypercapnic pulmonary disease)

慢性阻塞性肺疾病(chronic obstructive pulmonary disease)如肺气肿、纤维化肺病、神经肌肉无力,以及在某些情况下,延髓呼吸中枢功能不全,均可导致持续性呼吸性酸中毒,造成二氧化碳分压(P_{CO_2})升高和动脉氧分压(P_{O_2})降低。Austen 等所描述的慢性高碳酸血症(chronic hypercapnia)的完整临床综合征包括头痛、视盘水肿、精神迟钝、嗜睡、神志不清、昏睡和昏迷,以及扑翼样震颤等。更典型的情况是,患者只能找到其中的一些特性。有些患者有快频率的震颤。头痛倾向于全头部、额部或枕部,并可能很强烈、持续、稳定和某类型疼痛;夜间出现是某些病例的特征。视盘水肿是双侧的,但一只眼可比另一侧稍重,出血可能围绕着阻塞的视盘(稍后的发现)。腱反射活跃,足底反射可能是伸性。间歇性嗜睡、注意力不集中、精神运动减少、不能感知一系列事件中的所有项目,以及健忘等,组成这一综合征较微妙的表现,可能会促使家人寻求医疗帮助。这些症状可能只持续几分钟或几小时,在进行特定检查时,这些症状不一定还存在。在进展完全的病例中,CSF 压力增加;Pco_2 可超过 75mmHg,动脉血氧饱和度从 85% 至 40% 不等。脑电图显示在 δ 或 θ 范围内的慢活动,有时是双侧同步的。

大脑紊乱的机制是由于二氧化碳的直接麻醉作用,但生化机制细节尚不清楚。正常情况下,脑脊液与血液相比呈微酸性,CSF 的 Pco_2 比血液高约 10mmHg。呼吸性酸中毒时,CSF 的 pH 值下降(在 7.15~7.25 之间),脑血流量增加是脑血管扩张的结果。然而,通过脉络膜丛产生和分泌碳酸氢盐,大脑能迅速适应呼吸性酸中毒。脑含水量也会增加,主要是在白质中。在高碳酸血症的动物模型中,血液和脑中的 NH_3 升高,这可能解释了该综合征与高氨血症性肝衰竭的相似之处(Herrera and Kazemi)。

最有效的治疗措施是正压通气,如果同时伴有缺氧,则吸入氧气。当然,为了避免抑制呼吸动力,在这些患者中宜谨慎使用氧气补充,轻度代偿性缺氧患者用过量氧气治疗会陷入昏迷。心力衰竭的治疗,放血疗法(phlebotomy)以降低血液黏度,以及应用抗生素控制肺部感染可能都是必要的。通常,这些措施会带来让人惊异程度的改善,这种改善可能会持续数月或数年。如果使用氨茶碱

(aminophylline)治疗潜在的肺气道疾病,可能会导致血液水平增高,并有诱发癫痫的倾向。

与纯的缺氧性脑病不同,由高碳酸血症引起的长时间昏迷相对罕见,而且在我们的经验中,还没有导致不可逆的脑损伤。视盘水肿、肌阵挛,尤其是扑翼样震颤是重要的诊断特征。

低血糖性脑病

低血糖性脑病(hypoglycemic encephalopathy),现在相对少见,但却是引起意识混乱、抽搐发作、昏睡和昏迷的重要原因,因此,应把它作为一种脑的代谢紊乱单独考虑。其基本的生化异常是血糖的临界性降低。当血糖水平大约在 30mg/dL 时,大脑紊乱表现为精神错乱状态,并可能发生一次或多次痫性发作;在血糖水平为 10mg/dL 时,如果不立即给予葡萄糖纠正,就可能出现昏迷,对大脑造成无法修复的损伤。与大多数其他代谢性脑病一样,血糖下降的速度是导致意识下降和残余痴呆的一个因素。

正常的大脑有 1~2g(30mmol/100g 脑组织)的葡萄糖储备,主要以糖原的形式存在。由于脑是以 60~80mg/min 的速度利用葡萄糖,一旦血糖不再供应,葡萄糖储备只能维持大脑活动 30 分钟或更短时间。葡萄糖通过一个主动的载体系统从血液转运到脑。进入脑部的葡萄糖或者经过糖酵解,或者以糖原的形式储存。在正常的氧合(有氧代谢)过程中,葡萄糖被转化为丙酮酸,进入三羧酸循环[克雷布斯循环(Krebs cycle)];在无氧代谢时,就形成了乳酸。1mole 葡萄糖的氧化需要 6mole 氧气。被脑摄取的葡萄糖,85%~90% 被氧化;其余的被用于蛋白质或其他物质特别是神经递质的生成,如 γ- 氨基丁酸(GABA)。

当血糖下降时,中枢神经系统(CNS)可以在不同程度上利用非葡萄糖基质来满足它的代谢需求,尤其是酮酸和葡萄糖代谢的中间产物,如乳酸、丙酮酸、果糖和其他己糖等。在糖原储备较高的新生儿脑中,酮酸提供了相当大比例的脑能量需求,这也会发生在长期饥饿之后。然而,面对严重和持续的低血糖,这些替代的底物不足以维持神经元结构的完整性,而最终三磷酸腺苷(adenosine triphosphate,ATP)也会被耗竭。如果发生惊厥,通常会发生在精神错乱期间;抽搐被认为是由于神经元膜完整性改变,以及 NH_3 升高和 GABA 及乳酸水平降低(Wilkinson and Prockop)。

在严重低血糖的情况下,大脑是除心脏外唯一遭受严重的功能和结构损伤的器官。除了以上所述,大脑疾病的病理生理机制还未被完全阐明。众所周知,低血糖会减少氧气的摄取,增加脑血流量。与缺氧和缺血一样,有实验证据表明兴奋性氨基酸谷氨酸参与了这一过程。当给予动物大剂量胰岛素时,一些脑磷脂组分水平会降低。然而,低血糖导致高能量磷酸盐化合物快速消耗和产生不足的说法尚没有得到证实,还必然涉及其他一些葡萄糖依赖的生化过程。

病因

低血糖性脑病最常见的原因是:①意外或故意过量使用胰岛素或口服降糖药;②胰腺的胰岛细胞胰岛素分泌肿瘤;③肝糖原耗竭,有时伴随长期酗酒、饥饿或任何形式的严重肝功能衰竭;④婴儿期糖原贮积症;⑤新生儿期和婴儿期特发性低血糖;以及⑥由胰岛的胰岛细胞肥大和胰岛细胞瘤、胃癌、纤维间皮瘤、盲肠癌和肝癌引起的亚急性和慢性低血糖。据称,这些非胰腺肿瘤会产生一种胰岛素样物质。在过去,低血糖性脑病是精神分裂症“胰岛素休克”治疗的一种并不罕见的并发症。在功能性高胰岛素血症中,如神经性厌食症和饮食时尚中,低血糖的严重程度或持续时间很少足以损害中枢神经系统。

临床特征

当血糖已降至约 30mg/dL 时,就会出现初始症状,如紧张、饥饿、脸红、出汗、头痛、心悸、颤抖和焦虑等。这些症状逐渐让位于精神错乱和困倦,或偶尔也会出现兴奋、过度活跃、怪异或好斗的行为。许多早期症状与肾上腺和交感神经过度活动有关,有些表现在糖尿病神经病患者中可能不太明显。在接下来的阶段,强迫吮吸、抓握、运动不安、肌肉痉挛和去大脑强直依次发生。一些患者出现肌阵挛性颤搐和惊厥发作。很少有局灶性脑缺陷,其发病机制尚不清楚;根据 Malouf 和 Brust 的研究,在 125 例有症状性低血糖的患者中,观察到 3 例患者的偏瘫通过静脉注射葡萄糖得到了纠正。

血糖水平约为 10mg/dL 与深昏迷、瞳孔扩大、皮肤苍白、呼吸浅、脉搏缓慢和张力减退等有关,过去这被称为低血糖的“延髓期”。如果在血糖达到这一水平之前就给药,患者可以恢复正常,按上述步骤相反的顺序回返。然而,一旦达到这种状态,特别是如果这种状态持续了几分钟以上,恢复就会延迟几天或几周,可能是不完全的,如下所示。

EEG 随着血糖下降而改变,但这种关联性并不精确。在 δ 或 θ 波的范围内有弥漫性的慢化。在恢复过程中，可能会出现尖波，并在某些病例中与癫痫发作同时出现。

低血糖性脑病与低氧性脑病之间主要的临床区别在于神经紊乱的环境和演化模式。低血糖的影响通常发生得较缓慢，在 30~60 分钟显现，而不是几秒钟或几分钟。两种情况的恢复期和后遗症表现非常相似。

大剂量的胰岛素，产生强烈的低血糖，即使持续相对较短的时间（30~60 分钟），比一系列小剂量胰岛素引起的不太严重的低血糖发作更危险，可能是因为前者损害或耗尽必需的酶，这种情况无法通过后来大量静脉输注葡萄糖来克服。糖尿病控制和并发症试验（Diabetes Control and Complications Trial）表明，多年来糖尿病治疗过程中反复出现的低血糖发作会产生良好的耐受性，不会导致认知功能下降，这反映了反复发生的轻微事件的好处。

严重和长时间的低血糖发作可能导致永久性智力功能损害以及其他神经系统后遗症，如严重缺氧后引起的后遗症。我们也曾观察到迁延性昏迷的状态，以及相对纯科萨科夫失忆症（pure Korsakoff amnesia）。然而，我们在预后方面不宜轻率，因为我们曾观察到缓慢的改善持续 1~2 年。

胰岛细胞瘤引起的复发性低血糖（*recurrent hypoglycemia*）在一段时间内可能被误认为是发作性精神错乱或惊厥性疾病，诊断需要等待后来证明与神经症状相关的低血糖或高胰岛素血症。我们在急诊科遇到过一名男子，他的主诉是偶尔发生不能拨打按键式电话并有轻微的精神模糊，他被发现患有胰岛细胞瘤。

功能性或反应性低血糖（*functional or reactive hypoglycemia*）是所有与低血糖相关的综合征中最不明确的。这种情况通常是特发性的，但可能出现在糖尿病发病之前。摄入碳水化合物后胰岛素的升高延迟，但随后会导致血糖过度下降，降至 30~40mg/dL。症状包括不适、疲劳、紧张、头痛和震颤，这些表现可能与焦虑性抑郁症难以区分开来。毫不奇怪，功能性低血糖这个术语被滥用了，被不加区分地用于各种主诉的患者，现在被称为慢性疲劳综合征或焦虑综合征。事实上，由功能性或反应性低血糖引起的综合征并不常见，它的诊断需要发现对胰岛素的过度反应、症状期间的低血糖以及对口服葡萄糖的有效反应。

在所有形式的低血糖性脑病中，主要损害的是大脑皮质。皮质神经细胞变性，被小胶质细胞和星形胶质细胞取代。病变的分布与缺氧性脑病的分布相似，虽然可能不完全相同。小脑皮质对低血糖的易感性低于对缺氧的易感性。奥尔（Auer）曾描述了实验性低血糖引起的神经元超微结构变化；随着低血糖持续时间和 EEG 沉默时间的延长，发生线粒体改变，首先在树突，然后在神经细胞体，接着是核膜破裂导致细胞死亡。

治疗　各种形式的低血糖的治疗显然包括尽早地纠正低血糖。目前还不清楚低体温或其他措施是否会延长低血糖的安全期或改变预后。在低血糖得到纠正之前，抗癫痫药物可能不会使癫痫发作和抽搐停止。

高血糖性脑病

高血糖性脑病（hyperglycemic encephalopathy），主要在糖尿病患者中已定义了两种综合征：①高血糖合并酮症酸中毒，以及②高渗性非酮症高血糖。

在糖尿病性酸中毒（*diabetic acidosis*）中，常见的表现是脱水、疲劳、乏力、头痛、腹痛、口干、昏睡或昏迷，以及库斯莫尔（Kussmaul）型呼吸等。一般情况下，已知或已证实糖尿病患者在一段时间内会出现这种情况。通常是由于患者没有规律使用胰岛素用药。发现血糖水平大于 400mg/dL，血液 pH 值低于 7.20，碳酸氢盐浓度小于 10mEq/L。血液和尿液中的酮体和 β- 羟基丁酸都升高，并有明显的糖尿。及时给予胰岛素和补充血管内容量可在一段时间内纠正临床症状和化学异常。

Young 和 Bradley 报告，在一组糖尿病酮症酸中毒患者，在血糖升高得到纠正后却发生了深昏迷和脑水肿。轻度脑水肿常见于儿童患者输液和胰岛素治疗时（Krane et al）。Prockop 将这种情况归因于脑中的果糖和山梨醇的积累。山梨醇是在高血糖时形成的多元醇，它缓慢地穿过细胞膜，但一旦穿过了细胞膜，就会引起水向脑内的转移和细胞内水肿。然而，根据 Fishman（1974）的说法，在高血糖时脑中增加的多元醇并没有达到渗透作用的重要浓度，尽管它们可能诱发与脑病相关的其他代谢效应。这些都是推测的问题，因为多元醇的增加从未被发现。这种情况下的脑水肿很可能是从血液到脑的渗透压梯度逆转的结果，在快速纠正高血糖时发生。

糖尿病酮症酸中毒脑功能紊乱的病理生理机制尚不完全清楚。在我们所检查的病例中并没有发现一致的细胞病理改变。诸如酮症、组织酸中毒、低血压、高渗和缺氧等因素尚未被确定。经尿素、甘露醇、无盐白蛋白和地塞米松治疗的尝试通常是不成功的，尽管有痊愈的报道。通过尝试使用尿素、甘露醇、低盐白蛋白，以及地塞米松等的治疗通常都不成功，尽管有恢复的报告。

在高渗性非酮症高血糖(*hyperosmolar nonketotic hyperglycemia*)中，血糖水平极高，超过600mg/dL，但不发生酮症酸中毒，或即使发生，也很轻微。渗透压通常超过330mOsm/L。也有血液浓缩和肾前性氮质血症。对这一神经系统综合征的认识通常归功于尾前照雄(Wegierko)，他在1956年和1957年发表了对该病的描述。大多数患者是老年糖尿病患者，但有些患者以前并不知道自己患有糖尿病。感染、肠炎、胰腺炎、脱水，或一种已知干扰糖尿病控制的药物(噻嗪类、皮质类固醇和苯妥英)会导致多尿、疲劳、精神错乱、昏迷和昏迷等。通常，这一综合征会连同合用皮质类固醇和苯妥英(抑制胰岛素释放)一起出现，例如，在脑肿瘤的老年患者中。使用渗透性利尿剂会增加患病风险。

癫痫发作和局灶性体征，如轻偏瘫、偏身感觉缺失、舞蹈手足徐动或同向性视野缺损等，比任何其他代谢性脑病更常见，并可能错误地提示卒中的可能性。应谨慎地更换液体，使用等渗的盐水和钾。纠正明显升高的血糖需要相对少量的胰岛素，因为这些患者往往没有高度的胰岛素抵抗。

肝性昏睡和昏迷(肝性脑病或门体分流性脑病)

慢性肝功能不全伴门体血液分流穿插有昏睡、昏迷和其他神经症状的发作，这是一种被称为肝性昏睡、昏迷或脑病(*hepatic stupor*，*coma*，or *encephalopathy*)的状态。Adams和Foley在70多年前就清楚地描述了这一现象。这种状态使各种肝病复杂化，与黄疸或腹水无关。任何形式的分流，即使没有肝脏疾病，如外科门体分流[艾克瘘(Eck fistula)]都有相同的临床表现(见下文)。也有一些遗传性高氨血症综合征(hereditary hyperammonemic syndromes)，通常在婴儿期或儿童期出现(在第36章详细讨论)，导致发作性昏迷伴或不伴癫痫发作。在所有这些状态中，常见由于饮食中蛋白质过量或胃肠道出血导致或加重脑病。其他易感因素是缺氧、低钾血症、代谢性碱中毒、过度利尿、使用镇静催眠药和便秘等。使用丙戊酸的癫痫患者的一种特殊综合征，这些患者可能急性或亚急性出现精神错乱和共济失调(Gomcelli et al)。儿童病毒感染后出现的瑞夷综合征(Reye syndrome)目前并不常见，但也与血液中和脑病很高的氨含量有关(见下文)。

临床特征

急性、亚急性或慢性肝性脑病的临床表现包括意识紊乱，首先表现为精神迟钝和精神错乱，偶有活动过度，随后出现进行性嗜睡、昏睡和昏迷。这种精神迷乱状态常合并特征性的肌肉持续收缩的间断，这种现象最初由Adams和Foley在肝昏迷患者中描述，被称为“扑翼样震颤”(asterixis)(来源于希腊语sterixis，指“固定的位置”)。它现在被公认为各种代谢性脑病的一个征象，但在肝性脑病中最突出(见第4章)。常规的演示方法是让患者伸直手臂，手腕伸直，但任何持续的姿势都可能引发同样的震颤，包括伸出舌头。我们曾见过大块抗重力肌肉(例如髂腰肌或股四头肌)出现扑翼样震颤而造成跌倒的患者。在少数患者的临床表现中，可见躯干和四肢变化的、波动的僵硬，做鬼脸，吸吮和抓握反射，腱反射亢进或不对称，Babinski征，以及部分性或全面性癫痫发作等。

EEG是一种敏感和可靠地预示即将发生昏迷的指标，在精神状态紊乱的最早阶段就会出现异常。Foley等注意到一种EEG异常，由双侧同步慢波或三相波在δ范围的阵发组成，这些波最初在额部占主导地位，并夹杂α活动，后来，随着昏迷加深，取代所有正常活动(见图2-7J)。少数患者仅表现为随机发放的高频非同步慢波。

这种肝性脑病综合征在它的病程和演变中具有显著的多样性。它通常在几天到几周的时间内出现，并可能最终死亡，或者，通过适当的治疗，症状可能会消退，然后在几周或几个月中严重程度会有波动。后一种类型的持久性肝昏迷在大约一半的患者中被证明是致命的(Levy et al)。在许多患者中，该综合征表现相对较轻，并不会发展到精神迟钝和精神错乱的阶段，也不伴扑翼样震颤和EEG变化。还有一些患者，一种微妙的情绪、性格和智力障碍可能持续数月甚至数年的时间，这种慢性但却是可逆性的精神障碍不一定伴有明显的肝衰竭的临床征象(黄疸和腹水)或其他神经体征。这些患者的典型特征是，可以显示出广泛的门—体侧支循环，因此称为门体分流性脑病(*portal-systemic encephalopathy*)，而精神障碍与饮食蛋白质不耐受和血氨水平升高之间的关联也被证实(Summerskill et al)。

艾克(Eck)在1877年首次在狗身上实施了门

静脉结扎术后，使血液从门静脉系统转移到腔静脉系统。麦克德莫特（McDermot）和 Adam 报告的纯“Eck”瘘管病例，可能是人类中第一个也是最引人注目的例子，在切除胰腺肿瘤的过程中建立了门腔静脉分流术。肝脏是正常的。此后，只要饮食蛋白质增加，就会发生偶发性昏迷。无蛋白饮食可恢复意识，氯化铵可再次诱发昏迷。2 年后的尸检证实肝脏正常，但显示肝性脑病的大脑改变，如下所述。

最后，有一组患者（大多数曾经历反复的肝昏迷发作），逐渐出现不可逆的轻度痴呆以及姿势和运动障碍（扮鬼脸、震颤、构音障碍、步态共济失调、舞蹈手足徐动症）。这种慢性获得性肝脑变性（*chronic acquired hepatocerebral degeneration*）的疾病必须与其他的痴呆和锥体外系综合征区别开来（见下文）。一些孤立的痉挛性截瘫［所谓的肝性脊髓病（hepatic myelopathy），或更准确地说，肝性截瘫（*hepatic paraplegia*）］曾被描述过。潘特（Pant）等将此综合征归因于额叶皮质中 Betz 细胞的丢失，换句话说，是一种见于部分门—体分流性脑病患者的局限性脑病。事实上，在门—体分流性脑病中发现的腿部痉挛状态、腱反射增强和 Babinski 征，提示“肝性截瘫”是一个常见的表现。

慢性门—体分流性脑病在 MRI 上通常显示双侧苍白球 T1 加权像对称性高信号，可能是锰沉积的结果。在急性门—体分流性脑病中，可见整个大脑半球异常的 T2 高信号区，最常累及岛叶、丘脑和扣带回。

血液中 NH_3 的浓度，特别是如在动脉血样中反复测量时，通常都远超过 200mg/dL，而神经功能紊乱和 EEG 改变的严重程度与氨的水平大致平行。通过治疗，NH_3 水平的下降先于临床改善。

神经病理改变

Adams 和 Foley 的惊人的发现是在死于肝昏迷状态的患者，在大脑皮质、豆状核、丘脑、黑质、小脑皮质，以及红核、齿状核和桥脑核内原浆性星形胶质细胞（protoplasmic astrocytes）弥漫性数量增多和增大，而神经细胞或其他实质成分很少或没有明显改变。通过过碘酸 - 希夫（periodic acid-Schiff）染色（PAS），可见星形胶质细胞内含有糖原包涵体。这些异常的神经胶质细胞通常称为阿尔茨海默（Alzheimer）Ⅱ型星形胶质细胞，最初于 1912 年由冯．霍斯林（von Hosslin）和 Alzheimer 在一例韦斯特法尔 - 斯图吕贝尔假性硬化症（Westphal-Strümpell pseudosclerosis）（或 Wilson 病）患者中发现并描述。这些星形胶质细胞已在用手术创成的门腔静脉分流术的实验大鼠身上进行了电镜研究（Cavanagh；Norenberg），这些细胞表现出许多惊人的异常现象，如末端突起肿胀，胞质空泡化（粗面内质网的膨胀囊），毛细血管周围基底膜褶皱的形成，以及线粒体和分解氨的酶的数量都增加。此外，还观察到神经毡（neuropil）中有髓神经纤维的变性和少突胶质细胞的细胞质增加。在慢性病例中，在大脑和小脑皮质深层和豆状核发现神经元丢失，以及类似 Wilson 病的病变的组织空泡化（可能是星形细胞）。

在所有死于进行性肝衰竭的患者中，星形细胞的改变都在一定的程度上出现，胶质细胞异常的程度通常与神经系统疾病的程度和持续时间是一致的。星形细胞的变化可能影响神经元的突触活动。肝性脑病的临床和脑电图特征以及星形细胞增生或多或少是这种代谢性疾病的特异性表现。然而，在肝衰竭的情况下，它们构成了一个独特的临床病理实体。

肝性脑病的发病机制

与肝昏迷相关的似乎最合理的假设是与氮代谢异常有关，其中氨是由含尿素酶的生物作用于膳食蛋白质在肠内形成，通过门静脉循环进入肝脏，但由于肝细胞疾病、血液的门体静脉分流或两者兼有而不能转化为尿素。结果，过量的 NH_3 进入体循环，在那里它以一种尚不完全了解的方式干扰大脑代谢。氨的理论最好地解释了基本的神经病理学变化。由于脑部缺乏尿素循环酶（urea cycle enzymes），Norenberg 曾提出星形细胞胞质肥大，线粒体和内质网增殖，以及星形胶质细胞谷氨酸脱氢酶活性增加，所有这些都反映了这些系统在星形胶质细胞内与氨解毒相关的代谢活动增强。脑氨的清除依赖于谷氨酰胺的形成，这是一种由 ATP 依赖性谷氨酰胺合成酶催化的反应，这种酶被分隔到星形胶质细胞中。在实验动物中已经证明，高氨血症导致中脑网状核 ATP 的耗竭。这是不是脑功能障碍的主要原因还不清楚。

曾经提出了许多可供选择的理论。其一是肝硬化患者的 CNS 功能受到来自饮食中或从细菌代谢碳水化合物产生的酚类或短链脂肪酸的损害。另一种理论认为，生物胺（如章鱼胺）在肠道中产生，绕过肝脏，作为假神经递质，取代去甲肾上腺素和多巴胺（Fischer and Baldessarini）。Zieve 曾提出的证据表明，硫醇（甲硫醇、甲硫氨酸）也在胃肠道中产生，并通过肝脏清除，与 NH_3 共同起作用产生肝性脑病。这一理论及其他理论在很大程度上都不受重视，这些是 Butterworth 及其同事，Zieve，Rothstein 和 Herlong，以及 Jones 和 Basile 综述的主题，读者可以参考这些内容获得详细信息。

此外，锰作为一种潜在的神经毒素，已出现在肝性脑病的发病机制中（Kreiger et al；Pomier-Layrargues et al）。在慢性肝病患者和自发或手术诱导的门体分流患者中，锰在血清和脑中积聚，更具体地是在苍白球。如上所述，这种积聚在 MRI 的 T1 加权像上很容易显示为苍白球高信号。肝移植后，这些 MRI 改变和相关的锥体外系症状恢复正常。锰螯合对这类患者的影响尚未得到充分研究，锰积累在肝性脑病发病中的机制尚不清楚。因此，很明显，任何有关肝性脑病的理论都必须考虑到高氨血症对大脑的影响。

一段时间以来，人们已经知道，肝性脑病与大脑皮质中抑制性递质 GABA 的活性增高有关。还观察到，GABA 能神经传递增加可能是由于抑制内源性苯二氮杂䓬类化合物与其受体结合的物质引起的（Basile et al）。此外，这些拮抗剂被发现在肝性脑病患者中具有使其短暂觉醒的临床效应。苯二氮䓬类药物的作用是由这些受体介导的，因此有 GABA- 苯二氮䓬理论（*GABA-benzodiazepine theory*）的名称。使用苯二氮䓬受体拮抗剂治疗肝性脑病的实用性是短效和可逆的，例如，氟马西尼（flumazenil），其效用仍有待确定（见 Mullen），但它们提供了一个有趣的诊断测试。

直到最近，关于肝性脑病发病机制的氨假说和 GABA 能 - 苯二氮䓬假说似乎都是不相关的。然而，Jones 和 Basile 回顾的证据表明，在肝衰竭时即使氨的浓度轻度升高，也会抑制星形胶质细胞的 GABA 代谢，并增强 GABA 能的神经传递，这是一个将高氨血症与神经递质变化统一起来的概念。此外，上述神经胶质异常可能是血脑屏障的障碍导致脑肿胀的原因，这见于一些迅速发展的门—体分流性脑病的病例中，其原型是现在罕见的瑞氏综合征（Reye syndrome）。一种类似的可能导致血脑屏障破坏和脑肿胀的星形细胞功能障碍，已知发生在急性肝功能衰竭的病例中。

治疗

尽管我们对氨代谢紊乱在肝昏迷的发生中作用还不完全了解，但对这种关联的认识为治疗肝昏迷提供了一些有效的手段，如限制饮食蛋白，通过口服新霉素或卡那霉素减少肠道菌群，抑制肠道内产生脲酶的微生物，以及使用灌肠剂。主要的治疗方法是口服乳果糖（lactulose），是一种通过结肠细菌进行代谢的惰性糖，它产生氢离子，并将氨转变为铵，是一种无毒的物质，经粪便排出。过去使用的口服新霉素有肾损害和耳毒性的风险，因此已被利福昔明（rifaximin）取代，这是一种吸收最小的抗生素，风险更低。这种抗生素也已被 Bass 和同事们证明，在预防微弱代偿患者的偶发性肝性脑病方面是非常有效的。这些治疗措施的有益效果的共同属性是降低血液 NH_3，进一步支持氨中毒理论。最终，在难治性肝衰竭的情况下，移植成为一种最后的治疗手段。

其他治疗价值较低的方法包括溴隐亭（bromocriptine）、上述的苯二氮䓬受体拮抗剂氟马西尼（flumazenil），以及必需氨基酸的酮类似物。理论上，酮类似物能够提供无氮来源的必需氨基酸（Maddrey et al），这一治疗已基本被放弃，多巴胺激动剂溴隐亭，应能增强多巴胺能的传输（Morgan et al），但其机制尚不清楚。支链氨基酸的使用可能会改善精神状态，但其疗效是有差异的，并且与死亡率的增加相关（Naylor et al）。苯二氮䓬受体拮抗剂氟马西尼，它的短暂有益作用已曾被提及，它也被用作诊断测试。

暴发性肝衰竭和脑水肿

在急性肝炎中，意识模糊、谵妄和昏迷状态也会出现，但其机制仍不清楚。血 NH_3 可能升高，但通常不会达到预期引起脑病的程度。严重急性肝衰竭可引起低血糖，低血糖可促发脑病，并往往预示着致命的转归，但通常检测到的葡萄糖的水平并不能解释脑病。

脑水肿是暴发性肝衰竭的突出表现，也是等待肝移植患者死亡的主要原因。这些情况下的脑水肿似乎与血氨的快速上升有关，但它还取决于额外的代谢紊乱，包括神经胶质细胞衰竭和随后的血脑屏障功能不全，这使急性肝衰竭复杂化。急性进展性肝衰竭和大面积脑水肿的结合，与 Reye 综合征中所观察到的相似，如下所述。

CT 和 MRI 是检测暴发性肝衰竭患者脑水肿的有效手段，威德里克斯（Wijdicks）和同事们认为，脑肿胀的程度大致上与脑病的严重程度成正比。由于暴发性肝衰竭患者可在肝移植后，在很少或没有神经功能缺损的情况下存活，因此在昏睡和颅内压升高阶段之前识别脑水肿是很重要的。在没有进行移植的情况下，这些病例的死亡有时可以通过监测颅内压（如 Lidofsky et al 所概述的）以及使用渗透性利尿剂和过度通气来预防，详见第 29 章和 34 章颅内压增高的治疗。尽管如此，仍有一些幸存者因颅内压升高而留下脑损伤。

在评估肝病患者的脑功能障碍时出现的另一个问题是药物治疗不良反应的可能性。过去曾接受干扰素治疗的丙型肝炎患者可能出现一系列问题，从微妙的认知损害到亚急性加重的头痛、呕吐、意识改变和局灶性神经表现。较轻的综合征常没有或仅有轻微的 MRI 可见改变，但严重的症状通常伴有枕叶白质和其他部位的信号改变（后部白质脑病）。

Reye 综合征（Reye-Johnson 综合征）

瑞氏综合征（Reye syndrome），也称为瑞 - 约翰逊综合征（Reye-Johnson syndrome），是一种特殊类型的非黄疸性肝性脑病，发生在儿童和青少年，以急性脑肿胀伴有内脏，特别是肝脏脂肪浸润为特征。虽然这种疾病的个别病例已被描述了很多年，但它作为临床 - 病理实体的认识要追溯到 1963 年，当时一个大的系列报告来自澳大利亚 Reye 和他的同事们和美国 Johnson 和他的同事们。这种疾病往往以暴发发生（1974 年，在 4 个月的时间里，疾病控制中心接到 286 例报告）。这些暴发主要与 B 型流行性感冒病毒和水痘感染有关，但也与多种其他病毒感染有关（如甲型流行性感冒病毒、埃可病毒、呼吸道肠道病毒、风疹、麻疹、单纯疱疹病毒、EB 病毒等）。后来，弄清楚了在这些感染期间服用阿司匹林的毒性或辅助作用在疾病的产生中起了重要作用。如今，由于阿司匹林用药与 Reye 综合征的关联已经广为人知，它在病毒感染儿童中已被禁止使用，因此目前只能观察到 Reye 综合征的偶发病例。

大多数患者为儿童，男孩和女孩同样受到影响，但在婴儿（Huttenlocher and Trauner）和年轻成人中很少有病例。在大多数病例中，脑病发生前几天到一周会出现发热、上呼吸道感染症状和持续性呕吐。随后迅速发展为昏睡和昏迷，许多病例伴有局灶性和全面性癫痫发作，交感神经过度活动的征象（呼吸急促、心动过速、瞳孔扩张），去皮质和去脑性僵硬，以及瞳孔、角膜和前庭眼反射丧失。在里昂（Lyon）及其同事报告的一个急性"中毒性脑病"的系列中包括了一两个这样的病例（见第 31 章中"急性中毒性脑病"）。在婴儿中，呼吸窘迫、呼吸急促和呼吸暂停是最显著的表现。

肝脏可明显增大，常可延伸至骨盆，能为脑改变的原因提供重要的诊断线索。最初有代谢性酸中毒，接着是呼吸性碱中毒（动脉血 pH 值上升，P_{CO_2} 下降）。CSF 通常处于压力升高和无细胞状态，CSF 糖值可能较低，反映了低血糖。血清 ALT、凝血时间和血氨等均升高，有时极度升高。EEG 以弥漫性失节律的 δ 活动为特征，进展为脑电图沉默的患者不能存活。CT 和 MRI 显示大脑肿胀，但很难解释这些年轻人，他们没有任何成人脑萎缩。

主要病理表现为脑水肿，常伴有小脑疝，肝细胞浸润，有细小脂肪滴（主要是甘油三酯）；肾小管、心肌、骨骼肌、胰腺和脾脏浸润程度较轻。在脑、肝脏或其他器官没有炎性病变。对于这一疾病的发病机制和阿司匹林毒性的机制，目前还没有完全一致的意见，但是牵涉到线粒体功能障碍。

预后和治疗

在 1967 年至 1974 年间接受治疗的血氨含量超过 500mg/dL 患儿的一个系列中，Shaywitz 和他的同事报告了 60% 的死亡率。一旦患儿陷入昏迷，死亡几乎是不可避免的。近年来，在昏迷发生前的早期诊断和治疗已经将死亡率降低到 5%~10%。治疗包括以下措施：用冷却毯控制体温；经鼻气管插管和控制性通气，维持 P_{CO_2} 低于 32mmHg；胰岛素覆盖静脉输注葡萄糖，维持血糖在 150~200mg/dL；给予乳果糖、新霉素灌肠，以及血液透析以直接降低 NH_3 浓度；通过持续监测和使用高渗溶液控制颅内压（详见第 30 章）；以及维持液体和电解质平衡（Trauner）。恢复后，大脑功能恢复正常，除非有深度和长期昏迷或迁延的颅内压升高。

尿毒症脑病

在任何形式的急性或慢性严重肾脏疾病，都可能伴随发作性意识模糊、昏睡和其他神经系统症状。由尿毒症引起的大脑症状（由 Addison 在 1832 年首先描述）在血压正常且迅速发展为肾衰竭的个体中被发现。冷漠、疲劳、注意力不集中和易怒通常是最初的症状，后来出现了精神错乱、构音障碍、颤抖和扑翼样震颤。少见的情况，表现为中毒性精神病的形式，出现幻觉、妄想、失眠或紧张症等（Marshall）。这些症状的特征是每天，甚至每小时都在波动。有些患者，特别是无尿的患者，症状可能突然出现并迅速发展为昏睡和昏迷状态。在另一些尿毒症发展较缓慢的患者中，轻度的视幻觉和注意力障碍可能会以相对纯的形式持续数周。EEG 呈弥漫性和不规则地变慢，在接受透析治疗后，这可能还会持续数周。CSF 压力正常，蛋白也不升高，除非有尿毒症或糖尿病神经病。在一些报告中，曾提到假性脑脊膜炎和 CSF 单个核细胞数增高（Merritt and Fremont-Smith），但我们还没有遇到过这种情况。

在急性肾衰竭中，感受器官功能模糊几乎总是与各种运动现象有关。这些症状通常发生在脑病的病程早期，有时也发生在患者神志清醒时。患者开始抽搐和痉挛，并可能惊厥发作。肌阵挛性抽搐累及部分肌肉、整个肌肉或整个四肢，在身体两侧是闪电般迅速、无节律性和非同步的，它们在清醒和睡眠时都不间断。有时这种运动类似于舞蹈症或无节律性震颤的表现，扑翼样震颤也容易被诱发。这些运动现象通常很难分类。我们的前辈作者们将这种情况描述为尿毒症抽搐 - 痉挛综合征（*uremic twitch-convulsive syndrome*）。

拉斯金（Raskin）和菲什曼（Fishman）强调了尿毒症脑病与肝性脑病和其他代谢性脑病的相似之处，但我们对它们的不同之处印象更深刻。当观察到抽搐 - 惊厥综合征伴有其他疾病，如分布广的肿瘤、震颤性谵妄、糖尿病昏迷和红斑狼疮时，通常就发现了肾衰竭的致病因素。

随着尿毒症的恶化，患者陷入一种不动的昏迷。除非伴随的代谢性酸中毒得到了纠正，否则患者会出现库斯摩尔（Kussmaul）呼吸，并逐渐演变为潮式（Cheyne-Stokes）呼吸和死亡。

当然，肾衰竭患者的脑病和昏迷可能是尿毒症本身以外的其他疾病的结果。由于这种综合征与手足搐搦症相似，应测量血清钙和镁含量，当然尿毒症也会出现低钙血症和低镁血症。但通常这些离子的值是正常或接近正常的，服用钙和镁盐几乎没有效果。药物排泄的改变导致药物积累，有时引起过度镇静。由于凝血缺陷和高血压，硬膜下出血和脑出血可能使尿毒症（和透析）复杂化，尿毒症患者容易感染，包括脑膜炎。

由于慢性尿毒症经常与高血压联系在一起，因此在区分尿毒症与严重的急进性高血压对大脑的影响时也出现了一个主要问题。沃尔哈德（Volhard）是第一个做出这种区分的人，他引入了假性尿毒症（*pseudouremia*）这一术语，来认定恶性高血压对大脑的影响，并将其与真正的尿毒症区分开来。更可取的术语是高血压脑病（*hypertensive encephalopathy*），是由奥本海默（Oppenheimer）和菲什伯格（Fishberg）最先使用的。然而，肌阵挛 - 抽搐综合征（myoclonic-twitch syndrome）并不是高血压脑病的一个组成部分。高血压脑病的临床表现及其病理生理在第 33 章“高血压脑病和后部可逆性脑病综合征”中讨论。

发病机制

关于尿毒症脑病和抽搐 - 惊厥综合征（twitch-convulsive syndrome）的生化基础，众说纷纭。肾功能的恢复完全纠正了神经综合征，证明没有亚细胞型的结构变化和功能障碍。究竟是由于有机酸的保留，CSF 中磷酸盐的升高（Harrison et al 声称），还是尿素或其他毒素的作用，其中包括甲状旁腺激素，目前尚无定论。支持尿素自身致病作用的数据也不明确，就像其他假定的内源性因素一样（见 Bolton and Young，1990；Burn and Bates 的综述）。然而，可以说，尿素本身并不是唯一的诱导剂，因为它的输注在人类或动物中并不产生这一综合征。

在尿毒症中，中枢神经系统的各个层面似乎都受到了影响，从脊髓到大脑。在某些病例中，脑或脊髓的细胞变化仅限于原浆性星形胶质细胞的轻度增生，但从未达到在肝性脑病中观察到的程度。明显地没有脑水肿。事实上，CT 和 MRI 经常显示大脑有一点皱缩。周围神经病也是尿毒症的一种常见并发症，在第 43 章中讨论。

治疗

在接受透析治疗后一两天内，脑病症状的改善可能并不明显。约三分之一的病例出现惊厥，通常发生在终末期前，可能会对治疗产生抵抗，直到尿毒症得到解决。然而，一些癫痫发作可以通过相对低浓度的抗癫痫药物得到抑制，原因是尿毒症患者的血清白蛋白降低，增加了药物的非结合治疗活性部分。如果有严重的关联的代谢紊乱，如低钠血症，癫痫发作可能难以控制。在面对肾衰竭时，开任何大量药物处方时必须谨慎，因为可能导致异常高的毒性血药浓度。影响神经系统的例子包括氨基糖苷类抗生素（前庭损伤），呋塞米（耳蜗损伤），以及呋喃妥因、异烟肼和肼屈嗪（周围神经损伤）。

透析失衡综合征

透析失衡综合征（dialysis disequilibrium syndrome），这一术语是指在血液透析或腹膜透析期间或之后可能出现的一组症状，作为一定程度的脑水肿附带产生的结果。症状包括头痛、恶心、肌肉痉挛、神经过敏、烦躁不安、嗜睡和抽搐发作等。大约 70% 的患者会出现头痛，可能是双侧搏动性，类似于普通偏头痛，而其他症状在 5%~10% 的患者中观察到，通常发生在接受快速透析或刚要开始透析的早期阶段。症状往往出现在透析的第 3 或第 4 小时，并持续数小时。有时症状在透析完成后 8~48 小时出现。最初，这些症状被认为是由于血清尿素的迅速降低，使脑中的尿素浓度高于血清中的尿素浓度，并导致水进入大脑以平衡渗透梯度，即逆向尿素综合征（*reverse urea syndrome*）。现在人们认为，水进入脑中类似于水中毒，是抗利尿激素分泌不当的结果。

过去只有 3%~4% 正在透析的患者会出现硬膜下血肿的症状，现在这种情况越来越少了，但仍有可能被误认为透析失衡综合征。

透析性脑病（透析性痴呆）

透析性脑病（dialysis encephalopathy）或称为透析性痴呆（dialysis dementia），这是一种亚急性进行性综合征，过去这曾使长期的血液透析复杂化。具有特征的是，该病开始时表现为迟疑、口吃样构音障碍和失语症，会出现面部肌阵挛，后来出现全身性肌阵挛，局部性和全面性癫痫发作，人格和行为改变，以及智力下降等。EEG 始终是异常的，表现为阵发性形式，有时为周期性尖波或尖慢波活动（高达 500mV 和持续 1~20 秒），并混杂有大量的 θ 和 δ 活动。CSF 正常，除了偶有蛋白增高。

起初，肌阵挛和言语障碍是间歇性的，发生在透析期间或在透析结束后即刻发生，仅持续几个小时，但逐渐变得较持久，最终成为永久性的。一旦确诊，该综合征通常会在 1~15 个月的时间稳步进展（Lederman 和 Henry 分析的 42 例患者平均生存 6 个月）。一个特征性表现是静脉注射安定类药物后出现短暂的语言改善。

其神经病理学的改变据称是微妙的，是由大脑皮质浅层的轻度微空腔化组成。虽然这种变化是弥漫的，但在一项研究中发现，左侧（优势）半球比右侧半球病变更严重，左侧额颞岛盖部比周围的皮质更严重（Winkelman and Ricanati）。左侧额颞岛盖皮质这种不成比例的影响可能解释了独特的言语和语言障碍。在一个我们曾仔细研究过的病例中，我们却不能确定任何微观的变化。

透析性脑病发病机制最看似合理的解释是，它代表了铝中毒的一种形式（Alfrey et al），铝来自于透析液或口服的铝凝胶。近年来，这种障碍已经消失，原因很可能是普遍采用净化透析用水的做法，从而从透析液中去除了铝。Parkinson 和他的同事曾对这一问题进行了综述。

肾移植的并发症

免疫抑制患者发生原发性脑淋巴瘤或进行性多灶性白质脑病的风险是众所周知的，在前面的章节中已经提到过。另一种完全不同的脑病，表现为广泛的视觉症状和脑白质水肿，MRI 上表现明显，但主要是在枕部，发生在使用环孢霉素和其他免疫抑制剂之后。可逆性后部白质脑病（reversible posterior leukoencephalopathy）或后部可逆性脑病综合征（posterior reversible encephalopathy syndrome，PRES）（见第 33 章和第 41 章）的这些影像学特征没有特异性，也见于高血压脑病、子痫、鞘内注射氨甲蝶呤（methotrexate）和某些情况（见表 41-1 和图 33-35，图 41-2），所有这些都可能与脑血管的内皮功能障碍有关。过去，在接受过肾移植和长期免疫抑制治疗的患者中，大约 45% 的患者在尸检时发现全身性真菌感染，其中约三分之一的患者 CNS 受到影响。隐球菌、李斯特菌、曲霉菌、念珠菌、诺卡氏菌和组织原体是常见的微生物。最近的经验表明感染率要低得多，但它仍然是一种威胁。隐球菌（*Cryptococcus*）、李斯特菌（*Listeria*）、曲霉菌（*Aspergillus*）、念珠菌（*Candida*）、诺卡氏菌（*Nocardia*）和组织胞浆菌（*Histoplasma*）是常见的病原体。最近的经验表明，感染率明显降低，但仍然是一个威胁。其他使移植复杂化的 CNS 感染包括弓形体病和巨细胞病毒（CMV）包涵体病。

我们在尿毒症患者中曾发现 Wernicke-Korsakoff 病和脑桥中央髓鞘溶解症的病例。如前所述，出血素质可能导致硬膜下出血或脑出血。

与脓毒症和烧伤相关的脑病（脓毒性脑病）

与脓毒症和烧伤相关的脑病（encephalopathy associated with sepsis and burns）也称为脓毒症脑病（septic encephalopathy），Bolton 和 Young（1993）注意到，在严重脓血毒症患者中经常出现困倦或意识混乱状态，这种状态是可逆的，不能用肝衰竭、肺衰竭或肾衰竭、电解质失衡、低血压、药物中毒或原发性脑病变来解释。他们称这种情况为“脓毒性脑病”。根据他们的调查，70% 的患者在严重的全身感染开始后几小时内就失去定向力和意识模糊。在少数病例中，这种状态可能会发展为昏睡和昏迷。值得注意的是，没有扑翼样震颤，肌阵挛或局灶性大脑障碍的征象，但过度伸展（paratonia）是常见的，后来也会发生多发性神经病。水平衡可能会发生快速变化，导致下面讨论的渗透性脱髓鞘。

严重的全身感染所致的脑病状态也可能独立于脓毒血症进展，作为多器官衰竭综合征（syndrome of multiple organ failure）的一个组成部分，而且有些作者认为，是广泛皮肤烧伤的一种并发症（Aikawa et al)。其他人质疑最后一类的合理性,并找到了电解质紊乱(尤其是低钠血症)、败血症或多发性脑脓肿等原因来解释。

在临床工作中,将感染和多器官衰竭引起的脑病与孤立的肝病或肾病引起的脑病区别开来是非常有用的。在败血症(败血性休克)期间,缺乏生化标记和低血压的混杂效应使人们对其发病机制产生怀疑。苯丙氨酸代谢和循环细胞因子的改变曾被提出是原因,但没有确凿的证据。在我们的 2 个致命病例中,有趣的是存在脑紫癜(*brain purpura*),但这是在其他方面不常见的发现。这里可见,大脑和小脑的白质如斑点状散布着大量的毛细血管周围出血和邻近的坏死区。这种病理反应是非特异性的,也见于病毒性肺炎、吗啡过量的心力衰竭、血栓性血小板减少性紫癜和砷中毒等。

钠、钾和水平衡紊乱

嗜睡、神志不清、昏睡和昏迷,连同癫痫发作,有时伴有其他神经功能缺失,可能或多或少地有其电解质或水平衡纯异常的基础。这里只简要地提及其中一些,如低钙血症、高钙血症、低磷血症和低镁血症等,因为它们在文本的其他部分都有过阐述。

低钠血症和抗利尿激素分泌不当综合征

低钠血症(hyponatremia)的定义是血清钠的水平低于 135mmol/L。根据降低钠浓度的机制,低钠血症状态可以是等渗,高渗或低渗的。低渗的类型在神经科的临床中是最常见的,但也会遇到由高脂血症或高蛋白血症(等渗性)、高血糖或甘露醇诱导的低钠血症(高渗性)引起的假低钠血症病例,以及还有水中毒的病例。最后一种可能与全身低血容量(失血、盐消耗)、高血容量(水肿状态,如肾衰竭、肝衰竭或心力衰竭)或等血容量状态(游离水潴留)有关。

低渗的等容性低钠血症最常见的病因是抗利尿激素分泌不当综合征(*syndrome of inappropriate antidiuretic hormone secretion*,*SIADH*)。这种状态特别重要,因为它使许多类型的神经疾病复杂化,如头部创伤、细菌性脑膜炎和脑炎、脑梗死、蛛网膜下腔出血、大脑和全身肿瘤、Guillain-Barré 综合征和某些药物治疗的作用。SIADH 是相对于血浆的高渗尿液排泄的结果。

随着低钠血症的发展,警觉性下降,从意识混乱阶段发展到昏迷,通常伴有抽搐。与许多其他代谢紊乱一样,临床反应的严重程度与血清钠的下降速度有关。对这种状态缺乏认识可能会使血清钠降至危险的低水平,100mEq/L 或更低。

治疗　大多数低钠血症的实例进展缓慢,可以通过各种渗透物质的细胞挤压来维持脑容量。在这种情况下,钠的快速校正有逆转渗透梯度和脑容量减少的风险。而这又与下面讨论的一种特殊类型的中枢神经系统脱髓鞘("渗透性脱髓鞘"和脑桥中央髓鞘溶解)有关。人们首先想到的就是静脉输注氯化钠(NaCl),但是必须谨慎进行,以免出现这些并发症。大多数 SIADH 病例都要求限制液体摄入,如果血清钠低于 120mEq/L,每 24 小时输注 500mL;如果血清钠低于 130mEq/L,则每 24 小时输注到 1 000mL。即使钠达到 130mEq/L,每 24 小时的液体摄入量也不应超过 1 500mL。

在极度的和迅速进展(少于 48 小时)伴昏睡或癫痫发作的低钠血症中,维持脑细胞容量的机制尚未发生作用,因此需要输注 NaCl 来预防脑水肿。注入 NaCl 的量可以根据当前血清 Na 水平和目标血清 Na 水平计算出来,通过假设注入的钠负荷分布在整个全身的水分含量(0.6 × 公斤体重):

[(目标 Na− 起始 Na) × 0.6] × 体重(kg)= 输注的 Na 负荷(mEq,毫克当量)

只要记住生理盐水的钠浓度是 154mEq/L,3%(高渗)盐水溶液的钠浓度为 513mEq/L,就可以确定生理盐水所需的体积。如果使用高渗盐水,如果使用高渗盐水,通常需要同时使用呋塞米以减少血管内容量,开始时静脉输注 0.5mg/kg 的剂量,然后增加剂量直到出现利尿。(根据经验,3% 的盐水 300~500mL,静脉内快速输注可增加血清钠浓度约 1mEq/(L·h)达 4 小时)。进一步阐述防止 Na 过度快速纠正的指南,与桥脑中央髓鞘溶解症有关(前 24 小时内速度不超过 10mmol/L)。尽管 SIADH 综合征通常是自限性的,但可能会持续数周或数月,取决于相关的脑疾病类型。

并非所有表现出低钠血症的神经疾病患者都患有 SIADH。利尿剂过量、肾上腺功能不全和盐消耗也会因尿钠排泄而产生低容量性低钠血症。当肾性耗盐出现在中枢神经系统疾病背景下时,这个过程被称为"脑耗盐"(cerebral salt wasting)(Nelson et al)。在这些情况下,钠的丢失是由于心脏或脑产生一种强效的多肽利钠因子(polypeptide natriuretic factor)。正如在第 33 章"蛛网膜下腔出血"中所讨论的,SIADH 与脑耗盐之间的区别不仅仅是理论上的重要意义,因为限制液体以纠正低钠血症对盐消耗患者可能是危险的,特别是颅内动脉瘤破裂后血管痉挛的患者。

在一个包含 15 例患者的系列中，患者都是女性，在择期手术后出现了严重的低钠血症，艾里夫（Arieff）强调了术后低钠血症（*postoperative hyponatremia*）的危险。这些患者从麻醉中恢复后约 48 小时，他们的血清 Na 显著地下降，此时发生全身性癫痫发作，随后呼吸停止。我们更熟悉在前列腺手术中急性发生的低钠血症，在此情况下，大量的低渗液体通常通过静脉和血管内注射。在患有糖尿病酮症酸中毒的患儿中，过度积极的液体复苏也会出现类似的综合征。在所有这些病例中，神经系统恶化的机制可能是脑水肿。

如前所述，在处理严重的低钠血症时，一个重要的考虑是电解质异常被纠正时的速度，以及引发脑桥中央髓鞘溶解症和相关的脑干、小脑和大脑病变的危险，即脑桥外髓鞘溶解（extrapontine myelinolysis）、渗透性脱髓鞘（osmotic demyelination）。这些问题在下面的“脑桥中央髓鞘溶解”一节中进行讨论。

高钠血症

高钠血症（hypernatremia）（Na>155mEq/L）和脱水经常见于尿崩症（diabetes insipidus），它的神经系统病因包括头部创伤伴有垂体柄受损（第 26 章），非酮症糖尿病昏迷，婴儿迁延性腹泻和昏迷患者液体摄入不足等。最后一种情况通常与损害意识的脑病变有关。特别是，在慢性脑积水患者中，下丘脑口渴中枢变得不活跃，而严重的高钠血症、昏睡和昏迷都可能随着不能喝水而发生。在任何原因的高钠血症中，脑容量明显减少。已知大脑皮质从硬脑膜上退缩会导致桥静脉（bridging vein）破裂和引起硬脑膜下血肿。

与低钠血症一样，在高钠血症 CNS 紊乱的程度通常与血清钠升高的速度有关。缓慢上升的血清钠值，达到 170mEq/L 的水平，可能是令人惊讶的良好耐受。钠含量的快速升高会使脑皱缩，特别是在婴儿。极高的血清钠水平导致意识障碍，伴扑翼样震颤、肌阵挛、癫痫发作和舞蹈样运动。此外，肌无力、横纹肌溶解和肌红蛋白尿也曾有报道。

在高渗性高钠血症中，大脑通过一种代偿机制比其他器官更有效地保留它的容量，这种代偿机制被归因于“来源不明的渗透物”（idiogenic osmoles）的存在，可能是葡萄糖、葡萄糖代谢产物和氨基酸。这种状态下的神经元功能损害尚不清楚。理论上，可以预期神经元的皱缩和细胞突触表面的可能改变。

低钾血症和高钾血症

低钾血症（*hypokalemia*）（≤2.0mEq/L）的主要临床表现是全身性肌无力（见第 45 章）。在文献中曾提到过一种轻微的意识混乱状态，但这一定是很不常见的。通过在静脉输液中加入钾，并以不超过 4~6mEq/h 的速度输注，电解质的状况很容易得到纠正。高钾血症（*hyperkalemia*）（>7mEq/L）也可表现为全身性肌无力，但主要影响是心电图（ECG）的变化，可能导致心搏骤停。

其他代谢性脑病

限于篇幅的限制，只能简要地提及其他代谢紊乱，这些紊乱可能表现为偶发性意识混乱、昏睡或昏迷。这组疾病最重要的类型概述如下。

高钙血症（*hypercalcemia*） 这被定义为血清钙浓度升高大于 10.5mg/dL。如果血清蛋白含量正常，血钙水平高于 12mg/dL 才会产生神经症状。然而，在低人血白蛋白水平时，血清钙以非结合或离子形式（临床效应取决于此）的比例增加，当血清总钙水平低至 10mg/dL 时，可能会出现症状。

在年轻人中，高钙血症的最常见原因是甲状旁腺功能亢进（原发性或继发性）；在老年人中，溶骨性肿瘤，特别是转移性癌和多发性骨髓瘤是常见病因。较少见的病因包括维生素 D 中毒、长时间制动、甲状腺功能亢进、结节病，以及钙排泄减少（肾衰竭）。

厌食，恶心和呕吐，疲劳，以及头痛通常是初始症状，随后出现精神错乱（很少谵妄）和嗜睡，未经治疗的患者会进展为昏睡或昏迷。近期的便秘史很常见。偶尔发生弥漫性肌阵挛和强直，CSF 蛋白升高（高达 175mg/100mL）。抽搐发作不常见。

低钙血症（*hypocalcemia*） 通常表现为感觉异常、手足搐搦和癫痫发作。严重和持续的低钙血症导致精神状态改变，可能表现为抑郁、精神错乱、痴呆或人格改变的形式。焦虑已知可达到惊恐发作的程度。甚至可能导致昏迷，在这种情况下，由于颅内压增高，可能出现视盘水肿。除了压力升高外，CSF 没有表现出一致的异常。这种颅内压增高可能表现为头痛和视盘水肿，不伴精神状态改变或视力模糊。甲状旁腺功能减退在“表现为进行性锥体外系综合征的获得性代谢性疾病”中还要进一步讨论。

其他电解质和酸碱失调（*other electrolyte and acid-base disorders*） 任何原因引起的严重代谢性酸中毒（*metabolic acidosis*）都会产生嗜睡、昏睡和昏迷的综合征，伴有皮肤干燥和 Kussmaul 呼吸。CNS 抑制与酮体的浓度无关。可能神经递质有相关影响。通常不可能将酸中毒的影响与一种潜在疾病或中毒摄入引起的影响区分开来。

在婴儿和儿童中，酸中毒可能发生在高氨血症、异戊酸血症、枫糖尿病、乳酸和戊二酸血症、高血糖症和其他疾病过程中，这些在第 36 章中详细描述。EEG 以高电压缓慢活动为主，如果昏迷时间没有延长或因缺氧或低血压而复杂化，纠正酸中毒或增高的氨水平可以使 CNS 功能恢复正常。在未合并酸中毒的昏迷患者中，在光镜下未观察到可识别的神经病理改变。

艾迪生病（*Addison disease*），或肾上腺功能不全（adrenal insufficiency）引起的脑病可能伴有发作性意识混乱、昏睡或昏迷，而没有特殊的识别特征；它通常是在 Addison 病患者由于感染或手术应激而被促发的。脑膜炎球菌性脑膜炎［沃特豪斯 - 弗里德里克森综合征（Waterhouse Friderichsen syndrome）］引起的肾上腺出血性破坏是另一个病因。低血压、脑循环血量减少和低血糖是最容易识别的代谢异常。在某些情况下，纠正这些情况的措施可以逆转肾上腺危象。Laureno（1993）回顾了由电解质紊乱引起的各种神经系统综合征。

脑桥中央髓鞘溶解症和其他形式的渗透性脱髓鞘

Adams 等在一名 10 天前因酒精戒断症状入院的年轻酗酒男子身上观察到迅速发展的四肢瘫和假性延髓性麻痹。几周后的尸检发现一个大的对称的，主要是脱髓鞘病变占据了脑桥基部的大部分。在接下来的 5 年里，又进行了 3 例患者（2 例酒精中毒患者和 1 例硬皮病患者）的临床和病理学研究，1959 年，Adams 及其同事以脑桥中央髓鞘溶解症（*central pontine myelinolysis*，*CPM*）为题报道了这 4 例患者。选择这一术语，是因为它既反映了疾病的主要解剖定位，又反映了它的本质的病理特征，有髓神经纤维髓鞘的显著溶解而神经元保留。一旦人们的注意力集中在这个独特的病变上，就出现了许多其他报告，而且明显的是，大脑中其他区域的髓鞘也会受到类似的影响。这种疾病的确切发病率尚不清楚，但在 3 548 例成人的连续尸检的一个系列中，9 例发现了典型的病变，占总数的 0.25%（Victor and Laureno）。

病理特征

人们不得不从其病理解剖学角度来定义这种疾病，因为这是其最典型的特征，但已认识到脑桥并不是唯一可能受影响的结构。在固定的脑干横切面上显示脑桥基底部中央有浅灰色的褪色和细微颗粒。病灶的直径可能只有几毫米，也可能占据几乎整个腹侧脑桥。在病灶与脑桥表面之间总会有一圈完整的髓鞘。向后侧，病变可能到达和累及内侧丘系，而在大多数晚期病例，还可累及其他被盖结构。罕见地，病变侵犯到中脑，但不会延伸到延髓。相同的脑桥外髓鞘溶解病灶可独立地发生于内囊、大脑深部白质和胼胝体，称为"脑桥外髓鞘溶解症"（*extrapontine myelinolysis*）。特殊地，在丘脑、丘脑底核、纹状体、杏仁核、外侧膝状体、小脑叶的白质发现对称分布的病变（Wright et al）。

在显微镜下，基本的异常包括整个病灶中有髓纤维髓鞘被破坏，轴突相对保留，脑桥核的神经细胞完整。这些变化总是在脑桥的几何中心开始，并且最严重，在那里可能继续发展为明显的组织坏死。反应性吞噬细胞和神经胶质细胞遍布于脱髓鞘病灶，但少突胶质细胞所剩无几。明显地没有炎症的征象。

这种病理学表现的集成使得这种病变很容易与梗死、多发性硬化和感染后脑脊髓炎的炎症性脱髓鞘区分开来。在显微镜下，其病变类似于马尔基亚法瓦 - 比格纳米病（Marchiafava-Bignami disease）（即原发性胼胝体变性——译者注）（见第 40 章），而脑桥中央髓鞘溶解症（CPM）与之很少关联。在慢性酒精中毒中，Wernicke 病常与渗透性脱髓鞘有关，但这些病变在定位和组织学上相互之间没有相似之处。

临床特征

超过半数的病例出现在慢性酒精中毒的晚期，通常与 Wernicke 病和多发性神经病有关。大多数病例发生于其他严重内科疾病的背景下，与渗透性脱髓鞘结合的疾病包括慢性肾衰竭透析治疗、肝衰竭、晚期淋巴瘤、癌症、其他各种原因的恶病质、严重的细菌感染、脱水和电解质紊乱、急性出血性胰腺炎和糙皮病等。与此过程密切关联的血清钠浓度的变化在下面进行讨论。两性受累是一样的，患者不属于任何一个年龄阶段。虽然最初报告的病例发生在成年人，但现在有许多儿童的，特别是严重烧伤儿童的报告（McKee et al）。

许多患者没有显示脑桥病变的症状或体征，很可能因为病变很小，只在中缝的两侧延伸 2~3mm，仅涉及小部分皮质脑桥束或脑桥小脑纤维。在另一些病例中，由于代谢性疾病或其他相关疾病引起的昏迷而掩盖它的存在。在 MRI 开始应用之前，只有少数病例，以 Adams 等观察到的第一个患者为例，是在生活中被识别的。这个患者是一例严重的酗酒者伴有震颤性谵妄和肺炎，在几天的时间里就演变为所有四肢的弛缓性麻痹，不能咀嚼、吞咽或说话（因此颇似基底动脉闭塞）。瞳孔反射、眼睛和眼睑运动、角膜反射，以及面部感觉等都没有受到影响。然而，在某些实例中，眼球共轭运动受限，并可能有眼球震颤。存活几天后，肌腱反射变得较活跃，随后出现痉挛状态和在疼痛刺激时四肢呈伸肌姿势。有些患者仍处于缄默状态和瘫痪状态，感觉和理解能力相对完整，即假性昏迷（pseudocoma）或闭锁综合征（locked-in syndrome）。

CT 特别是 MRI 显示脑桥病变的能力极大地提高了尸检前诊断的频率。在典型病例中，MRI 发现脑桥的特征性病变（图 39-6），尽管这种变化可能在症状出现几天后才变得明显。脑干听觉诱发反应也揭示了侵犯脑桥被盖的病变。

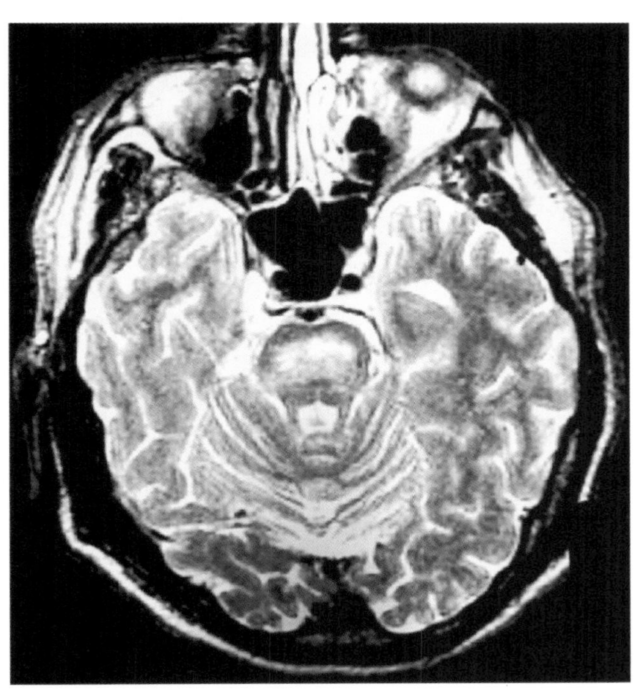

图 39-6　酒精中毒患者脑桥中央髓鞘溶解典型病变的 T2 加权 MRI 表现

这种综合征的变异型越来越多地出现。我们的 2 例老年患者，表现为意识模糊和昏睡，但没有皮质脊髓束的体征或假延髓性麻痹，他们都恢复了，但却留下了严重的构音障碍，以及小脑性共济失调，持续了几个月。6 个月后，这两例患者的神经系统功能基本恢复正常。关于这一病变的发病机制，最初两例患者的血清钠离子浓度均为 99mEq/L，但关于血清钠的校正率还没有资料。我们的另一例患者在快速校正 104mEq/L 的血清钠后出现了典型的闭锁综合征。他的额叶皮质及其下面的白质有很大面积的对称性病变，但是脑桥无病变。

基底动脉闭塞引起的脑干梗死可以采用桥脑髓鞘溶解来模拟。突发的或阶梯式进展的临床状态，不对称的长束体征，脑桥被盖结构以及中脑和丘脑较广泛的受累是椎基底动脉血栓形成或栓塞的显著特征。在 MRI 检查中，演进中的梗死在弥散加权成像上显示有信号改变，而渗透性脱髓鞘的主要表现是 T2 加权像上的异常高信号，没有相关的弥散受限。在急性或慢性复发性多发性硬化，大量脑桥脱髓鞘极少产生纯脑桥综合征（pure pontine syndrome）。临床特征和背景为正确诊断提供了线索。

病因和发病机制

正如在低钠血症小节中提到的，血清渗透压迅速上升到正常或高于正常水平几乎是这一病程的先决条件。桥脑髓鞘溶解在快速纠正低钠血症时最常遇到。在与纠正低钠血症有关的病例中，初始血清钠浓度小于 130mEq/L 和通常更低，这是 Burcar 和同事们以及 Karp 和 Laureno 报告的所有患者的情况。劳伦诺（Laureno，1983）通过实验证明了血清钠在这种疾病发病机制中的重要性。制作成的严重低钠血症（100~115mEq/L）的狗，通过输注高渗（3%）盐水迅速纠正电解质紊乱，这导致了痉挛性四肢瘫，并在尸检中发现了脑桥和脑桥外的病变，其分布和组织学特征与人类的病变不能区分。单独的低钠血症或缓慢纠正的低钠血症（在最初 24 小时内<15mEq/dL）就不会导致发病。

麦基（McKee）及其同事们指出，在烧伤患者中，极端的血清高渗透压是脱髓鞘发病机制中的重要因素。他们在 139 例死后检查的严重烧伤患者中发现了 10 例典型的脑桥和脑桥外病变。他们的每一例 CPM 患者都经历了一个长期的，非终止性的严重血清高渗过程，这与病变的发病时间相符，根据它的组织学特征判定。低钠血症并不明显，也没有其他独立的特征可以解释这种变化。这些观察表明，渗透压迅速上升可能是渗透性脱髓鞘综合征（osmotic demyelination syndromes）的一个原因。发病机制尚不清楚，但可以肯定的是，脑的特定的有髓鞘神经区域，通常是在脑桥基底的中心，但不限于此，具有对血清渗透压快速增高的易感性。

卡普(Karp)和Laureno根据他们以及斯登(Sterns)和同事们的经验,建议为了避免CPM,纠正低钠血症的速度在最初的24小时内不超过10mEq/L,在最初的48小时内不超过21mEq/L。目前的建议更为保守,在任何一个24小时内纠正低钠血症的速度不应超过6~8mEq/L。

表现为渐进性锥体外系综合征的获得性代谢疾病

这些综合征通常是混合型,也就是说,它们包括许多不同组合的基底节和小脑症状。它们是以获得性慢性肝脑变性或慢性甲状旁腺功能减退的一部分,或作为核黄疸、缺氧或低血糖脑病后遗症出现的。由严重缺氧和低血糖引起的基底节 - 小脑症状在前一小节以及第4章和第5章中都有描述。在第36章和本章后面讨论核黄疸以及基底节和小脑的钙化。获得性甲状旁腺功能减退也可能导致基底节钙化和锥体外系功能障碍。在高渗性昏迷和严重甲状腺功能亢进患者中也能观察到舞蹈症样运动,韦纳(Weiner)和克劳文斯(Klawans)认为这是多巴胺代谢紊乱所致。

慢性获得性(非威尔逊)肝脑变性

在一次或几次肝昏迷中幸存下来的患者,有时会留下残余的神经异常,如头或手臂震颤、扑翼样震颤、扮鬼脸、舞蹈样动作和四肢颤搐、构音障碍、步态共济失调或智力功能受损等。这些症状可能会随着昏睡和昏迷的反复发作而加重。在少数慢性肝病患者中,在没有不连续的肝昏迷发作情况下,永久性神经异常却变得明显。患者的神经状况在几个月或几年的时间里恶化。对他们的大脑检查发现,除了广泛的星形胶质细胞转变,还有神经细胞和其他实质成分的破坏病灶,其变化与Wilson病非常相似。

范韦科姆(van Woerkom)很可能是第一个描述这种获得型肝脑变性的人,他的报告出现在Wilson对这种家族型最初描述的2年后。Victor、Adams和Cole在其论文中详细叙述了从那时以来所报告的病例以及我们同事在这种疾病方面的广泛经验。

临床特征

第一个症状可能是伸开的手臂的震颤,面部和四肢一闪而过的无节律的颤搐(类似于肌阵挛或舞蹈症),或一种轻微的步态不稳伴动作性震颤。随着病情演进数月或数年,出现特征性的构音障碍、共济失调、宽基底的步态不稳,以及手足徐动症,主要是面部、颈部和肩部,合并为一种综合征。精神功能缓慢地改变,表现为一种痴呆的形式,似乎对疾病漠不关心。伴随某些持续的姿势出现粗大的节律性手臂震颤,皮质脊髓束征["性肝截瘫"(hepatic paraplegia)]和弥漫性EEG异常构成了临床表现。其他不太常见的症状有强直、抓握反射、休息时震颤、眼球震颤、扑翼样震颤,以及动作或意向肌阵挛。从本质上讲,急性肝性脑病患者中所观察到的每一种神经异常都是慢性肝脑变性的一部分,唯一的区别是前者的异常是容易消失的,后者的异常是不可逆的和进行性的。

一般来说,所有可测量的肝功能都发生了改变,但慢性神经疾病与血氨升高(通常>200mg/dL)最有相关性。与Wilson病不同的是,肝硬化通常会潜伏很长一段时间,它在获得性综合征中存在是毫无疑问的;黄疸、腹水和食管静脉曲张在大多数获得性病例中表现明显。作为鉴别诊断的Wilson病,在临床的基础上通常不难鉴别,尽管在某些病例中,这种区分需要家族史的关键证据,凯泽 - 弗莱舍尔环(Kayser-Fleischer rings)(在获得型中从未发现),以及某些生化异常,如血清铜蓝蛋白减少、血清铜升高和尿铜排泄增多等(在第39章中讨论)。

病理

与Wilson病相比,大脑病变更规律分布于皮质。在一些标本中,在整个两个半球可见不规则的灰线坏死或胶质增生,以及豆状核可能皱缩和脱色。这些病变类似于缺氧病变,可能集中在血管边缘区,但往往使海马、苍白球和小脑皮质深部小叶保留,这些部位却是低氧性脑病的易发部位。显微镜下,在大脑皮质深层和小脑皮质,在丘脑核和豆状核,以及脑干的其他核结构中,可见原浆型星形胶质细胞广泛增生。在坏死区,有髓纤维和神经细胞被破坏,边缘性纤维胶质增生;在皮髓质交界处,在纹状体(特别是壳核的上极)和小脑白质中,微空洞现象可能很明显。原浆型星形胶质细胞核含有PAS- 阳性糖原颗粒。一些神经细胞出现肿胀和染色质溶解,通常表现为与Wilson病相关的欧帕尔斯基(Opalski)细胞的形式。家族型和获得型肝脑疾病的病变相似性是惊人的。

发病机制 很明显,急性、短暂型肝性脑病与慢性、很大程度上不可逆的肝脑综合征之间存在密切的关系,一个会经常不知不觉地与另一个融合。联结这些实体的特征是存在血液的门体分流。如上所述，这种关系也反映在病理结果中。在慢性疾病中，实质的损伤似乎仅代表病理过程中最严重的程度，其最轻微的形式只是表现为星形细胞增生。通过对急性肝性脑病有效的措施降低血清氨，将导致许多慢性神经异常的消退，不是完全地消退，但在一定程度上可以使患者的功能更好转。

甲状旁腺功能减退症

甲状旁腺功能减退症（hypoparathyroidism），这种情况和假性甲状旁腺功能减退症（pseudohypoparathyroidism）在第 36 章关于遗传代谢性障碍中被提及。在过去，常见的原因是在甲状腺次全切除术中切除甲状旁腺，但仍有特发性病例。随着外科技术的改进，以及对甲状腺疾病的放疗和药物治疗的使用，手术造成的病例数量与非手术病例数量的比例下降了。儿童可能只出现纯甲状旁腺功能减退，可能作为甲状旁腺的发育不全，血中甲状旁腺激素含量低至无法测出，或是作为胸腺和甲状旁腺发育不全的迪乔治综合征（DiGeorge syndrome）的一部分，这两个器官在胚胎学上来自第三和第四鳃裂。甲状旁腺功能减退症也是家族性疾病的一部分，可能由于自身免疫机制导致甲状腺、卵巢和肾上腺功能缺陷，恶性贫血和其他功能缺失的结合。其他原因包括肠道吸收不良、胰腺功能不全和维生素 D 缺乏等。在所有情况下，低水平的甲状旁腺激素和对注射激素的正常反应使人们能够识别甲状旁腺的原发性缺陷，并将其与低钙血症和高磷血症的所有其他情况区分开来。

临床表现为手足搐动、感觉异常、肌肉痉挛、喉痉挛和惊厥发作，主要归因于低钙血症（hypocalcemia）的影响。患有这种疾病的儿童可能有易怒，并表现出行为变化。慢性低钙血症的成年人，钙沉积在基底神经节、齿状核和小脑皮质。在这些患者中，我们观察到一侧震颤、不安的手足徐动的手、双侧僵直、运动迟缓和类似帕金森病的屈曲姿势，以及四肢和步态共济失调等的各种组合。有趣的是，多发性骨骼和发育异常是假性甲状旁腺功能减退（PHP）（对激素不敏感）和假性假甲状旁腺功能减退症（pseudopseudohypoparathyroidism，PPHP）（身材矮小，圆脸，短脖子，身材粗壮，掌骨、跖骨和指趾骨因骨骺过早闭合而缩短）（假性假甲状旁腺功能减退症指存在 PHP 的特殊特征，但缺乏 PHP 的生化和代谢异常——译者注），却在纯甲状旁腺功能减退中很少见。

在豆状核和齿状核的小血管壁上有类似的铁和钙沉积，在脑的其他部分也有较小程度的沉积，在正常老年人是常见的现象，如法尔病（Fahr disease）。它也发生在动物身上。偶尔，它会达到破坏纹状体或齿状核神经元的严重程度。在这种情况下，CT 可显示沉积物（见图 36-8），但沉积物的成因尚不清楚。显然，毛细血管壁中的某些蛋白质对钙和铁都有亲和力。

表现为小脑性共济失调的获得性代谢性疾病

小脑性共济失调伴黏液性水肿

自 19 世纪下叶以来，黏液水肿（myxedema）与小脑共济失调的联系在医学著作中偶尔被提及。耶利内克（Jellinek）和凯利（Kelly）描述了 6 例这样的病例，均表现步态共济失调；此外，4 例出现了一定程度的手臂共济失调和构音障碍，2 例出现眼球震颤。Cremer 和同事们基于对 24 例原发性或继发性甲状腺功能减退患者的研究，报告了类似的临床经验。

目前有关其病理改变的报告较少。Price 和 Nesky 描述的黏液性水肿患者也都是酗酒者，而其临床征象（步态和两腿共济失调）和病理改变（浦肯野细胞丢失和分子层胶质细胞增生，以小脑蚓部最明显）可与酒精中毒和营养不良引起的患者区别开来。在他们的病例中，整个神经系统中散布着不同寻常的含糖原小体（glycogen-containing bodies），与淀粉样小体（corpora amylacea）相似，但不完全相同。这些结构被 Price 和 Netsky 称为黏液水肿体（myxedema bodies），在第二例黏液水肿的小脑白质中也观察到，没有其他的神经病理改变，然而，这个患者在生活中没有表现出共济失调。很难知道这些特殊的小体是否与黏液水肿有关。如果有关的话，应该可能在 2 个以上的病例中看到相同的病变。我们的同事在一个经过仔细研究的黏液水肿病例中看到这些小体，也没有其他人描述过。血清肌酸激酶（CK）在甲状腺功能减退症中也轻微升高，可能是因为其代谢减慢。甲状腺药物治疗纠正了运动协调的缺陷，使 CK 恢复正常，更提示了亚细胞机制的可能。

表 5-3 总结了小脑性共济失调的各种原因，包括代谢原因。值得注意的是代谢性疾病，有些是遗

传性的，其中共济失调可能是主要表现，包括 G_{M2} 神经节苷脂贮积病，可能是口炎性腹泻（下文讨论），以及大量的新生儿和婴儿氨基酸代谢病所致。

过高热对小脑的影响

过高热（hyperthermia）的损伤作用，像缺氧的一样，会弥散地累及脑组织。然而，在过高热的情况下，小脑的变化是不成比例的严重。深度过高热的急性表现是昏迷和惊厥发作，常合并休克和肾衰竭。在疾病初期存活下来的患者常表现出广泛的大脑影响的征象，如意识模糊、假性延髓性麻痹和痉挛性瘫痪。这些异常往往逐渐消退，可能给患者留下或多或少的纯小脑功能障碍。

马拉默德（Malamud）和同事们对过高热的效应做了最广泛的解释。这些作者研究了 125 例致命的中暑病例，但他们的观察结果可能适用于其他类型的过高热。在存活时间不到 24 小时的患者中，这种变化主要包括一些浦肯野细胞的丢失、肿胀和固缩，以及剩余的浦肯野细胞的解体。在存活超过 24 小时的病例中，浦肯野细胞几乎完全变性，伴有整个小脑皮质神经胶质增生以及齿状核变性。小脑皮质的变化在两侧小脑半球和蚓部都同样明显。尚未解决的问题是，是否单独的高温就是一个充分的原因，还是必须与缺氧和缺血结合。有趣的是，这一综合征在感染性发热、恶性过高热或恶性神经安定药综合征患者中均未见到，无论是幸存者的神经病理改变还是临床小脑综合征的表现。

小脑综合征伴乳糜泻（口炎性腹泻、麸质敏感性肠病）

乳糜泻（celiac disease）也称为口炎性腹泻（sprue）和麸质敏感性肠病（gluten-sensitive enteropathy）。如第 43 章所述，最常见的与本病有关的神经病变是周围神经病。此外，步态和四肢的进行性小脑性共济失调，有时伴有与麸质敏感性肠病相关的多发性肌阵挛，已经成为几篇报告的主题。肠病的潜在原因是小麦中的麸质引起肠道过敏，导致肠黏膜的绒毛萎缩。有 0.5%~1% 的白种人群患有这种肠道疾病，典型特征是腹泻和吸收不良，但许多人无症状（见第 40 章）。

神经紊乱可能在肠病发病几年后出现，除共济失调外，通常还包括周围神经病的征象，以及罕见的，包括脊髓病或脑病（痴呆）或精神症状（Hallert and Astrom; Hallert and Deerefeldt）。Cooke 和 Smith 描述了一种罕见的脊髓小脑综合征。根据 Finelli 及其同事的研究，大约 10% 的成人乳糜泻患者会出现神经系统异常。Bhatia 和同事对这一主题进行了综述，以及 Hadjivassiliou 及其同事也做了广泛的回顾（1999，2002）。后者的作者强调了在谷蛋白敏感患者中频繁发生共济失调，更具体地说，是谷氨酰胺转移酶（transglutaminase）抗体和肌内膜（endomysium）抗体，但奇怪的是，通常没有明显的肠道疾病迹象。在超过 90% 的 HLA DQ2 和 DQ8 基因型患者中也有乳糜泻的关联。尸检的少数病例已显示有严重的小脑萎缩，通过 MRI 也可揭示这一结果。Hadjivassiliou 和同事们（1998）在 1 例尸检病例中观察到小脑皮质和周围神经的淋巴细胞浸润和血管周围袖套，而在另一例尸检中未见到这些变化，他们认为这些变化代表了对这些部分的免疫损伤。

尽管有这些关联，一些作者仍对"麸质共济失调"持怀疑态度（见 Cross 和 Golumbek 的评论以及 Hadjivassiliou 等〔2002〕提出的有效关联的相反情况）。无谷蛋白饮食对共济失调改善的报道是相互矛盾的。

抗麦胶蛋白抗体（antigliadin antibodies）（不是自身抗体，但是针对致病的谷蛋白）的发现，虽然不是乳糜泻的特异性抗体，但确实对应于出现的神经学表现（共济失调和神经病），使情况变得更加复杂；然而，更特异的抗肌内膜和抗谷氨酰胺转移酶自身抗体标记物与存在神经疾病几乎没有明显的联系。更令人困惑的是，这些患者中有一半会有一种或另一种抗体，但却没有临床的肠病，因此有必要进行小肠活检来检测绒毛萎缩。

无麸质饮食（gluten-free diet）是必要的，不仅可以减少肠病，如果有肠病的话，还可以减少以后发展为肠淋巴瘤的机会。Farrell 和 Kelly 回顾了与乳糜泻相关的医学问题以及抗体检测和肠道活检的使用。

我们已通过抗体检测和肠活检，在许多起源不明的共济失调患者中寻找证据，但鲜有发现。尽管如此，几位作者，特别是 Hadjivassiliou 的著作中提供的证据表明，某些成人亚急性共济失调病例可能是由乳糜泻引起的。亚急性小脑性共济失调的鉴别诊断应考虑副肿瘤性小脑变性和克雅病。维生素 E 缺乏可引起以脊髓小脑功能障碍为特征的类似综合征。

空回肠旁路手术（*jejunoileal bypass operations*）除了引起慢性关节病、神经病变和血管炎性皮肤病变外，还可能引起偶发性意识混乱和小脑性共济失调，并伴有乳酸酸中毒和丙酮酸代谢异常。过量进食和禁食是诱发因素（Dahlquist et al）。

表现为精神障碍和痴呆的获得性代谢疾病

有人指出，较轻型的代谢性疾病引起偶发性昏睡和昏迷，但如果持续，可能有一个长期的过程，然后就很难与痴呆鉴别（第 20 章），例如与慢性肝性脑病和发作性低血糖、慢性高钙血症（多发性骨髓瘤、转移癌和结节病）、低钠血症和高钠血症等综合征有关。与第 20 章中描述的常见类型的痴呆不同，获得性代谢性疾病几乎总是伴有一定程度的嗜睡和注意力不集中，这些特征通常使脑病的混乱状态有别于痴呆。存在扑翼样震颤也有助于鉴别。如果疾病开始是突发的而不是渐进的和短暂的时间，而如果治疗使病情逆转，神志完全恢复清醒，可以确定患者只是处于意识模糊状态，但在疾病活跃期的任何时候，临床状态可能类似于痴呆。

在综合医院，在一个内科疾病病程中或手术后持续数天或数周的偶发性意识混乱状态，应该总是引起对上述一种代谢紊乱（或药物不良反应）的怀疑。然而，通常情况下，如果这些原因能被排除，人们就会陷入一种相当不令人满意的解释，如由药物、发热、毒血症和不可列举的代谢紊乱的组合所致。本章前面描述的“败血性脑病”符合这个模糊的概念。

在下面描述的内分泌脑病中，临床现象可能表现为谵妄的形式。精神错乱状态可能与躁动、幻觉、妄想、焦虑和抑郁相结合，而疾病的时间跨度可能是几周或几个月，而不是几天。内分泌精神病的某些方面在后面进一步讨论。

库欣综合征和皮质类固醇精神病

由使用促肾上腺皮质激素（ACTH）和糖皮质激素后引起的精神功能紊乱已成为医源性精神病的原型。同样的精神功能紊乱可能伴随库欣病（Cushing disease）（见第 49 章“皮质类固醇和促肾上腺皮质激素精神病”）。这种神经精神疾病的经验最初来自对接受 ACTH 治疗患者的观察，后来来自因各种神经和内科疾病接受泼尼松治疗的患者。用小剂量时患者除了感觉良好和消除疲劳，通常没有精神上的影响。在较大剂量时（相当于泼尼松 60~100mg/d），大约 10%~15% 的患者变得过度活跃、情绪不稳和不能入睡。除非剂量迅速减少，否则情绪就会逐渐转变，通常会走向欣快和轻躁狂，但有时转向抑郁，然后是注意力不集中、注意力分散和轻度精神错乱。EEG 的调制变差，频率变慢。少数患者会经历明显的幻觉和妄想，给这种疾病打上了真正的精神病标记，会增加人们对精神分裂症或双相情感障碍的怀疑。在几乎所有的病例中，都有一种混杂着精神错乱和情绪变化，将本病与其他普通的代谢性脑病加以区别。停药可以缓解症状，但完全恢复可能需要几天到几周的时间，在这段时间内，与所有精神错乱状态和妄想一样，患者只能断断续续地记得在患病期间发生的事情。

这种情况的神经学基础尚不清楚。将它归因于病前人格特征或精神疾病倾向是没有说服力的。目前缺乏对相关细胞或亚细胞代谢和形态学变化的关键研究。在库欣病患者和长期使用糖皮质激素治疗后，在影像学上已经显示“脑萎缩”（脑室增大和脑沟增宽），但这种改变的基础还不清楚（Momose et al）。在大多数脑萎缩的病例中，停用类固醇曾导致脑室缩小，如同在连续的影像学研究中所证实的。

在因肾上腺肿瘤或嗜碱性垂体肿瘤的库欣病患者中，提示痴呆和脑室扩大的智力变化是不常见的，特别是与外源性皮质激素引起的这些变化的发生率相比。该病也可出现了情绪变化与认知功能受损的特殊组合。可能会出现明显的精神病。这种情况在第 49 章有更完整的描述，伴随的近端肌病在第 45 章中描述。

甲状腺脑病

甲状腺功能亢进

医学文献中经常提到甲状腺毒性患者的精神病。精神错乱、癫痫发作、躁狂或抑郁发作，以及妄想等单独或合并发生。动作性震颤几乎普遍的，而舞蹈症在各种合并近端肌无力的情况下偶尔发生。在对异常运动的描述中，通常不清楚所观察到的是舞蹈症、震颤、肌阵挛，还是仅仅是烦躁不安。甲状腺功能亢进的治疗使得精神状态逐渐恢复正常，但不能解释 CNS 究竟发生了什么。甲状腺功能亢进与周期性瘫痪和肌无力的单独和特殊的联系在后面的章节中讨论。

甲状腺危象（thyroid crisis）或“甲状腺风暴”是指甲状腺毒性症状和体征的爆发性增长，出现极度不安、心动过速、发热、呕吐和腹泻，导致谵妄或昏迷。在过去，对于甲状腺手术准备不充分的患者，发生这种术后事件并不少见。目前主要见于治疗不充分或未经治疗的甲状腺毒症伴有严重的内科或外科疾病的患者。

桥本脑病（类固醇反应性脑病综合征）

布雷恩（Brain）和同事们描述了桥本病患者的一种脑病，表现意识混乱、意识改变和突出的肌阵挛等。Shaw 和同事们以及 Chong 和同事们进一步阐述了这些细节。有些病例在数月或数年的时间里具有一种复发病程。值得注意的是，大多数患者的甲状腺功能正常。然而，在这些病例中，有几种抗甲状腺抗体的滴度很高，特别是抗甲状腺过氧化物酶（thyroid peroxidase）和甲状腺球蛋白（thyroglobulin）抗体，有些患病的人有不止一种这样的抗体。Ferracci 和同事们发现了这些抗体在神经系统中产生和它们存在于 CSF 中的证据。然而，在解释血液中存在抗甲状腺抗体时必须谨慎，因为在许多没有脑病的人，特别是老年妇女和三分之二的格雷夫斯病（Graves disease）（即毒性弥漫性甲状腺肿——译者注）患者中都能检测到抗甲状腺抗体。

最常观察到的综合征是神志不清或昏睡伴有多灶性肌阵挛，但也可能发生癫痫发作，包括肌阵挛，以及罕见的，非惊厥性癫痫持续状态。轻偏瘫、共济失调、精神错乱和不寻常的震颤，包括上腭震颤，都曾有过个例报道，如在 Castillo 和同事们报告的系列中，他们发现出现频率依次为震颤、短暂性失语、肌阵挛、共济失调和癫痫发作等。许多患者有肝功能异常，五分之一的患者 CSF 出现炎性改变，一些报告包括儿童。

家族中通常还有其他成员罹患不同的自身免疫性疾病。正是脑病的肌阵挛方面，是我们所观察到的所有病例的一个特征，通常会导致考虑到这一诊断。这类病例被误诊为克雅病（亚急性海绵状脑病）并不少见。该病的早期描述包括 CSF 淋巴细胞增多和白质病变，但我们并没有始终看到这些异常。在一个患病 5 个月后的病例检查中，有限的病理显示只有小胶质细胞的非特异性激活（Perrot et al）。

治疗　脑病症状和高滴度的抗甲状腺抗体对类固醇治疗反应良好（见 Chong et al）。在纽科默（Newcomer）和同事们报告的病例中，通过血浆置换可使甲状腺毒性昏迷（和皮质脊髓征）迅速逆转，同时 T_4 和 T_3 水平降低，Boers 和 Colebatch 也报告了类似的结果。循环抗体以及对糖皮质激素和血浆置换的反映暗示了一种免疫发病机制，可能类似于副肿瘤性边缘叶脑炎（见第 30 章“与癌症和边缘性脑炎相关的脑脊髓炎”），诸如可能伴随卵巢畸胎瘤的脑炎和伴随狼疮的脑炎。

甲状腺功能减退

一般来说，黏液性水肿患者的认知活动减慢，在特殊情况下，会出现严重的意识混乱状态或昏睡。当观察到这些变化时，我们就注意到嗜睡、注意力不集中和淡漠等早期特征。在我们的同事观察到的 2 个病例中，患者极度嗜睡，以至于患者不能保持足够让他进食或检查的长时间清醒。他们处于低体温昏睡状态，但没有表现出其他神经异常。在极端情况下，病情发展到“黏液性水肿昏迷”（myxedema coma）。这种状态通常是由应激促发的，特别是手术和败血症，主要发生在老年人。体温过低、低钠血症和血清肌酸激酶（CK）浓度升高、通气不足，以及 CSF 蛋白升高等是可以预期的。临床状态和实验室异常通过甲状腺药物治疗可以在几天内逆转。黏液性水肿昏迷的治疗有几个细化的方面，包括需要谨慎使用甲状腺激素，详情可在《哈里森内科学原理》中找到。

甲状腺功能减退与许多独特的肌病紊乱有关，这些在第 45 章中讨论。在黏液水肿患者中有时观察到的共济失调和周围神经病在前面和第 43 章中描述。

新生儿黏液性水肿（克汀病）

这种严重形式的宫内甲状腺功能减退（在母亲和胎儿）或出生后作为一种遗传性或获得性甲状腺疾病，可能是世界上最常见和潜在可预防和可纠正的代谢性脑病的病因。虽然这种疾病在缺碘的甲状腺肿地区最常见，但它也可能是几种已知的基因决定的甲状腺素合成缺陷的结果（Vassart et al）。在克汀病（*Cretinism*）的流行地区，可能还有其他因素在起作用，例如广泛食用木薯，木薯（cassava）含有一种有毒的致甲状腺肿因子，可以抑制甲状腺对碘的吸收。

先天性甲状腺缺陷的症状和体征通常在出生时无法识别，只有在几周后才会变得明显；更多情况下，第一次诊断是在婴儿出生 6~12 个月之间做出的。生理性黄疸往往严重和持续时间长（长达 3 个月），再加上后囟门变宽和皮肤的斑驳，就应引起对该病的怀疑。

早年的甲状腺功能减退有两种类型，即散发型和地方性。散发型在发达国家中偶尔发生（每 4 000 名活产婴儿中不到 1 例），是甲状腺的先天性代谢或解剖紊乱的后果。在出生时，或是没有腺体，或是有囊肿，表明发育失败或破坏性病变。在散发型中，在第一年的后半段，生长受阻和精神运动发育延迟变得明显。如未经治疗，孩子发育会严重延迟，但性情温和善良；这样的孩子比正常孩子睡眠时间更长。坐、站立、行走都会延迟。动作缓慢，腱反射如能引出，其放松时间会明显延迟。体温低，四肢发冷发绀。虽然头很小，但是囟门可能要到 6~7 岁时才会闭合，并且有骨化延迟。这种类型的甲状腺功能减退可以通过甲状腺激素治疗来预防。

地方性克汀病（*endemic cretinism*）在发展中国家最常见，一些地区的发病率估计为 5%~15%。DeLong 和同事们，根据主要在中国西部地区的流行病学调查，将地方性克汀病分为神经性和黏液性水肿两种形式。这两种不同类型的发生取决于缺碘的时间、持续时间和严重程度（Thilly et al）。

新生儿黏液性水肿的神经形式（*neurologic form of neonatal myxedema*）的特征是不同程度的聋 - 哑症或较轻度的听力丧失，构音障碍，近端肢体和躯干强直 - 痉挛性运动障碍，主要影响下肢，以及一种特征类型的认知障碍。最严重的患者还有斜视、脊柱后侧凸畸形、腿部肌肉发育不全，以及额叶释放等体征。患儿骨龄、头的大小和高度都是正常的，没有黏液性水肿型的粗糙面部特征。在地方性克汀病的黏液性水肿型中，身材矮小、小头畸形、面容粗糙，以及精神运动发育延迟是主要特征。没有耳聋或四肢痉挛性僵硬。在典型的病例中，脸色苍白和浮肿，皮肤干燥，头发粗糙、稀疏和干燥，眼睑增厚，厚嘴唇被增大的舌头分开，前额低，以及鼻的基底部很宽。在锁骨上和腋窝都有脂肪垫。腹部突出，常伴有脐疝，而头部小。

德隆（DeLong）和其他人把神经克汀病（neurologic cretinism）归咎于母亲和胎儿在妊娠中期和晚期缺碘，母亲和胎儿都不产生甲状腺素。正是在妊娠中期的后半段，当耳蜗和大脑皮质和基底节的神经元群正在形成时，这些结构由于甲状腺激素的缺乏而遭受不可弥补的损伤。这种胎儿中期甲状腺功能减退和碘缺乏的影响不能通过在出生时和出生后给予甲状腺激素来纠正。只有在妊娠前和妊娠早期对母亲进行碘治疗才能预防（Cao et al）。黏液性水肿型克汀病更可能发生于妊娠中期和妊娠晚期甲状腺激素的缺乏。

先天性精神障碍的范围从淡漠和缺乏社会交往到警觉、合作状态，但在高级思维和语言能力迟缓总是很明显的。甲状腺的状况各不相同，在有克汀病神经学特征的患者中，约一半有甲状腺肿大或可触及的腺体，其余的患者腺体萎缩，几乎所有的黏液性克汀病患者都有甲状腺功能缺失。虽然神经性和黏液水肿性甲状腺功能减退的典型实例很容易区分，但这两种类型可能存在于同一个地方病流行区，而且这两种类型的特征可能在同一个体上被发现。心电图的 QRS 波群电压较低；EEG 较正常慢，α 波活性较少；CSF 蛋白质含量过高（50~150mg/dL）；以及血清 T_3 和 T_4，蛋白结合碘和放射性碘摄取均低于正常水平。血清胆固醇升高（300~600mg/dL）。

在尸检时，虽然神经性克汀病患者的脑很小，但构成正常，所有中枢和脑干结构以及皮质沟的形成都是完好的。Marinesco 描述了神经细胞数量的减少，特别是在第五层皮质，但其他人还没有证实这一发现。使用高尔基染色法和其他银染技术表明，在缺少神经毡的部位，神经元间的距离缩短（组成密度增加，如同未成熟的皮质）。后一种变化是由于缺乏树突的分支和交叉，推测会有细胞的突触表面减少（Eayrs）。甲状腺激素似乎是必不可少的，不是对神经元的形成和迁移，而是对树突 - 轴突的发育和组织结构。

有大量证据表明，在妊娠前和妊娠早期给予有缺碘危险的妇女人群使用加碘盐或碘化植物油或碘片剂可预防散发的和地方性克汀病。在妊娠中期时开始的治疗在不同程度上保护了胎儿的大脑。在妊娠晚期之初开始的治疗，尽管头部生长和身高发育可能会稍有改善，但并不能改善神经状态（Cao et al）。在散发型克汀病中，如果这种情况在出生时就被发现，并坚持使用甲状腺激素治疗，身高和智力发育可被刺激到正常或接近正常水平。恢复的程度取决于宫内甲状腺功能减退的严重程度和持续时间，即开始治疗前的持续时间和治疗的充分性。在大多数患者中，一定程度的认知障碍会终生存在。

“胰性脑病”

胰性脑病，这一术语是由 Rothermich 和 von Haam 在 1941 年提出的，用来描述他们认为的一种相当一致的临床状态，即在急腹症患者是指胰腺疾病，主要是胰腺炎。正如他们所描述的，这种脑病包括躁动不安、精神错乱状态，有时伴有幻觉、意识模糊、构音障碍和四肢僵硬的变化，所有这些都在数小时或数天内波动。昏迷和四肢瘫也曾有报告。在尸检中，曾描述各种病变；2 例有脑桥中央髓鞘溶解，其余有散在于大脑、脑干和小脑的小坏死和水肿病灶、瘀点性出血，以及“脱髓鞘”等。这已被不加判断地归因于从患病的胰腺释放的脂肪酶和蛋白酶的作用(见 Sharf 和 Levy 的这一主题综述)。

"胰性脑病"(*pancreatic encephalopathy*)的术语现在更多地被用于一种抑郁性疾病，这种抑郁症似乎在胰腺癌的症状变得明显之前就以不成比例的频率发生。在我们的经验中更常见的是许多胰腺癌病例和由非细菌性血栓性(消耗性)心内膜炎引起的连续脑栓塞。

在作者看来，胰性脑病的状况是不确定的。Pallis 和 Lewis 也表达了保留意见，并建议在对急性胰腺炎患者做出这样的诊断之前，必须排除震颤性谵妄、休克、肾衰竭、低血糖、糖尿病酸中毒、高渗状态、低钙血症或高钙血症，任何一种可能使基础疾病变得复杂的病变。其他病例符合前面讨论过的多器官衰竭脑病。

(孙永安　译　王维治　校)

参考文献

Adams RD, Foley JM: The neurological disorder associated with liver disease. *Res Publ Assoc Res Nerv Ment Dis* 32:198, 1953.

Adams RD, Victor M, Mancall EL: Central pontine myelinolysis. *Arch Neurol Psychiatry* 81:154, 1959.

Aikawa N, Shinozawa Y, Ishibiki K, et al: Clinical analysis of multiple organ failure in burned patients. *Burns Incl Therm Inj* 13:103, 1987.

Alfrey AC, Legendre GR, Kaehny WD: The dialysis encephalopathy syndrome: Possible aluminum intoxication. *N Engl J Med* 294:184, 1976.

Ames A, Wright RL, Kowada M, et al: Cerebral ischemia: II. The no-reflow phenomenon. *Am J Pathol* 52:437, 1968.

Arieff AI: Hyponatremia, convulsions, respiratory arrest, and permanent brain damage after elective surgery in healthy women. *N Engl J Med* 314:1529, 1986.

Arrich J, Holzer M, Havel C, et al: Hypothermia for neuroprotection in adults after cardiopulmonary resuscitation. *Cochrane Database Syst Rev* 2:4128, 2016.

Auer RN: Progress review: Hypoglycemic brain damage. *Stroke* 17:699, 1986.

Austen FK, Carmichael MW, Adams RD: Neurologic manifestations of chronic pulmonary insufficiency. *N Engl J Med* 257:579, 1957.

Basile AS, Hughes RD, Harrison PM, et al: Elevated brain concentrations of 1,4-benzodiazepines in fulminant hepatic failure. *N Engl J Med* 325:473, 1991.

Bass NM, Mullen KD, Sanyal A, et al: Rifaximin treatment in hepatic encephalopathy. *N Engl J Med* 362:1071, 2010.

Bernard SA, Gray TW, Buist MD, et al: Treatment of comatose survivors of out-of-hospital cardiac arrest with induced hypothermia. *N Engl J Med* 346:557, 2002.

Bhatia MP, Brown P, Gregory R, et al: Progressive myoclonic ataxia associated with coeliac disease. *Brain* 118:1087, 1995.

Boers PM, Colebatch JG: Hashimoto's encephalopathy responding to plasma-pheresis. *J Neurol Neurosurg Psychiatr* 70:132, 2001.

Bolton CF, Young GB: *Neurological Complications of Renal Disease*. Boston, Butterworth, 1990.

Bolton C, Young GB, Zochodne DW: The neurological complications of sepsis. *Ann Neurol* 33:94, 1993.

Booth CM, Boone RH, Tomlinson G, Detsky AS: Is this patient dead, vegetative, or severely impaired? *JAMA* 291:870, 2004.

Brain L, Jellinek EH, Ball K: Hashimoto's disease and encephalopathy. *Lancet* 2:512, 1966.

Burcar PJ, Norenberg MD, Yarnell PR: Hyponatremia and central pontine myelinosis. *Neurology* 27:223, 1977.

Burn DJ, Bates D: Neurology and the kidney. *J Neurol Neurosurg Psychiatry* 65:810, 1998.

Butterworth RF, Giguiere JF, Michaud J, et al: Ammonia: Key factor in the pathogenesis of hepatic encephalopathy. *Neurochem Pathol* 6:1, 1987.

Cao X-Y, Jian GX-M, Dou Z-H, et al: Timing of vulnerability of the brain to iodine deficiency in endemic cretinism. *N Engl J Med* 331:1739, 1994.

Castillo P, Woodruff B, Caselli R, et al: Steroid-responsive encephalopathy associated with autoimmune thyroiditis. *Arch Neurol* 63:197, 2006.

Cavanagh JB: Liver bypass and the glia. *Res Publ Assoc Res Nerv Ment Dis* 53:13, 1974.

Choi DW, Rothman SM: The role of glutamate neurotoxicity in hypoxic-ischemic neuronal death. *Annu Rev Neurosci* 13:171, 1990.

Choi IS: Delayed neurologic sequelae in carbon monoxide intoxication. *Arch Neurol* 40:433, 1983.

Chong JY, Rowland LP, Utiger RD: Hashimoto encephalopathy: Syndrome or myth? *Arch Neurol* 60:164, 2003.

Cooke WT, Smith WT: Neurologic disorders associated with adult coeliac disease. *Brain* 89:683, 1966.

Cremer GM, Goldstine NP, Paris J: Myxedema and ataxia. *Neurology* 19:37, 1969.

Cross AH, Golumbek PT: Neurologic manifestations of celiac disease. *Neurology* 60:1566, 2003.

Dahlquist NR, Perrault J, Callaway CW: D-Lactic acidosis and encephalopathy after jejunoileostomy: Response to overfeeding and to fasting in humans. *Mayo Clin Proc* 59:141, 1984.

DeLong GR, Stanbury JB, Fierro-Benitez R: Neurological signs in congenital iodine-deficiency disorder (endemic cretinism). *Dev Med Child Neurol* 27:317, 1985.

Diabetes Control and Complications Trial/Epidemiology of Diabetes Interventions and Complications (DCCT/EDIC) Study Research Group, The Long-term effect of diabetes and its treatment on cognitive function. *N Engl J Med* 356:1842, 2007.

Dooling EC, Richardson EP Jr: Delayed encephalopathy after strangling. *Arch Neurol* 33:196, 1976.

Eayrs JT: Influence of the thyroid on the central nervous system. *Br Med Bull* 16:122, 1960.

Farrell RJ, Kelly CP: Celiac sprue. *N Engl J Med* 346:180, 2002.

Ferracci F, Morett OG, Candeago RM, et al: Antithyroid antibodies in the CSF. Their role in the pathogenesis of Hashimoto's encephalopathy. *Neurology* 60:712, 2003.

Finelli PF, McEntee WJ, Ambler M, Kestenbaum D: Adult celiac disease presenting as cerebellar syndrome. *Neurology* 30:245, 1980.

Fischer JE, Baldessarini RJ: Pathogenesis and therapy of hepatic coma, in Popper H, Schaffner F (eds): *Progress in Liver Disease*. New York, Grune & Stratton, 1976, pp 363-397.

Fishman RA: Cell volume, pumps and neurologic function: Brain's adaptation to osmotic stress. *Res Publ Assoc Res Nerv Ment Dis* 53:159, 1974.

Foley JM, Watson CW, Adams RD: Significance of the electroen-

cephalographic changes in hepatic coma. *Trans Am Neurol Assoc* 51:161, 1950.
Gomcelli YB, Kutku L, Cavdar L, et al: Different clinical manifestations of hyperammonemic encephalopathy. *Epilepsy Behav* 10:583, 2007.
Griggs RC, Sutton JR: Neurologic manifestations of respiratory diseases, in Asbury AK, McKhann GM, McDonald WI (eds): *Diseases of the Nervous System*, 2nd ed. Philadelphia, Saunders, 1992, pp 1432–1441.
Hackett PH, Roach RC: High-altitude illness. *N Engl J Med* 345:107, 2001.
Hadjivassiliou M, Grünewald RA, Chatopadhyay AK, et al: Clinical, radiological, neurophysiological, and neuropathological characteristics of gluten ataxia. *Lancet* 352:1582, 1998.
Hadjivassiliou M, Grünewald RA, Davies-Jones GA: Gluten sensitivity as a neurological illness. *J Neurol Neurosurg Psychiatry* 72:560, 2002.
Hallert C, Astrom J: Psychic disturbances in adult celiac disease: II. Psychological findings. *Scand J Gastroenterol* 17:21, 1982.
Hallert C, Deerefeldt T: Psychic disturbances in adult celiac disease: I. Clinical manifestations. *Scand J Gastroenterol* 17:17, 1982.
Harrison TR, Mason MF, Resnick H: Observations on the mechanism of muscular twitchings in uremia. *J Clin Invest* 15:463, 1936.
Herrera L, Kazemi H: CSF bicarbonate regulation in metabolic acidosis: Role of HCO_3 formation in CSF. *J Appl Physiol* 49:778, 1980.
Hornbein TF, Townes BD, Schoene RB, et al: The cost to the central nervous system of climbing to extremely high altitude. *N Engl J Med* 321:1714, 1989.
Huttenlocher P, Trauner D: Reye's syndrome in infancy. *Pediatrics* 62:84, 1978.
Hypothermia After Cardiac Arrest Study Group: Mild therapeutic hypothermia to improve the neurologic outcome after cardiac arrest. *N Engl J Med* 346:549, 2002.
Jellinek EH, Kelly RE: Cerebellar syndrome in myxedema. *Lancet* 2:225, 1960.
Johnson GM, Scurletis TD, Carroll NB: A study of sixteen fatal cases of encephalitis-like disease in North Carolina children. *N C Med J* 24:464, 1963.
Jones EA, Basile AS: Does ammonia contribute to increased GABAergic neurotransmission in liver failure? *Metab Brain Dis* 13:351, 1998.
Karp BI, Laureno R: Pontine and extrapontine myelinolysis: A neurologic disorder following rapid correction of hyponatremia. *Medicine (Baltimore)* 72:359, 1993.
Krane EJ, Rockoff MA, Wallman JK, Walsdorf HU: Subclinical brain swelling in children during treatment of diabetic ketoacidosis. *N Engl J Med* 312:1147, 1985.
Kreiger D, Kreiger S, Jansen O, et al: Manganese and chronic hepatic encephalopathy. *Lancet* 346:270, 1995.
Lance JW, Adams RD: The syndrome of intention or action myoclonus as a sequel to hypoxic encephalopathy. *Brain* 87:111, 1963.
Laureno R: Central pontine myelinolysis following rapid correction of hyponatremia. *Ann Neurol* 13:232, 1983.
Laureno R: Neurologic syndromes accompanying electrolyte disorders, in Goetz CG, Tanner CM, Aminoff MKl (eds): *Handbook of Clinical Neurology*. Vol 63. Amsterdam, Elsevier, 1993, pp 545–573.
Lederman RS, Henry CE: Progressive dialysis encephalopathy. *Ann Neurol* 4:199, 1978.
Levy DE, Caronna JJ, Singer BH, et al: Predicting outcome from hypoxic-ischemic coma. *JAMA* 253:1420, 1985.
Lidofsky SD, Bass NM, Prager MC, et al: Intracranial pressure monitoring and liver transplantation for fulminant hepatic failure. *Hepatology* 16:1, 1992.
Lyon G, Dodge PR, Adams, RD: The acute encephalopathies of obscure origins in infants and children. *Brain* 84:680, 1961.
Maddrey WC, Weber FL Jr, Coulter AW, et al: Effects of keto analogues of essential amino acids in portal-systemic encephalopathy. *Gastroenterology* 71:190, 1976.
Malamud N, Haymaker W, Custer RP: Heat stroke: A clinicopathologic study of 125 fatal cases. *Mil Surg* 99:397, 1946.
Malouf R, Brust JCM: Hypoglycemia: Causes, neurological manifestations, and outcome. *Ann Neurol* 17:421, 1985.
Marinesco G: Lesions en myxoedeme congenitale avec idiotie. *Encephale* 19:265, 1924.
Marshall JR: Neuropsychiatric aspects of renal failure. *J Clin Psychiatry* 40:181, 1979.
McDermott W, Adams RD: Episodic stupor associated with an Eck fistula in the human with particular reference to the metabolism of ammonia. *J Clin Invest* 33:1, 1954.
McKee AC, Winkelman MD, Banker BQ: Central pontine myelinolysis in severely burned patients: Relationship to serum hyperosmolality. *Neurology* 38:1211, 1988.
Merritt HH, Fremont-Smith F: *The Cerebrospinal Fluid*. Philadelphia, WB Saunders, 1938, p 212.
Momose KJ, Kjellberg RN, Kliman B: High incidence of cortical atrophy of the cerebral and cerebellar hemisphere in Cushing's disease. *Radiology* 99:341, 1971.
Morgan MY, Jakobovits AW, James IM, Sherlock S: Successful use of bromocriptine in the treatment of chronic hepatic encephalopathy. *Gastroenterology* 78:663, 1980.
Mullen KD: Benzodiazepine compounds and hepatic encephalopathy. *N Engl J Med* 325:509, 1991.
Myers RAM, Snyder SK, Emhoff TA: Subacute sequelae of carbon monoxide poisoning. *Ann Emerg Med* 14:1163, 1985.
Naylor CD, O'Rourke K, Detsky AS, Baker JP: Parenteral nutrition with branched-chain amino acids in hepatic encephalopathy: A meta-analysis. *Gastroenterology* 97:1033, 1989.
Nelson PB, Seif SM, Maroon JC, Robinson AG: Hyponatremia in intracranial disease: Perhaps not the syndrome of inappropriate secretion of antidiuretic hormone (SIADH). *J Neurosurg* 55:938, 1981.
Newcomer J, Haire W, Hartman CR: Coma and thyrotoxicosis. *Ann Neurol* 14:689, 1983.
Nielsen N, Wetterslev J, Cronberg T, et al: Targeted temperature management at 33°C versus 36°C after cardiac arrest. *N Engl J Med* 369:2197, 2013.
Norenberg MD: Astroglial dysfunction in hepatic encephalopathy. *Metab Brain Dis* 13:319, 1998.
Oppenheimer BS, Fishberg AM: Hypertensive encephalopathy. *Arch Intern Med* 41:264, 1928.
Pallis CA, Lewis PD: *The Neurology of Gastrointestinal Disease*. London, Saunders, 1974.
Pant SS, Rebeiz J, Richardson EP: Spastic paraparesis following portacaval shunt. *Neurology* 18:134, 1968.
Parkinson IS, Ward MK, Kerr DNS: Dialysis encephalopathy, bone disease and anemia: The aluminum intoxication syndrome during regular hemodialysis. *J Clin Pathol* 34:1285, 1981.
Perrot X, Firaud P, Biacabe A-G, et al: Encephalopathie d'Hashimoto: Une observation anatomo-clinique. *Rev Neurol* 158:461, 2002.
Plum F, Posner JB, Hain RF: Delayed neurological deterioration after anoxia. *Arch Intern Med* 110:18, 1962.
Pomier-Layrargues G, Rose C, Spahr L, et al: Role of manganese in the pathogenesis of portal-systemic encephalopathy. *Metab Brain Dis* 13:311, 1998.
Price TR, Netsky MG: Myxedema and ataxia: Cerebellar alterations and "neural myxedema bodies." *Neurology* 16:957, 1966.
Prockop LD: Hyperglycemia: Effects on the nervous system, in Vinken PJ, Bruyn BW (eds): *Handbook of Clinical Neurology*. Vol 27: Metabolic and Deficiency Diseases of the Nervous System. Part I. Amsterdam, North-Holland, 1976, pp 79–99.
Raskin NH, Fishman RA: Neurologic disorders in renal failure. *N Engl J Med* 294:143, 204, 1976.
Reye RDK, Morgan G, Baral J: Encephalopathy and fatty degeneration of the viscera: A disease entity in childhood. *Lancet*

2:749, 1963.

Ropper AH, Gress DR, Diringer MN, et al: Hypoxic-ischemic cerebral injury, in *Neurological and Neurosurgical Intensive Care*, 4th ed. Philadelphia, Lippincott Williams & Wilkins, 2004, pp 260–277.

Rothermich NO, von Haam E: Pancreatic encephalopathy. *J Clin Endocrinol* 1:872, 1941.

Rothstein JD, Herlong HF: Neurologic manifestations of hepatic disease. *Neurol Clin* 7:563, 1989.

Schenone AL, Cohen A, Patarroyo G, et al: Therapeutic hypothermia after cardiac arrest: A systematic review/meta-analysis exploring the impact of expanded criteria and targeted temperature. *Resuscitation* 108:102, 2016.

Schoch HJ, Fischer S, Marti HH: Hypoxia-induced vascular endothelial growth factor expression causes vascular leakage in the brain. *Brain* 125:2549, 2002.

Sharf B, Levy N: Pancreatic encephalopathy, in Vinken PJ, Bruyn GW, Klawans H (eds): *Handbook of Clinical Neurology*. Vol 27: Metabolic and Deficiency Diseases of the Nervous System. Part I. Amsterdam, North-Holland, 1976, pp 449–458.

Shaw PJ, Walls TJ, Neman MB, et al: Hashimoto's encephalopathy: A steroid-responsive disorder associated with high anti-thyroid antibody titers—report of 5 cases. *Neurology* 41:228, 1991.

Shaywitz BA, Rothstein P, Venes JL: Monitoring and management of increased intracranial pressure in Reye syndrome: Results in 29 children. *Pediatrics* 66:198, 1980.

Sterns RH, Riggs JE, Schochet SS: Osmotic demyelination syndromes following correction of hyponatremia. *N Engl J Med* 314:1535, 1986.

Summerskill WHJ, Davidson EA, Sherlock S, Steiner RE: The neuropsychiatric syndrome associated with hepatic cirrhosis and extensive portal collateral circulation. *Q J Med* 25:245, 1956.

Thilly CH, Bourdoux PP, Due DT, et al: Myxedematous cretinism: An indicator of the most severe goiter endemias, in Medeiros-Neto G, Gaitan E (eds): *Frontiers in Thyroidology*. New York, Plenum Press, 1986, pp 1081–1084.

Thomas PK, King RH, Feng SF, et al: Neurological manifestations in chronic mountain sickness: The burning feet–burning hands syndrome. *J Neurol Neurosurg Psychiatry* 69:447, 2000.

Trauner DA: Treatment of Reye syndrome. *Ann Neurol* 7:2, 1980.

van Woerkom W: La cirrhose hepatique avec alterations dans les centres nerveux evoluant chez des sujets d'age moyen. *Nouv Iconogr Salpêtrière* 27:41, 1914.

Vassart G, Dumont JE, Refetoff S: Thyroid disorders, in Scriver CR, Beaudet AL, Sly WS, Valle D (eds): *The Metabolic and Molecular Bases of Inherited Diseases*, 7th ed. New York, McGraw-Hill, 1995, pp 2883–2928.

Victor M, Adams RD, Cole M: The acquired (non-Wilsonian) type of chronic hepatocerebral degeneration. *Medicine (Baltimore)* 44:345, 1965.

Victor M, Laureno R: Neurologic complications of alcohol abuse: Epidemiologic aspects, in Schoenberg BS (ed): *Advances in Neurology*. Vol 19. New York, Raven Press, 1978, pp 603–617.

Volhard F: Clinical aspects of Bright's disease, in Berglund H, Medes G, Huber CG, et al (eds): *The Kidney in Health and Disease*. Philadelphia, Lea & Febiger, 1935, pp 665–673.

von Hosslin C, Alzheimer A: Ein Beitrag zur Klinik und pathologischen Anatomie der Westphal-Strumpellschen Pseudosklerose. *Z Gesamte Neurol Psychiatr* 8:183, 1912.

Weaver LK: Carbon monoxide poisoning. *N Engl J Med* 360:1217, 2009.

Weaver LK, Hopkins RO, Chan KJ, et al: Hyperbaric oxygen for acute carbon monoxide poisoning. *N Engl J Med* 347:1057, 2002.

Wegierko J: Typical syndrome of clinical manifestations in diabetes mellitus with fatal termination in coma without ketotic acidemia: So-called third coma. *Pol Tyg Lek (Wars)* 11:2020, 1956.

Weiner WJ, Klawans HL: Hyperthyroid chorea, in Vinken PJ, Bruyn BW (eds): *Handbook of Clinical Neurology*. Vol 27: Metabolic and Deficiency Diseases of the Nervous System. Part I. Amsterdam, North-Holland, 1976, pp 279–281.

Wijdicks EFM, Plevak DJ, Rakela J, Wiesner RH: Clinical and radiologic features of cerebral edema in fulminant hepatic failure. *Mayo Clin Proc* 70:119, 1995.

Wilkinson DS, Prockop LD: Hypoglycemia: Effects on the nervous system, in Vinken PJ, Bruyn BW (eds): *Handbook of Clinical Neurology*. Vol 27: Metabolic and Deficiency Diseases of the Nervous System. Part I. Amsterdam, North-Holland, 1976, pp 53–78.

Wilson SAK: Progressive lenticular degeneration: A familial nervous disease associated with cirrhosis of the liver. *Brain* 34:295, 1912.

Winkelman MD, Ricanati ES: Dialysis encephalopathy: Neuropathologic aspects. *Hum Pathol* 17:823, 1986.

Wright DG, Laureno R, Victor M: Pontine and extrapontine myelinolysis. *Brain* 102:361, 1979.

Young E, Bradley RF: Cerebral edema with irreversible coma in severe diabetic ketoacidosis. *N Engl J Med* 276:665, 1967.

Zieve L: Pathogenesis of hepatic encephalopathy. *Metab Brain Dis* 2:147, 1987.

第 40 章

营养缺乏引起的神经系统疾病

在营养失调中，神经系统的营养失调占有特别有趣的地位和重要性。在 20 世纪初对脚气病的早期研究在很大程度上导致了硫胺素的发现，从而形成了营养缺乏疾病的现代概念。随着维生素的发现，营养科学取得了一系列显著的成就。尽管有这样的进步，但营养缺乏引起的疾病，特别是神经系统的疾病，仍然是一个严重的全球性健康问题。在以高度精白米为主要饮食的社区，脚气病的发病率仍然很高。在一些发展中国家，由于长期的饮食缺乏导致营养缺乏疾病呈地方性流行。涉及非洲大陆大部分地区的间歇性大规模饥荒，对神经系统的最终影响仍然是一场令人震惊的医疗和人道主义危机。

除了在发展中国家出现这种情况，必须承认，营养缺乏疾病在美国和其他发达国家也并不少见。除了因贫困营养匮乏，其他可能出现营养缺乏的临床情况包括酒精中毒、追求流行饮食、发生在乳糜泻和恶性贫血等情况下的饮食营养吸收障碍，以及癌症和艾滋病的消耗综合征等。在美国，为治疗肥胖症而进行的胃肠道部分手术切除已成为营养缺乏的一个重要原因。最后，使用维生素拮抗剂或某些药物，如氨甲蝶呤或异烟肼（INH），会干扰吡哆醇的酶促功能，从而导致医源性缺陷。

概述

在本章中，从最严格的意义上说，缺乏（*deficiency*）一词是指由于饮食中缺乏必要的营养或营养素，或由于调节因素增加了对这些营养素的需要而引起的疾病。其中最重要的是维生素，特别是 B 族维生素：硫胺素（B_1）、核黄素（B_2）、烟酸（B_3）、泛酸（B_5）、吡哆醇（B_6）、生物素（B_7）、叶酸（B_9）和钴胺素（B_{12}）。一些疾病可归因于单一的维生素缺乏，如引起韦尼克病（Wernicke disease）的硫胺素缺乏症和引起脊髓亚急性联合变性（subacute combined degeneration，SCD）的维生素 B_{12} 缺乏症，而其他疾病是多种营养素缺乏的结果。营养性疾病的特征是涉及中枢神经系统和周围神经系统，这是只有某些代谢紊乱才具有的特征。

许多情况下，维生素缺乏是在普遍营养不良的情况下发生的，并且多系统的效应，如循环系统异常与皮下脂肪和肌肉体积的减少通常是相关的。因此，在饥饿状态下，完全缺乏维生素很少与典型的脚气病或糙皮病有关。换句话说，一定量的食物对于引起与单一维生素缺乏相关的疾病是必要的。同样地，碳水化合物的过量摄入相对于硫胺的供应，有利于硫胺缺乏状态的形成。所有营养缺乏疾病，包括神经系统的一些疾病，都会受到如锻炼、生长、妊娠、肿瘤和全身感染等因素的影响，这些都会增加必需营养素的需要，以及肝脏和胃肠道疾病，可能会干扰营养物质的合成和吸收。

如前所述，酒精中毒是导致神经系统营养疾病的一个重要因素。酒精的作用主要是在饮食中取代食物，但也会增加碳水化合物的热量（酒精几乎完全以碳水化合物的形式被吸收），从而增加了硫胺素的需求。还有一些证据表明，酒精会损害胃肠道对硫胺素和其他维生素的吸收。

在婴儿和幼儿中，蛋白质和热量摄入的减少（所谓的蛋白质 - 热量营养不良）对身体生长有破坏性的影响。蛋白质 - 热量营养不良是否也会阻碍大脑的生长，影响智力和行为的发育，目前还不明确。本章最后一部分讨论了与此有关的数据。本章还将对罕见的遗传性维生素反应性疾病作一些评论。有几种特殊的神经系统疾病，其中营养缺乏可能是部分原因，将在其他章节中讨论。这些包括“酒精性”小脑变性（第 41 章）和脑桥中央髓鞘溶解症和脑桥外髓鞘溶解症（第 39 章）。微量元素缺乏因其罕见性，将不作讨论，只有碘缺乏（*iodine deficiency*）[克汀病（*Cretinism*）］对人类非常重要，这在第 39 章关于获得性代谢疾病中讨论过。

Wernicke-Korsakoff 综合征（硫胺素［B_1］缺乏）

韦尼克病（*Wernicke disease*）和 Korsakoff 遗忘症是 19 世纪 80 年代以来公认的常见的神经系统疾病。Wernicke 病的特征是眼球震颤，展神经和共轭凝视麻痹，步态共济失调和意识模糊。这些症状急性或亚急性进展，通常以不同的症状组合出现。Wernicke 病是特定的硫胺素缺乏导致。

科萨科夫失忆状态（*Korsakoff amnesic state*）是一种精神障碍，在其他方面机警和反应灵敏的患者中，储存记忆受到损害，与所有其他认知功能损害不成比例。这种遗忘症，像 Wernicke 病，最常见的是酗酒和营养不良伴随的硫胺素缺乏，但它也可能是其他各种非营养性疾病的症状，这些疾病的基础是内侧丘脑或颞叶海马部分的结构性病变，如大脑后动脉分支供血区的梗死，心搏骤停后海马损伤，第三脑室肿瘤，以及单纯疱疹脑炎等。额叶基底隔核（basal septal nuclei）的急性损伤后也可能出现几乎相同类型的记忆障碍。Korsakoff 型短暂性储存记忆障碍可能是颞叶癫痫、脑震荡性头部损伤和短暂性全面遗忘症的突出表现。Korsakoff 遗忘症的解剖学基础在第 20 章中有过描述。

在营养不良的患者中，Korsakoff 遗忘症通常与 Wernicke 病的发生有关，并紧随其后。由于这一原因，以及下文中阐述的其他原因，韦尼克病（*Wernicke disease*）或韦尼克脑病（*Wernicke encephalopathy*）一词被应用于眼肌麻痹、眼球震颤、共济失调和急性冷漠 - 精神错乱状态（acute apathetic-confusional state）等综合症状。如果学习和记忆持久的缺失所导致，这种综合症状被称为韦尼克 - 科萨科夫综合征（*Wernicke-Korsakoff syndrome*）。

部分原因可能是由于本书的前几版强调了酗酒与这一疾病的复杂性有不同程度的联系。这种疾病发生在许多其他临床背景下。例如，Wernicke 病最初的一个病例发生在一名妊娠剧吐的孕妇身上，这样的例子至今仍然存在。然而，减肥手术、癌症化疗、艾滋病毒和神经性厌食症中的营养不良，甚至老年体弱、营养易感人群，经济和社会原因造成的饥饿都可能导致硫胺素缺乏症。即使是那些靠“茶和面包”生活多年的年老体弱的人也会患有这种疾病。此外，在一些常见的医学情况下，亚临床的硫胺素缺乏会变得明显。也许其中最重要的是碳水化合物的负荷，特别是给营养不良的人静脉注射葡萄糖；其他诱因包括静脉内营养不均衡、再进食综合征（refeeding syndrome）、甲状腺功能亢进和低镁血症等。

尸检研究表明，许多 Wernicke 病的病例没有得到诊断。正如 Sechi 和 Serra 在几个国家发表的系列文章中总结的那样，在尸检系列中，0.5%~3% 的检出率与 0.04%~ 0.13% 的临床诊断率之间存在差异，这表明约有四分之三的病例在生前未被识别。

历史记述 1881 年，卡尔·韦尼克（Carl Wernicke）首次描述了一种突发性疾病，特征是眼球运动麻痹、步态共济失调，以及精神错乱等。他对 3 例患者进行了观察，其中 2 例有酒精依赖和营养不良，1 例是一名年轻女性，因摄入硫酸而持续呕吐。在这些患者中，每个人都有渐进性昏睡和昏迷，最终死亡。Wernicke 所描述的病理改变，包括影响第三、第四脑室周围灰质和 Sylvius 导水管的点状出血；他认为这些变化在本质上是炎症性的，并局限于灰质，因此他将其命名为“出血性脑上部灰质炎”。然而，相信 Gâyet 早在 1875 年就描述了相同的疾病，Gâyet-Wernicke 这一术语经常由法国作者使用。迄今为止，这样的名称几乎是不合理的，Gâyet 的患者临床征象和病理改变与 Wernicke 的患者不同在于所有必要的细节。

1887 年至 1891 年间，俄国精神病学家科萨科夫（Korsakoff SS）在一系列发表的文章中首次全面阐述了这一疾病（英文翻译和评论，见 Victor 和 Yakovlev 的参考文献）。Korsakoff 强调了“神经炎”（当时用于所有类型的周围神经疾病的术语）与在酒精中毒患者所见的记忆障碍之间的关系，他认为酒精中毒是“同一疾病的两面”，并称之为“多神经炎精神病”（psychosis polyneuritica）。但他也指出，神经炎不一定伴随失忆综合征，而这两种疾病都可能影响酗酒患者和非酗酒患者。他的临床描述非常完整，至今无人能超越。有趣的是，Wernicke 病与 Korsakoff 多神经炎精神病之间的关系既未得到 Wernicke，也未得到 Korsakoff 的区分，1897 年，Murawieff 首先提出了一个假设，认为两者都是由同一原因造成的。这种亲密的临床联系是由 Bonhoeffer 在 1904 年建立的，他说在 Wernicke 病的所有病例中，他都发现了神经炎和遗忘性精神病。这种关系在病理基础上确认是后来很久的事了。要了解更多的细节，读者可参考 Victor et al（1989）的大量专著。

临床特征

Wernicke-Korsakoff 综合征的发病率不能精确的说明，但正如在引言的评论中所指出的，它是一种常见的疾病。例如，在克利夫兰大都会综合医院（Cleveland Metropolitan General Hospital），我们的同事 Victor M（1990）在成人连续进行的 3 548 例尸检中（1963~1976 年），发现了 77 例（2.2%）能确定诊断的病变。该病对男性的影响略大于女性，发病年龄在 30~70 岁之间，分布相当均匀。在过去的几十年里，Wernicke-Korsakoff 综合征的发病率在酗酒人群中有所下降，但在有各种易发倾向，包括营养不良（以及治疗引起的营养不良）临床背景的非酗酒患者中，这一发病率越来越高。

Wernicke 所描述的眼肌麻痹（伴有眼球震颤）、共济失调、精神和意识障碍等三联征在临床上仍然有用，只要仔细寻找这些征象，并意识到并非所有体征都会存在。本病可能以共济失调开始，在几天或几周后出现精神错乱，也可能只有精神错乱，或者或多或少同时出现共济失调、眼球震颤和眼肌麻痹，伴或不伴精神错乱。在大约三分之一的病例中，该三联征中的一个可能是疾病的唯一表现。及时应用硫胺素治疗可预防本病的永久性 Korsakoff 遗忘症的部分。各种特征的示意图如图 40-1 所示，改编自 Harper 等描述的 131 例尸检证实病例。值得注意的是，具有经典的三联征的只占 16%；31% 的人只有 1 个体征，通常是精神错乱；28% 的人有 2 个体征；19% 的人在一生中没有报告或检测到任何体征。下面是对每种主要体征的描述。

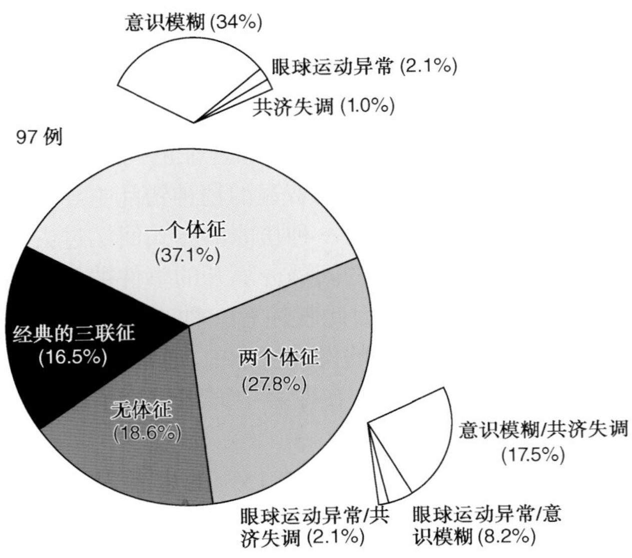

图 40-1　131 例经尸检证实的韦尼克 - 科萨科夫病的临床特征。（经允许，转自 Harper CG，Giles M，Finlay-Jones R：*J Neurol Neurosurg Psychiatry* 49：341-345，1986.）

眼球运动异常　根据眼部的体征最容易诊断 Wernicke 病。这些体征包括：①水平和垂直性眼球震颤，主要由凝视引起；②外直肌无力或麻痹；以及③共轭凝视的无力或麻痹。通常这些异常呈几种组合出现（见第 13 章）。

眼球震颤（nystagmus）是在 Wernicke 病中最常见的眼球运动异常，其次是外直肌无力，通常是双侧的，但不一定是对称的。外直肌的完全性麻痹，眼球外展位时无眼球震颤，外直肌无力在治疗下得到的改善时眼球震颤变得明显。共轭性凝视麻痹从极端凝视时的局部麻痹性眼球震颤到眼球水平或垂直运动完全丧失。水平性共轭性凝视麻痹比垂直性凝视麻痹更为常见，孤立的向下凝视麻痹是一种已知的但不常见的表现。模拟核间性眼肌麻痹的模式也曾被发现。在疾病的晚期，眼球运动可能完全丧失，另一方面，瞳孔通常会被幸免，也可出现瞳孔缩小和无反应。上睑下垂，小的视网膜出血，影响远 - 近聚焦机制，以及视神经病的证据偶尔会发生，但我们和我们的同事都没有观察到 Wernicke 原始描述中的视盘水肿。这些眼部征象是高度特征性的 Wernicke 病的特征，给予硫胺素后数小时或一天内眼球震颤消失和眼延髓性麻痹症状改善，则证实了诊断。

共济失调　在疾病的急性期，站立和步态的共济失调可能非常严重，以至于患者没有支撑就不能站立或行走。较轻程度的特征是宽基底站立，缓慢的、不确定的短距离步态；最轻微程度的只有在串联行走时才会明显。与运动障碍相比，肢体共济失调和意向性震颤相对少见；当出现时，体征更有可能通过跟 - 膝 - 胫试验而不是指鼻试验测试到。构音障碍、小脑型断续言语仅罕见地出现。

意识和精神活动障碍（*disturbance of consciousness and mentation*）　除了 10% 的患者有临床征象外，所有患者都以某种形式出现这些障碍。从图 40-1 可以看出，当 Wernicke 病只有一个体征时，通常是意识模糊状态。几种相关类型的干扰的心理活动和意识是公认的。到目前为止，最常见的紊乱是一种全面意识错乱状态（*global confusional state*）。其次常见的是记忆丧失，讨论如下。患者是冷漠的，注意力不集中，对周围环境漠不关心。自发言语很少，很多问题都不予回答，或者患者可能会中断谈话，逐渐进入睡眠，尽管他们可以轻易地被唤醒。回答的问题暴露了对时间和地点的迷茫，对周围人的错误识别，以及不能领会当前的状况。患者的许多话可能是不理智的，而且前后不一。如果患者的兴趣和注意力能够维持足够长的时间，以便进行适当的测试，就会发现记忆和学习能力也受到损害，他们以这种方式融入 Korsakoff 状态。在给予硫胺素后，患者迅速变得更加警觉和专注，更有能力参与智力测试。然而，如果在使用硫胺素之前，这种状态持续的时间很长，最显著的持久的异常保留记忆方面（Korsakoff- 遗忘症状态）。

虽然嗜睡是 Wernicke 意识模糊状态的一个常见的特征，但较明显的昏睡和昏迷作为最初的表现是罕见的。然而，如果这一疾病的早期征象未被发现，患者也未得到治疗，在一两周内就会出现意识状态的进行性进展，出现昏睡、昏迷和死亡，就像出现在 Wernicke 原始的病例一样。Wernicke 病的尸检系列中，这一类的病例占很大的比重，在生前往往未被诊断出来（Harper；Torvik et al）。

有些患者从第一次见到他们的时候就很警觉和有反应，并且已经表现出 Korsakoff 遗忘状态的特征。在少数这类患者中，遗忘状态是该综合征的唯一表现，无任何眼部体征或共济失调征象（除了可能有眼球震颤）。

失忆状态　如第 20 章所示，失忆障碍（amnesic disorder）的核心是学习上的缺陷［顺行性遗忘（*anterograde amnesia*）］和过去记忆的丢失［逆行性遗忘（*retrograde amnesia*）］。学习上的缺陷可能非常严重。例如，患者可能无法记住最简单的事实（如检查者的姓名、日期和时间），尽管尝试无数次；患者可以在陈述时重复每一个事实，表示他明白别人对他的要求，并且“登记”是完整的，但是当重复第三个事实时，第一个事实可能已经被忘记了。然而，某些非语言学习可能会做到；例如，通过反复试验，患者可能会学习复杂的任务，比如镜像书写或如何穿越迷宫，尽管他们不记得曾经面对过这些任务。

顺行性遗忘总是伴随着对过去或遥远记忆的干扰（逆行性遗忘）。逆行性遗忘虽然不完全，但程度通常很严重，其包括了发病前的一段时间内可达数年之久。一些过去的孤立事件和信息被保留了下来，但它们是相关联的，而不考虑它们之间的间隔或它们的适当的时间序列。通常情况下，患者将事件“缩进”一小段时间；有时会出现相反的情况。当疾病最初的意识模糊阶段消退，记忆障碍方面就变得突出了。

对最近过去的记忆比遥远过去的记忆受损更严重［里博规则（the rule of Ribot）］，这可能是真实的；语言、计算、在学校学到的知识，以及所有的习惯行为都被保存了下来。这并不是说所有的远程记忆都是完整的。正如在第 20 章中所讨论的，这些记忆不像最近的记忆那样容易被测试，因此很难对两者进行比较。我们的印象是，在几乎所有的 Korsakoff 遗忘状态病例中，对遥远过去的记忆都存在空白和不准确，而且许多病例都存在严重的缺陷。

Korsakoff 状态患者的认知障碍并不仅仅是记忆丧失。心理测试表明，某些认知和感知功能也会受到损害，而这些功能很少或根本不依赖于记忆。一般来说，Korsakoff 状态患者对自己的病情一无所知，特征是冷漠和迟钝，缺乏自发性和主动性，对周围的一切和每个人都漠不关心。然而，患者有一种相对正常的能力，能够立即对面前的数据进行推理。

在过去，虚构（*confabulation*）被认为是科萨科夫精神病（Korsakoff psychosis）的一个特殊特征，但是这个观点的有效性在很大程度上取决于人们如何定义虚构，在这点上没有统一的观点。Victor 及其同事（1959）的观察结果并不支持常用的说法，即 Korsakoff 状态患者用虚构来填补他记忆中的空白。从存在记忆空白的意义上说，无论患者提供什么答案来填补这些空白，这种说法都是无可争议的。然而，这很难解释。认为虚构的含义是出于尴尬或其他原因，故意试图掩盖记忆缺陷，这是不正确的。事实上，情况似乎正好相反：随着患者病情好转，对记忆缺陷的意识增强，虚构的倾向就会减少。此外，虚构可能与 Wernicke-Korsakoff 综合征的两个阶段有关：在最初的阶段，严重的普遍的精神错乱主导着疾病，而在恢复期，患者以一种扭曲的方式回忆过去经历的片段。被长时间的间隔分隔开的事件被并列或无序地联系在一起，因此叙述有一种难以置信的或虚构的方面。在疾病的慢性状态中，通常没有虚构。Victor 及其同事（1959）在专著中详细讨论了虚构的这些方面和其他方面。

其他的临床异常　大约 15% 的患者表现出酒精戒断的征象，即幻觉和其他感知障碍、精神错乱、躁动、震颤和自主神经系统功能亢进。这些症状本质上是容易消失的，通常是轻微的。

正如 Korsakoff 所指出的，周围神经病的征象很常见，超过 80% 的 Wernicke-Korsakoff 综合征患者都有这种症状。在大多数情况下，神经疾病是轻微的，并不会导致步态障碍，但在一些情况下，它可能是严重的，并且是特别痛苦的。少数患者合并球后视神经病（retrobulbar optic neuropathy）。尽管周围神经病很常见，但脚气病心脏病的明显症状却很罕见。然而，心血管功能紊乱的指征，如心动过速、劳力性呼吸困难、直立性低血压和轻微的心电图异常是经常发生的；偶尔，患者只是在轻微的活动后突然死亡。这些患者可能表现心脏输出量增加伴有外周血管阻力降低，这些异常在服用硫胺素后会恢复正常。直立性低血压和晕厥是 Wernicke 病常见的症状，很可能是自主神经系统功能受损的结果，更具体地说，是交感神经输出的缺陷（Birchfield）。可能会有轻微的体温过低、性欲减退和勃起功能障碍等。

Korsakoff 健忘状态患者可能有明显的嗅觉辨别障碍。这种缺陷，就像大多数 Wernicke 患者所表现出的明显冷漠一样，可能是由于丘脑背内侧核及其连接的损伤，而不是周围嗅觉系统的损伤（Mair et al）。前庭功能，通过标准冰水温度测试的反应来测量，在 Wernicke 病的急性期前庭功能普遍受损（Ghez），但没有眩晕的主诉。这种前庭神经麻痹很可能是疾病初期导致严重不平衡的原因。

实验室发现

在大多数情况下，Wernicke-Korsakoff 综合征在乳头体、丘脑内侧和导水管周围等部位的急性病变可通过磁共振成像（MRI）得到证实（Donnal et al; Varnet et al）。这些变化在液体衰减反转恢复序列（FLAIR）、T2 和弥散加权序列上（如果有坏死）最为明显，但也可能有增强，如图 40-2 所示。目前尚不清楚梯度回波 MRI 图像能在多大程度上持续显示间脑和脑室周围区域的小出血病变。影像学检查对伴有昏迷或随后发生昏迷的患者，或者对眼部和共济失调症状不明显的患者特别有用（Victor, 1990），但在较轻的病例中，MRI 正常并不能排除诊断。根据 Weidauer 及其同事的研究，只在 58% 的病例中观察到典型的 MRI 改变。在慢性状态下，如果用体积测量技术测量，乳头体可能会缩小（Charness and DeLaPaz）。

无合并症的 Wernicke-Korsakoff 综合征病例的脑脊液（CSF）是正常的，或仅表现为蛋白含量轻度升高。蛋白值大于 100mg/dL 或多细胞增多症表明存在一种合并的疾病，如硬膜下血肿、脑膜感染或脑炎。

血清硫胺素和红细胞转酮醇酶（transketolase）的测定已被探索作为一种辅助诊断手段，但对临床应用不够敏感，也不容易获得。在硫胺素治疗前，Wernicke 病患者的功能性转酮醇酶活性显著降低。服用硫胺后几小时内，这些值以及二磷酸硫胺和三磷酸硫胺恢复正常，通常在 24 小时内达到完全正常。

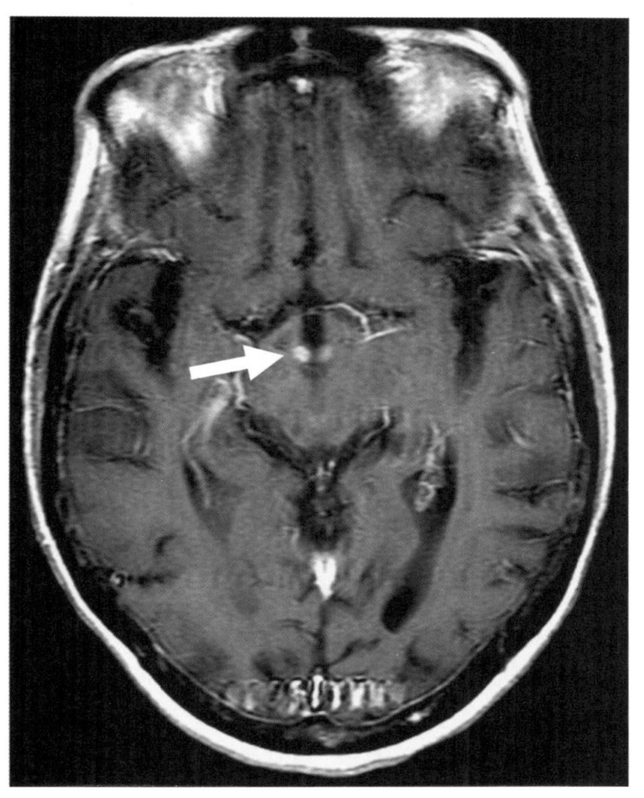

图 40-2　一例 63 岁的 Wernicke 脑病老年妇女在 MRI 的 T1 轴位图像上显示乳头体异常增强（箭头）

有观点认为，Wernicke-Korsakoff 病的易感性与遗传因素有关，这可能解释了何以只有一小部分营养不良的酒精中毒患者会患上这种疾病。可能是在表观遗传学的基础上，这种变异可能是在转酮醇酶活性或硫胺素转运基因中，但其他遗传区域已被研究，没有一致的遗传关联出现。

大约一半的 Wernicke-Korsakoff 病患者表现出脑电图（EEG）异常，包括弥漫性的轻度至中度慢活动。在该病的急性期，脑总血流量和脑氧和葡萄糖消耗可能会减少，并可能在治疗数周后仍然存在（Shimojyo et al）。这些观察结果表明，脑代谢的显著降低并不一定反映在脑电图异常或意识状态的抑制中，而意识状态的降低取决于病变位置，而不是代谢缺陷的总体程度。

病程

Victor等(1989)几十年前收集的一系列患者中,Wernicke病急性期的死亡率为17%。死亡的主要原因是由肝衰竭和感染引起(当时最常见的是肺炎、肺结核和败血症)。一些死亡无疑是由于大脑或心脏硫胺素缺乏的影响已达到不可逆转的阶段。

大多数患者对硫胺治疗的反应是相当可预测的,详见下文。最显著的改善是眼部表现。通常在服用硫胺素后数小时内或更早开始恢复,而且几乎总是在数日内恢复。这种效应是如此恒定,以至于如用硫胺素后眼球震颤和眼肌麻痹没有改善,应怀疑Wernicke病的诊断。水平眼球震颤有时会在几分钟内消失。在大多数情况下,展神经麻痹、上睑下垂和垂直凝视麻痹可在1~2周内完全恢复,但垂直眼球震颤有时可持续数月。水平凝视麻痹通常可完全恢复,但在60%的病例中,细小的水平性眼球震颤仍然是永久性的后遗症。在这方面,水平性眼球震颤是唯一的眼部体征。

与眼部体征相比,共济失调的改善较为延迟。大约40%的患者可从共济失调完全恢复过来。其余的患者恢复不完全或根本没有恢复,并遗留缓慢、拖行、宽基步态,以及不能接踵行走。残留的步态障碍和水平性眼球震颤提供了一种方法来识别模糊和慢性痴呆病例的酒精-营养起源。前庭功能改善的速度与步态共济失调的速度大致相同,通常会恢复但不总是完全的。冷漠、嗜睡和全面性意识模糊等早期症状总是会消退,当它们消退时,记忆和学习方面的缺陷就会更加明显。然而,这种记忆障碍一旦形成,只有20%的患者能够完全或几乎完全恢复。剩下的人患有不同程度的永久性Korsakoff遗忘症。

从前面的叙述中可以明显看出,Wernicke病和Korsakoff遗忘症并不是孤立的疾病,但是眼部和共济失调体征以及全面性意识模糊状态转变为遗忘综合征是一个疾病过程中的连续阶段。在Victor等(1989)的系列研究中,186例急性疾病幸存者中,157例(84%)表现出了这种临床事件的顺序性。按照推论,在精神病院中对伴罹患Korsakoff遗忘症的酒精中毒患者的一项调查显示,大多数患者以Wernicke病的症状起病,大约有60%的人在发病多年后仍然表现为Wernicke病的眼部或小脑损伤征象。同样的连续统一体不能用来解释作为一种独立疾病而出现的酒精中毒营养性小脑变性,而不是Wernicke病的持续性共济失调[参见下文和Victor和Adams(1961)以及Victor和Adams的专著]。

神经病理发现

死于Wernicke病急性阶段的患者显示,在丘脑和下丘脑室周围区域、乳头体、中脑导水管周围区域、第四脑室底部(特别是迷走背侧运动核和前庭神经核),以及小脑上脚的对称病变。病变始终存在于乳头体,其他部位较少见。显微镜下表现为实质组织不同程度的坏死。坏死区域内,神经细胞丢失,但通常仍有一些保留下来;其中一些受损,但有些完好无损。有髓纤维比神经元受到的影响更大。这些改变伴随着血管的突出,尽管在某些病例中出现原发性内皮细胞增生和新的或旧的瘀点出血的证据。在实质损伤区有星形细胞和小胶质细胞增生。在Victor(1989)的病例中,只有20%的病例发现了离散的出血,而且许多出血似乎是无症状的,不是在急性期早期出现的。小脑的变化包括皮质各层的退化,尤其是浦肯野细胞的退化;通常这种病变局限于上蚓部,但在晚期病例中,也累及前叶的最前部。有趣的是,一种涉及丙酮酸代谢的线粒体疾病,利氏脑脊髓病(Leigh encephalomyelopathy)的病变与Wernicke病相似,但两者在分布和组织学特征上略有不同。

眼肌麻痹和凝视麻痹可归因于展神经、动眼神经核及邻近的被盖病变,而眼球震颤是由于前庭神经核区域的病变。后者还与热量反应的丧失有关,并很可能是作为疾病初期特征的平衡严重失调的原因。在这些病变中,由于神经细胞没有明显的破坏,使动眼神经和前庭神经功能得到了迅速改善和高度的恢复。姿势和步态持续性共济失调是由小脑上蚓部病变引起的;腿部的个别动作的共济失调是由于病变扩展到前叶的前部。体温过低,有时是Wernicke病的早期特征,很可能是由下丘脑后核和后外侧核损伤导致(实验表明,这些部位的损伤可导致猴子体温过低或肢体发冷)。

当失忆的症状确立时,在疾病的慢性阶段死亡的患者的神经病理改变的定位与韦尼克病的急性阶段的变化非常相似。除了神经胶质和血管反应年龄的预期差异外,唯一重要的差异与丘脑背内侧核和前核的受累有关。这些核的内侧部始终涉及那些在生活中表现出Korsakoff遗忘状态的患者;在Victor等(1989)的系列研究中,没有持续性遗忘症状的患者不受影响。所有患者的乳头体均受影响,包括有遗忘缺陷的和无遗忘缺陷的。这些观察表明,引起记忆障碍的是由丘脑的病变,主要是背内侧核部分

(以及它们与内侧额叶、颞叶和杏仁核的连接),而不是通常所说的乳头体的病变。值得注意的是,大多数其他类型的 Korsakoff 遗忘的损伤部位,海马结构是完好无损的。

Wernicke-Korsakoff 综合征的治疗

Wernicke 病是一种医疗急症;它的确认(甚至怀疑它的存在)需要使用硫胺素。硫胺素的及时使用可阻止疾病的进展,并逆转那些尚未进展到固定结构变化的病变区域。正如前面所强调的,对于仅表现出眼部症状和共济失调的患者,硫胺素的使用对预防不可逆遗忘状态的发展至关重要。

尽管 2~3mg 的硫胺素可能足以改善眼部症状,尤其是抑制眼球震颤,但仍需要更大剂量持续改进和补充耗尽的硫胺素储备。最初,50~200mg 静脉注射,以及类似的剂量肌内注射,后者每天重复,直到患者恢复正常的饮食。一些文献表明,初始剂量 500mg 对于完全逆转 Wernicke 病的临床表现及阻止进展为 Korsakoff 综合征的程度是必要的。看来,这些大剂量的非肠道用药需要几天才能补充酒精性和营养剥夺的患者体内的维生素水平[参见 Thomson 等的论文和皇家医师学院指南(guidelines from the Royal College of Physicians)]。使用肠外硫胺素的风险可能被夸大了,在 Wrenn 和他同事的研究中,只有 0.1% 发生过敏反应,以及 1% 的轻微反应。

为避免诱发 Wernicke 病,急诊科的标准做法是,如果静脉输液中含有葡萄糖,则对营养不良或酒精中毒患者给予 100mg 或更多的硫胺素。同时也给予镁,因为它是作为硫胺素活性的辅助因子所必需的。同样,对于因其他原因在急诊科就诊的酗酒患者,建议给予 B 族维生素,以增加体内硫胺素和其他维生素的储备量。慢性酒精中毒患者(或持续呕吐的非酒精性患者)在大约 7 周或 8 周内就会耗竭硫胺素,在此期间,葡萄糖的使用可能会促发 Wernicke 病或导致疾病的早期快速进展。Wernicke 病的进一步治疗包括均衡饮食和所有 B 族维生素的使用,因为患者通常缺乏的不仅仅是硫胺素。

一旦患者从 Wernicke 病中恢复过来,遗忘症就会变得很突出,管理上就会出现不同的问题。只有少数这样的患者(在 Victor 的研究中不足 20%)能完全康复;此外,恢复的时间可能会推迟几周甚至几个月,然后在几个月的时间里获益非常缓慢。遗忘症状的恢复程度在疾病的急性期是无法预测的。有趣的是,有些酒精中毒的患者一旦或多或少地康复,就会患上科萨科夫综合征,他们很少需要酒精,但只要有人给予,他们就会喝。

婴儿韦尼克 - 脚气病

婴儿韦尼克 - 脚气病(*infantile Wernicke-beriberi disease*)是特指婴儿罹患的一种急性且经常致命的疾病,直到最近,这种疾病直到最近在远东以大米为食的社区中还很普遍存在。它只影响母乳喂养的婴儿,通常是在生命的第 2 个月到第 5 个月。临床表现以急性心脏症状为主,但神经症状(失语症、斜视、眼球震颤、面部肌肉痉挛性收缩和抽搐)已在许多病例中被描述。这一综合征可以通过服用硫胺素来显著逆转,因此一些作者更愿意将其称为婴儿急性硫胺素缺乏症(*acute thiamine deficiency in infants*)。在少数可用的神经病理学研究中,如 Wernicke 病在成人中的病理变化已有描述。偶尔,这种情况会暴发是由于配方不充分的婴儿食品缺乏硫胺。

婴儿脚气病与母亲的脚气病没有一致的关系。母亲有明显脚气病症状的婴儿可能完全正常。受影响婴儿的母亲未出现脚气病,这表明婴儿的脚气病可能是由于母乳中一种有毒因素造成的,但这种因素如果存在,也并未被分离出来。婴儿脚气病的临床表现很少表现为遗传(常染色体隐性)性的硫胺素依赖状态,对持续服用大剂量的硫胺素有反应(Mandel et al;进一步参考下文的表 40-3)。

营养性多发性神经病(神经病性脚气病)(另见第 43 章)

脚气病(*beriberi*)是一种独特的临床疾病,其特征主要是心脏疾病,发生在以精米为主食的人群中。碾磨或"抛光"过程中,去除了含有大部分维生素营养素的外壳。事实上,脚气病并不局限于世界上任何一个特定的地方。除了影响心脏,它还影响周围神经(可能分别受到影响),伴或不伴水肿,后者的特征为"湿"与"干"型的旧的划分提供了基础。心脏病的表现包括从心动过速和劳力性呼吸困难到急性和迅速致命的心力衰竭,后者是脚气病最显著但不常见的表现。在此我们强调与脚气病相关的周围神经病变。

脚气病的神经病学表现本质上是一种周围神

经病变,这一概念是在19世纪晚期由荷兰研究者Eijkman、Pekelharing、Winkler和Grijns的研究建立的。只有在脚气病作为一种营养疾病被接受之后(1911年Funk发现维生素之后),人们才开始怀疑酒精中毒患者的神经病也是营养来源所致。曾有几位作者评论过脚气病和酒精性神经病之间的相似之处,但在1928年,Shattuck首次对这两种疾病之间的关系进行了认真的讨论。他认为,"慢性酒精中毒引起的多发性神经炎主要是由于没有摄入或吸收足够量的B族维生素引起的,完全可以被认为是真正的脚气病"。有说服力的证据表明,由Strauss提出的"酒精性神经炎"不是酒精的神经毒性作用的结果。他让10例患者在饮食均衡的情况下继续每天饮用威士忌,同时补充酵母和维生素B浓缩物;所有病例的周围神经症状均有改善。Victor(1984)的观察支持了Strauss的论点,酒精性多发性神经病本质上是一种营养疾病。

临床特征

营养性多发性神经病的症状多样。事实上,许多患者没有症状,只有通过临床或肌电图检查才能发现周围神经疾病的证据。最轻微的神经病的症状是腿部肌肉变薄和压痛,跟腱反射以及膝腱反射消失或抑制,有时足部和小腿出现痛觉和触觉不完全减弱。

然而,大多数患者都是有症状的,并有无力、感觉异常和疼痛等常见的主诉。这些症状在起病隐匿,进展缓慢,但有时似乎会在几天内迅速演变或恶化。最初的症状通常在肢体的远端,如果不进行治疗,则会进展到近端。足部总是比手部更早地受影响,且症状更严重。通常,运动障碍的某些方面是主诉的一部分,但约三分之一的患者主诉是疼痛和感觉异常。在我们遇到的患者中,疼痛综合征(painful syndrome)是最显著的特征。这种不适感有几种表现形式:足或腿部持续钝痛,尖锐的刺痛,持续时间很短,就像脊髓痨一样;足和小腿肌肉痉挛或紧绷感;或者腿部周围的束带感。脚冷是一种常见的主诉,但不能通过触诊得到证实。更让人痛苦的是主要影响足底的热感或"灼烧感",较少影响足背面。这些感觉障碍在严重程度上是波动的,其特征是由于接触刺激而加重,有时甚至到了患者不能行走或不能忍受床上被子触碰的程度[触摸痛(allodynia)],尽管运动能力相对的保存。"烧灼足"(*burning feet*)一词已被应用于该综合征,但它并不特别恰当,因为患者也主诉其他类型的感觉异常、感觉障碍和疼痛,而且这些症状可能涉及手和足。

检查发现不同程度的运动、感觉和反射丧失。正如症状所示的,这些症状是对称的,肢体远端比近端部分更为严重,而且通常局限于腿部。在某些情况下,运动能力不成比例的影响可能是惊人的,表现为足下垂和腕下垂,但近端肌肉通常也受到影响(例如,表现为爬楼梯或从蹲姿站起时出现困难)。在少数患者中,最严重的是表现近端肌肉无力。过去很少观察到双腿完全瘫痪;在被忽视的患者中,由膝关节和踝关节挛缩引起的不能活动是一种更常见的现象。肌肉的深部压痛是一种高度特征性表现,最容易在足部和小腿的肌肉中引出。在手臂,尽管手失去了力量,肌腱反射有时会保留下来。在疼痛和感觉异常明显,而运动功能丧失轻微的患者中,膝腱和踝反射可能被保留,甚至比平均敏捷度更大。这证明了小神经纤维的主要作用。

足底、足背面以及手和手指的掌面出汗过多是酒精中毒 - 诱发的营养性神经病的常见表现。直立性低血压有时也与之有关,提示周围交感神经纤维受到影响。

感觉丧失或受损可能涉及所有的形式,尽管其中一种可能会受到其他因素的影响,通常是痛觉和温度觉。通常不能从患者的症状中来预测哪一种感觉形式会受到不同程度的影响。对有浅感觉(即触觉、痛觉和温度觉)障碍的患者,受损与正常感觉之间的界限不明显,但在肢体的相当大的垂直范围内逐渐消失。

以疼痛为突出症状的患者在神经病学体征上并不是一个独特的群体。疼痛和感觉障碍在运动、反射和感觉丧失程度或严重或轻微的患者中可能比较突出。感觉过敏的(*hyperesthetic*)一词通常被用来特指神经病的一种非常痛苦的形式,但并没有更好的选择,如第7章所指出的,一个人通常能够通过用精细的分级刺激,在"感觉过敏"区显示对疼痛、热和触觉刺激的阈值升高。然而,一旦感受到刺激,就会有一种痛苦的、弥漫性的、令人不快的感觉[痛觉过度(hyperpathia)]。如上所述,触觉诱发的疼痛或灼烧感是触摸痛的例子。

在大多数营养性多发性神经病患者中,仅累及四肢,通常不累及腹肌、胸肌和延髓肌;然而,我们已经遇到2例的前胸和腹部呈盾型感觉丧失的患者。在最严重的神经病中,由于迷走神经变性引起的声音嘶哑、无力和吞咽困难也可能会出现在临床表现中。

从表 40-1 中可以得到一些关于运动、反射和感觉异常的发生率及它们发生的组合的信息，这是基于 Victor（1984）对 189 例营养不良的酒精中毒患者的检查。值得注意的是，189 例患者中只有 66 例（35%）的临床表现符合多发性神经病，也就是说，出现对称性的腱反射、感觉和运动能力受损或消失，影响腿部重于手臂，远端肢体部重于近端肢体。在其余的患者中，运动 - 反射 - 感觉征象以不同的组合出现。

表 40-1　营养性多发性神经病的临床表现

神经性异常	腿（189 例）	手臂（57 例）
仅反射消失	45（24）[a]	6（10）[b]
仅感觉消失	10（5）	10（18）
仅无力	—	5（9）
无力和感觉丧失	2（1）	10（18）
反射和感觉丧失	40（21）	2（3）
感觉、运动和反射消失	66（35）	17（30）
数据不完整	26（14）	7（12）

[a] 括号中的数字表示 189 例中的百分比。
[b] 括号中的数字表示 57 例中的百分比。

在任何严重形式的神经病患者中，常见淤血水肿和色素沉着，皮肤有光泽，小腿和足部皮肤变薄。主要的营养不良的改变，以穿孔性足底溃疡的形式出现和足部骨关节的无痛性破坏[夏科足趾（Charcot forefeet）]，已被描述，但很罕见。如第 7 章和第 43 章所述，对不敏感部位的反复损伤和叠加感染被认为是神经病性关节病（neuropathic arthropathy）的原因。

脑脊液通常是正常的，虽然有少数患者蛋白含量轻度升高。神经传导检查的发现包括轻到中度的运动和感觉传导减慢，以及感觉动作电位的振幅显著降低；神经远端运动传导速度可能降低，而近端传导正常。失神经支配的肌肉表现出纤颤电位，其模式与严重的外周受累相一致。

病理特征

本病的基本改变是轴突变性，轴突和髓鞘都受到破坏。节段性脱髓鞘只发生在一小部分纤维中。最明显的改变是见于足部最长和最大的有髓纤维的远端部分，以及在较轻的程度上，是在臂神经。在晚期病例中，这种改变延伸到前、后脊神经根。迷走神经、膈神经和椎旁交感神经干在晚期病例可受到影响。前角细胞和后根神经节细胞发生染色质溶解，提示轴索的损伤。在一些病例中可以看到后柱的继发性改变。

病理生理学

由于哺乳动物通过缺乏硫胺素的饮食难以引起周围神经病变，因此硫胺素是抗神经炎的维生素的观点在过去曾受到质疑。从营养学和病理学的角度来看，为解决这一问题而进行的动物实验很少有令人满意的。然而，一些鸟类和人类的研究确实表明，简单的硫胺素缺乏可能导致周围神经疾病。当硫胺素被证明在动物和人类中被证明具有特定作用时，接受或拒绝它的必要性就不那么迫切了；缺乏吡哆醇或泛酸也会导致周围神经变性，因此其他原因也可导致营养性多发性神经病（Swank and Adams）。

酗酒患者的多发性神经病是否可能是酒精直接毒性作用的结果，而不是营养缺乏导致，这个问题被多次提出（见上文以及 Denny-Brown、Behse 和 Buchthal）。这一观点的证据并不令人信服，无论是在临床还是实验基础上，正如已经提到的（见 Strauss 的参考文献，在营养神经病导论部分）。小池（Koike）及其同事最近公布的数据，表面上支持存在真正的酒精性神经病观点，但在我们看来，没有令人信服的证据支持酒精的直接毒性作用。最后，我们认为酒精性脚气病是多发性 B 族维生素缺乏导致。感兴趣的读者可以在 Victor（1970）和 Windebank 的章节中找到对这一主题的详细评论。

治疗和预后

首先要考虑的是长期给予足够的营养，以均衡饮食的形式补充 B 族维生素（同样重要的是确保患者遵循规定的饮食）。如果持续呕吐或其他胃肠道并发症使患者无法进食，则需进行肠外喂养；可以肌内注射，也可以静脉注射维生素。

如果足部疼痛和敏感是患者主要的抱怨，床上用品的压力可以通过在腿上方放置摇篮支撑来避免。四肢疼痛可能与不活动有关，在这种情况下，应该经常被动地移动肢体。阿司匹林或对乙酰氨基酚通常足以控制痛觉过度（hyperpathia）和触摸痛（allodynia）；有时必须添加可待因或美沙酮。显然，如果可能的话，应该避免使用阿片类药物和使人成瘾的合成镇痛药，但我们在少数严重受影响的患者中采用芬太尼贴片（fentanyl patches）进行了短期治疗。我们的一些有严重的足部烧灼痛[类似于灼痛（causalgia）]的患者，过去曾通过阻断腰交感神经节或硬膜外注射止痛剂来暂时缓解疼痛。对苯妥英、卡马西平和加巴喷丁的反应一直是不一致，但它们被广泛地使用。在我们的经验中，阻断肾上腺素的药物治疗几乎没有价值，美西律的疗效也不确定。

周围神经再生可能需要几个月的时间，如果允许肌肉发生挛缩，关节被固定，这可能收效甚微。在严重瘫痪的情况下，在休息期间，成型的夹板应适用于手臂、手、腿和脚。通过夹板加垫和经常翻转患者或要求患者这样做可避免后跟和肘部受压。随着功能恢复，可以采取更有力的物理治疗措施。

营养性多发性神经病的恢复是一个缓慢的过程。在最轻微的病例中，运动功能可能在几周内得到一定程度的恢复。在病情严重的情况下，患者可能要过好几个月才能独立行走。感觉的症状和疼痛可能恢复更慢，在我们最近观察的一例患者用了 1 年多的时间。恢复的缓慢给酗酒者带来了一个特殊的问题，即他们继续恢复的最大危险是恢复饮酒和不适当的饮食。

核黄素缺乏（维生素 B_2 缺乏）

核黄素缺乏（*riboflavin deficiency*）是否会导致神经症状一直存在争议。在过去，有人认为舌炎（glossitis）、唇干裂（cheilosis）和神经病是由核黄素缺乏引起的，但它的影响从来不是孤立的。它是一般营养不良的一个组成部分，让人们难以区分各种失调的原因。然而，夜盲症（night blindness）似乎是由维生素 B_2 缺乏引起的。Antozzi 及其同事报告说，一种类似于瑞夷综合征（Reye syndrome）的代谢紊乱可能是由核黄素缺乏引起的，仅通过服用核黄素是可以纠正的。在他们的研究中，受影响的婴儿是低血糖、低渗、间歇性无力和无反应的。一般情况下，每天分次服用 15mg 用来替代治疗，但恢复正常饮食是最重要的。

Antozzi 及其同事还记录了年龄较大的儿童和成人的情况，表现为一种脂质贮积多肌病（lipid storage polymyopathy）型，其原因可能是核黄素缺乏或吸收不良。据推测，黄素（flavin）代谢紊乱导致脂肪酸的 β- 氧化和呼吸链Ⅰ和Ⅱ复合物的损伤。血清磷酸肌酸在这些个体中是正常的，但是肉碱（carnitine）降低了。每天口服核黄素 200mg 和肉碱 4g 可缓解症状。我们已经看到一例患者在补充维生素后明显恢复。

糙皮病（烟酸，B_3 缺乏症）

20 世纪初，糙皮病（*pellagra*）在美国南部和大城市的酗酒人群中开始流行开来。自 1940 年以来，由于在面包中添加烟酸的普遍做法，本病已显著减少。然而，在不发达国家的素食者、玉米食用者和南非的黑人中，糙皮病仍然是一种常见的疾病（Bomb et al；Shah et al；Ronthal and Adler）。在发达国家，糙皮病实际上仅限于营养不良的酗酒患者（Ishii and Nishihara；Spivak and Jackson；Serdaru et al）。

临床特征

在其完全发育的形式下，糙皮病影响皮肤、消化道、造血系统和神经系统。早期症状可能被误诊为精神疾病的表现。失眠、疲劳、紧张、易怒和抑郁的感觉是常见的主诉；总而言之，它们具有神经衰弱的特征。检查显示智力迟钝、冷漠和轻度记忆障碍。有时，一种急性精神错乱精神病支配着临床表现。如果不治疗，这些症状可能发展为痴呆。由于厌食症和拒绝进食，糙皮病不仅会造成精神障碍，有时还会导致智力障碍。皮肤病学特征，通常是一个方面就会使人可以做出一个自信的诊断，这就是在阳光暴露的区域的鳞状皮炎（scaly dermatitis），其次是这些区域的色素沉着。还可能伴随腹泻和舌炎或其他形式的黏膜疾病［因此，称为 3D 三联症，痴呆（dementia）- 皮炎（dermatitis）- 腹泻（diarrhea）］。脊髓的表现尚未被清楚地描绘出来，但总的来说，这些征象可涉及后柱和侧柱，主要是后柱的症状，从而模拟亚急性联合变性（SCD）。周围神经病变的症状相对较少，与神经性脚气病的症状难以区分。

病理改变

这些是最容易在运动皮质大细胞（Betz 细胞），以及在较小程度上，较小的皮质锥体细胞、基底节大细胞、脑运动核和小脑齿状核，以及脊髓前角细胞中也有少量中分辨出来。受影响的神经元肿胀和呈圆形，细胞核偏心，Nissl 小体丢失，表现为继发性轴索反应。然而，在 Hauw 及其同事提供的病理材料中，这些色素溶解变化在脑干核（上网状核和脑桥核）中最明显，而在 Betz 细胞中不明显。他们的结论是，神经元的变化不是由轴索的逆行病变引起的，但对脊髓或神经的状态未加评论。少数糙皮病外周神经的研究揭示了类似酗酒者和其他营养缺乏患者的变化。

糙皮病的脊髓病变表现为后柱的对称性变性，

尤其是薄束，皮质脊髓束的对称性变性程度较轻。后柱变性可能继发于后根神经节细胞或后根的变性。皮质脊髓束变性的具体机制尚未阐明。

病因

早在 1937 年，Elvehjem 及其同事就发现烟酸可以治愈狗的黑舌病，狗的一种类似于糙皮病的疾病，这种维生素在治疗糙皮病中是有效的。许多年前，Goldberger 已经证明了饮食的蛋白质的治疗效果，并提出糙皮病是由于特定的氨基酸缺乏引起的(Terris)。现在已知道，糙皮病可能是由于缺乏烟酸或烟酸氨基酸的前体色氨酸引起的。1mg 的烟酸是由 60mg 的色氨酸形成的，吡哆醇在这个过程中是必不可少的。烟酸与色氨酸代谢的关系解释了以玉米为主要食物的人经常出现糙皮病的原因，因为玉米中只含有少量的色氨酸和烟酸，其中一些烟酸是以结合形式存在的，不能被吸收。

应当指出的是，在实验对象中，只有色氨酸或烟酸缺乏的饮食才会出现糙皮病的皮肤 - 胃肠 - 神经衰弱的表现；这些饮食并没有导致神经系统的异常(Goldsmith)。按照推论，只有皮肤、胃肠和神经衰弱的表现对烟酸和色氨酸的治疗有反应；受影响个体的神经紊乱已被证明是用此维生素长期治疗并无效果，虽然周围神经障碍随后可能对硫胺素治疗有效。在猴子中，糙皮病的周围神经变性和大脑皮质变化是由吡哆醇缺乏引起的(Victor and Adams，1956)。Swank 和 Adams 描述了缺乏吡哆醇和泛酸的猪的周围神经变性，而 Vilter 及其同事在人类受试者中由于吡哆醇缺乏造成了多发性神经病，这些受试者还表现出脂溢性皮炎和舌炎(与烟酸缺乏症难以区分)，以及通常被认为是核黄素缺乏症引起的唇干裂和口角炎。上述观察表明，某些语言和皮肤的糙皮病的表现可能是由于缺乏吡哆醇或其他 B 族维生素引起的，而糙皮病的神经系统表现很可能是由吡哆醇缺乏引起的。

在婴儿哈特纳普病(Hartnup disease)的特殊病例中(它在大多数方面，包括皮炎都类似糙皮病)，是一种继发性烟酸缺乏症，被认为是由于尿蓝母和吲哚代谢物的大量排泄造成的(见第 36 章)。

治疗

每天服用烟酸(Niacin)500mg，持续约 3 周可逆转这一过程。如果患者不能口服药物，静脉注射剂量为每天 100mg，持续 5~7 天。如果患者同时缺乏吡哆醇，例如，异烟肼(INH)治疗结核病时，用于结核病治疗时，也必须替换吡哆醇，以便使饮食中的色氨酸转化为内源性烟酸。

烟酸缺乏性脑病

在烟酸缺乏性脑病(*nicotinic acid-deficiency encephalopathy*)这个标题下，Jolliffe 及其同事在 1940 年描述了酒精中毒患者的一种急性脑综合征，包括意识模糊、逐渐发展为锥体外系强直和四肢震颤("齿轮"样强直)、无法控制的抓握和吸吮反射，以及昏迷等。他们的一些患者表现出明显的营养缺乏症状，如 Wernicke 病、糙皮病、坏血病和多发性神经病等。这些作者的结论是，脑病表现为一种烟酸缺乏的急性形式，因为他们的大多数患者在用一种低维生素 B 含量的饮食、静脉注射葡萄糖和生理盐水以及大剂量的烟酸治疗后康复。Sydenstricker 及其同事(1938)曾报道过烟酸对营养不良的老年患者的反应迟钝状态的有益影响，Spillane(1947)在中东贫困的阿拉伯人口中也描述了类似的症状和对烟酸的反应。

这种综合征的状态及其与糙皮病的关系是不确定的。临床、营养和病理特征从未被精确描述过。Serdaru 及其同事报道了在巴黎 Salpêtriére 临床医院酗酒的人群中的 22 例推测这一综合征的病例，所有的回顾性诊断都是在死后尸检材料中发现神经细胞中糙皮病样的改变。突出的临床特征是意识模糊状态、张力异常性强直(paratonic rigidity)、共济失调，以及多肌阵挛等，有点像 Jolliffe 及其同事所描述的表现。没有皮肤病变。我们在酗酒人群的营养不良患者中，还没有遇到相同的病例。

吡哆醇(维生素 B_6)缺乏

吡哆醇缺乏(*pyridoxine deficiency*)或过量与感觉性多发性神经病有关。20 世纪 50 年代初，治疗结核病的药物异烟肼(INH)问世后不久，人们就开始认识到它引起的神经病。它的特征是足和腿部的感觉异常和烧灼痛，随后是这些部位的无力和踝反射消失。很少见的情况下，如果继续使用这一药物，手也会受到影响。Biehl 和 Vilter 发现异烟肼可引起明显的吡哆醇排出，而 INH 联合使用吡哆醇可防止神经病的发展，从而阐明了 INH 引起的神经病的性质。由于这一简单的预防措施，目前很少有因 INH 引起的神经病。过去使用在结构上与 INH 密切相关的肼屈嗪(hydralazine)会导致吡哆醛 - 异烟肼复合物(腙类)的形成，使得组织无法获得吡哆醛

(维生素 B_6 的主要形式)。神经病对停药和服用吡哆醇反应良好。

由于维生素是同型半胱氨酸转化为半胱氨酸的辅酶,因此,吡哆醇缺乏也会导致同型半胱氨酸血症(homocystinemia)。过量的同型半胱氨酸可导致血管血栓形成。

在动物和人类中,严重的吡哆醇缺乏也会导致癫痫发作。这最初是由 Swank 和 Adams 在猪身上观察到的,后来在服用缺乏吡哆醇配方奶的婴儿身上也发现了这一现象。第 15 章讨论了一种新生儿期的吡哆醇反应性癫痫(吡哆醇依赖性)。

治疗

对于由营养不良引起的吡哆醇缺乏症,治疗方法是每天口服 50mg,连续数周,随后每日 2mg,恢复正常饮食。当缺乏症由吡哆醇拮抗剂如 INH、青霉胺、肼屈嗪或环丝氨酸引起时,治疗是每日 50mg,只有在使用拮抗剂时使用。关于遗传性惊厥的治疗,在第 15 章,新生儿惊厥小节中进行了讨论。在癫痫发作中止后,需要终生静脉补充大量的该维生素。

吡哆醇毒性

矛盾的是,大量服用吡哆醇(主要由维生素好奇者)也可能导致感觉性周围神经病或神经节病(Schaumburg et al; Albin et al)。没有无力,症状包括共济失调和反射消失,是纯感觉性,可使人丧失能力。症状可扩展到躯干、头皮和面部。停药后通常会有改善。这一紊乱可能是吡哆醇对背根神经节细胞的直接毒性作用所致。

叶酸(B_9)缺乏

尽管叶酸缺乏(*folic acid deficiency*)的发生率和它对血液学的影响,它在神经系统疾病的发病机制中的作用还没有确定无疑(见 Crellin et al 和 Carney 的综述)。然而,叶酸拮抗剂如氨甲蝶呤(Methotrexate)已知会引起神经病,这可能与维生素缺乏有关。苯妥英长期给药复杂化的多发性神经病偶尔也被不确定地归因于叶酸缺乏症。Botez 及其同事描述了一组 10 例感觉运动多发性神经病患者(4 例也患有脊髓疾病)推测是由于肠道吸收不良,在接受大剂量叶酸治疗的几个月内,所有患者的病情都有所好转。然而,这种经验是独一无二的。叶酸缺乏在脊髓疾病发病机制中的作用,之前已经提到与维生素 B_{12} 缺乏症有关,而它在精神疾病中的假定角色已经被 Carney 讨论过。在这种叶酸缺乏症的情况下,如果亚急性联合变性或精神变化,则必定是罕见的。

妊娠期叶酸缺乏症是一种特殊的情况,它会增加神经管缺陷的发生率。

对于营养性叶酸缺乏,难以从其他维生素的缺乏中分离出来,每天补充 1mg。对于孕妇,服用较大的剂量,为了避免维生素 A 中毒,应与复合维生素制剂分开服用。当叶酸拮抗剂氨甲蝶呤是潜在的原因时,应口服补充亚叶酸(folinic acid)(甲酰四氢叶酸)。

泛酸缺乏症

Swank 和 Adams 再次在猪身上发现了一种主要地表现感觉神经病(sensory neuropathy),Bean 及其同事后来报道,一种泛酸缺乏症(*pantothenic acid deficiency*)[辅酶 A(CoA)的一种成分]在人类身上也发现了这种病变。据报道,在一些患者中,泛酸治疗逆转了灼热足综合征(burning foot syndrome)引起的痛性感觉迟钝。

维生素 B_{12}(钴胺素)缺乏(亚急性联合变性)

脊髓、大脑、视神经和周围神经都受到维生素 B_{12}[钴胺素(cobalamin)]缺乏的影响,从而导致一种典型的神经综合征,脊髓通常首先受到影响,而且往往是唯一的。亚急性联合变性(*subacute combined degeneration*,*SCD*)这一术语通常用于维生素 B_{12} 缺乏引起的脊髓病变,并将它与涉及后索和侧索的其他类型脊髓疾病区分开来。周围神经病是该疾病的主要组成部分还是继发于进入脊髓的后根纤维的损伤,一直存在争议,但现有的病理证据支持后者,除了一些晚期病例,其他营养缺乏可能是病因。

由于恶性贫血导致的维生素 B_{12} 缺乏症在血液方面的影响是独特的,因为它们通常不是由于饮食中缺乏维生素 B_{12},而是由于无法将微量的维生素 B_{12} 营养物质转送到肠黏膜上,正如 Castle 所说的那样,“丰衣足食,饥寒辘辘”(在富足中饥饿——译者注)。这种转移的失败是由于长期缺乏一种内因子,这种内因子(连同盐酸)由胃黏膜壁细胞分泌,并将钴胺素(“外因子”)转运回回肠,在回肠中被门静脉系统吸收。这被称为有条件的缺乏症(*conditioned deficiency*),因为它是有条件的,缺乏一个内因子。Minot 和 Murphy 的临床试验表明,通过喂养肝脏或含有“外因子”的肠外肝脏提取物,后来发现是钴胺素,可以治疗神经疾病,这是转化医学的一个非凡成就。描述的是 Castle 在自己身上做的实验,他分离出了促进维生素吸收的“内因子”。

维生素 B_{12} 缺乏症的血液系统和神经系统表现常常使许多吸收不良的疾病复杂化,包括老年人营养不良,特别是萎缩性胃炎患者,还有任何年龄的乳糜泻患者,胃或回肠切除的患者;肠道细菌在“盲肠”中过度生长、肠吻合、憩室,以及其他导致肠道淤滞的情况,影响钴胺素代谢的鱼绦虫感染[阔节裂头绦虫(*diphyllobothrium latum*)]。不常见的维生素 B_{12} 缺乏症见于乳蛋素食者和维生素 B_{12} 缺乏症母亲喂养的婴儿。维生素 B_{12} 缺乏也可能是一种罕见的甲基丙二酰辅酶 A 突变酶基因缺陷的结果,需进一步讨论。

应该进一步指出,甲硫氨酸合成酶是一种依赖于甲钴胺的酶,接触一氧化二氮(nitrous oxide)可产生干扰。长期接触可导致整个的脊髓亚急性联合变性(SCD)综合征,但更常见的情况是,一个人有临界的缺陷,通常但不总是老年人,甚至短期暴露也可能引发症状。因此,巨幼细胞贫血状态(megaloblastic anemic state),以及 SCD 的神经学特征,是由这种气体诱导的。这种疾病被 Kinsella 和 Green 巧妙地命名为“麻醉感觉异常”(anesthesia paresthetica),出现在手术室工作人员(我们在几名麻醉护士身上见过),偶尔出现在牙科医生身上,并在滥用麻醉气体获得快感者中出现。他们的血清维生素 B_{12} 水平通常处于低正常值范围,甲基丙二酸的测量值则显著提高(见下文)。

临床表现

神经系统疾病的症状发生在大多数恶性贫血(pernicious anemia)患者和大多数其他原因所致的维生素 B_{12} 缺乏的患者中。患者首先察觉到轻微的全身无力和感觉异常,包括刺痛、针刺感或其他模糊描述的感觉。感觉异常影响手和脚,更常见和首先出现在手上,而且往往是持续的、稳定的进展,是许多痛苦的根源。随着病情的发展,步态会变得不稳,四肢,尤其是腿部,会变得僵硬和无力。如果这种疾病得不到治疗,可发展成共济失调性截瘫,甚至不同程度的痉挛状态。

在疾病的早期,当只有感觉异常时,可能没有客观的迹象。后来,检查发现脊髓后柱和侧柱病变,主要是后柱。振动觉的消失是最一致的体征,它在足和小腿上比在手和手臂上更明显,经常扩展到躯干。位置觉通常平行地受损。运动体征通常局限于小腿,也包括肢体近端肌轻度对称性力量丧失、痉挛、腱反射增强、阵挛以及跖反射伸性。一开始,膝反射和跟腱反射增强或减弱的频率相同,甚至可能消失。这很可能是由于多种维生素缺乏引起的神经病所致,例如一氧化二氮导致的纯钴胺素缺失的情况,腱反射几乎不会消失。关于多发性神经病作为 SCD 组成部分的争论已经被提及。步态一开始主要是共济失调,后来是共济失调性和痉挛性的。

在躯干的一个节段性水平以下的浅感觉丧失应是另一种提示涉及脊髓的诊断。然而,我们的 2 例患者描述了胸廓周围的束带感。皮肤的感觉缺失可能表现为在肢体远端分布的触觉、痛觉和温度觉受损,涉及周围神经的小纤维或脊髓丘脑束,但这类发现相对少见。一些患者可能报告莱尔米特(Lhermitte)现象(由快速屈曲颈部引起的脊柱向下或横跨肩部的感觉异常),但其更常与多发性硬化相关联。亚急性联合变性(SCD)的神经系统受累是大致对称的和远端性的,感觉障碍先于运动障碍;从一开始主要是运动受累,在数周或数月的时间里,运动或感觉所见明显不对称,或有明显的躯干或面部症状,都应该对诊断质疑。

认知症状和体征很常见的,从易怒、冷漠、嗜睡、多疑和情绪不稳定到明显的精神错乱或抑郁性精神病或痴呆。Lindenbaum 及其同事报告了一些病例,这些病例的神经精神症状与维生素 B_{12} 有关,但没有出现脊髓或周围神经异常。在我们的临床资料中,痴呆或精神病的症状并不经常出现,通常是伴在脊髓疾病之后出现的。在早期阶段,可能只有轻微的精神疾病。

由视神经病(optic neuropathy)引起的视力损害偶尔可能是恶性贫血的早期或唯一的表现;检查发现,在最严重的病例中,大致对称的中心盲点和视神经萎缩。维生素 B_{12} 缺乏患者的视觉诱发电位可能存在异常,但没有视觉障碍的临床体征,这表明视觉通路受到的影响比仅有神经学检查所显示的更为明显。少数患者有自主神经功能障碍症状,包括尿道括约肌症状和阳痿。

脑脊液通常是正常的。在某些情况下,蛋白会适度地增加。神经传导检查可能发现感觉传导减慢或感觉电位波幅降低,但在早期病例中通常是正常的。据 Hemmer 及其同事的说法，体感诱发电位经常延迟或缺失，这些变化已知可以通过治疗恢复。正如这些作者和其他作者指出的，与病理变化轨迹相对应的是在 MRI 上发现 T2 高信号，它区分了脊髓的后柱，有时是侧柱，如图 40-3 所示。在我们的一些患者中，这些病变的形式仅仅是在很长一段的颈髓后柱上明确的线性变化。

神经病理改变

病理过程表现为脊髓白质和偶尔脑白质的弥漫而不均匀的变性。最早的组织学变化是髓鞘肿胀，其特征是髓鞘内空泡形成和髓磷脂层的分离。随后，组织破坏的小病灶合并成更大的病灶，使组织呈现空泡状、筛状外观，这种外观在 HIV 脊髓病中，偶尔在红斑狼疮中也可见。髓鞘和轴索都参与了退变的过程，前者较后者更明显，可能更早、更严重。在早期病变中纤维性胶质增生相对较少，但在较慢性病变中，特别是那些大量组织被破坏的病变中，纤维性胶质增生明显。这种变化开始于脊髓下颈段和上胸段的后柱，并从这一区域沿脊髓向上和向下扩展，并向前延伸到侧柱和前柱。病变并不局限于后柱或侧柱内的纤维系统，而是不规则地分布于白质中，因此表现为一种髓鞘质病（myelinopathy）。

在罕见的情况下，在视神经和视交叉以及脑部中央白质中发现海绵状变性灶（Adams and Kubik）。周围神经可能显示髓鞘丢失，但没有明确的证据表明轴突受到明显影响。

Agamanolis 及其同事（1978）表明，长期缺乏维生素 B_{12} 饮食的猴子会出现与人类 SCD 难以区分的神经病理变化。猴子产生神经系统变化所需的时间为 33~45 个月，相当于恶性贫血患者停止接受肠外维生素 B_{12} 治疗后耗尽维生素 B_{12} 储备所需要的时间。值得注意的是，缺乏维生素 B_{12} 的猴子即使长期缺乏维生素 B_{12}，也不会贫血。与人类的情况不同的是，猴子的视神经受累特别严重，可能先于脊髓的退化。视神经病变首先出现在视神经球后部的乳头黄斑束（papillomacular bundles），随后扩展到束的边界之外，并在视神经、视交叉和视束的尾部。这些变化与烟酒性弱视非常相似（见下文这一主题的小节）。周围神经对实验产生的维生素 B_{12} 缺乏不受影响。

感觉异常、深感觉受损和共济失调是由后柱病变引起的。无力、痉挛状态、腱反射增强，以及

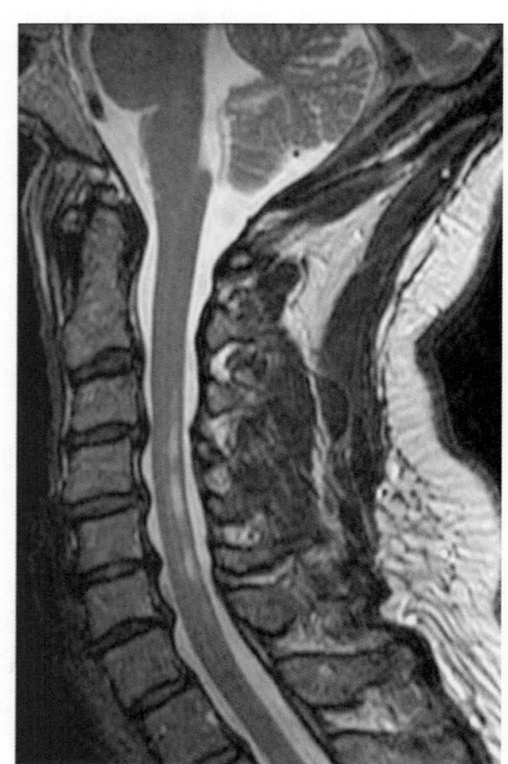

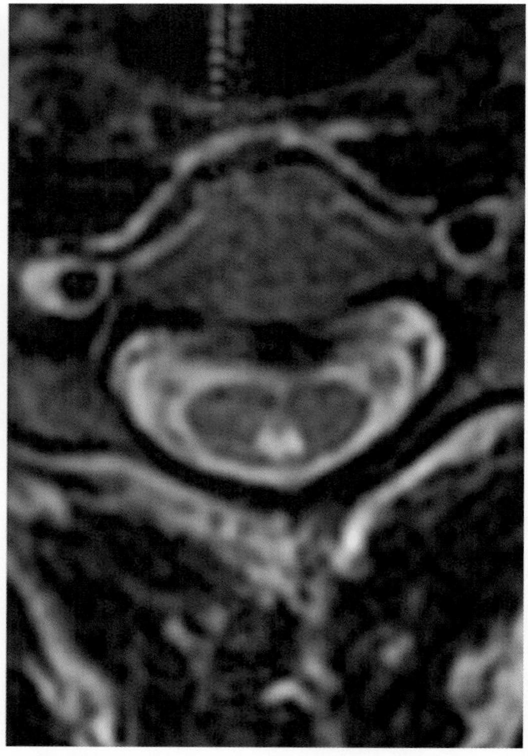

图 40-3　脊髓亚急性联合变性（SCD）颈椎矢状位（左侧图像）和轴位（右侧图像）MRI 的 T2 显示后柱异常高信号。患者有明显的振动觉、位置觉减退和闭目难立征阳性，腱反射保留，无皮质脊髓束征或周围神经体征

Babinsk 征取决于皮质脊髓束的受累。脊髓丘脑束可能很少参与病理过程，这就解释了为何很少发现躯干痛觉和温度觉的感觉平面。然而，在晚期病例中出现的远端和对称性的浅感觉受损和腱反射消失，可能是由于周围神经受累所致，然后在神经传导检查中反映出来（见下文“诊断”）。

发病机制

甲钴胺（*methylcobalamin*）是同型半胱氨酸转化为甲硫氨酸的重要辅助因子。由于钴胺素缺乏而导致的这种反应障碍被认为会导致 DNA 合成失败，从而导致血液学异常，特别是巨噬细胞的生成。然而，由于神经元不分裂，这一系列的化学事件并不能解释中枢神经系统的异常。一个更好理解的维生素 B_{12} 的功能是它在甲基丙二酰辅酶 A 变位酶反应中作为辅酶的作用。这一反应是丙酸代谢的关键步骤，甲基丙二酰辅酶 A 转化为琥珀酰辅酶 A，随后进入三羧酸循环。缺乏钴胺素依赖酶甲基丙二酰辅酶 A 变位酶会导致甲基丙二酰辅酶 A 及其前体丙酰辅酶 A 的积累。根据这一机制，丙酰辅酶 A 取代琥珀酰辅酶 A，琥珀酰辅酶 A 是合成偶链脂肪酸的常用引物；这导致奇链脂肪酸异常插入膜脂质中，如在髓鞘中发现的。可以想象，这种生化异常是作为该病的特征的有髓纤维病变的基础。然而，Carmel 及同事描述了一种遗传性钴胺素缺乏症，尽管存在典型的神经异常，但其甲基丙二酰辅酶 A 变位酶活性正常。他们认为，主要的紊乱是同型半胱氨酸向甲硫氨酸的甲基化，即甲硫氨酸合成酶反应失效，因此辅酶甲钴胺是必要的。

后一种观点的证据也来自前面提到的观察结果，即长时间给予一氧化二氮（N_2O）可能不仅会产生骨髓中的巨幼红细胞变化（Amess et al），而且还会产生感觉运动性多发性神经病，常伴有脊髓后柱和侧柱受累的征象（Layzer）。可能 N_2O 通过灭活甲钴胺依赖酶，即甲硫氨酸合成酶而产生作用。Jandl、Carmel 及其同事和 Beck（1988）讨论了这些和其他的假设。

叶酸缺乏在 SCD 发病中的作用尚不明确。一个已知的临床错误是通过给予叶酸来治疗恶性贫血，这可以纠正贫血，但可能会加重甚至引起脊髓损伤。尽管如此，仍有少数报道的大脑和脊髓病变的情况与叶酸代谢缺陷患者维生素 B_{12} 缺乏导致的损伤难以区分，包括获得性缺陷的成人（Pincus）和先天性代谢缺陷的患儿（Clayton et al）。然而，目前的观点是，仅仅缺乏叶酸并不会产生 SCD。

诊断

将感觉和运动特征相结合的主要鉴别诊断是颈椎病（见第 10 章和第 42 章），颈髓的多发性硬化（见第 35 章），由低水平血清铜引起的非 B_{12} 缺乏性联合系统疾病（见第 42 章），以及罕见病如肾上腺脑白质营养不良（adrenoleukodystrophy）的女性携带者（见第 36 章）等。与铜缺乏相关的脊髓病以与亚急性联合变性同样的方式亚急性地影响后柱和侧柱，但是与任何形式的 B_{12} 缺乏或相关的酶紊乱无关。令我们惊讶的是，在我们临床中心，铜紊乱与 B_{12} 缺乏引起的经典类型一样常见。一个值得注意的情况，我们已有的经验是严重 SCD 的产生，包括一例 B_{12} 缺乏患者的瘫痪，它的脊髓症状被误以为颈椎病，他做了使用一氧化二氮麻醉的手术。

早期诊断 SCD 的主要障碍是，血液学与神经学征象之间缺乏并行性，特别是在已服用了膳食或药物叶酸的患者中。即使在没有服用叶酸的患者中，有时在几个月的时间里，也可能没有贫血。例如，在一项对 141 例钴胺素缺乏所致神经精神异常患者的回顾性研究中，有 19 例患者血细胞比容和平均红细胞体积均正常（Lindenbaum et al）；在这些患者中，如果仔细寻找，几乎总能发现细微的形态学异常，如骨髓涂片中分叶过多的多形核白细胞和巨幼红细胞。

实验室诊断

当维生素 B_{12} 缺乏的诊断存有质疑时，应测定血清钴胺素。微生物测定法［使用眼虫藻（*Euglena gracilis*）］是最精确的测量方法，但该方法耗时且烦琐，已被商品化放射性同位素稀释法所取代（廉价的化学发光法是另一种测试法，但可靠性稍差）。在放射试验中，血清 B_{12} 水平低于 100pg/mL 通常与维生素 B_{12} 缺乏的神经系统症状和体征有关。低于 200pg/mL 的水平与症状无关，需要进一步调查钴胺素缺乏的原因。然而，即使血清水平为 200~300pg/mL，仍可能与钴胺缺乏有关（在 5%~10% 的病例中）。血清中高浓度的钴胺素代谢物，甲基丙二酸（正常范围 73~271nmol/L）和同型半胱氨酸（正常范围 5.4~16.2mmol/L）是细胞内钴胺素缺乏的另一个可靠的指标，可用于证实低 - 中水平 B_{12} 的诊断（Allen et al；Lindenbaum et al）。必须强调的是，血清钴胺素水平并不是衡量全身钴胺素水平的指标。在停止吸收摄取钴胺素的患者中，尽管组织储备减少，但是血清水平仍可在数月或数年内保持在正常范围。在接受过非肠道维生素 B_{12} 治疗的患者中，两阶段的吸收试验（Schilling test）是钴胺素缺乏更可靠的指标，因为它揭示了维生素 B_{12} 吸收方面的缺陷。然而，Schilling 试验在很大程度上已被通过测量内因子和壁细胞抗体的常规诊断所取代。

在恶性贫血患者中，几乎无一例外地存在胃酸缺乏，通过测定血清胃泌素水平可以推断其存在。多达 90% 的钴胺素缺乏症患者，特别是恶性贫血患者，而不是 B_{12} 摄入量减少的患者，体内也存在胃壁细胞抗体，但这项检测虽然具有诊断特异性，但只有 60% 的患者呈阳性。有研究正在探讨幽门螺杆菌胃炎与胃壁细胞自身免疫间的关系。

低钴胺素水平无论伴或不伴钴胺素缺乏的临床征象，都可发生在如前所述的萎缩性胃炎或胃大部切除术后患者。这种情况下的吸收不良被认为是由于未能从食物中摄取钴胺素，而不是内因子机制（食物 - 钴胺素吸收不良）的失败。由于游离钴胺素的吸收是正常的，因此 Schilling 试验未受影响（Carmel，1990）。有些病例与胃黏膜感染幽门螺杆菌（*Helicobacter pylori*）有关。也有罕见的遗传缺陷，内因子基因使之无效。

维生素 B_{12} 缺乏患者的神经传导测试结果各不相同。在 SCD 的病程早期，神经传导可能正常，但部分患者远端感觉传导减慢，其他患者可见波幅降低和轻微的失神经征象，暗示轴突的变化。这再次引发了关于单纯的 B_{12} 缺乏是否存在周围神经紊乱的争论。权威文献表明，神经病是存在的，但肯定的是，这种参与并不是疾病的整体，因为许多神经系统表现突出的患者，特别是在病程早期，神经传导检查是正常的。在周围神经检查正常的患者中，发现体感诱发电位通常显示异常，可归因于中枢传导延迟，暗示后柱是引起感觉症状的原因（Fine and Hallett）。在晚期病例中，运动传导和迟发反应可能受到轻微影响。这些含糊不清的地方反映了这种疾病的周围神经病变部分的不一致和不清楚的作用。

后柱 MRI 病变较早有过描述，它们穿过颈髓、上胸髓，很少延伸到侧柱。然而，这些发现的频率尚不清楚，没有这些病变不能认为是排除诊断的证据。

治疗

恶性贫血的诊断需要服用维生素 B_{12}，并需要患者终身治疗。在恶性贫血的情况下，患者肌内注射氰钴胺素（cyanocobalamin）或羟钴胺素（hydroxocobalamin），每日 1 000μg，持续数天。通常的方法是每周重复注射一次，持续 1 个月，然后每个月不定期注射。虽然大多数注射的钴胺素被排出体外，但这些患者必须给予过量的维生素，因为钴胺素组织储备的补充是剂量的函数。

近年来，关于所有形式的 B_{12} 缺乏必须通过胃肠外给予维生素来规避的观点受到质疑，而使用钴胺素 500~1 000μg，每日口服，已经被用来作为一种替代方法，特别是用于维持治疗。多项研究表明，这种方法对 B_{12} 吸收不良的老年患者和严格饮食限制者，如素食主义者的有效性，但直到进一步的研究发表，我们对使用口服替代治疗亚急性联合变性伴明显的神经系统症状持保留意见。

影响治疗效果的最重要因素是症状持续时间。年龄、性别和贫血程度不那么重要。最大的改善发生在步态障碍出现不到 3 个月的患者身上，如果在症状出现后几周内开始治疗，恢复通常是完全的。所有的神经症状和体征都可能得到改善，主要是在治疗的前 3~6 个月期间，在接下来的一年或更长时间里恢复的速度减慢。实际上，在所有病例中，治疗后都有一定程度的改善，尽管在病程最长的病例中，能做到的最好的结果就是停止进展。

脂溶性维生素缺乏引起的疾病

维生素 E 缺乏

维生素 E 缺乏（*vitamin E deficiency*）发生在两种类型：肠道吸收缺陷和肝固有酶缺陷，阻碍了维生素 E 与脂蛋白结合。儿童时一种罕见的神经系统紊乱，有时出现在以后的生活中，主要由脊髓小脑变性伴多发性神经病和色素视网膜病（pigmentary retinopathy）组成，被认为是由于长期肠道脂肪吸收不良导致维生素 E 缺乏所致（Muller et al；Satya-Murti et al）。同样的机制也被提出来解释神经紊乱，它有时会使一些疾病复杂化，如无 β 脂蛋白血症（见 36 章）、纤维囊性疾病（Sokol et al）、腹泻性疾病，以及广泛的肠切除术、内在肠道综合征或导致吸收不良的胆汁淤积性肝病，甚至在手术后或疾病发生后几十年时（Harding et al）。在患有慢性胆汁淤积性肝胆疾病的幼儿中也观察到维生素 E 缺乏（Rosenblum et al）。

共济失调、腱反射消失、眼延髓性麻痹、近端肌无力伴血清肌酸激酶升高、感觉减退等是维生素 E 缺乏的常见表现。这些症状是指在缺乏维生素 E 的动物身上发现的神经系统和肌肉组织的病变部分：

克拉克柱(Clark columns)、脊髓小脑束变性、薄束核、楔束核,以及感觉根的变性(Nelson et al)。维生素 E 在神经系统和肌肉组织各部分中天然浓度的局部差异被认为是造成病变分布的原因。在受影响的患儿中,长期每日补充大剂量维生素 E 可改善神经功能。

除了无 β 脂蛋白血症(abetalipoproteinemia)外,还有一种脊髓小脑变性可归因于遗传性但有条件的维生素 E 缺乏症,这可能与 Friedreich 共济失调(家族性孤立的维生素 E 缺乏症,见第 38 章的讨论)的表型极为相似。起病通常在青少年早期,但也有变异,特别是在不同的家庭之间。在这些患者中,维生素 E 的吸收和向肝脏运输是正常的,但是肝脏将生育酚(tocopherol)(维生素 E 的活性形式)与极低密度脂蛋白结合是有缺陷的(Traber et al)。这种异常可以追溯到 *TTPA* 基因的突变,该基因编码生育酚转运蛋白(tocopherol transfer protein)(Gotoda et al)。从某种意义上说,这是一种由基因突变引起的维生素缺乏症。正如 Cavalier 及其同事对 27 个家庭的 41 例患者进行的一项研究所指出的那样,这些突变和临床表现各不相同。发病年龄 2~52 岁,但一般在 20 岁前。在某些病例中出现了意想不到的特征,如头部姿势不稳和肌张力障碍,但不像 Friedreich 共济失调,心肌病是罕见的。这些病例的一个重要特征是,长期口服大剂量维生素 E 可以阻止甚至逆转共济失调的进展(Gabsi et al)。

维生素 A 和 D 缺乏

由这些脂溶性维生素(*fat-soluble vitamins*)缺乏或过量引起的神经系统疾病已经有报道,但它们很少见。维生素 A 缺乏有时会出现吸收不良综合征,导致视力受损。过量的维生素 A 可能会引起颅高内压增高综合征或脑假瘤(*pseudotumor cerebri*)(见第 29 章)。维生素 D 缺乏与甲状旁腺功能低下或吸收不良有关,后者可导致低钙血症、近端肌无力和佝偻病。

病因不明的营养综合征

营养缺乏的几个相关条件在其表现上有重叠,主要原因是有共同的不确定性。极有可能,这是多种因素共同作用的结果,也许受遗传易感性的制约。这里我们特别是指一种痉挛性共济失调、失明和伴有舌炎的严重疼痛性神经病综合征,但我们在本节中还讨论了其他类似的综合征。

营养性脊髓痉挛性和共济失调性综合征

营养性脊髓痉挛性和共济失调性综合征(*nutritional spinal spastic and ataxic syndrome*)偶尔见于营养不良的酗酒者。主要临床征象是腿部痉挛性无力,伴腹壁反射消失和腱反射亢进,肌阵挛,趾反射伸性,以及位置觉和振动觉消失等。在我们的经验中,这种综合征通常与其他营养失调相关,如 Wernicke 病以及周围神经病和视神经病。在战俘营中,痉挛性综合征(spastic syndrome)被观察到与精神和情感的变化、视物模糊,还有时与广泛的肌肉僵硬、神志不清、昏迷和死亡等联系在一起。后一种综合征从未做过病理学研究,因此不能确定这些病变是否与糙皮病或还要描述的斯特罗恩综合征(Strachan syndrome)相同或不同。

热带痉挛性轻截瘫综合征(*syndromes of tropical spastic paraparesis*)和山黧豆中毒(*lathyrism*),是印度和非洲某些地区常见的痉挛性截瘫的另一种形式,多年来一直被怀疑是营养学来源,但现在已知分别由一种病毒和一种毒素引起。这些和其他类型的热带痉挛性截瘫将在脊髓疾病章节有更详细的讨论(见第 42 章)。一种周围神经的慢性热带病,称为“尼日利亚共济失调性神经病”(ataxic neuropathy of Nigeria),被认为是由于摄入含有氰化物的未充分解毒的木薯所致(Osuntokun)。痉挛性共济失调的另一种形式称为 konzo,被认为是由于在缺乏蛋白质的个体中摄入有毒的糖苷而产生的氰化物。进行性痉挛性共济失调的鉴别诊断相当广泛,包括多发性硬化。

营养性视神经和周围神经病、烟酒性弱视和 Strachan 综合征(另见第 12 章)

营养性视神经和周围神经病(*nutritional optic and peripheral neuropathy*)、烟酒性弱视和斯特罗恩综合征,这些术语指的是由营养缺乏引起的一种特殊形式的视力损害。视力缺陷是视神经损伤的结果,或多或少局限于乳头黄斑束区域。通常情况下,患者会主诉远近物体的视物不清或模糊,在数日或数周的时间内逐渐进展。检查发现由于存在中心或中央盲点,而导致视力下降,有色物体的暗点比白色物体更大。在某些病例中,可以观察到视盘颞部的苍白。这些异常是双侧的,大致对称,如果不治疗,可能进展为失明和不可逆的视神经萎缩。随着正常饮食和维生素补充，除了最慢性的情况外，几乎所有的病例都能改善，恢复的程度取决于弱视的严重程度，特别是取决于治疗前的持续时间。

虽然无法确定造成这种疾病的确切缺乏情况，但它的营养学基础无疑是在第二次世界大战和朝鲜战争期间建立的，当时在战俘中观察到无数的病例，他们在严重缺乏饮食的条件下长期被监禁。Fisher描述了4例这类患者的视神经病变，这些患者在发生弱视后8~10年间死于无关的原因。在每个病例中，髓鞘和轴索的丢失仅局限于乳头黄斑束的区域。在4例中，3例有脊髓后柱脱髓鞘，无疑是相关的感觉性多发性神经根病的表现。

在西方世界，一种视觉障碍在临床上和病理学上与在战俘中观察到的视觉障碍难以区分，这种情况很少发生，主要发生在营养不良的酗酒者中。多年来，这一直被称为烟草酒精性弱视（*tobacco-alcohol amblyopia*），其含义是，视力丧失是酒精、烟草或两者的毒性作用的结果。实际上，有力的证据表明，所谓的烟酒性弱视更有可能是由营养缺乏引起的，而不是接触有毒物质。然而，一种特殊的营养物质还没有被发现。在人类和动物中有数据表明，在某些情况下，缺乏一种或多种B族维生素：硫胺素、维生素B_{12}，也许还有核黄素，可能导致视神经退行性改变，这种情况也适用于周围神经。在描述一个具体原因的精神错乱部分是在不发达国家的零星暴发的视神经病，这可能是由一种播散的摄入毒素造成的，下文描述。Victor及其同事（1960）描述了酗酒者弱视的视神经病理。

在20世纪60年代，一种流行的理论认为，维生素B_{12}缺乏和氰化物（在烟草烟雾中产生）慢性中毒的综合作用是造成烟草性弱视的原因。维生素B_{12}缺乏是一种罕见的但毋庸置疑的视神经病的原因，如前所述，但烟草烟雾中的氰化物或其他物质对视神经有破坏作用的观点是没有根据的（见Potts以及Victor的综述，1970）。莱伯遗传性视神经萎缩（Leber hereditary optic atrophy）是一种线粒体疾病，它也可能被误认为是烟酒性弱视。这种错误不应该再犯了，因为现在可以通过线粒体DNA检测来识别Leber病。

1991年至1993年期间，古巴和坦桑尼亚最近暴发了一种明显的营养不良或中毒性视神经病，在这种情况下通常与周围神经病有关。这种流行性与广泛的饮食剥夺的关联以及维生素B治疗对视神经和周围神经症状的有益反应表明了一种营养上的因果关系（见疾病控制和预防中心和古巴神经病变实地调查小组的报告），但不能排除有毒的原因。不久之后，Plant及其同事报道了坦桑尼亚发生的类似的视神经和周围神经病的暴发。

还有一种神经病综合征，斯特罗恩综合征（*Strachan syndrome*）的起源几乎可以肯定是营养性的，但临床上并不符合脚气病或糙皮病这两种典型的缺乏性疾病。1897年，Strachan首先在牙买加甘蔗工人中发现了这种综合征。他的患者的主要症状是疼痛、麻木和四肢感觉异常，客观表现为步态共济失调、四肢无力、消瘦、深部腱反射消失和感觉丧失。视力模糊和听力受损是常见的表现，口腔黏膜皮肤连接处的疼痛和表皮脱落也是常见的。这种疾病最初被称为牙买加神经炎（Jamaican neuritis），很快在世界其他地方被发现，特别是在热带国家营养不良的人群中。后来，在西班牙内战期间在马德里被围困的人口中，以及第二次世界大战期间在北非和远东的战俘中发现了许多这种综合征的病例。

来自这些不同来源的临床描述并不完全一致，但某些特征对所有这些都是共同的，并以足够的频率出现，使得对神经学综合征进行阐述；它看起来几乎和斯特罗恩所描述的相同。核心病变是视神经和周围神经病的组合。后者主要由感觉症状和体征组成，前者是视力衰退的亚急性演变，如果不治疗，视力衰退会发展为完全失明和视盘苍白。耳聋和眩晕并不常见，但在一些战俘中的暴发，这些症状的频繁出现，足以起个“战俘营头晕”（camp dizziness）的绰号。在所有这些方面，该综合征都与脚气病不同。除了神经体征外，可能还有不同程度的口舌炎、角膜变性和生殖器皮炎［口腔生殖器综合征（orogenital syndrome）］。黏膜皮肤病变与糙皮病和核黄素缺乏症不同。

目前对该综合征的神经病理学研究很少。除了视神经乳头黄斑束的改变类似于前面讨论的缺乏性弱视，最一致的异常是在每个邻近中线的薄束的有髓纤维的丢失。Fisher将这一变化解释为表明后根神经节（即后根）双极感觉神经元的中枢突的退化。初级感觉神经元是神经病理性障碍的主要部位，这一事实与主要的感觉症状学是一致的。我们发现很难在前面描述的营养性周围神经病和（视神经病）与斯特罗恩综合征之间划一条明显的分界线。

“酒精性”小脑变性

“酒精性”小脑变性（*alcoholic cerebellar degeneration*）这一术语是指酗酒者的小脑蚓部和前叶的一种常见而一致的变性类型。在过去，它的发病率大约是 Wernicke 病的 2 倍，与后者一样，它在男性比在女性中更常见。它的临床特征是宽基站姿和步态，躯干不同程度的不稳定，腿部的共济失调，手臂受到的影响较轻，通常完全不受影响。眼球震颤和构音障碍并不常见。除了共济失调性（意向）震颤外，手指或手也可能有震颤，类似于两种类型的帕金森病震颤中的一种，但仅在四肢处于某些持续性姿势时才会出现。Mauritz 及其同事证明，在这些病例中，躯干的不稳定性包括特定的 3Hz 有节奏的前后摇摆，相比之下，小脑半球病变患者仅表现出轻微的姿势不稳定，没有方向性优势。

在大多数情况下，小脑综合征会在数周或数月内进展，之后它会维持多年不变。在其他情况下，它进展得更快或更慢些，但在这些情况下，疾病最终也会稳定下来。有时，小脑疾病进展为跳跃性，症状恶化与严重的传染性疾病或震颤性谵妄发作有关。

病理改变包括小脑皮质所有神经细胞成分的退化，尤其是位于前蚓部和上蚓部的浦肯野细胞。小脑萎缩在 CT（图 40-4）和 MRI 上清晰可见。

这种综合征的两种特殊形式没有得到充分的强调。一种是，临床异常局限于站立和步态不稳定，肢体的个别运动不受影响。这些病例的病理改变局限于前上蚓部。第二种类型异常急性，但是短暂的。在这里，除了它们的可逆性外，小脑症状与那些表现为慢性、固定形式的疾病的症状是相同的。在这种短暂的类型中，紊乱只是功能上的一种，可能还没有发展到固定的结构变化。这些形式的小脑疾病，特别是局限性和可逆性变异型，不能从病理上或临床基础上与 Wernicke 病的小脑表现相区分。在我们看来，Wernicke 病的小脑性共济失调和酒精性小脑变性（*alcoholic cerebellar degeneration*）是基于相同的疾病过程，前一术语适用于小脑异常与眼部和精神征象的关联，后一术语适用于小脑综合征单独地存在和成为持续性时。酒精性小脑变性很可能是营养缺乏的结果，而不是酒精的毒性作用，原因已经说明了。由于小脑性共济失调通常在单独服用硫胺素的影响下得到一定程度的改善［见之前 Wernicke-Korsakoff 综合征标题下，硫胺素（B_1）缺乏症］，这种维生素的缺乏很可能是导致小脑损伤的全部或部分的原因，但这一点尚未得到证实。

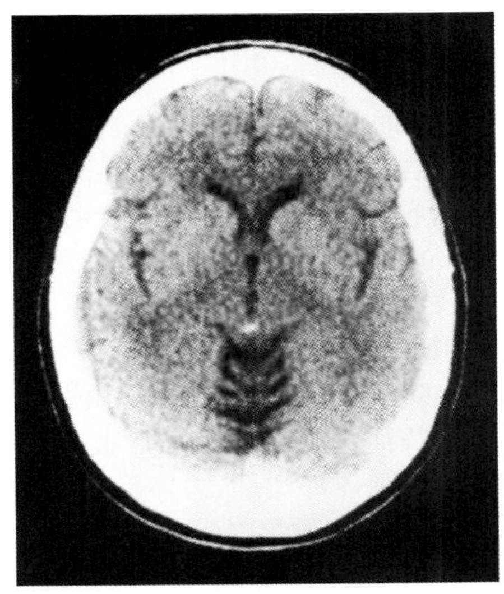

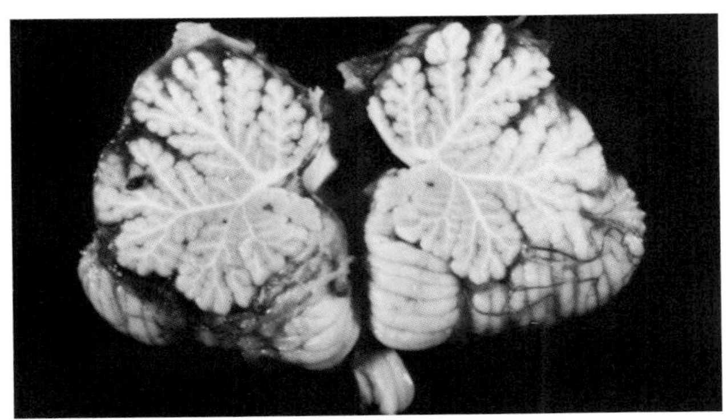

图 40-4　一例 60 岁酒精中毒患者的轴位 CT 显示，中线小脑沟明显（上图）。宽基步态和腿部共济失调已存在多年。死于心肌梗死。小脑，在正中矢状切面（下图），显示前上蚓部小叶萎缩，为酒精性小脑变性的特征

Marchiafava-Bignami 病（胼胝体变性）

马尔基亚法瓦 - 比尼亚米病（*Marchiafava-Bignami disease*）也称为胼胝体进行性变性，1903 年，病理学家 Marchiafava 和 Bignami 描述了 3 例酒精中毒患者胼胝体的独特改变。在每个病例中，固定脑的冠状切面显示胼胝体中央部分在整个结构的纵向范围内呈现粉灰色的变色。显微镜下，病变被局限于中间层（约占胼胝体厚度的三分之二），其中髓鞘丢失，在一定程度上轴突也丢失，病变区有大量的巨噬细胞，随后发生星形细胞增生。这些患者的临床观察很少且不完整。1907 年，Bignami 描述了一例胼胝体病变同时伴有前连合中央部分的类似病变的病例。

这些早期的报告之后，大量的论文证实和扩大了最初的临床和病理发现。到1922年，意大利文献（Mingazzini）中描述了大约40例这种疾病。除了一个例外，所有报告的病例都是男性，而且所有这些男性都是贪得无厌的酒徒。他们大多喝红酒，但也喝其他类型的酒。从1936年开始，随着King和Meehan的报告，这种疾病开始在世界范围内得到承认，不再认为它对红酒饮用者有偏好，也不再认为它有一种特殊的国家或地理区域概念。后来MRI发现白质病变的位置是可变的，只是倾向于胼胝体。

病理特征

Marchiafava-Bignami病更容易由其病理特征而不是临床特征来定义。如前所述，主要的改变通常发生在胼胝体的中部，大体检查显示胼胝体是斑驳的和凹陷的，颜色略带红色或灰黄色，视年龄而异。在胼胝体的前部，中线部位病变较外侧的病变更为严重，然而，在胼胝体压部，情况可能正好相反。最常见的慢性病变为中央位置的灰色裂隙或空洞，周围组织塌陷，胼胝体厚度减少。显微镜下，与大体病变相对应，可以清楚地观察到界限分明的脱髓鞘区，轴索有不同程度的受累，边缘有大量的脂肪巨噬细胞伴有神经胶质增生。没有炎症改变。

罕见的是，在前连合和后连合的中央部分和桥臂也发现类似性质的病变。这些髓鞘破坏区域被完整的白质边缘所包围。强调了这种疾病过程对连合纤维系统的易感性，但它肯定不局限于这些纤维。在薄束、小脑上脚和大脑半球可见病变呈对称分布，累及半卵圆中心，并在某些病例中延伸至邻近脑回的白质。一般来说，内囊和放射冠、皮质下弓状纤维，以及小脑不受影响。在一些病例中，还增加了弱视的病变（见上文），在其他病例中，是Wernicke病的病变。

正如Jequier和Wildi最先指出的那样，许多报告的病例涉及一种特殊类型的皮质病变：额叶和颞叶皮质第3层的神经元已经消失，被纤维性胶质增生所取代。Morel首先描述了这种皮质层状硬化症（*cortical laminar sclerosis*），但没有观察到它与Marchiafava-Bignami疾病的联系。然而，当Jequier和Adams回顾他最初的病例（未发表）时，所有的人都患有Marchiafava-Bignami病。在Delay及其同事随后发表的一篇报告中，包括14例皮质层状硬化，皮质病变也始终与胼胝体病变相关。我们认为皮质病变最好解释为继发于胼胝体变性。

临床特征

这一疾病影响中老年人生活。除了少数例外，这些患者都是男性和严重的长期酗酒者。除此之外，这种疾病的临床特征非常多变，尚未出现明确的综合征。许多患者表现为晚期昏睡或昏迷状态，无法进行详细的神经学评估。在另一些病例中，临床表现以慢性醉酒和酒精戒断为主，即震颤、癫痫、幻觉和震颤性谵妄。在这些患者中，随着戒断症状的消退，甚至在疾病的最后阶段（持续数日至数周），也无法诱发任何神经系统疾病的迹象。在另一组中，一种进行性痴呆被描述为在死亡前一年缓慢演变。曾报道情绪障碍、构音障碍、动作缓慢和不稳定，短暂的括约肌失禁，轻偏瘫，失用症或失语症等。该病的最后阶段以身体衰退、癫痫发作、昏睡和昏迷为特征。在一些患者中，一个令人印象深刻的特征是这些不同的神经功能缺失在营养恢复时，它们趋向于缓解。

在引起我们注意的2个病例中，其临床表现主要是双侧额叶疾病：运动和精神迟钝、冷漠、明显的抓握和吸吮反射、非自主抗拒、尿失禁以及缓慢、犹豫、宽基步态。在这2例患者中，神经系统的异常在大约2个月的时间里逐渐进展，2名患者都在住院几周内康复。几年后分别死于肝病和硬膜下血肿。在每一个病例中，尸检都发现一个典型的Marchiafava-Bignami病的旧病灶，局限于胼胝体最前部的中央部分，但必须仔细观察才能看到神经胶质增生的灰色线。

考虑到临床表现的巨大的变异性，以及许多患者掩饰由于慢性醉酒和其他酒精性神经疾病的影响而出现细微的精神和神经异常，因此Marchiafava-Bignami病的诊断是困难的，这是可以理解的。事实上，它在人的一生中很少发生，但CT和MRI已经揭示了典型的但未被怀疑的例子（see Kawamura et al）。在一些连续研究的病例中，MRI显示胼胝体的脱髓鞘、肿胀和坏死，并向皮质下白质延伸。在少数病例中，这些发现在维生素治疗后随着时间的推移而逆转，留下残留的胼胝体萎缩（Gambini et al）。在慢性酒精中毒患者中出现额叶综合征或一种症状复合征，指示诊断为额叶或胼胝体肿瘤，但症状缓解者应表明诊断为Marchiafava-Bignami病。影像表现容易被误认为多发性硬化、脑胶质瘤病或进行性多灶性白质脑病。

发病机制和病因

最初，Marchiafava-Bignami病被归因于酒精的毒性作用，但鉴于酒精中毒的普遍性和胼胝体退化的罕见性，这是一个不太可能的解释。此外，独特的胼胝体损害还没有观察到与其他神经毒素关联。很罕见地，毫无疑问，Marchiafava-Bignami 病的例子发生在戒酒者身上，所以酒精不是一个不可缺少的因素。人们提出了一种营养病因学，但尚未确定营养不足是假定的因素。少数报告强调了这一观点，这些报告指出，在使用硫胺素后少数病例，但不是所有病例的情况有所改善。白质特定区域选择性脱髓鞘和非炎症性坏死的机制仍有待阐明。也许，当它的机制被发现时，Marchiafava-Bignami 病，像脑桥中央髓鞘溶解症（它在组织学上类似），将不得不在营养疾病之外的章节中讨论。

蛋白质 - 热量营养不良和发育延迟（另见第 37 章）

越来越多的证据表明，在脑发育的关键阶段，严重的饮食缺乏可能导致大脑功能的永久性损害和发育延迟。由于世界上估计有 1 亿儿童营养不良，并遭受不同程度的蛋白质、热量和其他饮食不足，这是医学和社会的最紧迫问题之一。

由于文献太多，以至于无法在此进行综述，但是 Winick，Birchfield 及其同事，Latham，Dodge 及其同事等提供了优秀的评论。与蛋白质 - 热量营养不良对身体生长的破坏性影响相比，脑重量只是略有减轻。然而，根据对狗、猪和老鼠的实验，很明显，产前和产后早期营养不良会阻碍大脑细胞的增殖。所有细胞都受到影响，包括少突胶质细胞，髓鞘成比例减少。此外，早期营养不良可能会延缓树突分支的进程。在人类身上进行的有限数量的研究表明，蛋白质 - 热量营养不良在婴儿出生后的前 8 个月对大脑也有类似的影响。在动物中，如果在脆弱时期重新恢复正常的营养，就有可能从早期营养不良的影响中得到不同程度的恢复。尽管很难找到证据，但人类的情况大概也是如此。在每一组经多年观察的严重营养不良的婴儿和幼儿中，发育延迟的变化比例不大，然而，大多数人都康复了（Galler）。遗憾的是，由于很难将严重营养不良的影响从感染、社会剥夺、遗传学机制和其他因素的影响中分离出来，蛋白质 - 热量营养不良的神经学和智力后果难以得到准确的评估。

继发于吸收不良的营养缺乏

众所周知，维生素对中枢和外周神经系统的正常功能至关重要，但人体无法合成这些维生素。每一种都是正常饮食的重要组成部分，并在胃肠道的某些区域被吸收。胃肠道疾病引起的吸收障碍或吸收失败会导致几种吸收不良综合征，其中一些已经被提到，例如维生素 E 吸收不良。在这些疾病中，肠腔运输阻滞的部位不同，它可能在肠上皮细胞的表面，或者在它们与淋巴管和门脉毛细血管的交界处。

表 40-2 是由 Pallis 和 Lewis 修改的，列出了主要的吸收不良疾病及其与肠道异常的关系。在所有这些疾病中，乳糜泻（麸质肠病）是最常见的。根据我们的经验，这种疾病的神经并发症表现为对称的、以感觉为主的多发性神经病，如第 43 章所述。然而，也有其他并发症被描述，特别是一种进行性的小脑综合征，伴皮质、齿状核和橄榄体细胞的丢失。小脑的改变可能伴随着后柱的对称性脱髓鞘，产生一种类似维生素 E 缺乏的脊髓小脑疾病，但在后一种情况下，维生素 E 的补充没有一致的效果。其他人已经注意到在成人乳糜泻患者中抑郁症和其他精神障碍的发生率很高，这也在第 39 章中讨论过。据说不明原因的癫痫也会发生。

多发性神经病和脊髓 SCD 在胃切除术后多年才出现的只是罕见的情况。Perkin 和 Murray-Lyon 也对胃肠疾病的神经学进行了综述。

遗传性维生素反应性神经疾病（见表 40-3 和第 36 章）

尽管人类缺乏合成必需的维生素分子的能力，它们仍然能够在一系列复杂的化学反应中使用，这些反应涉及参与肠道吸收，血浆中转运，进入许多器官的细胞器，将维生素激活成辅酶，而最后，它们与某些特定的酶蛋白的蛋白质（apoenzyme proteins）相互作用。这迫使我们考虑营养的另一方面，其中维生素利用的一个或多个步骤可能由于基因异常的缺陷。在这种情况下，维生素缺乏的迹象不是来自饮食中的维生素缺乏，而是由于一种基因紊乱的控制机制。在某些情况下，这种缺陷只是数量上的，通过给机体大量补充维生素，就可以克服生化上的异常。前面提到的一种特殊类型的维生素 E 缺乏症，是由于遗传上不能把维生素合成脂蛋白而引起的，这类疾病属于遗传性疾病，在第 36 章已经描述过了。Rosenberg 列出了这些遗传性维生素反应性疾病中最重要的疾病，我们在表 40-3 中为读者作了摘要。

表 40-2 吸收不良可能与神经疾病有关的机制

胃肠道的缺陷	物质吸收不良	相关的神经功能障碍
局灶性胃病变：		
恶性贫血	维生素 B_{12}	脊髓病、视神经病等
先天缺乏内因子	维生素 B_{12}	脊髓病、神经病等
部分胃切除术	维生素 B_{12}	脊髓病、神经病等
	维生素 D	骨软化病
小肠病变：		
近端为主	水溶性维生素?	维生素 B 缺乏症?
	维生素 D	骨软化病?
	叶酸	可能没有
远端为主	维生素 B_{12}	神经病、脊髓病等
弥漫的		肌阵挛、共济失调等
小肠细菌污染（空肠憩室病，盲环综合征，狭窄）	维生素 B_{12}	神经病、脊髓病等
先天性吸收缺陷	“中性”氨基酸	哈特纳普病
	色氨酸	“蓝尿布”综合征
	甲硫氨酸	“烘干室”尿病
	叶酸	智力迟钝、癫痫、共济失调、动作迟缓
	维生素 B_{12}	神经病、脊髓病
与脂肪泻相关的黏膜运输障碍：	脂溶性维生素	干眼病
		角膜软化症
内分泌原因		骨软化病?
辐照后		
药物诱发的		
长时间肠道吸收不良的乳糜微粒合成缺陷	维生素 E（非肝内合成的载脂蛋白）	Bassen-Kornzweig 病、脊髓小脑变性伴多发性神经病
绒毛核的浸润	脂肪（有缺陷的乳糜微粒释放）	惠普尔病脑病
竞争必需营养素（例如：鱼绦虫）	维生素 B_{12}	神经病、脊髓病

表 40-3 影响神经系统的维生素反应性遗传疾病

维生素	疾病	治疗剂量	酶缺乏	神经系统表现
硫胺素（B_1）	支链酮酸尿	5~20mg	支链酮酸脱羧酶	嗜睡、昏迷
	乳酸中毒	5~20mg	丙酮酸羧化酶	智能缺陷
	丙酮酸血症	5~20mg	丙酮酸脱氢酶	小脑性共济失调
	贫血症	50mg	—	与婴幼儿缺乏性脚气病相同
吡哆醇（B_6）	高胱氨酸尿	>25mg	胱硫醚合酶	智能缺陷、脑血管意外、精神病
	婴儿惊厥	10~50mg	谷氨酸脱羧酶	癫痫发作
	黄尿酸尿症	5~10mg	犬尿氨酸酶	智能缺陷

续表

维生素	疾病	治疗剂量	酶缺乏	神经系统表现
钴胺素（B_{12}）	甲基丙二酸尿	1 000g	甲基丙二酰辅酶 A 变位酶酶蛋白	嗜睡、昏迷、精神活动迟缓
	甲基丙二酸尿和同型半胱氨酸尿	>500g	腺苷 - 钴胺素和甲基钴胺素合成缺陷	发育停滞、小脑性共济失调
叶酸	巨幼红细胞性贫血	<0.05mg	叶酸缺乏	智能缺陷
	亚胺甲基转移酶缺乏症	>5mg	肠道对甲酰基转移酶的吸收不良	智能缺陷
	高胱氨酸尿和低甲硫丁胺酸血症	>10mg	N5,N10- 亚甲基四氢叶酸还原酶	精神分裂症状
生物素	β- 甲基巴豆酰甘氨酸尿	↑ 5~10mg	β- 甲基巴豆酰辅酶 A 羧化酶	智能缺陷
	丙酸血症	↑ 5~10mg	丙酰辅酶 A 羧化酶	嗜睡、昏迷
烟酰胺	哈特纳普病	>400mg	肠内色氨酸吸收不良	小脑性共济失调

（王小姗　译　王维治　校）

参考文献

Adams RD, Kubik CS: Subacute degeneration of the brain in pernicious anemia. *N Engl J Med* 231:2, 1944.

Agamanolis DP, Victor M, Harris JW, et al: An ultrastructural study of subacute combined degeneration of the spinal cord in vitamin B_{12} deficient rhesus monkeys. *J Neuropathol Exp Neurol* 37:273, 1978.

Albin RL, Albers JW, Greenberg HS, et al: Acute sensory neuropathy-neuronopathy from pyridoxine overdosage. *Neurology* 37:1729, 1987.

Allen RH, Stabler SP, Savage DG, Lindenbaum J: Diagnosis of cobalamin deficiencies: I. Usefulness of serum methylmalonic acid and total homocysteine concentrations. *Am J Hematol* 34:90, 1990.

Amess JAL, Burman JF, Nancekievill DG, Mollin DL: Megaloblastic haemopoiesis in patients receiving nitrous oxide. *Lancet* 2:339, 1978.

Antozzi C, Garavaglia B, Mora M, et al: Late-onset riboflavin-responsive myopathy with combined multiple acyl coenzyme A dehydrogenase and respiratory chain deficiency. *Neurology* 44:2153, 1994.

Bean WB, Hodges RE, Daum KE: Pantothenic acid deficiency induced in human subjects. *J Clin Invest* 34:1073, 1955.

Beck WS: Cobalamin and the nervous system. *N Engl J Med* 318:1752, 1988.

Behse F, Buchthal F: Alcoholic neuropathy: Clinical, electrophysiological, and biopsy findings. *Ann Neurol* 2:95, 1977.

Biehl JP, Vilter RW: The effect of isoniazid on vitamin B_6 metabolism and its possible significance in producing isoniazid neuritis. *Proc Soc Exp Biol Med* 85:389, 1954.

Bignami A: Sulle alterazione del corpo calloso e della commissura anteriore ritrovate in un alcoolista. *Policlinico [Prat]* 14:460, 1907.

Birchfield RE: Postural hypotension in Wernicke's disease: A manifestation of autonomic nervous system involvement. *Am J Med* 36:404, 1964.

Bomb BS, Bedi HK, Bhatnagar LK: Post-ischaemic paresthesiae in pellagrins. *J Neurol Neurosurg Psychiatry* 40:265, 1977.

Botez MI, Peyronnard J, Charron L: Polyneuropathies responsive to folic acid therapy. In: Botez MI, Reynolds EH (eds): *Folic Acid in Neurology, Psychiatry, and Internal Medicine.* New York, Raven Press, 1979, pp 401-412.

Carmel R: Subtle and atypical cobalamin deficiency states. *Am J Hematol* 34:108, 1990.

Carmel R, Watkins D, Goodman SI, Rosenblatt DS: Hereditary defect of cobalamin metabolism (cb1G mutation) presenting as a neurologic disorder in adulthood. *N Engl J Med* 318:1738, 1988.

Carney MWP: Neuropsychiatric disorders associated with nutritional deficiencies. *CNS Drugs* 3:279, 1995.

Cavalier L, Ouachi K, Kayden H, et al: Ataxia with isolated vitamin E deficiency: Heterogeneity of mutations and phenotypic variability in a large number of families. *Am J Hum Genet* 62:301, 1998.

Centers for Disease Control and Prevention: Epidemic neuropathy—Cuba, 1991-1994. *MMWR Morb Mortal Wkly Rep* 43:183, 189, 1994.

Charness ME, DeLaPaz RL: Mamillary body atrophy in Wernicke's encephalopathy: Antemortem identification using magnetic resonance imaging. *Ann Neurol* 22:595, 1987.

Clayton PT, Smith I, Harding B, et al: Subacute combined degeneration of the cord, dementia, and parkinsonism due to an inborn error of metabolism. *J Neurol Neurosurg Psychiatry* 49:920, 1986.

Crellin R, Bottiglieri T, Reynolds EH: Folate and psychiatric disorder: Clinical potential. *Drugs* 45:623, 1993.

Cuba Neuropathy Field Investigation Team: Epidemic optic neuropathy in Cuba—clinical characterization and risk factors. *N Engl J Med* 333:1176, 1995.

Delay J, Brion S, Escourolle R, Sanchez A: Rapports entre la degenerescence du corps calleux de Marchiafava-Bignami et la sclerose laminaire corticale de Morel. *Encephale* 49:281, 1959.

Denny-Brown DE: The neurological aspects of thiamine deficiency. *Fed Proc* 17(Suppl 2):35, 1958.

Dodge PR, Prensky AL, Feigin R: *Nutrition and the Developing Nervous System*. St. Louis, Mosby, 1975.

Donnal JF, Heinz ER, Burger PC: MR of reversible thalamic lesions in Wernicke syndrome. *AJNR Am J Neuroradiol* 11:893, 1990.

Elvehjem CA, Madden RJ, Strong FM, Woolley DW: Relation of nicotinic acid and nicotinic acid amide to canine black tongue. *J Am Chem Soc* 59:1767, 1937.

Fine EJ, Hallett M: Neurophysiological study of subacute combined degeneration. *J Neurol Sci* 45:331, 1980.

Fisher CM: Residual neuropathological changes in Canadians held prisoners of war by the Japanese. *Can Serv Med J* 11:157, 1955.

Gabsi S, Gouider-Khouja N, Belal S, et al: Effect of vitamin E supplementation in patients with ataxia with vitamin E deficiency. *Eur J Neurol* 8:477, 2001.

Galler JR: Malnutrition—a neglected cause of learning failure. *Postgrad Med* 80:225, 1986.

Gambini A, Falini A, Moiola L, et al: Marchiafava-Bignami disease: Longitudinal MR imaging and MR spectroscopy study. *AJNR Am J Neuroradiol* 24:249, 2003.

Ghez C: Vestibular paresis: A clinical feature of Wernicke's disease. *J Neurol Neurosurg Psychiatry* 32:134, 1969.

Goldsmith GA: Niacin-tryptophan relationships in man and niacin requirement. *Am J Clin Nutr* 6:479, 1958.

Gotoda T, Arita M, Arai H, et al: Adult-onset spinocerebellar dysfunction caused by a mutation in the gene for the α-tocopherol-transfer protein. *N Engl J Med* 333:1313, 1995.

Harding AE, Mathews S, Jones S, et al: Spinocerebellar degeneration associated with a selective defect of vitamin E absorption. *N Engl J Med* 313:32, 1985.

Harper C: The incidence of Wernicke's encephalopathy in Australia—a neuropathological study of 131 cases. *J Neurol Neurosurg Psychiatry* 46:593, 1983.

Harper CG, Giles M, Finlay-Jones R: Clinical signs in the Wernicke-Korsakoff complex: A retrospective analysis of 131 cases diagnosed at necropsy. *J Neurol Neurosurg Psychiatry* 49:341, 1986.

Hemmer B, Glocker FX, Schumacher M, et al: Subacute combined degeneration: Clinical, electrophysiologic, and magnetic resonance imaging findings. *J Neurol Neurosurg Psychiatry* 65:822, 1998.

Ishii N, Nishihara Y: Pellagra among chronic alcoholics: Clinical and pathological study of 20 necropsy cases. *J Neurol Neurosurg Psychiatry* 44:209, 1981.

Jequier M, Wildi E: Le syndrome de Marchiafava-Bignami. *Schweiz Arch Neurol Psychiatr* 77:393, 1956.

Jolliffe N, Bowman KM, Rosenblum LA, Fein HD: Nicotinic acid deficiency encephalopathy. *JAMA* 114:307, 1940.

Kawamura M, Shiota J, Yagishita T, Hirayama K: Marchiafava-Bignami disease: Computed tomographic scan and magnetic resonance imaging. *Ann Neurol* 18:103, 1985.

King LS, Meehan MC: Primary degeneration of the corpus callosum (Marchiafava's disease). *Arch Neurol Psychiatry* 36:547, 1936.

Kinsella LJ, Green R: "Anesthesia paresthetica": Nitrous oxide-induced cobalamin deficiency. *Neurology* 45:1608, 1995.

Koike H, Iijima M, Sugiura M, et al: Alcoholic neuropathy is clinicopathologically distinct from thiamine-deficiency neuropathy. *Ann Neurol* 54:19, 2003.

Latham MC: Protein-calorie malnutrition in children and its relation to psychological development and behavior. *Physiol Rev* 54:541, 1974.

Layzer RB: Myeloneuropathy after prolonged exposure to nitrous oxide. *Lancet* 2:1227, 1978.

Lindenbaum J, Healton EB, Savage DG, et al: Neuropsychiatric disorders caused by cobalamin deficiency in the absence of anemia or macrocytosis. *N Engl J Med* 318:1720, 1988.

Mair RG, Capra C, McEntee WJ, Engen T: Odor discrimination and memory in Korsakoff's psychosis. *J Exp Psychol* 6:445, 1980.

Mandel H, Bernat M, Hazani A, Naveh Y: Thiamine-dependent beriberi in the thalamic-responsive anemia syndrome. *N Engl J Med* 311:836, 1984.

Marchiafava E, Bignami A: Sopra un alterazione del corpo calloso osservata in soggetti alcoolisti. *Riv Patol Nerv Ment* 8:544, 1903.

Mauritz KH, Dichgans J, Hufschmidt A: Quantitative analysis of stance in late cortical cerebellar atrophy of the anterior lobe and other forms of cerebellar ataxia. *Brain* 102:461, 1979.

Mingazzini G: *Der Balken*. Berlin, Springer-Verlag, 1922.

Morel F: Une forme anatomo-clinique particuliere de l'alcoolisme chronique: Sclerose corticale laminaire alcoolique. *Rev Neurol* 71:280, 1939.

Muller DPR, Lloyd JK, Wolff OH: Vitamin E and neurological function. *Lancet* 1:225, 1983.

Nelson JS, Fitch CD, Fisher VW, et al: Progressive neuropathologic lesions in vitamin E deficient rhesus monkey. *J Neuropathol Exp Neurol* 40:166, 1981.

Osuntokun BO: Cassava diet, chronic cyanide intoxication and neuropathy in the Nigerian Africans. *World Rev Nutr Diet* 36:141, 1981.

Pallis CA, Lewis PD: *The Neurology of Gastrointestinal Disease*. Philadelphia, Saunders, 1974.

Perkin CD, Murray-Lyon I: Neurology and the gastrointestinal system. *J Neurol Neurosurg Psychiatry* 65:291, 1998.

Pincus JH: Folic acid deficiency: A cause of subacute combined system degeneration. In: Botez MI, Reynolds EH (eds): *Folic Acid in Neurology, Psychiatry, and Internal Medicine*. New York, Raven Press, 1979, pp 427–433.

Plant GT, Mtanda AT, Arden GB, Johnson GJ: An epidemic of optic neuropathy in Tanzania: Characterization of the visual disorder and associated peripheral neuropathy. *J Neurol Sci* 145:127, 1997.

Ronthal M, Adler H: Motor nerve conduction velocity and the electromyograph in pellagra. *S Afr Med J* 43:642, 1969.

Rosenberg LE: Vitamin-responsive inherited diseases affecting the nervous system. In: Plum F (ed): *Brain Dysfunction in Metabolic Disorders*. Vol 53. New York, Raven Press, 1974, pp 263–270.

Rosenblum JL, Keating JP, Prensky AL, Nelson JS: A progressive neurologic syndrome in children with chronic liver disease. *N Engl J Med* 304:503, 1981.

Satya-Murti S, Howard L, Krohel G, Wolf B: The spectrum of neurologic disorder from vitamin E deficiency. *Neurology* 36:917, 1986.

Schaumburg H, Kaplan J, Windebank A, et al: Sensory neuropathy from pyridoxine abuse: A new megavitamin syndrome. *N Engl J Med* 309:445, 1983.

Sechi G, Serra A: Wernicke's encephalopathy: New clinical settings and recent advances in diagnosis and management. *Lancet Neurol* 6:442, 2007.

Serdaru M, Hausser-Hauw C, Laplane D, et al: The clinical spectrum of alcoholic pellagra encephalopathy. *Brain* 111:829, 1988.

Shah DR, Singh SV, Jain IL: Neurological manifestations in pellagra. *J Assoc Physicians India* 19:443, 1971.

Shattuck GC: Relation of beriberi to polyneuritis from other causes. *Am J Trop Med Hyg* 8:539, 1928.

Shimojyo S, Scheinberg P, Reinmuth OM: Cerebral blood flow and metabolism in the Wernicke-Korsakoff syndrome. *J Clin Invest* 46:849, 1967.

Sokol RJ, Butler-Simon N, Neubi JE, et al: Vitamin E deficiency neuropathy in children with fat malabsorption: Studies in cystic fibrosis and chronic cholestasis. *Ann N Y Acad Sci* 570:156, 1989.

Spillane JD: *Nutritional Disorders of the Nervous System*. Baltimore, Lippincott Williams & Wilkins, 1947.

Spivak JL, Jackson DL: Pellagra: An analysis of 18 patients and a review of the literature. *Johns Hopkins Med J* 140:295, 1977.

Strachan H: On a form of multiple neuritis prevalent in the West Indies. *Practitioner* 59:477, 1897.

Strauss MB: Etiology of "alcoholic" polyneuritis. *Am J Med Sci* 189:378, 1935.

Swank RL, Adams RD: Pyridoxine and pantothenic acid deficiency in swine. *J Neuropathol Exp Neurol* 7:274, 1948.

Sydenstricker VP, Schmidt HL Jr, Fulton MC, et al: Treatment of pellagra with nicotinic acid: Observations in 45 cases. *South Med J* 31:1155, 1938.

Thomson AD, Cook CC, Touquet R, et al: The Royal College of Physicians report on alcohol: Guidelines for managing Wernicke's encephalopathy in the accident and emergency department. *Alcohol Alcohol* 37:513, 2002.

Torvik A, Lindboe CF, Rogde S: Brain lesions in alcoholics: A neuropathological study with clinical correlations. *J Neurol Neurosurg Psychiatry* 56:233, 1982.

Traber MG, Sokol RJ, Burton GW, et al: Impaired ability of patients with familial isolated vitamin E deficiency to incorporate α-tocopherol into lipoproteins secreted by the liver. *J Clin Invest* 85:397, 1990.

Varnet O, De Seze J, Soto-Ares G, et al: Encéphalopathie de Gayet-Wernicke: Intérêt diagnostique et pronostique de l'Imagerie par Résonance Magnétique. *Rev Neurol* 158:1181, 2002.

Victor M: MR in the diagnosis of Wernicke-Korsakoff syndrome. *AJNR Am J Neuroradiol* 11:895, 1990.

Victor M: Polyneuropathy due to nutritional deficiency and alcoholism. In: Dyck PJ, Thomas PK, Lambert EH, Bunge R (eds): *Peripheral Neuropathy*, 2nd ed. Philadelphia, Saunders, 1984, pp 1899-1940.

Victor M: Tobacco amblyopia, cyanide poisoning and vitamin B_{12} deficiency: A critique of current concepts. In: Smith JL (ed): *Miami Neuro-ophthalmology Symposium*. Vol 5. Hallandale, FL, Huffman, 1970, pp 33-48.

Victor M, Adams RD: Neuropathology of experimental vitamin B_6 deficiency in monkeys. *Am J Clin Nutr* 4:346, 1956.

Victor M, Adams RD: On the etiology of the alcoholic neurologic diseases with special reference to the role of nutrition. *Am J Clin Nutr* 9:379, 1961.

Victor M, Adams RD, Collins GH: *The Wernicke-Korsakoff Syndrome and Related Neurologic Disorders due to Alcoholism and Malnutrition*, 2nd ed. Philadelphia, Davis, 1989.

Victor M, Adams RD, Mancall EL: A restricted form of cerebellar degeneration occurring in alcoholic patients. *Arch Neurol* 1:577, 1959.

Victor M, Mancall EL, Dreyfus PM: Deficiency amblyopia in the alcoholic patient: A clinicopathologic study. *Arch Ophthalmol* 64:1, 1960.

Victor M, Yakovlev PI: S.S. Korsakoff's psychic disorder in conjunction with peripheral neuritis: A translation of Korsakoff's original article with brief comments on the author and his contribution to clinical medicine. *Neurology* 5:394, 1955.

Vilter RW, Mueller JF, Glazer HS, et al: The effect of vitamin B_6 deficiency induced by deoxypyridoxine in human beings. *J Lab Clin Med* 42:335, 1953.

Weidauer S, Nichtweiss M, Lanfermann H, et al: Wernicke's encephalopathy: MR findings and clinical presentation. *Eur Radiol* 13:1001, 2003.

Windebank AJ: Polyneuropathy due to nutritional deficiency and alcoholism. In: Dyck PJ, Thomas PK, et al (eds): *Peripheral Neuropathy*, 3rd ed. Philadelphia, Saunders, 1993, pp 1310-1321.

Wrenn KD, Murphy F, Slovis CM: A toxicity study of parenteral thiamine hydrochloride. *Ann Emerg Med* 18:867, 1989.

第 41 章

酒精、药物、毒素和化学制剂引起的神经系统紊乱

在这一章的标题下，包括由酒精、药物及其他有害或有毒物质引起的一个多元化组群的神经系统疾病。神经科医生必须关注无数可能对神经系统产生不利影响的化学物质，它们在周围环境中比比皆是，如作为家庭用品、杀虫剂、工业溶剂和其他毒物，以及可能有治疗价值却被用于"娱乐性"精神刺激物质，或是已知有毒性作用的常规药物等。在神经毒素中还包括由细菌和其他传染性生物体产生的毒素，以及自然界中发现的毒素如海洋毒素。这些制剂和毒素对神经系统的影响构成了神经毒理学领域。

在一章里把影响神经系统的无数药物和毒素都讨论清楚几乎是不可能的。感兴趣的读者可参考一些综合性专著和参考资料，如 Klaassen 编写的《卡萨雷特和杜尔毒理学》（*Casarett and Doull's Toxicology*）以及由 Lotti 和 Bleecker 编写的《职业神经病学》（*Occupational Neurology*）。此外，当代药理学和毒理学手册是每个医生图书馆的有用部分。本章涵盖的内容也是有限的，因为许多与特定的症状和疾病相关的药物治疗和不良反应等已在本书的其他章节中涉及。因此，抗生素对耳蜗和前庭功能以及神经肌肉传导的不良影响分别在第 14 章和第 46 章进行了讨论。用于治疗锥体外系运动症状、疼痛、头痛、癫痫发作、睡眠障碍、精神疾病的常用药物的许多副作用也在这些疾病的有关章节和涉及精神疾病的章节中论述了。氰化物和一氧化碳中毒与缺氧性脑病有关（见第 39 章）。一些可预见的对周围神经损伤的治疗药物（如顺铂、双硫仑、长春新碱）在本章中提到，但在第 43 章中进一步讨论，而那些影响肌肉的药物包括在第 45 章中。

展示这一题目时，先介绍药物对神经系统的作用，然后讨论几类影响神经功能的主要药物：

1. 酒精和酒精中毒
2. 阿片类药物和合成镇痛药
3. 镇静催眠药
4. 抗精神病药物
5. 抗抑郁药
6. 兴奋剂
7. 精神活性药物和致幻剂
8. 细菌毒素
9. 植物毒液，咬伤和叮咬
10. 重金属和工业毒素
11. 抗肿瘤和免疫抑制剂
12. 抗生素

神经毒理学的一般原则

任何药物的合理使用都需要了解最佳的给药途径、药物吸收特性、药物在神经系统和其他器官中的分布，以及药物生物转化和排泄的知识即药代动力学（*pharmacokinetics*）。因为每种药物，如果使用过量，都会有一些副作用，治疗与毒理学是不可分割的。

并非所有的神经元系统都是相同的，每个系统都对特定的药物和毒性制剂有独特的自身弱点。这一原则最初是由奥斯卡（Oskar）和塞西尔·沃格特（Cecile Vogt）在他们称为特异亲和性（pathoclisis）理论中提出的，现在体现为"选择性脆弱性"。例如，这种选择性脆弱性解释了神经毒素 1- 甲基 -4- 苯基 -1，2，3，6- 四氢吡啶（MPTP）导致帕金森病的原因，其中，一种合成毒素会影响含黑色素的多巴胺能黑质神经元逐渐丢失（见第 38 章）。另一个例子是麻醉剂对上脑干网状结构神经元的优先效应。不仅某些神经细胞群会被某种物质选择性地破坏，而且它们的某些结构也会被改变。药物甚至可针对末端的轴突、树突、神经纤维细丝，或者神经元突触前、突触后表面的受体，或影响它们的某些代谢活动，它们

合成并释放神经递质，或通过合成 RNA、DNA 和其他蛋白质来维持细胞完整性。这一主题的一个有趣的延伸与某些药物或毒素通过单核苷酸多态以不同的方式影响具有遗传倾向的个体有关，这属于药物基因学的领域。

药物和毒素作用于神经递质如多巴胺、5- 羟色胺、去甲肾上腺素、乙酰胆碱及其他儿茶酚胺的形成、储存、释放、吸收和分解代谢，以及再合成的特定步骤的机制，不能与其毒性作用相分离。Johnston 和 Gross 总结了这些递质和调节因子是如何通过与神经元突触上的受体连接来增加或减少离子通道的通透性，并刺激或抑制第二胞质信使，即环磷酸腺苷（cAMP）和 G 蛋白。例如，左旋多巴、色氨酸和胆碱等药物分别能促进多巴胺、5- 羟色胺和乙酰胆碱的合成，并可通过这些相同的机制产生毒性作用。巴氯芬（baclofen）可调节 γ- 氨基丁酸（gamma-aminobutyric acid，GABA）的释放，GABA 是 CNS 的主要抑制性递质。肉毒毒素可阻止神经肌肉接头部位乙酰胆碱的释放，破伤风毒素对脊髓闰绍（Renshaw）细胞中 GABA 也有同样的作用。苯二氮䓬类、溴隐亭和哌甲酯被视为受体激动剂，吩噻嗪和抗胆碱能药物被视为受体拮抗剂。某些药物通过抑制神经递质的再摄取来增强神经递质的活性，例如，一些抗抑郁药物对 5- 羟色胺的再摄取有相对的选择性影响。其他药物可消耗现有的神经递质，而另一类药物可促进突触中预先合成递质的释放，安非他明和莫达非尼就属于这类药物。金刚烷胺是一种抗病毒药物，可以促进多巴胺的释放。不能认为这些是每种药物的唯一作用方式，例如，可卡因作为一种直接兴奋剂，还可通过抑制儿茶酚胺的再摄取来起作用。

生物利用度

大多数作用于神经系统的药物是被吸收摄取的，因此必须考虑到控制肠道吸收的因素。小分子通过扩散进入血浆，大分子通过胞饮作用进入血浆。与药物混合的物质如食物、其他药物，或肠道疾病等，以及患者的年龄都会影响药物的吸收率和血药浓度。对于肌内注射、皮下注射和鞘内注射等不同给药途径，不同的计算方式是必要的。在某种程度上，药物（在脂质或水中）的溶解性决定了给药途径，一些药物如吗啡，可以通过多种途径给药。通过血液，药物（或毒素）到达许多组织，包括神经系统，蛋白质在血浆中的结合对它的分布有重要影响。许多药物和有毒物质与人血白蛋白及其他血清蛋白结合，限制了离子化形式的可利用性。常见的药物和毒素的转化涉及羟基化、脱氨基、氧化和脱烷基化，这些过程主要通过肾脏来增强其溶解度和排出体外的。这些催化过程大多发生在肝细胞中，需要利用多种酶来完成。

要进入神经系统的细胞外间隙，药物或毒物必须穿过紧密的毛细血管 - 内皮屏障即血 - 脑屏障（blood-brain barrier，BBB）以及血液与 CSF 之间的屏障即血 - 脑脊液屏障（blood-CSF barrier）。鞘内注射（intrathecal injection）可以越过这些屏障，但这些物质往往直接集中在软脑膜下和室管膜下的区域。从血浆到大脑的物质运动过程或是通过经毛细血管的扩散或者通过易化的转运。药物的溶解特性决定了它的扩散速度。

在接下来的关于神经毒素的讨论中，读者将领会到许多现象，如耐受性（*tolerance*）（逐渐增加剂量而效果减弱），依赖性（*dependence*）和成瘾（*addiction*）（永不满足的需求），习惯性（*habituation*）、觅药行为（*drug-seeking behaviors*），戒断（*abstinence*）及其相关的戒断效应（*withdrawal effects*）。在涉及像尼古丁这类药物时，特别困难的是如何区分成瘾与习惯，亦即心理依赖与身体依赖（见下文）。

前面给出的几个例子是为了让我们对化学制剂与神经系统细胞之间复杂的相互作用有一个初步的了解。为了获得更详细的信息，读者可参阅 Cooper、Bloom 和 Roth 编写的《神经药理学的生化基础》（*The Biochemical Basis of Neuropharmacology*），我们已参考研读过这本书的多个版本；以及 Goodman 和 Gilman 编写的《治疗学的药理学基础》（*The pharmacology Basis of Therapeutics*）。

酒精和酗酒

无节制地饮用酒精即酗酒，在现代社会造成了许多问题，它的重要性可以从在当代文学和科学著作中对酗酒的重视程度来判断。这些问题可以分为三类：心理问题、医学问题和社会学问题。主要的心理问题是，为什么一个人会过度饮酒，而且往往完全知道这种行为会导致身体伤害甚至死亡。医学问题包括酒精成瘾和习惯化的所有方面，以及酒精滥用导致的疾病。社会问题包括持续饮酒对患者的工作、家庭和社会的影响。这些问题的严重性可以从美国卫生和公众服务部提供的数字中看到，数据表明，高达40%的内科和外科患者有酒精相关的问题，这些患者占所有医疗费用的15%。几项调查显示，3%~5.5%的成人存在酒精依赖。在美国，至少有3%的死亡是由酒精相关的原因造成的。更令人吃惊但并不奇怪的是，大约45%的致死性机动车事故和22%的船舶事故与酒精中毒有关。几乎不需要想象，就能想到酒精造成的破坏，包括自杀、事故、犯罪、精神和躯体疾病，以及扰乱家庭生活等。最后，过度饮酒造成的问题不能轻易地彼此分开。

酗酒的病因学

尽管环境、文化和遗传因素都有明显的影响，但酗酒成瘾的原因仍然与其他形式的依赖和成瘾一样地不为人所知。没有哪一种单一的人格类型能够可靠地预测谁会对酒精上瘾。同样地，也没有发现酒精代谢的哪些特定环节可以解释酒精成瘾的原因，乙醛脱氢酶可能是个例外（见下文）。有些人面对令人烦恼的个人或家庭问题，会过量饮酒并变成了酗酒，但大部分人不是。酗酒可能是对抑郁症的反应而发生的，女性比男性更常见，但更多见的情况，抑郁往往是过度饮酒的后果。社会和文化的影响无疑是产生酗酒的重要原因，例如，在美洲印第安人，以及因纽特人群中酗酒和饮酒问题发生率是显著增高的；在一个社区内，不同种群中酗酒的患病率是有差异的。然而，没有哪个种族或种群、哪个社会或经济阶层是可以幸免的。

遗传因素在酗酒中的重要性已得到充分的确认。Goodwin及其同事们以丹麦男子为调查对象，观察对象组成员的生物学父母均为酗酒者，而对照组成员的生物学父母均为非酗酒者。所有受试者均是在生后5周之前被收养的，并对其生物学出身一无所知。生物学上酗酒父母的孩子中，在25~29岁之间有20%酗酒，而对照组中只有5%的孩子酗酒。一项瑞典的收养研究（Bohman）和一项美国的收养研究（Cadoret et al）证实了这一发现。家庭研究表明，酗酒者的儿子和女儿的酗酒风险增加了3~4倍；双胞胎研究表明，同卵双胞胎的酗酒的一致性比异卵双胞胎高2倍。这些研究的细节可以在Grove和Cadoret，以及Schuckit和Winokur的酗酒的遗传学综述中找到。寻找一种生物学特征或标志物的研究还在继续，以识别那些在遗传上易发生酗酒的个体，但还没有一种被证明足够实用或敏感的方法，可以识别这些敏感个体（Reich）。

酒精的药理学和生理学

乙醇（ethyl alcohol）是啤酒（beer）、葡萄酒（wine）、威士忌（whiskey）、杜松子酒（gin）、伏特加（vodka）和其他酒精饮料中的活性成分。烈性酒中含有正庚酸乙酯（enanthic ethers），它能提供风味，但没有很强的药理特性。在一些制剂中，某些杂质如戊醇（杂醇油）和乙醛的作用类似乙醇，但毒性更大。

酒精主要通过氧化来代谢，只有不到10%的酒精在化学结构上没有改变，直接从尿液、汗液和呼吸中排出。酒精氧化释放的能量（7kcal/g）可以像其他碳水化合物代谢释放的能量一样被完全利用。然而，乙醇中的热量不具有蛋白质和维生素等营养物质，不能用于修复受损的组织。所有摄入的酒精，除了在胃壁被乙醇脱氢酶（alcohol dehydrogenase，ADH）代谢外，都由门脉系统运送到肝脏。这里有几种酶系统可独立地将酒精氧化为乙醛。其中最重要的是ADH及其同工酶，可完成体内80%~90%的乙醇氧化。这个反应导致乙醛的形成和烟酸脱氢酶（nicotinic acid dehydrogenase，NAD）被还原成烟酰胺腺嘌呤二核苷酸（nicotinamide adenine dinucleotide，NADH）。不太重要的第二条途径是过氧化氢酶（catalase），它位于过氧化物酶体和线粒体中；第三条途径是微粒体乙醇氧化系统（microsomal ethanol oxidizing system，MEOS），它主要位于内质网的微粒体中。

乙醛（acetaldehyde）代谢过程的很多细节仍未确定。很可能是乙醛脱氢酶（aldehyde dehydrogenase）将其转化为乙酸。乙醛具有许多独特的生化效应，这些不仅仅是由酒精产生的。饮酒后容易脸红的人（中国人、日本人和其他亚洲人）与不脸红者的代谢差异是在乙醛的代谢方面，而不是在乙醇的代谢方面。脸红反应被认为是由于缺乏乙醛脱氢酶活性（Harada et al）。据说，亚洲人的酒精中毒发生率低与脸红反应有关（实际上这是一种变相的酒精-双硫仑反应，见下文），但这几乎是不可能的，因为北美印第安人是酒精中毒发生率很高的群体，也表现同样的脸红反应。

多年前，Miles制定了一个量表，将不同程度的功能损害与非成瘾的（*nonhabituated*）人群的血液酒精含量联系起来。在血液酒精浓度为30mg/dL时，可以检测到轻微的欣快感；在50mg/dL时，可以检测到轻微的不协调。在100mg/dL时，共济失调明显；在200mg/dL时，会出现意识混乱和精神活动水平下降；在 300mg/dL 时，受试者不省人事；而达到 400mg/dL 的浓度，伴有深度麻醉，可能是致命的。如果血液中的酒精含量在 2 小时内稳步上升，这些数据是有效的。

实际上，一旦酒精的吸收结束，与组织的平衡已经建立，乙醇以恒定的速率被氧化，与其血液中浓度无关（每小时每公斤体重约 150mg 酒精，或每小时约 1 盎司的 90 度的威士忌）。事实上，当初始浓度非常高时，每小时代谢的酒精会稍微多一点，重复摄入酒精可能促进其代谢，但这些增加的临床意义不大。相反地，乙醛的氧化速率取决于它在组织中的浓度。这一事实对于药物双硫仑［安塔布司（Antabuse）］很重要，它通过提高单位时间内一定量的乙醛代谢所必需的乙醛组织浓度来发挥作用。同时服用双硫仑和酒精的患者会积累过量的乙醛，导致恶心、呕吐和低血压，有时严重到致命的程度。其他一些药物，特别是磺脲类药物、甲硝唑和呋喃唑酮，也有类似于戒酒硫的药效，但效应较差。

酒精可直接作用于神经细胞膜，其作用类似全身麻醉药的方式。某些药物，以及巴比妥盐和苯二氮草类是脂溶性，被认为可以溶解在细胞膜中（与它们的脂溶性程度直接相关）。随着连续摄入酒精，神经元膜表面上“僵硬”，并对酒精的液化效应产生抵抗（Chin and Goldstein；Harris et al）。然而，细胞膜这些物理性质的变化本身不足以改变细胞功能。同样重要的可能是，酒精对调节离子通道的膜受体系统的影响，特别是氯离子通道和钙离子通道。一个可能与酒精急性中毒作用有关的位点是抑制性神经递质 GABA 受体及其相关的氯离子通道。苯二氮草类拮抗剂可阻断酒精对 GABA 诱导氯离子通量的增强作用。与 GABA- 氯离子通道一样，N- 甲基 -D- 天冬氨酸（N-methyl-d-aspartate，NMDA）受体也对极低浓度的酒精敏感，NMDA 受体传递谷氨酸（脑中主要的兴奋性递质）信号。也有证据表明，酒精选择性地增强血清素受体 - 离子电流，这种受体的活性与酒精和觅药行为和成瘾有关。

长期服用酒精的效应是增加神经元细胞膜中的钙通道数量。此外，在长期服用酒精期间，给予钙通道阻滞剂可以阻止神经元钙通道的增加和发展为酒精耐受（Dolin and Little）。Little 及其同事们已经证明了这些发现的重要性，他们发现，长期醉酒的动物戒断后服用钙通道阻滞剂，可以预防戒断后的惊厥。

与酒精中毒和耐受有关的分子机制，显然比上述评论所表明的更为复杂（见 Charness 以及 Samson 和 Harris 的综述）。现在有大量关于这一主题的文献，其中许多相互矛盾；关于神经递质及其受体和调节剂在酒精中毒和耐受产生中所起的作用，尚未出现统一的观点。细胞内信使所起的作用在成瘾领域引起了广泛关注，目前也在研究中。

酒精耐受性（*alcohol tolerance*）　如前所述，酒精的血液浓度量表对慢性酒精中毒患者实际上几乎没有价值，因为它没有考虑到耐受性现象。作为常识，一个习惯了饮酒的人可以比适量饮酒或不饮酒的人喝得更多，但产生的影响更小。这一现象解释了为什么长期慢性饮酒者可以喝下大量的酒精却没有明显的醉酒迹象。看似清醒的酗酒者的血液中酒精含量可能已达到 400~500mg/dL 的水平。在判断一次估计的血液酒精浓度作为功能能力指标的意义时，必须考虑到耐受性因素。耐受性和成瘾的机制才刚刚开始被人们了解。几乎没有证据表明，酒精代谢率的提高可以充分解释酗酒者所表现的耐受程度。更可能的解释应该是，神经元对酒精的适应性增强。从理论上讲，影响这种适应性的因素是神经元膜对酒精作用的抵抗力增加，以及在细胞膜中神经元钙通道数量的增加。

酒精对神经系统的临床影响

酒精对中枢神经系统（CNS）起到一种抑制剂的作用。酒精摄入早期的一些影响，如多嘴多舌、攻击性、过度活动，以及大脑皮质的电兴奋性增加，所有这些都提示大脑的刺激，被认为是通过抑制通常可调节大脑皮质活动的某些皮质下结构（可能是高位脑干网状结构）引起的。同样，初始的腱反射过度亢进可能代表脊髓运动神经元从更高级的抑制中枢的短暂逃逸。然而，随着酒精含量的增加，抑制作用影响皮质以及其他的脑干和脊髓神经元。所有的运动功能，无论是简单地保持站立姿势、控制言语和眼球运动，还是高度组合和复杂的运动技能都受到了酒精的不利影响。这些行为所涉及的动作不仅比正常慢，而且在特征上也更不准确和随机，因此不太适合完成特定的目的。

酒精还通过干扰感知的速度和智能处理的持续能力来降低心智功能的效率。学习过程变慢，使得效率降低。形成联想的能力，无论是文字还是图形，以及关注力、持续注意力和集中注意力等能力都降低了。最后，酒精损害了判断力和辨别能力，最重要的是，损害了清晰思考和推理的能力。

许多神经系统疾病都与酒精中毒具有特征性的

关联。当然，所有这些疾病的共同因素是酒精的滥用，但是酒精产生其影响的机制却因疾病不同而大不相同，而在许多情况下，主要问题是前一章所讨论的营养缺乏的问题之一。下面的分类大部分是基于已知的机制。

Ⅰ. 酒精中毒，如醉酒、昏迷、反常的兴奋（病理性中毒）、“失忆”

Ⅱ. 戒断或戒断综合征，如震颤、幻觉、癫痫发作、震颤谵妄

Ⅲ. 酗酒引起的神经系统营养性疾病（见第40章）

A. Wernicke-Korsakoff综合征

B. 多发性神经病

C. 视神经病［“烟酒弱视”（tobacco-alcohol amblyopia）］

D. 糙皮病

Ⅳ. 与酗酒有关的发病机制不明疾病

A. 小脑变性

B. 马尔基亚法瓦-贝格美病（Marchiafava-Bignami disease）

C. 脑桥中央髓鞘溶解症

D. “酒精性”肌病和心肌病

E. 酒精性痴呆

F. 脑萎缩

Ⅴ. 胎儿酒精综合征

Ⅵ. 肝硬化和门-体分流引起的神经系统疾病（见第39章）

A. 肝性昏睡和昏迷（hepatic stupor and coma）

B. 慢性肝脑变性

Ⅶ. 在中毒期间获得的创伤性脑损伤，如硬膜下血肿、脑挫伤

酒精中毒与相关疾病

酒精中毒的常见表现非常普遍，几乎不需要详细说明。它们包括不同程度的兴奋、激动、失去约束、行为不规范、健谈和说话含糊、运动和步态不协调、易怒、恍惚，晚期出现嗜睡、神志不清和昏迷。有几种复杂类型的酒精中毒，如下所述。

研究已经表明，酒精中毒的症状是由于酒精对大脑和脊髓神经元的抑制作用。在这方面，酒精作用于神经细胞的方式类似于全麻药物，并可导致昏迷。然而，与麻醉剂不同的是，产生手术麻醉的酒精剂量与危险地抑制呼吸的酒精剂量之间差距很小，这一事实为酒精性昏迷的诊断和治疗增添了紧迫性。还必须警惕其他镇静催眠药物可能增强酒精的抑制作用。另一个危险情况是，创伤性脑损伤因中毒而复杂化，因为神志不清或昏迷的主要原因一时难以确定，使得这种情况很容易被误判。

病理性醉酒

尽管前面已经说过，在极少数情况下，酒精只具有兴奋作用，而不是镇静作用。这种反应在过去一直被称为病理性，或复杂的，中毒和急性酒精偏执状态。由于所有形式的中毒都是病理性的，非典型中毒（atypical intoxication）或特质性酒精中毒是更合适的称呼，尽管如此，病理性醉酒（*pathologic intoxication*）一词仍然沿用至今。这种综合征的界限从未被明确地划定。在过去，各种形式的震颤性谵妄（delirium tremens）和癫痫发作现象，以及精神变态和犯罪行为都被不加区分地包括在内。现在，这个词通常用来指示有攻击性和破坏行为的盲目愤怒的爆发。患者往往很难被制服。发作随着深度睡眠而终止，深度睡眠是自发地发生或对非肠道镇静的反应；患者醒来时，对所发生的事没有记忆。程度较轻的患者喝了几杯酒后，反复做出不得体的社交行为。据说这种反应可能是在摄入少量酒精后发生，但我们观察的一些患者，酒精的量往往很大。与通常形式的酒精中毒和戒断不同，在实验对象中一直未出现非典型形式的酒精中毒和戒断，诊断取决于上述的任意标准。

病理性醉酒被归因于许多因素，但没有任何有意义的数据支持它们的任何一个。然而，病理性醉酒与偶尔使用巴比妥类药物或其他镇静药后出现的矛盾反应之间可能有相似之处。我们曾见过的少数患者，大多数是大学年龄或稍大一点的年轻男性，都很温顺，不喝酒的时候也能很好地适应。通常，他们在第一次出现这种情况后就会避免饮酒，但也有例外。

与病理性醉酒鉴别的主要疾病是颞叶癫痫，它偶尔表现为暴怒和暴力爆发的形式，以及某些反社会行为为特征的爆发性发作。诊断这些病例可能是困难的，并依赖于诱发颞叶癫痫或反社会人格的其他表现。病理性醉酒可能需要用约束治疗和非肠道给药，如地西泮5~10mg或氟哌啶醇2~5mg，必要时30~40分钟后重复一次。

酒精性断片遗忘

酒精性断片遗忘（alcoholic blackouts），用酗酒者的话来说，“断片（*blackout*）”一词是指在严重醉酒的一段时间，患者后来对那时没有记忆，而别人观

察到，即使那段时间他的意识状态并没有明显改变。然而，对失忆期间的心理功能的系统评估通常还没有进行。一些观察表明，受损的是短期（保留性）记忆，而不是即刻记忆或长期记忆；这一发作的特征和随后发生的失忆症让人隐约想起了一种被称为短暂性全面遗忘症（*transient global amnesia*，*TGA*）的疾病（见第 20 章），但是“断片”没有作为后者特征的不断地重复提问和非记忆性心理活动的能力。

断片在酒精中毒的任何时候都可能出现，甚至在第一次饮酒时，而且这种情况肯定发生在从未酗酒的人身上。突出的事实是，醉酒的程度会干扰对事件的记录和醉酒期间记忆的形成，而在适度的社交饮酒中摄入的酒精量很少会产生这种影响。

严重酒精中毒的治疗

酒精中毒引起的昏迷代表一种医疗急诊，主要的治疗目的是防止误吸和呼吸抑制。人们希望尽可能快地降低血中的酒精含量。以前为了这个目的都愿意使用果糖或胰岛素和葡萄糖，现在已经知道没有什么价值了。促醒剂如安非他命、咖啡因与印防己毒素的各种混合物，只有当它们是整体神经系统的兴奋剂时，才对酒精有拮抗作用，但它们不会加速酒精的氧化，因此在临床上没有用处。对于血液酒精浓度极高（>500mg/dL）的昏迷患者，特别是伴有酸中毒者，及同时摄入甲醇、乙二醇或其他可透析性毒物者，应考虑使用血液透析。

甲醇、戊醇、异丙醇和乙二醇

乙醇以外的其他醇类中毒是罕见的，但却是灾难性的。戊醇（*amyl alcohol*）（杂醇油）和异丙醇（*isopropyl alcohol*）被用作工业溶剂和制造清漆、油漆和药品；此外，异丙醇可用作外用酒精。摄入这些醇类或吸入它们的蒸汽可导致中毒，二者的作用很像酒精，但毒性更大。它们还共同产生酸中毒，通常有一个阴离子间隙，如果在摄入后不久获得血清样本，就会看到一个代表循环酒精分子的渗透性间隙。

甲醇（*methyl alcohol*）［甲醇（methanol）、木醇（wood alcohol）］是防冻剂和许多可燃物的组成部分，并被用于制造甲醛，作为工业溶剂和作为酒精饮料的掺杂剂，后者是甲醇中毒最常见的来源。甲醇氧化成甲醛和甲酸的过程相对缓慢，因此，中毒的征象不会在几个小时内出现，也可能会延迟一天或更长时间。许多毒性作用与乙醇相似，但除此之外，严重的甲醇中毒可能会产生严重程度的酸中毒（带有阴离子间隙）。然而，甲醇中毒的特征是视网膜节细胞受损，产生盲点和不同程度的失明、扩张的无反应瞳孔和视网膜水肿，以及在脑扫描上很容易看到的双侧壳核变性。幸存者可能会留下失明，或者不太常见的，出现壳核坏死、肌张力障碍或帕金森综合征（McLean et al）。最重要的治疗方法是静脉输注大量的碳酸氢钠逆转酸中毒。由于甲醇的氧化速率较慢，血液透析和 4- 甲基吡唑（见下文）可能是有用的辅助治疗。

乙二醇（*ethylene glycol*）作为一种脂肪族醇，是一种常用的工业溶剂，也是防冻剂的主要成分。有时防冻剂会被酗酒者服用（美国每年有 5 000 例中毒事件）或被企图自杀的人服用，造成灾难性的后果。一开始，患者只是看起来像喝醉了，但 4~12 小时后，出现换气过度和严重的代谢性酸中毒，随后出现意识模糊、惊厥发作、昏迷和肾衰竭，随后很快死亡。CSF 淋巴细胞增多是一种常见的但并非不变的特征。代谢性酸中毒是由乙醇脱氢酶（ADH）将乙二醇转化为乙醇酸的结果，从而产生一个反映血液中这种附加物质存在的阴离子间隙。［阴离子间隙有不同的定义方式，但最实用的定义是阳离子 Na^+ 与阴离子 Cl^-、HCO_3^- 总和的差值（HCO_3^- 用静脉 CO_2 表示），大于 12 的值被认为是一个间隙。］乙二醇肾毒性的原因尚不清楚，可能是乙醇酸（glycolate）形成草酸和草酸结晶在肾小管中沉积的结果。（我们最近的一例患者在尿液中发现了马尿酸结晶，这一发现更符合摄入甲苯的特征。）这些晶体出现在尿液中，有时也出现在 CSF 中，有助于诊断。

非乙醇性酒精中毒的治疗

直到最近，治疗乙二醇中毒的方法还包括血液透析、静脉滴注碳酸氢钠和乙醇，后者是乙醇脱氢酶（ADH）的竞争性底物。然而，在这个方案中使用乙醇是有问题的。Baud 和同事们，以及最近布伦特（Bren）和同事们，还有雅各布森（Jacobsen），都主张静脉注射 4- 甲基吡唑［甲吡唑（fomepizole）］治疗乙二醇中毒，这是一种比乙醇更有效的 ADH 抑制剂。他们也推荐用这种方法治疗甲醇中毒。Brent 在一篇关于甲吡唑使用的综述中引用了美国毒理学学会（American Academy of Toxicology）的数据，并推荐给感兴趣的读者。一般来说，无论是甲醇或是乙二醇，当血浆乙醇浓度高于 20mg/dL 时，或者高于 10mg/dL 同时渗透压间隙大于 10，都被认为适宜使用甲吡唑治疗。在乙二醇中毒时，草酸盐尿和酸中毒是促使治疗的其他因素。如果大脑和肾损伤不太严重，血液透析仍然是一种必要的治疗方法。

一些从急性肾损伤和代谢影响中恢复过来的患者会遗留多数脑神经功能缺失，尤其是第Ⅶ和第Ⅷ脑神经。第Ⅷ脑神经异常发生在乙二醇摄入后6~18天，其原因是草酸结晶沿受累的神经池部沉积(Spillane et al)。

戒酒或戒断综合征

戒酒或戒断综合征是众所周知的症状组合，包括震颤、幻觉、癫痫发作、精神错乱，以及精神运动和自主神经过度活跃。虽然长期的慢性醉酒是导致这些症状的最明显因素，但只有在相对或绝对戒除酒精一段时间后，这些症状才会显现出来，因此被称为戒酒(*alcohol abstinence*)或戒断综合征(*withdrawal syndrome*)。图41-1解释了这一概念。戒断综合征的每一种主要表现都会或多或少地以其单一形式出现，如下所述，但通常情况它们是同时出现的。多数的戒断症状主要出现在狂饮或周期性饮酒者，但是长期饮酒者如果因为某些原因停止饮酒，如因手术或疾病住院时也不能幸免。完整的综合征被称为震颤谵妄，在下文中描述。

震颤

戒酒综合征(abstinence syndrome)最常见的单一表现是震颤(tremulousness)，通常被描述为“发抖”或“抖动”，并伴有一般的烦躁和胃肠道症状，特别是恶心和呕吐。这些症状首先出现在饮酒数天后，通常是在戒酒一晚后的早上。患者喝几杯酒“让他的神经平静下来”，然后就可以在一天余下的时间里喝酒而不会感到过度痛苦。这些症状会接连在早晨出现，而且越来越严重。后来症状增强，在完全停止饮酒后24~36小时达到峰值强度。全身性震颤(*generalized tremor*)是最明显的特征。其频率快(6~8Hz)，略不规则，严重程度变化不定，当患者在安静环境时趋于减少，随着运动活动或情绪紧张而增加。震颤可能非常剧烈，以致患者没有帮助就不能站立、清楚地说话或吃饭。有时几乎没有震颤的客观证据，而患者只抱怨是“内部颤抖”。

在几天内，轻度戒断综合征特征的脸红、厌食、心动过速、震颤等症状在很大程度上消退，但过度警觉、易受惊吓、运动抽搐等可能持续一周或更长

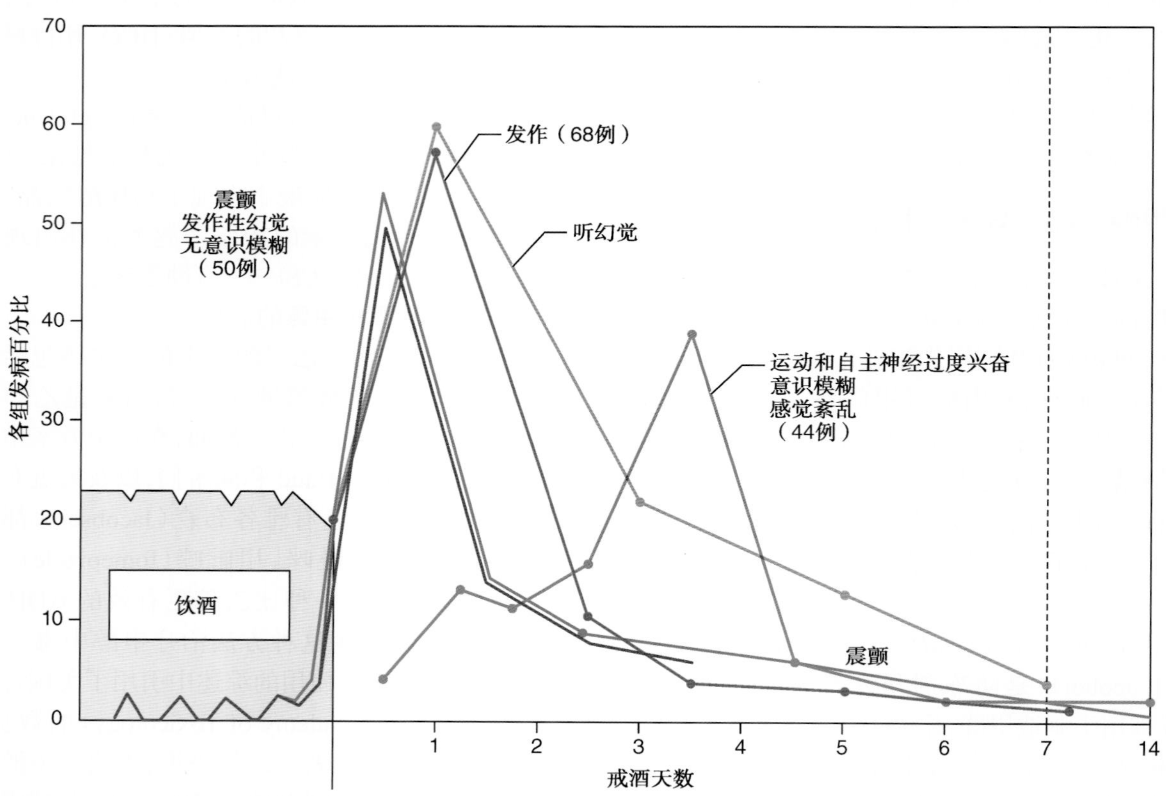

图41-1　急性神经功能障碍与戒酒的关系。阴影饮用期显著缩短，并非有意定量。基线上周期性的凹槽代表了一夜睡眠后出现的震颤、恶心等症状。各组症状与戒断的时间关系在文中进行了解释(经允许，改编自Victor M，Adams RD：The effect of alcohol on the nervous system. *Res Publ Assoc Res Nerv Ment Dis* 32：526，1953)

时间。10~14 天患者可能不再完全感到不安。根据 Porjesz 和 Begleiter 的研究，某些电生理异常（感觉诱发电位波幅降低、脑干听觉诱发电位潜伏期延长和传导速度延长）在临床异常消退后很长一段时间仍有改变。

幻觉

大约四分之一的戒断住院的震颤患者出现知觉障碍的症状。患者可能抱怨自己做了“噩梦”，与睡眠紊乱有关的噩梦样的经历，他发现很难与真实体验区分开。声音和阴影可能被曲解，或者熟悉的物体可能被扭曲并呈现不真实的形式（幻觉）。也可能有更多的明显幻觉，按频率的顺序是纯视觉型，视觉和听觉混合型，触觉型，或嗅觉型等。很少有证据支持某些视幻觉（虫子、离奇的事）是酒精中毒所特有的这种流行观点。实际上，幻觉包含了所有的视觉体验。它们通常是有生命的而不是无生命的，人或动物可以单独出现，也可以全景式出现，可以缩小或放大，可自然而令人愉悦，也可以扭曲、狰狞和可怕。幻觉可能是一种持续几小时的孤立现象，之后可能伴有其他的戒断征象。

急性和慢性幻听

多年来，人们一直认识到一种特殊类型的酒精性精神病（alcoholic psychosis），它或多或少由纯幻听构成。Kraepelin 将其称为“酒鬼的幻觉性精神错乱”或“酗酒狂”（alcoholic mania）。Victor 和 Hope 报告了一份 75 例这样的病例。这种疾病的主要特征，在一开始是出现听幻觉，尽管戒断期在其他方面有清晰的感觉，也就是说，患者没有迷失方向，也没有反应迟钝，仍有完整的记忆。这些幻觉可能以结构凌乱的声音形式出现，如嗡嗡声、铃声、枪声或咔嗒声（Bleuler 的基本幻觉），或者它们也可能有一种音乐性质，如低音哼唱或吟唱。然而，最常见的幻觉是人的声音。当这些声音能被识别时，他们通常被认为来自患者的家人、朋友或邻居，很少是广播或电视。这些声音可能是直接对患者说的，但更常见的是，他们以第三人称讨论患者。在大多数情况下，这些声音是恶意的、责备的或威胁性质的，并且会对患者造成困扰；然而，相当一部分声音并非令人不愉快，甚至也没有受到打扰。对患者来说，这些声音是清晰可闻和极其真实的，而且往往来自外界。也就是说，它们可能来自散热器或门的后面，来自走廊，或通过墙壁、窗户或地板。幻听的另一个特征是，根据幻听内容，患者的反应或多或少是可以理解的。患者可以请求警察保护，也可以竖起栅栏来抵御入侵者；患者甚至可能企图自杀以避免这些声音的威胁。幻觉在夜间最明显，持续的时间变化很大，可能很短暂，也可能连续几天间歇性出现，在特殊情况，可能持续数周或数月。

在产生幻觉时，大多数患者没有意识到他们的幻觉是不真实的。随着病情的改善，患者开始质疑这种不真实性，可能不愿谈论它们，甚至可能质疑自己的理智。完全康复的特征是意识到这些声音是虚构的，并且能够回忆，有时候能非常清晰地回忆起精神病发作时一些不正常的思维内容。

这种酒精性精神病的一个独有的特征是，它在小部分患者中演变为慢性幻听（*chronic auditory hallucinosis*）状态，慢性疾病开始时与急性疾病类似，但在一段时间后，也许是一两周，症状开始发生变化。患者变得安静和顺从，即使幻觉仍具有威胁性和贬损性。涉及和影响的想法以及其他缺乏系统性的偏执妄想变得突出。在这个阶段，这种疾病可能会被误认为偏执型精神分裂症，而 Bleuler 也确实是这样认定的。然而，这两种疾病之间有重要的区别，即酒精性疾病的发展与一次饮酒密切相关，过去的病史很少显示出分裂性人格特征。此外，有幻觉的酒精中毒患者的家族性精神分裂症发病率并不高（Schuckit and Winokur；Scott）；我们的同事 Victor 和 Adams 在这些患者急性发作后对他们进行长期评估，并未发现精神分裂症的迹象。有证据表明，反复发作的急性幻听使得患者更容易变为慢性幻听状态。

戒断性癫痫发作（“朗姆酒发作”）

在一段时间的慢性醉酒后相对或绝对戒酒的酒精戒断情况下，惊厥发作是常见的。90% 以上的戒断性癫痫发作（withdrawal seizures）发生在停止饮酒后 7~48 小时内，发病高峰时间是 13~24 小时。在癫痫发作活动期间，EEG 通常是不正常的，但它在几天内恢复正常，即使患者可能继续发生震颤性谵妄。在癫痫发作活动期间及之后的几天，患者对频闪刺激异常的敏感，几乎一半的患者发生全身性肌阵挛或惊厥发作反应［光阵发性反应（photoparoxysmal response）］。

发生在戒断期间的癫痫还有一些其他的显著特征。可能只有一次癫痫发作，但在大多数病例中，癫痫发作频率为一天 2~6 次，有时甚至更多；在维克多（1968）的研究中，只有 2% 的患者出现癫痫持续状态。癫痫发作是全面性和惊厥性。局灶性癫痫发作除了酒精的作用外，总是提示有局灶性脑损伤（通常是创伤性的)。在 Victor 的患者中,有 28% 的全面性戒断发作的患者发展为震颤谵妄(见 Victor,Adams 和 Collins,这个百分比在其他的系列要低一些);癫痫发作几乎总是先于谵妄。发作后精神错乱状态可能在谵妄发作时不知不觉地融合在一起,或在谵妄发作前几小时,甚至一天或更长时间内,发作后状态可能已消失。这种类型的癫痫发作通常出现在有多年饮酒史的患者中,必须与成年期出现的其他癫痫发作形式区分开来。朗姆酒发作(*rum fits*)或威士忌发作(*whiskey fits*),是酗酒者有时使用的名称,在这里只用来描述具有上述特征的癫痫发作。这有助于将他们与戒酒后很长一段时间后发生在饮酒期间的癫痫区别开来。

值得注意的是,常见的特发性癫痫或创伤后癫痫也会受到酒精的影响。在这些类型的癫痫发作中,一次或多次的癫痫发作可能只由一小段时间的饮酒诱发(例如,一个周末,或甚至一个晚上社交场合大量饮酒);在这些情况下,癫痫发作并不发生在患者醉酒时,而通常发生在第二天早上的"清醒"阶段,这也许并不令人感到意外。除了停药期间出现短暂性心律失常外,朗姆酒发作患者的 EEG 异常发生率并不高于正常人,与非酒精性复发性癫痫发作的 EEG 异常形成了鲜明对比。

戒断性癫痫发作的治疗和预防

大多数患者在戒断期间不需要服用抗癫痫药物,因为整个癫痫发作活动,无论是单次发作还是短暂的成簇发作,可能在患者被送到医院治疗之前就已经结束了。但是,在戒断早期非肠道使用地西泮或苯巴比妥钠的确可以预防既往有癫痫病史患者的戒断性癫痫发作,也适用于那些在戒酒时可能会出现癫痫发作的患者。D'Onofrio 和同事们的观察也支持这一方法,劳拉西泮(2mg 溶于 2mL 生理盐水)静脉注射在预防同一戒断期第一次发作后的复发性癫痫发作(*recurrent seizures*)非常有效。在接受治疗的 100 例患者中只有 3 例在 48 小时内再次发作,而 86 例未接受治疗的患者中 21 例复发。长期服用抗惊厥药既没必要也不实用,如果这些患者保持戒酒,他们就不会再癫痫发作;如果他们继续饮酒,通常会放弃药物治疗。此外,持续服用抗惊厥药物能否确定地预防戒断性癫痫发作并不确定。对于罕见的癫痫持续状态,应像其他类型的癫痫状态一样加以管理(见第 15 章)。在有特发性或创伤后癫痫病史的酗酒者,治疗的目标应该是戒酒,因为即使是短暂性饮酒也有诱发癫痫发作的倾向。这类患者需要持续服用抗惊厥药物。

震颤性谵妄和相关疾病

震颤性谵妄(delirium tremens,DTs)是所有急性酒精疾病中最剧烈和最严重的一种。其特征是严重的意识混乱、妄想、生动的幻觉、震颤、躁动和失眠,以及自主神经系统活动增加的征象,即瞳孔扩大、发热、心动过速和大量出汗等。谵妄的临床特征在第 19 章中详细介绍,因为它们与震颤性谵妄(DTs)和其他模拟谵妄的疾病有关。

震颤性谵妄发生在以下几种情况。常年酗酒成性的患者可能因一种不相关的疾病、事故或手术而入院,2~4 天后,有时甚至更晚出现精神错乱。或是,在一次长时间饮酒狂欢后,患者可能已经经历了几天的颤抖和幻觉症,或一次或多次癫痫发作,甚至可能在发生震颤性谵妄时已从这些症状中恢复,这通常是相当突然的。

至于震颤性谵妄的发生率,Foy 和 Kay 报告了一家大型综合医院因其他原因入院的患者的发生率为 0.65%。Ferguson 和他的同事报告说,在连续 200 例住进市医院的酗酒者中,24% 的人发生了震颤性谵妄,其中 8% 的人死亡,这一数字远高于我们医院的记录(见下文)。当然,报告的震颤性谵妄发生率会有很大的不同,这取决于特定医院服务的人群。

在大多数病例中,震颤性谵妄是良性和短暂的,结束和开始一样地突然。连续几天被不间断的活动和清醒所消耗,患者进入深度睡眠,然后醒来时神志清醒、安静和疲惫,几乎不记得谵妄时期发生的事件。少数情况下,谵妄状态随间歇性复发而逐渐消退。在这两种情况下,当震颤谵妄单独发作时,80% 以上的患者发病持续时间不超过 72 小时。更不太常见的,可能会出现一次或多次复发,不同严重程度的几次谵妄发作被相对清醒的间隔分开,整个的过程持续几天或偶尔可长达 4~5 周。

过去,大约 15% 的震颤性谵妄患者最终会死亡,但现在这个数字接近 5%。在许多致命病例中,有相关的感染性疾病或损伤,但在其他病例中,没有发现并发的疾病。许多患者死于高热状态,在某些情况下,死亡来得如此突然,以至于无法确定其死亡原因。关于震颤性谵妄死亡率可忽略不计的一系列病例的报告,通常可以追溯为未能区分震颤性谵妄与轻微形式的戒断综合征,后者更为常见,几乎从不致命。

在此提请注意,我们在停用巴比妥类药物后发生谵妄的经验(Romero et al),这与震颤性谵妄几乎相同，包括症状的突然终止，正如在后面“巴比妥类药物戒断或戒断综合征”小节中讨论的。

还有一种酒精戒断状态，与震颤谵妄密切相关，发作频率大致相同，其中震颤谵妄复合体的一方面表现突出，几乎排除了其他症状。患者可能只是表现出一种短暂的安静的意识混乱状态，躁动不安，抑或是持续数天或数周的奇特行为。也可能表现为生动的幻觉 - 妄想状态和与患者错误信念相一致的异常行为。与典型的震颤谵妄不同的是，非典型状态通常表现为单一局限发作而没有复发，在发作之前很少有癫痫发作，而且不会致命。

病理检查在震颤谵妄患者中异常地不明显。作者的病理资料中没有脑水肿，除非是在休克或缺氧晚期发生。在脑中没有发现明显的微观变化，这是人们所期望的疾病本质上是可逆的。EEG 的发现已经讨论了与戒断性癫痫发作有关。

震颤 - 幻觉 - 谵妄障碍的发病机制

在 1950 年之前，人们普遍认为震颤 - 幻觉 - 谵妄这些症状代表了酒精中毒最严重的形式，但这一观点并不符合最简单的临床逻辑。中毒的症状包括口齿不清、行为不受约束、步履蹒跚、昏睡和昏迷，这些症状本身是独特的，从某种意义上说，与震颤、发作和谵妄等症状复合体相反。从对人类和实验动物的观察中可以明显看出，在震颤谵妄和相关疾病的发展中，最重要和唯一必要的因素是在一段持续的慢性中毒后戒酒。此外，戒断症状的出现取决于血液酒精浓度从之前的较高水平迅速下降，而不一定取决于血液中的酒精完全消失。

酒精戒断产生症状的机制尚不完全清楚。除最轻微的病例外，在酒精戒断的早期阶段，都伴随血清镁的水平下降和动脉血 pH 值升高，后者是由于呼吸性碱中毒（Wolfe and Victor）。这两种因素都与神经系统的过度兴奋有关，可能这两种因素的复合效应在一定程度上导致了癫痫发作和其他戒断早期的特征性症状。然而，单独这些因素并不能解释问题。被认为在酒精耐受和戒断发展中起作用的分子机制已经在前面提到过。GABA 能系统与此关系最为密切，部分原因是由于慢性酒精使用下调了这种抑制性递质受体，但实际情况并非如此简单，因为兴奋性谷氨酰胺能系统也被酒精抑制。

实验室检查　罕见地，在酒精戒断状态下血糖会严重下降。正常血糖时的酮症酸中毒是另一个少见的发现。电解质紊乱具有不同的频率和意义。血清钠的水平很少改变，通常是升高而不是降低。氯化物和磷酸盐也是如此。大约四分之一的患者血清钙和钾含量降低。大多数患者表现出一定程度的低镁血症、低二氧化碳分压（PCO_2）和高动脉 pH 值异常，这可能在戒断症状的发病机制中很重要（见下文）。脑脊液异常的发生是不可预测的（通常是正常的），正如同脑成像检查的变化，它们可能表明存在某些内科或外科并发症。第三脑室和侧脑室扩大是常见的表现（见下文）。脑 MRI 检查正常，除非有早期韦尼克病（Wernicke disease），此时在导水管周围区和下丘脑可能有明显的病变，如前一章所述。

震颤性谵妄和轻微戒断症状的治疗（见第 19 章）

震颤性谵妄的治疗开始先要寻找相关的损伤（特别是颅脑损伤伴脑撕裂伤或硬膜下血肿）、感染（肺炎或脑膜炎）、胰腺炎和肝病。由于这些并发症的频率和严重程度，大多数情况下应进行胸片和头部影像检查，如怀疑脑膜炎应进行腰椎穿刺。在严重类型的震颤性谵妄中，应经常定期测量体温、脉搏和血压，以预测外周循环衰竭和过高热，这些加上损伤和感染的影响，通常是导致这种疾病死亡的原因。在低血压的情况下，必须迅速采取行动，使用静脉输液，必要时使用血管加压药。出现高热除了针对可能存在的感染的特异性治疗，还需要使用冷却床垫或蒸发冷却。

治疗中的另一个重要因素是纠正液体和电解质失衡，特别是低钾和低镁血症。严重的躁动和出汗可能需要每天服用多达 5L 的液体，其中至少 1 500~2 000mL 应为生理盐水。特定的电解质和必须摄入的量必须根据实验室的这些数值加以管理。如果血清钠水平极低，必须谨慎升高血钠浓度，以免诱发脑桥中央髓鞘溶解症（见第 39 章）。在罕见的低血糖病例中，使用葡萄糖是当务之急。出现严重酒精酮症酸中毒而血糖正常或仅轻微升高的患者通常很快恢复，无须使用胰岛素。

正如第 40 章中所强调的，酒精中毒患者使用葡萄糖溶液有一种特殊的危险。静脉注射葡萄糖可消耗最后可用的硫胺素储备并促发 Wernicke 病。通常，这些患者饮食中碳水化合物不成比例地高（再加上酒精是完全以碳水化合物形式代谢），硫胺素含量低，他们体内 B 族维生素的储存可能因胃肠炎和腹泻而进一步减少。因此，在所有需要肠外注射葡萄糖的病例中，添加 B 族维生素，特别是硫胺素（可通过肌内注射补充）是一种很好的做法，尽管正在治疗的酒精性疾病，例如震颤谵妄，主要不是由维生素缺乏引起的。

关于使用药物治疗戒断综合征，重要的是区分轻微症状与完全的震颤谵妄，前者基本上是良性的，几乎对任何镇静药物都有反应。目前还没有确切的方法来预测有戒断的早期征象患者是否会发展为震颤谵妄。后一种状态下，治疗的目的是弱化精神运动性和自主神经过度活动，防止疲惫，帮助静脉输液和护理；不应该试图“不惜一切代价”地抑制躁动不安，因为这样做需要大量使用可能抑制患者呼吸驱动的药物。

多种药物都能有效地控制戒断症状。较常用的药物是氯氮䓬（利眠宁）、地西泮（安定），辅助药物包括可乐定（clonidine）和β-肾上腺素能受体阻滞剂，以及一些较老的和较新型抗惊厥药物，如加巴喷丁，这可能会减少镇静药物的需求。就其疗效而言，在主要的镇静药物中几乎没有选择。更重要的是，目前几乎没有证据表明，任何一种药物都可以预防幻觉或震颤谵妄，或缩短病程，或改变震颤谵妄的死亡率（Kaim et al）。一个当代药物戒断管理的总结已经由 Kosten 和 O'Connor 提出。一般来说，吩噻嗪类药物应避免使用，因为它们可能降低癫痫发作的阈值。在预防癫痫发作方面，使用任何一种苯二氮䓬类药物都可能与单剂量劳拉西泮一样有效（见前面的讨论）。

如需进行肠外治疗，我们仍然更喜欢静脉注射 10mg 地西泮或氯氮䓬，每隔 20~30 分钟重复 1~2 次，直到患者平静下来并保持清醒；当患者极度亢奋和有幻觉时，我们也倾向于在严密控制的情况下使用咪达唑仑（midazolam）。β-肾上腺素受体阻断剂，如普萘洛尔（propranolol）、拉贝洛尔（labetalol）和阿替洛尔（atenolol），在一定程度上有助于降低心率、血压和减少震颤。洛非西定（lofexidine）是一种 α_2 受体激动剂，可阻断中枢性自主神经输出；而可乐定在减轻戒断症状的严重程度方面也同样有效，但临床试验对洛非西定给出了相互矛盾的结果，它们不被推荐作为唯一的治疗方法。糖皮质激素在戒断综合征的治疗中没有地位，更强的药物如丙泊酚（propofol）通常是不必要的。

韦尼克 - 科萨科夫综合征和酒精 - 营养性疾病（见第 40 章）

酗酒为神经系统营养性疾病的发展提供了理想的条件。虽然只有小部分的酗酒者会患上营养性疾病，但由于酗酒的频率高，这些疾病的总数是相当可观的。酒精所致的缺乏性疾病的重要性在于，这些疾病是可以预防的，如果被忽视，可能导致永久性残疾。这些疾病，特别是韦尼克 - 科萨科夫综合征（Wernicke-Korsakoff syndrome）已在第 40 章中有详细的讨论。与人们对预防 Wernicke 病的普遍看法相反，美国啤酒和其他酒类中 B 族维生素的含量极低，几乎没有营养价值（Davidson）。

与酗酒相关的发病机制不确定的疾病

第 40 章中还讨论了酒精性小脑变性（*alcoholic cerebellar degeneration*）和马尔基亚法瓦 - 比尼亚米病（*Marchiafava-Bignami disease*）。前者几乎可以肯定是营养性来源；后者似乎可能是营养代谢性的病因，但尚未确定。脑桥中央髓鞘溶解症，虽然常见于酗酒者，但更适合地考虑为获得性代谢紊乱，通常是过快地纠正低钠血症所致（见第 39 章）。在第 45 章中描述了与酗酒有关的某些骨骼肌和心肌疾病［急性酒精中毒性肌病和心肌病（*acute alcoholic myopathy and cardiomyopathy*）］，以及药物和毒物引起的肌病。还有一些不同的疾病被归因于酒精中毒，但它们与酗酒、营养缺乏或其他一些相关因素的因果关系尚不清楚，仍有待讨论。

酒精性痴呆和脑萎缩

酒精性痴呆（*alcoholic dementia*）一词已被广泛使用，通常不加区分地指代一种可能是独特形式的痴呆，这种痴呆可归因于酒精对脑的慢性、直接影响。不幸的是，这是一种被归为酒精性痴呆及其在较早文献中出现的许多同义词的综合征［酒精性恶化状态（*alcoholic deteriorated state*）、慢性酒精性精神病（*chronic alcoholic psychosis*）、酒精引起的慢性或器质性脑综合征（*chronic or organic brain syndrome due to alcohol*）］，无论是在临床上还是病理上都没有得到令人满意的描述。在《精神病学综合教科书》（*Comprehensive Textbook of Psychiatry*）中，它被定义为“人格结构的逐渐瓦解，伴有情绪不稳、失控和痴呆”（Sadock and Sadock）。所谓的这种状态的例子显示了一组明显不同的症状，包括嫉妒和猜疑，道德品质退化和其他人格和行为障碍，工作表现、个人护理和生活习惯恶化；定向障碍，判断力受损，以及智力功能缺陷，特别是记忆。

人们曾多次尝试重新定义酒精性痴呆。Cutting 和 Lishman 都认为，科尔萨科夫精神病（*Korsakoff psychosis*）一词应仅限于急性发作的相当程度纯记忆障碍患者，而有智力退化、逐渐演变的较全面症状患者可被认为罹患酒精性痴呆。这些是相当薄弱的诊断标准。正如在第 40 章所指出的，Korsakoff 精神病起病隐袭和逐渐进展，该病患者除了有失忆缺陷外，其特征是认知功能障碍，很少或根本不取决于记忆。更重要的是，在这些作者指认为酒精性痴呆的患者中，没有一例进行神经病理学检查，而没有这项检查，临床评估必定是武断的和不精确的。

据称是原发性酒精性痴呆的基础的病理改变甚至比临床综合征的定义更不精确。在这方面，考维尔（Courville）的著作被引用得最多，他描述了一系列大脑皮质的变化，并将其归因于酒精的毒性作用。经过仔细观察，其中的一些发现并不是特异的，只是反映了老化的影响或组织固定和染色的不重要的人为因素。Harper 和 Blumbergs，后来是 Harper 和 Kril 报告了酗酒者的平均脑重量减少，以及脑周围间隙体积增大，这些发现仅仅证实了脑的皱缩，而这种皱缩很容易被许多酗酒者的脑成像检查证实，而且在某种程度上，持续戒酒是可逆的（见下文）。

尸检结果显示，大多数带有酒精性痴呆标签的病例都只是有 Wernicke-Korsakoff 综合征的病变。通常合并不同程度的创伤性损伤。其他病例表现为 Marchiafava-Bignami 病，肝性脑病，硬膜下血肿，或一种不相关的交通性脑积水、Alzheimer 病，缺血性坏死，或其他一些与酒精中毒完全无关的疾病。实际上，在我们的材料中，临床状态总是可以由这些疾病过程中的一个或一个组合来解释，没有必要假设酒精对脑的毒性作用。这也是 Torvik 和他的同事的经历，除了少数的例外，如巧合的 Alzheimer 病，所有被诊断为酒精性痴呆的病例，经神经病理学检查，都显示为 Wernicke-Korsakoff 病的慢性病变。

简而言之，原发性酒精性痴呆的概念中最严重的缺陷是，它缺乏一种独特的、定义明确的病理。在形态学基础建立之前，其状态必然模糊不清。关于这一问题和所谓的酒精性脑萎缩的更详细的讨论可以在 Victor（1994）的综述中找到。

酒精性脑萎缩（*alcoholic cerebral atrophy*）同样不能构成一个明确界定的疾病整体。这一概念最初是气脑造影检查的产物。相对年轻的酗酒者，有些有，有些没有大脑疾病的症状，常常可以发现脑室扩大，脑沟增宽，主要是在额叶（见 Brewer 和 Perrett，以及 Haug 的报告）。在慢性酗酒者的脑影像学检查中也有类似的发现（见 Carlen et al 的综述）。这些影像学表现的临床相关性尚不清楚。Wilkinson 证明，临床上正常的酗酒者，其“脑萎缩”的放射学指标是年龄相关性的；一旦剔除了年龄因素，这些受试者的影像学所见与非酒精中毒的对照组没有显著差异。然而，从 Harper 和 Blumbergs（1982）以及 Harper 和 Kril（1985）的研究来看，慢性酒精暴露确实可能导致脑萎缩，但这需要证实。酒精性萎缩的观点之所以受到公开批评，主要是因为当保持戒酒时，脑室扩张实际上在相当程度上是可逆的（Carlen et al；Lishman；Zipursky et al；Schroth et al）。

胎儿酒精综合征

胎儿酒精综合征是指父母酗酒可能对后代产生不利的影响，这是医学著作中反复出现的主题。第一次提及这种关联的很可能是沙利文（Sullivan），他在 1899 年的报告说，酗酒母亲的孩子的死亡率比“相似血统”不喝酒的母亲的孩子高 2 倍多。Sullivan 以及后来的哈格德（Haggard）和耶利内克（Jellinek）都将这种死亡率的上升归因于出生后的影响，如营养不良或家庭环境混乱，而不是子宫内酒精的影响。母亲酗酒会损伤胎儿的观点被普遍反对，并被归为酗酒迷信或戒酒理论家的主张的范畴。

在 20 世纪 60 年代末，可以说，酗酒对胎儿的影响被重新发现。法国的 Lemoine 和同事们，然后是美国的 Ulleland、Jones 和 Smith，描述了严重酗酒的母亲所生婴儿的一种独特的异常模式。他们指出，与体重相比，受影响的婴儿的身长较短，他们中的大多数都低于头围的第三百分位数。他们也依据存在睑裂短（内、外眦赘皮间距缩短）和内眦赘皮皱襞，上颌发育不全，小颌畸形，人中不清楚和上唇薄，纵向掌纹、手指屈曲畸形以及其他关节活动受限等加以区分。小的异常（通常是自行闭合的心脏间隔缺损）、外生殖器异常、唇腭裂等比一般人群更常见。所有这些特征都与母亲在怀孕期间服用抗癫痫药物的婴儿所描述的综合征“胎儿抗惊厥药（抗癫痫药）综合征”相似（见第 15 章），新生儿吸吮差，睡眠不好，许多人易怒、烦躁不安、多动和震颤；后面的这些症状都类似于酒精戒断，只不过它们持续存在。

Jones 及其同事们首次对患有被称为胎儿酒精综合征（*fetal alcohol syndrome*，*FAS*）的儿童进行了长期研究。在 23 名酗酒母亲所生的婴儿中，新生儿死亡率为 17%；新生儿期能存活下来的婴儿几乎有一半未能达到正常体重、身高和头围，即使在最佳环境条件下，婴儿仍出现不同程度的智力迟钝。对于几个严重受累儿童的大群体现已被观察了20年或更长时间（见Streissguth）。注意力分散、注意力不集中、多动和精细运动协调障碍是儿童早期的显著特征。大多数这样的孩子都属于注意力缺陷多动障碍的范畴。头围生长缓慢是整个婴儿期和儿童期一致的发现。青春期后，该综合征的体征变得不那么明显，但实际上所有的青少年都遗留下了某种程度的智力迟钝和行为异常。

该综合征的病理改变已在少数病例中进行了研究，但没有出现统一的改变。一些有趣的观察结果，如Ikonomidu和同事们的发现，表明酒精暴露通过一种凋亡机制，对发育中的大鼠脑中数百万的神经元的删除产生了深远的影响。主要的易损性发生在突触发生期间，人类的突触发生期从怀孕的第6个月开始。

值得注意的是，非酗酒女性在怀孕期间（第二次世界大战期间）因严重的食物缺乏，所生的婴儿很小，而且经常早产，但这些婴儿并没有表现出胎儿酒精综合征（FAS）特征性的畸形模式。酒精很容易穿过人和动物的胎盘，在小鼠、大鼠、小鸡、小型猪和小猎犬身上，酒精已被证明具有胚胎毒性和致畸作用。因此，迄今为止的证据支持酒精的毒性作用，虽然乙醛和吸烟可能的毒性作用和营养缺乏可能的促进作用尚未被完全排除。

迄今为止，所观察到的明确的FAS病例只发生在严重酗酒的母亲（其中许多伴有震颤谵妄和肝病）所生的婴儿中，她们在整个孕期持续大量饮酒。需要指出的是，与少量酒精摄入的关联远没有那么安全。由美国国立卫生研究院（NIH）赞助的一项合作研究的数据显示，酗酒妇女的后代中约有三分之一患有FAS。Abel和Sokol曾估计，世界范围内FAS的发病率约为每1 000个活产婴儿1.9个，并宣称它是西方国家中智力迟钝的主要的已知原因。产生该综合征所必需的母亲酒精中毒的程度以及发生该综合征的妊娠的关键阶段仍不明确。前面描述的各种致畸效应估计发生在胚胎期，即胎儿生命的前2个月。其他非致畸效应似乎与妊娠期间胎儿暴露于特别高水平的酒精有关。

美国国立卫生研究院出版的《酒精健康与研究世界》（*Alcohol Health and Research World*）的一期特刊（1994年第18卷）对与酒精相关的出生缺陷和围绕这一主题的有争议的问题进行了全面的阐述，仍不过时。

酒精性肝硬化和门-体分流的神经并发症

酒精性肝硬化和门-体分流的神经并发症，这类的酒精性疾病在第39章，连同神经系统获得性代谢障碍讨论过。

酒精依赖的治疗

在从酒精中毒的急性内科和神经并发症中恢复后，患者仍然必须面对酒精依赖（alcohol dependence）的潜在问题。只治疗内科并发症，而把酗酒问题留给患者自行处理是短视的。但事实几乎总是如此，随着可预见的疾病复发，饮酒会重新开始。因此，医学界必须准备好应对成瘾性问题，或者至少开始治疗。

过度饮酒的问题令人望而生畏，但也并非像人们通常认为的那样毫无希望（见O'Connor and Schottenfeld的评论）。医生中一个常见的误解是，需要专门的精神病学培训和大量的时间来处理上瘾的饮酒者。实际上，一个成功的治疗方案可以由任何感兴趣的医生开始，使用标准的病史采集技术，与患者建立联系，并制订一个频繁的随访时间表，尽管不一定是长期的。我们针对问题饮酒者进行的一项对照研究进一步证实了我们的立场，在这些饮酒者中，无论是由全科医生还是由专家进行的治疗都同样成功（Drummond et al）。O'Connor和Schottenfeld总结了对有饮酒问题但还没有依赖酒精的患者的各种治疗方法。他们喜欢用简短而有针对性的干预，明确地指出问题，并提供有同情心的建议；医生通常是这种互动的中心人物。

治疗成功的必要条件看来似乎是完全戒酒，实际上，这代表唯一的永久解决办法。有一些酒精成瘾者能够减少酒精摄入量，并最终适度饮酒，但他们只占成瘾人群的小部分。必须使酗酒患者充分认识到继续饮酒的医学和社会后果。还必须让他们明白，由于某些体质上的特征（如糖尿病患者，他们不能摄入糖分），他们不能适度饮酒。这些事实应该像用解释任何其他疾病的基本特征一样向酗酒者说明；采取惩罚或说教的态度不会有什么好处。当然，也不应该让患者觉得他们对自己的疾病没有任何责任；让他们觉得自己有责任为自己的酗酒行为做点什么似乎是有好处的。

在酒精中毒患者的短期和长期管理中，许多方法已被证明是很有价值的。其中比较重要的方法是入住戒毒或特定的医院单元，进行康复治疗、厌恶治疗或使用双硫仑（disulfiram）［即安塔布司

(antabuse)],以及参加酗酒者康复自助组织。戒毒诊所和酗酒治疗专科医院单元现在随处可见。医生应该了解可以处理这一问题的社区资源,并要准备在适当情况下利用这些资源。大多数住院患者项目包括个人和团体咨询,关于疾病和康复宣教,以及家庭干预等。(个人或团体的)门诊治疗可从专门设施或一般精神卫生设施的专门治疗师处广泛地获得,家庭咨询通常也提供,而且往往是有益的。在美国,大多数专业的酒精中毒治疗包括介绍匿名戒酒互助会(Alcoholics Anonymous,AA)的方法和利用(见下文)。

双硫仑(disulfiram)干扰酒精的代谢,近年来已较少使用,因为同时服用双硫仑和酒精的患者在组织中蓄积了过量的乙醛,导致恶心、呕吐和低血压,有时达到明显的程度。人们不再认为有必要向患者证明这些影响,这足以警告他们,如果他们在体内有药物的情况下饮酒,可能会导致严重的反应。

阿片类拮抗剂纳曲酮(naltrexone)(50mg/d 口服)或一种长效的注射制剂也已被用于这一目的,在许多试验中总体效果良好。在这一难以治疗和在临床试验中难以保留的人群中,可注射的储罐形式具有改善依从性的优势。Anton(2008)总结了纳曲酮治疗酒精依赖的相关试验和临床实施情况。在欧洲,用 GABA 和谷氨酸调节剂阿坎酸(acamprosate),2 000mg/d,取得了一定的成功,但这种药物在美国还没有上市,有一些试验表明它是无效的。据推测,一种新的方法是通过使用抗惊厥药物如托吡酯来阻断酒精对中脑边缘叶多巴胺系统的成瘾效应。Johnson 和他的同事能够证明服用这种药物的患者酒精摄入量比服用安慰剂的患者减少,尽管这仅仅是 12 周的时间。Swift 在一篇综述中阐述了这些药物治疗的使用和两项研究结果之间冲突的可能原因。Anton 和他的同事(2006)进行了一项复杂的随机试验,比较了纳曲酮、认知行为疗法以及两者联合使用,发现在短短 4 个月的时间里,单独用药或者与心理治疗合用戒断的可能性最大,那些接受认知疗法但既未用纳曲酮,也未用安慰剂的患者表现得较差。

使用双硫仑治疗,只有在患者已清醒数天,最好是更长的时间后才开始进行。它决不应给予心脏病或晚期肝病患者使用。如果患者在服用双硫仑时饮酒,随后会发生严重反应,甚至需要医疗护理救治,因此可以防止他们继续的狂饮。如果持续使用数月或数年,双硫仑可能会导致多发性神经病,但这是一种罕见的并发症。

匿名戒酒互助会(AA),是一个非正式的康复酗酒者联谊会,已被证明是酗酒者康复中唯一最有效的力量。这个组织的理念体现在它的“12 个步骤”中,这是一系列指导患者恢复清醒生活的原则。匿名戒酒互助会的方法特别强调恢复原状的做法,帮助其他酗酒者的必要性,相信一种更高的力量,团体的忏悔,以及酗酒者单独地对酒精无能为力的信念。虽然缺乏准确的统计数据,但据说有三分之一的会员对该计划表现出不止一时的兴趣,最终达到了长期或永久的清醒状态。不是每个患者都能接受 AA 所使用的方法,但大多数坚持 AA 活动的人都能从中受益,特别是,医生不应该接受患者最初的消极反应,而作为放弃 AA 治疗模式的理由。

最后,应该指出的是,酒精中毒经常伴发其他类型的精神疾病,特别是反社会人格和情感性疾病[精神科医生用双重诊断(*dual diagnosis*)这一术语来表示精神病理的这种组合]。在后一种情况下,普遍的情绪是抑郁而不是狂躁,而且在女性中更常见,在这些情况下,女性比男性更容易喝酒。此时,应该寻求专家的精神病学帮助,最好是来自那些也熟悉成瘾性疾病的专家。人们正在尝试用侵入性的方法来治疗酒精成瘾,例如对不同部位进行脑深部电刺激,但这些方法只能被认为是实验性的。

医生在照顾有酒精问题的患者中的作用已经被几个政府机构概述,并在由 O'Connor 和 Schottenfeld 撰写的综述文章中做了总结。

阿片类和合成的镇痛药

阿片类(opiates),或阿片类药物(opioids),严格地说,包括鸦片(opium)中所有的天然生物碱,它是从罂粟(papaver somniferum)果实的种壳制备的。出于临床目的,阿片类一词仅指具有高度镇痛活性的生物碱,亦即吗啡。阿片类和麻醉 - 镇痛药(narcotic-analgesic)的术语是指代有吗啡的类似作用药物。吗啡的化学修饰化合物,包括二乙酰吗啡(diacetylmorphine)或海洛因(heroin)、氢吗啡酮(双劳地)、可待因、氢可酮和氧可酮(奥施康定),以及从维多利亚时代和以后的鸦片酊(laudanum)和复方樟脑酊(paregoric)。第二类阿片类药物包括纯合成镇痛药:哌替啶[杜冷丁(Demerol)]及其同类的药物,特别是芬太尼(fentanyl)、美沙酮(methadone)、左啡诺(levorphanol)、丙氧芬(Darvon)、洛哌丁胺[易蒙停(Imodium)的活性成分],以及地芬诺酯(Lomotil

的主要成分)。合成镇痛药的药理作用和滥用方式与阿片类药物相似,差异主要是在数量上。

阿片类药物激活 G 蛋白偶联跨膜受体,意味着它们通过 cAMP 的中间体影响神经元的活动;受体类型主要为 μ 型、δ 型和 κ 型。这些受体集中于丘脑和后根神经节(μ 受体,疼痛)、杏仁核(情感)和脑干中缝核(警觉),以及 Edinger-Westphal 核(瞳孔缩小),这一认识阐明了阿片类药物的临床作用。脑干中的受体也属于 μ 型,参与调节对缺氧和高碳酸血症(呼吸抑制)的呼吸反应。受体也广泛分布在其他器官的神经成分中,特别是胃肠道,解释了应用这类药物导致了便秘作用。

阿片类药物的临床效应可从急性中毒和成瘾两个方面考虑。

阿片类过量

由于阿片类物的普遍使用,特别是非法使用,中毒是经常发生的。这也可能是发生在因意外误食或注射或有自杀意图,剂量计算错误,使用替代品或受污染的街头产品,或由于异常的敏感性。儿童对阿片类药物的敏感性增加,以至于相对小剂量就可能中毒。成人的黏液水肿、Addison 病、慢性肝病和肺炎也是如此。有些人还可能发生急性中毒,他们不知道从非法来源获得的阿片类药物的效力差别很大,而且对阿片类药物的耐受在停用药物后迅速下降,一旦嗜好恢复,以前耐受良好的剂量可能是致命的。

无反应性、呼吸表浅、呼吸速率慢(如 2~8 次 /min)或周期性呼吸、针尖样瞳孔、心动过缓和体温过低是急性阿片类药物中毒公认的临床表现。在晚期,瞳孔扩张,皮肤和黏膜发绀,以及循环衰竭。在病程的后期,可能出现肺水肿,或吸入性肺炎变得更明显,正如 Boyer 在阿片类药物过量的综述中所总结的。死亡的直接原因通常是呼吸抑制,随后是窒息。心肺骤停的患者有时会遗留下所有已知的缺氧性脑病的后遗症(见第 39 章)。轻度中毒的反应为厌食、恶心、呕吐、便秘、性欲缺失。阿片类药物毒理学筛选可能是有用的,但必须在这些测试结果完成之前采取行动。

阿片类过量的治疗

阿片类药物过量的治疗包括支持通气和使用纳洛酮(naloxone)或长效制剂纳美芬(nalmefene),二者都是阿片类药物和合成镇痛药的特定的解毒剂。Boyer 提出,成人纳洛酮的剂量通常为 0.4~0.5mg,并以更大的剂量重复给药(第 2 次剂量通常为 2mg),每 2 分钟静脉注射一次,直到剂量为 15mg,如 Boyer 所述。对于儿童,推荐用更大的初始剂量 0.1mg/kg。鼻内制剂 2mg 和 4mg 可用于急救治疗,但其持续疗效不如静脉制剂。循环和呼吸的改善和瞳孔缩小的逆转通常是戏剧性的。如果纳洛酮未能产生这样的反应则应对阿片类药物中毒的诊断提出疑问。可能会出现麻醉药的戒断反应,而且可能是剧烈的和对治疗有耐药性。如果患者对纳洛酮有足够的呼吸和瞳孔反应,则应观察至 24 小时,必要时可肌内注射更大剂量的纳洛酮(比前面使用的有效剂量高 50%)。

然而,纳洛酮对意识的直接影响较小,而患者仍可能昏昏欲睡数小时。只要呼吸维持良好,这是无害的。虽然纳美芬的血浆半衰期为 11 小时,相比纳洛酮的半衰期为 60~90 分钟,但纳美芬在急救情况下并没有明显优势。如果是口服的药物,洗胃是一种有效的措施。由于阿片类药物的毒性反应之一是肠梗阻,肠梗阻会导致一些药物滞留在胃中,所以这种方法可能在摄入后数小时仍有效。对于使用纳洛酮会导致阿片类药物戒断反应的担忧通常是没有根据的。

一旦患者意识恢复,就可能会出现瘙痒、打喷嚏、流泪、竖毛反应、全身弥漫性疼痛、打哈欠和腹泻等症状。这些是后面要描述的阿片类药物撤药或戒断综合征的可识别的症状。因此,对于过量服用阿片类的成瘾者,必须极其谨慎地使用解毒剂,因为在这种情况下,它可能会促成戒断现象。恶心和严重腹痛可能是由于胰腺炎(因 Oddi 括约肌痉挛所致),是使用阿片类药物或戒断后可能出现的其他棘手的症状。癫痫发作是罕见的。

阿片类药物成瘾

就在 50 年前,美国估计有 6 万人对麻醉药品成瘾,这还不包括那些因为不治之症的疼痛而需要用药的人。与滥用酒精和巴比妥类药物相比,这是一个相对较小的公共卫生问题。此外,阿片类药物成瘾现象严重的人群只有纽约、芝加哥、洛杉矶、华盛顿特区和底特律等几个城市。自 20 世纪 60 年代末以来,阿片类药物成瘾开始显著增加。据美国疾病控制和预防中心(Centers for Disease Control and Prevention,CDC)的数据显示,截至 2016 年,在美国 6.3 万例药物过量死亡的案例中,66% 涉及阿片类(包括处方和非法的阿片类),平均每天有 115 名美国人死于阿片类药物过量。阿片类药物相关死亡数的连续上升可追溯到三个趋势，即 20 世纪 90 年代阿片类（天然的和半合成阿片类和美沙酮）处方数量增加，2010 年前后涉及海洛因的服药过量死亡人数增加，2013 年前后涉及合成阿片类过量死亡人数增加。阿片类药物成瘾者的确切人数尚不清楚，但据美国禁毒署（Drug Enforcement Administration）估计，这一数字远远超过 50 万。当人们认识到相当数量的成瘾者血清 HIV 呈阳性，从而成为彼此、新生儿和非成瘾者之间的传播源时，这个问题就显得极为重要。

病因和发病机制

许多因素，包括社会经济、心理和药理学等都促使阿片类药物成瘾的发生。最易对阿片类成瘾的是生活在大城市经济萧条地区的青年男子，但在郊区和小城市，以及富裕人群中也发现了大量的成瘾者。阿片类药物的使用往往在青少年期开始，整整三分之二的成瘾者在 21 岁之前就开始吸毒。许多人有精神障碍、行为失调，反社会人格是最常见的（"双重诊断"，用精神病学术语来说），但易成瘾并不局限于一种人格类型。门罗（Monroe）和他的同事使用列克星敦人格量表（Lexington Personality Inventory），对一组 837 例阿片类药物成瘾者进行了调查，发现 42% 的人有反社会人格的证据，29% 的人有情感障碍，22% 的人有思维障碍，只有 7% 的人没有这类障碍。与成瘾者的交往是成瘾的另一种原因。从这个意义上说，阿片类药物成瘾具有传染性，部分由于这种模式形成，阿片类成瘾已达到流行病的程度。

阿片类药物成瘾包括三个可识别阶段，①中毒，或"欣快"期，②药物依赖或觅药行为（成瘾）期，以及③戒断一段时间后复发倾向期。阿片类药物中毒的一些症状已被述及。对于有严重疼痛或疼痛预期性焦虑患者，使用阿片类制剂会产生一种不寻常的幸福感，这种状态传统上被称为吗啡欣快感（*morphine euphoria*）。应该强调的是，在这类患者中，只有很少一部分在疼痛消退后会继续习惯地使用阿片类。绝大多数潜在成瘾者在开始使用阿片类时并没有罹患痛苦疾病的折磨，用欣快一词来描述最初的效应可能并不恰当。这些人在重复几次后，意识到"舒服"，尽管随后又出现了不愉快的，或烦躁的症状（当药效减弱时出现恶心、呕吐和虚弱）。

成瘾的药理学标准（与心理学标准相反），如前面关于酒精中毒所指出的，是药物耐受和躯体依赖。躯体依赖（physical dependence）是指在持续用药一段时间后，停用药物时出现的明显症状体征。这些症状体征构成了一种特定的临床状态，称为戒断（*abstinence*）或戒断综合征（*withdrawal syndrome*）（见下文）。耐受性和生理依赖性发生机制的基础尚不完全清楚。然而，众所周知，阿片类药物激活阿片类抗伤害感受系统（脑啡肽、强啡肽、内啡肽），这些是位于神经系统许多不同水平的阿片类受体（这些在前面提到和在第 7 章中描述；另见 Fields 的综述）。阿片类受体，可能主要是 μ 型受体的脱敏，通过受体从 G 蛋白复合物解偶联的机制来解释耐受性。

在成瘾的依赖性方面，重复地自行给药是最重要的因素。不论一个人如何描述偶尔接触毒品所产生的精神状态，他很快就会发现要想获得最初的效果，就需要增加剂量（耐受性）。虽然最初的效果可能无法完全恢复，但逐渐增加的药物剂量确实缓解了每次注射效果消失时产生的不适。通过这种方式形成了一种新的药物诱导的需求，阿片类药物的使用变得自我延续。与此同时也产生了明显程度的耐受，因此最终可以使用大剂量的药物，例如每天 5 000mg 吗啡，而不会出现中毒症状。

阿片类戒断综合征

戒断或戒断综合征的强度取决于药物剂量和成瘾（*addiction*）的持续时间。然而，与最后一次接触药物有关的戒断症状的出现与制剂的半衰期有关。如果使用吗啡，大多数人每天服用 240mg，连续 30 天或更长时间，会在戒断后出现中等严重程度的戒断症状。只服用 15mg 吗啡或等量的美沙酮或海洛因连续 3 天的人，服用麻醉药拮抗剂可促发阿片类戒断的轻微征象。

发生在吗啡成瘾者身上的戒断综合征可以作为原型。戒断最初的 8~16 小时通常是无症状地过去了。在这个时期结束时，打哈欠、流涕、出汗、竖毛和流泪等表现明显。这些症状起初很轻微，几小时后就逐渐加重，然后持续几天。患者可能在戒断早期能够入睡，但焦躁不安，此后失眠仍是一个突出的特征。瞳孔扩张，反复出现"鸡皮疙瘩"和肌肉颤搐，患者主诉背痛、腹痛和下肢疼痛，"忽冷忽热"；频繁地索要毯子。大约在 36 小时，躁动不安变得更加严重，通常会出现恶心、呕吐和腹泻。体温、呼吸频率和血压都略有升高。所有这些症状在戒断后 48~72 小时达到高峰，然后逐渐消退。阿片类戒断综合征很少是致命的（它只对婴儿有生命危险）。7~10 天之后，戒断的临床体征不再明显，虽然患者可能抱怨失眠、紧张、虚弱，以及肌肉酸痛了数周，一些生理变量的小的差异可以用精确的技术检测到长达 10 个月（长时间戒断）。

习服（*habituation*），相当于情感或心理上的依赖（*dependence*），指的是用寻求药物的活动来代替生活中其他所有的目的或目标。正是这一特点，促使在生理上（“非目的性”）戒断改变消失了很长一段时间后患者仍然可能旧病复发再次用药。复发的原因目前尚不完全清楚。理论上，戒断综合征的片段可能仍然是一种条件反应，这些戒断征象可能由适当的环境刺激诱发。因此，当一个“被治愈”的成瘾者回到一个很容易获得麻醉药品的情形下，或者在一个与最初使用毒品有关的环境中，未完全熄灭的觅药行为可能会再次出现。

阿片类药物及其相关的合成类镇痛药的成瘾和戒断特征在性质上是相似的。这些差异是定量的，并与剂量、效价和作用时间的差异有关。海洛因的效力是吗啡的 2~3 倍，但在医疗实践中遇到的海洛因戒断综合征通常程度较轻，因为街头毒品的剂量较低。氢吗啡酮（dilaudid）比吗啡药效强，作用持续时间短，因此成瘾就需要每天更大的剂量，戒断综合征出现和消退的速度也更快。可待因的戒断症状虽然明确，但没有吗啡的那样严重。丙氧酚（propoxyphene）的成瘾率可以忽略不计，因其是一种弱阿片类药物。美沙酮的戒断症状不如吗啡的戒断症状强烈，而且直到戒断后 3 天或 4 天才显现出来，由于这些原因，美沙酮可被用于治疗吗啡和海洛因依赖（见下文）。哌替啶（meperidine）成瘾特别重要，因为它在医生和护士中的发病率很高。对药物毒性的耐受是不完全的，因此成瘾者可能会出现颤抖、肌肉颤搐、精神错乱、幻觉，有时可惊厥发作。戒断症状在最后一次注射后 3~4 小时出现，在 8~12 小时达到最大强度，此时的戒断症状可能比吗啡的更严重。

对成瘾和躯体依赖的生物学基础，我们的理解还很有限。动物实验提供了有关的神经递质和神经元系统的见解。通过将阿片类药物及其拮抗剂微透析进入动物的脑中枢结构，初步得出结论，在反复暴露阿片类药物的条件下，中脑边缘结构，特别是伏隔核、中脑腹侧被盖和蓝斑会被抑制或激活。因此，如前所述，长期使用阿片类药物会增加细胞内信使（G 蛋白）水平，G 蛋白驱动蓝斑和伏隔核内的第二信使 cAMP 活动；阻断这些蛋白的表达可显著增加成瘾大鼠对阿片类药物的自我用药行为。与酗酒一样，边缘系统中 5- 羟色胺和多巴胺受体的某些亚型与阿片类药物成瘾和习服的心理方面有关。这些相同的结构被认为是人类驱动如性、饥饿和精神满足等神经冲动的共同途径。Cami 和 Farre 回顾了成瘾发生的神经生化机制。

成瘾的诊断通常是在患者承认使用和需要药物时才能做出。如果患者隐瞒事实，就需要依据间接证据，如瞳孔缩小、针痕、消瘦、脓肿瘢痕或化学分析等。哌替啶成瘾者可能有瞳孔扩大和肌肉颤搐。在尿液中发现吗啡或阿片类衍生物（海洛因以吗啡形式排出）是患者在 24 小时内应用过一定剂量此类药物的确证的证据。当急性阿片类药物中毒在治疗后出现典型的戒断综合征时，阿片类药物成瘾的诊断也就立即变得清楚了。

阿片类戒断综合征的治疗

关于药物成瘾的性质和适当的治疗方法的观点，既具有生物学性质又具有民族学和社会学性质。在过去 40 年里取得一定成功的一种方法是用美沙酮（methadone）代替阿片类药物，用美沙酮 1mg 代替吗啡 3mg、海洛因 1mg 或哌替啶 20mg 的比例。由于美沙酮是长效和口服有效的，每日只需口服 2 次，每次 10~20mg 就足以抑制戒断症状。经过 3~5 天的稳定期后，美沙酮剂量可减少，并在 3~5 天内停药。另一种方法可能效果略差，是使用可乐定（0.2~0.6mg，每日 2 次，持续 1 周），这种药物可以抵消大部分去甲肾上腺素能戒断症状，然而该药引起的低血压可能是一个问题（Jasinski et al）。

在欧洲，注射二乙酰吗啡，即海洛因的活性成分，常用于那些无法通过任何其他方法戒除毒瘾和远离毒品的成瘾者，在临床试验中与美沙酮比较时取得了一些成功（见 Oviedo-Joekes et al）。需要有能够在医学上逆转过量用药的特殊环境，但即使是这种看似极端的措施，似乎也能实现全面减少个人和社会危害的理念。

一种在全身麻醉下进行的快速排毒疗法，作为治疗阿片类成瘾的一种方法在许多中心很流行，现在由于安全的原因基本上已经被摒弃，但是如果其他较传统的方法仍然无效，它可能会被恢复。该技术包括在数小时内增加阿片受体拮抗剂纳洛酮（naloxone）或纳曲酮（naltrexone）用量，同时通过输注异丙酚或类似麻醉剂，并辅以静脉输液来抑制自主神经反应和其他戒断综合征的表现。麻醉后立即给予可乐定和镇静剂等药物治疗。这种手术有很大的风险，已经发生了几起死亡事件，因此该方法几乎被放弃。此外，部分患者在术后仍继续出现戒断反应征象，需要继续住院治疗。

阿片类习服治疗（*treatment of opiate habituation*）　从某些方面来说，阿片类习服治疗比阿片类药物戒断的治疗要求高得多，而且最好是在专门针对这一问题的特殊设施和项目中完成。这些在大多数社区都有。其中最有效的是美沙酮流动维持门诊，在那里有超过 10 万名前海洛因成瘾者正在参加 FDA 批准的康复计划。美沙酮的剂量为每天 60~100mg（足以抑制对海洛因的渴望），在监督下每天服药长达数月或数年（较少使用长效美沙酮）。各种形式的心理治疗和社会服务咨询是该项目的重要组成部分，通常由已脱瘾的海洛因成瘾者执行。

美沙酮治疗的结果很难评估，而且不同治疗方案之间会有很大差异。即使在最成功的项目中，在数年后再进行评估时，也会有大约 25% 的流失率。在留下来的患者中，大多数获得了一定程度的社会康复，也就是说，他们有了工作的收入，不再从事犯罪行为。

美沙酮项目的通常做法是，只接受年龄超过 16 岁且至少有 1 年海洛因成瘾史的成瘾者。这使得许多青少年成瘾者得不到治疗。能够完全戒除美沙酮并保持戒毒状态的成瘾者数量非常少。这意味着现在加入美沙酮治疗计划的大部分成瘾者都要接受一段不确定的美沙酮的维持期，而且这种治疗方法的效果也不确定。

对阿片类成瘾者进行门诊治疗的另一种方法是使用麻醉性拮抗剂，其中常用的药物是纳洛酮和纳曲酮。滥用麻醉品的躯体效应因此被部分阻断，如果产生了戒断症状，可能会有某种程度的厌恶条件反射。纳曲酮之所以受到青睐，是因为它比纳洛酮的药效更持久，几乎没有激动剂效应，而且可以口服用药。在少数有高度积极性的患者中使用环唑辛（cyclazocine）也取得了相似效果，该药以口服方式逐渐增加剂量，直至达到 2mg/70kg 体重的剂量。该药每日服用 2 次，2~6 周后缓慢地停药。

最近，人们将兴趣集中在使用舌下含服丁丙诺啡（buprenorphine）治疗海洛因（和可卡因）滥用，该药具有阿片类激动剂和拮抗剂的双重特性，一方面可减轻戒断的影响，也可以作为一种厌恶剂，滥用的可能性相对较低。由 Fudala 及其同事进行的一项随机试验表明，丁丙诺啡和纳洛酮联合用药结合短期咨询在保持阿片类成瘾者接受治疗和戒除滥用药物方面比美沙酮更有优势。这种治疗方法在欧洲已使用多年，并已在美国卫生部的监督下，初级保健办公室也采用了这种方法。此外，基于动物实验和对少量成瘾者的经验，有证据表明，有证据表明，它可能对治疗对可卡因和阿片类药物的双重依赖有用（见 Mello 和 Mendelson），但这尚未在其他临床试验中得到证实。

使用阿片类的内科和神经并发症

阿片类药物除本身的毒性作用外，吸毒者可能遭受各种神经系统和感染性并发症的损害，这是由于注射受污染的混杂物（奎宁、滑石粉、乳糖、奶粉和果糖），以及因未经消毒的注射方式的各种感染因子。其中最严重的是 HIV 感染，此外也会发生败血症、心内膜炎和病毒性肝炎。注射海洛因的微粒物质或长期海洛因滥用引起的血管炎，可能会通过尚未完全了解的大脑动脉闭塞而导致卒中，出现偏瘫或其他局灶大脑体征。曾有报告，弱视（*amblyopia*）可能是由于海洛因混合物中的奎宁的毒性作用，以及出现横贯性脊髓病（*transverse myelopathy*）和一些类型的周围神经病（*peripheral neuropathy*）。脊髓障碍在临床上表现为突然发生截瘫，在躯干上某一水平以下的运动功能和感觉丧失或受损，并伴有尿潴留。在病理上，可见急性坏死性病变累及相当的垂直范围的胸髓灰质和白质，偶尔累及颈髓。在某些病例中，在长时间的戒断后，第一次静脉注射海洛因会导致脊髓病。我们也曾见过 2 例颈髓性脊髓病（cervical myelopathy）患者，由于海洛因引起的昏迷和长时间不动，颈部靠在椅背或沙发上过度伸展所致。

此外，我们和其他研究者观察到使用海洛因后出现的亚急性进行性白质脑病，类似于在 20 世纪 80 年代阿姆斯特丹发生的病例，是由于吸食海洛因或其中的混杂物所致（Wolters et al；Tan et al）。这种白质脑病的大多数病例都是在使用一种被称为“追龙”（*chasing the dragon*）的方法中吸入热海洛因蒸汽后发病。临床表现多种多样，但通常在数小时或数天的潜伏期后，出现昏睡、昏迷和死亡。在我们的一例患者中，白质的变化集中在大脑半球的后部和内囊，在一个引人注目的病例，病变集中在小脑白质。MRI 具有相当的特征性，广泛的白质高信号累及幕上和幕下结构，倾向于累及内囊上方和下方的皮质脊髓束纤维，很少影响皮质下的 U- 纤维和灰质结构。Ryan 及其同事指出，白质呈空泡状，外观类似朊蛋白病的海绵状改变。病理生理学尚不清楚，但已提示线粒体损伤。在可卡因使用者中也有类似的白质脑病的报道，尽管高血压脑病或肾上腺素能诱发的血管病可能在这些病例中也起作用。

在海洛因注射部位由于压迫造成的单一的周围神经损伤是比较常见的。然而，在我们的一些患者中，由于长时间的木僵状态和莲花位或坐着或躺着，导致两侧坐骨神经受压。在这种坐骨神经痛的压迫中，腓神经分支比胫神经分支受到的影响更大，导致足下垂，而跖屈无力较少。在海洛因滥用者中，出现其他单个的神经受累现象较难以解释，特别是桡神经，以及臂丛的疼痛影响，显然与压迫无关且远离注射部位，在某些情况下可能有血管炎影响周围神经。

急性全身性肌坏死（*myonecrosis*）合并肌红蛋白尿和肾衰竭被归因于静脉注射掺次品的海洛因。肌肉硬性水肿（brawny edema）和纤维性肌病［沃克曼挛缩（Volkmann contracture）］是海洛因及其掺杂物经肌内和皮下途径注射后静脉血栓形成的后遗症。有时，在皮下或肌内注射海洛因后，肢体可能会出现大面积肿胀，感染和静脉血栓形成似乎是其相关的病因。

药物成瘾的诊断总是会引发各种感染性并发症的可能性，如艾滋病、梅毒、注射部位的脓肿和蜂窝织炎、脓毒性血栓性静脉炎、肝炎，以及循环免疫复合物引起的动脉周围炎等。破伤风、心内膜炎［主要由金黄色葡萄球菌（*Staphylococcus aureus*））引起］、脊髓硬膜外脓肿、脑膜炎、脑脓肿和结核病的发生率较低。

镇静 - 催眠药

镇静 - 催眠药（sedative-hypnotic drugs），这类药物主要包括两类。第一类包括巴比妥酸盐、甲丙氨酯（meprobamate）和水合氯醛。这些药物现已很少使用，基本上被第二类药物所取代，第二类的苯二氮䓬类（*benzodiazepines*），其中最重要的是氯氮䓬（利眠宁）、劳拉西泮［安定文（Ativan）］、阿普唑仑［赞安诺（Xanax）］、氯硝西泮［克诺平（Klonopin）］和地西泮［安定（Valium）］。与之密切相关的是非苯二氮䓬类安眠药，以唑吡坦［安必恩（Ambien）］为代表。苯二氮䓬类药物的优点是毒性和成瘾性相对较低，与其他药物的相互作用极小。

巴比妥类药物

在过去，市场上大约有 50 种巴比妥类药物（barbiturates）应用于临床，但现在只能见到少数几种，如戊巴比妥（宁必妥）、司可巴比妥（速可眠）、异戊巴比妥（阿米妥）、硫喷妥钠，以及苯巴比妥等。前三种是最常被滥用的。巴比妥类药物也是治疗偏头痛复方制剂的组成成分，例如，在 Fiorinal 中的布他比妥（butalbital）。

作用机制

所有常见的巴比妥类药物都来源于巴比妥酸，它们之间的差异取决于母分子的侧链的不同。每种药物的效力是电离常数和脂溶性的函数。脂溶性越高，药物的中枢神经系统效力越强，作用越快和越短。血浆 pH 值的降低增加了电离形式进入脑部的速度。巴比妥类药物的作用是抑制神经元的传递，可能是通过增强 GABA 在突触前和突触后受体位点的抑制，并降低兴奋性突触后电位。巴比妥类在中枢神经系统的主要作用位点类似于酒精和其他产生昏迷的药物，意识障碍或昏迷与上脑干的网状结构中神经元的失活有关。肝脏是药物代谢的主要场所，而肾脏是药物代谢产物的清除途径。巴比妥类药物引起临床问题的不同，取决于中毒是急性还是慢性的。

急性巴比妥类药物中毒

急性巴比妥类药物中毒（acute barbiturate intoxication），其症状和体征因药物的种类和剂量以及服药后的时间长短而异。戊巴比妥（pentobarbital）和司巴比妥（secobarbital）起效快，恢复也相对较快。苯巴比妥（phenobarbital）诱发昏迷的速度较慢，而其作用时间也较长。对于长效巴比妥类药物如苯巴比妥，平均口服剂量后催眠镇静效果持续 6 小时以上；中等作用药物如异戊巴比妥（amobarbital），作用 3~6 小时；以及短效作用药物，司可巴比妥（secobarbital）和戊巴比妥（pentobarbital），作用时间少于 3 小时。大多数死亡是由于摄入了司可巴比妥、异戊巴比妥或戊巴比妥。成人一次性摄入超过 3g 的这些药物将被证明是致命的，除非及时进行了彻底的治疗。苯巴比妥的可能致死性剂量为 6~10g。与苯巴比妥或巴比妥致死性药物过量相关的最低血浆浓度约为 60mg/mL，而异戊巴比妥和戊巴比妥的最低血药浓度约为 10mg/mL。

严重中毒发生在摄入了 10~20 倍的口服安眠药剂量时。任何方法都不能把患者唤醒，也就是说，患者陷入了昏迷。呼吸缓慢、变浅或不规则，可出现肺水肿和发绀。腱反射通常消失，但不总是消失。大多数患者对足底刺激没有反应，但有反应的患者是伸性跖反应。深昏迷时，角膜和咽反射也可能消失。

通常，瞳孔对光反射在严重中毒时保留，只有在患者窒息时才消失；但在严重的病例中，瞳孔缩小、对光反应差，类似于阿片类药物中毒表现。此时呼吸受到极大抑制，头眼反射和前庭眼反射反应通常消失。在昏迷的最初几个小时，可能会出现一个屈肌或伸肌姿势期，或四肢僵直、腱反射亢进、踝阵挛，以及伸性跖反射征；这些征象的持续表明缺氧损伤已经加剧。体温可能低于正常水平，脉搏微弱而迅速，以及血压明显下降。在疼痛刺激下呼吸不能加快是一个不祥之兆。

除巴比妥类药物中毒外，很少有其他疾病会引起一种弛缓性昏迷伴反应性小瞳孔、体温过低和低血压等。脑桥出血可能会出现这种情况，但癔症性恍惚或紧张性木僵在鉴别诊断中不存在问题。血清毒理学检查为确定血液中巴比妥酸盐的类型和数量提供了可靠的手段。同时摄入酒精的患者可能已是昏迷状态，但血液中巴比妥酸盐浓度相对较低。相反地，巴比妥类药物成瘾者即使血中巴比妥类浓度很高，可能只表现出轻微的中毒症状。

管理　在轻度或中度中毒，患者都会恢复，不需要特殊治疗，除非防止误吸。如果患者反应迟钝，必须采取特殊措施维持呼吸和防止感染。应插入气管内导管，必要时进行吸痰。有任何呼吸抑制或通气不足的风险都需要使用机械通气。

对于服用长效巴比妥类药物中毒昏迷的患者可使用活性炭进行血液透析或血液过滤，如果出现无尿或尿毒症，这些治疗尤其可取。有时，过量服用巴比妥类药物的成瘾者在从昏迷苏醒后会出现戒断症状，如下文所述。

巴比妥类药物戒断或戒断综合征

停药后，随着中毒症状的减轻，患者似乎在8~12 小时内有所改善。然后出现一组新的症状，包括紧张、震颤、失眠、直立性低血压和虚弱无力等。在慢性苯巴比妥或巴比妥中毒时，戒断症状可能直到末次用药后的 48~72 小时才变得明显，或者由于这些药物代谢缓慢和半衰期长而根本没有出现症状。患者可能发生全面性发作伴意识丧失，通常在戒断第 2~4 天之间，但偶尔也会等到戒断后的第 6 或第 7 天才出现。可能为一次发作，几次发作，或罕见的癫痫持续状态。典型的是，在戒断期，患者对光刺激的敏感性显著提高，对它的反应是肌阵挛或伴有 EEG 阵发性变化的癫痫发作。在惊厥期后可能紧接着直接出现妄想性幻觉状态，或者像我们的一个病例所发生的(Romero et al)，一种完全的谵妄，与震颤谵妄难以区分。这种情况已有死亡病例报道。戒断综合征的发生可能表现不同程度的完全性，有些患者有癫痫发作而恢复后不发生谵妄，而另一些患者有谵妄而之前没有癫痫发作。

水合氯醛

水合氯醛(chloral hydrate)是最古老的，以及最安全、最有效和最便宜的镇静催眠药物之一。水合氯醛口服后被迅速还原为三氯乙醇(trichloroethanol)，它对中枢神经系统产生抑制作用。很大一部分三氯乙醇以葡萄糖苷酸(glucuronide)的形式从尿液中排出，这可能会导致葡萄糖检测的假阳性。

对水合氯醛的耐受和成瘾很少发生，因此，它在过去常用于治疗失眠症。水合氯醛中毒是一种罕见的情况，表现与急性巴比妥类中毒相似，但没有巴比妥类中毒的特征性瞳孔缩小，治疗方法与巴比妥类中毒的方法相同。中毒的死因是由于呼吸抑制和低血压，幸存的患者可能会出现肝脏和肾脏疾病的征象。20 世纪中叶流行的侦探小说中的“米基 - 芬尼”(Mickey-Finn)将酒精与水合氯醛兑在一起，导致了严重的中毒和健忘症。副醛(paraldehyde)是这类镇静药物的另一个成员，已不再在美国生产，而水合氯醛现在主要作为儿科使用的灌肠剂。

苯二氮䓬类

随着 1960 年利眠宁(chlordiazepoxide)的引入，以及随后的苯二氮䓬类药物(benzodiazepine drugs)(特别是地西泮)，较老的镇静剂(巴比妥类、副醛、水合氯醛)实际上已经过时了。事实上，苯二氮䓬类是当今世界上最常用的处方药之一。根据 Hollister(1990)的数据，15% 的美国成年人每年至少使用一次苯二氮䓬类药物，这其中有一半的人使用该药长达 1 个月或更长时间。

苯二氮䓬类药物经常被人们用于治疗焦虑症和失眠，当焦虑症状严重时，它们尤其有效。此外，它们一直被用来控制儿童的过度活动和破坏性行为，以及成年人的酒精戒断症状。苯二氮䓬类具有抗惊厥的特性，如第 15 章所述，静脉注射地西泮、劳拉西泮和咪达唑仑是控制癫痫持续状态的有效手段。大剂量地西泮已相当成功地用于治疗破伤风的肌肉痉挛和“僵人”综合征(见第 45 章)。阿普唑仑(alprazolam)可能在治疗惊恐发作和其他焦虑状态中占有一席之地，并作为一些抑郁疾病的辅助治疗。

然而，与同类药物相比，阿普唑仑更容易产生药物依赖。

其他重要的苯二氮䓬类药物包括劳拉西泮(lorazepam)、氟西泮(flurazepam)、三唑仑(triazolam)、氯氮䓬(clorazepate)、替马西泮(temazepam)、奥沙西泮(oxazepam)、阿普唑仑和其他较新的品种，都广泛用于治疗失眠(见第18章)，而氯硝西泮(clonazepam)，用于治疗肌阵挛性发作(见第15章)和意向性肌阵挛(见第4章和第46章)。咪达唑仑(midazolam)是一种短效的肠外给药的制剂，经常用于MRI或内镜检查等手术所需的短暂镇静，它治疗癫痫持续状态也是有效的。近年来出现了许多其他的苯二氮䓬类化合物，但其相对于原始化合物的明显优势仍有待于证实(Hollister，1990)。

苯二氮䓬类药物，如同巴比妥类药物，通过与GABA能抑制系统的特异性受体结合，对中枢神经系统产生抑制作用。新型的非苯二氮䓬类安眠药在结构上与苯二氮䓬类不同，但在药理学上与类似的GABA能受体结合具有相似性。苯二氮䓬类药物与GABA产生协同作用，打开氯离子通道，使突触后神经元超极化，降低其放电速率。它们作用的主要部位是大脑皮质和边缘系统，这也解释了它们具有的抗惊厥和抗焦虑作用。

虽然按推荐剂量使用苯二氮䓬类相当安全，但远非理想。药物经常引起步态不稳和嗜睡，有时晕厥、意识模糊和记忆障碍，特别是在老年人。如果服用大剂量，苯二氮䓬类药物可以抑制意识状态，类似于其他镇静催眠药物，但对呼吸抑制和低血压影响较少。

氟马西尼(*flumazen*)，是一种苯二氮䓬类的CNS效应的特殊药物拮抗剂，能迅速但短暂地逆转苯二氮䓬类药物过量的大部分症状和体征(见Krisanda)。它通过与CNS苯二氮䓬受体结合，从而阻断抑制性GABA能突触的激活。氟马西尼在对病因不明的昏迷和肝性脑病的诊断也有一定的意义。

长期服用苯二氮䓬类药物的患者，虽然躯体依赖和成瘾的征象相对罕见，但毫无疑问会发生，即使在服用治疗剂量的患者。戒断症状与长期使用其他镇静药物后的症状(焦虑、紧张、失眠、癫痫发作)基本相同，但可能直到戒断药物后第3天才出现，并可能直到第5天才达到最严重程度(Hollister，1990)。对于长期使用苯二氮䓬类药物患者，在1~2周内逐渐减少剂量，就可能使停药效应减到最小。然而，我们曾观察了多年来的许多病例，其中长期服用中等剂量安定类药物患者停药后会出现一次或多次癫痫发作。当患者因其他原因住院时，由于忽略了习惯用的睡眠或抗焦虑药物时，很可能发生这种情况。

丁螺环酮

丁螺环酮(buspirone)是一类抗焦虑药物，是以选择性结合5-HT1A受体的5-羟色胺能激动剂的实例，它在化学结构和药理作用上与苯二氮䓬类、巴比妥类和其他镇静剂不同。它不能阻断其他镇静催眠药物的戒断综合征。因其滥用和耐药的可能性较低，丁螺环酮未被列入美国受管制药物的名单，但与单胺氧化酶(MAO)抑制剂相互作用可引发不良反应是已知的。它与其他精神药物的联合使用仍在调查中(见第49章)。

丙泊酚

这里还须提到丙泊酚(propofol)，因为神经科医生经常会被咨询到一些病例，在使用这种麻醉剂后出现一种奇怪的效应。癫痫发作和肌阵挛样运动在少数个体中被发现，这可能是一种特质性反应。有时患者表现为无规律的颤搐、角弓反张或不自主的运动。一些吸入性麻醉剂，如安氟醚(enflurane)可能引起易感患者的癫痫发作。根据我们自己的经验，癫痫发作多发生于麻醉苏醒后的第一个小时，但也正如许多病例报告的那样，癫痫发作发生在药物的诱导期、显效期和用药后(见Walder et al)。

抗精神病药物

在20世纪50年代中期，一大批最初被称为镇静剂的药物开始被广泛使用，后来它们被称为精神病药物(psychotropic drugs)或神经安定药(neuroleptic drugs)，主要用于控制精神分裂症、与“器质性脑综合征”相关的精神病状态，以及情感障碍(抑郁症和双相情感障碍)。这些药物缓解精神病状态下思维和情感障碍的机制还不完全清楚，但可能与阻断中脑边缘系统突触后膜多巴胺受体有关，多巴胺受体共有四种亚型，在神经元细胞膜上的受体被称为D1受体至D4受体(见表4-2，以及多巴胺受体亚型的讨论)。D2受体主要位于额叶皮质、海马和边缘皮质，D1受体位于纹状体，如在第4章所讨论的。此外，阻断纹状体多巴胺受体可能与整个这类药物的帕金森病样副作用有关，而阻断另一种多巴胺能系统［结节漏斗束的（tuberoinfundibular）］可能是脑垂体催乳素分泌增加的原因。此类药物也可产生一些肾上腺素能阻断作用。新型“非典型”抗精神病药物，以氯氮平（clozapine）为例，对颞叶和边缘叶的 D2 和 D3 受体有同样的显著阻断作用，但对纹状体的多巴胺受体拮抗作用明显降低，这也解释了其帕金森病样副作用较小的原因。此类药物还可阻断不同亚型的 5- 羟色胺受体。

自从 20 世纪 50 年代，吩噻嗪类氯丙嗪作为麻醉剂被引入，并偶然发现它的抗精神病作用以来，大量的抗精神病药物已经上市应用于临床。这里不打算描述或列出它们。其中一些药物只是昙花一现，有些还有待证明其价值。从化学上讲，这些化合物形成一个异相基团。其中有八类具有特殊的临床重要性。①吩噻嗪类（phenothiazines）；②噻吨类（thioxanthenes）；③丁酰苯类（butyrophenones）；④萝芙木生物碱（rauwolfias alkaloids）；⑤一种吲哚衍生物，洛沙平（loxapine），以及一种独特的二氢吲哚酮，莫茚酮（molindone）；⑥二苯丁基哌啶，匹莫齐特（pimozide）；⑦二苯二氮䓬类，典型为氯氮平（clozapine）、奥氮平（olanzapine）；⑧苯异噁唑衍生物，利培酮（risperidone）。莫茚酮和洛沙平在治疗精神分裂症方面与吩噻嗪一样有效，而它们的副作用也相似，虽然有人认为它们不太可能诱发迟发性运动障碍和癫痫发作。它们主要用于对旧的药物没有反应或不能耐受副作用的患者。

氯氮平这类抗精神病药物（由于诱发再生障碍性贫血，它的使用比其他类药物少） 引起了人们极大的兴趣，因为如前所述，它们伴发的锥体外系副作用相对较少。因此，它们特别适合于控制帕金森病患者的精神错乱和精神症状。另一类新药，利培酮是其主要的实例，它的锥体外系副作用比吩噻嗪药物少，而比传统的抗精神病药物起效更快。所有这些新药都会产生代谢综合征，患者表现体重增加、血脂异常或糖耐量异常。匹莫齐特治疗氟哌啶醇难治性 Gilles de la Tourette 综合征（见第 4 章）可能有用，它的主要危险是容易引起心律失常。

吩噻嗪类

吩噻嗪类（phenothiazines）药物包括氯丙嗪（冬眠灵）、丙嗪（promazine）、三氟丙嗪（triflupromazine）、普鲁氯嗪（prochlorperazine）、奋乃静（perphenazine）、氟奋乃静（fluphenazine）、甲硫哒嗪（thioridazine）、美索达嗪（mesoridazine）和三氟拉嗪（trifluoperazine）。除了精神疾病治疗作用外，这些药物还有许多其他作用，因此这组中的某些药物被用作止吐药（普鲁氯嗪）和抗组胺药（异丙嗪）。

吩噻嗪类药物在治疗主要的精神疾病方面已有广泛的应用，即精神分裂症，以及双相精神病用药相对较少，但它们正被锥体外系副作用较少的新药所取代。在吩噻嗪类药物的影响下，许多本来要住院的患者得以在家里生活，甚至有成效地工作。在医院，这些药物的使用促进了对过度活跃、精神错乱和好斗患者的护理（这一临床使用详见第 48 章和第 49 章）。

吩噻嗪类药物的副作用经常发生，而且往往比较严重。所有这些都可能导致胆汁淤积型黄疸、粒细胞增多症、癫痫发作、直立性低血压、皮肤敏感反应、精神抑郁，以及最重要的，即刻或延迟的锥体外系运动障碍。神经安定药恶性综合征（*neuroleptic malignant syndrome*）是最极端的并发症，将在第 49 章中单独讨论。以下类型的锥体外系症状，也在第 4 章中讨论过，已被注意到都与所有的吩噻嗪类和丁酰苯类有关，并在较小程度上与甲氧氯普胺（胃复安）和匹莫齐特有关，它们会阻断多巴胺能受体。这些副作用的总结见表 49-1。

1. 帕金森综合征（*parkinsonian syndrome*）是最常见的并发症，如面具脸，轻微的对称性震颤，瞬目减少，全身僵硬，步态蹒跚，行动迟缓等。这些症状可能在药物治疗的几天后出现，但更常见的是在几周后。纹状体中多巴胺受到抑制（类似于投射到纹状体的多巴胺能黑质细胞的丢失）可能是帕金森病征象的基础。

2. 急性运动障碍和肌张力障碍反应（*acute dyskinetic and dystonic reactions*），表现为下部面肌（主要在口周）不自主运动和伸舌［颊舌（buccolingual）或口 - 咀嚼综合征（oral-masticatory syndrome）］、吞咽困难、斜颈和颈后倾、动眼危象，以及强直性肢体痉挛。这些并发症通常发生在用药过程的早期，有时就在初始剂量之后，在这种情况下，如立即停药和静脉注射盐酸苯海拉明或苯托品后，症状会明显地消退。

3. 静坐不能（*akathisia*），是一种内心不安，表现为身体和双脚的持续移动以及无法静坐，以至于患者在地板上踱步或不断地抖动双腿（见第 4 章）。在所有吩噻嗪类药物中，莫茚酮（molindone）有引起静坐不能的倾向。口服普萘洛尔常对这种疾病有效。

4. 迟发性运动障碍（*tardive dyskinesias*）是一组神经安定药治疗引发的迟发和持续性并发症

(late and persistent complications),停用违禁药后症状仍可继续存在,包括舌 - 面 - 颊 - 颈运动障碍,躯干和四肢的舞蹈手足徐动症和肌张力障碍运动,弥漫性肌阵挛(罕见),口周震颤["兔唇"综合征("rabbit" syndrome)],以及构音障碍或言语讷吃。Snyder 推测,这种运动是由于基底节中多巴胺受体的超敏性,继发于抗精神病药物对受体的长期阻滞。Baldessarini 估计,在长期接受抗精神病药物治疗的患者中,有多达 40% 的患者会出现某种程度的迟发性运动障碍。这种效应可能是基底节亚细胞病理生理改变的结果。治疗在后面讨论。

5. 神经安定药恶性综合征(*neuroleptic malignant syndrome*)因其严重性和需要特殊的治疗,在后面单独讨论。

丁酰苯类

氟哌啶醇(haloperidol)是丁酰苯类(butyrophenones)药物中唯一在美国被获准作为抗精神病治疗使用的药物。它在急性精神病管理方面具有与吩噻嗪类药物相同的疗效,并具有与吩噻嗪类药物相同的副作用,但表现出很少或没有肾上腺素能阻断作用。对于不能耐受吩噻嗪类药物的患者,特别是不能耐受药物自主神经作用的,它是一种有效的替代治疗。它也是治疗抽动秽语综合征(另一种是匹莫齐特,见第 4 章)和亨廷顿舞蹈症的运动障碍的主要药物之一。氟哌啶醇在危重症护理实践中被广泛用于减少谵妄持续时间,但至少有一项随机试验未能显示,它与安慰剂治疗相比有任何的不同(Girard et al)。

神经安定药副作用的治疗

如前所述,急性肌张力障碍性痉挛通常对停止违禁用药和使用苯海拉明治疗有效。使用抗胆碱能型的抗帕金森病药物(苯海索、普环啶和苯托品)可以加速某些急性症状的恢复。纯帕金森综合征通常也会改善,但迟发性运动障碍则不同,因为它们可能持续数月或数年,甚至可能是永久性的。

抗帕金森病药物对迟发型的口、舌、喉部运动障碍的影响相对较小。少数吩噻嗪类用药后运动障碍患者服用金刚烷胺,剂量为 50~100mg,3 次 /d,是有效的。其他药物,如苯托品,已经尝试用于治疗局部的和较广泛的迟发性运动障碍,但结果不确定。然而,用药后大多数患者的顽固性运动障碍有逐渐消退的趋势,甚至在几年的治疗失败后。迟发性综合征一经被确诊,建议立即逐渐减少违禁用药剂量,尽管这种治疗方案的有效性还没有进行前瞻性评估,而且也存在加剧精神病症状的风险。用一种第二代"非典型的"抗精神病药物治疗替代违禁药物是一种合理的策略,尽管这些药物减少运动障碍的作用只是相对的。

神经安定药恶性综合征

神经安定药恶性综合征(neuroleptic malignant syndrome),是使用吩噻嗪类和氟哌啶醇最可怕的并发症,曾报告在开始使用或停用 L-dopa 和类似的多巴胺能药物后罕见案例,也有一些报告的案例与较新型的抗精神病药物有关。据计算,它的发病率仅占所有接受抗精神病药物的患者的 0.2%(Caroff and Mann),但如果没有及时地识别和治疗,其高达 15%~30% 的死亡率强调了它的严重性。它可能发生在开始神经安定药治疗后的几天、几周或几个月。

恶性综合征的表现包括体温升高、僵硬、昏睡、血压不稳、出汗,交感神经过度活动的其他征象,血清肌酸激酶(CK)升高(高达 60 000 单位),以及在某些情况下,肌红蛋白尿引起的肾衰竭。该综合征首次发现于氟哌啶醇治疗的患者,但从此以后其他神经安定药也被报告可以引起,特别是高效的噻吨衍生品和吩噻嗪类 - 氯丙嗪、氟奋乃静,以及甲硫哒嗪,但在极少数情况下,也会使用药效较弱的药物来控制恶心,比如异丙嗪。很明显,较新型的抗精神病药物,特别是奥氮平也能够诱发这种综合征,但其风险与第一代抗精神病药物相比,还没有确定。

如果对神经安定药恶性综合征的治疗开始较早,当第一次出现意识改变和体温升高时,给予溴隐亭口服,剂量为 5mg,3 次 /d(高达 20mg,3 次 /d),将在数小时内终止病情。如果由于患者的病情不能再服用口服药物治疗,丹曲林(dantrolene)0.25~3.0mg,静脉注射,可能会挽救生命。一旦随之发生昏迷,休克和无尿可能是致命的或使患者处于植物状态。高热寒战可引起肌肉损伤和肌红蛋白尿,而休克可导致缺氧 - 缺血性脑损伤。

一个陷阱是将神经安定药恶性综合征误认为精神病的恶化,不明智地给予更多的抗精神病药物治疗。其鉴别诊断包括脑膜炎、中暑、锂中毒、紧张症、恶性高热,以及急性肌张力反应等。当然,一旦发现任何严重的锥体外系反应,就必须停止使用神经安定药物。这是常见的做法,以避免未来的管理违禁的神经安定剂,但使用另一类抗精神病药物的风险尚未完全解决。

神经安定药恶性综合征在临床方面与恶性高热(*malignant hyperthermia*)之间具有不确定的关系，但它对溴隐亭和丹曲林的反应也不确定(见下文)。易感个体的恶性高热是由吸入麻醉药和骨骼肌松弛剂引起的(见第 45 章)。这种疾病在引入神经安定药之前就已经被描述过了，是在小部分病例中，与兰尼碱(ryanodine)受体基因的突变有关。一种遗传因素可能是少数神经安定药恶性综合征的病因(D2 受体基因的多态性)(见 Suzuki et al)，可能由疲劳和脱水诱发。目前没有证据表明其中一种综合征的出现会导致对另一种综合征的易感性(是指神经安定药恶性综合征与恶性高热综合征——译者注)。

抗抑郁药

现有四类抗抑郁药(antidepression drugs)治疗抑郁性疾病特别有效，包括单胺氧化酶(MAO)抑制剂、三环类化合物、5- 羟色胺能药物和锂剂等。形容词抗抑郁的(antidepressant)指的是它们的治疗效果，在这里使用是考虑到临床上很常用。用抗抑郁的(*antidepressive*)或抗抑郁(*antidepression*)药物更可取，因为抑制剂(*depressant*)一词仍具有药理学内涵，并不一定等同于治疗效果。

单胺氧化酶抑制剂

医生观察到异丙肼(iproniazid)，一种单胺氧化酶(monoamine oxidase inhibitors，MAO)抑制剂，对结核病患者有改善情绪的作用，这引起了人们对这类化合物的极大兴趣，很快将其用于抑郁症的治疗。异丙肼被证实对肝脏有极大的毒性，随后开发出了几种 MAO 抑制剂也是如此，但其他耐受性较好的这类药物仍然是可用的。包括异卡波肼(isocarboxazid)(马普兰)、苯乙肼(phenelzine)和苯环丙胺(tranylcypromine)，后两种药物在临床使用更为广泛。苯环丙胺与右苯丙胺的化学结构十分相似，可能会产生不需要的刺激，但所有 MAO 抑制剂最常见的副作用是直立性低血压。此外，与各种其他药物和摄入的物质的相互作用可能诱发严重的高血压。

单胺氧化酶位于神经元线粒体的外表面，用于儿茶酚胺的分解代谢。在肠道和肝脏中，其同工酶 MAO-A 通常对苯乙胺、酪胺和色胺有脱氨基作用，而这些物质都是蛋白质分解代谢的产物。抑制 MAO-A 会使这些具有苯丙胺样作用的膳食胺进入体循环的数量增加，因此从交感神经末梢释放去甲肾上腺素，使得心率加快，血压增高。大多数抗抑郁药物都属于这一类。用于帕金森病的药物治疗(见第 38 章)可抑制 MAO-B 同工酶，这种同工酶对苯乙胺和痕量胺有脱氨基作用，从而相应降低引起高血压的风险。

作为抗抑郁药与其作用更为相关，MAO 抑制剂具有阻止自然发生的胺(去甲肾上腺素、肾上腺素、多巴胺和 5- 羟色胺)的神经元内氧化脱氨基作用的共同能力，有人提出，这些物质的积累是抗抑郁作用的原因。然而，除了 MAO 外的许多酶被 MAO 抑制剂所抑制，而 MAO 抑制剂有许多与酶抑制无关的作用。此外，许多具有抗抑郁作用的药物如 MAO 抑制剂并不抑制 MAO。因此，我们不能假设这些药物的治疗效果与脑中的 MAO 抑制有直接关系。

临床上必须谨慎使用 MAO 抑制剂，并意识到其潜在的严重副作用。它们有时会引起兴奋、不安、躁动、失眠和焦虑，较多的情况是用药过量，偶尔使用常规剂量也可出现。可能出现躁狂和惊厥发作，特别是在癫痫患者中。其他副作用包括肌肉颤搐和不自主运动、尿潴留、皮疹、心动过速、黄疸、视力受损、青光眼加重、阳痿、出汗、肌肉痉挛、感觉异常，以及严重的直立性低血压。

必须警告服用 MAO-A 抑制剂的患者不要使用吩噻嗪类、CNS 兴奋剂、三环类和 5- 羟色胺能抗抑郁药(见后面)，以及拟交感神经胺类和含有酪胺的食物。MAO 抑制剂与上述任何一种药物或胺类的结合都可能诱发高血压、心房和心室性心律失常、肺水肿、卒中，或甚至死亡。拟交感神经胺类(sympathomimetic amines)包含在一些常用的感冒药、鼻喷雾剂、滴鼻剂，以及某些食物中，如陈年奶酪、啤酒、红酒、腌鲱鱼、沙丁鱼、香肠，以及某些腌肉和鱼中。对常规剂量的哌替啶(杜冷丁)和其他麻醉药品的过度反应也曾零星地被观察到，在这些病例中，呼吸功能可能被严重地抑制，还可能发生高热、躁动不安和明显的低血压，有时甚至会导致死亡。同时服用巴比妥类药物和 MAO 抑制剂也可能伴随不可预测的副作用。突然发生严重的枕部头痛、恶心、呕吐、瞳孔扩张或视力模糊应警惕高血压危象。治疗方法是静脉注射酚妥拉明(phentolamine)5mg，硝普钠、拉贝洛尔或钙通道阻滞剂，缓慢地给予以防止低血压。MAO 抑制剂过量可能会导致昏迷，对此除了支持治疗外没有其他治疗方法。

单胺氧化酶抑制剂对抑郁症的治疗作用在第

47 章和第 48 章进行了讨论，在第 38 章讨论了对帕金森病的治疗作用。

三环类抗抑郁药

在单胺氧化酶抑制剂治疗抑郁症取得成功后不久，又出现了另一类三环类抗抑郁药（tricyclic antidepressants）。这些三环类化合物的作用模式尚不完全清楚，但有证据表明它们阻断了胺类神经递质，包括去甲肾上腺素和 5- 羟色胺的再摄取。阻断这种胺泵机制［称为突触前血浆转运体（presynaptic plasma transporter）］通常会终止突触传递，使得神经递质物质在突触间隙持续蓄积，这一机制并仅支持内源性抑郁症与去甲肾上腺素能或 5- 羟色胺能传递不足相关的假说。

三环类抗抑郁药一直被分为叔胺类（丙米嗪、阿米替林和多塞平、曲米帕明），它们具有去甲肾上腺素和 5- 羟色胺再摄取抑制剂的活性；以及仲胺类（去甲丙米嗪、阿莫沙平、马普替林、去甲替林、普罗替林），它们对去甲肾上腺素再摄入抑制作用较强。随后，又有另一些抗抑郁药在临床应用。关于这些药物的完整描述，在这里不再展开，可以在参考文献中列出的巴尔代萨利尼（Baldessarini）和纳尔逊（Nelson）的章节中找到相关的内容。

三环类抗抑郁药和在下一小节中讨论的 5- 羟色胺类药物是目前治疗抑郁症最有效的药物，三环类特别适用于无活力性抑郁症（anergic depressions）患者，早醒、食欲和性欲下降的患者。三环类药物的副作用的发生率和严重程度都低于 MAO 抑制剂。

三环类化合物也是强效的抗胆碱能药物，这是它们最突出和令人烦恼的副作用，如直立性低血压、膀胱无力、嗜睡、神志不清、视力模糊和口干的原因。它们也可能偶尔产生 CNS 兴奋作用，导致失眠、烦躁和不安，但这些影响通常很容易通过同时或在晚上服用小剂量的苯二氮䓬类药物来控制。

如前所述，三环类药物不应与一种 MAO 抑制剂一起使用，在几天或一周前已停用 MAO 抑制剂的患者如服用小剂量丙米嗪（imipramine），会发生严重的反应。MAO 抑制剂和三环抗抑郁药在过量服用时都是危险用药。

三环类化合物是抑郁症患者发生意外中毒和自杀的原因之一。中毒的患者经常服用几种药物，在这种情况下，血液和尿液的化学分析对确定所涉及的药物和确定治疗和毒性浓度特别有帮助。过量用药导致死亡主要是由于心律失常，特别是快速心律失常和传导障碍（房室传导阻滞）。治疗包括洗胃和活性炭缓慢灌注和加用毒扁豆碱（physostigmine）以逆转严重心律失常，由于毒扁豆碱作用时间短，需要频繁给药。由于药物的血浆浓度低，透析治疗无明显作用。

5- 羟色胺再摄取抑制剂及相关药物

选择性 5- 羟色胺再摄取抑制剂（selective serotonin reuptake inhibitors，SSRIs）是一类新型抗抑郁药，常见药物有帕罗西汀（paroxetine）、氟西汀（fluoxetine）和舍曲林（sertraline），但这类药物还在快速研发。在一些相关药物中，如文拉法辛（venlafaxine）、奈法唑酮（nefazodone）、米氮平（mirtazapine）、西酞普兰（citalopram）、曲唑酮（trazodone）和安非他酮（bupropion），每一种都有一个新的结构，与其他类别的抗抑郁药不同。它们被认为通过抑制 5- 羟色胺和去甲肾上腺素的再摄取而起到类似于 SSRI 类的作用。这导致了这些神经递质的活动增强。

因为它们不像三环类药物那样与脑中的毒蕈碱和肾上腺素能受体紧密结合，所以产生的副作用较少，但一些患者在首次用药时抱怨焦虑或失眠。这些药物也有不同程度相同的副作用，包括与 MAO 抑制剂同时服用的危险。

服用某些这类药物与癫痫发作的风险已有过许多讨论。在大多数情况下，癫痫发作风险是相当小的，但对于已知的癫痫患者几乎没有信息来指导使用这些药物。一些研究表明，这类患者的惊厥频率可能会增加。在约 0.5% 的接受较大剂量治疗（超过 400mg/d）的患者中，发现安非他酮（bupropion）与癫痫发作特别相关，因此有癫痫发作史的患者不应使用此药。

SSRI 类药物耐受性好，可能比三环类药物在更短的时间内起效，目前临床应用非常广泛，但与它的上一代药物三环类相比，它们的长期治疗效果仍有待确定（见 Richelson 的综述）。氟西汀也曾在一组孤独症儿童中显示出有益的效果（见第 37 章“孤独症”题目下的“疗程、治疗和预后”）。便秘、口干和性能力下降在一定程度上是可以预料的，但程度不同。低钠血症是一种罕见的并发症。

血清素综合征

正如 Boyer 和 Shannon 总结的，血清素综合征（serotonin syndrome）是由于过量摄入上述 SSRIs 药物或同时使用 MAO 抑制剂引起的，其症状包括精神错乱和不安、震颤、心动过速、高血压、肌阵挛和反射亢进、颤抖和出汗等。当与 SSRIs 类药物同时使用时可产生这种综合征的其他药物治疗的长列表(包括治疗偏头痛的曲坦类药物)在该作者的这一参考文献中注明。

治疗方法是停止药物治疗,降低体温和高血压,使用苯二氮䓬类控制患者的躁动不安,在严重的情况下,可加用一种 5-HT_{2A} 受体阻滞剂赛庚啶(cyproheptadine)。常用剂量为 4~8mg,每 4~6 小时一次(或更高的初始剂量),可将药物碾碎后经鼻饲给药。具有类似 5- 羟色胺拮抗剂活性的非典型抗精神病药物也被用于治疗,如奥氮平、氯丙嗪。

锂剂

锂剂(*lithium*)对躁狂症的治疗效果的发现已导致它在躁郁症(双相情感障碍)治疗中的广泛应用。这种药物已被证明是相对安全的,而且血药浓度容易监测。与治疗焦虑和抑郁相比,它在治疗躁郁症的躁狂期和防止周期性情绪变化的复发方面的疗效更为确定。锂剂的临床使用指南在第 48 章中叙述。它的作用机制尚不清楚,但有实验证据表明,锂剂能阻止刺激诱导的去甲肾上腺素和多巴胺的释放,并增强多巴胺的再摄取,从某种意义上说,这与其他类别的抗抑郁药发生的情况相反。

如果血液中锂剂含量在治疗范围(治疗剂量 0.6~1.2mmol/L)的上限,观察到快频率的动作性震颤或扑翼样震颤,以及恶心、稀便、疲劳、多饮和多尿等是很常见的。这些症状通常随时间而逐渐消退。当血药浓度超过 1.5~2mmol/L 时,特别是肾功能受损或服用噻嗪类利尿剂的患者,严重的中毒就变得明显,如意识模糊、神志不清、谵妄、头晕、眼球震颤、共济失调、说话口吃、弥漫性肌阵挛性颤搐,以及肾源性尿崩症等。垂直性(向下的)眼震和斜视眼阵挛(opsoclonus)(见第 13 章)也可能很突出。常见各种皮肤问题,包括恶化的寻常痤疮。一种罕见的毒性效应是甲状腺肿的发展,但大多数患者的甲状腺仍然正常,尽管促甲状腺激素(TSH)水平可能略有增加。甲状腺肿通常不需要治疗,但可以使用甲状腺激素,从而使甲状腺肿大消退。

肌阵挛状态,特别是在伴意识模糊和 EEG 尖波时,可能很像克雅病的表现(见第 32 章),但如果了解其疾病背景和服锂剂史,诊断就不困难了。当血液中锂离子浓度高于 3.5mEq/L,这些症状则被昏睡和昏迷所取代,有时还会出现抽搐,甚至可能是致命的。

对中毒的患者停用锂剂是治疗的第一步,但不会使中毒症状立即消失。这可能会延迟 1~2 周,尿崩症可能会持续更长时间。补液、生理盐水、氨茶碱和乙酰唑胺能促进锂剂排泄。发生锂剂昏迷可能需要进行血液透析,这已被证明是降低血液锂盐浓度最快速的方法。

兴奋剂

这是以中枢神经系统兴奋性为主要作用机制的药物,主要因其在治疗和注意力缺陷障碍方面的临床重要作用而备受关注。在这类药物中,安非他命(*amphetamines*)最常被滥用,其他的中毒原因也并不少见。这类药物主要的作用机制是从突触前末梢的小泡中释放内源性儿茶酚胺。

苯丙胺和相关的药物

苯丙胺类(amphetamines)(d- 苯丙胺、d,l- 苯丙胺、匹莫林、甲基苯丙胺、哌甲酯)是镇痛药(CNS 兴奋剂),此外还有显著的高血压、呼吸刺激和抑制食欲作用。苯丙胺类药物在管理发作性睡病方面很有效,但曾被广泛地,有时不加区别地用于控制肥胖、消除疲劳和治疗儿童多动症方面(见第 37 章的全面讨论)。毫无疑问,这类药物可以逆转疲劳,推迟对睡眠的需求和提高情绪,但这些效果并不是完全可以预测的,使用者必须用更大的疲劳和经常随之而来的抑郁来弥补清醒期的不足。静脉注射大剂量的苯丙胺会立即产生一种狂喜的感觉。

由于苯丙胺很普及,而且很容易得到,它们可能产生急性和慢性中毒的情况并不少见。甲基苯丙胺(methamphetamine)是这一类别中最常被滥用的,如静脉注射的“晶体”或吸食“冰毒”的形式。中毒的征象基本上是过度的激活效应,如坐立不安、过多的言语和运动活动、颤抖,以及失眠等。严重的中毒会引起幻觉、妄想,以及情感和思维过程的改变,这种状态可能与偏执型精神分裂症难以区分。苯丙胺相关的血管病,以及脑出血和蛛网膜下腔出血是慢性或急性中毒公认的但罕见的并发症(Harrington et al 和第 33 章)。类似的脑血管并发症可能出现在服用非处方感冒药和节食减肥辅助药中所含的拟交感神经药物时。苯丙醇胺(即去甲麻黄碱)是最常与之有关的,但麻黄碱、可卡因(见下文),以及类似的药物极少具有相同的作用和诱发血管病。血管病变的发病机制尚不清楚(血管痉挛和动脉炎都曾有过报告)。

长期使用苯丙胺可导致高度的耐受性和心理依赖。在持续的口服或静脉注射停药后,患者会有一段时间的长时间睡眠,即一种不成比例的快速眼动睡眠(REM),从睡眠中醒来时患者会表现为食欲旺盛、肌肉疼痛、极度的疲劳感和抑郁等。治疗包括停止使用苯丙胺和服用抗精神病药物。高血压可能是需要治疗的,直到药物的作用消退。

可卡因

可卡因(cocaine)多年来由于被当成一种兴奋剂和情绪提升剂的非法和广泛使用,它原本作为局部麻醉剂的传统使用已显得相形逊色。可卡因可经鼻内吸食("喷鼻")、静脉注射或肌内注射被滥用。可卡因的使用出现了令人震惊的升级,这主要是因为20世纪80年代出现了一种相对纯净和廉价的游离生物碱基["快克"(crack)],很容易获得。这种形式的可卡因耐热,因此适合于吸食。根据全国毒品滥用家庭调查(National Household Survey on Drug Abuse),美国估计有60万可卡因频繁使用者(频繁使用被任意定义为在前一年使用51天或以上),偶尔使用的人数(即前一年使用时间少于12天)为240万。这些数字很可能被严重低估。

幸福感、欣快感、健谈多语和焦躁不安是常见的效应。从药理学角度讲,可卡因的作用被认为与三环类抗抑郁药类似,也就是说,它会阻止生物胺的突触前再摄取,从而产生血管收缩、高血压和心动过速,并易诱发全身性震颤、肌阵挛、癫痫发作和精神病行为等。它还有一个较弱的作用,与苯丙胺类似,引起内源性的单胺释放。可卡因滥用者很容易形成心理上的依赖和习惯性,也就是说,由于频繁的强迫性使用而无法戒除。身体依赖的表现更加微妙和难以识别。然而,在一段时间的长期滥用后,戒除可卡因通常伴随着失眠、躁动、厌食症、抑郁、高催乳素血症和多巴胺能过敏迹象,是一种构成可识别的戒断综合征的复合症状。

随着可卡因使用的日益增多,各种各样的并发症也相继出现(见Cregler and Mark的综述)。如上所述,严重的中毒(过量)的症状可能导致患者昏迷和死亡,需要在重症监护单元进行紧急治疗,救治与其他形式昏迷的治疗方法相同。在这种情况下经常发生癫痫发作,苯二氮䓬类药物治疗比标准的抗惊厥药更有效。鼻内使用和吸食可卡因后很少出现自发性蛛网膜下腔出血或脑出血和脑梗死等(Levine et al)。这些并发症可能是由可卡因的拟交感神经作用引起的急性高血压的结果,脑出血患者中血管畸形的发生率似乎更高(第33章)。可卡因和苯丙胺有时也会产生一种全身性血管痉挛状态,导致多发性皮质梗死和后部白质改变,影像学检查明显,本质上是高血压的或后部可逆性脑病(PRES)的一种形式(见Altura and Altura,另见第33章)。Roth和同事们描述了39例服用可卡因后出现急性横纹肌溶解的患者,其中13例出现急性肾衰竭、严重肝功能障碍和弥散性血管内凝血,其中6例死亡。一些报告表明,在怀孕期间使用可卡因可能导致胎儿损害、流产,或新生儿出现持续性中毒征象。

在服用可卡因的几个小时内,患者可能会出现焦虑、偏执和其他精神病的表现。这些并发症最好用抗精神病药物治疗,特别是氟哌啶醇。

阿拉伯茶和卡提亚宁(cathionine)兴奋剂

精神兴奋剂(psychostimulant),阿拉伯茶(Khat)已在某些国家中被广泛地使用,主要在远东地区,几乎成为有限人口中的一种文化习俗。咀嚼阿拉伯茶的叶子释放卡提亚宁(cathionine)(化学成分为α-氨基苯丙酮——译者注),产生一种苯丙胺样效应的快感。一种化学设计的同类物,卡提亚宁(cathionine)的N-甲基类似物或甲卡西酮(methcathinone)(也称为"Jeff""Cat""mulka"和其他代用名),是由非处方感冒药成分如麻黄碱、伪麻黄碱和苯丙醇胺等制成的,经常被滥用。高锰酸钾可用于减少基本物质,是锰诱导锥体外系综合征的一个来源。此外,完全合成的卡西酮(cathinones),通常被称为"浴盐",虽然它们与原始产品没有关系,但它们是口服或鼻吸食的苯丙胺样物质,并产生行为的快速激活和交感神经过度活跃。

精神活性药物和致幻剂

精神活性药物(psychoactive drugs)和致幻剂(hallucinogens),包括一组不同种类的药物,其主要作用是改变与认知功能和意识的其他方面不成比例的感知、情绪和思维。这类药物包括麦角酸二乙胺(LSD)、苯乙胺衍生物(*phenylethylamine derivatives*)[梅斯卡林(mescaline)或佩尤特(peyote)]、赛洛西宾(*psilocybin*)、某些吲哚衍生物、大麻(*cannabis*)

[大麻毒品(marijuana)]、苯环已哌啶(*phencyclidine*)(PCP),以及一些其他化合物。它们也被称为精神活性药物或拟精神病药物(psychotomimetic drugs)、致幻剂和迷幻剂(psychedelics)等。Nicholi 和 Verebey 及他们的同事回顾了这些药物的非治疗性使用引起的问题。

大麻

大麻(marijuana)是美国最常见的非法毒品。当吸入来自香烟或烟斗的烟雾时,其效果会迅速发作并很快消失。在小剂量吸食时,症状类似轻度酒精中毒(嗜睡、欣快和感知扭曲)。随着吸食剂量增加,其作用可能会变得类似于致幻剂(见下文),他们可能好几个小时不能动弹。如果剂量更大,可能会出现严重的抑郁和昏睡,但死亡是罕见的(详细情况见 Hollister,1988)。长期使用未发现对神经系统的损伤。

正如 Iverson 总结的,大麻能激活 CB_1 受体(即大麻素受体 1——译者注),主要是在海马、杏仁核和皮质的 GABA 能神经元上。受体的激活抑制了寡肽神经递质和单胺类的释放。它们对神经元也有复杂的电生理影响。

最初,可观察到对大麻的反向耐受(亦即增加致敏性),但在持续使用后,会发生对欣快效应的耐受性。在为一项数不多的关于长期使用大麻的实验研究中,受试者报告说,在突然停止吸食大麻后的 24 小时内,他们会感到"紧张不安",尽管还不能检出客观的戒断征象。慢性大麻中毒的使用者表现出认知能力的下降,但根据艾弗森的说法,认知能力的持续下降还没有得到明确的证实。

大麻温和的止吐作用,再加上欣快感导致了它的治疗用途,以减轻化疗的效应。对痉挛状态,以及更普遍的神经病性疼痛的假定作用尚未得到充分的证实(见 Caulley,Caplan and Ross 的评论)。

合成的大麻类

与上面讨论的卡提亚宁(cathionine)(即氨基苯丙酮类)类似,合成的大麻类(synthetic cannabinoids)是一种较新的合成毒品,它们俗称的代用名有"香料"(Spice)及"K2""K4"等。这些制剂与大麻素受体的结合甚至比原药(大麻)更强烈,产生更强的兴奋效果。躁动不安、妄想和偏执的结果,使患者就像一个真正的精神病,我们承认一些患者已经在身体上几乎无法控制,只有在清醒后恢复完全正常的情感和认知。由于这些合成制剂的化学成分与大麻有很大的不同,因此,它们不会出现在常规的毒理学药物的筛选上。"僵尸"(zombie)样的小区域范围的"暴发"曾被归因于这些毒品制剂,Adams 和他的同事强调了快速识别这些制剂的困难。中毒的治疗通常是用安定类药物和氟哌啶醇,但在毒物被完全代谢前,往往收效甚微。

美斯卡林、麦角酸二乙胺(LSD)和赛洛西宾

美斯卡林(mescaline)、麦角酸二乙胺(LSD)和赛洛西宾(psilocybin),这类药物如果给予相当的剂量,就会产生基本相同的临床效应。知觉的变化是最具戏剧性的,使用者描述生动的视幻觉,物体形状和颜色的变化,不寻常的梦境,以及人格解体的感觉。听觉敏锐度的增加已做过描述,但幻听是罕见的。由于患者注意力不集中、嗜睡和在智力测试中无法配合,认知功能则难以评估。躯体症状包括头晕、恶心、感觉异常和视力模糊。拟交感神经效应,如瞳孔扩张、竖毛反应、体温过高和心动过速都很明显,而用药者还可能出现腱反射亢进、四肢动作不协调和共济失调等。

即使每天仅用一次剂量,患者对美斯卡林、LSD 和赛洛西宾的耐受性也会迅速增加。此外,如果受试者对上述三种药物中任意一种出现了耐药性,则对另外两种药物也有交叉耐药。当药物停止使用后,耐受性会迅速消失,并且没有接着发生身体依赖的特征性征象。从这个意义上说,虽然吸食者可能在心理上对毒品产生依赖,但一般不会成瘾。

这些毒品是被"药头"(一个有趣的术语,我们保留了本书原作者描述那些不择手段改变人意识的人)服用,以及许多大学生、高中生为了社交、从众或出于连他们自己也无法确定的原因而服用的。

服用这些毒品可能伴随着一系列严重的不良反应,表现为急性惊恐发作("恶魔之旅"),与偏执型精神分裂症类似的长期的精神病状态,以及痛苦往事的重现(自发的重现最开始使用 LSD 的体验,有时是因吸食大麻而促发的,并伴有惊恐发作)。严重的身体伤害可能会导致吸食者的重要能力受损。许多人认为 LSD 和相关的药物对治疗精神疾病和各种各样的社会疾病是有效的,它们能够提高一个人的智力表现、创造力和自我理解。迄今为止,没有任何可接受的研究证实这些说法。

苯环利定("天使粉")和"摇头丸"

苯环利定(phencyclidine,PCP),化学名苯环已

哌啶,俗称为"天使粉"(angel dust),在20世纪70年代早期,PCP及其类似物的滥用是一个严重的问题。目前这类药物的受欢迎程度已经下降,但一些非法使用仍在继续,因为它们相对便宜,容易获得,而且相当有效(1979年该药作为兽医麻醉剂的生产已被停止)。苯环利定以颗粒状粉末形式服用,经常与其他毒品混合,可吸食或鼻吸。它通常被归类为致幻剂,尽管它也有兴奋和镇静的特性。中毒的效应类似于麦角酸二乙胺(LSD)和其他致幻剂的表现,也类似于急性精神分裂症发作,可能持续几天到一周或更长时间。在摄入大量(10mg或更多)苯环利定后,它在血液和尿液中只存在几个小时,有时使其检测困难。

在聚会("狂欢")期间非法使用"摇头丸"(ecstasy)[亚甲氧基甲基苯丙胺(MDMA)]的毒性作用已经增加,因为它在安全性方面的名声是不佳的。摇头丸似乎能导致脑中5-羟色胺和多巴胺的释放,并产生一种类似于可卡因效果的兴奋状态。曾有报告既往健康的人在用摇头丸后出现癫痫发作、脑出血和精神症状(Verebey et al)。

细菌毒素类

细菌毒素类(bacterial toxins)疾病中,最重要的是破伤风(*tetanus*)、肉毒中毒(*botulism*)和白喉(*diphtheria*),它们都是由一种主要作用于神经系统极其强大的细菌毒素引起的。

破伤风

破伤风的病因是厌氧的、能形成孢子的破伤风梭状芽孢杆菌(*clostridium tetani*)。这种微生物存在于一些人和许多动物的粪便中,特别是马的粪便,它们很容易污染土壤。其孢子可以休眠状态长达数月或数年,但当它们被引入伤口,特别是伤口有异物或化脓性细菌存在时,破伤风杆菌会转化成为有生长力的形态,产生其外毒素——破伤风痉挛毒素(*tetanospasmin*)。在发展中国家,破伤风仍然是一种常见疾病,特别是在新生儿中,破伤风孢子通过脐带进入新生儿体内,即新生儿破伤风(*tetanus neonatorum*)。在美国,破伤风每年发病率约为百万分之一。注射被污染的海洛因是破伤风发病的一个重要原因。在所有导致破伤风的创伤中,大约67%是由家里的深度抓痕和穿刺伤口造成的,约20%是由花园和农场的深度划痕和穿刺伤口引起的。

自1903年,Morax和Marie提出破伤风毒素向心迁移理论以来,人们就一直认为,破伤风毒素是经由周围神经,在轴索或神经鞘中上升进入中枢神经系统。现代研究通过荧光素标记破伤风抗毒素,发现这种毒素也通过血液或淋巴广泛传播,这可能解释了这种疾病的全身性形式。然而,在局部破伤风中(见第45章),毒素扩散到CNS的可能方式确实是通过逆行性轴突运输。

破伤风毒素的作用方式

与肉毒杆菌毒素一样,破伤风毒素也是一种锌-依赖性蛋白酶。它通过分裂突触囊泡的表面蛋白来阻断神经递质释放,从而阻止神经递质的正常胞吐。破伤风毒素通过阻断脊髓和脑干突触前部位的抑制性神经递质,主要是GABA,干扰神经反射弧的功能。闰绍细胞(Renshaw cell)作为脊髓和脑干运动神经元反复抑制的来源,优先受到了影响。例如,下颌抽搐的诱发通常伴随着运动神经元活动的突然抑制,在EMG中表现为一段"静默期"(见下文)。在破伤风患者中,这种抑制机制失效,导致支配咬肌的神经元激活增强,出现牙关紧闭(*trismus*)。在所有神经肌肉系统中,咬肌神经分布似乎对破伤风毒素最敏感。传入刺激不仅能产生一种过度的效应,而且还能消除交互的神经支配,使主动肌和拮抗肌同时都收缩,引起破伤风特征性的肌肉痉挛(见下文)。此外,除了破伤风毒素对脊髓和脑干的运动神经元广泛的影响外,有证据表明它还直接作用于骨骼肌形成终板的轴突(这可能解释了局灶型破伤风),也作用于大脑皮质和下丘脑的交感神经系统。Sanford已经对其中的许多特性进行了综述。

破伤风的潜伏期差别很大,从接触后的一或两天到1个月或更长时间。长潜伏期与该病的轻型和局灶型有关。

临床表现

破伤风有几种临床类型,通常指定为局灶型、头部型和全身型。

全身型破伤风(*generalized tetanus*)是最常见的类型。它可能以局灶型破伤风开始,在几天后变成了全身性,也可能从一开始就扩散为全身型破伤风。牙关紧闭常常是第一个表现。在某些病例中,在此之前会有下颌或颈部僵硬感、轻微发热和其他感染的一般症状。局部肌肉僵硬和痉挛迅速扩散到其他球部肌肉以及颈部、躯干和四肢的肌肉。所有受累肌肉都处于一种持续的僵直状态,腹部呈板状,两腿僵硬地伸展，嘴唇噘起或缩回［痉笑面容（*risus sardonicus*）］，眼轮匝肌收缩使眼睛部分闭上，额肌痉挛使眉毛上扬。在这种持续增强的肌肉活动状态下，还叠加强直性收缩或肌肉痉挛的发作（剧烈的强直性发作或"抽搐"），这通常是自发发生的或是对最轻微的外部刺激的反应（见 Weinstein 的一篇综述）。患者非常痛苦。他们的意识在这些发作期间并没有消失。肌群的强直性收缩导致角弓反张或躯干的前屈，手臂的屈曲和内收，拳头握紧，以及两腿伸展。咽部、喉部或呼吸肌肉的痉挛带有持续的呼吸暂停或窒息的威胁。发热和肺炎是常见的并发症。血压和心率的大幅波动以及大量出汗是典型表现，主要是肌肉剧烈收缩的反应，但它们也可能与毒素对 CNS 的作用有关。破伤风的死亡通常可归因于喉痉挛引起的窒息，由于心力衰竭或休克，后者是毒素对下丘脑和交感神经系统的作用所导致的。

新生儿在出生后几天发生全身痉挛，以及躯干和四肢僵硬应总是提示破伤风诊断的可能。这种形式的破伤风发生在没有免疫接种的母亲，以及对新生儿脐带残端进行无菌消毒处理不当的情况下。

局灶型破伤风（*local tetanus*）　这是最良性的破伤风形式。早期症状是伤口附近肌肉僵硬，紧绷和疼痛，随后是受影响的肌肉抽搐和短暂痉挛。局灶性破伤风最常发生在手部或前臂的伤口，很少发生在腹部或椎旁肌肉。渐渐地，在一定程度上持续的不自主痉挛变得明显。受影响的肌肉出现持续的紧绷，并对被动运动产生阻力。在这种或多或少持续的运动活动的背景下，还叠加了短暂的、强烈的痉挛，持续从几秒钟到几分钟，并自发地或在各种刺激下发生（Struppler et al）。在病程早期，可能会有一段时间，受影响的肌肉可能感觉是柔软的和似乎是放松的。在这一阶段，一个有用的诊断手法是让患者重复执行一些随意运动，诸如张开和合拢手，受累的肌肉对此的反应会发生逐渐增加强直性收缩和肌肉痉挛，随后扩散到邻近的肌群（募集性痉挛）。即使在轻微的局灶型破伤风，也可能有轻微的牙关紧闭，这是一个有用的诊断体征。

症状可能以局部形式持续数周或数月。渐渐地，痉挛变得不那么频繁，而且更难以诱发，最后消失而没有残留。即使在最严重的全身形式的破伤风，由于肌肉、神经、脊髓和脑组织并没有病理性改变，也有望完全恢复。

头部型破伤风（*cephalic tetanus*）　这种形式的破伤风是出现于面部和头部的伤口。潜伏期较短，通常为 1 或 2 天。受影响的肌肉（通常是面部肌肉）无力或麻痹。然而，在强直性痉挛发作期间，可以看到麻痹的肌肉收缩。显然，面部运动神经元功能紊乱足以阻止随意运动，但不足以阻止引起面部痉挛的强烈的反射性冲动。痉挛可累及舌和咽喉，出现持续性构音困难、发音困难和吞咽困难。已知可以发生眼肌麻痹，但由于严重的眼睑痉挛而难以证实。在严格意义上，这些头部形式的破伤风是局灶性破伤风的实例，经常变为全身性。许多病例被证明是致命的。

诊断

诊断是根据临床特征和先前的损伤史做出的。后者有时只有在经过仔细的询问才会被发现，伤口已经是极其轻微的，被遗忘的和完全愈合的。在患者接受医疗护理时，伤口上的微生物可能会复原也可能不会，除了 EMG，其他的实验室检测都没有什么价值。如果有全身性肌肉僵硬，血清 CK 可能中度升高。从痉挛的肌肉中记录的 EMG 显示正常运动单位的持续放电，就像从强烈的随意肌收缩中记录到的那样。如前所述，破伤风最典型的特征是在反射性收缩后 50~100 毫秒失去生理静默期。通常由闰绍细胞的周期性抑制产生的这种间歇被破伤风毒素阻断了。在全身性破伤风中，静默期的丧失几乎总是在咬肌中表现出来，并在局灶型破伤风影响的肌肉中被发现。有趣的是，僵人综合征的沉默期却仍得以保留（见第 45 章）。

由于低钙血症引起的手足搐搦（tetany），因士的宁中毒或黑寡妇蜘蛛咬伤引起的痉挛，因颌骨和周围疼痛性疾病引起的牙关紧闭，狂犬病的吞咽困难，癔症性痉挛，神经安定药引起的肌肉僵硬和肌张力障碍性痉挛，以及僵人综合征的痉挛等都类似于破伤风的痉挛，但当考虑到这些疾病的所有方面时应该不难鉴别。尽管如此，在非流行区却很难想到这种诊断。

破伤风的总体死亡率约为 50%，在新生儿、海洛因成瘾者和头部型患者死亡率最高。如果在病程中没有出现严重的全身性肌肉痉挛，或仅有局灶性肌肉痉挛，患者通常可以痊愈。

治疗

破伤风治疗可按几个步骤进行，开始时，应给予单一剂量的抗毒素（3 000~6 000U 的破伤风人体免疫球蛋白），同时给予 10 天疗程的青霉素（每天 120 万 U 的普鲁卡因青霉素），甲硝唑（500mg，1 次 /6h，静脉滴注，或 400mg，直肠给药）或四环素（2g/d），这些药物可有效地对抗破伤风梭菌的营养形态。必须立即对伤口进行手术治疗（切除或清创术），伤口周围的组织应进行抗毒素浸润。

患者能否存活取决于重症监护单元的专家和持续的护理，可能需要几周的时间。气管切开术对于所有反复发作的全面性强直痉挛的患者都是必要的，而且不应推迟到出现呼吸暂停或发绀时才进行。患者必须尽可能保持安静，以免刺激诱发肌肉痉挛。这需要一个黑暗和安静的病房，同时要明智地使用镇静剂治疗。苯二氮䓬类是最有效的镇静剂和肌肉松弛剂，如果有呼吸机支持，可以分次给予地西泮 120mg/d 或更大剂量；另外，咪达唑仑（midazolam）或丙泊酚（propofol）可用于持续的静脉滴注。短效巴比妥类药物和氯丙嗪也可能是有用的，吗啡也可能有用。鞘内注射巴氯芬和阿托品持续输注已成功用于重症破伤风病例的治疗，肌内注射肉毒毒素可改善患者牙关紧闭和局部肌肉痉挛。治疗的目的是抑制肌肉痉挛，使患者保持昏昏欲睡，以避免痉挛带来的可怕不适。所有的治疗和操作都应该保持在最低限度，并且协调一致，这样患者就可以先被镇静下来。

如果这些治疗措施不能控制大的发作，就需要静脉注射神经肌肉阻断剂，如泮库溴铵（pancuronium）或维库溴铵（vecuronium），以消除所有的肌肉活动；只要有必要，就可以适当给予镇静药物，呼吸通过机械通气维持。除最轻微的病例外，许多重症监护室倾向于使用神经肌肉麻痹药物。关于治疗的更多细节可以在 Farrar 和同事的综述中找到。

所有人都应接种破伤风疫苗，并每 10 年接受一次类毒素增强剂，但这一做法在老年人中经常被忽视。对于有破伤风发生风险的损伤，如果患者在前一年没有接受过加强免疫，则应接受类毒素注射，6 周后需进行第二次类毒素注射。如果伤者自最初免疫后没有接受加强注射，应同时接受类毒素和人体抗毒素注射；这同样适用于从未接种过疫苗的受伤者。破伤风发作不会带来永久的免疫力，康复的人应积极接种疫苗。

白喉

白喉（diphtheria）是由白喉棒状杆菌（*corynebacterium diphtheriae*）引起的一种急性传染病，目前在美国和西欧已相当罕见。咽白喉是白喉最常见的临床类型，其特征是在咽喉部、气管形成炎性渗出物，在这个部位，白喉杆菌会产生一种外毒素，对大约 20% 的病例会影响心脏和神经系统。

白喉的神经系统受累遵循一种可预测的双相模式（Fisher and Adams）。该病从局部开始，在疾病的第 5 天到第 12 天之间出现腭麻痹（*palatal paralysis*）（表现鼻音，胃食管反流和吞咽困难）。此时或此后不久，其他脑神经（三叉神经、面神经、迷走神经和舌下神经）也可能受到影响。通常在第 2 周或第 3 周出现睫状体麻痹（*ciliary body paralysis*）伴调节能力丧失和视力模糊，但对光反应仍然保留（与 Argyll Robertson 反应相反）。罕见地，出现眼外肌无力。在神经系统没有进一步受累的情况下，脑神经体征可能消失，或在病程的第 5 周至第 8 周可能出现迟发性感觉运动性多发性神经病。后者的严重程度不一，可从四肢轻度的以远端为主的多发性神经病表现，到迅速进展的上升性瘫痪，如同 Guillain-Barré 综合征的表现，CSF 的发现也很类似（细胞正常伴蛋白升高）。神经病的症状进展持续 1~2 周，如果患者未发生呼吸麻痹或心力衰竭（心肌病），病情会稳定下来，然后缓慢地改善，或多或少地完全好转。

早期的口咽症状、睫状体麻痹伴瞳孔对光反应相对保留，以及延迟的对称性感觉运动性周围神经病的亚急性演变，将白喉与其他形式的多发性神经病区分开来。从最初感染到神经系统受累之间的长潜伏期还没有明确的解释。在实验动物中，Waksman 和他的同事证明，毒素会在感染后 24~48 小时内到达周围神经系统大部分血管部位的施万细胞，但它对细胞膜的代谢影响会持续数周。毒素在脊神经近端、后根神经节和脊神经根产生脱髓鞘反应。心肌组织和传导系统发生轻微的局灶性坏死。

白喉的感染源是咽部外的贯通伤、皮肤溃疡或新生儿脐带感染。咽白喉（faucial diphtheria）的全身性和神经系统并发症也可以在类似的潜伏期后观察到该病的咽外形式（伤口感染）。因此，毒素很可能通过血流到达神经部位，但除此之外，某些作用是局部起作用的，如在咽白喉的病例中，腭麻痹和感染伤口附近最初的无力和感觉障碍就是证据。

对于白喉的神经系统并发症目前尚无特效的治疗方法。一般普遍认为，在原发白喉感染出现最早症状的 48 小时内给予抗毒素可以降低周围神经并发症的发生率和减轻严重程度。白喉的多发性神经病在第 43 章中进一步讨论（另见 McDonald and Kocen）。

肉毒中毒

肉毒中毒(*botulism*)是一种罕见的由肉毒梭菌(*clostridium botulinum*)的外毒素引起的食源性疾病。中毒暴发最常见的原因是食入了细菌,在家庭保鲜品中所含的细菌比商业罐装产品中所含的细菌要多,而蔬菜和家庭腌制的火腿更易受到肉毒杆菌污染。极少情况下,污染的伤口也会是肉毒中毒的感染源。尽管这种疾病无处不在,但西部五个州(加利福尼亚州、华盛顿州、科罗拉多州、新墨西哥州和俄勒冈州)占美国所有报告的疫情的一半以上。该病的新生儿和婴儿形式病例也曾有报告。这些是由于吸收了被食入的孢子萌发形成的毒素,而不是摄入预先形成的毒素,其中一个重要的来源是受污染的天然(生)蜂蜜。少数成人病例可能有类似的来源。

根据对动物和人类的观察,毒素的主要作用部位是神经肌肉接头,更具体地说,是在突触前膜。这种毒素干扰来自周围运动神经在神经肌肉突触的乙酰胆碱的释放。其生理缺陷与 Lambert-Eaton 肌无力综合征的特征相似(见第 46 章),但与重症肌无力不同。

肉毒中毒症状通常在进食受污染食物 12~36 小时内出现。大多数患者出现厌食、恶心和呕吐。一般来说,视力模糊和复视为最初的神经症状,这些症状连同上睑下垂、斜视和眼外肌麻痹,特别是展神经麻痹,可能首先提示重症肌无力的诊断。然而,在肉毒中毒时,调节反应丧失,而且瞳孔通常对光没有反应。延髓受累的其他症状如鼻音、声音嘶哑、构音障碍、吞咽困难,以及不能发音等,会迅速相继出现。接着依次是面部、颈部、躯干和四肢肌肉的渐进性无力和呼吸功能不全。尽管有口咽部肌无力,但咽反射被保留却不在少数。肌腱反射在严重的全身性肌无力病例中消失。这些症状和体征发展迅速,一般为 2~4 天,并可能被误认为 Guillain-Barré 综合征的症状。感觉仍保持完好,CSF 也没有异常。严重便秘是肉毒中毒的特征,可能是肠平滑肌麻痹的结果。除非因呼吸衰竭导致严重的缺氧,否则在整个疾病过程中意识都被保留。在过去,死亡率超过 60%,但随着对急性呼吸衰竭重症监护的改善和肉毒梭菌抗毒素(*C.botulinum antitoxins*)的有效性,近几十年来,死亡率已大幅下降。

临床诊断可通过电生理检查来证实,具体来说,可见肌肉诱发电位波幅降低,而在快速重复神经电刺激时波幅增加(与重症肌无力所见的相反)。康复的患者在几周内开始改善,首先是眼球运动,然后是其他脑神经功能。瘫痪肢体和躯干肌肉组织的完全恢复可能需要几个月的时间。

三种类型的肉毒毒素 A、B 和 E 中毒不能仅凭其临床效应上来区分,在做出临床诊断后,患者应尽快接受三价抗毒素血清治疗。这种抗毒素可以从佐治亚州亚特兰大疾病控制和预防中心(Centers for Disease Control and Prevention)获取。在皮内测试马血清敏感性后,静脉注射 10 000U 的初始剂量,随后每日肌内注射 50 000U,直到病情开始好转。青霉素或甲硝唑用于根除伤口内的微生物(但如果外源性预形成的毒素已被摄取,就没有那么有用了)。

盐酸胍(guanidine hydrochloride),50mg/kg,在逆转肢体和眼外肌无力方面会有所帮助。抗毒素和胍类对病程的改变可能相对较小,康复取决于呼吸护理的有效性、维持液体和电解质平衡、预防感染等。

将少量肉毒毒素治疗性注射到受到肌张力障碍或痉挛状态影响的肌肉中,可以使肌肉无力长达数周至数月(见第 4 章)。轻度肉毒中毒症状可能发生在相对较大治疗剂量时,主要影响口咽肌和眼睫状肌,这在几十年前经验有限时更为常见。这些病例发生在“保妥适派对”(保妥适是美国生产的肉毒毒素制剂——译者注)或非医生的非法使用之后。

植物毒素、毒液、叮咬和螫刺

麦角中毒

麦角中毒(ergotism)是指麦角菌中毒,麦角菌(ergot)是一种从黑麦真菌(*claviceps purpurea*)中提取的药物。麦角碱被用于控制宫缩无力导致的产后出血的治疗,它的一种生物碱,麦角胺(ergotamine)常被用于偏头痛的治疗(见第 9 章);而一类多巴胺激动剂具有麦角活力,现在已较少用于帕金森病的治疗(见第 38 章)。长期和反复使用这种药物是麦角中毒通常的原因。

麦角中毒分为两种类型:坏疽型(*gangrenous*),由四肢小动脉血管痉挛性、闭塞过程引起,以及惊厥型(*convulsive*)或神经源型(*neurogenic*)麦角中毒。后者的特征是肌束颤动、肌阵挛和肌肉痉挛,随后是癫痫发作。在非致命的病例中,可能出现脊髓痨样的神经综合征,伴有膝反射和踝反射丧失、共济失调，以及深、浅感觉损害等。病理改变包括脊髓后柱、后根和周围神经的变性，但对它们的描述较少。这些变化与麦角中毒的关系尚不清楚，因为大多数病例发生在营养不良流行的地区。

山黧豆中毒

山黧豆中毒（*lathyrism*）是一种神经系统综合征，其特征表现为相对急性起病的下肢疼痛、感觉异常和无力，逐步进展为一种永久性痉挛性截瘫。在印度和一些北非国家，这是一个严重的医学问题，可能是由山黧豆属（*lathyrus*）雏豌豆中含有的一种毒素引起的，这种豆科植物在饥荒时期会被过量食用。这种疾病将与脊髓疾病进一步讨论（见第 42 章）。

Konzo 病（环境氰化物中毒，另见第 44 章）

康佐病（Konzo）是由于食入未充分加工的苦木薯根造成氰化物中毒而发病。这种疾病是一种快速进展的上运动神经元综合征（截瘫，四肢痛），通常是不可逆的。这种病在非洲农村最常见，在粮食短缺和干旱时期发病率最高，因木薯被用作食物替代品，而且没有足够的水来处理根部。努力的方向应是通过教育和为处理提供资源。

蕈类中毒

在夏末和初秋，采野生蘑菇是一种流行的消遣方式，但这也总是带来了蕈类中毒（mushroom poisoning）的危险。有多达 100 种蘑菇有毒。它们中的大多数只引起短暂的胃肠道症状，但一些复杂的毒素可能是致命的。这些蕈类毒素中最重要的是环肽毒素（cyclopeptides），环肽存在于几种毒鹅膏（*amanita phalloides*）和毒蝇鹅膏蕈（*muscaria*）中，90% 以上的致死性蕈类中毒都是由环肽引起的。这些毒素干扰 RNA 代谢，导致肝和肾坏死。毒鹅膏的中毒症状通常出现于食入后 10~14 小时，表现为恶心、呕吐、腹绞痛和腹泻等，随后出现烦躁、不安、共济失调、幻觉、抽搐发作和昏迷。科佩尔（Koppel）曾回顾了重要的临床特征。可能还有其他证据表明神经肌病表现为弛缓性无反射性麻痹、血清 CK 升高、肌电图低电位，以及肌纤维坏死等。

其他重要的蕈类毒素是甲基肼（methylhydrazine），包含在鹿花蕈（*gyromitra*）菌种中，以及毒蕈碱（muscarine），在褐丝盖伞（*inocybe*）和裸杯伞蕈（*clitocybe*）中。前者引起的临床表现与环肽毒素中毒的表现非常相似。毒蕈碱中毒症状常出现在食入后 30~60 分钟内，主要表现副交感神经刺激症状，如瞳孔缩小、流泪、流涎、恶心、呕吐、腹泻、出汗、心动过缓和低血压等。在严重中毒的病例会出现震颤、癫痫发作和谵妄等。

蕈类毒素没有特效的解毒剂。如果没有呕吐，可以用催吐剂催吐，然后口服活性炭，结合残留在胃肠道内的毒素。当地的中毒控制中心可以协助识别毒蘑菇及其毒素类型。更重要的是，采集和食用野生蘑菇的人一定要能绝对识别和确定蘑菇是否有毒。

沙棘中毒

沙棘中毒（buckthorn poisoning），沙棘是墨西哥北部和美国西南部的一种土生土长的灌木，误食它的小果实会发生中毒，病情迅速进展恶化，有时甚至发生致命性瘫痪。该病的致病毒素主要引起一种运动性多发性神经病，很可能是轴索型。除了正常的 CSF 蛋白浓度外，这种疾病与 Guillain-Barré 综合征和蜱咬性麻痹非常相似（见下文），它的识别取决于在流行地区对食用沙棘果实的认识。

神经毒素鱼类中毒（鱼肉毒）

神经毒素鱼类中毒（neurotoxin fish poisoning），也称为鱼肉毒（ciguatera），在世界各地的沿海地区和岛屿常见，摄入阻断神经钠通道的海产品毒素（marine toxins）是常见的中毒形式。这是由于吃了以含有毒素的微型鞭毛藻为食的鱼。珊瑚礁鱼类和贝类在鞭毛藻种群周期性上升时摄取高浓度的这些生物。这种藻类有时多到使周围水域发生颜色改变（赤潮）。

河鲀毒素（tetrodotoxin）来源于东方鲀、河鲀鱼；雪卡毒素（ciguatoxin）来源于蜗牛；蛤蚌毒素（saxitoxin）和短裸甲藻毒素（brevetoxin）来源于贝类，虽然这些毒素不同，摄取有毒的鱼类后的神经系统和胃肠道症状是相似的。最初的症状是腹泻、呕吐，或摄入后几分钟到几小时出现腹部绞痛。随后会有感觉异常，开始发生于口周，然后可累及远端肢体。热和冷的感觉刺激（如冰激凌）通常特征性地伴有口中的电刺激或灼烧样感觉异常。大多数患者还会出现肌肉酸痛和刺痛。在河鲀中毒和其他鱼类中毒的晚期可能出现无力，也曾有一些昏迷和呼吸衰竭的报告。

在流行地区很容易认识到这类鱼中毒，其中有些地区出现季节性聚集病例。从流行地区返回家中的游客，以及食用进口鱼类的人，中毒后可能被误认为 Guillain-Barré 综合征。明显的口周感觉异常应提示正确的诊断。支持性治疗就是需要做的一切，但静脉输注甘露醇治疗据说可加速康复。

Pearn 曾回顾了各种海洋鱼类毒素的生化、生理和临床效应，并指出了一种明显流行于某些岛屿社区的慢性中毒形式。主要的慢性影响是严重的疲劳和虚弱无力。作者确认了将这种综合征与抑郁症区分开来的问题，我们在当地咨询的病例几乎都属于精神病范畴。我们的一例患者出现了慢性感觉异常。

毒液类、叮咬和螫刺

毒液类（venoms）、叮咬（bites）和螫刺（stings），虽然这些都相对罕见，但它们仍是死亡的重要原因。某些种类的蛇、蜥蜴、蜘蛛（特别是黑寡妇蜘蛛，见第 50 章）和蝎子的毒液含有神经类毒素，可能导致致命的呼吸抑制和箭毒样神经肌肉传递麻痹。在美国，每年大约有 8 000 起毒蛇咬伤事件。有些，如珊瑚蛇（coral snake）中毒是神经毒性的，产生瞳孔扩张、上睑下垂、眼肌麻痹、共济失调和呼吸麻痹等。其他的（响尾蛇，水腹蛇）能引起组织坏死和循环衰竭。戈尔德（Gold）和他的同事对此进行了综述。被膜翅目蜇伤（*hymenoptera stings*）（如蜜蜂、黄蜂、大黄蜂和火蚁）的严重反应主要是过敏和变态反应的结果。蜜蜂和黄蜂蜇伤后的脑梗死和心肌梗死的严重病例已被报告过（Crawley et al）。针对蝎子蜇伤的抗毒血清的研制已经取得了重大进展，它可以与安定类药物同时用于儿童，可以使瘫痪和呼吸衰竭更快地消退（Boyer and colleagues）。所有的这些疾病在《哈里森内科学原理》（*Harrison' s Principles of Internal Medicine*）中有详细讨论。

蜱瘫痪

蜱瘫痪（*tick paralysis*），这种罕见的情况是由怀孕的蜱分泌的毒素引起的。在加拿大和美国西北部，森林蜱（wood tick）安德逊革蜱（*Dermacentor andersoni*）是主要的致病蜱，在美国东南部主要是变异革蜱（*Dermacentor variabilis*），是一种狗蜱［澳大利亚的蜱是全环硬蜱（*Ixodes holocyclus*）］，但其他的各种蜱偶尔也可能有同样的作用。大多数病例发生在儿童，因为他们的体重小，更容易在相对少量毒素作用下发生中毒。本病几乎只发生在春季，因为这时成熟的妊娠蜱的数量最多。这种疾病在澳洲大陆比在北美更常见，通常比在北美更严重。临床表现需要蜱附着于皮肤上几天后方可出现。

蜱的神经毒素引起全身性弛缓性无反射性麻痹，出现在 1~2 天内，临床表现类似于 Guillain-Barré 综合征。少数病例在瘫痪前几天就出现共济失调和反射减退，但感觉丧失往往是最轻微的。Grattan-Smith 和同事们描述的 6 例儿童中有 5 名发生外眼肌麻痹，从其他报告来看，这是例外；眼内肌麻痹和咽肌无力已知也会发生，虽然不典型，但提高了肉毒中毒或白喉的可能性。CSF 是正常的，电生理检查显示肌肉动作电位波幅降低，但神经传导速度正常或只是轻微减慢。明显的上睑下垂和颈部无力可能提出神经肌肉病变问题，但重复电刺激测试是正常的，或在某些病例中仅引起轻微的波幅增减。

蜱往往附着在发际线或头皮、颈部和耻骨等处很乱的毛发上，在这里仔细搜寻就能发现它们（因此护士和做脑电图的技师往往最有可能发现它们）（见 Felz et al）。在蜱活跃的季节，流行地区的临床医生对此有高度的诊断意识，因为他们深知去除蜱后就可以得到迅速和戏剧性的改善。也曾有报告，在澳大利亚的一些病例中，去除了蜱后瘫痪会暂时地加重。

从神经病学角度看，莱姆病（*Lyme disease*）是一种更为常见的由蜱咬传播性疾病。病原体是一种伯氏疏螺旋体（*Borrelia burgdorferi*）。这一疾病在第 31 章中与其他感染性疾病，以及第 43 章中与神经病做了充分的讨论。

重金属和工业毒素

铅中毒

儿童和成人铅中毒（lead poisoning）的病因和临床表现有很大的不同。

儿童铅中毒

在美国，铅中毒最常发生在居住在城市贫民区的 1~3 岁儿童身上，那里的住房普遍破旧不堪。（1940 年以前的大多数房屋和 1960 年之前的许多建筑都使用了含铅涂料。）从窗台和粉刷过的灰泥墙上咀嚼含铅涂料是强迫性摄入（异食癖）促成的。发生急性脑病是最严重的并发症，导致 5%~20% 的病例死亡，超过 25% 的幸存者出现永久性的神经和智力缺陷。

临床表现 这些症状会持续 3~6 周。患儿会出现厌食症、不爱玩耍、警觉性较差，以及比较易怒。这些症状可能被误解为行为障碍或一种智力迟钝的表现。可能还会有间歇性呕吐、不明确的腹痛，笨拙和共济失调等。如果这些中毒的早期迹象没有被发现，而且患儿继续摄入铅，可能会出现更明显的急性脑病征象，大多数发生在夏季，原因尚不清楚。呕吐变得更加持续，冷漠进展到嗜睡和昏睡，中间穿插着亢奋期，最后可发展为癫痫发作，甚至昏迷。这种综合征可在一周或更短的时间内进展，2 岁以下的幼儿病情进展最快，在大龄儿童中，它更有可能以复发和不太严重的发作形式发展。这种临床综合征必须与结核性脑膜炎、病毒性脑膜脑炎，以及引起急性颅内压增高的各种疾病进行鉴别。通常，在铅中毒脑病中，CSF 压力增高，伴有明显的视盘水肿，CSF 可能有轻微的淋巴细胞增多和蛋白升高，但葡萄糖值正常。因此，腰椎穿刺应谨慎进行，只有在诊断必要时才予考虑。

诊断 由于铅中毒(plumbism)的症状是非特异性的，诊断取决于对潜在的致病因子的识别和某些实验室检测的结果。在长骨的干骺端可见铅线(lead lines)，红细胞嗜碱性点彩，但不稳定而不能作为诊断依据，但骨髓成红细胞嗜碱性点彩均匀增多。血红蛋白合成对铅的毒性作用极为敏感，血红蛋白合成损害导致尿粪卟啉(UCP)和 δ- 氨基乙酰丙酸(ALA)排泄增加。这些尿检指标和血铅浓度与临床表现的关系不完全一致。UCP 测试在门诊和急诊科很容易进行，在测试中，将几毫升尿液用醋酸酸化，并以等体积的乙醚摇匀，如果有粪卟啉，乙醚层在长波紫外线灯下会发出红色荧光，当血铅浓度超过 80μg/dL 时，检测结果呈强阳性。用依地酸钙钠(EDTA)(即乙二胺四乙酸 $CaNa_2$)促进铅的排泄，每日给予 3 次剂量(25mg/kg)，间隔 8 小时，可以确定诊断。24 小时内排泄超过 500mg 即为铅中毒。测定血液中锌原卟啉(ZPP)是另一种确定存在铅暴露和暴露程度的可靠方法。当铅破坏了红细胞原卟啉与铁的正常结合时，红细胞原卟啉就与锌发生了结合。当铁的获取受到其他疾病的限制时，如缺铁性贫血，ZPP 也会升高。

当血铅浓度为 70μg/dL 时，铅中毒症状很轻微，但是急性脑病可能会突然和不可预测地发生，因此患儿应住院接受螯合疗法(chelation therapy)(见下文)。一些血铅水平为 50μg/dL 的患儿可能有严重脑病的症状，而其他患儿可能是无症状的。在无症状的患儿中，应设法找到和消除铅中毒的来源，并应定期对该患儿进行重新检查。铅性脑病的严重性表明，尽管经过治疗，事实上大多数出现昏睡或昏迷的患儿仍会出现智力迟钝。因此，医生的目的是在脑病的严重症状变得明显之前就开始治疗。

病理学 死于急性铅中毒脑病的患儿，大脑严重肿胀，伴有颞叶疝和小脑疝，大脑和小脑有多发的微小缺血灶和内皮损伤，以及许多小血管周围有蛋白物质沉积和单个核炎症细胞。动脉和小动脉也有增生性改变，而在一些部位，血管周围有淋巴细胞和单个核细胞浸润。在一些血管的区域内有缺血性坏死灶，周围有与病变时间相适应的胶质细胞反应。肾脏也有类似的变化。

治疗 治疗计划包括保持患者尿路通畅，随后的静脉输液治疗仅限于保证患者水和电解质的基本需求。发生急性脑病时，应用 2,3- 二巯丙醇[即英制抗路易氏剂(British anti-Lewisite，BAL)]12~24mg/kg 与 $CaNa_2$ EDTA(0.5~1.5g/m^2 体表面积)联合螯合治疗，用药 5~7 天。接下来口服青霉胺一个疗程，40mg/kg，不超过 1g/d。急性中毒病例的治疗目标是将血清铅水平降低到 40μg/dL 以下。一旦铅的吸收已经停止，螯合剂只会从软组织中去除铅，而不会从骨骼中去除，但大部分铅都储存在骨骼中。任何并发的疾病都可能导致铅从骨骼和软组织中进一步释放，并加剧铅中毒症状。

重复使用甘露醇可被用于缓解脑水肿。小细胞低色素性贫血在螯合剂停止后可用铁剂治疗。癫痫发作最好用静脉注射地西泮或咪达唑仑来控制。

预防 预防再次中毒(或初次中毒)最根本的方法是使儿童远离铅暴露源。这虽然是不言自明的，但尽管地方卫生部门、医院和城市社会工作者已竭尽全力，却往往难以实现。然而，在每一种情况下都必须设法消除环境因素。除了其他方面，这些尝试在过去 20 年中已使急性铅性脑病的发病率显著下降。虽然这种脑病的明显实例现已很少见，但过度接触铅(血铅水平大于 30μg/dL)仍然异常普遍，并继续引起公共卫生当局的关注。

至于对儿童构成危险的含量水平，仍有一些不确定的因素。Rutter 回顾了 1980 年之前的所有证据，得出的结论是，血铅水平持续超过 40μg/dL 会造成轻微的认知障碍，更不确定的是，可能增加行为困难的风险。最近，Canfield 和他的同事报告，通过对 172 例儿童的前瞻性研究发现，即使较低水平的铅也会导致 3 岁和 5 岁儿童智力下降。这些数据在被普遍接受前还需进一步确认。Rogan 和他的同事观察到，用二硫琥珀酸治疗虽然能成功地降低铅水平，但并没有改善认知或行为功能，这进一步加深了对血铅浓度低于 45μg/dL 的患儿低水平铅暴露的解释问题。

口服铅螯合剂二硫琥珀酸（succimer）被批准用于门诊治疗血铅水平高于 45μg/dL 的无症状儿童。给予一个疗程 3 周的治疗，每周监测血铅水平以判定骨骼和和软组织中的铅迁移（Jorgensen）。1988 年，根据在美国、欧洲和澳大利亚的流行病学和实验研究，美国毒物和疾病登记署（Agency for Toxic Substances and Disease Registry，ATSDR）为神经行为毒性设定了一个低得多的阈值（10~15μg/dL）。据估计，美国有 300 万 ~400 万儿童的血铅水平超过上述标准。Needleman 和他的同事研究了小剂量的铅对无症状儿童的长期影响，其中在 132 名儿童脱落牙齿的牙本质中可检测到明显的铅水平（平均为 24mg/dL）。11 年后，这些孩子被发现行为异常与他们早期的铅水平成正比。与正常人群相比，这些孩子中辍学的更多，词汇和语法推理分数更低，阅读更困难，手眼协调能力更差，手指敲击速度更慢，反应时间更长。研究者称，研究已排除了其他混杂因素，如低社会阶层和遗传因素。这些发现与 Baghurst 和同事们的长期研究结果相似（也见 Mahaffey）。目前还没有对这类病例进行充分的病理或 MRI 研究。

成人铅中毒

成人中铅中毒比儿童少见得多。对成年人的危害是通过吸入无机铅盐的粉尘和燃烧含铅物体产生的烟雾，或从事需要重新熔炼铅的工艺。油漆、印刷、陶器上釉、铅熔炼、焊接和蓄电池制造是最容易发生这些危险的行业。在过去，矿工、黄铜铸造厂和修车厂工人（在对汽车散热器维修过程中，对焊接点加热时）（见 Goldman et al）是最危险的。目前，有时其他特殊来源更为常见。例如，作者曾遇到过一例令人难忘的铅性脑病的印度裔男子，其中毒是因服用了大量阿育吠陀草药治疗（Ayurvedic herbal remedy）关节炎。患者最初表现为一系列全身性癫痫发作，后来出现波动性脑病。他的血铅含量为 70μg/dL，24 小时收集的尿液中铅含量为 1 550mg（正常值小于 400mg）。MRI 显示大脑皮质 T2 加权高信号。Whitfield 和他的同事们回顾性分析了 23 例成人铅中毒脑病病例。在他们报告的当时，大多数病例是由私酿的威士忌（用铅皮蒸馏器自制威士忌）导致中毒。最近，如前所述，大多数病例是由各种草药治疗引起的。由草药化合物引起的铅和砷联合中毒也为人所知。

成人铅中毒的常见表现是腹绞痛、贫血和周围神经病。上述类型的铅性脑病绝对是罕见的。铅绞痛常由并发的感染或酒精中毒而诱发，其特征是严重的、难以定位的腹痛，常伴有腹肌僵直，但没有发热或白细胞增多。静脉注射钙盐对疼痛有反应，至少暂时有效，但对吗啡效果差。轻度贫血很常见。沿着牙龈边缘可能出现一条硫化铅黑线。周围神经病通常表现双侧垂腕，是一种罕见的表现，在第 46 章中讨论。

儿童铅中毒的诊断试验一般也适用于成人，但骨骼 X 线片除外，后者没有价值。此外，用螯合剂治疗成人遵循与儿童相同的原则。

作为汽油添加剂的四乙基铅和四甲基铅（有机铅）中毒是由吸入汽油烟雾引起的。它最常发生在清洁汽油储罐的工人身上。失眠、易怒、妄想和幻觉是常见的临床表现，并可能出现躁狂状态。无机铅中毒未发现血液学异常，螯合剂治疗无效。有机铅中毒通常是可逆的，但也有死亡的报道。其病理变化尚未得到很好的描述。

砷中毒

过去，用于治疗梅毒的药物福勒（Fowler）溶液（亚砷酸钾）和胂凡纳明是导致砷中毒的常见原因，但现在，最常见的中毒原因是自杀或意外摄入含有乙酰亚砷酸铜（巴黎绿）或砷酸钙或砷酸铅的除草剂、杀虫剂或灭鼠药。在农村地区，喷洒含砷的杀虫剂是常见的中毒来源。砷还被用于制造油漆、搪瓷和金属，用作皮肤和皮草的消毒剂，也可用于电镀、焊接、蚀刻和铅电镀等。据报告，与这些职业有关的中毒事件时有发生。一些用于治疗银屑病和其他皮肤病的外用药膏和口服液以及一些草药中都含有砷的成分。

砷通过与细胞代谢所必需的某些酶的巯基发生反应而产生毒性作用。对神经系统的影响是脑病或周围神经病的症状。周围神经病可能是慢性中毒的产物，也可能在急性中毒作用恢复后 1~2 周时变得明显。它的表现形式为远端轴突病（distal axonopathy），在第 43 章中描述（另见 Heyman et al）。在我们曾治疗的中毒性多发性神经病的病例中，有一种亚急性进展的远端感觉运动无反射综合征。在尸检中发现，一种髓磷脂和轴突的逆死（dying back）

模式伴有巨噬细胞和施万细胞反应，以及运动神经元和感觉神经节细胞的染色质溶解。CNS 是正常的。

脑病的症状，诸如头痛、嗜睡、精神错乱、谵妄和惊厥发作等也可作为急性或慢性砷中毒的一部分而出现。慢性砷中毒情况下，常伴有肌无力和肌肉酸痛、溶血、寒战和发热、黏膜刺激症状（在接触砷气体的患者中）、弥漫性鳞屑脱落，以及在每个指甲半月痕上方的宽度约 1~2mm 的横向白线［米氏线（Mees lines）］。通过口服途径的急性中毒在很大比例的患者中伴有严重的胃肠道症状、休克，甚至死亡。CSF 是正常的。这类病例的脑部检查会发现脑白质中大量的点状出血。在显微镜下，病变由毛细血管坏死和毛细血管周围区的变性组成，这些区依次被红细胞所环绕［脑紫癜（brain purpura）］。这些神经病理变化并非砷中毒所特有，但在肺炎、尿路感染引起的革兰氏阴性菌败血症、磺胺类药、光气中毒、痢疾、弥散性血管内凝血等多种情况下都可能观察到。

砷中毒诊断是根据头发和尿液中砷含量的增加。Moyer 曾回顾了几种测试方法。在接触砷 2 周内就会沉积在头发上，并会长期固定留存在头发里。每 100mg 头发中砷的含量超过 0.1mg 就表明砷中毒。砷也会长时间存留在骨骼中，并通过尿液和粪便慢慢排出体外。每升尿液中砷排泄量超过 0.1mg 被认为是不正常的，浓度大于 1mg/L 可在急性接触后不久出现。然而，需要提醒的是，在沿海地区，经常吃鱼的人可能会有轻微或中度的砷含量升高，而不同的疾病，诸如神经病和肌萎缩侧索硬化（ALS）可能会被错误地归咎于这一无害的发现。在不吃鱼的几个月内，砷的水平就会恢复正常。

CSF 蛋白水平可能是增高的（50~100mg/dL）。

治疗　急性砷中毒的治疗方法包括洗胃，使用血管升压药物、二巯丙醇（BAL），维持肾灌注，如果发生大量血红蛋白尿可进行换血疗法。一旦出现了多发性神经病，BAL 的治疗效果甚微，但是慢性砷中毒的其他表现对其反应良好。在我们的治疗下，多发性神经病都逐渐恢复了。

锰中毒

锰中毒（manganese poisoning）是长期吸入和摄入锰颗粒所致，发生在开采锰矿石的矿工和从其他矿石中分离锰的工人。已经观察到几种临床综合征。在中毒的最初阶段可能表现以长时间的精神错乱 - 幻觉状态为特征。后来，症状主要是锥体外系的。患者通常被描述为帕金森病类型，但在作者所见的患者中，其相似之处并不接近，在两名南美矿工看到的特征是，奇特的步态（“公鸡” 样行走），肌张力障碍和躯干僵硬，姿势不稳，以及向后跌倒。然而，另一些人曾报告四肢僵硬和笨拙，通常伴有手的震颤，“齿轮” 现象，躯干和头部粗大的节律性运动，以及向后和向前推进的步态。还可能出现皮质脊髓束和皮质延髓束的体征。其他的临床特征包括渐进性虚弱、疲劳、嗜睡以及精神症状［锰疯癫（manganese madness）］。罕见地，严重的轴性强直和肌张力障碍，如同 Wilson 病的症状，据说是突出的表现。由于使用高锰酸钾合成的非法药物而出现锥体外系综合征，已经提到过与卡提亚宁（cathionine）兴奋剂有关。Calne 等综述了锰中毒与常见的帕金森病的区别。

神经元丢失和胶质细胞增生，主要影响苍白球和纹状体，但曾被描述也影响额顶叶和小脑皮质以及下丘脑，但对其病理改变尚未进行仔细研究。

治疗

锰中毒的神经异常对螯合剂治疗没有反应。据报道，在慢性肌张力障碍型的锰中毒中，使用 L-dopa 获得显著的和持续的改善，罹患较常见的帕金森病型的锰中毒患者，使用 L-dopa 如果对病情有改善，只是很轻微的。

汞中毒

汞中毒（mercury poisoning）有两种形式，一种是由无机化合物（元素汞或汞盐）引起的，另一种更危险的，是由有机汞引起的。Clarkson 对潜在的汞接触源进行了综述。在这些有机化合物（*organic compounds*）中，甲基汞（methylmercury）会引起一系列严重的神经系统症状，这些症状可能会在接触有机汞几天或几周后才延迟出现，包括四肢、舌和口唇震颤，精神错乱，以及一种进行性小脑综合征，伴有步态和手臂共济失调、意向性震颤和构音障碍等。舞蹈手足徐动症和帕金森病容貌也曾有描述。情绪和行为变化是突出的，首先包括主观的虚弱和易疲劳，然后是极端的抑郁和嗜睡与易怒交替。据报道，化学实验室工作人员接触甲基汞化合物后会出现这种迟发型亚急性汞中毒（*delayed form of subacute mercury poisoning*）。这些制剂，特别是二甲基汞（dimethylmercury）是极其危险的，因为它们可以经皮肤和吸入吸收，即使是短暂接触也会产生严重的毒性。在 Nierenberg 和他的同事报告的一个致命的化学家案例中，在接触有机汞后 154 天从快速进展的共济失调和昏睡发展为昏迷。小脑功能受损最严重，视力功能受损。

汞中毒的病理改变的特征是引人注目的小脑皮质颗粒层细胞变性，而浦肯野细胞相对保留，距状皮质的神经元丢失和神经胶质增生，大脑皮质的其他部分的程度较轻，类似后面描述的水俣病的病例。

无机汞中毒(*inorganic mercury poisoning*)的慢性型是发生在大量接触金属的人的身上，这些金属用于制造温度计、镜子、白炽灯、X 线机和真空泵。由于汞在室温下会挥发，它很容易污染空气，然后在皮肤和呼吸道黏膜上冷凝。以前用于制造毡帽的汞硝酸盐("疯帽子匠")，以及用于造纸、纸浆和电化学工业的苯基汞，都是导致中毒的其他来源。感觉异常、乏力、精神错乱、协调不能和意向性震颤等是其特征性表现，并且，如持续暴露时会出现谵妄状态。还可能出现头痛、各种身体疼痛、视觉和听觉障碍，以及皮质脊髓束征，但其病理基础尚不清楚。异常兴奋(*erethism*)一词用来描述胆小、失忆和失眠，这些被认为是慢性中毒的特征。如果长时间的超过最低程度的接触，就容易发生胃肠道紊乱(厌食、体重减轻)，并伴有口腔炎、牙龈炎和牙齿松动。

大量无机汞的急性接触对胃肠道系统的腐蚀性更大，会产生恶心、呕吐、呕血、腹痛和血性腹泻，以及肾小管坏死等。

与汞暴露相关多发性神经病(*polyneuropathy*)的孤立实例也曾有过报告(Albers et al; Agocs et al)，这可能与伴随大多数病例的感觉异常，以及下面描述的肢痛综合征(acrodynic syndrome)有关。与汞中毒有关的多发性神经病在第 43 章中讨论。

工业废物中汞的存在已经污染了许多水源供应和鱼类，它们被人类摄入并导致汞中毒。所谓的水俣病(Minamata disease)就是一个典型的例子。在 1953 至 1956 年期间，居住在日本九州岛水俣湾附近的大量村民患上慢性汞中毒综合征(syndrome of chronic mercurialism)，追溯是由于食用了含有甲基汞的工业废物污染的鱼类所致(Harada et al)。患者常见的临床表现为视野向心性缩小、听力丧失、小脑性共济失调、姿势和动作性震颤，以及两腿和手臂的感觉受损，有时舌头和嘴唇感觉障碍。这种综合征在数周中逐渐形成。在病理上，大脑和小脑皮质均有弥漫性神经元丧失，以距状皮质前部和小脑颗粒细胞层最为明显。在发生大量中毒后，幸存者的头部 CT 显示，视皮质呈双侧对称性变薄，小脑半球和蚓部的弥漫性萎缩，特别是下蚓部萎缩更严重(Tokuomi at al)。

一种儿童的痛性神经病[肢体疼痛症(acrodynia)]已经被追溯到汞暴露，从室内乳胶漆到甘汞(氯化亚汞)，到出牙粉，以及用于洗尿布的汞杀真菌剂等(Agocs et al; Clarkson)。Albers 和同事们观察到，接触汞元素 20~35 年后出现症状(轻度肌力减退、震颤和不协调)。这些作者认为，随着年龄的增长，神经元的自然损耗已揭示了神经系统紊乱，这是一个我们无法验证的理论。

作者认为，值得一提的是，目前还没有令人信服的证据表明，摄入含有汞等金属化合物的鱼类与任何神经疾病或发育疾病之间存在关联。据认为，由于大量的牙科工作而吸入蒸发汞，或仅仅是存在大量的补牙填充物[汞合金疾病(amalgam illness)]都会影响周围神经或造成疲劳，但是这种联系也非常值得怀疑，就像含有汞防腐剂(硫柳汞)的疫苗与孤独症之间有所谓的联系一样。

治疗 治疗包括移除汞接触源，对于急性无机汞中毒，使用青霉胺或二巯丙醇(BAL)螯合治疗。对于甲基汞或乙基汞，目前还没有 FDA 批准的螯合剂。在慢性汞中毒治疗中，青霉胺一直是首选药物，因为它可以口服，而且似乎选择性地螯合汞，而对铜的影响较小，铜是许多代谢过程中必不可少的元素。

磷和有机磷中毒

磷和有机磷中毒(phosphorus and organophosphate poisoning)，是指由于无机磷化合物(存在于鼠药、蟑螂药和火柴头上)的急性和经常致命性的中毒，可能引起神经功能紊乱。临床上更重要的是有机磷化合物中毒，其中最著名的是磷酸三邻甲苯酯(triorthocresyl phosphate，TOCP)中毒。

有机磷类(organophosphates)被广泛地用作杀虫剂(*insecticides*)。自 1945 年以来，大约有 15 000 种这种化合物已投入使用。某些化合物，如焦磷酸四乙酯(tetraethylpyrophosphate)，已成为神经疾病的主要的暴发原因，特别是在儿童中。这些化合物有急性抗胆碱酯酶作用，但没有迟发的神经毒性作用。敌百虫(chlorophos)是一个例外，它是一个 1-羟基 -2，2，2- 三氯甲基磷酸盐，它具有急性，也有迟发性作用，就像 TOCP 一样。

即刻的（immediate）抗胆碱酯酶作用表现为头痛、呕吐、出汗、腹部绞痛、流涎、喘息（继发于支气管痉挛）、瞳孔缩小、肌肉无力和颤搐等。使用阿托品和解磷定后，大部分症状可逆转。迟发效应（*delayed effect*）在急性有机磷杀虫剂中毒后 2~5 周出现。表现为肢体远端对称性感觉运动（主要是运动）多发性神经病，进展为肌肉萎缩（见第 43 章）。可出现不同程度的恢复，然后，在 TOCP 中毒的患者中，皮质脊髓束损伤的征象变得可检出。麻痹的严重程度和持续时间随着 TOCP 剂量不同而不同。多发性神经病是否可以在没有胆碱能毒性症状的情况下出现，这是有争议的；然而，根据对受试者的回顾和对 11 例暴露于这些药物的患者的研究，其中 3 例后来罹患感觉性神经病，Moretto 和 Lotti 认为，这种情况一定很少见。

除了有机磷的急性和迟发性神经毒性作用外，还曾描述了一种中间综合征（*intermediate syndrome*）（Senanayake and Karalliedde）。症状出现在急性胆碱能期后 24~96 小时，包括肢体近端肌肉、颈屈肌、脑运动神经和呼吸肌无力或瘫痪。呼吸麻痹可危及生命。在存活的患者中，麻痹症状持续 2~3 周，然后消退。阿托品或其他药物对中间综合征和迟发性症状治疗无效。

曾报告了几起磷酸三邻甲苯酯（TOCP）中毒的严重暴发。在美国实施禁酒令后期以及此后的一段时间在较小程度上，所谓的姜酒中毒性麻痹（jake paralysis）的暴发被追溯到饮用了一种被 TOCP 污染的牙买加生姜提取物。多年后，Adams 对几名“姜汁酒中毒性麻痹”患者进行检查，并告诉我们他只发现了皮质脊髓疾病的体征。据推测，在这种疾病的早期，它们被神经病所掩盖。1959 年，摩洛哥发生了另一起暴发事件，起因是有人故意用含有 TOCP 的润滑油来稀释食用橄榄油。其他几次暴发中毒是由于食用了储存在以前用于储存 TOCP 的容器中的粮食和食用油引起的，而这些容器清洗得不充分。

TOCP 对周围神经系统的影响已经在实验动物中得到了广泛的研究。在猫身上，从最大和最长的有髓运动神经纤维的终末端，包括从肌肉纺锤的环状螺旋的终末端，会出现一种逆死现象（Cavanagh and Patangia）。脊髓的长纤维神经束也表现为一种类似的逆死现象。Prineas 观察到，变性前在轴浆中积聚了异常的膜结合小泡和小管。这些作用可以追溯到 TOCP 对酯酶的抑制作用。对于这些反应的细节仍然有不确定性，而且还没有预防或控制神经毒性作用的治疗方法。

铊中毒

在 19 世纪后期，铊（thallium）在医学上被用于治疗性病、癣和结核病，后来又用于杀鼠剂和杀虫剂。因此，铊中毒是相当普遍的。零星的中毒实例仍时有发生，通常是意外或自杀服用含铊灭鼠剂所致，而极少是过度使用含铊的脱毛剂所致。急性铊中毒存活的患者会迅速出现进行性和痛性感觉性多发性神经病、视神经萎缩，以及偶发的眼肌麻痹，在摄入铊 15~30 天后，患者会继发弥漫性脱发（见第 43 章）。脱发的特征应该总是提示铊中毒的诊断，这可以通过在尿液中发现这种金属元素来证实。Bank 等曾对其主要临床特征进行了回顾。我们的 2 例铊中毒患者有严重的感觉和轻度的运动性多发性神经病以及脱发，几个月后逐渐恢复。神经病具有疼痛成分并影响肢端区域并不少见。本病可以是致命性结局。口服氯化钾可能加速铊的排泄。

其他金属中毒

铁、锑、锡、铝、锌、钡、铋、铜、银、金、铂和锂都可能产生严重程度的中毒。每种情况的主要表现均为胃肠道或肾脏方面，但某些神经症状，特别是头痛、易怒、精神错乱、昏睡、昏迷和惊厥发作，如果中毒很严重，可以在任何一种情况下观察到，通常作为一种终末事件。

金（*gold*）制剂，仍偶尔用于关节炎的治疗，经过几个月的治疗可能引起局灶性或全身性肌纤维颤搐和快速进展的对称性多发性神经病（Katrak et al）。金属铂（*platinum*）的不良反应在后面与抗肿瘤药一起讨论。锂剂（*lithium*）在前面已经讨论过了。

这里提到的是一种新的但却相当罕见的钴铬金属病（*cobaltchromium metallosis*），是因为金属会从假体髋部渗入周围组织。一种痛性感觉运动性多发性神经病已被报告，在一些患者伴有听力受损。虽然只有少数病例报道，但这一疾病已引起了相当多的关注，我们唯一遇到过的情况是，由于患者出现难以描述的感觉症状而不明智地对髋关节植入物进行修整，这类似于因错误诊断汞中毒而执迷于移除牙齿填充物。

人们已经注意到铝中毒（*aluminum intoxication*）在所谓的透析性痴呆或脑病中可能的致病作用（见

第 39 章)。从肾透析所用的透析液中去除铝实际上已消除了这种疾病。值得注意的是,实验性铝中毒的神经病理改变(见后面)与透析性痴呆中所观察到的不同。Perl 和他的同事已经报道了阿尔茨海默病患者和关岛帕金森病 - 痴呆 - 肌萎缩侧索硬化复合体(Guamanian Parkinson-dementia-ALS complex)患者的神经元中铝的聚集。然而,在不使用化学染色的情况下,用核子显微镜对神经炎斑块进行分析,未能证明铝的存在(Landsberg et al)。这些发现的意义还有待确定。Longstreth 和同事们描述了 3 名铝冶炼厂工人的进行性神经障碍病例,他们在同一个冶炼炉房工作超过 12 年,都出现意向性震颤、不协调和痉挛性轻截瘫等。然而,明显由铝中毒引起的类似病例尚未见报道。

锡(*tin*)的有机化合物可以严重损害神经系统。三乙基锡(*triethyltin*)可实验性地引起脑和脊髓白质的弥漫性水肿。据推测,这是一种被三乙基锡污染的药物,称为有机锡(Stalinon)所造成的大规模中毒的基础。这种疾病的特征是颅内压显著高,以及有些病例伴有脊髓病变(Alajouanine et al)。三甲基锡(*trimethyltin*)中毒更为罕见,主要表现为癫痫发作。大鼠的实验研究表明,海马区的神经元丢失,萨默区(Sommer sector)大部分保留,随后梨状皮质和杏仁核的神经元也受累(见 LeQuesne 综述)。

铋中毒(*bismuth intoxication*)常表现为一种固定模式的间歇性脑病,通常是由摄入碱式没食子酸铋(bismuth subgallate)引起。澳大利亚和法国曾报告了大规模暴发(Burns et al; Buge et al)。神经系统紊乱的发病通常为亚急性,伴有轻度和波动的精神错乱、嗜睡、注意力不集中、震颤,以及有时出现幻觉和妄想。随着铋的持续摄入,会出现精神错乱和震颤的迅速加重(24~48 小时),同时伴有弥漫性肌阵挛性抽动、癫痫发作、共济失调,以及无法站立或行走。这些症状在铋停用后几天到几周内消退,但一些患者会死于急性中毒。在大脑和小脑皮质以及整个脑部核团中都发现了高浓度的铋。这些浓度在 CT 扫描上可被呈现为高密度影(Buge et al)。

工业毒素

其中一些重金属在上文已经叙述过了。此外,大量人工合成的有机化合物在工业上被广泛地使用,是常见的中毒来源,而且这个清单还在不断扩大。读者可参考本章末尾的参考文献,特别是 Spencer 和 Schaumburg 发表的文章,了解有关这些化合物的细节。在这里,我们只能列举最重要的几种化合物:用作杀虫剂的氯化联苯,如二氯二苯基三氯乙烷(DDT)或氯化多环化合物[开蓬(Kepone)],二氧化二乙烯[二氧己环(Dioxane)];二硫化碳,卤代烃(氯甲烷、四氯乙烷、四氯化碳、三氯乙烯和甲基溴等),萘(naphthalene)(用于驱蛾剂),轻质汽油(汽油),苯(benzene)及其衍生物[甲苯、二甲苯、硝基苯、苯酚和乙酸戊酯(香蕉油)],以及六碳有机溶剂(正己烷和甲基正丁基酮)。

除了少数例外,这些物质的急性毒性作用从一种化合物到另一种化合物几乎是相同的。一般来说,主要影响是对非神经结构。神经症状包括头痛、躁动不安、嗜睡、精神错乱、谵妄、昏迷和惊厥等的各种组合,通常出现在疾病晚期或终末期前。其中一些工业毒素[二硫化碳、四氯化碳和四氯乙烷,丙烯酰胺、正己烷以及固体酒精(Sterno)]可引起多发性神经病(见 Rollins et al),这在急性毒性恢复后变得更明显。

锥体外系症状可由长期接触二硫化碳(carbon disulfide)引起。一种持续疲劳、缺乏耐力、无法集中精力、记忆力差和易怒的综合征也被归因于长期接触溶剂,但这些症状是非特异性的,而且这种综合征的证据没有得到令人信服的实验研究和流行病学研究的支持。

在上述的工业毒素中,最有可能引起神经系统疾病的是甲苯(*toluene*)(甲基苯)和六碳化合物(*hexacarbons*)(见参考文献中关于这一主题的评论)。长期吸入含甲苯的烟雾(通常在胶水、接触胶合剂或某些品牌的喷漆中)可能导致严重的和不可逆的震颤和小脑共济失调,影响眼球和肢体运动(斜视眼阵挛、眼辨距不良),以及站立和步态。通常会伴发认知障碍,部分患者出现皮质脊髓束征、进行性视神经病、感音神经性听力丧失和嗅觉减退。在影像学检查上全面性脑萎缩,特别是小脑萎缩很明显(Fornazzari et al; Hormes et al)。此外,已经很明确的是,急性甲苯中毒是儿童癫痫发作、幻觉和昏迷的重要原因(King et al)。

长期暴露于高浓度正己烷或甲基正丁基酮可能引起感觉运动性神经病,即所谓的胶水嗅探者神经病(glue-sniffer's neuropathy)(见第 43 章)。这些溶剂被代谢为 2,5- 己二酮,这一介质对周围神经产生损害。这种神经病可能暴露于某些工业环境所致(主要是乙烯基产品制造),或更常见的是由于故意吸入含有正己烷的溶剂、油漆、胶水或胶水稀释剂的蒸汽(另见第 43 章)。含杂质的三氯乙烯通过其分解产物二氯乙炔,对三叉神经有易感性,可选择性地造成损害。

过氧化氢中毒(*hydrogen peroxide poisoning*),通常是意外地吸入,通过气体栓子的机制引起多发性小的脑梗死(Ijichi et al)。大多数病例都是可逆的。根据 Humberson 和同事的说法(被 Ijichi et al 引用),120mL 的 35% 过氧化氢与有机组织接触时释放 14L 氧气。肺部受累,以及明显的脑病变是由聚集在矢状窦旁的分水岭区微小的气泡组成。

抗肿瘤药物和免疫抑制剂

强效的抗肿瘤药物(antineoplastic agents)越来越多地使用,已经引起了各种各样的神经系统并发症,择其最重要者总结于此。关于抗肿瘤药物较详尽的说明,以及糖皮质激素治疗、免疫抑制剂和放射治疗的神经并发症,可以在 Rottenberg 撰写的专著,Tuxen 和 Hansen 的综述以及本书相应章节中找到。在第 30 章中专门讨论了某些用于治疗脑肿瘤的药物的神经毒性反应。

长春新碱

长春新碱(vincristine),这一药物被用于治疗急性淋巴细胞白血病、淋巴瘤和一些实体肿瘤。它的最重要的毒副作用,也是限制它作为化疗药物使用的毒副作用是一种周围神经病。在开始治疗的几周内可能会出现脚、手或两者的感觉异常,随着持续的用药,会发生一种渐进性对称性神经病(主要是感觉性伴有反射消失)。脑神经受影响的情况不太常见,但曾观测到上睑下垂,以及外直肌、面肌和声带麻痹等。自主神经系统功能也可能受影响,如便秘和阳痿是常见的并发症,但直立性低血压、无张力膀胱和麻痹性肠梗阻较少发生。由长春新碱引起的多发性神经病在第 43 章中较详细地描述。抗利尿激素分泌不当和癫痫发作曾有过报告,但并不常见。

虽然在文献中很少提及,但作者曾见过一个实例,在使用了单一剂量的长春新碱后出现可逆性后部白质脑病伴皮质盲和头痛,与使用钙调磷酸酶抑制剂(calcineurin inhibitors)所报告出现的综合征相同(见下文)。

长春花碱(*vinblastine*)的神经并发症与长春新碱的相似,但因为骨髓抑制限制了该药的剂量,其毒性作用通常可以避免,可以安全地使用。长春瑞滨(*vinorelbine*)是一种新近引进的半合成长春花生物碱。它具有与长春新碱相同的抗肿瘤活性,但其毒性可能较低。

顺铂

顺铂(cisplatin)是一种抑制 DNA 合成的重金属,用于治疗性腺、头颈部肿瘤,以及膀胱癌、前列腺癌和乳腺癌等很有效。它的使用的剂量限制因素是肾毒性、呕吐和周围神经病(见第 43 章)。周围神经毒性表现为手指和脚趾麻木和针刺感,有时伴有疼痛,这种症状会越来越频繁地被观察到。这种毒性表现似乎与给药的总量相关,通常在停药后改善缓慢。周围神经活检显示为原发性轴突变性。大约三分之一服用此药的患者也会有耳鸣或高频听力丧失,或两者兼有。耳毒性也与剂量有关,有蓄积效应,只是偶尔是可逆性的。球后神经炎罕见。曾有报告与药物诱发的低钠血症和低镁血症相关的癫痫发作。

紫杉醇和多西他赛

紫杉醇(taxol,paclitaxel)和泰素帝(taxotere)即多烯紫杉醇[多西他赛(docetaxel)]都是从西方紫杉树皮提取的抗肿瘤药物。这两种药物治疗卵巢癌和乳腺癌疗效明显,但它们也有广泛的抗肿瘤活性。一种纯感觉性或主要是感觉性神经病是常见的并发症。这些药物被认为是通过抑制微管蛋白解聚而引起神经病,从而促进轴突内过度的微管聚集。这种神经病是剂量依赖性的,紫杉醇的剂量大于 200mg/m^2,多西紫杉醇的剂量范围较大(一般大于 600mg/m^2)时会出现神经病。症状可能在第一次注射后 1~3 天开始出现,并同时影响脚和手。自主性神经病(直立性低血压)也可能发生。神经病是轴突型,伴有继发性脱髓鞘,在停药后至少部分是可逆的。

丙卡巴肼

丙卡巴肼(procarbazine)最初是作为单胺氧化酶(MAO)抑制剂而合成的,现在是一种治疗霍奇金病和其他肿瘤的重要的口服药。它治疗少突胶质细胞瘤也被证明特别有效。神经并发症并不常见,通常表现为嗜睡、意识混乱、躁动和抑郁。在接受较大剂量治疗的患者中,10%~15% 会出现肢体近端肌肉弥漫性疼痛和多发性神经病的轻微症状和体征。可逆性共济失调也曾被描述过。丙卡巴肼与吩噻嗪类、巴比妥类、麻醉剂或酒精等合用可能产生过度镇静作用。其他的毒性反应,如直立性低血压,与它的 MAO 抑制作用有关。

L- 天冬酰胺酶

L- 天冬酰胺酶(L-asparaginase),这种蛋白质合成的酶抑制剂,被用于治疗急性淋巴细胞白血病。嗜睡、神志不清、谵妄、昏睡、昏迷和弥漫性 EEG 慢波是常见的神经效应,而且是剂量相关的,并有累积效应。这些症状可能在治疗开始的一天内出现,停用药物后很快消失,症状也可能迟发性出现,在这种情况下,症状会持续数周。这些异常至少部分归因于 L- 天冬酰胺酶引起的全身代谢紊乱,包括肝功能障碍。

近年来,L- 天冬酰胺酶治疗的脑血管并发症,包括缺血性和出血性梗死以及脑静脉和硬膜窦血栓形成等越来越受到人们关注。Fineberg 和 Swenson 分析了 38 例这类病例的临床特征。这些脑血管并发症可归因于血浆蛋白的短暂缺乏,而血浆蛋白在凝血和纤溶中是非常重要的。

5- 氟尿嘧啶

5- 氟尿嘧啶(5-fluorouracil)是一种嘧啶类似物,主要用于治疗乳腺癌、卵巢癌和胃肠道癌的二线治疗药物。少部分接受该药的患者出现头晕、躯干和四肢的小脑性共济失调、构音障碍和眼球震颤,这些症状与阿糖胞苷(ara-C)产生的副作用相同(见下文)。这些异常必须与小脑的转移病变和小脑的副肿瘤变性区别开来。该药效应通常较温和,停止治疗后 1~6 周内消退。这种小脑综合征的基础尚不清楚。

氨甲蝶呤(另见第 30 章)

氨甲蝶呤(methotrexate,MTX)以常规的口服或静脉剂量给药通常是没有神经毒性的。然而,经鞘内注射治疗脑膜白血病或癌病扩散时,MTX 通常引起无菌性脑膜炎,伴有头痛、恶心和呕吐、颈强直、发热和 CSF 中的细胞增多。极罕见地,鞘内给药可能会导致急性截瘫,可以是永久性的,可能是对药物的一种特异质反应。这种情况的病理尚未进行研究。

与使用全身 MTX 化疗相关的最严重和更常见的神经问题是白质脑病或白质脊髓病,特别是当它与颅脑或神经轴放射治疗联合使用时。这种情况发生在反复鞘内或全身大剂量使用氨甲蝶呤后的几个月,也有一些较轻的病例在没有接受放疗,即仅使用口服或静脉注射 MTX 后也可能发生,如 Worthley 和 McNeil 报告的病例。我们也曾见过这样一例系统性血管炎的女性患者,接受口服 MTX 治疗,对于她出现广泛的白质变化和轻度痴呆没有其他的解释。尽管如此,这一定是很少见的。全面的综合征包括隐匿进展的痴呆、假性延髓性麻痹、共济失调、局灶性大脑皮质缺陷或截瘫等。较轻症病例仅显示后部大脑白质信号强度改变(后部白质脑病)的影像学证据,这与使用环孢素(见下文)和高血压脑病后的影像学所见相似(图 41-2)。在严重的病例,脑部可见弥散性凝固性白质坏死灶,通常多见于脑室周围,可以通过 CT 和 MRI 进行检测。

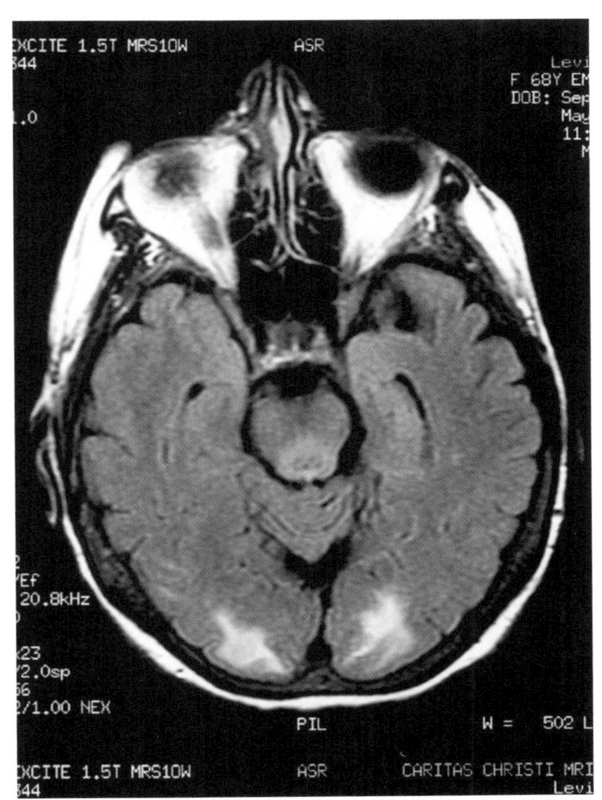

图 41-2 可逆性后部白质脑病(PRES)。在一例接受长春新碱治疗几天后出现皮质盲和严重头痛的患者,轴向 T2 液体衰减反转回复(FLAIR)MRI。在使用环孢素、FK-506 和其他化疗后,这一综合征和影像学表现更为典型。将此图像与图 33-35 所示的高血压脑病和毒血症的类似情况进行比较

矿化性微血管病(mineralizing microangiopathy)(小血管纤维化和钙化,主要在基底节)是 MTX 治疗后另一种并发症。它可能发生在单独 MTX 治疗或颅脑照射时,但两种形式治疗联合使用时特别常见。本文作者的印象是,严重坏死病变具有与放

射性脑病的凝固性坏死相似的特征（因此可能是其结果）。

亚硝基脲类

亚硝基脲类（nitrosoureas），包括卡莫斯汀（carmustine，BCNU）和洛莫斯汀（lomustine，CCNU），临床用于治疗恶性脑胶质瘤。在常规静脉注射剂量时，它们没有神经毒性，但颈动脉内注射药物可引起眼眶、眼和颈部疼痛，局灶性癫痫发作，意识模糊，以及可能有局灶性神经功能缺失。曾接受血管内BCNU治疗患者的死后检查发现弥漫性血管病，其特征是纤维蛋白样坏死和微血栓，以及弥漫性轴索肿胀灶和髓鞘空泡形成（Burger et al；Kleinschmidt-de Masters）。

阿糖胞苷（Ara-C）

阿糖胞苷（cytarabine，Ara-C）长期用于治疗急性非淋巴细胞性白血病，通常每日全身剂量为100~200mg/m^2时，对神经没有毒性。使用非常大的剂量（高达常规剂量的30倍）可使对常规治疗难治性的患者得到缓解。然而，在相当一部分病例中（Winkelman and Hines报告24例中有4例），它也可能导致严重的小脑变性。步态和四肢的共济失调、构音障碍，以及眼球震颤早在开始大剂量治疗后5~7天就出现了，并迅速地恶化。死后检查发现弥漫性浦肯野细胞变性，最明显的是在小脑叶的深处，以及小脑皮质其他组成成分的斑片状变性。其他接受大剂量ara-C治疗的患者出现了具有相同临床特征的轻度可逆性小脑综合征。由于50岁以上的患者比50岁以下的患者更容易发生小脑变性，因此前者的治疗应该使用更小的剂量（Herzig et al）。

钙调神经磷酸酶抑制剂（环孢素，他克莫司，西罗莫司）

钙调神经磷酸酶抑制剂（calcineurin inhibitors），如环孢素（cyclosporine）、他克莫司（tacrolimus）、西罗莫司（sirolimus）等。这些免疫抑制药物用于预防移植排斥反应和治疗再生障碍性贫血和某些内在的免疫疾病。震颤可能是最常见的副作用，可能还有肌阵挛。有时这些药物会使说话时产生口吃。头痛和失眠是常见的。癫痫发作可能是一种毒性的表现，但其原因可能与器官移植的其他并发症和免疫抑制有关。Wijdicks曾回顾了这些药物的神经效应。

一种类似于高血压脑病的可逆性后部白质脑病综合征（PRES）（见第33章），表现头痛、呕吐、精神错乱、癫痫发作和视力丧失（皮质盲）可能会随着使用任何一种药物以及包括一些用于治疗癌症和自身免疫性疾病的新的单克隆抗体在内的其他药物的清单的扩大而出现（表41-1）。似乎没有一致的剂量-反应效应，药物水平往往在治疗范围内。

在CT和MRI上几乎对称的改变主要发生在后部白质，符合高血压脑病［可逆性后部白质脑病（RPLE）或PRES］的表现。病变也可能出现在额叶和顶叶的皮质下，以及在脑深部结构和脑干。干扰素治疗恶性黑色素瘤和许多其他化疗药物都与同样的情况有关。Hinchey和同事们已描述了几个这样的病例，并提出环孢素改变血脑屏障，使用环孢素伴随的液体过载和高血压是影像学改变的基础。各种各样的精神病综合征，如妄想、偏执和视幻觉也被归因于使用这些药物（见Wijdicks）。

表41-1 可逆性后部白质脑病的非血管性病因（PRES，另见第33章）

氨甲蝶呤（静脉输注和极少口服）
钙调神经磷酸酶抑制剂（环孢素、他克莫司、西罗莫司）
环磷酰胺
干扰素（静脉输注）
L-天冬酰胺酶
长春新碱
顺铂
阿糖胞苷
吉西他滨
阿霉素
依托泊苷
静脉滴注免疫球蛋白
粒细胞集落刺激因子
红细胞生成素
利妥昔单抗
苏拉非尼
舒尼替尼
贝伐珠单抗
联合化疗，尤其包括环磷酰胺或阿糖胞苷的

沙利度胺

尽管沙利度胺(thalidomide)(也称为酞胺哌啶酮、反应停——译者注)对发育中的胎儿有灾难性的影响(1957 年它作为催眠药被引入之后),这种药物现在已经在治疗免疫、肿瘤和感染性疾病中发现了几种特定的用途。对麻风病、结节性红斑、艾滋病和白塞病的口腔溃疡等均有疗效。实验性用途包括抑制移植物抗宿主反应和抑制血管肿瘤如肾细胞癌的血管增殖。该药使用的限制因素是剂量 - 依赖性感觉神经病,如需长期用药,建议持续进行电生理检查测试。当然,已怀孕或可能怀孕的妇女一定不要用药。

免疫检查点阻断疗法

免疫检查点阻断疗法(immune checkpoint blockade therapy),治疗某些癌症的一种相对较新的策略是通过抑制 T 细胞免疫的内在的下调因子来增加宿主抗肿瘤免疫的活性。一些药物已经被批准用于治疗黑色素瘤、非小细胞肺癌以及其他恶性肿瘤,这些药物包括派姆单抗(pembrolizumab)、伊匹单抗(ipilimumab)、纳武单抗(nivolumab)等。这些药物是针对免疫下调因子的单克隆抗体,诸如针对程序性细胞死亡 1(PD-1)和细胞毒性 T 淋巴细胞抗原 4(CTLA-4)。正如 Postow 和同事们所回顾的,抑制内在免疫下调会导致免疫活性增加,并伴随炎症。这种炎症会对任何器官产生不利影响,从神经学的角度来看,遇到的主要问题是脑炎、无菌性脑膜炎、垂体炎、葡萄膜炎,以及 Guillain-Barré 型全身性神经病。我们曾遇到过最后一种情况的 Guillain-Barré 型病例,其严重程度差别很大,但大多数都会有缓慢的,如果不完全的改善。这些问题通常发生在治疗开始后的几周到几个月。对于这些并发症的易感性是可变的,目前尚不清楚出现并发症是否与疗效改善有关。过度的炎症可以用糖皮质激素治疗,或者如果需要的话,还可以增加其他免疫抑制剂。

嵌合抗原受体 T 细胞(CAR-T 细胞)疗法

嵌合抗原受体 T 细胞疗法(chimeric antigen receptor T-cell therapy),简称 CAR-T 细胞疗法,作为另一种治疗特定的恶性肿瘤,主要是血液性肿瘤的策略,是使用宿主 T 细胞,这些 T 细胞通过基因工程一直表达一种能与肿瘤细胞特异性结合的抗原受体。这种结合通过修饰的 T 细胞促进了对肿瘤细胞的细胞毒性破坏,而且一些试验已证明,不仅对其他难治性恶性肿瘤患者有良好的反应率,而且偶尔也有持久的缓解作用。CAR-T 细胞疗法最常见的毒性作用是一种细胞因子释放综合征(*cytokine-release syndrome*),可表现为从轻微的全身症状到严重的多器官功能障碍,包括罕见的噬血细胞性淋巴组织细胞增多症(*hemophagocytic lymphohistiocytosis*)。嵌合抗原受体 T 细胞相关性脑病综合征(*CAR-T-cell-related encephalopathy syndrome*,*CRES*)是第二种常见的毒性,并与脑水肿和颅内压升高引起的精神错乱状态和癫痫发作有关。这种疾病最常发生在治疗开始后 5 天左右,与其他细胞因子释放症状相一致,但也可能在以后发生。根据 Neelapu 和同事们的回顾,确认症状和对症状进行分级的努力已经完成。目前的建议包括在 CAR-T 细胞治疗开始前进行基线脑 MRI 检查和癫痫预防,以及之后频繁进行神经评估。细胞因子释放综合征和嵌合抗原受体 T 细胞相关性脑病综合征(CRES)症状可以用糖皮质激素控制,但也付出抑制 T 细胞功能的代价。有趣的是,血清高水平的白介素 6(IL-6),作为活化的 T 细胞释放的细胞因子之一,与较严重的神经毒性有关。结合并抑制 IL-6 受体抗体的药物,如托珠单抗(tocilizumab)已被证明可以减少 CRES 的发生,特别是在 CAR-T 治疗开始后的早期阶段。

抗生素

许多抗生素(antibiotics)、心脏活性药物和其他药物可能对中枢或周围神经系统产生不良影响。周围神经系统的一些问题在第 43 章中讨论。这里我们主要提到青霉素及其衍生物,如亚胺培南(imipenem),以及一定程度地涉及头孢菌素(*cephalosporins*),在达到很高的血清浓度时能够引起癫痫发作。例如,头孢吡肟(cefepime)经常被推测与我们在病房和 ICU 会诊时所见的其他方面不能解释的脑病有关。这一并发症在大多数情况下是由并发的肾衰竭所致。

抗生素毒性的其他重要例子是,乙胺丁醇(ethambutol)毒性引起的视神经病;氨基糖苷类和氟喹诺酮类抗生素引起的耳毒性和神经肌肉阻滞;服用甲硝唑患者的周围神经病、脑病,以及对酒精的双硫仑样反应;一种甲硝唑引起的多发性神经病、异烟肼(INH)的神经病和视神经病,可能还有氯霉素引起的周围神经病等。

Woodruff 和同事们，以及其他作者，都报告过因甲硝唑（*metronidazole*）引起的奇特的和可逆的小脑综合征，伴有 MRI 上齿状核信号改变；或者 Kim 及其同事对 7 例患者进行 MRI 研究，发现在脑干和大脑白质的其他部分可见较广泛的信号改变。构音障碍、精神错乱和步态共济失调似乎是这一临床综合征的核心，而影像学变化也可能只是巧合地被发现。

这类药物最恶劣的毒性后果见于与氯碘喹啉（*clioquinol*）合用，它以肠用慰欧仿（Entero-Vioform）的品名出售，在世界许多地方用于预防旅行者腹泻和治疗慢性胃肠炎。1971 年，临床观察开始出现在医学杂志上，报告为亚急性脊髓 - 视神经病（subacute myelo-opticoneuropathy，SMON）。在 20 世纪 60 年代，Tsubaki 和他的同事在日本收集了 1 万多例这种疾病。本病通常开始于两腿的上升性麻木和无力、括约肌麻痹和自主神经障碍。后来，视力受到了影响。大约三分之二的病例为急性发作，其余为亚急性发作。这些神经系统并发症的发生与长期使用氯喹诺有关。在日本，这种药物已从市场上撤出，SMON 的发病率立即下降，支持了这是药物引起的理论。恢复通常是不完全的。

（孙 威 李树强 译 王维治 校）

参考文献

Abel EL, Sokol RJ: Incidence of fetal alcohol syndrome and economic impact of FAS-related anomalies. *Drug Alcohol Depend* 19:51, 1987.

Adams AJ, Banister SD, Irizarry L, et al: "Zombie" outbreak caused by the synthetic Cannabinoid AMB-FUBINACA in New York. *N Engl J Med* 376:23, 2017.

Agency for Toxic Substances and Disease Registry: *The Nature and Extent of Lead Poisoning in Children in the United States: A Report to Congress*. Atlanta, GA, Department of Health and Human Services, 1988.

Agocs MM, Etzel RA, Parrish RG, et al: Mercury exposure from interior latex paint. *N Engl J Med* 323:1096, 1990.

Alajouanine TH, Derobert L, Thieffry S: Etude clinique d'ensemble de 210 cas d'intoxication par les sels organiques d'étain. *Rev Neurol (Paris)* 98:85, 1958.

Albers JW, Kallenbach LR, Fine LJ, et al (The Mercury Workers Study Group): Neurological abnormalities associated with remote occupational elemental mercury exposure. *Ann Neurol* 24:651, 1988.

Altura BT, Altura BM: Phencyclidine, lysergic acid diethylamide and mescaline: Cerebral artery spasms and hallucinogenic activity. *Science* 212:1051, 1981.

Anton RF: Naltrexone for the management of alcohol dependence. *N Engl J Med* 359:715, 2008.

Anton RF, O'Malley SS, Ciraulo DA, et al: Combined pharmacotherapies and behavioral interventions for alcohol dependence. *JAMA* 295:2003, 2006.

Baghurst PA, McMichael AJ, Wigg NR, et al: Environmental exposure to lead and children's intelligence at the age of seven years—the Port Pirie Cohort Study. *N Engl J Med* 327:1279, 1992.

Baldessarini RJ: Drugs and the treatment of psychiatric disorders: Depression and mania. In: Hardman JG, Limbrin LE, Gilman GA, et al (eds): *Goodman and Gilman's The Pharmacological Basis of Therapeutics*, 10th ed. New York, McGraw-Hill, 2001, pp 485-520.

Baldessarini RJ: Drugs and the treatment of psychiatric disorders: Psychosis and anxiety. In: Hardman JG, Limbrin LE, Molinoff PB, et al (eds): *Goodman and Gilman's The Pharmacological Basis of Therapeutics*, 9th ed. New York, McGraw-Hill, 1996, pp 399-430.

Baldessarini RJ: Drugs and the treatment of psychiatric disorders: Psychosis and anxiety. In: Hardman JG, Limbrin LE, Gilman AG, et al (eds): *Goodman and Gilman's The Pharmacological Basis of Therapeutics*, 10th ed. New York, McGraw-Hill, 2001, pp 447-484.

Bank WJ, Pleasure DE, Suzuki D, et al: Thallium poisoning. *Arch Neurol* 26:456, 1972.

Baud FJ, Galliot M, Astier A, et al: Treatment of ethylene glycol poisoning with intravenous 4-methylpyrazole. *N Engl J Med* 319:97, 1988.

Bohman M: Some genetic aspects of alcoholism and criminality. *Arch Gen Psychiatry* 35:269, 1978.

Boyer EW: Management of opioid analgesic overdose. *N Engl J Med* 367:2, 2012.

Boyer EW, Shannon M: The serotonin syndrome. *N Engl J Med* 352:1112, 2005.

Boyer LV, Theodorous AA, Berg, RA, et al: Antivenom for critically ill children with neurotoxicity from scorpion stings. *N Engl J Med* 360:2090, 2009.

Brent JB: Fomepizole for ethylene glycol and methanol poisoning. *N Engl J Med* 360:2216, 2009.

Brent J, McMartin K, Phillips S, et al: Fomepizole for the treatment of ethylene glycol poisoning. *N Engl J Med* 340:832, 1999.

Brewer C, Perrett L: Brain damage due to alcohol consumption: An air-encephalographic, psychometric and electroencephalographic study. *Br J Addict* 66(3):170, 1971.

Buge A, Supino-Viterbo V, Rancurel G, Pontes C: Epileptic phenomena in bismuth toxic encephalopathy. *J Neurol Neurosurg Psychiatry* 44:62, 1981.

Burger PC, Kamenar E, Schold SC, et al: Encephalomyelopathy following high-dose BCNU therapy. *Cancer* 48:1318, 1981.

Burns R, Thomas DQ, Barron VJ: Reversible encephalopathy possibly associated with bismuth subgallate ingestion. *Br Med J* 1:220, 1974.

Cadoret RJ, Cain C, Grove WM: Development of alcoholism in adoptees raised apart from alcoholic biologic relatives. *Arch Gen Psychiatry* 37:561, 1980.

Calne DB, Chu NS, Huang CC, et al: Manganism and idiopathic parkinsonism: Similarities and differences. *Neurology* 44:1583, 1994.

Camí J, Farré M: Drug addiction. *N Engl J Med* 349:975, 2003.

Canfield RL, Henderson CR, Cery-Slechata DA, et al: Intellectual impairment in children with blood lead concentrations below 10 g per deciliter. *N Engl J Med* 348:1517, 2003.

Carlen PL, Wortzman G, Holgate RC, et al: Reversible cerebral atrophy in recently abstinent chronic alcoholics measured by computed tomography scans. *Science* 200:1076, 1978.

Caroff SN, Mann SC: Neuroleptic malignant syndrome. *Med Clin North Am* 77:185, 1993.

Caulley L, Caplan B, Ross E. M.D. Medical marijuana for chronic pain. *New Eng J Med* 379:1575, 2018.

Cavanagh JB, Patangia GN: Changes in the central nervous system of the cat as a result of tri-*o*-cresyl phosphate poisoning. *Brain* 88:165, 1965.
Charness ME: Molecular mechanisms of ethanol intoxication, tolerance, and physical dependence. In: Mendelson JH, Mello NK (eds): *Medical Diagnosis and Treatment of Alcoholism*. New York, McGraw-Hill, 1992, pp 155-199.
Chin JH, Goldstein DB: Drug tolerance in biomembranes: A spin label study of the effects of ethanol. *Science* 196:684, 1977.
Clarkson TW: The toxicology of mercury—current exposures and clinical manifestations. *N Engl J Med* 349:1731, 2003.
Cooper JR, Bloom FE, Roth RH: *The Biochemical Basis of Neuropharmacology*, 8th ed. New York, Oxford University Press, 2002.
Courville CB: *Effects of Alcohol on the Nervous System of Man*. Los Angeles, San Lucas Press, 1955.
Crawley F, Schon F, Brown M: Cerebral infarctions: A rare complication of wasp sting. *J Neurol Neurosurg Psychiatry* 66:550, 1999.
Cregler LL, Mark H: Medical complications of cocaine abuse. *N Engl J Med* 315:1495, 1986.
Cutting J: The relationship between Korsakov's syndrome and "alcoholic" dementia. *Br J Psychiatry* 132:240, 1978.
Davidson CS: Nutrient content of beers and ales. *N Engl J Med* 264:185, 1961.
Dolin SJ, Little HJ: Are changes in neuronal calcium channels involved in ethanol tolerance? *J Pharmacol Exp Ther* 250:985, 1989.
D'Onofrio G, Rathlev NK, Ulrich AS, et al: Lorazepam for the prevention of recurrent seizures related to alcohol. *N Engl J Med* 340:915, 1999.
Drummond DC, Thom B, Brown C, et al: Specialist versus general practitioner treatment of problem drinkers. *Lancet* 336:915, 1990.
Farrar JJ, Yen LM, Cook T, et al: Tetanus. *J Neurol Neurosurg Psychiatry* 69:292, 2000.
Felz MW, Smith CD, Swift TR: A six-year-old girl with tick paralysis. *N Engl J Med* 342:90, 2000.
Ferguson JA, Suelzer CJ, Ecjert GJ, et al: Risk factors for delirium tremens development. *J Gen Intern Med* 11:410, 1996.
Fields HL: *Pain*. New York, McGraw-Hill, 1987.
Fineberg WM, Swenson MR: Cerebrovascular complications of L-asparaginase therapy. *Neurology* 38:127, 1988.
Fisher CM, Adams RD: Diphtheritic polyneuritis: A pathological study. *J Neuropathol Exp Neurol* 15:243, 1956.
Fornazzari L, Wilkinson DA, Kapur BM, Carlen PL: Cerebellar, cortical and functional impairment in toluene abusers. *Acta Neurol Scand* 67:319, 1983.
Foy A, Kay J: The incidence of alcohol-related problems and the risk of alcohol withdrawal in a general hospital population. *Drug Alcohol Rev* 14:49, 1995.
Fudala PJ, Bridge TP, Herbert S, et al: Office-based treatment of opiate addiction with a sublingual-tablet formulation of buprenorphine and naloxone. *N Engl J Med* 349:949, 2003.
Girard TD, Exline MC, Shannon S, et al: Haloperidol and Ziprasidone for treatment of delirium in critical illness. *New Eng J Med* 379:2506, 2018.
Gold BS, Dart RC, Barish RA: Bites of venomous snakes. *N Engl J Med* 347:347, 2002.
Goldman RH, Baker EL, Hannan M, Kamerow DB: Lead poisoning in automobile radiator mechanics. *N Engl J Med* 317:214, 1987.
Goodwin DW, Schulsinger F, Moller N, et al: Drinking problems in adopted and nonadopted sons of alcoholics. *Arch Gen Psychiatry* 31:164, 1974.
Grattan-Smith PJ, Morris JG, Johnston HM, et al: Clinical and neurophysiological features of tick paralysis. *Brain* 120:1975, 1997.
Grove WM, Cadoret RJ: Genetic factors in alcoholism. In: Kissin B, Begleiter H (eds): *The Biology of Alcoholism*. Vol 7. The Pathogenesis of Alcoholism. New York, Plenum Press, 1983, pp 31-56.
Haggard HW, Jellinek EM: *Alcohol Explored*. Garden City, NY, Doubleday Doran, 1942.
Harada M: Minamata disease: Methylmercury poisoning in Japan caused by environmental pollution. *Crit Rev Toxicol* 25:1, 1995.
Harada S, Agarwal DP, Goedde HW: Aldehyde dehydrogenase deficiency as cause of facial flushing reaction to alcohol in Japanese. *Lancet* 2:982, 1981.
Harper CG, Blumbergs PC: Brain weights in alcoholics. *J Neurol Neurosurg Psychiatry* 45:838, 1982.
Harper CG, Kril JJ: Brain atrophy in chronic alcoholic patients: A quantitative pathologic study. *J Neurol Neurosurg Psychiatry* 48:211, 1985.
Harrington H, Heller A, Dawson D: Intracerebral hemorrhage and oral amphetamine. *Arch Neurol* 40:503, 1983.
Harris RA, Baxter DM, Mitchell MA, et al: Physical properties and lipid composition of brain membranes from ethanol tolerant-dependent mice. *Mol Pharmacol* 25:401, 1984.
Haug JO: Pneumoencephalographic evidence of brain damage in chronic alcoholics: A preliminary report. *Acta Psychiatr Scand* 203(Suppl):135, 1968.
Herzig RH, Hines JD, Herzig GP: Cellular toxicity with high-dose cytosine-arabinoside. *J Clin Oncol* 5:927, 1987.
Heyman A, Pfeiffer JB Jr, Willett RW, Taylor HM: Peripheral neuropathy caused by arsenical intoxication. *N Engl J Med* 254:401, 1956.
Hinchey J, Chaves C, Appigani B, et al: A reversible posterior leukoencephalopathy syndrome. *N Engl J Med* 334:494, 1996.
Hollister LE: Cannabis. *Acta Psychiatr Scand* 78(Suppl 345):108, 1988.
Hollister LE: *Clinical Pharmacology of Psychotherapeutic Drugs*, 3rd ed. New York, Churchill Livingstone, 1990.
Hormes JT, Filley CM, Rosenberg NL: Neurologic sequelae of chronic solvent vapor abuse. *Neurology* 36:698, 1986.
Ijichi T, Iton T, Sakai R, et al: Multiple brain gas embolism after ingestion of concentrated hydrogen peroxide. *Neurology* 48:277, 1997.
Ikonomidu C, Bittigan P, Ishimaru M, et al: Ethanol-induced apoptotic neurodegeneration and fetal alcohol syndrome. *Science* 287:1058, 2000.
Iverson L: Cannabis and the brain. *Brain* 126:1252, 2003.
Jacobsen D: New treatment for ethylene glycol poisoning. *N Engl J Med* 340:879, 1999.
Jasinski DR, Johnson RE, Kocher TR: Clonidine in morphine withdrawal. *Arch Gen Psychiatry* 42:1063, 1985.
Johnson BA, Ait-Daoud N, Bowden CL, et al: Oral topiramate for treatment of alcohol dependence: A randomised controlled trial. *Lancet* 361:1677, 2003.
Johnston MV, Gross RA: Fundamentals of drug therapy in neurology. In: Johnston MV, Gross RA (eds): *Principles of Drug Therapy in Neurology*, 2nd ed. Oxford, UK, Oxford University Press, 2008, pp 3-32.
Jones KL, Smith DW: Recognition of the fetal alcohol syndrome in early infancy. *Lancet* 2:999, 1973.
Jones KL, Smith DW, Streissguth AP, Myrianthopoulos NC: Outcome in offspring of chronic alcoholic women. *Lancet* 1:1076, 1974.
Jorgensen FM: Succimer: The first approved oral lead chelator. *Am Fam Physician* 48:1496, 1993.
Kaim SC, Klett CJ, Rothfeld B: Treatment of acute alcohol withdrawal state: A comparison of four drugs. *Am J Psychiatry* 125:1640, 1969.
Katrak SM, Pollock M, O'Brien CP, et al: Clinical and morphological features of gold neuropathy. *Brain* 103:671, 1980.
Kim E, Na DG, Kim EY, et al: MR imaging of metronidazole-induced encephalopathy: Lesion distribution and diffusion-weighted imaging findings. *AJNR* 28:1652, 2007.
King MD, Day RE, Oliver JS, et al: Solvent encephalopathy. *Br Med J* 283:663, 1981.
Klaassen CD (ed): *Casarett and Doull's Toxicology: The Basic Science of Poisons*, 9th ed. New York, McGraw-Hill, 2018.
Kleinschmidt-de Masters BK: Intracarotid BCNU leukoencepha-

lopathy. *Cancer* 57:1276, 1986.
Koppel C: Clinical symptomatology and management of mushroom poisoning. *Toxicon* 31:1513, 1993.
Kosten TR, O'Connor PG: Management of drug and alcohol withdrawal. *N Engl J Med* 348:1786, 2003.
Krisanda TJ: Flumazenil: An antidote for benzodiazepine toxicity. *Am Fam Physician* 47:891, 1993.
Landsberg JP, McDonald B, Watt F: Absence of aluminum in neuritic plaque cores in Alzheimer's disease. *Nature* 360:65, 1992.
Lemoine P, Harousseau H, Borteyru JP, Menuet JC: Les enfants de parents alcooliques: Anomalies observées à propos de 127 cas. *Ouest-Med* 25:477, 1968.
LeQuesne PM: Metal neurotoxicity. In: Asbury AK, McKhann GM, McDonald WI (eds): *Diseases of the Nervous System*, 2nd ed. Philadelphia, Saunders, 1992, pp 1250–1258.
LeQuesne PM: Toxic substances and the nervous system: The role of clinical observation. *J Neurol Neurosurg Psychiatry* 44:1, 1981.
Levine SR, Brust JCM, Futrell N, et al: Cerebrovascular complications of the use of the "crack" form of alkaloidal cocaine. *N Engl J Med* 323:699, 1990.
Lishman WA: Cerebral disorder in alcoholism: Syndromes of impairment. *Brain* 104:1, 1981.
Little HJ, Dolin SJ, Halsey MJ: Calcium channel antagonists decrease the ethanol withdrawal syndrome. *Life Sci* 39:2059, 1986.
Longstreth WT, Rosenstock L, Heyer NJ: Potroom palsy? Neurologic disorder in three aluminum smelter workers. *Arch Intern Med* 145:1972, 1985.
Lotti M, Bleecker ML: *Occupational Neurology*. Handbook of Clinical Neurology. Vol 131 (3rd series). Elsevier, 2015. Edinburgh.
Mahaffey KR: Exposure to lead in childhood. *N Engl J Med* 327:1308, 1992.
McDonald WI, Kocen RS: Diphtheritic neuropathy. In: Dyck PJ, Thomas PK, Griffin JW, et al (eds): *Peripheral Neuropathy*, 3rd ed. Philadelphia, Saunders, 1993, pp 1412–1423.
McLean DR, Jacobs H, Mielke BW: Methanol poisoning: A clinical and pathological study. *Ann Neurol* 8:161, 1980.
Mello NK, Mendelson JH: Buprenorphine treatment of cocaine and heroin abuse. In: Cowan A, Lewis JW (eds): *Buprenorphine: Combatting Drug Abuse With a Unique Opioid*. Wilmington, DE, Wiley-Liss, 1995, pp 241–287.
Miles WR: Psychological effects of alcohol and man. In: Emerson H (ed): *Alcohol and Man*. New York, Macmillan, 1932, p 224.
Monroe JJ, Ross WF, Berzins JI: The decline of the addict as "psychopath": Implications for community care. *Int J Addict* 6:601, 1971.
Moretto A, Lotti M: Poisoning by organophosphorus insecticides and sensory polyneuropathy. *J Neurol Neurosurg Psychiatry* 64:463, 1998.
Moyer TP: Testing for arsenic. *Mayo Clin Proc* 68:1210, 1993.
Needleman HL, Schell A, Bellinger D, et al: The long-term effects of exposure to low doses of lead in childhood: An 11-year follow-up report. *N Engl J Med* 322:83, 1990.
Neelapu SS, Tummala S, Kebriaei P, et al: Chimeric antigen receptor T-cell therapy—assessment and management of toxicities. *Nat Rev Clin Oncol* 15:47, 2018.
Nelson JC: Tricyclic and tetracyclic drugs. In: Schatzberg AF, Nemeroff CB (eds): The American Psychiatric Publishing Textbook of Psychopharmacology, 4th ed. Washington DC, American Psychiatric Publishing, 2009, p 263.
Nicholi AM: The nontherapeutic use of psychoactive drugs. *N Engl J Med* 308:925, 1983.
Nierenberg DW, Nordgren RE, Chang MB, et al: Delayed cerebellar disease and death after accidental exposure to dimethylmercury. *N Engl J Med* 338:1672, 1998.
O'Connor PG, Schottenfeld RS: Patients with alcohol problems. *N Engl J Med* 338:592, 1998.
Oviedo-Joekes E, Brissette S, Marsh DC, et al: Diacetylmorphine versus methadone for the treatment of opioid addiction. *N Engl J Med* 361:777, 2009.
Pearn J: Neurology of ciguatera. *J Neurol Neurosurg Psychiatry* 70:4, 2001.
Perl DP, Gajdusek DC, Garruto RM, et al: Intraneuronal aluminum accumulation in amyotrophic lateral sclerosis and parkinsonism-dementia of Guam. *Science* 217:1053, 1982.
Porjesz B, Begleiter H: Brain dysfunction and alcohol. In: Kissin B, Begleiter H (eds): *The Biology of Alcoholism*. Vol 7: The Pathogenesis of Alcoholism. New York, Plenum Press, 1983, pp 415–483.
Postow MA, Sidlow R, Hellman MD: Immune-related adverse events associated with immune checkpoint blockade. *N Engl J Med* 378:158, 2018.
Prineas J: The pathogenesis of the dying-back polyneuropathies. *J Neuropathol Exp Neurol* 28:571, 1969.
Reich T: Biologic-marker studies in alcoholism. *N Engl J Med* 318:180, 1988.
Richelson E: Pharmacology of antidepressants—characteristics of the ideal drug. *Mayo Clin Proc* 69:1069, 1994.
Rogan WJ, Dierich KN, Ware JH, et al: The effect of chelation therapy with succimer on neuropsychological development in children exposed to lead. *N Engl J Med* 344:1421, 2001.
Rollins YD, Filley CM, McNut JT, et al: Fulminant ascending paralysis as a delayed sequela of diethylene glycol (Sterno) ingestion. *Neurology* 59:1460, 2002.
Romero CE, Barohn JD, Knox AD, et al: Barbiturate withdrawal following Internet purchase of Fioricet. *Arch Neurol* 61:1111, 2004.
Roth D, Alarcon FJ, Fernandez JA, et al: Acute rhabdomyolysis associated with cocaine intoxication. *N Engl J Med* 319:673, 1988.
Rottenberg DA (ed): *Neurological Complications of Cancer Therapy*. Boston, Butterworth-Heinemann, 1991.
Rutter M: Raised lead levels and impaired cognitive/behavioural functioning: A review of the evidence. *Dev Med Child Neurol* 22(Suppl 42):1, 1980.
Ryan A, Molloy FM, Farrell MS, et al: Fatal toxic leukoencephalopathy: Clinical, radiological, and necropsy findings in two patients. *J Neurol Neurosurg Psychiatry* 76:1014, 2005.
Sadock BJ, Sadock VA (eds): *Kaplan and Sadock's Comprehensive Textbook of Psychiatry*. Philadelphia, Lippincott Williams & Wilkins, 2009.
Samson HH, Harris RA: Neurobiology of alcohol abuse. *Trends Pharmacol Sci* 13:206, 1992.
Sanford JP: Tetanus—forgotten but not gone. *N Engl J Med* 332:812, 1995.
Schroth G, Naegele T, Klose U, et al: Reversible brain shrinkage in abstinent alcoholics, measured by MRI. *Neuroradiology* 30:385, 1988.
Schuckit MA, Winokur G: Alcoholic hallucinosis and schizophrenia: A negative study. *Br J Psychiatry* 119:549, 1971.
Scott DF: Alcoholic hallucinosis: An aetiological study. *Br J Addict* 62:113, 1967.
Senanayake N, Karalliedde L: Neurotoxic effects of organophosphate insecticide. *N Engl J Med* 316:761, 1987.
Snyder SH: Receptors, neurotransmitters and drug responses. *N Engl J Med* 300: 465, 1979.
Spencer PS, Schaumburg HH (eds): *Experimental and Clinical Neurotoxicology*, 2nd ed. New York, Oxford, 2000.
Spencer PS, Schaumburg HH: Organic solvent neurotoxicity. *Scand J Work Environ Health* 11(Suppl 1):53, 1985.
Spillane L, Roberts JR, Meyer AE: Multiple cranial nerve deficits after ethylene glycol poisoning. *Ann Emerg Med* 20:208, 1991.
Streissguth AP: A long-term perspective of FAS. *Alcohol Health Res World* 18:74, 1994.
Struppler A, Struppler E, Adams RD: Local tetanus in man. *Arch*

Neurol 8:162, 1963.
Sullivan WC: A note on the influence of maternal inebriety on the offspring. *J Mental Sci* 45:489, 1899.
Suzuki A, Kondo T, Otani K, et al: Association of the TagIA polymorphism of the dopamine (D2) receptor gene with predisposition to neuroleptic syndrome. *Am J Psychiatry* 158:1714, 2001.
Swift RM: Drug therapy for alcohol dependence. *N Engl J Med* 340:1482, 1999.
Tan TP, Algra PR, Valk J, Wolters EC: Toxic leukoencephalopathy after inhalation of poisoned heroin: MR findings. *AJNR Am J Neuroradiol* 15:175, 1994.
Tokuomi H, Uchino M, Imamura S, et al: Minamata disease (organic mercury poisoning): Neuroradiologic and electrophysiologic studies. *Neurology* 32:1369, 1982.
Torvik A, Lindboe CF, Rogde S: Brain lesions in alcoholics. *J Neurol Sci* 56:233, 1982.
Tsubaki T, Honmay Y, Hoshl M: Neurological syndrome associated with clioquinol. *Lancet* 1:696, 1971.
Tuxen MK, Hansen SW: Neurotoxicity secondary to antineoplastic drugs. *Cancer Treat Rev* 20:191, 1994.
Ulleland C: The offspring of alcoholic mothers. *Ann N Y Acad Sci* 197:167, 1972.
Verebey K, Alrazi J, Jaffe JH: Complications of "ecstasy" (MDMA). *JAMA* 259:1649, 1988.
Victor M: Alcoholic dementia. *Can J Neurol Sci* 21:88, 1994.
Victor M: The pathophysiology of alcoholic epilepsy. *Res Publ Assoc Res Nerv Ment Dis* 46:431, 1968.
Victor M, Adams RD: The effect of alcohol on the nervous system. *Res Publ Assoc Res Nerv Ment Dis* 32:526, 1953.
Victor M, Adams RD, Collins GH: *The Wernicke-Korsakoff Syndrome and Other Disorders Due to Alcoholism and Malnutrition.* Philadelphia, Davis, 1989.
Victor M, Hope J: The phenomenon of auditory hallucinations in chronic alcoholism. *J Nerv Ment Dis* 126:451, 1958.
Waksman BH, Adams RD, Mansmann HC: Experimental study of diphtheritic polyneuritis in the rabbit and guinea pig. *J Exp Med* 105:591, 1957.
Walder B, Tramer MR, Seeck M: Seizure-like phenomena and propofol. A systematic review. *Neurology* 58:1327, 2002.
Weinstein L: Current concepts: Tetanus. *N Engl J Med* 289:1293, 1973.
Whitfield CL, Chien L, Whitehead JD: Lead encephalopathy in adults. *Am J Med* 52:289, 1972.
Wijdicks EFM: Neurologic manifestations of immunosuppressive agents. In: Wijdicks EFM (ed): *Neurologic Complications in Organ Transplant Recipients.* Boston, Butterworth-Heinemann, 1999.
Wilkinson DA: Examination of alcoholics by computed tomographic scans: A critical review. *Alcohol Clin Exp Res* 6:31, 1982.
Winkelman MD, Hines JD: Cerebellar degeneration caused by high-dose cytosine arabinoside: A clinicopathological study. *Ann Neurol* 14:520, 1983.
Wolfe SM, Victor M: The relationship of hypomagnesemia and alkalosis to alcohol withdrawal symptoms. *Ann N Y Acad Sci* 162:973, 1969.
Wolters EC, Van Wijngaarden GK, Stam FC, et al: Leukoencephalopathy after inhaling "heroin" pyrolysate. *Lancet* 2:1233, 1982.
Woodruff BK, Wijdicks EF, Marshall WF: Reversible metronidazole-induced lesions of the cerebellar dentate nuclei. *N Engl J Med* 346:68, 2002.
Worthley SG, McNeil JD: Leukoencephalopathy in a patient taking low dose oral methotrexate therapy for rheumatoid arthritis. *J Rheumatol* 22:335, 1995.
Zipursky RB, Lim KO, Pfefferbaum A: MRI study of brain changes with short-term abstinence from alcohol. *Alcohol Clin Exp Res* 13:664, 1989.

5

第五部分

脊髓、周围神经和肌肉疾病

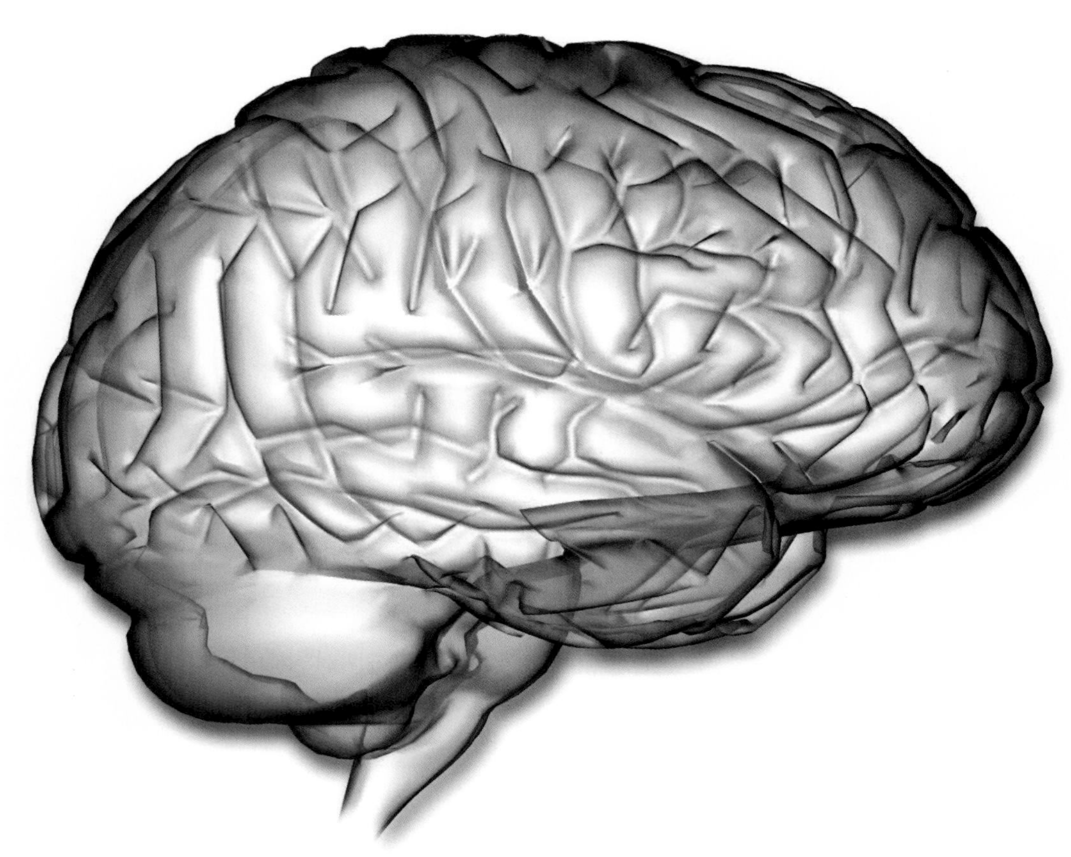

第 42 章

脊髓疾病

神经系统的疾病可能局限于脊髓，这些疾病产生许多独特的脊髓综合征。这些与脊髓的特殊解剖特征有关，诸如它在感觉运动传导和相对原始的反射活动中的突出功能；它的长圆柱形，很小的截面积；有髓纤维的外周位置靠近软脑膜；血管的特殊排列；以及它与脊柱的密切关系等。Woolsey 和 Young 估计，目前已知约有 30 种疾病会影响脊髓，其中一半清晰可见。这些过程以许多容易识别的方式表现出来，而且很明显，某些疾病倾向于产生特殊的综合征。脊髓疾病的这种综合征分组，与这本书的总体设计是一致的，极大地便利了临床诊断。

本章讨论的主要综合征是：①影响大部分或全部上行和下行传导束的完全或几乎完全性感觉运动脊髓病（横断性脊髓病）；②联合的痛性神经根和横贯性脊髓综合征；③半切（Brown-Séquard）综合征；④腹侧脊髓综合征，后柱功能保留；⑤高颈髓 - 枕大孔综合征；⑥中央脊髓或脊髓空洞综合征；⑦脊髓圆锥综合征；⑧马尾综合征。此外，脊髓内病变［髓内的（intramedullary）］和脊髓外受压病变［髓外的（extramedullary）］也有重要区别。与脊髓和脊柱疾病的理解相关的一些解剖学和生理学基础可以在第 3 章、第 8 章（图 8-5 和图 8-7）和第 10 章中找到，分别是关于运动麻痹、躯体感觉和腰背部疼痛等。典型的脊髓综合征最准确的代表是脊柱的创伤性损伤和起源于邻近椎体的肿瘤压迫，因此，这些重要的过程在导论部分和本章后面的部分作为模型进行描述。

外伤性和其他物理因素引起的急性截瘫或四肢瘫综合征（横贯性脊髓病）

急性截瘫或四肢瘫综合征（syndrome of acute paraplegia or quadriplegia）最好是与创伤联系起来考虑，创伤是其最常见的病因，但也可由其他急性损伤如梗死或出血引起，并伴有快速进展的压迫性、坏死性、脱髓鞘性或炎症性病变。每种类型的急性脊髓疾病都将在下文中进行讨论。为了方便起见，我们将放射性脊髓病纳入这一组，它是横贯性，但进展是亚急性的。

脊柱和脊髓的创伤性损伤

历史和背景

纵观有记载的医学史，对脊髓疾病认识的进步在很大程度上与战争时期相吻合。1896 年，西奥多·科克（Theodor Kocher）根据他对 15 例患者的观察，对突发的全脊髓横断的影响进行了第一次有完整记录的研究。在第一次世界大战期间，Riddoch，以及后来的 Head 和 Riddoch，给出了现在被认为是人类脊柱横断的经典描述；Lhermitte，Guillain 和 Barre 被认为提炼了这些观察结果。在那个年代，对患者几乎无能为力，80% 的患者在最初几周内死亡（死于感染）；只有脊髓部分损伤的患者才有可能存活。

第二次世界大战标志着对脊髓损伤的认识和治疗达到一个转折点。抗生素的出现，以及控制皮肤、膀胱和肺部感染的能力，使得前所未有数量的脊髓损伤的士兵存活下来，并为长期观察提供了机会。在专科中心，对截瘫患者的护理和康复工作达到了较高水平。在这些中心进行的研究大大增强了我们对慢性孤立脊髓功能能力的认识。Kuhn，Munro，Martin 和 Davis，Guttmann，Pollock，以及 Pollock 和同事们对这一课题做出了特别重要的贡献。

脊柱损伤的机制

常见的脊髓损伤情况，在平民的日常生活中，按发生频率大致顺序是机动车和摩托车事故、跌落伤、枪伤或刺伤、潜水事故、挤压性工业伤害和出生时产伤。在美国，每年脊髓损伤的发病率约为每 10 万人 5 例，以男性为主(4∶1)。每年约有 3 500 人的死亡与脊髓损伤有关，另有 5 000 人完全或几乎完全丧失脊髓功能。大多数创伤性脊髓损伤的基本问题是周围的脊柱被破坏，并且通过骨折、错位或椎间盘突出，椎管变窄，从而压迫脊髓(见 Ropper and Ropper 的综述)。虽然创伤可能只涉及脊髓，但脊柱几乎总是同时受到损伤，而且如第 34 章所指出的，经常伴随相关的颅脑损伤。

脊柱损伤(*vertebral column injuries*)的一种有用的分类，是将其分为骨折 - 脱位、纯骨折和纯脱位。除了子弹、弹片和刺伤外，对脊柱的直接打击是造成严重脊髓损伤的相对少见的原因。在通常的医疗实践中，大多数脊柱骨折和脱位都是由于从脊柱断裂部位的远处施加力的结果。具体来说，所有这三种类型的脊柱损伤通常都是由脊柱的垂直挤压造成的，再加上前屈或后屈(过伸)。在椎体损伤力学中最重要的变量是在损伤水平上的骨骼和韧带的结构，以及力的强度、方向和冲击点。脊柱的主要组成部分在第 10 章中说明。

大约 20% 的脊柱损伤影响超过一个水平，而颈椎是最脆弱的，因为它没有胸廓的支撑。对头部的打击可能导致颈椎损伤。颅骨本身构成了颈部支点上的负荷；颈部强力旋转可引起短暂或持续的椎体脱位或椎体部分骨折，使颈部不稳定，或引起椎间盘突出使椎管狭窄。这种所谓的“甩鞭伤”(whiplash injury)在第 10 章中进一步讨论。如果一个坚硬的物体以高速撞击颅骨，就会发生颅骨骨折，损伤的力量主要被颅骨的弹性所吸收。如果创伤力相对温和但不变弱，或施加的速度较慢，脊柱特别是其最易活动的部分(颈椎)，将会是受伤的部分。如果颈部又硬又直，而且力迅速地作用于头部，寰椎和中轴的齿状突就可能骨折。

颈椎屈曲损伤(*cervical flexion injury*)的情况，当施加外力时，头部通常会急剧向前弯曲。颈椎在最大应力水平被挤压在一起，驱动上位椎体的前下缘进入下一椎体，有时将其一分为二。骨折的椎体后部向后移位并压迫脊髓。同时，棘间韧带和后纵韧带撕裂。较轻度的前屈损伤只会导致相邻的几个节段之一的颈椎脱位。由于颈椎病或强直性脊柱炎使得椎管狭窄，或由于先天性椎管狭窄，都会增加前屈曲效应(以及在某种程度上的后屈损伤)的脆弱性。

在颈椎过伸性损伤(*cervical hyperextension injuries*)中，它的机制是头部处于伸展位时的垂直压缩。应力主要发生在中颈椎(C_4~C_6)的后部(椎板和椎弓根)，或有时也发生在更高的水平(详见下文的骨折)，可能是单侧或双侧骨折，也可能是前韧带断裂。这种脊柱结构的双重破坏允许一个椎体在相邻椎体上发生位移，并压迫下位椎体椎板与上位椎体之间的脊髓。

然而，脊髓创伤也可能发生在没有明显的椎骨损伤或错位的过伸性损伤。在这些情况下，脊髓损伤可以是轻微的，也可能是严重的和永久性的，它被认为是由黄韧带突然向内膨出，或受伤时因韧带断裂而使得短暂脱位造成的；当影像学检查时，发现椎体已自发地重新排列。在这种情况下，支持韧带成分破裂和脊柱不稳可以通过放射线观察下颈部的轻微屈曲和伸展来发现，这表明椎体相对于相邻椎体的运动。CTX 线片和脊柱侧位 X 线片是显示椎体损伤的理想手段，但 MRI 可更可靠地显示椎体脱位引起的韧带撕裂和膨出。

脊髓和脊神经根损伤的另一个潜在机制是涉及颈部的极度伸展和屈曲，即所谓的挥鞭伤或后坐力损伤，通常由汽车事故造成。当一辆汽车被从后面猛烈撞击时，乘员的头部会不受控制地向后甩动，或者如果一辆快速行驶的汽车突然停下来，颈部会突然前屈，然后是后仰。在这种情况下，枕颈部和胸锁乳突肌以及颈部和头部的其他支撑结构比脊髓或神经根更容易受到影响。然而，在极少数情况下，四肢瘫，暂时性或永久性的，是由于剧烈的甩鞭伤造成的。这些情况下神经损伤的确切机制尚不清楚，可能存在短暂的椎体后脱位，短暂的黄韧带屈曲，或椎间盘向后推入椎管。甩鞭伤的其他结果，如头晕，是有争议的，并在第 10 章中讨论。然而，关于甩鞭伤要做的主要说明是，所有种类的神经症状都被不加批判地归因于甩鞭伤，通常对法医和残疾判定有影响。

如前所述，先天性颈椎管狭窄或后天性脊柱疾病，如颈椎病、类风湿性关节炎或强直性脊柱炎，极大地增加了脊髓或神经根损伤的危险。几乎任何形态的颈部创伤都可能加重先前存在的脊椎症状。此外，也有因长时间昏睡期间颈椎静态过伸而导致脊髓受压的病例。这就解释了一些由于过量服用阿片类药物或镇静剂而出现一段持续无反应期的四肢瘫的病例(Ell et al)。在某些情况下，动脉低血压可能是一个附加因素。

一种特殊类型的脊髓损伤，多发生在战争时

期，是伤员被高速流弹穿透椎管，直接损伤脊髓。在某些病例中，流弹击中了脊柱而没有进入椎管，但由于冲击波，破坏并几乎粉碎了硬膜内的内容物或造成较轻程度的脊髓功能障碍。或者，从脊柱附近穿过的子弹所传递的冲击波会导致脊髓功能瘫痪，这种瘫痪在一两天内大部分是可逆的，即脊髓震荡（spinal cord concussion），在后面描述。

急性创伤性瘫痪也可能是血管机制的间接后果，主要是源于椎间盘破裂的纤维软骨栓子破入脊髓的小根动脉或静脉引起的梗死。或者，主动脉的创伤性夹层动脉瘤可能会阻塞脊髓的节段动脉，正如 Weisman 和 Adams 以及 Kneisley 所报告的病例。这种类型的血管损伤的一个显著的变异型是上颈髓梗死，导致偏瘫、三肢瘫或四肢瘫，这是由于一侧或双侧椎动脉夹层和它们分支出来的脊髓前动脉在颈髓延髓交界处闭塞所致。

椎体骨折和脱位（*vertebral fracture and dislocation*） 杰弗逊从医学文献中收集到 1927 年的 2 000 例脊髓损伤病例，分析来自过去久远时代的往事，但仍然具有指导意义，显示大多数脊椎受伤发生在第 1~2 颈椎、第 4~6 颈椎，以及第 11 胸椎至第 2 腰椎水平。工业事故最常涉及胸腰椎。如前所述，受到撞击伴颈部弯曲或急剧向后弯曲，是造成颈部损伤的主要原因。这些不仅是脊柱最活动的部分，而且也是脊髓的颈膨大和腰膨大区域，使得神经与骨结构之间的空间显著缩小。胸髓相对较小，它的椎管宽敞；较高和重叠的关节突提供了额外的保护，使得脱位困难，而且胸廓造成了椎体前移位的限制。

椎体骨折有几种构型是常见的，可以用人名或描述性术语来指定。但凡知识渊博的临床医生对它们都很熟悉。表 42-1 总结了这些骨折。其中包括杰弗逊（Jefferson）骨折、绞刑者骨折、钱斯（Chance）骨折、寰枢椎骨折（C1~C2）和较常见的寰枕骨折 - 脱位，包括 C2 的齿状突骨折。关于绞刑者骨折（hangman’s fracture），与普遍的观念相反，大多数刑法绞刑不会引起脊椎骨断裂，而是被勒死；绞刑者骨折一种较常见的机制是老年人摔下时撞到下颌，导致颈部过伸。大多数颈椎损伤的致死性病例是由于上颈椎的骨折 - 脱位（C1~C3 椎体，因此包括寰枕和寰枢脱位，伴有突发性呼吸麻痹）。

表 42-1 主要的椎骨骨折和脱位

名称	机制	影像	稳定性	临床反应[a]
寰枕脱位	头部旋转力	枕髁相对于 C1 侧块移位	不稳定	常见于儿童，严重者可致死
寰枢脱位	儿童常见旋转机制，成人为屈曲	C1 和 C2 接触面脱位	不稳定	从无症状到严重脊髓病
Jefferson 骨折（C1）	头顶处沿中轴向下的力	双侧前后弓骨折	稳定	通常无症状，横韧带可能断裂
齿状突骨折（C2）	过度屈曲	C2 骨折[b]： 1 型：齿突尖部， 2 型：齿突底部， 3 型：C2 体部	2 型最不稳定，不可能自愈	从无症状到四肢轻瘫
绞刑者骨折	过度仰伸同时中轴负重	C2 椎弓根骨折	通常稳定	大多数无症状
枢椎下骨折 - 脱位	严重屈曲	与正常方向相反的接触面错位（叠高或跳跃）“叠瓦”状	差	C3~T1 任何节段都可发生，通常导致创伤性四肢瘫，椎动脉夹层
爆裂骨折（胸腰椎）	中轴负重	椎体骨折同时椎体高度降低	不定	神经根受到向后突出的骨碎片压迫
Chance 骨折（胸腰椎）	下位胸椎屈曲（安全带损伤）	与爆裂骨折同，但包括通过关节面和后部的骨折	不定	通常无症状
压缩（楔形）骨折（胸腰椎）	过度屈曲	椎体前部楔形，无高度降低，无半脱位	通常稳定	局部疼痛，很少神经功能缺失

[a] 所有这些损伤均在骨折或脱位部位出现疼痛是最常见的。

[b] 这些特征是在椎骨损伤部位疼痛之外的特点。

脊椎损伤患者的急性评估

脊髓损伤的水平,以及隐含的脊柱破坏的程度,可以从临床表现中确定。膈肌麻痹发生于颈上部三个节段的病变(脑干麻痹引起的短暂的呼吸停止在严重的颅脑损伤中很常见)。四肢的完全瘫痪通常表明第4至第5颈椎骨折或脱位。如果双腿瘫痪,而手臂仍可外展和屈曲,病变可能位于第5至第6颈椎。四肢瘫痪,仅手部瘫痪但手臂近端不瘫痪,表明病变在第6至第7颈椎水平。在颈椎区域下方,脊髓节段和神经根并不是正对着相同编码的椎骨(图42-1)。脊髓在第一腰椎终止,通常是在L1的吻侧边界。在这一点以下的脊柱病变主要引起马尾综合征(cauda equina syndrome),这些损伤比包括脊髓和多数神经根的下胸椎损伤预后更好。

躯干感觉丧失的水平,通过针刺的感觉来确定,是对病变水平的准确指示,但有一些限制条件。(感觉皮节功能图见图8-1、图8-3和图8-4。)由于颈丛的C3和C4皮支支配锁骨下的皮肤,下部颈髓的病变,即使是完全性病变,也可能保留乳头线以下的感觉。或者只涉及脊髓丘脑通路最外层纤维的病变导致感觉水平(疼痛和温度)远低于病变水平。在所有脊髓和马尾损伤的病例中,如果在前48~72小时内能诱导出任何运动或感觉,则康复的预后较好。

如果可以安全地检查脊柱,则应检查并触诊它的成角处或不规则部位,并轻轻敲击以发现潜在的骨损伤。如果从病史上还不知道脊柱直接撞击的机制,就应该寻找胸、腹部的并行损伤和长骨损伤,并应考虑颅部损伤。

记录运动、感觉和括约肌功能的神经学检查对于跟踪脊髓损伤的临床进展是必要的。一种常见的做法是根据美国脊柱损伤协会(American Spinal injury Association,ASIA)的标准对损伤进行定义,并将损伤指定到ASIA损伤的一个点上,或者指定到AIS上(以前使用的Frankel量表的衍生表)。脊髓损伤的水平被附加到损伤严重程度从A到E分级的损伤分类中。这里展示一个释义版本,我们认为是有用的,它包含了Frankel量表中关于功能能力的评论。

A. 完全性:病变水平以下无感觉或运动功能,包括骶段。

B. 感觉不完全性:损伤区以下感觉功能保留,但运动功能丧失。

C. 运动不完全性(一级):病变水平以下超过一半的关键肌肉运动功能下降;这通常使得患者不能

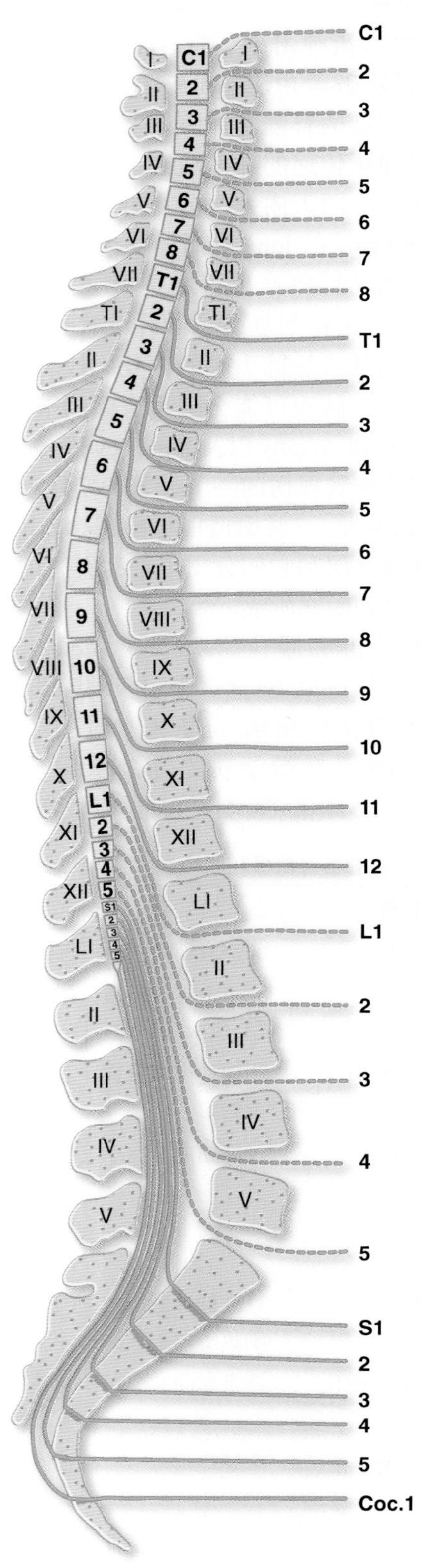

图42-1　脊髓节段和神经根与椎体、棘突的关系。颈神经根(除C8外)通过各自椎体上方的椎间孔穿出,而其余的神经根从其椎体的下方发出(经允许,引自Haymaker W,Woodhall B: *Peripheral Nerve Injuries*,2nd ed.Philadelphia,Saunders,1953)

行走。(减少的运动功能被定义为只有去除重力的情况下,在全范围的运动中进行主动运动。)

D. 运动不完全性(二级):病变水平以下不到一半的关键肌肉运动功能下降;通常允许站立和行走。

E. 正常:反射可能不正常。

显然,对于行走的恢复,C 组、D 组和 E 组比 A 组和 B 组具有更好的预后。即使在损伤开始时仅保留最小限度的感觉(B 级),通常是在会阴,其预后也优于 AIS A 级。

在疑似脊柱损伤的病例中,当务之急是要避免颈椎的运动(特别是屈曲)。理想情况下,伤者应仰卧在坚实平坦的平面上(如果可能,指派一人保持头和颈部不动),并由一辆能容纳担架的车辆运送。可将护板置于伤者的身下,轻轻地将患者侧滚,头、颈部和身体保持在一条直线上。如果移动伤者是不可行的,可以用一个模板领或现场设计的一个类似的装置固定伤者的颈部,甚至检查者的手紧紧地握在颈椎上。理想情况下,伤者最好由配备有脊柱板的救护车运送,头部用带子固定。与在头部和颈部两侧放置沙袋或类似物品相比,这是一种更有效的固定方法。到达医院后,谨慎地保持颈椎固定,直到获得颈椎侧位片或 CT 或 MRI 结果,符合以下条件。

已经设计了几种方案来确定哪些伤者可能需要影像学检查,这些可与第 34 章讨论的头部损伤成像所使用"规则"相比较。两个被广泛引用的脊椎损伤的例子是 NEXUS 组(Hoffman et al)和"加拿大的颈椎规则"(Canadian C-spine Rule)(Stiell et al)。前者识别那些低风险的脊柱损伤人群,根据颈椎后中线没有压痛,没有中毒的证据,警觉性正常,从而可以准确报告受伤的情况和颈部疼痛的存在,并提示没有严重的脑损伤,没有局部神经功能缺失,也没有让报告颈痛的伤者分心的其他痛性损伤。加拿大的规则被发现更加敏感和特异(这一点存在争议),它基于三个高危标准:年龄大于 65 岁,一种危险的损伤机制,肢体感觉异常;也基于与脊髓损害低风险相关的六个特征中的任何一个:简单机动车追尾事故,在急诊室呈坐姿,受伤后随时都可走动,延迟的(不是立即)出现颈部疼痛,没有颈椎中线压痛,加上头部具有向双侧转 45° 的能力而无疼痛等。

创伤性脊髓损伤病理学

脊髓被挤压或剪断后,灰质和白质被破坏,并出现不同程度的出血,主要发生在血管较多的中央部位。这些改变称为脊髓创伤性坏死(*traumatic necrosis*),在损伤水平和其上下的一或两个节段是最严重的。脊髓被切断成两段很少见,软脊膜 - 蛛网膜也很少被撕裂。创伤性坏死的组成部分的分离,如脊髓血肿、震荡、挫伤,以及椎管内出血(hematorrhachis)(血流入脊柱椎管)无论在临床和病理上都没有太大价值。当病灶愈合时,会留下胶质病灶或空洞,内含不同数量的含铁血黄素和铁色素。进行性空腔化[创伤性脊髓空洞症(*traumatic syringomyelia*)]可能在间隔数月或数年后发生,随着空洞扩大超出了主要病变,导致延迟的中央性或不完全脊髓横贯综合征。在某些病例中,病变几乎局限在位于中央的灰质,导致手臂的节段性无力和感觉丧失,几乎没有长束征象。这是中央颈髓综合征(*central cervical cord syndrome*),也称为施耐德综合征(*Schneider syndrome*)(见下文,Schneider et al)。中央脊髓综合征的片段表现通常是一种短暂的现象,几天后就会逆转。

实验性脊髓损伤

急性脊髓损伤的病理生理学研究可以追溯到 20 世纪早期 Allen 的实验研究。他的方法是将不同分级的重物投放在手术准备好的动物硬脊膜覆盖的胸髓上。多年来,该技术通过对下落重物的速度、力和方向的精确测量而得到改进。这种对脊髓的冲击,其严重程度足以使动物立即截瘫,并消除病灶下方结构的感觉诱发反应,表明动作电位不能再传导通过受伤的脊髓节段。在撞击后的几分钟内,光镜或电镜下均未发现组织学改变。最早的组织改变包括中央灰质充血和小出血。1 小时后,显微镜下的出血合并,并肉眼可见。该区域的组织氧饱和度降低。在 4 小时内,脊髓的中央部分肿胀,周围白质弥漫着扩散性水肿;然而,坏死可能在 8 小时内还不明显,这一观察结果导致了许多旨在保留神经元和长束的策略设计。为了尽可能减少白质水肿而进行的外科干预,如椎板切除术,脊髓切开术 - 脊髓冷却,高压氧暴露,以及药物治疗措施都曾尝试过,但大多数情况下,对进展的病灶没有任何有意义的影响。

某些被认为在大脑神经元暴露于缺血或创伤力下的死亡中起作用的机制,在脊髓损伤中也被调用过来,但支持这一共性的证据是有限的。这些包括兴奋性毒素的释放如谷氨酸,以及让神经元接触钙和自由基。尽管早期实验涉及神经递质或类阿片物质,但后来的工作未能证实这一或其他类似的继发机制。所有实验工作的一个问题是,它只能不完美地再现人类的脊髓损伤。脊髓损伤领域的最新研究工作是利用干细胞、基因疗法和由人工或体外细胞结构组成的组织支架在脊髓间隙中再生脊髓组织。目前还没有一种临床应用证明是令人满意的。

脊髓损伤的临床反应

当脊髓突然受到严重的冲击时，立即显现三种功能障碍：①损伤部位下方的所有随意运动立即丧失；②身体下部的感觉消失；以及③孤立的脊髓各节段的反射功能被中止。最后一种效应称为脊髓休克（*spinal shock*），包括腱反射和自主神经反射。这种状态的持续时间是不同的（1~6 周但有时时间更长），并如此具有戏剧性，以至于 Riddoch 以它为基础将脊髓横断的临床影响分为两个阶段，无反射的脊髓休克期和随后的反射活动增强期。

这些阶段的分离并不像这句话所暗示的那样分明。不太完全或不太突然的脊髓损伤导致很少或没有脊髓休克。由于完全功能性脊髓横断的实用价值及其在经典神经学中的特殊地位，我们现在详细介绍其特点。

脊髓休克（*spinal shock*） 在受伤时运动功能即丧失。四肢瘫痪意味着病变在第 4、第 5 颈段或以上，而截瘫意味着胸髓的病变，伴随有即刻的膀胱和肠的失张力麻痹，胃弛缓瘫，与脊髓损伤对应水平以下的感觉丧失，肌肉软弱，病变以下脊髓节段性反射活动几乎完全受到抑制。由于他们突然与更高水平的控制分离，损伤下面的神经元基本上不能执行正常功能。尽管这种反射性麻痹状态很有戏剧性，但它的生理基础却没有被完全理解。在病灶下方的节段，自主神经功能的控制也受到损害。身体下部的血管舒缩张力、出汗和竖毛等暂时消失。因此，可能会出现严重的全身低血压，而低血压本身也会促使脊髓损伤。如果没有遮盖，下肢会散失热量，如果覆盖，就会肿胀。随着时间的推移，皮肤会变得干燥苍白，溃疡会在骨突起的地方形成。膀胱和直肠括约肌由于丧失了正常的高级中枢抑制作用，虽仍有一定程度的收缩，但膀胱逼尿肌和直肠平滑肌变为失张力状态。尿液不断累积，直到膀胱内压力足以克服括约肌，导致充溢性尿失禁。肠管也有被动扩张，粪便滞留，蠕动消失（麻痹性肠梗阻）。生殖器反射（阴茎勃起，球海绵体反射，肉膜肌收缩）被消除或深度抑制。

脊髓休克期的持续时间差别很大。在少数患者中（例如 Kuhn 的 29 例患者中有 5 例）是永久性的，或者即使在受伤多年后也只能恢复不完全的反射活动。在这类患者中，横断水平以下的脊髓节段本身可能已经受伤，可能是血管机制造成的，尽管这种解释尚未得到证实。更有可能的是脑干 - 脊髓促进机制的丧失和孤立节段的抑制活性增强。在其他患者中，在受伤后的几天内可以检测到最小的生殖器和屈肌反射活动，而在 1~6 周期间内出现最小反射活动。通常球海绵体反射最先恢复。足底或肛周的刺激可引起肛门括约肌的收缩，其他生殖器反射几乎同时重新出现。F 波是一种反映脊髓分离节段运动神经元功能的电生理反应，被抑制，直到随后出现痉挛状态，此时它们变得过于容易诱发。对足底表面的有害刺激会引起大脚趾的震颤性抽搐和短暂的屈伸运动。

脊髓休克在低等哺乳动物中发生时间较短，在高等哺乳动物中持续时间较长，尤其是灵长类动物，其解释被认为是上部节段的下行纤维系统突然中断，该系统通常使脊髓运动神经元处于持续的准备状态。在猫和猴子身上，Fulton 发现有问题的易化传导束是网状脊髓束和前庭脊髓束。随后的研究表明，在猴子身上，某种程度的脊髓休克可能仅由皮质脊髓束的中断引起。然而，这可能不是一个重要的因素，至少对人类来说，因为脊髓休克不是由中断皮质脊髓束的急性大脑和脑干损伤引起的。

反射活动增强期（*stage of heightened reflex activity*） 这是一种更为常见的痉挛状态，在脊髓损伤后的某个时候出现，也是大多数非创伤性亚急性脊髓病的典型症状，它的发展比创伤性损伤缓慢，也没有发生过一段时间的脊髓休克。急性创伤性损伤几周后，所有的反射反应，最初是最小的和非持续性的，变得更强，更容易诱发，随着时间的推移，包括额外的和更多的近端肌肉。逐渐出现典型的屈曲反射增强模式，如大足趾背屈（Babinski 征），其他脚趾扇形展开；后来，随着阔筋膜张肌的收缩，脚、小腿和大腿的屈曲或缓慢收回运动（最后几个特征称为“三屈”征）。足部的触觉刺激可以作为一种刺激，但疼痛刺激更有效。跟腱反射和然后是膝腱反射恢复。尿潴留变得不太完全，尿液由于逼尿肌的自发收缩而以不规则的间隔排出。反射性排便也开始了。几个月后，撤退反射（withdrawal reflexes）变得非常亢进，达到屈肌痉挛的程度，并可能伴有大量出汗、竖毛和偶尔自动排空直肠膀胱等。这就是“总体反射（mass reflex）”，它可以通过刺激腿部皮肤或一些内感受性刺激，如膀胱充盈而引起。屈肌反射活动不同程度增强可能持续数年或无限期。热诱发的出汗是有缺陷的，但反射诱发的（脊髓）出汗可能大量的（见 Kneisley）。在这种情况下，许多胸髓的侧角细胞仍然存活,并已被解除抑制。在病变水平以上,体温调节出汗可能被夸大,以弥补身体下部蒸发冷却的缺失,并有皮肤潮红,高血压引起冲击性头痛和反射性心动过缓。这种综合征(自主神经反射失调)是阵发性的,是对某种刺激的反应,如膀胱或直肠膨胀。它被归因于肾上腺素从肾上腺髓质反射释放,以及去甲肾上腺素从失抑制的交感神经末梢释放到病灶,但由于压力感受器代偿反射缺陷而被夸大,如第25章所讨论的。

大多数病例最终会出现伸肌反射和张力(Kuhn的22例存活2年以上的患者中有18例),但它们的出现并不能消除亢进的屈肌反射。伸肌的过度活动可能早在受伤后6个月就会出现,但通常只有在屈肌反应完全发育后才会发生。伸肌反应最初表现在臀部和大腿的某些肌肉上,后来是小腿。在少数患者中,伸肌反射被组织成足以支持脊柱直立的反应。库恩(Kuhn)观察到,最初最容易引起伸肌运动的是从坐姿突然转变为仰卧位,后来又被本体感受刺激(挤压大腿肌肉)和大范围的触觉刺激所诱发。马歇尔(Marshall)在一项对44例脊髓源性慢性痉挛性截瘫患者的研究中,发现了屈肌和伸肌反射的所有可能组合;获得的反射类型由刺激的强度和持续时间决定(轻微的长时间有害刺激引起同侧伸肌反射;强烈的短暂刺激引起屈肌反应)。

从这些观察中,我们可以推测,双腿的最终姿势,屈曲或伸展,并不仅仅取决于脊髓损伤的完全或不完全,就像Riddoch最初设想的那样。屈曲截瘫(*paraplegia in flexion*)(髋和膝部极度屈曲,如胎儿体位)的发展也与病变的水平有关,最常见于颈部病变,并且常常越接近尾部病变越是逐渐减少。对脊髓患者来说,最大的麻烦是反复屈肌痉挛,这在较高的脊髓病灶时更常见,并伴随挛缩最终形成固定的屈肌姿势。此外,通过消除伤害性刺激(膀胱感染、褥疮等)来减少屈肌痉挛,有利于腿部的伸肌姿势,伸直截瘫(*paraplegia in extension*)。古特曼(Guttmann)认为,截瘫早期的肢体位置会影响他们最终的姿势。因此,瘫痪肢体长时间固定在内收和半屈曲位就更有利于随后出现屈曲截瘫。患者俯卧位或四肢外展和伸展会有利于以伸肌姿势为主的发展。然而,强劲而持久的伸肌姿势通常只能在脊髓部分损伤时被观察到。

在功能性脊髓横断后,就会出现许多感觉现象。当然,主要表现是损伤以下的所有感觉丧失,也就是感觉平面。有趣的是,许多患者报告在横切面以下的身体部分有感觉症状。因此,在横切面以下可以感受到病变水平以上的触觉刺激,是一种共同感觉(synesthesia)类型。患者描述了各种各样的感觉异常,最常见的是在腰部和腹部、臀部,以及会阴的钝痛、烧灼痛。我们曾遇到过几例患者,他们的睾丸或直肠疼痛是一个非常痛苦的问题。疼痛可能会很剧烈,持续一年或更长时间,然后逐渐消退。据Pollock和同事说,这种情况在神经根切断术后仍然存在,但可以通过麻醉脊髓近端(上段)残肢来消除。传统的解释是,通过内脏传入的感觉传递到病灶上方的脊髓水平,因此不是最合理的解释。

孤立的脊髓节段的感觉系统过度活跃有几种解释。一种假设是,上节段的抑制性影响已被横断病变消除,因此传入的感觉冲动会引起夸大的伤害性、阶段性和强直性肌反射。但孤立的神经元也会变得对神经递质敏感。自Cannon和Rosenblueth的早期实验以来,人们已经知道切断交感神经运动纤维使得失神经支配的结构对肾上腺素和乙酰胆碱过敏。

下和上运动神经元以及感觉神经元的各种残余的功能缺失组合是可以预料的。例如,高颈髓的病变,由于强直性肌牵张反射的释放,可以导致小腿极度和长时间的强直性痉挛。在这些情况下,尝试随意运动可能会刺激所有屈肌和伸肌的强烈收缩,持续几分钟。在低位颈髓或腰髓灰质节段性损伤,破坏抑制性的闰绍(Renshaw)神经元,可释放剩余的前角细胞活动,导致脊髓节段性痉挛状态。

任何残留症状持续6个月以后都可能是永久性的,尽管小部分患者在这个时间之后恢复一些功能(尤其是感觉)也是可能的。病变以上的运动感觉功能丧失,在损伤后的几年出现,这是由脊髓近端节段的空洞扩大的结果(见后面“脊髓空洞症”)。

短暂性脊髓损伤(脊髓震荡)

短暂性脊髓损伤(transient cord injury)也称为脊髓震荡(spinal cord concussion),这些术语是指脊髓运动感觉功能的短暂丧失,在几分钟或几小时内恢复,但可能以轻度形式持续数日或更长时间。在大多数情况下,症状迅速减少,在第一次检查时就发现很少的神经异常。有许多这样的短暂综合征,如双臂无力,四肢瘫(偶尔轻偏瘫),感觉异常和感觉迟钝与无力的分布相似,或者单独的感觉症状,如灼手综合征(burning hands syndrome)。在上述第一个和最后一个综合征中,涉及颈髓中央灰质的短暂性功能障碍。假定当颈椎受压或过伸时,脊髓发生某种形式的弹性变形,然而对脊柱的直接打击或背部的有力平躺也会产生同样的效果,偶尔也会有对尾骨尖端的猛烈打击。这些可逆性综合征背后的生理机制还知之甚少。

直接撞击引起的脊髓震荡最常发生在从事接触性运动(足球、橄榄球和曲棍球)的运动员身上。不完全和可逆的脊髓病与损伤的部位和程度有关。先天性颈椎管狭窄被认为容易导致脊髓震荡,并增加复发的风险。就像脑震荡一样,特别是如果之前有过震荡,就需要做出一个艰难的决定,是否允许恢复竞技运动。还没有可靠的数据作为这一决定的依据,唯一的指南是,如果功能缺失很短,在一段不确定的休息期后,暂时允许继续参与。然而,在大多数情况下,最好确定脊柱不稳定不是由损伤引起的。这可以从受累的脊髓区屈曲和伸展的脊柱 X 线图像中确定。Zwimpfer 和 Bernstein 对这一主题进行了综述。在运动接触损伤中,单侧手臂和手部感觉异常比双侧手臂的症状更常见,但它们通常是由于一侧臂丛的牵拉("刺痛"),而不是由于脊髓损伤。

中央脊髓综合征和十字麻痹 中央脊髓综合征(central cord syndrome)也称为施耐德综合征(Schneider syndrome)和十字麻痹,是急性颈髓损伤的一种特殊类型,主要表现为中央脊髓损伤,导致上肢运动功能丧失,或上肢运动功能丧失比下肢更严重,特别是手。有些病例发生膀胱功能障碍伴尿潴留,感觉障碍通常是轻微的(肩部和手臂的痛觉过敏可能是唯一的感觉异常)。许多这种情况是可逆的,但位于中央的灰质损伤可能会导致手臂和手的萎缩、无反射性麻痹,以及因交叉的痛温觉纤维中断导致节段性痛温觉丧失。头和颈部后屈损伤是最常与中央脊髓综合征相关的,但其他原因包括脊髓出血、纤维软骨性栓塞,以及本章前面提到的延髓 - 颈髓区的椎动脉夹层引起的梗死。

根据 Dickman 和他的同事们的说法,在颈髓最吻端损伤幸存的患者中,大约有 4% 的人表现出一种非常局限的中央脊髓综合征,这种综合征被尼尔森(Nielson)所识别,并被 Bell 命名为"十字麻痹"(cruciate paralysis)。这种无力有很强的选择性,实际上仅局限于手臂,这一特征可归因于在锥体交叉内到手臂(在吻端)和腿部(位于较尾端)的皮质脊髓束纤维的分离。手臂无力可能是不对称的,甚至是单侧的,感觉丧失是不一致的。叙述的患者曾有过 C1~C2 区的挫伤。病变是否严格地位于交叉的皮质脊髓束内或影响到中央灰质并不是很清楚;如 Inamasu 等所述,MRI 检查结果提示后者。

脊柱损伤的处理

在一段时间内,许多中心输注大剂量甲泼尼龙,单次剂量 30mg/kg,后续每小时 5.4mg/kg,在受伤 8 小时内开始,并持续 23 小时。这种剂量的估算,是根据多中心的国家急性脊髓研究(National Acute Spinal Cord Study)(Bracken et al,1990),导致了轻微的运动和感觉功能改善。在对数据进行重新分析(Nesathurai; Hurlbert)和其他研究后,这种方法的治疗价值受到了质疑,它不再被认为是必要的;事实上,许多中心现在都避免使用它。低血压是预后不良的较大风险,可通过输注生理盐水治疗,可能需要短暂使用升压药物。使用降温毯降温或注入冷却的生理盐水来保护脊柱组织已经流行了一段时间,但还没有得到证实。

影像学检查的目的是确定椎体和椎弓根的排列,椎弓根或椎体骨折,脊髓或马尾因排列不当而受压,或椎管内的骨碎片,以及脊髓内是否存在组织损伤等。CT 更倾向于显示骨损伤和移位,MRI 更适合于显示脊髓损伤,但如果两者都不可用,则用 CT 扫描的脊髓造影是另一种选择。脊柱组成部分的不稳定性通常可以从椎弓根、关节部或横突的脱位和某些骨折中推断出来,但有时必须对受伤区进行轻微的屈曲和伸展,并在每个位置拍摄 X 线片,以确定是否存在脊柱不稳定。

如果颈髓损伤与椎体脱位有关,则可能需要颈部牵引以确保正确的对齐和保持固定。根据损伤的性质,这可以通过使用光环支架(halo brace)来完成,光环支架提供了颈椎的刚性外固定。这种固定方式通常持续 4~6 周,之后可以更换硬领。然而,现代内固定技术和脊柱重新排列(内固定)经常被使用是可能的,因为它们使伤者从外部的和不舒服的设备中解放出来。关于脊髓损伤的早期手术治疗,传统上有两种观点。第一,主张通过牵引和制动使脱位的椎骨复位和对齐,直到获得骨骼固定,然后进行康复。另一种方法,以 Munro 为代表,后来以 Collins 和 Chehrazi 为代表,提出早期手术减压、矫正骨移位、切除突出的间盘组织和髓内及髓外出血等;通常在同一时间通过植骨或者其他形式的稳定手术来固定脊柱。这些程序在 Ropper 的综述中作了详细说明。急性减压手术的问题至今仍有争议。MRI 检查改变了这些经验的方法,使得早期证明的血肿和其他来源的压迫可能适用于手术。当临床证据表明脊髓损伤是完全性时,大多数外科医生不赞成早期手术。

对不完全性脊髓损伤的保守和积极手术治疗的结果很难进行比较，也没有被现代神经学技术评估。柯林斯(Collins)，作为20年前美国国立卫生研究院(NIH)脊髓损伤急性处理研究的参与者，他的结论是，早期手术稳定骨折和脊柱固定使存活率提高。然而，另一些人未能证明神经功能障碍的减少，并越来越倾向于对完全和部分脊髓损伤进行非手术治疗(如，见 Clark; Murphy et al)。许多北美神经外科医生采取不那么激进的立场，延迟手术或仅对复合伤的伤者或那些神经功能缺失进展或恶化的伤者进行手术，尽管神经功能缺失已得到充分的减轻和稳定。在每一个病例，方法都是由受伤的具体方面来指导的，韧带断裂、存在血肿、脊柱节段错位 - 移位、损伤不稳定，以及骨折类型等。

脊髓损伤患者最大的医疗风险出现在前10天，此时胃扩张、肠梗阻、休克和感染对生命构成了威胁。根据 Messard 和同事的说法，3个月后死亡率迅速下降；在此之后，86%的截瘫患者和80%的四肢瘫患者将存活10年或更长时间。在儿童中，根据 DeVivo 和同事的说法存活率甚至更高，他们发现脊髓损伤(受伤后至少存活24小时)的患儿7年累积生存率为87%。受伤时高龄和处于完全四肢瘫痪是最坏的预后因素。

截瘫患者的病后调护，除了给予内容充实的心理支持，使之适应新的生活限制，同时鼓励丰富的生活，关注膀胱和肠道紊乱的管理，皮肤的护理，肺栓塞的预防和营养的维持等。首先，持续导尿是必要的；然后，在几周后，可以使用严格的无菌技术，每天间歇导尿1~2次来管理膀胱。单独的细菌尿是常见的，不需要抗生素治疗，除非有相关的脓尿。早晨用栓剂和定期间隔的灌肠是控制大便失禁的有效方法。慢性疼痛(存在于30%~50%的病例中)需要使用非甾体消炎药、局部麻醉药注射和经皮神经刺激等。卡马西平或加巴喷丁与氯硝西泮或三环类抗抑郁药联合使用，可能有助于治疗腿部和躯干的烧灼痛。其余的疼痛可能需要更积极的治疗，如硬膜外注射止痛剂或皮质类固醇，或植入一种应用于后柱的脊髓刺激器，或一种镇痛泵，但通常即使这些措施也是无效的。可以尝试芬太尼经皮贴剂。痉挛状态和屈肌痉挛可能很麻烦，口服巴氯芬、地西泮或替扎尼定可能会有一些缓解作用。对永久性痉挛性截瘫伴严重僵硬和腿部内收肌和屈肌痉挛，鞘内注射巴氯芬也有帮助，它通过一个自动泵，以高达400mg/d的剂量提供。该药物被认为作用于脊髓反射的突触(Penn and Kroin)。选择性注射肉毒杆菌毒素可缓解某些痉挛性畸形和痉挛。人们必须警惕深静脉血栓引起的肺栓塞的威胁，尽管在最初几个月后发病率非常之低。

物理疗法、肌肉再训练，以及辅助设备的正确使用对伤者的康复都很重要。最近的研究进展将硬膜外刺激腰骶神经与加强的跑步机训练结合起来，使一些截瘫患者能够站立和一定程度的地面行走(Angeli et al)。

脊髓的辐射损伤

脊髓和脑的迟发性坏死被认为是胸部和颈部肿瘤放射治疗的后遗症。过去，一直有几十年，纵隔放射治疗霍奇金病或其他淋巴瘤是这些并发症发生的典型原因。一种下运动神经元综合征，可能是脊髓灰质损伤的结果，也可能是脊髓在治疗区内放射治疗后发生的，如下所述。

短暂性辐射脊髓病

短暂性辐射脊髓病(transient radiation myelopathy)是放射性脊髓病的一种"早期"型(放疗后3~6个月出现)，主要以四肢自发性不适感为特征。颈部屈曲时可诱发感觉异常(Lhermitte 征)。我们的一个患者有腿部振动觉和位置觉障碍，但没有无力或脊髓丘脑束损伤的征象。根据 Jones 的说法，感觉异常在几个月后消失，随后没有出现下文所述的迟发性进行性辐射脊髓病。早期和短暂性放射性脊髓病的病理尚未完全阐明，但白质呈海绵状，伴有脱髓鞘和少突胶质细胞的减少。

迟发性渐进性辐射脊髓病

迟发性渐进性辐射脊髓病(delayed progressive radiation myelopathy)是放射治疗最可怕的并发症之一。它是一种进行性脊髓病，经过一段可变的潜伏期后，由脊髓附近的恶性病变的放射治疗引起。这种并发症的发生率很难确定，因为许多患者在脊髓病完全发展之前就死于恶性疾病，但在以前的放射治疗期，估计是2%~3%(Palmer)。Douglas 和同事认为，接受过高温辅助治疗癌症的患者特别容易受到放射性脊髓病的伤害。

临床特征　神经功能障碍首次出现在放射治疗后6个月或更长时间，通常在12~15个月之间(据报道潜伏期长达60个月或更长)。发病隐匿，通常伴有感觉症状——足部感觉异常和感觉迟钝或 Lhermitte 现象，而在颈髓损伤的病例中双手也有类似的症状。一条腿或两条腿的无力通常发生在感觉丧失之后。最初，没有局部疼痛，这区别于脊髓转移瘤的影响。在某些病例中，感觉异常是短暂的，如上述的综合征；更常见的是，随着皮质脊髓和脊髓丘脑通路的受累，出现其他征象并进展，开始是迅速的，然后变得较慢和不规则，持续数周或数月。神经紊乱可能以脊髓半切综合征（Brown-Séquard syndrome）的形式出现，但随着病情发展，通常会发生横贯性脊髓病。

Reagan 和同事对这种情况有相当丰富的经验，描述了另一种脊髓病辐射综合征，即缓慢演变的肌萎缩，脊髓节段前角细胞支配的身体部分的肌无力和萎缩及反射消失。大多数这种类型的患者在发病 1 年内死亡。病理学知识是不完整的。这一综合征使人想起下一节描述的电流或闪电损伤后迟发性运动神经元脊髓病（delayed motor neuron myelopathy）。还有一种不常见的脊髓灰质病（poliomyelopathy）的副肿瘤变异型和一种较不常见的坏死性脊髓病，见下文和第 30 章。

迟发性进行性辐射横贯性脊髓病的 CSF 是正常的，除部分病例蛋白含量轻微升高。脊髓受累节段的 MRI 表现为异常信号强度，T1 加权像低信号，T2 加权像高信号。在脊髓病的早期，脊髓可能肿胀，注射钆后经常有不均匀强化。病灶的位置与辐射门相对应，这可以通过对上覆椎体的骨髓辐射效应来确定。脊髓病变往往比通常的血管性或脱髓鞘性脊髓病在喙 - 尾端的范围更广泛。由于椎管内肿瘤或硬脑膜动静脉瘘的误诊可能导致不必要的手术或进一步的放射治疗，因此这些都是需要确定的重点。

病理表现 与辐射区域的水平相对应，并延伸几个节段，有不规则的凝固坏死带，包括白质和灰质，白质比灰质受影响程度大。在上升和下降传导束可见不同程度的继发性变性。在脊髓损伤最严重的部分的血管变化，小动脉坏死、管壁玻璃样增厚和血管腔内血栓性闭塞现象是很明显的。大多数神经病理学家将实质病变归因于血管病变，也有人认为血管改变的程度不足以解释坏死（Malamud et al; Burns et al）。当然，脊髓最严重的变化与梗死是一致的，但是疾病隐匿性起病和缓慢稳定的进展以及坏死的凝固性，也不得不用血管阻塞的稳定连续性来解释。例外的情况，如 Reagan 等所述，放射治疗后数小时内发生横贯性脊髓病，更容易用脊髓大动脉血栓性闭塞来解释。

与癌症治疗中心相关的神经科医生有时会遇到这样的患者，表现为晚期发病（辐射后长达 10~15 年），只一个肢体或身体某一部位出现缓慢进行性感觉运动麻痹（以运动无力为主）。这通常代表周围神经系统的损伤。我们曾遇到的例子有鼻咽癌放疗后的多发性脑神经病，喉癌和乳腺癌后的颈神经病，特别是臂神经病，以及骨盆放疗后腰骶丛神经病和马尾神经损伤。这些在第 43 章“周围神经疾病”中进一步讨论。

治疗和预防 Kagan 和同事们已确定了成人脊髓对辐射的耐受性，考虑到受辐射组织的体积、持续时间和总剂量。他们回顾了 1980 年以前的所有文献中的病例，并得出结论，如果总剂量保持在 6 000cGy 以下，并且给予的剂量分数不超过 200cGy，每周剂量不超过 900cGy，辐射损伤是可以避免的。值得注意的是，在 Sanyal 和同事报告的病例中，辐射量超过了这些限度。有了这方面知识的预警，辐射专家有一种印象，即这种并发症的发生率正在下降，特别是引入了新的立体定向的辐射方法。如果潜在的肿瘤可能是明显致命的，姑息性辐射可以超过这些限制。

许多病例报告提到在使用皮质类固醇后神经功能暂时改善。这种疗法应该尝试，因为在一些患者中，它似乎停止了整个过程，而不是完全破坏所有的感觉和运动束。也有人认为，在使用肝素裂解剂和高压氧后，早期症状出现消退，但大多数尚未得到证实。

电流和闪电引起的脊髓损伤

在脊髓的急性物理损伤中，由电流和闪电引起的损伤虽然罕见，但却引起人们极大的关注，因为它们会产生不同寻常的临床综合征。电力也可以伤害脑和周围神经。这些影响在此仅作简要说明，因为它们并不常见。脊髓受到的损伤是最持久和最严重的。

电击伤

在美国，由于不慎接触电流，每年造成约 1 000 人死亡，还有许多非致命但严重的伤害。大约三分之一的致命事故是由于接触家用的电流造成的。

对神经系统损伤的支配因素是受害者接触的电流量或安培数，而不仅仅是一般认为的电压。在任何特定情况下，与电流接触的时间和皮肤对电流的电阻是很重要的（如果皮肤潮湿或身体的某一部分浸在水里，电阻就会大大降低）。电损伤的物理学比这些简短的评论所表明的要复杂得多（详尽的讨论，见 Panse 的综述和 Winkelman 的综述)。

周围或中枢神经系统的任何部分都可能被电流和闪电的伤害。它的影响可能是即刻的,这是可理解的,但更大的兴趣是神经损伤发生推迟 1 天到 6 周(平均 1 周)的实例,以及在多年后出现的一种罕见的前角细胞损伤综合征(它的存在是有争议的)。即时效应是神经组织直接受热的结果,但延迟效应的发病机制尚不清楚。它们曾被归因于电流引起的血管闭塞性改变,这一机制被认为是放射治疗类似的延迟效应的基础(见上文)。然而,潜伏期是以几个月或几年来衡量而不是几天,而且过程往往是渐进的,而不是自限性的。此外,少数因电损伤引起的脊髓病的尸检研究发现,长束的广泛性脱髓鞘,到部分节段组织坏死的程度,而灰质相对保留,但血管未见异常。由于肌肉剧烈收缩也可能导致脊柱骨折。

这种离奇的局灶性肌肉萎缩综合征发生在电击后延迟数周至数年出现,曾被 Panse 在脊髓萎缩性麻痹(*spinal atrophic paralysis*)的题目下描述。当电流的路径,通常是低电压,从手臂到手臂(穿过颈髓)或从手臂到腿时,就会发生这种情况。当头部是其中一个接触点时,伤者会在受伤后出现短期的无意识或耳鸣、耳聋或头痛。疼痛和感觉异常立即发生在受累的肢体,但这些症状是短暂的。轻度无力也是单侧的,立即出现,随后数周或数月肌肉萎缩,最常见的形式是节段性肌萎缩。该综合征模拟了一种局部形式的肌萎缩侧索硬化(ALS)或横贯性脊髓病(大多数伤者有一定程度的腿无力和痉挛状态)。然而,我们也曾遇到过不对称和严重的上肢萎缩无力的病例,几乎是在电击后 20 年开始出现,在多年的进展中没有长束体征,以前被推测诊断为肌萎缩侧索硬化。与高电流引起的损伤相比,主要影响脊髓白质(见上文),脊髓萎缩性麻痹损伤的是灰质,至少从临床效果来看是这样。

在少数幸存的伤者,经过几天到几个月的无症状间隔期后,出现类似卒中的偏瘫症状伴或不伴失语,或纹状体或脑干综合征,推测是由于脑血管血栓性闭塞伴有组织梗死,但这种情况并没有得到充分的研究。

电击接触与典型肌萎缩侧索硬化的后期发展的关系的不同问题是颇具争议的。大多数病例系列都受到关于电击的回顾性数据采集的阻碍。虽然我们曾遇到过一些这种关联的显著案例,包括两例在多年前接触电源,发展为肢体严重肌萎缩,与典型的运动神经元疾病的关系被认为是巧合。

闪电击伤

与电流损伤相比,闪电击伤(lightning injuries)所涉及的因素不太明确,但其影响几乎是相同的。直接打击往往是致命的,附近的打击产生如下所述的神经损伤。地形突出的地方,如树木、山丘和塔楼等易被闪电击中,所以这些应该避免;被困在开阔地带的人应该蜷缩在地上,侧卧,两腿并拢。

树枝状的红线或皮肤上的灼伤表明直接或附近闪电产生的能量接触点。贯穿全身的路径可以从临床后遗症大致推断出来。死亡是心室纤颤或强烈的干热对脑部影响的结果。击中头部的闪电尤其危险,30% 的案例被证明是致命的。大多数被闪电击中的人,不管他们在哪里被击中,最初都是无意识的。在那些幸存下来的人中,意识通常会迅速而完全地恢复。很少的情况下,无意识状态或躁动 - 精神错乱状态会持续 1 周或 2 周。持续性癫痫发作罕见。

通常有一个肢体或所有肢体的感觉运动功能障碍,可能是苍白、冰冷或发绀。通常,这些症状也会逐渐消失,但在某些情况下,它们会持续存在,或在几个月的无症状间隔后出现一个肢体或部分肢体的萎缩性麻痹,如电击伤的情况。

一种严重的、以运动为主的多发性神经病曾有过报告,会在一段可变的时间间隔后出现,虽然它与上一小节讨论的表面上与电击伤相关的运动神经元疾病相似,但它与不太常见的闪电事件之间的关系更有说服力。也有一些病例记录闪电击伤后广泛的多发性神经病中恢复,但我们的经验是一例严重广泛性轴突损伤,几乎没有恢复(见第 43 章)。

脊髓麻醉后脊髓病

脊髓麻醉后脊髓病(myelopathy following spinal anesthesia),由于缺乏更好的分类方法,这一主题与其他形式的脊髓损伤在这里一起介绍。众所周知,在长时间的脊髓麻醉后会发生一过性且常常是不对称的麻痹,但这可能是注射药物对马尾神经根的临时作用的结果(见第 43 章)。如果不慎将麻醉剂直接注射到脊髓圆锥会造成更严重和永久性的损伤(见 Hamandi et al; Wilkinson et al)。患者报告在注射后立即出现下肢无力和一侧麻木,或在使用镇静剂后醒来时出现。MRI 显示在尾端脊髓有一个偏心位置的创伤性病变。虽然这种并发症很少见,但即使有经验的麻醉师执行操作,也会发生;对 L3~L4 椎间隙的错误识别被认为是问题所在。平头针与尖头斜面针一样，都有可能造成圆锥损伤。刺激性药物引起的蛛网膜炎，已不再大量使用，但过去会引起脊髓病（见第 10 章）。

脊髓炎（炎症性脊髓病）

在 19 世纪，几乎所有的脊髓疾病都被贴上了脊髓炎的标签。莫顿·普林斯（Morton Prince）在 1895 年撰写的《德库姆神经疾病教科书》（*Dercum's Textbook of Nervous Diseases*）中，提到了创伤性脊髓炎、压缩性脊髓炎等，显然给这个术语赋予了相当不精确的含义。渐渐地，神经病理学的知识进步了，一种又一种疾病被从这一类中剔除，直到只剩下可证实的炎症性疾病。

脊髓是已知的有限数量的感染性和非感染性炎症过程的所在地，一些导致神经元的选择性破坏，另一些主要影响白质（传导束），而另一组涉及脊膜和白质，或导致灰质和白质的坏死。其他符合脊髓炎（*myelitis*）资格的专业术语，用于更精确地表示这一过程的分布：如果局限于灰质，恰当的表述为脊髓灰质炎（*poliomyelitis*）；如果局限于白质，则称为脊髓白质炎（*leukomyelitis*）。如果在一个或多个水平涉及近于脊髓的整个横断面积，则称为横贯性脊髓炎（*transverse myelitis*）（尽管该术语仍被广泛地用于许多脊髓病）；如果病变多发且广泛分布于一个长的垂直范围，就使用弥漫性（*diffuse*）或播散性（*disseminated*）的修饰形容词；最近，纵向广泛性脊髓病（*longitudinally extensive myelopathy*）被用于表示一种特殊形式的坏死性脊髓病，在大多数情况下与特定的循环自身抗体有关（见第 35 章）。脊膜脊髓炎（*meningomyelitis*）这一术语是指脊膜与脊髓的联合炎症，脊膜神经根炎（*meningoradiculitis*）是指脊膜与神经根的联合受累。局限于硬脊膜的炎症过程被称为硬脊膜炎（*pachymeningitis*），如果感染物质聚集在硬膜外或硬膜下间隙，则视情况称为硬膜外或硬膜下脊髓脓肿或肉芽肿（*epidural or subdural spinal abscess or granuloma*）。形容词急性（*acute*）、亚急性（*subacute*）和慢性（*chronic*）表示脊髓炎的症状演化速度，即分别是在差不多几天之内、2~6 周或 6 周以上。脊髓炎的主要原因如下。

脊髓炎症性疾病分类

Ⅰ. 病毒性脊髓炎（第 32 章）

A. 肠道病毒（柯萨奇病毒 A 组和 B 组，脊髓灰质炎，其他）

B. 带状疱疹

C. 艾滋病性脊髓炎

D. EB 病毒（EBV），巨细胞病毒（CMV），单纯疱疹病毒

E. 狂犬病

F. 虫媒病毒 - 黄病毒（日本病毒、西尼罗病毒等）

G. HTLV-1（人类嗜 T 淋巴细胞病毒 Ⅰ 型，热带痉挛性截瘫）

Ⅱ. 继发于脊膜和脊髓的细菌性、真菌性、寄生虫性和原发性肉芽肿性疾病的脊髓炎（第 31 章）

A. 肺炎支原体

B. 莱姆病

C. 化脓性脊髓炎

1. 急性硬膜外脓肿和肉芽肿

2. 脊髓脓肿

D. 结核性脊髓炎（第 31 章）

1. 脊椎的 Pott 病伴继发性脊髓压迫

2. 结核性脊膜脊髓炎（meningomyelitis）

3. 脊髓结核瘤

E. 寄生虫性和真菌性感染导致硬膜外肉芽肿、局限性脊膜炎或脊膜脊髓炎及脓肿，特别是某些类型的血吸虫病（第 32 章）

F. 梅毒性脊髓炎（第 31 章）

1. 慢性脊膜神经根炎（脊髓痨）

2. 慢性脊膜脊髓炎

3. 脊膜血管梅毒

4. 梅毒瘤性脊膜炎，包括慢性脊髓硬脊膜炎

G. 结节病性脊髓炎（第 31 章）

Ⅲ. 非感染性炎性型脊髓炎（第 35 章）

A. 感染后和接种后脊髓炎

B. 急性和慢性复发或进展性多发性硬化（MS）

C. 视神经脊髓炎（NMO），由抗水通道蛋白抗体引起（亚急性坏死性脊髓炎、NMO、抗 MOG 病、Devic 病，纵向广泛性脊髓病）（第 35 章）

D. 脊髓病伴有狼疮或其他形式的结缔组织病和抗磷脂抗体

E. 副肿瘤性脊髓病和脊髓灰质炎（第 30 章）

从这一概述可以明显看出，许多不同的和完全不相关的疾病都在考虑之中，而一种笼统的描述不可能包含如此多样化的过程。总的来说，由多发性硬化和感染后的过程引起的脊髓炎是临床上最常见的原因。这就是 de Seze 和同事们（2001a）收集的

系列病例的情况；Nowak 和同事们报告了类似的分布。许多脊髓炎在本书的其他地方就其所属于的疾病加以讨论。这里只需要对主要类别进行评论，并描述一些常见的亚型。

病毒性脊髓炎(另见第32章)

以柯萨奇病毒和脊髓灰质炎为例的肠道病毒，带状疱疹病毒，虫媒病毒如西尼罗病毒和马脑炎病毒，以及艾滋病毒(HIV)都是这类病毒的重要成员。肠道病毒特别是对脊髓前角和脑干运动核的神经元有亲和力(它们是嗜神经的，可引起一种疾病，一般称为脊髓灰质炎)，而带状疱疹病毒与后根神经节有明显的亲和力；因此，功能障碍分别是在运动神经元和感觉神经元方面，而不是脊髓的传导束。我们曾治疗过几例前角细胞被脊髓灰质炎病毒以外的肠道病毒破坏的患者(见下文)。西尼罗病毒表现出损伤前角细胞的同样倾向。这些疾病的发病是急性的，表现为发热性脊膜脊髓炎。虽然有发热、全身症状，有时还有皮肤特征(如带状疱疹)，但最显著的是神经系统功能紊乱。患者会受到神经细胞破坏的直接影响，而随着一些神经元的恢复，几乎总会有一定程度的改善。在以后的生活中，可能由于老化的神经元损失减少了前角的数量，原本因脊髓灰质炎而衰弱的肌肉可能出现明显的力量丧失，即脊髓灰质炎后综合征(postpolio syndrome)。

相对不常见的一定程度上横贯性脊髓炎的例子曾报告由单纯疱疹病毒(HSV 1型和2型)、水痘-带状疱疹病毒(VZV)、巨细胞病毒(CMV)、EBV、任何的肝炎病毒，以及SV70病毒(引起流行性结膜炎)，其中一些发生在免疫缺陷状态患者，主要是艾滋病。这种情况在临床上是复杂的，因为大多数这些病毒也可能诱发感染后的各种脊髓炎，在本章以及第32章和第35章中进一步描述。2型HSV和CMV感染也可引起急性腰骶神经根炎伴有尿潴留，即埃尔斯伯格综合征(Elsberg syndrome)。少数的带状疱疹性脊髓炎病例显示脊髓广泛的炎症性坏死证据，累及感觉和运动传导束，引起急性截瘫和四肢瘫的横贯性综合征。CSF中淋巴细胞增多和从CSF中分离病毒DNA可确定原发性病毒感染的诊断，如在第32章中所述。

还有其他罕见的脊髓灰质炎反应形式，病因不明，可能是病毒性病因。其中一种情况表现为急性发热性或无发热性脊膜脊髓炎，使所有肢体瘫痪和弛缓，保留脑干，而在不同程度上影响膈肌。一些这样的患者患有癌症或霍奇金病，其病理较典型的是脊髓灰质炎病毒感染，而不是常见的副肿瘤综合征(第30章)。白质受累伴有病变水平以下感觉和运动麻痹在所谓的“哑型”狂犬病(“dumb”rabies)中曾有报道(与通常形式的“疯狂”或“狂暴”型狂犬病脑炎形成对比)，还有一种由猴子咬伤传播的感染，被称为B病毒(*B virus*)。这绝对是罕见的。较常见的是HIV-AIDS和HTLV-I感染的病毒性脊髓病。除此以外，我们可以说，主要表现为运动感觉传导束功能障碍的脊髓炎通常会证明不是病毒起源，而更可能是前述分类的类别Ⅲ(非感染性炎性型)中的疾病过程的一种，例如多发性硬化。下面描述HIV和人类HTLV感染的独特的脊髓病。

伴HIV的空泡性脊髓病(另见第32章“HIV脊髓病”)

随着艾滋病神经病学已被阐明，对病毒性脊髓病的临床和病理特征进行了详细的研究。这种脊髓病的发生频率令人印象深刻，Petito及其同事对艾滋病患者进行了尸检，在连续89例艾滋病患者中20例出现脊髓病。通常，脊髓疾病的临床症状和体征被一种神经病或一种或多种大脑疾病所掩盖，或由于HIV感染或由于机会性感染[CMV、弓形体病、进行性多灶性白质脑病(PML)]使得艾滋病复杂化。在上述系列中有5例严重空泡性脊髓病(vacuolar myelopathy)，均有腿无力或腿及手臂无力，通常是对称的，在几周的时间发展，添加了感觉传导束受累和括约肌障碍体征。在我们的经验中，感觉性共济失调也是一个常见的早期特征。CSF显示少量淋巴细胞，轻度蛋白质升高，偶尔出现奇异的巨细胞。

脊髓的白质是空泡化的，这意味着在长束的髓鞘内的充气改变。这种变化在胸段最为严重，其后柱和侧柱受到弥漫性影响。轴索受累的程度较轻，富含脂质的巨噬细胞大量存在。在某些病例中，可在脑中发现类似的空泡病变。脊髓损伤类似于亚急性联合变性的病变，但维生素 B_{12} 和叶酸水平正常(在我们的一例慢性红斑狼疮脊髓病患者中也发现了类似的病变)。

减缓艾滋病进展的抗反转录病毒药物，除了少数病例外，对脊髓病几乎没有作用，只能对痉挛状态采取对症治疗。

人类嗜T淋巴细胞病毒Ⅰ型(HTLV-I)引起的热带痉挛性轻截瘫

50年前，通过Cruickshank的观察和著述，这种疾病引起了神经科医生的注意。然而，直到最近才发现一种由逆转录病毒 HTLV-I 引起脊髓的慢性感染 - 炎症性疾病，并认识到其与所谓的热带脊髓炎的关联。这一发现的意义是深远的，甚至延伸到脱髓鞘和可能的退行性疾病。

这种脊髓疾病在加勒比群岛、美国东南部、日本南部、南美洲和非洲都曾有报道。临床表现为缓慢进行性轻截瘫，伴有腱反射增强和 Babinski 征，括约肌控制障碍通常是早期特征，但对称性感觉异常，振动觉和位置觉减弱，共济失调会持续数月或数年。少数患者患有一种相关的多发性神经病，如 Cruickshank 的早期病例。上肢通常不受影响（腱反射活跃除外），大脑和脑干功能也是如此。

CSF 中含有少量的 T 淋巴细胞（$10\text{~}50\times10^6$/L）（有 6 处做了如此修改），蛋白和糖的浓度正常，以及 IgG 含量升高，伴有抗 HTLV-I 抗体。诊断是通过检测血清中病毒抗体来确定的。MRI 可见脊髓较薄，也可见皮质下白质病变。神经病理学研究证实炎症性脊髓炎伴局灶性海绵状、脱髓鞘和坏死性病变，血管周围和脊膜炎症细胞浸润，局灶性灰质破坏。后柱和皮质脊髓束是疾病的主要部位，最明显的是在胸髓。

由于进展缓慢，临床表现很容易与家族遗传性进展性痉挛性截瘫、散发性运动神经元疾病或多发性硬化的慢性期相混淆。与前面所描述的艾滋病脊髓病（AIDS myelopathy）也有相似之处，但缺乏艾滋病毒感染的其他特征。初步研究表明，单次静脉滴注抗 CCR4（CC 趋化因子受体 4 型）T 细胞抗体，mogamulizumab 已显示可减少病毒载量，改善痉挛和运动功能（Sato et al）。

继发于细菌、真菌、寄生虫和肉芽肿疾病的脊髓炎（另见第 31 章）

除了少数病例外，这类脊髓疾病很少有诊断困难。CSF 通常掌握着因果关系的线索。在大多数情况下，脊膜的炎症反应只是一般的（全身性）疾病过程的一种表现。脊髓病变可能主要累及软脑膜 - 蛛网膜（软脑膜炎）、硬脑膜（硬脑膜炎）或硬膜外间隙，例如表现为压迫性脓肿或肉芽肿的形式，或者它可能存在于相邻的椎骨中。在一些急性病例中，脊髓与脊膜同时受到影响，或者脊髓病变可能占主导地位。慢性脊膜炎可累及软脊膜动脉或静脉，当发炎的血管形成血栓时，就会导致脊髓梗死（脊髓软化）。慢性脊膜炎症可诱发一种进行性缩窄性软膜纤维化症，即脊髓蛛网膜炎（spinal arachnoiditis），这实际上勒住了脊髓。在某些情况下，脊神经根变得渐进性受损，尤其是腰骶神经根，它暴露有很长的脊膜。后根进入蛛网膜下腔靠近蛛网膜绒毛（CSF 在这里被吸收），往往比前根受到更大的损伤（就像在脊髓痨时发生的）。有趣的是，有些慢性脑脊髓脑脊膜炎（chronic cerebrospinal meningitis）病例在脊髓或神经根受累前完全没有症状。

罕见且奇怪的细菌性脊髓炎，由非典型肺炎病原体，即肺炎支原体（*M.pneumoniae*）引起，或以某种方式促发，已被视为一种感染后免疫疾病，如第 31 章所讨论的。然而，在一些病例中，在病程早期的脊髓液中发现了这种微生物的部分 DNA，这表明可能是脊髓的直接细菌感染。目前还不清楚抗生素治疗是否会改变病程。

梅毒性脊髓炎（*syphilitic myelitis*）也在第 31 章中讨论。细菌性脊髓脓肿罕见，特别是与硬膜外脊髓脓肿比较，要通过 MRI 检查确认。有时，它是单纯的化脓性转移，来自远处的感染和随后的菌血症，但更常见的是来自相邻的手术感染部位或与浅表椎旁脓肿的瘘管连接。椎体骨髓炎与硬膜外脓肿的关系在下面讨论。

结节病性脊髓炎（另见第 31 章结节病）

结节病性肉芽肿（sarcoid granulomas）可作为一个或多个髓内的脊髓肿块出现，Levivier 及其同事报告的病例就是如此。根据我们的经验，肉芽肿的病变可能是局灶性或多灶性的，就其复发和缓解的趋势以及对糖皮质激素的反应而言，它类似于脱髓鞘性疾病。不对称的上升性轻截瘫和膀胱功能障碍是我们患者的主要特征。通常有系统性结节病的证据和 CSF 异常（细胞数和蛋白升高，糖通常正常），但我们也遇到过一些局限于脊髓的结节病的病例，在纵隔病变发现之前就表现出来（即胸部 CT 未能显示肺门淋巴结病或弥漫性实质性肺疾病）。可发现 CSF 的 IgG 浓度升高和寡克隆带，但它们不是一致的特征；CSF 中经常有活化的组织细胞。

使用 CSF 中血管紧张素转换酶水平来区分结节病与多发性硬化，这一试验缺乏标准值，但据报道，在一些小的系列中，三分之二的患者中升高。MRI 异常，脊髓圆锥或其他部分显示髓内病变。然而，最具特征性的发现是脊髓或神经根内毗邻病变的脊膜有多灶性软膜下结节状强化，其图像类似于肿瘤性脊膜浸润。诊断可以通过纵隔淋巴结活检来确认,或不太理想的方法是脊髓的脊膜、脊神经根和受影响的软膜下脊髓活检。

有时,许多其他罕见的肉芽肿性疾病会导致内在的,或较常见的外在的压迫性脊髓病,包括布鲁氏菌病、黄色肉芽肿病和嗜酸性肉芽肿等。如果全身性疾病在当时是明显的,诊断可能是可疑的,但通常只有手术标本的组织学才能揭示潜在的病变过程。

脊髓硬膜外脓肿

脊髓硬膜外脓肿(spinal epidural abscess)很值得强调,因为经常漏诊或误诊为另一种疾病,有时会带来灾难性的后果。儿童或成人都可能受到影响。硬膜外腔的感染有多种来源。金黄色葡萄球菌(*Staphylococcus aureus*)是最常见的致病菌,在耐甲氧西林和甲氧西林敏感型中分布大致相同,其次是链球菌、革兰氏阴性杆菌和厌氧菌。背部的损伤,通常当时是轻微的,疖病或其他皮肤或伤口感染,或菌血症可能导致脊髓硬膜外间隙或椎体的播散。这会引起骨髓炎,并延伸到硬膜外间隙。偶尔,传播来自受感染的椎间盘。糖尿病和新近接受治疗的癌症可能是危险因素。另一个来源是使用非无菌针头或注射受污染的药物后引起菌血症。胸椎是最常受影响的部位,可能只是因为它比脊柱的其他部分更长。

在脊柱手术中微生物可以被引入硬膜外腔,或在硬膜外或脊髓麻醉时很少通过腰椎穿刺针或硬膜外注射类固醇或其他治疗药物被引入,然后局限在腰骶神经根之上。这些马尾硬膜外脓肿(*cauda equina epidural abscess*)病例,背部疼痛可能很严重,但神经症状很轻微,除非感染向上延伸至脊髓的上部腰椎和胸段。必须承认,有些病例,甚至是暴发性的,在体内并没有明确的细菌脓肿来源,但这些病例大多数发生在糖尿病患者或癌症患者身上,即使后者得到了充分治疗。

首先,在颈或胸段的化脓过程仅伴有低热和局部背痛,通常是剧烈的,大多数情况下,在一天或几天内会出现根性疼痛。有时出现头痛和颈项强直;更常见的是持续的疼痛和不愿移动背部。几天后,可能有快速进展的轻截瘫伴下半身感觉丧失和括约肌麻痹。在某些病例中,脊髓病的演变较为缓慢。检查可发现完全或部分横贯性脊髓损伤的征象,如果瘫痪进展迅速,有时可出现脊髓休克的表现。脊柱的叩诊常引起感染部位的压痛。

这种典型的急性到亚急性的脓肿类型与一种较缓慢类型之间常有区别,后者是由于脊柱几个节段的部分肉芽肿病变所致。这种形式并不总是需要手术治疗,详见下文。

诊断 通常可以通过MRI确定(图42-2),但必须注意从吻端和尾端水平获得足够的图像以发现感染范围。几天后脓性聚集物的边缘可能会增强。

如果已知脓肿存在,就不要再做腰椎穿刺,然而,如果无意中刺破CSF间隙,CSF通常含有白细胞,但数目令人惊讶的少(少于100×10^6/L),有多形核白细胞和淋巴细胞,当然,除非针头刺入脓肿,在这种情况下就会得到脓液。CSF蛋白含量高(100~400mg/100mL或以上),但是糖正常。血沉、C反应蛋白和外周血中性粒细胞增多是诊断的辅助指标。外周中性粒细胞检查在三分之二的病例中是不正常的,血液培养约有三分之二显示该微生物。CSF培养很少阳性。Baker和同事报告的几十年前的系列病例仍是一个有价值的参考,就像Darouiche最近的讨论一样。鉴别诊断包括其他形式的脊髓压迫,以及无反射的脊髓休克、四肢瘫和呼吸衰竭,Guillain-Barré综合征等。

治疗 上述脊髓病的临床表现和体征要求相对较快地进行MRI检查,如果不可能进行MRI检查,就需要进行CT脊髓造影,以显示脓肿肿块并确定其水平,如Ropper和Ropper总结的那样。如果在瘫痪开始前没有进行椎板切除术和引流,脊髓损伤,可能部分是静脉缺血的结果,或多或少会变得不可逆。开始时必须使用大剂量广谱抗生素,然后根据脓肿或血液培养,或根据假定的细菌来源来选择治疗,通常发现是葡萄球菌。

当椎体的骨髓炎是主要异常时,硬膜外延伸可能仅累及几个脊髓感觉神经根和运动神经根,留下了完整的长束和其他髓内结构。在一些颈部硬膜外脓肿病例中,颈部僵硬、发热,以及三角肌无力是主要的神经异常。在强调了治疗的紧迫性后,也有小的硬膜外脓肿不会压迫脊髓的例子,并被限制在一个或最多两个节段水平,我们通过单独使用抗生素避免了手术。此外,在某些病例中,无神经体征的腰硬膜外脓肿和马尾受压可能仅用抗生素治疗,尽管许多外科医生喜欢引流;但如果发生骨髓炎,无论如何都必须进行引流。抗生素要持续数周,患者应定期检查,并对受影响区域进行连续的MRI扫描。

即使在硬膜外脓肿的引流和抗生素治疗明显成功后,仍可能出现缓慢进展,然后造成静止的脊髓部分受压综合征。这是在手术部位纤维化和肉芽肿反应形成的结果。即使增强MRI也很难将无菌炎症

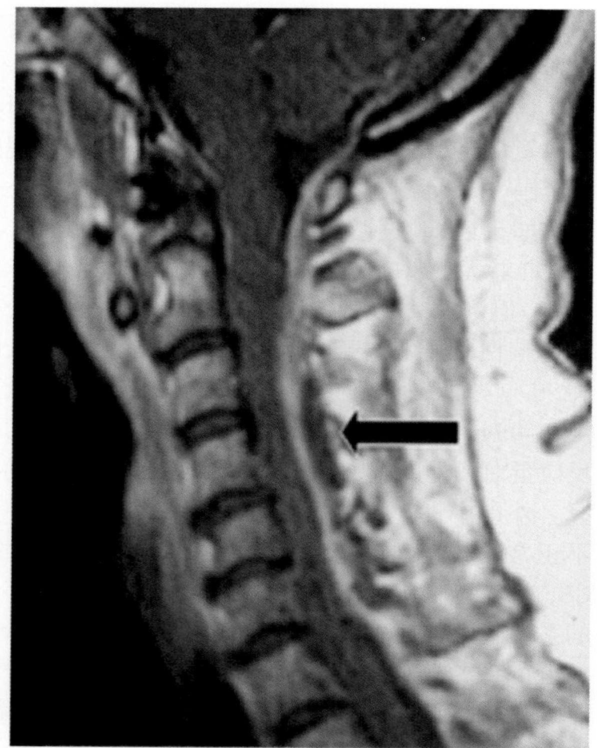

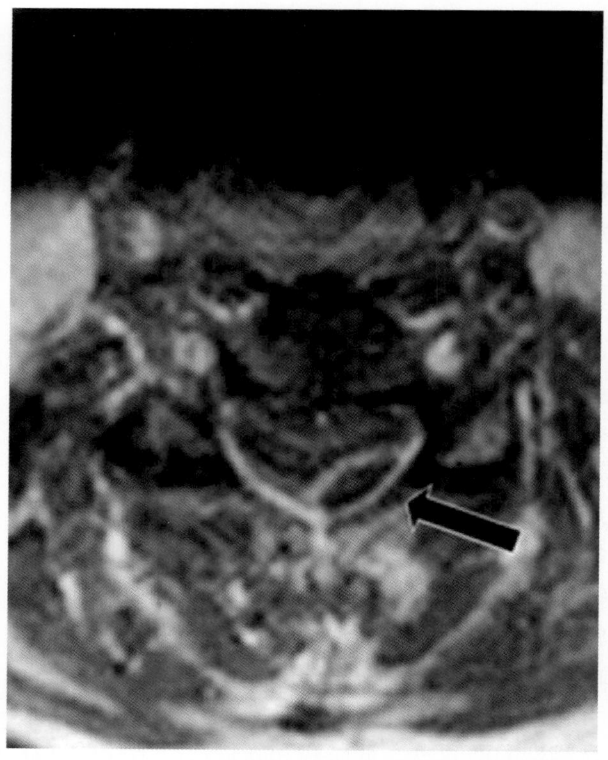

图 42-2 MRI 显示脊髓硬膜外脓肿压迫到颈髓的背外侧。矢状位(左)和轴位 T1 钆增强(右)图像显示周边强化的化脓性聚集物(箭头),扩展到几个椎体节段

性肿块与残留的硬膜外脓肿区分开来,但持续性发热、白细胞增多、血沉升高、C 反应蛋白和外周血白细胞计数等提示脓肿的外科引流不完全。

由细菌感染引起的脊髓硬膜下脓肿(*spinal subdural abscess*)也会发生,在临床上与硬膜外脓肿几乎难以区分。MRI 通常会澄清这种情况,但 CT 脊髓造影可提供线索,其中硬膜下病变边缘较不明显,通常垂直范围更大。硬膜外和硬膜下感染若因诊断延误或治疗不足而阴燃,也可演变为局部慢性粘连性脊膜脊髓炎。

亚急性化脓性感染(*subacute pyogenic infections*)和肉芽肿性感染(*granulomatous infections*)(结核性、真菌性)也可发生于脊髓硬膜外腔,如前所述。

椎体细菌性骨髓炎

椎体细菌性骨髓炎(vertebral bacterial osteomyelitis),这一过程与硬膜外脓肿同时出现,并与硬膜外脓肿密切相关。与其他类型的骨髓炎一样,脊椎感染通常是由菌血症发作时的血行性细菌植入引起的,或与脊柱手术中细菌的外源性引入有关,特别是如果置入导管或其他设备,包括脊柱稳定装置。在术后感染的病例中,凝固酶阴性葡萄球菌或丙酸杆菌几乎总是与此类感染有关,而在菌血症中,则发现包括葡萄球菌在内的许多低毒微生物,并可能涉及多种微生物。菌血症的来源可能是尿路感染、心内膜炎或静脉药物滥用,但许多受感染的人也患有糖尿病,免疫受到抑制,罹患癌症或因肾衰而接受透析。在免疫功能受损的患者组,可能发现不常见的或地方流行性的微生物,如布鲁氏菌。然而,在几乎一半没有做过手术的患者中,没有确定的病源。如上所述,大约五分之一的病例伴有硬膜外脓肿。这通常表现为局部背痛的加重或从发病开始的极度严重的疼痛。

腰椎是受影响最严重的区域(相对于硬膜外脓肿常见的胸段分布)。典型表现相对无特征性,如背痛、白细胞计数升高和 C 反应蛋白水平升高。然而,发热不是一致的。几种类型的影像学检查可用于证实感染,然而,MRI 比 CT 更可靠地显示骨髓内水肿,如果有病变椎体邻近的椎间盘受到破坏,感染几乎是肯定的。一般来说,锝的骨扫描在显示骨髓炎中很流行,但其结果可能无特异性。众所周知,肿瘤影响椎体不会跨越椎间盘间隙,而感染却可以。

争论的焦点是,当血液培养呈阴性且在体内找不到明显的感染源时,是否需要对受感染的骨进行活检。虽然感染会从椎体扩展到椎旁间隙或硬膜外间隙，这一程序一般建议在CT引导下进行。

在确定具体的感染细菌期间，建议开始采用口服氟喹诺酮类(fluoroquinolones)药物治疗，合用或不合用利福平，作为一种广泛的疗法。治疗一般至少持续4~6周，可以更长时间，但是对于适当的持续时间，并没有明确的指导。除非在以前的脊柱手术中植入硬体导致骨髓炎，否则一般不会进行手术切除感染骨。这种硬体几乎总是必须移除。对治疗后持续感染的监测可能是合适的，但MRI未被证明在这方面有用。血液中的炎症标志物显然是更可靠的。Zimmerli的临床实践文章中可以找到这一主题的全面综述。

脊髓脓肿

哈特(Hart)在1830年第一次描述了脊髓实质内的化脓性聚集物，尽管罕见，但到1994年已报告了73例(Candon and Frerebeau)。在某些情况下，已知患者患有全身性细菌感染、败血症或心内膜炎；在另一些病例中，在皮肤或皮下组织中有一个连续的脓肿，并有一个瘘管通过椎间孔到达脊髓。脊髓脓肿(spinal cord abscess)是脊神经管闭合不全或一种发育性开放的背侧瘘管的罕见并发症。其症状与硬膜外脓肿的症状难以区分，即脊髓和神经根痛，随后出现感觉和运动麻痹；CSF的结果也是一样的。Woltman和Adson描述了一例被包裹的髓内脓肿经手术引流后恢复的患者，而Morrison和同事报告了一例由单核细胞增多性李斯特菌(*Listeria monocytogenes*)引起的类似病例，该病例被成功地引流，并经氨苄西林和氯霉素抑制了脊膜感染。在MRI应用之前，没有办法确定诊断。

脊柱结核性骨髓炎(波特病)

脊柱结核性骨髓炎(tuberculous osteomyelitis of the spine)合并脊柱后凸，也称为波特病(Pott disease)，在结核病流行地区是众所周知的。儿童和年轻人最容易受到影响。骨髓炎是由于结核病在以前通过血行播散时建立的部位被重新激活的结果。感染性动脉内膜炎导致胸椎或上部腰椎(较少为颈椎)椎体的骨坏死和塌陷，导致一种特征性成角后凸畸形(图42-3)；任何程度的额外旋转不稳定导致出现的驼背畸形。大多数患者有一些活动性结核感染，表现为发热、盗汗和其他体质症状，血沉率总是升高，但程度可能是轻微的。有些病例出现压迫性脊髓病，是由于脊柱畸形引起的，但并不常见，而硬膜外结核性脓肿是引起脊髓压迫的较常见原因(见下文)。令人惊讶的是，通过脊柱外固定和长期抗结核药物治疗，Pott病可能会取得很好的效果。我们最近有一例年轻患者，在他父亲，一位来自印度的医生的电话调解下，才免于做手术。尽管关于脊柱手术有一些争议，但如第31章所述，当存在严重的畸形或一种压迫性脊髓病时，手术是必需的。

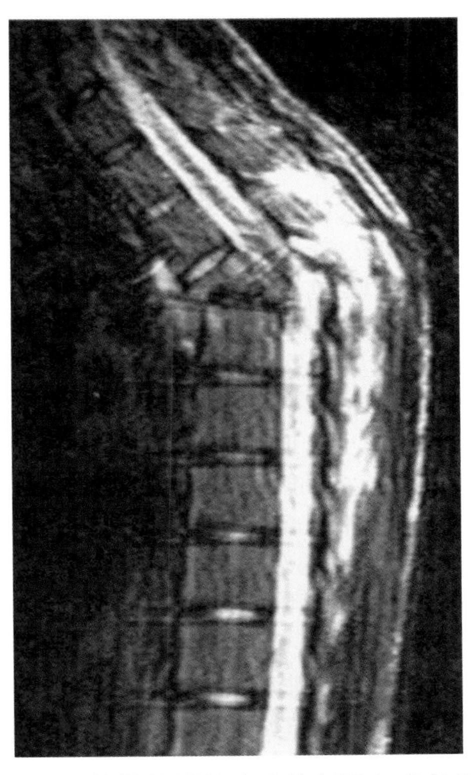

图42-3 Pott结核性脊柱疾病的MRI矢状位T2加权图像。胸椎的成角畸形具有高度特征性(由Dr.Randall Edgell，New York University Medical Center. 提供)

结核性脊髓炎和硬膜外脓肿

脊髓的孤立性结核瘤(solitary tuberculoma)作为全身性感染的一部分是罕见的。更常见的情况是，脓液或干酪样肉芽组织从受感染的椎体中挤出，引起脊髓的硬膜外压迫[波特截瘫(Pott paraplegia)，与Pott病不同]。偶尔结核性脊膜炎(tuberculous meningitis)可导致软膜动脉炎和脊髓梗死。截瘫可能在结核性脊膜炎被确诊之前就已出现了。所有这些类型的结核病在美国和西欧并不常见，但我们每隔几年就会看到一位早年生活在印度或非洲的患者身上出现的新病例。其他评论可见第31章。

由真菌和寄生虫病引起的脊髓炎

多种真菌和寄生虫病原体可累及脊膜。这种感染很罕见，有些在美国根本不发生，或仅限于某些地理区域，特别是在移民人口中。放线菌

(*Actinomyces*)、芽生菌(*Blastomyces*)、球孢子菌(*Coccidioides*)和曲霉菌(*Aspergillus*)可通过椎间孔或从椎体骨髓炎病灶扩展侵入脊髓硬膜外间隙。隐球菌(*Cryptococcus*)可引起脑膜脑炎,在我们的经验中,很少引起大脑肉芽肿,也很少引起脊髓病变。芽孢菌病和球孢子菌病均可发生血行转移到脊髓或脊膜。偶尔后纵隔棘球蚴感染可经椎间孔延伸至椎管(硬膜外间隙)并压迫脊髓。

血吸虫病(*Schistosomiasis*,*bilharziasis*)在亚洲、非洲和南美洲是公认的引起脊髓炎的病因。脊髓是所有三种常见血吸虫病的靶标,即埃及血吸虫(*S.haematobium*)、日本血吸虫(*S.japonicum*)和曼氏血吸虫(*S.mansoni*),但最重要的是最后一种(见第31章"血吸虫病")。血吸虫卵引起强烈的肉芽肿性脊髓脊膜神经根炎。病变破坏灰质和白质,动脉和静脉中的虫卵导致血管阻塞和缺血(Scrimgeour and Gajdusek)。较少的情况下,局部肉芽肿会导致脊髓综合征,很少出现脊髓组织大面积坏死的急性横贯性脊髓炎(Queiroz et al)。在脊髓病发生前的几天,许多患者报告在寄生虫进入的部位有瘙痒性的"游泳者瘙痒"(swimmer's itch)。在Scrimgeour和Gajdusek经常引用的综述中,暴露与症状之间的潜伏期是38天到几年。这些年来,我们照顾过几例患者,他们在东非度假时在污染的水中游泳,然后回到美国,在大约3周后出现下胸髓和腰髓区被感染症状。CSF显示只有轻微的蛋白升高,但在几乎所有病例都有明显的CSF淋巴细胞增多,淋巴细胞为$5\sim500\times10^6/L$,血糖正常或轻度降低。外周血和CSF嗜酸性粒细胞增多是多变的,因此诊断不可靠。在CSF或血液中发现针对血吸虫抗体滴度升高,从而确诊。CSF中通常也可发现IgG寡克隆带。有时可在直肠乙状结肠黏膜活检中发现寄生虫。吡喹酮的使用阻止了病情的发展,但是除了一例患者外,其余的患者都致残了。

非感染性炎症性脊髓炎(多发性硬化和急性及亚急性横贯性脊髓炎)(见第35章)

组成这一类的脊髓疾病,是以脊髓部分脱髓鞘或坏死为基础的白质脊髓炎(leukomyelitis)的形式出现。其发病机制的关键因素似乎是一种紊乱的免疫反应,在某些情况下,是对感染的反应,而在另一些情况下,如多发性硬化,是一种特发性免疫紊乱。临床综合征多种多样,在教科书中,基本疾病分类为急性横贯性脊髓炎(*acute transverse myelitis*)、感染后脊髓炎(*postinfectious myelitis*)、接种后脊髓炎(*postvaccinal myelitis*)、急性多发性硬化(*acute MS*)、视神经脊髓炎(neuromyelitis optica,NMO)、坏死性脊髓炎(*necrotizing myelitis*)等。虽然这些情况中的每一种都可能影响到神经系统的其他部分(最常见的是视神经和脑),但通常唯一的表现是脊髓的。上述脊髓病的特点是不同程度的炎症性破坏,通常淋巴细胞聚集在脊髓的小静脉周围,但它们足够的明确,证明其为独立的分类。尽管如此,在任何大型的临床实践和病理收集中,都会遇到具有一种以上疾病的临床和病理特征的过渡病例。多发性硬化、视神经脊髓炎和其他主要的炎症性脊髓炎的主要内容也在第35章中讨论。这里概述了一些要点。

感染后和接种后脊髓炎(另见第35章)

感染后和接种后脊髓炎(postinfectious and postvaccinal myelitides),这些疾病的特征是它们在病毒感染或接种疫苗的时间关系,神经体征在数日内的延迟发展,或为一个单相病程,即一次发作,恢复程度不同,没有复发。这些过程可能累及脑和脊髓,在这种情况下,该过程被恰当地称为急性播散性脑脊髓炎(*acute disseminated encephalomyelitis*,*ADEM*)。基于感染后播散性脑脊髓炎和实验性变态反应性脑脊髓炎(experimental allergic encephalomyelitis,EAE)动物模型的临床特征,感染后脊髓炎在本质上被认为是免疫性的,反映了一种或多或少局限于脊髓髓磷脂的免疫攻击,如在第35章中更详细的描述。

这些病例的一般病史是脚和腿的无力和麻木(手和手臂不太常见),这些症状通常会在几天内发展,感觉症状会从足部上升到躯干。足部和腿部感觉异常类似于多发性神经病,是常见的早期症状。括约肌障碍和背痛在最初的几天也很常见,但通常在以后出现。症状和体征的轻微不对称、在躯干上的感觉平面、Babinski征等清楚地表明该病是一种脊髓病,并将其与快速进展的多发性神经病,如Guillain-Barré综合征区分开来。不同程度的背痛、头痛和颈部僵硬可能存在,也可能不存在。在大约一半的病例中,患者确认有新近的感染性疾病,通常是一种普通的上呼吸道综合征,但当神经系统症状开始时,发热通常已经减退。病情会持续几天,有时是一天,或是另一个极端,超过一两周。尽管有横贯性脊髓炎(*transverse myelitis*)这一术语,但只有不到一半的病例显示真正的脊髓"横贯性"受累;通常是不完全的皮质脊髓束和脊髓丘脑束综合征，表现影响一侧多于另一侧。如前所述，通常不可能将感染性后脊髓炎的急性发作与多发性硬化的首次发作区分开来，但有明确的某些微生物的前期感染倾向于前者。感染与脊髓炎之间的潜伏期是不确定的，但有充分的文献记载的情况是，发热发作融入神经学综合征和其他潜伏期已 2 周的，而相当长的时间间隔使这种关联变得可疑。

几乎无一例外，CSF 中含有 10~50 × 10^6/L（有时更高）的淋巴细胞和其他单个核细胞，蛋白略有升高，糖含量正常。然而，细胞数可能只有 3~4 × 10^6/L，或根本没有，这使得炎症方面不那么清楚。寡克隆带通常不存在。在我们治疗的大多数病例中，MRI 显示轻微的 T2 信号异常和轻微钆增强延伸至 2 个或 3 个脊柱节段。虽然脊髓在这些区域可能肿胀（图 42-4），但我们的一些轻型和不完全脊髓炎患者 MRI 检查正常。

在我们的经验中，这种综合征的临床变异型很常见，包括一种几乎纯感觉异常伴有后柱功能障碍疾病，反之亦然；一种对称性轻截瘫伴躯干平面以下的痛觉缺失，但不影响深感觉（一种较典型的与脊髓前动脉供血区梗死相关的综合征）；一种影响一侧或两侧腿和腹股沟可变的感觉丧失综合征；一种纯腰骶或骶部脊髓病（圆锥综合征伴鞍区痛觉缺失和括约肌功能障碍）；以及部分性 Brown-Séquard 综合征等。

在过去，感染后脊髓炎最常与常见的皮疹（风疹、麻疹、水痘）有关。随着皮疹消退，出现神经症状，常伴有轻微发热。几乎所有的人类病毒都曾在急性脊髓炎之前被发现，然而最常见的是 DNA 病毒，如 EB 病毒和巨细胞病毒，而乙型肝炎病毒、水痘病毒、肠道病毒和鼻病毒也时常被检测到。支原体几乎是唯一的触发疾病的细菌，但如前所述，它引起直接感染而不是感染后免疫反应的能力还存在一些不确定性。我们对现有信息的解释仍然倾向于感染后病因学。在大多数感染后的脊髓炎病例中，与先前感染的联系是推测性的，但无法证实。根据其发生的规律性，只有与 EBV、CMV 和支原体的相关性似乎是相当确定的，但它可能只是反映了通过血清学检验证实近期感染相对容易。在其他方面，先前感染的列表与 Guillain-Barré 综合征大致相同，但明显不同的是空肠弯曲菌，它没有导致脊髓炎，是急性多发性神经病的常见先期事件。可以合理地推测，例如，咽炎、呼吸道感染、结膜炎，伴或不伴发热，都可能是脊髓炎的触发因素，肝功能检查异常或严重咽炎伴颈部淋巴结病通常提示 EBV，少数情况下提示 CMV 感染。

更难以理解的是大量的脊髓炎病例，包括尸

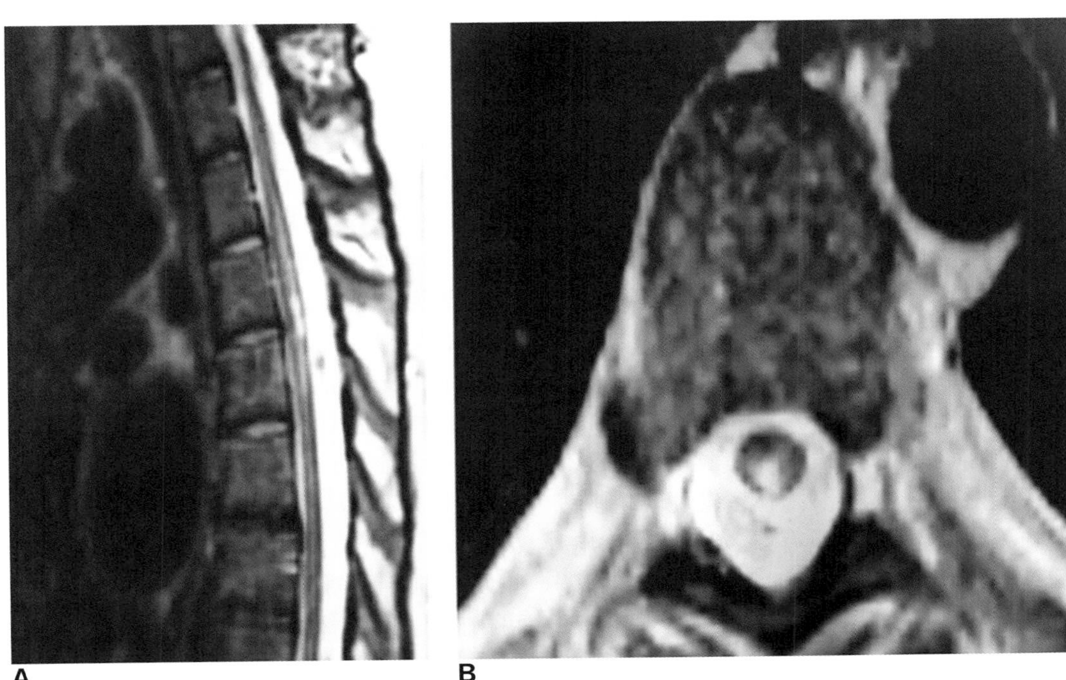

图 42-4 急性感染后脊髓炎在矢状面（A）和轴面（B）的 T2 加权 MRI 表现。脊髓背侧有异常 T2 高信号，脊髓轻度肿大。注射钆剂后有轻度强化（未显示）

检证实的病例，在这些病例中，疾病的发展没有明显的前期感染。在这种情况下，对于这种疾病是否是“多发性硬化的急性脱髓鞘性脊髓炎”所描述类型的多发性硬化的开始阶段，存在可以理解的不确定性。在我们治疗的许多横贯性脊髓炎病例中，只有不到一半的患者在10~20年后表现出MS的其他征象（这远低于一次视神经炎发作后播散性多发性硬化的发生率）。还有一种孤立型复发性脊髓炎（*relapsing myelitis*），有时但并不总是由感染引起，在神经轴的其他部位没有明显的病变，因此与MS的关系模糊不清。关于急性横向脊髓炎与其他脱髓鞘疾病的进一步讨论可以在下文中和第35章中找到。

感染后脊髓炎的病理改变表现为软脊膜下和小静脉周围区大量的脱髓鞘，伴有血管周围和脊膜周围淋巴细胞和其他单个核细胞浸润，以及动脉外膜旁多形的组织细胞和小胶质细胞。孤立地看，这些病理变化不能与多发性硬化的病理变化区别开来。

治疗　一旦开始出现症状，就不清楚是否有任何治疗有始终一致的价值。患者的第一次发病，假设它的机制是自身免疫性的，可给予大剂量的糖皮质激素，这是我们一直遵循的做法，但没有确切证据。也许这样做是适当的，但到目前为止还没有证据表明这会改变疾病的进程。我们也在一些结果不确定的患者中使用血浆置换或静脉注射免疫球蛋白，尽管这种方法似乎对一些临床暴发性起病的患者有帮助。

这种疾病的预后比最初症状所提示的要好。毫无例外地，这种脊髓病会有改善，有时达到令人吃惊的程度，但也有后遗症严重而持久的例子。中胸部疼痛或突然、严重的发作通常提示预后不良（Ropper and Poskanzer）。作者有几次给出了长期康复的良好预后，并保证不会复发，但后来才发现其他症状又复发了，这表明最初的疾病可能是多发性硬化。

多发性硬化的急性脱髓鞘性脊髓炎（第35章）

急性多发性硬化的病变具有上述感染后类型的许多特征。然而，前者的临床表现往往演变得更慢，超过1~3周甚至更长时间。此外，在多发性硬化中，与前驱感染的关联并不常见，只有在MRI或诱发电位显示的后续发作或其他病变表明，才表明它的基本疾病是慢性复发性脱髓鞘。

脱髓鞘性脊髓炎最典型的临床表现是蔓延到身体一侧或两侧的麻木，从骶部节段到足部、大腿前部，再到躯干上方，同时伴有可变的和通常不对称的无力，然后是双腿的瘫痪。随着这一过程的完成，膀胱也会受到影响。感觉运动障碍可以扩展到手臂，感觉平面可在躯干上部表现出来。CSF可能显示轻度的淋巴细胞增多，如在感染后的变异型，但通常是正常的。在第一次发作时可能没有寡克隆带。Bakshi和同事们认为，在多发性硬化引起的脊髓炎中，与感染后的病变相比，MRI上看到的变化只占据了几个相邻的脊柱节段，而后者的垂直范围更长，但在我们的经验中，这并不是一致的区别。一般情况下，急性脊髓型多发性硬化是相对无痛和没有发热的，而且患者通常会改善，残留的体征变化不定。脱髓鞘性脊髓炎的鉴别诊断在第35章中充分讨论。

治疗　如第35章对多发性硬化的治疗的概括，糖皮质激素可能导致症状的消退，有时在停药后（1~2周后）又出现复发。然而，其他患者没有表现出明显的反应，甚至有一部分患者在用药期间病情继续恶化。据报道，血浆置换和静脉滴注免疫球蛋白在个别病例中是有益的，特别是在暴发性起病的病例中（见后文）。我们的患者的结果变化太大，难以解释。

视神经脊髓炎、急性和亚急性坏死性脊髓炎和Devic病（见第35章讨论）

在每个大的中心，这种疾病的例子可以在许多出现亚急性截瘫或四肢瘫、感觉丧失以及括约肌麻痹的患者中找到。神经学征象可能非常突然地发生，以至于推测为一种血管病变。在大多数其他病例中，该病的发展速度较慢，通常是在几个月或几年的时间内以阶梯的形式发展。坏死性脊髓病与较常见的横贯性脊髓炎类型的区别是持久而严重的下肢软弱无力（或者如果颈髓病变为手臂无力），反射消失，以及失张力膀胱，所有这些都反映了广泛的坏死，在相当大的垂直范围内影响脊髓的灰质和白质。对于脊髓病变，这种临床表现是出乎意料的，因此常常被错误地归因于脊髓休克或完全不同的疾病，如Guillain-Barré综合征。

这种脊髓坏死和视神经炎的组合与1894年Devic所描述的综合征相一致，并被他命名为视神经脊髓炎（*neuromyelitis optica*）[德维克病（Devic disease）]。几乎所有的神经学家一致认为，类似的累及视神经和脊髓的临床综合征（通常没有坏死）也可由感染后脑脊髓炎或多发性硬化引起，然而，列侬（Lennon）和同事们发现，在一半的Devic病患者中发现一种特异性血清IgG抗体，这是一个巨大的进步。该抗体针对脊髓、脑干和小脑的毛细血管中水通道蛋白，它在疾病发病机制中的作用部分地解答了几十年来关于Devic病与多发性硬化区别的不确定性，在MS中不存在这种抗体。

在孤立的坏死性脊髓病和Devic病中，每立方毫米可发现少量或多达几百的单个核细胞和蛋白增加，但通常无寡克隆带。有些病例仅显示蛋白浓度升高。与感染后的横贯性脊髓炎相比，MRI显示广泛的信号改变和钆增强，通常占据几个邻近的脊柱节段，称为纵向扩展的病变(图42-5)。在症状出现数周后或更长时间影像学检查显示受累的脊髓节段萎缩。受累区域的持续肿胀更可能提示脊髓肿瘤或其他类型的炎症。肌电图(EMG)通常显示几个相邻的肌节的失神经改变，反映这些节段的灰质受损。

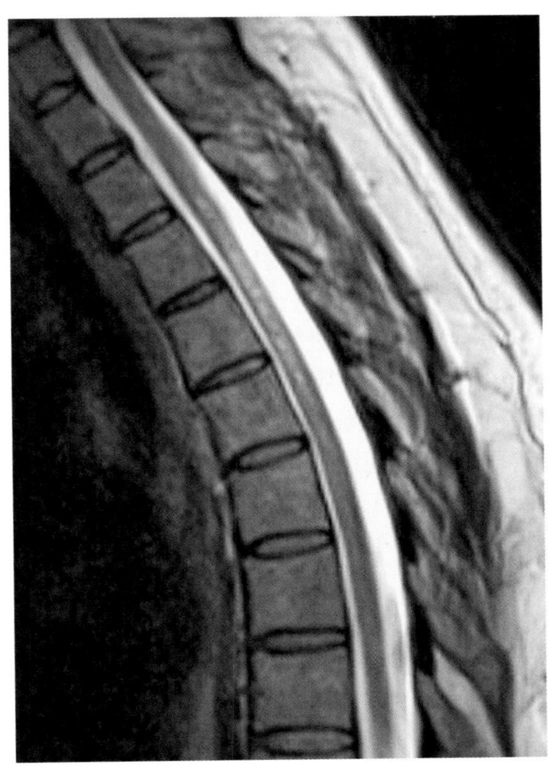

图42-5 一例视神经脊髓炎患者坏死性脊髓病的MRI表现。注意随着急性疾病的消退，病变范围变长，脊髓变薄

在发病后不同时间进行尸检的病例中，病变已被证实为坏死性脊髓炎，脊髓组织广泛丢失。组织破坏的模式至少部分出现梗死，即灰质和白质的边界破坏。然而，在破坏性病变的边缘常可发现残留的炎症和脱髓鞘区域。陈旧的病变使脊髓空腔化或塌陷，垂直范围为5~20cm，呈圆锥形的坏死延伸至横贯性损伤区上方和下方的灰质。可能许多这样的病例现在会被归类为具有水通道蛋白自身抗体的视神经脊髓炎家族的一部分。

富瓦-阿拉朱宁脊髓病(Foix-Alajouanine myelopathy)

在“亚急性坏死性脊髓炎”的标题下，Foix和Alajouanine，和后来的Greenfield和Turner，以及再后来的Hughes，描述了一种主要发生于成年男性的疾病，以肌萎缩性截瘫为特征，持续数月的渐进性病程。最显著的特征是腰骶区灰质和白质严重坏死，小血管数量明显增加，血管壁增厚，呈细胞性和纤维化(“血管增生异常”)，但没有血管闭塞，但仍然会引发激烈的辩论。静脉也增厚，并被淋巴细胞、单个核细胞和巨噬细胞包绕。因此，该疾病可归入下一节讨论的血管性脊髓病。

这些发现已经很难去解释，而它们与动静脉畸形和瘘的一组疾病的关系也一直不清楚，在后面讨论，但我们倾向于Antoni等人的观点，他们对大动脉和大静脉有突出的深刻印象，并将这一病理过程重新解释为动静脉畸形。在许多其他与真正血管畸形无关的坏死性脊髓病病例中，血管变化只是反映了坏死后的新生血管反应，或者可能是视神经脊髓炎的例子。

一个类似的综合征由一种罕见的局限于脊髓的特发性坏死性血管炎引起(Caccamo et al)。在这些病例中，有持续和明显的CSF淋巴细胞增多，临床病情可被糖皮质激素稳定。我们的一位年轻男性患者患有这种亚急性坏死性脊髓炎，对糖皮质激素有反应，CSF中有单个核细胞持续一年多，死于暴发性炎症性脑出血。脊髓周围有多处小血管闭塞和血管炎(*vasculitis*)。结节性多动脉炎和坏死性动脉炎很少累及脊髓。如前所述，血吸虫病也可引起腰骶部的坏死性脊髓炎。

风湿病的脊髓炎(脊髓病)

风湿病的脊髓炎或脊髓病是一组有趣和多样的脊髓疾病，被认为是炎症性的，但其本质尚未完全阐明到我们满意的程度，部分原因是缺乏病理资料。已涉及的炎症性血管病，类似于大脑病变的推测，但也可能有非炎症性和非血管性脱髓鞘区与多发性硬化类似。影像学特征和对治疗的反应也同样是不同的。

狼疮脊髓病

狼疮脊髓病(lupus myelopathy)，是一种快速进展或亚急性脊髓病，发生在系统性红斑狼疮时。如前所述，这一过程被认为是由微血管炎或自身抗体引起的。Propper和Bucknall提出了这样一个病例，并回顾了其他 44 例狼疮患者在几天的时间内发展为横贯性脊髓炎。在感觉丧失的平面上会有背痛（我们看到的病例都是无痛的），以及 CSF 淋巴细胞增多和蛋白升高。MRI 显示脊髓的节段性肿胀。尸检发现广泛的小血管病，伴有不同的炎症和脊髓软化，而很少有空泡性脊髓病。脱髓鞘（由抗体反应引起的所谓的狼疮样硬化）是否能独立于血管病发生，作者还不清楚。

部分但不是所有的病例也有循环抗磷脂抗体，这些抗体与脊髓病和微血管闭塞的关系还不确定（另见第 33 章"抗磷脂抗体综合征"和第 35 章的进一步讨论）。狼疮脊髓病的发生率尚不清楚；它肯定是罕见的，但在一家有声誉的风湿病科的医院，我们每年都会遇到一个这样的病例。

干燥综合征脊髓病

除了充分描述的后根神经节病和感觉神经炎外，一种炎症性脊髓炎也与干燥综合征（Sjögren syndrome）有关。在大多数病例中，患者有 Sjögren 疾病的明显症状，包括干燥复合体，在其他情况下，通过血清学检查或发现小唾液腺炎症性浸润（通过活检获得）建立了这种诊断联系。在许多报道的病例中，脊髓改变颇似 MS 的脊髓炎，甚至达到了 Williams 和同事以及 de Seze 和同事所描述的视神经炎发作的程度。脊髓炎在不同的病例中表现为急性、慢性或复发性，并在 MRI 上显示脊髓的改变，否则会被认为是感染后或脱髓鞘性脊髓炎。CSF 的特征也有所不同，但一般不包含寡克隆带。使用泼尼松和环磷酰胺或氨甲蝶呤治疗已被推荐，而且在我们的一些患者中似乎是成功的。

由一位作者与 Berkowitz 对干燥性脊髓病和周围神经病进行了综述。很少有病理资料来判断这种联系，但在干燥病中，存在中枢和周围神经系统的其他炎症病变使得脊髓炎的存在似是而非。在不寻常的脊髓病或有干燥症状的患者进行抗体检测［抗 -SS-A（Ro）和 SS-B（La）］，以及可能的小唾液腺活检（位于下唇黏膜与表皮交界处）是合理的；然而，以这种方式筛查所有可能提示多发性硬化或感染后脊髓炎的病例可能是过度的。这一主题也在第 35 章，与多发性硬化的关联中回顾。

如上所述，也有罕见的无特征的脊髓炎伴发于硬皮病（系统性硬化）。这里强调了许多病例是纵向扩展型的。大多数报告的作者承认，在区分各种结缔组织疾病的脊髓病方面存在困难。可能对皮质类固醇和其他免疫抑制药物有反应。肌肉病和神经病，特别是三叉神经炎，是硬皮病较常见的表现。

白塞病脊髓病（另见第 33 章）

白塞病脊髓病（Behçet disease myelopathy），这种血管性和炎症性疾病通常被认为是在脑静脉血栓形成和其他形式卒中的背景下，但除了口腔生殖器溃疡和葡萄膜炎的典型表现外，它在大约 5% 的病例中神经系统有不同的表现［神经白塞综合征（*neuro-Behçet' s syndrome*）］。其中一种是脊髓病，它可能会像多发性硬化一样复发，可能发生在脊髓的单个或多个部位，或类似视神经脊髓炎，引起纵向扩展的病变。这些病变在 MRI 上可能摄取钆，Uygunoglu 和同事描述了一种奇特的影像"面包圈征"（bagel sign），由中央的低信号区与高信号边缘组成。临床症状和影像的改变据说可以通过糖皮质激素来消除。

副肿瘤性脊髓炎（另见第 30 章）

1964 年，Mancall 和 Rosales 首次注意到亚急性坏死性脊髓炎合并支气管癌。自那以后，已有几十例与淋巴瘤和癌症有关的病例被记录下来，但这种疾病必定是罕见的。实际上，在癌症患者中，脊髓内转移，开始时并不常见，但更常见的是作为一种内源性脊髓病的原因，当然，压迫性病变比这两种情况更常见。

副肿瘤性脊髓炎（paraneoplastic myelitis），这种临床综合征包括渐进性无痛的运动功能丧失，后来感觉功能丧失，通常伴有括约肌功能障碍，持续数周。影像学研究显示脊髓内的 T2 信号改变区，占据一个或几个连续的节段，类似于视神经脊髓炎（Devic 病）；有些有轻微的钆强化或罕见，成像可能是正常的。这与髓内转移或硬膜外转移疾病伴脊髓压迫的结节增强表现不同。

CSF 中可能含有少量单个核细胞和蛋白轻度增高，也可能是正常的。病变本质上为坏死型，灰质和白质均无病变，但后者受到的影响更大。很少或没有证据表明有感染性炎症或缺血性病变，因为除了单个核细胞适度的袖套外，血管是正常的。CSF、脑膜或脊髓组织中未见肿瘤细胞，也未分离出病毒。与大多数副肿瘤性神经疾病的情况不同，没有特异性抗神经抗体的诊断标记。特别是，这种脊髓病似乎不是抗 -Hu 相关脑炎 - 神经病谱系的组成部分。

在一些副肿瘤性脊髓病病例中，病理改变一直是较慢性的，局限于后柱和侧柱，并伴有小脑浦肯野细胞的弥漫性丢失。后一种综合征可能与卵巢癌有特殊的联系，但已被观察到与其他类型的癌症和霍奇金病的关联。如第 30 章讨论。大多数报告的这类病例都已死亡。皮质类固醇治疗和血浆置换没有明确的价值。Flanagan 和同事们(2011)认为,对潜在的全身性肿瘤或免疫抑制治疗在大多数病例中也未能改变脊髓病。一种罕见的类似运动神经元疾病的前角细胞破坏已知发生在某些淋巴瘤,在第 30 章中也讨论了副肿瘤综合征。

亚急性脊髓神经元炎(脊髓固有性肌阵挛)

在亚急性脊髓神经元炎(subacute spinal neuronitis)[脊髓固有性肌阵挛(propriospinal myoclonus)]这个名字下似乎包含了两个截然不同的实体,都是罕见的,一种进展性脊髓病和一种局部疾病,主要发生于腹肌。Whitely 和同事们提请人们注意这一过程,临床特征是躯干和四肢肌肉的紧张性强直和间歇性的肌阵挛性抽动,以及因感觉或情绪刺激引起这些肌肉的痛性痉挛。他们的病例是渐进性的,最终累及四肢。

在少数经过充分研究的这类病例中,病理过程的重点落在脊髓的颈段。联络神经元的广泛丢失,伴前角细胞相对保留,反应性胶质增生和小胶质细胞增生,小血管显著的淋巴细胞袖套,以及稀少的脊膜炎症一直是主要发现。白质受累不明显。在这些病例中,强直的病理生理被认为是由于闰绍(Renshaw)细胞功能受损(或破坏),伴随强直反射的释放(Penry et al)。痛性痉挛和感觉障碍在某种程度上与脊髓后角和后根神经节的神经元病变有关。Whitely 和 Lhermitte 及其同事提出,这些病例可能代表了一种鲜为人知的病毒性脊髓炎类型。

我们观察到的病例都是局限于几个相邻的脊柱节段的类型,通常是 Brown 和同事所描述的上腹部和下胸部。一些患者报告在腹部抽动前有先兆感觉,或者随着仰卧位加重。这些疾病是否与上面提到的疾病相同尚不清楚,但节段性腹部变异型,现在已经是一个明确的实体,尽管也是特发性的,正如 Roze 等在一个系列病例中描述的,并在第 4 章“脊柱或节段性肌阵挛”中讨论过。CSF 可能正常或表现为淋巴细胞轻度增多和蛋白含量增加。

躯干和四肢局灶性或节段性分布的肌阵挛抽搐可能是这种类型的神经元损伤的结果,这种损伤仅限于脊髓的几个节段。氯硝西泮、多种抗癫痫和抗痉挛药物联合使用可部分抑制肌阵挛,局部注射肉毒杆菌毒素可改善部分症状。在少数病例中,椎动脉或脊髓动脉造影后也出现类似症状(见下文)。一种常与乳腺癌相关的副肿瘤类型已被提出,如 Roobol 和他的同事所描述的病例,但其性质尚未被完全阐明。

脊髓血管性疾病

与大脑相比,脊髓是一个血管疾病的罕见部位。Blackwood 回顾了伦敦国立神经疾病医院 1903 年至 1958 年间的 3 737 例尸检,发现只有 9 例脊髓梗死,但在综合医院中,发病率(例如,根据我们医院的临床情况判断)更高些。脊髓动脉不容易发生动脉粥样硬化,而栓子很少停留在那里。在所有的脊髓血管疾病中,主动脉疾病引起的梗死、硬脊膜瘘、出血和动静脉畸形是唯一规律性遇到的疾病,但即使合并在一起,与脱髓鞘性脊髓炎或肿瘤压迫脊髓相比,它们也不常见。在目前的临床中,大多数梗死病例是发生在主动脉手术时,通常是在胸段,在那里的血管必须被夹住一段时间。随着硬脊膜动静脉瘘临床综合征的症状显露和小的脊髓动脉的血管成像技术的发展,引起脊髓肿胀的硬脊膜动静脉瘘越来越被认识。在这类疾病中,它们可能已经超过了脊髓梗死的频率。要了解这些疾病,就需要了解脊髓的血液供应。

脊髓的血管解剖

脊髓的血液供应来自从主动脉、锁骨下动脉和髂内动脉分支发出的一系列节段性血管。锁骨下动脉最重要的分支是椎动脉,它的小分支发出脊髓前动脉的吻侧起点和较小的脊髓后外侧动脉,共同构成颈髓的主要血液供应。胸髓和腰髓是由主动脉和髂内动脉发出的节段动脉供血。骶外侧动脉的节段分支是供血骶髓。

典型的节段动脉分为前支和后支(图 42-6)。每个后支发出一个脊髓动脉,它进入椎孔,穿过硬脊膜,并通过它的前根支和后根支供应脊神经节和神经根。大多数前根动脉都很小,有些从未到达脊髓,但动脉数量不等(4 至 9 条),以不规则间隔发出,但要大得多,并向脊髓供应大部分血液。根动脉的分支为椎体和周围韧带供血。静脉回流进入后静脉,形成脊髓丛。它们的重要性与纤维软骨性栓塞的发病机制有关(见下文)。

Lazorthes 在对脊髓循环的全面回顾中,将根髓动脉(radiculomedullary arteries)分为三组:①上动脉或颈胸动脉,它来源于脊髓前动脉和甲状颈干和肋椎动脉的分支;②中间动脉或中胸动脉(T3~T8 胸髓段),通常来自单一的 T7 根动脉;③下动脉或胸腰动脉,来源于大的 T10 或 L1 前根动脉,通常称为亚当凯维奇(Adamkiewicz)动脉。这条动脉为脊髓的下三分之二供血,但在任何个体中,由这条或任何其他前神经根髓动脉供应的确切区域都有很大差异,如果其中一条血管被阻塞,无法预测脊髓的哪一部分或多大的占比会发生梗死。脊椎与主动脉循环之间的连接点通常位于脊柱的 T2~T3 节段,但大多数缺血性病变位于该水平以下。

前髓动脉(anterior medullary arteries)形成单一的脊髓前动脉,它在前沟中走行贯穿脊髓的全长,并通过中央(沟 - 连合)动脉发出直接的穿支。这些穿支主要分布在神经元的前灰色柱的大部分和背侧灰色柱的前部(见图 42-6)。脊髓前三分之二白质的外周边缘是由来源于脊髓前正中动脉的软膜放射网络供血的。因此,脊髓前正中动脉的分支供给大约脊髓前部的三分之二。由这一动脉供血区域的梗死引起一种脊髓前动脉综合征(anterior spinal cord syndrome),包括病变水平以下的痛温觉缺失和瘫痪,但本体感觉和振动觉保留,这与脊髓丘脑束和皮质脊髓束的功能相对应,而与后柱不相关。

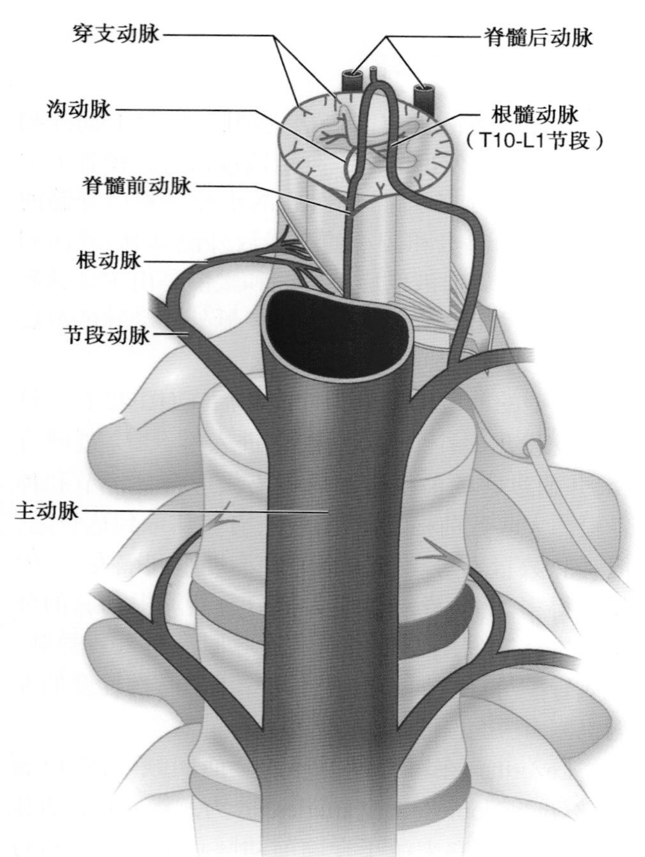

图 42-6 脊髓及其来自主动脉的节段性血液供应前面观(经 Prasad S,Price RS,Kranick SM 等许可转载,临床推理:一名 59 岁急性截瘫女性。神经病学 69: E41,2007)

后髓动脉(posterior medullary arteries)形成成对的脊髓后动脉(posterior spinal arteries),它们通过直接的穿支血管和软膜血管丛(类似于脊髓前部,与之自由吻合)供应脊髓的后部的三分之一。在脊髓实质内,有一个毛细血管的“分水岭”区,在这里,脊髓前动脉的穿支与脊髓后动脉的穿支和软膜旋支网络分支汇合。由于侧支动脉的大小不一,所有脊髓节段都没有同样丰富的循环保护。

正常情况下,在每个节段水平上,有 8~12 条前髓静脉和较多数目的后髓静脉,彼此紧密排列。它们流入根静脉。此外,无瓣膜静脉网从盆腔静脉丛沿脊柱延伸至颅内静脉窦,不经过肺[巴特森丛(Batson plexus)],被认为是骨盆转移性疾病的途径。

脊髓梗死

脊髓缺血性梗死通常累及脊髓前动脉供血区,即脊髓前部三分之二的垂直区。如前所述,该区域的梗死相对少见,占所有卒中的 1.2%(Sandson and Friedman)。由此产生的临床异常通常被称为脊髓前动脉综合征(*anterior spinal artery syndrome*),Spiller 在 1909 年对此进行了描述。如上所述,脊髓前动脉的动脉粥样硬化和血栓性闭塞相当罕见,该动脉供血区梗死通常是继发于椎体外侧支动脉疾病或主动脉疾病,或晚期动脉粥样硬化、夹层动脉瘤或术中手术闭塞,它损伤了重要的节段性脊髓动脉的起始部位。在可卡因使用者中曾有缺血性脊髓病的报告,发病前有时伴有类似短暂性缺血性发作的脊髓功能障碍。心脏和主动脉手术需要夹闭主动脉 30 分钟以上,主动脉造影也可能并发脊髓前动脉区供血区梗死,在这些情况下,中枢神经元的损害往往大于对前索和侧索的损伤,如下所述。

结节性多动脉炎(polyarteritis nodosa)可能极少引起脊髓的髓动脉闭塞。由严重的动脉粥样硬化的主动脉引起的全身胆固醇栓塞也可能有同样的情况。这后一种类型的栓塞容易在外科手术、血管成形术或心肺复苏后发生。如 Dahlberg 的系列病例中所强调的(Dahlberg et al),由于无法解释的原因,脊髓梗死有时会在上述手术等程序之一后 3 周内发生。在几乎所有这样的患者中,其他广泛栓塞的证据是可以预期的。梗死也可由全身低血压引起,最脆弱的部分是胸段脊髓。我们的一例患者在一次糖尿病昏迷发作时发生了脊髓梗死。

颈髓梗死最奇怪的原因之一是颅外椎动脉夹层(*dissection of the extracranial vertebral arteries*),可

能是单侧，也可能是双侧的。由此导致的脊髓前动脉供血区缺血，引起了颈髓前部和中央区缺血。在两例曾引起我们注意的这种性质的病例中，有不对称的手臂双侧瘫和感觉缺失，而在此之前是强烈的神经根痛和颈部疼痛。Weidauer 和同事报告的患者具有代表性，也有许多其他的病例报告，尽管椎动脉夹层的原因并不总是很清楚。少数患者起病时有眩晕，提示注意椎动脉损伤。我们也遇到过青少年和年轻成人的脊髓软化的病例，他们并没有主动脉或脊髓动脉疾病可被证明。其中一些可能是由于椎间盘物质（髓核）栓塞进入局部血管系统所致（见下文）。

一种完全不同的脊髓进行性缺血性坏死可发生在动静脉畸形或硬脊膜瘘附近，本章后面对此进行讨论（也见前面小节关于 Foix-Alajouanine 脊髓病的描述）。

尽管这些脊髓梗死的原因已被阐明，但在任何病例系列的大组中都没有可识别的原因，例如，在 Novy 及其同事的系列中，27 个连续病例只有 7 个可以确定病因。脊髓动脉闭塞的临床表现，当然会随着脊髓梗死的水平和部位而有所不同，但实际上在所有脊髓前动脉区域的梗死病例中，常见的是颈部或背部疼痛，并发展为瘫痪，病变水平以下的疼痛和温度觉丧失，并伴有括约肌功能瘫痪。除了高位颈髓病变外，感觉变化是分离的，即痛觉和温度感觉丧失（因为脊髓丘脑束中断），但振动觉和位置觉没有受损（由于后柱被保留）。

极少的情况下，梗死前会发生脊髓短暂性缺血发作（*spinal transient ischemic attacks*），这在与可卡因使用有关的病例中已被强调过。症状可能在瞬间出现，或者在我们的经验中，更常见的情况是超过 1 或 2 小时；在任何情况下，都比炎症性脊髓炎更快。有时患者的主诉是与病变上部相对应的神经根痛。瘫痪通常是双侧的，偶尔是单侧的，但很少是完全的。也有报道称，双臂瘫痪是脊髓前动脉综合征的部分表现，如前所述。在导致完全性横贯性脊髓病的病例中，四肢起初是弛缓的和无反射的，就像外伤引起的脊髓休克一样，几周后出现痉挛状态和一定程度的膀胱自主控制的恢复（除非骶髓已发生梗死）。许多患者恢复了相当程度的运动功能，主要在第一个月，但持续 1 年以上（见 Sandson and Friedman；Cheshire et al；Novy et al）。

脊髓后动脉供血区的梗死并不常见，相应的综合征也不是定型的；在 Novy 和同事的系列中，27 例病例中只有 2 例出现了这种情况。它可能发生在脊柱手术或创伤中，但发生在椎动脉夹层罕见。

MRI 可检测到部分脊髓梗死，但不是全部（图 42-7）。几天后，T2 序列上出现明显病变，可能反

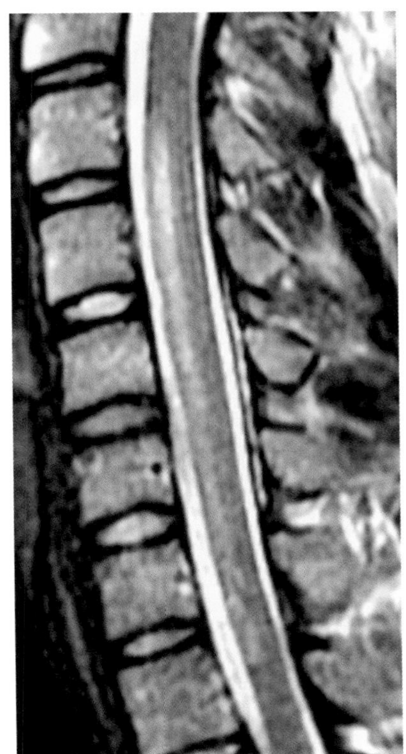

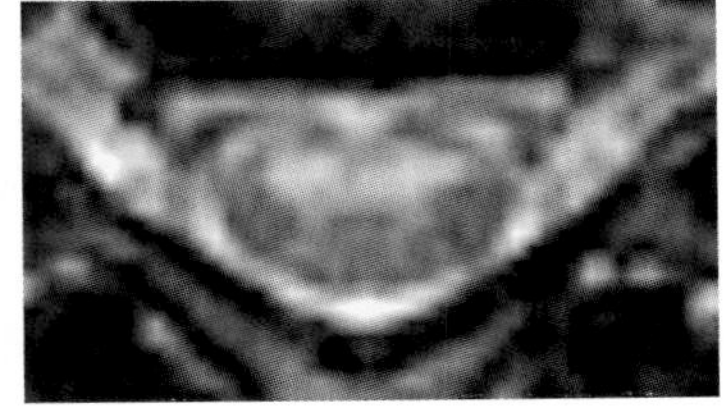

图 42-7 脊髓梗死，矢状位（左）和轴位（右）T2 MRI，一名男子突然出现双侧弛缓性手臂无力。注意异常 T2 高信号局限于腹侧脊髓，包括两侧前角

映了扩展到几个水平的水肿。注射钆后可能有轻微的增强。然而，值得注意的是，在最初几个小时或一天内所做的MRI通常是正常的，有时包括弥散加权成像。成像结果出现延迟的原因尚不清楚。在慢性阶段，梗死区域塌陷，在MRI上信号减弱。

主动脉夹层动脉瘤，其特征是剧烈的肩胛间和/或胸痛（偶尔是无痛的），主动脉变宽，以及四肢和各器官循环受损的征象，引起多种脊髓病综合征。1914年，Kalischeri首次描述了神经学图像，根据Erdheim的说法，导致夹层的主动脉病变是一种主动脉中层坏死。据Weisman和Adams的描述，主动脉夹层的脊髓综合征表现为：①括约肌和双腿瘫痪，伴有T6以下感觉丧失；②局限于灰质的脊髓缺血性梗死，此时突然出现腿的肌肉无力或肌阵挛和痉挛，但没有痛觉或感觉丧失；③颈总动脉起始处阻塞伴有偏瘫，但不常见；④一个肱动脉的阻塞伴有该肢体的感觉运动神经病。

对于主动脉瘤手术（*aortic aneurysm surgery*）来说，肾下段手术后的截瘫并不常见，但胸腹动脉瘤修复后截瘫的发生率高达5%~10%。这里再次强调一个不易解释的观察结果，即多达四分之一的这些脊髓病在术后几天内都没有出现（我们的一位患者是8天）。进一步的细节可参考Lintott和同事的文章。

在过去，主动脉造影有时并发急性脊髓病，我们曾观察一些这样的病例，Killen和Foster回顾了43例这样的事故。最显著的例子，所幸的是罕见，是椎动脉造影并发症的结果，导致高位颈髓梗死，在大多数方面类似于前面提到的椎动脉颅外段夹层导致的脊髓梗死。感觉运动麻痹的发作是即刻的，而其影响往往是永久性的。痛性节段性痉挛、脊髓性肌阵挛和强直综合征，如前所述，也在这些情况下被观察到。推测血管痉挛和闭塞导致梗死坏死。低毒性造影剂的使用大大降低了这种并发症的发生率。

治疗　脊髓梗死的急性反应是否可以通过大剂量糖皮质激素、增加血流的药物或抗凝治疗来改善尚不清楚。例如，Blacker和同事以及Killen和同事所报道的病例中，也有通过使用脑脊液引流术来改善主动脉夹层后截瘫的病例报告，但是其他因素可能也起作用。许多外科手术在主动脉手术前插入脊髓引流以降低脊髓液压力，表面上降低脊髓梗死的发生率。正如Robertson和他的同事所报告的，脊髓梗死后可能会逐渐改善，但大多数患者仍有很大的困难。

冲浪者脊髓病

来自夏威夷的Thompson及其同事描述了这种不寻常的非创伤性运动问题，即冲浪者脊髓病（surfer's myelopathy）。它主要影响新手冲浪者，他们往往在冲浪板上的时间较长，然后做激烈的动作，随后保持站立姿势。冲浪后1小时内，出现特征性的严重上腰椎或胸痛，随后出现进行性轻截瘫或截瘫，以及尿潴留。在一些报告中，MRI显示胸髓很长范围的信号改变，当进行了适当的成像序列检查后，一些病例在受累的区域可见有弥散受限。基于发现弥散受限和部分患者保留了本体感觉（暗示脊髓前部缺血），提出了一种血管机制。在Chang和同事报告的系列中，改善是不一致的。

脊髓出血和椎管出血

脊髓内出血与脑出血的发生相比较是罕见的。卒中发作的症状涉及脊髓传导束（运动、感觉或两者）伴CSF出血和黄变，是脊髓出血（*hematomyelia*）的鉴别特征。除了外伤外，脊髓出血通常可追溯到血管畸形或出血疾病，特别是使用抗凝剂。事实上，大多数脊髓血管畸形并不会引起出血，相反地，会产生进行性的，可能的缺血性脊髓病，如下文所述，并在前面的小节，亚急性坏死性脊髓病的富瓦-阿拉朱宁（Foix-Alajouanine）型中提到。

同样的原因［抗凝、血液恶液症伴凝血病，以及动静脉畸形（AVM）］可能是硬脊膜外或硬脊膜下间隙出血的基础，并引起迅速进展的压迫性脊髓病。在某些情况下，如Leech和同事的病例中，甚至在尸检时也不能确定出血的来源。硬脊膜外或硬脊膜下出血，如硬脊膜外脓肿，代表神经疾病急症，需要立即通过影像学进行定位，在某些情况下，需要手术清除。

选择性脊髓血管造影技术和显微外科技术的进步，使得引起出血的血管病变的可视化和治疗都成为可能，其精确程度更是几十年前无法想象的。这些手术可以区分几种类型的血管畸形、动静脉瘘和血管肿瘤，如血管母细胞瘤，并将其精确定位于脊髓、硬脊膜外或硬脊膜下间隙或椎体。这个问题在下文讨论。

血管畸形和脊髓硬脊膜瘘

血管畸形和脊髓硬脊膜瘘，这些病变可引起缺血性和出血性疾病。有些是真正的动静脉畸形（arteriovenous malformation，AVM），暗示着在循环两侧之间存在先天性的连接，而另一些则是硬脊膜内较局限的瘘管，可能大部分是由于各种原因形成的。两者的区别在于一个动脉与一个静脉之间的交通的病灶大小以及供血和引流血管的大小和部位。脊髓AVM的分类令人困惑，部分原因是以前发现病变的扩张的引流静脉可能是继发的特征。一个更有用的分类反映了畸形的外观和位置：①严格髓内的，或在一定程度上也累及脊膜和周围结构，如椎体的AVM；②位于脊髓的软脊膜和软脊膜下表面的各种硬膜内髓外的瘘管（这些很可能与前面小节“富瓦-阿拉朱宁[（Foix-Alajouanine）脊髓病”中讨论的，由Foix和Alajouanine所描述的病变最接近]；以及③硬脊膜瘘（dural fistulas）。目前还没有足够的病理资料来确定这些类型是否代表不同的病理实体，还是仅仅是一个共同发育过程的不同程度和结构，但如上所述，最后一种类型可能来自局部静脉闭塞，而其他类型则不是以这种方式起源的。一旦被确认，任何类型的脊髓畸形的治疗都可能是一件紧急的事情，特别是在有快速临床恶化和即将瘫痪的情况下。

硬脊膜动静脉瘘（*dural arteriovenous fistula*） 首先处理实体，因为它是最常见的类型，至少在我们的实践中是如此。覆盖脊髓的硬脊膜内瘘可引起一种脊髓病，有时远离病变血管几个节段。大多数位于下部胸髓或圆锥区域，并有一个局限的静脉引流系统。有些是在硬脊膜根袖套内，并引流入正常的髓周冠状静脉丛。男性似乎不成比例地受到影响。

在我们的患者中，出现的临床表现包括缓慢进行性双侧但不对称的下肢无力，伴有不同程度的感觉丧失。根据Jellema和他的同事研究的80例硬脊膜瘘患者，最常见的初始症状是步态不平衡、麻木和感觉异常。随着病程的进展，大多数患者出现了尿路问题、腿部无力以及腿部和臀部麻木。在他们的系列病例中，腿部无力的程度差异很大，腰痛不常见，而在我们治疗的患者中不是一致的表现。

脊髓病可能有亚急性或跳跃式的演进，推测是由脊髓内波动的静脉充血引起的。也曾有跛行综合征的报道。典型的是，增加静脉压的活动，诸如Valsalva手法、运动都会暂时地加重症状或产生不可逆的阶梯式恶化。一个引人注目的实例是，一位男中音歌剧演唱家在唱歌时双腿多次失去控制（Khurana et al）。我们的一些患者报告站立时有短暂的症状。然而，许多病例发病时没有逐步进展或可引发的恶化。正如所提到的，许多报告的病例是无痛的，尽管我们的大多数患者有中度的脊柱疼痛或坐骨神经痛。与较大的动静脉实质病变相比，这些病变很少出血。CSF正常或显示蛋白轻微升高。

这种疾病可从以下MRI表现下部脊髓一个或几个相邻节段的特征性肿胀而推断出来，这代表静脉充血和水肿，如下文所讨论的。

髓内的AVM 真正的脊髓动静脉畸形（AVM），以前称为蔓状静脉血管瘤（*angioma racemosum venosum*）或背侧髓外动静脉畸形（*dorsal extramedullary arteriovenous malformation*），通常位于脊髓下半部的背侧表面，最常发生于中年和老年男性（Logue的25例患者中23例为男性）。然而，这种病变可能发生在任何年龄和脊髓的任何部位，而且可以是相当广泛的。在少数病例中有覆盖的皮肤痣。

Wyburn-Mason曾对其临床表现做过很好的描述。急性痛性痉挛样的刺痛，有时出现在坐骨神经分布区，通常是一个突出的早期特征。它可在数天或数周内的一段时间出现一系列发作，有时在躺卧时更严重。几乎总是有一条腿或两条腿的无力或瘫痪，以及同一分布区的麻木和感觉异常，具有高度多变的演进持续时间；卒中的突然发作是已知的，或者神经体征可能在几个月中出现，大多数病例符合这两种极端情况的中间。在某些情况下，腿部的消瘦和无力可能导致疾病进展不均衡，有时出现一系列的突然发作。严重的步态残疾通常在6个月内出现，Aminoff和Logue描述的患者中有一半在3年内需要坐轮椅；过去的平均生存期是5~6年，但是这种疾病在我们的患者中很少是致命的。这些病变很少引起髓内或蛛网膜下腔出血。CSF显示高蛋白，但很少或没有细胞反应。

当直接观察时，下位脊髓的背侧表面可能覆盖着一团缠结的静脉，有些累及神经根并穿透脊髓的表面。症状的进展推测是由于长期的静脉高压和继发性髓内缺血改变的结果，而突然发作的恶化归因于血管的血栓形成，所有这些原因都不确定，因为有时血管造影检查只显示单一的或几个这样的扩张的引流血管。此外，没有足够的病理资料来确定一些更明显的静脉畸形是否代表真正的静脉血管瘤（它们很可能不是）。

硬脊膜内髓周和软脊膜下AVM 在不同程度

上累及脊髓浅表的软脊膜动静脉瘘的沟通是这类中最不常见的，但可能与硬脊膜类型的性质相似；这可能与前面讨论的富瓦 - 阿拉朱宁综合征（Foix-Alajouanine syndrome）（即硬脊膜动静脉瘘——译者注）的血管病变有关（或相同）。与背侧动静脉畸形相比，这些瘘管往往累及胸下段和腰上段或颈膨大的前部。患者通常较年轻，男女受影响程度相同。临床综合征可能以脊髓缓慢受压的形式出现，有时会突然加重，或者最初的症状可能是卒中性质，原因可能是一个血管的血栓形成，也可能是相关引流静脉出血，它扩张到动脉瘤大小并出血进入蛛网膜下腔或脊髓（脊髓积血和蛛网膜下腔出血）；Wyburn-Mason 报告的 30 例病例中有 7 例发生了后一种并发症。

诊断　这些硬脊膜或实质的病变，在 MRI 或 CT 脊髓造影上可以看得很明显，表现在蛛网膜下腔中有一条或多条扩大的匐行的引流血管；但通常情况下，它们不是通过这些方法可视化的（Joneset al）。出于这一原因，我们应该想到这样的可能性，即在 MRI 上有脊髓充血征象的，其他方面无法解释的脊髓病可能是血管畸形的结果。然而，一些研究，如 Toossi 和同事的一项研究表明，在 MRI 上 T2 没有高信号和流空就不可能存在硬脊膜瘘，使得患者不必进行血管造影。

硬脊膜瘘的影像学特征重点强调病变水平的脊髓扩大和几个脊髓节段肿胀的 T2 高信号，但这些特征并不是一成不变的。偶尔，在 MRI 上清晰可见引流表面的血管（图 42-8A）。由于血管病变内血流缓慢，受累区域可能有 T1 低信号。Hurst 和 Grossman 曾评论了在周边区域有 T2 低信号改变。许多这些改变可以通过手术或血管内干预消除畸形来逆转。随着 MRI 技术的不断改进，但仍有不同程度的强化，越来越多的瘘管变得明显。一些显著的特征表现为多个小的增强区域，就像竖立着的毛发，覆盖在几个水平的脊髓上。

诊断通常是通过选择性血管造影来确定，造影显示在覆盖脊髓的硬脊膜上或脊髓本身表面上的瘘管，但最明显的发现往往是相关的早期引流静脉（图 42-8B）。显示瘘管需要在可疑病变的上下几个水平做供血血管注射，因为它起源的主要动脉

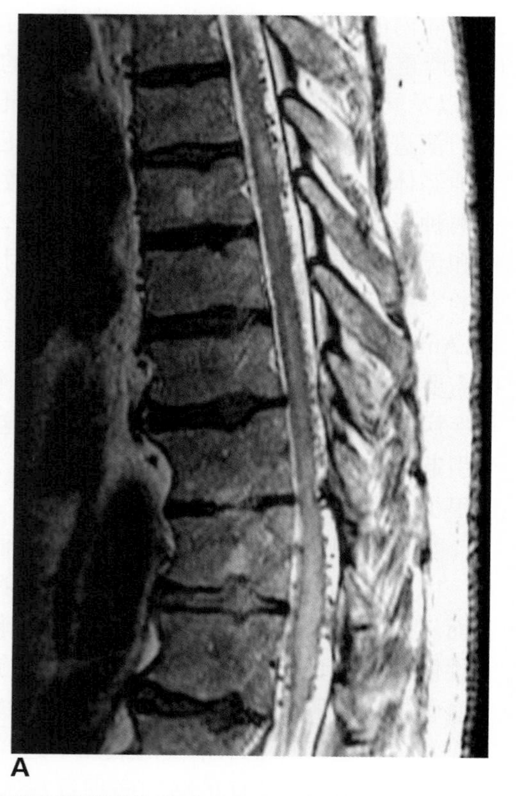

A

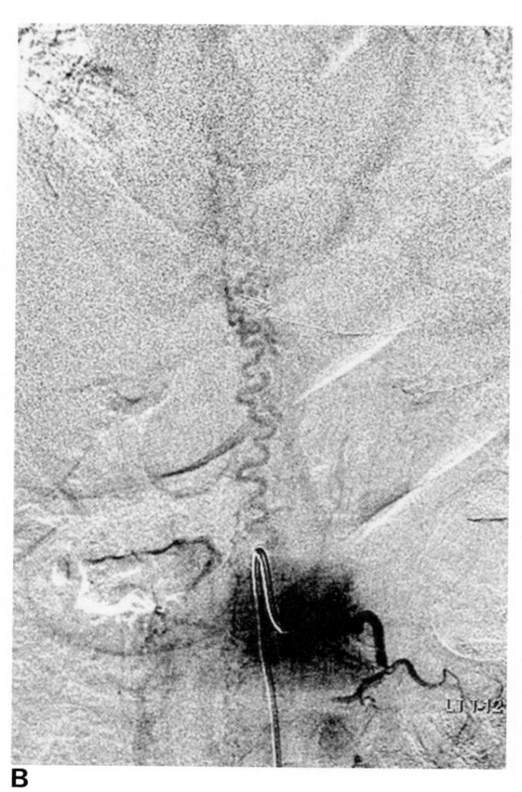

B

图 42-8　脊髓硬脊膜动静脉瘘。A. 一例进展性脊髓病的 50 岁男性，下部脊髓矢状位 T2- 加权 MRI。可见脊髓水肿（脊髓圆锥处 T2 高信号）和脊髓周围多个血管流空，并一直延伸到中段胸椎水平，均为动静脉瘘的结果。B. 对 MRI 显示 A 的患者经左侧 T12 根动脉进行血管造影注射，显示脊髓周围静脉早期异常充盈，证实存在动静脉瘘。瘘管被修复，而患者的症状部分改善

往往离畸形有一段距离。富瓦-阿拉朱宁(Foix-Alajouanine)病变中小的发育异常的血管在血管造影中可能不会变为乳白色。在极少数情况下,瘘管或高流量动静脉畸形恰好位于脊髓外面,例如在肾脏,并引起脊髓病,推测是由于提高了脊髓内的静脉压力。

其他罕见的脊髓血管畸形　在克利佩尔-特伦诺内-韦伯综合征(*Klippel-Trenaunay-Weber syndrome*)中,有时脊髓广泛的血管畸形伴有覆盖在AVM上或受累的脊髓水平支配的肢体的皮肤血管痣;当畸形位于下部颈髓区域时,可出现手指、手或手臂的增大,称为Parkes Weber的血管扩张性肥大(hemangiectatic hypertrophy);神经纤维瘤病是肢体增大的另一个原因。脊柱节段性的和传导束病变可能发生在任何年龄,但我们曾观察的患者都是年轻人。血管闭塞或出血是脊髓病的原因。其中一些血管病变的治疗一直是通过界定和结扎它们的供血血管。在少数报道的病例中,有可能根除整个病变,特别是如果病变占据了脊髓表面。

其他罕见的脊髓血管畸形包括脊髓动脉瘤伴主动脉缩窄的和脊髓毛细血管扩张症,这可能与奥斯勒-朗迪-韦伯综合征(Osler-Rendu-Weber syndrome)的遗传性出血型有关,也可能与之无关。多年来,作者曾治疗的患者中就有该综合征发生了脊髓急性出血性病变。我们还曾观察过几例脊髓海绵状血管瘤。在我们的两例患者中,血管造影阴性的孤立性海绵状血管瘤是急性部分横贯性脊髓病的来源。病灶仅在MRI的T2-加权图像上清晰可见。麦考密克(McCormick)和同事曾报告过类似的病例。典型的是,血管瘤引起部分综合征,随后功能得到相当大的恢复,就像它们发生在脑部一样。CSF中可能有血,也可能没有。罕见地,同样的疾病是脑部一个或多个出血性病变的原因。海绵状血管瘤与肺动静脉瘘的关联是一种罕见的发现,后者可能是脑脓肿的来源。在主动脉缩窄时,脊髓下部的循环可能不足,从而导致腿部的轻瘫、感觉丧失和括约肌损害。或者可能有由于囊状动脉瘤破裂而导致的脑内的蛛网膜下腔出血,这是在少数病例的相关问题。

治疗　由这些不同病变引起的脊髓病的进展速度差别很大。在某些病例中,如前所述,治疗对于扭转静脉淤血和避免脊髓梗死可能成为一个紧迫的问题。其他病变则需要更精确的方法。通过阻塞脊髓的AVM或瘘管的供血动脉(通常是单一的),从而消除静脉中多余的压力,可以阻止病程并减轻疼痛(Symon et al)。在我们的大多数患者中,术后经过几周或几个月神经功能缺失已得到改善。对于较大的蔓状AVM,沿背侧脊髓剥离增大的静脉不再被认为是必要的,而且可能是危险的。越来越多的人通过采用血管内技术和各种类型的栓塞颗粒来消除瘘管或减少AVM。手术过程是漫长而辛苦的,因为手术者必须识别和栓塞所有畸形的供血血管,大多数情况下需要全身麻醉。

这种方法有一定的缺点,在许多情况下,再通发生在几个月后,远端静脉引流系统阻塞伴脊髓病的恶化也是其弊端。由于这些原因,手术结扎动脉的供血仍然是较大AVM的初始治疗的首选。有些外科医生建议分期手术的方法,首先通过血管内技术缩小畸形血管的大小,从而使手术不那么复杂。硬膜内瘘通常采用血管内的方法治疗,但如果术中可以看到也可切除。介入技术也曾具有被用于髓内畸形的优势,或者作为唯一的治疗,或者联合手术治疗。人们尝试过聚焦辐射,但其结果难以评估。

纤维软骨栓塞

纤维软骨栓塞(fibrocartilaginous embolism),Naiman和同事描述一名青少年男孩坐着摔倒后,突然瘫痪而死。死后检查发现广泛的脊髓软化,是由髓核物质栓塞闭塞大量的脊髓血管所致。临床表现基本上是一种脊髓卒中,即使是轻微的脊髓损伤后,患者也会突然出现背部或颈部疼痛,并伴有影响所有的感觉、运动和括肌功能的横断性脊髓损伤征象,并在几分钟到1小时或更长时间内逐渐演进。偶尔地,该综合征保留后柱功能,从而模拟脊髓前动脉闭塞表现。CSF是正常的。与其他类型的脊髓梗死一样,这种变化可能在一天或更长的时间内在MRI上不会出现。

在一些报告的病例中,据说在出现脊髓症状之前并没有过度活动或脊髓创伤。然而,我们的患者却不是这样,他们中的大多数都参加了一些激烈的活动,但通常是在一天的早些时候而不是在截瘫的当时。还有一些人在之前几天曾跌倒和受伤,在接触性体育运动中,对背部的直接打击是其他一些人的前因事件,也是最容易理解的原因。

在尸检中发现,脊髓内大量小动脉和小静脉被纤维软骨阻塞,伴有1或2个节段以上的脊髓坏死。在这些患者中通常没有发现常见类型的椎间盘破裂,但高分辨率X线片在少数病例中显示了邻近塌陷的椎间盘的椎体皮质骨的不连续性和间盘组织突出到椎体中（Tosi et al）。Yogananden 和同事们提出的解释是，椎体内的高压力迫使髓核物质进入椎体骨髓的小静脉和动脉，进而进入相邻的神经根血管。这一机制在一些无法解释的急性缺血性脊髓病的病例中很可能被忽略了。

潜水员病（减压病）

潜水员病（caisson disease）也称为减压病（decompression sickness，“bends”），这种不同寻常的脊髓病是潜水界所熟知的，见于那些承受了高水下压力，然后上升得太快的人。它主要影响上部胸髓，是由于氮气泡形成并困在脊髓血管中所致。脑部可能很少或根本不受影响。Haymaker 对神经病理改变做出了最完整的描述，他观察到缺血性病变主要发生在上胸髓白质；后柱比侧柱和前柱受影响更大。我们曾遇到过这样的病例，患者浮出水面后不久就出现了几乎完全的横贯性脊髓病，但此综合征后来有所改善，给患者遗留不对称和不完全的却是永久性残留缺陷。最轻程度的损伤表现为影响前索或后索的轻微脊髓病，造成两腿的痉挛状态或麻木。立即治疗包括在高压氧舱再次加压，后期治疗是对症治疗，使用抗痉挛药物和物理治疗等。

脊髓硬膜下出血

脊髓硬膜下出血（spinal subdural hemorrhage），是一个不常见的疾病，但我们已经报道了一些表现剧烈胸背痛的病例，其剧烈程度以至于引起一种奇特的，几乎是精神病的反应（Swann et al）。颈部变得轻度僵硬，可能有头痛，提示蛛网膜下腔出血。然而，并没有出现脊髓病的征象，表明出血局限于脊髓周围的柔韧的硬膜下间隙，从而使血液扩散到几个节段。

腰椎穿刺引出一种独特的暗黄 - 褐色 CSF，类似于我们用过的机油。这种颜色是由高铁血红蛋白产生的，反映存在一个相邻的正在分解的封闭血块。通常 CSF 中也有红细胞，提示红细胞从邻近的聚集处渗漏到蛛网膜下腔。MRI 或 CT 脊髓造影显示硬膜下聚集物，具有特征性的光滑边缘。手术引流时发现是凝结的血液。通常，没有可证实的血管畸形，原因仍然不清楚。少数病例有创伤或抗凝作用，但多数是自发的。在除去硬膜下血肿后，症状在 1 周或 2 周内消失。小的血肿可以不用手术处理，在这种情况下，皮质类固醇可能有助于减轻疼痛。

脊髓蛛网膜下腔出血综合征已经在前面提到过，在第 33 章“其他原因的脑出血和多发性脑出血”中也有涉及。

亚急性或慢性脊髓轻截瘫伴或不伴共济失调综合征

亚急性或慢性脊髓轻截瘫伴或不伴共济失调综合征（syndrome of subacute or chronic spinal paraparesis with or without ataxia），逐渐进展的双下肢无力是许多脊髓疾病的共同表现。这种类型的综合征，包括在儿童晚期或青少年期隐袭开始并稳步进展的步态共济失调，通常预示着遗传性脊髓小脑变性（Friedreich 共济失调）或其变异型之一（见第 38 章）。在成年早期，多发性硬化（MS）是最常见的原因，而艾滋病脊髓病（HIV myelopathy）正被越来越多地被认识到；梅毒脊膜脊髓炎以前很重要，现在很少见。在成年中晚期，颈椎病，脊髓亚急性联合变性（维生素 B_{12} 缺乏），非恶性贫血型的联合系统变性，一些与血清铜水平低、放射性脊髓病、热带痉挛性截瘫、脊髓蛛网膜炎，以及胸椎肿瘤，特别是脊膜瘤相关的疾病，是诊断慢性进展性脊髓综合征的重要考虑因素。在大多数亚急性和慢性脊髓疾病中，痉挛性轻截瘫比后柱性共济失调、Friedreich 共济失调和由维生素 B_{12} 缺乏引起的脊髓病更突出，这是明显的例外。

脊髓多发性硬化

（见前面的“多发性硬化的急性脱髓鞘性脊髓炎”和第 35 章对多发性硬化的讨论。）

共济失调性轻截瘫是 MS 最常见的表现之一。不对称的肢体受累，大脑、视神经、脑干和小脑受累的征象通常提供确定诊断的依据。然而，可能会发生纯脊髓受累，即使在尸检中也没有发现脊髓以外的病变。诊断中的一个常见问题是，老年妇女在早前生活中不知道患有 MS，以前的发作已经没有了，是无症状的或忘记了。脊髓多发性硬化的继发性进展是反复的脱髓鞘发作的结果。然而，在另一组患者中，缓慢进展的神经功能恶化是该病的主要表现。国家医院研究组（National Hospital Research Group）通过对脊髓和脑的钆增强 MRI，检查了 20 例继发进展型脊髓的 MS 和 20 例原发进展型 MS，每组仅发现 3 例有新病灶（Kidd et al）。他们认为，与复发性脱髓鞘病变相比，进展性与进行性脊髓萎缩的相关性更为密切。

这种临床状态必须与颈椎间盘疾病、颈椎病和肿瘤等相鉴别。对诊断有主要帮助的是CSF的发现,如CSF淋巴细胞轻度增多和IgG寡克隆带异常通常存在于70%~90%的病例中,MRI显示在脊髓和脑部的其他未知的白质病变。

颈椎病伴脊髓病(颈椎病性脊髓病)(另见第10章)

颈椎关节强硬(cervical spondylosis)(即颈椎病——译者注)伴发脊髓病,也称为颈椎病性脊髓病(spondylitic myelopathy)。在我们看来,这是在全科治疗实践中最常见的脊髓病。它是一种脊柱的退行性疾病,影响下颈椎和中颈椎,使椎管和椎间孔变窄,导致脊髓、脊神经根或两者的进行性损伤。

历史注释 在1838年,Key可能第一次描述了一种颈椎关节强硬条棒(spondylotic bar),或者突入椎管内的骨化突起。在2例伴有截瘫的压迫性脊髓病中,他发现"椎管间物质的一个突起和脊柱后韧带变厚并呈现为一个坚固的脊,使椎管直径减少了近三分之一"。穿过椎间物质后表面的韧带被发现是"骨化的"。1892年,Horsley对这样的一例患者进行了颈椎板切除术,切除了压迫第6颈椎水平脊髓的"横向的骨脊"。此后,许多这类病例都进行了手术,手术切除的组织多次被误诊为良性软骨肿瘤或"软骨瘤"(chondromata)。1928年,Stookey描述了这些"腹侧硬膜外软骨瘤"对脊髓和神经根的病理影响。1934年,Peet和Echols可能是第一个提出了所谓的软骨瘤代表椎间盘物质突出的人。但直到同年Mixter和Barr发表了关于破裂的椎间盘的经典文章后,这一观点才得到广泛的认可。虽然他们的名字与腰椎间盘综合征有关,但他们最初的19例病例中有4例是颈椎间盘疾病的实例。正是Kubik CS从Mixter和Barr手术获得的手术标本中鉴定出挤压物质为髓核。

在1892年,高尔斯(Gowers)对于椎外生骨疣(vertebral exostoses)的解释也很重要,他描述从椎体的后表面凸出和侵占了椎管的骨刺,引起脊髓的慢性压迫,以及椎间孔的骨质过度生长,引起神经根性疼痛。Gowers正确地预测到,这些病变将比其他类型的椎体肿瘤为外科医生提供一个更有前途的领域。

由于某些原因,在这些早期的观察之后的许多年里,人们对颈椎病性脊髓病的患病率和重要性的认识很少。所有的兴趣都集中在急性椎间盘破裂上。最后,可以这么说,1948年是拉塞尔·布雷恩(Russell Brain)把颈椎病放在了神经病学的分布图上。他描述了颈椎间盘的急性破裂与突出(通常是外伤性的,更有可能压迫神经根而不是脊髓)之间的区别,椎间盘退变和相关的骨赘生长[硬性椎间盘(*hard disc*)]导致的脊髓和神经根慢性受压,以及周围关节和韧带的变化等。1957年,Payne和Spillane记录了颈椎病患者脊髓病发生过程中,椎管发育性地小于正常的重要性。在这些报道之后,有关这一主题的文章接踵而至(见Wilkinson)。Rowland对颈椎病的自然史和手术治疗结果的回顾是一个有用的现代参考,就像Uttley和Monro的回顾一样。

临床特征

特征性综合征包括以下不同程度的组合:①疼痛,颈部僵硬或颈部、肩部和上臂疼痛[臂痛(brachialgia)],可能是酸痛或神经根痛(由运动引发的尖锐的刺痛和放射痛),不对称的或单侧的;②手的麻木和感觉异常;以及③痉挛性腿无力伴Babinski征、步态不稳,以及Romberg征等。麻木和感觉异常有时是最初的症状,通常累及远端肢体,特别是手。下面详细阐述这些症状的变化。每种症状可以单独发生,也可以合并发生,特别是脊髓病伴神经根病。

参照这些症状,最常见的是颈部和肩部疼痛,在任何患者年龄超过50岁的相当规模的组中,大约40%的患者有时会发现颈部有些临床异常,通常是有骨摩擦音或疼痛,侧向屈曲和旋转受限(通常较少影响伸展)。Pallis和同事们对50例患者进行了一项调查,这些患者年龄都在50岁以上,没有人有神经疾病的主诉,发现75%的患者显示颈椎管狭窄的放射学证据,是由于椎体后部的骨赘增生或由于小面关节(apophyseal joints)的骨关节病(osteoarthropathy)导致的椎间孔狭窄引起的,韧带增厚(后面的黄韧带和前面的后纵韧带)加剧了椎管的狭窄。然而,只有一半的放射学异常的患者表现出神经根或脊髓受累的体征,诸如手臂腱反射改变、反射活跃和腿部振动感受损,有时还有Babinski征。在从未有过卒中或主诉神经系统症状的老年人中偶然发现Babinski征,通常可以用其他方面不明显的颈椎骨刺来解释(Savitsky and Madonick)。

疼痛通常集中在颈基底部或以上的部位,通常辐射到肩胛骨以上的区域。当也存在臂痛时,它有几种形式:在肢体的前-或后轴边缘的锐痛,一直延伸到肘部、手腕或手指；或是前臂或手腕的持续性钝痛，有时伴有烧灼感。不适感可以由咳嗽、Valsalva手法或颈部伸展引起，或颈部屈曲可引起沿脊柱向下的放电感（Lhermitte征）。罕见地，疼痛被牵掣到胸骨下。

至于感觉特征（偶尔可能没有），手、脚底和脚踝周围的麻木、麻刺感和刺痛是最常见的主诉。一些患者主诉麻木或感觉异常，最常见是在一或两个指趾，手掌的一部分，或沿前臂的纵向条带。手的轻微笨拙或无力是另一个主诉。一种好像“戴着手套”“肿胀”，或双手“涂上胶水”的感觉是常见的描述。我们的一些患者在有任何运动受累的迹象之前，就已经多年抱怨远端肢体和躯干感觉异常。在晚期病例中，在锁骨处或恰在锁骨以上可能有模糊的感觉水平。足趾和足的振动感受损和位置感减弱（均表明后柱病变），以及Romberg征，都是最明显的感觉表现。这造成一种“脊髓痨”的不稳定步态。感觉功能缺失往往是不对称的。（值得注意的是，由于维生素 B_{12} 缺乏同样类型的对称性感觉症状和体征见于亚急性联合变性。）不太常见的，下肢和躯干的感觉异常和感觉迟钝可能是主要的症状；更不常见的是面部的感觉主诉，表面上与上颈髓的三叉神经感觉束受压相一致。罕见地，感觉运动模式以Brown-Séquard综合征的形式出现。

典型综合征的第三部分，由压迫性脊髓病引起的腿部痉挛，最常见的表现为主诉一条腿无力或上楼无力和步态轻微不稳。整个腿或股四头肌感觉僵硬和沉重，运动后很快就疲劳不堪。踝关节的活动度可能会降低，而前进的鞋尖会刮擦地板。检查时，腿部轻度张力增高通常比无力更明显，而腱反射增强（老年人踝反射可能没有这种变化）。虽然患者可能认为只有一条腿受影响，但通常发现双侧跖反射均为伸性，较僵硬的一侧腿的跖反射更明显。不太常见的情况，双腿受累相同。随着压迫的持续，行走变得不稳定，是由于加入了感觉性共济失调。

一侧或两侧的肱二头肌和肱桡肌反射可能被抑制，有时伴有肱三头肌和手指反射增强。手部或前臂肌肉可能出现萎缩；在少数病例中，手部肌肉萎缩严重。在这种情况下，根据MRI或CT脊髓造影判断，脊椎病的压迫可能局限于高颈髓，远高于支配这些肌肉的运动神经元的水平。在感觉丧失的患者中，痛觉和温度觉往往比触觉更受到影响。一个意想不到的Babinski征已被提及，并可能看到一些肌束震颤，特别是在近端手臂肌肉。颈髓受压晚期的另一个不寻常特征是手的镜像运动（*mirror movements*），即努力尝试一只手的手指进行精细运动，会导致另一只手也进行类似的运动。

随着脊髓病的进展，有时间歇性地，双腿变得更无力和更痉挛性。括约肌的控制可能随之改变，排尿轻度犹豫和尿急是常见的主诉；明显的失禁是罕见的。在本病的更晚期，行走需要手杖或拐杖或助行器的帮助；在某些病例中，所有的运动最终都变得不可能，特别是老年患者。突然恶化，甚至截瘫或四肢瘫，可能随着颈部的强力的外伤性屈曲或伸展损伤，如后面所指出的。

病理变化

脊柱的基本病变可能最初是由于纤维环磨损和椎间盘物质挤出到椎管引起的。椎间盘被纤维组织覆盖或部分地钙化，从而形成一个横向骨赘的脊椎炎的条棒（spondylitic bar），或可能只有单纯的环状物中央膨出而无髓核物质挤压。后者与主要发生在C5~C6或C6~C7椎间隙的破裂椎间盘不同，常涉及更高的椎间隙，并可能发生在几个相邻水平。硬脊膜可能增厚并附着在受累水平的后纵韧带上。下面的软脊膜 - 蛛网膜也增厚，相邻韧带肥厚促成脊髓或神经根压迫。这一系列的病理变化常被归因于一种肥厚性骨关节炎。然而，骨赘形成和成脊变形经常在没有其他关节炎疾病征象的患者中看到，因而这种解释肯定不是完全正确的。作者认为，在结构上易患椎关节强直的人，亚临床的创伤更有可能是骨赘条棒形成的原因。

当颈神经根被外侧骨赘过度生长的压迫时，硬脊膜袖套增厚和缩短，神经根纤维受损。通常第5、第6或第7颈神经根以这种方式受到影响，可累及前部和后部，或仅为前部，影响一侧或两侧。小的神经瘤可能很少出现在前根受压部位的近端。

硬脊膜呈脊状，下面的脊髓变平。神经根病变可导致后柱较高水平外侧部的继发性楔形区域的退行性变。脊髓最明显的变化是在受压的水平。在齿状韧带（将脊髓栓系在硬脊膜上）的附着点有脱髓鞘或局灶性坏死区和后柱与侧柱稀疏区，以及神经细胞的丢失。腹侧灰质病变，通常是不对称的，Hughes将其归因于缺血。

发病机制

颈椎对退行性变的易损性，目前还没有现成的解释。这很可能在某种程度上与下部颈椎的高度活动有关，由于下颈椎靠近相对不活动的胸椎，就更加使易损性加重。

脊髓损伤的机制可能是单纯的压迫和缺血之一。当椎管在一个或几个点的前后尺寸上发育狭窄时,可供脊髓使用的空间就会变得不足。小的椎管当然会使人更容易遭受颈椎病的压迫影响。引起症状性颈椎病的椎管狭窄需要的范围一般为7~12mm(正常的椎管直径为17~18mm)。因此,我们必须考虑到几个可能损伤脊髓的其他机制。在颈椎屈伸的过程中脊髓自然活动的影响可能在这方面很重要。Adams和Logue证实了O'connell的观察,在颈部完全屈曲和伸展时,颈髓和硬脊膜会上下移动。脊髓被逐个拖过突出的骨赘和肥大的韧带,可以想象,正是这种间歇性创伤导致了进行性损伤。

也有研究表明,由于骨赘向后移位,在每次颈部伸展时,脊髓都会被后外侧黄韧带内翻而压迫(Stoltmann and Blackwood)。节段性缺血性坏死也曾被推测是由于间歇性脊髓动脉受压或脊髓前动脉受压。大多数神经病理学家支持在前部骨赘与后部黄韧带之间间歇性脊髓受压的观点,附加的血管因素可以解释脊髓深部散在的病变。由突然的极度伸展引起的创伤,如跌倒、严重的甩鞭伤或捏脊术,或在脊髓造影、拔牙或扁桃体切除术时头部较轻程度的回缩引起的创伤,在个别病例中都可以进行手术治疗,特别是对于先天椎管狭窄的患者。当神经根进入脊椎孔时,骨赘的外侧延伸和相邻的椎间关节的肥大共同压迫神经根。有时这些是主要的改变,只引起神经根病,如第10章中所讨论的。

诊断

当颈部疼痛和僵硬,臂痛,或以酸痛或以较独特的神经根痛的形式出现,以及手臂感觉运动-反射变化合并脊髓病体征时,诊断几乎没有困难。当没有颈部和手臂的变化或变化不明显时,诊断就变得较为困难。脊髓病必须与晚期、进行性脊髓多发性硬化区分开来。由于椎体后部骨赘和其他的骨质改变在50多岁和60多岁时很常见,在任何特定的病例中都必须考虑到,椎体改变是否足够严重,以至于可导致神经异常。只在脊柱异常水平上发现某种程度相应的感觉运动或反射变化这一点,才总是支持颈椎病性脊髓病。缺乏这种相应的改变,存在寡克隆带,以及视神经和脑的病变征象提示脱髓鞘性脊髓病。

在这类病例中,MRI和CT脊髓造影的详细发现是至关重要的(图42-9)。MRI可能会过高估计骨赘对脊髓的压迫程度,但脊髓明显变形为芸豆状和横断面图像中周围CSF间隙消失,支持颈椎病压迫的诊断。为了确定地将神经症状归因于颈椎病,应该在这一水平有相当大的侵入和周围的CSF间隙消失,而不是简单的侵犯或正常椭圆形脊髓的轻微变形。在晚期病例中,在下面的脊髓内或在压缩的半段内的信号改变,通常表明至少感觉症状有一定程度的不可逆性。奇怪的是,这些信号的变化可能是在主要压迫部位上方或下方的一个或两个节段水平。Flanagan和他的同事提出了一种特异性影像学征象,恰在最大受压部位的尾部有横向的"煎饼状"钆增强(2014)。然而,即使内在的MRI信号没有改变,也可能出现严重的症状。在不确定的病例中,对比患者仰卧位和侧位屈曲和伸展颈部时的脊髓造影是有用的诊断步骤。

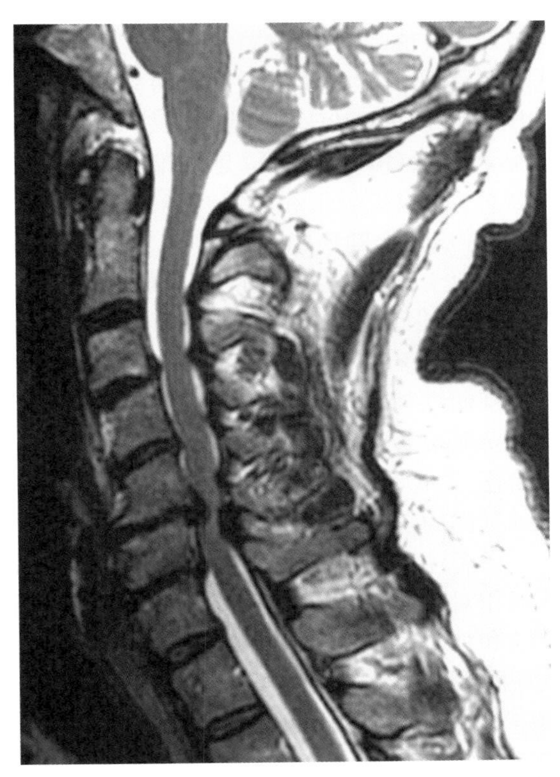

图42-9 一例症状性颈椎病患者的矢状位MRI T2像。脊髓在C5~C6椎间盘间隙受到严重压迫。在压迫处可见脊髓微弱的T2异常高强度。随后手术减压,患者脊髓病症状得到部分改善

已经指出,颈椎病性脊髓病可能模拟肌萎缩性侧索硬化(ALS)(手臂肌萎缩和腿痉挛性无力)。这已很少是一个诊断问题。虽然在颈椎病臂部和肩部肌束震颤伴肌肉萎缩可能合并反射亢进,但ALS的广泛去神经支配和进行性病程并不明显。我们曾观察到,只有少数的颈椎病性脊髓病患者表现出绝对纯运动综合征,亦即没有颈部或臂部疼痛,手臂没有

感觉症状或腿部没有振动觉或位置觉受损。同样地，纯痉挛性轻截瘫更可能是 MS、遗传性痉挛性截瘫、运动神经元病（原发性侧索硬化型）、HTLV-I 脊髓病，或是肾上腺白质营养不良的携带状态，以及其他内在性脊髓病的一种表现。

当失去平衡时，被患者所感知和测试时所观察到的行走，是一个主要症状，颈椎病必须与一些获得性大纤维多发性神经病鉴别，特别是炎症性或免疫型的，以及与老年人较良性的感觉性神经病鉴别（这个疾病见第 43 章中的讨论）。感觉性神经病的特征是足部触觉丧失和腱反射消失，检查腱反射可区分神经病与脊髓病。由于维生素 B_{12} 缺乏或血清铜含量低导致的脊髓亚急性联合变性，艾滋病和 HTLV-I 脊髓病、后纵韧带骨化，以及脊髓肿瘤等（后面讨论）通常被列为可能与颈椎病性脊髓病混淆的疾病。颈椎病性脊髓病引起的步态异常也可能被误认为是正常压力脑积水（NPH）；随着视觉线索的移除，不平衡显著加重（Romberg 征）是颈椎病而不是脑积水的特征；而短步行走和磁性行走，是脑积水的特征，在颈椎病性脊髓病中看不到（见第 29 章中关于 NPH 的讨论）。尿失禁只发生在颈椎病性脊髓病的晚期病例中，但通常在脑积水导致步态恶化后不久发生。

颈椎病性神经根病的特殊问题，可能伴随脊髓病或独立地发生，在第 10 章中讨论。

治疗

颈脊髓病（cervical myelopathy）（即脊髓型颈椎病——译者注）表现慢性、间歇性进展病程，伴随症状长期相对不变，使之很难评估治疗效果。假定关于脊髓和神经根受压机制的普遍观点是正确的，使用软项圈来限制颈部的前后运动似乎是合理的。这种固定方式可能足以减少颈部和手臂的不适；然而，在我们的经验中，除非伴有椎间盘侧方突出或神经根孔的骨赘性缩窄，否则只有手臂和肩部疼痛足够严重和持续到需要手术减压的例外情况。许多患者对这种被动疗法的效果不满意，并且不能长时间佩戴颈圈。

如果骨赘已经使椎管在几个间隙处变窄，可采用后路减压性椎板切除术并分离齿状韧带，以帮助防止进一步损伤，但该手术已部分地被前路椎管减压术所取代。后路手术缓解症状的结果相当令人满意（Epstein and Epstein），足有三分之二的患者腿部功能得到改善，而在其他大多数患者中，脊髓病的进展停止了。这种手术有一定的风险，罕见地，手术后出现一种急性四肢瘫，推测是由于脊髓操作和脊髓动脉损伤造成的。当骨赘压迫部位只有一或两个椎间隙时，通过前路手术［前路颈椎间盘切除术兼行固定或不做固定（anterior cervical discectomy with or without fixation，ACDF）］切除椎间盘效果更好，风险更小。Braakman 曾回顾了这些手术方法及其相对优势。

即使采用现代手术技术，大多数系列表明一旦出现症状，转归也会有所不同，而且相当大比例的患者，即使在充分减压和初步改善之后，仍有持续的症状或后来经历某种程度的功能恶化（另见第 10 章）。这给医生在建议患者进行手术减压的正确时间上造成了一个难题。尽管如此，某些临床观察适合并可以被用于指导治疗。任何程度的痉挛状态、括约肌障碍或手的感觉丧失都不会改善或改善微乎其微，而且实际上在不手术的情况下通常几个月会恶化。神经根受压导致的手无力和肌肉萎缩可以通过几种手术入路对相应的神经根减压而使之改善，但由于脊髓中心损伤引起的无力就需要椎管减压停止病程，一旦发现这是一个明显的问题，可能不宜延迟超过几周。通常情况下，这类患者与骨赘条棒相对应的颈髓实质中会有 MRI 信号改变。

腰椎管狭窄（见第 10 章）

腰椎管狭窄症（lumbar stenosis），这是另一种在老年人，尤其男性中特别常见的椎关节强直性异常。通常情况下，它会表现为腿部麻木和无力，有时还有括约肌控制不良。许多文献叙述，可能几乎或完全没有疼痛，或只有日复一日波动的脊柱酸痛，但根据我们的经验，大多数患者会有持续的背痛和坐骨神经痛。一个显著的特征是一旦站立和行走时就会诱发或使神经症状加重，表现为神经性跛行（neurologic claudication）。这一主题在第 10 章的“腰椎管狭窄”中讨论过，详细的讨论参阅第 10 章。

强直性脊柱炎

强直性脊柱炎（ankylosing spondylitis），脊柱的这一疾病是由于韧带插入骨的部位的炎症导致严重的钙化所致。如第 10 章所述，骶髂关节和腰椎受到的影响最大，但随着疾病的发展，整个脊柱变为融合和僵硬。强直脊柱的生物力学使得它容易骨折。最常见的并发症是椎管狭窄和马尾综合征。Bartleson 和同事们描述了 14 例患者（以及在医学文献中涉及的其他 30 例患者），他们在脊柱炎发病数年后出现了感觉、运动、反射和括约肌功能障碍，可归因于 L4、L5 和骶神经根。令人惊讶的是，椎管并没有变窄，反而是尾囊实际上扩张了。Confavreux 和同事提出的证据表明，腰部硬膜囊的扩大是由于 CSF 再吸收的缺陷引起的。在后根袖套通常有蛛网膜憩室，但对神经根的症状和体征没有其他解释。手术减压并没有使大多数患者受益，糖皮质激素治疗也没有效果。

这种情况偶尔发生在较高的水平，并引起脊髓病。我们的经验包括几个与颈神经根相关的症状的病例。

强直性脊柱炎最危险的并发症是看似轻微的创伤导致颈椎（或腰椎）骨折脱位引起的脊髓压迫。Fox 和同事们在 5 年的时间里治疗了 31 例这样的患者，大多数需要手术固定的不稳定骨折发生在颈椎区域，几例患者发生了两个水平的骨折脱位。较高脊柱水平的不稳定性可能很难通过放射学检测出来，如果颈椎被强直性脊柱炎所累及，在颈部损伤后允许患者恢复完全活动时应谨慎观察。仔细的屈曲和伸展的 X 线照片通常显示不稳定，但不总是如此。

如前面的简要描述，胸髓或腰髓区的多发性蛛网膜囊肿与强直性脊柱炎，以及与马方综合征（*Marfan syndrome*）有关。

脊椎类风湿性关节炎

脊柱类风湿性关节炎（rheumatoid arthritis of the spine）的脊柱改变与强直性脊柱炎略有不同，虽然后者也可能是寰枢关节脱位的原因（见后面“颅颈交界畸形”）。将齿状突连接到寰椎、颅骨和关节组织的韧带被破坏性炎症过程所削弱。随后在轴的寰椎脱位可以保持活动或变成固定的，并引起间歇性或持续性轻截瘫或四肢轻瘫。C4 对 C5 的前向半脱位可能产生类似的影响（见 Nakano et al）。寰枢椎脱位是为人熟知的昏倒和猝死的原因。如果上颈髓受压，必须移除齿状突，并对 C1~C2 进行减压和稳定。其他脊柱水平受影响的频率较低。

后纵韧带骨化（OPLL）

后纵韧带骨化（ossification of the posterior longitudinal ligament，OPLL），由这一过程引起的压迫性颈脊髓病（cervical myelopathy）几乎只唯一地发生在日本家世的患者中，夏威夷的同行已经向我们证明了这几乎是一个世界性的发现。其临床征象与颈椎病的表现基本相同，但沿着后纵韧带一段的骨松质的影像学表现是独特的。韧带钙化在 X 线片、CT 和 MRI 上可见的为竖直的纵向排列的钙化，可能被误认为脊椎关节强直性病变。骨化的区域可能扩大到足以形成骨髓岛。扩大椎管的椎板成形术（laminoplasty）已经是成功的。

颈硬膜囊脊髓病（平山病）

颈硬膜囊脊髓病（cervical dural sac myelopathy）也称为平山病（Hirayama disease）。这种不寻常的脊髓病在运动神经元病的讨论中经常被考虑，因为它的特征性表现是一只手，或较少见地，双手和前臂的慢性消瘦，没有感觉改变或长束体征。然而，这种疾病的损伤似乎是由于下颈髓的间歇性受压和在前部灰质的运动神经元的逐渐退化。Hirayama 研究组指出，在受影响的年轻男性中，脊髓损伤的机制是背侧硬脊膜囊的褶皱和间歇性前移位，以及颈部屈曲时脊髓受到韧带的压迫。虽然这种疾病明显地主要发生在亚洲，但我们仍然看到来自美国的散发病例。

受 C7、C8 和 T1 支配的肌肉，主要包括手和前臂，在一侧或两侧受影响，但几乎总是明显不对称性。有少量或没有肌束震颤，没有感觉变化；肌力和肌肉容量的无痛性丧失经历几年平稳地进行，给人一种退行性疾病的印象。如平山（Hirayama）和德丸（Tokumaru）所描述的，在颈部屈曲时进行 MRI 检查或 CT 脊髓造影显示颈髓萎缩，并在颈髓前部有信号改变，证实了被弯曲翘棱的硬脊膜压迫的诊断。我们曾检查了几例这样的患者，将患者置于颈部屈曲位时，通过 MRI 观察可以证实了他们的说法。据推测，这种结构导致前灰质缺血，但这尚未得到证实。其他人报告的综合征没有这种结构配置（Willeit et al）。我们的 2 例年轻男性患者有长长的天鹅一样的脖子。这个疾病诊断，最重要的是韧带的切面和完成下颈髓减压的类似手术入路使得病情恢复的程度。

脊柱佩吉特病（畸形性骨炎）

佩吉特病（Paget disease）也称为畸形性骨炎（osteitis deformans），在该病中椎体、椎弓根和椎板的增大可能导致椎管狭窄。临床表现为脊髓受压。血浆碱性磷酸酶浓度增高，以及在 X 线片上可见典型的骨改变。通常胸椎的几个相邻椎体受累，但骨骼的其他部分也受累（见后面），这有助于诊断。如果椎体有足够的稳定性以防止塌陷，则适合于后路手术减压以保留椎弓根完整。药物管理包括使用非甾体消炎药治疗持续性疼痛，降钙素减轻疼痛和血浆碱性磷酸酶水平，细胞毒性药物如普卡霉素（plicamycin），以及依替膦酸二钠（etidronate disodium）减少骨吸收。

其他伴脊髓病的脊柱异常

脊髓明显易受脊椎发育不良或者侵占椎管或压迫其营养动脉的疾病的影响。这里列出了一些众所周知的异常。

颅颈交界处先天性畸形

颅颈交界处先天性畸形(congenital anomalies at the craniocervical junction),其中,最常见的是先天性寰椎与枕骨大孔融合(*fusion of the atlas and foramen magnum*)。麦克雷(McCrae)描述了100多例颅颈交界区骨异常患者的放射学特征,在28例病例中发现了寰椎与枕骨部分或完全性骨愈合。他还指出,每当齿状突后面的椎管前后径小于19mm时,就有脊髓受压的迹象。第2与第3颈椎融合是一种常见的相关异常,但似乎没有临床意义。这与下面提到的克利佩尔-费尔综合征(Klippel-Feil syndrome)的短颈有相当大的交叉。

齿状突畸形 McCrae的系列病例中有17例齿状突畸形(abnormalities of the odontoid process)。齿状突可能与枢椎完全分离或慢性寰枢椎脱位(*atlantoaxial dislocation*)(寰枢椎相对于枢椎前移位)。这些异常可能是先天性的或损伤的结果,而且是急性或慢性脊髓压迫症和颈部僵硬已知的原因。

在所有的枕骨大孔和上部颈椎的先天性畸形中,脊髓空洞症(syringomyelia)的发病率很高。McCrae发现38%的脊髓空洞症和延髓空洞症患者表现出这样的骨异常,但这比我们的经验要高得多。其症状可以由颅-颈区病变解释的所有患者(特别是怀疑为多发性硬化和枕骨大孔肿瘤的患者)都需要进行仔细的放射学检查。

在黏多糖贮积症Ⅳ型(mucopolysaccharidosis Ⅳ),或莫尔基奥综合征(Morquio syndrome)中(第36章),一种典型的特征是齿状突缺失或严重的发育不全。这种畸形,连同周围韧带的松弛或冗余,导致寰枢椎半脱位和脊髓的受压。患病的儿童拒绝走路或发展成四肢的痉挛性无力。在生命早期,他们排出过量的硫酸角质素,但这在成年期可能就检测不到了。在某些黏多糖贮积症中,我们也曾看到了真正的硬脊膜病(pachymeningopathy),伴有基底池和高颈区硬脊膜极度增厚并有脊髓受压。手术减压和脊柱固定已经是有疗效的。

软骨发育不全(*achondroplasia*) 这是一种由成纤维细胞生长因子突变引起的显性遗传的侏儒症,它导致胎儿软骨在生长板上转化为骨的失败。由于骨膜骨形成增加,偶尔会导致椎体、神经弓、椎板和椎弓根的显著增厚。胸腰段椎管狭窄,常伴有脊柱后凸,有时导致进展性脊髓或马尾综合征。另一个并发症是脑积水(或蛛网膜下腔明显增宽),由于小的枕大孔引起的。在幼儿中,中枢呼吸暂停综合征和腿部的痉挛状态是其特征。这些并发症可能需要脑室分流术治疗。腰椎管狭窄往往是在晚年出现的。

扁平颅底和颅底凹陷症 扁平颅底(platybasia)是指颅骨基底部扁平(斜坡平面与颅前窝平面相交形成的角度大于135°)。颅底凹痕或凹陷症(*basilar impression* or *invagination*)的含义有些不同,即一个向上隆起的枕骨髁,如果受脊柱推力的髁突在枕骨大孔平面以上移位,则出现颅底凹陷。这每一种异常都可能是先天性或获得性的[如佩吉特病(Paget disease)];它们经常被组合在一起。这些畸形引起特征性的颈部缩短,并伴有小脑和脊髓征象。正常压力脑积水也可能发生。

在克利佩尔-费尔综合征(*Klippel-Feil syndrome*)中有上颈椎或寰椎与枕骨的融合。这种异常很容易通过颈部明显的前缩透视法来识别。受影响的个体容易在轻微创伤后出现颈髓压迫。许多这样的患者表现出手部的镜像运动,类似于在前面颈椎病中所描述的。

脊髓栓系(*tethered cord*) 这种发育异常在第37章中有更充分的讨论和说明。通常的表现是进行性马尾综合征,伴有明显的排尿困难和不同程度的痉挛状态。

梅毒性脊膜脊髓炎

梅毒性脊膜脊髓炎(syphilitic meningomyelitis),如同多发性硬化一样,共济失调和痉挛性无力的程度是可变的。少数患者有一种几乎纯腿部痉挛性无力状态,需要与运动系统疾病和家族性痉挛性截瘫鉴别。这种综合征以前称为厄尔布痉挛性截瘫(Erb spastic paraplegia),归因于脑膜-血管梅毒,现在被认为是非特异性的,通常由脱髓鞘疾病引起。在少数慢性梅毒患者中,主要表现为感觉性共济失调和其他后柱征象。慢性脑膜炎涉及脊神经前根,引起节段性肌萎缩的征象,因此,有了上肢梅毒性肌萎缩(*syphilitic amyotrophy*)的术语,伴有痉挛性截瘫。确认这一目前不常见的诊断依赖于发现CSF淋巴细胞增多,蛋白和丙种球蛋白升高,以及CSF中血清学反应阳性。这种疾病的其他方面和治疗在第

31 章中“脊髓梅毒”题目下讨论。脊髓痨当然是另一种重要的梅毒性脊髓炎的形式。

脊髓亚急性联合变性(见第 40 章)

亚急性联合变性(*subacute combined degeneration*, *SCD*),这种形式的脊髓营养性疾病是由维生素 B_{12} 缺乏引起的,在第 40 章中有详细描述。几乎无一例外,它开始于手的双侧后柱受累的症状和体征(感觉异常和触觉、压觉和关节敏感性降低),如果不治疗,几周或几个月后因皮质脊髓束受累出现进行性痉挛性轻截瘫,很可能出现了一个模糊的躯干感觉平面。我们特别重视这样一个事实,即这是一种可治疗的疾病,可逆性的程度取决于开始特异性治疗之前症状持续的时间。

铜缺乏性脊髓病(非恶性贫血型联合系统疾病)

铜缺乏性脊髓病(copper deficiency myelopathy),这是指因低铜引起的脊髓代谢性疾病,影响后柱和侧柱,从这个意义上说,也是一种联合系统变性。库马尔(Kumar)和同事们详细阐述了该临床综合征和潜在原因。一种同源性疾病是在羔羊中存在一种称为“凹背病”(swayback)(也称为羊缺铜病——译者注)。维生素 B_{12} 缺乏不是病因,但在某些病例中可能会共存,可能是基于共同的膳食摄入不足。女性比男性更容易受到影响。失去平衡是最常见的主诉。后柱体征和步态共济失调往往是主导征象,但通常伴有一定程度的痉挛状态,也可能有 Babinski 征和踝反射减弱。这种疾病典型的是由于铜吸收受损,例如,在胃分流术或肠道手术后,这两种情况一共占了一半的病例。在某些患者中,很重要的病因是以保健品、吞硬币和义齿膏的形式摄入过量的锌(见 Nations et al)。

有一种相关的低铜性贫血(hypocupremic anemia),伴有环状铁粒幼红细胞,以及白细胞减少,骨髓中出现空泡性髓样前体细胞,可能被误认为骨髓增生异常疾病。特发型与门克斯病(Menkes disease)的铜动员障碍有一定的相似性,但导致门克斯病的紊乱的酶是正常的。据其他人报告,在我们最近的一个病例中,没有解释发现的铜缺乏,颈髓 MRI 显示在后柱和侧柱的明显的信号改变,与维生素 B_{12} 缺乏的表现相同,而这些变化在铜治疗后就不再存在。大多数受累患者的体感诱发电位异常呈中枢的传导延迟。

治疗　口服补充铜,2mg/d 至少持续几个月,似乎对大多数患者有效,但有些没有改善,适当的治疗持续时间尚不清楚。有些患者在最初的改善后复发,即使在继续给药时,或当停止补充铜时。可以使用铜的葡萄糖酸酯、硫酸盐或氯化物制剂,尽管人们对这种首次命名的化合物的生物利用度存在担忧。静脉注射治疗作为一种补充铜储备的最初方式已经被引入,但这种治疗的必要性尚不确定。当然,锌补充剂必须停止使用,因为它们会降低铜的含量。

还有一组亚急性共济失调 - 痉挛性脊髓病不是由多发性硬化或维生素 B_{12} 或铜缺乏引起的。一种慢性、不可逆类型的进行性痉挛性或痉挛 - 共济失调性轻截瘫也可能与慢性失代偿性肝病,与艾滋病同时发生;见于肾上腺白质营养不良的病例中,特别是有症状的女性杂合子;热带痉挛性截瘫(HTLV-I),放射性脊髓病,以及下面就要讨论的粘连性脊髓蛛网膜炎等。

脊髓蛛网膜炎(慢性粘连性蛛网膜炎)(见第 10 章)

脊髓蛛网膜炎(spinal arachnoiditis),也称为慢性粘连性蛛网膜炎(chronic adhesive arachnoiditis),这是一种目前相对不常见的脊髓疾病,在第 10 章与腰痛相关的主题中介绍过。它的特征是结合神经根疼痛和脊髓症状,可能与椎管内肿瘤相似。由于结缔组织增生,导致蛛网膜浑浊、增厚以及蛛网膜与硬脊膜间粘连。蛛网膜下腔不规则地闭塞。从这个意义上讲,术语蛛网膜炎(*arachnoiditis*)并不完全合适,尽管结缔组织过度生长似乎可能是对先前蛛网膜炎症的反应。有些类型的蛛网膜炎可追溯到梅毒或一种亚急性、治疗耐药的另一种类型的脑膜炎。在过去,大多数其他蛛网膜炎是在为诊断和治疗目的将各种各样物质的引入蛛网膜下腔而出现的,这些物质中大多数已不再使用,或在脊髓麻醉后不久或间隔数周、数月甚至数年后出现。这种并发症最终被追溯到一种污染了普鲁卡因药瓶的洗涤剂。

然而,更有害的是在激发事件发生后几个月或几年内发生的迟发性脑膜 - 脊髓病,引起痉挛性瘫痪、感觉丧失和括约肌失禁。也有记录的病例,如前所述,硬膜外或类似的导管意外地穿过脊髓,引起创伤性部分性脊髓病。还会经常看到一种局限形式的蛛网膜炎,它使一系列腰椎间盘手术或脊髓注射亚甲蓝复杂化。归因于闭合性脊柱损伤的病例则不那么令人信服。在许多情况下,不能认识到引起争议的因素。杜克(Duke)和桥本(Hashimoto)报告过家族性形式,但我们没有经验。

临床表现 症状的发生可能与急性蛛网膜炎症有密切的时间关系,或如上所述,可能延迟数周、数月甚至数年。最常见的发病方式是在腰 - 股部区域的一个或多个感觉神经根分布区疼痛,先在一侧,然后在两侧。这种疼痛有灼烧、刺痛或酸痛的性质,而且是持续性的。腱反射异常是常见的,但由于前根损伤导致的无力和萎缩较少发生。在胸部病变中,神经根受累的症状可能比脊髓受压症状早几个月或几年。然而,脊髓迟早会受累,表现为缓慢进展的痉挛性共济失调伴括约肌障碍。

反复的椎间盘手术合并的局限性腰椎蛛网膜炎(在疼痛门诊是常见的类型),特征是腰部或腿部疼痛,伴有其他神经根病的不稳定体征(腱反射丧失、无力和不同程度的感觉丧失),通常为双侧的。

几乎所有的急性期病例 CSF 异常,最终导致粘连性蛛网膜炎。在有些病例中,有中度的 CSF 淋巴细胞增多,发生在刺激事件后不久。在前面提到的局限性腰椎蛛网膜炎中,CSF 可能正常或只显示蛋白含量轻微增加。影像学上最突出的发现是脊髓蛛网膜下腔部分或完全闭塞。蛛网膜炎的分成小腔的脊髓造影表现是特征性的(造影剂柱呈斑片状分散,油质造影剂最明显表现为“烛泪样”外观);MRI 显示正常的 CSF 环丢失或局部 CSF 形成小腔的消失(见图 10-6)。

治疗 在蛛网膜炎的早期阶段,糖皮质激素已被用于控制炎症反应和阻止疾病的进展,但其效应值得怀疑。手术在局限性“囊肿”形成和脊髓受压的情况下可能是有效的。严重的神经根性疼痛通过神经后根切断术可以有效地缓解,但是在几个月或 1 或 2 年的间隔后疼痛有很强的复发倾向,因此这种方法几乎已经被放弃。对于慢性粘连性腰椎蛛网膜炎,弥漫的腰痛和肢体疼痛是最痛苦的症状,几乎没有有效的手术或药物治疗,尽管据报道称在个别病例中,通过小心谨慎的显微外科手术剥离腰神经根可以获得缓解。在有些病例中,再次形成小腔。全身和硬膜外使用糖皮质激素并不是一直有益的,但可以尝试。免疫抑制药物,如硫唑嘌呤或干扰素已被尝试过,但没有进行系统研究。经皮刺激治疗和加巴喷丁也已被使用,但是疗效不一致。

穿过硬脊膜撕裂的脊髓疝

椎管或颅骨的剧烈外伤,如跌倒或背部受到打击可引起蛛网膜和硬脊膜撕裂。相关的神经损伤是主要的临床表现,硬脊膜撕裂可能需要修复,以使脊膜炎的发展减到最小。更难以理解的是,在没有外伤的情况下,脊髓通过自发撕裂的相邻的硬脊膜疝出。鉴于我们在 10 年中遇到了 5 次这种情况,而且没有创伤发生,这种情况可能并不罕见。

在典型病例中,位于中胸髓或高胸髓区腹侧的硬脊膜发生有限范围的垂直撕裂,一段脊髓通过它突出进入硬膜外间隙。其结果是无痛的、亚急性和不完全性脊髓综合征,到达平台期后,使患者遗留不对称的痉挛性轻截瘫和不同程度的感觉丧失。有报告 Brown-Séquard 脊髓半切综合征及其变异型,如 Watters 和他的同事在一个小系列病例中所描述的。低 CSF 压力引起的直立性头痛通常不是该综合征的一部分。MRI 或 CT 脊髓造影显示脊髓突出的部分,在此脊髓如扣形穿过硬脊膜。推测疝造成了足够程度的局部缺血或机械障碍,可以解释脊髓病的症状。手术将脊髓复位到其本身的位置并修复撕裂,可以部分或完全恢复神经功能(Vallee et al)。

至于造成这种情况的原因,在一些手术中观察到先天性硬脊膜重叠合并穿过内层的疝。膜的异常结构被认为是导致纤维分离并形成孔隙的原因。

椎管内肿瘤

脊柱转移瘤压迫脊髓是许多类型癌症的一种常见现象。脊髓的原发性肿瘤是相当少见的。在梅奥诊所的 8 784 例 CNS 原发性肿瘤中,只有 15% 是椎管内肿瘤(intraspinal tumors)(Sloof et al)。与脑肿瘤对比不同的是,大多数椎管内肿瘤是良性的,主要通过压迫脊髓而不是侵袭脊髓产生影响。因此,一定比例的椎管内肿瘤是可以手术切除的,而且在发生不可逆的神经病变之前对它进行早期识别是至关重要的。

脊髓肿瘤压迫的一般思考(另见第 30 章)

椎管内肿瘤和其他占位性病变可分为两组:①出现在脊髓实质内的肿瘤,无论是原发性神经肿瘤还是转移性肿瘤,侵犯和破坏神经传导束和中央灰质结构[髓内的(*intramedullary*)];以及②出现在脊髓外的肿瘤[髓外的(*extramedullary*)],或者源于椎体和硬脊膜外组织[硬膜外的(*extradural*)],或者源于软脊膜或神经根[硬膜内的(*intradural*)]。

在综合医院中，脊髓肿瘤在这些不同部位的相对发生率大约是髓内肿瘤为5%，髓外-硬膜内肿瘤为40%，硬膜外肿瘤为55%，硬膜外肿瘤大多数是转移性癌，如前面提到的。这一硬膜外病变的百分比高于更专业的神经外科临床中所遇到的（例如，Elsberg的数字分别为7%、64%和29%），可能是因为Elsberg的数据不包括在综合医院中看到的那么多硬膜外淋巴瘤、转移性癌等患者。

椎管内肿瘤（*intraspinal tumors*）其中最常见的原发性髓外（*primary extramedullary*）肿瘤是神经纤维瘤和脊膜瘤，它们合在一起约占所有椎管内肿瘤的一半。它们更多的是在硬膜内而不是硬膜外。神经纤维瘤易发生在腰椎和胸椎区，而脊膜瘤则较均匀地分布在脊髓的垂直范围内（图42-10）。其他原发性髓外肿瘤，按发生频率依次为肉瘤、血管瘤、脊索瘤、表皮样肿瘤和类似的肿瘤。

脊髓的原发性髓内肿瘤（*primary intramedullary tumors*）与脑肿瘤具有相同的细胞起源（第30章），尽管特定细胞类型的比例不同。室管膜瘤（ependymomas）占脊髓病例的60%，其中一些起源于终丝，而星形细胞瘤约占25%。如果排除了来自终丝的肿瘤，星形细胞瘤是最常见的髓内肿瘤（图42-11）。少突胶质细胞瘤就不那么常见了。其余的（大约15%）包括一组各种各样的非胶质瘤，如脂肪瘤、上皮样囊肿、皮样囊肿、畸胎瘤、血管瘤、血管母细胞瘤、脊索瘤、施万细胞瘤，以及椎管内转移癌等。海绵状血管瘤可能是自发性脊髓出血的一个来源。如后面所指出的，髓内肿瘤（胶质瘤性和非胶质瘤性）与脊髓空洞症之间有一种常见的关联。这种关联的基础还不清楚。

脊髓室管膜瘤起源于脊髓中央管室管膜内层。黏液乳头型起源于终丝的室管膜细胞簇。起源于终丝的黏液乳头状室管膜瘤引起一种特殊的综合征，可涉及腰神经根（马尾）和圆锥。如第30章所述，非对称性或双侧坐骨神经或大腿前部疼痛的组合、括约肌障碍，以及上运动神经元体征是典型表现。这些脊髓肿瘤在成人和儿童中发生的频率相同，与颅内室管膜瘤有很大不同，颅内室管膜瘤主要是儿童期肿瘤。尽管脊髓室管膜瘤被认为是良性的，但如Rezai和他的同事所描述的，10%的病例在切除后会发生椎管内扩散和局部复发，甚至手术后几十年也会发生。治疗是手术切除和选择性放疗，如果没有完全切除，长期生存也是可能的。主要的鉴别诊断是脊髓施万细胞瘤（神经纤维瘤）。

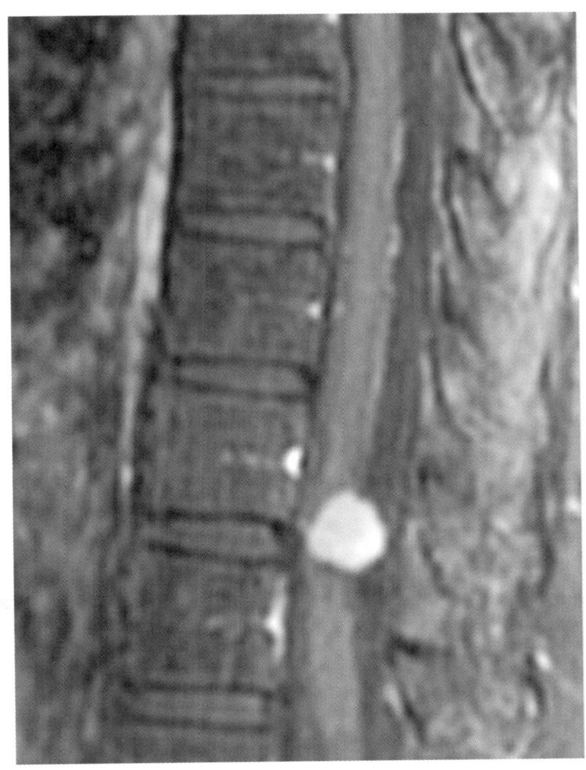

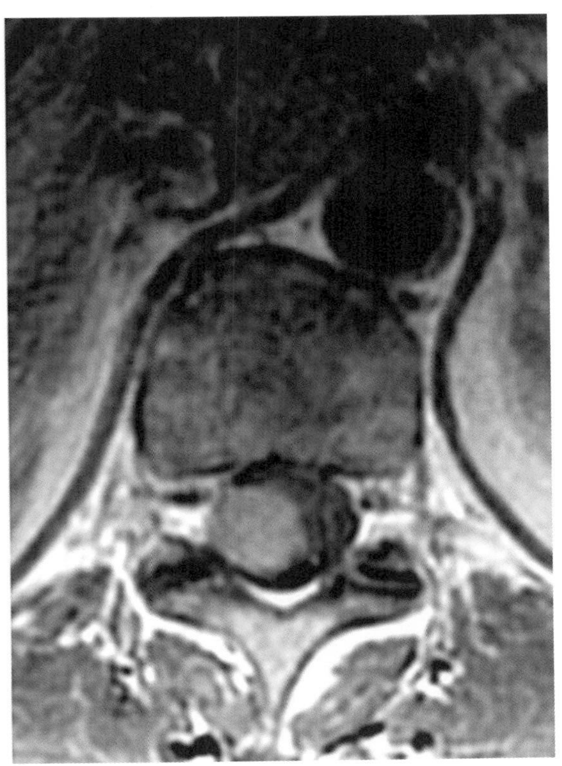

图42-10 MRI矢状位（左）和轴位（右）钆增强T1加权像显示椎管内脑膜瘤移位和压迫脊髓，导致尿失禁和腿部无力。与颅内的脑膜瘤一样，可见均匀性增强和硬脊膜附着

髓内的生长侵袭以及压迫和扭曲脊髓白质纤维束。随着脊髓因肿瘤在内部生长而增大或被外部肿瘤压迫时，脊髓周围的自由空间最终被消耗，病灶下方的 CSF 与病灶上方剩余的循环液体分离或分成小腔。这以 Froin 综合征为特征（它因蛋白含量大幅升高，CSF 出现黄变和凝结），以及造影剂在蛛网膜下腔的流动中断。最能提供信息的诊断方法是 MRI，它能显示肿瘤的髓内范围和对周围蛛网膜下腔的影响。

继发性脊髓肿瘤（*secondary spinal cord tumors*）也可分为髓内型和髓外型。如 Ropper 和 Ropper 所总结说，硬膜外转移瘤（*extradural metastases*）（恶性上皮肿瘤、淋巴瘤、骨髓瘤）是所有脊柱肿瘤中最常见的。他们是在医院接受治疗时出现脊髓病症状患者中人数最多的一组，因此在神经科会诊过程中很可能会遇到。硬膜外转移瘤起源于血行性沉积或来自椎体肿瘤，或源于椎旁肿瘤经椎间孔延伸（图 42-12）。继发性髓外肿瘤的生长更多发生在硬膜外而不是硬膜内。硬膜内型表现为脑膜癌（meningeal carcinomatosis）或淋巴瘤病（lymphomatosis）的形式，以及罕见的脑膜原发性黑色素瘤（primary melanoma），在第 30 章中讨论。

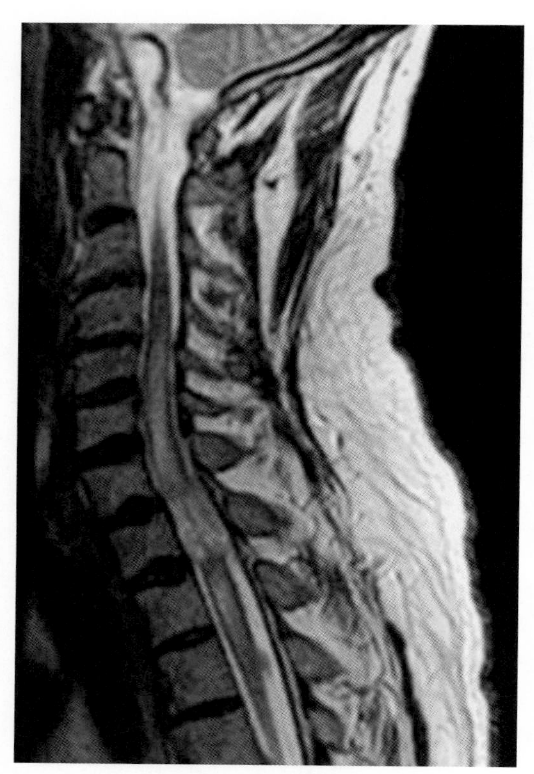

图 42-11　一例中年男性原发性胸髓胶质瘤的 MRI 矢状位 T2 加权像。注意脊髓的扩张

髓内转移瘤（*intramedullary metastases*）并不像一般认为的那样罕见。Costigan 和 Winkelman 在一项对 627 例全身性癌症患者进行的回顾性尸检研究中，发现了 153 例 CNS 转移灶，其中 13 例的转移灶位于脊髓内。13 例中有 9 例转移瘤是在脊髓深部，与软脊膜癌无关；有 4 例，肿瘤似乎从软脊膜向外延伸。支气管癌是主要来源。诊断较困难，但 MRI 配合钆灌注可显著地帮助诊断，通常有广泛的连续的水肿（图 42-13）。鉴别诊断包括脑膜癌病、放射性脊髓病，以及这些疾病中最不常见的副肿瘤性坏死性脊髓病（paraneoplastic necrotizing myelopathy）。除非在截瘫发生前就开始放射治疗，否则治疗通常是无效的（Winkelman et al）。

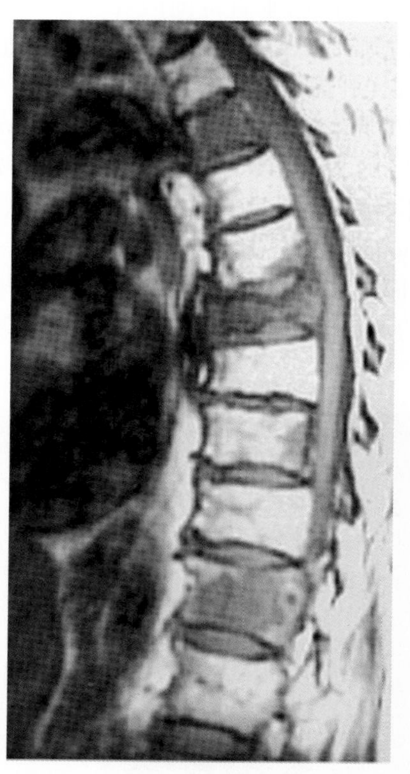

图 42-12　MRI 的矢状位 T1 加权像显示源于肺癌的多数的脊柱转移瘤。转移灶显示为低信号是由于肿瘤取代了骨髓，正常情况下为 T1 高信号

临床特征

脊髓肿瘤患者可能表现为这三种临床综合征之一：①感觉运动性脊髓传导束综合征，②痛性神经根 - 脊髓综合征，或③最少见的，髓内脊髓空洞综合征。这些综合征的感觉特征如图 8-7 所示。

腰背部疼痛和僵硬可能先于脊髓疾病的征象出现，或在某些髓外肿瘤的病例中是主要的临床表现。腰背部疼痛通常在患者躺下时加重，或在躺卧几小时后加重,坐起来时好转。在儿童中,严重的背痛伴有椎旁肌痉挛开始时往往就很突出,后来出现脊柱侧弯和痉挛性腿部无力。由于这一有些不寻常的临床表现,并且儿童期椎管内病变很罕见,这个年龄组的脊髓肿瘤可能被忽视。

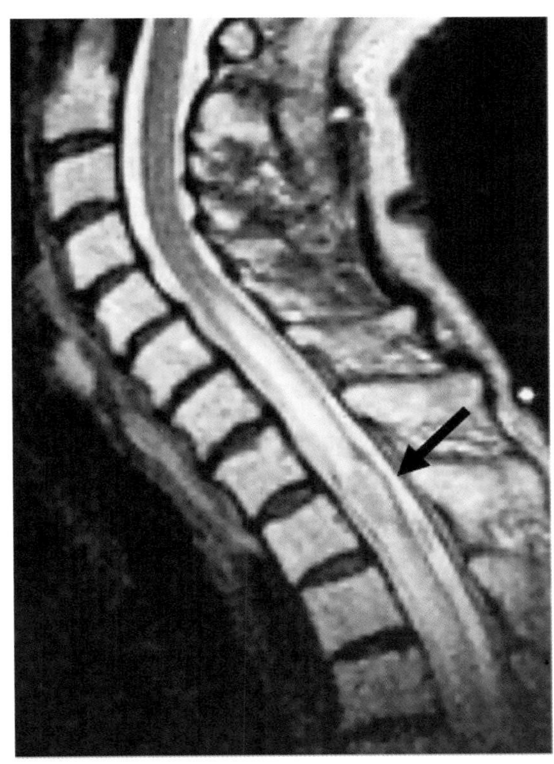

图 42-13 MRI 的 T2 矢状位像显示乳腺癌髓内转移。膨胀性病变位于 T2 椎体水平(箭头),而相邻的水肿在脊髓的上下延伸很长一段

感觉运动脊髓传导束综合征(*sensorimotor spinal tract syndrome*) 临床表现主要与脊髓传导束受压有关,不太常见的,是侵犯和破坏了传导束。压迫的征象包括下列的一个组合:①胸腰髓病变的腿部不对称的痉挛性无力,以及颈髓病变的手臂和腿部不对称的痉挛性无力,②躯干上的感觉平面,在其以下的痛觉和温度觉减弱或消失,③后柱体征,以及④痉挛性膀胱,自主控制力减弱。压迫症状的开始通常是渐进出现的,病程通常在数周和数月内进展,常伴有腰背痛。在硬膜外肿瘤,瘫痪通常在几天到几周的时间内演变,但其进展速度可能较快或更缓慢。最初的障碍可能是运动或感觉功能,分布可能是不对称的。高位颈椎或枕骨大孔病变产生特殊的临床综合征,如第 3 章和下面所述。在胸部病变时,一条腿通常比另一条腿变得更无力和僵硬。后柱型的主观感觉症状,如刺痛感异常(tingling paresthesias)的分布相似。痛温觉比触觉、振动觉和位置觉更容易受到影响。然而,随着病程的进展,后柱经常受累。最初,感觉障碍是在最明显运动无力的对侧,但很少看到界限清楚的 Brown-Séquard 脊髓半切综合征。膀胱和肠道的麻痹通常与腿部瘫痪同时发生。如果压迫得到缓解,这些感觉和运动症状就会恢复,恢复的顺序往往与出现的顺序相反,第一个受累部位是最后恢复,感觉症状往往在运动症状之前消失。

神经根 - 脊髓综合征(*radicular-spinal cord syndrome*) 这种脊髓受压综合征合并神经根痛,即疼痛呈现感觉神经根的分布。这种不适被描述为刀割样或一种钝痛叠加的尖锐刺痛,向远端方向,即远离脊椎放射,并因咳嗽、打喷嚏或用力而加剧。除了神经根痛外,通常表现为节段性感觉改变(感觉异常、针刺觉和触觉受损)或运动障碍(痛性痉挛、肌萎缩、肌束性颤搐和腱反射消失),以及脊柱疼痛等。在约半数的患者中,通过叩诊可发现肿瘤上方的棘突有叩痛。如果病变是良性的,节段性改变,特别是感觉神经根的改变,往往先于脊髓受压的征象几个月。

髓内脊髓空洞综合征(*intramedullary syringomyelic syndrome*) 没有单一症状是髓内肿瘤所特有的。一定程度的疼痛,有时是轻微的,是常见的,并几乎总是出现在终丝的肿瘤。室管膜瘤和星形细胞瘤是两种最常见的髓内肿瘤,通常引起混合性感觉运动传导束综合征。当髓内肿瘤累及中央灰质时就可能出现一种中央脊髓或脊髓空洞综合征(*syringomyelic syndrome*)。主要特征是节段性或分离性感觉丧失、肌萎缩、早期尿失禁,以及晚期皮质脊髓性无力。如第 8 章中关于感觉综合征的描述,骶部可能会发现感觉保留,但在区分髓内与髓外病变方面价值不大。躯干上几个相邻节段的痛温觉与触觉丧失分离是髓内病变更可靠的征象。极少的情况下,髓外肿瘤也可引起脊髓空洞感觉综合征,可能是由于脊髓中央部分的血管功能不全产生的。

特殊脊髓综合征(*special spinal syndromes*) 如第 3 章所述,枕骨大孔区肿瘤患者可能会出现不同寻常的临床综合征。患者会出现四肢轻瘫,伴有后头部疼痛和颈部僵硬,手和后颈部肌肉无力和萎缩,明显的不平衡,以及各种感觉变化,如果向颅内扩散,可能有小脑和后组脑神经受累的征象。这一区域缓慢生长的肿瘤如脑膜瘤,特征是产生一种“绕时钟的”无力进展,从一个肢体开始,以顺时针或逆时针的方向转移到邻近的肢体。最下部胸椎和第一腰椎的病变可能导致混合性的马尾和脊髓症状。Babinski 征表明第 5 腰椎节段以上的脊髓受累。

单独的马尾病变，总是很难与腰骶神经丛和多数的神经病变区分，在早期阶段通常伴有坐骨神经痛和其他根性疼痛和腰痛，并伴有双侧不对称、肌萎缩、无反射性麻痹、神经根性感觉丧失和括约肌障碍。这些病变必须与脊髓圆锥（脊髓的骶下段）病变区分，圆锥病变早期有膀胱和肠道紊乱（尿潴留和便秘）、腰背痛、骶段皮节的对称性感觉减退或感觉消失，肛门括约肌松弛，伴有肛门和球海绵体反射丧失，阳痿，以及有时腿部肌肉无力等。感觉异常可能先于运动和反射改变几个月。极罕见的情况下，由于不清楚的原因，胸腰髓的肿瘤（通常是髓内肿瘤）会伴有 CSF 蛋白显著升高和脑积水，这些对分流术和切除脊髓肿瘤有反应（Feldman et al）。较少的情况下，这些肿瘤伴有脑假瘤综合征。

鉴别诊断

在脊髓肿瘤的诊断中，除了前面提到的几个问题外，还出现了几个问题。在早期阶段，脊髓的肿瘤压迫或侵袭必须与其他引起身体某些节段疼痛的其他疾病区分开来，例如影响胆囊、胰腺、肾脏、胃和肠道以及胸膜的疾病等。疼痛的定位是在皮节，可由于打喷嚏、咳嗽、用力，以及有时因半卧体位而使之加重；而发现节段性感觉变化和腿部运动、反射或感觉功能的微小改变通常会提供存在脊髓 - 神经根病变的线索。在大多数情况下，MRI 会解决诊断问题。腹膜后间隙的肿瘤或血块的疼痛可引起类似于脊髓肿瘤的直立性腰背痛和夜间的腰背痛。

然后就是病灶的节段水平的定位问题。首先，感觉和运动功能缺失可能在离病灶最远的身体部位最明显，即足部或腰骶髓节段。后来，感觉和运动功能缺失的水平上升，但仍可能是在病变以下的几个节段。在确定病变的水平时，腰背痛、神经根痛和萎缩性麻痹的位置比痛觉减退的上限水平面更有帮助。

一旦确定了病变的椎体和节段水平，还有必要确定病变是硬膜外、髓外 - 硬膜内还是髓内，以及是否为肿瘤。如果有可见或可触及的脊柱畸形或椎体破坏的影像学证据，就可以很有把握地认为是硬膜外的定位。即使没有这些改变，如果神经根痛出现较早且为双侧的，如果脊柱疼痛或酸痛很明显，并有明显的叩诊痛，如果病变以下的运动症状先于感觉症状，以及如果括约肌障碍较晚，仍可怀疑是硬膜外病变。然而，仅在临床基础上对髓外 - 硬膜内病变与髓内病变进行区分往往是困难的。发现节段性肌萎缩和分离型感觉丧失（痛温觉丧失而触觉保留）指向髓内的病变。

硬膜外肿瘤，无论是原发性还是继发性，都必须与颈椎病、结核性肉芽肿、结节病、脊髓动静脉畸形、脊髓硬脊膜瘘以及某些慢性化脓性或真菌性肉芽肿病变鉴别，并与长期接受糖皮质激素治疗患者的脂肪瘤，与隐匿性肿瘤相关或独立发生的坏死性脊髓病鉴别。椎体的一些罕见疾病，诸如骨囊肿、软骨瘤、嗜酸性肉芽肿、脊索瘤，以及巨细胞瘤也必须考虑到；Ropper 和同事们（2011）对这些进行了总结。在胸段区域，椎间盘破裂或脊髓通过硬膜撕裂膨出的可能性总是存在的。在腰部区域，亦即马尾上方，还必须区分肿瘤和突出的椎间盘。在此处硬膜外肿瘤可能主要引起坐骨神经痛和腰痛，很少或没有运动、感觉、反射或括约肌障碍。在髓外 - 硬膜内病变时，诊断应主要考虑脑膜瘤、神经纤维瘤、脑膜癌病、胆脂瘤，以及畸胎瘤囊肿、脊膜脊髓炎过程或粘连性蛛网膜炎等。髓内病变通常是胶质瘤、室管膜瘤或血管畸形，或在已知的癌症背景下的髓内转移瘤。血管畸形的定义通过选择性脊髓血管造影术已在前面部分中讨论过。CSF 中的蛋白正常和 MRI 结果阴性有效地排除了髓内肿瘤。

治疗

在处理硬膜外转移时，主要的考虑是需要早期诊断，在只有腰背部疼痛和神经系统症状和体征还未出现前的阶段进行。一旦出现这些体征，特别是括约肌障碍，治疗的结果就不太成功，但仍有可能恢复良好的肢体和膀胱功能。硬膜外生长的癌症和淋巴瘤通常是通过给予大到中等剂量糖皮质激素和肿瘤区域的放射治疗来控制，尽管存在手术的选项，并能提供更快的减压和稳定脊柱的机会。外科手术或立体定向放疗的选择是复杂的，部分地是程式化的，并取决于如下所述的生存可能性，也可能取决于肿瘤的放射敏感性，如 Ropper 和 Ropper 所总结的。这两种治疗方法的任何一种都可以辅以内分泌治疗（对乳腺癌和前列腺癌），以及抗肿瘤药物（某些淋巴瘤和骨髓瘤）。止痛有时很难达到，需要毒麻药。Gilbert 和同事们提供的证据表明，接受大剂量糖皮质激素（地塞米松 16~60mg）和分级放疗（前 3 天每次 500cGy，然后间隔放疗直到 3 000cGy）的患者，与接受手术减压的患者效果一样好。然而，Nieder 和同事们对 5 种不同的放疗方案进行了比较，发现它们之间几乎没有区别。Gerszten 和他的同事在 2009

年发出了一篇经常被引用的关于放疗方案的综述，但是技术变化如此之快，以至于很难确定和比较转归。任何特定的肿瘤的放射敏感性问题已经成为一个相对的问题，因为通过特殊的（立体定向）技术，大剂量的局部放射正以一个或几个分级传递。

椎板切除术和减压术适用于防止不可逆的压缩效应和快速生长的肿瘤引起脊髓梗死，它导致近期和压迫水平以下严重的功能丧失。如果截瘫发生在1天或2天或更短的时间内，而且患者的癌症整体状态使其至少能存活几周，那么已经进展的病例就可以进行手术了。Patchell和他的同事比较放射治疗与手术治疗的试验经常被引用，提示手术治疗可以延长下床活动的时间。所有这些评论，以及试验都是指脊髓在单一的水平上受压。如果以前对脊柱施加了最大的安全辐射剂量，或者只能从脊髓受压部位获得的组织来进行诊断，通常采取手术姑息。

如果一般可以安全地切除髓外-硬膜内肿瘤，这也适用于有症状的良性硬膜外肿瘤。髓内胶质瘤的治疗包括椎板切除术、减压术，个别病例病灶切除和放射治疗等。这样的患者可能会有所改善，并能在10年或更长的时间过上有益的生活。Constantini和他的同事，基于对髓内病变的大量经验，主要是儿童和年轻人的胶质瘤，推荐肿瘤的根治性切除，但这种方法还没有经过试验。

脊髓压迫的其他原因

硬膜外脂肪沉积，也称为硬膜外脂肪瘤病（*epidural lipomatosis*）伴脊髓压迫症，发生于库欣病（Cushing disease）和长期使用糖皮质激素后，但也可在没有这些疾病的情况下发生。临床表现可能提示椎间盘源性疾病（discogenic disease）（Lipson et al）。在椎板切除术中发现大量的正常脂肪组织，切除这些组织是可以治愈的。降低类固醇的剂量和限制热量可以帮助调动脂肪和减轻症状。椎管内脂肪瘤也是发育性脊髓拴系的一个组成部分，但在这一过程中，主要问题是由于脊髓拉伸，而不是压迫导致的一种脊髓圆锥脊髓病（conus medullaris myelopathy）（见第37章以及Thomas and Miller）。

蛛网膜憩室（*arachnoid diverticula*），是来自脊神经后根的硬脊膜内或硬脊膜外的外囊，是神经根-脊髓综合征的罕见原因，由别赫捷列夫（Bechterew）在1893年首次描述。它们往往发生在胸部或腰骶部。正如Cilluffo等所描述的，症状按频率降低顺序依次为疼痛、神经根性无力和感觉障碍、步态障碍，以及括约肌障碍等。蛛网膜憩室与骨质疏松症、强直性脊柱炎和蛛网膜炎的频繁的关联，使得很难解释憩室本身的作用。手术切除憩室袋的结果难以预料。它们的临床重要性更多的是作为自发性脑脊液漏和低颅压综合征的来源（见第29章）。

脊髓压迫症伴有截瘫可能是由髓外造血作用（*extramedullary hematopoiesis*）引起的，发生在骨髓硬化症、地中海贫血、发绀型心脏病、骨髓性白血病、缺铁性贫血和真性红细胞增多症等。如前所述，后纵韧带骨化也会出现类似的现象。

椎体的孤立性骨软骨瘤（*osteochondromas*）和遗传型的多发性外生骨疣（*multiple exostoses*）是脊髓压迫症的其他报告的原因。在Buur和Morch报告的病例中，临床综合征是一种进展数月的纯痉挛性轻截瘫。

山黧豆中毒（另见第41章）

从达斯图尔（Dastur）的有趣的历史回顾中可以了解到，欧洲的希波克拉底（Hippocrates）、普林尼（Pliny）和盖伦（Galen），到中东的阿维森纳（Avicenna），以及古印度教徒都知道山黧豆中毒这种疾病。山黧豆中毒（*lathyrism*）这一术语是被意大利的坎塔尼（Cantani）使用的，因为它被认为与食用家山黧豆（*Lathyrus sativus*），如野豌豆（chickling vetch）、巢菜（vetch pea）或草豌豆（grass pea）有关。

这种疾病在印度和非洲的一些地区仍然很常见。在这些地区，在小麦和其他谷物供应短缺的饥荒时期，可能几个月的饮食都是由草豌豆制成的面粉组成的。处在这种状况的人们，会出现两腿渐进性无力，伴有痉挛状态和肌肉抽筋。还伴感觉异常、麻木、腿部蚁走感，以及尿频和尿急、勃起功能障碍和括约肌痉挛等。上肢可表现出粗大震颤和不自主运动。这些症状一旦形成，就或多或少是永久性的，但不会进展，大多数患者可以活到他们的自然寿命。

达斯图尔（Dastur）只知道两份关于山黧豆中毒的神经病理学报告，一份是英国的Buzzard和Greenfield，另一份是俄国的Filiminoff报告的。他们的两名患者多年来一直处于静止性截瘫状态。Greenfield注意到脊髓中上升和下降传导束的丢失，特别是皮质脊髓束和直接脊髓小脑束。Filiminoff观察到侧柱和后柱中有髓纤维的丢失。与Spencer及其同事的病例不同，患者上肢有痛温觉丧失。较大的贝茨(Betz)细胞消失了,而前角细胞没有受到影响。在变性的传导束中可见胶质细胞增生和血管增厚。

这种疾病长期被怀疑的中毒性质,最终被斯宾塞(Spencer)和他的同事证实。他们从草豌豆中提取出一种神经兴奋性氨基酸,beta-*N*- 草酰氨基丙氨酸(beta-*N*-oxalylaminoalanine,BOAA),通过给猴子提供这种物质的营养饮食,能够引起猴子的皮质脊髓功能障碍。随后,Hugon 和他的同事们通过给猴子喂食家山黧豆,并添加这种豆类的酒精提取物,从而制成了一种山黧豆中毒的灵长类动物模型。这些发现倾向于否定了其他几个被认为是致病因素的重要性,即营养不良、麦角菌污染,以及来自箭舌豌豆(*Vicia sativa*)毒素,后者是一种与山黧豆属植物一起生长的常见的野豌豆。

称为孔佐(*konzo*)(是西非的科特迪瓦地名——译者注)的非洲急性痉挛性截瘫(African acute spastic paraplegia)有类似的中毒发病机制;它是由木薯(cassava)制成的面粉中的氰化物样化合物引起的。

神经管闭合不全综合征(脊柱裂)和脊髓栓系

神经管闭合不全综合征(dysraphic syndromes)也称为脊柱裂(spina bifida),以及脊髓栓系(tethered cord),这些在第 37 章中有过描述,但是在马尾和脊髓圆锥的慢性和进展性综合征病例中也应考虑到。

家族性痉挛性截瘫(见第 38 章)

家族性痉挛性截瘫(familial spastic paraplegia),亦即进行性痉挛性截瘫有几种家族性形式,有些在儿童期起病,其他的始于成年期。几乎我们所有的成人病例的遗传模式都是常染色体显性遗传。缺乏感觉症状和体征和直到疾病晚期仍保留括约肌功能是重要的诊断特征。在痉挛性截瘫与小脑性共济失调或痴呆相关的意义上,许多成人病例是“复杂的”。相比之下,原发性侧索硬化(*primary lateral sclerosis*,*PLS*),一种散发型运动系统的变性疾病,其特征是纯痉挛性截瘫和延髓的痉挛性麻痹,无论是初期还是进展,变化的结果都局限于皮质脊髓束通路。这些疾病在第 38 章中与遗传性变性疾病,以及在第 36 章中与肾上腺脑白质营养不良相关的脊髓病进行了广泛讨论。

脊髓空洞综合征的节段性感觉分离伴手臂肌萎缩

脊髓空洞综合征(syringomyelic syndrome)最常见的病因是发育性脊髓空洞症,即不明原因的脊髓中央的空洞化,但也可观察到类似的临床综合征与其他病理状态有关,如脊髓内肿瘤、创伤性脊髓病、放射后脊髓病、梗死(脊髓软化)、出血(脊髓积血),以及罕见的,髓外肿瘤、颈椎病、脊髓蛛网膜炎,以及颈髓的坏死性脊髓炎等。

脊髓空洞症(另见第 37 章)

脊髓空洞症(syringomyelia)一词源于希腊语 *syrinx*[是空管(pipe or tube)之意],被定义为脊髓的慢性进行性退行性或发育性疾病,临床上表现为无痛性无力和手及臂消瘦(手臂肌萎缩)和分离型节段性感觉缺失,即痛温觉丧失而触觉、关节位置觉和振动觉保留(如下文所述)。其原因是脊髓中央部分的空腔化,通常在颈部,但在某些病例中向上延伸到延髓和脑桥,即延髓空洞症(syringobulbia),或向下进入胸段,甚至到达腰段。通常会有相关的脊柱发育异常(如胸椎侧弯、椎体融合,或 Klippel-Feil 畸形),颅底发育异常(扁平颅底和颅底凹陷症),并与小脑和脑干发育畸形(特别是 Chiari 畸形 I型)有特殊的关联。发育性脊髓空洞症的大部分病例具有 Chiari 畸形 I型,包括小脑扁桃体下降到枕骨大孔以下,如第 37 章所述。还有一组不太常见但被详细描述的脊髓空洞症,源于前面提到的获得性病变,如髓内肿瘤(星形细胞瘤、血管母细胞瘤、室管膜瘤)和先前的脊髓创伤性或出血性坏死。

以下的分类是基于对发育性脊髓空洞症病理的较广泛的经验提出的,由巴奈特(Barnett)和同事们进行修订,不幸的是它造成了一些混淆,因为它模拟了 Chiari 畸形的罗马数字分类,有时它与 Chiari 畸形相关联。

Ⅰ型. 脊髓空洞症伴枕骨大孔梗阻和中央管扩张(发育型)

A. 伴 Chiari 畸形 I型

B. 伴枕骨大孔其他梗阻性病变,通常是骨畸形

Ⅱ型. 脊髓空洞症不伴枕骨大孔梗阻(特发性发育型)

Ⅲ型. 脊髓空洞症伴其他脊髓疾病(获得型)

A. 脊髓肿瘤(通常为髓内肿瘤,特别是血管母

细胞瘤）

B. 创伤性脊髓病

C. 脊髓性蛛网膜炎和硬脊膜炎

D. 由脊髓压迫症的继发性脊髓软化（肿瘤、颈椎病），梗死，脊髓出血

Ⅳ型．纯脊髓积水（中央管的发育性扩张），伴或不伴脑积水

历史注释　虽然脊髓的病理性空腔化早在16世纪就被认识到了，但脊髓空洞症（*syringomyelia*）这一术语是奥利维耶·昂热（Ollivier d'Angers）于1827年首次用来描述这一过程（被Ballantine et al引用）。后来，在认识到中央管是正常结构后，Virchow（1863）和Leyden（1876）认为脊髓的空腔化起源于中央管的异常扩张，他们将这一过程重新命名为脊髓积水（*hydromyelia*）。脊髓中央部分的空腔被Hallopeau（1870）确认与中央管不相连，Simon在1875年提出脊髓空洞症这一术语应保留给这种空洞，而脊髓积水一词应限于中央管的单纯扩张。因此，一个世纪以前，关于发病机制的争论就已经开始了，直到今天还没有定论。

临床特征

前面列出的四种病理类型的临床表现各不相同，其差异不仅取决于空洞的范围或程度，也取决于相关的病理改变，特别是那些与Chiari畸形相关的病变。当没有Chiari畸形时，应怀疑脊髓空洞症与髓内肿瘤（Ⅲ型），特别是室管膜瘤的关联；有一种分离性感觉运动异常延伸到身体的许多部分。我们在成人中所见的大多数脊髓空洞症病例都来自室管膜瘤。对于冯·希佩尔-林道病（von Hippel-Lindau disease），诊断取决于在空洞和视网膜发现特征性的遗传性血管母细胞瘤和发现小脑血管畸形。在创伤后病例中，已稳定数月或数年的脊髓坏死开始引起疼痛和扩散性感觉或运动丧失，只在原始病灶以上的节段可以识别出来（Schurch et al）。在Rossier和同事们的创伤性脊髓病的病例中，大约3%发生了这种情况，在四肢瘫的患者中比截瘫患者中更常见。创伤后的空洞在解剖学上不像通常形式的脊髓空洞症那样明确，而是由几个相邻的神经胶质内衬的脊髓软化区组成，有不同程度的空腔化。在一些脊髓术后数年出现进行性脊髓症状的病例中，病变曾被证明是蛛网膜炎和脊髓萎缩之一，而不是空洞（Avrahami et al）。

在典型的发育性空洞Ⅰ型，即特发性、Chiari相关的发育性脊髓空洞症中，症状通常开始于成年早期（20~40岁）。男性和女性受到的影响是一样的。罕见的，一些异常在出生时就被注意到，但通常第一个症状出现在儿童晚期或青春期。通常起病隐匿，病程不规则地进展。在许多情况下，这些症状或体征是偶然发现的，例如，由于无痛烧伤或手部萎缩，而且患者不能说出疾病何时开始的。极少的情况下，几乎是卒中样发病或恶化；有一些记载的病例在剧烈地用力或突然咳嗽后发病，原有的症状加重或出现新的症状。创伤是不太确定的诱因。一旦疾病被确诊，一些患者的病情在几年，甚至几十年都没有什么变化，但更常见的情况是，病情会在5~20年内间歇性进展到需要坐轮椅的地步。这种变化多端的病程使得评估治疗效果变得困难。

疾病演变过程中任何一点的精确的临床表现都依赖于空洞的横截面和纵向范围，但某些临床特征非常常见，而如果没有这些特征就很难做出诊断。这些习惯上援引的特征元素是：①手和手臂的节段性无力和萎缩，②手臂的部分或全部腱反射消失，以及颈部、肩和手臂的节段性分离型感觉缺失（痛温觉丧失和触觉保留）。这些最后一种导致脊髓空洞症最典型的特征是手部的无痛性创伤和烧伤。最后，在广泛的空洞化的情况下，由于皮质脊髓束（可能在交叉处）和颈髓区后柱受累，出现两腿的无力和共济失调。

许多病例还增加了脊柱后侧凸（kyphoscoliosis），其中近四分之一的病例有明显的颈枕畸形，包括短颈、低发际线、头颈怪异姿势、颈椎融合或缺失，亦即克利佩尔-费尔畸形（Klippel-Feil abnormality）。

两侧受影响的特定肌群可能有所不同。在例外的情况下，运动功能不受影响，而节段性分离性感觉缺失和/或疼痛是该病的唯一标志。在少数病例中，特别是那些Chiari畸形的患者，手臂的反射被保留，甚至过度活跃，可能如所预期的是上运动神经元而不是下运动神经元受累。或者肩部肌肉可能有萎缩，手部痉挛。如果有下肢无力，则为痉挛（皮质脊髓）型。

典型的节段性感觉分离通常是双侧性的，但是只影响一只手和手臂的单侧模式也会遇到，肌萎缩也是如此。感觉丧失呈一种"披肩"或半披肩模式分布，通常延伸到头后部或面部和到躯干。虽然触觉通常保留，但也有受损的情况，通常是在躯干或手的痛觉缺失最严重的区域。特殊情况下，在存在肌萎缩部位没有感觉丧失，并曾有记录只有脑积水和脊髓积水的病例出现痉挛性轻截瘫。如果手臂的触

觉受到影响,关节位置觉和振动觉也会受到损害。在下肢和腹部上方,近端可能有一些痛温觉丧失,但更常见的是有振动觉和位置觉丧失,这表明有后柱病变,并且是共济失调的基础。一种霍纳综合征,可能是由于同侧中间外侧细胞柱在 C8、T1 和 T2 水平受累所致。

疼痛曾是我们大约半数的发育型脊髓空洞症患者的一个症状。疼痛通常是单侧或在一侧的颈部、肩部和手臂更明显;它具有灼烧、酸痛的性质,主要是在感觉受损区域或其边缘。在少数患者中,它累及面部或躯干。经常存在一种颅骨基底部或颈后区疼痛,可因咳嗽、打喷嚏或弯腰而加重(短暂劳力性疼痛),但正如 Logue 和 Edwards 指出的,这种类型的疼痛可能是 Chiari 畸形不伴脊髓空洞症的一个特征,这种情况下可能是由于颈神经根受压或受牵拉所致。

延髓空洞症(*syringobulbia*)是下部脑干等同于脊髓空洞症。通常两者是共存的,而脑干空洞只是上部脊髓空洞的延伸,但偶尔延髓的表现出现于脊髓之前,或罕见地,独立地发生。神经胶质裂隙或腔最常位于延髓的外侧被盖,但也可以延伸至脑桥,极少见情况甚至更高。症状和体征典型的是单侧症状,包括眼球震颤、痛觉缺失和面部温度觉缺失(麻木),舌的消瘦和无力(构音障碍),腭和声带麻痹(吞咽困难和声音嘶哑)。复视、发作性眩晕、三叉神经痛或面部感觉丧失,以及持续的呃逆是不太常见的症状。由于可以理解的原因,脑干多发性硬化的诊断经常被提出。Jonesco-Sisesti 已对延髓空洞症的临床和病理特征做了详细描述。

当 Chiari 畸形伴发于脊髓空洞症和延髓空洞症时,可能很难区分这两种疾病的影响。一个典型的例子如图 37-4 所示。Chiari 畸形最显著的临床特征是眼球震颤、小脑共济失调、劳力性头颈部疼痛、下肢明显的皮质脊髓束和感觉传导束受累、脑积水,以及颅颈部畸形等。脊髓空洞症不伴 Chiari 畸形但枕骨大孔处有其他梗阻型病变时,其临床表现基本相同,而枕骨大孔病变的性质只能通过 MRI 或手术探查来确定。

脊髓积水

脊髓积水(hydromyelia)是指与发育性脊髓空洞症不同的中央管扩张。脊髓积水与脊髓空洞症之间的关系一直是无休止的争论的来源,部分原因是对这两个病变都缺乏连贯的病理生理学解释。至少有一种关于脊髓空洞症起源的假说包括中央管的最初扩张(见下文)。我们的印象是,在没有临床变化的情况下,中央管在一些胸节段上出现相对不进展的、界限分明的圆柱形扩大是非常常见的,它代表一个独立的实体。在我们曾注意到的少数症状性脊髓积水病例中,通常会有一个长期的先天性脑积水,多年后合并肩部和手臂及手部肌肉的进行性无力和萎缩。更常见的情况是,在上部脊髓没有相关的梗阻,也没有脑积水,因此我们认为大多数病例是良性的,相对而言不会进展。在过去,纯脊髓积水存在的证据曾是根据尸检显示巨大的中央管增宽,无论是否伴有脑积水。目前,脊髓积水很容易通过 MRI 诊断,并且大量无症状病例被发现,引起不必要的关注和神经科的会诊。

脊髓空洞症Ⅰ型的发病机制

动物实验研究表明,CSF 有一个正常的流动通路,从脊髓蛛网膜下腔穿过血管周围间隙,进入脊髓实质,并可能进入中央管。有人认为,流动受阻可能解释中央管的扩张,或形成一个平行或附加的空洞管腔。

加德纳(Gardner)是发育性脊髓空洞症发病机制的主要提倡者之一,即 CSF 从中央管正常流向第四脑室及其出口,由于 Luschka 孔和 Magendie 孔的阻塞而受阻。因此,脉络膜丛收缩期脉动产生的 CSF 压力脉冲波从第四脑室经中央管传入脊髓。根据这一理论,空洞主要由一个极大扩张的中央管与一个憩室组成,憩室从中央管分出,沿着灰质和邻近的纤维束剖开。脊髓空洞症的发生频率与颅颈交界处畸形有关,也就是与 Chiari 畸形和其他可能干扰 CSF 正常流动的病变有关,为这一理论提供了依据。

然而,在许多情况下,加德纳的流体力学理论不能解释脊髓空洞症。例如,在一些病例中,Luschka 孔和 Magendie 孔被发现是通畅的,而颅后窝或枕骨大孔阻塞 CSF 流动的其他异常并不明显。此外,在许多病例中,包括我们已检查过的几个病例,连续的组织学切片都未能证明第四脑室与脊髓内的空洞或空洞上方中央管的加宽有连接(另见 Hughes)。加德纳的学说在其他方面也曾受到质疑。Ball 和 Dayan 计算出,传入脊髓的脉冲压力波振幅很低,不太可能产生空洞。他们认为,由于颅颈交界处的蛛网膜下腔梗阻,颈髓周围的 CSF 在紧张或体力活动时压力增加,沿着 Virchow-Robin 间隙或其他软脑膜下通道进入脊髓。经过很长一段时间,可能是在创伤性损伤的作用下,小的液体池合并形成一个空洞。在他们看来,最初空洞是独立于中央管形成的,但最终两者可能会连接在一起，使得管道继发性扩大，称为外部脊髓积水（hydromyelia ex vacuo）。Heiss 和同事们的发现支持了这一理论。他们发现脊髓空洞症的进展是由小脑扁桃体的压缩效应产生的，它部分阻塞了枕骨大孔处的蛛网膜下腔，并产生了从外部而不是从内部压迫脊髓的压力波；压力波随着每次心跳向尾部传送空洞液。这些年来人们提出的假说还远不止这些，但是没有一个被证实。

作者倾向于最初由 Gordon Holmes 提出，并由 Ball 和 Dayan 详细阐述的流体动力学机制类型。根据这种观点，在颅底、颈椎、小脑 - 脊髓 Chiari 畸形、脊髓空洞症，以及脊髓周围的 CSF 流体动力学紊乱之间存在着一种关联。Logue 和 Edwards 记录了几例脊髓空洞症病例，其中枕骨大孔被其他病变阻塞，而不是 Chiari 畸形，例如，被硬脊膜囊肿、局限性蛛网膜炎、寰枢椎融合、单纯性小脑囊肿和颅底凹陷症等（见 Williams 对许多病因假说的综述）。

不论其起源方式如何，空洞首先占据脊髓颈段的中央灰质，通常独立于中央管，但有时延伸到中央管。它阻断了几个连续的脊髓节段前连合中交叉的痛温觉纤维。随着空腔的扩大，它对称或不对称地延伸至脊髓的后角和前角，最终延伸至脊髓的侧索和后索。它可能使脊髓扩大。沿空腔内排列有星形胶质细胞和一些厚壁血管，腔内液体清晰，在我们的患者中，蛋白含量相对较低，类似颅内的 CSF。

空腔化（cavitation）几乎总是出现在脊髓的颈髓部分，并且只能从颈髓延伸到胸髓与腰髓部分，有时是通过一个小的、扁平的和薄的、偏心的位置。空腔或胶质隔都可能不对称地向延髓延伸，通常在邻近三叉神经降束形成延髓空洞。

诊断

脊髓空洞症的临床表现很有特征性，因此诊断很少有疑问。现在我们可以通过脑和脊髓矢状位 MRI 获得创伤性或发育性空洞（图 42-14）、Chiari 畸形和其他枕骨大孔病变的直观展示（见图 37-4）。此外，在 CT 脊髓造影数小时后，对比剂可能通过脊髓表面扩散，直接填充于空洞和中央管中。

某些优先影响上肢神经中小纤维的很少见的多发性神经病，如淀粉样蛋白、丹吉尔病（Tangier disease）和法布里病（Fabry disease）等，可能复制空洞的特征性分离性感觉丧失[假脊髓空洞功能缺失（pseudo syringomyelic deficit）]，但运动异常在这些神经病的病例中并不突出。这些疾病在第 43 章中讨论。

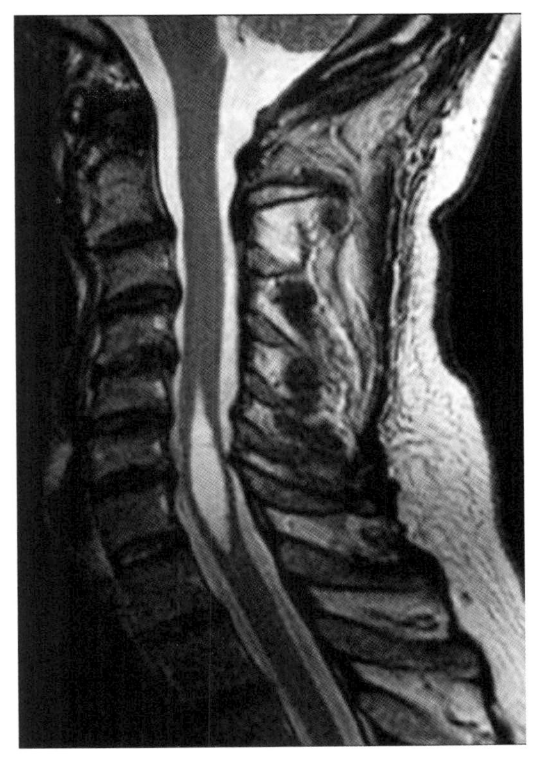

图 42-14　MRI 的矢状位 T2 加权像显示发育性脊髓空洞症不伴 Chiari 畸形。颈髓明显地扩张，但只有手臂的脊髓丘脑性感觉丧失体征

治疗

对于起源于肿瘤的病例，通常是成人室管膜瘤，可以切除肿瘤并对空洞腔进行一定程度的减压，以防止症状的发展。囊液可能是高蛋白质和黏液性的（不像通常空洞的低蛋白液体）。

对脊髓空洞症Ⅰ型（与 Chiari 畸形有关）唯一有持久价值的治疗是对枕骨大孔和上部颈髓中央管进行手术减压。对头痛和颈部疼痛是最有效的，共济失调和眼球震颤往往持续存在，但这些都与 Chiari 畸形有关。空腔至少趋于停止扩大。以前推荐的放射治疗并没有任何获益。加德纳（Gardner）建议的堵塞第四脑室与颈髓中央管之间连接的手术已被放弃。这一手术过程有并发症，而且效果并不比单纯减压术好。减压手术也有一定的风险，特别是如果试图切除小脑扁桃的突出部分时。在 Logue 和 Edwards 的系列中，包含 56 例脊髓空洞症Ⅰ型患者，大部分患者枕颈部疼痛通过减压得到了缓解，但肩 - 臂疼痛通常持续存在。腿的上运动神经元无力和感觉性共济失调常得到改善，而脊髓空洞症的节段性感觉和运动表现却没有改善。在过去，Hankinson 曾报告 75% 的脊髓空洞症Ⅰ型患者的减压效果良好。在 Stevens 和同事们对 141 例成年患者的回顾性综述中，小脑扁桃体轻度下降的患者中，50% 的患者获得了良好的手术结果，但在小脑严重异位的患者中，只有 12% 的患者获得了良好的手术结果。扩张的空洞得到了较好的结果。这些疾病的长期病程是否改变尚未确定。其他的 Chiari- 空洞的手术系列在第 37 章中讨论和引用。

空洞切开术（syringotomy）和空腔分流术在Ⅰ型和部分Ⅱ型（特发性）病例中一直在施行，但是结果难以预测。Love 和 Olafson 对 40 例这两种类型（主要是Ⅱ型）患者进行了这种手术，称 30% 的患者的结果很好。Schurch 和同事们在他们的 7 例病例中，通过脊柱固定术和空洞切开术在脊髓空洞内放置 T 形管，有 5 例患者的疼痛和运动无力得到了改善。在一项较近期和综合性研究中，73 例发育性空洞患者接受了 Sgouros 和 Williams（1995）的手术治疗，一半的患者在 10 年内保持临床稳定，然而 15% 的患者在术后出现了严重的并发症。我们在这一手术方面的经验并没有使我们相信它有持久价值；这些患者中的大多数，甚至那些最初报告有一些改善的患者，很快就恢复到了术前状态，然后，这种疾病就会以通常的方式发展。尽管如此，扩大的颈髓随着临床渐进性恶化，仍可能需要尝试空腔分流术。其他评论见第 37 章。

对创伤后病例的手术只会有稍微好一些的结果。对于不完全性脊髓病，Shannon 和同事们的所有 10 例患者都通过空洞切开术缓解了疼痛。当他们发现脊髓病是完全性的，脊髓被离断并且切除了上肢残端。Sgouros 和 Williams（1996）研究了 57 例这样的患者，并推荐减压的椎板切除术和蛛网膜下腔重建作为创伤腔的几种治疗方法中最有效的。Brodbelt 和 Stoodley 的文章对脊髓空洞症的手术入路进行了广泛的回顾，他们试验性地建议松解蛛网膜粘连比分流或脊髓横断术更可取，但承认目前的治疗状态不令人满意。

不常见的症状性单纯脊髓积水的病例可能从脑积水的脑室 - 腹膜分流术中获益，并曾经报告一些极好的结果。这种手术方法也尝试用于Ⅰ型发育型病例中，但除非伴有脑积水，否则效果不佳。通过切断骶髓的尖端来引流中央管是不成功的，而且可能是有害的。大多数脊髓积水的患者不需要治疗。

关于脊髓疾病的结语

应该始终铭记，在 30 多种脊髓疾病中，许多常见的疾病都有有效的治疗手段，诸如颈椎病，髓外脊髓肿瘤，硬膜外脓肿，血肿和肉芽肿（结核、真菌、结节病），脊髓炎，脊髓空洞症，以及亚急性联合变性和其他形式的营养性脊髓病等。许多炎症性脊髓病对免疫调节治疗反应良好。医生的主要职责是确定患者是否患有这些可治疗的疾病。

（张丽梅 刘卫彬 译 王维治 校）

参考文献

Adams CBT, Logue V: Studies in cervical spondylotic myelopathy. *Brain* 94:557, 569, 1971.

Allen AR: Surgery of experimental lesions of the spinal cord equivalent to crush injury of fracture dislocation of the spinal column: A preliminary report. *JAMA* 57:878, 1911.

American Spinal Injury Association: *Standards for Neurological Classification of Spinal Injury Patients*. Chicago, American Spinal Injury Association, 1984.

Aminoff MJ, Logue V: The prognosis of patients with spinal vascular malformations. *Brain* 97:211, 1974.

Angeli CA, Boakye M, Morton RA, et al: Recovery of over-ground walking after chronic motor complete spinal cord injury. *N Engl J Med* 379:1244, 2018.

Antoni N: Spinal vascular malformations (angiomas) and myelomalacia. *Neurology* 12:795, 1962.

Avrahami E, Tadmor R, Cohn DF: Magnetic resonance imaging in patients with progressive myelopathy following spinal surgery. *J Neurol Neurosurg Psychiatry* 52:176, 1989.

Baker AS, Ojemann RG, Swartz MN, Richardson EP Jr: Spinal epidural abscess. *N Engl J Med* 293:463, 1975.

Bakshi R, Kinkel PR, Mechtler LL, et al: Magnetic resonance imaging findings in 22 cases of myelitis: Comparison between patients with and without multiple sclerosis. *Eur J Neurol* 5:35, 1998.

Ball MJ, Dayan AD: Pathogenesis of syringomyelia. *Lancet* 2:799, 1972.

Ballantine HT, Ojemann RG, Drew JH: Syringohydromyelia. In: Krayenbuhl H, Maspes PE, Sweet WH (eds): *Progress in Neurological Surgery*. Vol 4. New York, Karger, 1971, pp 227–245.

Barnett JHM, Foster JB, Hudgson P: *Syringomyelia*. Philadelphia, Saunders, 1973.

Bartleson JO, Cohen MD, Harrington TM: Cauda equina syndrome secondary to long-standing ankylosing spondylitis. *Ann Neurol* 14:662, 1983.

Bell HS: Paralysis of both arms from injury of the upper portion of the pyramidal decussation "cruciate paralysis." *J Neurosurg* 33:376, 1970.

Berkowitz AL, Samuels MS: The neurology of Sjogren's syndrome and the rheumatology of peripheral neuropathy and myelitis. *Pract Neurol* 14:14, 2014.

Blacker DJ, Wijkicks EFM, Rama Krishna G: Resolution of severe paraplegia due to aortic dissection after CSF drainage. *Neurology*

61:142, 2003.

Blackwood W: Discussion of vascular disease of the spinal cord. *Proc R Soc Med* 51:543, 1958.

Braakman R: Management of cervical spondylotic myelopathy and radiculopathy. *J Neurol Neurosurg Psychiatry* 57:257, 1994.

Bracken MR, Shepard MJ, Collins WF, et al: Methylprednisolone or naloxone treatment after acute spinal cord injury: 1-year follow-up data. *J Neurosurg* 76:23, 1992.

Brain WR: Discussion on rupture of the intervertebral disc in the cervical region. *Proc R Soc Med* 41:509, 1948.

Brain WR, Northfield D, Wilkinson M: The neurological manifestations of cervical spondylosis. *Brain* 75:187, 1952.

Brodbelt AR, Stoodley MA: Posttraumatic syringomyelia: A review. *J Clin Neurosci* 10:401, 2003.

Brown P, Thompson PD, Rothwell JC, et al: Axial Myoclonus of propriospinal origin. *Brain* 114:197, 1991.

Burns RJ, Jones AN, Robertson JS: Pathology of radiation myelopathy. *J Neurol Neurosurg Psychiatry* 35:888, 1972.

Buur T, Morch MM: Hereditary multiple exostoses with spinal cord compression. *J Neurol Neurosurg Psychiatry* 46:96, 1983.

Caccamo DV, Garcia JH, Ho K-L: Isolated granulomatous angiitis of the spinal cord. *Ann Neurol* 32:580, 1992.

Candon E, Frerebeau P: Abcés bacteriens de la moelle épinière. *Rev Neurol* 150:370, 1994.

Cannon WB, Rosenblueth A: *The Supersensitivity of Denervated Structures*. New York, Macmillan, 1949.

Chang CWJ, Donovan DJ, Liem LK, et al: Surfer's myelopathy. *Neurology* 79:2171, 2012.

Cheshire WP, Santos CC, Massey EW, Howard JF: Spinal cord infarction: Etiology and outcome. *Neurology* 47:321, 1996.

Cilluffo JM, Gomez MR, Reese DF, et al: Idiopathic (congenital) spinal arachnoid diverticula. *Mayo Clin Proc* 56:93, 1981.

Clark K: Injuries to the cervical spine and spinal cord. In: Youmans JR (ed): *Neurological Surgery*, 2nd ed. Philadelphia, Saunders, 1982, pp 2318–2337.

Collins WF, Chehrazi B: Concepts of the acute management of spinal cord injury. In: Mathews WB, Glaser GH (eds): *Recent Advances in Clinical Neurology*. London, Churchill Livingstone, 1983, pp 67–82.

Confavreux C, Larbre J-P, Lejeune E, et al: Cerebrospinal fluid dynamics in the tardive cauda equina syndrome of ankylosing spondylitis. *Ann Neurol* 29:221, 1991.

Constantini S, Miller DC, Allen JC, et al: Radical excision of intramedullary spinal cord tumors: Surgical morbidity and long-term follow-up evaluation in 164 children and young adults. *J Neurosurg* 93:183, 2000.

Costigan DA, Winkelman MD: Intramedullary spinal cord metastasis. *J Neurosurg* 62:227, 1985.

Cruickshank EK: A neuropathic syndrome of uncertain origin. *West Indian Med J* 5:147, 1956.

Dahlberg PJ, Frecentese DF, Cogbill TH: Cholesterol embolism: Experience with 22 histologically proven cases. *Surgery* 10:737, 1989.

Darouiche RO: Spinal epidural abscess. *N Engl J Med* 355:2012, 2006.

Dastur DK: Lathyrism. *World Neurol* 3:721, 1962.

de Seze J, Stojkovic T, Breteau G, et al: Acute myelopathies. Clinical, laboratory and outcome profiles in 79 cases. *Brain* 124:1509, 2001a.

de Seze J, Stojkovic T, Hachulla E, et al: Myélopathies et syndrome de Gougerot-Sjögren: Étude clinique, radiologique et profil évolutif. *Rev Neurol* 157:6, 2001b.

DeVivo MJ, Kartus PT, Stover SI: Seven-year survival following spinal cord injury. *Arch Neurol* 44:872, 1987.

Dickman CA, Hadley NM, Pappas CTE, et al: Cruciate paralysis: A clinical and radiologic analysis of injuries to the cervicomedullary spine. *J Neurosurg* 73:850, 1990.

Douglas MA, Parks LC, Bebin J: Sudden myelopathy secondary to therapeutic total-body hyperthermia after spinal-cord irradiation. *N Engl J Med* 304:583, 1981.

Duke RJ, Hashimoto S: Familial spinal arachnoiditis. *Arch Neurol* 30:300, 1974.

Ell JJ, Uttley D, Silver JR: Acute myelopathy in association with heroin addiction. *J Neurol Neurosurg Psychiatry* 44:448, 1981.

Elsberg CA: *Surgical Diseases of the Spinal Cord, Membranes and Nerve Roots: Symptoms, Diagnosis and Treatment*. New York, Hoeber-Harper, 1941.

Epstein JA, Epstein NE: The surgical management of cervical spinal stenosis, spondylosis, and myeloradiculopathy by means of the posterior approach. In: Cervical Spine Research Society (ed): *The Cervical Spine*. Philadelphia, Lippincott, 1989, pp 625–669.

Feldman E, Bromfield E, Navia B, et al: Hydrocephalic dementia and spinal cord tumor. *Arch Neurol* 43:714, 1986.

Filiminoff IN: Zur pathologisch-anatomischen Charakteristik des Lathyrismus. *Z Ges Neurol Psychiatry* 105:76, 1926.

Flanagan EP, Krecke KN, Marsh RW, et al: Specific pattern of gadolinium enhancement in spondylitic myelopathy. *Ann Neurol* 76:54, 2014.

Flanagan EP, McKeon A, Lennon VA, et al: Paraneoplastic isolated myelopathy: Clinical course and neuroimaging clues. *Neurology* 76:2089, 2011.

Foix C, Alajouanine T: La myelite necrotique subaigue. *Rev Neurol* 2:1, 1926.

Fox MW, Onofrio BM, Kilgore JE: Neurological complications of ankylosing spondylitis. *J Neurosurg* 78:871, 1993.

Fulton JF: *Physiology of the Nervous System*. London, Oxford University Press, 1943.

Gardner WJ: Hydrodynamic mechanism of syringomyelia: Its relationship to myelocele. *J Neurol Neurosurg Psychiatry* 28:247, 1965.

Gerszten PC, Mendel E, Yamada Y: Radiotherapy and radiosurgery for metastatic spine disease. *Spine* 34:S78, 2009.

Gilbert RW, Kim J-H, Posner JB: Epidural spinal cord compression from metastatic tumor: Diagnosis and treatment. *Ann Neurol* 3:40, 1978.

Greenfield JG, Turner JWA: Acute and subacute necrotic myelitis. *Brain* 62:227, 1939.

Guttmann L: *Spinal Cord Injuries: Comprehensive Management and Research*. Oxford, UK, Blackwell, 1976.

Hamandi K, Mottershead J, Lewis T, et al: Irreversible damage to the spinal cord following spinal anesthesia. *Neurology* 59:624, 2002.

Hankinson J: Syringomyelia and the surgeon. In: Williams D (ed): *Modern Trends in Neurology*. Vol 5. Oxford, Butterworth, 1970, pp 127–148.

Haymaker W: Decompression sickness. In: Scholz W (ed): *Handbuch der Speziellen Pathologischen Anatomie und Histologie*. Vol XIII/1B. Berlin, Springer-Verlag, 1957, pp 1600–1672.

Head H, Riddoch G: The automatic bladder: Excessive sweating and some other reflex conditions in gross injuries of the spinal cord. *Brain* 40:188, 1917.

Heiss JD, Patronas N, DeVroom HL, et al: Elucidating the pathophysiology of syringomyelia. *J Neurosurg* 91:553, 1999.

Hirayama K, Tokumaru Y: Cervical dural sac and spinal cord in juvenile muscular atrophy of distal upper extremity. *Neurology* 54:1922, 2000.

Hoffman JR, Mower WR, Wolfson AB, et al: Validity of a set of clinical criteria to rule out injury to the cervical spine in patients with blunt trauma. *N Engl J Med* 343:94, 2000.

Holmes G: On the spinal injuries of warfare: Goulstonian lectures. *Br Med J* 2:769, 1915.

Hughes JT: *Pathology of the Spinal Cord*, 2nd ed. Philadelphia, Saunders, 1978.

Hugon J, Ludolph A, Roy DN, et al: Studies on the etiology and pathogenesis of motor neuron diseases: II. Clinical and electrophysiologic features of pyramidal dysfunction in macaques fed *Lathyrus sativus* and IDPN. *Neurology* 38:435, 1988.

Hurlbert RJ: Methylprednisolone for acute spinal cord injury: An inappropriate standard of care. *J Neurosurg* 93:1, 2000.

Hurst RW, Grossman RI: Peripheral spinal cord hypointensity on T2-weighted MR images: A reliable imaging sign of venous hypertensive myelopathy. *AJNR Am J Neuroradiol* 21:781, 2000.

Inamasu J, Hori S, Ohsuga F, et al: Selective paralysis of the upper extremities after odontoid fracture: Acute central cord syndrome or cruciate paralysis? *Clin Neurol Neurosurg* 103:238, 2001.

Jefferson G: Discussion on spinal injuries. *Proc R Soc Med* 21:625, 1927.

Jellema K, Canta LR, Tijssen CC, et al: Spinal dural arteriovenous fistulas: Clinical features in 80 patients. *J Neurol Neurosurg Psychiatry* 74:1438, 2003.

Jones A: Transient radiation myelitis. *Br J Radiol* 37:727, 1964.

Jones BV, Ernst RJ, Tomsick TA, et al: Spinal dural arteriovenous fistulas: Recognizing the spectrum of magnetic resonance imaging findings. *J Spinal Cord Med* 20:43, 1997.

Jonesco-Sisesti N: *Syringobulbia: A Contribution to the Pathophysiology of the Brainstem*. Translated into English, edited, and annotated by RT Ross. New York, Praeger, 1986.

Kagan RA, Wollin M, Gilbert HA, et al: Comparison of the tolerance of the brain and spinal cord to injury by radiation. In: Gilbert HA, Kagan RA (eds): *Radiation Damage to the Nervous System*. New York, Raven Press, 1980.

Khurana VG, Perez-Terzic CM, Petersen RC, Krauss WE: Singing paraplegia: A distinctive manifestation of a spinal dural arteriovenous malformation. *Neurology* 58:1279, 2002.

Kidd D, Thorpe JW, Kiendall BE, et al: MRI dynamics of brain and spinal cord in progressive multiple sclerosis. *J Neurol Neurosurg Psychiatry* 60:15, 1996.

Killen DA, Foster JH: Spinal cord injury as a complication of contrast angiography. *Surgery* 59:962, 1966.

Killen DA, Weinstein C, Reed W: Reversal of spinal cord ischemia resulting from aortic dissection. *J Thorac Cardiovasc Surg* 119:1049, 2000.

Kneisley LW: Hyperhydrosis in paraplegia. *Arch Neurol* 34:536, 1977.

Kocher T: Die Wirletzungen der Virbelsäule zugleich als Beitrag zur Physiologie des menschlichen Ruckenmarcks. *Mitt Grenzgeb Med Chir* 1:415, 1896.

Kuhn RA: Functional capacity of the isolated human spinal cord. *Brain* 73:1, 1950.

Kumar N, Crum B, Petersen RC, et al: Copper deficiency myelopathy. *Arch Neurol* 61:762, 2004.

Lazorthes G: Pathology, classification and clinical aspects of vascular diseases of the spinal cord. In: Vinken PJ, Bruyn GW (eds): *Handbook of Clinical Neurology*. Vol 12. Amsterdam, North-Holland, 1972, pp 492–506.

Leech RW, Pitha JV, Brumback RA: Spontaneous haematomyelia: A necropsy study. *J Neurol Neurosurg Psychiatry* 54:172, 1991.

Lennon VA, Wingerchuk DM, Kryzer RJ, et al: A serum autoantibody marker for neuromyelitis optica: Distinction from multiple sclerosis. *Lancet* 364:2106, 2004.

Levivier M, Baleriaux D, Matos C, et al: Sarcoid myelopathy. *Neurology* 41:1529, 1991.

Lintott P, Hafez HM, Stansby G: Spinal cord complications of thoracolumbar aneurysm surgery. *Br J Surg* 85:5, 1998.

Lipson SJ, Naheedy MH, Kaplan MH: Spinal stenosis caused by epidural lipomatosis in Cushing's syndrome. *N Engl J Med* 302:36, 1980.

Logue V: Angiomas of the spinal cord: Review of the pathogenesis, clinical features, and results of surgery. *J Neurol Neurosurg Psychiatry* 42:1, 1979.

Logue V, Edwards MR: Syringomyelia and its surgical treatment: An analysis of 75 cases. *J Neurol Neurosurg Psychiatry* 44:273, 1981.

Love JG, Olafson RA: Syringomyelia: A look at surgical therapy. *J Neurosurg* 24:714, 1966.

Malamud N, Boldrey EB, Welch WK, Fadell EJ: Necrosis of brain and spinal cord following x-ray therapy. *J Neurosurg* 11:353, 1954.

Mancall EL, Rosales RK: Necrotizing myelopathy associated with visceral carcinoma. *Brain* 87:639, 1964.

Marshall J: Observations on reflex changes in the lower limbs in spastic paraplegia in man. *Brain* 77:290, 1954.

Martin J, Davis L: Studies upon spinal cord injuries: Altered reflex activity. *Surg Gynecol Obstet* 86:535, 1948.

McCormick PC, Michelsen WJ, Post KD, et al: Cavernous malformations of the spinal cord. *Neurosurgery* 23:459, 1988.

McCrae DL: Bony abnormalities in the region of the foramen magnum: Correlation of the anatomic and neurologic findings. *Acta Radiol* 40:335, 1953.

Messard L, Carmody A, Mannarino E, Ruge D: Survival after spinal cord trauma: A life table analysis. *Arch Neurol* 35:78, 1978.

Mixter WJ, Barr JS: Rupture of the intervertebral disc with involvement of the spinal canal. *N Engl J Med* 211:210, 1934.

Morrison RE, Brown J, Gooding RS: Spinal cord abscess caused by *Listeria monocytogenes*. *Arch Neurol* 37:243, 1980.

Morse SD: Acute central cervical spinal cord syndrome. *Ann Emerg Med* 11:436, 1982.

Munro D: The rehabilitation of patients totally paralyzed below the waist. *N Engl J Med* 234:207, 1946.

Murphy KP, Opitz JL, Cabanela ME, Ebersold MJ: Cervical fractures and spinal cord injury: Outcome of surgical and nonsurgical management. *Mayo Clin Proc* 65:949, 1990.

Naiman JL, Donahue WL, Pritchard JS: Fatal nucleus pulposus embolism of spinal cord after trauma. *Neurology* 11:83, 1961.

Nakano KK, Schoene WC, Baker RA, Dawson DM: The cervical myelopathy associated with rheumatoid arthritis: Analysis of 32 patients, with 2 postmortem cases. *Ann Neurol* 3:144, 1978.

Nations SP, Boyer PJ, Love LA, et al: Denture cream. An unusual source of excess zinc, leading to hypocupremia and neurologic disease. *Neurology* 71:639, 2008.

Nesathurai S: Steroids and spinal cord injury: Revisiting the NASCIS 2 and NASCIS 3 trials. *J Trauma* 45:1088, 1998.

Nieder C, Grosu AL, Andratschke NH, Molls M: Update of human spinal cord reirradiation tolerance based on additional data from 38 patients. *Int J Radiat Oncol Biol Phys* 66:1446, 2006.

Novy J, Carruzzo A, Maeder P, Bogousslavsky J: Spinal cord ischemia. Clinical and imaging patterns, pathogenesis, and outcomes in 27 patients. *Arch Neurol* 63:1113, 2006.

Nowak DA, Mutzenbach S, Fuchs HH: Acute myelopathy. Retrospective clinical, laboratory, MRI and outcome analysis in 49 patients. *J Clin Neurosci* 11:145, 2004.

O'Connell JEA: The clinical signs of meningeal irritation. *Brain* 69:9, 1946.

Pallis C, Jones AM, Spillane JD: Cervical spondylosis. *Brain* 77:274, 1954.

Palmer JJ: Radiation myelopathy. *Brain* 95:109, 1972.

Panse F: Electrical lesions of the nervous system. In: Vinken PJ, Bruyn GW (eds): *Handbook of Clinical Neurology*, Vol 7. Amsterdam, North-Holland, 1970, pp 344–387.

Patchell RA, Tibbs PA, Regine WF, et al. Direct decompressive surgical resection in the treatment of spinal cord compression caused by metastatic cancer: A randomised trial. *Lancet* 366:643, 2005.

Payne EE, Spillane JD: The cervical spine: An anatomicopathological study of 70 specimens (using a special technique) with particular reference to the problem of cervical spondylosis. *Brain* 80:571, 1957.

Peet MM, Echols DH: Herniation of nucleus pulposus: Cause of compression of spinal cord. *Arch Neurol Psychiatry* 32:924, 1934.

Penn RD, Kroin JS: Continuous intrathecal baclofen for severe spasticity. *Lancet* 2:125, 1985.

Penry JK, Hoefnagel D, Vanden Noort S, Denny-Brown D: Muscle spasm and abnormal postures resulting from damage to interneurones in spinal cord. *Arch Neurol* 3:500, 1960.

Petito CK, Navia BA, Cho ES, et al: Vacuolar myelopathy pathologically resembling subacute combined degeneration in patients with AIDS. *N Engl J Med* 312:874, 1985.

Pollock LJ: Spasticity, pseudospontaneous spasm, and other reflex activities late after injury to the spinal cord. *Arch Neurol Psychiatry* 66:537, 1951.

Pollock LJ, Brown M, Boshes B, et al: Pain below the level of injury of the spinal cord. *Arch Neurol Psychiatry* 65:319, 1951.

Propper DJ, Bucknall RC: Acute transverse myelopathy compli-

cating systemic lupus erythematosus. *Ann Rheum Dis* 48:512, 1989.
Queiroz L de S, Nucci A, Facure NO, Facure JJ: Massive spinal cord necrosis in schistosomiasis. *Arch Neurol* 36:517, 1979.
Reagan TJ, Thomas JE, Colby MY: Chronic progressive radiation myelopathy. *JAMA* 203:106, 1968.
Rezai AR, Woo HL, Lee M, et al: Disseminated ependymomas of the central nervous system. *J Neurosurg* 85:618, 1996.
Riddoch G: The reflex functions of the completely divided spinal cord in man, compared with those associated with less severe lesions. *Brain* 40:264, 1917.
Robertson CE, Brown RD, Wijdicks EFM, Rabenstein AA: Recovery after spinal cord infarcts: Long-term outcome in 115 patients. *Neurology* 78:114, 2012.
Roobol TH, Kazzaz BA, Vecht CJ: Segmental rigidity and spinal myoclonus as a paraneoplastic syndrome. *J Neurol Neurosurg Psychiatry* 50:628, 1987.
Ropper AE, Cahill KS, Hanna JW, et al: Primary vertebral tumors: A review of epidemiologic, histologic, and imaging findings, Part I: Benign tumors. *Neurosurgery* 69:1171, 2011.
Ropper AE, Ropper AH: Acute spinal cord compression. *N Engl J Med* 376:1358, 2017.
Ropper AH, Poskanzer DC: The prognosis of acute and subacute transverse myelitis based on early signs and symptoms. *Ann Neurol* 4:51, 1978.
Roze E, Bounolleau P, Ducreux D, et al: Propriospinal myoclonus revisited: Clinical, neurophysiologic, and neuroradiologic findings. *Neurology* 72:1301, 2009.
Rossier AB, Foo D, Shillito J: Posttraumatic cervical syringomyelia. *Brain* 108:439, 1985.
Rowland LP: Surgical treatment of cervical spondylotic myelopathy: Time for a controlled study. *Neurology* 42:5, 1992.
Sandson TA, Friedman SH: Spinal cord infarction: Report of 8 cases and review of the literature. *Medicine (Baltimore)* 68:282, 1989.
Sanyal B, Pant GC, Subrahmaniyam K, et al: Radiation myelopathy. *J Neurol Neurosurg Psychiatry* 42:413, 1979.
Sato T, Coler-Reilly AL, Yagishita N, et al: Mogamulizumab (Anti-CCR4) in HTLV-1-associated myelopathy. *N Engl J Med* 378:529, 2018.
Savitsky N, Madonick MJ: Statistical control studies in neurology: Babinski sign. *Arch Neurol Psychiatry* 49:272, 1943.
Schneider RC, Cherry G, Pantek H: The syndrome of acute central cervical spinal cord injury. *J Neurosurg* 11:546, 1954.
Schurch B, Wichmann W, Rossier AB: Posttraumatic syringomyelia (cystic myelopathy): A prospective study of 449 patients with spinal cord injury. *J Neurol Neurosurg Psychiatry* 60:61, 1996.
Scrimgeour EM, Gajdusek DC: Involvement of the central nervous system in *Schistosoma mansoni* and *S. haematobium* infection. *Brain* 108:1023, 1985.
Sgouros S, Williams B: A critical appraisal of drainage in syringomyelia. *J Neurosurg* 82:1, 1995.
Sgouros S, Williams B: Management and outcome of posttraumatic syringomyelia. *J Neurosurg* 85:197, 1996.
Shannon N, Simon L, Logue V: Clinical features, investigation, and treatment of posttraumatic syringomyelia. *J Neurol Neurosurg Psychiatry* 44:35, 1981.
Sloof JH, Kernohan JW, MacCarty CS: *Primary Intramedullary Tumors of the Spinal Cord and Filum Terminale*. Philadelphia, Saunders, 1964.
Spencer PS, Roy DN, Ludolph A, et al: Lathyrism: Evidence for role of the neuroexcitatory amino acid BOAA. *Lancet* 2:1066, 1986.
Spiller WG: Thrombosis of the cervical anterior median spinal artery: Syphilitic acute anterior poliomyelitis. *J Nerv Ment Dis* 36:601, 1909.
Stevens JM, Serva WA, Kendall BE, et al: Chiari malformation in adults: Relation of morphologic aspects to clinical features and operative outcome. *J Neurol Neurosurg Psychiatry* 56:1072, 1993.
Stiell IG, Clement CM, McKnight RD, et al: The Canadian C-spine rule versus the NEXUS low-risk criteria in patients with trauma. *N Engl J Med* 349:2510, 2003.
Stoltmann HF, Blackwood W: The role of the ligamenta flava in the pathogenesis of myelopathy in cervical spondylosis. *Brain* 87:45, 1964.
Stookey B: Compression of the spinal cord due to ventral extradural cervical chondromas. *Arch Neurol Psychiatry* 20:275, 1928.
Swann KW, Ropper AH, New PFJ, Poletti CE: Spontaneous spinal subarachnoid hemorrhage and subdural hematoma. *J Neurosurg* 61:975, 1984.
Symon L, Kuyama H, Kendall B: Dural arteriovenous malformations of the spine: Clinical features and surgical results in 55 cases. *J Neurosurg* 60:238, 1984.
Thomas JE, Miller RH: Lipomatous tumors of the spinal canal. *Mayo Clin Proc* 48:393, 1973.
Thompson TP, Pearce J, Chong G, et al: Surfer's myelopathy. *Spine* 29:E353, 2004.
Toossi S, Josephson SA, Hetts SW, et al: Utility of MRI in spinal arteriovenous fistula. *Neurology* 79:25, 2012.
Tosi L, Rigoli G, Beltramello A: Fibrocartilaginous embolism of the spinal cord: A clinical and pathogenetic consideration. *J Neurol Neurosurg Psychiatry* 60:55, 1996.
Uttley D, Monro P: Neurosurgery for cervical spondylosis. *Br J Hosp Med* 42:62, 1989.
Uygunoglu U, Zeydan B, Ozguler Y, et al: Myelopathy in Beçhet disease: The bagel sign. *Ann Neurol* 82:288, 2017.
Vallee B, Mercier P, Menei P, et al: Ventral transdural herniation of the thoracic cord: Surgical treatment in four cases and review of the literature. *Acta Neurochir (Wien)* 141:907, 1999.
Watters MR, Stears JC, Osborn AG, et al: Transdural spinal cord herniation. *AJNR* 19:1337, 1998.
Weidauer S, Nichtweiss M, Lanfermann H, et al: Spinal cord infarction: MR imaging and clinical features in 16 cases. *Neuroradiology* 44:851, 2002.
Weisman AD, Adams RD: The neurological complications of dissecting aortic aneurysm. *Brain* 67:69, 1944.
Whitely AM, Swash M, Urich H: Progressive encephalomyelitis with rigidity. *Brain* 99:27, 1976.
Wilkinson M: *Cervical Spondylosis*, 2nd ed. Philadelphia, Saunders, 1971.
Wilkinson PA, Valentine A, Gibbs JM: Intrinsic spinal cord lesions complicating epidural anaesthesia and analgesia: Report of three cases. *J Neurol Neurosurg Psychiatry* 72:537, 2002.
Willeit J, Kiechl S, Kiechl-Kohlendarfer U, et al: Juvenile asymmetric segmental spinal muscular atrophy (Hirayama's disease): Three cases without evidence of "flexion myelopathy." *Acta Neurol Scand* 104:320, 2001.
Williams B: The cystic spinal cord. *J Neurol Neurosurg Psychiatry* 58:649, 1995.
Williams CS, Butler E, Roman GC: Treatment of myelopathy in Sjögren syndrome with a combination of prednisone and cyclophosphamide. *Arch Neurol* 59:815, 2001.
Winkelman MD: Neurological complications of thermal and electrical burns. In: Aminoff MJ (ed): *Neurology and General Medicine*. New York, Churchill Livingstone, 1994, pp 915-929.
Winkelman MD, Adelstein DJ, Karlins NL: Intramedullary spinal cord metastases: Diagnostic and therapeutic considerations. *Arch Neurol* 44:526, 1987.
Woltman HW, Adson AW: Abscess of the spinal cord. *Brain* 49:193, 1926.
Woolsey RM, Young RR (eds): *Neurologic Clinics: Disorders of the*

Spinal Cord. Philadelphia, Saunders, 1991.

Wyburn-Mason R: *Vascular Abnormalities and Tumors of the Spinal Cord and Its Membranes.* St. Louis, Mosby, 1944.

Yogananden N, Larson SJ, Gallagher M: Correlation of microtrauma in the spine with intraosseous pressure. *Spine* 19:435, 1994.

Zimmerli W: Vertebral osteomyelitis. *N Engl J Med* 362:1022, 2010.

Zwimpfer TJ, Bernstein M: Spinal cord compression. *J Neurosurg* 72:894, 1990.

第 43 章

周围神经疾病

在此单独的一章里，试图提供一个非常大的和困难的周围神经疾病主题的概述。由于周围神经系统的结构和功能相对简单，人们可能会认为我们对这一疾病的认识已经相当全面了。事实并非如此。例如，几十年前，在一个高度专业化的周围神经疾病研究中心，对一组慢性多发性神经病患者进行了集中调查，但对其中 24% 患者的病情仍无法做出合理的解释（Dyck et al，1981）。今天，尽管进行了基因检测，在我们的门诊仍普遍存在着同样令人沮丧的数字。此外，许多神经病症状的生理学基础仍然难以捉摸，在一些神经病中病理变化还没有完全确定。然而，免疫学和遗传学领域快速发展的技术现在正在使神经病性疾病的整体分类清晰起来。此外，对几种周围神经病已经找到了有效的治疗形式，使准确的诊断势在必行。由于这些原因，现在临床医生们发现周围神经病是在最具有挑战性和最令人满意的神经疾病类别之中。

概论

对周围神经系统（peripheral nervous system，PNS）的范围及其受到疾病影响的机制有一个清晰的概念是很重要的。PNS 包括所有位于脊髓和脑干的软膜外的结构，除了视神经和嗅球，它们是脑的特殊延伸。椎管内与脊髓腹侧和背侧表面相连的神经是脊神经根（*spinal roots*），它们继续形成编序号的脊神经（*spinal nerves*）；附着在脑干腹外侧面的是脑神经根（*cranial nerve roots*）或脑神经。

背侧或后部（传入或感觉）脊神经根由感觉神经节和脑神经节的中枢轴突组成。到达脊髓和脑干时，神经根延伸不同的距离进入脊髓的后角和后柱和三叉神经脊髓束和其他的延髓和脑桥的传导束，然后与第二级感觉神经元形成突触，如在第 7 章和第 8 章中，关于疼痛和感觉神经学所述。后根神经节细胞的外周轴突是感觉神经纤维。它们在皮肤、关节和其他组织中以游离分支或特殊的微粒末梢（即感觉受体）的形式终止。感觉神经纤维的大小及其覆盖的髓鞘厚度差别很大，根据这些尺寸，它们被分为 A 型、B 型或 C 型，如第 7 章所述。

脊髓前角和侧角细胞和脑干神经运动核发出的轴突形成（传出或运动）腹侧根或前根。大的厚髓纤维终止于肌肉纤维，而较小的无髓纤维终止于交感或副交感神经节。从这些自主神经节发出的轴突终止于平滑肌、心肌和传导系统，以及腺体等。脑神经和脊神经根（包括感觉和运动）在穿越蛛网膜下腔时由于没有神经外鞘包绕，完全浸泡在脑脊液（CSF）中，易受到 CSF 中各种物质的影响，而腰骶神经根暴露的距离最长（图 43-1）。

值得注意的是大量的脑神经和脊神经的周围分支，以及它们神经束膜和神经外膜的厚的保护和支持鞘，这些鞘是由丰富的吻合的营养动脉分支纵向排列提供血管供应。神经束膜（perineurium）由结缔组织鞘组成，它环绕并分离不同大小的神经纤维束（神经束），每个神经束包含几百个轴突。神经外膜（epineurium）是捆绑和包绕所有的神经束的鞘。当神经根接近脊髓时，神经外膜与硬脊膜混为一体（图 43-1）。覆盖在单个的神经纤维上的精细的结缔组织是神经内膜（endoneurium）。纵向取向的广泛吻合的神经内血管也滋养神经纤维，而且易受到疾病的影响。

神经穿过狭窄的孔（椎间孔和颅骨上的孔），少数神经通过四肢外周紧密的通道（例如，正中神经在腕韧带与前臂屈肌腱鞘之间构成的腕管中，尺骨神经在肘管中）。这些解剖特征解释了某些神经对压迫和嵌压，以及也对缺血性损伤易感的部位。

轴突本身包含一个复杂的内部微管装置，用以

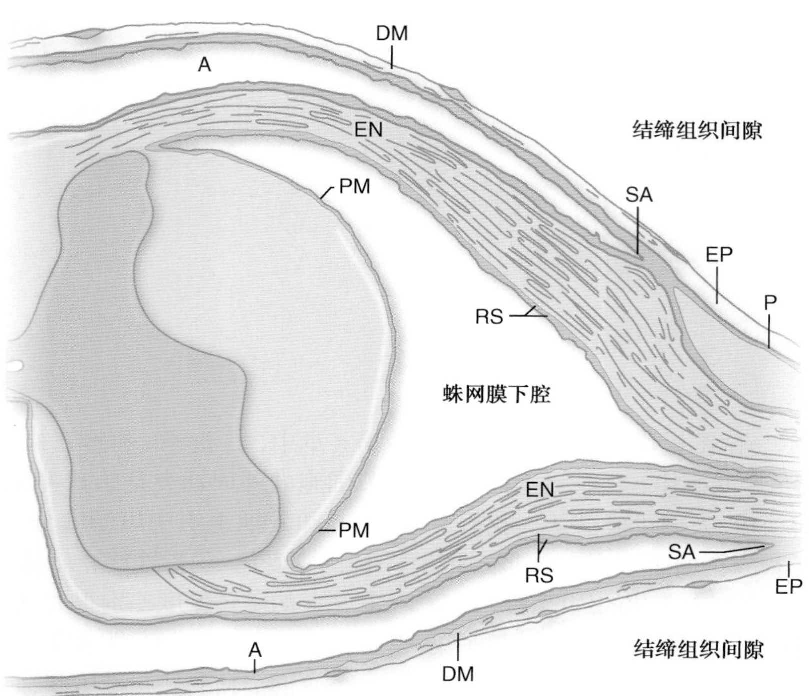

图 43-1　简图显示周围神经鞘与脊髓的脊膜覆盖物之间的关系。神经外膜（EP）与硬脊膜（DM）直接相连。神经内膜（EN）从周围神经到脊神经根，再到脊髓交界处保持不变。在蛛网膜下角（SA），大部分神经束膜（P）经硬脊膜与蛛网膜（A）之间向外，但另有数层作为根鞘（RS）的一部分继续覆盖神经根。在蛛网膜下角，蛛网膜反折过来并与根鞘的外层相连。在与脊髓的交界处的神经根，根鞘的外层变得与软脊膜（PM）相连续（经允许，引自 Haller FR，Low FM.The fine structure of the peripheral nerve root sheath in the subarachnoid space in the rat and other laboratory animals.*Am J Anat* 131：1，1971.）

维持它的膜完整性，并在神经细胞体与较远的神经纤维之间长距离输送神经递质等物质。如第 7 章所讨论的，感觉神经的长轴突恰当地可认为是树突，但我们在本章和其他章节中使用“轴突”一词来表示所有的外周神经的神经元进程。神经纤维（轴突）包被着长度不等（250~1 000μm）的短节段髓鞘，每段髓鞘由一个施万细胞（Schwann cell）及构成髓鞘的膜所包裹。事实上，周围神经系统（PNS）可以被准确地定义为神经系统中由施万细胞的细胞质和细胞膜所组成的部分。每个髓鞘节段和施万细胞都与轴突有一种共生的关系，但在形态上是独立的。髓鞘节段[郎飞结（nodes of Ranvier）]之间的裂隙中的轴突膜的结构是特化的，含有高浓度的钠通道，允许神经冲动的跳跃性电传导，如第 2 章所述。周围神经中的无髓纤维比有髓纤维更多，它们也来自后根和自主神经节细胞。这些裸露的（无髓鞘的）轴突的小束被一个单个的施万细胞包裹，施万细胞细胞质中纤细的舌将这些束和单独的轴突分开。每个感觉神经纤维在一个特殊的末端终止，这个末端对某些自然刺激特别敏感，如第 7 章和第 8 章所讨论的。

周围神经疾病的致病机制

前面描述的特征使人们能够对影响周围神经的疾病的可能途径有一个概念。病理过程可针对几组神经细胞的任何一组，这些细胞的轴突构成神经，即脊髓的前角或侧角、后根神经节或交感和副交感神经节细胞。这些细胞的每一种类型对疾病都表现出特定的脆弱性，例如，在脊髓灰质炎中运动神经细胞被破坏，这些细胞的周围纤维的轴突和髓鞘会发生继发性变性。神经病性症状也可由脊髓的腹侧柱和背侧柱的功能和结构改变引起，它们分别包含前角细胞和后根神经节细胞进出的纤维。这些位于纤维中央的髓鞘的构成与周围神经不同，由少突胶质细胞而不是施万细胞包裹，神经纤维由星形胶质细胞而不是成纤维细胞支持。

由于神经根与 CSF 和特化的蛛网膜细胞（蛛网膜绒毛）的密切关系，CSF 或软脑膜的病理过程可能损伤暴露的脊神经根。结缔组织疾病影响位于其神经鞘内的周围神经。弥漫性或局限性动脉疾病可能通过阻塞其营养动脉而损伤神经。在一大类免疫介导的神经病中，损伤是髓鞘的各种成分受到细胞或体液免疫攻击的结果。其中一个特征是循环抗体与郎飞结上的特定区域结合，导致电流传导阻滞。对神经根或外周轴突的补体依赖的体液免疫反应也已为人所知。选择性损伤施万细胞或它的膜的毒素或免疫制剂可引起周围神经脱髓鞘，而使轴突相对完整，或毒素通过毒害它们的细胞体、轴膜或冗长复杂的轴突运输装置，可特异地影响轴突和树突。

最后，人们可能会正确地认为，运动神经或感觉神经的轴突，不同直径和长度的交感神经纤维，或它们所附着的末端器官，每个都会有对疾病各自特有的倾向。现在我们只能举几个疾病的例子，它们通过这些唯一的机制引起疾病，例如，在白喉，细菌毒素的直接作用于后根神经节附近的施万细胞膜和邻近部分的运动和感觉神经（周围神经最富血管的部分）；结节性多动脉炎可引起血管神经闭塞，导致多灶的神经梗死；在脊髓痨，有后根的密螺旋体的脊膜神经根炎（主要在腰骶段）；砷中毒，它通过巯基键与最大的感觉和运动神经的轴浆结合；而长春新碱的毒性，它会破坏微管运输系统。类似的解剖通路可能涉及机制仍有待发现的其他疾病。

在遗传性决定的神经病中，在某些情况下，已知改变的基因产物会导致髓鞘形成缺陷，从而显著减慢沿神经的传导。在其他遗传疾病中，已知轴突的结构成分被破坏，导致轴突变性和电传导受损。

周围神经的病理反应

周围神经的几种独特的组织病理学改变已被确认，虽然它们不是疾病特异性的，而且在任何特定情况下都可能以不同的组合形式出现。三种主要的病理改变是节段性脱髓鞘、沃勒变性和轴突变性（如图 43-2 所示）。

髓鞘是神经纤维中最易受影响的组成成分，因其可能作为影响施万细胞或髓鞘本身的原发过程的一部分被破坏，或者它可能由于影响其轴突疾病后果而被继发性损伤。局灶性髓鞘变性而轴突保留被称为节段性脱髓鞘（segmental demyelination）。节段性脱髓鞘的特征性改变是在可变长度的节段上髓鞘消失，在每一端都由 Ranvier 的一侧和邻近的保存的髓鞘节段分界。这使得长段的轴突暴露于间质环境中。髓鞘也可能在轴突疾病的一般过程中变性，可能发生在轴突中断的近端或远端。

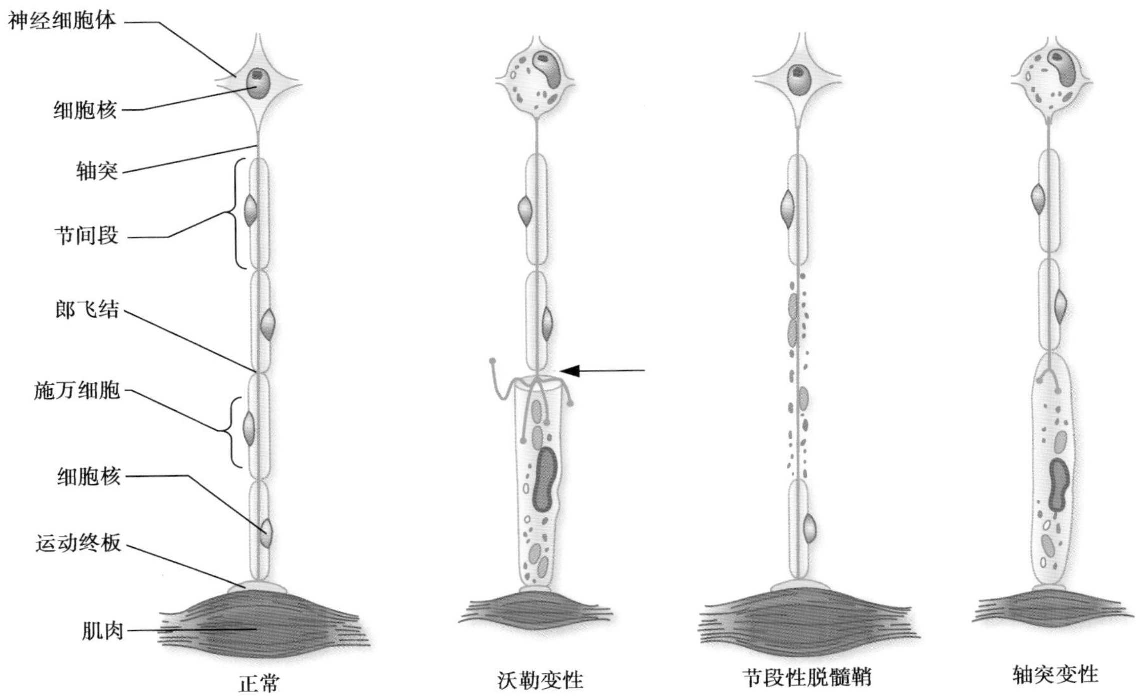

图 43-2　影响周围神经的基本病理过程图解。在沃勒变性中，轴突中断部位（箭头）远端出现轴突和髓鞘的变性和中央染色质溶解。在节段性脱髓鞘中，轴突没有损伤。在轴突变性中，由于神经元的疾病导致远端的髓鞘和轴突变性。沃勒变性和轴突变性都可引起肌萎缩。更多细节见正文（由 Dr.Arthur Asbury 提供）

周围神经的许多病变常见的是沃勒变性(*Wallerian degeneration*),是一个轴突断裂部位远端的轴突和髓鞘的反应。沃勒变性可被描述为“濒临死亡”(dying forward),是一种神经变性从轴突损伤处向外扩展的过程。相反地,当轴突变性作为“逆死”(dying-back)现象的一部分,在较广泛的代谢决定的多发性神经病中,它被称为轴突变性(*axonal degeneration*)。轴突从远端到近端渐进地受到影响,髓鞘溶解大致与轴突改变平行。对这一过程的一种可能的解释是,主要损伤的是神经元细胞体,它无法合成蛋白质并将其递送到轴突的远端。某些毒性和代谢过程沿轴突长度均匀地影响轴突,或损害轴突向外周的顺行转运;功能损伤是与被阻滞的轴突的大小和长度成正比的。

近端脊神经运动根的破坏导致远端运动神经及其髓鞘的逐渐溶解(沃勒变性的一种形式)。发出运动纤维的神经元的运动细胞体经历下面描述的特征性逆行性形态变化,但不会死亡。类似的脊髓后根破坏引起脊髓后柱的继发性沃勒变性,但由于后根神经节细胞维持远端轴突的完整性,周围感觉神经不会发生沃勒变性。换句话说,轴突的破坏在几天内导致损伤点远端的髓鞘的沃勒变性,但不侵犯神经元细胞体。髓鞘分解成块状或卵状,其中包含轴突的碎片[卡扎尔消化室(digestion chambers of Cajal)]。然后,通过巨噬细胞的作用,髓鞘碎片转化为中性脂肪和胆固醇酯,由这些细胞携带到血液中。

某些疾病主要影响神经元而不是轴突,并导致运动或感觉神经元病(*neuronopathy*)。在前一种情况下,更恰当地认为是一种脊髓病,前角细胞受到疾病过程[运动神经元病(motor neuron disease)]的影响,而在后一种情况下,感觉神经节细胞[神经节病(ganglionopathy)]被破坏。接着各自相应的神经纤维发生沃勒远端变性。

如果考虑到神经细胞及其轴突的细胞骨架结构和功能的某些特征,就更容易理解其中一些病理反应。轴突包含纵向定向的神经丝和微管,它们是分离的,但通过横桥相互连接。它们的主要功能包括将物质从神经细胞体转运到轴突末端[顺行转运(anterograde transport)]以及从远端轴突运回到细胞体[逆行运输(retrograde transport)]。因此,当轴突被切断时,细胞器不能被传送到远端轴突以更新膜和神经递质系统。通过逆行轴突运输,细胞体接收信号以增加其代谢活性,并产生轴突再生所需的生长因子和其他物质。轴突还以一种不完全明确的方式创造了一个局部环境,使施万细胞维持邻近髓鞘的完整性。丧失这种营养影响会导致髓鞘的溶解,但不影响施万细胞本身。

在神经细胞体中也有高度特征性的组织病理学改变,称为染色质溶解(*chromatolysis*),是轴突中断的继发后果。这些逆行性变化包括细胞质的肿胀和尼斯尔物质(Nissl substance)的边缘化和溶解。同样重要的一点是,尽管神经纤维发生了破坏性的变化,神经细胞在组织学外观上发生了改变,但仍完好保留了恢复所需的细胞器。

在节段性脱髓鞘中,功能的恢复可能较快,因为裸露的轴突保留完好,只需要髓鞘再生。新形成的节间段最初要比正常的细,长度不等。相比之下,沃勒变性或轴突变性的恢复速度要慢得多,通常需要数月到一年甚至更长时间,因为在功能恢复之前,轴突必须先再生,然后重新支配肌肉、感觉器官或血管,而后恢复功能。当再生轴突最初开始髓鞘化时,节间的髓鞘节段较短,一个正常的节间长度被 3 或 4 个较短的新的节间所取代。复发性脱髓鞘和髓鞘再生导致“洋葱头”样改变和神经增粗,是施万细胞和环绕轴突及其薄髓鞘的成纤维细胞增殖的结果。当神经细胞被破坏,功能不可能恢复,除非通过完整的神经细胞轴突的侧支再生。如果神经纤维被割断或被粗暴地破坏,通常会阻碍重建其连续性。再生的轴突细丝发生畸变过程,并伴有成纤维细胞瘢痕形成,它们可能形成一团紊乱的组织,称为假性神经瘤(pseudoneuroma)。

这些相对较少的病理反应本身并不能区分许多周围神经疾病,但当考虑它们对不同类型和大小的纤维的选择性影响时,病变的定位和疾病的时间进程,都提供了相当准确的诊断标准。此外,在检查活检或尸检获得的病理材料时,鉴别这些基本反应具有重要的价值。

还有其他特殊的病理变化,不是特异的神经性质的,但具有某些周围神经系统疾病的特征。这些病变涉及炎症性或血管性变化或在神经间质的物质沉积。例如,Guillain-Barré 型的急性脱髓鞘性多发性神经炎是以神经、神经根,以及感觉和交感神经节等的淋巴细胞和其他单个核细胞的神经内膜浸润为特征。淀粉样蛋白在受影响的神经纤维的神经内膜连接组织和血管壁的沉积是遗传性和获得性淀粉样多发性神经病(amyloid polyneuropathy)的显著特征。白喉多发性神经病(diphtheritic polyneuropathy)的典型特征是神经纤维的脱髓鞘性改变,这种改变的部位及其周围的神经根和感觉神经节，亚急性病程，以及缺乏炎症反应等。许多发性神经病的特征是抗体和补体在髓鞘或轴突的组成成分上沉积。这些变化可以通过免疫组织病理学技术证实。许多其他的多发性神经病（副肿瘤的、营养的、卟啉病的、砷剂的和尿毒症的）在分布上是对称性的，代表轴索变性的形式，但在组织病理学的基础上却不能轻易区分。

关于单神经病的病理，我们的知识是比较完整的。神经或神经根受压、局部或节段缺血、牵拉和撕裂神经是可以理解的机制，而它们的病理变化可以通过实验来重现。肿瘤浸润以及重要地，血管炎合并神经缺血性梗死占有一定比例的病例。在局限于单一神经的感染性和肉芽肿性病变中，麻风病、结节病和带状疱疹代表可识别的疾病状态。

对于大多数由短暂的压迫引起的急性单神经病，其病理改变尚未完全确定，因为它们通常是可逆状态，无法提供完整的病理检查的机会。神经受压的实验模型表明微管运输的中断和局部的脱髓鞘。压迫的常见症状，诸如感觉异常，通过沿着裸露的轴突上暴露的钠离子通道以及自发的和异位放电来解释，如后面所讨论的。

周围神经疾病症状学

周围神经疾病有许多典型的运动、感觉、反射、自主神经和营养等症状和体征。根据它们的时间和定位上的特征将它们分为综合征，在临床诊断中具有重要价值。虽然要将运动、感觉、反射和营养变化结合在一起来确定具体的诊断，但神经病性疾病的每个要素将在下文中叙述。

运动功能损害

不奇怪的是，不同形式和不同程度的肌无力是几乎所有的神经病的一个特征。肌无力的程度与受影响的轴突或运动神经元的数量成正比。由轴突损伤所致的多发性神经病最重要的特征是肌无力相对对称性分布，这是因为病理变化开始于最大和最长的神经的远端部分，并沿着受损伤的神经纤维向它们的神经细胞体推进，即逆死性神经病（dying-back neuropathy）或远端轴突病（distal axonopathy）。足和小腿部肌肉典型比手和前臂肌肉受累更早和更严重。在较轻的轴突性疾病中，只累及足部和小腿。躯干和颅部肌肉通常是最晚受到波及的，且仅见于严重的病例。这代表“长度依赖”（length-dependent）模式，是典型的轴突变性。营养性、代谢性和中毒性神经病主要表现为这种远端轴突模式。卟啉病（porphyria）是一个例外，它可能主要是近端肌无力的轴突病变。与之相比，在脱髓鞘性多发性神经病中，多灶病变和电传导的阻滞通常导致近端肢体肌和面肌无力，在远端部位受累之前或同时出现。

另一种类型的神经病性肌无力是四肢、躯干和颈部的所有肌肉几乎同时受累，通常包括呼吸麻痹，因此不可能确定轴突或髓鞘，或两者都受到损伤。这些病变最具有特征的是 Guillain-Barré 综合征（GBS）。全身性瘫痪不太常见的病因包括白喉、蜱咬麻痹，以及某些中毒性多发性神经病等。当发生死亡时，通常是呼吸衰竭的结果。

以双臂麻痹（bibrachial paralysis）为主是神经病性疾病的一种不常见的表现，但可发生在炎症性脱髓鞘性多发性神经病，以及干燥综合征（Sjögren syndrome）、慢性免疫或副肿瘤性神经病、铅毒性神经病、丹吉尔病（Tangier disease），以及家族型的臂神经炎等。（双臂麻痹的一个更常见的原因是运动神经元本身的疾病，也就是运动系统疾病，或者是位于颈髓中央的病变破坏了颈髓的神经元。）轻截瘫（paraparesis）不是全身性多发性神经病的典型表现，但在马尾的感染和炎症时可观察到，如发生于莱姆病、巨细胞病毒、单纯疱疹病毒，以及神经根的副肿瘤性浸润等。双侧面瘫和其他脑神经麻痹可能发生于 GBS、副肿瘤侵袭、结缔组织疾病、HIV 和疱疹病毒感染、结节病、莱姆病，或一种罕见的代谢性神经病，诸如雷夫叙姆（Refsum）病、巴森 - 科恩兹威戈（Basssen-Kornzweig）病、丹吉尔（Tangier）病和赖利 - 戴（Riley-Day）病等。这些疾病在第 44 章脑神经疾病和有关神经系统的感染和代谢性疾病的章节中都有讨论。

无力或瘫痪的肌肉的萎缩是慢性运动神经元或运动轴突疾病的特征，相反，脱髓鞘性神经病相对地保留肌容积，因为没有失神经支配。肌萎缩在数周和数月内缓慢进展，萎缩的程度与受损运动神经纤维数量成正比。失神经性肌萎缩在急性轴突损伤后 90~120 天达到最大的程度，肌容积减少 75%~80%。肌萎缩也可能是失用的结果，它会持续数周，但其本身并不会使肌容积减少超过 25%~30%。在慢性轴索性神经病中，瘫痪与肌萎缩的程度趋于一致。如前所述，脱髓鞘性神经病引起的肌萎缩并不与急性瘫痪的肌无力同时发生，在脱髓鞘性神经病中，神经纤维受影响比髓鞘相对较轻。最终在肌萎缩中，出现失神经支配的肌纤维的变性和丢失。这个在6~12个月开始，在3~4年大多数失神经支配的肌纤维都已变性。如果在一年左右的时间内发生神经再支配，运动功能和肌肉容量就可能恢复。

腱反射

神经病通常伴有腱反射减弱或消失。最常见的，这是单突触反射弧的传入（感觉）的部分中断所致。如果肌肉功能受损，腱反射可能减弱，但这主要发生在极度肌萎缩的情况下，此时能显示出收缩的肌纤维数量太少。当然，还有许多其他过程可能会引起腱反射减弱，但与腱反射消失最密切相关的还是神经病。一个例外是一组小纤维神经病（*small-fiber neuropathies*），即使对疼痛刺激的感觉明显丧失，但患者的腱反射仍可能保留。这种不一致性是由于腱反射弧的传入部分依赖于起源于肌梭的大的厚的有髓纤维。相反地，在影响最大直径和大量有髓纤维的神经病中，腱反射会早期消失，且与肌无力不成比例。感觉纤维传导的减慢也可能通过分散叩击肌腱引起的传入脉冲而使反射消除。腱反射消失与本体感觉和关节位置觉缺失之间通常是一致的，也就是说，来自肌梭传入的大神经纤维与那些调节这些感觉形式的神经纤维是同样的类型和大小。此外，当依赖于这些大纤维的感觉功能丧失，而腱反射却保留时意味着感觉神经节细胞的中枢投射，也就是说，脊髓后柱的病变不会中断腱反射弧的传入部分。局部反射的丧失通常是神经根病的征象。

感觉缺失（另见第8章“感觉综合征”）

大多数多发性神经病引起运动和感觉功能的损害，但其中一种通常会比另一种受影响更大。在中毒性和代谢性神经病中，感觉丧失通常超过肌无力。这些差异在本章后面部分对个别周围神经疾病的描述中加以强调。

在轴索性多发性神经病中，由于大多数影响周围神经的疾病是长度依赖性的，感觉在四肢远端是受到对称性影响，在腿部重于手臂。在大多数类型中，所有的感觉模式（触-压觉、痛觉和温度觉、振动觉和关节位置觉）都受损，最终缺失，尽管一种感觉模式往往会比另一种模式不成比例地受累，例如，温度觉（小传入纤维）比关节位置和振动（大纤维）受损更严重。当轴索性神经病恶化时，感觉缺失会从肢体远端向更近端部分扩展，最后影响前腹、胸部和面部。如果不检查背部，在严重的轴突性神经病中，在前腹部和胸部“纹章状”感觉缺失可能会被误认为脊髓病变的感觉平面。另一种特征性感觉缺失形式影响躯干、头皮和面部，然后影响躯干和四肢，这是感觉神经节病的模式，它是感觉神经所有部分同时功能障碍的结果。

最常见的是，全面的感觉缺失（*universal sensory loss*）要归因于一种累及感觉神经节的获得性疾病（感觉神经元病）；副肿瘤性疾病或某些中毒性或免疫疾病（如干燥病、硬皮病）通常是致病原因。

感觉异常、疼痛和触物感痛

感觉异常（*paresthesias*）、疼痛和感觉迟钝（dysesthesia）这些症状在第7章和第8章中已有过描述。感觉症状往往在手和脚特别明显。“疼痛和针刺感”“麻木感”“刺痛”“麻刺感”“针扎”“触电样”“普鲁卡因样”是患者描述这些真实的感觉体验所选用的词。在一些神经病中，感觉异常和麻木是唯一的症状，没有客观的感觉缺失或很轻。某些神经病的特征是引起疼痛，被描述为烧灼、酸痛、锐痛、切割痛或挤压痛，以及有时可能类似脊髓痨的闪电样疼痛。感觉反常[异常性疼痛（*allodynia*）]在一些多发性神经病中也很常见，例如，麻刺感、灼热感、刺痛，或仅仅一种不舒服的触物感痛（*dysesthesias*）是由触觉刺激诱发的。在这些条件下，刺激不仅诱发一种异常感觉，而且还会辐射到邻近区域，并在刺激撤除后仍持续存在。如在第8章中所述，异常疼痛（allodynia）患者的反应似乎表明过敏（感觉过敏），但更多的时候，感觉阈值实际上是升高的，是一种被夸大了的感觉体验或反应，即痛觉过敏（*hyperpathia*）。

痛性感觉异常（painful paresthesias）和触物感痛在糖尿病性、酒精-营养性和淀粉样变神经病中特别常见。它们主要影响足部[“烧灼足”（burning feet）]，较少影响手。在带状疱疹中，它们局限于身体的皮节的区域。一种特别强烈的灼烧痛，典型表现为一种灼性神经痛（*causalgia*），是尺神经、正中神经、胫后神经、腓神经，或偶尔一些其他神经的部分神经损伤（通常为外伤性）所致（见第7章和本章后面内容）。

温度和痛性触物感痛的机制尚不完全明确。有理论认为，大的触压觉纤维的丢失会抑制脊髓后角的疼痛接收神经细胞。反对这一解释的一个论据是，在弗里德赖希（Friedreich）共济失调中大的神经元退化，却没有疼痛，而在某些纯感觉性多发性神经病中，却只有感知触觉刺激（大纤维）丧失了。一个更有可能的解释是由显微神经照相记录（microneurographic recordings）支持的，认为触物感痛是由沿着完好或再生的神经纤维或其末端感受器的许多部位的异位放电引起的。有一种不确定的假设，即坐骨神经痛或臂神经炎（神经干疼痛）的深部痛的神经病性疼痛是由神经干鞘本身的正常末梢［神经鞘神经（nervi nervorum）］刺激引起的（Asbury and Fields）。这些问题在第 7 章中讨论。

感觉性共济失调和震颤

本体感觉的传入神经阻滞并保留适度的运动功能可能会引起步态和肢体运动失调，如第 8 章所述。周围神经的脊髓小脑纤维功能障碍可能是共济失调的原因。一些最严重的这种类型的共济失调发生感觉神经节病，如下文的描述。

共济失调不伴肌无力也是脊髓痨的特征，是一种纯后根疾病，但一种影响后根类型的糖尿病性多发性神经病［糖尿病性假性脊髓痨（diabetic pseudotabes）］和一种 GBS 的变异型［费舍尔综合征（Fisher syndrome）］可与这一综合征表现雷同。这种共济失调与小脑疾病引起的共济失调难以区别，但是缺乏小脑功能障碍的其他特征，如构音障碍和眼球震颤。感觉性共济失调步态的特征是腿的唐突的、甩动、拍打动作。本体感受的丧失也可能导致伸展的手指出现微小的摇摆不定的波动的动作，称为假性手足徐动症（*pseudoathetotic*）或“跳舞的手指”。

一种快频率型的动作性震颤也可能出现在多发性神经病的某些阶段；Shahani 和同事们认为，这是肌梭传入纤维输入丧失的结果。糖皮质激素治疗可能增强这种快速震颤。在由自身免疫性、抗髓鞘相关糖蛋白（抗 -MAG）多发性神经病和一些慢性炎症性脱髓鞘性多发性神经病（CIDP）病例中，有一种特别严重的较慢的动作震颤伴有动作笨拙。这种震颤可能很粗大，与小脑疾病的意向性震颤相似，严重地影响了所有的运动。然而，在这些传入性感觉神经病中并没有发现静止性震颤。神经病型震颤也在第 4 章中讨论。

畸形和营养性变化

在一些慢性多发性神经病中，脚、手，甚至脊柱可能变得渐进性变形。这最可能出现在儿童期发病时。Austin 指出，30% 的遗传性多发性神经病患者可发现足部畸形，20% 的患者出现脊柱弯曲。在生命早期，由于胫骨前肌和腓骨肌不成比例的无力，以及小腿肌肉的无阻力作用，脚被拉成了马蹄内翻足（talipes equinovarus）（足底偏斜）的姿势。在骨骼形成期，足固有肌的无力使得趾长伸肌背屈近端的趾骨和趾长屈肌缩短足部，抬高足弓和屈曲远端趾骨。如果这个过程不太严重的话，结果是形成爪形足（*claw foot*，*le pied en griffe*），或弓形足（pes cavus）（高足弓）。足部结构的这些变化是有价值的诊断指标，表明神经肌肉疾病起源于儿童早期或宫内发育期。先天性爪手也有类似的含义。在发育早期，在脊柱两侧的椎旁肌的不均衡无力导致脊柱后侧凸（kyphoscoliosis）。

肌肉的失神经性萎缩可以被认为是运动神经中断引起的主要营养障碍。然而，还有许多其他的变化。远端肢体部分的痛觉缺失使它们容易受到烧伤、压疮和其他形式易受感染和难以愈合的损伤。在感觉缺失和不活动的肢体中，皮肤变得紧绷和发亮，指甲弯曲和凹凸不平，以及皮下组织增厚（营养变化）。失神经区域的毛发生长减少。如果自主神经纤维也中断，肢体就会变得温暖泛红。反复的损伤和慢性皮下和骨髓炎感染可导致无痛性手指脱落和足底溃疡［皮肤穿孔性溃疡（*mal perforant du pied*）］形成。这些是隐性遗传性感觉神经病的突出特征，而我们也曾观察到它们的显性形式。在脊髓痨和脊髓空洞症以及某些家族性和其他慢性多发性神经病中，痛觉缺失的关节在受到长期创伤时，先是发生变形，然后在称为夏科关节病［夏科关节（Charcot joints）］的过程中实际上发生退变。

除了痛觉缺失之外，这些营养变化的一个关键因素可能是远端血管结构的异常神经调节，它干扰了正常组织对创伤和感染的反应。Ali 和同事们将溃疡的形成与可调节疼痛和自主反射的 C 纤维丢失联系起来。然而，瘫痪的四肢，即使是癔症，如果不活动，往往是冰冷、肿胀，苍白或发青的。正如 Lewis 和 Pickering 很久以前指出的，这些可能是不活动的继发效应。红斑和水肿、灼痛，以及冷感肯定可以通过周围神经刺激诱发，特别是 C 纤维和 A-δ 纤维，如在第 7 章所讨论的。

自主神经功能障碍

无汗和直立性低血压是自主神经功能衰竭最常见的两种表现，在某些类型的多发性神经病中占主导地位。他们经常发生在淀粉样变性和其他小纤维多发性神经病，特别是糖尿病，以及一些先天性类型神经病。这些也是被称为全自主神经功能不全(*pandysautonomia*)的急性自主神经性多发性神经病的主要特征(Young et al; Adams et al; Low et al)，而在某些 GBS 病例中可能表现突出。神经病性自主神经异常的情况在第 25 章和本章后面详细描述。

自主神经麻痹的其他表现是对某些药物异常敏感的小或中等大小的无反应性瞳孔(见第 13 章)；汗液、泪液和唾液缺乏，勃起功能障碍，直肠和膀胱括约肌无力伴尿潴留或充溢性尿失禁，以及食管和结肠无力和扩张。由于迷走神经和其他副交感神经功能障碍，失去了呼吸时正常的心率变化(窦性心律失常)，并可能出现麻痹性肠梗阻或肠蠕动不协调，以及胃酸缺乏和低钠血症等。其中一些异常见于糖尿病性和淀粉样变多发性神经病。它们是由周围神经中小的无髓鞘的自主神经纤维的变性所致。

在任何涉及感觉神经的神经病中，自主神经功能的丧失与感觉丧失出现在同一区域。但是在神经根疾病中并非如此，因为来自交感神经链和副交感神经节的自主神经纤维在较远端才加入脊神经。出汗和皮肤血流量的变化可以通过第 25 章中描述的一些特殊试验来证明。

肌束震颤、痛性痉挛和痉挛(另见第 46 章)

肌束震颤(fasciculations)和痛性痉挛(cramps)不是大多数多发性神经病的突出特征，在这方面与前角细胞疾病有区别，肌束震颤和痛性痉挛是前角细胞病的重要特征。然而，也有例外。慢性脊髓运动根受压导致受支配肌肉的肌束震颤和痛性痉挛。偶尔观察到一种轻度运动多发性神经病状态，恢复后使肌肉处于肌纤维颤搐(myokymia)、肌肉持续活动和神经肌强直等状态，如第 46 章所述。受影响肌肉可见波纹涟漪、颤抖和偶尔痛性痉挛等。使用肌肉增加这种活动，使它们可收缩的效率降低，患者会感到僵硬和沉重。在某些情况下，这显然构成完整的神经病性综合征，应用卡马西平或苯妥英可缓解。

其他密切相关的现象是足趾和足的痉挛(*spasm*)或不自主运动。当后者是这种疾病的唯一表现形式时，Spillane 及其同事将这一综合征称为疼痛腿和活动趾(*painful legs and moving toes*)。Nathan 将其归因于感觉神经根、神经节或周围神经的异位放电，诱发疼痛和有序的运动。这只是引起夜间不宁腿综合征的众多原因之一，但它无法解释第 18 章描述的特发性夜间不宁腿综合征的较常见类型。其他有关痛性痉挛和痉挛的可能机制是邻近的轴突裸露的髓鞘之间的神经元交叉传递、神经传入阻滞的节段性活动过度，以及神经再生中的神经元芽生等。不常见地，肌肉活动会诱发奇特的姿势或缓慢的扭动动作，扬科维奇(Jankovic)和范德林登(Van der Liuden)将其比作肌张力障碍。运动神经元的这些非同步活动的病理生理机制尚不清楚。在这种情况下，对运动神经的刺激，不是引起肌肉短暂的动作电位爆发，而是导致持续几百毫秒的一系列电位的延长或分散。显然，参与侧支神经支配的分支轴突具有不稳定的极化，可能持续多年。

接诊周围神经病患者

临床医生在处理这类疾病时首先要面对几个可以依次解决的问题：①确定存在周围神经系统疾病，并将其与中枢神经系统、神经肌肉接头或肌肉疾病过程区别开来；②通过临床检查区分出所表现的主要的定位综合征；③通过临床检查和神经传导检测确定病变本质主要是运动或感觉或自主神经，或者是混合型，以及是否髓鞘、轴突或细胞体(运动或感觉神经元)是疾病的靶点；以及④评估神经病是获得性或是遗传性。综合起来看，这些特征限制了大量可能病因的诊断。

周围神经病的部位和临床类型(表 43-1)

首先必须确定神经系统表现是否符合下列综合征的模式之一：

1. 多发性神经病
2. 神经根病或多发性神经根病
3. 神经元病，包括运动或感觉
4. 单神经病
5. 多数性单神经病
6. 神经丛病(影响有关神经丛的多个神经)

这些类型已经在第 8 章中讨论了，这里重复一些主要的事实。

在多发性神经病(polyneuropathy)，一种影响周围神经的广泛性过程，无力从一开始就是相对对称的并双侧进展；反射在受影响的部位消失，但在脚踝部尤为明显；感觉主诉和感觉缺失在肢体远端最明显，在大多数情况下是足部先于手部。

多发性神经根病(*polyradiculopathy*)，是一种多发的脊神经根疾病，与多发性神经病变的不同之处在于其神经学征象是不对称的，分布不规则，例如，可能影响一个肢体的近端和另一个肢体的远端。肌无力和感觉缺失区对应于一个或多个脊髓或脑神经根受累。疼痛呈感觉神经根的分布是一个共同的特征。常见的单神经根病(*single radiculopathy*)，通常是由脊柱疾病使神经根受压引起的，根据仅在一个神经根分布的疼痛，感觉、运动和反射改变来确定。与单神经病(见后面)的区别并不总是明显的，人们必须求助于参考或记忆在后面图 8-1、图 8-2 和图 8-3 所示的神经根和神经的运动和感觉神经支配模式。最有帮助的是局限于某一皮节区的感觉缺失，但是相邻的皮节区会有重叠，这样的模式不容易辨别了。

表 43-1 常用肌肉名称、功能及神经支配

测试动作	神经根	神经	肌肉
		脑神经	
闭眼，噘嘴，露齿	脑神经 7	面神经	眼轮匝肌，口轮匝肌
抬高眼睑，眼球活动	脑神经 3，4，6	动眼，滑车和展神经	提上睑肌，眼外肌
合拢和张开下颌	脑神经 5	三叉神经运动支	咬肌、翼状肌
伸舌	脑神经 12	舌下神经	舌肌
发声和吞咽	脑神经 9，10	舌咽，迷走神经	腭肌、咽肌和喉肌
耸肩、前屈和转动头部	脑神经 11 和上位颈神经	脊髓副神经	斜方肌、胸锁乳突肌
		上肢	
内收伸展的手臂	***C5***，C6	臂丛	胸大肌
固定肩胛骨	C5，C6，C7	臂丛	前锯肌
上臂外展	***C5***，C6	臂丛	冈上肌
外旋屈曲的上臂	***C5***，C6	臂丛	冈下肌
外展上臂并抬高至 90°	***C5***，C6	腋神经	三角肌
屈曲掌面向上的前臂	C5，C6	肌皮神经	肱二头肌、肱肌
伸展前臂	C6，***C7***，*C8*	桡神经	肱三头肌
(桡侧)伸腕	C6	桡神经	桡侧腕长伸肌
屈曲半旋前的手臂	C5，***C6***	桡神经	肱桡肌
内收屈曲的手臂	C6，***C7***，*C8*	臂丛	背阔肌
前臂旋后	C6，C7	后骨间神经	旋后肌
伸展近端指骨	***C7***，C8	后骨间神经	指伸肌
(尺侧)伸腕	***C7***，C8	后骨间神经	尺侧腕伸肌
伸展示指的近端指骨	***C7***，C8	后骨间神经	示指伸肌
外展拇指	***C7***，C8	后骨间神经	拇长和拇短展肌
伸展拇指	***C7***，C8	后骨间神经	拇长和拇短伸肌
前臂旋前	C6，C7	正中神经	旋前圆肌
桡侧屈腕	C6，C7	正中神经	桡侧腕屈肌
屈曲中节指骨	C7，***C8***，T1	正中神经	指浅屈肌
屈曲拇指近端指骨	C8，***T1***	正中神经	拇短屈肌
拇指与第 5 指对掌	C8，***T1***	正中神经	拇对掌肌
伸展示指和中指的中节指骨	C8，***T1***	正中神经	第 1，2 蚓状肌
屈曲拇指末节指骨	***C8***，T1	前骨间神经	拇长屈肌

续表

测试动作	神经根	神经	肌肉
屈曲第 2,3 指末节指骨	C8,T1	前骨间神经	指深屈肌
屈曲第 4,5 指末节指骨	C7,***C8***	尺神经	指深屈肌
小指的内收和对掌	C8,***T1***	尺神经	小鱼际肌
伸展第 4,5 指中节指骨	C8,***T1***	尺神经	第 3,4 蚓状肌
拇指向第 2 指内收	C8,***T1***	尺神经	拇内收肌
屈曲拇指近节指骨	***C8***,T1	尺神经	拇短屈肌
手指的外展和内收	C8,***T1***	尺神经	骨间肌
		下肢	
从半屈位屈髋	***L1***,***L2***,L3	股神经	髂腰肌
在外旋位屈髋	L2,L3	股神经	缝匠肌
伸膝	L2,***L3***,***L4***	股神经	股四头肌
股内收	***L2***,***L3***,L4	闭孔神经	长收肌、大收肌、短收肌
股外展和内旋	*L4*,*L5*,S1	臀上神经	臀中肌
股伸展	***L5***,***S1***,S2	臀下神经	臀大肌
屈膝	L5,***S1***,S2	坐骨神经	股二头肌 半腱肌 半膜肌
(内侧)足背屈	***L4***,L5	腓(深)神经	胫前肌
脚趾背屈(近端和远端趾骨)	***L5***,S1	腓(深)神经	趾长和趾短伸肌
大趾背屈	***L5***,S1	腓(深)神经	踇长伸肌
足外翻	L5,S1	腓(浅)神经	腓骨长肌和短肌
足跖屈	***S1***,S2	胫神经	腓肠肌,比目鱼肌
足内翻	L4,***L5***	胫神经	胫后肌
足趾屈曲(远节趾骨)	L5,***S1***,***S2***	胫神经	趾长屈肌
足趾屈曲(中节趾骨)	***S1***,***S2***	胫神经	趾短屈肌
大趾屈曲(近节趾骨)	S1,S2	胫神经	踇短屈肌
大趾屈曲(远节趾骨)	L5,***S1***,***S2***	胫神经	踇长屈肌
肛门括约肌收缩	S2,S3,S4	阴部神经	会阴肌

* 支配特定肌肉的主要神经根用粗体斜体表示。

单神经病(*mononeuropathy*)是周围神经病最局限的形式。它表现为单一的周围神经支配区的无力和感觉缺失。用于区分单神经病与神经根病的特殊特征,例如,足背屈无力和外翻可与腓神经或与 L5 神经根有关;然而,如果有受胫神经支配的足内翻的无力,则问题必定是在 L5 神经根,而不是腓神经。相反,如果足下垂时没有影响内翻,病变就是在腓神经。感觉缺失的分布也有助于区分这两种疾病,例如,在前面提及的情况下,与 L5 神经根相对应的感觉变化区域几乎延伸到前腿前表面的膝部,而在腓神经病变的情况下,它在脚踝以上有限的距离就结束了(见图 8-1、图 8-2 和图 8-3 的感觉图)。

有时,特别是在晚期,多个的单神经病的积累,称为多数性单神经病(*mononeuropathy multiplex*),可能很难与多发性神经病鉴别,如后面所讨论的。

神经丛病(*plexopathy*)(臂丛或腰骶丛)产生最混乱的运动和感觉受累模式;只有一个肢体受到影响,但是运动、感觉和反射丧失并不符合几个相邻的神经根或神经的模式。了解受累肌肉所在水平神经丛的神经支配通常可以澄清情况。

在感觉神经元病（*sensory neuronopathy*）中，主要受影响的是神经节细胞，而不是周围感觉神经。这导致近端和远端分布区出现感觉丧失的症状和体征，包括头皮、胸部、腹部、臀部和四肢等；感觉共济失调是常见的伴发症状。没有无力，但是由于感觉性共济失调，动作可能会很笨拙。运动神经元病（*motor neuronopathy*）本质上是相反的情况，是一种前角的紊乱，引起广泛分布的无力、肌束震颤和萎缩，因此，未被正确地列入周围神经的过程。

认识到在众多的疾病中，每一种都表现出上述的定位和一种或另一种感觉 - 运动模式，因此，神经病的模式限制了病因的可能性，周围神经疾病的表面复杂性就显著地被简化了。

在分析一种多发性神经病（polyneuropathy）时，确定该过程是以运动为主，感觉受累较轻，还是相反，或者是纯感觉、运动，或主要是自主神经性，是更有价值的。疾病的时间进程（*time course*）也能为诊断提供信息。急性起病（如快速进展）几乎总是一种炎症性、免疫性、中毒性或血管性多发性神经病。另一种极端，多发性神经病进展多年，表明是一种遗传性或罕见的代谢性疾病。大多数中毒性、营养性和系统性神经疾病是在数周或数月中亚急性发展。除了患者报告症状的进展情况，诸如肌萎缩等体征表明这一过程持续时间相对较长，至少有数月。

多发性神经病的病因诊断紧接着是，通过推断髓鞘或轴突二者中哪一个主要受累［如脱髓鞘（*demyelinating*）或轴索性神经病（*axonal neuropathy*）］来指导的。单独的神经学检查可能足以做出这种区别，但神经传导检查和针电极肌肉检查（EMG）可获得更精确的结果。EMG 测试也有助于区分肌肉的原发性疾病（肌病）与神经源性肌肉失神经支配或神经肌肉阻滞（肌无力）。第 2 章中描述的神经肌肉的电生理检查极大地减少了许多可能的诊断。这些 EMG 和神经传导异常可能是如此具有特征性，以至于几乎可以确定神经病的诊断，例如，慢性脱髓鞘性运动神经病伴多灶性传导阻滞。

其他有用的实验室检查包括：①有关代谢、营养或中毒状态的生化测试；②脑脊液（CSF）检测（蛋白和细胞增高提示神经根性或脑膜受累）；③神经活检，偶尔伴随肌肉活检（后者帮助诊断神经病的血管炎症性病因）；④测定与免疫介导的神经病相关的免疫球蛋白和抗神经抗体；⑤某些遗传性神经病的基因测试。这些在每一种主要神经疾病的背景下讨论，并在第 2 章后面部分中讨论。

一旦确定患者患有一种周围神经疾病，并已确定其临床和电生理模式以及时间进程，通常就能确定它的病因。把问题病例分配到表 43-2 所列的类别之一，其中根据其进展模式和临床表现对周围神经疾病进行综合征分类，这是最容易完成的。我们使用术语急性、亚急性和慢性神经病必须加以解释。我们所说的急性，是指以天为单位的进展，而亚急性，是指以周为单位的进展。慢性神经病分为两组，一组神经病进展数月至数年的时间，另一组神经病进展期为多年，其中大多数已证实与遗传有关。可以重申的是，这些时间的特性，与定位的模式是神经病分类的主要决定因素。

周围神经疾病在戴克（Dyck）和同事编撰的两卷的《周围神经病》（*Peripheral Neuropathy*）中，以及参考文献中引用的 Amato 和 Russell 的正文中被以更全面的方式论述。同样推荐的还有 Schaumburg 和他的同事，以及 Asbury 和 Thomas 主编的更简明的专著，以及 King 编写的关于周围神经的病理图谱。

表 43-2 主要的神经综合征及其病因

I 急性运动麻痹综合征伴各种感觉和自主神经功能障碍
A. Guillain-Barré 综合征（GBS，急性炎症性脱髓鞘性多发性神经病［AIDP］）；另见表 43-3
B. 急性轴索型 GBS（AMAN）
C. 急性感觉性神经病和神经元病综合征
D. 白喉性多发性神经病
E. 卟啉病性多发性神经病
F. 某些中毒性多发性神经病（铊、三磷羟甲苯基磷酸盐）
G. 罕见的，副肿瘤性

续表

H. 急性全自主神经功能不全性神经病

I. 蜱咬性麻痹

J. 危重病性多发性神经病

Ⅱ亚急性感觉运动性麻痹综合征

A. 对称性多发性神经病

1. 营养缺乏状态，如酗酒(脚气病)、糙皮病、维生素 B_{12} 缺乏、慢性胃肠疾病(见第 40 章)
2. 重金属和有机溶剂中毒，如砷、铅、汞、铊、甲基正丁酮、正己烷、甲基溴、环氧乙烷、有机磷(TOCP 等)、丙烯酰胺(见第 41 章)
3. 药物中毒：如异烟肼、乙硫异烟胺、肼屈嗪、呋喃妥英及相关的呋喃类、戒酒硫、二硫化碳、长春新碱、顺铂、紫杉醇、氯霉素、苯妥英、吡哆醇、阿米替林、氨苯砜、二苯乙烯胺、三氯乙烯、沙利度胺、氯碘羟喹、胺碘酮、掺杂剂如 L- 色氨酸等
4. 尿毒症多发性神经病(见第 39 章)
5. 亚急性炎症性多发性神经病
6. 副肿瘤性多发性神经病
7. HIV

B. 非对称性神经病(多数性单神经病)

1. 糖尿病性
2. 结节性多动脉炎及其他炎症性血管病性神经病(Churg-Strauss 综合征、嗜酸细胞增多症、类风湿病、红斑狼疮、Wegener 肉芽肿病、孤立性周围神经系统血管炎)
3. 混合性冷球蛋白血症
4. 干燥(Sjögren-Sicca syndrome)综合征
5. 结节病
6. 缺血性神经病伴周围血管疾病
7. Lyme 病
8. HIV
9. 糖尿病性
10. 多灶性运动神经病(MMN)
11. 多灶性传导阻滞(MADSAM)

C. 不常见的感觉性神经病

1. Wartenberg 游走性感觉性神经病
2. 感觉性神经束膜炎

D. 脊膜神经根病(多发性神经根病)

1. 新生物浸润
2. 肉芽肿和感染性浸润：Lyme 病、结节病
3. 脊髓疾病：骨关节炎症性脊柱炎
4. 特发性多发性神经根病

Ⅲ早期慢性感觉运动性多发性神经病综合征

A. 副肿瘤性：癌症、淋巴瘤、骨髓瘤和其他恶性肿瘤

B. 慢性炎症性脱髓鞘性多发性神经病(CIDP)

C. 副蛋白血症

续表

D. 尿毒症（偶尔为亚急性）
E. 营养性脚气病（通常为亚急性）
F. 糖尿病
G. 结缔组织疾病
H. 淀粉样变性
I. 麻风病
J. 甲状腺功能减退
K. 老年的良性感觉型
Ⅳ 较慢性（晚期）多发性神经病综合征，遗传确定的类型
A. 感觉为主型遗传性多发性神经病
1. 成人显性残缺性感觉性神经病
2. 儿童期隐性残缺性感觉性神经病
3. 先天性痛觉不敏感
4. 其他遗传性感觉性神经病，包括伴发于脊髓小脑变性、Riley-Day 综合征和全身感觉缺失综合征
B. 感觉运动混合型遗传性多发性神经病
1. 腓骨肌萎缩症［Charcot-Marie-Tooth 病，CMT 1 型（脱髓鞘），CMT 2 型（轴索）和 CMTX（X 连锁）］
2. Dejerine-Sottas 肥大性多发性神经病，成人型及儿童型（CMT3）
3. Roussy-Lévy 多发性神经病
4. 多发性神经病伴视神经萎缩、痉挛性截瘫、脊髓小脑变性，或痴呆
5. 遗传性压迫易感性麻痹
C. 遗传性多发性神经病伴已知的代谢障碍
1. Refsum 病
2. 异染性白质营养不良
3. 球样体白质营养不良（Krabbe 病）
4. 肾上腺白质营养不良
5. 淀粉样多发性神经病
6. 卟啉性多发性神经病
7. Anderson-Fabry 病
8. 无 β 脂蛋白血症（Bassen-Kornzweig）
9. Tangier 病
Ⅴ 线粒体病伴发的神经病（见第 36 章）
Ⅵ 再发性或复发性多发性神经病综合征
A. 卟啉病
B. 慢性炎症性脱髓鞘性多发性神经病
C. 某些类型的多数性单神经炎
D. 脚气病或中毒
E. Refsum 病
F. Tangier 病

续表

G. 反复接触毒物

Ⅶ 单神经病或神经丛病综合征

A. 臂丛神经病

B. 臂丛单神经病

C. 灼性神经痛

D. 腰骶神经丛病

E. 下肢单神经病

F. 游走性感觉神经病

G. 嵌压性神经病

急性运动麻痹综合征伴各种感觉和自主神经障碍

这类多发性神经病有许多不同加以区分：①急性炎症性脱髓鞘性或轴索型多发性神经病（GBS），②血管炎性多发性神经病，③卟啉病，④某些中毒性多发性神经病，以及⑤急性感觉性和自主神经性多发性神经病。在这些各种急性多发性神经病中，Guillain-Barré 脱髓鞘综合征由于其发生率和严重性，最需要医生的关注。

Guillain-Barré 综合征（急性炎症性脱髓鞘性多发性神经病）

吉兰 - 巴雷综合征（Guillain-Barré syndrome）也称为兰德里 - 吉兰 - 巴雷 - 斯特罗尔综合征（Landry-Guillain-Barré-Strohl syndrome），以及急性炎症性脱髓鞘性多发性神经病（acute inflammatory demyelinating polyneuropathy，AIDP）。GBS 在临床实践中是急性或亚急性全身麻痹最常见的原因。（在过去的某些时期中，脊髓灰质炎的发病率超过了它。）GBS 发生在世界各地和所有的季节，影响到儿童和所有年龄的成人以及男女。在大约 60% 的病例中，在神经病症状前 1~3 周会有轻度呼吸道或胃肠道感染或免疫接种。典型的是一种无特征的上呼吸道感染，但几乎所有已知的发热感染和免疫接种都曾报道发生在 GBS 之前（有些可能是巧合的）。近年来，从血清学研究中已经认识到，肠道微生物空肠弯曲菌（*Campylobacter jejuni*）是最常见的可识别的前驱感染，但它只占相对有限的病例比例。其他常见的前驱事件或相关疾病包括儿童的病毒性高热以及成人和儿童许多其他病毒性疾病，尤其是疱疹家族的大型病毒，如巨细胞病毒（CMV）、爱泼斯坦 - 巴尔病毒（Epstein-Barr virus，EBV）、HIV 等，以及弯曲菌以外的不常见的细菌感染［肺炎支原体（*M.pneumoniae*）、莱姆病（Lyme disease）］等。与淋巴瘤（尤其霍奇金病）和全身性自身免疫疾病的确定关联性较小。

历史背景

对一种无发热的全身麻痹的最早描述可能是 Wardrop 和 Ollivier 在 1834 年所做的。重要的里程碑是 Landry（1859）的报告，在他的家乡的农民中发生急性、上升性、运动为主的麻痹伴呼吸衰竭并导致死亡；Osler（1892）对“发热性多发性神经炎”的描述；以及 Guillain、Barré 和 Strohl（1916）提出一种良性多发性神经炎伴有 CSF 中白蛋白细胞分离（albuminocytologic dissociation），表现为蛋白升高而细胞正常。Haymaker 和 Kernohan（1949）首次对 GBS 的病理进行了全面的阐述，他们强调神经根水肿是该病早期阶段的一个重要变化。随后，Asbury 及其同事（1969）确定，从疾病开始主要的病变是神经根和神经的血管周围单个核细胞炎症性浸润。最近发现，补体在髓鞘表面沉积可能是最早的免疫事件。关于这种疾病的历史和其他方面的细节，参阅 Ropper 及其同事（1991）和 Hughes（1990）的专著。

发病率

GBS 的发病率大约在每年每 10 万人中 0.4~1.7 例之间变化；几项研究得出的中位数为 1.1，可能是最可靠的。它通常是一种非季节性和非流行性疾病，但是在中国农村曾有暴发的记录，儿童通过稻田中施肥的鸡粪接触到空肠弯曲菌（*Campylobacter jejuni*）而发病。女性似乎更易感。在我们队列中，年龄范围是 8 个月到 81 岁，发病率最高的人群为 50~74 岁。已知有婴儿和高龄的病例。

在自然流行性感冒暴发后，除了发病率的季节性增加，引起人们注意的是，1976 年年底在美国使用的甲型 / 新泽西（猪）流行性感冒疫苗引起接种后 GBS 发病率轻微增加。有几个，但不是大多数随后的流行性感冒疫苗接种计划与病例的少量增加有关。具有代表性的是在全球范围内广泛推广的 H1N1 疫苗接种方案，其中计算出的疫苗接种后发生 GBS 的风险为每 100 万剂疫苗 2 例，仅略高于基准比率，且主要出现在 50 岁以上的人群中（De Walset al）。GBS 与几乎所有其他疫苗接种都存在时间上的关联，但这些情况下的关联可能是特质的和少见的。创伤和外科手术可能先于神经病，但与它们之间的因果关系仍不确定。

症状学

典型病例很容易识别。最早的症状是足趾和手指感觉异常和轻微麻木，只有极少数情况在整个病程中没有这些症状。主要临床表现是无力，在几天到一两周或更长的时间内或多或少地呈对称性进展。四肢的近端以及远端肌肉都受影响，通常累及下肢先于上肢（因此老的术语是 Landry 上升性麻痹）；躯干肌、肋间肌、颈肌和颅部肌可能受累较晚。在约 5% 的患者中，肌无力在数天内发展为完全运动麻痹伴呼吸衰竭。在严重的病例中，眼球活动神经麻痹，甚至瞳孔也可能没有反应。

超过一半的患者主诉肌肉疼痛和酸痛不适，主要是髋部、股部和背部肌肉。这些症状出现在无力之前，可能被误认为是腰椎间盘突出、腰背劳损和骨科疾病。少数患者描述了手指和足趾灼痛，如果这是作为早期症状出现，可能会成为一个持久的问题。尽管有感觉症状，但感觉丧失在最初几天变异较大，最初可能几乎无法发现，因此典型病例具有运动神经病为主的特征。一周之后，足趾和手指的振动觉和关节位置觉通常会减退；当出现这种缺失时，深感觉（触摸 - 压力 - 振动）通常要比浅感觉（疼痛 - 温度）受累更明显。

腱反射减弱然后消失是一致的表现。在患病第一周时可能只有踝反射消失。在早期阶段，手臂肌肉通常比腿部肌肉更强壮，在少数病例中，它们几乎完全不受影响。半数以上患者出现双侧面瘫（facial diplegia），有时双侧同时发生或在几天中相继出现。其他脑神经麻痹，如果出现的话，通常较晚，在双臂和面部受累之后；如下文所述，它们是本病的一种变异型模式的最初征象。在发病时，没有发热，而如果发生淋巴结病或脾大，则与之前的病毒感染有关。

自主神经功能紊乱包括窦性心动过速，以及不太常见的，心动过缓、面部潮红、波动性高血压和低血压、出汗消失，或阵发性大量发汗等；常见一个或多个表现为较小形式，少数情况下，它们变为明显的或持续超过 1 周。约 15% 的患者在出现无力后不久就会出现尿潴留，但导尿很少需要超过几天。在严重的病例，由于固定不动和呼吸衰竭会出现许多内科并发症，在下文“治疗”中讨论。

在前面几段所描述的典型疾病通常是周围神经内广泛的炎症性脱髓鞘过程所致。这与下面就要描述的轴索型 GBS 形成对比。

急性轴索型 Guillain-Barré 综合征

一种急性无反射性多发性神经病引起了 Feasby 及其同事（1986）的注意，临床上它与典型的 GBS 相似，但在病理上以广泛和严重的轴突变性为特征。在他们的最初报道中，描述了 5 例快速进展的多发性神经病患者，恢复缓慢，预后不良。与脱髓鞘型 GBS 的常见形式不同，在轴索型中肌萎缩相对较早出现（在几周内）。最典型的特征是存在大量无法电兴奋的运动神经和广泛的失神经支配征象。这一发现也可能意味着远端脱髓鞘阻滞，完全恢复是可能的（Triggs et al）。然而，大多数突然和严重的失神经支配麻痹病例，特别是感染后，是由轴索型 GBS 所致（Ropper，1986b）。

尸检发现神经和神经根有严重的轴突变性，炎症变化很轻，脱髓鞘也很少，即使在疾病早期。Griffin 及其同事（1995）根据轴突周围间隙中补体沉积和存在巨噬细胞，提出了一种针对轴突膜的某些组分的体液抗体。Visser 及其同事在一个急性运动性多发性神经病系列中报告了类似的发现。在中国农村季节性暴发的运动神经病有许多相同的特征。这些病例似乎主要是由空肠弯曲菌（*Campylobacter jejuni*）感染引发的。一些，但不是所有的，急性 GBS 轴索型的散发病例之前都有相同的感染。值得注意的是，感染同一种细菌也可诱发典型的脱髓鞘型 GBS。

一部分的轴索病例，可能高达五分之一，与周围神经的神经节苷脂 GM1 的循环抗体有关，而其中的一些病例反映了近期发生的空肠弯曲菌感染。缩略词 AMAN［急性运动轴索型神经病（acute motor axonal neuropathy）］和 AMSAN［急性运动感觉轴索型神经病（acute motorsensory axonal neuropathy）］相当于轴索型 GBS（axonal GBS）。这种疾病的另一种变异型，我们已经看到了几个例子，是一种急性多灶性神经病（acute multifocal neuropathy），伴电生理运动传导阻滞，使得反射没有改变，并具有高滴度的抗 GM1 抗体（Capasso et al）。大多数关于广泛的 GBS 轴索型的经验表明，恢复是长期和不完全的。

Guillain-Barré 综合征的变异型（表 43-3）

表 43-3 Guillain-Barré 综合征的变异型

局灶性
Fisher 综合征的眼肌麻痹、共济失调和腱反射消失
咽 - 颈 - 臂无力，通常伴上睑下垂
眼咽部无力
轻截瘫
双侧面部或外展无力伴远端感觉异常
眼肌麻痹伴 $GQ_{1}b$ 自身抗体
系统特异性
全身性共济失调，不伴构音障碍或眼球震颤
纯感觉
纯运动
全自主神经功能不全
轴索型（AMAN）

部分典型的 GBS 临床特征表现为孤立的或流产的形式，是诊断困惑的来源。然而，在大多数患者中麻痹从小腿到躯干，到手臂，然后到头颅区域，在 10~14 天内症状严重性达到顶峰，咽 - 颈 - 臂（*pharyngeal-cervical-brachial*）肌肉可能首先受到影响或构成整个疾病，导致吞咽困难伴颈部和近端臂部无力（Ropper，1986a）。可能还有上睑下垂，通常合并眼肌麻痹。然后鉴别诊断包括重症肌无力、白喉和肉毒中毒，以及影响颈髓中央部分和下位脑干的病变。

Fisher 描述了一种 GBS 变异型，由部分或完全眼肌麻痹伴共济失调和无反射（*complete ophthalmoplegia with ataxia and areflexia*）构成的综合征，也被称为 Fisher 综合征（*Fisher syndrome*）。还有一种纯眼肌麻痹（*purely ophthalmoplegic*）型，它可能伴有前面提到的咽 - 颈 - 臂的模式。眼肌麻痹，无论是单独发生还是合并其他部位的无力或共济失调，几乎都与一种特殊的抗神经抗体，抗 $GQ_{1}b$ 相关。眼肌麻痹模式提高了重症肌无力、肉毒中毒、白喉、蜱咬麻痹，以及基底动脉闭塞的诊断可能性。在我们的经验中，双侧但不对称的面部和外展肌无力合并远端感觉异常或有下肢近端无力是某些其他的变异型之一（Ropper，1994）。腱反射可能只在踝部或膝部消失。然后 Lyme 病和结节病也是诊断要考虑的。单独的双面神经麻痹是否代表 GBS 的一种变异型还不确定，但根据我们的经验，几乎每个病例都有另一种解释。

此外，也曾观察到该病的轻截瘫、共济失调型，以及纯运动型或纯感觉型。如果几天后出现肢端感觉异常，反射逐渐减弱或消失，以及相对对称的肌无力，对 GBS 的正确诊断就不太困难。实验室检查，特别是证实典型 GBS 诊断的神经传导测定，如果在所有这些变异形式中仔细寻找，会得出相似但通常较轻微的异常。在少数患者中，无力持续进展 3~4 周或更长时间。从这一组中，可能出现慢性形式的脱髓鞘性神经病（CIDP），并可能发现进展 4~8 周，然后改善的中间组（见下文）。

实验室检查

最重要的实验室辅助检查是电诊断检查和 CSF 检查。脑脊液处于正常的压力，除了 10% 的患者外，其余所有的患者是无细胞的或仅含有少量淋巴细胞；在后一组中，可见细胞数为 10~50/mm^3（更多的罕见），主要是淋巴细胞。然后细胞数量会在大约 2~3 天减少，持续的 CSF 淋巴细胞增多（pleocytosis）提示有其他途径或额外途径产生无菌性脑膜炎，诸如肿瘤浸润、艾滋病毒（HIV）、结节病或莱姆病感染等。我们一直无法将 CSF 中淋巴细胞数增多与 GBS 的任何临床特征或疾病的严重程度联系起来。蛋白含量在患病的最初几天通常是正常的，但随后就会增高，在 4~6 周内达到峰值，并以不定的升高水平持续数周。CSF 蛋白增高可能反映了神经根广泛的炎症性疾病，但在我们资料中，增高值没有临床或预后意义，除了少数脑假瘤的特殊病例（Ropper and Marmarou）。在少数患者中（少于 10%），CSF 蛋白值在整个疾病期间保持正常。根据我们的经验，在 Fisher 综合征和其他局限性或轴索型 GBS 患者中，蛋白值正常或仅略有升高的患者比例更高。

神经传导异常是 GBS 早期和可靠的诊断指标。在具有典型临床表现和 EMG/ 神经传导检查（NCS）表现的病例中，就可以免除 CSF 分析作为验证性测试。最常见的早期电诊断表现为肌肉动作电位振幅降低，传导速度减慢，以及运动神经传导阻滞，单独或联合出现（见第 2 章）。远端潜伏期延长和远端振幅降低（反映远端的传导阻滞），F 反应延长或缺失（提示运动神经近端和神经根受累）是其他重要的诊断表现，都反映了脱髓鞘的病灶区。H 反射几乎总是延迟，或者更经常是缺失，但这只是确认踝关节反射的丧失。虽然在疾病早期有限的电诊断检查可能是正常的，但一项包括晚期反应测量在内的全面研究无一例外地显示，在首次症状出现的几天内，患肢的传导即有紊乱。如上所述，显示轴突广泛损伤的特征预示着年轻和老年患者恢复不良和迁延。

Asbury 和 Cornblath 对 GBS 的临床、CSF 和电诊断标准进行了评估，Ropper 及其同事在专著中详细讨论了这些标准。许多急性 GBS 患者在 MRI 中显示马尾神经根的钆增强（在我们研究的 24 例患者中有 21 例），这在复杂的病例中可能是有用的测试（Gorson et al，1996）。

除了前面提到的 GQ_1b 自身抗体与 Fisher 综合征或其他包括眼麻痹变异之间的密切联系外，GBS 中的其他抗神经节苷类抗体也成为人们的兴趣。急性运动轴突的变异型倾向于与 GM_1 或 GD_1a 抗体相关，而咽 - 颈 - 臂综合征倾向于与 GT_1a 抗体相关。这项研究大部分来自 Yuki 的实验室，而他与 Hartung 的综述文章被推荐用于进一步解释潜在的自身免疫机制。

肝功能异常发生在不到 10% 的患者中，这可能反映了近期或活动性病毒性肝炎，通常是 CMV 或 EBV 感染（罕见的一种肝炎病毒）所致。轻微程度的 T 波和其他心电图变化经常被报道，但趋于容易消失。血沉是正常的，除非有额外的感染性、肿瘤性或自身免疫性的病变过程，其中任何一种偶尔可以与 GBS 共存。部分病例在第一周后出现低钠血症，特别是在进行通气的患者中。这通常是由于抗利尿激素分泌不当综合征（syndrome of inappropriate antidiuretic hormone secretion，SIADH）引起的，但由于过量的心房利钠因子（atrial natriuretic factor，ANF），也会出现一种利钠型（Wijdicks et al）。短暂性尿崩症（diabetes insipidus）是一种罕见且无法解释的并发症。在几个小组的 GBS 病例中，有关于肾小球肾炎引起蛋白尿的报告，我们发现并不常见。

病理表现

这些病变都有一个相对一致的模式和形式。即使疾病在几天内死亡，大多数病例仍表现为血管周围（主要是小静脉周围的）淋巴细胞浸润。随后出现节段性脱髓鞘和不同程度的沃勒变性。细胞浸润散在分布于整个脑神经、脊神经前根和后根、后根神经节，以及沿着整个的周围神经的长度。一些作者强调硬脊膜出口部位的神经根的肿胀，理论上引起神经根损伤。已观察到这种模式的变化，每一种可能代表不同的免疫病理。例如，可能有广泛的脱髓鞘改变和只有少量的血管周围淋巴细胞（Ropper 和 Adelman）。如前所述，在电生理检查显示在疾病早期出现严重的轴索损害的患者中，病理发现证实了该病主要是轴突性质，伴有继发性髓鞘损伤，通常很少有炎症反应。一个偶然的病例显示原发性轴突损伤的炎症过程而不是脱髓鞘（Honovar et al）。

发病机制和病因学

大多数证据支持针对周围神经的细胞介导的免疫反应，但显然也牵连体液免疫系统。Waksman 和 Adams 证明，用周围神经匀浆免疫动物 2 周后会出现实验诱导的周围神经疾病［实验性变态反应性神经炎（experimental allergic neuritis，EAN）］，在临床和病理上与 GBS 无法区分。Brostoff 和他的同事认为，这种反应中的抗原是一种只存在于周围神经髓鞘中被称为 P2 的碱性蛋白。这些作者随后的研究表明，神经生成因子可能是 P2 蛋白中的一种特定的肽。然而，很明显，在 GBS 中不存在占优势的抗原 - 抗体反应，可能有许多的髓鞘和轴突组成成分参与刺激免疫反应。图 43-3 图解说明了这一反应的病理步骤。如下文所指出的，补体似乎也是最初攻击髓鞘的必要因素。

虽然通过髓鞘敏感性 T 细胞传递 EAN 是其在 GBS 中作用的有力证据，但抗髓鞘抗体很可能参与了该病的起始部分。GBS 患者的血清损伤了组织培养中的髓鞘，并诱发了一种特征性的（水泡样的）髓鞘破坏的形式。将 GBS 患者的血清经神经外膜下注入大鼠坐骨神经会导致局部脱髓鞘和电传导阻滞。Koski 及其同事在 GBS 通过免疫球蛋白 IgM 抗髓鞘素抗体，进行补体依赖性髓鞘损伤的研究提供了证据，证明抗髓鞘抗体甚至能够通过 T 细胞启动髓鞘破坏，而巨噬细胞是损伤的最终效应物。事实上，Hafer-Macko 和他的同事能够检测到的最早的变化是补体在髓鞘内层的沉积。

如前所述，针对神经节苷脂成分的循环自身抗体仅在 GBS 患者中被不一致地检测到，最可预测的一种抗体是抗 -GQ_1b，几乎在所有眼肌麻痹患者中都可检出。大约五分之一的患者在病程早期有抗 GM_1 抗体，在大多数情况下对应于主要的运动表现和轴突损伤，最高的滴度是与弯曲杆菌（*Campylobacter*）感染后的病例有关。针对抗 GD_1a 或 GT_1b 抗体在一些病例中与咽 - 臂 - 颈变异型相关。因此，只将 GBS 归为体液或细胞免疫过程似乎是过于简单了。Yuki 和 Hartung 在一篇综述中对这些抗体反应进行了总结。

一个未解的问题是，是什么会激发人体与周围神经分离的免疫反应。所有试图确定神经内病毒或微生物病原体的尝试都失败了，很可能各种各样的

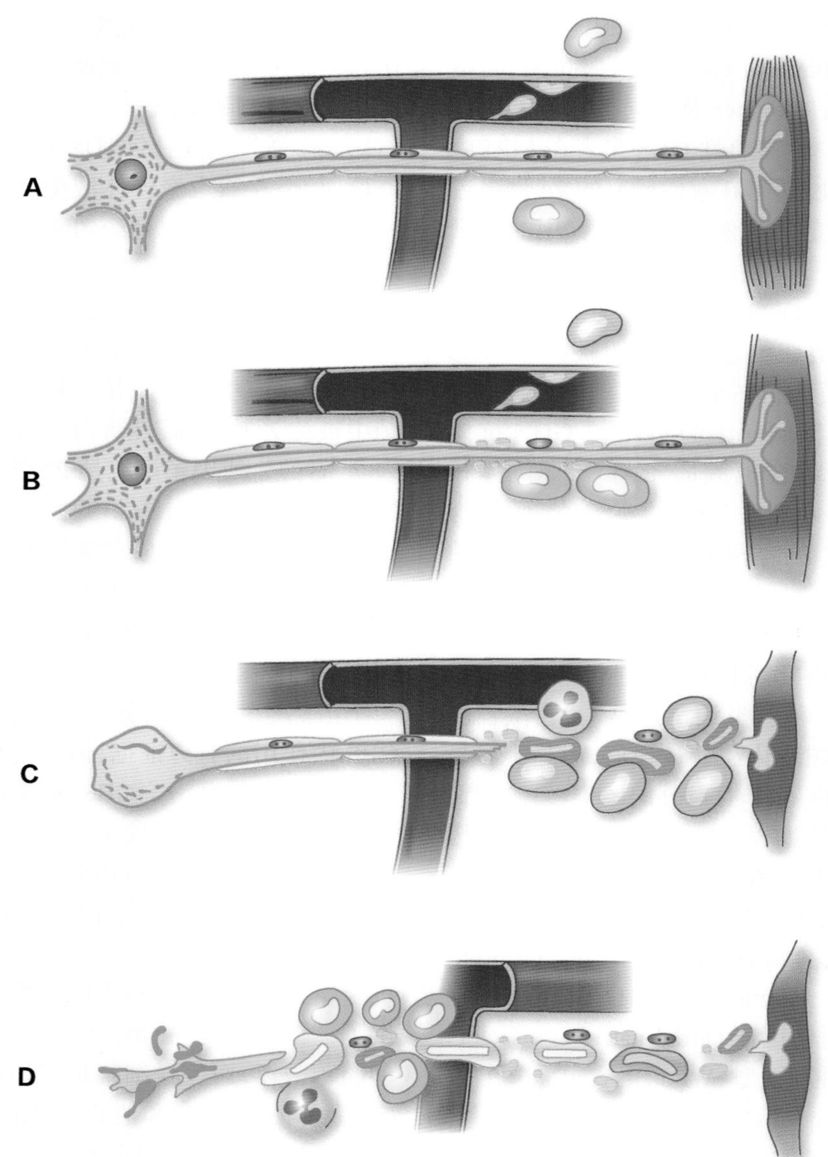

图 43-3　急性炎症性多发性神经病（Guillain-Barré 综合征）可能的细胞事件示意图。A. 淋巴细胞附着在神经内膜的血管壁上和通过血管壁迁移，并在此过程中不断扩增和转化。在这一阶段没有发生神经损伤。B. 较多的淋巴细胞已经迁移到周围组织中。对神经的第一个影响是髓鞘破坏，轴突得以幸免（节段性脱髓鞘）。这种变化似乎是由单个核细胞的渗出物介导的，但机制尚不确定。C. 病变更加强烈，淋巴细胞和多形核白细胞同时存在。除髓鞘损伤外，还有轴突中断；结果肌肉发生失神经萎缩，神经细胞胞体显示中央染色质溶解。如果轴突远端损伤，神经细胞体将存活，有可能再生和临床恢复。如果是在 D 中的阶段，由于特别强烈的神经根或近端神经损伤，在近端发生了轴索中断，神经细胞体可能死亡和溶解。在这种情况下，没有神经再生，只有可能从幸存运动纤维的侧支神经再支配肌肉（经许可，引自 Asbury et al，1969）

因素，如病毒、细菌（特别是空肠弯曲杆菌）、某些疫苗，或许还有神经损伤本身，每一种都能在易感个体中引发针对自身周围神经成分的免疫反应。在寨卡病毒（Zika virus）感染的暴发中，Cao-Lormeau 及其同事报道在法属波利尼西亚的系列中，GBS 病例也在增加。在艾滋病患者或 EBV 或 CMV 感染患者中发生 GBS 仅仅表明这些致病因子诱导自身免疫反应，而并不暗示神经的直接病毒感染。然而，与此类病毒，特别是寨卡病毒的高频率关联表明，机体具有与神经抗原交叉反应的特定的抗原特征。

在许多感染了特定病原体的个体中，只有一个个体会发展成 GBS，这表明宿主因素也是很重要的。然而，在 GBS 患者中人类白细胞抗原（HLA）类型很少有一致性。上述针对周围神经的各种神经节苷脂的抗体是否具有致病性还不确定。

一些动物的疾病，亦即猎浣熊的猎犬麻痹（coonhound paralysis），鸡的马立克病（Marek disease）（一种病毒性神经炎），以及马的马尾神经炎等，在表面上都与 GBS 类似，但是不具备相似的主要临床或病理特征。

鉴别诊断

GBS 不仅是普通医院中最常见的急性全身性多发性神经病，而且是进展最迅速和潜在的致命形式。任何在几天之内将患者带到死亡边缘或呼吸衰竭的多发性神经病通常都是这种变异型。然而，大多数病例都是表现感觉异常、肢体无力和腱反射消失的局限类型。还必须考虑其他几种情形。当前的问题是将 GBS 与急性脊髓疾病加以区分，后者的特征是感觉运动性麻痹伴有明确的脊髓平面和明显的括约肌障碍，还要与一些可以模拟 GBS 的神经肌肉疾病鉴别。在脊髓急性损伤时，腱反射最初就消失（脊髓休克），或者在脊髓坏死性病时，脊髓灰质广泛破坏后，表现永久性腱反射消失，可能会存在诊断困难。部分 GBS 患者发生早期和短暂的尿潴留，造成与脊髓疾病额外的诊断困惑。在区分 GBS 与颈脊髓病时，有几个特征是有用的，如在 GBS 中，如果有全身麻痹，通常会累及面部肌和呼吸肌；一旦感觉症状已上升到小腿中部水平，指尖应有感觉异常；在手或脚的近端或仅在躯干有明显的感觉丧失是疾病早期不常见的表现，以及四肢腱反射几乎总是消失，肌力太弱无法抵抗重力。当然，对躯干和四肢的感觉进行仔细的测试，会发现瘫痪的原因是脊髓起源的。

蜱瘫痪（*tick paralysis*），在美国是一种儿童疾病，但在澳大利亚和其他地方儿童和成人都会受到影响，除非找到了蜱，否则几乎不可能将其与 GBS 区分开来（见第 41 章）。除了上升性全身麻痹，两者都可能引起共济失调和使眼球运动麻痹，但感觉丧失通常不是蜱咬麻痹的特征，CSF 蛋白正常。痛性麻痹性卟啉病发作在表面上也与 GBS 相似。与感觉特征相比，以运动功能为主表现是 GBS 的主要特征，因此，鉴别诊断还包括由西尼罗病毒和除脊髓灰质炎病原体以外的肠病毒引起的脊髓灰质炎。在这些感染性病例中，该病的特征是发热、脑膜脑炎的症状、早期 CSF 中淋巴细胞增多，以及纯运动的和通常非对称性无反射性麻痹，这些在 GBS 中都不常见。

我们曾有几次被癌性脑膜炎伴无痛的多发性神经根病的病例所误导，这些病例引起一种亚急性、相当对称但主要是远端的无力，类似于 GBS。肌无力在近端、远端和两侧之间不规则分布，没有面部肌无力，以及四肢一个接一个地出现症状，提示存在这种副肿瘤性多发性神经根病。坐骨神经痛可作为任何一个病程的早期特征出现，但在 GBS 中手臂的神经根痛不常见。CSF 检查通常可以解决这一问题。

在全身性 GBS 伴眼肌麻痹或 Fisher 变异型与基底动脉血栓形成鉴别时出现了一个问题。GBS 中存在的反应性瞳孔、反射消失和 F 波异常，而在脑干梗死的情况下存在活跃的反射和 Babinski 征，可以可靠地区分这两种疾病。GBS 的上睑下垂和眼球活动无力引起与重症肌无力（myasthenia gravis，MG）的混淆，但后者没有感觉症状和腱反射未受损。在 GBS 中，下颌肌肉保持相对有力，而在肌无力，反复活动后的下颌是张开的。肉毒中毒（*botulism*）也模拟 GBS 的脑神经变异型，但是肉毒中毒早期瞳孔反射消失（瞳孔麻痹主要发生在 GBS 的晚期病例），并通常有心率过缓，这在 GBS 中是不常见的。摄食被蛤蚌毒素（saxitoxin）、雪卡毒素（ciguatoxin）或河鲀毒素（tetrodotoxin）（鱼肉毒、神经性贝类毒素）污染的贝类或海水鱼是导致面 - 臂感觉异常、无力、呼吸急促和虹膜麻痹的原因，持续几天，这些症状类似于 GBS 的脑神经变异型。

有全身性疾病的重症患者的许多神经肌肉疾病很难与 GBS 区分开。这些包括危重症性多发性神经病（见本章的下文），肾衰竭加速的神经病，主要见于接受腹膜透析的糖尿病患者（两者在下文讨论）；静脉输入营养液引起的急性低磷血症，服用大剂量糖皮质激素产生多发性肌病，以及神经肌肉阻滞药的长期效应等，导致在肾衰竭和酸中毒情况下其代谢产物的积聚。

治疗

一般医疗　在重症病例中，辅助呼吸和辛勤的护理是最重要的，因为疾病自然缓解和恢复的前景对大多数患者是有利的。我们约四分之一的患者需要机械通气。由于患者的病情可能在发病的前几天不可预测地迅速恶化，除了病情最轻的以外，几乎所有的患者都应入院观察呼吸、自主神经和运动功能。以下说明适用于大多数其他形式的急性和亚急性神经肌肉呼吸衰竭，包括重症肌无力和高位脊髓损伤。

测量最大吸气力（maximal inspiratory force）和呼气肺活量（expiratory vital capacity）通常足以在床

边估计膈肌力量和呼吸功能。这些测量的趋势是呼吸衰竭的可能性的指标。正如在脊髓灰质炎中观察到的，颈部肌肉和斜方肌的肌力与膈肌由相同的节段神经支配，趋向于与膈肌的力量平行。通过让患者快速深呼吸一次来计数，可以得到呼吸能力的粗略估计。达到 20 的能力通常相当于肺活量大于 1.5L。在这些测量中如果确认肺活量有下降趋势，降低到大约 10mL/kg 以下，通常需要气管插管和机械通气（见下文）。然而，相当严重的通气障碍可能在出现呼吸困难的最初征象和动脉二氧化碳含量升高之前。呼吸急促和反映肺不张的动脉血氧分压降低（PO_2 小于 85mmHg）可能是早期呼吸衰竭的证据。当患者无力已几天，逐渐出现呼吸衰竭时，会出现轻微的心动过速、出汗、躁动和呼吸急促等。在我们的经验中，试图用负压胸式装置来避免插管和正压通气的尝试并不令人满意。口咽无力的患者甚至需要更早插管以防止误吸，但并不总是需要同时进行充分的机械通气。在这种情况下，显然应将患者送入由能维持通气和呼吸道通畅的专业人员组成的重症监护病房。

对重症患者的治疗的其他主要方面包括自主神经不稳定（*autonomic instability*）的管理和预防许多一般医学问题（*general medical problems*），包括任何不动的危重疾病。大约 10% 的瘫痪患者和较小比例的轻度无力的患者会出现自主神经功能异常（*dysautonomia*）引起的低血压，可以通过静脉输注生理盐水和短时间使用血管加压剂来治疗。极端的高血压可通过短效和可滴定的降压药来调控，如静脉注射拉贝洛尔（labetalol）。降压药的选择和剂量是很重要的，因为高血压发作可以通过血压的急剧下降迅速成功控制。严重的自主神经问题很难预测，但在某些重症单元使用诱发性手法，例如压迫眼球来诱发心脏传导阻滞，以识别有风险的患者。

在卧床的患者中，要注意预防电解质失调、胃肠道出血，特别是肺栓塞（通过使用皮下肝素或气动加压靴）。在某些情况下，麻痹性肠梗阻是一个问题，表现为鼻胃管喂养时同时发生腹痛和伴有腹胀，即使停止进食也可能导致肠穿孔。如上所述，许多患者出现低钠血症，通常是由于抗利尿激素分泌不当综合征（SIADH），但偶尔由于尿钠增多，而正压机械通气会夸大钠的下降。导致低钠血症的两种情况之间的区别决定了治疗的过程，在 SIADH 时限制液体，在钠丢失的情况下进行盐替代。许多患者在数周的静止后会出现奇特的醒着的梦或幻觉，即梦样幻觉（oneiric hallucinations）。护理人员最好在患者插管之前建立可靠的沟通方式。树脂玻璃或带有字母和短语的不透明板在这方面很有用。

气管切开术通常的适应证是不能有效地清理气管支气管的气道和需要延长机械通气时间。在大多数情况下，这个过程可以推迟到插管的第三周。然而，快速的四肢瘫和依赖呼吸机的患者可以从早期气管造口术（tracheostomy）中获益。一旦进行了气管切开术，就需要仔细的气管清理并使用适当的抗生素治疗肺部和泌尿道感染；不建议预防性抗生素治疗。通过气管切开术和重症监护，可以将这一疾病的死亡率降低到大约 3%（Ropper and Kehne）（见下文“预后”）。

决定脱机，然后停止辅助呼吸，之后拔出气管插管或气管切开插管等，都是根据呼吸功能恢复的程度和时间。脱机过程通常在肺活量达到约 10mL/kg 时开始，并且舒适的呼吸可以持续几分钟。正压容积循环通气和逐步退出通气的多种方法的优缺点不在这里讨论，但两者之间不倾向于哪一种，读者可参考 Ropper 及其同事的专著《神经和神经外科重症监护》（*Neurological and Neurosurgical Intensive Care*）。

物理治疗，一旦患者可以被舒适地接受就可以开始，包括被动运动和四肢定位，以防止出现压迫性麻痹，随后进行轻度的抵抗运动。

血浆置换和免疫球蛋白（*plasma exchange and immune globulin*）　作为 GBS 基础的推测的免疫紊乱的特殊治疗包括血浆置换和免疫球蛋白静脉输注（IVIg）。我们的做法是观察那些仍然能够独立行走的患者，而不是立即开始治疗。如果患者不能行走，肺活量下降，或有口咽无力的征象，应立即进行血浆置换或 IVIg 治疗。这通常是在出现首发症状后的第 5 天至第 10 天，但也可能早于 1 天或晚于 3 周。

三项大型随机试验，由 500 多例患者组成，已经确定了在 GBS 进展阶段使用血浆置换（*plasma exchange*）治疗的有效性。在发病后 2 周内接受治疗的患者，住院时间、机械通气时间以及实现独立行走所需的时间大约减少一半。然而，在最大的试验中，如果第一次血浆置换延迟到发病后 2 周或更长时间，则该治疗就没有价值了。然而，如果患者在发病的第 3 周或第 4 周病情继续恶化，可能仍适合于进行置换。对血浆置换治疗反应最重要的预测指标与总体预后相同，即患者的年龄（有反应者较年轻）和在开始治疗前保留运动复合肌肉动作电位波幅（McKhann et al）。一项研究发现，与未治疗的患者相比，治疗后 6 个月和 12 个月患者的病情更好；其他研究在这一点上一直模棱两可，主要证明加速了症状改善。

建议的血浆置换方案是在隔日的 4~6 次的治疗中，总共去除 200~250mL/kg 血浆，如果没有凝血障碍，或在更短的时间进行。替代液体是含 5% 白蛋白的生理盐水。由于需要大口径静脉通道，通常需要插入双腔锁骨下或颈内静脉导管，这可能是并发症（如气胸、感染、出血）的主要来源。在某些患者中，可以通过肘前静脉进行治疗，有时甚至可以完成整个疗程。在手术期间和之后，可能会发生低血压、低凝血酶血症伴出血和心律失常。一些单位测量纤维蛋白原的水平，在下一次交换之前，纤维蛋白原的水平显著降低，以评估潜在的出血风险。对用于在血浆置换机中防止血液凝固的柠檬酸盐的反应是常见的，但可以通过在静脉回流管中谨慎地添加钙来避免。如果用白蛋白和生理盐水代替血浆，而不是混合血浆，就没有感染肝炎和艾滋病毒的风险。

IVIg 与血浆置换一样有效，IVIg 更易于管理，每天 0.4g/kg，连续 5 天，而且可能更安全，因为不需要大的静脉通路。由 van der Meche 及其同事进行的第一次试验结果在 Hughes 主持的一项国际研究中得到了证实，我们参与了这项研究（见 Plasma Exchange/Sandoglobulin Guillain-Barré Syndrome Trial Group）。该试验将血浆置换与 IVIg 进行了比较，并对它们的使用进行了评价。

接受血浆置换的患者有较好预后的微弱趋势，在一组接受血浆置换后立即输注免疫球蛋白 5 天的患者中，结果可能略好一些；然而，在这两种情况下，差异都没有达到统计学显著性，而三种治疗模式被认为是等效的。肾衰竭、蛋白尿和最常表现为严重头痛的无菌性脑膜炎是 IVIg 的罕见的并发症。我们遇到的唯一严重反应是极少数先天 IgA 缺乏且合并丙种球蛋白引起过敏反应的患者，以及少数在输液部位附近发生炎症性局部静脉血栓形成的患者。IVIg 的药代动力学在个体之间变化很大，一些组群已发现了药物清除率高与较差的临床效果之间的联系（见 Kuitwaard and colleagues）。本组研究表明，血清 IgG 水平仅出现小幅升高的患者，可通过大剂量或第二疗程 IVIg 获益。

在使用血浆置换或 IVIg 后，5%~10% 最初好转的患者在治疗结束后几天或 3 周内会出现明显的复发。如果对最初的治疗有反应，可以重复同样的治疗或尝试替代治疗，两者都可以有效。少数这样的患者反复地复发，并有慢性炎症性脱髓鞘性多发性神经病的病程（见下文）。在我们治疗的一些患者中，这种形式的疾病在使用糖皮质激素几个月后趋于稳定，在几个月内逐渐减少剂量，或者与 IVIg 或血浆置换重复治疗相结合。

静脉输注 IVIg 或血浆置换后的临床改善通常不容易从个体的患者中观察到，也就是说，只有通过大量的治疗与未治疗患者的比较才明显。因此，无法判断在治疗期间没有改善或恶化的患者没有从治疗中获益。然而，在病情持续恶化或没有改善的情况下，提出了进一步的血浆置换或继续输注免疫球蛋白的问题。进一步使问题复杂化的是，对轴索型 GBS 病例早期改善的预期是有限的。我们的建议是，如果患者明显衰退，特别是如果神经传导检查（NCS）有脱髓鞘神经病的证据，并且疾病持续时间不超过 4 周，就重复两种免疫治疗中的任何一种。在使用 IVIg 后进行血浆置换对我们来说没有意义（但这一概念尚未经过测试）；因此，我们或者进行一系列血浆置换和 IVIg，或者按照 Farcas 及其同事的建议，更经常地重复 IVIg 疗程。

数十年来，单独使用糖皮质激素（corticosteroids）治疗 GBS 的价值一直存在争议。许多临床医生被说服相信它们的获益；然而，两个随机对照试验，一个使用常规剂量泼尼松龙，另一个使用大剂量甲泼尼龙，均未证明有益的效应（Hughes，1991）。虽然糖皮质激素不再被推荐作为急性 GBS 的常规治疗，但我们观察到在一些病例中，静脉注射大剂量糖皮质激素似乎阻止了急性病例的进展。

预后

如前所述，即使在装备最好的医院中，也有大约 3%~5% 的患者不能幸存。在早期阶段，死亡大多是由心搏骤停引起的，有时与自主神经功能障碍、成人呼吸窘迫综合征、气胸或血胸，或某种类型的意外机器故障有关。在疾病后期，肺栓塞和长期不动引起的感染并发症，以及呼吸衰竭是死亡的主要原因。

大多数患者恢复时，足或腿部有轻微的运动缺陷或感觉不适。然而，大约有 10% 的人的残障现象很明显；这发生在最严重和迅速进展的疾病形式，有证据表明有广泛的轴突损伤，以及需要早期和长期机械辅助通气的患者。遗留肌无力和肌萎缩的一个相当一致的预测因素是发现肌肉动作电位的波幅大幅降低和广泛的失神经支配,两者均表明轴突损伤。

对于呼吸衰竭患者,机器辅助呼吸的平均时间为22天,住院时间约为50天(是此两倍)。通常,老年人比年轻人和儿童恢复得更慢,并且还有更多遗留的肌无力。

其余的最常见的困难是小腿肌肉无力,足和足趾的麻木,以及轻度的双面肌无力。少数患者遗留感觉性共济失调,往往是严重的和相当致残的。远端神经病性疼痛和持续的自主神经问题也会出现,但不常见。所有其他的晚期症状都与疾病无关,如疲劳和衰弱、肌肉痛性痉挛、头晕、疼痛和呼吸困难等,应该根据其自身的优势来解决。抑郁症并不常见。

恢复的速度各不相同,但是恢复速率是稳定的。通常,它会在几周或几个月内的时间里出现;然而,如果轴突已经损伤,则它的再生可能需要6~18个月或更长的时间。根据我们的经验,持续2年或2年以上的残疾预期不会再有改善。

大约5%~10%的患者会出现一次或多次的急性多发性神经病的复发。一开始就表现为急性炎症性多发性神经根神经病的疾病可能不能稳定和继续稳定发展,或者可能有不完全缓解,随后是慢性、波动性、缓慢进行性神经病。这些慢性炎症性神经病的较慢性形式在本章后面的小节中描述。

危重病性多发性神经病

急性或亚急性对称性多发性神经病是危重症和败血病患者,特别是那些多器官衰竭患者的常见的发展趋势(Zochodne et al)。即使潜在的危重疾病已得到控制,这种神经病也会使患者难以从呼吸机上脱机。以运动型为主的神经病过程,它的严重程度从无明显临床症状的电生理异常到四肢瘫伴呼吸衰竭不等。感觉症状和体征是多变的,但往往较轻。脑神经通常没有损伤,很少或没有自主神经异常的表现。这种类型的多发性神经病出现在细菌性败血症或其他难以抵抗的感染[现在称为系统性炎症反应综合征(*systemic inflammatory response syndrome*, *SIRS*)]和多器官衰竭后数天或更长时间,而且在大多数情况下,会先出现意识模糊状态或意识下降状态[败血症性脑病(septic encephalopathy)]。

EMG和神经传导检查(NCS)显示的早期失神经的原发性轴突病变和正常CSF的表现将本病与GBS的典型脱髓鞘形式区分开来。尸检资料通常显示周围神经很少或没有炎性改变。将危重症多发性神经病与危重症肌病(见下文)和GBS的轴索形式鉴别是困难的,这取决于疾病发生的背景。在重症监护病房中发生的所有这些过程,在极端情况下,可以消除运动神经动作电位,当发现这种模式时,问题通常归因于神经病,尽管这并不总是正确的。在因果关系中必须考虑药物和抗生素的毒性作用以及营养缺乏,但它们很少能被确定。败血症的许多系统性介质对周围神经系统有毒的,肿瘤坏死因子被认为是引起神经病的内源性毒素之一。

危重病性多发性神经病(critical illness polyneuropathy)还必须与尚未完全认识的急性四肢瘫性肌病(*acute quadriplegic myopathy*),即危重病性肌病(*critical illness myopathy*)区分开来,危重病肌病也使得危重病复杂化(见第45章)。大剂量的糖皮质激素,特别是与神经肌肉阻滞剂联合使用已被证实与之有关。急性肌病,影响到远端和近端肌肉,有时以血清肌酸激酶(CK)浓度升高(有时高达数千单位)为征兆。肌电图中发现肌病可能性和在所有肌肉中发现独特的肌丝变性。这种疾病在第45章中更详细描述。

急性尿毒症多发性神经病

除了本章后面讨论的与慢性肾衰竭相关的众所周知的慢性感觉性多发性神经病外,急性尿毒症多发性神经病(acute uremic polyneuropathy)是一种更迅速(加速)的过程,尚未被广泛认为是导致急性和亚急性无力的原因。在我们的系列中,大多数患者是罹患稳定的终末期肾衰竭的糖尿病患者,他们曾因长期肾病接受腹膜透析治疗(Ropper,1993)。与更有特征性和不太严重的慢性尿毒症神经病相比,全身性无力和远端感觉异常持续1周或更长的时间,直到达到卧床状态。这种疾病类似于亚急性GBS。虽然肾移植是可以治愈的,但更侵入性的透析或一种血液透析的转变几乎没有即时效应。电生理检查显示,脱髓鞘特征(传导速度减慢),但通常不出现传导阻滞。CSF蛋白浓度可有轻或中度升高(这并非意外,因为通常有糖尿病神经病的因素)。一些报告病例对血浆置换或丙种球蛋白治疗有反应。与更常见的慢性尿毒症神经病一样,急性形式尿毒症神经病的病因尚不清楚。

急性感觉性神经元病(急性感觉性神经节病)

急性感觉性神经元病(acute sensory neuronopathy),

也称为急性感觉性神经节病(acute sensory ganglionopathy),最初是 Sterman 及其同事在对 3 例成年患者的报告中注意到这一问题,他们出现了快速进展的感觉性共济失调、反射消失、麻木和疼痛,症状开始于面部,并扩散影响到全身。在这些病例下,症状是在使用青霉素治疗发热性疾病后开始出现的(抗生素随后被证明与此过程无关)。本体感觉明显减弱,尽管有全身性无反射,但没有无力或肌萎缩。感觉缺失在一周内达到了最大的严重程度,之后稳定下来而几乎没有改善。

电生理研究表明感觉传导缺失或减慢,但没有运动神经传导异常或失神经支配的征象。在 2 例患者中,CSF 蛋白含量升高至 126mg/dL 和 175mg/dL。随访观察(长达 5 年)未发现这种感觉性神经病的常见的可辨认的原因,即肿瘤性或免疫性疾病。由于缺乏病理资料,这是从感觉神经元被破坏的永久状态推测出来的[感觉神经元病(*sensory neuronopathy*)]。Windebank 及其同事随后报道的一个 42 例患者的队列强调了某些患者症状的不对称和臂丛模式,另一些患者面部最先受累。与 Sterman 的病例相反,CSF 通常是正常的,大多数患者有一些改善或症状自发性消退。如上所述,本报告及随后的报告均未涉及抗生素。

这种临床模式应被视为一种综合征,而不是一种疾病。主要有两种表现,肢体共济失调,不伴构音障碍或眼球震颤,因此可将其与小脑疾病区分开来;以及全身性面部和躯干麻木,涉及近端和远端感觉区,可包括头顶、躯干、臀部、阴囊和口腔黏膜等。后一种综合征必须从进展中的多发性神经病的角度进行描述,如本章引言所述,早期近端症状是神经节病最显著的识别特征。所有的上述过程都伴有反射消失,但在神经节病的病例中,这可能在几天或更长的时间内不能完全显现出来。

大多数情况可能是免疫性、副肿瘤性或感染后的性质。众所周知,以亚急性或慢性方式发展的相同模式的感觉丧失是以副肿瘤性疾病出现的,在本章后面描述,但它可能在几天中发展,或与干燥综合征、硬皮病、红斑狼疮、副蛋白血症、HIV 感染和人类嗜 T 淋巴细胞病毒 I 型(HTLV-I)感染相关。某些药物和其他因子,特别是顺铂和过量摄入吡哆醇也是感觉神经元病的原因。这些也在后面"药物诱发的神经病和神经元病"的主题下讨论。一种共济失调性 GBS(*ataxic GBS*)的罕见形式仅累及较大的感觉纤维并产生共济失调,从而模拟了急性感觉性神经病。然而,在 GBS 中,通常有一定程度的近端肌无力,而这种感觉变化不会延伸到面部和躯干。

白喉多发性神经病

在第 41 章中描述了白喉棒状杆菌(*corynebacterium diphtheriae*)的神经毒性作用和该杆菌所产生的外毒素作用方式。外毒素(exotoxin)的局部作用可在感染发生后 1 周或 2 周内导致咽肌和喉肌麻痹(吞咽困难,鼻音),此后不久可因调节麻痹而导致视力模糊,但这些和其他脑神经症状可能被忽略。在这个阶段,脑神经病(cranial neuropathy)必须与 GBS、肉毒中毒,以及最重要的,与重症肌无力鉴别。

白喉多发性神经病(diphtheritic polyneuropathy)在 5~8 周后出现,表现为急性或亚急性肢体无力,伴感觉异常,以及远端振动觉和位置觉丧失。无力通常以同时累及所有肢体,或可能从手臂下降到腿为特征。患者可能无法站立或行走,偶尔会出现广泛的麻痹,以至于影响呼吸。CSF 蛋白通常升高(50~200mg/dL)。咽部感染消退后发生的死亡是由心肌病,或不太常见的,由严重的多发性神经病伴呼吸麻痹引起的。这种类型的多发性神经病,现在相当罕见,在白喉感染的暴发期间应该怀疑,就像发生在俄罗斯的(Logina and Donaghy)。

重要的病理变化是一种节段性脱髓鞘,没有脊神经根、感觉神经节和邻近的脊神经的炎症反应。前角细胞、轴索、远端周围神经,以及肌纤维仍保持正常(Fisher and Adams)。

治疗　在感染开始后 48 小时内给予白喉抗毒素(diphtheria antitoxin),降低神经病性并发症的发病率和严重程度。一旦多发性神经病出现,抗毒素可能就几乎没有价值了。此后,治疗是纯对症的治疗,按照 GBS 指示的路径。一旦呼吸麻痹没有发生,完全康复的预后极好。

卟啉性多发性神经病

卟啉性多发性神经病(porphyric polyneuropathy)是严重的、快速发展的、大致对称的运动为主的多发性神经病,通常伴有腹痛,精神错乱(谵妄或神志不清)或惊厥等,可能是急性间歇性卟啉病(*acute intermittent porphyria*)的表现。这种类型的卟啉病是一种常染色体显性遗传特征,与皮肤对日光的敏感性无关。肝脏的代谢缺陷,其特征是卟啉胆原(porphobilinogen)和卟啉前体 Δ-氨基乙酰丙酸(aminolevulinic acid)的生成和尿排泄增加。周围和中枢神经系统也可能受另一种肝型（*hepatic*）卟啉病（杂色型）的影响。在后者中，皮肤对光线和创伤非常敏感，并在粪便中始终可以发现卟啉。这两种肝性卟啉病必须与神经系统不受影响的罕见的卟啉病区分开来。

Waldenstrom 在 1957 年对急性间歇性卟啉病进行了经典的研究。最初的症状和通常最突出的症状是中至重度绞痛性腹痛。它可以是全身性的或局部性的，不受腹壁僵硬或压痛的影响。便秘和肠道扩张（肠梗阻）是常见的。发作持续数天至数周，反复呕吐可导致营养不足。在潜伏期，患者可能没有症状或只是抱怨有轻微的消化不良。

该病经一段时间后，根据它反复发作的特点可以被识别，通常由磺胺类、灰黄霉素、雌激素、巴比妥酸盐、苯妥英和琥珀酰亚胺等抗惊厥药物诱发。在卟啉病患者中治疗惊厥时，必须始终记住对这些药物敏感的可能性。第一次发病很少发生在青春期之前，这种疾病最有可能在青春期和成年早期威胁生命。相比之下，在中年或晚年首次出现的急性多发性神经病不太可能是卟啉性的。

神经表现通常是急性多发性神经病的征象，运动神经受累比感觉神经更严重；不太常见的情况，感觉和运动神经大致同样地受到影响，有时也影响到自主神经。症状可能开始于脚和腿部并上升，也可能开始于手和手臂（有时不对称），几天后扩散到躯干和腿部。无力通常主要发生在四肢的近端肌和肢带肌，在这种情况下，膝反射消失而踝反射保留。半数的病例出现感觉缺失，通常延伸到躯干。面神经麻痹、吞咽困难和眼肌麻痹只是最严重病例的特征。CSF 蛋白含量正常或略有升高。

多发性神经病的病程是多变的。在轻度的病例中，症状在几周内消退。严重的病例可在几天内发展为致命的呼吸或心脏麻痹，或者症状可能会在数周内以跳跃形式进展，导致严重的感觉运动麻痹，仅在数月后才会好转。

大脑功能紊乱（意识模糊、谵妄、视野缺损和惊厥等）的出现可能早于严重的多发性神经病（神经病不总是轻度的），或者可能没有这些中枢特征。大脑的表现在几天或几周内消退，尽管我们的一例患者留下了持续的同向性偏盲。在该疾病的急性期，心动过速和高血压很常见，严重的病例可能出现发热和白细胞增多。总的来说，尽管卟啉病的复发可能会对周围神经系统造成累积损伤，但恢复的预后是极好的（见“复发性多发性神经病的诊断”下的讨论）。

总之，卟啉性神经病的最典型特征是复发性、急性起病、腹痛、精神病性症状、主要为运动神经病，通常伴有早期的双臂分布的肌无力、躯干的感觉缺失和心动过速等。罕见的情况，出现神经病而没有其他症状。

周围神经系统的病理表现因发生死亡的疾病阶段不同而异。在最初几天，虽然患者几乎完全瘫痪，但髓鞘纤维看起来完全正常。如果症状已经存在数周，大多数周围神经的轴突和髓鞘都发生变性。肝脏中卟啉生物合成异常与神经功能障碍之间的关系一直没有得到令人满意的解释。

诊断是通过尿液中大量卟啉胆原和 Δ-氨基乙酰丙酸证据确认的。作为卟啉胆原的一种氧化产物，卟啉原（porphobilin）的形成过程，使尿液变黑。

治疗　作为最有效的治疗方法，建议静脉输注葡萄糖和静脉注射正铁血红素（hematin），每日 4mg/kg，持续 3~14 天。其他方面的治疗包括呼吸支持，如果心动过速和高血压是严重的，则使用 β 受体阻滞剂拉贝洛尔（Labetalol），持续静脉输注葡萄糖以抑制血红素的生物合成途径，以及假设维生素 B6 已耗尽的情况下使用吡哆醇 100mg，每日 2 次。尝试预防是最重要的，因为疾病发作可由上述药物和许多其他有致卟啉作用的药物诱发。

急性中毒性多发性神经病

如第 41 章所述，急性中毒性多发性神经病（acute toxic polyneuropathies）是指周围神经可能受到多种毒素的影响，包括金属、药物、有机磷酸酯和工业溶剂等。一般来说，由这些制剂引起的神经病可分为亚急性和慢性两类（待下文讨论）。然而，某些药物，特别是磷酸三邻苯二酚（TOCP）及其他有机磷、铊以及罕见的砷等会引起多发性神经病，可能在几天内是致命的。应强调的是，在几乎所有的情况下，有机磷神经病（organophosphate neuropathy）可以从接触后立即出现明显的严重的胆碱能反应来识别。TOCP 导致的严重的和永久性运动麻痹，最终被证明是上、下运动神经元共同参与的结果。

铊盐（*thallium salts*），当摄入量足够时会产生类似 GBS 或急性感觉性多发性神经病的临床表现。如果口服盐，首先会出现腹痛、呕吐和腹泻，然后在几天内出现足趾和指尖的疼痛和刺痛，然后迅速出现四肢肌无力，最初是远端的肌肉。随着无力的进展，腱反射减弱。痛觉减退比触觉、振动觉和位置觉更明显。在我们检查的 5 例患者中，有 3 例患者的主要特征是持续性肢端疼痛伴异常疼痛（allodynia）；在我们的 2 例患者中，没有肌无力，只有感觉缺失和共济失调。所有的脑神经，除了嗅神经和前庭蜗神经，都可能受到影响；其他的异常包括面瘫、眼肌麻痹、眼球震颤、视神经炎伴视力障碍，以及声带麻痹等，但仅出现在受影响最严重的患者中。CSF 蛋白升高到 100mg 以上。在前 10 天内心搏骤停可能导致死亡。早期出现的痛性感觉异常，感觉丧失，以及局限于关节、背部和胸部的疼痛，还有快速脱发（在 1 周或 2 周后），都可以将这种神经病与 GBS、卟啉病和其他急性多发性神经病区分开来。反射的相对保存是值得注意的，快速发展的完全脱发是一个醒目的特征。轻度中毒的患者可在数周或数月内完全康复。铊盐的作用类似钾，氯化钾的大量摄入会加速铊的排泄。螯合剂的价值未经证实，但通常都被应用于治疗。

砷（*arsenical*）和可能汞（*mercurial*）引起的多发性神经病的一些病例也可能急性进展。这些情况更多的是亚急性进展，因此它们在下文讨论。正如前面和第 41 章所述，某些其他中毒性神经病，例如与有机磷酸酯或二氯乙烷（diethylene chloride）中毒有关的神经病（Sterno），可能会在几天后出现急性发作并发展。

关于这类多发性神经病，许多情况下都被患者和不持怀疑的医生归咎于毒素而没有证据。在做出这样的归因之前，询问临床特征是否与已知的环境因子或药物的神经毒性相容是有意义的；症状的严重程度是否与假定接触的程度一致（真实或想象的）；是否存在与中毒的相关全身征象，是否有其他类似接触者也受到影响，以及一旦患者撤离了假定的接触源，症状是否稳定或改善。不能满足这些规律通常意味着某些其他紊乱。

其他急性多发性神经病

有时，血管炎性多发性神经病（vasculitic polyneuropathy）是一个孤立的过程，或与红斑狼疮、结节性多动脉炎以及相关疾病有关，可能会像 GBS 一样迅速发展，需要仔细的临床和电生理检查来加以区分。我们的 3 例多动脉炎患者和 1 例 Churg-Strauss 病的患者在一周内完全瘫痪，还有 1 例死于肠穿孔。然而，大多数血管炎引起的神经病进展得缓慢，该综合征呈不对称和多灶性分布，因此，它在下一小节中描述。毫无疑问，将在亚急性分类中进一步讨论的副肿瘤性神经病可以比典型的这一过程发展得更快，从而模拟 GBS。

我们已经观察到少数酗酒、隐匿性癌症、霍奇金病和肾移植患者发展为急性多发性神经病，其发展速度与 GBS 一样快，而这种类型的急性发作在 Refsum 病患者中也曾有描述。Marquez 及其同事描述了烧伤患者的一种不寻常的神经病，将它与危重病性多发性神经病类别鉴别很困难。

急性自主神经多发性神经病（“纯自主神经痛”）

急性自主神经多发性神经病（acute autonomic polyneuropathy）也称为“纯全自主神经功能不全”（pure pandysautonomia），自从 Young 和同事、Adams 和同事第一次描述这种情况以来，Low 和同事已经记录和总结了许多其他病例。这种情况可能是一种感染后多发性神经病类型，属于 GBS 的分类，在第 25 章中详细描述。通过 IVIg 治疗已经取得了一些成功。一种亚急性和更慢性的形式，也是免疫性的，已知是一种副肿瘤的变异型，在后面“特发性自主性神经病”的标题下描述。

周围神经病所致的亚急性感觉运动性麻痹综合征

导致亚急性感觉运动性麻痹综合征（subacute sensorimotor paralysis syndrome）的周围神经病是那些持续进展数周到数月的神经病，并在达到严重程度的高峰后，往往会持续一段不等的时间。应当承认，这类病例与那些在较短或较长时间内演变的病例之间的界限是不明显的，有许多神经的疾病与急性和早期慢性疾病重叠。然而，与急性多发性神经病相比，大多数亚急性多发性神经病具有明显的感觉特征，且为轴索型。主要的例外是亚急性炎症性脱髓鞘型，正如 Hughes 和同事所述，本质上是一种缓慢形式的 GBS，演变历时 4~8 周。类似地，一些白喉神经病的实例是亚急性发展的。尽管有这些条件，最终，亚急性型对称性多发性神经病综合征最常被证明是由营养不良（通常合并酗酒），癌症的远隔影响（副肿瘤性，如下所述），砷、铅中毒，或因用于治疗目的的多种药物（顺铂、呋喃妥因、异烟肼等）的毒性作用引起的。有时会涉及其他药物、金属和工业溶剂等。这些在第 41 章中讨论。

营养缺乏性神经病(见第 40 章)

在西方世界,营养性多发性神经病(nutritional polyneuropathy)通常与慢性酒精中毒有关。正如之前所讨论的,所有的数据都指出了酒精性神经病与神经病性脚气病(neuropathic beriberi)之间的同一性或至少是密切的关系。两者都是由营养因素造成的,尽管目前还不清楚在任何具体情况下,是由于硫胺素、烟酸、吡哆醇、泛酸、叶酸这些 B 族维生素一种还是它们的组合缺乏。我们的同事 Victor M 对这个问题投入了相当多的关注,但从未证实存在一种形式的多发性神经病仅归因于酒精的毒性作用,尽管持续有人提出这种问题的索赔,而且大多数医生的看法仍认为酒精会直接损害神经。营养不良性神经病和其他缺乏性障碍的神经并发症,诸如斯特罗恩综合征(Strachan syndrome)、糙皮病、维生素 B_{12} 缺乏症,以及吸收不良综合征等,在第 40 章中全面描述。以感觉神经病为主伴有烧灼痛是大多数严重的营养剥夺的典型表现。

副肿瘤性多发性神经病和感觉神经节病(见第 30 章)

虽然癌症能够产生各种各样的临床表现,但最常见的远隔效应表现为以远端为主的对称性感觉性或感觉运动性多发性神经病。四肢的肌无力和萎缩、共济失调以及感觉缺失可能进展数周或数月,直至使患者被限制于轮椅或床上;通常 CSF 蛋白浓度轻度升高。在发现恶性肿瘤之前,所有这些症状都可能发生数月或者甚至一年或更长的时间,尽管通常肿瘤是显而易见的,而最常见的是肺癌。

在大多数系列中,混合型感觉运动性多发性神经病的频率是纯感觉性多发性神经病的 4~5 倍。然而,后者是与肺癌相关的更特异的综合征(最初由 Denny Brown 描述)。它的特征是从肢体的远端到近端节段的所有感觉模式丧失,最终扩散到躯干和面部。腱反射消失,但运动力量可能保留。人们还认识到,在开始时出现感觉丧失可能呈多灶性的分布。另一种变异型以初始的感觉性共济失调为特征,类似于前面小节中讨论的"急性感觉性神经元病(感觉神经节病)"。这种疾病在几周或几个月内达到顶峰,在极少数情况下,其发展速度与 GBS 一样快。

病理变化是炎症性和破坏性感觉神经病和神经元病(*sensory neuropathy and neuronopathy*)(神经节炎),有时是与抗 Hu 抗体[也称为抗核神经元抗体 1 型(*antinuclear neuronal antibody type 1*,*ANNA-1*);见第 30 章]相关的更广泛的神经系统紊乱的一部分。这种多发性神经病已被证明是最典型的小细胞肺癌表现。在 Dalmau 及其同事报告的 71 例副肿瘤性感觉神经元病患者中,一半以上与颞叶(边缘性脑炎)、脑干,以及罕见的脊髓前角神经元的症状性炎症性病变有关。其他独特的副肿瘤综合征,如小脑变性和 Lambert-Eaton 肌无力综合征,在个别病例中合并有多发性神经病,而在 28% 的病例中出现自主神经功能障碍。换言之,有许多感觉神经病和神经元病变的病例与各种肿瘤同时存在,包括我们的一些淋巴瘤患者。

CSF 蛋白轻度升高,但通常无细胞。感觉电位通常在几周后在所有神经中消失,但在早期可能被豁免。抗 Hu 抗体定位于神经系统的几个受影响区域和肿瘤本身导致人们猜测肺部肿瘤通常是小的或不明显的,因为抗体抑制肿瘤的生长。几乎所有的副肿瘤感觉神经病的病例和部分更多的未描述的感觉为主或感觉运动性副肿瘤性多发性神经病也都证明有抗 Hu 抗体,使得这一检测可用于区分副肿瘤引起的与感染后或免疫性疾病,如干燥综合征和艾滋病毒感染引起的感觉神经病和神经元病。发现高抗体滴度就应引导检查胸部成像,并在适当的病例中进行支气管镜或正电子发射断层扫描(PET)检查,以发现潜在的癌症。一种与癌症一起发生的罕见的血管炎性多数性单神经病在下文进一步讨论。

一种不寻常的多发性神经病类型与 T 细胞和 B 细胞型非霍奇金淋巴瘤以及几种相关的疾病有关,如 Castleman 病(血管滤泡淋巴样增生),血管内 T 细胞淋巴瘤(及相关的淋巴瘤样肉芽肿病,见第 30 章),过敏性淋巴结增生(血管免疫母细胞或免疫母细胞淋巴结病)以及木村病(Kimura disease)(主要累及皮肤的淋巴样增生伴嗜酸性粒细胞增多)。在大多数这些神经病中,特别是与 Castleman 病相关的神经病中,存在一种副蛋白血症,通常是多克隆的,因此将这一组与下文讨论的副蛋白血症性神经病和骨硬化性骨髓瘤相关。在我们的几例患者中,神经病性表现与腹股沟、腋窝或胸部的淋巴结肿大同时出现。临床上,疾病可能表现为 GBS、慢性脱髓鞘性多发性神经病、亚急性运动性多发性神经病或前角细胞疾病、腰丛和臂丛神经病或多发性神经根病的形式,每种形式均明显地表现为副淋巴瘤样疾病,与肿瘤引起的脑膜和神经浸润病例是明显可区分的。糖皮质激素对我们的一些淋巴类疾病的患者很有帮助；在其他情况下，神经病变会自行消退或伴随淋巴结放疗消退，否则会持续数月进展。Vallat 及其同事总结了他们对非霍奇金淋巴瘤伴发的较传统的神经病的经验。血管内淋巴瘤是一种广泛的肿瘤和血管疾病（见第 30 章中描述），可能以一种多数性单神经病模式浸润周围神经。

临床上有 2%~5% 的恶性疾病患者表现出多种形式的副肿瘤性多发性神经病（paraneoplastic polyneuropathy）。如果将发生在癌症晚期的由营养不良和压迫性麻痹引起的神经病，以及由肌电图在无症状患者中发现的神经病计算在内，这个数字还会更高（Henson and Urich）。肺癌约占副肿瘤性感觉运动性多发性神经病病例的 50%，占纯感觉神经病患者的 75%（Croft and Wilkinson）；然而，这些神经病可能与所有类型的肿瘤有关。

虽然抗 Hu 与周围神经结合，但副肿瘤多发性神经病的免疫病理尚未完全明确。在纯感觉型中，不仅有后根神经节神经细胞丢失，而且还会有炎症反应（Horwich et al），与干燥综合征感觉神经元病发生的变化几乎相同。在混合性感觉运动性多发性神经病中，周围神经远端变性远重于近端节段，但在晚期病例中，这种变性会扩展到神经根。两种类型的后根神经节细胞数量都可能减少。如果在神经病的病程早期进行组织学检查，可以观察到分布在血管周围病灶中的稀疏的淋巴细胞浸润。在神经或脊髓神经节中未见肿瘤细胞，这不像癌性和淋巴瘤性多数性单神经病罕见的病例，其肿瘤细胞实际上浸润了神经。后柱的变性和前角细胞的染色体溶解是继发于周围神经和神经根的改变。

副肿瘤性神经病的预后较差。即使多发性神经病可以自行或通过治疗在一定程度上稳定下来或甚至缓解，但大多数患者会在一年内死于潜在的肿瘤。

治疗　如果肿瘤能得到有效治疗，神经病可能会改善，除非是纯感觉神经病，它很少会改善。使用血浆置换、丙种球蛋白或免疫抑制治疗只有很小的作用，但有传闻报告在疗程早期应用这些治疗方法均有成功者。在 Uchuya 和同事的报告中，18 例亚急性感觉神经病患者中只有 1 例得到改善，另 1 例依赖免疫球蛋白持续改善，其他大多数患者病情稳定或恶化，作者认为其治疗价值令人怀疑。糖皮质激素尚未在副肿瘤性神经病进行系统试验，也几乎没有临床证据支持它的使用。

亚急性中毒性神经病

砷剂多发性神经病

在金属中毒引起的神经病中，砷剂多发性神经病（arsenical polyneuropathy）是特别有特征性的。在慢性中毒的情况下，神经病症状在数周或数月的时间内发展相当缓慢，并具有与营养性多发性神经病相同的感觉和运动分布。由摄入砷化合物所致的胃肠道症状可能先于多发性神经病，多发性神经病几乎总是与贫血、黄疸、棕色皮肤色素沉着、手掌和脚底的过度角化相关，与后来指甲的白色横带［米斯线（Mees lines）］相关。该疾病伴有尿液和头发中砷的过量。病理上，这种形式的砷剂神经病被归类为逆死性（dying-back）（轴索变性）类型。

如前所述，在单次摄入大剂量砷仍幸存的患者中，在 8~21 天后可能会出现较迅速进展的多发性神经病。砷中毒的诊断和治疗在第 41 章中进一步讨论。这里要强调的是，在工业化国家的许多地区，鱼的摄入会导致血液和尿液中砷含量很高，但这种金属是砷甜菜碱（arsenobetaine）的形式存在，它的毒性低，不会引起神经病。

铅神经病（铅中毒）

铅神经病（lead neuropathy），也称为铅中毒（plumbism）是一种罕见的疾病。在成年人中，它是发生在长期接触铅漆或烟雾（来自冶炼工业或燃烧的电池）或摄入在铅管中蒸馏的白酒。它最典型的表现是桡神经分布区运动性单神经病（垂腕和手指下垂）。在一些个人观察的患者中，这是主要的异常表现，但手的桡神经支配区也有感觉丧失。较少见的是，单独的垂足或伴近端手臂和肩带肌的无力。正如第 41 章所指出的，铅神经病很少发生于儿童，在儿童的中毒通常导致脑病。尽管这种神经病自古以来就为人所知，但病理生物学的细节仍不清楚。轴突变性与继发性髓鞘改变和肿胀以及前角细胞的尼氏体溶解已描述过。铅在神经中积累，可能对施万细胞或毛细血管内皮细胞有毒性，引起水肿。

要确立诊断是根据铅接触史，运动为主的局限性受累，相关的医学发现（如贫血，骨髓中嗜碱性点彩红细胞前体、沿牙龈缘的“铅线”、腹部绞痛和便秘），以及尿排泄铅和粪卟啉等。血铅水平超过 70mg/dL 总是不正常的。在较低水平的患者中，输注螯合剂 $CaNa_2$ 乙二胺四乙酸（EDTA）后 24 小时尿铅排泄量增加一倍，表明存在明确程度的铅中毒。尿中的粪卟啉无论多少都是异常的，但它除了铅中毒，也可在卟啉病、酒精中毒、缺铁和其他紊乱中发现。

如第 41 章所述，治疗包括终止对铅的接触以及通过螯合作用从血流和骨骼中清除铅。为此目的，青霉胺（penicillamine）一般比二巯丙醇［英国抗路易斯酸（BAL）］或 EDTA 安全且可以口服。

其他金属和工业制剂

慢性铊（*thallium*）中毒，有时还有锂剂（*lithium*）、金（*gold*）、汞（*mercury*）和铂（*platinum*）慢性中毒（在抗肿瘤药顺铂和卡铂中进一步讨论）会产生感觉运动性多发性神经病；这些中毒在第 41 章进行了讨论，急性形式在本章早些时候已经提到。以运动为主的神经病是由职业接触金属汞和汞蒸气引起的，但与牙科汞合金中的汞含量的任何联系都是不可信的。接触锰、铋、锑、锌和铜可引起全身性中毒征象，其中一些会影响中枢神经系统（CNS），但不能确定其中的任何一个特别地累及周围神经。据我们所知，有机汞毒性的毁损性脑病不会引起神经病。

如第 41 章所述，有报道运动为主的多发性神经病是类风湿关节炎金疗法（gold therapy）的罕见并发症。大多数情况下，金的累积剂量超过 1g，但在少数情况，在 0.5g 时发生了神经病。最初的主诉是痛性远端烧灼感，随后是无力和消瘦。无力的出现，虽然通常是隐匿的，但可以足够突然，以模拟 GBS。有三叉神经、面神经和动眼神经麻痹。CSF 蛋白浓度显著升高，这是大多数其他中毒性神经病不常见的一个特征。

一种远端对称性感觉运动（主要是感觉）神经病可能发生在接触某些六碳（hexacarbon）工业溶剂后。这些包括正己烷（*n-hexane*）（见于接触胶合剂中，因此对吸入蒸汽的人有影响）；甲基正丁基酮（*methyl n-butyl ketone*）（用于塑料涂层和彩印织物的生产）；二甲基氨基丙腈（DMAPN，用于制造聚氨酯泡沫塑料）；熏蒸剂甲基溴（*methyl bromide*）；以及气体消毒剂环氧乙烷（*ethylene oxide*）。

当药剂通过皮肤吸收时，手术室护士可能会受到它的影响，从而在裸露的部位（通常是手术服的末端手腕处）留下典型的皮疹。Brashear 和同事曾报告过此药剂引起的轻度周围神经病和 CNS 改变如记忆丧失和头痛等。护士也有氧化亚氮（*nitrous oxide*）神经毒性的风险，这通常以类似于钴胺素缺乏症的脊髓病的形式出现。大多数病例是由于反复使用这种气体以诱发欣快感而引起的。与维生素 B_{12} 缺乏症一样，该综合征可能会被误认为是神经病，但神经传导检查未能证明这一点。服用维生素 B_{12} 可逆转相关的大细胞性贫血，但神经疾病的反应可能较差，如第 40 章所述。叶酸缺乏（*folate deficiency*），有时是在酒精过量的情况下，是否会导致多发性神经病，一直是一个有争议的问题，而在大多数没有叶酸强化计划的国家引起的多发性神经病一直是一个有争议的问题。Koike 及其同事的系列病例描述了普通的以感觉为主的神经病。

磷酸三邻苯甲酚（*triorthocresyl phosphate*）和丙烯酰胺（*acrylamide*）是强效的周围神经毒素。这两种药物均可导致逆死性多发性神经病伴轴索变性，并已被实验性地用于产生这种效应。灭鼠灵（*vacor*），一种苯基亚硝基脲灭鼠药被用作自杀药，引起严重的感觉和自主性神经病伴急性胰腺炎引起的腹痛和高血糖症。

关于这些药物的临床和实验神经毒理学的详细描述可以在 Spencer 及其同事的专著中找到。

药物诱发的神经病和神经元病

大量的药物治疗是以感觉型为主的多发性神经病的潜在来源。大多数药物是剂量依赖的，因此在给予大剂量累积药物（如在癌症化疗中）或因其他原因长期给药后或多或少是可预测的。在 England 和 Asbury 的综述中可以找到比这里更完整的列表。

抗肿瘤药物（*antineoplastic drugs*）（另见第 41 章） 在目前使用的化疗药物中，特别是顺铂（*cisplatin*）、卡铂（*carboplatin*）和硼替佐米（*bortezomib*）已知会诱发剂量依赖性，主要是感觉性多神经病，至少半数患者在治疗结束几周后开始出现。本体感觉和振动觉受损最严重。一些患者出现肢端痛和手指和足趾的发作性颜色变化，提示自主神经也受到影响；严重者有感觉性共济失调和假性手足徐动症。周围神经系统组织病理学改变的严重程度与这些组织中的铂浓度相对应，在后根神经节中最高。后柱继发性变性是某些患者报告的 Lhermitte 症状的基础。

紫杉醇（*paclitaxel*）以及更强效的多西紫杉醇（*docetaxel*），均被认为神经管解聚合作用的抑制剂，主要用于治疗卵巢癌。它们产生类似于顺铂所致的感觉性多发性神经病。随着剂量的减少，神经损伤会慢慢恢复。病理检查显示，神经病和远端轴索病主要影响大纤维。

几十年来，众所周知，周围神经病通常会使长春新碱的使用复杂化，长春新碱（*vincristine*）是一种最广泛用于治疗淋巴瘤和白血病的抗肿瘤药物。感觉异常是最常见的早期症状，而踝反射消失是早期体征。一定程度的无力通常发生在客观的感觉丧失之前，手指和腕部的伸肌受到影响；后来足趾和足的背屈肌无力导致足下垂，在临床病程早期或晚期受到影响。在目前使用的剂量方案中，无力通常是较轻的，但在过去，一些患者成为四肢轻瘫和卧床。成年人比儿童受到的影响更为严重，既往有多发性神经病的人也是如此。神经病是严格剂量相关的，减少剂量后会出现神经病症状改善，虽然这可能需要几个月。许多患者也可连续数月耐受低剂量的长春新碱，如每 2 周 1mg。沙利度胺（thalidomide）产生类似的感觉神经病。它被用于治疗炎症，如 Behçhet 病、移植物抗宿主反应、结节性红斑、麻风性皮疹、艾滋病患者的口疮性口炎、多血管性肿瘤和某些肿瘤，如肾细胞癌等。

抗菌药物（*antimicrobial drugs*）　如第 41 章所述，异烟肼（*isoniazid*，*INH*）引起的多发性神经病在 20 世纪 50 年代早期很常见，当时这种药物首次用于治疗结核病。神经病症状出现在治疗开始后的 3~35 周，约 10% 的患者接受治疗剂量上限（每天 10mg/kg）。最初的症状是对称的麻木和足趾和足扩散的刺痛，如果继续用药，会扩散到膝部，偶尔也会到手。这些部位的疼痛和灼痛就会变得明显。除了感觉丧失外，检查通常还会发现腿部远端肌肉的腱反射丧失和无力。观察到严重程度的无力和深感觉丧失是罕见的。

异烟肼通过干扰吡哆醇代谢对周围神经产生影响，可能通过抑制吡哆醇（维生素 B_6 族的统称）的磷酸化和降低其活性形式磷酸吡哆醇的组织水平。每天与异烟肼联合服用 150~450mg 吡哆醇可完全预防神经病。同样的机制可能也适用于偶尔使用异烟肼相关物质，如有时用于治疗结核病如乙硫异烟胺（*ethionamide*）和目前很少使用的降压药肼屈嗪（*hydralazine*）。矛盾的是，长期服用极高剂量的吡哆醇（*extremely high doses of pyridoxine*）实际上可引起致残的主要是感觉神经节病（Schaumburg et al，1983）。

相对轻度的感觉神经病（肢端感觉异常）伴有视神经病偶尔使氯霉素（*chloramphenicol*）疗法复杂化。长期服用甲硝唑（*metronidazole*）可能有相同的效应（并可能在小脑深部产生损害）。更新的抗菌药物，利奈唑胺（linezolid）在长期使用后的一些病例中与相当严重的感觉神经病有关。一个以运动为主的神经病曾报告与长期服用氨苯砜（*dapsone*）有关，这是一种用于治疗麻风病和某些皮肤病的砜类。用于治疗黑热病的斯替巴脒（*stilbamidine*）也可能诱发纯感觉性神经病，并倾向于影响三叉神经。

1952 年开始使用呋喃妥因（*nitrofurantoi*）治疗膀胱感染，很快就有报告称该药物引起神经毒性。最早的症状是足趾和足部疼痛和麻刺样感觉异常，紧接着手指也有类似的感觉。如果不停药，这种紊乱会发展为严重的对称性感觉运动性多发性神经病。慢性肾衰竭患者特别容易因呋喃妥因药物排泄减少而导致组织中高水平的神经毒性。更复杂的是，尿毒症状态本身可能是多发性神经病的原因，因此无法区分尿毒症与呋喃妥因神经病。Lhermitte 和同事的神经病理学研究揭示了周围神经和感觉神经根的轴索变性。

心脏药物　胺碘酮（*amiodarone*），是一种用于治疗顽固性室性快速性心律失常的药物，在经过几个月的治疗后，约有 5% 的患者会诱发运动感觉神经病。它还可能引起一种中毒性肌病。用于治疗心绞痛的马来酸哌克昔林（*perhexiline maleate*）也可能在一小部分患者中引起全身性、以感觉为主的多发性神经病。肼屈嗪（*hydralazine*）作为一种神经毒性剂也已提到。受影响的人表现出明显的神经元脂沉积症（neuronal lipidosis）。服用烟酸来降低血胆固醇水平的患者可能会发生远端和躯干的感觉异常，并且还发现了一种有争议的神经病。

其他引起多发性神经病的药物　与异烟肼（INH）引起的感觉运动神经病进展相似的可能是与长期使用戒酒硫（disulfiram）治疗酒精中毒有关。它的神经毒性作用归因于在药物代谢过程中产生的二硫化碳（*carbon disulfide*）的作用，已知会引起多发性神经病，有时还会在黏胶纤维行业工人中引起视神经病。然而缺乏病理资料，这一概念往往不被认可，因为二硫键诱发沃勒型轴突变性，而二硫化碳神经病的特征是充满神经丝的（巨大的）轴突肿胀（Bouldin et al）。

一些服用苯妥英（phenytoin）数十年的患者可能会有踝和膝反射消失，并出现轻度的远端对称性感觉受损，下肢周围神经的传导速度减慢，以及极少的远端肌无力。这种并发症的发生机制和频率尚不清楚。降胆固醇的他汀类（*statin*）药物已被初步证实与一种保留反射的痛性、感觉异常的远端轴突多发性神经病有关（Gaist et al），但这种关联的证据并不强，有时可以尝试停药或改用其他替代药物，但这不应排除寻找其他的病因。他汀类药物问题经常是一种中毒性肌病。长期以来，秋水仙碱（*colchicine*）很早就被认为会引起肌病，但也有少数病例报告为轴突感觉性神经病为主[神经肌病（*neuromyopathy*）]。

在各种其他引起神经病的药物中，羟氯喹和秋水仙碱已知可引起一种中毒性神经病。麻醉剂三氯乙烯（*trichloroethylene*），与上述的替巴脒一样，对脑神经，特别是对三叉神经有易损倾向。神经毒性显然是由三氯乙烯的产物二氯乙炔引起的。氧化亚氮的神经病的潜能已经被提到。大多数肿瘤坏死因子-α（TNF-α）抑制剂可能会引起多发性神经病，包括小纤维神经病，但这类药物似乎对神经没有直接毒性作用，而是以某种方式改变免疫功能，导致模拟慢性炎症性脱髓鞘性多发性神经病的过程（见下文）。

中毒性嗜酸性粒细胞增多-肌痛综合征（toxic eosinophilia-myalgia syndrome）患者可见多发性神经病的残留影响；这一问题可追溯到摄入掺假的左旋-色氨酸（*adulterated* l-*tryptophan*），L-色氨酸曾被用于治疗失眠的非处方药中。我们治疗中的一例患者表现持续的反射消失和四肢瘫。神经中可能有嗜酸性粒细胞浸润，但神经病可能是直接毒性机制的结果。一种由先前提到的过量摄入吡哆醇引起的感觉神经病，仍然可以在服用大量维生素补充剂的个体中看到。阿米替林（*amitriptyline*）能够产生感觉异常，但这种作用似乎是特质性的和罕见的。

糖尿病周围神经病

在一般临床实践中，糖尿病（diabetes mellitus）是多发性神经病的最常见原因，因此把它列为单独的部分。我们主要是指一种普遍的、以感觉为主的综合征，但是这里也包括了糖尿病引起的几种局灶性或区域性周围神经疾病，为了便于说明，也被包括在这里。近年来，即使没有明显的糖尿病、持续性高血糖或糖化血红蛋白A1c升高，人们也开始关注不显著的感觉性多发性神经病与糖耐量受损之间的可能关联。Sumner及其同事的调查为这种联系提供了一个案例，但是我们仍然不确定单独的葡萄糖耐受与多发性神经病之间的关系。通过对相关因素，诸如血糖控制和糖化血红蛋白的统计学调整，Tesfaye及其同事提出，一些归入“代谢综合征”（甘油三酯水平、体重、高血压）的心血管危险因素本身就是糖尿病性多发性神经病的危险因素。

大约15%的糖尿病患者有多发性神经病的症状和体征，但根据神经传导异常判断，近50%的横断面人口样本有周围神经损伤的证据。糖尿病的持续时间可能是最重要的因素。在发现糖尿病时，只有不到10%的患者有临床上明显的多发性神经病，但25年后这一数字上升到50%。糖尿病性视网膜病（*diabetic retinopathy*）的存在与神经病的较高的发生率有关。因此，神经病最常见于50岁以上的糖尿病患者也就不足为奇了；它在30岁以下的人群中很少见，而在儿童期很罕见。Dyck和他的同事（1993）研究了明尼苏达州罗切斯特市的糖尿病患者，发现54%的1型糖尿病患者（胰岛素缺乏），以及45%的2型糖尿病患者（胰岛素抵抗）患有多发性神经病。仅根据临床症状而不是神经传导变化来选择患者时百分比较低；两组患者在确诊时都接近15%。在进一步描述的综合征中，1型和2型糖尿病患者都是易感的，糖尿病的持续时间是一个主要因素。

几种相当明显的糖尿病性神经病（diabetic neuropathy）临床综合征已被描述：①最常见的是远端、对称、以感觉为主的多发性神经病，以慢性的、缓慢进行的方式影响足和小腿；其他的是②急性眼肌麻痹，影响一侧的动眼神经，较少见地影响展神经；③四肢或躯干的急性单神经病，包括痛性胸腰神经根病；④一种急性或亚急性痛性、不对称的运动为主的多数性神经病（multiple neuropathy），影响上腰段神经根和腿的近端肌[糖尿病性肌萎缩（diabetic amyotrophy）]；⑤较对称的近端运动无力和消瘦，通常无疼痛和不用多变的感觉缺失，表现亚急性或慢性病程；⑥一种自主神经病，包括肠、膀胱、出汗和循环反射。这些形式的神经病通常并存或重叠，特别是自主神经和远端对称型以及亚急性近端神经病等。

但可能还伴有人们对代谢异常了解不足的现象。但是，其他因果关系理论比比皆是。近年来，炎症过程被认为是周围神经损伤的另一种机制。这些方面将进一步讨论。

这里列出的大多数综合征可能是由于糖尿病微血管病（microvasculopathy）引起的神经或神经束缺血或梗死。除第一个例外，其余均为特殊类型的多数性单神经病（*mononeuropathy multiplex*）。多发性神经病与小的神经内膜血管[神经滋养血管（vasonervorum）]闭塞有关，但也可能与一种尚不清楚的代谢异常有关；然而，关于因果关系的其他理论还有许多。近年来，炎症过程仍被认为是周围神经损伤的另一种机制。这些方面在后面进一步讨论。

远端感觉性糖尿病性多发性神经病

远端感觉性糖尿病性多发性神经病(distal sensory diabetic polyneuropathy)的最常见类型是远端对称性感觉为主的形式(*distal*,*symmetrical*,*primarily sensory form*)。这通常是一个慢性过程,有时会被患者忽略。主要的主诉是持续的,经常使人痛苦的麻木和刺痛,通常仅限于足和小腿,夜间更加明显。踝反射消失,有时膝反射也消失。一般情况下,感觉丧失局限于下肢的远端部分,但严重的情况下可累及双手,而感觉缺失甚至可扩散至前部躯干,从而模拟脊髓疾病的感觉水平(Said et al,1983)。在最严重和长期的病例中会看到以深部溃疡和关节的神经病性退行性变(Charco 关节)的营养改变,可能是感觉性痛觉缺失、营养变化和重复性损伤的结果。(在糖尿病患者中,足部溃疡更常见的原因就是由于皮肤的微血管疾病。)肌无力通常是轻度的,但在某些患者中,远端感觉神经病同时伴有前面提到的近端无力和消瘦的类型。肢端疼痛的治疗可能是一个主要问题,将进一步讨论。

在另一组糖尿病性多发性神经病患者,临床表现可能以深感觉丧失、共济失调和膀胱弛缓为主,只伴有四肢轻微无力,这种情况类似于脊髓痨(tabes dorsalis),因此称为糖尿病假性脊髓痨(*diabetic pseudotabes*)。如果存在腿部刺痛、无反应瞳孔、腹痛,以及神经病性关节病等,则与脊髓痨的相似性更接近。

急性糖尿病性单神经病

在急性糖尿病性单神经病(acute diabetic mononeuropathies)中经常出现糖尿病性眼肌麻痹(*diabetic ophthalmoplegia*),通常发生在已确诊的糖尿病患者身上。它通常表现为孤立的痛性动眼神经麻痹,但瞳孔功能不受影响。在 Dreyus 及其同事报告的第一例尸检报告中,在动眼神经的眶后部分的中心有一个缺血性病灶。随后,Asbury 及其同事(1970)描述了一个类似的病例。不太常见的,一侧的展神经也受到影响。这种障碍在第 13 章中描述。在糖尿病患者中,几乎所有的主要周围神经都会被单独地累及,但最常受累的依次是股神经、坐骨神经和腓神经(*femoral*,*sciatic*,and *peroneal nerves*)。上肢神经受到影响很罕见。如上所述,急性单神经病,包括脑神经和周围神经,可能是神经梗死的结果,但只是在动眼神经的病理研究中,这个基础才被确立。病情通常是可恢复的,但可能需要数月的时间。

糖尿病性多数性单神经病和神经根神经丛病(糖尿病性肌萎缩)

糖尿病性多数性单神经病(diabetic multiple mononeuropathies)和神经根神经丛病(radiculoplexus neuropathy),也称为糖尿病性腰丛神经病(diabetic lumbar plexopathy)、糖尿病性肌萎缩(diabetic amyotrophy)和加兰综合征(Garland syndrome)等,这类病变常与单神经病重叠。一种痛性单侧或不对称性多发性神经病综合征往往发生在相对轻症的糖尿病或甚至之前未被发现糖尿病的老年患者。多根神经的受累是随机分布的(多数性单神经病)。单神经病通常出现在糖尿病的疾病过渡期,例如,在一次高血糖或低血糖发作后,当开始或调整胰岛素治疗,或迅速减轻体重时。

最典型的综合征影响腰神经根。疼痛可能很严重,从腰部或髋部开始,并扩散到一侧的大腿和膝部;这种不适有一种深在的疼痛特征,并有叠加的刺痛,以及夜间疼痛最严重的倾向。骨盆带和股部肌肉无力和后来的萎缩明显,但腿部远端肌肉也可能受到影响。这种无力可能进展数天或数周(罕有数月)。患侧的膝腱反射消失。奇怪的是,我们发现一些患者对侧的膝腱反射也消失了,而且无法解释。深浅感觉可以不受影响或轻度受损,符合于多数的神经或多个相邻的神经根的分布(如 L2 和 L3,或 L4 或 L5)。疼痛持续数天后逐渐减弱。运动功能通常也可恢复,虽然可能需要数月甚至数年的时间才能完成。相同的综合征可能在几个月或数年的间隔后在对侧下肢复发。肌电图检查显示在腰椎区,有时在邻近的肌节有失神经改变。

这种形式的神经病被称为糖尿病性肌萎缩(*diabetic amyotrophy*),这一术语提示注意该综合征的一个方面。根据 Garland(以及 Brun)的详细报告,他的名字与糖尿病性腰神经根神经丛病相联系(但他错误地将这种情况归因于脊髓病变)。临床经验表明,同样痛性的腰股神经病(lumbofemoral neuropathy)可以发生于非糖尿病患者;这种形式也可能是血管病性或血管炎性。虽然腰椎间盘突出、腹膜后血肿压迫上部腰神经根、癌性脊膜种植,以及近端腰神经丛的肿瘤和结节病浸润都可以作为鉴别诊断的内容,但糖尿病的类型通常很独特,仅凭临床就可能被识别出来。在对该综合征的一次有益的重新检查中,Barohn 及其同事(1991)指出,这种糖尿病的慢性多发性神经病与这个快速进展的局灶性障碍之间存在相当多的重叠。他们还指出,腰 5 神经根受累的发生率很高,但我们发现这很难与我们的患者中经常出现髋屈肌和股四头肌无力相一致。与糖尿病单神经病一样,上肢很少受到这一过程的影响。

正如 Pascoe 及其同事所讨论的,在糖尿病患者中还观察到一种相对无痛的综合征,表现近端对称性腿无力、消瘦和反射消失,其发病更为隐匿,并逐渐进展。髂腰肌、股四头肌和腘绳肌不同程度地受累。肩胛肌和上肢肌,通常是三角肌和三头肌较少受到影响。如果存在感觉改变,为远端的、对称性分布,通常程度较轻。

在试图描述这些类型的近端糖尿病性神经病时,必须强调它们是重叠的,并且肢体的远端部分可能有轻微的影响,而症状的发展是不同的。是否应在病理或电生理的基础上区分近端与远端综合征,目前尚不清楚。

一种胸腹神经根病综合征(*thoracoabdominalradiculopathy*)也曾被很好地描述(Sun et al),其特征是剧烈的疼痛和感觉迟钝。糖尿病几乎总是长期存在的(Kikta et al)。疼痛分布于胸或腹部一个或几个相邻的神经节段,它可以是单侧的,少数情况下是双侧的,而且,如同腰神经根神经丛病,有时发生在最近一段时间的体重减轻后。在大多数患者的受累区域可检测到浅感觉缺失。这种状态的病理尚不清楚,但推测为缺血性神经根病。EMG 的改变包括一个或多个邻近的肌节的椎旁肌和腹肌的纤颤,与疼痛区域相对应。随着糖尿病的控制,或者可能是自发的,病情最终会恢复,但可能是迁延的。鉴别诊断包括发疹前的带状疱疹、神经根的结节病浸润,以及胸椎间盘破裂等。

在所有形式的糖尿病性多发性神经病中,CSF 蛋白含量可能会升高至 50~150mg/dL,有时会更高。糖尿病性单神经病患者 CSF 蛋白浓度通常正常。偶然发现的 CSF 蛋白轻微升高,在没有多发性神经病的情况下是否可归因于糖尿病尚不确定。

糖尿病性自主神经病

糖尿病性自主神经病(autonomic diabetic neuropathy)的症状包括瞳孔和泪腺功能障碍,发汗和血管反射异常,夜间腹泻,胃肠道无张力(胃轻瘫),以及膀胱扩张,勃起功能障碍和直立性低血压等。在我们的经验中,最显著的例子包括年轻的 1 型糖尿病患者严重的腹痛和肢体疼痛,症状堪比脊髓痨危象,需要麻醉药来控制。

这种类型的自主神经受累的基础尚不完全了解。Duchen 及其同事研究了有自主症状的糖尿病患者的交感神经节,他们描述了在交感神经元中有空泡和颗粒状沉积物,以及很少有神经元变性;在迷走神经、内脏神经和交通支中有髓神经纤维丢失,以及脊髓的中间外侧柱神经元的变化。

糖尿病性神经病的病理和病理生理

在典型的糖尿病性对称性远端感觉神经病中,有髓神经纤维的丢失是最突出的发现。此外,残余轴突的节段性脱髓鞘和髓鞘再生在制备的神经纤维标本中很明显。后者的发现可能太过于严重和广泛,以至于不能简单地反映轴突的变性。偶尔,反复的脱髓鞘和髓鞘再生导致施万细胞和成纤维细胞的洋葱头样形成,如同在复发性炎症性神经病的表现。在大多数标本中,无髓纤维的数量也减少。在脊髓的后根和后柱,以及在交通支和交感神经节也有类似的散在的病灶。在电镜下,神经内毛细血管的基底膜增厚并复制。神经的微血管系统也有变化,类似于在糖尿病患者的皮肤和其他器官看到的变化。

从这一讨论可以推测,关于糖尿病性神经病的发病机制仍不确定。大多数神经病理学家认为,脑神经和周围神经的单神经病,以及突然起病的痛性、不对称的、以近端为主的神经病都被认为是缺血引起的,继发于神经的滋养血管的血管病。Raff 和同事很好地说明了闭塞性微血管病变,在其他研究中也发现了在神经干中相应的多发的小梗死灶。Dyck 等(1986b)和 Johnson 及其同事的观察也表明,所有形式的糖尿病性神经病都有相同的微血管基础。后者的作者描述了遍布周围神经长度的多灶性神经纤维缺失,从神经近端节段开始,越到远端越多发越严重。这种变化模式与施万细胞的弥漫性代谢性疾病和神经病的逆死型所观察到的变化不同。Fagerberg 早些时候注意到,束状毛细血管和神经外的小动脉基底膜增厚和透明样变,类似于视网膜、肾脏和其他器官的微血管的变化。然而,在大多数多发性神经病患者中并没有观察到血管阻塞和明确的神经梗死,因此仍不能确定血管性发病机制。

主要根据 Dyck 及其同事的研究(2000)以及 Said 及其同事的工作(2003),又提出了另一种观点。他们发现了在近端神经根神经丛综合征有血管周围炎症和邻近的神经束损伤的区域。如果这些发现是有根据的,那么就意味着可能会使用抗炎药物作为一种可能的治疗方法。

Brown 和 Greene 回顾了一些涉及糖尿病性多发性神经病的生化发现及其解释,他们提出了持续高血糖抑制钠依赖性肌醇转运的观点。低水平的神经内肌醇减少了磷酸肌醇代谢和钠 - 钾腺苷三磷酸酶（ATPase）的活性。还有一些人强调醛糖还原酶的缺乏和多元醇（特别是山梨醇）的升高是至关重要的。除了高血糖外，之前被归入“代谢综合征”的其他因素的作用也不清楚。在回顾这些研究时，人们只能得出一个令人信服的结论，对糖尿病神经病的令人信服的生化发病机制尚未形成。

另一组新的发现认为，糖尿病的神经内的营养因子［神经生长因子（NGF），血管内皮生长因子（VEGF），促红细胞生成素（erythropoietin）］减少；通过基因治疗替代这些因素，已经在动物身上获得了多发性神经病的部分逆转。针对这种治疗模式的试验在后面会提到。

治疗 对糖尿病性神经病唯一的预防性治疗是维持血糖浓度接近于正常范围。从长期的人类研究中得出的主流观点是，周围神经损伤与糖尿病调节不足之间存在联系。这一结论得到了国家糖尿病并发症试验（National Diabetic Complications Trial）结果的支持，该试验对 715 例 1 型糖尿病患者进行了 6~10 年的随访。通过静脉注射胰岛素系统严格控制血糖与减少或延迟发生痛性神经病症状、视网膜病和肾病之间存在关联。然而，这是以低血糖反应增加 3 倍为代价的（另见 Samanta and Burden）。同样的控制血糖的保护作用是否适用于 2 型糖尿病尚不清楚，但对大多数患者来说，严格控制血糖是不切实际的。基于以上讨论的代谢变化的理论考虑，已经进行了一些醛糖还原酶（aldose reductase）抑制剂的小型试验。一些最近的兴趣也指向神经节苷脂的治疗使用，它是神经细胞膜的正常组成成分，可以外源性补充。上述这些方法尚未进入常规实践。

我们的研究组致力于利用基因转移治疗。在糖尿病性神经病的实验模型中，肌内注射血管内皮生长因子（VEGF）对神经传导的几种指标和对治疗的肢体糖尿病神经损伤的组织学改变都有有益的影响（Ropper et al，2009）。这是对神经和施万细胞的营养影响介导的，还是血管新生的结果，都尚不清楚。出于相似的目的，由 Apfel 及其同事在约 500 例患者中进行了两次神经生长因子（NGF）注射试验，但结果模棱两可，第一次试验是阳性结果，而后续研究未显示有改善。在我们进行的试验中，VEGF 可以改善感觉症状，但不能改善神经传导或感觉检查。

远端肢体痛苦的感觉异常可以使用阿米替林，其他三环类抗抑郁药，或新一代抗抑郁药之一，度洛西汀（duloxitine）、加巴喷丁（gabapentin）或普瑞巴林（pregablain）来治疗，但反应通常是不完全的。放射痛、针刺痛对抗惊厥类药有一定的反应，但预期效果有限。加巴喷丁可能产生适当的疗效，部分原因可能是可耐受大剂量（Gorson et al，1999）。含有辣椒素、利多卡因或其他物质，或复合物（包括酮咯酸、加巴喷丁、氯胺酮）的外用药膏对少数患者有帮助，但在随机试验中没有得到支持。神经阻滞和硬膜外注射对极少数患者有帮助。如第 7 章所述，对于近端不对称的躯干或眼肌麻痹性神经病，剧烈的疼痛通常只持续很短的一段时间，需要明智地使用止痛药。远端对称性感觉神经病患者的病程一般进展缓慢，但在其他类型的糖尿病性神经病改善和最终康复可能需要几个月或一年的时间。

不对称性多灶性多发性神经病（单神经病或多数性单神经病）（表 43-4）

表 43-4 多数性单神经病的病因

常见的

- 结节性多动脉炎
- 显微镜下的多血管炎
- 许尔 - 施特劳斯（Churg-Strauss）病
- 麻风[a]
- 韦格纳肉芽肿病
- 糖尿病
- 遗传性压力易感性麻痹
- 冷球蛋白血症
- 结节病
- 莱姆病
- 艾滋病

不常见的

- 副肿瘤性
- 淀粉样变
- 系统性狼疮
- 类风湿关节炎
- 白血病 - 淋巴瘤浸润
- 血管内淋巴瘤
- 干燥（Sjögren）综合征

[a] 在全世界范围内，麻风病是这种综合征的最常见原因，但在非流行的地区并不常见。

不对称性多灶性多发性神经病（asymmetrical，multifocal polyneuropathies），通常是指单神经病或多数性单神经病。除了糖尿病外，一些全身性疾病会伴发急性或亚急性受累的多个单一的神经损害，序贯地或几乎同时出现。这种组态引起了独特的单神经病或多数性单神经炎的临床表现。最显著的例子是与引起神经梗死的血管炎有关，其原型是结节性多动脉炎和其他血管炎病，特别是一种局限于周围神经系统的特发性血管炎形式。多数性单神经病综合征的独特表现是急性或亚急性进展的完全或几乎完全的感觉运动性麻痹，呈现单一的周围神经分布。除了血管炎或神经，结节病、艾滋病相关的神经病形式、麻风病和莱姆病等也可能会以这种方式表现出来，可能是由于神经的浸润或炎症而不是梗死。糖尿病性单神经病已经在前面的小节中提到。

血管炎性神经病

超过半数的多数性单神经病可追溯到影响神经滋养血管（vasa nervorum）的系统性血管炎。这些都是多数性单神经炎的主要病因。这类疾病包括结节性多动脉炎，嗜酸性肉芽肿病伴多血管炎（以前称为过敏性支气管哮喘和嗜酸性粒细胞增多的 Churg-Strauss 综合征），类风湿性关节炎，红斑狼疮，硬皮病，冷球蛋白血症，伴多血管炎的肉芽肿病，以及上述的局限于周围神经而没有全身表现的特发性血管炎。在 Said 的 425 例累及周围神经的血管炎的病例系列中，24% 与结节性多动脉炎有关，23% 与类风湿关节炎有关，约 32% 与其他结缔组织疾病有关，21% 的患者在周围神经以外没有血管炎的征象。血沉升高，C 反应蛋白和其他血清学异常是典型的特征，但并非一成不变。最近加入诊断名单的是一种显微镜下的多血管炎（microscopic polyangiitis），它与中等大小血管的血管炎不同，中等大小的血管炎是这组其余患者的特征。这一主题已被 Collins 回顾，他总结了诊断指南。

结节性多动脉炎

几乎 75% 的结节性多动脉炎（polyarteritis nodosa）病例会影响周围神经的小营养动脉（这些数字来自尸检系列），但有症状的神经病约占一半。然而，在主要的全身临床表现，如腹痛、血尿、发热、嗜酸性粒细胞增多、高血压、肢体模糊疼痛和哮喘等尚未完全表现出来或被误解之前，周围神经的受累可能是该病的主要的或最初的征象。

虽然结节性多动脉炎的特征性表现为多发性离散的单神经病，但由于许多小的神经梗死的累积，该综合征可能或多或少表现为广泛性和对称性；也就是说，它可以模拟多发性神经病。在这些病例中，仔细的临床和电生理检查会发现单神经炎的要素已被移植到一个其他的广泛的过程。例如，不对称的垂足或垂腕或是不成比例地影响某个肢体中的一个神经，如尺神经麻痹而邻近的正中神经功能相对保留，是该病变多灶性的线索。通常表现为两条或多条单独神经的随机梗死。发病通常是突然地沿着神经走行区或者在受损神经的远端分布区出现疼痛或麻木症状，在接下来的数小时或数天内出现受损神经支配区的运动或感觉丧失，然后以一种跳跃方式影响其他周围神经。脊神经和脑神经都可能受到影响，但比四肢神经受到的影响要少得多。实际上没有两个病例是相同的。

CSF 通常是正常的。神经活检通常取材于腓肠神经，在大多数情况下，显示中等大小血管的坏死性动脉炎（血管壁的所有 3 层发生纤维蛋白样坏死）伴嗜酸性粒细胞浸润和血管闭塞。肌肉活检也可显示血管周围炎症和坏死，但诊断率低于神经活检，特别是如果样本取到了临床受影响的神经。根据受损血管的尺寸较小，并存在核周型抗核胞质自身抗体（perinuclear antinuclear cytoplasmic autoantibodies，p-ANCA），Lhote 及其同事已鉴定出一种“显微镜下”多动脉炎。快速进行性肾小球肾炎和肺出血是后一种疾病的附加特征，神经病发生的频率比典型的多动脉炎要少。

治疗 根据对有抗中性粒细胞胞质抗体（ANCA）活性的系统性血管炎病的反应，由血管炎引起的多数性单神经炎通常用糖皮质激素治疗，或合用利妥昔单抗（rituximab）每周 375mg/m^2，持续 4 周，或者环磷酰胺 1g/m^2 静脉注射，每月 1 次，持续数月，但其他等效的方案也已经提出。对于糖皮质激素方案，我们使用甲泼尼龙静脉滴注，1.5mg/kg，连续数天，然后口服糖皮质激素治疗。从临床经验来看，单独使用糖皮质激素是不够的，但一些临床医生经常会在初期采取这种方法。如果对环磷酰胺不耐受，硫唑嘌呤是一种合理的选择。治疗通常必须持续至少几个月。对于难治性病例和全身受累的患者可使用氨甲蝶呤（methotrexate）进行治疗，或者在最初就使用。已知可以有自发性缓解和治疗中止，但许多患者因肾脏和全身并发症而死亡。即使全身性疾病得到了控制，单神经病的梗死性神经麻痹和感觉丧失通常仍然在很大程度上持续。

嗜酸性肉芽肿伴多血管炎和嗜酸性粒细胞增多综合征

嗜酸性肉芽肿伴多血管炎（eosinophilic granulomatosis with polyangiitis），也称为许尔 - 施特劳斯过敏性肉芽肿（Churg-Strauss allergic granulomatosis）

和嗜酸性粒细胞增多综合征(hypereosinophilic syndrome),这些密切相关的全身性疾病影响多数的个别的周围神经,就像多动脉炎一样。与结节性多发性动脉炎的肾脏和肠梗死相比,其特征性表现是循环和组织嗜酸性粒细胞过多(比多动脉炎多),血管炎倾向累及肺和皮肤。在多动脉炎与 Churg-Strauss 坏死性血管炎之间存在相当程度的病理和临床的重叠,较良性的嗜酸性粒细胞增多综合征,其侵袭性较低,嗜酸性粒细胞更倾向于浸润神经以外的组织。一种药物扎鲁司特(zafirlukast),是一种白三烯受体拮抗剂,在欧洲被用于治疗哮喘,曾诱发了几例 Churg-Strauss 病。罕见地,在整个疾病出现之前,患者会使用大环内酯类抗生素(例如阿奇霉素)、雌激素或卡马西平治疗,但这些关联尚不确定,多数病例是特发性的。

在 Churg-Strauss 病中,鼻炎或哮喘可能存在了多年,直到后来才出现明显的嗜酸性粒细胞增多和器官浸润,特别是嗜酸性粒细胞性肺炎。然后大约四分之三的患者出现神经病,通常在发热和体重减轻之前,并表现为急性、痛性多数性单神经炎的形式。在半数以上的病例中发现了与韦格纳肉芽肿病相同类型的抗中性粒细胞胞质的颗粒胞质模式的自身抗体(c-ANCA)(见下文)。神经活检的组织学特征与结节性多动脉炎相似,但嗜酸细胞浸润更强烈。我们曾见过其他类型的皮肤疾病伴血管炎性单神经炎,最令人印象深刻的是皮肤的大量白细胞碎裂性血管炎(小静脉周围的坏死性多形核细胞)导致大的融合性出血病变。

特发性嗜酸性粒细胞综合征包括一组异质性疾病,其共同特征是持续性和极度的嗜酸性粒细胞增多以及许多器官系统的嗜酸性粒细胞浸润。神经病发生在不到一半的病例中,表现为一种痛性弥漫性感觉运动综合征伴轴突损伤或多数性单神经炎的形式(见 Moore et al)。病理表现是一种嗜酸性粒细胞对神经的弥漫性浸润,而不是血管炎。神经病性影响可归因于浸润本身或假设的嗜酸性细胞对组织的破坏作用。

治疗　不论是 Churg-Strauss 病还是特发性嗜酸性粒细胞增多综合征,最初都是用大剂量的糖皮质激素治疗的,使用激素,外周的嗜酸性粒细胞增多以及组织损伤可能在几周或几个月减退。如前面所讨论的,硫唑嘌呤、氨甲蝶呤或环磷酰胺等,以及利妥昔单抗形式的进一步的免疫抑制治疗已被用于暴发性或难治性病例,其中包括我们所见的大多数病例。

肉芽肿伴多血管炎(韦格纳肉芽肿病)

肉芽肿伴多血管炎(granulomatosis with polyangiitis),也称为韦格纳肉芽肿病(Wegener granulomatosis)会引起不对称的多数性单神经病,与之前描述的其他血管性神经病不能区别,而且可能基于相同的机制,当后组脑神经离开颅骨并穿过咽后组织时直接出现单神经病。Wegener 病的周围神经受累的频率远低于其他经典的血管炎病,受累血管的直径比结节性多发炎小。韦格纳病的周围神经受累的频率远低于其他典型的血管炎,受影响的血管口径比结节性多动脉炎小。尽管如此,DeGroot 及其同事在对 128 例 Wegener 病患者的前瞻性分析中强调,其中 25 例有多数性单神经炎的证据,其中最常见腓神经受累,甚至更多的人有远端多发性神经病;然而,在他们的病例中,神经病作为疾病表现或唯一表现的比例高于其他队列。如前所述(Specks et al),循环 c-ANCA 的发现对于韦格纳肉芽肿病和 Churg-Strauss 病具有相对的特异性,有助于将其与多动脉炎(可能与 p-ANCA 相关),以及与咽后壁癌、脊索瘤、结节病和带状疱疹等区分开来。影响后组脑神经的 Wegener 血管炎在第 44 章中讨论。

正如已经讨论的,治疗方法是按照糖皮质激素和利妥昔单抗,或环磷酰胺的方式。

特发性混合性冷球蛋白血症

特发性混合性冷球蛋白血症(essential mixed cryoglobulinemia)可能与血管炎性多数性单神经炎以及更广泛的多发性神经病有关。在许多病例中,肾小球肾炎、关节痛和紫癜是连在一起的,反映了血管病的全身性性质,但单神经炎可以单独出现。我们治疗的病例的进展比典型的血管炎性神经病要慢,有时单神经病变发作需要间隔数周或数月。神经紊乱可能长时间处于静止状态,在此期间可能出现相当大的改善。神经病的发病模式或严重程度与血清中冷沉淀蛋白的浓度之间没有明显的关联。这些蛋白可以通过冷却血清并显示 IgG 和 IgM 蛋白的沉淀来检测,这些蛋白在加热到 37℃(98.6℉)时重新溶解。为了证明这一现象,血液样本必须在温水中小心地运送到实验室。冷球蛋白血症与丙型肝炎的关联是众所周知的,但许多患者都有冷球蛋白血引起的多发性神经病,并没有感染。

治疗　Garcia-Bragado 及其同事认为,通过糖皮质激素和环磷酰胺可稳定神经病,但利妥昔单抗已被越来越多地采用,而不是环磷酰胺和血浆置换;两种方法之间的比较尚未得到系统的试验。如果潜在的问题是丙型肝炎感染，则通常将聚乙二醇化的α-干扰素和利巴韦林（ribavirin）作为抗病毒药物，如果神经病严重，就使用利妥昔单抗。现在判断用于治疗丙型肝炎的新型蛋白酶抑制剂是否会减少多发性神经病的发生和程度还为时过早。该疾病的其他方面在“多发性神经病伴副蛋白血症”和“其他血管炎性神经病”中进一步讨论。

类风湿关节炎

除了因肌腱增厚和破坏性关节改变导致的常见的压力性神经病外，约有1%~5%的类风湿关节炎（*rheumatoid arthritis*）患者在病程中的某一段时间内有一条或多条神经受到血管炎的侵袭。动脉炎是小血管纤维蛋白样类型的，而且在血管壁上可显示免疫球蛋白。我们治疗的大多数受累的患者都患有严重的风湿病多年，并有强烈的血清阳性反应（见Pallis and Scott）。除了神经病变，这类患者经常患有类风湿性结节、皮肤血管炎、体重减轻和发热等。还有慢性进行性多发性神经病的罕见形式，使得类风湿关节炎更复杂化。它们在后面进一步描述。

系统性红斑狼疮

大约10%的系统性红斑狼疮（systemic lupus erythematosus）患者表现出周围神经受累的症状和体征，但只有很少数的发生在疾病确诊和晚期阶段之前（它很少是最初的表现）。在我们的几例患者中，多发性神经病呈现了对称性、进行性感觉运动麻痹的形式，从足和小腿开始，一直延伸到手臂，在几天或几周的时间内演变，从而模拟GBS。在少数情况下，无力和反射消失比感觉丧失更突出，后者主要影响振动觉和位置觉。在我们的经验中，较常见的综合征是进行性或复发性疾病，临床上无法与慢性炎症性脱髓鞘性多发性神经病区分（进一步讨论）。多数性单神经病也曾被报告，因其累及自主神经系统。CSF蛋白升高在某些情况下提示神经根受累。腓肠神经活检可显示血管改变，包括内皮增厚和在小血管内及周围的单个核细胞炎症性浸润，因此该病被包括在这里和其他血管炎性神经病。轴索变性是最常见的变化，但也曾描述过慢性脱髓鞘的病理（Rechthand et al）。由于免疫复合物的沉积的血管损伤被认为是神经损伤的机制。

孤立的（非系统性）血管炎性神经病

与上述的疾病不同，孤立的非系统性血管炎性神经病（isolated，nonsystemic vasculitic neuropathy）除了周围神经，还累及一些组织和器官，坏死性血管炎可能局限于周围神经。这种类型的病例经常与所有其他全身性血管炎类型一起出现。这种多数性单神经炎的局限形式通常表现为一种亚急性对称性或不对称性多发性神经病，伴有叠加的单神经病，或孤立的多数性单神经炎。在少数病例中会发现循环抗中性粒细胞胞质抗体（ANCA），但针对炎症和结缔组织病的其他检测均呈阴性。在Collins及其同事（2003）报告的队列中，血沉略有升高，平均为38mm/h，只有四分之一的数值大于50mm/h。当病程早期EMG表现类似脱髓鞘性多发性神经病的传导阻滞时，诊断就会有困难。神经活检应能解决这一问题。

治疗　神经病倾向于比全身形式的血管炎性神经病的侵袭性更小和表现非致命性，而且通常在不使用环磷酰胺治疗的情况下对糖皮质激素有反应。然而，在上述的Collins报道的队列中，使用环磷酰胺与糖皮质激素6个月导致了更快的缓解和更少的复发。一个专家小组专门为这种情况的治疗提供了指南，该指南大致是只有当疾病表现为侵袭性时，才在糖皮质激素中添加免疫抑制剂（Collinset al，2010）。

其他血管炎症性神经病

过去，使用混合血清治疗各种感染导致臂丛神经炎或一种免疫性多数性单神经病，可能是由于抗原-抗体复合物沉积在神经滋养血管壁所致。在与关节炎、皮疹和发热相关的某些病毒感染之后，发生了类似的血清病（serum sickness）反应。由丙型肝炎感染引起的神经病可能就是这种类型，可能是由前面提到的经常伴随的冷球蛋白血症介导的。曾有效治疗肝炎的干扰素也可缓解神经病，但环磷酰胺取得了更大的疗效。据我们所知，用于治疗多种神经肌肉疾病，正如Guillain-Barré综合征和重症肌无力的混合免疫球蛋白并没有导致血清病神经病（serum-sickness neuropathy），但我们的一例患有Churg-Strauss病的患者在接受IVIg治疗时出现了暴发性血管炎性皮疹。

在2例与使用肼屈嗪（hydralazine）相关的严重的系统性血管炎中，我们没有观察到神经病的特征；这是否适用于其他药物引起的血管炎病尚不清楚。米诺环素（minocycline）是另一种在罕见的情况与血管炎，包括与单神经病相关的药物。已经提及了HIV感染引起的越来越多的血管炎性神经病的表现，包括一种与巨细胞病毒（CMV）感染无关的类型；这类病例往往会自发地或接受糖皮质激素治疗后好转。在这大约一半病例中，CSF有多形核细胞。患有淋巴增生性疾病，例如霍奇金病的患者有时会发展成多数性单神经病，活检发现是由血管炎引起的。(如前所述,慢性脱髓鞘、非血管炎性多发性神经病在任何类型的淋巴瘤中都更为常见,如前所述。)

一种罕见的血管炎性神经病的副肿瘤变异型也曾有报告。Oh 报告了他的 2 例患者和回顾了以前的 13 例患者。最常见的潜在癌症是小燕麦细胞型肺癌。这种癌症典型的副肿瘤性神经疾病的抗 Hu 抗体通常无法被检测到(见第 31 章)。其他的实体肿瘤(肾、胃、妇科的)也伴有类似的神经病,但仅见于少数病例。几乎所有的 CSF 蛋白浓度都略有升高,但很少有出现淋巴细胞增多。尸检发现,血管炎仅限于神经和肌肉。

在老年患者其他特发性轴索性多发性神经病中曾报道一种隐匿的小血管的血管炎的作用,但我们认为这是有争议的。我们没有像 Chia 和他的同事一样,在这类患者的神经活检中发现意外的血管炎。血管内淋巴瘤的血管闭塞和浸润情况通常包括多发性无痛性单神经病综合征,是作为中枢和周围神经系统大的多灶性疾病的一部分。

其他不对称性多灶性神经病

危重性肢体缺血神经病

危重性肢体缺血神经病(neuropathy of critical limb ischemia)是发现一些患有髂动脉或腿部动脉严重的动脉粥样硬化性缺血性疾病患者,会有局部的感觉变化或反射减弱。通常,缺血的其他影响,如跛行和休息时的疼痛、肢体远端脉搏消失和皮肤营养变化等是如此明显,神经系统的变化相比之下是轻微的。在实验研究中,由于丰富的分支血管系统,因此需要对主动脉和多条肢体血管联合阻断才能产生神经缺血效应。根据我们对 12 例危重性腿部缺血患者的经验,有明显的远端优势的神经病,足部的感觉丧失比可能提示有轻微的足趾无力和或踝反射减弱或消失的症状严重(Weinberg et al)。尽管感觉异常、麻木和休息时深部酸痛是其特征,但与神经性跛行症状相比,血管跛行症状对患者限制的影响更大。通过外科手术或其他方法恢复肢体的循环可使局部神经病有所改善。有关这一主题的文献的综述可以在 Eames 和 Lange 的著作中找到。

在为血液透析而放置的动静脉分流(瘘管)区域可能出现一种局部缺血性神经病,对其了解甚少。在分流术后不久,主诉手部短暂的弥漫性刺痛感并不少见,但只有少数患者出现前臂持续无力、麻木和手指灼烧,反映了尺神经、桡神经、正中神经不同程度的缺血,也可能是肌肉缺血。潜在的尿毒症多发性神经病对促发这种神经病中的作用尚未被研究。

Bendixen 及其同事曾描述了由于全身性胆固醇栓塞导致的进行性对称性多发性神经病。围绕着小血管内的栓塞性胆固醇物质的炎症性和坏死性动脉炎似乎是症状进展的原因。这种神经病的过程在尸检中比在临床中更容易被发现,在一生中被胆固醇栓塞的脑部表现所掩盖。疾病的周围部分模拟了小血管多动脉炎的多发性神经病。

结节病性神经病(sarcoid neuropathies)

结节病(sarcoidosis)的广义的肉芽肿性疾病很少发生亚急性或慢性多发性神经病、多发性神经根病或单神经病。Hoitsma 及其同事还曾描述了一种痛性小纤维感觉性神经病。任何神经病都可能与肌肉的肉芽肿性病变(多发性肌炎)或与中枢神经系统受累的体征有关,最常见的是垂体柄组织细胞增多症伴尿崩症或脊髓病(见第 31 章)。

结节病样单一的神经受累最常影响面神经(面神经麻痹),但有时会相继影响多个脑神经(见第 35 章和 44 章)。其次多的是依次出现的无力、反射和感觉丧失(多发性神经根病),分布于几条脊神经或神经根。在躯干上出现大的、不规则的感觉缺失区,据说可将结节病性神经病与其他形式的多数性单神经病区别开来。这种模式特别在伴有疼痛时,类似于糖尿病性神经根病(见前面的“糖尿病多数性单神经病和神经根神经丛神经病”)。

与我们曾报告的结节性多发性神经病的病例不同(Zuniga et al),在 Said 和同事(2002)研究的 11 例结节性神经病患者的系列中,只有 2 例在出现神经病的症状前已知患有肺肉芽肿,6 例患有局灶性或多灶性神经病综合征(包括 1 例以临床和电生理模式模拟多灶性传导阻滞)。其余的患有非特异性对称性多发性神经病,其中 1 例急性起病。如众所周知的,面部双侧瘫在结节病中很常见。神经和肌肉活检标本的病理变化主要包括神经外膜肉芽肿和神经内膜炎症性浸润,但有 7 例有坏死性血管炎的指征。在我们研究的病例中,10 例中有 6 例为亚急性或慢性感觉运动性多发性神经病。值得注意的是,Said 的患者中只有 2 例血清血管紧张素转化酶水平升高。

莱姆病神经病(另见第 31 章)

莱姆病神经病(Lyme neuropathy)患者中,有 10%~15% 的患者会出现神经病,表现为多种形式。脑神经受累是众所周知的,一侧或两侧面神经麻痹是目前最常见的表现。其他的脑神经也可能受到影响，几乎所有的脊神经根都可能受到影响，大部分在颈椎或腰椎区域。在少数病例中，甚至膈神经麻痹也可归因于莱姆病。并发轻度或中度无菌性脊膜神经根炎（CSF 10~100 个单个核细胞 /mm^3）是特征性的（尽管这也可发生在 HIV 和 CMV 以及其他形式的神经炎中）。CSF 的糖通常是正常的，但在少数多发性神经根病的病例中有轻度降低。一些 CSF 细胞可能有不成熟的特征，提示淋巴瘤浸润。（有关实验室诊断的进一步细节，见第 31 章。）可能会有神经根痛，与椎颈或腰椎间盘突出症或神经丛疾病相似。

脑神经麻痹、神经根炎和无菌性脑膜炎三主征是莱姆病在其播散期最特征性的，亦即在蜱咬后的 1~3 周或从出现典型的皮疹开始。该病往往具有季节性，在接触到蜱最多的时期。莱姆病特定的多发性神经根炎形式在下文中讨论。

除了刚描述的脑神经病（cranial neuropathies），以下是莱姆病的主要神经病综合征：①多数性单神经病（肢体中一个单一的主要神经受累，导致孤立的垂足或垂腕，是一种明显的罕见模式，或胸腰部单神经病导致支配的身体部分下垂）；②腰丛或臂丛神经病（后者描述详尽，但罕见）；③一种感觉为主的多发性神经病，表现足和小腿的浅感觉异常伴踝反射消失；④全身性轴索性多发性神经病（Loggigian et al），主要是感觉性，有时伴轻度脑病；以及⑤急性 GBS（在 400 多例 Guillain-Barré 综合征患者中，我们仅遇到 2 例莱姆病的病例，但在欧洲感染伯氏疏螺旋体后，GBS 似乎较为常见）。

电生理检测表明各种周围神经综合征经常重叠。除了与 GBS 相似的病变外，所有上述的病变通常在初始感染后数月或很少在几年（在未治疗的病例中）以莱姆病的亚急性过程或晚期并发症发生。这些晚期神经病性综合征对治疗反应不如对急性期神经病的反应好，并且与感染的关联也较不明确（见下文）。由于莱姆病不是致命性的，因此很少有足够的莱姆病的周围神经的病理研究。在神经组织中尚未发现这种感染因子，但在神经内的小血管中发现了血管周围炎症和血管炎的变化。

莱姆病多发性神经根炎和班沃斯综合征（*Lyme polyradiculitis and Bannwarth syndrome*）　这可能是莱姆神经病最典型的特征，但不是最常见的。一种痛性腰骶多发性神经根炎在欧洲曾被用“Bannwarth 综合征”一词来描述（在法国称为 Garin-Bujadoux 综合征）。欧洲的这种病原体是一种疏螺旋体（Borrelia spirochete），与在北美引起莱姆病的螺旋体略有不同。Bannwarth 综合征在马尾有强烈的炎症反应，引起坐骨和臀部疼痛以及膀胱功能障碍。较少见的是，颈部多发性神经根病伴有肩部和手臂疼痛出现，临床上无法将其与臂丛神经炎区分开。在我们的治疗下，来自北美莱姆镇的 Bannwarth 综合征的病例在几天或几周内亚急性进展，并累及 L2-L3-L4 神经根，先是影响一条腿，然后是另一条腿，后来是一侧或两侧的中部颈段神经根。当邻近部分变得无力时，肢体近端或远端部分的保留会引起对这一显著的综合征的注意。还可能增加一个或多个胸神经根病，并引起局部的不适。

神经传导测试显示感觉电位保留，这标志着这一过程是神经根性的。头痛和 CSF 中明显的淋巴细胞增多（超过 100 个单个核细胞 /mm^3）可能伴随疼痛，通常在神经根病前几天出现。聚合酶链反应（PCR）用于检测 CSF 中病原体得到了多变的结果，特别是在出现神经病的几天后。CSF 与血清抗 Lyme 抗体比值高于规定的比值可能是急性或亚急性疾病的可靠指征，但对此测量方法的系统研究很少。CSF 中寡克隆带是这些抗体的常见反映。

一种类似的腰神经根炎综合征也可能由疱疹和 EB 病毒引起，或者更常见的是在艾滋病患者中，由机会性巨细胞病毒（CMV）感染引起的。

诊断　血清学检测既可以辅助诊断，有时又会使诊断混淆（见第 31 章）。酶联免疫吸附试验（ELISA）不能完全令人满意，因其经常产生假阳性结果，偶尔也会出现假阴性结果。CSF 的免疫印迹检测（Western blot testing）更具有特异性。患者曾居住或去过的流行地区的信息是有用的，但更令人信服的证据是蜱虫叮咬后出现特征性皮疹，或明确的莱姆病的非神经的表现（心脏病、关节炎等）。双侧面神经麻痹，在任何这些临床背景下也有利于莱姆病的诊断。

治疗　莱姆病神经病综合征（Lyme neuropathic syndromes）的治疗是静脉输注抗生素，最好是头孢曲松（ceftriaxone）每天 2g，持续 1 个月。更长时间的或静脉注射治疗并没有显示出更好的效果。糖皮质激素在痛性神经根综合征中的作用尚不确定，但我们使用了小剂量的即可缓解疼痛。在大多数队列中，大约 90% 的患者可恢复或神经根症状几乎完全消退，虽然这可能需要几个月的时间。面神经麻痹也有改善的趋势，但是完全缓解率较低。有人指出，即使不进行治疗，许多周围神经病和脑神经病也会改善，但这尚未得到系统的研究。

舍格伦病伴神经病

舍格伦病伴神经病（Sjögren disease-associated neuropathies）是一种慢性的，缓慢进行性自身免疫性疾病，特征是外分泌腺，特别是腮腺和泪腺的淋巴细胞浸润，导致干燥性角膜结膜炎（keratoconjunctivitis sicca）和口腔干燥（xerostomia），亦即干眼和干口症。这些核心特征可能合并关节炎或其他广泛的异常，特别是淋巴瘤、血管炎、IgM 副蛋白血症、肾小管缺陷（肾小管性酸中毒），以及很常见的，感觉为主的多发性神经病（见 Kaplan et al 的综述）。在 Grant 及其同事收集的队列中，54 例 Sjögren 病患者中 87% 的首要问题是神经病。干燥症状通常是轻微的，只有在特别询问时才报告。对称性感觉性多发性神经病或感觉性神经节病是最常见的模式。感觉运动性多发性神经病、多发性神经根神经病、自主神经病或单神经病（如 Kaltrieder 和 Talal 所述，最常见的是三叉神经）相对少见。我们还观察到另一种神经病性综合征，表现为不对称的感觉丧失形式，最主要是位置觉，并影响上肢，伴有阿迪瞳孔和三叉神经感觉缺失，可能是神经节病的一种变异型。

干燥综合征（Sjögren syndrome）的感觉性多发性神经病是神经科医生特别感兴趣的，因为他们会在其他医生之前遇到大多数病例（Griffin et al）。80% 以上受影响的患者是老年妇女。多发性神经病综合征通常以双足部的感觉异常开始，通常程度较轻。主要临床特征是亚急性和广泛分布的感觉缺失，可能包括躯干，有时运动感觉极度减弱，引起反应性神经节炎的四肢和步态感觉性共济失调。疼痛和温度觉的丧失是多变的，腱反射消失。一种无特征的大纤维或小纤维远端感觉神经病也是已知的，因此，在老年患者多发性神经病的一般评估中包括检测 Sjögren 相关的血清抗体，而一些作者曾强调了感觉神经病表现的异质性。随着时间的推移，一些患者出现自主神经功能异常，如肠道弛缓、尿潴留、无汗和瞳孔改变等。通常很少或没有疼痛，但也有例外。

诊断　Sjögren 病相关性神经病或神经节病应在患感觉神经病或神经元病的老年妇女中考虑，特别是出现了干燥的症状。在鼻梁、嘴唇和手指上可能有毛细血管扩张。评估由 Schirmer 和玫瑰红测试（Rose Bengal tests）辅助，通常表现为泪液减少。即使没有这种验证性测试，我们发现（在上皮 - 黏膜交界处）取嘴唇活检以检测小唾液腺的炎症变化是可取的。在大多数情况下，这是一个小的检查程序。活检诊断 Sjögren 综合征需要至少 2 份含有 50 个或更多淋巴细胞的 $4mm^2$ 大小的标本。有些患者有血清学异常，如抗核抗体（抗 Ro，也称为 SS-A，以及抗 La，或 SS-B）或单克隆免疫球蛋白，特别是 IgM 亚型。特定的 Sjögren 特异性抗体的阳性率在系列之间都不同，它们作为筛查测试可能是有用的，但口唇活检似乎更敏感。在我们的系列 20 例小唾液腺活检中证明了诊断该综合征的炎症改变，只有 6 例有该病的血清学证据，2 例血清学检测阳性，但活检为阴性（Gorson and Ropper，2003）。在我们的患者中，血沉通常略增快；然而，在我们的 20 例患者中，只有 5 例的值大于 40mm/min，许多患者 C 反应蛋白水平正常或仅略有升高。如果神经病亚急性出现，主要的鉴别诊断要点是副肿瘤性感觉性神经节炎。

Mellgren，以及 Leger 和同事们强调，部分中老年不明原因的多发性神经病推测可以由 Sjögren 综合征引起。后一作者在 32 例慢性轴突性多发性神经病患者口唇活检中发现了 7 例典型的 Sjögren 异常，否则它们不能被分类。其他几项研究也证实了在不明显的神经病中，特别是在老年妇女和一些男性中发现有小唾液腺的炎症性破坏。在我们的门诊中，对这一群体的诊断还不那么常见。尽管如此，对 Sjögren 病的排查可能揭示原本原因不明的感觉性神经病。

神经活检可不同程度地显示出坏死性血管炎、炎症细胞浸润和局灶性神经纤维破坏。CSF 蛋白通常是正常的，无细胞反应。少数几次在尸检材料中检查了后根神经节，有单个核细胞和淋巴细胞的浸润以及神经细胞破坏。

治疗　当神经病严重和出现血管炎累及肾脏和肺组织的指征时，使用糖皮质激素，泼尼松剂量约 60mg/d，环磷酰胺 100mg/d，以及利妥昔单抗 1 000mg/d，间隔 2 周。我们最初每天给予泼尼松 60mg，有时同时间歇地进行血浆置换，但在添加第二种免疫抑制剂之前，几乎没有反应的证据。

建议阅读 Lafitte 及其 Berkowit 和他的同事关于 Sjögren 综合征神经表现的综述。

特发性感觉性神经节病（慢性共济失调性神经病）

特发性感觉性神经节病（idiopathic sensory ganglionopathy）也称为慢性共济失调性神经病（chronic ataxic neuropathy），是除了先前描述的亚急性全感觉性综合征（pansensory syndrome）以及副肿瘤、感染后和中毒性过程外，还有另一种更慢性的特发性综合征，其特征是严重的全部的感觉丧失和共济失调。我们遇到过几例类似于Dalakas描述的病例。麻木和感觉症状在数月中进展，并扩展到手臂和腿的近端，然后到躯干。面部和头皮顶部最后也受到影响。尽管有共济失调和反射完全丧失，肌肉力量仍然正常，也不存在疼痛的问题。少数患者有肌束震颤的报告，但我们所见的病例中没有。在一年之内，大多数这些患者因共济失调而完全残疾，不能走路，甚至不能自己吃饭。自主神经功能衰竭是少数患者的另一特征，以及我们的一例患者听力丧失。对隐匿的癌症、副蛋白血症、Sjögren病、雷夫叙姆（Refsum）病、自身免疫性疾病，以及所有共济失调性神经病的潜在病因进行广泛的检查都证明是令人失望的阴性。当然，有些患者可能有一个尚未发现的肿瘤。还有一些病例具有躯干-肢体感觉性神经病的所有特征，只有很轻微或没有共济失调，只有微弱的反射，这些患者的病程更为良性，但仍没有找到原因（Romero et al）。Illa及其同事（2001）在对17例特发性感觉性共济失调性神经病患者的回顾中发现，只有1例患者出现了抗神经节苷GD1的抗体，并得出结论，大多数病例不是由免疫机制引起的。

运动神经传导检查正常或轻微受损，而感觉电位最终丧失（但最初可能是正常的）。在2例患者令人困惑的特征是，即使在患病一年后，仍意外地保留了许多感觉神经电位。在这些病例中，病变可能位于后根，而不是在神经节。在少数情况下，MRI显示脊髓后柱的改变，当然是作为脊神经和神经根病的继发现象。CSF通常含有轻微升高的蛋白浓度，有少量细胞或无细胞，在我们的病例中最高达18/mm^3。

少数病例的感觉神经节病理检查显示与Sjögren病相同的炎症过程。我们尝试使用血浆置换、IVIg、糖皮质激素，以及免疫抑制剂进行治疗，但大多没有成功。

这里还提到一种亚急性或慢性特发性小纤维神经节病（*idiopathic small-fiber ganglionopathy*），主要影响功能。这些患者抱怨身体近端部位包括面部、舌和头皮的疼痛和灼烧感，以及受影响区域的针刺觉减弱。反射可能保留，振动觉的感知可能保留。Gorson及同事（2008）总结了我们治疗这类患者的经验和对治疗的轶事反应。诸如“烧灼嘴综合征”（见第9章）这样的异常近端感觉主诉是否与此相关尚不清楚，但它们可能同时发生。

特发性自主神经病

在特发性自主神经病（idiopathic autonomic neuropathy）这一术语下收集了一组亚急性和慢性自主神经功能异常，经广泛的评估不能归因为糖尿病、淀粉样变、自身免疫性疾病、法布里（Fabry）病、HIV、接触毒素，或其他系统性疾病等。少数病例将被发现是由于几个罕见的基因突变之一，目前已描述了其中的四个位点（SPTLC1，HSN2，IKBKAP，NTRK1）。

许多这样的病例，在Suarez及其同事（1994）病例中的几乎一半，是急性起病并最接近于符合Young及其同事描述的“纯全自主神经功能不全”（pure pandysautonomia）的情况，即前面讨论的Guillain-Barré综合征的变异型。其余的遵循亚急性或慢性病程，其中约四分之一有针对感觉神经节的乙酰胆碱受体（AChR）的血清抗体（Klein et al）。直立性低血压是主要特征，根据Sandroni及其同事的研究，在那些有上述抗体的患者中，瞳孔改变和调节困难、口干和眼干，以及胃肠道轻瘫是最常见的表现。也许一个亚组由于干燥症状突出，以某种方式与Sjögren综合征有关，但这些后来的特征也可能是自主神经功能衰竭的一个组成部分。目前还没有足够的信息来确定是否所有这些病例都是由一个过程引起的，或者去判断各种免疫疗法的效果。

迁徙性感觉神经炎（Wartenberg综合征）

迁徙性感觉神经炎（migratory sensory neuritis），也称为瓦滕贝格综合征（Wartenberg syndrome），这种不寻常综合征的最典型特征是涉及皮肤小区域的灼烧感和牵拉感，这种感觉是通过伸展或牵拉四肢而诱发的，如发生在伸手拿东西、跪着或用脚来指点时（见Wartenberg）。疼痛是短暂的，但会留下一块局限的麻木。皮肤感觉神经必会定以某种方式受累，并在这样的机械动作中受到刺激。受累的区域通常靠近神经的最末端感觉分布，例如，手外侧和第五指近端的一小片或髌骨上一个较大的区域（这是我们的3例患者受影响的部位）。麻木区域的恢复需要几周时间，但如果症状反复被引起，麻木可能会持续。除了这些皮肤小片状感觉缺失外，临床检查正常。选择性的感觉神经可能显示出传导异常，但神经传导检查大部分是正常的。Matthews和Esiri曾列出了个别的患者可能受影响的许多区域，并描述了腓肠神经活检可见神经内膜的结缔组织增多。这种综合征可能会在多年后重复发作，在发作之间没有症状。常被误诊为多发性硬化。病理尚不确定，但已提出了皮肤神经的某种形式的纤维化或炎症，可能类似的神经束膜炎的情况在下面描述。

感觉性神经束膜炎

在感觉性神经束膜炎(sensory perineuritis)这个题目下,Asbury 及其同事(1972)描述了一种斑片状、灼热性、疼痛性、部分缓解的远端皮肤感觉性神经病。病理表现为局限于神经束膜的炎症性瘢痕,压迫其包含的神经纤维。与上述的 Wartenberg 综合征一样,反射和运动功能没有受到影响。指神经以及腓浅神经的内侧和外侧支是最常受累。Matthews 和 Squier 描述了痛感觉症状的三叉神经和枕神经的分布,Asbury 及其同事(1972)的 1 例患者也有头皮疼痛症状。蒂内尔征(Tinel sign)的特征性表现是,通过叩击受累皮肤神经覆盖的皮肤而引发的,提示部分神经的损伤和再生。

鉴别诊断包括许多其他形式的痛性感觉性神经病,但斑片状和疼痛性症状,经常是灼烧性的性质区分了这一过程。诊断只能通过感觉神经远端皮肤分支的活检来确定。一些"灼烧"足的大群患者中,有些人可能有小纤维神经病,以类似的方式影响皮内神经纤维(见下文)。

自最初的报道以来,以神经束膜炎为特征的纤维化神经束膜病理改变在许多的多发性神经病中已被描述,主要是糖尿病患者,也包括冷球蛋白血症、营养性疾病和恶性肿瘤患者(Sorenson et al)。然而,这些患者表现出不同的神经病临床模式,主要是多数性单神经炎和脱髓鞘性神经病。尽管如此,神经束膜炎的病理学特征可能没有最初认为的那样具体,但神经束膜炎临床综合征仍然是一个有用的概念。部分特发性病例似乎对糖皮质激素治疗有反应。

乳糜泻神经病

在归因于乳糜泻神经病(celiac-sprue neuropathy)的众多的奇特的神经症状之中,最为人熟知的是小脑性共济失调和肌阵挛。此外,Hadjivassiliou 和同事还报道了一系列神经肌肉疾病的患者,他们的神经症状早于肠道紊乱的诊断。最常见的是一种无特征的感觉运动神经病,但一例患者有多数性单神经病,而 Chin 及同事报告了一种多灶性神经病的模式。在一项针对治疗的乳糜泻的小型前瞻性调查中,Luostarinen 和同事们通过神经传导测试发现 23% 的患者的多发性神经病的证据,但很少有临床表现。抗麦胶蛋白抗体(antigliadin antibodies)是针对谷蛋白的简单抗体,以及更特异的抗谷氨酰胺转氨酶抗体和十二指肠活检的组织学检查都是确诊的依据。Luostarinen 及同事建议在不明原因的多发性神经病患者中查寻这些抗体。目前尚不清楚他们的病例中有多少是由营养不足引起的。尽管我们试图在 200 多例不明原因的多发性神经病的评估中检测特殊的乳糜泻抗体,但还没有遇到明确的病例。

艾滋病伴发的神经病(另见第 32 章)

艾滋病伴发的神经病(neuropathies associated with HIV),是感染 HIV 的患者易患多种类型的神经病,包括感觉为主的类型,可以是痛性的,一种腰骶多发性神经根病、脑神经(主要是面神经)和肢体单神经病、CIDP、GBS,以及一种血管炎病性多数性单神经炎,除了 CSF 中经常有淋巴细胞增多外,它与特发性或传统的神经病变异型没有任何区别。这一组几乎独特和常见的模式是 CMV 引起的马尾神经炎综合征和一种急性或亚急性痛性浸润性淋巴细胞性神经病,即弥漫性浸润性淋巴细胞增多综合征(diffuse infiltrative lymphocytosis syndrome DILS)(Moulingier et al)。如第 32 章所述,用于治疗 HIV 感染的抗病毒药物也可诱发多发性神经病。

多发性神经根病综合征(伴或不伴脊膜浸润)

多发性神经根病综合征(syndrome of polyradiculopathy)(伴或不伴脊膜浸润)是临床上最复杂的周围神经疾病。多个脊神经根的受累导致一组独特的或有时令人困惑的症状组合,通常与多发性神经病和与多数性单神经病的表现有很大不同。如前所述,由多发性神经根病引起的肌无力是以四肢的近端和远端部分不对称和可变性分布为特征,反映了受同一神经根支配的肌肉受累模式(例如,腘绳肌和腓肠肌,或髂腰肌、股四头肌和闭孔肌无力的组合)。然而,神经支配相似的肌肉不一定受到相同程度的影响,因为某一神经根对每一块肌肉的支配程度是不成比例的。感觉丧失也往往是斑片状的,并且涉及皮节的近端和远端两方面。疼痛通常是以根性的模式。但有时仅分布在根的远端或在背部。感觉表现往往不如运动上的突出。与神经根的模式一致,某些腱反射可能得以保留;踝反射正常连同膝反射消失,或者是相反,特别提示为多发性神经根病(或腰神经丛病)。疼痛通常表现为尖锐刺痛形式,投射到受累的神经根的神经支配区。与多数性单神经炎一样,多数的神经根病变的累积效应可以模拟多发性神经病,在这种情况下,多发性神经根病倾向于累及近端肌肉是最有帮助的鉴别特征。

一种特殊模式的多发性神经根病发生时，所有的感觉神经根都被累及，与脊髓痨相似。临床状态与之前描述的感觉神经节病类似。大纤维和小纤维感觉缺失合并共济失调，然而肌力正常，没有萎缩。一个显著特征是刺痛和灼痛。在这些病例中，我们偶尔会发现前腹部和胸部感觉丧失，这是一种较典型的慢性逆死性轴突性多发性神经病的表现。

一些主要影响神经根的疾病已经讨论过了。它们可被分为三大类：①压迫邻近神经根的脊柱疾病；②脑膜浸润性疾病，当其通过蛛网膜间隙时继发地累及神经根，主要为肉芽肿浸润性肿瘤，如结节病；以及③固有的神经病，如炎症性、感染性或糖尿病性，具有影响神经根部的倾向。CSF 蛋白升高和淋巴细胞增多通常伴随肿瘤或炎症性脑膜疾病，其他疾病在 CSF 中显示不同的表现。

通常，在临床上表现为多发性神经病时，会发现在多个脊髓节段有神经根疾病的电生理模式。McGonagle 和同事估计，多发性神经根性病占到肌电图室所有病例的 5%，我们的经验与之接近。因此，仔细的肌电图和神经传导测试是复杂的神经病综合征病例最有用的辅助检查，因为与临床方法相比，肌肉失神经支配的模式可以更确切地确定，并且可以在逻辑上推导出一个共同的神经根模式。具有重要确认价值的是神经中感觉电位的保留，这些神经支配感觉丧失区，支配无力和失神经支配的肌肉。这证明病变位于后根神经节的近端，并避开周围感觉轴突。F 和 H 迟发反应的丧失也是多发性神经根病的典型表现。病变的近端位置可以通过椎旁肌、臀肌或菱形肌的无力和失神经的早期证据来进一步证实，这些肌肉由起源于神经根极近端的神经支配。在神经病的轴突病例中，这些近端肌肉是最后受到影响的。

在急性和亚急性脑膜神经根病中，肿瘤浸润（癌性和淋巴瘤性）最为常见。其他疾病有莱姆病、结节病、疱疹病毒、蛛网膜炎、艾滋病相关性 CMV 感染的马尾神经炎，或独立地，EBV 感染脊膜神经根炎等。当然，在过去，脑膜梅毒是一个常见的病因（脊髓痨）。

如在第 10 章所讨论的，以腰椎和颈椎病为例的脊柱疾病通常侵犯神经根。椎体转移癌可通过侵犯椎管的后外侧隐窝和近端的神经孔压迫一个或几个相邻的神经根。多发性神经根病的罕见病因中包括慢性腰骶综合征伴神经根周围的硬脊膜突出，可能并发强直性脊柱炎。

然而，人们经常会遇到亚急性或慢性多发性神经根病和脑脊液异常模式，广泛的检查并不能确定任何上述的疾病。这种多发性神经根病的特发性形式每年我们都会看到几次。有些在尸检时会发现有淋巴瘤浸润，因此我们有时会要求神经外科医生切除腰椎中段（L2 或 L3）的运动神经小根进行检查。另一种特别困难的诊断是一种只涉及或主要涉及运动根的多发性神经根病，除了没有广泛的失神经支配或进行性上运动神经元征象，它与运动神经元疾病无明显区别，并进一步讨论了与免疫性运动神经病的不同之处在于没有传导阻滞。

慢性感觉运动多发性神经病综合征

在这些常见的慢性感觉运动多发性神经病综合征（syndrome of chronic sensorimotor polyneuropathy）中，感觉减退、肌无力、肌萎缩和腱反射消失在数月或数年的时间进展。在这个庞大的类别中，有两组被区分开来。在第一组和较慢的一组中神经病在几个月或一两年的时间里显现。包括这一组的是后天的疾病，如某些代谢性和免疫介导的多发性神经病。副肿瘤性神经病也可归于这一类，尽管它们在发病时通常是亚急性的，在几周内几乎完全进展。麻风性神经炎是这一组中唯一的感染性疾病，也是对所有的慢性神经病或多或少都是对称分布模式规则的一个例外。构成第二组的多发性神经病比第一组慢性得多，在多年或数十年中隐匿进展，这些主要是由特定基因突变引起的由遗传决定的周围神经系统疾病。

获得型慢性多发性神经病

多发性神经病伴副蛋白血症

多发性神经病伴副蛋白血症（polyneuropathy associated with paraproteinemia），与血清免疫球蛋白异常相关的慢性感觉运动性多发性神经病的发生频率越来越高，但其界限仍未完全确定，这将在接下来的讨论中明确。过量的血液蛋白，称为副蛋白（*paraprotein*）或“M 峰”（M-spike），通常以单克隆免疫球蛋白的形式存在。它可能是一种孤立的异常，或是浆细胞恶性肿瘤的副产物，尤其是多发性骨髓瘤、浆细胞瘤或 Waldenström 巨球蛋白血症等。一些证据表明，至少在部分病例中存在一种针对髓鞘或轴突成分的致病性活性抗体。特殊类型的神经病也与淀粉样变有关。淀粉样变的获得性和遗传性形式在下文中讨论。

意义未明的单克隆丙种球蛋白病伴神经病（良性单克隆丙种球蛋白病） 意义未明的单克隆丙种球蛋白病伴神经病（neuropathy with monoclonal gammopathy of undetermined significance，MGUS），或称为良性单克隆丙种球蛋白病（benign monoclonal gammopathy），非肿瘤性 IgM 单克隆蛋白与神经病的关联最初是由 Forssman 及其同事描述，并被视为巧合性的，直到 Kahn（1980）在两个现象之间建立了具说服力的统计学关联。更直接的联系是在一些血中含有这种蛋白的患者体内发现了抗周围神经抗体。这类多发性神经病与一种单克隆或有时与多克隆免疫球蛋白（IgG、IgM 或 IgA，其余的罕见，主要是有 kappa 轻链成分）过量有关（见 Kyle and Dyck）。这些病例远比恶性浆细胞疾病引起的神经病更为常见。根据我们的经验，单克隆蛋白构成了成年人中最大的一组其他无法解释的神经病的基础。

单克隆丙种球蛋白病的多发性神经病主要影响，但不仅仅影响 60 多岁和 70 多岁的男性。发病在数周、数月或更长时间里呈隐匿性，先是足部麻木和感觉异常，然后是手部，接着出现这些肌肉相对对称的无力和轻微萎缩。在一些患者中，感觉体征占优势。腱反射最终消失或减弱，但在疾病早期阶段可能会保留。病程通常缓慢进展，有时在一年左右后就会稳定，而且很少缓解或复发。CSF 蛋白含量升高通常在 50~100mg/dL 之间，这不是由于过量的副蛋白被动扩散到 CSF 中所致。

从肌电图和神经传导检查来看，大多数单克隆丙种球蛋白病的多发性神经病的病例有脱髓鞘或混合性轴突 - 脱髓鞘模式，但一旦疾病被确定，大多数病例将以轴突特征为主。除了少数例外情况外，我们一直无法在临床基础上或通过治疗反应来区分轴突与脱髓鞘组（Gorson et al 1997，Ropper and Gorson 1998）。腓肠神经活检显示各种大小的髓鞘纤维丧失，无髓纤维大多得以保留，根据 Smith 及其同事的研究，大约一半的病例中都存在肥厚性改变，反映了脱髓鞘与髓鞘再生伴纤维化的循环。他们发现单克隆 IgM 抗体与存活的髓鞘结合，而 Latov 和同事发现血清 IgM 片段经常表现出抗髓鞘活性。

典型的，血液中的单克隆蛋白浓度远低于 2g/dL，而且没有多发性骨髓瘤或其他恶性血液恶病质的证据。需要强调的是，常规血清蛋白电泳（SPEP）不能检测到大部分的副蛋白；需要免疫电泳（IEP）或更敏感的免疫固定试验。骨髓抽吸物显示浆细胞比例正常或仅轻度增加，它是副蛋白的来源，浆细胞形态不像在骨髓瘤中那样不典型。虽然较老的术语良性单克隆丙种球蛋白病不那么累赘，但由于大约四分之一的患者在发现该病多年后才出现骨髓瘤，这种情况被称为意义未明的单克隆丙种球蛋白病（MGUS）。

过量免疫球蛋白作为神经病变病因的重要性可以通过转诊到梅奥诊所 6% 的患者罹患未知原因的慢性多发性神经病领会到，以及我们的门诊资料多达 20% 的患者，还有其他系列资料都证明有单克隆副蛋白血症（当然，大多数血液副蛋白血症患者不会发展为神经病）。

尽管 IgG 是成人中最常见的副蛋白，但多发性神经病在某种程度上更常与 IgM 类相关。结合三大队列的神经病和单克隆副蛋白血症患者（62 例患者，来自 Yeung et al，Gosselin et al，以及我们的患者由 Simovic et al 报告），有 60% 的患者为 IgM，30% 为 IgG 和 10% 为 IgA 亚类副蛋白。存在一种相同但罕见的情况是，只有免疫球蛋白的轻链成分在浆细胞中过量产生，并且只在尿液中发现（类似于多发性骨髓瘤的 Bence Jones 蛋白）。

如前所述，五分之四的患者具有 κ 轻链成分，尽管 λ 轻链在浆细胞瘤和多发性神经病、器官肿大、内分泌病、M 蛋白和皮肤改变（POEMS）综合征方面具有特殊意义，如后面所讨论的。根据我们的经验和其他人的经验，与 IgG 组相比，IgM 副蛋白患者更容易出现严重的感觉症状和脱髓鞘型神经传导异常。然而，除了特殊的抗 MAG 综合征（见下文），我们尚未发现其他人报告的免疫球蛋白亚类之间的临床特征和对治疗反应的差异程度（Simovic et al）。

虽然在副蛋白中已经鉴定出了十几种针对神经髓鞘和其他组分的特异性抗体，但引起最独特的临床综合征的抗体存在于 50%~75% 的 IgM 相关的神经病患者中，是与 MAG、相关的糖脂或髓鞘的硫苷脂成分发生反应（后者被称为硫酸盐 3- 葡糖醛酸副红细胞糖苷脂［SGPG］和相关的硫苷脂）。本体感觉丧失伴步态失衡、震颤和 Romberg 征是抗 MAG 活性组的典型表现，而无力和萎缩往往在疾病后期出现。其他的 IgM 抗神经抗体与多发性神经病有较初步的联系。我们有理由认为 IgG 单克隆丙种球蛋白病也能引起慢性神经病，但证据不那么令人信服，且主要基于它们在其他原因不明的多发性神经病病例中出现的频率。事实上，在许多报告例子中，与IgG副蛋白血症的神经病的关联是巧合的。抗MAG疾病在大多数患者中以不同的速度持续不断地恶化,但在我们约15%的抗MAG抗体患者中,即使未经治疗,这种疾病多年来也是温和稳定的。

由于存在骨髓瘤或华登斯特伦(Waldenström)病的风险,通常在病程中一些时间段进行骨髓检查,特别是如果副蛋白的浓度超过3g/dL或经过数年逐渐上升,或有其他血液学检查变化,如不明原因的贫血或血小板减少症时。

治疗　在大多数与IgG或IgA副蛋白相关的不复杂的单克隆性丙种球蛋白病的多发性神经病中,特别是如果不是长期存在,血浆置换可能产生几周到几个月的短暂性改善(Dyck et al,1991)。该治疗方案通常是在约10天的时间内,在4~6次治疗中,每次大约交换200~250mL/kg的总容积,去除的血浆用白蛋白和生理盐水的混合物代替。

在具有抗髓磷脂特定成分(特别是抗MAG)的IgM血清活性的患者中,治疗的结果不一致,通常不太有利。仅血浆置换对半数患者就有短暂改善,但仅10%~20%的患者有持续改善。每2~4个月进行一系列的血浆置换有时会导致短暂的反应。根据一些报告,对静脉注射环磷酰胺或氟达拉滨(fludarabine)、麦考酚酯(mycophenolate)或口服苯丁酸氮芥(chlorambucil)的免疫抑制反应,当与血浆置换相结合时更有所改善,有时使得置换的频率减少,但我们的经验一般没有确认这一点。利妥昔单抗的吸引力在于它对B淋巴细胞群具有优先的效应,在最初的小系列研究的热情之后,它在包括抗MAG神经病在内的几项试验中给出了矛盾的、通常是负面的结果,但在难治性病例中尝试使用可能是合理的。

大剂量免疫球蛋白输注(IVIg)改善我们研究的半数典型的副蛋白血症患者和20%的抗MAG神经病患者取得了暂时的疗效,但大多数患者病情仍有进展(Gorson et al 2001)。在几乎所有情况下,如果使用免疫抑制和血浆置换或IVIg,必须根据临床病程确定,每隔1个月至几个月不定期地重复使用。然后通常需要留置导管以允许反复静脉进入。这组神经病对糖皮质激素反应不佳或根本无反应。

POEMS综合征、骨硬化性骨髓瘤和多发性骨髓瘤

多发性骨髓瘤(*multiple myeloma*)相关的神经病已经提及。它使得13%~14%的多发性骨髓瘤病例复杂化,并与该病的骨硬化形式有不成比例的高度关联。超过80%的骨髓瘤性神经病患者的血清中发现一种异常的单克隆球蛋白(主要是多发性骨髓瘤中的κ轻链组分,但在骨硬化型中含有λ轻链组分)。

在一小群特殊的骨硬化性骨髓瘤(osteosclerotic myeloma)患者中,有一种被称POEMS的脱髓鞘性感觉运动性多发性神经病为主和全身性疾病,亦即中度严重的多发性神经病(polyneuropathy),伴有器官肿大(organomegaly)、内分泌病(endocrinopathy)、M蛋白(M protein)升高和皮肤变化等,主要是多毛症和皮肤增厚。在日本,同样的过程被称为克罗-深濑综合征(Crow-Fukase syndrome),这种疾病在日本很普遍。在许多情况下,淋巴结病可归因于血管滤泡增生的卡斯尔曼(Castleman)病。骨硬化相关的多发性神经病的另一个特征是CSF蛋白的显著升高。

本病的存在可以从神经传导检查中出现的脱髓鞘特征,血液中免疫球蛋白峰,有时是多克隆或双克隆而不是单克隆的,以及如前所述,具有λ轻链组分可以推断。诊断需要通过对长骨、骨盆、脊柱和颅骨进行X线检查以及PET检查来证明一个或多个骨硬化性病变,PET检查通常显示骨硬化性病变高度活跃(骨骼扫描不敏感),而骨髓检查,显示分化良好的浆细胞数量中度增加。在我们的大多数患者中,有几个离散的骨病变集中在肋骨和脊柱;颅骨和长骨也可能有这样的病变,或者有一个单个的病变,通常位于脊柱。骨骼病变的活检是合理的。器官肿大和皮肤变化显然是由肿瘤产生的高水平循环VEGF的结果,这有助于确认诊断。

POEMS的治疗　神经病合并孤立性浆细胞瘤在放疗或骨病变切除后可明显改善。多发性病变或无明显骨病变的病例,包括POEMS综合征患者,可采用化学疗法[美法仑(melphalan)和泼尼松]治疗,并可能导致神经病的某些改善或稳定。血浆置换治疗在我们的患者中产生了不确定的但短期总体好的结果。血浆置换和IVIG的价值在试验中一直难以确认。还尝试了用于治疗多发性骨髓瘤的药物,但结果不确定。曾使用了自体干细胞移植或贝伐珠单抗(bevacizumab)(一种针对VEGF的单克隆抗体),结果也喜忧参半(Kuwabara etal,2008),而在一些非对照的系列研究中是阳性结果(Karam et al)。

瓦尔登斯特伦巨球蛋白血症(*Waldenström macroglobulinemia*)　巨球蛋白血症是Waldenström所使用的术语,用于描述一种主要发生在老年人身上的全身性疾病，其特征是疲劳、虚弱和出血素质。血液免疫电泳检查显示 IgM 血浆分数显著增高且主要是单克隆的。约一半的 Waldenström 病和多发性神经病患者有特异性的抗 MAG 抗体，类似于约三分之一的非恶性 IgM 副蛋白患者。（一种不确定比率的“良性”IgM 副蛋白将随着时间的推移发展成 Waldenström 病。）少数 Waldenström 高蛋白血症患者具有高黏度状态，表现为视网膜和大脑循环的弥漫性减缓，引起发作性意识混乱、昏迷、视力受损，有时导致卒中（宾 - 尼尔综合征）（*Bing-Neel syndrome*）。大多数报告将此综合征归因于恶性浆细胞神经浸润，而不是高黏度。

当存在多发性神经病时，它会进展数月或更长时间，并且可能是不对称的，尤其是在发病时，但会变成双侧的，主要是感觉性和远端的。在我们的患者中，这种模式进展非常缓慢，最初仅限于足部和小腿，伴有感觉性共济失调以及膝反射和踝反射消失。CSF 蛋白通常升高，而球蛋白分数增加。在 Rowland 和同事记录的一个病例中，多发性神经病是纯运动性和模拟运动神经元病。治疗在后面讨论。

冷球蛋白血症（*cryoglobulinemia*）　正如在血管炎神经病的小节中所提到的，冷球蛋白（*cryoglobulin*），是一种在冷却时沉淀的血清蛋白，通常为 IgG 或 IgM 型，而且通常是多克隆的。虽然冷球蛋白血症可在没有任何明显相关情况下发生（特发性冷球蛋白血症），但它也伴随着多种疾病，如多发性骨髓瘤、淋巴瘤、结缔组织疾病、慢性感染，以及特别是丙型肝炎。周围神经病发生在小比率的特发性和症状性的病例中。偶尔神经病会在几天的时间里进展并迅速缓解。较常见的，它表现为远端对称的感觉运动缺失的形式，疾病发生是隐匿的（在 Gemignani 等报告的病例中占 76%），伴有雷诺现象和皮肤紫癜出疹。最初，神经病症状可能只包括疼痛和感觉异常，可因暴露于寒冷而加剧（通常没有冷敏感性）。后来，虚弱和消瘦开始发展，腿部比在手臂明显，并或多或少地与血管变化的分布相同。在某些病例中，在受累的神经区可能有多数性单神经病伴严重的失神经支配（Gemignani 等报道的系列病例占 9%；另见 Garcia-Bragado et al）。在少数病例中，两种神经病综合征已合并。如前所述，检测冷球蛋白需要对血液样本进行特殊处理。标本应在温水浴中送到实验室，以防止蛋白质沉淀。

任何一种副蛋白血症状态都可能与淀粉样蛋白多发性神经病（amyloid polyneuropathy）有关，在本章后面的单独小节中讨论这一问题。

冷球蛋白血症和巨球蛋白血症神经病的病理还研究不完全，这些疾病引起神经病的机制还不确定。一个假设认为副蛋白的某些成分作为一种抗神经抗体，或者该蛋白的沉积以某种方式对神经或神经内膜的血管有某种毒性。在我们最彻底的尸检病例中，有广泛的远端轴突非特异型变性，没有淀粉样蛋白沉积或炎症细胞；然而在其他报道的病例中，在神经中发现了淀粉样蛋白，而神经病直接被归因于它。在 Ongerboer de Visser 及其同事报告的病例中，IgM 的免疫沉积物浸渍了神经束膜的内层。Dalakas 和 Engel（1981b）也做了类似的观察。在其他情况下，如前所述，冷球蛋白血症的神经病是冷球蛋白在血管内沉积的结果，导致更急性的血管炎性多数性单神经炎（Chad et al）。

治疗　在 Waldenström 相关的神经病中，使用泼尼松、烷基化制剂苯丁酸氮芥、环磷酰胺和反复的血浆置换有时导致全身和神经病症状的改善，尽管恢复尚不完全。单克隆抗体如利妥昔单抗在小型研究中是有效的。冷球蛋白血症性神经病的最佳治疗方法尚未确定。我们已经使用血浆置换，并在该病的血管炎性变异型中增加了免疫抑制剂。

获得性原发性（非家族性，AL）淀粉样变神经病

家族遗传性淀粉样变性病［家族性淀粉样变性病（familial amyloidosis，FA）］是众所周知的，并在下文描述。此外，有许多散发的周围神经病的实例是由淀粉样沉积引起的。在家族性变异型中，心脏、肾脏和胃肠道均可能受到影响。这种获得型淀粉样变性疾病也被称为原发性系统性淀粉样变性病（*primary systemic amyloidosis*），以区别于与慢性疾病相关的各种类型。这个术语是有误导性的，因为在大多数情况下，淀粉样蛋白来自一种循环副蛋白，但是这种蛋白的良性与恶性浆细胞来源的比率在不同的报告中是不同的。例如，在 Kyle 和 Bayrd 收集的大队列病例中，只有 26% 的原发性淀粉样变性患者罹患恶性浆细胞恶病质。这与我们自己的经验是一致的，但是其他系列发现骨髓瘤的比率高达 75%。在任何情况下，90% 的原发性淀粉样变性是由血液中单克隆蛋白（很少是多克隆蛋白）引起的。巨噬细胞酶裂解较大的免疫球蛋白分子，轻链聚集在组织中形成淀粉样蛋白沉积物，或者浆细胞可以直接产生轻链蛋白病［轻链病（light chain disease）］。λ 轻链在特发性淀粉样变性的变异型中占主导地位，而

κ 轻链在骨髓瘤中更为常见。在少数情况下，轻链只存在于尿液中（作为 Bence Jones 蛋白）

在原发性淀粉样变性中，没有证据表明之前或同时并存疾病（除了与副蛋白血症或多发性骨髓瘤相关）。继发性淀粉样变性病（*secondary amyloidosis*，AA）当今不常发生，是由慢性感染或神经系统以外的其他慢性疾病引起的，通常与神经病无关（例如，在 Lachmann 及其同事［2007］大的最近的系列中没有引用该病）。相比之下，家族性淀粉样变性（*familial amyloidosis*），第三种的变异型，几乎总是与神经病相关，但只有小部分病例与副蛋白相关，且免疫球蛋白含量很少（见下文"遗传性［家族性淀粉样变性］淀粉样变神经病"）。

原发性淀粉样变性主要是老年男性的疾病，在诊断时的中位年龄为 65 岁。在我们的临床资料中，大多数患者都患有周围神经病，但这可能反映了一种转诊偏差，因在其他系列中，只有不到三分之一的患者受到这种影响（Kyle et al）。神经病的症状和体征与我们下面讨论的遗传性淀粉样蛋白多发性神经病相似，但疾病的进展要快得多。

最初的综合征主要是感觉性的，如麻木、感觉异常，以及很常见的肢端疼痛，这主要是小直径感觉纤维受累的特征（痛觉和温度觉丧失）。正是这种疼痛症状和后面讨论的自主神经特征使该病可与其他副蛋白血症神经病鉴别，事实上，可与大多数其他多发性神经病区别。随之而来的是无力，最初局限于足部，但随着病情进展变得更加广泛，最终扩散到手和手臂。只是到后来，才失去了主要调节触觉、压力觉和本体感觉的大纤维。25% 的患者因屈肌支持带浸润而出现腕管综合征。例外的是，除了痛性的和感觉为主的多发性神经病，其他模式均与淀粉样变性有关；优先影响运动神经、腰神经根、神经丛病，以及累及单一神经（坐骨神经、面神经、三叉神经）的淀粉样瘤曾有报道。多数性单神经炎的罕见病例很难以解释。

在淀粉样变神经病（家族性或原发性）中自主神经受累（*autonomic involvement*）可能很严重，并可能在病程早期变得明显；我们的几个患者表现为胃肠动力紊乱，如阵发性腹泻和体位性头晕，或勃起功能障碍和膀胱功能紊乱。瞳孔对光反应缓慢，或者可能有出汗减少。浸润性淀粉样变肌病（*amyloid myopathy*）也作为一种疾病罕见的并发症发生；它表现为许多肌肉的增大和硬结，特别是舌（大舌），咽和喉的肌肉。

病情进展相对较快，平均存活时间为 12~24 个月。虽然我们已经见过这样的病例，但一个在多年中进展的无痛性神经病不太可能是淀粉样变的结果。淀粉样蛋白沉积对肾脏、心脏或胃肠道的影响是导致死亡的原因，在半数以上表现为神经病的患者中，淀粉样蛋白沉积的表现已经很明显。肾病综合征也是特征性的。

分析血清和尿液，寻找异常的副蛋白，是对淀粉样变神经病（amyloid neuropathy）最有用的筛查测试。再一个有用的方法是对腹部脂肪垫、牙龈或直肠黏膜活检的显微镜检查，以检查淀粉样蛋白在组织或血管中的沉积。对腓肠神经或受累脏器的活检有较高的诊断率，肌肉组织给出的结果不同。几乎所有的原发性淀粉样蛋白病例中肝脏活检均为阳性，肾脏显示 85% 的病例淀粉样浸润。我们的几例典型的淀粉样变神经病临床综合征患者，在腓肠神经中却没有淀粉样变，只是在对许多部位（脂肪垫、肾脏、肝脏）进行连续活检后，诊断才得以确定。如果腓肠神经纤维严重减少，则嗜刚果红染色的量和特征性淀粉样双折射可能很少，并会产生假阴性结果。通过比较同一实验室的阳性和阴性对照组织，确保嗜刚果红染色的准确性也至关重要。CSF 蛋白浓度正常或轻度升高，但这并不能将神经病过程与许多其他疾病区分开来。

Lachmann 及其同事（2002）强调，按照所有通常的标准看似原发性淀粉样变性的患者中，有 10% 的人会被发现有遗传类型。然而，如前所述，后一组中只有小部分患有单克隆丙种球蛋白病，而且倾向于低浓度（据估计发生在四分之一的家族性病例中，但我们没有遇到这种情况）。这种差异和原发获得性形式的快速发展有助于将其与下面讨论的遗传类型区分开来。

除了较缓慢进展的家族型，获得性淀粉样变神经病的鉴别诊断还包括骨髓瘤的变异型、中毒性和营养性小纤维神经病、糖尿病多发性神经病、副肿瘤性多发性神经病、Sjögren 病，以及一种特发性小纤维感觉神经病，所有这些引起疼痛的疾病和我们经常遇到的都比淀粉样变性更常见。

淀粉样变神经病的治疗　原发性 - 获得性淀粉样变及其相关神经病的预后一直很差。尝试免疫调节、免疫抑制（这可能有助于肾脏疾病）或通过血浆置换去除淀粉样蛋白都收效甚微。另一种方法是用大剂量美法仑（melphalan）抑制骨髓，然后用干细胞替代（以前从患者身上采集）。一些这样的患者已经存活多年，神经病有明显的改善。最近，一些设计用于防止淀粉样蛋白原纤维聚集的小分子显示对家族型淀粉样变性有益；见下文。

在淀粉样变神经病中，疼痛是一个严重的问题，可以用经皮芬太尼贴片（fentanyl patches）或口服麻醉药物治疗。使用长筒袜、米多君（midodrine）和盐皮质激素等对直立性低血压有效，以及将头部的床位抬高，从而使患者的整个身体向脚部倾斜。

慢性炎症性脱髓鞘性多发性神经根病（CIDP）

慢性炎症性脱髓鞘性多发性神经根病（chronic inflammatory demyelinating polyradiculoneuropathy，CIDP），这种形式的多发性神经病是奥斯汀（Austin）在 1958 年根据长期的和复发的病程、神经增大以及对糖皮质激素反应，而与急性炎症性多发性神经根病或 Guillain-Barré 综合征区分开的。除了进展的持续时间，急性和慢性形式在许多方面都相似。两者都是广泛的多发性神经根神经病，通常伴有 CSF 蛋白 - 细胞分离（蛋白浓度升高，很少或没有细胞）；两者均表现为脱髓鞘性神经病特征性神经传导异常（运动神经传导速度减慢和部分传导阻滞），而在病理上，两者表现为相似的多灶性静脉周围炎症性浸润。然而，也有重要的区别，最明显的是进展模式、对治疗的反应和预后。通常，慢性炎症性脱髓鞘性多神经根神经病（CIDP）隐匿性开始和缓慢进展，或以稳步进展，或以阶梯式形式，几个月后达到最严重的程度。从一开始，它可能是不对称的或主要影响手臂。然而，在小部分患者中（在 McCombe et al［1987b］系列中为 16%，而在我们自己的系列中比例较小），该疾病最初出现在轻度或中度 GBS 病例中，在这种情况下，疾病会变得复发或只是缓慢和渐进地恶化。

CIDP 患者的早期感染通常与 GBS 患者不同。此外，CIDP 可能与 GBS 在免疫学上不同，因为某些 HLA 抗原在 CIDP 患者中比在正常人群中出现的频率更高，而在 GBS 患者中没有明显的 HLA 倾向。最后，与急性 GBS 相比，许多 CIDP 病例对使用泼尼松治疗反应良好。这里有一个模棱两可的地方，因为正如在 GBS 部分所提到的，Hughes 等（1992）描述了一组多发性神经炎患者，其无力稳定地进展了 4~12 周，并对糖皮质激素（亚急性 GBS）有反应。在这样的病例中，GBS 和 CIDP 之间的区别变得模糊了。

慢性对称性感觉运动丧失和反射消失加上脱髓鞘的神经传导发现基本上定义了这一疾病。CSF 蛋白质浓度升高是如此频繁，以至于可以将其添加作为一个诊断标准。如第 2 章所述，神经传导检查的典型发现是多灶性的传导阻滞，远端延长的潜伏期（“远端阻滞”），几条神经的神经传导减慢到正常值的 80% 以下，迟发反应的丧失，以及复合肌肉运动电位的离散，都反映了运动神经中的脱髓鞘。在我们 75% 的患者中出现了一种或几种这种变化（Gorson et al，1997）。在疾病的早期阶段，必须通过在神经行程的多个部位测试多条神经来仔细寻找脱髓鞘的特征。几个月后，通常会有一定程度的轴突改变（占我们病例的 30%），但基本过程仍然是一种多发性脱髓鞘病灶。一个相当可靠的发现是，尽管无力和运动动作电位降低，但在疾病早期没有失神经支配改变（表明脱髓鞘阻滞了近端的传导）。

CIDP 的数个大的队列病例可供回顾。Dyck 及其同事（1975）研究了 53 例神经病进展超过 6 个月的患者。临床过程是单相的，约三分之一为缓慢进展，另外三分之一为阶梯式和渐进的，其余的三分之一为复发性。病情恶化或好转的时间以数周或数月来测量。最初症状为四肢无力，尤其近端腿部肌肉，或者手足的麻木、感觉异常和感觉缺失等。在 53 例患者中的 45 例，表现为混合感觉运动性多发性神经病，除了肢体远端感觉和运动功能丧失，还伴有肩部、上臂和腿部肌肉无力。5 例患者的神经病是纯运动的，3 例是纯感觉的。脑神经异常罕见。6 例患者可见神经增粗变硬。在他们的系列中没有强调，在长期站立的病例中经常出现小脑样震颤。

在 McCombe 等（1987a 和 1987b）报告的 92 例患者中，确认了两个主要亚组：复发（*relapsing*）型（对应于 Dyck 等［1975］的复发和阶梯进展的病例）和非复发（*non-relapsing*）型。在我们自己系列的 100 多例患者中，我们对几种不同的临床表现模式印象深刻。在大约 10% 的患者中，手部的麻木和无力先于足部的受累，这在其他多发性神经病，以及感觉性共济失调型、纯运动形式，以及单神经病叠加在轻度广泛性多发性神经病上各占大约 5%。

如前所述，小部分病例开始时为急性 GBS，但在随后几个月中继续进展或复发（Gorson et al，1997）。Hughes 和同事们对这一疾病做了另一个全面的描述。所有这些研究都包括临床进展超过 8 或 12 周的病例；因此，CIDP 已被部分定义为在此期间的一种进展性多发性神经病。

从 GBS 的经验可以想象，也有一些变异型综合征与 CIDP 相似，但具有特殊的临床特征。这些之中最有代表性的是多灶性传导阻滞(*multifocal conduction block*),称为多灶性获得性脱髓鞘感觉和运动神经病(*multifocal acquired demyelinating sensory and motor neuropathy*,*MADSAM*)。此外,还描述了一种多发性神经根病,表现为一种共济失调性疾病,伴有感觉丧失和感觉神经动作电位保留可归因于大纤维病变所致(Sinnreich et al),以及一种缓慢进展的远端神经病,即远端获得性脱髓鞘对称性神经病(*distal acquired demyelinating symmetrical neuropathy*,*DADS*)。在DADS中,大多数患者存在远端感觉障碍,有时有运动障碍和远端潜伏期显著延长,而三分之二的患者伴发IgM单克隆丙种球蛋白病伴有κ轻链组分,该病对治疗反应差,临床上某些方面与抗MAG神经病一致,但在大多数临床和电生理特征上似乎是CIDP的变异型(见Katz et al)。

Uncini和同事以及Gorson和Ropper曾描述了一种主要为轴突性多发性神经病的状态,它在临床上模拟CIDP的表现,并对相同的免疫调节疗法有一定程度的反应。本文作者的印象是,这是一种类似于CIDP的免疫介导的神经病,但优先破坏轴突而不是髓鞘。它作为获得性多发性神经病的一种病因的概率仍然未知,但我们每年都会见到几个新病例。

也认识到其发病率(在某些系列中高达25%的患者,我们的经验不太常见),存在一个平行的系统性疾病,诸如副蛋白血症、淋巴瘤、一种未分化的反应性腺病或狼疮,伴发炎症性脱髓鞘性多发性神经病(即使除了上面提到的罕见的DADS过程以外)。这些关联在疾病分类学带来了问题,这可以通过给一个特定的例子贴上“CIDP伴副蛋白血症”或“CIDP伴狼疮”等标签来协调,从而将此类病例与特发性病例区分开来,但区别不大。这些症状性炎症性多发性神经病对糖皮质激素的治疗有反应,尽管是不可预测的,对潜在疾病的治疗也有反应。

实验室特征 80%以上的CIDP患者CSF蛋白升高,通常在75~250mg/dL之间。在极少数情况下,CSF蛋白水平极高(通常>1 000mg/dL),会出现视盘水肿和脑假瘤综合征(见第29章)。10%的患者(通常是HIV血清阳性者)中还会出现CSF丙种球蛋白升高和轻度淋巴细胞增多,这一比例比我们的研究系列要高得多。

在腓肠神经活检材料中,半数发现有间质和血管周围炎症细胞浸润,尽管人们认为只要采样数量足够,大多数神经都会呈现该种改变。一些标本仅表现脱髓鞘,或在长期存在的情况下,所有的神经纤维都被严重地耗尽。与GBS一样,脱髓鞘似乎受神经内膜和神经周膜中T细胞和巨噬细胞的影响。有髓纤维的脱失是多种多样的,许多剩余的纤维可见沃勒变性,或表现为节段性脱髓鞘或脱髓鞘-髓鞘再生改变。在反复发作和复发的病例中,可见明显的洋葱头的形成。少数充分尸检的研究显示只有轻微或斑片状的炎症和相当程度的轴突损伤,这可能反映了检查前疾病已长期存在。Prineas和McLeod强调了存在神经内膜和神经束膜下的水肿。

治疗 几项试验表明,静脉输注大剂量丙种球蛋白(IVIg,总剂量2g/kg,在2~5天内分次输注)有短期的疗效,见Hahn et al 1996b。超过一半的患者对这一治疗有反应,尽管效果只有几周或几个月,之后必须重复输注以维持临床改善。为了使患者免受无限期使用泼尼松的副作用(见下文),使这种治疗模式成为一种合理的选择,在一些病例中,近10年没有不良影响。需要在如此短的时间间隔内进行治疗的患者可加用小剂量的泼尼松,或如下文所述的免疫抑制剂而获益。IVIg的主要缺点是它的费用高,输液时间长。罕见的情况是肾病综合征、无菌性脑膜炎,血清病、血栓性静脉炎,或动脉闭塞,包括卒中和低血压等曾有报告,特别是在输液过快时。

半数的CIDP患者对血浆置换反应良好。在一项前瞻性的双盲试验中,Dyck及其同事(1986a)发现,每周2次的血浆置换并连续3周,对神经功能障碍和神经传导均有益的影响。在我们的患者中,血浆置换的反应与IVIg和类固醇治疗相当,但我们也发现一些患者仅对其中一种治疗有反应,而对另一种治疗无反应。血浆交换对大多数患者的影响会在10~21天甚至更短的时间内消退,在某些情况下,如Dyck和同事(1986a),以及Hahn和同事(1996a)报告的系列中所发现的,反应持续时间更长。由于这些原因,我们在对患者采取长期泼尼松治疗之前,经常尝试血浆置换或使用免疫球蛋白。由于IVIg的使用相对容易,所以应该先使用它,如果没有改善的话,再进行一系列的置换交换。当出现明显的反应时,3或4次简短的血浆置换或反复输注免疫球蛋白就足以使患者的功能得到改善。当频繁的输注或置换变得不切实际时,可以用小剂量的泼尼松补充这些治疗。根据我们的经验,在大约三分之一的病例中,IVIg和血浆置换在重复使用1年或更长时间后就不再有效。这两种治疗的理想方案都没有建立,通常是根据临床检查和患者在每次治疗后几周或几个月后症状复发的报告来指导治疗的。这一领域最困难的问题之一是缺乏有用的临床测量标准来指导 IVIg 和血浆置换治疗，甚至糖皮质激素剂量的适当调整。人们通常会受到患者害怕失去任何什么，甚至感觉或运动症状的轻微变化的影响。

糖皮质激素以前曾是主要的治疗，但许多患者对此药物产生了依赖，并相应地产生了不良反应。我们的方法是将糖皮质激素作为辅助用药联合前述方案中的一种进行治疗，但其他的中心会优先使用糖皮质激素。通常的方案是泼尼松每日 60~80mg 开始，并在几个月里递减到最低有效剂量，通常为 25~40mg。在没有对照试验证实的情况下，我们发现在一些患者中，糖皮质激素可以通过在几个月或一年的时间里缓慢减量撤药而没有复发。试图较快停用类固醇会导致复发的下一次循环。

许多患者在最初的 1~2 个月中对糖皮质激素没有反应，但如果继续治疗，情况会有好转。Barohn 和同事（1989）发现，临床改善最早也要在治疗 2 个月后出现，而在大约 6 个月时达到了最大效应。除了所有众所周知的不良反应外，药物还可能导致震颤或由神经病导致震颤加重。例如，Eftimov 及其同事曾报告口服大剂量激素冲击，或每日应用激素达到了持续数年的长期缓解，他们使用口服大剂量冲击或每日皮质类固醇，地塞米松每日 40mg，连续 4 天，重复 6 个周期，或泼尼松龙每日 60mg，连续 6 周。持续试验泼尼松疗法不成功，应推荐使用一个疗程的硫唑嘌呤（至少 3 个月），3mg/kg，每日 1 次口服（Dalakas and Engel，1981a），但对照试验未能证实从这种组合中获益，我们应用这一方案几乎没有成功。

当上述的治疗措施不能令人满意时，可以添加环磷酰胺、麦考酚酯、利妥昔单抗或其他类似的免疫抑制药物，但我们无法对这些联合治疗方案的有效性得出任何确切的结论。

在我们的治疗下，大剂量环磷酰胺已在一些病例中被证明有效，尽管它经常失败（见 Brannagan et al 和 Brannagan 的综述，列出了适用的临床试验）。通常的方案是 50mg/kg，每日静脉滴注，持续 4 天，然后从第 10 天开始使用粒细胞刺激因子，直到绝对中性粒细胞计数恢复。个别报道在大剂量化疗后自体干细胞移植成功治疗，但有一例患者 5 年后复发（Vermuelen and van Oers）。这可能成为严重的和难以治疗的病例的一种选择。我们无法解释在严重的中毒性细菌感染后，我们的一些患者的显著改善和持续良好的健康状况（Ropper，1996）。

有人指出，不连续复发的患者比进展性病程患者有更好的预后。在 McCombe 的病例（1987b）中，73% 的患者据称最终已恢复，但长期预后一般较差。不到 10% 的患者病情最终缓解；此外，偶尔会出现无法解释的缓解。Kuwabara 及其同事在 38 例患者中进行 5 年的随访，结果显示 49% 的患者完全或部分缓解，远高于我们的病例。

多灶性运动神经病（MMN）与多灶性传导阻滞

在独特的临床、免疫或电生理特征的基础上，曾阐释了一些具有许多 CIDP 特征的多发性神经病。这些之中特别是包括多灶性运动神经病（*multifocal motor neuropathy*，*MMN*）和多灶性传导阻滞（*multifocal conduction block*）如前所述，后者也被称作 MADSAM（多灶性获得性脱髓鞘感觉和运动神经病）。如前所述，后者的主要特征是在一定数量的神经中的病灶部位出现混合性神经传导阻滞。在多灶性运动神经病中，仅有运动神经传导阻滞是明显的。

这两种疾病在临床特征和治疗反应上有相似之处，但 MMN 纯运动性质（见 Delmont et al）对于将它们分开是有用的。多灶性运动神经病，而不是多灶性传导阻滞，在半数或更多的病例中与一种针对周围神经髓鞘的神经节苷类成分的特殊 IgM 抗体，抗 -GM1 相关（Pestronk et al）。基于这个原因，一些人认为这种疾病属于副蛋白血症性神经病（见上文和 Simmons et al）；而它在临床上表现很独特，可以被单独分类。它作为一种临床实体的重要性在于其临床表现与纯下运动神经元型的肌萎缩性侧索硬化（ALS）的相似性，其对治疗的潜在反应与 ALS 不同。抗 GM1 抗体的病理生理作用在一例经胎盘传递的新生儿运动神经病的病例中被阐明（Attarian et al）。

多灶性运动神经病和运动传导阻滞在男性中居多。通常以急性或亚急性运动单神经病起病，例如，表现为腕部无力或足下垂，并经常在不知不觉中合并另一种局灶性运动麻痹。该过程是无痛的，不像血管炎性多数性单神经炎，累及神经不完全，而且在它的通常形式，不合并任何感觉症状，如感觉异常或麻木。尽管该疾病最初有脱髓鞘的特征，但在几个月内，几乎总有无力的肌肉出现萎缩，也可能有一些肌束震颤，从而模拟 ALS。然而，肌无力倾向于与萎缩不成比例。通常，受影响区域的肌腱反射消失或减弱，但由于不明的原因，一些患者出现一个或多个较活跃的反射。根据我们的经验，后一种反射的变化还没有达到“病理”的程度，而阵挛和 Babinski

征绝对不是这种疾病的一部分，如同在ALS中的情形。

当运动特征与感觉症状或感觉缺失有关联，而且运动传导阻滞区域感觉传导减慢时（多灶性传导阻滞），如前所述，已经使用了缩略词MADSAM（多灶性获得性脱髓鞘感觉和运动神经病），然而该疾病，尽管与多灶性传导阻滞相似，但更类似于CIDP。根据这些作者和他们的同事对亚急性、无痛的不对称性、远端多数性单神经病的描述，这符合所谓的路易斯-萨姆纳综合征（Lewis-Sumner syndrome）（见Lewis et al 1982）。这些患者有尺神经和正中神经受累，受累的神经有运动传导阻滞和感觉传导减慢。奇怪的是，他们最初的5例患者中有2例有视神经炎，这一特征后来没有报告。这种疾病与抗GM1抗体没有直接联系，但是一些感觉运动障碍的患者会出现这种抗体。

治疗　对于多灶性运动传导阻滞和运动神经病，无论是否有抗 G_{M1} 抗体，IVIg输注都是有效的，尽管在一半以上的患者中效果是短暂的。一些权威的临床医生赞成在治疗难治性病例或输液频率不可持续的情况下早期添加利妥昔单抗，而如果这也失败，则使用环磷酰胺。其他免疫调节药物也在小范围内进行了试验，结果各不相同。对糖皮质激素没有反应。MADSAM对糖皮质激素、IVIg或血浆置换的反应相似，都类似于这些方法在CIDP中的效应。

尿毒症多发性神经病

尿毒症多发性神经病（uremic polyneuropathy）是慢性肾衰竭最常见的并发症之一。Robson估计，在三分之二即将开始透析治疗的患者中，神经病使得终末期肾衰竭复杂化。Bolton的数据也大致相同，他的70%的定期透析的患者中罹患多发性神经病，而在他所有的患者中，30%是中度或重度的。正如Asbury及其同事最初（1963）描述的那样，神经病表现为腿部，后来是手臂的一种无痛性、进行性、对称性感觉运动麻痹。在一些患者中，该综合征开始是足部的灼烧性触物感痛，或者小腿和股部的爬行感、蚁走感和瘙痒感，这些症状倾向于在夜间加重，在活动后缓解（类似于第18章中描述的不宁腿综合征）。伴发于糖尿病的肾衰竭会引起特别严重类型的多发性神经病。

肌无力和萎缩、无反射、感觉丧失，以及渐进的远端分布为主的四肢神经功能缺失的组合，使得神经病性质的障碍几乎没有疑问。通常神经病在数月中缓慢地进展。一种较急性的感觉神经多发性神经病的不常见的情况曾被报道主要发生在接受腹膜透析的糖尿病患者，如前面讨论的（Ropper，1993；Asbury et al，1963）。一种罕见的尿毒症多发性肌炎伴低磷血症也曾被描述（Layzer）。神经病在所有类型的慢性肾脏疾病中都可以观察到。与肾损害的性质相比，对发生慢性神经病更重要的是肾衰竭和症状性尿毒症的持续时间和严重程度。

在长期血液透析时，神经病的症状和体征稳定，但改善的患者相对较少。事实上，快速血液透析可能会使多发性神经病（或其症状）暂时地恶化。在改善神经病方面，腹膜透析似乎比血液透析更为成功，但这一观察结果尚未得到完全确立。肾移植成功后通常会有6~12个月的完全康复，原因在后面描述。

病理结果是非特异性和非炎症性轴索变性表现。在快速进展的病例中，大纤维有更多受累的倾向；这在电生理测试中尤其明显，显示神经传导速度减慢，但不像其他获得性脱髓鞘多发性神经病那样出现传导阻滞。在所有类型的尿毒症多神经病中，病理改变在神经的远端部分最为强烈，伴有细胞体预期的染色质溶解。

尿毒症多发性神经病的病因尚不清楚。所谓的“中分子”（middle molecule）理论是有道理的。肾衰竭的终末期与300~2 000kDa分子量的有毒物质的蓄积有关。此外，这些物质，包括甲基胍和肌醇的浓度已被证明与神经毒性的程度相关（Funck-Brentano et al）。血液透析并不能使这些毒素（以及神经病的临床体征）极大地减少。相比之下，移植的肾脏有效地清除了大分子量的物质，这可以解释移植后神经病几乎不变的改善。与尿毒症脑病的情况一样，单独给予实验动物尿素，以及在人类的对照研究中，似乎并不能诱发代谢性神经病。

酒精营养性多发性神经病

正如在第41章详细描述的那样，几乎所有的酒精营养性多发性神经病（alcoholic-nutritional polyneuropathy）患者，如果不进行维生素和蛋白质的恢复治疗，小腿的无力和萎缩可能会达到极端的程度，手臂的程度可能较轻。因此，尽管本章前面所述的该病在演变过程中是亚急性的，但它却成为慢性多发性神经病的一种常见病因。通常有明显的感觉特征和相当的肢端疼痛和触摸痛。某些糖尿病神经病的表现类似。

麻风性多发性神经炎

麻风性多发性神经炎（leprous polyneuritis）是

传染性神经炎最好的例子，由抗酸麻风分枝杆菌（*Mycobacterium leprae*）直接侵犯神经引起。这种疾病在印度及中非仍然很常见，还有许多较小的流行区，包括南美和与墨西哥湾接壤的佛罗里达州、得克萨斯州和路易斯安那州的部分地方。据报道，在治疗艾滋病毒期间，曾有局限的暴发，犰狳可能是中间宿主。

麻风病（leprosy）最初的病变是一个看似无害的皮肤斑疹或丘疹，通常是色素减退和感觉缺失；它是由麻风分枝杆菌（*M.leprae*）侵犯皮神经引起。在对感染具有一定免疫抵抗力的患者中，疾病的进展不会超过这个阶段，即我们所说的不确定的麻风病，或者它可能以多种方式进展，这主要取决于宿主的抵抗力。该杆菌可能是局部侵袭性的，产生一种局限性上皮样肉芽肿，累及皮神经和皮下神经，并导致一种特征性的浅表麻木和感觉丧失的低色素斑块，即结核样型麻风（*tuberculoid leprosy*）。皮下感觉神经可明显增大。如果肉芽肿附近的大神经受到侵犯（尺神经、正中神经、腓神经、耳后神经和面神经最常受影响），该神经的分布区就会出现感觉运动功能缺失，连同皮肤碎片状感觉缺失。

与局限的结核样型麻风不同的是，对病原体缺乏抵抗力导致杆菌的增殖和血行扩散，以及皮肤、睫状体、睾丸、淋巴结和神经的弥漫性浸润，即瘤型麻风（*lepromatous leprosy*）。细菌广泛入侵皮神经产生对称模式的疼痛和温度觉丧失，影响耳的耳廓（耳垂）和鼻部，以及手背面、肘部、前臂，以及脚和小腿的前外侧面等，受累区域的分布是由这些部位的皮肤相对发凉决定的。如我们的同事 Sabin TD 指出的，这种温度相关的模式是该病最典型的特征。他所绘制的感觉图（图 43-4）是典型的确定的病例。这个过程经过多年的演变。最终，感觉缺失扩散影响到大部分皮肤表面。广泛的感觉丧失之后，出现运动功能受损，由于侵犯最靠近皮肤的肌肉神经（尺神经最易受累），在感觉丧失的区域有出汗的减少，但除此之外自主神经系统没有受到影响。

与其他多发性神经病不同的是，尽管麻风病患者有普遍的感觉丧失，但腱反射通常被保留。这可能由于大多数肌肉和大的感觉神经未受侵犯所致。由于广泛的感觉缺失，损伤时不易被发现，从而导致感染，营养改变和组织损失。宿主免疫的变异导致疾病同时具有结核样型和瘤型的特征的模式，即界线型麻风（*dimorphous leprosy*）。结节性红斑发生在少数病例中。诊断可通过皮肤刮破法或活组织检查，但通常需要多个样本。

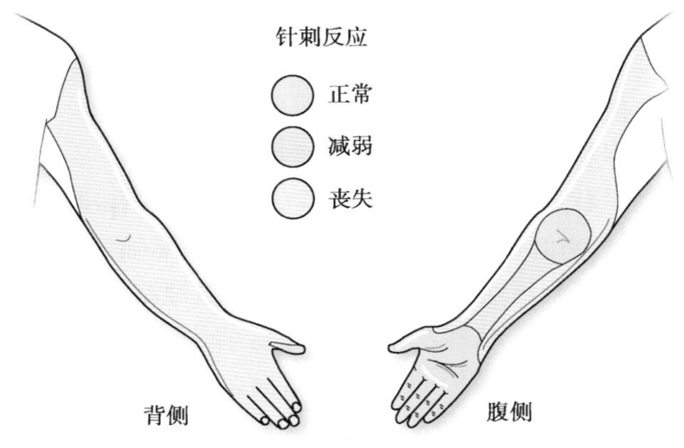

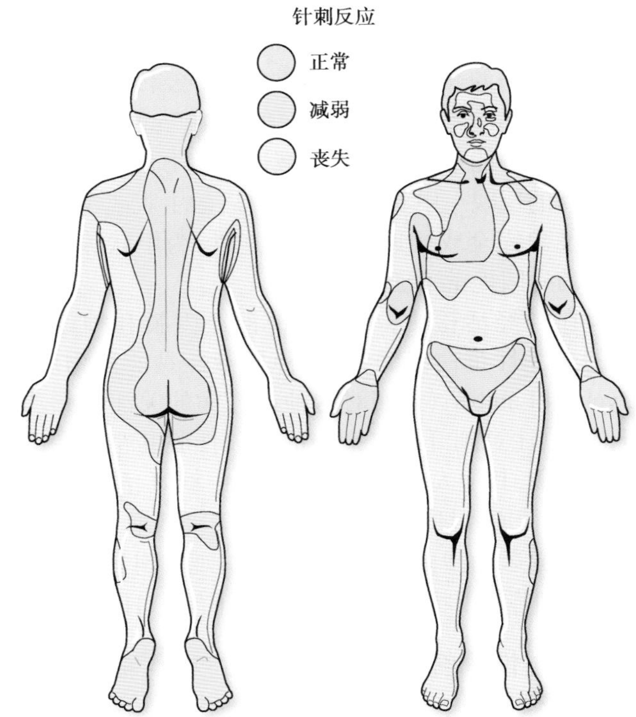

图 43-4 麻风病的感觉缺失模式。这些受累区域位于躯体温度较低的部分是这种疾病特有的。几乎普遍的痛觉缺失，但较温暖区域如背部中线，腘窝、肘前区、下腹部和腹股沟以及头颈部的感觉常被保留（经允许，引自 Sabin TD: Preservation of sensation in a cutaneous vascular malformation in lepromatous leprosy. *N Engl J Med* 282: 1084, 1970.）

神经传导检查结果是多种多样的，但通常包括与一种普遍的但异质性的感觉运动多发性神经病一致的结果，它包括脱髓鞘的特征，如神经传导速度减慢，时间离散，以及偶尔还出现传导阻滞。

治疗 所有类型的麻风病都需要使用砜类［氨苯砜（dapsone）最常用的］、利福平和氯法齐明（clofazimine）进行长期治疗。对瘤型麻风的皮肤病损沙利度胺（thalidomide）治疗有效，但该药本身也能导致感觉性神经病(Barnhill and McDougall)。在机体免疫力下降时,可能会出现疾病的复发,或疾病类型从结核型转为瘤型。

甲状腺功能减退症伴多发性神经病

甲状腺功能减退症伴多发性神经病(polyneuropathy with hypothyroidism)的状态是不确定的,作者还未遇到过明确的病例。虽然已知骨骼肌的特征性紊乱会使甲状腺功能减退症复杂化,但证明确定的多发性神经病仍然罕见。然而,一些老年黏液性水肿患者主诉足部、小腿的无力和麻木,手部的程度较轻,对此还未找到其他解释。通常的表现是反射消失,振动觉、关节位置觉和触压觉减弱,以及四肢的远端无力等(见 Dyck and Lambert)。

神经病的表现很少是严重的。神经传导速度常减慢,而 CSF 蛋白含量通常增加到 100mg/dL 以上。后一发现可能是甲状腺功能减退状态下血清蛋白含量增高的反映。甲状腺激素治疗后的主观改善和神经病征象完全或接近完全的可逆性,为甲状腺功能减退的病因提供了证据。

在神经活检中,可见一种神经内膜和神经束膜的水肿性蛋白浸润,是一种异染性黏液样物质。Dyck 和 Lambert(人们对这种神经病的关注应归功于他们)注意到纤维制剂中的节段性脱髓鞘。在电镜切片中,其他人观察到施万细胞中糖原、酸性黏多糖,以及糖原和细胞质层状体的聚集轻微增加。

感觉运动型多发性神经病也被观察到与一种慢性淋巴细胞性甲状腺炎和脱发综合征有关(Hart et al)。

特发性小纤维感觉性多发性神经病(麻木灼足综合征)

当然,特发性小纤维感觉性多发性神经病(idiopathic small-fiber sensory polyneuropathy)也称为麻木灼足综合征(numb, burning feet syndrome),这并不是一个单一的疾病状态,但是所有的神经科医生都遇到过许多相对非进展性特发性感觉多发性神经病变的病例,主要是在老年患者中。足部和小腿感觉异常、感觉缺失和踝反射消失是常见的表现。双手可能轻度受影响,但是没有腿无力和不平衡或很轻微。一种疼痛的变异型也是众所周知的(见下文)。

在我们的经验中最常见的情况是,受累的老年妇女出现缓慢进展的(在多年中)足部烧灼感和麻木,上升到踝部或小腿中部。检查时的发现很少。通常只有轻微针刺觉和温度觉丧失;踝反射可能减弱或可能不减弱。在多年里疾病几乎没有进展。大多数这种病例是特发性的,但有广泛的鉴别诊断,包括前面提到的疾病,如 Mendell 和 Sahenk 所概述的(表 43-5 改编自他们的讨论)。

电生理测试同样正常或基本正常;少数显示腓肠神经电位缩小和运动波幅的微小变化。当排除了表中列出的原因后,会有相当一部分患者需要症状缓解。有些患者借助于加巴喷丁或抗抑郁药的帮助,以及每晚在足底和足趾上涂抹止痛软膏。一些较严重的病例对输注丙种球蛋白有明显反应,但这些观察结果还需要证实(Gorson and Ropper, 1995)。许多烧灼样足病例中,皮肤活检标本可见皮内的感觉神经被消耗殆尽,但这一发现的意义尚不确定(Periquet et al),而且受影响的老年患者中小纤维神经病变的临床诊断不需要该程序就可以推断。

老年人中导致痛性感觉神经病的病因主要包括糖尿病、酒精性营养不良状态、结缔组织疾病、淀粉样变性和血管炎等。据推测,在特发性病例中,也有类似的小纤维神经病,但常见的临床情况是找不到病因。以痛性烧灼感为主要特征的这些神经病,另一病因是钠通道的异常,使感觉神经元或纤维过度兴奋。一个来自 Maastricht 团队的报道,在 28 例未发现小纤维神经病的病因诊断的患者中,8 例可发现编码电压门控钠通道 Nav1.7 基因(*SCN9A*)的突变。突变导致该基因功能增强,并使后根神经节神经元变得极度兴奋(Faber al)。然而,这一综合征的另一个罕见的原因是发现了对外周蛋白(*peripherin*)的抗体,这是一个主要的遗传特征(Stogbauer et al).

表 43-5 痛性感觉性神经病的病因

病因
常见的
营养性
老年人的特发性
糖尿病
血管炎
Guillain-Barré 综合征的后遗症
肾衰竭
结缔组织疾病,特别是 Sjögren 病
人类免疫缺陷病毒(HIV)
不太常见的
淀粉样变性,家族性和原发性
电压门控钠通道突变
副肿瘤性
结节病
中毒性神经病,特别是砷中毒
法布里(Fabry)病
神经束膜炎

来源:改编自 Mendell and Sahenk。

慢性多发性神经病的遗传形式

慢性多发性神经病的遗传形式（genetic forms of chronic polyneuropathy）是指多发性神经病进展缓慢超过 10 年或更久，几乎总是遗传性的起源。神经病性疾病可能具有明显的局限性，如家族性痛觉缺失伴足部溃疡，也可能是广泛性的，如家族性腓骨肌萎缩。这些非常慢性的神经病的发病时间通常在生命早期，但患者或家属往往不能确定其发病时间。在婴儿中，这种情况可能会被误认为是肌肉营养不良或婴儿肌萎缩，直到能够进行感觉测试时。在正发育的孩子中，他们的肌肉组织随着年龄增长自然地增加力量和体积，也许很难确定这种疾病是否在发展，但典型的情况是，有跑步或行走困难，难以跟上其他孩子的步伐，会反复地脚踝受伤，脚趾抓地，被认为“笨拙”，或是跌倒。在任何年龄，强烈提示这些之一的症状有高弓足（pes cavus），槌状趾（hammertoes），以及极端的形式，马蹄内翻足（talipes equinovarus）。这些畸形其中的一种通常在先天性多发性神经病的大多数病例中能够观察到。在以后的生活中，一些遗传性神经病表现为四肢远端皮肤和骨骼的营养变化，提示累及小（痛觉）纤维，和出现畸形和退行性变的关节（Charcot 关节）。残缺效应是痛觉缺失部分的反复损伤和缺乏自主血管反射所致。肌肉萎缩和皮肤营养变化通常比后天形式的多发性神经病更明显。

CSF 蛋白含量可能在几年时间内轻度或中度升高。我们保留了对夏科 - 马里耶 - 图斯（Charcot-Marie-Tooth，CMT）病（1 型）的命名法，它显示出因髓鞘异常所致的神经传导减慢。遗传性神经病的一个显著特征是电生理变化的一致性，例如，所有神经的神经传导速度减慢程度相似，这一特征将这组疾病与其他大多数获得性神经病区别开来。脱髓鞘与轴突型遗传性神经病的区别是根据手臂运动神经（通常是尺神经或正中神经）的传导速度来确定的，速度减缓到 38m/s 以下定为脱髓鞘型。

对于不是专注于神经肌肉疾病研究的读者来说，这组疾病的分类、命名法和基因数量会让人眼花缭乱。然而，当接诊受累及的患者时，以一种较局限的方式注意到主要的遗传性脱髓鞘类型被指定为 CMT1，以及主要的轴突类型被称为 Charcot Marie 型 2（CMT2）即可。在婴儿期起病的髓鞘病组，也被称作德热里纳 - 索塔斯病（Dejerine-Sottas disease）或先天性髓鞘形成不足神经病（congenital hypomyelinating neuropathy）被归入 CMT3，而大多数隐性遗传的神经病（包括轴索型和脱髓鞘型）被称为 CMT4。此外，还有一些具有中等程度传导减慢的类型还不容易被分类。旧的命名法使用遗传性运动感觉神经病（HMSNs）作为主要的 CMT 类型。遗传性感觉神经病（HSNs）和遗传性感觉自主神经病（HSANs）被认为是两个独立的实体。这一类别包括多种代谢神经病和不属于 CMT 分类的类型。

新近的遗传学发现，在某些方面简化了分类的问题，并允许创建一个或多或少与临床相似的疾病分类学。表 43-2 和表 43-6 中的系统代表了试图调和临床和遗传数据的尝试。

在这一庞大而多样的组群中，只有感觉运动性 Charcot-Marie-Tooth 型可能被神经科医生和普通医生发现有任何规律性。随着更多的个体突变被发现，这一群体已经变得相当大，但仍是小部分占有了大多数病例。常见的种类在表 43-6 中用斜体表示。遗传性神经病的主要形式被指定为 CMT 疾病的亚类，根据遗传模式进行分组，并在后面更详细地描述。

混合感觉运动 - 自主神经型遗传性多发性神经病

混合感觉运动 - 自主神经型遗传性多发性神经病（inherited polyneuropathies of mixed sensorimotor-autonomic types）包括：

夏科 - 马里耶 - 图斯病 1 型和 2 型（轴索型）以及相关神经病

夏科 - 马里耶 - 图斯病（Charcot-Marie-Tooth disease）包括 1 型（脱髓鞘型）和 2 型（轴索型）以及相关的神经病（见表 43-6）。

临床表现　这两种 CMT 是遗传性周围神经病最常见的形式，实际上也是所有遗传性神经疾病中最常见的。儿童期的笨拙和动作的不精确的早期症状以前曾被列出，再加上高足弓和槌状趾等畸形。可能曾有脚踝骨折，足下垂，医疗足底骨痂（medical plantar foot calluses）和需要早年的足病治疗，无痛或足溃疡等。在青春期，前腿的“倒香槟酒瓶”外观可能变得明显。典型的 CMT 病例在儿童晚期或青春期发病，尽管神经科医生越来越意识到一些病例，特别是 2 型，可能要到中年才会引起注意。CMT1 病例通常在 10 岁以内显现出来，而 CMT2 发病的高峰年龄是在第二个 10 年甚至更晚。在第一种类型中，运动和感觉体征都是更为严重的（Harding and

Thomas,1980)。成年患者很难确定症状开始的时间,以至于如果症状较轻,他们甚至可能意识不到自己患有神经病性疾病。在一些病例中,广泛的神经传导变化只是在为诊断另一个不相关的问题进行检查时被发现,或是当他们的孩子被证实有神经病时才意识到自身疾病的存在。一些成年期出现的类型甚至可能有亚急性或看似急性的临床表现,特别是髓鞘素蛋白零(myelin protein zero,MPZ)和PMP22缺失[遗传性压力易感性麻痹(hereditary liability to pressure palsies)]类型。

表 43-6　遗传性周围神经病的分类[a]

	病理	起病	基因	临床和治疗特征
I. Charcot-Marie-Tooth(CMT)及相关疾病				
CMT1(脱髓鞘性,显性遗传的)				
*CMT1A**	脱髓鞘性	c	PMP22 重复	早期反射消失,远端无力,感觉缺失
*CMT1B**	脱髓鞘性	c,a	髓鞘蛋白 P0(MPZ)	早期反射消失,远端无力,感觉缺失
CMT1C	脱髓鞘性	a	脂多糖诱导的 TNF-α(LITAF)	
CMT1D,CMT4E	脱髓鞘性	c,a	转录因子 EGR2	可能严重的和先天性
CMT1F,CMT2E	脱髓鞘性,轴索性	c,a	神经丝轻链亚单位(NEFL)或 PMP22 点突变	
先天性低髓鞘化	脱髓鞘性	c	Rho 鸟嘌呤交换因子	轻微或无症状的
CMT2(轴索性,显性遗传的)				
*CMT2A**		c,a	驱动蛋白 KIF1Bβ 动力蛋白	
CMT2A2(alt)	轴索性	c,a	线粒体融合蛋白(MFN2)	
CMT2B	轴索性	A	GTP 结合蛋白 RAB7	
CMT2C	轴索性	c,a	TRPV4	声带、膈肌瘫痪
CMT2D	轴索性	a	甘氨酰基 t-RNA 合成酶(GARS)	
CMT2F	轴索性	c,a	热休克蛋白(BSPB1)	缓慢,运动为主
AR-CMT2-(隐性遗传性轴索病)				
AR-CMT2A	轴索性		核膜型核纤层蛋白(LMNA)	
CMT3(Dejerine-Sottas 病)	脱髓鞘性	inf	最常见为 PMP22;也有 P0,EGR2(上述)	
CMT4(隐性遗传性髓鞘 - 轴索病)				
CMT4A	脱髓鞘性	c	神经节苷脂诱导的分化蛋白(GDAP1)	可能为快速进展性
CMT4B	脱髓鞘性	c	肌管素相关蛋白(MTMR2)	局灶髓鞘素折叠
CMT4B2	脱髓鞘性	c,a	SET 结合因子(MTMR13)	
CMT4C	脱髓鞘性	c	SHT3TC2	早期脊柱侧弯
CMT4D	脱髓鞘性	c	施万细胞蛋白 Nm-ycDRG1(NDRG1)	神经病 + 听力丧失
CMT4F	脱髓鞘性	c	核膜蛋白(轴周蛋白;PRX)	早期发病,严重的
CMT1X(X 连锁的脱髓鞘)*	脱髓鞘性	c,a	GJB1	与 CMT1A 相似
复发的臂丛神经病(AD)	轴索性	c,a	未知	
*HNPP**	轴索性	c	PMP22 基因缺失	

续表

	病理	起病	基因	临床和治疗特征
Ⅱ. 遗传性感觉自主神经病（HSAN）				
HSAN1（AD）	轴索性	a	丝氨酸棕榈酰转移酶	
HSAN2（AR）	轴索性	inf	新的神经元蛋白	
HSAN3（Riley-Day，AR）	轴索性	inf	激酶相关蛋白（IKBKAP）	
HSAN4（AR）	轴索性	inf	TrkA/NGF 受体	
HSAN5（AR）	轴索性	inf	神经生长因子 -beta	痛感缺失
Ⅲ. 家族性淀粉样多发性神经病（AD）				
1 型 - 葡萄牙型	轴索性	a	转甲状腺素蛋白	肝移植也许有益处
2 型 - 印第安纳 / 瑞士	轴索性	a	转甲状腺素蛋白	肝移植也许有益处
3 型 -Van Allen	轴索性	a	载脂蛋白 A1	
4 型 - 芬兰型	轴索性	a	凝溶胶蛋白	皮肤松弛以及“警犬”脸；皮质脊髓束以及后柱损伤
Ⅳ. 脂代谢性神经病中的遗传性疾病（AR）				
异染性脑白质营养不良	脱髓鞘性	inf-a	芳基硫酸酯酶 A 和 B	
Krabbe 病	脱髓鞘性，轴索性	inf-a	β- 半乳糖苷酶	
Fabry 病	轴索性	c	α- 半乳糖苷酶	热诱发的疼痛，斑疹
肾上腺脊髓神经病（XR/XD）	脱髓鞘性，轴索性	inf-a	ABCD1 转运体	
Refsum 病	脱髓鞘性	inf-a	植烷酰 -α 辅酶 A- 羟化酶	控制饮食可能缓解疾病
Tangier 病	轴索性	a	ABC1	
Bassen-Kornzweig	轴索性	c	MTP	
Ⅴ. 混杂的遗传性神经病				
巨轴索神经病	轴索性	c	巨轴突蛋白	
卟啉病	轴索性	c，a	胆色素原脱氨酶	
“线粒体”神经病（NARP）	轴索性			视网膜色素变性
严重的周围及中枢神经系统脱髓鞘（AD）	脱髓鞘性	inf，c	髓鞘转录因子 SOX10	

[a] 斜体字并带星号的在临床实践中最常见。CMT1A 大约占所有具明确突变病例的 40%；CMT1B 及 HNPP 各占 6%，CMT1X 占患病男性的大约 6%。

a，成人起病；c，儿童起病；inf，婴儿起病。

由于 1886 年英国的 Tooth 和法国的 Charcot 和 Marie 几乎同时提供了临床描述，因此他们的名字都被用于命名该疾病，尽管类似的病例早在 Eulenberg（1856）、Friedreich（1873）、Ormerod（1884）和 Osler（1880）都有记录。从最初的描述开始，我们对这种疾病的理解有两个重要的进展，即根据电生理（EMG）特征对主要亚型进行了区别，以及发现导致大多数这些疾病的基因突变。

由于其临床异质性，该病的发病率不能精确地统计，但通常引用的患病率是 2 500 人中有 1 人，最常见的亚型是 4 000 人中有 1 人。如前所述，这类神经病的临床特征是遗传模式、运动神经传导速度和特殊的临床特征，包括症状发作的年龄，诸如行走困难和某些附加的神经病综合征的表现如听力丧失。从遗传学的角度来看，分类是根据受影响的基因和突变的性质，删除和重复是最常见的，但也发现了许多单核苷酸多态性。

作为不同类型发病率的指南，Saporta 及其同事在一项对神经肌肉门诊的 1 000 多例患者的研究中发现，有三分之二患者能通过常规方法检测出了突变。当结合了遗传模式，最常见的类型是典型的 Charcot-Marie-Tooth 病的脱髓鞘型（CMT1A，17p 重复），X 连锁 CMTX1、遗传性压力易感性麻痹（HNPP）、CMT1B，或主要轴索型 CMT2A，各占有不到 10% 的比例，这些基因总共只涉及 4 种基因，而其他所有形式的基因则来自大约 30 种其他突变，每种突变都不到 1%。这对指导临床情况下的基因检测有重要意义。然而，几乎三分之一有明显的神经病遗传性家族史的患者没有目前可检测到的突变。

周围神经和神经根的慢性退变导致远端肌肉的萎缩，从脚和小腿开始，后来累及手。蹞伸肌、趾伸肌、腓骨肌和足部固有肌在生命早期就会受累，这种肌肉的不平衡导致弓形足和爪形足（*pied en griffe*）（高弓足和槌状趾）的骨骼变化。之后，小腿的所有肌肉，而有时大腿下三分之一的肌肉变得无力和萎缩。瘦腿被比作鹤的腿，如果大腿下部肌肉受到影响，就像一个倒立着的香槟酒瓶。最终，到腓肠肌的神经退化，足的跖屈能力丧失。在许多年之后，在一些病例中出现了手和前臂的肌萎缩。手后来变成了爪形。这种消瘦很少会延伸到肘部以上或大腿的中三分之一以上。会出现感觉异常和痉挛，但程度较轻，总会有一些损害，通常也很轻微，在足部和手的深层和浅层感觉，逐渐影响到近端。少数情况下，感觉丧失十分严重，就像纯感觉型遗传性神经病出现穿透性溃疡。受累的肢体腱反射消失。该病在几十年间非常缓慢地进展，给人以长期稳定的印象。

行走困难，最终成为主要的残疾，是由感觉性共济失调与肢体无力结合造成的。足下垂和踝部不稳定是另一种障碍。脚和小腿在使用后可能会有疼痛，如前所述，痛性痉挛可能是麻烦的，但除此之外的疼痛不多见；继发于脚和腿部肌肉不活动及其所依赖的体位，脚可能会变凉、肿胀和发蓝。但通常没有自主神经功能紊乱。固定瞳孔、视神经萎缩、眼球震颤、内分泌病、癫痫，以及脊柱裂都偶有报告与腓骨肌萎缩有关，可能代表巧合的先天性疾病。唯一能够区分 1 型与 2 型的临床特征可能是 1 型中神经的增大，但仅在少数病例中出现，最容易通过触诊耳大神经和腓神经被确定。CMT 疾病的临床异质性在前面的讨论中已被提到，并在导致相似慢性多发性神经病的许多基因突变中表现明显。局限的形式已知只影响腓骨肌，胸肌或肩胛肌（肩胛腓骨型）。

鉴别诊断　包括远端肌营养不良，家族性运动系统疾病的晚发形式，Friedreich 共济失调，Roussy-Lévy 综合征（见下文）和其他的家族性多发性神经病，以及在成人起病的病例中，前面所讨论的 CIDP 与副蛋白血症神经病等。

电生理特征　Dyck 和 Lambert（1975），以及 Harding 和 Thomas（1980）根据尺神经和正中神经的运动神经传导速度将 CMT 再分为两大类，如前所述，1 型的传导速度减慢（平均传导速度小于 38m/s，但通常在 20m/s 的范围），而在 CMT2 型传导正常或接近正常。肌电图仪将这两类分别称为脱髓鞘型和轴索型。在这两种情况下，复合肌肉动作电位和感觉电位的波幅都显著降低，但在第 2 型中，在肌电图上可见失神经支配。1 型有严重和广泛的神经传导减慢，但没有发现获得性脱髓鞘性神经病特征性电传导阻滞，与几乎所有获得性周围神经疾病不同，其电生理表现，特别是 CMT1 传导明显减慢，在周围神经系统中是相同的。

遗传特征和基因检测　导言中讨论了这些疾病的遗传学病因的各个方面，在此强调一些适用的基本原则。首先，只有少数 Charcot-Marie-Tooth 病例是由新突变引发的（Hoogendijk et al）。其次，同一基因的不同突变可能导致不止一种类型的疾病。最后，只有四个基因（*PMP22*，*MPZ*，*GJB1* 和 *MFN2*）占了 92% 的 CMT 病例，这使得在实践中可有效地检测。

该病最普遍的形式是 CMT1A，它表现出几乎完全外显的常染色体显性遗传模式，它是由于 17p 染色体上 PMP22 的重复所致。不常见的，CMT1 是常染色体隐性遗传，而更不常见的是 X 连锁显性或 X 连锁隐性遗传（见表 43-6）。1 号或 17 号染色体的两个常见突变在临床表现上并不容易区分，但它们具有独特的肌电图特征。遗传性压力易感性麻痹（*hereditary liability to pressure palsies*，HNPP）也表现为 17 号染色体的畸变，但表现为 PMP22 基因缺失形式而不是复制。这种疾病在“臂丛神经病”

下进一步讨论。X 连锁变异型是由连接蛋白 -32（connexin-32）基因突变所导致，它是髓鞘的另一种组成成分。在大比例的 CMT2 病例中，无法通过现有临床基因检测确定遗传基础。毫无疑问，对基因和基因产物的进一步研究将继续增进我们对遗传性神经病的了解。例如，Lupski 和他的同事利用全基因组测序的方法，已经识别出了迄今为止未知的产生 CMT 表型的复合的杂合等位基因，尽管大多数是最罕见的，但表明未知突变的频率将会不断减少。

基于大多数 CMT 病例只涉及少数突变的发现，考虑到运动神经传导速度减慢的程度和临床特征设计了各种算法。例如，如果患者具有典型的 CMT1A 临床表现，并且运动神经传导速度低于 38m/s，PMP22 检测就是合理的第一步。如果未检测到突变，且存在男性成员间传递，就进行 CMTX1 筛查，或如为常染色体遗传，便需查 MPZ 突变（CMT1B）。如果这些检查均无结果，第三步可筛查 PMP22、SIMPLE 和 EGR2 的点突变。如果神经传导速度严重减慢，低于 15m/s，很可能存在 PMP22 重复或 MPZ 突变。那些传导速度中等，在 35~45m/s 之间的很可能有 CMT1X 或 CMT1B 以及相应的基因突变。值得再次注意的是，只有三分之一的 CMT2 病例会有现有方法发现的突变。随着新的测序方法的引入，这些检测的方式将会改变。

病理发现 神经的退行性变化导致大的感觉和运动纤维的消耗，只留下密集的神经内膜结缔组织。据我们所知，轴突和髓鞘都受到了影响，神经的远端部分比近端更严重。在Ⅰ型中，神经可能增大，如在 Dejerine-Sottas 病（CMT3；在 Dyck 分类中的Ⅲ型 HMSN），伴有施万细胞和成纤维细胞的“洋葱头”形成。这种变化在腓肠神经活检中常见。前角细胞在数量上略有减少，一些被色素溶解作为继发的变化。后根神经节细胞遭受同样的结局。该病影响感觉后根纤维，后柱变性薄束重于楔束。自主神经系统仍然相对完整。肌肉内有大面积的萎缩纤维（肌群萎缩）。一些较大的纤维具有一种靶外观，并可能表现出变性改变。所有这些肌肉的变化都是典型的神经源性的失神经支配。以前提出的巧合的脊髓病与脊髓小脑束和皮质脊髓束变性可能表明相关的疾病实际上是 Friedreich 失调或其他一些慢性脊髓病和神经病的结合。

治疗 目前尚无特异的治疗方法。如果足下垂很严重，并且疾病已到了不再进展的阶段，可用关节固定术稳定踝关节。儿童矫形专家对运用几种技术稳定无力肢体的关节很有经验。通常建议规律运动，但要避免过度的负重训练。在轻度和早期的病例中，给腿安装上轻便的支架和带弹簧的鞋来克服足下垂是有帮助的。

遗传性神经病伴压迫麻痹（HNPP，PMP22 缺失）

遗传性神经病伴压迫麻痹（hereditary neuropathy with pressure palsies，HNPP）是由 Earl 及其同事首次报告的，这种多发的复发性局部神经病的不寻常而独特的过程是由 *PMP22* 基因缺失引起的，这一基因在先前描述的 CMT1A 中是重复的。在 CMT1A 和遗传性神经病伴压迫麻痹（HNPP）中，*PMP22* 基因在功能上是正常的，而这些疾病的出现是因为该蛋白的总量是异常的。在 CMT1A 中，该基因在一条染色体上复制，从而增加了 PMP22 的总蛋白；与之相反，在 HNPP 中，该基因是缺失的，因此 PMP22 蛋白大约只是正常的一半水平。HNPP 作为一种显性性状遗传。在这些患者中，局灶性神经病和神经丛病一般是无痛的（与后面要讨论的遗传性神经痛性肌萎缩的相关疾病相比）。局灶性神经病变经常被轻微的甚至短暂的压迫所引起。除了复发性局灶性神经麻痹外，大多数 HNPP 患者还存在潜在的慢性但缓慢进展的脱髓鞘感觉运动神经病，临床检查轻微（如并非所有病例都表现反射消失）。电生理检查是异常的，但可能只是轻微异常，有传导减慢和远端运动和感觉神经异常，特别是在受压迫的部位。这些患者的神经活检最明显的是存在局部神经鞘的增厚，髓鞘层的重复（所谓的 tomaculae，意为香肠形的）。

婴儿肥大性神经病（Dejerine-Sottas 病）

婴儿肥大性神经病（hypertrophic neuropathy of infancy），也称为德热里纳 - 索塔斯病（Dejerine-Sottas disease），先天性低髓鞘化（congenital hypomyelination），以及 CMT3 等。这种相对罕见但引人注目的神经病以常染色体隐性的方式遗传的。它开始于儿童或婴儿期，比典型的腓骨肌萎缩症更早。行走在发病时延迟，然后逐渐受损。足部疼痛和感觉异常是早期症状，随后进展为四肢远端对称性无力和消瘦。马蹄内翻足姿势伴爪形足和后来的爪形手是常见的。在远端分布的所有形式的感觉都受损，腱反射消失。在一些病例中观察到瞳孔缩小、无反应性瞳孔、眼球震颤以及脊柱后侧凸畸形等。躯干和其他脑神经都不受影响。尺神经、正中神经、桡神经、胫后神经和腓神经像肌腱一样突出，用手指轻轻移动很容易找到。增粗的神经并无触痛。与其他类型的遗传性神经病变不同，Dejerine-Sottas 病的 CSF 蛋白持续升高，很可能是因为脊神经根增大。即使在很少或没有功能损伤的情况下，神经传导速度也明显降低。患者通常比腓骨肌萎缩和在很小的时候就被限制在轮椅上的患者更残疾，治疗是纯对症的。

重要的是要强调，肥厚性神经病的发生并不局限于这种特殊的遗传性疾病。如果将神经弥漫性增大（因它主要是神经外和神经周围结缔组织的一种非特异性反应，促成神经的葱头样，而被错误地称为"肥厚性"）的所有患者分类，就包括一些遗传性和后天性疾病。这些病例中确定的组织学病变是"洋葱头样"，它是由重叠的、缠绕的、衰减的施万细胞的螺纹过程，环绕裸露的或细的有髓的轴突和神经内膜的纤维丝组成的。在复发性脱髓鞘性多发性神经炎（CIDP）、家族淀粉样变性、雷夫叙姆病、CMT Ⅰ型和其他疾病的病例中都有神经肿大的描述。正如 Thomas 首先指出的，任何引起复发性节段性脱髓鞘以及随后修复和髓鞘再生的病理过程都可能有这种反应。在一些有儿童早期遗传性多发性神经病病史的患者中，神经还没有明显地增大，但是从皮神经的活检材料中可以发现典型的施万细胞异常。

遗传性感觉运动多发性神经病中表型 - 基因型相关性

随着遗传性多发性神经病的分子基础已被阐明，不同的突变和分子缺陷可以导致相同的临床表型变得越来越清楚。从神经生物学角度来看，有趣的是，Dejerine-Sottas 和 Roussy-Lévy 综合征都与一种髓鞘素蛋白 P0 的隐性遗传丢失有关，而这种疾病突出的临床特征是神经髓鞘形成缺陷的表现。然而，同样明显的是，几乎相同的临床综合征与 PMP22 基因和施万细胞 DNA 结合蛋白 EGR2 的基因突变有关。此外，虽然有些 P0 基因的突变引起以 Dejerine-Sottas 和 Roussy-Lévy 表型的婴儿期起病的神经病，同一基因的其他突变导致成人起病型的神经病。尽管早发病例表现神经传导的显著减慢，成人起病的病例传导速度通常在 35m/s 以上。婴儿期发病的病例显示致密髓鞘折叠的严重中断，而在成人发病的病例中，髓鞘蛋白 P0 的细微变化导致成年期缓慢的以轴索为主的变性。关于这一大类疾病的基因和结构改变的许多其他见解已经被揭示，可以通过阅读有关这一主题的亚专业的文献来了解，包括 Amato 和 Russell 的章节，Klein、Duan 和 Shy 的专著，以及 Saporta 和同事的研究都是推荐的。

感觉型为主的遗传性多发性神经病

感觉型为主的遗传性多发性神经病（inherited polyneuropathies of predominantly sensory type），构成这组疾病的常见症状是对疼痛不敏感、刺痛和手脚的溃疡，导致骨髓炎、骨质溶解、应力性骨折和蜂窝织炎的反复发作。由于相似症状和体征也出现在脊髓空洞症、麻风病和脊髓痨中，因此在以前的文献中，对于报告的病例是属于这些疾病中的一种还是遗传性神经病，存在相当大的不确定性。根据 Dyck 和 Lambert（1975），是 Leplat 于 1846 年首次描述了足底溃疡（plantar ulcers）［皮肤穿孔性溃疡（*mal perforant du pied*）］。

成人毁损性遗传性（显性）感觉性多发性神经病（遗传性感觉自主神经病 1 型）

成人毁损性遗传性（显性）感觉性多发性神经病［mutilating hereditary（dominant）sensory polyneuropathy］也称为遗传性感觉自主神经病 1 型（hereditary sensory and autonomic neuropathy type 1），这组多发性神经病的特征性表现是常染色体显性遗传模式和在十多岁或更晚时出现症状。典型的是，这种症状开始于足部疼痛刺激的轻微感觉丧失（例如，感觉不到浴缸里的热沙和热水）。随着疾病的发展，脚底出现了老茧，后来出现水疱、溃疡和淋巴管炎，然后是骨髓炎和骨质溶解、针刺痛，远端感觉丧失，痛觉和温度觉受影响比触觉和压力觉明显，出汗减少，腱反射减弱或消失，只有轻微的肌力丧失。随着时间的推移，手指疼痛感的丧失会导致指尖溃疡、骨髓炎和截肢。

覆盖于跖骨头上的足底溃疡是最可怕的并发症，因为它经常导致骨髓炎。手指骨髓感染和甲沟炎并不常见。有些患者有轻微的弓形足以及腓骨肌和胫前肌无力，伴有足下垂和跨阈步态。小腿、大腿和肩部可能会出现刺痛，特殊情况下，疼痛可能持续几天或更长的时间，可以像脊髓痨一样致残；然而，大多数患者没有任何疼痛。一例 Denny-Brown 的患者出现了神经性耳聋。在该病例中，尸检发现在腰骶的后根神经节中有小神经细胞丢失；后神经根较细，脊髓后柱和周围神经纤维数量减少。有髓纤维和无髓纤维均受到影响。轴索变性和节段性脱髓鞘都已在刺激神经标本中证实。在每一根被测的神经中，感觉神经传导可能不存在或一致地减慢。

必须强调的是，尽管将之分类为"感觉和自主神经病"，但最常见的显性遗传形式，称为 *HSAN1*，也会导致渐进性致残的远端运动无力，这是持续的轴突病和失神经支配的结果。HSAN1是丝氨酸棕榈酰转移酶（enzyme serine palmitoyltransferase）功能丧失所致，该酶是鞘脂生物合成过程中的限速酶。

儿童期隐性毁损性感觉性多发性神经病

儿童期隐性毁损性感觉性多发性神经病（recessive mutilating sensory polyneuropathy of childhood）是常染色体隐性遗传模式。婴儿期和儿童早期起病，行走延迟，有弓形足畸形，一开始动作就是共济失调的。足趾及手指尖的溃疡，以及这些部位的反复感染导致甲沟炎和化脓性指头炎的形成。腱反射消失，但肌力完好保存。所有感觉形式都受损（触压觉受损比痛温觉显著），主要是在四肢的远端部位，但也影响到躯干。此外，有报告在几个兄弟姐妹中，其中多个成员患有感觉神经病，表现为后面描述的类型，对疼痛完全不敏感。病变和电生理表现与之前描述的显性遗传的感觉神经病相似。

在所有类型的遗传性感觉神经病中，都必须采取措施预防应力性骨折、肢端毁损和感染。对于不懂事的小孩子来说，这就比较困难。

现在也很明显，一些婴儿遗传性感觉性神经病是嗜神经物质，诸如神经生长因子的分子信号通路中断的结果，这些物质对神经发育至关重要。

先天性痛觉不敏感

在先天性痛觉不敏感或迟钝中，一种综合征的患者终生对损伤的疼痛没有反应，但并未丧失区分针刺及其他伤害性刺激与非伤害性刺激的能力。此外，这些个体的神经系统似乎是正常的。还有另一种以广泛的无痛觉为特征的变异型（Swanson et al）。这后一种类型是以常染色体隐性特征遗传的，至少有一种类型涉及位于1q染色体上紧邻Charcot-Marie-Tooth病1B型突变位点的神经生长因子受体基因（见表43-6）。在儿童期，Swanson及其同事的一例患者在环境温度升高时出现高热，另一例患者出现直立性低血压。其中一名患者在12岁时死亡，被发现在后根神经节中小神经元的缺失、Lissauer束（背外侧束）缺失，以及下行性三叉神经脊髓束的大小变细。皮肤中存在汗腺，但无神经支配。

多发性对称性脂肪瘤伴感觉运动性多发性神经病

虽然通常的皮肤脂肪瘤并没有神经伴随，多发性对称性脂肪瘤伴感觉运动性多发性神经病（multiple symmetrical lipomas with sensorimotor polyneuropathy）这种临床奇特的疾病也称为劳诺伊斯-邦索德病（Launois-Bensaude disease），包括颈部和肩部的对称性脂肪瘤，并伴发多发性神经病，有时还有耳聋。一种与MERRF综合征相似的遗传起源的线粒体疾病（见第36章）已被确认（临床细节见Neumann的综述）。

葡聚糖病

葡聚糖病（polyglucosan disease）这一有趣的过程曾在第38章中提及，与痴呆有关，其中指出有一种多系统的神经疾病，其特征是淀粉样小体在神经组织中广泛沉积，在这种疾病中被称为葡聚糖体（*polyglucosan bodies*）。这种疾病的主要表现是轴索性多发性神经病引起腿部缓慢进展的运动和明显的感觉丧失，神经源性膀胱，以及一定程度的上肢运动神经元征象也可能是明显的。正是排尿困难或上运动神经元损伤的早期表现标志着该病与其他多发性神经病的不同。腓肠神经活检显示，葡聚糖体在神经内膜大量沉积。当痴呆发生时，无论伴有神经病或是单独地，在整个大脑可发现淀粉样小体。Robitaille及其同事详细描述了这一过程，而McDonald及其同事描述了模拟肌萎缩侧索硬化的上运动神经元的表现。

这些小体主要是由葡萄糖聚合物组成的，众所周知，这些聚合物出现在衰老的大脑中，当它们出现的数量很少时，就被赋予了无害的意义。常见类型的葡聚糖病见于德系犹太人起源的个体中，与Ⅳ型糖原病和婴儿隐性遗传疾病安德森病都存在一种糖原分支酶（GBE）缺乏。因此，它可以与其他具有可识别代谢原因的神经病一起考虑，作为一组进一步讨论。然而，有一部分病例没有遗传性GBE酶异常。

Riley-Day家族性自主神经异常（另见第25章）

赖利-戴家族性自主神经异常（Riley-Day familial dysautonomia）以常染色体隐性遗传，主要影响德系犹太人儿童。家族性自主神经异常通常在出生后不久就表现出来（吮吸不良、发育不良、不明原因的发热、肺炎发作等）。其主要表现是反射减退，痛觉和温度觉受损或丧失，而压力和触觉相对保留。运动纤维可能也被累及，但程度很轻；周围神经运动传导速度降低比无力更能证明这一点。在稍后的年龄，神经病就会被疾病的其他表现所掩盖，特别是反复感染和自主神经系统异常，如缺少眼泪、角膜溃疡、固定瞳孔、皮肤斑点、温度控制缺陷、手足冰冷、过度出汗、血压不稳定、直立性低血压、吞咽困难、食管和肠道扩张、情绪不稳、反复呕吐和个子矮小等。

舌头缺乏蕈状乳突。

神经活检显示小的有髓鞘和无髓鞘纤维减少，这解释了疼痛和温度觉的损害。在尸检材料中，交感神经和副交感神经神经节细胞，以及在较小程度上，感觉神经节的神经细胞数量减少。患者排出的高香草酸量增加，香草扁桃酸和甲氧基羟基苯乙二醇的量减少。

Weinshilboum 和 Axelrod 证实了血清多巴胺 β-羟化酶水平的减少，这种酶将多巴胺转化为去甲肾上腺素。这一疾病是由表达激酶相关蛋白基因的一处突变引起的（见表 43-6 中的 HSAN3）。除了对症减轻胃肠道症状和立位性晕倒外，对本病没有其他的治疗方法。

曾有报告，其他先天性多发性神经病伴有自主神经功能缺失的实例，可能与 Riley-Day 自主神经功能异常不同。其中一些会出现反射性交感神经营养不良的短暂发作。推测它是由神经嵴衍生的神经元的先天性发育失败所致。共济失调 - 毛细血管扩张症和 Chédiak-Higashi 病是其他可引起多发性神经病的确认的代谢异常的遗传性疾病。在第 36 章，遗传代谢性疾病中阐述。

其他形式的遗传性感觉性神经病

这里包括许多与前面所述的相似的其他疾病，但由不同的突变引起；神经病伴小脑变性，以及确认有代谢异常的神经病，包括家族淀粉样变性。几年前，一对年轻男女因全身麻醉影响头、颈、躯干和四肢而引起注意（Adams et al），所有的形式感觉都消失了。患者反射消失，但保留了几乎所有运动能力，他们的动作是共济失调的。自主神经功能受损，但没有丧失。在腓肠神经活检中，几乎所有的纤维，无论大小，有髓鞘和无髓鞘的，都消失了。令人惊讶的是，没有任何形式的营养变化。Donaghy 和同事们，以及其他人已描述了一种隐性遗传的感觉神经病变异型，它与神经营养性角膜炎和腓肠神经活检中有髓小纤维选择性丢失有关。我们继续观察到变异和纯运动型、感觉型或混合型无法分类的病例，在这些病例中，基因检测每年都不能显示这样的突变。

遗传性无反射性站立困难（Roussy-Lévy 综合征）

1926 年，Roussy 和 Lévy 报告了 7 例以前未曾被描述的显性遗传性共济失调和神经病性疾病，即遗传性无反射性站立困难（hereditary areflexic dystasia），也称为鲁西 - 莱维综合征（Roussy-Lévy syndrome）。它与 Friedreich 共济失调和 Charcot-Marie-Tooth 病的肌萎缩密切相关。在分子遗传学检测的基础上，这些关联得以被澄清。大多数分类是根据致病突变和神经传导检查将其与 CMT1 分为一组。

这种疾病是一种感觉性共济失调伴弓形足和无反射，主要影响小腿，后来逐渐进展累及手。在所有病例中都有一定程度的感觉缺失，主要是振动觉和位置觉。腿部肌肉萎缩和姿势性震颤最终变得明显，但患者没有小脑疾病的征象（如构音障碍、震颤、眼球震颤）。脊柱后侧凸是 Friedreich 病的一个典型特征，在一些病例中都有描述。虽然足部可能发冷或轻微变色，但没有自主神经功能缺失，神经未见可触及的增大。在一个家庭中记录到与 Friedreich 共济失调相似的心电图异常，但并不常见。许多患者发病于婴儿期，可能从出生就开始，病程相对良性，原始的 Roussy-Lévy 家族的所有后代在他们 60 多岁时仍然能够走路。

在临床和病理的基础上，Dyck 和 Lambert（1975）将 Roussy-Lévy 亲缘关系放在 Charcot-Marie-Tooth 病（CMT1）脱髓鞘型的分类之中。这两种综合征的遗传方式、良性病程、神经体征模式、神经传导的缓慢，以及活检特征（神经纤维脱髓鞘伴洋葱球形成）基本相同。这一观点已被 Planté-Bordeneuve 及其同事报道的基因学的发现得到了加强。在原始的 Roussy-Lévy 家庭受影响的成员中，这些研究者发现了髓磷脂蛋白基因 P0 域的一个点突变，相同的基因涉及 Dejerine-Sottas 病。目前大多数研究的病例（数量很少）有 PMP22 或 MPZ 位点突变。根据有限的病理检查，没有小脑变性；然而，与 Friedreich 共济失调具有相同的临床特征是明确的，并在基因检测前造成诊断的混乱。

多发性神经病伴小脑变性（见第 38 章“小脑型为主的遗传性和散发性共济失调”）

多发性神经病伴小脑变性（polyneuropathy with cerebellar degeneration）已引起了我们的注意。此类共济失调是轻微的，没有脊柱后侧凸畸形，但发现有弓形足或锤状趾畸形，证实了神经病的早期发病。小腿变得萎缩，表现为 CMT 的特征，如有踝反射消失，以及轻至中度的远端深感觉缺失。无 Romberg 征，无 Babinski 征。MRI 上的显著特征是小脑半球显著萎缩和蚓部一定程度的萎缩。虽然疾病缓慢进展，我们的患者与 Roussy-Lévy 病患者一样，直到晚年还保持着很好的功能，主要是在跳舞或穿高跟鞋时难以保持平衡。肌电图与 CMT2 一致。心电图正常。这类患者中有一些，但不是所有患者有类似病程的家族史，但现有的基因检测未能揭示突变的位点。如上所述，该病过程在某些方面可以模拟 Friedreich 共济失调。遗传基础尚不明确，在单一家庭中曾有不同的基因型的报道。

多发性神经病伴痉挛性截瘫

我们时常会观察到一些儿童和年轻人出现明显的进行性痉挛性截瘫叠加于极缓慢进展的感觉运动性多发性神经病，称作多发性神经病伴痉挛性截瘫（polyneuropathy with spastic paraplegia）。2 例患者的腓肠神经活检显示为典型的"肥厚型"多发性神经病。在另一个病例中仅发现神经纤维的丢失。Cavanaugh 及其同事，以及 Harding 和 Thomas（1984）报道了类似的患者。我们的患者有非常严重的残疾，几乎无法用萎缩的腿站立。Vucic 及其同事描述了一种更为模糊的疾病形式，这种疾病具有典型的 CMT 表现，但具有活跃的反射。半数患者有 Babinski 征，少数患者有痉挛性构音障碍。这种突变尚不清楚。

尽管数量很少，但有些慢性多发性神经病的病例合并视神经萎缩，伴或不伴有耳聋和视网膜色素变性，而 Dyck 和 Lambert（1975）将这些病例划分为一个单独的组。Jaradeh 和 Dyck 还曾描述了一种遗传性运动 - 感觉多发性神经病，后来发展为帕金森综合征或舞蹈 - 肌张力障碍综合征，对左旋多巴治疗有反应。这种类型的大多数病例是常染色体隐性遗传。

遗传性复发性臂丛病（遗传性神经痛性肌萎缩）

遗传性复发性臂丛病（hereditary recurrent brachial plexopathy）也称为遗传性神经痛性肌萎缩（hereditary neuralgic amyotrophy），这种疾病由于存在类似的遗传位点，与上述的遗传性神经病伴压迫性麻痹有关，将在后面的小节"臂丛神经炎，臂丛炎（神经痛性肌萎缩，Parsonage-Turner 综合征）"题目下讨论。

遗传性多发性神经病伴明确的代谢紊乱

雷夫叙姆病（HMSNIV）

雷夫叙姆病（Refsum disease）也称为 HMSN Ⅳ，是 *PHYH* 和 *PEX7* 突变所致，这种罕见的疾病以首次进行临床观察的医生 Refsum 命名，是以常染色体隐性特征遗传，发病于儿童晚期、青春期或成年早期。它缓慢地进展，但间断以急性或亚急性加重。临床诊断是基于临床表现的组合，如视网膜色素变性、共济失调和慢性多发性神经病等，与疾病的代谢标志物即血植烷酸（phytanic acid）升高相结合。植酸的累积是由于过氧化物酶，植酸 - 辅酶 A（CoA）羟化酶缺乏所致。这种缺陷是由 2 个不同基因中的 1 个发生突变引起的。大多数患者都有心肌病和神经性耳聋，有些患者还有瞳孔异常、白内障和鱼鳞癣皮肤改变（特别是在小腿）等附加特征。嗅觉丧失和夜盲（夜盲症）伴视野收缩可先于神经病许多年出现。多发性神经病是感觉运动性，远端的和对称性分布，影响腿部重于手臂。所有的感觉形式都减弱，通常深感觉重于痛温觉，腱反射消失。CSF 蛋白增加，有时很明显。多发性神经病通常逐渐进展，尽管在一些患者中是亚急性起病，或平稳一段时间后，有相当突然恶化的趋势。

虽然神经可能没有明显增大，但"肥厚性"改变与洋葱头形成是不变的病理特征。代谢缺陷已被发现是对膳食植醇的利用上，植烷酸（一种支链四甲基化十六碳脂肪酸）氧化失败，并在植酰基辅酶 A- 羟化酶活性缺失下累积。植烷酸升高与多发性神经病之间的关系尚不清楚。

临床诊断的确定是通过发现慢性，主要是感觉性神经病患者血植烷酸水平增高，正常水平是低于 0.3mg/dL，但在这种疾病患者中，它构成血脂的 5%~30% 的总脂肪酸。尿植烷酸浓度也有上升。基因检测揭示了这种突变，90% 病例出现在 *PHYH*，而其余的是在 *PEX7*。

治疗　低植醇（phytol）饮食可能是有益的，但这很难判断，因在急性发作后有时会自然缓解。血浆置换所声称的效应也很难解释。在一些患者中，疾病进展非常缓慢，而在另一些患者中，病情进展较快，并死于心脏并发症。

线粒体神经病

与 Tuck 和 McLeod 报告的线粒体疾病伴神经病［线粒体神经病（mitochondrial neuropathy）］的病例一样，我们曾观察到一些病例的临床表现几乎与 Refsum 病的表现相同，但植烷酸没有升高。轻度鱼鳞癣、神经感音性耳聋、脊髓痨 - 小脑混合型共济失调、反射消失，以及视网膜色素变性为主要表现，符合第 36 章描述的 NARP 综合征。我们的病例中没有类似疾病的家族史。腓肠神经活检显示大纤维缺失。如第 36 章所述，在最近研究的大多数病例中有一种可识别的线粒体疾病。值得注意的是，大多数线粒体 DNA 突变引起一种肌病伴多系统疾病，而不是一种神经病。该病发病于儿童或青春期，进展缓慢。

无β脂蛋白血症(*MTTP* 突变)(另见第 36 章)

无β脂蛋白血症(abetalipoproteinemia)也称为巴森-科恩茨韦格病(Bassen-Kornzweig disease),这种罕见的常染色体隐性儿童期疾病在第 37 章,神经系统的遗传性代谢疾病中描述,在第 38 章中与神经棘红细胞增多症进行了评论,尽管这两个过程之间没有关联。这里提到它是因为神经紊乱的主要部位是周围神经。红细胞的棘形红细胞增多症(*acanthocytosis*)是它的识别特征。最早的神经学发现通常是腱反射减弱或消失,早在生命的第 2 年就发现了。后来,当患儿初次能够在感觉测试中合作时,发现腿部振动觉和位置觉消失。小脑体征(步态、躯干和四肢的共济失调,头部摇晃和构音障碍),肌肉无力、眼肌麻痹、Babinski 征,以及痛温觉缺失是其他典型的神经异常,或多或少按这种频率顺序排列。发育延迟通常是轻微的,发生在一些患者中。几年之后会出现不规则的进展,许多患儿到了青少年期就不能站立和行走。

骨骼异常包括弓形足和脊柱侧后凸,这些继发于早期起病的神经病。视野缩小和环形暗点是黄斑变性和色素性视网膜炎的临床表现。心脏扩大和充血性心力衰竭是严重的晚期并发症。

神经病理学表现包括周围神经脱髓鞘,以及脊髓灰质和小脑皮质的神经细胞变性。诊断通过发现棘红细胞、低血清胆固醇和β(低密度)脂蛋白来确定。如第 36 章所述,这种疾病是由甘油三酯转移蛋白缺陷引起的。维生素 E 缺乏,作为吸收不良的后果可能是一个因素,因此应尝试将大剂量维生素作为治疗方案。

van Buchem 及其同事也描述了一种密切相关的疾病,也伴有家族性低β脂蛋白血症。它也与吸收不良综合征、不明确的无力、共济失调、小腿的感觉障碍,以及 Babinski 征有关。没有感觉缺失。

丹吉尔病(*ABC1* 突变)

丹吉尔病(Tangier disease)是一种罕见的家族性小纤维神经病,我们已看到了一些病例,以常染色体隐性特征遗传。它是以第一批被描述的患者的居住地,弗吉尼亚海岸附近的一个岛屿命名的。突变消除了三磷酸腺苷(ATP)盒式转运蛋白 *ABC1* 的功能。它导致高密度脂蛋白的缺乏,血清胆固醇浓度极低,以及血清高甘油三酯浓度。也许正是基于这些异常,患者倾向于早期和严重的动脉粥样硬化。肿大的、橙黄色的(充满胆固醇的)扁桃体的存在据说是一种常见的表现(当然,以前的扁桃体切除术可避免出现这个体征)。大约一半的报告病例有神经病的症状,表现为不对称感觉运动神经病的形式,其严重程度有所波动。

感觉丧失主要是痛温觉,并扩展到全身;有时局限于面部和上肢,类似脊髓空洞症表现("假性脊髓空洞症")。触觉和本体感觉模式往往被保留下来。多发性神经病可能会突然发作,也就是说,它模拟了一个反复发作的过程。若出现肌无力,会影响下肢或上肢或二者,特别是手部肌肉,可能发生萎缩,肌电图上显示失神经支配。少数患者出现面部双侧瘫,与其他部位的无力程度不成比例。在我们的一例患者中,痛温觉缺失仅限于头部、颈部和手臂。腱反射通常消失或减弱。短暂性上睑下垂和复视曾有过报告。神经传导速度减慢。

富含脂肪的巨噬细胞存在于骨髓和其他部位。尚无完整的病理学研究。目前还没有有效的治疗方法,但是饮食对策对降低甘油三酯可能有帮助,特别是预防动脉粥样硬化,但对神经病的影响尚不确定。

法布里病(安德森-法布里病,*GLA* 突变)(另见第 36 章)

法布里病(Fabry disease)也称为安德森-法布里病(Anderson-Fabry disease),是由α-半乳糖苷酶 A 缺乏引起的性连锁疾病的遗传和代谢方面表现,被认为是遗传代谢性疾病。这里对痛性神经病的组成部分,我们提供一些附加的评论。值得提到的是,10% 的杂合子女性表现出神经病的症状,但通常比男性发病晚和程度较轻。

疼痛通常是儿童和青少年期的初始症状,往往有灼烧性质或表现为短暂的刺痛,主要见于手指和脚趾,并可伴有手掌和脚底的感觉异常。环境温度的变化和运动可能诱发"危象"中的疼痛,这是一种识别特征。这些异常是糖脂类[神经鞘氨醇己三糖苷(ceramide trihexoside)]在周围神经,包括神经周和神经内,以及在脊神经节细胞和脊髓前角和中间外侧角细胞中积聚的结果。Ohnishi 和 Dyck 证明,后根神经节的有髓和无髓小纤维以及小神经元优先丢失,而其他病例表现自主神经改变。感觉神经节的受累和传入纤维相关的退行性变化被认为是热诱发痛性感觉现象的可能原因(Kahn 1973)。

后来在疾病中有肾功能的进行性损伤以及脑梗死和心肌梗死。特征性皮肤表现是在躯干和四肢出现大量暗红色斑疹和丘疹(血管角质瘤),直径可达 2mm,最密集地聚集在大腿和躯干下部以及脐周围[弥漫性体部血管角化瘤(angiokeratoma corporis diffusum)]。

推荐 Brady 和 Schiffman 就此的全面综述。致病突变已确定在 *GLA*。

治疗　苯妥英、卡马西平、加巴喷丁或阿米替林可能有助于缓解疼痛和感觉障碍。正如第 36 章所讨论的，酶替代疗法已成为可能，并且似乎可以部分缓解包括神经病在内的许多症状。

肢端肥大症和巨人症的多发性神经病

神经嵌压（*nerve entrapment*），特别是正中神经的嵌压是肢端肥大症（acromegaly）的一个常见的特征。Pickett 及其同事在 56% 的肢端肥大症患者中确认有腕管综合征。多发性神经病也被认为是肢端肥大症的一个并发症，但不是由于多个神经的嵌压所致，是以腿部的感觉异常，腱反射丧失，以及小腿远端肌肉轻微萎缩为特征。有时会有增大的神经。在 Stewart 报告的病例中，神经增粗是神经内膜和神经周围组织肥厚的结果，类似于发生在其他所谓的炎症性或家族遗传性肥厚性神经病。在极端巨人症的病例中，有时会报告一种更严重的多发性神经病，甚至会导致夏科关节（Daughaday）。

在这里提到我们观察到的一个病例，罹患 Pyle 病，是一种类似肢端肥大症的干骺端发育不良，患者出现严重的缓慢进展的相对对称性运动神经病。

异染性脑白质营养不良（*ARSA* 突变，另见第 36 章）

在异染性脑白质营养不良（metachromatic leukodystrophy，MLD）这种代谢疾病中，先天性缺乏降解酶硫酸酯酶导致硫苷脂在整个中枢和周围神经系统中大量累积，在其他器官中程度较轻。这种异常是以常染色体隐性性状形式传递的。进行性脑退化是最明显的临床特征，但反射减退、肌肉萎缩和神经传导速度减慢反映神经病的存在。在病程早期，无力、肌张力低下和反射消失可能提示 Werdnig-Hoffmann 病；在年龄较大的儿童可能会有感觉异常和明显的感觉缺失的主诉。曾有双侧面部无力的报告，但一定是罕见的。所有神经的感觉和运动传导速度都相似地显著减慢。异染的颗粒在神经和大脑白质施万细胞的细胞质中沉积。有周围的有髓纤维丢失。测量外周白细胞或尿液中芳基硫酸酯酶 A（arylsulfatase A）活性，以及腓肠神经活检可用于确定诊断，甚至在病程的早期。

遗传性淀粉样变神经病（见表 43-6）

遗传性淀粉样变神经病（inherited amyloid neuropathies）也称为家族性淀粉样变性（familial amyloidosis），TTR 淀粉样变性。正如前面讨论获得性（原发性）淀粉样变性时所指出的，淀粉样蛋白（*amyloid*）是一种描述性术语，指的是沉积在丝状 β-折叠层中的任何一种蛋白质，它可以源自许多前体蛋白的来源。周围神经病是淀粉样变性最常见和最突出的表现。这种多发性神经病有两种主要类型，一种与家族性淀粉样变（称作 FA）有关，另一种与原发性（非家族性）系统性淀粉样蛋白沉积（称为 AL）有关，它来源于一种循环的单克隆蛋白。获得型已在前面讨论过。这两种类型之间最显著的区别是在遗传形式中没有大量的副蛋白（见下文）。继发于慢性感染性或炎症性疾病的淀粉样变性称为 AA，是一种越来越罕见的情况，并在任何情况下，都不会影响到神经。

在下文中描述的最常见的家族性淀粉样变性中，淀粉样蛋白来源于一种血清蛋白，即转甲状腺素蛋白（transthyretin，缩写为 TTR，原称为“前白蛋白”）的遗传异常。在每种类型的淀粉样变性中都发现了几种不同的氨基酸替代。在每一种淀粉样变中都发现了几种不同的氨基酸取代。在最初描述的安德雷德（Andrade）型中，甲硫氨酸取代在氨基酸 30 上的缬氨酸，因此这被称为转甲状腺素蛋白淀粉样变性（*transthyretin amyloidosis*），或称为 *TTR met 30* 型。然而，在转甲状腺素蛋白基因中有超过 100 种变异型可以引起淀粉样变性。

家族性淀粉样变多发性神经病（*familial amyloid polyneuropathies*）包括了几种不同的组，如表 43-6 所示。所有类型的遗传模式都是常染色体显性的，男性和女性受到同等频率的影响。尽管根据受影响家庭的种族或地理起源的描述性分类仍在使用和保留在下面的叙述分类中，现在可以根据它们的遗传病因和在组织中沉积的淀粉样蛋白相应的化学结构对疾病进行分类。最近对许多淀粉样蛋白基因的克隆不仅使检测常见的转甲状腺素蛋白突变成为可能，而且还可对其他一些家族性淀粉样变性类型进行 DNA 检测。Lachmann 及其同事（2002 和 2007）强调了淀粉样蛋白前体蛋白的高频率遗传缺陷，并且在四分之一的低水平单克隆性丙种球蛋白病的病例中发现了这一现象。所有的淀粉样蛋白多发性神经病的特征是小直径的感觉和自主神经优先受累，淀粉样物质在不同器官的沉积。因此，感觉丧失是主要表现，疼痛和自主神经变化在疾病的大多数变异型中都是很突出的。

以下是家族性淀粉样变多发性神经病主要的确认的类型。

1. 葡萄牙[安德雷德(Andrade)]型　Andrade于1939年认识了葡萄牙波尔图居民中称为“足病”的一种慢性家族疾病，是淀粉样蛋白多发性神经病的一种特殊类型。他不是第一个在退化的神经中观察到淀粉样蛋白的人，但他将这种疾病确定为一种家族遗传性多发性神经病值得称赞。到1969年，他已经研究了148个兄弟姐妹，包括623名个体，其中有249例患有多发性神经病。这一家族的后裔被追溯到非洲、法国和巴西。日本(Araki et al; Ikeda et al)，美国(Kantarjian and DeJong)，德国(Delank et al)，波兰，希腊，瑞典和爱尔兰西北部(Staunton et al)等都曾报告了该病的其他病灶。据我们所知，这些是在不同的种族组中孤立的、不相关的祖先。

此种形式的家族性淀粉样变多发性神经病的起病年龄是在25~35岁之间。该病进展缓慢，并在10~15年或更长时间最终致死。最初的症状通常是麻木、感觉异常，有时足部和小腿疼痛。肌无力很轻微，腱反射虽然减弱，但在病程早期仍可保留。痛觉和温度觉比触觉、振动觉和位置觉模式(“假性脊髓空洞症”)减弱更明显。自主神经受累是另一个重要的特征，如瞳孔光反射消失、瞳孔缩小、无汗、血管舒缩麻痹伴直立性低血压，交替性腹泻和便秘，以及勃起功能障碍等。这些自主神经变化往往比感觉变化更广泛。行走困难也会发展，并有它的错误位置觉和轻度肌无力组合的基础。后来，腱反射消失，以及小腿变细。神经没有增大。脑神经受累(面部无力和麻木、味觉丧失)是一种仅出现在少数病例的晚期表现。

临床细节因病例而有所不同，甚至在一个家庭中也是如此。心脏增大和心律失常是束支传导阻滞或房室传导阻滞所致，在一些患者中出现较早，而在另一些患者出现较晚。少数患者从发病开始就有严重的淀粉样变心肌病(Ikeda et al)。体重下降可能很明显，是由于厌食症和肠道功能紊乱以及后来发展的吸收不良综合征所致。肝脏可能会变大(就像后天的形式一样)。玻璃体浑浊(纱状、斑点及缕状)可能进展为失明，但这是罕见的；少数情况下会出现听力受损。中枢神经系统受累在少数病例中也有报告，表现为行为异常，小脑性共济失调和双侧皮质脊髓束征，但其性质和病理基础尚存争议(Ikeda et al)。肾病综合征和尿毒症会导致一些患者死亡。CSF可能正常或蛋白质含量可能增加(50~200mg/dL)；血液检查正常，除了骨髓淀粉样变性引起的贫血。这可能是最常见的转甲状腺素突变引起的淀粉样变性。

2. 家族性淀粉样变性伴腕管综合征(瑞士型)　Falls及其同事，在1955年，以及后来Rukavina和同事描述了一大批居住在印第安纳州的瑞士血统的患者，他们在30多岁和40多岁时在手部发生了一种肢端感觉异常综合征，是由于淀粉样蛋白在结缔组织和腕韧带下沉积的结果。在马里兰州也发现了类似的德裔血统的家族。在受压的正中神经分布区有感觉丧失和萎缩的肌肉无力。切开腕韧带可以缓解症状。在一些患者中，手臂的其他神经可能后来也受到影响。在这种疾病中经常观察到玻璃体沉积物。与葡萄牙型一样，异常的转甲状腺素蛋白是淀粉样蛋白沉积的基础。

3. 艾奥瓦州型　1969年，van Allen描述了一个居住在艾奥瓦州的家族，在他们30多岁的时候，出现了相当严重的感觉运动神经病，影响到小腿然后是手臂。在睾丸、肾上腺和肾脏(通常的死亡原因)有淀粉样蛋白沉积，而且消化性溃疡病的发病率高。这种疾病中的淀粉样蛋白来源于突变的载脂蛋白A1，其中有一个氨基酸被替代。

4. 脑神经病伴角膜晶格萎缩症和面部麻痹　这种不寻常形式的淀粉样变神经病最初是由Meretoja在三个芬兰家庭中描述的，因此被称为“芬兰型”。后来，世界上几个不同地区的非芬兰家族也有病例报告。该病通常在20多岁时，从角膜晶格萎缩症(lattice corneal dystrophy)开始。没有玻璃体混浊，视力几乎不受影响。周围神经病可能直到40多岁时都不明显，此时面神经，特别是其上部分支可能受到影响。与其他淀粉样变神经病变相比，四肢的神经受累更晚和程度更轻微。在晚期的病例，有明显的面部过度皮肤褶皱，面部双侧轻瘫，构音障碍，痉挛状态，以及脊髓后柱功能严重丧失。在尸检中，几乎每个器官都发现淀粉样蛋白沉积，主要在肾脏和血管和受影响神经的神经束膜。

淀粉样蛋白纤维来源于蛋白胶溶蛋白(protein gelsolin)。后者通常是一种肌动蛋白结合蛋白，但它也是基底膜的重要组成部分，这可以解释淀粉样蛋白在角膜和皮肤中的沉积。

家族性淀粉样变神经病的诊断　当特征性的痛性小纤维型感觉障碍和自主神经改变，连同有同样表现型的家族史时诊断并不困难。正如在前面获得性副蛋白血症神经病小节中所指出的，仅有限数量的家族性淀粉样变性患者的血液中存在单克隆(罕见多克隆)免疫球蛋白，并且通常略高于正常免疫球蛋白亚类的上限。除此之外，两种类型的淀粉样病，

FA 和 AL 都非常相似，事实上，根据病史和检查，大约有 10% 的病例会发现有遗传障碍（Lachmann et al 2002）。这种情况已通过有效使用基因测序来检测与淀粉样变性相关的转甲状腺素蛋白突变，从而得到澄清。

病理发现 在血管壁、周围躯体神经和自主神经的间质（神经内膜）组织，以及脊髓和自主神经节和神经根中可见淀粉样蛋白沉积。神经纤维缺失，无髓和小的有髓纤维比大的有髓纤维减少更明显。前角和交感神经节细胞因其轴突受累而肿胀和色素溶解，脊髓后柱也发生继发性变性。

与获得性类型一样，家族性淀粉样变性病纤维丢失的发病机制尚不完全清楚。Kernohan 和 Woltman 根据他们在一例散发性糖尿病的淀粉样变多发性神经病患者的发现，提出在小动脉和小动脉壁的淀粉样沉积干扰了神经的血液供应，而淀粉样变神经病本质上是一个缺血过程。然而，在其他情况下，血管的改变相对轻微，而神经纤维的退行性变似乎与淀粉样蛋白的神经内膜沉积引起的神经纤维压迫和扭曲有关，或者嵌入的淀粉样蛋白可能具有直接毒性作用。淀粉样蛋白还沉积在舌、牙龈、心脏、胃肠道、肾脏，以及许多其他器官中，在这些器官中它可能作为组织毒素或对细胞有机械破坏作用。

治疗 两种新方法都很有前景，一种是小分子氯苯唑酸（tafamidis），它通过将其稳定为一种四聚体形式来阻止淀粉样蛋白纤维的聚集（Coelho et al，2012），另一种是干扰 RNA 疗法（interfering RNA therapy，RNAi），减少突变的淀粉样蛋白的产生（Coelho et al，2013）。两者在阻止或逆转家族性淀粉样变性方面都显示出了潜力（Adams et al 2018 and Benson et al）。在神经病的某些方面已显示出有益的作用，但尚不清楚这些作用是否会持续。肝移植已被证明可治愈某些家族性淀粉样变多发性神经病，但显然在获得性形式中没有作用。根据 Herlenius 及其同事的说法，在撰写本文时，已有 500 多例患者接受了肝移植，存活率为 77%，相当于其他疾病的肝移植的情况。

慢性多发性神经病的诊断问题

这是给作者造成最大困难的一组周围神经疾病。急性和许多亚急性和复发形式的神经疾病的病因通常可以通过广泛可用的临床和实验室方法确定。尽管肌电图和神经传导研究很有价值，基因测试领域也取得了令人瞩目的进展，但早期和晚期的慢性多发性神经病仍然困扰着神经科医生和普通医师。

早期慢性多发性神经病的诊断

感觉运动性麻痹（*sensorimotor paralysis*）在数周（亚急性）或更缓慢地进展，在数月或一年或两年里，而影响腿部重于手臂，远端部分重于近端，应导致寻找糖尿病，隐匿性肿瘤（癌症、淋巴瘤、多发性骨髓瘤，或浆细胞瘤），艾滋病，副蛋白血症（包括淀粉样变神经病），全身性自身免疫性疾病，以及 CIDP 等。根据我们的经验，亚急性和慢性进展脱髓鞘性神经病（*subacute and chronically evolving demyelinating neuropathies*）（超过数月）表现为运动传导速度减慢，传导阻滞，以及针肌电图检查相对正常，通常证明是 CIDP 的变异型，有些伴有副蛋白血症。即使只有少数神经存在失神经支配，明显的无力和肌肉动作电位波幅降低，也表明出现局灶性脱髓鞘。大多数最终确诊的混合型轴突 - 脱髓鞘病例也与免疫（副蛋白血症）或炎症（CIDP）过程有关。在特殊情况下，肿瘤过程可能在神经病发生后长达 2~3 年的时间内一直隐藏。环境毒素、内分泌紊乱（糖尿病除外），或营养原因很少被确定，尽管经常把模糊的多发性神经病归于这些原因。尽管如此，应寻求接触工业或嗜好毒素、社会病态或精神病态导致毒素摄入史，或国外旅行史，评估应包括在不明显的病例中检测重金属。营养缺乏的不寻常原因，如乳糜泻和其他吸收不良综合征（惠普尔病、克罗恩病、慢性肝病，特别是肠旁路手术等），如存在通常是很明显的，因此经验丰富的临床医生很少忽视它们。也许口炎性腹泻能引起神经病伴轻微的胃肠症状。对于大纤维神经病的病例，应寻找维生素 B_{12} 缺乏症。一个困难的问题是，老年人患有轻度、非进展性感觉运动性多发性神经病，还有轻度甲状腺功能减退的证据，血液中维生素 B_{12} 和叶酸水平为边界低值，饮食有些不平衡，或许过量饮酒和异常的葡萄糖耐量反应等。提出这些因素是容易的，但要证明是否相关却很难。尽管如此，如果没有发现其他原因，也应予补充维生素。

在并非糖尿病引起的纯感觉性或以感觉为主的多发性神经病（*purely or predominantly sensory polyneuropathies not caused by diabetes*），有些是疼痛的，有些不是疼痛的，而有些则伴有明显的共济失调，这与隐匿性癌、IgM 或其他副蛋白血症有关，原发性和家族性淀粉样变性或 Sjögren 综合征是主要的考虑因素。早期曾讨论过有或没有烧灼足的老年患者的轻度感觉神经病。当症状局限于足部和小腿时，如果病情长期存在，就必须始终考虑遗传性感觉神经病的问题。吡哆醇、金属中毒和对治疗药物的特殊反应是少数慢性感觉神经病的原因。尽管考虑所有这些因素，我们仍然经常遇到一些患者的病因没有被任何可用的测试揭示出来。我们无助地看着一些患者只能躺在床上，坐着轮椅，还有一些患者忍受着痛苦，直到他们依赖于阿片类药物。

表 43-7 列出了我们发现在这组神经病的调查中有用的实验室测试，其中电生理学最有价值。

表 43-7 亚急性和慢性多发性神经病的实验室检查

远端对称性多发性神经病[a]
血清葡萄糖，葡萄糖耐量试验，血红蛋白 A_{1c}
抗 Hu 抗体
血清和尿的免疫电泳
抗髓鞘素相关糖蛋白（MAG）和 SGPG
抗 G_{M1} 抗体（如有多灶性运动传导阻滞证据）
维生素 B_{12} 和甲基丙二酸水平
人类免疫缺陷病毒（HIV）抗体
莱姆病抗体免疫印迹检测
血液和组织中重金属浓度
血尿素氮
抗麦醇溶蛋白和抗谷氨酸转酰酶抗体
维生素 E 水平
Charcot-Marie-Tooth 病和相关的遗传性神经病的基因检测，如正文所示
多数性单神经病
血沉，C 反应蛋白
p-ANCA，c-ANCA
冷球蛋白
HIV
血管紧张素转换酶（ACE）和胸部影像检查结节病
巨细胞病毒（CMV）
在适当情况下的 PMP22 缺失
考虑神经活检
感觉性神经节病
血沉，C 反应蛋白
抗 SSA/SSB
抗 Hu 和相关的副肿瘤抗体
吡哆醇水平是否适当
考虑口唇小唾液腺活检
小纤维痛性神经病
血清葡萄糖，葡萄糖耐量试验，血红蛋白 A_{1c}
HIV
甲状腺素运载蛋白（TTR）突变
上面列出的与风湿病相关的测试
重金属浓度
维生素 B 水平和胡萝卜素
α- 半乳糖苷酶 A 浓度（法布里病）
电压门控钠通道测序（1.7）
考虑自主神经测试和神经纤维定量皮肤活检
考虑淀粉样变性的腹部脂肪垫活检
考虑显微镜下血管炎的神经活检

[a] 根据临床情况和电生理检查结果，确定针对 Sjögren 病的每一类神经病的测试。见 England et al，2009。

晚期慢性多发性神经病的诊断

大多数的这些患者(经多年的进展)被证明是遗传的,或为遗传性,或是造成遗传类型不常见的散发的突变之一。在这方面,本章引言中提到的 Dyck 及其同事(1981)的观察是有趣的。在一组 205 例转诊到梅奥诊所的原因不明的神经病患者中,86 例被发现患有本病的遗传形式。现在随着基因检测的普及,这一比例可能会更高。有了适当的系谱数据,通常可以仅基于临床依据(高弓足、小腿远端萎缩,长期性等)对 Charcot-Marie-Tooth 病的腓骨肌萎缩进行诊断。散发性病例则比较困难。一些曾向我们咨询在成年期不明原因的多发性神经病的患者报告说,他们的脚和足趾曾因这些原因动过手术,但之前没有人指出这与遗传性神经病有关。其他提示是经常扭伤脚踝,以及在青春期为了跑步或参加体育活动需要包扎脚踝。Dyck 及其同事(1981 年)发现,直接检查患者的兄弟姐妹,子女,父母和其他近亲通常可以成功揭示神经病的遗传基础。亲属中没有踝反射或有足部畸形就会提示诊断。

商业实验室提供了对主要形式的 Charcot-Marie-Tooth 病的 DNA 检测,增加了诊断的确定性。关于这种测试的实用性和引起三分之一的遗传性感觉运动神经病的病例少数突变已做了评论。正如已经提到的,患有慢性脱髓鞘性神经病、弓形足或锤状趾,以及可能的常染色体显性遗传模式的个体可能患有 CMT1A,可对 PMP22 重复序列进行测序。如果有男性对男性的传递,则可能存在 CMT1X,也可能对 *GJB1* 基因进行调查。在脱髓鞘病例中,如果这两个基因都没有致病性突变,CMT1B 是可能的,特别是在运动神经传导速度非常慢时(低于 15m/s),并且怀疑 *MPZ* 基因时。除此之外,是否还值得测试在 CMT1A 中出现频率较低的基因如 *SIMPLE*、*PMP22* 和 *EGR2*,这都取决于临床情况。轴突的一些病例,CMT2,将会有几个非常低频率突变之一已经被描述。许多易于获取的遗传检测算法已经发表,与 Saporta 及其同事文章中的指导类似,是基于遗传、神经传导速度和临床特征,我们在这里没有赘述。

具有中枢神经系统变性特征的缓慢进行性多发性神经病,尤其是小脑性共济失调,通常都具有遗传基础,但发现有少数是由遗传代谢紊乱,如白质营养不良引起的。

相比之下,一些年轻患者引起了我们的注意,他们逐渐进展的多发性神经病在近十年中进展,结果是获得性慢性炎症性脱髓鞘疾病,而不是预期的遗传类型。在神经传导的检查中,没有神经病的家族史和高足弓,神经传导速度不均一的减慢和运动振幅降低,都为该病的后天性质提供了线索。

最后,还应承认,即使经过最严谨的临床和实验室检查,有相当一部分慢性神经病仍无法解释。

复发性神经病的诊断

几种类型的神经病特别容易复发,复发性神经病(recurrent or relapsing polyneuropathy)包括 CIDP、Refsum 病、Tangier 病和卟啉病等,卟啉病可能表现出自发复发或因使用各种药物而诱发的发作。反复接触环境毒素也可能如此。大约 2% 的 GBS 患者有一次或多次复发,其中临床和病理变化在发作之间差别很小。一些多数性单神经炎的病例,特别是伴发于冷球蛋白血症的病例也是以在多年中的缓解和复发为特征,尽管缓解并不完全。复发的一个常见原因是依赖于这些药物的 CIDP 患者停用糖皮质激素;类似地,副蛋白血症性神经病的治疗失误也会引起类似的症状波动。这些疾病中的任何一种反复发作都会引起神经肿大。不言而喻,从酒精 - 营养性或中毒性多发性神经病发作中恢复过来的患者,如果再次出现中毒或营养缺乏将会出现复发。

与环境因素有关的神经病性症状的波动,例如寒冷(冷球蛋白血症),热(Fabry 病和 Tangier 病),或间歇性地接触重金属或其他类型的中毒,都可能模拟一种固有的复发性多发性神经病。

神经丛病和单神经病

这组神经病的诊断依赖于发现运动、反射和感觉变化仅限于单一的神经支配区;个别神经是以随机的方式受累,即单神经炎(*mononeuritis*)或多数性单神经病(*mononeuropathy multiplex*);或一个神经丛或神经丛的一部分受累[神经丛病(*plexopathy*)]。这种类型的某些神经病,主要可追溯到结节性多动脉炎或其他的血管炎病、麻风病、结节病或糖尿病等均已被讨论过了,并且是多数性单神经病模式的主要原因。除了多数性单神经病的体征外,覆盖于神经梗死部位或远端的疼痛是其特征性表现。CSF 蛋白通常正常或轻度升高,并在某些这类疾病中有 CSF 淋巴细胞增多(例如,艾滋病、莱姆病)。在这一组中,由于临床相似性,由 GM1 抗体引起的炎症性神经病和多灶性运动神经病也可以考虑。

在确定由单一的或多数性单神经病引起的病变

过程时,读者可参考表 43-1,该表列出了在特定动作中所涉及的神经根、神经和肌肉,而表 43-4 则给出了多数性单神经病的主要病因。

臂丛神经病

臂丛神经病(brachial plexus neuropathies)或臂丛病(brachial plexopathies)包括一组有趣的神经紊乱。大多数是在没有明显原因的情况下发生的,表现为神经丛的一个或多个束的感觉运动紊乱。有些是肿瘤浸润、压迫、隐蔽性感染(可能是病毒感染),以及放射治疗的延迟效应的结果。最明显的原因是由创伤引起的,其中手臂过度外展或肩膀与颈部剧烈分离。难产是这种神经丛牵引伤的一个重要来源,但其性质也很明显。罕见地,臂神经丛或其他周围神经在电击伤时可能受到损伤,这可能是由闪电或由家庭或工业用电造成的(见第 41 章"电击伤")。

这类疾病中最常见的是起源不明的特发性臂丛神经炎(*brachial plexus neuritis*),也称为 Parsonage Turner 综合征(*ParsonageTurner syndrome*),在后面讨论。它作为一种特殊的临床实体存在,通常却很难与其他类型的手臂和腋窝疼痛区分。令人惊讶的是,其中一些病例是家族性的;其他病例以小的暴发形式出现,但大多数是散发的。

由于相邻的骨骼异常(颈肋,筋膜索带,胸廓出口变窄)直接压迫部分臂丛代表另一种类别的臂丛损伤,即使有些争议。在过去,皮下或肌内注射疫苗或异体血清有时会伴随臂神经丛病(由于上述血清病反应),通常是部分性神经丛病。推测也有中毒性神经丛病变,如在远端静脉注射海洛因后。肉芽肿性疾病,如结节病和与淋巴瘤相关的继发性炎症过程可能涉及神经丛,以及已知由锁骨下动脉或静脉血栓形成导致的缺血性疾病(Paget-Schrötter 综合征)。

在评估神经丛损伤的类型和程度时,电生理检查是特别重要的。在创伤性损伤或其他急性神经丛疾病后的早期,唯一的电生理异常可能是迟发性反应(F 波)的缺失。7~10 天或更长的时间后,随着沃勒变性过程的进行,感觉电位逐渐丧失,复合肌肉动作电位的波幅也不同程度地降低。然后指示失神经支配的纤颤电位开始出现在相应的肌肉。甚至以后,通常在几周后可以检测到神经再支配的征象。在更慢性病例中,当患者第一次接受检查时,所有这些特征都很明显。根据已知的肌肉神经支配的模式,去神经的肌肉的类型能够在神经丛病、神经根病与多数性单神经炎之间做出区分。如果在椎旁肌中发现了失神经支配改变,则无力和疼痛的根源是在邻近于神经丛的椎骨内神经根。在这种情况下,感觉电位得以保留。MRI 可显示神经丛的转移性沉积物,但小的结节性病灶可能无法发现,如果情况提示浸润性或压缩性病灶,则可根据临床资料判断。

臂丛(和腰神经丛)的解剖图及其与血管和骨结构的关系(图 43-5)以及周围神经的许多详细图谱都应该参考。我们经常参考"Guarantors of Brain"出版的专著中被很好地展示的个别的神经和神经丛的插图。

对于定位,只要记住臂丛神经是由颈 5、6、7 和 8 神经根以及胸 1 神经根的前支和后支形成的。颈 5 和颈 6 神经根并入上干,颈 7 神经根形成中干,颈 8 和胸 1 神经根形成下干。每根躯干分为前部分和后部分。每个干的后支联合起来形成臂丛的后束。上、中干的前分支联合起来形成外侧束。下干的前支形成内侧束。两条重要的神经起源于上干(肩胛背神经至肩胛菱形肌和肩胛提肌,胸长神经至前锯肌)。后束主要发出桡神经。内侧束发出尺神经、前臂内侧皮神经和上臂内侧皮神经。内侧束与锁骨下动脉和肺尖有密切的关系,而且是神经丛最容易受到牵引损伤和侵袭肋锁间隙的肿瘤压迫的部分。

全臂丛病变

在全臂丛病变(lesions of the entire brachial plexus)时,整个手臂发生瘫痪,无用地悬挂在一边;感觉丧失完全是在从肩部斜向下和向内到上臂中间三分之一的一条线的下方。二头肌、三头肌、桡骨膜和手指反射均消失。通常的原因是交通创伤,特别是摩托车的受伤。

上臂丛麻痹

上臂丛麻痹(upper brachial plexus paralysis)是由于颈 5 和颈 6 神经根远端损伤的结果,它的最常见原因是在分娩过程中头与肩部的强力分离,麻醉期间压迫锁骨上区,注射异体血清或疫苗的免疫反应,以及特发性臂丛炎等(见下文)。受影响的肌肉是二头肌、三角肌、肱桡肌、冈上肌和冈下肌,如果病变是在很近端,则为菱形肌。手臂垂悬在一边,向内旋转并在肘部伸展。手和前臂的运动不受影响。自发恢复的预后一般是好的,虽然恢复可能不完全。出生时引起的上臂丛和脊神经根损伤(在老文献中

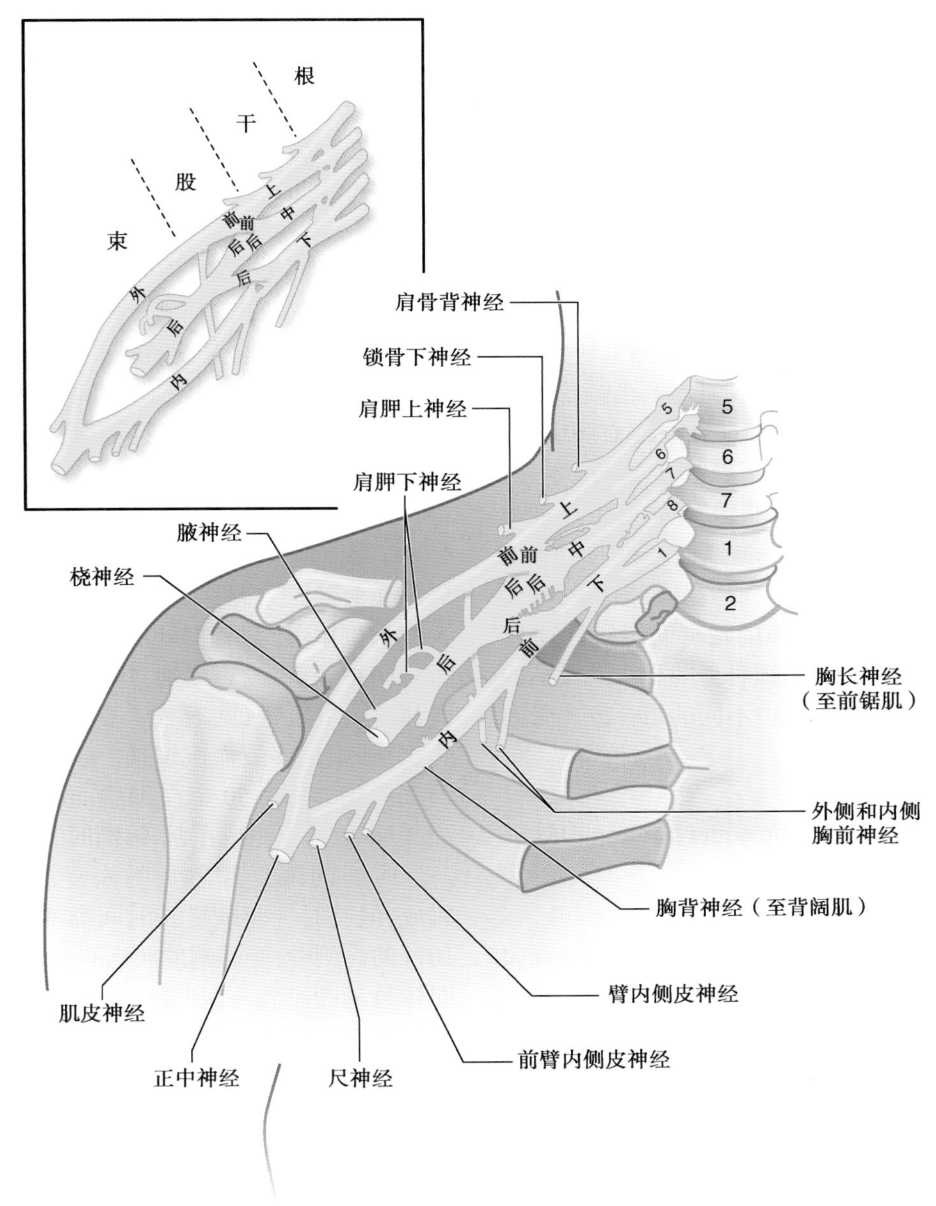

图 43-5 臂丛示意图：神经丛的组成部分已经被分离出来但不成比例。注意周围神经起源于神经丛的不同组成部分：根(由颈神经根 5、6、7、8 和胸神经根 1 表示)；干(上、中、下)；支(前和后)，以及索(外侧索、后索和内侧索)。正中神经起源于外侧索和内侧索的头部(经允许，引自 Haymaker and Woodhall，Peripheral Nerve Injuries，2nd ed.Philadelphia，Saunders，1953)。

称为 Erb-Duchenne 麻痹）通常会持续一生。

下臂丛麻痹

下臂丛麻痹（lower brachial plexus paralysis）通常是由于在跌倒时或腋窝手术时对外展手臂的牵拉，从肺尖（肺上沟瘤或 Pancoast 综合征）扩展的肿瘤浸润或压迫的结果，或因颈肋或索带的压迫所致。出生时可能会发生伤害，特别是臀位分娩时（称为 Dejerine-Klumpke 瘫痪）。手的小肌肉无力和消瘦，还有一种典型的爪形手畸形。感觉丧失局限于手的尺侧缘和前臂内侧，如果第一胸神经运动根受累，可能有颈交感神经麻痹伴有 Horner 综合征。肿瘤侵犯下臂丛通常是疼痛的，放射后病变更可能引起感觉异常不伴疼痛（Lederman and Wilbourn，1984）。

锁骨下病变影响臂丛束（见图 43-5）

外侧束（*lateral cord*）的损伤会导致由肌皮神经和正中神经的外侧根支配的肌肉无力，它主要表现为前臂屈曲和旋前无力。受正中神经内侧根支配的手部固有肌得以幸免。臂丛内侧束（*medial cord*）损伤引起由正中神经和尺神经的内侧根支配的肌肉无力。其效果是合并的正中神经与尺神经麻痹。后侧束（*posterior cord*）损伤会导致三角肌，肘关节、腕关节和手指的肌无力，以及上臂外侧面的感觉缺失。

一组锁骨下损伤，通常是医源性的，由锁骨下血管或腋窝血管损伤和形成假性动脉瘤或血肿引起。小的穿刺伤，可能发生在锁骨下静脉导管插入术、臂丛阻滞麻醉或经腋动脉造影术，很可能产生这种类型的损伤。如前所述，锁骨下神经血管束的血管血栓形成是一个罕见的原因。造成臂丛束损伤的其他常见原因是肱骨头脱位、直接的腋窝创伤（刺伤），以及手术中手臂不合适位置时锁骨上的受压。臂丛的任何束都可能受到损伤或其以不同的组合方式受到影响。

胸廓出口综合征

胸廓出口综合征（thoracic outlet syndrome）这一主题在第 10 章中详细地讨论。

臂神经炎，臂神经丛炎

臂神经炎（brachial neuritis），臂神经丛炎（brachial plexitis）也称为神经痛性肌萎缩和帕森纳 - 特纳综合征（Parsonage-Turner syndrome）。这种疾病在其他方面健康的人身上突然发生，它还可能使感染、注射疫苗或抗生素、分娩、任何类型的外科手术或使用海洛因等复杂化。Magee 和 DeJong 在 1960 年，以及 Tsairis 和同事在 1972 年，报告了大队列的病例，并详细描述了很清晰的临床表现。Parsonage 和 Turner 曾用神经痛性肌萎缩（*neuralgic amyotrophy*）一词来形容这一症状的组合，他对此主题进行了广泛的描述。他们对这一疾病的术语是恰当的，因为临床和 EMG 结果表明，是肩胛带和上臂的周围神经损伤，而不是臂丛的束的损伤。实际上，病理变化的部位尚未确定。我们的患者几乎都是成年人，年龄从 20 岁到 65 岁不等。男性可能更容易受到影响。

开始是肩部或周围的疼痛或深部灼痛，通常集中在三角肌上方，在颈部或腋窝的神经根，起初疑似只是肌肉拉伤，疼痛迅速变得非常强烈和可能包括烧灼的成分。发病可能极为突然，有时会使患者从睡眠中唤醒。如果该区域的肌肉出现运动，患者需要寻找一个舒适的体位，情况就会变得更糟。通常需要使用麻醉药来抑制疼痛。在几天的时间后，会有肌无力的迅速发展，此后出现感觉和反射障碍。随着无力的发展，疼痛开始消退。在少数病例中，神经紊乱出现很少或没有前期的疼痛。在某些病例中，可能会有疼痛，随后没有明显的无力。少数病例开始时为双侧，或者另一侧在几周后受到影响，但大多数病例仍是单侧。

与局限性神经根病变不同，由于神经分布的重叠，几乎不会导致肌肉完全瘫痪，一些涉及臂神经炎的肌肉，如前锯肌、三角肌、二头肌或三头肌，可能会完全或几乎完全瘫痪，有时会单独瘫痪（见下文）。很少发生全部手臂肌肉受累（Tsairis 等的 99 例中有 4 例）。我们患者的大多数神经功能缺损都局限于肩部和上臂。二头肌或三头肌反射都可能消失。在少数病例中，还会有额外的正中神经、桡神经、前或后骨间神经麻痹，可以通过肌电图检测到并分离到臂丛的远端位置（见下文）。受影响的患者通常无发热、白细胞增多或血沉增快。CSF 中偶有轻度的淋巴细胞增多（10~50 个白细胞 /mm^3）和蛋白轻度升高，但多数情况组成正常，诊断时不需要 CSF 取样。

麻痹的恢复和感觉的恢复通常在 6~12 周内完成，但有时一年或更长时间都不能恢复。在大约 10% 的病例中，受影响的肌肉有残余的无力和消瘦，同样数量的患者一段时间后在同一侧或对侧复发。我们的一些有这种情况的老年患者在过去 5 年里运动功能几乎没有恢复。在 van Alfen 及其同事描述的 246 个病例的系列中，可以咨询到该病的许多临床变化的描述，他们发现相当比例的人有慢性疼痛和残留的无力。（他们的系列包括特发性和遗传性臂丛病，是下一小节叙述的类型。）

如前所述，运动神经传导（波幅降低）在 7~10 天内受损。病变可能为轴突型，电生理特征为失神经支配。如前所述，有仅影响臂丛的一两个神经的高度局限的形式（*highly restricted forms*）。其中最常见的可能是孤立的前锯肌麻痹（长胸神经）。肩胛上神经、腋神经、后骨间神经和膈神经是其他偶发的孤立性神经炎的部位。在单侧膈神经麻痹的病例中，在用力时出现轻度呼吸困难，在胸片上发现半个膈肌抬高。当病变不是进展性，并通过广泛的影像学检查没有发现纵隔病变时，膈神经麻痹可被认为属于这一特发性的范畴。我们已经看到过与伴发于臂神经炎的 Horner 综合征，但这一发现始终是作为浸润性肿瘤或肉芽肿过程的一个征象引起很大的关注。

正如文献中引用的，我们曾有细小病毒(parvovirus)B19 感染后出现这种综合征患者的经验。大多数病例在几天前发生红斑皮疹，从四肢扩散到躯干和面部，这有点类似于这种病毒在儿童中引起的第五病(指细小病毒感染引起的轻型发热性传染病——译者注)的暴发。我们的一例患者没有先兆特征，但她的孩子刚刚从儿科医生的第五病(细小病毒)中恢复过来。一些报告的患者之前也有流行性感冒样症状和腺病。在 Maas 及其同事的论文中可以找到文献中出现的病例的摘要。Duchowny 及其同事描述了一例患者，他的典型的臂神经炎是发热性疾病的一部分，被证明是由巨细胞病毒感染引起的，同样的情况也在 HIV 患者中观察到(尽管很少)。曾有记录几起臂丛神经炎的暴发，促使人们认为柯萨奇病毒是其病因。莱姆病感染是否会引起肱神经炎还没有定论，但我们至少看到一例多数的颈神经根病，CSF 中有淋巴细胞增多。使用白细胞介素 -2 和干扰素治疗显然引发了一些病例。在过去，当普遍使用动物抗血清时，这种情况是常见的；现在，在注射破伤风类毒素、伤寒 - 副伤寒疫苗和三联疫苗(百日咳、白喉和破伤风)后却很少见到这种情况。

神经丛炎也作为产后状态(*postpartum state*)的一种罕见的特发性并发症而发生(Lederman and Wilbourn，1996)。其中一些是重复性或双侧性的，有些是家族性的，但在其他方面，神经丛病与其特发型没有明显差异的特征。遗传家族的变异型在后面描述。

特发性臂丛神经炎必须与以下情况区分：①脊椎病或椎间盘破裂伴有神经根受压，特别是 C5 和 C6 神经根，这种情况下的瘫痪很少像神经丛炎那样严重；②由黏液囊炎、上唇撕裂或肩袖综合征(rotator cuff syndrome)引起的臂神经痛；③风湿性多肌痛；④嵌压神经病，特别是肩胛下神经或肩背神经；⑤癌性神经丛病；⑥放射神经丛病；以及⑦结节病和其他肉芽肿浸润。椎动脉夹层极少会模拟臂神经炎的疼痛和无力(Berroir et al)。

病理资料很少，但 Suarez 和同事(1996)曾报道，通过活检获得神经丛的束中强烈的单个核细胞炎症的集合。在神经内膜间隙中发现了血管周围的淋巴细胞，而在神经外膜中则较少。

治疗是纯对症性的，但是在一些病例中，我们通常会开始类固醇的疗程，在少数情况下，当病情持续恶化数周时，还会使用其他免疫抑制剂。糖皮质激素有时对疼痛有好的作用，在某些腰骶神经丛炎病例中也有效果。van Eijk 及其同事对使用泼尼松龙的 50 例患者进行了非对照性观察，结果表明疼痛缓解和运动效果优于未治疗的患者。

家族遗传性臂丛病(遗传性神经痛性肌萎缩症，*SEPN1* 突变)

家族遗传性臂丛病(heredofamilial brachial plexopathy)也称为遗传性神经痛性肌萎缩(hereditary neuralgic amyotrophy)。罕见的是，一种急性和痛性复发性臂丛病(*recurrent brachial neuropathy*)以家族性模式发生。遗传为常染色体显性，发病最常发生在 10 多岁和 20 多岁。作者曾在一个家庭的三代人身上观察到这种综合征，一些成员在从 3 岁到 45 岁之间有 5 次发作。我们曾有过一个同住一个家庭的成年兄弟和姐妹，没有类似问题的家族史却同时发生臂丛炎的经历。怀疑有共同接触过病毒或环境因子。在某些病例中，下位的脑神经受累与其他肢体的单神经病被结合在一起(见 Taylor)。发作可能是自发性的，也可能由于受压、轻微牵拉或对臂丛区的轻微创伤而诱发。在一个家庭中，发作曾经被激活免疫系统事件(发热、感染、外科手术)所触发。在这几个家族中，有一些细微的特征性面部特征，包括狭窄的和水平位的眼睛和长长的鼻梁[莫迪利亚尼的脸(Modigliani face)]。在其他亲戚中也观察到腭裂和不寻常的皮肤皱褶和折痕(Jeannet et al)。

典型的病程通常是良性的，每次发作恢复良好，但复发性发作后可能会积累残留的功能缺失。Alfen 和同事指出，在受该病影响的荷兰家庭中，一些患者经历了更慢性和波动的病程，而不是离散的发作。

Madrid 和 Bradley 检查了 2 例家族性复发性臂神经病(brachial neuropathy)患者的腓肠神经。在剥离的单根神经纤维中，他们发现了香肠样节段增厚的髓鞘和多余的髓鞘环，伴有轴突的继发性缩窄。此外，神经纤维表现出相当程度的节段性脱髓鞘和髓鞘再生。他们把这种髓鞘形成的畸变称为“腊肠样”神经病(来自 *tomaculum*，“香肠”)，这种变化现在被认为是合理的，但相对来说没有特异性。

其遗传基础是 *SEPN1* 的突变。复发性手臂麻痹或涉及手臂神经的衍生综合征的另一个原因是 HNPP，在之前关于遗传性神经病的小节中讨论过，

并且是由于 *PMP22* 基因缺失引起的（“遗传性神经病伴压迫性麻痹”）。如上所述，该基因缺陷也存在于 17 号染色体上，但不是与家族性臂神经炎相关的基因（见 Chance et al）。由于 CMT1A、HNPP 和家族性手臂麻痹都有 17 号染色体缺陷，所以出现了一些混淆。HNPP 的压迫性麻痹是无痛的，通常有潜在的和进展的多发性神经病。在一些家族中，诸如 Thomas 和 Ormerod 所报告的，遗传性神经痛性肌萎缩（hereditary neuralgic amyotrophy，HNA）与 HNPP 之间的区别尚不清楚，因为复发性臂丛病是疼痛的（与前者一致），但也有无痛性多灶性感觉神经病（与后者一致）。

放射治疗后臂神经病

放疗后臂神经病（brachial neuropathy）通常是乳腺癌腋窝照射的并发症。Stoll 和 Andrews 研究了一组 117 例接受高压小场治疗的患者，他们分剂量接受了 6 300 或 5 775cGy。在接受较大剂量治疗的患者中，73% 的患者在治疗后 4~30 个月，其中大多数是在 12 个月后出现手部和手指无力和感觉丧失症状。在 1 例尸检中，臂丛被致密的纤维组织包裹，在这个区域的远端，髓鞘和轴突都消失了（沃勒变性），可能是由于神经在纤维组织内被嵌压所致，血管因素可能也起作用。

Kori 及其同事分析了 100 例癌症患者的臂丛病变，他们还发现超过 6 000cGy 的辐射剂量与辐射损伤有关。通常累及上臂丛，有时伴发无痛性淋巴水肿。肌纤维颤搐放电和肌束震颤特别提示辐射损伤。在接受较低剂量治疗的患者中，臂丛病的发生通常表明肿瘤浸润；这些病变对下臂丛的影响比对上臂丛明显，他们经常有疼痛，伴有 Horner 综合征（见 Lederman and Wilbourn，1984）。罕见的是，辐射可能在很多年后引起神经或周围结缔组织的恶性肿瘤，其中 2 例是我们所熟悉的肉瘤。

带状疱疹神经丛炎、神经炎和神经节炎（见第 32 章）

这种病原体可能是以上列出的带状疱疹神经丛炎（herpes zoster plexitis）、神经炎（neuritis）和神经节炎（ganglionitis）综合征最明确的感染原因，但它的识别通常基于皮肤的带状疱疹皮疹。已知的病例中，神经根疼痛在暴发前数天出现，或带状疱疹未出现，从而模拟椎间盘突出[无疹性带状疱疹（zoster sine herpete）]。这些情况在第 32 章与神经系统的其他病毒感染一起讨论。

手臂单神经病（brachial mononeuropathies）（见表 43-1）

胸长神经

（贝尔）胸长神经（long thoracic nerve of Bell）起源于第 5、第 6 和第 7 颈神经，并支配前锯肌，前锯肌将外侧肩胛固定到胸壁。当伸展的手臂面对阻力向前推时，这个肌肉的麻痹会导致无法将手臂举过头顶和肩胛骨内侧缘的展翅。该神经损伤最常见的原因是肩部负重或将肩膀绑在手术台上。如前所述，神经病可能是遗传性或特发性臂丛神经病中唯一受影响的神经（Phillips）。

肩胛上神经

肩胛上神经（suprascapular nerve）起源于第 5（主要）和第 6 颈神经，并支配冈上肌和冈下肌。病变可通过存在这些肌肉的萎缩，最初 15° 的外展（冈上肌）和肩关节处手臂的外旋（冈下肌）的无力来识别。冈下肌的测试是让患者屈曲前臂，然后将肘部固定在一侧，要求他向后摆动前臂以抵抗阻力。该神经通常是由于 C5~C6 椎间盘突出而受累（见第 10 章），或作为散发性或遗传性臂丛神经病的一部分表现。它可能在传染性疾病中受到影响，可能在体操运动员中受伤，或者由于肩上扛重物造成的局部压力[“肉类加工业者神经病”（meatpacker's neuropathy）]。也有嵌压综合征的报告，其特征是肩关节外旋时疼痛和无力，伴有冈下肌萎缩（表 43-8）。对神经进行减压，在神经进入冈盂切迹处减压可以缓解这种情况。

腋神经

腋神经（axillary nerve）起源于臂丛神经的后束（主要起源于 C5 根，较小的部分来自 C6），支配小圆肌和三角肌。它可能涉及肩关节脱位、肱骨颈骨折、椎间盘突出和臂神经炎等，在其他情况下，原因可能不明显。解剖学诊断取决于对手臂外展麻痹的识别（在测试这一功能时，胸部侧面与手臂之间的角度必须大于 15 度和小于 90 度），三角肌的消瘦，以及肩部外侧面的感觉轻微受损等。

肌皮神经

肌皮神经（musculocutaneous）起源于第 5 和第 6 颈神经根。它是臂丛外侧束的一个分支，并支配肱二头肌、肱肌和喙肱肌。神经的损伤导致这些肌肉的消瘦和旋后的前臂屈曲无力。沿前臂的桡侧和掌侧感觉（外侧皮神经）可能受损。该神经孤立的损伤通常是由于肱骨骨折造成的。

表 43-8　压迫性神经病

神经	受压部位
肩胛上神经	
臂丛下干或内侧束	棘突切迹
正中神经	颈肋或胸廓出口索带
腕	腕管
肘	旋前圆肌头之间(旋前圆肌综合征)[a]
尺神经	
腕	Guyon's 管(尺管)
肘	肱二头肌沟,肘管
后骨间神经	桡神经管,在旋后肌入口点(佛罗氏弓)[a]
股外侧皮神经(感觉异常性股痛)	腹股沟韧带
闭孔神经	闭孔管
胫后神经	跗管;内踝 - 屈肌支持带
趾趾间神经(莫顿跖骨痛)	跖筋膜;第 3 和第 4 跖骨头

[a] 这些是不明确定义的综合征,可能会被过度诊断。应该考虑其他诊断。例如,多灶性运动神经病和臂丛神经炎解释可能被错误地归因于桡管综合征的病例,而远端感觉性神经病的病例可能归因于跗管综合征。

桡神经

桡神经(radial nerve)起源于第 6 至第 8(主要是第 7)颈神经根,是臂丛后束的远端延伸。它的神经支配是肱三头肌、肱桡肌和旋后肌,并在肘下方延伸为后骨间神经,支配腕部和手指的伸肌,拇指的主要外展肌(拇长展肌,比正中神经支配的拇短展肌更容易分离),以及手指这两个关节的伸肌。完全的近端桡神经损伤导致肘关节伸展瘫痪,肘部屈曲与前臂在旋前和旋后之间的中途(肱桡肌麻痹的结果),前臂旋后,腕部和手指伸展,拇指在手掌平面内伸展和外展。如果病变局限于骨间后神经,则只影响腕和手指的伸肌。感觉受损是在前臂后面和手背桡侧的一小部分区域。

桡神经可能在腋窝处受压("拐杖"麻痹),但更常见的是在桡神经绕肱骨处的较低的位置(见表 43-8);酒精性昏睡时招致的压迫性麻痹和肱骨骨折通常会在这一部位损伤桡神经。它对铅中毒是敏感的,并经常涉及为臂神经炎和多数性单神经炎的部分表现。

正中神经

正中神经(median nerve)起源于第 5 颈椎至第 1 胸椎神经根,但主要来自第 6 颈神经根,由臂丛的内侧束和外侧束的结合形成。它支配前臂的旋前肌、指长屈肌,以及拇指外展肌和对掌肌,是手的掌侧面的感觉神经。正中神经的完全中断会导致前臂不能旋前或手不能在桡侧的方向屈曲,示指和拇指末节指骨屈曲麻痹,其余手指屈曲无力,拇指在与手掌呈直角平面时对掌和外展无力(拇短展肌和拇短屈肌),在手掌桡侧三分之二和示指和第三指远端指节背侧感觉受损。该神经在腋窝可因肩关节脱位受伤,以及在其行程的任何部位可因刺伤、枪击伤或其他类型创伤而受到损伤,而且像桡神经一样,通常是多数性单神经炎综合征的组成部分。腋窝和手腕之间正中神经的不完全损伤可能导致灼痛(见下文)。

腕管综合征(*carpal tunnel syndrome*)(另见第 10 章)　腕部正中神经受压,即腕管综合征是影响正中神经最常见的疾病,也是最常见的神经嵌压综合征。这一问题通常是由于过度使用手和职业微创伤造成的。淀粉样蛋白浸润腕横韧带(如发生在多发性骨髓瘤和淀粉样变性)或在类风湿性关节炎、肢端肥大症、黏多糖贮积症和甲状腺功能减退时结缔组织增厚是不太常被识别的病因。这种情况在怀孕期间出现也很常见。在老年人中,腕管综合征的病因往往不明显。根据 Kremer 及其同事的说法,是麦克阿德(McArdle)在 1949 年首次提出,该综合征的原因是腕部正中神经受压,并通过分隔腕管腹侧壁的屈肌支持带可缓解症状。手指的感觉迟钝和疼痛,多年来被称为"肢端感觉异常"(acroparesthesia),直到 20 世纪 50 年代早期才被认识到是正中神经压迫综合征。

该综合征本质上是一种感觉疾病,浅表感觉的丧失或损害会影响拇指、示指和中指(特别是示指)的掌侧,可能会使无名指分裂或不分裂(神经丛或神经根病变不会分裂)。感觉异常在夜间尤为严重。正如第 10 章所指出的,腕管综合征的疼痛可能放射到前臂,甚至二头肌区域,很少放射到肩部。拇短展肌和正中神经支配的其他肌肉无力和萎缩只发生在压迫的晚期。电生理测试证实了该诊断,证明腕部感觉传导延长,并解释了手术失败的病例(见 Stevens 的综述)。

一些诱发性的测试是有用的。弗伦动作(Phalen maneuver)(指屈腕试验——译者注)包括腕部过度屈曲 30°~60°,通常是通过腕部屈曲与手掌的外表面相对来完成的。蒂内尔征(Tinel sign)是通过轻叩腕横韧带的掌侧(腕部第一个折痕的远端)诱发的。这两种测试都是为了诱发由正中神经支配的手指疼痛或感觉异常。这些测试的敏感性接近 50%,

但它们的特异性是相当高的。其他涉及延长正中神经受压的测试也已经设计出来,但它们的价值不确定,例如,屈腕试验的 Durken 测试与手指的神经压迫相结合。

治疗 腕韧带手术分离与神经减压是可以治愈的,但只是在严重的和长期迁延的病例中才需要。用夹板固定手腕以限制屈曲几乎总能减轻不适,但在一段时间内使患者无法充分使用手。这是一个有用的几周时间的延缓措施,就像在腕管内注射氢化可的松。口服糖皮质激素的研究得出了相互矛盾的结果。对潜在疾病的治疗,诸如关节炎、甲状腺功能减退和可能的糖尿病等通常是有益的。矛盾的是,一些患者从停止使用糖皮质激素或雌激素中受益。此外,一些医生赞成使用非类固醇抗炎药物治疗,但是我们对结果普遍不满意。大多数情况下,夹板疗法和局部类固醇注射在短期内是非常令人满意的,特别是如果症状是最近出现的。

另一个不太常见的正中神经受压部位是肘部,在那里正中神经穿过旋前圆肌的两个头之间,或恰在二头肌腱膜后面的点的上方。它引起“旋前圆肌综合征”(pronator syndrome),在该综合征中,前臂用力旋前会产生疼痛(见表 43-8)。有拇短展肌和拇指对掌肌的无力,以及前三个手指和手掌的麻木。

尺神经

尺神经(ulnar nerve)起源于第 8 颈神经根和第 1 胸神经根。它支配腕部的尺侧屈肌、尺侧半指深屈肌、手指的内收肌和外展肌、拇指内收肌、第 3 和第 4 蚓状肌,以及小鱼际的肌肉。完全性尺神经麻痹表现为特征性爪形手畸形,手的小肌肉消瘦导致手指在掌指关节过伸和在指间关节屈曲。屈曲畸形在第 4 和第 5 指最为明显,因为由正中神经支配的第 2 和第 3 指的蚓状肌可以抵消屈曲畸形。感觉丧失发生在第 5 指、第 4 指尺侧,以及手掌的尺侧边缘。

由于使用拐杖,尺神经容易受到腋窝的压力,但最常见的损伤是在肘部影响到关节的骨折或脱位。延迟的(迟发性)尺神经麻痹[*delayed*(*tardive*)*ulnar palsy*]可能发生在肘部受伤导致肘关节外翻畸形的数月或数年之后。由于该畸形,神经在尺髁突上的沟内被拉伸,而其位置表浅,容易受到压迫。除了肘关节异常之外,较浅的尺骨沟可能会使尺神经在无害的情况下受到压迫性伤害,如把手臂长时间放置在椅子一侧,或甚至是肘部的过度屈曲。尺神经前转位术是治疗这些类型的尺神经麻痹的一种简单而有效的方法。该神经的受压可能恰好发生在内上髁远端,在尺侧腕屈肌腱膜下[肘管(*cubital tunnel*)]。肘部屈曲引起肘管变窄和神经压缩。这种类型尺神经麻痹的治疗是通过切开鹰嘴与内上髁之间的腱膜弓。尺神经受压的另一个部位是在腕部的尺管(ulnar tunnel)中。手掌的尺神经部分长期受压可导致尺神经掌深支损伤,引起手部小肌肉无力,但没有感觉丧失。这种情况通常发生在长期紧握工具或设备的患者身上(我们曾在机械师和专业蛋糕装饰师中都看到过)。病变可通过神经传导研究来定位。

尺神经(或四肢的其他主要神经)不完全损伤后可能出现烧灼痛综合征(灼痛)和相关的症状(灼热痛),在下文中描述。

腰骶神经丛和足神经病

腰骶神经丛(lumbosacral plexus)是由第 12 胸神经根,第 1 至第 5 腰神经根,以及第 1、第 2 和第 3 骶神经根组成的,并支配下肢的肌肉(图 43-6 和表 43-1)。以下是常见的神经丛和小腿的神经麻痹(crural nerve palsies)或足神经病(crural neuropathies)。

腰骶神经丛病变

腰骶神经丛是从上腰部区域一直延伸到下部骶骨,并经过几个下腹部和骨盆的器官,它会遭受一些特殊的损伤和疾病。病因可能难以确定,因为通过触诊的手指通常摸不到原发疾病,无论是从腹部还是通过肛门和阴道;即使完善的放射技术也不能揭示它。诊断包括通过肌电图排除脊神经根(马尾)病变,如果有可能是神经根疾病,就检查 CSF,以及神经丛的 MRI 检查。临床发现有助于重点检查腰骶丛的适当部位。

上腰丛损伤的主要影响是股部的屈曲和内收无力以及小腿的伸展无力,伴有大腿和小腿前部感觉丧失;这些影响必须与股神经病(femoral neuropathy)的症状和体征区别开来(见下文)。下腰丛损伤会使大腿后部、小腿和足部肌肉无力,并使第 1 和第 2 骶椎节段(有时也有下部骶椎节段)感觉消失。整个丛的病变很少发生,会导致所有的小腿肌肉无力或瘫痪,并出现从足趾到肛周区域的萎缩、反射消失和感觉消失,以及自主神经功能丧失伴皮肤温暖、干燥。

涉及腰骶神经丛的病变类型与影响臂丛的病变类型有很大的不同。癌症、糖尿病和一种特发性疾病在我们的资料中占主导地位。创伤是罕见的,除了严重的骨盆、脊柱和腹部损伤,因为腰骶丛是受到

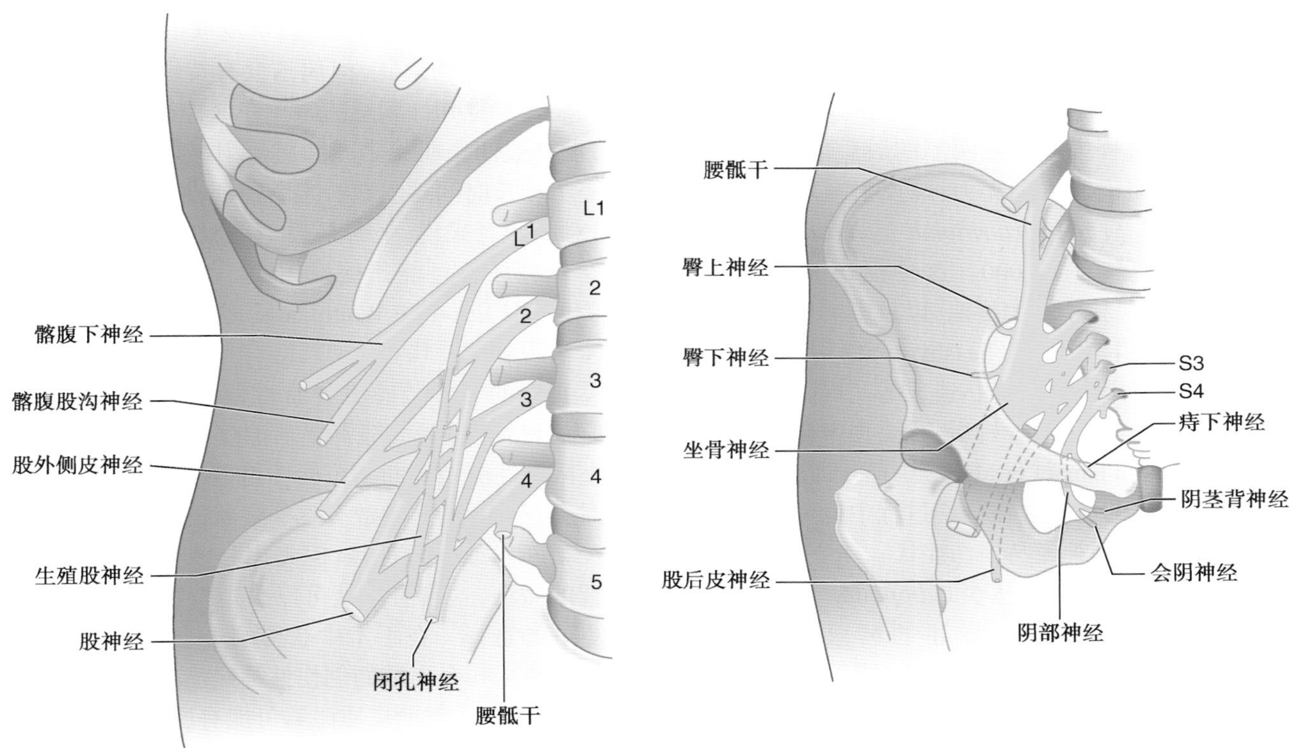

图 43-6　腰神经丛(左)和骶神经丛(右)示意图。腰骶干是腰和骶神经丛之间的联络处(经允许,引自 Haymaker and Woodhall, *Peripheral Nerve Injuries*, 2nd ed.Philadelphia, Saunders, 1953)

很好的保护的。偶尔,骨盆骨折会损害从腰骶丛走出来的坐骨神经。相反地,在腹部和盆腔器官的手术过程中,神经丛的某些部分可能会受损,原因往往不完全清楚。例如,由于股前部的麻木和无力,子宫切除术曾多次导致我们医院的神经系统会诊。无论是腰骶丛的上束还是股神经都因对腰大肌的紧缩而受到压迫,或在阴道子宫切除术中(股部屈曲、外展并外旋时),股神经被压向腹股沟韧带。类似的损伤可能与阴道分娩有关(见下文)。腰交感神经切除术也与上腰骶神经丛损伤有关,其中最致残的后遗症是股前部灼烧痛和神经过敏。阑尾切除术、盆腔探查术和疝修补术可能损伤上腰骶神经丛(髂腹股沟神经、髂腹下神经和生殖股神经),在其中一条神经的分布区有剧烈的疼痛和轻微的感觉丧失。疼痛可能会持续数月、一年或更长的时间。

腰神经丛可能被主动脉粥样硬化性动脉瘤压迫。通常有放射到髋部、股前部的疼痛,偶尔会放射到侧腹部。检查中发现髋部屈曲轻微无力和股前部感觉改变。神经丛是肿瘤累及的常见部位,而且在诊断上有特殊的困难。宫颈癌或前列腺癌可能沿着神经束膜的淋巴管播散,引起腹股沟、大腿、膝部或腰背部疼痛,但不会造成太多的感觉、运动或反射方面损伤。这种疼痛通常是单侧的,而不是双侧的。CSF 和椎管(MRI 检查)正常。睾丸、子宫、卵巢和结肠肿瘤或腹膜后淋巴瘤,沿着椎旁沟延伸,累及腰骶丛的不同部位。也有报告子宫内膜异位症涉及神经丛,在这种情况下疼痛随着月经周期而平行波动(也有类似的情况只涉及坐骨神经)。神经症状投射到一段距离的小腿上,可能局限于或可能不局限于任何一根神经的支配区。盆腔和直肠检查可能是阴性的,要显示这种病变 CT 扫描和 MRI 检查可能是必要的。如果所有检查均为阴性,则可能需要进行剖腹探查术。

在癌症患者中,有时很难区分放射对腰骶丛的影响与转移瘤的影响,就像对臂丛的影响一样。此外,转移性腰骶神经丛病最早期症状通常是疼痛,而放射性神经丛病的最早症状是无力(Thomas et al)。转移性肿瘤的神经丛病通常是单侧的,CT 扫描可检出;放射神经丛病通常是双侧的,在 CT 或 MRI 扫描中变化不明显。肌束颤动和肌纤维颤搐更容易见于放射神经丛病患者,而这种情况似乎在糖尿病性神经病患者中更常见。

结节病是另一个原因,并可能对糖皮质激素有反应。

已经有过关于分娩时股神经损伤的研究，但也观察到其他分娩的并发症（*puerperal complications*）。当然，怀孕后期的腰背痛是很常见的，但也有患者抱怨在分娩过程中一侧或两侧的股后部剧烈疼痛，分娩后腿部肌肉麻木和无力，踝反射减弱。分娩性腰骶神经丛损伤（*parturitional lumbosacral plexus injuries*）发生率为 1/2 000。这种损伤通常是单侧的，表现为大腿和小腿的疼痛，以及影响臀上神经和坐骨神经的症状和体征（Feasby et al）。推测这些症状是由于胎头压迫骶神经丛造成的。局限性神经丛病，发生在难产的阴道分娩后，主要损害会阴部感觉和括约肌功能（Ismael et al）。会阴部肌肉可能会出现失神经支配的征象。在分娩过程中也可能发生椎间盘突出，并出现神经丛损伤症状。

特发性腰骶神经丛炎（*idiopathic lumbosacral plexitis*） 除了本章前面详述的糖尿病型外，还观察到一种特发性神经痛性肌萎缩（*neuralgic amyotrophy*）或腰骶神经丛炎（*lumbosacral plexitis*），类似于臂丛神经炎型。Bradley 及其同事已记录了此类病例，其临床细节可参考其论文。腰骶神经丛炎引起腿部广泛的单侧或双侧感觉、运动和反射改变后，可能会给患者带来感觉异常，如同带状疱疹之后那样的困扰（也可能发生在这一水平）。足部出汗和温度丧失表明自主神经纤维的中断是由周围神经而不是神经根损伤所致。血沉速率可以加快。Dyck 及其同事（2000）从活检材料推断具有自身免疫性基础，而在 Bradley 及其同事报告的 6 例病例中，有 4 例免疫抑制剂可能是有益的。结果是可变的，完全恢复并不常见。

由腰神经丛和神经根受累引起的糖尿病性肌萎缩（*diabetic amyotrophy*）在前面的小节（“糖尿病多数性单神经病和神经根神经丛神经病”）中已经讨论过。

股外侧皮神经（感觉异常性股痛）

股外侧皮神经（lateral cutaneous nerve of the thigh）这一感觉神经起源于第 2 和第 3 腰神经根，并从腹股沟韧带的水平几乎到膝部支配大腿的前外侧。这条神经穿过腰大肌，穿越髂肌，并在腹股沟韧带外侧附着处与髂前上棘正前方之间穿过进入股部。

神经受压（嵌压）可能发生在神经通过腹股沟韧带的两个附着尖之间。对神经的压迫导致它的皮肤分布区不适的感觉异常和感觉障碍，这是一种被称为感觉异常性股痛（*meralgia paresthetica*）的常见情况（meros，是“股”之意）。通常皮肤的麻木和轻微的敏感是唯一的症状，但偶尔会有持续的令人痛苦的灼痛。触觉和针刺感的感知在该神经的支配区减弱，没有股四头肌无力或膝腱反射减弱。症状在某些姿势和长时间站立或行走后特征性地恶化。有时候，对肥胖者来说，坐着是最不舒服的姿势。肥胖、怀孕和糖尿病可能是促发因素。大多数神经病是单侧的，但 Ecker 和 Woltman 发现他们的患者中有 20% 出现双侧症状。

我们的大多数感觉异常性股痛的患者在了解到它的良性特征后，都不要求治疗了。减轻体重和调整限制性服装或纠正可能压迫神经的习惯性姿势有时会有所帮助。少数有疼痛症状的患者需要进行神经切断术或切除神经，但先用利多卡因阻滞总是明智的做法，这样患者就可以决定持续的麻木是不是更好的选择。在手术中获得的一个神经标本中，我们发现了一个离散的创伤性神经瘤。在某些情况下，在嵌压点注射糖皮质激素可能有所帮助，但尚未进行系统的研究。

闭孔神经

闭孔神经（obturator nerve）来自第 3 和第 4 腰神经根，其次是第 2 腰神经根。它支配股内收肌，并参与内旋肌和外旋肌的神经支配。内收肌的另一功能是帮助髋部屈曲。该神经可能被胎头或产钳在难产的过程中损伤，或被闭孔疝压迫。罕见地，它受到糖尿病、结节性多动脉炎、耻骨炎，以及宫颈癌、子宫癌和其他肿瘤的腹膜后扩散的影响（Rogers et al）。

股神经

股神经（femoral nerve）是由第 2、第 3 和第 4 腰神经根形成的。在骨盆内，它沿着腰大肌的外侧缘，在腹股沟韧带的下方，股动脉的外侧进入大腿。起源于骨盆的分支支配髂肌和腰大肌。就在腹股沟韧带的下面，神经分成前后两股。前股（anterior divisions）支配耻骨肌和缝匠肌，并传递来自股前内侧面的感觉；后股（posterior divisions）为四头肌提供运动神经支配以及小腿内侧从膝到内踝的皮神经支配。股神经病（femoral neuropathy）与第 3 腰椎根病变之间的区别是通过检测在神经根病变时髋内收肌（由闭孔神经支配）无力来进行的。

股神经损伤后，会有膝部伸展无力，股四头肌消瘦，以及不能固定膝关节等。膝腱反射消失。如果神经损伤是在到髂肌和腰大肌分支起始部的近端，还会造成髋部屈曲无力。

股神经病的最常见原因是糖尿病。该神经也可能因骨盆肿瘤受累。盆腔手术中该神经损伤的情况并不少见。通常是由于牵开器放置不当而造成的，牵开器对腰大肌的过度压迫可能直接或间接地压迫该神经。在接受抗凝剂治疗的患者和血友病患者中观察到，进入髂肌或腹膜后的出血是孤立的股神经病相对常见的原因(Goodfellow et al)。髂肌血肿的主要症状是腹股沟疼痛扩散到腰部或大腿，患者对此的反应是采取一种典型的髋部屈曲和外旋姿势。一两天内可触及髂窝肿块和股神经受压症状(如股四头肌无力和膝腱反射消失)。神经的梗死可发生在糖尿病和结节性多动脉炎的病程中。急性股神经病的病因不明情况并不少见。

坐骨神经(另见第 10 章)

坐骨神经(sciatic nerve)来自第 4 和第 5 腰神经根以及第 1 和第 2 骶神经根，因此，这些水平中的任何一个椎间盘破裂均可模拟坐骨神经病(sciatic neuropathy)或坐骨神经痛(sciatica)。坐骨神经通过它的两个股，胫神经和腓神经(见下文)为腘绳肌和膝以下的所有肌肉提供运动神经支配；坐骨神经传递来自大腿后面、小腿后外侧面，以及整个足底的感觉冲动。在完全性坐骨神经麻痹中，膝部不能屈曲，膝部以下的所有肌肉都瘫痪。臀肌无力以及臀部和股后部疼痛，表明该神经在骨盆中受累。坐骨切迹以外的损伤可保留臀肌，但不能保留腘绳肌。部分压迫性损伤较常见，且往往累及腓神经支配肌更多于胫神经支配肌，给人以腓神经麻痹的印象。

一个较下部的腰椎间盘破裂是坐骨神经痛最常见的原因，尽管它当然不会直接影响坐骨神经。相关的运动和感觉发现允许定位神经根受压(L4~L5 椎间盘压迫 L5 根部：股后外侧和小腿疼痛，伴足内侧麻木，以及足和足趾的背屈无力；L5~S1 椎间盘压迫 S1 根：股后部和小腿的疼痛，足外侧麻木，足跖屈无力，以及踝反射消失)，如在第 10 章所讨论的。

坐骨神经通常受到损伤的影响，如骨盆或股骨骨折，髋部骨折 / 脱位，臀部和股部枪击伤，以及向臀下区注射有毒物质等。全髋关节置换术是另一个原因。骨盆(肉瘤、脂肪瘤)或臀区的肿瘤可能压迫坐骨神经。在麻醉药或巴比妥类药物的影响下，长时间双腿屈曲和伸展(莲花姿势)坐着，或在长期昏睡状态下平躺在坚硬的表面上，可能会严重损伤一侧或两侧的坐骨神经或坐骨神经的分支。该神经可能受到神经纤维瘤和感染，以及糖尿病和结节性多动脉炎的缺血性坏死的影响。发生坐骨神经痛的隐源形式，在转诊中比那些可确定原因更为常见。坐骨神经的部分损伤偶尔会导致灼痛(见下文)。

常见的莫顿神经瘤(Morton neuroma)，通常在发生第 3 与第 4 跖骨之间，可引起趾间或跖骨间疼痛，而且可通过 MRI 检测。这须接受外科切除术。这里还提到了一种令人痛苦的坐骨神经的足跖支受压。

腓总(腓骨)神经

坐骨神经恰在腘窝上方分为胫神经，即内侧或内部腘神经(*medial, or internal, popliteal nerve*)，以及腓总神经(common peroneal nerve)或称腓骨神经(fibular nerve)，外侧或外部腘神经(*lateral, or external, popliteal nerve*)。腓总神经绕腓骨头到小腿的前面，发出腓浅神经(*superficial peroneal nerve*)，它分出肌皮支(到腓骨肌肉)，以及腓深神经(*deep peroneal nerve*)，以前称为胫前神经(*anterior tibial nerve*)。后者的分支支配足和足趾的背屈肌(胫前肌、趾长伸肌和趾短伸肌，以及拇长伸肌等)，并从足背和小腿下部外侧面传递感觉纤维。Katirji 和 Wilbourn 报告的 116 例腓总神经病患者均有足背屈无力(足下垂)，大多数病例存在足背麻木。通常可见有足外翻无力，因为内翻是由 L5 神经根和胫神经的功能，所以在腓神经麻痹时内翻被保留，因此在这两个位置足下垂之间是有区别的。(应该测试踝部被动背屈时足部外翻。)疼痛是多变的。

手术或睡眠时的受压，或紧绷的石膏模型，产科马镫，坐姿时习惯性和长时间交叉腿，以及过紧的膝靴是腓总神经损伤最常见的原因。神经的受压点是经过腓骨头的位置。癌症或艾滋病患者的消瘦会增加这类压迫损伤的发生率。在糖尿病性神经病中，该神经也可能受到影响，以及受到腓骨上端骨折的损伤。腘窝囊肿(Baker cyst)由发炎的滑膜延伸至腘后间隙组成，可能会压迫神经，并可因瘦长型运动员膝关节后方肌肉肿胀或小血肿而受损。部分性瘫痪的预后通常较好。

胫神经

胫神经(tibial nerve)是坐骨神经的两股分支中的另一个(它在腘窝中分叉)，支配所有的腓肠肌群，亦即足和趾的跖屈肌和内翻肌，然后它继续作为胫后神经。这条神经穿过跗管(tarsal tunnel)，这是一条骨纤维通道，沿着跟骨的内侧走行，并被屈肌支持带所覆盖。这个隧道还包含胫骨后肌、趾长屈肌和拇长屈肌的肌腱以及到足部的血管。胫后神经终止于屈肌支持带，分为内侧和外侧跖神经(支配足部的小肌肉)。

胫神经的完全中断导致足部的跟骨外翻畸形,足部不能跖屈和内翻。足底的跖面的感觉丧失。

由于肌腱鞘或邻近结缔组织的增厚或骨关节炎的改变,胫后神经在跗管(*tarsal tunnel*)内可能受压(下面讨论的嵌压综合征)。神经肌肉专家担心这种嵌压综合征会被过度诊断。长时间站立或行走后,脚底会产生刺痛和灼烧感。在某些情况下,还会加重踝部或足部的疼痛,而且疼痛可沿坐骨神经影响到近端。在下踝部区压迫神经会产生疼痛,疼痛辐射到神经分布的末端。通常没有运动功能缺失。通过切断屈肌支持带可获得缓解。

嵌压性神经病

通过神经或周围组织的渗透而增加压力性麻痹的全身过程。主要症状是甲状腺功能减退症,淀粉样蛋白,妊娠和遗传性压力性麻痹。

在前几页内容中已经提到了最常遇到的嵌压性神经病(entrapment neuropathies)。神经通过狭窄的管道被受限,并受到持续的运动或压力,这些力不适用于其他神经。神经外膜和神经束膜变得显著增厚,压迫神经,还有脱髓鞘的可能。功能逐渐受损,感觉症状比运动症状更明显,症状随活动和休息而波动。最常见的受压神经依次为正中神经、尺神经、腓神经、胫神经和跖神经。我们应该记住通过浸润神经或周围组织而增强压迫性麻痹的全身性过程。主要是甲状腺功能减退、淀粉样变性、妊娠和遗传性压迫易感性麻痹等。

表 43-8 列出了常见的嵌压神经病和受压的部位。在 Dawson 及其同事以及 Asbury 和 Gilliatt 的专著中包含了这些疾病的详细描述。

复杂的局部疼痛综合征;灼痛,反射交感性营养不良(见第 7 章和第 10 章)

复杂的局部疼痛综合征(complex regional pain syndrome),是指周围神经部分损伤的一个不幸结果是延迟出现的严重疼痛,大致表现在受累神经的分布区。这一复杂的问题,包括被称为灼痛的烧灼性疼痛,以及与之相关的局部营养和自主神经变化,这些变化被归入反射性交感神经营养不良(*reflex sympathetic dystrophy*,*RSD*)的术语之下,在第 7 章其他疼痛综合征背景下和第 10 章中进一步讨论。

神经的创伤性中断

神经的创伤性中断(traumatic interruption of nerves),虽然这种病变的处理最好是委托专门的神经外科医生,但有几个方面涉及神经内科医生。外科技术的进步已经允许成功地将切断的神经末端接上。目前的建议是在 72 小时内对神经干进行端对端的缝合,应对一个分支进行尖锐而干净的修复。对于在探伤中发现的神经断头很粗糙的情况,大多数外科医生建议将游离的神经断头固定到邻近的结缔组织平面上,并尝试在 2~4 周内修复。然而,大多数损伤是钝性的,并保留了一些神经的连续性。如果这种连续性可以通过电生理检查在受创区域得到证实,则无须进行手术。在几个月后临床和电生理特征没有改善(对神经丛损伤可长达 6 个月),手术修复可能会促进有限的愈合。损伤后数月或数年出现的疼痛表明在神经切面的部位发生神经瘤,在这一部位的蒂内尔征(Tinel sign)有助于识别这一疾病。

(管阳太 译 王维治 校)

参考文献

Adams D, Gonzalez-Duarte A, O'Riordan WD, et al: Patisiran, an RNAi therapeutic, for hereditary transthyretin amyloidosis. *N Engl J Med* 379:11, 2018.

Adams RD, Shahani BT, Young RR: A severe pansensory familial neuropathy. *Trans Am Neurol Assoc* 98:67, 1973.

Alfen N, Van Engelen BG, Reinders JW, et al: The natural history of hereditary neurologic amyotrophy in the Dutch population. Two distinct types? *Brain* 12:718, 2000.

Ali Z, Carroll M, Robertson KP, Fowler CJ: The extent of small fibre sensory neuropathy in diabetics with plantar foot ulceration. *J Neurol Neurosurg Psychiatry* 52:94, 1989.

Amato AA, Russell JA: *Neuromuscular Disorders*. New York, McGraw-Hill, 2008.

Andrade C, Canijo M, Klein D, Kaelin A: The genetic aspect of the familial amyloidotic polyneuropathy: Portuguese type of paramyloidosis. *Humangenetik* 7:163, 1969.

Apfel SC, Schwartz S, Adornato BT, et al: Efficacy and safety of recombinant human nerve growth factor in patients with diabetic polyneuropathy: A randomized controlled trial. rhNGF Clinical Investigator Group. *JAMA* 284:2215, 2000.

Araki S, Mawatari S, Ohta M, et al: Polyneurotic amyloidosis in a Japanese family. *Arch Neurol* 18:593, 1968.

Asbury AK, Aldredge H, Hershberg R, et al: Oculomotor palsy in diabetes mellitus. A clinicopathologic study. *Brain* 93:555, 1970.

Asbury AK, Arnason BGW, Adams RD: The inflammatory lesion in acute idiopathic polyneuritis. *Medicine (Baltimore)* 48:173, 1969.

Asbury AK, Cornblath DR: Assessment of current diagnostic criteria for Guillain-Barré syndrome. *Ann Neurol* 27:S21, 1990.

Asbury AK, Fields HL: Pain due to peripheral nerve damage: An hypothesis. *Neurology* 34:1587, 1984.

Asbury AK, Gilliatt RW (eds): *Peripheral Nerve Disorders*. London, Butterworth, 1984.

Asbury AK, Picard EH, Baringer JR: Sensory perineuritis. *Arch Neurol* 26:302, 1972.

Asbury A, Thomas PK: *Peripheral Nerve Disorders*, 2nd ed. London, Butterworth & Heinemann, 1995.

Asbury A, Victor M, Adams RD: Uremic polyneuropathy. *Arch Neurol* 8:113, 1963.

Attarian S, Azulay J, Chabrol B, et al: Neonatal lower motor neuron syndrome associated with maternal neuropathy with anti-G_{M1} IgG. *Neurology* 63:379, 2004.

Austin JH: Observations on the syndrome of hypertrophic neuritis (the hypertrophic interstitial radiculoneuropathies). *Medicine (Baltimore)* 35:187, 1956.

Barnhill RL, McDougall AC: Thalidomide: Use and possible mode of action in reactional lepromatous leprosy and in various other conditions. *J Am Acad Dermatol* 7:317, 1982.

Barohn RJ, Kissel JT, Warmolts JR, Mendell JR: Chronic inflammatory polyradiculoneuropathy: Clinical characteristics, course, and recommendations for diagnostic criteria. *Arch Neurol* 46:878, 1989.

Barohn RJ, Sahenk Z, Warmolts JR, Mendell JR: The Bruns-Garland syndrome (diabetic amyotrophy). Revisited 100 years later. *Arch Neurol* 48:1130, 1991.

Bendixen BH, Younger DS, Hair LS, et al: Cholesterol emboli neuropathy. *Neurology* 42:428, 1992.

Benson MD, Waddington-Cruz M, Berk JL, et al: Inotersen treatment for patients with hereditary transthyretin amyloidosis. *N Engl J Med* 379:22,2018.

Berkowitz AL, Samuels MA. The neurology of Sjogren's syndrome and the rheumatology of peripheral neuropathy and myelitis. *Pract Neurol* 14:14, 2014.

Berroir S, Sarazin M, Amarenco P: Vertebral artery dissection presenting as neuralgic amyotrophy. *J Neurol Neurosurg Psychiatry* 72:522, 2002.

Bolton CF: Peripheral neuropathies associated with chronic renal failure. *Can J Neurol Sci* 7:89, 1980.

Bouldin TW, Hall CO, Krigman MR: Pathology of disulfiram neuropathy. *Neuropathol Appl Neurobiol* 6:155, 1980.

Bradley WG, Chad D, Verghese JP, et al: Painful lumbosacral plexopathy, with elevated sedimentation rate: A treatable inflammatory syndrome. *Ann Neurol* 15:457, 1984.

Brady RO, Schiffman R: Clinical features of and recent advances in therapy for Fabry disease. *JAMA* 284:2771, 2000.

Brannagan TH, Pradhan A, Heiman-Patterson T, et al: High-dose cyclophosphamide without stem-cell rescue for refractory CIDP. *Neurology* 58:1856, 2002.

Brashear A, Unverzaght FW, Farber MO, et al: Ethylene oxide neurotoxicity: A cluster of 12 nurses with peripheral and central nervous system toxicity. *Neurology* 46:992, 1996.

Brostoff SW, Levit S, Powers JM: Induction of experimental allergic neuritis with a peptide from myelin P2 basic protein. *Nature* 268:752, 1977.

Brown MJ, Greene DA: Diabetic neuropathy: Pathophysiology and management. In: Asbury AK, Gilliatt RW (eds): *Peripheral Nerve Disorders*. Boston, Butterworth, 1984, pp 126–153.

Cao-Lormeau VM, Blake A, Mons S, et al: Guillain-Barré Syndrome outbreak associated with Zika virus infection in French Polynesia: A case-control study. *Lancet* 9:387, 2016.

Capasso M, Caporale CM, Pomilio F, et al: Acute motor conduction block neuropathy. Another Guillain-Barré variant. *Neurology* 61:617, 2003.

Cavanaugh NPC, Eames RA, Galvin RJ, et al: Hereditary sensory neuropathy with spastic paraplegia. *Brain* 102:79, 1979.

Chad D, Periser K, Bradley WG, et al: The pathogenesis of cryoglobulinemic neuropathy. *Neurology* 32:725, 1982.

Chance PF, Lensch MW, Lipe H, et al: Hereditary neuralgic amyotrophy and hereditary neuropathy with liability to pressure palsies: Two distinct entities. *Neurology* 44:2253, 1994.

Chia L, Fernandez A, Lacroix D, et al: Contribution of nerve biopsy findings to the diagnosis of disabling neuropathy in the elderly. A retrospective review of 100 consecutive patients. *Brain* 119:1091, 1996.

Chin RL, Tseng VG, Green PH, et al: Multifocal axonal polyneuropathy in celiac disease. *Neurology* 66:1923, 2006.

Coelho T, Adams D, Silva A, et al: Safety and efficacy of RNAi therapy for transthyretin amyloidosis. *N Engl J Med* 369:819, 2013.

Coelho T, Maia L Cotto F, Silva AM, et al. Tafamidis for transthyretin familial amyloid polyneuropathy. *Neurology* 79:785, 2012.

Collins MP: The vasculitic neuropathies: An update. *Curr Opin Neurol* 25:573, 2012.

Collins MP, Dyck PJ, Gronseth GS, Guillevin et al: Peripheral Nerve Society Guideline on the classification, diagnosis, investigation, and immunosuppressive therapy of non-systemic vasculitic neuropathy: Executive summary. *J Peripher Nerv Syst* 15:176, 2010.

Collins MP, Periquet MI, Mendell JR, et al: Nonsystemic vasculitic neuropathy: Insights from a clinical cohort. *Neurology* 61:623, 2003.

Croft PB, Wilkinson M: The incidence of carcinomatous neuromyopathy in patients with various types of carcinoma. *Brain* 88:427, 1965.

Dalakas MC: Chronic idiopathic ataxic neuropathy. *Ann Neurol* 19:545, 1986.

Dalakas MC, Engel WK: Chronic relapsing (dysimmune) polyneuropathy: Pathogenesis and treatment. *Ann Neurol* 9:134, 1981a.

Dalakas MC, Engel WK: Polyneuropathy with monoclonal gammopathy: Studies of 11 patients. *Ann Neurol* 10:45, 1981b.

Dalmau J, Graus F, Rosenbaum MK, Posner JB: Anti-Hu-associated paraneoplastic encephalomyelitis/sensory neuropathy: A clinical study of 71 patients. *Medicine (Baltimore)* 71:59, 1992.

Daughaday WH: Extreme gigantism: Analysis of growth velocity and occurrence of severe peripheral neuropathy with neuropathic joints. *N Engl J Med* 297:1267, 1977.

Dawson DM, Hallett M, Wilbourn, AJ: *Entrapment Neuropathies*, 3rd ed. Boston, Lippincott-Raven, 1999.

De Wals P, Deceuninck G, Toth E, et al: Risk of Guillain-Barré syndrome following H1N1 influenza vaccination in Quebec. *JAMA* 308:175, 2012.

DeGroot K, Schmidt DK, Arlt AC, et al: Standardized neurologic evaluation of 128 patients with Wegener granulomatosis. *Arch Neurol* 58:1215, 2001.

Delank HW, Koch G, Kohn G, et al: Familiare amyloid Polyneuropathie typus Wohlwill-Corino Andrade. *Arztl Forsch* 19:401, 1965.

Delmont E, Azulay JP, Giorgi R, et al: Multifocal motor neuropathy with and without conduction block. *Neurology* 67:592, 2006.

Denny-Brown D: Hereditary sensory radicular neuropathy. *J Neurol Neurosurg Psychiatry* 14:237, 1951.

Donaghy M, Hakin RN, Bamford JM, et al: Hereditary sensory neuropathy with neurotrophic keratitis. Description of an autosomal recessive disorder with a selective reduction of small myelinated nerve fibres and a discussion of the classification of the hereditary sensory neuropathies. *Brain* 110:563, 1987.

Dreyfus PM, Hakim S, Adams RD: Diabetic ophthalmoplegia: Report of a case with postmortem study and comments on vascular supply of human oculomotor nerve. *AMA Arch Neurol Psychiatry* 77:337, 1957.

Duchen LW, Anjorin A, Watkins PJ, Mackay JD: Pathology of autonomic neuropathy in diabetes mellitus. *Ann Intern Med* 92:301, 1980.

Duchowny M, Caplan L, Siber G: Cytomegalovirus infection of the adult nervous system. *Ann Neurol* 5:458, 1979.

Dyck PJ, Daube J, O'Brien P, et al: Plasma exchange in chronic inflammatory demyelinating polyneuropathy. *N Engl J Med* 314:461, 1986a.

Dyck PJ, Karnes JL, O'Brien P, et al: The spatial distribution of fiber loss in diabetic polyneuropathy suggests ischemia. *Ann Neurol* 19:440, 1986b.

Dyck PJ, Kratz KM, Karnes JL, et al: The prevalence by staged severity of various types of diabetic neuropathy, and nephropathy, in a population-based cohort. *Neurology* 43:817, 1993.

Dyck PJ, Lais AC, Ohta M, et al: Chronic inflammatory polyradiculoneuropathy. *Mayo Clin Proc* 50:621, 1975.

Dyck PJ, Lambert EH: Inherited neuronal degeneration and atrophy affecting peripheral motor, sensory, and autonomic neurons. In: PJ Dyck, PK Thomas, EH Lambert (eds): *Peripheral Neuropathy*. Philadelphia, Saunders, 1975, pp 825–867.

Dyck PJ, Lambert EH: Polyneuropathy associated with hypothyroidism. *J Neuropathol Exp Neurol* 29:631, 1970.

Dyck PJ, Low PA, Windebank AJ, et al: Plasma exchange in polyneuropathy associated with monoclonal gammopathy of undetermined significance. *N Engl J Med* 325:1482, 1991.

Dyck PJ, Oviatt KF, Lambert EH: Intensive evaluation of referred unclassified neuropathies yields improved diagnosis. *Ann Neurol* 10:222, 1981.

Dyck PJB, Engelstad J, Norell J, Dyck PJ: Microvasculitis in non-diabetic lumbosacral radiculoplexus neuropathy (LSRPN): Similarity to the diabetic variety (DLSRPN). *J Neuropathol Exp Neurol* 59:525, 2000.

Eames RA, Lange LS: Clinical and pathologic study of ischaemic neuropathy. *J Neurol Neurosurg Psychiatry* 30:215, 1967.

Earl CJ, Fullerton PM, Wakefield GS, Schutta HS: Hereditary neuropathy with liability to pressure palsies. *Q J Med* 33:481, 1964.

Ecker AD, Woltman WH: Meralgia paresthetica: A report of one hundred and fifty cases. *JAMA* 110:1650, 1938.

Eftimov F, Veremuelen M, Doorn PA, et al: Long-term remission of CIDP after pulsed dexamethasone or short-term prednisolone treatment. *Neurology* 78:1079, 2012.

England JD, Asbury AK: Peripheral neuropathy. *Lancet* 363:2151, 2004.

England JD, Gronseth GS, Franklin G, et al: Evaluation of distal symmetric polyneuropathy: The role of laboratory and genetic testing (an evidence-based review). *Muscle Nerve* 39:116, 2009.

Faber CG, Hoeijmakers JG, Ahn HS, et al: Gain of function $Na_v1.7$ mutations in idiopathic small fiber neuropathy. *Ann Neurol* 71:26, 2012.

Fagerberg SE: Diabetic neuropathy: A clinical and histological study on the significance of vascular affections. *Acta Med Scand* 164(Suppl 345):1, 1959.

Falls HF, Jackson JH, Carey JG, et al: Ocular manifestations of hereditary primary systemic amyloidosis. *Arch Ophthalmol* 54:660, 1955.

Farcas P, Avnum L, Frisher S, et al: Efficacy of repeated intravenous immunoglobulin in severe unresponsive Guillain-Barré syndrome. *Lancet* 350:1747, 1997.

Feasby TE, Burton SR, Hahn AF: Obstetrical lumbosacral plexus injuries. *Muscle Nerve* 15:937, 1992.

Feasby TE, Gilbert JJ, Brown WF, et al: An acute axonal form of Guillain-Barré polyneuropathy. *Brain* 109:1115, 1986.

Fisher CM: An unusual variant of acute idiopathic polyneuritis (syndrome of ophthalmoplegia, ataxia and areflexia). *N Engl J Med* 255:57, 1956.

Fisher CM, Adams RD: Diphtheritic polyneuritis: A pathological study. *J Neuropathol Exp Neurol* 15:243, 1956.

Forssman O, Bjorkman G, Hollender A, Englund NE: IgM-producing lymphocytes in peripheral nerve in a patient with benign monoclonal gammopathy. *Scand J Haematol* 11:332, 1973.

Funck-Brentano JL, Cueille GF, Man NK: A defense of the middle molecule hypothesis. *Kidney Int* 13(Suppl 8):S31, 1978.

Gaist D, Jeppesen U, Andersen M, et al: Statins and risk of polyneuropathy: A case control study. *Neurology* 58:1333, 2002.

Garcia-Bragado F, Bernandez JM, Navarro C, et al: Peripheral neuropathy in essential mixed cryoglobulinemia. *Arch Neurol* 45:1210, 1988.

Garland H: Diabetic amyotrophy. *Br Med J* 2:1287, 1955.

Gemignani F, Brindani F, Alferi S, et al: Clinical spectrum of cryoglobulinemic neuropathy. *J Neurol Neurosurg Psychiatry* 76:1410, 2005.

Goodfellow J, Fearn CB, Matthews JM: Iliacus haematoma: A common complication of haemophilia. *J Bone Joint Surg Br* 49B:748, 1967.

Gorson KC, Allam G, Ropper AH: Chronic inflammatory demyelinating polyneuropathy: Clinical features and response to treatment in 67 consecutive patients with and without monoclonal gammopathy. *Neurology* 48:321, 1997.

Gorson KC, Herrmann DN, Thiagarajan R, et al: Non-length dependent small fibre neuropathy/ganglionopathy. *J Neurol Neurosurg Psychiatry* 79:163, 2008.

Gorson KC, Ropper AH: Axonal neuropathy associated with monoclonal gammopathy of undetermined significance. *J Neurol Neurosurg Psychiatry* 63:163, 1997.

Gorson KC, Ropper AH: Idiopathic distal small fiber neuropathy. *Acta Neurol Scand* 92:376, 1995.

Gorson KC, Ropper AH, Mureillo M, Blair R: Prospective evaluation of MRI lumbosacral root enhancement in acute Guillain-Barré syndrome. *Neurology* 47:813, 1996.

Gorson KC, Ropper AH: Positive salivary gland biopsy, Sjögren syndrome and neuropathy: Clinical implications. *Muscle Nerve* 28:553, 2003.

Gorson KC, Ropper AH, Weinberg DH: Upper limb predominant, multifocal inflammatory demyelinating neuropathy. *Muscle Nerve* 22:758, 1999.

Gorson KC, Ropper AH, Weinberg DH, Weinstein R: Treatment experience in patients with anti-myelin-associated glycoprotein neuropathy. *Muscle Nerve* 24:778, 2001.

Gorson KC, Schott C, Rand WM, et al: Gabapentin in the treatment of painful diabetic neuropathy: A placebo-controlled, double-blind, crossover trial. *J Neurol Neurosurg Psychiatry* 66:251, 1999.

Gosselin S, Kyle RA, Dyck PJ: Neuropathy associated with monoclonal gammopathy of undetermined significance. *Ann Neurol* 30:54, 1991.

Grant I, Hunder GG, Homburger HA, Dyck PJ: Peripheral neuropathy associated with sicca complex. *Neurology* 48:855, 1997.

Griffin JW, Cornblath DR, Alexander B, et al: Ataxic sensory neuropathy and dorsal root ganglionitis associated with Sjögren's syndrome. *Ann Neurol* 27:304, 1990.

Griffin JW, Li CY, Ho TW, et al: Guillain-Barré syndrome in northern China: The spectrum of neuropathological changes in clinically defined cases. *Brain* 118:577, 1995.

Guarantors of Brain: *Aids to the Examination of the Peripheral Nervous System*, 2nd ed. London, Baillière-Tindall, 1986.

Guillain-Barré Study Group: Plasmapheresis and acute Guillain-Barré syndrome. *Neurology* 35:1096, 1985.

Hadjivassiliou M, Chattopadhyay AK, Davies-Jones GA, et al: Neuromuscular disorder as presenting feature of coeliac disease. *J Neurol Neurosurg Psychiatry* 63:770, 1997.

Hafer-Macko CE, Sheikh KA, Li CY, et al: Immune attack on the Schwann cell surface in acute inflammatory demyelinating polyneuropathy. *Ann Neurol* 39:625, 1996.

Hahn AF, Bolton CF, Pillay N, et al: Plasma exchange therapy in chronic inflammatory demyelinating polyneuropathy. *Brain* 119: 1055, 1996a.

Hahn AF, Bolton CF, Zochodne D, Feasby TE: Intravenous immunoglobulin treatment in chronic inflammatory demyelinating polyneuropathy. *Brain* 119:1067, 1996b.

Harding AE, Thomas PK: Peroneal muscular atrophy with pyramidal features. *J Neurol Neurosurg Psychiatry* 47:168, 1984.

Harding AE, Thomas PK: The clinical features of hereditary motor and sensory neuropathy: Types I and II. *Brain* 103:259, 1980.

Hart ZH, Hoffman W, Winbaum E: Polyneuropathy, alopecia areata, and chronic lymphocytic thyroiditis. *Neurology* 29:106, 1979.

Haymaker W, Kernohan JW: The Landry-Guillain-Barré syndrome: Clinicopathologic report of fifty fatal cases and critique of the literature. *Medicine (Baltimore)* 28:59, 1949.

Henson RA, Urich H: *Cancer and the Nervous System*. Oxford, UK, Blackwell, 1982, pp 368–405.

Herlenius G, Wilczek HE, Larsson M, et al: Ten years of international experience with liver transplantation for familial amyloidotic polyneuropathy: Results from the Familial Amyloidotic Polyneuropathy World Transplant Registry. *Transplantation* 77:64, 2004.

Hoitsma E, Marziniak M, Faber GC, et al: Small fibre neuropathy in sarcoidosis. *Lancet* 359:2085, 2002.

Honovar M, Tharakan JK, Hughes RAC, et al: A clinico-pathological study of Guillain-Barré syndrome: Nine cases and literature review. *Brain* 114:1245, 1991.

Hoogendijk JE, Hensels GW, Gabreel S, et al: De novo mutation in hereditary motor and sensory neuropathy, type 1. *Lancet* 339:1081, 1992.

Horwich MS, Cho L, Porro RS, Posner JB: Subacute sensory neuropathy: A remote effect of carcinoma. *Ann Neurol* 2:7, 1977.

Hughes R, Sanders E, Hall S, et al: Subacute idiopathic demyelinating polyradiculoneuropathy. *Arch Neurol* 49:612, 1992.

Hughes RAC: *Guillain-Barré Syndrome*. London, Springer-Verlag, 1990.

Hughes RAC: Ineffectiveness of high-dose intravenous methylprednisolone in Guillain-Barré syndrome. *Lancet* 338:1142, 1991.

Ikeda S-I, Hanyu N, Hongo M, et al: Hereditary generalized amyloidosis with polyneuropathy: Clinicopathological study of 65 Japanese patients. *Brain* 110:315, 1987.

Illa I, Rojas R, Gallardo E, et al: Chronic idiopathic sensory ataxic neuropathy: Immunological aspects of a series of 17 patients. *Rev Neurol* 157:517, 2001.

Ismael SS, Amarenco G, Bayle B, Kerdraon J: Postpartum lumbosacral plexopathy limited to autonomic and perineal manifestations: Clinical and electrophysiologic study of 19 patients. *J Neurol Neurosurg Psychiatry* 68:771, 2000.

Jankovic J, Van der Linden C: Dystonia and tremor induced by peripheral trauma: Predisposing factors. *J Neurol Neurosurg Psychiatry* 51:1512, 1988.

Jaradeh S, Dyck PJ: Hereditary motor sensory neuropathy with treatable extrapyramidal features. *Arch Neurol* 49:175, 1992.

Jeannet PY, Watts GD, Bird TD, Chance PF: Craniofacial and cutaneous findings expand the phenotype of hereditary neuralgic amyotrophy. *Neurology* 57:1963, 2001.

Johnson PC, Doll SC, Cromey DW: Pathogenesis of diabetic neuropathy. *Ann Neurol* 19:450, 1986.

Kahn P: Anderson-Fabry disease: A histopathological study of three cases with observations on the mechanism of production of pain. *J Neurol Neurosurg Psychiatry* 36:1053, 1973.

Kahn SN, Riches PG, Kohn J: Paraproteinemia in neurological disease: Incidence, association and classification of monoclonal immunoglobulins. *J Clin Pathol* 33:617, 1980.

Kaltrieder HB, Talal N: The neuropathy of Sjögren's syndrome: Trigeminal nerve involvement. *Ann Intern Med* 70:751, 1961.

Kantarjian AD, DeJong RN: Familial primary amyloidosis with nervous system involvement. *Neurology* 3:399, 1953.

Kaplan JG, Rosenberg R, Reinitz E, et al: Invited review: Peripheral neuropathy in Sjögren's syndrome. *Muscle Nerve* 13:573, 1990.

Karam C, Klein CJ, Dispenzieri A, et al: Polyneuropathy improvement following autologous stem cell transplantation for POEMS syndrome. *Neurology* 2015;84, 1981.

Katirji MB, Wilbourn AJ: Common peroneal mononeuropathy: A clinical and electrophysiologic study of 116 lesions. *Neurology* 38:1723, 1988.

Katz JS, Saperstein DS, Gronseth D, et al: Distal acquired demyelinating symmetric neuropathy. *Neurology* 54:615, 2000.

Kernohan JW, Woltman HW: Amyloid neuritis. *Arch Neurol Psychiatry* 47:132, 1942.

Kikta DG, Breuer AC, Wilbourn AJ: Thoracic root pain in diabetes: The spectrum of clinical and electromyographic findings. *Ann Neurol* 11:80, 1982.

King R: *Atlas of Peripheral Nerve Pathology*. London, Arnold, 1999.

Klein CJ, Duan X, Shy ME: Inherited neuropathies: Clinical overview and update. AANEM Monograph. *Muscle Nerve* 48:604, 2013.

Klein CM, Vernino S, Lennon VA, et al: The spectrum of autoimmune autonomic neuropathies. *Arch Neurol* 53:752, 2003.

Koike H, Takahashi M, Ohyama K, et al: Clinicopathologic features of folate-deficiency neuropathy. *Neurology* 84:1026, 2015.

Kori SH, Foley KM, Posner JB: Brachial plexus lesions in patients with cancer: 100 cases. *Neurology* 31:45, 1981.

Koski CL, Gratz E, Sutherland J, et al: Clinical correlation with anti-peripheral nerve myelin antibodies in Guillain-Barré syndrome. *Ann Neurol* 19:573, 1986.

Kremer M, Gilliatt RW, Golding JSR, Wilson TG: Acroparaesthesiae in the carpal-tunnel syndrome. *Lancet* 2:590, 1953.

Kuitwaard K, de Gelder J, Tio-Gillen AP, et al: Pharmacokinetics of intravenous immunoglobulin and outcome in Guillain-Barré syndrome. *Ann Neurol* 66:597, 2009.

Kuwabara S, Misawa S, Kanai K, et al: Neurologic improvement after peripheral blood stem cell transplantation in POEMS syndrome. *Neurology* 71:1691, 2008.

Kuwabara S, Misawa S, Mori M, et al: Long-term prognosis of chronic inflammatory demyelinating polyneuropathy—a five-year follow-up of 38 cases. *J Neurol Neurosurg Psychiatry* 77:66, 2006.

Kyle RA, Bayrd ED: Amyloidosis: Review of 236 cases. *Medicine (Baltimore)* 54:271, 1975.

Kyle RA, Dyck PJ: Neuropathy associated with the monoclonal gammopathies. In: Dyck PJ, Thomas PK (eds): *Peripheral Neuropathy*, 4th ed. Philadelphia, Elsevier Saunders, 2005, pp 2255–2276.

Kyle RA, Kelly JJ, Dyck PJ: Amyloidosis and neuropathy. In: Dyck PJ, Thomas PK (eds): *Peripheral Neuropathy*, 4th ed. Philadelphia, Elsevier Saunders, 2005, pp 2427–2451.

Lachmann HJ, Booth DR, Booth SE, et al: Misdiagnosis of hereditary amyloidosis as AL (primary) amyloidosis. *N Engl J Med* 346:1786, 2002.

Lachmann HJ, Goodman HJ, Gilbertson JA, et al: National history and outcome in systemic AA amyloidosis. *N Engl J Med* 356:2361, 2007.

Lafitte C: Manifestations neurologique du syndrome de Gougerot-Sjögren primitif. *Rev Neurol* 154:658, 1998.

Latov N, Gross RB, Kastelman J, et al: Complement-fixing antiperipheral nerve myelin antibodies in patients with inflammatory polyneuritis and with polyneuropathy and paraproteinemias. *Neurology* 31:1530, 1981.

Layzer RB: *Neuromuscular Manifestations of Systemic Disease: Contemporary Neurology Series*. Vol 25. Philadelphia, Davis, 1984.

Lederman RJ, Wilbourn AJ: Brachial plexopathy: Recurrent cancer or radiation? *Neurology* 34:1331, 1984.

Lederman RJ, Wilbourn AJ: Postpartum neuralgic amyotrophy. *Neurology* 47:1213, 1996.

Leger JM, Bouche P, Cervera P, Hauw JJ: Primary Sjögren syndrome in chronic polyneuropathy presenting in middle or old age. *J Neurol Neurosurg Psychiatry* 59:1276, 1995.

Lewis RA, Sumner AJ, Brown MJ, Asbury AK: Multifocal demyelinating neuropathy with persistent conduction block. *Neurology* 32:958, 1982.

Lewis T, Pickering GW: Circulatory changes in the fingers in some diseases of the nervous system with special reference to the digital atrophy of peripheral nerve lesions. *Clin Sci* 2:149, 1936.

Lhermitte F, Fritel D, Cambier J, et al: Polynevrites au cours de traitements par la nitrofurantoine. *Presse Med* 71:767, 1963.

Lhote F, Cohen P, Genereau T, et al: Microscopic polyangiitis: Clinical aspects and treatment. *Ann Med Interne (Paris)* 147:165, 1996.

Loggigian EL, Kaplan RF, Steere AC: Chronic neurologic manifestations of Lyme disease. *N Engl J Med* 323:1438, 1990.

Logina I, Donaghy M: Diphtheritic polyneuropathy: A clinical study and comparison with Guillain-Barré syndrome. *J Neurol Neurosurg Psychiatry* 67:433, 1999.
Low PA, Dyck PJ, Lambert EH: Acute panautonomic neuropathy. *Ann Neurol* 13:412, 1983.
Luostarinen L, Himanen S-L, Luostarinen M, et al: Neuromuscular and sensory disturbances in patients with well treated coeliac disease. *J Neurol Neurosurg Psychiatry* 74:490, 2003.
Lupski JR, Reid JG, Gonzaga-Jauregui C, et al: Whole-genome sequencing in a patient with Charcot-Marie-Tooth neuropathy. *N Engl J Med* 362:1181, 2010.
Maas JJ, Beersma MFC, Haan J, et al: Bilateral brachial plexus neuritis following parvovirus B19 and cytomegalovirus infection. *Ann Neurol* 40:928, 1996.
Madrid R, Bradley WG: The pathology of neuropathies with focal thickening of the myelin sheath (tomaculous neuropathy). *J Neurol Sci* 25:415, 1975.
Magee KR, DeJong RN: Paralytic brachial neuritis. *JAMA* 174:1258, 1960.
Marquez S, Turley JJ, Peters WJ: Neuropathy in burn patients. *Brain* 116:471, 1993.
Matthews WB, Esiri M: The migrant sensory neuritis of Wartenberg. *J Neurol Neurosurg Psychiatry* 46:1, 1983.
Matthews WB, Squier MV: Sensory perineuritis. *J Neurol Neurosurg Psychiatry* 51:473, 1988.
McCombe PA, McLeod JG, Pollard JD, et al: Peripheral sensorimotor and autonomic polyneuropathy associated with systemic lupus erythematosus. *Brain* 110:533, 1987a.
McCombe PA, Pollard JD, McLeod JG: Chronic inflammatory demyelinating polyradiculoneuropathy: A clinical and electrophysiological study of 92 cases. *Brain* 111:1617, 1987b.
McDonald TD, Faust PL, Bruno C, et al: Polyglucosan body disease simulating amyotrophic lateral sclerosis. *Neurology* 43:785, 1993.
McGonagle TK, Levine SR, Donofrio PD, Albers JW: Spectrum of patients with EMG features of polyradiculopathy without neuropathy. *Muscle Nerve* 13:63, 1990.
McKhann GM, Griffin JW, Cornblath DR, et al: Plasmapheresis and Guillain-Barré syndrome: Analysis of prognostic factors and the effect of plasmapheresis. *Ann Neurol* 23:347, 1988.
Mellgren SI, Conn DL, Stevens JC, Dyck PJ: Peripheral neuropathy in primary Sjögren's syndrome. *Neurology* 39:390, 1989.
Mendell JR, Sahenk Z: Painful sensory neuropathy. *N Engl J Med* 348:1243, 2003.
Meretoja J: Familial systemic paramyloidosis with lattice dystrophy of the cornea, progressive cranial neuropathy, skin changes and various internal symptoms: A previously unrecognized heritable syndrome. *Ann Clin Res* 1:314, 1969.
Moore PM, Harley JB, Fauci AS: Neurologic dysfunction in the idiopathic hypereosinophilic syndrome. *Ann Intern Med* 102:109, 1985.
Moulingier A, Authier F-J, Baudrimont M, et al: Peripheral neuropathy in human immunodeficiency virus-infected patients with the diffuse infiltrative lymphocytosis syndrome. *Ann Neurol* 41:438, 1997.
Nathan PW: Painful legs and moving toes: Evidence on the site of the lesion. *J Neurol Neurosurg Psychiatry* 41:934, 1978.
Oh S: Paraneoplastic vasculitis of the peripheral nervous system. *Neurol Clin* 15:849, 1997.
Ohnishi A, Dyck PJ: Loss of small peripheral sensory neurons in Fabry disease. *Arch Neurol* 31:120, 1974.
Ongerboer de Visser BW, Feltkamp-Vroom TM, Feltkamp CA: Sural nerve immune deposits in polyneuropathy as a remote effect of malignancy. *Ann Neurol* 14:261, 1983.
Pallis CA, Scott JT: Peripheral neuropathy in rheumatoid arthritis. *Br Med J* 1:1141, 1965.
Parsonage MJ, Turner JWA: Neuralgic amyotrophy: The shoulder girdle syndrome. *Lancet* 1:973, 1948.
Pascoe MK, Low PA, Windebank AJ, Litchy WJ: Subacute diabetic proximal neuropathy. *Mayo Clin Proc* 72:1123, 1997.
Periquet MI, Novak V, Collins MP, et al: Painful sensory neuropathy: Prospective evaluation using skin biopsy. *Neurology* 52: 1641, 1999.
Pestronk A, Chaudhry V, Feldman EL, et al: Lower motor neuron syndromes defined by patterns of weakness, nerve conduction abnormalities, and high titers of antiglycolipid antibodies. *Ann Neurol* 27:316, 1990.
Phillips LH: Familial long thoracic nerve palsy: A manifestation of brachial plexus neuropathy. *Neurology* 36:1251, 1986.
Pickett JBE, Layzer RB, Levin SR, et al: Neuromuscular complications of acromegaly. *Neurology* 25:638, 1975.
Planté-Bordeneuve V, Guichon-Mantel A, Lacroix C, et al: The Roussy-Lévy family: From the original description to the gene. *Ann Neurol* 46:770, 1999.
Plasma Exchange/Sandoglobulin Guillain-Barré Syndrome Trial Group. Randomised trial of plasma exchange, intravenous immunoglobulin, and combined treatments in Guillain-Barré syndrome. *Lancet* 349:225, 1997.
Prineas JW, McLeod JG: Chronic relapsing polyneuritis. *J Neurol Sci* 27:427, 1976.
Raff MC, Sangalang V, Asbury AK: Ischemic mononeuropathy multiplex associated with diabetes mellitus. *Arch Neurol* 18:487, 1968.
Rechthand E, Cornblath DR, Stern BJ, Meyerhoff JO: Chronic demyelinating polyneuropathy in systemic lupus erythematosus. *Neurology* 34:1375, 1984.
Refsum S: Heredopathia atactica polyneuritiformis: A familial syndrome not hitherto described. *Acta Psychiatr Scand Suppl* 38:1, 1946.
Robitaille Y, Carpenter S, Karpati G, Dimauro S: A distinct form of adult polyglucosan body disease with massive involvement of central and peripheral neuronal processes and astrocytes. *Brain* 103:315, 1980.
Robson JS: Uraemic neuropathy. In: Robertson RF (ed): *Some Aspects of Neurology*. Edinburgh, UK, Royal College of Physicians, 1968, pp 74-84.
Rogers LR, Borkowski JW, Albers KH, et al: Obturator mononeuropathy caused by pelvic cancer: Six cases. *Neurology* 43:1489, 1993.
Romero CE, Jacobs BJ, Ropper AH: Clinical characteristics of a mild sensory-fasciculatory syndrome. *Neurology* 62(Suppl 5):A519, 2004.
Ropper AH: Accelerated neuropathy of renal failure. *Arch Neurol* 50:536, 1993.
Ropper AH: Chronic demyelinating polyneuropathy: Improvement after sepsis. *Neurology* 46:848, 1996.
Ropper AH: Further regional variants of acute immune polyneuropathy. *Arch Neurol* 51:671, 1994.
Ropper AH: Severe acute Guillain-Barré syndrome. *Neurology* 36:429, 1986b.
Ropper AH: Unusual clinical variants and signs in Guillain-Barré syndrome. *Arch Neurol* 43:1150, 1986a.
Ropper AH, Adelman L: Early Guillain-Barré syndrome without inflammation. *Arch Neurol* 49:979, 1992.
Ropper AH, Gorson KC: Neuropathies associated with paraproteinemias. *N Engl J Med* 338:1601, 1998.
Ropper AH, Gorson KC, Gooch CL, et al: Vascular endothelial growth factor gene transfer for diabetic polyneuropathy: A randomized, double-blinded trial. *Ann Neurol* 65:386, 2009.
Ropper AH, Kehne SM: Guillain-Barré syndrome: Management of respiratory failure. *Neurology* 35:1662, 1985.
Ropper AH, Marmarou A: Mechanism of pseudotumor in Guillain-Barré syndrome. *Arch Neurol* 41:259, 1984.
Ropper AH, Wijdick EFM, Truax BT: *Guillain-Barré Syndrome*. Philadelphia, Davis, 1991.
Rowland LP, Defendini R, Sheman W, et al: Macroglobulinemia with peripheral neuropathy simulating motor neuron diseases.

Ann Neurol 11:532, 1982.

Rukavina JG, Block WD, Jackson CE, et al: Primary systemic amyloidosis: A review and an experimental genetic and clinical study of 29 cases with particular emphasis on the familial form. *Medicine (Baltimore)* 35:239, 1956.

Sabin TD: Temperature-linked sensory loss: A unique pattern in leprosy. *Arch Neurol* 20:257, 1969.

Said G, Lacroix C: Primary and secondary vasculitic neuropathy. *J Neurol* 252:633, 2005.

Said G, Lacroix C, Lozeram P, et al: Inflammatory vasculopathy in multifocal diabetic neuropathy. *Brain* 126:376, 2003.

Said G, Lacroix C, Planto-Bordenevue U, et al: Nerve granulomas and vasculitis in sarcoid peripheral neuropathy. *Brain* 125:264, 2002.

Said G, Slama G, Selva J: Progressive centripetal degeneration of axons in small fiber type diabetic polyneuropathy: A clinical and pathological study. *Brain* 106:791, 1983.

Samanta A, Burden AC: Painful diabetic neuropathy. *Lancet* 1:348, 1985.

Sandroni P, Vernino S, Klein CM, et al: Idiopathic autonomic neuropathy. Comparison of cases seropositive and seronegative for ganglionic acetylcholine receptor antibody. *Arch Neurol* 61:44, 2004.

Saporta, ASD, Sottile SL, Miller LJ, et al: Charcot-Marie-Tooth disease subtypes and genetic testing strategies. *Ann Neurol* 69:22, 2011.

Schaumburg HH, Berger AR, Thomas PK: *Disorders of Peripheral Nerves*, 2nd ed. Philadelphia, Davis, 1992.

Schaumburg HH, Kaplan J, Windebank A, et al: Sensory neuropathy from pyridoxine abuse. *N Engl J Med* 309:445, 1983.

Shahani BT, Young RR, Adams RD: Neuropathic tremor: Evidence on the site of the lesion. *Electroencephalogr Clin Neurophysiol* 34:800, 1973.

Simmons Z, Albers JW, Bromberg MB, Feldman EL: Long-term follow-up of patients with chronic demyelinating polyradiculoneuropathy without and with monoclonal gammopathy. *Brain* 118:359, 1995.

Simovic D, Gorson KC, Ropper AH: Comparison of IgM-MGUS and IgG-MGUS polyneuropathy. *Acta Neurol Scand* 97:194, 1998.

Sinnreich M, Klein CJ, Daube JR, et al: Chronic immune sensory polyradiculopathy. *Neurology* 63:1662, 2004.

Smith IS, Kahn SN, Lacey BW, et al: Chronic demyelinating neuropathy associated with benign IgM paraproteinemia. *Brain* 106:169, 1983.

Sorenson EJ, Sima AAF, Blaivas M, et al: Clinical features of perineuritis. *Muscle Nerve* 20:1153, 1997.

Specks U, Wheatley CL, McDonald TJ, et al: Anticytoplasmic autoantibodies in the diagnosis and follow-up of Wegener's granulomatosis. *Mayo Clin Proc* 64:28, 1989.

Spencer PS, Schaumburg HH, Ludolph AC (eds): *Experimental and Clinical Neurotoxicology*. New York, Oxford University Press, 1999.

Spillane JW, Nathan PW, Kelly RE, Marsden CD: Painful legs and moving toes. *Brain* 94:541, 1971.

Staunton H, Dervan P, Kale R, et al: Hereditary amyloid polyneuropathy in northwest Ireland. *Brain* 110:1231, 1987.

Sterman AB, Schaumberg HH, Asbury AK: The acute sensory neuropathy syndrome: A distinct clinical entity. *Ann Neurol* 7:354, 1980.

Stevens JC: The electrodiagnosis of the carpal tunnel syndrome. *Muscle Nerve* 12:99, 1987.

Stewart BM: The hypertrophic neuropathy of acromegaly: A rare neuropathy associated with acromegaly. *Arch Neurol* 14:107, 1966.

Stogbauer F, Young P, Kuhlenbaumer G, et al: Autosomal dominant burning feet syndrome. *J Neurol Neurosurg Psychiatry* 67:78, 1999.

Stoll BA, Andrews JT: Radiation induced peripheral neuropathy. *Br Med J* 1:834, 1966.

Suarez CM, Fealy RD, Camilleri M, Low PA: Idiopathic autonomic neuropathy. Clinical, neurophysiologic, and follow-up studies on 27 patients. *Neurology* 44:1675, 1994.

Suarez GA, Giannini C, Bosch EP, et al: Immune brachial plexus neuropathy: Suggestive evidence for inflammatory-immune pathogenesis. *Neurology* 46:559, 1996.

Sumner CJ, Sheth S, Griffin JW, et al: The spectrum of neuropathy in diabetes and impaired glucose tolerance. *Neurology* 60:108, 2003.

Sun SF, Steib EW: Diabetic thoracoabdominal neuropathy: Clinical and electrodiagnostic features. *Ann Neurol* 9:75, 1981.

Swanson AG, Buchan GC, Alvord EC Jr: Anatomic changes in congenital insensitivity to pain: Absence of small primary sensory neurons in ganglia, roots and Lissauer's tract. *Arch Neurol* 12:12, 1965.

Taylor RA: Heredofamilial mononeuritis multiplex with brachial predilection. *Brain* 83:113, 1960.

Tesfaye S, Chaturvedi N, Easton SE, et al: Vascular risk factors and diabetic neuropathy. *N Engl J Med* 352:341, 2005.

Thomas JE, Cascino TL, Earle JD: Differential diagnosis between radiation and tumor plexopathy of the pelvis. *Neurology* 35:1, 1985.

Thomas PK, Ormerod IE: Hereditary neurologic amyotrophy associated with a relapsing multifocal sensory neuropathy. *J Neurol Neurosurg Psychiatry* 56:107, 1993.

Triggs WJ, Cros D, Gominak SC, et al: Motor nerve inexcitability in Guillain-Barré syndrome. *Brain* 115:1291, 1992.

Tsairis P, Dyck PJ, Mulder DW: Natural history of brachial plexus neuropathy: Report on 99 cases. *Arch Neurol* 27:109, 1972.

Tuck RR, McLeod JG: Retinitis pigmentosa, ataxia, and peripheral neuropathy. *J Neurol Neurosurg Psychiatry* 46:206, 1983.

Uchuya M, Graus F, Vega F, et al: Intravenous immunoglobulin treatment in paraneoplastic neurological syndromes with antineuronal antibodies. *J Neurol Neurosurg Psychiatry* 60:388, 1996.

Uncini A, Sabatelli M, Mignogna T, et al: Chronic progressive steroid responsive axonal polyneuropathy: A CIDP variant or a primary axonal disorder. *Muscle Nerve* 19:365, 1996.

Vallat JM, DeMascarel A, Bordessoule D, et al: Non-Hodgkin malignant lymphomas and peripheral neuropathies C13 cases. *Brain* 118:1233, 1995.

van Alfen N, van Engelen BGM: The clinical spectrum of neuralgic amyotrophy in 246 cases. *Brain* 129:438, 2006.

van Allen MW, Frohlich JA, Davis JR: Inherited predisposition to generalized amyloidosis. *Neurology* 19:10, 1969.

van Buchem FSP, Pol G, De Gier J, et al: Congenital β-lipoprotein deficiency. *Am J Med* 40:794, 1966.

van der Meché FGA, Schmitz PIM, the Dutch Guillain-Barré Study Group: A randomized trial comparing intravenous immune globulin and plasma exchange in Guillain-Barré syndrome. *N Engl J Med* 326:1123, 1992.

van Eijk JJJ, van Alfen N, Berrevoets M, et al: Evaluation of prednisolone treatment in the acute phase of neuralgic amyotrophy: An observational study. *J Neurol Neurosurg Psychiatr* 80:1120, 2008.

Vermuelen M, Van Oers MH: Relapse of chronic inflammatory demyelinating polyneuropathy 5 years after autologous stem cell transplantation. *J Neurol Neurosurg Psychiatry* 78:1154, 2007.

Visser LH, Van der Meché FGA, Van Doorn PA, et al: Guillain-Barré syndrome without sensory loss (acute motor neuropathy). *Brain* 118:841, 1995.

Vucic S, Kennerson M, Zhu D, et al: CMT with pyramidal features. *Neurology* 60:696, 2003.

Waksman BH, Adams RD: Allergic neuritis: An experimental disease of rabbits induced by the injection of peripheral nervous tissue and adjuvants. *J Exp Med* 102:213, 1955.

Waldenstrom J: The porphyrias as inborn errors of metabolism. *Am J Med* 22:758, 1957.

Wartenberg R: *Neuritis, Sensory Neuritis, and Neuralgia.*

New York, Oxford University Press, 1958, pp 233–247.

Weinberg DH, Simovic D, Ropper AH, Isner J: Chronic ischemic monomelic neuropathy. *Neurology* 57:1008, 2001.

Weinshilboum RM, Axelrod J: Reduced plasma dopamine-hydroxylase activity in familial dysautonomia. *N Engl J Med* 285:938, 1971.

Wijdicks EF, Ropper AH, Nathanson JA: Atrial natriuretic factor and blood pressure fluctuations in Guillain-Barré syndrome. *Ann Neurol* 27:337, 1990.

Windebank AJ, Blexrud MO, Dyck PJ, et al: The syndrome of acute sensory neuropathy: Clinical features and electrophysiologic and pathologic changes. *Neurology* 40:584, 1990.

Yeung KB, Thomas PK, King RHM, et al: The clinical spectrum of peripheral neuropathies associated with benign monoclonal IgM and IgA paraproteinemias. *J Neurol* 238:383, 1991.

Young RR, Asbury AK, Corbett JL, Adams RD: Pure pan-dysautonomia with recovery. *Brain* 98:613, 1975.

Yuki N, Hartung H-P: Guillain-Barré syndrome. *N Engl J Med* 366:2294, 2012.

Zochodne DW, Bolton CF, Wells GA: Critical illness polyneuropathy: A complication of sepsis and multiple organ failure. *Brain* 110:819, 1987.

Zuniga G, Ropper AH, Frank J: Sarcoid peripheral neuropathy. *Neurology* 41:1558, 1991.

第 44 章

脑神经疾病

脑神经在神经病学中占有特殊的地位，因为对其功能和功能障碍的检查可以为脑干或颅底病变的定位提供重要的信息。某些脑神经及其障碍已经讨论过了，即第 11 章嗅觉障碍；第 12 章和第 13 章的视觉障碍和眼外肌障碍；第 14 章耳蜗和前庭功能障碍；以及第 9 章颅面部疼痛。还有面神经（Ⅶ）和下位脑神经（Ⅸ至Ⅻ至）障碍以及影响三叉神经（Ⅴ）的某些疾病有待描述，此章讨论这些内容。

第Ⅴ脑神经，三叉神经

解剖学概述

第Ⅴ脑神经（图 44-1）是感觉和运动的混合神经。它传导来自大部分面部和头部，来自鼻、口和鼻旁窦黏膜，以及角膜和结膜的感觉冲动。它还提供了颅前窝和颅中窝硬脑膜的感觉神经支配。神经感觉部分的细胞体位于加塞氏神经节（*Gasserian ganglion*），或称为半月神经节（*semilunar ganglion*）。这是人类最大的感觉神经节，位于颅中窝的中下方，在一个称为梅克尔腔（Meckel's cave）的凹槽中。神经节细胞的中枢突形成三叉神经的感觉根。这些纤维在进入外侧中央脑桥时，分为短的升支和长的降支。前者主要与触觉和轻压觉有关，与主感觉核的二级神经元形成突触。来自面部肌肉和咬肌的本体感觉传入也上升终止于中脑核。介导疼痛和温度觉的纤维并不终止于这些核，而是形成三叉神经脊髓束（spinal trigeminal tract）的长降支。这条通路包括易化性和抑制性两种纤维，连同邻近的脊髓束核，从脑桥与延髓交界处延伸到脊髓的最上部节段（C2 或 C3）（延髓三叉神经束切断术后面部疼痛缓解可予证明）。

上部颈髓的三叉神经脊束核（spinal trigeminal nucleus）是利绍尔（Lissauer）脊髓束和胶状质（substantia gelatinosa）的延续，而脑桥和延髓的三叉神经主感觉核是内侧丘系核团的延续。从三叉神经主感觉核和脊束核，二级纤维交叉到对侧，在称为三叉丘脑束的纤维系统中上升到丘脑。这些纤维位于脊髓丘脑束的最内侧和内侧丘系的外侧。此外，二级三叉神经元投射到两侧的面神经核和舌下神经核、泌涎核、上颈段楔束核，以及其他脑神经核等。主感觉核和三叉神经脊束核接收来自网状结构、丘脑、孤束核，以及躯体感觉皮质的纤维。

半月神经节的周围支构成了三叉神经的三个感觉分支。第一个分支（眼支）穿过海绵窦和眶上裂；第二个分支（上颌支）也穿过海绵窦，穿过圆孔离开颅中窝；而第三个分支（下颌支）不穿过海绵窦，而是从卵圆孔向下离开梅克尔腔（Meckel's cave）。

第Ⅴ神经的运动部分，支配咬肌（masseter）和翼状肌（pterygoid muscles），它起源于脑桥中部的三叉神经运动核；发出的神经纤维从半月神经节的下面（而不是穿过）而融入下颌神经。咬肌和翼状肌用于咀嚼，与许多脑干反射有关，其中最有名的是下颌反射（jaw jerk）。当下颌肌肉放松时轻拍下颏，刺激本体感受传入神经，它终止于中脑的中脑核，中脑核将冲动传递到第Ⅴ神经的运动核，使咬肌收缩。这一反射在痉挛性延髓麻痹（假性延髓麻痹）中增强。另一种使用三叉神经传入的脑桥反射是瞬目反射（blink reflex）。轻拍眉毛或鼻梁会激活眼轮匝肌（面神经传出），引起双侧眨眼，触摸眼睑和角膜［角膜反射（corneal reflex）］也是如此。

由于其广泛的解剖分布，三叉神经运动和感觉纤维完全中断是罕见的。与之相反，三叉神经部分功能障碍，特别是感觉部分，是常见的，主要症状是面部麻木和疼痛。表 30-5、表 33-5 和表 44-1 列出了涉及第Ⅴ脑神经的各种脑神经和脑干综合征，表 44-1 与影响神经束走行或其神经核的脑干卒中综合征有关。

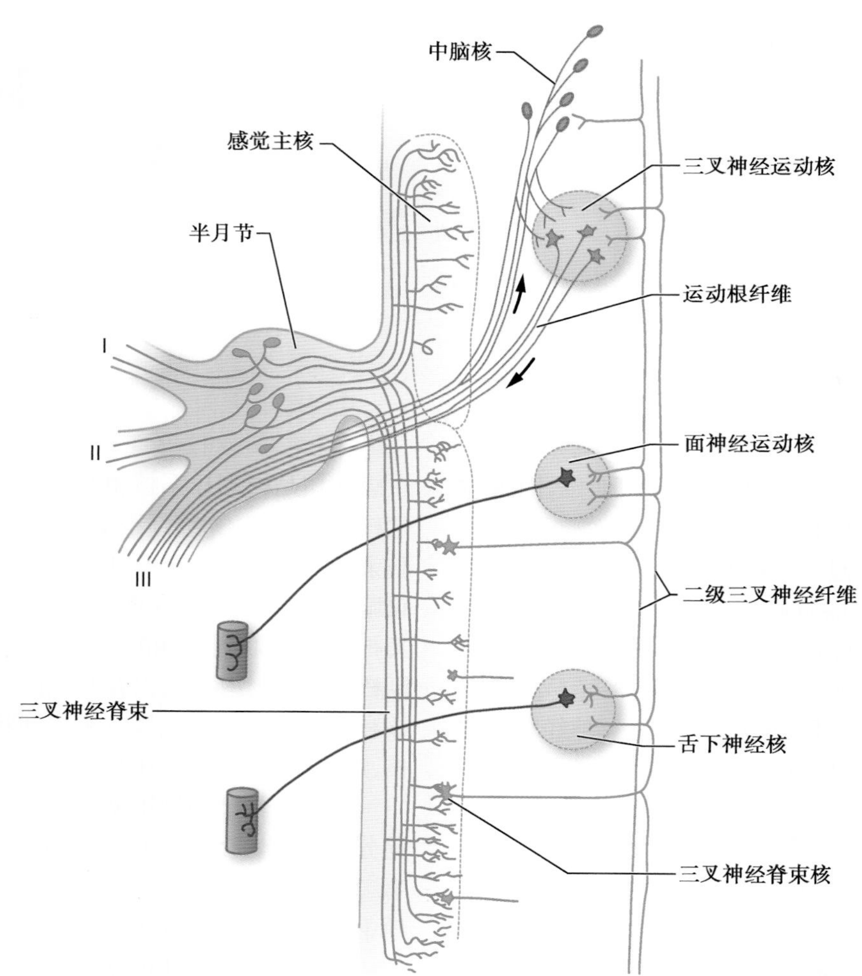

图 44-1 三叉神经核和一些三叉神经反射弧的示意图。Ⅰ,眼支;Ⅱ,上颌支;Ⅲ,下颌支(源自 Ramony Cajals: *La Textura del Sistema Nervista del Hombrey los Vertebrados*,Madrid,Moya,经允许改编自 Carpenter MB,Sutin j: Human Neuroanatomy,8th ed.Baltimore,Williams & Wilkins,1982)

表 44-1 延髓外脑神经综合征

部位	受累的脑神经	人名命名的综合征	通常的病因
眶上裂	Ⅲ, Ⅳ, Ⅴ, Ⅵ, Ⅴ 脑神经眼支	Foix 综合征	蝶骨肿瘤浸润,动脉瘤
海绵窦外侧壁	Ⅲ, Ⅳ, Ⅴ, Ⅵ, Ⅴ 脑神经眼支(偶尔上颌支)	Tolosa-Hunt 综合征(特发性炎症引起)	海绵窦动脉瘤或血栓形成;鼻窦和蝶鞍肿瘤的侵袭;有时复发性肉芽肿反应,对类固醇反应好
蝶后间隙窝	Ⅱ, Ⅲ, Ⅳ, Ⅴ, Ⅵ	Jaccoud 综合征	脑中间部大肿瘤
岩骨尖	Ⅴ, Ⅵ	Gradenigo 综合征	岩锥炎,岩骨肿瘤
内耳道	Ⅶ, Ⅷ		岩骨肿瘤(皮样囊肿等),前庭神经鞘瘤
脑桥小脑角	Ⅴ, Ⅶ, Ⅷ,有时 Ⅸ		前庭神经鞘瘤,脑膜瘤
颈静脉孔	Ⅸ, Ⅹ, Ⅺ	Vernet 综合征	肿瘤(颈静脉球),静脉窦血栓形成,动脉瘤
后外侧髁间隙	Ⅸ, Ⅹ, Ⅺ, Ⅻ	Collet-Sicard 综合征	腮腺、颈动脉体肿瘤;继发性和淋巴结肿瘤,结核性淋巴腺炎,颈动脉夹层
腮腺后间隙	Ⅸ, Ⅹ, Ⅺ, Ⅻ Horner 综合征	Villaret 综合征	同上,肉芽肿病变(结节病,真菌)
腮腺后间隙	Ⅹ, Ⅻ,伴或不伴Ⅺ, Ⅻ,	Tapia 综合征	腮腺及其他肿瘤,或高位颈椎损伤

(另见表 30-5 和表 33-5)

影响第Ⅴ脑神经的疾病

多种疾病可能影响三叉神经的周围支、半月神经节，以及神经根(感觉和运动)。Hughes 对它们进行了总结，主要的如下所述。神经在偏头痛中的作用在第九章中讨论。

三叉神经痛(*trigeminal neuralgia*)(另见第 9 章“三叉神经痛”) 第Ⅴ脑神经最常见和最重要的疾病是痛性抽搐(tic douloureux)，亦即三叉神经痛。这种情况自古以来就为人所知，在公元 1 世纪时，阿拉图斯(Arateus)就对其进行了描述；约翰·洛克(John Locke)在 1677 年，尼古拉斯·安德烈(Nicolaus Andre)在 1756 年，以及约翰·福瑟吉尔(John Fothergill)在 1776 年都曾有描述(根据 Katusic et al 的资料)。男女合起来的总发病率为每年每 10 万人 4.3 人，但女性的发病率高于男性(比率为 3∶2)，老年人的发病率则高得多。特发性形式的平均发病年龄为 52~58 岁，而症状性的平均发病年龄为 30~35 岁，后者是由创伤或血管、肿瘤和脱髓鞘性疾病引起的。在过去的 10 年中，主要从 Jannetta 的研究中可以明显看出部分病例是由于基底动脉小分支压迫三叉神经小根和继发性脱髓鞘所导致的(Love and Coakham)。

三叉神经痛的特征是阵发性面部疼痛，它是单侧性，倾向三叉神经第 2 和第 3 支受累，剧烈疼痛使患者表情痛苦或面部肌肉抽搐[抽动(tic)]，面部有扳机点(trigger point)、缺乏明显的感觉或运动功能缺失，以及超过一半的病例中应用抗癫痫药(AEDs)有效。三叉神经痛的诊断及其与其他形式的间歇性面部疼痛的鉴别描述如下，以及与丛集性头痛、牙神经痛、颞下颌关节疼痛和非典型性面痛的鉴别通常并不困难，特别是当有一个扳机点而没有明显的感觉或运动障碍的证据时。此外，如果没有高分辨率的神经影像学或手术暴露，很难诊断血管受压形式，因此大多数病例在病因揭示为血管之前都被定性为特发性。

在罕见的情况下，三叉神经痛之前或伴随出现偏侧面肌痉挛，这一组合被库欣称之为抽搐性痉挛(tic convulsive)。这种结合可能是肿瘤(胆脂瘤)、基底动脉或其中一个分支的动脉瘤样扩张，或同时压迫三叉神经和面部神经的动静脉畸形的表现。三叉神经痛和舌咽神经痛(扁桃体区的疼痛)也可能在这些疾病中合并出现。

三叉神经病和神经炎(*trigeminal neuropathies and neuritis*) 这一情况下是指三叉神经分支损伤，面部和颅部损伤，以及骨折等，可能是最常见的，但它们通常不引起神经科医生的注意。该神经最浅表的分支，滑车上支、眶上支和眶下支通常是与创伤有关的分支。感觉丧失从受伤时就开始了，部分再生可能伴随着持续的疼痛。

在影响三叉神经或神经节的各种炎症性和感染性疾病中，带状疱疹位居首位。第Ⅴ脑神经疱疹感染后持续疼痛是一个严重的问题，有时可能难以有效地治疗。这一问题在第 9 章与其他形式的面部疼痛一起讨论过。中耳感染和岩骨尖骨髓炎可能扩散到神经节和神经根，也涉及第Ⅵ脑神经，即岩尖综合征(Gradenigo syndrome)。HIV 感染与第Ⅴ脑神经的感染并没有明确的关联(就像 HIV 在第Ⅶ脑神经感染一样)，但是可见潜伏的带状疱疹在艾滋病中被重新激活。

三叉神经根可能受到颅内脑膜瘤、前庭神经鞘瘤、三叉神经鞘瘤、胆脂瘤、脊索瘤，以及受到基底动脉弯曲分支的压迫或侵犯。鼻窦肿瘤和转移性疾病也可能浸润到三叉神经，引起疼痛和逐渐进展的感觉丧失。三叉神经根在进入脑桥处脱髓鞘是多发性硬化的另一个特征性病灶(图 44-2)。

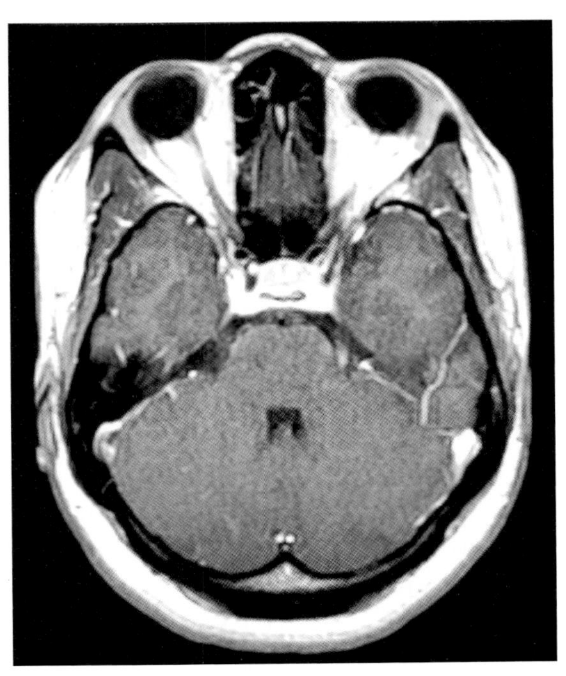

图 44-2 一例多发性硬化患者因三叉神经根进入区脱髓鞘导致左侧面部感觉丧失。MRI 的 T1 钆增强可见神经根的异常强化

三叉神经的眼支，通过各种病变过程，包括海绵窦血栓形成，可能与第Ⅲ、第Ⅳ和第Ⅵ脑神经在海绵

窦壁合并受累。蝶骨肿瘤(骨髓瘤、转移癌、鳞状细胞癌和鼻咽部淋巴上皮瘤)可能在其进口或出口处累及三叉神经的分支。在“多发性脑神经麻痹”下,我们将进一步讨论一种罕见的鳞状细胞皮肤癌在神经浅表分支的周围神经浸润。该神经的下颌支可能被阻生的第三磨牙(智齿)的根压迫。临床医生所熟知的是,由于颏神经浸润导致的下颌和下唇麻木,这是乳腺癌、前列腺癌或多发性骨髓瘤转移的第一个征象。Massey 及其同事详细描述了 19 例这样的“下颌麻木”征病例。

神经科医生也遇到过慢性进展的单侧或双侧三叉神经病(trigeminal neuropathy),其感觉障碍局限于三叉神经分布区,有时伴有疼痛、感觉异常或味觉障碍。这种类型的面部感觉丧失也可以作为广泛的感觉性神经病或神经节病的一部分发生,作为癌症的一种副肿瘤效应(见 30 章)或在干燥病(Sjögren disease)时出现。

孤立的三叉神经病(*isolated trigeminal neuropathy*)与免疫介导的结缔组织病之间的关联是常见的。在 Lecky 及其同事所描述的 22 例病例中,9 例或患有硬皮病或混合性结缔组织病,而相似数量的患者或有器官或非器官特异性血清自身抗体。几种特异性抗体试验用于硬皮病的诊断。这些症状可能会在几年后波及另一侧面部。Hughes 也描述了三叉神经病合并硬皮病、红斑狼疮,以及干燥病的病例。我们曾见过一些干燥病患者,他们的三叉神经病和相关的抗体或小唾液腺炎症在典型的 Sicca 综合征或该病的其他全身性表现之前就很明显。这种情况可能会持续多年。病理资料有限,但指出是三叉神经节或感觉神经根的炎症病变。几十年前,Spillane 和 Wells 曾讨论过孤立的三叉神经病,它曾被称为斯皮兰三叉神经炎(*Spillane's trigeminal neuritis*)。他们的 16 例患者中有 4 例有相关的鼻旁窦炎,但是随后的报告没有证实鼻窦炎与脑神经炎之间的因果关系。人们想知道这些患者中有多少患有结缔组织疾病。一种不太常见的特发性三叉神经感觉神经病,我们对此经验有限,它有急性发病和完全或部分消退的倾向,其方式与有时与之相关的贝尔麻痹非常相似(Blau et al)。在牙科文献中已报道了起源不明的急性三叉神经症状的反复发作的变异型。虽然由于有限的使用而很罕见,但二脒替(stilbamidine)和三氯乙烯(trichloroethylene)的毒性只引起三叉神经感觉区感觉丧失、刺痛、灼烧和瘙痒等是明确的。我们有 2 例患者的经验,他们的面部麻木是上部颈椎间盘综合征的一个组成部分,包括同侧的身体麻木;推测是颈髓的三叉神经脊束核或脊束受压。当然,面部麻木也会在不同的条件下发生,诸如脊髓空洞症影响三叉神经脊束核,但会有脑干或上位颈髓疾病的其他征象。

已知一种特发性纯单侧的三叉神经运动神经病(*trigeminal motor neuropathy*),但是临床上罕见。Chia 描述了 5 例患者,其中面颊疼痛和一侧的咀嚼无力是主要的特征。肌电图显示同侧咬肌和颞肌的失神经改变。本病结局是良好的。

薄层 MRI 增强后可显示三叉神经根进入区的各种炎症、脱髓鞘和肿瘤性疾病。神经功能可以由瞬目反射记录来研究。一些实验室已经开发了一种专门针对三叉神经的诱发电位测试。

第Ⅶ脑神经,面神经

解剖学概述

第Ⅶ脑神经主要是一个运动神经,支配一侧所有与面部表情有关的肌肉。

感觉成分,即里斯伯格中间神经(nervus intermedius of Wrisberg)很小;它传递来自舌前三分之二的味觉,以及不确定的,来自外耳道前壁的皮肤感觉。味觉纤维首先穿过舌神经(三叉神经下颌支的一个分支),然后加入鼓索支,经由面神经将味觉传递到孤束核。促分泌纤维起源于上泌涎核,经岩浅大神经支配泪腺,穿过鼓索形成舌神经,支配舌下腺和颌下腺(图 44-3)。

其他一些解剖学事实也值得注意。第Ⅶ脑神经运动核位于展神经核的腹侧和外侧,而面神经脑桥内纤维部分环绕并向背外侧穿过展神经核,恰在皮质脊髓束的外侧,从较下部脑桥走出。第Ⅶ脑神经的这些环状纤维在第四脑室上方的底部可以看到它是一个突起,即面丘(*facial colliculus*)。在脑桥的这个区域,浸润性病变同时累及第Ⅵ和第Ⅶ脑神经。

面神经与前庭耳蜗神经束一起进入内耳道,然后沿内耳前庭的前缘急剧向前和向下弯曲。在这个角度[膝(*genu*)]是感觉神经节[因它靠近膝称为膝状神经节(geniculate)]。面神经继续在它自己的骨通道,面神经管(facial canal)中,就在膝状神经节的远端,它向翼腭神经节(pterygopalatine ganglion)发出一个分支,也就是岩浅大神经,它穿过翼管(Vidian canal)出颅,支配泪腺、鼻腺和腭腺。再更远一点,它向镫骨肌发出一个小的运动分支,然后加入鼓索,后者荷载副交感神经纤维成为舌神经,投射到

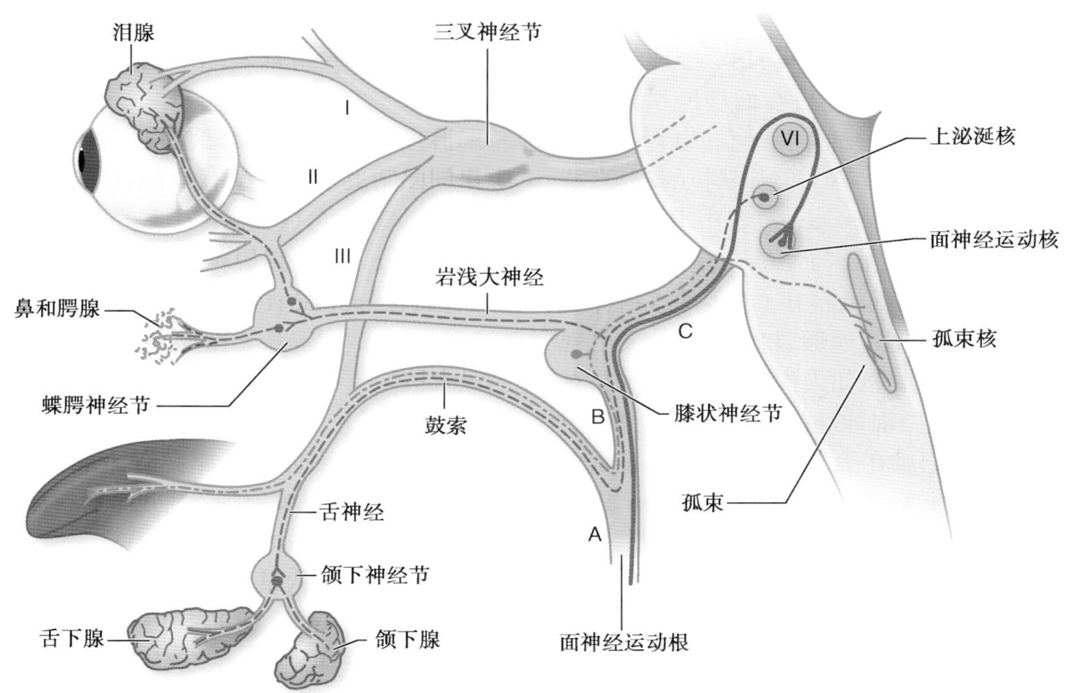

图 44-3　第Ⅶ脑(面)神经图示。运动纤维以实心紫色线表示,起源于Ⅶ脑神经的运动核。副交感神经纤维以规则的条纹线表示;特殊的内脏传入(味觉)纤维表现为条纹线和点表示。A、B 和 C 表示在茎乳突孔、膝状神经节远端,以及膝状神经节近端的面神经损伤。由每个这些部位的病变引起的功能紊乱在正文中描述(经允许,引自 Carpenter MB,Sutin J: *Human Neuroanatomy*,8th ed.Baltimore,Williams & Wilkins,1982)

下颌下神经节(submandibular ganglion),并支配颌下腺和舌下腺。面神经的运动根从颅骨的茎乳突孔走出,然后穿过腮腺再细分为 5 个分支,支配面肌、茎乳突肌、颈阔肌,以及二腹肌的后腹。

茎乳孔的面神经完全中断可使同侧的所有面部表情肌麻痹。口角下垂,皱纹和皮肤皱褶消失,额头舒展,睑裂变宽,而眼睑不能完全闭合。当试图闭上眼睑时,两只眼睛向上翻动,即贝尔现象(Bell phenomenon),但由于没有闭上眼睑,麻痹侧的眼睛仍然可见。下眼睑也会下垂,泪点从结膜向下倾斜,使泪水溢满脸颊。(相比之下,亚裔患者的额肌麻痹有时会使眼睑下垂,使眼裂显得狭窄。)食物和分泌物聚集在牙齿和脸颊之间,唾液可能从嘴角流出。患者主诉沉重或麻木感,有时面部酸痛,但通常不会表现为感觉丧失。然而,由于鼓膜索在茎乳突孔近端与面神经主干分离,味觉是完好无损的。

如果病变是在面神经管以上与鼓索交界处,但在膝状神经节以下,所有之前的症状都会出现,但同侧舌前三分之二的味觉丧失。镫骨肌的神经在这个部位通常也会影响,并出现听觉过敏(*hyperacusis*)(对突然的大声音很敏感)。如果膝状神经节或其近端的运动根受损,流泪和唾液分泌可能会减少。这一部位的病变也可能影响邻近的第Ⅷ脑神经,引起耳聋、耳鸣或头晕。

贝尔麻痹

面神经最常见的疾病是贝尔麻痹(Bell palsy),根据 Hauser 等的数据,每年每 10 万人中有 23 人发病。这种疾病对男性和女性的影响或多或少是均等的,发生于任何年龄和一年中的任何时间。关于孕妇在妊娠晚期,特别是分娩前 2 周和产后 2 周的发病率增加,存在争议;一些作者引用了高达 3 倍的增长,但其他作者没能发现这种不均衡。贝尔麻痹在糖尿病患者和高血压患者中可能比在健康人群中更常见。

关于贝尔麻痹的病因,正如 Baringer 讨论的那样,长期以来一直怀疑是一种病毒因子,而且对于大多数病例,这样的机制都是在合理确定的基础上建立的。Burgess 及其同事在一例老年男子的膝状神经节中发现了单纯疱疹病毒(HSV)的 DNA,他在贝尔麻痹发病 6 周后死亡。Murakami 和同事(1996)利用聚合酶链反应(PCR)发现,在 14 例贝尔麻痹中,有 11 例在第Ⅶ脑神经周围的神经内膜液中发现

Ⅰ型 HSV；这些液体是在严重病例的神经减压手术中获得的。这些研究人员通过将 HSV 接种到小鼠的耳和舌头上而产生面瘫，然后在面神经和膝状神经节中发现了病毒抗原。在他们任何的患者中都未发现水痘带状疱疹病毒（VZV），但却从拉姆齐·亨特综合征（*Ramsay Hunt syndrome*）患者中分离出来。Ramsay Hunt 综合征指的是与 VZV 重新激活相关的面神经麻痹，导致耳廓、上腭和 / 或舌的水疱样皮疹（下文讨论）。骨折或其他颞骨感染患者未出现 *HSV* 或 *VZV* 基因序列。正如人们所预料的那样，在贝尔麻痹的病程中检查面神经的机会很少。只有极少数这样的病例被记录在案，所有的病例都显示出不同程度的神经纤维变性。一个病例据说显示出炎症变化，但这些可能是误解（see Karnes）。

贝尔麻痹是急性发病，大约一半的病例瘫痪在 48 小时内达到高峰，事实上几乎所有的病例在 3 或 4 天之内达高峰。在瘫痪前一两天可能出现耳后疼痛，少数患者疼痛剧烈和持续。虽然患者报告面部充血或麻木是常见的，但有少数三叉神经的一个或多个分支感觉迟钝。对这一发现的解释尚不清楚。大多数患者存在味觉障碍，但很少持续到瘫痪 2 周之后。这表明病变已延伸至鼓索与面神经连接处的近端。然后同侧耳出现听觉过敏或声音失真，如上所述，提示镫骨肌麻痹。

贝尔麻痹的面神经通常在钆增强 MRI 上显示异常信号，但如果这种改变发生在面神经管的垂直部分，在轴向切面上可能难以识别。在少数情况下 CSF 中淋巴细胞和单个核细胞轻微增加。面神经造影增强越明显的患者预后越差（Kress）。这种强化可能反映了沿面神经行程的炎症和肿胀。

根据 Gilden 的回顾，70% 的患者在一两个月内完全康复，85% 的患者面部功能接近正常。味觉的恢复先于运动功能的恢复，如果味觉在第一周恢复，这是一个很好的预兆。但是在最初的 5~7 天内某些运动功能早期恢复是最有利的征象。肌电图在区分暂时性神经传导缺陷与神经纤维的病理性中断方面可能有价值；如果在 10 天后有失神经支配的证据，可以预示恢复的开始会长时间延迟，以月来计算。然后通过轴突再生进行恢复，这个过程可能需要 2 年或更长时间，而且通常是不完全的。

贝尔麻痹在几个系列研究中（van Amstel and Devriese; Pitts et al），约有 8% 的病例复发，推测是潜伏的疱疹病毒重新激活的结果。在感染或怀孕期间，或没有明显的原因，麻痹会再次出现。发作之间的间隔是不可预测的，但平均约为 10 年。复发型面瘫也可发生于莱姆病和结节病，以及一种家族变异型中，在后文中提及。

治疗　在贝尔麻痹的治疗中，通常要采取睡眠时保护眼睛的措施。没有证据表明，面神经手术减压是有效的，而且可能是有害的。Sullivan 及其同事们和 Engstrom 及其同事们进行的随机安慰剂对照试验表明，在发病后 1 周至 10 天时给予泼尼松 40~60mg/d，或同等量的糖皮质激素是有益的。糖皮质激素被认为可以减少面神经在狭窄的面神经管内肿胀引起永久性瘫痪的可能性。

第Ⅶ脑神经周围病毒基因组的发现表明，抗病毒药物在贝尔麻痹的治疗中可能是有用的。然而，大多数来自大型随机试验的证据，尤其是 Sullivan 及其同事们进行的试验，并不支持单独使用这些抗病毒药物或与类固醇联合使用。另一方面，Hato 及其同事们的一项研究表明，与单独使用泼尼松龙相比，使用伐昔洛韦（valacyclovir）和泼尼松龙治疗有额外的益处，特别是在表现为完全性面瘫的患者中。德·迭戈（De Diego）及其同事们在一个早期试验中并没有证实这一点。在适当的情况下，应该对需要另类治疗的感染原因（如莱姆病、艾滋病毒，或许还有支原体）进行检测，但这不是常规要求。抗病毒药物治疗水痘带状疱疹病毒（VZV）（RamsayHunt 综合征）引起的面神经麻痹将在后面讨论。

其他病因的面神经麻痹

莱姆病（Lyme disease）经常影响面神经，如第 31 章所示。其机制尚不清楚，但迄今为止，没有证据表明神经直接受到螺旋体感染。当曾有被蜱叮咬并有充分证据证明有游走性红斑或关节炎时，诊断就是很可能的。我们的几例莱姆病感染患者几乎同时出现面神经麻痹和轻度的远端感觉性多发性神经病。HIV 感染是面神经麻痹的另一个众所周知的感染性病因。莱姆病和 HIV 感染的面神经麻痹与 CSF 淋巴细胞增多有关，因此，如果怀疑其中任何一个过程，血清学和 CSF 检查可能是有用的。极少数情况下，儿童出水痘 1~2 周后可出现面神经麻痹。乳突和中耳或岩骨的结核感染是面神经麻痹的一个原因，在世界的一些地方这种感染特别常见。面神经麻痹可能发生在传染性单核细胞增多症期间或之后不久，在脊髓灰质炎中偶尔观察到。面神经在麻风病（leprosy）中也常被累及。双侧面神经受累在下文中评论。面神经在结节病中经常受到累及，病变可能是在脑膜，在下文中讨论。

由膝状神经节的带状疱疹引起的拉姆齐·亨特综合征(*Ramsay Hunt syndrome*),包括面神经麻痹,并伴有外耳道、颅外皮肤的其他部位和口咽黏膜的小疱疹暴发。这种感染最初可能与贝尔麻痹无法区分,因为小水疱可能几天内都不明显。通常第Ⅷ脑神经也会受到影响,引起恶心、眩晕和耳聋。村上(Murakami)及其同事们(1998)发现,这种病毒甚至可以在典型的小疱疹出现之前通过在 Schirmer 试纸条(也用于泪液定量)采集耳廓皮肤渗出物,并应用聚合酶链反应(PCR)技术检测出来。通过这种方法,在几个小时内,他们记录了 71% 没有疱疹的 Ramsay Hunt 综合征患者的 VZV 感染。目前,推荐使用阿昔洛韦、伐昔洛韦(valacyclovir)或泛昔洛韦(famciclovir)进行治疗。Whitley 等的随机试验以及 Sweeney 和 Gilden 的综述推荐给感兴趣的读者。

腮腺的肿瘤或侵犯颞骨的病变(颈动脉体、胆脂瘤和皮样囊肿)或肉芽肿病,包括前面提到的结节病,或颅底的硬脑膜炎,都可能引起面神经麻痹,发病隐匿,进展性病程。颞骨骨折(通常伴有中耳或内耳损伤)、中耳炎和中耳手术是不常见的原因。颞骨岩部骨折的方向决定预后(见第 34 章讨论)。听神经瘤、神经纤维瘤、颈静脉球瘤,以及椎动脉或基底动脉的动脉瘤扩张可影响面神经。脑桥病变,最常见是血管性或肿瘤性,引起面神经麻痹,通常连同其他的神经体征。仅部分面部肌肉无力,伴有同一区域的麻木,可能是鳞状细胞侵袭神经周围肿瘤或其他皮肤癌的结果(见下文"多发性脑神经麻痹")。Johnson 及其同事描述了一种常染色体显性遗传综合征,包括面神经麻痹、多发的躯干牛奶 - 咖啡斑和轻度发育迟滞等。

Wilson 和 Hoxie 指出,先天性或早发的上斜肌麻痹和代偿性头倾斜或斜颈的成年人经常同时存在面部不对称。

双侧面神经麻痹

贝尔麻痹可以是双侧的,但极少见双侧同时受累。真正同时出现的双侧面神经麻痹(*bilateral facial paralysis*)[面部双侧瘫(facial diplegia)]通常是吉兰 - 巴雷综合征(GBS)的临床表现,也可能发生在莱姆病中,以及罕见地,在 HIV 感染中。双侧面神经麻痹还有许多其他原因,但都不常见。基恩(Keane,1994)列出了特发变异型(现在推测主要是病毒性)、GBS,以及肿瘤脑膜浸润是最常见的原因,但在 43 例患者中也发现 2 例梅毒。据报道每 1 000 例结节病(sarcoidosis)患者中大约有 7 例报告双侧综合征,但我们的印象是它更常见些。当急性发作并伴有因结节病引起的腮腺肿胀时,它被称为眼葡萄膜腮腺炎(*uveoparotid fever*),或赫尔福德综合征(*Heerfordt syndrome*)。在典型的结节病的病例中,每一侧的麻痹往往会在时间上间隔几周或更长时间。单核细胞增多症可以几乎同时影响两侧面部,这可能是 GBS 的一种形式。双侧面神经麻痹也是发育性障碍,莫比乌斯综合征(Möbius syndrome)的一个特征(见第 37 章)。

不太常见的是被称为梅尔克松 - 罗森塔尔综合征(*Melkersson-Rosenthal syndrome*)的炎症性疾病,包括复发性面瘫、面部(尤其是唇部)水肿,以及较少见的皱襞舌三联征。这种综合征开始于童年或青春期,可能是家族性的。唇或皮肤活检可显示肉芽肿性炎症。病因尚不清楚,尽管主要特征是血管神经性水肿,补体水平正常。Elias 及其同事们报告了一系列的活检病例。Pitts 及其同事们总结了复发性贝尔麻痹的原因。

肯尼迪综合征(Kennedy syndrome),随着病情发展除了导致延髓麻痹外,还会引起双面部无力;先前的面部束颤是特征性的。面肩肱型肌营养不良症,顾名思义,表现为面部无力,但不会被误认为贝尔麻痹(见第 45 章)。同样的情况也发生在罕见的淀粉样变中,后者与角膜中的晶体沉积有关,通常影响两侧面神经。

面部偏侧萎缩(Parry-Romberg 综合征)

面部偏侧萎缩(facial hemiatrophy)也称为帕里 - 龙伯格综合征(Parry-Romberg Syndrome),是一种不明显的疾病,主要发生于女性,其特征是面部一侧或两侧的真皮和皮下组织的脂肪消失,表现为面部麻痹。它通常开始于青春期或成年早期,并缓慢发展。在它的晚期,患侧的脸是憔悴的,皮肤薄,有皱纹,而且相当黑;头发会变白和脱落,皮脂腺萎缩;肌肉和骨骼通常不受影响。这种情况是脂肪营养不良(*lipodystrophy*)的一种形式,但生肌节(myotome)中的定位表明,某些未知性质的神经因子(可能是生长因子)在起作用。在一些病例中发现了杂色的虹膜和先天性眼交感神经麻痹(congenital oculosympathetic paralysis)。罕见的是,与同侧半球相关的中枢神经系统异常(主要是局灶性癫痫、偏头痛、三叉神经痛和脑室扩张)是相关联的(Hosten)。这些关联的意义尚不清楚。免疫抑制治疗可以稳定临床病程。

面神经麻痹恢复的异常效应

如果周围性面神经麻痹已经存在一段时间,运动功能已开始恢复，但尚未完全恢复，就可能出现伴有弥漫性肌颤搐活动的挛缩。睑裂变窄，鼻唇沟加深。面部肌肉痉挛可发展并无限期地持续，由任何面部运动引起。随着时间的推移，口角甚至鼻尖都可能被拉向患侧。在贝尔麻痹或其他损伤后，第Ⅶ脑神经纤维的异常或异常再生可能导致其他奇特的紊乱，表现为有限类型的联带运动(synkineses)。如果原本与眼轮匝肌相连的再生纤维与口轮匝肌连接，眼睑的闭合可能引起口角的回缩；相反地，纤维的异常再生可能在口轮匝肌收缩时引起眼睑闭合的联带运动。如果原本支配唾液腺的内脏运动神经纤维后来支配泪腺，当患者分泌唾液时，就会发生异常流泪，这种现象被称为"鳄鱼泪"(crocodile tears)。类似的机制解释了支配腮腺的副交感神经损伤后，面颊和上唇的味觉性出汗[弗雷综合征(Frey syndrome)]。在三叉神经运动纤维与面神经分支之间，有时会发生一种不寻常的先天性联带运动，产生"颌动 - 瞬目"(jaw-winking)现象，也称为瓦滕贝格征(Wartenberg sign)或逆马库斯 - 冈恩征(inverse Marcus-Gunn sign)，在这种现象中，下颌运动，特别是侧方运动(使用翼状肌)，导致运动的同侧眼睑不自主闭合。

偏侧面肌痉挛

偏侧面肌痉挛(hemifacial spasm)是一侧面部肌肉的无痛的、不规则阵挛性收缩的功能紊乱。这种情况通常发生在50和60多岁，女性受累多于男性，而且经常被证明是由面神经的压迫性病变引起的，通常是由位于脑桥腹侧面的基底动脉的迂曲的分支引起的，并在第Ⅶ脑神经近端下方形成一个袢。不太常见的压迫原因是梭形基底动脉瘤或前庭神经鞘瘤或脑膜瘤。多发性硬化是一种罕见的病因。

痉挛通常开始于眼轮匝肌，当情况恶化时，该侧面部的其他肌肉也会发生收缩，包括颈阔肌。面部随意的和反射性运动可诱发或加重发作。

痉挛的病理生理学被认为是血管压迫神经根部位的局灶性脱髓鞘。推测脱髓鞘轴突通过假突触传递(Granit等的"人工"突触)刺激邻近的神经纤维。痉挛的另一个可能的来源是受损伤纤维引起的自发性异位兴奋。

治疗　药物治疗对一些偏侧面肌痉挛患者是有效的。亚历山大(Alexander)和摩西(Moses)指出，卡马西平600~1 200mg/d的剂量，可以控制三分之二的患者的痉挛。如果卡马西平无效，可以尝试巴氯芬(baclofen)或加巴喷丁(gabapentin)。然而，许多患者不能耐受这些药物，只有短暂的缓解或没有反应。在眼轮匝肌和其他面部肌肉中连续注射肉毒杆菌毒素，可以非常有效地减少或消除不自主收缩，而不会造成过度无力，我们通常在疾病早期就采用这种治疗。有些患者反复注射超过5年，没有明显的不良反应。如果这些保守治疗失败，手术可能是适宜的。

Nielsen和Janetta的研究表明，在血管与面神经之间置入一个棉絮垫的神经根显微外科减压术，可以缓解大多数患者的面部痉挛。这些结果得到了Barker及其同事们的证实，他们对705例患者进行了平均8年的术后随访，84%的患者取得了极好的效果。Illingworth及其同事们在一个前瞻性的系列研究中获得了更高的获益率(83例患者中治愈了81例)。

手术减压涉及颅后窝探查，会带有一定的风险。可能面肌无力，有时是永久性的。另一个并发症是邻近的第Ⅷ脑神经损伤导致的耳聋。此外，痉挛有复发的风险，通常在手术后2年内(Piatt and Wilkins)。为了防止CSF从颅后窝漏出，需要严密的硬膜封堵。

其他面神经紊乱

面肌纤维颤搐(*facial myokymia*)是一侧面部所有的肌肉细小的涟漪活动(在第46章进一步讨论)。它最常发生于多发性硬化或脑干胶质瘤的病程中，也可见于一些神经肌肉接头疾病，如神经性肌强直(neuromyotonia)。它也发生在其他面神经疾病之后，例如GBS，这通常是双侧的。我们在GBS恢复阶段比在早期看到的更多。不自主运动的纤维性质及其无节律性往往将其与较粗大的间歇性面部痉挛和挛缩、抽动、迟发性运动障碍以及局灶性运动发作区分开来。EMG模式是相邻的运动单位的自发的非同步放电，以每秒30~70个周期的频率单个地或以双联或三联出现。面部肌肉的肌纤维颤搐，被认为是由于面神经的脑桥内部分的脱髓鞘和可能的面神经核的核上性失抑制引起的，但是对某些GBS病例的面肌纤维颤搐的观察告诉我们，异常运动可能起源于沿神经的任何一点的病变。

一侧面部的阵挛性或强直性收缩可能是大脑皮质癫痫发作的唯一表现。当痫性发作病灶仅涉及非常有限的运动皮质时，在头皮EEG上可显示的变化可能并不明显。尽管卡马西平是特别有用的，但局灶性运动发作，或部分性癫痫连续状态虽然使用多种AEDs，往往难以消除。

双眼睑不自主的反复痉挛，即睑痉挛(*blepharospasm*)(如第4章和13章所述)，几乎可以与肌张力障碍的任何形式一起发生，但作为一种孤立现象最常见于老年人，也可能有其他面部肌肉不同程度的痉挛。虽然放松和镇静药物对本病没有什么帮助，但是向眼轮匝肌内注射肉毒杆菌毒素可以减少过度眨眼。我们的一些患者已经受益于左旋多巴（似是而非的），巴氯芬、氯硝西泮和丁苯那嗪（Tetrabenazine）的逐渐增加剂量也可能有帮助。在过去，这些措施失败，就注射多柔比星来破坏眶周肌肉或手术肌肉切除。随着肉毒毒素治疗的出现，不再需要采取这些极端和不可逆转的措施。在某些病例中，眼睑痉挛会自行消退。节律性单侧肌阵挛，类似于腭肌阵挛（实际上是一种震颤，如第 4 章所述），可能局限于面部、舌部或喉部肌肉。

面神经过敏发生在低钙性手足搐搦症，在耳前部叩击会引起面部肌肉痉挛（Chvostek 征），但这种现象在许多正常人身上也能看到。

第Ⅸ脑神经，舌咽神经

解剖学概述

这条神经由一系列的小根出现于延髓的侧面，恰位于迷走神经的吻侧。舌咽神经、迷走神经和脊髓副神经一起经颈静脉孔出颅，然后分布于外周。第Ⅸ脑神经主要是感觉神经，胞体位于下神经节或岩神经节（其中枢突起止于孤核）以及小的上神经节（它的中枢纤维进入三叉神经脊束核和脊束）。在神经内有来自颈动脉窦壁的压力感受器（baroreceptors）和来自颈动脉体的化学感受器（chemoreceptors）的传入纤维。压力感受器参与调节血压，而化学感受器负责对缺氧的通气反应。第Ⅸ脑神经的躯体传出纤维来自疑核（nucleus ambiguus），内脏传出（分泌）纤维来自下涎核（inferior salivatory nucleus）。这些纤维以有限的方式参与咽部横纹肌（主要是提升咽部的茎突咽肌）、腮腺，以及咽黏膜的腺体的运动支配。它在吞咽中的作用在第 25 章中讨论。

通常认为，舌咽神经传递来自咽扁桃体、咽后壁和部分软腭的感觉冲动，以及来自舌后三分之一的味觉。然而，孤立的第Ⅸ脑神经病变是罕见的，因此其影响尚不完全清楚。在一例亲身观察的尸检证实的双侧第Ⅸ脑神经手术切断的病例中，没有明显的味觉丧失或其他感觉或运动障碍。这表明至少在某些个体中，第Ⅹ脑神经可能负责这些功能。第Ⅸ脑神经在血压和通气反射控制中所起的作用已在早前被提及，但从该脑神经损伤可参考的临床表现少见，可能除了下面提到的晕厥。

我们偶尔可观察到舌咽神经麻痹伴有迷走神经和副神经受累，是由于颅后窝肿瘤或椎动脉的动脉瘤或颅内夹层，或乙状窦或颈内静脉的血栓形成，有时可观察到舌咽麻痹伴迷走神经和副神经受累。该神经通过颈静脉孔时可能受到压迫。声带麻痹导致声音嘶哑，吞咽困难，软腭偏向健侧，咽后壁感觉缺失，以及上斜方肌和胸锁乳突肌无力构成的临床表现（见表 44-1，颈静脉孔综合征）。出颅时，第Ⅸ、第Ⅹ和第Ⅺ脑神经与颈内动脉相邻，在这里，这些神经可能会因为血管夹层而受损（可能缺血性所致）。

舌咽神经痛（另在第 9 章讨论）

舌咽神经痛（glossopharyngeal neuralgia），由韦森伯格（Weisenburg）在 1910 年第一次描述，它在许多方面与三叉神经痛相似，除了单侧刺痛局限于一侧的舌根和咽喉部。它远不如三叉神经痛常见。有时疼痛在下颌角和外耳道下方的迷走神经支配区重叠。它可能因咳嗽、打喷嚏、吞咽，以及压迫耳屏而诱发。用 10% 的利多卡因喷雾剂麻醉扁桃体咽部和后咽，疼痛暂时被阻断有诊断意义。罕见地，带状疱疹可累及舌咽神经。昏晕（fainting）作为迷走舌咽神经痛（vagoglossopharyngeal neuralgia）的一种表现，在第 9 章中有描述。

治疗舌咽神经痛的药物与治疗三叉神经痛的抗癫痫药物及其他药物相同，但是疗效难以判断。鉴于血管压迫神经是导致舌咽神经痛的原因，Resnick 及其同事报道了 40 例舌咽神经微血管减压的结果，其中 32 例患者在平均随访 4 年期间症状完全缓解，3 例患者受舌咽神经支配的结构遗留永久性无力。其他作者也取得了相似的高成功率。如果晕厥与疼痛相关，可以预期随着疼痛发作的消失而终止。当第Ⅸ脑神经受到咽旁间隙的肿瘤侵犯时，也会发生晕厥；其中大多数是鳞状细胞癌，牵涉到第Ⅸ和第Ⅹ脑神经。据报道，在这些病例中，切除第Ⅸ脑神经的小根可以减少或消除昏晕的发作。

第Ⅹ脑神经，迷走神经

解剖学概述

该神经具有广泛的感觉和运动分布及重要的自主神经功能。它有两个神经节：颈静脉神经节（jugular ganglia），它包含躯体感觉神经的细胞体（神经支配耳部的皮肤），以及结状神经节（nodose ganglia），它包含来自咽、喉、气管、食管，以及胸腹脏器的传入纤维的细胞体。这两个神经节的中枢突分别终止于三叉神经脊束核和孤束核。迷走神经的运动纤维来源于延髓的两个核,疑核和背侧运动核。前者支配喉、咽和上腭的横纹肌的躯体运动纤维,后者支配心脏和其他胸腹器官的内脏运动纤维。迷走神经纤维的分布如图 44-4 所示,它们参与的吞咽在第 25 章中描述。

一条迷走神经的颅内部分完全中断会导致一种特征性的瘫痪模式。同侧的软腭下垂,发音时不能抬起。在发声时悬雍垂经常偏向正常一侧,但并不总是这样。患侧的咽反射和咽侧壁的遮蔽运动消失,也就是说,当上腭抬起发“啊”的声音时,腭弓向中间移动,声音嘶哑,多为鼻音,而患侧声带处于不动的“尸位”,即处于外展与内收的中间位置。在部分病变时,外展运动受影响比内收运动更大[西蒙定律(Semon's law)]。外耳道和耳廓后部可能有感觉丧失。单侧病变时内脏功能通常没有变化,除非通过特殊的自主神经测试。如果两侧迷走神经的咽支都受到影响,如在白喉,声音就有鼻音的性质,在吞咽过程中,会发生液体从鼻子反流。

影响迷走神经的疾病

据说,完全双侧瘫痪是不容生存的,如果延髓神经核被脊髓灰质炎或其他疾病完全破坏,就可能是这样。然而,在过去的日子里治疗顽固性哮喘时,双侧颈部迷走神经都被普鲁卡因阻断,并未发生事故。这方面令人感兴趣的是,Johnson 和 Stern 报道了一例双侧声带麻痹伴家族性肥厚性多发性神经病(familial hypertrophic polyneuropathy),而 Plott 讲述了兄弟三人罹患先天性喉外展肌麻痹是双侧疑核发

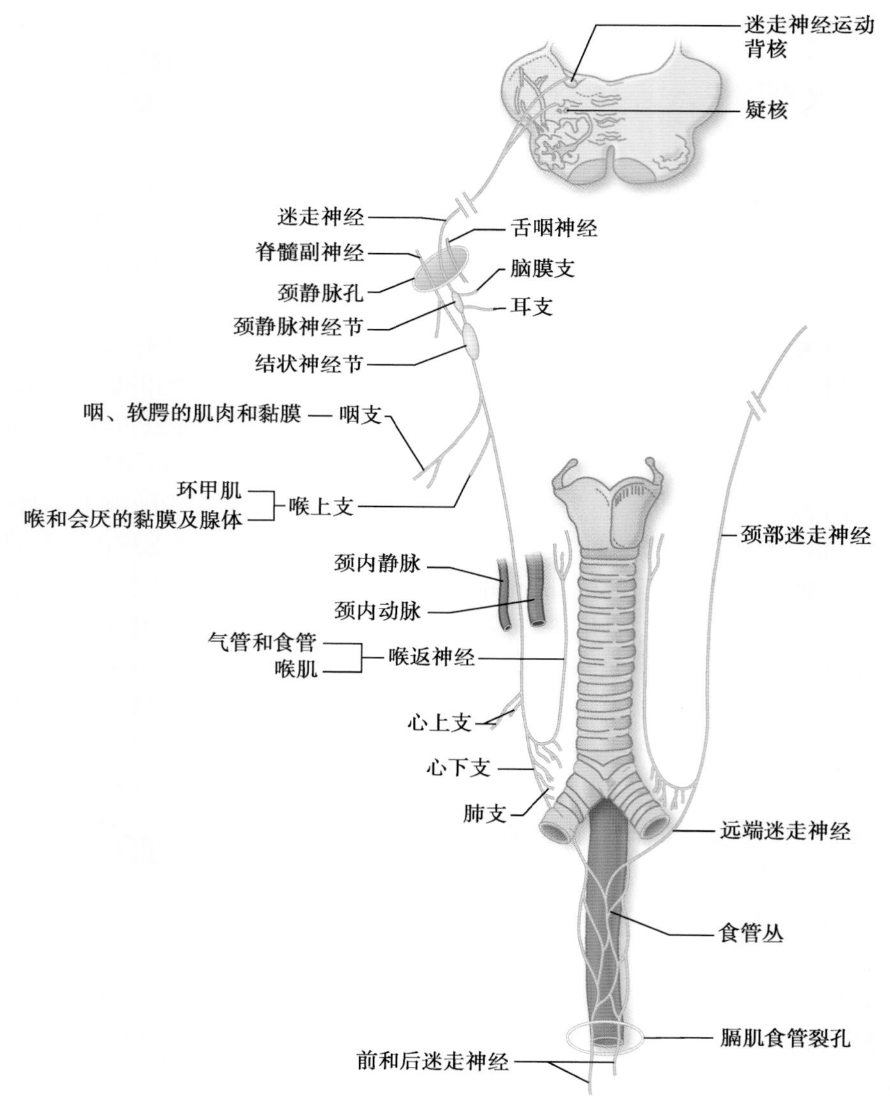

图 44-4 迷走神经的解剖学特征。注意与颈静脉孔处的脊髓副神经和舌咽神经的关系,以及左侧喉返神经的行程较长,它比右侧长,并环绕钩住主动脉弓(未显示)

育不良引起的。Bannister 和 Oppenheimer 提醒人们注意，发音缺陷和喉鸣，是多系统萎缩中自主神经功能衰竭的早期特征（见第 38 章）。我们已经见过几例这样的患者，其中喘鸣（stridor）是这种疾病的一个突出的特征，在变性疾病的其他特征变得明显之前，喘鸣在一个患者身上持续了差不多一年。

脑膜内的迷走神经可能因感染、肿瘤和炎症过程而受到牵连，延髓内迷走神经可由血管病变（如在第 33 章中所述，Wallenberg 延髓外侧综合征）以及由于运动神经元病受累。带状疱疹可能侵犯迷走神经，或者单独或者与舌咽神经一起，作为颈静脉孔综合征的一部分。在颅底部颈动脉发生自发性夹层时，迷走神经常与舌咽神经一起受累。在甲状腺手术过程中，该神经可能受到损伤，也可能涉及晚期酒精中毒性或糖尿病神经病的患者。最后，迷走神经可因颈静脉孔病变而受到压迫，作为多发性脑神经综合征（multiple cranial nerve syndrome）的一部分，如表 44-1 所总结的；转移性肿瘤，诸如来自前列腺或乳腺和颈静脉血栓形成是典型的原因。

一个重要的事实是，左侧的喉返神经，由于它在主动脉弓下的行程很长，可能会因胸腔的病变而受到损伤。这一部位神经损伤没有吞咽困难，因为支配咽的分支（而不是喉）已经发出。因此，与颅内疾病相比，主动脉弓动脉瘤、左心房扩大、支气管癌的纵隔淋巴结转移，以及纵隔或肺上沟肿瘤是孤立性（左侧）声带麻痹更常见的原因。据估计，在所有喉返神经麻痹的病例中，有四分之一至三分之一不能确定病因，也就是说，它们是特发性的。发病率最高的是 20~30 岁之间，男性比女性更容易患病。在 Blau 和 Kapadia 报告的 21 例病例中，在几个月内有 5 例完全恢复，5 例部分恢复；在随后的 8 年期间没有出现其他疾病。Berry 和 Blair 描述了喉上神经和喉返神经麻痹，作为孤立的迷走神经病（vagal neuropathies）的一部分发生。少数病例是双侧的，此外，大多数病例是特发性的，其预后与孤立的喉返神经麻痹大致相同。

喉神经痛（laryngeal neuralgia）是一种罕见的疾病，它的阵发性疼痛局限于一侧或两侧的甲状软骨或舌骨上部。咳嗽、打哈欠、说话或打喷嚏都可能引起疼痛。在 Brownstone 和同事报告的病例中，用卡马西平缓解了症状。

声带麻痹的神经学诊断

从病史和检查中得到的线索可以帮助确定引起声带麻痹的病变部位。如果在延髓内，通常有同侧的小脑征象，同侧面部和对侧臂部和腿的疼痛和温度觉丧失，以及同侧的伯纳德 - 霍纳综合征（Bernard-Horner syndrome）（见表 33-3）。如果病变位于延髓外但在颅内，舌咽神经和脊髓副神经也经常受累（颈静脉孔综合征；见表 44-1）。如果颅外在后外侧髁或腮腺后间隙，可能有第Ⅸ、第Ⅹ、第Ⅺ和第Ⅻ脑神经麻痹和霍纳综合征的组合。这些下位脑神经麻痹的组合，有各种各样的名称（见表 44-1），它们是由各种肿瘤引起的，包括原发性和转移性肿瘤，或涉及颅底淋巴结的慢性炎症或肉芽肿。如果没有腭肌无力，没有咽部或腭部感觉丧失，则病变位于咽支起源的下方，使得迷走神经处于颈部区域的高位。通常的发病部位是纵隔。

第Ⅺ脑神经，脊髓副神经

解剖学基础

第Ⅺ脑神经即脊髓副神经（spinal accessory nerve），是一条纯运动神经，起源于脊髓而不是颅脑。它的纤维起源于上颈段的 C4 或 C5 的前角细胞，并通过大枕骨孔入颅。在颅内，副神经与来自疑核尾端大部分细胞的第Ⅹ脑神经一部分走行了一小段距离；这两根合在一起称为迷走 - 副神经（*vagal-accessory nerve*）或副神经的颅部根（*cranial root of the accessory nerve*）。两个根一起穿过颈静脉孔出颅。然后迷走神经纤维重新加入迷走神经的主干。来自脊髓上颈段的运动纤维形成“外侧支”（external ramus），支配同侧的胸锁乳突肌和斜方肌。在严格意义上，只有躯体运动纤维构成副神经。然而，在斜颈患者中，上颈运动根或脊髓副神经的分割往往不能完全消除胸锁乳突肌的收缩。这表明该肌肉更广泛的神经支配，可能是由明显的迷走神经来源的神经纤维加入副神经并穿过颈静脉孔。脊髓副神经核的核上性神经支配明显是以同侧为主，惊厥时头部的反向转动就是证据，这是同侧胸锁乳突肌收缩的结果。这是由于同侧束的直接作用，还是由于核上束的双重交叉，尚不清楚。

副神经的完全损伤导致胸锁乳突肌和斜方肌上部的无力（斜方肌下部是由第 3 和第 4 颈神经根通过颈丛支配）。胸锁乳突肌无力可以通过让患者用力将头转向与检查者手相反的方向表现出来。当它很弱时，会产生很小的力，检查者会感到胸锁乳突肌在手指下没有坚决地收缩。这一肌肉可以通过让患者将头向前压以抵抗阻力或者从枕头上将头抬起来进一步测试。斜方肌的无力可以通过让患者耸肩表现出来，常可见患侧的力量较弱，会发现斜方肌上部萎缩明显。手臂在两侧时，患侧的肩部下垂并有轻微翼状肩胛，翼状肩胛的表现随着手臂的侧向运动而加重（前锯肌无力时，肩胛骨的翼展更为突出，出现于手臂向前抬高时）。

运动神经元疾病、脊髓灰质炎、脊髓空洞症和脊髓肿瘤等可能累及脊髓副神经的神经元。在它的颅内部分，副神经通常与第Ⅸ和第Ⅹ脑神经一起受到带状疱疹或颈静脉孔病变（血管球瘤、神经纤维瘤、转移癌、颈静脉血栓形成）的影响。枕骨大孔的肿瘤也可能损害副神经。在颈后三角区，第Ⅺ脑神经可能在外科手术受损和受到外部压迫或损伤。颈后间隙的 CT 或 MRI 检查可以显示副神经的压迫性和侵袭性病变。

Spillane、Eisen 和 Bertrand 曾描述过一种第Ⅺ脑神经的良性紊乱，类似于贝尔麻痹。它以下侧颈部的疼痛开始，几天后疼痛消退，接着是该神经分布区的无力和萎缩。此外，一种复发形式的自发性副神经病已曾被描述（Chalk and Isaacs）。大约有四分之一到三分之一的第Ⅺ脑神经病变估计是这种特发性类型，大多数但不是所有患者能康复。

双侧胸锁乳突肌和斜方肌麻痹是以肌肉的原发性疾病发生的，例如多发性肌炎和肌营养不良，可能与双侧副神经或运动神经核的损伤（进行性延髓麻痹）很难区分。

第Ⅻ脑神经，舌下神经

解剖学概述

舌下神经（hypoglossal nerve）也是一个纯运动神经，它支配舌的躯体肌肉组织。它从延髓腹侧发出一系列的小根，位于锥体与下橄榄复合体之间。该神经通过舌下神经孔出颅，支配颏舌肌（genioglossus muscle），起到伸舌的作用；茎突舌肌（styloglossus），它回缩并抬高舌根；而舌下肌，它导致舌上表面凸出。神经完全中断会导致舌的一侧瘫痪。舌位于口腔内，稍向健侧弯曲，但在伸舌时，由于健侧的颏舌肌不受阻碍地收缩，它会向患侧偏斜。把患者的舌头抵在面颊上，就可以判断出无力的程度。舌下神经受损的患者将难以正常地移动舌头，从而导致难以处理口中食物以及舌性的构音障碍。随着时间的推移，失神经支配的一侧会变得皱褶和萎缩，束性震颤变得明显。

孤立的舌下神经根的病变是罕见的。偶尔地，延髓内病变，通常是卒中，会损伤舌下神经发出的纤维、皮质脊髓束和内侧丘系（见表 33-3）。结果是一侧舌的瘫痪和萎缩，同时对侧手臂和腿的痉挛性瘫痪、振动觉和位置觉丧失。脊髓灰质炎和运动神经元疾病可破坏舌下神经核。运动神经元疾病是双侧萎缩和肌束震颤舌的最常见原因。颅底脑膜和枕骨的损伤（肿瘤侵犯、扁平颅底、枕骨髁内陷、Paget 病）可能累及舌下神经的髓外部分，而有时在颈部手术，包括颈动脉内膜剥脱术会损伤该神经。Goodman 及其同事发现颈动脉夹层动脉瘤会压迫舌下神经，导致舌的无力和萎缩。颞动脉炎和高安大动脉炎（Takayasu arteritis）的罕见病例影响颈动脉和邻近的舌下神经曾有描述。Lance 和 Anthony 描述了由头部突然急剧转动引起的颈 - 枕疼痛和同侧的舌麻木的同时发生，称之为颈 - 舌综合征（*neck-tongue syndrome*）。这种现象被认为是由于第 2 颈神经根在寰枢间隙受到压迫，该神经根从舌将一些感觉纤维经由舌下神经带到颈髓的 C2 节段。

值得一提的是，在缺乏维生素的情况下，舌头经常是红色和光滑的。舌痛（*glossodynia*）［第 9 章讨论的灼口综合征（burning mouth syndrome）］是一种最常见于老年人和年轻女性的疾病，可能伴或不伴发红和干燥，但不伴有舌无力。吐舌和磨牙习惯通常是相关的。将这些运动异常归因于心理机制与作者的经验不符（见 Quinn）。

延髓麻痹综合征

延髓麻痹综合征（syndrome of bulbar palsy）是由于下位脑干的运动神经核支配的肌肉无力或瘫痪的结果，亦即第Ⅴ、第Ⅶ，以及第Ⅸ至第Ⅻ脑神经的运动核。（严格地说，第Ⅴ和第Ⅶ脑神经的运动核位于“球部”之外，“球”是延髓的旧称。）涉及下颌和面部的肌肉，胸锁乳突肌和斜方肌的上部，以及舌、咽和喉的肌肉等。如果无力进展迅速，如可能发生在吉兰 - 巴雷综合征（GBS）、白喉，或脊髓灰质炎，就没有发生肌萎缩的时间。重症肌无力、包涵体肌病和多发性肌炎在罕见情况下也可产生这种表现，但运动神经元病是最常见的原因。当运动神经元病孤立于球部肌肉时，被称为进行性延髓麻痹（*progressive bulbar palsy*），如第 38 章所述。这也可以是肯尼迪延髓脊髓萎缩（*Kennedy bulbospinal atrophy*）的表现。运动神经元病的慢性形式和儿童型法齐奥 - 隆德病（Fazio-Londe disease）（是指慢性进行性童年延髓麻痹——译者注）导致面部、舌、胸锁乳突肌和斜方肌的明显消瘦和肌束震颤。所有这些疾病必须与假性延髓麻痹区分开来，这在第 24 和 25 章中讨论。

多发性脑神经麻痹

多发性脑神经麻痹（multiple cranial nerve palsies），我们很容易理解，单一的疾病过程可能会影响多个脑神经。第一个临床问题是病变是位于脑干内还是脑干外。病变位于脑干表面、脑膜浸润或位于颅底是相邻的脑神经受累的特征（经常连续发生），其特征是累及邻近的脑神经（通常连续发生），并是晚期的，仅轻微的，如果有的话，影响长的感觉和运动通路。这些综合征在后面讨论，并按人名的名称列于表 44-1。延髓内、脑桥内和中脑内的病变则与之相反，脑干内病变影响脑神经并产生交叉性感觉症状或运动瘫痪（在身体的一侧的脑神经体征和另一侧的传导束征象，Silverman 等回顾了它的历史方面）。以这种方式，产生了许多附有人名的独特的脑干综合征，它们通常是脑干卒中的结果，这些被列在表 33-5 中。眼球运动神经的多发性脑神经麻痹的特殊问题在第 13 章中讨论。

脑干外的多发性脑神经受累可能是创伤的结果；局部感染，如带状疱疹（亚急性起病）；如 Schmutzhard 及其同事报告的莱姆病；HIV 患者的巨细胞病毒（CMV）感染；韦格纳肉芽肿、结节病、其他类型的肉芽肿性疾病，或因肿瘤和囊性动脉瘤的压迫等。在数天或数周连续的相邻或非相邻脑神经的无痛影响是脑膜癌病或淋巴瘤的特征性表现。Keane（2005）收集的 79 例病例中，肿瘤是迄今为止多发性脑神经麻痹最常见的潜在病因，特别是神经鞘瘤、转移瘤和脑膜瘤，肿瘤发生后，创伤、感染和血管疾病在肿瘤发生后出现的频率最高。第Ⅷ脑神经通常合并这些肿瘤的脑膜浸润。在引起神经局部压迫的实体瘤中，已观察到神经纤维瘤、神经鞘瘤、脑膜瘤、胆脂瘤、癌瘤、脊索瘤，以及软骨瘤等。鼻咽癌（Schmincke 肿瘤或鼻咽淋巴上皮瘤）通过侵犯颅底可以相继累及几个脑神经（主要是第Ⅴ和第Ⅵ脑神经，但也侵犯更后面的脑神经；图 44-5），颅底凹陷症和 Chiari 畸形也是如此。颈动脉夹层可以累及一侧的几个下位脑神经。连续累及一侧的所有脑神经被称为加辛综合征（*Garcin syndrome*），或半侧颅底综合征。它在斜坡的软骨瘤和软骨肉瘤曾有报道，但可能发生在鼻咽癌中。在这些病例中，骨侵蚀很可能在放射学上被看到。表 44-2 列出了我们的经验中起源延髓外的多发脑神经麻痹的主要原因。

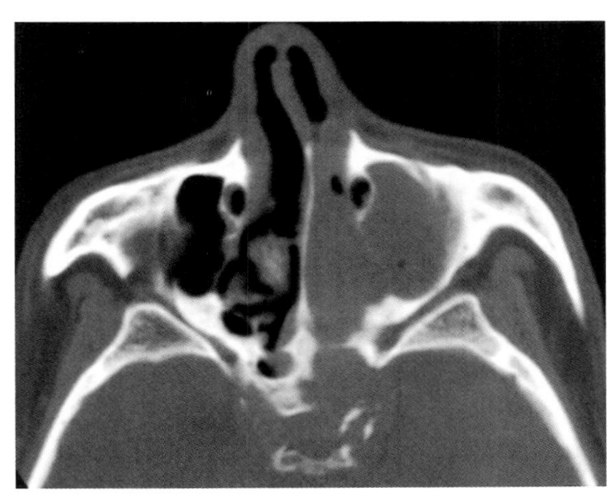

图 44-5　鼻咽癌侵入颅底和鼻咽的左前侧，造成第三和第五脑神经麻痹。前颅底轴位 CT

表 44-2　延髓外多发性脑神经麻痹的原因

脑膜病变
- 癌性和淋巴瘤性脑膜炎，结节病和 Wegener 肉芽肿
- 感染性神经根炎（结核，真菌，梅毒，Lyme 病）
- 特发性硬脑膜炎

颅底影响脑神经病变
- 实体肿瘤的转移或淋巴瘤浸润
- 鼻咽肿瘤、脊索瘤、肉瘤的局部扩散
- 创伤
- 血管闭塞或剥脱（颈动脉剥脱，颈静脉血栓形成）
- Paget 病，颅底凹陷症，Arnold-Chiari，以及其他骨性疾病

神经内病变
- 梭形细胞、基底细胞、腮腺和鳞状细胞癌的神经周围浸润
- 肉芽肿和感染性疾病（李斯特菌属、结节病、Wegener 肉芽肿、白喉、HIV、Lyme 病、艾滋病巨细胞病毒感染、干燥综合征、特发性的）
- 带状疱疹及其他病毒和感染后炎性病变（GBS）
- 混合性结缔组织病

特发性
- 影响非眶神经的 Tolosa-Hunt 样综合征
- 感染后和类感染性

脑神经的病毒感染（*viral infections of cranial nerves*）的问题总是由面神经、三叉神经和前庭蜗神经的急性神经病引起的，特别是当病变是双侧时，涉及几个脑神经的组合，或者与 CSF 中淋巴细胞增多有关。事实上，这组病例中唯一被证实的病毒性病因是单纯疱疹、带状疱疹，以及巨细胞病毒感染等。由于神经性耳聋、眩晕和其他脑神经麻痹已被观察到与支原体、水痘、麻疹、风疹、腮腺炎和猩红热的感染后脑脊髓炎同时发生，它们可能有共同的免疫介

导机制。突然发病的多发性或单发的脑神经麻痹可先于或伴随感染性单核细胞增多症，有时也可伴有其他的病毒或支原体疾病。DeSimone 和 Snyder 收集了一个系列 20 例这样的与单核细胞增多症相关的病例，双侧面神经麻痹是最常见的表现，双侧视神经炎是其次最常见的，而在 3 个病例中，有 3 或 4 对脑神经受累。预后是很好的。

以前认为一些病例是感染后性质的，但可能是真正的神经感染。与 HIV 和巨细胞病毒感染相关的单个的和多发的脑神经麻痹也是如此。类感染病例的治疗是对症的，许多病例康复预后是良好的。经常观察到病因不明的急性或亚急性形式的多发性脑神经病。Juncos 和 Beal 报告了 14 例这种类型的病例，其中包括 6 例有详细记录的托洛萨 - 亨特眶海绵窦综合征（Tolosa-Hunt orbitocavernous sinus syndrome）伴有动眼神经麻痹。在不能归因于 Tolosa-Hunt 综合征的组中，是以面部疼痛和头痛（颞额部）发病，随后在几天内出现展神经麻痹（12/14）、动眼神经麻痹（6/14）、三叉神经麻痹（5/14），以及面部无力（4/14），但较少累及第Ⅷ、第Ⅸ和第Ⅹ脑神经（大多数情况下是单侧的）。在一些病例中出现 CSF 蛋白增加和 CSF 淋巴细胞增多。给予类固醇后疼痛的迅速缓解与在 Tolosa-Hunt 综合征中的获得的效果相似。两组患者通常在几个月内恢复的方式也大致相同。Juncos 和 Beal 认为，两组的临床特征有重叠，而分为两个综合征是随机的。我们已在年轻的成年人中见到这一疾病的复发形式，每次类固醇都有效，几年后稳定下来。通过聚合酶链式反应对 CSF 进行的多次检测未发现病毒。可以想象，这些病例中，其中有些是 GBS 的变异形式，在它们之前可能有过非特异性感染，有时可能伴有反射消失或逐渐消失的感觉异常，以及 CSF 蛋白升高，但没有细胞增多。其他可能是 Juncos 和 Beal 所描述的实体的例子，可能反映了在硬脑膜的肉芽肿的过程。

作为一种更为慢性的疾病，我们观察到许多脑神经连续多年受到影响的病例[多重的多发性脑神经炎（*polyneuritis cranialis multiplex*）]。2 例后来发现患有颈部淋巴结结核（推测是结核性淋巴结核），3 例患有结节病。其余的原因未定。西蒙兹（Symonds）也有类似的经历。在这种情况下，对肿大的颈部淋巴结进行活检通常是值得的。

海绵窦综合征（*cavernous sinus syndrome*），在第 31、33 章和本书其他章节中讨论过，包括动眼神经麻痹和上部三叉神经感觉丧失的各种组合，通常伴有静脉窦压力增加或炎症的征象。第Ⅲ、第Ⅳ、第Ⅴ和第Ⅵ脑神经首先只在一侧受到影响，但任何浸润或阻塞静脉窦的过程都可能扩散到另一侧。主要原因是创伤、高凝状态或邻近结构的感染、颈动脉动脉瘤、颈动脉海绵窦瘘，以及肿瘤浸润引起的脓毒性或无菌性静脉窦血栓形成。Keane（1996）以其惊人的 151 例海绵窦综合征总结了他的经验，发现创伤和外科手术是最常见的原因，其次是肿瘤（特别是起源于鼻咽部的）、垂体瘤、转移瘤和淋巴瘤；我们的经验更倾向于在糖尿病患者和高凝状态下的局部感染原因。

多发性脑神经麻痹的一个特殊原因是面部鳞状细胞癌沿远端神经浸润皮肤和皮下组织，特别是梭形细胞和其他非典型变异型肿瘤。恶性黑色素瘤的一种变异型，“恶性雀斑样痣”（lentigo maligna）可能也有同样的作用，但更倾向于沿着较大的神经向颅底浸润，导致较大区域的面部感觉和疼痛丧失、眩晕，以及耳聋等。这种类型的神经周围的扩散（*perineural spread*）首先会导致非常局限的单侧麻痹和感觉丧失，与面部的一个区域的第Ⅴ和第Ⅶ脑神经浅支有关，然后延伸到颅底和腹侧脑干。依照 Clouston 及其同事们曾详细介绍的 5 个病例，最初的症状通常是皮肤病变下面的区域疼痛和麻木，以及局限于面部相同区域的面部无力；这种模式是由于在皮肤和皮下组织接近第Ⅴ和第Ⅶ脑神经分支的结果。由于肿瘤通过上颌神经眶下支进入眼眶，可能会出现不同的动眼肌麻痹的组合。偶尔没有疼痛。我们也曾观察到腮腺浸润性混合细胞肿瘤时，类似的三叉神经和面神经颅外受累的区域模式。

（肖兴军 译 王维治 校）

参考文献

Alexander GE, Moses H: Carbamazepine for hemifacial spasm. *Neurology* 32:286, 1982.

Bannister R, Oppenheimer DR: Degenerative diseases of the nervous system associated with autonomic failure. *Brain* 95:457, 1972.

Baringer JH: Herpes simplex virus and Bell palsy. *Ann Intern Med* 124:63, 1996.

Barker FG, Jannetta PJ, Bissonette DJ, et al: Microvascular decompression for hemifacial spasm. *J Neurosurg* 82:201, 1995.

Berry H, Blair RL: Isolated vagus nerve palsy and vagal mononeuritis. *Arch Otolaryngol* 106:333, 1980.

Blau JN, Harris M, Kennet S: Trigeminal sensory neuropathy. *N Engl J Med* 281:873, 1969.

Blau JN, Kapadia R: Idiopathic palsy of the recurrent laryngeal nerve: A transient cranial mononeuropathy. *Br Med J* 4:259, 1972.

Brownstone PK, Ballenger JJ, Vick NA: Bilateral superior laryngeal neuralgia. *Arch Neurol* 37:525, 1980.

Burgess RC, Michaels L, Bale JF Jr, Smith RJ: Polymerase chain reaction amplification of herpes simplex viral DNA from the geniculate ganglion of a patient with Bell's palsy. *Ann Otol Rhinol Laryngol* 103:775, 1994.

Chalk C, Isaacs H: Recurrent spontaneous accessory neuropathy. *J Neurol Neurosurg Psychiatry* 53:621, 1990.

Chia L-G: Pure trigeminal motor neuropathy. *BMJ* 296:609, 1988.

Clouston PD, Sharpe DM, Corbett AJ, et al: Perineural spread of cutaneous head and neck cancer: Its orbital and central neurologic complications. *Arch Neurol* 47:73, 1990.

De Diego JI, Prim MP, De Sarria MJ, et al: Idiopathic facial paralysis: A randomized, prospective, and controlled study using single-dose prednisone versus acyclovir three times daily. *Laryngoscope* 108:573, 1998.

DeSimone PA, Snyder D: Hypoglossal nerve palsy in infectious mononucleosis. *Neurology* 28:844, 1978.

Eisen A, Bertrand G: Isolated accessory nerve palsy of spontaneous origin: A clinical and electromyographic study. *Arch Neurol* 27:496, 1972.

Elias MK, Mateen FJ, Weller CR, et al: The Melkersson-Rosenthal syndrome: A retrospective series of biopsied cases. *J Neurol* 260:138, 2013.

Engstrom M, Berg T, et al: Prednisolone and valaciclovir in Bell's palsy: A randomised, double-blind, placebo-controlled, multicentre trial. *Lancet Neurol* 7(11):993–1000, 2008.

Gilden DH: Bell's palsy. *N Engl J Med* 351:1323, 2004.

Goodman JM, Zink WL, Cooper DF: Hemilingual paralysis caused by spontaneous carotid artery dissection. *Arch Neurol* 40:653, 1983.

Granit R, Leskell L, Skogland CR: Fibre interaction in injured or compressed region of nerve. *Brain* 67:125, 1944.

Hato N, Yamada H, Kohno H: Valacyclovir and prednisolone treatment for Bell's palsy: a multicenter, randomized, placebo-controlled study. *Otol Neurotol* 28(3):408–413, 2007.

Hauser WA, Karnes WE, Annis J, Kurland LT: Incidence and prognosis of Bell's palsy in the population of Rochester, Minnesota. *Mayo Clin Proc* 46:258, 1971.

Hosten N: MR of brain involvement in progressive facial hemiatrophy (Romberg disease): Reconsideration of a syndrome. *AJNR Am J Neuroradiol* 15:145, 1994.

Hughes RAC: Diseases of the fifth cranial nerve. In: Dyck PJ, Thomas PK, Lambert EH, et al (eds): *Peripheral Neuropathy*, 3rd ed. Philadelphia, Saunders, 1993, pp 801–817.

Illingworth RD, Porter DG, Jakubowski J: Hemifacial spasm: A prospective long-term follow up of 83 patients treated by microvascular decompression. *J Neurol Neurosurg Psychiatry* 60:73, 1996.

Jannetta PJ: Posterior fossa neurovascular compression syndromes other than neuralgias. In: Wilkins RH, Rengachary SS (eds): *Neurosurgery*, 2nd ed. New York, McGraw-Hill, 1996, pp 3227–3233.

Johnson JA, Stern LZ: Bilateral vocal cord paralysis in a patient with familial hypertrophic neuropathy. *Arch Neurol* 38:532, 1981.

Johnson VP, McMillin JM, Aceto T, Bruins G: A newly recognized neuroectodermal syndrome of familial alopecia, anosmia, deafness, and hypogonadism. *Am J Med Genet* 15:497, 1983.

Juncos JL, Beal MF: Idiopathic cranial polyneuropathy. *Brain* 110:197, 1987.

Karnes WE: Diseases of the seventh cranial nerve. In: Dyck PJ, Thomas PK, Lambert EH, et al (eds): *Peripheral Neuropathy*, 3rd ed. Philadelphia, Saunders, 1993, pp 818–836.

Katusic S, Beard CM, Bergstralh E, Kurland LT: Incidence and clinical features of trigeminal neuralgia, Rochester, Minnesota, 1945–1984. *Ann Neurol* 27:89, 1990.

Keane JR: Bilateral seventh nerve palsy: Analysis of 43 cases and review of the literature. *Neurology* 44:1198, 1994.

Keane JR: Cavernous sinus syndrome: Analysis of 151 cases. *Arch Neurol* 53:967, 1996.

Keane JR: Multiple cranial nerve palsies: Analysis of 79 cases. *Arch Neurol* 62:1714, 2005.

Kress B, Griesbeck F, Stippich C, et al: Bell's palsy: Quantitative analysis of MR imaging data as a method of predicting outcome. *Radiology* 230:504, 2004.

Lance JW, Anthony M: Neck-tongue syndrome on sudden turning of the head. *J Neurol Neurosurg Psychiatry* 43:97, 1980.

Lecky BRF, Hughes RAC, Murray NMF: Trigeminal sensory neuropathy. *Brain* 110:1463, 1987.

Love S, Coakham HB: Trigeminal neuralgia. Pathology and pathogenesis. *Brain* 124:2347, 2001.

Massey EW, Moore J, Schold SC Jr: Mental neuropathy from systemic cancer. *Neurology* 31:1277, 1981.

Murakami S, Honda N, Mizobuchi M, et al: Rapid diagnosis of varicella zoster virus in acute facial palsy. *Neurology* 51:1202, 1998.

Murakami S, Mizobuchi M, Nakashiro Y, et al: Bell palsy and herpes simplex virus: Identification of viral DNA in endoneurial fluid and muscle. *Ann Intern Med* 124:27, 1996.

Nielsen VK, Jannetta PJ: Pathophysiology of hemifacial spasm: Effects of facial nerve decompression. *Neurology* 34:891, 1984.

Piatt JH, Wilkins RH: Treatment of tic douloureux and hemifacial spasm by posterior fossa exploration: Therapeutic implications of various neurovascular relationships. *Neurosurgery* 14:462, 1984.

Pitts DB, Adour KK, Hilsinger RL: Recurrent Bell's palsy analysis of 140 patients. *Laryngoscope* 98:535, 1988.

Plott D: Congenital laryngeal-abductor paralysis due to nucleus ambiguus dysgenesis in three brothers. *N Engl J Med* 271:593, 1964.

Quinn JH: Glossodynia. *J Am Dent Assoc* 70:1418, 1965.

Resnick DK, Jannetta PJ, Bissonette D, et al: Microvascular decompression for glossopharyngeal neuralgia. *Neurosurgery* 36:64, 1995.

Schmutzhard E, Stanek G, Pohl P: Polyneuritis cranialis associated with *Borrelia burgdorferi*. *J Neurol Neurosurg Psychiatry* 48:1182, 1985.

Silverman JE, Liu GT, Volpe NJ, Galetta SL: The crossed paralyses. *Arch Neurol* 52:635, 1995.

Spillane JD: Isolated unilateral spinal accessory nerve palsy of obscure origin. *Br Med J* 2:365, 1949.

Spillane JD, Wells CEC: Isolated trigeminal neuropathy: A report of 16 cases. *Brain* 82:391, 1959.

Sullivan FM, Swan IR, Donnan PR, et al: Early treatment with prednisolone or acyclovir in Bell's palsy. *N Engl J Med* 357:1598, 2007.

Sweeney CJ, Gilden DH: Ramsay Hunt syndrome. *J Neurol Neurosurg Psychiatry* 71:149, 2001.

Symonds C: Recurrent multiple cranial nerve palsies. *J Neurol Neurosurg Psychiatry* 21:95, 1958.

van Amstel AD, Devriese PP: Clinical experience with recurrences of Bell's palsy. *Arch Otorhinolaryngol* 245:302, 1998.

Whitley RJ, Weiss H, Gnann JW, et al: Acyclovir with and without prednisone for the treatment of herpes zoster: A randomized, placebo-controlled trial. *Ann Intern Med* 125:376, 1996.

Wilson ME, Hoxie J: Facial asymmetry in superior oblique muscle palsy. *J Pediatr Ophthalmol Strabismus* 30:315, 1993.

第 45 章

肌肉疾病

骨骼肌（*skeletal muscles*），或称为随意肌（*voluntary muscles*），构成了运动的主要器官，同时也是一个巨大的代谢储备库。分布于超过 600 块的独立肌肉，肌肉组织约占成年人体重的 40%。其结构与功能的复杂性无疑导致其对疾病的不同易感性，因此，本章开始以解剖与临床主要知识作为肌肉疾病的开篇。

一块肌肉由成千上万的肌纤维组成，这些肌纤维沿着它的纵轴延伸到不同的距离。每一根肌纤维是一个相对大而复杂的多核细胞，长度从几毫米到几十厘米不等（人类缝匠肌为 34cm），直径为 10~100μm。一些肌纤维跨越整个肌肉长度，另一些肌纤维则是由结缔组织首尾相连。每根肌纤维都被一层内侧的浆膜［肌膜（*sarcolemma*）］与一层靠外的基底膜所覆盖。每根肌纤维的细胞核数量可达数千个，均位于细胞浆膜（肌膜）下沿长轴平行排列，因此被称为肌膜下核（*subsarcolemmal nuclei*）或肌膜核（*sarcolemmal nuclei*）。

肌纤维的细胞质［肌（*sarcoplasm*）］丰富，其内含有肌原纤维与多种细胞器，如线粒体与核糖体。每一个肌原纤维被一个膜样网络，即肌质网（*sarcoplasmic reticulum*，SR）包裹（图 45-1）。细胞质膜延伸进入纤维形成横管系统（T 管），这是细胞外与胞内肌质网发生沟通的通道。肌质网与 T 管是解剖学上独立的，但功能上相关的膜系统。T 管与肌质网之间的连接间隙是由附着在肌质网上的蛋白质构成，被称为连接足（*junctional feet*），它被认为是兰尼碱受体（*ryanodine receptors*），负责钙离子自肌质网的释放，是肌肉兴奋的关键步骤（Franzini-Armstrong）。

肌原纤维由纵向排列的指突状交错的细丝［肌丝（*myofilaments*）］构成，包括收缩蛋白［肌动蛋白（*actin*）和肌球蛋白（*myosin*）］、辅助结构蛋白［肌联蛋白（*titin*）和伴肌动蛋白（*nebulin*）］，以及调节蛋白［原肌球蛋白（*tropomyosin*）与肌钙蛋白（*troponin*）］。这些蛋白在钙离子的作用下经过一系列生化过程实现了肌肉的收缩与舒张，在第 2 章已有描述。储存的脂肪、糖原、各种蛋白质、多种酶和肌红蛋白（*myoglobin*）液滴都被包含在肌质或其细胞器内，而肌红蛋白使肌肉呈现红色。

单个的肌纤维均被薄层的结缔组织［肌内衣（*endomysium*）］所包绕，为肌纤维提供支撑并使得肌肉活动同步。在肌内衣内每根纤维可能有一些毛细血管以及神经纤维。许多肌纤维通过层状分布的胶原［肌束衣（*perimysium*）］包裹成组，称为肌束（*fascicles*）。胶原同样将不同肌束包裹在一起形成包绕整个肌肉的结缔组织外衣［肌外衣（*epimysium*）］。后者有着丰富的血供，而不同类型的肌肉其动静脉排布亦不相同。肌纤维的末端固定于肌腱纤维上，后者与骨骼相连，因而肌肉收缩可以维持姿势并产生运动。

肌肉另一个显著的特征是它自然的收缩模式，亦即通过神经支配，维持其正常张力和营养状态的完整。每根肌纤维接受来自脊髓前角或脑神经核的运动神经细胞的神经分支，神经分支通过神经肌肉接头（*neuromuscular junction*）或运动终板（*motor endplate*）与肌纤维连接。如第 2 章与第 3 章中所述，一个前角细胞与其神经支配的肌纤维群构成运动单位（*motor unit*），是所有的反射、姿势以及随意活动的基本生理单位。

肌细胞表面细胞膜镶嵌着数种类型的离子通道，负责维持肌细胞膜内外的电势差及传递通过肌膜的去极化电流。这些通道的疾病在第 46 章讨论。组成细胞膜的很大一部分是一系列锚定结构蛋白，这些蛋白的性质在过去数十年里已被充分阐明，这些与肌肉营养不良有关，将被详细描述。

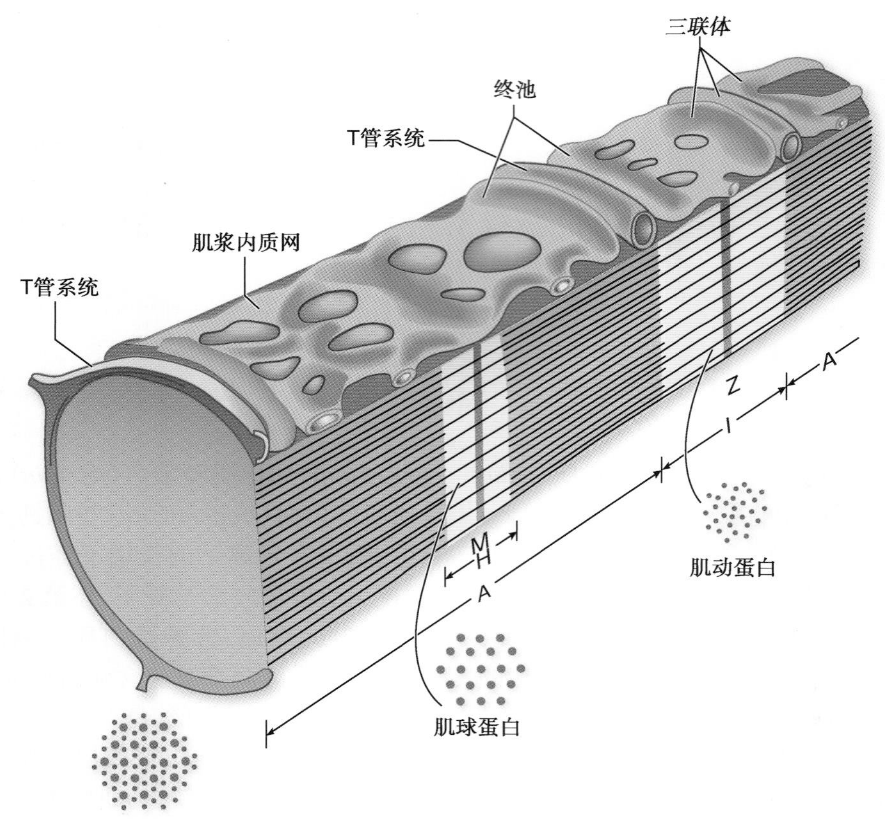

图 45-1　肌原纤维主要亚细胞组成示意图。横管（T 管）系统是细胞膜内陷，在 Z 线与 A 带央之间包绕肌原纤维。T 管系统紧靠每一侧扩张的肌质网（终池），但不直接相连。每一个肌小节（两个 Z 线之间）含有两个“三联体”，每一个由 T 管两侧的一对终池构成（经允许引自 Peter）

除了运动神经末梢，肌肉也含有数种类型的感觉末梢，它们都是机械性感受器：游离神经末梢负责深压觉 - 痛觉感受；鲁菲尼小体（Ruffini corpuscles）和帕西尼小体（Pacinian corpuscles）是压觉感受器；Golgi 腱器官和肌梭是张力感受器，参与肌张力的维持与反射活动。Golgi 体受体主要位于肌 - 肌腱连接处；Pacinian 小体位于肌腱处，但也可见零散地分布于肌肉。肌梭是成组特化的小肌纤维，调控肌肉的收缩与舒张，如第 2 章的描述。所有这些受体在负责精细运动的肌肉具有最高的分布密度。

尽管不同肌肉在结构上具有明显的相似性，但它们对疾病的易感性并不相同。实际上，临床上几乎没有疾病会影响身体所有的肌肉，而是每一个疾病类型具有特殊的肌群分布。不同疾病间肌群受累分布的不同，毋庸置疑地证实了肌肉之间结构或生理上的差异，而这些差异目前在光学或电子显微镜下并不能被发现。导致某些肌肉选择性易受累的因素尚不明确，但已能够想到几种可能的解释。其中一个假说认为可能简单地与肌纤维直径相关，例如臀肌和椎旁肌的大直径长肌纤维对比眼肌的小肌纤维。组成一个运动单位的肌纤维数量也有重要意义，在眼肌中，一个运动单位仅包括 6~10 个肌纤维（部分甚至更少），而在腓肠肌的一个运动单位却可包含多达 1 800 个肌纤维。此外，眼肌与大的躯干肌相比具有显著更高的代谢率以及丰富含量的线粒体。不同的血管供应模式可能使一些肌肉比其他肌肉更能耐受血管闭塞的影响。骨骼肌的组织化学研究表明，任意一块肌肉的肌纤维间均存在微小的代谢差异，某些（1 型纤维）较相反分布的另一些（2 型纤维）具有更丰富的氧化酶而更少的糖酵解酶。某些结构蛋白的分布也可能改变疾病表达的布局，例如，眼肌并不含肌营养不良蛋白（*dystrophin*），杜兴肌营养不良（*Duchenne muscular dystrophy*）尽管存在这一膜下蛋白的缺陷，但可解释该病不存在眼外肌瘫痪。眼肌的肌内衣成纤维细胞含有丰富的糖胺聚糖（glycosaminoglycans），使得它更易在甲状腺疾病中受累。神经肌肉接头疾病在不同肌肉的肌无力分布与这些接头在该肌肉的密度相关。毫无疑问，还会发现其他的差异。

正常的肌肉是由一群胚胎期肌肉前体细胞即肌卫星细胞发育而来,因此具有非凡的再生潜能,这一点经常被忽视。据估计,一块铅笔橡皮擦大小的正常肌肉足以生成一个70kg成年人正常肌肉组织量的新生肌肉。然而,随着肌纤维的完全破坏,这种再生能力会显著地受损。炎症性与代谢性破坏过程一般会伴随肌细胞近乎完全的修复,说明每个肌纤维都有一部分尚保留,且肌内衣结缔组织束并没有被严重破坏。不幸的是,肌肉的许多病理过程是慢性进行性发展的。在这种情况下,所有的肌纤维再生活动都无法跟上破坏的速度,从而导致肌纤维发生永久丢失。大块的肌肉随后被脂肪和胶原结缔组织所取代,其中一个典型的例子便是肌营养不良。

肌肉的发育和老化(另见第28章)

目前肌肉胚胎发生的公认观点是,在中胚层细胞先分化出肌母细胞,不同肌母细胞很快相互融合形成肌纤维。肌肉的结缔组织是由胚体壁的中胚层分化而来。在肌母细胞融合形成肌纤维后,一系列细胞事件,包括肌纤维内的肌原性转录因子的顺次激活导致肌原纤维的形成。新形成的肌纤维非常细薄,细胞核管[准确应称为肌管(*myotubes*)]位于肌纤维中央,肌丝开始由多聚核糖体合成产生。当肌丝被组装形成肌原纤维时,肌纤维的核在周围移位到肌膜下的位置。一旦细胞核到达外周时,肌纤维便完全形成。详细的机制,包括肌母细胞如何寻找其他肌母细胞,一组相互融合的细胞核如何形成肌管结构,肌动蛋白与肌球蛋白丝、Z盘如何形成以及纤维表面一小部分剩余的肌卫星细胞如何分化等具体机制,Rubenstein和Kelly曾有过综述。

决定每块肌肉肌纤维的数量与排布的机制尚不完全清楚。一种假设认为,肌母细胞本身具有调控发育过程的遗传信息,然而在任何一种特定的物种中,个体间都存在非常大的个体差异,这可以解释肌肉大小和收缩能力的显著不同。

每块肌肉中肌纤维的数量可能在出生时就已确定,此后肌肉的生长主要取决于肌纤维的增大。尽管神经系统与组织是独立发育的,但肌纤维在出生后仅仅在活动的时候才在神经影响下发育。自出生后至老年的肌纤维直径测量显示发育曲线在生后早期快速上升,青春期上升速度减慢,在20~30岁时达到峰值。在青春期后,女性肌肉发育较男性少,而这些差异在上臂、肩部以及骨盆肌肉较下肢肌肉更为显著;而眼肌发育在两性基本相同。在所有的年龄段,不使用肌肉将使得肌纤维体积减小达30%,而过度使用亦会增加大致相同的体积[工作肥大(work hypertrophy)]。正常情况下,1型(氧化酶丰富)肌纤维略小于2型(磷酸化酶丰富)肌纤维;2型肌纤维的数量比例在不同肌肉不同,与该肌肉的自然功能有关。年轻动物肌肉的运动可以引起高氧化酶1型肌纤维的肥大与低氧化酶2型肌纤维比例的增加;而衰老的肌肉缺乏这一能力,运动仅可引起2型肌纤维比例的增加(Silbermann et al)。人类还没有上述的研究数据,但临床观察表明,随着年龄的增长,肌肉对高强度、持久运动反应的能力会逐渐降低。

在成年后期,肌纤维数量减少,纤维大小的变化增加,如第28章衰老中所述。变化主要包括两种类型:成群肌纤维萎缩(*group atrophy*),即成簇的20~30根肌纤维直径均减少至大致相同程度,以及随机单个肌纤维萎缩(*random single-fiber atrophy*)。此外,肌纤维与其他分裂后的细胞一样,遵循一般的细胞衰老规律(出现脂褐素蓄积、自噬空泡和酶丢失等),最终导致死亡。轻度的成群肌纤维萎缩,见于几乎所有60岁以上个体的腓肠肌,代表年龄相关的腰髓运动神经元与周围神经纤维丢失的失神经效应。肌肉与衰老的进一步内容可见第28章Tomlinson与同事的工作。

脊髓运动神经元或神经疾病的失神经支配在各年龄有着大致相同的效应,即先有肌纤维的萎缩(开始为随机分布,之后为群组分布),而后出现变性。所有年龄段的肌肉坏死都能激发肌纤维其他完整部位的肌膜与肌卫星细胞的再生反应。如果这一过程反复发生,再生能力将逐渐减弱,最终肌纤维死亡会导致纤维数量的永久性减少和预期的肌无力的发生。

接诊肌肉疾病患者

横纹肌疾病的数量和多样性大大超过了它们在临床上表现出来的症状和体征的数量,因此,不同的疾病有某些共同的症状和综合征。为了避免在描述具体疾病时过度重复,这里仅讨论肌肉疾病比较宽泛的临床表现。

医生一般通过肌无力或疲劳、肌痛、松软或僵硬、无痛痉挛、痛性痉挛、肌肉抽搐、肌肉肿块或肌容积改变等主诉,开始考虑肌肉疾病。这些主诉中,肌无力症状最为常见，同时也最难以捉摸。如第 23 章所述，当提及肌无力，往往意味着患者过度的疲劳感和缺乏耐力。尽管易疲劳性严格意义上是指持续运用肌肉后力量逐渐减少，可以是肌肉疾病的一种特点，尤其是影响神经肌肉接头的疾病，如重症肌无力，但更常见的是见于慢性系统性疾病或焦虑抑郁状态的患者。如第 23 章所述，疲劳是一种具有多重意义的症状，总是需要进行分析与解释。如果并不伴随肌力的下降，通常是起源于非肌肉性的。通过医学检测可能证明是感染、代谢或内分泌失调、重度贫血、心肺功能减低或肿瘤的系统性表现。更常见的情况是，如果表述为一种耐力差、疲倦、不愿从事或继续精神或身体活动时，更常见的原因是神经衰弱的精神心理表现，这是一种慢性焦虑和抑郁状态下常见的精神症状。另一方面，伴随倦怠而来的一种罕见的生理肌肉疾病是终生运动不耐受，通常伴随运动诱发肌肉痉挛，为线粒体 DNA 细胞色素 *b* 基因变异导致（Andreu et al）。疲劳作为一种生理现象，可以是许多精神疾病和医学疾病的主要临床特征，包括肌肉病的疲劳现象，在第 23 章已详细阐述。

肌无力和瘫痪的评估

相比依靠患者的描述来区分疲劳与无力，不如观察患者在进行某些日常活动，如行走、爬楼梯、坐位站立、跪姿、下蹲、平躺或将上肢举过头等表现将会提供更多的信息。难以完成这些任务更指向无力而不是疲劳。有时，一组肌肉无力仅在一段活动后才显现出来。例如，患者只有在步行一段距离后才出现腿和足的“拖曳”。当患者告诉医生这一情况时，医师应尽量在模拟上述主诉的情境下进行检查。当然，这些肌肉功能损害也可能由于神经性或者中枢神经系统（CNS）损害所致，而并不一定是肌源性的原因，但这些情况可以通过常用检查方法进行区分，这些方法在这一章以及第 3 章和第 23 章进一步介绍。

肌肉收缩力减低，表现为对抗阻力单次收缩力（峰值力量）以及长时或重复运动的持久力（即耐力）降低，是肌肉疾病或神经肌肉疾病的明确标志。在上述检查中，医生可能会在获得患者的配合方面遇到困难。虚弱或易受暗示的个体，或歇斯底里或装病的人，其试探性的、犹豫不决的表现，将会给医生的判断造成困难，而这些困难可以通过经验和第 3 章介绍的方法解决。对于不能遵从指令的婴儿和幼童，可通过被动操作的抵抗或观察自然状态下儿童的活动来评估他们的肌肉力量。患者可能不愿完全收缩一个疼痛肢体的肌肉，事实上，疼痛本身可导致收缩力的反射性减少，即痛性轻瘫（*algesic paresis*）。评估等长收缩时的力量而并不需移动疼痛的部分肢体是解决这一难题的方法。

明确肌无力的程度和严重程度需要对主要肌群进行系统性的检查。让患者用尽可能大的力量收缩各个肌群，检查者做对抗的动作，提供一个与残余力量相一致的阻力（等速收缩）。另一种情况是，要求患者做最大的肌肉收缩，检查通过评估需要克服或“打破”这一收缩力量来评估肌力（等长收缩或最大随意等长收缩）。如果无力是单侧的，有利之处便是可将其肌力与正常侧进行对比。如果是双侧的，医生必须依照基于肌力检查的经验对比正常状态做出判断，还应当能够区分真正的无力与不愿意配合、装病、神经衰弱以及疼痛所致的假性无力或运动受限。

为了量化肌无力的程度，可能需要一套分级评定量表。广泛使用的是由英国医学研究委员会（Medical Research Council，MRC）制定的量表，它将肌力分为了 6 级，如下所示：

0—完全瘫痪

1—可见肌肉最小收缩，无关节主动活动

2—仅在无重力作用下可做关节的主动运动

3—可完全对抗重力运动，但不能对抗人为的肌肉阻力

4—可对抗重力与一般阻力主动运动，但不能对抗人为施加的最大阻力

5—正常肌力

还可以添加细化的分级，标注 4+ 为可检测到的极轻微的无力，4– 为可检测到明显的无力，3+、3–，以此类推。

需顺序检测眼、面、舌、咽、喉、颈、肩、上臂、前臂和手、躯干、骨盆、大腿、小腿以及足部肌肉。最简便的方式是比较两侧同一块肌肉的肌力。为了充分与恰当运用如 MRC 分级工具并检测到轻微无力，评估如颈屈肌、颈伸肌需让患者分别处于仰卧与俯卧位。每一个检查的运动所具有的解剖意义，即哪些神经根、神经和肌肉受累，可参考表 45-1 确定。一个有经验的检查者可在 2~3 分钟内完成这些肌群的肌力检查。

要注意按照顺序检查：对力量很大的躯干与盆带肌进行检查时，可能很难发现轻度的无力，特别是肌肉发达的患者。检查这些肌群最好让患者自己完成下列动作进行判断，下蹲和跪下，然后保持直立姿势，站起，用脚尖和脚跟走路，或将重物（如这本教科

书）举过头。手部肌肉的肌力可使用测力计定量测定；为了研究的目的，对于其他肌群也有类似但更复杂的仪器（见 Fenichel et al）。尽管如此，检查者也不应仅仅因为检查无法证实而忽视患者无力的主诉。

表 45-1 Duchenne/Becker，Emery-Dreifuss，肢带型及相关主要肌营养不良

遗传类型	基因 / 蛋白	起病年龄	CK 升高	受累部位
X 连锁隐性				
Duchenne/Becker	*DMD*/ 抗肌萎缩蛋白	10 岁前	10~50 ×	近端，之后远端肌肉；心肌
Emery-Dreifuss	*EMD* 及其他 /Emerin	10~30 岁	5 ×	近端肌肉，关节挛缩；心律失常
肩腓型	*FHL1* 及其他			肩胛 - 腓骨
常染色体显性				
LGMD1A	肌收缩蛋白	20~40 岁	2 ×	远端重于近端无力，声带，咽；与肌原纤维肌病同基因
LGMD1B	*LMNA*/Lamin A/C	0~20 岁	3~5 ×	类似 Emery-Dreifuss 肌营养不良
LGMD1C	*CAV3*/ 小窝蛋白 -3	0~10 岁	4~25 ×	近端肌肉
LGMD1D	6p	20~50 岁	2~4 ×	近端肌肉；心肌病
LGMD1E	结蛋白	0~10 岁	Nl	近端肌肉
常染色体隐性				
LGMD2A	*CPN3*/ 钙蛋白酶 -3	0~20 岁	3~15 ×	近端与远端肌肉
LGMD2B	*DYSF*/Dysferlin	10~30 岁	10~50 ×	近端与远端肌肉 与 Miyoshi 肌病同基因
LGMD2C-F	α、β、γ、δ- 肌聚糖蛋白	0~30 岁	5~40 ×	贝克尔肌营养不良表型
LGMD2G	Telethonin	10~20 岁	3~17 ×	近端肌肉重于远端
LGMD2H	*TRIM32*	0~30 岁	2~25 ×	近端肌肉重于远端
LGMD2I	*FKRP*/Fukutin	0~30 岁	10~30 ×	近端肌肉重于远端 FKRP 缺陷亦可导致 CMD
LGMD2J	*TTN*/Titin	0~30 岁	2 ×	近端及有时远端肌肉
LGMD2M	*POMGNT1*	生后		基因变异亦与眼 - 脑 - 肌病相关

CK，肌酸激酶；CMD，先天性肌营养不良；FKRP，fukutin- 相关蛋白；LGMD，肢带型肌营养不良；Nl，正常。

收缩过程改变

这些过程与肌肉收缩时的质变相关。肌无力状态（*myasthenic states*）时，在长时间或重复活动中，受累肌肉会出现快速收缩能力的衰竭。例如，在患者向上看天花板几分钟后，眼睑会逐渐下垂；闭上眼睛休息提上睑肌可使上睑下垂减轻或消失。同样地，让眼睛处于外侧位可诱发复视与斜视。这些改变，结合注射新斯的明或滕喜龙可使肌力恢复，是诊断重症肌无力最有价值的临床标准，见第 46 章所述。

与肌无力现象相反的是，一系列自主收缩后肌力上升是兰伯特 - 伊顿肌无力综合征（*Lambert-Eaton myasthenic syndrome*）的特征，它在约 50% 的患者中与小细胞肺癌相关。肉毒中毒也有同样的肌力增加。在这两种情况下，神经传导检查均可见短暂运动（10~15s）或高频重复神经刺激（20~50Hz）后复合肌肉动作电位波幅的增加，如第 46 章所述。

通过观察一组肌肉在一次或一系列最大运动时收缩的速度和效率，可以发现其他异常。例如，在黏液性水肿患者中，可通过变换姿势和直接叩击一块肌肉，如股四头肌而发现肌肉收缩僵硬和缓慢［收缩性肌丘反应（*contraction myoedema*）］，且伴随腱反射时限的延长。肌肉松弛减慢是甲状腺功能减退的另一个特征，也是导致肢体近端肌肉不适的紧缩感的原因。肌肉中一种有趣的涟漪现象（*rippling phenomenon*）发生在肌肉连续几次收缩之后，作为

一种常染色体显性遗传特征出现。在放松一段时间后，收缩或拉伸的肌肉可以导致僵硬和涟漪再现。

肌肉收缩后长时间不能松弛是肌强直（*myotonia*）的特征，它典型见于某些疾病：先天性肌强直、肌强直性营养不良和先天性副肌强直（来自Eulenburg的名字）。真正的肌强直，伴细胞膜动作电位长时放电，需要大力收缩来诱发，在松弛一段时间后更加明显，并往往随着反复收缩而消失，在第46章肌肉离子通道病进一步讨论。这种持续收缩也可通过叩击一块肌肉也是显而易见的［叩击性肌强直（*percussion myotonia*）］，这一现象可容易与收缩性肌丘反应或恶病质患者叩击肌肉诱发的电静息局部包块［肌丘反应（*myoedema*）］，以及叩击正常或部分失神经支配肌肉诱发的短暂肌束收缩相区分；后者被称为肌肉自发收缩（*idiomuscular contraction*）。在先天性副肌强直，可观察到反常性肌强直或副肌强直（*paradoxical myotonia*），指的是在一组收缩后肌强直的程度增加（与普通类型的肌强直的情况相反）。

寒冷对肌肉收缩的影响也可提供有用的信息，因寒冷而诱发或加重的轻瘫或肌强直一般持续数分钟。这在副肌强直最为突出，或多或少也出现在其他强直性疾病。此外，重症肌无力患者眼睑敷以冰袋可减轻眼睑下垂的程度。

肌强直和肌丘反应也必须与四肢肌肉大力重复收缩诱发的不自主痉挛及扩散现象鉴别，后者见于轻度或局灶性破伤风、僵人综合征和不同类型肌张力障碍患者。这些并不是原发的肌肉现象，而是神经源性病变，是抑制机制消除的结果，也在第46章中介绍。

临床实践中，挛缩（*contracture*）一词适用于（与之前讨论的有些不加区分）肌肉固缩的所有状态，包括几种不同的类型。真性生理性挛缩（*true physiologic contracture*）是一组肌肉在连续大力收缩后保持缩短状态数分钟，与松弛所需代谢机制障碍有关。在这种缩短的状态下，肌电图（EMG）处于持续的相对静息状态，与痛性痉挛、破伤风和手足搐搦观察到的高电压快速放电不同。真性生理性挛缩见于麦卡德尔（McArdle）病（磷酸化酶缺乏）、磷酸果糖激酶缺乏，以及其他情况下的尽管磷酸化酶似乎存在，但无酶功能。然而，另一种类型的运动诱发性挛缩最初由Brody描述，已被Karpati及其同事证实为常染色体隐性遗传性2型肌纤维肌质网钙离子三磷酸腺苷酶缺乏。真性挛缩需要与副肌强直（见上文）以及痛性痉挛相鉴别，后者在某些情况下，如脱水、手足搐搦、病理性痛性痉挛综合征、肌萎缩侧索硬化（ALS）亦可以被一次或一组肌肉大力自主收缩所诱发。

这里对假性挛缩（*pseudocontracture*）［肌静止性（*myostatic*）或纤维性挛缩（*fibrous contracture*）］作一个评论是合适的，因为挛缩（*contracture*）一词在普通内科常被使用，肌肉与肌腱缩短常出现在正常神经支配的肌肉在长时间肢体固定与制动（如用模具制动的骨折肢体或允许保持不活动的肢体出现无力）之后，该情况下肌肉与肌腱的缩短状态并没有明确的解剖学、生理学或化学基础。慢性肌纤维丢失与肌肉长期不活动导致的肌肉纤维化是肌肉缩短的另一个原因。一些肌肉既发生无力又出现缩短主要取决于肌肉在身体的部位。上肢屈肌的纤维性挛缩是埃默里-德赖弗斯（Emery-Dreifuss）型肌营养不良的突出特征。这也造成脊柱强直和后侧凸畸形，这也常常是肌病的部分表现。后一种状态与关节强直的区别在于阻力的弹性特性、被动运动时肌肉与韧带紧固感增加；也不同于沃克曼挛缩（*Volkmann contracture*），后者因缺血性损伤造成肌肉与周围组织坏死后纤维化，通常发生于肘关节骨折后。

关节弯曲（*arthrogryposis*）是另一种见于新生儿的纤维性挛缩，累及多个肌群，它的发生与数种疾病有关，有两个共同特征：在子宫内发病，以及神经或肌肉结构改变导致肌无力。换句话说，在关节弯曲症中，四肢的挛缩与活动受限是由关节发育活动度减少造成的，是胚胎发育期肌无力的结果。最常见的原因是前角细胞丢失或发育失败，见于韦德尼希-霍夫曼（Werdnig-Hoffman）病，但异常可能发生在神经根、周围神经或运动终板或肌肉本身等。儿童的脊柱强直综合征（*rigid spine syndrome*，*RSS*）是另一种类型的纤维性挛缩，可能由不常见的中轴肌营养不良导致。

值得注意的是，大多数原发性肌肉病并无疼痛。当安静或活动时出现突出的且持续的疼痛，一般会有周围神经病的证据，如酒精-营养缺乏性周围神经病，或毗邻关节与韧带的疾病（如类风湿关节炎、风湿性多肌痛）。疼痛局限于一组肌肉是斜颈和肌张力障碍较常见的特征。疼痛在多发性肌炎与皮肌炎并不突出，但也有例外，如下所述。多发性神经炎、脊髓灰质炎和结节性多动脉炎的疼痛较多发性肌炎、不同类型的肌营养不良和其他肌病更为明确。如果多发性肌炎出现疼痛，多提示伴随结缔组织与关节结构同时受累。甲状腺功能减退、低磷血症和甲状旁腺功能亢进是肌痛性肌病（myalgic myopathy）的其他病因。某些药物会使易感人群产生肌肉疼痛。这些药物包括“他汀类”降脂药物、氯贝丁酯、卡托普利、锂剂、秋水仙碱、β肾上腺能阻滞剂、青霉胺、西咪替丁、琥珀胆碱和许多其他药物（见Mastaglia与Laing综述所包含的表格）。

肌肉疼痛的机制可能是有限的。长时间持续的肌肉收缩导致深部酸痛感。在缺血情况下的收缩，如止血带导致的循环闭塞或动脉粥样硬化性血管病，可诱发疼痛；间歇性跛行的疼痛推测就是这种类型，不伴有痛性痉挛。推测是乳酸或其他代谢产物在肌肉堆积，激活疼痛受体，也有研究认为并非如此。非节制性的肌肉持续运动导致的迟发性疼痛、肿胀与压痛可能是纤维坏死的结果（Armstrong）。

肌肉活检很少能揭示这些肌肉疼痛综合征的病因，但是可在怀疑代谢性或肌营养不良性肌肉病中开展该检查。Filosto与同事在一项回顾性研究中发现，在运动诱发性肌痛伴随肌酸激酶（CK）浓度显著升高患者，活检对判定原因可能有一定的帮助，即使这样，约2/3活检正常或仅有非特异性的发现。

在此列出了所有这些近端肌肉疼痛的原因，所有的医生都知道关节炎和普通的肌肉骨骼疾病是更常见的不适原因。

良性肌束震颤（*benign fasciculations*），是普通人的常见表现，可以根据无肌无力与萎缩，仅在一个或几个区域内小范围的肌束反复出现而加以判定。大多数正常人所经历的眼睑或拇指肌肉的反复抽搐通常被不准确地称为“肉跳”或肌纤维颤搐，但实际上是良性束颤。Blexrud及其同事对大量的这样的患者进行了数年的随访研究，发现真正良性束颤的人EMG正常（即没有纤颤电位）。肌纤维颤搐（*myokymia*）是一个更不常见的表现，肌肉在休息状态下反复出现抽动与涟漪样的缓慢活动。

肌肉痛性痉挛（*muscle cramps*），尽管常常发生，却是一个并不十分熟悉的现象。可在休息时或运动时（动作性痛性痉挛）发生，常见于运动系统疾病、手足搐搦、运动导致过度出汗和盐丢失的脱水状态、代谢紊乱（尿毒症血液透析、低钙血症、甲状腺功能减退和低镁血症），以及某些肌肉疾病（如贝克尔肌营养不良与先天性肌病的罕见病例）。Gospe和同事报告了一个家族性（X连锁隐性遗传）肌痛和痛性痉挛伴有1/3的*DMD*基因缺失，该基因变异主要见于杜兴肌营养不良。奇怪的是，该家系没有无力或肌营养不良的征象。不确定类型的终生严重痛性痉挛也见于一些家系。戏剧性的里吉综合征（Satoyoshi syndrome），以持续性痛性下肢痉挛、普遍性脱发和腹泻为特征，在下文描述。

比所有这些类型的痛性痉挛更常见的，大多数正常人都曾体验过的是良性类型，即特发性痛性痉挛综合征（*idiopathic cramp syndrome*），在这种情况下不会发现其他神经肌肉紊乱。大多数良性痛性痉挛常常在夜间发生，影响到小腿与足部肌肉，也可以随时发生，并累及任何肌群。一些患者注意到下肢在寒冷以及白天过度活动时痛性痉挛更常见。也有患者发现突发牵拉肌肉可以诱发痛性痉挛，开始疼痛难忍，而后逐渐减轻至消失。对应的EMG改变是高频放电。虽然没有病理意义，但痛性痉挛的极端病例可以非常持续，微小无害的动作即可诱发，最终导致残疾。所有类型的痛性痉挛均应与不伴肌肉痉挛的肌肉疼痛感觉区分开来。后者是一些多发性神经病出现的感觉异常现象。其他出现模拟痛性痉挛的疾病，诸如僵人综合征和其他各种病因导致的持续性肌纤维活动，在第46章中讨论。

与痛性痉挛不同的是已经描述的生理性关节挛缩，见于麦卡德尔（McArdle）病和相关的代谢性肌病，在肌肉活动时随着肌肉逐渐缩短，疼痛逐渐加剧。与痛性痉挛不同的是，它不会在休息时发生，疼痛没有那么剧烈，而且此时收缩肌肉的EMG相对静息。由于肌肉活动而加剧的持续性痉挛，患者没有神经肌肉疾病，往往是局灶性破伤风的常见表现，也见于黑寡妇蜘蛛咬伤后。在肌张力障碍疾病的早期，将痛性痉挛与无痛性痉挛进行鉴别还是有点难度。

通过触诊并不能准确地发现肌肉结构和功能的改变。当然，一个运动良好的运动员结实的肥大的肌肉和一个久坐不动的人松弛的肌肉之间的区别，通过手指触诊就像用眼睛观察一样明显，破伤风持续性收缩、痛性痉挛、挛缩、纤维化以及锥体外系僵硬也是一样的明显。肌营养不良的肌肉据说有一种“面团样实性”或“韧性”触感，但我们发现这个感觉很难判断。在Pompe型糖原贮积病中，患者肌肉的不自然坚实感和增大的肌容积可能引起注意。急性横纹肌溶解伴肌红蛋白尿或重度多发性肌炎患者肿胀、水肿和无力的肌肉可能摸上去感到紧绷和结实,但通常无压痛。肌肉的其他功能正常的压痛区域被称为肌硬化(*myogelosis*),诊断为纤维织炎(fibrositis)或纤维肌炎(fibromyositis),但其性质并没有被肌肉活检所揭示。

肌病性无力的定位模式

在几乎所有不同类型的肌肉疾病中,一些肌肉受到影响,而另一些肌肉相对保留,每种疾病都有自己的表现模式。特别强调一点,在同一疾病的所有患者中,无力的部位或分布往往具有相似性。肌无力模式是肌肉疾病的重要诊断属性,与第 43 章所讨论的各种周围神经系统疾病一样重要,但肌无力的分布在许多重要方面与其不同。一般来说,肌肉疾病主要表现为近端为主的对称性无力。

下文的肌肉受累模式构成了这一部分基本的临床知识核心。亚急性和慢性无力的演变在每个肌肉病类别都与较急性的肌肉病不同。

眼肌麻痹表现为上睑下垂、复视和斜视。原发性肌肉疾病并不影响瞳孔,大多数情况下其影响是双侧的。在第Ⅲ、第Ⅳ或第Ⅵ脑神经病变中,会出现眼肌麻痹、瞳孔异常或两者兼有,提示其神经起源的损害。当眼轮匝肌(闭眼的肌肉)无力叠加睁眼无力(提上睑肌;上睑下垂)时,几乎均意味着重症肌无力。眼肌的罕见的原发性疾病(进行性眼外肌瘫痪)一般是双侧对称的,并不产生复视。其他亚急性或慢性发生的相对单纯的眼球运动肌无力的病因是眼咽型肌营养不良与突眼性(甲状腺功能亢进性)眼病。在进行性眼外肌瘫痪(PEO)中,包括提睑肌在内的肌肉在一段时间内几乎对称地瘫痪。对大多数患者而言,这种疾病是一种线粒体肌病。眼咽型肌营养不良首先累及提上睑肌,累及其他眼肌与咽部-食管上部横纹肌程度较轻,在成年期或后期起病,之后与 PEO 类似,数十年后才会累及肢带肌和肢体近端肌肉。

还有其他一些较少见的慢性肌病,出现眼外肌瘫痪与其他肌肉或器官受累有关,即 Goldenhar-Gorlin 综合征的先天性眼外肌瘫痪(见 Aleksic et al),Kearns-Sayre 综合征(视网膜色素变性、心脏传导阻滞、身材矮小、全身无力以及卵巢发育不全等),其他先天性肌管和线粒体肌病,以及核性眼肌麻痹伴双侧面肌无力[莫比乌斯综合征(*Möbius syndrome*)]。罕见地,眼外肌无力出现在其他一些肌营养不良后期。上睑下垂较眼肌麻痹有更宽的诊断范围,包括强直性肌营养不良。眼肌麻痹也可见于 Lambert-Eaton 肌无力综合征,尽管并不是这一疾病常见的临床特征。

上睑下垂(*ptosis*)在所有这些疾病中都可以表现各异。当出现于婴儿肌病性疾病中,经常是先天性肌无力综合征的标志。旋毛虫病的眼睑水肿是一个罕见原因,也伴随眶周水肿。

双侧面肌瘫痪表现为不能笑、示齿和闭眼 不同程度的双侧面肌无力可见于重症肌无力,通常伴上睑下垂与眼外肌瘫痪。面肌无力有时可合并咬肌与其他球部肌肉的肌无力而不伴眼外肌受累。面肌无力和上睑下垂是强直性肌营养不良的临床特征。更严重或完全性面肌瘫痪见于面肩肱肌营养不良,有时出现于肩带肌无力前几年。双侧面肌无力同时也是某些先天性肌病(中央核病、杆状体病),Kennedy 型延髓脊髓运动神经元变性病,以及 Möbius 综合征无面神经核受累(伴展神经麻痹)的临床特征。

进展期硬皮病、帕金森病,或假性延髓性麻痹状态都能使面部无法活动,达到酷似肌病或神经源性面肌瘫痪的程度,但它总是在一个背景下,使得原因很明显。

球部(口咽)肌瘫痪表现为发声困难、构音障碍和吞咽困难,伴或不伴下颌或面肌无力 重症肌无力是这一综合征最常见的原因,只要患者在进食或说话时出现单一的下颌下垂或下颌疲劳症状,就该考虑此病,一般情况下,患者会合并上睑下垂与眼肌麻痹。吞咽困难和发声困难可能是多发性肌炎和包涵体肌炎(IBM)早期突出的征象,也可见于强直性肌营养不良患者,因为患者有食管上部失张力。

这些瘫痪联合出现一般不考虑是典型肌肉或神经肌肉性的原因,而是见于肉毒毒素中毒、脑干卒中和 Guillain-Barré 综合征开始时观察到的急性综合征。白喉与球部脊髓灰质炎现今是罕见的疾病,但可能以这种方式出现。进行性延髓麻痹(运动神经元病)可能是这一综合征的基础(见第 38 章);如果出现了舌肌萎缩和抽动,更该考虑这一诊断。脊髓空洞症、颅底凹陷症和某些类型的 Chiari 畸形由于累及后组脑神经而可能出现某些球肌瘫痪的表现。罕见的进行性失声(progressive aphonia)患者包括 X 连锁延髓脊髓萎缩的肯尼迪综合征(Kennedy syndrome)。

颈肌瘫痪最先表现为不能举头或从枕头上抬头("悬头或垂头"综合征,"头前屈") 这是由于颈后肌与胸锁乳突肌及其他颈前肌无力所致。在这一综合征的进展期，患者头部下垂，下颌贴于胸部，用双手托举才可以维持头处于竖立状态。有时很难把这一情况与一种肌张力障碍性颈部前倾（*dystonic anterocollis*）进行鉴别；后者可触及胸锁乳突肌和后颈部肌肉的强直性痉挛。颈部和脊柱伸肌无力也见于晚期帕金森病。一个常见错误是将所有这些问题归因于颈椎的结构性疾病。

这种颈部无力最常见于特发性多发性肌炎和包涵体肌炎（IBM），通常合并轻度的吞咽困难、发声困难和肢带肌无力。同样的症状可能是运动神经元疾病的一个特征，但很少是这一过程的首发表现。重症肌无力患者通常抱怨每天晚些时候不能维持头部直立，颈屈肌与颈伸肌都表现无力。偶尔，这种颈肌无力见于杆状体肌病（*nemaline rod myopathy*）患者。如 Rowin 和他的同事所述，在对霍奇金病的颈部和胸部进行局部放射治疗，以及在脊髓空洞症放疗多年后出现了头部下垂的病例（Nalini and Ravishankar）。

此外，有一个未被认识清楚的局灶性肌病，仅孤立地累及颈部椎旁肌，缺乏特征性的组织病理学或组织化学表现，但这是我们所遇到的许多颈伸肌无力病例的原因。这种情况见于老年人，在一些系列中主要是男性，但我们的患者也包括许多女性。主要表现为严重的但相对不太进展的颈伸肌无力，只伴有轻度肩胛带和手臂近端肌肉无力。Katz 及其同事建议将其命名为“孤立性颈伸肌病”（isolated neck extensor myopathy），而不是垂头综合征。曾经称为脊柱弯曲综合征（*bent spine syndrome*）的疾病［也使用过驼背（*camptocormia*）一词］可能是同一个疾病，一般在累及颈部后数年出现，也可能单独出现。Umapathi 与同事以及 Azher 和 Jankovic 对这些颈肌无力疾病进行了综述。最近的一些系列表明，编码兰尼碱受体的 *RYR1* 基因变异可能是晚发型中轴性肌病和颈伸肌无力 - 脊柱弯曲综合征的常见病因（Løseth et al）。*RYR1* 的基因变异较常见于先天性中央轴空病或恶性高热，见后面小节“中央轴空病（*RYR1* 基因突变）”。

进行性肌营养不良的主要类型，随疾病发展常严重累及颈前肌。脊髓空洞症、脊髓副神经病、部分类型的脊膜神经根炎，以及系统性淋巴瘤或癌症连同前角细胞丢失可以导致不同程度的颈肌瘫痪。

呼吸肌和躯干肌无力　通常膈肌、胸肌和躯干肌受到累及，伴随肩部和肢体近端肌受累，但孤立的呼吸肌无力偶可是肌肉疾病最初的或主要的表现。呼吸困难和肺活量减少会让患者就诊于呼吸科门诊。主要的病因包括运动神经元病、重症肌无力，以及因其稀少而不常见的糖原贮积病（酸性麦芽糖酶缺乏的 Pompe 病）、线粒体肌病，以及杆状体肌病等。多发性肌炎可能会导致呼吸肌无力，但呼吸困难更常见的原因是间质性肺病。膈肌的单侧瘫痪可能是由于肿瘤或主动脉动脉瘤压迫胸腔内膈神经所致，一种特发性或感染后的呼吸肌无力可能与臂丛神经炎相关（见第 43 章）。在一些类型的肌营养不良中，膈肌和呼吸辅助肌可能受到严重的影响，但通常合并盆带肌与肩带肌无力。夜间呼吸困难、睡眠呼吸暂停和呼吸窘迫都可能出现，特别是在肌无力和糖原贮积肌病患者中，而在重度的重症肌无力、Guillain-Barré 综合征和脊髓灰质炎中呼吸衰竭可能会危及生命。

一般来说，在急性神经肌肉性瘫痪中，具有共同神经支配的颈肌、肩部肌和胸肌表现出相似程度的无力。让患者在最大限度吸气后从 1 开始大声数数可帮助发现膈肌无力（数到 20 相当于肺活量大约 2L）。吸气时腹部反常性内陷是膈肌无力的另一征象。呼吸和通气障碍与在第 25 章讨论的呼吸控制，以及在第 43 章与 Guillain-Barré 综合征最具戏剧性的表现形式有关。

双侧臂肌无力和垂臂（连枷臂）综合征　手、手臂和肩部的无力、萎缩和束颤是运动神经元病，即 ALS 的典型特征。肌肉的原发疾病几乎不会不成比例地出现这些部分的无力。双臂和肩部肌肉弥漫性无力可见于 Guillain-Barré 综合征早期阶段、副肿瘤性周围神经病、淀粉样变多发性神经病，以及在特殊形式的免疫球蛋白 M（IgM）- 相关副蛋白血症或炎症性多发性神经病（如臂神经炎）和卟啉性多发性神经病。如果病变影响到颈髓中央区也可造成同样模式的无力，但在这种情况下，会伴随上肢和肩部痛温觉丧失，此体征可排除肌肉疾病。

近端肢带肌瘫痪表现为不能抬臂或不能自蹲位、跪位或坐位站起　这是许多肌病的常见表现。多发性肌炎、IBM、皮肌炎和肌营养不良等最常以这种方式出现。内分泌和获得性代谢性肌病（如 Cushing 病、甲状腺功能亢进和使用糖皮质激素肌病或他汀肌病）是其他典型的病因。近端肢体无力是肌无力的一个特征，但几乎总是发生在眼肌或咽肌受累之后。儿童期杜兴（Duchenne）肌营养不良、贝克尔（Becker）肌营养不良和肢带型肌营养不良往往首先影响骨盆带、臀肌和大腿肌肉，导致脊柱前凸和腹部突出、鸭步步态，在无上肢帮助下很难从地板上爬起和爬楼梯。通过将双手放在大腿上用力而爬起（Gower 征）是肌营养不良的典型表现。面肩肱肌营养不良最常累及面肌与肩带肌，表现为眼不完全闭合，不能吹口哨或将手臂举过头顶，肩胛骨呈翼状，以及上肢变细伴前臂肌容积保留（“大力水手”效应）。某些早期或轻症类型的肌营养不良可能选择性地只累及腓骨肌和肩胛肌。在轻度多发性肌炎中，无力可能局限于颈肌或肩带肌或盆带肌。

许多其他肌肉疾病可能表现为肢带肌和肢体近端肌不成比例的无力。内源性代谢性肌病，如成年型酸性麦芽糖酶缺乏症和家族性周期性瘫痪，只影响这一区域。先天性肌病（中央轴空病、杆状体病、肌管病）可引起相对非进展性无力，肢带肌重于远端肌。近端肌偶尔在脊髓性肌萎缩或晚发型和 Kennedy 延髓 - 脊髓性肌萎缩受到牵连。

双小腿瘫痪表现为小腿无力，不能用足跟和足尖行走，或所有的下肢肌肉瘫痪　除了某些特殊远端型的肌营养不良，这一肌无力模式通常是由于腓骨肌、胫前肌和大腿肌所致，一般不是肌病造成的。对称性小腿无力较常见是由于多发性神经病所致。整个的小腿和大腿无力要首先考虑脊髓疾病。运动神经元病可自小腿起病，不对称性和远端的，并对身体其他部位造成不成比例的影响。因此，远端或整个腿无力的鉴别诊断较身体其他部位局限性瘫痪涉及更多的疾病。

孤立性股四头肌无力　孤立的股四头肌无力可能是几种疾病的表现。在成年人中，最常见的病因是包涵体肌炎（IBM）（可能是单侧的或不对称的），或一种贝克尔肌营养不良的局限型。在甲状腺功能亢进和类固醇肌病中，主要影响的是股四头肌。如果单侧或双侧无力伴膝腱反射消失和小腿内侧感觉丧失，这种情况是由糖尿病引起的股神经病的结果，或上腰骶丛损伤造成的。髋部与膝部损伤可引起股四头肌的快速失用性萎缩。一侧肌肉梗死引起的疼痛症状见于糖尿病患者。

双侧远端肢体无力表现为足下垂伴跨阈步态（伴或不伴高弓足），所有的小腿肌肉无力，以及后期垂腕和手无力　这一综合征的主要病因是家族性多发性神经病，主要是 Charcot-Marie-Tooth 型（见第 43 章）；病程历时数十年。副蛋白血症与炎症性多发性神经病也以这种方式出现，伴或不伴运动神经传导阻滞，以及特别地，还有一些形式的家族性进行性肌萎缩和远端型进行性肌营养不良，以及结节病性肌病（sarcoid myopathy）等。在肌强直性营养不良中，也存在下肢肌肉无力，以及前臂、胸锁乳突肌、面肌与眼肌无力。除此以外，一般而言，肢带肌无力不伴感觉异常提示肌病，而远端无力提示周围神经病，这种概括在临床上是有帮助的。

全身性或广泛性瘫痪：四肢（通常不包括颅部）肌发作性或慢性持续性受累，进行性恶化（另见第 46 章）　急性起病和发作性（*episodic*）时，这一综合征通常是家族性或获得性低钾性或高钾性周期性瘫痪的表现。一种低钾的变异型与甲状腺功能亢进有关，另一种与醛固酮增多症有关。卟啉性神经病和雷夫叙姆病（Refsum disease）的发作伴全身性无力具有发作的特征。急性起病并持续数周的广泛性麻痹（而不是瘫痪）有时是特发性或寄生虫性（旋毛虫病）多发性肌炎的一种严重形式的特征，少数情况下，某些药物制剂的毒性作用，特别是用于治疗高胆固醇血症的药物也可以出现全身无力。特发性多发性肌炎，以及罕见的包涵体肌炎（IBM）可能会累及所有四肢和躯干肌肉，但多没有面肌和眼肌受累，而旋毛虫病的无力主要发生在眼肌和舌肌。在婴儿和幼儿中，出现除眼肌外的全身肌肉慢性和持续性无力，提示韦德尼希 - 霍夫曼（Werdnig-Hoffman）脊肌萎缩症的可能性；或者，如果程度较轻且相对非进展性，常见于先天性肌病或多发性神经病。在这些婴儿的肌病中，少动、低张力，以及运动发育迟滞可能较无力更明显，并可在出生时伴随关节挛缩。

单个肌肉或一组肌肉的瘫痪　这通常是神经源性，很少的是脊髓性或肌源性的。肌肉疾病在此情况下无须考虑，除非在特定情况的局部压迫或梗死所致的压力 - 缺血性肌肉坏死，见于单瘫性酒精性肌病或糖尿病性肌肉梗死等。IBM 的无力倾向于特定的位置，特别是部分的股四头肌，或前臂肌肉，尤其是指长屈肌（指深屈肌），因此也应被考虑在内。

从对无力的全身分布方面分析，可以发现每一种神经肌肉疾病都表现出对特定肌群的倾向性。除了这些分布可提示某些疾病的可能性和除外其他疾病，诊断还取决于患者的起病年龄、进展方式以及合并的疾病、某些实验室检查（血清肌酶浓度、EMG 和活检发现），以及遗传的决定因素等。

本章讨论的肌肉疾病的症状和体征主要与患者发病时的年龄，其进展方式，以及有无家族史相关。遗传方式具有诊断意义，而如果考虑到遗传咨询或产前诊断，一个详细的家系图是必不可少的。遗传模式具有诊断意义，如果要考虑基因咨询或产前诊断，详细的基因谱系是必不可少的。如果历史的数据不够可靠，常需要检查先证者的兄弟姐妹与父母。遗传性肌肉病的分子遗传学与其他遗传学方面，近年来引起医生的广泛兴趣，将在本章恰当的部分讨论。

总而言之，临床上对肌源性疾病的识别主要通过先前对于一些症状在全身分布确定的综合征的认识，患者起病年龄，家族相同或类似疾病的发生，以及肌无力演变的临床过程等。诊断准确性可以借助于合理运用第2章讨论的实验室检查，特别是肌酶、EMG与肌肉活检等。

感染性肌病

骨骼肌和心肌可作为许多传染源的唯一靶点，这一发现在微生物学发展的时代就已经得出，并引起了众多著名的临床医生包括奥斯勒（Osler）的注意。然而，尽管这些疾病在当时被阐明，但仍有许多其他影响肌肉的炎症状态并没有发现感染性原因。后来，自身免疫性机制被提出，但直到今天也并未完全阐明。这一组特发性炎症性肌病在临床肌病有着十分鲜明的特征，因此我们专门用一个单独的部分来讨论这个问题。首先，介绍肌肉的感染。

寄生虫性肌炎

寄生虫性肌炎（*parasitic myositis*）包括旋毛虫病、弓形虫病、寄生虫和真菌感染，以及许多病毒感染等。与此相关但不能分类的一组结节病性肌病将在本章后面部分的“结节性病肌病、肉芽肿性肌炎，以及局限性结节性肌炎”中讨论。

旋毛虫病

旋毛虫病（*trichinosis*）是由旋毛虫（*Trichinella spiralis*）的线虫引起的。它的一般特征在第31章中讨论。对于该病的肌病方面的表现，作者印象最深的是眼肌无力，可导致斜视和复视；因舌肌力弱，导致构音障碍；因咬肌与咽肌无力，妨碍咀嚼和吞咽。任何肢体肌的无力通常是轻微的，近端较远端更严重。然而，膈肌和心肌也可以受累。在疾病的急性期，受影响的肌肉有轻微的肿胀和压痛。经常出现结膜、眼眶与面部水肿，有时伴结膜下和甲下碎片状出血。在数周后，旋毛虫演变成囊，症状随之减轻至完全消失。许多甚至可能是大部分感染者在旋毛虫侵入期都没有症状，而在美国的某些地区，尸检会在1%~3%的人口中发现肌肉钙化的旋毛虫包囊而并没有寄生虫病的病史。严重的感染通常是由于侵犯心脏和膈肌而导致死亡。在这些更严重的感染中，脑也可能受累，可能是由相关心肌炎产生的心脏栓子。

诊断　临床上，当患者表现为面部肿胀和肌肉压痛时，需怀疑该病的可能。外周血嗜酸性粒细胞增多（>700/mm^3）几乎总是出现，但血沉通常正常。CK水平中度升高。可进行皮肤旋毛虫抗原测试，但并不太可靠。血液酶联免疫吸附测定（ELISA）更为准确，但仅在起病1周或2周后才呈阳性。对几乎任意一块肌肉（通常是三角肌或腓肠肌）行活检检查，无论取材肌肉是否存在疼痛或压痛，均为最可靠的确诊方法。发现幼虫需要超过500mg的肌肉，但较小的标本几乎总是会显示炎症性肌病的改变。肌纤维发生节段性坏死，以及间质嗜酸性粒细胞为主的炎细胞浸润。这些改变导致严重受累肌肉的重度水肿、疼痛和压痛。感染后第一个月内，幼虫包囊逐渐增厚，继而发生钙化。EMG可能会发现弥漫性纤颤电位，这一现象在理论上是由于节段性肌纤维与其运动终板断开所致（Gross and Ochoa）。

治疗　大多数情况下患者并不需要治疗。对于重度无力和疼痛的患者，建议噻苯达唑（thiabendazole）联合用药，每日25~50mg/kg，分次服用5~10天，以及泼尼松40~60mg/d。阿苯达唑（albendazole）每日单次口服400mg，或甲苯达唑（mebendazole）均具有相同的效果，但在美国相当昂贵。如上所述，正常情况下恢复很完全，仅伴随脑梗死的极少数患者除外。这种寄生虫感染的其他方面在第31章中讨论。

弓形虫病

弓形体病（*toxoplasmosis*）是由脑胞内原虫属（encephalitozoon）刚地弓形虫（*toxoplasma gondii*）引起的急性或亚急性系统性感染。大多数免疫能力正常的患者中，10%~30%的人群感染弓形虫，但大多数患者没有症状，但可能有发热，以及皮肤、淋巴结、视网膜、心肌、肝脏、脑和肌肉受到不同程度的损害。我们的同事曾研究这样一个病例，在骨骼肌中检测到了弓形虫病原体和假包囊（Kass et al），寄生虫假包囊破裂的部位有局灶性炎症。部分肌纤维发生节段性坏死，但并不明显（其中一个含有病原体），这是肌肉症状相对较少的原因。随着艾滋病毒（HIV）的出现，出现了更多的脑部弓形虫感染，也包括骨骼肌的弓形虫感染（Gherardi et al）。然而，见过许多HIV病例的医生告诉我们，原发性HIV肌病和治疗相关的肌肉疾病更为常见（见下文“HIV和人类嗜T淋巴细胞病毒Ⅰ型肌炎”)。同样地,在这一人群中,脑弓形虫感染要比肌炎常见好几倍。HIV 主题在第 31 章中讨论,而弓形虫感染在第 32 章中有更详细的讨论。

这种肌病,伴随不同程度的发热,淋巴细胞减少以及其他器官衰竭,会出现无力、消瘦、肌痛以及 CK 水平升高等。据推测,免疫功能低下的患者不能对原虫感染产生反应,从而使潜在的感染再次激活。磺胺嘧啶(sulfadiazine)联合乙胺嘧啶(pyrimethamine)或三重磺胺嘧啶(trisulfapyrimidine)可协同地拮抗弓形虫滋养体,改善肌肉症状并降低血清 CK。此外,应补充叶酸。

肌肉的其他寄生虫和真菌感染

棘球蚴病(echinococcosis)、囊虫病(cysticercosis)、锥虫病(trypanosomiasis,Chagas disease)、裂头蚴病(sparganosis)、弓蛔虫病(toxocariasis)和放线菌病(actinomycosis)均可能机会性累及骨骼肌,但主要症状更与其累及的其他器官相关。只有囊尾蚴病可能由于大腿和小腿肌肉显著的假肥大而首先引起了临床肌病专家的注意。5% 的包虫病患者,包虫囊(hydatids)可滋生于椎旁肌和腰带肌,并可能导致其增大。多头蚴病(coenurosis)和裂头蚴病是导致腹直肌、大腿、小腿与胸肌可移动肿块的原因。肌肉的原虫感染,如小孢子虫病、非洲和美洲锥虫病,直到几十年前还罕见,但如今在流行地区可在免疫缺陷(HIV 感染)个体中观察到。读者如需获取更多细节,可参考 Banker(2004)所著的关于寄生虫性肌炎章节。

肌肉的病毒感染

HIV 与人类嗜 T 淋巴细胞病毒Ⅰ型肌炎

艾滋病毒和人类嗜 T 淋巴细胞(或白血病)病毒Ⅰ型(HTLV-Ⅰ)是病毒性肌炎越来越常见的病因(Engel and Emslie-Smith)。此外,正如后续所讨论的齐多夫定(zidovudine,ZVD),一种治疗 HIV 多种方案均包括的药物,会诱发出现肌痛和无力的肌病,有时与 HIV 肌病难以区分(Dalakas et al)。

一种炎症性,并推定为感染性肌病可能在 HIV 感染的早期就会出现,但极少是首发症状。临床表现类似特发性多发性肌炎,伴有盆带肌和四肢近端肌的无痛性无力。大多数患者腱反射减弱,但因同时伴发多发性神经病的比例很高,很难解释孰为其原因。血清 CK 升高,EMG 显示活动性肌病伴纤颤电位、短暂多相运动单位电位以及复合重复放电等。

艾滋病的肌肉病理改变也类似于后面描述的特发性多发性肌炎。此外,在某些病例中,电镜检查显示在 1 型肌纤维中出现杆状体,与后续讨论的先天性杆状体肌病类似。如前所述,由于缺乏病毒直接感染肌纤维的证据,因此 HIV 肌病的发病机制尚未确定。糖皮质激素、血浆置换以及丙种球蛋白治疗有效,与特发性多发性肌炎的治疗效果相近,一种免疫性的机制被提出。与治疗特发性多发性肌炎类似的糖皮质激素剂量在缓解肌无力方面有效,但对免疫损害的患者也存在特殊的风险。

推测的齐多夫定(ZVD)诱发性肌病的临床特征与 HIV 肌病的特征相似,仅仅是中度疼痛,据说是药物诱发的变异型的特征。肌病是由于药物的线粒体毒性所致,导致活检标本中出现破碎红纤维(*ragged red fibers*)。症状起始时间似乎与持续摄入大剂量的药物(1 200mg 每日,服用 1 年或更长时间)相关。停止或减少药物剂量可在数周内减轻肌肉的不适感,但肌力的恢复要慢得多。

将 HIV- 相关性炎症性肌病与 ZVD- 相关性肌病加以区分的是严重的全身肌肉消瘦,这是晚期恶病质艾滋病的特征。肌酶正常,而肌力几乎不受影响,特别是考虑到肌肉体积的损失。组织学上可见 2 型肌纤维萎缩。这种恶病质综合征的发病机制尚不清楚,有的认为是由于多重的系统性因素,包括循环分解代谢细胞因子,就像在其他消耗性综合征一样,如癌症。

HTLV-I 感染引起的肌病在临床和组织学特征上也类似于多发性肌炎。这一疾病最常发生在流行地区,但是比与该病毒相关的脊髓病少见。

其他病毒性肌病

在大多数肋肌痛(*pleurodynia*),也称为流行性肌痛、波恩霍姆病(Bornholm disease)患者中,肌肉活检显示没有异常,疼痛也没有明确的解释。然而,B 组柯萨奇病毒从少数该病患者的横纹肌中被分离出来。许多流行性感冒患者被怀疑出现坏死性肌炎,在电镜下,部分肌纤维内含具有流行性感冒病毒粒子特征的结构。临床表现为不适、肌痛,轻度无力和僵硬。由于肌痛,很难知道有多少无力只是表面的现象。患者几周内就完全恢复了。在 1 例全身性肌痛和肌红蛋白尿患者中,从肌肉中分离出流行性感冒病毒(Gamboa et al)。这些观察结果表明,某些病毒性疾病引起的剧烈肌肉疼痛可能是病毒直接感染肌肉的结果。然而,有许多流行性感冒性肌痛的病例,主要是小腿和大腿受累,如 Lundberg 和

Antony及其同事所报告的，在这些病例中根本不可能确定有肌肉疾病。在被描述为流行性神经肌无力（*epidemic neuromyasthenia*），也称为良性肌痛性脑脊髓炎（benign myalgic encephalomyelitis）、冰岛病（Icelandic disease）的情况下，流行性感冒样症状伴随肌肉重度疼痛和无力，推测是病毒引起的，但从未分离出一种病原体。这一疾病目前被归入一大组模糊的慢性疲劳综合征的分类（在第23章中讨论）。

尽管存在这些模棱两可的情况，病毒性肌炎（*viral myositis*）在肌肉病理学上是一个确定的类型。埃可病毒9型、腺病毒21型、单纯疱疹病毒、EB病毒、柯萨奇病毒以及肺炎支原体（*M.pneumoniae*）均已被Mastaglia和Ojeda及其他学者引证为散发性肌炎伴横纹肌溶解的病因。在这些感染中，疾病的非肌病性表现通常更突出；在其一部分感染中，侵犯肌肉的证据并未完全证实，如在许多情况下，非特异性［泽克尔（Zenker）型］变性可以解释肌肉的发现。是否存在感染后型多发性肌炎尚不确定。

免疫-炎症性肌病

免疫-炎症性肌病（*immune-inflammatory myopathies*）是常见的疾病，主要影响横纹肌和皮肤，有时也影响结缔组织。用于描述这一疾病的术语反映了所涉及的组织。如果炎症变化在临床上局限于横纹肌，此疾病被称为多发性肌炎（*polymyositis*，*PM*），如果同时有皮肤受累，则称为皮肌炎（*dermatomyositis*，*DM*），尽管目前认为这两种疾病在免疫病理学上是不同的，一些专家对独立的特发性多发性肌炎是否存在或至少发生频率提出疑问。两类疾病均可伴随某种风湿性疾病，在这种情况下，确定为PM或DM合并类风湿性关节炎、风湿热、红斑狼疮、硬皮病、干燥综合征或混合性结缔组织病，视情况而定。这些肌炎（myositides）与全身性癌症之间可能存在重要但不一致的关系，后续会进一步讨论。Dalakas（2015）对这一主题做了一个全面的综述。

这两种疾病自19世纪以来就为人所知。多发性肌炎最初由Wagner在1863年和1887年提出，DM由Unverricht在1887年到1891年的一系列文章中确立为一个疾病类型。在Walton与Adams的专著中引入的现代分类包括与肿瘤和结缔组织疾病相关的分类。在Kakulas和Adams的专著以及Engel及其同事关于PM和DM综合征的章节中，可以找到对原始文章的参考和自那时以来的文献纵览。

前面已经提到而此处再次强调，对于PM作为一个独立类型的发生频率存在争议。Amato和Griggs的观点认为许多归类为此的患者实则为DM，一种下文介绍的免疫坏死性肌病，或IBM，或与一种潜在的结缔组织病相关。甚至其他患者实则为肌营养不良伴继发炎症性改变的病例。争论的核心是他们支持的提议，即单独的PM罕见且被过度诊断（见van der Muelen et al）。

正如所讨论的，炎症性肌病与许多系统性疾病共存，一些作者认为它是一种综合征而不是一种疾病。目前的作者仍可见到一些研究充分且记录完善的"经典"PM的病例，与其他疾病无关。

近年来传统类型炎症性肌病中又增加了一类认识越来越多的免疫介导性坏死性肌病（*immune-mediated necrotizing myopathy IMNM*），这些肌病曾经被分类为皮肌炎或多发性肌炎，但现在被公认为由于抗信号识别颗粒（*anti-signal recognition particle*，*SRP*）抗体所致，而部分由于他汀类所致的坏死性肌病病例也同样由针对HMGCoA还原酶抗体引起，并非药物的直接毒性作用。这进一步强调临床医生在得出患者罹患特发性多发性肌炎的结论前应进行详细的评估。

皮肌炎

皮肌炎（*dermatomyositis*）是炎症性肌病的典型代表。起病多隐袭，病程在数周或数月内进展。它几乎可以发生在任何年龄和不同性别，但大多数患者为30~60岁，少数患者15岁时发病率最高，女性在不同年龄组均多于男性。发热性疾病或良性感染可能先于无力而发病，但多数患者首发症状前并无这些或其他明显的初始事件。

起病形式通常以近端肢体肌肉无痛性无力为主，尤其是臀肌和大腿肌肉，肩带肌和颈部肌肉也有一定程度的无痛性无力。患者往往很难确定无力起始的时间。某些动作，如从深或矮的椅子上或从下蹲或跪下的姿势站起，上下楼梯，行走，将一个物体放在高处架子上，或梳头变得越来越困难。约15%的患者可出现臀部、小腿或肩部疼痛，可能提示肌炎合并类风湿关节炎、肌腱炎或其他风湿疾病。

患者首次就诊时，躯干、肩部、髋部、上肢和大腿的许多肌肉通常受到影响。后部和前部颈肌（头部可能下垂），以及咽肌、食管横纹肌和喉肌（吞咽困难和发声困难)也可能受累。在本病的局限性形式,可能只有颈肌和脊旁肌(驼背)受累。眼肌不受影响,但有罕见的病例合并肌炎和重症肌无力。面肌、舌肌和下颌肌肉只是偶尔地受到影响,而远端肌肉,即前臂、手、小腿和脚,在75%的患者中都不受累。呼吸肌无力程度很轻微,仅在一个特例中出现呼吸困难,而病因仅通过肋间肌活检方才明确(Thomas and Lancaster)。偶尔地,早期症状仅在一个肢体近端明显,然后才累及全身。需要进一步强调的,50岁后起病,正常CK或异常分布的无力模式,如早期腕或指屈肌、股四头肌或踝背屈肌受累,提示IBM(见下文)。

肌肉通常没有压痛、萎缩和腱反射减低,但有时也可出现,但远不如在慢性失神经性萎缩、IBM或Lambert-Eaton肌无力综合征患者明显(其中后者在第46章讨论)。数周或数月后,如果未启动治疗,肌无力和肌萎缩就会进展。如果不进行物理治疗,最终会出现肌肉纤维挛缩。部分老年患者病情发展缓慢,可能会出现肌肉重度萎缩和纤维化,这部分患者治疗反应很差。

肌无力的表现与多发性肌炎类似,但其由疾病名称派生出来的特征是皮肤的改变。多数情况下,皮肤改变早于肌肉综合征,表现为局灶或弥漫性红斑、斑丘疹、鳞屑性湿疹性皮炎或剥脱性皮炎的形式。有时,皮肤和肌肉病变在3周或更短时间内同时进展。皮肤病变的典型形式为关节(肘、指和膝关节)的伸面鳞屑性粗糙的斑块,呈不同程度的粉-紫色改变。在暴露的表面,如肘关节、指关节以及远端与近端指间关节出现红色隆起丘疹,即戈特龙疹(Gottron papules),在一些文章指的是指关节与伸肌隆起表面所有皮肤改变,这些在儿童皮肌炎(DM)尤其突出。另一个典型表现是皮肤浅紫色(鸡血石)改变,见于眼睑、鼻梁、颊部以及前额的皮肤,并可有鳞屑成分。在其他皮损区域,瘙痒可能是其他皮疹爆发部位较为困扰的症状。主要在颈部和肩上部出现的皮疹被称为V字征(V sign),而肩部和上臂出现的皮疹称为披肩征(shawl sign)。这种分布表明,皮肤的变化反映了光敏感性增加(与糙皮病共有的特征)。眶周和口周水肿是另外的表现,但主要见于暴发性患者。皮肤病变可能是一过性的,在某些患者局限于一块或多块的皮炎区,在深色皮肤的个体难以识别。这里强调短暂的或局灶性皮肤表现的重要性,是因为这些皮肤改变经常被忽略,但却能为诊断提供线索。在恢复阶段,皮损处会残留白色萎缩瘢痕,伴扁平、鳞屑状基底。角质甲床处可见到扩张的毛细血管袢,但这是进一步讨论的儿童类型的特征。

与PM相比,DM对儿童和成人的影响大致相同。在成人中,DM更常见于女性,而在儿童期,男性与女性受影响程度相同。

其他体征包括关节周围和皮下钙化,这是常见的儿童期形式。伴发的结缔组织疾病的征象比纯PM更常见(见下文)。雷诺现象报道见于三分之一的患者,类似数量的患者出现甲襞毛细血管扩张或血栓形成。这一表现是否意味着存在系统性自身免疫性组织疾病尚不清楚。也有患者后续出现轻型硬皮病,以及伴发食管无力,有30%的患者通过透视检查发现。咽上缩肌可能受累,但可能需要透视摄影检查以发现这一异常。

多发性肌炎

从严格意义上说,多发性肌炎(*polymyositis*, *PM*)是一种特发性亚急性或慢性对称性四肢近端及躯干肌无力,不伴皮炎。肌无力的模式是相似的,上面给出的大多数关于DM的评论也适用于PM。不同的是皮疹和相关的皮肤变化,根据定义,在这种疾病是不存在的。多发性肌炎作为一个独立疾病的发生率还存在争论,部分学者甚至质疑这一疾病的存在。

无论PM还是DM,都可能有肌肉以外的器官受累。在我们相当多的PM(以及DM)患者中观察到心脏异常,并在一小部分病例中曾经发生猝死。心脏表现为相对较轻的心电图(ECG)改变,但有些患者出现了心律失常并造成了临床后果。在死亡病例中,约有一半尸检时发现心肌纤维坏死,通常只伴有轻度的炎症性改变。间质性肺病是另一个已知的少数伴发情况,在不同的病例系列中发生率自10%至47%,在抗Jo抗体的一种亚型中高达70%(见下文“PM和DM的实验室诊断”小节),但较低的数值可能是正确的。特殊情况下,有低热,特别是如果关节疼痛并存时。

癌症伴成人多发性肌炎或皮肌炎　由于系统性恶性肿瘤与PM和DM并发的发生率差异很大,这曾经是一个有争议的话题,在某些方面现在仍然如此(见Engel et al and Buchbinder and Hill)。在Sigurgeirsson和同事报告的大的病例系列中,396例PM患者中9%在诊断肌病时或之后5年内发现患有癌症。DeVere和Bradley报告说,他们这组DM患者中有29%有相关的癌症,如果患者年龄超过40

岁，这个数字会上升到 40%，如果患者是大于 40 岁的男性，这一数值会上升到 66%。然而，这一数值比大多数其他系列报道的要高。肌炎与恶性肿瘤的关系尚不清楚，尽管如此，这种联系似乎是确凿的，即使发生频率并不明确。

最常与肌炎相关的肿瘤过程是男性的肺癌和结肠癌，在女性为乳腺癌与卵巢癌，然而，几乎身体的每个器官都有肿瘤的报道。在大约一半的病例中，肌炎的表现出现在恶性肿瘤的临床表现之前，有时会早 1~2 年，这一间隔引起了许多作者的质疑。这种组合的患者发病率和死亡率通常取决于肿瘤的性质及其对治疗的反应。有时切除肿瘤会伴随肌炎的缓解，但这方面的资料大多来自零星的报道。

儿童期的皮肌炎

特发性肌炎可见于儿童，但较成人发生率低。部分患者趋向于相对良性，但在其他方面与成人综合征并无差异。更常见的是，有一种由 Banker 和 Victor 描述的不同的疾病，它在某些方面与通常的成人形式的疾病有差异。在这些儿童和青少年中，在多器官的结缔组织以及皮肤和肌肉中，可见血管有更多的受累。一般来说，儿童型 DM 一般以典型皮肤改变伴厌食和疲劳起病。上眼睑红斑样变色(先前提到的淡紫色皮疹)，常伴有面部水肿，是另一个典型的早期征象。红斑扩散到眶周区、鼻部、颧骨区和上唇，以及指关节、肘部和膝关节皮肤等。也可能发现表皮过度增生、指甲下毛细血管扩张和手指溃疡等。甲床上的毛细血管突出和表皮上无血管区被认为是该病的特征，但需使用放大镜或检眼镜才能发现。这些征象也见于硬皮病的“CREST”形式，即皮肤钙质沉着（calcinosis cutis）、雷诺现象（Raynaud phenomenon）、食管蠕动障碍（esophageal motility disorder）、指硬皮病（sclerodactyly）和毛细管扩张（telangiectasia）等。

肌肉无力、僵硬和疼痛的症状通常伴随于皮肤表现，但可能先于皮肤症状。这种无力是全身性的，但通常在肩部、臀部和四肢近端部位的肌肉更加严重。踮脚步态是踝部的屈肌纤维性挛缩的结果，是一种疾病后期的常见异常。腱反射减弱或消失，但只能与肌无力的程度相称。可能发生间断性低热、胸骨后疼痛和腹痛（如同消化性溃疡）、黑便和肠梗死后呕血等，这是伴随的系统性血管炎所致。

儿童 DM 的进展模式与成人型 DM 相似，表现多样。在暴发性起病患者中，无力很快出现，累及全身所有肌肉，包括咀嚼、吞咽、言语和呼吸等相关肌肉，导致完全丧失活动能力。肠梗死所致的胃肠道穿孔可能是直接致死的原因，就像我们的两例患者一样。在另一些患者，病情进展缓慢或有停顿，少数患者的无力可有缓解。在疾病晚期或未经治疗阶段，可以出现肘部、髋部、膝部和脚踝的屈曲性挛缩，以及覆盖皮肤的皮下钙化和溃疡，伴随钙化碎片的挤压等。

系统性自身免疫(风湿性)疾病伴多发性肌炎和皮肌炎

在多发性肌炎（PM）和皮肌炎（DM）中，炎症变化往往不局限于肌肉，而是与系统性自身免疫性疾病，如类风湿关节炎、硬皮病、红斑狼疮或其组合（混合结缔组织病）有关；同样的肌肉变化却很少与干燥综合征（Sjögren syndrome）相关。相反，在上述的免疫疾病中，炎症性肌肉改变经常被发现，但只见于有限数量的肌肉中，而且通常是无症状的。这些“交叉”或重叠病例的发生率很难准确地说清楚。真正的坏死性炎症性肌病在红斑狼疮的病例中报道高达 8%（远高于我们的经验），而在系统性硬化、类风湿关节炎和干燥综合征等病例中报告的比例较小。使用 D- 青霉胺治疗类风湿关节炎会增加肌炎的发病率，或单独促使肌炎的发展。

同样值得注意的是，肌炎与其他自身免疫性疾病如重症肌无力和桥本甲状腺炎的零星的并发，以及较少见的，在血液中有单克隆副蛋白；目前尚不清楚这些是不是巧合，但它们很可能反映了自身免疫性疾病的潜在遗传倾向。

在合并自身免疫性疾病和肌炎的叠加综合征中，其肌无力与萎缩程度较单纯肌炎导致的肌肉损害更为严重。由于关节炎或关节周围炎症可能会因疼痛而限制运动，导致失用性萎缩，有时还会引起血管炎性多发性神经病，这些自身免疫性疾病肌力减弱的解释并不简单。不适、酸痛和疼痛是常见的，主要是由全身性疾病引起的。有时肌炎的诊断必须依靠肌肉活检、EMG 检查以及血清肌酶的测定。在这些复杂的病例中，肌炎可以伴随结缔组织疾病或在多年后发生。

值得注意的是，PM 可能发生在怀孕期间，胎儿很少受到影响（大多数情况下胎儿和新生儿都正常），伴有产后几个月 CK 水平升高（Messina et al）。

PM 与 DM 的实验室诊断

在大多数患者中，血清 CK 和其他肌酶，如醛缩酶(aldolase)水平升高。血清 CK 水平倾向于 PM 高于 DM,因为 PM 存在广泛的单纤维坏死(见下文病理改变小节)。然而,在 DM 中如有肌肉梗死,CK 水平也会适度升高。两种疾病的血沉均可以正常或轻度升高。

目前已经认识到,某些 PM 和 DM 病例可伴血液中的自身抗体。其中一些无疑是自身免疫性或炎症状态的非特异性标记物(见 Brouwer et al),其他一些可能具有致病性意义或是超出肌肉范围的多器官损伤综合征的标记物。循环类风湿因子或抗核抗体(ANA)检测在不到一半的病例中呈阳性。高滴度的 ANA 连同抗核抗体增高,提示与系统性狼疮或混合性结缔组织病并存。然而,必须强调,缺乏 ANA 或低滴度以及血沉正常并不能排除 PM 的诊断,因而其临床诊断价值不大。有时还可以发现其他抗体,抗体针对一种核仁蛋白复合物(PM-Scl)和核糖核酸蛋白(Ro/SS-A 和 La/SS-B)成分。

更令人感兴趣的是,发现 20%~30% 的 DM 患者有针对肌肉中各种细胞成分的抗体,特别是针对胞质转运核糖核酸(tRNA)合成酶(抗 -Jo1)或 tRNA 本身的抗体。当肌炎与涉及其他组织扩展的疾病相结合时就会发现。与这些抗体相关的临床疾病通常伴有肌炎,合并①间质性肺病,②关节炎,③雷诺综合征,以及④手部皮肤增厚("技工手")。在确定了抗体的主要类型后,这些被称为抗合成酶综合征。

部分重度坏死性炎症性肌炎的病例显示有针对胞质核糖核蛋白复合物(cytoplasmic ribonucleoprotein complex,SRP)或一种针对核解旋酶(nuclear helicase,Mi-2)蛋白复合物的特异性抗体。它们现在被分类为与 DM 不同的独立疾病,一些病例系列中具有较高的心肌炎症性受累的风险。同样地,在坏死性炎症性肌炎类别中,有一部分患者表现出 HMGCR 抗体,HMGCR 是他汀类药物的靶点,但也可以出现在没有接触这些药物的患者。尽管这些不同的自身抗体,可能除了抗 Jo1 之外,作为初级诊断工具并不十分有用,但是在推敲诊断时确实会发挥作用。例如,Jo1 抗体阳性,虽然极少用于筛选试验,又与包涵体肌病的诊断相矛盾(包涵体肌病与另一组自身抗体有关,如下文所讨论的),这一抗体的存在引起了人们对后期间质性肺病发展的关注。这些抗体的出现也强调了体液免疫系统在炎症性肌炎发病机制中的作用,并为下文介绍的检查提供了依据。

肌红蛋白尿在大多数类型肌炎患者中都能检测到,特别是坏死性肌炎,只是要使用敏感的免疫分析程序,但这种测试并不常规进行。

EMG 对诊断有很大帮助,但我们的小部分患者一直是正常的,即使采集了很多肌肉样本也如此。揭示了一种典型的"肌源性损害",即许多低电压异常短小的动作电位,伴随有大量的纤颤电位和成串的正锐波,偶见多相单位电位和肌强直放电,除了短暂的电位外,所有的电位都可能反映了肌膜的兴奋性(见第 46 章)。这些发现在力弱的肌肉最明显,几乎总是在近端肌无力明显时才会看到,但也可在临床未受影响的区域观察到。隐匿的和慢性病例在随后出现肌肉纤维化和失用的情况下,可能显示出多相单位电位,模拟去神经支配 - 神经再支配的变化,与肌源性动作电位同时出现。EMG 也有助于选择肌肉活检部位,但必须注意不能选择与近期 EMG 针电极插入完全相同位置的肌肉进行活检,该区域可能会因针刺导致肌肉破坏的组织学假象(见下文)。我们的方法是在身体的一侧进行针极 EMG 检查,而在另一侧进行活检。

如前所述,心电图(ECG)在部分病例中异常,这一发现可能提示需要警惕心脏症状和心律失常。

肌肉的磁共振成像(MRI)的结果一直是很有趣的,可能有助于临床医生做出诊断,在 T1、T2 和 STIR 信号强度异常时确定水含量增加和炎症区域,而光谱研究显示能量产生的区域缺陷。虽然目前 MRI 在诊断上不能取代活检,但可以显示病变分布和帮助确定肌肉活检部位,同时可作为药物治疗效果的一个有用的指标。在某些病例中,MRI 可以将 IBM 与 PM 或代谢性肌肉疾病区分开来(见 Lodi et al and also Dion et al)。

PM 和 DM 的病理改变

由于炎症性病变和破坏性改变的散在分布,在任何单一的活检标本中可能仅可以看到部分(或看不到)复杂的病理改变。由于取材的局限性,建议从一个切口进行多点活检或多次取样。

在 DM,有一些独特的组织病理学改变。与 PM 的单根纤维分布的明显坏死不同,DM 的特征是束周的(*perifascicular*)肌纤维萎缩(指肌束周围的改变,原因见下文)。此外,DM 的炎细胞浸润主要发生在束周的结缔组织内,而 PM 则在整个肌肉内散在分布,特别是在靠近肌纤维膜或肌内衣处最明显。儿童 DM 的肌肉病变与成人型相似,只是明显地加重。在活检标本中,诊断可从束周分布的肌纤维变性和萎缩病变中推断出来。

特发性PM的主要改变包括广泛分布的肌纤维节段性破坏伴炎症反应，即肌纤维被单个核细胞吞噬现象，伴有不同数量的淋巴细胞和少量其他单个核细胞和浆细胞浸润。在病变区域可见明显的肌肉再生活动的证据，主要表现为肌膜核增生、嗜碱性（富含RNA）的肌质和新的肌原纤维的形式。许多残存肌纤维变小，伴肌膜核增多。部分小的纤维成簇排列，是再生肌纤维分裂所致。不论肌纤维变性或者炎症细胞浸润在任何活检标本中均为主要病变，尽管两种类型的病变在尸检中都很明显。

在肌肉活检标本的单个切片中，可能只有个别肌纤维坏死和吞噬现象，而没有炎症细胞浸润，也可能相反。然而，在连续切片中，肌肉坏死显示有邻近的炎症浸润。坏死性肌炎的反复发作耗竭了肌肉的再生潜能，因此肌纤维丢失、纤维化和残留的粗细纤维随意排列可能最终造成营养不良的外观。由于所有这些原因，只有综合分析临床和其他实验室数据才能正确解读病理结果。肌肉活检解读的指南反映了上述观点，准确诊断炎症性肌病的关键步骤见于Dalakas与Hohlfeld的综述。

DM更独特的是肌肉中微血管的变化。可观察到内皮的改变（内皮细胞胞浆中的管状聚集物）与纤维蛋白栓子所致的血管闭塞，伴有相关区域的肌肉梗死。当皮肤结缔组织、皮下组织和胃肠道出现病变时，血管也会发生同样的变化。在过去，神经束周的肌纤维萎缩被认为是毛细血管阻塞引起的缺血性过程，但最近的证据表明存在其他机制（见Greenberg and Amato）。

病因和发病机制

分离炎症性肌病中感染源的所有尝试均以失败告终。一些电镜学家在肌纤维中观察到病毒样颗粒，但其致病作用尚未被证实。通过注射受累的肌肉给动物并没有诱发多发性肌炎症性疾病，而在其他几种炎症性神经系统疾病的模型中则有这种情况。尽管如此，自身免疫机制在PM和DM中起作用的观点，被这些疾病与本章前面列举的许多较明确的自身免疫疾病的关联所支持。如前所述，近半数病例中存在特异性自身抗体可进一步证明自身免疫性疾病。

免疫病理学研究已证实了其自身免疫性机制，并提示可以根据其免疫病理特征对PM、DM与坏死性肌炎进行相互区分。在DM中，免疫复合物、IgG、IgM、补体（C3）和膜攻击复合物沉积在小静脉和小动脉壁上，表明免疫反应主要针对肌内血管（Whitaker and Engel; Kissel et al）。这样的反应不出现于PM（以及IBM，下文讨论）。Engel和Arahata根据构成肌内的炎症性聚集的淋巴细胞的亚群和部位，证明了两种疾病之间的差异。然而，正如我们的同事Greenberg和Amato提出的，这些复合体的沉积可能是次要事件。在PM中，有大量激活的T淋巴细胞，主要是CD8亚群，而B淋巴细胞十分稀少。此外，T细胞伴巨噬细胞包围和侵袭非坏死的肌纤维。在DM中，很少有纤维以这种方式受到影响，而且在所有部位的B细胞百分比都明显高于PM。Engel和Arahata将这些差异解释为DM的效应反应主要是体液性的，而PM的效应反应是由细胞毒性T细胞组成的，这些T细胞克隆已被肌肉纤维上尚未定义的抗原致敏化。Dalakas（2015）综述了目前对免疫发病机制的认识。

治疗

多数临床医生认为，糖皮质激素（如泼尼松，1mg/kg，每日单次口服或静脉滴注）是一种合理的PM和DM的一线治疗。对治疗的反应通过测定肌力和测量CK［不是通过追踪血沉（ESR）］。在临床有效的患者中，血清CK在无力缓解前就下降，复发时血清CK在无力出现前即升高。一旦CK水平恢复正常和肌力获得改善，通常需要几周或更长时间，一种方法是逐步减少剂量，每2周减量不超过泼尼松5mg，直至每日剂量20mg。然后，可尝试采用隔日服用双倍剂量方案控制病情，即泼尼松，隔日40mg，以减少药物的副作用。在泼尼松谨慎减量6个月至1年或更长时间后，患者通常可以维持每日7.5~20mg的剂量，最终达到停药的目的。糖皮质激素不应过早停用，因为随之而来的复发往往比最初的疾病更难以治疗。一些临床医生更倾向于增加一种免疫抑制剂，而不是等待糖皮质激素失败，或是作为一种减少类固醇依赖的手段，如下所述。

在急性或特别严重的患者，最初使用大剂量甲泼尼龙（每日1g静脉滴注，持续3~5天）可促进治疗。在口服泼尼松或更快速作用的治疗变得有效之前，这种治疗形式应被视为一种临时措施。

另一种方法是静脉滴注免疫球蛋白（IVIg）或血浆置换，有时在重症病例中可与激素疗法同时使用。对于糖皮质激素和其他免疫抑制剂反应不佳或早期病情严重的DM患者，加用IVIg输注通常证明是有帮助的，虽然可能需要每月进行几个疗程的治疗才能得到持续的改善。在几项针对少数DM患者的对照研究中，几乎所有的患者都表现出肌力和皮肤变化的改善，以及CK浓度的降低（见Dalakas 1997；Mastaglia et al）。也曾报告PM对IVIg治疗反应良好，但证据不太确定。需要进一步的对照研究来证实这些报告，并确定PM和DM的最佳剂量和给药方式。从我们的经验中值得注意的是，当单独使用或作为初始治疗时，IVIg很少对PM或DM有效。这些选择在Dalakas(2015)的回顾中进行了讨论。这些治疗方法在结缔组织疾病重叠病例中的正确应用尚未确定。

对泼尼松不能耐受或为难治性的部分患者，口服硫唑嘌呤（*azathioprine*）可能会有良好的反应，但应该注意避免白细胞减少。和硫唑嘌呤相比，很多大夫目前更倾向于用甲氨蝶呤（*methotrexate*）作为糖皮质激素的辅助用药（每周剂量5~10mg，分3次口服，每周增加2.5mg，至每周总剂量20mg）。甲氨蝶呤或硫唑嘌呤一般应与最小有效剂量的泼尼松（15~25mg）同时服用。虽然有一项研究未能显示其疗效（Oddis et al），但对于糖皮质激素和甲氨蝶呤难治的病例，我们和我们的同事已通过静脉滴注利妥昔单抗（rituximab）取得了成功，750mg/m^2，2周重复一次，有时需要每6~18个月重复一次。一些临床医生从一开始就倾向于使用小剂量泼尼松合用其中一种免疫抑制剂，当心肌炎或间质性肺炎合并DM时，这种方法通常是必要的。一直怀疑有抗Jo-1或其他抗体的患者可能更有效。吗替麦考酚酯（mycophenolate mofetil）也可以使用，并能够在几个月内减少PM和DM患者的糖皮质激素剂量，这是根据一些病例报告，但在一项随机试验中尚未证明有明显的疗效，失败的原因正在积极讨论中，我们也没有放弃使用它。环孢素（*cyclosporine*）也用于顽固性病例，与其他免疫抑制药物相比，它几乎没有什么优势，而且有许多潜在的严重副作用，包括肾毒性。环磷酰胺（*cyclophosphamide*）是一种治疗韦格纳（Wegener）肉芽肿病、多动脉炎和其他血管炎的有效药物，但在PM治疗中被认为价值较小，但在难治性病例中可能是有用的，而且可能是炎症性肌病免疫抑制药物中毒性最大的现已不再常用。

预后

除了恶性肿瘤患者外，成人PM和DM的预后普遍良好。只有一小部分PM患者死于该病，但通常是继发于肺部并发症或心肌炎，如上所述。我们的几例患者有严重吸入性肺炎，是由于他们的吞咽困难所致。疾病活动期的变化很大，但儿童和成人患者一般为2~3年。如前所述，大部分患者通过糖皮质激素治疗得到了改善，但许多患者仍遗留不同程度的肩部和髋部无力。我们的患者大约20%在接受类固醇治疗后完全康复，也有大致相同数量的患者在停药后获得了长期的缓解。康复的程度与疾病急剧的程度和严重程度以及开始治疗前症状的持续时间大致成正比。急性或亚急性的PM患者，如果在症状出现后不久就开始治疗，预后最佳。在Devere与Bradley收集的病例系列中，早期治疗的患者，有超过50%的病例得到了缓解，而Riddoch和Morgan-Hughes报告的患者在发病2年后接受治疗，缓解率要低得多。那些近端肌无力和大量肌萎缩，在很长的时间后才来就诊的患者，虽然经过多年治疗有所改善，但难以完全恢复。

即使在同时有恶性肿瘤的患者，糖皮质激素治疗也可能减轻肌无力，血清酶水平出现下降，但几个月后肌无力又会复发，然后可能对进一步治疗产生耐药性。如前所述，如果肿瘤被成功切除，肌肉症状可能会缓解，但这方面的经验并不一致。

在过去，患病数年后的总死亡率约为15%，在儿童期DM、PM伴有风湿性疾病，以及，当然在发现恶性肿瘤时，死亡率会较高。最近的数据给出了较乐观的结果。

包涵体肌炎(IBM)

包涵体肌炎（*inclusion body myositis*，*IBM*）是特发性肌病的第三种主要类型，主要根据仔细进行的组织学诊断，它在50岁以上的患者中是最常见的类型。通常可以通过以下所述的肌无力的某些定位特征来识别。人们一致认为该疾病是免疫介导的，即使炎症的组成成分在活检材料中并不明显。一个混淆的来源是包涵体肌病（inclusion body myopathy）的单独的疾病，它在很大程度上是遗传性的，缺乏炎症性过程，表现出与IBM不同的肌无力模式。其明确的病理特征是胞质内和核内包涵体，于1965年Adams RD和他的同事首次进行描述，他们还提请人们注意一些现在被认为具有特征的临床表现。到1994年，医学文献仅记载了240例散发IBM病例（Mikol and Engel），但如今经常做出该病的诊断，因此数量少几乎肯定反映了过去将IBM误诊为PM。Garlepp与Mastaglia认为，超过三分之一的炎症性肌病，尤其是男性，是IBM引起的。此外，正如已提到的，大多数50岁以上的肌病患者不是由于药物毒性，很可能是由IBM引起的。Griggs和同事提出了一套该病的临床和病理诊断标准，对研究目的是有用的。

如前所述，包涵体肌炎主要发生在男性（比例为3：1），在成年中晚期发病。在散发的IBM病例中，约占20%伴发糖尿病，各种自身免疫性疾病中的任何一种，以及相对轻的多发性神经病等，但与恶性肿瘤或系统性自身免疫性疾病的相关性尚未确定。

临床表现

与PM和DM相比，IBM的表现具有多样性，但通常更为局限。其特征是稳定进展的无痛性肌无力和轻度肌萎缩，通常发生在手臂远端和腿部近端和远端。在大约20%的病例中，这种疾病以单侧或双侧的股四头肌、手指或腕屈肌或小腿肌肉的局部无力开始，并在数月或数年后逐渐扩散到其他肌群。选择性拇长屈肌无力是该病一种特征性的受累模式，虽然IBM并不是这些模式的独特的原因。但孤立的股四头肌无力或颈部伸肌无力也应想到这一诊断。大多数患者的三角肌不受累，而出现拇指屈肌力弱，这与PM和DM模式相反。腱反射起初正常，但随着病情发展，约半数患者的腱反射减弱，尤其是膝腱反射。有趣的是，即使没有股四头肌无力征象时，膝腱反射也可能减低或消失，而PM的情况并非如此，其腱反射直到肌肉极度无力时仍可保留。这些临床特征在Amato和同事报告的系列中得到了很好的体现。吞咽困难是常见的（Wintzen et al）。如果出现远端肌肉的选择性或非对称性受累，会错误地提示运动神经元病的诊断（然而，反射不会像肌萎缩侧索硬化那样增强）。

实验室和肌肉活检特征

本病的CK正常或轻度升高，通常比同等程度无力的PM患者的CK水平低。如前所述，EMG异常与PM中所见的异常非常相似。此外，小部分IBM患者表现为较典型的神经源性的EMG特征，主要是长时限的多相电位，因为疾病的慢性发展而出现在四肢远端。然而，EMG的变化往往局限于肌无力的肌肉，这与肌萎缩侧索硬化（ALS）不同。

IBM的诊断取决于临床特征和肌肉活检的支持。可见肌纤维结构异常和炎症改变。炎症改变与特发性PM相似，但通常较其轻。（浸润细胞主要是CD8型T淋巴细胞）。主要发现是胞质内、肌膜下空泡，以及变性肌纤维的胞质和核中的嗜酸性包涵体。空泡内含有嗜碱性颗粒物质，其边缘被称为"镶边空泡"（rimmed vacuoles）。这些空泡需要特殊染色，特别是冷冻切片的格莫瑞（Gomori）三色染色，需要对活检标本进行广泛检查，才能发现镶边空泡，因为它们不常见、分布广泛、容易被忽略。包涵体有嗜刚果红的特征，通常可为TDP-43、p62、SM1-31染色，特别是β淀粉样蛋白。如后面章节所述，类似的包涵体可见于许多其他肌肉病，它本身不具有诊断价值，特别是在没有IBM的破坏性和轻度炎症改变的情况下。此外，在这些其他疾病的临床背景下，通常很难在活检中识别出作为伴随的和轻微异常的包涵体。

最近引入检测的细胞溶质抗体（cytosolic antibodies）（抗cN1；NT5C1A）已在临床应用，在三分之二的IBM患者中发现抗体。它们似乎是特异的，尤其有助于将本病与其他炎症性肌病区分开来，并对炎症性肌病无力模式不典型时进行检测。检测其他抗体，如抗-Jo1，可能适合于确认具有较多综合征成分的病例，如间质性肺病。

超微结构研究表明，蛋白质包涵体在细胞核和细胞质中异常的管丝状结构处或附近聚集。这些不同变化的本质是不清楚的。早期的研究者认为，管丝状包涵体是由病毒来源的，但从未分离出病原体，血清学检测也未能证实感染性病因。

治疗

IBM对于糖皮质激素或其他免疫抑制药物的治疗没有任何一致的反应模式。事实上，在有明显PM或DM的难治性病例中，应该怀疑这种疾病。随着糖皮质激素治疗，尽管缺乏临床改善，但CK的水平和肌肉的白细胞浸润程度经常降低。在此基础上，Barohn和同事提出炎症反应不是肌肉破坏的主要原因。在少数病例中，对糖皮质激素或IVIg的治疗反应有短暂的改善，特别是涉及吞咽力弱的肌肉，但这种改善并不持续，连续的组织病理学检查没有发现变化。两项对照试验未能显示IVIg的获益。也曾尝试过血浆交换和白细胞去除疗法（leukocytapheresis），但结果皆不尽如人意。在一项针对TGF-β受体信号转导的抗体，比玛卢（bimagrumab）的初步试验中已经显示了一些肌肉质量的改善，但没有一个明确的临床证明的疗效（Amato et al，2014）。

大多数患者的病情多年来不断地恶化，有时进展非常缓慢，但迄今为止没有任何治疗方法改变其长期预后。有时肌无力的范围或严重程度在长达10年的时间内仍然相对稳定，因此造成的残疾比变成全身性的情况要少。

炎症性肌病的诊断问题

这里的主要的问题是将DM和PM与包涵体

肌炎进行鉴别。确定哪些 DM 或 PM 患者应该对系统性恶性肿瘤和结缔组织疾病进行广泛评估的具体问题，已经部分解决了。我们采取的做法是对所有患者进行仔细的胸部 X 线检查、血常规和便潜血检查，并对年龄大于 55 岁的患者和任何年龄的吸烟者进行更广泛的评估。55 岁以上的患者和吸烟者的评估包括，胸部和腹部计算机断层扫描（CT）、结肠镜检查、盆腔超声、癌症抗原（CA）-125、癌胚抗原（CEA）以及其他检查等。对于近期出现体重减轻、厌食或其他提示恶性肿瘤症状的患者，我们采用了上消化道内镜以及全身正电子发射断层扫描（PET）扫描。

除了这些将 PM 和 DM 与 IBM 进行鉴别的主要问题外，目前还通过抗体检测来辅助，我们提请关注以下我们在诊断过程中遇到的问题：

1. 近端肌无力的患者被误诊为罹患进行性肌营养不良（实际上，相反的情况更常见）。支持肌炎的要点是：①缺少家族史（虽然许多肌营养不良为隐性遗传）；②发病年龄较大；③肌无力快速进展；④过去或现在有其他结缔组织疾病的证据；⑤血清高 CK 水平（但某些肌营养不良也很高）；⑥肌肉活检显示明显的变性和再生；最后，如果还有疑问的话，⑦糖皮质激素治疗有明显改善。

2. 系统性自身免疫性疾病（类风湿关节炎、硬皮病、红斑狼疮、干燥综合征）患者被怀疑还患有 PM。这些疾病的疼痛妨碍了患者使劲用力［痛性假性轻瘫（*algesic pseudoparesis*）］。不支持合并肌炎的要点是：①不能记录到与肌萎缩不成比例的肌无力，以及四肢被动运动时出现疼痛；② EMG 正常；③血清 CK 正常；以及④肌肉活检正常，除了肌内膜和肌束膜的结缔组织中可能有慢性炎症细胞浸润的区域［间质性肌炎（interstitial myositis）］。

3. 当肌肉疼痛是突出的表现时，风湿性多肌痛（*polymyalgia rheumatica*）必须加以鉴别。后一综合征以颈、肩和手臂肌肉的疼痛、僵硬和压痛为特征，有时也包括髋部和大腿肌肉，由于该病的关节周围病变，即使四肢被动运动也会引起疼痛。血沉升高，通常超过 65mm/h，是一个诊断特征，但更典型的数值接近 100mm/h，远高于肌炎。颞动脉活检经常显示巨细胞性动脉炎。CK 水平，以及肌肉活检均为正常。服用小剂量泼尼松后疼痛快速消失也提示风湿性多肌痛的诊断（见第 9 章）。

4. 患者有局限性肌无力。颈后肌的无力或瘫痪，不能支撑头部，局限性双侧股四头肌无力，以及其他局限的骨盆股部瘫痪（pelvocrural palsies）均为实例。大多数情况下，垂头或耷拉头综合征（head-hanging or head-lolling syndrome）被证明是由 PM 引起的，而其他综合征则是由局限性肌营养不良或运动神经元病引起的。在颈部或股四头肌无力的情况下，IBM 是主要的诊断考虑，特别是非对称性股四头肌无力和血清肌酶正常或轻度升高时。EMG 和活检可帮助诊断。

5. 患者有弥漫性肌痛和疲劳感。大多数这样的患者被证明是抑郁的，只有极个别的情况是肌病导致。少数会被发现是由中毒性肌病引起的，特别是他汀类药物中毒。甲状腺功能减退、麦卡德尔病（McArdle disease）、甲状旁腺功能亢进、类固醇肌病、肾上腺功能不全，以及早期类风湿性关节炎等均应通过适当的检查予以排除。几乎可以排除肌炎的特征是：①没有收缩峰值力量下降；以及② EMG、血清酶和肌肉活检正常。

6. 旋毛虫病、弓形虫病、艾滋病毒（HIV）和其他感染性肌炎等病因，可以模拟本章前面所述的急性免疫性肌炎。偶尔，结节病（sarcoidosis）的诊断是通过肌肉活检做出的，但是肌病的特征（无力和疼痛）往往是轻微的。

其他炎症性肌病

在血管炎症性疾病或全身感染的过程中，以及奇怪地，在某些肿瘤如胸腺瘤时会出现大量不相关的肌炎和罕见形式的局灶性肌炎或相对较小的肌肉变化。其中的大部分并不需要深入探讨，并在专门研究肌肉疾病的专著中有详细描述（见 Banker）。我们不确定如何归类新描述一种和无疑罕见的肌炎疾病，伴有大量的巨噬细胞浸润和氢氧化铝结晶沉积物。一种以巨噬细胞明显浸润为特征的筋膜炎的类型与接种含铝化合物的疫苗有关，但肌炎似乎与上述物质无关（见 Bassez et al）。

然而，有三种炎症性肌病是独特的和神经科医生很感兴趣的：①嗜酸性粒细胞性肌炎、筋膜炎和肌痛综合征；②眶肌炎；以及③肌肉的结节病。

嗜酸性粒细胞性肌炎和筋膜炎

这一术语已经被应用于四个重叠的临床疾病：①嗜酸性筋膜炎，②嗜酸性单肌炎（有时是多发性），③嗜酸性 PM，以及④嗜酸性粒细胞增多症 - 肌痛综合征。

嗜酸性筋膜炎（*eosinophilic fasciitis*）　这个疾病于 1974 年由 Shulman 报道，以前被误诊为 PM。他

描述了2例皮肤硬皮病样外观的男性，膝关节和肘部屈曲挛缩，伴有高球蛋白血症、血沉升高，以及嗜酸性粒细胞增多。肌肉活检显示筋膜显著增厚，从皮下组织延伸至肌肉，并伴浆细胞、淋巴细胞和许多嗜酸性粒细胞浸润；肌肉本身外观正常，皮肤缺乏硬皮病的典型组织学改变。Shulman的一例患者用泼尼松治疗有效并恢复。

随后的许多报道证实和详述了Shulman的原始描述。该病以男性为主，男女比例2∶1。症状出现在30岁至60岁之间，通常是由于剧烈运动引起的(Michet et al)。可有低热与肌痛，随后出现亚急性发展的弥漫性皮肤增厚和大、小关节活动受限。在一些患者中，可以看到近端肌无力和嗜酸性粒细胞肌肉浸润(Michet et al)。反复的血液检查发现大多数患者有嗜酸性粒细胞增多，但不是所有患者。这种疾病通常自发缓解，或对糖皮质激素反应良好。少数患者复发且治疗无效，有些发展为再生障碍性贫血和淋巴或骨髓增生性疾病。

嗜酸性单肌炎(*eosinophilic monomyositis*) 这种疾病的主要特征是小腿肌肉疼痛肿胀，或不太常见的，其他一些肌肉疼痛肿胀。肌肉活检显示间质组织炎症性坏死和水肿，浸润物中含有大量但数量不等的嗜酸性粒细胞。我们有一例患者很典型，一位年轻女性首先在一条小腿出现了炎性肿块，3个月后在另一条小腿也出现炎性肿块。对泼尼松的反应是戏剧性的，肿胀和疼痛在2~3周后消退，肌收缩力恢复正常。当结缔组织和肌肉同时受损时，成纤维细胞和成肌细胞混乱地再生，可能会导致形成假瘤性包块，可能无限期地持续下去。

嗜酸性多发性肌炎(*eosinophilic polymyositis*) Layzer和同事描述了一种嗜酸性粒细胞性疾病，他们将其分类为“亚急性多发性肌炎”。他们的患者均为成人，除了炎症浸润以嗜酸性粒细胞为主、肌肉肿胀和疼痛外，肌肉紊乱的特征是典型的PM。此外，肌肉紊乱是广泛的系统性疾病的一部分，典型的高嗜酸性粒细胞综合征(*hypereosinophilic syndrome*)。全身性表现包括显著的嗜酸性粒细胞增多症(占白细胞的20%~55%)，心脏受累(传导障碍和充血性心力衰竭)，血管疾病(雷诺现象、甲下出血)，肺浸润，卒中，贫血，神经病，以及高丙种球蛋白血症等。有2例患者对糖皮质激素反应良好，但第3例患者在9个月时死亡。Layzer和同事指出，这一疾病过程没有坏死性动脉炎，不同于结节性多动脉炎和Churg-Strauss病。没有分离到感染因子。过敏机制似乎是可能的，在目前我们看来，不能除外血管炎作为肌肉病变的原因。

最后两种先前提到的综合征(嗜酸性单肌炎和多肌炎)具有重叠的特征，如Stark的病例所显示，其中单肌炎伴有Layzer和同事所描述的几种系统性特征。有不确定比例的病例是由钙蛋白酶3(calpain-3)基因*CAPN3*突变引起的(Krahn et al)。此外，一些不伴全身性表现的嗜酸性多肌炎病例被发现其实是肢带型肌营养不良2A，也是因钙蛋白酶3的基因变异所致，即两类均认为是“钙蛋白酶病”(calpainopathies)。罹患肌营养不良的患者，如同时有外周嗜酸性粒细胞增多，也可能患有嗜酸性粒细胞性肌炎。

嗜酸性粒细胞增多症-肌痛综合征(*eosinophilia-myalgia syndrome*) 从1980年开始，零星的报告记载了一种迁延性系统性疾病，其特征是由于摄入了受污染的L-色氨酸后出现严重的全身性肌痛和外周血嗜酸性粒细胞增多。1989年末和1990年初，爆发了这种嗜酸性粒细胞增多症-肌痛综合征，后来被称为这种疾病。美国疾病控制和预防中心报告了1 200多个病例(Medsger)，我们对其中一些患者进行了检查。爆发最终被追溯为使用非处方的L-色氨酸片剂作为睡眠辅助药，这些药物是由一个生产商供应，均被二亚乙基双色氨酸(ethylidene-bistryptophan)和甲基四氢-β-咔啉-甲酸(methyltetrahydro-beta-carboline-carboxylic acid)污染，两者均为接近L-色氨酸的化学相关物质(Mayeno et al，1990，1992)。

肌肉疾病的发病相对急性，伴有疲劳、低热和嗜酸性粒细胞增多(>1 000细胞/mm^3)。四肢的肌肉疼痛和压痛、痉挛、无力、感觉异常，以及皮肤硬化是主要的临床特征。一些病例伴有严重的轴索性神经病(axonal neuropathy)，恢复缓慢和不完全。皮肤筋膜、肌肉和周围神经的活检显示结缔组织结构中的微血管病和炎症反应，如在硬皮病、嗜酸性筋膜炎和毒油综合征(*toxic oil syndrome*)中观察到的变化。毒油综合征是因摄入受污染的菜籽油而引起的，1981年在西班牙爆发，并引起一系列的临床和病理变化，这些变化与受污染的L-色氨酸引起的变化基本相同(Ricoy et al)(另见第41章)。这两种毒素在化学上也有密切的联系，而且还有其他一些中毒性神经病，通常是由掺假的食用油引起的。

这一综合征的皮肤病变和嗜酸性粒细胞增多

症，应用泼尼松和其他免疫抑制剂治疗有反应，但其他症状持续存在。我们的患者严重的轴索性神经病在几年里没有完全改善，一例患者在15年后因重度的远端肌萎缩性无力而不能行走。虽然这不再是一个可能被医生遇到的问题，它可以作为未来由掺假药物引起的独特的肌病综合征的模型，否则这些药物看起来是无害的。

急性眶肌炎

在许多眼眶炎症性疾病的病例（眶假瘤与Tolosa-Hunt综合征，如第13章所述），有一小部分患者的炎症过程似乎局限于眼外肌。对于这一组患者，我们称之为急性眶肌炎（*acute orbital myositis*）。临床主要表现为突发的眼眶疼痛，因眼球运动而加重，毗邻肌肉附着点的结膜发红、眼球运动受限引起的复视、眼睑水肿和轻度突出，显然，与眶假瘤（orbital pseudotumor）的区别并不清楚。它可以从一侧眶部播散至另一侧。血沉通常升高，患者可能会感觉全身不适，但这种眼部疾病很少与系统性自身免疫性疾病或任何其他特殊的系统性疾病相关。CT和MRI已被证明，在显示眼部肌肉或肌肉肿胀，以及将眶肌炎与其他缓解性炎症性眶部和眶后疾病鉴别方面特别有用（Dua et al）。一般情况下，急性眶肌炎可在数周内自行消退，但也可在同侧或对侧眼复发。服用激素似乎可促进恢复。

结节病性肌病、肉芽肿性肌炎和局限性结节性肌炎

毫无疑问，结节病患者中有肌肉受累的例子，但它们似乎不像医学文献中报告的那么常见和肯定。在某些病例中，结节病性肌病（*sarcoid myopathy*）表现为明显的缓慢进展，偶尔表现为暴发性近端或远端的无痛性肌无力。CK水平升高。肌肉活检显示大量非干酪样肉芽肿。然而，这种病变也可以在没有肌无力的结节病患者中发现。使用中等剂量糖皮质激素（泼尼松，每日25~50mg）治疗有症状的病例通常是有效的，但如果在几周内没有明显改善，则可能需要使用额外的免疫抑制剂，如环孢素。

更令人困惑的是，临床表现为特发性多发性肌炎的肌病病例，在肌肉活检中出现非干酪样肉芽肿，但没有神经系统、肺、骨、皮肤或淋巴结的结节病证据。这样的病例令人质疑肌肉肉芽肿作为结节病诊断标准的有效性，但在我们对结节病有一个更好的定义和病因学之前，这个问题还不能得到解决。这些病例目前被划分为肉芽肿性肌炎（*granulomatous myositis*），如果局限于一块或一小块肌肉，则为局限性结节性肌炎（*localized nodular myositis*）（Cumming et al）。在Namba和同事描述的一种综合征中，这种类型的肌炎合并重症肌无力、心肌炎和甲状腺炎。在某些情况下，这一肌肉病变也与克罗恩病（Crohn disease）有关。电子显微镜显示肌肉纤维被淋巴细胞侵袭，提示一种细胞介导的免疫反应。极罕见的情况下，肉芽肿性肌炎会出现在结核或梅毒患者。

肌营养不良（表45-1至表45-3）

肌营养不良（*muscular dystrophy*）是一组骨骼肌的进行性遗传性变性疾病。肌肉退行性变的程度和细胞反应以及再生变化的性质，在组织学上将肌营养不良与肌肉的其他疾病区别开来，也会提示它们的发病机制。较良性的和相对非进行性的肌病的分类，每一种都根据其特殊的组织病理学表现命名，如中央轴空病、杆状体病、线粒体病和中央核病等，在分类上存在较大的困难。与肌营养不良一样，它们主要是肌肉疾病，在本质上通常是遗传家族性的，因其具有非进展性或缓慢进展性病程以及其不同的组织化学和超微结构特征，它们被归入了一个单独的类别。

目前肌营养不良的临床分类主要基于主要的肌无力的分布和致病的基因突变，但一些经典类型仍保留着其人名的名称，如Duchenne，Becker，Emery-Dreifuss，Landouzy-Dejerin，Miyoshi，Welander，Fazio-Londe和Bethlem就是其中一些仍有实用速记功能的。除此之外，还有强直性肌营养不良和一组所谓的先天性肌营养不良，病情通常较严重。

对肌营养不良分子特征的非凡深入的认识是现代神经科学最令人欣慰的进展之一。大多数肌营养不良是由于肌细胞结构蛋白的改变所致，主要是它的膜的变化，但其他重要的机制也正在被确认之中。为了使全书的表述风格保持一致，我们坚持描述肌营养不良的临床导向，但要明确的是，未来的治疗方法可能取决于对分子机制的理解。每一种肌营养不良都是按照这个方案来描述的。

将肌营养不良性疾病与神经元变性的继发疾病区分开来，是19世纪后半期神经病学家的成就。肌营养不良的个别病例早已有过描述，但是没有区分神经源性与肌源性疾病。1855年，杜兴（Duchenne）描述了儿童期的进行性肌萎缩，现在以他的名字命名。然而，直到1861年他的专著的第2版时，"婴儿肥大性截瘫"才被认为是一种独特的综合征。到1868年，他就能对13例患儿进行综合性描述，并认识到这种疾病起源于肌肉，且仅限于男性。1879年，高尔斯（Gowers）对自己亲身观察的21个病例进行了详尽的描述，并提醒人们注意这些患儿从地板上爬起来的典型方式（Gowers征）。1891年，厄尔布（Erb）明确了一组由肌肉的原发变性引起的疾病的临床和组织学概念，他将其命名为肌营养不良（*muscular dystrophy*）。1894年，Landouzy和Dejerine发表了关于面肩肱肌营养不良的第一次描述；1890年由Fuchs提出了进行性眼肌病（progressive ocular myopathy）；1909年Steinert以及Batten和Gibb描述了强直性肌营养不良；远端型肌营养不良是由Gowers于1888年、Milhorat和Wolff于1943年、Welander于1951年，以及Miyoshi和同事于1986年描述；而眼咽型肌营养不良是Victor和同事在1962年描述的。对这些和其他具有历史意义的著述，可以在Kakulas和Adams，Walton和同事，Engel和Franzini-Armstrong，以及最近Amato和Russell的著作中找到。

在肌营养不良较近的历史中，最引人注目的事件是孔克尔（Kunkel）于1986年发现了抗肌萎缩蛋白基因及其蛋白产物。从那以后，关于肌营养不良的分子遗传学、超微结构和生化信息有了惊人的积累，这拓宽了我们对其机制的理解。它也澄清了一些不确定的临床表现，有必要对旧分类进行修订。

进行性假肥大性肌营养不良（*DMD*基因变异）

进行性假肥大性肌营养不良（*Duchenne muscular dystrophy*，*DMD*），是最常见的早发性肌营养不良的原型。它在儿童早期起病，呈现相对快速的进展病程。发病率为每年每10万人中有13~33例，或每3 300例活产男婴中约有1例。由于这种疾病是以X连锁隐性遗传方式传递的，因此有很强的家族遗传倾向，几乎专一地发生在男性身上，涉及*DMD*基因和抗肌萎缩蛋白。Roses和同事指出，对患病男孩的母亲进行的仔细检查显示，多达一半的母亲都有轻微的肌肉受累（发生率高于我们有限的经验）。大约30%的患儿没有家族史，这代表自发性突变。

罕见地，一种严重的近端进行性假肥大性肌营养不良发生在年轻的女孩。这可能有几种解释。雌性可能只有1条X染色体，就像发生在特纳（XO）综合征（Turner syndrome），那条染色体携带Duchenne基因，或里昂原则（Lyon principle）可能起作用，也就是说，在大部分胚胎细胞中，未受影响的父系X染色体失活，使得突变的Duchenne蛋白从母系染色体中表达出来［嵌合现象（*mosaicism*）］。因此，大多数女孩的儿童期营养不良被证明是一个完全不同的类型，是由一个常染色体隐性突变引起的肢带型肌营养不良，如下文所述。

临床特征

进行性假肥大性肌营养不良通常在出生3岁时被发现，而且几乎总是在6岁之前。将近一半的患儿在开始行走前就显示出疾病的征象。他们中许多患儿在其他方面略显落后（轻微的发育延迟），肌肉无力一开始可能会被忽视。CK显著升高可能是线索。在另一组幼儿中，如果在预期时间内不能正常行走或跑步，他们就需要就医，或者，在达到这些运动发育指标后，他们似乎没有预期的那么活跃，而且容易摔倒。随着时间的推移，行走、跑步、爬楼梯的困难越来越大，腰椎前凸过多，步态蹒跚变得更加明显。首先累及髂腰肌、股四头肌和臀肌，然后胫骨前肌出现力弱（足下垂、脚趾行走）。肩带肌和上肢肌肉在骨盆股部肌肉之后受累，之后受影响的顺序大致是，前锯肌、下部胸肌、背阔肌、肱二头肌和肱桡肌等。

在疾病的早期阶段，小腿和某些其他肌肉的增大是渐进性的，但大部分肌肉，即使那些原本增大的肌肉，最终也会体积变小；只有腓肠肌，以及较小程度的股外侧肌和三角肌一直很大，这一特点在无力变得明显之前可能会引起注意。增大的肌肉有一种结实的、有弹性（"橡胶似"）的感觉，比健康的肌肉要弱一些，张力更低一些。因此，肌肉增大是一种假肥大（*pseudohypertrophy*）。罕见的情况是，所有的肌肉一开始都很大很强壮，甚至是面部肌肉，如Duchenne的一个患者，出自大理石雕像法尔涅斯·赫鸠大力神（Farnese Hercules），在组织学上，这是真正的肌肥大。

骨盆带、腰骶椎和肩部的肌肉变得无力和消瘦，解释了某些临床的独特性。腹肌和椎旁肌无力导致站立时脊柱前凸和腹部突出的姿势，以及坐着时背部呈圆形。膝部和髋部的伸肌无力会影响平衡，也会影响爬楼梯、从椅子上站起或弯腰等活动。站立和行走时，患者两脚分开，以增加支撑的基础。从坐姿站起时，首先在髋部屈曲他的躯干，把他的手放在膝盖上，然后两手在大腿上逐渐推动躯干向上。从地面站立时，患儿首先通过最大限度伸展上下肢达到一个四点支撑的姿势，之后交替双手在各自大腿上移（该体征称为 Gowers 征）。在从平卧位站立时，患者转头、转身，并将自己推到侧身后变成坐位。威尔逊（Wilson SAK）用了一个押头韵的短语来描述这种站姿和步态的特征性异常：患者“站着叉开双腿，走着摇摇摆摆”（the patient straddles as he stands and waddles as he walks）。摇摆是双侧臀中肌无力的结果。由于腓肠肌挛缩，许多患病的男孩有用脚趾走路的倾向。小腿疼痛很常见。将肩胛骨固定于胸壁的肌肉（前锯肌、下斜方肌、菱形肌）无力导致翼状肩胛，当面对患者时，有时可以看到肩胛角在肩部上方。

后来，无力和萎缩扩展到腿部和前臂的肌肉。优先受影响的肌肉包括颈屈肌、腕伸肌、肱桡肌、胸大肌的肋部、背阔肌、肱二头肌、肱三头肌、胫前肌和腓骨肌等。眼部、面部、球部和手部肌肉通常不受损伤，但在疾病晚期，面肌、胸锁乳突肌和膈肌会出现无力。当躯干肌肉萎缩时，骨头凸出就像骨架一样。由于腹肌萎缩和无力，下部肋骨与髂嵴之间的距离变小。

四肢通常是松软和松弛的，但随着残疾的发展，由于四肢长期维持在某一姿势，以及主动肌与拮抗肌之间的失衡，就会出现纤维挛缩。在疾病早期尚能自主活动阶段，由于小腿后肌的缩短，足呈马蹄内翻的姿势，胫前肌和腓骨肌失去了正常的对抗。后来，由于股四头肌的力弱而缺乏对抗，使得腘绳肌永久缩短。同样，由于髋伸肌和腹肌相对力弱，髋屈肌也会发生挛缩。这导致骨盆倾斜和代偿性脊柱前凸以维持站立平衡。这些挛缩的后果造成了进行性假肥大性肌营养不良患者的习惯姿势，表现腰椎前凸、髋部屈曲和外展、膝部屈曲和足跖屈。当这些症状变得严重时，这些挛缩是导致患者最终无法行走的重要原因。脊柱侧弯，是由于椎旁肌肉的不均衡力弱和前臂屈曲挛缩的结果，通常在行走后就不再可能出现。

腱反射减弱，然后随着肌肉纤维消失而消失，跟腱反射最后消失。骨薄而且脱钙，骨化中心出现延迟。平滑肌未受影响，但心脏受到各种类型的心律失常的影响。ECG 表现为右胸前导联 R 波高尖，左胸前导联与肢体导联深 Q 波，是左心室壁基底部心肌纤维丢失和置换性纤维化的结果（Perloff et al）。

死亡通常是肺部感染和呼吸衰竭的结果，有时是心脏失代偿所致。进行性假肥大性肌营养不良患者通常能活到青春期晚期，但能活到 25 岁以上的不超过 20%~25%。生命的最后几年都是在轮椅上度过的，最终患者卧床不起。

如上所述，在许多病例中可以观察到轻度的非进行性发育延迟。平均智商为 85，大约四分之一的人智商低于 70，但范围在 40~130 之间。

如前所述，一半以上的该病女性携带者（即患病男孩的母亲）可有描述了腓肠肌轻度无力和肥大，以及 CK 水平升高、肌电图（EMG）和肌肉活检异常，这些都是轻微的，如前所述，这比我们和我们同事的经验要高得多。少数女性携带者表现为中度肌病，可能类似于肢带型肌营养不良（见下文）。这类患者的肌纤维［指外显性（*manifesting*）或症状性（*symptomatic*）携带者］表现为上述的镶嵌性免疫染色模式，部分纤维含有抗肌萎缩蛋白，其他纤维缺乏抗肌萎缩蛋白（Hoffman et al，1988）。这种诊断信息在遗传咨询中特别有用。

血清 CK 水平为正常值 25~200 倍，结合 EMG 和肌肉活检结果，有助于排除脊髓性肌萎缩。EMG 显示纤颤电位、正锐波、低波幅和短暂的多相运动单位电位，以及有时可有高频放电。女性携带者偶尔也会表现出同样的异常，但程度要轻得多。本病的分子和遗传学基础在下文讨论。

贝克尔肌营养不良

贝克尔肌营养不良（*Becker muscular dystrophy*），这种轻度肌营养不良在临床上、遗传学和超微结构上与 Duchenne 型密切相关，涉及与 Duchenne 型相同的 *DMD* 基因。人们早已注意到混合 Duchenne 组是相对良性的病例。1955 年，Becker 和 Keiner 提出将后者分离为一个单独的实体，现在称为贝克尔肌营养不良。其发生率难以确定，但据估计为每 10 万男婴中 3~6 例。像 Duchenne 型一样，它是一种 X 连锁的疾病，实际上仅局限于男性发病和通过女性传递。它会引起与进行性假肥大性肌营养不良一样的肌无力和肥大，但发病时间要晚得多（平均年龄 12 岁，范围 5~45 岁）。虽然患有进行性假肥大性肌营养不良的男孩通常在第二个 10 年的早期，即 10 多岁时就需要靠轮椅生活，但贝克尔肌营养不良患儿直至成年期都顺利地行走并不罕见。与进行性假肥大性肌营养不良相比，贝克尔肌营养不良和中间型患者可以保持将头部完全抬离床的能力。例如，我们曾见过一些在军队服役的患者，他们的疾病未被发现过。如果舅舅也有这种疾病，而且还能行走，诊断就比较容易了。精神状态通常正常，心脏受累也比进行性假肥大性肌营养不良少见得多，但也有出现心肌病的患者，我们已知有两兄弟在疾病被发现之前就做了心脏移植。Kuhn 和同事报告了一个家系，早发的心肌疾病和痉挛性肌痛是突出特征。这一类型的分子 - 遗传基础在下文讨论。

杜兴营养不良和贝克尔肌营养不良的病理

在进行性假肥大性肌营养不良的早期，最显著的特征是明显的节段性变性和单个肌纤维或一组肌纤维的吞噬现象，以及再生活动的证据(肌质嗜碱性改变，肌核的畸形生长和成核现象，以及出现肌管和肌细胞等)。坏死诱发了再生或恢复的过程，这解释了纤维分叉和成簇的小纤维伴有核肥大。坏死的肌质和肌膜被单个核吞噬细胞(巨噬细胞)清除。该区域也可能有少量 T 淋巴细胞，提示炎症反应。许多变性和非变性纤维的肌质都有透明质化。在纵切面上可见"收缩带"，是营养不良肌肉应激性的表现。这种现象可能在有任何显著程度的变性之前就出现了，而且在进行性假肥大性肌营养不良比任何其他类型的肌营养不良更广泛。最终，会出现所有类型的晚期肌营养不良共有的组织学改变，表现为肌纤维丢失，残存纤维较正常肌纤维增大或缩小，所有的肌纤维都杂乱排列，伴随及脂肪细胞增多和纤维化的继发性反应。

肌肥大显然是在邻近的肌纤维损伤时，残余的健全肌纤维因活动而导致增大所致。然而，在最初的肌无力征象之前，整个肌肉的真性肥大的例子也会发生，而且很难解释。在这种情况下，当最多只有少量变性纤维时，就可能出现大纤维。假肥大更常见的特征是变性肌纤维被脂肪细胞所取代，但在早期阶段，许多增大的纤维的存在可能会导致肌肉的增大。因此，随疾病发展真性肥大似乎让位于假肥大。在肌营养不良病程的晚期，只剩下少量散乱的肌纤维，几乎消失在脂肪细胞的海洋中。值得注意的是，慢性多发性肌炎的晚期或耗竭期病理改变酷似肌营养不良，肌纤维数量大量丢失，残余纤维大小不一，脂肪细胞和肌内衣纤维组织增生，仅缺少肌营养不良的肥大纤维。这种相似性证实了肌肉营养不良的许多典型变化是非特异性的，主要反映了肌病过程的长期性。

杜兴肌营养不良和贝克尔肌营养不良的分子生物学

我们对杜兴肌营养不良和贝克尔肌营养不良的认识中，第一个重要的进展是孔克尔(Kunkel)发现了 X 染色体上的基因变异，后来被命名为 *DMD* 基因及其基因产物抗肌萎缩蛋白(Hoffman et al，1987)。此蛋白在骨骼肌、心肌和平滑肌以及脑中均有表达。迄今为止，抗肌萎缩蛋白(*dystrophin*)基因是已知人类中最大的基因，其长度跨越超过 2 Mb 的 DNA。这在一定程度上解释了为什么观察到三分之一的患病的男孩有自发的基因突变。大多数突变是缺失变异，与不太常见的重复变异结合，占了超过三分之二的病例。

抗肌萎缩蛋白的生物化学分析与邻近肌膜的组织化学显示，使得利用活检组织对杜兴和贝克尔肌营养不良进行准确诊断成为可能，并明确了这两种疾病之间的关系。虽然抗肌萎缩蛋白在 Duchenne 表型患者中是缺失的，但它在 Becker 型中是存在的，但结构上是不正常的。此外，在经典的 Duchenne 与 Becker 型之间还存在中间表型，特征是低于正常数量的抗肌萎缩蛋白。Duchenne 和贝克尔肌营养不良以及中间型被称为抗肌萎缩蛋白病(*dystrophinopathies*)。

抗肌萎缩蛋白的一个略不同的类型，来源于该基因的不同部分，见于大脑和脑干的神经元，以及星形细胞、浦肯野细胞和郎飞结的施万细胞等(Harris and Cullen)。大脑抗肌萎缩蛋白的缺陷可通过某种尚未解释的方式导致轻度的认知发育延迟。了解这样的缺陷如何损害大脑发育，以及是否与没有肌营养不良的某些病例的智力缺陷有任何关联，将是很有趣的。

图 45-2 示意图展示了抗肌萎缩蛋白病的结构基础，并在下文描述了某些肢带型和先天性营养不良。在正常的骨骼肌和心肌中，抗肌萎缩蛋白位于肌膜的胞质面，在那里它与细胞骨架的 F- 肌动蛋白(肌细胞的丝状加固结构)相互作用。抗肌萎缩蛋白还与一种肌膜蛋白的复合体，称为抗肌萎缩蛋白 - 相关蛋白(dystrophin-associated proteins，DAPs)和抗肌萎缩蛋白相关糖蛋白(dystrophin-associated glycoproteins，DAGs)紧密结合。在这一复合体中具有特殊生物学重要性的是这些蛋白质和一种 156kDa 的糖蛋白，称为肌营养不良蛋白聚糖(*dystroglycan*)。后者实际上就在肌细胞的外面，通过与层粘连蛋白(*laminin*)的亚基分区蛋白(*merosin*)结合，将肌细胞膜与细胞

外基质(基底膜的内侧部分)连接起来。在这一组合中,抗肌萎缩蛋白-糖蛋白复合体功能是作为肌膜下细胞骨架与细胞外基质之间的跨肌膜结构的连接。此外,每一种膜结合蛋白(adhalin,分区蛋白和层粘连蛋白)都与特定的肌营养不良有关,如本章后面所讨论的。

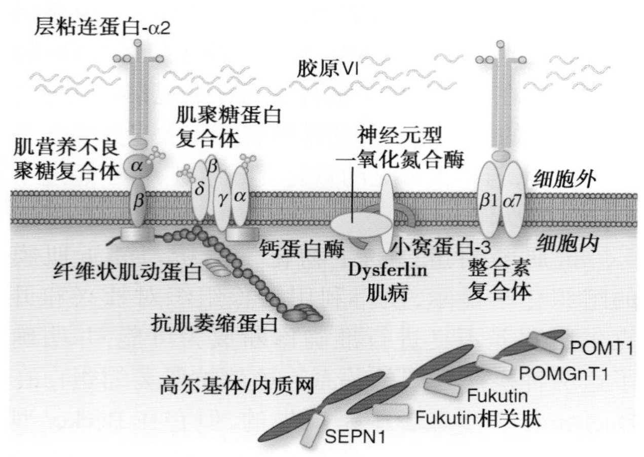

图 45-2 肌营养不良蛋白-糖蛋白复合物在膜、肌膜和内质网-高尔基体中的分子构成。这些蛋白与杜兴型、肢带型、三好型和某些先天性营养不良症有关。详见正文

POMT1 为蛋白 O- 甘露糖基转移酶 1 抗体;POMGnT1 为蛋白 O 连接甘露糖 β1,2-N 乙酰葡糖氨基转移酶;Fukutin 为岩藻糖变旋酶抗体;SEPN1 为硒蛋白 NI 相关抗体。

抗肌萎缩蛋白的丢失导致抗肌萎缩蛋白-相关蛋白(DAPs)的平行丢失和肌营养不良蛋白聚糖-蛋白复合体的破坏。这一变化使肌膜在肌肉收缩时容易破裂和撕裂,这一假设首先由 Mokri 和 Engel 提出,完全符合进行性假肥大性肌营养不良的超微结构异常特征。这些作者证明了大量非坏死的透明化肌纤维质膜(肌膜)的缺陷,允许细胞外液和钙进入。钙的进入被推测是激活蛋白酶和增加蛋白质的降解。膜缺陷和纤维下区相关的改变代表了进行性假肥大性肌营养不良最早和最基本的病理改变,并解释了 CK 和其他肌酶渗漏到血清中。

杜兴和贝克尔肌营养不良的诊断

对从白细胞或 50mg 的骨骼肌中提取的 DNA 进行抗肌萎缩蛋白基因分析,可证明杜兴和贝克尔肌营养不良患者的基因突变,并区分这两种疾病。此外,抗肌萎缩蛋白的肌肉免疫染色可以使进行性假肥大性肌营养不良、贝克尔肌营养不良、携带者状态,以及其他的肌肉疾病的鉴别成为可能。Byers 和同事开发了另一种方法,使用酶联免疫吸附试验(ELISA)来测量肌肉活检样本中抗肌萎缩蛋白的水平。这种检测是一种快速和相对廉价的工具,用于确定 Duchenne 和贝克尔肌营养不良的诊断,并将它们与不相关的疾病区分开来。

其他较罕见的抗肌萎缩蛋白病

抗肌萎缩蛋白的检测也揭示了几种更罕见类型的抗肌萎缩蛋白异常。Gospe 和同事们描述的一种,表现为家族性 X 连锁肌痛-痉挛-肌红蛋白尿综合征(*myalgic-cramp-myoglobinuric syndrome*),是由抗肌萎缩蛋白基因的前三分之一缺失造成的。肌肉的变化是轻微的和相对非进行性的。另一种抗肌萎缩蛋白病以 X 连锁心肌病(*X-linked cardiomyopathy*)的形式出现,其特征是年轻人的进行性心力衰竭,没有骨骼肌无力的临床证据,骨骼肌活检显示对抗肌萎缩蛋白免疫活性下降(Jones and de la Monte)。在另一种类型中,甘油激酶缺乏(glycerolkinase deficiency)伴不同程度肾上腺发育不全、精神发育迟滞和肌病等。

Emery-Dreifuss 肌营养不良(EDM 和其他基因变异)

埃默里-德赖弗斯肌营养不良(*Emery-Dreifuss muscular dystrophy*,*EDMD*),这是一组包含至少六种不同基因型的疾病,最常见的可能是以肌肉挛缩为特征的 X 连锁的肌营养不良。与进行性假肥大性肌营养不良相比,这个过程是相对良性的,至少到目前为止,大多数患病的人都能活到成年。它最初是由 Emery 和 Dreifuss 描述的,随后是 Hopkins 和 Merlini 和他们的同事。主要的基因缺陷是核膜的一种成分 emerin 蛋白的缺失,该蛋白由 X 染色体上的 EDM 编码(图 45-3)。然而,也描述了常染色体显性形式伴有层粘连蛋白 A/C 基因突变(称为 LGMD 1B,明显影响女孩和男孩),另一种 X 连锁形式是由于 *FHL-1* 突变,以及编码完全不同蛋白质的其他基因的散发的和显性突变。更复杂的是,最近人们认识到,许多病例都没有这些突变,这使人们对这种综合征有了更全面的理解。

发病年龄从童年期到青春期后期或成年期不等。无力首先影响上臂和肩胛带肌肉组织,然后影响骨盆带和下肢远端肌肉。该疾病最典型形式的显著特征是早期出现肘部屈肌、颈部伸肌和小腿后部肌肉的挛缩。面部肌肉偶尔受影响。没有肥大或假肥大,认知功能不受影响。然而,严重的心肌病伴不

同程度的窦房和房室传导缺陷的是常见的伴随病。

肌病的病程一般是良性的，更像贝克尔肌营养不良，但无力和挛缩在某些病例是严重的，心源性猝死并不少见。因此，由心脏病医生进行密切监测，并在适当的时候预防性地植入起搏器可能会挽救生命。

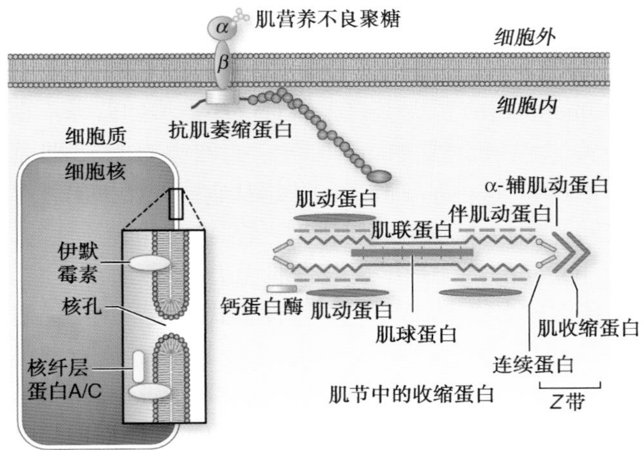

图 45-3　肌肉细胞核与收缩蛋白示意图。这些蛋白见于 Emery-Dreifuss 肌营养不良和许多远端与先天性肌营养不良，以及一些肢带型肌营养不良。详见正文

如前所述，不常见的 Emery-Dreifuss 肌营养不良类型可能有肩胛腓骨型（*scapuloperoneal*）（*FHL-1* 基因）或肱骨腓骨型（*humeroperoneal*）（层粘连蛋白基因变异）。

面肩肱型肌营养不良（FSH，*DUX4* 基因变异）

面肩肱型肌营养不良（*facioscapulohumeral muscular dystrophy*，*FSH*）也称为朗杜齐 - 德热里纳肌营养不良（*Landouzy-Dejerine muscular dystrophy*），是一种缓慢进展的肌营养不良，主要累及面部与肩部肌肉组织，通常有很长一段时间几乎完全停止。遗传方式通常是常染色体显性遗传。几乎所有的患者都是面肩肱肌营养不良 1 型（FSHD1）；5%~10% 被称为 FSHD2 型，这种突变最近才被确认。临床表现非常相似。

虽然面肩肱型肌营养不良（FSH）不如进行性假肥大性肌营养不良和肌强直性肌营养不良症常见，但它并不罕见（估计每年发病率为 5∶100 000），我们每年看到 1 例或 1 例以上。发病年龄通常在 6~20 岁之间，但偶尔也会遇到从成年早期开始发病的病例。受累肌肉的无力和萎缩是主要的体征，假肥大极少出现且很轻微。通常，第一个表现是很难将手臂举过头顶和翼状肩胛，但是双面部无力可能一开始就引起注意，甚至在幼儿时期。特别是有眼轮匝肌、颧肌和口轮匝肌受累，而咬肌，以及颞肌、眼外肌、咽肌和呼吸肌则幸免。患者不能闭紧眼睛、噘嘴唇和吹口哨，嘴唇有一种特殊的松弛和突出的趋势。斜方肌的下部和胸肌的胸骨部分几乎总是受累。相比之下，三角肌可能看起来异常的大和强壮，这种外观可能会被误认为假肥大。疾病晚期的肌肉萎缩过程累及胸锁乳突肌、大锯肌、菱形肌、骶棘肌、背阔肌，以及最终也影响三角肌。肩部的骨头变得突出，肩胛骨呈翼状并上抬（“天使翼”外观），以及锁骨突出。由于胸肌萎缩，腋窝前皱襞向下并向外倾斜。通常肱二头肌消耗比肱三头肌轻，而肱桡肌更轻，因此上臂可能比前臂更细（“大力水手”效应）。骨盆肌肉受累较晚，程度较轻，引起轻微脊柱前凸和盆腔不稳。胫骨前肌无力，蹒跚步态增加了足下垂。Beevor 征是指患者平卧时屈颈脐部向上移动，是由于下腹肌无力所致，据报道很常见（Awerbuch et al），但我们在早期病例中没有见到。患者的预期寿命一般不会缩短。

疾病开始，以及在整个病程中，肌无力具有非对称性（只有一侧翼状肩胛）。许多这种形式病情较轻的肌营养不良患者并没有意识到自己患有此病。在 Tyler 和 Stephens 所描述的犹他州的摩门教徒大的病例系列中，有近一半的患者都是如此。任何时候这种疾病都可以变得几乎停滞发展。然而，15%~20% 的患者最终丧失行走能力而需轮椅代步（Tawil et al）。

这组疾病的一个有趣的特征是，在后来发展为本病典型特征的患者中，偶尔出现一个肌肉先天性缺失（一个胸肌、肱桡肌或股二头肌的肌发育不全）。众所周知，在该病晚期，眼外肌偶尔会受到影响。虽然心脏受累很少见，但也有少数病例出现过心动过速、心脏扩大和心律失常。精神功能正常。血清 CK 值正常或轻度升高。

在分子水平上，FSHD1 被发现与位于染色体 4q 顶端的 DUX4 上可变大小的缺失有一致的关联。这种疾病是 DNA 非编码部分改变的结果。重复片段的缺失会干扰染色质的结构，并使得使正常情况下失活的基因出现表达，如 DUX4。只有含有重复片段 FSHD2（称为 D4Z4 重复）序列等位基因的患者才容易罹患此病。一种维持染色质结构完整性的完全不同的基因突变，是不太常见的 FSHD2

的原因，这种变化导致了D4Z4片段的低甲基化（一种表观遗传机制），因此也依赖于受纳重复等位基因。

已知有一种变异型，仅影响肩部和手臂肌肉，不影响面部；另一种类型表现为双侧足下垂（Krasnianski et al）。在一些病例中，通常有4号染色体上的FSH位点的严重缺失，有一种早发性、相对快速的进展，并伴有面部双侧瘫、感音神经性聋，有时还有渗出性视网膜脱离（Coats病）。Fitzsimmons和其他人使用荧光血管造影术已发现了许多其他的视网膜异常，如毛细血管扩张、闭塞、渗漏和微动脉瘤等，在大多数情况下，提示这些视网膜异常是疾病的一个组成部分。FSHD不太常见的表现包括孤立的翼状肩胛或其他局灶性无力，如足下垂，面肌不受累，一种肢带肌无力的变异型，以及进行性眼外肌瘫痪（PEO）的罕见病例等。

肩胛腓骨肌营养不良

肩胛腓骨肌营养不良（*sarpuloperoneal muscular dystrophy*）是一组异质性的肌病，具有名称所示的无力和萎缩相同的定位分布，通常在儿童期起病，但发病年龄变异很大。从1886年Brossard开始，有许多关于一种特殊的进行性肌无力和消瘦的报告，涉及颈部、肩部和上臂肌肉，以及胫前与腓骨肌群，导致严重的足下垂。这一疾病的本质一直存在争议，一些作者认为它是一种进行性肌萎缩症，另一些人则认为是脊髓性或神经源性肌萎缩症。可能两者都是正确的，因为任何一个过程都可能产生或多或少相同的肌无力分布。Davidenkow曾就这一主题进行过探讨，描述了一个家族型肩胛腓骨肌无力和萎缩伴有反射消失和远端感觉丧失（脊髓-神经元的类型），后来发现在结蛋白（desmin）基因中有一个突变，其他人也证实了这些发现（见Munsat和Serratrice的讨论）。然而，一种纯肌病的类型得以确认。这种疾病最常见的基因突变形式是在*TRPV4*中发现的，其他的基因变异与X染色体上的*FHL-1*相关（见表45-1），*TRIM32*的一个基因变异也可导致这一临床表型。他们的6例患者症状起病时间为成年早期，因双侧的足下垂而行走困难，与肩胛腓骨受累相关的症状较晚出现。进展缓慢，没有患者变为重度而失去生活能力。

肢带型肌营养不良，肩胛肱骨和骨盆股骨肌营养不良，Erb肌营养不良（见表45-1）

肢带型肌营养不良（*limb girdle muscular dystrophy, LGMD*）有一大组肌营养不良患者不符合Duchenne/Becker型、面肩肱型或肩腓型肌营养不良。这一组的男女患儿都没有小腿与其他肌肉的肥大，成年晚发型患者可有骨盆带肌或肩胛带肌受累，或两者皆受累，其面肌则不受影响。由于威廉·厄尔布（Wilhelm Erb）首先引起人们对这些类型的营养不良的关注，Walton和Nattrass将它们归类为“Erb肌营养不良”。这种基于临床的分组从它一开始提出就存在问题，因为就像肩胛腓骨型一样，它也是异质性的，唯一共同的特征是出现肢带肌无力，而面肌不受累。遗传方式多样，但常染色体隐性形式是最常见的。肩胛带肌或骨盆带肌均有可能首先受累（传统上这些类型曾被分别称为Erb青少年肌萎缩和Leyden-Möbius型）。肌无力和萎缩可能在儿童晚期或成年早期变得明显，并从肩部扩散到髋部，反之亦然。

这组肢带型肌营养不良（LGMDs）作为临床遗传学内涵的地位正在被逐步修正。进行性脊髓性肌萎缩和先天性及代谢性肌病的描述已经显著缩小了最初描述的肢带型肌营养不良的范畴。在过去的十年里，随着分子遗传学技术的应用，这一方向的进展明显加速。目前把广泛存在的肢带型肌营养不良分为常染色体显性遗传型LGMD1和隐性遗传型LGMD2，并根据特定的基因型进一步细分。在撰写本文时，至少有19个常染色体隐性类型（LGMD型2A-2S）和6个常染色体显性类型（LGMD型1A-1E）的肢带型肌营养不良被定义，大多数具有可识别的突变和一种蛋白，在大多数情况下是肌膜、肌节或核膜结构蛋白的组成部分（Bushby）。这些疾病发病越晚，病程越有可能是良性的。在这些病情较轻的患者中，EMG呈肌源性，CK值仅中度升高，可能是正常的。较严重的病例CK水平会显著升高。心脏受累并不常见（主要分类在肌纤维性营养不良组），精神功能正常，但也有例外，包括层粘连蛋白A/C突变（1B型）、FKRP（fukuin相关蛋白突变）突变（2I型），以及肌聚糖蛋白病（sarcoglycanopathies）等。

表45-2总结了这一信息，以下讨论特征明确的类型。

表 45-2 部分肌营养不良[a]

类型	基因变异	起病年龄	CK 升高	影响部位
强直性肌营养不良(DM1)	肌强直蛋白肌酶内含子 CTG 重复增加	0~10 岁	1~2 ×	远端无力,肌强直,青光眼,睾丸萎缩,脱发,心律失常
近端强直性肌营养不良(DM2)	锌指蛋白内含子 CCTG 重复增加	0~10 岁	1~2 ×	类似于 DM1 型,近端肌无力,但没有婴儿起病;面肌无力少
面肩肱肌营养不良	4q 端粒多基因调控紊乱	0~30 岁	1~2 ×	面肌、肩胛肌、胫前肌,听力丧失,眼毛细血管扩张
眼咽型肌营养不良	poly-A 结合蛋白外显子 GCC(甘氨酸)重复增加	50~60 岁	1~2 ×	眼咽肌和提上睑肌
Bethlem 肌病	胶原Ⅵ,α1-3 亚基	0~20 岁	1~4 ×	近端无力,手指、肘、膝关节挛缩,可表现为 CMD
肌原纤维性肌病	肌收缩蛋白、结蛋白、αβ- 晶格蛋白	10~30 岁	1~5 ×	与 LGMD1A 同序列

[a] 均以常染色体显性遗传方式遗传。

CCTG,胞嘧啶,胞嘧啶,胸腺嘧啶,鸟嘌呤;CMD,儿童期肌营养不良;CTG,胞嘧啶,胸腺嘧啶,鸟嘌呤;GCG,鸟嘌呤,胸腺嘧啶,鸟嘌呤;LGMD,肢带型肌营养不良。

肢带型肌营养不良 2I(*FKRP*,Fukutin 基因变异)

“fukutin 相关蛋白”(fukutin-related protein)的发现最初是因为基因变异型导致一种严重的先天性肌营养不良(*congenital muscular dystrophy*,*CMD*)。后来就很明显,某些突变也会导致一种常见的晚发性肢带型肌营养不良。如名称“2”所示,它以常染色体隐性方式传递。这是北欧血统患者最常见的肢带型肌营养不良。在一个来自 14 个家庭的 16 例患者的系列中,Poppe 和同事将其主要特征描述为,患者在 10~40 岁起病(但可早在 2 岁时)出现近端肢带肌无力。大多数患者最终出现呼吸衰竭,还有一些患者发生不同程度的充血性心力衰竭,这些临床特征也出现在一些其他肢带型肌营养不良,在大多数其他方面,这种疾病反映了其他亚型的肢带型肌营养不良临床表现的异质性。病情平稳的时间一般持续数年到 35 年,接下来是 10 年或更长时间的进展,最终累及肩部肌肉。大多数患者,特别是那些发病较晚的,在 40 岁时仍能行走。其他临床表现变化较大,例如,吞咽困难和上睑下垂,但未见到远端无力,智力正常。

有缺陷的 *FKRP* 基因功能除了与 fukutin(因此而得名)蛋白相关以外,还与其他 4 个肌肉基因相关。这 5 个基因均为糖基转移酶,将糖基结合于蛋白上,如 α- 抗肌萎缩蛋白聚糖(alpha-dystroglycan)。临床表型的严重程度与 α- 抗肌萎缩蛋白聚糖的糖基化水平呈负相关。这 5 个基因的任意一个缺陷,除了导致肌肉疾病之外,均可导致脑的发育性病变,虽然 FKRP 基因相关的变异不太常见,也不太严重。

重度儿童期常染色体隐性肌营养不良(肌聚糖蛋白病;肢带型肌营养不良 2C,D,E 和 F)

这些疾病组成了最为明确的一组肢带型肌营养不良。在临床上它们几乎在所有方面都与严重的进行性假肥大性肌营养不良相似,包括小腿肥大、心肌病,以及疾病早期阶段 CK 显著升高。与进行性假肥大性肌营养不良明显不同的是常染色体隐性遗传模式(相同亲缘关系的女孩和男孩均受影响)。这种严重的隐性骨盆 - 胸肌营养不良最大的和研究最充分的研究群体(28 个家系的 99 例儿童)来自突尼斯(Ben Hamida et al)。它也经常发生在其他阿拉伯国家,在巴西多次观察到,但在欧洲和北美较少。

最基本的缺陷是 4 种抗肌萎缩蛋白 - 相关糖蛋白(*dystrophin-associated glycoproteins*,*DAGs*),即 α-,β-,γ- 和 δ- 肌聚糖蛋白之一(见图 45-2);α- 肌聚糖蛋白(α-sarcoglycan)(鉴定为 50DAG)也称为 adhalin,来自阿拉伯单词 adhal,意指肌肉。在 17q21 染色体上发现了 adhalin 的一个主要缺陷(Roberds et al)。β- 肌聚糖蛋白(43 DAG)的主要缺陷被定位到 4q12 染色体,γ- 肌聚糖蛋白(35 DAG)的主要缺陷被定位到 13q 染色体的中心体周围区,以及 δ- 肌聚糖蛋白(43 DAG)的主要缺陷被定位到 5q 染色体。25 DAG 的主要缺陷也可能导致 adhalin 的缺失,但后者是不完全的,是一种继发效应,可能是由于缺陷基因与 adhalin 基因邻近所致。

由于临床的相似性，可能很难将肢带型营养不良症[以前称为严重的儿童期常染色体隐性肌营养不良(SCARMD)]与抗肌萎缩蛋白病(dystrophinopathy)区分，除非前者发生于女性。除了遗传方式的不同，它们还可以通过显示肌膜免疫染色缺失的任何抗肌萎缩蛋白相关糖蛋白，但保留了抗肌萎缩蛋白本身的染色而容易诊断。然而，在临床上是不可能区分不同类型的肌聚糖蛋白病的，只能通过特异性免疫染色来实现。

常染色体隐性肌营养不良(肢带型肌营养不良2A和B；钙蛋白酶3)

这些类型的肢带型肌营养不良曾在印第安纳州(阿米什人中)大家系中描述过，以及印度洋的留尼旺(Réunion)岛、巴西、英国、意大利和西班牙以及其他地方，男性与女性同样受累。肩胛带和骨盆带均受累。无力的程度差别很大。在一种被称为LGMD 2A的疾病中，对钙激活的中性蛋白酶，即钙蛋白酶(*calpain*)有异常的基因编码(见图45-3)。这种钙蛋白酶病(*calpainopathy*)目前被认为占肢带型肌营养不良(LGMD)患者的大约40%。在病程早期，经常会出现跟腱挛缩和极高的血清CK水平(至少正常值的10倍)，此特征可与肌聚糖蛋白病(*sarcoglycanopathies*)相区别。

然而，另一种相当常见的缓慢进展的隐性肢带型肌营养不良是由定位于肌肉纤维膜的dysferlin蛋白基因突变引起的。值得注意的是，这一相同的蛋白参与下文描述的Miyoshi肌营养不良的远端型。腓肠肌的早期受累(不能踮起脚尖走路)和异常高的CK水平，如钙蛋白酶病时，是后一种疾病的线索。

常染色体显性肢带型肌营养不良(肢带型肌营养不良1A-1E)

一些具有LGMD表型的肌营养不良是以常染色体显性方式遗传的。例如，LGMDA 1A是一种常染色体显性晚发性肢带型肌营养不良，在一个北卡罗来纳的大家系中(218人的家系有49名患病成员)被描述。发病的平均年龄为27岁。主要的临床特征是近端下肢无力，伴或不伴近端手臂无力，CK水平升高等。Speer和同事发现，主要的缺陷存在于编码肌球蛋白的一个基因中(见图45-3)。LGMDA 1A是一种肌原纤维肌病(myofibrillar myopathy)的等位基因。

肢带型肌营养不良1B(LGMD 1B)是一个由编码核膜蛋白层粘连蛋白A/C(*lamin A/C*)的基因变异所致的显性遗传性疾病(图45-3)。Mercuri和同事注意到，这些基因突变的表型差异很大。肌肉疾病的范围严重者类似CMD，较轻者表现为肢带型肌营养不良或Emery-Dreifuss肌营养不良的特征。层粘连蛋白(*lamin*)A/C基因变异所致的多种非肌肉损害包括心肌病、一种类型脂质营养不良、一种加速衰老综合征[哈钦森-吉尔福德儿童早衰症(Hutchinson-Gilford progeria)]，以及一种隐性遗传性轴索神经病。

进行性眼外肌瘫痪(Kearns-Sayre综合征)[另见第36章线粒体肌病的进行性眼外肌瘫痪(PEO)和Kearns-Sayre综合征]

进行性眼外肌麻痹(*progressive external ophthalmoplegia*)也称为卡恩斯-塞尔综合征(Kearns-Sayre syndrome)，已被证明是一组令人困惑的病变，其特征是缓慢进展的肌病，主要影响并常常局限于眼外肌。通常最先受影响的是提上睑肌，引起上睑下垂，然后是渐进性平衡性眼延髓性麻痹。这种疾病通常开始于儿童期，有时在青少年时期，很少出现在成年期(如晚至50岁)。

已经描述了几种类型。最常见的类型是由线粒体DNA缺失或点突变引起的，在第37章与其他代谢紊乱中讨论。然而，当上述进行性外眼肌麻痹(PEO)的类别被排除后，仍有一个明显不同的显性遗传性PEO类别。男性和女性同样受累，遗传方式在部分患者为常染色体显性，其他为隐性遗传或不确定。一旦开始发病，病情就不断进展，直至眼球静止不动。所有的眼外肌同时受累，导致眼球处于中间位，因此斜视和复视是不常见的(罕见的情况下，一只眼睛受累早于另一只)。瞳孔反射和调节反射正常。当患者想要抬起眼睑看下面时，头部向后仰，额肌收缩，皱起额头[哈钦森面容(*hutchinsonian facies*)]。由于提上睑肌萎缩，眼睑异常变薄。除了眼外肌，眼轮匝肌也经常受累。因此，在PEO中，就像重症肌无力和肌强直性营养不良一样，可以出现闭眼和睁眼无力的特征性组合，这种组合几乎总是肌病。其他面部肌肉，咬肌、胸锁乳突肌、三角肌或腓骨肌在大约25%的病例中表现出不同程度的无力和消瘦。PEO的特征性表现是上睑下垂和眼肌麻痹早于其他肌肉受累许多年。

考虑到线粒体综合征与显性遗传的PEO之间有相当多的临床重叠，引起PEO的一些显性遗传性基因缺陷导致线粒体DNA紊乱也就不足为奇了。有三种核基因的突变与此有关。这些是twinkle，是一种线粒体 DNA 结合蛋白；*ANT1* 是线粒体膜内空间的腺核苷酸转运体；以及线粒体 DNA 聚合酶的亚基 POLG。也有一些家族性 PEO 隐性遗传的例子，其中一个涉及一个核基因。

眼咽型肌营养不良（*PABPN1* 基因变异，见表 45-2）

眼咽型肌营养不良（*oculopharyngeal dystrophy*）是一种常染色体显性遗传方式，它的发病之晚（通常在 45 岁后）和局限性肌无力都是独特的，主要表现为双侧上睑下垂和吞咽困难。泰勒（Taylor EW）在 1915 年首次描述了这种疾病，并假定它是由一种核性萎缩引起的［动眼 - 迷走神经复合体（oculomotor-vagal complex）］。然而，Victor 和他的同事在 1962 年发现 Taylor 病例的后代患有一种晚年的肌营养不良症（肌源性 EMG 和活检）。维克多（Victor）、海斯（Hayes）和亚当斯（Adams）描述的一个家族，随后被巴尔博（Barbeau）追踪了 10 代，后来被发现是一个早期法裔加拿大移民者，他是此家系患有这一疾病后裔的祖先。在世界许多地方还观察到其他表现出显性（很少是隐性）遗传模式的家族和一些散发的病例。

临床表现吞咽困难、嗓音改变伴有缓慢进展的上睑下垂。吞咽困难发展得如此严重，以至于食物摄入受限，导致恶病质，可通过环咽肌切开缓解，或如果失败，可通过胃造瘘术或鼻胃管置入。在疾病后期，一些家系出现不同程度的眼外肌、肩带肌和骨盆带肌的无力和萎缩。在少数尸检病例中，在这些肌肉和其他许多肌肉中普遍存在中等比例的纤维丢失。肌质出现镶边空泡，而在电镜下核内小管细丝是特征性的，但不是特异性组织学表现（这些病理特征也见于其他肌病，特别是包涵体肌炎）。脑干核团与脑神经正常。与其他轻度或局限性肌营养不良一样，血清 CK 与醛缩酶水平正常，EMG 仅在受影响的肌肉出现肌源性改变。

突变基因的基因产物 PABN1，是一种与 RNA 结合的蛋白（poly-A 结合蛋白），该蛋白的基因突变导致眼咽型肌营养不良。缺陷是一串丙氨酸的扩增。正常情况下有 6 次重复，显性遗传性眼咽肌营养不良有 8~13 次重复；在隐性遗传中，每个等位基因上有 7 次重复。因此，这是迄今为止发现的最微妙的核苷酸重复次数增多疾病之一。

强直性肌营养不良 1 型和 2 型

强直性肌营养不良（*myotonic dystrophies*）有两种类型（DM1 和 DM2/PROMM）。1 型（DM1）是最常见的成年型肌营养不良。1909 年 Steinert 描述了这种疾病，他认为这是先天性肌强直（Thomsen 病，见第 46 章）的变异型，而在同一年 Batten 与 Gibb 将其确认为一种独特的临床疾病。

DM1 是以常染色体显性遗传模式伴高度外显率为特征，具有特殊的肌肉萎缩分布，伴随显著的肌强直现象以及在非肌肉组织（眼晶状体、睾丸和其他内分泌腺体、皮肤、食管、心脏，以及在某些病例中，还有大脑）发生营养不良变化。某些肌肉，如提上睑肌、面肌、咬肌、胸锁乳突肌，以及前臂肌、手肌和胫前肌等出现营养不良改变。Gowers 的著名病例可能就是这种疾病的一个例子，一名 18 岁的年轻人，胫前肌、前臂肌和胸锁乳突肌的无力和萎缩，并伴有眼轮匝肌和额肌的轻瘫。

尽管强直性肌营养不良的临床表现存在一些变异，但第一种类型的缺陷基因在所有被研究的人群中都是相同的。在 19q 染色体上的这个位点有一个特殊的分子缺陷，在 *DMPK* 基因中一个不稳定的三核苷酸序列（CTG），在患病个体中比在健康的亲属或未患病的个体中更长。健康的人有 5~30 个 CTG 重复，而强直性肌营养不良患者的重复次数在 50~2 000 个之间。重复序列越长，疾病的程度越严重，而且它们在连续世代中体积增大，导致更早发病［遗传早现（*genetic anticipation*）］，特别是在 DM1 中。CTG 重复序列位于肌凝蛋白激酶基因（*myotonin protein kinase gene*）内。值得注意的是，这些 CTG 重复片段并不编码蛋白质（即，它们是内含子），这与亨廷顿病等疾病不同，亨廷顿病的三联体扩增编码蛋白质中的氨基酸序列。

较轻的强直性肌营养不良 2 型（DM2），是由 3 号染色体上 *CNBP* 基因的一个三联重复序列扩展引起的，如在下文讨论的“近端肌强直性肌病（PROMM，DM2）”。该病两种类型的发病机制的关键因素是扩增的 RNA 序列在核内的积累，这些干扰 mRNA 的选择性剪接的调控，扰乱许多基因的表达，从而影响临床上的多个系统。

强直性肌营养不良 1 型的临床特征（DM1，*DMPK* 基因变异）

强直性肌营养不良 1 型（*myotonic dystrophies*，*DM1*），在大多数肌强直性营养不良的病例中，直到成年早期肌无力和肌萎缩的症状才变得明显，但也可能出现在儿童期，通常伴有面部无力和上睑下垂。肌强直作为一种临床表现征象，在该病中可能比多数其他疾病更明显和更早。例如,强直性肌营养不良比先天性肌强直常见得多。DM1 的肌强直合并远端无力与其他肌病完全不同。心律失常,有时在心电图中传导缺陷表现明显,常见的情况如下所示。该病的严重新生儿(先天性)形式是众所周知的,下文单独描述。

在这种疾病常见的早期成人型中,手的小肌肉和前臂伸肌通常是最先萎缩的。抓握困难(由于手部肌肉无力),然后释放物体困难(由于肌强直)是典型的表现。在其他病例中,眼睑下垂和面部肌肉的消瘦和松弛可能是最早的症状,比其他肌肉受累早很多年。咬肌萎缩导致脸的下半部分变窄,下颌变细长并错位,导致牙齿不能正常咬合。这样,再连同上睑下垂、头顶光秃,前额布满皱纹,形成一种独特的容貌,使人看过一眼就能认出("斧头"脸)。胸锁乳突肌几乎总是又薄又弱,并伴有颈部前弯过大("天鹅颈")。胫前肌群萎缩可导致足下垂,是一些家族病例的早期征象。

咽部和喉部无力导致一种微弱的单调的鼻音。子宫肌力可能减弱,干扰正常分娩,食管常因横纹肌和平滑肌部分的肌纤维丢失而扩张。一些患者可出现巨结肠。膈肌无力和肺泡低通气可导致慢性支气管炎和支气管扩张,是常见的晚期特征,心脏异常也是如此,通常是由于传导系统的疾病,导致心动过缓和 P-R 间期延长。极度心动过缓、房性快速心律失常或高度房室传导阻滞的患者可能猝死;对于这类患者,通常建议植入起搏器(Moorman et al; Groh et al)。二尖瓣脱垂和左心室功能障碍(心肌病)是较少见的心脏损害。对这一疾病,如同 Emery-Dreifuss 肌营养不良一样,需要有专业知识的心脏病医生进行详细评估。

此病进展缓慢,逐渐累及四肢近端肌肉和躯干肌。腱反射消失或显著减低。挛缩是罕见的,后来手变薄而平坦,因此柔软和易弯曲。大多数患者在出现首发征象的 15~20 年内被限制在轮椅或床上,并且由于肺部感染、心脏传导阻滞或心力衰竭而在正常年龄前死亡。

肌强直(*myotonia*)现象,表现为短暂的叩击或电刺激后出现长时间持续性肌肉自发收缩,以及强力自主收缩后的松弛延迟,这是本病的第三个显著临床特征(其他两个为面肌无力、上睑下垂和四肢无力,以及心脏自主神经表现)。虽然不像先天性肌强直那样普遍或严重,但在几乎所有病例中都很容易在手和舌头上诱发,半数的病例可在近端肢体肌肉上诱发。轻柔的动作不会诱发(眨眼、面部表情等动作,以及类似动作都不受阻碍),而强有力地闭上眼皮和攥拳会导致松弛长时间延迟。

肌强直可能要比肌无力早几年出现。事实上,Maas 和 Paterson 发现许多最初被诊断为先天性肌强直的病例最终被证明是强直性肌营养不良的例子。令人感兴趣的事实是,在先天性或婴儿的强直性肌营养不良病例中,肌强直的现象直到儿童期后,即 2 岁或 3 岁之后才会出现(见下文)。孩子经常变得习惯了肌强直,而不会抱怨。肌强直与肌营养不良的关系不是直接的。某些表现肌强直最明显的肌肉(舌肌、屈肌、指屈肌)很少会出现无力或萎缩。此外,在某些具有强直性肌营养不良其他特征的家族中,可能很少或没有肌强直。先天性肌强直的特征是肌肥大,而不是强直性肌营养不良的特征。

该病的第四个主要特征是非肌肉组织的营养不良性变化。最常见的是晶状体混浊,90% 的患者都能通过裂隙灯检查发现。一开始像尘埃样,然后在晶状体囊的下方后部皮质和前部皮质形成小的规则的浑浊物;在裂隙灯下,它们呈现出蓝色、蓝绿色和黄色,并有高度的折射性。在显微镜下,晶体物质(可能是导致彩虹色的脂质和胆固醇)位于晶状体纤维间的囊泡与裂隙内。在老年患者中,星状白内障在晶状体后皮质缓慢地形成。

轻度到中度的发育性认知延迟在 DM1 中很常见,我们的几例患者的脑重量比同龄正常人少 200g。到了成年后期,一些患者变得多疑、爱争论和健忘。在一些家系中,患者肌肉病可叠加遗传性感觉运动性神经病(Cros et al)。其他的非特异性异常,如额骨肥厚和基底节的钙化,通过 CT 检查均可识别出来,似乎在强直性肌营养不良患者中比在健康人中更常见。

进行性额秃早年就开始出现,是本病男性和女性患者的典型特征。睾丸萎缩伴雄激素缺乏,性欲减低或阳痿,以及不育是其他常见的表现。在一些患者中发现男性乳房发育和促性腺激素分泌升高。睾丸活检显示小管细胞萎缩、透明化和睾丸间质细胞(Leydig cells)增生。因此,克兰菲尔特综合征(*Klinefelter syndrome*)的所有临床特征都可能存在,但是没有"性染色质"团块[巴尔体(Barr body)]。女性患者偶尔会出现卵巢缺陷,但很少严重到影响月经或生育。在强直性肌营养不良患者中,临床或化学性糖尿病的患病率略有增加,但胰岛素对葡萄糖负荷的反应增加已被证明是一种常见的异常。

对其他内分泌功能的大量调查几乎没有什么重大发现。

最后，本病出现心脏传导阻滞、心房和室性心动过速、不明原因心肌病伴心力衰竭，以及猝死是众所周知的，需要反复进行心电图检查。植入心脏起搏器已经变得很普遍。

本病临床表现的多样性给我们留下了深刻的印象。许多患者的智力没有受到损害，肌强直和肌无力的症状都很轻微，以至于患者并没有察觉到有任何困难。Pryse-Philips 和同事在他们对一个大的拉布拉多(Labrador)家系的描述中强调了这些特征，其中 133 例患者中有 27 例在检查时只有部分的综合征和轻微的肌肉症状。

病理特征

除了表现出大多数肌营养不良的常见表现外，还有一些非常不寻常的肌肉病理特征。周围可见肌质团块和圆形的肌原纤维束(环状纤维束)。可见 1 型纤维肥大，核位于中央(这可能是一个明显的发现)，许多萎缩的纤维显示核聚集。许多肌梭中有过多的梭内纤维(特别是在先天性类型；见下文)。周围神经的许多末梢分支异常复杂和拉长。

先天性强直性肌营养不良

先天性强直性肌营养不良(*congenital myotonic dystrophy*)，前面曾简要提及这种遗传性、特征鲜明的和可能致命的强直性肌营养不良类型。Harper (1975)的研究亲身观察了 70 例患者和 56 例从医学文献中收集的其他病例，提示这一疾病在所有的儿科神经病学服务专科都可以看到。最突出的临床特征是出生时显著的肌张力低下和面部双侧瘫，肌强直并不明显。眼睑下垂，帐篷似的上唇(“鲤鱼”嘴)，以及张开的下颌构成了一种特殊的面容，使得可以在新生婴儿和儿童中立即识别出该病。患儿不同程度地出现吮吸吞咽困难、支气管误吸(由于腭咽无力)，以及呼吸窘迫(膈肌和肋间肌无力以及肺发育不成熟)；后一种紊乱导致了一组之前未被确认的新生儿死亡(在 Harper 的研究中，受累患者的兄弟姐妹中有 24 例这样的死亡)。在存活的婴儿中，常可见运动和语言发育延迟、吞咽困难、轻至中度精神发育迟滞，以及畸形足或全身性关节挛缩等。一旦到了青春期，该病就会遵循晚发型病程同样发展。如前所述，虽然 EMG 检查可能在婴儿早期就显示肌强直放电，但先天性肌强直的临床表现只有在儿童期才明显。诊断可能是由引起母亲肌强直的简单试验而被怀疑。三分之一的患者发生心电图改变。

在这种疾病的先天性类型，患者的父母几乎总是母亲患有强直性肌营养不良 1 型，疾病不一定是严重的，如果叩击肌肉时不明显，电生理检查可以引出肌强直。(在成年起病的患者，是通过母亲或父亲传递的。)这些数据提示，除了遗传了强直性肌营养不良基因，先天性病例还会受到一些母体遗传因素的影响，可能是 DNA 甲基化导致了卵母细胞中三核苷酸重复次数的增加。强直性肌营养不良的产前诊断可通过检查羊水或绒毛活检，进行 CTG 基因重复次数检查来完成。然而，不能预测一个有重复次数增加的胎儿是否会患有先天性肌强直性营养不良或晚发型强直性肌营养不良。

近端型强直性肌病(DM2，PROMM，*CMBP* 基因突变)

近端型强直性肌病(*proximal myotonic myopathy*)，也称为 DM2，PROMM，Ricker 和同事(1994) 使用这个名称报告了一种肌病，以常染色体显性遗传(与肢带型肌营养不良不同，数字 2 是指 DM 的第 2 个类型，而不是隐性遗传)、近端肌无力、肌强直，以及青光眼为特征。这些作者研究了 17 个家系的 50 例受影响的成员。发病年龄在 20~40 岁不等，间歇性出现手部和下肢近端肌强直症状，随后出现轻度缓慢进行性肢体近端肌无力，没有明显的肌萎缩。与 DM1 不同，半数的患者出现白内障，只有 2 例患者出现心律失常。没有发现婴儿期起病，上睑下垂，也没有面部、下颌、肢体远端肌无力，以及精神异常等，进一步区分了 PROMM 与常规类型(DM1)的强直性肌营养不良。

在组织学上，可见许多纤维的细胞核内有多个(5~10 个或更多)核，不伴环形纤维或肌膜下胞质物质。此外，有萎缩的纤维伴核团块。对白细胞和肌肉 DNA 的分析显示，没有强直性肌营养不良基因的 CTG 成分序列重复次数增多。相反，这种疾病的基因缺陷已经被定位于 3q 染色体上的 CNBP 基因，那里有 CCTG 重复序列的扩展。与强直性肌营养不良扩增的 CTG 重复序列一样，PROMM 的 CCTG 扩增与扩增的 RNA 转录的核内蓄积有关，并且像强直性肌营养不良的 CTG 重复片段一样，CCTG 片段并不编码蛋白。

远端型肌营养不良(Welander、Miyoshi 和其他类型)(见表 45-3)

远端型肌营养不良(*distal muscular dystrophies*)，这一组包括几个主要发病于成人的缓慢进展的远端肌病。手部、前臂和小腿肌肉无力和萎缩，特别是伸肌，是主要的临床特征。虽然 Gowers 和其他人报告过这类病例，但直到最近，它们与强直性肌营养不良和腓骨肌萎缩症的区别才清楚。几种类型的远端型肌营养不良是以常染色体显性方式遗传的。

表 45-3　远端型肌营养不良

遗传疾病	基因	起病年龄	CK 升高	受累部位
常染色体隐性				
Miyoshi 肌病（LGMD2B）	Dysferlin	10~30 岁	10~50 ×	腓肠肌起病，罕见胫前肌受累 相同的遗传缺陷导致 LGMD2B 累及多个肌群，心脏不受累
Nonaka 肌病（家族性 IBM）	GNE 激酶 - 差向异构酶 UDP-N- 乙酰氨基葡萄糖 -2- 差向异构酶 /N- 甘露糖胺激酶	10~30 岁	3~10 ×	远端无力重于近端 腓肠肌不受累 心脏不受累
常染色体显性				
Welander 远端肌病	*TIA1*	30~50 岁	2~3 ×	手部起始无力 缓慢进展 心肌不受累
胫骨肌营养不良	TTN/Titin	30~80 岁	2~4 ×	胫骨分布起病 无心脏受累
肩胛腓骨型肌营养不良	X 连锁（见表 45-1）	20~60 岁	2~10 ×	肩胛腓骨型无力 肌肉透明小体 早期起病足下垂
结蛋白肌病	结蛋白 /αβ 晶格蛋白	20~40 岁	2~3 ×	远端无力起病，缓慢进展 心律失常（有时致命性）
Gower-Laing	*MYHC-1*（*MYH7*）	10~30 岁	3 ×	胫前肌（早期足下垂）
Markesbery-Griggs	*ZASP*	10~30 岁	2 ×	胫前肌 心肌病常见

IBM，包涵体肌病。

Welander 在一项自 72 个瑞典家系的 249 例患者的研究中，描述了一种不同的显性遗传的远端型肌营养不良，不要与影响近端肌的库格尔贝格 - 韦兰德（Kugelberg-Welander）青少年脊髓肌萎缩相混淆（见第 38 章）。无力首先出现在手的小肌肉，然后扩展到腿部的远端肌肉，造成跨阈步态。没有明显的肌束震颤、痛性痉挛、疼痛、感觉障碍，以及肌强直等。一些患者有轻度的感觉神经病，提示这种疾病的病理改变可能不只是肌肉。有 3 例患者 70 岁后出现了白内障，不一定有特殊意义。未检测到内分泌疾病。3 例尸检和 22 例活检标本显示为肌营养不良改变。一些肌肉活检标本出现镶边空泡和包涵体，类似于包涵体肌病。疾病的进展非常缓慢，一些患者在发病约 10 年后才出现肢体近端肌萎缩。Welander 肌营养不良被关联到 2p13 染色体的 *T1A1* 基因变异，与下面描述的 Miyoshi 肌病的位点邻近。

Markesbery 和同事报告了一种晚发性远端肌病，其肌无力从下肢远端肌肉（胫前肌）开始，然后扩散到手，也有心肌病和心力衰竭。在该病发现 *ZASP* 基因变异。Udd 及其同事在芬兰患者中描述了非常相似的远端肌病，并由"肌联蛋白"（titin）基因的显性突变引起的。一种开始于儿童期的类型也曾被描述和归因于 *MYH7* 基因突变，该基因编码肌球蛋白（myosin）重链 1 蛋白。所有这些病例的典型特征都是渐进性双侧足下垂。

Miyoshi 肌营养不良（*DYSF* 基因突变）

一种以常染色体隐性遗传模式为特征的远端型肌营养不良在日本尤其普遍（Miyoshi et al），但世界各地都存在大量病例。三好肌病（*Miyoshi myopathy*）是我们在远端型肌营养不良中最常遇到的一种。该病发病于成年早期，腿部肌肉的无力和萎缩最突出的是腓骨肌、腓肠肌和比目鱼肌。多年后，肌无力扩展到大腿、臀肌和手臂肌肉，包括近端肌肉。血清CK浓度在疾病早期阶段显著升高。在这一类型的肌营养不良中，突变的*DYSF*基因导致肌肉缺乏dysferlin蛋白，这是一种不与任何抗肌萎缩蛋白-结合因子相互作用的膜蛋白。鉴于抗肌萎缩蛋白及其结合伙伴被认为具有拉伸强度，dysferlin及其相关蛋白［如膜联蛋白(annexins)］在钙介导的膜修复中发挥作用(Lennon et al)。如前所述，肢带型肌营养不良2B已被关联到相同的染色体位点，它也缺乏dysferlin蛋白。同样令人惊讶的是，具有相同dysferlin突变的不同家庭成员可以近端(LGMD)或远端(Miyoshi)模式发病，这表明附加的因素修改了dysferlin缺乏所产生的肌无力模式。我们曾遇到过一个家庭，其中2例患有dysferlin突变的个体在发病时近端无力，而另一例患有相同疾病的同胞表现为胫前肌无力。

一个明显的不同形式的常染色体显性遗传的远端肌病，在2岁前起病已被描述。这些婴儿发病的病例是否代表真正的肌营养不良还没有确定。一些更罕见的远端肌病与特定的基因位点相连，在Illa的综述中已做过总结，但大多数都没有足够的特征，需要在这里详细阐述。在我们的同事Amato和Russell在文章中可以找到一段讨论。

先天性肌营养不良(Fukuyama，Walker-Warburg，分区蛋白缺乏，脊柱强直和其他类型)(表45-4)

早在20世纪就有先天性肌病的零星报告，但这种情况的实际状况很难评估。有些病例可能表现为先天性强直性肌营养不良或后面描述的先天性肌病之一。1957年Banker和同事报告了2例患者(同胞)，1例在出生1.5小时后死亡，另1例在10个月时死于先天性肌营养不良(*congenital muscular dystrophy*，*CMD*)合并关节挛缩。病理变化包括肌纤维变性、纤维大小的变化、纤维化和脂肪细胞替代。中枢和周围神经系统完好无损。退行性变化的严重程度可以排除肌肉发育障碍。1963年Pearson和Fowler报告了一对兄妹具有相似的临床和病理改变，而Walton和同事描述了另一例4岁的患儿。到1967年，Vassella和同事从医学文献中收集了27个病例，并增加了他们自己的8个病例。兄弟姐妹受累的高发生率表明是常染色体隐性遗传。

在现代遗传学的发现之前，1976年，Bethlem和van Wijngaarden描述了3个不相关的荷兰家庭的28名成员中的一种常染色体显性的早发肢带型肌营养不良。肘部、踝部的屈曲挛缩和手指的高度伸展的指间关节从无力的开始阶段就存在，但无力或挛缩都不是致残性的。也与Emery-Dreifuss肌营养不良不同，颈部和脊柱没有挛缩。临床表现的一致性，缓慢的进展伴长时间的停滞，以及正常的寿命是该病的其他重要特征。Mohire和他的同事已提议命名为贝斯勒姆肌病(*Bethlem myopathy*)。一种有伯利恒型(Bethlehem型)等位基因的轻型肌病，被称为乌利希肌病(*Ulrich myopathy*)；许多的这些患者由于疾病进展缓慢而能活到50多岁。

被定义为一种出生时就已出现的肌营养不良，通常伴有近端肌肉和躯干挛缩，无力的严重程度和进展程度有很大不同。在Rotthauwe和同事报告的8例病例中，1例为良性病程，但其余的均为出生时都有无力、张力减退，以及吮吸和吞咽困难已影响了营养。他们年龄最大的患者分别为14岁和23岁，还有其他几例患者都能行走，但都是晚期患者。在Donner和同事的芬兰病例系列中，先天性肌营养不良占他们医院10年间160例神经肌肉疾病的9%。出现全身性无力和张力减低，3例ECG异常。CK水平升高，EMG为肌源性。

这一组肌营养不良在20世纪60年代开始受到关注，日本的一系列文章详细描述了100多例先天性肌营养不良患者的相关情况(Fukuyama et al)。虽然这是日本第二常见的肌营养不良，但在其他地方罕见。这些患者的特殊表现是合并严重精神发育迟滞和大脑皮质的发育畸形。CT检查常可见脑室周围白质呈低密度。在另一组病例中，先天性肌营养不良(CMD)伴有无脑回畸形以及小脑和视网膜畸形［沃克-沃伯格综合征(*Walker-Warburg syndrome*)］(见Dobyns et al)。在Santavuori和同事报告的一个病例系列中，CMD伴有视网膜变性和视神经萎缩、脑积水、巨脑回-多小脑回畸形，以及透明隔和胼胝体发育不全或缺失，即“肌肉-眼-脑”疾病［muscle-eye-brain(MEB)disease］。Lebenthal和同事后来描述了一个大的阿拉伯CMD家系伴动脉导管未闭。一些患者在出生时有挛缩，另一些患者在晚年发生挛缩。EMG显示肌源性改变，CK水平中度升高。

近年来，一些遗传学研究已在一定程度上阐明了先天性肌营养不良的分类和相互关系(见表

45-4)。值得注意的是，主要的先天性肌营养不良都具有一个重要的生物属性，每一种都涉及一种与抗肌萎缩蛋白复合体结合的蛋白异常（如层粘连蛋白 a2 或分区蛋白）或高尔基体的一种蛋白异常，这在加工与抗肌萎缩蛋白复合体相互作用的蛋白，如抗肌萎缩蛋白聚糖（*dystroglycans*）和肌聚糖蛋白（*sarcoglycans*）时是很重要的（见图 45-2 和图 45-3）。

在白种人群中最常见的先天性营养不良是“西方型”，之所以这样称呼是因为它的特征是唯一肌肉受累。在 MRI 上仅偶尔可见异常的白质信号。Tome 和同事发现，大约 50% 的这类患者存在分区蛋白完全缺失（分区蛋白阴性病例）。分区蛋白（merosin），是肌纤维的基底膜中 α- 层粘连蛋白的主要异构型，与 α- 抗肌萎缩蛋白聚糖紧密结合，α- 抗肌萎缩蛋白聚糖又与抗肌萎缩蛋白细胞骨架结合（见图 45-2）。没有分区蛋白就中断了这一连接，并导致肌肉变性。Merosin 缺乏可以通过绒毛细胞免疫染色进行产前诊断，而在产后骨骼肌活检组织染色也可以诊断。在大多数分区蛋白缺乏的病例中，这种疾病与分区蛋白（层粘连蛋白 α_2）基因连接，该基因改变或阻止了蛋白的表达。另一组 Merosin 阳性的先天性肌营养不良被称为脊柱强直综合征（*rigid spine syndrome*，*RSS*）。这一术语最早由 Dubowitz 提出，该临床综合征正如 Flanigan 和同事们所概括的，包括：①婴儿肌张力低下伴早期颈肌无力与头部控制能力差；②病情稳定，肌肉力量仅略有下降，但肌肉体积明显减少；③脊柱肌肉明显挛缩，导致脊柱侧弯和屈曲时僵直，并在较小程度上导致肢体关节挛缩；④青春期前发病出现呼吸功能不全；⑤智力和心脏功能正常。这种不寻常的伴有 RSS 的 CMD（CMDRSS）是由一个编码所谓的硒蛋白（selenoprotein）的基因突变引起的。

如前所述，在福山（Fukuyama）型 CMD 中，福山基因（fukutin）是 5 个可改变蛋白质糖基化的基因之一，扰乱了肌肉和脑的功能。因此，肌肉 - 眼 - 脑疾病（MEB）和 Walker-Warburg 综合征的基因也是糖基转移酶（分别是 *POMGnT1* 和 *POMT1* 基因），正如前面提到的 fukutin 相关肽。研究表明，CMD 的另一种形式伴随着另一种糖基化基因（称为 *LARGE*）的突变。

表 45-4　先天性肌营养不良（CMD）

疾病	基因 / 蛋白	CK 升高	受累部位
Merosin 缺乏	*LAMA2*/Merosin	5~35 ×	低张力，弥漫性无力，运动发育缓慢 认知功能大多保留
Fukutin CMD（LGMD2I）	*FKRP*/Fukutin	10~50 ×	低张力，弥漫性无力，运动发育缓慢 精神发育迟滞，癫痫常见 MRI：低髓鞘化，脑积水 认知功能大多保留
眼脑肌病	*POMGnT1I*/N- 乙酰 - 氨基葡糖 - 转移酶	5~20 ×	低张力，弥漫性无力，运动发育缓慢 精神发育迟滞，癫痫常见 白内障，视网膜发育异常，视网膜炎，青光眼 视神经发育不全 MRI：低髓鞘化，脑积水，无脑回畸形
Walker-Warburg 病	*POMT1*/*O*- 甘露糖基 - 转移酶 1	5~20 ×	低张力，弥漫性无力，运动发育缓慢 精神发育迟滞，癫痫常见 白内障，视网膜发育异常，视网膜炎，青光眼 MRI：低髓鞘化，脑积水，无脑回畸形
脊柱强直综合征	*SEPN1*/ 硒蛋白	正常	低张力，颈与脊柱屈曲受限 多个关节挛缩，心脏正常 认知功能大多不受累
整合素 CMD	整合素 α-7	1~2 ×	低张力，弥漫性无力，运动发育缓慢 运动发育缓慢 ± 精神发育迟滞
LARGE CMD	*LARGE*	正常	脑白质改变

肌原纤维肌病

慢性和先天性肌病的领域已经被一大堆报告所混淆，这些报告以一系列令人眼花缭乱的术语描述了肌纤维中奇特的包涵体，如肌病伴包涵体、非典型性肌病伴肌原纤维聚集、胞质体肌病、球形体肌病、具有特征性肌质体和骨架［结蛋白(desmin)］丝的肌病及其他。这些报告暗示的概念是，每一种结构异常都代表一种新的和独特的肌病。近些年来Nonaka、Engel、Ozawa和他们的同事对发表的报告和他们自己的病例进行了仔细的光镜评估，证明这些变化大多是单一病理过程的结果，即肌原纤维的局部溶解，随后是降解产物的积累。这些作者提出了肌原纤维肌病(*myofibrillar myopathy*)一词来包含所有这些病理改变。现在大多数学者认为这是一种肌营养不良，因为已经发现了几种肌肉组成蛋白的基因突变。

与肌肉的Z-盘(相邻肌节间的连接，是肌原纤维的结构单位)相关的一种蛋白的基因突变是其共同的特征。正如Selcen和同事在综述中描述的那样，其中一些异常可以追溯到编码丝蛋白肌收缩蛋白(*myotilin*)基因的显性突变，这也涉及一种肢带型肌营养不良，涉及结蛋白(*desmin*)，以及涉及伴侣蛋白αβ-晶格蛋白(*αβ-crystallin*)基因变异。据推测，这两种基因中的任何一种突变都容易导致蛋白质聚集，前者通过使结蛋白失稳，后者通过改变αβ-晶格蛋白的能力来促使正常的结蛋白出现折叠。

肌原纤维肌病在成人期通常是通过肌肉活检诊断的。男性和女性受到的影响是一样的。四肢和躯干肌缓慢进行性无力是主要的临床特征，近端和远端肌肉均受影响，腿部比手臂多见。反射减退是常见的。心脏受累，通常表现传导异常，出现于约25%的患者中。遗传模式通常是常染色体显性的，但也有常染色体隐性遗传和X连锁方式的描述。令人惊讶的是，Selcen及其同事研究了63例患者，更多的细节可以参考他们的文章。

该组疾病有很大的遗传异质性。在撰写本文时，又有几个肌原纤维肌病的染色体变异位点被证实，诸如结蛋白、肌收缩蛋白、ZASP、αβ-晶格蛋白、BAG3、细丝蛋白C、DNAJB6、TNPO3，而且可能还会有更多(Engel and Franzini-Armstrong)。

肌营养不良诊断中的问题

以下是在肌营养不良的诊断中出现的一些常见问题：

1. 在刚开始行走或行走延迟的儿童的肌营养不良诊断。依靠指令进行最大力量的测试不能可靠地用于幼童。识别进行性假肥大性肌营养不良最有帮助的要点是：①爬楼梯或从蹲伏或从地板上平卧位置站起时异常困难，髋部和膝部比脚踝更显无力；②异常大而坚实的小腿；③男性；④血清CK、醛缩酶和肌球蛋白水平升高；⑤肌源性EMG改变；⑥肌肉活检所见；⑦抗肌萎缩蛋白的特殊检测方法(见前面的讨论)。

2. 成年患者出现持续数月的全身性或肢体近端肌无力，就会提出多发性肌炎，抑或肌营养不良的问题。即使活检也可能在其他均为肌营养不良病变中见到几个炎症性病灶而产生误导。一般来说，多发性肌炎比肌营养不良进展得更快。除了Duchenne型和远端Miyoshi型外，多发性肌炎可能比肌营养不良伴有更高水平的CK与醛缩酶值。考虑到这些要点，如果肌肉活检的免疫染色不能显示肌营养不良的诊断，仍有不确定性，在这种情况下，可能需要进行为期6个月的泼尼松试验。如果症状明显改善倾向于多发性肌炎的诊断；可疑的改善(医生和患者的判断不一致)使诊断依然不能确定，需要考虑到包涵体肌炎或一种肌营养不良。庞贝氏病(*Pompe disease*)，是一种可治疗的代谢性糖原贮积性肌病，可能类似成人或儿童的Becker或肢带型肌营养不良，在本章的其他地方讨论。其诊断线索是早期呼吸受累，EMG出现肌强直性或假肌强直性放电。肌肉活检和免疫组化染色可确定诊断，但标准染色可能不会发现。

3. 有非常缓慢进展的近端肌无力的成年患者。除了面肩胛和肢带型肌营养不良、肌炎和包涵体肌病，一些先天性多发性肌病可能在成年时开始出现症状或恶化。这些肌病包括中央轴空病和杆状体肌病。也曾报告成人轻型酸性麦芽糖酶或脱支酶缺乏伴糖原贮积病、进行性晚期低钾多发性肌病、线粒体肌病、上述的庞贝氏病，以及肉毒碱肌病的病例。肌肉活检和组织化学染色通常能做出正确的诊断。

4. 儿童或青少年出现的亚急性或慢性对称性肢体近端无力，应考虑脊肌萎缩症、多发性肌炎和肌营养不良等可能。EMG和肌肉活检通过区分神经源性与肌源性改变解决诊断问题。一些同样的问题也出现在患远端肌营养不良的成年人身上。

5. 一侧肩部或一条腿无力，伴不断加重的肌萎缩。这通常是神经根病或单神经炎的结果，是运动系统疾病(进行性脊肌萎缩症)的开始，但极少可能是肌营养不良的早期阶段。前两种疾病可能隐匿地以温和形式发展，只有在开始消瘦时才会引起注意(失神经性萎缩需 3~4 个月的时间才能达到顶峰)。支持这些获得性疾病的要点是：①急性或亚急性起病和疼痛；②疾病被局限于最初受影响的肌肉，而其他肌肉不受累；以及③ EMG 显示失神经改变。面肩肱肌营养不良可以从不对称肩部无力开始。在这些情况下极少进行肌肉活检，因为迁延时日，诊断最终会自行解决。肌营养不良总是会发展为双侧和对称性，单神经炎会稳定或康复，运动神经元病因出现肌束震颤和相对快速进展的无力而使诊断明确。

6. 儿童或青少年肌营养不良与一种先天性或代谢性肌病的鉴别，在本章后面讨论。

肌营养不良的治疗

直到最近，针对任何肌营养不良还没有特定的治疗方法。医生不得不袖手旁观，眼看着患者的无力和消瘦无情地发展。过去推荐的各种维生素、氨基酸、睾酮，以及诸如青霉胺等药物都被证明是无效的。泼尼松的使用似乎可以稍微延缓进行性假肥大性肌营养不良的进展速度，最长可达 3 年(Fenichel et al)。最佳剂量是每日给予 0.75mg/kg，但由于不能耐受的副作用(体重增加，行为和胃肠紊乱)，必须经常减少剂量。

近年来，人们对三种治疗进行性假肥大性肌营养不良的新方法特别感兴趣。一种是把含有完整抗肌萎缩蛋白以及其他结构蛋白的人肌母细胞、干细胞或卫星细胞注射到肌营养不良患者的肌肉中。Blau 已总结了这一策略的临床前研究，并正在缓慢地在患者身上实施。还有一种类似的尝试是利用病毒介导的基因传递技术，在隐性遗传的肌营养不良中实现基因和蛋白质的替代。注射每一块营养不良的肌肉的困难是显而易见的。

还有一种值得注意的疗法是，在剪接 mRNA 前体的过程中，有可能跳过选定的外显子，纠正突变的抗肌萎缩蛋白的开放阅读框。例如，van Deutekom 和同事已经能够在胫骨前肌内注射反义寡核苷酸的部位诱导正常抗肌萎缩蛋白的表达，该寡核苷酸促进外显子跳跃。Goermans 和同事发现，同样的寡核苷酸皮下注射 5 周也可产生抗肌萎缩蛋白表达，并适度提高患者完成标准化 6 分钟步行测试的能力。

呼吸衰竭几乎发生于所有罹患进行性假肥大性肌营养不良的患者，当他们被束缚在轮椅上之后，也见于一些其他的肌营养不良疾病。其表现可很隐匿，以至于只有在出现睡眠呼吸暂停，在二氧化碳潴留引起晨间头痛或反映过度呼吸劳力导致渐进性体重减轻时才会变得明显。如果氧饱和度经常下降，可以通过夜间辅助通气来改善白天的力量和警觉性。在疾病的早期阶段，可通过扩张胸壁的负压装置来周期性地扩张胸壁，或者更方便地使用鼻腔正压(NIPPV)，即无创正压通气或 BiPAP［双水平正压通气(bilevel positive airway pressure)］来治疗。随后，需要通过气管切开术进行正压通气来维持夜间通气，使患者白天可以自由说话和呼吸。考虑到更早的或预防性治疗，对于没有呼吸衰竭和肺活量在预测值的 20%~50% 的患者，一项鼻部机械通气的随机试验未能证明改善或延长生存时间(Raphael et al)。有一个临床印象是，即使是更严重的患者也可以在家里通过呼吸辅助进行长期管理。不用说，肌营养不良的常见并发症，如肺感染和心脏失代偿必须对症治疗。当白内障成熟时，必须进行手术治疗。

如前所述，护理某些肌营养不良患者的关键因素是监测心律失常的早期证据。对诸如强直性肌营养不良、Emery-Dreifuss 肌营养不良、肌原纤维肌病，以及某些线粒体疾病，迫切需要定期地(通常是每年)通过心电图和超声心动图评估心脏状况，如果 ECG 异常或患者报告与心律失常有关的发作性症状，如头重脚轻、心悸或呼吸困难，则需要定期进行 24 小时节律监测。在出现心律失常最早征象或预防性地及时使用心脏起搏器或除颤器，可减少猝死的机会。

Statland 和同事报道的试验中显示，美西律(mexiletine)已被证明可以减少肌强直，特别是 DM2 和非肌营养不良性肌强直，但就像奎宁引起罕见的心律失常一样，现在一些临床医生也不喜欢使用它。关于肌强直及其治疗的进一步讨论可在第 46 章中找到。睾酮已被发现可增加强直性肌营养不良患者的肌肉质量，但在维持肌力或减轻肌强直方面却无效(Griggs et al，1989)。

Vignos 回顾了评估肌肉强化训练的研究，提供了证据表明，如果早期开始最大阻力训练，可以增加 Duchenne 型、肢带型和面肩肱型肌营养不良的肌力。在他主持的研究中，没有一块肌肉在一年结束时比开始时力量更弱。耐力训练后心肺功能无明显改善。每日被动拉伸肌肉 20~30 次，晚上用夹板固定，可以减少肌肉挛缩。如果挛缩已经形成，仍能行走的患者可进行筋膜切开术和肌腱延长术，但在疾病早期不建议这样做。保持行走和直立姿势可以延缓脊柱侧弯。一般来说，预防措施比恢复措施更有效。

从这些观察可以得出结论，在肌营养不良患者的管理中有两个因素是重要的，避免延长卧床休息和鼓励患者尽可能保持充分和正常的生活。这些有助于防止因不活动而导致的快速恶化，并保持健康的心态。应避免肥胖，这需要注意饮食。游泳是一项有益的运动。按摩和电刺激可能毫无价值。对肌营养不良患儿的教育应该继续下去，目标是让他们为一个久坐的职业做准备。

对于大多数肌营养不良来说，通过产前咨询进行预防是可行的，但正确的诊断是必不可少的。为了以正确地实施这一计划，需要由专门的中心提供必要的遗传和心理服务。

代谢性肌病

目前已知的肌肉代谢性疾病主要有两类，一类可溯源于肌肉本身的原发性或遗传性代谢异常；另一类肌病是继发于内分泌功能紊乱，即甲状腺、甲状旁腺、垂体或肾上腺疾病。然而，第三类肌病是各种各样的肌毒药物和其他化学制剂造成的，它们是分开阐述的。

遗传性代谢性肌病（*hereditary metabolic myopathies*）具有特殊的意义，因为它们揭示了肌纤维复杂化学的某些方面。事实上，每年都会发现一些新的由基因决定的肌肉酶病（*enzymopathy*）。因此，一些以前被列为肌营养不良或退行性肌病的疾病被加入日益扩大的代谢性肌病（*metabolic myopathies*）名单中。现在代谢性肌病数量如此之多，只有最具代表性的才能出现在神经病学教科书中。

原发性代谢性肌病的本质

肌肉收缩的化学能是由三磷酸腺苷（ATP）水解为二磷酸腺苷（ADP）提供的，磷酸肌酸与ADP联合作用可恢复ATP。这些反应在短暂、高强度的运动中尤为重要。在肌肉长时间活动期间，再磷酸化形成ATP需要碳水化合物、脂肪酸和酮体，这些物质在线粒体发生分解代谢。糖原是肌质内碳水化合物的主要来源，但在持续运动时，血糖也可以根据需要可以自由进出肌细胞。血液中的脂肪酸，主要来源于脂肪组织和细胞内的脂质储存，构成了能量的另一个主要来源。碳水化合物参与新陈代谢的有氧氧化和无氧酵解过程，脂肪酸仅参与有氧代谢过程。

静止肌肉大约70%的能量来自长链脂肪酸的氧化。如前所述，运动期间的情况有些不同。在短时间的高强度运动中，肌肉消耗碳水化合物来源于糖原储备，肌磷酸化酶（myophosphorylase）是启动糖原代谢的酶。随着有氧运动时间的延长，流向肌肉的血流量以及葡萄糖和脂肪酸的利用都会增加。首先，葡萄糖是运动过程中主要的能量来源；后来，随着糖原储存的耗尽，能量由脂肪酸的氧化提供。因此，在运动的某一阶段肌肉收缩功能下降是能量衰竭类型的预兆。血液中β-羟丁酸浓度的升高反映了脂肪酸氧化的增加，血液乳酸的升高反映了葡萄糖的厌氧代谢。细胞色素氧化机制在有氧和无氧肌肉代谢中都是必不可少的，这些机制在第36章中，就明显涉及肌肉组织的线粒体疾病进行了讨论，这里只简要地提及。

从这些观察可以看出，肌肉收缩的效率和耐力取决于糖原、葡萄糖和脂肪酸的持续供应，以及参与这些代谢酶的充足。在这些底物的储存、分解或利用过程中发生的生化紊乱导致一大组肌肉疾病，其中最重要的肌病在下面的部分详细阐述。

糖原贮积肌病

糖原贮积肌病（*glycogen storage myopathy*），1929年von Gierke曾描述了肝脏和肾脏异常的糖原积累；此后不久，Pompe（1932）报告了一种类似的影响心肌和骨骼肌的疾病。McArdle，Cori和Cori以及Hers对我们理解糖原代谢做出了主要贡献，他们发现了庞贝氏病酸性麦芽糖酶的缺乏，并阐明了先天性溶酶体疾病的概念（见第36章）。从那时起，肌肉和其他器官的许多非溶酶体酶缺陷被鉴定出来，并成为表48-5所示分类的基础。这些酶缺乏改变了许多细胞的代谢，其中最显著的是肝脏、心脏与骨骼肌的细胞。在大约一半受累的患者中，慢性进行性或间歇性肌病综合征是该病的主要表现。一个奇怪的事实是，除了罕见的磷酸甘油酸激酶缺乏（X连锁隐性遗传），所有的糖原代谢病均以常染色体隐性遗传的方式遗传。从临床神经科医生角度看，这些糖原贮积病中最令人印象深刻和常见的是1,4-葡糖苷酶（酸性麦芽糖酶）和肌磷酸化酶缺乏。

酸性麦芽糖酶缺乏（糖原代谢病Ⅱ型；Pompe病与相关疾病，*GAA*基因变异）

酸性麦芽糖酶缺乏症（*acid maltase deficiency*），由于*GAA*基因突变导致的酸性麦芽糖酶（也称为酸性α-葡糖苷酶）缺乏有三种临床表现形式，其中第一种庞贝氏病（Pompe disease）最为严重。庞贝氏病通常发生在婴儿期，在2~6个月，出现呼吸困难与发绀引起人们对心脏扩大的注意，肝脏也可能增大。虽然骨骼肌的体积可能增加，但存在肌无力和张力减低。舌头可能增大，使婴儿出现克汀病样外观。肝大虽经常存在，但并不明显。偶尔心脏大小正常，而中枢神经系统和肌肉的表现非常突出。后来的临床表现类似于婴儿型脊肌萎缩症（Werdnig-Hoffmann病），此外，还可能出现肌束震颤，增加了鉴别诊断的难度。这种婴儿疾病进展迅速，几个月后死亡。EMG显示肌源性改变，但除此之外，还有纤颤电位、插入活动增强和假性肌张力障碍。大量的糖原在肌肉、心脏、肝脏、脊髓和脑的神经元中蓄积。由于基因突变，所有的组织都缺乏酸性麦芽糖酶（也称为α-葡萄糖苷酶）。

第二种（儿童期）型，在生后第二年发病，表现行走延迟，肩部、骨盆带和躯干肌缓慢进行性无力。脚尖行走、蹒跚步态、小腿肌肉增大和腰椎前凸，类似进行性假肥大性肌营养不良的表现。出现心肌病是例外的，肝大比婴儿型少见，少数患儿有发育延迟。死亡发生在3~24岁之间，通常由于通气功能衰竭和反复的肺部感染。

第三种，成人型，有一种较良性的躯干和近端肢体肌病，经过多年缓慢进展，死亡通常是呼吸肌无力所致。有时，唯一严重的无力是膈肌，如Sivak和同事报告的病例，使成人酸性麦芽糖酶缺乏症成为可能以这种方式出现的神经肌肉疾病的一部分（除了运动神经元病、杆状肌病和重症肌无力）。肝脏和心脏没有增大。CK值可以正常或轻度升高。EMG显示一些异常，如短小的运动单位电位、纤颤电位、正锐波、奇怪的高频放电，以及偶有肌强直放电（无肌强直的临床证据）。该病必须与其他慢性成人肌病，包括多发性肌炎和内分泌肌病，以及运动神经元病相区别。

除了肌肉来源的酶CK和醛缩酶升高外，血液检查均正常。已经开发了一种简单易行的α-葡萄糖苷酶干血斑点筛查试验（dried blood spot screening test），如果它显示没有检测到酶，则肌肉活检可省略，临床医生可直接进行基因检测。这种筛查对疑似疾病的婴儿尤其重要，因为他们对于可能用于活检的全身麻醉十分易感。

可通过肌肉活检诊断早发型酸性麦芽糖酶缺乏，但晚发型可仅显示非特异性改变。发现时的主要特征是含有过碘酸希夫（periodic acid-Schiff，PAS）阳性、淀粉酶可水解物质的空泡，酸性磷酸化酶着色深。糖原颗粒聚集在一起，电镜显示部分糖原位于溶酶体小泡内，另一些游离存在。肌原纤维被破坏，一些肌纤维退化。糖原积累在1型纤维中更明显。前面提到的血斑试验在具有典型疾病特征，但仅显示非特异性组织病理学改变的晚发病例中是有用的。

如前所述，在较严重的婴儿型酸性麦芽糖酶缺乏，心肌、脊髓和脑干的大神经元也可蓄积糖原和变性。婴儿型与成年型严重程度的差别主要与酶缺乏的完全程度有关，但可能还有其他因素起作用，因为这三种类型中的一种以上可能发生在同一家族中。

治疗　治疗已受到呼吸衰竭威胁的成年人，应经常观察肺活量和进行血气测量。Umpleby和同事报告，低碳水化合物和高蛋白饮食可能是有益的。我们的几例患者在睡眠中意外死亡。呼吸支持（摇动床、鼻腔正压咳嗽辅助装置，负压胸甲）可能延长生命。

酶替代疗法（*enzyme replacement therapy*）可用于治疗庞贝氏病。重组酸性α-葡糖苷酶已被证明可以延长典型的婴儿庞贝氏病例的生存期，但在晚发病例中获益不大，尽管在一个病例系列中行走得到改善和肺功能稳定（van der Ploeg et al）。这种药物每2周静脉注射一次。同样的方法也曾在婴儿起病的病例使用过（Kishani et al）。

肌磷酸化酶缺乏（糖原代谢病Ⅴ型；McArdle病，*PYGM*基因变异）和磷酸果糖激酶缺乏（糖原代谢病Ⅶ型；Tarui病，*PFKM*基因变异）

肌磷酸化酶缺乏（*myophosphorase deficiency*）和磷酸果糖激酶缺乏（*phosphofructokinase deficiency*）等这些疾病在一起描述，因为它们在临床上几乎是相同的，并且都表现为运动后发生肌肉痉挛（实际上是真性生理性挛缩，如第46章描述的）。两种疾病在发病之前均有一个正常的儿童、青少年或成年期，主要症状是出现四肢活动时无力、僵硬以及有时活动后的疼痛。当患者处于休息状态时，肌肉收缩和放松是正常的，但是剧烈运动，无论是等长收缩（负重）还是动态运动（爬楼梯或上坡），都会导致肌肉缩短（挛缩），是肌肉不能放松所致。剧烈运动后肌红蛋白尿的发作是常见的，在某些情况下会导致肾衰竭。轻度持续活动时，患者出现进行性肌肉疲劳和无力，短暂停顿后症状减轻。然后患者可以以原来的速度恢复活动（“二阵风”现象）。在“二阵风”期，患者通过增加心排血量和用游离脂肪酸和血液中的葡萄糖代替肌糖原使症状缓解（Braakhekke et al)。

麦卡德尔病(*McArdle disease*)的主要异常是肌磷酸化酶(*myophosphorylase*)缺乏,阻碍了糖原向6-磷酸葡萄糖的转化。磷酸果糖激酶(*phosphofructokinase*)缺乏[特瑞病(*Tarui disease*)]干扰葡萄糖-6-磷酸向葡萄糖-1-磷酸的转化;后一种情况的缺陷也存在于红细胞中(Layzer et al)。上述疾病的突变被命名并位于不同的染色体上,对患者白细胞DNA的分析可用于遗传诊断。特瑞病的磷酸果糖激酶蛋白的肌肉(M)亚基存在缺陷。这种缺陷在德系犹太人中占有优势。

这些疾病的临床变化,特别是严重程度和发病年龄,是众所周知的。有些患者,以前没有肌痉挛或肌红蛋白尿的症状,在50多岁或60多岁时会出现进行性肢体肌肉无力。其中一位老年患者因为慢性CK水平升高和爬楼梯后轻度肌痉挛引起我们的注意。在其他一些病例中,在婴儿期出现了明显的快速进行性无力,早期死于呼吸衰竭。奇怪的是,这些极端形式与酶缺陷的严重程度并没有直接关联。

与其他非随意痉挛的肌肉不同,收缩的肌肉不再消耗能量,且或多或少呈电静息(即痛性痉挛时最大收缩肌肉无法记录到电活动)。此外,肌肉不产生乳酸。这种缩短状态被称为生理性挛缩(*physiologic contracture*),正如在本章的引言部分讨论的。缺血通过抑制葡萄糖进入肌肉,而促发这种情况,使肌肉不能适当地利用脂肪酸和非葡萄糖底物获得能量。这些特征是前臂缺血运动试验(*forearm ischemic exercise test*)的基础,尽管该试验在使用和敏感性方面存在争议,但如果仔细进行,可能会有所帮助。在肘前静脉放置一个留置导管,并采集基础血液样本。在肘上方使用一个血压计袖带,充气后超过动脉压。在进行1分钟的剧烈手部运动后(用测力计握拳30次),在1分钟和3分钟采集血液样本。正常人的血乳酸含量增加3~5倍。在McArdle病或Tarui病患者,乳酸不上升。据报道这一程序引起了局部横纹肌溶解(Meinck et al),因此Griggs和同事建议在不使用血压袖带的情况下进行该检查。除非由经验丰富的人和实验室进行检测,否则在进行检测和处理血液样本中存在乳酸的一致性问题会限制其有效性。确定的诊断更依赖于肌肉活检的组织化学染色,显示缺乏磷酸化酶活性(McArdle病)或磷酸果糖激酶活性(Tarui病)。基因分析可用来证实诊断,但如果组织化学测试是确定的,它就没有必要了。

治疗　主要的治疗是有计划地减少体力活动和间歇进行体力活动。Vissing和Haller已证明,在饮料中加入75g蔗糖,可以对运动耐受产生短期的改善,他们建议定时地饮用饮料可以避免运动引起的横纹肌溶解。口服果糖和肌酸在某些情况下也有帮助,但报道的结果没有蔗糖那么令人印象深刻。在给予胰高血糖素(Kono et al)和高蛋白饮食(Slonim and Goans)后也曾描述有所改善,但这些效果并不一致。

其他形式的糖原贮积病(见表45-5)

在其余的糖原贮积病(*glycogen storage diseases*)中,Ⅲ型,即脱支酶缺乏(*debranching enzyme deficiency*),科里-福布斯病(*Cori-Forbes disease*),*AGL*基因突变等,影响肌肉,但是不一致。儿童期的特征主要是良性肝病,有时伴有肌力和张力减低。成年型20多岁和30多岁开始起病,表现为近端和远端肌病。病程是缓慢进行性,并可伴有腿部肌肉和手肌的消瘦。一些患者在成年期出现无力,主诉快速疲劳和肌肉疼痛,发生于用力时,并在早年发现。血清CK值升高,EMG显示肌源性损害表现,以及插入活动增加,假性肌强直放电和纤颤电位等。在罕见的成年型,糖原也在周围神经聚集,导致多发性神经病的轻度症状。酶的缺陷是淀粉-1,6-葡糖苷酶缺乏之一。

骨骼肌紊乱在糖原贮积病(*glycogenosis*)Ⅳ型,即分支酶缺乏(*branching enzyme deficiency*),或安德森病(*Andersen disease*)中更不明显,该病也牵涉到葡聚糖病(polyglucosan disease),它引起一种特殊的神经病,在第43章讨论,一种运动系统疾病伴弛缓性膀胱,白质脑病伴有痴呆。这是一种婴儿期和幼儿期的进行性疾病,以肝硬化和慢性肝衰竭为特征,通常在第2年或第3年死亡。由于异常多糖的积累导致肝大是一个普遍的发现。肌无力和萎缩、肌张力减退和挛缩较少发生,并被肝脏疾病表现所掩盖。肌病的诊断标志是皮肤和肌肉中存在嗜碱性、强PAS阳性的多糖颗粒。

其余的非溶酶体糖原贮积病(Ⅷ至Ⅺ型)只需要简单地提及。这些疾病都很罕见,临床表现各种各样,他们中有小部分人出现肌病,特征是运动不耐受、肌痉挛、肌红蛋白尿、CK升高,有时还有肾衰竭。磷酸甘油酸激酶缺乏症(*phosphoglycerate kinase deficiency*),即Ⅸ型糖原贮积病(*PGK1*突变)的不同之处在于它是一种定位于染色体Xq13的性连锁隐性性状遗传。溶血性贫血在出生后很快出现,表现精神发育迟滞、癫痫发作和震颤,是将这种糖原贮积病与其他疾病区别开来的其他特征。溶酶体和非溶酶体糖原贮积病的肌病特征列于表 45-5，在 Griggs 和同事以及 Engel 和 Franzini-Armstrong 的专著中可以找到详细的描述。

表 45-5　累及骨骼肌的糖原代谢病[a]

糖原代谢病类型（专有名称）	缺乏酶	起病[b]	低张力	运动不耐受（肌痛，痛性痉挛，僵硬 ± 肌红蛋白尿）	早期疲劳与二阵风	肌病 ± 萎缩	重度呼吸肌无力	关节挛缩	器官肿大	肌红蛋白尿	缺血运动测试阳性	用于测定酶缺乏之的细胞	含糖原的膜性空泡	肌膜下与肌原纤维内区域糖原增多	空泡内与空泡外酸性磷酸酶	直链淀粉沉积	组织化学
Ⅱ（Pompe）	酸性麦芽糖酶	I	+			+	+		+			肌肉，WBC，绒毛膜绒毛，羊水	+	+	+		
Ⅱ	酸性麦芽糖酶	C				+	+					肌肉	+	+	+		
Ⅱ	酸性麦芽糖酶	A				+	+					肌肉	+	+	+		
Ⅲ（Cori-Forbes）	脱支酶	C-A	+			+		+	±	+		肌肉，WBC，成纤维细胞		+			
Ⅳ（Andersen）	分支酶	I-C	+			+		+	+			肌肉，WBC，成纤维细胞，羊水		+	+	+	
Ⅴ（McArdle）	肌磷酸化酶	C，Ad，A		+	+	+		+		+	+	肌肉，WBC		+			肌磷酸化酶缺乏
Ⅶ（Tarui）	磷酸果糖激酶	C-A		+	+	+		+		+	+	肌肉，RBC		+		+	磷酸果糖激酶缺乏
Ⅷ	磷酸化酶 B 激酶	I，C，Ad，A	+	+		+			+	+	+	肌肉		+			
Ⅸ	磷酸甘油酸激酶	I，C-A		+		+			+	+	+	肌肉，RBC		±			
Ⅹ	磷酸甘油酸变位酶	A		+						+	+	肌肉		+			
Ⅺ	乳酸脱氢酶	Ad-A		+	+					+	+	肌肉		+			

[a] 所有类型：肌酸激酶（CK）升高；肌电图肌源性损害，伴易激惹性增加与肌强直。

[b]A，成年；Ad，青春期；C，儿童；I，婴儿。

其他特征（上表并未列出）：喂养困难，Ⅱ Pompe；生长停滞，Ⅲ；神经系统异常，Ⅱ Pompe，Ⅸ；抽搐，Ⅷ，Ⅸ；低血糖抽搐，Ⅲ；黄疸，Ⅶ，Ⅸ；肝硬化，Ⅳ；全身性鳞屑性红斑，Ⅺ；肌肉结实，Ⅱ Pompe；血清天冬氨酸氨基转移酶与乳酸脱氢酶升高，Ⅱ；血清胆红素升高，Ⅶ，Ⅸ；乳酸脱氢酶与 CK 升高不成比例，Ⅺ；空腹低血糖，Ⅲ；溶血性贫血与网织红细胞增多，Ⅶ，Ⅸ；血红蛋白尿，Ⅸ；缺血性运动测试血清丙酮酸过度上升，Ⅺ。

影响肌肉的脂质代谢障碍（脂质肌病）

虽然脂质是肌肉代谢中重要的能量来源（与葡萄糖一样）早已为人们所知，但直到 1970 年 Engel WK 和同事才报道了由于长链脂肪酸氧化缺陷造成的脂质在肌肉纤维中的异常贮积。他们报告的对象是一对双胞胎姐妹，她们在剧烈运动后出现间歇性肌肉痉挛并伴有肌红蛋白尿。1973 年，Engel AG 和 Angelini 描述了一名患有进行性肌病的年轻女性，脂质贮积主要见于 1 型肌纤维，且肌肉肉碱缺乏，肉碱为脂肪酸氧化所必需的辅基。从那时起，高度精密的生化技术极大地推动了脂肪酸代谢研究和许多主要缺陷的鉴定

肉碱（*carnitine*）（β- 羟基 -γ-N- 三甲基氨基丁酸酯）是由赖氨酸和甲硫氨酸衍生而来，在脂肪酸代谢中发挥核心作用。大约 75% 的肉碱来源于食物（红肉和乳制品），其余的在肝脏和肾脏中合成。几乎所有身体中的肉碱都储存在肌肉，它有两个主要功能：①将长链脂肪酰基辅酶 As（CoAs）从肌纤维的胞质转运至线粒体，在那里进行 β- 氧化，以及②防止线粒体内酰基 CoA 的蓄积，从而保护肌细胞免受这些物质对细胞膜的不稳定效应。

长链脂肪酸的被氧化过程要经历一系列的生化转变。首先，它们被位于线粒体外膜的酰基 -CoA 合成酶激活成为相应的酰基 -CoA 酯。因为酰基 -CoA 酯不能通过线粒体内膜，需要以酰基肉碱酯的形式转运至线粒体内，这一步是通过同样位于线粒体外膜的肉碱棕榈酰转移酶Ⅰ（CPT Ⅰ）完成的。第二种肉碱棕榈酰转移酶（CPT Ⅱ）与线粒体膜内表面结合，将酰基肉碱重新转化为脂肪酰基 -CoA，后者在线粒体基质进行 β- 氧化。在 DiMauro 及其同事（1973）以及 DiDonato 和 Taroni 的综述中，详细描述了长链脂肪酸运输到线粒体基质（肉碱循环）的步骤。CPT 的异构体在线粒体内外膜的这一过程中起着重要作用。

尽管在脂肪酸代谢途径中已经发现了许多生化异常，但这些缺陷主要表现为三种临床模式：

1. 一组被称为脑病综合征（*encephalopathic syndrome*）的症状组合在婴儿期或幼儿期开始出现。其最初表现可能是猝死［婴儿猝死综合征（*sudden infant death syndrome*，*SIDS*）］，也可能出现呕吐、嗜睡和昏迷、肝大、心脏扩大、肌无力，以及低酮性低血糖等，伴有明显的高氨血症，亦即类瑞夷综合征（*Reye-like syndrome*）。毫无疑问，这种综合征的实例并未被认为是脂肪酸代谢异常，而是错误地被命名为 Reye 综合征或 SIDS。它们在第 36 章其他遗传性代谢疾病中讨论。

2. 第二种（肌病）综合征，出现在婴儿晚期、儿童期或成年，表现为进行性肌病，伴或不伴心肌病。肌病可能在发作性低酮体性低血糖后出现或可能是新发生的。

3. 第三种综合征，通常开始于生命的第二个 10 年（10~20 岁），由一段持续的体力活动或禁食诱发。特征是反复发作性横纹肌溶解（*rhabdomyolysis*），伴或不伴肌红蛋白尿。

4. 下文总结了影响骨骼肌的主要脂肪酸代谢障碍，这些都是罕见的但有趣的疾病。

原发性系统性肉碱缺乏（*SLC22A5* 基因突变）

迄今为止，这是唯一的一种被认为是主要的肉碱缺乏症（*carnitine deficiency*）（见下文继发型的讨论）。其主要临床特征是进行性脂质贮积肌病和心肌病，有时伴有低酮性低血糖征象。与继发 β- 氧化缺陷不同，无双羧酸尿症，而所有的继发 β- 氧化缺陷都出现双羧酸尿症。心肌病，如不经治疗是致命的，口服左旋肉碱 2~6g/d 是有效的。这种疾病是一种常染色体隐性遗传方式。在这些家系中，兄弟姐妹中经常有不明原因猝死的病史，因此对受影响儿童的早期识别至关重要。

肉碱棕榈酰转移酶缺乏（*CPT1A* 基因突变）

该病也是一种常染色体隐性遗传方式，编码肉碱棕榈酰转移酶（*carnitine palmitoyltransferase*，*CPT*）的基因已经被鉴定。有三种类型：分别是Ⅰ型、ⅡA 型和ⅡB 型。Ⅰ型最为常见，主要影响男性，在 10~20 岁开始发病，表现持续的（虽然不一定是剧烈的）运动可以诱发肌痛、痉挛、肌无力、“紧绷感”和僵硬等发作，而长时间的禁食则较少发生。发热、麻醉、药物、情绪紧张，以及寒冷等是其他但罕见的诱发事件。发作频率变化极大。通常伴发肌红蛋白尿，约有 1/4 的病例会导致肾衰竭（DiMauro et al，1973）。一旦开始发病，休息并不会令发作停止，也没有二阵风现象。没有即将发作的警示征象。任何肌群都可能受到影响。发作后持续无力并不常见。血清 CK 不仅在发病时升高，而且在剧烈运动后没有肌红蛋白尿时也升高。轻型更多见于女性患者。

Ⅰ型缺乏时，肌肉纤维坏死，特别是Ⅰ型纤维，在发作时发生，随后出现再生。在两次发作之间，肌肉表现正常。在ⅡA 型中，脂质体在肝脏中蓄积，而

在ⅡB型中，过量的脂质在心脏、肝脏、肾脏和骨骼肌中被检测到。

肌肉中的肉碱棕榈酰转移酶（CPT）无法检测到或显著地下降，现在有了检测循环淋巴细胞和培养的成纤维细胞中CPT Ⅰ和Ⅱ的方法。基因变异检测目前也可行。

治疗　高碳水化合物、低脂肪饮食，多餐进食，以及运动前和运动中补充碳水化合物可能减少发作次数。患者需要被告知长时间运动和某一餐不进食的风险。近来使用治疗脂代谢紊乱的药物苯扎贝特（bezafibrate），对轻度CPT Ⅱ型患者有效。

继发性全身性肉碱缺乏

这一情况是由于严重的饮食剥夺或肝肾功能受损造成的。在酒精营养性疾病和夸希奥克（Kwashiorkor）病（指恶性营养不良——译者注）患者中，在接受肠外营养的早产儿中，在接受透析的慢性肾衰竭患者中，这些情况已经被观察到，罕见地，是作为丙戊酸治疗的并发症。然而，大多数全身性肉碱缺乏症病例是由于β-氧化缺陷造成的，如下所述。

其他脂质肌病

肉碱酰基肉碱转位酶缺乏（*carnitine acylcarnitine translocase deficiency*）　这一情况会导致肌无力、心肌病、低酮体性低血糖，以及高氨血症等，在婴儿早期出现，通常导致出生后第一个月死亡。

长链酰基-CoA脱氢酶缺乏（*long-chain acyl-CoA dehydrogenase deficiency*）（*ACLDVL*基因变异）　在婴儿期发病，出现反复发作性空腹低血糖昏迷，伴肌无力和肌红蛋白尿，有时发生猝死。幸存者可发展为进行性肌病。使用肉碱可以改善心脏疾病和防止代谢性发作。

中链酰基-CoA脱氢酶缺乏（*medium-chain acyl-CoA dehydrogenase deficiency*）（*ACADM*基因变异）　是婴儿猝死综合征（SIDS）和Reye样综合征的一个病因。大约一半的幸存者在儿童期或成年期发展为脂质贮积肌病。该异常的基因定位于1p31染色体。口服L-肉碱可能有治疗价值。

短链酰基-CoA脱氢酶缺乏（*short-chain acyl-CoA dehydrogenase deficiency*）　这种肢带型分布的肌病，最初可能出现在年龄较大的儿童和成人，也可能在婴儿期发生偶发性代谢紊乱。

长链羟烷基-CoA脱氢酶缺乏（*long-chain hydroxyacyl-CoA dehydrogenase deficiency*）　这是一种婴儿期疾病，特征是发作性Reye样综合征、低酮体性低血糖、脂质贮积性肌病、心肌病，以及有时会出现猝死。

短链羟烷基-CoA脱氢酶缺乏（*short-chain hydroxyacyl-CoA dehydrogenase deficiency*）　这表现为一种偶发的疾病，如前面描述的长链羟烷基CoA脱氢酶缺乏（HAD），但其发病是在青春期。反复发作可能与肌红蛋白尿有关。

多种酰基-CoA脱氢酶缺乏（*multiple acyl-CoA dehydrogenase deficiency*）；戊二酸尿症Ⅱ型（*glutaric aciduria type Ⅱ*）一些患者是由于电子传递黄素蛋白（*electron transfer flavoprotein*，*ETF*）缺乏所致，其他病例是由电子传递黄素蛋白-泛醌氧化还原酶［ETF-ubiquinone oxidoreductase（QO）］缺乏引起的。在最严重类型的多种酰基-CoA脱氢酶缺乏症（MADD），婴儿会发生早产，许多在出生后一周内死亡；除了常见的代谢异常外，还有多种先天性缺陷和一种典型的“臭脚”（sweaty feet）气味。在不太严重的病例中，没有先天性异常。在最轻的情况下，发病可能在婴儿期后期（伴发作性代谢紊乱），或在儿童期或成年期（伴脂质贮积肌病和血清及肌肉肉碱缺乏）。产前诊断为戊二酸尿症Ⅱ型（GA Ⅱ），是通过在羊水中发现大量戊二酸提示的。在病情较轻的情况下，口服核黄素（100~300mg/d）可能是有帮助的。

肌肉辅酶Q10缺乏（*muscle coenzyme Q10 deficiency*）　这种疾病表现从儿童早期开始出现缓慢进展性脂质贮积肌病。其基本缺陷是肌肉线粒体呼吸链中的辅酶Q10。使用辅酶Q10可以改善肌病的无力。

中性脂肪贮积病（*neutral lipid storage diseases*）（Chanarin-Dorfman病，*PNPLA2*基因突变）　这些脂质代谢异常与β-氧化缺陷不同；它们有两种形式，以鱼鳞病为特征的查纳林病（*Chanarin disease*）和一种没有皮肤改变的肌病型。一种进行性肌病伴有神经系统表现，如发育延迟、共济失调、神经感觉性听力丧失，以及小头畸形等。脂质物质以非溶酶体和非膜结合的甘油三酯液滴的形式储存在肌肉中。

内分泌性肌病

甲状腺肌病

一些肌病与甲状腺功能改变有关：①慢性甲状腺毒性肌病；②突眼性眼肌麻痹（浸润性眼眶眼病—格雷夫斯病）；③重症肌无力合并甲状腺毒症；④周

期性瘫痪合并甲状腺毒症；以及⑤与黏液水肿和克汀病有关的肌肥大和缓慢的肌肉收缩和舒张。虽然这些疾病并不常见，但我们在总医院一年之内就遇到了好几例。

慢性甲状腺毒性肌病

慢性甲状腺毒性肌病（*chronic thyrotoxic myopathy*），在19世纪早期被Graves和Basedow首次发现，其特征是骨骼肌渐进性无力和消瘦，与明显的或隐匿性（隐蔽的）甲状腺功能亢进同时发生。甲状腺疾病通常是慢性的，甲状腺肿通常是结节型而不是弥漫型。眼球突出和其他甲状腺功能亢进的典型症状经常存在，但不必一定存在。这种甲状腺功能亢进的并发症最常见于中年，男性比女性更容易受到影响。50%以上的甲亢患者有一定程度的肌病，尽管其表现可能不明显。起病隐匿，肌无力在数周和数月内进展。如上所述，肌肉功能障碍通常程度较轻，但也可能严重到提示进行性脊肌萎缩症（运动系统疾病）。骨盆带和大腿的肌肉比其他部位的肌肉更加无力（Basedow截瘫），虽然所有的肌肉都会受到不同程度的影响，甚至延髓肌，尽管很罕见，也包括眼肌。然而，肩部和手部肌肉萎缩最为明显（并非必要的特征）。在收缩时可能会发生震颤和抽搐，但我们没有看到肌束震颤。腱反射速度一般，可能较正常人活跃。腱反射的收缩相和舒张相都缩短，但通常临床医生无法检测到。

血清肌酶浓度不增高，可能还会降低。尽管动作电位可能呈短时限多相波，大多数患者的EMG典型是正常的。除了1型和2型纤维轻微萎缩和偶尔发生纤维变性外，肌肉活检均为正常。当甲状腺激素水平降低到正常水平时，肌肉力量和体积会逐渐恢复。

突眼性眼外肌瘫痪（Graves眼病）（见第13章）

突眼性眼外肌瘫痪（*extraophthalmic paralysis*）也称为格雷夫斯眼病（*Graves ophthalmopathy*），指的是Graves病患者同时出现眼肌无力和眼球突出（瞳孔和睫状肌通常不受累）。眼球突出程度不同，有时在疾病的早期不出现，它本身并不是肌肉无力的原因。通常会有一定程度的眼眶疼痛。眼球突出和眼外肌无力可以先于甲状腺功能亢进的征象，也可能伴有其他甲状腺功能亢进的典型特征（心动过速、体重减轻、震颤），或可能在疾病得到有效治疗后出现。

眼部体征，包括眼部麻痹和眼球突出，在数天或数周内变得明显，有时可能是单侧的，特别是在发病阶段。任何眼外肌都可能被浸润，通常一侧比另一侧多，造成斜视和复视；下直肌和内直肌最常受影响，但向上运动通常也受到限制。眼睑退缩的典型的但并非一成不变的征象给人以凝视的外观。轻微的眼球突出可以通过站在坐着的患者上方和后方观察眼睑和睫毛的相对位置来判断。通过视诊和触诊眼球最外侧边缘，可以发现内直肌和外直肌附着处的结膜水肿和血管充血。这些肿胀的肌肉在眶部超声、CT和MRI上很容易看到。这种影像学表现需要与眼眶炎症性假瘤鉴别，这通常是一种痛性疾病，在第13章中讨论。

在活检和尸检材料的眼肌检查显示显著的成纤维细胞，许多变性的纤维，以及淋巴细胞、单个核白细胞和脂肪细胞的浸润，因此，浸润性眼病（*infiltrative ophthalmopathy*）由此得名。这些组织病理学改变提示是一种自身免疫性疾病，血清抗体与眼部肌肉提取物发生反应（不一致）支持了这一假设（Kodama et al）。这些抗体可能靶向识别眼眶成纤维细胞的葡糖氨基葡聚糖（glycosaminoglycans）。肌肉纤维对β-肾上腺素能活动的敏感性也被推测是由过度的甲状腺激素引起的。几乎可以肯定还有其他因素参与，例如动眼肌运动单元小，缺乏抗肌萎缩蛋白和丰富的线粒体含量。

治疗　由于眼肌麻痹、眼球突出通常遵循一个自限性的过程，因此疗效难以评估。当然首先还是要维持正常的甲状腺功能状态（Dresner and Kennerdell）。如果眼球突出轻微，可以局部应用肾上腺素能阻滞剂（胍乙啶滴眼液，5%）和眼膏来防止角膜干燥即足矣。严重的眼球突出，以眶周和结膜水肿为特征，眼外肌无力可由大剂量糖皮质激素（泼尼松约80mg/d）部分控制。由于长期使用糖皮质激素的危害性，这种方法应该留给那些需要手术干预给眼眶内容物减压的患者。在许多这样的病例中，接受皮质类固醇治疗的患者有可能度过几周或更长时间的危机，并避免严重眼球突出的破坏性影响和手术风险。眼球突出的程度如果威胁到损伤角膜或导致失明，就需要睑缘缝合术或移除眶顶减压术。

甲状腺毒性低钾性周期性瘫痪

甲状腺毒性低钾性周期性瘫痪（*thyrotoxic hypokalemic periodic paralysis*），与家族性低钾性周期性瘫痪非常相似（如第46章所述）。它包括躯干和四肢肌的轻微到严重的无力发作，通常颅肌不受影响。肌无力的症状会在几分钟或几小时内发展，并持续一天或更长的时间。在一些周期性瘫痪的患者中，多达一半患有甲状腺功能亢进，而患者以亚洲男性居多。与典型的低钾型不同，甲状腺毒性周期性瘫痪不是一种家族性疾病，通常在成年早期发病。然而，大多数甲状腺毒症患者在肌无力发作期间血清钾的水平较低，给予100~200mg氯化钾可以终止发作。普萘洛尔（propranolol）每日剂量160mg，分次服用，也有助于预防发作。更重要的是，有效治疗甲状腺功能亢进可以消除90%以上患者周期性肌无力发作。钾离子通道Kir2.6的突变已被发现使人易患该病。周期性麻痹的其他方面在第46章中讨论。

重症肌无力伴甲状腺功能亢进

重症肌无力将在第46章中详细讨论。这里仅就其与甲状腺毒症的特殊关系作一些评论。重症肌无力（myasthenia gravis，MG）以其典型的自身免疫性，抗胆碱酯酶反应性形式伴有甲状腺功能亢进或罕见的甲状腺功能减退，其本质上也是自身免疫性疾病。大约5%的肌无力患者患有甲状腺功能亢进，重症肌无力的发病率虽然很低，但甲状腺功能亢进患者的发病率是一般人群的20~30倍。两种疾病的任何一种都可能首先出现，也可能同时发生。慢性甲状腺毒性肌病的无力和萎缩可能会加重重症肌无力的症状，但似乎不影响对抗胆碱酯酶药物的需求或反应。相比之下，甲状腺功能减退，即使是轻微的，似乎也会明显加重重症肌无力的无力，大大增加对溴吡斯的明的需求，有时还会引起肌无力危象。在这些病例中，甲状腺素是有益的，对于肌无力，可以使患者恢复到甲状腺功能不全发作前的状态。重症肌无力可能被认为是一种独立于甲状腺疾病的自身免疫性疾病，每一种疾病都必须单独治疗。

甲状腺功能减退性肌病

甲状腺功能减退性肌病（*hypothyroid myopathy*），其骨骼肌异常包括弥漫性肌痛和体积增加、僵硬，以及收缩和松弛缓慢，无论是黏液水肿还是克汀症的类型，这些都是甲状腺功能减退的常见表现。这些变化可能是黏液水肿患者舌头较大和构音障碍的原因。然而，无力并不是一个突出的特征。存在动作肌痉挛和肌纤维颤搐（两种情况都很罕见），叩击性肌丘反应，腱反射收缩与松弛缓慢均有助于检查者做出床边诊断。使用甲状腺素可以矫正肌肉紊乱。

与这些肌肉异常有关的克汀病（*Cretinism*）被称为科克-德布雷-塞梅莱涅综合征（*Kocher-Debré-Semelaigne syndrome*），而在儿童期或成年后的黏液性水肿则称为霍夫曼综合征（*Hoffmann syndrome*），后者模拟真性肌肥大和先天性肌强直。然而，无论是克汀病还是黏液性水肿，虽然肌肉动作电位是肌病性的，并经常表现出奇特的高频放电，但无论临床试验还是EMG，都没有真正肌强直的证据。血清转氨酶值正常，但CK水平通常升高，经常会明显升高。肌肉活检仅显示出现大纤维或小纤维比例的增加（1型或2型），以及肌质网轻微扩张和肌膜下的糖原（可能都是失用性萎缩的结果）。

甲状腺肌病的发病机制

甲状腺激素如何影响肌肉纤维仍然是一个推测的问题。临床资料表明，甲状腺素以某种方式影响收缩过程，但不会干扰沿神经肌肉接头或肌膜的外周神经冲动的传递。在甲状腺功能亢进症中，一种不明确的功能障碍会加快收缩过程并缩短其持续时间，产生的净影响是疲劳、无力和肌肉活动耐力的丧失。在甲状腺功能减退时，肌肉收缩减慢，松弛也减慢，而持续时间延长。

肌肉收缩的速度与肌球蛋白三磷酸腺苷酶（ATPase）的含量有关，ATPase在甲状腺功能亢进的肌肉中增加，在甲状腺功能减退的肌肉中减少。肌肉放松的速度取决于钙在内质网的释放和再积累的速度。甲状腺功能减退时，这一过程减慢，甲状腺功能亢进时，这一过程增加（Ianuzzo et al）。甲状腺功能减退症的肌病效应需要与神经病的表现区分，后者可能极少使甲状腺功能减退症复杂化（见第43章）。

糖皮质激素肌病

肾上腺皮质激素的广泛使用已产生了一类肌肉疾病，类似于缪勒（Müller）和库格伯格（Kugelberg）在几十年前描述的库欣病（*Cushing disease*）。肾上腺皮质激素缺乏，如发生在艾迪生病（*Addison disease*），也会引起全身无力和衰弱，但没有可识别的肌肉疾病。

糖皮质激素与库欣病肌病

长时间使用糖皮质激素会导致近端肢体和肢带肌肉组织变得无力，以至于引起抬举手臂困难和从坐位、蹲位或跪位时起身困难，上楼也可能受到阻碍。有些人似乎比其他人更容易受到影响。如何区分医源性类固醇-诱导的肌病与原发性神经肌肉疾病，如肌炎或肌无力使用类固醇药物治疗产生的无力，常常是一个临床问题。在我们的一些肌无力患者中，使用大剂量糖皮质激素导致了选择性的、快速的和严重的髋屈肌无力。

肌电图正常或轻度肌源性损害，出现密集的小动作电位，但无纤颤电位。活检发现纤维大小仅有微小变化，伴肌纤维萎缩，主要是2b型，很少或没有肌纤维坏死，也没有炎症性细胞浸润。电镜检查可见线粒体聚集、糖原和脂质聚集，以及轻微的肌原纤维破坏，与原发性肌肉疾病相比，失用性肌萎缩更明显。血清CK和醛缩酶正常。这些变化也出现在Cushing病，其他原因不明的近端肌病具有这些特征提示诊断(库欣病和库欣综合征)。

糖皮质激素的总剂量与肌无力的严重程度之间存在不精确的相关性。然而，在发展为这种类型的肌病的患者中，糖皮质激素的剂量多数情况下很高，并持续数月或数年。所有的糖皮质激素都可能导致这种疾病，尽管根据不确定的证据，氟化可的松比其他糖皮质激素更容易引起这种疾病。停用或减少糖皮质激素的使用可逐步改善和恢复肌无力症状，隔日疗法也可能有助于逐渐恢复。

正如前面的讨论，糖皮质激素引起肌肉无力的机制尚不清楚。在使用糖皮质激素处理的动物，肌肉对氨基酸的摄取和蛋白质合成明显地减少，但潜在的途径尚未阐明。这对下一个讨论的主题影响更大。

危重病性肌病(急性类固醇肌病；急性四肢瘫性肌病)

除了长期使用类固醇引起的近端肌病外，危重病患者还会发生一种急性和更严重的肌病，称为危重病性肌病(*critical illness myopathy*)。它最初被描述是在使用大剂量类固醇治疗的严重哮喘患者。随后这种急性肌病被公认在所有类型的严重系统性疾病和器官衰竭患者均可发生，此外，通常在使用大剂量糖皮质激素的情况下出现，但在少数情况下，如败血症和休克患者未接触此类药物也可发生。此外，神经肌肉阻滞剂的使用似乎在肌病的发生上起到重要的辅助作用，据报告在80%以上的病例中是引起肌病的因素之一；目前尚不确定没有败血症或器官功能衰竭的患者单独使用这些药物，是否也能产生类似的过程(见Gorson and Ropper，Lacomis et al，and Barohn et al的综述)。

患者可能只是在短时间内使用了大剂量的糖皮质激素就发生了这种疾病。例外的病例曾有报告，患者用小剂量泼尼松60mg连续服用5天就导致肌病，但我们没有遇到这样的病例。同时暴露于神经肌肉阻滞剂的程度和类型各不相同，但剂量一般也都很高，在几天内泮库溴铵(pancuronium)的总剂量范围为500~4 000mg或同等剂量。

当全身性疾病消退时，严重的全身肌无力通常变得明显，经常是在想要让患者撤离呼吸机时。腱反射正常或减弱，并且可能有“危重症多发性神经病”的混淆表现，这在第43章中讨论过。我们的大多数急性肌病患者在糖皮质激素剂量显著减少或停用后的6~12周内已经康复，但少数患者的症状可持续长达一年之久。

血清CK升高，至少在病程的早期。EMG显示了肌病的特征，通常也有纤颤电位，理论上是由于运动终板区域与完整的肌纤维节段分离的结果。适当的电生理检查可以排除同时发生的多发性神经病和任何神经肌肉阻滞的残余效应。肌肉活检显示不同程度的坏死和空泡化，主要影响2型肌纤维。确认的组织学特征是粗肌丝(肌球蛋白)明显丢失。出现肌纤维严重坏死时，伴有CK水平明显升高和肌红蛋白尿合并肾衰竭。

一些实验观察可以解释糖皮质激素和神经肌肉阻滞剂对肌肉的明显累加作用。在实验性肌肉去神经支配后，暴露于大剂量类固醇的动物很快表现出选择性肌球蛋白丢失，这是急性类固醇肌病(*acute steroid myopathy*)的特征性表现。肌球蛋白的耗损可通过神经再支配，而不是停用糖皮质激素来逆转。此外，已经发现肌肉的去神经支配可引起肌肉表面糖皮质激素受体的增加。在此基础上Dubois和Almon推测暴露于神经肌肉阻滞剂会导致功能性去神经支配，使肌纤维易受到类固醇的损伤。令人奇怪的是，在使用大剂量糖皮质激素治疗神经疾病，如多发性硬化后并未发现这种肌病，但Panegyres和同事通过观察一例肌无力患者，发现患者在使用大剂量甲泼尼龙后发生了严重的肌球蛋白-消耗型肌病(myosin-depleted myopathy)，支持这种失神经作用(在突触后膜)和糖皮质激素的双重作用。这是否也解释了重症肌无力有时伴随最初使用糖皮质激素治疗后临床恶化的较常见的情况，也未可知。

肾上腺皮质功能不全

全身性肌无力和易疲劳是肾上腺皮质功能不全(*adrenocortical insufficiency*)的特征，无论是原发型，由于艾迪生病(*Addison disease*)(感染性、肿瘤性或自身免疫性肾上腺破坏或肾上腺出血)，还是继发于垂体的促肾上腺皮质激素(ACTH)缺乏症。然而，肌无力和易疲劳可能主要与水和电解质紊乱和低血压有关，而不是原发性肌肉疾病。也许还有一个运动活动的中央驱动减弱的因素。活检未发现任何的肌肉异常，一例尸检没有发现任何改变。同样地，EMG 正常，腱反射保留。Addison 样肌无力对糖皮质激素和盐皮质激素的替代治疗有反应（高钾性麻痹也如此）。

原发性醛固酮增多症

原发性醛固酮增多症（*primary aldosteronism*），肾上腺腺瘤产生过量的醛固酮一直是许多文献讨论的主题，其中最早和最值得注意的是在 75% 的醛固酮增多症报告的病例中观察到 Conn 肌无力（Conn muscular weakness）。近一半的肌无力患者有低钾型周期性瘫痪或手足抽搐。慢性钾缺乏症可能表现为周期性肌无力或一种慢性肌病性肌无力。伴发严重碱中毒可引起手足搐搦症。就像 Addison 病的肌无力一样，除了严重的低钾血症所致的空泡变性之外，没有肌纤维的结构上的紊乱。

甲状旁腺疾病与维生素 D 缺乏

部分甲状旁腺腺瘤患者主诉肌无力和易疲劳。Vicale 描述了这种疾病的第一个例子，并对肌肉萎缩和肌无力以及被动或主动运动时引起疼痛进行了评论。腱反射保留。一些散在的肌纤维发生了变性，但关于肌肉失神经支配的过程的说法存在争议。在这种疾病中，我们还没有发生肌病或神经病的印象。

甲状旁腺功能减退症（*hypoparathyroidism*）时，肌肉痉挛表现很明显，但没有其他神经肌肉损害表现。在甲状旁腺功能低下和假性甲状旁腺功能低下（后者具有特征性骨骼异常，在一些病例还表现智力迟钝），最重要的肌肉异常是手足搐搦（*tetany*）。这是血清钙离子降低所致，它会让轴突去极化，而不是肌纤维。

维生素 D 缺乏和肾小管吸收障碍可引起骨软化症（*osteomalacia*），通常以肌肉无力和疼痛为常见的主诉，类似于原发性甲状旁腺功能亢进和尿毒症患者的表现（见 Layzer 的进一步评论）。

在我们看来，比上述任何疾病更引人注目的，一直是慢性近端肌病合并低磷血症伴孤立的骨囊肿（*hypophosphatemia associated with solitary bone cysts*）。在我们的 2 例患者中，切除囊肿恢复了血清磷水平，也就治愈了全身性肌无力。众所周知的是一种罕见的严重低磷酸血症和全身骨痛综合征，它通常与软组织和骨的良性间质肿瘤［致癌性低磷血症（*oncogenic hypophosphatemia*）］相关。这些肿瘤表达了一种成纤维细胞生长因子，引起肾脏磷酸盐的消耗。在我们和其他危重症监护单元，已经注意到有患者出现低磷血症肌病性无力（*hypophosphatemic myopathic weakness*）是由高营养液引起的。在这种情况下，肌无力的发作可能会如此突然，以至于可类似 Guillain-Barré 综合征。口服磷酸盐以增加血清磷可治愈非肿瘤性病例。推测磷的消耗限制了肌肉中的磷酸化反应和 ATP 的合成。

肢端肥大症肌无力

在许多肢端肥大症患者的晚期曾报告出现近端肌无力和肌萎缩。以前认为是神经病引起的肢端肥大症（*acromegaly*）的这些症状，已被 Mastaglia 和同事令人信服地证明是由全身性肌病引起的。在一些病例中，血清 CK 轻微升高，EMG 可见肌病电位。活检标本已显示 2 型纤维萎缩和数量减少，但只有少数纤维坏死。治疗垂体腺瘤和纠正激素变化会恢复力量。在少数肢端肥大症患者中也有报告有轻微的感觉运动型周围神经病，但更为常见的是腕管综合征和其他局灶性嵌压。

线粒体肌病（见第 36 章）

线粒体疾病的遗传方面，以及构成这一类疾病的各种各样的和重叠的临床综合征（包括肌病），已在第 37 章中讨论了。这种组织学变化称为破碎红纤维（*ragged red fibers*），反映了这类疾病的线粒体改变，即使没表现出明显的肌肉疾病的症状，这一改变也是常见的。

药物和毒物所致的肌病，横纹肌溶解（见第 41 章）

大量的药物和其他化学制剂已被鉴定为具有肌肉毒性（表 45-6）。1989 年，Curry 和同事发现（仅在英文文献中）约有 100 种引起横纹肌溶解和肌红蛋白尿的药物，这些药物大多数以特殊的方式起作用，这类药物的数量还在继续增长。随着新药物的引入，可能出现其他肌毒性药物。由于无法单独描述所有涉及的药物和毒素，所以它们被广泛地分类，其主要特征在第 41 章中列出。

外源性药物可以通过几种方式引起肌病的改变。他们可能会直接作用于肌肉细胞，或弥散地或局部地，就如同肌内注射一样，也可能由于各种继发性因素引起肌肉损害，如电解质紊乱（低钾血症）、肾

表 45-6 毒物诱发性肌病的特征

肌病综合征	试剂	临床特征	病理	实验室发现 [a]
坏死性肌病（横纹肌溶解）	1. 他汀药物 - 免疫机制 2. 酒精过量 3. 氯贝丁酯，吉非贝齐 4. 苯丙胺衍生物 5. 维生素 E 过多 6. 有机磷 7. 蛇毒 8. 危重症大剂量糖皮质激素 9. 蘑菇毒（毒伞蕈） 10. 可卡因	急性 / 亚急性痛性近端肌病；腱反射常保留 5. 无痛 7. 毒，急性毒 8. 涉及神经肌肉阻滞剂	坏死，再生 5. 次晶包涵体 9. 肌球蛋白丢失	CK ↑ ↑，肌红蛋白尿 ±
类固醇肌病	1. 急性（静脉大剂量类固醇，机械通气患者使用泮库溴铵） 2. 重症肌无力 3. 慢性	重度近端与远端无力 2 和 3. 近端萎缩、无力	1. 主要 2 型纤维坏死；肌球蛋白丢失；空泡改变 2. 2 型纤维萎缩	CK ↑ ↑，肌红蛋白尿 + 血淋巴细胞增多
低钾性肌病	1. 利尿剂 2. 通便剂 3. 甘草，甘草醇酮 4. 两性霉素 B，甲苯 5. 酒精滥用	可能周期性肌无力，反射可减低或消失，重度肌红蛋白尿罕见	坏死，再生，空泡化	CK ↑ ↑，肌红蛋白尿 ±，低钾血症
两亲性阳离子药物肌病（溶酶体贮积，“脂质沉积”）	1. 氯喹（ >500mg），羟氯喹，奎纳克林，普拉莫西 2. 胺碘酮 3. 哌克昔林	近端肌痛与无力，感觉运动性神经病，心肌病	氯喹：空泡形成，光学致密结构	CK ↑
损害蛋白合成	吐根糖浆，吐根碱	肌痛，近端无力，心肌病	局灶线粒体丢失，空泡	CK ↑
抗微管肌病	1. 秋水仙碱 2. 长春新碱	近端无力，周围神经病；CK 可能正常	空泡肌病（镶边空泡）	CK ↑
炎症性肌病	1. D- 青霉胺 2. 普鲁卡因胺 3. 西咪替丁？雪卡毒素	近端肌痛，无力，可能皮肤改变	炎症，坏死，再生	CK ↑，肌红蛋白尿 ±
筋膜炎，肌周炎，微血管病	1. 毒油综合征 2. 嗜酸性粒细胞 - 肌痛综合征	肌痛，皮肤改变，周围神经病，也可其他系统受累	血管炎，结缔组织浸润	嗜酸性粒细胞增多
线粒体肌病	1. 齐多夫定 2. 锗	近端肌痛与无力	破碎红纤维，坏死，再生	CK 正常或↑
多样	1. 环孢素 2. 拉贝洛尔 3. 蒽环类抗生素 4. 利福平，胺碘酮	3. 人类：仅心肌病		
肌内注射所致局部肌病	1. 急性：肌内注射各种药物——如头孢菌素、利多卡因、地西泮 2. 慢性：反复肌内注射——如哌替啶、五唑啉、静脉药滥用、抗生素（儿童）	局部疼痛，肿胀，有时脓肿形成 注射肌肉变硬，挛缩	局灶坏死 显著纤维化与肌病样改变	CK ↑ 正常

[a]CK（血清肌酸激酶）：↑（轻度），↑ ↑（中度），↑ ↑ ↑（显著）上升；肌红蛋白尿：±（可能出现）。来源：经允许（原著来自 Victor and Sieb），改编自：Myopathies due to drugs，toxins，and nutritional deficiency，in Engel AG，Franzini-Armstrong C（eds）：*Myology*，3rd ed.New York，McGraw-Hill，2004，pp 1693-1712.

衰竭、肌肉对能量的过度需求(如发生药物诱发的癫痫发作和恶性高热),或氧气和营养物质输送不足。当然,还有一种药物性昏迷引起压迫性缺血性肌肉损伤的衍生类别。然而,最重要的一类是直接毒性作用于肌膜和细胞内部器官。

几个临床特征标志着一种肌病在性质上是毒性的,如缺乏先前存在的肌肉症状;暴露于假定的毒素后出现症状的可预测性延迟;没有任何其他引起肌病的原因;以及通常情况下,在停用毒性制剂后症状完全或部分消失。在病理上,这组疾病以非特异性肌病改变为特征,在最严重的程度时表现为肌坏死(横纹肌溶解)和导致肌红蛋白尿。这种坏死性肌肉综合征是最常见和最严重的肌毒性综合征。

在任何导致横纹肌纤维迅速破坏的疾病(横纹肌溶解)中,肌红蛋白和其他肌肉蛋白进入血流,并出现在尿液中。后者是“可乐”色(酒红色或棕色)尿液,很像血红蛋白尿的尿液。然而,在血红蛋白尿症中,血清呈现粉红色,因为血红蛋白(但不是肌红蛋白)与结合珠蛋白(haptoglobin)结合,这种复合物不像肌红蛋白那样容易通过尿液排出;另外,血红蛋白分子是肌红蛋白分子的3倍大。(血红蛋白-结合珠蛋白复合物在数小时后从血浆中去除,结合珠蛋白可能被消耗掉,因此存在血红蛋白尿,但没有非常明显的血红蛋白血症。)区分尿液中的这两种色素是困难的,二者均为愈创木脂-阳性(guaiac-positive),可通过“试纸”试验检测,在适当的情况下,这具有在床边使用的优势。在光谱学检查中只能看到微小的差别。检测肌红蛋白最灵敏的方法是放射免疫分析法。值得一提的是,卟啉是导致尿液变色的另一个原因。卟啉病(porphyria)的临床表现是一种多发性神经病,而不是肌病。

在这一章已经提到了许多肌坏死的原因,包括急性炎症性肌病、几种类型的糖原贮积病、肉碱棕榈酰转移酶(CPT)缺乏,以及由于中毒或使用大量药物治疗的结果(包括前面讨论过的危重症患者使用类固醇与泮库溴铵联合用药)、环境毒物,以及毒液等。肌红蛋白尿也是许多其他疾病的重要特征,如挤压伤、血管疾病和糖尿病患者并发广泛的肌肉梗死、严重急性酒精中毒、癫痫持续状态下过度使用或反复损伤肌肉、全身性破伤风、恶性高热、恶性抗精神病药物综合征、长时间的行军、电和闪电损伤,或仅仅是过度运动,虽然运动后肌肉坏死提示潜在的肌肉代谢性疾病。

无论引起横纹肌溶解是何原因,受影响的肌肉在数小时内都会感到疼痛和压痛,收缩力也会减弱。覆盖在受累肌肉上的皮肤和皮下组织(几乎总是四肢,有时躯干受累)会肿胀和充血。血清CK明显升高,并可能出现低热和反应性白细胞增多。如果只是轻度肌红蛋白尿,几天内就会恢复,只有残留的蛋白尿。严重时,可引起肾损害,导致无尿性肾衰竭,需要透析治疗。肾损害的机制尚不完全清楚,不仅仅是由于肾小管管腔内肌红蛋白沉积的机械性梗阻(尽管这种情况确实会发生)。

肌红蛋白尿症(*myoglobinuria*)的治疗 一般认为口服或输注碳酸氢钠碱化尿液可以通过防止肌红蛋白管型形成保护肾脏,但在严重的病例中,其效果不确切,如果已经出现无尿,钠实际上可能是有害的。如果给予及时甘露醇或髓袢利尿剂如呋塞米和静脉输液引起利尿,可减少无尿性肾衰竭的机会。治疗方法与休克后的无尿症大致相同(见哈里森《内科学原理》)。例如,在局灶性肌肉损伤的情况下,如糖尿病患者或由于血管闭塞,手术松解覆盖的筋膜和皮肤可能是必要的,以防止持续缺血,“筋膜室综合征”。

他汀诱发的肌病

随着这些他汀类(*statins*)降脂药物的广泛使用,肌肉毒性(*myotoxicity*)是一个已被充分描述但可能被高估的问题。症状的严重程度可以从轻度肌肉疼痛伴血清CK浓度略有升高,到罕见但可能致命的横纹肌溶解综合征(*rhabdomyolytic syndrome*)。(单独的肌痛在服用安慰剂患者中与服用他汀类患者中一样常见。)每年服用他汀类药物引起的真正肌病发生率估计约为万分之一。似乎有两种类型的肌病(*myopathy*),一种是特殊的、与直接毒性有关,而另一种是由于抗体反应,现在被认为更为常见。他汀类药物的第一代是真菌代谢产物(洛伐他汀、普伐他汀和辛伐他汀),很少与肌肉损伤有关,但较新的合成药物(阿托伐他汀、氟伐他汀、西立伐他汀)是较常见毒性的,特别是与吉非贝齐合用时(曾报道,这种药物曾导致少数人因肌红蛋白尿性肾衰竭死亡,目前已撤出市场)。很少有这种极端的案例。Thompson 和同事以及 Mammen 已对这个主题进行了综述。具有较高脂溶性的他汀类药物由于其增加了肌肉渗透性,似乎具有更大的毒性潜力。

除了直接毒性外,还有一种针对 HMGCo-A 还原酶的自身抗体综合征,它可能由他汀类药物(任何类型)诱导或自发出现,并可能导致坏死性肌病,如前面小节中讨论的和 Mammen 回顾的。

直接毒性肌肉损伤的机制尚不清楚,但很可能在部分严重病例中存在固有的酶缺陷(见 Farmer 的简要综述),而其他的是由于上述自身免疫过程。从全基因组筛查中获得的一个新发现是,编码有机阴离子转运多肽的基因(*SLCO1B1*)变异会带来他汀类肌病(*statin myopathy*)的风险(杂合状态为 4.5 倍,纯合状态为 17 倍)[见搜索协作组(The SEARCH Collaborative Group)的研究]。此外,长期使用他汀类药物可降低泛醌和小三磷酸鸟苷(GTP)- 结合蛋白的水平,这也是他汀类药物诱导肌肉毒性的可能因素。

当 CK 水平升高时,临床问题就出现了,但服用其中一种药物的患者没有肌肉症状。我们通常的做法是,如果 CK 升高在较低的范围内,且不随时间而升高,并且认为有必要用药,就会继续用药。如果有降低血脂水平的替代和安全的方法,应该尝试替代他汀类药物,但每个患者的情况不同。在一个小的病例系列中,Phillips 和同事们已经提请注意一个类似地令人烦恼而又并不罕见的问题,在服用这类药物的患者中出现肌病症状,如肌肉僵硬、压痛和肌无力,而 CK 浓度正常。停止用药的试验可能是合适的。最后,我们曾遇到一些患者,在停止用药后,他们的 CK 水平在几个月或更长时间内仍然保持在高水平。在少数病例中,CK 升高仍持续多年,但我们无法确定在服用他汀类药物之前,这些患者的 CK 水平已存在异常。在第 43 章中提到的一种多发性神经病,他汀类药物已被初步牵涉其中。

一般来说,如果肌肉病变严重,应停用使用他汀类药物。免疫型肌病的治疗是很复杂的,因为停药后该综合征可能会持续。在某些情况下,停药后会有自发的改善,但其他情况可能需要糖皮质激素或免疫抑制剂,如麦考酚酸盐或硫唑嘌呤。如果没有反应,可以尝试静脉滴注免疫球蛋白或利妥昔单抗。Mammen 已经对这些方法进行过回顾,但是还没有足够的试验来确定最佳的治疗方案。

秋水仙碱肌神经病

秋水仙碱肌神经病,这一疾病之所以在这里叙述,不仅是因为它奇特的组织病理学特征,也因为它的临床意义。秋水仙碱被广泛用于治疗痛风,经常引起轻微的亚急性近端肌无力,但也会导致急性坏死性肌病。后者大多发生在有一定程度肾衰竭的患者,因为这会使药物在体内蓄积(即使该药物主要由肝脏代谢)。在极少数情况下,肌病会影响头面部肌肉和膈肌。许多病例也表现出多发性神经病的临床或电生理学证据,正如 Kuncl 和同事所指出的,许多病例也表现出多发性神经病的临床或电生理证据,导致秋水仙碱肌神经病(*colchicine myoneuropathy*)这一术语的产生。反射能力减弱,还有轻微的远端感觉丧失。因而。表现反射减弱,还有轻度的远端感觉缺失。

血清 CK 水平可能升高或正常。肌肉活检显示同时存在肌源性和神经源性疾病的成分,在 Gomori 三色染色上,肌肉的特殊特征是肌纤维内的镶边空泡,与包涵体肌炎相比,这些空泡更位于肌纤维中央。肌肉损伤的机制尚不清楚,但可能是由于药物干扰了微管蛋白,这是一种肌肉与神经中微管多聚化所必需的蛋白。停药后肌无力在数天或数周时间内消失,但神经源性损害特征依然保留。

其他不能简单地概括但可能导致毒性肌病或神经肌病的药物包括胺碘酮、氯喹和羟氯喹,如在第 41 章中所述。

酒精性肌病(另见第 41 章)

几种类型的肌无力都被归因于酒精中毒(*alcoholism*)。有一种类型,患者在几天或几周的长时间饮酒后,出现无痛性和主要是近端肢体无力,并伴有严重的低钾血症(*hypokalemia*)(血清钾水平<2mEq/L)。尿钾的排泄没有明显增加,而钾消耗可能是呕吐和腹泻所致。此外,血清转氨酶和肌酶的水平显著升高。严重肌无力的肌肉活检显示单纤维坏死和空泡化。治疗包括静脉滴注氯化钾(120mEq/ 天,持续几天),之后只需口服即可。肌力在 7~14 天内逐渐恢复,酶水平也随之恢复正常。

一种更剧烈的肌病综合征,在长期饮酒达到顶峰时急性发作,被恰当地称为急性酒精性肌病(*acute alcoholic myopathy*)。表现为四肢和躯干肌肉的剧烈疼痛、压痛和水肿,严重的病例还伴有肾脏损伤(见 Hed et al)。与低钾血症无关。一些患者出现全身性肌坏死,另一些患者是明显的局灶性的。肢体肿胀、疼痛、压痛,或者部分肢体可能表现为深静脉血栓形成或淋巴阻塞。肌坏死表现为血清 CK 和醛缩酶水平升高以及尿液中出现肌红蛋白,最严重的病例可导致致命的肌红蛋白尿性肾衰竭。事实上,在综合医院中,酒精中毒是横纹肌溶解症和肌红蛋白尿最常见的原因之一,仅次于癫痫持续状态和外伤。一些患者在几周内康复,而另一些则需要几个月的时间,而在再次狂饮时复发的情况经常发生。运动能力的恢复伴随着肌肉再生,但可能被多发性神经病和其他与酒精中毒相关的神经肌肉残疾综合征所阻碍。Haller 和 Drachman 通过让大鼠在摄入酒精 2~4 周后进行短暂的禁食,已使之产生了横纹肌溶解,这表明类似的机制可能在酗酒者身上起作用。

Perkoff 和他的同事们描述了可能是酗酒者急性肌肉疾病的第三种形式,其特征是在持续饮酒的过程中出现严重的肌肉痉挛和弥漫性肌无力。他们注意到这些患者以及在入院前持续大量饮酒的无症状酗酒者的生化异常,如血清 CK 水平升高,肌红蛋白尿,以及对缺血性运动的血乳酸升高减少。这一综合征的状况及其与常见的急性酒精性肌病的关系我们尚不清楚。

在酗酒者中,时常可以观察到亚急性或慢性演变的四肢近端,特别是腿部肌肉的无痛性无力和萎缩,而在小腿的远端部分和足仅有极轻微的体征。这样的病例被称为慢性酒精性肌病(*chronic alcoholic myopathy*),揭示了酒精对肌肉有直接的毒性作用,但支持这种假设的数据尚不充分。其中一些病例表现为个别肌纤维坏死和多发性肌炎的其他征象,作者看到的大多数病例已被证明是神经病性质。这也是其他人的经验(Faris and Reyes)。治疗遵循营养性 - 酒精性神经病(nutritional-alcoholic neuropathy)的方式,如果患者戒酒并保持足够的营养,完全恢复是可以预期的。

先天性肌病

这一小节包括两大类相当大的肌肉疾病,一类集合了涉及肌肉的先天性畸形,另一类是一种独特的先天性肌病。由于构成这些类别的所有疾病都是先天性的,因此,在本章的引言部分简要地介绍了关于肌肉自然发育和衰老的主要问题可能是有帮助的。这些疾病在儿科神经病学中是特别重要的,因为它们中的大多数在早期就引起人们注意。

肌肉的先天畸形

关节挛缩(表 45-7)

这种多发性先天性挛缩的疾病,现在被称为关节挛缩(*arthrogryposis*)(字面的意思是弯曲的关节),据估计每 3 000 个新生儿中就会发生一例。这种畸形是由于胎儿发育过程中缺乏运动造成的,因此任何使发育的胚胎无法活动的疾病,无论是由于缺乏前角细胞、周围神经、运动终板(如重症肌无力母亲所生的婴儿),还是肌肉疾病均可导致畸形发生。通常,伴有相关的神经系统和躯体结构的发育缺陷,如耳位低,鼻子宽而平,小颌畸形,腭弓高;较少见的有短颈、先天性心脏病、肺发育不全,以及隐睾等。

表 45-7　关节挛缩的主要病因

Werdnig-Hoffmann 运动神经元病
强直性肌营养不良
先天性肌无力(见第 46 章)
先天性肌病
先天型肌营养不良
新生儿周围神经病
Prader-Willi 综合征
肌发育不良(局灶性关节挛缩)

在构成关节挛缩的许多疾病中,前角细胞发育异常是最常见的,主要是如第 38 章所讨论的韦德尼希 - 霍夫曼病(*Werdnig-Hoffmann disease*)。前角细胞发育失败会导致四肢肌肉不均匀变小和轻瘫。神经支配相对正常的肌肉的无对抗收缩会导致固定畸形。在一种不常见的肌病引起的关节挛缩中,神经系统通常是完整的,该病是先天性肌病或先天性肌营养不良。已经观察到,与脊髓病的(前角细胞)形式不同,各种肌病均表现为四肢固定于髋部和膝部的弯曲位置,两腿呈内收位。除了这两种公认的关节挛缩原因外,偶有病例可归因于新生儿神经病、新生儿重症肌无力,或普拉德 - 威利综合征(*Prader-Willi syndrome*)(引起宫内张力减退)。

患有关节挛缩的婴儿应由有经验的肌电学医生解释的 EMG 进行评估,并通过肌肉活检来检测肌群萎缩和本章进一步描述的先天性肌病。这两种检查方法都很难对早产儿未完全形成的神经系统进行检查。在许多情况下,将检查推迟到产后发育几周后进行,当结果通常更清楚时是有价值的。有时,电生理学和活组织检查可能必须在几周或更长时间后重复,才能做出明确的诊断。如果最初的评估没有结果,采用对脑部成像检查来检测大脑的畸形(以及对 Prader-Willi 综合征的 5 号染色体 *PWCR* 基因座序列)可能会证明是有用的。

先天性局灶性纤维挛缩

先天性局灶性纤维挛缩(*congenital focal fibrous contractures*),这一术语指的是由于肌肉的发育性缺陷或破坏而导致肢体姿势固定，伴随支撑组织和韧带的缩短和纤维化。在婴儿和儿童中有相当数量的畸形可以追溯到这种类型的缺陷。最常见的是先天性马蹄内翻足［畸形足（talipes）］、先天性斜颈［歪脖（*wryneck*）］、先天性肩胛抬高［斯普伦畸形（Sprengel deformity）］，以及先天性髋脱位等。在所有这些情况下，姿势扭曲的产生和维持或者由于纤维化的肌肉变得无力，或者由于正常肌肉因缺乏对抗而收缩和缩短。在某些病例中，子宫内或出生时的肌肉创伤可导致纤维化和纤维性挛缩。

先天性内翻足（*congenital clubfoot*） 这里畸形可能是足和踝关节的跖屈［马蹄内翻足（talipes equinovarus）］，内翻（inversion）（足内翻或内翻足），外翻（eversion）（足外翻或八字足），或踝关节足背屈（跟骨畸形足）。大约75%的患者是马蹄内翻足类型（即，脚转向内下）。通常双脚都会受到影响。在一个家庭中可能发生多例患者。关于病因和发病机制有几种解释，包括胎位不正、胚胎的跗骨和跖骨畸形、脊神经或脊髓前角细胞的原发性缺陷，或先天性肌营养不良等。没有一种理论可以解释所有的病例，现有的病理资料也排除了单一的原因和发病机制。在某些情况下，内翻足是唯一可识别的先天性异常，但通常是作为全身性关节挛缩的一部分（见下文），是CNS在子宫内较广泛受累的一个指征。（见Kakulas and Adams以及Banker关于这一主题的相关文献。）

先天性斜颈（*congenital torticollis*）（歪脖） 这种疾病开始于婴儿出生后的最初几个月，与第4章所讨论的成人斜颈不同，它不是肌张力障碍的结果，而是由于胸锁乳突肌的先天性缩短引起的，胸锁乳突肌有一种质硬而紧绷的感觉。头部向一侧倾斜，枕部稍微旋转到患肌的一侧。这种疾病是非家族性的，可归因于出生时胸锁乳突肌的损伤。这种损伤是肌肉本身的纯机械性损伤，还是由动脉或静脉阻塞引起的缺血（或完全不同的原因）所致，还不清楚。先天性斜颈经常引起胸锁乳突肌增大（一种假瘤），在探查时可见肌腹苍白和梭形肿胀。组织学的表现与沃克曼（Volkmann）挛缩相似，即肌纤维被相对无细胞的结缔组织取代，表明至少在某些病例中因缺血机制而导致缺陷。

先天性肌肉缺失（肌发育不全）

众所周知，有些人天生就没有某块肌肉。这不仅涉及某些不稳定和功能上不重要的肌肉，如掌长肌，也适用于较重要的肌肉。最常见的肌肉缺失是胸肌、斜方肌、前锯肌和股四头肌，但在个别病例中可能缺失许多单个肌肉。

先天性肌肉缺失通常伴有邻近的非肌肉组织的先天性异常。例如，先天性胸肌缺失伴有乳腺结构发育不全或发育不良，或合并并指和小指畸形。胸肌发育不全也可能伴有脊柱侧弯、蹼状指，以及同侧手臂和手的发育不全［波兰综合征（Poland syndrome）］。另一组不寻常的症状包括部分腹肌的先天性缺失［梅干腹（“prune belly”）］，通常伴有关节挛缩以及输尿管、膀胱和生殖器缺陷。肌发育不全（amyoplasia）在少数面肩肱型肌营养不良症患者也会发生。

局限性核性肌萎缩

在另一组局限性肌肉麻痹中，主要的异常发生于中枢神经系统［核性肌萎缩（*nuclear amyotrophies*）］。最常见的一种是先天性上睑下垂，是由于提上睑肌的神经支配的先天缺陷造成的。由动眼神经支配的所有肌肉完全瘫痪，显然是第三对脑神经核发育不全的结果，这种缺陷可以在一个家族的几个成员中观察到，偶尔只有一个成员罹患。双侧展神经麻痹经常与新生儿双面部神经麻痹有关，被称为莫比乌斯综合征（*Möbius syndrome*）；这通常是非家族性异常，其原因被认为是神经核发育不全或发育不良，在第37章与发育障碍一起讨论。在这些家族性神经核性肌萎缩中，肌肉的发育独立于神经系统，但由于缺乏神经支配而无存活之可能。因此，这其实是一种先天性失神经的营养不良。当然，肌肉的原发性营养不良也可能引起双侧的面肌无力，如面肩肱型肌营养不良（FSHD）。

先天性结构性肌病（表45-8）

自1956年开始，根据Shy和Magee对一例患者的描述，他的肌纤维表现出一种特殊的肌质中央致密化（“核心”），一种新的肌肉遗传性疾病被描绘出来。这类疾病中较为常见和明确的是中央轴空（*central core*）、杆状体（*nemaline*）、肌管和中央核肌病（*centronuclear myopathy*）。各种其他类型的先天性肌病已被描述，但它们是相对不常见的，有些是可疑的特异性，只是被简单地提到过。顾名思义，在每一种疾病中都没有肌纤维的丧失，但在每一种肌纤维中都有一种独特的形态异常。这些过程通常在生命早期表现为肌肉容积减少、张力减低、四肢无力，通常在身体其他部位还有其他细微的畸形特征。

表 45-8 主要的先天性肌病

类型	遗传	基因	起病年龄	CK 升高	受累部位
中央轴空病	AD，AR	兰尼碱受体（*RYR1*）	0~20 岁	1~10 ×	婴儿期的弥漫性疾病 青春期起病近端肌病 恶性高热风险 可有精神发育迟滞
杆状体肌病	AD，AR	α- 原肌球蛋白 Nebulin Coflin-2 β- 原肌球蛋白 兰尼碱受体 肌钙蛋白 T1 α- 肌动蛋白	0~20 岁	1~2 ×	多种表型 可表现为重度先天性肌病或儿童起病疾病 可包括面肌无力，高腭弓与高足弓
肌管肌病	X 连锁，AD，AR	肌管素 Dynamin-2 *MYF6*	0~10 岁	1~4 ×	近端与远端无力 可能包括面肌无力、眼外肌瘫痪、上睑下垂

AD，常染色体显性；AR，常染色体隐性；CK，肌酸激酶。

进一步的研究表明，这组疾病并不局限于婴儿期和幼儿期，其中一些疾病，特别是出生时出现的疾病，并不像其早期描述的那样是良性的。前面提到的每一个疾病都是在较晚的年龄被观察到的，甚至是在中年期。事实上，如果疾病是轻微的，通常没有办法确定它是否自出生以来就存在。

大多数这些肌病的典型特征，与进展速度更快的许多肌营养不良、Werdnig-Hoffmann 病，以及其他形式的儿童期和青少年的遗传性运动系统疾病相比，除了通常的早发性外，是不进展或进展极其缓慢的。特殊地，曾报告一例较快进展的先天性肌病病例，在使用组织化学和电子显微镜技术之前，这类患者通常被认为是"良性肌营养不良"。一些类型的家族性发病也已被确定，因此，在某些病例中，这类疾病与一些进展较缓慢的肌营养不良很难从临床上区分。对于任何先天性肌病都没有特定的治疗方法。

最清楚地显示先天性肌病的特征性病变，是通过系统的应用对肌肉活检组织的冷冻切片组织化学染色，并通过相差和电子显微镜检查。使用常规染色的光学显微镜检查也可发现一些异常，但作为一组疾病，它们的识别一直是较新的组织学技术的产物。

需要注意的是一些形态变化的特异性和基于这些变化的先天性肌病的分类。认为仅凭单个细胞器的改变或肌纤维的肌质的细微变化就可以确定病理过程的特征是不推荐的。事实上，随着对这类疾病进行更仔细的研究，其中一些变化的特异性开始受到质疑。例如，有时在杆状体肌病的同一块肌肉中可以发现中央轴空的改变，诸如此类，而每一种指示性损伤都曾报告与其他全身疾病有关，甚至是由于某些药物治疗的结果。然而，任何个别病例的形态学改变的显著性，连同某些典型的临床特征，可以做出准确的诊断。

中央轴空肌病（*RYR1* 基因变异）

中央轴空肌病（*central core myopathy*），在 Shy 和 Magee 描述的原始家系中，有连续 3 代的 5 名成员（4 名男性）罹患，提示为常染色体显性遗传模式。最小的患者只有 2 岁，最年长的 65 岁。每个婴儿在出生后不久就出现肌无力和张力减退［称"软婴儿"（*floppy infant*）］，运动发育普遍迟缓，尤其是行走发育，直到 4~5 岁时才能行走。这些患者很难从椅子上站立、爬楼梯和跑步。尽管远端肌肉也受累，但近端肌肉无力更明显，肩胛带肌受影响小于骨盆带肌。面部、球部和眼部肌肉均未受累。腱反射对称性，不活跃。肌萎缩不是一个突出的特征，尽管有一例患者出现肌肉发育不良，其他患者也有报道。没有肌束震颤、痛性痉挛或肌强直，但运动后痛性痉挛已在其他家族中被描述。心电图正常。

几乎现代研究的所有病例都是由于兰尼碱受体 1（*RYR1*）的变异型，此变异型也涉及少数恶性高热病例的病因（见第 41 章），以及罕见的隐性遗传性微小轴空病（*minicore disease*）（多发或多发微小轴空），微小轴空病是一种可能包括眼肌麻痹的先天性肌病。因此，这种疾病具有显著的特征，每个患者都有可能发展为恶性高热的潜在风险，因此应佩戴手链或以其他方式识别，以表明对这种麻醉诱导的并发症易感性。

这种疾病很罕见，但随着发现更多的病例，人们开始认识到较温和的形式，其中一些患者的症状在成年期首次出现。最初，这些患者因近端肌肉不成比例地受累，而被认为患有肢带型肌营养不良。在其他家庭中，如 Patterson 和同事报告的一个家庭，这种疾病是在中年期被首次发现，表现为一种近端肌病快速发展。在少数儿童中曾发现髋关节脱位、弓形足或扁平足，以及脊柱后侧凸畸形，但关节挛缩是罕见的。在大多数病例中，该病的进展极其缓慢，多年后略有恶化，这些代表了该病的两个极端。

EMG 显示短暂的、小波幅运动单位电位，伴正常的干扰相。血清 CK 浓度正常或仅轻微升高，就像所有先天性肌病一样。

病理上，大部分肌纤维大小正常或增粗，未见肌纤维的局灶性破坏或丢失。该病的独特特征是在每个肌纤维的中央部分存在致密的、无定形的肌原纤维凝结或肌原纤维物质。这一改变区域的特征是缺乏线粒体和其他细胞器，PAS 阳性反应减少，Gomori 三色染色呈深蓝色，与正常周围肌原纤维的蓝绿色相比。在轴空的核心内，缺乏磷酸化酶和氧化酶。大部分轴空是在 1 型肌纤维，在肌肉活检中占主导地位。这些轴空与肌纤维的长度相同，因此不同于眼咽和多发微小轴空肌病中所见的多发轴空或微小轴空。

杆状体肌病（多种基因变异）

杆状体肌病（*nemaline myopathy*），这种疾病也表现为婴儿期和儿童早期的肌张力减退和运动能力受损，但与中央轴空病不同的是，躯干和四肢的肌肉（近端重于远端），以及面部、舌和咽部肌肉非常薄且发育不良。已发现了几种临床形式。一种是先天性的，在新生儿期出现全身无力，使呼吸和喂养困难。四肢松弛和弯曲[又称为“软婴儿”（*floppy infant*）]。在几周到几个月内因肺炎而死亡。在存活时间较长的情况下，肌无力不太严重，主要累及肢体近端肌。腱反射减弱或消失。患此病的幼儿通常身体虚弱，经常有呼吸道感染，可能使生命缩短。随着生长，力量会慢慢增强，后者的过程明显地抵消了疾病的进展。

患儿瘦长的体型、窄脸、张嘴、狭窄的拱形上腭，以及脊柱后侧凸等，是杆状体肌病常见的但并非不变的伴随症状。这些畸形的特征不是其他先天性多发性肌病的典型表现。可能还伴有弓形足或马蹄内翻足。一些较轻症的病例会持续到成年期，此时心肌病可能危及生命。Engel AG，以及 Engel WK 和 Reznick 观察了一些在中年时首次表现出疾病征象的人，肌无力主要是在近端肌，并缺乏儿童期形式的畸形和骨骼异常。EMG 为“肌源性的”，血清酶水平正常或仅轻微升高。

在成年期间，由于呼吸肌（*respiratory muscles*）不成比例地受累，杆状体肌病的病例引起了人们的注意，这一特征与成人的酸性麦芽糖酶缺乏的外观相同。通常杆状体肌病患者在他们早期的生活中都有身体表现不佳的历史。

在晚发性杆状体肌病的病例报告中出现了一种不明原因的单克隆丙种球蛋白病，可能是一个独立的过程，而不是偶然发生。在 Chahin 和同事描述的晚发性病例系列中，14 例中有 7 例血液蛋白异常，这些作者认为其预后可能不如没有这种蛋白的患者。同时具有成人近端肌无力和单克隆蛋白的患者没有畸形表现，提示这些患者与以下所述的典型基因决定的杆状体肌病不同。

杆状体肌病似乎是遗传异质性的，但约 20% 是由 *ACTA1* 突变引起的。遗传方式通常是常染色体显性伴可变的外显率。在一些家族中存在常染色体隐性或 X 连锁遗传。对各种基因缺陷的研究已经开始阐明遗传的不确定性，并解释这种疾病的不同形式之间的关系。疾病之间的关系。与杆状体肌病相关的基因包括 α- 原肌球蛋白（tropomyosin）、β- 原肌球蛋白、α- 肌动蛋白（actin）、伴肌动蛋白（nebulin）、肌钙蛋白（troponin）、丝切蛋白 1（coflin-1）和兰尼碱受体（细胞内贮存钙释放的机制）（如上所述，其中最后一种最常涉及中央轴空病）。

该病由于病理材料中的杆状或线圈样线状结构而得名。用 Gomori 三色染色的冷冻肌肉组织在光镜下可以看到特征性病变。在肌纤维质膜下可见无数单个的和小块的芽孢杆菌样杆状体。在电子显微镜下，它们是由类似于 Z 带的物质组成的，并且经常附着肌动蛋白丝，就像它们附着在 Z 带上一样。通常占多数的 1 型纤维比正常的小，如在中央轴空病。据报道，运动神经元的大小已经减小。肌无力可能与肌纤维的小和减少有关，也可能与肌纤维横纹，尤其是 Z 带的局部中断有关。

中央核(肌管)肌病

中央核肌病(*centronuclear myopathy*)也称为肌管肌病(*myotubular myopathy*),在这种家族性疾病中,患儿出生后不久或在婴儿期或幼儿期就表现出肌张力低下和肌无力。在最轻微的情况下,诊断直到成年后才变得明显。所有的横纹骨骼肌都一定程度地被累及,但本病的显著特征是大多数患儿出现上睑下垂和眼肌麻痹伴面肌、咀嚼肌、舌肌、咽肌、喉肌和颈肌无力,但成人无此症状。在四肢,远端无力与近端无力同时发生。四肢在整个一生中都保持细瘦和弯曲。虽然随着年龄的增长会有一些改善,但运动发育也会随之减缓。然而,后来随着疾病的缓慢进展,已经获得的运动功能可能会丧失。一些患者出现了伴癫痫和 EEG 异常的大脑异常迹象,但尚不清楚这是否真的是该病的一部分。针式肌电图检查显示通常的肌源性损害模式,在一些病例中同时出现正锐波和纤颤电位。大量的自发活动应提示中央核肌病的诊断(Griggs et al)。

Heckmatt 和同事根据严重程度、表现模式和遗传模式将这种疾病分为三种类型:①严重的新生儿 X 连锁隐性遗传类型,目前已知主要与微肌管蛋白(*myotubularin*),MTM1 基因变异有关;②较轻的早期婴儿、晚期婴儿或儿童期常染色体隐性遗传类型,与 BIN1、RYR1 或肌联蛋白相关;以及③一种更温和的儿童晚期 - 成人常染色体显性类型,在某些病例中与 DYN2［动员蛋白(dynamin)］或 MYF6 突变相关,MYF6 是一种螺旋 - 环 - 螺旋蛋白,似乎起着肌源性转录因子的作用。

该疾病的突出病理特征是肌肉及其组成的纤维的微小以及中央成核现象。在一组中央核肌病中,有 1 型纤维的营养不良(Bethlem et al; Karpati et al)。大部分居中位置的核周围是一个空白区,在该区域缺乏可收缩元素的组织。由于中央成核现象,该疾病被错误地称为肌管肌病(*myotubular myopathy*),意味着在肌管期肌肉发育停滞。实际上,病理过程的本质是模糊的。小的中央有核的纤维与典型的肌管不同。电子显微镜研究的证据表明,肌纤维中心部分的变化(在细胞核周围的空白区域缺乏酶活性),导致纤维丢失的所有可能性。这种变化与纯发育异常是相悖的。

管聚集肌病

管聚集肌病(*myopathy with tubular aggregates*),是首先在低钾性周期性瘫痪和先天性肌强直患者中观察到管状聚集物在肌膜下或更多肌纤维内部区域积累,后来在许多不同的情况下均可出现,如慢性药物中毒、缺氧和先天性肌无力综合征等。然而,管聚集也是几种罕见的和纯肌病综合征的最典型特征:①缓慢进行性肌无力,呈肢带型分布,发病于儿童期或成年早期,遗传类型为常染色体显性或隐性;②一种儿童期开始的近端无力、易疲劳和肌无力特征,为常染色体隐性遗传。这种综合征可能对溴吡斯的明有反应;以及③运动引起的肌肉疼痛、痛性痉挛和僵硬,迄今为止,这些病例都是零星的。

在石蜡切片中,组织学变化很容易被忽略。冷冻切片用苏木精和伊红染色显示大量嗜碱性物质,而用 Gomori 三色染色后显示鲜红色,并与还原型烟酰胺腺嘌呤二核苷酸(NADH)脱氢酶发生强烈反应。在电镜下,管状聚集束与肌原纤维有明显的界限。

其他先天性肌病

上述的先天性肌病,如中央轴空病、杆状体病、中央核肌病和管聚集肌病等都是相当明确的临床病理实体。其他不太常见的类型已被描述,每一种都是根据组织化学和电子显微镜制作标本中肌纤维细胞器的独特形态变化而命名的。在这些额外类型的先天性肌病中没有遗传模式或基因位点已被识别。其中一些肌病,如多发轴空(微小轴空)、指纹体(*fingerprint body*)、肌管(*sarcotubular*)等仅有少数的病例报道,不足以将其归类为疾病实体。另外两种类型,先天性肌纤维类型比例失调和先天性肌纤维类型优势,最初被认为是先天性肌病,已被证明是非特异性组织化学改变,在许多有先天性发育异常、运动发育延迟和其他疾病的婴儿和儿童中观察到。此外,其他推测的先天性肌病包括所谓的还原体肌病(*reducing body*)、三层肌病(*trilaminar*)和帽状肌病(*cap disease*),斑马体肌病(*zebra body*),以及家族性肌病伴 1 型纤维溶解(*familial myopathy with lysis in type 1 fibers*)等。它们也很可能代表肌肉或人工固定物的非特异性反应,到目前为止,还没有证据表明其中任何一个代表临床病理疾病。

肌原纤维肌病

肌原纤维肌病(*myofibrillar myopathy*),这一疾病,更多的是一组肌病,以前被包括在先天性肌病,但现在显然属于肌营养不良的范畴，在之前的小节中已讨论过这类疾病。

如引言部分所述，目前没有任何一种先天性肌病的治疗方法。

婴儿和儿童期脊髓性肌萎缩（见第38章）

显然，这组重要的疾病，它们与先天性肌病和某些先天性肌营养不良在同一生活期出现，必须列入早期发病的肌无力、肌张力减退和关节挛缩的鉴别诊断中。事实上，它们代表了研究婴儿神经肌肉疾病的临床医生所面临的主要问题。它们的遗传性质，它们进展到致命的结局或延迟的运动能力，以及它们在某些情况下产生致残性挛缩的倾向等，都与原发性肌肉疾病是一样的。在大多数情况下，恰当应用当前实验室技术就能明确诊断。考虑到它们的神经元性起源，我们在第38章中将它们与其他变性疾病放在一起。

以痛性痉挛、肌痉挛、疼痛和局灶包块为特征的肌肉疾病（另见第46章）

除了由脊髓运动机制解除抑制引起的痉挛和僵硬外，还有一些形式的肌肉僵硬和痉挛可追溯到下运动神经元及其脊髓抑制机制或肌纤维的肌膜的异常。肌肉可能会由于运动轴突不稳定的去极化，通过神经肌肉接头发送一连串的冲动而发生肌肉痉挛，就像发生在如肌纤维颤搐、低钙性手足搐搦和假性甲状旁腺功能减退症。在其他状态，肌肉的神经支配是正常的，但是尽管试图放松，收缩仍然持续（肌强直）。或者，在一次或一系列收缩后，肌肉可能解除收缩缓慢，如发生在反常性肌强直和甲状腺功能减退。在麦卡德尔（McArdle）磷酸化酶缺乏症和磷酸果糖激酶缺乏症的肌挛缩中，肌肉一旦收缩，就缺乏放松的能量。在另一种类型的肌肉僵硬中，肌肉可能出现涟漪样运动，或叩击后通过肌丘反应和快速收缩与松弛。痛性痉挛还须与不宁腿综合征相鉴别（见第18章），后者主要是一种夜间睡眠障碍，但可能延续到白天。

这些的每一种情况都可能引起痛性痉挛或肌痉挛的主诉，伴有不同程度的疼痛，并干扰自由有效的自主活动。每种情况都有其独特的临床和EMG特征，其中大多数都对治疗有良好的反应。

肌肉痛性痉挛（另见第46章）

肌肉痛性痉挛（*muscle cramps*），在本章的开头就介绍了这一主题，并指出每个人在此时或彼时都会经历肌肉痛性痉挛即抽筋。抽筋经常发生在夜间，在一天异常剧烈的活动之后，白天发生的频率较低，或是在放松一段时间，或偶尔在强烈的自主收缩或姿势调整后。随意的不安或牵拉的动作可能诱发一块肌肉（最常见为足或小腿的肌肉）强烈收缩而不能自主放松。肌肉可见并可触及绷紧和疼痛，这种情况很容易与一种假性抽筋（*illusory cramp*）区分，后者有抽筋感觉的体验，但很少或没有肌肉收缩。后一种现象可能发生在正常人和周围神经疾病患者身上。按摩与用力牵拉抽筋的肌肉可使得痉挛缓解，虽然肌肉会在一段时间内仍保持兴奋状态和反复发生痛性痉挛。在抽筋前后可能有肉眼可见的肌束震颤，表明支配肌肉的运动神经元末梢分支的过度兴奋。有时痛性痉挛非常强烈，以至于可导致肌肉损伤；在一天或更长时间存在触碰时酸痛和用力时疼痛。心前区胸肌或膈肌痛性痉挛可引起对心肺疾病的恐惧。在EMG上，痛性痉挛以高频、高压动作电位的爆发为标志，而痉挛前期可见动作单位连续放电。抽筋为何会疼痛还不清楚，可能过度激活肌肉的需求超过了代谢供给，导致相对的缺血和代谢产物蓄积。肌肉过度劳累，无论是否有循环障碍，都会引起疼痛。在痛性痉挛之间肌肉在临床和肌电图上都是正常的。

在某些情况下和某些疾病中，痛性痉挛的频率都会增加。痛性痉挛在怀孕期间很常见，原因尚不完全清楚。脱水和过度出汗易于导致抽筋，这对运动员来说是一个持续的威胁。在运动系统疾病、甲状腺功能减退和慢性多发性神经病中，更容易诱发劳力性痛性痉挛。局灶性痛性痉挛发生在局部神经或神经根损伤之后。例如，骶1神经根因腰椎间盘病减压后，一侧的小腿肌肉容易出现严重的反复的痛性痉挛，在极端情况下，在长期的间歇性抽筋后肌肉会变得肥大。进行血液透析的患者容易发生抽筋，抽筋可通过静脉注射高渗盐水或高渗葡萄糖加以抑制。

肌肉痛性痉挛的机制还不清楚。几种酶被牵涉其中，虽然有争议，但通常包括在这些酶中的是肌腺苷酸（*myoadenylate*）。这种酶在肌肉中浓度很高，被认为主要在有氧运动中起作用，并通过腺苷酸激酶的作用促进从ADP到ATP的再生。然而，这种酶的低水平并不是特异性的，出现在一些不相关的疾病中，如低钾周期性瘫痪和脊髓性肌萎缩（详见Layzer）。

硫酸奎宁（quinine sulfate）曾是一种有效的药物（睡前300mg，必要时4小时后重复服用，或对特发性日间痛性痉挛可300mg，每日3次），但由于室性心律失常的低风险，已不再广泛使用。尽管如此，一些患者还是愿意使用奎宁水来缓解疼痛，因为一些牌子的奎宁水中仍然含有这种化学物质。盐酸苯海拉明（苯那君）50mg或普鲁卡因胺0.5~1.0g是替代方法。苯妥英、卡马西平和其他抗癫痫药，以及氯硝西泮可能对减轻白天反复发作的痛性痉挛有帮助。

搐搦、假性搐搦及相关的痛性痉挛综合征

正如前面所指出的，钙离子与镁离子的减少与不自主的抽筋样痉挛有关，最轻的形式表现为远端的腕足痉挛，但可累及除眼外肌以外的任何肌肉。在这些情况下，高频（每秒15~20次）刺激神经支配的肌肉会产生痉挛，过度通气和缺血会增加这种倾向。实际上，陶瑟征（*Trousseau sign*），即束臂加压试验，使手臂血液供应阻塞导致的腕痉挛正是利用了缺血现象。低钙性手足搐搦症（*hypocalcemic tetany*）是由于神经纤维的轴突膜的不稳定去极化所致。这一机制可以通过以下几方面得到证实：①神经对叩诊的敏感性，例如，在面神经出口孔附近叩诊会引起面部抽搐，或佛斯特征（*Chvostek sign*），② EMG显示快速频率的二联律和三联律的运动单位电位，提示神经兴奋性过高，③对四肢近端加用压脉带可引起肌痉挛（引起压脉带下方神经节段缺血），以及④由于感觉神经纤维兴奋引起伴发的刺痛感和刺痛性感觉异常。低钙血症也可引起肌纤维本身的轻微改变；因此神经阻滞并不能完全消除手足搐搦症。我们在此提出，Chvostek征可见于一些正常人，但是没有明显的解释。

先前描述的特发性良性痛性痉挛类似于手足搐搦，但没有可测量的低钙血症，即假性手足搐搦（*pseudotetany*）。就像手足搐搦症一样，在大约一半的良性痛性痉挛患者中，以每秒15次或以上的神经刺激会产生重复放电。活检显示除少数环状束（肌原纤维的环状束环绕着正常的纵向肌原纤维的核心）外，肌纤维未见异常。钙和地西泮没有治疗价值，但一些患者对苯妥英、奎宁（因有心律失常风险而不再广泛使用）、普鲁卡因胺或氯丙嗪有反应。

一种家族性（常染色体显性）形式的良性痛性痉挛综合征已被报告，痛性痉挛影响肢体远端肌肉，在童年期和青春期开始发病，症状持续终生。另一个这样的家系曾被描述，开始抽筋的时间较晚，影响前颈部、手臂和腹部肌肉，以及大腿和小腿肌肉。此外，本章前面提到的家族性肌痛-痛性痉挛综合征（*familial myalgic-cramp syndrome*）与肌营养不良基因的部分缺失有关（但几乎很少或完全没有肌营养不良性无力）。在许多先天性肌病和一些Duchenne和贝克尔肌营养不良家系中也发现了痛性痉挛和疼痛的倾向。

里吉（Satoyoshi）综合征

Satoyoshi描述了一组患者，他们除了广泛和严重的肌肉痛性痉挛外，还出现了普遍的脱发、闭经、肠道吸收不良伴频繁腹泻，还有一些出现了骨骺破坏和生长延迟。他描述的大多数日本患者小于20岁，但我们见到的2例白种人患者均为中年发病。这些患者的血清钙是正常的，EMG显示高频放电，为痛性痉挛的特征。我们的一例该病患者有数十年慢性腹泻、秃头，以及持续的极其痛苦的小腿抽筋，肉眼可见肌束震颤。此三联征实际上可识别这一疾病。该病的病因尚不清楚，但初步推测为自身免疫性。糖皮质激素，特别是在短时间内大剂量使用时，已经取得了一些效果；丹曲林（dantrolene）也被使用，我们认为血浆交换对一个病例可能有帮助。

神经和远端轴索疾病所致的持续肌纤维活动（见第46章）

虽然这组疾病的主要表现是肌肉痛性痉挛，似乎属于这一章的肌肉疾病，但实际上，它们与运动神经、轴突及其终末分支的紊乱有关。由于这一原因，它们出现在第46章离子通道病和第43章周围神经疾病。

肌痛状态

前面所描述的许多肌肉疾病都伴有疼痛和不适。这些在伴有痛性痉挛和生化性挛缩（磷酸化酶和磷酸果糖激酶缺乏）的情况下尤为突出。肌肉缺血，即间歇性跛行（*intermittent claudication*）也很痛苦，在某些病例中，肌张力障碍也是如此。肌无力使四肢持续出现异常姿势，可能引起肌肉和肌腱的拉伸损伤。可见于许多先天性肌病和肌营养不良症。在所有这些情况下，临床检查通常会揭示疼痛

的来源。

弥漫性肌肉疼痛伴有不适，是许多全身性感染的常见表现，例如流行性感冒、布鲁氏菌病、登革热、科罗拉多蜱传热、麻疹、疟疾、回归热、风湿热（在该病中称为“生长痛”）、沙门菌病、弓形体病、旋毛虫病、兔热病，以及韦尔病（Weil disease）等。当疼痛剧烈时，特别是当疼痛局限于一侧胸部和腹部时，最有可能的诊断是流行性肌痛（*epidemic myalgia*）［也被称为胸膜痛（*pleurodynia*）、“魔鬼之手”，以及由柯萨奇病毒感染引起的博恩霍尔姆病（*Bornholm disease*）］。脊髓灰质炎在神经系统受累时可伴有剧烈疼痛，随后瘫痪的肌肉可能疼痛。Guillain-Barré综合征也是如此，其疼痛可能比肌无力早出现几天。对这些疾病中肌痛的病理基础所知甚少，它并非肌肉炎症所致，更可能是大多数全身性感染常见的循环细胞因子产生的。轻度肌肉疼痛是多发性肌炎和皮肌炎的常见症状，但不是必需的伴随症状。

风湿性多肌痛（见第 10 章）

风湿性多肌痛（*polymyalgia rheumatica*）是中老年患者四肢近端肌肉疼痛的主要考虑。这一问题在本书的其他章节中被简要提及，涉及背部和肢体疼痛（见第 10 章）以及与之密切相关的颞动脉炎（见第 9 章）。肌肉酸痛可能是弥漫性或不对称的，特别是在手臂近端和肩部。据报道，该病每一个动作都感到僵硬和疼痛。主要受影响的是关节周围组织及其肌肉附着处，可能有压痛，但这很难解释，因为这些区域的压痛可能在健康个体中发现。大多数患者血沉升高，泼尼松的 48 小时试验完全缓解了肌肉疼痛，证实了这一诊断。在肌肉疼痛的情况下，全身症状如体重减轻、头痛和疲劳，以及轻度贫血，特别提示风湿性多肌痛的诊断。

纤维性肌痛

根据定义，纤维性肌痛（*fibromyalgia*）应代表炎症或其他因素影响到了肌肉、筋膜与腱膜的纤维组织。不幸的是，这种状态的病理基础仍然不清楚。只能对一些临床现象加以说明。在一段时间不活动后的最初活动中，肌肉或肌群可能会感到疼痛和触痛，特别是暴露在寒冷、潮湿或轻微创伤后，但通常是不能找到原因的。找不到肌腱、肌肉或关节炎疾病的征象。颈部和肩部是最常见的部位。在肌肉内可触及直径达数厘米的压痛区（被专家称为“纤维性结节”），受累肌肉的主动收缩或被动拉伸会增加痛点，被认为具有诊断价值，但存在争议。通常，伴发精神和身体疲劳、失眠和头痛等症状，会引起对焦虑状态或抑郁的怀疑。在一些情况下，病症在几周内就会消失；局部热敷、按摩、局部注射麻醉药或类固醇可以缓解症状，但大多数情况下会发展成慢性疾病。

慢性纤维肌痛会带来更大的问题，如第 10 章所讨论的，通常会使患者丧失能力，并引起生活习惯和工作的改变。它已成为风湿科医生和物理治疗师的主要诊断之一，但患者可能首先由神经科医生接诊。对该综合征的大多数定义都是循环式的，或者有些武断。目前普遍使用的定义与美国风湿病学会的一个委员会提出的相似。诊断的基础是广泛存在的疼痛，包括疼痛的病灶部位（触发点），可通过 4kg 的指压力在肌肉、肌腱或骨上方的 18 个典型部位的 11 个部位诱发，主要集于肩部与脊旁区域，并没有要求出现大多数患者伴随疾病的一些常见的全身不适（疲劳、注意力难以集中、睡眠困难或焦虑等）。在过去，类似的疼痛伴发肠易激综合征或膀胱易激综合征、痛经、慢性头痛和易于感冒等。取决于对广泛的疼痛和疼痛触发点的定义的宽泛性，我们的经验中大多数或所有的患者表现出许多与慢性疲劳综合征患者相同的临床表现，这在第 24 章中讨论过。然而，这一问题的作者指出，在大多数患者中，根据现代标准进行的正式评估并不能证实抑郁症的存在，而当抑郁症与肌肉的主诉共存时，两者在时间和严重程度上是不一致的。虽然我们承认抗抑郁药通常会带来令人失望的结果，而且在我们的经历中，有一些纤维肌痛症患者看起来心理健康，并无抑郁症，但他们一直是例外。文献中没有使用糖皮质激素来治疗疼痛，但我们偶尔有机会看到当这些药物用于其他目的时，患者的症状得到缓解。

纤维性肌痛仍是一个难处理的疾病，主要是由一种能证明其名称的疼痛模式来定义的。尽管试图将身体症状客观化，但精神因素也不应被忽视。这种情况是物理治疗师最喜欢的疾病，他们认为理疗是有帮助的，这可能如此。罕见地，一种类似的综合征在出现了神经系统征象几天后被证明是神经根炎、臂丛神经炎或带状疱疹暴发的前兆。

其他肌痛状态

过度运动后会出现严重的多肌痛（*polymyalgia*）。通常，患者观察到疼痛不是在活动时发生，而是在活动几小时后，甚至一两天后发生，类似于过度使用未做准备活动的肌肉的不适。出现肌肉酸痛，对运动和体力活动不耐受。血清CK水平可轻至中度升高。这是一个自然现象，是自限性的。当这种状态无限期地持续下去，并且一项适应训练计划不能缓解疼痛时，它就代表了一种特殊的疾病类别。在少数情况下，沉降率增加或其他实验室辅助检查可以明确诊断，肌肉活检可显示非特异性间质结节性肌炎或巨细胞动脉炎合并风湿性多肌痛。服用降脂他汀类药物的患者是否特别容易出现这个问题还不清楚。少数个体还会有前面描述的纤维肌痛综合征(fibromyalgic syndrome)的特征。然而，这一组症状大多无法解释发生的原因，人们只能怀疑是不明感染或肌肉代谢的细微异常，目前还不能证实。文献中提到，发现其中的一些病例肌腺苷酸脱氨酶缺乏(*myoadenylate deaminase deficiency*)颇有争议。也有一组患者在活动后休息时出现特发性小腿疼痛。一些遭受这种折磨的家庭被迫过着久坐不动的生活。对这种情况止痛剂无效。在2个病例中，发现钙离子ATP酶的缺陷，据报道可通过钙离子通道拮抗剂如维拉帕米(verapamil)120mg减轻(Walton)。它必须与疼痛腿和活动趾综合征(*syndromes of painful legs and moving toes*)，以及第18章中讨论的不宁腿综合征区别开来。

在将含混的肌肉疼痛作为一种过度的躯体关切加以排除之前，应考虑甲状腺功能减退、甲状旁腺功能亢进、肾小管性酸中毒、低磷血症、低血糖症，以及内源性磷酸化酶或磷酸果糖激酶缺乏等。有后一种疾病的患者常抱怨肌肉用力过猛后疼痛、僵硬和跛行。最有价值的筛选试验是沉降率和血清CK浓度。有些患者可能有不明显的代谢性肌病，目前还不能诊断。在每一个报告的病例系列中，如Serratrice和同事的报告，有一半的弥漫性肌痛病例属于这种不确定类型。这与我们自己的经验不谋而合，或比我们自己的经验更少些。

局部肌肉包块

在各种临床背景下，肌肉可能被发现有一块或多块包块，而每一块肌肉的临床发现都有不同的意义。

肌肉或肌腱断裂(*muscle or tendinous rupture*)通常是由剧烈的拉伤引起的，伴随着可听到啪的一声，然后肌肉收缩时出现隆起。患者通常会注意到局部肌肉收缩力明显减弱和轻微不适。肱二头肌和腓肠肌最常受影响。治疗为手术修复，如果延迟，对这种情况几乎无能为力。

肌肉出血(*hemorrhage into muscle*)可能发生在创伤后，作为使用抗凝剂的合并症，发生在出血性疾病、严重肌强直，或是正从伤寒或其他感染逐渐康复而伴有岑克尔肌肉变性(*Zenker degeneration of muscle*)患者受到小的创伤后。跑步者的小腿肌肉可出现疼痛的局部血肿。

肌肉的肿瘤包括硬纤维瘤(*desmoid tumor*)(一种良性的大量生长的纤维组织，最常见于产妇和手术后)，横纹肌肉瘤(*rhabdomyosarcoma*)(一种高度恶性肿瘤，极易局部复发和转移)，脂肪肉瘤(*liposarcoma*)和血管瘤(*angioma*)。大的神经纤维瘤或神经纤维肉瘤在大的肌肉如腘绳肌下，可能很难通过体格检查或MRI与肌肉内肿块鉴别。假性肿瘤的(*pseudotumorous*)生长，有时是巨大的，可发生在肌肉损伤后。交错再生的肌纤维与成纤维细胞组成了包块。在一些病例中，由于认为生长是横纹肌肉瘤，而对整个肌肉进行了切除，实际上是创伤后的良性反应(Kakulas and Adams)。发生肿瘤转移到肌肉，在我们的经验中最常见的是淋巴瘤。

动脉血栓形成(*thrombosis of arteries*)，或更常见的，静脉血栓形成(*thrombosis of veins*)导致肌肉充血和梗死。一种特殊类型的肌肉梗死(*muscle infarction*)发生在复杂的和控制不佳者的糖尿病患者(Banker and Chester)。通常累及大腿前部，偶尔也累及下肢的其他肌肉。症状是大腿突然出现疼痛和肿胀，伴或不伴形成触痛可触及的肿块。同侧或对侧大腿复发性梗死是其特征。刻板的临床表现和突出的MRI表现排除了诊断性肌肉活检的需要。广泛的肌肉梗死是由于许多中等大小的肌肉动脉和小动脉的闭塞，最可能是主动脉或髂动脉侵蚀斑块形成的动脉粥样硬化物质的栓塞所致。识别这一并发症并让肢体制动有重要的实际意义，因为肌肉活检和早期行走可能会导致梗死组织内严重出血。

胫前或筋膜间室综合征(*pretibial or compartment syndrome*)，也被很好地识别，由直接创伤或过度活动(行军，未做准备活动的肌肉锻炼)或动脉闭塞所致的缺血性梗死引起。有拇长伸肌、趾长伸肌和胫骨前肌的肿胀。由于被骨头和胫前筋膜紧紧包裹，肿胀会导致缺血性坏死和肌红蛋白尿。通过切开胫骨前筋膜，从而对受影响的肌肉进行减压，可以防止这组肌肉的永久性无力。类似的筋膜间室综合征可出现在前臂。

骨化性肌炎

骨化性肌炎(*myositis ossificans*),是指骨质在肌肉的物质内沉积。可以区分两种类型。一种是局部形式,创伤后出现在单个肌肉或一组肌肉中,另一种与创伤完全无关,在身体的许多肌肉中出现的渐进的、广泛的骨化过程。

局灶性(创伤性)骨化性肌炎 在肌肉撕裂,对肌肉的一次打击,或反复的小创伤后,肌肉会出现疼痛区域。该部位逐渐被一块软骨性质的包块取代,在4~7周内可感觉到并在CT或X线片上看到一个实性的骨性包块。这种情况最常见于强壮的成年男性。最常见的部位是大腿内侧肌肉(对骑马的人来说),以及较轻微程度的胸大肌和肱二头肌。如果患者不再继续造成创伤的活动,包块就会在数月后消退。

全身性骨化性肌炎 这种疾病最初由Munchmeyer于1869年描述,后来一直以其名字命名或被称为进行性骨化性肌炎(*myositis ossificans progressiva*)。该病罕见,但Lutwak在1964年从文献中收集了264个病例。病因尚不清楚,但疾病很可能以常染色体显性方式遗传。它包括沿肌肉的筋膜平面广泛的骨形成,而在90%的病例中自婴儿或儿童期开始发病。硬结的肿胀处活检显示间质结缔组织广泛增生,其中几乎没有发现炎性细胞反应。在几周内,结缔组织细胞减少并收缩,压迫邻近的肌纤维。在后期阶段出现骨样和软骨形成,发生在结缔组织中,并包绕相对完整的肌纤维。

在所有报告的病例中,近75%与先天性畸形有关,最常见的是大脚趾或拇指发育不全,其他的指趾发育缺陷较少见。更少见的是性腺发育不全、耳聋和上门齿缺失等。第一症状通常是椎旁肌或颈肌坚实的肿胀和压痛。此外,在肌肉收缩时会有轻微不适,覆盖的皮肤可能发红和轻度肿胀。创伤可能作为始发因素被回忆起来,但随着时间推移,其他并被损伤的肌肉也出现类似的表现。起初,X线片没有发现重要的变化,但在6~12个月内,可观察到钙沉积,并能感觉到肌肉内石头样硬块。随着疾病的进展,运动受限和畸形变得越发明显。相邻的肌肉之间和跨越关节的钙化桥导致脊柱、下颌和四肢僵硬,脊柱侧弯,胸廓扩张受限等。最终,患者实际上变成了石头人。有一个类型,即进行性骨化性纤维发育不良(fibrodysplasia ossificans progressiva)的遗传基础已被确定。

诊断的主要问题是鉴别全身性骨化性肌炎与普遍的钙质沉着(*calcinosis universalis*)。后者的发生通常与硬皮病或多发性肌炎有关,其特征是钙沉积在皮肤、皮下组织和肌肉周围的结缔组织鞘中;在骨化性肌炎中,肌肉内有真正的骨形成。病理资料往往太少,不足以证明这种鲜明的区别。长时间摄入大剂量维生素D也可能导致肌肉、关节和皮下组织周围大量钙盐沉积。

钙沉积物,也许是真正的骨化,可发生在截瘫患者髋部和膝关节周围的软组织中,但很少发生在偏瘫["麻痹性骨化性肌炎"(paralytic myositis ossificans)]或其他长期制动如使用模具之后等。

骨化性肌炎可自行缓解,并可稳定多年,在此期间,患者能够充分发挥功能。在其他情况下,进展导致明显的无力和呼吸窘迫,最终的疾病通常是晚期肺炎或其他感染。

骨化性肌炎的分子基础尚不清楚,但有人认为骨形态发生蛋白(*bone morphogenic protein*)的过度表达是导致骨化性肌炎的一个原因。在小鼠中,这种蛋白的强制表达会诱导异位骨形成。主要的问题可能是,由于蛋白质的一个组件的不恰当表达或信号蛋白及其受体之间过度结合造成的。

治疗

一种二膦酸盐(diphosphonate),即羟基乙叉二膦酸(EHDP)(1-羟基乙叉-1,1-二磷酸),10~20mg/kg口服,是一种抑制磷酸钙沉积的化合物,据说可以引起新肿胀的消退并防止钙化。在泼尼松的作用下,一些钙沉积在全身性钙质沉着症中已经消退,而由于这种疾病与广泛性骨化性肌炎的关系尚不清楚,因此可能建议尝试这种治疗方式。如果确定骨沉积物是造成特殊残疾的原因,可以进行骨沉积物的切除。

(俞萌 袁云 译 王维治 校)

参考文献

Adams RD: Thayer lectures: I. Principles of myopathology: II. Principles of clinical myology. *Johns Hopkins Med J* 131:24, 1972.

Adams RD, Kakulas BA, Samaha FA: A myopathy with cellular inclusions. *Trans Am Neurol Assoc* 90:213, 1965.

Aleksic S, Budzilovich C, Choy A: Congenital ophthalmoplegia in oculoauriculovertebral dysplasia hemifacial microsomia (Golden-har-Gorlin syndrome). *Neurology* 26:638, 1976.

Amato AA, Griggs RC: Unicorns, dragons, polymyositis, and other mythological beasts. *Neurology* 61:288, 2003.

Amato AA, Gronseth GS, Jackson CE, et al: Inclusion body myositis: Clinical and pathological boundaries. *Ann Neurol* 40:581, 1996.

Amato AA, Russell J: *Neuromuscular Disease*. New York, McGraw-Hill, 2008.

Amato AA, Sivakumar K, Goyal N, et al: Treatment of sporadic inclusion body myositis with bimagrumab. *Neurology* 83:2239, 2014.

Andreu AL, Hanna MG, Reichman H, et al: Exercise intolerance due to mutations in the cytochrome b gene of mitochondrial DNA. *N Engl J Med* 341:1037, 1999.

Antony JH, Procopis PG, Ouvrier RA: Benign acute childhood myositis. *Neurology* 29:1068, 1979.

Armstrong RB: Mechanisms of exercise-induced, delayed onset muscular soreness: A brief review. *Med Sci Sports Exerc* 16:529, 1984.

Awerbuch GI, Nigro MA, Wishnow R: Beevor's sign and facioscapulohumeral dystrophy. *Arch Neurol* 47:1208, 1990.

Azher SN, Jankovic J: Camptocormia. Pathogenesis, classification, and response to therapy. *Neurology* 65:355, 2005.

Banker BQ: Congenital deformities, in Engel AG, Franzini-Armstrong C (eds): *Myology*, 3rd ed. New York, McGraw-Hill, 2004, pp 1931–1962.

Banker BQ: Dermatomyositis of childhood: Ultrastructural alterations of muscle and intramuscular blood vessels. *J Neuropathol Exp Neurol* 34:46, 1975.

Banker BQ: Other inflammatory myopathies, in Engel AG, Franzini-Armstrong C (eds): *Myology*, 2nd ed. New York, McGraw-Hill, 1994, pp 1461–1486.

Banker BQ: Parasitic myositis, in Engel AG, Franzini-Armstrong C (eds): *Myology*, 3rd ed. New York, McGraw-Hill, 2004, pp 1419–1444.

Banker BQ, Chester CS: Infarction of thigh muscle in the diabetic patient. *Neurology* 23:667, 1973.

Banker BQ, Victor M: Dermatomyositis (systemic angiopathy) of childhood. *Medicine (Baltimore)* 45:261, 1966.

Banker BQ, Victor M, Adams RD: Arthrogryposis multiplex due to congenital muscular dystrophy. *Brain* 80:319, 1957.

Barbeau A: The syndrome of hereditary late onset ptosis and dysphagia in French Canada, in Kuhn EE (ed): *Progressive Muskeldystrophies, Myotonie, Myasthenie*. New York, Springer-Verlag, 1966.

Barohn RJ, Amato AA, Sahenk Z, et al: Inclusion body myositis: Explanation for poor response to immunosuppressive therapy. *Neurology* 45:1302, 1995.

Barohn RJ, Jackson CE, Rogers SJ, et al: Prolonged paralysis due to non-depolarizing neuromuscular blocking agents and corticosteroids. *Muscle Nerve* 17:647, 1994.

Bassez G, Authier FJ, Lechat-Zakman E, et al: Inflammatory myopathy with abundant macrophages (IMAM). A condition sharing similarities with cytophagic histiocytic panniculitis and distinct from macrophagic myofasciitis. *J Neuropathol Exp Neurol* 62:464, 2003.

Batten FE, Gibb HP: Myotonia atrophica. *Brain* 32:187, 1909.

Becker PE, Keiner F: Eine neue X-chromosomale muskeldystrophie. *Arch Psychiatr Nervenkr Z Gesamte Neurol Psychiatr* 193:427, 1955.

Ben Hamida M, Fardeau M, Attia N: Severe childhood muscular dystrophy affecting both sexes and frequent in Tunisia. *Muscle Nerve* 6:469, 1983.

Bethlem J, Arts WF, Dingemans KP: Common origin of rods, cores, miniature cores, and focal loss of cross-striations. *Arch Neurol* 35:555, 1978.

Bethlem J, van Wijngaarden GK: Benign myopathy with autosomal dominant inheritance: A report on three pedigrees. *Brain* 99:91, 1976.

Blau HM: Cell therapies for muscular dystrophy. *N Engl J Med* 359:1403, 2008.

Blexrud MD, Windebank AJ, Daube JR: Long-term follow-up of 121 patients with benign fasciculations. *Ann Neurol* 34:622, 1993.

Braakhekke JP, De Bruin MI, Stegeman DF, et al: The second wind phenomenon in McArdle's disease. *Brain* 109:1087, 1986.

Brody I: Muscle contracture induced by exercise: A syndrome attributable to decreased relaxing factor. *N Engl J Med* 281:187, 1969.

Brouwer R, Hensgstman GJD, Egberts WV, et al: Autoantibody profiles in the sera of European patients with myositis. *Ann Rheum Dis* 60:116, 2001.

Buchbinder R, Hill CL: Malignancy in patients with inflammatory myopathy. *Curr Rheumatol Rep* 4:415, 2002.

Bushby KMD: Making sense of the limb girdle muscular dystrophies. *Brain* 122:1403, 1999.

Byers TJ, Neumann PE, Beggs AH, Kunkel LM: ELISA quantitation of dystrophin for the diagnosis of Duchenne and Becker muscular dystrophies. *Neurology* 42:570, 1992.

Chahin N, Selcen D, Engel AG: Sporadic late onset nemaline myopathy. *Neurology* 65:1158, 2005.

Cori GT, Cori CF: Glucose-6-phosphatase of the liver in glycogen storage disease. *J Biol Chem* 199:661, 1952.

Cros D, Harnden P, Pouget J, et al: Peripheral neuropathy in myotonic dystrophy: A nerve biopsy study. *Ann Neurol* 23:470, 1988.

Cumming WJK, Weiser R, Teoh R, et al: Localized nodular myositis: A clinical and pathological variant of polymyositis. *Q J Med* 46:531, 1977.

Curry SC, Chang D, Connor D: Drug- and toxin-induced rhabdomyolysis. *Ann Emerg Med* 18:1068, 1989.

Dalakas MC: Inflammatory muscle disease. *N Engl J Med* 372:1734, 2015.

Dalakas MC: Intravenous immune globulin therapy for neurological diseases. *Ann Neurol* 126:721, 1997.

Dalakas MC, Hohlfeld R: Polymyositis and dermatomyositis. *Lancet* 362:971, 2003.

Dalakas MC, Illa I, Pezeshkpour GH, et al: Mitochondrial myopathy caused by long-term zidovudine therapy. *N Engl J Med* 322:1098, 1990.

Davidenkow S: Scapuloperoneal amyotrophy. *Arch Neurol Psychiatry* 41:694, 1939.

DeVere R, Bradley WG: Polymyositis, its presentation, morbidity and mortality. *Brain* 98:637, 1975.

DiDonato S, Taroni F: Disorders of lipid metabolism, in Engel AG, Franzini-Armstrong C (eds): *Myology*, 3rd ed. New York, McGraw-Hill, 2004, pp 1587–1622.

DiMauro S, Melis-DiMauro P: Muscle carnitine palmitoyltransferase deficiency and myoglobinuria. *Science* 182:929, 1973.

Dion E, Cherin P, Payan C, et al: Magnetic resonance imaging criteria for distinguishing between inclusion body myositis and polymyositis. *J Rheumatol* 29:1897, 2000.

Dobyns WB, Pagon R, Armstrong D, et al: Diagnostic criteria for Walker-Warburg syndrome. *Am J Med Genet* 32:195, 1989.

Donner M, Rapola J, Somer H: Congenital muscular dystrophy: A clinicopathological and follow-up study of 13 patients. *Neuropediatrie* 6:239, 1975.

Dresner SC, Kennerdell JS: Dysthyroid orbitopathy. *Neurology* 35:1628, 1985.

Dua HS, Smith FW, Singh AK, Forrester JV: Diagnosis of orbital

myositis by nuclear magnetic resonance imaging. *Br J Ophthalmol* 71:54, 1987.
Dubois DC, Almon RR: A possible role for glucocorticoids in denervation atrophy. *Muscle Nerve* 4:370, 1981.
Dubowitz V: Rigid spine syndrome: A muscle syndrome in search of a name. *Proc R Soc Med* 66:219, 1973.
Emery AEH, Dreifuss FE: Unusual type of benign X-linked muscular dystrophy. *J Neurol Neurosurg Psychiatry* 29:338, 1966.
Engel AG: Myofibrillar myopathy. *Ann Neurol* 46:681, 1999.
Engel AG, Angelini C: Carnitine deficiency of human skeletal muscle with associated lipid storage myopathy: A new syndrome. *Science* 179:899, 1973.
Engel AG, Angelini C, Gomez MR: Fingerprint body myopathy. *Mayo Clin Proc* 47:377, 1972.
Engel AG, Arahata K: Mononuclear cells in myopathies: Quantitation of functionally distinct subsets, recognition of antigen-specific cell-mediated cytotoxicity in some diseases and implications for the pathogenesis of the different inflammatory myopathies. *Hum Pathol* 17:704, 1986.
Engel AG, Emslie-Smith AM: Inflammatory myopathies. *Curr Opin Neurol Neurosurg* 2:695, 1989.
Engel AG, Franzini-Armstrong C (eds): *Myology*, 3rd ed. New York, McGraw-Hill, 2004.
Engel AG, Hohlfeld R, Banker BQ: The polymyositis and dermatomyositis syndromes, in Engel AG, Franzini-Armstrong C (eds): *Myology*, 3rd ed. New York, McGraw-Hill, 2004, pp 1321-1366.
Engel AG, Ozawa E: Dystrophinopathies, in Engel AG, Franzini-Armstrong C (eds): *Myology*, 3rd ed. New York, McGraw-Hill, 2004, pp 961-1026.
Engel WK, Reznick JS: Late onset rod-myopathy: A newly recognized, acquired, and progressive disease. *Neurology* 16:308, 1966.
Engel WK, Vick NK, Glueck J, Levy RI: A skeletal muscle disorder associated with intermittent symptoms and a possible defect in lipid metabolism. *N Engl J Med* 282:697, 1970.
Faris AA, Reyes MG: Reappraisal of alcoholic myopathy: Clinical and biopsy study on chronic alcoholics without muscle weakness or wasting. *J Neurol Neurosurg Psychiatry* 34:86, 1971.
Farmer JA: Learning from the cerivastatin experience. *Lancet* 358:1383, 2001.
Fenichel GM, Cooper DO, Brooke MH (eds): Evaluating muscle strength and function: Proceedings of a workshop. *Muscle Nerve* 13(Suppl):S1:57, 1990.
Fenichel GM, Florence JM, Pestronk A, et al: Long-term benefit from prednisone therapy in Duchenne muscular dystrophy. *Neurology* 41:1874, 1991.
Filosto M, Tonin P, Vattemi et al: The role of muscle biopsy in investigating isolated muscle pain. *Neurology* 68:181, 2007.
Fitzsimmons RB, Gurwin EB, Bird AC: Retinal vascular abnormalities in facioscapulohumeral muscular dystrophy. *Brain* 110:631, 1987.
Flanigan KM, Kerr L, Bromberg MB, et al: Congenital muscular dystrophy with rigid spine syndrome: A clinical, pathological, and genetic study. *Ann Neurol* 47:152, 2000.
Franzini-Armstrong C: The membrane systems of muscle cells, in Engel AG, Franzini-Armstrong C (eds): *Myology*, 3rd ed. New York, McGraw-Hill, 2004, pp 232-256.
Fukuyama Y, Osawa M, Saito K (eds): *Congenital Muscular Dystrophies*. Amsterdam, Elsevier, 1997.
Gamboa ET, Eastwood AB, Hays AP, et al: Isolation of influenza virus from muscle in myoglobinuric polymyositis. *Neurology* 29:556, 1979.
Garlepp MJ, Mastaglia FL: Inclusion body myositis. *J Neurol Neurosurg Psychiatry* 60:251, 1996.
Gherardi R, Baudrimont M, Lionnet F, et al: Skeletal muscle toxoplasmosis in patients with acquired immunodeficiency syndrome: A clinical and pathological study. *Ann Neurol* 32:535, 1992.
Goermans NM, Tulinius M, van der Akker JT, et al: Systemic administration of PRO051 in Duchenne's muscular dystrophy. *N Engl J Med* 364:1513, 2011.
Gorson KC, Ropper AH: Generalized paralysis in the intensive care unit: Emphasis on the complications of neuromuscular blocking agents and corticosteroids. *J Int Care Med* 11:219, 1996.
Gospe SM, Lazaro RP, Lava NS, et al: Familial X-linked myalgia and cramps: A nonprogressive myopathy associated with a deletion in the dystrophin gene. *Neurology* 39:1277, 1989.
Gowers WR: A lecture on myopathy, a distal form. *Br Med J* 2:89, 1902.
Gowers WR: *Pseudohypertrophic Muscular Paralysis*. London, Churchill Livingstone, 1879.
Greenberg SA, Amato AA: Uncertainties in the pathogenesis of adult dermatomyositis. *Curr Opin Neurol* 17:359, 2004.
Griggs RC, Askanas V, DiMauro S, et al: Inclusion body myositis and myopathies. *Ann Neurol* 38:705, 1995.
Griggs RC, Mendell JR, Miller RG: *Evaluation and Treatment of Myopathies*. Philadelphia, Davis, 1995.
Griggs RS, Pandya S, Florence JM, et al: Randomized controlled trial of testosterone in myotonic dystrophy. *Neurology* 39:219, 1989.
Groh WJ, Groh MR, Saha C, et al: Electrocardiographic abnormalities and sudden death in myotonic dystrophy type 1. *N Engl J Med* 358:2688, 2008.
Gross B, Ochoa J: Trichinosis: A clinical report and histochemistry of muscle. *Muscle Nerve* 2:394, 1979.
Haller RG, Drachman DB: Alcoholic rhabdomyolysis: An experimental model in the rat. *Science* 208:412, 1980.
Harley HG, Brook JD, Rundle SA, et al: Expansion of an unstable DNA region and phenotypic variation in myotonic dystrophy. *Nature* 355:545, 1992.
Harper PS: Congenital myotonic dystrophy in Britain. *Arch Dis Child* 50:505, 514, 1975.
Harper PS: *Myotonic Dystrophy*. Philadelphia, Saunders, 1979.
Harris JB, Cullen MJ: Ultrastructural localization and possible role of dystrophin, in Kakulas BA, Howell JM, Rosas AD (eds): *Duchenne Muscular Dystrophy*. New York, Raven Press, 1992.
Heckmatt JZ, Sewry CA, Hodes D, Dubowitz V: Congenital centronuclear (myotubular) myopathy. *Brain* 108:941, 1985.
Hed R, Lundmark C, Fahlgren H, Orell S: Acute muscular syndrome in chronic alcoholism. *Acta Med Scand* 171:585, 1962.
Hers HG: Alpha-glucosidase deficiency in generalized glycogen storage disease (Pompe's disease). *Biochem J* 86:11, 1963.
Hoffman EP, Arahata K, Minetti C, et al: Dystrophinopathy in isolated cases of myopathy in females. *Neurology* 42:967, 1992.
Hoffman EP, Brown RH Jr, Kunkel LM: Dystrophin: The protein product of the Duchenne muscular dystrophy locus. *Cell* 51:919, 1987.
Hoffman EP, Fischbeck KH, Brown RH, et al: Characterization of dystrophin in muscle-biopsy specimens from patients with Duchenne's or Becker's muscular dystrophy. *N Engl J Med* 318:1363, 1988.
Hopkins LC, Jackson JA, Elias LJ: Emery-Dreifuss humeroperoneal muscular dystrophy: An X-linked myopathy with unusual contractures and bradycardia. *Ann Neurol* 10:230, 1981.
Ianuzzo D, Patel P, Chen V, et al: Thyroidal trophic influence on skeletal muscle myosin. *Nature* 270:74, 1977.
Illa I: Distal myopathies. *J Neurol* 247:169, 2000.
Jones HR, de la Monte SM: Case records of the Massachusetts General Hospital: Case 22-1998. *N Engl J Med* 339:182, 1998.
Kakulas BA, Adams RD: *Diseases of Muscle: Pathological Foundations of Clinical Myology*, 4th ed. Philadelphia, Harper & Row, 1985.
Karpati G, Carpenter S, Nelson RF: Type 1 muscle fiber atrophy and central nuclei. *J Neurol Sci* 10:489, 1970.
Karpati G, Charuk J, Carpenter S, et al: Myopathy caused by a deficiency of Ca-adenosine triphosphatase in sarcoplasmic

reticulum (Brody's disease). *Ann Neurol* 20:38, 1986.
Kass EH, Andrus SB, Adams RD, et al: Toxoplasmosis in the human adult. *Arch Intern Med* 89:759, 1952.
Katz JS, Wolfe GI, Burns DK, et al: Isolated neck extensor myopathy: A common cause of dropped head syndrome. *Neurology* 46:917, 1996.
Kearns TP, Sayre GP: Retinitis pigmentosa, external ophthalmoplegia and complete heart block. *Arch Ophthalmol* 60:280, 1958.
Kissel JT, Mendell JR, Rammohen KW: Microvascular deposition of complement membrane attack complex in dermatomyositis. *N Engl J Med* 314:329, 1986.
Kishani PS, Corzo D, Nicolino M, et al: Recombinant human α-glucosidase. Major clinical benefits in infantile-onset Pompe disease. *Neurology* 68:99, 2007.
Kodama K, Sikorska H, Bandy-Dafoe P, et al: Demonstration of circulating autoantibody against a soluble eye-muscle antigen in Graves' ophthalmopathy. *Lancet* 2:1353, 1982.
Kono N, Mineo I, Sumi S, et al: Metabolic basis of improved exercise tolerance: Muscle phosphorylase deficiency after glucagon administration. *Neurology* 34:1471, 1984.
Krahn M, de Munain AL, Streichenberger N, et al: CAPN3 mutations in patients with idiopathic eosinophilic myositis. *Ann Neurol* 59:905, 2006.
Krasnianski M, Eger K, Neudeckers S, et al: Atypical phenotypes in patients with facioscapulohumeral muscular dystrophy 4q35 deletion. *Arch Neurol* 60:1421, 2003.
Kugelberg E, Welander L: Heredofamilial juvenile muscular atrophy simulating muscular dystrophy. *Arch Neurol Psychiatry* 75:500, 1956.
Kuhn E, Fiehn W, Schroder JM, et al: Early myocardial disease and cramping myalgia in Becker type muscular dystrophy: A kindred. *Neurology* 29:1144, 1979.
Kuncl RW, Duncan G, Watson D, et al: Colchicine myopathy and neuropathy. *N Engl J Med* 316:1562, 1987.
Kunkel LM: Analysis of deletions in DNA from patients with Becker and Duchenne muscular dystrophy. *Nature* 322:73, 1986.
Lacomis D, Giuliani MJ, Van Cott A, Kramer DJ: Acute myopathy of intensive care: Clinical, electromyographic, and pathological aspects. *Ann Neurol* 40:645, 1996.
Layzer RB: *Neuromuscular Manifestations of Systemic Disease*. Philadelphia, Davis, 1985.
Layzer RB, Rowland LP, Ranney HM: Muscle phosphofructokinase deficiency. *Arch Neurol* 17:512, 1967.
Layzer RB, Shearn MA, Satya-Murti S: Eosinophilic polymyositis. *Ann Neurol* 1:65, 1977.
Lebenthal E, Shochet SR, Adam A, et al: Arthrogryposis multiplex congenita: 23 cases in an Arab kindred. *Pediatrics* 46:891, 1970.
Lennon N, Kho A, Bacskai BJ, et al: Dysferlin interacts with annexins A1 and A2 and mediates sarcolemmal wound healing. *J Biol Chem* 278(50):50466, 2003.
Lodi R, Taylor DJ, Tabrizi SJ, et al: Normal in vivo skeletal muscle oxidative metabolism in sporadic inclusion body myositis assessed by ^{31}P-magnetic resonance spectroscopy. *Brain* 121:2119, 1998.
Løseth S, Voermans NC, et al. A novel late-onset axial myopathy associated with mutations in the skeletal muscle ryanodine receptor (RYR1) gene. *J Neurol* 260:1504, 2013.
Lundberg A: Myalgia cruris epidemica. *Acta Paediatr Scand* 46:18, 1957.
Maas O, Paterson AS: Myotonia congenita, dystrophia myotonica, and paramyotonia. *Brain* 73:318, 1950.
Mammen AL: Statin-associated autoimmune myopathy. *N Engl J Med* 374:664, 2016.
Markesbery WR, Griggs RC, Leach RP, Lapham LW: Late onset hereditary distal myopathy. *Neurology* 23:127, 1974.
Mastaglia FL, Barwich DD, Hall R: Myopathy in acromegaly. *Lancet* 2:907, 1970.
Mastaglia FL, Laing NG: Investigation of muscle disease. *J Neurol Neurosurg Psychiatry* 60:256, 1996.
Mastaglia FL, Ojeda VJ: Inflammatory myopathies. *Ann Neurol* 17:278, 317, 1985.
Mastaglia FL, Phillips BA, Zilko PJ: Immunoglobulin therapy in inflammatory myopathies. *J Neurol Neurosurg Psychiatry* 65:107, 1998.
Mayeno AN, Belongia EA, Lin F, et al: 3-(phenylamino)alanine, a novel aniline derived amino acid associated with the eosinophilia-myalgia syndrome: A link to the toxic oil syndrome? *Mayo Clin Proc* 67:1134, 1992.
Mayeno AN, Lin F, Foote CS, et al: Characterization of "peak E," a novel amino acid associated with eosinophilia-myalgia syndrome. *Science* 250:1707, 1990.
McArdle B: Myopathy due to a defect in muscle glycogen breakdown. *Clin Sci* 10:13, 1951.
Medsger TA Jr: Tryptophan-induced eosinophilia-myalgia syndrome. *N Engl J Med* 322:926, 1990.
Meinck HM, Goebel HH, Rumpf KW, et al: The forearm ischaemic work test—hazardous to McArdle patients? *J Neurol Neurosurg Psychiatry* 45:1144, 1982.
Mercuri E, Pope M, Quinlivan R, et al: Extreme variability of phenotype in patients with an identical missense mutation in the lamin A/C gene. *Arch Neurol* 61:690, 2004.
Merlini L, Granata C, Dominici P, Bonfiglioli S: Emery-Dreifuss muscular dystrophy: Report of five cases in a family and review of the literature. *Muscle Nerve* 9:481, 1986.
Messina S, Fagiolari G, Lamperti C, et al: Women with pregnancy-related polymyositis and high serum CK levels in the newborn. *Neurology* 58:482, 2002.
Michet CJ Jr, Doyle JA, Ginsburg WW: Eosinophilic fasciitis: Report of 15 cases. *Mayo Clin Proc* 56:27, 1981.
Milhorat AT, Wolff HG: Studies in diseases of muscle: XIII. Progressive muscular dystrophy of atrophic distal type; report on a family; report of autopsy. *Arch Neurol Psychiatry* 49:655, 1943.
Miyoshi K, Kawai H, Iwasa M, et al: Autosomal recessive distal muscular dystrophy as a new type of progressive muscular dystrophy. *Brain* 109:31, 1986.
Mohire MD, Tandan R, Fries TJ, et al: Early-onset benign autosomal dominant limb-girdle myopathy with contractures (Bethlem myopathy). *Neurology* 38:573, 1988.
Mokri B, Engel AG: Duchenne dystrophy: Electron microscopic findings pointing to a basic or early abnormality in the plasma membrane of the muscle fiber. *Neurology* 25:1111, 1975.
Moorman JR, Coleman RE, Packer DL, et al: Cardiac involvement in myotonic muscular dystrophy. *Medicine (Baltimore)* 64:371, 1985.
Müller R, Kugelberg E: Myopathy in Cushing's syndrome. *J Neurol Neurosurg Psychiatry* 22:314, 1959.
Munsat TL, Serratrice G: Facioscapulohumeral and scapuloperoneal syndromes, in Vinken PJ, Bruyn GW, Klawans H (eds): *Handbook of Clinical Neurology*. Vol 18 (new series). Amsterdam, Elsevier Science, 1992, pp 161–176.
Nalini A, Ravishankar S: "Dropped head syndrome" in syringomyelia: Report of two cases. *J Neurol Neurosurg Psychiatry* 76:290, 2005.
Namba T, Brunner MG, Grog N: Idiopathic giant cell polymyositis: Report of a case and review of the syndrome. *Arch Neurol* 31:27, 1974.
Nonaka I, Sunohara N, Satoyoshi E, et al: Autosomal recessive distal muscular dystrophy: A comparative study with distal myopathy with rimmed vacuole formation. *Ann Neurol* 17:52, 1985.
Oddis CV, Reed AM, Aggarwal R, et al: Rituximab in the treatment of refractory adult and juvenile dermatomyositis and adult polymyositis: a randomized, placebo-phase trial. *Arthritis Rheum* 65:314, 2013.
Panegyres PK, Squier M, Mills KR, Newsom-Davis J: Acute myop-

athy associated with large parenteral dose of corticosteroid in myasthenia gravis. *J Neurol Neurosurg Psychiatry* 56:702, 1993.

Patterson VH, Hill TRG, Fletch PJH, Heron JR: Cental core disease: Clinical and pathological progression within a family. *Brain* 102:581, 1979.

Pearson CM, Fowler WG: Hereditary nonprogressive muscular dystrophy inducing arthrogryposis syndrome. *Brain* 86:75, 1963.

Perkoff GT, Hardy P, Velez-Garcia E: Reversible acute muscular syndrome in chronic alcoholism. *N Engl J Med* 274:1277, 1966.

Perloff JK, Roberts WC, DeLeon AC, et al: The distinctive electrocardiogram of Duchenne's muscular dystrophy. *Am J Med* 42:179, 1967.

Peter JB. Skeletal Muscle: Diversity and mutability of its histochemical, electron-microscopic, biochemical and physiologic properties. In Pearson CM, Mostofi FK (eds): *The Striated Muscle.* Baltimore, Williams & Wilkins, 1973, pp 1-18.

Phillips PS, Haas RH, Banny KHS, et al: Statin-associated myopathy with normal creatine kinase levels. *Ann Intern Med* 137:581, 2002.

Poppe M, Cree L, Bourke J, et al: The phenotype of limb-girdle muscular dystrophy type 2I. *Neurology* 60:1248, 2003.

Pryse-Philips W, Johnson GJ, Larsen B: Incomplete manifestations of myotonic dystrophy in a large kinship in Labrador. *Ann Neurol* 11:582, 1982.

Raphael JC, Chevret S, Chastang C, et al: Randomised trial of preventive nasal ventilation in Duchenne muscular dystrophy. French Multicentre Cooperative Group on Home Mechanical Ventilation Assistance in Duchenne de Boulogne Muscular Dystrophy. *Lancet* 343:1600, 1994.

Ricker K, Koch MC, Lehmann-Horn F, et al: Proximal myotonic myopathy: A new dominant disorder with myotonia, muscle weakness, and cataracts. *Neurology* 44:1448, 1994.

Ricoy JR, Cabello A, Rodriguez J, Tellez I: Neuropathological studies on the toxic syndrome related to adulterated rapeseed oil in Spain. *Brain* 106:817, 1983.

Riddoch D, Morgan-Hughes JA: Prognosis in adult polymyositis. *J Neurol Sci* 26:71, 1975.

Roberds SL, Leturcq F, Allamand V, et al: Missense mutation in the adhalin gene linked to autosomal recessive muscular dystrophy. *Cell* 78:625, 1994.

Roses MS, Nicholson MT, Kircher CS, Roses AD: Evaluation and detection of Duchenne's and Becker's muscular dystrophy carriers by manual muscle testing. *Neurology* 27:20, 1977.

Rotthauwe HW, Mortier W, Beyer H: Neuer Typ einer recessiv X-chromosomal verebten Muskeldystrophie: Scapulohumerodistale Muskeldystrophie mit fruhzeitigen Kontrakturen und Herzrhythmusstorungen. *Humangenetik* 16:181, 1972.

Rowin J, Cheng G, Lewis SL, Meriggoli MN: Late appearance of dropped head syndrome after radiotherapy for Hodgkin's disease. *Muscle Nerve* 34:666, 2006.

Rubenstein NA, Kelly AM: The diversity of muscle fiber types and its origin during development, in Engel AG, Franzini-Armstrong C (eds): *Myology*, 3rd ed. New York, McGraw-Hill, 2004, pp 87-103.

Santavuori P, Somer H, Sainio A, et al: Muscle-eye-brain disease (MEB). *Brain Dev* 11:147, 1989.

SEARCH Collaborative Group, The. SLCO1B1 variants and statin-induced myopathy—a genomewide study. *N Engl J Med* 359:789, 2008.

Selcen D, Ohno K, Engel AG: Myofibrillar myopathy—clinical, morphological and genetic studies in 63 patients. *Brain* 127:439, 2004.

Shulman LE: Diffuse fasciitis with hyperglobulinemia and eosinophilia: A new syndrome? *J Rheumatol* 1(Suppl):46, 1974.

Shy GM, Magee KR: A new congenital non-progressive myopathy. *Brain* 79:610, 1956.

Sigurgeirsson B, Lindelof B, Edhag O, Allander E: Risk of cancer in patients with dermatomyositis or polymyositis. *N Engl J Med* 326:363, 1992.

Silbermann M, Finkelbrand S, Weiss A, et al: Morphometric analysis of aging skeletal muscle following endurance training. *Muscle Nerve* 6:136, 1983.

Sivak ED, Salanga VD, Wilbourn AJ, et al: Adult onset acid maltase deficiency presenting as diaphragmatic paralysis. *Ann Neurol* 9:613, 1981.

Slonim AE, Goans PJ: Myopathy in McArdle's syndrome. Improvement with a high-proten diet. *N Engl J Med* 312:355, 1985.

Speer MC, Yamaoka LH, Gilchrist JH, et al: Confirmation of genetic heterogeneity in limb-girdle muscular dystrophy: Linkage of an autosomal dominant form to chromosome 5q. *Am J Hum Genet* 50:1211, 1992.

Stark RJ: Eosinophilic polymyositis. *Arch Neurol* 36:721, 1979.

Statland JM, Bundy BN, Wang Y, et al for the Consortium for Clinical Investigation of Neurologic Channelopathies: Mexiletine for symptoms and signs of myotonia in nondystrophic myotonia: A randomized controlled trial. *JAMA* 308:1357, 2012.

Steinert TH: Über das klinische und anatomische Bild des Muskelschwunds der Myotoniker. *Dtsch Z Nervenheilkd* 37:58, 1909.

Tawil R, Figlewicz DA, Griggs RC, et al: Facioscapulohumeral dystrophy: A distinct regional myopathy with a novel molecular pathogenesis. *Ann Neurol* 43:279, 1998.

Thomas MR, Lancaster R: Polymyositis presenting with dyspnea, greatly elevated muscle enzymes but no apparent muscular weakness. *Br J Clin Pract* 44:378, 1990.

Thompson PD, Clarkson P, Karas RH: Statin-associated myopathy. *JAMA* 289:1681, 2003.

Tomé FMS, Evangelista T, Leclerc A, et al: Congenital muscular dystrophy with merosin deficiency. *C R Acad Sci III* 317:351, 1994.

Tomlinson BF, Walton JN, Rebeiz JJ: The effects of aging and cachexia upon skeletal muscle: A histopathologic study. *J Neurol Sci* 8:201, 1969.

Tonin P, Lewis P, Servidei S, DiMauro S: Metabolic causes of myoglobinuria. *Ann Neurol* 27:181, 1990.

Tyler FH, Stephens FE: Studies in disorders of muscle: II. Clinical manifestations and inheritance of facioscapulohumeral dystrophy in large family. *Ann Intern Med* 32:640, 1950.

Udd B, Partanen J, Halonen P, et al: Tibial muscular dystrophy. Late adult-onset distal myopathy in Finnish patients. *Arch Neurol* 50:604, 1993.

Umapathi T, Chaudry V, Cornblath D, et al: Head drop and camptocormia. *J Neurol Neurosurg Psychiatry* 73:1, 2002.

Umpleby AM, Wiles CM, Trend PS, et al: Protein turnover in acid maltase deficiency before and after treatment with a high protein diet. *J Neurol Neurosurg Psychiatry* 50:587, 1987.

van der Muelen MFG, Bronner IM, Hoogendijk JE, et al: Polymyositis: An overdiagnosed entity. *Neurology* 61:316, 2003.

van der Ploeg AT, Clemens PR, Corzo D, et al: A randomzied study of alglucosidase alfa in late-onset Pompe's disease. *N Engl J Med* 362:1396, 2010.

van Deutekom, Janson AA, Ginjaar IB, et al: Local dystrophin restoration with antisense oligonucleotide PRO051. *N Engl J Med* 357:2677, 2007.

Vassella F, Mumenthaler M, Rossi E, et al: Congenital muscular dystrophy. *Dtsch Z Nervenheilkd* 190:349, 1967.

Vicale CT: The diagnostic features of a muscular syndrome resulting from hyperparathyroidism, osteomalacia owing to renal tubular acidosis, and perhaps to related disorders of calcium metabolism. *Trans Am Neurol Assoc* 74:143, 1949.

Victor M, Hayes R, Adams RD: Oculopharyngeal muscular dystrophy: A familial disease of late life characterized by dysphagia and progressive ptosis of the eyelids. *N Engl J Med* 267:1267, 1962.

Vignos PJ: Physical models of rehabilitation in neuromuscular disease. *Muscle Nerve* 6:323, 1983.

Vissing J, Haller RG: The effect of oral sucrose on exercise tolerance in patients with McArdle's disease. *N Engl J Med* 349:2503, 2003.

Walton JN: The idiopathic inflammatory myopathies and their

treatment. *J Neurol Neurosurg Psychiatry* 54:285, 1991.

Walton JN, Adams RD: *Polymyositis*. London, Livingstone, 1958.

Walton JN, Karpati G, Hilton-Jones D (eds): *Disorders of Voluntary Muscle*, 6th ed. Edinburgh, UK, Churchill Livingstone, 1994.

Walton JN, Nattrass FS: On the classification, natural history and treatment of myopathies. *Brain* 77:169, 1954.

Welander L: Myopathia distalis tarda hereditaria. *Acta Med Scand* 141(Suppl 265):1, 1951.

Whitaker JN, Engel WK: Vascular deposits of immunoglobulin and complement in idiopathic inflammatory myopathy. *N Engl J Med* 286:333, 1972.

Wintzen AR, Bots GTH, DeBakker HM, et al: Dysphagia in inclusion body myositis. *J Neurol Neurosurg Psychiatry* 51:1542, 1988.

Wohlfart G, Fex J, Eliasson S: Hereditary proximal spinal muscle atrophy simulating progressive muscular dystrophy. *Acta Psychiatr Neurol Scand* 30:395, 1955.

第 46 章

神经肌肉接头疾病、肌强直和持续性肌纤维活动

神经肌肉接头疾病、肌强直及持续性肌纤维活动等疾病被一起讨论，因为它们引起肌肉组织显著的无力或改变，但严格来说不是肌肉疾病，而是起源于运动轴突末梢或神经肌肉接头的问题，可以说是运动传输线的末端。它们中的病理生理学和临床特征有时与基础的免疫机制重叠。然而，在大多数情况下，它们是彼此相互分开的，但这里最好放在一起描述。

神经肌肉接头疾病

神经肌肉接头疾病（disorders of the neuromuscular junction）包括一组疾病，其中最重要的是重症肌无力（myasthenia gravis）。这些疾病大多数展现出特征性和显著的肌肉波动性无力和易疲劳的表现。通常在任何时候都会出现某种程度的无力，但活动会加重。无力和易疲劳反映了神经肌肉接头的生理性异常，可以通过临床症状和特殊的电生理检查证实。为了帮助理解本章讨论的疾病，读者应该查阅第 2 章中关于神经肌肉突触的结构和功能的讨论。

重症肌无力

重症肌无力通常简称为肌无力，它的主要特征是随意肌（骨骼肌）的波动性无力，特别是那些受脑干运动神经核支配的肌肉，即眼肌、咀嚼肌、面肌、吞咽肌和舌肌等。其他显著的特征包括，在持续活动时明显无力，休息后力量迅速恢复，使用新斯的明等抗胆碱酯酶药物后力量明显增强。肌无力是一种免疫性疾病，在这种疾病中，针对运动突触后膜成分的循环抗体以及后膜结构的变化，几乎解释了这一疾病的所有的特征。

历史记载　几位研究医学史的学生证实，在 1672 年，威利斯（Willis）叙述了一种可能正是重症肌无力的疾病。另一些人认为，Wilks（1877）是第一个对延髓进行描述的人，他注意到延髓没有受累，与其他类型的延髓性麻痹不同。最早较为完整的文献来自 Erb（1878）和 Goldflam（1893），Erb 将该病描述为无解剖损伤的延髓性麻痹；此后多年，这种疾病被称为厄尔布 - 戈尔德弗雷姆综合征（*Erb-Goldflam syndrome*）。乔利（Jolly）（1895）是第一个使用重症肌无力（myasthenia gravis，MG）这一术语的人，对此他加了假性麻痹一词，以表明在尸检时缺乏结构上的变化。Jolly 还证明了这种肌无力的无力可以通过反复的运动神经电刺激在受累的患者身上重现，并且“疲劳的”肌肉仍然会对其膜上的直接电流刺激产生反应。有趣的是，他建议使用毒扁豆碱作为一种治疗方法，但直到 Reman 在 1932 年，以及 Walker 在 1934 年证明了这种药物的治疗价值后，才被人们注意。重症肌无力与胸腺肿瘤的关系最早由 Laquer 和 Weigert 在 1901 年发现，而 Castleman 和 Norris 在 1949 年首次详细描述了该腺体的病理变化。

1905 年，Buzzard 发表了一篇关于这种疾病的详细的临床病理分析，对胸腺异常和肌肉中淋巴细胞的浸润［称为淋巴细胞溢（*lymphorrhages*）］作了评论。1973 年及之后，Patrick 和 Lindstrom、Fambrough、Lennon 以及 Engel AG（1977）和他们的同事们（见下文）确立了重症肌无力的自身免疫性质。这些及其他关于该病历史特征的参考文献可以在 Viets 和 Kakulas 以及 Adams 的评论中找到；恩格尔（Engel AG）的专著（1999）是一个很好的综合性参考。

在神经肌肉接头处免疫机制（*immunologic mechanism*）的论证是我们对重症肌无力的理解中最重要的进展。帕特里克（Patrick）和林德斯特伦（Lindstrom）发现，用从电鳗中提取的乙酰胆碱受体（AChR）蛋白反复免疫兔子会导致肌肉无力（与

一些书中的说法相反，他们的发现并非偶然）。列侬（Lennon）及其同事认为，这种模式与重症肌无力的表现很相似。此后不久，Fambrough 及其同事们证明了重症肌无力的基本缺陷是神经肌肉接头突触后膜上乙酰胆碱受体数量明显减少。在这些观察之后，建立了这一疾病的实验模型，并证明了实验诱导的肌无力具有与人类重症肌无力相同的临床、药理和电生理特性（Engel et al，1976）。研究还表明，针对 AChR 蛋白组分的体液抗体可将这种肌无力的无力转移到正常动物，而抗胆碱酯酶药物能够逆转肌无力和生理异常。因此，汇集的证据满足自身抗体介导疾病的诊断标准（Drachman，1990）。

流行病学　该疾病的某些流行病学特征（*epidemiologic features*）具有临床意义。它的患病率估计为每百万人口中 43~84 人，年发病率约为每 30 万人中 1 人。该病可以在任何年龄发病，但在 10 岁前发病的情况相对罕见，只有 10% 的病例发生于 10 岁以下的儿童。首次出现症状的高峰年龄，女性在 20~30 岁之间，男性在 50~60 岁之间。在 40 岁以下，女性的发病率是男性的 2~3 倍，而在以后的生活中，男性的发病率更高（3∶2）。在胸腺瘤患者中，大多数年龄较大（50~60 岁），男性居多。

家族性发生的肌无力是众所周知的，但它是罕见的。许多这样的病例被证明是由遗传决定的肌无力综合征，而不是获得性自身免疫性疾病（见下文）。更常见的是，以前具有一种自身免疫性疾病的家族史。例如，在 Kerzin-Storrar 及其同事们的系列中，30% 有一个母系亲属罹患结缔组织病，提示重症肌无力患者遗传了自体免疫性疾病的易感性。我们的两例患者有姐妹罹患狼疮。同时出现重症肌无力和多发性硬化也有报道，但这种关联不太确定。与在其他自身免疫性疾病出现一样，HLA-B8 和 -DR3 单倍型的表达增加，我们将对此进一步讨论。

临床表现

重症肌无力，顾名思义，以前预后不良，现在也许好些，但仍然与相当高的发病率相关。如前所述，肌群反复或持续的活动会耗尽收缩力，导致渐进性麻痹，而休息可恢复力量，至少部分恢复。这些特征，集中在眼睑、眼肌和口 - 面 - 舌肌，是本病的识别特征，它们的表现通常足以在临床的基础上建立诊断。

某些肌肉的神经肌肉接头的特殊易损性使得肌无力具有高度特征性的临床表现。通常首先受累的是眼睑和眼球运动的肌肉，其次受影响的是面部、口咽、喉部和颈部等。最初的主诉涉及肢体或呼吸的很少。具体来说，约半数病例的初始症状是提上睑肌或眼外肌无力，而这些肌肉的最终累及率超过 90%。眼肌麻痹和上睑下垂通常伴有眼闭合无力，这种组合几乎总是预示着这种疾病，尽管在某些肌营养不良症中也可以观察到。复视在重症肌无力中很常见，但它并不符合神经的支配模式，相反，它是双眼多个肌肉不对称性无力的结果。随着疾病的进展，它会在不知不觉中从脑神经支配肌发展到四肢肌和轴向肌，但也有相当快速进展的例子，有时是由感染引起的，通常是呼吸道感染。在罕见的情况下，可能涉及远端肌肉，如 Janssen 及其同事描述的“肌无力手”。症状可能首先出现在怀孕期间，更常见的是在产褥期，或在全身麻醉时使用的麻痹药物产生的反应。

除了特定的循环自身抗体外，几种类型的炎症性胸腺异常（*thymic abnormality*）与此病密切相关，如进一步阐述，无力可在胸腺瘤切除前或切除后数月或数年开始。

特殊的眼部体征是肌无力的高度特征性表现。例如，持续向上凝视（持续 30 秒或更长时间）通常会诱发或加重上睑下垂，并可能发现肌无力的眼肌运动无力，因此将其标记为“易疲劳”。Cogan 描述的另一个特征性体征，不像上睑下垂易疲劳那样频繁出现，是患者将眼睛从向下移动到初始位片刻后出现上眼睑抽搐，即眼睑抽动征（lid-twitch sign）。或者，在持续向上凝视后，在眼睑闭合或眼球水平运动时可能会出现一次或多次抽搐。当追踪一个目标或者通过视动刺激时，重复的眼位变换可以发现执行这些动作的肌肉的渐进性麻痹。成人一侧的无痛性上睑下垂不伴眼肌麻痹或瞳孔异常最常被证明是由于肌无力所致。通常情况下，另一只眼睛有轻微的上睑下垂，可以通过用手抬高受影响较大的眼睑来发现。患者尝试克服上睑下垂时，可能使对侧的眼睛有凝视的表情。据说，明亮的阳光会加重眼部症状，而寒冷则会改善症状。在眼睛上敷上一个冰袋，往往能在短时间内缓解上睑下垂。

在疾病的某个时期，80% 的患者面部表情肌、咀嚼肌、吞咽肌和说话的肌肉会受到影响，而在 5%~10% 的患者中，这些是首次或唯一受累的肌肉。早期受累较少的是颈部的屈肌和伸肌、肩带肌和臀部的屈肌。（这种模式可能与一种特殊的自身抗体有关，将在下文中讨论。）在躯干肌中，竖脊肌最常受影响。在最严重的病例中，所有的肌肉都无力，包括膈肌、腹肌和肋间肌，甚至包括膀胱和肠的外括约肌（骨骼肌）。随着疾病的发展，任何肌群的受累都与疾病早期的无力程度密切相关。临床规律还显示，近端肌远比远端肌更易受到伤害，如同它们在大多数其他形式的肌病中一样。

这种肌无力的另一个特征和可以理解的表现是，随着时间的推移，或者重复使用受累的肌群，肌无力呈加重的趋势，但奇怪的是，患者很少主动提供这些信息。少数患者报告称，在醒来后情况会出现反常的恶化，尤其是如果他们在夜间没有服药，但大部分患者在夜间休息后接近无症状。因此，一般而言，重症肌无力可被认为是一种波动和易疲劳的眼面延髓麻痹（oculofaciobulbar palsy）。

其他特征是由疾病的部位和易疲劳性引起的。自然的微笑变成了龇牙；下颌可能会下垂，因此必须由患者的手支撑；咀嚼坚硬的食物可能有困难，患者可能因不能咀嚼和吞咽而不得不终止进食。说话后进食可能会更困难，而且声音在持续的交谈后会减弱并带有鼻音。女性可能会抱怨由于肩膀疲劳而无法梳头发或化妆，或者由于无法噘嘴和卷起嘴唇而难以涂唇膏。颈部肌肉无力导致支撑头部时疲劳。在全身性无力的患者，由于直肠外括约肌无力，导致难以保留胃肠气。

肌无力性肌肉收缩的一个特征是，偶尔可以观察到持续的姿势突然终止或动作中断，导致一种不规则的震颤，类似于接近疲劳点的正常肌肉的震颤。测力计显示了一系列握力的收缩力的迅速衰减，当记录肌肉动作电位时，重复缓慢地刺激运动神经，以定量的方式显示出同样的肌力下降（见图 2-15A 和下文）。

重症肌无力中无力的肌肉仅有最低程度的萎缩或完全无萎缩。腱反射很少改变。即使反复轻叩肌腱，通常也不会使肌肉负重而无法收缩。平滑肌和心肌不受影响，其他神经功能也得以保留。无力的肌肉，特别是眼肌和颈后肌，可能会有疼痛，但很少以疼痛为主诉。面部、手和大腿的感觉异常并不常见，也不伴有明显的感觉缺失。正如 Buzzard 最初指出的，舌头可显示一个中央和两个侧面的纵向沟（三叉舌）；在 MuSK（肌肉特异性酪氨酸激酶）类型的疾病中，舌可能有萎缩。

有 MuSK 抗体的患者，大多数是女性，有一种特殊的临床综合征，表现眼球肌无力突出（Scuderi et al），或以呼吸危象为特征的严重疾病（Evoli et al）。其他人报告了一种不同的模式，主要是颈部和近端无力，类似于肌病。许多患者对抗胆碱酯酶治疗反应不充分。

临床分级（*Clinical grading*）　为了便于治疗和预后的临床分期，Osserman 提出的分类仍然是有用的，这可以在他的专著引用的参考文献中和这本书的前几版中找到。在此，这一体系已经被重症肌无力基金会（Myasthenia Gravis foundation）的一个工作组提出的方案所取代（Jaretzki et al）。

Ⅰ级　任何眼肌无力
可能有眼闭合无力
所有其他肌肉力量正常

Ⅱ级　影响除眼肌以外的肌肉轻度无力
也有任何程度的眼肌无力

Ⅱa　主要影响肢体、躯干肌，或两者
也可有口咽肌轻度受累

Ⅱb　主要影响口咽肌、呼吸肌，或两者
也可有肢体、躯干肌或两者的轻度或相等的受累

Ⅲ级　影响眼肌以外的肌肉中度无力
也可有任何程度的眼肌无力

Ⅲa　主要影响肢体、躯干肌，或两者
也可轻度累及口咽肌

Ⅲb　主要影响口咽肌、呼吸肌，或两者
也可有肢体、躯干肌或两者的轻度或相等的受累

Ⅳ级　影响眼肌以外肌肉的严重无力
也可有任何程度的眼肌无力

Ⅳa　主要影响肢体和 / 或躯干肌
也可有口咽肌轻度受累

Ⅳb　主要影响口咽肌、呼吸肌，或两者
也可有肢体、躯干肌或两者的轻度或相等的受累

Ⅴ级　气管插管，用或未用机械通气，除非在常规的术后管理期间使用。在未插管的情况下使用饲管将患者归入Ⅳb 类。

其他人，例如，Compston 及其同事，已提出了一个基于发病年龄、是否存在胸腺瘤、抗乙酰胆碱受体（AChR）抗体水平，以及人类白细胞抗原（HLA）单倍型的分类。他们的系统是：①重症肌无力伴胸腺瘤：无性别或 HLA 相关性，高 AChR 抗体滴度；② 40 岁前发病，无胸腺瘤：女性占多数，与 HLA A1、B8 和 DRW3 抗原相关性增高；③ 40 岁后发病，无胸腺瘤：男性占多数，与 HLA A3、B7 和 DRW2 抗原相关性增高，AChR 抗体滴度低。最后一组包括部分纯眼

部症状的老年男性(以前是 Osserman Ⅰ型)。这样的分类意在捕捉某些类型和背景的肌无力,而不是传达疾病的严重性。

病程和预后

重症肌无力的病程千变万化。有些人从一个肌群快速扩展到另一个肌群,但在其他人,疾病在进展前多年保持不变或没有进展。通常在疾病的最初几年,病情可能无缘无故地得到缓解,但这种情况只发生在不到一半的病例,很少会持续一两个月以上。如果这种疾病持续一年或更长时间,然后复发,那么它往往会稳步进展。在某些病例中,复发往往由发病前的相同事件造成,特别是感染。

与我们的观察相一致,在 Simpson 看来,全身性重症肌无力的死亡风险在疾病发病后的第一年是最大的。进展性病例的第二个危险期是发病后 4~7 年。此后,疾病趋于稳定,严重复发的风险降低。死亡主要与肺炎和误吸的呼吸道并发症有关。患病最初几年的死亡率,以前超过 30%,现在不到 5%,通过适当的治疗,几乎所有的患者都能过上正常的生活。

一个有趣的问题是,从眼部和局限性的口咽部无力模式转化到包括膈肌在内的较广泛无力的时间和频率。Bever 及其同事已经证实了一个普遍的印象,即纯眼肌无力的持续时间越长与晚期全身性无力的风险降低有关。在一项对 108 例患者的回顾性研究中,这些作者发现在观察到无力泛化的病例中,只有 15% 发生在孤立的眼肌表现的 2 年后。

发病年龄越晚,致命性呼吸危象的发生率也越高。一般来说,年轻时发病的患者病情较轻。Grob 及其同事在平均 12 年的时间里记录了惊人的 1 036 例患者的病程,发现 16% 的患者的临床表现仍局限于眼外肌和眼轮匝肌。他们的数据进一步表明,仅存在 1 个月的局限的眼肌无力与疾病全身进展的可能为 60%,但那些超过 1 年仍局限的病例,只有 16% 成为全身性。相比之下,在 Weinberg 等仔细研究的 37 例只有眼症状的连续病例中,17 例在 6 年内出现了更广泛的无力。在 Grob 的系列报告中还提到,67% 的患者在发病 1 年内达到最严重程度,83% 的患者在 3 年内达到最严重程度。有研究表明,男性患者的症状进展比女性患者快。

孤立的肌群在眼部和全身无力消失后,偶尔仍会保持永久性无力(*permanently weak*),这一点尚未被广泛认识。最常以这种方式受影响的肌肉是胫前肌、三头肌和部分面肌。

儿童肌无力(*children with myasthenia*)的远期预后好于成年人,他们的预期寿命仅略有下降。Rodriguez 及其同事对 149 例患儿进行了平均 17 年的随访,其中 85 人接受了胸腺切除术,如前所述,这是重症肌无力的主要治疗方法之一。大约 30% 的非胸腺切除患者和 40% 的胸腺切除患者病情得到缓解,症状消失,通常是在患病的前 3 年。有延髓症状而无眼肌或全身无力的患儿预后最好。

与肌无力相关的胸腺和全身性疾病

在 65% 以上的重症肌无力胸腺髓质出现非肿瘤性淋巴滤泡增生,而在 10%~15% 出现胸腺肿瘤。具有恶性特征的胸腺瘤可能局部扩散到纵隔和局部淋巴结,但很少超出这些结构外转移,一旦发生这样的转移,肺和肝脏通常会受到影响。应强调胸腺增大和肿瘤在胸部 X 线片中可能被忽略,应通过增强 CT 寻找。

在大多数病例中,胸腺髓质明显增生,以淋巴滤泡伴活跃的生发中心为特征。在 20 多岁和 30 多岁的年轻患者中增生更加频繁。滤泡中心的细胞是被辅助性 T 淋巴细胞、B 淋巴细胞和浆细胞包围的组织细胞;免疫球蛋白 G(IgG)在生发滤泡中被产生。与在桥本甲状腺炎(Hashimoto thyroiditis)的甲状腺组织观察到的细胞反应相似。由于桥本甲状腺炎通过注射含有弗氏(Freund)佐剂的甲状腺提取物而在动物体内复制,因此,很久以前就有人提出,所谓重症肌无力的胸腺炎是一种类似的自身免疫敏化作用的结果,但这一过程的诱发事件完全未知。类固醇的免疫抑制引起胸腺的退化。

关于胸腺肿瘤,已经描述了两种形式:一种是由组织细胞,如滤泡中心的网状细胞构成的,另一种主要是淋巴细胞,被认为是淋巴肉瘤。有些肿瘤中梭形细胞的比例较高。重叠类型很常见。胸腺肿瘤可能不伴有肌无力,虽然在我们观察所有的病例中,肌无力最终会发生,有时是肿瘤被手术切除 15~20 年后。根据 Bril 及其同事的说法,胸腺瘤患者的肌无力症状的严重程度与无肿瘤的患者没有什么不同,但我们的印象是,肿瘤患者,特别是儿童,通常有一个特殊的临床过程。例如,我们观察到意想不到的突然缓解和严重复发,以及对药物的耐药性。

许多当代的研究,包括我们医院的 40 多例尸检,都证实了 Erb 最初的论点,即重症肌无力是一种没有中枢神经系统损伤的疾病。脑和脊髓正常,除非因心肺衰竭引起的缺氧和低血压而受损。此外,肌纤维一般是完整的,虽然在严重瘫痪的致命性病例中,食管、膈肌和眼肌的孤立纤维可能发生节段性坏死伴不同程度的再生(Russell)。也可以观察到淋巴细胞的散在聚集[淋巴细胞溢(lymphorrhages)],就像 Buzzard 最初注意到的那样,但是肌肉的这些变化都不能解释广泛和严重的无力。

主要的超微结构改变发生在运动终板(*motor endplate*)。恩格尔(Engel AG)及其同事们(1976,1977,1987)很好地证明了这些改变,包括突触后膜表面积的缩小和简化(稀疏、浅、异常增宽,或缺乏次级突触间隙)以及突触间隙的扩大(图 46-1)。突触前囊泡的数量和大小及乙酰胆碱(acetylcholine,ACh)量均为正常。在接头附近观察到轴突再生,许多简化的接头,以及缺乏支配一些突触后区域的神经末端,这些都提示 Engel 及其同事们(1976,1977,1987),神经肌肉接头,尤其是突触后侧存在一个退化和修复的活跃过程。

虽然与肌无力没有直接关系,但有趣的是,许多奇怪的神经系统疾病都与胸腺瘤有关。在我们自己的患者中,有 2 例"边缘性脑炎"伴记忆丧失和意

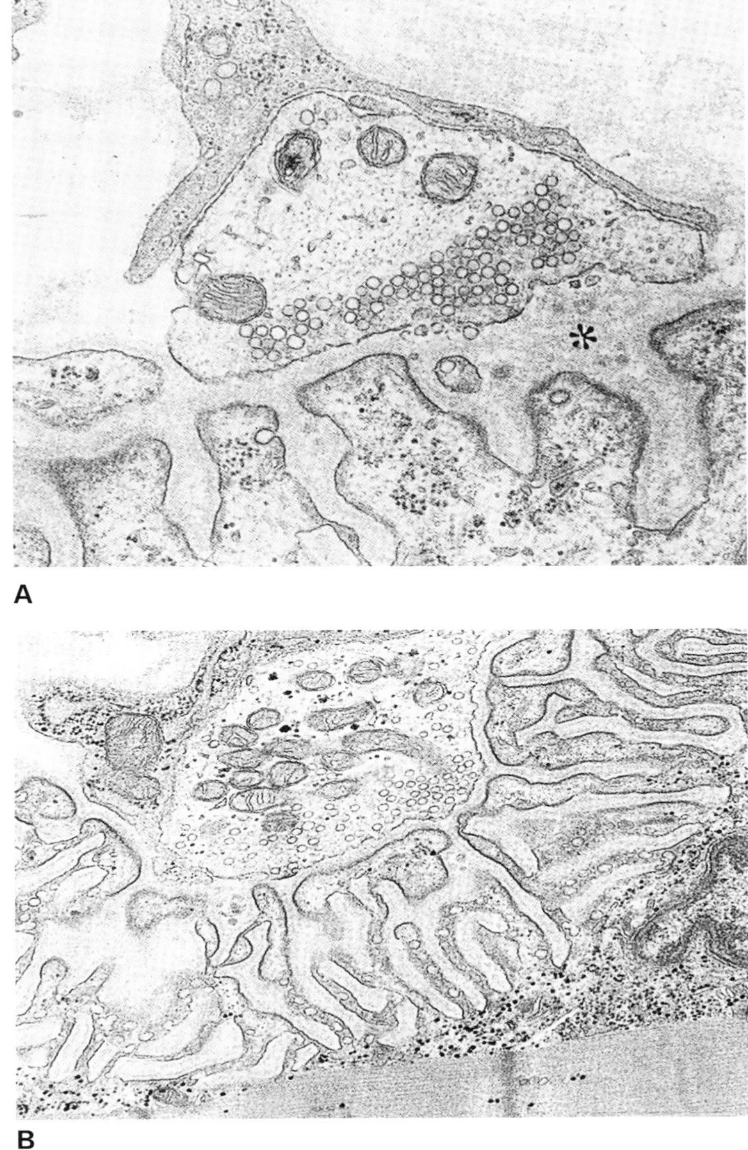

图 46-1　A. 罹患重症肌无力患者的运动终板。终末轴突含有丰富的突触前小泡,但突触后皱褶增宽,并有少量的次级皱褶。疏松的接头的肌质内充满微管和核糖体。突触间隙(星号)增宽。(经允许,引自 Santa et al)。B. 作为对比的正常终板(由 Dr.Engel AG 提供)

识模糊，不能与副肿瘤性脑炎相鉴别（见第 30 章），1 例中脑脑炎、1 例莫旺肌纤维性舞蹈症（Morvan's fibrillary chorea）（见下文）、1 例再生障碍性贫血。其中一些神经过程与针对电压门控钾通道（voltage-gated potassium channels，VGKC）的抗体有关。这样的病例出现在文献中，都被认为有体液免疫基础。

重症肌无力与其他自身免疫性疾病并存在生物学和临床上具有更重要的意义。甲状腺功能亢进（*thyrotoxicosis*）伴周期性瘫痪（5% 的肌无力患者）、红斑狼疮、类风湿性关节炎、干燥综合征、混合性结缔组织病、抗心磷脂抗体，以及（奇怪地）多发性肌炎都与肌无力有关，更多的时候，我们无法用偶然性来解释。部分年轻女性肌无力的抗核抗体滴度中度升高，但没有系统性狼疮的临床表现。

病因和发病机制

目前有充分根据的观点认为，肌无力和疲劳是突触后有效的神经肌肉传递障碍的结果。受体数量的大幅度减少和抗 AChR 抗体的竞争活动（见下文）导致突触后电位振幅不足以使一些肌纤维放电。许多终板传导阻滞导致肌肉收缩力下降。这种缺陷首先反映在眼肌和颅肌上，这二者都是连续活动最多的，而且每个运动单位的 AChRs 最少。疲劳是可以理解的，因为每次连续的脉冲释放的 ACh 的量正常下降的结果。

针对 AChR 蛋白的抗体存在于 85% 以上的全身型肌无力患者和 60% 的眼肌无力患者（Newsom Davis）。存在受体抗体已被证明是一种相当敏感和可靠的疾病检测，正如后面讨论的。针对细胞内蛋白的抗体（如后面讨论的抗 MuSK）导致无力的方式尚不清楚。

因此，神经肌肉传递障碍的方式有以下几种：①抗体阻断 ACh 与 AChR 结合；②肌无力患者血清 IgG 已被证明可引起 AChR 降解率增加，这可能是由于抗体能够使受体交联的结果；③抗体引起补体介导的突触后褶皱的破坏（Engel and Arahata）。

尽管自身免疫机制导致重症肌无力肌肉功能障碍的证据是无可争议的，但自身免疫反应的来源尚未确定。因为大多数重症肌无力患者都有胸腺异常，并对胸腺切除术有良好的反应，所以在本病的发病机制中涉及这一腺体的淋巴样反应是合乎逻辑的。来自肌无力的胸腺 T 细胞和 B 细胞对 AChR 的反应都特别敏感，比来自外周血的同类细胞更敏感。此外，胸腺含有"肌样"（myoid）细胞（类似于横纹肌），带有表面 AChR。胸腺肌样细胞是不是重症肌无力免疫刺激的来源尚不清楚。最明显的反对意见是，这种细胞在正常胸腺比在肌无力的胸腺中更为丰富（Schluep et al）。另一个尚未证实的发病机制是，一种嗜胸腺细胞的病毒可能改变这些细胞并诱导抗体形成。同时，病毒感染可能有致癌的可能性，可以解释胸腺肿瘤，但这只是推测。Scadding 及其同事们提出了一种不同的胸腺参与模式，他们已证明重症肌无力患者的胸腺淋巴细胞可以在培养和自然条件下合成抗乙酰胆碱受体抗体（anti-AChR antibody）。

诊断

对于那些表现多变的、特别易疲劳的复视或上睑下垂，以及典型的肌无力的患者，面部可见眼睑不均等下垂，嘴角相对不动，微笑看起来更像龇牙，一只手支撑着一个下垂的下颌，诊断几乎不会被忽视。然而，只有少数患者表现出这种完全具备的综合征。上睑下垂、复视、说话或吞咽困难、四肢无力起初轻微和不稳定时，可能会被误诊为脑血管疾病。然而，即使在疾病的早期阶段，发现小的颅肌持续活动导致无力（如当注视天花板时眼睑下垂加剧，或者当侧向或垂直凝视或阅读 2~3 分钟出现复视），以及在短暂休息后收缩得到改善，几乎都是诊断性的。任何其他受影响的肌群都可以用类似的方式进行测试。特征性的眼部体征已做过描述。为了确认，检测特异性抗体（抗 AChR）、肌电图和下面描述的某些药理试验是必要的。几个特殊的临床问题和相关情况将进一步总结。

电生理检测　肌无力的特征是，在以每秒 3 次的速度对周围神经进行一系列重复刺激时，复合肌肉动作电位的振幅迅速降低［递减反应（*decrementing response*）如图 2-15A 所示］。在大多数情况下，通过新斯的明或依酚氯铵（腾喜龙），可逆转这种反应，是一个可靠的证实性发现。对刺激的递减反应一般最常出现在肢体近端肌，其次是面部肌，再其次是手部肌肉，手肌在临床上可能无力，也可能没有无力。在疾病的进展阶段或糖皮质激素治疗期间，可以获得轻微的初始递增反应，不要与自主收缩后明显的递增反应混淆，这是 Lambert-Eaton 综合征的特征（见下文）。

单纤维肌电图（*single-fiber electromyography*，*EMG*）是一种更灵敏的检测神经肌肉传递障碍的方法。这项技术显示连接到同一个运动单元的肌肉纤维放电之间的正常不变的间隔的不稳定性（"颤抖"

见第 2 章中的“单纤维肌电图”）或完全阻断来自同一运动单位的单个肌纤维的连续放电。这个测试需要患者很好的配合，肌肉的收缩要保持在合适的振幅，以便从同一单位分离出单一的肌肉纤维。通过对神经的电刺激也可以检测到这样的纤维对。神经传导速度和远端运动潜伏期正常，除非同时存在多发性神经病。

新斯的明试验（*neostigmine test*）几乎与电生理检测同样有价值的是用胆碱酯酶抑制剂新斯的明（neostigmine）测试，而在过去，依酚氯铵（edrophonium）是一种更快速作用的制剂。这些药物延长并增强乙酰胆碱在突触的作用，从而增强了肌无力患者的肌力。在撰写本文时，依酚氯铵在美国的供应情况各不相同，但新斯的明需要较长的观察时间，正如下一段所述。试验按以下方式进行。在评估了颅肌（通常提上睑肌或眼外肌）或肢体肌的力量（通过测力法）或肺活量后，肌内注射新斯的明，剂量为 1.5mg。硫酸阿托品 0.8mg 一般提前几分钟使用，以抵消新斯的明引起的令人不快的毒蕈碱效应（唾液分泌、出汗、支气管黏液分泌、腹胀、肠痉挛，有时有腹泻）。新斯的明也可静脉注射，剂量 0.5mg，但其作用往往过于短暂，而不起作用。肌内注射新斯的明后，目标改善在 10~15 分钟内出现，20 分钟达到峰值，并持续 1 小时，可仔细验证神经功能的改善。许多神经科医生会做两次这样的测试，一次以注射生理盐水作为对照。

或者可以，静脉注射依酚氯铵 1mg（0.1mL）；如果这一剂量可以耐受，在 45 秒后肌力没有明显改善，再注射 4~9mg。很少有必要用到总剂量 10mg。大多数患者注射 3~5mg 后都会有反应。像新斯的明一样，依酚氯铵的轻度毒蕈碱样效应可通过提前皮下注射阿托品 0.8mg 阻断。依酚氯铵改善上睑下垂、眼外肌运动、口咽功能、手臂和肩部外展，或肺活量持续时间不超过 5 分钟，新斯的明改善时间不超过 60 分钟。

须注意，使用任何一种药物，有些患者会立即恶化，但为时短暂，是由于肺分泌物增加所致。阳性试验包括可见的（客观的）肌肉收缩力改善，复视消失或疲劳性上睑下垂消除。肌力测定和测量用力肺活量是作为较客观的改善或缺乏效果的标志。仅凭主观改善的报告是不可靠的，切莫相信模棱两可的测试结果，这可能出现在由于肿瘤、甲状腺疾病、Guillain-Barré 综合征（GBS）、进行性核上性麻痹，或颈动脉瘤（假性眼肌无力）引起的眼肌麻痹。

抗胆碱酯酶药物试验阴性并不能完全排除重症肌无力，但这一点很不支持诊断。在少数周期性和纯眼肌症状患者中，后来被证明罹患重症肌无力，在首次甚至几次急性发作后，依酚氯铵和新斯的明试验（以及电生理检测和 AChRAb 测定）可能完全正常。直到后来，由于一些无法解释的原因，这些试验才呈现阳性。最后，抗胆碱酯酶抑制剂具有诱发心室颤动和心搏骤停的低风险，因此，试验应在可以获得急救支持的地方进行。

血中受体抗体的检测　抗 AChR 抗体（*anti-AChR antibodies*，*AChRAb*）的检测为肌无力的诊断提供了一个相当敏感和高度特异的检测手段。放射免疫分析法检测准确，应用广泛。在 80%~90% 的全身性重症肌无力患者和大约 60% 的症状局限于眼部肌肉的患者中发现血清抗体（Vincent and Newsom-Davis）。在大多数情况下，血清 AChR 抗体持续阴性的成年人的肌无力与伴有抗体的那些患者在临床或肌电图上并无不同，除了下述的例外。乙酰胆碱受体抗体持续阴性的检测在眼肌型肌无力患者中比全身性肌无力患者更常见。胸腺瘤和严重全身性肌无力的患者几乎总是血清阳性的。有趣的是，在临床缓解期间抗体滴度通常保持高水平。

“血清阴性”疾病的情况有时是由于对位于或靠近 AChR 的不寻常的肌肉表位产生抗体，它们的检测需要一套特殊的测试。然而，大多数此类病例都归因于针对细胞内肌肉特异性激酶（*muscle-specific kinase*，*MuSK*）的 IgG 抗体。这种酶在支持突触后膜的正常结构和 AChR 的排列中发挥作用，但其主要功能可能是发育性突触分化。这种疾病可能在晚年发生，因为神经肌肉接头的高发生率或高周转率，而新形成的接头在生理上是不健全的。相关的临床综合征不同于典型的肌无力，已在前面讨论。同样有趣的是，在近一半的肌无力患者中存在针对横纹肌的抗体（*antibodies directed against striated muscle*），而胸腺瘤患者的发病率更高（据称达 85%），但目前尚未用于常规诊断。血清阴性肌无力伴针对皮动蛋白（contactin）抗体的罕见情况，这是曾描述过的 MuSK 的通路中的一种蛋白（Cortes-Vicente et al）。

每一种常用的诊断检测，电生理学、依酚氯铵和抗体，都被证明是同样可靠的。Kelly 及其同事获得的阳性率结果分别是，单肌肉纤维记录为 79%，AChRAb 试验 71%，依酚氯铵试验 81%。结合起来,他们证实了 95% 的临床疑似病例的诊断。据推测,如果能够做抗 MuSK 受体抗体检测,血清学诊断的敏感性会更高。

根据对一些肌无力患者的观察,他们的无力遇冷改善,设计了一个测试,在下垂的眼睑上放一个冰袋,2 分钟或在患者的耐受限度内。Sethi 及其同事发现,10 例患者中有 8 例上睑下垂减轻。在我们的患者中,这种效应并不总是那么明显,但它可能是一种有用的辅助测试。

其他常规执行的诊断性测试基本上用于所有的重症肌无力的患者,包括胸部 CT(检查胸腺增大或胸腺瘤)、甲状腺功能测试,原因后续讨论,以及在不确定诊断的情况下,对头颅和眼眶做磁共振成像检查,以排除脑神经和眼肌的压迫性和炎症性病变。

特殊的诊断问题

在肌无力方面,我们遇到了以下的临床问题:

1. 重症肌无力与甲状腺功能亢进并存。甲状腺功能亢进可能产生一种特征性的眼肌病(ocular myopathy),与周期性瘫痪有一定的关系,如第 45 章所示。没有确切的证据表明,甲状腺功能亢进会加重重症肌无力,一些临床医生甚至观察到这两种疾病的严重程度之间成反比关系。然而,甲状腺功能减退确实会加重肌无力症状。甲状腺功能亢进的眼肌麻痹通常可以通过出现相关的突眼(在疾病早期,可能不出现突眼)、无上睑下垂,以及对新斯的明没有明确的反应来加以区分。多发性肌炎和包涵体肌病(inclusion body myopathy)与肌无力的区别是眼外肌未受累,但多发性肌炎和包涵体肌病可以影响口咽肌。发现这些疾病的征象合并肌无力的体征表明同时存在这两种独立的自身免疫性疾病。

2. 神经衰弱或抑郁的患者,在主诉无力时实际上是指易疲劳。没有上睑下垂、斜视或吞咽困难,虽然焦虑的人可能会主诉复视(通常在昏昏欲睡时瞬间的时段)和喉咙发紧(癔症球)。许多这样的患者声称新斯的明有改善,但客观的逆转始终是不确定的。相反地,重症肌无力经常被误认为癔症或其他情感疾病,这主要是因为医生不熟悉重症肌无力(或癔症),并对情绪危机促发疾病的印象过于深刻。此外,疲劳是所有这些情况的一个特征,但只有在精神病的情况下,它才会扩展到心理耐力的范围。肌无力患者通常不会主诉精神疲劳,而在精神疾病患者中,这些都是常见的主诉。类似的问题在我们的工作中经常出现,如判断一个可疑肌无力患者由于焦虑或心肺疾病引起呼吸急促。这时仔细评估呼吸模式和确定肺活量或其他呼吸量测定是有帮助的。

3. 进行性眼外肌麻痹和其他局限性肌病,包括先天性肌无力状态。这些可能被误认为长期存在的重症肌无力。值得强调的是,眼外肌和提上睑肌可能因肌无力而永久性损伤,对新斯的明无反应。另一种可能性是,局限性眼肌无力从一开始就对抗胆碱酯酶药物无反应,并错误地排除了肌无力的诊断。然后,医生必须转向其他肌肉进行临床、肌电图和血清学的确诊。

4. 肌无力伴有构音障碍和吞咽困难,但无眼睑下垂或明显的斜视。这些可能与多发性硬化、多发性肌炎、包涵体肌病、卒中、运动神经元病或其他神经系统疾病相混淆。使用抗胆碱酯酶抑制剂试验治疗、单纤维肌电图和重复电刺激记录,以及测定抗体等通常能澄清问题。

5. 肉毒中毒的最初表现,如视物模糊、复视、上睑下垂、斜视和眼肌麻痹等,可能被误认为是急性起病的重症肌无力。然而,在肉毒中毒,瞳孔通常较大且无反应,眼征是在接连的迅速发生延髓、躯干和肢体肌受累后出现。

6. 类似的,眼咽 - 臂肌和 Guillain-Barré 综合征变异型在早期具有许多肌无力的特征,包括上睑下垂,可能对抗胆碱酯酶药物有部分效应。腱反射丧失、肢端感觉异常和反射消失,或发生四肢共济失调,使 GBS 的诊断立即变得明显,而详细的电生理检测区分了这两种情况。

7. 有机磷杀虫剂中毒,因其能引起胆碱能危象,可与肌无力危象相混淆(见下文)。

其他小的临床特点可能有助于区分肌无力与其他影响颅部肌组织的疾病。悬垂的下颌和悬垂的头部提示肌无力,而完全或不对称的面瘫是 GBS 的典型表现。肉毒中毒通常影响瞳孔会聚反应,GBS 只在完全的眼内肌和眼外肌麻痹时才出现;白喉主要影响早期的调节反应。在基底动脉闭塞导致中脑卒中时,可出现一种完全眼肌麻痹的情况;需要指出的是,如果基底动脉卒中患者失去垂直凝视和瞳孔反应,其意识水平通常会降低,但神经肌肉疾病却不是这样。兰伯特 - 伊顿(Lambert-Eaton)肌无力综合征,将进一步讨论,只偶尔地影响眼肌,但依据它的其他临床和电生理特征来确定。眼肌麻痹,可能发生在杆状体多肌病(nemaline polymyopathy)、眼咽肌营养不良和甲亢性眼病,在大多数情况下进展太慢,而不能与重症肌无力相混淆。有时,肌无力的眼球运动颇似核间性眼肌麻痹或其他的中枢性征象,甚至包括外展眼球出现眼球震颤的程度。

治疗

治疗这一疾病需要谨慎使用两组药物，即抗胆碱酯酶药和免疫抑制剂，包括糖皮质激素，以及在特殊的急性情况下，使用血浆置换和静脉滴注免疫球蛋白。选择性胸腺切除术适用于许多患者，如下所述。2016 年发布了重症肌无力治疗的共识指南(Sanders et al)，但建议读者在每个案例中运用临床判断，并在更新版本出现时查阅文献。

抗胆碱酯酶药物(*anticholinesterase drugs*) 新斯的明(neostigmine)和溴吡斯的明(pyridostigmine，Mestinon)是改善肌无力效果最佳的两种药物，溴吡斯的明是大多数临床医生和患者的首选。溴吡斯的明的通常剂量为每 6 小时服 30~90mg(通常先服用 60mg 开始)；新斯的明的口服剂量为每 2~6 小时服 7.5~45mg。这两种药物的长效型都是可用的，但主要是在就寝时给那些在夜间或清晨主诉无力的患者。这些药物的剂量和给药频率管理因患者而差异很大，但我们同意 Drachman(2003)的观点，即最大有效剂量溴吡斯的明很少超过每 3 小时 120mg。表 46-1 列出了各种药物的大致剂量当量。

表 46-1 重症肌无力治疗药物剂量当量

	剂量当量	起效	达峰时间
溴吡斯的明口服(Mestinon)	60mg	40min	1h
新斯的明口服(Prostigmin)	15mg	1h	1.5h
新斯的明肌内注射	1.5mg	30min	1h
新斯的明静脉注射	0.5mg	立即	20min

对于轻症病例，胸腺切除术后部分缓解的患者和纯眼肌型肌无力，使用抗胆碱酯酶药物可能是在一段时间内唯一必要的治疗形式(眼肌无力通常对小剂量糖皮质激素反应良好，见下文)。虽然这些药物很少能完全缓解症状(眼肌症状通常反应不完全)，但大多数这样的患者都能正常工作。

糖皮质激素(*glucocorticoid*) 对于那些对抗胆碱酯酶药物反应不充分的中度至重度全身无力的患者，长期应用糖皮质激素是最为持续有效的治疗方式，如 Pascuzzi 及其同事在一个大的系列患者中所描述的那样。小剂量糖皮质激素，如泼尼松，15~25mg/d，单独或联合硫唑嘌呤(见后)，也往往足以控制眼肌无力。然而，还必须准备好应对长期糖皮质激素治疗的副作用，我们不愿意在儿童或患有严重糖尿病或其他可能恶化的疾病患者身上执行这样的方案。因为最近使用新型免疫抑制剂的经验并没有被纳入之前的大多数系列，所以统一使用类固醇可能是不正确的。

糖皮质激素治疗的通常形式是泼尼松(或相应剂量的泼尼松龙)，从 15~20mg/d 开始，逐渐增加剂量，直至取得满意的临床反应或达到 50~60mg/d 的剂量。随着剂量增加或更快速增加剂量，在最初的几周可能会出现无力加重，建议住院并密切观察呼吸困难。在开始使用糖皮质激素后的几周内出现改善。一旦泼尼松达到最大疗效，用药剂量可在数月内逐渐减少到最低的有效剂量。我们的做法是尝试建立一个隔日时间表，这样可以减少副作用；一些患者从一天到次日剂量稍有差异会更好一些，而不是隔日完全不服药。如果需要，当采用任何长期糖皮质激素治疗方案时，应大量使用钾补充剂和抗酸剂，并应当考虑使用抗生素预防肺孢子虫感染，如果预期长期治疗，应考虑使用双膦酸盐预防骨质疏松症。在类固醇治疗开始时，同时给予抗胆碱酯酶药物；随着患者病情好转，后者的剂量可向下调整。

硫唑嘌呤和其他免疫抑制剂 硫唑嘌呤(azathioprine)是类固醇的一种有用的辅助药物，用于对泼尼松不能耐受或没有反应的患者。在少数单独使用硫唑嘌呤的患者中，可以较好地控制这种疾病，但是没有研究支持这种做法(Palace et al，1998)。治疗通常从 50mg(1 片)每日 2 次开始，持续数天；如果能够耐受，剂量提高到 2~3mg/(kg·d)(150~250mg/d)。然而，改善的出现远远慢于糖皮质激素，数月至一年可能都没有明显的反应(Witte et al)。肝功能和血细胞计数应定期检测。重症肌无力临床研究组发现，最严重类型的重症肌无力，特别是那些对单独使用泼尼松或硫唑嘌呤耐药的患者，从这两种药物的联合使用中获益。硫唑嘌呤是巯基嘌呤的药物前体，主要被硫基嘌呤甲基转移酶(thiopurine methyltransferase，TPMT)代谢。大约每 10 万人中有 3 人缺乏这种酶，因此，一些临床医生在开始使用硫唑嘌呤之前测量它的水平，以避免骨髓毒性；这样做不是我们的惯例。TPMT 存在多种变异的等位基因，大量患者存在酶的部分缺失甚至酶活性过高，但如何利用这些信息治疗肌无力尚不明确。硫唑嘌呤与其他药物如别嘌醇和华法林有药物相互作用。

环孢素(*cyclosporine*)是另一种在临床试验中显示有效的免疫抑制药(Tindall et al)。每天分 2 次给药,总剂量为 6mg/kg,但由于严重的副作用(高血压、肾毒性)及其高昂的花费,目前并不经常使用。由于替代疗法的成功,多年来我们只有一次机会使用环孢素治疗肌无力。

麦考酚酯(*mycophenolate*)目前被用作糖皮质激素的辅助药物,并已在一些小型试验中获得了有益的效果,但是在大型对照研究中未能证实类似的效果。当确实出现临床改善时,通常比硫唑嘌呤出现得更早(Meriggioli et al)。主要不良反应是腹泻。该领域的一些专家认为,霉酚酸酯比大多数的辅助药物更可取,在一些轻症情况下可能单用有效,但使这种观点与最近失败的试验相调和是令人尴尬的。

De Feo 及其同事们已应用环磷酰胺(*cyclophosphamide*)静脉注射给药;他们能够让 12 个患者中的 5 个不用类固醇,但是这种强力药物的合理使用还不清楚,我们很少使用它。Drachman 及其同事(2003),以及其他人描述了一种给予大剂量环磷酰胺(每日 50mg/kg,连续 4 天),之后应用粒细胞刺激因子(granulocyte-stimulating factor)的方案,在难治性病例中"重启"免疫系统。这种方法有风险,但如果所有其他措施都失败了,这种做法可能是合理的。需要监测肝功能和白细胞计数。在预试验的基础上,许多其他药物,例如,Ponseti 及其同事报告的他克莫司(tacrolimus)、利妥昔单抗(rituximab)和依那西普(etanercept)已经用于对糖皮质激素依赖或抵抗的患者,包括那些有 MuSK 抗体的患者(Diaz-Manera et al)。

血浆置换和静脉滴注免疫球蛋白　对于用抗胆碱酯酶药物和泼尼松难治性的严重的肌无力,或在急性加重期,必须采取其他措施。使用血浆置换(*plasma exchange*)可以获得显著的暂时性缓解(2~8周)。这种治疗方法在肌无力危象时可能是挽救生命的。它也在胸腺切除术之前和之后,以及免疫抑制药治疗开始时使用。血浆置换也有助于限制由上述的大剂量糖皮质激素引起的无力。在这种情况下,需要置换的次数和容量是随意性的,但往往比 GBS 所需的少;在一周内置换几次,每次 2~3.5L(总量约 125mL/kg)通常就足够了。去除的血浆用白蛋白和生理盐水代替。据估计,2L 的置换将去除 80%的循环抗体,这将反映在 3~5 天内 AChR 抗体水平的降低。抗 AChR 抗体滴度的降低与临床改善程度只有近似的相关性。在危象需要血浆置换和机械通气时,我们的做法是停止或减少抗胆碱酯酶药物的使用,并在患者脱离呼吸机时恢复使用它们。此外,对这些药物的敏感性可能会在置换后的几个小时内增强,因此它们的剂量必须相应地调整。

少数患者对血浆置换反应良好,并发现类固醇的副作用难以忍受,以至于他们选择每隔几周或数月进行 2~3 次血浆置换。免疫吸附(immunoadsorption)是一种类似于血浆置换的技术,通过使血液通过色氨酸柱去除抗体和免疫复合物,这种技术没有传统的血浆置换那么麻烦,而且是有效的,但是对这种方法的经验有限。

静脉滴注免疫球蛋白(*intravenous immune globulin*)在短期控制急性加重的肌无力方面同样有用。通常剂量为 2g/kg,分 3~5 天给药。几个小型研究表明,这种效果相当于一系列血浆置换。然而,关于血浆置换和免疫球蛋白仅经过有限的系统研究或比较,虽然这些治疗方法对病情恶化或危象患者非常有价值,但它们只能带来短期的获益。在两个独立的小型研究中,Gajdos 及其同事以及 Barth 等发现静脉滴注免疫球蛋白(IVIg)与血浆置换(1997)之间没有差异,以及在肌无力加重时给予 IVIg 1g/(kg·d),1 天或 2 天之间没有差异(2005),大多数病例较典型的危象不是那么严重。

胸腺切除术(*thymectomy*)　这种手术由 Blalock 首先提出,尽管在试验中缺乏证据,但它被认为是适用于许多青春期到 55 岁之间的全身性重症肌无力患者的手术。手术是择期进行的,而不是在肌无力急性恶化时手术。如果在起病后的第一年或第二年进行,胸腺切除术后的缓解率约为 35%,另外 50%的患者将在一定程度上得到改善(Buckingham et al)。如果手术推迟到这个时间以后,缓解率会逐渐降低,但不可忽略。局限于眼肌一年或更长时间的肌无力患者,预后良好,不需要进行胸腺切除术。胸腺切除术的反应在几个月内并不明显,通常在 3 年左右达到高峰。对于反应良好的病例,循环受体抗体水平下降甚至完全消失。如有可能,胸腺切除应推迟到青春期,因为腺体在免疫系统发育中起重要作用,但青少年肌无力也相当敏感。对于有胸腺瘤的患者,结果是无法预测的。

直到最近,Wolfe 及其同事们进行了一项充分的随机试验,证实了胸腺切除术的有效性。与隔日单用泼尼松相比,胸腺切除术联合隔日泼尼松使用

3 年显示效果更好，相信试验的结果是有益的，但由于登记的患者人数较少，仍是试验性的：由于泼尼松和免疫抑制剂的用量减少，手术组的并发症更低，而且女性的手术效果比男性更明显。从该试验的 Kaplan-Meier 曲线来看，胸腺切除术的效果在大约 6 个月时达到最大，此后保持稳定。

已经设计出一种胸骨上入路切除胸腺的方法，与经胸骨胸腺切除术相比，减少了术后疼痛和并发症，但是经胸骨手术可能更可取，因为它确保更完整地切除胸腺组织。胸腺切除术最好在胸外科医生与神经科医生可以密切合作的医院进行。如果患者术前无力，可在手术前进行血浆置换或免疫球蛋白治疗。对于长期使用这些药物治疗的大多数患者来说，大剂量冲击治疗似乎是不必要的。手术后，如有需要，必须提供呼吸辅助。术后每 3~6 小时肌内注射新斯的明。通常所需的剂量是手术前剂量的 75%。随着病情的好转，口服药物治疗也会重新开始，如前所述，因为预期的缓解需要数月或更长的时间。

胸腺切除术对老年肌无力患者也是一种安全有效的治疗方法。Olanow 及其同事报道，12 例老年病例 9 例完全缓解，其余患者临床改善。老年患者的改善不如年轻患者令人信服，部分原因是胸腺萎缩。尽管如此，我们的一些 60 岁以上的患者确实从中受益了。上述临床试验不包括年龄超过 65 岁的患者。

几乎所有胸部 CT 检查发现胸腺瘤（*thymoma*）的患者都需要切除胸腺。肿瘤可以局部侵袭，但很少转移。手术入路通过前胸，充分暴露以切除所有肿瘤组织。如果肿瘤不能完全切除，剩下的组织应该进行集中辐射治疗。包括顺铂在内的联合化疗治疗局部扩散和淋巴结浸润，但效果不理想。Park 及其同事们通过对发生转移的病例的大型回顾性研究得出结论，化疗在生存率方面有一定的益处，但这仍然存在争议。

尽管胸腺切除术可以用于全身性肌无力，但它仍然是一种未经现代试验证实的治疗方法，并且试图招募患者进行研究的努力是困难的。

肌无力危象和胆碱能危象

肌无力迅速严重的恶化，称为肌无力危象（*myasthenic crisis*），能在几个小时内将患者带到呼吸衰竭的边缘。呼吸系统感染或过度使用镇静药物或具有阻断神经肌肉传递的药物可能导致肌无力危象。我们遇到过许多口咽无力导致吸入性肺炎的病例，又引发了危象。通常情况下，诱发事件并不明显。很少情况下，呼吸停止是危象的第一个表现。这些事件可能发生在肌无力诊断后的任何时间，但有一半是在 12~18 个月内。早期在哥伦比亚长老会医疗中心（Columbia-Presbyterian Medical Center）的 53 例肌无力危象患者中，肺炎是最常见的诱发事件，但仍有近三分之一的病例无法确定原因（Thomas et al）。

早期呼吸衰竭通常以肺活量减少为特征，常伴有躁动、焦虑、出汗或震颤。一旦膈肌无力，胸壁和腹部的运动就变得不协调（吸气时腹部向内运动），或者胸部运动可能变浅，在第 25 章中讨论的那样，交替运动出现不协调，其中描述了神经肌肉呼吸衰竭的特征。在紧急情况下，在清理了呼吸道之后，这样的患者可以通过一个紧密贴合面罩和人工加压呼吸袋（Ambu）短暂地支持呼吸。由于肌肉无力，胸壁会非常柔顺。

危象的处理需要及时、小心地插管，然后在重症监护病房进行机械通气，重症监护病房的设备可以满足这些患者的医疗和神经功能需求。根据 Rabinstein 和 Wijdicks 的研究，少数患者的呼吸衰竭可以通过使用双水平气道正压通气（bilevel positive airway pressure，BIPAP）来控制，但我们的经验，这并不能始终有效地避免气管插管。必须同时处理口咽无力和分泌物危及气道和膈肌无力。抗胆碱酯酶药物增加分泌物，最好在插管期间停用。一个有用的方法是让患者在使用呼吸机时几天不服胆碱能药物；在这段时间后，对重新服用药物的反应通常会增强。如前所述，应用血浆置换或静脉注射丙种球蛋白在加速病情改善和脱离呼吸机方面同样有效。我们的一些同事在这些情况下使用了大剂量的糖皮质激素滴注，但是这种方法在我们的重症单元并不是特别成功，而且在短期内，有导致肌无力加重的风险（Panegyres et al）。

肌无力危象患者一般在 1~2 天内对血浆置换或免疫球蛋白注射有反应，但更多的时候，在全程 4~5 次置换或 3~5g/kg 的 IVIg 分次每日给药后，需要一周或更长的时间才能恢复。之前提到的研究（如 Gajdos et al）比较两种治疗方法和比较肌无力加重时 IVIg 的剂量是否与危象有关，尚不清楚，但是我们几乎总是在危象发生后立即开始一种或另一种治疗，因为很明显，呼吸衰竭即将发生或正在恶化。

通常的情况下，在为患者进行气管切开术前最好先等待 2~3 周。当预期要脱离呼吸机时，重新缓慢启用抗胆碱酯酶药物，必要时可以使用糖皮质激素治疗。口服溴吡斯的明 60mg 或新斯的明 15mg 大致相当于 0.5~1mg 静脉注射新斯的明及 1.5~2mg 肌内注射，如表 46-1 所示。Ropper 及其同事在专著中回顾了肌无力危象患者的管理。

大多数肌无力危象患者需要几周才能恢复，我们的一些患者需要数月依赖呼吸机。在哥伦比亚长老会医院的 53 例患者的普遍经验中，半数患者可以在 2 周内安全地拔管，四分之三的患者可以在 1 个月内安全拔管（Thomas et al）。在 53 例患者中有 7 例死亡，这反映了即使在现代重症监护时代，这种综合征的严重性。肺不张、严重贫血、心衰竭和梭状芽孢性腹泻（与使用抗生素有关）预示着长期的全身无力和插管。有时我们会遇到这样的患者，他的呼吸和行走努力在肌无力危象后几个月都没有改善。根据我们的经验，这些患者多为中年或老年患者，通常是女性，其中可能有甲状腺功能亢进或甲状腺功能减退者。当近端肢体肌和中轴肌，包括横膈肌不能恢复它们的力量时，即使眼肌和口咽肌改善了，它们也会变得衰弱。糖皮质激素导致的伴发近端肌病的作用可以通过仔细的电生理检查来发现。

如果对抗胆碱酯酶药物的反应很差，而且逐步增大剂量都不能缓解症状，就需要考虑是胆碱能危象（*cholinergic crisis*）。根据我们自己在重症监护病房治疗 80 多例严重肌无力患者的经验，我们认为胆碱能危象很少发生。这包括肌肉无力相对快速加重，通常伴有抗胆碱酯酶药物的毒蕈碱样副作用（恶心、呕吐、苍白、出汗、流涎、支气管黏液溢、腹部绞痛、腹泻、瞳孔缩小、心动过缓）。瞳孔收缩暴露出即将发生的胆碱能效应。如果血压下降伴心动过缓，可通过静脉途径缓慢给予硫酸阿托品 0.6mg。新斯的明或重复电刺激可用于确定肌无力是否由于抗胆碱酯酶药物过量所致。然而，这个测试具有误导性，并无疑导致了对胆碱能危象的频率和重要性的高估。感染，或者说疾病的自然过程，是导致肌无力和呼吸衰竭急剧恶化的更为常见的原因。

对于长期存在的、严重的、难治性肌无力患者，唯一的治疗方法是继续使用平均剂量的糖皮质激素、免疫抑制剂和抗胆碱酯酶药物，并间断地尝试免疫球蛋白或血浆置换。如前所述，大剂量的环磷酰胺及随后的粒细胞刺激因子可能导致缓慢的改善，这也是一个令人绝望的状况。其他药物如利妥昔单抗也可以试用。胸腺切除术对这些患者来说无疑是有风险的，但是否会对长期存在的严重肌无力产生影响尚不清楚，但无论如何其影响将被推迟。

重症肌无力患者麻醉和妊娠的管理　任何类型的外科手术通常都足以造成疾病的失代偿。如果患者不能口服药物，可以肌内注射抗胆碱酯酶药物（大约是溴吡斯的明口服剂量的三十分之一，新斯的明口服剂量的十分之一，见表 46-1）。如果正在使用糖皮质激素，还可以继续使用，剂量一般保持不变；通常没有必要大剂量冲击，正如前面讨论胸腺切除术时所述。非竞争性类型的神经肌肉阻断剂对这些患者可能有很长时间的作用，麻醉时应避免使用。如果由于某种原因必须使用，需要给予机械通气。相反，产生肌肉松弛所需的琥珀酰胆碱（succinylcholine）（不推荐使用）剂量可能比平时大。在麻醉和术后管理中考虑使用的任何药物，都应查看能加重肌无力的药物清单进行核对（见下文）。

在重症肌无力患者中，妊娠通常并不复杂，但一部分治疗的肌无力和全身性肌无力的妇女可能很难以辅助进行阴道分娩。然而，使用静脉注射的胆碱酯酶抑制剂是禁忌的，因其可能诱发子宫收缩，细胞毒性药物通常避免在怀孕期间使用，因为潜在的胎儿畸形的可能。此外，镁剂不推荐用于治疗子痫，因其神经肌肉阻滞作用可能会加重肌无力。分娩通常进行正常，母乳喂养不被认为是有关 AChR 抗体传播的问题。近一半的肌无力女性在产后数周出现不同程度的加重。甲胎蛋白水平迅速下降，因为这种蛋白能抑制抗乙酰胆碱抗体与突触后受体的结合。新生儿肌无力和关节弯曲宫内活动减少的问题将在下文讨论。

其他神经肌肉传递障碍（表 46-2）

这里讨论几种以肌无力和疲劳为临床特征的神经肌肉传递障碍，但其机制与自身免疫性重症肌无力不同。Lambert-Eaton 肌无力综合征、新生儿肌无力、先天性肌无力综合征，以及由药物和毒素诱发的肌无力综合征是该组的主要疾病。另外两种重要的疾病，即肉毒中毒和有机磷中毒，在本书另有描述。

兰伯特 - 伊顿肌无力 - 肌病综合征（Lambert-Eaton 综合征）

兰伯特 - 伊顿肌无力 - 肌病综合征（myasthenic-myopathic syndrome of Lambert-Eaton）简称为 Lambert-Eaton 综合征，这种特殊形式的神经肌肉疾病在某些方面类似于重症肌无力，在小细胞肺癌患者中最常见，首先由 Lambert、Eaton 和 Rooke 在 1956 年描述，1957 年 Eaton 和 Lambert 又进一步描述。它与重症肌无力不同，躯干、肩胛带、骨盆带和下肢肌肉会变得无力和易疲劳。最初的症状是坐起、爬楼梯和走路困难，肩部肌肉通常稍后受到影响。虽然可能出现上睑下垂、复视、构音障碍和吞咽困难，但这些症状的表现有明显不同。用力后无力加重表明是肌无力，但是与重症肌无力形成直接对比的是，在最初几次收缩时，肌肉力量可能会暂时增强。腱反射常会减弱，但反射完全消失应该想到一种癌性多发性神经病的问题。未见肌束颤动。

O'Neill 及其同事对这种疾病做了一个有指导意义的综述，其中包括 50 例经过充分研究的病例，他们描述的所有患者有近端下肢无力，39 例手臂无力，25 例复视，21 例上睑下垂，12 例构音障碍。症状包括感觉异常、疼痛（可能是关节炎），以及一些自主神经功能障碍，如口干、便秘、排尿困难和阳痿等。这后一组症状给了该综合征一个明确无误的标记，我们将在“诊断”小节中进一步讨论。如果发现肿瘤的其他神经病学表现（如多发性神经病、多发性肌炎或皮肌炎、多灶性白质脑病、小脑变性等，在第 30 章讨论过），则不必惊讶。

无力的起病是亚急性的，病程呈不同程度的渐进性。男性比女性更容易受到影响（5∶1）。无力可能先于发现肿瘤数月或数年。大约 60% 的病例与小细胞肺癌有关，但也有少数病例出现在乳腺癌、前列腺癌、胃癌和直肠癌以及淋巴瘤等；大约三分之一的患者没有发现肿瘤。有些病例与其他自身免疫性疾病有关，但大多数是副肿瘤性或特发性。这种情况可能发生在儿童，通常与肿瘤无关。在肿瘤病例中，死亡通常发生在受肿瘤影响的几个月或几年之后，特发性疾病会在数年中波动。

表 46-2 神经肌肉接头的主要疾病

肌无力综合征	致病因素或基因缺陷	起病年龄	治疗	临床体征
获得性肌无力综合征				
突触前的				
肉毒中毒（第 41 章）	肉毒杆菌肽毒素	任何时期	支持性治疗；通气	视物模糊，吞咽困难，肢体无力
Lambert-Eaton 肌无力综合征	自身免疫性钙离子介导的递质释放减少	中年期	3，4-DAP IVIg 可能有效	躯干无力，自主神经表现，2/3 伴癌症
突触的				
杀虫剂（第 41 章）	有机磷酸酯类（抑制乙酰胆碱酯酶）	任何时期	清除毒物 阿托品	瞳孔缩小，腹泻，腹绞痛，乏力，迟发性感觉运动神经病
突触后的				
重症肌无力	自身免疫攻击突触后膜 AChR 抗体或 MuSK 蛋白	成人期	AChE 抑制剂，IVIg 其他免疫抑制剂	复视，上睑下垂 用力后肢体无力
蛇毒中毒（第 41 章）	溶解肌肉多肽类毒素，结合钠通道、钾通道（作用于突触前后）	任何时期	支持性治疗 AChE 抑制剂可能有效	急性的无力

AChE，乙酰胆碱酯酶；AChR，乙酰胆碱受体；DAP，二氨基吡啶；IVIg 静脉滴注免疫球蛋白；MuSK，骨骼肌特异性受体酪氨酸激酶。

本病对新斯的明和溴吡斯的明的反应很差，或者至少是不可预测的，在肌无力患者中的这一发现应让人想起 Lambert-Eaton 综合征（Lambert-Eaton syndrome）的诊断。与此相反，右旋筒箭毒碱（*d*-tubocurarine）、氯化琥珀酰胆碱（suxamethonium chloride）、加拉明（gallamine）及其他肌肉松弛剂有毒害作用并可能导致死亡，就像重症肌无力一样。

常规的电诊断检查显示周围神经没有异常。单一的神经刺激可以引起低幅度的肌肉动作电位（与重症肌无力相反，它是正常或几乎正常的），而在快速刺激时（如在图 2-15B 所示，每秒 50 次）或在强力的随意收缩后（15 秒或更长时间），动作电位的幅度有明显增加（递增反应因此“逆肌无力”的术语已应用于 Lambert-Eaton 综合征）。单纤维的记录显示如在重症肌无力的“颤抖”增加，如在第 2 章所述。

Elmquist 和 Lambert 通过对离体肌肉的一系列研究推断，神经末梢突触前乙酰胆碱（ACh）释放量存在缺陷，类似于肉毒杆菌毒素、镁过量和新霉素的作用。突触前囊泡本身在形态和含量上均表现正常。与重症肌无力相比，该综合征的突触后膜受体表面积实际上增加了(Engel AG,1976)。

Lambert-Eaton 肌无力综合征的生理机制是运动神经末梢突触前的电压门控钙离子通道的丢失。钙通道被 IgG 自身抗体交联和聚集,最终减少了功能性通道的数量(Fukunaga et al)。这些针对突触前膜特定成分的抗体具有减少乙酰胆碱突触前释放的作用,实际上与重症肌无力相反。

这些抗体的血清学试验(抗 -VGKC)是可用的,并用来确定诊断。即使在没有检测到针对电压门控性钙通道抗体的患者中,被动转移实验也表明存在类似活性的循环因子。肌肉活检是正常的,或者只显示与重症肌无力相同的轻微的、非特异性变化。当然,胸腺是正常的。

对 Lambert-Eaton 综合征的识别应寻找隐匿的肿瘤,特别是肺部肿瘤。虽然肺部的 CT 通常是足够的,为此目的对身体进行一次正电子发射计算机断层扫描(positron emission tomography,PET)可能是有用的。如果发现,应该予以处理,仅这一点就可能导致神经系统综合征的改善。如果没有发现肿瘤,应予定期复查,因为肿瘤最初很小,即使在尸检时也不明显。在第 30 章中讨论了许多典型的副肿瘤综合征的病例,如小脑变性,可能与 Lambert-Eaton 综合征共存,其中大多数是小细胞肺癌所致(Mason and colleagues),而其他的则是钙通道的特发性抗体的结果。

治疗　应用 3,4- 二氨基吡啶(3,4-DAP)可让大多数本病患者轻度或中度获益,这是一种阻断远端运动末梢钾离子通道的药物,从而延长去极化和促进 ACh 囊泡的释放。该药为 20mg,每天最多服 5 次,可单独服用,也可与溴吡斯的明合服(Lundh et al)。它没有得到美国 FDA 的批准,必须从专业药房获得,尽管如此,它已经取代了以前使用的盐酸胍,长期使用有血液及肾脏毒性。关于长期缓解,已尝试过许多不同的治疗方案,并受到不同群体的青睐。Streib 和 Rothner 称可以用泼尼松改善病情。Dau 和 Denys 声称,在非肿瘤病例中,重复疗程的血浆置换与泼尼松和硫唑嘌呤合用效果最好。静脉滴注免疫球蛋白在一些报道的病例中也有效。Bain 及其同事指出,这种获益是钙通道自身抗体减少的结果,但静脉滴注免疫球蛋白产生这种效果的机制尚不清楚。许多临床医生更喜欢根据静脉滴注免疫球蛋白的需要,间断地补充泼尼松和硫唑嘌呤(泼尼松 25~60mg/d,硫唑嘌呤 2~3mg/(kg·d))。治疗的反应往往是缓慢的,在数月的时间,有时长达 1 年。有些患者可以完全康复,另一些则力量恢复不完全。

诊断　近端肌肉对称性无力和易疲劳,伴有口干、括约肌功能紊乱、肌肉疼痛,以及反射减弱的综合征,即可被诊断。可与之混淆的疾病有重症肌无力、包涵体肌病和多发性肌炎。这与癔症性瘫痪有表面上的相似之处,即患者在鼓励之下,连续的随意的收缩可以表现得更好,而关节炎,疼痛更影响初始动作而不是连续的动作。因此,电诊断和特异性血清学检查是有价值的。

新生儿重症肌无力

据估计,有 10%~20% 肌无力的母亲所生的婴儿会出现短暂的肌无力症状(张力下降、哭声无力和吸吮无力)。这种短暂的现象在出生时很明显,平均持续约 2~5 周;通常在出生后 2 个月内完全恢复(很少更长),以后不会复发。通常情况下,罹患肌无力的母亲报告宫内运动减少,提示胎儿肌无力的危险加大。其中少数患儿出生时患有关节挛缩,这是由于持续一段时间的宫内不活动造成的,这种并发症往往会在随后的分娩中复发。

长期以来,人们一直认为新生儿肌无力(neonatal myasthenia)是 AChR 抗体被动经胎盘转移的结果。这种解释并不完全令人满意,因为在所有 AChR 抗体阳性的妊娠中,母体的 AChR 抗体从母体转移到胎儿,新生儿肌无力的发生率和严重程度与母体疾病的严重程度或持续时间或母体血清中 AChR 抗体水平无关。事实上,当母亲处于缓解期时,新生儿仍可能出现肌无力。

给婴儿使用血浆置换和抗胆碱酯酶药物可能有助于新生儿肌无力的恢复。

先天性肌无力综合征(见表 46-3)

在医学文献中偶有关于良性先天性肌病的报告,其中肌无力的特征可在新生儿期或之后不久被发现。受影响的婴儿的母亲没有罹患肌无力,在过去曾被描述为“新生儿重症肌无力”和“家族性婴儿肌无力”(Greer and Schotland; Robertson et al),将该疾病与被动传输的新生儿肌无力区分开来。

20 世纪 70 年代和 80 年代,重症肌无力的自身免疫性基础建立并明确其形态和生理特征后,它与家族性婴儿型之间的差异变得明显。从那时起,根据电生理和超微结构特征,至少曾描述有 8 种不同的罕见的先天性肌无力综合征,还有其他一些有部分特征。

如表 46-3 所示，先天性肌无力综合征（congenital myasthenic syndromes）是突触前、突触或突触后成分的遗传性缺陷。一般来说，这些缺陷包括 ACh 的重新合成或包装，或突触小泡（突出前囊泡）缺乏；缺乏量子化释放；终板乙酰胆碱酯酶（突触）缺乏；或者 AChR 通道的动力学异常，或是 AChR 缺乏（突触后）。据估计，在四分之三的病例中，这种缺陷是突触后的。

表 46-3 遗传性和先天性肌无力综合征

突触前的				
发作性呼吸暂停	胆碱乙酰基转移酶	10 岁前	乙酰胆碱酯酶抑制剂 呼吸暂停监测	轻度发作性无力；周期性呼吸暂停；常见上睑下垂
突触囊泡缺乏	未知	10 岁前	乙酰胆碱酯酶抑制剂	周期性，有时是显著的无力
乙酰胆碱量子化释放减少	未知	10 岁前	AChE 抑制剂和 3，4- 氨基吡啶	消瘦、呼吸衰竭、先天畸形
突触的				
AChE 缺乏	AChE AChE 胶原尾	10 岁前	无 避免 AChE 抑制剂	广泛无力，上睑下垂
DOK-7“突触病”	DOK-7 变异	10 岁前	无	肢带型，上睑下垂
突触后的				
慢通道综合征	AChR 亚单位	10~60 岁	奎尼丁，AChE 抑制剂，避免 3，4- 氨基吡啶	上睑下垂、广泛无力，运动发育里程碑延迟，前臂背侧萎缩常见
快通道综合征	AChR 亚单位	10 岁前	3，4- 氨基吡啶	上睑下垂，周期性无力，运动发育里程碑延迟
原发性 AChR 缺乏	AChR 亚单位	10 岁前	AChE 抑制剂，3，4- 氨基吡啶	上睑下垂，周期性无力，运动发育里程碑延迟
缔合蛋白缺乏	缔合	10 岁前	AChE 抑制剂，3，4- 氨基吡啶	上睑下垂，周期性
网蛋白缺乏	网蛋白	10 岁前	3，4- 氨基吡啶	无力表现，大疱性表皮松解症
Escobar 综合征	胎儿 γ-AChR 亚单位	出生前	成年后 γ- 亚基被 ε-AChR 亚基所取代	关节挛缩、呼吸衰竭、翼状胬肉（皮肤蹼）

AChE，乙酰胆碱酯酶；AChR，乙酰胆碱受体；DAP，二氨基吡啶；IVIg 静脉滴注免疫球蛋白；MuSK，骨骼肌特异性受体酪氨酸激酶。

这些疾病的特点是新生儿发病，呈波动性，有时进行性无力，它可能非常严重，有时出现明显的肌肉营养不良，持续性上睑下垂，血清抗 AChR 抗体和抗 MuSK 抗体阴性。此外，家族性同胞中出现的疾病提示为遗传性（典型常染色体隐性遗传）。新生儿该病最重要的线索是哭闹时上睑下垂以及球部和呼吸无力加重。在婴儿后期，这些症状，以及波动性眼肌麻痹和异常的疲劳，是由其他类型的持续活动引起的。运动发展指标可能会延迟。在某些情况下，肌无力和易疲劳直到 10 多岁和 20 多岁才变得明显。抗胆碱酯酶药物检测在几种类型的先天性肌无力中呈不一致的阳性，但通常是阴性的。

两种先天性肌无力疾病，即快通道综合征（*fast channel syndrome*）和慢通道综合征（*slow channel syndrome*），是 AChR 亚单位突变的结果，加速（快通道）和减慢（慢通道）受体通道的门控动力学（Croxen et al）。另一种特征明显的类型，通常导致关节弯曲（arthrogryposis）和反复的呼吸暂停发作，但偶尔有成人发病（最晚 48 岁），已被追踪到缔合蛋白（rapsyn）基因突变。Rapsyn 蛋白（rapsyn protein）在维持突触后膜的完整性方面起作用（Burke et al）。缺乏在囊泡中合成和包装乙酰胆碱所需的酶（胆碱乙酰基转移酶)会导致先天性肌病,并伴有应激性呼吸暂停。在另一种类型中,突触囊泡形成不良,数量减少。这两种疾病主要是突触前缺陷,对乙酰胆碱酯酶(acetylcholine esterase,AChE)抑制剂具有反应性。与之相反,由于缺乏乙酰胆碱酯酶的先天性肌无力患儿,如果给予乙酰胆碱酯酶抑制剂,病情会明显恶化。影响突触后结构的三种疾病,即快通道综合征、AChR 缺陷,以及与缔合蛋白和网蛋白(plectin)缺乏有关的肌无力综合征,也对 AChE 抑制和 3,4-DAP 有反应性,尽管这两种药物对慢通道综合征个体都是有害的。

另一个最近发现的先天性肌无力是由 DOK-7 的隐性突变引起的,该突变导致突触结构简化,但是乙酰胆碱受体没有改变(Beeson et al)。Palace 及其同事(2007)描述的临床特征是肢带型无力,在儿童已达到其他正常运动发展指标后引起行走延迟,以及在儿童早期出现上睑下垂。

Milone 及其同事还发现了另一类突触前乙酰胆碱量子化释放缺陷的先天性综合征,以及一种有趣的产前肌无力疾病,被称为埃斯科巴综合征(*Escobar syndrome*)(关节弯曲、眼翼状胬肉和呼吸窘迫),已经被追踪到乙酰胆碱受体 γ 亚单位的突变,这是一种只在胎儿期表达的成分,成年后被 ε 的亚单位所取代(Hoffmann and coworkers)。

恩格尔(Engel AG)的研究在对 100 多个病例的一系列广泛调查中对这些疾病进行了系统的定义和分类。关于这项工作的详细说明可以在他与 Ohno 和 Sine 的综述中找到,也可以在他的专著《重症肌无力和肌无力疾病》(*Myasthenia Gravis and Myasthenic Disorders*)中关于这一主题的章节中找到。

抗生素、其他药物和环境毒素引起的肌无力(见第 41 章和表 46-2)

许多药物通过对突触前或突触后结构的作用可导致肌无力综合征或使重症肌无力加重。对于非肌无力患者,这种情况最有可能发生在存在肝脏或肾脏疾病,使得病原体过度聚集。在这些情况下,肌无力状态是急性的,持续数小时或数日,只要患者没有死于呼吸衰竭,就可以完全恢复。眼肌、面肌和球部肌受到影响,就像天生的肌无力一样。根据 Argov 和 Mastaglia 的建议,治疗是提供呼吸支持,停止服用违禁药物,并尝试通过输注葡萄糖酸钙、钾和抗胆碱酯酶药来逆转运动终板的传导阻滞。

目前临床使用的有 30 多种药物(麻醉剂除外),在某些情况下可能会干扰在其他方面正常的个体的神经肌肉传递。其中最重要的是氨基糖苷类(aminoglycoside)和喹诺酮类(quinolone)抗生素。已有 18 种不同的抗生素引起肌无力,特别是新霉素、卡那霉素(庆大霉素较少)、黏菌素、链霉素、多黏菌素 B 和某些四环素类药(McQuillen et al; Pittinger et al)。已有研究表明,这些药物通过干扰神经末梢的钙离子流量来破坏递质的释放。以环丙沙星(ciprofloxacin)为代表的氟喹诺酮类药物(fluoroquinolones)对突触前和突触后活动均有影响。当给肌无力患者使用时,它们尤其危险,但如果有必要,它们可以用于治疗已经接受通气支持的患者的感染。

其他药剂,特别是有机磷酸酯类杀虫剂和神经毒气,通过与胆碱酯酶结合,阻断 ACh 的水解而导致瘫痪。终板保持去极化状态,对神经刺激不敏感。其中最值得注意的是:①肉毒杆菌毒素,它与胆碱能运动末梢结合,阻断 ACh 的量子化释放;②黑寡妇蜘蛛毒液(black widow spider venom),引起 ACh 的大量释放,导致肌肉收缩,随后因缺乏 ACh 而瘫痪;③与 AChR 结合的右旋箭毒碱(d-tubocurarine);④琥珀酰胆碱(suxamethonium)和十烃季胺(decamethonium),也与 AChR 结合;⑤有机磷酸酯类(organophosphates),它与 AChE 不可逆地结合;⑥抑制 AChE 的马拉硫磷(malathion)和对硫磷(parathion)。除了有机磷酸酯"神经毒气"外,所有这些药剂的作用都是暂时的。

使用 d- 青霉胺(d-penicillamine)也会引起一种不寻常的肌无力。这种无力的典型表现是休息时力量增加,就像给予新斯的明和依酚氯铵一样,而且电生理的结果也是一样的。在这些病例中,Vincent 及其同事(1978)在血清中发现了抗 AChR 抗体,因此,我们必须假设这是一种诱发的自身免疫性重症肌无力。在这些方面,它不同于氨基糖苷类抗生素所致的无力(见 Swift 的综述)。罕见的是,典型的自身免疫性重症肌无力在长期(2~3 年)的同种异体的骨髓移植幸存者中发展为慢性移植物抗宿主病(chronic graft-versus-host disease)的一部分。

已知大量的自然产生的环境神经毒素作用于神经肌肉接头,导致重症肌无力样模式的肌肉瘫痪。某些蛇、蜘蛛和蜱的毒液是常见的、众所周知的动物毒素,像鱼肉毒毒素及相关的毒素(来自摄食了某些鞭毛藻类的鱼)、箭毒(curare)(来自植物)和肉毒梭菌(*clostridium botulinum*),所有这些在本书的其他部分中讨论过,特别是第 41 章。这些天然神经毒素引起的中毒在世界许多地区构成了重要的公共卫生危害。这类的神经肌肉传递障碍疾病已由 Senanayake 和 Roman 做过综述。

肌强直、周期性瘫痪和持续性肌纤维活动状态(通道病)

这一小节内容讨论以骨骼肌膜电兴奋障碍为特征的一类疾病。虽然主要表现为全身性麻痹和肌强直发作,但还有许多其他症状。另一组相关的疾病是由自发性和持续性肌纤维活动组成的,这些将在本章的后面部分讨论。肌强直在历史上一直被归类为一组特殊的肌肉疾病,由肌强直的临床征象组成,在旧的分类中与肌营养不良并列。这一观点是基于以肌强直性营养不良的经典形式对肌强直的理解,这一问题在第 45 章中讨论过。同样地,在对其机制的基本认识被揭示之前,周期性瘫痪(最好称为发作性麻痹)被认为是肌肉的代谢性疾病。然而,很明显,大多数以明显的肌强直为特征的疾病和引起间歇性肌肉瘫痪的过程既不是退行性的,也不是营养不良性的。临床和电生理学研究表明,肌强直是许多非营养不良状态的一个基本特征,其中最重要的是周期性瘫痪的高钾血症型和先天性肌强直。这些疾病中的大多是由编码肌膜上的氯离子、钠离子、钙离子或钾离子通道的基因突变引起的,它们被称为离子通道病(*ion channel diseases*)或通道病(*channelopathies*)(Ryan and Ptácek)。这组疾病中,也有不表现肌强直而只有周期性瘫痪的肌肉疾病的例子。

鉴于这些都是肌膜兴奋性障碍,其主要缺陷是电压依赖性离子通道也就不足为奇了。用类推的方法,预期离子通道病可能涉及另外两种膜兴奋性改变的疾病,即癫痫和某些心律失常,事实证明确实如此(见第 15 章关于癫痫的讨论)。在此过程中,一些新型的非营养不良性肌强直已被定义。分子研究,特别是 Rüdel, Lehmann-Horn(2004),以及 Ricker 及其同事的研究,发现了肌强直和发作性麻痹的基本缺陷,并阐明了它们之间的相互关系。Hanna 及其同事、Cannon 和 Heatwole 及其同事对离子通道的生物学特征及其与疾病相关的突变进行了综述。

表 46-4 总结了影响肌肉的离子通道疾病的主要特征,该组的每个疾病描述如下。

氯离子通道疾病(chloride channel diseases)

先天性肌强直(Thomsen 病)

先天性肌强直(myotonia congenita)也称为汤姆森病(Thomsen disease),是一种罕见的骨骼肌疾病,它开始于生命早期,以肌强直、肌肉肥大、非进展性病程,以及显性遗传为特征。它与强直性肌营养不良有明显的不同,后者是以肌纤维的进行性退变为特征,具有不同的遗传基础。Thomsen 病是由电压依赖的氯通道基因(*CLCN1*)中的几种遗传分子缺陷之一引起的(Koch et al)。有趣的是,大多数突变表现为显性性状,而其他的疾病或有显性遗传,或有隐性遗传方式(见表 46-4)。由于这些突变改变通过肌膜的离子通量的生理机制,并引起肌强直,将被进一步描述。

历史　1876 年,丹麦医生朱利叶斯·汤姆森(Julius Thomsen)首次让这一疾病引起了医学界的注意,他本人就患有这种疾病,他的家族四代中有 20 名成员也患有这种疾病。他的肌肉共济失调(ataxia muscularis)的命名是不正确的,但他对这种疾病性质的描述没有任何疑问,因为它的特征是"与遗传性精神疾病相关的随意肌强直性痉挛"。后来的研究并没有证实这一疾病的后一种情况,现在认为这是他对因果关系的错误推测。1881 年,斯特伦佩尔(Strümpell)将这种疾病命名为先天性肌强直,1883 年,威斯特法尔(Westphal)将本病称为汤姆森病(Thomsen's disease)。Erb 做了它的第一个病理描述,并关注了另外两个独有的特征:肌肉过度兴奋性和肥大。1923 年,Thomsen 的侄孙 Nissen 将原家谱扩展到 7 代 35 例,而在 1948 年,Thomsen 的专著仍然是有用的临床参考。

肌强直是在有力的随意收缩后的肌肉强直性痉挛,是本病的主要特征,也是本病最有代表性表现。正如第 2 章和第 45 章所强调的,这种现象反映了肌膜的过度的电兴奋性。痉挛的电生理表现如图 2-19 所示,生理学描述见第 2 章。它在一段时间的不活动后最明显。可以这么说,反复的收缩会使它"消耗它",之后的一系列动作变得更迅速和有效。罕见地,观察到相反的情况,即只有后期的一系列动作才引起肌强直[矛盾肌强直(*myotonia paradoxica*)];通常这是另一种疾病的特征,即寒冷诱发的先天性副肌强直(见下文)。与抽筋(cramp)不同,强直性痉挛(myotonic spasm)是无痛的,但在长时间活动后夜间肌痛（nocturnal myalgia）（过度活动的肌肉有捏痛感）可能会发展和让人痛苦。仔细观察发现，肌肉在休息时很柔软，最初的收缩似乎没有明显的减缓。

表 46-4　主要的遗传性肌强直和周期性瘫痪（通道病）

受累通道	氯	氯	钠	钠	钙	钙	钾
疾病	先天性肌强直（汤姆森）	全身性肌强直	高钾型周期性瘫痪	先天性副肌强直（尤兰柏格）	低钾型周期性瘫痪	恶性高热	安德森病
遗传方式	显性	隐性	显性	显性	显性	显性	显性
基因	*CLCN1*	*CLCN1*	*SCN4A*	*SCN4A*	*DHP* 受体	*RYR1*	*KCNJ2*
通道蛋白	CLC1	CLC1	α 亚单位	α 亚单位	二氢吡啶受体	雷诺丁受体	内向整流 K 通道
肌强直（电生理）	++	++	+/–	++	—	—	—
肌强直（临床）	++	+++	+/–	—	—	—	—
副肌强直病（临床）	—	—	+/–	+++	—	—	—
周期性瘫痪	—	—	+++	+/–	+++	—	+
起病	先天到童年后期	童年后期或更早	10 岁前	出生时强直性疾病	童年后期到 30 岁时	所有年龄	童年
诱发因素随运动增加	—	—	—	+++	—	—	+
运动后出现	++	++	++	—	++	—	—
空腹	—	—	+	—	—	—	—
碳水化合物	—	—	—	—	+	—	—
钾离子	—	—	++	+/–	—	—	—
寒冷	+	+	+	+++	+	—	—
妊娠	+	+	++	++	+	—	?
温醒现象	++	++	+	—	+	—	—
累及脑神经支配肌肉	+	+	+	++	—	—	++
肌肉肥大	++	+	—	—	—	—	—
永久性肌病	—	+	++	—	++	—	+
发作时血清 CK	正常到临界值	升高 2~3 倍	升高	升高 5~10 倍	正常至轻度升高	显著升高	正常
发作时血清 K	正常	正常	升高	正常	下降	正常	高、低或正常
发作间期血清 K	正常	正常	正常	正常	正常	正常	正常
显著的病理改变（空泡肌病）	—	—	++	—	++	横纹肌溶解	肌管聚集
治疗	如需要，肌强直可用美西律	如需要，肌强直可用美西律	发作时，葡萄糖和钙；预防，乙酰唑胺 CHO，低钾饮食	如需要，肌强直可用美西律	发作时 KCl，发作间期乙酰唑胺	静脉注射丹曲林	乙酰唑胺

CHO，碳水化合物；+，轻度；++，中度；+++，重度。

如前所述，这一疾病，先天性肌强直通常是显性遗传，因此，在大多数情况下，家庭的其他成员也会受到影响。即使在婴儿床上时，婴儿的先天性也很明显，婴儿在哭泣或打喷嚏后，会注意到眼睛慢慢睁开，当孩子试图迈出第一步时，双腿明显僵硬。在其他病例中，肌强直只有在第一个或第二个 10 年中才会变得明显。肌肉非常匀称，可能会变得肥大，但很少达到下文所描述的本病的隐性型的程度。

虽然这些患者肌肉发达，但由于肌强直而不擅长于运动。严重时，肌强直影响所有骨骼肌，但在下肢特别突出。患者尝试行走和奔跑都有困难，以至于到蹒跚和跌倒的程度。其他的肢体和躯干肌也会发生痉挛，面肌和上肢肌也是如此。典型特征之一是抓握肌强直，患者不能放松握手，必须缓慢地一次张开一个手指。偶尔，突然的噪声或惊吓可能会导致全身僵硬和跌倒。小的、轻微的动作，如眨眼或引出腱反射，不会引起肌强直，而眼睑的强烈闭合，如打喷嚏会引起痉挛，可能会使眼睛好几秒钟都不能完全睁开。眼外肌痉挛有时可导致斜视。如果患者有一段时间没有说话，有时会有明显的构音障碍。晚上起床后，患者必须先活动几分钟的双腿才能行走。经过一段时间的休息，患者可能很难从椅子上站起来或爬楼梯。连续收缩后的一组肌肉放松并不会阻止另一部位肌强直的出现，如果用于另一种运动模式，同一部位也不会阻止出现肌强直。平滑肌和心肌不受影响，智力正常。缺陷还包括窄脸、额秃、白内障，以及典型的强直性肌营养不良的内分泌改变等，这在第 45 章讨论过。在婴儿期明显的肌强直比强直性肌营养不良更可能代表先天性肌强直，强直性肌营养不良很少在生命的前几年发生肌强直。

在大多数情况下，用叩诊锤敲击肌腹也可诱发肌强直［叩击性肌强直（*percussion myotonia*）］。与甲状腺功能减退或恶病质性肌肉［肌水肿（myoedema）］中产生的肿块或隆起不同，肌强直性收缩涉及整个肌束或一整块肌肉，而且与肌肉自发兴奋现象（肌束因击打肌肉而收缩）不同，肌强直性收缩持续几秒钟。如果敲击舌头，舌也会有类似的反应。电刺激传递到肌肉的运动点会引起长时间的收缩［厄尔布肌强直反应（Erb myotonic reaction）］。在 Thomsen 病中，正如几乎所有形式的肌强直一样，僵硬都是遇冷加重。在寒冷的天气里，罹患的个体可能会在打喷嚏后闭着眼睛长时间做鬼脸。我们遇到了两个罹患这一疾病的兄弟，他们描述了在一个炎热的夏日里潜入到一个凉爽的游泳池，不得不躺在池底几秒钟，几乎一动不动，直到肌肉僵硬度减轻到足以游到池顶。然而，如前所述，显著的寒冷诱发的肌强直是先天性副肌强直（paramyotonia congenita）的特征（见下文）。

活组织检查显示，除了肌肉纤维增大，没有其他异常，这种变化只发生在肥大的肌肉中。由于通常发生在体积增大的纤维中，中心成核现象（central nucleation）在某种程度上较在正常肌肉中更常见。大纤维含有数量增加的正常结构的肌原纤维。在电子显微镜下检查固定良好的活检材料中，Schröder 和 Adams 没有发现明显的形态学改变。

levior 肌强直（myotonia levior）是德容（DeJong）对一种显性遗传的先天性肌强直使用的名称，它比 Thomsen 病症状较轻，发病较晚。Lehmann-Horn 及其同事（1995）在一个 levior 肌强直家族的 2 例患者中，发现了与 Thomsen 病相关的相同的氯离子通道突变（*CLCN1*）。由此可见，levior 肌强直只是 Thomsen 病的一种轻症的形式。

诊断　在主诉肌痉挛、抽搐、僵硬和肌强直的患者中必须与在第 45 章中进一步描述的几种持续性肌肉活动疾病相鉴别。这些疾病均不表现为叩诊性肌强直或典型的强直性放电的肌电图（EMG）异常。唯一可能的例外是施瓦兹 - 贾佩尔综合征（Schwartz-Jampel syndrome），表现为遗传性僵硬合并身材矮小和肌肉肥大，还有僵人综合征在第 45 章中深入讨论。

早期仅有肌强直，后来被证实为典型的（1 型）强直性肌营养不良，或者在成年期发现肌强直伴近端轻度无力，又发现 2 型强直性肌营养不良的患者，诊断出现不确定性（见下文）。不太常见的强直性肌营养不良的肌强直通常是轻度的，在我们所追踪的几个家族中，甚至在儿童早期就可以发现一定程度的无力和强直性肌营养不良的典型面容。2 型强直性肌营养不良也称为近端肌强直性肌病（proximal myotonic myopathy，PROMM），是一种少见的、不存在畸形特征的强直性肌营养不良（见第 45 章及下文）。在先天性副肌强直也有早期起病的肌强直，但同样倾向于轻度的，主要累及眼轮匝肌、提上睑肌和舌；由于持续的活动和明显寒冷可诱发肌强直和瘫痪加重，副肌强直的诊断很少受到怀疑。

对于肌肉很大的患者，不仅要考虑先天性肌强直，还要考虑家族性过度发育、甲状腺功能减退性肌病、布鲁克 - 德兰吉综合征（Bruck-de Lange syndrome）（先天性肌肉肥大、精神发育迟滞和锥体束系运动障碍）、Becker 肌强直（见下文）、Duchenne 肌营养不良，以及最重要的，肥大性肌病［真性肌肉肥大症（hypertrophia musculorum vera）］；后一种疾病的有趣之处在于其异常蛋白［肌生成抑制蛋白（myostatin）］和基因缺陷已经被鉴定出来。肌肉肥大，这当然不是强直性肌营养不良的特征。肌强直的证实通过叩诊和肌电图检查可以解决，尽管在Thomsen病特殊的病例中，持续性的收缩可能很难被证实。在甲状腺功能减退症中，肌电图表现为奇异的高频（假性肌强直）放电；然而，不会出现真性肌强直，肌水肿明显，并伴随其他甲状腺功能不全的征象，会有腱反射的收缩和松弛减慢，这在先天性肌强直中是看不到的。

治疗　奎宁（quinine）对减少肌强直有效，但现在很少使用，因为存在引起尖端扭转型室性心动过速（torsade de pointes）的（低）风险。普鲁卡因胺（procainamide），250~500mg，qid，美西律（mexiletine），100~300mg，tid，有利于缓解肌强直，但它们也由于各种原因不受青睐。苯妥英钠（phenytoin），100mg，tid，在某些病例中有用。心脏抗心律失常药妥卡尼（tocainide），1 200mg/d，也被证明有效，但它有时会导致粒细胞缺乏症，因此不再推荐使用。一项试验表明，美西律可能对一组罕见的非营养不良性肌强直有用（Statland et al）。

全身性肌强直（Becker病）

全身性肌强直（generalized myotonia）是第二种形式的先天性肌强直，作为一种常染色体隐性性状遗传。与显性遗传的Thomsen型相似，它是由编码肌纤维膜氯离子通道的等位基因突变引起的。显性型和隐性型的临床特征相似，除了隐性型肌强直直到10~14岁甚至更晚才表现出来，而显性遗传型的肌强直往往更严重。肌强直首先出现在下肢，然后扩散到躯干、手臂和面部。肌肥大总是存在的。可能会有远端轻度的无力和萎缩；在Becker的148例患者中有28%的患者的前臂，19%的患者的胸锁乳突肌出现这些症状。足背屈受限，常见纤维性挛缩。近端腿部和手臂的肌肉也可能出现无力。这种疾病最棘手的问题是，在一段时间不活动之后，肌肉开始收缩时出现短暂的无力。根据Sun和Streib的报道，该病的进展持续到30岁左右，此后的病程保持不变。与Thomsen病相反，肌酸激酶（CK）可能升高。睾丸萎缩、心脏异常、额秃和白内障等强直性肌营养不良的特征表现都明显不存在。

钠离子通道疾病（sodium channel diseases）

这类疾病主要是高钾型周期性瘫痪（*hyperkalemic periodic paralysis*）和先天性副肌强直（*paramyotonia congenita*）。衍生性疾病如正常钾型周期性瘫痪（*normokalemic periodic paralysis*）、乙酰唑胺反应性肌强直（*acetazolamide-responsive myotonia*）、波动性肌强直（*myotonia fluctuans*）和永久性肌强直（*myotonia permanens*）是高钾型周期性瘫痪的变异型。它们都是由编码骨骼肌细胞膜结合电压门控钠通道α亚单位基因（*SCN4A*）突变引起的。

高钾型周期性瘫痪

高钾型周期性瘫痪（hyperkalemic periodic paralysis）的基本特征是偶尔发生的全身无力，相当快速的发病，发作时血钾升高。运动后休息一段时间后出现无力是特别的特征。这种类型的周期性瘫痪于1951年由泰勒（Tyler）及其同事首次描述，并将其与更常见（低钾血）型加以区分。5年后，Gamstorp又描述了另外两个罹患这种疾病的家系，并将其命名为遗传性发作性无力（*adynamia episodica hereditaria*）。随着更多的病例被报道，人们注意到在许多病例中有轻度的肌强直，这使得本病与先天性副肌强直相关联（见下文）。高钾型周期性瘫痪与钠通道基因α亚单位缺陷有关（Fontaine et al，1990）。现在人们认识到，高钾型周期性瘫痪有明显的变异，这些变异在基因上是不同的。所有这些都与膜的过度兴奋有关，因为在膜去极化后钠通道失活会延迟，这在后面讨论。

临床表现

遗传方式为常染色体显性遗传，通常在婴儿期和儿童期发病。典型表现是，在早餐前和一天的晚些时候，尤其是在运动后休息时会出现无力的症状。在后一种情况，在久坐20~30分钟后出现无力。患者注意到无力从小腿、大腿和腰部开始，并在几分钟或更长时间内扩展到手、前臂和肩部。只有在最严重的发作时才影响到颈部和颅部肌肉；呼吸肌通常不受累。当肌肉变得难以兴奋时，腱反射减弱或消失。发作通常持续15~60分钟，轻度的运动可以加速恢复。发作后，轻度的无力可能会持续1~2天。在严重的病例中，可能每天都有发作；在青春期后期和成年时，当患者久坐不动时，发作可能会减少，甚至完全停止。在某些肌群中，如果合并肌强直，就很难将无力的影响与肌强直的影响区分开来。事实上，当通过持续的运动来阻止轻瘫发作时，小腿肌肉可能会形成坚硬而疼痛的肿块。然而，肌强直的存在通常只能通过肌电图来检测。有些反复发作的患者可能会留下永久性的四肢近端肌无力和萎缩。

在无力发作时,血清 K 常升高,但不总是升高,最高可达 5~6mmol/L。这与心电图(ECG)中 T 波波幅增加和血清 Na 水平下降有关(因为钠进入肌肉)。随着尿钾排泄量的增加,血清钾下降,发作终止。在两次发作之间血清 K 通常正常或略有升高。

这一疾病所有的临床变异型的瘫痪发作几乎是一样的。在下面讨论的副肌强直型中,发作与反常性肌强直有关(运动和寒冷引起的肌强直)。

在患者功能正常时,在仔细的监督下进行激发试验(*provocative test*),包括口服含 2g 氯化钾的无糖液体,每 2 小时 1 次,重复 4 次,如果需要这么多次才能引发发作的话。这项试验是在禁食状态下进行的,最好是在运动之后。无力通常在服钾后有 1~2 小时潜伏期。患者必须仔细监测心电图并做血清钾的频繁测试。测试不应在出现无力、肾功能下降或糖尿病患者需要胰岛素时进行。

这一综合征的治疗方法与先天性副肌强直的方法相同,会进一步描述。

正常血钾型周期性瘫痪(*normokalemic periodic paralysis*) 这种发作性麻痹形式几乎在所有方面都与高血钾型类似,除了血清钾增加没有超出正常范围,即使在最严重的发作期间也是如此。然而,一些血钾正常的周期性瘫痪患者对钾负荷敏感(Poskanzer and Kerr);而其他亲属则不然(Meyers et al)。这种疾病也作为一种常染色体显性遗传性状传递,其基本缺陷已被证明与高钾性周期性瘫痪的突变相同,可将其视为一种变异型。

先天性副肌强直

先天性副肌强直(paramyotonia congenita)也称为尤伦伯格病(Eulenburg disease)。

临床表现 在本病中,周期性瘫痪的发作与肌强直有关,这在类型上可能是矛盾的,即在运动中发展,在运动中继续恶化。此外,广泛的肌强直,往往伴随无力,是由暴露在寒冷中诱发的。有些患者即使在温暖的环境中也可诱发肌强直。这种无力可能是弥漫性的,像高钾型周期性瘫痪,也可能局限于身体遇冷的部分。如前几小段中所述,寒冷在某种程度上加重了许多类型的肌强直,但这一属性是先天性副肌强直的最典型特征,在这种情况下,一旦开始就会持续几个小时,甚至在身体重新温暖之后也是如此。叩击性肌强直可在舌和鱼际隆起处引出。根据 Haass 及其同事的研究,在温暖的环境中持续存在的肌强直会随着反复收缩而减少,而在寒冷环境中诱发的肌强直会随着反复的收缩而增加[反常性肌强直(paradoxical myotonia)]。

与高钾型周期性瘫痪一样,先天性副肌强直是以常染色体显性遗传方式传递的,两种疾病都与同一个基因(*SCN4A*)有关,该基因编码肌膜钠通道的 α 亚单位;这两个突变是等位的。

实验室发现 在高钾型周期性瘫痪和先天性副肌强直中,血清 K 在无力发作时通常高于正常范围,但在 5mEq/L 或更低水平时即可观察到瘫痪。每个患者似乎有一个临界的血清 K 水平,如果超过,将会伴发无力(这导致一些作者将周期性瘫痪称为钾依赖性的)。给予患者 KCl,使血清 K 升至 7mEq/L 以上,无一例外地诱发发作,但这一水平对正常人没有影响。如前所述,在进行这种激发试验时必须监测心电图。肌电图显示所有肌肉都有强直性放电,即使在正常温度下也是如此。肌酸激酶可能升高。

体外研究表明,由低温引起的肌肉僵硬和无力的患者,随着温度的降低,肌膜逐渐被去极化到纤维无法兴奋的程度(Lehmann-Horn et al,1987)。钠离子通道阻断剂,如河鲀毒素(tetrodotoxin)可以阻断寒冷诱导的去极化。Subramony 及其同事观察到,在副肌强直患者,而不是高钾型周期性瘫痪的患者中,观察到复合肌肉动作电位随肌肉遇冷而降低,这在很大程度上解决了关于这两种综合征(高钾型瘫痪和副肌强直)是相同还是不同的争论。

一些罹患副肌强直的患者,如同那些罹患其他类型周期性瘫痪的患者,在以后的生活中可能会缓慢发展成一种导致持续性无力的肌病。在某些病例中,这是非常严重的,足以模拟晚发性肢带型肌营养不良的模式。然而,在副肌强直的病例中,有相对较少的组织学改变,主要是一些肌纤维内的空泡和少量肌纤维变性的证据。

治疗 大多数高钾型周期性瘫痪及其变异型患者受益于预防性使用碳酸酐酶抑制剂乙酰唑胺(acetazolamide)125~250mg,bid 或 tid(矛盾的是,它有产生钾潴留的倾向)。乙酰唑胺减少发作频率,并可缓解肌强直。在这些疾病中还没有对乙酰唑胺的对照研究,但是相关的碳酸酐酶抑制剂,双氯磺酰胺(dichlorphenamide)的试验表明,在高钾和低钾形式的周期性瘫痪中,瘫痪发作频率都降低了(Tawil et al and Sansone et al)。然而,在一些高血钾型瘫痪和先天性副肌强直发作患者中,发作太罕见、太短暂,或太轻微,而不需要持续治疗。

使用利尿剂，如氢氯噻嗪，每日 0.5g，使血清 K 低于 5mEq/L，也可预防发作，但有诱发危险程度的低钾血症的风险。当肌强直比肌无力更棘手时，美西律 200mg，tid，可能是最佳的选择，因为它能预防寒冷及运动引起的肌强直，但它不影响急性发作的频率。增加吸入的 β 肾上腺素能激动剂，如沙丁胺醇（albuterol，salbutamol）可能会有额外的获益。一些研究表明，这类药物中的一种，克伦特罗（clenbuterol）可能在阻断钠通道方面有直接作用，而不依赖于它对肾上腺素能受体的激活。普鲁卡因胺或利多卡因衍生物妥卡尼，每日剂量 400~1 200mg，对肌强直也有用（妥卡尼有粒细胞缺乏症的低风险）。

对于急性和严重发作的治疗，静脉注射葡萄糖酸钙（1~2g）通常可以恢复力量。如果几分钟后这些治疗无效，应静脉输注葡萄糖或葡萄糖加胰岛素和氢氯噻嗪，以降低血清钾浓度。

其他钠通道疾病

遗传性周期性瘫痪的其他一些临床表现都与编码骨骼肌钠通道 α 亚单位的基因突变有关，可能代表了该疾病的变异型。Ricker 和同事描述了其中的一种，被命名为波动性肌强直（*myotonia fluctuans*），因为肌肉僵硬严重程度每天都在波动。在其他方面，其临床特征与先天性肌强直相似，包括通过运动诱发肌强直发作。肌肉僵硬仅对寒冷稍微敏感，但摄入钾后明显加重，有趣的是，肌肉僵硬从未发展成肌肉无力或瘫痪。永久性肌强直（*myotonia permanens*）是一种严重、持续性肌强直伴明显的肌肉肥大，尤其是颈部和肩部肌肉。肌电图显示连续的肌肉活动。这一疾病是在基因分型过程中发现的，一例患者的早些时候被 Spaans 和同事报道为“肌源性的”施瓦兹 - 贾佩尔综合征（Schwartz-Jampel syndrome）的一个例子，但是它影响的通道与高钾型周期性瘫痪相同。

Trudell 及其同事研究了一个大的家系的 14 例常染色体显性遗传性肌强直患者，其主要特征是肌强直周期性恶化，伴有肌肉疼痛和僵硬，其中最严重的是面部和手部。症状在遇冷后加重（提示副肌强直），以及在摄入钾后 15 分钟内出现严重僵硬和可触及的强直，但这两种情况均未引起肌无力。肌肉活检显示 1 型、2A 型和 2B 型纤维的比例正常，进一步将这种疾病与典型的先天性肌强直区分开来，后者的 2B 型纤维数量可能减少。这个家族所有接受碳酸酐酶抑制剂乙酰唑胺治疗的患者在 24 小时内症状都有显著的改善，因此被称为乙酰唑胺反应性肌强直（*acetazolamide-responsive myotonia*）。这种疾病与发生在高钾型周期性瘫痪的同样的钠通道基因的分子改变有关（Ptácek et al，1994b）。

Rosenfeld 及其同事描述了另一种由钠通道 α 亚单位基因（*SCN4A*）新突变引起的疼痛性先天性肌强直（*painful congenital myotonia*）。受影响的家庭成员经历了让人衰弱的疼痛，在肋间肌特别剧烈。此外，这种疼痛对乙酰唑胺和其他抗肌强直药物，如美西律（mexiletine）和托卡因胺（tocainamide）有耐药性，也不会因摄入富含钾的食物诱发疼痛，这与更罕见的乙酰唑胺反应性的类似病例有所不同。

最后，关于钠离子通道疾病，应指出的是，在第 41 章中所讨论的海洋生物毒素（marine toxins），如雪卡毒素（ciguatoxin）、河鲀毒素（tetrodotoxin）和蛤蚌毒素（saxitoxin），通过阻断钠通道对周围神经和中枢神经产生影响，但对肌肉功能影响不明显。

肌强直和高钾型周期性瘫痪的病理生理（另见第 2 章）

在先天性肌强直和高钾型周期性瘫痪中，个别的肌纤维没有主要的形态变化和突出的肌强直现象，这与钠通道疾病是一致的。这也与使用箭毒后肌强直持续存在的观察相符合，从而排除了神经输入作为肌纤维超兴奋性的来源。

强直肌肉的肌电图模式显示出高度特征性的放电，放电在自主收缩停止后仍持续存在。由于这些大大延长的肌肉动作电位序列，强直性肌纤维的张力降低得很慢（见图 2-19）。其中一些放电后的电位与纤颤的大小相同，而另一些则与正常的运动单位大小一样。因此，肌强直可以从电生理学上与挛缩相区分，例如，在麦卡德尔病（McArdle disease）中遇到的肌肉是电沉默。在 20 世纪 40 年代进行的实验中，Denny-Brown 和 Foley 直接刺激单一的肌纤维，发现只有一连串刺激才能引起肌强直放电，而不是单一刺激。他们还注意到，这一系列的肌强直电位在大小上逐渐降低。叩诊通过给予肌膜短暂但相对强烈的重复性刺激诱发肌强直。

肌强直的生物物理学基础现在已被很好地理解为肌膜和内部结构中的氯离子和钠离子通道的功能。膜电学特性的数学模型与肌强直和周期性瘫痪的临床特征之间的对应性是很显著的。在所有神经和肌肉组织的正常动作电位中，膜去极化被两个事件终止：去极化引起的钠通道失活（终止内向钠电流），以及外向的钾电流的后续作用。在肌肉中，动作电位的终止需要一个额外的因素。由于其体积较大，肌纤维的兴奋涉及去极化，这种去极化不仅沿着细胞表面传播，而且通过横小管（transverse tubules）（T 小管）向肌细胞中心放射。小管是非常狭窄的结构，其内部空间与细胞外空间是连续的。当重极化的外向钾电流被激活时，钾离子从肌质中涌入小管。这种管状钾积累本身会使肌肉膜去极化并延长兴奋。在正常情况下，这不会发生，因为在小管中有一个大的相反的氯离子电导，抵消了钾积累的影响。

关于氯离子通道在这一电稳定过程中的重要性的第一个线索是由 Bryant 获得的，他对肌强直的山羊肌肉进行了体外研究，发现在横管系统中氯离子电导降低。随后由 Lipicky 和 Bryant（1971）对先天性肌强直患者的肌肉进行了研究，结果显示氯离子传导率也很低。Jentsch 和 Steinmeyer 及其同事（Koch et al）在小鼠模型中证实了肌肉氯通道的突变可以产生肌强直，他们随后也描述了第一个人类氯离子通道（*CLCN1*）突变。

如上所述，可兴奋膜的正常复极化的一个基本事件是内向钠电流的快速失活。这种快速的、完全的钠通道失活过程受到参与高钾型周期性瘫痪中钠通道突变的影响。突变导致通道不完全失活，并导致异常和早期的重新开放。复极化是不完全的，使得肌肉细胞更容易重新激活；正是这种高度兴奋性导致了高钾型周期性瘫痪的肌强直。这个机制会自我强化，因为当膜不能完全复极化时，它的电解失活效果会越来越差。如果这个过程不被终止，结果就是这种过度的去极化，最终导致肌细胞变得不可兴奋，这种状态相当于高钾型周期性瘫痪的瘫痪期。这些特征在体外高钾血症肌肉中很明显（Cannon et al），可以在计算机模拟异常通道中再现。据推测，在几个小时内，各种代偿机制［例如，Na-K 三磷酸腺苷酶（ATP 酶）泵的激活］恢复了肌膜的基线兴奋性。

钙离子通道疾病（calcium channel diseases）

低钾型周期性瘫痪

低钾型周期性瘫痪（hypokalemic periodic paralysis）是周期性瘫痪常见的形式。这种疾病的历史很难追溯，但第一个准确无误的记载可能来自 1874 年的哈特威格（Hartwig），随后是韦斯特法尔（Westphal，1885）和奥本海姆（Oppenheim，1891）的描述。Goldflam（1895）第一次引起了人们对肌纤维显著空泡化的注意，这正是该过程的特征。1937 年，Aitken 及其同事描述了在麻痹发作时低血钾的发生，以及通过钾的使用来逆转麻痹，从而为后来从高钾形式的周期性瘫痪中分化出来奠定了基础。对于讲英语的读者来说，塔尔博特（Talbott）的专著是对这一主题最好的历史回顾，包括 1941 年以前报道过的所有案例；Layzer 和 Lehmann-Horn 及其同事（2004）撰写的更现代的综述也是有价值的。

遗传的一般模式是常染色体显性遗传，女性的外显率较低（男女比例为 3∶1 或 4∶1）。Fontaine 及其同事（1990，1994）将突变定位到一个包含编码骨骼肌钙通道 α 亚单位编码基因的区域，并发现了责任基因（*CACNA1S*）的错义突变。亚单位是二氢吡啶受体复合体（dihydropyridine receptor complex）的一部分，位于横管系统。该区域被认为既是控制肌质网钙释放的电压传感器，从而调节肌肉兴奋 - 收缩偶联，又是一个钙传导孔。钙通道功能降低与低钾血症引起的肌无力发作之间的确切关系尚不完全清楚，但大多数突变会以一种允许阳离子泄露的方式影响蛋白质（Matthews et al）。然而，大约 10% 的病例是由于之前讨论的钠通道 SCN4A 突变所致。

临床表现　根据我们的经验，这种疾病在青春期后临床表现变得明显，在男性中更为严重。然而，我们注意到，在 Talbott 对 152 例病例的回顾中，有 40 例在 10 岁之前就出现了症状，92 例在 16 岁之前出现了症状。典型的发作发生在晚上的后半段或清晨，在一天异常剧烈运动之后；富含碳水化合物的食物易诱发发病。过度的饥饿或口渴、口干、心悸、出汗、腹泻、紧张，以及疲倦或疲劳被认为是前驱症状，但不一定是发作前的症状。通常情况下，患者醒来时发现轻微或严重的四肢无力。然而，白天的发作也会发生，尤其是在暴饮暴食打了个盹之后。发作会持续数分钟到数小时；在高峰期，它可能使患者非常无助，以至于无法寻求帮助。一旦发病，如果症状轻微，持续数小时，如果症状严重，会持续数天。

瘫痪的分布情况各不相同。与躯干肌相比，肢体受到的影响更早，而且往往更严重，近端肌可能比远端肌更易受到影响。腿的力量通常比手臂弱，但在特殊情况下，顺序是相反的。最可能被豁免的肌肉是眼肌、面肌、舌肌、咽肌、喉肌、膈肌和括约肌等，但有时这些肌肉也可能被累及。当发作达到高峰时，腱反射减弱或消失，皮肤反射也可能消失。当发作消退时，最后受累的肌肉的力量通常最先恢复。发作后可能出现头痛、乏力、利尿，偶尔腹泻。肌强直不明显；事实上，肌强直的临床或肌电图的证据基本上排除了低钾型周期性瘫痪的诊断。

瘫痪发作一般每隔几周发生一次，随着年龄的增长，发作频率趋于逐渐降低。很少有患者死于呼吸系统麻痹或心脏传导系统紊乱。这些致命的病例，主要发生在现代重症监护时代之前。

非典型形式（*atypical forms*）包括一个肢体或某些肌群的无力，双臂性麻痹（bibrachial palsy）（不能抬起手臂或梳头发），以及在习惯性活动如走路时短暂的无力。我们的一些患者早年就有足部畸形。在中年时期，许多患者出现了严重的、缓慢进展的近端肌病，伴有空泡化、变性的纤维和肌病的动作电位，在某些病例中，周期性瘫痪发作已经停止很久了。

实验室表现 这些发作伴随着血清 K 水平的降低，可低至 1.8mEq/L，但正常受试者的 K 水平通常与肌无力无关。血清 K 的下降与尿 K 排泄的增加很少或没有关系。据推测，在发作过程中大量的 K 进入肌纤维，但这种解释可能不完整。有些发作时 K 水平接近正常，在血清 K 水平恢复后无力仍会持续一段时间。恢复期间血清 K 水平恢复正常。虽然 K 的变化在肌无力发病机制中的重要性不容置疑，但对血清 K 的轻度下降具有明显的敏感性，这表明还有其他因素也在起作用，而 K 的下降可能是一种继发现象。

与高钾型周期性瘫痪一样，这种疾病的肌无力与肌肉动作电位的波幅降低并最终丧失是有关的，周围神经的超强刺激或强烈的随意用力都不能引起兴奋。力量的下降预示着运动单位电位的丧失和动作电位在纤维表面传导的失效。通过细胞内记录测量的肌纤维极化电位最初是正常的，尽管肌膜的脉冲传导失效。当 K 进入肌纤维时，通常会认为会出现超极化，但实际上它变成了去极化的。Rüdel 及其同事把后一种变化归因于钠电导的增加。心电图的改变也开始于 K 水平略低于正常时（大约 3mEq/L），它们包括 PR、QRS 和 Q-T 间期延长以及 T 波变平。

在患者正常时进行诊断，可以通过激发试验来促进诊断。给予患者密切监测，包括使用心电图，每小时口服葡萄糖 50~100g 或氯化钠负荷 2g，给予 7 次，随后是剧烈的运动，会引起发作，然后可以给予氯化钾 2~4g 口服终止发作（与高钾型周期性瘫痪相反）。

病理改变 肌纤维均匀地略增大，但最显著的变化，尤其是在疾病的晚期退行性变阶段，是肌质的空泡化。肌原纤维（myofibrils）被圆形或椭圆形的空泡分离，空泡中含有透明的液体，可能是水，以及少量的过碘酸希夫（periodic acid-Schiff，PAS）阳性颗粒。肌原纤维和线粒体也有病理改变，肌糖原局灶性增加。分离的肌纤维可能发生节段性变性。电镜研究表明，空泡的产生是肌质网和横管内膜细胞器增殖和变性的结果（A.G.Engel）。

治疗 低钠饮食（少于 160mEq/d），避免暴饮暴食和暴露于寒冷中，以及乙酰唑胺 250mg，3 次 /d，可能有助于预防发作。乙酰唑胺减少发作有点令人意外，因为它是尿钾排泄药，但它可能通过产生酸中毒起作用；少数患者用药后病情恶化。对乙酰唑胺无效的患者可以使用更强的碳酸酐酶抑制剂，双氯苯二磺酰胺（dichlorphenamide）50~150mg/d，或者使用保钾利尿剂螺内酯（spironolactone）或氨苯蝶啶（triamterene）（剂量均为 25~100mg/d），但必须谨慎进行，同时口服补钾。每天在无糖的水溶液中口服 5~10g 的氯化钾可以预防许多患者发作，显然，这个方案可以无限期地维持下去。如果这种方法失败了，低碳水化合物、低盐、高钾饮食结合钾缓释制剂可能是有效的。

对于急性发作，应口服 0.25mEq KCl/kg，如果不能耐受，可尝试其他 K 盐。如果在 1 或 2 小时内没有改善，这个剂量可能不足，可能需要静脉滴注 KCl：最初以安全速率滴注 0.05~0.1mEq/kg，然后在 5% 的甘露醇中加 20~40mEq KCl，避免葡萄糖或 NaCl 作为载体溶液。Dalakas 和 Engel 的报告表示，对于周期性瘫痪的多次严重发作后的晚期进展性多肌病（polymyopathy），长期服用双氯非那胺（dichlorphenamide）成功地恢复肌力。有规律的运动（不要太剧烈）保持患者的健康是可取的。

继发性血钾性周期性瘫痪

除了先前描述的遗传性血钾性瘫痪外，短暂性无力发作还与许多获得性钾代谢紊乱（主要是低钾血症）有关；这些包括甲状腺功能亢进、醛固酮增多症、17 α- 羟化酶缺乏症（Yazaki et al）、钡中毒（Lewi and Bar-Khayim）、甘草酸摄入（甘草中一种有盐皮质激素活性的物质），以及甲状腺激素滥用等（Layzer）。在患有慢性肾脏疾病和肾上腺功能不全或因钾丢失引起的疾病的患者中，如过度使用利尿剂或泻药（在实践中最常见的原因），还观察到其他形式的继发性低血钾性无力（肾衰竭伴高钾血症也可引起相当程度的无力）。

甲状腺功能亢进伴周期性瘫痪

甲状腺功能亢进伴周期性瘫痪（thyrotoxicosis with periodic paralysis）是继发性低钾型周期性瘫痪

的一种特殊形式，主要发生在年轻成年男性（尽管女性甲状腺功能亢进的发病率更高），有强烈的日本和中国血统的偏好（Pothiwala）。在日本，Okinaka 及其同事们发现，8.9% 的甲状腺功能亢进症男性出现周期性瘫痪，但只有 0.4% 的女性出现这种情况；而在中国，相应的数字分别为 13.0% 和 0.17%（McFadzean and Yeung）。这种瘫痪性疾病与甲状腺功能亢进的严重程度无关。对于家族性周期性瘫痪的患者，甲状腺功能亢进的诱发并不增加发作的频率或强度。因此，虽然家族性甲状腺功能亢进是罕见的，但甲状腺功能亢进似乎揭示了另一种类型的遗传性周期性瘫痪。在临床上，瘫痪的发作与家族性低血钾型发作大致相同，只是更容易引起心脏不规律。在家族性形式中，瘫痪的肌肉在电刺激下是不容易兴奋的。氯化钾可以在瘫痪发作时恢复力量，对甲状腺功能亢进的治疗可以防止其复发。

原发性醛固酮增多症的低钾性无力（Conn 综合征） 1955 年，康恩（Conn）及其同事首次描述了由于肾上腺盐皮质激素醛固酮分泌增多引起的低血钾性无力。在原发性醛固酮增多症（primary aldosteronism）中，肾上腺分泌过多的原因是肾上腺本身，通常是肾上腺皮质腺瘤，较少见的是肾上腺皮质增生。虽然这种疾病并不常见（约有 1% 未经选择的高血压患者罹患这种疾病），但对它的认识对于有效的治疗是至关重要的。持续性醛固酮增多症通常与高钠血症、多尿症和碱中毒相关，易导致手足抽搐和低钾性无力。Conn 及其同事（1964）在对 145 例原发性醛固酮增多症患者的分析中发现，以持续性肌肉无力为主诉占 73%，间歇性瘫痪发作占 21%，手足抽搐占 21%。这些表现在女性中比在男性中更常见，与家族性低钾型周期性瘫痪患者中男性占多数形成鲜明对比。如前所述，很少有原发性醛固酮增多症是由长期摄入甘草而引起，这是由于其中含有甘草酸，一种有效的盐皮质激素（Conn et al，1968）。

原发性醛固酮增多症的患者的肌纤维表现为坏死和空泡化。在超微结构上，坏死区域以肌纤维丝溶解和空泡变性为特征；非坏死纤维含有膜结合的空泡，显示肌质网扩张和横管系统异常，提示后者结构的易损性可能是导致肌纤维坏死的原因（Atsumi et al）。

恶性高热

恶性高热（malignant hyperthermia）这种戏剧性的综合征在全身麻醉时易受影响的人身上可以观察到，其中一些人明显有离子通道病（*ion channel diseases*）。它的特点是体温迅速升高，肌肉极度强直，死亡率高。自从邓伯勒（Denborough）原始报告以来，随着对这一疾病的更多经验的积累，在某些病例中，它被证明是一种以显性特质遗传的代谢性肌病，使个体易受任何挥发性麻醉剂，特别是氟烷（halothane），以及肌肉松弛剂琥珀酰胆碱（succinylcholine）的影响。在一定比例的病例中，该病根本原因是雷诺丁钙通道（*ryanodine calcium channel*）的一个组成成分出现了异常。据估计，恶性高热大约在每 5 万次全身麻醉中发生一次。

临床表现

本病整个的临床表现是惊人的，但麻醉科医生已经很善于发现其早期阶段并使过程中止。当诱导氟烷或类似的吸入麻醉，或给予琥珀酰胆碱使肌肉放松时，下颌肌肉出乎意料地变得紧张而不是放松，很快强直扩展到所有的肌肉。随后体温上升至 42℃或 43℃，出现呼吸急促和心动过速。血液 pH 可降至 7 或以下。可能有肉眼肌红蛋白尿和血清 CK 水平异常高。循环衰竭和死亡可能会发生在大约 10% 的病例，或者患者可能在逐渐康复后存活下来。在某些病例中，出现同样的事件顺序（体温升高和酸中毒）而没有肌肉痉挛。在早期死亡的病例中，光镜下的肌肉可能是正常的。存活数天后，肌肉标本可见散在的节段性坏死和肌质的吞噬，不伴炎症。罹患特殊的先天性肌病［中央轴肌病（central core myopathy）］患者，以及后来提到的患有金 - 邓伯勒综合征（King-Denborough syndrome）患者，都有恶性高热的倾向，如第 45 章所述。

病理生理学和病因学

恶性高热的发病机制一直是众多调查的对象。在寒战期，肌肉耗氧量增加 3 倍，血清乳酸增加 15~20 倍。大多数罹病个体的肌肉对咖啡因异常敏感，可在体外诱发肌肉挛缩。据推测，氟烷的作用方式与咖啡因相似，即从肌质网中释放钙并阻止钙的再聚集，从而干扰肌肉的松弛。主要生理变化是细胞内钙离子增加。从一种为了肌肉发育而近亲繁殖的猪身上获得了对这种疾病的了解，在这种猪中，肌肉痉挛（真正的挛缩）和体温升高是在麻醉剂的作用下发生的。这些猪在雷诺丁受体（ryanodine receptor）上有一种遗传缺陷，该受体是肌质的钙通道的一种蛋白质成分，对咖啡因和雷诺丁（ryanodine）都很敏感。然而，在不足 20% 的对恶性低温（malignant hypothermia）易感的人群中，发现了

ryanodine 的几个类似缺陷之一。据推测,这种受体蛋白的其他尚未知的等位基因突变或另外的控制钙通道结构的基因可以解释其余的病例。高热的原因尚不清楚,可能是肌肉痉挛引起的,但麻醉剂对热调节中枢的作用尚未排除。

关于哪些患者有罹患这种疾病风险的依据来自几个方面。其他家庭成员在麻醉时可能遇到难题或死亡。一些易感个体表现出肌病和肌肉骨骼肌的异常(Isaacs and Barlow)。一个这样的异常系列包括身材矮小、上睑下垂、斜视、高度拱形上颚、髌骨脱位和脊柱后凸,这些症状已在几个家族中出现(King-Denborough 综合征,见 Denbrough, Forster and Lovell)。如上所述,在第 45 章关于先天性肌病中,中央核肌病(有时称多核肌病)经常合并恶性高热。这是可以理解的,因为这两种疾病都与编码 ryanodine 受体的基因有关;这两种疾病是等位基因变异的结果(Quane et al)。有人指出,另一种罕见的肌肉疾病[Evans 埃文斯肌病(Evans myopathy),以受影响的家族命名]也可能是一种诱发的疾病。它是一种常染色体遗传性状,可能是无症状的,直到麻醉时出现反应,但有些患者有远端大腿肌肉消瘦和血清 CK 浓度升高。

诊断测试 各种对恶性高热的敏感性测试经历了普及阶段。目前唯一有效的方法是在体外将肌肉活检标本暴露于氟烷和咖啡因中,并用这两种试剂检测肌肉挛缩。这仅在少数几个中心进行。可以参考 Denborough 的综述,以进一步了解该病的检测和临床方面的细节。

治疗

治疗包括在咬肌痉挛或体温升高时立即停止麻醉。静脉注射丹曲林(dantrolene)可能会挽救生命,因其会抑制钙从肌质网的释放。初始给药剂量为 1mg/kg,慢慢增加,直到症状消失,总剂量不超过 10mg/kg。其他措施包括降温、静脉补液、补充碳酸氢钠以纠正酸中毒,以及机械通气减少酸中毒等。此后,这些患者应避免使用氟烷和其他挥发性麻醉剂以及琥珀酰胆碱,如有必要,应使用其他麻醉剂,如异丙酚、一氧化二氮、芬太尼、硫喷妥钠(或其他巴比妥酸盐)或局部麻醉。静脉注射丹曲林(麻醉前 1 小时缓慢给药 2.5mg/kg)可以预防该综合征,但这不是该病患者的首选方案。

抗精神病药物恶性综合征

在抗精神病药物恶性综合征(neuroleptic malignant syndrome)的病例中,体温过高是对抗精神病药物的一种特殊反应,同时伴有广泛的肌坏死(myonecrosis)。它与恶性高热有一些共同的特征,但却是一个独特的疾病,如第 41 章所述。

钾离子通道病(potassium channel diseases)

基于对钾离子通道遗传缺陷而发现的几种类型的癫痫引起了人们极大的兴趣,直到最近人们才认识到周期性瘫痪的一种形式,即安徒生病(Andersen disease),与电压门控钾通道(voltage-gated potassium channels, VGKC)有关。

Andersen-Tawil 病

安徒生 - 泰维勒病(Andersen-Tawil disease),是 Andersen 及其同事首次注意到的一种不同形式的钾敏感性周期性瘫痪,其特征表现为三联征,包括周期性钾敏感性无力、室性心律失常伴长 Q-T 间期综合征,以及畸形特征(小颌畸形、身材矮小、舟状头畸形、眼距宽、宽鼻子、低位耳和示指短)。它有时被称为安徒生病(Andersen disease),不要把它误认为是同名的糖原贮积病(glycogen storage disease),这在第 45 章中讨论过。

Sansone 及其同事通过对 5 个家系的研究指出,瘫痪的发作可能与低血钾、正常血钾或高血钾有关,而 Q-T 间期延长是该病必不可少的一个特征(有时是一个特定家族的唯一标志)。Plaster 及其同事证明,大多数 Andersen 病的病例是编码一种 K 通道的 *KCNJ2* 基因显性阴性突变的结果。体外研究表明,这种突变削弱了预先形成的通道向膜表面迁移的能力,也阻碍了钾通道系统的载流能力。这种缺陷可能会损害肌膜的复极化,从而使骨骼肌和心肌过度兴奋。

Morvan 综合征

莫旺综合征(Morvan syndrome)也称为纤颤性舞蹈症(Chorée Fibrillaire),由于在许多患者中发现了电压门控性钾通道(VGKC)或循环中针对该通道的抗体(抗 VGKC)的异常,所以将这种奇特名称的疾病包括在本章中。一些 VGKC 抗体是由于对胸腺瘤的副肿瘤反应而导致的紊乱,这就是我们在 40 年的时间里大约遇到过 10 次这种情况。它的特征是连续的肌纤维活动,有时被称为"神经肌强直"(neuromyotonia),因此也可以被认为是在本章中进一步讨论的类似的肌肉持续活动障碍。多汗症、体重减轻、失眠和幻觉等可能发生,到目前为止所描述的大多数病例都在几个月内死亡(Serratrice and Azulay)。其他抗体可能伴随着抗 VGKC,包括抗

CASPR2（主要与胸腺瘤相关）和 LGI1，并且如 Irani 及其同事们在系列研究中指出的那样，每种抗体都可以与多个脑区结合。

在 Ligouri 及其同事描述的病例中，血浆置换治疗逆转了这种综合征。有些病例伴有胸腺瘤，切除胸腺瘤可能治愈。脑脊液中有时可见弱寡克隆带。这些抗体是否与幻觉和其他脑部症状有关尚不清楚，但它们之间的联系是可信的。

一种有趣的疾病类型是由针对电压门控钾通道的抗体引起的（Thieben et al），有时与特发性或副肿瘤性“边缘”脑炎类似，这在第 30 章有描述。

影响肌膜兴奋性的其他疾病

除上述疾病外，各种癫痫综合征（见第 15 章）和一类脊髓小脑共济失调也归因于离子通道的突变，并在本书的其他章节中讨论。为了完整性，这里还提到了由这些离子通道的继发功能障碍引起的几种疾病。这些情况大多数是获得性和自身免疫性的，例如，前面讨论过的由于对钙通道自身免疫性攻击导致的 Lambert-Eaton 肌无力综合征，艾萨克综合征（Isaac syndrome）是由于自身免疫性攻击钾通道所致，产生神经肌强直、抗电压门控钾通道，以及抗 NMDA 受体脑炎（见第 30 章），以及涉及钠通道的红斑性肢痛症（erythromelalgia）（见第 10 章）。因此，离子通道普遍存在于可兴奋的组织中，可能会产生多种影响中枢和周围神经结构的疾病。尽管如此，每一个遗传和获得性过程都有显著的特殊的特征，这些特征仅与单一的组织中表达的通道有关。

肌肉挛缩、假性肌强直、破伤风及相关状态

这些状态中有许多在关于肌肉疾病的第 45 章中讨论过。这里在，它们被重新引入到与它们相关的特定疾病中。

磷酸化酶缺乏症（McArdle 病）和磷酸果糖激酶缺乏症（Tarui 病）引起的生理性挛缩

挛缩是一种完全不同类型的疼痛性肌肉缩短和坚硬的例子。在这两种疾病中，其他方面健康的儿童、青少年或成人开始诉说四肢无力和僵硬，有时还会因四肢活动而感到疼痛。当患者休息时，肌肉收缩和放松是正常的，但剧烈运动，特别是在缺血的情况下，会因不能松弛而导致肌肉逐渐缩短。这些疾病中收缩的肌肉不像肌肉痉挛、持续性肌肉活动综合征、肌强直和其他不自主性肌痉挛，不再利用能量，因此肌电图中的肌肉几乎处于静止状态。这种情况被称为生理性挛缩（*physiologic contracture*）。磷酸化酶缺乏症［麦卡德尔病（McArdle diseases）］和磷酸果糖激酶缺乏症［樽井病（Tarui diseases）］将在后面的章节中进行更全面的讨论。

假性肌强直

假性肌强直（pseudomyotonia）的现象在甲状腺功能减退中可以观察到，此时肌纤维收缩并缓慢放松，这种反应很容易在腱反射中表现出来，尤其是跟腱反射。肌肉很大，易发生肌水肿。当收缩时，它们可能显现出缓慢收缩的波动。这种疾病的基础是内质网上钙离子的再聚集缓慢以及肌动蛋白和肌球蛋白丝的分离缓慢。肌电图可能显示自主收缩后的后电位，但不像真性肌强直具有的典型的放电逐渐减弱［“肌强直运行”（myotonic runs）］（图 2-19）。

一种密切相关的综合征，其中无痛性挛缩是由运动诱发的，Lambert 和 Goldstein 以及 Brody 进行过描述。肌肉收缩是正常的，但运动时放松阶段变得越来越慢。Lambert 和 Goldstein 认为这是一种不同寻常的肌强直症，Brody 认为这是一种“放松因子”的降低；缓慢的松弛也归因于肌质网摄取钙的减少。在某些病例中，该病以一种隐性性状遗传，它的突变损害肌质网钙三磷酸腺苷酶（ATPase）的功能。在其他病例中，该病作为一种显性性状遗传，与肌质网钙 ATP 酶在遗传上无关。后一过程可能与肌营养不良的关联更密切，在第 45 章该标题下已提及。

破伤风（见第 41 章破伤风）

破伤风（tetanus）这种中毒性疾病的特征是骨骼肌持续性痉挛，这是由于破伤风毒素（tetanus toxin）对脊髓神经元［闰绍（Renshaw）和其他细胞］的作用，其自然的功能是抑制运动神经元。随着病情的发展，正常情况下刺激神经元的活动（例如，视觉和听觉刺激引起的随意的收缩和惊吓）都会引起不自主的痉挛。睡眠会使他们安静下来，而脊髓麻醉和箭毒会抑制它们。肌电图显示了预期的肌肉动作电位干扰模式。一旦肌肉处于持续收缩状态，普鲁卡因阻滞或神经离断（在动物中）据说都不能消除这种缩短的状态，但这种类型的肌肉静态挛缩在人类中尚未被证实。

破伤风毒素对脊髓抑制性神经元的作用与士的宁（strychnine）类似。这种毒素在神经肌肉接头也有作用，这在有强大的中枢作用时更难以评估。在将这种毒素局部注射到动物体内后，Price 及其同事们证明了它在运动终板上的定位。它与轴突膜中的神经节苷脂结合，通过逆流输送到脊髓，在脊髓中诱

发局部破伤风效应。支配慢收缩 1 型肌纤维的神经元比支配快收缩 2 型肌纤维的神经元更敏感。突触前囊泡数量增加，乙酰胆碱（ACh）被阻断，末梢的轴突损伤可能导致肌纤维麻痹。随后持续纤颤电位和轴突出芽（axonal sprouting）。类似后面提到的僵人综合征。

黑寡妇蜘蛛咬伤

在被黑寡妇蜘蛛（black widow spider）叮咬后数分钟内其产生的毒素会导致一种明显的肌肉抽搐和肌痉挛综合征，然后出现腹部、躯干和腿部肌肉的疼痛性强直。痉挛之后是虚弱。还有血管收缩、高血压和自主神经功能亢进等。如果在最初的 24~48 小时内没有发生死亡，就可以完全恢复。蜘蛛毒素（spider venom）有突触前的定位，并迅速释放乙酰胆碱（ACh）量子。囊泡被耗尽。有证据表明，毒液通过将自身插入突触前膜而防止囊泡的内吞作用，引起离子传导通道的紊乱（Swift）。

治疗包括输注葡萄糖酸钙和使用地西泮。静脉注射硫酸镁也有助于减少 ACh 的释放，控制有时发生的抽搐。在这种毒液蛰入频繁发生的地区有一种抗血清，它可以显著地缩短病程。

金属或其他类型的中毒可能模拟一种固有的复发性多发性神经病。

持续性肌肉活动状态

持续性肌肉活动状态（states of persistent muscular activity）是一组相互关联的临床状态，所有这些状态都以某种程度的局部连续性肌肉活动为特征，而在某些病例中，这些活动并不能完全相互区分。从临床的角度来看，我们发现将它们归类为由以下原因引起的疾病是很有用的：①周围运动神经的兴奋过度（肌束颤动和肌纤维颤动），②中枢调节的运动输出过度兴奋（Isaacs 综合征、僵人综合征），以及③肌肉的非肌强直性过度兴奋（波纹肌病、Schwartz-Jampel 综合征）。

周围神经的过度兴奋

周围神经的过度兴奋包括一组周围运动神经活动增强的紊乱，以至于运动单位出现过度的，有时是持续的收缩。它的最轻的表现是良性肌束颤动。在较严重的表现形式中，包括神经性肌强直、Isaacs 疾病，以及钾门控离子通道病（下文讨论的 Morvan 病或 Morvan 纤维性舞蹈症），这也可能涉及脑部。这些过程通常不是家族性的，一些研究表明是一种获得性自身免疫性的（Newsom-Davis）。例如，除了良性肌束颤动，所有的都比预期的更可能与其他的自身免疫性疾病，如重症肌无力和一些对自身免疫疗法如血浆置换有效的疾病联系更密切，患者的血清中有针对上述电压门控钾通道的抗体，或不太常见的，抗烟碱型乙酰胆碱受体抗体（Vernino and Lennon）。

良性肌束震颤

良性肌束震颤（*benign fasciculations*），是在大多数正常人的小腿肌肉、手部或面部小肌肉或其他部位可见到一些随意的肌束颤动。它们的意义不大，但可能会引起医生和患者的担忧，因为他们读到肌束颤动是肌萎缩侧索硬化的早期征象。一个简单的临床规则是，在松弛肌肉的肌束颤动并不表示运动系统疾病，除非有相关的无力、萎缩或反射改变。

健康的个体会经历间歇性的肌肉（或甚至部分肌肉）抽搐，诸如鱼际隆起、眼睑、小腿或眼轮匝肌中的一块肌肉。它们可能会持续数日。从肌电图上看，良性肌束颤动倾向于更恒定的位置，而比肌萎缩侧索硬化的不祥的肌束颤动更频繁、更有节奏，但这种区别并不完全可靠。在第 2 章中讨论了肌束颤动的生理学，并在图 2-20 中作了说明。在这些情况下，通过展示以良性形式的正常建模的单位，以及在运动神经元病的情况下由于神经再支配的异常大单位，定量研究运动单位的大小可能是有帮助的。

偶尔地，良性肌束颤动是广泛分布的，并可能持续数月甚至数年。在我们的一些患者中，他们有间隔数月出现复发的发作，持续数周。未见到反射改变、感觉丧失、神经传导和肌电图异常（除肌束颤动外），或血清肌酶增高。其中一些患者无精力和易疲劳可能提示一种内源性抑郁症，但肌束颤动不能用这一机制来解释。患者经常报告说感觉受抽搐影响的肌肉很弱，但这不能通过测试得到证实，而我们的几个患者，很奇怪，他们中大多数都是医生，抱怨说同样困扰着感觉异常的移行区域。疼痛或灼痛型疼痛可在活动后加重，休息时停止。疲劳和虚弱感是常见的主诉。我们怀疑这种肌束颤动状态反映了一种末梢运动神经的疾病，因为我们的一些患者表现出远端潜伏期延长，Cöers 和同事们在类似的病例中发现了运动神经末梢的退变和再生。然而，大多数这样的病例是良性的，并在几周或几个月内就消退了。在 Hudson 及其同事报告的病例中，这种情况，即使在几年之后，也没有进展为脊髓性肌萎缩、多发性神经病或肌萎缩侧索硬化。这与我们的经验，也与梅奥中心的报告相一致，在梅奥中心的 121 例良性肌束颤动患者，有些病例随访了 30 多年，没有出现症状的进展，也没有罹患运动神经元病或神经病（Blexrud et al）。然而，应该承认的是，有很少的患者表面上看似良性肌束颤动，其肌电图在许多肌肉中显示出一些异常特征（例如，罕见的纤维颤动），而这些患者后来又发展出运动神经元病的其他特征。卡马西平、苯妥英和其他抗癫痫药在一定比例的病例中有助于减轻肌束颤动和无力感，据报道许多其他药物治疗也有帮助。

痛性痉挛 - 肌束震颤综合征

痛性痉挛 - 肌束震颤综合征（cramp-fasciculation syndrome）很可能是上述的良性疾病的一种变异型，其中肌束颤动伴痛性痉挛、僵硬和全身特征，如运动不耐受、疲劳和肌肉疼痛等。虽然受影响的个体可能在一定程度上因这些症状而失去能力，但预后良好。生理学研究的显著发现是，由于远端运动神经的动作电位序列延长，刺激周围神经导致持续的肌肉放电。正如 Tahmoush 及其同事所述，这种现象可能在特殊的电生理检测中发现。实际上，这是一种轻度的神经性肌强直，后面会详细介绍。在少数痛性痉挛 - 肌束震颤综合征患者中，可能存在针对电压门控轴索钾通道自身抗体。卡马西平或加巴喷丁可能有效。

除了这些良性状态外，还有几种异常的肌肉活动综合征。主要的症状是肌纤维颤搐，一种运动单位连续收缩的状态，使身体表面产生几乎连续的起伏或波纹，下面描述了几种持续肌纤维活动综合征（*syndromes of continuous muscle fiber activity*）。

肌纤维颤搐

肌纤维颤搐（myokymia）是异常的波纹样肌肉活动状态，它可能是全身性的或局限于身体的某一部位，如肩部或下肢的肌肉。它最常见于周围神经损伤后的脱髓鞘，因此它是神经病性的。常见的潜在性疾病是多发性硬化或 Guillain-Barré 综合征，影响面神经和对臂丛或腰丛的放射损伤。在肌电图中，肌纤维颤搐的放电包括 1 个运动单位的重复放电，以 5~60Hz 频率，间隔 0.2~10s 周期性放电。驱动冲动产生于慢性损伤的神经轴突的最边缘部分。在一些患者中，痛性痉挛是相伴随的，那些即将抽筋的肌肉可能会抽搐或表现出先兆的自发性涟漪收缩；抽筋可能伴有出汗。因此，肌纤维颤搐、肌束颤动和痛性痉挛似乎是相关的，但临床上的情况并不完全相同。

持续性肌纤维活动（Isaacs 综合征）

持续性肌纤维活动（continuous muscle fiber activity）也称为艾萨克综合征（Isaac syndrome）。肌纤维颤搐与被称为持续性肌纤维活动状态的关系是不明确的。在神经病学文献中零星地出现关于肌肉在某一时刻开始持续“活动”的患者的描述（Isaacs）。像神经性肌强直（*neuromyotonia*）和广泛肌纤维颤搐伴延迟的肌肉放松（*widespread myokymia with delayed muscle relaxation*）这样的术语也被用于本质上相同的病症。目前，除了严重程度的分级之外，几乎没有理由将两者区别开来。在每种情况下，过度和自发的活动可以归因于运动神经纤维末梢的过度兴奋，可能是由于运动神经支配的部分丧失和幸存的轴突的代偿性侧支萌发（Cöers et al；Valli et al）。这种类型的疾病与抗电压门控钾通道的关系，已被提到与胸腺瘤和莫旺（Morvan）综合征有关。

颤搐、痉挛和波纹肌肉（肌纤维颤搐）是明显的，后者是主要的临床征象。在晚期病例中，出现全身肌肉僵硬和虚弱感。主诉肌肉疼痛是常见的，但严重的肌痛是不常见的。腱反射可减弱或消失。任何肌群都可能受到影响。僵硬和运动缓慢使行走困难，被称为“犰狳”综合征（“armadillo”syndrome）；在极端情况下，所有的自主运动都受阻。肌肉活动在整个睡眠期间都是持续的。上述的里吉病（Satoyoshi disease）持续可见的痛性痉挛在临床上可能与肌纤维颤搐难以鉴别，但它们代表了不同的现象。全身麻醉和脊髓麻醉并不总是抑制肌肉活动，但箭毒是可以的；神经阻滞通常没有效果或可能减少活动，就像 Lütschg 及其同事所描述的情况。肌电图的结果与之前描述的结果基本相同。

特殊类型的肌纤维颤搐出现在儿童期或成年时，有时与多发性神经病有关，或罕见地与发作性共济失调遗传型有关，后者对乙酰唑胺有不同的反应或自行消退（见第 5 章）。一种遗传形式的连续的肌纤维活动一直追溯到周围神经 K 通道的突变（Gutmann and Gutmann）。除了与多发性神经病相关外，一种连续的肌肉活动状态也被描述与肺癌和胸腺瘤有关，在这些病例中，推断涉及一种免疫机制，如上所述的 Morvan 综合征（见 Thompson 和 Newsom-Davis 及 Mills 的综述，还有第 30 章副肿瘤综合征的讨论）。

治疗　苯妥英或卡马西平常可消除持续的肌肉活动和使得反射恢复。乙酰唑胺在其他情况下也有帮助（Celebisoy et al）。许多特发性病例会在数年后自行改善，但是，如果症状难以控制，可以尝试血浆置换。

僵人综合征

僵人综合征是一种持续而强烈的痉挛表现，特别是近端下肢和腰椎的椎旁肌。1956 年，Moersch 和 Woltman 最初将其描述为僵人综合征（stiff man syndrome）。自那时起，世界各地有许多这样的例子被报道，僵人综合征（stiff person syndrome）一词被用来表示它在女性和男性身上都会发生。由于在本书中没有更好的地方来讨论它，它与导致肌肉痉挛和痛性痉挛的其他过程被包括在这里。

通常中年发病，起病隐匿。没有已知的遗传易感性。起初，僵硬和痉挛是间歇性的，然后逐渐变得或多或少持续活跃于近端腿和轴向躯干肌，并日益疼痛。这种痉挛使行走变得像机器人一样，并使腰椎明显前凸。试图被动地移动受影响的部位会导致近乎岩石般的不动，显然不同于痉挛状态、伸展过度或锥体外系强直。在晚期的病例，呼吸肌和吞咽肌，以及面肌等可能会受影响，但作为破伤风的常见特征的牙关紧闭不会发生。我们观察到在剧烈痉挛发作期间有短暂的发绀和呼吸停止，我们的一例患者在这种发作期间死亡。眼部肌肉很少受到影响。

随着病情的发展，任何噪声或其他感官刺激，或任何被动或随意的运动都可能引起所有受累肌肉组织的痛性痉挛。腱反射如可测试，都是正常的。受累的肌肉，特别是腰部椎旁肌和臀肌，触诊时非常紧绷，而最终变得肥大。这种轴性痉挛是本病最典型的特征，并可引起典型的腰椎前凸。我们有这种疾病的一个不寻常的例子的经验，它导致了相反的结果，即表现腹肌的屈曲痉挛伴有过度的躯干前屈。

类似的一个肢体僵硬［“僵硬肢体”综合征（stiff limb syndrome）］已被 Barker 及其同事和其他人（Saiz et al；Brown et al）从全身性的变化中区分出来，但是大多数局限性病例都有针对谷氨酸脱羧酶（glutamic acid decarboxylase）的抗体，如下所述。这种情况的局限形式开始于一条腿，并向对侧扩展，但仍孤立于下肢，类似于局限性破伤风。

通过在睡眠期间、全身麻醉期间，以及近端神经阻滞时痉挛消失，指示肌肉痉挛的中枢起源。电生理特征与肌纤维颤搐和持续性肌纤维活动综合征不同，僵人综合征的肌电图由完全激活但配置正常的运动单位组成，没有远端运动神经紊乱的证据。

有趣的是，约三分之二的僵人综合征病例显示有与谷氨酸脱羧酶（glutamic acid decarboxylase，GAD）反应的循环自身抗体，即 γ- 氨基丁酸（GABA）合成酶（Solimena et al）。在一些情况下，这种抗体的测试在 2 年多的样本呈阴性后呈现阳性。在一组有抗 GAD 抗体的僵人综合征患者已发现了甘氨酸受体（glycine receptor，GlyR）的抗体（McKeon and colleagues），罕见的病例包括一种致命性脑病和肌阵挛（Turner et al），还有一些特殊的颈部僵硬类型患者有抗双载蛋白抗体（anti-amphiphysin antibodies）（Murinson and Guarnaccia）。在所有这些罕见的病例中，抗 GAD 抗体通常也存在，每种综合征的副肿瘤类型都是已知的，如下所述。

脊髓 GABA 的减少可能导致脊髓抑制性（GABA 能）输入与 α 运动神经元的兴奋性输入之间的不平衡。这一解释得到以下事实的支持，在增强胺能活性药物的影响下，痉挛加剧，从而促进长潜伏期的脊髓反射，或抑制儿茶酚胺能或 γ- 氨基丁酸能递质。1 型糖尿病的高发病率（在我们治疗的几乎所有病例中最终都会出现），以及可检测到的胰岛细胞抗体进一步提示了自身免疫机制；少数患者罹患甲状腺炎、恶性贫血或免疫介导的白癜风。

僵人综合征有一些罕见的副肿瘤类型，大多伴发于乳腺癌，在某些病例中还伴有抗两性蛋白（amphiphysin）和桥尾蛋白（gephyrin）的循环抗体，这些蛋白质与突触的 GABA 受体有关。一些与抗两性蛋白抗体相关的病例还表现出副肿瘤性神经系统疾病较常见的类型，如脑病或斜视眼阵挛（opsoclonus）（见第 30 章）。也有报道说，也许并不令人惊讶，有多变的小脑综合征伴有僵人综合征和高滴度抗 GAD 抗体的病例（Rakoevic et al）。

僵人综合征必须与破伤风（见第 41 章及以后的“破伤风”）、艾萨克（Isaacs）综合征，以及罕见的亚急性肌阵挛性脊髓神经元炎（subacute myoclonic spinal neuronitis）综合征（在第 32 章和第 42 章描述）相鉴别。在僵人综合征和肌阵挛性脊髓神经炎中，肌肉的强烈痉挛和僵硬都是脊髓灰质中间神经元去抑制的结果。

尽管轴性肌张力障碍的早期阶段与僵人综合征有相似之处，但从临床和肌电图上，通常可以将持续性肌肉活动综合征与锥体外系和皮质脊髓束的异常（如肌张力障碍、运动障碍和强直）等区别开来。

治疗

在僵人综合征中，地西泮（diazepam）的剂量高达 50~250mg/d，逐渐加量，是最有效的；氯硝西泮（clonazepam）、氨己烯酸（vigabatrin）或巴氯芬（baclofen）有时也有效。与大多数病例推测的自身免疫机制一致，血浆置换、大剂量糖皮质激素或静脉滴注丙种球蛋白对一些患者有帮助，尽管几周或几个月就需要再次输注。我们的一些患者几年来每隔 6~12 周就需要静脉滴注丙种球蛋白，但如果地西泮的剂量减少到 100mg/d 以下，就会失效。Dalakas 及其同事们进行的静脉滴注免疫球蛋白的小型随机试验已证明了这种治疗的有效性，在他们的研究中，疗效持续时间从 6 周到 1 年不等。典型剂量为每日 0.4mg/kg，连续 4 或 5 天。基于病例报告和小型系列研究，利妥昔单抗（rituximab）免疫抑制治疗的应用越来越多，均基于病例报告和小系列研究，但一项小型随机试验呈阴性结果（Dalakasetal，2017）。对于顽固性病例，特别是涉及一个肢体时，据称异丙酚（propofol）在不产生镇静作用的剂量下是有效的（Hattan et al）。

先天性新生儿强直（congenital neonatal rigidity）

Dudley 及其同事在 4 个混合血统的家庭中观察到一种僵硬婴儿综合征（stiff infant syndrome），很可能应该包括在这一大类中。这种情况是在 2 个月大时由于全身肌肉强直导致了呼吸窘迫而就医。强直从颈部肌肉缓慢地扩散到躯干和四肢的肌肉，并随着强直的持续，逐渐形成轻微的肥大。使用辅助呼吸和通过胃造口术喂养使婴儿得以存活。在出生后的第 2 年，这种强直逐渐减弱。临床病程与破伤风不同。在致死病例中有纤维丢失区，骨骼肌和心肌纤维化，纤维大小的变化大于正常。电镜观察到部分纤维中 Z 线的改变。

原发性肌肉过度兴奋

原发性肌肉过度兴奋（primary hyperexcitability of muscle），已知至少有 3 种原发性肌肉疾病，本质上不是强直性的，但却能产生持续的肌肉活动。下面的第一个描述是由于肌膜的缺陷；第二种是见于肌肉细胞外基质的疾病。第三种疾病，布罗迪病（Brody disease），在这只是为了内容完整而提及，因为它相当罕见，即使与本节中的其他不常见的疾病相比。

波纹肌病（*rippling muscle disease*）　Ricker 和 Burns 及其同事描述了一种罕见的家族性疾病（常染色体显性遗传），在这种疾病中，肌肉表现出一种不寻常的拉伸敏感性，表现为肌肉收缩的波纹波。叩击肌肉产生明显而疼痛的局部肌隆起。这种活动是一种肌纤维颤搐。类似的家族性和散发性病例可追溯到小窝蛋白（caveolin）缺陷，这是一种与肌营养不良有关的蛋白质（Vorgerd）。在其他一些病例中涉及自身免疫过程（Ashok Muley and Day）。肌电图既不显示肌强直放电，也不显示痛性痉挛的动作电位，提示基本的异常是在肌膜内。

施瓦兹 - 贾佩尔（Schwartz-Jampel）综合征

1962 年，Schwartz 和 Jampel 描述了一种以持续性肌纤维活动伴强直和眼睑痉挛为特征的综合征，伴有明显的畸形特征（侏儒症、面部紧皱伴低耳垂、眼裂狭小、高弓腭、下颏后缩、弥漫性干骺端和骨骺骨发育不良伴扁平椎骨）。也有其他名称的报道，包括强直性软骨营养不良（*myotonic chondrodystrophy*）。可能有叩击性肌强直。智力通常是保留的。僵硬的肌肉对步态干扰最明显。

肌肉僵硬是由于频繁的、几乎连续的肌肉活动，结合了正常的运动单位和高频放电，以及类似于艾萨克（Isaacs）综合征的放电后。放电可以证明是由于肌纤维本身活动时，而不是被箭毒阻断时。诸如普鲁卡因胺等药物可阻断肌肉中钠通道，抑制这种放电，就像它们在其他肌强直性疾病中所起的作用一样。然而，Spaans 及其同事回顾了 30 例这一综合征的临床、肌电图和组织学特征，报告称肌膜降低氯离子电导，而普鲁卡因胺或美西律可以更好地抑制氯离子电导。

这种疾病通常是以一种常染色体隐性性状遗传的，是由基底膜聚糖（perlecan）基因突变引起的，基底膜聚糖是结合于骨骼肌和软骨的基底膜的一种肝素 - 硫酸蛋白多糖。该蛋白质功能的丧失扰乱了基底膜的结构，导致乙酰胆碱酯酶簇的改变和离子通道的异常表达。肌肉的电子显微镜研究得出了不一致的结果：T 系统扩张，Z 带流动和线粒体膨胀；此外，在 Fariello 和同事报告的患者中，肌肉活检显示失神经支配（肌群萎缩）的迹象。在后一种情况下，用普鲁卡因胺、苯妥英、地西泮和巴比妥类药物治疗无效。

据 Aberfeld 及其同事描述的情况，两名兄弟姐妹罹患肌强直，同时有侏儒症、弥漫性骨病、不寻常的眼部和面部异常，他们认为这是一种独特的疾病，可能是 Schwartz-Jampel 综合征的变异型。

（卢晓宇　王化冰　译　王维治　校）

参考文献

Aberfeld DC, Hinterbuchner LP, Schneider M: Myotonia, dwarfism, diffuse bone disease, and unusual ocular and facial abnormalities (a new syndrome). *Brain* 88:313, 1965.

Aitken RS, Allot EN, Casteldon LI, Walker M: Observations on a case of familial periodic paralysis. *Clin Sci* 3:47, 1937.

Andersen ED, Krasilnikoff PA, Overvad H: Intermittent muscular weakness, extrasystoles, and multiple developmental anomalies. *Acta Paediatr Scand* 60:559, 1971.

Argov Z, Mastaglia FL: Disorders of neuromuscular transmission caused by drugs. *N Engl J Med* 301:409, 1979.

Ashok Muley S, Day JW: Autoimmune rippling muscle. *Neurology* 61:869, 2003.

Atsumi T, Ishikawa S, Miyatake T, Yoshida M: Myopathy and primary aldosteronism: Electron microscopic study. *Neurology* 29:1348, 1979.

Bain PG, Motomura M, Newsom-Davis J, et al: Effects of intravenous immunoglobulin on muscle weakness and calcium channel auto-antibodies in the Lambert-Eaton myasthenic syndrome. *Neurology* 47:678, 1996.

Barker RA, Reeves T, Thom M, et al: Review of 23 patients affected by the stiff man syndrome: Clinical subdivision into stiff trunk (man) syndrome, stiff limb syndrome, and progressive encephalomyelitis with rigidity. *J Neurol Neurosurg Psychiatry* 65:633, 1998.

Barth D, Nabavi Nouri M, Ng E, et al: Comparison of IVIg and PLEX in patients with myasthenia gravis. *Neurology* 76:2017, 2011.

Becker PE: Genetic approaches to the nosology of muscle disease: Myotonias and similar diseases: Part 7. Muscle, in Bergsma D (ed): *The Clinical Delineation of Birth Defects*. Baltimore, MD, Williams & Wilkins, 1971.

Beeson D, Higuchi O, Palace J, et al: Dok-7 mutations underlie a neuromuscular junction synaptopathy. *Science* 313:1975, 2006.

Bever CT Jr, Aquino AV, Penn AS, et al: Prognosis of ocular myasthenia. *Ann Neurol* 14:516, 1983.

Blalock A, Mason MF, Morgan HJ, Riven SS. Myasthenia gravis and tumors of the thymic region: report of a case in which the tumor was removed. *Ann Surg* 110:544, 1939.

Blexrud MD, Windebank AJ, Daube JR: Long term follow-up of 121 patients with benign fasciculations. *Neurology* 34:622, 1993.

Bril V, Kojic J, Dhanani A: The long-term clinical outcome of myasthenia gravis in patients with thymoma. *Neurology* 51:1198, 1998.

Brody IA: Muscle contracture induced by exercise: A syndrome attributable to decreased relaxing factor. *N Engl J Med* 281:187, 1969.

Brown P, Rothwell PJ, Marsden CD: The stiff leg syndrome. *J Neurol Neurosurg Psychiatry* 62:31, 1997.

Buckingham JM, Howard FM Jr, Bernatz PE, et al: The value of thymectomy in myasthenia gravis: A computer-assisted matched study. *Ann Surg* 184:453, 1976.

Burke G, Cossins J, Maxwell S, et al: Rapsyn mutation in hereditary myasthenia. Distinct early and late phenotypes. *Neurology* 61:826, 2003.

Burns RJ, Bretag AH, Blumbergs PC, Harbord MG: Benign familial disease with muscle mounding and rippling. *J Neurol Neurosurg Psychiatry* 57:344, 1994.

Buzzard EF: The clinical history and postmortem examination of 5 cases of myasthenia gravis. *Brain* 28:438, 1905.

Cannon SC: An expanding view for the molecular basis of familial periodic paralysis. *Neuromuscul Disord* 12:533, 2002.

Cannon SC, Brown RH Jr, Corey DP: Theoretical reconstruction of myotonia and paralysis caused by incomplete inactivation of sodium channels. *Biophys J* 65:270, 1993.

Celebisoy N, Cologlu Z, Akbaba Y, et al: Continuous muscle fibre activity: A case treated with acetazolamide. *J Neurol Neurosurg Psychiatry* 64:256, 1998.

Cöers C, Telerman-Toppet N, Durda J: Neurogenic benign fasciculations, pseudomyotonia, and pseudotetany. *Arch Neurol* 38:282, 1981.

Cogan DG: Myasthenia gravis: A review of the disease and a description of lid twitch as a characteristic sign. *Arch Ophthalmol* 74:217, 1965.

Compston DAS, Vincent A, Newsom-Davis A, Batchelor JR: Clinical, pathological, HLA antigen, and immunological evidence for disease heterogeneity in myasthenia gravis. *Brain* 103:579, 1980.

Conn JW, Knopf RF, Nesbit RM: Clinical characteristics of primary aldosteronism from an analysis of 145 cases. *Am J Surg* 107:159, 1964.

Conn JW, Rovner DR, Cohen EL: Licorice-induced pseudoaldosteronism: Hypertension, hypokalemia, aldosteronopenia and suppressed plasma renin activity. *JAMA* 205:492, 1968.

Cortes-Vicente E, Gallardo E, Martinez MA, et al: Clinical characteristics of patients with double-seronegative myasthenia gravis and antibodies to cortactin. *JAMA Neurol* 73:1099, 2016.

Croxen R, Hattan C, Shellay C, et al: Recessive inheritance and variable penetrance of slow-channel congenital myasthenic syndromes. *Neurology* 59:162, 2002.

Dalakas MC, Engel WK: Treatment of "permanent" muscle weakness in familial hypokalemic periodic paralysis. *Muscle Nerve* 6:182, 1983.

Dalakas MC, Fugii M, Li M, et al: High dose intravenous immune globulin for stiff-person syndrome. *N Engl J Med* 345:1870, 2001.

Dalakas MC, Rakocevic G, Dambrosia JM, et al: A double-blind, placebo controlled study of rituxumab in patients with stiff person syndrome. *Ann Neurol* 82:271, 2017.

Dau PC, Denys EH: Plasmapheresis and immunosuppressive therapy in the Eaton-Lambert syndrome. *Ann Neurol* 11:570, 1982.

De Feo LG, Schottlender J, Martelli NA, et al: Use of intravenous pulsed cyclophosphamide in severe generalized myasthenia gravis. *Muscle Nerve* 26:31, 2002.

DeJong JGY: Myotonia levior, in Kuhn E (ed): *Progressive Muskeldystrophie-Myotonie-Myasthenie*. Heidelberg, Springer, 1966, pp 255–259.

Denborough MA: Malignant hyperthermia. *Lancet* 352:1131, 1998.

Denborough MA, Forster JF, Lovell RR: Anaesthetic deaths in a family. *Br J Anaesth* 1962:34, 395.

Denny-Brown D, Nevin S: The phenomenon of myotonia. *Brain* 64:1, 1941.

Diaz-Manera J, Matinez-Hernandez E, Querol L, et al: Long-lasting effect of rituximab in MuSK myasthenia. *Neurology* 78:189, 2012.

Drachman DB: How to recognize an antibody-mediated autoimmune disease: Criteria. *Res Publ Assoc Res Nerv Ment Dis* 68:183, 1990.

Drachman DB: Myasthenia gravis. *N Engl J Med* 298:136, 186, 1978.

Drachman DB: Myasthenia gravis. *N Engl J Med* 330:1797, 1994.

Drachman DB, Jones RJ, Brodsky RA: Treatment of refractory myasthenia: "Rebooting" with high dose cyclophosphamide. *Ann Neurol* 53:29, 2003.

Eaton LM, Lambert EH: Electromyography and electric stimulation of nerves and diseases of motor unit: Observations on myasthenic syndrome associated with malignant tumors. *JAMA* 163:1117, 1957.

Elmquist D, Lambert EH: Detailed analysis of neuromuscular transmission in a patient with the myasthenic syndrome, sometimes associated with bronchial carcinoma. *Mayo Clin Proc* 43:689, 1968.

Engel AG: Evolution and content of vacuoles in primary hypokale-

mic periodic paralysis. *Mayo Clin Proc* 45:774, 1970.
Engel AG: Congenital myasthenic syndromes, in Engel AG (ed): *Myasthenia Gravis and Myasthenic Disorders.* New York, Oxford University Press, 1999, pp 251–297.
Engel AG (ed): *Myasthenia Gravis and Myasthenic Disorders.* New York, Oxford University Press, 1999.
Engel AG, Lambert EH, Howard FM: Immune complexes (IgG and C3) at motor end-plate in myasthenia gravis. *Mayo Clin Proc* 52:267, 1977.
Engel AG, Lambert EH, Santa T: Study of long-term anticholinesterase therapy. *Neurology* 23:1273, 1973.
Engel AG, Ohno K, Sine SM: Congenital myasthenic syndromes: Progress over the past decade. *Muscle Nerve* 27:4, 2003.
Engel AG, Tsujihata M, Lambert EH, et al: Experimental autoimmune myasthenia gravis: A sequential and quantitative study of the neuromuscular junction ultrastructure and electrophysiologic correlations. *J Neuropathol Exp Neurol* 35:569, 1976.
Engel AG, Tsujihata M, Lindstrom JM, Lennon VA: The motor end plate in myasthenia gravis and in experimental autoimmune myasthenia gravis. *Ann N Y Acad Sci* 274:60, 1976.
Engel AL, Arahata K: The membrane attack complex of complement at the endplate in myasthenia gravis. *Ann N Y Acad Sci* 505:326, 1987.
Evoli A, Tonali P, Padua L, et al: Clinical correlates with anti-MuSK antibodies in generalized seronegative myasthenia gravis. *Brain* 126:2304, 2003.
Fambrough DM, Drachman DB, Satyamurti S: Neuromuscular junction in myasthenia gravis: Decreased acetylcholine receptors. *Science* 182:293, 1973.
Fariello R, Meloff K, Murphy EG, et al: A case of Schwartz-Jampel syndrome with unusual muscle biopsy findings. *Ann Neurol* 3:93, 1978.
Fontaine B, Khurana TS, Hoffman EP, et al: Hyperkalemic periodic paralysis and the adult muscle sodium channel alpha-subunit gene. *Science* 250:1000, 1990.
Fontaine B, Vale Santos JM, Jurkat-Rott JK, et al: Mapping of hypokalemic periodic paralysis (hypo PP) to chromosome 1q31-q32 by a genome-wide search in three European families. *Nat Genet* 6:267, 1994.
Fukunaga H, Engel AG, Osane M, et al: Paucity and disorganization of presynaptic membrane active zones in the Lambert-Eaton myasthenic syndrome. *Muscle Nerve* 5:686, 1982.
Gajdos P, Chevret S, Clair B, et al: Clinical trial of plasma exchange and high-dose intravenous immunoglobulin in myasthenia gravis. *Ann Neurol* 41:789, 1997.
Gajdos P, Tranchant C, Clair B, et al: Treatment of myasthenia gravis exacerbation with intravenous immunoglobulin: A randomized double-blind clinical trial. *Arch Neurol* 62:1689, 2005.
Gamstorp I: Adynamia episodica hereditaria. *Acta Paediatr Scand* 45(Suppl 108):1, 1956.
Greer M, Schotland M: Myasthenia gravis in the newborn. *Pediatrics* 26:101, 1960.
Grob D, Brunner NG, Namba T: The natural course of myasthenia gravis and effect of therapeutic measures. *Ann N Y Acad Sci* 377:652, 1981.
Gutmann L, Gutmann L: Axonal channelopathies: An evolving concept in the pathogenesis of peripheral nerve disorders. *Neurology* 47:18, 1996.
Haass A, Ricker K, Rüdel R, et al: Clinical study of paramyotonia congenita with and without myotonia in a warm environment. *Muscle Nerve* 4:388, 1981.
Hanna MG, Wood NW, Kullmann DM: Ion channels and neurological disease: DNA based diagnosis is now possible, and ion channels may be important in common paroxysmal disorders. *J Neurol Neurosurg Psychiatry* 65:427, 1998.
Harriman DGF, Summer DW, Ellis FR: Malignant hyperthermia myopathy. *Q J Med* 42:639, 1973.
Hattan E, Angle MR, Chalk C: Unexpected benefit of propofol in stiff-person syndrome. *Neurology* 70:1641, 2008.
Heatwole CR, Statland JM, Logigian EL: The diagnosis and treatment of myotonic disorders. *Muscle Nerve* 47:632, 2013.
Hoffmann K, Muller JS, Stricker S, et al: Escobar syndrome is a prenatal myasthenia caused by disruption of the acetylcholine receptor fetal gamma subunit. *Am J Hum Genet* 79:303, 2006.
Hudson AJ, Brown WF, Gilbert JJ: The muscular pain-fasciculation syndrome. *Neurology* 28:1105, 1978.
Irani SR, Pettingill P, Kleopa KA, et al: Morvan syndrome: clinical and serological observations in 29 cases. *Ann Neurol* 72:241, 2012.
Isaacs H: Continuous muscle fibre activity in an Indian male with additional evidence of terminal motor fibre abnormality. *J Neurol Neurosurg Psychiatry* 30:126, 1967.
Isaacs H, Barlow MB: Malignant hyperpyrexia. *J Neurol Neurosurg Psychiatry* 36:228, 1973.
Janssen JC, Larner AJ, Harris J, et al: Myasthenic hand. *Neurology* 51:913, 1998.
Jaretzki A, Barohn RJ, Ernstoff RM, et al: Myasthenia gravis. Recommendations for clinical research standards. *Neurology* 55:16, 2000.
Kakulas BA, Adams RD: *Diseases of Muscle: Pathological Foundations of Clinical Myology*, 4th ed. Philadelphia, Harper & Row, 1985.
Kelly JJ, Daube JR, Lennon VA: The laboratory diagnosis of mild myasthenia gravis. *Ann Neurol* 12:238, 1982.
Kerzin-Storrar L, Metcalfe RA, Dyer PA: Genetic factors in myasthenia gravis: A family study. *Neurology* 38:38, 1988.
Koch MC, Steinmeyer K, Lorenz C, et al: The skeletal muscle chloride channel in dominant and recessive human myotonia. *Science* 257:797, 1992.
Lambert EH, Eaton LM, Rooke ED: Defect of neuromuscular transmission associated with malignant neoplasm. *Am J Physiol* 187:612, 1956.
Lambert EH, Goldstein NP: An unusual form of "myotonia." *Physiologist* 1:51, 1957.
Lambert EH, Lindstrom JM, Lennon VA: End-plate potentials in experimental autoimmune myasthenia gravis in rats. *Ann N Y Acad Sci* 274:300, 1976.
Layzer RB: *Neuromuscular Manifestations of Systemic Disease.* Philadelphia, Davis, 1985.
Lehmann-Horn F, Mailänder V, Heine R, George AL: Myotonia levior is a chloride channel disorder. *Hum Mol Genet* 4:1397, 1995.
Lehmann-Horn F, Rüdel R, Jurkat-Rott K: Nondystrophic myotonias and periodic paralyses, in Engel AG, Franzini-Armstrong C (eds): *Myology*, 3rd ed. New York, McGraw-Hill, 2004, pp 1257–1300.
Lehmann-Horn F, Rüdel R, Ricker K: Membrane defects in paramyotonia congenita (Eulenburg). *Muscle Nerve* 10:633, 1987.
Lennon VA: Immunologic mechanisms in myasthenia gravis—a model of a receptor disease, in Franklin E (ed): *Clinical Immunology Update—Reviews for Physicians.* New York, Elsevier/North-Holland, 1979, pp 259–289.
Lennon VA, Lindstrom JM, Seybold ME: Experimental autoimmune myasthenia gravis in rats and guinea pigs. *J Exp Med* 141:1365, 1975.
Lewi Z, Bar-Khayim Y: Food poisoning from barium carbonate. *Lancet* 2:342, 1964.
Ligouri R, Vincent A, Clover L, et al: Morvan's syndrome: Peripheral and central nervous system and cardiac involvement with antibodies to voltage-gated potassium channels. *Brain* 124:2417, 2001.
Lipicky RJ, Bryant SH: Ion content, potassium flux, and cable properties of myotonic, human, external intercostal muscle. *Trans Am Neurol Assoc* 96:34, 1971.
Lundh H, Nilsson O, Rosen I: Treatment of Lambert-Eaton syndrome: 3,4-Diaminopyridine and pyridostigmine. *Neurology* 34:1324, 1984.
Lütschg J, Jerusalem F, Ludin HP, et al: The syndrome of "continu-

ous muscle fiber activity." *Arch Neurol* 35:198, 1978.

Mason WP, Graus F, Land B, et al: Small-cell lung cancer, paraneoplastic cerebellar degeneration and Lambert-Eaton myasthenic syndrome. *Brain* 120:1279, 1997.

Matthews E, Labrum R, Sweeney MG, et al: Voltage sensor charge loss accounts for most cases of hypokalemic periodic paralysis. *Neurology* 72:1544, 2009.

McFadzean AJS, Yeung R: Periodic paralysis complicating thyrotoxicosis in Chinese. *Br Med J* 1:451, 1967.

McKeon B, Martinez-Hernandez E, Lancaster E, et al: Glycine receptor autoimmune spectrum with stiff-man syndrome phenotype. *JAMA Neurol* 70:44, 2013.

McQuillen MP, Cantor HE, O'Rourke JR: Myasthenic syndrome associated with antibiotics. *Arch Neurol* 18:402, 1968.

Meriggioli MN, Ciafaloni E, Al-Hayk KA, et al: Mycophenolate mofetil for myasthenia gravis. *Neurology* 61:1438, 2003.

Meyers KR, Gilden DH, Rinaldi CF, Hansen JL: Periodic muscle weakness, normokalemia, and tubular aggregates. *Neurology* 22:269, 1972.

Mills KR, Edwards RHT: Investigative strategies for muscle pain. *J Neurol Sci* 58:73, 1983.

Milone M, Fukada T, Shen XM, et al: Novel congenital myasthenic syndromes associated with defect in quantal release. *Neurology* 66:1223, 2006.

Moersch FP, Woltman HW: Progressive fluctuating muscular rigidity ("stiff-man syndrome"): Report of a case and some observations in 13 other cases. *Mayo Clin Proc* 31:421, 1956.

Murinson BB, Guarnaccia JB: Stiff-person syndrome with antiampiphysin antibodies. *Neurology* 71:1955, 2008.

Myasthenia Gravis Clinical Study Group: A randomized clinical trial comparing prednisone and azathioprine in myasthenia gravis: Results of the second interim analysis. *J Neurol Neurosurg Psychiatry* 56:1157, 1993.

Newsom-Davis J: Diseases of the neuromuscular junction, in Asbury AK, McKhann GM, McDonald WI (eds): *Diseases of the Nervous System,* 2nd ed. Philadelphia, Saunders, 1992, pp 197–212.

Newsom-Davis J: Neuromyotonia. *Rev Neurol* 160:85, 2004.

Newsom-Davis J, Mills KR: Immunological associations of acquired neuromyotonia (Isaacs' syndrome). *Brain* 116:453, 1993.

Nissen K: Beiträge zur Kenntnis der Thomsen'schen Krankheit (Myotonia congenita), mit besonderer Berücksichtigung des hereditären Momentes und seinen Beziehungen zu den Mendelschen Vererbungsregeln. *Z Klin Med* 97:58, 1923.

Okinaka S, Shizume K, Iinos S, et al: The association of periodic paralysis and hyperthyroidism in Japan. *J Clin Endocrinol Metab* 17:1454, 1957.

Olanow CW, Lane RJM, Roses AD: Thymectomy in late-onset myasthenia gravis. *Arch Neurol* 39:82, 1982.

O'Neill JH, Murray NM, Newsom-Davis J: The Lambert-Eaton myasthenic syndrome. A review of 50 cases. *Brain* 14:577, 1988.

Osserman KE: *Myasthenia Gravis.* New York, Grune & Stratton, 1958.

Palace J, Lashley D, Newsom-Davis J, et al: Clinical features of the DOK-7 neuromuscular junction synaptopathy. *Brain* 130:1507, 2007.

Palace J, Newsom-Davis J, Lecky B: A randomized double-blind trial of prednisolone alone or with azathioprine in myasthenia gravis. *Neurology* 50:1778, 1998.

Panegyres PM, Squier M, Mills KR, Newsom-Davis J: Acute myopathy associated with large parenteral dose of corticosteroid in myasthenia gravis. *J Neurol Neurosurg Psychiatry* 56:702, 1993.

Park HS, Shin DM, Lee JS, et al: Thymoma. A retrospective study of 87 cases. *Cancer* 73:2491, 1994.

Pascuzzi RM, Coslett HB, Johns TR: Long-term corticosteroid treatment of myasthenia gravis: Report of 116 cases. *Ann Neurol* 15:291, 1984.

Patrick J, Lindstrom JP: Autoimmune response to acetylcholine receptor. *Science* 180:871, 1973.

Patrick J, Lindstrom JP, Culp B, McMillan J: Studies on purified eel acetylcholine receptor and antiacetylcholine receptor antibody. *Proc Natl Acad Sci U S A* 70:3334, 1973.

Pittinger CB, Eryase Y, Adamson R: Antibiotic-induced paralysis. *Anesth Analg* 49:487, 1970.

Plaster NM, Tawil R, Tristani-Firouzi M, et al: Mutations in Kir2.1 cause the developmental and episodic electrical phenotypes of Andersen's syndrome. *Cell* 105:511, 2001.

Ponseti JM, Azem J, Fort JM, et al: Long-term results of tacrolimus in cyclosporine- and prednisone-dependent myasthenia gravis. *Neurology* 64:1641, 2005.

Poskanzer DC, Kerr DNS: A third type of periodic paralysis with normokalemia and favorable response to NaCl. *Am J Med* 31:328, 1961.

Price DL, Griffin JW, Peck K: Tetanus toxin: Evidence for binding at presynaptic nerve endings. *Brain Res* 121:379, 1977.

Ptácek LJ, Tawil R, Griggs RC, et al: Dihydropyridine receptor mutations cause hypokalemic periodic paralysis. *Cell* 77:863, 1994a.

Ptácek LJ, Tawil R, Griggs RC, et al: Sodium channel mutations in acetazolamide-responsive myotonia congenita, paramyotonia congenita, and hyperkalemic periodic paralysis. *Neurology* 44:1500, 1994b.

Quane KA, Healy JMS, Keating KE, et al: Mutations in the ryanodine receptor gene in central core disease and malignant hyperthermia. *Nat Genet* 5:51, 1993.

Rabinstein A, Wijdicks EFM: BiPAP in acute respiratory failure due to myasthenic crisis may prevent intubation. *Neurology* 59:1647, 2002.

Rakoevic G, Raju R, Semino-Mora C, et al: Stiff person syndrome with cerebellar disease and high-titer anti-GAD antibodies. *Neurology* 67:1068, 2006.

Reman L: Zur pathogenese und therapie der myasthenia gravis pseudoparalytica. *Dtsch Z Nervenheilkd* 128:66, 1932.

Ricker K, Moxley RT, Heine R, Lehmann-Horn F: Myotonia fluctuans: A third type of muscle sodium channel disease. *Arch Neurol* 51:1095, 1994.

Ricker K, Moxley RT, Rohkamm R: Rippling muscle disease. *Arch Neurol* 46:405, 1989.

Robertson WC, Chun RWM, Kornguta SE: Familial infantile myasthenia. *Arch Neurol* 37:117, 1980.

Rodriguez M, Gomez MR, Howard FM: Myasthenia gravis in children: Long-term followup. *Ann Neurol* 13:504, 1983.

Ropper AH, Gress DR, Diringer MN, et al (eds): *Neurological and Neurosurgical Intensive Care,* 4th ed. Baltimore, Lippincott Williams Wilkins, 2004, pp 299–311.

Rosenfeld J, Sloan-Brown K, George AL: A novel muscle sodium channel mutation causes painful congenital myotonia. *Ann Neurol* 42:811, 1997.

Rüdel R, Lehmann-Horn F, Ricker K, et al: Hypokalemic periodic paralysis: In vitro investigation of muscle fiber membrane parameters. *Muscle Nerve* 7:110, 1984.

Russell DS: Histological changes in myasthenia gravis. *J Pathol Bacteriol* 65:279, 1953.

Ryan DP, Ptácek LJ: Episodic neurological channelopathies. *Neuron* 68:282, 2010.

Saiz A, Graus F, Valldeoriola F, et al: Stiff-leg syndrome: A form of stiff-man syndrome. *Ann Neurol* 43:400, 1998.

Sanders DB, Wolfe GI, Benetar M, et al: International consensus guidelines for management of myasthenia gravis. *Neurology* 87:419, 2016.

Sansone V, Griggs RC, Meola G, et al: Andersen's syndrome: A distinct periodic paralysis. *Ann Neurol* 42:305, 1997.

Santa T, Engel AG, Lambert EH: Histometric study of neuromuscular junction ultrastructure: I. Myasthenia gravis. *Neurology* 22:71, 1972.

Sansone VA, Burge J, McDermott MP, et al: Randomized placebo-controlled trial of dichlorphenamide in periodic paralysis,

Neurology 86:1408, 2016.
Satoyoshi E: A syndrome of progressive muscle spasm, alopecia and diarrhea. *Neurology* 28:458, 1978.
Scadding GK, Vincent A, Newsom-Davis J, Henry K: Acetylcholine receptor antibody synthesis by thymic lymphocytes: Correlation with thymic histology. *Neurology* 31:935, 1981.
Schluep M, Willcox N, Vincent A, et al: Acetylcholine receptors in human thymic cells in situ: An immunohistological study. *Ann Neurol* 22:212, 1987.
Schröder JM, Adams RD: The ultrastructural morphology of the muscle fiber in myotonic dystrophy. *Acta Neuropathol* 10:218, 1968.
Schwartz O, Jampel R: Congenital blepharophimosis associated with a unique generalized myopathy. *Arch Ophthalmol* 68:52, 1962.
Scuderi F, Marino M, Colonna L, et al: Anti-p110 autoantibodies identify a subtype of "seronegative" myasthenia gravis with prominent oculobulbar involvement. *Lab Invest* 82:1139, 2002.
Senanayake N, Roman GC: Disorders of neuromuscular transmission due to natural environmental toxins. *J Neurol Sci* 107:1, 1992.
Serratrice G, Azulay JP: Que reste-t-il de la chorée fibrillaire de Morvan? *Rev Neurol (Paris)* 150:257, 1994.
Sethi KD, Rivner MH, Swift TR: Ice pack test for myasthenia gravis. *Neurology* 37:1383, 1987.
Simpson JA: Myasthenia gravis: A new hypothesis. *Scott Med J* 5:419, 1960.
Solimena M, Folli F, Aparisi R, et al: Autoantibodies to GABA-ergic neurons and pancreatic beta cells in stiff-man syndrome. *N Engl J Med* 322:1555, 1990.
Spaans F, Theunissen P, Reekers AD, et al: Schwartz-Jampel syndrome: 1. Clinical, electromyographic, and histologic studies. *Muscle Nerve* 13:516, 1990.
Statland JM, Bundy BM, Wang Y, et al: Mexilitine for symptoms and signs of myotonia in nondystrophic myotonia. *JAMA* 308:1357, 2012.
Streib EW: Paramyotonia congenita: Successful treatment with tocainide: Clinical and electrophysiologic findings in seven patients. *Muscle Nerve* 10:155, 1987.
Streib EW, Rothner D: Eaton-Lambert myasthenic syndrome: Long-term treatment of 3 patients with prednisone. *Ann Neurol* 10:448, 1981.
Subramony SH, Wee AS, Mishra SK: Lack of cold sensitivity in hyperkalemic periodic paralysis. *Muscle Nerve* 9:700, 1986.
Sun SF, Streib EW: Autosomal recessive generalized myotonia. *Muscle Nerve* 6:143, 1983.
Swift TR: Disorders of neuromuscular transmission other than myasthenia gravis. *Muscle Nerve* 4:334, 1981.
Tahmoush AJ, Alonso RJ, Tahmoush GP, et al: Cramp-fasciculation syndrome: A treatable hyperexcitable peripheral nerve disorder. *Neurology* 41:1021, 1991.
Talbott JH: Periodic paralysis: A clinical syndrome. *Medicine (Baltimore)* 20:85, 1941.
Tawil R, McDermott MP, Brown RH Jr, et al: Randomized trials of dichlorphenamide in the periodic paralyses. Working Group on Periodic Paralysis. *Ann Neurol* 47:46, 2000.
Thieben MJ, Lennon VA, Askanit AJ, et al: Potentially reversible autoimmune limbic encephalitis with neuronal potassium channel antibody. *Neurology* 62:1177, 2004.
Thomas CE, Mayer SA, Gungor Y, et al: Myasthenic crisis: Clinical features, mortality, complications, and risk factors for prolonged intubation. *Neurology* 48:1253, 1997.
Thomasen E: *Myotonia, Thomsen's Disease, Paramyotonia, Dystrophia Myotonica*. Aarhus, Denmark, Universitetsforlaget i Aarhus, 1948.
Thomsen J: Tonische Krämpfe in willkürlich beweglichen Muskeln in Folge von ererbter psychischer disposition (Ataxia muscularis?). *Arch Psychiatr Nervenkr* 6:706, 1876.
Tindall RSA, Phillips JT, Rollins JA, et al: A clinical therapeutic trial of cyclosporine in myasthenia gravis. *Ann N Y Acad Sci* 681:539, 1993.
Turner MR, Irani SR, Leite MI, et al: Progressive encephalomyelitis with rigidity and Myoclonus. *Neurology* 77:439, 20011.
Trudell RG, Kaiser KK, Griggs RC: Acetazolamide-responsive myotonia congenita. *Neurology* 37:488, 1987.
Tyler FH, Stephens FE, Gunn FD, Perkoff GT: Studies on disorders of muscle: VII. Clinical manifestations and inheritance of a type of periodic paralysis without hypopotassemia. *J Clin Invest* 30:492, 1951.
Valli G, Barbieri S, Stefano C, et al: Syndromes of abnormal muscular activity: Overlap between continuous muscle fiber activity and the stiff-man syndrome. *J Neurol Neurosurg Psychiatry* 46:241, 1983.
Vernino S, Lennon VA: Ion channel and striational antibodies define a continuum of autoimmune neuromuscular hyperexcitability. *Muscle Nerve* 26:702, 2002.
Viets HR: A historical review of myasthenia gravis from 1672 to 1900. *JAMA* 153:1273, 1953.
Vincent A, Newsom-Davis J: Acetylcholine receptor antibody as a diagnostic test for myasthenia gravis: Results in 153 validated cases and 2967 diagnostic assays. *J Neurol Neurosurg Psychiatry* 48:1246, 1985.
Vincent A, Newsom-Davis J, Martin V: Antiacetylcholine receptor antibodies in *d*-penicillamine associated myasthenia gravis. *Lancet* 1:1254, 1978.
Vincent A, Wray D (eds): *Neuromuscular Transmission. Basic and Applied Aspects*. New York, Manchester Press, 1990.
Vorgerd M, Ricker K, Ziemssen W, et al: A sporadic case of rippling muscle disease caused by a de novo caveolin-3 mutation. *Neurology* 57:2273, 2001.
Walker MB: Treatment of myasthenia gravis with physostigmine. *Lancet* 1:1200, 1934.
Weinberg DH, Rizzo JF, Hayes MT, et al: Ocular myasthenia gravis: Predictive value of single-fiber electromyography. *Muscle Nerve* 22:1222, 1999.
Witte AS, Cornblath DR, Parry GJ, et al: Azathioprine in the treatment of myasthenia gravis. *Ann Neurol* 15:602, 1984.
Wolfe GI, Kaminski HJ, Aban IB, et al: Randomized trial of thymectomy in myasthenia gravis. *N Engl J Med* 375:511, 2016.
Yazaki K, Kuribayashi T, Yamamura Y, et al: Hypokalemic myopathy associated with a 17α-hydroxylase deficiency: A case report. *Neurology* 32:94, 1982.

6

第六部分

精神障碍

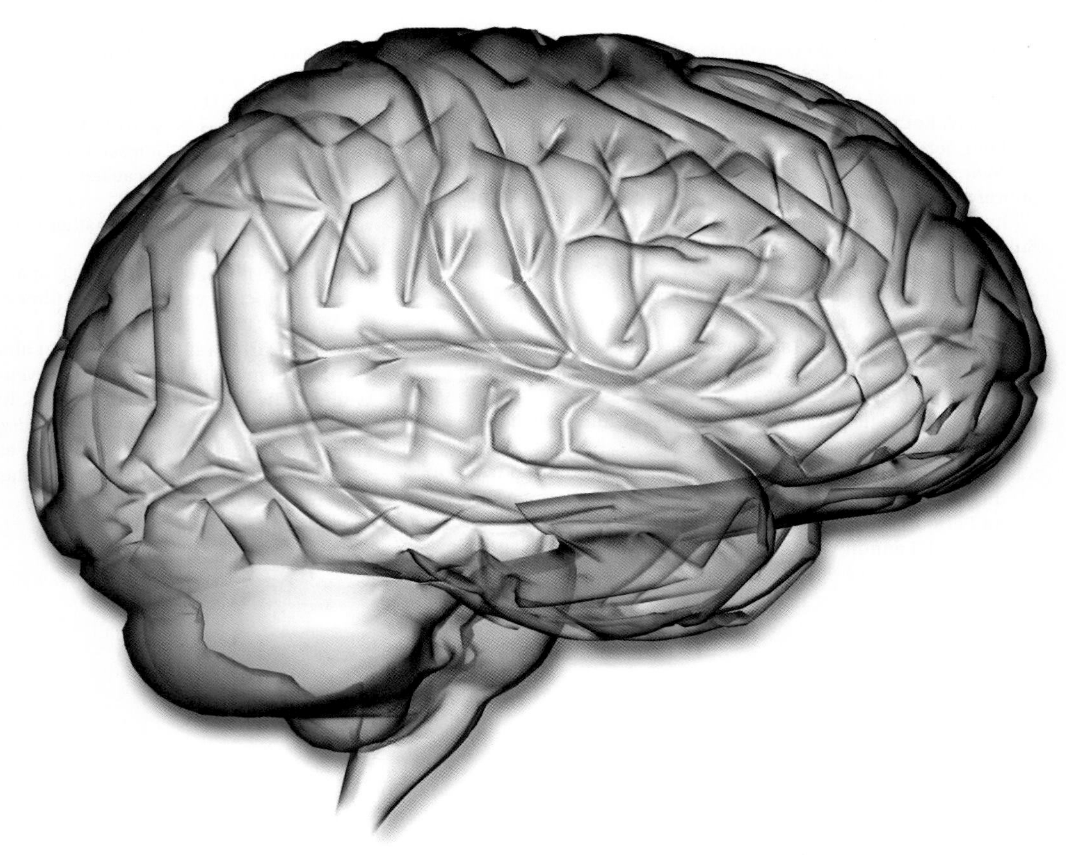

第 47 章

焦虑障碍、癔症和人格障碍

一个多世纪以来，精神病学和神经病学之间的关系一直是一个问题，二者一度是统一的专业。随着大量关于精神生活和心灵本质的理论出现，出现了相应的治疗精神疾病的体系。过去以精神分析（psychoanalysis）为代表的这些系统中，大多数似乎与有关大脑结构和功能的神经学观点没有什么共同之处。梅毒性麻痹性痴呆（general paresis）由于脑部结构损伤的结果，摆脱了主流精神疾病的原型，使精神病学能够转向那些在医学上不太确定的问题。随着基于神经化学、遗传学和脑功能成像的一种新生物精神病学（new biologic psychiatry）的出现，精神与脑疾病之间的缺口似乎正在缩小。然而，神经科医生至少应持怀疑的态度看待这些现代思想。例如，通过使用成像方法观察脑的功能，以及在疾病中该功能的破坏，并不等同于疾病本身，当然也不能捕捉到精神疾病表现的经历。把一个人的个人史和经历，生活中可能无法量化或形象化的方面与精神疾病分开，现在仍然是一种技巧，就像在古典哲学家的时代一样。在一个人开始分析主导日常生活的正常意识流，而不是精神疾病状态下的混乱思维时，这种被称为“二元论”（*dualism*）的精神与脑之间的潜在区分，就显得特别明显。伟大的休林·杰克逊（Hughlings Jackson）认为，大脑提供了思考的平台，却无法解释自身，他将这种精神属性称之为“涌现性”（emergent）。这为一门独立于脑科学的精神科学留下了可能性。此外，将可能反映脑发育的生物多样性的怪异人格和性格特质，与真正的疾病分开将永远是个问题。甚至疾病和精神功能紊乱之间的界限也一直存在争议，并导致了大量心理起源的“影子综合征”（shadow syndromes），它们会随着流行文化和风尚的变化而变化。这是作为以前被称作神经症，现已被重新命名的一章的适当导论。

在每个社会中，都有许多既没有精神疾病也没有发育障碍的人陷入困境，他们与其他人的不同之处在于被自卑感或自我怀疑、对他人动机的怀疑、精神不振、莫名的疲劳、害羞、易怒、情绪低落、内疚感，以及不合理的担忧和恐惧所困扰。他们会因为这些感受而痛苦，或者他们的行为方式会让周围的人和整个社会感到不安。然而，所有这些情况都不妨碍他们参与日常生活，如上学、工作、结婚和养家糊口。由于这些症状在 20 世纪早期就得到了较详细的记录，它们被称为神经症（*neuroses*），而那些造成社会困难的症状被称为病态人格（*psychopathies*），最近又被称为人格障碍和反社会人格（*sociopathy*）。

这些精神状态的纯粹性和同质性的问题在精神病学、医学和社会中引起了持续的争论。神经症作为一个群集概念似乎有如此丰富的内涵，在《精神疾病诊断与统计手册》（*Diagnostic and Statistical Manual of Mental Disorders*，DSM）之前的版本中，将其至少细分为 7 种不同的亚型，直至 1980 年这一术语被删除。我们之所以对 DSM 的价值持中立态度，并不是出于打破旧习的目的，而是因为该体系中的疾病定义经常发生变化，并引起相当大的争议，而且常常与大脑功能的神经生物学观点不一致。无论如何，读者可能希望在适当的情况下参考最新的 DSM- 第 5 版，以深入了解精神医学界的发展思路。

最初，弗洛伊德（Freud）将神经症和精神神经症分开，这两个疾病都被囊括在精神分析理论中。关于神经症的假设是，潜意识冲突引起的焦虑潜流解释了所有不同类型的神经症以及病态人格。精神神经症是在保留神经症定义的基础上，加上了以大脑（身体）为基础的某些特质，但两者差别很小。后来，不相信精神分析理论的精神病学家将这些状态归因于导致儿童期不良适应行为的社会因素。这些理论中有许多是生物学取向的精神科医生所不能接受的，结果导致后期的 DSM 的版本删除了精神神经症（*psychoneurosis*）这一术语，而神经症（*neurosis*）被焦虑障碍（*anxiety disorders*）、恐怖状态（*phobic states*）和强迫症（*obsessive-compulsive disorder*）所取代。这些术语目前适用于具有以下特征的精神障碍：①痛苦症状被罹患者视为不可接受或是陌生的；②具有现实检验的完好性（患者对自身与外界关系的评价）；③症状行为不严重违反社会规范，但个人功能可能严重受损；④这种紊乱起始于生命早期，而且是持久的，而不是对压力的短暂反应；⑤没有明显的医学原因或脑部的结构性疾病。上述对焦虑及其相关疾病的定义具有描述性的优点，而不涉及任何因果关系理论。

焦虑、恐怖和强迫状态的起因仍不明确。普遍认为，它们不是一开始就有的。在某些方面，起因被认为是人格发展中的异常，受到遗传因素的强烈影响，并受到个人生活中压力事件的影响（Noyes et al），恩格尔（Engel）在 1977 年将其引入精神健康和精神疾病的生物心理社会理论（biopsychosocial theory）。毫无疑问，这种性质的特质会出现在同一个家族的几个个体中。因此，任何讨论都需要先抛开主题，先去探究正常人格发展的起源与偏离。即使我们不能确定在广义范畴的神经症内，发育与心理障碍之间的关系，但从日常生活的相互作用中也可以清楚地看出，轻微的焦虑有助于正常人格的形成。

人格障碍

第 27 章介绍了人格（*personality*）的概念及其发展。有人指出，这一术语包括一个人的精神属性、可观察的行为，以及可报告的主观经验的总和，这些总和将一个人与其他所有人区别开来。因此，它包含了可以被称为个体性格的要素，还包括智力、驱动力、气质和情绪，简而言之，所有来自有机体的所有力量决定了一个人对环境的反应。性格（*character*）这一术语几乎与“人格”是同义语，但在医学上却不那么有用，因为它强调人际关系和伦理方面以及它的道德内涵。与这个主题相关的是这样一种假设，在大约 15% 的普通人群中，某些人格特征是如此明显，以至于让个人感到痛苦，也让其他人感到不安，即使患者没有明显的反社会或精神病倾向。

性格特征的根源，如大胆与胆怯、好奇与兴奋、精力与运动活动水平、恐惧与无畏、社会适应性与僵化和固执等在生命最初的几个月就已经很明显了。同卵双胞胎在这些方面是相似的（但并非完全相同），即使在分开抚养的情况下。Gesell 及其同事们在 20 世纪中期对婴儿的研究（见第 27 章），观察到个体差异显然是与生俱来的，这些特征中的每一个都可能是由遗传决定的，就像智力一样。由此产生的人格就像指纹一样是个人主义的。人类人格特质的生物学和遗传学基础的一个例子，尽管程度有限，已经在寻求刺激、探索和兴奋性的表达中找到了。例如，根据 Cloninger 及其同事的早期研究（1996），多巴胺受体基因的多态性在很小程度上解释了这种人格类型的遗传变异性。诸如此类的发现也被用于再现类似的多态性有助于形成胆怯、焦虑和强迫的特征。像坎德尔（Kandel）这样的作者所表达的观点，即遗传学将解释很大一部分精神功能和精神疾病，听起来很合理，但建立这一观点的数据还远远不够完整。

“国民性”（national character）这一有趣而又相关的概念，已深植于社会话语之中，但尚未得到广泛的研究。这里提到这一点是为了对性格的概念有更全面的了解。Terracciano 和同事进行的一项调查表明，在 49 种文化中，刻薄的个性特征与一般的刻板印象并不相符，因此很可能只是为了维护国家身份而设计的。类似的表述也可以见于文化刻板印象中的性别人格差异，但有更多的数据表明在所有文化中，男女之间的差异有一定程度的一致性和有效性。

一个尚未解决的问题是，美国精神病学会（American Psychiatric Association）认可的每一种人格类型是否能够预测或决定之后的精神障碍。在这方面，可以确认两大类人格障碍。一组由偏执型、分裂型、循环型和强迫型人格类型组成，与主要的精神疾病类型有明显的相似性。因此，在发生偏执型精神分裂症的患者中，有相当一部分具有偏执型人格类型（paranoid personality type）所描述的特征。同样，在发展成另一种类型的精神分裂症的患者中，病史往往会揭示出先前存在的“分裂性”人格。事实上，很难判断什么时候人格障碍消失了，什么时候精神分裂症开始了。类似地，从几项家庭研究中似乎可以清楚地看出，循环型人格与双相情感障碍有关。强迫型人格不仅与强迫性神经症有关，也与抑郁症有关。已经引入的人格特质群的概念，在临床工作中可能比离散人格类型更有用（Tyrer）。

也许分类上最成问题的，但在医疗实践中经常看到的是“边缘型人格障碍”（borderline personality

disorder)。与其他人格类型一样，这种行为模式在受影响的个体中普遍存在，并伴随其一生。情绪失控、冲动和攻击行为以及反复自残是这种障碍的核心表现。这些患者典型表现出一系列深刻的情感“痛苦”和一种烦躁不安的感觉，常常在没有刺激的情况下从一种情绪迅速转变为另一种情绪。可能还有其他非精神病性问题，接近于妄想症伴有自卑感。由于害怕独处，加上好争论，人际关系变得不稳定。这些人是家人和医生处理起来的最棘手的个体，在治疗方面几乎没有取得任何成功。Lieb 及其同事对边缘型人格障碍的潜在生物学根源进行了综述。Gunderson 总结了临床特征，他强调了治疗这些患者的困难，目前主要局限于各种类型的顿悟导向的心理治疗(insight-oriented psychotherapies)。

因此，人格障碍的定义特征不足以达到更严重的精神障碍的诊断标准。然而，理解这些个人特征及其不那么突出的特质可能对医生有很大帮助。通过这些知识，我们可以认识到它们是长期抱怨、自我关注和家庭不和的根源，同时也解释了患者在患病期间干扰诊断和治疗程序的反应。然而，人格极端导致的抑郁和焦虑是很常见的，这两种情绪都可以通过药物和心理治疗得到解决。作为最后的评论，一个人永远不应该低估成熟的力量，以改善青春期的混乱和抚慰年轻的心灵。

焦虑障碍(另见第 23 章)

尽管焦虑障碍被认为是最常见的精神障碍，却是最少被理解的。它们在 19 世纪晚期被确立为临床疾病，但其在性质、分类和病因学方面仍然存在许多尚未解决的重大问题。从描述上看，它们通常应包括：①焦虑障碍；②恐怖障碍，包括疾病恐怖症、社交恐怖症和广场恐怖症；③强迫症；④癔症；以及⑤疑病症等。以前的分类还包括被称为神经衰弱的其他类型，如恶劣心境或抑郁性神经症，现在被认为是抑郁症，以及一种歇斯底里的类型，“人格解体神经症”(分离障碍)。虽然这些综合征每一种在临床上以单纯的形式出现时是可分离的，但经验表明，大多数患者的症状不止一种，因此被称为“混合性神经症”(mixed neuroses)。在最近的分类中，所有的神经症又被归纳为三大类：①焦虑障碍(*anxiety disorders*)，包括惊恐发作，伴或不伴广场恐怖症，以及恐怖症和强迫性神经症；②躯体形式障碍(*somatoform disorders*)，包括歇斯底里性神经症，或转换障碍和疑病症；以及③分离障碍(*dissociative disorders*)。

通过对 1955 年至 1956 年间新英格兰中心医院(New England Center Hospital)1 045 例接受连续精神科诊治的患者进行分析，从精神障碍的发生率和临床表现形式提供了一个有趣的观点，其中约 20% 的患者主要的精神疾病综合征是焦虑状态。其他流行病学研究也揭示了焦虑障碍在普通人群中有惊人的高发病率(见 Winokur 和 Coryell 的综述)。终生患病率表明，至少有 11% 的人口受到影响，即在美国约有 2 500 万人。现有的数据表明，神经症在城市人口(纽约中心城区)和农村人口(新斯科舍省斯特林县 Stirling County，Nova Scotia)中的发病率大致相同，这说明社会经济、种族和文化因素的重要性有限。此外，例如在伦敦大轰炸等灾难时期，神经症的症状发病率并没有增加。因此，把神经症仅仅看作是文明社会生活的副产品或是对环境压力的反应可能过于简单化了(另见第 23 章)。这就引出了之前提到的问题，并且需要进一步更广泛的讨论，即在创伤性事件之后，背景人格特质在促进极端和持续性焦虑方面的作用(创伤后应激障碍，PTSD；见第 23 章)。

焦虑障碍的症状通常出现于儿童晚期、青春期或成年早期。当然，焦虑症状也可能在这些年龄段之后才被第一次被发现，但是一个好的临床规则是，任何在 40 岁之后第一次出现的精神疾病，需高度怀疑抑郁症或是痴呆的可能。

焦虑和惊恐发作

如前所述，焦虑性神经症(*anxiety neurosis*)这一术语是由弗洛伊德(Freud)引入的，用来描述一种普遍的易怒、焦虑的期待、焦虑发作、伴发躯体症状或同等程度的焦虑(呼吸困难、胸痛、虚弱无力)和噩梦的综合征。在焦虑性神经症中，这组症状群构成了整个疾病。然而，这些症状群的某些表现也出现于许多的其他精神疾病，诸如双相情感障碍、精神分裂症、歇斯底里和恐怖症等。正如科恩和怀特(Cohen and White)在 1949 年指出的，它与抑郁症关系最为密切，抑郁症在另一个方面与之相似，即与高度的遗传因素有关。

临床表现

焦虑障碍(anxiety disorder)是一种慢性状态，有些人会说是一种疾病，会反复出现急性焦虑或惊恐发作。急性发作是这一疾病的特征，一些精神科医生不愿意在未看到这些情况时就做出焦虑性神经症的诊断。由于惊恐发作的临床特征，特别是其发作性，与急性的医疗情况相似，神经科医生和全科医生对此都特别感兴趣。虽然焦虑可以从观察幼儿的活动中推测出来，据报道，年龄大一点的儿童和青少年表现为一种紧张形式，更常见的情况是，在一天或一年中的过渡期或压力较大时，往往有身体上的不适。

惊恐发作（panic attacks）的全部临床表现都倾向于在这个年龄之后开始，几乎和癫痫发作一样引人注目。惊恐发作通常以痛苦的恐惧和预感开始。患者被一种陌生感所困扰，好像他的身体已经改变了，或者周围的环境是不真实的。他感到害怕，有时害怕即将来临的死亡［死亡恐怖（*angor animi*）］或失去理智或自我控制。可能会有一种窒息感。“我要死了”或“我无法呼吸”是惊恐的典型表达方式。患者会出现心跳加速、呼吸急促，瞳孔可能放大，患者可能出汗或发抖等。心悸和呼吸困难是如此的突出，以至于经常去看心脏病医生。我们的一些精神科的同事认为，呼吸困难或窒息感是惊恐发作诊断的核心（并将其归因于症状的心理意义），但我们观察受影响患者中这种情况并不持续。症状在15~30分钟后自然消退，患者还会有颤抖、紧张、困惑，并常常感到尴尬。发作后，患者可清晰地回忆整个过程而无任何意识模糊。

大多数焦虑发作的程度较轻，主诉为忧虑、轻度昏眩、心悸，或姿势不稳定感，患者常称之为头晕。呼吸困难、胸部难受或上腹部不适、心动过速的感觉，以及全身无力感（虚弱）是其他常见的症状。50多年前，Cohen 和 White 根据他们观察的患者，按频率列出了以下症状：心悸，97%；易疲倦，93%；呼吸困难，90%；紧张不安，88%；胸痛，85%；唉声叹气，79%；头晕，78%；忧虑，61%；头痛，58%；感觉异常，58%；无力，56%；失眠，53%；忧伤，50%。从上述症状可以明显看出，焦虑是一种多症状的躯体综合征。这是詹姆斯-朗格（James-Lang）情绪理论的基础，即身体感官体验是中心，情感紧随其后。因此，许多有慢性或反复发作症状的患者首次去看医生时，并非以“焦虑”为主诉，而是归之于心肺系统或胃肠道系统（消化不良、食欲缺乏或“肠易激”）的症状，这并不奇怪。

许多患者经常感到不安，担心症状可能会再次发生，尤其是在公共场合；因此，患者可能害怕离开家，以免发作时得不到帮助［广场恐怖症（agoraphobia）］。值得注意的是，除了一些小细节外，惊恐发作的症状在任何一个人身上都是相似的。在两次发作之间，大多数患者感觉相对较好，但许多人主诉焦虑和乏力症状较轻，但持续存在。

过度通气是焦虑发作的一种特殊特征，尽管不是不变的。过度通气本身，通过降低二氧化碳分压，会导致头晕，手指、舌和嘴唇感觉异常，有时还会导致明显的手足抽搐（frank tetany）。然而，与某些教科书的说法相反，只有少数患者在3分钟的深呼吸中会再现焦虑或惊恐发作的症状。尽管如此，这种方法可以帮助患者描述发作的某些方面症状。

轻微发作不伴严重的躯体不适，可能发生间隔不频繁或一天数次。让患者吃惊的是，它们通常在没有明确恐惧来源的情况下发生，如患者安静地坐在家里或刚从睡梦中醒来。在其他情况下，令人不快或沮丧的经历也会诱发发作，但相对于诱因来说，发作是一种过激的反应。在一些患者中，由于被限制在电梯等封闭的空间［幽闭恐怖症（claustrophobia）］，或者在教堂、餐厅、剧院等拥挤嘈杂的环境中也会发作。莫德林（Modlin）认为，事故之后经常会出现焦虑状态，这可能会导致持续性损害，这种情况更类似于创伤后应激障碍。类似的焦虑也是脑震荡后和创伤后应激综合征的显著特征。

从患者的生活史中，可以辨别出两种焦虑性神经症（anxiety neurosis）的模式。其中一种模式，几乎终生的运动耐力差、缺乏毅力、不能从事繁重的体力劳动或参加剧烈运动、易紧张、神经质和对嘈杂敏感，亦即过去曾被称为的神经衰弱（或脑力衰竭），这是由神经学家乔治·比尔德（George Beard）在1869年命名的，由于它广泛适用于医学的所有分支，也被其他人无数次重新命名。这些症状在服兵役期间出现，自美国内战以来，它们被称为神经循环性衰弱（*neurocirculatory asthenia*）、内心烦躁（irritable heart）或“士兵的心”（soldier's heart）（士兵的心即是指神经性循环衰竭之意——译者注）。

焦虑特质的过程是可变的。Wheeler 及其同事进行的一项为期20年的跟踪研究显示，88%的患者仍有上述症状，但只有15%的患者持续出现中度或重度损害。大多数受影响的患者能够工作，并享受相对正常的家庭和社会生活。他们唯一更易患的疾病可能是迟发的焦虑性抑郁症，而所谓的心身疾病和其他精神疾病发生率并不比一般人群更高。那些只是单纯焦虑性神经症的患者很少会自杀。

病因和发病机制

焦虑障碍被归因于遗传异常、神经系统的“构成弱点”(constitutional weakness)、社会和心理因素，以及生理和生化紊乱等，但是这些因素都不能完全令人满意地解释主要病因。

如上所述，急性和慢性焦虑在 18 岁之前或 35~40 岁(平均发病年龄 25 岁)之后都很少见。在某些研究组中，女性的发病率是男性的 2 倍，且有明显的家族聚集性。在一项研究(Wheeler et al)中，焦虑性神经症患者的成年子女患病率为 49%，而普通人群的患病率为 5%。Slater 和 Shields 发现，同卵双胞胎的共患率为 40%，而异卵双胞胎的共患率为 4%。在索引病例(index cases)的亲属中，母亲罹患焦虑性神经症的比例通常高于父亲，在后者中酗酒比一般人群更常见(Modlin)。目前还没有明确的遗传模式，但它近似于不完全外显的常染色体显性遗传。精神动力学理论试图对这些不同的焦虑状态提供一个统一的解释，Nemiah 已作了综述，我们不会忽视它们，但不能作权威性评论。

焦虑的症状在许多方面与恐惧的症状相似，虽然焦虑几乎总是持续时间更长，而且不那么明显。然而，最重要的区别是，患者知道恐惧的原因，而焦虑的原因却不知道。焦虑最极端但并非不可思议的解释是前面提到的詹姆斯 - 兰格情绪理论(James-Lange theory of emotion)，这一理论将心理体验完全归因于伴随出现的躯体症状。

在生理和生化方面，已经观察到愤怒会引起去甲肾上腺素的过度分泌，而恐惧则伴随着肾上腺素分泌的增加。事实上，恐惧激活了整个的自主神经系统，增加的肾上腺素被副交感神经放电所抵消。人们的关注点集中在蓝斑核和上部脑干核的过度活动上，认为它们可能是焦虑的解剖学基础(Judd et al)。其他研究也涉及 5- 羟色胺能系统。显而易见，这些患者的自主神经系统反应仍然增强，许多刺激(冷、痛、肌肉用力)可能对脉搏、呼吸、氧耗量以及工作能力产生异常反应。另一个有趣的异常现象是，运动后血乳酸水平高于正常(Cohen et al)。这些变化的存在并不一定意味着它们有因果关系，因为这些也很可能是其他因素，如身体状况不佳以及与该综合征相关的忧虑所致。然而，一些研究者已发现，注入乳酸可以引发焦虑性神经症患者的惊恐发作(Liebowitz et al)。随后，许多其他基于一些不同物质引起惊恐发作的相关理论被提出，包括二氧化碳、育亨宾碱(yohimbine)、γ- 氨基丁酸(GABA)、异丙肾上腺素(isoproterenol)，以及其他物质。没有一个能提供全面的生物学解释。

有关脑功能和血流量的研究表明，当静脉注射乳酸钠引起惊恐时，流向两侧颞叶皮质的血流量会立即增加。在恐惧状态下，颞叶的尖端和杏仁核被激活。一些研究发现，在惊恐发作之间的放松期，右侧边缘系统和海马旁回异常活跃。与前面提到的生化模型一样，这些似乎更多的是大脑活动对精神体验的反应，而不是解释。然而，边缘系统的某些部分可能以一种生发的方式参与了焦虑及其相关状态的产生和延续。

苯二氮䓬类药物与 GABA 受体复合物的特定部位结合，而这些药物的镇静和遗忘效应(α1 亚基)似乎与其抗焦虑作用(α2 亚基)是分离的，这一发现增加了 GABA 系统异常直接导致焦虑的可能性。然而，这一机制只有间接的证据。可能更重要的是发现与焦虑状态相关的基因多态性，例如 5- 羟色胺转运体基因(serotonin transporter gene)(Lesch et al)。据估计，染色体上的等位基因差异解释约 10% 的整体焦虑倾向。一种假设是，有许多额外的基因以类似的方式参与其中。其他人群中没有发现这种特殊的联系，或者只在广泛性焦虑症患者中发现了这种联系，而在惊恐发作患者中没有发现。因此，目前还不能确定遗传多态性与焦虑状态之间的确切关系，但是遗传倾向是毋庸置疑的。

鉴别诊断

除了忧虑和恐惧的心理因素成分，焦虑和惊恐发作本质上是由过度的自主神经，主要是交感神经放电构成的。因此，某些自主神经症状与嗜铬细胞瘤临床表现相似。急性焦虑发作时胸部不适和呼吸窘迫的突出表现可能会被误认为是心肌缺血，在这种情况下，患者往往要接受一系列心功能的研究。疾病的另一种形式，最突出的特征为难以描述的头晕、视物模糊以及害怕失去意识，可能被误认为是前庭神经障碍(见第 14 章中，“非眩晕型头晕”)，或误诊为癫痫。相反，令人惊讶的是，头痛是种相对罕见的体验；假如头痛是一个突出的特征，诊断应该是可疑的。其他可能引起焦虑状态的孤立因素的疾病包括肺栓塞，心律失常，低血糖，甲状旁腺功能减退，酒精、药物和尼古丁戒断，以及特别是复杂部分性癫痫。与 NMDA 抗体相关的自身抗体综合征以及部分无这些抗体的患者可能是以焦虑症状作为它发病开始的特征。然而，就癫痫发作模仿焦虑而言，在焦虑发作时不会出现意识丧失、尿失禁，以及阵挛性或肌阵挛运动。坚守这些疾病状态的诊断标准，就很容易将其与急性焦虑区分开来，但如果症状短暂，则很难诊断。

同样重要的是，焦虑与抑郁之间的关系。大部分抑郁症患者都有焦虑的症状。事实上，一些精神病学家认为，焦虑性神经症主要是由抑郁症的一种变异型引起的。如前所述，在40岁后首次出现的焦虑状态通常被证明主要是一种抑郁症，尽管它可能与易诱发的人格特征有关。症状的出现，如极度疲劳、自我评价过低，以及绝望感，当然，还有自我毁灭的想法等使抑郁症成为基本的诊断，而焦虑是相关的特征［焦虑性抑郁症（anxious depression）］。如前所述，极少数被诊断为单纯焦虑型神经症的患者自杀了，但如果抑郁是中心疾病，这种情况就不成立了。

精神分裂症也可能以显著的焦虑症状开始。此时，诊断取决于发现精神分裂症特有的思维障碍，这可能需要时间和几次访谈之后才能显现出来。癔症可能包括焦虑症状，尽管它们很少是突出的，而恐怖症和强迫性神经症不断地在受影响的患者中产生一种焦虑状态，但每一种疾病都有其独有的特征。

治疗

某些药物，特别是抗焦虑药（anxiolytics）和抗抑郁药（antidepressants），在抑制惊恐发作和创造幸福感方面是有效的。其中，苯二氮䓬类（benzodiazepine）如阿普唑仑（alprazolam）曾受到了一些精神科医生的青睐，但劳拉西泮（lorazepam）和氯硝西泮（clonazepam）几乎同样有效，而且被认为它们引起依赖的可能性很小。药物在几小时之内就能起效。在轻微的病例，苯二氮䓬类可以间断地使用，而不是每日数次，但一旦确诊为惊恐发作，它们往往就不那么有效了。即使在延长用药时间（6~12个月）后停药，恐慌发作往往会复发。减少这些药物的用量应该是渐进的。

三环类抗抑郁药（tricyclic antidepressants）和升高中枢神经系统5-羟色胺浓度的药物［选择性5-羟色胺再摄取抑制剂（selective serotonin reuptake inhibitors，SSRIs）］，在预防惊恐发作和广场恐怖症方面也可能是有效的，但它们起效开始的时间要延迟几周。这两类药物对反复发作或持续数月以上的焦虑症状非常有用。剂量与用于治疗抑郁症的剂量相似，两者之间的微小差异在临床上似乎并不重要（见第48章）。丁螺环酮（buspirone），一种特异性5-HT_2激动剂，已被推广治疗焦虑症有效，并可替代苯二氮䓬类药物，但我们体会，它的效益似乎不明显。需要指出的是，在服用抗抑郁药的最初几周，潜在的焦虑症状可能会恶化，在抗抑郁药起效之前，通常需要服用抗焦虑药。普萘洛尔（propranolol）10~20mg，一日3次，或长效肾上腺素能阻滞剂，可减少许多焦虑伴发的自主神经症状，对许多患者有效。当然，心理咨询也有一定的作用。就心理治疗而言，行为疗法（逐步让患者接触引起恐怖的场景）据说是有益的，特别当广场恐怖症是主要症状时。放松活动，包括生物反馈和冥想，对很多患者有帮助，尽管需要坚持每天至少做一次这样的练习，而且一旦开始惊恐发作，这些活动就没那么有用了。Andreasen 和 Black 认为，在第48章中讨论的抑郁症治疗相关的认知行为心理疗法在治疗惊恐障碍方面似乎也很有用。

通常需要进行心脏会诊和一些简单的检查（心电图、胸部X线片），以便向患者强调其心脏和呼吸功能是良好的，减轻患者对心脏病发作的恐惧心理。Goodwin 和 Guze 讨论了这些以及其他关于焦虑治疗的概念。在非神经症患者，与特定危险事件相关的焦虑症状的预后最好，但其症状时间可能会延长，是创伤后应激障碍的一个特征。

恐怖症

恐怖症（phobic disorder）是指患者被一种对某些动物、物体、社交环境或疾病的强烈而非理性的恐惧所压倒。尽管明知没有理由产生特别的恐惧（因此不是妄想），而且这种诱发刺激在很大程度上是无害的，但是患者仍无力抑制这种恐惧。希波克拉底（Hippocrates）熟知这种疾病，并区分了正常恐惧和病态恐惧。1871年，韦斯特法尔（Westphal）首次将病态恐惧定义为疾病。

与焦虑发作不同，恐惧集中于特定的物体或情境上。患者长期对特定的动物或者特殊的情境感到恐惧，当处于引发恐惧的情境时，患者会变得极度焦虑或恐慌，并丧失行为能力。不惜一切代价回避这些情境。因此，患者不可能单独离开家或者附近，也不可能处于拥挤的人群中，或步行过桥，或乘飞机旅行。这种对身处困境或逃离可能会很困难或极度尴尬的恐惧，被称为广场恐怖症（*agoraphobia*）。（然而，广场恐怖症在其他精神疾病中是次要特征，已如前所述，最常见的是焦虑症伴惊恐发作。）最常见的恐怖症是幽闭恐惧症，也就是害怕被关在电梯或磁共振扫描仪等密闭空间里。其他的恐怖症包括：开阔的地方（广场恐怖症）、封闭的地方、高处、狗、猫、昆虫、灰尘、喷雾剂及其他污染物、航空旅行、艾滋病、癌症、精神错乱和死亡。无助感、悲观和沮丧感等抑郁症特征，在经历了多年的恐怖症折磨后产生。通常还会有强迫症的倾向，以及有些患者会有疑病症倾向。恐怖症本质上是强迫性恐惧（*obsessive fears*），在某种程度上与后一类神经症有关。本文作者已观察到，随着内源性抑郁症的发展，许多患者的恐怖症（或强迫症）状态变得非常严重。从抑郁中恢复后，他们又回到了较早期和较轻的恐惧状态。

强迫症

就像纯惊恐状态（pure phobic states）一样，以强迫观念和强迫行为为主的状态相对少见，在精神科门诊寻求帮助的患者中不足 5%，但可能导致严重的残疾。轻度的强迫行为（如不踩到人行道板间隙），如同轻度恐怖症，在儿童中很常见，很少或根本不会造成痛苦，在以后的生活中会消失。有一些，比如一再检查锁门或煤气灶，可能会持续一生。此外，某些习惯和死板、强迫性的思维方式，固执、极端的守时，以及过分关注细节可能持续存在，但几乎不引起医学上的关注，除非它们干扰诊断程序或疾病的治疗。

强迫症（*obsessive-compulsive disorder*）开始于青春期或成年早期，虽然可能要到中年才寻求治疗。两性受到的影响是一样的。发病通常是渐进性的，往往不能准确地说明日期，但在某些病例中，它是由患者生活中的特定事件诱发的，例如亲人的离世。家族史常常显示在其他家庭成员中有较高的强迫或恐惧人格的发生率。通常会有一股占优势的不安全感和焦虑的暗流。

强迫观念（*obsessions*）被定义为强制性的、令人痛苦的想法和冲动，尽管患者想要抵抗并摆脱它们，仍在脑海中挥之不去。它们有各种形式；最常见的是思维强迫症（*intellectual obsessions*），表现为短语、韵律、想法或生动的形象（这些往往是荒谬的、亵渎的、淫秽的，有时是可怕的）不断地闯入意识；冲动强迫症（*impulsive obsessions*），表现为精神被一种冲动所主导，包括自杀、刺伤自己的孩子，或者做出其他令人反感的行为等；以及阻抑强迫症（*inhibiting obsessions*），表现为每一个行为执行之前都必须深思熟虑，这种状态也被聪明地称为多疑癖（*doubting mania*）。任何分散注意力的努力都不能使患者摆脱这种强迫性思维。它会吞噬个人的思想，使人焦躁不安，往往效率下降。最令人不安的可能是那些冲动的强迫症患者，他们不断地与恐惧作斗争，担心自己会把一些可怕的想法付诸行动。即使当他们述说这些强迫观念时，他们也流露出一种严重的潜在的焦虑，并寻求不会屈服于它的保证。幸运的是，这样的患者很少服从于他们的病理冲动。如前所述，恐怖症（phobias）被一些权威人士认为本质上是一种强迫性恐惧，属于神经症的范畴。

强迫行为（*compulsions*）是由强迫观念产生的行为。这些是单个的行为或一系列的行为（仪式），患者必须执行，以使他得以安心。例如反复检查煤气喷嘴或者门锁，调整衣物，反复洗手，用干净的手帕擦拭别人触摸过的物品，以特定的方式品尝食物，以及按特定的顺序触摸或摆放物品等。这些强迫观念及强迫行为中最常见的是对污染的担心，这会导致反复洗手或洗澡。其他的强迫观念和强迫行为可以被认为是来自上述的对自己或他人伤害的担忧，以及后续的对他人的检查。不太常见的症状群包括过度的关注对称性、精确性和排序，以及储蓄和贮藏。

某些运动障碍，亦即习惯性痉挛或抽动，在某种意义上是运动性强迫（*motor compulsions*）。它们包括肩膀、手臂、手和某些面部肌肉的重复动作（见第 4 章）。区分半随意抽动（quasivoluntary tics）与锥体外系的非随意运动的一个特征是，患者感觉必须抽动才能缓解内心的紧张。然而，与强迫行为不同的是，抽动通常不是直接基于强迫思维的，除了抽动秽语综合征（Gilles de la Tourette syndrome）外，它表现为多发性抽动伴强迫性的话语，通常是攻击性的（见下文）。

在所有这些强迫观念和强迫行为中，以及在恐怖症中，患者意识到自己的观念和行为的不合理性，但却无力控制它们。正是这种对强迫体验的自知力和与之抗争，将强迫症与妄想区分开来。这种情况持续一段时间后，患者可能变得抑郁，并出现典型的焦虑发作。

强迫症的机制

多年以来，许多心理动力学概念主导强迫状态作为内心冲突的产物。直到最近才提出了一种更合理的神经生物学模型。这些很大程度上来源于功能成像的发现，其中眶额皮质、扣带回，以及较小程度上的纹状体显示的代谢活动增加相对一致。在其他病例中，报道了眶额皮质和杏仁核萎缩。在一项研究中，13 例患者在发生局灶性脑损伤后出现强迫观念和强迫行为的表现，Berthier 及同事在不同的部位发现了损伤，包括扣带回、额叶和颞叶皮质，以及基底节等。在他们的这一组中，定位最精确的两个病灶是右侧海马旁回错构瘤和后部壳核梗死。其他患者出现的脑损伤和癫痫发作紊乱使精确定位不那么确定。

对强迫症的进一步了解可以从许多病例中获得，在这些病例中，获得性纹状体损伤可能与强迫行为相关联。一种这样的疾病是链球菌感染后抽动障碍，称为 PANDAS，即与链球菌感染相关的小儿自身免疫性神经精神障碍（*pediatric autoimmune neuropsychiatric disorders associated with streptococcal infections*，*PANDAS*），在第 4 章中讨论。这种疾病可能与另一种锥体外系疾病，西德汉姆舞蹈症（Sydenham chorea）有关，在这种疾病中，抽动和类似的运动障碍，以及强迫行为异常一直被认为是共存的。对 PANDAS 患儿的功能成像研究产生了各种不同的结果，但通常情况下，尾状核和眶额皮质的活动增强与患者的强迫思维相关。

多发性抽动的抽动秽语综合征（*Gilles de la Tourette syndrome*），包括发声抽动，从儿童期或青少年期开始并持续一年以上，在超过半数的患儿中有一种很强的强迫性障碍的成分。强迫观念和强迫行为以遗传模式出现，这两种紊乱都接近于常染色体显性方式伴有不完全外显率（Kurlan）。由于多巴胺拮抗剂对妥瑞（Tourette）综合征的治疗是有益的，而哈尔多（Haldol）是第一个被 Shapiro 系统地尝试的多巴胺拮抗剂，许多病因学假说都围绕 5- 羟色胺能和多巴胺能神经递质系统进行（Baxter）。强迫症的神经生化变化部分地基于对药物治疗的反应，特别是对 5- 羟色胺再摄取抑制药的反应，如前所述。这些制剂被发现有治疗作用，就像扣带回的立体定向神经外科损伤一样（见下文）。更多关于抽动秽语综合征更广泛的评论见第 4 章。

治疗

这最好留给有经验的精神科医生去处理。至少应当有一个使用行为矫正技术的治疗试验。在恐怖症的情况下，治疗目的是减少患者的恐惧，在一定程度上，使之暴露在恐惧的情境时是可以忍受的。一种流行的治疗方式是系统脱敏疗法（*systematic desensitization*），它包括增加和逐步使患者接触那些引起恐惧的物体或情境。如果采取心理治疗，不需要强化，而是由反复的解释、安慰和指导处理症状。就像恐怖症一样，一些报告指出强迫仪式（compulsive rituals）可以通过行为疗法技术来消除。非常流行的认知行为心理疗法在第 48 章中讨论。

某些药物治疗，特别是选择性 5- 羟色胺再摄取抑制药（SSRI）类药物，诸如氟西汀（fluoxetine）可以有效地减少半数以上患者的强迫观念和强迫行为。选择性较低的药物，如氯米帕明（clomipramine），也是非常有效的，就像过去常用的三环类抗抑郁药一样，但耐受性不如常规的 SSRI 药物（见 Stein 的综述）。

在过去，扣带回切开术（cingulotomy）使得恐怖症和强迫症的症状改善，并被认为是一种合理程序。这一方法在很大程度上已经过时了，在该区域或丘脑底核植入电刺激电极（脑深部电刺激）被证明对难治性和致残性强迫症有效，但对焦虑的程度没有影响，并会有一定数量的手术并发症（Mallet et al）。

癔症（Briquet 病、躯体化障碍、心因性神经疾病）

癔症（hysteria）也称为布里凯病（Briquet disease），这一主题由于它的频率，对于神经科医生和全科医生来说是非常重要的。任何认为这是维多利亚时代的一种紊乱的看法，都与现代神经科医生的日常经验不符。向好的方面转变的是降低了对这一疾病的污名化程度，以及一种更直接、更无偏见的治疗方法。

尽管癔症自古代起就为人们所知，但很多作者将这一综合征的第一次描述归功于 1859 年法国医生布里凯（Briquet）。后来，夏科（Charcot）详细阐述了该病的某些表现，尤其是那些具有戏剧性色彩的方面，从而引起了弗洛伊德（Freud）和珍妮特（Janet）对这个问题的兴趣。Charcot 证明了催眠可以产生和缓解这些症状[催眠术（mesmerism）]。对于 Charcot 在这一领域的工作已经有大量的广泛论述，如他将癔症视为一种器质性疾病，可能与癫痫有关联，但在任何情况下都表现为一种脑“功能性”紊乱等。本文的作者之一专门撰写了一本书探讨这个问题（Ropper and Burrell）。Charcot 的助手，珍妮特（Janet）假设了一种精神的分离状态（*dissociative state*）来解释某些特征，如恍惚状态和神游（*fugue*）

状态，这一术语在现代精神病学中重新出现。弗洛伊德和他的追随者认为癔症的症状是作为“自我防御机制”（ego defense mechanisms）的一种产物，其中由无意识的性冲突产生的精神能量被转换为躯体症状。躯体症状的概念被广泛地接受，以至于该术语转化（*conversion*）被纳入神经症的命名法，而且，转换症状（*conversion symptoms*）和转换反应（*conversion reaction*）等术语被等同于疾病歇斯底里。基于未经证实的精神动力学理论，我们认为将 DSM 分类中所称的转化型与解离型癔症相分离的二分法毫无价值。在某些方面倾向于精神分析解释的内米亚（Nemiah）对此表示赞同。癔症（*hysteria*）这一术语可能是对一种疾病最好的保留，并以独特的发病年龄、性别偏好、自然史，以及某些躯体症状和体征等为特征，这些症状通常包括无法根据神经系统的结构和功能来解释的躯体症状、分离反应或多重人格（multiple personality）状态。我们在这一章和全书使用了心因性（psychogenic）这一术语作为病因学术语，广泛地与这些戏剧性的神经系统体征和症状联系在一起，而这些是无法基于神经系统的损伤解释的。

在临床神经病学中，人们会遇到两种类型的心因性神经系统体征，这两种体征在神经系统疾病中都被认为是无法解释的：①一种慢性疾病，其特征是多发性的，经常戏剧性地表现出“经典的癔症”（classic hysteria）的症状和躯体异常，几乎仅限于女孩和女性；以及②一种主要见于男性的疾病，但也可见于女性，出现躯体症状或始终无法解释的残疾，出于获得赔偿、影响诉讼、逃避兵役或避免入狱，或为了操纵某些其他的人际关系或社会状况等目的。后一种状态被称为赔偿性神经症（*compensation neurosis*）、赔偿性癔症（*compensation hysteria*）或者病态癔症（*hysteria with sociopathy*），换言之，诈病（*malingering*）。

经典的癔症（布里凯病）

经典的癔症（classic hysteria）也称为布里凯病（Briquet disease）。在过去，占 1%~2% 的神经科住院患者，以及更多数量的门诊就诊，但现在，主要以歇斯底里发作和抽搐，心因性非痫性发作（psychogenic nonepileptic seizures，PNES）为代表（见下文和第 15 章）。更普遍的慢性形式，不包括癫痫样发作，通常发病于十几岁或二十几岁，几乎仅见于年轻女性，很少有病例在青春期之前就开始了。一经确立，这些症状间断地复发，尽管发病频率降低，但贯穿整个成年期，甚至到老年期。毫无疑问，在一些病情较轻的病例中，症状只出现几次或者只出现一次，就像其他轻型的疾病一样。患者可以在中年或更晚的时候被首次发现，而且早期病史可能不会在一开始就被发现。仔细探究几乎总能被发现，这种疾病的慢性形式最早的临床症状出现在 25 岁之前。

通过详细询问既往史，还会发现其他重要的资料。在儿童后期和青少年期，患者的正常活动，包括教育，经常被诊断不清的疾病期中断。在过去，风湿热，在当今时代，慢性疲劳、莱姆病、病态建筑综合征（sick building syndrome）（办公大楼中因新鲜空气缺乏等引起的疲倦、头痛、眼痛和呼吸困难等症状——译者注），或多重环境过敏（multiple environmental allergy）等都可能作为从其他医生或患者在互联网上查找的解释性诊断。在以后的生活中，经常出现工作适应和婚姻方面的问题。值得注意的是，在许多情况下，婚姻不和谐、分居和离婚的发生率很高。患者的生活史被一些症状打断，但是与可识别的内科和外科疾病的模式不一致。对于这些疾病，患者可能已进行了包括外科手术在内的多种形式的治疗。

过去，很少有成年人在没有至少一次腹部手术的情况下会出现腹痛、持续的恶心和呕吐，或者是不明原因的妇科主诉。外科手术的适应证常常不明确；此外，相同的症状或其他症状经常复发，使康复复杂化。这些患者的传记充满了关于月经、性和生育功能的紊乱。月经周期可能是令人痛苦的虚弱、不规律或者过多。性交可能是痛苦或不愉快的。怀孕可能非常困难；前 3 个月的常见呕吐可能会持续整个妊娠期，伴随体重减轻和虚弱；分娩可能异常困难和漫长，而且据说在分娩期间和分娩后会发生各种各样的不可预测的并发症。

癔症的最完全形式是一种多症状的紊乱，在某些时候和某些患者中几乎涉及所有器官系统。在一项 50 例明确无误诊断癔症的研究中（以 50 例健康女性作为对照），Purtell 及其同事报道最常见的症状是头痛、视物模糊、哽咽在喉、失声、呼吸困难、心悸、焦虑发作、厌食、恶心和呕吐、腹痛、不寻常的食物过敏、严重的痛经、尿潴留、性交痛、感觉异常、头晕、紧张，以及爱哭泣等。

对癔病患者的精神检查表明关于疾病细节的描述不够精确。对主诉的提问常能引出一系列事件或问题的叙述，其中很多事件与问题几乎与主诉没有关系。在记录病史时,记忆缺陷[遗忘间隙(amnesic gaps)]非常明显;患者似乎忘记了重要的历史片段,其中一些他在过去已经清楚地描述过,而且是医疗记录的一部分。对症状的描述富有戏剧性,但不符合从其他家庭成员得到的事实。通常情况下,行为举止很随意,患者坚持说生活中的一切都是正常的、可控的,而实际上患者的医疗记录中充满了戏剧性的和难以解释的疾病。这种对纷乱的疾病和看似残疾的躯体体征的平静态度如此普遍,以至于它被单独作为癔症的一个重要特征被单独挑选出来,即泰然漠视(*la belle indifference*)。然而,其他患者明显紧张和焦虑,并报告明显的焦虑发作。情感反应是肤浅的,并对别人感到不安的场景很快就会被忘记。有关早年遭受性或身体虐待的说法很常见,而且往往被证明是正确的,或有时是站不住脚的;当存在时,它们可能在某些病例的发生中起作用(见下文)。

没有病理诊断性的发现。虽然过去有很多人对这些患者相当年轻,少女般的外表和风骚("诱惑")的行为做出评论,但这些绝不是当今时代大多数患者的特征。腹部可能为弥漫性且极度的疼痛,但缺乏其他腹部疾病体征。所谓癔症的特征,即角膜感觉缺失,没有呕吐反射,头皮、胸骨、乳房、下肋骨和卵巢的疼痛及压痛点,通常是由检查者建议的,它们太不一致,对诊断没有多大帮助。Lazare 总结了可能有诊断价值的各种病史、体格检查和心理特征的相对意义,Raskin 等(用已经过时的术语)总结了其精神特征,但问题在于很少有明确的。躯体体征的多变性和多形性只受到患者想要努力产生体征的能力限制。因此,超出意志控制的症状和体征不应作为癔症的表现。有时候患者的躯体体征是对家庭另一成员的模仿[感应性精神病(folie a deux)],或者是由患者个人生活中的应激性事件引起的。然而,这可能不会在第一次检查中被发现。

心因性特殊的神经综合征

一些癔症综合征是规律地出现的,每个医生都可能会遇到。大多数的本质是神经性的。它们构成了医学上一些最扑朔迷离的诊断问题。

癔症性疼痛

癔症性疼痛(hysterical pain)可影响身体的任何部位;全身性或局部性头痛,"非典型性面痛"(atypical facial pain),模糊的腹痛,以及慢性背痛伴躯干前曲症是最常见和最棘手的。这些患者中,很多人对镇痛药的反应是不正常的或过度的,有些人甚至已经成瘾。癔病患者可能很容易对安慰剂有反应,就好像它是一种有效的药物,但应该指出的是,以这种方法来区分癔症性疼痛与其他疾病,众所周知是不可靠的。更大的错误是把骨髓炎或内脏肿瘤的疼痛,在其他症状尚未出现之前误认为是癔症的表现。癔症性疼痛有几个有用的诊断特征:①患者不能清楚、简明地描述疼痛的类型;②疼痛位置与常见医学综合征中的疼痛模式不一致;③对程度(用夸张的比喻,例如,"像一把巨大的刀刺入")及其对身体的影响的戏剧性描述(例如,"撕裂我的四肢");④它的长期持续性,或连续的或间歇的;⑤保持怪异的姿势;以及最重要的,⑥合并癔症性质的其他临床表现或既往的发作。

癔症性呕吐

癔症性呕吐(hysterical vomiting),通常伴发下腹痛和压痛,过去曾多次导致在少女和年轻妇女中进行不必要的阑尾切除和骨盆内器官切除。呕吐通常发生在饭后,使患者感到饥饿并准备再次进食;它可能由不愉快的情境诱发的。一些患者可随意呕吐,像反刍动物一样从胃里反刍食物。呕吐可持续数周而找不到原因。可能出现体重下降,但很少达到预期的程度。如前所述,常见的妊娠早期呕吐可能会持续整整 9 个月,偶尔会因此终止妊娠。厌食症可能是一个突出的相关症状,必须与神经性厌食症 - 贪食症(norexia nervosa-bulimia)相鉴别,这是另一种与年轻女性密切相关的疾病。人为的精灵诱发的呕吐(factitious elf-induced vomiting)更倾向于诈病,而癔症可能与诈病有关。

心因性癫痫发作(PNES)、恍惚和神游(另见第 15 章)

心因性癫痫发作(PNES)、恍惚和神游,这种情况似乎并不比 Charcot 时代的少见,当时歇斯底里大发作(la grande attaque d'hysterie)经常在医生面前展示,但所有神经科医生对它都相当熟悉,也是癫痫科医生关注的主要问题之一。目睹一次发作对诊断有很大帮助,但通常需要脑电图(EEG)监测才能确定。缺乏先兆,开始哭泣,伤害性跌倒,或尿便失禁;出现奇怪的动作,如做鬼脸,扭动、四肢的跳动和拍打、头部左右摇摆,以及攻击或抗拒前来帮助的人,在身体双侧的运动性癫痫发作时意识保留,癫痫发作持续时间长,因强烈的感觉刺激突然终止,缺乏发作后意识模糊,以及不出现肌酸激酶升高,这些都是心因性发作的典型表现。有时过度换气会诱发发作,因此是一个有用的诊断手段。癫痫,特别是额叶癫痫,和癔症可能出现在同一个患者身上，如第 15 章所述，两者的组合不可避免地造成诊断困难。

癔症性恍惚（trances）或神游（fugues），患者徘徊数小时或数天并进行复杂的行动，可模拟颞叶癫痫或导致错乱性精神病的任何情况。最可靠的鉴别点来自对患者的观察，如果患者是癔症，很可能存在一定程度的警觉性及反应的迅速性，这在颞叶癫痫或意识混浊状态中是看不到的。发作之后，在催眠术、强烈暗示或咪达唑仑（midazolam）[既往使用异戊巴比妥（amytal）]的作用下对患者访谈，往往揭示出对发作时发生的事情的记忆。这有助于排除癫痫发作的可能性。

癔症性瘫痪、步态、感觉缺失和震颤（另见第 3，4，6 章）

癔症性瘫痪（hysterical paralyses）可累及一只手臂、一条腿、一侧身体，或双侧下肢。如果受影响的肢体可以移动，肌肉活动是微弱和颤抖的。动作缓慢，犹豫，持久时间短；通常可以证明，自主运动的强度与检查者实施的阻力成正比，形成一种"让步"（give-way）的特征，如第 3 章对这些体征讨论中所指出的那样。通过触诊可以发现主动肌与拮抗肌同时收缩，从而使肢体保持在原位，而不是与检查者对抗；当阻力突然消失时，不会像通常情况那样出现跟进或动作反弹。许多其他的体征已经被设计来证明与正常生理原则的不一致和有目的的不合作。这些在 Stone 及其同事的论文（2002b and 2013a，b）中进行了详细的阐述。这些差异通常是当患者专注于另一组肌肉活动时，通过测试其主动肌、拮抗肌或者固定肌的运动来发现的，例如胡佛征（Hoover sign）（见第 3 章）。受累肢体的肌张力通常正常，但有时可能会有轻微的阻力。在测试肌力的过程中，似乎不用力和没有完全遵照检查者的要求，虽然在癔病患者中很常见，但这并不限于他们；在检查易受暗示但非癔症的神经系统疾病患者和邻近关节疼痛的患者时，这种情况也相当常见。

可能无法站立和走路[站立行走不能（astasia-abasia）]，或者是双腿下陷使患者下蹲的怪异步态，或者是，其中一只脚被推到身体前面的一种"溜冰"的步态。其他的形式，有些相当荒谬，如第 6 章所述，很容易被发现与疾病的神经系统构成不一致。无力和平衡差是四肢轻瘫和轻偏瘫的组合元素。在 Keane 信息丰富的 60 例癔症步态的病例中，轻偏瘫和单脚瘫形式是四肢轻瘫的 2 倍。由于它的多变性，步态障碍有时难以描述。缺乏自主保护动作的突然摔倒和平衡的不一致是有用的特征。当患者坐下时，行走和移动腿的困难消失，当然这并不是癔症特有的；它也发生在所谓的额叶步态失用症、小脑中线病变引起的共济失调和脑积水等。

在心因性运动障碍的一种最严重和最顽固的形式中，维持长时间的肢体僵硬或肌张力异常姿势可能导致卧床不能活动，并伴有肢体的严重屈曲假性挛缩状态。我们曾见过持续长达 18 年的这样的一例病例。如果可以测试腱反射通常是正常的，但由于癔症性僵硬和肌肉挛缩，腹部和足底反射可能被抑制。

感觉缺失或感觉迟钝几乎总是在医生检查时不经意地暗示出来的。尽管"麻木"和感觉异常在癔症中并不少见，但感觉丧失很少是一种自发的主诉。感觉丧失可能涉及明显分界线以下的一个或多个肢体（袜套和手套样分布），或精准地累及半侧身体，或振动觉在一半的颅骨精准地丢失（一种有利于证明癔症性偏身感觉缺失的测试）。触觉、痛觉、味觉、嗅觉、视觉和听觉都可能在这一侧受到影响，这是解剖学上单一的病变无法解释的。心因性感觉障碍的其他方面在第 8 章讨论。最接近的综合征是由丘脑梗死引起的，但这也很容易与心因性偏身感觉缺失区分开来。

Stone 及其同事（2002a）认为，有时说的癔症性瘫痪和感觉缺失更常见于左侧的观点是不正确的。

癔症性震颤和其他运动障碍的特征在第 4 章中描述。这里强调的是通过分散注意力的任务来终止震颤，例如在与震颤相对的一侧进行复杂的手指运动模式（例如快速依次触摸第 4、第 2 和第 5 个手指），或将眼睛重新注视在某个目标上，或用足跟外侧行走等。检验者通过抓住并固定肢体的一个部位来"追踪"肢体近端或远端震颤的能力是很有特征的。一个相当可靠的迹象是，当把重物放在患者手上时，颤抖会加剧（大多数基底节和小脑性震颤会因这个动作而减轻）。

Hinson 和 Haren 在一篇综述中总结了一些与我们对患者的经验相符的心因性运动障碍的一般特征；包括典型的急性起病、运动的快速进展、注意力分散、多变性，以及同时出现的各种异常运动和无法解释的瘫痪、感觉缺失或疼痛。不用说，这些运动无法用器质性脑疾病的传统特征来解释，但与所有形式的癔症一样，不能单凭这一个特征就做出诊断。矛盾的是，他们指出，相关的抑郁或焦虑障碍是一个良好的预后方面。

癔症盲(另见第 12 章)

癔症盲(hysterical blindness),这种戏剧性事件可能影响一只或两只眼睛,并可能伴有轻偏瘫或孤立出现。这些症状通常在发生争吵或其他情绪激动的事件后突然出现。患者在不受干扰的情况下,会温和地直视前方,但在被要求观察一个物体时,可能会眯眼或移动头部,仿佛在努力去看。一些这样的人对视觉威胁的反射性眨眼可以减少。如果护士观察到患者伸手去拿杯子或电话,就会发现问题的精神实质。正常瞳孔反射和视动性眼球震颤的存在证实了视力的保留,尽管偶尔也会遇到学会了抑制视动性眼球震颤反应的患者。在患者中心视野缓慢通过的镜子经常引起眼球运动。其他类似的操作受到不同检查者的青睐。视觉诱发反应的存在也证实视网膜枕叶连接的完整性。患者对这种通常很短暂的病症表现出很少的关注。皮质盲和巴林特综合征(Balint syndrome)的变异型是主要的诊断考虑因素(见第 21 章)。

辐辏痉挛(*convergence spasm*)作为一种孤立的现象出现,实际上总是具有癔症性质。一个相关的现象涉及医护人员对散瞳眼药水的自我使用。患者来到急诊室抱怨视力下降(预料的)或伴头痛,并声称有颅内肿块。这种行为与其说是癔症,不如说是反社会的(或诈病)。

癔症性遗忘症

患者被送到医院时处于失忆状态,不知道自己的身份,通常是患癔症的女性或者参与犯罪的反社会人格的男性。通常在几个小时或几天后,他们在鼓励下会透露自己的生活史。癫痫患者或脑震荡受害者,短暂性全面遗忘症或急性错乱性精神病患者不会来医院寻求帮助以确定他们的身份。此外,在任何其他情况下都没有观察到患者完全丧失对以往所有生活经历的记忆,而这些患者在其他情况下都能正常地活动

在甘瑟综合征(Ganser syndrome)(遗忘症、意识障碍和幻觉)中,患者假装失去了记忆或变得精神失常。他们可能以一种荒谬的方式行事,模拟他们认为一个错乱的或失智的人会做出的那样,并对被问及的每一个问题都给出毫无意义或者近似的回答(把颜色说成蓝红色或者回答 2+2=5)。

诈病(见本章后面的反社会人格)

如前所述,与癔症性质相同的症状也发生在于男性,最常见的是那些试图避免法律困境或服兵役,或想要在受伤后获得残疾或赔偿的人。反社会者通常会出现这类的疾病。除非能确定这类的激发因素,否则对男性癔症的诊断应谨慎。与经典的癔症一样,赔偿性神经症(compensation neurosis)也有多种症状;许多报告的症状与女性癔症所列出的症状相同。或者患者可能表现为单一症状(例如,癫痫发作),这些症状,特别是慢性疼痛,可能局限于颈部、头部,手臂或腰部。症状的描述往往是冗长的和间接的,患者不能给出诊断所必需的细节。通过简单的询问就会发现从这种疾病中获得切实的利益。这通常是金钱补偿的形式,令人惊讶的是,有时这种补偿比患者重返工作后能挣到的钱还要少。大多数这样的患者第一次见面时都会积极参与诉讼。另一个有趣的特征是患者对给予他的医疗护理表示极度不满的频率;他经常对医生和护士充满敌意。这些患者中有许多已经接受了过多的住院治疗,据说在进行诊断和治疗过程中发生了相当引人注目的不幸。这些患者中的大多数以前都被怀疑有诈病。

奇怪的是,在工作中受伤或遭遇车祸的女性可能表现出与男性一样的赔偿性神经症的症状和体征,但根据我们的经验,这种情况并不常见,或至少不那么明显。

病因和发病机制

精神分析理论认为,转换症状和分离症状都基于特定的精神动力学机制,但这是不可能被肯定或反驳的。尽管存在一些捏造回忆的问题,但我们印象深刻的是,患有严重单一症状的癔症或神游状态的女性病例中报告的儿童期性虐待率很高。这在一定程度上符合精神分析的观点。由患者提供的儿童期受虐史为医生提示了癔症的可能性。社会和教育因素可能很重要,因为已经观察到,患癔症的女性作为一个群体,比不患癔症的女性的智商和受教育程度往往更低,不过也有许多例外。还必须考虑遗传的原因,因为家系研究表明,约 20% 女性癔病患者的一级亲属患有相同疾病,发病率是一般人群的 10 倍。在某些观点中,这支持癔症是一种疾病的观点,而不仅仅是一种基本人格障碍的表面现象(Goodwin and Guze)。

癔症的病理生理

转化症状是由患者自觉产生的,还是在患者没有觉察的情况下无意识地出现的,是一个一直争论不休未得到解决的问题。Babinski 将这些症状归因于过度暗示。事实上,他将癔症定义为一种通过暗示可诱发(并消除)症状的疾病。有强有力的证据支

持这一观点，因为大多数患者很容易被催眠，他们的症状在催眠或在咪达唑仑（midazolam）的作用下经过访谈和检查能暂时消除。现在的作者非常相信这种超暗示性的概念，这与以前的研究一致，强调这些患者对催眠和暗示的不同寻常的易感性。在这方面令人着迷的是 Charcot 的学生们的观察，在他们的病房里，他死后，患者们的症状消失了。

从癔症性瘫痪的功能成像研究中可得到一些见解（另见第 3 章）。一般来说，当癔病患者试图移动一个肢体时，其对侧前额叶皮质被抑制，提示 Spence 及其同事，一个主动试图的“选择”没有让肢体活动（Spence et al）。激活的模式与那些故意假装瘫痪的志愿者和那些没有表现出这种前额叶活动减少的志愿者有很大的不同。当偏侧感觉缺失的癔病患者在受累肢体受到刺激时，对侧的感觉皮质没有激活，但双侧刺激导致两个半球相应区域的激活（Ghaffar et al）。Carson 及其同事综述了使用功能成像在癔症状态下的一些近期的发现。

正如 Carothers 和 Guze 及其同事指出的，癔症与反社会症可能是密切相关的。癔症是一种女性的疾病，而反社会症主要是男性的。就像 Cloninger 及同事（1975）重申的那样，它们可能构成单一潜在变量的表达。这种关系也得到了家系研究的支持。女性癔病患者的一级男性亲属的反社会和酗酒发病率增加；在男性重刑犯的一级女性亲属中，癔症发病率有所增加。此外，反社会女孩的详细病史揭示出，她们中的许多人发展成完全的歇斯底里综合征。据 Cloninger 和 Guze 说，女性重刑犯通常表现出癔症和反社会的混合样貌。

诊断

如前所述的，特征性发病年龄，反复的多次主诉的纵向病史，患者的态度和呈现症状的方式，情感与临床状态的不协调，神经功能缺损与检查体征的差异，无法基于解剖或生理学解释患者的体征，以及缺乏其他内科、外科疾病的症状和体征，在多数病例中可以得到准确诊断。一些旨在揭示肢体功能、视觉功能和步态功能的测试已经被提及。Stone 及其同事（2009）评估了超过 1 000 例被诊断为功能性疾病的患者，结果发现只有 0.4% 的患者后来对他们的症状有一个器质性的解释。

癔症与其他内科及神经科疾病有明显重叠。有记录的大量研究中，全科医生最初诊断为癔症的患者被随访多年。高达三分之一的患者（远低于大多数系列）最终被证明患有“器质性疾病”，追溯起来，它可以解释最初的症状（Couprie et al）。这强调了最初的临床诊断有时是错误的，尽管许多其他调查提示相反的结论，如下所述。当对这些病例的诊断标准进行仔细分析时，很明显，诊断仅仅是通过“差异法”（discrepancy method）做出的，即主要根据检查者的临床经验，认为患者的症状或体征不是疾病的可信表现。当然，这是假定检查者有丰富的经验；不幸的是，对于初学者来说，许多综合征是未知的或难以理解的。

然而，当诊断是基于临床表现的整体，而不是基于“差异法”时，它可能是相当准确的。医生还可以进一步确认，在对所谓的转换障碍（不包括假性癫痫）患者的随访研究中，几乎没有患者在回顾中出现与初始发作相关的神经损伤，例如 Stone 及其同事（2003）的研究。有趣的是，在引用的系列研究中，大多数患者因转换症状出现持续性功能障碍，甚至十年后也如此。

投射测验［罗夏墨迹测验和主题统觉测验（Rorschach and Thematic Apperception Tests）］，曾一度受到动力学派精神科医生的欢迎，但显然对诊断没有帮助，现在很少使用。明尼苏达多相人格问卷（Minnesota Multiphasic Personality Inventory）和其他心理测试的一部分所测量的极端暗示性和戏剧化症状的倾向对诊断有帮助，但是不能确定诊断的；这些特征在某些情况下可出现在那些从未出现癔症的人身上。

最后，需要强调的是，在神经学实践中，单次孤立的癔症性轻瘫、失明和感觉缺失是相当常见的，而且并不预示着慢性癔症。在检查过程中表现出的一过性的神经体征也是如此，主要与不寻常的或漂移的感觉丧失或肢体的虚弱无力有关。

癔症和癔症症状的治疗

在这里，如前所述，虽然观点不同，但现代疗法是无偏见的、明确的，旨在使患者恢复良好的功能，这有很大的吸引力。治疗可从 2 个方面考虑，改善长期存在的基本人格缺陷和缓解新近获得的躯体症状。对于前者，我们几乎无能为力。心理治疗师试图通过长期的再教育来改变这种状况，但他们的结果是无法解释的，而且针对少数治疗成功的报告缺乏对照研究。许多精神病学家倾向于把有终身病史的癔症女性看作是严重的人格障碍，也就是反社会症。在其他不太严重的病例中，特别是那些在重大危机的应激下才出现癔症症状的人，解释性和支持性心理治疗似乎是有帮助的，而且患者此后能够重新在社会中占有一席之地。

急性症状通常可以通过说服和演示来缓解。目前的方法是解释这种疾病的本质，并指出它有多么普遍，并提供支持，以逆转主要症状。确信康复是可能的，而且患者似乎正在康复的过程中，这可能是有用的。Stone 和 Edwards 对这个问题进行了深入的思考，他们建议向患者展示虚弱的功能性本质的客观证据，例如 Hoover 征，通过证明诊断的正确性和证明它的潜在的可逆性。在症状出现后越早进行这种干预，就越有可能得到缓解。有时，一个单一的症状，如轻偏瘫或震颤可被特定的动作所停顿，这一表现足以开始康复。对于长期卧床的患者，必须施加压力使其起床并恢复功能。

已提出了几种与患者讨论总体症状的方法。一个极端是对抗法，患者被告知这些症状是心理上的，或“在你的头脑中的”。我们已发现这是适得其反的，而且几乎总是激起患者的愤怒反应，无助于临床改善。另一个极端是医生完全回避，这种方法几乎是徒劳的。我们更愿意询问患者，症状是否在某种程度上是“压力”或最近一次不愉快经历的结果。有时，在私下，我们会询问有关儿童期性虐待的问题，通常会得到患者的肯定回答，随后会得到配偶或兄弟姐妹的确认。非常有力的是不加判断但坚定地保证不存在严重疾病。我们发现列出那些被检查和测试排除在外的疾病是有用的，如脑肿瘤、卒中、肌萎缩侧索硬化、多发性硬化等。这往往使患者意识到，其中一种疾病一直是被关注的焦点。然后，我们在不使用心理学术语的情况下指出，大脑有时可能会采用某些不反映结构损伤的行为模式，而且，这些模式可以通过物理治疗和时间来消除，如下文所述。

患者对这些谈话的反应差别很大，这并不奇怪。有一组人似乎并不介意，而且对表示关切和保证问题的根源没有危险的疾病感到宽慰。他们可以被转介给物理治疗师，在短期内可能会做得很好。另外一组患者则愤愤不平，不太可能再去咨询医生；过去有几个人还拒付医疗费。有些人根据他们自己的观点反对这种解释，他们的想法通常来自网络的检索和类似症状的患者，即莱姆病、慢性病毒感染、环境毒素，过敏等均为原因。这些病例中有一些带有妄想色彩。在这里，医生所能提供的只在几个月后对患者进行检查和复查的开放态度；在这种情况下，“治愈”就没有意义了，这些人很有可能要看一长串的医生。

我们已有的一些较好的结果表明，神经症状是一种“脑回路模式”（pattern of brain circuits）或是“体质”（constitutional）虚弱，可以通过物理疗法和其他治疗来克服。一旦目前的神经紊乱消失，向患者建议防止复发的方法可能是有帮助的。家庭成员也可以得到同样的解释。应该采用物理疗法，聘请有经验的治疗师，并为了成功设定简单的目标。对这样的患者后来的每一种疾病都应作客观的评估，以免忽略任何内科或外科疾病，因为这些疾病会对癔病患者产生影响，如同对其他患者一样。

这些项目在很长一段时间内的成功是未知的。近期出现的癔症症状的根除相对容易。真正的考验是它是否能使患者满意地适应家庭和社会，有效地进行日常活动，是否能防止成瘾、不必要的内科治疗及手术。估计的癔症症状复发率差异很大，从 12% 到 80%。在 Gatfield 及 Guze 和 Merskey 所报道的系列中，相似或其他类型的躯体症状复发率与反社会人格的一样高。我们曾见过一些单一症状的癔症（偏瘫、怪异步态、严重肌张力障碍）患者，无论如何治疗，这种症状都会持续数年。在这些病例中，使用轮椅数天以上是一个不良预后信号。

疑病症

疑病症（hypochondriasis）是一种对身体功能或身体体征和感觉的先占观念，导致对患有严重疾病的恐惧或深信不疑。这种情况的标志性特征是反复检查不能发现患者症状的任何身体的基础，安慰无法影响患者的症状或其患病的信念。据估计，85% 的疑病症是继发于其他精神疾病，主要是抑郁症，但也有精神分裂症和焦虑症。然而，在大约 15% 的病例中，似乎没有相关的疾病，称为原发性疑病症（*primary hypochondriasis*）。后一类患者大多是门诊医生的常客，他们由一名专科医生转到另一名专科医生，一路上让医生们感到困惑和愤怒，因为他们的症状既不能得到满意的诊断，也不能得到满意的治疗。

与疑病症有关，很可能有更多妄想的是青壮年人，他们对某些特殊症状抱有固定的躯体信念，比如舌头肿了，下颌没有正确地对齐，或者阴茎溃烂了，而实际上这些异常并不存在。这种疾病给家庭和医生带来麻烦的是，这种症状和残疾持续多年，所有的检查结果都是阴性的。也许这些患者很可能应该像精神分裂症一样治疗，他们中的许多人很可能就是精神分裂症。如何对待那些病情不太严重，却不可动摇地坚信他们患有莱姆病或环境“过敏”的患者，因情况而异，但劝导的可能性几乎与最严重的疑病症患者一样差。

原发性疑病症的治疗是困难的，除非医生留心记住患者的人格和治疗目标。精神动力学的观点认为，这些患者需要保留他们的症状，因此通常的“治愈”的概念是不适用的。症状的出现为与医生的关系提供了背景，并且是这种关系的延续，这种关系通常是患者生命中唯一可靠的联系，这也是一些疑病症患者的动机。这样的患者最好由全科医生来管理，他们意识到这些患者并不一定想要或期望治愈，而只是满足于小的收获和避免不必要的手术。

反社会人格

在表 47-1 中列出的所有异常人格类型中，反社会人格是定义最明确的，也是最有可能在家庭和社区中造成麻烦的人格类型。它在《精神疾病诊断与统计手册》(DSM)中，被很好地定义为一种状态，在这种状态中，个体“总是处于麻烦之中，不能从经历或惩罚中获益，不能同情家人或朋友，不能保持对任何人、团体或准则的忠诚。他可能肤浅、冷酷、享乐，表现出明显的情感不成熟，缺乏责任感、缺乏判断力，并有能力使自己的行为合理化，使其看起来有理由，合理和正当。”

表 47-1　人格障碍

类型	特征
偏执型	长期警惕，多疑，好打官司，过度敏感、猜疑和嫉妒，缺乏洞察力或幽默感，倾向于责怪他人，自负和注重权利
环形	反复出现的抑郁(缺少活力、悲观、无望、绝望)和情感高涨(精力充沛、雄心勃勃、热情、乐观)阶段，很难用环境解释
分裂样	人际关系中表现出隔离、孤僻、隐秘、不安，通常表现古怪且缺乏活力，朋友少，超然，不能表达思想和情感，尤其愤怒
爆发型	与平常的人格不符的愤怒和攻击爆发，通常为对轻微挑衅的反应；感到失去控制，随后感到后悔
强迫型(无生气的)	对标准的长期担忧，过分关注自我形象，关系紧张，导致孤立；不能放松和过度压抑；过分细致、认真，以及追求完美；易患抑郁症和强迫症
歇斯底里型	不成熟，表演性行为，易激动，情绪不稳定，人际关系的性别化，低挫折容忍度，肤浅的人际联系；依赖，没有生气
衰弱型	长期虚弱，易疲劳，易受伤害，对身体和情感上的应激过于敏感，缺乏野心或攻击性；低能量水平；快感缺乏
消极抵抗型	阻碍行为，固执，故意犯错或疏漏；对权威的不容忍并反抗控制，经常在医疗情境中造成困难；外化矛盾并将不幸事件归咎于他人
不足型	在没有智力迟钝的情况下，长期不能满足日常生活需要；严重依赖他人；倾向于制度化或依赖于制度
反社会型	与社会相矛盾的非社会化和反社会行为；自私，冷漠，冲动，缺乏忠诚，几乎没有罪恶感；挫折承受力低；倾向于责怪他人，存在长期的人际交往、社会交往困难和拘捕等
消极依赖型	缺乏自信，优柔寡断，倾向于依赖和寻求他人的支持
不成熟型	对社会、心理和生理需求做出无效反应；缺乏毅力；常规情境适应不良；一个“失败者”
边缘型	情绪控制差，自伤，烦躁，人际关系不稳定
自恋型	浮夸，幻想权利、成功、理想化的爱情，以及认为他或她是特殊的或独一无二的，并且只能被高地位的人理解或建立联系

自从 1835 年，普里查德(Prichard)第一次用不道德的精神错乱(*immoral insanity*)一词来描述这种情况以来，已经有很多人试图给它一个更精确的定义，并避免把它当作精神病学的废纸篓。在世纪之交，科赫(Koch)引入了精神病态性卑劣(*psychopathic inferiority*)这一术语，暗示这是一种由体质决定的人

格偏差。后来,病态人格(*psychopathic personality*)一词开始被广泛使用。在过去,许多作者不加区别地使用这最后一个术语来囊括所有形式的扭曲的人格。后来,这个词更狭义地被用来定义一群反社会的或攻击性精神病患者[DSM-Ⅳ中的反社会人格障碍(*antisocial personality disorder*)]。奥布里·刘易斯(Aubrey Lewis)对反社会人格概念的历史做出了清晰的描述。迄今为止,对反社会人格的最好的现代研究是罗宾斯(Robins LN)完成的,Robins基于对一家儿童指导诊所的524例患者和100名对照者进行了30年随访研究。其他值得关注的调查包括Cleckley、McCord和McCord,以及Guze及其同事们,他们研究了大量的重刑犯及其一级亲属的精神疾病。最近,"冷酷的年轻人"(callous youth)的描述符号已经成为该综合征的一部分。下面的资料和前面的引文大部分取自这些著作和Reid的著作。

临床描述

这种情况,与大多数精神障碍不同,是在12~15岁出现,通常会更早。在儿童和成人中,反社会行为发生在男性的频率是女性的5~10倍。它本质上由越轨行为构成,在这种行为中,个体似乎被驱使着在他们做的所有事情中制造麻烦,或以一种大多数社会认为是严重犯罪的方式行事。家庭、学校、宗教和社会设置的准则被打破。反社会者似乎是冲动行事,但在做出反社会的行为后,他没有表现出任何的悔意。最常见的反社会活动是盗窃、逃学、离家出走、结交不良分子、滥交、反复斗殴、鲁莽和冲动、无故撒谎、破坏公物、滥用毒品和酒精,以及后来无法稳定工作或保住工作。犯罪与之密切相关。根据一些作者的观点,纵火和虐待动物与未来的反社会人格相关(上文提到的"冷酷的年轻人")。在Robins等的研究中,对表现出10种或10种以上反社会症状的儿童或青少年而言,43%的人在成年后被归为反社会者。如果这些特征中只出现8~9个,29%的人被归于这组;如果是6~7个,为25%;如果3~5个,为15%。相反地,没有一个成年反社会者在早期生活中不表现出反社会症状。有趣的是,儿童和青少年时期的许多其他问题,诸如遗尿、外表肮脏、梦游、易怒、咬指甲、过度敏感、不良饮食习惯、紧张、退缩或独处、不快乐、抽动,以及恐惧等,并不能预测成年后的反社会人格。Robins的患者中没有一个是精神迟滞的。

与此同时,应该注意到,在Robins的研究中,一半以上的精神异常患儿(即使是那些有10种或者更多的反社会表现者)到成年时已丧失了大部分反社会特征。这并不意味着他们在精神上依然正常。在那些没有成为反社会者的成年人中,绝大多数人出现了其他成人精神障碍,尤其是酒精成瘾。只有在少于3种反社会症状的儿童中,才有相当数量的人(三分之一)在成年后从精神病学的角度来看保持完全正常。由于儿童的反社会行为可能会自发终止或发展为其他疾病,因此建议将反社会人格障碍的诊断保留到成年期;儿童的相同行为模式被定义为品行障碍(*conduct disorder*)。

同样值得注意的是Robins的发现,反社会者表现出异常高的"转化"症状的发病率(我们将在下文讨论中替代"诈病"),以及抑郁症状和焦虑,而且这些症状与反社会症状成正比。在有反社会行为的女性中,癔症症状的发生率很高,这表明女性癔症可能是男性反社会人格的对应物。在Robins的系列中,并没有发现过去常被认为是反社会人格基础的脑炎的证据,也没有找到任何其他脑损伤的证据。在当今时代,头部创伤常被认为是青少年和年轻人不良行为的病因,但这一观点是没有根据的。

在某些系列中,罪犯和反社会者的脑电图异常,表现为轻度至中度的双侧脑电波减慢,比正常人群更常见,但这一发现的有效性尚不确定。

其他发现提示,反社会人格具有遗传易感性。Christiansen在丹麦对罪犯的一项研究中发现,"不适当的非精神病冲动行为"在生物学一级亲属中发生率是普通人群的5倍。同卵双胞胎的犯罪率是异卵双胞胎的2倍。他的研究也证实癔症和反社会人格之间的联系。Cadoret对出生时与反社会的生物学父母分离的被收养者的研究提供了遗传因素的更直接的证据。被收养者的反社会行为发生率高于对照组。他的研究还表明,过度的儿童期多动和经典的女性癔症是反社会人格基因型的表型表现,但这一说法并未得到证实。

目前还没有关于最佳治疗方法的信息,医疗专业的作用也从未被明确过。

治疗

大多数精神科医生对心理治疗的结果感到沮丧,但是行为治疗、精神分析或药物是否有更多的作用还不能从现有的数据中确定。医学的专注应针对评估患者的神经状态,评估他的智力,并向其父母和社会机构解释这种疾病的性质,这些任务最好由精神科医生来完成。

诈病

这个问题经常出现与癔症和反社会人格有关，而且医生应该了解如何处理。诈病（*malingering*）一词是指为了达到预期目的，故意假装生病或残疾。它并不是一种孤立的现象，其发生必须被解释为一种严重的人格障碍的迹象，这种障碍可以妨碍有效的工作或服兵役，作为一种对所谓的伤害获得赔偿的手段，尽管这种说法也有值得注意的例外。

在诈病者中，可以观察到疼痛、感觉过敏、感觉缺失、跛行步态、震颤、挛缩、瘫痪、黑矇、耳聋、口吃、缄默、遗忘、假性抽搐和神游，触碰时肢体跳动，以及不明原因的皮肤损伤，简而言之，与癔病患者相同的一系列症状及体征，单独或组合地出现。当然，在癔症与诈病之间有相似之处，但两者之间的关系性质是模糊的，在进行临床鉴别上可能有很大困难。正如 Jones 和 Llewellyn 所观察的：

没有什么比歇斯底里更像是诈病了；没有什么比诈病更像歇斯底里了。在两者中，我们都面临着同样的事实与陈述、客观体征与主观症状之间的差异，健康的外表似乎掩盖了所有的所谓的功能性残疾。我们可以使用相同的测试，对歇斯底里患者和诈病者进行检查，并在一个病例中得到与另一个病例完全相同的结果。

以下列举了这两种疾病的主要区别点：①动机的有意识或无意识的性质，癔病患者似乎更无意识，而诈病者似乎更有意识；②劝说的影响，这种影响通常对癔症有效，而对诈病者无效；③患者的态度。癔病患者看起来病得更重，且愿意接受检查；诈病者看起来病得轻些，而且逃避检查。目前作者所看到的大多数更明显的诈病案例都发生在反社会者身上，因此本文将这两种情况的讨论并列在一起。

一种特殊形式的反社会病或诈病，本质上是有系统地、专门地欺骗医疗专业人员，被称为蒙乔森综合征（*Munchausen's syndrome*），它以 17 世纪的德国士兵冯·蒙乔森男爵（Baron von Munchausen）的名字命名（不完全贴切），他编造了令人难以置信的冒险和勇敢的故事。Ireland 及其同事们分析了 59 个病例（45 例男性，14 例女性），列出了以下的特征性表现，这些可被有丰富医院经验的所有神经科医生立刻识别出来：假装患了一种严重的引人注意的急性病；伪造疾病证据，暗中干扰诊断程序，或自残；多次住院史（有时超过 100 次）；广泛寻访数不清的医生；以及最后，违背医嘱经常离开医院。与通常形式的赔偿性癔症不同，这种别有用心的动机不容易被识别，而且这一综合征的精神病理学也很模糊。它被许多专家认为是反社会人格、诈病或赔偿性癔症的一种形式，但它们之间的区分太模糊了，以至于没有临床价值。也许医学专业太过于依赖于欺骗的意识知晓的程度了。在这些不稳定和不成熟的个体中，有意识（*conscious*）、无意识（*unconscious*）和欺骗（*deception*）的术语都太不确定，以至于没有用处。

间歇性爆发性障碍

间歇性爆发性障碍（intermittent explosive disorder）这一名称是指一种罕见的疾病，它的特征性表现是反复的、不可预测地发生与诱发情境不相称的暴力攻击行为。这种情况需要与无法控制的情绪爆发区分开来，这些情绪爆发有时与痴呆、精神发育迟滞、精神分裂症、药物成瘾或酗酒有关，或者与严重的头部损伤或其他脑部疾病相关。在我们服务罹患这种障碍的患者时，征求神经学方面的意见，这个问题通常是癫痫作为异常行为的原因之一。一些患有间歇性爆发性障碍的人，从童年早期起就对失去自控能力的挫折做出反应，对遇到他们的任何人都表现出盲目的愤怒［发作性失控综合征（*episodic dyscontrol syndrome*）］；作为成年人，他们可能造成严重伤害或杀害。程度轻的被认为是"脾气暴躁"的表现。有时候这种行为似乎是童年早期坏脾气的延续。在我们的一些患者中，令人惊讶的是这种发作性行为与其他时候愉快的和关心的行为之间的反差。这类患者意识到他们的行为的不恰当及其对他人的影响；他们表示懊悔，可能会寻求医疗帮助来平息情绪的爆发。当然，另一些人没有这样的自知力，他们的愤怒只是反社会人格的延伸。

暴力侵犯的原因还不清楚。这似乎存在有一种遗传倾向（Cadoret et al，1997）；被描述为男性占主导地位，且延续几代人的性别连锁的形式。雄激素受体的多态性在一些初步研究中有所涉及。只有在极少数患者可被诊断为癫痫，尤其是颞叶癫痫，但大多数患者的本质似乎仍是原发性的。这些患者对普萘洛尔（propranolol）的反应在一定程度上提示并支持了肾上腺素能的亢进状态，但这并不能解释这种行为（Elliott；Jenkins and Maruta；另见第 25 章关于边缘系统的讨论）。大多数例子很可能代表了反社会人格的一种变异。强烈的愤怒爆发和身体暴力也是边缘型人格障碍（*borderline personality disorder*）诊断类别的特征，其他表现包括"情绪、人际关系和自我形象的普遍不稳定模式”。研究还发现,除了普萘洛尔外,锂盐、卡马西平、苯妥英已被发现助于控制和预防爆发性攻击行为。我们注意到最近精神科医生在这些患者中增加了 5- 羟色胺能抗抑郁药的使用,但尚无法判断其效果。

神经性厌食症和贪食症

神经性厌食症(anorexia nervosa)是以前生活在富裕社会,主要来自中上社会阶层的健康女孩和年轻女性的一种行为障碍,她们由于主动节食而变得瘦弱。神经性厌食症在亚裔和非洲裔美国女性中罕见,在男性中很少见。Herzog 和 Becker 提醒我们,是理查德·莫顿(Richard Morton)在 1649 年以“神经性肺结核”(nervous phthisis)为名首次描述了这种疾病,是一种由于“悲伤和焦虑的忧虑所致的神经性消耗”,这一名称体现了心理紊乱的神秘根源。暴食症(bulimia)(字面意思为饥饿如牛)与之是密切相关的,直到 19 世纪后期才被确认为一种进食障碍。

通常,神经性厌食症开始于青春期后不久,有时较晚,但很少发生在 30 岁以后。有些患者在儿童期超重,特别是在青春期前。人们经常谈论节食,节食可能还受到鼓励,尤其是那些希望自己的女儿更有魅力的母亲们。在当今这样的时代,节食和女性苗条被认为是规范和令人向往的,这种疾病似乎更常见,较轻但短暂的紊乱形式在高中和大学年龄的年轻女性中尤为风行。有时可能有一个突发事件,如离家、家庭生活的中断,或其他压力。不论是什么刺激,都会导致强迫性的拒绝进食。更重要的是,这种不正常的饮食习惯即使在患者瘦得痛苦不堪的情况下依然存在,当医生建议她正常饮食时,她会想尽一切办法让自己挨饿。患者会将食物藏起来而不是吃掉,饭后可能会呕吐,或者用泻药排空肠道。患者对自己明显的消瘦表现得毫不在意,仍然保持活跃。如果放任不管,这些患者会逐渐衰弱,大约 5% 的人会死于某种并发感染或其他内科并发症,使其成为最致命的精神疾病之一。

患者憔悴的程度让人震惊;它超过了大多数已知的消耗性疾病。通常情况下,当患者的家人坚持进行医疗咨询时,体重已经减少 30% 或更多。心动过缓和低血压是住院治疗的指标。汗毛覆盖在面部、躯干和四肢。皮肤又薄又干,没有正常的弹性,指甲也很脆弱。牙釉质被腐蚀了。阴毛和乳腺组织(除脂肪减少外)是正常的,在这方面,神经性厌食症不同于垂体功能减退性恶病质(hypopituitary cachexia),又称为西蒙病(Simmonds disease)。然而,令人惊讶的是,患者没有营养缺乏的神经系统体征。患者很警觉而愉快,对自己的病情漠不关心。任何说她瘦得不吸引人或消瘦太严重的提示都被拒绝了。闭经几乎总是存在的,并可能先于极端的减重。促黄体激素(luteinizing hormone,LH)浓度降低至青春期或青春期前水平。克罗米芬(clomiphene)不能像通常一样刺激 LH 升高。服用促性腺激素释放因子可提高 LH 和促卵泡激素(follicle-stimulating hormone,FSH)的水平,提示下丘脑功能紊乱。基础代谢率低,三碘甲状腺原氨酸(T_3)和甲状腺素(T_4)水平降低,而无生理活性 3,3,5- 三碘甲状腺原氨酸(反式 T_3)水平正常或升高。血浆促甲状腺素(thyrotropin)(甲状腺刺激激素[TSH])和生长激素水平正常。血清皮质醇水平通常正常;17- 羟基皮质醇的分泌略有减少。总之,有证据表明下丘脑 - 垂体功能障碍,但这可能是继发于饥饿,正如 Scheithauer 及其同事的研究表明,在 12 例死亡病例中,没有发现脑垂体明显的变化。其中大多数可能是减肥的副作用,Becker 及其同事在综述中对此进行了总结。脑成像显示侧脑室和第三脑室有轻到中度的增大,当病情缓解时,它们会恢复到正常大小。

神经性厌食症的病因尚不清楚,但也不乏假说。Holland 及其同事报道,同卵双生的双胞胎与异卵双生的相比有很高的一致性。早期的歇斯底里倾向、强迫性人格特征和抑郁征象在一些系列中被频繁提及,但在其他系列中却没有。5- 羟色胺转运体基因的某些多态性,与那些暂时与焦虑和强迫性特质有关的类型不同,也有报道。这些发现很难解释。一项功能成像研究显示,当患有厌食症的女性喝高热量饮料时,左脑岛、杏仁核和扣带回皮质会被激活(Ellison et al),但这可能反映了焦虑,作者称之为卡路里恐惧(*calorie fear*),而不是疾病的一种特定生物学特征。

关于双相障碍的厌食症患者的一级亲属有关百分比的报告也不一致。神经症或酒精中毒的发生率在家庭其他成员中也有所增加。然而,精神病学家似乎认同这些患者没有符合任何主要神经症或精神病的症状。当然,神经性厌食症的常见特征如食欲缺乏、缺乏自尊和对个人外表的兴趣,以及自我毁灭的行为等,也是抑郁症的症状,但大多数厌食症患者看起来或者承认自己并不沮丧。此外,内源性抑郁症对男女都有影响。对变胖的病理性恐惧和对体重的强迫观念可能被解释为恐怖症或强迫性神经症。

神经性厌食症实际上局限于女性，这一点必须在该综合征任何可接受的解释中加以说明。在精神障碍中，只有癔症有这种性别倾向。可能重要的是，神经性厌食症的发病可能与月经初潮有关，此时女性的食欲和体重波动较大。这表明据认为位于腹内侧下丘脑的饱食中枢（satiety center）与位于外侧下丘脑进食中枢（feeding center）之间存在某种不平衡。

虽然 Lewin 及其同事和 White 及 Hain 报道的获得性厌食症病例提供了丰富的信息，但是厌食症与涉及食欲中枢的结构性疾病之间的关系尚未得到证实。Martin 和 Reichlin 在引用这些罕见病例时，将厌食症和恶病质归因于外侧下丘脑的病变。一种被称为“间脑综合征”（diencephalic syndrome）的婴儿疾病会导致进行性的、最终致命的消瘦（“发育停滞”），尽管婴儿食物摄入量正常，活泼快乐。致病的病变通常被证明是下丘脑前部或视神经区域的低级别星形细胞瘤（Burr et al）。另一个有趣的病例中，严重和长期存在的神经性厌食症在左侧丘脑卒中之后消退（Dusoir et al）。进一步的讨论和参考资料见第 26 章。

治疗　目前的治疗包括赢得患者的信任、支持性心理治疗，每顿饭都安排一个人坐在患者旁边，以及逐渐增加均衡饮食（Anderson）。极端情况需要住院治疗。如果患者拒绝进食，管饲是唯一的选择。随着几周内体重的增加，患者通常对饮食的态度会变得更加正常，并会继续在家里通过这种方法恢复。直到体重增加到相当的程度后，月经才会恢复（大约比初潮时的体重多 10%）。我们的同事报道，当添加丙米嗪（imipramine）或氟西汀（fluoxetine）时，用此治疗方案更成功。其他人发现这些药物对有没有明显的抑郁症状患者无效。

Becker 及其同事强调了严重厌食症患者容易出现潜在的毁灭性的内科并发症，以及在进行营养治疗的同时评估和治疗这些问题的必要性。特别是，心电图对于排除 Q-T 间期延长至关重要，Q-T 间期延长时禁止使用三环类抗抑郁药，并增加室性心动过速的风险。

平均而言，50% 的患者完全或几乎完全康复（Steinhausen and Seidel）。其余的部分，转归是相当不利的。他们要么在最初的改善期后复发，要么长期处于厌食状态。据说，许多患者会陷入一种慢性功能失调状态，其特征是对食物、体重和节食的持续关注。慢性神经性厌食症会显著缩短寿命，在平均随访 12 年后，一组 84 例患者中有 11% 的人死亡（Deter and Herzog），而 20 年后有 15% 死亡（Ratnasuriya et al）。自杀是造成如此高死亡率的主要原因（Sullivan）。在行为疗法中加入抗抑郁药物的试验结果通常令人失望。

我们所见过的少数患有这一综合征的青春期男孩在抗抑郁药物治疗后恢复健康。由下丘脑内肿瘤引起的病例在前面和第 26 章中提及。

一般来说，这些药物对贪食症的治疗效果要比神经性厌食症好得多。Mehler 对神经性贪食症在暴食后清肠的问题进行了综述。身体任一部分紊乱的内科并发症都可能出现，特别是低钾血症和碱中毒。

（袁艺琳　于 欣　译　王维治　校）

参考文献

American Psychiatric Association: *Diagnostic and Statistical Manual of Mental Disorders*, 5th ed (DSM-5). Arlington, VA, American Psychiatric Publishing, 2013.

Anderson AE: *Practical Comprehensive Treatment of Anorexia Nervosa and Bulimia*. Baltimore, Johns Hopkins University Press, 1985.

Andreasen NC, Black DW: *Introductory Textbook of Psychiatry*, 3rd ed. Washington, DC, American Psychiatric Press, 2001.

Baxter LR: Neuroimaging in obsessive-compulsive disorder: Seeking the mediating neuroanatomy. In: Jenike MA, Baer L, Minichiello WE (eds): *Obsessive-Compulsive Disorders: Theory and Management*, 2nd ed. Chicago, Mosby-Year Book, 1990, pp 167–188.

Beard G: Neurasthenia, or nervous exhaustion. *Boston Med Surg J* 18:270, 1868.

Becker AE, Grinspoon SK, Klibanski A, Herzog DB: Eating disorders. *N Engl J Med* 340:1092, 1999.

Berthier ML, Kulisevsky J, Gironell A, et al: Obsessive-compulsive disorder associated with brain lesions: Clinical phenomenology, cognitive function and anatomic correlates. *Neurology* 47:353, 1996.

Briquet P: *Traite Clinique et Therapeutique a l'Hysterie*. Paris, Ballière, 1859.

Burr IM, Slonim AE, Danish RK: Diencephalic syndrome revisited. *J Pediatr* 88:429, 1976.

Cadoret RJ: Psychopathology in adopted-away offspring of biologic parents with antisocial behavior. *Arch Gen Psychiatry* 35:176, 1978.

Cadoret RJ, Leve LD, Devor E: Genetics of aggressive and violent behavior. *Psychiatr Clin North Am* 20:301, 1997.

Carothers JC: Hysteria, psychopathy and the magic word. *Mankind Q* 16:93, 1975.
Carson AJ, Brown R, David AS, et al: Functional (conversion) neurological symptoms: Research since the millennium. *J Neurol Neurosurg Psychiat* 83:842, 2013.
Christiansen KO: Crime in a Danish twin population. *Acta Genet Med Gemellol (Roma)* 19:323, 1970.
Cleckley H: *The Mask of Sanity*. St. Louis, Mosby, 1955.
Cloninger CR, Adolfsson R, Svrakic NM: Mapping genes for human personality. *Nat Genet* 12:3, 1996.
Cloninger CR, Guze SB: Psychiatric illness and female criminality: The role of sociopathy and hysteria in the antisocial woman. *Am J Psychiatry* 127:303, 1970.
Cloninger CR, Reich T, Guze SB: The multifactorial model of disease transmission: III. Familial relationship between sociopathy and hysteria (Briquet's syndrome). *Br J Psychiatry* 127:23, 1975.
Cohen ME, White PD: Life situations, emotions, and neurocirculatory asthenia (anxiety neurosis, neurasthenia, effort syndrome). *Res Publ Assoc Res Nerv Ment Dis* 29:832, 1949.
Cohen ME, White PD, Johnson RE: Neurocirculatory asthenia, anxiety neurosis or the effort syndrome. *Arch Intern Med* 81:260, 1948.
Couprie W, Wijdicks EFM, Rooijmans HGM, Van Gijn J: Outcome in conversion disorder: A follow-up study. *J Neurol Neurosurg Psychiatry* 58:750, 1995.
Deter H-C, Herzog W: Anorexia nervosa in a long-term perspective: Results of the Heidelberg-Mannheim study. *Psychosom Med* 56:20, 1994.
Dusoir H, Owens C, Forbes RB, et al: Anorexia nervosa remission following left thalamic stroke. *J Neurol Neurosurg Psychiatry* 76:144, 2005.
Elliott FA: Propranolol for the control of belligerent behavior following acute brain damage. *Ann Neurol* 1:489, 1977.
Ellison Z, Foong J, Howard R, et al: Functional anatomy of calorie fear in anorexia nervosa. *Lancet* 352:1192, 1998.
Gatfield PD, Guze SB: Prognosis and differential diagnosis of conversion reactions: A follow-up study. *Dis Nerv Syst* 23:623, 1962.
Gesell A (ed): *The First Five Years of Life: A Guide to the Study of the Pre-School Child.* New York, Harper & Row, 1940.
Ghaffar O, Staines R, Feinstein A: Unexplained neurologic symptoms: An fMRI study of sensory conversion disorder. *Neurology* 67:2036, 2006.
Goodwin DW, Guze SB: *Psychiatric Diagnosis*, 5th ed. New York, Oxford University Press, 1996.
Gunderson JG: Borderline personality disorder. *N Engl J Med* 364:2037, 2011.
Guze SB, Goodwin DW, Crane JB: Criminal recidivism and psychiatric illness. *Am J Psychiatry* 127:832, 1970.
Herzog DB, Becker AE: Eating disorders. In: Nicholi AM (ed): *The New Harvard Guide to Psychiatry*, 3rd ed. Cambridge, MA, Belknap Harvard University Press, 1999, pp 400–414.
Hinson VK, Haren WB: Psychogenic movement disorders. *Lancet Neurol* 5:695, 2006.
Holland AJ, Sicotte N, Treasure J: Anorexia nervosa: Evidence for a genetic basis. *J Psychosom Res* 32:561, 1988.
Ireland P, Sapira JD, Templeton B: Munchausen's syndrome. *Am J Med* 43:579, 1967.
Jenkins SC, Maruta T: Therapeutic use of propranolol for intermittent explosive disorders. *Mayo Clin Proc* 62:204, 1987.
Jones AB, Llewellyn LJ: *Malingering*. Philadelphia, Lippincott, 1918.
Judd FK, Brurrows GD, Norman TR: The biological basis of anxiety: An overview. *J Affect Disord* 9:271, 1985.
Kandel ER: A new intellectual framework for psychiatry. *Am J Psychiatry* 155:457, 1998.
Keane JR: Hysterical gait disorders: 60 cases. *Neurology* 39:586, 1989.
Kurlan R: Tourette's syndrome: Current concepts. *Neurology* 39:1625, 1989.
Lazare A: Conversion symptoms. *N Engl J Med* 305:745, 1981.
Lesch K-P, Bengel D, Heils A, et al: Association of anxiety-related traits with polymorphism in the serotonin transporter gene regulatory region. *Science* 274:1527, 1996.
Lewin K, Mattingly D, Millis RR: Anorexia nervosa associated with hypothalamic tumour. *Br Med J* 10:629, 1972.
Lewis A: Psychopathic personality: A most elusive category. *Psychol Med* 4:133, 1974.
Lieb K, Zanarini MC, Schmal C, et al: Borderline personality disorder. *Lancet* 364:453, 2004.
Liebowitz MR, Fryer AJ, Goerman JM, et al: Lactate provocation of panic attacks. *Arch Gen Psychiatry* 41:764, 1984.
Mallet L, Polosan M Jaafari N, et al: Subthalamic nucleus stimulation in severe obsessive compulsive disorder. *N Engl J Med* 359:2121, 2008.
Martin JB, Reichlin S: *Clinical Neuroendocrinology*, 2nd ed. Philadelphia, Davis, 1987.
McCord W, McCord J: *The Psychopath*. Princeton, NJ, Van Nostrand, 1964.
Mehler PS: Bulimia nervosa. *N Engl J Med* 349:875, 2003.
Merskey H: *The Analysis of Hysteria*. London, Ballière Tindall, 1979.
Modlin HC: Postaccident anxiety syndrome: Psychosocial aspects. *Am J Psychiatry* 123:1008, 1967.
Nemiah JC: The psychodynamic basis of psychopathology. In: Nicholi AM Jr (ed): *The Harvard Guide to Psychiatry*. Cambridge, MA, Belknap Harvard University Press, 1999, pp 203–219.
Noyes R, Clarkson C, Crowe R, et al: A family study of generalized anxiety disorder. *Am J Psychiatry* 144:1019, 1987.
Purtell JJ, Robins E, Cohen ME: Observations on clinical aspects of hysteria. *JAMA* 146:902, 1951.
Raskin M, Talbott JA, Meyerson AT: Diagnosis of conversion reactions: Predictive value of psychiatric criteria. *JAMA* 197:530, 1966.
Ratnasuriya RH, Eisler I, Szmukler GJ, Russell GFM: Anorexia nervosa: Outcome and prognostic factors after 20 years. *Br J Psychiatry* 158:495, 1991.
Reid W (ed): *The Psychopath: A Comprehensive Study of Antisocial Disorders and Behaviors*. New York, Brunner-Mazel, 1978.
Robins E, Purtell JJ, Cohen ME: Hysteria in men. *N Engl J Med* 246:677, 1952.
Robins LN: *Deviant Children Grown Up: A Sociological and Psychiatric Study of Sociopathic Personality*. Huntington, NY, Krieger, 1974.
Ropper AH, Burrell BD: *How the Brain Lost Its Mind*. New York, Avery, Penguin Press, 2019.
Scheithauer BW, Kovacs KT, Jariwala LK, et al: Anorexia nervosa: An immunohistochemical study of the pituitary gland. *Mayo Clin Proc* 63:23, 1988.
Slater B, Shields J: Genetical aspects of anxiety. In: Lader MH (ed): *Studies of Anxiety*. London, Royal Medico-Psychological Association, 1969, pp 62–71.
Spence SA, Crimlisk HL, Cope H, et al: Discrete neurophysiological correlates in prefrontal cortex during hysterical and feigned disorder of movement. *Lancet* 355:1243, 2000.
Stein DJ: Obsessive-compulsive disorder. *Lancet* 360:397, 2002.
Steinhausen HC, Seidel R: The Berlin follow-up study of eating disorders in adolescence, Part 2: Intermediate-term catamnesis after 4 years. *Nervenarzt* 65:26, 1994.
Stone J, Carson A, Duncan R, et al: Symptoms "unexplained by organic disease" in 1144 new neurology out-patients: How often does the diagnosis change at follow-up? *Brain.* 132:2878, 2009.
Stone J, Edwards M: Trick or treat? Showing patients with functional (psychogenic) motor symptoms their physical signs.

Neurology 79:282, 2013a.
Stone J, Reuber M, Carson A: Functional symptoms in neurology. *Pract Neurol* 13:104, 2013b.
Stone J, Sharpe M, Carson A, et al: Are functional motor and sensory symptoms really more common on the left? A systematic review. *J Neurol Neurosurg Psychiatry* 73:578, 2002a.
Stone J, Sharpe M, Rothwell PM, et al: The 12 year prognosis of unilateral functional weakness and sensory disturbance. *J Neurol Neurosurg Psychiatry* 74:591, 2003.
Stone J, Zeman A, Sharpe M: Functional weakness and sensory disturbance. *J Neurol Neurosurg Psychiatry* 73:241, 2002b.
Sullivan PE: Mortality in anorexia nervosa. *Am J Psychiatry* 152:1073, 1995.
Terracciano A, Abdel-Khalek AM, Ádám N, et al: National character does not reflect mean personality trait levels in 49 cultures. *Science* 310:96, 2005.
Tyrer P: New approaches to the diagnosis of psychopathy and personality disorder. *J R Soc Med* 97:371, 2004.
Wheeler EO, White PD, Reed EW, Cohen ME: Neurocirculatory asthenia (anxiety neurosis, effort syndrome, neurasthenia): A twenty year follow-up study of one hundred and seventy-three patients. *JAMA* 142:878, 1950.
White LF, Hain RF: Anorexia in association with a destructive lesion of the hypothalamus. *Arch Pathol* 68:275, 1959.
Winokur G, Coryell W: Anxiety disorders: The magnitude of the problem. In: Coryell W, Winokur G (eds): *The Clinical Management of Anxiety Disorders*. New York, Oxford University Press, 1991, pp 3-9.

第 48 章

抑郁症和双相情感障碍

抑郁症和双相情感障碍在所有社会中普遍存在,并造成相当大的痛苦。所有形式的抑郁症与双相情感障碍之间的区别对于指导治疗都是至关重要的。这些紊乱虽然表现为他们自身精神生活的变化,但显然是由脑功能调节的。它们对精神科医生和神经科医生来说非常重要,但实际上却植根于几乎所有医学分支的实践中。

抑郁症

与其他任何疾病相比,抑郁症给人带来更多悲伤和痛苦。Kline 在 50 多年前就表达了这一观点。对此,几乎每个精神健康领域的人都依然认同至今,而且各种形式抑郁症的总和是所有精神疾病中最常见的。2016 年全球疾病负担研究证实了这一观点,估计抑郁症是全球第四大致残的重大疾病(仅次于腰背痛、偏头痛、听力丧失和贫血),约占所有的伤残损失健康生命年(years lived with disability)的 7.5%。它也是自杀死亡的主要原因,每年因抑郁症自杀死亡人数接近 80 万(GBD 2016)。如前一章所述,在综合医院中抑郁症估计占精神科会诊的 50%,占全部住院患者的 12%。

尽管抑郁症早在 2000 多年前就已为人所知,希波克拉底(Hippocrates)在其著作中描述了忧郁症(melancholia),但一直难以区分其医学性质[克雷丕林(Kraepelin)的观点]与心理反应[梅耶(Meyer)的观点]。换言之,其本质上究竟是生物学紊乱还是一种心理社会应激反应。一种平衡的立场认为两者都对,即抑郁症有两种基本形式:外源性(存在明显的诱因)和内源性(无明显的外因),两者之间可能存在相互作用,且均具有生物易感性。当抑郁的临床和生理状态与外部环境之间的不一致长期存在或严重时,可能构成一种疾病。因此,生物学疾病和日常生活医学化之间的界限必然是模糊的。

关于内源性抑郁症和双相情感障碍中相关情况,遗传学和神经化学的数据支持 Kraepelin 对疾病状态的观点。尽管如此,仍然持续存在由过程导向的精神科医生延续的非专业观点,即一个人过去或当下的生活事件是各种类型抑郁症的发病基础。这种观点的后果之一是,人们认为无法应对这些压力代表了某种个人失败,反而阻碍人们接受精神科治疗。在抑郁症这个主题中,我们正在进行的内部对话与大脑状态之间的相互作用的沟通。如前所述,日常生活中经历的困难会进入到抑郁情绪的环路中。沿任一方向探寻因果关系都是复杂和自我参照的,例如功能成像旨在显示抑郁症的模式可能是脑活动的表征,而非疾病发生。

对临床工作有重要影响的是,抑郁状态通常与模糊的躯体症状相关联。由于这一原因,与其他的精神疾病相比,这些患者可能首先引起普通内科医生的关注。然而,医学专业的所有领域都有抑郁的等价物;躯体症状经常被错误地归因于诸如贫血、低血压或高血压、甲状腺功能减退、偏头痛、紧张性头痛、慢性疼痛综合征或慢性感染等疾病。神经科医生最有可能遇到的抑郁患者会抱怨疲乏无力、慢性头痛、疼痛、思维或记忆困难等。Cassidy 等比较了 249 例"躁郁症"患者,他们本质上是抑郁的(按他们的标准),并将他们与 50 例系统性内科疾病的住院患者进行了比较。有启发性的是,抑郁症患者出现头痛、耳鸣、视物模糊、胸痛、心悸和一长串其他躯体症状的比例高于内科疾病患者。模拟为慢性疼痛、疲劳或其他一些疾病的抑郁症被称为隐匿性抑郁症(*masked depression*)或抑郁等位症(*depressive equivalent*),我们发现向患者解释某些症状时,这些术语是合适的和有用的。

将内源性抑郁症与双相情感障碍的问题加以分

离的原因有很多，但临床上的区分可能比较困难，因为双相情感障碍可能以抑郁为主，躁狂或轻躁狂发作只是次要的或背景问题。然而，将它们分开考虑的最重要的原因是，强调对治疗反应的不同。与现代观念相一致，内源性抑郁症和双相情感障碍分别在本章中介绍，但是如果对一个不了解，对另一个的理解也是不完整的。

所有的医生都应了解抑郁症的另一重要的原因是，它的所有形式都有自杀风险，可能在抑郁症被识别之前，自杀就被尝试过和成功地实施。及时的诊断可能会避免这样的悲剧，更令人遗憾的是，一些抑郁症是可以成功治疗的。

正如第 23 章所述，抑郁症一词包含的不仅仅是悲伤和不快乐的感觉。它代表一种复杂的不安的感受［称为情绪或情感障碍（*mood or affective disorder*）］，它可能包括诸如丧失信心、绝望、无价值感等方面，以及自残的想法，与精力和性欲下降、对个人事务失去兴趣、注意力不集中、行为和外表出现各种异常有关，有时会有明显的躯体不适。其中最重要的包括焦虑、失眠、厌食或暴饮暴食、头痛，以及各种类型的局部疼痛。一种极端情况是伴有精神病性的抑郁症状，包括偏执或躯体性妄想，给患者及其身边的人的生活带来混乱。另一种极端是常见的不愉快、快感缺失（失去愉快的反应）、沮丧和怨恨情绪，这种可能发生在几乎每个人的日常生活的失望的反应，如失业，未能获得认可，或不成功的社会调适等。

产后抑郁症（*postpartum depression*），这一特殊情况在疾病分类学中的地位还不清楚，本章和下一章将对此进行讨论，因为有时很难将它与产后精神病，一种更戏剧化、定义更明确的疾病区分开来。一些作者质疑与产后期有关的主要生物实体的本质（见 Brockington 的总结），但这与一般经验明显不同，在产后几周内，不同程度的抑郁症相当普遍，不能简单地归因为心理社会因素或睡眠剥夺。

仅从纯现象学观察，异常高涨的情绪或狂躁的频率大约占抑郁症的三分之一。它可能发展成为一种相对纯的复发的临床状态，或者更经常地与抑郁症交替或交织在一起，在这种情况下，它被称为躁郁症（*manic-depressive disease*）（目前在《精神障碍诊断与统计手册》的分类系统中是双相情感障碍（*bipolar disorder*），见美国精神病学协会参考资料）。轻躁狂（*hypomania*）和循环性障碍（*cyclothymic disorder*）分别是指较轻型的躁狂和双相情感障碍。DSM 分类也承认一种混合的分裂情感性状态（*schizoaffective state*）的存在，在这种状态中抑郁症和精神分裂症的属性被结合在一起。区分这些不同类型的抑郁症具有治疗和理论上的重要性，因为一种特定类型的抑郁症对一种治疗方式的反应可能比另一种更好。最后，神经科医生应考虑到，早期痴呆有可能表现为抑郁，但相反，一种隐匿性抑郁症导致思维和记忆困难（假性痴呆）在一般临床实践中更常见。

反应性抑郁症和内科及神经疾病的抑郁症

患者对内科或神经疾病做出反应时，很少表达悲伤或绝望的感觉而不提及躯体伴随症状，诸如易疲劳、焦虑、头痛、眩晕、食欲缺乏、对生活和爱情的兴趣减退、入睡困难和早醒等。因此，当这些症状在病程中变得明显时，应当引起对抑郁反应的怀疑（表 48-1）。

表 48-1　继发于神经疾病、内科和外科疾病以及药物的抑郁症

1. 神经系统疾病
   - a. 神经元变性，如阿尔茨海默病、亨廷顿病、额颞叶痴呆、路易体病、帕金森病和多系统萎缩
   - b. 局灶性 CNS 疾病，如卒中、脑肿瘤和脑外伤、多发性硬化
2. 代谢和内分泌疾病
   - a. 皮质类固醇，过量或戒断
   - b. 甲状腺功能减退，罕见甲状腺毒症
   - c. 库欣综合征
   - d. 艾迪生病
   - e. 恶性贫血（维生素 B_{12} 缺乏）
3. 心肌梗死、心脏直视手术及其他手术
4. 传染性疾病
   - a. 布鲁菌病
   - b. 病毒性肝炎、流行性感冒、肺炎

续表

c. 传染性单核细胞增多症
d. 惠普尔病
e. 克雅病
5. 癌症,特别是胰腺癌和转移癌
6. 分娩
7. 药物治疗
a. 皮质类固醇和促肾上腺皮质激素(ACTH)
b. 干扰素
c. 镇痛药和抗炎药(类固醇除外),如吲哚美辛、非那西丁
d. 苯丙胺(当撤药时)
e. 抗生素,特别是环丝氨酸、乙硫异烟胺、灰黄霉素、异烟肼、萘啶酸和磺胺类
f. 抗高血压药物,如可乐定、普萘洛尔(和某些其他 β- 肾上腺素能阻滞剂)
g. 强心剂,如洋地黄、普鲁卡因
h. 双硫仑
i. 左旋多巴
j. 二甲麦角新碱
k. 口服避孕药
8. 酗酒

ACTH:促肾上腺皮质激素;CNS:中枢神经系统。

慢性疼痛是抑郁症的一种常见的躯体表现。疼痛可能是由伴随的疾病引起,但持续时间长,有致残性,有时性质模糊,且对直接的内科和外科方法抵抗。此外,抑郁情绪会加剧和延长任何类型的疼痛。如第 7 章所述,所有的慢性疼痛综合征患者都应进行精神病学评估。

在一些重大的医学疾病中,抑郁症状的出现频率非常之高,以至于几乎成为疾病的一部分。相反,在某些慢性和隐蔽性疾病中,诸如疲倦和疲劳等症状可能类似抑郁反应而被误诊。甲状腺功能减退、传染性单核细胞增多症、肝炎、淋巴瘤、骨髓瘤、转移癌、营养不良、风湿性多肌痛,以及额叶肿瘤,特别是脑膜瘤,在确诊前数周或数月可能颇似抑郁症而变得明显。这种情况与隐匿性胰腺或其他腹部癌症有特殊关系,但很难以理解。镇静药、β- 肾上腺素能阻断剂、用于治疗多发性硬化和肝炎的 β- 干扰素,以及吩噻嗪类都可能引起抑郁反应;糖皮质激素可能引起一种特殊的精神状态,在这种状态中,意识模糊、失眠、心境高涨或低落合为一体,甚至达到精神错乱的程度。在糖皮质激素逐渐减量的过程中也可能出现抑郁情绪(我们的经验,积极用药期间轻躁狂状态更常见)。

尤其重要的是反应性抑郁(reactive depression),它出现在知晓了严重的内科或神经疾病时。这样一种往往被医生忽视的情绪反应,是威胁患者生活方式和独立性的疾病主要表现。患者一旦意识到自己已罹患卒中或癌症、多发性硬化、肌萎缩侧索硬化或帕金森病,几乎总是伴随一定程度的反应性抑郁,通常带有焦虑的成分。一个主要的例子是心肌梗死后的抑郁(Wishnie et al)。通常在患者快要出院时出现,很少引起注意。患者一旦回到家中,易疲劳就可能是主要的主诉,接近于精疲力竭,影响日常活动和康复。它可能被描述为无力,并被错误地归因于心力衰竭。易怒、焦虑和意志消沉等症状出现的频率次之,再就是失眠、无目的和无聊感。虽然大多数患者最终能在无医疗干预的情况下康复,但抑郁症在精神上造成极大的痛苦,一些调查显示,抑郁症与较差的心血管疾病转归有关。

卒中后和退行性神经疾病的抑郁　类似的抑郁反应也发生在一些卒中后的患者身上。一些研究表明,与其他部位损伤者相比,主要影响外侧额叶皮质或基底节的左侧前部大脑损伤的患者,具有比其他部位病变更高的抑郁频率和严重程度(Starkstein et al,1987;Robinson)。根据这些作者的观点,右侧大脑半球病变并不表现出与抑郁症的这种相关性,而与病理性愉悦或躁狂有更高的相关性。然而,House 和同事们在英国一项基于社区的卒中幸存者研究中未能证实这些发现,也许是因为梗死面积小(超过一半的患者从未住院治疗),许多患者在首次卒中后 6~12 个月才进行检查。我们的同事 Levine 和

Finkelstein 报道了右侧颞顶叶梗死患者出现伴有幻觉、妄想的精神性抑郁症。我们自己的经验表明,卒中后运动和语言障碍的程度与抑郁的严重程度之间存在不出意料的关系,但是它与病变部位的关系却很难预测。既往轻度抑郁症发作、抑郁症家族史和药物治疗对抑郁可能的易感作用尚未系统研究。这些问题在第 33 章有所涉及。

在退行性脑疾病的情绪反应方面,约四分之一的帕金森病患者伴有抑郁反应。虚弱和易疲劳既是运动综合征的一部分,再添加主要的心理表现,这使得治疗问题变得困难。帕金森病和路易体病的另一个风险是,左旋多巴本身可在少数患者中引起抑郁,有时伴自杀倾向、偏执意念和精神病性发作等。亨廷顿舞蹈症经常与抑郁症联系在一起,甚至在运动障碍和痴呆变得明显之前。在一项研究中,101 例亨廷顿病患者中有 10 例自杀或企图自杀,几乎所有该疾病的大系列研究都对这一结果发表了评论。阿尔茨海默病可能伴有抑郁症状,在这种情况下,很难或不可能在疾病早期评估情绪障碍和痴呆的相关贡献。在晚期,明显的抑郁症状通常会减弱。

妊娠期和产后抑郁　怀孕期间罹患抑郁症的主要风险是有既往的抑郁病史。某些流行病学因素也有影响,包括抑郁症家族史、单亲母亲、吸烟、低收入、年轻和家庭暴力等。然而,在怀孕期间和之后的抑郁的影响是巨大的,由于产前和产后照顾不足,胎儿和新生儿有遭受痛苦的风险,而且流产率增加。几项有争议的证据表明,母亲抑郁可能影响胎儿的生长发育及婴儿的性情。此外,产后抑郁症(*postpartum depression*)在产前抑郁症患者中也更为常见,可能导致类似的婴儿照料困难。

由于 5- 羟色胺再摄取抑制药对胎儿有潜在风险,妊娠期抑郁症的治疗引起了广泛关注。这将在后面的部分中讨论。Stewart 曾总结了妊娠期抑郁症的临床表现。

抑郁症的临床表现

充分发展的内源性抑郁可能在数天内出现,或者更常见的是,在持续数月的模糊的前驱症状背景下逐渐呈现。第 23 章中已对抑郁症的症状和体征进行了详细描述。在此只需重申,患者会表达悲伤、不愉快、沮丧、绝望、意志消沉的感受,伴自尊心的丧失。精力下降及活动减少,典型表现为身心疲惫几乎总是出现,在最严重的情况下可达到紧张症的程度。实际上,正如第 23 章所强调的,与精力、体力和动力(意志)下降相关的症状最常见的原因是抑郁。通常有激惹性增高,通常是由配偶或朋友报告,同时伴有对以前感到愉快的活动丧失兴趣。

根据 DSM 标准,内源性抑郁(endogenous depression)[重性抑郁综合征(major depressive syndrome)]的基本诊断标准大致包括情绪低落或对一切日常活动(包括性活动)丧失兴趣或乐趣,并伴有以下几个症状:①食欲紊乱及体重变化;②睡眠障碍;③精神运动迟滞或躁动;④精力下降或疲劳;⑤自责、无价值感及罪恶感;⑥犹豫不决,主诉记忆力减退或注意力集中困难;⑦死亡或自杀的想法,或自杀企图。在这一诊断体系中,4 条诊断症状中的每一种都应持续存在至少 2 周,并应该与以前的功能相背离。这是一个有用的列表,但只是简单地概括了内源性抑郁的情感、意愿和躯体方面的表现。已经制定了几个正式的诊断标准来筛查和诊断重度抑郁症(表 48-2)。这些是对以上段落中讨论的临床特征的编纂归类,但需要没有躁狂或轻躁狂发作表现以鉴别抑郁症与双相情感障碍,并进一步除外可能由个人痛苦或居丧,或药物、毒物作用引起的抑郁。

表 48-2　重度抑郁发作的诊断标准(来自 DSM[a])

在同样的 2 周期间,还需要出现以下 5 种症状,其中至少少包括前 2 种症状中的 1 种:
几乎每天大部分时间都心境抑郁
几乎每天或每天大部分时间,对于所有或几乎所有的活动兴趣或乐趣都明显地减少
在未节食的情况下体重明显减轻,或体重增加,1 个月内变化超过原体重的 5%,或几乎每天食欲都减退或增加
几乎每天都失眠或睡眠过多
几乎每天都精神运动性激越或迟滞
几乎每天都疲劳或精力不足
几乎每天都感到自己毫无价值,或过分的、不适当的感到内疚
几乎每天都存在思考或注意力集中的能力减退或犹豫不决
反复出现死亡的想法,反复出现没有特定计划的自杀意念,或有某种自杀企图,或有某种实施自杀的特定计划

[a] 适当的排除标准将在文中具体讨论,包括标志着双相障碍的躁狂发作以及因为严重的个人或社会应激下的悲痛反应,以及药物、毒物所致的特殊形式的抑郁。

抑郁患者常常行动缓慢,经常叹气,言语量减少。这样的个体的精神生活可能会狭隘到只关注身体或精神健康。在交谈中,患者反应变得非常刻板,以至于听者很快就可以准确地推测将要说什么。思维贫乏，有时明显缺乏自知力。意识清晰，尽管没有精神分裂样思维障碍的证据，部分患者可能存在突出的妄想及更少见的幻觉，证实了抑郁性精神病（*depressive psychosis*）这一术语的合理性。这些妄想通常与患者心境一致，而不像精神分裂症或妄想症的那样固定、荒谬。根据我们的经验，妄想在老年患者中更常见，而且通常只在出现数周或数月后的较典型的抑郁症才会出现。我们的患者常见的体验有，在家里煤气中毒，奇怪的猜疑，宣称被破门而入，钱不够用或被盗窃或被欺骗（部分症状也出现在痴呆早期）。出现的幻觉通常是短暂的、有声音的，且只是含糊不清的指责；幻觉的出现总是提示相关结构性脑疾病、药物中毒或酒精所致幻听症的可能性。

主要的行为异常往往表现为烦躁或易激惹，而不是活动减少、精神迟钝。烦躁的根源通常与潜在的焦虑状态有关。在地上来回踱步、拧着双手，特别是在清晨，这是他们的特征。这样的患者往往过于健谈，表达方式也很焦躁、易怒、脾气暴躁、不耐烦，无法容忍小问题，这些变化主要是家人注意到的。安抚最初可能会成功打消疑虑，但在下一轮的疑虑中又会被消散殆尽。尽管这些患者在生活其他方面是有理智和有逻辑的，但他们在症状方面仍不受理性和逻辑的影响。在最严重时，疾病表现为抑郁性木僵，患者变得缄默，对营养需求漠不关心，甚至忽视肠道和膀胱的功能［失能性抑郁症（anergic depression）］。这种极端形式的情况是紧张性抑郁（*catatonic depression*）。这些患者必须得到喂养和其他需要的照顾，直到治疗［通常是电抽搐治疗（ECT）］带来改善。

中老年抑郁症最重要的关切是自杀，这个话题后面还会提到。因为他们中的许多人都有健全、可靠和稳定的声望，并且否认自己抑郁，人们倾向于怀疑自我毁灭的可能性。尽管如此，我们还是应该直截了当地询问患者这类问题：他们是否感到生活没有意义？是否有过自杀的想法？是否认为自己有能力实施自杀？他们以前有过这样的计划或既往尝试过自杀？是否有自杀的家族史？是否持有枪械？是否害怕死亡？是否有坚定的禁止自杀的宗教信仰？这些问题与有自杀风险（或者低风险）的抑郁患者特征有关，但没有哪个问题是自杀风险的可靠指示。如果从患者的回答判断其自杀风险迫在眉睫，他们应被转诊给精神科医生，通常需住院治疗。近年来，人们逐渐意识到老年人自杀的倾向越来越高，而白人老年男性自杀率最高（主要是使用枪支自杀）。

在一些抑郁症中，关于胃肠道、消化功能的疑病先占观念导致患者反复去看医生。在一项研究中，120 例存在上述表现的患者中，21 例后来被诊断罹患抑郁症。持续的失眠可能是抑郁症患者的主诉。典型表现为早醒，情绪低落在早晨是最突出的。其他患者有入睡困难，特别是在存在相关的焦虑状态时。男性抱怨性欲丧失以及勃起功能障碍是另一种单一症状的表现，只有深入询问抑郁其他的常见紊乱，诊断才会变得明显。

遵守上述或类似的诊断标准（见表 48-1）无疑有助于诊断，但以这些症状的其中一种为主要临床表现，以至于提示其他疾病状态的诊断，并掩盖了潜在抑郁症的情况绝非罕见。如前所述，被转诊至神经科医生的抑郁症患者倾向于过度地抱怨躯体及认知方面的症状，并尽量减少或否认情绪方面的症状。例如，对疲劳、无力、不适感或广泛疼痛的主诉提示多种内科疾病，诸如贫血、艾迪生病、甲状腺功能减退、慢性感染、多发性肌炎或早期类风湿关节炎等。疲劳状态常被误解为肌肉无力，从而引导对神经肌肉疾病的医学探索。同样，抱怨持续性头痛可能提示有颅内疾病。抱怨记忆力差、注意力不集中或其他认知损害需考虑痴呆，直到经仔细检查发现患者精神能力导致了其对自身缺陷的评估。

很多神经心理量表被用来评估抑郁的严重程度。虽然其价值主要是临床研究，其中几个由于对抑郁症的某些维度敏感，可能对临床工作有帮助。在确定一个人是否抑郁或有自杀倾向时，它们不能取代临床检查，但它们可能有助于将抑郁与痴呆区分开来，并有助于在躯体主诉比精神主诉更突出的情况下发现抑郁。神经科医生最熟悉的测试是汉密尔顿量表（Hamilton scale）和贝克量表（Beck scales），但其他测试也同样有效，并被广泛使用。

双相情感障碍和躁狂症

双相情感障碍（bipolar disease）是一种心境障碍，表现为长期的抑郁发作，被躁狂发作间隔，或与之同时存在。1896 年，Kraepelin 将这一疾病命名为躁郁症（manic-depressive disease），正是由他开始建立了我们目前对这种疾病临床概念的雏形。Kraepelin 认为躁狂和抑郁发作是同一潜在过程的两个极端，并指出，与早发性痴呆（dementia praecox）不同（Pick 为精神分裂症的命名，当时很流行），双相精神病不会导致智能衰退。传统观念认为，这种疾病是处于周期性或循环的状态，在这种状态下，一种主要情绪波动后会出现相反方向但同等程度的偏移。然而，这种情况很少见。抑郁发作的频率是躁狂发作的 2 倍多，目前专家认为，该疾病最常见的形式是单独的抑郁发作，许多患者在第一次躁狂发作前有多次抑郁发作。

存在反复的纯躁狂发作而不伴间断抑郁发作的情况，但相当少见。因此，双相性精神病分为两个亚型：单相组（*unipolar group*），该组仅出现内源性抑郁；双相组（*bipolar group*），该组出现单次或多次躁狂发作，伴或不伴抑郁发作。大约 10% 的情感障碍患者出现双相情感障碍。这种分类的生物准确性尚未严格确定。还可以随意地进一步细分为双相Ⅰ型（*bipolar Ⅰ*），表现为至少一次全面的躁狂发作；双相Ⅱ型（*bipolar Ⅱ*），病程中出现一次轻躁狂发作。

此外，还存在混合情感状态（*mixed affective states*），其中抑郁和躁狂的症状在疾病单次发作中同时存在。所谓的“快速循环”型双相情感障碍也被认识，是指在一年内出现 4 次或以上的完整的躁狂和抑郁发作周期。就像该病的其他变异型一样，它对药物治疗的反应往往是异常的或出乎意料的。另有抑郁性情感元素的患者伴有不典型的表现，例如，患者不是厌食、体重下降和失眠，而是表现睡眠增多，食欲亢进。

双相情感障碍的患病率无法精确说明，主要由于诊断标准之间存在差异。当然，抑郁症和抑郁发作是普遍存在的，而躁狂相对少见。过去 50 年间，这种疾病的显著增加可能反映出医生及普通人对这种情况的认识不断提高。在冰岛相对偏远的地区和丹麦博恩霍尔姆（Bornholm）岛及萨姆索（SamsØ）岛进行的大样本研究显示，5% 的男性和 9% 的女性在一生中会出现抑郁症、躁狂或二者的症状（Goodwin and Guze）。更近期的研究，例如国家共病调查（National comorbology Survey）所做的一项研究，报道美国双相情感障碍的终身患病率为 4.5%（Merikangas et al）。根据全球疾病负担研究，双相情感障碍的发病率在 1990 年至 2013 年间增加了约 50%，但与抑郁症及其他内科疾病相比，它仍然较少见（Ferrari）。

双相情感障碍最常发生在中年和成年后期，男女发病年龄的高峰都在 55 岁至 65 岁之间。然而，相当比例的患者在儿童期、青少年期或成年早期出现首次发作。抑郁症也是老年人的一个主要问题。Blazer 和 Williams 对北卡罗来纳 997 例 65 岁以上的老年人进行调查，发现其中 3.7% 的人有重度抑郁症的症状。这种疾病在女性中的发病率是男性的 2~3 倍。对于这种性别差异暂无明确解释，但是一些人推测，男性的抑郁与女性一样多，只是他们否认抑郁情绪或者转而饮酒。双相患者的发病年龄更早，发作更频繁且周期更短，在其亲属中情感障碍的患病率较单相抑郁症更高（Winokur）。

临床表现

躁狂状态（*manic state*）在大部分情况下是抑郁状态的对立面，以心情愉悦的思维奔逸、运动言语过度活跃、食欲及性冲动增加为特征。当这种状态充分发展时，就可称之为精神病。在最低限度的睡眠后，患者满怀热情与期待地醒来。躁狂的人看上去动力十足、信心满满，但实际上缺乏执行计划的能力。其特征性表现通常为顽固任性、冲动及社交干扰行为。判断力可能因此受损，以致投资鲁莽，把钱都花在赌博或奢侈的购物上了。挫折不会让患者心烦意乱，反而会刺激他们进行新的活动。欣快感和自大有时发展到极点成为夸大妄想，反过来，这可能会让患者变得具有攻击性。在一定程度上，患者的愉悦心情和精神振奋可能具有感染力，使其他人可能参与其中。然而，如果患者受到挫折，这种热情和幽默可能突然转变为愤怒。易激惹可能成为主流情绪，而不是兴高采烈。偏执思维的阈值降低，这让患者变得敏感多疑。

个人忽视可能达到衣冠不整和不讲卫生的程度。病情最严重的情况，被描述为“谵妄性躁狂”（delirious mania），此时患者变得完全语无伦次、行为紊乱。这就是 19 世纪和 20 世纪早期一些伟大的文学作品中对神经梅毒的躁狂的描述。在这个阶段，幻视、幻听和偏执性妄想可能很明显。

轻躁狂（*hypomania*）是对该病轻微程度的描述，但这一术语也被宽泛地用于描述一个通常精力充沛和活跃的、正常功能的人的行为。从后一种意义上说，轻躁狂是许多富有才华和创造力的人所具有的一种个人特质。除非这种特征是过度的且与个人的个性不符，否则就不需要引起关注。正如贝尔梅克（Belmaker）所指出的，许多极具创造力的人患有双相情感障碍，但全面爆发的躁狂对事业和人际关系都是毁灭性的。当使用适当的药物治疗时，这些人实际上更具有创造力。尽管许多作家，例如托马斯·曼（Thomas Mann）在《浮士德博士》（*Doctor Faustus*）中塑造的阿德里安·莱韦屈恩（Adrian

Leverkühn）的人物形象，将疯狂与创造力之间的联系浪漫化了，但在现实中，这种联系也仅此而已。

如果不治疗的话，抑郁症或躁狂症的首次发作平均持续6个月，尽管持续时间差别很大。通过治疗，根据一些试验，许多患者的这种情况可以减少一半以上。虽然大多数双相情感障碍的发作在几个月内就会消退，但仍有相当数量的患者长期处于慢性疾病状态。根据Winokur和同事们的报告，他们的双相障碍患者有14%在2年后未恢复，5%的患者在5年后仍未恢复。原发性单相障碍患者所对应的比率分别为19%和12%。大多数抑郁症患者有一次或多次复发。预测不良预后因素包括高度焦虑、类似精神疾病的强阳性家族史，以及存在诱发抑郁的环境等（Hirschfeld et al）。最重要的预后因素可能是治疗前的病程，也就是说，越早治疗，预后越好。

表现为脑病的躁狂　躁狂患者可能出现定向力障碍，轻微的躁动不安，伴感觉模糊。这种极端的表现并不常见，但我们曾几次将躁狂的患者送至神经科诊治，他们在一定程度上提示一种脑病和全面性精神错乱状态。患者表现和气，没有精神错乱、强制言语或过度活跃的运动行为，但主要表现注意力不集中，思维混乱。诸如疱疹性脑炎、酒精或药物戒断、卒中，以及副肿瘤性脑炎都曾被考虑，直至患者开始在笔记本上记满文字，出现失眠，并将个别有效但不可能发生的想法和事件联系起来。一个患者坚持认为我们中有一个是他妻子的心脏科医生，另一个患者则坚称其中一个作者在他在场的一场大学橄榄球比赛中触地得分。有关公众人物的故事在事实上是正确的，却牵扯到错误的人。患者靠在医院病室的门坐着，一看到我们中的一个，就不停地但愉快地吸引我们的注意力，跟他说话。同时，在定向力、计算力及言语任务上的表现都很正常。Ropper和Burrell在《深入兔子洞》（*Reaching Down the Rabbit Hole*）一书中描绘了这样一个人。

抑郁症和双相情感障碍的病因

以下是人们提出的解释抑郁症起源的主要理论，它们并不相互排斥；对这一主题的详细回顾，可以参考Belmaker和Agam的综述。

遗传因素

经历悲伤和抑郁的能力对所有人来说都是一样的，但毫无疑问，一些人比其他受到类似社会心理压力的人更容易患抑郁症。据估计，通过各种遗传技术，抑郁症的遗传风险高达40%（低于精神分裂症和双相情感障碍）。生父母患有情感障碍的被收养儿童比生父母未受情感障碍影响的被收养儿童患该病的风险更大（Mendlewicz and Rainer；Cadoret）。这些疾病在患者亲属中发生率明显升高（一级亲属的发病率为14%~25%）。同样，一级亲属的抑郁症风险也增加（15%，一般人群的发病风险为1%~2%）。如果综合几项双生子研究，72%的同卵双胞胎均患有双相情感障碍，而在同性异卵双胞胎的比例为14%；在单相抑郁中的相应数字分别为40%和11%（见Goodwin and Guze）。所有这些发现都表明双相情感障碍有很强的遗传因素。双相情感障碍的基因仍有待探索，目前认为可能有数个基因参与其中。Ogilvie及其同事们提出，有迹象表明特定的基因可能改变抑郁症的易感性；他们以及其他研究者发现5-羟色胺转运蛋白基因（选择性5-羟色胺能抗抑郁药的主要靶点）的等位基因变异与7倍的重度抑郁症风险增加相关。并非所有的研究都同意这些观点。这一结果得到了Caspi及其同事的证实，他们报告称5-羟色胺转运蛋白的一种变异与应激反应中抑郁的增加有关。其他假设提出了许多易感基因位点，然而单个基因位点致病似乎不太可能（见Sanders et al）。

解剖学上的关联

包括功能成像在内的几项研究表明，脑的一些区域与抑郁症复杂症状的发病机制有关（Drevets）。左侧额叶皮质的低代谢是最一致的发现之一。扣带回和眶额皮质、内侧边缘系统的相关部分，以及海马的代谢改变在许多研究中也很突出。与所有功能成像研究一样，很难知道观察到的变化是抑郁状态的原因，还是仅仅反映了抑郁状态时相应的活动。

Bejjani和同事们在使用脑深部电刺激（DBS）治疗帕金森病的过程中，进行了一项有趣的观察，但结果与上述观点不完全一致。其中一例患者仅在高频刺激左侧黑质时才表现出短暂却明显的抑郁症状。刺激过程中正电子发射断层成像显示左侧眶额皮质的激活，左侧杏仁核、苍白球、丘脑和右侧顶叶的激活不太一致。在另外2例先前无精神症状的病例中，丘脑底核的DBS诱发了可逆的躁狂状态（Herzog et al；Kulisevsky et al）。Fisher记录了在疱疹性脑炎早期阶段出现的轻躁狂发作，且在卒中和脑外伤后有许多暂时性继发性躁狂的报道，后者最常影响右侧颞叶。这些病例中涉及的结构可能是在抑郁症期间被激活的庞大且分布广泛的网络的一部分。

在组织学水平上，有几项研究显示，在抑郁症和应激状态下海马 CA3 区的锥体神经元耗竭和改变，但这些发现的意义尚不清楚（Sapolsky）。它们后来被提到与颞叶的神经发生（成人新神经元的出现）和抑郁症的康复有关。这些关于神经发生的观点仍然是推测性的，第 28 章中有讨论。有趣的是，在一个啮齿类动物抑郁症模型中，抗抑郁药物发挥有益作用需要神经发生（Santarelli）。在一定程度上基于这一观察，抑郁症与痴呆症后期发展之间的关系已经被提出。Starkstein（1987，1991）和 Robinson 的综述，以及前面提到的 Belmaker 和 Agam 的综述可为引起情感改变的解剖学损伤提供更多信息。从躁狂发作的脑连接组学（brain connectome）改变的研究进展已取得了不同的结果，但集中体现在原本连接“丰富”的不同脑中心之间和半球间的活动减少（Collin et al），但这些都是不适用的概念，且可能随着研究的增加而改变。

生物化学理论

多年来有一点已经很清晰，即生物单胺类（biogenic monoamines）（去甲肾上腺素、5- 羟色胺、多巴胺）在某种程度上参与抑郁症的生物学过程。然而，大多数关于抑郁症的神经生化理论都有一个弱点，即它们都是从抗抑郁药对多种神经递质的作用到假定的疾病发病机制的逆向推论的结果。观察发现，三环类抗抑郁药和单胺氧化酶（MAO）抑制剂对它们的影响是通过在边缘系统和下丘脑的中枢肾上腺素受体部位增加去甲肾上腺素和 5- 羟色胺发挥作用的，以及抑郁症状诱导剂（如利血平）耗竭这些部位的生物胺，提出了自然发生的抑郁症可能与这些物质的缺乏有关。此外，抑郁症患者及其一级亲属、健康人在去除单胺前体色氨酸的饮食后会出现抑郁心境，且去甲肾上腺素的代谢产物 3- 甲氧基 -4- 羟基苯乙二醇（MHPG）在内源性抑郁患者的脑脊液中浓度下降，在躁狂状态的水平升高。一些神经化学成像研究证实了这些发现，而另一些则没有。类似地，5- 羟色胺的脱胺代谢产物 5- 羟吲哚乙酸（5-HIAA）在抑郁症患者的脑脊液中也减少（Carroll et al）。

某些新型的抗抑郁药作为选择性 5- 羟色胺再摄取抑制剂（selective serotonin reuptake inhibitors，SSRIs），通过增加突触中有功能活性的 5- 羟色胺数量来产生明显的有益作用（它们也会提高去甲肾上腺素的浓度）。基于这些原因，目前也认为 5- 羟色胺及其神经元的通路与抑郁症的发生有关。然而，应提醒读者，仅仅在 20 年前，人们还普遍认为是去甲肾上腺素的耗竭发挥了这一作用。目前还不清楚哪些神经生化改变是原发的，哪些调节着其他系统。例如，有报道认为，P 物质在引起抑郁症中扮演重要角色（Kramer et al），而阻断 P 物质受体具有抗抑郁效应。任何神经化学模型都无法解释服用各种抗抑郁药物会导致抑郁症的改善延迟数周。

另一组持续受到关注的观察提示存在下丘脑 - 垂体 - 肾上腺轴功能紊乱（由 Schlesser et al 总结）。早在几十年前就发现，患者罹患内源性抑郁时经胃肠外给予地塞米松 1~2mg 不能抑制血清皮质醇的分泌，但在康复后可以抑制。在一系列类似的反应性抑郁症中，皮质醇分泌受到正常的抑制。起初，地塞米松抑制试验被认为可以区分两大组抑郁症患者，并预测药物治疗的反应。然而，后续研究发现，该测试的特异性远低于早期报告所显示的（Amsterdam et al；Insel et al）。积累的证据表明，50% 的重度抑郁患者不表现出皮质醇分泌的抑制，而相当数量的其他精神疾病患者中可见到阳性结果。

地塞米松抑制的失败是由于下丘脑 - 垂体轴的过度活跃及相应的促肾上腺皮质激素释放激素、促肾上腺皮质激素（ACTH）和糖皮质激素分泌增加。高水平的糖皮质激素已被理论化为阻止内侧颞叶的神经发生，并可能解释或扩大在一些死亡的抑郁症患者大脑研究中发现的海马神经元丢失。一项关于电抽搐治疗（ECT）通过提高神经营养因子水平发挥作用的提议至少与这一观点一致，也与从抑郁症恢复的一个要素在某种程度上与海马和下丘脑区的正常神经元结构恢复的假说有关（Chen）。尽管推测性很强，但其中的一些变化或许可以解释服用抗抑郁药物后改善延迟的原因。

目前，必须承认对抑郁症来说没有可靠的生物学检测。我们必须要借助临床分析，不仅用于诊断，而且用于鉴别特殊类型的抑郁反应。

社会心理学理论

许多有经验的精神科医生强调社会心理因素在抑郁障碍病因中的重要性。在原发性抑郁障碍患者中，与对照组相比，在抑郁发作前的几个月经历应激性生活事件的频率更高。在 Thomson 和 Hendrie 的研究中，对于抑郁症家族史阳性的患者和家族史阴性的患者而言，情况是一样的。内源性抑郁症患者和反应性抑郁症患者在这方面也没有区别。有些人会出现反应性抑郁症的原因仍没有答案。他们是否容易受心理、人格或遗传因素的影响，更易感于社会心理应激的效应？人们很容易得出这样的结论，认为许多由社会心理应激引起的抑郁症混淆了一部分内源性抑郁症。精神科医生也未能发现抑郁症与人格类型或特定精神动力学机制之间的一致相关性。精神障碍的生物心理社会理论在解释抑郁症方面最具吸引力，但很难分辨哪些要素对每个人起作用。

治疗

目前治疗抑郁症的药物应用非常普遍，所有医生都应该熟悉它们。然而，必须承认的是，这些药物治疗对抑郁症的影响程度主要是由一些临床试验主导的。关于抗抑郁药物治疗效果的几项大型研究的荟萃分析表明，大约 50% 的患者的临床改善可归因于药物本身；值得注意的是，多达 25% 的额外改善可归因于安慰剂效应，或者更有可能归因于疾病的自然病程。其余的患者在药物治疗期间未能及时改善或复发。一些心理治疗形式的增效作用将进一步讨论。

如果没有精神科医生的建议或帮助，未接受精神科训练者从事双相情感障碍或严重的内源性抑郁症的管理是不明智的。另一方面，如果症状主要是神经系统方面的（如慢性头痛、全身无力和易疲劳），并且自杀风险较低，那么由有经验的神经科医生使用抗抑郁药治疗可能是适宜的。

抗抑郁药治疗

在双相情感障碍和抑郁症的治疗中，常用药物主要有六类：三环类抗抑郁药、非典型或非三环类化合物、MAO 抑制剂、5- 羟色胺激动剂（再摄取抑制药）、抗惊厥药，以及锂盐等。在第 41 章中，结合这些药物的副作用对这些药物的药理学特性及作用方式进行了讨论。其他值得注意的地方在这里讨论。

目前大多数精神科医生倾向用一种功能性 5- 羟色胺激动剂（SSRIs）进行初始治疗，即氟西汀、舍曲林（sertraline，Zoloft）、帕罗西汀（paroxetine，Paxil）、西酞普兰（citalopram，Celexa）、艾司西酞普兰（escitalopram，Lexapro）及其他，或使用一种相关的药物（5- 羟色胺 - 肾上腺素再摄取抑制药），如文拉法辛（venlafaxine，Effexor）和奈法唑酮（nefazodone，Serzone）。每年都有相似类型的新药出现。与下面讨论的三环类抗抑郁药相比，这些药物具有更少的镇静和抗胆碱能作用，抗抑郁作用起效可能更快。氟西汀（fluoxetine，Prozac）有引起失眠和体重减轻的倾向，使其特别适用于治疗以过度进食和嗜睡为特征的抑郁症。一些女性患者则出现了相反的效果，即体重增加。厌食症、失眠和高度焦虑的患者服用镇静作用更强的药物，如阿米替林（amitriptyline）效果可能更好。对以嗜睡为主要症状的患者而言，氟西汀是一个合理的选择。一部分患者中出现的某些副作用，如性欲减退和勃起功能障碍，很难与抑郁症的症状区分开。还有一部分患者出现其他药物副作用，包括胃肠道不适，在第 47 章讨论过的焦虑加剧、视物模糊、头晕等（见第 41 章）。

有争议的问题包括：①诱发躁狂；②使用这些药物后不久诱发自杀；③在儿童中使用这些药物是重要问题，只能在此粗略地讨论。Ryan 总结了这些问题，并指出随 SSRI 类药物使用的增加，青少年的总体自杀率正在下降。在某些双相情感障碍患者中，5- 羟色胺能抗抑郁药引发躁狂发作似乎是一种很有规律的现象，因此这种风险不再是一个值得质疑的问题。同样需要强调的是，在怀孕期间暴露于 SSRI 的母亲的婴儿罹患肺动脉高压的风险增加。

三环类抗抑郁药（tricyclic antidepressants）包括阿米替林、丙米嗪（imipramine）、地昔帕明（desipramine）、多塞平（doxepin）、氯米帕明（clomipramine）、曲米帕明（trimipramine），以及与之密切相关的去甲替林（nortriptyline）和普罗替林（protriptyline）。在这一组中，大多数精神科医生首选丙米嗪或阿米替林，因为它们相对安全。一般来说，这些药物都是同样有效的，尽管个别患者对其中一种药物的反应或耐受性可能比另一种更好。阿米替林或丙米嗪的起始剂量为 25mg/d，然后根据病情需要每 3~4 天增加 25mg/d，至 150mg/d。在睡前服用这些药物，对缓解抑郁症伴随的失眠也很有帮助。三环类药物的疗效通常在开始治疗后的 2~4 周内并不明显，向患者和家属解释这一点很重要。常见的副作用包括直立性低血压、口干、便秘、心动过速、尿等待或尿潴留（特别是前列腺肥大的患者）、震颤，以及嗜睡等。闭角型青光眼可能失代偿。由于存在心脏传导阻滞或心律失常的风险，对于各种类型心脏疾病的老年患者应该慎用。对于这些患者，5- 羟色胺类药物或一组非三环类抗抑郁药物中的一种，安非他酮（bupropion）和曲唑酮（trazodone）可能是更好的选择，但是后者在持续抗抑郁作用所需的剂量时会引起直立性低血压和镇静。非三环类药物在治疗抑郁症方面与三环类药物似乎同样有效，且无抗胆碱能和心脏毒性的不良反应。

如果一种 SSRI 或三环类及相关的药物足量给药 4~6 周后没有产生预期效果，或者经常发生的情况，患者对所给药物不耐受，可以尝试另一组药物，例如 MAO 抑制剂。在美国国家精神卫生研究院（National Institutes of Mental Health）资助的众多新的“有效性”试验中，与随机试验中的“有效性”不同，在西酞普兰缓解抑郁失败的患者中，通过改用安非他酮、舍曲林或文拉法辛，25% 的案例可成功缓解（Rush et al）。停用 SSRIs 后，在使用 MAO 抑制剂之前必须有 1~2 周的无药间隔期，以避免引起 5- 羟色胺综合征（serotonin syndrome）。一些研究表明，MAO 抑制剂在伴有非典型特征，如食欲增加的抑郁症中更有效。苯乙肼（phenelzine）、异卡波肼（isocarboxazid）和反苯环丙胺（tranylcypromine）都属于这一类，其中第一种产生严重副作用的可能性最低。起始剂量通常为 15mg，3 次 /d，根据需要逐渐加量至最大剂量 45mg，3 次 /d。MAO 抑制剂最严重的风险是发生高血压危象；因此，高血压和心脑血管疾病的患者应谨慎使用。服用这些药物的患者应避免食用酪胺含量高的食物（陈年奶酪、多种腌制食品、鸡肝、啤酒、葡萄酒、酵母提取物），以及含有拟交感作用物质的药物或左旋多巴（抗充血剂、安非他明、咖啡因）和上述的 5- 羟色胺激动剂等药物。此外，还禁止使用单胺氧化酶抑制剂（MAOI）-B 类药物治疗帕金森病（见第 38 章）。

许多精神科医生常用抗惊厥药作为“心境稳定剂”辅助抗抑郁药。可使用丙戊酸盐或加巴喷汀，也可使用卡马西平或苯妥英钠。用来评价这种策略的价值的可靠研究很少，但这些药物如果仅作为抗焦虑药，可能带来一些额外的好处。抗惊厥药物治疗躁狂状态有效的数据更有说服力。

由于许多抑郁症患者对三环类药物、MAO 抑制剂或 5- 羟色胺激动剂中的一种有反应，而不是对所有的药物都有反应，因此有关这些药物中哪些在既往发作中有效的信息对临床医生很有帮助。如前所述，对抗抑郁药的应答不会在几周内出现。如果治疗成功，应该维持 6~9 个月，并且通常结合某种心理治疗。过早停药是复发的主要原因。药物的剂量可能会在随后数周内缓慢减少。快速减药可能引起撤药症状（恶心、呕吐、不适和肌肉疼痛）。如果撤药时抑郁症状反复，应逐渐重新制定有效剂量。Mann（2005）对抑郁症的药物治疗进行了全面综述；每种药物的副作用以表格的形式列出，改编为表 48-3。

表 48-3　抗抑郁药物的分类与副作用

功能分类	副作用						
	失眠和焦虑	镇静	低血压	抗胆碱能作用	恶心或胃肠道作用	性功能障碍	体重增加
再摄取抑制药							
选择性 5-HT 再摄取抑制药（SSRIs）							
氟西汀	++	–/+	–/+	–/+	++	++	+
帕罗西汀	++	–/+	–/+	+	++	++	+
舍曲林	++	–/+	–/+	–/+	++	++	+
氟伏沙明	++	+	–/+	–/+	++	++	+
西酞普兰	++	–/+	–/+	–/+	++	++	+
艾司西酞普兰	++	–/+	–/+	–/+	++	++	+
非选择性去甲肾上腺素再摄取抑制药							
地昔帕明	+	–/+	++	+	–/+	+	+
去甲替林	+	+	+	+	–/+	+	+
马普替林	+	–/+	+	+	–/+	+	++
混合或双通道再摄取抑制药							
第一代（三环类）							
阿米替林	–/+	++	++	+++	–/+	+	–/+

续表

功能分类	副作用						
	失眠和焦虑	镇静	低血压	抗胆碱能作用	恶心或胃肠道作用	性功能障碍	体重增加
度硫平	–/+	++	++	++	–/+	+	–/+
丙米嗪	++	+	++	++	–/+	+	–/+
第二代(非三环类)							
文拉法辛	++	–/+	–/+	–/+	++	++	–/+
安非他酮	++	–/+	–/+	+	+	–/+	–/+
度洛西汀	–/+	+	–/+	+	+	–/+	–/+
单胺氧化酶抑制剂							
苯乙肼	++	+	++	+	+	++	+
苯环丙胺	++	+	++	+	+	++	+
异噁唑酰肼	++	–/+	++	+	+	++	++
司来吉兰	+	–/+	+	+	+	+	+
新一代混合作用药物							
米氮平	–/+	+++	+	–/+	–/+	–/+	+++
萘法唑酮	–/+	++	+	+	+	–/+	+
曲唑酮	–/+	+++	+	–/+	+	++	+

–,无;+,轻微;++,适中;+++,严重;DRI,多巴胺再摄取抑制药;MAOI,单胺氧化酶抑制剂;TCA,三环类抗抑郁药。

来源:改编自 Mann(2005)。

电抽搐治疗和经颅磁刺激

电抽搐治疗(electric convulsive therapy,ECT)过去被不恰当地称为"电击"疗法,仍然是严重内源性抑郁症的一种非常有效的治疗,也可用于中断躁狂发作。这项技术相对简单,在监管得当的诊所中也相当安全。患者通过静脉注射短效巴比妥酸盐,苯二氮䓬类药或丙泊酚麻醉,同时使用肌肉松弛剂(琥珀胆碱)治疗。在常规方法中,每个太阳穴上均放置一个电极并通以约 400mA,电流为 70~120V,持续 0.1~0.5 秒。仪器中的大电容器是重要元件,其放电可引起电记录的癫痫发作。琥珀胆碱可预防强烈而有害的肌肉痉挛。患者在 5~10 分钟内醒来,最长约 30 分钟。ECT 发挥作用的机制尚不清楚。治疗通常隔日进行,共 6~14 次。唯一的绝对禁忌证是颅内压增高,例如肿瘤或颅内血肿。ECT 是否诱发或加重癫痫仍存有争议,但癫痫的存在通常被认为是一种禁忌证。这种治疗在控制不佳的系统性高血压或已知对麻醉剂敏感的作为术前用药中也应谨慎使用。

ECT 的主要缺点是在治疗期间和随后的几天里出现一过性近记忆损害,损害程度与治疗次数有关。将两个电极都放在非优势侧(单侧 ECT)或使用较小的电流和更短的脉冲,而非正弦波,对记忆的干扰较小,由于它对治疗抑郁症几乎同样有效,所以已被采用。

随着人们认识到经颅磁刺激(transcranial magnetic motor stimulation)有时使情绪提升,它作为 ECT 的替代品被引入。磁技术的优势在于除引起轻微躯体影响外无任何躯体影响,并且由于不会造成意识丧失,不需要麻醉和神经肌肉麻痹。短脉冲的高频刺激已被应用。目前还很少进行对照研究,可以想象这项技术替代 ECT,但初步认为它对严重或长期的抑郁症不如 ECT 有效,对紧张症可能完全无效。相关的方法,如对皮质的直流电刺激,得到的结果不一致,但通常是负面的结果(Brunoni et al)。

在抗抑郁药物出现之前,ECT 是治疗中老年激越型抑郁症和紧张症的首选方法。经过 6~14 次治疗,接近 90% 的患者在 2 个月或更短时间内康复。使用 ECT 治疗之前,这类抑郁症可能会持续 2 年及以上,直到缓解或发生自杀。在紧张症或严重精神病性抑郁症的病例中，大多数精神科医生倾向于首先使用一种较新型的抗精神病药，然后在做 ECT 检查之前进行抗抑郁药试验。ECT 治疗后，维持抗抑郁药物或锂盐治疗是必要的，以防止复发。脑深部电刺激治疗难治性抑郁症的研究正在进行之中。

双相情感障碍的治疗

碳酸锂

几十年来，直到最近碳酸锂（lithium carbonate）一直是治疗双相情感障碍躁狂相的首选药物，并且它可有效预防某些患者抑郁症复发。在下一章中讨论的某些新型抗精神病药，在治疗双相情感障碍上已经替代了锂盐，但几乎没有证据表明它们更优越。在急性躁狂发作时，可能需要住院治疗以保护躁狂患者免于可能导致个人和人际关系困难或危及职业的冲动和攻击性行为。氟哌啶醇（haloperidol，Haldol），或第 49 章中讨论的新型抗精神病药之一，或当这些药物都无效时使用的电抽搐疗法（ECT）（见下文）可用于控制躁狂发作，直到碳酸锂起效，这通常需要 4 或 5 天。锂盐的常用剂量为每日 1 200~2 400mg，分次口服，这样可以达到理想的血清浓度 0.9~1.4mEq/L。必须经常复查血清锂的浓度，以确保服用治疗剂量和预防毒性（见下文）。

锂盐的副作用包括恶心和呕吐，腹泻（特别是加量过快时），感到精神迟钝，动作性震颤，虚弱，共济失调，口齿不清，视物模糊，头晕，眼球震颤（特别是垂直眼震或下跳性眼震），木僵和昏迷。在中毒水平时可能出现错乱性精神病伴多肌阵挛和模拟共济失调的克雅病（包括脑电图中周期性尖波）。对于锂盐不耐受的患者，可以用卡马西平、丙戊酸或其他抗癫痫药替代。最低有效剂量的锂盐合并三环类药物或 SSRI 一直是双相情感障碍最常用的长期预防疗法之一，同样的组合对于混合性双相情感障碍患者，即在一次发作中同时存在抑郁和躁狂表现也是有效的。

抗精神病药物

或许在双相情感障碍的治疗中最显著的变化是开始使用一种已批准的抗精神病药物喹硫平（quetiapine）、氟西汀（fluoxetine）来控制抑郁和周期性发作的躁狂，而不是用锂盐。若失败，则使用一种“心境稳定剂”，如拉莫三嗪或双丙戊酸钠。如前所述，很少有证据表明这些方法优于锂盐。需要说明的是，目前传统抗抑郁药的使用不太受欢迎，因为它有加重抑郁以致自杀或诱发躁狂发作的风险。其他用药组合也有使用，例如奥氮平（olanzapine）与 5- 羟色胺能抗抑郁药（例如氟西汀）。Frye 的综述对此进行了总结。综合这些新方法的有效性有助于强调正确诊断双相情感障碍与单相抑郁的重要性。在这些药物之一起效之前，可能需要使用氟哌啶醇控制危险的躁狂发作。

心理治疗

向所有抑郁症或双相情感障碍患者仔细解释患者病情，确保疾病是自限性的，并鼓励和指导患者的家人，这对帮助患者和家人了解疾病和应对疾病都是有价值的。与此同时，应该警惕自杀倾向，鉴于其不可预测性，这无疑是一项艰巨的任务。一般情况下，双相情感障碍最好由愿意对患者长期随访并在怀疑复发时可以重新评估的医生进行管理。虽然任何一次单独发作的预后都相对较好，但明智的做法是安排一个行动计划，以便在出现复发的第一个征兆时就开始采取行动。

Tomes 已经写过关于心理治疗中各种心理动力学方法的文章，作者无法对它们进行权威评论。自 20 世纪 70 年代 Beck 提出一种结构化的、以问题为导向的心理治疗方法以来，应用“认知 - 行为”和“人际”策略已经得到相当的普及。它在有限程度上借鉴了精神分析和其他精神动力学理论，并且已被用于抑郁症、焦虑症、慢性疼痛和其他紊乱的患者。Blenkiron 认为，认知行为疗法对于轻度至中度（非慢性）抑郁症、广泛性焦虑和惊恐障碍，以及强迫症和恐怖症患者最为有效。本质上，治疗医生在短期内为患者提供有关疾病性质，常见症状等信息，并提供积极的干预措施，患者在治疗师的帮助下进行干预，以改变来自患病的特定误解或功能失调的行为。对于难治的慢性抑郁症，Keller 及其同事比较了一种抗抑郁药奈法唑酮（nefazodone）、认知行为疗法或二者联合疗法，发现前两组中各约 50% 和联合治疗组中 85% 的患者在 12 周后出现缓解。这是以结果为导向的现代心理治疗价值的最好证明之一。一种流行的衍生方法是“接受和承诺疗法”（Acceptance and Commitment Therapy，ACT），它帮助患者接受生活中的困难。有兴趣的读者可以在最新版 Kaplan 和 Sadock 综合精神病学教科书（*Kaplan and Sadock's Comprehensive Textbook of Psychiatry*）中找到关于该主题的讨论（Sadock and Sadock）。Gabbard 的观点是值得注意的，行为 - 认知疗法被证明不比其他形式的心理治疗更好或更差，但它具有相对简洁、应用一致和直截了当的优点，可避免责怪患者、家庭、环境或其他的外力。

自杀

在美国，每年记录在案的自杀约 30 000 起，自杀未遂的人数比这一数字高出约 10 倍。所有精神科医生都认为这些数据是相对保守的。在美国，自杀是成年人死亡的第八大原因，也是 15~24 岁人群死亡的第二大原因，这些数据强调了识别具有高度自伤风险的抑郁症的重要性。每个医生都应该熟悉我们所掌握的为数不多的几条线索，以便识别那些打算结束生命的患者。关于抑郁症的访谈中可能涉及的一些问题已在前面列出，特别是“您是否想过伤害自己或结束自己的生命？”以及跟进询问“您有计划吗？”医生还应该意识到大多数自杀是通过过量服用处方药实现的，因此在抑郁症患者药物的分发和管理中需要保持谨慎。

Mann（1998）总结的一些观点，认为自杀倾向代表一种特殊形式的抑郁症，或是它的一种重要变体，并且某些人天生易受生物因素的影响。换言之，自杀不仅仅是对极端应激或沮丧的认知反应。当然冲动性，一种额叶现象，在许多案例中似乎是自杀行为的一个因素，但这同样很难预测和预防。作者无法评判这些观点，但是支持者指出在有自杀企图和无自杀企图的抑郁症患者之间，5- 羟色胺功能的具体指标存在差异。也有人观察到，现代抗抑郁药的应用并未在很大程度上改变抑郁症患者的自杀率。双相情感障碍，内源性抑郁症，由衰竭性疾病引起的抑郁症（特别是亨廷顿病、癌症和艾滋病），病理性悲伤，以及酒依赖或精神分裂症患者的抑郁症都存在自杀的风险。在双相情感障碍和内源性抑郁症中，患者的终生自杀风险约为 15%（Guze and Robins）。在 Robins 研究的 134 名自杀患者中，47% 的人患有抑郁症，25% 的人患有酒依赖。其他系列报告抑郁症，酒依赖和药物滥用的比例更高（Andreasen and Black）。

尽管有上述关于冲动性的论述，大多数自杀都是有计划的。此外，自杀的意图往往会传达给患者生命中重要的人。该消息可以是直接口头陈述意向，也可以是间接的，如赠送一件珍贵的财产或修改一份遗嘱。众所周知，男性成功自杀率是女性的 3 倍，在 40 岁以上的男性中尤为常见。父亲或母亲有自杀史的患者比没有这种家族史的患者风险更高。既往自杀企图也会增加风险。如前所述，对自杀的重要威慑包括虔诚的天主教徒或类似的反对自杀的宗教信仰，担心它会给家庭带来痛苦，以及患者真诚地表达对死亡的恐惧。然而，这些特征中没有哪一个能够完全预测自杀。因此，人们只能将临床判断和怀疑指数作为主要指导。唯一的经验法则是所有自杀威胁都应被严肃对待，且所有威胁要自杀的患者都应该尽快由精神科医生进行评估。

抑郁症患者的特殊问题

据我们的经验，以下是一些常见和棘手的临床情况，在这些情况下可能很难识别潜在的抑郁症：

1. 慢性疼痛患者 长期以来，人们一直认为慢性疼痛和抑郁症存在关联。这远非一个同质的群体。神经科医生经常面对的慢性头痛的特殊病例，会在下文和第 9 章中讨论。在一些慢性疼痛患者中，抑郁症的症状和体征非常明显。如果疼痛出现时间少于 1 年，并与其他抑郁症状同时出现，对抗抑郁治疗的反应可能是良好的。较难以理解和处理的是，患者只有持续性疼痛作为唯一的主诉；头部、面部和腰部是最常见的部位。在检查结果正常的情况下，每天出现的紧张性头痛，持续数周或数月，在任何年龄段都高度提示抑郁症。如果穷尽对疼痛原因的检查而没有结果，最终得出结论是，这种疼痛是“心因性的”。这种将疼痛归因于一些模糊的心理机制的做法几乎没有帮助。尽管如此，在相当比例的此类患者中，抗抑郁药可减轻疼痛，提示疼痛和抑郁之间存在联系。反复的外科手术和对镇痛药物的依赖可能使问题变得更加困难，因为它们本身就会消耗精力并有其他的不良反应。这些患者可见于因椎间盘破裂、髋关节炎或非典型性面痛等多次手术后致残者。

2. 抑郁症与酗酒 它们通常是相关的，重要的是确定哪个原发而哪个是继发的。在酒精中毒背景下首次出现抑郁综合征是一个常见的临床现象。在 Cadoret 和 Winokur 研究的一个大系列的酗酒患者中，61 例女性中有 30 例发生了继发性抑郁，112 例男性中有 41 例；此外，一旦出现酗酒，抑郁症在女性身上出现的时间要比男性早得多。相反的情况，即在原发性抑郁症的背景下发生酗酒就不太常见。同样，女性受到不成比例的影响。如前所述，这些差异可能会是虚假的；Winokur 的家庭研究（1991）表明，相同的遗传易感性在女性中导致抑郁，在男性中导致酗酒和反社会人格。类似的联系是否存在于抑郁症和药物成瘾之间,例如阿片类药物,目前尚不清楚,但从我们的经验来看,似乎并非如此。

3. 儿童期和青春期抑郁症　我们在儿童中观察到抑郁状态,它们经常被儿科医生和精神科医生误诊。常见的表现有慢性头痛,拒绝上学,不参加社交活动,厌食,呕吐和体重减轻,以及学业失败等。许多病例在青春期发病,这种疾病在儿童晚期和高中生及大学生中很常见。悲剧性的错误是,不理解这一事实并按照某些假定的非情感性神经症状治疗患者,这只会让患者自杀。

4. 焦虑、疑病症和假性痴呆　在这些临床情况下,潜在的抑郁症可能不会立即显现,但必须予以怀疑,就像第 47 章详细讨论的那样。无法用医学解释的严重慢性疲劳的主诉应引起同样的怀疑(见第 23 章)。一个看似有早期痴呆症状的老年人,如果经过仔细检查,可能发现他患有严重的抑郁症。

(袁艺琳　于 欣　译　王维治　校)

参考文献

American Psychiatric Association: *Diagnostic and Statistical Manual of Mental Disorders*, 5th ed (DSM-5). Washington, DC, APA, 2013.

Amsterdam JD, Winokur G, Caroff SN, et al: The dexamethasone suppression test in outpatients with primary affective disorder and healthy control subjects. *Am J Psychiatry* 139:287, 1982.

Andreasen NC, Black DW: *Introductory Textbook of Psychiatry*, 2nd ed. Washington, DC, American Psychiatry Press, 1995.

Beck AT: *Cognitive Therapy and the Emotional Disorders*. New York, International Universities Press, 1976.

Bejjani B-P, Damier P, Arnulf I, et al: Transient acute depression induced by high-frequency deep-brain stimulation. *N Engl J Med* 340:1476, 1999.

Belmaker RH: Bipolar disorder. *N Engl J Med* 351:476, 2004.

Belmaker RH, Agam G: Major depressive disorder. *N Engl J Med* 358:55, 2008.

Blazer D, Williams CD: Epidemiology of dysphoria and depression in an elderly population. *Am J Psychiatry* 137:439, 1980.

Blenkiron P: Who is suitable for cognitive behavioural therapy. *J R Soc Med* 92:222, 1999.

Brockington I: Postpartum psychiatric disorders. *Lancet* 363:303, 2004.

Brunoni AR, Moffa AH, Sampaio-Junior B, et al: Trial of electrical direct-current therapy versus escitalopram for depression. *N Engl J Med* 376:2523, 2017.

Cadoret RJ: Evidence for genetic inheritance of primary affective disorder in adoptees. *Am J Psychiatry* 135:463, 1978.

Cadoret RJ, Winokur G: Depression in alcoholism. *Ann N Y Acad Sci* 233:34, 1974.

Carroll BJ, Feinberg M, Greden JF, et al: A specific laboratory test for the diagnosis of melancholia. *Arch Gen Psychiatry* 38:15, 1981.

Caspi A, Sugden K, Morritt TE, et al: Influence of life stress on depression: Moderation by a polymorphism in the 5-HTT gene. *Science* 301:386, 2003.

Cassidy WL, Flanagan NB, Spellman M, Cohen ME: Clinical observations in manic-depressive disease. *JAMA* 164:1535, 1957.

Chen B, Dowlatshahi D, MacQueen GM, et al: Increased hippocampal BDNF immunoreactivity in subjects treated with antidepressant medication. *Biol Psychiatry* 50:260, 2001.

Collin G, van den Heuvel MP, Abramovic L, et al: Brain network analysis reveals affected connectome structure in bipolar I disorder. *Hum Brain Mapp* 37:122, 2016.

Drevets WC: Neuroimaging and neuropathological studies of depression: Implications for the cognitive-emotional features of mood disorders. *Curr Opin Neurobiol* 11:240, 2001.

Ferrari AJ, Stockings E, Khoo JP, et al: The prevalence and burden of bipolar disorder: findings from the Global Burden of Disease Study 2013. *Bipolar Disord* 18:440, 2016.

Fisher CM: Hypomanic symptoms caused by herpes simplex encephalitis. *Neurology* 47:1374, 1996.

Frye MA: Bipolar disease—A focus on depression. *N Engl J Med* 364:51, 2011.

Gabbard GD: Mood disorders: Psychodynamic aspects. In: Sadock BJ, Sadock VA (eds): *Kaplan and Sadock's Comprehensive Textbook of Psychiatry*, 7th ed. Philadelphia, Lippincott Williams & Wilkins, 2000, pp 1328–1338.

GBD 2016 Disease and Injury Incidence and Prevalence Collaborators: Global, regional, and national incidence, prevalence, and years lived with disability for 328 diseases and injuries for 195 countries, 1990–2016: A systematic analysis for the Global Burden of Disease Study 2016. *Lancet* 390:1211, 2017.

Goodwin DW, Guze SB: *Psychiatric Diagnosis*, 5th ed. New York, Oxford University Press, 1996.

Guze SB, Robins E: Suicide and primary affective disorders. *Br J Psychiatry* 117:437, 1970.

Herzog J, Reiff J, Krack P, et al: Manic episode with psychotic symptoms induced by subthalamic nucleus stimulation in a patient with Parkinson's disease. *Mov Disord* 18:1382, 2003.

Hirschfeld RMA, Klerman GL, Andreasen NC, et al: Psycho-social predictors of chronicity in depressed patients. *Br J Psychiatry* 148:648, 1986.

House A, Dennis M, Warlow C, et al: Mood disorders after stroke and their relation to lesion location. *Brain* 113:1113, 1990.

Insel TR, Kalin NH, Guttmacher LB, et al: The dexamethasone suppression test in patients with primary obsessive-compulsive disorder. *Psychiatry Res* 6:153, 1982.

Keller MB, McCullough JP, Klein DN, et al: A comparison of nefazodone, the cognitive behavioral-analysis system of psychotherapy, and their combination for the treatment of chronic depression. *N Engl J Med* 342:1462, 2000.

Kline N: Practical management of depression. *JAMA* 190:732, 1964.

Kramer MS, Cutler N, Feighner J, et al: Distinct mechanisms for anti-depressant activity by blockade of central substance P receptors. *Science* 281:1640, 1998.

Kulisevsky J, Berthier ML, Gironell A, et al: Mania following deep brain stimulation for Parkinson's disease. *Neurology* 59:1421, 2002.

Levine DN, Finkelstein S: Delayed psychosis after right temporoparietal stroke or trauma. *Neurology* 32:267, 1982.

Mann JJ: The medical management of depression. *N Engl J Med*

353:1819, 2005.
Mann JJ: The neurobiology of suicide. *Nat Med* 4:25, 1998.
Mendlewicz J, Rainer JD: Adoption study supporting genetic transmission in manic-depressive illness. *Nature* 268:327, 1977.
Merikangas KE, Akisaki HS, Angst J, et al: Lifetime and 12-month prevalence of bipolar spectrum disorder in the National Comorbidity Survey Replication. *Arch Gen Psychiatry* 64:543, 2007.
Ogilvie AD, Battersby S, Bubb VJ, et al: Polymorphism in serotonin transporter gene associated with susceptibility to major depression. *Lancet* 346:731, 1996.
Robins E: *The Final Months: A Study of the Lives of 134 Persons Who Committed Suicide*. Oxford, UK, Oxford University Press, 1981.
Robinson RG: Mood disorders secondary to stroke. *Semin Clin Neuropsychiatry* 2:244, 1997.
Ropper AH, Burrell BD: *Reaching Down the Rabbit Hole*. St. Martin's Press, New York. 2014.
Rush AJ, Trivedi MH, Wisniewski R, et al: Bupropion-SR, sertraline, or venlafaxine-XR after failure of SSRIs for depression. *N Engl J Med* 354:1231, 2006.
Ryan ND: Treatment of depression in children and adolescents. *Lancet* 366:933, 2005.
Sadock BJ, Sadock VA (eds): *Kaplan and Sadock's Comprehensive Textbook of Psychiatry*, 10th ed. Philadelphia, Lippincott Williams & Wilkins, 2017.
Sanders AR, Detera-Wadleigh SD, Gershon ES: Molecular genetics of mood disorders. In: Charney DS, Nestler EJ, Bunney BS (eds): *Neurobiology of Mental Illness*. New York, Oxford University Press, 1999, pp 299–316.
Santarelli L, Saxe M, Gross C, et al: Requirement of hippocampal neurogenesis for the behavioral effects of antidepressants. *Science* 301:805, 2003.
Sapolsky RM: Glucocorticoids and hippocampal atrophy in neuropsychiatric disorders. *Arch Gen Psychiatry* 57:925, 2000.
Schlesser MA, Winokur G, Sherman BM: Hypothalamic-pituitary-adrenal axis activity in depressive illness. *Arch Gen Psychiatry* 37:737, 1980.
Starkstein SE, Fedoroff P, Berthier ML, Robinson RG: Manic-depressive and pure manic states after brain lesions. *Biol Psychiatry* 29:149, 1991.
Starkstein SE, Robinson RG, Price TR: Comparison of cortical and subcortical lesions in the production of poststroke mood disorders. *Brain* 110:1045, 1987.
Stewart DE: Depression during pregnancy. *N Engl J Med* 365:1605, 2011.
Thomson KC, Hendrie HC: Environmental stress in primary depressive illness. *Arch Gen Psychiatry* 26:130, 1972.
Winokur G: *Mania and Depression: A Classification of Syndrome and Disease*. Baltimore, MD, Johns Hopkins University Press, 1991.
Winokur G, Coryell W, Keller M, et al: A prospective follow-up of patients with bipolar and primary unipolar affective disorder. *Arch Gen Psychiatry* 50:457, 1993.
Wishnie HA, Hackett TP, Cassem NH: Psychological hazards of convalescence following myocardial infarction. *JAMA* 215:1292, 1971.

第 49 章

精神分裂症、妄想和偏执状态

精神分裂症

精神分裂症(schizophrenia)是所有未解决的疾病中最严重的一种。这是 60 年前由美国基金会资助的《医学研究:世纪中叶的调查》(*Medical Research: A Mid-Century Survey*)上表达的观点。因其全球终生患病率约为 0.85%,特别是由于其发病年龄早,病程迁延以及相关的社会、职业和个人残疾,同样的结论在今天仍然适用(Carpenter and Buchanan)。到目前为止的研究,精神分裂症在每个种族和社会群体中都有发现。平均每年新发病例每 10 万人中有 35 例(Jablensky)。患病率的研究表明,在任何特定时间,世界人口中有 0.85% 患有精神分裂症,据估计,一个人在其一生中出现精神分裂症的概率高达百分之一。来自多个来源的全球疾病负担研究估计(Charlson et al),2016 年全球人口的精神分裂症年龄标准化时点患病率为 0.28%。尽管发病率低,但由此导致的残疾生命年的数字是庞大的。

在过去的几十年中,精神分裂症的发病率基本上保持不变。男性和女性受影响的频率相同。它在高流动性和低组织性的社会阶层中发病率较高,原因不明。有人认为,这是"向下漂移"(downward drift)的附带结果,患病者的功能恶化迫使他们进入社会经济的最底层,面对贫困、拥挤、有限的教育,以及相关的残障等,同样的数据也被用来支持这样一种观点,即精神分裂症可能是由这些社会因素引起的。

精神分裂症患者约占精神病院住院患者的一半,超过了其他任何一种单一疾病的床位数,而且占精神病院新入院患者的 20%~30%(美国每年有 10 万至 20 万新病例)。入院年龄一般在 20~40 岁,高峰期在 28~34 岁之间。这种疾病带来了巨大的经济负担,估计在美国的直接和间接费用超过 500 亿美元。

神经学家和精神病学家目前接受这样一种观点,即精神分裂症包括一组密切相关的疾病,其特征是一种特定类型的思维、情感和行为紊乱。这些疾病所表现出来的综合征与谵妄、精神错乱、痴呆和抑郁等综合征不同,下面的内容将清楚地说明。不幸的是,精神分裂症的诊断取决于对特征性精神心理障碍的识别,而这在很大程度上是没有体格检查和实验室数据支持的。这不可避免地会导致一定程度的诊断不精确。换句话说,任何被归类为精神分裂症的群体都将包括那些只有与精神分裂症相似疾病的患者,而精神分裂症的变异或不典型病例可能没有被包括在内。此外,对于所有被称为精神分裂症的病症是否都是单一的疾病过程的表现,人们还没有完全达成一致。例如,在美国,偏执型精神分裂症(*paranoid schizophrenia*)通常被认为是精神分裂症一种常见的亚型;而在欧洲的一些地方,它被认为是一种单独的疾病。

历史背景

现今人们对被称为"精神分裂症"的看法源于慕尼黑精神病学家埃米尔·克雷佩林(Emil Kraepelin),他首先明确地将其与双相情感障碍区分开来。他将它称为早发性痴呆(*dementia praecox*)(采用 Morel 早些时候提出的术语),指的是早期智力功能从先前的正常水平退化。起初,Kraepelin 认为,以前 Kahlbaum 和 Hecker 曾分别描述过的"紧张症"(catatonia)、"青春期精神病"(hebephrenia),以及偏执型精神分裂症是不同的疾病,但后来,到 1898 年,他得出结论,这几种亚型是一种单一的疾病。他强调在青春期或成年早期起病和慢性病程,通常最终出现人格衰退作为定义这种疾病所有类型的特征。20世纪初，瑞士精神病学家尤金·布洛伊勒（Eugen Bleuler）用精神分裂症（*schizophrenia*）一词取代了早发性痴呆。这是一个进步，因为痴呆（*dementia*）这一术语已经被用来指代另一类疾病的临床反应属性；但不幸的是，这一新名词意味着"分裂的人格"或"分裂的精神"。通过精神功能的"分裂"的概念，Bleuler意欲表达在意念与情感表现之间缺乏对应，即患者的情绪与他的思想和行为之间不协调。相反地，在双相情感障碍患者中，患者的情绪和情感能准确表现他们的病态思维。Bleuler还提出了"内向性"（*autism*）（思维脱离现实）一词作为思维障碍的一个方面。

Bleuler认为，所有的精神分裂症的症状都是由主要的和基本的症状组成的，后来的作者将其总结为"4A征"（*four A's*）：联想松弛（loose associations）、情感平淡（flat affect）、矛盾意象（ambivalence）和内向性（autism）；次要的或"部分现象"诸如妄想、幻觉、阴性症状和木僵。然而，无论这个系统被证明是多么有趣，其分类价值仍仅限于辅助记忆，因为心理异常实在太难以被精确定义了。

Meyer在精神病学中引入了精神生物学方法（psychobiologic approach），他在患者的个人史和医疗史中寻找精神分裂症以及其他精神病综合征的起源，特别强调他们对生活事件的习惯性反应。弗洛伊德（Freud）认为，精神分裂症是一种"弱我"（weak ego）和无法控制焦虑和本能力量的表现，是在性心理发育早期［"自恋"（narcissistic）］阶段的性欲固着的结果。这些理论没有一个得到证实，也没有一个得到广泛的接受，特别是当精神分裂症的生物学疾病模型，由成功的药物治疗推动，将精神分裂症定义为一种疾病而不是心理障碍。

当代的精神分裂症研究方法，如下所述，将精神分裂症的许多普遍心理和行为特征分为三类：①精神运动活动减少的阴性症状（*negative symptoms*）（言语和自发运动缺乏，情感平淡）；②"思想混乱"综合征或思维障碍（*thought disorder*）（思想碎片化、联想松散、接触性离题，以及不恰当的情感表达）；以及③现实扭曲（*reality distortion*），包括幻觉和妄想，或阳性症状（*positive symptoms*）（Liddle）。将行为分为"阳性"和"阴性"症状，被认为对区分精神分裂症的类型是有用的，并可能使精神状态与常规生理学分析保持一致，但正如Andreasen指出的那样，这种观点过于简单化了。虽然对于这些特征是主要还是次要的，阴性还是阳性的存在争议，但他们都有进行客观研究的价值。

精神分裂症的临床综合征

精神分裂症的核心症状是幻觉，主要是听幻觉，以及一种在感知自我与外部世界关系上的特殊障碍。它不同于普遍存在于谵妄及其他意识混浊状态、痴呆，以及抑郁中的情况。一些慢性精神分裂症患者，在发生明显的精神异常之前或病情缓解期可以不表现出任何通常的症状，在简易的精神状态测试中甚至可以达到正常水平。但在较长时间观察后，他们会发现自己的思维很模糊，而且总是全神贯注于自己的想法。他们似乎不能抽象地思考，不能充分地理解比喻性的陈述，或者不能区分相关的和不相关的数据。思维和言谈可能存在病理性赘述和词不达意，他们无法清楚地表达自己的想法。他们的思维不再遵循时间和空间的逻辑限制，以致部分思维与整体混淆或被堆积在一起，或以一种不合逻辑的方式整合。在对一个问题或情景的分析中，存在一种过度囊括而非包含不足的倾向（就像在痴呆中发生的）。在谈话和写作中，思辨和思维的过程常有被突然打断的倾向，造成言语沟通的障碍。这种思维障碍也反映在了患者的行为上。随着时间的推移，患者在功能上普遍退化，表现社交退缩、行为古怪、自我专注、缺乏目的等。

在病情更为严重的精神分裂症患者，思维甚至更加混乱。他们似乎完全沉浸在自己内心的精神世界中［因而"内向性"（autism）一词很早就被使用］，可能只会说一些毫无意义的短语或新词，或者他们的讲话可能会被简化为一堆毫无意义的"语词杂拌"。他们无法专注于任何任务或集中注意力，他们的表现会被突然"阻塞"后插入一些无关的想法或被令人难以理解的动作所打断，有点像在一个严重意识混乱或精神错乱的患者身上所看到的。这些患者有时健谈和表现古怪的行为，有时安静，无所事事。在极端情况下，患者不语，或采取和保持强加的姿势，或保持不动（木僵）。病情缓解后，他们可能对发生过的事情能回忆许多，也可能只残存一些记忆片段。

精神分裂症的典型表现是患者会表达出非同寻常的体验和想法。患者可能会表达这样的想法：他的身体不知何故与他的思想是分离的，他感觉不像自己，他的身体属于别人，或者他不确定自己的身份甚至性别。这种体验被称为人格解体（*depersonalization*）。这一问题的其他部分是思维插入(*thought insertion*),在患者看来,似乎有一种思想已被植入他的头脑,或思维被夺(*thought withdrawal*),即患者感到一个想法已经被外部力量从他的头脑中提取出来。与之密切相关的,也是精神分裂症特征,是想法受某种外部力量的控制,或认为自己的言行被他人通常由雷达、心灵感应或互联网[被动体验(*passivity feelings*)]等媒介所支配。思维投射(thought projection),即环境中的外部事物是由患者的思想控制的这一概念,也与此类似。患者还时常出现牵连观念(*ideas of reference*),如别人的言行都是或明或暗地针对自己的。最后,患者可能会觉得他周围的世界发生了变化或不自然,或者他对时间的感知可能发生了变化,而且并不像颞叶癫痫发作时出现旧事如新感(*jamais vu*)那样的短暂发作,而是连续的,这就是非真实感(*derealization*)现象。然而,在最新版的美国精神病学会《精神障碍诊断与统计手册》(DSM)中,这些曾经被认为是精神分裂症特征的古怪离奇的妄想,已经从精神分裂症的诊断标准中删除了,因为它的非特异性以及难以确定究竟什么构成了怪诞。

幻听(*auditory hallucinations*)是常见的,是典型精神分裂症的核心特征。幻听是对患者品行评论的声音,通常是指责、威胁或声称控制患者的行为。这些声音可能会被识别,也可能不会被识别;它们可能是一个或两个或多个与患者交谈或彼此交谈的人。声音很少能局限在患者以外的地方。相反,他们似乎来自内心,因此他们无法与自身的感觉及思维区分开来。某些躯体的幻觉和妄想可能在任何一个人身上占据主导地位。幻视、幻嗅和其他类型的幻觉也会发生,但频率要低得多。患者相信这些幻觉是真实存在的,并经常将它们编织成一个系统的妄想。

这里应该重申的是,幻觉是许多神经疾病过程的一个特征,但对大多数人来说,视幻觉占主导地位,而听幻觉更多地是精神分裂症的标志。对此,西格威克(Sidgwick)在1894年发表的"幻觉调查报告"(The Report on the Census of Hallucinations)引起了人们的兴趣,他指出(引用Firth的话),在表面上正常的受访者中,几乎有十分之一的人经历过幻觉,大部分是视幻觉。Firth还回顾了一些主要的以幻觉妄想为突出表现的疾病,如摄入致幻药物和查尔斯·邦尼特综合征(Charles Bonnet syndrome)(见第12章)。

令人感兴趣的是,对精神分裂症阴性症状重要性的迟来的肯定。Liddle和Barnes客观地审视了精神分裂症患者的思维和行为的各个方面,将它们分为四组:①情感平淡、表情手势减少、反应迟钝、自发运动减少、淡漠、娱乐活动受限,感觉不到亲密或亲近,以及运动迟滞;这些与额叶行为综合征相似的阴性症状,与额叶血流量减少和预后不良有关;②思维混乱、语无伦次、情感不适切、逻辑性差、行为怪诞、攻击性、激越和接触性离题,这些异常与额叶无关;③认为思想从他的头脑中正被提取或被控制或广播的幻觉、妄想,可能与颞叶功能有关;以及④多疑、敌意和关系妄想。这些作者还发现,这四种综合征可以在不同的组合中共存。不管这种细分被证明多么有效,它们都将注意力引向了大脑中特定神经系统的功能解剖学和生理学(见下文以及Friston et al)。

经历了这些想法和感受的精神分裂症患者,其行为也相应地发生了改变。在病程早期,正常的活动可能会减慢或中断。患者在学校或工作中不再能正常进行。同事和亲属可能会发现患者的抱怨和想法令人不安。患者可能会有很长一段时间无所事事,全神贯注于内心的沉思,也可能在社交方面退缩。惊恐或兴奋躁动可能使患者被收入急诊(年轻人首次出现重度的焦虑应该会让人怀疑正在发展中的精神分裂症),或者患者可能变得不语不动,亦即紧张症(catatonia)。紧张症的发作并不常见;但缺乏意志、动力、自信和运动活动是这种疾病的特征。最终,患者出现恶化和废弃,极端的结果是一个蓬头垢面和营养不良的状态;不幸的是,公众将其与精神分裂症联系在一起。这类人在街上游荡,生活在社会边缘的可怕环境中,他们还受到他人犯罪行为的影响。

所有类型的精神分裂症都有很高的自杀风险,这一观点并没有得到非精神科医生的广泛认可。在一项对精神分裂症和双相情感障碍患者的随访研究中,Winokur和Tsuang发现,两组患者自杀的比例相同(约为10%)。自杀最常发生在与家人分开居住的年轻精神分裂症患者中,他们对自己的症状感到恐惧和不知所措,存在独立生存的困难。有时,自杀是对恐怖性和命令性幻听的反应。精神分裂症患者也可能会杀人,通常是由于一种错觉,即他受到了受害者的冤枉或威胁。这类事件是不可预测的,但不断升级的妄想应该是一种警示。

最后,慢性精神分裂症是否会引起真正的痴呆,多年来一直存在争议。这种类型的"早发性痴呆"的概念已被抛弃,但是在急性和长期的精神分裂症病例中,临床医生还会遇到进行性全面性的,有时是严重的智力损害病例，这在现代疗法时代之前和之后都是如此。DeVries 及其同事强调了这一问题，他们分析了 8 例精神分裂症患者，在 9~30 年后考虑为额颞叶痴呆，他们在 CT 上发现了微小的变化，在功能成像上发现了额部或颞部的低灌注。

诊断标准

在 Kraepelin 和 Bleuler 的精神分裂症的早期定义中，都是一种典型的病前人格，在青春期或成年早期隐袭地出现较明显的症状，并且是一种慢性但波动的病程，伴有逐渐恶化的趋势。这两位早期研究者都将幻觉和妄想视为可被忽略的次要症状，就像他们说的“单纯型精神分裂症”一样。在他们两人的定义中都体现了以预后不良为特征的疾病概念，如前所述，这是一个独特的症状组合，与谵妄、精神错乱、抑郁、躁狂和痴呆等不同，后者是脑部疾病的表现。他们许多有创意的思想，以及下面讨论的其他观点都被保留了下来，但大多数已被现代诊断标准所抛弃。尽管如此，他们还是为精神分裂症的临床描述和分级建立了一个词汇库，所有的后续进展基本上都是在完善这些想法。因此，我们对它们进行了总结，以便学生可以理解如《精神障碍诊断与统计手册》所表述的诊断标准的逐渐演化过程，目前 DSM 是第 5 版。

最初尝试应用早期标准遇到了困难，特别是在没有幻觉和妄想的情况下。为了克服这一点，Schneider 建议放弃原发与继发表现之间的区别。他更重视出现幻听、妄想性知觉（对患者所听和所感的误解），以及思维障碍（异己和影响体验）的重要性和可靠性。这一系列的症状，更精确，更容易识别，后来被称为活动性精神分裂症的施耐德一级症状（*Schneider' s first-rank symptoms*）。Schneider 的诊断标准，适用于一组精神分裂症诊断的住院患者时，可用来把那些预后较好和较差的患者区分开来（Taylor）。那些没有幻觉、妄想和思维控制或投射的患者相比存在这些症状的患者，对治疗的反应更差，需要住院的时间更长和更大剂量的抗精神病药物。这两组与后来被 Robins 和 Guze 分开的两类精神分裂症患者在预后上十分相似。Schneider 阳性、预后不良的精神分裂症［在较老的文献中也称为核性或过程性精神分裂症（*nuclear or process schizophrenia*）］，大致接近于克雷佩林（Kraepelinian）精神分裂症，而许多预后良好的 Schneider 阴性患者很可能罹患其他一些非精神分裂症疾病，如双相情感障碍（见第 48 章）。在作了这些评论之后，必须承认，更新的精神分裂症的分类使这些区别的可信度降低，指出了预后和治疗反应的细微差别。

Feighner 和同事们制定了一套诊断标准，用于研究主要的精神疾病综合征，随后，直到最近，被并入《精神障碍诊断与统计手册》（*Diagnostic and Statistical Manual of Mental Disorders*，DSM）的连续版本中，并指出精神分裂症的诊断只有在如下条件时才有把握：①一个至少 6 个月的慢性病程和（在急性发作后）不能恢复到发病前的社会心理适应水平，②妄想或幻觉，不伴明显的意识混乱或定向障碍（即没有意识混浊），③言语表达很不合逻辑和混乱，使得沟通困难（如果患者失语，诊断应予推迟），以及④至少有以下三种表现：(a) 在成人中，缺少伴侣或配偶，(b) 病前社会适应能力差或工作经历贫乏，(c) 精神分裂症家族史，或 (d) 在 40 岁以前发病。在精神分裂症的诊断中，重要的排除标准包括，无双相情感障碍家族史，无抑郁或躁狂症状的早期疾病，无酗酒、药物滥用或其他器质性疾病等。

尽管非格纳（Feighner）的标准如此严格，以至于排除了某些精神分裂症患者，但会发现那些被包括在内的患者构成了一个相当同质的群体。使用这些标准的 Morrison 及其同事指出，10 年后实际上无须将诊断改为另一类精神疾病。换句话说，他们已能可靠地将精神分裂症与分裂症样精神病（其中只表现为急性妄想 - 幻觉综合征），以及双相情感性精神病区分开来。

较新的诊断标准也有所改进，但要通过说明患者必须至少有妄想、幻觉和语无伦次（而非思维紊乱）的其中一项，使得诊断更加清晰。DSM-5 中也有更新，去掉了妄想必须是“离奇的”，以及 Schneider 一级症状的某些要素，即 2 个或多个声音交谈的听觉体验。

精神分裂症的亚型

精神病学家过去曾将精神分裂症分为各种亚型，尽管这些区分的实用价值在最近几十年受到了质疑；而 DSM-5 的最新版已完全去掉了这些亚型，因为它们已被证明在临床和治疗方面的作用有限。事实上，在疾病的过程中，各种类型可能有所重叠或变化。还有许多情况并不完全符合传统的亚型，或者表现出多种亚型的特征［称为未分化型（*undifferentiated*）或混合型］。这里简要回顾一下亚型的历史价值，因为它们在现代医疗实践中的消失，标志着该领域愿意在已证明的生物学和治疗特征的基础上推进精神疾病的分类。然而，亚型分类确实可以解释精神分裂症更有趣的症状和体征，这些症状和体征完全是描述性的，但仍然具有指导意义，并保留临床兴趣。

在所谓的单纯型精神分裂症（*simple schizophrenia*），最平淡无奇的类型中，患者表现出思维障碍、情感平淡、社会退缩、言语和活动减少，所有这些都会影响工作表现。精神运动活动缺乏是其主要特征，不存在幻觉和妄想。这些患者在初中和高中时可能会引起他人注意，因为他们的行为举止古怪，倾向于独来独往（“孤独者”），不努力适应学校的社交团体或找工作，不约会，之后也不建立家庭。紧张型精神分裂症（*catatonic schizophrenia*）因其有显著的紧张综合征，仍然是最易识别的类型，虽然它与众不同，但由于不明原因，现在发现它很少见。在大多数情况下，发病是相对急性的。在另一些人身上，经过长时间的兴趣减退、冷漠和梦样先占观念后，随后出现一种迟钝的木僵状态，伴有缄默、不活动、拒绝进食，并倾向于保持一种“像木乃伊一样”的姿势［木僵（*catalepsy*）］。与其他形式的紧张症一样，这种类型的精神分裂症最典型的特征是保持一个姿势：如果检查者抬起一个肢体，它将以那个姿势保持数小时［蜡样屈曲（*flexibilitas cerea*）］。患者可能需要鼻饲（或机械辅助进食），必须穿衣服和脱衣服。针刺或掐捏不会引起任何反应。一些病例以极端的“违拗症”（negativism）为特点，对每一条指令都加以抵制。然而，这些患者可能完全意识到对他们说了什么或在他们周围发生了什么，并将在随后的自发缓解期或静脉注射异戊巴比妥钠或咪达唑仑诱导的缓解期复述这些信息。即使未经治疗，患者也可在这种状态持续几周或几个月后，开始说话，行为举止更为正常，然后迅速恢复。在紧张症的某些阶段可能会有一段兴奋和冲动的时期，在这期间患者可能会有自杀或杀人的倾向。目前，紧张症被认为是其他精神疾病的一个特征，在严重的更年期抑郁症中比在精神分裂症中更为常见（紧张症状态将在第 16 章，昏迷和相关的意识障碍中进一步讨论）。

瓦解型或青春型精神分裂症（*disorganized or hebephrenic schizophrenia*）被 Kraepelin 认为是一种特别恶性的表型。与其他亚型相比，它起病年龄更早，因而前缀“青春”（*hebe*）。患者思维障碍非常明显，存在惊人的思维不连贯和极不适切的情感；频繁出现的幻觉和妄想几乎毫无疑问地表明患者是精神病。Kraepelin 指出了其妄想的多变性、荒诞性和离奇性的特征。运动症状很突出，表现为扮鬼脸，刻板的举止，以及其他古怪的行为。在青春型患者中，从早年起就可能有爱发脾气，以及过度虔诚、害羞、害怕、孤独、有责任心和理想主义的历史，这些特征可能标志着这些人是古怪的。后一种状态相应于之前所说的分裂样人格（*schizoid personality*），但也可能代表精神分裂症的早期阶段（见第 47 章）。

偏执型精神分裂症（*paranoid schizophrenia*）仍然是最常见和界限分明的类型之一，即使现在已脱离 DSM-5 的诊断标准。平均发病年龄在 40 岁出头，远远晚于前面的类型（Winokur）。其核心特征是对一种或多种与单一或有限的主题集合相关的妄想的关注，并伴有幻听。通常，妄想性幻觉的内容是迫害性的，但也可能是宗教的、抑郁的、夸大的，或奇怪的疑病性质的。患者还可能有嫉妒妄想（delusional jealousy）。许多这样的患者陷入一种慢性幻觉性精神病，思维紊乱，表现为不信任和猜疑。他们显得冷淡、疏远及漠不关心。一些欧洲精神病学家对精神分裂症在发病前和晚期发病没有分裂性特征印象深刻，他们坚持认为偏执型精神分裂症是一个单独的疾病。罗森塔尔（Rosenthal）和同事的研究，以及 Winokur 的临床和家系研究，倾向于认为偏执型精神分裂症与单纯型、紧张型和青春型精神分裂症有不同的特征。因此，现代分类法认为它与精神分裂症不相符，而是在下文描述了一种独立的偏执妄想性障碍。此外，还有一种特殊形式的妄想障碍（*delusional disorder*），其中的个体被单一的被害、夸大或钟情妄想系统所吞噬，而没有任何其他的思维障碍。一种奇异的表现形式被称为感应性精神病（*folie à deux*），其中两个密切相关的人共享一个妄想系统。这些类型的妄想将在本章进一步讨论。

精神分裂症的病程

有些精神分裂症患者的病情会周期性地恶化，有时是在定期的间隔，就好像这个过程是一种代谢紊乱。当给予药物治疗和避免长时间住院时，就将获得某种程度的更加频繁和持久的社会功能的缓解。小部分患者（约 10%）在急性精神分裂症发作后，有一个长期的和相当完全的缓解，然后转入慢性形式的疾病。不幸的是，后一种患者，在他们的急性精神病期，我们无法将其与那些少数会获得永久缓解的患者区分开来。

现代的治疗方法大大减少了精神病院的患者数

量。然而，再入院率也有所上升（旋转门现象），住院的非常年轻和非常年老的患者总数甚至略有增加。精神分裂症患者的预期寿命有所下降，这可能是由于营养不良、疏于照料和暴露于一些公共机构，以及生活在街头或边缘环境中的感染所致。Langfeldt 在几十年前（1937，1969）阐明了这种疾病的大部分内容。

精神分裂症的神经学和神经心理学异常

Kraepelin 和 Bleuler 的早期发现，许多精神分裂症患者在详细检查后会发现一些神经学异常，这已被 Stevens，Kennard，Hertzig 和 Birch，Tucker 和同事们，以及 Woods 所证实。他们都发现精神分裂症患者出现“软神经体征”（*soft neurologic signs*）的频率高于健康人群。他们所提到的体征包括，不能持续完成指定的动作和心理任务，实体感觉缺失和皮肤图形觉缺失，感觉消失，反射亢进和减弱，轻微的抓握倾向，轻度协调受损和平衡障碍，异常的（舞蹈样）动作，运动活动异常，偶然和过度的动作，瞳孔不等大，轻度内斜视，以及视听觉整合障碍等。这种类型的特征可在 50% 的患者中被看到，并与认知障碍的程度相关。在大约一半的精神分裂症患者中，眼部跟踪运动的细微缺陷也很明显（Levin et al）。主要表现为追逐过程中缓慢的平稳追逐和眼扫视（saccades）的插入，一些精神分裂症患者的亲属在仔细检查时也会出现这些眼部体征。相反，除非患者患有神经系统疾病，否则看不到“硬神经体征”（hard neurologic signs），如一侧的运动或感觉缺失。在约三分之一的患者中已发现脑电图（EEG）异常，但通常是轻微的，它们的意义不确定，特别是如果它们是在长期治疗后发生的。当这些在过去被重点研究时，它们在有阳性家族史的精神分裂症患者和脑室扩大的患者中更为常见。

复杂的心理测试表明，精神分裂症患者在智力和记忆方面（20%~30% 的病例轻度降低）的异常并不像其他心理功能异常那么多。警觉性并没有受损，但是通过持续执行任务来测量的注意力保持能力却降低了（Seidman）。在对言语和视觉图形学习、解决问题和记忆的测试中，Cutting 发现，急性和慢性精神分裂症患者都存在出人意料的程度的损害，而且这与以前的治疗无关。在急性精神分裂症患者中，言语记忆比视觉图形记忆受到的影响更大，这与 Flor-Henry 的发现一致，即左半球的功能比右半球的降低得更多。然而，在慢性精神分裂症患者中，通常有双侧半球损伤的证据。

病因和机制的理论

虽然对于这种疾病的病因尚无一致的结论，但是越来越多的证据支持遗传易感性与一个或多个早期发育事件之间的相互作用。一个被广泛接受的假说是，这种疾病反映了一种潜在的发育障碍，这种障碍可能是由基因决定的，或由于环境损害所致，导致突触连接的异常，显著影响海马和前额皮质。后面将简要总结支持这一观点的证据。随着更详细的分析，许多潜在的原因已经被提出，正如在 Waddington，Carpenter 和 Buchanan，Harrison，Pearlson，以及 Freedman 在综述中所总结的那样。

遗传因素

一些研究估计，遗传因素可以解释超过 80% 的发生精神分裂症的风险，比任何其他精神疾病的风险都高。卡尔曼（Kallmann）的早期研究表明，在 5 000 名精神分裂症患者的兄弟姐妹中，疾病的发生率为 11%，相比之下，在普通人群中，这一比例略低于 1%。在 90 对异卵双胞胎中，其中一人患有精神分裂症，另一双胞胎发病频率也只有 11%，与非双胞胎的发病率相同；然而，在 62 对同卵双胞胎中，双胞胎中另一人的发病率是 68%。精神分裂症父母的子女罹患精神分裂症的风险，与精神分裂症患者的兄弟姐妹相同（即 11%）；如果兄弟姐妹和父母的一方患有精神分裂症，其罹病风险是 17%。如果父母双方都患有精神分裂症，那么孩子患病的概率为 46%。随后的家系以及双生子研究，已经反复证实了这些发现（见 Goodwin 和 Guze 更完整的表格）。然而，值得注意的是，这种特征的外显率（*penetrance*）似乎低于双相情感障碍，但遗传因素似乎在青少年时期发病的患者中发挥了更大的作用。

虽然遗传因素在精神分裂症病因学中的重要性是不可否认的，但孟德尔遗传模式（*mendelian pattern*）尚未确定。在过去的几年中，多个基因的多态性（*polymorphisms*）被认为是精神分裂症的危险因素。这些基因包括表达神经调节蛋白（neuregulin）、黏蛋白（dysbindin）、COMT（儿茶酚氧位甲基转移酶）、脯氨酸脱氢酶（proline dehydrogenase）以及 DISC1［精神分裂症破坏蛋白 1（disrupted in schizophrenia 1）］的基因。然而，最具有诱发性的位点是这些基因中罕见的等位基因，正如麦克莱伦（McClellan）和金（King）所总结的，这些基因在孤独症（*autism*）患者中也被过度表达，如

NRXN1、*SHANK3*、*CNTNAP2* 和 *PRODH*。没有任何一个单独的基因突变占所有病例的百分之一以上，但总体而言，它们似乎与相当比例的精神分裂症病例有关。在精神分裂症、孤独症和其他发育障碍中，特定的遗传"热点"(hotspots)也存在拷贝数变异。使用全基因组阵列筛查(*genomewide array screening*)的大规模人群研究表明，精神分裂症(或任何其他精神疾病)不太可能出现常见的风险变异。相反，每一个小变异都有轻微影响，许多小变异的累积贡献，可以最好地解释这些疾病的遗传方面。应该指出的是，上述许多的多态性似乎是最近的进化起源，或有相当大比例是全新出现的。一些更有争议的发现是与主要组织相容性(MHC)基因位点的联系，由此推定出了一个关于精神分裂症的免疫理论，这个理论经常被引用，但没有证据。Lieberman 和 First 的综述，首先将潜在的基因位点分成普通的低外显率变异和罕见的高外显率变异。

这些研究涉及的这些基因，解释时必须谨慎，因为等位基因变异的功能意义，如果有的话，还没有确定。尽管如此，综合考虑，它们都指向神经发育和神经传递的紊乱。进一步支持这一观点的发现是，与发育诱导相关的特定神经递质系统的等位基因变异，在精神分裂症患者中过度表达；这些发现比前面提到的更有说服力，因为遗传变异具有明确的功能结局。

环境和发育因素

关于遗传因素与环境因素在该病病因中的相对重要性的争论仍在继续。单卵双胞胎之间缺乏完全的一致性，而且大约 80% 的精神分裂症患者没有其他家庭成员罹患这种疾病，这表明除了遗传因素外，其他因素也可能起作用。其中一些似乎是发生在出生前(*in utero*)或婴儿期的早期事件，改变了正常的大脑结构发育程序。

神经精神病学的文献中包含了初步的和仅有的间接证据，即精神分裂症与宫内或新生儿期的明显脑损伤有关，但据报道，精神分裂症患者在妊娠期以及分娩期间的产科并发症发生率增加。与早期不利环境因素相一致的还有几个小组的观察结果，在北纬地区，更多的精神分裂症患者是在冬季出生的，以及那些在怀孕中期接触过流行性感冒的妇女，这引发了人们对病毒感染可能损害胎儿大脑的猜测。Mortensen 及其同事发现，出生在城市地区，特别是在 2 月或 3 月，比父母或兄弟姐妹患病的风险更高。他们认为这些无法解释的人口统计学特征比遗传更能说明问题。琼斯(Jones)及其同事对 5 362 名在 1946 年出生的婴儿进行了前瞻性的追踪调查，其中 30 名后来患上精神分裂症的婴儿，在达到运动里程碑(*motor milestones*)和语言能力方面出现了延迟，并表现出了更大的社交退缩和课堂焦虑，以及学业成绩较低。由此可见，精神分裂症患者在儿童早期似乎并不完全正常，但是他们的异常是否已经是精神分裂症的早期表现，或者是疾病的危险因素尚未确定。

神经病理学、脑成像和神经生理学表现

值得注意的是，在精神分裂症发展变化的报告中，缺乏神经病理学数据。1928 年，Dunlap 在一项批判性分析中，否定了所有早期关于精神分裂症患者脑部细胞改变的报道。他指出，其中许多细胞，如深色的"硬化"(*sclerotic*)神经细胞都是人为的产物；而脂褐素(*lipofuscin*)的存在是一个非特异性的年龄变化。他还断言，阿尔茨海默(Alzheimer)描述的神经元丢失是基于印象，无法用定量的方法加以证实。同样地，奥斯卡·沃格特(Oscar Vogt)关于大脑皮质神经元丢失的说法，也被同时代的斯皮尔迈耶(Spielmeyer)和朔尔茨(Scholz)所拒绝，因为他们无法在精神分裂症中发现任何一致的细胞异常。Spielmeyer 在 1930 年对这个问题进行的一项批判性研究中得出结论，认为一直到当时所描述的这种变化无法与正常情况明确区分，在某些情况下，较明显的变化是由于巧合的原因造成的。Corsellis 在 1976 年对神经病理学数据的另一次全面回顾的基础上，发现没有理由偏离 Spielmeyer 的观点。这些不确定的神经病理结果导致精神分裂症被费解地归类为"功能性"障碍，也就是说，一种没有结构基础的紊乱。

然而，人们普遍认为，尽管灰质中的神经元数量正常，但锥体细胞较小，密度较大，导致第Ⅱ和第Ⅲ层细胞变薄。这些细胞结构的变化是最难解释和确认的。快速高尔基染色(*rapid Golgi stain*)等不稳定的方法表明，慢性精神分裂症患者额叶和颞叶皮质的树突棘(*dendritic spines*)密度降低。

许多使用特殊细胞标记(*special cell-labeling*)研究的较现代的报告，已经发现精神分裂症患者的脑中细胞结构异常。例如，Akbarian 及其同事遵循先前类似的发现，描述了额叶白质的间质神经元(*interstitial neurons*)的异常分布。这些细胞起源于引导神经元迁移(*neuronal migration*)的胚胎亚板(*embryologic subplate*)，推断异常迁移的细胞形成了异常的神经元连接。Benes 及其同事观察到，前扣带皮质至少Ⅰ层（通常是Ⅱ层）的小神经元数量减少。这些是释放 γ- 氨基丁酸（GABA）的（抑制性）神经元。Benes 及其同事还注意到，枕叶皮质神经元的宏列数组（*arrays of macrocolumns*）较小（垂直轴突数量增加）。较新的研究也描述了前额叶皮质中 GABA 能抑制性中间神经元［所谓的吊灯细胞（*chandelier cells*）］的缺乏（Woo et al）。这些观察表明是一种发育性而非获得性的病变。没有胶质细胞增生，支持但不能证明发育障碍发生在产前。

脑 CT 和随后 MRI 的出现，为精神分裂症的解剖学研究提供了新的激发因素。Johnstone 及其同事首次描述了 18 例患者的脑室扩大和脑沟增宽，并将这些发现与智力减退和情感迟钝联系起来。温伯格（Weinberger）及其同事们在 1979 年对 58 例 50 岁以下的慢性精神分裂症患者进行了一项研究，发现其中 40% 的患者有侧脑室扩大。11 例 CT 检查中有 9 例发现第三脑室扩大，17 例中有 14 例脑沟增宽。在 15 对同卵双胞胎中，其中一人患有精神分裂症，在受影响的双胞胎中，发现前部海马较小，侧脑室和第三脑室较大（Suddath et al）。Shenton 和同事们发现左侧颞上回后部的灰质体积减小，包括赫氏回（*Heschl gyri*）和颞面。体积减小的程度与思维障碍的严重程度大致相关。颞上回体积的减少也与幻听的发生有关（Bart et al）。其他的 MRI 研究已经显示，（在右利手患者）左侧海马灰质、海马旁回和杏仁核的体积变化。同样引人注目的是，发现有 2 个或以上的亲属患有精神分裂症的年轻人，因此有发展成精神分裂症的风险，他们的脑容量变化是通过影像学研究检测到的（Lawrie et al）。在未受影响的亲属中，左侧海马 - 杏仁核区域小于健康人，但略大于受影响的亲属。

为了整理成像的结果，Murray 及其同事提出这种疾病可能有两种类型：一种是脑室扩大和阴性家族史，另一种是脑室正常和阳性家族史。在第一组的散发的“获得性”（*acquired*）精神分裂症中，环境因素，如产伤和 EEG 异常（见下文）被认为是较频繁的。Harrison 总结了在精神分裂症患者中观察到的许多大脑变化，得出结论，其中一些变化是相当一致的。这些包括侧脑室和第三脑室轻度扩大；皮质体积减小，在颞叶可能不成比例；显微镜下的皮质和海马神经元缩小；背侧丘脑的神经元数量减少；以及明显缺乏胶质细胞增生。

脑电图数据，在很大程度上是无用的，这已在前面提及。详细的神经心理学测试已经揭示了注意力缺陷和 P300 波（皮质事件相关电位）的异常。这些缺陷与功能 MRI 中认知激活活动的减少相关。然而，目前还不清楚这些变化是否代表了原发性缺陷，还是继发于动力的内在缺乏。

正电子发射计算机体层显像技术（PET）和功能 MRI 所揭示的慢性稳定期精神分裂症患者脑血流的区域性改变，也引起人们的注意。Weinberger 及其同事（1986）以及 Liddle 和 Barnes 已经报道了在认知任务中前额叶区域的血流量减少。Friston 及其同事发现，在所有类型的慢性精神分裂症患者中，左侧海马旁区都存在一致的异常。对局部葡萄糖代谢和死后去甲肾上腺素测量的研究得出了模棱两可的结果，尽管大多数患者显示丘脑和额叶皮质的葡萄糖代谢减少。一些研究线索指向左颞叶的内侧部分以及相关的边缘系统和前额叶系统，焦点是发育异常（见 Tsuang et al 和 Friston et al 的相关参考文献）。根据 Sabri 及其同事的结果，功能成像上不一致可能是由于某些血流模式与特定症状之间的相关性所致。例如，思维形式障碍对应于额叶和颞叶区域的血流量增加，而妄想和幻觉则与扣带回、左额叶和颞区的血流量减少有关。我们的同事西尔伯斯韦格（Silbersweig）及其同事对出现幻听的精神分裂症患者进行了 PET 研究，发现他们的血流量增加主要是在双侧丘脑、左侧海马和右侧纹状体，但在海马旁区、眶额区和扣带回区血流量也有增加。其中一例未经药物治疗的伴幻视和幻听的患者，显示这些区域出现激活。

神经递质的改变

当某些致幻剂（*hallucinogens*），如麦斯卡林（*mescaline*）和麦角酸二乙胺（LSD），首次被观察到能引起幻觉和思维异常时，人们希望它们可以提供精神分裂症的实验模型。这个希望从未被实现，但是也有一些难以解释的例子，这些药物导致精神分裂症患者长期复发。此类药物引起的精神病涉及 5-羟色胺（5-HT_{2A}）系统，这一想法现在被重新提出，如下所述。同样地，当甲硫氨酸（*methionine*），甲基的一个有效来源，被观察到使一些精神分裂症患者的症状恶化时，人们认为发现了一种原发的代谢缺陷。

以前主导的多巴胺假说（*dopamine hypothesis*），主要是基于精神病症状对吩噻嗪（*phenothiazine*）及相关药物治疗的反应，这涉及颞叶的多巴胺能系统（*dopaminergic system*）（见 Carlsson 的综述）。这方面的证据一直是间接的，但是抗精神病药物降低了实验模型中的中脑边缘系统多巴胺能神经元的电活动，这一观察结果支持这一观点。此外，在尸检中发现的精神分裂症患者大脑中多巴胺或其代谢物高香草酸(*homovanillic acid*)浓度也有所增加。多巴胺受体分布在两个系统中，一个是边缘系统，另一个是皮质系统，这一发现引发了一个扩展的推测性假设，即中脑边缘系统(*mesolimbic system*)多巴胺能活动过度引起精神分裂症的阳性症状，也就是精神错乱，而中脑皮质系统活动减少则会导致阴性症状。中脑边缘系统的参与在注意力方面发挥重要作用，这促使人们进一步推测，精神分裂症的思维障碍是由于刺激形成认知的"滤过"(*filtering*)功能崩溃所致。如前所述，已经发现 COMT 基因中一个增强多巴胺代谢的变异在精神分裂症中被过度表达，进一步证实了这一疾病的病理生理学中多巴胺能神经传递障碍(Egan et al)。

然而，正如 Freedman 在综述中所指出的，多巴胺假说存在它的缺陷，其中最突出的是多巴胺阻断药物在缓解疾病的许多方面相对无效。多巴胺系统的复杂性及其与其他神经递质回路的相互作用，使得一个过度简单的机制是不太可能的。对精神病的多巴胺假说的完善包括 GABA 或 NMDA 受体的缺乏，这两者维持多巴胺(和谷氨酸)系统的平衡。

最近，一个基于 5- 羟色胺能系统(serotoninergic system)变化的假说再次被提出。与多巴胺能模型一样，人们注意到与一类新型抗精神病药物(氯氮平、利培酮)有关的作用机制，这些药物对 5- 羟色胺系统有主要影响，并被发现可以改善精神病。一些研究小组已经报告了精神分裂症患者大脑中 5- 羟色胺受体的改变(见下文)。进一步的关联是基于 Williams 及其同事的发现，即 13 号染色体上编码 5- 羟色胺受体(5-HT_{2A})基因的等位基因变异，这一变异导致了精神分裂症的易感性。这种基因的变异不足以解释这种疾病在任何个人身上的存在，如果不是因为其他原因，许多疑似等位基因纯合子的患者，不会发展成精神分裂症。也许与受体相关的邻近区域可能由于连锁不平衡(linkage disequilibrium)而出现了问题(见 Harrison 和 Geddes 的评论)。目前流行的第三个生化假说，来自长期服用 N- 甲基天冬氨酸(NMDA)拮抗剂苯环己哌啶(PCP)引起的精神病综合征。这涉及谷氨酰胺能系统(glutaminergic system)，但是必须指出的是，多巴胺能和谷氨酰胺能系统集中在某些皮质神经元上，谷氨酰胺能的释放，在大脑的几个地方受到多巴胺的调节。这些不同的神经化学假说由 Lieberman 和 First 做了总结。

已经确定，精神分裂症患者与健康受试者在生理和内分泌方面存在很大差异。还没有一个被证明是重要的。因为精神病可能会使类固醇皮质激素的使用和某些内分泌紊乱(库欣综合征，甲状腺功能亢进，见下文)复杂化，已经有许多尝试来揭示精神分裂症患者的这种异常。所有的都失败了。

社会心理学假说

在早期的精神病学著作中，社会心理因素(psychosocial factors)在精神分裂症的发生中起着重要作用的观点，是一个反复出现的主题，但是现在却不那么可信了。在这些早期著述中，最突出的是弗洛伊德的观点，他认为精神分裂的过程代表了性发育早期自慰阶段的固化。没有办法肯定或者反驳这个论点。这同样适用于许多关于扰乱家庭内部关系会引起精神分裂症特征，或可能在遗传易感人群中诱发精神病的看法。所有这些看法背后是这样一种观念，即家庭中人际关系的紊乱在某些方面干扰了人格的正常成熟。这些家庭关系的畸变，在多大程度上是原发的或是继发的还不能确定。

经常被引用的 Harlow 的观察数据，即关于灵长类动物中母性和同伴剥夺的有害影响开启了一种可能性，即人类中类似的剥夺可能是发生精神分裂症的原因。然而，如此严重程度的家庭剥夺在人类中很少有记录，当他们像一些孤儿一样时，这种影响只是暂时的。

鉴别诊断

从神经病学的角度来看，最初要做的主要区分是急性分裂症样精神病与慢性精神分裂症。急性精神分裂样疾病(*acute schizophreniform illness*)是一种妄想性幻觉综合征，即使有意识障碍，也很少发生。虽然这种综合征是精神分裂症的特征，但它可能发生在双相情感障碍的躁狂阶段、脑炎、颞叶癫痫、慢性苯丙胺中毒，在持续一个时期的酒精中毒后戒断，以及最常见于急诊室的苯环利定(PCP)、天使粉(angel dust)、麦角酸二乙酰胺(LSD——译者注)及其他药物中毒。在罕见的情况下，也可见于产后精神病(见下文)和某些意识未受损害的内分泌和代谢紊乱。因此，无论何时发现这种综合征，这几个原因都需要加以区分。在我们的临床中，不到五分之一的急性分裂样精神病被证实是由精神分裂症引起的。这种区别是由既往史和病程决定的。如果患者曾经隐居、孤僻、社交适应不良，并且似乎不能从急性精神病中完全恢复，那么诊断为精神分裂症的可能性更大。如果没有这些特征，特别是完全缓解，就会出现轻躁狂（*hypomania*）或中毒性代谢性精神病（*toxic-metabolic psychosis*），这些可以通过实验室筛选药物和内分泌疾病来发现。只有 10% 的典型精神分裂症患者会有这样的急性发作。遵循前面列举的标准，特别是 Feighner 及其同事设计的标准，可以避免诊断中的大多数错误。

本文作者认为，急性精神分裂症的状态以及所谓的精神分裂样人格的（*schizothymic*）和分裂情感的（*schizoaffective*）状态，揭示了一个重要的疾病分类学的问题。抑郁症、双相情感障碍和精神分裂症的传统分离，在生物学上是否合理？这表明它们以某种方式，通过这些过渡形式联系在一起。神经科医生应该对这些，以及其他缺乏坚实的遗传学和神经病理学基础的理论问题，保持开放的心态。

除了前面描述的急性分裂样精神病以外，作者还在以下临床情况中遇到了精神分裂症诊断的最大困难：

1. 一个有健康家族史和既往史的患者，患有急性疾病，具有精神分裂症的许多典型特征，但伴有精神错乱、健忘和/或意识模糊。因此，这种疾病结合了精神分裂症和精神错乱状态的特征。这种综合征的特点是自身免疫性脑炎（*autoimmune encephalitis*），特别是一种由抗 NMDA 抗体引起的形式（第 30 章），以及使用致幻药物，特别是苯环利定中毒，皮质类固醇精神病（药物诱发或库欣病），以及甲状腺毒性精神病。通常情况下，通过适当的治疗，患者的康复是完全的，精神分裂症被排除在外是因为患者身体状况良好。

2. 社会关系混乱的青少年和年轻人，他们异常敏感、愤怒、叛逆、恐惧、沮丧，与学校方面和法律发生冲突，并且吸毒。这些患者可以被归类为边缘型人格（*borderline personality*）或社会病态（*sociopathy*），它们似乎可以追溯到几年前。这些类型的人格障碍和社会适应不良并不是精神分裂症。

3. 还有另一种相关类型的诊断问题，出现在一个因人格问题和许多模糊的神经质和疑病症而只能勉强胜任的个体，通常需要长期的心理治疗。许多这样的人确实会被发现患有单纯型精神分裂症［所谓的假性神经症型（*pseudoneurotic form*）］。

4. 在慢性酒精中毒（*chronic alcoholic*）患者的慢性妄想性幻觉状态中（慢性酒精性幻觉），通常会表现出，疾病始于一段持续的饮酒期之后的酒精戒断，并且首先表现为急性幻听的形式，以威胁性、形象化的幻听为特征，患者的情绪反应是适当的。直到后来，这些患者中的少数人进入一种平静的幻觉、轻度偏执的状态，伴有相当平淡的情感。精神病前的精神分裂型人格的证据无法被发现，而且通常没有精神分裂症的家族史。我们所熟悉的这类病例的发病年龄，在 45~50 岁之间，也就是说，比精神分裂症通常的发病年龄要晚得多。

5. 一个精神错乱或昏迷患者，似乎有紧张-违拗（*catatonic-negativistic*），拒绝或不能说话，不能执行命令，或以任何方式被激活。如果没有大脑或脑干局灶性疾病的征象，人们就会倾向于做出紧张症精神分裂症的诊断，而没有意识到紧张症（catatonia）作为一种现象，可能与无动性缄默症（akinetic mutism）（见第 15 章）无法区分。如前所述，它也可能出现广泛的联合皮质的疾病，伴有严重的抑郁症、某些精神错乱状态和癔症。作者曾见过缺氧和其他代谢性脑病、希尔德病（Schilder disease）、某些贮积性疾病以及克雅病（Creutzfeldt-Jakob disease），因未能遵循这一原则，而被误诊为精神分裂症的病例。

6. 颞叶癫痫患者，除了间歇性精神运动性癫痫发作（intermittent psychomotor seizures）以外，还有很长一段时间（数周或数月）的幻觉、妄想、怪诞行为，以及思维混乱。这种精神障碍反映了颞叶癫痫持续发作状态［颞叶癫痫持续状态（temporal lobe status epilepticus）］的存在，在某些情况下，通过深部电极，可以证实这种癫痫持续状态起源于杏仁核或其他内侧颞叶区域。这类患者的情绪和心理状态失调的性质是一个颇有争议的话题，在第 15 和 24 章进行了讨论。

7. 有明显抑郁症状的精神分裂症患者，反复尝试自杀是一个十分棘手的问题。他们过去被称为精神分裂样人格的（schizothymic），迄今还不能确定他们是否患有精神分裂症、慢性抑郁症［恶劣心境（dysthymia）］或两者兼有［分裂情感（schizoaffective）］。在缓解期，情感障碍患者通常是正常的，而精神分裂症患者则不是。

8. 人们始终应该对儿童期精神分裂症的诊断犹豫不决，尽管这样的诊断，已经被认为适用于那些有各种发育和适应问题的儿童，他们有时会变得精神错乱，也就是说，他们变得兴奋、抑郁，或者产生幻觉，并且表达怪异的想法。没有证据表明，这些患儿在以后的生活中会罹患精神分裂症。尽管被认为是“精神分裂样”（*schizoid*）的特征可能在儿童期就被识别出来，但是在这个年龄段，几乎没有明显的精神病记录。在这些儿童中特别重要的是要排除代谢障碍、智力低下或早发性抑郁症的存在。同样地，儿童孤独症(*autism*)，特别是较轻的孤独症形式，如第 38 章讨论的阿斯伯格综合征(*Asperger syndrome*)，不应与精神分裂症混淆。在孤独症儿童的家庭中，精神分裂症的发病率并没有增加，这支持了两者是不同疾病的观点。

9. 首次表现为精神错乱 - 脑病状态(*confusional-encephalopathic state*)的躁狂症的特殊问题，已在第 48 章讨论了。

治疗

治疗的目标是抑制精神病性症状，改善思维紊乱和淡漠状态，防止复发，以及优化社会适应能力。通常情况下，一旦确定了精神分裂症的诊断，并确定了最佳的药物治疗方案，全科医生通常就有可能与精神科社会工作者或护士共同承担随访患者的责任。医生很快就会习惯患者精神行为的特殊模式，并能在困难时期帮助患者及其家人。精神病失代偿(psychotic decompensation)的复发需要药物治疗，如果有受伤或自杀的危险，或在家中难以处理，住院治疗就是必要的。许多综合医院和精神科专科机构都有管理此类患者的设施；公立医院和其他机构能够提供长期治疗。住院治疗的目的是保护患者，减轻家属不断监测和监督的需要，并确保服药，直至病重期自行消失。后来，患者需要的不仅仅是监护照料，还需要一个计划性活动、职业和环境疗法(vocational and milieu therapy)的监督方案，通常是在一个“中途之家”(halfway house)，让患者在疾病的较慢性阶段作为一个有贡献的成员。如果药物治疗成功地预防了进行性失代偿，患者可以多次返回家庭和社区。有能力的社工或护士与患者及其家人保持频繁联系，并确保药物的连续性，这是非常宝贵的。

近年来，对首次精神病发作进行早期干预的趋势受到了青睐。这包括比以往更全面的医学评估，以及通过提供直接的认知行为或心理治疗和家庭咨询来重新定位患者的团队方法。在某些系统中，这似乎降低了复发的发病率。

精神分裂症的现代治疗始于 1952 年，法国外科医生亨利·拉伯特(Henri Laborit)偶然证明了氯丙嗪(chlorpromazine)的抗精神病特性。随后，大量的其他吩噻嗪类药物被用于治疗慢性和急性精神病。治疗主要包括服用几种类似的抗精神病药中的一种。各类抗精神病药物，它们的作用模式，以及神经系统[神经安定药(neuroleptic)]副作用在第 41 章中讨论。

对多巴胺和 5- 羟色胺系统有复杂影响的第二代“非典型”的非吩噻嗪类抗精神病药，现在优先于标准的多巴胺拮抗剂、吩噻嗪类(phenothiazines)和丁酰苯类(butyrophenones)药物使用。它们是“非典型的”，表现在它们的锥体外系副作用远小于吩噻嗪类。它们都能使患者平静下来，弱化情绪反应，减少幻觉、攻击性和冲动性行为，保持认知功能的相对完整。表 49-1 和第 41 章总结了主要的药物副作用，多数与吩噻嗪类药物有关(另见 Freedman 的综述和 Baldessarini 的文章)。这些药物的抗精神病作用，在短期和中期比长期更令人印象深刻，尽管一些数据表明，它们在预防复发方面也有价值。阴性症状(淡漠和退缩)对药物的反应不如阳性症状好，人们普遍认为，10%~20% 的患者对药物治疗很少或根本没有反应。

表 49-1 与典型抗精神病药物相关的锥体外系综合征

反应	特征	最大风险	可能机制	治疗
急性肌张力障碍	肌肉痉挛；舌、面部、颈部及背部；令人恐惧的；很少死于窒息	1~5 天或每次注射癸酸盐时	多巴胺过量	抗胆碱能药物
帕金森综合征	运动迟缓、僵直、多变的震颤、面具脸、蹒跚步态	在 1~4 周内进展缓慢，常持续	多巴胺不足	口服抗胆碱能药物、金刚烷胺；多巴胺能药物风险太大
恶性综合征	紧张症、昏迷、发热、脉搏、呼吸、血压不稳、血清肌酸激酶和肌红蛋白升高，可能致命	几天到几周	可能是下丘脑和锥体外系功能障碍；不像麻醉性高热中肌肉钙离子内流问题	停用抗精神病药物；专家重症监护；丹曲林或溴隐亭可能有帮助
兔唇综合征	罕见的口周震颤，通常是可逆的	数月至数年	帕金森综合征变异型	口服抗胆碱能药物

续表

反应	特征	最大风险	可能机制	治疗
静坐不能	运动性不安，伴焦虑和激惹	可立即开始，并通常持续	不明；肾上腺素成分	减量或换用普萘洛尔；抗帕金森病药物或苯二氮䓬类
迟发性运动障碍	口面部舞蹈徐动症样运动障碍，多变的肌张力障碍；常缓慢可逆，很少进展	半年至十年，停药后加重	可能是多巴胺过量	预防为先，丁苯那嗪及类似药物；重新引入违规药物和逐渐减量，缓慢自发缓解

说明：静坐不能和早期迟发性运动障碍经常被忽视，除非在检查时特殊考虑。大部分副作用的风险在使用高效能和典型抗精神病药物时更大，除了急性肌张力障碍（年轻男性发生急性和迟发性肌张力障碍的风险最大）和静坐不能（任何年龄），所有反应在老年人中更可能发生。儿童发生帕金森综合征和可逆的抗精神病药物撤药相关运动障碍的风险也可能增加（经出版者 Baldessarini RJ 允许转载：Psychopharmacology.In：Nicholi AM Jr［ed］：*The Harvard Guide to Psychiatry*，3rd ed，Cambridge，MA，The Belknap Press of Harvard University Press，p 454，Copyright.1988，1999 by the President and Fellows of Harvard College）

表 49-2 中列出的氯氮平（*clozapine*）、奥氮平（*olanzapine*）、利培酮（*risperidone*）、喹硫平（*quetiapine*）和其他药物是最近推出的非典型药物，其药理特性不完全明确，但对某些受体的亲和性较窄。除了减少运动副作用之外，它们还能改善约半数已被证明对其他抗精神病药物无反应的患者的临床症状。这些药物结合并抑制 5- 羟色胺受体，在某种程度上抑制多巴胺受体（Meltzer and Nash），但对纹状体多巴胺受体的亲和力要低得多，因此提供了一个主要的优势，即没有立即的或迟发的锥体外系副作用。这使得大多数精神科医生选择使用一种新的药物，而不是首选吩噻嗪类。添加第二种药物，特别是氯氮平联合利培酮，在 Honer 及同事进行的试验中，没有发现是有用的。此外，在另一项由美国国立精神卫生研究院赞助的有效性试验中，Lieberman 及其同事（CATIE 调查员）发现，大多数慢性精神分裂症患者在 18 个月内停用抗精神病药物。在他们比较的药物中，奥氮平比喹硫平、利培酮和齐拉西酮（Ziprasidone）略有效；同样有趣的是，吩噻嗪类奋乃静（perphenazine）的疗效和耐受性与前 3 种第二代（非典型）药物相当。在接受最有效药物之一的氯氮平治疗的患者中，约有 1% 的患者会出现白细胞减少症，这可能是致命的；相关药物奥氮平的风险较小，但白细胞减少症和粒细胞缺乏症也有罕见的报道。直立性低血压、心动过速、发热和多涎，在使用这类药物治疗的最初几天和几周，可能会很麻烦。利培酮是一种强效的 5- 羟色胺和多巴胺受体拮抗剂。据报告，小剂量可减轻精神分裂症的阴性症状（淡漠、情绪退缩、缺乏社会交往），而且只要每天剂量低于 6mg，锥体外系副作用的发生率就很低。

表 49-2 总结了这些抗精神病药物的典型剂量。在较大剂量范围内，仍然可能出现帕金森病特征。然而，迟发性运动障碍并不常见。可是，所有这类药物的共同之处是可变的体重增加和代谢综合征的某些方面，包括高脂血症、高血糖等。经长期治疗，这可能累积到患者原来体重的 20%。在少数病例中，新一代抗精神病药物诱发了一些强迫性症状。根据 Leucht 及其同事对锥体外系症状和各种药物进行的 meta 分析，低效的第一代抗精神病药物（不包括氟哌啶醇），在给予等量剂量时，可能与新一代药物有类似的并发症。大多数临床医生似乎不同意这个观点。几个系列研究也表明，与常规药物相比，非典型抗精神病药物有室性心律失常和猝死的风险。然而，Ray 及其同事收集的一系列数据表明，这些并发症的发生频率，虽然与不使用药物的人相比增加了近两倍，但是在调整药物治疗剂量后，老药和新药的发生率是相同的。

治疗急性精神病发作的最佳每日剂量是，氟哌啶醇（haloperidol），10~20mg/d，相当于一种吩噻嗪类（phenothiazine）的当量（400~800mg），如氯丙嗪或逐渐加量的非典型制剂，列于表 49-2。一些精神科医师喜欢使用较大剂量的吩噻嗪类药物或氟哌啶醇，但这种做法存在严重的风险，但其优势尚未在对照试验中得到证实（Kane and Marder）。尝试个体化并最终减少剂量，直到患者的行为表明即将复发。抗抑郁药和锂盐（Lithium）也被用于那些有明显情感症状的精神分裂症患者。除了紧张症、严重激越或有明显情感症状的患者，现在很少使用电抽搐治疗（ECT）。

表 49-2 引起有限锥体外系副作用的“非典型”抗精神病药物

药物	商品名	起始剂量	目标或最大剂量	潜在副作用[a]
奥氮平	再普乐	5mg	10mg	直立性低血压、转氨酶升高、高催乳素血症
喹硫平	思瑞康	25mg bid	300mg	直立性低血压、白内障、转氨酶升高
氯氮平	可致律	12.5mg bid	300mg	粒细胞减少症、一过性发热、抗胆碱能反应、高血糖
利培酮	利培酮	1mg bid	3mg bid	直立性低血压
齐拉西酮	卓乐定	20mg	160mg	体重增加比其他同类药物少。Q-T 间期延长
阿立哌唑	安律凡	5mg	30mg	体重增加比其他同类药物少。Q-T 间期延长
氨磺必利	索里昂	100mg	1 000mg	

[a] 所有药物都有可能导致迟发性运动障碍和抗精神病药物恶性综合征(见表 49-1),但这些并发症的发生率低于吩噻嗪类药物和氟哌啶醇。体重增加在这类药物中很常见。

在一定程度上,同时予以注射抗组胺药,如苯海拉明 25mg,3 次 /d,以及用于治疗帕金森病的抗胆碱能药物,如苯托品(benztropine)0.5~1mg,2 次 /d,可以阻止或至少减少氟哌啶醇和吩噻嗪类药物的锥体外系副作用。然而,后一种药物必须谨慎使用,因为它们可能干扰抗精神病药物的作用,如果给予大剂量,它们本身就会引起中毒性精神错乱状态。如果有必要治疗锥体外系副作用,通常可以在 2~3 个月后去除抗胆碱能药物,而不会再出现运动症状。在长期接受药物治疗的患者中,20%~40% 的患者出现了迟发性运动障碍,增加抗精神病药物剂量可能会抑制运动障碍,但只是暂时的。药物治疗最可怕的并发症是抗精神病药物恶性综合征(neuroleptic malignant syndrome)。这种并发症的性质和管理,以及迟发性运动障碍中较常见的问题在第 41 章中讨论。

转归

凭借现代药物治疗和支持性精神管理,足足有 60% 的精神分裂症患者可以完全康复,回到家中,并在不同程度上适应社会(该群体中约有一半人可以从事某种职业)。大约 30% 的人仍然严重残障,10% 的人仍在住院治疗。

妄想障碍和偏执障碍

偏执(*paranoid*),*para* 意为旁边,*nous* 指精神,这一词的字面意思是“精神失常”(*a mind beside itself*)。它指的是那些一旦错误的解释或前提被接受,就会表现出“固定的怀疑、被害妄想、支配性想法,或夸大趋势的患者,符合逻辑和考虑现实情况。区分纯偏执狂与典型的精神分裂症的进一步特征,是正确的行为举止、适切的情感反应和思维的连贯性”(Rosanoff)。换句话说,在纯粹的偏执狂中[DSM- Ⅳ中的妄想障碍(*delusional disorder*)],除了妄想的系统以外,应该没有精神缺陷,即没有痴呆、幻觉或情绪紊乱。在过去的几年里,一大批精神病患者被归类为偏执狂。但随着人们对精神疾病认识的不断进步,这类疾病的数量越来越少。

精神病学家在否定这一定义时遇到的麻烦,意味着偏执经常是其他形式的精神疾病的一个特征,尤其是精神分裂症、双相情感障碍、阿尔茨海默病、路易体病、中毒性或酒精性精神病,以及麻痹性痴呆等。当海因罗斯(Heinroth)在 1818 年首次描述偏执狂并将其归类为一种有限的智力障碍时,这个关于偏执狂的事实从一开始就为人所知。Kraepelin 同意 Kahlbaum 的观点,区分了偏执狂与早发性痴呆(*dementia praecox*),但他说在生命早期发生偏执狂的患者,大约 40% 变成了精神分裂症。在《精神疾病诊断与统计手册》(DSM)- Ⅳ中,这种疾病被归类为“妄想(偏执)障碍”[*delusional*(*paranoid*) *disorder*],并将其定义为一种持续性妄想,不属于任何其他精神障碍的一部分。此外,这些妄想并不怪异,也就是说,虽然不太可能,但它们涉及的情况可能发生在现实生活中,诸如被跟踪、被下毒、被感染、被暗恋、被配偶欺骗,或患上某种疾病等。

孤立性偏执狂(*isolated paranoia*)的发生频率的数据可能并不可靠,因为必须基于医院的记录。毫无疑问,有许多患有轻度精神障碍的人,从未踏进过精神病院的门槛。这些人相对来说是无害的,在他们的社区里常被认为是不合群的、离奇的,或仅仅是怪异的。男性和女性同样受到影响。在精神病医院的患者中,真正孤立的偏执狂是罕见的(根据

Winokur 的数据，占 0.1% 的入院病例）。

临床表现

要把偏执患者的各种行为方式说清楚是很困难的。说成一个简单的混合物（amalgam）就足够了，一个不安、忧郁、孤僻、性情古怪的中年男人，逐渐形成了一种支配性的想法或信念，认为自己很重要，拥有一种特权，使他成为那些一心想要迫害他的人的嫉妒对象。随着妄想的加深，他变得更加全神贯注，效率更低，越来越怀疑别人，倾向于把他们的每一句话、每一个手势或动作都解释为与自己有关。在审视这样一个人的时候，他缜密的推理能力给人印象深刻，甚至会泄露出他的聪明才智。不管妄想的主题是什么，如钟情妄想（erotomanic）（一种认为另一个地位更高的人爱上了患者的妄想）、夸大（grandiose）、嫉妒（jealous）、被害（persecutory）或躯体（somatic）妄想，最后一种是最常见的，患者的观点合乎逻辑，而且得到有力的证据支持。患者确信无疑地表达他们的错误信念，完全不接受任何质疑其合理性的论点。此外，这些患者对于妄想以外的事物的看法可能相当理智。爱抱怨的偏执患者是最成问题的。他们留在社区里，用大量的文件复印件填塞邮件，诬告人们各种各样的罪行，不停地给报纸写信，并表达他们对各种事情的看法。随着时间的推移，患者鲜有任何改变，虽然少数这样的患者后来可能崩溃，并开始出现幻觉，最终以一种恶化的状态结束，就像精神分裂症一样。这一趋势支持布鲁勒（Bleuler）的观点，即这种疾病是精神分裂症的变异型。

关于因果关系，有几个完全无法证实的观点。弗洛伊德学派将偏执归因于压抑的同性恋和自恋水平的固化。迈耶（Meyer）援引了一种长期存在的人格障碍，即偏执体质（*paranoid constitution*），用这个词来指代持有偏见的终身倾向，过度关注他人对自己的看法，并将故意的意图归咎于冷漠的行为。Manschreck 对提出的偏执狂的心理机制进行了详细的讨论。

作者在一家综合医院的纯偏执狂（pure paranoia）的经验相当有限。可以肯定的是，人们会看到被迷惑的患者，但他们的异常观念通常集中于自我迫害、健康和身体功能、配偶不忠、财产被窃等方面。我们经历的最常见的妄想是，患者声称一氧化碳中毒使人的注意力和其他心理功能出现了不明确的缺陷，或者认为存在着一种难以察觉的皮肤寄生虫感染。

关于莱姆病（*Lyme disease*）、环境毒素或多种想象出来的过敏症的不可动摇的信念，是否属于这一类尚不清楚，但是有些人数十年来对这些和类似主题的专注，使得他们很可能患有这种疾病。我们的一例患者，在其他方面都很正常，却有一个不可动摇的想法，那就是当她晚上不在家时，有人偷偷溜进她的房子，重新摆放家具。她在 80 多岁时身体状况非常好，但她有一个患有精神分裂症的姊妹。此外，我们治疗的一些内科医生，围绕着脆弱的科学理论编织了广泛的妄想的想法；这些想法已经应用于个人生活事件以及躯体和心理症状，在某些情况下，导致了怪异的自我药物治疗方案。罕见地，患者因其他的医疗原因来到医院，人们发现他们一直安静地生活在社区，沉迷于一种怪诞的妄想系统，但看起来既没有抑郁，也没有精神分裂症。当然，人们经常在抑郁症患者中看到妄想，随着抑郁症的加重，他们会出现失代偿。

与或多或少纯妄想障碍（pure delusional disorders）截然不同的是那些作为精神错乱或谵妄的一部分出现的疾病。在后一种背景下出现的妄想以怪异的、易变的、缺乏系统性为特征，而且除了极少数例外，是短暂的，与许多其他精神功能失常有关。发生在痴呆疾病早期阶段的妄想也是如此。当然，此类事件在初期或代偿良好的痴呆的老年人中很常见［隐蔽性痴呆（*beclouded dementia*）］（见第 19 章）。中老年退行性痴呆疾病（阿尔茨海默病、亨廷顿病，特别是路易体病）很少出现妄想障碍。没有已知的精神疾病的其他方面健康的人可能会经历短暂的妄想发作，特别是在手术或服用镇静药之后。在大多数情况下，不会出现后续的精神问题，但这些老年患者中，有一部分会被发现以后发展成痴呆症。还有一个常见问题，即躁狂状态下的各种妄想，这是第 48 章讨论的双相情感障碍的一部分。这时患者的想法往往并不总是那么明显的被害，通常是多重的，彼此相互脱节，并经常反映出错误的识别或记忆的扭曲。

某些药物在非精神病患者身上有产生偏执狂的倾向，在急诊科的患者中，皮质类固醇、苯环己哌啶（phencyclidine）、苯丙胺（amphetamine）和可卡因是主要的冒犯者，而抗胆碱能药物通常是住院患者的主要原因。Cummings 曾讨论过这些“器质性妄想”（organic delusions）。我们也有一些患者，在使用干扰素治疗多发性硬化后变得极度抑郁，并被一些妄想性的思维所取代。

管理

Manschreck 对偏执的心理治疗的方法和目标进行了全面讨论。我们无法确定心理治疗是否影响了这种状态。在一家综合医院里，我们的大多数偏执患者都曾有过抑郁症、躁狂症或痴呆症的经历，我们曾有多次对抗抑郁药或抗精神病药的疗效感到满意。在病理性嫉妒（*pathologic jealousy*）患者的治疗中，Mooney 发现吩噻嗪类药物是有效的。

综上所述，对妄想症患者的临床分析，需要对情绪和智力进行仔细研究，以排除双相情感障碍和痴呆症。如果这两种状态中存在任何一种，则按照第 20 章和 48 章中讨论的方法进行处理。对医生来说，一个有实际重要性的问题是仔细评估妄想的性质，并试图判断患者是他杀的（*homicidal*）还是自杀的（*suicidal*）。有时，医生和其他人会被认为自己受到虐待的偏执患者杀害或致残。

产后精神病

分娩（*parturition*）与许多生物紊乱有关，例如分娩本身的影响、药物、子痫（*eclampsia*）、出血、感染，以及可能最显著的是突然的激素调节，通常还与情绪紊乱有关。产科医生多次观察到，产妇在产后可能会立即感觉异常良好，只是在接下来的几天里却陷入哭泣、抑郁的状态，在这种状态下，她可能会因为对新生儿缺乏感情而感到痛苦。通常这种情况只会持续几天［“产后忧郁”（*postpartum blues*）］，由于回到家里，照料婴儿和护理等原因，产后抑郁就会平息下来。在一些患者中，抑郁症状持续数月（见下文）。怀孕期间的抑郁症，可能是一个单独的问题，在第 48 章以及 Stewart 的评论中都有提及。

分娩后的时期也是一段有强烈精神病倾向的时期。至于是否有特殊的产褥期或产后精神病（*puerperal*，*or postpartum psychosis*），人们众说纷纭。大多数精神病学家认为，此时可能发生的精神崩溃要么是一种精神错乱 - 谵妄状态，或者是一种精神分裂样的或抑郁性精神病，而且这些疾病与生活中其他时间发生的疾病没有区别。正如在前一章中提到的，一些作者质疑存在一种特殊的抑郁症，这种抑郁症与产后期有关，这一观点并不被我们的临床经验所支持（见 Brockington）。

此外，还有一种不易归类的产后精神病。通常它在分娩后 48~72 小时发病，可能并发于过度的大出血或感染。患者在吵闹的亢奋期与缄默不动之间交替。她没有判断力，不能清楚地思考。有时会认为婴儿不属于她而被拒绝（杀婴的例子并不少见）。虽然这种疾病有一些谵妄的特征，但它可能与精神分裂症或抑郁型精神病合并，并持续数月。在一系列这样的病例中，Boyd 发现大约 40% 的病例主要是情感性的，20% 为精神分裂样的，而其余的是前面描述的类型，及自限性精神错乱精神病（confusional psychoses）。在一些患者中，几次怀孕时，每次都会伴随典型的抑郁症，每次使患者瘫痪数周甚至数月之久。一些患有双相情感障碍的妇女，只有在分娩后才出现早期抑郁发作。

在诊断产后精神病时，还必须考虑到子痫（eclampsia）的可能性，垂体梗死的后果，脑静脉血栓形成或动脉型短暂卒中（transitory stroke of arterial type），麦角诱发的精神病，以及低血压 - 缺氧性大脑损伤。对这类患者的治疗，遵循第 48 章及下文所述的方法。

内分泌性精神病

当代精神病学最具有争议性的观察之一是，明显健康的个体，当他们出现了甲状腺功能亢进或减退，或者库欣综合征（Cushing syndrome），或者较少见的肾上腺皮质功能不全，或者当他们接受了治疗剂量的糖皮质激素时，可能会变成精神病患者。如果这些情况仅仅是药物引发精神病的例子，那么它们就足够有趣了。然而，事实上，它们与通常的中毒性谵妄（toxic deliria）或精神错乱状态有很大的不同。该综合征具有的特征，一方面是双相性精神病或精神分裂症，另一方面是精神错乱精神病。这些内分泌性精神病提供了深远的医学意义，因为它们提供了通过控制代谢和外源性因素，制造精神疾病的人工模型和神经学的视角。它们出现在一本关于神经病学书籍的最后一章是恰当的。

皮质类固醇和促肾上腺皮质激素性精神病

首次在接受可的松治疗的关节炎患者中被描述，这些综合征现在发生的频率，远远低于当皮质类固醇被引入医疗实践时。精神病通常在患者接受激素治疗 1 周或更长时间后的几天内出现。这些特征极其多变。抑郁和失眠是最常见的早期症状，但是有些患者变得情绪高涨、激惹、兴奋和健谈，好像是迫于压力才说的，而其他患者则缄默不语；或者普遍的情绪反应可能是焦虑或恐慌。思维可能有些不合逻辑、离题或不连贯。可能会出现幻觉及感官上的错认。然而,感觉模糊(clouding of the sensorium)和定向障碍(disorientation)等谵妄和错乱型精神病的标志并不突出。但是,意识状态并不完全正常,有时患者明显感到困惑。如果在症状出现时立即停用激素,精神病会在几天到几周内逐渐消退,并完全恢复。

在库欣病患者中,精神变化是常见的。在一些患者中,有情感障碍和认知功能损害的组合,通常在精神状态测试中表现明显。此外,在服用合成代谢类固醇(anabolic steroids)的运动员中,有些出现了情感性和精神病性症状,如睡眠减少、易激惹、攻击性、偏执妄想、幻听、欣快或抑郁等。艾迪生病(*Addison disease*)的精神变化很常见,但也是多种多样。主要表现易怒、精神错乱、定向障碍和抽搐,伴或不伴低血糖症状。

这些机制还不完全清楚。急性类固醇性精神病(acute steroid psychosis)的发病机制也不清楚。从现有的少量研究中,已了解到精神病的发生与发病前人格(premorbid personality)无关。尽管促肾上腺皮质激素(ACTH)或皮质类固醇的剂量通常很高,但是剂量与精神病的发生、严重程度和持续时间之间没有确定的相关性。在 Chau 与 Chi 对系统性红斑狼疮患者的一项研究中,5% 的患者在接受类固醇治疗后出现了精神病,统计分析发现只有低白蛋白血症是相关因素,其原因不明。焦虑症病史或精神病家族史对激素诱发的精神病(*steroid-induced psychosis*)的预测价值不大。许多神经科医生认为,地塞米松与精神疾病的相关性比其他的皮质类固醇要低,这一观点尚未得到证实。锂盐通常可以有效地控制躁狂症状,允许在必要时继续使用皮质类固醇治疗。剂量与治疗躁狂状态时相同(见 Falk et al)。

甲状腺性精神病

关于甲状腺功能异常对所有器官的普遍影响,包括神经肌肉组织和中枢神经系统,这些在第 39 章,神经系统的其他获得性代谢性疾病中已有所讨论,但这些内分泌病的精神变化远非肾上腺疾病那样常见或显著。

甲状腺功能亢进的患者在情绪和心理状态上有细微变化。焦躁不安、易怒、忧虑、情绪不稳,有时甚至可能出现激越和全身性舞蹈症。在相对罕见的发生精神病的甲状腺毒症患者中,可以观察到两种趋势中的任何一种。可能有一种轻躁狂状态,特征是精神运动性兴奋、过度的健谈和思维奔逸,或者可能有抑郁症,表现为忧郁的心情、哭泣和焦虑。两组患者均可出现视幻觉和听幻觉。通常情况下,除了单纯的躁狂或激越的抑郁外,还会有其他的症状,一些带着困惑和混乱的模糊的感觉,提示谵妄。这种情况据说与病前的人格有关,某些人格类型更为脆弱,但这是有争议的。可以说,精神变化与甲状腺中毒的严重程度没有直接关系。甲状腺功能亢进的治疗并不能导致精神障碍立即停止;恢复通常需要几个月的时间。我们必须将这种疾病与其他类型的复发性精神病区分开来,这些复发性精神病恰好与甲状腺功能亢进同时发生或由甲状腺功能亢进诱发,并与下面提到的称为桥本脑病的类固醇反应性脑病区分开来。

黏液性水肿(*myxedema*)表现特征性语速缓慢、声音粗大、嗜睡、体温过低、精神迟钝、无精打采、淡漠和易激惹,有时还有多疑。患者可能大部分时间都在睡觉,吃饭时必须被叫醒。记忆障碍,缺乏真正的抑郁症状,如绝望感和丧失自尊,这有助于区分黏液性水肿的精神障碍与抑郁症。虽然如此,除非在精神运动性迟缓的病例中考虑到黏液性水肿,否则就会被漏诊。黏液性水肿已发现脑血流量和新陈代谢减少,通过特殊治疗,这些功能在 2~3 周内恢复正常。

在甲状腺炎[桥本脑病(Hashimoto encephalopathy)]患者可能出现一种完全不同类型的精神紊乱,特征是间歇性谵妄和昏睡(stupor),通常与肌阵挛和自身免疫有关(第 39 章)。该病对糖皮质激素治疗有反应。通过发现甲状腺球蛋白(thyroglobulin)和甲状腺过氧化物酶(thyroid peroxidase)循环抗体可证实诊断,但测试存在很高的假阳性率,特别是在中老年妇女。

(屠丽回 于欣 译 王维治 校)

参考文献

Akbarian S, Kim JJ, Potkin SG, et al: Maldistribution of interstitial neurons in prefrontal white matter of the brains of schizophrenic patients. *Arch Gen Psychiatry* 53:425, 1996.

American Foundation: *Medical Research: A Mid-Century Survey*. Boston, Little, Brown, 1956.

American Psychiatric Association: *Diagnostic and Statistical Manual of Mental Disorders*, 5th ed (DSM-5). Washington, DC, APA, 2013.

Andreasen NC: Symptoms, signs, and diagnosis of schizophrenia. *Lancet* 346:477, 1995.

Baldessarini RJ: Psychopharmacology. In: Nicholi AM Jr (ed): *The Harvard Guide to Psychiatry*, 3rd ed. Cambridge, MA, Belknap Harvard University Press, 1999, pp 444-496.

Barta PE, Pearlson GD, Powers RE, et al: Auditory hallucinosis and smaller superior temporal gyral volume in schizophrenia. *Am J Psychiatry* 147:1457, 1990.

Benes FM, Davidson J, Bird ED: Quantitative cytoarchitectural studies of the cerebral cortex of schizophrenics. *Arch Gen Psychiatry* 43:31, 1986.

Bleuler E: *Dementia Praecox or the Group of Schizophrenias*. Zinkin J (trans). New York, International Universities Press, 1950.

Boyd DA: Mental disturbances with childbearing. *Am J Obstet Gynecol* 43:148, 1942.

Brockington I: Postpartum psychiatric disorders. *Lancet* 363:303, 2004.

Carlsson A: The current status of the dopamine hypothesis of schizophrenia. *Neuropsychopharmacology* 1:179, 1988.

Carpenter WT, Buchanan RW: Schizophrenia. *N Engl J Med* 330:681, 1994.

Charlson FJ, Ferrari AJ, Santomauro DF, et al: Global Epidemiology and Burden of Schizophrenia: Findings From the Global Burden of Disease Study 2016. *Schizophr Bull* 44:1195, 2018.

Chau SY, Chi CM: Factors predictive of corticosteroid psychosis in patients with systemic lupus erythematosus. *Neurology* 61:104, 2003.

Corsellis JAN: Psychoses of obscure pathology. In: Blackwood W, Corsellis JAN (eds): *Greenfield's Neuropathology*. London, Edward Arnold, 1976, pp 903-915.

Cummings JL: Organic delusions. *Br J Psychiatry* 46:184, 1985.

Cutting J: Memory in functional psychoses. *J Neurol Neurosurg Psychiatry* 42:1031, 1979.

de Vries PJ, Honer WG, Kemp PM, et al: Dementia as a complication of schizophrenia. *J Neurol Neurosurg Psychiatry* 70:588, 2001.

Dunlap CR: The pathology of the brain in schizophrenia. *Res Publ Assoc Res Nerv Ment Dis* 5:371, 1928.

Egan MF, Goldber TE, Kolachana BS, et al: Effect of COMT Val108/158 Met genotype on frontal lobe dysfunction and risk for schizophrenia. *Proc Natl Acad Sci U S A* 98:6917, 2001.

Falk WE, Manke MW, Poskanzer DC: Lithium prophylaxis of corticotropin-induced psychosis. *JAMA* 241:1011, 1979.

Feighner JP, Robins E, Guze SB, et al: Diagnostic criteria for use in psychiatric research. *Arch Gen Psychiatry* 26:57, 1972.

Flor-Henry P: Lateralized temporo-limbic dysfunction and psychopathology. *Ann N Y Acad Sci* 280:777, 1976.

Freedman R: Schizophrenia. *N Engl J Med* 349:1738, 2003.

Friston KJ, Liddle PF, Frith CD, et al: The left medial temporal region and schizophrenia: A PET study. *Brain* 115:367, 1992.

Frith C: The pathology of experience. *Brain* 127:239, 2004.

Goodwin DW, Guze SB: *Psychiatric Diagnosis*, 5th ed. New York, Oxford University Press, 1996.

Harlow H: *Learning to Love*. New York, Jason Aronson, 1974.

Harrison PJ: The neuropathology of schizophrenia. A critical review of the data and their interpretation. *Brain* 122:593, 1999.

Harrison PJ, Geddes JR: Schizophrenia and the 5-HT_{2A} receptor gene. *Lancet* 347:1274, 1996.

Hertzig MA, Birch HC: Neurological organization in psychiatrically disturbed patients. *Arch Gen Psychiatry* 19:528, 1968.

Honer WG, Thornton AE, Chen EY, et al: Clozapine alone versus clozapine and risperidone with refractory schizophrenia. *N Engl J Med* 354:472, 2006.

Jablensky A: Epidemiology of schizophrenia: A European perspective. *Schizophr Bull* 12:52, 1986.

Johnstone EC, Crow TJ, Frith CD, et al: The dementia of dementia praecox. *Acta Psychiatr Scand* 57:305, 1978.

Jones P, Rodgers B, Murray R, Marmot M: Child developmental risk factors for adult schizophrenia in the British 1946 birth cohort. *Lancet* 344:1398, 1994.

Kallmann FJ: The genetic theory of schizophrenia: An analysis of 691 twin index families. *Am J Psychiatry* 103:309, 1946.

Kane JM, Marder SR: Psychopharmacologic treatment of schizophrenia. *Schizophr Bull* 19:287, 1993.

Kennard M: Value of equivocal signs in neurological diagnosis. *Neurology* 10:753, 1960.

Kraepelin E: Robertson GM (ed): *Dementia Praecox and Paraphrenia*. Barclay RM (trans). Edinburgh, UK, Livingstone, 1919.

Langfeldt G: The prognosis in schizophrenia and the factors influencing the course of the disease. *Acta Psychiatr Neurol Scand* Suppl 13, 1937.

Langfeldt G: Schizophrenia: Diagnosis and prognosis. *Behavioral Science* 14:173, 1969.

Lawrie SM, Whalley H, Kestelman JN, et al: Magnetic resonance imaging of brain in people at high risk of developing schizophrenia. *Lancet* 353:30, 1999.

Leucht S, Wahlbeck K, Hamman J, et al: New generation antipsychotics versus low-potency conventional antipsychotics: A systematic review and meta-analysis. *Lancet* 361:1581, 2003.

Levin S, Jones A, Stark L, et al: Identification of abnormal patterns in eye movements of schizophrenic patients. *Arch Gen Psychiatry* 39:1125, 1982.

Liddle PF: The symptoms of chronic schizophrenia: A re-examination of the positive-negative dichotomy. *Br J Psychiatry* 151:145, 1987.

Liddle PF, Barnes TRE: Syndromes of chronic schizophrenia. *Br J Psychiatry* 157:558, 1990.

Lieberman JA, First MB: Psychotic disorders. *N Engl J Med* 379:270, 2018.

Lieberman JA, Stroup TS, McEvoy JP, et al: Effectiveness of antipsychotic drugs in patients with chronic schizophrenia. *N Engl J Med* 353:1209, 2005.

Manschreck TC: Delusional disorder and shared psychotic disorder. In: Sadock BJ, Sadock VA (eds): *Kaplan and Sadock's Comprehensive Textbook of Psychiatry*, 7th ed. Philadelphia, Lippincott Williams & Wilkins, 2000, pp 1243-1264.

McClellan J, King M-C: Genomic analysis of mental illness. A changing landscape. *JAMA* 303:2523, 2011.

Meltzer HY, Nash JF: Effects of antipsychotic drugs on serotonin receptors. *Pharmacol Rev* 43:587, 1991.

Meyer A: Fundamental conceptions of dementia praecox. In: *Collected Papers of Adolph Meyer*. Vol 2. Baltimore, MD, Johns Hopkins University Press, 1950.

Mooney H: Pathologic jealousy and psychochemotherapy. *Br J Psychiatry* 111:1023, 1965.

Morrison J, Winokur G, Crowe R, Clancy J: The Iowa 500: The first follow-up. *Arch Gen Psychiatry* 29:677, 1973.

Mortensen PB, Pedersen CB, Westergaard T, et al: Effects of family history and place and season of birth on the risk of schizophrenia. *N Engl J Med* 340:603, 1999.

Pearlson GD: Neurobiology of schizophrenia. *Ann Neurol* 48:556, 2000.

Ray WA, Chung CP, Murray KT, et al: Atypical antipsychotic drugs and the risk of sudden death. *N Engl J Med* 360:225, 2009.

Robins E, Guze SB: Establishment of diagnostic validity in psychiatric illness: Its application to schizophrenia. *Am J Psychiatry* 126:983, 1970.

Rosanoff AJ: *Manual of Psychiatry*. New York, Wiley, 1920.

Rosenthal D, Wender PH, Kety SS, et al: Parent-child relationships and psychopathologic disorder in the child. *Arch Gen Psychiatry* 32:466, 1975.

Sabri O, Ekworth R, Schreckenberger M, et al: Correlation of positive symptoms exclusively to hyperperfusion or hypoperfusion of cerebral cortex in never-treated schizophrenics. *Lancet* 349:1735, 1997.

Schneider K: *Clinical Psychopathology*. Hamilton MW (trans). New York, Grune & Stratton, 1959.

Seidman LJ: Schizophrenia and brain dysfunction: An integration of recent neurodiagnostic findings. *Psychol Bull* 94:195, 1983.

Shenton ME, Kikinis R, Jolesz FA, et al: Abnormalities of the left temporal lobe and thought disorder in schizophrenia. *N Engl J Med* 327:604, 1992.

Silbersweig DA, Stern E, Frith C, et al: A functional neuroanatomy of hallucinations in schizophrenia. *Nature* 378:176, 1995.

Spielmeyer W: The problem of the anatomy of schizophrenia. *J Nerv Ment Dis* 72:241, 1930.

Stevens JR: An anatomy of schizophrenia? *Arch Gen Psychiatry* 29:177, 1973.

Stewart DE: Depression during pregnancy. *N Engl J Med* 365:1605, 2011.

Suddath RL, Christison GW, Torrey EF, et al: Anatomical abnormalities in the brains of monozygotic twins discordant for schizophrenia. *N Engl J Med* 322:789, 1990.

Taylor MA: Schneiderian first-rank symptoms and clinical prognostic features in schizophrenia. *Arch Gen Psychiatry* 26:64, 1972.

Tsuang MT, Faraone SV, Green AI: Schizophrenia and other psychotic disorders. In: Nicholi AM Jr (ed): *The Harvard Guide to Psychiatry*, 3rd ed. Cambridge, MA, Belknap Harvard University Press, 1999, pp 240-280.

Tucker CJ, Campion EW, Silberfarb PM: Sensorimotor functions and cognitive disturbance in psychiatric patients. *Am J Psychiatry* 132:17, 1975.

Waddington JL: Schizophrenia: Developmental neuroscience and pathobiology. *Lancet* 341:531, 1993.

Weinberger DR, Berman KF, Zec RF: Physiologic dysfunction of the dorsolateral prefrontal cortex in schizophrenia: Regional cerebral blood flow evidence. *Arch Gen Psychiatry* 43:114, 1986.

Weinberger DR, Torry EF, Neophytides AN, Wyatt RJ: Lateral cerebral ventricular enlargement in chronic schizophrenia. *Arch Gen Psychiatry* 36:735, 1979.

Williams J, Spurlock G, McGuffin P, et al: Association between schizophrenia and T102C polymorphism of the 5-hydroxytryptamine type 2a-receptor gene. *Lancet* 347:1294, 1996.

Winokur G: Delusional disorder (paranoia). *Compr Psychiatry* 18:511, 1977.

Winokur G, Tsuang M: The Iowa 500: Suicide in mania, depression and schizophrenia. *Am J Psychiatry* 132:650, 1975.

Woo TU, Whitehead RE, Melchitzky DS, et al: A subclass of prefrontal gamma-aminobutyric acid axon terminals are selectively altered in schizophrenia. *Proc Natl Acad Sci USA* 95:5341, 1998.

Woods BT: Neurologic soft signs in psychiatric disorders. In: Joseph AB, Young RR (eds): *Movement Disorders in Neurology and Neuropsychiatry*. Cambridge, MA, Blackwell, 1992, pp 438-448.

A

B

C

D

E

F

G

H

J

K

L

M

N

O

P

Q

R

S

T

W

Y

Z